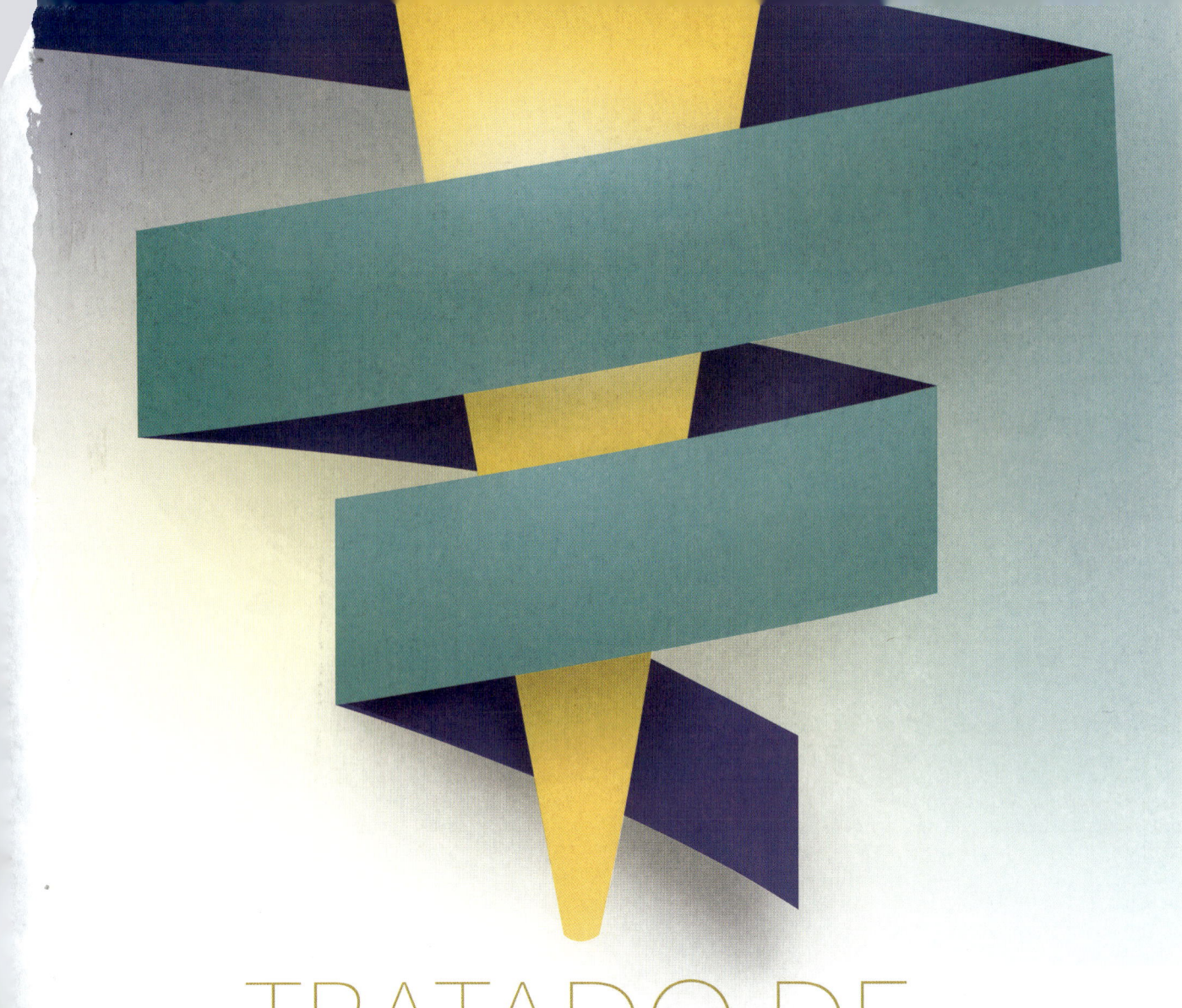

TRATADO DE
MEDICINA
GERAL

ASSOCIAÇÃO
MÉDICA
BRASILEIRA

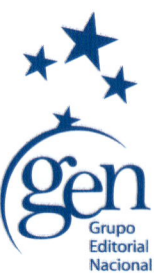

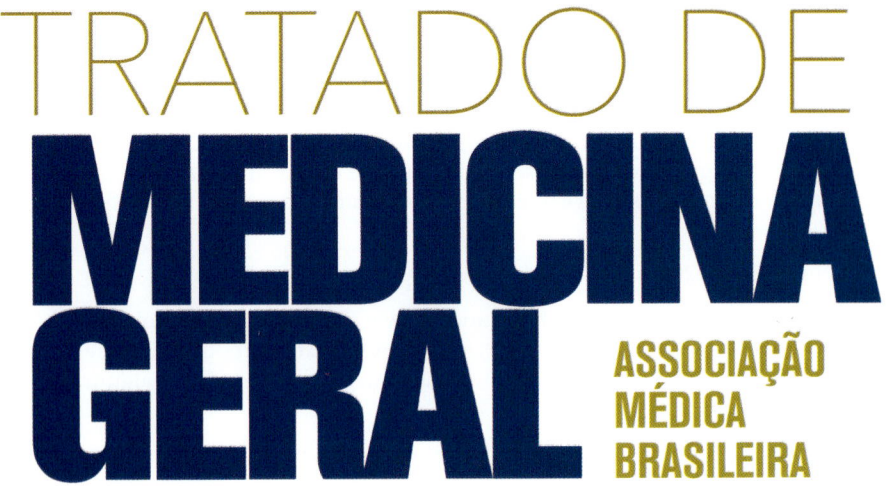

TRATADO DE MEDICINA GERAL

ASSOCIAÇÃO MÉDICA BRASILEIRA

EDITORES

César Eduardo Fernandes

Professor Titular de Ginecologia da Faculdade de Medicina do ABC (FMABC). Presidente da Associação Médica Brasileira (AMB), gestões 2021-2023 e 2024-2026. Diretor Científico da Federação Brasileira das Associações de Ginecologia e Obstetrícia (Febrasgo), gestão 2020-2023. Ex-presidente da Febrasgo, gestão 2016-2019. Presidente da Associação de Obstetrícia e Ginecologia do Estado de São Paulo (SOGESP), gestões 2010-2011 e 2012-2013.

Fernando Sabia Tallo

Mestrado, Doutorado e Pós-Doutorado em Ciências Médicas pela Universidade Federal de São Paulo (Unifesp). Professor Titular de Urgências e Emergências da Escola Paulista de Ciências Médicas (EPCM). Diretor 2º tesoureiro da Associação Médica Brasileira (AMB), gestões 2021-2023 e 2024-2026.

José Eduardo Lutaif Dolci

Otorrinolaringologista. Graduação em Medicina pela Faculdade de Ciências Médicas da Santa Casa de São Paulo (FCMSCSP). Mestrado e Doutorado pela Escola Paulista de Medicina/Unifesp. Professor da Pós-graduação da FCMSCSP. Professor Titular de Otorrinolaringologia da FCMSCSP. Diretor do curso de Medicina da SCSP (por 6 anos). Vice-reitor da FCMSCSP (por 3 anos). Reitor da FCMSCSP (por 3 anos). Presidente da Sociedade Brasileira de Otorrinolaringologia em 2011. Diretor Científico da AMB, gestões 2021-2023 e 2024-2026.

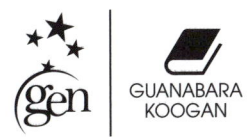

GUANABARA KOOGAN

- **Atendimento ao cliente: (11) 5080-0751 | faleconosco@grupogen.com.br**

- Direitos exclusivos para a língua portuguesa
  Copyright ©2024 by
  Editora Guanabara Koogan Ltda.
  Uma editora integrante do GEN | Grupo Editorial Nacional
  Travessa do Ouvidor, 11
  Rio de Janeiro – RJ – CEP 20040-040
  www.grupogen.com.br

- Capa: Bruno Sales

- Editoração eletrônica: Cambacica Projetos Editoriais

- Secretaria Editorial: Thaïs Souto

- Ficha catalográfica

CIP-BRASIL. CATALOGAÇÃO NA PUBLICAÇÃO
SINDICATO NACIONAL DOS EDITORES DE LIVROS, RJ

T698

Tratado de medicina geral / Associação Médica Brasileira ; editores César Eduardo Fernandes, Fernando Sabia Tallo, José Eduardo Lutaif Dolci. - 1. ed. - Rio de Janeiro : Guanabara Koogan, 2024.

il. ; 28 cm.

Inclui bibliografia e índice
ISBN 978-85-277-3972-6

1. Medicina (Medicina geral) - Prática - Manuais, guias, etc. I. Associação Médica Brasileira. II. Fernandes, César Eduardo. III. Tallo, Fernando Sabia. IV. Dolci, José Eduardo Lutaif.

23-85539

CDD: 610
CDU: 61

Gabriela Faray Ferreira Lopes - Bibliotecária - CRB-7/6643

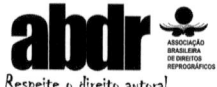

Respeite o direito autoral

Este livro é dedicado aos mais de
220 mil médicos generalistas do Brasil.

Fernando Sabia Tallo

Diretoria da Associação Médica Brasileira

Presidentes e Diretores Científicos das Sociedades Médicas

Academia Brasileira de Neurologia (ABN)
Presidente: Carlos Roberto de Mello Rieder
Diretor Científico da Comissão Plena: Ricardo Nitrini

Associação Brasileira de Alergia e Imunologia (ASBAI)
Presidente: Fábio Chigres Kuschnir
Diretora Científica: Ekaterini Goudouris

Associação Brasileira de Cirurgia Pediátrica (CIPE)
Presidente: Maria do Socorro Mendonça de Campos
Diretora de Publicações: Lisieux Eyer de Jesus

Associação Brasileira de Hematologia, Hemoterapia e Terapia Celular (ABHH)
Presidente: José Francisco Comenalli Marques Júnior
Diretor Científico: Dimas Tadeu Covas

Associação Brasileira de Medicina de Emergência (ABRAMEDE)
Presidente: Hélio Penna Guimarães
Diretor Científico: Vitor Machado Benincá

Associação Brasileira de Medicina Física e Reabilitação (ABMFR)
Presidente: Eduardo de Melo Carvalho Rocha
Diretor Científico: Celso Vilella Matos

Associação Brasileira de Medicina Legal e Perícia Médica (ABMLPM)
Presidente: José Jozefran Berto Freire
Diretor Científico: Ivan Dieb Miziara

Associação Brasileira de Medicina Preventiva e Social e Administração em Saúde (ABRAMPAS)
Presidente: Eduardo D'Aguiar
Diretor Científico: Rubens Baptista Junior

Associação Brasileira de Medicina de Tráfego (ABRAMET)
Presidente: Antonio Edson Souza Meira Júnior
Diretor Científico: Flavio Adura

Associação Brasileira de Nutrologia (ABRAN)
Presidente: Durval Ribas-Filho
Diretora Científica: Eline de Almeida Soriano

Associação Brasileira de Otorrinolaringologia e Cirurgia Cérvico-Facial (ABORL-CCF)
Presidente: José Roberto Parisi Jurado
1º Vice-presidente: Fabrizio Ricci Romano

Associação Brasileira de Psiquiatria (ABP)
Presidente: Antônio Geraldo da Silva
Vice-presidente: Claudio Meneghello Martins

Associação de Medicina Intensiva Brasileira (AMIB)
Presidente: Marcelo Maia
Diretora Científica: Carmen Silvia Valente Barbas

Associação Médica Homeopática Brasileira (AMHB)
Presidente: Luiz Darcy G. Siqueira
Diretor Científico: Ariovaldo Ribeiro Filho

Associação Nacional de Medicina do Trabalho (ANAMT)
Presidente: Francisco Cortes Fernandes
Diretora Científica: Rosylane N. Mercês Rocha

Colégio Brasileiro de Cirurgia Digestiva (CBCD)
Presidente: Antonio Carlos L. Campos
Diretor Científico: Paulo Nassif

Colégio Brasileiro de Cirurgiões (CBC)
Presidente: Luiz Carlos Von Bahten
Vice-presidente: Pedro Eder Portari Filho

Colégio Brasileiro de Radiologia e Diagnóstico por Imagem (CBR)
Presidente: Cibele Alves de Carvalho
Diretor Científico: Ronaldo Hueb Baroni

Colégio Médico Brasileiro de Acupuntura (CMBA)
Presidente: André Wan Wen Tsai
Diretor Científico: Sidney Brandão

Conselho Brasileiro de Oftalmologia (CBO)
Presidente: Cristiano Caixeta Umbelino
Diretora Científica: Maria Auxiliadora Monteiro Frazão

Federação Brasileira das Associações de Ginecologia e Obstetrícia (Febrasgo)
Presidente: Agnaldo Lopes da Silva Filho
Diretor Científico: César Eduardo Fernandes

Federação Brasileira de Gastroenterologia (FBG)
Presidente: Francisco Sérgio Rangel de Paula Pessoa
Diretor Científico: Angelo Alves de Mattos

Sociedade Brasileira de Anestesiologia (SBA)
Presidente: Maria Angela Tardelli
Diretores Científicos: Marcos Antonio Costa de Albuquerque e Plinio da Cunha Leal

Sociedade Brasileira de Angiologia e de Cirurgia Vascular (SBACV)
Presidente: Julio Cesar Peclat de Oliveira
Diretor Científico: Edwaldo Edner Joviliano

Sociedade Brasileira de Cardiologia (SBC)
Presidente: Andréa Araujo Brandão
Membro do Conselho Administrativo e Coordenador do Comitê Científico: Denilson Albuquerque

Sociedade Brasileira de Cirurgia Cardiovascular (SBCCV)
Presidente: João Carlos Ferreira Leal
Diretor Científico: Henrique Murad

Sociedade Brasileira de Cirurgia da Mão (SBCM)
Presidente: Antonio Tufi Neder Filho
1º Vice-Presidente: Antonio Carlos da Costa
2º Vice-Presidente: Rui Sérgio Monteiro de Barros

Sociedade Brasileira de Cirurgia de Cabeça e Pescoço (SBCCP)
Presidente: Marco Aurélio Vamondes Kulcsar
Diretor Científico: Leandro Luongo Matos

Sociedade Brasileira de Cirurgia Oncológica (SBCO)
Presidente: Héber Salvador de Castro Ribeiro
Diretor Científico: Marcus Valadão

Sociedade Brasileira de Cirurgia Plástica (SBCP)
Presidente: Lydia Masako Ferreira
Diretor do Departamento de Eventos Científicos:
André Auersvald

Sociedade Brasileira de Cirurgia Torácica (SBCT)
Presidente: Francisco Martins Neto
Diretor Científico: Daniel Oliveira Bonomi

Sociedade Brasileira de Clínica Médica (SBCM)
Presidente: Antonio Carlos Lopes
Coordenador da Comissão Científica:
Eros Antonio de Almeida

Sociedade Brasileira de Coloproctologia (SBCP)
Presidente: Antonio Lacerda Filho
Vice-presidente: Sergio Eduardo Alonso Araújo

Sociedade Brasileira de Dermatologia (SBD)
Presidente: Heitor de Sa Gonçalves
Diretora Científica: Renata Ferreira Magalhães

Sociedade Brasileira de Endocrinologia e Metabologia (SBEM)
Presidente: Paulo Augusto Carvalho Miranda
Vice-presidente e Diretor Científico: Neuton Dornelas Gomes

Sociedade Brasileira de Endoscopia Digestiva (SOBED)
Presidente: Herbeth Toledo
Diretor Científico: Vitor Nunes Arantes

Sociedade Brasileira de Genética Médica e Genômica (SBGM)
Presidente: Têmis Maria Félix
Diretora Científica: Ida Vanessa Doederlein Schwartz

Sociedade Brasileira de Geriatria e Gerontologia (SBGG)
Presidente: Ivete Berkenbrock
Diretora Científica: Christiane Machado Santana

Sociedade Brasileira de Infectologia (SBI)
Presidente: Alberto Chebabo
Coordenador Científico: Sergio Cimerman

Sociedade Brasileira de Mastologia (SBM)
Presidente: Augusto Tufi Hassan
Vice-presidente: Cícero de Andrade Urban

Sociedade Brasileira de Medicina de Família e Comunidade (SBMFC)
Presidente: Zeliete Linhares Leite Zambon
Diretora Científica e de Desenvolvimento Profissional
Contínuo: Maria Inez Padula Anderson

Sociedade Brasileira de Medicina do Exercício e do Esporte (SBMEE)
Presidente: Fernando Carmelo Torres
Diretor Científico: Marcelo Bichels Leitão

Sociedade Brasileira de Medicina Nuclear (SBMN)
Presidente: Rafael Willain Lopes
Diretor Científico: Paulo Henrique Rosado de Castro

Sociedade Brasileira de Nefrologia (SBN)
Presidente: Jose Andrade Moura Neto
Diretor Científico: Álvaro Pacheco e Silva Filho

Sociedade Brasileira de Neurocirurgia (SBN)
Presidente: Wuilker Knoner Campos
Vice-presidente: Ronald de Lucena Farias

Sociedade Brasileira de Oncologia Clínica (SBOC)
Presidente: Carlos Gil Moreira Ferreira
Presidente eleita para a gestão 2024: Anelisa Kruschewsky Coutinho

Sociedade Brasileira de Ortopedia e Traumatologia (SBOT)
Presidente: João Antônio Matheus Guimarães
Presidente da Comissão de Educação Continuada:
Maria Fernanda Silber Caffaro

Sociedade Brasileira de Patologia (SBP)
Presidente: Clovis Klock
Coordenador do Departamento Científico:
Daniel Abensur Athanazio

Sociedade Brasileira de Patologia Clínica/ Medicina Laboratorial (SBPC/ML)
Presidente: Fábio Brazão
Diretor Científico: Andre Mario Doi
Diretor de Ensino: Leonardo de Souza Vasconcellos

Sociedade Brasileira de Pediatria (SBP)
Presidente: Clóvis Francisco Constantino
Diretor Científico: Dirceu Solé

Sociedade Brasileira de Pneumologia e Tisiologia (SBPT)
Presidente: Margareth Pretti Dalcolmo
Diretora de Assuntos Científicos: Valeria Maria Augusto

Sociedade Brasileira de Radioterapia (SBRT)
Presidente: Marcus Castilho
Diretor Científico: Wilson José de Almeida Jr

Sociedade Brasileira de Reumatologia (SBR)
Presidente: Marco Antonio A. Rocha-Loures
Diretor Científico: Ivanio Alves Pereira

Sociedade Brasileira de Urologia (SBU)
Presidente: Alfredo Felix Canalini
Diretor da Escola Superior de Urologia: Ubirajara Barroso Jr.

Revisores Técnicos

Adhemar Dias de Figueiredo Neto

Médico de Família e Comunidade Titulado pela Sociedade Brasileira de Medicina de Família e Comunidade. Médico Titulado em Cuidado Paliativo pela Associação Médica Brasileira. Coordenador da Residência de Medicina de Família e Comunidade da Secretaria Municipal de Saúde de Governador Valadares (MG). Coordenador do Curso de Medicina da Universidade Federal de Juiz de Fora – Campus Governador Valadares.

Akira Ishida

Professor Titular do Departamento de Ortopedia e Traumatologia EPM/Unifesp. Ex-presidente da Sociedade Brasileira de Ortopedia Pediátrica, Vice-presidente da Associação Paulista de Medicina e Diretor Financeiro da Associação Médica Brasileira.

Antonio José Gonçalves

Vice-presidente da APM e Presidente eleito da APM para a gestão 2024-2026. Secretário-geral da AMB. Professor Titular e ex-diretor do Departamento de Cirurgia da Irmandade e da Faculdade de Ciências Médicas da Santa Casa de São Paulo de 2011 a 2014. Ex-presidente da SBCCP.

Dirceu Solé

Médico e Professor. Graduação em Medicina pela Unifesp. Especialização em Alergia Pediátrica pela Unifesp. Doutorado em Medicina pela Unifesp. Professor Titular e Livre-Docente do Departamento de Pediatria da Unifesp. Membro da SBP e Asbai.

Emanuel Sarinho

Graduação em Medicina pela UFPE. Especialização em Alergia e Imunologia pela Asbai. Mestrado e Doutorado em Pediatria pela UFPE. Professor Titular na UFPE. Membro da Asbai – Pesquisador 1 B CNPQ. Presidente Vitalício da Asbai.

Flávia Vasques Bittencourt

Graduação em Medicina pela FCMMG. Especialização em Dermatologia pela UFMG. Mestrado e Doutorado em Dermatologia pela UFMG. Professora Titular na UFMG. Membro da SBD. *Fellowship* em Melanoma na Universidade de Nova York (EUA).

Gilmar Fernandes do Prado

Professor Livre-Docente e Chefe da Disciplina de Neurologia da Unifesp.

Irineu Francisco Delfino Silva Massaia

Professor Adjunto e Vice-reitor da Faculdade de Ciências Médicas da Santa Casa de São Paulo. Especialista em Infectologia e Doutor em Patologia de Moléstias Infecciosas pela FMUSP.

João Fernando Monteiro Ferreira

Graduação em Medicina pela FCMSCSP. Especialização em Cardiologia pelo InCor-HCFMUSP. Doutorado em Medicina pela FMUSP. Professor Adjunto no Centro Universitário FMABC. Membro da SBC. Membro do Conselho Administrativo da SBC. Membro da FACC e FESC.

José Fernando Macedo

Graduado em Medicina pela Faculdade Evangélica do Paraná. Especialização em Cirurgia Vascular pela USP. Detentor do Título de Especialista em Angiologia e Cirurgia Vascular. Especialista com área de atuação em Angiorradiologia e Cirurgia Endovascular pela SBACV e CBR. Mestrado e Doutorado em Medicina (Clínica Cirúrgica) pela UFPR. Diretor de Defesa Profissional da AMB.

Jurandir Marcondes Ribas Filho

Professor Titular da FEMPAR. Membro Emérito do CBC. Membro Titular do CBCD. Presidente da Academia Paranaense de Medicina. Membro Honorário da Academia de Medicina de São Paulo e 2º Vice-Presidente da AMB.

Maria Rita de Souza Mesquita

Graduação em Medicina pela Unisa. Especialização em Ginecologia e Obstetrícia pela Febrasgo. Mestrado e Doutorado em Ciências pela Unifesp. Membro da Diretoria da AMB. Secretária Geral da Sogesp. Diretora (Relações Institucionais) da RBEHG.

Mauro Yoshiaki Enokihara

Graduação em Medicina pela Faculdade de Medicina do ABC. Especialização em Dermatologia pela Unifesp. Mestrado em Dermatologia pela Unifesp. Doutorado em Dermatologia pela Unifesp. Professor Adjunto na Unifesp. Membro da SBD.

Osvaldo Merege Vieira Neto

Graduação em Medicina pela FMRP-USP. Especialização em Nefrologia pelo HC-FMRP-USP. Doutorado em Nefrologia pela FMRP-USP. Professor Titular na Faculdade de Medicina da Universidade de Araraquara. Membro da SBN. Ex-presidente da SBN, biênio 2021-2022.

Viviane Cristina Uliana Peterle

Graduação em Medicina pela Emescam. Especialização em Clínica Médica e Reumatologia pela Secretaria de Estado e Saúde do Distrito Federal. Mestrado em Ciências da Saúde pela UnB. Doutorado em Fisiopatologia Médica pela UnB. Professora Titular na ESCS/UnDF. Membro da SBCM.

Colaboradores

Adalberto Studart-Neto
Graduação em Medicina pela UFC. Especialização em Neurologia pela USP. Doutorado em Ciências pela USP. Membro Titular da ABN. Neurologista do GNCC do HCFMUSP. Médico-Supervisor do Serviço de Neurologia de Emergência da Clínica Neurológica do HCFMUSP. Coordenador do Ambulatório de Neurologia Geral (Ambulatório dos Residentes) do HCFMUSP. Membro Titular da ABN.

Adriana Bertolami
Graduação em Medicina pela FMABC. Especialização em Cardiologia pelo Instituto Dante Pazzanese de Cardiologia. Doutorado em Cardiologia pela USP – Instituto Dante Pazzanese de Cardiologia. Membro da SOCESP/SBC/Departamento Aterosclerose.

Adriano Hohl
Graduação em Medicina pela UFG. Especialização em Ginecologia e Obstetrícia pela Febrasgo. Especialização em Nutrologia pela ABRAN. Especialização em Acupuntura pelo CMBA. Formação em Dor pelo Instituto de Ortopedia e Traumatologia do HCFMUSP Especialização com área de atuação em Dor pela AMB. Especialização em Densitometria Óssea pela Febrasgo. Especialização em Ultrassonografia em Ginecologia e Obstetrícia pela Febrasgo/CBE. Diretor do CMBA (2021-2023).

Adriano José Fontes Isabella
Graduação em Medicina pela EBMSP. Especialização em Medicina do Tráfego pela ABRAMET/AMB.

Afonso Cardoso
Graduação em Medicina pela UFMA. Especialização em Hematologia, Hemoterapia e Terapia Celular pelo HCFMUSP. Médico Hematologista da Medicina Diagnóstica do Hospital Israelita Albert Einstein. Hematologista do Serviço de Hematologia, Hemoterapia e Terapia Celular do HCFMUSP.

Agnaldo Lopes da Silva Filho
Graduação em Ginecologia pela UFMG. Especialização em Cirurgia Oncológica, Videolaparoscopia e Cirurgia Robótica. Professor Titular da UFMG e Presidente da Febrasgo.

Aguinaldo F. Freitas Jr.
Graduação em Medicina pela FM-UFG. Especialização em Cardiologia pela SBC. Doutorado em Ciências pela USP. Professor Associado da FM-UFG.

Ailton Fernandes
Professor. Graduação em Medicina pela FCMMG. Especialização em Urologia pelo Hospital Felício Rocho (MG). Mestrado em Urologia pela UERJ. Doutorado em Medicina pela UERJ. Professor Associado da UERJ.

Airton Bagatini
Anestesiologista. Graduação em Medicina pela FM da Universidade de Passo Fundo (RS). Especialização em Anestesiologia pelo Centro de Ensino e Treinamento do Sane. Mestrado em Saúde e Comportamento pela UCPel. Membro da SBA. MBA Executivo em Saúde pela Escola de Pós-graduação em Economia da FGV. MBA em Gestão, Inovação e Serviços em Saúde pela PUC-RS. Membro do Comitê de Segurança da Confederação Latino-Americana de Anestesia (Clasa). Membro do Comitê de Qualidade e Segurança na Prática da WFSA. Responsável pelo Centro de Ensino e Treinamento do Sane.

Alberto Chebabo
Graduação em Medicina pela UFRJ. Especialização em Infectologia pela UFF. Membro da SBI.

Alberto Moreno Zaconeta
Graduação em Medicina pela Universidad Nacional de La Plata (Argentina). Especialização em Ginecologia e Obstetrícia pela UnB. Mestrado e Doutorado em Ciências da Saúde pela UnB. Professor Adjunto da FM-UnB. Membro da Comissão Nacional Especializada em Gravidez de Alto Risco. Membro Fundador da RBEHG.

Alessandra Lima Santos
Graduação em Cirurgia Geral pelo Hospital do Servidor Público Municipal de São Paulo. Especialização em Cirurgia Geral do Programa Avançado da USP.

Alessandra Maria Mont'Alverne Pierre
Graduação em Medicina pela UFC. Especialização em Gastrenterologia pelo Hospital Universitário Walter Cantídio da UFC. Mestrado em Gastrenterologia pela Unifesp. Membro da FBG.

Alessandro Wasum Mariani
Cirurgião Torácico. Graduação em Medicina pela UFMS. Especialização em Cirurgia Torácica pelo HCFMUSP. Doutorado em Ciências pela FMUSP. Professor Colaborador da FMUSP. Membro Titular da SBCT. Coordenador da Pós-graduação em Cirurgia Torácica Robótica do Hospital Israelita Albert Einstein.

Alex Guedes
Graduação em Medicina pela EBMSP. Especialização em Ortopedia e Traumatologia pelo Departamento de Ortopedia e Traumatologia da Santa Casa de São Paulo. Mestrado em Medicina, Ortopedia e Traumatologia pela FCMSCSP. Doutorado em Ciências da Saúde pela FCMSCSP. Professor Associado do Departamento de Cirurgia Experimental e Especialidades Cirúrgicas da Faculdade de Medicina da Bahia e da UFBA. Membro da SBOT e da SBC. Especialização em Cancerologia/Cancerologia Cirúrgica pela AMB e CFM. Especialização em Ortopedia e Traumatologia pela AMB e CFM.

Alexandra Sayuri Watanabe
Graduação em Medicina pela FMUSP. Especialização em Alergia e Imunologia pela FMUSP. Mestrado e Doutorado em Alergia e Imunologia pela FMUSP. Membro da Asbai.

Alexandre Borgheresi
Graduação em Cirurgia do Aparelho Digestivo pela Unifesp. Mestrado em Ciências e Tecnologia em Saúde pela Unifesp. Membro Titular Especialista do CBCD. Membro Titular do CBC.

Alexandre de Matos Soeiro
Graduação em Medicina pela FMUSP. Médico Assistente da Unidade de Emergência do InCor – HCFMUSP. Doutorado em Ciências da Saúde pela FMUSP. Professor Colaborador pela FMUSP. Coordenador da Unidade Cardiológica Intensiva – Hospital BP Mirante (SP). Coordenador do Programa de Insuficiência Cardíaca e Transplante do HCor. *Fellowship* da ACC e ESC.

Alexandre Rodrigues da Silva
Graduação em Medicina pela FCM-UERJ. Especialização em Infectologia pela FMUSP. Doutorado em Ciências pela FMUSP. Membro da SBI.

Alexandre Vargas Schwarzbold
Graduação em Medicina pela UFRGS. Especialização em Infectologia pela UFCSPA. Mestrado em Ciências Médicas pela UFRGS. Doutorado em Medicina pela UFRGS. Professor Associado da UFSM. Membro da SBI. Especialização em Oncohematologia pela Universidade Livre de Bruxelas (Bélgica). Clinical *Fellowship* da European AIDS Clinical Society (EACS).

Alexandre Wagner S. de Souza
Graduação em Medicina pela UFRN. Especialização em Reumatologia pela Unifesp. Mestrado e Doutorado em Reumatologia pela Unifesp. Professor Afiliado da Unifesp. Membro da Unifesp.

Alfredo Felix Canalini
Graduação em Medicina pela UFRJ. Especialização em Urologia pelo Hospital Universitário Pedro Ernesto (RJ). Mestrado em Nefrologia pela UERJ. Doutorado em Cirurgia Geral pela UFRJ. Professor Associado na FCM-URJ. Membro da SBU. Presidente da SBU biênio 2022/2023.

Alice Schuch
Radiologista. Graduação em Medicina pela UFGRS. Especialização em Radiologia e Diagnóstico por Imagem pelo Hospital Mãe de Deus de Porto Alegre (RS). Chefe do Serviço de Radiologia e Diagnóstico por Imagem do Hospital Moinhos de Vento de Porto Alegre (RS). *Fellowship* em Radiologia Abdominal do Hospital Moinhos de Vento. R4 em Imagem em Oncologia – Hospital A.C.Carmargo Cancer Center (SP).

Aline de O. R. Viana
Graduação em Medicina pela UPE. Especialização em Cirurgia de Cabeça e Pescoço pelo Hospital A.C.Carmargo Cancer Center (SP). Doutorado em Ciências e Oncologia pela USP. Membro da SBCCP. Médica Assistente do Serviço de Cirurgia de Cabeça e Pescoço e Otorrinolaringologia do Hospital Heliópolis (SP).

Aline Prado de Almeida
Graduação em Medicina pela Escola de Medicina da Universidade Anhembi Morumbi. Especialização em Ginecologia, Obstetrícia e Mastologia pela Irmandade da Santa Casa de Misericórdia de São Paulo. Mestranda do Setor de Cirurgia da Mama da Irmandade da Santa Casa de Misericórdia de São Paulo.

Aline Rodrigues Zanetta
Graduação em Medicina pela Univassouras (RJ). Pósgraduação em Nutrologia e em Síndrome Metabólica pela Abran.

Alinie Pichone
Nefrologista. Graduação em Medicina pela UFRJ. Especialização em Clínica Médica e Nefrologia pela UFRJ. Mestrado e Doutorado em Clínica Médica - Nefrologia pela UFRJ. Membro da SBN, Abrasso, ISN e ERA CKD-MBD Group. Coordenadora do Ambulatório de DMO-DRC e Osteodistrofia Renal do HUCFF/UFRJ.

Álvaro Henrique de Almeida Delgado
Graduação em Gastrenterologia pela FMUSP. Especialização em Terapia Nutricional e Reabilitação Intestinal pela FMUSP. Membro da FBG.

Alvaro Pulchinelli Jr.
Graduação em Medicina pela FMUSP. Especialização em Toxicologia Médica pela AMB. Mestrado em Gestão de Sistemas de Saúde pela FGV. Doutorado em Ciências pela Unifesp. Professor Afiliado da Unifesp. Membro do Comitê de Toxicologia da AMB.

Ana Beatriz Fernandes Sobreira
Graduação em Medicina pela Universidade de Fortaleza. Especialização em Clínica Médica pelo Hospital Geral de Fortaleza.

Ana Carolina Japur de Sá Rosa-e-Silva
Graduação em Medicina pela FMB-Unesp. Especialização em Ginecologia e Obstetrícia pela FMRP-USP. Mestrado e Doutorado em Tocoginecologia – área de concentração Biologia da Reprodução pela FMRP-USP. Professora Associada da FMRP-USP. Membro da FMRP-USP. Pós-Doutorado em Reprodução Humana pela Universidad de Valencia (Espanha) e pela Yale University (EUA).

Ana Caroline Cavalcanti Dela Bianca Melo
Médica e Professora. Graduação em Medicina pela UFPB. Especialização em Alergia e Imunologia pela Unifesp. Mestrado e Doutorado em Ciências da Pediatria pela Unifesp. Professora Associada da UFPE. Membro da Asbai e da SBP. Membro do Departamento Científico de Alergia da SBP e do Departamento Científico de Alergia na Criança e no Adolescente da Asbai.

Ana Claudia de Lima Quintana Arantes
Graduação em Medicina pela USP. Residência Médica em Geriatria e Gerontologia pela USP. Residência Médica em Geriatria e Gerontologia no HCFMUSP com Especialização SBGG. Pós-graduação em Psicologia – Intervenções em Luto pelo Instituto 4 Estações de Psicologia. Pós-graduação em Cuidados Paliativos pelo Instituto Pallium, Universidade de El Salvador (Argentina) e Universidade de Oxford (Inglaterra).

Sócia-fundadora da Associação Casa do Cuidar, Prática e Ensino em Cuidados Paliativos. Atua em Cuidados Paliativos desde 1998.

Ana Cristina Canêdo
Geriatra. Graduação em Medicina pela UGF. Especialização em Geriatria pela UFRJ. Mestrado em Ciências Médicas pela UERJ. Diretora Científica da SBGG.

Ana Cristina de Medeiros Ribeiro
Graduação em Medicina pela UFPB. Especialização em Reumatologia pela FMUSP. Doutorado em Ciências Médicas pela FMUSP. Membro da SBR.

Ana Flávia Passos Ramos
Graduação em Medicina pela Faculdade de Ciências Médicas de Minas Gerais (FCMMG). Especialização em Gastrenterologia pela FBG. Mestrado em Ciências Aplicadas ao Aparelho Digestivo pela UFMG. Membro da Enfermaria de Gastrenterologia, Hepatologia e Transplante Hepático da Santa Casa de Belo Horizonte (MG).

Ana Gabriela Álvares Travassos
Médica e Professora. Graduação em Medicina pela UFBA. Especialização em Ginecologia e Obstetrícia pela UFBA. Mestrado em Patologia Humana pela Fiocruz/UFBA. Doutorado em Medicina e Saúde pela UFBA. Professora Adjunta na Uneb. Membro da Sogiba, Febrasgo e ABPTGIC.

Ana Karenina Nobre F. De Souza
Médica e Cirurgiã de Cabeça e Pescoço. Graduação em Medicina pela UFPB. Especialização em Cirurgia de Cabeça e Pescoço pela FMUSP. Cirurgiã de Cabeça e Pescoço do Hospital Universitário Onofre Lopes (RN). Cirurgiã de Cabeça e Pescoço da Liga contra o Câncer (RN).

Ana Luisa Souza Pedreira
Graduação em Medicina pela Universidade Estadual de Santa Cruz (BA). Especialização em Reumatologia pela Santa Casa de Misericórdia da Bahia. Mestrado em Medicina e Saúde Humana pela EBMSP. Professora Assistente na EBMSP. Membro da Comissão de Vasculites da SBR.

Ana Luiza Lima Sousa
Enfermeira e Professora. Graduação em Enfermagem e Obstetrícia pela UFG. Especialização em Saúde Coletiva pela Fiocruz/SES-GO. Mestrado em Educação Escolar Brasileira pela Faculdade de Educação da UFG. Doutorado em Saúde Pública/Epidemiologia pela Faculdade de Saúde Pública da USP. Professora Titular na Faculdade de Enfermagem da UFG. Membro da UFG.

Ana Matilde Schramm
Graduação em Medicina pela UFAMS. Especialização em Nefrologia pela SBN. Mestrado em Ciências pela FMRP-USP. Professora Assistencial B na UEA.

Ana Paula Gonçalves
Médica e Professora. Graduação em Medicina pela UFMG. Especialização em Neurologia pela Hospital Felício Rocho (MG). Mestrado e Doutorado em Neurociências pela UFMG. Professora Adjunta na UFMG. Membro Titular da ABN e da SBNC da LBE. Área de atuação em Neurofisiologia Clínica pela USP de Ribeirão Preto (SP).

Ana Valéria Santos Pereira de Almeida
Graduação em Medicina pela UFPI. Especialização em Gastrenterologia pela FBG. Professora Auxiliar na Uninovafapi.

Ana Yecê das Neves Pinto
Graduação em Medicina pela UFPA. Especialização em Infectologista pelo Hospital Universitário João de Barros Barreto da UFPA. Mestrado em Doenças Tropicais pelo Núcleo de Medicina Tropical na UFPA. Doutorado em Medicina Tropical pela Fiocruz. Professora Permanente no Instituto Evandro Chagas – Programa de Pós-graduação em Epidemiologia e Vigilância em Saúde. Membro da SBMT e da SBI. Pesquisadora em Saúde Pública.

Anderson Oliveira Estevan
Graduação em Medicina pela UFGDs. Especialização em Cardiologia pelo Instituto Dante Pazzanese de Cardiologia. Mestrando em Ciências da Saúde pela UFG. Especialização em Clínica Médica pela UFG. Membro da SBC.

André Avarese Figueiredo
Urologista. Graduação em Medicina pela FMUSP. Especialização em Urologia pela FMUSP. Doutorado em Urologia pela FMUSP. Professor Associado na FM-UFJF.

André Costa Matos
Urologista. Graduação em Medicina pela UFBA. Especialização em Urologia pela Santa Casa de São Paulo. Doutorado em Ciências pela USP. Urologista do Hospital Universitário da UFBA.

André de Moricz
Médico-Cirurgião. Graduação em Medicina pela FMABC. Especialização em Cirurgia Geral e do Aparelho Digestivo pela FMSCSP. Mestrado e Doutorado em Cirurgia pela FMSCSP. Professor Adjunto na FMSCSP. Membro da TCBC, CBCD, SBCO, AHPBA, IHPBA, ESSO. Cirurgião de Video-endoscopia e Robótica.

Andre Kuhn
Graduação em Medicina pela Universidade de Passo Fundo (RS). Especialização em Ortopedia e Traumatologia pelo Instituto de Ortopedia e Traumatologia e Hospital São Vicente de Paulo de Passo Fundo (RS). Membro da SBOT e SBCJ.

Andre M. Siqueira
Médico e pesquisador. Graduação em Medicina pela UnB. Especialização em Infectologia pela USP. Mestrado em Epidemiologia pela London School of Hygiene & Tropical Medicine (Londres). Doutorado em Medicina Tropical pela UEA. Membro da Diretoria da SBMT. Membro do Comitê Técnico Assessor do Programa Nacional de Controle da Malária do Ministério da Saúde do Brasil e Membro do Grupo Técnico Assessor do Programa de Malária das Américas da Opas.

André Nathan Costa
Graduação em Medicina pela FMUSP. Especialização em Pneumologia pela FMUSP. Doutorado em Pneumologia pela FMUSP. Professor Colaborador na FMUSP. Membro da SBPT e SPPT.

Andre Silva Franco
Graduação em Medicina pela FMUSP. Especialização em Reumatologia pela FMUSP. Membro da Comissão de Osteoporose e Osteometabolismo da SBR. Médico Assistente do Serviço de Reumatologia do HCFMUSP.

André V. Guimarães
Graduação em Medicina pela FCMS. Especialização em Cirurgia de Cabeça e Pescoço pela SBCCP. Mestrado em Ciências da Saúde pelo Hospital Heliópolis (SP). Doutorado em Cirurgia pelo HCFMUSP. Professor Livre-Docente pela FMUSP. Membro da SBCCP. Professor Assistente da Disciplina de Cirurgia de Cabeça e Pescoço do HCFMUSP. Associado da BORL-CCF.

Andre Wan Wen Tsai
Graduação em Medicina pela USP. Especialização em Acupuntura pela USP. Doutorado em Ciências Médicas pela USP. Professor Colaborador no Centro de Acupuntura do IOT do HC-FMSUP. Membro da CMBA e SBOT.

Andréa Araujo Brandão
Graduação em Medicina pela UERJ. Especialização em Cardiologia pela UERJ. Mestrado em Cardiologia pela UERJ. Doutorado em Cardiologia pela UFRJ. Professora Titular de Cardiologia na UERJ. Membro da SBC. Presidente do Conselho Administrativo da SBC 2023.

Andrea Benevides Leite
Graduação em Medicina pela UFC. Mestrado em Hepatologia pela UFCSPA. Professor Adjunto na Universidade de Fortaleza (CE). Membro da SBH. Gastrenterologista pela Escola de Saúde Pública do Ceará (Residência Médica). Membro da FBG.

Andrea Pio de Abreu
Graduação em Medicina pela UFF. Especialização em Nefrologia. Doutorado em Nefrologia pela USP. Médica do Departamento de Nefrologia do HCFMUSP. Coordenadora do Comitê de Hipertensão da Sociedade Latino-Americana de Nefrologia e Hipertensão.

Andrea Rocha de Saboia Mont'Alverne
Reumatologista. Graduação em Medicina pela UFC. Especialização em Reumatologia pelo Iamspe. Doutorado em Ciências Médicas pela USP. Professora Assistente na Universidade de Fortaleza (CE). Membro da SBR.

Andrea Tavares Dantas
Médica e Professora. Graduação em Medicina pela UFPE. Especialização em Reumatologia pela HC-UFPE. Mestrado em Ciências da Saúde pela UFPE. Doutorado em Inovação Terapêutica pela UFPE. Professor Adjunto de Reumatologia na UFPE. Membro da Comissão de Esclerose Sistêmica da SBR.

Andreas Funke
Graduação em Medicina pela UFSC. Especialização em Reumatologia pela UFPR. Membro da SBR.

Anelisa Kruschewsky Coutinho
Graduação em Medicina pela UFBA. Especialização em Oncologia Clínica pela SBOC. Mestrado em Oncologia pela Fundação Gonçalo Moniz. Membro da SBOC, GTG, ASCO e ESMO.

Angelina Xavier Acosta
Geneticista. Graduação em Medicina pela UFPA. Especialização em Genética Médica pela HC-FMRP-USP. Doutorado em Clínica Médica pela FMRP-USP. Professora Titular na UFBA. Membro do Departamento de Pediatria da Faculdade de Medicina da Bahia. Supervisora do Programa de Residência de Genética Médica – HUPES/UFBA.

Angelo Alves de Mattos
Graduação em Medicina pela Faculdade de Medicina da FURG. Especialização em Gastrenterologia/Hepatologia pela AMB e FBG/SBH. Mestrado em Gastrenterologia pela UFRGS. Doutorado em Medicina (concentração em Gastrenterologia) pela Unifesp. Professor Titular na UFCSPA. Membro da FBG.

Ângelo Zambam de Mattos
Graduação em Medicina pela UFCSPA. Mestrado e Doutorado em UFCSPA pela UFCSPA. Professor Adjunto de Gastrenterologia e do Programa de Pós-graduação em Medicina: Hepatologia na UFCSPA. Membro da FBG, SBH, Sobed.

Antonio Braga
Professor de Obstetrícia. Graduação em Medicina pela Faculdade de Medicina de Valença. Especialização em Ginecologia e Obstetrícia pela Febrasgo. Mestrado e Doutorado em Obstetrícia pela Unesp. Professor de Obstetrícia na UFRJ, UFF e Univassouras. Presidente da CNE de DTG da Febrasgo e Presidente Emérito da ABDTG. Pós-Doutorado pela Harvard Medical School (EUA), pelo Imperial College of London (Londres) e pela Unesp. Livre-Docente em Obstetrícia pela Unesp e pela Unifesp.

Antonio Carlos Aguiar Brandão
Graduação em Medicina pela Faculdade de Medicina de Pouso Alegre (MG). Especialização em Anestesiologia pelo CET da Faculdade de Medicina de Pouso Alegre e em Medicina Intensiva pela AMIB. Mestrado e Doutorado em Anestesiologia pela FMB-Unesp. Diretor Secretário da SBA.

Antonio Carlos da Costa
Graduação em Medicina pela Faculdade de Medicina da Fundação do ABC. Especialização em Ortopedia e Traumatologia/Cirurgia da Mão pela IFOR/Santa Casa (SP). Mestrado em Ortopedia e Traumatologia pela FCMSCSP. Doutorado em Ciências da Saúde pela FCMSCSP. Professor Adjunto na FCMSCSP. Membro da SBOT, SBCM.

Antonio Carlos Lopes
Graduação em Medicina pela Unifesp. Especialização em Clínica Médica pela SBCM. Doutorado em Cardiologia pela

Unifesp. Professor de Clínica Médica na Unifesp. Membro (Emérito) da Academia de Medicina de São Paulo. Professor Titular de Medicina em Urgências na Unifesp.

Antonio Carlos Martins Cirilo
Graduação em Medicina pela UFJF. Especialização em Acupuntura pela AMB/CFM/CMBA. Professor no Curso de Especialização em Acupuntura no CMBA. Membro do CMBA. Especialização em Medicina Física e Reabilitação pela Rede Sarah do Aparelho Locomotor, Diretor de Políticas e Defesa Profissional do CMBA, gestão 2021-2023.

Antonio Carlos Matteoni de Athayde
Graduação em Medicina pela Escola Baiana de Medicina. Especialização em Radiologia e Diagnóstico por Imagem pelo CBR. Ex-Professor Auxiliar na Escola Baiana de Medicina. Membro da Academia Latino-Americana de Ultrassonografia. *Fellowship* do Departamento de Radiologia do New York University Medical Center (EUA).

Antonio Edson Souza Meira Júnior
Graduação em Medicina pela EBMSP. Especialização em Medicina de Tráfego pela AMB/ABRAMET. Membro da ABRAMET.

Antônio Geraldo
Psiquiatra. Graduação em Medicina pela Faculdade de Medicina Norte de Minas.

Antonio Lacerda Filho
Graduação em Medicina pela UFMG. Especialização em Coloproctologia. Mestrado em Cirurgia pela UFMG. Doutorado em Gastrenterologia pela UFMG. Professor Titular do Departamento de Cirurgia da FM-UFMG. Membro de SBCP, CBC e American Society of Colorectal Surgeons.

Antonio Peixoto L. Cunha
Graduação em Medicina pela UFMG. Especialização em Urologia pela IPSEMG. Mestrado em Ciências da Saúde – área de Nefrologia e Transplante pela FCMMG. Professor de Urologia na FCMMG. Membro da SBU. Coordenador do Serviço de Urologia do Hospital Universitário de Ciências Médicas da FCMMG.

Antonio Tufi Neder Filho
Graduação em Medicina pela FMIT. Especialização em Ortopedia e Traumatologia/Cirurgia da Mão pela SBOT/SBCM. MBA pela FGV. Doutorado em Ciências pela USP. Membro da SBOT, SBCM e SBTO. Pós-Doutorado pela USP/FMRP. Presidente da SBCM.

Aquilla dos Anjos Couto
Graduação em Medicina pela FCMS. Especialização em Medicina do Tráfego pela Unifesp. Membro da ABRAMET. Pós-graduação em Medicina do Trabalho pela Unitau. Doutorando no Programa de Pós-graduação em Medicina Translacional pela Unifesp.

Armando C. Lobato
Graduação em Medicina pela UFPA. Especialização em Cirurgia Vascular pela SBACV-AMB. Doutorado em Cirurgia Vascular e Endovascular pela FMUSP. Membro Titular do Conselho Científico da SBACV 2022-2023. Sócio Titular da SBACV. Coordenador da Comissão de Cirurgia Endovascular da SBACV 2022-2023. Membro Titular da Câmara Técnica de Cirurgia Vascular pela SBACV no CFM 2022-2023. Coordenador da Comissão de Avaliação para Credenciamento de Programas de Residência e Estágio da SBACV 2022-2023. Membro da Comissão para os Exames de Suficiência para Obtenção de Título de Especialista em Cirurgia Vascular (Cate) da SBACV 2022-2023. Membro da Comissão de Pré-elaboração de Propostas de Alteração de Estatuto, Regimentos e Regulamentos da SBACV 2022-2023. Delegado Superintendente da Delegacia Metropolitana da Zona Oeste do Cremesp 2018-2023. Membro da Comissão Especial do Ato Médico do Cremesp 2018-2023. Membro Titular da Câmara Técnica de Cirurgia no Cremesp 2018-2023.

Armando Oscar de Freitas
Graduação em Medicina pela Faculdade de Medicina de Campos (RJ). Especialização em Ortopedia/Acupuntura pelo Hospital Umberto Primo e CMBA.

Arnaldo Laffitte Stier Junior
Graduação em Medicina pela UFPR. Especialização em Cardiologia pela SBC. Mestrado em Ciências da Saúde – Cardiologia pela UFPR. Membro da SBC.

Arno von Ristow
Graduação em Medicina pela UFRJ. Especialização em Cirurgia Vascular pela SBACV. Mestrado em Cirurgia pela Unirio. Doutorado em Neurologia Translacional pela UFRJ. Professor Coordenador na PUC-Rio. Membro da Academia Nacional de Medicina.

Arthur Accioly Rosa
Graduação em Medicina pela UFBA. Especialização em Radioterapia pelo Inca. MBA em Gestão em Saúde Pela FGV. Líder de Especialidade de Radioterapia do Grupo Oncoclínicas. Titular de Radioterapia da Oncoclínicas Salvador/Hospital Santa Izabel.

Arthur Gabriel Gonçalves Bisneto
Graduação em Medicina pela Ufam. Professor Associado da Disciplina de Nefrologia do Departamento de Clínica Médica da FM-Ufam. Membro da SBN.

Arthur H. Cunha Volpato
Graduação em Medicina pela Famerp. Especialização em Patologia pela FMUSP. Membro do Laboratório de Patologia da Rede D'Or São Luiz.

Artur Gomes Neto
Graduação em Medicina pela Ufal. Especialização em Cirurgia Torácica pela AMB/SBCT. Professor de Pneumologia do Cesmac. Membro da Santa Casa de Misericórdia de Maceió.

Ary Nasi
Graduação em Medicina pela FMUSP. Especialização em Cirurgia do Aparelho Digestivo pelo CBCD. Doutorado pela FMUSP. Membro da FBG. Médico Assistente do Departamento de Gastrenterologia do HCFMUSP e do Fleury – Medicina Diagnóstica.

Átila Magalhães Victoria
Graduação em Medicina pela Faseh. Especialização em Cirurgia Pediátrica pelo HC-UFMG/EBSERH. Mestrado em Ciências Aplicadas à Cirurgia e à Oftalmologia pela FM-UFMG. Membro da CIPE e Sobracil.

Audes Diógenes de Magalhães Feitosa
Graduação em Medicina pela UFPE. Especialização em Cardiologia pela SBC/AMB. Mestrado em Medicina Interna pela UFPE. Doutorado em Biologia Aplicada à Saúde pela UFPE. Professor do Programa de Pós-graduação de Ciências da Saúde na Universidade de Pernambuco. Membro da SBC.

Áureo de Almeida Delgado
Professor. Graduação em Medicina pela UFJF. Especialização em Clínica Médica e Gastrenterologia pela FBG. Professor Adjunto na UFJF. Diretor de Comunicação da FBG 2023/2024. Presidente Eleito da FBG 2025/2026. Diretor de Ensino da Santa Casa de Juiz de Fora (MG).

Bárbara Nadaleto
Graduação em Medicina pela Unifesp. Especialização em Cirurgia do Aparelho Digestivo pela Unifesp.

Barbhara T. M. Pontes
Graduação em Medicina pela UFT. Especialização em Nefrologia pelo HC-FMRP-USP. Membro do Serviço de Nefrologia do Departamento de Clínica Médica do HC de Ribeirão Preto (SP). Especialização em Clínica Médica pelo HC-UFU. Médica Assistente do Serviço de Nefropatologia do HC de Ribeirão Preto. Especialização em Nefrologia pela SBN.

Beatriz Drobrzenski
Graduação em Medicina pela UFPR. Residente em Endocrinologia e Metabologia pelo SEMPR/HC-UFPR. Especialização em Clínica Médica pelo HC-UFPR.

Beatriz G. Cavalheiro
Graduação em Medicina pela FMUSP. Especialização em Cirurgia de Cabeça e Pescoço pelo HCFMUSP. Doutorado em Ciências pelo Departamento de Cirurgia da FMUSP. Professora Livre-Docente do Departamento de Cirurgia da FMUSP. Membro da SBCCP. Coordenadora do Serviço de Cirurgia de Cabeça e Pescoço do IBCC. Médica Assistente do Icesp.

Beni Moreinas Grinblat
Graduação em Medicina pela USP. Especialização em Dermatologia pelo HC-USP. Professor de Dermatologia na Faculdade de Medicina do Hospital Albert Einstein. Membro da SBD, SBCD, Grupo Brasileiro de Melanoma, American Academy of Dermatology.

Bernardo Hanan
Graduação em Medicina pela FM-UFMG. Especialização em Coloproctologia e Endoscopia Digestiva pelo HC-UFMG. Mestrado em Cirurgia pela FM-UFMG. Membro da SBCP e da Sobed.

Bernardo Mikio Sardi Ono
Graduação em Medicina pela Unesc. Especialização em Clínica Médica pelo Hospital Municipal do Campo Limpo – SMS/SP. Residente de Clínica Médica pela Unifesp.

Bianca Coutinho Pina Ferreira
Pneumologista. Graduação em Medicina pela UFPB. Especialização em Pneumologia pela FMUSP. Membro da Comissão de Câncer da SBPT.

Bianca Gomes Peixoto
Graduação em Medicina pela UFTM. Especialização em Ginecologia e Obstetrícia pelo HC-FMRP-USP e em Endoscopia Ginecológica pela Irmandade da Santa Casa de São Paulo.

Breno Assunção Matos
Graduação em Medicina pela UFMG. Especialização em Radiologia e Diagnóstico por Imagem pelo Hospital Felício Rocho (MG). Pós-graduações em Diagnóstico por Imagem Geral e Neurorradiologia pelo Hospital Israelita Albert Einstein.

Breno José Alencar Pires Barbosa
Graduação em Medicina pela UFPE. Especialização em Neurologia pela USP. Mestrado e Doutorado em Neurologia pela USP. Professor Adjunto na UFPE. Membro da ABN.

Breno Mello Tavares Leite
Graduação em Medicina pela Faculdade de Ciências Médicas e da Saúde de Juiz de Fora (MG). Especialização em Clínica Médica pela Unifesp.

Bruna Serpa
Radiologista. Graduação em Medicina pela UFSC. Especialização em Radiologia e Diagnóstico por Imagem pelo Hospital Israelita Albert Einstein. Professor Adjunto na Unisul. Membro do CBR. Pós-graduação em Imagem Abdominal pelo Hiae.

Bruno Albuquerque Sousa
Graduação em Medicina pela Ufam. Especialização em Cirurgia de Cabeça e Pescoço pelo Inca. Mestrado em Ciências Cirúrgicas pela UFRJ. Professor de Cirurgia Cérvico-Facial na PUC-RJ. Membro da SBCCP. Membro Titular da European Society of Surgical Oncology.

Bruno Caramelli
Graduação em Medicina pela FMUSP. Especialização em Cardiologia pela FMUSP. Doutorado em Ciências pela FMUSP. Professor Associado na FMUSP. Membro do InCor.

Bruno de Mattos Campos
Ortopedista Pediátrico. Graduação em Medicina pela UFMG. Especialização em Ortopedia Pediátrica pelo Hospital Felício Rocho (MG). Professor Voluntário na Santa Casa de Belo Horizonte. Ortopedista no MaterDei.

Bruno Ferraz de Oliveira Gomes
Graduação em Medicina pela UFRJ. Especialização em Cardiologia pela SBC. Mestrado em Engenharia Biomédica pela UFRJ. Doutorado em Cardiologia pela UFRJ. Editor-chefe do portal *online* Questões em Cardiologia.

Bruno Fontes
Graduação em Medicina pela Universidade de Pernambuco. Especialização em Reumatologia pelo HC-UFPE. Membro da SBR. Mestrando do PPGIT-UFPE.

Bruno Hállan Meneses Dias
Graduação em Medicina pela UFC. Especialização em Urologia pela UFC. Membro da SBU. Especialização em Andrologia pelo Sollirium Health Group.

Bruno Lebani
Graduação em Medicina pela Unicamp. Especialização em Urologia pela Unifesp. Doutorado em Urologia pela Unifesp. Membro da Disciplina de Urologia da Unifesp. Pós-graduação em Disfunções do Trato Urinário Inferior pela Unifesp.

Bruno Maineri Pinto
Graduação em Medicina pela Ulbra. Especialização em Cirurgia Torácica pelo HCPA. Mestrado em Pneumologia pela UFRGS.

Bruno Souto Franco
Ortopedista. Graduação em Medicina pela Univas. Especialização em Ortopedia e Traumatologia pelo Hospital Belo Horizonte (MG). Membro da SBOT. Membro da Associação Brasileira de Reconstrução e Alongamento Ósseo (Asami). Membro da Sociedade Norte-Americana de Reconstrução e Alongamento Ósseo (LLRS).

Caio Grava Simioni
Neurologista. Graduação em Medicina pela FMUSP. Especialização em Neurologia pelo HCFMUSP. Médico do Grupo de Cefaleias do HCFMUSP. Membro da Sociedade Brasileira de Cefaleias e da International Headache Society.

Caio Pellizzari
Graduação em Medicina pela PUC-PR. Especialização em Nefrologia pela Santa Casa de Curitiba.

Camila Girardi Fachin
Graduação em Medicina pela UFPR. Especialização em Cirurgia Pediátrica pela Unifesp. Mestrado em Cirurgia pela Unifesp. Doutorado em Obstetrícia pela Unifesp e University of Pennsylvania (EUA). Professor Adjunto na UFPR. Membro da Diretoria da CIPE. Supervisora do Programa de Residência em Cirurgia Pediátrica do HC-UFPR.

Camila Rodrigues
Graduação em Medicina pela FCMS. Especialização em Infectologia pelo Instituto de Infectologia Emílio Ribas (SP). Membro da SBI. Membro Consultor do Comitê HIV/AIDS da SBI. Médica Referência em Genotipagem de HIV pelo Ministério da Saúde.

Camilla Sá Menezes Passos
Graduação em Medicina pela UFS. Especialização em Anestesiologia pelo Instituto de Previdência Social do Estado de Minas Gerais. Membro da SBA.

Carla Bicca
Graduação em Medicina pela FURG. Especialização em Psiquiatria pelo Hospital Psiquiátrico São Pedro (RS). Mestrado em Psicologia pela PUC-RS. Doutoranda em Psicologia pela PUC-RS. Membro da ABP. Especialização em Dependência Química pela Unifesp. Terapeuta Cognitiva pelo Beck Institute. Diretora da Villa Janus.

Carla Gonçalves Schahin Saad
Graduação em Medicina pela FM-Unisa. Assistente-Doutora da Disciplina de Reumatologia da FMUSP. Especialização em Reumatologia pela FMUSP. Doutorado em Ciências Médicas pela FMUSP. Membro da SBR.

Carla Sakuma de Oliveira
Graduação em Medicina pela PUC-PR. Especialização em Clínica Médica pela SBCM. Mestrado e Doutorado em Medicina Interna pela UFPR. Professora Associada na Unioeste. Membro da SBI. Residência Médica em Infectologia no Instituto de Infectologia Emílio Ribas (SP). Especialização em Infectologia pela SBI. Especialização em Infectologia Hospitalar pela AMB. Pós-graduação em Pesquisa Clínica pela Universidade de Harvard (EUA). Preceptora da Residência de Clínica Médica do Hospital Universitário do Oeste do Paraná. Infectologista do Grupo de Transplante de Fígado e Coordenadora da Comissão de Controle de Infecção Hospitalar do Hospital do Câncer Uopeccan de Cascavel (PR).

Carlos Alberto Iglesias Salgado
Graduação em Medicina pela UFRGS. Especialização em Psiquiatria pela UFRGS. Mestrado e Doutorado em Psiquiatria pela UFRGS. Professor Associado no Instituto Abuchaim (RS). Membro da Villa Janus.

Carlos Antonio Stabel Daudt
Graduação em Medicina pela UFSM. Especialização em Cirurgia Torácica pela SBCT. Doutorado em Pneumologia pela UFRGS. Professor Adjunto na Universidade da Região de Joinville (UNIVILLE). Membro da SBCT.

Carlos Arthur Fernandes Sobreira
Graduando em Medicina pelo Unichristus.

Carlos Augusto Mello da Silva
Graduação em Medicina pela UFRGS. Especialização em Pediatria pela HED Porto Alegre (RS). Membro da Comissão de Toxicologia Médica da AMB. Especialização em Toxicologia Aplicada pela PUC-RS. Área de atuação em Toxicologia Médica pela SBP e AMB. Presidente do Departamento Científico de Toxicologia e Saúde Ambiental da SBP.

Carlos Barcaui
Graduação em Medicina pela FTESM. Especialização em Dermatologia pela UFRJ. Mestrado em Dermatologia pela Unifesp. Doutorado em Dermatologia pela USP. Professor Titular na UERJ. Membro da SBD.

Carlos Clementino dos Santos Peixoto
Graduação em Medicina pela Faculdade Estadual de Medicina do Pará. Especialização em Angiologia, Cirurgia Vascular e Endovascular, Angiorradiologia e Radiologia Intervencionista pela SBACV e Sobrice. Mestrado em Medicina pela Unirio. Doutorando pela UERJ. Professor Associado e Convidado na PUC-RJ e UERJ. Membro Titular da SBACV e Sobrice.

Carlos Eduardo de Souza Miranda
Graduação em Medicina pela UFJF. Especialização em Cardiologia pela SBC. Mestrado em Ciências Aplicadas à Saúde do Adulto pela UFMG. Membro do Conselho Administrativo da SBC. Especialização em Cardiologia pela SBC. Habilitado em Eletrofisiologia Clínica Invasiva pela Sociedade Brasileira de Arritmias Cardíacas.

Carlos Eduardo Passos-Neto
Graduação em Medicina pela FM-UFBA. Especialização em Neurologia pelo HC-USP. Membro da ABN. Especialização em Neurologia Cognitiva e do Comportamento pelo HC-UFBA.

Carlos Eduardo Fagotti de Almeida
Graduação em Medicina pela FMRP-USP. Especialização em Cirurgia Plástica pelo HC-FMRP-USP. Doutorado em Ciências Médicas pela USP. Professor Colaborador no HC-FMRP-USP. Membro da SBCP, da SBCM e do International Member American Society of Plastic Surgeons. Especialização e Residência Médica em Cirurgia Geral no HC-FMRP-USP. Especialização e Residência Médica em Cirurgia Plástica no HC-FMRP-USP. Especialização em Microcirurgia na FMUSP. Especialização em Ciências da Reabilitação no Hospital Sarah Kubitschek de Brasília (DF). Doutorado em Cirurgia pela FMRP-USP. Especialização na Harvard Medical School – Division of Plastic Surgery (Brigham and Women's Hospital).

Carlos Eduardo Lucena Montenegro
Graduação em Medicina pela Universidade de Pernambuco. Especialização em Cardiologia pelo Procape. Pós-graduação em Insuficiência Cardíaca pela Universidade de Zurique/ Sociedade Europeia de Cardiologia.

Carlos Gil Moreira Ferreira
Graduação em Medicina pela UFJF. Especialização em Oncologia Clínica pela Free University of Amsterdam (Holanda). Membro da SBOC, IASLC, AACR e ASCO.

Carlos Henrique Mascarenhas Silva
Graduação em Medicina pela FM-UFMG. Especialização em Ginecologia e Obstetrícia pelo Hospital MaterDei. Membro da AMB. Coordenador do Serviço de Ginecologia e Obstetrícia da Rede MaterDei de Saúde. Especialização em Medicina Fetal pelo King's College (Londres). Diretor Cultural da AMB. Diretor de Defesa Profissional da Associação Médica de Minas Gerais. Doutorando em Bioética pela Faculdade de Medicina da Universidade do Porto (Portugal).

Carlos Jardim
Graduação em Medicina pela FMUSP. Especialização em Pneumologia pela FMUSP. Doutorado em Ciências pela FMUSP. Professor Doutor na FMUSP.

Carlos Manuel de Almeida Brandão
Graduação em Medicina pela FMUSP. Especialização em Cirurgia Cardiovascular pelo InCor do HCFMUSP. Doutorado em Cirurgia Torácica e Cardiovascular pela FMUSP. Professor Colaborador na FMUSP. Membro da SBCCV. Diretor Financeiro da SBCCV.

Carlos Roberto de Mello Rieder
Neurologista. Graduação em Medicina pela UFRGS. Especialização em Neurologia pelo HC de Porto Alegre (RS). Mestrado em Ciências Médicas pela UFRGS. Doutorado em Clinical Neuroscience pela Birmingham University (Inglaterra). Professor Adjunto de Neurologia na UFCSPA. Membro da ABN.

Carmen Silvia Molleis Galego Miziara
Especialização em Medicina Legal e Perícia Médica pela ABMLPM. Doutorado pela FMUSP. Doutorado em Neurologia pela FMISP. Professora Auxiliar no Centro Universitário FMABC. Membro da ABMLPM. Vice-supervisora do Programa de Residência em Medicina Legal e Perícia Médica. Médica Assistente no Ambulatório de Neurologia Infantil do HCFMUSP. Professora Convidada do curso de Graduação em Bioética da FMUSP.

Carmen Silvia Valente Barbas
Graduação em Medicina pela FMUSP. Especialização em Pneumologia pela FMUSP. Especialização em Medicina Intensiva pela AMIB. Doutorado em Pneumologia pela FMUSP. Professora Associada na FMUSP. Membro da AMIB e da Sociedade Brasileira de Pneumologia.

Carolina Augusta Matos de Oliveira
Graduação em Medicina pela UFBA. Especialização em Hepatologia pelo Hospital de Base do Distrito Federal. Gastrenterologista Membro Titular da FBG. Hepatologista Membro Titular da SBH.

Carolina de S. Müller
Graduação em Medicina pela UFPR. Especialização em Clínica Médica e Reumatologia pela UFPR. Mestrado e Doutorado em Medicina Interna pela UFPR. Professor Adjunto na UFPR. Membro da Comissão de Esclerose Sistêmica da SBR. Membro do European Scleroderma Trials & Research Group (Eustar).

Carolina Fernandes Giacometti
Graduação em Medicina pela Uninove. Especialização em Ginecologia, Obstetrícia e Cirurgia Minimamente Invasiva pelo Hospital Israelita Albert Einstein.

Carolina Sanchez Aranda
Professora. Graduação em Medicina pela PUC-SP. Especialização em Alergia e Imunologia pela Unifesp. Mestrado e Doutorado em Pediatria pela Unifesp. Professor Adjunto na Unifesp. Membro da Unifesp.

Carolina Talhari
Graduação em Medicina pela Ufam. Especialização em Dermatologia pela SBD/AMB. Doutorado em Medicina Tropical pela UEA. Professora Associada/Dermatologia da UEA. Membro da SBD.

Celia Regina Garlipp
Professora. Graduação em Farmácia-Bioquímica pela Faculdade de Farmácia e Odontologia de Araraquara (SP). Especialização em Líquidos Biológicos pela Unicamp. Mestrado em Biologia Celular e Molecular pela Unicamp. Doutorado

em Genética pela Unicamp. Professora Associada II na FCM-Unicamp. Membro da SBPC/ML. MBA/Pós-graduação em Especialização em Gerência de Saúde pela FGV.

Celso Vilella Matos
Graduação em Medicina pelo Unilus. Especialização em Medicina Física e Reabilitação pela Unifesp. Membro da ABMFR. Diretor Técnico do Centro de Medicina de Reabilitação Lucy Montoro (Santos, SP).

Cesar Luiz Boguszewski
Médico e Professor. Graduação em Medicina pela UFPR. Especialização em Endocrinologia e Metabologia pelo HC-UFPR. Mestrado em Clínica Médica pela UFPR. Doutorado em Endocrinologia e Metabologia pela Universidade de Gotemburgo (Suécia). Professor Titular na UFPR. Membro da Sbem.

Cezar A. Presibella Jr.
Graduação em Medicina pela Faculdade Evangélica do Paraná. Especialização em Ginecologia e Obstetrícia pelo Hospital Evangélico de Curitiba (PR). Professor Adjunto na Faculdade Evangélica Mackenzie. Membro do Mackenzie.

Christiana Maria Ribeiro Salles Vanni
Graduação em Medicina pelo HCFMUSP. Especialização em Cirurgia de Cabeça e Pescoço pela FMABC. Especialização em Cirurgia Robótica pelo HIAE. Doutorado em Ciências Médicas pelo HCFMUSP. Membro da SBCCP e Sobracil. Médica Assistente do Icesp.

Christiane Machado Santana
Graduação em Medicina pela UFBA. Especialização em Clínica Médica e Geriatria pelo HCFMUSP. Especialização em Geriatria e Gerontologia pela SBGG. Professor Adjunto na FM-UFBA. Membro da SBGG. Médica Geriatra do Serviço Médico Universitário Rubens Brasil da UFBA. Diretora Científica da SBGG Nacional, gestão 2021-2023.

Cibelle Gomes Lima Melo
Médica de Família e Comunidade. Graduação em Medicina pela Uninove. Especialização em Medicina de Família e Comunidade pela SBMFC. Membro do Grupo de Atenção Domiciliar da SBMFC. Especialização em Cuidados Paliativos pelo Instituto Paliar.

Ciro L. Mendes
Graduação em Medicina pela UFPB. Especialização em Medicina Intensiva pela AMIB. Mestrado em Ciências da Saúde pela Famerp. Membro da AMIB.

Clarissa Lin Yasuda
Graduação em Medicina pela Unicamp. Especialização em Neurocirurgia/Neurologia pela Unicamp. Mestrado e Doutorado em Neurociências pela Unicamp. Professor Adjunto na Unicamp. Membro da ABN e LBE.

Clarissa Mathias
Graduação em Medicina pela UFBA. Especialização em Oncologia Clínica pela SBOC. Doutorado em Medicina Interna pela UFBA. Membro da Oncoclínicas.

Cláudia Alcantara Gomes
Graduação em Medicina pela UERJ. Especialização em Dermatologia pela UFRJ. Mestrado em Dermatologia pela UFRJ. Membro Titular da SBD. Coordenadora de Dermatologia do Hospital Barra D'Or – Rede D'Or São Luiz.

Claudio Pinho
Cardiologista. Graduação em Medicina pela Unicamp. Especialização em Cardiologia pela SBC. Doutorado em Medicina pela Unicamp. Professor de Cardiologia na PUC-Campinas. Membro da SBC. FACC/FESC.

Claudio Querido Fortes
Médico e Professor. Graduação em Medicina pela UFRJ. Especialização em Doenças Infecciosas e Parasitárias e em Cardiologia pela UFRJ. Mestrado e Doutorado em Medicina – Doenças Infecciosas e Parasitárias pela UFRJ. Professor Associado na FM-UFRJ. Membro da The International Society for Cardiovascular Infectious Diseases (ISCVID). Professor Titular da Faculdade de Medicina da Universidade Estácio de Sá.

Clotilde Druck Garcia
Médica e Professora Doutora. Graduação em Medicina pela UFRGS. Especialização em Nefrologia Pediátrica pela Santa Casa de Porto Alegre (RS). Mestrado em Nefrologia pela UFRGS. Doutorado em Clínica Médica pela UFRGS. Professora Titular de Nefrologia na UFCSPA.

Clóvis Francisco Constantino
Graduação em Medicina pela Unifesp. Especialização em Pediatria pela Hospital Infantil Menino Jesus (SP). Doutorado em Bioética pela Faculdade de Medicina da Universidade do Porto (Portugal). Professor Assistente/Adjunto na Unisa. Professor da Graduação do Curso de Medicina da Unisa e da Pós-graduação em Direito Médico da Unisa. Membro da SBP.

Clovis Klock
Patologista. Graduação em Medicina pela UFSM. Especialização em Patologia pelo HCPA-UFRGS. Doutorando pelo Idor. Membro da SBP. Presidente da SBP.

Conceição de Maria de Sousa Coelho
Graduação em Medicina pela UFPI. Especialização em Gastrenterologia pela UFPI. Membro da FBG.

Conrado Milani Coutinho
Graduação em Medicina pela UFJF. Especialização em Ginecologia e Obstetrícia e Medicina Fetal pelo HC-FMRP-USP. Especialização em Ginecologia e Obstetrícia, Ultrassonografia em Ginecologia e Obstetrícia e Medicina Fetal pela Febrasgo. Mestrado e Doutorado em Tocoginecologia pela FMRP-USP. Pós-Doutorado em Medicina Fetal pela St. George's University of London (Reino Unido). Membro da Comissão Nacional Especializada de Perinatologia da Febrasgo.

Crésio de Aragão Dantas Alves
Professor. Graduação em Medicina pela UFBA. Especialização em Endocrinologia Pediátrica pela University of Miami

School of Medicine (EUA). Doutorado em Medicina e Saúde pela UFBA. Professor Associado na UFBA. Membro da SBP. Chefe do Serviço de Endocrinologia Pediátrica do Hospital Universitário Prof. Edgard Santos da FM-UFBA. Presidente do Departamento Científico de Endocrinologia da SBP.

Cristiane Kayser
Graduação em Medicina pela UFSM. Especialização em Reumatologia pela Unifesp. Mestrado e Doutorado em Reumatologia pela Unifesp. Professora Afiliada na Unifesp. Membro da Comissão de Esclerose Sistêmica da SBR.

Cristiane Kochi
Graduação em Medicina pela Unisa. Especialização em Endocrinopediatria pela FCMSCSP. Mestrado e Doutorado em Pediatria pela FCMSCSP. Professora Titular na FCMSCSP. Membro da SBP/Sbem.

Cristiano Augusto Franke
Graduação em Medicina pela UCS. Especialização em Medicina Intensiva pela AMIB. Especialização em Transplantes em Doação de Órgãos (Organização Nacional Transplantes – Espanha).

Cristiano Caixeta Umbelino
Graduação em Medicina pela FUSVE. Especialização em Oftalmologia pela Santa Casa de São Paulo. Mestrado em Medicina pela Santa Casa de São Paulo. Doutorando pela Santa Casa de São Paulo. Membro do CBO. Chefe do Setor de Glaucoma da Santa Casa de São Paulo. Membro Eleito do Conselho Consultivo da Sociedade Brasileira de Glaucoma. Professor do Departamento de Oftalmologia da Santa Casa de São Paulo. Presidente do CBO.

Cristina Graaff
Graduação em Medicina pela FMABC. Especialização em Dermatologia pela FMABC. Membro da SBD.

Cristina Laguna Benetti-Pinto
Graduação em Medicina pela FCM-Unicamp. Especialização em Ginecologia e Obstetrícia pelo Departamento de Tocoginecologia da FCM-Unicamp. Mestrado e Doutorado em Ginecologia pelo Departamento de Tocoginecologia da FCM-Unicamp. Professora Titular do Departamento de Tocoginecologia da FCM-Unicamp. Membro do Departamento de Tocoginecologia da FCM-Unicamp.

Cristina Sebastião Matushita
Graduação em Medicina pela Univas. Especialização em Medicina Nuclear pela Nuclear Medcenter. Mestrado em Medicina e Ciências da Saúde pela PUC-RS. Doutoranda em Radiologia pela UFRJ. MBA em Gestão, Inovação e Serviços em Saúde pela PUC-RS. Extensão Universitária em Gestão de Políticas de Saúde Informadas por Evidências pelo Hospital Sírio-Libanês. Vice-presidente da SBMN. Diretora de Eventos e Patrimônios da Amrigs. Membro do Comitê de Woman in Nuclear Medicine (WINM) da Society of Nuclear Medicine and Molecular Imaging (SNMMI).

Cristina Targa Ferreira
Graduação em Medicina pela UFPel. Especialização em Gastrenterologia Pediátrica pela Instituição Montreal.

Mestrado em Hepatologia pela UFCSPA. Doutorado em Gastrenterologia pela UFRGS. Professora Adjunta na UFCSPA. Membro da SBP.

Daniela Calderaro
Graduação em Medicina pela FMUSP. Especialização em Cardiologia pelo InCor. Doutorado em Ciências pela FMUSP. Professora Colaboradora do Departamento de Cardiopneumologia da FMUSP. Médica da Unidade Clínica de Medicina Interdisciplinar em Cardiologia do InCor.

Daniela Cavalet Blanco
Médica Pneumologista e Professora da Escola de Medicina da PUC-RS. Graduação em Medicina pela PUC-RS. Especialização em Pneumologia pela PUC-RS. Doutorado em Medicina pela PUC-RS. Professor Adjunto na PUC-RS. Membro da SPTRS, SBPT e ERS.

Daniel Bonomi
Graduação em Medicina pela UFMG. Especialização em Cirurgia Torácica pela UFMG. Mestrado em Cirurgia pela UFMG. Professor Associado na UFMG. Membro da SBCT – Diretoria Científica.

Daniel Brito de Araujo
Professor de Reumatologia na UFPel. Graduação em Medicina pela UFPel. Especialização em Reumatologia pelo HSPE/Iamspe. Doutorado em Medicina – Processos Imunes e Infecciosos pela USP. Professor Adjunto na UFPel. Membro da Comissão de Miopatias da SBR/Imacs/EuroMyo.

Daniel de Paiva Magalhães
Graduação em Medicina pela FM-UFG. Especialização em Cirurgia do Aparelho Digestivo pela FMUSP.

Daniella Braz Parente
Graduação em Medicina pela UFRJ. Especialização, Mestrado e Doutorado em Radiologia pela UFRJ. Professora de Pós-graduação em Radiologia na UFRJ. Membro do CBR.

Daniel Lahan-Martins
Graduação em Medicina pela USF. Especialização em Radiologia e Diagnóstico por Imagem pela Unicamp. Doutorado em Ciências pela Unicamp. Professor Adjunto na FCM-Unicamp. Especialização em ressonância magnética de abdome e pelve pelo InRAD-HCFMUSP.

Daniel Vitor de Vasconcelos Santos
Médico e Professor. Graduação em Medicina pela UFMG. Especialização em Oftalmologia pela UFMG. Professor Associado na FM-UFMG. Pós-Doutorado pela University of Southern California (EUA).

Daniel Wagner Santos
Infectologista. Graduação em Medicina pela UFMA. Especialização em Infectologia pelo Instituto de Infectologia Emílio Ribas (SP). Mestrado e Doutorado em Infectologia pela Unifesp. Membro da SBI e do Comitê de Infectologia da ABTO. MBA de Gestão Executiva em Saúde.

Danielle L. Teixeira Ferdinando

Médica e Cirurgiã Pediátrica. Graduação em Medicina pela Famerp. Especialização em Cirurgia Pediátrica pela Famerp. Mestrado em Ciências da Saúde pela Famerp. Membro Titular da Sociedade Brasileira de Cirurgia Pediátrica.

Danielle Menosi Gualandro

Graduação em Medicina pela FMABC. Especialização em Cardiologia pelo Instituto do Coração do HC-USP. Doutorado em Cardiologia pela USP. Membro do Departamento de Cardiologia do Hospital Universitário da Basileia (Suíça).

Danilo Villagelin

Graduação em Medicina pela PUC-Campinas. Doutorado em Clínica Médica pela Unicamp. Professor de Endocrinologia e Metabologia na PUC-Campinas. Membro da Sbem.

Danny Warszawiak

Radiologista. Graduação em Medicina pela UFPR. Especialização em Radiologia e Diagnóstico por Imagem pelo Hospital Universitário Cajuru da PUC-PR. Especialização em Tomografia Computadorizada e Ressonância Magnética pelo Dapi – Liga das Senhoras Católicas de Curitiba. Mestrado em Medicina Interna pela UFPR. Médica Radiologista Torácico no Dapi e Hospital Erasto Gaertner em Curitiba. Membro do CBR e SBPT.

Darcy Ribeiro Pinto Filho

Graduação em Medicina pela UCS. Especialização em Cirurgia Torácica pelo Pavilhão Pereira Filho Santa Casa de Porto Alegre (RS). Mestrado e Doutorado em Pneumologia pela UFRGS. Professor Titular na UCS. Membro da SBCT. Titular na Academia Sul-Rio-Grandense de Medicina.

David J. B. Machado

Graduação em Medicina pela Faculdade de Ciências Médicas de Volta Redonda (RJ). Especialização em Nefrologia pela FMUSP. Especialização em Nefrologia pela SBN. Especialização em Clínica Médica pela SBCM. Especialização em Terapia Intensiva pela AMIB. Master of Bussiness Administration em Gestão de Saúde pelo Insper. Doutorado em Ciências da Saúde – Nefrologia pela FMUSP. Membro da SBN e da Sociedade Internacional de Nefrologia.

Débora Carla Chong-Silva

Graduação em Medicina pela UFPR. Especialização em Pneumologia Pediátrica pela UFPR. Mestrado em Microbiologia, Parasitologia e Patologia Básica pela UFPR. Doutorado em Saúde da Criança e do Adolescente com Ênfase em Pneumologia Pediátrica pela UFPR. Professora Associada 1 na UFPR e PUC-PR. Membro da SBP. Atual Secretária do Departamento Científico de Pneumologia da SBP.

Débora Gusmão Melo

Médica e Professora. Graduação em Medicina pela UFS. Especialização em Genética Médica pelo HC-FMRP-USP. Mestrado e Doutorado em Ciências com área de concentração em Genética, pelo Departamento de Genética da FMRP-USP. Professora Titular do Departamento de Medicina da UFSCar. Membro da SBGM. Coordenadora do Departamento de Educação da SBGM, em 2018 e 2023.

Décio Chinzon

Graduação em Medicina pela UFRJ. Especialização em Gastrenterologia pela FBG. Doutorado em Medicina pela USP. Professor Assistente no HCFMUSP.

Denilson Albuquerque

Professor. Graduação em Medicina pela UFP. Especialização em Cardiologia pela AMB/SBC. Mestrado em Cardiologia pela UERJ. Doutorado em Cardiologia pela Unifesp. Professor Titular de Cardiologia na UERJ. Membro do Conselho Administrativo da SBC.

Denise Bousfield da Silva

Médica e Professora. Graduação em Medicina pela UFSC. Especialização em Pediatria pela Secretaria de Estado da Saúde de Santa Catarina (Hospital Infantil Joana de Gusmão), Hematologia e Oncologia Pediátrica pelo Centro Infantil de Investigações Hematológicas Dr. Domingues A. Boldrini (Unicamp). Mestrado em Ciências Médicas com área de concentração em Pediatria pela UFSC. Professor Adjunto na UFSC. Membro da UFSC. Presidente do Departamento Científico de Oncologia da Sociedade Brasileira e Catarinense de Pediatria. Membro da Câmara Técnica de Hematologia do Conselho Federal de Medicina.

Denise Rossato Silva

Graduação em Medicina pela UFRGS. Especialização em Pneumologia pelo HC de Porto Alegre (RS). Mestrado e Doutorado em Ciências Pneumológicas pela UFRGS. Pós-Doutorado pela Harvard University (EUA). Professora Associada na UFRGS.

Dilane Cristina Ferreira Holder Tavares

Graduação em Medicina pela UFPE. Especialização em Insuficiência Cardíaca e Miocardiopatias Raras pela Procape-UPE.

Dirceu Solé

Médico e Professor. Graduação em Medicina pela Unifesp. Especialização em Alergia Pediátrica pela Unifesp. Doutorado em Medicina pela Unifesp. Professor Titular e Livre-Docente do Departamento de Pediatria da Unifesp. Membro da SBP e Asbai.

Dorival de Carlucci Jr.

Graduação em Medicina pela FMUSP. Especialização em Cirurgia de Cabeça e Pescoço pelo HCFMUSP. Doutorado em Cirurgia pela FMUSP. Professor de Medicina na Escola de Ciências Médicas da Universidade Anhembi Morumbi. Membro da SBCCP. Instrutor do Advanced Trauma Life Support (ATLS) pelo Hospital Israelita Albert Einstein.

Duílio Reis da Rocha Filho

Graduação em Medicina pela UFC. Especialização em Oncologia Clínica pelo Hospital A.C.Carmargo Cancer Center (SP). Mestrado e Doutorado em Oncologia pelo Hospital A.C.Carmargo Cancer Center. Chefe da Unidade de Oncologia do Hospital Universitário Walter Cantídio-UFC.

Durval D. Souza Mota

Médico e Professor. Graduação em Medicina pela UFF. Especialização em Acupuntura pelo Instituto de Acupuntura do Rio de Janeiro. Mestrado e Doutorado em Antropologia pela UFF. Professor Adjunto na UFF. Membro do CMBA.

Durval Ribas-Filho

Graduação em Medicina pela Fameca. Especialização em Nutrologia pela Abran. Especialização em Endocrinologia. Especialização em Clínica Médica. Mestrado e Doutorado em Ciências da Saúde pela Famerp. Professor Titular na Fameca. Membro da Abran, Sbem, SBCM, The Obesity Society (EUA), Endocrine Society (EUA). Professor de Pós-graduação em Nutrologia no Hospital do Servidor Público Estadual/Iamspe/SP. *Fellowship* da The Obesity Society – FTOS (EUA). Editor Associado das publicações científicas *Nature* (NUTD), *International Journal of Nutrology* (IJN) e *Journal of Medical and Health Sciences* (JMHS).

Eberval Gadelha Figueiredo

Graduação em Medicina pela FMUSP. Professor Associado da FMUSP.

Ederlon Rezende

Graduação em Medicina pela UFPA. Especialização em Medicina Intensiva pela AMB/AMIB. Membro da AMIB. Diretor do Serviço de Terapia Intensiva do Hospital do Servidor Público Estadual-Iamspe (SP).

Edgard Torres dos Reis Neto

Professor Adjunto da Disciplina de Reumatologia da Unifesp. Graduação em Medicina pela UFMA. Especialização em Reumatologia pela Unifesp. Doutorado em Ciências da Saúde Aplicadas à Reumatologia pela Unifesp. Professor Adjunto da Disciplina de Reumatologia na Unifesp. Membro da SBR. Coordenador da Comissão de Lúpus da SBR (2020-2022/2022-2024). Membro do Grupo Latino-Americano para Estudo do Lúpus (Gladel).

Edilberto Rocha

Ginecologista e Obstetra. Graduação em Medicina pela UFPE. Especialização em Ginecologia e Obstetrícia pela UFPE. Mestrado em Neurociências do Comportamento pela UFPE. Doutorado em Ciências da Saúde pela Unicamp. Professor Adjunto de Obstetrícia na UFPE. Membro da Rede Brasileira de Estudos em Hipertensão na Gravidez.

Edilza Câmara Nóbrega

Graduação em Medicina pela UFPB. Especialização em Clínica Médica/Cardiologia pelo HCFMUSP /Instituto do Coração da Faculdade de Medicina do Estado de São Paulo.

Edivaldo M. Utiyama

Graduação em Medicina pela FMUSP. Especialização em Cirurgia Geral pela CNRM. Doutorado em Ciências pela FMUSP. Professor Titular da Disciplina de Cirurgia Geral e Trauma do Departamento de Cirurgia da FMUSP. Membro do Titular do CBC.

Edmund Chada Baracat

Graduação em Medicina pela Unifesp. Especialização em Ginecologista e Obstetrícia pela Febrasgo. Mestrado e Doutorado em Ginecologia pela Unifesp. Professor Titular pela Unifesp.

Eduarda Bonelli Zarur

Graduação em Medicina pela Faculdade Souza Marques. Especialização em Reumatologia pela Unifesp. Mestrado em Reumatologia pela Unifesp. Membro da Comissão de Vasculites da SBR.

Eduardo Amoras Gonçalves

Médico e Professor. Graduação em Medicina pela Faculdade Estadual de Medicina do Pará. Especialização em Cirurgia Pediátrica pela Fundação Santa Casa do Pará. Professor Adjunto 4 da UFPA. Coordenador do Serviço de Cirurgia Pediátrica da Fundação Santa Casa do Pará.

Eduardo Batista Cândido

Graduação em Medicina pela UFMG. Especialização em Ginecologia e Obstetrícia pelo HC-UFMG. Mestrado em Ginecologia, Obstetrícia e Mastologia pela FMB-Unesp. Doutorado em Saúde da Mulher pela UFMG. Professor Associado na UFMG. Membro da Sogimig e Febrasgo.

Eduardo Costa Duarte Barbosa

Graduação em Medicina pela FFFCMPA. Especialização em Cardiologia pela SBC. Doutorado em Clínica Médica pela Unicamp. Professor Adjunto da Feevale. Membro da SBC, ISH e ESH.

Eduardo D'Aguiar

Graduação em Medicina pela FCMSCSP. Especialização em Administração em Saúde pela Abrampas. Professor Convidado do Hospital Israelita Albert Einstein. Membro da Abrampas. Presidente da Abrampas.

Eduardo de Melo Carvalho Rocha

Graduação em Medicina pela FCMSCSP. Especialização em Medicina Física e Reabilitação pela Santa Casa de São Paulo. Mestrado em Medicina pela FCMSCSP. Doutorado em Ciências da Saúde pela USP. Professor Assistente na FCMSCSP. Membro da ABMFR.

Eduardo de Paula Miranda

Graduação em Medicina pela UFC. Especialização em Urologia pela USP. Doutorado em Urologia pela USP. Professor Associado do Unichristus. Membro da SBU.

Eduardo Guimarães Hourneaux de Moura

Graduação em Medicina pela Faculdade de Medicina de Sorocaba da PUC-SP. Especialização em Endoscopia pelo HCFMUSP. Mestrado em Gastrenterologia pelo Ibepege. Doutorado em Cirurgia do Aparelho Digestivo pela FMUSP. Professor Livre-Docente do Departamento de Gastrenterologia da FMUSP. Membro da Sobed. Coordenador do Programa de Residência Médica em Endoscopia da FMUSP. Ex-presidente da Sociedade Brasileira de Endoscopia Digestiva Estadual São Paulo (2021-2022).

Vice-presidente do Comitê de Ações na América do Sul da Organização Mundial de Endoscopia (WEO Outreach South America).

Edwaldo E. Joviliano
Médico e Professor. Graduação em Medicina pela FMRP-USP. Especialização em Cirurgia Vascular e Endovascular pelo HC-FMRP-USP. Mestrado e Doutorado em Clínica Cirúrgica pela FMRP-USP. Professor Associado Livre-Docente do Departamento de Cirurgia e Anatomia da FMRP-USP. Membro da SBACV.

Edwin Tamashiro
Graduação em Medicina pela FMRP-USP. Especialização em Otorrinolaringologia pela HC-FMRP-USP. Doutorado em Otorrinolaringologia pela FMRP-USP. Professor Associado na FMRP-USP. Membro da ABORL-CCF.

Egon Daxbacher
Graduação em Medicina pela UFRJ. Especialização em Dermatologia pela UERJ. Preceptor de Residência Médica no Hospital Federal de Bonsucesso (RJ). Membro da SBD. Coordenador do Departamento de Hanseníase da SBD. Dermatologista do Iede.

Eid Gonçalves Coelho
Cirurgião Oncológico. Graduação em Medicina pela UFPI. Especialização em Cirurgia Oncológica pelo Hospital A.C.Carmargo Cancer Center (SP). Professor Associado na Uespi. Membro Titular da SBCO. Cirurgião Oncológico do Departamento de Oncologia Ginecológica do Hospital São Marcos e do Hospital Escola Getúlio Vargas-Uespi.

Ekaterini Goudouris
Graduação em Medicina pela UFRJ. Especialização em Alergia e Imunologia pela Asbai. Especialização em Pediatria pela SBP. Médica do Serviço de Alergia e Imunologia do IPPMG-UFRJ. Mestrado em Pediatria pela UFRJ. Doutorado em Educação em Ciências e Saúde pela Nutes-UFRJ. Professora na UFRJ. Membro da Asbai e SBP.

Elaine Cristina dos Santos Queiroz
Graduação em Medicina pela UFMG. Especialização em Nutrologia pela Abran. Professora Adjunta na UEMG.

Elaine Lira Medeiros
Reumatologista. Graduação em Medicina pela UFRN. Especialização em Reumatologia pela Unifesp. Mestrado e Doutorado em Ciências da Saúde pela UFRN. Professora Associada na UFRN. Membro da SBR. Coordenadora da Comissão de Ensino e Educação da SBR.

Eli Mansour
Graduação em Medicina pela UFU. Especialização em Alergia e Imunologia pela Unicamp. Doutorado em Fisiopatologia Médica pela Unicamp. Coordenador de Residência Médica em Alergia e Imunologia na Unicamp. Coordenador de Ucare & Acare (Centers of Reference & Excellence in Urticaria & Angioedema). Diretor de Comunicação da Sociedade Latino-americana de Imunodeficiências (Lasid), Asbai e do Gebraeh. Membro do Departamento Científico de Urticária/

Asbai. Membro do Comitê de Angioedema Hereditário da Sociedade Latino-americana de Alergia, Asma e Imunologia (SLaai).

Eliana Nahas
Graduação em Medicina pela FMB-Unesp. Especialização em Ginecologia e Obstetrícia pela Unesp. Mestrado e Doutorado em Ginecologia pela Unesp. Professora Titular na Unesp. Membro da Sogesp e Febrasgo.

Eliana Toledo
Doutorado em Ciências da Saúde pela Famerp. Especialização em Alergia e Imunologia pela Unifesp. Mestrado em Pediatra pela Unifesp. Professora Adjunta na Famerp. Membro da Asbai. Membro-fundador do Gebraeh.

Elisa de Carvalho
Médica e Professora. Graduação em Medicina pela UnB. Especialização em Pediatria pela UnB. Mestrado e Doutorado em Ciências da Saúde pela UnB. Professora Titular na Uni-Ceub. Membro da SBP e Academia de Medicina de Brasília. Chefe do Serviço de GastroHepato do Hospital da Criança de Brasília. Diretora Clínica do Hospital da Criança de Brasília.

Elisa de Paula França Resende
Neurologista. Graduação em Medicina pela UFMG. Especialização em Neurologia pela UFMG. Mestrado em Ciências Aplicadas à Saúde do Adulto pela UFMG. Doutorado em Neurociências pela UFMG. Professora Associada na FCM-MG. Membro da ABN. Atlantic Fellow for Equity in Brain Health.

Eliud Garcia Duarte Junior
Angiologista e Cirurgião Vascular. Graduação em Medicina pela Emescam. Especialização em Angiologia Cirurgia Vascular e em Cirurgia Cardiovascular pela AMB e pela Beneficência Portuguesa de São José do Rio Preto (SP), respectivamente. Preceptor de Ensino do Curso de Medicina da UVV. Membro da SBACV. Coordenador da Diretriz de Pé Diabético da SBACV. Membro do Grupo de Trabalho sobre Pé Diabético do CFM.

Eloisa Bohnenstengel
Graduação em Medicina pela PUC-SP. Especialização em Medicina de Emergência pela AMB/Abramede. Mestranda em Ensino em Saúde pela Faculdade Israelita Albert Einstein. MBA em Gestão Executiva em Saúde pela FGV. MBA em Liderança Inovação e Gestão pela PUC-RS. Membro da Abramede.

Emanuel Sarinho
Graduação em Medicina pela UFPE. Especialização em Alergia e Imunologia pela Asbai. Mestrado e Doutorado em Pediatria pela UFPE. Professor Titular na UFPE. Membro da Asbai – Pesquisador 1 B CNPQ. Presidente Vitalício da Asbai.

Eneida Maria Boteon Schmitt
Graduação em Medicina pela FMB-Unesp. Especialização em Ginecologia e Obstetrícia pela Unesp. Mestrado e Doutorado em Ginecologia. Pós-graduação em Ginecologia,

Obstetrícia e Mastologia pela Unesp. Pós-graduação em Tocoginecologia pela Unesp. Professor Assistente Doutor do Departamento de Ginecologia e Obstetrícia da Unesp. Membro do Comitê de Ética em Pesquisa da Unesp.

Erika Campana
Graduação em Medicina pela UFF. Especialização em Cardiologia pela SBC/AMB.

Erika V. P. Ortolan
Professora. Graduação em Medicina pela FMB-Unesp. Especialização em Cirurgia Pediátrica pela FMB-Unesp. Mestrado e Doutorado em Bases Gerais da Cirurgia pela FMB-Unesp. Professora Titular na FMB-Unesp. Membro da CIPE.

Erlon de Avila Carvalho
Médico Cirurgião Torácico. Graduação em Medicina pela Universidade José do Rosário Vellano/Unifenas. Especialização em Cirurgia Torácica pelo IPSEMG. Doutorado em Cirurgia Torácica pelo InCor-FMUSP. Professor de Cirurgia Torácica pela UniBH. Membro da SBCT. *Fellowship* em Cirurgia Torácica Oncológica no Inca. Membro Titular da SBCT.

Eugenia Rebelo
Graduação em Medicina pela Uepa. Especialização em Ginecologista e Obstetrícia pela Febrasgo. Professora Associada na Prodeps/UFRR. Especialização em Ultrassonografia em Ginecologia e Obstetrícia pela ECI. Membro da Comissão Nacional Especializada em Pré-Natal da Febrasgo. Presidente da Associação de Ginecologia e Obstetrícia de Roraima.

Fabiana Coelho
Graduação em Medicina pela Unisul. Especialização em Mastologia pela Santa Casa de Misericórdia de São Paulo. Membro da SBM. Mastologista do Hospital Santa Catarina Paulista. Mestranda em Pesquisa em Cirurgia da Clínica de Mastologia da Irmandade da Santa Casa de Misericórdia de São Paulo. Membro da Comissão de Oncoplastia da SBM-SP, triênio 2023-2025).

Fabiana Goulart Marcondes Braga
Graduação em Medicina pela Unicamp. Especialização em Cardiologia pelo InCor. Doutorado em Ciências pela USP. Professora do Programa de Pós-graduação na USP. Membro do InCor – HCFMUSP.

Fabianne Altruda de Moraes Costa Carlesse
Infectologista. Graduação em Medicina pela Unisa. Especialização em Infectologia pela Unifesp. Mestrado em Ciências pela Unifesp. Doutorado em Doenças Infecciosas pela Unifesp. Professor Adjunto na Unifesp.

Fabiano Luiz Erzinger
Cirurgião Vascular e Endovascular. Graduação em Medicina pela PUC-PR. Especialização em Cirurgia Vascular pelo Hospital Universitário Cajuru. Mestrado em Clínica Cirúrgica pela UFPR.

Fábio Bagnoli
Graduação em Medicina pela FCMSCSP. Especialização em Mastologia pela Santa Casa de São Paulo. Mestrado e Doutorado em Medicina pela FCMSCSP. Professor Instrutor na FCMSCSP. Vice-presidente da Sociedade Brasileira de Mastologia Regional São Paulo (2023-2025). Mastologista do Hospital Israelita Albert Einstein e do Grupo Oncoclínicas. Responsável pela Reconstrução Mamária do Hospital Paulistano. Presidente do Departamento de Cirurgia da SBM, triênio 2023-2025. Membro do Setor de Mastologia da Santa Casa de São Paulo.

Fábio Brazão
Graduação em Medicina pela UEPA. Especialização em Patologia Clínica/Medicina Laboratorial, Análises Clínicas, Citologia Clínica e Medicina Legal e Perícia Médica pela UEPA. MBA em Gestão de Cooperativas pela Faccat. Membro da SBPC/ML. Presidente da SBPC/ML. Patologista Clínico do Laboratório Ruth Brazão e da Fundação Santa Casa de Misericórdia do Pará.

Fábio Chigres Kuschnir
Graduação em Medicina pela UFRJ. Especialização em Alergia e Imunologia pela UFRJ. Mestrado e Doutorado em Medicina pela UFRJ. Professor Associado do Departamento de Pediatria da UERJ. Membro da Asbai. Presidente da Asbai, biênio 2023-2024.

Fábio de Aquino Capelli
Graduação em Medicina pela FMUSP. Especialização em Cirurgia de Cabeça e Pescoço pelo HCFMUSP. Doutorado em Ciências Médicas pela FMUSP. Professor – Líder de Grande Área – Cirurgia Geral na Uninove. Membro da SBCCP.

Fábio de Souza
Graduação em Medicina pela Unirio. Especialização em Cardiologia pelo Instituto Nacional de Cardiologia. Mestrado e Doutorado em Clínica Médica/HAS pela UFRJ. Pós-Doutorado em Cardiologia pelo InCor-FMUSP. Professor Adjunto de Cardiologia na Unirio. Membro da SBC.

Fabio Jennings
Graduação em Medicina pela UFPA. Especialização em Reumatologia pela Unifesp. Mestrado e Doutorado em Reumatologia pela Unifesp. Membro da SBR, Sociedade Paulista de Reumatologia. Especialidade em Medicina Esportiva pela Universidade de Stanford (EUA).

Fábio Segal
Graduação em Medicina pela Fundação Faculdade Federal de Ciências Médicas de Porto Alegre. Especialização em Endoscopia Digestiva pela Sobed. Mestrado em Gastrenterologia pela UFRGS. Doutorado em Ciências da Saúde – Medicina pela UFRGS. Professor Preceptor de *Fellowship* em Endoscopia Digestiva na Faculdade de Ciências da Saúde Moinhos de Vento (RS). Membro da Sobed.

Fabiola Isabel Suano de Souza
Graduação em Medicina pela FMABC. Especialização em Pediatria pela FMABC. Mestrado e Doutorado em Pediatria pela Unifesp. Professor Adjunto na Unifesp. Membro da SBP. Professora Associada do Centro Universitário FMABC.

Fabiola Traina
Graduação em Medicina pela Unicamp. Especialização em Hematologia e Hemoterapia pela Unicamp. Doutorado em Fisiopatologia Médica pela Unicamp. Professora Associada na FMRP-USP.

Fabricio Dias Antunes
Graduação em Medicina pela UFS. Especialização em Anestesiologia pelo Hospital Servidor Estadual de Minas Gerais. Mestrado e Doutorado em Ciências da Saúde pela UFS. Professor Assistente na UFS. Membro da SBA.

Faradiba Sarquis Serpa
Graduação em Medicina pela Ufes. Especialização em Alergia e Imunologia pela UFRJ. Mestrado em Clínica Médica área de concentração Imunologia Clínica pela UFRJ. Doutorado em Engenharia Ambiental área de concentração Poluição do Ar pela Ufes. Professora Assistente na Escola Superior de Ciências de Santa Casa de Misericórdia de Vitória (ES). Membro da Asbai.

Fatima C. M. Matos
Graduação em Medicina pela Instituição Souza Marques. Especialização em Cirurgia de Cabeça e Pescoço pelo Inca. Doutorado em Clínica Cirúrgica pela USP. Professora de Cirurgia de Cabeça e Pescoço na UPE. Membro da SBCCP. Vice-presidente da SBCCP, biênio 2021-2023.

Fatima Dumas Cintra
Graduação em Medicina pela Universidade de Alfenas. Especialização em Cardiologia pela SBC. Doutorado em Ciências pela Unifesp. Professora Livre-Docente, Adjunto na Unifesp. Presidente da Sociedade Brasileira de Arritmias Cardíacas.

Felipe Contoli Isoldi
Graduação em Medicina pela Unifesp. Especialização em Cirurgia Plástica pela Unifesp. Mestrado Profissional em Saúde pela Unifesp. Doutorado em Ciências da Saúde pela Unifesp. Professor Afiliado na Unifesp. Membro da SBCP. Coordenador do Setor de Cicatrizes Patológicas da Disciplina de Cirurgia Plástica da Unifesp.

Felipe Dal-Pizzol
Graduação em Medicina pela UFRGS. Especialização em Medicina Intensiva pela AMIB. Doutorado em Bioquímica pela UFRGS. Professor Titular na Universidade do Extremo Sul Catarinense.

Felipe Favorette Campanharo
Graduação em Medicina pela Escola Medicina da Santa Casa Misericórdia de Vitória (ES). Especialização em Ginecologia e Obstetrícia pela Unifesp. Mestrado em Ciências da Saúde pela Unifesp. Professor Coordenador do Núcleo de Saúde da Mulher na Unisa. Membro da Comissão Nacional Especializada em Gestação de Alto Risco da Febrasgo.

Felipe Giacobo Nunes
Graduação em Medicina pela Universidade de Passo Fundo (RS). Especialização em Cirurgia Geral pela Irmandade da Santa Casa de Misericórdia de São Paulo. Residente do Serviço de Endoscopia Gastrintestinal do HCFMUSP.

Felipe Maciel Santos
Graduação em Medicina pela UFMG. Especialização em Ortopedia e Traumatologia pelo HC-UFMG. Membro da SBOT.

Felipe Merchan Ferraz Grizzo
Médico, Professor e Pesquisador. Graduação em Medicina pela UEM. Especialização em Reumatologia pela Unifesp. Especialização em Densitometria. Mestrado e Doutorado em Ciências da Saúde pela UEM. Professor Adjunto da Disciplina de Reumatologia na UEM. Membro da Comissão de Densitometria e Outros Métodos e do ProQuaD da Abrasso. Membro do Centro de Pesquisa Clínica Paraná Medical Research Center.

Felippe Beer
Graduação em Medicina pela Faculdade de Medicina Souza Marques (RJ). Especialização em Cirurgia Vascular, Cirurgia Endovascular e Angiorradiologia pela AMB/CFM. Professor Associado na Faculdade de Medicina Souza Marques. Membro da SBACV. Chefe do Serviço de Cirurgia Vascular do Hospital Municipal Miguel Couto (RJ).

Fernanda Carneiro Dias
Graduação em Medicina pela UFRJ. Especialização em Oncologia Clínica pelo Inca. Pós-graduação Latu Sensu em Predisposição Hereditária ao Câncer pela Faculdade Israelita de Ciências de Saúde Albert Einstein. Membro da SBOC, GTG e ASCO.

Fernanda Carvalho de Queiroz Mello
Graduação em Medicina pela FM-UFRJ. Especialização em Pneumologia pela Faculdade de Medicina da UFRJ. Mestrado e Doutorado em Pneumologia pela FM-UFRJ. Professora Titular na FM-UFRJ. Membro da SBPT. Diretora de Pesquisa do Instituto de Doenças do Tórax da UFRJ.

Fernanda Giordano
Graduanda de Medicina na Fundação Técnico Educacional Souza Marques (RJ).

Fernanda Luisa Ceragioli Oliveira
Graduação em Medicina pela Unifesp. Especialização em Pediatria pela Hospital Infantil Darcy Vargas (SP). Doutorado em Pediatria pela Unifesp. Professora Técnico Administrativo em Educação de Nutrologia do Departamento Pediatria da Unifesp. Membro da SBP, SPSP, Braspen e Sban.

Fernanda Martinho Dobrianskyj
Graduação em Medicina pela FCMSCSP. Especialização em Otorrinolaringologista pela Santa Casa de São Paulo.

Fernanda Telles Lins Taveira
Graduação em Medicina pela Universidade Gama Filho (RJ). Especialização em Oncologia Clínica pelo Inca. Membro da SBOC.

Fernanda Vieira Lins Arcoverde
Ginecologista. Graduação em Medicina pela UFF. Especialização em Ginecologia e Obstetrícia pela Unifesp. Mestrado em Saúde Coletiva pela UFMA. Membro da Sociedade Maranhense de Ginecologia e Obstetrícia.

Fernando Carmelo Torres
Graduação em Medicina pela Unesp. Especialização em Medicina Esportiva pela SBMEE/AMB. Mestrado e Doutorado em Desempenho Esportivo pela UFPR. Diretor Geral do Cefit-Unip. Médico do Esporte da Unifesp.

Fernando de Quadros Iorra
Graduação em Medicina pela UFRGS. Especialização em Endocrinologia e Metabologia pelo HCFMUSP. Membro da Sbem. Especialização em Clínica Médica pelo HC de Porto Alegre (RS).

Fernando Henrique Carlos de Souza
Graduação em Medicina pela Universidade São Francisco (Bragança Paulista, SP). Especialização em Reumatologia pela USP. Doutorado em Ciências Médicas pela USP. Membro da SBR. Doutorado em Ciências Médicas pela FMUSP. Médico Assistente da Disciplina de Reumatologia do HCFMUSP.

Fernando H. S. de Souza
Graduação em Medicina pela UFRJ. Especialização em Nefrologia pelo Hospital Universitário Clementino Fraga Filho (RJ). Residência em Clínica Médica pela Secretaria Municipal de Saúde de Macaé (RJ). Nefrologista do Hospital Municipal Souza Aguiar (RJ). Plantonista no CTI do Hospital Universitário Clementino Fraga Filho.

Fernando Morbeck Almeida Coelho
Radiologista. Graduação em Medicina pela EBMSP. Especialização em Radiologia Abdominal pelo Instituto de Radiologia do HCFMUSP. Especialização em Radiologia Oncológica pelo Icesp do HCFMUSP. Membro da Comissão Científica (área de Genitourinário) e de Admissão e Titulação do CBR. Membro do CBR.

Fernando Ponce Leon
Cirurgião Geral. Graduação em Medicina pela UFRJ. Especialização em Cirurgia Geral pelo Hospital Universitário Clementino Fraga Filho (RJ). Mestrado e Doutorado em Ciências Cirúrgicas pela UFRJ. Membro do CBC.

Fernando Reis Neto
Cirurgião Vascular e Endovascular. Graduação em Medicina pela Famerp. Especialização em Cirurgia Vascular pelo HC-FMRP-USP. Especialização pela AMB/SBACV em Cirurgia Vascular, Angiorradiologia e Cirurgia Endovascular. Pós-graduando em Ciências da Saúde na Famerp. Professor Associado do Departamento de Cardiologia e Cirurgia Cardiovascular na Famerp. Residência Médica em Angiorradiologia e Cirurgia Endovascular pelo Hospital de Base/Funfarme/Famerp. Preceptor do Programa de Residência Médica de Cirurgia Vascular e Endovascular do Hospital de Base/Funfarm/Famerp. Membro da SBACV.

Fernando Suparregui Dias
Graduação em Medicina pela UFSM. Especialização em Cardiologia pelo Instituto de Cardiologia do Rio Grande do Sul. Especialização em Medicina Intensiva pela AMIB. Mestrado em Cardiologia pelo Instituto de Cardiologia do Rio Grande do Sul. Doutorado em Biologia Celular e Molecular pela PUC-RS. Membro da AMIB.

Fiamma Ferreira Nogueira
Graduação em Medicina pela UFCA. Especialização em Cardiologia/Insuficiência Cardíaca e Miocardiopatias pela Universidade de Pernambuco/Procape. Membro da Deic Jovem. Residência em Clínica Médica pelo Hospital Barão de Lucena /SES (PE).

Filipe Luis Vasconcelos Visani
Graduação em Medicina pela Faculdade de Medicina Nova Esperança. Especialização em Oncologia Clínica pelo Hospital de Câncer de Barretos (SP). Membro da International Association for the Study of Lung Cancer (Ialsc), SBOC, GBOT, GBCP. *Fellowship* em Tumores Torácicos e de Cabeça e Pescoço pelo Instituto Oncoclínicas.

Flávia Vasques Bittencourt
Graduação em Medicina pela FCMMG. Especialização em Dermatologia pela UFMG. Mestrado e Doutorado em Dermatologia pela UFMG. Professora Titular na UFMG. Membro da SBD. *Fellowship* em Melanoma na Universidade de Nova York (EUA).

Flavio Adura
Graduação em Medicina pela Unifesp. Especialização em Medicina do Tráfego pela ABRAMET. Especialização em Clínica Médica e Medicina de Urgência pela SBCM. Professor Auxiliar no Departamento de Medicina Preventiva da Unifesp. Membro da ABRAMET.

Flávio Annicchino
Graduação em Medicina pela Famema. Especialização em Anestesiologia pela Beneficência Portuguesa de São Paulo. Membro da SBA. Anestesiologista pela TSA/SBA. Intensivista pela Temi/AMIB.

Flavio Daniel Saavedra Tomasich
Graduação em Medicina pela UFPR. Especialização em Cirurgia Oncológica pelo Hospital Erasto Gaertner (PR). Mestrado e Doutorado em Cirurgia pela FCMSCSP. Professor Associado na UFPR. Vice-presidente Nacional do CBC. Titular da SBCO.

Flávio Hayato Ejima
Graduação em Medicina pela UnB. Especialização em Gastrenterologia e Endoscopia pela FMRP-USP. Membro da FBG e Sobed.

Flavio Hojaij
Médico e Professor. Graduação em Medicina pela FMUSP. Especialização em Cirurgião de Cabeça e Pescoço pela SBCCP. Doutorado em Clínica Cirúrgica pela FMUSP. Professor Livre-Docente na FMUSP. Membro da SBCCP.

Francisco Akira Malta Cardozo
Graduação em Medicina pela FMUSP. Especialização em Cardiologia pelo InCor-HCFMUSP. Médico Assistente da Unidade de Medicina Interdisciplinar em Cardiologia no InCor-HCFMUSP.

Francisco Nogueira
Graduação em Medicina pela UFJF. Especialização em Ortopedia Pediátrica pelo HC-UFMG. Mestrado em

Medicina pela UFMG. Professor Adjunto na FCMMG. Membro da SBOT e da Sociedade Brasileira de Ortopedia Pediátrica.

Francisco Cortes Fernandes

Graduação em Medicina pela UFSM. Especialização em Medicina do Trabalho pela UFSM. Mestrado em Ergonomia pela UFSC.

Francisco Hidelbrando A. Mota Filho

Urologista. Graduação em Medicina pela UFC. Especialização em Urologia pelo HC-FMRP-USP. Doutorado em Urologia pela FMUSP. Professor Membro do Departamento de UroOncologia da SBU. Membro Titular da SBU. Urologista da Santa Casa de Misericórdia de Fortaleza.

Francisco Lázaro Pereira de Sousa

Graduação em Medicina pela UFPB. Especialização em Ginecologia e Obstetrícia pelo Hospital Guilherme Álvaro (Santos, SP). Mestrado pela Unifesp. Doutorado em Ciências pela Unifesp. Professor de Disciplina de Obstetrícia pelo Unilus. Membro da RBEHG.

Francisco Martins Neto

Graduação em Medicina pela FM-UFC. Especialização em Cirurgia Torácica pelo Hospital Nossa Senhora da Conceição. Mestrado em Cirurgia Minimamente Invasiva e Simulação em Saúde pela Unichristus. Membro da SBCT.

Francisco Sandro Menezes Rodrigues

Farmacêutico-Bioquímico. Graduação em Farmácia-Bioquímica pela Uniban. Especialização em Farmacologia Clínica pela Unisantos. Mestrado e Doutorado em Farmacologia pela Unifesp. Professor Orientador na Unifesp. Graduação em Licenciatura em Química pela Unip. Especialização em Farmacologia Clínica pela Unisantos e em Docência do Ensino Superior pela Unian. Pós-Doutorado em Farmacologia, Neurologia e Neurocirurgia, em Cardiologia e em Ciência Cirúrgica Interdisciplinar pela Unifesp. Farmacêutico Clínico - Servidor Público Federal no Hospital São Paulo (Hospital Universitário da Unifesp). Professor dos Módulos de Manejo Farmacológico de Pacientes Cardiopatas para Residentes do Programa de Residência Multiprofissional de Cardiologia. Preceptor e Tutor na Residência Multiprofissional de Cardiologia na Unifesp. Professor da Disciplina de Bases Terapêuticas no Curso de Medicina da Unisa. Preceptor das Ligas de Farmacologia e Fitoterapia do Curso de Medicina da Unisa. Professor Orientador de Mestrado e Doutorado e Supervisor de Pós-Doutorado no Programa de Pós-graduação em Cardiologia da Unifesp. Professor Orientador de Mestrado e Doutorado e Supervisor de Pós-Doutorado no Programa de Pós-graduação em Ciência Cirúrgica Interdisciplinar da Unifesp. Coordenador do Grupo Técnico de Trabalho em Residência Farmacêutica no Conselho Regional de Farmácia do Estado de São Paulo desde 2022.

Francisco Sérgio Rangel de Paula Pessoa

Graduação em Medicina pela UFC. Especialização em Gastrenterologia pela FBG. Doutorado em Biotecnologia da Saúde pela Universidade Estadual do Ceará. Membro da FBG. Chefe do Serviço de Gastrenterologia do Hospital Geral de Fortaleza. Presidente da FBG, biênio 2023-2024.

Frederico Leon Arrabal Fernandes

Graduação em Medicina pela FMUSP. Especialização em Pneumologia pelo HCFMUSP. Doutorado em Ciências Médicas pela USP.

Frederico Passos Marinho

Graduação em Medicina pela UFMG. Especialização em Gastrenterologia pelo MEC. Mestrado em Gastrenterologia pela UFMG. Membro do Instituto Alfa de Gastrenterologia. Presidente da AMG.

Gabriel Costa Osanan

Médico e Professor. Graduação em Medicina pela UFMG. Especialização em Ginecologia e Obstetrícia pela UFMG. Mestrado e Doutorado em Saúde da Mulher pela UFMG. Professor Associado pela UFMG. Vice-presidente da Comissão Nacional Especialidade de Urgências Obstétricas da Febrasgo. Instrutor da Estratégia Zero Morte Materna por Hemorragia – MS/OPAS-Brasil. Membro da Rebrac. Presidente da Associação Brasileira de Doença Trofoblástica Gestacional.

Gabriel Prolla

Graduação em Medicina pela UFRGS. Especialização em Oncologia Clínica pela HCPA. Doutorado em Medicina pela UFRGS. Professor Adjunto na PUC-RS.

Gabriela Neves Vaz

Graduação em Medicina pela UFMG. Especialização em Ortopedia e Traumatologia pelo Hospital Madre Teresa. Membro da SBOT. *Fellowship* em Cirurgia e Patologias da Coluna Vertebral (Unifesp).

George Coura-Filho

Graduação em Medicina pela USP. Especialização em Medicina Nuclear pela HCFMUSP. Doutorado em Ciências pela USP. Membro da Icesp.

Geraldo Duarte

Graduação em Medicina pela UFU. Especialização em Ginecologia e Obstetrícia pelo HC-FMRP-USP. Mestrado e Doutorado pela FMRP-USP. Professor Titular na FMRP-USP. Membro da FMRP-USP.

Geraldo Magela Magalhães

Graduação em Medicina pela UFJF. Especialização em Dermatologia pela UERJ. Doutorado em Dermatologia pela UFRJ. Professor Adjunto na UFMG. Membro da SBD.

Gerson Domingues

Professor. Graduação em Medicina pela Universidade Gama Filho (RJ). Especialização em Gastrenterologia pela FBG. Mestrado em Gastrenterologia pela UFRJ. Doutorado em Gastrenterologia pela UFRJ/Universidade de Aachen (Alemanha). Professor Adjunto na UERJ. Membro da FBG.

Gilberto de Castro Junior

Graduação em Medicina pela FMUSP. Especialização em Oncologia Clínica pela AMB. Mestrado e Doutorado em Ciências pela FMUSP. Professor Livre-Docente na FMUSP. Membro da Asco, Esmo, IASLC e SBOC. Ex-*Fellowship* da

Clinique d'Oncologie Médicale – Institut Jules Bordet – Centre des Tumeurs de l'Université Libre de Bruxelles (Bélgica). Chefe do Grupo de Tórax e Cabeça e Pescoço do Serviço de Oncologia Clínica do Icesp/HCFMUSP.

Gilberto Vaz Teixeira
Graduação em Medicina pela UFSC. Especialização em Cirurgia de Cabeça e Pescoço pela FMUSP. Doutorado em Medicina pela FMUSP. Doutorado em Medicina pela FMUSP. Post-Doctoral Research Fellowship na Johns Hopkins University. Professor Associado do Departamento de Cirurgia UFSC. Membro da SBCCP. Professor Associado do Departamento de Cirurgia da UFSC. Cirurgião de Cabeça e Pescoço e Cancerologista do Cepon. Chefe do Serviço de Cirurgia de Cabeça e Pescoço do Cepon.

Gilson Feitosa-Filho
Graduação em Medicina pela Escola Bahiana de Medicina. Especialização em Cardiologia pelo InCor/HCFMUSP. Doutorado em Cardiologia pelo InCor/HCFMUSP. Chefe da Cardiologia do Hospital Santa Izabel – Santa Casa da Bahia. Professor Adjunto da Graduação e da Pós-graduação da Escola Bahiana de Medicina. Professor Titular na UniFTC-Medicina.

Giovanna Perantoni
Graduação em Medicina pela UFRN. Especialização em Cirurgia de Cabeça e Pescoço pelo HCFMUSP. Membro da SBCCP. Cirurgiã Geral pelo HUOL-UFRN.

Gisah Amaral de Carvalho
Graduação em Medicina pela UFPR. Especialização em Endocrinologia e Metabologia pela UFPR. Mestrado em Endocrinologia e Metabologia pela UFPR. Doutorado em Endocrinologia e Metabologia pela Unifesp. Professor Associado na UFPR. Membro da Sociedade Latino-Americana de Tireoide.

Giselle de Souza Carvalho
Oncologista. Graduação em Medicina pela UERJ. Especialização em Oncologia Clínica pelo Inca. Membro da SBOC, Asco e Esmo. Oncologista do Américas Oncologia (RJ). Atual *Fellowship* em Pesquisa Clínica e Mestranda em Oncologia pelo Inca.

Guilherme Camargo Julio Valinoto
Graduação em Medicina pela FCMSCSP. Especialização em Dermatologia pela SBD.

Guilherme Guimarães Moreira Balbi
Graduação em Medicina pela UFJF. Especialização em Reumatologia pelo HCFMUSP. Especialização pela SBR. Membro da Comissão de Síndrome Antifosfolípide da SBR.

Guilherme Leví Tres
Reumatologista. Graduação em Medicina pela PUC-RS. Especialização em Reumatologia pelo HC de Porto Alegre (RS). Professor Adjunto na Universidade do Vale do Rio dos Sinos. Membro da Comissão de Vasculites da SBR. Médico Contratado do Serviço de Reumatologia do HC de Porto Alegre.

Gustavo Arantes Rosa Maciel
Médico e Professor. Graduação em Medicina pela FCMMG. Especialização em Ginecologia e Obstetrícia pela Santa Casa de Belo Horizonte–FCMMG. Mestrado em Ginecologia pela Unifesp. Doutorado em Ciências pela Unifesp. Pós-Doutorado em Biologia Molecular no Salk Institute for Biological Studies (EUA). Professor Associado na FMUSP. Membro da Disciplina de Ginecologia da FMUSP. Professor Visitante na Universidade da Califórnia (EUA). Professor Livre-Docente na FMUSP.

Gustavo Araujo Nunes
Graduação em Ortopedia e Traumatologia pelo Hospital Belo Horizonte (MG). Especialização em Cirurgia do Pé e Tornozelo pela FCMMG. Membro da ABTPé. Doutorando em Medicina pela Universidade de Medicina de Barcelona (Espanha). Membro da American Orthopaedic Foot & Ankle Society (Aofas). Membro da Minimally Invasive Foot and Ankle Society (Mifas).

Gustavo de Oliveira Bretas
Oncologista Clínico. Graduação em Medicina pela UFMG. Especialização em Oncologia Clínica pelo Inca. Pós-graduação em Oncologia de Precisão pelo Instituto Israelita Albert Einstein (SP). Membro da SBOC, Asco e Esmo.

Gustavo Faibischew Prado
Graduação em Medicina pela FMUSP. Especialização em Pneumologia pela FMUSP. Doutorado em Pneumologia pela FMUSP. Membro da SBPT.

Gustavo Falbo Wandalsen
Graduação em Medicina pela Unicamp. Especialização em Alergia e Imunologia Clínica pela Unifesp. Mestrado e Doutorado em Ciências pela Unifesp. Professor Associado da Disciplina de Alergia, Imunologia Clínica e Reumatologia do Departamento de Pediatria da Unifesp. Membro da SBP.

Gustavo Fernandes
Graduação em Medicina pela UFPB. Especialização em Cancerologia pelo Hospital Sírio-Libanês. Membro da SBOC. Diretor Geral da Oncologia da Rede Dasa. Ex-Advanced Clinical Fellowship (MSKCC). Ex-presidente da SBOC, gestão 2015-2017. Diretor-fundador do Hospital Sírio-Libanês Brasília (DF).

Gustavo Mafaldo Soares
Graduação em Medicina pela UFRN. Especialização em Ginecologia e Obstetrícia pela UFRN. Mestrado e Doutorado em Ciências Médicas pela USP Ribeirão Preto. Professor Associado II na UFRN. Membro do CNE de Ginecologia Endócrina da Febrasgo. Membro da Comissão Nacional Especializada de Ginecologia Endócrina da Febrasgo.

Gustavo Nader Marta
Graduação em Medicina pela FM-PUC-SP. Especialização em Radioterapia pelo Hospital Sírio-Libanês. Doutorado em Oncologia pela FMUSP. Professor Permanente do Programa de Pós-graduação do Instituto de Ensino e Pesquisa do Hospital Sírio-Libanês. Médico Titular do Departamento de Radioterapia do Hospital Sírio-Libanês.

Gustavo Philippi de los Santos
Graduação em Medicina pela UFSC. Especialização em Cirurgia de Cabeça e Pescoço pelo HC da USP. Membro da SBCCP.

Gustavo Prata Misiara
Graduação em Medicina pela FMRP-USP. Especialização em Clínica Médica e Nefrologia pelo HC-FMRP-USP. Doutorado em Ciências Médicas pela FMRP-USP. Médico da Divisão de Nefrologia do HC-FMRP-USP.

Hamanda Nery
Graduação em Medicina pela EBMSP. Especialização em Oncologia Clínica pelo Hospital Santa Izabel.

Harley De Nicola
Graduação em Medicina pela FCMS. Especialização em Radiologia pela Unifesp. Doutorado em Radiologia pela Unifesp. Professor Afiliado do Departamento de Radiologia na Unifesp. Membro do CBR e Sobrice.

Héber Salvador de Castro Ribeiro
Graduação em Medicina pela UFU. Especialização em Cancerologia pela SBC. Mestrado em Oncologia pela A.C.Camargo Cancer Center (SP). Doutorado em Oncologia pelo Hospital A.C.Camargo Cancer Center. Membro da SBCO.

Heitor de Sa Gonçalves
Graduação em Medicina pela UFC. Especialização em Dermatologia pela SBD. Doutorado em Farmacologia pela UFC. Professor de Dermatologia na Universidade Estadual do Ceará. Membro da SBD. Atual Presidente da SBD.

Helaine Milanez
Médica e Professora Assistente. Graduação em Medicina pela Unicamp. Especialização em Ginecologia e Obstetrícia pela Unicamp. Mestrado e Doutorado em Obstetrícia pela Unicamp. Professora Livre-Docente (Professora Associada) na Unicamp. Membro do Departamento de Tocoginecologia da FCM-Unicamp.

Helena Brígido
Graduação em Medicina pela UFPA. Especialização em Infectologia pela Universidade de Londrina (PR). Mestrado e Doutorado em Medicina Tropical pela UFPA. Professor Adjunto na UFPA. Membro da SBI.

Helio Komagata
Graduação em Medicina pela FMUSP. Especialização em Informática Médica pela FMUSP. Médico Professor no HCFMUSP. Membro da Associação Brasileira de Medicina Preventiva e Administração em Saúde.

Helio Machado Vieira Jr.
Graduação em Medicina pela Faculdade de Medicina de Teresópolis (RJ). Especialização em Cirurgia do Aparelho Digestivo/Cirurgião do Trauma. Mestrado em Cirurgia pela UFRJ.

Heloisa G. A. Campos
Graduação em Medicina pela FMB-Unesp. Especialização em Cirurgia Pediátrica pela FMB-Unesp. Mestrado e Doutorado em Ciências da Oncologia pela FAP-Hospital A.C.Camargo Cancer Center (SP). Membro da CIPE. Membro da International Society for the Study of Vascular Anomalies.

Heloísa Loureiro de Sá Neves Motta
Graduação em Medicina pela Unirio. Especialização em Clínica Médica/Oncologia Clínica pela UERJ/HUPE/Inca. Membro da SBOC e da European Society for Medical Oncology (Esmo).

Henri Augusto Korkes
Médico e Professor. Graduação em Medicina pela PUC-SP. Especialização em Obstetrícia e Ginecologia pela Febrasgo. Mestrado e Doutorado em Ciências pela Unifesp. Professor Assistente-Doutorado na PUC-SP. Membro da RBEHG. Diretor Científico da Sogesp (Sorocaba, SP).

Henrique de Ataíde Mariz
Graduação em Medicina pela UFPE. Especialização em Reumatologia pela SBR. Mestrado e Doutorado em Reumatologia pela Unifesp. Professor Adjunto na UFPE. Membro da SBR. Membro da Comissão de Lúpus Eritematoso Sistêmico da SBR.

Henrique Elias Darmstadter
Graduação em Medicina pela UFMG. Residência Médica em Ortopedia e Traumatologia no Hospital da Unimed Belo Horizonte – Unidade Contorno.

Herbeth Toledo
Graduação em Medicina pela Uncisal. Especialização em Cirurgia do Aparelho Digestivo e Endoscopia Digestiva pela CBCD e Sobed. Membro da CBCD, Sobed e SBCBM.

Hugo Bertani Dressler
Graduação em Medicina pela UFMG. Especialização em Ortopedia e Traumatologia pela Santa Casa de Belo Horizonte. Especialização em Medicina e Cirurgia de Tornozelo e Pé pela Rede MaterDei de Saúde. Pós-graduação em Tratamento Avançado de Feridas pela FCMMG. Membro da SBOT e da ABTPé.

Irna Carla do Rosário Souza Carneiro
Professora. Graduação em Medicina pela UFPA. Mestrado e Doutorado em Doenças Infecciosas e Parasitárias pela Unifesp. Professora Associada da Disciplina de Doenças Infecciosas e Parasitárias na UFPA e na UEPA. Membro da SBI.

Isabela de Carvalho Leitão
Graduação em Medicina pela UFRJ. Doutorado em Fisiologia pela UFRJ.

Isabella Favato Barcelos
Oncologista Clínica. Graduação em Medicina pela Emescam. Especialização em Oncologia Clínica pelo Hospital Santa Rita de Cássia (ES). Membro da SBOC e IASLC. Sub-especialização em Oncologia Torácica pelo Fellowship do Instituto Oncoclínicas.

Isabela Silva Muller
Graduação em Medicina pela EBMSP. Especialização em Radiologia e Diagnóstico por Imagem pelo Hospital São Rafael. Doutorado em Radiologia Clínica pela Unifesp. Membro do CBR.

Isadora Miotto
Dermatologista. Graduação em Medicina pela UFMG. Especialização em Dermatologia pela USP. Doutorado em Dermatologia pela USP. Membro da SBD.

Isadora Zanotelli Bombassaro
Gastrenterologista. Graduação em Medicina pela Universidade Luterana do Brasil. Especialização em Gastrenterologia pela UFCSPA. Mestranda em Hepatologia pela UFCSPA. Pós-graduanda em Ultrassonografia nas Doenças Inflamatórias Intestinais pela Cetrus. Membro do Gediib.

Israel Bendit
Graduação em Medicina pela Faculdade de Medicina da Santa Casa de São Paulo. Especialização em Hematologia pela ABHH. Doutorado em Hematologia pela FMUSP. Professor Livre-Docente na FMUSP. Membro da ABHH. Especialização em Pediatria pela SBP. Especialização em Oncologia Pediátrica pela Sobope.

Ivan de Mattos Paiva Filho
Graduação em Medicina pela Escola de Medicina e Saúde Pública. Especialização em Medicina de Emergência pela Abramede. Mestrado em Gestão de Tecnologias e Inovação em Saúde pelo Instituto de Ensino e Pesquisa do Hospital Sírio-Libanês. Doutorando em Medicina Humana na EBMSP. Professor de Medicina de Emergência pela UniFTC, Unifacs, EBMSP. Membro da Abramede. Título Superior em Medicina de Emergência, *Fellowship* em Medicina de Emergência pela Abramede (Fabramede).

Ivan Dieb Miziara
Graduação em Medicina pela FMUSP. Especialização em Medicina Legal e Perícia Médica pela ABMLPM-AMB. Doutorado em Otorrinolaringologia pela FMUSP. Professor Titular na FMUSP. Membro da ABMLPM.

Ivan Fernandes Filho
Graduação em Medicina pela PUC-SP. Especialização em Ginecologia e Obstetrícia pela PUC-SP. Professor Auxiliar na PUC-SP. Mestrando em Educação nas Profissões da Saúde pela Faculdade de Ciências Médicas e da Saúde da PUC-SP.

Ivan Pacheco
Graduação em Medicina pela FFFCMPA. Especialização em Medicina do Esporte pela AMB/SBMEE. Mestrado e Doutorado em Ciências do Movimento Humano pela UFRGS. Membro da Sociedade Brasileira de Medicina do Exercício e do Esporte.

Ivete Berkenbrock
Graduação em Medicina pela Universidade de Passo Fundo (RS). Especialização em Geriatria pela SBGG/AMB. Membro da SBGG.

Jackeline Motta Franco
Graduação em Medicina pela UFS. Especialização em Alergia e Imunologia pela Unifesp. Mestrado em Ciências da Saúde pela UFS. Doutorado em Ciências Aplicadas à Pediatria pela Unifesp. Membro da Asbai e Associação Brasileira de Pediatria. Médica Assistente Coordenadora do Núcleo de Alergia Alimentar da UFS. Diretora Científica Adjunta da Asbai, biênio 2023-2024. Preceptora da Residência Médica de Pediatria da UFS.

Jairo Silva Alves
Graduação em Medicina pela UFMG. Especialização em Endoscopia Digestiva pela UFMG. Doutorado em Gastrenterologia pela UFMG. Membro da Sobed.

Jan Pawel Andrade Pachnicki
Médico e Professor. Graduação em Medicina pela Faculdade Evangélica do Paraná. Especialização em Ginecologia e Obstetrícia pelo Hospital Universitário Evangélico de Curitiba. Mestrado e Doutorado em Cirurgia pela Faculdade Evangélica Mackenzie do Paraná. Professor Adjunto na UFPR, PUC-PR, UP e Fempar. Membro da Febrasgo e SBM. Conselheiro CRM-PR.

Jandrei Rogério Markus
Graduação em UFPR. Especialização em Pediatria, Infectologia Pediátrica e Dermatologia Pediátrica pela UFPR. Mestrado em Saúde da Criança e do Adolescente com área de concentração em Infectologia Pediátrica pela UFPR. Doutorado em Saúde da Criança e do Adolescente com área de concentração em Dermatologia Pediátrica pela UFPR. Professor Titular na ITPAC Porto Nacional, ITPAC Palmas e UNIRG Paraíso do Tocantins. Membro da SBP e da Sociedade Brasileira de Dermatologia Pediátrica.

Janete S. Bandeira
Graduação em Medicina pela UFRGS. Especialização em Acupuntura pela AMB/Conselho Federal de Medicina. Mestrado em Ciências Médicas pela UFRGS. Membro do CMBA. Área de atuação em Dor pela AMB.

Jayme Adriano Farina Junior
Graduação em Medicina pela FMRP-USP. Especialização em Cirurgia Plástica pelo HC-FMRP-USP. Mestrado e Doutorado em Cirurgia Plástica pela FMRP-USP. Professor Associado Livre-Docente na FMRP-USP. Membro da SBCP.

Jean Pierre Barguil Brasileiro
Graduação em Medicina pela UFC. Especialização em Ginecologia e Obstetrícia pela Febrasgo. Membro da Associação Médica de Brasília. Título em Endoscopia Ginecológica e Reprodução Assistida pela Febrasgo.

Jimi Scarparo
Graduação em Medicina pela UFPA. Especialização em Endoscopia Digestiva pela Sobed. Membro da FBG. Membro Titular da SBCBM. Membro Titular da Sobed. Membro Titular da FBG.

Joana Junqueira
Graduação em Medicina pela Universidade Luterana do Brasil. Especialização em Insuficiência Cardíaca e Transplante Cardíaco pelo HC de Porto Alegre (RS). Membro do Complexo Hospitalar Santa Casa de Misericórdia.

João Carlos F. Leal
Graduação em Medicina pela Emescam. Especialização em Cirurgia Cardiovascular pelo Hospital Beneficência Portuguesa

de São José do Rio Preto (SP). Mestrado e Doutorado em Cirurgia Cardiovascular pela Unicamp. Professor Adjunto III na Famerp. Membro da Famerp. Chefe da Cirurgia Cardiovascular no Hospital Beneficência Portuguesa de São José do Rio Preto.

João Felipe de Medeiros Filho

Graduação em Medicina pela UFRN. Especialização em Ortopedia pelo Itorn. Especialização em Ombro e Cotovelo. Professor-docente na UFRN. Membro da SBOT e SBCOC.

João Fernando Monteiro Ferreira

Graduação em Medicina pela FCMSCSP. Especialização em Cardiologia pelo InCor-HCFMUSP. Doutorado em Medicina pela FMUSP. Professor Adjunto no Centro Universitário FMABC. Membro da SBC. Membro Conselho Administrativo da SBC. Membro da Facc e Fesc.

João Ferreira de Mello Júnior

Graduação em Medicina pela FMUSP. Especialização em Alergia e Imunologia Clínica pela Asbai. Doutorado em Medicina pela FMUSP. Professor Livre-Docente na FMUSP.

João Luiz F. Petriz

Graduação em Medicina pela Universidade Souza Marques (RJ). Especialização em Cardiologia pela SBC. Mestrado em Cardiologia pela UERJ. Doutorado em Cardiologia pela UFRJ. Membro da SBC. Atual Presidente do Geceti e da SBC.

João Roberto Adura

Graduação em Medicina pela Unesp. Especialização em Medicina do Tráfego pela ABRAMET/AMB. Membro da ABRAMET. Especialização em Medicina do Trabalho e em Administração Hospitalar.

João Roberto Maciel Martins

Graduação em Medicina pela Unifesp. Especialização em Endocrinologia e Metabologia pela Sbem. Mestrado em Ciências (Biologia Molecular) pela Unifesp. Doutorado em Ciências (Endocrinologia e Metabologia) pela Unifesp. Professor Orientador da Pós-graduação de Endocrinologia e Metabologia na Unifesp. Membro da Sbem.

João Roberto Wiese Júnior

Graduação em Medicina pela UFSC. Especialização em Endocrinologia pela USP. Membro da SBEM.

Jocélea de Lira Mendes

Graduação em Medicina pela UFPB. Especialização em Pediatria pela SBP. Membro da SBP. Área de atuação em Pneumologia Pediátrica.

John Veasey

Dermatologista. Graduação em Medicina pela FCMSCSP. Especialização em Dermatologia pelo Hospital da Santa Casa de São Paulo. Doutorado em Ciências da Saúde pela FCMSCSP. Professor Assistente na FCMSCSP. Membro da SBD.

Jorge dos Santos Silva

Graduação em Medicina pela FMUSP. Especialização em Ortopedia e Traumatologia pelo IOTHCFMUSP. Mestrado e Doutorado em Ortopedia pela FMUSP. Membro da SBOT.

Jorge Henrique Paiter Nascimento

Graduação em Medicina pela Universidade Estácio de Sá. Especialização em Cardiologia pelo Barra D'Or. Mestrado em Cardiologia pela UFRJ. Membro da SBC. Médico Plantonista do Departamento de Emergência da UPA Vila Santa Catarina – SBIB – Hospital Albert Einstein (SP). Médico Plantonista do Departamento de Cardiologia do Hospital Villa Lobos – Rede D'Or.

Jorge Luiz Carvalho Figueredo

Graduação em Medicina pela UFPE. Especialização em Clínica Médica pelo Real Hospital Português (PE). Professor em Clínica Médica na Faculdade Pernambucana de Saúde. Membro da Sociedade Pernambucana de Clínica Médica.

Jorge Roberto Di Tommaso Leão

Médico e Professor. Graduação em Medicina pela Ufam. Especialização em Ginecologia e Obstetrícia – Medicina Fetal e Diagnóstico por Imagem pelo IFRJ-Febrasgo-CBR. Especialização em Educação em Saúde USP-UEA. Mestrado e Doutorado em Medicina – Doenças Tropicais e Infecciosas pela UEA. Professor Associado na UEA. Membro da Academia Amazonense de Medicina. Membro Titular do CBR e Membro Titular da Febrasgo. Habitação em Medicina Fetal pela Febrasgo.

José Cândido C. Xavier-Junior

Patologista. Graduação em Medicina pela UFJF. Especialização em Patologia pela FMB-Unesp. Doutorado em Patologia pela FMB-Unesp. Professor de Patologia no Centro Universitário Católico Unisalesiano Auxilium Araçatuba (SP). Membro da SBP. Professor Permanente do Programa de Pós-graduação em Patologia FMB-Unesp.

José Carlos Albuquerque

Graduação em Medicina pela FMUFC. Especialização em Acupuntura pela Amba. Mestrado em Acupuntura pela Amba. Professor Adjunto na SMBA. Membro da SMBA.

José Carlos de A. Pernambuco

Graduação em Medicina pela FMB-Unesp. Especialização em Reumatologia pelo HSPE/Iamspe. Mestrado em Reumatologia pela Unifesp. Doutorado em Reumatologia pela USP. Professor no Instituto Lauro de Souza Lima – Bauru (SP). Membro da SBR.

José Carlos Souza Vilela

Cirurgião de Ombro e Cotovelo. Graduação em Medicina pela FM-UFMG. Especialização em Ombro e Cotovelo pela FM-UFMG. Mestrado e Doutorado em Cirurgia pela FM-UFMG. Membro da SBOT. Coordenador do Serviço de Ortopedia do Hospital Unimed – Belo Horizonte. Cirurgião de Ombro e Cotovelo do Hospital MaterDei de Belo Horizonte.

José Carlos Truzzi

Graduação em Medicina pela Unifesp. Especialização em Urologia pela Unifesp. Mestrado e Doutorado em Urologia pela Unifesp. Chefe da Divisão de Urologia Feminina, Assoalho Pélvico e Urodinâmica da CAU.

José Castro

Graduação em Medicina pela UFES. Especialização em Medicina de Família e Comunidade pela UERJ. Mestrado em

Telemedicina e Telessaúde pela UERJ. Pós-graduação em Acupuntura Médica pela IARJ. Professor Coordenador de Programa de Residência Médica no ICEPi. Membro do ICEPi. Residência Médica em Medicina de Família/Administração em Saúde.

José Eduardo Martinez
Graduação em Medicina pela Unifesp. Especialização em Reumatologia pela Unifesp. Mestrado em Clínica Médica pela PUC-SP. Doutorado em Reumatologia pela Unifesp. Professor Titular na PUC-SP. Membro da SBR.

Jose Ernesto Vidal
Graduação em Medicina pela Universidad Nacional Mayor de San Marcos (Peru). Especialização em Infectologia pelo Instituto de Infectologia Emílio Ribas. Doutorado em Ciências pelo CCD-SES-SP. Professor Honorário no Instituto de Infectologia Emílio Ribas. Membro da SBI. Consultor do Ministério da Saúde do Brasil.

Jose Fernando Vilela-Martin
Médico e Professor. Graduação em Medicina pela Famerp. Especialização em Clínica Médica pelo HC-FMRP-USP. Especialização em Cardiologia pelo Instituto de Moléstias Cardiovasculares de São José do Rio Preto (SP). Doutorado em Clínica Médica pela FMRP-USP. Professor Adjunto na Famerp. Membro da SBC, Sociedade Brasileira de Hipertensão e da American Heart Association. Livre-Docente em Cardiologia pela USP.

Jose Francisco Comenalli Marques Junior
Graduação em Medicina pela Unesp. Especialização em Hematologia e Hemoterapia pela Unesp. Mestrado em Clínica Médica pela Unicamp. Doutorado em Medicina Interna pela Unicamp. Membro da ABHH.

Jose F. Rinaldi
Graduação em Medicina pela Unesp-Famema. Especialização em Mastologia-Ginecologia/Obstetrícia pela Santa Casa de São Paulo. Mestrado e Doutorado pela FCMSCSP. Professor Assistente na FCMSCSP. Membro da SBM.

Jose Guilherme Vartanian
Graduação em Medicina pela UEL. Especialização em Cirurgia de Cabeça e Pescoço pelo Hospital A.C.Carmargo Cancer Center (SP). Doutorado em Oncologia pela Fundação Antonio Prudente – A.C.Carmargo Cancer Center. Membro da SBCCP. Membro Titular do CBC. Membro Efetivo da Sociedade Latino-Americana de Tireoide. Membro Correspondente da Sociedade Americana de Cabeça e Pescoço.

José Henrique Silva Barreto
Graduação em Medicina pela EBMSP. Especialização em Oncologia Pediátrica pelo Hospital Martagão Gesteira (BA). Mestrado em Saúde Coletiva pelo Instituto de Saúde Coletiva da UFBA. Mestrado em Artes Visuais pela EBA/UFBA. Doutorado em Medicina e Saúde pelo Programa de Pós-graduação em Medicina e Saúde da UFBA. Preceptor de Residência Médica no Hospital São Rafael – Rede D'Or São Luiz. Membro da SBP/Sobope.

José H. R. Suassuna
Graduação em Medicina pela UERJ. Especialização em Nefrologia pela SBN. Especialização em Medicina Intensiva pela AMIB. Mestrado em Nefrologia pela Faculdade de Ciências Médicas da UERJ. Doutorado em Ciências pela Instituto de Microbiologia, Centro de Ciências da Saúde da UFRJ. Professor Titular da Disciplina de Nefrologia da Faculdade de Ciências Médicas da UERJ. Membro da SBN. *Fellowship* em Nefrologia. Guy's Hospital. King's College (Londres). Membro Titular da ANM.

José Jesus Camargo
Graduação em Medicina pela UFRGS. Especialização em Cirurgia Torácica pela Santa Casa de Porto Alegre (RS). Mestrado em Ciências Pneumológicas pela UFRGS. Doutorado em Ciências Pneumológicas pela UFRGS. Professor de Cirurgia Torácica na UFCSPA. Membro Titular da Academia Nacional e Medicina. Pioneiro em Transplante de Pulmão da América Latina. Responsável por metade dos transplantes de pulmão feitos até hoje no Brasil.

José Jozefran Berto Freire
Graduação em Medicina pela FM-UFPE. Especialização em Medicina Legal e Perícia Médica pela ABMLPM. Mestrado em Odontologia Legal pela Universidade de Campinas. Doutorado em Psicologia Social pela USP. Professor de Medicina Legal e Perícia Médica na Universidade Estadual de Pernambuco. Presidente da ABMLPM.

Jose Jukemura
Graduação em Medicina pela FMUSP. Especialização em Cirurgia do Aparelho Digestivo pela FMUSP. Mestrado e Doutorado em Cirurgia do Aparelho Digestivo pela FMUSP. Professor Livre-Docente na FMUSP. Membro do CBCD.

José Kawazoe Lazzoli
Graduação em Medicina pela UFF. Especialização em Medicina do Exercício e do Esporte pela SBMEE/AMB. Mestrado em Cardiologia pela UFF. Professor Adjunto no Instituto Biomédico-UFF. Ex-presidente da Sociedade Brasileira de Medicina do Exercício e do Esporte (2009/2011). Presidente da Confederação Panamericana de Medicina do Esporte (2019/2023). Secretário-Geral da Fims. Presidente da Comissão de Autorização para Uso Terapêutico (Caut) da Autoridade Brasileira de Controle de Dopagem (ABCD).

Jozêlda Lemos Duarte
Graduação em Medicina pela UFPI. Especialização em Gastrenterologia pelo Hospital de Base do Distrito Federal. Mestrado em Medicina de Família pela Uninovafapi. Professor Auxiliar na UFPI. Membro da FBG. Especialização em Gastrenterologia pela FBG. Especialização em Hepatologia pela SBH. Membro Titular do Gediib.

Jozelia Rêgo
Graduação em Medicina pela FM-UFG. Especialização em Reumatologia pela SBR. Doutorado em Ciências da Saúde pela UFG. Professora Associada na FM-UFG. Professora Titular do Curso de Medicina da Universidade Evangélica de Goiás. Membro da Comissão de Vasculites da SBR.

José Maria Soares Júnior
Professor Associado. Graduação em Medicina pela UFTM. Especialização em Ginecologia e Obstetrícia pela Unifesp. Mestrado e Doutorado em Ginecologia pela Unifesp. Professor Associado da Disciplina de Ginecologia, Departamento de Obstetrícia e Ginecologia da FMUSP. Membro da Revista da AMB. Livre Docência pela Unifesp.

José Mauro Vieira Jr.
Graduação em Medicina pela UFF. Especialização em Nefrologia pelo HCFMUSP. Doutorado em Medicina pelo HC-FMUSP. Membro do Grupo de IRA do HCFMUSP.

José Roberto Provenza
Professor Titular de Reumatologia. Graduação em Medicina pela PUC-Campinas. Especialização em Reumatologia pela Unicamp. Doutorado em Medicina Interna pela Unicamp. Professor Titular na PUC-Campinas. Membro da ABR.

José Tadeu Colares Monteiro
Graduação em Medicina pela UEPA. Especialização em Pneumologia pela Santa Casa de Misericórdia de São Paulo. Mestrado e Doutorado em Biologia Parasitária pela UEPA. Professor Assistente na UFPA. Professor do Centro Universitário do Pará. Membro da SBPT.

Juan Carlos Yugar-Toledo
Professor Doutor e Médico Cardiologista. Graduação pela FMRP-USP. Especialização em Cardiologia pela SBC. Especialização em Ecocardiografia pela SBC. Mestrado e Doutorado em Farmacologia Cardiovascular pela FCM-Unicamp. Professor Docente e Orientador do Curso de Pós-graduação em Ciências da Saúde da Famerp. Membro da SBC, Departamento de Imagem Cardiovascular, Departamento de Hipertensão Arterial e Sociedade de Cardiologia do Estado de São Paulo. Pesquisa Clínica – Harvard Medical School (EUA).

Julia Constança C. Souza Fernandes
Graduação em Medicina pela EBMSP. Especialização em Endocrinologia Pediátrica pela UFBA e SBP.

Júlia Kefalás Troncon
Graduação em Medicina pela Unicamp. Especialização em Ginecologia e Obstetrícia pela Unicamp e Tego pela Febrasgo. Especialização em Videoendoscopia Ginecológica e em Sexologia pela Febrasgo. Mestrado em Ciências pelo DGO da FMRP-USP. Doutoranda pelo DGO da FMRP-USP. Membro do HC-FMRP-USP. Médica Assistente no HC-FMRP-USP.

Juliane Penalva Costa Serra
Graduação em Medicina pela EBMSP. Especialização em Pneumologia pela FMUSP. Especialização em Doenças Pulmonares Intersticiais pela FMUSP. Membro da Comissão de Câncer de Pulmão da SBPT.

Julio Cesar Peclat de Oliveira
Graduação em Medicina pela Instituição Souza Marques. Especialização em Cirurgia Vascular pela SBACV. Mestrado pela Unirio. Doutorado pela UFRJ. Professor Associado na Unirio. Membro da SBACV. Presidente da SBACV Nacional. Autor de oito livros técnicos.

Julio Cesar Rosa e Silva
Graduação em Medicina pela FMRP-USP. Especialização em Ginecologia e Obstetrícia pelo HC de Ribeirão Preto (SP). Mestrado e Doutorado em Ginecologia e Obstetrícia pela FMRP-USP. Professor Associado na FMRP-USP. Membro da Febrasgo. Presidente da CNE de Endometriose da Febrasgo. Diretor de Ensino da SBE.

Jurema Telles
Graduação em Medicina pela UPE. Especialização em Oncologia Clínica pela AMB, SBOC/CFM. Mestrado em Ciências da Saúde pela UPE. Doutorado em Oncologia pelo Inca. Professora Titular na Imip e FPS. Membro da SBOC.

Karen Mirna Loro Morejón
Graduação em Medicina pela UFPel. Especialização em Infectologia pelo HC-FMRP-USP. Mestrado e Doutorado em Clínica Médica pelo HC-FMRP-USP. Professora de Infectologia do Centro Universitário Barão de Mauá. Membro da SBI. Membro do Comitê de HIV/AIDS e Imunizações da SBI. Ex-diretora da Sociedade Paulista de Infectologista. Coordenadora do Sciras do Hospital Unimed de Ribeirão Preto (SP).

Karin Marise Jaeger Anzolch
Graduação em Medicina pela PUC-RS. Especialização em Urologia pela HC de Porto Alegre – UFRGS. Mestrado e Doutorado em Ciências Cirúrgicas pela UFRGS. Membro da SBU. Especialização pela Sociedade Brasileira de Urologia (TiSBU). Professora do Departamento de Infecções e Inflamações da SBU. *Fellowship* em Urology na McGill University (Canadá).

Karina R. Bonfiglioli
Reumatologista. Graduação em Medicina pela PUC-Campinas. Especialização em Reumatologia pela FMUSP. Doutorado em Ciências Médicas pela FMUSP. Membro da SBR.

Karine da Silva Figueiredo
Psicóloga. Graduação em Psicologia pela Unip. Especialização em Terapia Cognitivo Comportamental pela Child Behavior Institute of Miami (EUA). Graduação em Direito pela Universidade do Estado de Minas Gerais. Sócia Diretora do Ipage. Membro da Associação Brasileira de Patologia Dual.

Karla Cristina Petruccelli Israel
Graduação em Medicina pela Ufam. Especialização em Nefrologia pelo Hospital Universitário Evangélico de Curitiba (PR). Doutorado em Doenças Tropicais e Infecciosas pela UEA. Professora Colaboradora da FM-Ufam. Membro da SBN. Presidente da Regional Amazonas da SBN.

Karoline Soares Garcia
Graduação em Medicina pela Universidade Estadual do Ceará. Especialização em Gastrenterologia pelo HCFMUSP. Titulada pela FBG.

Káthia Liliane da Cunha Ribeiro Zuntini
Graduação em Medicina pela UFC. Especialização em Pediatria e Nefrologia Pediátrica pela FMRP-USP e Unifesp. Mestrado em Saúde da Criança e do Adolescente pela Universidade Estadual do Ceará. Preceptora e Supervisora do

Programa de Residência Médica em Nefrologia Pediátrica no Hospital Infantil Albert Sabin, em Fortaleza (CE). Membro do Conselho Científico de Nefrologia da SBP. Presidente do Departamento Científico de Nefrologia da Sociedade Cearense de Pediatria.

Katia Borgia Barbosa Pagnano
Graduação em Medicina pela FCM-Unicamp. Especialização em Hematologia e Hemoterapia pela Unicamp. Doutorado em Clínica Médica pela FCM-Unicamp. Professora do Curso de Medicina – Hematologia na PUC-Campinas. Membro da Associação Brasileira de Hematologia e Hemoterapia, Associação Ítalo-brasileira de Hematologia, Grupo Brasileiro de Leucemia Mieloide Crônica. Título e Livre-Docente em Hematologia e Hemoterapia pela Unicamp. Médica Hematologista e Pesquisadora no Centro de Hematologia e Hemoterapia na Unicamp.

Katia Lin
Neurologista e Neurofisiologista Clínica. Graduação em Medicina pela UFSC. Especialização em Neurologia e Neurofisiologia Clínica pela AMB, ABN e SBNC. Mestrado e Doutorado em Neurologia e Neurociências pela Unifesp. Professora Associada na UFSC. Membro da ABN, LBE e SBNC.

Katia Ramos Moreira Leite
Graduação em Medicina pela USP. Especialização em Anatomia Patológica pelo HCFMUSP. Doutorado em Anatomia Patológica pela Unifesp. Professora Associada na USP. Membro da Standing Member da WHO/IARC Blue Books. Ex-presidente da SBP. Membro do Conselho Consultivo da SBP.

Kimble Matos
Graduação em Medicina pela UFMG. Especialização em Oftalmologista pela EPM. Doutorado em Oftalmologista pela EPM.

Kleber Moreira Anderson
Graduação em Medicina pela UERJ. Especialização em Cirurgia Pediátrica pela CIPE. Mestrado e Doutorado em Urologia pela UERJ. Professor Adjunto na UERJ. Membro da CIPE.

Laerte Leão Emrich Filho
Graduação em Medicina pela UEL. Especialização em Nefrologia pelo HC-FMRP-USP. Membro do HC-FMRP-USP.

Lais Gomes Lopes Terra Bagno
Cirurgiã da Mão. Graduação em Medicina pela FCMMG. Especialização em Cirurgia da Mão pelo Serviço Arlindo Pardini – Hospital São Francisco de Assis. Especialização em Ortopedia e Traumatologia pela Fundação Hospitalar de Minas Gerais. Preceptora do Serviço de Cirurgia da Mão no Hospital Maria Amélia Lins – Fundação Hospitalar de Minas Gerais. Membro da SBCM e da SBOT.

Lais Meirelles Nicoliello Vieira
Médica e Professora. Graduação em Medicina pela Unifenas-BH. Especialização em Pneumologia Pediátrica pelo HC-UFMG. Mestrado e Doutorado em Saúde da Criança e Adolescente pela UFMG. Professor Adjunto da FM-UFMG. Membro da Sociedade Mineira de Pediatria e SBP.

Laura Christina Martinez
Graduação em Medicina pela PUC-SP. Especialização em Reumatologia pelo Hospital do Servidor Público Estadual de São Paulo. Mestrado em Ciências da Saúde pela Unifesp. Membro da Comissão de Osteoporose e Doenças Osteometabólicas da SBR.

Leandro Braz de Carvalho
Graduação em Medicina pela UFMG. Especialização em Medicina Intensiva pela AMIB. Membro da AMIB.

Leandro Ioschpe Zimerman
Médico e Professor. Graduação em Medicina pela UFRGS. Especialização em Cardiologia pelo HC de Porto Alegre (RS). Especialização em Eletrofisiologia Cardíaca pela Duke University (EUA). Mestrado e Doutorado em Cardiologia pela UFRGS. Professor Titular na UFRGS. Membro da SBC.

Leandro Meirelles Nunes
Graduação em Medicina pela UCPel. Especialização em Pediatria e Neonatologia pelo Hospital da Criança Conceição (RS). Mestrado e Doutorado em Saúde da Criança e do Adolescente pela UFRGS. Professor Adjunto na UFRGS. Membro do Departamento Científico de Aleitamento Materno da SBP. Chefe da Unidade de Alojamento Conjunto do HC de Porto Alegre.

Leila Denise Cesário Pereira
Graduação em Medicina pela UFSC. Especialização em Pediatria com área de atuação em Neonatologia pela AMB. Mestrado em Ciências Médicas pela UFSC. Membro do Departamento Científico de Neonatologia da SBP.

Lelia Cardamone Gouvêa
Graduação em Medicina pela Unisa. Especialização em Pediatria e Nutrologia Pediátrica pela SBP. Mestrado em Pediatria pela Unifesp. Doutorado em Pediatria e Ciências Aplicadas à Pediatria pela Unifesp. Professora de Pediatria na Unisa. Membro da SBP e Secretária do Departamento Científico de Aleitamento Materno.

Lenize da Silva Rodrigues
Biomédica. Graduação em Biomedicina pela Unip. Especialização em Imaginologia pela Unip. Mestrado em Pesquisa Clínica pela FMB-Unesp. Doutorado em Cirurgia e Medicina Translacional pela FMB-Unesp.

Leonardo Brandão de Oliva
Geriatra. Graduação em Medicina pela UFBA. Especialização em Clínica Médica pelo Hospital Santa Marcelina. Vice-presidente da SBGG 2023-2025.

Leonardo C. Welling
Graduação em Medicina pela UCPel. Especialização em Neurocirurgia pelo Hospital Federal Servidores do Estado do Rio de Janeiro. Doutorado em Ciências Médicas pela USP. Pós-Doutorado pelo Departamento de Neurologia da USP. Professor Adjunto do Departamento de Medicina na UEPG. Membro Titular da Sociedade Brasileira de Neurocirurgia.

Leonardo Cançado Monteiro Savassi

Graduação em Medicina pela FM-UFMG. Especialização em Medicina de Família e Comunidade pela AMB. Mestrado e Doutorado em Educação em Saúde pelo Centro de Pesquisas René Rachou (MG). Especialização em Saúde da Família (MEC/UFMG/ESPMG). Especialização em MFC (AMB/SBMFC). Residência Médica em Pediatria (MEC/Hospital Belo Horizonte). Curso de Qualificação de Gestores para SUS (ENSP/Fiocruz). Professor Associado na Ufop. Membro da SBMFC e do Grupo de Pesquisas Together Trial.

Leonardo de Souza Vasconcellos

Médico e Professor. Graduação em Medicina pela FCMMG. Especialização em Patologia Clínica/Medicina Laboratorial pela UFMG. Mestrado e Doutorado em Medicina pela UFMG. Professor Associado na FM-UFMG. Membro da SBPC/ML. Diretor de Ensino da SBPC/ML, biênios 2020-2021 e 2022-2023. Presidente do Departamento de Patologia Clínica da AMMG. Coordenador docente do Serviço de Patologia Clínica do HC-UFMG.

Leonardo Lopes de Macedo

Graduação em Medicina pela UFJF. Especialização em Neurorradiologia.

Leonardo Santos Hoff

Graduação em Medicina pela UFRGS. Especialização em Reumatologia pela USP. Doutorado em Reumatologia pela USP. Membro da Comissão de Miopatias da SBR.

Leonardo Weissmann

Infectologista. Graduação em Medicina pela FCMS-Unilus. Especialização em Clínica Médica e Infectologia. Mestrado em Ciências – Doenças Infecciosas e Parasitárias pelo Departamento de Moléstias Infecciosas e Parasitárias da FMUSP. Professor Adjunto da Unaerp. Médico Assistente do Instituto de Infectologia Emílio Ribas.

Lessandra Michelin

Infectologista. Graduação em Medicina pela UFCSPA. Especialização em Infectologia pela UFCSPA. Mestrado e Doutorado em Biotecnologia pela UCS. Professora Titular de Medicina – Infectologia na UCS. Membro da SBI. Gerente Médica de Vacinas GSK.

Letícia Mª Akel Mameri-Trés

Graduação em Medicina pela Faculdade de Medicina de Campos. Especialização em Psiquiatria e em Medicina do Trabalho pela AMB.

Letícia Sandre Vendrame Saes

Graduação em Medicina pela FUABC. Especialização em Clínica Médica e Terapia Intensiva pela Unifesp. Membro da Disciplina de Clínica Médica da Unifesp. Supervisora do Programa de Residência Médica em Clínica Médica da Unifesp.

Letícia Villiger

Graduação em Medicina pela Universidade Estadual de Pernambuco. Especialização em Cirurgia Torácica pela FMUSP-InCor. Professora de Cirurgia Torácica (Residência de Cirurgia Geral) no Hospital Leforte. Membro da SBCT. Diretora Financeira da SBCT, biênios 2021-2023 e 2023-2025. Título em Cirurgia Torácica pela SBCT. Título em Endoscopia Respiratória pela SBCT. Certificada em Cirurgia Robótica Torácica pela Intuitive.

Lia Cruz Vaz da Costa Damásio

Graduação em Medicina pela UFPI. Especialização em Ginecologia e Obstetrícia pela USP. Doutorado em Ginecologia pela USP. Professora Associada pela UFPI. Advogada.

Lícia Maria Oliveira Moreira

Neonatologista. Graduação em Medicina pela UFBA. Especialização em Pediatria pela SBP. Mestrado e Doutorado em Medicina pela UFBA. Professora Titular de Neonatologia (aposentada) da UFBA. Presidente do Departamento de Neonatologia da SBP, triênio 2022-2025.

Liciani Feliciano

Farmacêutica. Graduação em Farmácia pela Universidade Luterana do Brasil.

Licurgo Pamplona Neto

Graduação em Medicina pela Famed-UFBA. Especialização em Medicina Intensiva pela AMIB/AMB. Membro da AMIB.

Lígia Camera Pierrotti

Graduação em Medicina pela FM-Unicamp. Especialização em Doenças Infecciosas e Parasitárias pelo Departamento de Doenças Infecciosas e Parasitárias da FM-Unesp. Mestrado e Doutorado em Doenças Infecciosas e Parasitárias pelo Departamento de Doenças Infecciosas e Parasitárias da FM-Unesp. Membro do HC-FM-Unesp. Coordenadora Infectologia Dasa – Diagnósticos.

Ligiê Brito

Graduação em Medicina pela Universidade Severino Sombra. Especialização em Nutrologia pela AMB/Abran. Membro da Comissão Científica da Sociedade Brasileira de Nutrologia.

Lilian de Paiva Rodrigues Hsu

Graduação em Medicina pela Faculdade de Medicina de Santo Amaro. Especialização em Ginecologia e Obstetrícia pela Irmandade da Santa Casa de Misericórdia de São Paulo. Mestrado e Doutorado em Tocoginecologia pela FCMSCSP. Professor Adjunto na FCMSCSP. Membro da CNE de Assistência Pré-Natal da Febrasgo. Diretora do Departamento e Obstetrícia e Ginecologia da Santa Casa de São Paulo.

Lilian dos Santos Rodrigues Sadeck

Graduação em Medicina pela FMUSP. Especialização em Pediatria pela FMUSP. Mestrado e Doutorado em Pediatria pela FMUSP. Membro da SBP. Secretária do Departamento Científico de Neonatologia da SBP, gestão 2022-2025. Diretora de Cursos e Eventos da SBP, gestão 2022-2025. Primeira Secretária da SPSP.

Lilian S. Ballini Caetano

Graduação em Medicina pela FCMS. Especialização em Pneumologia pela SBPT. Mestrado em Pneumologia pela Disciplina de Pneumologia da Unifesp. Doutorado em Medicina pela

Disciplina de Pneumologia da Unifesp. Membro da SPPT e da SBPT. Coordenadora da Comissão de Asma da SBPT. Médica Preceptora do Grupo de Asma da Disciplina de Pneumologia e Tisiologia.

Liliana Sampaio Costa Mendes
Graduação em Medicina pela EBMSP. Especialização em Hepatologia, Gastrenterologia e Endoscopia Digestiva pela SBH, FBG e Sobed. Doutorado em Gastrenterologia pela USP. Professora de Pós-graduação em Ciências da Saúde pela Unb. Membro da Comissão de Título de Especialista em Hepatologia da SBH. Supervisora da Residência Médica em Hepatologia do Hospital de Base do Distrito Federal

Lisieux Eyer de Jesus
Graduação em Medicina pela UFF. Especialização em Cirurgia Pediátrica e Cirurgia Geral. Mestrado em Cirurgia Abdominal pela UFRJ. Doutorado em Ciências Cirúrgicas pela UFRJ. Membro da CIPE, CIPERJ e CBC.

Liubiana Arantes de Araujo
Graduação em Medicina pela UFMG. Especialização em Neuropediatria pela SBP/AMB. Mestrado em Neurociências – Medicina e Saúde pela UFBA. Doutorado em Neurociências – Medicina e Saúde pela UFBA/Harvard Medical School. Professora de Medicina na FM-UFMG. Membro da SBP. Título em Terapia Intensiva Pediátrica. Presidente do Departamento de Pediatria do Desenvolvimento da SBP.

Lívia Bissoli Pradella
Graduação em Medicina pela Faculdade de Medicina de Jundiaí (SP). Especialização em Pneumologia pela FMUSP. Professora Colaboradora na Faculdade de Medicina de Jundiaí. Membro da SBPT. Membro da Comissão de Câncer da SBPT.

Liz Ribeiro Wallim
Reumatologista. Graduação em Medicina pela Faculdade Evangélica de Medicina do Paraná. Especialização em Clínica Médica pelo Hospital Universitário Cajuru. Mestrado em Princípios da Cirurgia pelo Ipem. Doutorado em Ciência da Saúde pela PUC-PR. Professor Adjunto na PUC-PR.

Lorrana Cech
Graduação em Medicina pela UFMA. Especialização em Oncologia Clínica pelo Inca. Membro da SBOC.

Lourenço Sbragia
Graduação em Medicina pela FMRP-USP. Especialização em Cirurgia Pediátrica pela FCM-Unicamp. Mestrado em Cirurgia pela FMRP-USP. Doutorado em Cirurgia Pediátrica pela FCM-Unicamp. Professor Associado III de Professor de Cirurgia Pediátrica na FMRP-USP. Membro da CIPE. Chefe da Divisão de CIPE e do Laboratório de Cirurgia Fetal e Neonatal na FMRP-USP. Research Fellowship em Fetal Treatment Center da University California San Francisco-UCSF, Fetal Center da Katholiek Universiteit Leuven e Fetal Care Center Cincinnati Children's Hospital e Nationwide Children's Hospital-OSU.

Luca Chini Rinaldi
Graduação em Medicina pela PUC-Campinas. Especialização em Mastologia pela Irmandade da Santa Casa de Misericórdia de São Paulo. Membro da SBM.

Lucas Duarte Nicolau
Biomédico. Graduação em Biomedicina pela UFPI. Mestrado em Farmacologia pela UFPI. Doutorado em Farmacologia pela UFC e Queen Mary University of London. Professor Adjunto na Universidade Federal do Delta do Parnaíba. Membro da Escola de Medicina da UFDPar. Habilitação em Patologia Clínica (Análises Clínicas).

Lucas da S. Guerra Lages
Graduação em Medicina pela Fundação Educacional Serra dos Órgãos. Especialização em Ortopedia e Traumatologia pelo Hospital Ortopédico BH.

Lucas Henrique Araújo de Oliveira
Graduação em Medicina pela FCMMG. Especialização em Ortopedia pelo Hospital da Baleia (MG). Especialização em Ortopedia e Traumatologia Pediátrica. Membro da SBOT e da Sociedade Brasileira de Ortopedia Pediátrica.

Lucas Simonetto Faganello
Graduação em Medicina pela Universidade de Passo Fundo (RS). Especialização em Eletrofisiologia pela Sobrac. Mestrado em Cardiologia pela UFRGS. Fellowship em Eletrofisiologia Invasiva pela McGill University Health Centre (Canadá).

Lucas Wynne Cabral
Anestesiologista. Graduação em Medicina pela UFS. Especialização em Anestesiologia pela FMB-Unesp. Doutorado em Anestesiologia pela FMB-Unesp. Membro da SBA.

Luciana Dornfeld Bichuette
Graduação em Medicina pela Universidade de Uberaba (MG). Especialização em Cardiologia pelo InCor.

Luciana Muniz
Graduação em Medicina pela UnB. Especialização em Reumatologia pela USP. Doutorado em Ciências Médicas pela USP. Membro da Comissão de Artrite Reumatoide da SBR. Coordenadora da Reumatologia Hospital Sírio-Libanês Brasília.

Luciana Parente Costa Seguro
Graduação em Medicina pela FMUSP. Especialização em Reumatologia pelo HCFMUSP. Doutorado em Ciências Médicas pela FMUSP. Membro da Comissão de LES da SBR. Membro do Gladel.

Luciana Rodrigues Silva
Graduação em Medicina pela UFBA. Especialização em Pediatria pela UFBA. Mestrado em Medicina Interna pela UFBA. Doutorado em Medicina pela UFBA. Professora Titular de Pediatria na UFBA. Vice-Presidente da AMB. Presidente da SBP (2016 a 2022). Membro da Academia Brasileira de Pediatria. Membro da Academia de Medicina da Bahia.

Luciana Savoy Fornari
Graduação em Medicina pela FMUSP. Especialização em Cardiologia pelo Incor da FMUSP. Doutorado em Cardiologia pela FMUSP.

Luciano Albuquerque
Endocrinologista. Graduação em Medicina pela UFPE. Especialização em Endocrinologia pelo HC-UFPE. Mestrado em Neurociências pela UFPE.

Luciano A. Peret Filho
Médico e Professor. Graduação em Medicina pela UFMG. Especialização em Pediatria e Gastrenterologia Pediátrica pela UFMG. Mestrado em Medicina Tropical pela UFMG. Doutorado em Gastrenterologia pela UFMG. Professor Associado do Departamento de Pediatria da UFMG (aposentado). Professor Adjunto de Pediatria na FCMMG. Membro da Academia Mineira de Medicina. Membro da SBP. Coordenador do Centro de Memória da FM-UFMG.

Luciano de Melo Pompei
Graduação em Medicina pela FMUSP. Doutorado em Medicina pela FMUSP. Professor Associado na FMABC.

Luciano Gibran
Graduação em Medicina pela Faculdade de Medicina de Vassouras (RJ). Especialização em Ginecologia e Obstetrícia pela Febrasgo. Doutorado em Ciências pela FMUSP. Membro da Comissão Nacional de Endoscopia Ginecológica da Febrasgo. Coordenador do Setor de Dor Pélvica Crônica do HCFMUSP. Secretário Geral da SBE.

Luciano Ricardo Curuci de Souza
Graduação em Medicina pela FCMS-Unilus. Especialização em Ginecologia e Obstetrícia, Acupuntura e Dor pela Febrasgo, CMBA e AMB. Membro da Diretoria do CMBA. Presidente do CMAeSP. Diretor Tesoureiro do CMBA. Presidente do Departamento de Acupuntura da APM. Membro da Câmara Técnica de Acupuntura do Cremesp. Membro da SBED.

Lucio Vilar
Endocrinologista. Graduação em Medicina pela UFPE. Especialização em Endocrinologia e Metabologia pela SBEM. Doutorado em Endocrinologia pela UnB. Professor Associado IV da UFPE. *Fellowship* no Oxford Centre for Diabetes, Endocrinology and Metabolism, University of Oxford (Inglaterra).

Luis Eduardo Barbalho de Mello
Graduação em Medicina pela UFRN. Especialização em Cirurgia de Cabeça e Pescoço pela UFRN. Doutorado em Ciências da Saúde pela UFRN. Membro da Liga Norte-Rio-Grandense Contra o Câncer.

Luís Gustavo Morato de Toledo
Graduação em Medicina pela Universidade Estadual de Londrina. Especialização em Urologia pela Santa Casa de São Paulo. Mestrado e Doutorado em Cirurgia pela FCMSCSP. Professor Adjunto de Urologia na FCMSCSP. Membro da SBU, AUA, EAU, ICS, IUGA, ALAPP.

Luis Yu
Graduação em Medicina pela PUC-SP. Especialização em Nefrologia pela HCFMUSP. Doutorado em Nefrologia pela FMUSP. Professor Associado da FMUSP.

Luiz Augusto Carneiro D'Albuquerque
Graduação em Medicina pela Faculdade de Medicina de Taubaté. Livre-Docência em Cirurgia do Aparelho Digestivo pela FMUSP. Doutorado em Cirurgia do Aparelho Digestivo pela FMUSP. Professor Titular da Disciplina de Transplantes de Fígado e Órgãos do Aparelho Digestivo do Departamento de Gastrenterologia da FMUSP. Vice-chefe do Departamento de Gastrenterologia da FMUSP (2019). Diretor da Divisão de Transplantes de Fígado e Órgãos do Aparelho Digestivo do HCFMUSP. Professor Responsável LIM 37 – Laboratório de Investigação Médica – Transplante de Fígado FMUSP. Membro Titular do Conselho Diretor do Instituto Central do HCFMUSP. Membro Titular do Conselho Deliberativo do Complexo do HCFMUSP e Membro da Comissão Coordenadora do Programa de Pós-graduação na área de Ciências em Gastrenterologia da FMUSP. Membro da Comissão de Recursos Humanos do HCFMUSP. Membro Titular da Congregação da FMUSP. Vice-presidente do Conselho Técnico Administrativo da FMUSP. Vice-presidente da Lepic HCFMUSP. Membro da Comissão de Inovação do HCFMUSP. Presidente do CBCD, gestão 2021-2023. Membro da Câmara Técnica de Transplantes de Fígado, Transplante de Intestino e Multivisceral do SNT. Experiência na área de Medicina, com Ênfase em Cirurgia do Aparelho Digestivo, atuando principalmente nos seguintes temas: doenças do fígado, transplante de fígado, cirrose hepática, hipertensão portal e diagnóstico.

Luiz Carlos Souza Sampaio
Graduação em Medicina pela FMUSP. Especialização em Acupuntura pela AMB. Membro do CMBA.

Luiz Carlos Von Bahten
Graduação em Medicina pela Universidade Católica do Paraná. Especialização em Cirurgia Geral pelo Hospital Universitário Cajuru. Mestrado em Clínica Cirurgia pela UFPR. Doutorado em Cirurgia pela Unicamp. Professor Associado na UFPR. Membro do CBC. Presidente Nacional do CBC. Professor Titular de Clínica Cirúrgica na PUC-PR. *Fellowship* do Colégio Americano de Cirurgiões. Titular do CBCD.

Luiz C. Danzmann
Graduação em Medicina pela PUC-RS. Especialização em Clínica Médica e Cardiologia pela PUC-RS. Doutorado em Cardiologia pela UFRGS. Professor Adjunto na Ulbra. Membro do Departamento de Insuficiência Cardíaca da SBC e da ESC Heart Failure Association. Coordenador do Centro de Insuficiência Cardíaca da Santa Casa de Porto Alegre (RS).

Luiz Darcy Gonçalves Siqueira
Graduação em Medicina pela UFMS. Especialização em Homeopatia pela AMHB/AMB. Professor convidado da UFMS. Membro da AMHB.

Luiz Eduardo Moreira Teixeira
Graduação em Medicina pela UFMG. Especialização em Ortopedia pelo HC-UFMG. Mestrado e Doutorado em Cirurgia pela UFMG. Professor Adjunto da UFMG. Membro da SBOT.

Luiz Fernando Ferreira Pereira
Graduação em Medicina pela FM-UFMG. Especialização em Pneumologia pelo HSPE-SP. Membro da SBPT. Coordenador do Ambulatório de Asma Grave e de Cessação do Tabagismo do HC-UFMG.

Luiza Helena Ribeiro
Graduação em Medicina pela UFBA. Doutorado em Reumatologia pela Unifesp. Professora de Reumatologia na Universidade Salvador. Membro da Comissão de Coluna Vertebral da SBR.

Luiz Henrique de Lima Araujo
Graduação em Medicina pela UFMG. Especialização em Oncologia pelo Inca. Mestrado em Oncologia pelo Inca. Doutorado em Medicina pela UFRJ. Membro da SBOC, ASCO, AACR e IASLC. Diretor Regional da Dasa Oncologia Rio de Janeiro, Head de Oncologia da Dasa Genômica. Pesquisador do Inca.

Lydia Masako Ferreira
Graduação em Medicina pela UMC. Especialização em Cirurgia Plástica pela Unifesp. Doutorado em Cirurgia Plástica pela Unifesp. Professora Titular e Sênior da Unifesp. Membro da Unifesp. Pesquisadora CNPq 1A. Presidente da SBCP.

Magda Lahorgue Nunes
Graduação em Medicina pela PUC-RS. Especialização em Neurologia pela PUC-RS. Doutorado em Neurociências pela Unicamp. Pós-Doutorado em Neurociências no Albert Einstein College of Medicine (EUA). Professora Titular na PUC-RS – Escola de Medicina. Área de atuação em Neurologia Pediátrica e Medicina do Sono. Membro da SBP.

Magda Maria Profeta da Luz
Professora. Graduação em Medicina pela UFMG. Especialização em Cirurgia Geral pela UFMG. Doutorado em Cirurgia pela UFMG. Pós-Doutorado pela Universidade Columbia de Nova York (EUA). Professor Adjunto na UFMG. Membro da SBCP, Sociedade Mineira de Coloproctologia e Sociedade Americana de Cirurgia Colorretal.

Maiane Maria Pauletto
Graduação em Medicina pela Universidade Comunitária da Região de Chapecó (SC). Especialização em Oncologia Clínica pelo Hospital São Lucas PUC-RS.

Mara Albonei Dudeque Pianovski
Graduação em Medicina pela UFPR. Especialização em Oncologia Pediátrica pela AMB (SBC/SBP). Mestrado em Pediatria pela UFPR. Doutorado em Saúde da Criança e do Adolescente pela UFPR. Professor Adjunto na UFPR. Membro do Hospital Erastinho. Associada da Sobope e SBP.

Mara Valeria Pereira Mendes
Graduação em Medicina pela UFBA. Especialização em Acupuntura pelo CMBA. Membro do CMBA. Especialização em Ginecologia e Obstetrícia pela Febrasgo. Área de Atuação em Dor – AMB/CMBA.

Maramelia Araujo de Miranda Alves
Neurologista. Graduação em Medicina pela Unifesp.

Marcel Koenigkam Santos
Graduação em Medicina pela FMRP-USP. Especialização em Radiologia e Diagnóstico por Imagem pelo HC-FMRP-USP. Doutorado em Medicina pela FMRP-USP. Professor Associado da USP. Portador do Diploma Europeu em Imagem Torácica (ESTI/ESR).

Marcello Dala Bernardina Dalla
Graduação em Medicina pela UFES. Especialização em Medicina da Família e Comunidade pelo Grupo Hospitalar Conceição de Porto Alegre (RS). Mestrado em Educação pela Furb. Doutorado em Medicina – Pediatria e Saúde da Criança pela PUC-RS e Emescam.

Marcello Mihailenko Chaves Magri
Graduação em Medicina pela FCMSCSP. Especialização em Infectologia pela HCFMUSP. Doutorado em Ciências pela FMUSP. Professor Docente na USCS.

Marcelo Assad
Graduação em Medicina pela Universidade Gama Filho (RJ). Especialização em Cardiologia pelo Instituto Nacional de Cardiologia. Especialização em Cardiologia pela SBC. Especialização em Terapia Intensiva pela AMIB. Mestrado em Cardiologia pela UERJ. *Fellowship* of The American College of Cardiology. *Fellowship* da European Society of Cardiology. Coordenador do Serviço de Lípides e Diabetes do Instituto Nacional de Cardiologia.

Marcelo Averbach
Graduação em Medicina pela FMUSP. Especialização em Cirurgia pela FMUSP. Doutorado em Cirurgia pela FMUSP. Professor Livre-Docente da FMUSP. Membro do Instituto Sírio-Libanês de Ensino e Pesquisa. Cirurgião Colorretal pela SBCP.

Marcelo Bichels Leitão
Graduação em Medicina pela UFPR. Especialização em Medicina do Exercício e do Esporte pela SBMEE/AMB. Professor Associado da Cefit. Membro da SBMEE. Especialização em Cardiologia pela SBC/AMB.

Marcelo Ciciarelli
Graduação em Medicina pela Faculdade de Medicina de Vassouras (RJ). Especialização em Neurologia pela Santa Casa de São Paulo. Mestrado e Doutorado em Neurologia pela USP de Ribeirão Preto (SP). Professor Titular na Faculdade de Medicina Barão de Mauá de Ribeirão Preto. Membro da ABN.

Marcelo Chiara Bertolami
Graduação em Medicina pela FCMS. Especialização em Cardiologia pelo Instituto Dante Pazzanese de Cardiologia.

Mestrado e Doutorado em Saúde Pública pela Faculdade de Saúde Pública da USP. Professor Pleno da Pós-graduação – Doutorado Direto do Instituto Dante Pazzanese de Cardiologia e USP. Membro da Comissão de Pós-graduação – Instituto Dante Pazzanese de Cardiologia/USP. Orientador de Doutorado.

Marcelo Cruz Rezende

Graduação em Medicina pela UERJ. Especialização em Reumatologia pela SBR. Membro da Comissão de Dor, Fibromialgia e Síndromes de Partes Moles da SBR.

Marcelo de Jesus Justino Ares

Fisiatra. Graduação em Medicina pela FCMSCSP. Especialização em Fisiatria pelo HCFMUSP. Membro da ABMFR.

Marcelo Esteves Chaves Campos

Urologista e Professor. Graduação em Medicina pela FM-UFMG. Especialização em Urologia pelo Instituto de Previdência dos Servidores do Estado de Minas Gerais. Mestrado e Doutorado em Cirurgia pela UFMG. Professor Adjunto na FM-UFMG. Membro da SBU. Research *Fellowship* no Departamento de Urologia da Universidade de Miami (EUA). AUA Scholarship em Endourologia na Cleveland Clinic (EUA). EAU Scholarship em Endourologia no Hospital Tenon (França).

Marcelo Fouad Rabahi

Graduação em Medicina pela UFRJ. Especialização em Pneumologia pela UFRJ. Mestrado em Medicina Tropical pela UFG. Doutorado em Pneumologia pela UFRJ. Professor Titular da FM-UFG. Membro da Academia Goiana de Medicina, SBPT, *Fellowship* da American Thoracic Society.

Marcelo Hatanaka

Graduação em Medicina pela FMUSP. Especialização em Oftalmologia pela FMUSP. Mestrado e Doutorado em Oftalmologia pela FMUSP. Professor Orientador da Pós-graduação da Faculdade de Medicina de São Paulo. Membro deCBO, Sociedade Brasileira de Glaucoma e Associação Mundial de Glaucoma.

Marcelo Maia

Graduação em Medicina pela UFJF. Especialização em Medicina Intensiva pela AMIB. Mestrado em Ciências da Saúde pela Escola Superior de Ciências da Saúde. Membro da AMIB.

Marcelo Mazza do Nascimento

Médico e Professor. Graduação em Medicina pela UFPR. Especialização em Clínica Médica pelo HC-UFPR. Mestrado em Medicina Interna pela UFPR. Doutorado em Nefrologia pela UFRGS. Professor Associado na UFPR. Membro da SBN. Ex-presidente da SBN (2019-2021).

Marcelo Riberto

Graduação em Medicina pela FMUSP. Especialização em Medicina Física e Reabilitação pela FMUSP. Mestrado em Reumatologia pela FMUSP. Doutorado em Patologia pela FMUSP. Professor Associado da Unaerp. Membro da ABMFR.

Marcelo Ricardo Canuto Natal

Graduação em Medicina pela UFG. Especialização em Radiologia e Diagnóstico por Imagem pelo CBR – AMB. Membro do CBR. Neurorradiologista pela Sociedade Brasileira de Neurorradiologia – AMB.

Marcelo Simão Ferreira

Graduação em Medicina pela UFU. Especialização em Infectologia pela USP. Doutorado em Infectologia pela UERJ. Professor Titular da UFU. Membro da UFU.

Marcia F. Terra Cardial

Graduação em Medicina pela FMABC. Especialização em Ginecologia e Obstetrícia pela FMABC. Mestrado e Doutorado em Tocoginecologia pela Santa Casa de São Paulo. Professora Assistente na FMABC. Membro da Febrasgo, Sogesp, ABPTGIC e Sociedade Brasileira de Laser. Qualificação em Patologia do Trato Genital Inferior e Colposcopia. Responsável pelo Setor De PTGI Colposcopia e Energias da FMABC.

Marcio C. Mancini

Graduação em Medicina pela FMUSP. Especialização em Endocrinologia e Metabologia pelo HCFMUSP. Doutorado em Ciências na área de Endocrinologia e Metabologia pela FMUSP. Professor Médico Assistente Doutorado do HCFMUSP. Membro da SBEM e Abeso. Membro Titulado da SBEM. Autor-coordenador do Tratado de Obesidade, Editora GEN, 3ª edição, 2021.

Márcio Dantas

Graduação em Medicina pela UFU. Especialização em Nefrologia pelo HC-FMRP-USP. Mestrado e Doutorado em Clínica Médica pela FMRP-USP. Professor Associado da FMRP-USP. Membro da SBN.

Márcio de Figueiredo Fernandes

Graduação em Medicina pela UFRJ. Especialização em Clínica Médica e Doenças Infecto-Parasitárias pela UFRJ. Membro da SBI e sua regional, a SIERJ.

Márcio de Pinho Martins

Anestesista. Graduação em Medicina pela UFRJ. Especialização em Anestesiologia pelo Hospital Federal do Andaraí. Membro da SBA. MBA Executivo em Administração: Gestão de Saúde. Portador do Título Superior de Anestesiologia TSA/SBA. Coordenador do Curso de Via Aérea da SBA CVA/SBA. Membro do Comitê Permanente da CLASA: Manejo de la vía aérea difícil. Instrutor e coordenador do curso: Entrenamiento en vía aérea EVALA/CLASA, Brasil.

Marcio Hiroshi Miname

Graduação em Medicina pela FMUSP.

Marco Antonio A. Rocha-Loures

Graduação em Medicina pela Faculdade de Medicina de Campos (RJ). Especialização em Reumatologia pela SBR. Mestrado em Medicina Interna pela Universidade Estadual de Londrina (PR). Doutorado em Biociências e Fisiopatologia pela UEM. Membro da SBR. Presidente da SBR.

Marco Antonio Gonçalves Pontes Filho
Graduação em Medicina pela Ufal. Especialização em Reumatologia pelo HCFMUSP. Membro da SBR.

Marco Aurélio Vamondes Kulcsar
Graduação em Medicina pela Faculdade de Medicina da Universidade de Mogi das Cruzes. Especialização em Cirurgia de Cabeça e Pescoço pelo HCFMUSP. Doutorado em Cirurgia pela FMUSP. Professor Livre-Docente em Cirurgia de Cabeça e Pescoço na FMUSP. Membro da SBCCP. Presidente da SBCCP.

Marcone Lima Sobreira
Graduação em Medicina pela FMB-Unesp. Especialização em Cirurgia Vascular. Doutorado em Cirurgia pela FMB-Unesp. Área de atuação em Angiorradiologia e Cirurgia Endovascular. Área de atuação em Ecografia Vascular com Doppler pela AMB/SBACV. Professor Associado da FMB-Unesp.

Marcos Antonio Costa de Albuquerque
Graduação em Medicina pela UFPB. Especialização em Anestesiologia pelo HC-UFPE. Mestrado e Doutorado em Ciências da Saúde pela UFS. Membro da SBA.

Marcos Antonio Cyrillo
Graduação em Medicina pela Faculdade de Medicina de Santo Amaro. Especialização em Infectologia pelo Instituto de Infectologia Emílio Ribas. Especialização pela AMB em Infectologia Hospitalar. Mestrando em Ciências da Saúde pela Unifesp. Membro da SBI.

Marcos Arêas Marques
Graduação em Medicina pela UFRJ. Especialização em Angiologia pela UFRJ. Mestrado em Medicina pela Unirio. Membro da SBACV.

Marcos Aurélio de Freitas Machado
Graduação em Medicina pela FMUFC. Especialização em Reumatologia pela SBR e AMB. Membro da SBR e International Association for the Study of Pain. Médico do Trabalho pela Fundacentro. Reumatologista do Ministério da Saúde (aposentado). Membro do Grupo de Perícias Médicas do Ministério da Saúde (aposentado).

Marcos Aurélio Fonseca Magalhães Filho
Graduação em Medicina pela Faculdade de Ciências Médicas da Paraíba. Especialização em Oncologia Clínica pelo Centro Universitário da FMABC. Mestrado em Ciências da Saúde pelo Centro Universitário FMABC. Clinical Research Fellow Princess Margaret Cancer Centre, Drug Development Program, University of Toronto (Canadá). Oncologista Beneficência Portuguesa, Grupo de Câncer de Pulmão e Tumores de Cabeça e Pescoço.

Marcos Christiano Lange
Graduação em Medicina pela UFPR. Especialização em Neurologia pelo HC-UFPR. Mestrado e Doutorado em Medicina Interna pela UFPR. Membro da ABN.

Marcos Davi Gomes de Sousa
Graduação em Medicina pela Universidade Estadual do Maranhão. Especialização em Infectologia pelo Hospital Federal dos Servidores do Estado do Rio de Janeiro. Mestrado em Pesquisa Clínica em Infectologia pelo INI/Fiocruz. Professor Auxiliar na Universidade Estácio de Sá (Idomed). Membro da SBI. Médico Infectologista do Hospital Universitário Gaffreé e Guinle (UniRio). Subinvestigador do Laboratório de Pesquisa Clínica em DST/AIDS (Fiocruz). Membro da International AIDS Society.

Marcos Pita Lottenberg
Graduação em Medicina pela FMUSP. Especialização em Cardiologia pelo InCor HCFMUSP.

Marco Túlio Gualberto Cintra
Geriatra e Professor. Graduação em Medicina pela UFMG. Especialização em Geriatria e Clínica Médica pela UFMG. Mestrado e Doutorado em Saúde do Adulto pela UFMG. Professor Adjunto do Departamento de Clínica Médica da UFMG. Membro da Presidente da SBGG, gestão 2023-2025.

Marcus Castilho
Graduação em Medicina pela UFMG. Especialização em Radioterapia pelo Hospital A.C.Carmargo Cancer Center (SP). Mestrado em Saúde da Mulher pela UFMG. Membro da Sociedade Brasileira de Radioterapia. Presidente da SBRT.

Marcus Valadão
Graduação em Medicina pela UFBA. Especialização em Cirurgia Oncológica pelo Inca. Mestrado em Cirurgia Gastrintestinal pela Unifesp. Doutorado em Oncologia pelo Inca. Membro da SBCO.

Marcus Villander Sá
Graduação em Medicina pela Universidade de Pernambuco. Especialização em Clínica Médica pelo Real Hospital Português de Beneficência em Pernambuco. Mestrado em Ciências pelo Instituto Aggeu Magalhães/Fiocruz. Membro da SBCM, American College of Physicians e European Lupus Society.

Marcus Yu Bin Pai
Graduação em Medicina pela FCMSCSP. Especialização em Fisiatria pelo HCFMUSP. Doutorado em Ciências pela FMUSP. Membro do CMBA.

Marcus Zulian Teixeira
Graduação em Medicina pela FMUSP. Especialização em Homeopatia pela AMB. Doutorado em Ciências Médicas pela FMUSP. Pós-doutorando do Departamento de Psiquiatria da FMUSP. Pesquisador do Progene do Instituto de Psiquiatria do HCFMUSP. Membro da AMHB.

Márgara Zanotele
Graduação em Medicina pela Unifesp. Especialização em Oftalmologia pela Unifesp. Especialização em Retina e Vítreo pela Unifesp. Médica Preceptora de Oftalmologia do Iamspe. Membro do CBO e SBRV.

Margareth Pretti Dalcolmo
Pneumologista e Pesquisadora. Graduação em Medicina pela Emescam. Especialização em Pneumologia Sanitária pela Fiocruz. Doutorado em Medicina (Pneumologia) pela Unifesp. Docente da Pós-graduação na PUC-RJ. Membro da

Academia Nacional de Medicina. Presidente da SBPT (2022-2024). Membro de Comissões Científicas das Sociedades Brasileiras de Pneumologia e Tisiologia e de Infectologia, da Rede TB de Pesquisa em Tuberculose. Integrante do Grupo de Peritos para Aprovação de Medicamentos Essenciais da OMS (Expert Group for Essential Medicines List), reconduzida em mandato até 2026. Membro do Regional Advisory Committee do Banco Mundial para Projetos de Saúde na África Subsaariana em Tuberculose e Doenças Respiratórias Ocupacionais.

Maria Aparecida Braga
Graduação em Medicina pela UFJF. Especialização em Medicina de Emergência pela AMB/Abramede. Especialização em Medicina Intensiva pela AMIB/AMB e Cardiologia (SBC/AMB). Mestrado e Doutorado em Ciências da Saúde pela UFMG. Membro da Abramede. Título Superior de Medicina de Emergência pela Abramede (TSME). Máster em Gestão de Serviços da Saúde e Gestão de Negócios pela FGV. Vice-presidente da Abramede, gestão 2022-2023. Sócia-fundadora da Abramede-MG.

Maria Auxiliadora Budib
Graduação em Medicina pela UFMS. Especialização em Ginecologia e Obstetrícia pela AMB/Febrasgo. Mestrado em Ginecologia pela Unifesp. Professor Adjunto na UFMS. Comissão Nacional de Ética e Defesa Profissional da Febrasgo.

Maria Camila Lunardi
Graduação em Medicina pela Universidade de Mogi das Cruzes (SP). Especialização em Medicina de Emergência pela Abramede. Professor Adjunto na Faculdade Santa Marcelina (SP). Membro da AMIB e Abramede.

Maria Carolina Soliani Bastos
Graduação em Medicina pela Uninove. Especialização em Ginecologia e Obstetrícia/Mastologia pela Santa Casa de Misericórdia de São Paulo. Mestrado em Pesquisa em Cirurgia pela FCMSCSP. Membro da SBM.

Maria Cecília Mathias-Machado
Graduação em Medicina pela EBMSP. Especialização em Oncologia Clínica pelo Icesp. Membro da SBOC, Asco e Esmo. *Fellowship* em Tumores Gastrintestinais pelo Grupo Oncoclínicas.

Maria Celeste Osorio Wender
Graduação em Medicina pela UFRGS. Especialização em Ginecologia e Obstetrícia pelo HCPA. Mestrado e Doutorado em Medicina: Clínica Médica pela UFRGS. Professora Titular na UFRGS. Membro da Febrasgo, NAMS e IMS.

Maria Cristina Carvalho do Espírito Santo
Professora. Graduação pela Escola de Ciências Médicas de Volta Redonda e Centro Universitário Oswaldo Aranha. Especialização em Pediatria pelo Hospital da Companhia Siderúrgica Nacional. Mestrado e Doutorado em Moléstias Infecciosas e Parasitárias pela USP. Professora da Disciplina de Infectologia no Centro Universitário Oswaldo Aranha. Membro da Sociedade de Infectologia.

Maria Cristina de Andrade
Médica e Professora. Graduação em Medicina pela Famerp. Especialização em Pediatria e Nefrologia Pediátrica pela Unifesp. Mestrado e Doutorado em Ciências da Saúde – Pediatria pela Unifesp. Pós-Doutorado em Ciências da Saúde – Pediatria – Unifesp. Professor Adjunto do Departamento de Pediatria na Unifesp. Membro da SBP, SBN e Associação Internacional de Nefrologia Pediátrica.

Maria Cristina Sartor
Professora de Clínica Cirúrgica da UFPR. Coloproctologista e Endoscopista. Graduação em Medicina pela UFPR. Especialização em Coloproctologia pela UFPR. Mestrado e Doutorado em Cirurgia do Aparelho Digestivo pela USP. Professora Adjunta na UFPR. Membro da SBCP e da Sobed.

Maria das Graças Pimenta Sanna
Graduação em Medicina pela UFMG. Especialização em Gastrenterologia pelo Ibepege. Especialização em Endoscopia Cirúrgica pela Universidade Eppendorf (Alemanha). Membro da Sobed.

Maria de Fátima Pombo Sant Anna
Professora. Graduação em Medicina pela UFRJ. Especialização em Pneumologia Pediátrica pela SBP. Mestrado Pediatria pela UFF. Doutorado em Doenças Infecciosas pela UFRJ. Professora Titular na UFF. Membro da SBP.

Maria do Carmo Barros de Melo
Professora. Graduação em Medicina pela UFMG. Especialização em Pediatria pela UFMG. Mestrado em Pediatria pela UFMG. Doutorado em Gastrenterologia pela UFMG. Pós-Doutorado em Tecnologia em Saúde pela UC-Davis (EUA). Professora Titular na UFMG. Membro do Departamento Científico de Gastrenterologia da SBP.

Maria do Carmo Friche Passos
Médica e professora. Graduação em Medicina pela FM-UFMG. Especialização em Gastrenterologia pela Santa Casa. Mestrado em Gastrenterologia pela UFMG. Doutorado em Gastrenterologia pela Universidad Autonoma de Barcelona e FM-UFMG. Pós-Doutorado em Gastrenterologia pela Harvard University – Hospital Beth Israel (EUA). Professora Associada na FM-UFMG. Membro da FBG, Academia Mineira de Medicina e American Gastroenterology Association.

Maria do Socorro Mendonça de Campos
Médica Cirurgiã Pediátrica. Graduada em Medicina pela Escola Baiana de Medicina. Especialista em Cirurgia Pediátrica pelo Hospital Martagão Gesteira. Mestrado em Epidemiologia Clínica pela Universidade Federal da Bahia (2000). Atualmente, é sobreaviso da UTI neonatal do Hospital Sagrada Família. Sócio-diretora da Clínica Pediátrica da Bahia Ltda, cirurgiã pediátrica do Hospital Professor Jorge Valente, médica reguladora no Serviço de Atendimento Móvel de Urgência (SUS) e médica cirurgiã pediátrica do Hospital Geral do Estado – Secretaria de Saúde da Bahia. Atuação com ênfase em Cirurgia Pediátrica, Oncologia Pediátrica, RCP e Tumor de Wilms. Membro da CIPE.

Maria Edna de Melo

Graduação em Medicina pela UFRN. Especialização em Endocrinologia e Metabologia pelo Instituto Estadual de Diabetes e Endocrinologia Luiz Capriglione. Doutorado em Ciências na área de Endocrinologia pela USP.

Maria Eliane Campos Magalhães

Graduação em Medicina pela Escola Bahiana de Medicina da Universidade Católica de Salvador. Especialização em Cardiologia pela SBC. Mestrado em Cardiologia pela UERJ. Doutorado em Cardiologia pela UFRJ. Membro da SBC.

Maria Fernanda Branco de Almeida

Professora. Graduação em Medicina pela Unifesp. Especialização em Pediatria pela Unifesp. Mestrado e Doutorado em Pediatria pela Unifesp. Professora Associada da Disciplina de Pediatria Neonatal da Unifesp. Coordenadora do Programa de Reanimação Neonatal da SBP. Membro do International Liaison Committee on Resuscitation – Neonatal Life Support Task Force.

Maria Fernanda Silber Caffaro

Professora Doutora. Graduação em Medicina pela Santa Casa de Misericórdia de São Paulo. Especialização em Ortopedia pela Santa Casa de Misericórdia de São Paulo. Mestrado e Doutorado em Ortopedia pela FCMSCSP. Professora Assistente na FCMSCSP. Presidente da Comissão de Educação Continuada e Pesquisa da SBOT. Especialização em Coluna. Membro Titular da Sociedade Brasileira de Coluna.

Maria Ignez Braghiroli

Graduação em Medicina pela UFBA. Especialização em Clínica Médica e Oncologia Clínica pela FMUSP. Membro da SBOC. *Fellowship* em Oncologia Gastrintestinal no Memorial Sloan Kettering (EUA).

Maria Inez Padula Anderson

Médica e Professora. Graduação em Medicina pela UERJ. Especialização em Medicina de Família e Comunidade pela UERJ. Mestrado em Saúde Coletiva pela IMS-UERJ. Doutorado em Saúde Coletiva pela IMS-UERJ. Professora Associada na Faculdade de Ciências Médicas da UERJ. Membro da SBMFC.

Maria Laura Costa

Ginecologista e Obstetra. Graduação em Medicina pela Unicamp. Especialização em Ginecologia e Obstetrícia pela Unicamp. Mestrado e Doutorado em Tocoginecologia pela Unicamp. Pós-Doutorado pela Washington University (EUA). Professora Associada na Unicamp. Membro da RBEHG.

Mariana de Morais Lira Gouveia

Graduação em Medicina pela Universidade Católica de Brasília. Especialização em Gastrenterologia pelo Hospital de Base do Distrito Federal. Mestrado em Ciências da Saúde com Tema em Hepatologia pela UnB. Médica Gastrenterologista do Hospital Sírio-Libanês Brasília (DF), do Hospital de Base do Distrito Federal e do Grupo de Hepatologia da Rede D'or Brasília.

Mariana Fonseca Roller Barcelos

Graduação em Medicina pela UCB. Especialização em Ginecologia e Obstetrícia pelo Hospital Materno Infantil de Brasília. Membro da SGOB. Especialização em Endoscopia Ginecológica pela Febrasgo/AMB. Especialização em Reprodução Assistida pela Febrasgo/AMB.

Mariana Lacerda Fava

Ginecologista e Obstetra. Graduação em Medicina pela Unicamp. Especialização em Ginecologia e Obstetrícia pela Unicamp. Especialização em Endoscopia Ginecológica pelo Hospital Pérola Byington. Mestrado em Ginecologia pela Unicamp. Título de Ginecologia e Obstetrícia pela Febrasgo. Título de Endoscopia Ginecológica pela Febrasgo.

Mariana M. Martínez Quiroga

Graduação em Medicina pela Universidad Nacional del Nordeste (Argentina). Especialização em Infectologia pela USP. Professora Substituta na UEPA. Membro do Comitê de Infecções Relacionadas à Assistência à Saúde da SBI. Especialização em Epidemiologia e Controle de Infecções Hospitalares pela UFPA. Coordenadora da Comissão de Controle de Infecções Hospitalares do Hospital Regional do Baixo Amazonas do Pará. Médica da Atenção Primária na Prefeitura de Santarém (PA).

Mariana Ortega Perez

Graduação em Medicina pela PUC-SP. Especialização em Reumatologia pelo HCFMUSP. Doutorado em Ciências do Musculoesquelético pelo HCFMUSP. Professora Associada no Instituto de Reumatologia de São Paulo. Coordenadora da Comissão de Osteoporose e Doenças Osteometabólicas da SBR.

Mariana Peixoto G. U. S. Souza

Graduação em Medicina pela FCMMG. Especialização em Reumatologia pela Santa Casa de Belo Horizonte. Mestrado em Saúde do Adulto pela UFMG. Doutoranda em Saúde do Adulto pela UFMG. Membro da SBR e Sociedade Mineira de Reumatologia.

Mariana Rolim F. Macedo

Graduação em Medicina pela UFC. Especialização em Gastrenterologia pelo Hospital Geral de Fortaleza. Professora do Curso de Medicina na Unichristus. Membro da FBG e do Gediib. Preceptora da Residência Médica de Gastrenterologia do Hospital Geral de Fortaleza.

Mariana Silveira de Alcantara Chaud

Graduação em Medicina pela Universidade Metropolitana de Santos (SP). Especialização em Cardiologia pelo Hospital Samaritano Paulista.

Mariana Spitz

Graduação em Medicina pela UFRJ. Especialização em Neurologia pela Unifesp. Doutorado em Neurologia pela USP. Professor Adjunto na UERJ.

Marianna Facchinetti Brock

Graduação em Medicina pela FTESM. Especialização em Medicina Fetal pelo Instituto Fernandes Figueira. Mestrado e Doutorado em Medicina pela UEA. Professor Adjunto na UEA. Membro da Academia Amazonense de Medicina. Membro da Comissão de Pré-Natal da Febrasgo. Membro da Comissão Nacional de Título de Especialização em Ginecologia e Obstetrícia. Membro da Comissão Nacional de Ultrassonografia do CBR.

Marianne Weber Arnold
Doutorado pelo Imip. Membro Titular da CIPE.

Maria Rita de Souza Mesquita
Graduação em Medicina pela Unisa. Especialização em Ginecologia e Obstetrícia pela Febrasgo. Mestrado e Doutorado em Ciências pela Unifesp. Membro da Diretoria da AMB. Secretária Geral da Sogesp. Diretora (Relações Institucionais) da RBEHG.

Maria Roberta Melo P. Soares
Graduação em Medicina pela Uncisal. Especialização em Reumatologia pela HC-UFPE. Mestrado em Ciências da Saúde Aplicada à Reumatologia pela Unifesp. Professor Adjunto na Famene. Membro da SBR.

Maria-Roxana Viamont-Guerra
Ortopedista. Graduação em Medicina pela FCMSCSP. Especialização em Ortopedia e Traumatologia, Cirurgia de Quadril pela Santa Casa de São Paulo. Professora Colaboradora do Corpo Docente do Programa de Aprimoramento Médico em Cirurgia de Quadril no Hospital Israelita Albert Einstein (SP). Membro da SBOT, SBQ, The Hip Preservation Society (ISHA). *Fellowship* de aperfeiçoamento em Cirurgia de Quadril em Paris e Lyon (França).

Marília Polo Mingueti e Silva
Graduação em Medicina pela Faculdade de Medicina de Marília. Especialização em Oncologia Clínica pela FMUSP. Membro da Oncologia Rede D'Or. Especialização em Clínica Médica e Oncologia Clínica pelo HC-USP e Oncologista do Grupo de Tumores do Trato Gastrintestinal do Icesp – HCFMUSP e Oncologista da Rede D'Or.

Marina Varela B. Oliveira
Graduação em Medicina pela UFMG. Especialização em Cirurgia Torácica pelo HC-UFMG.

Marli Maria Knorst
Graduação em Medicina pela UFSM. Mestrado em Pneumologia pela UFRGS. Doutorado em Pneumologia pela Johannes Gutenberg University Mainz (Alemanha). Professora Titular da Faculdade de Medicina e do Programa de Pós-graduação em Ciências Pneumológicas da UFRGS. Membro da SBPT.

Marta de Fátima Rodrigues da Cunha Guidacci
Graduação em Medicina pela UnB. Especialização em Alergia e Imunologia e em Pediatria pela Asbai/SBP. Membro da Asbai/SBP/SBIM. Membro do Departamento de Imunobiológicos da Asbai. Membro da Diretoria de Políticas de Saúde da Asbai. Diretora Científica da Asbai-DF (2023-2024).

Martha Romeiro
Graduação em Medicina pela SBI. Especialização em Infectologia pela AMB. Membro da Diretoria da SBI.

Mateus Trinconi Cunha
Oncologista. Graduação em Medicina pela FCMSCSP. Especialização em Oncologia Clínica pelo Icesp-USP. Especialização em Clínica Médica pela Santa Casa de Misericórdia de São Paulo.

Matheus Bertanha
Graduação em Medicina pela Fameca. Especialização em Cirurgia Geral e Cirurgia Vascular e Endovascular pela FMB-Unesp. Mestrado em Pesquisa e Desenvolvimento – Biotecnologia Médica pela FMB-Unesp. Doutorado em Bases Gerais da Cirurgia pela FMB-Unesp. Professor Associado da FMB-Unesp. Membro da SBACV. Professor de Cirurgia Vascular e Endovascular do Departamento de Cirurgia e Ortopedia da FMB-Unesp. Pesquisador nas áreas de Terapia Celular, Engenharia de Tecidos com Base em Células-tronco; Trombose Venosa e Trombose Arterial, Desenvolvimento de Softwares Voltados à Saúde; Desenvolvimento de Fármacos, Heparina; Tratamento Escleroterápico de Telangiectasias e Microvarizes.

Matheus Levy A. T. de Souza
Graduação em Medicina pela UFMG. Especialização em Ortopedia e Traumatologia. Membro da SBOT, Associação Brasileira de Medicina e Cirurgia do Pé e Tornozelo.

Matheus Ribeiro Barros Correia
Graduação em Medicina pela UFPE – Centro Acadêmico do Agreste. Especialização em Clínica Médica pelo Hospital Getúlio Vargas. Subespecialidade em Clínica Médica pelo Real Hospital Português.

Maurício Pimentel
Graduação em Medicina pela UFRGS. Doutorado em Cardiologia pela UFRGS.

Mauricio Zapparoli
Graduação em Medicina pela UFPR. Especialização em Radiologia pela UFPR. Mestrado em Radiologia pela UFRJ. Professor Adjunto na UFPR. Membro do CBR.

Maurilo Leite Jr.
Graduação em Medicina pela UFF. Especialização em Nefrologia pela Santa Casa de Misericórdia do Rio de Janeiro. Mestrado em Nefrologia pela UFRJ. Doutorado em Ciências Biológicas pelo Instituto de Biofísica Carlos Chagas Filho. Professor Associado na UFRJ. Membro da SBN.

Mauro Batista de Morais
Graduação em Medicina pela Unifesp. Especialização em Pediatria pela SBP/AMB. Mestrado em Pediatria pela Unifesp. Doutorado em Ciências pela Escola Paulista de Pediatria. Pós-Doutorado com Apoio do CNPq no Baylor College of Medicine (EUA). Professor Sênior, Titular e Livre-Docente da Unifesp. Membro das Sociedades Paulista e Brasileira de Pediatria.

Mauro Yoshiaki Enokihara

Graduação em Medicina pela Faculdade de Medicina do ABC. Especialização em Dermatologia pela Unifesp. Mestrado em Dermatologia pela Unifesp. Doutorado em Dermatologia pela Unifesp. Professor Adjunto na Unifesp. Membro da SBD.

Mayra Veloso Ayrimoraes Soares

Radiologista. Graduação em Medicina pela UnB. Especialização em Radiologia e Diagnóstico por Imagem pelo Hospital de Base do Distrito Federal. Professora com Especialização na Universidade Católica de Brasília. Membro do CBR. MBA Executivo – Gestão de Clínicas, Hospitais e Indústrias da Saúde – FGV. Radiologista do Hospital Universitário de Brasília/UnB, Hospital Sírio-Libanês e Laboratório Exame/Dasa. Professora da Universidade Católica de Brasília.

Mayuri Aoyama Carvalho

Graduação em Medicina pela UFS. Especialização em Anestesiologia pela IPSEMG.

Melissa Mascheretti (*in memoriam*)

Michel Ribeiro Fernandes

Graduação em Medicina pela Universidade de Passo Fundo (RS). Especialização em Transplante de Fígado pelo HCFMUSP. Membro do CBCD.

Miguel J. Francisco Neto

Graduação em Medicina pela FMUSP. Especialização em Radiologia e Diagnóstico por Imagem pela FMUSP e CBR. Doutorado em Ciências da Saúde – Medicina pela FMUSP. Professor da Disciplina Morfologia na Faculdade Israelita de Ciências da Saúde Albert Einstein. Membro Titular do CBM. Coordenador Médico do Departamento de Imagem do Hospital Albert Einstein.

Milton M. Osaki

Graduação em Medicina pela FMUSP. Especialização em Gestão em Saúde pela FGV. Mestrado em Gestão em Saúde pela Uniesp. Membro da Abrampas.

Milton Sérgio Bohatch Junior

Cirurgião Vascular e Endovascular. Graduação em Medicina pela Furb. Especialização em Cirurgia Vascular e Endovascular pela USP. Membro da SBACV. Doutorando em Clínica Cirúrgica pela USP.

Miralba Freire de Carvalho Ribeiro da Silva

Graduação em Medicina pela UFBA. Especialização em Infectologia pelo Hospital Heliópolis (SP). Mestrado em Medicina pela UFBA. Doutorado em Medicina e Saúde pela UFBA. Professor Adjunto na FM-UFBA. Membro da Sociedade Baiana de Infectologia.

Mirela Foresti Jimenez

Graduação em Medicina pela UFRGS. Especialização em Ginecologia e Obstetrícia pela HCPA/UFRGS. Mestrado e Doutorado em Medicina: Ciências da Saúde pela UFRGS. Professora Associada na UFCSPA. Membro da UFCSPA. Ex-presidente da Sogirgs.

Mirella Rebello

Geriatra e Paliativista. Graduação em Medicina pela UFPE. Especialização em Geriatria pela HCFMUSP. Mestrado em Cuidados Paliativos pelo IMIP. Doutorado em Bioética pela Universidade do Porto (Portugal). Professora Tutora na Faculdade Pernambucana de Saúde. Membro da Comissão de Oncogeriatria da SBGG. Câmaras Técnica de Geriatria e Temática de Cuidados Paliativos do Cremepe.

Miriam Barreto Baie

Graduação em Medicina pela UFCG. Especialização em Clínica Medica pelo Imip.

Miriam Chinzon

Residente no Hospital Federal de Bonsucesso.

Mona Dall'Agno

Graduação em Medicina pela UCS. Especialização em Ginecologia e Obstetrícia pela Febrasgo. Mestrado em Ciências da Saúde: Ginecologia e Obstetrícia pela UFRGS. Professor Assistente na UCS.

Mucio Tavares de Oliveira Junior

Graduação em Medicina pela Universidade de Medicina de Santo Amaro. Especialização em Cardiologia pela USP. Doutorado em Cardiologia pela USP. Professor Livre-Docente na USP. Membro da Socesp. Diretor do Hospital Dia e Centro de Infusão do Instituto do Coração HCFMUSP e Coordenador do Programa de Insuficiência Cardíaca da Socesp.

Murillo Dório

Reumatologista. Graduação em Medicina pela Ufes. Especialização em Reumatologia pelo HCFMUSP. Doutorado em Ciências do Sistema Musculoesquelético pela FMUSP. Membro da SBR. Assistente do Ambulatório de Osteoartrite do HCFMUSP. Membro da Comissão de Osteoartrite da SBR. Reumatologista do Núcleo Avançado de Reumatologia do Hospital Sírio-Libanês e da Imuno Brasil.

Murillo Santucci Cesar de Assunção

Graduação em Medicina pela Faculdade de Medicina de Jundiaí (SP). Especialização em Medicina Intensiva pela AMIB. Mestrado em Ciências da Saúde pela Unifesp. Doutorado em Medicina Translacional pela Unifesp. Membro da AMIB.

Murilo Catafesta das Neves

Graduação em Medicina pela USP. Especialização em Cirurgia de Cabeça e Pescoço pela Unifesp. Doutorado em Ciências pela Unifesp. Professor Afiliado na Unifesp. Membro da SBCCP.

Nadia Stella Viegas dos Reis

Graduação em Medicina pela UFMS. Especialização em Ginecologia e Obstetrícia pela Santa Casa de Campo Grande (MS). Mestrado e Doutorado em Medicina pelo HC-USP. Professor Adjunto na FM-UFMS. Membro da Comissão Nacional do Tego da Febrasgo. Membro da Comissão Nacional de Medicina Fetal da Febrasgo.

Natália Amdi
Graduação em Medicina pela Universidade de Ribeirão Preto (SP). Especialização em Infectologia pelo Instituto de Infectologia Emílio Ribas.

Natalia Pereira Machado
Graduação em Medicina pela UFMS. Especialização em Reumatologia pela Unifesp. Mestrado em Reumatologia pela Unifesp. Doutorado em Medicina Interna pela UFPR. Membro da SBR. Assistente do Serviço de Reumatologia do CHC-UFPR.

Natália R. Querido Fortes
Graduação em Medicina pela UFRJ. Especialização em Reumatologia pela UERJ. Membro da Sociedade de Reumatologia do Rio de Janeiro. Reumatologista do HUAP e HUCFF.

Nathália de Carvalho Sacilotto
Graduação em Medicina pela Universidade Lusíadas. Especialização em Reumatologia pelo Iamspe – Hospital do Servidor Público Estadual (SP). Membro da SBR e da Sociedade Paulista de Reumatologia.

Nathália Felix Araujo Salvino
Graduação em Medicina pela Faculdade de Medicina de Campos (RJ). Especialização em Nutrologia pela Abran. Mestrado em Ciências Médicas pela UERJ. Cardiologista pela SBC.

Nathalia Oliveira Lemos
Graduação em Medicina pela Universidade Salvador. Especialização em Mastologia pela Santa Casa de Misericórdia de São Paulo.

Nelson Gonçalves Pereira
Professor. Graduação em Medicina pela UFRJ. Especialização em Infectologia pela UFRJ. Mestrado em Infectologia pela UFRJ. Doutorado em Medicina Tropical pela Fiocruz. Professor Adjunto na FTESM. Professor de Infectologia da Unesa.

Nestor Barreto-Neto
Graduação em Medicina pela UFBA. Especialização em Reumatologia pelo HC-USP.

Nicholas H. K. Magario
Graduação em Medicina pela UFMG. Especialização em Ortopedia e Traumatologia pelo Hospital da Unimed de Belo Horizonte (MG). Membro da SBOT.

Nicollas Nunes Rabelo
Neurocirurgião. Graduação em Medicina pela Faculdade Uniatenas de Paracatu (MG). Especialização em Neurocirurgia pela Santa Casa de Ribeirão Preto (SP). Doutorado em Ciências pela FMUSP. Pós-graduação em Dor. Neurointensivismo e MBA Gestão em Saúde. Professor Adjunto da Faculdade Atenas de Passos. Membro da SBN.

Nilson Roberto de Melo
Graduação em Medicina pela FMUSP. Especialização em Ginecologia e Obstetrícia pela Febrasgo. Doutorado em Ginecologia pela FMUSP. Professor Associado e Livre-Docente em Ginecologia na FMUSP. Membro da Executive Board da International Society Gynecological Endocrinology.

Nilzete Liberato Bresolin
Graduação em Medicina pela Universidade Estadual de Londrina (PR). Especialização em Pediatria/Nefrologia pelo Hospital Infantil Joana de Gusmão/Santa Casa de São Paulo. Mestrado em Ciências Médicas pela UFSC. Professor Adjunto na UFSC. Especialização em Terapia Intensiva Pediátrica e Conselheira da Sociedade Internacional de Nefrologia Pediátrica. Presidente do Departamento de Nefrologia da SBP. Membro da UFSC.

Nydia Strachman Bacal
Graduação em Medicina pela FMB-Unesp. Especialização em Hematologia pela FMB-Unesp. Especialização em Administração Hospitalar Prohasa pela FGV. MBA em Economia em Saúde – Progeae pela PUB (SP). Mestrado em Patologia Clínica pela AMB. Doutorado em Gestão em Saúde pelo Insper/Ibmec. Professora Associada no Hospital Israelita Albert Einstein. Membro da Internatinal Society Laboratory Hematology.

Odirlei Andre Monticielo
Graduação em Medicina pela UFSMa. Especialização em Reumatologia pelo HC de Porto Alegre (RS). Mestrado e Doutorado em Medicina pela UFRGS. Professor Associado da UFRGS. Membro da SBR.

Orlando Barsottini
Médico e Professor. Graduação em Medicina pela UFPR. Professor Associado e Livre-Docente de Neurologia na Unifesp. Membro da ABN.

Osvaldo Merege Vieira Neto
Graduação em Medicina pela FMRP-USP. Especialização em Nefrologia pelo HC-FMRP-USP. Doutorado em Nefrologia pela FMRP-USP. Professor Titular na Faculdade de Medicina da Universidade de Araraquara. Membro da SBN. Ex-presidente da SBN, biênio 2021-2022.

Pablo Coimbra
Graduação em Medicina pela UFC. Especialização em Radiologia e Diagnóstico por Imagem pelo Hospital de Base do Distrito Federal. Professor Associado na Unichristus. Membro da Comissão Científica da Neurorradiologia do CBR. Preceptor da Residência de Radiologia e Neurologia do Hospital Geral de Fortaleza.

Pammela Jacomeli Lembi
Graduação em Cirurgia Geral pela HC-UFMG. Residente em Cirurgia Torácica no HC-UFMG.

Patrícia M. F. Marback
Graduação em Medicina pela UFBA. Especialização em Oftalmologia pela UFBA. Doutorado em Ciências Visuais pela Unifesp. Membro do CBO. Membro da Sociedade Brasileira de Córnea e Banco de Tecidos.

Patricia M. Veiga Carvalho Mello
Graduação em Medicina pela UFPI. Especialização em Medicina Intensiva pelo Cooper Hospital – UMDNJ (EUA). Mestrado em Ciências e Saúde pela UFPI. Professora de Medicina na UniFACID Devry. Membro da AMIB.

Paula de Freitas Nascimento
Cirurgiã Vascular. Graduação em Medicina pela FMP. Especialização em Cirurgia Vascular pelo Hospital Federal dos Servidores do Estado do Rio de Janeiro. Membro da SBACV. Título em Cirurgia Vascular pela SBACV. Equipe de Cirurgia Vascular do Pró-Cardíaco RJ.

Paula Ugalde Figueroa
Cirurgiã Torácica. Graduação em Medicina pela UFBA. Especialização em Cirurgia Torácica pela Santa Casa da Misericórdia de Porto Alegre (RS). Membro da SBCT. Cirurgiã Torácica Brigham and Women's Hospital (EUA). Cirurgiã Torácica Dana-Farber Cancer Institute (EUA). Cirurgiã Torácica Charlton Memorial Hospital (EUA). Membro da Harvard Medical School (EUA).

Paula V. Bottini
Graduação em Medicina pela FCM-Unicamp. Especialização em Patologia Clínica pela FCM-Unicamp. Doutorado em Clínica Médica pela FCM-Unicamp. Membro da Sociedade Brasileira de Patologia Clínica.

Paulo A. F. P. Corrêa
Graduação em Medicina pela FMUSP. Especialização em Cirurgia Geral/Endoscopia/Coloproctologia pelo HCFMUSP/Sobed/SBCP. Membro da TSOBED, TSBCP, TSOBRACIL e FCBCD. Cirurgião e Colonoscopista do Hospital Sírio-Libanês (SP).

Paulo Ayroza Ribeiro
Médico e Professor. Graduação em Medicina pela FCMS-CSP. Especialização em Obstetrícia e Ginecologia pela Febrasgo. Mestrado em Tocoginecologia pela FCMSCSP. Doutorado em Pesquisa em Cirurgia pela FCMSCSP. Professor Adjunto na FCMSCSP.

Paulo Caramori
Graduação em Medicina pela UFRGS. Especialização em Cardiologia pelo HC de Porto Alegre (RS). Mestrado em Ciências Cardiovasculares pela UFRGS. Doutorado em Ciências Cardiovasculares pela UFRGS/Universidade de Toronto. Membro da SBC.

Paulo Cesar Buffara Boscardim
Cirurgião Torácico. Graduação em Medicina pela PUC-PR. Especialização em Cirurgia Torácica pela PUC-RJ. Membro da Academia Paranaense de Medicina.

Paulo Feliciano Sarquis
Graduação em Medicina pela Faculdade da Saúde e Ecologia Humana (MG). Especialização em Ortopedia e Traumatologia pelo Hospital Unimed Belo Horizonte. Membro da SBOT. Residência Médica em Ortopedia e Traumatologia – Hospital Unimed Belo Horizonte.

Paulo G. Mettig Rocha
Graduação em Medicina pela FM-UFBA. Especialização em Cirurgia de Cabeça e Pescoço pela FMUSP. Doutorado em Clínica Cirúrgica pela FMUSP. Membro da SBCCP. Presidente da Cooperativa de Cirurgiões de Cabeça e Pescoço do Estado da Bahia. Cirurgião do Hospital Aristides Maltez – Liga Brasileira de Controle ao Câncer. Cirurgião do Hospital Ana Neri – Sesab – Tratamento aos Portadores de Doença Renal Crônica e Doenças das Glândulas Paratireoides de Interesse Cirúrgico.

Paulo Henrique Rosado de Castro
Médico Nuclear. Graduação em Medicina pela UFRJ. Especialização em Medicina Nuclear pelo Inca. Mestrado e Doutorado em Medicina (Radiologia) pela UFRJ. Professor Adjunto de Medicina (Radiologia). Membro da SBMN e CBR.

Paulo M. Hoff
Graduação em Medicina pela UnB. Especialização em Oncologia pela Universidade do Texas-M.D. Anderson Cancer Center (EUA). Doutorado em Medicina pela USP. Professor Titular na USP.

Paulo Ricardo Criado
Graduação em Medicina pela FMABC. Especialização em Dermatologia pelo Iamspe. Mestrado em Medicina pelo Iamspe. Doutorado em Dermatologia pela FMUSP. Professor Livre-Docente em Dermatologia na FMUSP. Membro da SBD.

Paulo Ricardo Gazzola Zen
Professor. Graduação em Medicina pela UFPel. Especialização em Genética Médica pela Fundação Faculdade Federal de Ciências Médicas de Porto Alegre (RS). Mestrado em Genética Biologia Molecular pela UFRGS. Doutorado em Patologia pela Fundação UFCSPA. Professor Associado na Fundação UFCSPA. Membro da SBGM. Residência Médica em Pediatria e Genética Médica.

Paulo Roberto Corsi
Graduação em Medicina pela FCMSCSP. Especialização em Cirurgia Geral pelo CBC. Mestrado e Doutorado em Clínica Cirúrgica pela FCMSCSP. Professor de Técnica Cirúrgica na FCMSCSP. Membro Titular do CBC. Ex-presidente Nacional do CBC. Governador do Capítulo Brasil do Colégio Americano de Cirurgiões.

Paulo R. L. Machado
Graduação em Medicina pela UFBA. Especialização em Dermatologia pela UFBA. Mestrado em Ciências pela Cornell University (EUA). Doutorado em Medicina pela UFBA. Membro da SBD.

Paulo Sergio Massabki
Graduação em Medicina pela Universidade de Passo Fundo (RS). Especialização em Reumatologia e Clínica Médica pela UFPR. Mestrado em Reumatologia pela Unifesp. Doutorado em Medicina pela Unifesp. Professor Assistente na Unifesp. Professor Assistente da Unifesp nas Áreas de Clínica Médica e Reumatologia. Membro da SBCM e SBR.

Pedro Braga Neto

Neurologista. Graduação em Medicina pela UFC. Especialização em Neurologia pela Unifesp. Doutorado em Neurociências pela Unifesp. Professor Adjunto na Universidade Estadual do Ceará e Unifesp. Membro da ABN e Movement Disorders Society.

Pedro C. Carricondo

Oftalmologista. Graduação em Medicina pela Unifesp. Especialização em Oftalmologia pelo HCFMUSP. Doutorado em Oftalmologia pela FMUSP. Membro do CBO.

Pedro Eder Portari Filho

Graduação em Medicina pela Escola de Medicina e Cirurgia da Unirio. Especialização em Cirurgia Geral pela Unirio. Mestrado em Cirurgia Gastrenterológica pela UFRJ. Doutorado em Cirurgia Geral pela UFRJ. Professor Adjunto na Escola de Medicina e Cirurgia da Unirio. Membro do CBC. Vice-presidente do CBC.

Pedro Henrique Tannure Saraiva

Ginecologista Obstetra. Graduação em Medicina pela UFMG. Especialização em Ginecologia e Obstetrícia pelo Hospital Metropolitano Odilon Behrens (MG). Mestrado em Tocoginecologia pela FMB-Unesp. Professor na Unifenas-BH.

Pedro José Labronici

Graduação em Medicina pela Faculdade de Medicina de Petrópolis. Especialização em Ortopedia e Traumatologia. Mestrado em Medicina pela UFRJ. Doutorado em Medicina pela Unifesp. Professor Adjunto na UFF. Membro da SBOT.

Pedro Paulo Teixeira e Silva Torres

Graduação em Medicina pela UFG. Especialização em Radiologia e Diagnóstico por Imagem pela UFG. Mestrado em Radiologia pela UFRJ. Membro da Titular do CBR.

Pedro Popoutchi

Graduação em Medicina pela Faculdade de Medicina de Jundiaí (SP). Especialização em Coloproctologia pela SBCP. Doutorado em Ciências da Saúde pelo Instituto Sírio-Libanês de Ensino e Pesquisa. Membro Titular da SBCP. Docente Colaborador da Pós-graduação Stricto Sensu do Instituto Sírio-Libanês de Ensino e Pesquisa.

Pedro Soler Coltro

Cirurgião Plástico. Graduação em Medicina pela FMRP-USP. Especialização em Cirurgia Plástica pela FMUSP. Doutorado em Ciências pela FMUSP. Professor Doutor da FMRP-USP. Especialização pela Harvard University (EUA) e Yale University (EUA). Pós-Doutorado pela FMUSP. Orientador da Pós-graduação da FMRP-USP. Membro da SBCP.

Pedro Poggiali

Graduação em Medicina pela UFMG. Especialização em Ortopedia Pediátrica pelo Hospital Pequeno Príncipe. Membro da Sociedade Brasileira de Ortopedia Pediátrica.

Philippe de Figueiredo Braga Colares

Graduação em Medicina pela Universidade Estadual de Montes Claros (MG). Especialização em Pneumologia pela USP. Doutorando em Pneumologia pela USP.

Priscila Dias Cardoso Ribeiro

Graduação em Medicina pela Unifesp. Especialização em Clínica Médica e em Reumatologia pela Unifesp. Mestrado em Ciências da Saúde Aplicadas em Reumatologia pela Unifesp. Membro da SBR.

Priscila M. Ferri

Professora e Médica. Graduação em Medicina pela UFMG. Especialização em Pediatria pela UFMG. Mestrado e Doutorado em Saúde da Criança e do Adolescente pela UFMG. Professor Adjunto na UFMG. Membro da Sociedade Mineira de Pediatria.

Priscila Pinheiro Ribeiro Lyra

Graduação em Medicina pela FM-UFBA. Especialização em Pediatria e Neonatologia pela USP. Mestrado e Doutorado em Ciências pela USP. Professora Associada da FM-UFBA. Membro da SBP. Membro do Departamento Científico de Neonatologia da SBP.

Racire Sampaio Silva

Pediatra e Neonatologista. Graduação em Medicina pela Ufes. Especialização em Pediatria pelo Hospital Infantil Nossa Senhora da Glória (ES). Mestrado em Atenção à Saúde Coletiva pela Ufes. Doutorado em Ciências Farmacêuticas pela UVV. Professora Titular da UVV. Membro da UVV. Membro do Comitê de Aleitamento Materno da SBP.

Rafael Alves Cordeiro

Reumatologista. Graduação em Medicina pela FMABC. Especialização em Reumatologia pelo HCFMUSP. Doutorado em Ciências do Sistema Musculoesquelético pela FMUSP. Membro da SBR. Comissões de Coluna Vertebral e Miopatias Inflamatórias. Assistente Colaborador do Ambulatório de Doenças Infiltrativas, Síndrome de Behçet e Síndromes Autoinflamatórias do Adulto – Departamento de Reumatologia do HCFMUSP.

Rafaela Naves

Graduação em Medicina pela FCMSCSP. Especialização em Clínica Médica pela ISCMSP. Membro do Instituto D'Or de Pesquisa e Ensino. Residente em Oncologia Clínica pelo Instituto D'Or de Pesquisa e Ensino.

Rafael Bispo Paschoalini

Graduação em Medicina pela Unesp. Especialização em Patologia e Citopatologia pela Unesp. Mestrado em Patologia pela Unesp. Membro da SBP, Sociedade Brasileira de Citopatologia.

Rafael De Cicco

Cirurgião de Cabeça e Pescoço – Coordenador do Departamento de Cirurgia de Cabeça e Pescoço do Instituto de Câncer Dr. Arnaldo. Graduação em Medicina pela Universidade de Mogi das Cruzes (SP). Especialização em Cirurgia de Cabeça e Pescoço pelo Instituto de Câncer Dr. Arnaldo. Doutorado em Oncologia pela Fundação Antônio Prudente – Hospital A.C.Carmargo Cancer Center (SP). Membro da SBCCP, Associação Americana de Tireoide, Associação Latino-Americana de Tireoide, Comitê de Cirurgia Endócrina da Academia Americana de Otorrinolaringologia e Cirurgia de Cabeça e Pescoço.

Rafael Deucher
Médico Intensivista. Graduação em Medicina pela UFPR. Especialização em Medicina Intensiva pela UFPR. Mestrado em Ciências da Reabilitação pela Unisuam (RJ). Professor Assistente na UFPR.

Rafael Elias Farres Pimenta
Médico Assistente da Disciplina de Cirurgia Vascular e Endovascular do Departamento de Cirurgia e Ortopedia da FMB-Unesp. Graduação em Medicina pela Universidade São Francisco (SP). Especialização em Cirurgia Geral pela FMB-Unesp. Doutorado em Bases Gerais da Cirurgia pela FMB-Unesp. Professor Associado na FMB-Unesp. Membro da Sociedade Brasileira de Angiologia e de Cirurgia Vascular.

Rafael Guzella de Carvalho
Farmacêutico. Graduação em Farmácia pela UFJF. Mestrado em Ciências Farmacêuticas pela UFJF. Doutorado em Ciências pela Unifesp. Professor Titular na Universidade Paulista.

Rafael Neuppmann Feres
Graduação em Medicina pela FMRP-USP. Especialização em Urologia pela FMRP-USP.

Rafael Willain Lopes
Graduação em Medicina pela UFSC. Especialização em Cardiologia/Medicina Nuclear pela SBC/SBMN. Doutorado em Ciências pela USP. Pós-graduação Lato Sensu em Medicina Nuclear pela FMUSP. Preceptor da Residência de Medicina Nuclear do HCFMUSP. *Fellowship* da ASNC. MBA em Healthtech pela Fiap. Membro do Corpo Editorial do *Journal Nuclear Cardiology* (JNC) e da *Revista ABC-IC*. Presidente da SBMN. Membro da SBMN.

Raissa Lyra
Endocrinologista. Graduação em Medicina pela FPS. Especialização em Endocrinologia pelo Imip. Professor Adjunto na FMO. Membro da SBEM, SBD. *Fellowship* no Oxford Centre of Diabetes, Endocrinology and Metabolism (OCDEM) (Reino Unido).

Ramiro Colleoni
Graduação em Medicina pela Unifesp. Especialização em Cirurgia Geral, Cirurgia do Aparelho Digestivo e Endoscopia Digestiva pela Unifesp. Mestrado em Gastrenterologia Cirúrgica pela Unifesp. Doutorado em Ciências pela Unifesp. Professor Adjunto na Unifesp. Diretor de Comunicações do CBCD. Diretor de Publicações do CBC. Presidente do Capítulo do Brasil do American College of Surgeons.

Rayana Elias Maia
Geneticista. Graduação em Medicina pela UFCG. Especialização em Genética Médica pela FMRP-USP. Mestrado em Ciências pela USP. Professora Assistente na UFPB. Membro da SBGM.

Regina Terse-Ramos
Médica – MD, PhD. Professora Associada do Departamento de Pediatria da UFBA. Graduação em Medicina pela UFBA. Especialização em Pediatria pela UFBA. Mestrado em Medicina e Saúde Humana – Curso de Pós-graduação da EBMSP. Doutorado em Medicina e Saúde Humana. Pós-graduação em Medicina e Saúde Humana da EBMSP. Professora Associada IV da FM-UFBA. Membro da SBP – Departamento Científico de Pneumologia Pediátrica.

Regis Kreitchmann
Médico e Professor. Graduação em Medicina pela UFCSPA. Especialização em Ginecologia e Obstetrícia pela Febrasgo. Mestrado e Doutorado em Ciências Médicas pela UFRGS. Professor Adjunto na UFCSPA. Membro do Comitê Infecções na Gestação da Febrasgo. Comitê Assessor na Prevenção da Transmissão Vertical do HIV, Sífilis e Hepatites Virais do Ministério da Saúde do Brasil.

Renan Augusto Pereira
Graduação em Medicina pela Universidade Estadual do Oeste do Paraná. Especialização em Alergia e Imunologia pela Unifesp. Mestrado e Doutorado em Pediatria pela UFCSPA. Membro da Asbai.

Renan Bezerra Lira
Graduação em Medicina pela UFRN. Especialização em Cirurgia de Cabeça e Pescoço pelo Hospital A.C.Carmargo Cancer Center (SP). Doutorado em Oncologia pela FMUSP. Professor Coordenador no Hospital Albert Einstein (SP).

Renan Rangel Bonamigo
Graduação em Medicina pela UFCSPA. Especialização em Dermatologia pelo HC de Porto Alegre (RS). Mestrado e Doutorado em Ciências Médicas pela UFRGS. Professor Titular na UFRGS. Membro da SBD. Coordenador do Departamento de Alergia e Dermatoses Ocupacionais da SBD.

Renata C. Di Francesco
Graduação em Medicina pela FMUSP. Especialização em Otorrinolaringologia pela HCFMUSP. Doutorado em Otorrinolaringologia pela FMUSP. Professora Livre-Docente na FMUSP. Membro da Associação Brasileira de Otorrinolaringologia e SBP. Foniatria. Coordenadora da Otorrinolaringologia Pediátrica do HCFMUSP. Presidente do Departamento de ORL da SBP. Ex-presidente da Academia Brasileira de Otorrinolaringologia Pediátrica.

Renata D'alpino Peixoto
Graduação em Medicina pela Santa Casa de São Paulo. Especialização em Oncologia pelo Hospital Sírio-Libanês. Doutorado em Medicina pela Uninove. *Fellowship* em Tumores Gastrintestinais no BC Cancer Agency (Canadá). Titular de Oncologia no Oncoclínicas.

Renata F. Rosa
Graduação em Medicina pela FMABC. Especialização em Reumatologia pelo Hospital do Servidor Público Estadual de São Paulo. Mestrado em Ciências da Saúde pelo Hospital do Servidor Público Estadual de São Paulo. Doutorado em Ciências do Sistema Musculoesquelético pela FMUSP. Professora convidada da FMABC. Membro SBR.

Renata Figueiredo
Graduação em Psiquiatria pelo Instituto de Ciências da Saúde. Especialização em Psiquiatria pela Universidade Estadual de Montes Claros (MG). Preceptora da Residência Médica em Psiquiatria da Fepecs.

Renata Gervais de Santa Rosa
Graduação em Medicina pela UERJ. Especialização em Nefrologia pela UERJ. Mestrado em Medicina pela UFRJ. Médica Nefrologista do Hospital Universitário Clementino Fraga Filho da UFRJ.

Renata Londero
Graduação em Medicina pela UFCSPA. Especialização em Neurologia pela ISCMPA. Mestrado e Doutorado em Neurologia pela UFRGS. Membro da Sociedade Brasileira de Cefaleia, ABN e International Headache Society. Coordenadora do Ambulatório de Cefaleia do HC de Porto Alegre (RS).

Renata Nasser
Otorrinolaringologista. Graduação em Medicina pela UFGD. Especialização em Otorrinolaringologia pela ISCMSP.

Renata Suzuki Brondi
Graduação em Medicina pela Unitau. Especialização em Mastologia/Ginecologia e Obstetrícia pela Santa Casa de Misericórdia de São Paulo. Mestrado em Reconstrução Mamária pela FCMSCSP. Membro da Comissão de Cirurgia da SBM, triênio 2023-2025. Comissão de Oncoplástica pela Sociedade Brasileira de Mastologia – Regional São Paulo –, triênio 2023-2025. Mastologista no Hospital A Beneficência Portuguesa (SP).

Renato de Ávila Kfouri
Graduação em Medicina pela Faculdade de Ciências Médicas de Santos (SP). Especialização em Pediatria pela SBP. Mestrado em Infectologia Pediátrica pela Unifesp. Membro da SBIm. Vice-presidente da SBIm. Presidente do Departamento de Imunizações da SBP.

Renato Gomes Campanati
Graduação em Medicina pela UFMG. Especialização em Coloproctologia e Endoscopista Digestivo pelo HC-UFMG. Mestrado e Doutorado em Cirurgia pela UFMG. Professor Adjunto na UFMG.

Renato Hiroshi Salvioni Ueta
Graduação em Medicina pela Unifesp. Especialização em Ortopedia e Traumatologia pela Unifesp. Mestrado em Programa Cirurgia Translacional pela Unifesp. Membro da SBOT.

Renato Jorge Alves
Graduação em Medicina pela Univassouras (RJ). Especialização em Cardiologia pela SBC. Doutorado em Ciências pela FMUSP. Professor Assistente na FCMSCSP. Membro da Sociedade Internacional de Aterosclerose. *Fellowship* da Sociedade Europeia de Cardiologia.

Renato Marchiori Bakos
Dermatologista. Graduação em Medicina pela UFRGS. Especialização em Dermatologia pelo HC de Porto Alegre (RS). Mestrado e Doutorado em Ciências Médicas pela UFRGS. Professor de Dermatologia na UFRGS. Chefe do Serviço de Dermatologia do HCPA.

Renato Moraes Pereira Figueiredo
Graduação em Medicina pela Universidade Salvador. Especialização em Clínica Médica pelo HC-UFBA. Mestrando em Medicina e Saúde pela EBMSP.

Renato Roithmann
Graduação em Medicina pela UFRGS. Especialização em Otorrinolaringologia pelo HC de Porto Alegre (RS). Doutorado em Clínica Médica pela UFRGS. Professor Adjunto de Otorrinolaringologia na Universidade Luterana do Brasil. Membro da ABORL-CCF. Associate Scientific Staff Department of Otolaryngology Mount Sinai Hospital (Canadá).

Renato T. Souza
Graduação em Medicina pela UFPR. Especialização em Ginecologia e Obstetrícia pela UFPR. Mestrado e Doutorado em Tocoginecologia pela Unicamp. Membro da CNE Gestação de Alto Risco da Febrasgo. Professor do Programa de Pós-graduação em Tocoginecologia da Unicamp.

Ricardo Anuar Dib
Graduação em Medicina pela Universidade de Mogi das Cruzes (SP). Especialização em Endoscopia Digestiva pela Sobed. Mestrado em Ciências em Gastrenterologia pela USP. Membro da Sobed. Coordenador do Serviço de Endoscopia Gastrintestinal do Grupo Dasa.

Ricardo Caponero
Graduação em Medicina pela FMUSP. Especialização em Oncologia Clínica pela AMB. Mestrado em Oncologia Molecular pelo Centro de Estudios Biosanitários de Madrid (Espanha). Membro da Asco, Esmo, Mascc, SBOC, SBPO. Oncologista Clínico do Centro Especializado em Oncologia do Hospital Alemão Oswaldo Cruz.

Ricardo Carvalho Cavalli
Professor Titular de Obstetrícia do DGO da FMRP-USP. Graduação em Medicina pela FMRP-USP. Especialização em Ginecologia e Obstetrícia pela FMRP-USP. Mestrado e Doutorado em Tocoginecologia pela FMRP-USP. Professor Titular na FMRP-USP. Membro da FMRP-USP.

Ricardo Dolci
Otorrinolaringologista. Graduação em Medicina pela Unitau. Especialização em Otorrinolaringologia pela Santa Casa de São Paulo. Doutorado pela Ohio State University (EUA) e Santa Casa de São Paulo. Professor Assistente na Santa Casa de São Paulo. Membro da ABORL.

Ricardo Fuller
Graduação em Medicina pela FMUSP. Especialização em Reumatologia pelo HCFMUSP. Mestrado e Doutorado em Reumatologia pela FMUSP. Professor Médico Assistente no Serviço de Reumatologia do HCFMUSP. Membro da SBR.

Ricardo G. Figueiredo
Graduação em Medicina pela UFBA. Especialização em Pneumologia e Tisiologia pela USP. Mestrado em Saúde Coletiva pela UEFS. Professor de Pneumologia na UEFS. Membro da Comissão Científica de Asma da SBPT.

Ricardo Quintairos
Graduação em Medicina pela Faculdade Estadual de Medicina do Pará. Especialização em Ginecologia e Obstetrícia pela Febrasgo. Doutorando pela FCMSCSP. Membro da Febrasgo e SBE.

Ricardo Peixoto Oliveira
Graduação em Medicina pela UEFS. Especialização em Cardiologia Intervencionista pela Sociedade Brasileira de Cardiologia Intervencionista. Cardiologista pela SBC. Especialização em Terapia Intensiva pela AMIB.

Ricardo Soccol
Graduação em Medicina pela UCPel. Especialização em Cardiologia Intervencionista pelo Hospital São Lucas da PUC-RS. Membro da Equipe de Cardiologia Intervencionista do Hospital São Lucas da PUC-RS.

Rina Dalva Neubarth Giorgi
Graduação em Medicina pela Faculdade de Medicina da Fundação Técnico Educacional Souza Marques (RJ). Especialização em Reumatologia pela AMB/SBR. Mestrado em Reumatologia pela FMUSP. Membro da SBR, ABR, Membro Internacional do Colégio Americano de Reumatologia e Maestro do Panlar. Diretora Técnica do Serviço de Reumatologia do HSPE-IAMSPE.

Rivia Mara Lamaita
Graduação em Medicina pela UFMG. Especialização em Reprodução Assistida pela Febrasgo. Mestrado em Ginecologia pela UFMG. Doutorado em Ginecologia pela FMB-Unesp. Professor Adjunto na UFMG. Membro da Comissão de Reprodução Humana e Residência Médica da Febrasgo.

Roberta de Almeida Pernambuco
Reumatologista. Graduação em Medicina pela Faculdade de Medicina de Catanduva (SP). Especialização em Reumatologista pelo Iamspe-HSPE. Mestrado em Reumatologia pelo HSPE-Iamspe. Preceptora de Residência em Reumatologia no Iamspe-HSPE. Membro da SBR. Coordenadora da Comissão de Gota e Artrite Microcristalina da SBR.

Roberta Fachini Jardim Criado
Graduação em Medicina pela FMABC. Especialização em Alergia e Imunologia pelo Hospital do Servidor Público Estadual de São Paulo e AMB. Mestrado em Medicina pelo Hospital do Servidor Público Estadual de São Paulo. Doutorado em Ciências da Saúde pelo Centro Universitário FMABC. Membro da Asbai ea SBD.

Roberta Mendes Lima Sobral
Graduação em Medicina pela UFBA. Especialização em Pediatria e Nefrologia pela SBP e SBN. Mestrado em Medicina pela UFBA. Membro do Departamento de Nefrologia da SBP. Nefropediatra do Hospital Universitário Prof. Edgard Santos-UFBA.

Roberta Sales
Graduação em Medicina pela UFPB. Especialização em Clínica Médica e Pneumologia pela SBCM, AMB e SBPT. Doutorado em Ciências pela USP.

Roberto Falzoni
Graduação em Medicina pela FMUSP. Especialização em Anatomia Patológica pelo HCFMUSP. Patologista da Divisão de Anatomia Patológica do HCFMUSP.

Roberto Zambelli
Graduação em Medicina pela UFMG. Especialização em Ortopedia e Traumatologia pela Rede MaterDei de Saúde. Doutorado em Ciências Aplicadas à Saúde do Adulto pela UFMG. Professor Adjunto na Faculdade de Ciências Médicas de Minas Gerais. Membro da SBOT e ABTPé.

Robinson Esteves Pires
Graduação em Medicina pela UFJF. Especialização em Ortopedia e Traumatologia pelo Hospital Felício Rocho (MG). Mestrado em Ciências Aplicadas ao Aparelho Locomotor pela Unifesp. Doutorado em Ciências Aplicadas à Cirurgia e Oftalmologia pela UFMGs. Professor Adjunto na UFMG. Membro da Sociedade Brasileira de Ortopedia e Traumatologia.

Rodolfo D. Cançado
Graduação em Medicina pela FCMSCSP. Especialização em Hematologia e Hemoterapia pela FCMSCSP. Mestrado em Medicina (Clínica Médica) pela FCMSCSP. Doutorado em Ciências da Saúde pela FCMSCSP. Professor Adjunto na FCMSCSP. Membro da ABHH. Membro do Comitê de Glóbulos Vermelhos e do Ferro da ABHH.

Rodrigo Bazan
Graduação em Medicina pela FMB-Unesp. Especialização em Neurologia pela FMB-Unesp. Mestrado e Doutorado em Neurociências pela FMRP-USP. Professor Adjunto da FMB-Unesp. Membro da ABN.

Rodrigo Bezerra
Graduação em Medicina pela Universidade de Pernambuco. Especialização em Nefrologia pela USP. Mestrado em Biologia Aplicada à Saúde pela UFPE. Membro do Departamento de Hipertensão Arterial da SBN.

Rodrigo Gomes da Silva
Graduação em Medicina pela UFMG. Especialização em Coloproctologia pelo Hospital Felício Rocho (MG). Doutorado em Cirurgia Abdominal pela UFMG. Professor Associado na FM-UFMG. Membro da SBCP. Titular do CBC.

Rodrigo Guimarães
Médico e Professor. Graduação em Medicina pela Universidade Gama Filho (RJ). Especialização em Ortopedia e Traumatologia pela Santa Casa de São Paulo. Mestrado em Ortopedia e Traumatologia pela Santa Casa de Misericórdia de São Paulo. Doutorado em Ciências da Saúde pela Santa Casa de Misericórdia de São Paulo. Professor Contratado da Faculdade Israelita de Ciências da Saúde Albert Einstein. Membro da SBQ, American Association of Hip and Knee Surgeons.

Rodrigo Juliano Molina

Professor na UFTM. Graduação em Medicina pela UFTM. Especialização em Infectologia pela UFTM. Mestrado em Medicina Tropical e Infectologia pela UFTM. Doutorando na UFTM. Professor Assistente na UFTM. Membro da SBMT. Membro da Câmara Técnica de Antirretrovirais do Estado de Minas Gerais. Médico Referência em Genotipagem do HIV.

Rodrigo Nascimento Pinheiro

Graduação em Medicina pela Ufal. Especialização em Cirurgia Oncológica pelo Inca. Mestrado em Ciências pela Unifesp. Doutorado em Ciências Cirúrgicas pela Unifesp. Professor Supervisor – Residência de Cirurgia Oncológica do Hospital de Base do Distrito Federal. Membro da SBCO. Titular do CBC.

Rodrigo Oliveira Santos

Graduação em Medicina pela Unifesp. Especialização em Cirurgia de Cabeça e Pescoço pela Unifesp. Mestrado em Otorrinolaringologia e Cirurgia de Cabeça e Pescoço pela Unifesp. Doutorado em Ciências pelo Departamento de Otorrinolaringologia e Cirurgia de Cabeça e Pescoço pela Unifesp. Professor Adjunto na Unifesp.

Rogério Bonassi Machado

Graduação em Medicina pela Universidade São Francisco. Especialização em Ginecologia e Obstetrícia pela Febrasgo. Mestrado em Medicina pela FCMSCSP. Doutorado em Ginecologia pela Unifesp. Professor Associado Livre-Docente na Faculdade de Medicina de Jundiaí.

Rogerio Sarmento-Leite

Graduação em Medicina pela UFRGS. Especialização em Hemodinâmica e Cardiologia Intervencionista pelo Instituto de Cardiologia do Rio Grande do Sul. Mestrado e Doutorado em Cardiologia pela Fundação Universitária de Cardiologia. Professor Adjunto de Clínica Médica/Cardiologia na UFCSPA.

Romulo Negrini

Médico e Professor. Graduação em Medicina pela FCMS-CSP. Especialização em Gestação de Alto Risco e Medicina Fetal pela FCMSCSP. Mestrado em Tocoginecologia pela FCMSCSP. Doutorado em Ciências da Saúde pela FCMS-CSP. Professor Instrutor na FCMSCSP. Membro da Comissão de Perinatologia da Febrasgo. Coordenador Médico de Obstetrícia do Hospital Israelita Albert Einstein (SP).

Ronaldo Cesar Borges Gryschek

Médico e Professor. Graduação em Medicina pela FMUSP. Especialização em Infectologia pela FMUSP. Mestrado e Doutorado em Doenças Infecciosas e Parasitárias pela FMUSP. Professor Associado do Departamento de Moléstias Infecciosas e Parasitárias da FMUSP. Membro da SBI e da SBMT. Responsável pelo Laboratório de Investigação Médica "Imunopatologia da Esquistossomose e Outras Parasitoses" do HCFMUSP.

Ronaldo Hueb Baroni

Graduação em Medicina pela FMUSP. Especialização em Radiologia e Diagnóstico por Imagem pela FMUSP. Doutorado em Ciências pela FMUSP. Professor Pleno na Faculdade Israelita de Ciências da Saúde Albert Einstein. Diretor Científico do CBR.

Rosa Amélia Andrade Dantas

Médica e Professora. Graduação em Medicina pela UFS. Especialização em Medicina do Trabalho/Medicina Legal e Perícia Médica pela AMB. Mestrado em Saúde Comunitária pela UFBA. Doutorado em Saúde Pública pela UFBA. Professor Titular na UFS. Membro da ABMLPM. Membro da Associación Latinoamericana de Derecho Médico.

Rosana Lazzarini

Graduação em Medicina pela FCMSCSP. Especialização em Dermatologia pela Clínica de Dermatologia da Santa Casa de São Paulo. Mestrado em Ciências da Saúde pela USP. Instrutor de ensino na FCMSCSP. Membro da SBD. Medicina do Trabalho – Curso de Pós-graduação na FCMSCSP.

Rosana Moreira Cosentino Penteado

Graduação em Medicina pela Faculdade de Medicina de Marília (SP). Especialização em Hematologia e Hemoterapia – Clínica Médica – Expansão de Serviços de Hemoterapia de Excelência em Ambiente Extra-hospitalar pela Fundap-FGV. Membro da SBPC/ML. Hematologista pela Faculdade de Medicina de Marília com Especialização em Hematologia e Hemoterapia pela USP. Dez anos em experiência em laboratório clínico com ênfase em testes de hematologia geral, coagulação e imuno-hematologia. Hematologista do Instituto Israelita de Ensino e Pesquisa Albert Einstein (SP).

Rosana Richtmann

Graduação em Medicina pela Faculdade de Ciências Médicas de Santos (SP). Especialização em Infectologia pelo Hospital do Servidor Público Estadual (SP). Doutorado em Epidemiologia Hospitalar pela Universidade de Freiburg (Alemanha). Membro da SBI.

Rosane Bittencourt

Médica e Professora. Graduação em Medicina pela UFPel. Especialização em Hematologia pelo HC de Porto Alegre (RS). Mestrado em Clínica Médica pela UFRGS. Professora Assistente na Universidade Luterana do Brasil. Membro da ABHH/GBRAM/SBTMO. MDA em Auditoria de Saúde. Atuação em Transplante Autólogo de Medula Óssea.

Rosane Orofino-Costa

Médica e Professora. Graduação em Medicina pela Fundação Técnico-Educacional Souza Marques (RJ). Professora Associada na UERJ. Membro da SBD.

Rosa Weiss Telles

Médica e Professora. Especialização em Reumatologia pela UFMG. Mestrado em Clínica Médica pela UFMG. Doutorado em Ciências Aplicadas à Saúde do Adulto pela UFMG. Professora Associada na UFMG. Membro da Comissão de Artrites Microcristalinas da SBR. Pesquisadora Elsa-Brasil MSK. Coordenadora e Preceptora do Ambulatório de Artrites Microcristalinas do Serviço de Reumatologia do HC da UFMG-EBSERH.

Roseli Mieko Yamamoto Nomura
Graduação em Medicina pela FMUSP. Especialização em Ginecologia e Obstetrícia pela FMUSP. Mestrado e Doutorado em Medicina pela FMUSP. Professor Adjunto na Unifesp. Membro da Febrasgo.

Rosemeri Maurici
Professora. Graduação em Medicina pela UFSC. Especialização em Pneumologia pela UFSC. Mestrado em Ciências Médicas pela UFSC. Doutorado em Ciências Pneumológicas pela UFRGS. Professora Associada IV na UFSC. Membro da SBPT.

Rosiane Mattar
Professora. Graduação em Medicina pela Unifesp. Especialização em Obstetrícia pela Unifesp. Mestrado e Doutorado em Obstetrícia pela Unifesp. Professora Titular na Unifesp. Membro da Sogesp, Febrasgo.

Rossiclei de Souza Pinheiro
Graduação em Medicina pela Ufam. Especialização em Pediatria e Neonatologia pela AMB e SBP. Mestrado em Doenças Tropicais e Infecciosas pela UEA. Doutorado em Pediatria pela FMB-Unesp. Professora Associada na Ufam. Membro da SBP.

Rosylane N. Mercês Rocha
Graduação em Medicina pela Unirio. Especialização em Medicina do Trabalho pela Anamt/AMB. Doutorado em Bioética pela Universidade do Porto (Portugal). Supervisora do Programa de Residência em Medicina do Trabalho na Escola Superior de Ciências da Saúde. Segunda Vice-presidente do Conselho Federal de Medicina.

Rozany Mucha
Patologista. Graduação em Medicina pela UCPel. Especialização em Anatomia Patológica pela UFSC. Mestrado em Tocoginecologia pela Unicamp. Doutorado em Tocoginecologia pela Unicamp e Equivalência. Membro da SBP. Foi docente por concurso público e com dedicação exclusiva na UFSC e na Unesp-Botucatu (SP).

Rui M. S. Almeida
Médico e Professor. Graduação em Medicina pela UFPR. Especialização em Cirurgia Cardiovascular pela SBCCV. Mestrado e Doutorado em Cirurgia pela UFPR. Professor Associado no Centro Universitário FAG. Membro da SBCCV, Latin American Association of Cardiac and Endovascular Surgeons, European Association of Cardio-Thoracic Surgery. Coordenador do Curso de Medicina do Centro Universitário FAG, ex-Professor Associado da Universidade Estadual do Oeste do Paraná, ex-Professor Adjunto da UFPR, ex-Presidente da SBCCV, Presidente Eleito da Latin American Association Of Cardiac and Endovascular Surgeons.

Rui Sérgio Monteiro de Barros
Professor. Graduação em Medicina pela UFPA. Especialização em Cirurgia da Mão pela SBCM. Mestrado e Doutorado em Ortopedia e Traumatologia pela UFRJ. Professor Adjunto na Universidades do Estado do Pará. Membro Titular da SBCM. Segundo Vice-presidente da SBCM 2023.

Ruth Guinsburg
Graduação em Medicina pela Unifesp. Especialização em Pediatria – Neonatologia pela SBP. Mestrado e Doutorado em Pediatria pela Unifesp. Professora Titular na Unifesp. Membro da SBP.

Ruy Lyra
Graduação em Medicina pela Universidade de Pernambuco. Especialização em Endocrinologia pelo Hospital Agamenon Magalhães. Mestrado e Doutorado em Genética pela UFPE. Professor Adjunto na UFPE. Membro da Sociedade Brasileira de Endocrinologia de Pernambuco. Tseu Felix Research *Fellowship* do Harris Manchester College, University of Oxford.

Samuel Dekermacher
Graduação em Medicina pela Faculdade de Ciências Médicas da UERJ. Especialização em Cirurgia Pediátrica e Urologia pelo Hospital Federal dos Servidores do Estado. Mestrado em Urologia pela UERJ. Professor de Cirurgia Pediátrica e Urologia Pediátrica na Escola de Pós-graduação Médica Carlos Chagas. Membro da SBU e da Sociedade Brasileira de Cirurgia Pediátrica. Membro Emérito do CBC, *Fellowship* of the American College of Surgeons, American Urological Society Member.

Samuel Katsuyuki Shinjo
Graduação em Medicina pela FMUSP. Especialização em Reumatologia pela FMUSP. Mestrado em Biologia Molecular pela Unifesp. Doutorado em Ciências pela Unifesp. Professor Associado Livre-Docente na FMUSP. Membro da Comissão de Miopatias Inflamatórias da SBR.

Samuel Ribak
Graduação em Medicina pela FMABC. Membro da SBCM. Presidente da SBCM, gestão 2022.

Sandra Maria Barbosa Durães
Dermatologista. Graduação em Medicina pela UERJ. Especialização em Dermatologia pela UERJ. Mestrado em Dermatologia pela UFF. Doutorado em Dermatologia pela UFRJ. Professora Associada de Dermatologia na UFF. Membro da SBD.

Sandro Rodrigues Batista
Graduação em Medicina pela UFG. Especialização em Medicina de Família e Comunidade pela SBMFC. Mestrado e Doutorado em Ciências da Saúde pela UFG. Professor Adjunto na FM da UFG.

Sayuri Inuzuka
Graduação em Medicina pela UnB. Especialização em Cardiologia pela Santa Casa de Misericórdia de Goiânia. Mestrado e Doutorado em Ciências da Saúde pela UFG. Membro da SBC. Membro do Departamento de Hipertensão da SBC. Pesquisadora da Unidade de Hipertensão Arterial – NIPEE – LHA/UFG.

Sergio E. Graff
Graduação em Medicina pela Universidade São Francisco (SP). Especialização em Clínica Médica pela SBCM. Mestrado em Toxicologia pela FCFUSP.

Sergio Henrique Teixeira

Graduação em Medicina pela Unifesp. Especialização em Oftalmologia pela Unifesp. Doutorado em Oftalmologia e Ciências Visuais pela Unifesp. Médico Assistente do Setor de Glaucoma da Unifesp. Especialização em Glaucoma e Catarata.

Sergio Podgaec

Graduação em Medicina pela FMUSP. Professor Livre-Docente da Disciplina de Obstetrícia e Ginecologia da FMUSP.

Sheila Márcia de Araújo Fontenele

Graduação em Medicina pela UFC. Especialização em Reumatologia pela Unifesp. Mestrado em Reumatologia pela Unifesp. Doutorado em Saúde Coletiva pela Fiocruz. Professor Adjunto na Uece. Membro da Comissão de Esclerodermia-SBR.

Sidney Brandão

Graduação em Medicina pela PUC-Campinas (SP). Especialização em Acupuntura pelo Instituto Van Nghi. Mestrado e Doutorado em Saúde da Criança e do Adolescente pela Unicamp. Membro da Faculdade de Medicina São Leopoldo Mandic. Diretor Científico do CMBA.

Silvana Maria Quintana

Graduação em Medicina pela UFSM. Especialização em Ginecologia e Obstetrícia pela Febrasgo. Mestrado e Doutorado em Ginecologia e Obstetrícia pela FMRP-USP. Professora Associada na FMRP-USP. Membro da Febrasgo, Sogesp e PTGI.

Sílvia Regina Piza

Médica e Professora. Graduação em Medicina pela Unilus. Especialização em Tocoginecologia pela FCMSCSP. Mestrado e Doutorado em Tocoginecologia pela FCMSCSP. Professora Assistente na FCMSCSP. Membro da Febrasgo. Presidente da CNE de Aleitamento Materno da Febrasgo. Assessora Científica da Febrasgo.

Silvio Alencar Marques

Médico e professor universitário. Graduação em Medicina pela FCMBB. Especialização em Dermatologia pela FCMBB. Mestrado em Dermatologia pela FMUSP. Doutorado em Dermatologia pela Unifesp. Professor Titular/Sênior da FMB-Unesp. Membro da SBD.

Simone Appenzeller

Professor Titular. Graduação em Medicina pela Unicamp. Especialização em Reumatologia pela Unicamp. Doutorado em Clínica Médica pela Unicamp. Professora Titular de Reumatologia na Unicamp. Membro da SBR.

Sofia Mermelstein

Neurologista. Graduação em Medicina pela UFRJ. Especialização em Neurologia pela UERJ.

Solange Oliveira Rodrigues Valle

Graduação em Medicina pela Fundação Técnica Educacional Souza Marques. Especialização em Alergia e Imunologia pela UFRJ. Mestrado em Medicina: Clínica Médica – Setor Imunologia pela UFRJ. Doutorado em Medicina: Clínica Médica (Saúde da Criança e Adolescente) pela UFRJ. Membro da Asbai. Membro do Departamento de Alergia e Imunologia da Soperj.

Somaia Mitne

Graduação em Medicina pela Unifesp. Especialização em Oftalmologia pela Unifesp. Doutorado em Oftalmologia e Ciências Visuais pela Unifesp. Médica Assistente do Departamento de Oftalmologia da Unifesp. Especialização em Trauma Ocular e Retina e Vítreo.

Sônia Maria G. P. Togeiro

Graduação em Medicina pela FCMSCSP. Especialização em Pneumologia pela Unifesp. Mestrado em Pneumologia pela Unifesp. Doutorado em Ciências pela Unifesp. Professora Associada na Unifesp. Membro da SBPT, Associação Brasileira de Medicina do Sono. Professora do Programa de Pós-graduação da Disciplina de Pneumologia da Unifesp. Pneumologista com Área de Atuação em Medicina do Sono pela AMB.

Spencer Marcantonio Camargo

Graduação em Medicina pela UFCSPA. Especialização em Cirurgia Torácica pela SBCT. Mestrado e Doutorado em Pneumologia pela UFRGS. Professor Adjunto na Unisinos. Membro da Santa Casa de Porto Alegre (RS).

Sueli Carneiro

Médica e Professora. Graduação em Medicina pela Unirio. Especialização em Dermatologia e Reumatologia pela AMB/SBR/SBD. Mestrado e Doutorado em Medicina-Reumatologia pela UFRJ. Pós-Doutorado e Livre-Docente na USP. Professora Titular do Departamento de Especialidades Médicas na UERJ. Membro da SBD, SBR, Panlar, AAD, EADV, Ideom, Grappa. Reumatologista e Dermatologista.

Sue Yazaki Sun

Graduação em Medicina pela Unifesp. Especialização em Ginecologia e Obstetrícia pela Unifesp. Mestrado em Obstetrícia pela Unifesp. Doutorado em Ciências pela Unifesp. Professor Adjunto na Unifesp. Membro da Unifesp. Pós-Doutorado na Harvard Medical School – Brigham and Women's Hospital – BWH (EUA). Livre-Docência da Disciplina de Obstetrícia Patológica e Tocurgia, Departamento de Obstetrícia da Unifesp.

Suzana Margareth Lobo

Médica e Professora. Graduação em Medicina pela Famerp. Especialização em Medicina Intensiva pela AMIB. Mestrado em Ciências da Saúde pela Famerp. Doutorado em Emergências Clínicas pela USP. Professora Adjunta na Famerp. Membro da AMIB. Professora Livre-Docente Medicina Intensiva na FM da Famerp. Chefe do Serviço de Terapia Intensiva – Hospital de Base – São José do Rio Preto (SP). Membro do Conselho Consultivo da AMIB. Membro do Comitê Científico de Rede de Pesquisa BRICnet.

Tábata C. F. N. Assis

Graduação em Medicina pela UnB. Especialização em Clínica Médica e Nefrologia pelo HC-FMRP-USP. Doutoranda da FMRP-USP. Médica da Divisão de Nefrologia do HC-FMRP-USP.

Taciana Queiroz Medeiros
Graduação em Medicina pela FCM-CG. Especialização em Insuficiência Cardíaca e Miocardiopatias pelo Procape. Residência de Clínica Médica no Hospital Geral Otavio de Freitas (PE). Residência em Cardiologia pelo Procape.

Tadeu Fernando Fernandes
Graduação em Medicina pela PUC-Campinas. Especialização em Pediatria pela PUC-Campinas. Membro da SBP. Presidente do Departamento de Pediatria Ambulatorial da SBP. Membro Efetivo da American Academy of Pediatrics (AAP).

Tânia S. S. Chaves
Graduação em Medicina pela FM-UFPA. Especialização em Infectologia pelo Instituto de Infectologia Emílio Ribas. Mestrado e Doutorado em Ciência pela USP. Professor Adjunto na FM-UFPA. Membro da SBI. Pesquisadora em Saúde Pública/Instituto Evandro Chagas/Secretária de Vigilância em Saúde/Ministério da Saúde. Presidente da Sociedad Latino Americana del Viajero. Membro e Coordenadora da Comissão de Vacinação do Viajante da SBIm. Docente do Programa de Pós-graduação em Epidemiologia e Vigilância em Saúde do Instituto Evandro Chagas.

Tânia Regina Constant Vergara
Médica. Graduação em Medicina pela Universidade Gama Filho (RJ). Especialização em Infectologia pela SBI. Mestrado em Doenças Infecciosas e Parasitárias pela UFRJ. Doutorado em Medicina pela Unifesp.

Tatiana Karenini Muller
Graduação em Medicina pela UFSM. Especialização em Reumatologia. Membro da SBR. Preceptora Residência de Reumatologia do Hospital São Lucas da PUC-RS.

Tatiana Senna Galvão N. Alves
Graduação em Medicina pela Faculdade Bahiana de Medicina EMSP. Especialização em Pneumologia pela UFBA. Mestrado e Doutorado em Medicina Interna pela UFBA. Professora da Residência em Pneumologia do Hospital Universitário Professor Edgar Santos da UFBA. Membro da Comissão de Tuberculose da DBPT. Professora Adjunta da EMSP/Unifacs/FTC.

Técia Maria de Oliveira Maranhão
Graduação em Medicina pela FM-UFRN. Especialização em Ginecologia e Obstetrícia pela MEJC. Mestrado e Doutorado em Ginecologia e Obstetrícia pela FMRP-USP. Mestrado Profissional em Ensino na Saúde. Pós-Doutorado na FMRP/USP. Professora Titular na UFRN.

Têmis Maria Félix
Geneticista. Graduação em Medicina pela Fundação Faculdade Federal de Ciências Médicas de Porto Alegre (RS). Especialização em Genética Médica pelo HC-FMRP-USP. Mestrado em Genética pela FMRP-USP. Doutorado em Saúde da Criança e do Adolescente pela UFRGS. Membro da Sociedade Brasileira de Genética Médica de Genômica.

Thaís Sampaio C. de Almeida
Graduação em Medicina pela FMB-Unesp. Especialização em Clínica Médica pela Santa Casa de Misericórdia de São Paulo. Residente em Oncologia Clínica na Rede D'Or.

Thays Zanon Casagrande
Reumatologista. Graduação em Medicina pela Emescan. Especialização em Reumatologia pela UERJ/HUPE. Mestrado em Saúde Coletiva pela Ufes. Membro da Comissão de Artrite Psoriásica da SBR 2022-2024. Diretora Científica da Sociedade de Reumatologia do Espírito Santo, gestão 2023-2025. Especialização em Clínica Médica pela Casa de Saúde Santa Marcelina (SP). Reumatologista da Secretaria de Saúde do Espírito Santo – Hospital Dório Silva.

Thiago Bartholo
Graduação em Medicina pela UERJ. Especialização em Pneumologia pela UERJ. Mestrado e Doutorado em Pneumologia pela UERJ. Professor Adjunto de Pneumologia na FCM/UERJ. Membro da Comissão de Asma da SBPT.

Thiago Carvalho
Graduação em Medicina pela FCMSCSP. Especialização em Otorrinolaringologia pela FCMSCSP. Doutorado em Ciências pela FMUSP. Preceptor na Univates. Membro do Departamento de Alergia da ABORL-CCF. *Fellowship* na Emory University School of Medicine, Department of Otolaryngology Head and Neck Surgery (EUA).

Thiago Lins Fagundes de Sousa
Graduação em Medicina pela UFPB. Especialização em Pneumologia pela USP. Doutorado em Ciências pela USP. Professor Adjunto na UFPB. Membro da SBPT.

Thiago Lisboa
Graduação em Medicina pela UFRGS. Especialização em Medicina Intensiva pela AMIB. Residência no HC de Porto Alegre (RS). Doutorado em Ciências Pneumológicas pela UFRGS. Professor do Programa de PPG na UFRGS.

Thiago Nogueira Costa
Graduação em Medicina pela USP. Doutorado em Cirurgia pela USP.

Thiago Secchi
Graduação em Medicina pela Faculdade de Medicina de Taubaté (SP). Especialização em Endoscopia Digestiva pelo Hospital 9 de Julho.

Thyago Proença de Moraes
Professor. Graduação em Medicina pela Faculdade de Medicina de Marília (SP). Especialização em Nefrologista pelo Hospital Universitário Evangélico de Curitiba. Mestrado e Doutorado em Ciências da Saúde pela PUC-PR. Professor Adjunto na PUC-PR. Membro da International Society for Peritoneal Dialysis.

Tiago Ferreira Jorge
Ortopedista e Traumatologista. Graduação em Medicina pela Unifesp. Especialização em Ortopedia e Traumatologia

pela Unifesp. Membro do Departamento de Ortopedia e Traumatologia da Unifesp. *Fellowship* em Patologias e Cirurgias da Coluna Vertebral.

Tiago Magalhães Freire
Urologista. Graduação em Medicina pela UFC. Especialização em Urologia pelo Hospital Brigadeiro (Hospital de Transplantes Euryclides de Jesus Zerbini). Aluno do programa de Mestrado Profissional em Tecnologia Minimamente Invasiva e Simulação na Área de Saúde no Unichristus (CE).

Tullio René Colatino de Barros
Graduação em Medicina pela UPE. Especialização em Clínica Médica pelo Hospital Heliópolis. Médico Residente de Clínica Médica Ano Opcional pela Unifesp.

Valéria Cristina Scavasine
Graduação em Medicina pela UFPR. Especialização em Neurologia pelo HC-UFPR. Membro da ABN.

Valéria Morgado
Jornalista. Graduação em Comunicação Social pela UFES. Especialização em Gestão de Políticas Públicas pela UVV/FGV. Gestora de Crise e Gestora de Imagem.

Vandréa de Souza
Graduação em Medicina pela UCS. Especialização em Nefrologia Pediátrica. Mestrado em Farmacologia pela Université Claude Bernard Lyon 1 (França). Doutorado em Saúde da Criança e do Adolescente pela UFRGS. Professor Adjunto na UCS. Membro do Comitê Científico de Nefrologia da SBP.

Vanessa Grings
Cardiologista. Graduação em Cardiologia pelo Hospital São Lucas da PUC-RS.

Vanessa Macedo Silveira Fuck
Graduação em Medicina pela UnB. Especialização em Pediatria e Gastrenterologia Pediátrica pela HMIB – HBDF.

Vicente Faraon Fonseca
Anestesiologista. Graduação em Medicina pela UFCSPA. Especialização em Anestesiologia pela Sane. Mestrado em PBM pela Donau Universität Krems (Áustria). Professor Associado na Unisinos. Membro da SBA.

Victor Schussel
Graduação em Medicina pela Unifesp. Especialização em Ortopedia e Traumatologia pela Unifesp.

Vilani Kremer
Graduação em Medicina pela PUC-Campinas. Especialização em Cirurgia Pediátrica pelo Hospital Pequeno Príncipe. Membro da CIPE. Especialização em Cirurgia Pediátrica Oncológica pelo Inca.

Vilmar Marques de Oliveira
Graduação em Medicina pela Faculdade de Medicina da Fundação do ABC. Especialização em Mastologia pela Santa Casa de São Paulo. Mestrado e Doutorado em Tocoginecologia pela FCMSCSP. Professor Adjunto na FCMSCSP.

Vincenzo Giordano
Graduação em Medicina pela UERJ. Especialização em Ortopedia e Traumatologia pelo Hospital São Zacarias. Mestrado e Doutorado em Medicina pela UFRJ. Membro de SBOT, CBC, SBTO e Academia Brasileira de Medicina Militar.

Vinicius Daher A. Delfino
Graduação em Medicina pela UEL. Especialização em Nefrologia pela SBN. Mestrado em Medicina Interna pela UEL. Doutorado em Clínica Médica pela Unicamp. Professor Titular na UEL. Membro da SBN. Professor Assistente na PUC-PR.

Vinicius José da Silva Nina
Médico e Professor. Graduação em Medicina pela UFMA. Especialização em Cirurgia Cardiovascular pela SBCCV/AMB. Doutorado em Ciências pela FMUSP. Professor Associado na UFMA. Membro da Society of Thoracic Surgeons & European Association for Cardiothoracic Surgery. Vice-presidente da SBCCV (2022-2023). Membro do Conselho Curador da Organização Humanitária Cardiostart International (EUA).

Vítor Maineri Pinto
Graduação em Medicina pela UCS. Especialização em Cirurgia Torácica pela PUC-RS. Mestrado em Ciências da Saúde na UCS. Professor de Cirurgia Torácica na UCS.

Vivian Fichman
Dermatologista. Graduação em Medicina pela UERJ. Especialização em Dermatologia pela UERJ. Mestrado e Doutorado em Pesquisa Clínica em Doenças Infecciosas pela INI/Fiocruz. Professor Adjunto na UERJ. Membro da SBD.

Viviane Amorim
Graduação em Medicina pela UFJF. Especialização em Radiologia e Diagnóstico por Imagem pela UFRJ. Mestrado em Radiologia pela UFRJ. Doutorado em Ciências Médicas pela IDOR.

Viviane Cordeiro Veiga
Graduação em Medicina pela UMC. Especialização em Medicina Intensiva pela AMIB. Mestrado e Doutorado em Medicina pela Unicamp. Gerente Executiva de Unidades Críticas - BP - A Beneficência Portuguesa (SP). Presidente da Sopati, gestão 2022-2023. Presidente do Comitê, Analgesia e Delirium da AMIB, gestão 2022-2023.

Viviane Cristina Uliana Peterle
Graduação em Medicina pela Emescam. Especialização em Clínica Médica e Reumatologia pela Secretaria de Estado e Saúde do Distrito Federal. Mestrado em Ciências da Saúde pela UnB. Doutorado em Fisiopatologia Médica pela UnB. Professora Titular na ESCS/UnDF. Membro da SBCM.

Wagner Iared
Graduação em Medicina pela Unifesp. Especialização em Radiologia e Diagnóstico por Imagem pelo Hospital do Servidor Público Estadual – FMO/Iamspe. Doutorado em Ciências da Saúde pela Unifesp. Membro da Comissão Nacional de Ultrassonografia do CBR.

Walmar Roncalli Pereira de Oliveira

Graduação em Medicina pela UFRN. Especialização em Dermatologia pela SBD. Mestrado e Doutorado em Dermatologia pela USP. Membro da SBD. Médico Assistente do Departamento de Dermatologia da USP.

Walquíria Quida Salles Pereira Primo

Médica e Professora. Graduação em Medicina pela UFU. Especialização em Ginecologia pela UFU. Mestrado e Doutorado em Ciências da Saúde pela UnB. Professor Adjunto na UnB. Membro da Febrasgo. Presidente da Comissão Nacional de Ginecologia Oncológica da Febrasgo.

Walter Jr. Boim de Araujo

Graduação em Medicina pela UEL. Especialização em Cirurgia Vascular pela UFPR. Mestrado e Doutorado em Clínica Cirúrgica pela UFPR. Especialização em Radiologia Intervencionista e Angiorradiologia pela Sociedade Brasileira de Radiologia Intervencionista e Cirurgia Endovascular (Sobrice)/CBR/AMB. Especialização em Cirurgia Vascular, Ecografia Vascular com Doppler, Angiorradiologia e Cirurgia Endovascular pela SBACV/CBR/AMB. Mestrado e Doutorado em Cirurgia pela UFPR. Vice-Diretor Científico da SBACV. Sócio-titular da SBACV e da Sobrice. Diretor do Programa de Residência Médica em Angiorradiologia e Cirurgia Endovascular do HC-UFPR.

Weimar Kunz Sebba Barroso

Graduação em Medicina pela UFG. Especialização em Cardiologia pela FM-UFG. Mestrado em Ciências da Saúde pela UNB. Doutorado em Ciências da Saúde pela UFG. Pós-Doutorado pela UFG e Universidade de Barcelona (Espanha). Professor Associado de Cardiologia na FM-UFG. Membro da SBC. Coordenador da Unidade de Hipertensão Arterial na FM-UFG. Vice-Coordenador da Pós-graduação em Ciências da Saúde da UFG.

Wellington Alves Filho

Graduação em Medicina pela UFC. Especialização em Cirurgia de Cabeça e Pescoço pela USP. Doutorado em Cirurgia pela USP. Professor Adjunto na UFC. Membro da SBCCP.

Wellington Andraus

Médico Cirurgião e Coordenador do Serviço de Transplante de Fígado do HCFMUSP. Graduação em Medicina pela FMUSP e pela Universidade Estadual de Londrina (PR). Especialização em Cirurgia do Aparelho Digestivo pelo CBCD. Residência Médica em Cirurgia Geral pela USP. Residência Médica em Cirurgia do Aparelho Digestivo pela USP. Mestrado em Cirurgia do Aparelho Digestivo pela FMUSP e USP. Doutorado em Cirurgia do Aparelho Digestivo pelo HCFMUSP. Habilitação em Videocirurgia do Aparelho Digestivo pelo CBCD. Preceptor na Disciplina de Cirurgia do Aparelho Digestivo no HCFMUSP. Habilitação em Cirurgia Oncológica pelo CBCD. Especialização em Cirurgia Hepatobiliar pelo Hôpital Beaujon (França). *Fellowship* em Living Donor Liver Transplantation no Asan Medical Center (Coreia do Sul). Professor Colaborador da FMUSP. Professor Livre-Docente do Departamento de Gastrenterologia da FMUSP. Professor Afiliado da FMABC. Membro do CBC, CBCD, ABTO, SBC-HPB, Apef, ILTS, AHPBA, IHPBA.

Wilian Martins Guarnieri

Graduação em Medicina pela Unifesp. Especialização em Clínica Médica pelo Iamspe.

William Nassib William Junior

Graduação em Medicina pela FMUSP. Especialização em Oncologia pelo Hospital Sírio-Libanês. Professor Adjunto Associado na MD Anderson Cancer Center. Membro da Oncoclinicas.

Wilma Terezinha Anselmo Lima

Médica e Professora Titular em Otorrinolaringologia da FMRP-USP. Graduação em Medicina pela UFTM. Especialização em Otorrinolaringologia pela FMRP-USP. Mestrado e Doutorado em Otorrinolaringologia pela FMRP-USP. Membro da ABORL-CCF.

Wilson Busato Jr.

Graduação em Medicina pela UCS. Especialização em Urologia pela Santa Casa de Porto Alegre (RS). Mestrado em Clínica Cirúrgica pela UFPR. Doutorado em Urologia pela UFPR. Professor Adjunto de Urologia na Univali. Membro da SBU.

Wilson Nadruz Junior

Graduação em Medicina pela UFPE. Professor Associado na Unicamp.

Zeliete Linhares Leite Zambon

Graduação em Medicina pela Emescam. Especialização em Medicina de Família e Comunidade pela SBMFC. Mestrado em Ciências do Ensino da Saúde pela Unifesp. Professora Titular na São Leopoldo Mandic (Campinas – SP). Membro da SBMFC. Presidente da SBMFC.

Apresentação

A leitura é uma viagem para lugares distantes.
Helen Keller

Prezados colegas,

Ao iniciar a apresentação desta grande obra, reporto-me a pensamentos sobre quão difíceis são os dias de hoje para a Medicina brasileira.

Estamos diante de uma quantidade inacreditável de escolas médicas (não vou citar número, porque no dia seguinte estaria defasado) de qualidade muito questionável; diante de uma possível "invasão" de médicos formados no exterior sem uma certificação adequada pelos conselhos regionais brasileiros; diante de uma desvalorização e falta de professores nessas escolas; e diante de um desinteresse quase total dos jovens médicos pelo associativismo da classe.

Além disso, temos hoje pelo menos 250 mil médicos não especialistas no Brasil, e julgo ser essa a grande importância deste livro, cujo principal (não único) objetivo é proporcionar a médicos generalistas oportunidade de conhecer o mínimo necessário de cada uma das especialidades médicas existentes em nosso país.

A nossa imensa extensão territorial nos cria desafios para atingirmos os colegas médicos nos mais distantes rincões, e um livro com excelente conteúdo na mesa de cabeceira de cada um poderá proporcionar uma leitura fácil e um constante aprendizado.

Cada uma das especialidades se propôs a escrever capítulos sobre os assuntos mais relevantes e prevalentes no dia a dia do médico generalista, aquilo com o que nos deparamos nos pronto atendimentos e nas Unidades Básicas de Saúde e que se relaciona com cada área.

Este livro foi feito com muito entusiasmo e com a revisão cuidadosa dos três editores, para que cada um de vocês possa tirar o máximo proveito na leitura.

José Eduardo Lutaif Dolci
Fernando Sabia Tallo

Prefácio

Vivemos tempos de grandes avanços tecnológicos e de difusão mais ágil da informação. No campo das ciências médicas não seria diferente. Temos à disposição inúmeras fontes de informações com acesso cada vez mais facilitado, a exemplo, entre outros, de estudos controlados, metanálises e revisões sistematizadas, que procuram oferecer respostas, com base nas melhores evidências disponíveis, às diversas questões que permeiam o cotidiano do exercício médico na Medicina geral, e com um aprofundamento maior ainda nas diferentes especialidades médicas.

Diante desse cenário, uma reflexão está presente sempre que nos propomos à edição de um novo livro ou quando apreciamos uma nova obra que tenha como propósito tratar um tema em sua inteireza, como é o caso de um tratado que visa falar de Medicina geral. Nessas circunstâncias, nos perguntamos sobre sua verdadeira necessidade frente à magnitude das informações disponíveis e acessíveis atualmente em plataformas de busca tanto acadêmicas quanto leigas. Além disso, no momento presente, graças às facilidades oferecidas pela informática, o desenvolvimento da Medicina baseada em evidências se sobrepôs e proporcionou uma revolução nos conhecimentos médicos. A força das evidências construídas com os estudos recentes tem derrubado conceitos sedimentados há tempos no exercício da profissão médica.

Nessa conjuntura, vale ressaltar que os conteúdos da literatura médica oferecidos nos periódicos científicos são, em grande parte, multidisciplinares, mesclando, em um mesmo artigo, nuances de biologia molecular, genética ou bioquímica aos aspectos clínicos das doenças. Embora essa mistura de conhecimentos possa enriquecer um artigo científico e trazer grande contribuição para a comunidade acadêmica, muitas vezes as informações nele contidas podem ser complexas para o entendimento de profissionais não acadêmicos, que exercem seu mister cotidianamente. Por conseguinte, e pela sua essência, podem não contribuir efetivamente para a competente atuação dos médicos em benefício dos seus pacientes. Ademais, esse emaranhado de informes e narrativas, oferecidas em particular por artigos científicos especializados facilmente acessíveis, não é, na maioria das vezes, acompanhado de análise crítica suficiente e isenta para dar a exata dimensão e importância das informações disponibilizadas.

De outra parte, vale lembrar que, no Brasil, segundo a demografia médica publicada pela Associação Médica Brasileira (AMB) em conjunto com a Faculdade de Medicina da Universidade de São Paulo (FMUSP), em 2023, temos 562 mil médicos em atuação. Destes, em 2022, 192.600, ou seja, 37,5% do total de médicos à época, dedicam-se à importante e nobre missão de generalistas. Ao buscarmos os livros médicos editados no país, observamos a ausência de exemplares que tivessem como motivação básica uma publicação voltada ao médico generalista com a finalidade de ajudá-lo no melhor e mais resolutivo atendimento de seus pacientes, no exercício diário do seu ofício. Temos, sim, livros excelentes direcionados aos diferentes especialistas, sendo em grande número editados pelas próprias sociedades de especialidade e, quando não, por eminentes professores especialistas em determinada área da Medicina.

Ao percebermos essa lacuna, resolvemos, após extensa discussão e por meio da AMB, conceber uma obra como objetivo claro de falar ao médico generalista. Como fazê-lo? Em um primeiro momento, ficou nítido que seria uma obra grandiosa e que passaria obrigatoriamente por todo o conhecimento médico vigente. Em outras palavras, deveria conter temas inerentes às diferentes especialidades médicas e que, ao mesmo tempo, pudesse interessar como fonte de informação para um médico alheio à prática especializada.

Assim, de uma ideia audaciosa, nasceu o *Tratado de Medicina Geral* da AMB, que hoje, com muito orgulho e satisfação, entregamos aos médicos de todo o Brasil. Embora esta não fosse uma clara demanda dos médicos generalistas, nós a identificamos e temos plena convicção de que um tratado de Medicina com essas características atende às suas necessidades, de maneira didática, a partir de um conteúdo apropriado, e lhes propicia com agilidade uma atualização qualificada. Também ficou evidente, para cada um de nós que participou desde o início deste projeto, que este livro, ainda que dedicado aos médicos generalistas, não os terá como seus exclusivos leitores. Muitos profissionais de praticamente todas as demais especialidades virão a este Tratado sempre que assolados por uma dúvida que não se origine em sua própria área de atuação. Trata-se, portanto, de uma obra ecumênica e de fronteiras ilimitadas para a leitura médica.

Este é o primeiro Tratado da AMB com essa grandeza de propósitos e abrangência. A publicação reúne mais de 700 autores nos seus 257 capítulos. Seu conteúdo é inédito e foi construído pelas 55 especialidades médicas reconhecidas no Brasil. Cabem aqui os nossos mais sinceros agradecimentos a todos os autores e coautores de capítulos que, com experiência e inteligência, fazem deste um compêndio de muito valor.

De minha parte, agradeço o trabalho comprometido de todos os meus colegas de diretoria que sempre apoiaram essa inciativa e, em particular, aos doutores José Eduardo Lutaif Dolci e Fernando Sabia Tallo, meus colegas editores, que trabalharam de maneira abnegada e árdua para que pudéssemos chegar ao desiderato que aqui se consuma.

Concluímos, assim, mais um propósito de gestão da Nova AMB, que sempre se preocupou em estar atenta a todas as necessidades dos nossos colegas médicos. Entregar para a comunidade médica o *Tratado de Medicina Geral* da AMB nos faz sentir cumprindo com o nosso dever e com os encargos institucionais da nossa querida associação.

Meu respeito a todos que permitiram que esse sonho se transformasse em realidade.

César Eduardo Fernandes

Sumário

Acupuntura

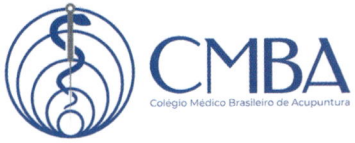

CMBA
Colégio Médico Brasileiro de Acupuntura

Principais Indicações da Acupuntura

Armando Oscar de Freitas • Sidney Brandão • Janete S. Bandeira • Marcus Yu Bin Pai

INTRODUÇÃO

A acupuntura surgiu há cerca de 5 mil anos na região onde hoje é a China, tendo acumulado neste tempo grande riqueza de conhecimentos, que embasa sua utilização em uma ampla gama de doenças que efetivamente podem ser tratadas com essa técnica.[1] O objetivo deste capítulo é apresentar ao médico generalista as principais indicações da terapia por acupuntura, referendados pela literatura atualizada. Se bem indicada, a acupuntura pode contribuir para o tratamento de uma ampla gama de condições de saúde. Desde que seja feita por profissional treinado e habilitado, a acupuntura é um método de tratamento seguro e, desde 1995, é considerada uma especialidade médica. A acupuntura é um procedimento relativamente simples, realizado em consultório médico, com poucas contraindicações. Mais dados sobre segurança, reações adversas e contraindicações são apresentados no Capítulo 3.

Independentemente da queixa inicial do paciente, ao ser indicado tratamento com acupuntura, é necessário um diagnóstico médico acurado, essencial para evitar o adiamento do diagnóstico de uma doença potencialmente grave, como uma metástase vertebral na coluna lombar ou uma dor no peito de origem coronariana. O paciente deve continuar o tratamento farmacológico e o não farmacológico prescritos inicialmente, tais como exercícios, fisioterapia, medicamentos adjuvantes e psicoterapia. Além disso, é útil entender as motivações do paciente, a fim de fornecer as recomendações adequadas com base na pesquisa disponível e na experiência pessoal, conforme a máxima *primum non nocere* (primeiro, não causar danos).

INDICAÇÕES DA ACUPUNTURA

As indicações que seguem são situações clínicas nas quais o uso da acupuntura, realizada por médico especialista, está indicado, seja como terapêutica principal, seja como coadjuvante, conforme a gravidade e a evolução de cada quadro clínico em particular.

A justificativa para tais indicações baseia-se tanto em pesquisas e estudos clínicos controlados, como na utilização na clínica diária, com base em seus mecanismos de ação, já conhecidos de modo suficiente e comprovados cientificamente. A ação neuromoduladora da acupuntura sobre os mecanismos neurais e humorais de regulação do organismo justifica sua indicação, não apenas no tratamento da dor, como também em distúrbios funcionais e autonômicos e em alterações endócrinas e do sistema imune.

Dor

A acupuntura pode ser utilizada como tratamento principal ou como adjuvante para tratar dor, dependendo do correto diagnóstico da condição apresentada pelo paciente. A eficácia da analgesia em acupuntura tem sido avaliada em estudos clínicos controlados e revisões sistemáticas.[2] A analgesia por acupuntura tem efeito melhor comparada com o placebo para muitos casos de dor, e o efeito no tratamento da dor crônica é comparado com a morfina.

Dor crônica

Devido à possibilidade de dependência do uso crônico de analgésicos, a acupuntura é apresentada como um método de escolha para pacientes com dores crônicas. Uma revisão sistemática publicada na *Scientific Reports* da *Nature* avaliou 63 ensaios clínicos randomizados com 6.372 pacientes e apontou que a acupuntura era superior ao tratamento *sham* em alívio de dor e melhora da funcionalidade para pacientes com patologias musculoesqueléticas em geral, principalmente em casos de cervicalgia mecânica, lombalgia mecânica crônica, osteoartrite, dor de ombro e síndrome dolorosa miofascial. A acupuntura não somente alivia a dor como também reduz o espasmo muscular, aumentando a mobilidade articular, pois alterações articulares são frequentemente resultantes de uma má função muscular. Nesses casos, a acupuntura traz alívio da dor e melhora a função da musculatura.[3]

Dor aguda

Na dor aguda, ensaios clínicos randomizados de grande escala e revisões sistemáticas avaliaram o uso da acupuntura em ambiente de pronto-socorro e em casos de dor pósoperatória, dor nas costas, dor de parto, dismenorreia primária, cefaleia do tipo tensional e enxaqueca. Os resultados desses estudos sugerem que a acupuntura pode ser uma intervenção eficaz para o controle deste tipo de condição.[4]

Dor neuropática

O tratamento da dor neuropática ainda constitui um desafio devido à baixa eficácia dos medicamentos geralmente utilizados e de seus efeitos adversos. Com a melhora do entendimento fisiopatológico da patologia, novos procedimentos diagnósticos vêm sendo desenvolvidos, possibilitando individualização terapêutica com abordagem multidisciplinar, na qual a acupuntura tem sido um tratamento de escolha. Em um estudo, após 8 semanas de tratamento e acompanhamento, o grupo de acupuntura mostrou mais redução no escore de dor em comparação com o grupo de vitamina B1 ou gabapentina. Além disso, o estudo de condução nervosa foi melhorado de maneira mais efetiva no grupo de acupuntura, sem eventos adversos observados. Segundo as evidências atualmente disponíveis, a acupuntura parece ser mais eficaz que farmacoterapia ou cirurgia com alto grau de segurança para melhorar a dor neuropática.[5]

Dor crônica pós-covid

O risco de desenvolvimento de dor crônica nos pacientes tratados pós-infecção por covid-19 pode ser estabelecido sobre alguns pilares. Alguns fatores desencadeantes baseiam-se principalmente no foco único do tratamento da patologia em si, negligenciando, mesmo que inconscientemente, outros sintomas durante a internação, tais como dor e desconforto, que podem evoluir para dor crônica e que têm grande resposta com tratamento com acupuntura.

Cefaleia

Para dores de cabeça tensionais, enxaquecas e outros tipos de dores de cabeça causadas por vários fatores, a acupuntura mostrou resultados favoráveis em comparação com a terapia padrão. Isso sugere que a acupuntura pode desempenhar um papel significativo no tratamento de tais condições.[6]

Artrite reumatoide

Artrite reumatoide (AR) é uma doença sistêmica com manifestações extra-articulares. A acupuntura é benéfica no tratamento dessa patologia, porém não a trata, ajudando apenas no alívio dos sintomas, como dor e tensão muscular. Evidências de vários ensaios clínicos e revisões sistemáticas sobre a eficácia da acupuntura para o tratamento da AR são inconclusivas. Indivíduos com AR de longa duração participaram de um dos mais recentes ensaios, realizados em Portugal. Os pacientes foram divididos aleatoriamente em três grupos: lista de espera, acupuntura tradicional e acupuntura simulada. O grupo de acupuntura superou significativamente a lista de espera ou o grupo de controle simulado em termos de dor relatada, força de preensão manual e estado de saúde. As inconsistências sugerem que pesquisas mais rigorosas são necessárias para avaliar a eficácia da acupuntura no tratamento da AR. A falta de protocolos padronizados para tratamentos de acupuntura, associada à gravidade variável dos sintomas da AR, dificulta determinar o impacto do tratamento.

Osteoartrite

Uma revisão sistemática recente, publicada em 2019, avaliou evidências de alta qualidade de 12 revisões sistemáticas, que incluíram um total de 246 estudos randomizados.[7] A acupuntura pode ter um impacto significativo nos benefícios de curto prazo quando comparada com o tratamento padrão para a osteoartrite do joelho. O estudo encontrou uma razão de risco de 2,35 (intervalo de confiança de 95%, P < 0,0001), sugerindo que a acupuntura pode ser uma intervenção benéfica para essa condição. No entanto, é importante observar que a duração do acompanhamento não foi relatada neste estudo, e mais pesquisas são necessárias para entender completamente os efeitos em longo prazo da acupuntura na osteoartrite do joelho.

Fibromialgia

Dor muscular e sensibilidade são os sintomas mais comuns em pacientes com fibromialgia, e alcançar o alívio da dor é um fator essencial para o tratamento dessa patologia. Uma metanálise encontrou evidências de baixa qualidade em longo prazo e evidências de qualidade moderada em termos de redução da dor em curto prazo. O grupo de acupuntura real apresentou uma melhora estatisticamente significativa na qualidade de vida em comparação com o grupo *sham*.[8] Outra metanálise publicada em 2022 apontou que a acupuntura, quando usada em conjunto com outros tratamentos, também é um método eficaz para reduzir o consumo de analgésicos e melhorar percepção da dor, qualidade de vida, vitalidade, função social e gravidade em pacientes com fibromialgia quando comparada com outras técnicas (como liberação miofascial).[9]

Doenças neurológicas

O tratamento com acupuntura pode ser eficaz para o tratamento de hemiplegia pós-AVC, hemorragia cerebral e infarto cerebral. A acupuntura também pode ser usada para tratar a insônia crônica, com resultados positivos comprovados por meio da avaliação de índices de qualidade do sono, índice de gravidade da insônia e polissonografia. Além disso, a acupuntura tem mostrado efeitos neuroprotetores e neurorregenerativos, regulando o estresse oxidativo e a citotoxicidade do glutamato.[10]

Transtornos psiquiátricos e distúrbios mentais

O tratamento dos distúrbios mentais, um dos problemas de saúde mais comuns da nossa sociedade moderna, pode ser incrementado com o uso da acupuntura e da eletroacupuntura. Uma revisão sistemática sobre o tratamento da ansiedade como alvo terapêutico primário demonstrou que há boas evidências científicas encorajando a terapia com acupuntura, pois ela produz resultados eficazes e com menos efeitos colaterais do que o tratamento convencional, porém mais estudos são necessários nesta área.[10,11]

A acupuntura também pode efetivamente aliviar os sintomas de ansiedade de pacientes com transtorno de ansiedade generalizada com menos efeitos colaterais, segundo uma revisão sistemática com ensaios clínicos randomizados que utilizou como desfecho primário a Escala de Ansiedade de Hamilton.[12] Um grande número de estudos mostrou que o tratamento com acupuntura melhora a depressão e a insônia relacionadas com o climatério.[13]

Algumas metanálises publicadas encontraram resultados conflitantes sobre a eficácia da acupuntura no tratamento da depressão, devido a estudos de baixa qualidade metodológica. Embora haja evidências que a eletroacupuntura ajude a melhorar os sintomas psiquiátricos, a ansiedade e a depressão em viciados em metanfetamina,[14] o uso da acupuntura como adjuvante no tratamento da dependência química e no abuso de substâncias apresenta resultados controversos, que, por sua vez, ainda não viabilizam conclusões sobre sua eficácia.[15]

Doenças respiratórias

A acupuntura pode ser uma opção terapêutica eficaz para o tratamento de doenças respiratórias, tais como rinite alérgica e asma brônquica. Uma revisão sistemática e metanálise de ensaios clínicos randomizados e controlados avaliou a eficácia da acupuntura no tratamento da rinite alérgica. A acupuntura melhorou os sintomas nasais e a qualidade de vida em comparação com a acupuntura sem intervenção ou acupuntura simulada. Outra metanálise examinou seus efeitos para asma brônquica, comparando tratamentos convencionais mais acupuntura com tratamentos convencionais isolados. Os resultados mostraram que os tratamentos convencionais associados à acupuntura melhoraram significativamente a taxa de resposta aos sintomas e reduziram significativamente os níveis séricos de interleucina-6.[16]

Doenças gastrintestinais

O tratamento com acupuntura no ponto ST36 tem sido amplamente estudado como um mecanismo efetivo para aliviar a inflamação. Estudos prévios mostraram que a estimulação com acupuntura no ST36 pode modular a resposta inflamatória mediante múltiplos mecanismos, incluindo ativação do nervo vago, sinalização TLR4/NF-κB, polarização de macrófagos, via de sinalização MAPK e via anti-inflamatória colinérgica. Uma revisão sistemática de 292 literaturas foi realizada para determinar os efeitos anti-inflamatórios da acupuntura no ponto ST36. Quarenta e três estudos relacionados com fluidos corporais, 27 estudos sobre o sistema digestivo, 17 estudos sobre o sistema nervoso e 30 estudos relativos a outros tecidos ou órgãos foram incluídos. Os resultados desta revisão indicaram que a acupuntura no ST36 pode ser um mecanismo eficaz para aliviar a inflamação. Esperamos que essas descobertas incentivem novos estudos relacionados com o tratamento com acupuntura no ponto ST36.[17]

Estudos clínicos randomizados e controlados foram realizados para avaliar os tratamentos de acupuntura para dispepsia funcional em sete bases de dados diferentes. A ferramenta Cochrane Risk of Bias foi usada para avaliar o risco de viés dos ECRs selecionados. A análise mostrou que cinco tipos de acupuntura (acupuntura manual, aplicação de acuponto, moxabustão, incorporação de acuponto catgut e acupuntura quente sozinha) foram superiores à procinética (itopride, mosapride e domperidona) e acupuntura simulada no que diz respeito à melhoria dos sintomas da dispepsia funcional. A acupuntura manual foi considerada a terapia mais eficaz para a DF. Recomenda-se mais estudos sobre ECR de alta qualidade para validar os presentes achados e garantir que a acupuntura seja considerada tratamento alternativo para pacientes com DF que não respondem à procinética ou são intolerantes aos efeitos adversos da procinética.

Doenças cardiológicas

A acupuntura e, mais especificamente, a eletroacupuntura podem servir como opções seguras e viáveis na clínica de cardiologia. As evidências recentes apontam efeitos simpaticolíticos, vasodilatadores e cardioprotetores da acupuntura, que poderiam melhorar especificamente a função cardíaca e as medidas de qualidade de vida no tratamento dos distúrbios cardiovasculares. Embora mais estudos sejam necessários, atualmente as evidências justificam o uso da acupuntura em doenças como isquemia miocárdica, angina crônica estável, hipertensão arterial, arritmia cardíaca, insuficiência cardíaca e disfunção autonômica.[18] Além disso, a acupuntura costuma ser eficaz no alívio de sintomas subjetivos e não apresenta efeitos colaterais importantes. O fundamento teórico está na regulação do Sistema Nervoso Autônomo (SNA) e todas as implicações homeostáticas advindas daí. Muitos estudos utilizam a variabilidade da frequência cardíaca (VFC) como marcador da atividade autonômica. Hamvas et al. realizaram uma revisão sistemática com nove ensaios clínicos randomizados para avaliar as evidências sobre o efeito da acupuntura na VFC, avaliando mudanças entre os valores pré e pós-tratamento de LF/HF (frequências da variabilidade) entre grupos. Os resultados sugerem que a acupuntura real tem efeito superior sobre a acupuntura placebo no aumento do tônus parassimpático e, dessa maneira, pode melhorar o bem-estar físico do paciente.[19] Em um recente RCT, pacientes com angina crônica estável, medicados conforme preconizam as diretrizes, foram submetidos a três linhas de tratamento adjuvante com acupuntura *versus* lista de espera. Os resultados mostraram uma redução significativa na frequência de ataques de angina no grupo da acupuntura verdadeira comparado com as outras linhas de tratamento ou sem tratamento.[13]

Em pacientes com fibrilação atrial (FA), a acupuntura apresenta bom efeito terapêutico e perfil de segurança, devendo ser considerada sua aplicação na prática clínica (Fei). O tratamento com acupuntura diminuiu a frequência cardíaca e a incidência de efeitos adversos, assim como aumentou a eficácia total e a taxa de cardioversão da FA para o ritmo sinusal. Uma metanálise mostrou que a acupuntura com ou sem medicamentos antiarrítmicos promoveu benefícios no tratamento dos batimentos ventriculares prematuros e taquicardia sinusal.[7]

A respeito dos efeitos clínicos da acupuntura para o tratamento e a prevenção das doenças cardiovasculares, principalmente da hipertensão arterial, os pontos de acupuntura mais utilizados foram o PC6, o ST36 e acupontos auriculares. A revisão da literatura concluiu que, apesar de vários estudos apontarem uma melhora na resposta do sistema cardiovascular com tratamento por acupuntura, eletroacupuntura ou eletroestimulação, a heterogeneidade dos estudos não possibilita padronização de sua aplicação. Na insuficiência cardíaca, os melhores resultados são encontrados nos casos crônicos, mas a eficácia da acupuntura para essa condição é atualmente inconclusiva, sendo necessários ensaios clínicos rigorosos para estabelecer sua utilidade clínica.[20]

Em qualquer caso de disfunção cardiológica, espera-se que o médico faça uma boa avaliação das condições clínicas do paciente para indicar ou não o tratamento adjuvante com acupuntura.

Doenças hematológicas

Uma revisão retrospectiva de prontuários de uma experiência de uma única instituição foi realizada entre 2012 e 2019 para avaliar o uso da acupuntura no gerenciamento da dor em pacientes pediátricos com doenças hematológicas. Os resultados mostraram que a acupuntura reduziu a dor em 65,5% dos tratamentos. Esses resultados sugerem que a acupuntura é uma terapia promissora para o gerenciamento da dor, proporcionando uma opção terapêutica não opioide. Os achados deste estudo são importantes para o tratamento de pacientes pediátricos com doenças do sangue, pois demonstraram que a acupuntura pode ser uma opção segura e eficaz para o gerenciamento da dor.

Uma revisão sistemática e metanálise avaliou a eficácia e segurança da acupuntura para o tratamento da leucopenia induzida por quimioterapia. Quinze ensaios clínicos randomizados envolvendo 1.130 pacientes foram incluídos. Os resultados da metanálise sugeriram que a acupuntura pode aumentar a contagem de glóbulos brancos (leucócitos) após a quimioterapia, reduzir a incidência de mielossupressão e melhorar a eficácia do tratamento clínico. As diferenças foram estatisticamente significativas.

Doenças urogenitais

Estudos demonstram que a acupuntura é eficaz no tratamento de doenças urogenitais. Um ensaio randomizado de 440 homens com prostatite crônica/síndrome da dor pélvica crônica avaliou os efeitos da acupuntura. O estudo mostrou que 60,6% dos participantes do grupo de acupuntura apresentaram grande melhora nos sintomas de dor pélvica crônica após 8 semanas de tratamento, enquanto somente 36,8% do grupo de acupuntura simulada mostraram melhora. Além disso, os resultados demonstraram que os efeitos da acupuntura persistiram por 24 semanas após o tratamento.

Doenças ginecológicas

A acupuntura é uma terapia cada vez mais popular para tratar diversas doenças ginecológicas e obstétricas, como tratamento da dor no parto, dor nas costas na gravidez, dismenorreia, hiperêmese, náuseas e vômitos induzidos por quimioterapia, sintomas na menopausa, distúrbios do sono relacionados com a menopausa, depressão na gravidez e bexiga hiperativa.

Existem evidências preliminares significativas sobre a eficácia da acupuntura para tratar certas condições relacionadas com a infertilidade feminina. A acupuntura parece ter um efeito neuroendócrino sobre o eixo hipotálamo-pituitário-ovariano, o que melhoraria o fluxo sanguíneo uterino e, portanto, a espessura endometrial. Além disso, a acupuntura pode ser uma alternativa eficaz e segura para a redução do estresse em mulheres que estão recebendo tratamento para infertilidade. A aplicação da acupuntura antes e após a transferência de embriões pode melhorar a taxa de gravidez em pacientes submetidos à FIV. Um estudo com 45 mulheres inférteis com disfunção ovulatória mostrou que a retomada dos ciclos ovulatórios ocorreu significativa e frequentemente no grupo de acupuntura em comparação com o grupo controle, mas as taxas de gravidez não foram diferentes entre os dois grupos. Um estudo prospectivo randomizado e controlado com 160 pacientes mostrou que a taxa de gravidez clínica para o grupo de acupuntura foi significativamente maior do que a do grupo controle. Os efeitos periféricos da acupuntura também foram bem documentados. Estudos mostraram que a acupuntura mostrou ação simpático-inibidora, como medido pelo nível de noradrenalina e por temperatura da pele, pressão arterial e limiar de tolerância à dor. Além disso, a espessura endometrial, a morfologia e o fluxo sanguíneo da artéria uterina têm sido implicados como parâmetros importantes para o sucesso da implantação de embriões humanos. Com sua ação central simpático-inibitória, a acupuntura pode contribuir para reduzir a impedância da artéria uterina, aumentando, assim, o fluxo sanguíneo para o útero.[21]

Esse fato foi demonstrado por Sterner-Victorin et al. ao realizarem acupuntura em 10 mulheres inférteis, reguladas com GnRH, para evitar o efeito dos hormônios endógenos no fluxo sanguíneo da artéria uterina. Os resultados desses estudos são importantes porque mostram que a acupuntura pode ser uma ferramenta útil para o tratamento de infertilidade e para melhorar o fluxo sanguíneo para o útero, o que pode ajudar a melhorar a espessura do endométrio e aumentar a taxa de sucesso da implantação do embrião.

CONSIDERAÇÕES FINAIS

O conhecimento da técnica de acupuntura e a experiência clínica dos antigos médicos chineses nos fizeram ter uma abordagem sobre as doenças da medicina ocidental em condições de contribuir com tratamentos corretos em cada fase das doenças. A acupuntura, além de ser um importante tratamento para pacientes com dores, tanto agudas como crônicas, tem demonstrado efeitos moduladores nos sistemas imunológico e psíquico, colaborando para que os pacientes tenham uma qualidade de vida melhor. A técnica, quando efetuada por médicos acupunturistas especializados, evita a progressão ou a piora das condições, podendo contribuir até mesmo para a cura das patologias mencionadas.

REFERÊNCIAS BIBLIOGRÁFICAS

1. Kelly RB, Willis J. Acupuncture for Pain. *Am Fam Physician*. 2019 Jul 15;100(2):89-96.
2. Vickers AJ, Vertosick EA, Lewith G, MacPherson H, Foster NE, Sherman KJ, et al. Acupuncture for chronic pain: update of an individual patient data meta-analysis. *J Pain*. 2018 May;19(5):455-74.
3. Yuan QL, Wang P, Liu L, Sun F, Cai YS, Wu WT, et al. Acupuncture for musculoskeletal pain: A meta-analysis and meta-regression of sham-controlled randomized clinical trials. *Sci Rep*. 2016 Jul 29;6:30675.
4. Macintyre PE, Schug SA. Acute Pain management: a practical guide. *Elsevier Health Sciences*; 2007. 314 p.
5. Iravani S, Kazemi Motlagh AH, Emami Razavi SZ, Shahi F, Wang J, Hou L, et al. Effectiveness of acupuncture treatment on chemotherapy-induced peripheral neuropathy: a pilot, randomized, assessor-blinded, controlled trial. *Pain Res Manag*. 2020 Jun 29;2020:2504674.
6. Urits I, Patel M, Putz ME, Monteferrante NR, Nguyen D, An D, et al. Acupuncture and its role in the treatment of migraine headaches. *Neurol Ther*. 2020 Dec;9(2):375-94.
7. Li J, Li YX, Luo LJ, Ye J, Zhong DL, Xiao QW, et al. The effectiveness and safety of acupuncture for knee osteoarthritis: An overview of systematic reviews. *Medicine*. 2019 Jul;98(28):e16301.
8. Zhang XC, Chen H, Xu WT, Song YY, Gu YH, Ni GX. Acupuncture therapy for fibromyalgia: a systematic review and meta-analysis of randomized controlled trials. *J Pain Res*. 2019 Jan 30;12:527-42.
9. Valera-Calero JA, Fernández-de-Las-Peñas C, Navarro-Santana MJ, Plaza-Manzano G. Efficacy of dry needling and acupuncture in patients with fibromyalgia: a systematic review and meta-analysis. Int J Environ Res Public Health [Internet]. 2022 Aug 11;19(16).
10. Guo X, Ma T. Effects of acupuncture on neurological disease in clinical- and animal-based research. *Front Integr Neurosci*. 2019 Aug 30;13:47.
11. Amorim D, Amado J, Brito I, Fiuza SM, Amorim N, Costeira C, et al. Acupuncture and electroacupuncture for anxiety disorders: A systematic review of the clinical research. *Complement Ther Clin Pract*. 2018 May;31:31-7.
12. Li M, Liu X, Ye X, Zhuang L. Efficacy of acupuncture for generalized anxiety disorder: A PRISMA-compliant systematic review and meta-analysis. *Medicine*. 2022 Dec 9;101(49):e30076.
13. Zhao FY, Fu QQ, Spencer SJ, Kennedy GA, Conduit R, Zhang WJ, et al. Acupuncture: a promising approach for comorbid depression and insomnia in perimenopause. *Nat Sci Sleep*. 2021 Oct 12;13:1823-63.
14. Zeng L, Tao Y, Hou W, Zong L, Yu L. Electro-acupuncture improves psychiatric symptoms, anxiety and depression in methamphetamine addicts during abstinence: A randomized controlled trial. *Medicine*. 2018 Aug;97(34):e11905.
15. Ahlberg R, Skårberg K, Brus O, Kjellin L. Auricular acupuncture for substance use: a randomized controlled trial of effects on anxiety, sleep, drug use and use of addiction treatment services. *Subst Abuse Treat Prev Policy*. 2016 Jul 25;11(1):24.
16. Xiong J, Qi W, Yang H, Zou S, Kong J, Wang C, et al. Acupuncture treatment for cough-variant asthma: a meta-analysis [Internet]. Vol. 2021, Evidence-Based Complementary and Alternative Medicine. 2021. p. 1-16.
17. Oh JE, Kim SN. Anti-inflammatory effects of acupuncture at ST36 point: A literature review in animal studies [Internet]. Vol. 12, Frontiers in Immunology. 2022.

18. Painovich J, Longhurst J. Integrating acupuncture into the cardiology clinic: can it play a role? Sheng Li Xue Bao. 2015 Feb 25;67(1):19-31.

19. Hamvas S, Hegyi P, Kiss S, Lohner S, McQueen D, Havasi M. Acupuncture increases parasympathetic tone, modulating HRV – Systematic review and meta-analysis. *Complement Ther Med.* 2023 Mar;72:102905.

20. Lee H, Kim TH, Leem J. Acupuncture for heart failure: A systematic review of clinical studies. *Int J Cardiol.* 2016 Nov 1;222:321-31.

21. Quan K, Yu C, Wen X, Lin Q, Wang N, Ma H. Acupuncture as treatment for female infertility: a systematic review and meta-analysis of randomized controlled trials [Internet]. Vol. 2022, Evidence-Based Complementary and Alternative Medicine. 2022. p. 1-15.

CAPÍTULO 2

Boas Práticas em Acupuntura

Antonio Carlos Martins Cirilo • José Carlos Albuquerque • Luiz Carlos Souza Sampaio • Mara Valeria Pereira Mendes

INTRODUÇÃO

No Brasil, diversos normativos que integram a legislação vigente tratam da promoção da qualidade do cuidado em saúde, da segurança e da proteção ao paciente,[1,2] regulamentando temas diversos, como infraestrutura dos estabelecimentos de atenção à saúde humana,[3,4] alvará ou licença sanitária,[4,5] gerenciamento de tecnologias em saúde utilizadas na prestação de serviços de saúde,[6] responsabilidade técnica[7,8] e gerenciamento de resíduos sólidos em serviços de saúde,[9,10] bem como gerenciamento da qualidade (estrutura, processo e resultado), por meio dos componentes da garantia da qualidade e da segurança que integram as boas práticas de funcionamento de serviços de saúde, orientadas primeiramente à redução e ao controle dos riscos.[11]

A definição de "qualidade" que tem sido adotada na atualidade é a do Instituto de Medicina dos EUA (IOM), que se apresenta como "a medida em que os serviços de saúde, voltados para indivíduos e populações, aumentam a probabilidade de resultados desejados na saúde e são consistentes com os conhecimentos profissionais atuais".[12,13]

A segurança do paciente, por sua vez, é entendida como o conjunto de ações voltadas para sua proteção contra riscos, eventos adversos e danos desnecessários durante a atenção prestada nos serviços de saúde, que devem ser reduzidos a um mínimo aceitável, de acordo com definições contidas na legislação vigente, alinhadas com a OMS.[1,4,12]

As tecnologias de saúde compreendem o conjunto de equipamentos, insumos e procedimentos utilizados, bem como os processos de trabalho, a infraestrutura e a organização do serviço de saúde, seja a de clínica, seja a de consultório individualizado.[1,6]

A Acupuntura é especialidade médica reconhecida pelo Conselho Federal de Medicina a partir da Resolução CFM nº 1.455/1995. Atualmente, a Resolução CFM nº 2.221/2018 e as Boas Práticas Médicas da Acupuntura integram os documentos de qualidade do Colégio Médico Brasileiro de Acupuntura (CMBA).

QUALIDADE DO CUIDADO EM SAÚDE, SEGURANÇA E PROTEÇÃO DO PACIENTE

O atual conceito de qualidade realça a importância central das evidências e dos conhecimentos profissionais, devendo os cuidados serem eficazes, eficientes, acessíveis, aceitáveis, centrados no doente, equitativos e seguros.[12-14] Com a evolução do tema, a segurança do paciente foi incorporada aos atuais seis atributos da qualidade dos serviços de saúde e passou a ser parte integrante do conceito de qualidade.[12]

A qualidade não pode ser avaliada ou julgada pelos profissionais de saúde somente em termos técnicos.[13] É importante compreender que o cuidado em saúde no exercício médico da acupuntura implica na atenção direta e individualizada ao paciente por meio de uma sequência de atos programados, convergentes com o conhecimento científico e dispositivos da legislação brasileira que orientam e disciplinam o processo de trabalho.[3,4,15]

Um serviço de saúde não pode ser de qualidade se os riscos de dano ao paciente não estiverem reduzidos e controlados.[12] O paciente necessita estar protegido e seguro e sua proteção pode ser alcançada por meio de ações de melhoria da qualidade e da segurança:[1]

- Compromisso com o planejamento dos ambientes de atendimento
- Sistematização das práticas que podem incorrer em maiores riscos
- Identificação dos riscos relacionados com os procedimentos
- Gestão de risco para melhoria contínua dos processos e do uso de tecnologias da saúde
- Estabelecer procedimentos/protocolos de segurança do paciente
- Garantir as boas práticas da acupuntura em seu âmbito de atuação.

BOAS PRÁTICAS EM ACUPUNTURA NO BRASIL

As boas práticas da acupuntura compreendem um conjunto de procedimentos, medidas e técnicas construídos a partir de bases científicas, técnicas e normativas, que visam assegurar a manutenção da qualidade, em especial a segurança, dos serviços prestados em consultórios e clínicas especializados no atendimento médico em acupuntura, assim como a proteção da saúde dos pacientes e dos profissionais envolvidos, com os seguintes objetivos:[1,2,4]

- Estabelecer diretrizes de qualidade para a prestação de serviço de acupuntura[3,4]
- Prevenir, controlar, minimizar ou eliminar riscos aos pacientes, aos profissionais e ao meio ambiente[4]
- Estabelecer ações direcionadas à segurança e proteção do paciente[4,16-18]
- Gerenciar as tecnologias de saúde envolvidas a fim de garantir o seu uso seguro[4]
- Gerenciar os resíduos sólidos gerados, em especial os resíduos perfurocortantes[4,9,16]
- Garantir ações eficazes e contínuas de controle de vetores e pragas urbanas[4,16]
- Promover a saúde ocupacional do médico especialista em acupuntura[4,16]
- Promover e fortalecer a defesa profissional.[19]

Eventos adversos e complicações relacionadas com a assistência, decorrentes de processos ou estruturas, podem ocorrer em todos os serviços de saúde, clínicas ou consultórios individualizados. Portanto, deve-se conhecer o processo de tal modo que seja possível antecipar-se aos problemas, identificando os pontos críticos de controle de cada uma de suas etapas. Para tanto, foram analisados processos, dispositivos e estruturas envolvidos na execução do procedimento da acupuntura a fim de identificar os pontos com mais probabilidade de ocorrência de falhas e danos aos pacientes, além de riscos decorrentes da ausência de controle desses pontos críticos.[11,12,14]

Para desenvolver ações eficazes de prevenção e estabelecer boas práticas, é necessário que se conheçam os requisitos indispensáveis para a operacionalização de consultórios e clínicas de acupuntura, as medidas de precauções-padrão, os riscos envolvidos no procedimento da acupuntura e os procedimentos para prevenção e controle desses riscos.[1,3,4,19-21]

REQUISITOS PARA A OPERACIONALIZAÇÃO DE CONSULTÓRIOS MÉDICOS

Impactam direta e indiretamente no atendimento das demais exigências que visam ao alcance da qualidade, segurança e proteção do paciente, haja vista tratar-se de especialidade médica que envolve a execução de procedimento invasivo, ato exclusivo do médico.[7]

Devido ao grande número de leis e normas regulamentadoras do exercício da profissão médica, os requisitos a serem cumpridos encontram-se detalhados no Parecer Consultivo nº 01/2021,[22] do Colégio Médico Brasileiro de Acupuntura:

- Anexo I – Requisitos gerais e documentais[1,4-6,8,23]
- Anexo II – Requisitos estruturais de ambiente específico, comuns a todos os ambientes, incluindo acabamentos (pisos, paredes e tetos), instalações elétricas e iluminação, climatização, abastecimento de água potável, instalações hidrossanitárias etc.[3,23]
- Anexo III – Requisitos quanto à Estrutura Organizacional e Infraestrutura.[5,21]

Requisitos obrigatórios para consultórios de acupuntura

Os consultórios de acupuntura estão incluídos no Grupo 3 (especialidades cujas intervenções podem resultar em alterações fisiopatológicas agudas, ou lesões que coloquem em risco a vida do paciente), cujo roteiro para fiscalização contém itens obrigatórios e opcionais. Especial atenção deve ser dada ao atendimento dos requisitos acerca dos Equipamentos e Medicamentos Mínimos obrigatórios para o atendimento de intercorrências nos consultórios de Acupuntura, acessível em até 4 minutos.

Por se tratar de procedimento invasivo, é obrigatória a provisão de lavatórios ou pias com disponibilidade de sabonete líquido e álcool a 70% para a higienização das mãos.[3]

MEDIDAS DE PRECAUÇÃO PADRÃO

Medidas básicas de prevenção que devem ser adotadas para todos os pacientes, independentemente de diagnóstico confirmado ou presumido de doença infecciosa transmissível:[20]

- Higienizar frequentemente as mãos antes e após o contato com cada paciente e entre dois procedimentos nele realizados durante o mesmo atendimento[16,21,24]
- Executar antissepsia da pele na região de inserção das agulhas[24]
- Higienizar as superfícies de contato com o paciente entre cada atendimento[24]
- Manipular cuidadosamente o material perfurocortante[25]
- Utilizar Equipamentos de Proteção Individual (EPIs), conforme o caso, a necessidade ou a indicação[16]
- Descartar as agulhas utilizadas imediatamente após o uso[9,16]

- Garantir que colchões, colchonetes e demais mobiliários almofadados sejam revestidos de material lavável e impermeável, sem que apresentem furos, rasgos, sulcos e reentrâncias[4]
- Não tocar olhos, nariz, boca ou cabelo durante a realização dos procedimentos ou manipular materiais orgânicos[16]
- Imunizar-se contra tétano, difteria, hepatite B e SARS/CoV-2/covid-19[16,26]
- Estabelecer diretrizes para proteção à saúde de pacientes de maior risco (pacientes idosos, imunossuprimidos, fisicamente debilitados etc.)
- Manter-se atualizado em relação ao cenário epidemiológico nacional em caso de emergências de saúde pública.[26]

RISCOS NA PRÁTICA MÉDICA DA ACUPUNTURA

O médico especialista necessita deter o conhecimento acerca dos principais riscos relacionados com o procedimento da acupuntura para que seja possível adotar ações e medidas de gerenciamento. Os riscos existentes devem ser aceitáveis em relação aos benefícios proporcionados ao paciente e devem ou ser reduzidos a um grau compatível com a proteção à saúde e à segurança das pessoas, ou eliminados.[11]

Riscos relativos ao operador

Os riscos são decorrentes da inobservância de requisitos relativos à habilitação e qualificação profissionais, capacidade técnica para identificar e gerenciar riscos, conhecimento e atualização continuados. As regulamentações das profissões relacionadas com a saúde no Brasil, assim como o entendimento jurídico, estabelecem que o diagnóstico, o prognóstico, a prescrição e a execução de procedimentos invasivos são de competência da profissão médica. Além disso, são marcantes as diferenças da graduação e pós-graduação médicas e das responsabilidades profissionais quando comparadas com aquelas das demais profissões da saúde. Ademais, o profissional necessita ter domínio das técnicas de inserção, dos métodos de manipulação e de suas variações, de acordo com a patologia e região corporal.[5,7,8]

É importante destacar que, no Brasil, o médico pode tornar-se especialista em acupuntura mediante duas maneiras: conclusão de um programa de Residência Médica (dois anos), em instituições credenciadas pela Comissão Nacional de Residência Médica (https://cmba.org.br/residencia-medica-em-acupuntura/), ou obtenção do Título de Especialista por meio de concurso conduzido pela Associação Médica Brasileira (AMB) e pelo Colégio Médico Brasileiro de Acupuntura (CMBA), no caso de ser egresso de curso de pós-graduação chancelado (https://cmba.org.br/cursos-de-especializacao-chancelados-pelo-cmba/).

Riscos gerais relativos aos produtos ou dispositivos para saúde

- **Agulhas de acupuntura:** dispositivos médicos, invasivos, de uso único e transitório, classificados como Classe I – Baixo risco:[19,25]
  - Embalagem violada ou danificada, comprometendo o caráter estéril
  - Armazenamento em desacordo com as especificações do fabricante

◦ Reutilização de agulhas
◦ Agulhas não regularizadas junto à Anvisa

- **Equipamentos de eletroacupuntura:** dispositivos médicos terapêuticos ativos destinados a fornecer energia, uso transitório – Classe II – Risco médio:[19,25]
  ◦ Conexão inadequada ou não segura quando do uso combinado com agulhas
  ◦ Equipamento com fonte interna de energia, desprovido de meio(s) que possibilite(m) determinar o estado dessa fonte
  ◦ Equipamento com fonte de energia externa sem um sistema de alarme que indique qualquer falha dessa fonte
  ◦ Equipamento sem indicações compreensíveis para o operador de controle ou regulagem mediante um sistema visual
  ◦ Equipamento desacompanhado de instruções necessárias para seu uso
  ◦ Equipamentos não regularizados junto à Anvisa

- **Ventosas:** dispositivos médicos, não invasivos, de uso transitório – Classe I – Baixo risco:[19,27]
  ◦ Seleção inadequada de áreas ou regiões de musculatura delgada
  ◦ Aplicação em áreas ou regiões inadequadas
  ◦ Aplicação de ventosas de tamanhos inadequados à área tratada
  ◦ Aplicar ventosas em áreas ulceradas ou em local hiperemiado
  ◦ Formação de bolhas por sucção excessiva e prolongada
  ◦ Ausência ou higienização inadequada após cada uso

- **Bastões de moxabustão:** dispositivos médicos, não invasivos, de uso transitório – Classe I – Baixo risco:[19,27]
  ◦ Aplicação com paciente em posição inadequada
  ◦ Não respeitar as condições clínicas e a idade do paciente
  ◦ Aplicação em locais não recomendados, como regiões do corpo que apresentam hipoestesia, em pacientes com reação sensitiva retardada e na síncope
  ◦ Queimaduras, formação de bolhas e feridas
  ◦ Quantidade excessiva quando aplicada em forma de cones.

Riscos decorrentes do ambiente

A concepção e o uso dos espaços para promoção dos serviços de saúde e a conformação desses ambientes demanda adequada racionalização e individualização, de modo que os consultórios atendam às características das diversas especialidades médicas, ao mesmo tempo em que há a necessidade de agregar conforto ao ambiente de trabalho e aos cuidados em saúde:[3,28]

- Condições higiênico-sanitárias inadequadas
- Ausência de lavatório para higienização das mãos
- Ausência de produtos de higiene pessoal, como sabonete líquido e toalha descartável nos lavatórios
- Sanitários em número insuficiente e sem separação por sexo
- Temperatura, umidade e velocidade do ar sem conformidade com os parâmetros de conforto[28]
- Gerenciamento inadequado de resíduos sólidos[9]
- Não assegurar o conforto higrotérmico, acústico, luminotécnico, visual e olfativo do ambiente.[4,28]

ASPECTOS JURÍDICOS RELACIONADOS COM AS BOAS PRÁTICAS

O CMBA recomenda a adoção das boas práticas a todos os associados. Todavia, deixar de cumprir ou desrespeitar, salvo por motivo justo, as normas emanadas dos Conselhos Federal e Regionais de Medicina, bem como deixar de atender às suas requisições administrativas, intimações ou notificações no prazo estabelecido, caracteriza infração ética, sujeita a aplicação de penalidades. Da mesma maneira, descumprir os dispositivos da legislação sanitária vigente caracteriza infração sanitária, sujeita a penalidades, nos termos do artigo 10 da Lei nº 6.437/1997.

CONSIDERAÇÕES FINAIS

As boas práticas da acupuntura são componentes de garantia da qualidade que asseguram que a prestação de serviços em acupuntura é ofertada com padrões de qualidade adequados.[4]

A acupuntura envolve a execução de procedimento invasivo e, além do cumprimento das legislações, normas e exigências sanitárias relacionadas com o exercício profissional,[5,7] do planejamento, da programação, da elaboração e da avaliação de projetos físicos de estabelecimentos assistenciais de saúde,[3] condições ambientais e de funcionamento, é imprescindível a habilitação profissional que assegure a capacidade técnica para identificar e gerenciar os riscos[1] correlacionados, os efeitos adversos, o diagnóstico e o manejo clínico das prováveis complicações, o domínio dos aspectos técnicos do procedimento e dos dispositivos médicos envolvidos.[11]

As boas práticas em acupuntura, além de promoverem a conformidade dos consultórios e das clínicas com os inúmeros requisitos contidos nas normas, nos regulamentos e nas leis que regem a medicina no Brasil, ampliam a capacidade resolutiva do médico e asseguram a proteção do paciente. Ao mesmo tempo, evidenciam que é possível estar atento aos atributos da qualidade, aos requisitos de segurança e à adoção de ações de melhoria contínua do atendimento em acupuntura, além de proporcionar uma experiência humanizada ao paciente.

REFERÊNCIAS BIBLIOGRÁFICAS

1. Agência Nacional de Vigilância Sanitária. RDC nº 36, de 25 de julho de 2013. Institui ações para a segurança do paciente em serviços de saúde e dá outras providências. (Acesso em: 6 fev. 2023.) Disponível em: https://bvsms.saude.gov.br/bvs/saudelegis/anvisa/2013/rdc0036_25_07_2013.html.
2. Agência Nacional de Vigilância Sanitária. RDC nº 44, de 17 de agosto de 2009. Dispõe sobre Boas Práticas Farmacêuticas para o controle sanitário do funcionamento, da dispensação e da comercialização de produtos e da prestação de serviços farmacêuticos em farmácias e drogarias e dá outras providências. (Acesso em: 6 fev. 2023.) Disponível em: https://bvsms.saude.gov.br/bvs/saudelegis/anvisa/2009/rdc0044_17_08_2009.pdf.
3. Agência Nacional de Vigilância Sanitária. RDC nº 50, de 21 de fevereiro de 2002. Dispõe sobre o Regulamento Técnico para planejamento, programação, elaboração e avaliação de projetos físicos de estabelecimentos assistenciais de saúde. (Acesso em: 6 fev. 2023.) Disponível em: https://bvsms.saude.gov.br/bvs/saudelegis/anvisa/2002/rdc0050_21_02_2002.html.
4. Agência Nacional de Vigilância Sanitária. RDC nº 63, de 25 de novembro de 2011. Dispõe sobre os Requisitos de Boas Práticas de Funcionamento para os Serviços de Saúde. (Acesso em: 6

fev. 2023.) Disponível em: https://bvsms.saude.gov.br/bvs/saudelegis/anvisa/2011/rdc0063_25_11_2011.html.

5. Conselho Federal de Medicina. Resolução CFM n. 2.056, de 12 de novembro de 2013 e suas alterações (Resolução CFM n. 2.153/2016 e Resolução CFM nº 2.214/2018). (Acesso em: 10 fev. 2023.) Disponível em: https://sistemas.cfm.org.br/normas/arquivos/resolucoes/BR/2013/2056_2013.pdf.

6. Agência Nacional de Vigilância Sanitária. RDC nº 2, de 25 de janeiro de 2010. Dispõe sobre o gerenciamento de tecnologias em saúde em estabelecimentos de saúde. (Acesso em: 6 fev. 2023.). Disponível em: https://bvsms.saude.gov.br/bvs/saudelegis/anvisa/2010/res0002_25_01_2010.html.

7. Brasil. Lei nº 12.842, de 10 de julho de 2013. Dispõe sobre o exercício da Medicina. (Acesso em: 8 fev. 2023.). Disponível em: https://www.planalto.gov.br/ccivil_03/_ato2011-2014/2013/lei/l12842.htm.

8. Conselho Federal de Medicina. Resolução CFM nº 2.147, de 27 de outubro de 2016. (Acesso em: 10 fev. 2023]. Disponível em: https://sistemas.cfm.org.br/normas/visualizar/resolucoes/BR/2016/2147.

9. Agência Nacional de Vigilância Sanitária. RDC nº 222, de 28 de março de 2018. Regulamenta as Boas Práticas de Gerenciamento dos Resíduos de Serviços de Saúde e dá outras providências. (Acesso em: 7 fev. 2023.) Disponível em: http://antigo.anvisa.gov.br/documents/33852/271855/RDC+222+de+Mar%C3%A7o+de+2018+COMENTADA/edd85795-17a2-4e1e-99ac-df6bad1e00ce?version=1.0.

10. Brasil. Lei nº12.305, de 2 de agosto de 2010. Institui a Política Nacional de Resíduos Sólidos; altera a Lei nº 9.605, de 12 de fevereiro de 1998; e dá outras providências. (Acesso em: 7 fev. 2023.) Disponível em: https://www.planalto.gov.br/ccivil_03/_ato2007-2010/2010/lei/l12305.htm#:~:text=LEI%20N%C2%BA%2012.305%2C%20DE%202%20DE%20AGOSTO%20DE%202010.&text=Institui%20a%20Pol%C3%ADtica%20Nacional%20de,1998%3B%20e%20d%C3%A1%20outras%20provid%C3%AAncias.

11. Ministério da Saúde. Portaria MS/GM nº 529/2013. Institui o Programa Nacional de Segurança do Paciente (PNSP). (Acesso em: 14 fev. 2023.) Disponível em: https://bvsms.saude.gov.br/bvs/saudelegis/gm/2013/prt0529_01_04_2013.html.

12. Agência Nacional de Vigilância Sanitária. Assistência segura: uma reflexão teórica aplicada à prática. Agência Nacional de Vigilância Sanitária. Brasília. 2017. (Acesso em: 2 fev. 2023.). Disponível em: https://www.saude.go.gov.br/images/imagens_migradas/upload/arquivos/2017-09/2017-anvisa---caderno-1---assistencia-segura---uma-reflexao-teorica-aplicada-a-pratica.pdf.

13. Fekete MC. A qualidade na prestação do cuidado em saúde. In: Ministério da Saúde. Organização do cuidado a partir do problema: uma alternativa metodológica para atuação da equipe de saúde da família. Brasília: OPAS; 2000. p. 51-7.

14. Genebra. Organização Mundial da Saúde. Manual de políticas e estratégias para a qualidade dos cuidados de saúde: uma abordagem prática para formular políticas e estratégias destinadas a melhorar a qualidade dos cuidados de saúde. 2020.

15. Agência Nacional de Vigilância Sanitária. Segurança do paciente em serviços de saúde: limpeza e desinfecção de superfícies. 2010. (Acesso em: 8 fev. 2023.) Disponível em: https://www.gov.br/anvisa/pt-br/centraisdeconteudo/publicacoes/servicosdesaude/publicacoes/manual-de-limpeza-e-desinfeccao-de-superficies.pdf/view.

16. Ministério do Trabalho e Previdência. Norma Regulamentadora nº 32 (NR 32 – Segurança e Saúde no Trabalho em Serviços de Saúde). (Acesso em: 10 fev. 2023.). Disponível em: https://www.gov.br/trabalho-e-previdencia/pt-br/composicao/orgaos-especificos/secretaria-de-trabalho/inspecao/seguranca-e-saude-no-trabalho/normas-regulamentadoras/nr-32-atualizada-2022-2.pdf.

17. Ministério da Saúde. Portaria MS/GM nº 2.349, de 14 de setembro de 2017. Aprova a Classificação de Risco dos Agentes Biológicos elaborada em 2017, pela Comissão de Biossegurança em Saúde (CBS), do Ministério da Saúde. (Acesso em: 9 fev. 2023.) Disponível em: https://bvsms.saude.gov.br/bvs/saudelegis/gm/2017/prt2349_22_09_2017.html.

18. Colégio Médico Brasileiro de Acupuntura. Estatuto Social do Colégio Médico Brasileiro de Acupuntura. 1998. (Acesso em: 4 fev. 2023.) Disponível em: https://cmba.org.br/estatuto-social-do-cmba/.

19. Agência Nacional de Vigilância Sanitária. RDC nº 751, de 15 de setembro de 2022. Dispõe sobre a classificação de risco, os regimes de notificação e de registro, e os requisitos de rotulagem e instruções de uso de dispositivos médicos. (Acesso em 10 fev. 2022.) Disponível em: http://antigo.anvisa.gov.br/documents/10181/5672055/RDC_751_2022_.pdf/37b2d641-82ec-4e64-bb07-4fc871936735.

20. Agência Nacional de Vigilância Sanitária. Serviços Odontológicos: Prevenção e Controle de Riscos. (Acesso em: 6 fev. 2023.) Disponível em: bvsms.saude.gov.br/bvs/saudelegis/anvisa/2010/res0002_25_01_2010.html.

21. Agência Nacional de Vigilância Sanitária. RDC nº 42, de 25 de outubro de 2010. Dispõe sobre a obrigatoriedade de disponibilização de preparação alcoólica para fricção antisséptica das mãos, pelos serviços de saúde do País, e dá outras providências. (Acesso em: 11 fev. 2023.) Disponível em: https://bvsms.saude.gov.br/bvs/saudelegis/anvisa/2010/res0042_25_10_2010.html.

22. Colégio Médico Brasileiro de Acupuntura. Parecer Consultivo nº 01/2021, de 15 de abril de 2021. Requisitos gerais, documentais e estruturais para consultórios e serviços médicos de acupuntura. (Acesso em: 10 fev. 2023.) Disponível em: https://cmba.org.br/.

23. Agência Nacional de Vigilância Sanitária. RDC nº 51, de 06 de outubro de 2011. Dispõe sobre os requisitos mínimos para a análise, avaliação e aprovação dos projetos físicos de estabelecimentos de saúde no Sistema Nacional de Vigilância Sanitária (SNVS) e dá outras providências. (Acesso em: 6 fev. 2023.) Disponível em: https://bvsms.saude.gov.br/bvs/saudelegis/anvisa/2011/rdc0051_06_10_2011.html.

24. Agência Nacional de Vigilância Sanitária. Segurança do Paciente em Serviços de Saúde: Higienização das Mãos. 2009. (Acesso em: 12 fev. 2023.) Disponível em: https://bvsms.saude.gov.br/bvs/publicacoes/seguranca_paciente_servicos_saude_higienizacao_maos.pdf.

25. Agência Nacional de Vigilância Sanitária. RDC nº 546, de 30 de agosto de 2021. Dispõe sobre os requisitos essenciais de segurança e eficácia aplicáveis aos produtos para saúde. (Acesso em: 15 fev. 2023.) Disponível em: http://antigo.anvisa.gov.br/documents/10181/6319629/RDC_546_2021_.pdf/e3a6c40f-7df3-4ac3-865b-e9a88a92626b.

26. Ministério da Saúde. Secretaria de Vigilância em Saúde. Departamento de Imunização e Doenças Transmissíveis. Plano Nacional de Operacionalização da Vacinação contra a Covid-19. 2022. (Acesso em: 15 fev. 2023.) Disponível em: https://www.gov.br/saude/pt-br/centrais-de-conteudo/publicacoes/publicacoes-svs/coronavirus/plano-nacional-de-operacionalizacao-da-vacinacao-contra-a-covid-19-pno-2a-edicao-com-isbn.

27. Liu G. Métodos de acupuntura e manipulações. Tratado Contemporâneo de Acupuntura e Moxibustão. Editora Roca: São Paulo; 2005.

28. Agência Nacional de Vigilância Sanitária. Conforto Ambiental em Estabelecimentos Assistenciais de Saúde. 2014. (Acesso em: 16 fev. 2023.) Disponível em: https://www.gov.br/anvisa/pt-br/centraisdeconteudo/publicacoes/servicosdesaude/publicacoes/manual-conforto-ambiental-em-estabelecimentos-assistenciais-de-saude.pdf/view.

3

Princípios Básicos da Acupuntura para o Médico Generalista

Adriano Höhl • André Wan Wen Tsai • Durval D. Souza Mota •
Luciano Ricardo Curuci de Souza

INTRODUÇÃO

A medicina que se origina a partir da anatomoclínica é uma atividade que se legitima a partir do método científico. Conhecida como Biomedicina, por estar ancorada na Biologia, parte da premissa de que o conhecimento científico é o único capaz de ordenar o mundo da experiência de modo confiável.

Entretanto, a legitimação das práticas alternativas à biomedicina não depende apenas do reconhecimento de sua cientificidade, mas também do reconhecimento de sua utilidade terapêutica.[1] Nesse contexto, a Acupuntura se coloca enquanto uma medicina integrativa, com potencial e abordagens complementares ao modelo médico dominante.

Muito diversas, embora permitindo algum grau de comparação, outras medicinas, provenientes de distintas cosmologias, como a acupuntura, apresentam-se enquanto portadoras de razão médica e de eficácia terapêutica próprias, coerentes com seu estilo de pensamento,[2] contradizendo o discurso de que somente a Biomedicina seria portadora de racionalidade.

Por óbvio, racionalidades médicas distintas da Biomédica não são uma panaceia e, consequentemente, não resolvem todas as questões quando abordam a prevenção, promoção e tratamento ao objetivar a saúde individual. Nessa especialidade, a Acupuntura vem se submetendo a um crescente processo de "cientifização". Sob essa perspectiva, entende-se que buscar a explicação para um fenômeno baseado em metodologia distinta é salutar no sentido de criar novas indicações de utilização dessa poderosa ferramenta terapêutica.

O conhecimento empiricamente baseado na experimentação por meio da prática da confecção de modelos vem se afirmando continuamente. Convém salientar, entretanto, que a narrativa trazida pela história produzida pelo paciente dentro de sua compreensão do adoecimento e valorizada na abordagem da Medicina Tradicional Chinesa (MTC), na maioria das vezes, contrasta com as interpretações construídas a partir de modelos explicativos advindos da abordagem biomédica, objeto cada vez maior de pesquisas a partir do método científico, no sentido de legitimá-la dentro dos critérios de aferência consagrados no campo médico. Não descaracterizá-la de suas premissas originais, de sua racionalidade, postuladas a partir de milenar observação advinda dos pilares que norteiam o pensamento chinês, é o grande desafio.

A acupuntura é um ramo da MTC que utiliza a estimulação de pontos localizados no corpo para promover a saúde ou prevenir certas doenças.[3] Acredita-se que tal prática tenha sido desenvolvida há mais de 4.500 anos na China, onde, posteriormente, foram também desenvolvidos os conhecimentos sobre fitoterapia e moxabustão.

Desde então, a acupuntura tem sido praticada em toda a China e divulgada também para outros países, como Japão e Coreia, e, aos poucos, tem conquistado adeptos no mundo ocidental.

No Brasil, essa técnica foi trazida por imigrantes asiáticos, especialmente os chineses, quando vieram trabalhar em lavouras de chá e café no século 19. No entanto, foi a partir de 1972, após a visita do então presidente norte-americano Richard Nixon à China, que a acupuntura teve mais divulgação no Ocidente. Isso porque, durante sua estadia no país, o jornalista americano da revista *The New York Times* James Reston, que acompanhava o presidente Nixon, reportou sua experiência pessoal ao receber analgesia pós-operatória (apendicectomia) com acupuntura. Com o intuito de explicar o funcionamento da acupuntura e comprovar, de fato, sua eficácia, o número de trabalhos científicos sobre o assunto aumentou muito desde então.

Em 1997, o National Institute of Health (NIH) dos EUA divulgou um consenso sobre a acupuntura, o qual mostrou sua eficácia para o tratamento de náuseas e vômitos em pacientes que recebem quimioterapia ou após cirurgia, e para analgesia pós-procedimento odontológico em adultos. Em outras condições, como drogadição, acidente vascular cerebral, cefaleia, dismenorreia, epicondilite lateral, fibromialgia, dor miofascial, osteoartrose, síndrome do túnel do carpo, lombalgia e asma, a acupuntura possui papel adjuvante no tratamento.

No Brasil, a acupuntura tem crescido tanto no meio popular como também no meio científico, principalmente nos últimos 50 anos, sendo introduzida no serviço público em 1988 via CIPLAN nº 5 de 1988. Em 1992, o Conselho Federal de Medicina reconheceu a acupuntura como Ato Médico, e em 1995, como especialidade médica.

ACUPUNTURA

O uso da acupuntura tem crescido no mundo todo, sendo indicado em várias condições clínicas, especialmente naquelas relacionadas com as síndromes dolorosas, como dor no pós-operatório dentário, osteoartrites, lombalgias inespecíficas e síndrome dolorosa miofascial (SDM), além de em outras condições clínicas, como doenças autoimunes, alergias e até nas doenças oncológicas.[4]

Há mais de 50 anos, o mundo ocidental vem descobrindo, por meio da metodologia científica moderna, os principais mecanismos bioquímicos pelos quais a acupuntura atua, bem como suas principais vias neurais, por onde trafegam as informações, e quais núcleos nervosos estão envolvidos no processamento dos estímulos provocados pelo agulhamento.[4]

O ponto de acupuntura (穴道 – Xue Dao)

Em chinês, o ponto de acupuntura significa literalmente "buraco". Existem cerca de mil pontos descritos dentro e fora dos Meridianos (經絡 – Jing Luo) e que, ao exame físico, muitas vezes são percebidos como uma depressão.[4,5] Inúmeros estudos anatômicos identificaram que os pontos de acupuntura são ricamente inervados e coincidem com terminações nervosas que perfuram a fáscia para atingirem planos mais superficiais do organismo, conferindo essa sensação de "buraco".[5] Além disso, muitos pontos são localizados em planos intermusculares, nos quais a introdução da agulha encontra menos resistência física.[5]

Modelos experimentais demonstram que o ponto de acupuntura tem baixa resistência elétrica,[4,5] podendo ser localizado e/ou estimulado por meio de aparato elétrico, que é muito comum na acupuntura auricular, potencializando o efeito terapêutico.

Melzack et al. correlacionaram os pontos de acupuntura com pontos gatilhos miofasciais,[3,5] e esses, quando agulhados, produzem sensação de irradiação, que mimetizam o trajeto do meridiano a qual o ponto pertence.

O estímulo da acupuntura (得氣 – De Qi)

Normalmente, utilizam-se agulhas metálicas para puncionar os pontos de acupuntura através da pele e, dessa maneira, produzir um fenômeno conhecido como "De Qi" (得氣), traduzido como a "chegada do Qi", no ponto agulhado. De acordo com as teorias básicas da MTC, da qual a acupuntura faz parte, o objetivo do "De Qi" é promover uma circulação eficiente pelos tecidos dessa substância vital chamada de Qi e, assim, reestabelecer a homeostasia do organismo.[4]

Classicamente, ao estimular o ponto de acupuntura, procura-se obter uma sensação de formigamento, parestesia, choque, aperto, peso que pode irradiar proximal ou distalmente, resultando no efeito terapêutico desejado.[3-5] Vale ressaltar que, muitas vezes, o "De Qi" pode ser percebido pelo acupunturista como uma resposta "twich" em uma SDM, frequentemente presente na osteoartrite de joelho. Muitos trabalhos corroboram com a descrição dos textos clássicos, reforçando a obtenção do "De Qi" como condição importante para se obter melhores resultados.[5]

Efeitos analgésicos e anti-inflamatórios da acupuntura

O ponto de acupuntura, ao ser puncionado, estimula vias aferentes nervosas, especialmente as fibras do tipo A-delta, levando as informações até o corno posterior da medula espinhal (CPME).[6]

Na medula espinhal ocorrem dois fenômenos: primeiramente, os interneurônios inibitórios são acionados e, com a liberação de metencefalina, bloqueiam as informações de dor, trazidas preferencialmente pelas fibras do tipo "C", estimulando as células pedunculadas a inibir a substância gelatinosa, que, via células de ampla variação dinâmica, iriam continuar a transmissão através do trato espinorreticular; simultaneamente, as informações ascendem pelo funículo ântero-lateral da medula espinhal (trato espinotalâmico) até o tálamo posterior lateral, e dali até o córtex cerebral, onde a sensação de "De Qi" é interpretada como sensação de peso, choque ou parestesia pelo sistema nervoso central (SNC). Nesses casos, a dor é bem localizada, por chegar ao córtex sensorial por meio de uma projeção somatotópica, e o caráter é agudo.[4] No SNC, o sistema supressor da dor é ativado liberando opioides endógenos (beta-endorfina, dinorfina) e neurotransmissores (serotonina, norepinefrina), tanto em nível central como nas vias eferentes, produzindo analgesia.[4,6]

Na via serotoninérgica, o estímulo doloroso originário nas fibras C é bloqueado por ação da substância cinzenta periaquedutal (SCPA) no mesencéfalo, que estimula o núcleo magno da rafe a liberar serotonina (5-HT), com ação sobre as células pedunculadas, evitando a progressão via trato espinorreticular, para difusão em um sistema multissináptico, emitindo projeções pela formação reticular em direção ao tálamo medial, de onde gera uma projeção cortical difusa envolvendo o córtex pré-frontal (em várias regiões) e o giro do cíngulo. Isso explica a percepção de dor surda e mal localizada, de caráter crônico. A SCPA também recebe a ação de opioides (beta-endorfinas) originários do hipotálamo (núcleo arqueado), que recebe projeções do córtex pré-frontal.

Na via adrenérgica, a própria estimulação dolorosa da agulha já inicia a analgesia, quando as fibras das células marginais emitem projeções para estruturas do mesencéfalo, antes de atingirem o tálamo medial, liberando noradrenalina. Agem nessa etapa, especialmente, o *locus coeruleus* (que inibe diretamente os neurônios espinhais) e o subnúcleo reticular dorsal (que atua inibindo a substância gelatinosa).[4-6]

Além do estímulo das terminações nervosas, há também a estimulação mecânica de fibroblastos, células do tecido conjuntivo, por meio do citoesqueleto actinomiosina, o que explica como pode-se aumentar os efeitos pela rotação das agulhas na acupuntura.[4]

Recentes estudos têm mostrado a importância dos mastócitos na potencialização dos efeitos da acupuntura. Há a liberação de peptídeos relacionados com o gene da calcitonina e substância P, que se ligam ao receptor neurocinina-1 dos mastócitos. Sua degranulação aumenta os níveis de 5-hidroxi-triptamina (5-HT), produzindo efeito analgésico e anti-inflamatório.[4]

Em uma revisão sistemática, artigos foram avaliados no tratamento da artrite reumatoide (AR), usando em seus estudos pontos como ST36, GB34 e LI4. Foi observada uma melhora na qualidade de vida dos pacientes, com exceção dos pacientes de um dos estudos. Pesquisas bem documentadas por meio de biomarcadores têm observado efeito anti-inflamatório da acupuntura na AR, e o envolvimento do receptor TLR (do inglês, *toll-like receptor*), que está associado ao desenvolvimento e à progressão da AR, mostrou que sua expressão pode ser reduzida pela acupuntura.[4]

Como mencionado anteriormente, as fibras finas aferentes A-delta são as principais vias conhecidas até o momento envolvidas nos efeitos analgésicos e anti-inflamatórios da acupuntura. No entanto, o papel das fibras A-beta e até mesmo das fibras C (amielínicas) também tem sido descrito.[4,5]

A nível molecular, os receptores de membrana (TRPV1, TRPV4 e ASIC3) que permeiam cátions como sódio e cálcio estão sendo extensivamente estudados, por estarem associados à liberação de ATP em vários tecidos. ASIC3 são receptores que respondem a estímulos mecânicos e químicos localizados nas fibras A-beta que inervam músculos e pele. TRPV1 encontra-se expresso em fibras A-delta e fibras C. Estudos têm mostrado que receptores ASIC3 e TRPV1 estão associados aos estímulos percebidos pela eletroestimulação, em tecido subcutâneo.[4]

Envolvimento do sistema nervoso autonômico

As citocinas são mensageiras que interligam os sistemas neural, imune e endócrino em um processo inflamatório, modulando o sistema nervoso autonômico (nervo vagal e nervos simpáticos).

Durante a inflamação, citocinas periféricas sensibilizam receptores nociceptivos que levam a informação da dor para a medula espinhal. O SNC coordena três vias que controlam a função dos órgãos:

- Via hipotálamo-pituitária-adrenal (HPA)
- Via simpática
- Via parassimpática.[4]

Por meio do eixo HPA e dos sistemas nervosos simpático e vagal, os sinais dolorosos podem estimular a liberação de noradrenalina (NE) e acetilcolina (ACh) da glândula adrenal, inibindo a expressão de citocinas inflamatórias e formando um circuito modulatório neuroimune e neuroendócrino.[4,5] Além disso, o eixo HPA e os nervos simpáticos e vagal inibem a inflamação por meio de interações com células imunes e neurônios nociceptivos, formando uma alça de *feedback*.

A rede neuronal simpática percorre a medula espinhal e inerva a maior parte das vísceras, induzindo a liberação neurogênica local e/ou sistêmica de catecolaminas pelas glândulas adrenais. Ramos simpáticos pré-ganglionares inervam a medula adrenal e ativam as células cromafins para liberar catecolaminas na corrente sanguínea, podendo causar efeitos adversos, como lipólise metabólica sistêmica e imunossupressão.

A eletroacupuntura (EA) de alta frequência parece ativar a inervação pré-ganglionar da medula adrenal para induzir catecolaminas sistêmicas, enquanto que a EA de baixa frequência parece ativar inervações pós-ganglionares simpáticas específicas para induzir a liberação local de norepinefrina neurogênica.[4] Estudos recentes em roedores sugerem que a regulação simpática local do sistema imunológico pode fornecer vantagens clínicas para o tratamento de distúrbios inflamatórios, como a artrite, evitando a imunossupressão sistêmica e a suscetibilidade a infecções secundárias.[4]

O nervo vago é o principal nervo parassimpático. Ele conecta o SNC com as vísceras nos mamíferos. O agulhamento em pontos ST36, PC6 e a acupuntura auricular (estômago e intestino delgado) aumentam a motilidade gastrintestinal via estimulação vagal. Outros fenômenos, como diminuição do nível sérico de citocinas inflamatórias, prevenção de peritonite, lesões cerebrais e pulmonares, foram observados em modelos animais.[4]

ATENDIMENTO

Como parte da MTC, a acupuntura tem características peculiares envolvendo ambiente confortável, associado a um tratamento acolhedor e personalizado por parte do especialista, com os pacientes se sentindo mais valorizados, mais compreendidos e mais conhecidos.[7,8]

O atendimento envolve uma consulta inicial personalizada, mais longa, com observação e interrogação mais aprofundadas, em que são abordadas a história de vida, as queixas principais, com seus sinais e sintomas, as emoções do dia a dia, bem como suas relações habituais, envolvendo hábitos, tipo de atividade física, atividades profissionais, entre outros.

Após concluída a primeira etapa, é, então, realizado um exame físico geral e personalizado voltado para a queixa principal, segundo os moldes da racionalidade biomédica e complementado por uma avaliação minuciosa dentro da racionalidade da MTC, que inclui a observação de pele, cabelo, semblante, respiração e língua, associada à palpação geral e de pontos específicos, além da avaliação personalizada do pulso radial.

Segue-se à avaliação um plano de tratamento realizado em sessões menores com a aplicação das agulhas, uso de ventosa, moxa, eletroestimulação transcutânea e aplicação de *laser* em pontos específicos. Como complemento, o médico ainda pode oferecer orientações dietoterápicas, atividade física e prescrição de fitomedicamentos específicos para cada situação.[9]

É importante ressaltar que o processo é dinâmico a cada retorno do paciente. Apesar das consultas mais curtas, o tratamento sempre depende de como o paciente está naquele dia.[7]

As sessões têm a duração de 20 a 40 minutos, conforme o diagnóstico e a necessidade do paciente. Sua frequência pode variar de 1 a 3 vezes por semana.[9]

CONTRAINDICAÇÕES

Não há contraindicação absoluta à acupuntura, mas precauções devem ser tomadas para garantir boa prática clínica e minimização das adversidades, dentro de um atendimento altamente personalizado ao paciente.[10] Entre as contraindicações relativas estão a fobia a agulhas, o uso de anticoagulantes, áreas cruentas ou infectadas e o uso de marca-passo, nos casos de EA.[10]

EFEITOS ADVERSOS

O tratamento pela acupuntura gera poucos efeitos adversos, sendo uma técnica segura quando realizada por profissionais treinados e qualificados. A reação mais comum é a vasovagal, que geralmente está associada ao estado de ansiedade e/ou medo do agulhamento, geralmente mais presente na primeira sessão.[9] Os demais efeitos observados podem ser sudorese, náuseas ou mal-estar epigástrico e escurecimento da visão, contornados por retirada momentânea da agulha, elevação dos membros inferiores e estimulação de pontos específicos que promovem o bem-estar e a volta ao equilíbrio emocional e da consciência.[9,10]

CONSIDERAÇÕES FINAIS

A acupuntura é um ramo da MTC que surgiu há mais de 4.500 anos e que utiliza a estimulação com agulha em pontos localizados no corpo para promover a saúde ou prevenir certas doenças. Esse método tem crescido no mundo todo, e é indicado em várias condições clínicas.

Pela filosofia da MTC, o objetivo do agulhamento é promover uma circulação eficiente pelos tecidos de uma substância vital chamada de Qi, assim reestabelecendo a homeostasia do organismo.

Por intermédio das investigações científicas, sabe-se, hoje, que o agulhamento estimula principalmente as fibras do tipo A-delta, estimulando vias aferentes nervosas e ativando vias desencadeadoras de neurotransmissores, bem como promovendo a modulação do sistema nervoso autônomo.

Não existem contraindicações, e os efeitos adversos são mínimos e facilmente contornados. O atendimento deve ser personalizado, realizado por profissional médico treinado e qualificado, tornando-se, na atualidade, uma forma de medicina integrativa com potencial e abordagens complementares ao modelo médico dominante, com excelentes resultados.

REFERÊNCIAS BIBLIOGRÁFICAS

1. Palmeira G. A acupuntura no Ocidente. Cad. Saúde Pública. 1990;6(2). In: da Silva AS et al. 1ª ed. Rio de Janeiro: Atheneu; 2022.
2. Fleck L. Gênese e desenvolvimento de um fato científico. Belo Horizonte: Fabrefactum; 2010. In: da Silva AS et al. 1ª ed. Rio de Janeiro: Atheneu; 2022.
3. Palladini M, et al. Tratado de dor neuropática. Rio de Janeiro: Editora Atheneu; 2021.
4. Tsai A. Ensaio clínico controlado aleatorizado do uso da acupuntura e ventosa em pacientes aguardando artroplastia total de joelho (ATJ) devido à osteoartrite de joelho. São Paulo. Tese [Doutorado] – Universidade de São Paulo, Faculdade de Medicina; 2022.
5. Höhl A, et al. Manual clínico e de acupuntura médica para tratamento da síndrome pós-covid. Rio de Janeiro, São Paulo: Editora Atheneu; 2022.
6. Kobayashi R, et al. Tratado de dor músculo esquelético. Sociedade Brasileira de Ortopedia e Traumatologia. 2ª edição. São Paulo: 2019.
7. Ding A, Patel JP, Auyeung V. Understanding the Traditional Chinese Medicine (TCM) consultation: Why do patients adhere to treatment? *Complement Ther Clin Pract*. 2020 May; 39:101139.
8. Ding A, Patel JP, Auyeung V. Testing the Traditional Chinese Medicine consultation model for adherence in complementary and alternative medicine. *Evid Based Complement Alternat Med*. 2020 Dec 30; 2020:8897628.
9. Liggieri V, et al. Tratado de dor, reabilitação e atividade física: conceitos e prática clínica. Editora dos Editores: São Paulo; 2022.
10. Wu TH, et al. Acupuntura e Medicina Tradicional Chinesa. Editora Atheneu: Rio de Janeiro; 2019.

Alergia e Imunologia

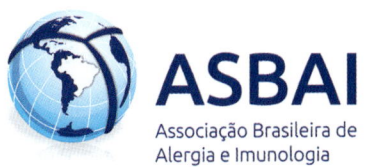

PARTE 2

ASBAI
Associação Brasileira de
Alergia e Imunologia

O Médico e a Educação do Sistema Imune

Emanuel Sarinho • Fábio Chigres Kuschnir

INTRODUÇÃO

Imagine um grande festival, uma enorme festa, aberta a quem chegar. Assim é a vida dentro do corpo, e o sistema imunológico, de maneira ativa e silenciosa, integra e reconhece, de modo contínuo, o que é próprio de cada organismo. Essas relações dinâmicas e altamente complexas são realizadas pelo sistema imune, que tece uma rede de conexões possibilitando a integração do corpo e a noção de unidade do organismo do que é próprio (self).

SISTEMA IMUNE E HOMEOSTASE

O sistema imune faz a limpeza de restos celulares e de moléculas que não servem mais ao organismo, promove a reparação dos tecidos após a agressão e o desenvolvimento dos órgãos e sistemas, atua no sistema de defesa, reconhecendo o que é estranho ao organismo, além da mais nobre função, que é a manutenção da homeostase tecidual.

O sistema imune mantém a homeostase por meio de uma atuação escalonada em três níveis: no nível inicial, em que ocorre uma resposta imune indetectável frente a um estresse benéfico, que resulta em parainflamação e resolução; no segundo nível, onde há uma resposta imune tradicional, com inflamação benéfica e resolutividade, e, por fim, no terceiro nível, onde ocorre imunopatogênese com lesão tecidual, que pode gerar e manter inflamação excessiva (doenças alérgicas), inapropriada (doenças autoimunes) ou descontrolada (doenças neoplásicas).

Essa harmonia do organismo é uma função imune e está presente desde as fases iniciais da vida, quando ocorrem a formação e a maturação do sistema imunológico, e deve ser continuadamente modulada e mantida durante toda a vida.

TOLERÂNCIA, CÉLULAS T REGULADORAS E EDUCAÇÃO IMUNOLÓGICA

O sistema imune é o que viabiliza a identidade do organismo, distinguindo o self do non self, e é desenvolvido a partir de uma "conversa" com o meio ambiente interno (microbioma) e o meio ambiente externo, que ocorre ainda na gestação.

Os primeiros mil dias são os determinantes básicos da imunobiografia do indivíduo. Esse período abrange desde a concepção e gestação (270 dias), continua no primeiro ano de vida (0-12 meses, que equivalem a 365 dias) e atinge o ápice no segundo ano de vida (12-24 meses, que equivale a 365 dias). Nesse período, ocorre a janela de oportunidade, que é ímpar na vida, com benefícios ao desenvolvimento imunológico pleno em longo prazo.

Durante a gestação, há encontros entre metabólitos e micróbios maternos, levando o DNA microbiano, através do tecido placentário, a promover a tolerância imune feral. A dieta materna adequada e a saúde da gestante (sem comorbidades como obesidade e infecções) são importantes facilitadores de educação imune satisfatória.

Essa integração que deve existir na gestação pode ser reforçada com o parto vaginal, que ajuda na impressão de um microbioma emergente altamente positivo em qualidade e diversidade. E esse benefício é ampliado com nutrição adequada, mediante o aleitamento materno.

O aleitamento materno, além de todas as vantagens biopsicossociais, é uma verdadeira suplementação imunológica, pois contém elementos celulares, imunoglobulinas e fatores solúveis que possibilitam uma eubiose com probióticos que modulam a conversa produtiva com os folículos linfoides das placas de Peyer.

Por ser extremamente rico em nutrientes e em IgA secretório, o leite humano, em associação com o microbioma intestinal, produz fatores de crescimento que atuam no epitélio intestinal e promovem o amadurecimento das células T naives (imaturas) naturais. Na época da introdução de sólidos, alimentos integrais e naturais, na presença de bifidobactérias e de lactobacilos induzidos pelo leite humano, auxiliam as células apresentadoras de antígenos no acoplamento adequado do alimento, fazendo a célula T natural ser transformada em células T CD4 (linfócitos auxiliares), os quais, por sua vez, por meio desse estímulo ao receptor, promovem a geração de linfócitos T reguladores produtores de fatores de crescimento tipo TGF-beta, que estimularão o amadurecimento e a proliferação clonal de novas células T reguladoras. Assim, com esse processo silencioso e ativo, o alimento é tolerado, metabolizado e absorvido com função nutritiva. É importante frisar que a ação de tolerância aos alimentos sólidos é grandemente facilitada pela persistência do aleitamento materno exclusivo até o sexto mês de vida.

A educação imune requer a participação da imunidade inata, da imunidade adaptativa e do repertório de células T reguladoras. Essas células atuam por meio da privação de citocinas, da disrupção metabólica, do controle transcricional, da produção de citocinas inibitórias e do incremento da apoptose (morte celular programada) e também reduzem a maturação excessiva de células apresentadoras de antígenos. São células fundamentais para o controle da expressão imune, que são induzidas nessa ocasião, e para o processo de aquisição da tolerância imunológica.

No início de vida, todos esses fatores interagem com a imunidade inata que inicia a orquestração da tolerância imunológica em sintonia com a imunidade adaptativa, e sempre com a participação do microbioma, pois, afinal, nós somos nós e os nossos micróbios, e, na verdade, somos um superorganismo.

Desse modo, o lactente saudável, com uma dieta rica em nutrientes de qualidade, que não utilizou ou não fez uso desnecessário de medicações antimicrobianas, com microbioma diverso, criado em ambiente favorável e natural e sem infecções, irá adquirir tolerância e desenvolver adequada educação de seu sistema imune, que tende a persistir ao longo da vida. Em contrapartida, a criança que apresenta dieta rica em ultraprocessados e produtos artificiais, que usa antibióticos com frequência, que é exposta a agressões ambientais, como fumaça de cigarro, poluição e produtos que causam distúrbios no microbioma, especialmente se houver predisposição genética, é séria candidata a apresentar alergias.

A EDUCAÇÃO IMUNE E A CONVERSA DO MICROBIOMA COM A IMUNIDADE INATA

A barreira mucosa intestinal é constituída pelo muco e pelo epitélio. Essa função da barreira deve estar íntegra para adequada renovação do muco e crescimento controlado de micróbios potencialmente patógenos, assim mantendo a tolerância. Quando a barreira do muco e do epitélio da mucosa está inadequada, ocorre a inflamação e perda da regulação imunológica.

A alimentação rica em frutas, vegetais, oleaginosas e com alimentos frescos e integrais é um dos fatores mais importantes para a manutenção de uma microbiota plena em quantidade e diversidade. A busca de um ambiente mais integrado à natureza, com a redução do número e frequência de infecções, faz o lactente, mesmo que apresente uma forte carga genética para doença alérgica, receber fatores ambientais que, por via metabólica e epigenética, favorecem a maturação imune adequada.

Assim, o macrossistema tem importância fundamental para a saúde imunológica, pois garante exposições imunoestimuladoras, tais como a vida no campo e o contato com animais. A presença de animais de estimação desde o nascimento estimula um microbioma ambiental rico em endotoxinas como os lipopolissacarídeos (LPS), que gera carga microbiana diversa, promovendo a maturação plena do sistema imunológico. Quando a oportunidade de estímulo ambiental é perdida, teremos a disbiose (microbioma alterado), que imprime no indivíduo um sistema imune fragilizado e com predisposição a doenças.

Nessa aprendizagem do sistema imune, é cada vez mais valorizada a interação entre o microbioma e a imunidade inata. As células apresentadoras de antígenos e os receptores *toll-like* do tipo 2, via microbioma, recebem peptídeos metabólicos que ativam as células epiteliais a produzirem a interleucina 18 e o peptídeo antimicrobiano (AMP), que, por sua vez, fortalecem a barreira epitelial. Assim, essas células dendríticas, na presença da interleucina 10, do ácido retinoico e dos receptores *toll-like*, promoverão o desenvolvimento de linfócitos B e T regulatórios.

POSSIBILIDADES DE INTERVENÇÕES E CONSIDERAÇÕES SOBRE EXPOSIÇÃO AMBIENTAL

A suplementação de probióticos como medida isolada e com o objetivo de modular o sistema imunológico não parece ter resultados consistentes, apesar de vários ensaios clínicos sobre o tema terem sido realizados. Alguns estudos de grupos relacionados entre si com subsídio da indústria de probióticos têm mostrado algum efeito na prevenção de dermatite atópica, mas sem considerar a relação custo x eficácia. Em estudo nacional em pacientes com sibilância recorrente, a suplementação de uma matriz de probióticos

viáveis por 8 semanas em concentrações elevadas não foi capaz de reduzir o número de episódios de sibilância, nem de dias de chiado, nem o consumo de β_2-adrenérgicos no grupo ativo em relação ao grupo comparativo.

Outro ponto a considerar é a questão de parasitoses na modulação de doenças alérgicas. Estudos de crianças com parasitoses múltiplas, com carga parasitária elevada e infestadas em idade precoce, sugerem algum grau de modulação imune, a depender da espécie do parasita intestinal predominante. Contudo, na área urbana, com baixa carga parasitária, foi verificado que em crianças asmáticas, em relação a um grupo de comparação, a presença de IgG1 antiascaris foi protetora, enquanto a presença de IgE específica antiascaris aumentou o risco de asma e de elevação policlonal da IgE. Assim, crianças e adultos com IgE total elevada e acompanhada de várias IgEs específicas positivas apresentam elevação policlonal de anticorpo não funcionante, que, erroneamente, podem ser classificados como alérgicos a alimentos ou aos aeroalérgenos. Da mesma maneira, o nível de IgE total de até 400 UI/kℓ (normal: até 150 UI/kℓ em adultos) em indivíduos brasileiros expostos aos parasitas intestinais pode ser considerado normal.

A importância das infecções virais, especialmente as respiratórias, no desenvolvimento de doenças alérgicas como asma não pode ser subestimada. Sabe-se que o rinovírus e o vírus sincicial respiratório (um dos vírus causadores da bronquiolite), especialmente quando há coexposição com a fumaça de cigarro e predisposição genética, podem induzir sibilância e desenvolvimento exagerado do padrão TH2, com aparecimento de asma e até remodelamento brônquico, a depender da expressão individual de determinados genes.

Deve-se ajudar na aquisição da tolerância pelo organismo e na redução de doenças alérgicas preparando um terreno fértil para que esse sistema seja fortalecido. Frequentar creches em idade muito precoce, com elevada incidência de infecções do tipo pingue-pongue, pode predispor a asma. A fumaça do cigarro e a poluição intradomiciliar podem lesionar o epitélio respiratório. De modo semelhante, a pele lesionada de pacientes com dermatite atópica também pode servir de rota para a sensibilização a alimentos e aeroalérgenos.

É preciso ter cuidado com prescrições. Alguns estudos sugerem que o uso frequente de paracetamol pode atuar na glutationsintetase e, por meio de determinados genes, levar ao desenvolvimento de asma em lactentes já predispostos devido à atuação na liberação de mediadores. O diagnóstico excessivo de doença do refluxo gastresofágico no lactente aumentou a prescrição dos inibidores de bomba de prótons (não liberados para essa faixa etária), que reduz bastante a acidez gástrica (componente da imunidade inata) e é importante para principiar a digestão adequada dos alimentos e prevenir doenças alérgicas – em especial, a alergia alimentar. A prescrição errônea de fórmulas infantis e de hidrolisados proteicos pode interferir no microbioma no que concerne à sua diversidade, quantidade e qualidade, podendo predispor à doença alérgica.

Fatores irritantes específicos também podem desencadear sintomas respiratórios em crianças com predisposição alérgica. Como exemplo, temos as piscinas, inclusive as ozonizadas, que podem liberar vapores agressivos à maturação do epitélio respiratório, que se completa somente aos 3 anos.

A produção de tricloreto de nitrogênio, também conhecido como tricloramina, um subproduto das reações químicas entre derivados de amônia e cloro, pode interferir nas junções celulares do epitélio cilíndrico respiratório, e crianças menores de 4 anos que são expostas a piscina podem apresentar até quatro vezes mais crises de sibilância do que os lactentes que não frequentam as piscinas habitualmente.

Outro fator muito importante é o mofo no interior das residências, em especial no quarto da criança, que, muitas vezes, se acumula atrás de papel de parede ou de móveis. Metanálise de 8 coortes, com mais de 30 mil crianças, sugere que em residências mofadas há mais predisposição a asma e a outras doenças respiratórias. A exposição a fungos ou umidade visíveis durante os dois primeiros anos de vida foi associada a um risco aumentado do desenvolvimento de asma em crianças pequenas. Os fungos podem agredir o epitélio respiratório de modo direto, independentemente da sensibilidade alergênica.

INFLUÊNCIA DO AMBIENTE

A saúde plena da criança e dos seres humanos encontra-se ligada à natureza. Faz parte da experiência sensorial e pessoal de cada pessoa; o ambiente natural nos faz bem. Fomos evolutivamente preparados para tal exposição, ao longo de milhares de anos como integrantes do ecossistema. A adequada educação do sistema imunológico passa por dieta rica em frutas e verduras e uso de alimentos integrais. Alimentos ricos em fibras resistentes à digestão e alimentos funcionais, como coalhada, iogurte, oleaginosas e óleo saudável, como o azeite de oliva, com ácidos graxos insaturados e de cadeia curta, têm efeitos antioxidantes e anti-inflamatórios, levando a uma carga adequada de probióticos e prebióticos, produção de polifenóis e isoflavonas, bem como de proteínas com baixa capacidade de ligação a alérgenos. Em síntese, fazendo valer a máxima de Hipócrates, "que teu alimento seja teu medicamento".

Outro fator de proteção para educar bem o sistema imunológico em todas as idades é a atividade física. O exercício físico de moderada intensidade promove o amadurecimento adequado de células apresentadoras de antígenos e de interferon gama, que protege de infecções virais e evita o desvio do sistema imune para a produção disfuncional de citocinas inflamatórias do tipo 2, relacionadas com as alergias.

O ambiente com poluição funciona como agressor contínuo e progressivo do epitélio respiratório. A poluição tem sido incriminada no desenvolvimento de asma e de outras doenças alérgicas. Por isso, é necessário atuar na implementação de medidas de saúde pública protetivas, e recomendar, como prescrição, que as crianças convivam em áreas verdes e que sejam instalados parques nas comunidades para que haja adequação e renovação do ar.

Para as crianças, é essencial a exposição ao verde e ao sol de maneira controlada, como medida de promoção à saúde. A prescrição excessiva e sem critérios de vitamina D industrializada não encontra suporte na literatura para fins de prevenção de alergias e infecções. Em pesquisa realizada no Brasil, ficou demonstrado que a maioria das crianças com asma apresenta níveis adequados de vitamina D. Assim, essa vitamina não precisaria ser suplementada rotineiramente, pois, em nosso país tropical, o sol está presente em quase todo o ano.

O contato com animais desde tenra idade promove um ambiente de fazenda que é altamente educativo para o sistema imune. Estudos científicos atuais demonstram que quando os animais estão presentes desde o início da vida da criança, ajudam a reduzir o risco de alergia de uma forma dose-dependente, o que gera proteção para o desenvolvimento de doenças alérgicas. Assim, os pelos de animais desencadeiam alergias apenas quando a exposição ocorre tardiamente, porém promovem a sensibilização em tenra idade.

Um outro fator muito importante é a questão de uma vida plena em suas potencialidades e sem a presença do estresse tóxico, que é aquele estresse intenso e persistente que ultrapassa a capacidade de adaptação e resiliência. Pesquisas científicas demonstram que as gestantes que sofrem estresse contínuo e em elevada quantidade apresentam mais probabilidade de o filho, no futuro, apresentar asma grave e outras alergias. As crianças e os adolescentes com estresse tóxico podem apresentar doenças alérgicas mais intensas e de mais difícil abordagem terapêutica.

Portanto, é importante que o médico esteja consciente de que essas exposições no início da vida, a depender do grau de exposição em que forem absorvidas, promoverão repercussões positivas na saúde, atuando desde a mais tenra idade e permanecendo até o final da vida.

AGRESSORES CONTEMPORÂNEOS E SISTEMA IMUNOLÓGICO

Alimentos industrializados e ultraprocessados com grande quantidade de ácidos graxos saturados, ricos em colesterol e açúcares promovem desregulação do microbioma, e essa disbiose causa metainflamação, com aparecimento de doenças metabólicas e do sistema imunológico.

O uso excessivo de telas e mídias estimula o consumo alimentar desenfreado; já o sedentarismo e a obesidade interferem na microbiota e no sistema imune. A estimulação contínua e a excessiva luminosidade das telas interferem no ritmo circadiano e em hábitos de sono entre crianças e adultos, fundamentais para uma adequada educação imunológica e do funcionamento do organismo em geral.

Outra agressão contemporânea ao sistema imune é o consumo excessivo de plásticos, de detergentes de limpeza e de outros produtos químicos. Os plásticos interferem na saúde planetária, de modo bem conhecido, como grandes poluentes ambientais, e também afetam diretamente o ser humano por meio dos bisfenóis aftalatos, pois, em exposição contínua, interferem na elaboração das células imunes, podendo predispor o indivíduo à asma e a outras alergias. Quanto aos detergentes, sabemos que são ricos em hidrocarbonetos que apresentam ação disruptiva das junções celulares do epitélio respiratório, o que facilita a penetração de toxinas e alérgenos, além de hiperfunção Th2.

CONSIDERAÇÕES FINAIS

A educação do sistema imune depende da adequada ação na saúde planetária, pois a vida é uma rede de conexões. As borboletas estão em extinção, e cada borboleta perdida batendo asas pode ser reflexo de um mundo hostil, indutor de alergias, pois todo sistema orgânico depende da orquestração com o ambiente, e a extinção ecológica afeta sobremaneira o sistema imune.

É preciso ficar alerta ao fato de que a criança, cada vez mais, está exposta a ambientes artificiais, ao uso excessivo de tela, ao sedentarismo e ao consumo de produtos ultraprocessados. Contudo, durante milhares de anos, o ser humano foi programado para conviver em harmonia e ser inserido na natureza, em ambientes favorecidos pelo verde e céu azul.

O médico pode ajudar na educação do sistema imune ao orientar a redução da exposição à poeira intradomiciliar rica em alérgenos, em especial a de ácaros, bem como evitar o contato com a fumaça de cigarro, fogão a lenha e lareiras, prevenindo a agressão ao epitélio respiratório pelo menos na moradia. Uma dieta integral e natural com fibras estimula e favorece a adequação do microbioma, e a atividade física moderada resulta em modulação imunológica. Reduzir ao máximo o consumo de plásticos, de produtos químicos e de substâncias artificiais é medida benéfica à pessoa e ao ambiente. Do mesmo modo, deve-se ter segurança no diagnóstico antes de prescrever antibióticos e medicações, como antiparasitários, e analgésicos que podem interferir no microbioma e no sistema imune. Estimular o contato com a natureza, no entanto, deve ser cuidado essencial. Essas recomendações estão sumarizadas no Box 4.1.

Com a visão do pensamento complexo, a vida urbana desconectada do ambiente natural promove disbiose, pobre diversidade e qualidade do microbioma, que interfere na tolerância imune, levando a um predomínio de linfócitos Th2, que resulta em inflamação alérgica. Consequentemente, o serviço de saúde fica sobrecarregado em decorrência dessas alterações da urbanização desenfreada. Assim, deve-se incorporar ao conhecimento os benefícios multidimensionais da exposição a ambientes naturais e lutar para que haja uma adequada urbanização, com preservação da natureza, por meio da criação de espaços verdes, valorizando a infraestrutura ecológica como um capital natural que vai gerar saúde e fazer com que sejam criados bons ecossistemas, bons serviços de saúde e uma biodiversidade adequada, que é essencial para a harmonização e manutenção da vida no planeta.

Boxe 4.1 Ação educativa do médico para o sistema imune.

- Ambiente domiciliar: evitar poeira, cigarro, fogão a lenha e lareiras
- Dieta: estimular uma dieta integral e natural, rica em fibras
- Estilo de vida: promover atividade física moderada
- Evitar: consumo de plásticos, produtos químicos e substâncias artificiais
- Evitar: prescrições desnecessárias de antibióticos e outras medicações
- Exposição ao ambiente natural: áreas verdes

BIBLIOGRAFIA

Aerts R, Honnay O, Van Nieuwenhuyse A. Biodiversity and human health: mechanisms and evidence of the positive health effects of diversity in nature and green spaces. *Br Med Bull*. 2018 Sep 1;127(1):5-22.

Bain CC, Cerovic V. Interactions of the microbiota with the mucosal immune system. Immunology. 2020 Jan;159(1):1-3.

Burgos-Aceves MA, Abo-Al-Ela HG, Faggio C. Physiological and metabolic approach of plastic additive effects: Immune cells responses. *J Hazard Mater*. 2021 Feb 15;404(Pt A):124114.

da Silveira MP, da Silva Fagundes KK, Bizuti MR, Starck É, Rossi RC, de Resende E Silva DT. Physical exercise as a tool to help the immune system against COVID-19: an integrative review of the current literature. *Clin Exp Med*. 2021 Feb;21(1):15-28.

Dennis KK, Jones DP. The exposome: A new frontier for education. *Am Biol Teach*. 2016 Sep;78(7):542-8.

Haahtela T. A biodiversity hypothesis. Allergy. 2019 Aug;74(8):1445-56.

Hesselmar B, Hicke-Roberts A, Lundell AC, Adlerberth I, Rudin A, Saalman R, et al. Pet-keeping in early life reduces the risk of allergy in a dose-dependent fashion. *PLoS One*. 2018 Dec 19;13(12):e0208472.

Jain N. The early life education of the immune system: Moms, microbes and (missed) opportunities. *Gut Microbes*. 2020 Nov 9;12(1):1824564.

Marques RE, Marques PE, Guabiraba R, Teixeira MM. Exploring the homeostatic and sensory roles of the immune system. *Front Immunol*. 2016 Mar 31;7:125.

Nóbrega C, Nascimento W, Lorena V, Medeiros D, Costa V, Albuquerque M, et al. Cellular immune response of asthmatic children in the presence of anti-Ascaris antibody. Immunobiology. 2020 Jul;225(4):151978.

Renz H, Holt PG, Inouye M, Logan AC, Prescott SL, Sly PD. An exposome perspective: Early-life events and immune development in a changing world. *J Allergy Clin Immunol*. 2017 Jul;140(1):24-40.

Tischer CG, Hohmann C, Thiering E, Herbarth O, Müller A, Henderson J, et al. Meta-analysis of mould and dampness exposure on asthma and allergy in eight European birth cohorts: an ENRIECO initiative. Allergy. 2011 Dec;66(12):1570-9.

Wang M, Tan G, Eljaszewicz A, Meng Y, Wawrzyniak P, Acharya S, et al. Laundry detergents and detergent residue after rinsing directly disrupt tight junction barrier integrity in human bronchial epithelial cells. *J Allergy Clin Immunol*. 2019 May;143(5):1892-903.

Zhao Q, Elson CO. Adaptive immune education by gut microbiota antigens. Immunology. 2018 May;154(1):28-37.

CAPÍTULO 5

Anafilaxia – Tratamento e Prevenção

Alexandra Sayuri Watanabe

INTRODUÇÃO

O termo "anafilaxia" foi descrito pela primeira vez em 1901 pelos fisiologistas franceses Charles Richet e Paul Portier, para descrever um fenômeno descoberto ao realizarem experimentos com toxinas de anêmonas do mar (*Physalia*, encontradas nos oceanos Atlântico, Pacífico e Índico). Uma série de experimentos foi conduzida em cães, com uma injeção inicial de toxina, seguida de uma segunda injeção 22 dias depois. O objetivo era fazer os cães se tornarem "imunes" ao veneno, mas encontraram efeito "contrário" ao que desejavam: alguns cães se sensibilizaram e apresentaram reações alérgicas ao veneno. Em vez de profilaxia, eles chamaram o fenômeno de "anafilaxia" (palavra que vem do grego *ana* – contra, oposto – e *phylaxis* – proteção).[1,2]

Até hoje ainda há muitas lacunas no esclarecimento da fisiopatologia da anafilaxia e, por isso, até pouco tempo atrás, a definição de anafilaxia ainda não tinha um consenso. Cada sociedade adotava uma definição para essa patologia. Consequentemente, a falta de critérios específicos para o diagnóstico de anafilaxia dificultou a realização de estudos em epidemiologia, fisiopatologia e manuseio dessa desordem, levando à confusão por parte de socorristas, equipe de emergência, médicos da atenção primária e pacientes, e resultando em falhas no diagnóstico e no tratamento.

Considerando todas essas dificuldades, o Instituto Nacional de Alergia e Doenças Infecciosas (NIAID) e a Rede de Alergia Alimentar e Anafilaxia (FAAN) convocaram uma reunião em julho de 2005, com representantes das organizações citadas, além de membros da Academia Europeia de Alergia e Imunologia Clínica, da Sociedade Australiana de Imunologia Clínica e Alergia e do Colégio Australiano de Emergências Médicas, para iniciar o processo de facilitação de um acordo internacional. O objetivo do Simpósio NIAID/FAAN foi continuar trabalhando em direção a uma definição universal de anafilaxia e estabelecer critérios clínicos que identificariam casos dessa patologia com alta precisão e revisão do manuseio mais apropriado da anafilaxia, além de delinear necessidades de pesquisa nessa área.[3]

A anafilaxia é um distúrbio com risco de morte caracterizado por uma resposta multissistêmica rápida a um gatilho alérgico ou mecanismo de hipersensibilidade.[4,5] Frequentemente, evolui e pode envolver de modo rápido os sistemas cardiovascular e respiratório, resultando em ameaça imediata à vida.

Para identificar pessoas nessas condições, alguns critérios foram propostos.[3] A anafilaxia é altamente provável quando qualquer um dos três critérios a seguir for preenchido:

- Doença de início agudo (minutos a várias horas) com envolvimento da pele, tecido mucoso ou ambos (p. ex., urticária generalizada, prurido ou rubor facial, edema de lábios, língua e úvula), e pelo menos um dos seguintes fatores:
  ○ Comprometimento respiratório (p. ex., dispneia, sibilância, broncoespasmo, estridor, redução do pico de fluxo expiratório [PFE], hipoxemia)
  ○ Redução da pressão arterial ou sintomas associados à disfunção terminal de órgão (p. ex., hipotonia [colapso], síncope, incontinência)
- Dois ou mais dos seguintes fatores que ocorrem rapidamente após a exposição a provável alérgeno por parte de um determinado paciente (minutos ou várias horas):
  ○ Envolvimento de pele-mucosa (urticária generalizada, prurido e rubor, edema de lábio-língua-úvula)
  ○ Comprometimento respiratório (dispneia, sibilância, broncoespasmo, estridor, redução do PFE, hipoxemia)
  ○ Redução da pressão sanguínea ou sintomas associados (p. ex., hipotonia [colapso], síncope, incontinência)
  ○ Sintomas gastrintestinais persistentes (p. ex., cólicas abdominais, vômitos)
- Redução da pressão sanguínea após exposição a alérgeno conhecido por parte de determinado paciente (minutos ou várias horas):
  ○ Lactentes e crianças: pressão sistólica baixa (idade específica) ou maior do que 30% de queda na pressão sistólica
  ○ Adultos: pressão sistólica abaixo de 90 mmHg ou queda maior do que 30% do seu basal.

Entre crianças, pressão sistólica baixa é definida como inferior a 70 mmHg para a idade de 1 mês a 1 ano, menor do que (70 mmHg + [2 x idade]) para os de 1 a 10 anos, e abaixo de 90 mmHg para os entre 11 e 17 anos.

Essas diretrizes ajudaram a padronizar o diagnóstico e o manejo da anafilaxia. No entanto, a anafilaxia é uma condição heterogênea com diferenças na apresentação clínica, na suscetibilidade do hospedeiro e nos vários mecanismos fisiopatológicos, que requerem gerenciamento personalizado em curto e longo prazo para melhorar a condição clínica do paciente. Essas lacunas levaram a Organização Mundial de Alergia (WAO), em 2020,[6] a revisar esses critérios, mas ainda não está claro se esse novo consenso será recomendado mundialmente.[7]

A partir dessa diretriz, a WAO propõe que a definição de anafilaxia seja: "reação de hipersensibilidade sistêmica e grave, de início geralmente rápido, que pode levar à morte. Reações graves e potencialmente fatais são caracterizadas pelo comprometimento da respiração e/ou da circulação, sem que as características como manifestações cutâneas ou choque circulatório estejam presentes". Os critérios para diagnóstico de anafilaxia WAO 2020[6] consideram que a anafilaxia é altamente provável quando pelo menos um dos critérios abaixo está presente:

- Início agudo (minutos a horas) de sintomas cutâneos e/ou mucosos (urticária generalizada, prurido, *flushing*, edema de língua e/ou úvula) e envolvimento simultâneo de pelo menos um dos três itens a seguir:
  ○ Comprometimento respiratório (dispneia, broncoespasmo/sibilância, estridor, redução do PFE, hipoxemia)

- Redução da pressão arterial, associada a disfunção em órgãos-alvo (em geral, hipotonia [colapso], síncope, incontinência)
- Sintomas gastrintestinais graves (cólicas intensas, vômitos repetidos), especialmente após exposição a alérgenos alimentares
- Início agudo de hipotensão ou broncoespasmo ou envolvimento laríngeo, após exposição (minutos a horas) a um alérgeno conhecido (ou altamente provável) para este paciente, mesmo na ausência de sintomas cutâneos.

PREVALÊNCIA

O reconhecimento da anafilaxia como uma condição médica com risco de morte tem aumentado nas últimas décadas, e publicações recentes relatam que a patologia não é tão rara quanto já foi considerada. Estudos epidemiológicos descrevem taxas de incidência que variam de 1,5 a 7,9 por 100 mil pessoas/ano na Europa e 1,6 a 5,1 por 100 mil pessoas/ano nos EUA.[8]

A taxa de mortalidade por anafilaxia permanece baixa nos EUA, com menos de 1 morte por milhão anualmente durante os últimos 20 anos. Idade avançada e comorbidades (p. ex., doenças cardíacas e pulmonares, asma) estão associadas a um risco aumentado de anafilaxia grave.[9] No entanto, infelizmente, as informações epidemiológicas sobre a morbimortalidade da anafilaxia ainda são subrrelatadas em vários países, inclusive aqui no Brasil.

FISIOPATOLOGIA

O principal mecanismo molecular relacionado com a anafilaxia é a clássica reação alérgica IgE mediada, envolvendo mastócitos e basófilos. Ambos os tipos de células expressam o receptor IgE de alta afinidade (FcεRI) em sua superfície e são considerados as principais células efetoras nesse evento patológico. No entanto, certos pacientes em anafilaxia não apresentam evidências de ativação imune dependente de IgE; portanto, outras células efetoras e outras vias devem estar envolvidas na anafilaxia.[10]

Essas vias de ativação não imunológicas foram descritas na anafilaxia. Alguns medicamentos (p. ex., opioides, bloqueadores neuromusculares, quinolonas) também são capazes de ativar mastócitos e basófilos, desencadeando a desgranulação por meio do receptor MRGPRX2, sendo essa via independente de imunoglobulinas específicas.[10]

Fatores externos, como exercícios físicos, exposição ao frio ou radiação ultravioleta, também podem atuar como facilitadores de mastócitos. Outra via descoberta recentemente ocorre devido ao uso cada vez mais comum de anticorpos monoclonais e agentes quimioterápicos, ocasionando na reação por liberação de citocinas. Em alguns pacientes, também pode ser observado que há coocorrência de reações mediadas por IgE e reações de liberação de citocinas.[10]

DIAGNÓSTICO

O diagnóstico da anafilaxia ainda é baseado em sintomas clínicos, incluindo exposição a um alérgeno conhecido, comprometimento cardiopulmonar e sintomas cutâneos, devido a não existir um biomarcador específico no auxílio ao diagnóstico da anafilaxia.[6]

Os gatilhos mais comuns da anafilaxia incluem alimentos, medicamentos e ferroadas de insetos himenópteros (abelhas, vespas e formigas), mas esse quadro também pode ocorrer sem uma causa identificável:[6]

- Fármacos: os medicamentos são as principais causas de anafilaxia em adultos. As drogas mais implicadas são antibióticos, como penicilinas, cefalosporinas, sulfonamidas, anti-inflamatórios não esteroidais, incluindo ácido acetilsalicílico, inibidores de bloqueadores de bomba e agentes biológicos
- Alimentos: leite, ovo, trigo, soja, amendoim e castanhas, peixe, gergelim, frutos do mar e frutas
- Venenos de himenópteros: abelha, vespas e formigas
- Outras causas incluem látex, líquido seminal, alérgenos ocupacionais, vacinas, contrastes radiológicos, exercício dependente ou não de certos alimentos.[11]

No diagnóstico é muito importante considerar os cofatores presentes na história clínica, que podem dar o gatilho para desenvolvimento da reação sistêmica, tais como infecção aguda, exercício físico, menstruação, estresse, ansiedade e quebra de rotina (p. ex., viagem).[6]

DIAGNÓSTICO DIFERENCIAL[12]

- Angioedema hereditário (AEH)
- Mastocitose sistêmica
- Asma mascarando anafilaxia
- Estridor de Munchausen
- Diagnóstico miscelânea: ataque do pânico, *globus histericus*, disfunção da corda vocal, rubor induzido por alimentos ricos em histamina, síndrome carcinogênica e feocromocitoma.

TRATAMENTO
Adrenalina

A gravidade da anafilaxia dificulta a avaliação do tratamento em estudos prospectivos, randomizados, duplo-cegos e controlados por placebo. A adrenalina é o medicamento de escolha para o imediato tratamento da anafilaxia e é a única droga que reverte o edema da mucosa das vias aéreas e a hipotensão por intermédio de seu efeito vasoconstritor.[13]

Além disso, a adrenalina tem efeitos broncodilatadores, propriedades cardíacas inotrópicas e cronotrópicas e efeitos de estabilização de membrana em mastócitos e basófilos.[6]

Quando ocorre anafilaxia, a administração imediata de adrenalina (e, em alguns casos, múltiplas doses) é crucial para diminuir a morbidade e mortalidade. A administração tardia da adrenalina também está associada a piores desfechos na anafilaxia, refletindo a importância da educação apropriada sobre o manejo da anafilaxia, bem como o acesso e o uso apropriado de autoinjetores contendo adrenalina para indivíduos com alergias conhecidas.[14]

A adrenalina deve ser injetada no músculo vasto lateral da coxa devido ao seu efeito vasodilatador no músculo esquelético. A dose para uso em anafilaxia é de 0,01 mg/kg, quando administrada por via intramuscular, na diluição de 1:1.000. A dose máxima é de 0,3 mg para crianças e de 0,5 mg para adolescentes e adultos.[15]

Em relação aos autoinjetores de adrenalina, os pacientes com peso entre 7,5 e 25 kg devem receber 0,15 mg, enquanto pacientes com peso acima de 25 kg recebem 0,3 mg. A administração de adrenalina pode ser repetida em intervalos de 5 a 15 minutos nos pacientes que não respondem à primeira dose ou em quem a reação está progredindo rapidamente.[16]

É importante ressaltar que os autoinjetores de adrenalina são a forma preferida para o tratamento de primeiros socorros da anafilaxia no cenário da comunidade. Isso se deve à sua facilidade de uso em comparação com ampolas, seringas e agulhas. Eles devem ser prescritos para pacientes com história de anafilaxia e alta probabilidade de recorrência. No entanto, há evidências de que apenas uma pequena porcentagem dos pacientes com risco de anafilaxia receba uma prescrição formal.[17]

A infusão intravenosa deve ser administrada apenas aos que não responderem à injeção intramuscular (após três aplicações), sob monitoramento cuidadoso de eletrocardiograma (ECG). Caso o paciente faça uso de betabloqueadores, deve-se manter sempre o uso de adrenalina como primeira conduta, e caso não for eficaz utilizar glucagon.[16]

Estão sendo desenvolvidas outras vias de administração, como a forma sublingual e formulações com medicamento intranasal, sendo que alguns estudos têm resultados promissores.[18,19]

Posicionamento do paciente

Posicionar o paciente corretamente é essencial para o tratamento da anafilaxia. Caso haja alterações na postura de supino para posição em pé, pode haver problemas cardiovasculares graves, colapso e morte durante a anafilaxia, devido à redução do retorno venoso e à consequente redução do enchimento miocárdico e perfusão.[6]

É importante permanecer plano, com ou sem pernas elevadas, para maximizar o retorno venoso. Caso o paciente esteja desconfortável nessa posição, pois os sintomas afetam predominantemente as vias aéreas ou a respiração, ele pode ficar semirreclinado, com as pernas elevadas ou não.[20]

Reposição volêmica agressiva

Evidências de estudos observacionais e modelos animais sugerem fortemente que a reação anafilática grave ocorre como consequência de uma redução profunda do tônus venoso e do extravasamento de líquidos. As diretrizes atuais recomendam, com base em consenso de especialistas, que os fluidos intravenosos devem ser administrados entre pacientes com instabilidade cardiovascular, pois a adrenalina pode não ser eficaz sem restaurar o volume circulatório.[6,21,22]

Anti-histamínicos e glicocorticoides

Outros tratamentos comumente usados são considerados tratamento de segunda linha na anafilaxia e incluem os anti-histamínicos e corticosteroides.

Os anti-histamínicos são frequentemente utilizados no tratamento dos sinais e nos sintomas cutâneos associados à anafilaxia, mas não devem ser administrados antes ou no lugar da adrenalina. Eles são pouco eficazes no tratamento de sintomas cardiovasculares e respiratórios, como hipotensão ou broncoespasmos, quando usados agudamente como monoterapia.[21]

Assim como os anti-histamínicos, os corticoides são frequentemente utilizados como terapia adjuvante (ou, às vezes, primária) no tratamento da anafilaxia. Também não devem ser administrados antes ou no lugar da adrenalina.

Os glicocorticoides não têm papel comprovado no tratamento de uma reação aguda, pois seu início de ação é lento, realizado pela ligação ao receptor de glicocorticoide nas membranas celulares e pela translocação do complexo glicocorticoide/receptor de glicocorticoide ao núcleo, inibindo a expressão gênica e a produção de novos mediadores inflamatórios. Eles são não seletivos, ineficazes no tratamento de sintomas agudos e têm múltiplos efeitos adversos relacionados com altas doses e uso prolongado. Há uma escassez de dados demonstrando a eficácia dos glicocorticoides no tratamento de anafilaxia aguda, apesar da administração frequentemente comum nesse cenário, e nenhum estudo estabeleceu claramente seus benefícios quando combinados com epinefrina e/ou anti-histamínicos.[21]

Beta-2 agonistas inalados

Os beta-2 agonistas são amplamente utilizados na prática clínica e são indicados nas diretrizes como uma opção de tratamento de segunda linha para anafilaxia. As evidências na anafilaxia são de dados extrapolados de seu uso para tratar a asma aguda.[21]

PREVENÇÃO

Ao se fazer o diagnóstico de anafilaxia, deve ocorrer o encaminhamento para avaliação por um médico especialista, para se identificar o agente causador. O reconhecimento precoce dos desencadeantes é a chave para a prevenção da anafilaxia.

CONSIDERAÇÕES FINAIS

A anafilaxia é uma reação de hipersensibilidade generalizada ou sistêmica grave, com risco de morte. Todas as diretrizes de anafilaxias internacionais destacam a gravidade da crise e o consequente risco. A ocorrência de anafilaxia é caracterizada pelo rápido desenvolvimento das vias aéreas com risco de morte e/ou problemas de circulação, por isso deve ser tratada como uma emergência médica. No entanto, a anafilaxia, muitas vezes, é difícil de diagnosticar, em parte devido à variabilidade de critérios diagnósticos, o que leva a um atraso na aplicação do tratamento adequado, aumentando, assim, o risco de morte. Por isso o reconhecimento precoce desse quadro é muito importante.

REFERÊNCIAS BIBLIOGRÁFICAS

1. Lieberman P. Anaphylaxis and anaphylactoid reactions. In: Middleton E, Reed CE, Ellis EF, Adkinson NF, Yunginger JW, Busse WW, eds. Allergy: principles and practice. 5th ed., Volume II, Section E. St Louis, MO: Mosby-Year Book; 1998:1079e1092.
2. Samter M. Excerpts from classics in allergy. Edited for the 25th Anniversary Committee of the American Academy of Allergy. Columbus, OH: Ross Laboratories; 1969. 32e33.
3. Sampson HA, Munoz-Furlong A, Campbell RL, et al. Second symposium on the definition and management of anaphylaxis: Summary report--Second National Institute of Allergy and Infectious Disease/Food Allergy and Anaphylaxis Network symposium. J Allergy Clin Immunol. 2006 Feb;117(2):391-7.
4. LoVerde D, Iweala OI, Eginli A, Krishnaswamy G. Anaphylaxis. Chest. 2018;153(2):528-43.
5. Simons FER, Ebisawa M, Sanchez-Borges M, et al. 2015 update of the evidence base: World Allergy Organization anaphylaxis guidelines. World Allergy Organ J. 2015;8(1):1-16.

6. Cardona V, Ansotegui IJ, Ebisawa M, El-Gamal Y, Fernandez Rivas M, Fineman S, et al. World allergy organization anaphylaxis guidance 2020. *World Allergy Organ J.* 2020 Oct 30;13(10):100472.

7. Dribin TE, Schnadower D, Wang J, Camargo CA Jr, Michelson KA, Shaker M, et al. Anaphylaxis knowledge gaps and future research priorities: A consensus report. *J Allergy Clin Immunol.* 2022 Mar;149(3):999-1009.

8. Alvarez-Perea A, Cabrera-Freitag P, Fuentes-Aparicio V, Infante S. Advancements in anaphylaxis management. *Curr Pharm Des.* 2022 Oct 21.

9. Muraro A, Sublett JW, Haselkorn T, Nilsson C, Casale TB. Incidence of anaphylaxis and accidental peanut exposure: A systematic review. *Clin Transl Allergy.* 2021;11(8):e12064.

10. Jimenez-Rodriguez TW, Garcia-Neuer M, Alenazy LA, Castells M. Anaphylaxis in the 21st century: phenotypes, endotypes, and biomarkers. Vol. 11, *Journal of Asthma and Allergy.* Dove Medical Press Ltd.; 2018.121-42.

11. Turner PJ, Ansotegui IJ, Campbell DE, Cardona V, et al. Covid-19 vaccine-associated anaphylaxis: A statement of the World Allergy Organization Anaphylaxis Committee. *World Allergy Organization Journal.* 2021;14:100517.

12. Carter MC, Akin C, Castells MC, Scott EP, Lieberman P. Idiopathic anaphylaxis yardstick: Practical recommendations for clinical practice. Annals of Allergy, Asthma & Immunology: Official Publication of the American College of Allergy, Asthma, & Immunology. 2020 Jan;124(1):16-27.

13. Simons FER. Pharmacologic treatment of anaphylaxis: Can the evidence base be strengthened? *Curr Opin Allergy Clin Immunol.* 2010;10(4):384-93.

14. Trogen B, Jacobs S, Wang J. Disparities in the diagnosis and management of anaphylaxis. *Curr Allergy Asthma Rep.* 2023 Jan;23(1):13-9.

15. Alvarez-Perea A, Cabrera-Freitag P, Fuentes-Aparicio V, Infante S. Advancements in anaphylaxis management. *Curr Pharm Des.* 2022 Oct 21.

16. Muraro A, Worm M, Alviani C, et al. EAACI guidelines: Anaphylaxis. (2021 update). Allergy. 2022;77(2):357-77.

17. Alvarez-Perea A, Tomás-Pérez M, Ameiro B, Zubeldia JM, Baeza ML. When is epinephrine prescribed for anaphylaxis? *Ann Allergy Asthma Immunol.* 2019;122(3):339-40.

18. Rawas-Qalaji MM, Simons FE, Simons KJ. Sublingual epinephrine tablets versus intramuscular injection of epinephrine: dose equivalence for potential treatment of anaphylaxis. J *Allergy Clin Immunol.* 2006;117:398-403.

19. ARS Pharma. ARS Pharmaceuticals announces FDA fast track designation for ARS-1 intranasal epinephrine spray. News release. San Diego, CA: Pure Communications; 2019 [acesso em 15 fev. 2023]. Disponível em: https://www.businesswire.com/news/home/20190219005141/en/ARS-Pharmaceuticals-Announces-FDA-Fast-TrackDesignation. Accessed February 20, 2019.

20. Whyte AF, Soar J, Dodd A, Hughes A, Sargant N, Turner PJ. Emergency treatment of anaphylaxis: concise clinical guidance. *Clin Med (Lond).* 2022 Jul;22(4):332-9.

21. Muraro A, Worm M, Alviani C, et al. EAACI guideline: anaphylaxis (2020 update). Allergy 2021 [acesso em 25 abr. 2021] (in press). Rascunho disponível em: https://www. eaaci.org/4761.

22. Australasian Society of Clinical Immunology and Allergy (ASCIA). Guideline for the acute management of anaphylaxis; 2020 [acesso em: 28 dez. 2020]. Disponível em: https://www.allergy.org.au/hp/papers/acutemanagement-of-anaphylaxis-guidelines.

6

Imunodeficiência Primária

Ekaterini Goudouris • Carolina Sanchez Aranda

INTRODUÇÃO

Imunodeficiências primárias (IDPs) constituem um grupo de doenças heterogêneas que afetam primariamente a função do sistema imunológico. Algumas são muito raras e outras nem tanto, de modo que a sua prevalência geral é estimada em torno de 1 a cada 2 mil indivíduos. As doenças mais frequentes no mundo (entre 50 e 60%) são aquelas predominantemente relacionadas com deficiências na produção de anticorpos.[1]

A maioria das IDPs representa defeitos monogênicos, ou seja, em apenas um gene. Muitas vezes, mutações em diferentes genes podem ser a causa de um mesmo fenótipo clínico, assim como mutações diferentes em um mesmo gene podem produzir diferentes doenças. Além disso, uma mesma doença pode manifestar-se de modo diverso em diferentes pacientes, inclusive em uma mesma família.[2,3] Para algumas imunodeficiências, justamente as mais comuns (deficiência seletiva de IgA e imunodeficiência comum variável), ainda não foi identificado o defeito genético associado.[1] A maioria das doenças inicia suas manifestações na infância. Entretanto, algumas doenças podem manifestar-se em adolescentes ou adultos, inclusive idosos.[1]

As principais manifestações clínicas são infecções que podem ser recorrentes e/ou graves, por germes comuns e/ou oportunistas. Nos últimos anos, foram descritas doenças relacionadas com defeitos genéticos com ganho de função, assim como doenças associadas a outros tipos de manifestações, como alergia, linfoproliferação, autoimunidade, inflamação ou malignidade, que, muitas vezes, são as primeiras manifestações que os pacientes apresentam, e nem sempre estão associadas a infecções.[1] Por conta disso, há alguns anos, passou-se a denominar esse grupo de doenças como erros inatos da imunidade (EIIs).[2]

Desde os anos 1970, uma classificação dessas doenças é atualizada periodicamente. Essa classificação passou a ser publicada pela International Union of Immunological Societies (IUIS) desde a década de 1990, enquanto uma classificação baseada em fenótipos clínicos e laboratoriais passou a ser publicada periodicamente desde 2013.[2,3]

O número de EII e o número de genes associados a essas doenças cresceram sobremaneira nos últimos anos, devido aos avanços nos métodos de investigação genética e molecular. A classificação mais recente, de 2022, é constituída por 485 doenças.[2]

O Brasil vivencia a ampliação da triagem neonatal (TN), com inclusão de algumas IDPs graves. A avaliação das células B e T é de extrema importância e pode ser realizada pela quantificação de círculos de excisão de receptores de células T (TRECs) e círculos de excisão de recombinação deletéria de kappa (KRECs), ambos relacionados com as células B. Ambos os ensaios de TRECs e KRECs são realizados a partir de amostras de sangue coletadas em papel filtro, mesmo método utilizado para o diagnóstico das outras doenças da TN.[4]

Nesse cenário, diferentes profissionais podem ter contato com pacientes com algum EII antes do imunologista clínico. Ser capaz de suspeitar desse diagnóstico é fundamental para que se realizem diagnóstico e tratamento precoces, relacionados com um melhor prognóstico e menores taxas de morbidade e mortalidade.

MANIFESTAÇÕES CLÍNICAS E SINAIS DE ALERTA

O sistema imunológico atua contra agentes externos e realiza uma vigilância interna. A imunidade inata é composta de muitas células (macrófagos, células dendríticas, células NK [*natural killers*] e células inatas linfoides) e componentes solúveis (como o sistema do complemento). Na imunidade inata está a resposta mais imediata a um agente externo, sendo menos específica. A imunidade adaptativa, composta basicamente de anticorpos e células T e B, representa a defesa mais especializada e que promove memória específica e prolongada.

Considerando as funções do sistema imune, é fácil entender por que as infecções são a principal manifestação dos EIIs. Podem ser infecções repetidas comuns ou incomuns, causadas por germes comuns ou oportunistas, ou ainda infecções graves, que necessitam de tratamento intra-hospitalar e demandam trocas de antibióticos para que sejam resolvidas.[1]

O tipo de agente infeccioso identificado e/ou a localização da infecção, assim como a idade em que se iniciam, dão dicas sobre o setor do sistema imune provavelmente acometido (Tabela 6.1).[4] Algumas infecções são características de certos defeitos e são denominadas infecções-sentinela (Tabela 6.2).[5]

No entanto, se houver suspeita de um EII apenas diante de infecções repetidas e/ou graves, talvez perca-se a chance de diagnosticar 25% dessas doenças. As manifestações iniciais de alguns EIIs podem ser alérgicas, autoimunes, inflamatórias, linfoproliferativas e/ou malignas. Essas manifestações não infecciosas decorrem de defeitos caracterizados por uma desregulação e têm sido chamadas Primary Immune Regulatory Disorders (PIRD). Os mecanismos dessa desregulação são vários, como defeitos no processo de seleção negativa no timo, alterações de células T regulatórias periféricas ou inflamação crônica. As manifestações não infecciosas mais frequentes nos EIIs são apresentadas na Tabela 6.3.[6]

Alguns EII apresentam fenótipos clínico-laboratoriais bem característicos e estão descritos na Tabela 6.4.[2,3,7]

O diagnóstico dos EIIs normalmente acontece muitos anos após o início das manifestações, principalmente pelo desconhecimento dos profissionais da área da saúde.[8] Na tentativa de facilitar um diagnóstico mais precoce, foram propostos pelo Grupo Brasileiro de Imunodeficiências (BRAGID) sinais de alerta para adultos e para crianças modificados para o Brasil (Tabela 6.5). Sinais específicos para o primeiro ano de vida foram propostos por um grupo brasileiro e estão descritos no Boxe 6.1.[9] No entanto, a eficiência desses sinais de alerta é questionada com frequência. Em uma das

Tabela 6.1 Grupo de EII suspeito de acordo com o tipo de infecção, agente infeccioso e idade de início.

Localização da infecção	Tipo de agente infeccioso	Idade de início	Setor do sistema imune comprometido
Trato respiratório, trato gastrintestinal, articulações, sistema nervoso central	Bactérias encapsuladas Enterovírus Micoplasma Ureaplasma	Após 6 meses de vida	Produção de anticorpos (imunidade humoral)
Sistema respiratório, trato gastrintestinal, pele, sepse	Vírus – CMV, adenovírus, EBV Bactérias encapsuladas Fungos – cândida, *Aspergillus* sp, *P. jirovecii* Protozoários – toxoplasma, criptosporídio	Precoce, primeiros meses de vida	Imunidade celular ou imunidade de células T e B
Pele e subcutâneo, linfonodos, sistema respiratório, trato gastrintestinal, ossos, fígado, gengiva	Bactérias – estafilococos, *Serratia* sp, *Burkholderia cepacia*, *Klebsiella* sp, *E. coli*, *Salmonella* sp Fungos – cândida *Aspergillus* sp, *Nocardia* sp	Precoce, primeiro ano de vida	Fagócitos
Pele, pulmões, trato gastrintestinal, infecções disseminadas	Vírus – CMV, EBV, VZV, HSV, HPV	Qualquer idade	Células NK
Meningites, infecções sistêmicas	Bactérias encapsuladas	Qualquer idade	Sistema do complemento

CMV, citomegalovírus; EBV, vírus de Epstein-Barr; VZV, vírus varicela-zoster; HSV, vírus da herpes simples; HPV, papilomavírus humano.
Fonte: Puck, 2023.[4]

Tabela 6.2 Infecções-sentinela que sugerem EII específicos.

Agente infeccioso	Tipo de EII
Bactérias encapsuladas	Defeitos de anticorpos Defeitos do complemento Asplenia
Neisseria spp.	Defeitos do complemento
Micoplasma spp. ou *Ureaplasma* spp	Defeitos de anticorpos
Estafilococos e bactérias Gram negativas	Defeitos de fagócitos
Pseudomonas spp	Defeitos de fagócitos e outros defeitos da imunidade inata
Micobactérias não tuberculosas	Defeitos da imunidade inata (suscetibilidade mendeliana a micobactérias, deficiência de GATA2)
Legionella spp	Defeitos da imunidade inata (TLR5) Defeitos da imunidade celular
Herpes simples (encefalite)	Defeitos da imunidade inata
Toxoplasma gondii	Defeitos da imunidade celular
HPV	Defeitos da imunidade inata Defeitos combinados T e B
EBV	Defeitos com desregulação imune Defeitos celulares Defeitos da imunidade inata
CMV	Defeitos da imunidade celular Defeitos de célula NK
Cryptosporidium spp, *Isospora* spp	Defeitos combinados T e B (Hiper-IgM) Defeitos de anticorpos (IDCV)

HPV, papilomavírus humano; EBV, vírus de Epstein-Barr; CMV, citomegalovírus; IDCV, imunodeficiência comum variável.
Fonte: Rezaei, 2017.[5]

Tabela 6.3 Principais manifestações não infecciosas de EII.

Tipo de manifestação	Alguns EII associados
Alergia	
Eosinofilia e IgE elevada com eczema	Síndrome de Hiper-IgE AD e outros defeitos na via de STAT3
Atopia, alergia alimentar, anafilaxia	Hiper IgE AR (DOCK8) Síndrome de Wiskott-Aldrich
Eczema/eritrodermia extensa	Síndrome de Omenn Síndrome de Comel-Netherton
Urticária/anafilaxia	Triptasemia-alfa hereditária Urticária vibratória familiar
Autoimunidade/inflamação	
Citopenias autoimunes	Defeitos de anticorpos Defeitos com desregulação imune Defeitos combinados T e B não graves
Artrite (idiopática juvenil, reumatoide)	Defeitos de anticorpos Defeitos do complemento
LES	Defeitos de anticorpos Defeitos do complemento
Dermatomiosite	Defeitos do complemento
Doença inflamatória intestinal	Defeitos de fagócitos Defeitos de anticorpos
Enteropatia autoimune	Defeitos com desregulação imune
Endocrinopatias autoimunes (*diabetes melito*, hipotireoidismo, hipoparatireoidismo)	Defeitos com desregulação imune
Vitiligo	Defeitos com desregulação imune
Febre recorrente	Doenças autoinflamatórias
Urticária neutrofílica	
Exantema pustular asséptico	
Meningite asséptica	
Osteomielite asséptica	
Paniculite/lipodistrofia	
Vasculite	
Linfoproliferação benigna	
Adenomegalias/esplenomegalia	Defeitos combinados T e B não graves Defeitos de anticorpos (IDCV) Defeitos com desregulação imune
Relacionada com o EBV	APDS Síndromes linfoproliferativas ligadas ao X
Câncer	
Linfomas e leucemias	Defeitos combinados T e B com alteração de reparo de DNA (ataxia telangiectasia) Defeitos combinados T e B não graves Defeitos de anticorpos Defeitos com desregulação imune
Síndrome mielodisplásica	Neutropenia congênita Deficiência de GATA2 Defeitos em medula óssea
Trato gastrintestinal	Defeitos de anticorpos
Pele	Defeitos da imunidade inata (epidermodisplasia verruciforme, WHIM)
Carcinomas de fígado, vias biliares, pâncreas	Síndrome de hiper IgM

AD, autossômica dominante; AR, autossômica recessiva; LES, lúpus eritematoso sistêmico; IDCV, imunodeficiência comum variável; EBV, vírus de Epstein-Barr; APDS, *activated p110δ syndrome*; WHIM, síndrome com verrugas, hipogamaglobulinemia, infecções e mielocatexia.

Fonte: Goudouris, 2021.[6]

Tabela 6.4 Fenótipos clínico-laboratoriais característicos de alguns EII.

Manifestações clínico-laboratoriais	EII
Trombocitopenia com plaquetas pequenas, eczema, infecções	Síndrome de Wiskott-Aldrich
Telangiectasias oculocutâneas, ataxia do tipo cerebelar, aumento de alfafetoproteína	Ataxia telangiectasia
Baixa estatura, dismorfismos faciais, fotossensibilidade, hipogamaglobulinemia	Síndrome de Bloom
Hipoparatiroidismo, malformação cardíaca conotruncal, dismorfismos faciais, insuficiência velopalatal, hipoplasia do timo	Síndrome velocardiofacial (DiGeorge)
Coloboma, malformação cardíaca, atresia de coanas, anomalias de orelhas e genitais, malformações de sistema nervoso central	Síndrome CHARGE
Alargamento da base do nariz, eczema, pneumonias com pneumatoceles, hipermotilidade articular, retenção de dentes primários, escoliose, fraturas, aneurismas coronários e cerebrais, infecções cutâneas e pulmonares	Síndrome de Hiper-IgE
Ictiose congênita, cabelo em bambu, alergias, infecções	Síndrome de Comèl-Netherton
Albinismo parcial oculocutâneo, infecções, linfo-histiocitose hemofagocítica, sangramentos, disfunção neurológica progressiva	Síndrome de Chédiak-Higashi
Albinismo parcial oculocutâneo, linfo-histiocitose hemofagocítica, infecções	Síndrome de Griscelli tipo 2
Verrugas, neutropenia (mielocatexia), infecções com hipogamaglobulinemia	Síndrome WHIM
Eritrodermia, eosinofilia, hepatoesplenomegalia, infecções graves precoces	Síndrome de Omenn

Fonte: Tangye, 2022[2], e Bousfiha, 2022[3], e Bardou, 2021.

Tabela 6.5 Sinais de alerta de EII para crianças e adultos modificados para o Brasil.

Crianças	Adultos
Duas ou mais pneumonias no último ano	Duas ou mais otites médias no período de 1 ano
Quatro ou mais otites médias no último ano	Duas ou mais novas sinusites na ausência de alergia respiratória no período de 1 ano
Estomatites de repetição ou moníliase por mais de 2 meses	Pneumonia por mais de 1 ano
Episódio de infecção sistêmica grave (meningite, osteoartrite, sepse)	Diarreia crônica com perda de peso
Abscessos de repetição ou ectima	Infecções virais de repetição (herpes, verrugas ou condiloma)
Infecções intestinais de repetição ou diarreia crônica	Necessidade de uso de antibiótico intravenoso para melhora das infecções
Asma grave, doenças do colágeno ou doenças autoimunes	Abscessos de pele e/ou profundos de repetição
Efeito adverso à vacina BCG e/ou infecção grave/recorrente por micobactérias	Moníliase persistente ou infecção fúngica invasiva
Fenótipo clínico sugestivo de síndrome associada à imunodeficiência	Infecção grave por *M. tuberculosis* ou micobactéria atípica
História familiar de imunodeficiência	História familiar de imunodeficiência

Fonte: BRAGID (https://www.bragid.org.br/novo/).

Boxe 6.1 Sinais de alerta de EII no primeiro ano de vida.

- Infecções graves e/ou persistentes por bactérias, vírus ou fungos
- Reações adversas à vacina BCG
- Doença autoimune e/ou inflamatória
- Quadro sepse-símile/febre sem identificação de agente infeccioso
- Lesões cutâneas extensas (eritrodermia, eczema)
- Diarreia crônica
- Cardiopatia congênita, afetando principalmente vasos da base
- Atraso na queda do coto umbilical (acima de 30 dias)
- Linfopenia abaixo de 2.500/mm^3, outra citopenia persistente ou leucocitose persistente sem infecção
- Hipocalcemia, com ou sem convulsões
- Ausência de timo
- História familiar de erro inato da imunidade ou de óbito precoce por infecção

Fonte: Carneiro-Sampaio, 2011.[9]

tentativas de superar essa limitação, um grupo latino-americano criou sinais de alerta por especialidade, publicados em 2012. No Boxe 6.2,[10] é apresentada uma modificação dessa proposta.

CONSIDERAÇÕES FINAIS

Os EIIs representam um grupo de doenças complexas cujas infecções são as manifestações mais importantes. Além disso, outras manifestações podem acompanhar e até preceder os quadros infecciosos, como linfoproliferação e citopenias, entre outras. As manifestações não infecciosas dos EIIs devem ser reconhecidas e investigadas.

A TN para os EIIs, em especial a mensuração dos TRECs, é inovadora e possibilita que a história natural das imunodeficiências combinadas graves (as SCIDs – consideradas emergências pediátricas) seja outra, com maior possibilidade de cura desses pacientes.

Boxe 6.2 Sinais de alerta por especialidades médicas.

- Gastrenterologia
- Diarreia crônica, principalmente se há perda ponderal
- Giardíase crônica ou recorrente
- Abscesso hepático por estafilococos
- Candidíase extensa ou persistente
- Infecção hepatobiliar por *C. parvum*
- Hepatite autoimune
- Hiperplasia regenerativa nodular
- Doença inflamatória intestinal, principalmente se precoce, grave ou resistente ao tratamento
- Enteropatia autoimune
- Dor abdominal simulando quadro de abdome agudo
- Hematologia
- Trombocitopenia com microplaquetas
- Citopenias autoimunes, principalmente se associadas (síndrome de Evans) e precoces
- Neutropenia persistente ou cíclica
- Febre e esplenomegalia na ausência de infecções e malignidades
- Linfadenomegalias e esplenomegalia na ausência de infecções e malignidades
- Linfo-histiocitose hemofagocítica, principalmente se precoce e/ou repetida e/ou não associada a infecções
- Linfoma precoce ou recorrente
- Pneumologia
- Reações à vacina BCG
- Pneumonias repetidas, principalmente se em locais diferentes e/ou associadas a otites médias/sinusites
- Pneumatoceles
- Pneumonia necrosante ou abscesso pulmonar
- Pneumonias por estafilococos e/ou fungos
- Pneumonia por *P. jirovecii*
- Tuberculose pulmonar e/ou extrapulmonar, grave ou recorrente
- Infecções por micobactérias atípicas
- Doença pulmonar intersticial sem etiologia identificada
- Proteinose alveolar
- Reumatologia
- Doenças autoimunes de início precoce e/ou resistentes ao tratamento habitual, principalmente se associadas a infecções repetidas
- Linfadenopatia, febre e/ou esplenomegalia sem evidências de infecção ou malignidades
- Redução persistente dos níveis de fatores do complemento e/ou IgM, mesmo após controle clínico
- Endocrinologia
- Baixa estatura sem causa identificada
- Poliendocrinopatias, principalmente se precoces e/ou associadas à candidíase
- Dermatologia
- Eczema, principalmente se grave, precoce, pouco responsiva ao tratamento ou associada a repetidas infecções de pele e outros
- Eritrodermia ictiosiforme precoce
- Infecção por micobactérias atípicas
- Abscessos recorrentes
- Dermatoses neutrofílica
- Pioderma gangrenoso
- Acne conglobata
- Hidradenite supurativa
- Albinismo parcial, cabelos de cor cinza

(Continua)

Boxe 6.2 Sinais de alerta por especialidades médicas (*continuação*).

- Telangiectasias óculo-cutâneas
- Verrugas, condiloma e/ou molusco recorrentes ou disseminados
- Displasia ectodérmica anidrótica ou não, dentes cônicos
- Cabelos em bambu
- Vitiligo
- Psoríase extensa e precoce
- Hematomas recorrentes
- Alopecia
- Candidíase mucocutânea crônica
- Infecções fúngicas repetidas e/ou extensas
- Lesões semelhantes a pérnio
- Infectologia
- Infecções por patógenos comuns em qualquer localização, recorrentes e/ou graves e/ou necessitando de antibioticoterapia venosa
- Infecções por patógenos oportunistas na ausência de infecção pelo HIV
- Complicações após vacinas de vírus vivo atenuado
- Infecções por micobactérias repetidas e/ou difíceis de tratar
- Infecções por fungos ou vírus recorrentes e/ou extensas e/ou com apresentações atípicas
- Meningites ou encefalites recorrentes
- Sepse sem identificação de agente infeccioso
- Ortopedia
- Osteomielites repetidas, particularmente por microrganismos incomuns, tal como *Serratia* spp
- Osteomielite em múltiplos focos por micobactérias
- Osteomielite asséptica em múltiplos focos

Fonte: modificado de Costa-Carvalho, 2014.[10]

REFERÊNCIAS BIBLIOGRÁFICAS

1. Rezaei N, de Vries E, Gambineri E, Meyts I, Haddad E. Common presentations and diagnostic approaches. In: Sullivan KE, Richard SE (eds.). Stiehm's immune deficiencies – Inborn errors of immunity. London: Elsevier, 2020. 2nd. ed. Capítulo 1, p. 3-69.
2. Tangye SG, Al-Herz W, Bousfiha A, et al. Human inborn errors of immunity: 2022 update on the classification from the International Union of Immunological Societies Expert Committee [published online ahead of print, 2022 Jun 24]. J Clin Immunol. 2022;1-35.
3. Bousfiha A, Moundir A, Tangye SG, Picard C, Jeddane L, Al-Herz W, et al. (Accepted/In press). The 2022 update of IUIS phenotypical classification for human inborn errors of immunity. *Journal of Clinical Immunology.* 2022;42(7):1508-20.
4. Puck JM, Fleischer TA. Approach to the evaluation of the patient with suspected immmunodeficiency. In: Rich RR, Fleischer TA, Schroeder HW, Wryand CM, Corry DB, Puck JM (eds). Clinical immunology – Principles and practice. London: Elsevier; 2023. 6th ed, Capítulo 32.
5. Rezaei N, Bonilla FA, Seppänen M, de Vries E, Bousfiha AA, Puck J, et al. Introduction on primary immunodeficiency diseases. In: Rezaei N, Aghamohammadi A, Notarangelo LD (eds). Primary immunodeficiency diseases. Springer: Berlin; 2017. 2nd ed. Capítulo 1, p. 1-81.
6. Goudouris ES. Immunodeficiencies: non-infectious manifestations. J Pediatr (Rio J). 2021;97 Suppl. 1(Suppl. 1):S24-S33.
7. Bardou MLD, Henriques MT, Grumach AS. Inborn errors of immunity associated with characteristic phenotypes. *J Pediatr* (Rio J). 2021;97 Suppl. 1(Suppl. 1):S75-S83.
8. Dantas EO, Aranda CS, Rêgo AMS, Tavares FS, Severo Ferreira JF, de Quadros Coelho MA, et al. Doctors' awareness concerning primary immunodeficiencies in Brazil. *Allergol Immunopathol* (Madr). 2015;43(3):272-8.
9. Carneiro-Sampaio M, Jacob CM, Leone CR. A proposal of warning signs for primary immunodeficiencies in the first year of life. *Pediatr Allergy Immunol.* 2011;22(3):345-6.
10. Costa-Carvalho BT, Grumach AS, Franco JL, Espinosa-Rosales FJ, Leiva LE, King A, et al. Attending to warning signs of primary immunodeficiency diseases across the range of clinical practice. *J Clin Immunol.* 2014;34(1):10-22.

Rinite Alérgica

Marta de Fátima Rodrigues da Cunha Guidacci • Jocélea de Lira Mendes

INTRODUÇÃO

A rinite alérgica (RA) é uma patologia inflamatória da mucosa nasal, mediada por imunoglobulina E (IgE), que se manifesta por rinorreia mucosa, obstrução nasal, espirros e/ou prurido nasal após exposição a aeroalérgenos.[1]

INCIDÊNCIA E PREVALÊNCIA

A RA é um problema mundial de saúde que causa um enorme impacto na qualidade de vida, na produtividade laboral e na escolar, e suas repercussões econômicas também são potencialmente substanciais. Além disso, apresenta também uma significativa morbidade, constituindo um peso financeiro importante nos custos de saúde que não pode ser subestimado.[2] Estima-se que a prevalência global é de 10 a 40%, variando consoante a localização geográfica.[1] Apesar de sua elevada prevalência, a RA é ainda uma doença subdiagnosticada e subtratada, impactando negativamente na qualidade de vida da população afetada.[1]

DIAGNÓSTICO

O diagnóstico de RA inclui a história clínica, antecedentes pessoais e familiares de atopia, exame físico e exames complementares. É basicamente clínico, com a presença de sintomas cardinais: espirros em salva, prurido nasal intenso, coriza clara e abundante, obstrução nasal e identificação do possível alérgeno desencadeante pelo teste cutâneo de hipersensibilidade imediata ou IgE específica. O prurido nasal pode induzir ao hábito de fricção frequente do nariz com a palma da mão, gesto conhecido como "saudação alérgica". Em crianças, podem ocorrer episódios recorrentes de epistaxe relacionados com a friabilidade da mucosa, episódios de espirros ou o ato de assoar o nariz vigorosamente. A RA, em geral, é acompanhada de prurido ocular e de lacrimejamento, podendo ocorrer também prurido no conduto auditivo externo, no palato e na faringe. A obstrução nasal é queixa frequente, podendo ser intermitente ou persistente, bilateral ou unilateral, alternando com o ciclo nasal e mais acentuada à noite. A congestão nasal grave pode interferir com a aeração e com a drenagem dos seios paranasais e da tuba auditiva, resultando em cefaleia ou otalgia, com queixas de diminuição da acuidade auditiva. Respiração oral, roncos, voz anasalada e alterações no olfato também podem ocorrer, além de astenia, irritabilidade, diminuição da concentração, anorexia, náuseas e desconforto abdominal. A tosse pode estar presente. Os sintomas da RA podem ocorrer em qualquer idade, geralmente iniciando na infância. A intensidade e a frequência dos sintomas, assim como a sua evolução e fatores desencadeantes e/ou agravantes (tabagismo ativo/passivo, natação), os medicamentos em uso, a presença de comorbidades (sinusites e otites de repetição) e outras doenças alérgicas (asma, conjuntivite alérgica e eczema atópico) devem fazer parte da anamnese. Características faciais típicas estão presentes em grande número de pacientes com RA, como olheiras, dupla linha de Dennie-Morgan e prega nasal horizontal, causada pelo frequente hábito de coçar a narina com movimento para cima. O exame das cavidades nasais é essencial, mostrando uma mucosa nasal geralmente pálida, edemaciada e com abundante secreção clara ou mucoide. Em casos crônicos, observa-se hipertrofia importante de conchas inferiores.[3]

A ocorrência dos sintomas de RA pode ser sazonal ou perene. Os sintomas sazonais estão relacionados principalmente com a sensibilização e a exposição a pólens, presentes em países de clima temperado e também no sul do Brasil. Quando o indivíduo sensibilizado é submetido à exposição alergênica de modo continuado, como o que acontece com os alérgenos da poeira doméstica, os sintomas ocorrerão ao longo de todo o ano, de modo perene.[4] Contudo, esta classificação não é globalmente aplicável, e, consequentemente, o grupo de trabalho internacional Allergic Rhinitis and its Impact on Asthma (ARIA) reformulou as diretrizes da RA, tendo por base a duração (intermitente, persistente) e a gravidade (leve, moderada-grave) dos sintomas (Tabela 7.1).[1]

A RA pode ser desencadeada ou agravada principalmente pela exposição à aeroalérgenos, que são elementos proteicos solúveis de baixo peso molecular e que podem facilmente se tornar dispersos no ar e penetrarem no epitélio respiratório. Os alérgenos de maior relevância clínica são os oriundos de ácaros da poeira, de baratas, de fungos e de outras fontes alergênicas, em especial dentro dos domicílios (p. ex., pelos, saliva e urina de animais domésticos; restos de insetos. Ver Tabela 7.1). Os alérgenos ocupacionais estão potencialmente presentes na poeira do trigo, do trabalho em madeira e de produtos detergentes. A alergia ao látex em trabalhadores da área de saúde também pode se manifestar por sintomas de rinite. Nos casos de exposição ocupacional, os sintomas estão presentes especialmente nos dias de trabalho, ocorrendo melhora clínica nos feriados e nos finais de semana. O contato com os irritantes mais importantes no desencadeamento de sintomas em pacientes com RA acontece pela exposição ao fumo e aos inúmeros poluentes intra e extradomiciliares. O fumo é o maior agressor e o principal poluente inalável,

Tabela 7.1 Classificação da rinite alérgica (adaptada de ARIA)[1]

Duração dos sintomas	
Intermitente	**Persistente**
Sintomas < 4 dias/semana ou < 4 semanas	Sintomas ≥ 4 dias/semana ou ≥ 4 semanas
Gravidade dos sintomas	
Leve (todos os itens presentes)	**Moderada-grave** (pelo menos 1 item presente)
• Sem interferência no sono • Sem interferência nas atividades diárias, desportivas ou de lazer • Sem interferência nas atividades da escola ou trabalho • Sem sintomas incomodativos	• Perturbação do sono • Perturbação nas atividades diárias, desportivas ou de lazer • Dificuldades nas atividades da escola ou trabalho • Sintomas incomodativos

agredindo diretamente o epitélio nasal. Pode, portanto, desencadear e agravar a RA. A inalação da fumaça do cigarro pode alterar o batimento mucociliar e induzir inflamação nasal eosinofílica não alérgica em crianças, que são fumantes passivos. Além do fumo, outros poluentes intradomiciliares também devem ser citados. Os pacientes alérgicos são usualmente hipersensíveis a irritantes não específicos, como perfumes, desodorantes, produtos químicos oleosos usados na limpeza doméstica e odores fortes, além do gás de cozinha. Cada vez mais, a poluição ambiental apresenta evidências epidemiológicas de atuar como fator precipitante e agravante de RA. Devido à inflamação crônica, todos os pacientes com rinite podem apresentar uma resposta exagerada a estímulos físicos ou químicos inespecíficos. As mudanças bruscas de temperatura podem induzir sintomas nasais em pacientes com RA pelo estímulo de fibras C (não adrenérgico e não colinérgico) e do sistema nervoso parassimpático. Os anti-inflamatórios não hormonais (AINH), entre os quais se destaca o ácido acetilsalicílico, podem desencadear ou agravar a RA e a asma, especialmente em adultos. A alergia alimentar raramente induz sintomas de rinite de modo exclusivo, apesar de sintomas nasais ocorrerem com frequência no contexto de reação anafilática desencadeada por alimentos (Tabela 7.2).[3]

Os exames subsidiários mais importantes para o diagnóstico da RA, tanto pela especificidade como pela sensibilidade, são os testes cutâneos de hipersensibilidade imediata (TCHIs) pela técnica de punctura e a avaliação dos níveis séricos de IgE alérgeno-específicos. Os TCHIs devem ser executados preferencialmente com alérgenos padronizados em unidades bioequivalentes, escolhidos de acordo com a relevância clínica pela história e idade do paciente, pela profissão, pelo ambiente e pela distribuição regional de alérgenos, sob a supervisão direta de médico devidamente capacitado para evitar falso-positivos e falso-negativos e potenciais reações sistêmicas. As contraindicações à sua utilização são a presença de eczema extenso ou dermografismo, uso de anti-histamínicos orais, uso de corticosteroides tópicos por mais de 7 dias, entre outros.[3]

A dosagem sérica da IgE total está relacionada com maior probabilidade de encontro de IgE específicas em indivíduos alérgicos, mas seu valor diagnóstico para alergia é limitado.

A positividade dos TCHIs e a presença de IgEs séricas específicas podem representar apenas sensibilização atópica e não devem ser valorizados na ausência de sintomas alérgicos.[3]

A pesquisa de IgE específica, *in vitro*, para aeroalérgenos individualizados, quando realizada com antígenos padronizados e técnica adequada, apresenta características operacionais (sensibilidade e especificidade) semelhantes às dos TCHIs: sensibilidade de 89% e especificidade de 91%. Todavia, é mais dispendiosa e requer punção venosa, laboratório especializado e mais tempo para obtenção do resultado.[3]

A rinoscopia anterior com espéculo nasal e luz frontal oferece ao médico uma visão adequada das narinas, do vestíbulo nasal, da região da válvula nasal e da porção anterior das conchas inferiores e do septo nasal.[3]

Outros exames complementares, como teste de provocação nasal, endoscopia nasal, citologia nasal, teste de avaliação do olfato, rinomanometria computadorizada, rinometria acústica, radiografia simples dos seios paranasais ou da rinofaringe, tomografia computadorizada e ressonância nuclear magnética de seios paranasais, biópsia nasal e polissonografia, devem ser solicitados somente quando forem necessários para diagnóstico diferencial com outras patologias ou avaliação de comorbidades.

Várias comorbidades associadas a RA têm sido descritas, entre as quais asma, conjuntivite alérgica, rinossinusite aguda e crônica, otite média com efusão, tosse crônica e alterações do desenvolvimento craniofacial dos respiradores bucais em crianças, além de apneia e hipopneia obstrutiva do sono, tanto em crianças como em adultos.[3]

As principais patologias que fazem diagnóstico diferencial com a RA são:

- Alterações estruturais/funcionais:
  - Desvio de septo nasal
  - Hipertrofia dos cornetos nasais
  - Neoplasia da nasofaringe
  - Hipertrofia das adenoides
  - Apneia do sono
  - Refluxo gastroesofágico
  - Pólipos nasais
  - Atresia das coanas
  - Corpo estranho
  - Patologia da válvula nasal

Tabela 7.2 Fatores desencadeantes de alergias respiratórias.[3]

Aeroalérgenos	
Ácaros, pó domiciliar	*Dermatophagoides pteronyssinus, Dermatophagoides farinae, Blomia tropicalis*
Baratas	*Blatella germanica, Periplaneta americana*
Fungos	*Aspergillus* sp, *Cladosporium* sp., *Penicillium notatum*
Animais de pelo	Gato, cão, coelho, cavalo e roedores (*hamster, guinea pig*, furão doméstico, camundongo)
Pólens	Gramíneas – *Lolium multiflorum* (azevém), *Phleum pratense*
Ocupacionais	Trigo, poeira de madeira, detergentes, látex
Poluentes	
Intradomiciliares	Fumaça de cigarro, material particulado (PM 10) e dióxido de nitrogênio (NO$_2$) derivados da combustão do gás de cozinha ou fogão à lenha
Extradomiciliares	Ozônio, NO e dióxido de enxofre
Irritantes	
	Odores fortes, perfumes, ar-condicionado, produtos de limpeza

Fonte: extraída de: Rubini NPW, Wandalsen GF, Rizzo WCV, Aun MV, Chong Neto HJ, Sole D. Guia prático sobre controle ambiental para pacientes com rinite alérgica. *Arq Alergia Imunol.* 2017;1(1):7-22.

- Doença sistêmica:
  - Discinesia ciliar
  - Fibrose cística
  - Síndrome de Churg-Strauss
  - Granulomatose de Wegener
  - Sarcoidose
  - Amiloidose
- Outros fenótipos de rinite:
  - Rinite alérgica local
  - Rinossinusite crônica
  - Rinite infecciosa
  - Rinite não alérgica
  - Rinite mista.

TRATAMENTO

Medidas não farmacológicas incluem o controle de exposição a alérgenos pelo menos por 3 a 6 meses para que algum benefício clínico gradual possa ser observado.

As principais medidas para o controle do ambiente, com especial atenção à redução de ácaros, baratas, umidade e alérgenos de animais, são apresentadas a seguir:[3]

- O quarto de dormir deve ser preferencialmente bem ventilado e ensolarado. Evitar travesseiro e colchão de paina ou pena. Usar os de espuma, fibra ou látex, sempre que possível envolto em material plástico (vinil) ou em capas impermeáveis aos ácaros. O estrado da cama deve ser limpo 2 vezes por mês. As roupas das camas e os cobertores devem ser trocadas e lavadas regularmente com detergente e a altas temperaturas (+55ºC), bem como secadas ao sol ou ar quente. Se for possível, a superfície dos colchões deve ser aspirada empregando-se um modelo potente de aspirador doméstico
- Evitar tapetes, carpetes, cortinas e almofadas. Dar preferência a pisos laváveis (cerâmica, vinil e madeira) e cortinas do tipo persianas ou de material que possa ser limpo com pano úmido. No caso de haver carpetes ou tapetes muito pesados, de difícil remoção, os mesmos devem ser aspirados, se for possível, 2 vezes por semana, após terem sido deixados para ventilar
- Camas e berços não devem ser justapostos à parede. Caso não seja possível, colocá-los junto à parede sem marcas de umidade ou à parede mais ensolarada
- Evitar bichos de pelúcia, estantes de livros, revistas, caixas de papelão ou qualquer outro local em que possam ser formadas colônias de ácaros no quarto de dormir. Substitua as pelúcias por brinquedos de tecido para que possam ser lavadas com frequência
- Identificar e eliminar o mofo e a umidade, principalmente no quarto de dormir, reduzindo a umidade a menos de 50%. Verificar periodicamente as áreas úmidas da casa, como banheiro (cortinas plásticas do chuveiro, embaixo das pias etc.). Uma solução de água sanitária diluída em água sanitária pode ser aplicada nos locais mofados até sua resolução definitiva, mesmo porque são irritantes respiratórios. É essencial investigar outras formas de exposição aos fungos fora do domicílio (creche, escola e locais de trabalho)
- Evitar o uso de vassouras, espanadores e aspiradores de pó comuns. Passar pano úmido diariamente na casa ou usar aspiradores de pó com filtros especiais 2 vezes por semana. Afastar o paciente alérgico do ambiente enquanto faz a limpeza

- Ambientes fechados por tempo prolongado (casa de praia ou de campo) devem ser arejados e limpos pelo menos 24 horas antes da entrada dos indivíduos com alergia respiratória
- Evitar animais de pelo ou pena, especialmente no quarto e na cama do paciente (ambiente seguro). Manter a porta do quarto sempre fechada. Se for possível, restringir o animal a uma única área da moradia e utilizar purificadores com filtro HEPA no quarto do paciente. Preferencialmente, animais de estimação mais adequados para crianças alérgicas são peixes e tartarugas
- Evitar a exposição aos alérgenos de camundongos e ratos com intervenção profissional integrada aos cuidados de limpeza da moradia, incluindo colocação de armadilhas, vedação de furos e rachaduras que possam atuar como pontos de entrada e aplicação de raticidas, nos casos de grandes infestações
- A inspeção é passo importante no extermínio de baratas. Evitar inseticidas e produtos de limpeza com forte odor. Usar o método de iscas. Exterminar baratas e roedores pode ser necessário
- Remover o lixo e manter os alimentos fechados e acondicionados para não atrair baratas e roedores. Não armazenar lixo dentro de casa
- Dar preferência às pastas e aos sabões em pó para limpeza de banheiro e cozinha. Evitar talcos, perfumes e desodorantes, principalmente na forma de *sprays*
- Não fumar e não deixar que fumem dentro de casa e do automóvel. O tabagismo pré-natal, o perinatal e o pós-natal estão associados a problemas respiratórios futuros
- Evitar banhos extremamente quentes e oscilação brusca de temperatura. A temperatura ideal da água é a temperatura corporal
- Dar preferência à vida ao ar livre. Esportes podem e devem ser praticados, evitando-se dias com alta exposição aos pólens ou poluentes em determinadas áreas geográficas
- Recomenda-se aos pacientes alérgicos ao pólen manter as janelas de casa e do carro fechadas durante o dia, abrindo-as à noite (menor contagem de pólens). Máscaras protetoras e óculos são úteis. Os pólens podem ser transportados para dentro de casa pelas roupas e pelos animais domésticos. Evitar deixar as roupas para secarem ao ar livre; se for possível, usar secadora automática
- Evitar atividades externas nos períodos de alta contagem de pólens, entre 5 e 10 horas da manhã, e em dias secos, quentes e com vento
- Manter os filtros dos aparelhos de ar-condicionado sempre limpos. Se possível, limpá-los manualmente. Evitar a exposição à temperatura ambiente muito baixa e a oscilações bruscas de temperatura. Lembrar que o ar-condicionado e seco pode ser irritante.

A lavagem nasal é uma terapêutica não farmacológica complementar que possibilita alívio instantâneo e momentâneo dos sintomas de RA, sobretudo a obstrução e o prurido nasal.[1]

Medidas farmacológicas
Anti-histamínicos H1 orais

Os anti-histamínicos H1 orais (anti-H1) são eficazes para o tratamento da rinorreia, espirros, prurido nasal e ocular.

Os anti-histamínicos de segunda geração são recomendados e devem ser usados em detrimento aos de primeira geração, uma vez que têm a vantagem de menor passagem pela barreira hematoencefálica e, consequentemente, menos efeitos secundários (como a sedação). Cetirizina, levocetirizina, loratadina, desloratadina, ebastina, epinastina, fexofenadina, rupatadina e bilastina são anti-histamínicos de segunda geração.[3]

Anti-histamínicos H1 tópicos nasais

Esses medicamentos, como a azelastina, por exemplo, reduzem a rinorreia e o prurido nasal, podendo ser utilizados nos não responsivos aos anti-histamínicos H1 orais.[3]

Corticoides tópicos nasais

São considerados a base do tratamento da RA, sobretudo pela sua ação anti-inflamatória, garantindo o controle dos quatro principais sintomas da RA – espirros, prurido, rinorreia e obstrução nasal –, com efeito sinérgico se associados ao anti-histamínico H1 oral ou nasal.[1] Não têm absorção sistêmica significativa, apresentando poucos efeitos secundários, sendo os mais frequentes a nível local: epistaxes, cefaleia, faringite, disgeusia.[1]

As formulações incluem beclometasona, budesonida, furoato de fluticasona, propionato de fluticasona, mometasona e ciclesonida.[3] Anticolinérgicos tópicos nasais são eficazes para o controle da rinorreia.[1]

Antagonistas dos leucotrienos

Atualmente, apenas os antagonistas do receptor CysLT1 são recomendados como terapêutica complementar da RA, sendo o montelucaste o mais bem estudado, sobretudo na rinite persistente moderada-grave.[1]

Cromonas

Funcionam como estabilizadores tópicos dos mastócitos, sendo mais eficazes para o controle dos sintomas oculares do que dos nasais. Tendo em consideração a relativa eficácia inferior aos anti-histamínicos e glucocorticoides tópicos nasais, bem como a posologia de 4 vezes ao dia, as cromonas raramente são utilizadas como tratamento de manutenção da RA.[1]

Descongestionantes nasais

Têm grande eficácia no controle da congestão nasal, mas, devido aos seus efeitos secundários, nomeadamente o efeito rebote e a associação ao desenvolvimento de rinite medicamentosa, devem ser utilizados por um período máximo de 3 a 5 dias.[1]

Corticoides orais

Podem ser utilizados por períodos curtos e são indicados em fase de agudização, quando as outras opções terapêuticas não obtiveram controle sintomático. O seu uso deve ser parcimonioso, sobretudo pelos seus efeitos secundários.[1]

Anti-histamínicos tópicos oculares

Podem ser úteis nas situações em que há conjuntivite alérgica associada.[1]

Imunoterapia

Quando o paciente está em acompanhamento por médico generalista e os sintomas da RA não estão controlados com as medidas não farmacológicas e farmacológicas, ele deverá ser encaminhado para o especialista em alergia, para confirmação diagnóstica com exames específicos (*prick test*, IgE específica sérica). Considerar diagnóstico diferencial, otimizar a terapia e avaliar indicação e contraindicação de imunoterapia supervisionada.[5]

A imunoterapia alérgeno-específica (ITE) foi introduzida por Leonard Noon há mais de 100 anos e permanece como o único tratamento modificador da evolução natural da doença alérgica. Além disso, proporciona ao indivíduo benefícios duradouros após a sua descontinuação e previne a progressão da doença, incluindo o desenvolvimento de asma, bem como o de novas sensibilizações. Atualmente, a ITE utilizada no tratamento da RA é administrada por via subcutânea (SCIT) ou sublingual (SLIT).[3] É o único procedimento terapêutico exclusivo dos médicos especialistas em imunologia clínica, os quais se dedicam às doenças alérgicas.[4]

A ITE é recomendada no tratamento de adultos e crianças (> 5 anos) com RA intermitente moderada/grave e em todas as formas persistentes. A indicação da ITE deve estar fundamentada na comprovação da sensibilização alérgeno-específica por métodos *in vivo* ou *in vitro*, na relevância do(s) alérgeno(s) no desencadeamento de sintomas, na impossibilidade de evitar a exposição ao(s) alérgeno(s) e na disponibilidade de extrato alergênico padronizado e comprovadamente eficaz.[3]

Anticorpos monoclonais

A introdução de anticorpos monoclonais humanos ou humanizados no tratamento da asma tem aberto caminho para sua utilização em outras doenças, como urticária crônica, rinossinusite crônica, polipose nasal e RA. Terapêuticas direcionadas a citocinas IL-4, IL-5 e IL-13 têm demonstrado eficácia consistente, especialmente entre pacientes mais atópicos, com evidência de inflamação tipo Th2, estabelecendo os parâmetros para a medicina de precisão. A identificação de diferentes vias moleculares que têm significado clínico contribuiu para estabelecer os alvos do tratamento e levou à identificação dos endotipos descritos em asmáticos, que poderiam muito bem ser transferidos à RA. Em doenças alérgicas, estes são alguns alvos contra os quais foram desenvolvidos imunobiológicos que são IgE, citocinas promotoras de resposta Th2 como IL-4, IL-5, IL9, IL-13, IL-31, e TSLP, receptor para quimiocinas CCR4 e moléculas de superfície e adesão CD2, CD11a, CD20, CD25 e CD52 e ligante OX40. No entanto, há poucas evidências de uso de biológicos em RA.[3]

CONSIDERAÇÕES FINAIS

A RA é muito prevalente, mas frequentemente subdiagnosticada e subtratada, apesar do forte impacto que tem na qualidade de vida, capacidade de trabalho e rendimento escolar.

Com base nas recomendações para tratamento da RA publicadas pela iniciativa ARIA e pela Academia Europeia de Alergia e Imunologia, Academia Americana de Asma, Alergia e Imunologia e Academia Americana de Otorrinolaringologia, foi proposto o fluxograma apresentado na Figura 7.1 para o tratamento da RA.[3]

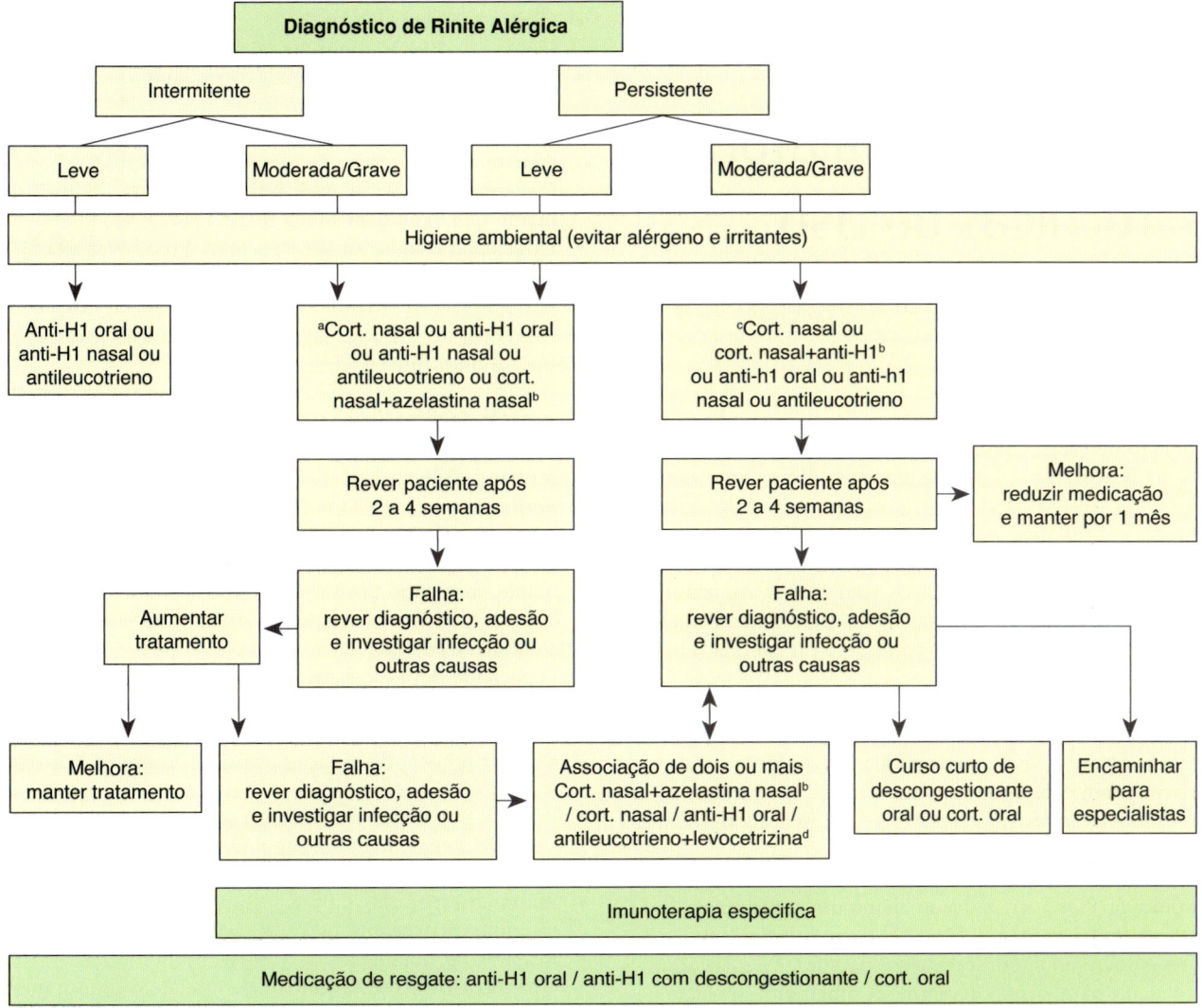

Anti-H1: anti-histamínico; Cort.: corticosteroide; ᵃ: sem ordem de preferência; ᵇ: acima de 6 anos; ᶜ: em ordem de prefência; ᵈ: acima de 18 anos.

Figura 7.1 Fluxograma para o tratamento da rinite alérgica.

REFERÊNCIAS BIBLIOGRÁFICAS

1. Caldeira LE, Silva MIT, Martins-dos-Santos G, Pereira AM. Rinite alérgica – Classificação, fisiopatologia, diagnóstico e tratamento. *Rev Port Imunoalergologia*. 2021;29(2):95-106.
2. Fonseca J, Taveira-Gomes T, Pereira AM, Branco-Ferreira M, Carreiro-Martins P, Alves-Correia M, et al. ARIA 2019: An integrated care pathway for allergic rhinitis in Portugal. *Acta Med Port*; 2021 Feb 1;34(2):144-57.
3. Sakano E, Sarinho ESC, Cruz AA et al. IV Consenso Brasileiro Sobre Rinites – 2017.
4. Castro FFM, Galvão CES. Imunoterapia. Barueri, SP: Minha Editora; 2011.
5. Muraro A, Roberts G. Allergen immunotherapy guidelines – Part 2: Recommendations. European Academy of Allergy and Clinical Immunology (EAACI), 2017.

CAPÍTULO 8

Dispositivos Inalatórios – Técnicas de Uso

Marta de Fátima Rodrigues da Cunha Guidacci • Jocélea de Lira Mendes

INTRODUÇÃO

Medicações inalatórias geralmente são utilizadas para o tratamento de várias condições respiratórias, incluindo a asma. As medicações são utilizadas mediante dispositivos inalatórios (*spray* ou pó seco) ou nebulizadores, são fundamentais para o controle da asma e oferecem várias vantagens. A principal delas é a ação local nos pulmões, que minimiza o efeito sistêmico destes fármacos com menor risco e maior benefício.[1,2] A eficácia dos inaladores é a mesma dos nebulizadores, e ainda são portáteis e dispensam energia (eletricidade, pilhas ou baterias).[2]

Espaçadores valvulados podem reduzir a deposição na orofaringe em até 99%, aumentando a quantidade de medicação inalada em até 4 vezes, comparado com o uso do *spray* dosimetrado sem espaçador, e promovem proteção contra a falta de coordenação motora do paciente.[2] Os espaçadores também devem ser preferidos para o uso de broncodilatadores durante exacerbação de asma ou de Doença Pulmonar Obstrutiva Crônica (DPOC) em ambiente de pronto-atendimento e durante hospitalização.[2]

A associação de máscara aos espaçadores é a opção mais adequada para o uso do *spray* dosimetrado em lactentes, crianças pequenas, idosos e pacientes com déficit cognitivo.[2]

TÉCNICAS DE USO DO AEROSSOL DOSIMETRADO (AD)[2,3]
Técnica de uso do AD com espaçador e máscara

Essa técnica é indicada para uso em crianças menores de 6 anos, idosos ou pessoas na exacerbação da asma.

Preparação do dispositivo
- Montar o espaçador, quando for necessário
- Retirar a tampa do AD
- Agitar o inalador vigorosamente antes do uso
- Acoplar o AD ao espaçador, posicionando-o verticalmente, formando um L.

Preparação do paciente
- Se possível, o paciente deve estar em pé ou com o tronco reto. Se for uma criança, colocá-la sentada ou no colo, com o tronco reto e a cabeça erguida (não permitir o uso de chupeta durante a aplicação)
- Colocar a máscara sobre o nariz e a boca. A máscara deve ser adequada ao tamanho do paciente, para evitar vazamentos
- Pressionar o cilindro metálico com o dedo indicador na parte de cima

- Com a máscara bem aderida ao rosto, respirar normalmente por 20 a 30 segundos
- Quando estiver prescrito mais de um jato, significa que a técnica deverá ser repetida
- Retirar a máscara do rosto e, em seguida, limpar a face. É recomendável escovar os dentes ou enxaguar a boca e gargarejar com água para retirar a parcela do medicamento que ficou depositada na cavidade oral
- Desacoplar o inalador do espaçador e recolocar a tampa.

Técnica de uso do AD com espaçador (bocal)[2,3]

Essa técnica é indicada para uso em crianças maiores de 6 anos, adolescentes e adultos.

Preparação do dispositivo
- Montar o espaçador com os acessórios adequados, quando for necessário
- Retirar a tampa do AD
- Agitar o inalador vigorosamente antes do uso
- Acoplar o AD ao espaçador, posicionando-o verticalmente, formando um L.

Preparação do paciente
- O paciente deve estar em pé ou com o tronco reto
- Expirar normalmente, colocando o máximo de ar para fora (não expirar no espaçador)
- Colocar o bocal do espaçador na boca, com os lábios fechados ao seu redor
- Pressionar o cilindro metálico com o dedo indicador na parte de cima e, logo em seguida, iniciar uma inspiração *lenta e profunda* pela boca
- Retirar o espaçador da boca e prender a respiração por no mínimo 10 segundos.
- Respirar normalmente
- Quando estiver prescrito mais de um jato, significa que a técnica deverá ser repetida
- Após realizar esse processo, é recomendável escovar os dentes *ou* enxaguar a boca e gargarejar com água para retirar a parcela do medicamento que ficou depositada na cavidade oral
- Desacoplar o inalador do espaçador e recolocar a tampa.

Técnica de uso do AD sem o uso do espaçador[3]
- Retirar a tampa
- Agitar o inalador vigorosamente antes do uso
- O paciente deve estar em pé ou com o tronco reto
- Segurar firmemente o inalador na posição correta: em pé, formando um L, com o cilindro metálico contendo o medicamento voltado para cima e a uma distância de 5 a 10 cm aproximadamente (mais ou menos 4 a 7 dedos de um homem adulto) da boca. *Não é eficaz utilizar o AD dentro da cavidade oral*
- Inclinar a cabeça levemente para trás
- Antes de disparar o dispositivo, expirar normalmente, colocando o máximo de ar para fora (mas não no dispositivo) e manter a boca aberta
- No início de uma inspiração *lenta e profunda* pela boca, pressionar o cilindro metálico com o dedo indicador na parte de cima
- Prender a respiração por no mínimo 10 segundos com a boca fechada
- Respirar normalmente

- Quando estiver prescrito mais de um jato, significa que a técnica deverá ser repetida
- Recolocar a tampa
- Após realizar esse processo, é recomendável escovar os dentes *ou* enxaguar a boca e gargarejar com água para retirar a parcela do medicamento que ficou depositada na cavidade oral.

Observações

- Sempre que for usado o AD, aplicar apenas um jato de cada vez. É necessário agitar o *spray* a cada novo jato
- Alertar o paciente que, ao pressionar o AD no espaçador, ele deverá iniciar a inspiração imediatamente
- A posição em L evita a saída do propelente sem o fármaco
- No momento da inspiração, orientar o paciente a prestar atenção na posição da língua, que deve estar na base da boca, para que não ocorra obstrução da saída do medicamento
- No caso de crianças rebeldes, que não cooperam com a técnica recomendada, uma alternativa é a administração do medicamento quando estiverem dormindo. No momento do uso, a cabeça e o pescoço da criança devem ficar levemente inclinados para frente
- Limpeza e manutenção do cilindro metálico: não expor a temperaturas superiores a 50°C; não tentar perfurá-los; não utilizar nenhum tipo de óleo para lubrificar a válvula de saída. Em caso de obstrução do orifício por onde sai o medicamento, desacoplar o cilindro metálico do envoltório plástico e lavar com água e detergente neutro. Secar as peças, a fim de não deixar água na base da válvula
- Quantidade de medicamento que ainda resta no *spray*: a maioria dos ADs, até o momento, não dispõe de marcador de doses, porém existe um método fácil de verificar a quantidade do medicamento presente no cilindro metálico: basta colocá-lo em um copo com água e observar a posição em que ele permanecerá. Se o cilindro afundar completamente, significa que está cheio de medicamento. Se o cilindro ficar boiando na posição vertical, significa que está pela metade. Se o cilindro permanecer boiando na posição horizontal, significa que o medicamento acabou e resta apenas o propelente
- Volume dos espaçadores: existem vários tipos de espaçadores comercializados, que se diferem quanto ao tamanho (volume), à forma, à carga eletrostática e, principalmente, à presença ou não de válvulas. O volume do espaçador deverá ser apropriado ao tamanho do paciente. Baseado no volume corrente, recomenda-se, de maneira geral, que espaçadores de 250 a 500 mℓ sejam usados por crianças de até 3 anos, e os de 500 a 1.000 mℓ, por crianças acima dessa idade, adolescentes e adultos. Volumes inferiores a 350 mℓ são teoricamente recomendados para crianças menores de 6 meses. Além do volume adequado, um espaçador ideal deve ter baixa carga eletrostática em seu interior para viabilizar adequada deposição pulmonar do medicamento administrado
- Limpeza mensal dos espaçadores:
  - O espaçador não precisa ser limpo a cada uso quando for de uso individual
  - Desconectar todos os componentes, lavando-os com água corrente e secando-os ao ar livre. Nunca remover a válvula

  - Colocar o espaçador de molho, por 5 minutos, em um recipiente com uma solução de água e detergente caseiro neutro. Recomenda-se preparar inicialmente a solução com duas a quatro gotas de detergente para um litro de água, misturar e somente depois colocar o espaçador. Isso evitará que a produção de espuma interfira na formação da camada de detergente no corpo do espaçador
  - Após o período de permanência na solução, o corpo do espaçador deverá ser colocado para secar livremente, sem enxaguar. Já a máscara ou o bocal do espaçador deverá ser lavado em água corrente antes de ser colocado para secar
  - No caso de espaçadores de metal, não é necessário deixá-los secando com sabão
- Desinfecção dos espaçadores de plástico ou polipropileno quando são de *uso coletivo*:
  - Desmontar todo o sistema e imergi-lo em solução com detergente doméstico
  - Lavar bem cada uma das partes do conjunto, removendo partículas sólidas
  - Manter todas as peças imersas por 10 minutos em recipiente de plástico fosco, com tampa. Decorrido esse período, retirá-las dessa solução, preferencialmente com luvas de procedimento e/ou pinça longa, e enxaguá-las abundantemente em água corrente
  - Em outro recipiente, imergi-las durante 60 minutos em solução de hipoclorito de sódio a 1%. Decorrido esse período, retirá-las dessa solução e enxaguá-las (a solução de hipoclorito deverá ser desprezada após cada ciclo de desinfecção)
  - A seguir, em outro recipiente, contendo uma solução composta de quatro gotas de detergente doméstico para cada litro de água, mergulhar apenas o corpo do espaçador, sem agitá-lo
  - Por 1 a 2 minutos, fazer movimentos de rotação suaves, de modo que o detergente se espalhe uniformemente nas faces interna e externa do espaçador
  - Retirar o corpo do espaçador dessa solução sem enxaguá-lo
  - Sobre um campo limpo, dispor o corpo do espaçador e os demais acessórios (máscara facial, bocal e conexões) na posição vertical, deixando o excesso de água desses últimos escorrer espontaneamente, bem como o excesso de detergente da câmara de inalação
  - Aguardar a secagem completa de cada um dos componentes do *kit* antes de reutilizar o espaçador, que deverá ser guardado em recipiente tampado ou saco de plástico.

TÉCNICA DOS INALADORES DE PÓ[2,3]

Técnica de uso do Turbuhaler®[2-4]

Preparação do dispositivo

- Girar a tampa protetora e removê-la, puxando-a para cima
- Manter o inalador na posição vertical, com a base giratória para baixo
- Girar a base até onde for possível (sentido anti-horário). Em seguida, voltar a base para a posição inicial até ouvir um clique. Nesse instante, o inalador estará carregado, ou seja, o dispositivo estará pronto para uso.

Preparação do paciente

- O paciente deve estar em pé ou com o tronco reto
- Expirar normalmente, colocando o máximo de ar para fora (distante do dispositivo), e prender a respiração
- Colocar o bocal (parte superior do inalador) entre os dentes e fechar os lábios ao redor dele
- Inclinar a cabeça levemente para trás
- Inspirar pela boca o *mais rápido e profundo* possível
- Retirar o inalador da boca
- Prender a respiração por no mínimo 10 segundos
- Respirar normalmente
- Recolocar a tampa protetora
- Após realizar esse processo, é recomendável escovar os dentes *ou* enxaguar a boca e gargarejar com água para retirar a parcela do medicamento que ficou depositada na cavidade oral.

Observações

- O Turbuhaler® contém um marcador de dose em uma pequena janela situada abaixo do bocal, que servirá para o controle das doses restantes. Quando a janela ficar totalmente vermelha, significa que ele está vazio, ou seja, o medicamento acabou
- Mesmo quando o Turbuhaler® estiver vazio, pode-se ouvir um som ao agitar o dispositivo. Esse som não é do medicamento, e sim do agente dessecante.

Técnica de uso do Pulvinal®[3,5]

Preparação do dispositivo

- Girar a tampa protetora e removê-la
- Posicionar o inalador na vertical e bater levemente em uma superfície rígida para nivelar o pó dentro da câmara
- Manter o inalador em posição vertical, apertar o botão presente no bocal com uma mão e, com a outra, girar o corpo do inalador em sentido anti-horário (meia-volta completa) até aparecer a **marca vermelha** (posição de carregamento da dose)
- Ainda em posição vertical, soltar o botão presente no bocal e girar o corpo do inalador em sentido horário (outra meia-volta) até ouvir um clique. Nesse momento, aparecerá uma **marca verde** (posição de administração da dose).

Preparação do paciente

- O paciente deve estar em pé ou com o tronco reto
- Distante do aparelho, expirar normalmente, colocando o máximo de ar para fora, e prender a respiração
- Colocar o bocal (parte superior do inalador) firmemente entre os lábios
- Inclinar a cabeça levemente para trás
- Inspirar pela boca o *mais rápido e profundo* possível
- Retirar o inalador da boca
- Prender a respiração por no mínimo 10 segundos
- Respirar normalmente
- Recolocar a tampa protetora
- Após realizar esse processo, é recomendável escovar os dentes *ou* enxaguar a boca e gargarejar com água para retirar a parcela do medicamento que ficou depositada na cavidade oral.

Observações

- O Pulvinal® não tem marcador de dose. Porém, como o corpo do inalador é transparente, isso garante ao paciente a visualização da redução progressiva do nível de pó à medida que o dispositivo for utilizado. Quando começar a aparecer um fundo vermelho na câmara em que está o pó, é sinal de que a medicação está no fim
- Um dos maiores inconvenientes relatados pelos pacientes desse dispositivo é a sensação desagradável do pó na garganta durante a sua inalação.

Técnica de uso do Aerolizer[2,3]

Preparação do dispositivo

- Retirar a tampa do inalador, puxando-a para fora
- Para abrir o inalador, segurar firmemente a base e girar o bocal na direção indicada pela seta (em alguns modelos, a seta aparece na posição vertical)
- Retirar uma cápsula do *blister* e, imediatamente antes do uso, colocá-la no compartimento central, localizado na base do inalador
- Voltar o bocal para a posição fechada
- Manter o inalador na posição vertical, com o bocal para cima, e pressionar completamente os botões laterais uma única vez. Nesse momento, será ouvido um barulho que indica a perfuração da cápsula. Em alguns modelos, o botão estará posicionado na parte da frente, e não na lateral da base
- Soltar os dedos dos botões e posicioná-los na base do dispositivo.

Preparação do paciente

- O paciente deve estar em pé ou com o tronco reto
- Distante do inalador, expirar normalmente, colocando o máximo de ar para fora, e prender a respiração
- Colocar o bocal (parte superior do inalador) firmemente entre os lábios
- Inclinar a cabeça levemente para trás
- Inspirar pela boca o *mais rápido e profundo* possível. Nesse momento, será ouvido um som de vibração da cápsula na câmara do inalador
- Retirar o inalador da boca
- Prender a respiração com a boca fechada por no mínimo 10 segundos
- Respirar normalmente
- Abrir o inalador e verificar se a cápsula está vazia
  - Caso esteja vazia: desprezá-la
  - Caso não esteja, repetir a técnica quantas vezes forem necessárias até que o pó seja completamente inalado. Ao repetir a técnica, procurar fazer uma inspiração mais profunda que a anterior
- Após realizar esse processo, é recomendável escovar os dentes *ou* enxaguar a boca e gargarejar com água para retirar a parcela do medicamento que ficou depositada na cavidade oral.

Observações

- Caso o paciente não ouça o som de vibração da cápsula, significa que ela não girou e o medicamento não foi liberado. Tentar liberar a cápsula puxando-a com um palito pelas laterais, sem perfurá-la, e repetir todas as etapas da técnica
- A cápsula pode partir-se em pequenos fragmentos de gelatina, que podem atingir a boca ou a garganta do paciente. A gelatina é comestível e, portanto, não é prejudicial
- Não manipular as cápsulas com as mãos úmidas ou molhadas
- Algumas marcas de medicamentos disponíveis no mercado que utilizam o Aerolizer apresentam *refis* de cápsulas, tornando o tratamento mais econômico

- Limpeza do inalador: para melhor conservação, após cada uso, limpar o bocal e o compartimento da cápsula com um pano *seco*. Não utilizar álcool, pois poderá danificar a superfície plástica
- Caso o tratamento do paciente envolva cápsulas de broncodilatador e corticoide, utilizar primeiramente a técnica descrita para a cápsula do broncodilatador. Esperar 1 minuto. Realizar a técnica para a cápsula do corticoide. Não é possível o uso de duas cápsulas ao mesmo tempo no inalador.

Técnica de uso do HandiHaler®[3]

Preparação do dispositivo
- Abrir a tampa protetora, puxando-a para cima
- Em seguida, abrir o bocal (parte branca), puxando-o para cima (mesmo movimento anterior)
- Retirar uma cápsula do *blister* e, imediatamente, antes do uso colocá-la no compartimento central
- Fechar o bocal firmemente até ouvir *um clique* e manter a tampa protetora aberta
- Manter o inalador na posição vertical, com o bocal para cima, pressionar o botão lateral completamente uma vez e soltá-lo para perfurar a cápsula
- Soltar o dedo do botão lateral e posicioná-lo no meio da base do dispositivo.

Preparação do paciente
- O paciente deve estar em pé ou com o tronco reto
- Distante do inalador, expirar normalmente, colocando o máximo de ar para fora, e prender a respiração
- Colocar o bocal firmemente entre os lábios
- Inclinar a cabeça levemente para trás
- Inspirar pela boca *lenta e profundamente*. No momento da inspiração, é possível ouvir o som de vibração da cápsula na câmara do inalador
- Prender a respiração com a boca fechada por aproximadamente 10 segundos ou pelo tempo que for confortável. Enquanto isso, ir retirando o dispositivo da boca
- Respirar normalmente
- Abrir o bocal e verificar se a cápsula está vazia
  - Caso esteja vazia, descarte-a
  - Caso não esteja, repetir a técnica quantas vezes forem necessárias até que o pó seja completamente inalado. Ao repetir a técnica, procurar fazer uma inspiração mais profunda que a anterior
- Após o uso, desprezar a cápsula vazia, inclinando o dispositivo para baixo, e lavar as mãos após descartá-la
- Fechar o bocal e a tampa protetora para guardá-lo
- Após realizar esse processo, é recomendável escovar os dentes *ou* enxaguar a boca e gargarejar com água para retirar a parcela do medicamento que ficou depositada na cavidade oral.

Observações
- Evitar que o pó do medicamento caia nos olhos
- Evitar pegar na cápsula após uso. Recomendar ao paciente que lave as mãos após finalizar a técnica
- Está disponível para compra o refil de cápsulas para esse inalador
- Caso o paciente não ouça o som de vibração da cápsula, significa que ela não girou e o medicamento não foi liberado. Tentar liberar a cápsula com um palito, sem perfurá-la, e repetir todas as etapas da técnica.

Técnica de uso do Diskus®[2,3,6]

Preparação do dispositivo
- Para abrir o inalador, segurar a tampa (parte mais escura) com a mão esquerda e colocar o polegar da mão direita na depressão do inalador. Girar a peça (parte mais clara) para a direita, com o polegar na depressão, *até ouvir um clique*
- Após abrir o inalador, o paciente deverá segurá-lo com o bocal virado para frente dele. Observar que o orifício localizado no bocal nesse momento se encontrará fechado
- Empurrar a alavanca até ouvir um segundo clique. *Nesse instante, o inalador estará pronto para ser usado.*

Preparação do paciente
- O paciente deve estar em pé ou com o tronco reto
- Distante do aparelho, expirar normalmente, colocando o máximo de ar para fora
- Colocar o bocal firmemente entre os lábios
- Inclinar a cabeça levemente para trás
- Inspirar pela boca o mais *rápido e profundo* possível
- Retirar o inalador da boca
- Prender a respiração por no mínimo 10 segundos
- Respirar normalmente
- Sem tocar na alavanca, colocar o indicador na depressão do dispositivo e girar a peça (de cor mais clara) para a esquerda até ouvir novo clique
- Após realizar esse processo, é recomendável escovar os dentes *ou* enxaguar a boca e gargarejar com água para retirar a parcela do medicamento que ficou depositada na cavidade oral.

Observações
- Caso o paciente acione a alavanca mais de uma vez, ele perderá a dose, *mas* não correrá risco de inalar mais de uma dose
- O dispositivo contém 60 doses do fármaco, que são embaladas individualmente em um *blister* de alumínio. O aparelho tem marcador, que indicará a dose correspondente que será inalada e as doses que ainda restam no aparelho. O marcador vai de 60 a 0, fazendo contagem dose a dose. Quando restarem apenas 5 doses, para chamar atenção do paciente, os números de 5 a 0 aparecerão no marcador na cor vermelha
- Funciona bem com fluxo inspiratório baixo (30 ℓ/m), podendo, dessa maneira, ser utilizado por crianças com idade superior a 3 anos.

Técnica de uso do inalador Ellipta®[2,3,7]

Preparação do dispositivo
- Retirar o inalador da caixa, que estará na posição fechada
- Só abrir a tampa do inalador quando estiver pronto para tomar uma dose
- Não agitar o inalador
- Deslizar a tampa para baixo até ouvir um clique
- O medicamento estará pronto para ser inalado e o contador de dose regridirá um número para confirmar. Se o contador de dose não realizar a contagem regressiva ao se ouvir o clique, o inalador não liberará o medicamento
- Sentar-se ou ficar em pé em posição confortável.

Preparação do paciente
- Segurando o inalador longe da boca, expirar confortavelmente o máximo que puder. Não expirar sobre o inalador

- Colocar o bocal entre os lábios e fechá-los firmemente ao redor deles. Não bloquear a entrada de ar com os dedos
- Fazer uma inspiração longa, constante e profunda. Segurar essa inspiração por pelo menos 3 a 4 segundos
- Remover o inalador da boca
- Expirar lenta e suavemente
- Deslizar a tampa para cima até fechar o bocal
- Lavar a boca com água sem engolir.

Observações

- Mesmo quando utilizar esse inalador corretamente, o paciente poderá não sentir o gosto ou perceber o uso do medicamento
- Se quiser limpar o bocal, utilizar um pano seco antes de fechar a tampa.

NEBULIZADORES[3]

Podem ser classificados em dois tipos: a jato (pneumáticos) e ultrassônicos.

Nebulizadores a jato

Os nebulizadores a jato (NJs) são compostos principalmente de um reservatório onde se coloca o líquido a ser nebulizado, um orifício de entrada do gás e um tubo capilar por onde sai o líquido. São aparelhos que, quando ligados à corrente elétrica, acionam um compressor que produz um fluxo de gás.

Ao passar por um reservatório onde são colocados medicamentos em forma líquida, o ar produz um aerossol que será inalado.

O fluxo de ar gerado para a formação do aerossol pode ser originado de um compressor de gás (ar comprimido/oxigênio).

Diferentes marcas de nebulizadores estão disponíveis no mercado. É observada grande variação no fluxo gerado, no débito e na percentagem de produção de aerossóis de tamanho adequado para serem inalados.

Nebulizadores ultrassônicos

Nos nebulizadores ultrassônicos (NUs), as partículas são produzidas por um transdutor de cristal piezoelétrico, que cria vibrações em alta frequência e que fracionam o líquido. O tamanho das partículas será determinado pela frequência das vibrações.

São constituídos por:

- Uma bateria ou um motor elétrico (como geram calor, não podem nebulizar alguns fármacos)
- Um reservatório de água para esfriar o sistema
- Outro reservatório utilizado para colocar o líquido a ser nebulizado.

Observações

- A técnica de uso de cada um dos modelos e cada uma das orientações específicas relativas aos diferentes aparelhos presentes no mercado deverá ser consultada no manual elaborado por cada fabricante, que acompanha os equipamentos
- Durante a nebulização, o paciente deverá ser orientado a respirar pela boca
- As peças dos nebulizadores nunca poderão ser colocadas nem em micro-ondas, nem em água quente ou fervendo, durante o processo de limpeza
- Os NUs fazem menos barulho que os NJs. Porém, devido ao calor dissipado durante o funcionamento, *não se pode utilizar suspensão de corticoides nos NUs*
- O ideal é que o volume total da nebulização fique entre 3 e 5 mℓ. Volumes muito pequenos não atingem os pulmões adequadamente, e volumes muito grandes aumentam em muito o tempo de nebulização. Quando o tempo de nebulização de um volume de 5 mℓ estiver muito prolongado (superior a 15 minutos), pode ser um sinal de que o aparelho não está sendo eficiente. O tempo de nebulização usual dura em torno de *8 a 10 minutos*
- A criança não deverá utilizar chupeta durante a nebulização
- A indicação desses aparelhos atualmente tem sido muito restrita nas exacerbações, ou seja, estão indicados apenas se houver hipoxemia.

CONSIDERAÇÕES FINAIS

A eficácia dos dispositivos inalatórios está na sua capacidade de liberar a medicação em finas partículas diretamente nas vias aéreas. É fundamental que cada pessoa com a sua condição respiratória seja capaz de manejar corretamente o seu dispositivo. A técnica incorreta é a principal causa de falta de eficácia, já que a medicação não atingirá a via aérea alvo.[2]

REFERÊNCIAS BIBLIOGRÁFICAS

1. Volerman A, Kan K, Carpenter D, Press VG. Strategies for improving technique in children: a narrative review. Patient Prefer Adherence. 2021;15:665-75.
2. Guidacci MFRC, Mendes JL. Asma – Livro Eletrônico de Referência. LER ISBN 978-65-993541-7-5, asbaidf©2022.
3. Caderno de Atenção Básica Doenças Respiratórias Crônicas – Ministério da Saúde – 2010.
4. Symbicort® Turbuhaler® [bula]. São Paulo: AstraZeneca.
5. Clenil® Pulvinal® [bula]. São Paulo: Chiesi Farmacêutica.
6. Flixotide® Diskus® [bula]. São Paulo: GSK Brasil.
7. Relvar® Ellipta® [bula]. São Paulo: GSK Brasil.

Angioedema

Faradiba Sarquis Serpa • Solange Oliveira Rodrigues Valle • Eli Mansour •
Eliana Toledo

INTRODUÇÃO

O angioedema (AE) é um edema súbito e deformante, localizado, não inflamatório, não pruriginoso e, por vezes, doloroso. Esse tipo de edema ocorre devido a um aumento transitório na permeabilidade vascular local e extravasamento de líquido na derme profunda e no subcutâneo da pele e mucosas. O aumento da permeabilidade vascular é, na maioria das vezes, induzido por mediadores de mastócitos, incluindo a histamina ou por bradicinina.[1-3]

O AE mediado por mastócitos (AE-MAST), também conhecido como AE histaminérgico, pode ser idiopático, por reação adversa a anti-inflamatórios não esteroidais (AINEs), por hipersensibilidade a medicamentos, alimentos, ferroada de insetos, entre outros.[4] O AE mediado por bradicinina (AE-BK) pode ser de origem hereditária (AEH) ou adquirido (AEA). Todos os médicos devem conhecer as características clínicas e sinais de alerta para o AEH e o AEA, embora sejam formas menos comuns, pela possibilidade de desfecho fatal, caso uma terapêutica inapropriada seja adotada durante as crises.[3]

CLASSIFICAÇÃO

O AE é classificado em mediado por mastócitos (AE-MAST) ou por bradicinina (AE-BK).[2] A compreensão da classificação de AE de acordo com o mediador envolvido orienta a abordagem propedêutica e a terapêutica (Figura 9.1).

O AE-MAST é o tipo mais comum, podendo ser acompanhado de urticas pruriginosas. Esse tipo de AE é fugaz e regride com o uso de anti-histamínicos, corticosteroides e adrenalina.[5] Pode ser agudo ou crônico, IgE-mediado (alérgico), não IgE-mediado e, ainda, sem causa conhecida.[4,5] Quando esse tipo de AE ocorre de maneira recorrente por mais de 6 semanas, associado ou não a urticas e sem causa externa determinada, deve ser classificado e abordado como urticária crônica espontânea (UCE).[5]

Em contraste, o AE-BK é mais raro, não é acompanhado por urticas e apresenta maior duração, levando de 3 a 5 dias para regredir; não responde a anti-histamínicos, corticosteroides ou adrenalina e é potencialmente mais grave.[3] As formas de AE-BK incluem o angioedema hereditário (AEH) e o adquirido (AEA).[3]

O AEH (OMIM#106100) é uma doença autossômica dominante causada, na maioria das vezes, por variantes do gene *SERPING1*, que codifica uma glicoproteína inibidora de protease da família das serpinas, o inibidor de C1 esterase (C1-INH). É clinicamente caracterizado por episódios recorrentes de edema que ocorrem em qualquer parte do corpo, sendo mais frequentes nas extremidades, na mucosa intestinal, na genitália, na face e nas vias respiratórias superiores.[1-3] A alteração bioquímica relacionada com a maioria dos casos de AEH é a deficiência quantitativa ou funcional do C1-INH. Recentemente foram descritos subtipos de AEH sem deficiência do C1-INH. Atualmente, o AEH é classificado em angioedema com deficiência do C1-INH (AEH C1-INH) e angioedema com C1-INH normal (AEH-nC1-INH).[1-3]

O AEH C1-INH, por sua vez, é subdividido em tipos 1 e 2. O AEH-C1-INH tipo 1 é o mais prevalente, representando aproximadamente 85% dos casos, e resulta de baixos níveis antigênicos e funcionais de C1-INH. O AEH-C1-INH tipo 2 é responsável por cerca de 15% dos casos e está associado a uma proteína C1-INH disfuncional.[1-3]

No AEH-nC1-INH, os exames C1-INH quantitativos e funcionais são normais. Nesse tipo de AE, já foram identificadas variantes em seis diferentes genes: do fator XII (F12); plasminogênio (PLG); angiopoietina-1 (ANGPT1); cininogênio-1 (KNG1); mioferlina (MYOF); e sulfato de heparan 3-O-sulfotransferase 6 (HS3ST6).[1-3] Se nenhuma variante for encontrada, o AEH-nC1-INH é tomado como de origem desconhecida.[1-3]

O AE-BK pode, ainda, ser adquirido (AEA), devido à deficiência do C1-INH (AEA-C1-INH), ocasionado pelo consumo dessa proteína em doenças linfoproliferativas, ou por autoanticorpos em doenças autoimunes.[1-3] AEA com nível normal do C1-INH é induzido por fármacos que impedem o catabolismo da BK, como os inibidores da enzima conversora da angiotensina (iECA; AEA-iECA), as gliptinas, os antagonistas do receptor da angiotensina II e anti-hipertensivos como os inibidores da neprilisina.[1-3]

PREVALÊNCIA

O AE-MAST associado a UCE afeta 1,4% da população. O AE-BK é mais raro que o AE-MAST. O AEH-C1-INH tem prevalência mundial estimada em 1:67.000 (1,5 por 100 mil habitantes), enquanto o AEH-nC1-INH é mais raro (1:400.000 indivíduos), e o AE-iECA é o mais frequente dos AE-BK.[1-3]

FISIOPATOLOGIA

O AE-MAST que ocorre de modo agudo pode ser alérgico ou por outras causas, como infecções ou medicamentos, a exemplo dos AINEs, enquanto o AE-MAST que ocorre de maneira recorrente por mais de 6 semanas é considerado crônico e envolve mecanismos autoimunes ou idiopáticos, semelhantes à UCE. A célula central é o mastócito, que, após ativado, libera seus mediadores, como a histamina, os leucotrienos e várias citocinas. A histamina provoca vasodilatação, aumento do fluxo sanguíneo e da permeabilidade vascular e, consequentemente, AE (Figura 9.2B).[2,6]

O AEH-C1-INH cursa com redução dos níveis séricos do C1-INH e/ou a diminuição de sua atividade funcional. O C1-INH inibe várias vias, como as vias clássica e das lectinas do complemento, as vias de contato e calicreína-cininas e a da fibrinólise. No AEH-C1-INH, a ausência de inibição, principalmente das vias de contato e calicreína-cininas, resulta no aumento da liberação da BK. A ligação da BK ao seu receptor 2 (B2R) provoca o aumento da permeabilidade vascular e o consequente AE (Figura 9.2A).[1,2]

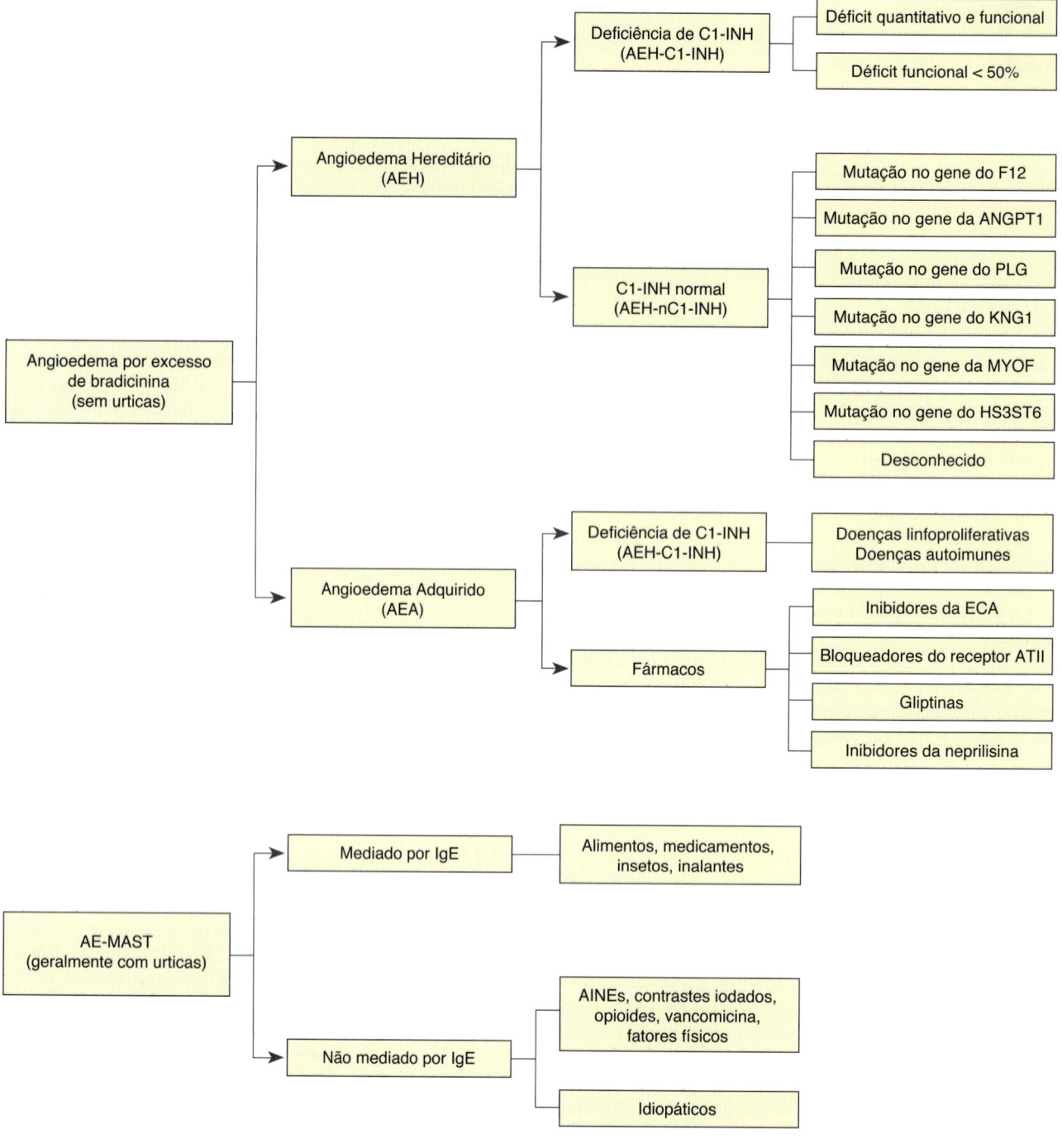

AEH: angioedema hereditário; C1-INH: inibidor de C1; F12: fator XII da coagulação; ANGPT1: angiopoetina-1; PLG: plasminogênio; KNG1: cininogêncio; MYOF: mioferlina; HS3ST6: heparan sulfato 3ST6; ECA: enzima conversora da angioetensina; ATII: angiotensina II; IgE: imunoglobulina E; AINEs: anti-inflamatórios não esteroidais.

Figura 9.1 Classificação do angioedema de acordo com o mediador envolvido. Adaptada de: Campos RA et al.[2]

Os vários tipos de AEH-nC1-INH são mais raros do que o AEH-C1-INH e a fisiopatologia de alguns é desconhecida. O AEH por variantes no F12 (AEH-FXII) é o AEH-nC1-INH mais estudado e de maior prevalência. Variantes em *F12* (gene do fator XII) tornam o FXII hipersensível aos mecanismos de retroalimentação positiva pela plasmina, aumentando a atividade das vias de contato e calicreína-cininas, com o consequente aumento da liberação de BK (Figura 9.2A).[1,2]

Vários grupos farmacológicos induzem AE-BK por diminuírem o catabolismo da BK. Os mais importantes são os iECAs e as gliptinas, que são hipoglicemiantes inibidores da dipeptidilpeptidase IV (IDDPIV). Tanto a ECA como a DPPIV, além da endopeptidase neutra, são peptidases responsáveis pela degradação da BK. O uso desses medicamentos ocasiona, em alguns pacientes, crises de AE.[2,3]

O AEA-C1-INH é uma condição muito rara, não hereditária e de início mais tardio. Associado a doenças linfoproliferativas

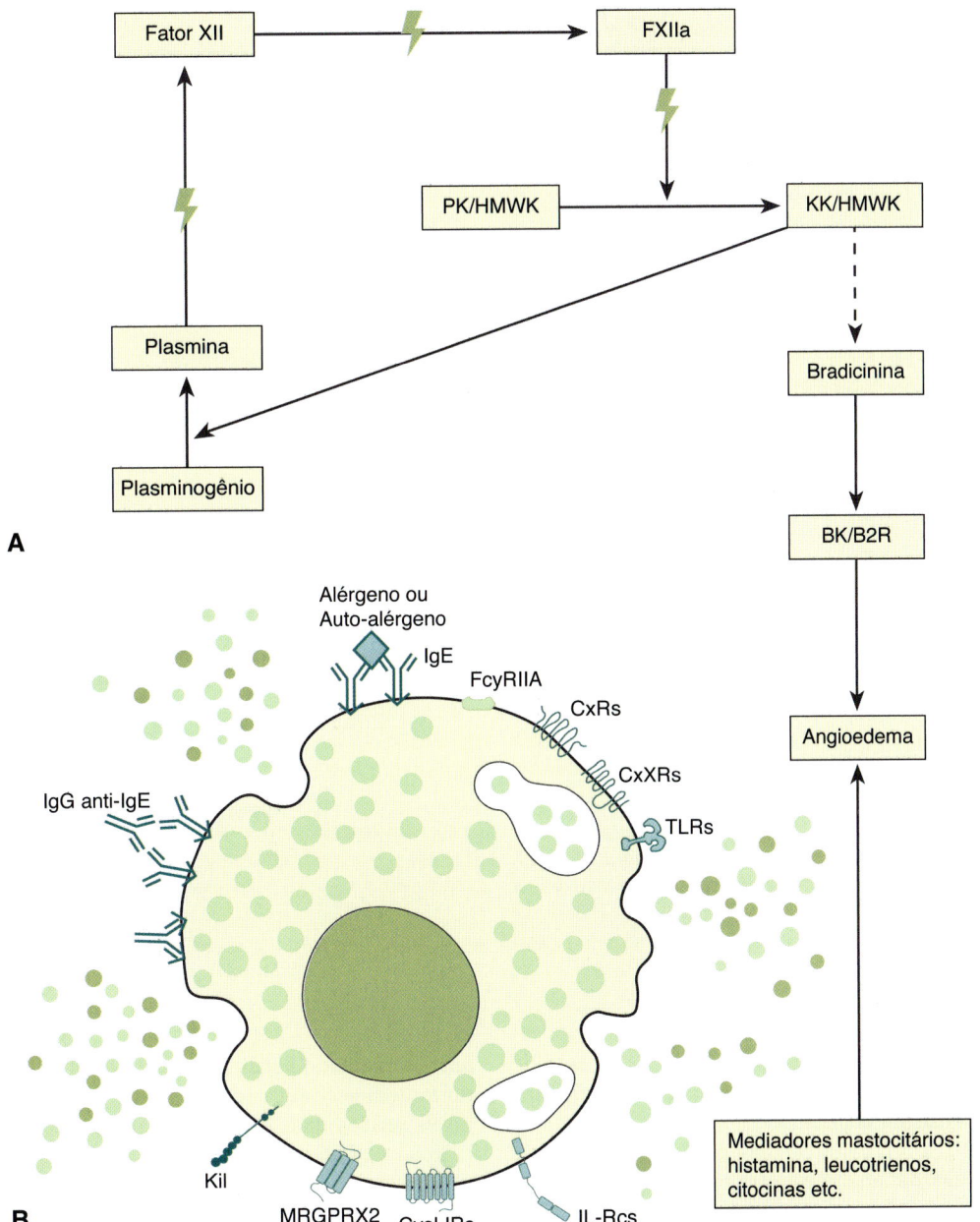

Figura 9.2 Mecanismos do angioedema. **A,** angioedema por bradicinina; **B,** angioedema por mediadores de mastócitos. (**A**): BK: bradicinina; B2R: receptor 2 da BK; FXIIa: fator XII ativado pré-calicreína plasmática; HMWK: cininogênio de alto peso molecular; KK: calicreína plasmática. (**B**): CxRs: receptores de complemento; CxXRs: receptores de quimuicinas; CysLIRs: receptores de cisteinil-leucotrienos; FcɣRI: receptor I da IgE; FcgRIIa: receptor IIA da IgG; IL-Rcs: receptores de interleucinas; MRGPRX2: recepctor x2 de proteína G relacionada ao MAS; TLRs: receptores *toll-like*. Adaptada de Campos RA et al.[2] e Belbézier A et al.[6]

e autoimunes, resulta do consumo do C1-INH ou da produção de anticorpos anti-C1-INH. A diminuição do C1-INH leva ao AE pela maior liberação de BK.[2,3]

DIAGNÓSTICO

Os episódios de AE ocorrem principalmente nas áreas de tecido conjuntivo frouxo, como lábios, pálpebras, face, língua, úvula, laringe, extremidades e genitália, e também em órgãos internos, como intestino. O diagnóstico do AE envolve avaliação clínica, histórico médico detalhado e exames complementares para determinar a causa subjacente. É extremamente importante diferenciar o AE-MAST

do AE-BK, não só porque os tratamentos são diferentes, mas também porque o AE mediado por bradicinina é potencialmente fatal e, portanto, deve ser imediatamente identificado e tratado.[7] Na Tabela 9.1 são apresentadas as características clínicas e laboratoriais dos diferentes tipos de AE.

A avaliação clínica criteriosa viabiliza diferenciar os dois tipos de AE. O AE-MAST (histaminérgico) é frequentemente acompanhado de urticas e prurido, dura de 24 a 72 horas e regride com o uso de anti-histamínicos, corticosteroides, adrenalina e omalizumabe.[1,7] O AE-BK não é acompanhado de urticas, não é pruriginoso, tem duração de 3 a 5 dias e não responde a anti-histamínicos, corticosteroides e adrenalina,

Tabela 9.1 Características clínicas e laboratoriais do AE-BK e do AE-MAST.

	Angioedema mediado por bradicinina				AE por mediadores de mastócitos
	AEH-C1-INH	**AEH-nC1-INH**	**AEA-C1-INH**	**AE-iECA**	**AE-MAST**
Quadro clínico	AE sem urticas Dor abdominal 3-5 dias de duração Início dos sintomas na 1ª ou 2ª décadas de vida	AE sem urticas Dor abdominal 3-5 dias de duração Início dos sintomas na vida adulta	AE sem urticas 3-5 dias de duração Início dos sintomas clínicos após a 4ª década de vida Relação com doenças linfoproliferativas ou autoimunes	AE sem urticas 12-48 h de duração Início dos sintomas geralmente após a 4ª década de vida	Usualmente associado à urticas Sem dor abdominal 24-72 h de duração
Mediador	BK	BK em alguns tipos	BK	BK	Histamina e outros mediadores mastocitários
História familiar/hereditariedade	Presente Autossômica dominante/de novo	Presente Autossômica dominante/de novo	Ausente	Ausente	Ausente
Idade de início dos sintomas	< 20 anos	< 20 anos	> 40 anos	Adultos	–
Edema de laringe	++	++	++	++	+
Edema isolado de língua	+	+	–	++	+
Desencadeadores	Trauma, estresse, infecções, estrógenos, iECA	Estrógenos, gravidez, iECA	Sem desencadeador óbvio	Nenhum	Alimentos Medicamentos Insetos Nenhum
Pródromos	Eritema marginato/outros	–	–	–	–
Exames laboratoriais	C4 baixo C1-INH baixo (nível e/ou função) Genético: variantes no gene *SERPING1*	C4 normal C1-INH normal (nível e função) Genético: variantes em genes distintos	C4 baixo C1-INH (nível e função) C1q baixo	Normais	Normais

AE: angioedema; AEH-C1-INH: angioedema hereditário com deficiência do inibidor de C1; AEH-nC1-INH: angioedema hereditário com inibidor de C1 normal; AEA-C1-INH: angioedema adquirido com deficiência do inibidor de C1; AE-iECA: angioedema por inibidor de enzima conversora de angiotensina; AE-MAST: angioedema induzido por mediadores de mastócitos; BK: bradicinina.

mas pode responder à terapia de reposição com concentrado do inibidor de C1, antagonista do receptor B2 da bradicinina ou inibidores da calicreína plasmática.[7]

No AE-MAST, o diagnóstico frequentemente é baseado na história clínica detalhada e no exame físico. Na forma aguda, a investigação complementar só é recomendada quando houver a suspeita de um desencadeante específico logo na anamnese. Na forma crônica, atualmente são recomendados hemograma completo, VHS e/ou PCR, IgE total e IgG anti-TPO.

O diagnóstico laboratorial do AE-BK inclui avaliação inicial do nível de C4. Caso o resultado seja normal e a suspeita diagnóstica de AEH seja mantida, recomenda-se repetir o C4 durante uma crise, já que, invariavelmente, encontra-se diminuído nessa situação. Se o nível de C4 apresentar-se diminuído, recomenda-se solicitar a dosagem quantitativa do C1-INH, e, caso este esteja normal, o ensaio funcional do C1-INH deve ser realizado. Assim, para confirmar o diagnóstico de AEH-C1-INH, a dosagem da proteína C1-INH e seu nível funcional devem ser obtidos. No AEH-C1-INH tipo 1, os níveis quantitativos e funcionais estão diminuídos (< 50% do normal), e no AEH-C1-INH tipo 2, o nível sérico do C1-INH é normal ou elevado, mas o funcional está diminuído.[2]

O sequenciamento do gene relacionado com o AEH-C1-INH, o *SERPING1*, não é recomendado rotineiramente. Entretanto, o diagnóstico definitivo do AEH-nC1-INH é feito com estudo genético. O estudo genético também é importante nas crianças menores de um ano, uma vez que os níveis séricos de C4 e C1-INH podem ser fisiologicamente baixos nesta faixa etária.[2]

O nível de C1q deve ser dosado quando há suspeita de AEA-C1-INH, ou seja, em pacientes com início de sintomas após os 40 anos, com doenças autoimunes, linfoproliferativas ou neoplásicas concomitantes e sem história familiar de AE. Nesse tipo de AE, o nível de C1q está diminuído em até 70% dos casos, o que raramente acontece no AEH-C1-INH.[2,8] Logo, no AEA-C1-INH, as dosagens séricas do C4 e do C1-INH, quantidade e função, e do C1q estão diminuídas.[2,8] No AEA por drogas, o diagnóstico é essencialmente clínico, não existindo nenhum marcador biológico para o seu diagnóstico.

TRATAMENTO

O tratamento da crise varia de acordo com o tipo de AE, a gravidade e a localização. No AE-MAST agudo, além do tratamento farmacológico, é necessário identificar o possível agente desencadeante e afastá-lo. Esse tipo de AE ocorre frequentemente em associação com urticas, pode acontecer no contexto de um quadro de anafilaxia e responde ao tratamento usual com adrenalina, corticosteroide e anti-histamínico. Quando o AE faz parte do quadro de anafilaxia, o uso de adrenalina por via intramuscular é mandatório. A dose preconizada é de 0,3 a 0,5 mg para adultos e 0,01 mg/kg até a dose máxima de 0,3 mg para crianças. Recomenda-se que todos os pacientes que apresentem episódio de anafilaxia recebam um plano de ação e portem adrenalina, idealmente na apresentação de autoinjetor.

Os AE-BK, AEH e AEA não respondem ao tratamento com adrenalina, corticoide e anti-histamínico, sendo isso um sinal de alerta. Pacientes que apresentam crise de AE que não responde a esse tratamento usual devem ser encaminhados para avaliação quanto à possibilidade de AE-BK.[9]

No caso do AEH, os fármacos de primeira linha para tratamento da crise, aprovados no Brasil, são o antagonista do receptor B2 de bradicinina (icatibanto), na dose de 30 mg para adultos e para crianças acima de 2 anos, conforme indica a tabela posológica em bula, por via subcutânea, ou o concentrado derivado do plasma do inibidor de C1 (20 UI/kg, via endovenosa). No caso de indisponibilidade desses fármacos, o plasma fresco congelado (10 mℓ/kg endovenoso) poderá ser prescrito como opção terapêutica de segunda linha. Os profissionais que atuam nas emergências devem estar capacitados a identificar esses casos e fazer os encaminhamentos apropriados. A abordagem inadequada de uma crise de AE-BK contribui para desfechos desfavoráveis, sendo o mais temido deles o óbito por edema de laringe.[1,10]

Caso o paciente seja diagnosticado com AEH, é necessária a avaliação quanto à necessidade de uso de tratamento profilático em longo prazo, como o concentrado do inibidor de C1 (endovenoso ou subcutâneo) ou o lanadelumabe, um anticorpo monoclonal anticalicreína. Caso esses medicamentos de primeira linha não estejam disponíveis, os andrógenos atenuados, danazol ou oxandrolona, que aumentam a produção do C1-INH pelo fígado, podem ser prescritos.[1,10]

O AE-MAST crônico é abordado como UCE, sendo que o tratamento de primeira linha é o dos anti-histamínicos de segunda geração, que podem ser utilizados em até quatro vezes a dose licenciada em bula. Estudos mostraram o benefício e a segurança dos anti-histamínicos bilastina, cetirizina, desloratadina, ebastina, fexofenadina, levocetirizina e rupatadina até em doses quadruplicadas.[5] A ausência de resposta ao uso de anti-histamínicos em dose quadruplicada indica a necessidade de uso do omalizumabe, um imunobiológico anti-IgE.[5]

Nas Figuras 9.3 e 9.4 são apresentados os algoritmos para o manejo do AE em emergências e em ambulatório.

CONSIDERAÇÕES FINAIS

O AE é um desafio para o médico, especialmente para os emergencistas, pois é uma condição potencialmente fatal quando afeta as vias respiratórias e que pode não responder

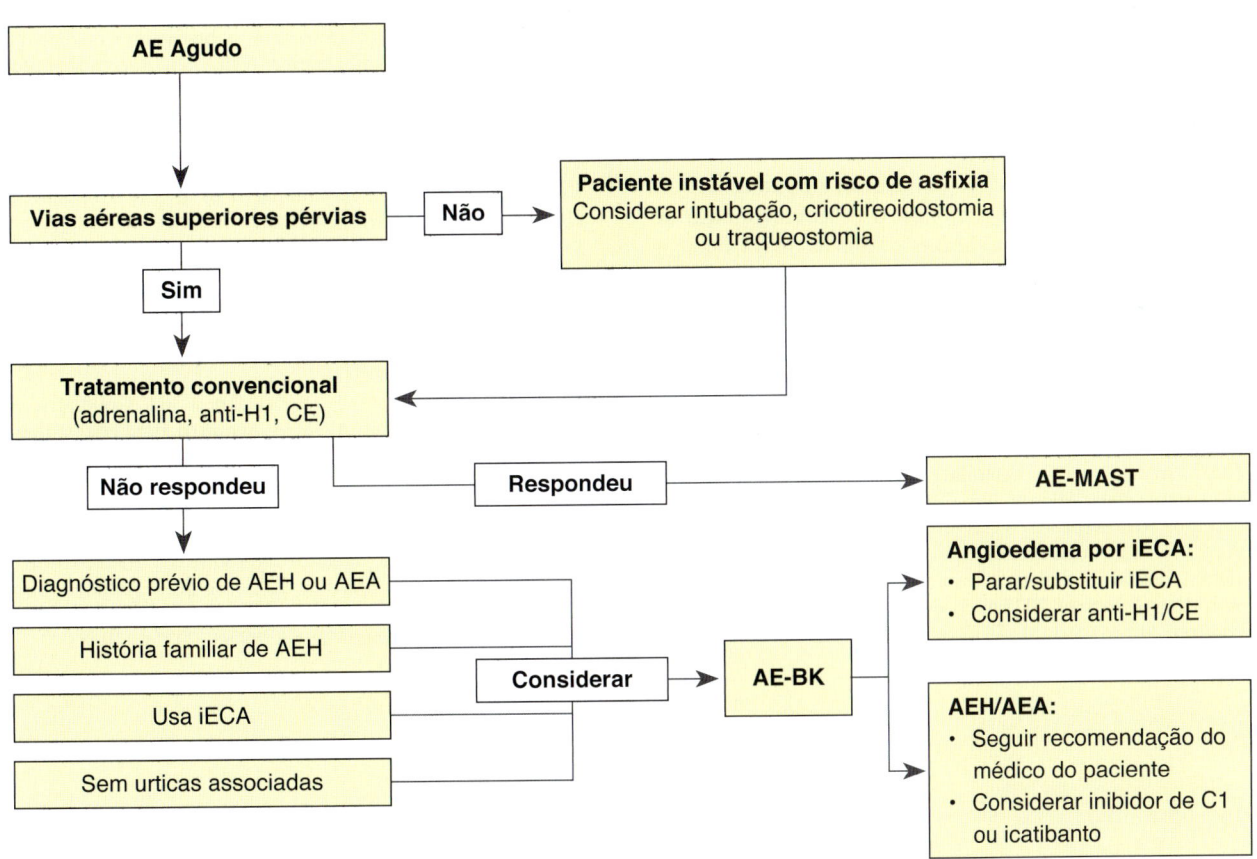

Anti-H1: anti-histamínico H1; CE: corticosteroide; AEH: angioedema hereditário; AEA: angiodema adquirido; AE-Mast: angioedema por mediadores de mastócitos; AE-BK: angioedema por bradicinina; iECA: inibidor da enzima conversora de angiotensina.

Figura 9.3 Manejo da crise de angioedema na emergência. Adaptada de: Serpa et al.[9]

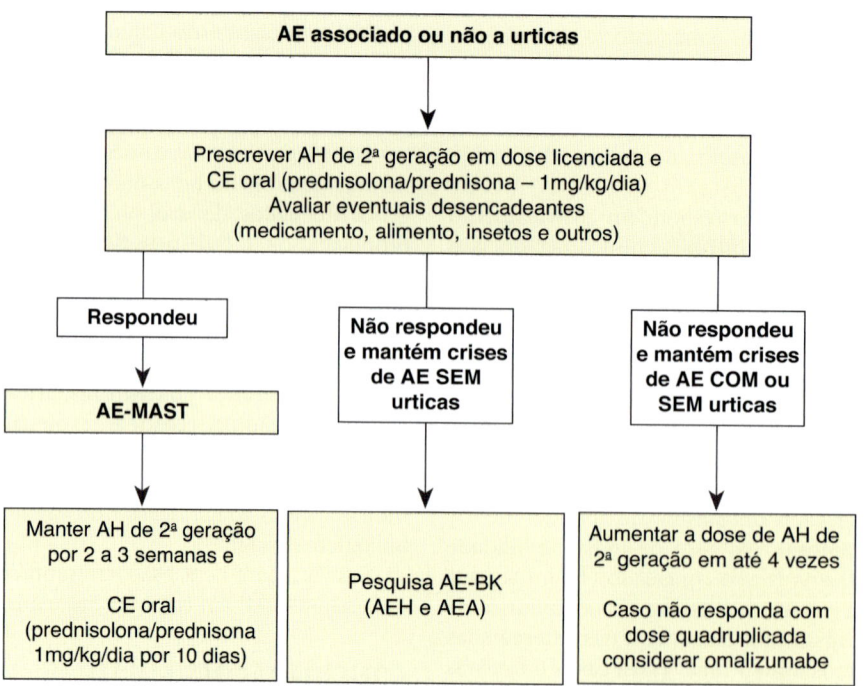

AE: angioedema; AH: anti-histamínico; CE: corticosteroide; AEH-MAST: angioedema por mediadores de mastócitos; AE-BK: angioedema mediado por bradicinina; AEH: angioedema hereditário; AEA: angioedema adquirido.

Figura 9.4 Manejo do angioedema no nível ambulatorial.

ao tratamento usual com adrenalina, corticosteroides e anti-histamínicos. Na prática clínica, é importante conhecer as características clínicas e laboratoriais que diferenciam o AE-MAST do AE-BK, pois isso é decisivo para determinar a conduta a ser adotada frente a um paciente em crise. A compreensão da fisiopatologia do AE avançou muito nas últimas décadas, o que proporcionou o desenvolvimento de novos medicamentos, mais eficazes e seguros. Esses avanços proporcionam aos especialistas um melhor manejo desses casos, evitando desfechos fatais.

REFERÊNCIAS BIBLIOGRÁFICAS

1. Maurer M, Magerl M, Betschel S, Aberer W, Ansotegui IJ, Aygören-Pürsün E et al. The international WAO/EAACI guideline for the management of hereditary angioedema – The 2021 revision and update. Allergy. 2022;77:1961-90.
2. Campos RA, Serpa FS, Mansour E, Alonso MLO, Arruda LK, Aun MV, et al. 2022 Brazilian guidelines for hereditary angioedema – Part 1: definition, classification, and diagnosis. *Arq Asmas Alerg E Imunol.* 2022;6:151-69.
3. Maurer M, Magerl M. Differences and similarities in the mechanisms and clinical expression of bradykinin-mediated vs. mast cell-mediated angioedema. *Clin Rev Allergy Immunol.* 2021;61:40-9.
4. Busse PJ, Smith T. Histaminergic angioedema. Immunol Allergy Clin North Am. 2017;37:467-81.
5. Zuberbier T, Abdul AHL, Abuzakouk M, Aquilina S, Asero R, Baker D, et al. The international EAACI/GA2LEN/EuroGuiDerm/APAAACI guideline for the definition, classification, diagnosis, and management of urticaria. Allergy. 2022;77:734-66.
6. Belbézier A, Bocquet A, Bouillet L. Idiopathic angioedema: current challenges. *J Asthma Allergy.* 2020 Apr 17;13:137-44.
7. Ferer M, Rodriguez-Garijo N, Sabaté-Brescó M. Medical algorithm: diagnosis and management of histaminergic angioedema. Allergy. 2022;00:1-4.
8. Valle SOR, Alonso MLO, Dortas Junior SD, Goudouris ES, Carvalho ALRB, Capelo AV, et al. Acquired angioedema due to C1-inhibitor deficiency: a challenging condition. *Int Arch Allergy Immunol.* 2022;183(5):572-7.
9. Serpa FS, Mansour E, Aun MV, Giavina-Bianchi P, Chong HJ, Arruda LK, et al. Hereditary angioedema: how to approach it at the emergency department? Einstein São Paulo. 2021;19:eRW5498.
10. Campos RA, Serpa FS, Mansour E, Alonso MLO, Arruda LK, Aun MV et al. 2022 Brazilian guidelines for hereditary angioedema – Part 2: therapy. *Arq Asmas Alerg E Imunol.* 2022;6:170-96.

CAPÍTULO

10

Asma

Marta de Fátima Rodrigues da Cunha Guidacci • Jocélea de Lira Mendes

INTRODUÇÃO

A asma é uma doença inflamatória crônica das vias aéreas, multifatorial, complexa, que geralmente se inicia na infância e é caracterizada por hiperresponsividade brônquica e obstrução variável do fluxo de ar. Os sintomas comuns incluem dispneia, sibilância, aperto no peito e tosse. Fatores genéticos e ambientais associados à maturação do sistema imune incipiente podem contribuir para o desenvolvimento da doença. Vários estudos epidemiológicos têm sido realizados no sentido de identificar e prospectar estratégias de prevenção da asma.

A asma mostra heterogeneidade substancial em termos de apresentação clínica, gravidade, fatores desencadeantes, fisiopatologia, história natural e resposta ao tratamento.[1] Devido à necessidade de guias concisos e fáceis de entender para a prática geral, foi proposto um guia para o manejo da asma com abordagens diagnósticas e terapêuticas, intitulado A²BCD e voltado para todas as idades e gêneros (Boxe 10.1): avaliação dupla (A²) de asma (diagnóstico, fenotipagem, controle atual e riscos futuros); medidas básicas (B); identificação e tratamento de comorbidades (C); tratamento individual direcionado com Drogas Antiasmáticas Modificadoras da Doença (DMAADs) (D).

INCIDÊNCIA E PREVALÊNCIA

A asma afeta mais de um quarto de bilhão de pessoas em todo o mundo e é a condição crônica mais comum na infância, sendo responsável por mais de 1.000 mortes por dia, e a maioria delas é evitável.[2] Estatísticas nacionais revelam que o Brasil ocupa a oitava posição mundial em casos de asma, com prevalência variando de 10 a 27%, a depender da região e da faixa etária estudadas.[3]

DIAGNÓSTICO

A asma continua sendo uma condição clínica cujo diagnóstico é estabelecido com história clínica pessoal (sintomas, variabilidade diurna e sazonal, resposta ao tratamento, ocupação) e familiar, achados do exame físico, investigação laboratorial e resultado do teste de função pulmonar (limitação reversível ou variável do fluxo aéreo). A avaliação de biomarcadores, incluindo eosinófilos no sangue, fração exalada de óxido nítrico (FeNO) e de alergias IgE mediadas (história clínica, testes cutâneos positivos e detecção sérica de IgE alérgeno específico), é recomendada para fenotipagem da asma.[1]

O fenótipo tipo 2 alto ($\geq$ 150 eosinófilos/$\mu\ell$ de sangue e FeNO $\geq$ 25 ppb) é mais prevalente na asma grave de início na idade adulta ($\geq$ 18 anos) do que na asma grave de

---

Boxe 10.1 Guia A²BCD para manejo da asma.[1]

A: Avaliar	
Diagnóstico: • História clínica com sintomas típicos e espirometria • Em caso de obstrução da via aérea, checar reversibilidade • Em caso de função pulmonar normal, checar variabilidade de PFE ou encaminhar para especialista para teste de broncoprovocação **Fenotipagem:** • Avaliar a idade de início, biomarcadores, alergias e fatores desencadeantes	**Controle atual:** • ACT ou ACQ ou questionário de controle da GINA **Avaliar riscos futuros:** • Prejuízo na função pulmonar? • História de exacerbação da asma? Uso de SABA ou OCS? • Eosinofilia ou FeNO (se disponível)?

B: Básicos
Acertar o básico: • Educação e técnica inalatória   • Automanejo e aderência ao tratamento   • Atividade física regular   • Evitar fatores desencadeantes, como alérgenos, fumaça de cigarro, riscos ocupacionais, ß-bloqueadores e AINEs em caso de doença respiratória exacerbada por AINEs

C: Comorbidades
Tratar comorbidades: rinite alérgica, rinossinusite crônica, obesidade, dermatite atópica, apneia do sono, distúrbio respiratório, GORD, DPOC, depressão e ansiedade

D: DMAADs
ICS (isolado ou combinado com LABA ou LAMA), LTRAs, biológicos e imunoterapia alergênica   **Objetivos para remissão:**   • Sem sintomas e sem exarcebações   • Sem OCs   • Poucos efeitos adversos relacionados com o tratamento   • Função pulmonar estável

PFE: pico de fluxo expiratório; ACT: teste de controle da asma; ACQ: questionário de controle da asma; SABA: β-agonista adrenoceptor de curta ação; OCS: corticoide oral; FeNO: fração exalada de óxido nítrico; AINEs: anti-inflamatórios não esteroidais; GORD: doença do refluxo gastroesofágico; DPOC: doença pulmonar obstrutiva crônica; DMAADs: drogas antiasmáticas modificadoras da doença; ICS: corticoide inalado; LABA: β-agonista adrenoceptor de longa ação; LAMA: antagonista do receptor muscarínico de longa ação; LTRA: antagonista do receptor de leucotrieno; OC: corticoide oral.

início precoce (< 18 anos). Portanto, a idade de início do quadro é uma informação clínica útil para a identificação de tratamentos direcionados.[4]

O controle da asma pode ser analisado com questionários validados, como o Teste de Controle da Asma (ACT), ou o Questionário de Controle da Asma (ACQ), ou com quatro questões validadas da Global Initiative for Asthma (GINA) (Tabela 10.1).[1,3,5]

Uma avaliação do risco futuro de exacerbações ou perda do controle da asma inclui uma história de exacerbações, qualquer uso de broncodilatador de curta ação (SABA) ou corticoide oral, o grau de comprometimento da função pulmonar e a expressão de biomarcadores de inflamação asmática das vias aéreas, como eosinófilos sanguíneos e FeNO. Embora um hemograma completo para determinar os níveis de eosinófilos deva ser obtido em todos os pacientes com asma, as medições de FeNO frequentemente estão indisponíveis na prática clínica.[1]

TRATAMENTO
Medidas básicas (B)

Existem várias recomendações gerais para manejo da asma, incluindo educação (p. ex., consciência da natureza crônica da doença e a necessidade de aderência ao tratamento crônico) e instruções de automanejo (plano de tratamento de asma por escrito). A técnica correta para a utilização dos dispositivos inalatórios é fundamental para a eficácia e segurança do tratamento. Incentivar instruções detalhadas e repetidas dessas técnicas é crucial para o sucesso da terapia de inalação. Além disso, a atividade física regular é fortemente recomendada. Evitar os fatores desencadeantes da asma é importante também como medida básica (B). Além disso, exacerbações de asma são um sinal que algo grave aconteceu e que uma ação urgente é necessária para identificar fatores de risco modificáveis e otimizar os cuidados para abordar esses fatores.[1]

Tratamento de comorbidades (C)

Outros pré-requisitos essenciais para o sucesso do manejo da asma são a identificação e o tratamento de comorbidades que podem afetar o controle ou a escolha da terapia da asma. Comorbidades comuns como rinite alérgica, rinossinusite crônica com ou sem pólipos, obesidade, apneia do sono, dermatite atópica, doença pulmonar obstrutiva crônica (DPOC), doença do refluxo gastroesofágico, distúrbios respiratórios, ansiedade e depressão, requerem avaliação e tratamento adequado.

Tratamento com drogas antiasmáticas modificadoras da doença - DMAADs (D)

Farmacoterapia moderna para a asma, visando à inflamação subjacente do tipo 2, reduz exacerbações, melhora o controle da enfermidade, previne sintomas e minimiza riscos futuros com o mínimo de efeitos adversos relacionados com o tratamento e com o objetivo máximo de induzir e manter a remissão da doença (ou seja, a ausência sustentada de sintomas de asma e sintomas de exacerbações, função pulmonar estável e sem necessidade de corticoides sistêmicos para tratamento da moléstia). A expressão "drogas antiasmáticas modificadoras da doença" foi introduzida para inalações contendo corticosteroide inalado (ICS), antagonistas dos receptores de leucotrienos, produtos biológicos e imunoterapia para alérgenos.

Atualmente, o algoritmo de tratamento da GINA para adolescentes e adultos recomenda duas vias diferentes. A via preferencial visa garantir a segurança do paciente, reduzindo o risco de exacerbações e utilizando ICS de baixa dose em combinação com formoterol (agonista β-adrenérgicos de ação prolongada – LABA), como medicação de alívio e controladora em todas as fases de asma. A via alternativa recomenda a utilização de SABA para todas as etapas conforme for necessário, bem como ICS regular ou combinação de ICS–LABA. Ambas as vias possibilitam aumento na dose de corticosteroide inalatório com a adição de um LABA e um antagonista do receptor muscarínico de ação prolongada (LAMA) para melhorar a asma até que o controle seja estabelecido.[1]

Tabela 10.1 Definição de controle de asma por diferentes instrumentos.[5]

Instrumentos	Asma controlada	Asma parcialmente controlada	Asma não controlada
ACT		ESCORE	
Limitação das atividades por asma Dispneia Despertares noturnos por asma Medicação de resgate Autoavaliação do controle da asma	≥ 20	15-19	≤ 15
ACQ-7		ESCORE	
Número de despertares noturnos/noite Intensidade dos sintomas Limitação das atividades por asma Intensidade da dispneia Sibilância (por quanto tempo) Medicação de resgate VEF1 pré-broncodilatador	< 0,75	0,75 a 1,5	> 1,5
GINA		ESCORE	
Sintomas diurnos > 2 vezes por semana Despertares noturnos por asma Medicação de resgate > 2 vezes por semana Limitação das atividades por asma	Nenhum item	1 a 2 itens	3 a 4 itens

ACT: Teste de Controle da Asma; ACQ-7: Questionário de Controle de Asma; GINA: Global Initiative for Asthma.
Fonte: Pizzichini MMM, et al., 2020.[5]

Medicamentos que não afetam a inflamação subjacente da asma (p. ex., monoterapias SABA ou teofilina) e com efeito proibitivo e efeitos adversos graves (p. ex., corticoides sistêmicos) não são recomendados para o tratamento crônico da asma.[1]

Se a asma permanecer não controlada apesar de altas doses de terapia tripla inalatória (ou seja, ICS-LABA-LAMA), o encaminhamento para especialistas para avaliação específica do fenótipo e o tratamento com biológicos são encorajados. Além disso, a imunoterapia com alérgenos pode ser recomendada a pacientes com morbidade dependente de alérgenos, especialmente aqueles com alergia aos ácaros da poeira doméstica.[1]

Embora a asma da maioria dos pacientes possa ser tratada na atenção primária, o parecer e o tratamento do médico especialista são fortemente recomendados nas seguintes situações:[2]

- Quando o diagnóstico é difícil, especialistas terão acesso a investigações e recursos mais sofisticados para confirmar ou excluir o diagnóstico de asma
- Quando há falha no controle dos sintomas, apesar da adequada terapêutica, boa adesão e boa técnica inalatória
- Quando há suspeita de asma grave, para caracterização de fenótipo e para consideração de terapia biológica, dependendo da disponibilidade. Por exemplo, médicos de cuidados primários devem considerar o encaminhamento de pacientes em uso de corticoide oral de manutenção, daqueles que tiveram dois ou mais ciclos de corticoides orais para exacerbações no ano e daqueles que têm asma não controlada mesmo após 3 a 6 meses de tratamento na etapa 4 da GINA
- Quando os sintomas sugerem complicações ou comorbidades, como doença respiratória exacerbada por aspirina ou aspergilose broncopulmonar alérgica
- Quando há suspeita de asma ocupacional
- Quando o paciente tem histórico de exacerbação de asma com risco de morte ou associada à alergia alimentar.

PREVENÇÃO

Vários estudos epidemiológicos têm sido realizados no sentido de identificar e prospectar estratégias de prevenção da asma. Algumas abordagens mostraram-se eficazes, como a não exposição ao Algumas abordagens mostraram-se eficazes, como a não exposição ao tabaco tabaco e a prevenção primária com óleo de peixe parece promissora para gestantes. Vários estudos baseados na exposição precoce aos microrganismos de ambientes rurais ("hipótese da higiene") também têm se mostrado esclarecedores.

Os estudos globais têm como objetivo identificar os fatores de risco e os fatores protetores no estilo de vida e no meio ambiente para o desenvolvimento da asma. Dessa maneira, o desafio em saber o porquê do aumento da prevalência da asma no último século está em compreender se houve ou um aumento dos fatores de risco ou uma diminuição dos fatores protetores, ou ambos.[6]

Atualmente, sabe-se que os fatores genéticos não são os únicos desencadeantes da asma. Aspectos ambientais também são muito importantes, e, apesar do avanço terapêutico, ainda há muito a aprender sobre as causas dessa patologia. Por isso, vários estudos foram realizados para verificar os principais fatores de risco e fatores protetivos da asma nos períodos pré-natal e pós-natal, da infância, do adulto e do idoso. Existem fatores de risco fortemente estabelecidos e outros moderadamente estabelecidos (Boxe 10.2).[7]

Boxe 10.2 Fatores de risco e fatores protetores.[6-8]

Fatores de risco
- Genética
- Ganho de peso da mãe e obesidade na gravidez
- Estresse materno
- Uso materno de antibióticos
- Uso materno de paracetamol
- Sensibilização a aeroalérgenos em menos de 5 anos
- Poluentes como ozônio e dióxido de nitrogênio, materiais particulados
- Viroses respiratórias (vírus respiratório sincicial, rinovírus e *influenza*)
- Infecção por bactérias como *Streptococcus pneumoniae*, *Haemophilus influenzae* e *Moraxella catarrhalis*
- Tabagismo ativo ou passivo, inclusive de cigarro eletrônico
- Asma nos pais
- Parto cesariana
- Prematuridade (< 37 semanas)
- Baixo peso ao nascer (< 2,5 kg)
- Hiperbilirrubinemia neonatal
- Obesidade
- Medicações que podem desencadear asma, como betabloqueadores
- Exposição ocupacional
- Meninos apresentam mais risco de desenvolver asma na infância. Na puberdade, há maior incidência entre as meninas
- Estresse materno na gestação ou nos primeiros anos de vida

Fatores protetores
- Alta ingesta de vitaminas D e E na gravidez
- Dieta rica em vitamina A, consumo de frutas (pós-natal)
- Consumo de leite de vaca não processado
- Exposição precoce ao ambiente microbiano (fazendas, comunidades rurais)
- Vacinação BCG no recém-nascido
- Amamentação: reduz episódios de sibilância no início da vida
- Duração da amamentação (> 6 meses)
- Controle ambiental

Conselhos sobre prevenção primária de asma em crianças menores de 5 anos incluem:[9]

- Crianças não devem ser expostas à fumaça de tabaco durante a gravidez ou depois do nascimento
- Identificar e corrigir insuficiência de vitamina D em asmáticas grávidas ou que planejam gestação pode reduzir o risco de episódio precoce de sibilância
- Estimular o parto vaginal quando for possível
- Aconselhar o aleitamento materno pelos benefícios gerais
- Evitar o uso de antibiótico de amplo espectro durante o primeiro ano de vida.

A exposição aos alérgenos intradomiciliares está associada à sensibilização de indivíduos predispostos e ao desencadeamento de episódios de asma. A diminuição dessa exposição é importante para que haja um melhor controle dos sintomas, sem necessidade de outras intervenções.[10]

CONTROLE AMBIENTAL

As medidas de controle ambiental são baseadas na identificação dos alérgenos responsáveis pelo quadro clínico e envolvem, sobretudo, a redução da exposição aos ácaros da poeira, fungos, antígenos de cães e gatos e baratas.[11]

As orientações ambientais devem ser reforçadas a cada consulta para melhorar a adesão do paciente.[3]

As principais medidas de controle ambiental são:[8,10,11]

- Manter o quarto de dormir bem ventilado e ensolarado
- Evitar travesseiro e colchão de paina ou pena. Usar os de espuma, fibra ou látex, sempre que possível envoltos em material plástico (vinil) ou em capas impermeáveis aos ácaros
- O estrado da cama deve ser limpo uma vez por mês
- As roupas de cama e cobertores devem ser trocados e lavados regularmente
- Roupas raramente usadas devem ser arejadas e lavadas antes do uso
- Evitar tapetes, carpetes, cortinas e almofadões
- Dar preferência a pisos laváveis (cerâmica, vinil e madeira) e cortinas do tipo persianas ou de material que possa ser limpo com pano úmido
- Camas e berços não devem ser colocados lateralmente junto à parede
- Evitar bichos de pelúcia, estantes de livros, revistas e caixas de papelão no quarto de dormir
- Identificar e eliminar o mofo e a umidade, principalmente no quarto. A solução de água sanitária diluída pode ser aplicada nos locais mofados, até sua resolução definitiva
- Evitar o uso de vassouras, espanadores e aspiradores de pó comuns. Passar pano úmido diariamente na casa ou usar aspiradores de pó com filtros especiais duas vezes por semana (afastar o paciente alérgico do ambiente enquanto se faz a limpeza)
- Ambientes fechados por tempo prolongado (casa de praia ou de campo) devem ser arejados e limpos pelo menos 24 horas antes da entrada dos indivíduos com alergia respiratória
- Evitar animais de pelo e pena, especialmente no quarto e na cama do paciente, e banhá-los 1 vez na semana
- Remover o lixo e manter os alimentos fechados e acondicionados, para evitar proliferação de baratas
- Evitar inseticidas e produtos de limpeza com forte odor, além de talcos, perfumes e desodorantes na forma de *sprays*
- Não fumar nem deixar que fumem dentro da casa e do automóvel
- Dar preferência à vida ao ar livre. Esportes podem e devem ser praticados
- Manter os filtros dos aparelhos de ar-condicionado sempre limpos (uma vez por mês) e evitar temperatura ambiente muito baixas.

IMUNIZAÇÃO

A Organização Mundial de Saúde (OMS) considera os asmáticos grupo de risco para complicação de *influenza*, como evolução para doença grave, hospitalização e morte.[8]

No informe técnico do Programa Nacional de Imunizações (PNI) do Ministério da Saúde de 2021, asma moderada a grave (pacientes em uso de corticoide inalatórios ou sistêmicos) é considerada categoria de risco clínico, sendo estes pacientes contemplados com a vacina.[12]

A vacina contra a *influenza* é indicada universalmente para maiores de 6 meses. As mães nutrizes devem receber a vacina com o objetivo de proteger os lactentes abaixo de 6 meses. Os asmáticos moderados a graves, em uso de corticoide inalado ou sistêmico, devem receber a vacina contra a *influenza* nas campanhas anuais do PNI do Ministério da Saúde.[12]

Nos Centros de Referência de Imunobiológicos Especiais (CRIEs), a asma grave, em uso de corticoide em doses imunossupressoras, está incluída como grupo de risco. O paciente recebe a vacina pneumocócica conjugada 10-valente se for menor de 5 anos ou a vacina pneumocócica polissacarídea (VPP) 23-valente (acima de 2 anos), com intervalo mínimo de 8 semanas e um reforço de VPP 23 em 5 anos. Na rede privada está disponível a Vacina Pneumocócica Conjugada 13-valente.[13]

Em 2005, com o aumento do número de casos de coqueluche nos EUA, foi realizado um estudo de caso controle com base populacional em que se encontrou uma associação entre asma e coqueluche, e os asmáticos são considerados grupo de risco para infecção por *Bordetella pertussis*.[8]

As vacinas para coqueluche podem conter componente *pertussis* de células inteiras (w) ou acelulares (a), em formulações pediátricas ou para adultos. As vacinas acelulares têm como característica a menor reatogenicidade; o componente *pertussis* vem sempre associado a toxoides tetânico e diftérico. E existem também as vacinas combinadas com o vírus inativado da poliomielite, hepatite B e *Haemophilus* tipo b.

Vacinas disponíveis para difteria, tétano e coqueluche:

- DTPw: vacina tríplice bacteriana de células inteiras
- DTPa: vacina tríplice bacteriana acelular
- dTpa: vacina tríplice bacteriana acelular do tipo adulto.[8]

No Plano Nacional de Operacionalização da Vacinação contra o covid-19 do Brasil, foram incluídos os asmáticos graves, ou seja, aqueles que fazem uso recorrente de corticoides sistêmicos ou internação prévia por crise asmática ou uso de doses altas de corticoide inalatório e de um segundo medicamento de controle no ano anterior.[8]

EDUCAÇÃO

A educação em asma integra um conjunto de ações que vão colaborar para o sucesso no controle da doença. O manejo eficaz da asma requer atuação de modelos educativos e desenvolvimento de parcerias entre pacientes, familiares, cuidadores, população e profissionais da saúde.

A literatura já demonstrou que a intervenção educacional possibilita melhor controle da asma e reduz o número de hospitalizações, de visitas ao pronto-socorro e de visitas não agendadas ao ambulatório, além de reduzir o absenteísmo ao trabalho e à escola e os episódios de asma noturna, impactando no controle clínico da doença e na qualidade de vida tanto de adultos como de crianças.[9]

Pacientes[8,9,14]

- Participar e aprender a praticar modelo de automanejo, de preferência com suporte regular. Esse é um importante redutor de morbidade de asma em adultos e crianças (evidência A)[9]
- Reconhecimento e automanejo dos sintomas e/ou pico de fluxo expiratório (PFE), com plano de ação escrito para asma e revisões médicas regulares para controlar sintomas e minimizar o risco de exacerbações
- Conhecimento dos fatores desencadeantes e de como evitá-los
- Participação ativa no tratamento

- Treinamento em habilidades com inalador. Isso é essencial para que os medicamentos sejam eficazes, mas a técnica costuma ser incorreta
- Adesão à medicação de controle, mesmo quando os sintomas são raros.

Familiares e cuidadores[8]
- Informação sobre a doença
- Apoio ao paciente na condução da própria doença.

População[8]
- Informação buscando o reconhecimento da asma como doença crônica possível de ser controlada.

Instituições, escolas, seguradoras de saúde e empresas[3]
- Aprender a reconhecer a asma e saber encaminhar e incentivar o paciente asmático a buscar tratamento.

Profissionais de saúde[8,9]
- Garantir diagnóstico correto e abordagem terapêutica adequada
- Oferecer suporte regular e trabalhar modelos de autogestão com o paciente. Todos os pacientes devem receber educação e treinamento em habilidades essenciais que levem não só ao controle dos sintomas, mas também ao gerenciamento dos fatores de risco modificáveis
- Encorajar os pacientes a participar das decisões sobre seu tratamento
- Desenvolver habilidade de comunicação, o que inclui:
  - Um comportamento agradável (simpatia, humor, atenção) e empatia
  - Permitir que os pacientes expressem seus objetivos, suas expectativas, crenças e preocupações
  - Encorajar e elogiar
  - Fornecer ao paciente informações adequadas (personalizadas), mantendo uma atenção especial em casos de baixo nível de alfabetização, uma vez que essa condição está associada à pior controle da asma[9]
  - Avaliar não só a capacidade de ler, mas também de obter, processar e compreender as informações e buscar manobras especiais de comunicação nesses casos.

IDENTIFICAÇÃO E CONTROLE DE FATORES DE RISCO[8,9]

O controle ambiental (exposição a alérgenos inalados, exposições ocupacionais e irritantes de vias aéreas) e dos fatores agravantes no manejo da asma são auxiliares no tratamento medicamentoso. A falta de atenção a tais medidas resulta em maior número de sintomas, exacerbações e necessidade de uso de medicação controladora com maior frequência.

Estratégias que melhoram o controle da asma e diminuem a necessidade de medicação são:

- Evitar o tabagismo ativo e passivo
- Evitar medicações, alimentos e aditivos se forem sabidamente causadores de sintomas
- Reduzir ou abolir, se possível, a exposição ocupacional
- Buscar o controle e tratamento de comorbidades como rinite, rinossinusite, refluxo gastroesofágico, obesidade, síndrome da apneia obstrutiva do sono, depressão e ansiedade. Inclusive, faz-se importante aprender a distinguir sintomas de ansiedade e de asma
- Cuidados com o ambiente, como o uso de fronhas e capa de colchão antiácaro e a substituição do carpete por outro tipo de piso, especialmente nos quartos de dormir. Sempre que possível, providenciar a remoção de animais da casa ou, ao menos, bloquear o acesso do animal ao quarto de dormir. Dar banho no animal semanalmente
- Fazer a limpeza sistemática do domicílio e providenciar a redução da umidade e infiltrações
- Revisar plano de ação e técnica do inalador junto aos profissionais de saúde.

Plano de ação escrito e individualizado[9,13]

O plano de ação por escrito é uma ferramenta importante para o manejo da asma, pois busca auxiliar o paciente no reconhecimento e no ajuste do tratamento mediante exacerbações. Deve ser individualizado e elaborado com a participação ativa do paciente. Por meio dele, o paciente deverá:

- Aprender o tratamento da asma controlada no dia a dia
- Monitorar os sintomas e reconhecer precocemente os sinais de exacerbação
- Saber quando, como e por quanto tempo usar a medicação de resgate e aumentar o tratamento de controle
- Entender quando deverá usar corticoide oral
- Compreender quando deverá procurar auxílio médico de emergência ou urgência.

Treinamento de habilidades para o uso efetivo de inaladores[9]

A administração de medicação inalatória possibilita alcançar uma alta concentração nas vias aéreas, com início mais rápido de ação e menos efeitos adversos sistêmicos do que a medicação sistêmica. Contudo, para tal é necessário o uso correto do dispositivo inalatório. Uma técnica inalatória inadequada leva a um controle errado da asma, ao aumento do risco de exacerbações e dos efeitos adversos.[8]

As estratégias para garantir o uso eficaz dos dispositivos inaladores são apresentadas no Boxe 10.3.

Os fatores que contribuem para a baixa adesão às medicações na asma são apresentados no Boxe 10.4.

CONSIDERAÇÕES FINAIS

As diretrizes atuais de asma são extensas e complexas. Para implementar essas orientações nos cuidados primários e não especializados, de maneira simplificada e de fácil compreensão, são necessários algoritmos que apresentem os principais aspectos do manejo da asma. Para isso, foi proposto este guia conciso A^2BCD, de acordo com conceitos atuais de tratamento baseados em evidências.

A asma continua sendo uma grande causa de morbidade e mortalidade no mundo atual. Mesmo com toda tecnologia, conhecimento científico adquirido e avanço terapêutico, ainda há muito que aprender. Ao conhecer os fatores de risco para tal doença, podem-se propor estratégias para diminuir o risco de asma entre as diversas faixas etárias da população e contribuir para a redução dos efeitos deletérios dessa patologia tão prevalente, optando por tratamentos individualizados e levando os pacientes a uma melhor qualidade de vida.[8]

Boxe 10.3 Estratégias para o uso eficaz dos dispositivos inaladores.

Escolher

- Escolher o dispositivo inalatório mais adequado para o paciente antes de prescrevê-lo. Considerar as opções de medicação disponíveis no mercado, os diferentes dispositivos, as habilidades do paciente e os custos
- Havendo mais de uma opção, incentivar o paciente a participar da escolha
- Para pMDIs (inalador dosimetrado/*spray*), o uso de um espaçador melhora a deposição e, com corticosteroides inalatórios, reduz o potencial de efeitos colaterais
- Certificar-se de que não há barreiras físicas para o uso do dispositivo por parte do paciente (p. ex., artrite que limita o uso do inalador)
- Evitar o uso de vários tipos de inaladores diferentes, sempre que possível, para que o paciente não fique confuso

Verificar

- Verificar a técnica dos inaladores em todas as oportunidades
- Pedir ao paciente para que ele mostre como usa o inalador (e não apenas perguntar se ele sabe como usá-lo)
- Identificar quaisquer erros usando uma lista de verificação específica do dispositivo

Corrigir

- Mostrar ao paciente como usar o dispositivo corretamente com uma demonstração física (p. ex., usando um inalador de placebo)
- Verificar a técnica novamente, prestando atenção às etapas problemáticas. Pode ser necessário repetir esse processo
- Considerar um dispositivo alternativo apenas se o paciente não conseguir usar o inalador corretamente após várias repetições de treinamento
- Fazer novas verificações da técnica inalatória com frequência

Confirmar

- Os médicos devem ser capazes de demonstrar a técnica correta de uso de cada um dos inaladores que prescrevem
- Farmacêuticos e enfermeiros também podem fornecer treinamento em habilidades de inalação de modo muito eficaz

Adaptado de: GINA, 2021.

Boxe 10.4 Causas de baixa adesão ao tratamento.

Fatores de medicação

- Dificuldade ao usar o dispositivo inalador (artrite)
- Regime oneroso (p. ex., várias vezes ao dia)
- Vários inaladores diferentes.

Má adesão não intencional

- Mal-entendido sobre as instruções
- Esquecimento
- Ausência de uma rotina diária
- Custo

Má adesão intencional

- Percepção de que o tratamento não é necessário
- Negação ou raiva sobre a asma ou seu tratamento
- Expectativas inadequadas
- Preocupações sobre efeitos colaterais (reais ou percebidos)
- Insatisfação com os profissionais de saúde
- Estigmatização
- Questões culturais ou religiosas
- Custo

Adaptado de: GINA, 2021.

REFERÊNCIAS BIBLIOGRÁFICAS

1. Lommatzsch M, Brusselle GG, Levy ML, Canonica GW et al. A²BCD: a concise guide for asthma management. *Lancet Respir Med* 2023 Published Online January 27, 2023.
2. Levy ML, Bacharier LB, Bateman E et al. Key recommendations for primary care from the 2022 Global Initiative for Asthma (GINA) update. NPJ Primary Care Respiratory Medicine. 2023 Feb 8;33(1):7.
3. Guidacci MFRC, Mendes JL. Asma Livro Eletrônico de Referência – LER ISBN 978-65-993541-7-5, asbaidf©2022.
4. Lommatzsch M, Klein M, Stoll P, Virchow JC. Type 2 biomarker expression (FeNO and blood eosinophils) is higher in severe adult-onset than in severe early-onset asthma. Allergy. 2021;76:3199-202.
5. Pizzichini MMM, Carvalho-Pinto RM, Cançado JED et al. Recomendações para o manejo da asma da Sociedade Brasileira de Pneumologia e Tisiologia – 2020.
6. von Mutius E, Smits HH. Primary prevention of asthma: from risk and protective factors to targeted strategies for prevention. *Lancet* [Internet]. 2020;396(10254):854-66.
7. Kuruvilla ME, Vanijcharoenkarn, K, Shih J, Lee FE. Epidemiology and risk factors for asthma. Respiratory Medicine. 2019;149.
8. Guidacci MFRC, Mendes JL. Asma Livro Eletrônico de Referência – LER ISBN 978-65-993541-7-5, asbaidf©2022.
9. GINA – Global Initiative for Asthma (GINA). Global Strategy for Asthma Management and Prevention. Updated 2021. Disponível em: http://www.ginasthma.com/https://ginasthma.org/wp-content/uploads/2021/05/GINA-Main-Report-2021-V2-WMS.pdf
10. Le Can P, Paulus H, Glorennec P et al. Home environmental interventions for the prevention or control of allergic and respiratory diseases: what really works. *J Allergy Clin Immunol Pract*. Jan-Feb 2017;5(1):66-79.
11. Rubini NP, Wandalsen G et al, Guia prático sobre controle ambiental para pacientes com rinite alérgica. Asma Alerg Imunol. 2017;1(1):7-22.
12. Ministério da Saúde. Secretaria de Vigilância em Saúde. Departamento de Imunização e Doenças Transmissíveis. Informe técnico 23ª Campanha Nacional de Vacinação Contra a Influenza. Disponível em https://www.gov.br/saude/pt-br/media/pdf/2021/marco/16/informe-tecnico-influenza-2021.pdf. Acesso em 23/07/2021.
13. Pizzichini MMM, Carvalho-Pinto RM, Cançado JED, Rubin AS, Cerci Neto A, Cardoso AP, et al. 2020 Brazilian Thoracic Association recommendations for the management of asthma. *J Bras Pneumol*. 2020;46(1):e20190307.
14. Hodkinson A, Bower P, Grigoroglou C, Zghebi SS, Pinnock H, Kontopantelis E et al. Self-management interventions to reduce healthcare use and improve quality of life among patients with asthma: systematic review and network meta-analysis BMJ. 2020;370:m2521.

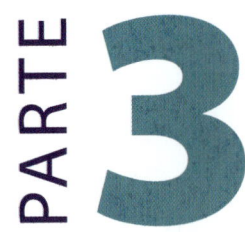

Anestesiologia

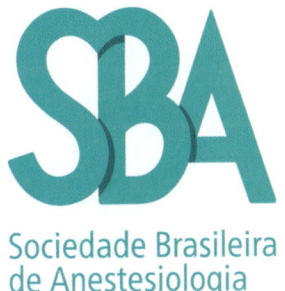

Sociedade Brasileira
de Anestesiologia

Via Aérea –
Avaliação e Preparo

Fabricio Dias Antunes • Camilla Sá Menezes Passos • Mayuri Aoyama Carvalho

INTRODUÇÃO

O manejo da via aérea é uma das questões mais relevantes para os médicos de emergência, intensivistas e anestesiologistas, uma vez que a perda da via aérea em um paciente inconsciente pode levar a danos cerebrais ou até mesmo à morte. Logo, esse cuidado não pode ser diferente para os profissionais médicos de uma forma geral.[1-3] São condutas essenciais no preparo e avaliação antes de manejar uma via aérea:

- Investigar previamente a presença de preditores de via aérea difícil
- Preparar o material adequado para a intubação orotraqueal, pré-oxigenação e resgate de emergência
- Considerar a intubação em um paciente acordado nos casos de uma provável via aérea difícil.

VIA AÉREA DIFÍCIL

Uma via aérea difícil inclui a situação clínica na qual dificuldade ou falha antecipada ou imprevista é experimentada por um médico anestesiologista treinado em uma ou mais das seguintes situações: ventilação com máscara facial, laringoscopia, ventilação usando uma via aérea supraglótica, intubação traqueal, extubação ou via aérea invasiva.[1,2] Essas situações clínicas são definidas a seguir.

Ventilação difícil sob máscara facial: não é possível fornecer ventilação adequada devido a um ou mais dos seguintes problemas: vedação inadequada da máscara, vazamento excessivo de gás ou resistência excessiva à entrada ou saída de gás.[2]

Laringoscopia difícil: não é possível visualizar nenhuma porção das pregas vocais após múltiplas tentativas de laringoscopia.[2]

Ventilação supraglótica difícil: não é possível fornecer ventilação adequada devido a um ou mais dos seguintes problemas: difícil colocação da via aérea supraglótica, colocação supraglótica da via aérea que requer várias tentativas, vedação inadequada da via aérea supraglótica, vazamento excessivo de gás ou resistência excessiva à entrada ou saída de gás.[2]

Intubação traqueal difícil ou falha: a intubação traqueal requer várias tentativas ou a intubação traqueal falha após várias tentativas.[2]

Extubação traqueal difícil ou falha: a perda da permeabilidade das vias aéreas e ventilação adequada após a remoção de um tubo traqueal ou via aérea supraglótica de um paciente com via aérea difícil conhecida ou suspeita (ou seja, uma extubação "em risco").[2]

Via aérea invasiva difícil ou falha: características anatômicas ou anormalidades que reduzem ou impedem a probabilidade de colocar com sucesso uma via aérea na traqueia pela região anterior do pescoço.[2]

Ventilação inadequada: os indicadores de ventilação inadequada incluem dióxido de carbono exalado ausente ou inadequado; movimento torácico ausente ou inadequado; sons respiratórios ausentes ou inadequados; sinais na ausculta de obstrução grave; cianose; entrada ou dilatação de ar gástrico; saturação de oxigênio decrescente ou inadequada; exalação ausente ou inadequada do fluxo de gás medido por espirometria; anormalidades anatômicas pulmonares detectadas por ultrassonografia pulmonar e alterações hemodinâmicas associadas a hipoxemia ou hipercapnia (p. ex., hipertensão, taquicardia, bradicardia, arritmia). Sintomas clínicos adicionais podem incluir alteração do estado mental ou sonolência.[2]

Atualmente, diversos aparelhos estão disponíveis para auxiliar uma abordagem mais completa da via aérea diante da sua dificuldade, como modernos videolaringoscópios, dispositivos supraglóticos e fibroscopia. Mas mesmo diante de tantos dispositivos, não pode-se esquecer da importância da avaliação cuidadosa da via aérea. Para aumentar a segurança do paciente, é recomendado tentar prever a via aérea difícil e ajustar o manejo individualizado em cada caso. Deve-se determinar se o manejo das vias aéreas é planejado após a indução da anestesia geral, se a intubação traqueal é justificada enquanto o paciente está acordado ou se é necessária ajuda adicional desde o início. Também deve-se tentar prever se as técnicas alternativas, como ventilação com máscara facial ou via aérea cirúrgica, serão bem-sucedidas ou falharão.[4,5]

Uma avaliação completa das vias aéreas inclui, além dos testes de triagem à beira do leito, a consideração das características anatômicas e fisiológicas, bem como questões contextuais que podem afetar a abordagem do manejo das vias aéreas (Tabela 11.1). Independentemente da importância atribuída aos testes de triagem na previsão de dificuldade, e também de uma avaliação pré-operatória das vias aéreas prever nenhuma dificuldade ou falhar em prever dificuldade, realizar um exame das vias aéreas é uma estratégia que requer que o clínico use habilidades cognitivas em deduzir como abordar uma dificuldade não prevista. No entanto, o exame das vias aéreas é apenas um aspecto do manejo das vias aéreas difíceis. Os outros aspectos são habilidades técnicas e fatores humanos.[5]

Os preditores de dificuldade com o manejo das vias aéreas podem ser categorizados como anatômicos, fisiológicos ou contextuais. Os preditores anatômicos podem ser ainda divididos em preditores de laringoscopia direta ou por vídeo difícil, ventilação com máscara facial difícil, inserção ou uso supraglótico difícil das vias aéreas e acesso da via aérea difícil pela região anterior do pescoço (Tabela 11.1).[5]

A obesidade é um preditor significativo de dificuldade nas vias aéreas devido a uma combinação de fatores anatômicos e fisiológicos. Pacientes obesos têm 2 vezes mais probabilidade de ter uma complicação grave das vias aéreas do que aqueles que não são obesos, e pacientes com índice de massa corporal superior a 40 (ou seja, aqueles que são obesos mórbidos) têm 4 vezes mais chances de ter uma complicação grave.[5]

As alterações anatômicas que acompanham a obesidade, como circunferência do pescoço maior que 40 cm, estão

Tabela 11.1 Preditores anatômicos e fisiológicos de dificuldade no manejo das vias aéreas.

Tipo de preditor	Preditor específico
Anatômicos	
Preditores de laringoscopia direta difícil	Abertura de boca limitada Sangue ou vômito na orofaringe Arco dentário estreito Protrusão mandibular limitada Distância tireomentoniana curta Baixa complacência submandibular Mallampati modificado classe III ou IV Extensão limitada da cabeça e da parte superior do pescoço Aumento da circunferência do pescoço Obesidade Incisivos proeminentes Ventilação difícil com máscara facial Inexperiência do operador com laringoscopia direta
Preditor de dificuldade de videolaringoscopia	Abertura de boca limitada Sangue ou vômito na orofaringe Protrusão mandibular limitada Distância tireomentoniana curta História de irradiação do pescoço ou cirurgia no pescoço, doença no pescoço, pescoço com mobilidade limitada, pescoço grosso Obesidade Grau III ou IV de Cormack-Lehane conhecido durante laringoscopia direta Inexperiência do operador com videolaringoscopia
Preditor de dificuldade de ventilação com máscara facial	Barba ou outro fator que afeta a vedação da máscara Sexo masculino Ausência de dentes Idade > 50 anos Protrusão mandibular limitada Mallampati modificado classe III ou IV Índice de massa corporal (IMC) > 26 História de ronco ou apneia obstrutiva do sono História de irradiação no pescoço Intubação difícil
Preditor de dificuldade de inserção e uso de máscara laríngea	Abertura de boca limitada Lesão obstrutiva ou distorcida na via aérea superior Deformidade fixa em flexão do pescoço Pressão cricoide aplicada IMC > 29
Preditores de acesso difícil à via aérea em região anterior do pescoço	Sexo feminino Idade < 8 anos Pescoço grosso Obesidade Traqueia deslocada Distúrbio subjacente (p. ex., dano por irradiação ou outro endurecimento do tecido) Deformidade fixa em flexão do pescoço
Fisiológico	Estômago cheio Rápida dessaturação de oxigênio e início de apneia devido à redução da capacidade residual funcional ou aumento do consumo de oxigênio (p. ex., pacientes obesos, sépticos ou grávidas) Instabilidade hemodinâmica: estados de choque, incluindo hipovolemia e insuficiência ventricular direita

Adaptada de: Heidegger T (2021). Management of the Difficult Airway. *N Engl J Med* 384:1836-47.

associadas à dificuldade de ventilação com máscara, laringoscopia difícil e intubação traqueal difícil. Obesidade ou pescoço grosso também predizem difícil identificação dos pontos de referência para cricotireodotomia. Redução da capacidade residual funcional e do tempo de apneia devem também ser considerados nessa população.[5]

Deve-se distinguir o manejo da via aérea difícil previsível e da imprevisível.[5] A previsível é baseada em dados do exame físico e anamnese, que indicam o achado de preditores de dificuldade. Durante a anamnese e o exame físico, devem ser usados os sentidos de visão, audição, olfato e tato para procurar indícios de alterações anatômicas ou patologias que possam ter implicações no manejo da via aérea.[4]

Devem ser avaliados durante a anamnese: aspectos psicossociais (como vontade do paciente, estado mental, ansiedade, pessoas que trabalham com a voz); história de via aérea difícil prévia; acromegalia (patologia associada a macroglossia, laringe aumentada e distorcida e prognatismo; a incidência de intubação difícil é de 4 a 5 vezes maior); anomalias congênitas como Treacher Collins, Pierre Robin e Goldenhar, além de síndrome de Down e mucopolissacaridoses; história de apneia do sono (aventar a possibilidade utilizando o questionário STOP-BANG); artrite reumatoide (doença crônica autoimune que acomete as articulações do corpo todo, que pode causar imobilidade ou hipermobilidade de mandíbula, laringe e pescoço); doenças cardiopulmonares em que o tempo de apneia é menor; endocrinopatias como diabetes (pode haver dificuldade de mobilidade no pescoço) e hipotireoidismo (presença de macroglossia); espondilite anquilosante; gravidez; massas de cabeça, pescoço e via aérea; obesidade; patologias temporomandibulares; queimadura; risco de aspiração, e risco de sangramento.[4]

Ao exame físico, a abertura da boca determina o espaço disponível para posicionar e manipular os laringoscópios e os dispositivos das vias aéreas. A abertura da boca depende da articulação temporomandibular. A adequação da abertura da boca é avaliada pela medida da distância interincisivos; considera-se que 3 cm seja espaço suficiente para laringoscopia direta, sem outros fatores complicadores.[4]

A anatomia do pescoço e sua mobilidade são importantes para o alinhamento dos eixos oral, laríngeo e faríngeo. A medida da sua circunferência prevê uma via aérea difícil, como também a presença de massas, desvio ou cicatrizes no pescoço (queimadura, radioterapia e cirurgia prévia). A aparência da face pode sinalizar algum sinal de síndrome, e a presença de barba pode impedir a ventilação com máscara adequada. Condições dentárias precárias podem prejudicar a manipulação das vias aéreas. Uma língua grande, uma mandíbula pequena ou uma combinação delas pode influenciar a capacidade de obter uma visão laríngea adequada durante uma laringoscopia direta. O nariz também deve entrar na avaliação, principalmente quando planejar uma intubação nasotraqueal. Distúrbios hemorrágicos e uso de anticoagulantes são contraindicações relativas.[4]

O manejo da via aérea difícil é uma questão importante, pois mesmo pequenas mudanças no desempenho do seu manejo são altamente relevantes para o resultado. O manejo das vias aéreas é um processo que requer preparação minuciosa, que inclui avaliação cuidadosa, planejamento e tomada de decisões apropriadas. Além disso, envolve o uso de técnicas e habilidades apropriadas, uma resposta adequada à dificuldade ou falha e um planejamento cuidadoso para a extubação traqueal. Habilidades e fatores humanos são a chave para o manejo bem-sucedido das vias aéreas.[5]

Preparo para laringoscopia direta e pré-oxigenação adequadas

Antes do início do procedimento, deve-se assegurar que todos os instrumentos necessários estão facilmente disponíveis e prontos para uso. Equipamentos essenciais, como cabos e lâminas do laringoscópio de diferentes tamanhos e tubos de diversos diâmetros, devem estar acessíveis.[4,6,7]

Durante a preparação do paciente para a intubação orotraqueal (IOT), o posicionamento adequado na mesa de cirurgia é fundamental para que a primeira tentativa seja a melhor. A laringoscopia direta com lâmina curva é o método mais difundido para a IOT, apesar dos diversos dispositivos que podem ser utilizados para essa finalidade. Os equipamentos necessários para essa técnica serão explorados neste capítulo,[7] enquanto as técnicas serão explicadas mais adiante.

A posição supina do corpo com o rosto em posição olfativa é obtida com o paciente em decúbito dorsal associado à flexão do pescoço sobre o tórax, seguida de hiperextensão da cabeça sobre o pescoço. Para a manutenção dessa posição, o médico deve utilizar um coxim adequado abaixo da região occipital, cujo tamanho varia de um paciente para outro. Essa posição olfativa é usada com o objetivo de alinhar os eixos oral, faríngeo e laríngeo, o que melhora a visualização das pregas vocais. Além disso, a posição olfativa propicia máxima abertura da boca, desloca a epiglote para fora da linha visual e reduz a dificuldade para entrada de oxigênio.[4,7]

O laringoscópio é composto por cabo e lâmina. O cabo pode ser longo ou curto (o qual é útil nos casos de pacientes obesos ou com mamas grandes) e de modelo adulto ou pediátrico. A superfície do cabo tende a ser áspera, o que proporciona maior firmeza no contato com as mãos. Normalmente, a lâmina pode ser removida do cabo, permitindo o uso de diversos tamanhos diferentes de lâminas em um único cabo. As pilhas que fornecem energia para a fonte de luz encontram-se no cabo.[4] Há cabos que são recarregáveis e não precisam de pilhas.

A lâmina do laringoscópio é a porção que mais difere entre os vários modelos de laringoscópios. Existem dois tipos básicos de lâmina de laringoscópios: curvas (Macintosh) e retas (Miller). A depender do tipo de lâmina utilizada, a técnica da laringoscopia difere quanto à posição da ponta da lâmina em relação à epiglote. A lâmina curva é a mais difundida para uso em adultos e em crianças maiores de 2 anos. Como a lâmina reta é estreita, seu uso incorreto pode ocasionar deslocamento da língua sobre ela. Além disso, o espaço obtido para a passagem do tubo traqueal (TT) é pequeno, dificultando sua introdução. Recomenda-se, rotineiramente, o uso desse tipo de lâmina em crianças menores de 2 anos, uma vez que ela desloca melhor a língua e a epiglote, pois essas duas estruturas são proporcionalmente maiores nesses indivíduos quando comparados a adultos.[4,6,7]

O laringoscópio com lâmina de ponta articulada, conhecida como lâmina de McCoy, é uma modificação da lâmina curva clássica. Ela tem uma ponta articulada distal ativada por uma alavanca localizada no lado do cabo do laringoscópio. A ponta elevada possui a vantagem de ter um apoio em um ponto mais baixo na faringe, que proporciona um ângulo de ponta ótimo.[4]

Os TTs são identificados conforme suas dimensões, por meio de seu diâmetro interno, em milímetros (2,5 a 9,5 mm), e o comprimento, em centímetros (14 a 36 cm). A espessura varia de 0,16 a 2,4 mm. A escolha do tamanho adequado do tubo depende das características do paciente, mas, em situações normais, o fator mais considerado é a idade, conforme indicado na Tabela 11.2.[4,6]

Tabela 11.2 Diâmetro dos tubos traqueais conforme a idade.

Idade	Diâmetro interno (mm) do tubo traqueal
Prematuro < 1.000 g	2,5
Prematuro 1.000 a 2.000 g	3
Neonato até 6 meses	3-3,5
Lactente 6 meses a 1 ano	3,5-4
Lactente 1 a 2 anos	4-4,5
Acima de 2 anos	Idade (em anos) + 16/4

Adaptada de: Ortenzi AV, Martins MP, Mattos SLL, Nunes, RG (2018). Controle de via aérea. Sociedade Brasileira de Anestesiologia (SBA)..

A pré-oxigenação conduz à substituição do volume de nitrogênio contido nos pulmões por oxigênio (O_2), visando a obtenção de um reservatório para a difusão do O_2 no sangue capilar para evitar a hipoxemia por um tempo mais longo, e, assim, a laringoscopia direta e a intubação traqueal podem evoluir com mais tranquilidade.[6]

As técnicas de pré-oxigenação são divididas em dois grupos: as que utilizam a inspiração com volume corrente (VC) e as que usam inspirações profundas. São exemplos dessas técnicas:[4]

- Inspirações com volume corrente:
  ◦ Inspirações com VC por 3 a 5 minutos (tradicional)
- Inspirações profundas:
  ◦ 4 inspirações profundas (4 respirações com capacidade inspiratória)
  ◦ 8 inspirações profundas (8 respirações com capacidade inspiratória).

A pré-oxigenação deve ser realizada em ventilação espontânea e com o O_2 a 100%, sob máscara facial bem acoplada à face do paciente, com um fluxo de O_2 contínuo que, geralmente, não é necessário ser maior que 10 ℓ/min^{-1} e não deve ser menor que 5 ℓ/min^{-1}. Para a execução dessa técnica, vários sistemas de administração de gases podem ser utilizados, como, por exemplo, a bolsa autoinflável acoplada a uma máscara facial.[4]

O treinamento impróprio, a presença de barba, dentição incompleta, IMC > 26 kg.m^2, tumores, traumas de face, agitação psicomotora e sondas nasogástricas são alguns dos preditores de ventilação ou pré-oxigenação difíceis que dificultam a vedação da máscara com a face do paciente e reduzem a eficácia da técnica.[4]

Preparo para intubação traqueal em paciente acordado

A intubação traqueal em paciente acordado (ITA) é considerada o padrão ouro no manejo da via aérea difícil. Sua vantagem é manter o padrão respiratório espontâneo do paciente e o tônus intrínseco da via aérea durante a colocação do tubo endotraqueal antes de uma indução anestésica. Em pacientes com via aérea difícil prevista, a taxa de sucesso da ITA é de 88 a 100%. Apesar das altas taxas de sucesso com a realização dessa técnica, ela ainda é subutilizada pelos médicos, muitas vezes pelo receio de que o procedimento seja desconfortável para o paciente. Dessa forma, o adequado preparo do paciente com anestesia tópica e sedação tornam a técnica segura e com bom grau de satisfação.[1,2]

A preparação para a realização da ITA demanda um pouco mais de tempo do que a intubação traqueal em paciente anestesiado (tempo médio de 8 minutos mais longo). Entretanto, o tempo não deve ser um motivo para a não realização da técnica, pois uma intubação difícil em paciente anestesiado pode demorar mais, além do risco aumentado de complicações e da necessidade de abordagem cirúrgica da via aérea.[3]

Antes da realização da intubação de uma via aérea difícil prevista, devem-se considerar os riscos e benefícios de uma abordagem não invasiva e de uma abordagem cirúrgica.

Pacientes que, por exemplo, tenham uma tumoração maligna na região cervical podem ser melhor assistidos com uma abordagem cirúrgica. Já em casos de uma posterior extubação programada, a abordagem não invasiva é preferível.[1,2]

Algumas etapas são importantes para o sucesso do procedimento: orientação do paciente e/ou responsável, preparação dos materiais e ambiente, anestesia tópica, sedação e execução da técnica. Neste capítulo, são demonstradas a orientação e a preparação dos materiais/ambiente.[2]

Sempre que possível, um termo de consentimento do paciente ou responsável deve ser obtido antes da realização de qualquer procedimento. Além disso, o paciente e/ou responsável devem ser esclarecidos sobre os riscos e benefícios do procedimento.[1]

Uma oxigenação adequada deve ser instituída assim que possível e deve ser mantida durante toda a realização da intubação. Se disponível, a oxigenação nasal de alto fluxo umidificada deve ser a técnica de escolha, devido aos seus menores índices de dessaturação durante procedimento. A monitorização contínua do paciente durante todo o procedimento é essencial, como pressão arterial não invasiva, cardioscopia e oxímetro de pulso, que devem ser instalados o mais breve possível. É desejável ter disponível a capnografia em onda para adequada checagem da intubação antes da indução anestésica do paciente. Enquanto o paciente está sendo oxigenado, deve-se realizar a preparação do material e do ambiente, que envolve testagem do nasofibroscópio e preparação de anestésicos locais. É importante destacar que o fibroscópio deve ser utilizado apenas por pessoas treinadas e habilitadas para o seu uso. Um profissional qualificado deve estar presente ou imediatamente disponível em caso de necessidade de abordagem cirúrgica da via aérea, bem como os materiais necessários para sua realização.[1] A técnica da ITA será exposta em outro capítulo deste livro.

REFERÊNCIAS BIBLIOGRÁFICAS

1. Ahmad I., El-Boghdadly K., Bhagrath R., Hodzovic I., McNarry A.F., Mir F., O'Sullivan E.P., Patel A., Stacey M., Vaughan D. Difficult Airway Society guidelines for awake tracheal intubation (ATI) in adults. Anaesthesia 75:509–528, 2020.
2. Apfelbaum J.L., Hagberg C.A., Connis R.T., et al. American Society of Anesthesiologists Practice Guidelines for Management of the Difficult Airway. Anesthesiology 136:31–81, 2022.
3. Aziz M.F., Kristensen M.S. From variance to guidance for awake tracheal intubation. Anaesthesia 75:442–446, 2020.
4. Ortenzi A.V., Martins M.P., Mattos S.L.L., Nunes R.G. Controle de via aérea. Sociedade Brasileira de Anestesiologia/SBA, 2018.
5. Heidegger T. Management of the Difficult Airway. N Engl J Med 384:1836-47, 2021.
6. Frerk C., Mitchell V.S., McNarry A.F., et al. Difficult Airway Society. Guidelines for management of unanticipated difficult intubation in adults. Br J Anaesth;115:827-48, 2015.
7. Jeffrey L. Apfelbaum, Carin A. Hagberg, Richard T. Connis, Basem B. Abdelmalak, Madhulika Agarkar, Richard P. Dutton, John E. Fiadjoe, Robert Greif, P., Allan Klock, David Mercier, Sheila N. Myatra, Ellen P. O'Sullivan, William H. Rosenblatt, Massimiliano Sorbello, Avery Tung. American Society of Anesthesiologists Practice Guidelines for Management of the Difficult Airway. Anesthesiology, 2022.

12

Via Aérea – Abordagem e Técnicas de Acesso na Sala de Emergência

Márcio de Pinho Martins • Flávio Annicchino • Antonio Carlos Aguiar Brandão

INTRODUÇÃO

A abordagem e o acesso à via aérea na urgência e emergência são um momento de grande ansiedade para o profissional médico, porque a perda da patência da via aérea, com consequente incapacidade para ventilar e oxigenar, é o evento terminal para muitos pacientes.

Apesar dos avanços no manejo de pacientes críticos, a intubação traqueal (IT) nesses pacientes continua sendo um procedimento de alto risco associado ao aumento da morbidade e mortalidade.[1] Até 50% dos casos podem apresentar complicações graves com risco de morte, como hipoxemia, intubação esofágica não reconhecida, regurgitação, broncoaspiração, falha de IT resgatada por via aérea cirúrgica de emergência e parada cardiorrespiratória (PCR).[2]

A hipoxemia é a complicação mais comum durante a intubação de adultos gravemente doentes e pode aumentar o risco de PCR e morte. Desenvolver proficiência em diferentes técnicas e dispositivos que permitam estabelecer o controle definitivo da via aérea é de fundamental importância para a manutenção da vida.

No setor de emergência (SE), essa responsabilidade recai sobre o médico emergencista. O controle da via aérea (CVA) é uma competência fundamental para todo médico, representando uma das habilidades definidoras da especialidade da medicina de emergência. Cada vez mais, os responsáveis primários por atender as emergências das vias aéreas, ocorridas em unidades de pacientes hospitalizados, são profissionais de outras especialidades, como internistas hospitalistas ou intensivistas. Em comparação com a sala de cirurgia, as ITs na unidade de terapia intensiva foram associadas a piores condições de intubação e aumento de complicações.[2] Atualmente, consideramos que os pacientes criticamente enfermos podem ser classificados como portadores de via aérea "fisiologicamente difícil", e, além disso, a própria condição de emergência, a ausência de jejum, níveis variados de habilidades do operador, acesso limitado a equipamentos avançados para o CVA e condições clínicas complexas representam desafios adicionais durante a IT nesses pacientes.[1] Esses fatores reforçam a necessidade de aquisição de um repertório de habilidades no manejo das vias aéreas (VAs), desde manobras simples de resgate e desobstrução, ventilação com bolsa-válvula-máscara (BVM), até técnicas cirúrgicas como a cricotireotomia, nos casos de hipoxemia refratária a manobras não invasivas.

Esses cuidados exigem a manutenção diligente do conhecimento e suas bases técnicas, o aprendizado contínuo, o julgamento clínico correto e a capacidade de agir quando indicado.

Abordagem da via aérea

A via aérea recebe corretamente a letra "A" no ABC da ressuscitação (do inglês, *airway*, *breathing*, *circulation*) e, em todos os casos, é o item mais importante e com precedência sobre outras considerações clínicas. Sem uma via aérea segura e sem oxigenação e ventilação adequadas, outras medidas de ressuscitação estão destinadas ao fracasso. Com exceção da desfibrilação imediata do paciente em PCR, nenhuma manobra de ressuscitação isoladamente tem prioridade sobre o controle definitivo da via aérea.

O surgimento de novas tecnologias, como a videolaringoscopia e a videoscopia, está mudando o processo de tomada de decisões na abordagem das VAs, particularmente no que diz respeito à intubação traqueal difícil (ITD). A imagem por ultrassom *point-of-care* (POCUS) é uma área em expansão que tem sido recentemente aplicada ao manejo das VAs, contribuindo para a redução da morbimortalidade relacionada com as intervenções nas VAs. O POCUS permite uma triagem rápida para laringoscopia direta (LD) difícil, avalia o risco de broncoaspiração e identifica a membrana cricotireoidea (MCT) em pacientes com dificuldade prevista que podem precisar de acesso cervical anterior na situação não intuba/não oxigena (NINO).[3] Nos últimos 10 anos, houve uma rápida ampliação de dispositivos que ajudam a superar as dificuldades anatômicas encontradas durante a LD. O conceito de manutenção da ventilação e oxigenação deve substituir as tentativas infrutíferas e repetidas de IT[4] Nessa situação, os dispositivos extraglóticos de segunda geração (DEG2G), representados pelas máscaras e tubo laríngeos, consistem em excelente alternativa como "ponte" para estabilizar o paciente, fornecendo ventilação e oxigenação de resgate.[5] Além disso, possuem um tubo ventilatório com diâmetro interno amplo que permite a introdução de um tubo traqueal (TT), podendo ser guiado por um videoscópio ou broncoscópio flexível.

O manejo emergencial da via aérea, em qualquer cenário, necessita de uma sequência bem estabelecida e planejada antes de qualquer intervenção, e algumas etapas consideradas importantes são:

- Avaliar rapidamente a necessidade de intubação do paciente e a urgência da situação
- Identificação de fatores de risco para ITD (p. ex., teste de Mallampati, escore de risco de Wilson, distância tireomentoniana, distância esternomento, teste de abertura de boca, teste de mordida do lábio superior, escore MACOCHA)
- Preparação e otimização do paciente e da equipe para a dificuldade, incluindo o uso de uma lista de verificação (*checklist*) e confirmação dos equipamentos necessários
- Maximização da pré-oxigenação e otimização hemodinâmica
- Decidir quais fármacos estão indicados e sua dosagem na sequência rápida de indução e intubação
- traqueal (SRII)
- Reconhecer a falha da IT precocemente, escolher e executar de maneira rápida e eficaz uma técnica alternativa para restaurar a oxigenação e reduzir o risco de PCR
- Dominar o emprego de dispositivos alternativos para a ventilação emergencial, minimizando a ocorrência de hipoxemia, hipercarbia e broncoaspiração
- Estar capacitado para manejar a situação NINO.

Indicações para intubação traqueal

A correta decisão de intubar (ou não) deve ter base nos resultados dessas três avaliações clínicas fundamentais:

- Há incapacidade de manter ou proteger a via aérea?
- Há incapacidade de ventilar ou oxigenar?
- Qual é o curso clínico esperado?

Incapacidade para manter ou proteger a via aérea

Uma via aérea patente é essencial para a oxigenação e a ventilação adequadas, e a proteção contra a aspiração de conteúdo gástrico é vital. O paciente alerta e consciente usa a musculatura das vias aéreas superiores (VASs) e vários reflexos de proteção para mantê-la patente e protegê-la contra a broncoaspiração de substâncias estranhas, conteúdo gástrico ou secreções. A capacidade do paciente para falar com uma voz clara e desobstruída é uma forte evidência de patência e proteção das VASs. No paciente gravemente doente ou traumatizado, tais mecanismos de manutenção e proteção estão reduzidos ou ausentes. Cânulas naso ou orofaríngeas podem ser empregadas temporariamente para aliviar a obstrução total ou parcial das VASs em pacientes inconscientes com reflexos faríngeos e laríngeos suprimidos. As cânulas nasofaríngeas causam menor estímulo que as orofaríngeas, e por isso são bem toleradas por pacientes acordados, semicomatosos ou sedados. No entanto, são contraindicadas na suspeita de trauma da base do crânio, hipofisectomia transesfenoidal, obstrução ou trauma nasal e na presença de coagulopatia. O emprego desses dispositivos é valioso para aliviar a obstrução e o resgate da ventilação com o reanimador manual (tipo AMBU) empregando a menor pressão positiva necessária para expandir o tórax. Entre os adultos gravemente doentes submetidos à IT, aqueles que receberam ventilação com bolsa-máscara apresentaram saturações de O_2 mais altas e menor incidência de hipoxemia grave do que aqueles que não receberam ventilação.

Não se deve presumir que um paciente aparentemente capaz de manter uma via aérea patente e com trocas gasosas adequadas seja capaz de protegê-la contra a aspiração de conteúdo gástrico, como nos casos de rebaixamento do nível de consciência (escala de coma de Glasgow < 9), o que representa um risco significativamente aumentado de morbidade e mortalidade. Em geral, o reflexo do vômito não é recomendado para a avaliação de proteção da via aérea ou de necessidade de intubação; portanto, não tem valor clínico para avaliar a necessidade de intubação. A avaliação da capacidade de deglutir espontaneamente e de manejar as secreções orofaríngeas normais é, provavelmente, a melhor métrica da capacidade do paciente em proteger a via aérea. A presença de secreções acumuladas na orofaringe deve ser considerada como indicativa de potencial incapacidade de proteção da via aérea. Na ausência de uma condição imediatamente reversível, como superdose de opioide ou arritmia cardíaca, está indicada a intubação imediata para qualquer paciente incapaz de manter e proteger a via aérea.

Incapacidade de ventilar ou oxigenar

Se o paciente é incapaz de ventilar de maneira adequada, ou se não consegue atingir uma oxigenação ideal apesar do uso de O_2 suplementar, então está indicada a intubação. Em tais casos, a intubação é realizada para facilitar a ventilação e a oxigenação, em vez de estabelecer ou proteger a via aérea.

Um exemplo é o paciente com estado asmático, que geralmente irá manter e proteger a via aérea mesmo *in extremis*. Porém, a fadiga produz insuficiência ventilatória e, em combinação com tampões de muco, a hipoxemia resultante causará parada respiratória e morte se não houver a intervenção. Da mesma maneira, embora o paciente com síndrome da angústia respiratória do adulto grave (SARA) possa manter e proteger a via aérea, a hipoxemia progressiva determina a IT e ventilação com pressão positiva (VPP).

Curso clínico esperado

A maioria dos pacientes que precisam de intubação em emergência tem uma ou mais das indicações previamente discutidas: incapacidade de manter a via aérea, de protegê-la, de oxigenar ou de ventilar. Porém, há um grupo grande e importante para o qual a intubação está indicada mesmo que nenhuma dessas quatro incapacidades fundamentais esteja presente no momento da avaliação.

Considere um paciente que se apresenta com um ferimento perfurante na linha média da porção anterior do pescoço e com um hematoma visível. No momento da apresentação, o paciente pode manter e proteger a via aérea de maneira adequada e estar ventilando bem. A hemorragia pode ser clinicamente oculta, pois o sangue geralmente se dirige para baixo, entre os planos teciduais do pescoço (espaço pré-vertebral), em vez de causar expansão externa visível do hematoma. O paciente progride inexoravelmente de um estado de acordado e alerta com uma via aérea patente para um estado no qual a via torna-se obstruída, em geral de forma abrupta, e a anatomia torna-se tão distorcida que o manejo fica difícil ou impossível. A distorção anatômica aguda e progressiva da via aérea é uma bomba-relógio em potencial. Deve-se intubar a via aérea precocemente, antes que ocorra uma deterioração. Considerações semelhantes se aplicam ao paciente politraumatizado com hipotensão e lesões múltiplas graves, incluindo trauma torácico.

A hipotensão exige ressuscitação agressiva com líquidos e avaliação da fonte da perda sanguínea, incluindo, provavelmente, uma tomografia computadorizada (TC) abdominal. As fraturas pélvicas, se instáveis, exigem imobilização e possível embolização dos vasos sangrantes. As fraturas de ossos longos costumam exigir intervenção cirúrgica. Podem ser necessários drenos de tórax para tratar hemopneumotórax ou como preparação para VPP durante a cirurgia. A agitação exige manejo e avaliação com TC de crânio. O estado de choque do paciente pode causar perfusão tecidual inadequada e aumento do déficit metabólico. Esse déficit afeta significativamente os músculos respiratórios e resultam em fadiga e insuficiência respiratória progressiva. A intubação melhora a oxigenação tecidual durante o choque e ajuda a reduzir a carga imposta pelo déficit metabólico crescente.

O controle definitivo das VAs deve ser fornecido dentro de 45 minutos após a ocorrência do trauma e, de preferência, ainda no local durante a abordagem pré-hospitalar.[6] Com o destino final do paciente sendo certamente a sala de cirurgia ou a unidade de cuidados intensivos, com necessidade de avaliações diagnósticas e procedimentos complexos e potencialmente dolorosos, que podem exigir longos períodos de tempo fora da área de ressuscitação, aconselha-se a intubação precoce. Pacientes com lesões múltiplas, com estabilidade relativa, podem ser manejados sem IT no SE.

Porém, se o mesmo paciente necessita realizar TCs, angiografia ou qualquer outro procedimento diagnóstico prolongado, pode ser mais adequado intubá-lo antes de permitir que ele deixe o SE, de modo que não ocorra uma dificuldade de via aérea no setor de radiologia, onde o reconhecimento pode demorar e a resposta não ser ótima. Da mesma forma, se o mesmo paciente estiver aguardando transferência para outro hospital, o CVA pode estar indicado com base no risco aumentado durante a transferência.

Nem todos os pacientes com trauma ou doenças médicas graves necessitam de intubação; porém, em geral, é indicado realizar um procedimento que poderia, em retrospecto, não ser necessário, pois postergar uma intubação pode expor o paciente a uma deterioração desastrosa.

O receio da intubação pode levar o profissional a adiar o procedimento até que sua necessidade seja indiscutível, complicando o estado do paciente e tornando a via aérea mais difícil.[12] Se o curso clínico antecipado sugere deterioração ou se o paciente criticamente doente ou traumatizado tiver que deixar a área considerada "segura" do setor de emergência, realiza-se a intubação antes que ocorra a deterioração clínica e o comprometimento da via aérea. Isso se aplica a pacientes que necessitam de transferência aérea ou terrestre entre serviços, ou que serão submetidos a um procedimento prolongado em uma área com poucos recursos para a ressuscitação. A intubação eletiva prévia ao transporte é mais segura, e evita a necessidade de uma intubação emergencial, com monitoração reduzida em um ambiente desfavorável após eventual piora da condição clínica. Em todas as circunstâncias, a decisão de intubar deve ser priorizada. É preferível realizar o procedimento eletivamente e assegurar a integridade da via aérea, evitando-se uma catástrofe prevenível e irreversível.

Avaliação do paciente

Ao avaliar um paciente quanto ao manejo de emergência, a patência e eficiência da via aérea devem ser analisadas primeiramente. Em muitos casos, essa eficiência é confirmada a partir do diálogo. Questione, por exemplo, "Qual o seu nome?" ou "Você sabe onde está?". As respostas fornecerão informações sobre a via aérea e o estado neurológico do paciente. Uma voz normal, a capacidade de inalar e exalar da maneira modulada necessária para a fala e a capacidade de compreender as questões e seguir instruções são evidências fortes de função adequada da via aérea superior. Embora essa avaliação não deva ser tomada como prova de que a via aérea está definitivamente segura, ela é bastante sugestiva de que é adequada naquele momento. Mais importante ainda, a incapacidade do paciente para falar ou a presença de estridor ou de alteração do estado mental impedindo as respostas às questões exigem uma avaliação imediata e detalhada da suficiência da via aérea e da ventilação.

Após avaliar a resposta verbal às questões, realiza-se um exame mais detalhado da boca e da orofaringe. Em seguida, procura-se por sangramentos, edema da língua ou da úvula, anormalidades da orofaringe (p. ex., abscesso peritonsilar) ou qualquer outra anormalidade que possa interferir na livre passagem de ar através da boca e da orofaringe, e examina-se rapidamente a mandíbula e a porção central da face quanto a sua integridade.

Um exame cuidadoso da porção anterior do pescoço exige a inspeção visual de deformidades, assimetrias ou anormalidades, e palpação da porção anterior do pescoço, incluindo a laringe e a traqueia. Durante a palpação, avaliar atentamente a presença de ar subcutâneo, o qual é identificado por uma sensação de crepitação na compressão dos tecidos cutâneos do pescoço, como se uma folha de papel amassada estivesse logo abaixo da pele. Quando apenas uma pequena quantidade de ar subcutâneo está presente, esse achado físico pode ser sutil e transitório, mas é cuidadosamente observado. A presença de ar subcutâneo indica a ruptura de um conduto de passagem de ar, em geral a própria via aérea, especialmente no caso de trauma fechado ou penetrante do tórax ou do pescoço. O ar subcutâneo no pescoço também pode ser causado por lesão pulmonar, ruptura esofágica ou, raras vezes, infecções formadoras de gás. Embora essas duas últimas condições clínicas não ameacem de imediato a via aérea, os pacientes podem piorar rapidamente, necessitando de manejo subsequente da via aérea.

Após a inspeção e a palpação das VASs, é necessário observar o padrão respiratório do paciente. A presença de estridor inspiratório, mesmo leve, indica algum grau de obstrução. O volume e a frequência do estridor na inspiração estão relacionados com a velocidade do fluxo de ar, o que depende, por sua vez, do grau de consciência e da força dos músculos inspiratórios do paciente. Mais comumente, o estridor é audível sem o estetoscópio e não deve ser confundido com o "estridor histérico" ou com o gemido expiratório intermitente, frequente em quadros clínicos com relato de dor. A ausculta do pescoço com um estetoscópio pode revelar estridor subaudível, que é igualmente preocupante, pois indica comprometimento potencial da via aérea. Esse comprometimento significativo pode acontecer antes de qualquer evidência de estridor, particularmente em adultos. Ao avaliar o padrão respiratório, deve-se observar o tórax durante vários ciclos respiratórios. O achado esperado é um movimento torácico simétrico e concordante. Em casos de lesão significativa, é possível observar um movimento paradoxal de um segmento móvel do tórax. Se uma lesão da medula espinal comprometeu a função da musculatura intercostal, a respiração diafragmática pode estar presente. Nessa forma, há pouco movimento da parede torácica, e a inspiração é evidenciada pelo aumento aparente no volume abdominal causado pela descida do diafragma, e por isso deve-se auscultar o tórax para avaliar a eficiência das trocas gasosas. Sons respiratórios diminuídos causados por pneumotórax, hemotórax ou outra patologia pulmonar podem ser detectados. O pneumotórax agudo raramente causa qualquer grau significativo de desvio traqueal até que o paciente esteja *in extremis*. O desvio traqueal, quando encontrado, representará provavelmente um processo crônico.

A avaliação da ventilação e da oxigenação é clínica. As gasometrias arteriais fornecem pouca informação adicional sobre a necessidade de intubação e podem não ser confiáveis. A impressão clínica sobre o estado mental do paciente, o grau de fadiga e a gravidade do trauma ou condições clínicas concomitantes é mais importante do que determinações isoladas ou mesmo seriadas das tensões arteriais de O_2 ou CO_2. A saturação de oxigênio (SpO_2) é monitorada continuamente por oximetria de pulso, e as gasometrias arteriais raras vezes estão indicadas para o propósito de determinar as tensões arteriais de O_2. Algumas circunstâncias, como má perfusão periférica ou extremidades frias, podem comprometer a SpO_2, e gasometrias arteriais podem ser necessárias para avaliar a oxigenação ou para fornecer uma correlação com as medidas da oximetria de pulso. A capnografia contínua serve para avaliar alterações na capacidade do paciente para ventilar adequadamente, e a medida da tensão arterial de CO_2 contribui com pouca informação adicional útil. Em pacientes com doença pulmonar obstrutiva, como asma ou DPOC, a intubação pode ser necessária em tensões de CO_2 relativamente baixas devido à fadiga. Outras vezes, tensões de CO_2 muito elevadas podem ser manejadas com sucesso sem intubação, caso o paciente demonstre sinais clínicos de melhora (p. ex., melhora do nível de consciência, melhora da fala, fadiga reduzida). Os valores na gasometria arterial raras vezes são úteis na decisão de intubar e podem não ser confiáveis.

TÉCNICAS DE ACESSO

Aproximadamente de 0,5 a 1% dos pacientes no departamento de emergência requer IT por etiologias diversas. Insuficiência respiratória, alteração do estado de consciência mental e PCR são as principais causas. Em comparação com a sala de cirurgia, as ITs na unidade de terapia intensiva (UTI) foram associadas a piores condições de intubação e aumento de complicações.[12] Dependendo da população estudada, a incidência de via aérea difícil (VAD) pode variar entre 11 e 27%.[13] Em estudo observacional prospectivo, que incluiu pacientes com idade ≥ 17 anos intubados no SE, UTI (cirúrgica e clínica) e enfermarias, os fatores associados a duas ou mais tentativas de intubação foram: local da IT, instabilidade fisiológica, VAD, hipoxemia, ausência de bloqueador neuromuscular (BNM) e inexperiência do intubador.[14] A literatura recente mostra que o índice de choque pode ser útil como preditor de hipotensão pós-intubação e PCR. O índice de choque é definido como frequência cardíaca (FC)/pressão arterial sistólica (PAS), com uma variação normal de 0,5-0,7. Um índice ≥ 0,8 pode ser uma pista para um estado de hipoperfusão, e as taxas de PCR pós-intubação são maiores em pacientes com índice de choque ≥ 0,8. Instabilidade hemodinâmica após a IT pode atingir uma taxa de 40% e está associada a aumento da mortalidade. Idade avançada, o uso de ventilação não invasiva antes da intubação, choque e índice de choque alterado pré-intubação foram significativamente associados a distúrbios hemodinâmicos pós-intubação.[15]

O manejo das vias aéreas é uma habilidade essencial para o atendimento de pacientes gravemente enfermos nos setores de emergência. Durante qualquer abordagem das vias aéreas, a capacidade de manter a ventilação e promover a oxigenação são fundamentais.

Via aérea difícil

Tradicionalmente, a VAD foi definida pela incapacidade de realizar a IT empregando a LD, e é caracterizada pelos graus III e IV na escala de Cormark e Lehane. A maioria dos testes clínicos à beira do leito ainda avalia a capacidade de IT por meio da LD; porém, esses preditores possuem baixa sensibilidade e especificidade, e isoladamente nenhum preditor pode definir a VAD. Atualmente, recomenda-se que o conceito VAD seja ampliado de acordo com o tipo de abordagem da via aérea, de acordo com a subdivisão em fatores prognósticos para dificuldade em LD, ventilação com VBM, dispositivos extraglóticos (DEG) e acesso cervical anterior invasivo (cricotireotomia ou traqueostomia).

Existem vários algoritmos para abordagem das vias aéreas no setor de emergência. A identificação de uma VAD é importante antes da sua abordagem para evitar a situação "não intubo e não oxigeno" (situação NINO).

O escore mnemônico LEMON pode ser empregado na sala de emergência para definir a possibilidade de uma VAD, e a ausência de quaisquer dos itens exclui a LD difícil com boa sensibilidade e especificidade (Tabela 12.1).

Oxigenação e controle definitivo da via aérea

Embora diversos pacientes possam ser beneficiados com a técnica de intubação enquanto despertos, essa técnica é mais trabalhosa e necessita da cooperação do paciente. A intubação traqueal acordado (ITA) é recomendada nas diretrizes para VAD ou quando uma dificuldade significativa é prevista no CVA. Realizar a ITA enquanto o paciente está acordado, facilitada por anestesia tópica das vias aéreas ou bloqueios nervosos, permite que o paciente mantenha uma via aérea pérvia, troca gasosa e proteção das vias aéreas contra broncoaspiração durante todo o processo de intubação. As diretrizes da Sociedade de Via Aérea Difícil do Reino Unido (DAS-UK) para ITA em adultos recomendam a administração de O_2 suplementar durante todo o processo de intubação. A anestesia tópica eficaz deve ser estabelecida e testada. A dose máxima de lidocaína não deve ultrapassar 9 mg.kg^{-1} de peso corporal magro. A sedação deve ser mínima e não deve ser usada como um substituto para a topicalização inadequada das vias aéreas. O número de tentativas de intubação deve ser limitado a três, permitindo mais uma tentativa por um operador mais experiente (3 + 1).[16] O uso dessa técnica está em declínio, o que pode ter implicações na segurança do paciente ou na aquisição e manutenção de habilidades.[17,18]

Tabela 12.1 Escore mnemônico LEMON para prever laringoscopia direta difícil.

L – *LOOK* (examinar)	Examine o paciente externamente em busca de características conhecidas por causar LD, intubação ou ventilação difíceis Distância entre incisivos: pelo menos 3 dedos do paciente
E – *Evaluate* (avaliar) Avalie a regra 3-3-2	Distância mento-hioide: pelo menos 3 dedos do paciente Distância tireomentoniana: pelo menos 3 dedos do paciente Distância da cartilagem tireoide ao assoalho da boca: pelo menos 2 dedos do paciente
M – Mallampati	Classificação de Mallampati modificada I – Palato mole, úvula, fauces e pilares visíveis II – Palato mole, úvula e fauces visíveis III – Palato mole e base da úvula visíveis IV – Somente palato duro visível
O – Obstrução	Qualquer condição que possa causar obstrução das vias aéreas dificultando a LD e a ventilação (epiglotite, tumores, abscessos e trauma)
N – *Neck* (pescoço) Mobilidade do pescoço	Pacientes com imobilização por colar cervical: impedem a flexão do pescoço

Modificada de: Hung's Difficult and Failed Airway Management, 3ed. Orlando R. Hung, Michael F. Murphy.

Frequentemente, a sequência rápida de indução e intubação traqueal (SRII) é empregada para o controle definitivo da via aérea, principalmente nos setores de emergência e UTI. É importante enfatizar que essa técnica está associada a complicações graves, como hipoxemia, hipotensão, arritmias, PCR e morte.[18] Em linhas gerais, os princípios básicos da SRII permanecem os mesmos: entrega rápida de uma via aérea definitiva, evitando-se a broncoaspiração. A escolha de medicamentos SRII no paciente hipotenso pode ser desafiadora. A literatura recente mostra que o índice de choque pode ser útil como preditor de hipotensão pós-intubação e PCR. Para uma revisão mais detalhada (ver Capítulo 13, Uso Racional dos Fármacos).

A preparação para o CVA no setor de emergência inclui identificação de VAD, desenvolvimento de um plano adequado para o CVA, equipamentos adequados, medicamentos selecionados e médicos treinados. Para uma abordagem correta da preparação, utiliza-se o mneumônico STOP-MAID (Tabela 12.2).

Precedendo a IT, é importante o posicionamento adequado do paciente, que pode ser na posição supina ou com céfalo-aclive entre 20 a 30°, o que proporciona melhor oxigenação. A pré-oxigenação tem o objetivo de aumentar as reservas de O_2 dos pacientes para prevenir ou adiar qualquer dessaturação de O_2 arterial durante a apneia. Todos os pacientes com VAD devem ser obrigatoriamente pré-oxigenados antes da SRII. A desnitrogenação pode ser alcançada com um fluxo apropriado de O_2 a 100% no sistema respiratório, mantendo uma vedação efetiva da máscara facial.[20] A pré-oxigenação é eficaz quando a fração expirada de oxigênio (EtO_2) atinge de 0,87 a 0,9. Diversas técnicas de pré-oxigenação foram descritas, e as duas amplamente empregadas são:

- Ventilação espontânea em O_2 a 100% por 3 a 5 minutos com fluxo de 5 ℓ/min no circuito respiratório
- Ventilação espontânea com 4 a 8 manobras de capacidade vital com O_2 a 100%, por 30 e 60 segundos.

A oxigenação apneica nasal pode ser fornecida por O_2 de alto fluxo (10-15ℓ.min^{-1}) através de cânulas nasais, e demonstrou aumentar significativamente o tempo de dessaturação durante a apneia (tempo de apneia seguro [TAS]) até o controle definitivo da via aérea. Essa técnica provou ser eficaz em prolongar o TAS na sala de operação (SO), no pré-hospitalar e na sala de emergência.[20] Se disponível, O_2 nasal de alto fluxo (HFNO) deve ser a técnica de escolha. Outros métodos podem ser considerados, principalmente em pacientes críticos.

A ventilação não invasiva com pressão positiva (VNIPP) fornece uma alta concentração de O_2, alivia a fadiga dos músculos respiratórios e recruta alvéolos atelectásicos, podendo ser empregada antes do CVA definitivo nesses pacientes. Em pacientes que não toleram a máscara facial, os DEGs podem ser empregados para melhorar a oxigenação e servir como conduto para a IT (DEGi). Em situações de VAD, utilizam-se dispositivos para facilitar a IT. O *bougie* está bem indicado na visualização parcial da glote (escala de CL 1 e 2), melhorando o sucesso de primeira tentativa de IT. Após tentativas frustradas com LD e VLC, a prioridade passa a ser a ventilação do paciente. O uso de cânulas oro ou nasofaríngeas ajuda na desobstrução das VAs. Se não for possível manter a ventilação e oxigenação dos pacientes com essas técnicas, os DEGs devem ser a opção de resgate. Na incapacidade de reverter a hipoxemia com dispositivos e técnicas não invasivas, a cricotireotomia com bisturi é o método mais rápido e confiável de garantir a via aérea no cenário de emergência. Diversas técnicas cirúrgicas foram descritas, mas faltam evidências da superioridade entre elas. Todas as técnicas têm etapas em comum: extensão do pescoço, identificação da MCT, incisão através da pele e MCT e inserção de TT com balonete.

Um breve resumo das principais intervenções recomendadas para o CVA é descrito na Tabela 12.3.

CONSIDERAÇÕES FINAIS

A IT é um procedimento que só deve ser realizado quando houver indicações claras, com forte ênfase na otimização de todos os fatores que contribuirão para um resultado bem-sucedido na primeira tentativa. Antes de qualquer ação é importante preparar a equipe definindo o papel de cada integrante. A presença de um médico experiente é de valor inestimável. Nesse processo, é necessária a verificação dos instrumentos disponíveis e seu correto funcionamento. A VLC tem recebido grande destaque por apresentar vantagens em relação à intubação convencional através da LD, ao melhorar a visão glótica e diminuir a incidência de intubações esofágicas. No entanto, ainda não está claro como isso contribui para o sucesso da primeira passagem, sucesso geral da intubação e outros desfechos clínicos, como a redução da mortalidade fora da sala de cirurgia. Tem sido recomendada por diversas diretrizes de prática clínica, principalmente durante a pandemia de covid-19.[5,7] As diretrizes atuais de gerenciamento das VAs da covid-19 introduzem unanimemente a VLC como um dispositivo de primeira linha (em vez de resgate).[8,9]

Os médicos responsáveis pelo controle emergencial da via aérea também devem ser proficientes na técnica de SRII, que exige um conhecimento abrangente da farmacologia e dos efeitos de agentes BNMs agentes sedativos/hipnóticos e de outros fármacos utilizados para melhorar o desfecho ou para minimizar as repercussões hemodinâmicas. Apesar de diversas modificações na técnica original, um conceito que recebeu atenção especial foi a BVM após a SRII, pois os pacientes gravemente doentes submetidos à IT que receberam ventilação com bolsa-válvula-máscara apresentaram saturações de O_2 mais altas e menor incidência de hipoxemia grave do que aqueles que não receberam ventilação.[10] Em linhas gerais, os princípios básicos da SRII permanecem os mesmos: entrega rápida de uma via aérea definitiva e evitar

Tabela 12.2 Mnemônico STOP-MAID para CVA.

S	Sucção
T	(Tools) material para intubação (lâminas de laringoscópio, alça)
O	Oxigênio
P	Posicionamento
M	Monitores, incluindo eletrocardiografia, oximetria de pulso, pressão arterial, $EtCO_2$ e detectores esofágicos
A	Assistente; Ambu-bag com máscara facial; dispositivos auxiliares para vias aéreas (tubos endotraqueais de tamanhos diferentes, seringa de 10 mℓ, estiletes); avaliação da dificuldade das vias aéreas
I	(IV) acesso intravenoso
D	Drogas para pré-tratamento, indução, BNM (e outros adjuvantes)

Tabela 12.3 Propostas de otimização da intubação traqueal em pacientes críticos.

Intervenção	Ação
Avaliação das vias aéreas	Considere usar a pontuação MACOCHA
Posicionamento do paciente	A posição ereta ou em "rampa" (mantendo o meato acústico externo nivelado com a fúrcula esternal) melhora a pré-oxigenação ao prevenir a redução da CRF do paciente e pode reduzir o risco de broncoaspiração do conteúdo gástrico
SRII	Prefira cetamina, etomidato, rocurônio ou succinilcolina (revisar as contraindicações); fluidos ou vasopressores no período peri-intubação para manter a hemodinâmica
Seleção de dispositivo	Disponha de uma mala ou carro para VAD na UTI O uso de um *bougie* deve ser considerado na primeira tentativa de IT VL deve estar imediatamente disponível para uso, sendo a primeira opção na VAD; quando VL disponível, prefira o VL hiperangulado junto com um estilete rígido Limitar a duas tentativas de IT
Pré-oxigenação e peroxigenação	Na ausência de insuficiência respiratória, pré-oxigenar usando uma máscara facial bem ajustada, com 10-15 $\ell.min^{-1}$ de O_2 a 100% por 3 min; meta: concentração expirada de $O_2 > 85\%$. Em pacientes hipoxêmicos, empregar CPAP e VNI O_2 nasal pode ser usado durante a pré e a peroxigenação. Considere a HFNO em fluxos entre 30-70 $L.min^{-1}$
Oxigenação de resgate	Use BVM ou DEG2G para restaurar a oxigenação Realize cricotireotomia de emergência na situação NINO (a traqueostomia pode ser considerada se um cirurgião treinado estiver presente)
Fatores humanos	Verbalize para a equipe as suas ações e peça ajuda em caso de insucesso Empregue algoritmos ou diretrizes para intubação traqueal (auxílios cognitivos) Reconheça a dificuldade precocemente Faça treinamento avançado em habilidades técnicas e não técnicas para o manejo das VAs periodicamente

CRF: capacidade residual funcional; VL: videolaringoscópio; VAD: via aérea difícil; IT: intubação traqueal; VNI: ventilação não invasiva; HFNO: oxigenação nasal de alto fluxo; BVM: ventilação com bolsa-válvula-máscara; DEG2G: dispositivo extraglótico de segunda geração.

broncoaspiração.[11] O manejo hemodinâmico cuidadoso é essencial, com o objetivo de diminuir a hipotensão durante o procedimento de intubação e o risco de PCR.

O CVA exige conhecimento e habilidade do médico. É importante estar familiarizado com os novos dispositivos e técnicas alternativas (*bougie*, VLC, DEG, fibroscopia óptica e cricotireotomia). O médico deve ter conhecimento dos diversos algoritmos para VAD e empregar aquele que seja mais adequado à sua prática clínica.

São diretrizes médicas otimizar todos os fatores que possam aumentar a taxa de sucesso de primeira tentativa de IT, buscando sempre a boa oxigenação, diagnosticando e corrigindo qualquer instabilidade hemodinâmica antes de qualquer tentativa de intubação. A ferramenta mais valiosa para abordar uma VAD é a sua própria atualização contínua, por meio de treinamento periódico e de prática diária.

REFERÊNCIAS BIBLIOGRÁFICAS

1. Myatra S.N. *Airway management in the critically ill*. Curr Opin Crit Care. 2021 Feb 1;27(1):37–45.
2. Taboada M., Doldan P., Calvo A., Almeida X., Ferreiroa E., Baluja A., et al. Comparison of Tracheal Intubation Conditions in Operating Room and Intensive Care Unit: A Prospective, Observational Study. Anesthesiology [Internet]. 2018 Aug 1 [cited 2023 Feb 12];129(2):321–8. Disponível em: https://pubs.asahq.org/anesthesiology/article/129/2/321/17999/Comparison-of-Tracheal-Intubation-Conditions-in-
3. Austin D.R., Chang M.G., Bittner E.A. Use of Handheld Point-of-Care Ultrasound in Emergency Airway Management. Chest [Internet]. 2021 Mar 1 [cited 2023 Feb 12];159(3):1155–65. Disponível em: https://pubmed.ncbi.nlm.nih.gov/32971075/.
4. Mosier J.M., Sakles J.C., Law J.A., Brown C.A., Brindley P.G. Tracheal Intubation in the Critically Ill. Where We Came from and Where We Should Go. Am J Respir Crit Care Med [Internet]. 2020 [cited 2023 Jan 31];201(7):775–88. Disponível em: https://pubmed.ncbi.nlm.nih.gov/31895986/
5. Higgs A., McGrath B.A., Goddard C., Rangasami J., Suntharalingam G., Gale R., et al. Guidelines for the management of tracheal intubation in critically ill adults. *Br J Anaesth* [Internet]. 2018 Feb 1 [cited 2023 Feb 10];120(2):323–52. Disponível em: http://www.bjanaesthesia.org/article/S000709121754060X/fulltext.
6. Crewdson K., Fragoso-Iniguez M., Lockey D.J. Requirement for urgent tracheal intubation after traumatic injury: a retrospective analysis of 11,010 patients in the Trauma Audit Research Network database. Anaesthesia [Internet]. 2019 Sep 1 [cited 2023 Feb 16];74(9):1158–64. Disponível em: https://onlinelibrary.wiley.com/doi/full/10.1111/anae.14692.
7. Apfelbaum J.L., Hagberg C.A., Connis R.T., Abdelmalak B.B., Agarkar M., Dutton R.P., et al. 2022 American Society of Anesthesiologists Practice Guidelines for Management of the Difficult Airway. Anesthesiology [Internet]. 2022 Jan 1 [cited 2023 Feb 12];136(1):31–81. Disponível em: https://pubs.asahq.org/anesthesiology/article/136/1/31/117915/2022-American-Society-of-Anesthesiologists.
8. Raithel S., Fields K.G., Wu Y., Yao D. Adoption of airway management guidelines during COVID-19 pandemic improved endotracheal intubation success. J Clin Anesth [Internet]. 2022 Feb 1 [cited 2023 Feb 12];76:110556. Disponível em: https://pubmed.ncbi.nlm.nih.gov/34695749/.
9. Wax R.S., Christian M.D. Practical recommendations for critical care and anesthesiology teams caring for novel coronavirus (2019-nCoV) patients. *Can J Anaesth*. Springer; 2020. p. 1–9.
10. Casey J.D., Janz D.R., Russell D.W., Vonderhaar D.J., Joffe A.M., Dischert K.M., et al. Bag-Mask Ventilation during Tracheal Intubation of Critically Ill Adults. N Engl J Med [Internet]. 2019 Feb 2 [cited 2023 Feb 6];380(9):811. Disponível em: https://pubmed.ncbi.nlm.nih.gov/30779528/.
11. Avery P., Morton S., Raitt J., Lossius H.M., Lockey D. Rapid sequence induction: where did the consensus go? Scandinavian Journal of Trauma, Resuscitation and Emergency Medicine, vol. 29, Article number: 64 (2021). Disponível em: https://doi.org/10.1186/s13049-021-00883-5.
12. Taboada M., Doldan P., Calvo A., Almeida X., Ferreiroa E., Baluja A., et al. Comparison of Tracheal Intubation Conditions in Operating Room and Intensive Care Unit: A Prospective, Observational Study. Anesthesiology [Internet]. 2018 Aug 1 [cited

2023 Feb 12];129(2):321–8. Disponível em: https://pubs.asahq.org/anesthesiology/article/129/2/321/17999/Comparison-of--Tracheal-Intubation-Conditions-in.

13. Sakles J.C., Douglas M.J.K., Hypes C.D., Patanwala A.E., Mosier J.M. Management of Patients with Predicted Difficult Airways in an Academic Emergency Department. *J Emerg Med* [Internet]. 2017 Aug 1 [cited 2023 Feb 16];53(2):163–71. Disponível em: https://pubmed.ncbi.nlm.nih.gov/28606617/.

14. Hall T., Leeies M., Funk D., Hrymak C., Siddiqui .F, Black H., et al. Emergency airway management in a tertiary trauma centre (AIRMAN): a one-year prospective longitudinal study. *Canadian Journal of Anaesthesia* [Internet]. 2023 [cited 2023 Feb 16];1. Disponível em: https://pubmed.ncbi.nlm.nih.gov/36670315/.

15. Smischney N.J., Seisa M.O., Heise K.J., Wiegand R.A., Busack K.D., Deangelis J.L., et al. Predictors of hemodynamic derangement during intubation in the critically ill: A nested case-control study of hemodynamic management-Part II. *J Crit Care* [Internet]. 2018 Apr 1 [cited 2023 Feb 16];44:179–84. Disponível em: https://pubmed.ncbi.nlm.nih.gov/29132057/.

16. Ahmad I., El-Boghdadly K., Bhagrath R., Hodzovic I., McNarry A.F., Mir F., et al. Difficult Airway Society guidelines for awake tracheal intubation (ATI) in adults. Anaesthesia [Internet].

2020 Apr 1 [cited 2023 Feb 16];75(4):509. Disponível em: https://pubmed.ncbi.nlm.nih.gov/31729018/.

17. Law J.A., Thana A., Milne A.D. The incidence of awake tracheal intubation in anesthetic practice is decreasing: a historical cohort study of the years 2014–2020 at a single tertiary care institution. *Canadian Journal of Anaesthesia* [Internet]. 2023 [cited 2023 Feb 16];70(1):69. Available from: https://pubmed.ncbi.nlm.nih.gov/36289151/.

18. Asai T. Airway management inside and outside operating rooms-circumstances are quite different. Br J Anaesth [Internet]. 2018 Feb 1 [cited 2023 Feb 16];120(2):207–9. Disponível em: https://pubmed.ncbi.nlm.nih.gov/29406169/.

19. Langeron O., Bourgain J.L., Francon D., Amour J., Baillard C., Bouroche G., et al. Difficult intubation and extubation in adult anaesthesia. Anaesth Crit Care Pain Med. 2018 Dec 1;37(6):639–51.

20. Kornas R.L., Owyang C.G., Sakles J.C., Foley L.J., Mosier J.M. Evaluation and Management of the Physiologically Difficult Airway: Consensus Recommendations from Society for Airway Management. Anesth Analg [Internet]. 2021 [cited 2023 Feb 16];395–405. Disponível em: https://journals.lww.com/anesthesia-analgesia/Fulltext/2021/02000/Evaluation_and_Management_of_the_Physiologically.16.aspx.

CAPÍTULO 13

Uso Racional de Fármacos Anestésicos

Vicente Faraon Fonseca • Airton Bagatini • Lucas Wynne Cabral

INTRODUÇÃO

O acesso a serviços médicos de qualidade é um direito individual e, para isso, os serviços de saúde devem prestar uma assistência eficaz, eficiente e segura aos pacientes. O Instituto de Medicina dos EUA define a qualidade dos cuidados de saúde como o grau em que os serviços médicos são suscetíveis de alcançar os resultados desejados, devido ao nível atual do conhecimento científico. Portanto, a boa prática médica, com os objetivos de sucesso terapêutico e de segurança cirúrgica do paciente, abarcou previamente conhecimentos técnicos sistemáticos e atualizados.[1]

Os anestésicos são definidos na atualidade como fármacos que deprimem o sistema nervoso central (SNC) e bloqueiam as sensações, acompanhados de perda da consciência, utilizados em procedimentos médicos invasivos, como cirurgias e exames diagnósticos e terapêuticos. No entanto, é válido ressaltar que a tecnologia da anestesia emergiu gradualmente durante as duas primeiras décadas do século 20, com crescimento internacional ainda mais rápido e estabelecimento global após a Segunda Guerra Mundial (1939-1945).[2]

E ainda que a anestesia moderna, iniciada em 1900, seja amplamente conhecida pelo uso da tecnologia de gás comprimido, dosimetria, suplementação de oxigênio de rotina, circuito fechado, ventilação artificial e monitoramento contínuo do paciente, há até pouco tempo o conhecimento relevante sobre anestesia era restrito a "especialistas", ou seja, profissionais dedicados ao estudo de novas técnicas e equipamentos. Porém, a anestesiologia tornou-se uma especialidade no século 20, com associações específicas, publicações médicas em revistas e livros didáticos, órgãos departamentais, programas educacionais e com resoluções que normatizam a especialidade.[2]

Todavia, apesar de todo avanço na anestesiologia, uma temática ainda necessita ser abordada uma vez que tem se mostrado um problema de ordem mundial: os eventos adversos causados pelo uso irracional dos fármacos. Este capítulo consiste em compreender o impacto causado por essa questão.

FÁRMACOS ANESTÉSICOS

A dor pode ser definida de modo bem amplo como uma experiência emocional e/ou sensorial desagradável que tem relação com o potencial ou real dano tissular, enquanto a analgesia é compreendida como um mecanismo que bloqueia ou erradica a sensação de dor e de outros estímulos nocivos.[2]

Como a eliminação da dor é um direito humano básico, o seu alívio torna-se uma obrigação ética.[1] Sabe-se também que a presença de dor ocasiona consequências físicas e psicológicas variadas relacionadas com a resposta ao estresse, e que podem incluir hipercoagulabilidade, taquicardia e imunossupressão, além de um estado catabólico resistente que altera a demanda cardiovascular e que ainda pode desencadear a ansiedade e o delírio.[2]

A dificuldade em se obter um sistema seguro de administração de fármacos, aliada a métodos de monitorização inadequados, levou o desenvolvimento da anestesia a buscar respostas mais próximas do ideal. Seu progresso como ciência, a princípio lento, atingiu agora uma velocidade inimaginável. Fármacos e técnicas disponíveis mudam rapidamente, e até mesmo o conceito de anestesia e seus componentes são discutidos.[2]

Os fármacos empregados nas anestesias atuais apresentam características extremamente adequadas para a prática clínica, como, por exemplo, os hipnóticos, que são utilizados como pré-anestésicos, sedativos, indutores e na manutenção da anestesia geral, e os opioides, fármacos utilizados em variados procedimentos para propiciar a analgesia. No entanto, podem estar associados a eventuais riscos aos pacientes em razão de seus efeitos adversos, como depressão respiratória, bradicardia, prurido, náuseas, vômitos, entre outros.[3]

A Sociedade Brasileira de Anestesiologia (SBA) estabelece recomendações específicas para os variados tipos de anestesia que podem ser utilizados, visando facilitar o processo, tornando-o mais seguro.[4]

Tipos
Anestesia geral

No passado, a anestesia geral era sinônimo do uso de alguns fármacos de maneira empírica e com pouco entendimento sobre farmacodinâmica e farmacocinética. Hoje, é exigido do anestesiologista o conhecimento desses estudos para realização de escolhas racionais a respeito dos fármacos e técnicas de anestesia que serão utilizados.[2]

A anestesia geral é um conjunto de efeitos farmacológicos produzidos por um ou mais fármacos. Combinações desses efeitos são utilizadas para criar o estado de anestesia de acordo com as necessidades individuais de cada paciente e/ou tipo de cirurgia. A anestesia geral age predominantemente no SNC e repercute em todos os aparelhos e sistemas do organismo.[5]

Para a realização da anestesia geral, é necessária a interação de fármacos com o objetivo de obter inconsciência, a qual é acompanhada pela perda completa de reflexos de proteção, inclusive da incapacidade para manter as funções respiratórias de maneira independente e de responder adequadamente a qualquer estímulo ou comando verbal.[6]

Em relação aos agentes venosos mais utilizados no Brasil, na listagem divulgada pela SBA estão o propofol, o etomidato e o midazolam.[4] Entre os fármacos anestésicos mais utilizados está o propofol, um agente hipnótico sedativo intravenoso que provoca perda de consciência de forma rápida e confiável. A sua repercussão no cenário clínico deve-se ao seu acelerado início de ação, à curta duração e aos mínimos efeitos colaterais. Ademais, devido à sua propriedade de anestésico lipofílico potente, é utilizado para a indução, manutenção de anestesia, sedação processual no decorrer de procedimentos diagnósticos e terapêuticos, nas unidades de terapia intensiva e em procedimentos ambulatoriais.[6]

Os anestésicos gerais deixam o paciente em estado de inconsciência reversível e não respondem a estímulos dolorosos durante a cirurgia, caracterizado por amnésia, analgesia, depressão reflexa, relaxamento muscular e manipulações específicas da homeostase ou das funções do sistema fisiológico. Os anestésicos gerais deprimem o SNC de maneira suficiente para permitir a realização de cirurgia e de outros procedimentos que sejam desagradáveis aos pacientes.[2]

Os opioides têm sua origem no ópio, substância fabricada a partir da extração da papoula *Papaver somniferum*, e que teve o seu uso reconhecido como um narcótico por Hipócrates em 460 a.C. Em 1803, Friedrich Sertürner combinou a morfina, e em 1843, foi descoberta a sua administração injetável por meio do médico Alexander Wood. Dessa forma, a utilização dos opioides tem acompanhado o desenvolvimento da civilização.[3]

Os opiáceos são classificados como substâncias naturais, extraídas diretamente do cálice da papoula; fármacos semissintéticos; heroína (diamorfina), descrita pela primeira vez por Wright na literatura médica em 1874, e como materiais sintéticos. Embora os opioides e opiáceos sejam substâncias de origem e estrutura diferentes, eles têm ações e efeitos clínicos semelhantes. Atuam em receptores opioides específicos pré-sinápticos e pós-sinápticos, geralmente encontrados no SNC (cérebro e medula espinhal) e sistemas periféricos. Os opioides são substâncias sintéticas produzidas em laboratório conhecidas por causar narcose devido aos seus efeitos analgésicos e hipnóticos.[3]

O não uso ou uso inadequado de fármacos anestésicos podem induzir benefícios não utilizados e falta de gerenciamento de efeitos adversos, e por isso é necessário entender o papel atual dos adjuvantes na anestesia. O uso de adjuvantes em anestesia facilita a tríade anestesista-paciente-procedimento, e permite melhor controle de eventos adversos durante todo o período perioperatório.[7]

Adjuvantes

Diante das inúmeras dificuldades enfrentadas na prática clínica, e para tentar superá-las, o uso de adjuvantes em anestesia tornou-se cada vez mais importante à medida que os desafios aumentaram nos últimos anos.[5]

Os adjuvantes são substâncias utilizadas concomitantemente com a técnica anestésica com o objetivo de contornar os problemas a ela associados. Nesse sentido, fármacos como os α-2 agonistas (clonidina e dexmedetomidina) têm evoluído na prática clínica devido aos seus efeitos ansiolíticos, hipnóticos, analgésicos e sedativos que podem aumentar o conforto do paciente e reduzir o trauma associado ao estresse cirúrgico. Ao mesmo tempo, gabapentinoides (pregabalina e gabapentina), anestésicos locais (lidocaína), anti-inflamatórios (parecoxibe, cetorolaco, diclofenaco etc.), sulfato de magnésio e cetamina também são de grande destaque no tratamento da dor, reduzindo o uso pós-operatório de opioides e evitando os efeitos negativos do uso excessivo e inadequado.[5]

O uso de adjuvantes na anestesia é uma prática adequada e necessária; portanto, os anestesiologistas precisam entender a farmacodinâmica e a farmacocinética de cada classe farmacológica de forma a proporcionar condições peri e pós-operatórias ideais, explorando os benefícios que possam proporcionar e contornar os efeitos adversos a eles associados.[6]

Anestésicos locais

Os anestésicos locais são fármacos empregados comumente para alívio da dor, pois promovem perda de sensibilidade em determinada área do corpo, ao bloquear os potenciais de ação de maneira reversível em todas as membranas excitáveis. A escolha de anestésicos locais se baseia em parâmetros farmacológicos relacionados com o início e duração de efeito, além da presença de condições clínicas específicas, que inclui as características próprias do procedimento cirúrgico, do paciente e do domínio da técnica pelo profissional. Fatores como localização, natureza e duração do procedimento são determinantes para a técnica anestésica aplicada e à escolha do fármaco, como também devem ser consideradas as condições especiais de cada paciente.[7]

O uso de anestesia local é, geralmente, uma parte comum de qualquer analgesia perioperatória multimodal ou via de recuperação pós-operatória. A anestesia regional e a analgesia, em particular, permitem que o anestesiologista desempenhe um papel significativo na redução dos anestésicos perioperatórios devido à variedade de estratégias disponíveis e à adaptabilidade desses métodos a vários procedimentos.[5]

Quanto às suas funções, os anestésicos locais são substâncias utilizadas desde o século 19 por possuírem a propriedade de bloquear funções sensitivas, motoras e autonômicas sem causar inconsciência.[8] Entre os anestésicos locais, os mais comumente utilizados no Brasil são lidocaína, ropivacaína, levobupivacaína e a procaína.[4]

A opção pela técnica anestésica que será utilizada deve ser específica para cada paciente e a que seja mais familiar para a instituição onde será realizado o procedimento. Independentemente da técnica utilizada, deve ser enfatizado o aprimoramento global do cuidado perioperatório, uma vez que é o fator isolado mais relevante relacionado com a melhoria dos desfechos pós-operatórios.[2]

Riscos inerentes ao uso

Em relação aos riscos existentes, apesar da contribuição dos anestésicos locais tanto para a cirurgia quanto para a anestesiologia, eles também têm efeitos deletérios no sistema cardiovascular e no SNC, pois as suas concentrações plasmáticas podem aumentar rapidamente, resultando em toxicidade.[5] O acompanhamento dos pacientes expostos a esses fármacos é, portanto, fundamental para a detecção precoce de alterações como arritmias cardíacas, colapso cardiovascular, rebaixamento do nível de consciência, convulsões e coma. Esses sintomas indicam que as funções corporais estão desequilibradas, resultando em efeitos nocivos devido à interação entre a substância administrada e o organismo.[8]

Para a aplicação de anestesia regional, o profissional anestesiologista recorre a diferentes tipos de fármacos, tanto para a execução da técnica proposta quanto para a manutenção da anestesia ou sedação. Diante disso, existe o risco de erros de medicação durante a atividade do anestesiologista, o que não deve ser desconsiderado.[5]

Em sua maioria, os anestésicos gerais causam depressão cardiovascular, afetando o miocárdio e os vasos sanguíneos, bem como o SNC.[2] Os benefícios da sedação precisam ser ponderados caso uma via aérea não seja controlada além do comprometimento hemodinâmico ou de complicações para o procedimento na escolha da técnica a ser utilizada para a anestesia geral.[6]

Quanto ao emprego de opioides na prática clínica, é indiscutível seu uso para o tratamento de dor pós-operatória aguda em pacientes com queimaduras graves, lesões múltiplas ou dor crônica. Esses fármacos são analgésicos potentes e funcionam bem no tratamento de longo prazo de pacientes com câncer com dor mista ou dor neuropática, superiores aos antidepressivos tricíclicos. No entanto, o uso de longo prazo não é recomendado, independentemente da potência, para pacientes com dor nociceptiva, como osteoporose, artrite reumatoide e dor lombar, porque a eficácia nessa população não foi comprovada, além de efeitos adversos, como retenção urinária, constipação e letargia.[3]

Para determinar a dose ideal da substância opioide a ser empregada, deve-se utilizar o método de titulação, que é a administração da menor dose recomendada aumentada gradativamente até a obtenção do efeito efetivo analgésico, com reações adversas que sejam toleráveis. Vale salientar que no período inicial da titulação são utilizados opioides de curta ação, que tendem a ser convertidos para formulações de longa ação assim que a dose efetiva for atingida, com o propósito de reduzir a intensidade do estímulo álgico.[3]

O anestesiologista deve avaliar os riscos e benefícios do procedimento, uma vez que qualquer dose supra-anestésica de um anestésico geral pode resultar em morte por perda dos reflexos cardiovasculares e paralisia respiratória, devido à linha entre a anestesia cirúrgica e a depressão respiratória e circulatória ser potencialmente fatal e muito estreita, o que exige monitoramento e cuidados constantes do profissional.[6]

Atualmente, a administração errônea de medicamentos é considerada uma epidemia mundial e resulta em milhares de óbitos todos os anos. No Brasil, a Agência Nacional de Vigilância Sanitária (Anvisa) caracteriza o erro de medicação como qualquer evento evitável que, de fato ou potencialmente, pode levar ao uso inadequado de medicamento.[1] O erro pode ter relação tanto com a prática profissional quanto com os produtos utilizados na área da saúde, e incluem:

- Procedimentos
- Problemas de comunicação, como prescrição, embalagens, rótulos e nomes
- Efetivação dos processos, que vão desde a preparação, dispensação, distribuição, administração, monitoramento e uso dos medicamentos.[4]

Em sua maioria, os pacientes preocupam-se com a qualidade do despertar. Com base nessas preocupações, a literatura recomenda o uso de hipnóticos de curta duração, sejam eles intravenosos ou inalatórios. É importante o uso de fármacos com perfil farmacocinético que permita rápida recuperação, alterações mínimas no sistema cardiovascular e ausência de efeitos colaterais significativos ou frequentes, como náuseas e vômitos.[5]

Medidas de segurança

A segurança e a otimização na prática da anestesia se dão por meio do uso de vários dispositivos, além do manejo adequado para as variáveis fisiológicas. A prática segura é resultado de conhecimentos sobre aspectos físicos e otimização de condutas ao compreender as limitações.[2]

A anestesiologia é uma profissão baseada no apoio ao paciente, e os anestesiologistas devem lidar com fármacos e seus efeitos associados, muitos dos quais são negativos e precisam ser gerenciados. Portanto, os adjuvantes da anestesia estão progredindo e há necessidade de estudar suas propriedades, benefícios, efeitos negativos esperados e uso clínico.[5]

Ao longo dos quase 180 anos de história da anestesiologia, a pesquisa e a prática clínica demonstram que há reações adversas aos fármacos anestésicos, e os profissionais precisam encontrar maneiras de contornar esses obstáculos para o melhor atendimento aos pacientes. É nesse contexto que os adjuvantes se tornaram cada vez mais importantes e, à medida que mais pesquisas são feitas, descobriu-se o uso ideal de fármacos utilizados na anestesia.[7]

A combinação de efeitos anestésicos, procedimentos cirúrgicos e condição clínica do paciente tornam difícil a avaliação de eventos perioperatórios. A interação multidisciplinar é essencial para realizar investigações diagnósticas e descobrir o fármaco causador da reação e a exposição a medicamentos nocivos desconhecidos.[7]

A técnica escolhida para o uso de anestesia ou de sedação deve levar em consideração alguns aspectos, e os mais indicados para a anestesia ambulatorial são:

- Início de ação imediata: por diminuir a duração total para o procedimento
- Condições estáveis para a cirurgia: ato anestésico seguro e boas condições operatórias
- Proteção eficaz contra reflexos para estímulos nociceptivos: o que implica na redução do consumo de analgésicos durante o período pós-operatório
- Recuperação das funções psicomotoras e cognitivas o mais rapidamente possível: tornando o paciente cooperativo mais precocemente e como consequência, apto a receber alta.[5]

A escolha do tipo de anestesia a ser utilizada e o conhecimento das condições clínicas do paciente até o tempo de recuperação do procedimento cirúrgico são de responsabilidade do anestesiologista Dessa forma, a avaliação pré-operatória é uma importante ferramenta para obter informações dos fármacos usados rotineiramente pelos pacientes. Apesar de os antiagregantes plaquetários e/ou anticoagulantes serem frequentemente prescritos, a orientação para suspensão/manutenção deve ser avaliada individualmente e junto com a equipe cirúrgica.[6]

O impacto gerado pela avaliação pré-operatória pode ser tão eficaz quanto uma medicação pré-anestésica relacionada com a ansiedade de alguns pacientes. Além disso, com a avaliação precedente é possível escolher o fármaco e a dose indicada para cada paciente e cada procedimento.[6]

A maioria dos anestésicos tem a ação de diminuir a contratilidade cardíaca; no entanto, os seus efeitos sobre o débito cardíaco e sobre a pressão sanguínea podem variar devido às ações concomitantes tanto no sistema nervoso simpático como no músculo liso vascular. Em contrapartida, o tratamento farmacológico para essa condição permite a possibilidade de interações de fármacos do tipo anestésicos com os adjuvantes.[7]

Como os anestesiologistas são profissionais da área de saúde que trabalham em constante vigilância, a incidência relacionada com erros de medicação é relativamente baixa. No entanto, a SBA recomenda ações que objetivam evitar a incidência de erros:

- Leitura cuidadosa da etiqueta de qualquer fármaco, ampola ou seringa antes da utilização

- Utilizar ampolas e seringas somente após ter clara a identificação da etiqueta, além da certificação de que elas sigam padrões definidos por órgão competente
- Identificação das seringas e organização sistemática dos fármacos que serão empregados na rotina anestésica
- Conferência do fármaco por uma segunda pessoa
- Revisão sistemática dos eventos ocorridos na instituição, e que tenha ocorrido administração errônea de medicamentos durante a anestesia
- Utilização de técnicas de manipulação dos fármacos que sejam focadas em minimizar a possibilidade de administração errônea, como evitar manipular fármacos que possuam similaridade na apresentação, utilização de fármacos que sejam disponibilizados em seringas em lugar de ampolas, preparo e identificação dos medicamentos realizados pelo anestesiologista que os administrará, utilização de codificação de cor para identificação do fármaco conforme a classe medicamentosa, em consonância com a recomendação nacional ou o padrão internacional.[4]

É importante destacar que a introdução no mercado do sistema de infusão de seringas pré-etiquetadas e previamente preenchidas pelo laboratório reduziu a complexidade na preparação de fármacos pelo anestesiologista. Esse sistema auxilia na redução da incidência de erros na administração de medicações em até sete vezes se comparado com a preparação tradicional.[4]

A anestesia regional é uma atividade que requer habilidade humana e, como consequência, está sujeita a erros. Por isso, adotar uma rotina de segurança torna-se fundamental para que sejam evitados acidentes durante um procedimento de bloqueio locorregional.[8]

No caso da aplicabilidade dessas práticas na anestesia regional no cenário brasileiro, ainda são necessários elementos que melhorem a segurança e evitem erros na administração medicamentosa nas instituições, como:

- Desenvolvimento e disseminação da cultura de segurança entre os membros de toda a equipe
- Apoio logístico para a equipe como estímulo à descrição de eventos adversos que tenham ocorrido
- Integração entre todos os setores envolvidos, como anestesiologia, farmácia, gerência de riscos da instituição
- Estímulo à descrição detalhada dos fatos ocorridos pelo profissional envolvido
- Compartilhamento das lições de segurança entre os demais membros da equipe.[4]

A SBA recomenda aos fabricantes de fármacos opioides que forneçam o produto em embalagens estéreis visando a segurança dos pacientes, uma vez que essa medida ajuda a minimizar a contaminação de superfícies de ampolas. Essa recomendação deve servir de estímulo para que as indústrias farmacêuticas responsáveis elevem a segurança dos produtos utilizados extensivamente por anestesiologistas. Ademais, como recomendação para os profissionais sugere-se a adoção da rotina de limpeza do gargalo da ampola de vidro com álcool antes de sua abertura.[3]

A anestesia venosa total (AVT) normalmente é realizada com *bolus* intermitentes e/ou infusões contínuas. No momento em que se faz a opção pelo uso de infusões contínuas, pode-se utilizar tanto as manuais como as alvo-controladas. As infusões alvo-controladas têm uma série de vantagens se comparadas com as manuais, como, por exemplo, maior controle da concentração plasmática e no sítio efetor, maior estabilidade do plano anestésico e maior previsibilidade no tempo de despertar.[5]

No entanto, para esse tipo de infusão, é necessário o uso de bombas de infusão que possuam incorporados em seus *softwares* modelos farmacocinéticos que correspondam ao fármaco desejável à utilização. A AVT controlada por alvo tem ganhado cada vez mais espaço na prática clínica devido à estabilidade do plano anestésico e à previsibilidade do despertar. Nesses casos, o uso de bombas de infusão confiáveis, com bons perfis de segurança, é essencial para o manejo adequado do paciente.[5]

Os procedimentos anestésicos mal executados podem causar muitos danos aos pacientes. Por isso, há uma grande preocupação na área médica com a preservação do bem-estar de pacientes submetidos a procedimentos cirúrgicos.[6]

Os eventos adversos ocorridos com fármacos podem ser em decorrência de:
- Medicamentos de aparência e nomes parecidos
- Rótulos confusos
- Troca de etiquetas de seringas
- Troca de seringas e ampolas
- Falha ocorrida no cálculo da dose do medicamento
- Omissão, dosagem incorreta e substituições.[4]

O uso racional de fármacos existentes deve proporcionar boas condições para a intubação endotraqueal e promover latência curta, rápida recuperação da consciência e ventilação espontânea quando a intubação falha. A escolha do agente hipnótico deve ser baseada em seu perfil farmacocinético, condição física do paciente, potencial para promover instabilidade hemodinâmica ou outros efeitos colaterais.[7]

Como a dor é um dos principais fatores que causam limitações, o manejo individual da dor, utilizando-se de técnicas analgésicas adequadas, é fundamental. Entre as diversas técnicas de analgesia, o uso de analgesia controlada pelo paciente (PCA – do inglês, *patient controlled analgesia*) tem sido considerado um método seguro e eficaz para o tratamento da dor de intensidade moderada a intensa.[2]

Para a prática de analgesia do tipo PCA, são utilizadas bombas que são equipamentos de infusão que possibilitam um grande número de modalidades para programação e administração do fármaco, tanto via venosa e/ou peridural, de forma contínua, ou através de dispositivo para solicitação de doses intermitentes (*bolus*) de demanda.[5]

Para auxiliar o uso racional de fármacos anestésicos, recomenda-se a consulta pré-anestésica. Esse tipo de consulta é de grande importância para o processo anestésico-cirúrgico, principalmente por ser realizada com a aprovação do paciente, obtida a partir da orientação detalhada sobre o procedimento anestésico, além da busca de informações a respeito da história clínica e das condições físicas do paciente, a avaliação da necessidade de exames complementares e/ou interconsultas, o planejamento da anestesia conforme as condições do paciente e do procedimento cirúrgico proposto, a suposição do risco cirúrgico e obtenção do consentimento esclarecido.[6]

Com relação ao modo de administração de analgésicos, destaca-se que a prevenção da dor torna-se, na maioria das vezes, muito mais eficaz que o seu tratamento. O uso de maneira abusiva e a dependência de opioides prescritos precisam de métodos preventivos que sejam universais e direcionados.[7]

Além disso, a redução de prescrições inadequadas torna-se uma intervenção primordial para promover a diminuição do uso indevido dos opioides.[3] Nesse sentido, é necessária e fundamental a educação dos prescritores e dos médicos quanto à abordagem, assim como a criação de diversos programas que promovam o reconhecimento e cuidados com o abuso de substâncias.[2]

CONSIDERAÇÕES FINAIS

De acordo com a revisão da literatura, o uso irracional de fármacos oferece vários riscos para o paciente e portanto, critérios são necessários para a utilização racional, e também para ponderação do benefício terapêutico em detrimento do potencial de risco.

A necessidade de sedação e de analgesia adequadas durante os procedimentos tem sido objeto de vários estudos que apontam para o uso racional dos fármacos anestésicos, uma vez que a tolerância, a dependência física e a abstinência necessitam ser analisadas de maneira individual e detalhada.

Além disso, são importantes a utilização de estratégias para o uso racional de fármacos anestésicos, uma vez que a recuperação sofre influência significativa, resultado da escolha dos agentes analgésicos e sedativos, que podem ser usados em excesso ou de maneira insuficiente, ocasionando, no pós-operatório, o estresse que retarda a recuperação dos pacientes.

Portanto, é necessário salientar que nenhum fármaco sozinho tem todas as propriedades de um analgésico ou sedativo ideal. Para otimizar, os anestesiologistas precisam entender as diferenças farmacocinéticas e farmacodinâmicas que podem afetar a segurança e a eficácia desses fármacos.

A Organização Mundial da Saúde (OMS) declara ser emergencial a diminuição de riscos para a administração de fármacos e o uso de tecnologias tem contribuído de maneira significativa para a redução das práticas inseguras. Os protocolos que implicam na minimização desses riscos visam reduzir sistematicamente as possíveis falhas humanas, traçando um caminho para a melhoria da qualidade do serviço de saúde.

Mesmo em períodos tão difíceis como a pandemia de covid-19 e do novo normal que se configura pouco a pouco, é possível que o uso de tecnologias por meio da telemedicina aproxime ainda mais o paciente do profissional de saúde, proporcionando a consulta pré-anestésica, momento tão importante que humaniza a assistência ao permitir a coleta de informações fundamentais para definição da melhor técnica anestésica a ser utilizada, individualizando a abordagem do tratamento e maximizando as possibilidades de sucesso.

Por meio das informações levantadas neste capítulo, almeja-se despertar nos profissionais da saúde a discussão e a reflexão sobre o uso consciente e seguro de fármacos anestésicos.

REFERÊNCIAS BIBLIOGRÁFICAS

1. Brasil. Agência Nacional de Vigilância Sanitária. Assistência Segura: Uma Reflexão Teórica Aplicada à Prática. Agência Nacional de Vigilância Sanitária. Brasília: Anvisa, 2017. 13-14.
2. Manica J. Anestesiologia. 4. ed. Porto Alegre, Artmed Editora; 2018.
3. Coluzzi F., Taylor Jr R., Pergolizzi Jr J.V., et al. Good clinical practice guide for opioids in pain management: the threes TS – titration (trial), tweaking (tailoring), transition (tapering). *Braz J Anesthesiol,* 2016:66(3),310-317.
4. Azi L.M.T.A., Fonseca N.M., Linard L.G. SBA 2020: Atualização das recomendações para segurança em anestesia regional. *Revista Brasileira de Anestesiologia.* 2020; 70(4): 398-418.
5. Nora F.S, Fortis E.A.F. Influência dos Fármacos Utilizados na Sedação, na Indução e Manutenção quanto a Recuperação da Anestesia. *Brazilian Journal of Anesthesiology.* 2010; 50 (2): 141-148.
6. Cangiani L.M., et al. Tratado de anestesiologia SAESP. 2021.
7. Medeiros G.P., Nascimento J.C.R. Agentes adjuvantes em anestesia geral. In: Sociedade Brasileira de Anestesiologia; Nunes R.R., Bagatini A., Duarte L.T.D., organizadores. PROANESTESIA Programa de Atualização em Anestesiologia: Ciclo 2. Porto Alegre: Artmed Panamericana;2019.99-120.
8. Mahajan A., Derian A. Local Anesthetic Toxicity. [Updated 2022 Oct 3]. In: StatPearls [Internet]. Treasure Island (FL): StatPearls Publishing; 2022 Jan. Disponível em: https://www.ncbi.nlm.nih.gov/books/NBK499964/.

Angiologia e Cirurgia Vascular

PARTE 4

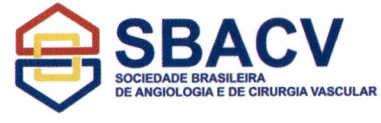

SBACV
SOCIEDADE BRASILEIRA
DE ANGIOLOGIA E DE CIRURGIA VASCULAR

CAPÍTULO

14

Doença Arterial Obstrutiva Periférica

Julio Cesar Peclat de Oliveira • Fabiano Luiz Erzinger • Walter Jr Boim de Araujo

INTRODUÇÃO

A aterosclerose é uma doença inflamatória multifatorial, crônica, sistêmica e progressiva. É caracterizada pela presença de ateromas nas paredes dos vasos de médio e grande calibres. Quando acomete a aorta, os seus ramos e as artérias dos membros, denominamos de doença arterial obstrutiva periférica (DAOP). Sabe-se hoje que é um importante marcador de doença cardiovascular.

A isquemia crônica dos membros inferiores frequentemente não necessita de abordagem cirúrgica ou intervencionista. O controle dos fatores de risco e prevenção de feridas são os pilares do tratamento da maioria dos pacientes.

Porém, com a progressão da doença, surgem sintomas como a claudicação intermitente e suas complicações, dor em repouso, aparecimento de feridas e risco de perda do membro, com a necessidade de terapêuticas específicas e mais invasivas.

INCIDÊNCIA

A prevalência da DAOP é de aproximadamente 12% na população adulta, afetando mais homens do que mulheres, acometendo mais de 200 milhões de pessoas em todo o mundo, cuja prevalência depende da idade considerada.[1,2]

Os homens são mais acometidos (2:1), com início dos sintomas a partir de 50 anos. Os sintomas de claudicação intermitente aparecem em 2% dos pacientes abaixo dos 50 anos, e pode chegar a 10% nos pacientes acima de 70 anos. A média de idade dos pacientes tratados cirurgicamente ocorre em torno dos 69 anos, sendo mais da metade (63%) portadores de diabetes.

ETIOLOGIA

A principal etiologia é a aterosclerose, na qual ocorre o acúmulo de placas de ateroma (gordura, proteínas, cálcio e células da inflamação) na parede dos vasos sanguíneos (Figura 14.1), causando, inicialmente, estenoses, endurecimentos e posterior obstruções, dificultando a progressão do sangue, oxigênio e nutrientes para os tecidos dos membros, como músculos, nervos, ossos e pele. Sua evolução sofre interferências na presença de fatores de risco como tabagismo, diabetes melito, dislipidemia, hipertensão arterial sistêmica e idade avançada. No entanto, a isquemia dos membros inferiores pode ocorrer menos frequentemente devido a outras causas (Tabela 14.1).[3] Apesar de ser um grande desafio, o reconhecimento de estados de hipercoagulabilidade, em que ocorre a formação espontânea de trombos ou êmbolos dentro do sistema arterial, podem estar relacionados ou não com a deficiência de fatores de anticoagulação, muitas vezes contribuindo para o agravamento da doença isquêmica aterosclerótica já instalada, ou, então, na manifestação aguda de sintomatologia, como nos casos de oclusão arterial aguda.[4]

DIAGNÓSTICO

O subdiagnóstico de DAOP é um problema reconhecido, em parte porque a maioria dos pacientes é assintomática ou

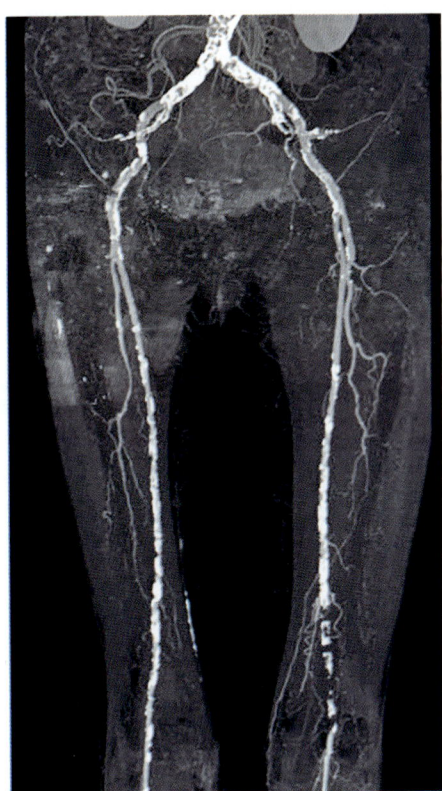

Figura 14.1 Imagem de angiotomografia com doença aterosclerótica difusa no segmento aorto-ilíaco e fêmoro-poplíteo em paciente idoso, tabagista com HAS.

Tabela 14.1 Principais causas para doença arterial obstrutiva periférica.

Etiologia	Incidência (%)
Aterotrombose crônica	89
Iatrogênica (*stents* e extensores)	3
Aterotrombose aguda	3
Trombose aguda de aneurisma	1,6
Embolia recorrente	0,8
Distúrbios hematológicos	0,8
Aprisionamento da poplítea	0,6
Tromboangeíte obliterante (incluindo cânabis e actínica)	0,4%
Degeneração cística da adventícia	0,2
Compressão extrínseca	0,2
Displasia fibromuscular	0,1

apresenta sintomas menos reconhecidos. Apenas de 5 a 10% dos pacientes com DAOP apresentam sintomas clássicos de claudicação intermitente,[5] outros apresentam desconforto inespecífico nas costas, nádegas ou pernas. Tipicamente, os pacientes com claudicação de origem vascular apresentam cãibras, dor muscular na panturrilha ou na nádega, a qual acontece ao caminhar uma distância definida, quando é preciso parar e esperar a dor diminuir para, então, continuar a caminhada. Ela difere da isquemia crônica que ameaça o membro, anteriormente chamada de isquemia crítica, apresentando dor mesmo ao repouso, gangrena ou ainda ulceração nos membros inferiores, identificando que o paciente tem um quadro mais grave da doença. Daí a importância de um paciente com suspeita de dor nos membros inferiores ou com quadro suspeito de isquemia passar por rigorosa anamnese, com exame físico completo seguido de um exame hemodinâmico, preferencialmente não invasivo, para que seja possível estratificar o grau de comprometimento da doença isquêmica em seu membro, classificado em diversos estágios ou categorias (Tabelas 14.2 e 14.3), com o objetivo de determinar o tratamento individualizado mais adequado para seu caso, visando a melhora na qualidade de vida e o salvamento do membro. Além da necessidade de avaliação de acometimento em outros sítios e artérias, como nos membros superiores, cerebral, artérias viscerais etc.

Os principais testes diagnósticos para DAOP recomendados nas diretrizes atuais são índice tornozelo-braquial (ITB) e o EcoDoppler arterial, e para algumas situações utiliza-se angiotomografia computadorizada e angiorressonância magnética, por exemplo, quando há suspeita de causas incomuns de isquemia dos membros inferiores (Figura 14.2). A angiografia por subtração digital ainda pode ser considerada como padrão-ouro no diagnóstico de DAOP, principalmente nas áreas arteriais infrapatelares (abaixo do joelho); no entanto, por ser um método mais invasivo que os demais, o uso de radiação, de invasão mecânica diretamente na artéria e o uso de medicamentos com potencial de complicação, como contraste, não devem ser aplicados como exame para investigação de rotina, mas, sim, quando há necessidade de intervenção cirúrgica ou endovascular. O ITB é o teste de diagnóstico clássico e mais barato, em que uma sonda Doppler manual é usada para comparar a pressão do manguito necessária para ocluir o som nas artérias braquiais (pressão braquial) com aquela para as artérias tibiais nos tornozelos (pressão no tornozelo)

Tabela 14.2 Estágios da DAOP, estratificando o grau de comprometimento da doença.

Estágios clínicos da doença arterial oclusiva periférica.						
Classificação de Fontaine				**Classificação de Rutherford**		
Estágio		**Sintomas**		**Grau**	**Categoria**	**Sintomas**
I		Assintomático	↔	0	0	Assintomático
II	IIa	Claudicação não incapacitante	↔	I	1	Claudicação leve
				I	2	Claudicação moderada
	IIb	Claudicação incapacitante	↔	I	3	Claudicação grave
III		Dor em repouso	↔	II	4	Dor em repouso
IV		Úlcera ou gangrena		III	5	Perda tecidual menor
			↔	III	6	Perda tecidual maior

Tabela 14.3 Classificação de WIFI (wound, ischemia and foot infection).*

Classificação WIFI de risco de amputação.				
Componente	**Escore**	**Descrição**		
W (wound/ferida)	0	Sem úlcera (dor isquêmica de repouso)		
	1	Pequena, úlcera rasa na perna distal ou pé sem gangrena		
	2	Úlcera profunda com osso exposto, articulação ou tendão ± gangrena limitada a dedos		
	3	Úlcera profunda extensa, úlcera de calcâneo ± mas gangrena extensa		
I (isquemia)		**ABI (índice tornozelo-braço)**	**Pressão do tornozelo (mmH)**	**Pressão hálux TcPO₂**
	0	> 0,80	> 100	≥ 60
	1	0,60-0,79	70-100	40-59
	2	0,40-0,59	50-70	30-39
	3	< 0,40	< 50	< 30
FI (foot infection/infecção do pé)	0	Sem sintomas/sinais de infecção		
	1	Infecção local, envolvendo apenas a pele e o tecido subcutâneo		
	2	Infecção local, envolvendo mais tecidos, além da pele ou tecido subcutâneo		
	3	Síndrome de resposta inflamatória sistêmica		

*A classificação de WIFI define os principais aspectos relacionados com o membro, e pode ser usada para traçar o risco de amputação e o benefício ou não de revascularização do membro em 1 ano.

A pressão do tornozelo é dividida pela pressão braquial para obter o ITB: se o resultado for ≤ 0,9, é anormalmente baixa e diagnóstica para DAOP; se for 1,00-1,40, é normal; se for ≥ 1,40, é anormalmente alta, como resultado de artérias tibiais não compressíveis demonstrando calcificações patológicas, muito comuns em pacientes portadores de diabetes e insuficiência renal em estágio avançado.[6] Pacientes com ITB limítrofe (0,91-0,99), ou anormalmente alto, requerem investigação adicional, que pode incluir a medição do índice pododáctilo braquial, com uma relação de ≤ 0,7 usada (embora raramente) para confirmar o diagnóstico de DAOP, ou então utilizando estudos de imagem; se nos exames são encontradas estenoses de ≥50% ou oclusões em uma ou mais artérias dos membros inferiores, confirma-se o diagnóstico de DAOP.[7]

A DAOP é prevalente na população com 50 anos ou mais que apresenta sintomas nos membros inferiores sugestivos de claudicação; porém, o sintoma nem sempre está presente de forma clara, e por isso é importante fazer-se o diagnóstico diferencial de outras causas de dor nas pernas (Tabela 14.4), principalmente quando há dor nos membros inferiores em pacientes mais jovens.

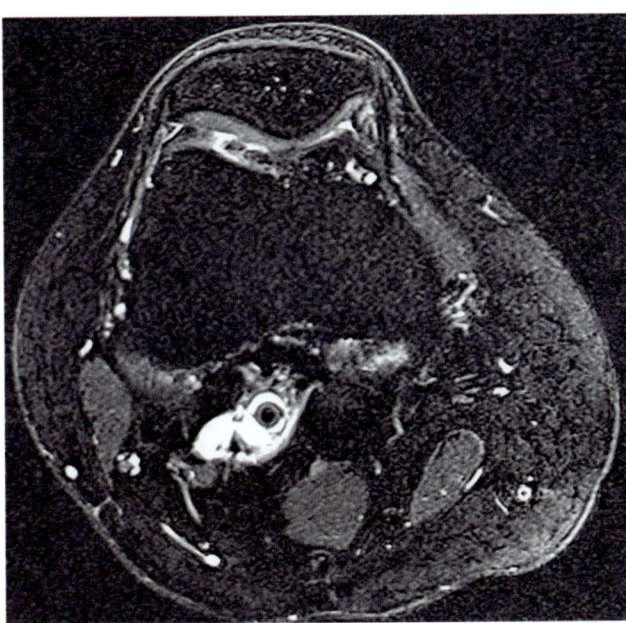

Figura 14.2 Causa incomum de isquemia dos membros inferiores, degeneração cística da adventícia poplítea na angioressonância, causando claudicação intermitente em paciente jovem.

Tabela 14.4 Diagnósticos diferenciais de dor nas pernas não ateroscleróticas.

Origem	Causas
Vascular	Insuficiência venosa crônica, trombose venosa profunda, doença arterial não aterosclerótica (p. ex., síndrome de aprisionamento da artéria poplítea, degeneração cística da adventícia poplítea)
Neurogênica	Estenose canal medular, neuropatia periférica, radiculopatias, espondilolistese
Musculoesquelética	Artrite do quadril ou joelho, cisto de Baker sintomático, síndrome compartimental de esforço crônico, fratura por estresse, espasmos musculares ou câibras
Outras	Síndrome das pernas inquietas, vasculites, doenças oncológicas e seus tratamentos

TRATAMENTO
Tratamento clínico

Após o primeiro ano de diagnóstico da claudicação intermitente, a história natural geralmente inclui um risco anual de 2 a 3% de progressão para isquemia crônica, com risco de perda do membro;[9] além disso, o risco anual de amputação é de 1% nesses pacientes. Embora o manejo da claudicação intermitente seja predominantemente pela modificação dos fatores de risco,[10] a mudança do estilo de vida, com cessação do tabagismo (fator de risco mais importante na doença aterosclerótica periférica), melhora da dieta (controle da obesidade), uso de medicamentos para o controle da hipertensão arterial sistêmica, da glicemia (diabetes), do colesterol, além do uso de antiagregante plaquetário. Esses fatores associados a programas de exercícios regulares e supervisionados levam ao aumento das distâncias de caminhada, e podem ser igualmente eficientes como as revascularizações por angioplastia ou cirurgia vascular aberta, sem falar no benefício de prevenção a outras doenças.[11] Um resumo do tratamento clínico da DAOP inclui:

- Combate aos fatores de risco: tabagismo, HAS, DM, dislipidemia
- Exercícios, proteger extremidades
- Medicamentos vasodilatadores ou vasoativos (cilostazol, pentoxifilina)
- Medicamentos antiplaquetários (AAS, clopidogrel)
- Medicamentos hipolipemiantes (estatinas)
- Suspender tabagismo
- Manter LDL < 100 mg/dℓ ou < 70 em alto risco
- Hemoglobina glicada < 7%
- PA < 140 x 90 mmHg.

A terapia medicamentosa também tem o objetivo de proteger contra eventos cardiovasculares maiores (MACE), pois essa é a principal causa de óbito nos pacientes com DAOP, e compreendem o infarto do miocárdio, acidente vascular cerebral isquêmico e morte por origem cardiovascular; portanto, o tratamento concomitante com a doença isquêmica dos membros inferiores deve sempre ocorrer e jamais ser menosprezado. O planejamento pré-procedimento do tratamento cirúrgico ou endovascular desses pacientes inclui uma avaliação criteriosa do risco cirúrgico e do risco cardiológico.

A revascularização como tratamento da claudicação pode ser considerada em pacientes que continuam a apresentar sintomas limitantes ao estilo de vida ou à profissão, e apesar do tratamento clínico otimizado, muito frequentemente ocorre nos quadros de oclusões aorto-ilíacas e da artéria poplítea.[12] A sintomatologia da claudicação tende a causar mais incapacidade em topografias mais proximais, quando comparadas às oclusões mais distais.[13] Diversos estudos mostram uma taxa de perviedade cumulativa similar no médio prazo em revascularizações cirúrgicas e endovasculares. A intervenção endovascular apresenta menos complicações perioperatórias, mas com uma taxa maior de reestenose, que geralmente é manejada com reintervenção também por via endovascular.[14] O mesmo benefício não é observado no território infra-poplíteo, demandando uma avaliação individualizada e criteriosa nas doenças de acometimento arterial mais distais (Figura 14.3).[15]

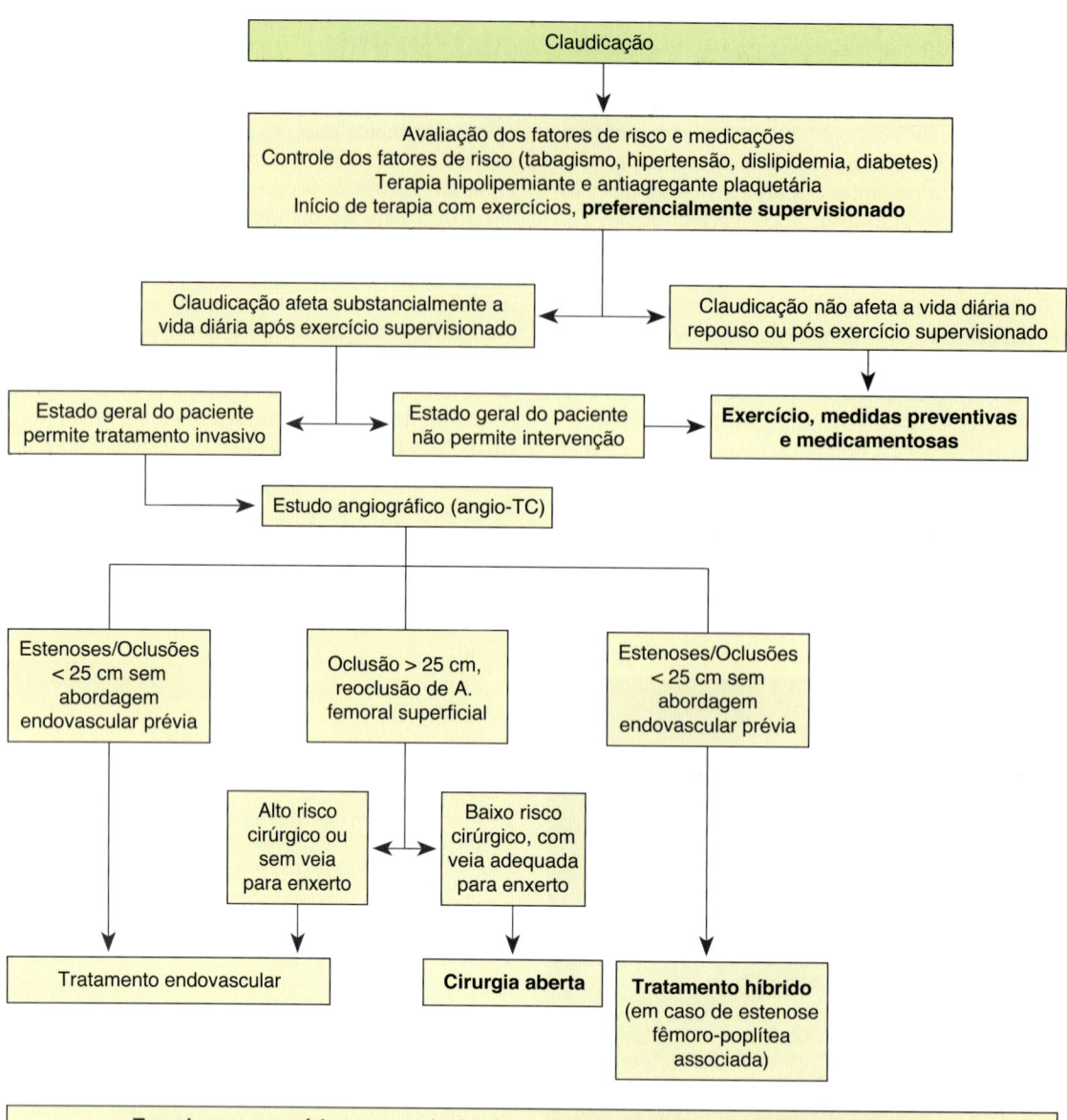

Figura 14.3 Fluxograma para orientação do tratamento da claudicação intermitente dos membros inferiores.

Tratamento cirúrgico

Os tratamentos cirúrgicos estão associados a uma maior morbidade e mortalidade, bem como a custos mais elevados. Particularmente na presença de comorbidades, há um aumento dos riscos perioperatório para os doentes. Os tratamentos endovasculares são caracterizados por níveis mais baixos de invasividade e menores taxas de complicações, mas com frequência requerem tratamento adicional, principalmente reintervenções devido à reestenose ou reoclusão. Com base nessas vantagens e desvantagens, riscos e benefícios individuais devem ser avaliados para a indicação do melhor tratamento. O principal objetivo do procedimento de longo prazo em pacientes com isquemia crônica que ameaça o membro é a sobrevida livre de amputação, além de melhorar a cicatrização das úlceras e a dor isquêmica, e consequentemente diminuir tanto a amputação quanto as taxas de mortalidade nesses pacientes com alto risco cardiovascular. A isquemia crônica que ameaça o membro é a forma mais avançada de DAOP, quando os pacientes geralmente apresentam sinais de arteriopatia, como dor isquêmica em repouso, perda de tecido ou gangrena. Ao contrário da claudicação, existe uma história natural pior, com progressão mais rápida para perda de tecido e do membro.[16] Apesar dos avanços na terapia farmacológica e na compreensão melhor na redução dos fatores de risco para DAP,[17] os pacientes com isquemia crônica que ameaça o membro continuam a apresentar alta mortalidade (22% acima de 1 ano) e taxas de amputação maior (22% em 1 ano) quando não revascularizados.[18] Nesse tipo de paciente, a necessidade de uma revascularização imediata é mais importante para o resultado do tratamento, quando comparada ao paciente com claudicação (Figura 14.4).[19]

Portanto, as indicações de tratamento cirúrgico, nos pacientes com DAOP, são:

- Falha no tratamento clínico inicial ou piora na evolução da doença, muitas vezes relacionados com um controle inadequado dos fatores de riscos
- Claudicação incapacitante

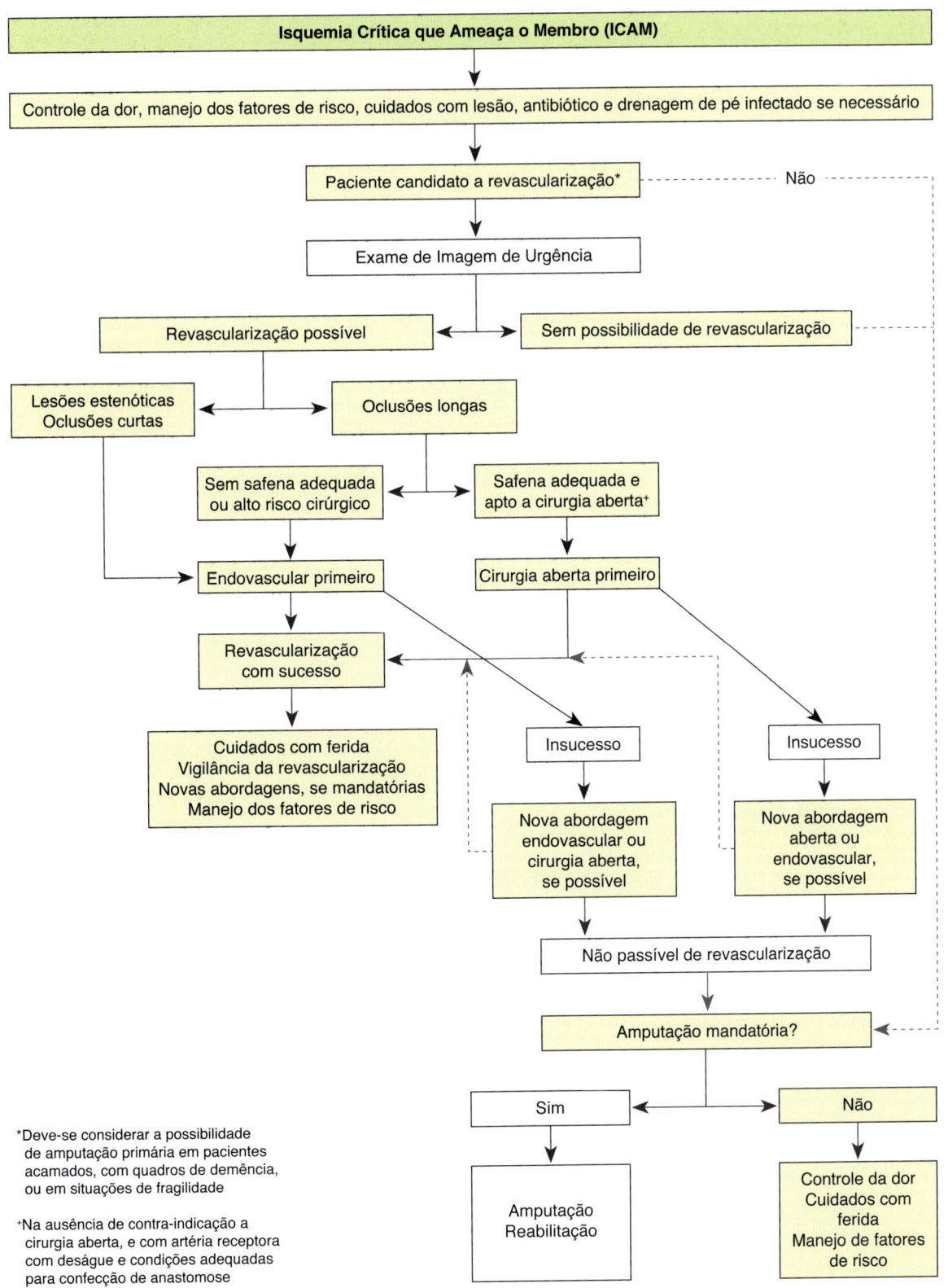

Figura 14.4 Fluxograma para orientação do tratamento da isquemia crônica que ameaça o membro.

- Dor ao repouso
- Presença de úlceras (lesões tróficas) ou gangrenas nos membros inferiores.

CONSIDERAÇÕES FINAIS

O aumento da longevidade pela melhora no entendimento e manejo de inúmeras doenças tem contribuído para o aumento dos casos de DAOP, com muitos pacientes ainda sem diagnóstico, seja pela sua forma assintomática ou pela falta de conhecimento em relação à sua importância. Contudo, com o passar dos anos, 10% dos pacientes irão progredir para uma forma sintomática com comprometimento da sua qualidade de vida, seja pela dor ou pela ameaça de perda do membro ou, então, pela evolução das complicações da doença cardiovascular (MACE). No intuito de se evitar essa ocorrência, deve-se gerenciar melhor o tratamento dos fatores de risco, principalmente os relacionados com as doenças cardiovasculares, e procurar encaminhar os pacientes para uma avaliação multidisciplinar, passando pela avaliação do cirurgião vascular, para que ele possa garantir uma parte do tratamento, diminuindo o prejuízo na qualidade de vida dos pacientes.

REFERÊNCIAS BIBLIOGRÁFICAS

1. Fowkes, F.G.R., Rudan, D., Rudan I., Aboyans, V., Denenberg J.O., McDermott, M.M., Norman, P.E., Sampson, U.K., Williams, L.J., Mensah, G., et al. Comparison of global estimates of prevalence and risk factors for peripheral artery disease in 2000 and 2010: A systematic review and analysis. *Lancet* 2013, *382*, 1329–1340.
2. Makowski, L., Feld, J., Köppe, J., Illner, J., Kühnemund, L., Wiederhold, A., Dröge, P., Günster, C., Gerß, J., Reinecke, H., et al. Sex related differences in therapy and outcome of patients with intermittent claudication in a real-world cohort. Atherosclerosis 2021, *325*, 75–82.
3. de Araujo, W.J.B, Arouca, L., Erzinger, F.L., Polimanti, A.C., Goes Junior, A.M.O. Cirurgia vascular no dia a dia. 1ª ed. Rio de janeiro: Rubio, 2023 p79-88.
4. Zamzam, A., Syed, M.H., Rand, M.L., Singh, K., Hussain, M.A., Jain, S., Khan, H., Verma, S., Al-Omran, M., Abdin, R., et al. Altered coagulation profile in peripheral artery disease patients. *Vascular* 2020, *28*, 368–377.
5. Bauersachs, R., Debus, S., Nehler, M., et al. A targeted literature review of the disease burden in patients with symptomatic peripheral artery disease. Angiology 2020;71:303-14.
6. Golledge, J., et al. High ankle brachial index predicts high risk of cardiovascular events amongst people with peripheral artery disease. *PLoS ONE* 15, e0242228 (2020).
7. Conte, M.S. et al. Global vascular guidelines on the management of chronic limb-threatening ischemia. *Eur. J. Vasc. Endovasc. Surg.* 58, S1–S109 (2019).
8. Hennion D.R., Siano K.A. Diagnosis and treatment of peripheral arterial disease. *Am Fam Physician* 2013;88:306-10.
9. Norgren, L., Hiatt, W.R., Dormandy, J.A., Nehler, M.R., Harris, K.A., Fowkes, F.G.R. Inter-society consensus for the management of peripheral arterial disease (TASC II). *J Vasc Surg*, 2007;45 (suppl S):S5-67.
10. Hussain, M.A., Al-Omran, M., Mamdani, M., et al. Efficacy of a guideline- recommended risk-reduction program to improve cardiovascular and limb outcomes in patients with peripheral arterial disease. *JAMA Surg* 2016;151:742-50.
11. Lane, R., Harwood, A., Watson, L., Leng, G.C. Exercise for intermittent claudication. The Cochrane Database of Systematic Reviews. 2017;12(12):CD000990.
12. Fakhry, F., Spronk, S., van der Laan, L., Wever, J.J., Teijink, J.A., Hoffmann, W.H., Smits, T.M., van Brussel, J.P., Stultiens, G.N., Derom, A., den Hoed, P.T., Ho, G.H., van Dijk, L.C., Verhofstad, N., Orsini, M., van Petersen, A., Woltman, K., Hulst, I., van Sambeek, M.R., Rizopoulos, D., Rouwet, E.V., Hunink, M.G. Endovascular revascularization and supervised exercise for peripheral artery disease and intermittent claudication: a randomized clinical trial. *JAMA* 2015;314:1936–1944.
13. Aboyans, V,, Dosermais, I., Lacroix, P., Salazar, J., Criqui, M.H., Laskar, M. The general prognosis of patients with peripheral arterial disease differs according to the disease localization. *J Am Coll Cardiol.* 2010 Mar 2;55(9):898-903. doi: 10.1016/j.jacc.2009.09.055.
14. Antonopoulos, C.N., Mylonas, S.N., Moulakakis, K.G., Sergentanis, T.N., Sfyroeras, G.S., Lazaris, A.M., et al. A network meta-analysis of randomized controlled trials comparing treatment modalities for de novo superficial femoral artery occlusive lesions. *J Vasc Surg.* 2017;65(1):234. doi: 10.1016/j.jvs.2016.08.095.
15. Spiliopoulos, S., Del Giudice, C., Manzi, M., Reppas, L., Rodt, T., Uberoi, R. CIRSE Standards of Practice on Below-the-Knee Revascularisation. *Cardiovasc Intervent Radiol.* 2021 Sep;44(9): 1309-1322. doi: 10.1007/s00270-021-02891-5.
16. Shishehbor, M.H., White, C.J., Gray, B.H., et al. Critical limb ischemia: an expert statement. *J Am Coll Cardiol*, 2016;68:2002-15.
17. Hussain, M.A., Al-Omran, M., Creager, M.A., Anand, S.S., Verma, S., Bhatt, D.L. Antithrombotic therapy for peripheral artery disease: recent advances. *J Am Coll Cardiol*, 2018; 71:2450-67.
18. Abu Dabrh, A.M., Steffen, M.W., Undavalli, C., et al. The natural history of untreated severe or critical limb ischemia. *J Vasc Surg* 2015;62. 1642- 51.e3.
19. Forsythe, R.O., Apelqvist, J., Boyko, E.J., et al. Effectiveness of revascularisation of the ulcerated foot in patients with diabetes and peripheral artery disease: a systematic review. *Diabetes Metab Res Rev* 2020;36(suppl 1):e3279.

Aneurisma de Aorta Abdominal e seus Ramos

Edwaldo Edner Joviliano • Fernando Reis Neto • Milton Sérgio Bohatch Júnior

INTRODUÇÃO

Os aneurismas são potencialmente fatais e necessitam de diagnóstico acurado, vigilância regular e tratamento multidisciplinar. Neste capítulo, serão abordados os aneurismas de aorta abdominal, que correspondem a 80% dos aneurismas de toda a aorta e seus ramos (viscerais e ilíacos).

ANEURISMA DE AORTA ABDOMINAL

O aneurisma de aorta abdominal (AAA) é definido como uma dilatação permanente e localizada, com pelo menos uma vez e meia o diâmetro normal esperado. No caso do AAA, ele é comparado com a aorta suprarrenal, de forma que o diâmetro ≥ 3 cm é, em geral, considerado aneurismático para homens com descendência europeia.[1,2]

Uma complexa interação de fatores de risco hereditários e ambientais contribui para o desenvolvimento do AAA, principalmente idade avançada, sexo masculino, tabagismo e história familiar positiva. Fatores de risco adicionais são hipertensão, dislipidemia, etnia caucasiana, doenças do tecido conectivo e concomitância da doença cardiovascular aterosclerótica.[1,2]

Incidência e prevalência

O AAA representa 90% dos aneurismas de aorta com diagnóstico anual de 25 casos por 100.000 habitantes e afeta principalmente homens (proporção de 4:1) e população acima de 75 anos.[1,2]

O risco de desenvolvimento de AAA ao longo da vida é de 8,2% em homens e de 10,5% em tabagistas. Pelo menos 10 a 25% dos pacientes com AAA têm história familiar positiva, e o AAA pode ocorrer concomitantemente com aneurismas periférico e torácico, especialmente em algumas aortopatias genéticas.[2] Entretanto, síndromes genéticas, doenças autoimunes e infecciosas e do tecido conjuntivo podem se manifestar com dilatação da aorta em qualquer idade.[1]

Diagnóstico

Os AAAs são, geralmente, assintomáticos e silenciosos. Os aneurismas sintomáticos podem se manifestar com dor abdominal e/ou nas costas, dor à palpação do saco aneurismático e também eventos embólicos. O exame físico pode revelar massa pulsátil, mas a palpação abdominal tem sensibilidade de < 50% para detecção de AAA. Os sintomas ainda podem ser decorrentes da compressão em órgãos próximos (obstrução duodenal, edema de membros inferiores e obstrução ureteral).[1,2]

O AAA roto cursa com sinais de choque hemodinâmico (palidez cutaneomucosa, diaforese, hipotensão) associado a dor abdominal e/ou nas costas, massa pulsátil, distensão abdominal e, raramente, fístula aortoentérica ou arteriovenosa. A dor intensa e contínua é causada pela ruptura para o retroperitônio. A dor pode irradiar para as costas, testículos, canal inguinal ou reto. A tríade clássica do AAA roto inclui dor abdominal/lombar súbita, hipotensão e massa abdominal pulsátil, e está presente em apenas 26% dos casos.[1-3]

As diretrizes atuais recomendam a angiotomografia (ATC) como exame padrão ouro para o diagnóstico devido à sua alta disponibilidade e precisão, bem como pela visualização detalhada de toda a aorta e suas estruturas adjacentes. Os tomógrafos atuais têm sensibilidade de até 100% e uma especificidade de 98 a 99%. A imagem deve incluir um estudo sem contraste, seguido por um estudo de contraste de fase arterial e tardia.[1-3]

O diagnóstico diferencial dos AAAs inclui isquemia mesentérica, doença ulcerosa péptica, diverticulite, pielonefrite, infarto do miocárdio e cólica ureteral.

Rastreamento

Recomenda-se a triagem populacional para AAA com uma única ultrassonografia (USG) para todos os homens aos 65 anos de idade (Tabela 15.1). Entretanto, estudos de rastreamento não mostraram benefício para triagem populacional de AAA em mulheres sem história familiar positiva ou tabagismo.[2,3]

O American College of Cardiology e a American Heart Association recomendam a triagem para homens com mais de 60 anos com um irmão ou pai que tenha AAA. Já a European Society for Vascular Surgery (ESVS) recomenda que todos os homens e mulheres com ≥ 50 anos com um parente de primeiro grau com AAA podem ser considerados para triagem em intervalos de 10 anos e em intervalos entre 5 a 10 anos quando apresentam um aneurisma periférico verdadeiro.[3]

Tratamento

O tratamento clínico inclui controle da hipertensão, terapia com estatina/otimização lipídica e cessação do tabagismo. Já o tratamento definitivo pode ser aberto ou endovascular (Figura 15.1).[1-3]

O tratamento cirúrgico é indicado em aneurismas rotos, sintomáticos (em expansão, trombose, embolização periférica ou compressão de órgãos adjacentes) e com risco de ruptura.[1-3]

O risco de ruptura está relacionado principalmente com o diâmetro absoluto do aneurisma e taxa de crescimento.

Tabela 15.1 Principais indicações de rastreamento de AAA segundo a idade e o sexo.

	Rastreamento de aneurisma de aorta abdominal
< 65 anos	Homens e mulheres com múltiplos fatores de risco ou história familiar de AAA
≥ 65 anos	Todos os homens, especialmente com história familiar ou tabagismo
	Mulheres com história familiar de AAA ou tabagismo
> 75 anos	Não repetir se assintomático e com exame prévio negativo

AAA: aneurisma de aorta abdominal.
Fonte: Czerny et al, 2019; Isselbacher et al, 2022.

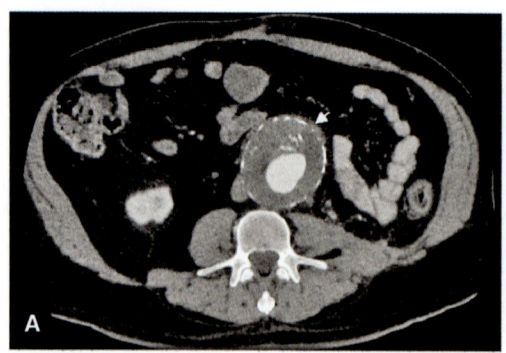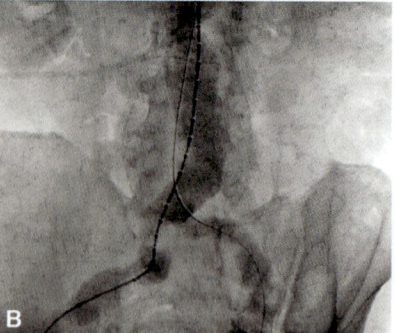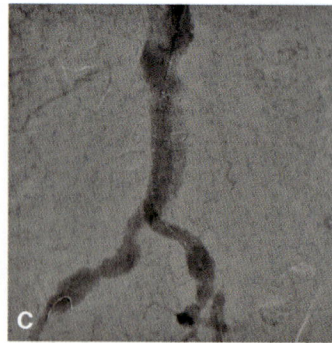

Figura 15.1 Tratamento endovascular em paciente com aneurisma de aorta sintomático. **A.** Corte axial revelando (seta) local de perda de continuidade de calcificação parietal do aneurisma; **B.** Angiografia inicial revelando o colo proximal do aneurisma e tortuosidade/calcificação de artérias ilíacas; **C.** Angiografia de controle com aneurisma excluso, sem vazamentos (*endoleaks*) e endoprótese posicionada em "bailarina" devido à tortuosidade ilíaca.

Aneurismas saculares, pseudoaneurismas e aneurismas infecciosos/inflamatórios também apresentam maior risco e são indicativos de correção. Além da sintomatologia do paciente, sinais tomográficos de iminência de ruptura necessitam de avaliação do cirurgião vascular, pois podem requerer intervenção precoce. Atualmente, os tratamentos disponíveis para os AAAs são cirurgia aberta, endovascular ou híbrida.[1-3] A Figura 15.2 apresenta um resumo das condutas conforme as principais manifestações clínicas dos aneurismas de aorta abdominal.

Aneurisma abdominal roto

O aneurisma abdominal roto representa uma emergência médica (Figura 15.3). Uma avaliação deve ser feita imediatamente por um cirurgião vascular para programação

terapêutica cirúrgica, a qual pode ser convencional ou endovascular. Recomenda-se um tempo entre "porta-intervenção" menor que 90 minutos, assim como a correção endovascular (EVAR) sobre a correção aberta.[4]

ANEURISMA DE ARTÉRIAS ILÍACAS

O aneurisma de artéria ilíaca (AAI) isolado é definido como um AAI sem doença aneurismática da aorta abdominal infrarrenal. Essa definição inclui aneurismas de ilíaca comum, interna, externa ou a combinação desses. De modo geral, o diâmetro da artéria ilíaca comum (AIC) é ≥ 18 mm em homens e ≥ 15 mm em mulheres. Já a artéria ilíaca interna (AII) ≥ 8 mm é considerada aneurismática. A etiologia do AAI

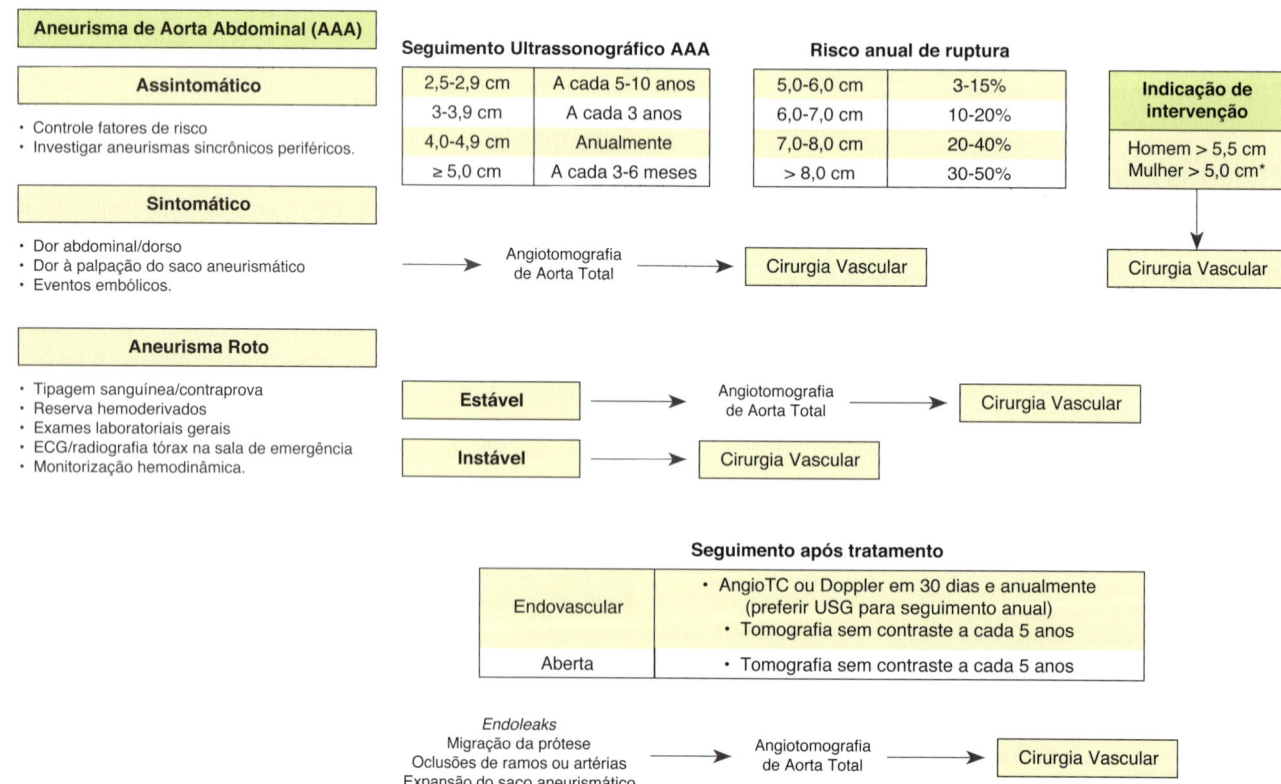

Figura 15.2 Resumo das condutas de acordo com as principais manifestações clínicas dos aneurismas de aorta abdominal. #Doenças do tecido conjuntivo. Fonte: Chaikof et al, 2018; Czeny et al, 2019; Wanhainen et al, 2019; Isselbacher et al, 2022.

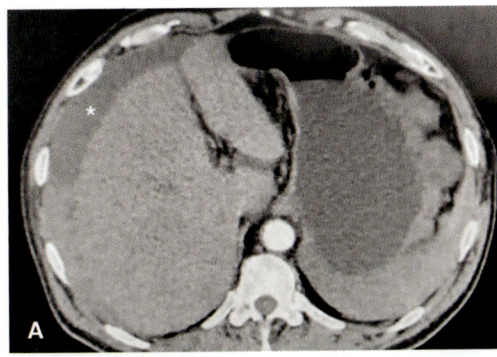
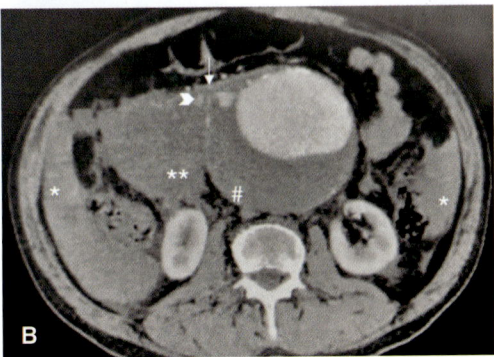

Figura 15.3 Achados tomográficos de aneurisma roto em paciente masculino de 70 anos com dor abdominal, síncope e choque hemorrágico grau III. **A.** Corte axial com hematoma intraperitoneal evidenciado na goteira perihepática (*); **B.** Corte axial com hematoma intraperitoneal evidenciado nas goteiras parietocólicas (*) e retroperitoneal (**), associado a descontinuidade focal da parede (seta), extravasamento de contraste (cabeça de seta) e sinal do crescente hiperatenuante (#).

isolado é semelhante ao dos AAAs e inclui alterações degenerativas, pseudoaneurisma, úlcera penetrante, aneurisma pós-dissecção, aneurisma micótico e aneurisma traumático.[1-3]

Incidência e prevalência

Os AAIs comuns isoladamente são infrequentes, e ocorrem geralmente associados aos AAAs em aproximadamente 20 a 40% dos pacientes. Já os AAIs internos são raros e correspondem a menos de 0,5% de todos os aneurismas intra-abdominais, ou aproximadamente 20% de todos os aneurismas isolados de artérias ilíacas. A maioria dos pacientes com AAI isolado é do sexo masculino (90%) e diagnosticado na sétima e oitava décadas de vida.[1-3]

Diagnóstico

Assim como os AAAs, a maioria dos AAI isolados é assintomática, embora os sintomas possam ocorrer devido à compressão local do ureter, plexo sacral ou veia ilíaca. O exame físico e o USG apresentam pouca sensibilidade para o diagnóstico, enquanto a ATC apresenta alta acurácia diagnóstica, sendo o exame de eleição para diagnóstico e planejamento terapêutico. Diferente dos AAAs, a incidência de ruptura e sua associação com tamanho e taxa de crescimento do AAI isolado não está bem estabelecida. A maioria dos AAIs rotos relatados na literatura é maior do que 5 cm e raramente abaixo de 4 cm.[1-3]

Tratamento

O tratamento conservador parece seguro na maioria dos pacientes com diâmetro máximo abaixo de 3,5 cm. Desta forma,

um limite de indicação de reparo de 3,5 cm parece razoável para equilibrar os riscos do procedimento com risco de ruptura. Como não há estudos sobre o manejo clínico direcionado aos AAIs (controle da pressão arterial, uso de antiagregantes plaquetários, betabloqueadores ou estatinas), o tratamento conservador segue as mesmas recomendações dos AAAs.[1,3]

O objetivo do tratamento cirúrgico dos AAIs é excluir o aneurisma da circulação para prevenir o crescimento e a ruptura. A correção dos AAIs comuns pode ser aberta ou endovascular. Como, em geral, há o envolvimento da aorta abdominal, o tratamento na maioria das vezes é baseado no tratamento em conjunto de ambos os aneurismas. No tratamento endovascular, as principais técnicas descritas, se houver envolvimento da artéria ilíaca comum, são: utilização de técnica "boca de sino"; embolização com *coils* da artéria ilíaca interna, seguido de extensão de endoprótese para a artéria ilíaca externa, e realização de técnica de sanduíche ou endoprótese ramificada para preservação da artéria ilíaca interna.[1-3]

No caso de aneurisma isolado de artéria ilíaca comum, o tratamento em conjunto da aorta abdominal depende da presença ou não de colo para a aorta abdominal, assim como o envolvimento ou não da bifurcação da artéria ilíaca em interna/externa, nas quais as técnicas citadas anteriormente podem ser utilizadas. Por sua vez, os aneurismas da artéria ilíaca interna podem ser tratados com simples ligadura cirúrgica, mas com elevado risco de recorrência devido ao reenchimento do saco aneurismático pelos ramos da artéria ilíaca interna. Portanto, a técnica endovascular é preferível, e a embolização com *coils* com ou sem endoprótese associada é a mais utilizada. Quando houver bilateralidade, recomenda-se preservar ao menos uma, utilizando a técnica de sanduíche ou o uso de endoprótese ramificada (Figura 15.4).[1-3]

A Figura 15.5 apresenta um resumo das condutas de acordo com as principais manifestações clínicas dos aneurismas de artérias ilíacas.

Seguimento

A European Society for Vascular Surgery recomenda a vigilância dos AAIs a cada 3 anos para os diâmetros de 2 a 2,9 cm, e anualmente para aqueles com 3 a 3,4 cm. A vigilância de um AAI existente deve ser feita preferencialmente por meio de USG, e de ATC em caso de dificuldades para a caracterização das dimensões do aneurisma.[1] Pacientes submetidos a tratamento de aneurisma devem realizar seguimento com USG e/ou ATC, sobretudo em pacientes tratados via endovascular, uma vez que apresentam uma maior taxa de reintervenção devido aos *endoleaks* (vazamentos). Recomenda-se o uso de imagens de controle no primeiro mês após EVAR com ATC e USG duplex colorido. Na ausência de vazamento interno ou crescimento do saco aneurismático, a imagem deve ser repetida em 12 meses usando-se ATC ou USG duplex colorido.[4]

ANEURISMAS VISCERAIS

Os aneurismas das artérias viscerais (AAVs) são raros e representam cerca de 5% de todos os aneurismas intra-abdominais. São oriundos de ramos diretos ou indiretos das artérias viscerais.[5,6] Apesar de sua relevância clínica devido à sua característica potencialmente fatal, ainda pouco se sabe sobre a evolução natural desses aneurismas, o que dificulta a formulação de condutas e diretrizes padronizadas.[6]

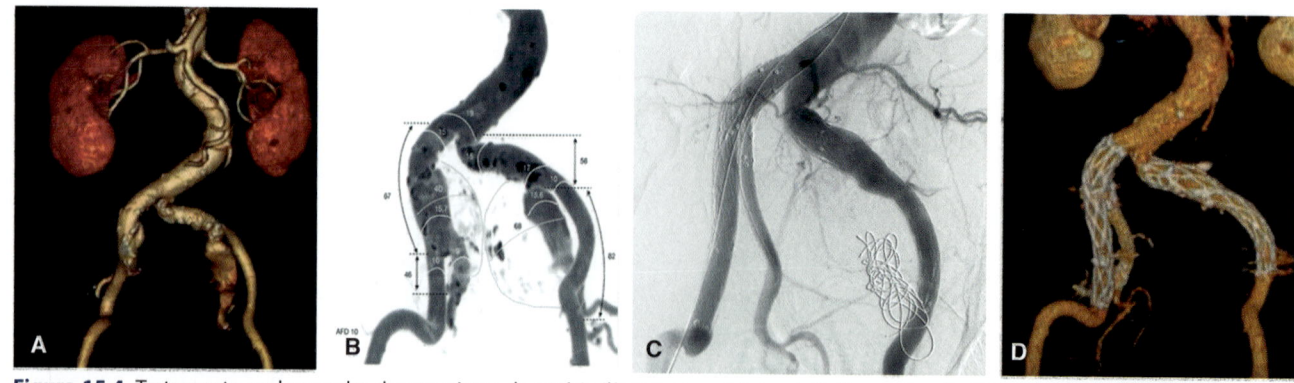

Figura 15.4 Tratamento endovascular de aneurisma de artéria ilíaca interna bilateral. **A.** Reconstrução 3D de angiotomografia; **B.** Planejamento das endopróteses de acordo com as mensurações de diâmetro e comprimento das artérias; **C.** Angiografia de controle após utilização de endoprótese customizada ramificada para a artéria ilíaca interna direita e embolização do aneurisma da artéria ilíaca interna.

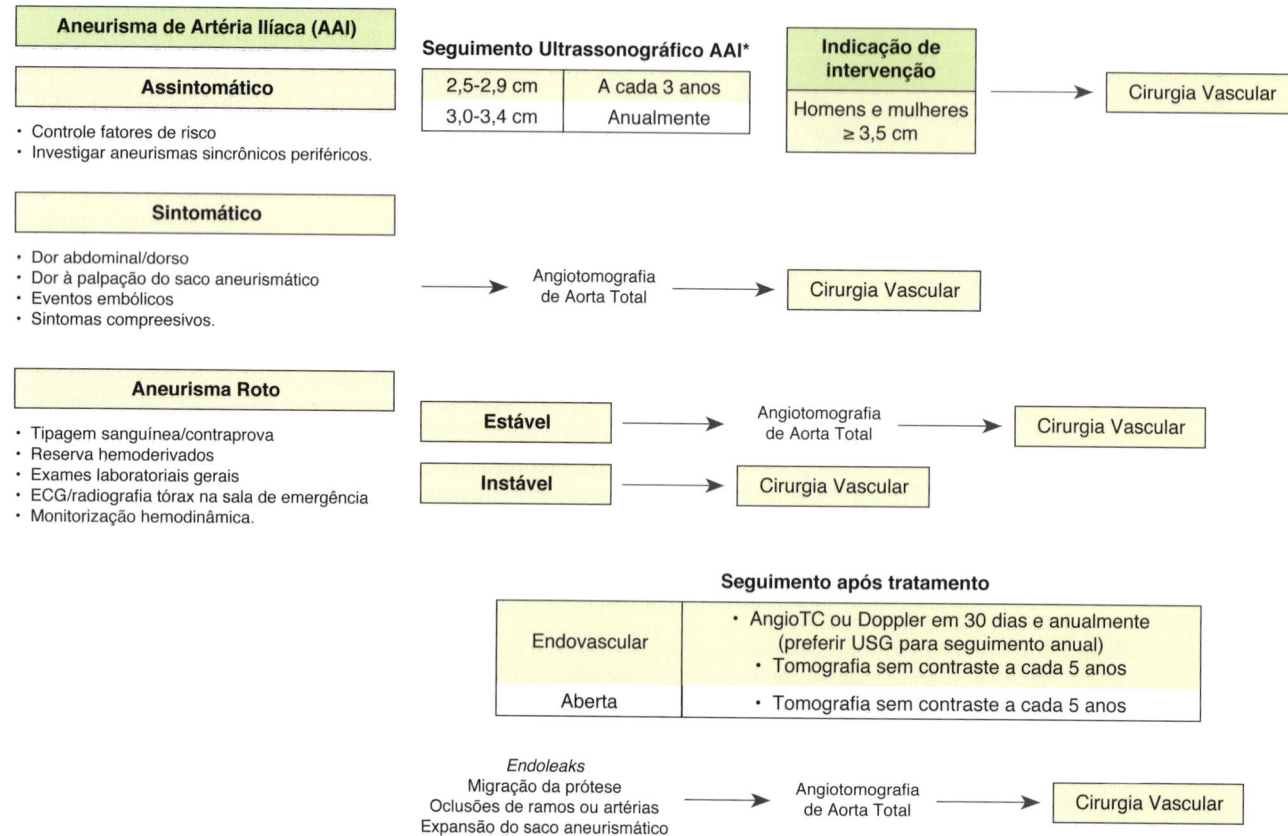

Figura 15.5 Resumo das condutas de acordo com as principais manifestações clínicas dos aneurismas de artérias ilíacas. Fonte: Chaikof et al. 2018; Czeny et al. 2019; Wanhainen et al, 2019; Isselbacher et al. 2022.

A etiologia dessas lesões ainda não é totalmente compreendida. Os aneurismas viscerais verdadeiros são, geralmente, secundários à aterosclerose, doenças do colágeno e da camada média e displasia fibromuscular.[7] Os pseudoaneurismas estão relacionados com condições de injúrias locais, envolvendo trauma, lesão iatrogênica (procedimentos hepatobiliares) e doença infecciosa ou inflamatória aguda/crônica (pancreatite e colecistite). Os AAVs também são encontrados em conjunto com doenças raras, como a doença de von Recklinghausen (neurofibromatose), síndromes de Ehlers-Danlos, poliarterite nodosa e doença de Behçet.[8] Outros fatores como multiparidade,

hipertensão portal e pós-transplante de órgãos abdominais também estão associados com a formação dos aneurismas viscerais.[6,9]

Os AAVs rotos estão associados a uma alta taxa de mortalidade, especialmente durante a gestação, com mortalidade materna e fetal podendo chegar a 70% e 95%, respectivamente.[5,8] Os aneurismas localizados nas arcadas pancreatoduodenal e gastroduodenais e os pseudoaneurismas apresentam altos riscos de ruptura, sendo indicada intervenção, independentemente do tamanho.[5,8] Há ainda um risco maior de rotura do aneurisma quando associado a hipertensão portal, transplante de órgão abdominal, inflamação/infecção, doença do tecido conjuntivo, vasculite ou distúrbios congênitos, como síndrome de Marfan, síndrome de Ehlers-Danlos tipo IV ou doença de von Recklinghausen.[5]

Incidência e prevalência

A prevalência na população de AAV é estimada de 0,1 a 2%. A artéria esplênica é a mais comumente afetada (60% dos casos), seguida pela artéria hepática (20%), mesentérica superior (5,9%) e tronco celíaco (4%). Essas estimativas podem variar dependendo da inclusão dos aneurismas renais na definição de AAV.[7] Aneurismas concomitantes são encontrados em até um terço dos pacientes com aneurismas de artéria visceral, e incluem outras artérias viscerais (de 4 a 44%), aorta e artérias ilíacas (de 3 a 27%) e artérias intracranianas (de 3 a 4%). Portanto, identificado o AAV, recomenda-se o rastreamento de aneurismas concomitantes intra-abdominais, intratorácico e intracraniano com angiotomografia ou angiorressonância.[5,9]

Diagnóstico

Os AAVs têm apresentações clínicas que podem variar de ausência total de sintomas à hemorragia com risco de morte. O sintoma mais comum é a dor abdominal, seguido por icterícia e sintomas compressivos (náuseas e vômitos). A hemorragia gastrintestinal é a apresentação mais comum em aneurismas rotos, embora hemoperitônio, hematoma retroperitoneal e hemobilia também possam ocorrer. A dor é relatada em apenas um terço dos pacientes com aneurisma roto, e, frequentemente, o choque hemorrágico é a única manifestação clínica na admissão.[5,7]

A maioria dos AAVs é diagnosticada incidentalmente em exames de imagem.[8] A radiografia simples do abdome raramente é útil, mas pode mostrar calcificações em forma de concha em aneurismas ateroscleróticos.[7] A USG é, geralmente, a ferramenta inicial de rastreamento de aneurismas. Apesar disso, a acurácia diagnóstica desse método é limitada, especialmente em condições técnicas desfavoráveis, como obesidade e aumento de gases intestinais.[5,7]

A ATC é o principal exame para o diagnóstico, planejamento terapêutico e seguimento dos AAVs. Rotineiramente, a ATC deve ter cortes na espessura de 1 mm e incluir ao menos as fases arterial e venosa, pois alguns aneurismas com colo estreito podem não ser visíveis na fase arterial. Por outro lado, os pseudoaneurismas são, geralmente, visíveis em ambas as fases. A ruptura é identificada pelo extravasamento de contraste persistindo nas fases tardias, nas quais deveria ocorrer o *washout* do aneurisma.[5-7]

A angiorressonância magnética (ARNM) sem contraste é um método com sensibilidade semelhante à da angiorressonância com contraste para detectar anormalidades vasculares e com alto valor preditivo negativo. Esse exame é particularmente importante para evitar o risco de exposição à radiação, como em crianças ou em mulheres em idade fértil ou em situações de contraindicações aos meios de contraste da ATC ou ARNM (ou seja, gravidez, insuficiência renal ou alergia ao meio de contraste).[5]

A angiografia por cateter é o método padrão ouro de diagnóstico dos AAVs e permite iniciar o tratamento em seguida. Ela é fundamental quando os estudos não invasivos não demonstraram suficientemente as condições da anatomia vascular ou do fluxo sanguíneo colateral, e é imprescindível

sua realização nos pacientes com poliarterite nodosa para avaliar microaneurismas que possam não ser identificados na ATC.[5,7]

Tratamento

A diretriz da Society for Vascular Surgery (SVS), de 2020, recomenda um diâmetro mínimo para intervenção em aneurismas assintomáticos de 30 mm em aneurismas de artéria renal e esplênica, 20 mm em artérias do tronco celíaco, hepática e jejunal/ileal e reparo independentemente do tamanho nos casos de aneurismas das artérias mesentérica superior, pancreaticoduodenal, artérias gastroduodenais e cólicas.[8] Além disso, o tratamento independentemente do diâmetro também é justificado nos seguintes casos: pseudoaneurismas, aneurismas micóticos, síndrome de Ehlers-Danlos tipo IV, envolvimento de artérias hepáticas intraparenquimatosas, mulheres em idade fértil e pacientes com transplante hepático.[5,6]

As opções terapêuticas descritas para o tratamento de AAVs são: cirurgia aberta (aneurismectomia, ligadura e *bypass* com um enxerto venoso ou protético), cirurgia laparoscópica (principalmente ligadura), endovascular (embolização e endoprótese) ou uma combinação de tratamentos (abordagem híbrida). A escolha da técnica depende de características anatômicas, como tamanho, localização, tortuosidade dos ramos, presença de circulação colateral, da etiologia do aneurisma, das condições clínicas do paciente e a experiência do cirurgião. Apesar da evidência limitada a estudos retrospectivos, sabe-se que as complicações são mais frequentes após o reparo aberto. As técnicas endovasculares (Figura 15.6), por outro lado, oferecem uma alternativa minimamente invasiva e proporcionam benefícios em termos de tempo de hospitalização, menor morbidade e maior sobrevida, tanto em ambiente eletivo quanto de emergência.[6,9] A vantagem da terapia endovascular aumenta em pacientes com pseudoaneurismas inflamatórios e abdome hostil.[10]

A Figura 15.7 apresenta um resumo das condutas de acordo com as principais manifestações clínicas dos AAVs.

Seguimento

Não há evidências concretas sobre os regimes de acompanhamento após o tratamento, e as recomendações são baseadas em opiniões de especialistas. O seguimento após o tratamento é determinado pela doença de base e pela estratégia de tratamento escolhida. Assim, na correção cirúrgica aberta, a vigilância por imagem é desnecessária na maioria dos pacientes. No entanto, se o mecanismo subjacente persistir (p. ex., pancreatites de repetição), o controle por imagem deve ser realizado para identificar recidivas ou novos aneurismas.[7]

Já o tratamento endovascular requer vigilância periódica, e varia de acordo com a lesão tratada e o método. Para aneurismas verdadeiros, o controle de imagem precoce e rotineiro é aconselhável, assim como aneurismas tratados por via percutânea com injeção de trombina, devido ao maior risco de recorrência associado a esse método. Já os pseudoaneurismas tratados com sucesso através de embolização do *inflow* e *outflow*, o acompanhamento de rotina geralmente é desnecessário devido à baixa taxa de recorrência, a menos que a causa subjacente persista.[7]

Os métodos de seguimento são angiotomografia, angiorressonância e o ultrassom. A ATC é a modalidade de acompanhamento mais empregada; porém, os artefatos gerados

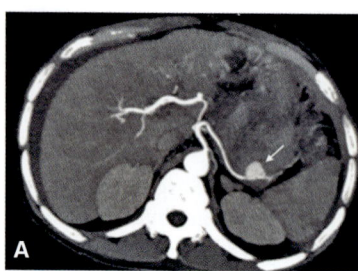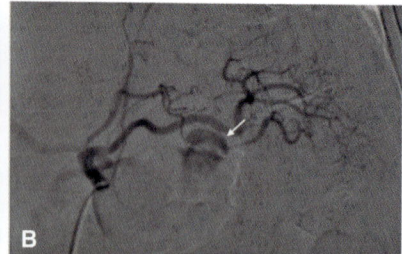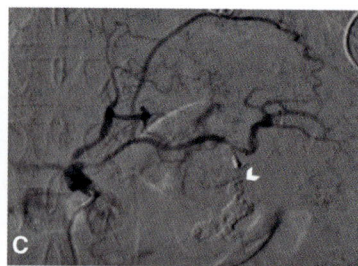

Figura 15.6 Tratamento endovascular de paciente do sexo masculino de 65 anos, etilista crônico e pancreatite de repetição com dor abdominal e choque hemorrágico. **A.** Corte axial fase arterial demonstra pseudoaneurisma roto da artéria pancreática dorsal (ramo da artéria esplênica) (seta); **B.** Angiografia seletiva do tronco celíaco mostra o pseudoaneurisma (seta); **C.** Angiografia de controle com obliteração completa do pseudoaneurisma utilizando molas de liberação controlada e adesivo tissular (cabeça da seta).

Aneurisma de Artéria Visceral (AAV)		

- Controle fatores de risco
- Investigar aneurismas sincrônicos (crânio, tórax e abdome).

Seguimento AAV

Anualmente (angioTC, angioRNM, USG)

Indicação de intervenção

A. Esplênica* e Renal*	> 30 mm	
A. Hepática**, tronco celíaco, jejunais e ileais	> 20 mm	
A. Mesentérica, AA. Arcada pancreaticoduodenal e gastroduenal e ramos cólicos	Independente do diâmetro	→ Cirurgia Vascular
Sintomáticos, ruptura, micóticos, pseudoaneurismas, hipertensão portal, hipertensão refratária#, mulheres em idade fértil	Independente do diâmetro	

Seguimento após tratamento

Endovascular	• Anual para A. Mesentérica Superior • A cada 1-2 anos para gástrica, gastroepiploicas, jejunais, ileais e cólicas • A cada 2-3 anos demais ramos
Aberta	• Desnecessário na maioria das vezes • Exames periódicos se fator causal persistente

Figura 15.7 Resumo das condutas de acordo com as principais manifestações clínicas dos aneurismas de artérias viscerais. *Aneurismas renais e esplênicos em mulheres em idade fértil têm indicação de tratamento independentemente do tamanho.** Indicado reparo dos aneurismas hepáticos associados a vasculites ou vasculopatias independentemente do tamanho. Aneurismas hepáticos assintomáticos associados a comorbidades: recomenda-se o reparo quando acima de 5 cm. #Aneurisma renal associado a hipertensão refratária com estenose renal tem indicação de tratamento independentemente do tamanho. Fonte: Björck et al. 2017.

pelos materiais embolizantes radiopacos podem reduzir a acurácia do método para detecção de reperfusão do saco aneurismático. A angiorressonância com reconstrução 3D demonstrou ser uma maneira segura e eficaz para o seguimento com pouca interferência dos artefatos metálicos, além de não expor o paciente à radiação.[5]

O USG duplex é um método de vigilância alternativo para evitar exposição à radiação em pacientes claustrofóbicos, além de ser de menor custo e não invasivo. A ultrassonografia com contraste permite identificar o fluxo dentro do saco aneurismático e ao redor das molas com maior precisão. Entretanto, possui as mesmas limitações descritas anteriormente para o método.[5]

A angiografia de subtração digital é o padrão ouro para definir a reperfusão do saco aneurismático em casos de dúvida diagnóstica, possibilitando o tratamento em seguida.[5]

As diretrizes da SVS de 2020, recomenda seguimento com imagem anual para os AAVs verdadeiros da artéria renal, esplênica, hepática, tronco celíaco e ramos jejunais/ileais, sem indicação de intervenção. Embora não seja atribuído um intervalo de tempo bem estabelecido para todos os AAVs após intervenção endovascular, recomenda-se seguimentos periódicos para todos os aneurismas, com o objetivo de avaliar o remodelamento vascular bem como a possibilidade de *endoleak* ou reperfusão de aneurisma, que pode levar a um risco de crescimento ou ruptura. Recomenda-se, ainda, estudos anuais para aneurisma da artéria mesentérica e de 1 a 2 anos para os aneurismas das artérias gástrica/gastroepiploicas, jejunais/ileais e cólicas.[5]

CONSIDERAÇÕES FINAIS

O aneurisma de aorta abdominal e seus ramos representam um desafio na prática clínica e correspondem a doenças com elevada morbimortalidade. O rápido diagnóstico, tanto nas doenças agudas quanto nas crônicas, influencia diretamente no prognóstico dos pacientes.

REFERÊNCIAS BIBLIOGRÁFICAS

1. Wanhainen, A. European Society for Vascular Surgery (ESVS), 2019. Clinical Practice Guidelines on the Management of Abdominal Aorto-iliac Artery Aneurysms. *European Journal Of Vascular & Endovascular Surgery*. 2019; 57(1): 8-93.
2. Isselbacher, E.M., Preventza, O., Hamilton Black III, J., Augoustides, J.G., Beck, A.W., Bolen, M.A., Braverman, A.C., Bray, B.E., Brown-Zimmerman, M.M., Chen, E.P., Collins, T.J.,

DeAnda Jr., A., Fanola, C.L., Girardi, L.N., Hicks, C.W., Hui, D.S., Schuyler Jones, W., Kalahasti, V., Kim, K.M., Milewicz, D.M., Oderich, G.S., Ogbechie, L., Promes, S.B., Gyang Ross, E., Schermerhorn, M.L., Singleton Times, S., Tseng, E.E., Wang, G.J., Woo, Y.J. 2022 ACC/AHA. Guideline for the Diagnosis and Management of Aortic Disease: A Report of the American Heart Association/American College of Cardiology Joint Committee on Clinical Practice Guidelines. Circulation. 2022; 146(24):e334-e482.

3. Czerny, M., Schmidli, J., Adler, S., et al. Current options and recommendations for the treatment of thoracic aortic pathologies involving the aortic arch: an expert consensus document of the European Association for Cardio-Thoracic surgery (EACTS) and the European Society for Vascular Surgery (ESVS). *Eur J Cardiothorac Surg.* 2019;55(1):133-162.

4. Chaikof, E.L., Dalman, R.L., Eskandari, M.K., Jackson, B.M., Lee, W.A., Mansour, M.A., Mastracci, T.M., Mell, M., Murad, M.H., Nguyen, L.L., Oderich, G.S., Patel, M.S., Schermerhorn, M.L., Starnes, B.W. The Society for Vascular Surgery practice guidelines on the care of patients with an abdominal aortic aneurysm. *J Vasc Surg.* 2018;67(1):2-77.e2.

5. Chaer, R.A., Abularrage, C.J., Coleman, D.M., Eslami, M.H., Kashyap, V.S., Rockman, C., Murad, M.H. The Society for Vascular Surgery clinical practice guidelines on the management of visceral aneurysms. *Journal of Vascular Surgery.* 2020; 72 (15): 3s-39s.

6. Björck, M., Koelemay, M., Acosta, S., Goncalves, F.B., Kölbel, T., Kolkman, J.J., Lees, T., Lefevre, J.H., Menyhei, G., Oderich, G. Management of the Diseases of Mesenteric Arteries and Veins Clinical Practice Guidelines of the European Society of Vascular Surgery (ESVS). *Eur J Vasc Endovasc Surg.* 2017; 53: 460-510.

7. Sousa, J., Costa, D., Mansilha, A. Visceral artery aneurysms: review on indications and current treatment strategies. International Angiology 2019; 38(5): 381-394.

8. Obara, H., Kentaro, M., Inoue, M., Kitagawa, Y. Current management strategies for visceral artery aneurysms: an overview. *Surgery Today.* 2020; 50: 38–49.

9. Tipaldi, M.A., Krokidis, M., Orgera, G., Pignatelli, M., Ronconi, E., Laurino, F., Laghi, A., Rossi, M. Endovascular management of giant visceral artery aneurysms. *Scientific Reports NATURE.* 2021; 11: 1-6.

10. Wolk, S., Distler, M., Radosa, C., Ehehalt, F., Bergert, H., Weitz, J., Reeps, C., Ludwig, S. Management and outcome of true visceral and renal artery aneurysm repair. *Langenbecks Arch Surg.* 2021: 1-8.

16

Dissecção Tipo B da Aorta Torácica

Armando C. Lobato • Julio Cesar Peclat de Oliveira • Edwaldo Edner Joviliano

INTRODUÇÃO

A dissecção da aorta, desde a sua descrição inicial, é reportada como doença letal, um dos eventos mais catastróficos que afetam essa artéria. O conceito de lúmen verdadeiro e falso na dissecção da aorta foi descrito por Shekeleton no início do século 19. O termo aneurisma dissecante foi introduzido por Laennec em 1819. Os dois termos, dissecção e aneurisma, não devem ser usados de forma intercambiável, porque a dissecção pode ocorrer em um aneurisma degenerativo preexistente e o aneurisma pode complicar a dissecção crônica, e a presença de um independe da presença do outro.[1]

A dissecção aguda da aorta (DAA) é uma condição de risco associada a altas taxas de morbidade e mortalidade, e é, até hoje, um desafio diagnóstico e terapêutico. Os dados epidemiológicos mais abrangentes são coletados e descritos pelo Registro Internacional de Dissecção Aguda da Aorta (IRAD), que foi estabelecido em 1996 com a missão de aumentar a conscientização dessa condição e fornecer informações úteis para orientar o seu diagnóstico e tratamento.[1,2]

As duas principais classificações anatômicas utilizadas são a de Stanford e a de DeBakey (Figura 16.1). A classificação de Stanford define como dissecção tipo A aquela que acomete a aorta ascendente, independentemente do local do orifício de entrada e da extensão distal da aorta comprometida. Aquelas que se iniciam após a artéria subclávia esquerda são definidas como tipo B. Já a classificação de DeBakey categoriza as dissecções de acordo com o segmento da aorta comprometido e sua extensão. No tipo I, a ruptura intimal localiza-se na aorta ascendente e a delaminação propaga-se distalmente até pelo menos o arco aórtico. O tipo II é definido quando a dissecção se origina e fica restrita à aorta ascendente. No tipo III, a dissecção inicia-se na aorta descendente e se propaga distalmente. As dissecções atípicas da aorta também podem ser classificadas de maneira similar.[3]

Em 2018, os investigadores do IRAD publicaram, na revista *Circulation,* um artigo no qual analisaram mais de 7.300 casos provenientes de 51 centros distribuídos em 12 países, na América do Norte, Europa, Ásia e Austrália. As principais evidências epidemiológicas mostraram que 67% dos pacientes apresentavam DAA tipo A e os 33% restantes, do tipo B. Dois terços dos pacientes incluídos eram homens, com idade média de 63 anos. O fator de risco mais frequentemente relacionado com a dissecção da aorta foi a hipertensão (76,6%). Um histórico de aterosclerose estava presente em 27% dos pacientes; aneurisma aórtico, em 16%; cirurgia cardíaca prévia, em 16%; síndrome de Marfan, em 5%, e causa iatrogênica, em 4%. O uso de cocaína estava implicado em 1,8% dos pacientes. Os pacientes negros apresentavam maior prevalência de DAA tipo B (52,4%), eram mais jovens e mais frequentemente tinham histórico de hipertensão (89,7%), diabetes melito (13,2%), ou havia abuso de cocaína (12%) em comparação com os pacientes brancos.[4]

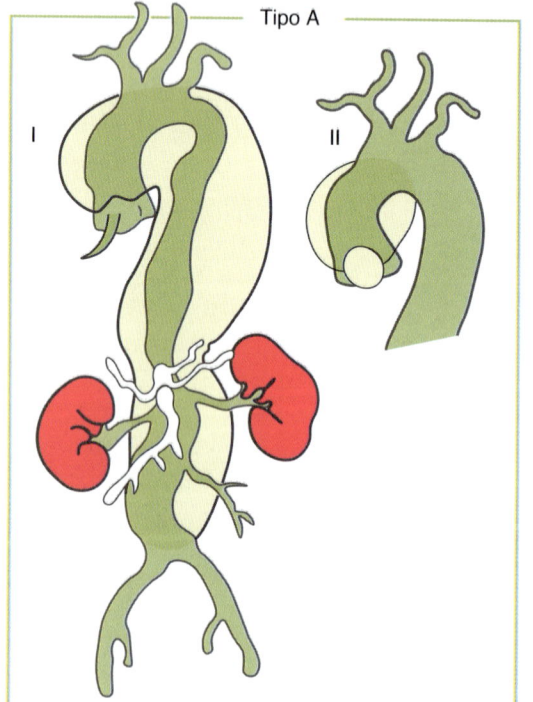
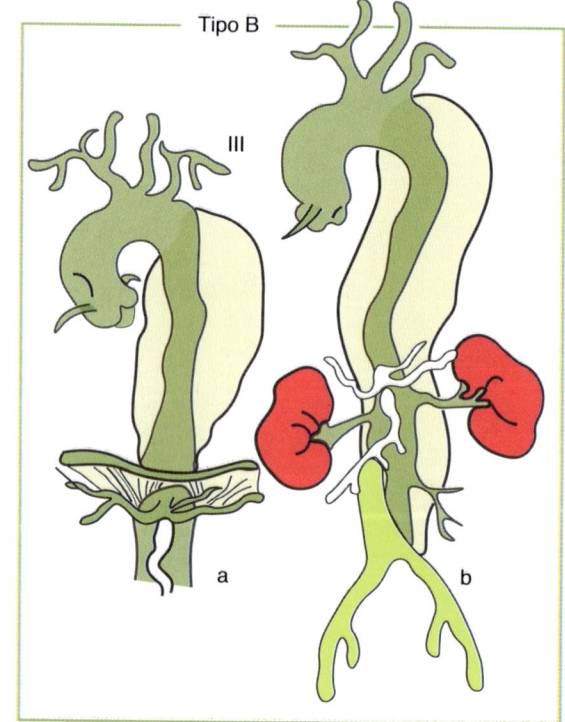

Figura 16.1 Classificação anatômica da dissecção da aorta.

Recentemente, a Society for Vascular Surgery (SVS) e a Society of Thoracic Surgeons (STS) publicaram normas de relatório descrevendo um novo sistema de classificação para dissecções da aorta. No artigo, a classificação de cronicidade da dissecção da aorta também foi revista: a classificação histórica teve origem na proposta de Hirst et al., que definiram a dissecção aguda da aorta como inferior ou igual a 14 dias a partir do início dos sintomas e a dissecção crônica da aorta após 14 dias a partir do início dos sintomas. A necessidade de classificação mais precisa e completa levou os autores ao desenvolvimento do seguinte sistema de classificação da cronicidade da dissecção, que incorpora tanto os achados do IRAD como da Sociedade Europeia de Cardiologia: hiperaguda < 24 horas, aguda de 1 a 14 dias, subaguda de 15 a 90 dias e crônica > 90 dias (Tabela 16.1).[5]

As dissecções crônicas são caracterizadas por uma maior estabilidade clínica do que as outras fases da doença, embora não signifique que não haja complicações. As complicações relacionadas com a aorta podem ocorrer em 20 a 50% dos pacientes com dissecções aórticas tipo B (do inglês, *type B aortic dissections*) (cTBAD).[8] Em geral, estima-se que aproximadamente de 20 a 40% dos pacientes com cTBAD desenvolvem aumento do falso lúmen (FL), o que justifica o tratamento, e cerca de 25% de todos os DTAAs ou TAAAs estão associados à dissecção da aorta. A presença de fluxo sanguíneo no FL é o fator de risco mais significativo para o aumento do diâmetro, com degeneração aneurismática acometendo a aorta torácica descendente, geralmente a partir da região ístmica, e, posteriormente, estendendo-se para a aorta abdominal ou mesmo para as artérias ilíacas.

Um aneurisma dissecante pode ter taxa de crescimento semelhante ou mais rápida do que a do aneurisma torácico degenerativo, mas a taxa de ruptura é certamente maior. A taxa de expansão da aorta cronicamente dissecada é descrita entre 1 e 7 mm por ano.[5]

Além da degeneração aneurismática, as complicações relacionadas com a aorta incluem dissecção recorrente, dissecção retrógrada e ruptura do FL. Hipertensão, diâmetro aórtico de 40 mm ou superior na fase aguda, doença pulmonar obstrutiva crônica e perviedade do FL foram reconhecidos como fatores de risco para a degeneração aneurismática tardia. Além disso, a presença de um orifício de entrada maior do que 10 mm de diâmetro ou localizada no arco ou DTA proximal foi reconhecida como fator preditivo de mortalidade tardia, com consequente necessidade de correção da aorta.

DIRETRIZES TERAPÊUTICAS

De acordo com as diretrizes europeias, a terapia médica agressiva e a vigilância frequente da aorta continuam sendo o elemento central do tratamento para reduzir o risco de mortalidade tardia e complicações aórticas nas dissecções crônicas. Além disso, os fatores de riscos cardiovasculares devem ser cuidadosamente avaliados e tratados, pois já foi demonstrado que de 40 a 70% das mortes tardias em pacientes com cTBAD são causadas por comorbidades, principalmente doenças cardíacas e acidentes vasculares cerebrais.

Os objetivos do tratamento são manter ou restaurar a perfusão dos órgãos vitais e prevenir tanto a progressão da dissecção quanto a ruptura da aorta. Portanto, é importante

Tabela 16.1 Classificação temporal, anatômica e de gravidade das dissecções de aorta.

Classificação da dissecção de aorta	
Temporal	
Hiperaguda	< 24 horas
Aguda	1 a 14 dias
Subaguda	15 a 90 dias
Crônica	> 90 dias
Anatômica	
Stanford	
A	Dissecção com origem na aorta ascendente
B	Dissecção com origem na aorta descendente, distal e subclávia
DeBakey	
I	Dissecção iniciada na aorta ascendente com extensão até a aorta descendente ou abdominal
II	Dissecção iniciada e restrita na aorta ascendente
IIIa	Dissecção iniciada e confinada à aorta descendente
IIIb	Dissecção iniciada na aorta descendente com extensão para a aorta abdominal
Dissecção Não A Não B	Dissecção iniciada no arco aórtico proximal à artéria subclávia esquerda, sem afetar a aorta ascendente*
Gravidade	
Não complicada	Ausência de achados de alto risco, má perfusão ou rotura
Alto risco	Clínicas: dor refratária, hipertensão refratária, hemotórax, readmissão
	Morfológicas: diâmetro aórtico > 40 mm, má perfusão radiológica, *flap* na pequena curvatura, diâmetro lúmen falso > 22 mm
Complicada	Ruptura e síndrome de má perfusão

Fonte: Gawinecka et al. 2017.[3]

fazer uma avaliação de risco em um estágio inicial para determinar os méritos da intervenção médica – endovascular ou cirúrgica.

A terapia de primeira linha são os betabloqueadores intravenosos (ou alfa/beta bloqueadores). Para pacientes que não respondem ou são intolerantes aos betabloqueadores, os bloqueadores dos canais de cálcio ou inibidores ou bloqueadores da enzima conversora de angiotensina podem ser usados como alternativas ou complementares. O alívio da dor também é um componente importante da terapia médica ideal, porque a dor persistente pode indicar progressão da dissecção ou ruptura iminente, exigindo terapia adicional.

No caso de novos sinais/sintomas de início agudo, como dor lombar, hipotensão, déficit de pulso periférico, déficit neurológico ou má perfusão de órgãos em pacientes afetados pela dissecção crônica, é obrigatória a avaliação imediata para excluir complicações aórticas. Em caso de má perfusão ou ruptura, o reparo de emergência deve ser considerado. Em caso de estabilidade clínica em pacientes assintomáticos afetados pela dissecção crônica, o diâmetro da aorta é o indicador mais importante para o tratamento: aorta de grande diâmetro está associada ao aumento do risco de ruptura. De acordo com as diretrizes europeias, os autores concordam que 60 mm é o diâmetro limite para o tratamento em pacientes com risco cirúrgico, e razoável em portadores de aneurisma dissecante torácico ou toracoabdominal.

A correção aberta ainda continua sendo o tratamento padrão em pacientes de baixo risco cirúrgico com aneurisma torácico ou toracoabdominal dissecante crônico. Desde 1999, a correção endovascular tem sido usada cada vez mais no tratamento dessas situações. Ela representa uma alternativa válida para o tratamento do aneurisma dissecante em pacientes com risco cirúrgico moderado ou alto, ou com contraindicações para a cirurgia aberta.

Pacientes portadores de distúrbios do tecido conjuntivo, como síndromes de Marfan, Loeys-Dietz e Ehlers-Danlos, são considerados de maior risco para complicações da aorta. Por isso, nesses pacientes o limiar para correção do aneurisma torácico ou toracoabdominal é de 50 mm. Da mesma forma, um paciente de baixa estatura, de progressão rápida da doença ou doença mais agressiva, com síndrome genética ou histórico familiar de dissecção pode ser considerado para correção da aorta com diâmetro aórtico < 50 mm. Nesse tipo de paciente, o reparo endovascular só deve ser considerado em reintervenções ou em emergências, como procedimentos de ponte.

As indicações de cirurgia do arco aórtico também dependem do diâmetro da aorta em caso de dissecção crônica com estabilidade clínica. Os autores, de acordo com as diretrizes europeias atuais, recomendam o tratamento em aneurismas de arco isolado com diâmetro de 55 mm. Tanto a AHA quanto as diretrizes da ESC reconhecem o fato de que a indicação para cirurgia do arco aórtico é fortemente influenciada pela situação vascular geral, especialmente o diâmetro dos segmentos aórticos ascendentes e descendentes adjacentes. Na maioria dos pacientes, isso é o que determina o limiar de intervenção.

ANEURISMA PÓS-DISSECÇÃO COM ENVOLVIMENTO DA AORTA TORÁCICA

A reparação endovascular aórtica torácica padrão (TEVAR) é um tratamento estabelecido na TBAD aguda e subaguda, pois parece promover a trombose do falso lúmen e a remodelação da aorta. Na TBAD crônica, seu desempenho é menor e inadequado em relação ao tratamento dessa enfermidade. O *flap* de dissecção é, geralmente, menos compatível na dissecção crônica, e a ausência habitual de zona adequada de selamento distal torna o TEVAR obsoleto na maioria dos casos. Adicionalmente, mesmo com zona de ancoragem distal adequada, a trombose do FL muitas vezes não é completa e a respectiva perfusão pode ocasionar a progressão aneurismática da aorta. A menor mobilidade do *flap* de dissecção não permite a remodelação positiva da aorta. Outra limitação é a continuação da perfusão retrógrada do FL com fluxo de retorno do orifício de entrada distal.[6]

Recentemente, foi realizada uma revisão sistemática da literatura procurando especificamente por estudos, avaliando resultados em médio e longo prazos após o TEVAR para o tratamento da TBAD. Dezessete estudos examinando o crescimento da aorta torácica foram incluídos e demonstrou-se que um número significativo de pacientes tratados por dissecção crônica e aguda sofreu degeneração aneurismática. Os autores concordaram que o TEVAR para TBAD não impede a degeneração aneurismática da aorta torácica ou abdominal. Em 2014, o grupo de Hamburgo descreveu que o conceito de TEVAR com implantação de uma endoprótese tubular na aorta torácica para selar o orifício de entrada proximal e redirecionar o fluxo sanguíneo apenas para o lúmen verdadeiro não está associado a resultados satisfatórios. Na literatura, a formação de aneurisma, apesar do TEVAR em uma dissecção crônica, é relatada em 35% e a mortalidade, como 36% durante o seguimento de três anos.[6]

O fator mais limitante para o sucesso do tratamento endovascular na TBAD crônica é a persistência da perfusão do FL. Uma das razões para a persistência da perfusão retrógrada no FL, mesmo após a selagem do orifício de entrada proximal pelo TEVAR, é a presença de artérias intercostais ou de escoamento espinhal no FL torácico em combinação com a presença de foco de orifício distal. Tais artérias fornecem refluxo contínuo com transmissão de pressão relevante ao FL torácico, provocando a formação de aneurisma pós-dissecção e levando a complicações potencialmente mortais.

Endoprótese torácica e técnicas de oclusão do falso lúmen

Para garantir uma remodelação positiva da aorta torácica, além do TEVAR padrão, podem ser realizadas técnicas endovasculares para ocluir o FL. O estudo primário que apontava nessa direção foi descrito por Pochettino et al. Neste estudo, 78 pacientes com dissecção aórtica tipo A foram tratados com reparo primário da aorta ascendente ou com reparo incluindo tronco de elefante congelado. Não houve diferença significativa na taxa de paraplegia. A reintervenção aórtica subsequente trouxe informações importantes: 4/36 pacientes sem *stent* em comparação com 0/31 pacientes com *stent* requereram reparo da aorta toracoabdominal; porém, 8/31 pacientes com *stent* requereram mais *stent* para induzir a falsa obliteração da luz.[6,7] Desde ess estudo, outros autores se concentraram na trombose do FL e no impacto dos resultados em longo prazo. O INSTEAD XL é o maior estudo randomizado controlado de TBAD estável e apresenta resultados de 5 anos de seguimento. Nele, 72 pacientes foram submetidos ao TEVAR e 68 ao gerenciamento médico ideal. Em 50 anos, o grupo TEVAR tinha mais probabilidade de ter trombose do FL em comparação com as aortas sem *stent*. Os autores sugeriram que o padrão da doença havia mudado com intervenções, induzindo trombose do FL, culminando com a subsequente diminuição nas reintervenções da aorta vitalícia.[7]

A tendência de melhores resultados com a trombose da falsa luz levou alguns intervencionistas a tentar acelerar o processo usando uma variedade de técnicas para promover a trombose da falsa luz. Os primeiros relatórios incluíram a colocação de dispositivos de oclusão nas lacerações de entrada visíveis ao longo do septo, entre o lúmen verdadeiro e o falso. Embora isso tenha algum sucesso, a dificuldade em identificar todas as microlacerações pode ser uma desvantagem. Na maioria das outras descrições de técnicas, os intervencionistas descrevem a colocação de materiais trombogênicos no nível da endoprótese distal como tentativa de isolar apenas as áreas da aorta tratadas com *stent*. Os materiais utilizados para embolização são variáveis.[8-10]

Agora está claro que o papel da embolização de falsa luz é essencial para garantir a trombose e, consequentemente, prevenir a degeneração aneurismática. Embora a embolização do FL seja obrigatória atualmente, são necessários estudos futuros sobre o seu impacto na ruptura aórtica em longo prazo, assim como a necessidade de reintervenção para escolher a melhor técnica na prática clínica diária. As principais técnicas descritas na literatura e adotadas na prática clínica estão listadas a seguir.

Imagens vasculares

Uma imagem acurada é necessária em todos os pacientes para avaliar com precisão a anatomia da aorta e seus ramos principais e obter informações sobre a vasculatura da medula espinhal para planejar a melhor estratégia cirúrgica sob medida para cada indivíduo. Desde que não existam contraindicações específicas, o protocolo de imagens pré-operatórias inclui a tomografia computadorizada (TC) com contraste.

O pós-processamento de imagens de TC usando *software* de reformatação e estações de trabalho permite visualizar questões morfológicas específicas relacionadas com a dissecção aórtica, necessárias para um planejamento cirúrgico completo. Em particular, a aorta e, mais ainda, o *flap* dissecante têm caminho tortuoso, que pode ser corretamente analisado usando reformatações multiplanares oblíquas (MPRs), como mostrado na Figura 16.2. Os protocolos de projeção de máxima intensidade (PIM) são, normalmente, evitados no caso de dissecções, pois as informações sobre o *flap* dissecante e trombo parietal são perdidas.

Após obter uma projeção ótima da aorta, o verdadeiro diâmetro da secção transversal do aneurisma é medido e o verdadeiro e o falso lúmen são visualizados corretamente, assim como a relação da dissecção com os principais ramos da aorta, com o objetivo de definir a extensão da doença. Além disso, a qualidade da parede aórtica nos locais de fixação pretendidos, a presença, extensão e características do trombo, bem como o número e a localização de orifícios principais e secundários na lâmina dissecante, devem ser cuidadosamente avaliados.

Por fim, o conhecimento pré-operatório do fornecimento arterial à medula espinhal é extremamente útil para o planejamento de procedimentos e estratificação de risco para evitar a isquemia da medula espinhal e subsequente paraparesia ou paraplegia.

Otimização do paciente

Uma avaliação pré-operatória adequada da reserva fisiológica das funções cardíaca, pulmonar e renal do paciente, bem como um conhecimento preciso da anatomia vascular cerebral e da medula espinhal, é útil para avaliar o risco operatório, planejando a melhor estratégia operatória e tomando precauções perioperatórias adicionais precoces.

Otimização cardíaca

A ecocardiografia transtorácica pré-operatória é um método satisfatório para triagem não invasiva, capaz de avaliar tanto a função valvular quanto a biventricular. O teste de esforço ou a cintilografia de perfusão miocárdica com dipiridamol e tálio identifica regiões isquêmicas reversíveis do miocárdio em pacientes com antecedente significativo de angina ou fração de ejeção reduzida e determina a necessidade de cateterização cardíaca com arteriografia coronária.

A angiografia coronária por TC surgiu como método menos invasivo para visualizar a anatomia arterial coronária. Os *scanners* multidetectores permitem obter imagens em fases específicas do ciclo cardíaco com o menor movimento da artéria coronária, fornecendo informações também sobre a aorta e a fração de ejeção do ventrículo esquerdo.

Em pacientes submetidos à correção aberta da aorta torácica, a doença oclusiva grave da artéria coronária deve ser tratada com angioplastia transluminal percutânea antes da cirurgia da aorta. O *stent* coronário pré-operatório é, geralmente, realizado com *stents* de metal não recobertos, tentando evitar o uso de *stents* farmacológicos que requerem terapia antiplaquetária dupla prolongada (> 6 meses), a qual, por sua vez, aumenta o risco de sangramento perioperatório.

Atualmente, a revascularização cirúrgica do miocárdio por meio de revascularização coronária-aórtica é limitada a pacientes selecionados, nos quais a angioplastia transluminal percutânea seria inadequada.

Otimização renal

A função renal é um preditor bem estabelecido de resultados pós-operatórios. A National Kidney Foundation recomenda, atualmente, o uso da taxa de filtração glomerular estimada (eGFR) para avaliação da função renal com o intuito de evitar classificar os pacientes erroneamente com base

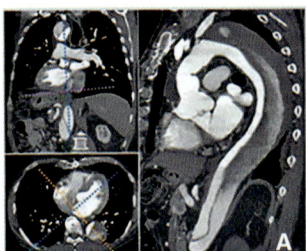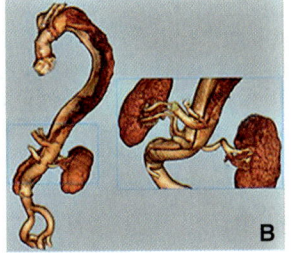

Figura 16.2 (A) Reconstrução multiplanar demonstra a trajetória curva da aorta torácica dissecada dilatada e lúmens verdadeiro e falso devidamente visualizados; **(B)** A reconstrução 3D desempenha importante papel na compreensão da conformação de toda a dissecção e da posição relativa dos vasos viscerais e renais a fim de planejar a estratégia cirúrgica.

apenas nos níveis de creatinina sérica.[3-5] Com base na avaliação da taxa de filtração glomerular estimada, a doença renal crônica demonstrou ser um importante fator preditivo de morte após a correção do aneurisma torácico, tanto para procedimentos abertos quanto endovasculares, mesmo em pacientes sem evidência clínica de doença renal pré-operatória.[4-5] O tamanho renal, a relação corticomedular, a presença de cistos renais e a anatomia da artéria renal são determinados a partir da angiotomografia, angiorressonância e do ultrassom. A doença oclusiva das artérias renais pode ser tratada durante a correção da aorta, e os pacientes não devem ser excluídos como candidatos cirúrgicos com base apenas na função renal prejudicada.

Hidratação adequada, administração de diuréticos e pré-medicação com N-acetilcisteína e bicarbonatos endovenosos podem ser usados em pacientes com doença renal crônica para reduzir os níveis de creatinina sérica pré-operatória e otimizar a função renal.

Otimização pulmonar

A avaliação da função pulmonar com gasometria arterial e espirometria é realizada em todos os pacientes submetidos à cirurgia aberta da aorta torácica/toracoabdominal. Em pacientes com volume expiratório forçado em 1 segundo (VEF1) inferior a 1,0 ℓ e pressão parcial de dióxido de carbono (PCO_2) superior a 45 mmHg, a função pulmonar pode ser melhorada orientando-se o paciente a parar de fumar, tratar a bronquite crônica por meio de corticoide e broncodilatadores, perder peso e seguir programa de exercícios por um período de 1 a 6 meses antes da operação. Entretanto, em pacientes com aneurismas de aorta muito grandes ou sintomáticos, muitas vezes não é possível retardar a cirurgia apesar de a função pulmonar estar comprometida. A abordagem endovascular deve ser avaliada nesses casos.

A avaliação otorrinolaringológica por meio da nasofibrofaringoscopia é realizada rotineiramente para avaliar as vias respiratórias altas, a motilidade das cordas vocais e sua eventual paralisia, que poderia ocorrer devido à compressão do nervo laríngeo recorrente pela falsa luz.

Avaliação neuropsicológica

Tomografia de crânio, associada à avaliação neuropsicológica por neurologista independente, deve ser solicitada para todos os pacientes eletivos. A TC de crânio pré-operatória serve para detectar possíveis contraindicações à drenagem do fluido da medula espinhal durante o procedimento. A otimização dos distúrbios psiquiátricos com melhora do humor por meio de medidas farmacológicas é útil para incentivar a colaboração do paciente no período perioperatório, aumentando sua aderência às prescrições médicas e à terapia de reabilitação física. Os potenciais evocados somatossensoriais (SSEPs) e motores (MEPs) pré-operatórios também podem ser avaliados para estabelecer a condição neurológica periférica basal para fins de comparação com a intraoperatória e orientar a implementação de condutas cirúrgicas e anestesiológicas para diminuir o risco de isquemia da medula espinhal, como aumentar a taxa de drenagem do líquido espinhal, otimizar a pressão arterial, a volemia, o hematócrito e a oxigenação, ou determinar a necessidade de revascularização precoce das artérias intercostais e ilíacas.

ABORDAGEM PÓS-OPERATÓRIA

O foco principal do tratamento pós-operatório imediato após o reparo da aorta toracoabdominal na Unidade de Terapia Intensiva (UTI) é a detecção precoce de qualquer possível complicação neurológica e cardiovascular para instituir prontamente eventuais intervenções profiláticas ou terapêuticas que sejam necessárias.

Assim que a temperatura corporal normal é atingida, o paciente pode acordar temporariamente, mesmo que ainda seja necessário manter suporte ventilatório prolongado. Se houver suspeita de lesão medular ou cerebral, a TC é imediatamente realizada para excluir sangramento intracerebral ou compressão medular por hematoma intradural. A RM do cérebro é usada para detectar precocemente qualquer lesão isquêmica ou embólica; se nenhuma for detectada, a tomografia do cérebro pode ser repetida de 24 a 48 horas após o evento.

Em caso de paraparesia ou paraplegia, a pressão arterial média deve ser mantida acima de 90 mmHg, o líquido cefalorraquidiano deve ser drenado para baixar a pressão para menos de 10 mmHg e metilprednisolona (1 g em *bolus*, e depois 4 g durante 24 horas em perfusão contínua) e 18% de solução de manitol (5 mg/kg, 4 vezes ao dia) são administrados. A RM da medula espinhal é realizada eletivamente para confirmar o diagnóstico e identificar a localização e a extensão da lesão.

Se sinais de má perfusão nos membros inferiores, renais ou viscerais se desenvolverem no período pós-operatório, medidas diagnósticas imediatas devem ser tomadas para avaliar o suprimento de sangue de órgãos e planejar adequadamente os procedimentos cirúrgicos de revascularização. Para uma visualização precisa da perfusão de órgãos viscerais, é feita angiografia digital de subtração de emergência ou angiotomografia.

Nos casos não complicados, os tubos de drenagem são removidos com 36 a 48 horas de pós-operatório, a drenagem do líquido cefalorraquidiano pelo cateter intratecal é, normalmente, interrompida após 48 horas e o cateter removido após 72 horas, caso não existam sinais clínicos de isquemia da medula espinhal.

A ventilação mecânica prolongada de vários dias não é incomum, especialmente após operações de emergência, em pacientes com sangramento intraoperatório abundante e após períodos mais longos de parada circulatória. Estudos recentes sugerem o uso de ventilação não invasiva (VNI) após a cirurgia aberta TAAA, também de forma profilática, a fim de reduzir a insuficiência respiratória aguda pós-operatória. O benefício da VNI perioperatória foi demonstrado em revisão sistemática recente e metanálise de ensaios randomizados, tanto para pacientes com IRA estabilizada quanto para aqueles sem IRA, mas com alto risco de complicações pulmonares pós-operatórias comuns.

Nos pacientes com doença renal crônica grave, a hemodiálise temporária transitória pode ser necessária logo após a cirurgia.

CONSIDERAÇÕES FINAIS

A terapia médica agressiva e a vigilância frequente da aorta continuam sendo o elemento central do tratamento para reduzir o risco de mortalidade e as complicações aórticas nas dissecções. Diferentes técnicas endovasculares e abertas estão disponíveis atualmente, e podem ser oferecidas aos pacientes com cTBAD. A abordagem deve, obrigatoriamente, ser guiada pelas condições do paciente, e por isso o centro aórtico assistente deve estar capacitado para oferecer ambas as técnicas. Ainda são necessárias melhorias nas técnicas de diagnóstico por imagem, cirúrgicas e endovasculares, assim como material dedicado ao cTBAD.

REFERÊNCIAS BIBLIOGRÁFICAS

1. Evangelista, A., Isselbacher, E. M., Bossone, E., Gleason, T. G., Eusanio, M. D., Sechtem, U., ... & Harris, K. M. (2018). Insights from the International Registry of Acute Aortic Dissection: a 20-year experience of collaborative clinical research. Circulation, 137(17), 1846-1860.
2. Lombardi, J.V., Hughes, G.C., Appoo, J.J., Bavaria, J.E., Beck, A.W., Cambria, R.P., Maldonado, T., et al. (2020). Society for Vascular Surgery (SVS) and Society of Thoracic Surgeons (STS) reporting standards for type B aortic dissections. The Annals of Thoracic Surgery.Gawinecka, J., Schönrath, F., von Eckardstein, A. Acute aortic dissection: pathogenesis, risk factors and diagnosis. *Swiss Med Wkly.* 2017;25:147:14489.
3. Booher, A.M., Isselbacher, E.M., Nienaber, C.A., Trimarchi, S., Evangelista, A., Montgomery, D. G., ... & O'Gara, P. (2013). The IRAD classification system for characterizing survival after aortic dissection. *The American Journal of Medicine*, 126(8), 730-e19.
4. Authors/Task Force members, Erbel, R., Aboyans, V., Boileau, C., Bossone, E., Bartolomeo, R. D., ... & Gaemperli, O. (2014). 2014. ESC Guidelines on the diagnosis and treatment of aortic diseases: document covering acute and chronic aortic diseases of the thoracic and abdominal aorta of the adult. The Task Force for the Diagnosis and Treatment of Aortic Diseases of the European Society of Cardiology (ESC). *European Heart Journal*, 35(41), 2873-2926.
5. Riambau, V., Böckler, D., Brunkwall, J., Cao, P., Chiesa, R., Coppi, G., ... & Lachat, M. L. (2017). Editor's choice–management of descending thoracic aorta diseases: clinical practice guidelines of the European Society for Vascular Surgery (ESVS). *European Journal of Vascular and Endovascular Surgery*, 53(1), 4-52.
6. Nienaber, C.A., Kische, S., Rousseau, H., Eggebrecht, H., Rehders, T.C., Kundt, G., ... & Zipfel, B. (2013). Endovascular repair of type B aortic dissection: long-term results of the randomized investigation of stent grafts in aortic dissection trial. Circulation: Cardiovascular Interventions, 6(4), 407-416.
7. Bosse, C., Kölbel, T., Mougin, J., Kratzberg, J., Fabre, D., & Haulon, S. (2020). Off-the-shelf multibranched endograft for total endovascular repair of the aortic arch. *Journal of Vascular Surgery*.
8. Famularo, M., Meyermann, K., & Lombardi, J.V. (2017). Aneurysmal degeneration of type B aortic dissections after thoracic endovascular aortic repair: a systematic review. *Journal of Vascular Surgery*, 66(3), 924-930.
9. Mani, K., Clough, R.E., Lyons, O.T.A., Bell, R.E., Carrell, T.W., Zayed, H.A., ... & Taylor, P. R. (2012). Predictors of outcome after endovascular repair for chronic type B dissection. *European Journal of Vascular and Endovascular Surgery*, 43(4), 386-391.

17

Cirurgia Endovascular – Noções e Indicações

Arno von Ristow • Carlos Clementino dos Santos Peixoto • Felippe Beer • Paula de Freitas Nascimento

INTRODUÇÃO

A cirurgia endovascular é uma área de atuação da Cirurgia Vascular. É desempenhada por cirurgiões vasculares que conhecem a doença vascular e que são treinados para a sua execução, e para isso passam por uma prova de aptidão formulada pela Sociedade Brasileira de Angiologia e de Cirurgia Vascular (SBACV), em conjunto com a Associação Médica Brasileira (AMB). Esses procedimentos são recomendados para o tratamento de problemas vasculares e podem ser executados por meio de cateteres ou por agulhas para punções. Os cateteres são tubos finos que navegam pelo sistema circulatório guiados pelo ultrassom ou por monitores.

As agulhas são introduzidas e guiadas pela imagem dos monitores vinculados aos equipamentos de raios X (arco em C ou de hemodinâmica) ou pelo ultrassom, ou também ecoguiada.[1] Essa técnica para tratamento requer mínimos cortes ou orifícios, e no caso dos cateteres, são introduzidos nas artérias ou veias pela "virilha" (acesso pelos membros inferiores) ou pelo "punho" ou dobra do cotovelo, ao se utilizar o acesso pelos membros superiores. Os cateteres podem ser usados para tratar doenças arteriais, como aneurismas (dilatação dos vasos) ou seus estreitamentos, chamados estenoses, sejam nas artérias ou nas veias e, mais recentemente, nos problemas venosos, como varizes e trombose venosa.[2] Para os aneurismas, faz-se a colocação de uma endoprótese, que é um tubo de material sintético que reforça a parede interna da artéria, excluindo o aneurisma e evitando-se sua expansão e/ou ruptura.

Na doença carotídea e na doença arterial obstrutiva, a cirurgia endovascular utiliza cateter balão que pode ser inflado dentro da artéria, eliminando a sua obstrução. Esse procedimento é chamado de angioplastia. O tratamento geralmente é complementado com *stents*, que são pequenas estruturas metálicas usadas para manter a artéria desobstruída e, portanto, expandida.

Para as varizes, é possível eliminar as veias varicosas por meio de sistemas de introdução para o acesso, como os *Jelkos* ou por cateteres. Através deles, é possível progredir os cateteres de *laser* ou de radiofrequência, que são ondas de energia que permitem a liberação de calor, produzindo reação inflamatória nas paredes, redução de calibre e, consequentemente, a sua oclusão.

Nas tromboses arteriais (com isquemia arterial) e venosas (por tromboses ou compressões extrínsecas), a cirurgia endovascular oferece a possibilidade de dissolver os coágulos no interior das artérias ou veias com medicamentos como os fibrinolíticos e pelo uso de cateteres especializados, que fazem a fragmentação dos trombos e conseguem a sua "aspiração", possibilitando a recanalização da artéria ou da veia ocluída há poucas horas ou há aproximadamente 15 dias com resultados satisfatórios.

O tromboembolismo pulmonar (TEP) é uma das causas de mortalidade mais comuns no mundo, e umas das complicações intrahospitalares mais frequentes. Nos casos de TEP maciço com instabilidade hemodinâmica e contraindicação a trombólise sistêmica, o uso de técnicas endovasculares por cateter, pela fragmentação com maceração e aspiração da massa trombótica pelos dispositivos endovasculares e/ou drogas fibrinolíticas *in situ* podem ser eficientes e com resultados bastante satisfatórios, em pacientes aos quais não há outra opção de tratamento.[3]

Uma indicação clássica é o uso em até 4 horas de ocorrência do acidente vascular cerebral isquêmico (ACVI) agudo. Os trombolíticos por cateteres nas artérias intracranianas são muito utilizados para a recanalização desses vasos, impedindo ou minimizando as possíveis e graves sequelas à consciência e na resposta motora e na fala desses pacientes, que se recuperam parcial ou plenamente, e mesmo evitando a morte. Os filtros de cava são procedimentos realizados para a colocação de dispositivos que impedem (filtrem) a progressão de trombos >3 mm para os pulmões, nos quais são utilizados a punção ecoguiada e os raios X para monitorizar a progressão de *device* pelo sistema venoso. Esses trombos são originados normalmente nos membros inferiores, culminando com o tromboembolismo pulmonar, que é uma das causa mais comuns de mortalidade no mundo.

Atualmente, os cateteres para quimioterapia e hemodiálise são implantados utilizando técnicas de cirurgia endovascular. São introduzidos por punções ecoguiadas e o avanço dos cateteres, monitorizados por raios X (equipamentos de hemodinâmica ou arco em C vascular), e encaminhados para o local de fixação, visando o adequado funcionamento. Menos frequentes, há procedimentos com cateter que determinam a "obliteração" de artérias e/ou veias patológicas. Através dos cateteres ou agulhas, pode-se inserir materiais que produzem a oclusão vascular, chamada embolização.[4] A técnica se adapta a inúmeras doenças vasculares ou induzidas, como as fístulas arteriovenosas primárias, ou no pós-trauma. Os pseudoaneurismas, as malformações, as varizes pélvicas, os miomas uterinos e os hepatocarcinomas se enquadram entre as indicações atuais mais frequentes.

A cirurgia endovascular nem sempre é a melhor opção. Muitas vezes, a técnica convencional (cirurgia aberta) traz resultados mais bem-sucedidos. As técnicas combinada, ou híibrida, aberta e endovascular associadas têm sido utilizadas com frequência para minimizar a agressão cirúrgica. O cirurgião vascular deve ter o bom senso e utilizar a sua experiência prática em conjunto com as diretrizes vigentes, sempre observando os níveis de evidência, para, então, decidir juntamente com o paciente e seus familiares qual a melhor opção de abordagem terapêutica. É importante lembrar que os pacientes têm o direito de opinar, mas a decisão final é do médico especialista, sempre fundamentada nos "alicerces" citados e isenta de conflitos de interesses e da emoção.

INCIDÊNCIA

Cerca de 85% dos procedimentos vasculares são realizados por via endovascular, a qual, em função das modernas técnicas da medicina, favoreceu o aumento na longevidade da população. Em consequência, são necessários procedimentos menos invasivos e que produzam menor agressividade aos pacientes, com mínimos cortes ou incisões e redução de possíveis complicações, como as infecciosas, da coagulação, metabólicas e trombóticas, visando o menor tempo de internação hospitalar, maior brevidade de recuperação e do retorno à vida pessoal e profissional.[5]

PREVALÊNCIA

Dados recentes da SBACV revelam as doenças mais frequentes que acometem a população brasileira sujeita ao tratamento por técnicas endovasculares. Uma síntese das patologias vasculares mais comuns em que a cirurgia endovascular é utilizada (as principais estão em capítulos específicos e com abordagem detalhada) é dada a seguir.

Aneurisma de aorta abdominal

Ver Capítulo 15.

Estenose de carótidas (doença cerebrovascular extracraniana)

A estenose (estreitamento) da carótida é uma causa importante de AVCI. A prevalência da doença cerebrovascular extracraniana depende da população estudada. Em uma população entre 25 a 84 anos, em geral, a estenose de carótidas é estimada em cerca de 3,8% dos homens e 2,7% das mulheres, e nos pacientes mais idosos, em 8%. A proporção é de 1,7 homem para cada mulher. A prevalência aumenta com a idade, aumento dos níveis de colesterol, hipertensão arterial, diabetes e tabagismo.[2]

Obstrução arterial aguda e crônica de membros (embolia ou trombose arterial)

Ver Capítulo 14, Doença Arterial Obstrutiva Periférica.

Pé diabético

Ver Capítulo 20.

Trauma vascular

A incidência de trauma vascular é de cerca de 20 para cada 100 mil pessoas. Noventa por cento dos traumatismos vasculares são decorrentes de ferimentos penetrantes (arma branca, arma de fogo, vidro etc.). Nos centros urbanos, aumentaram as lesões por traumas fechados, principalmente acidentes de trânsito. Cerca de 60% das lesões são nos membros, 20% no abdome, 10% no tórax e 10% no pescoço, e a grande maioria dos pacientes traumatizados é formada por homens jovens.[5] Há também os eventos chamados adversos, que são complicações que ocorrem pós-procedimentos realizados por médicos para o tratamento de doenças ou para minimizar suas complicações. Os acessos vasculares são uma grande "fonte" de dano vascular, e para contê-los são usadas técnicas endovasculares que oferecem resultados satisfatórios e de menor agressividade aos pacientes. O tratamento endovascular no trauma poderia ser melhor empregado se houvesse na emergência dos hospitais os materiais disponíveis para o uso imediato, principalmente nos hospitais públicos, para onde a maioria dos pacientes é levada após atendimento do acidente. São procedimentos pontuais. Na prática, o emprego da cirurgia endovascular é a mais utilizada nas complicações vasculares relacionadas com trauma, que se manifestam na fase tardia, como no tratamento dos pseudoaneurismas ou das fístulas arteriovenosas.

Trombose venosa profunda e tromboembolismo pulmonar

Estima-se que ocorra 60 casos de trombose venosa profunda (TVP) para cada 100 mil habitantes ao ano, com proporção semelhante entre homens e mulheres. Há estudos que mostram a razão de 1,2 homem para cada mulher, e outros exatamente o inverso. Desta forma, aparentemente não há predileção por sexo. A TVP é mais comum após os 40 anos, com aumento exponencial com a idade – entre 25 e 35 anos, a incidência é de cerca de 30 casos/100 mil pessoas ao ano. Entre 70 a 79 anos essa incidência aumenta para 300 a 500 casos/100 mil pessoas ao ano. Da mesma forma, a prevalência de embolia pulmonar, uma complicação da TVP, aumenta com a idade.[4,6] A TVP tem maior probabilidade de ocorrer em pessoas com fatores de risco, como idade, trombofilias (doenças do sangue que predispõem à trombose), cirurgias, traumatismos, gravidez e puerpério, imobilidade ou paralisia, TVP prévia, câncer, reposição hormonal, AVC prévio, infecções graves, quimioterapia, obesidade e infarto do miocárdio.[3,4] Portanto, é mais comum em idosos. Uma das hipóteses levantadas é que, com a idade, a diminuição da resistência da parede venosa poderia propiciar a dilatação da veia e, consequentemente, diminuição da velocidade do fluxo sanguíneo, facilitando o desenvolvimento da trombose. Como consequência mais grave, o TEP decorre, principalmente, da TVP nos pacientes com fatores de risco, como consequência da fragmentação de trombos com a formação de êmbolos, que por sua vez, migram de veias progressivamente maiores para o coração direito e então, para a rede vascular arterial pulmonar. De acordo com o diâmetro do êmbolo, existe a possibilidade de oclusão da artéria pulmonar principal e de impactação em sua bifurcação, o que pode determinar a embolia pulmonar chamada maciça, cujas manifestações hemodinâmicas se tornam mais graves. O TEP é a terceira causa mais comum de morte cardiovascular no mundo, atrás do acidente vascular encefálico (AVE) e do infarto agudo do miocárdio (IAM).[3] No entanto, com o tratamento adequado e aplicado a tempo, a mortalidade cai de 25% para 1 a 5%.[3,4,6]

Varizes

Estudos mostram uma prevalência média de 38% na população brasileira, e é encontrada em 30% dos homens e em 45% das mulheres, levando em consideração todas as faixas etárias. Nos idosos, a prevalência é maior: 70% das pessoas acima dos 70 anos podem ter varizes. Os maiores fatores de risco são predisposição familiar, sexo feminino (proporção de até 2,3 para 1 homem), idade (quanto mais idoso, maior a prevalência), obesidade e número de gestações.[3]

Como mencionado anteriormente, para o tratamento das varizes, o emprego de técnicas endovasculares é cada vez mais aplicadas nos pacientes. A veia safena insuficiente, seja a magna ou a parva, tem sido tratada com cateteres que emitem "ondas de calor", como o endolaser e a radiofrequência. Mais recentemente, houve o desenvolvimento de técnicas como a ATTA (Técnica de Ablação Térmica Total Assistida) para o tratamento das varizes, seja das safenas ou das veias reticulares. Para as microvarizes (os chamados "vasinhos"), o uso de técnicas combinadas, como o uso da espuma densa ecoguiada e técnicas endovasculares, têm permitido excelentes resultados. Assim, pode-se utilizá-las de forma ambulatorial, sob anestesia local, sedação e monitorização anestesiológica ou sob sedação consciente com o uso do óxido nitroso. Em muitos casos, os procedimentos de varizes ocorrem no consultório (fora do ambiente hospitalar), com segurança e prudência. A seleção criteriosa dos candidatos aos procedimentos deve seguir as normas preestabelecidas.

A síndrome da congestão venosa pélvica (SCVP) causa dor pélvica crônica, afeta principalmente mulheres multíparas em idade reprodutiva. A SCVP é um problema subdiagnosticado e relativamente comum nas mulheres, e alguns autores evidenciam prevalência de até 15% entre mulheres de 18 a 50 anos. Dentre as causas de dor pélvica crônica, a SCVP destaca-se com quadro clínico caracterizado por diversos graus de dor, disúria, hematúria, dismenorreia, dispareunia e congestão vulvar, que pode ser acompanhada de varizes pélvicas. Outra doença relacionada com a síndrome congestiva pélvica é a síndrome de May-Turner, que se caracteriza pela síndrome de compressão da veia ilíaca, uma doença pouco comum, resultado da compressão da veia ilíaca esquerda pela artéria ilíaca direita, proporcionando uma série de sintomas dependendo do grau de compressão, como edema assimétrico de membro inferior esquerdo, dor, surgimento de varizes e trombose venosa.[1,3] Outra possível causa de congestão pélvica é a síndrome de Nutcracker, também conhecida como síndrome de Quebra-Nozes, que é a compressão da veia renal esquerda entre a aorta abdominal e artéria mesentérica superior. Em muitos casos, os pacientes são assintomáticos, e os sintomas surgem mais frequentemente entre 20 e 30 anos, embora também possam aparecer em idades mais avançadas. Os principais sintomas são hematúria (sangue na urina), dor pélvica e desconforto lombar esquerdo. Pode ocorrer o aparecimento das varizes pélvicas nas mulheres, e varicocele nos homens.[1-3]

Os acessos vasculares para o câncer e para a hemodiálise são sempre desafiadores. A prevalência das patologias associadas à maior longevidade dos pacientes necessita de contínuo aperfeiçoamento dos médicos e a utilização de variadas alternativas de confecção e manutenção dos acessos. Entretanto, o uso racional e os cuidados com o sistema venoso dos pacientes, estejam eles com câncer ou problemas renais crônicos, devem ser uma constância nos serviços de oncologia e de diálises, e o intuito é minimizar as complicações e prolongar o tempo de utilização dos mesmos.[1,3] O uso constante da rede venosa superficial para a injeção de soluções e medicações invariavelmente resulta em exaustão devido à esclerose venosa, que pode causar flebites periféricas e extravasamento de medicações. Esses problemas se agravam quando se recorre a soluções vesicantes, como os quimioterápicos. O acesso vascular ideal é aquele que proporciona bom fluxo sanguíneo, longo tempo de sobrevivência e baixo índice de complicações. Porém, a colocação dos cateteres para quimioterapia (QT) não está isenta de complicações.[3] As fístulas arteriovenosas (FAVs) em falência, utilizadas para hemodiálise, podem ser tratadas pelas técnicas endovasculares. As complicações mais comuns e prevalentes das fístulas de hemodiálise que podem ser corrigidas por essas técnicas são as estenoses, detectadas na prática pela HD

ineficiente, devido ao baixo fluxo, ou pela trombose, que pode ser corrigida pela trombectomia, trombólise, angioplastia por cateter balão de grande força radial e, pontualmente, pela colocação de *stents*.[1-3] Os filtros de cava podem ser temporários ou definitivos. Há filtros com ambas as finalidades. As principais recomendações para uso são os pacientes sem a possibilidade de anticoagulação, nos casos em que a antocoagulação foi utilizada e houve hemorragia, e pacientes em pré-operatório, cujo procedimento envolve elevado risco tromboembólico.

DIAGNÓSTICO

O grande desafio é o diagnóstico precoce. A história clínica minuciosa, com a pesquisa dos antecedentes mórbidos pessoais, e o exame físico padrão tornam o diagnóstico clínico possível e, na maioria das vezes, os exames têm papel complementar.

Os clínicos geral, os emergencistas, os intensivistas, clínicos como os cardiologistas, geriatras, neurologistas, endocrinologistas, reumatologistas, ginecologistas, gastroenterologistas e também cirurgião geral e ortopedista estão entre os profissionais que mais participam e têm o elevado grau de importância nessa investigação, tanto pelo primeiro contato com os pacientes quanto pela prática diária, antes da avaliação de especialistas. Portanto, esses profissionais são fundamentais nesse cenário.

Comumente, o exame solicitado é o Eco-Color Doppler (ECD). Por não ser invasivo e de fácil acesso, é o exame de escolha a ser solicitado para o diagnóstico de possível doença vascular. O avanço tecnológico nesses exames na especialidade tem sido crescente, embora permaneça a necessidade dos exames de patologia clínica. Os exames de sangue, urina e, em algumas situações, o de fezes são necessários para avaliação de situações como as anemias, os distúrbios da crase sanguínea, as infecções, as alterações trombóticas e metabólicas, e assim possam ser identificadas.

Os maiores ganhos tecnológicos ocorreram nos métodos complementares de diagnóstico por imagem. Nas últimas três décadas, o uso do ECD, da angiorressonância e da angiotomografia foram fundamentais para a introdução das técnicas endovasculares. A evolução dos equipamentos e dos *softwares* deram ênfase a uma nova era para o diagnóstico das patologias vasculares. A análise das patologias que comprometem o segmento arterial e/ou venoso também foi beneficiada com a introdução de equipamentos com maior resolução e sensibilidade, associados a examinadores cada vez mais experientes e qualificados. Os angiógrafos também evoluíram. O uso de tecnologia digital, 3D, arcos rotacionais e biplanares possibilita procedimentos com maior resolução de imagens e mais seguros para os médicos examinadores e pacientes. A menor emissão de radiação também foi uma importante preocupação da indústria. Ao fim da década de 1990, os arcos em "C" móveis surgiram. A tecnologia digital e o desenvolvimento de *softwares* possibilitaram os equipamentos em ambientes cirúrgicos, e procedimentos cirúrgicos "abertos" sob controle fluoroscópico e os "híbridos" puderam ser realizados no ambiente afeto e preferido por cirurgiões e anestesiologistas (uma vez que passaram a dispor de todo o equipamento necessário à prática da assistência). Em fins da década de 2000, o avanço aconteceu a partir dos equipamentos que permitiram a avaliação das imagens intravasculares durante os procedimentos cirúrgicos, do ultrassom intravascular, mais conhecido como IVUS, importante para a avaliação intraoperatória dos procedimentos, e da introdução dos equipamentos portáteis e móveis, seja no centro cirúrgico para os procedimentos ecoguiados, nos acessos percutâneos, na confecção de acessos vasculares (punções de veias profundas) e ainda para a colocação de linhas arteriais e venosas, a PICC (cateter central de inserção periférica) e ainda para os procedimentos de varizes. Esses avanços estão entre os mais significativos usos à prática diária dos procedimentos terapêuticos guiados pela imagem do ultrassom, baseados na imagem e fluxo.

Em resumo, para diagnósticos das doenças vasculares mencionadas, o ECD se trata do exame inicial de escolha. A angiotomografia é o exame invasivo recomendado para a definição precisa do comprometimento dos vasos sanguíneos. É utilizado quando há dúvidas no diagnóstico obtido pelo ECD; quando a precisão nos diâmetros dos aneurismas ou das ectasias da aorta, ou de outros vasos, é necessária, além de precisão do grau de estenose, como nos estreitamentos carotídeos, nas avaliações proximais (arco aórtico) e das artérias distais (intracranianas), no estreitamento das artérias ilíacas ou infrainguinais.[1,3] A angiorresssononância é recomendada para a o estudo vascular que envolve estruturas parenquimatosas, como o cérebro, fígado, útero, entre outros. Nesses casos, deve ser o exame a ser solicitado.

Diagnóstico diferencial

Para o diagnóstico das doenças vasculares, os angiologistas e cirurgiões vasculares são os profissionais e especialistas fundamentais. O diagnóstico precoce e correto minimiza a evolução e as suas complicações, e por isso é imprescindível buscar um parecer desses especialistas.

A seguir, uma abordagem relacionada com as principais doenças vasculares tratadas pela cirurgia endovascular (não abordadas em capítulos específicos) que podem confundir o diagnóstico.

Entre as patologias que fazem o diagnóstico diferencial, há as que podem simular o AVCI. Destacam-se a epilepsia, a enxaqueca, infecções sistêmicas, os tumores cerebrais, distúrbios toxicometabólicos (hiponatremia, encefalopatia hepática e urêmica), hemotama subdural crônico e encefalite herpética. Na ausculta carotídea com estetoscópio, identifica-se o sopro (patognomônico da estenose) na artéria carótida.[1,4,5] Para o adequado diagnóstico diferencial no trauma de origem vascular, a história que ocasionou o trauma e o exame físico são de grande importância. Avaliar se no local da lesão há a passagem da "árvore" circulatória. A presença de hematoma que aumenta a área lesada, a diminuição da temperatura e a palidez do membro afetado, certificando-se da ausência de pulsos distais à lesão, são fatores indicativos de comprometimento vascular pelo trauma. Fazer exames de imagem, como o ECD e a angiotomografia e também a arteriografia (Figura 17.1), desde que haja estabilidade hemodinâmica, são estratégias diagnósticas importantes, orientando ao cirurgião vascular a realizar a conduta mais rápida e eficaz para o controle do dano. No trauma, "tempo é vida".

Na trombose venosa, o diagnóstico diferencial deve ser realizado para detectar doenças que cursam com dor, edema, turgência muscular e alterações na coloração do membro.

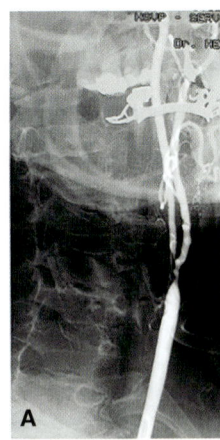
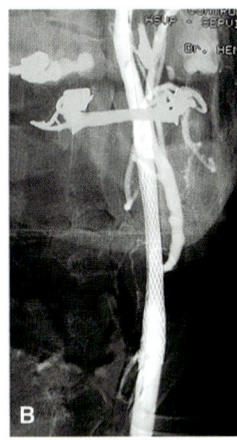

Figura 17.1 A. Arteriografia pré-estenose carotídea crítica; **B.** Arteriografia pós-tratamento por ATP e *stent*.

Entre elas estão as artrites, a ruptura ou hematoma muscular, a linfangite, o problema traumático, a tromboflebite, a celulite/erisipela, o linfedema, o cisto de Baker (roto) e a síndrome pós-trombótica.[4,5] O diagnóstico diferencial do tromboembolismo pulmonar é desafiador, uma vez que os sintomas e sinais são inespecíficos e os testes diagnósticos não são 100% sensíveis ou específicos. Portanto, é importante incluir o TEP no diagnóstico diferencial quando são encontrados sintomas inespecíficos, como a dispneia, hemoptise, atordoamento ou síncope. Desta forma, a isquemia cardíaca, a insuficiência cardíaca, a exacerbação de doença pulmonar obstrutiva crônica (DPOC), o pneumotórax, a pneumonia, a sépsis e a síndrome torácica aguda estão entre as hipóteses mais prováveis para além do diagnóstico de ansiedade aguda com hiperventilação, uma doença cada dia mais comum.[1,3] A lista de diagnósticos diferenciais da doença venosa crônica serão abordadas em capitulo específico.

Em relação às etiologias primárias no diagnóstico diferencial da síndrome de congestão pélvica, elas são divididas em causas ginecológicas e não ginecológicas, cuja frequência, como causa de dor pélvica crônica (DPC), variam de acordo com a população estudada. Dentre as causas ginecológicas destacam-se a endometriose, a adenomiose, as aderências e os miomas uterinos. Dentre as causas não ginecológicas são relevantes as intestinais, como a síndrome do intestino irritável e a constipação crônica; as urológicas, destacando-se a cistite intersticial crônica; as causas osteomusculares e os distúrbios emocionais, sejam como fatores primários ou secundários à DPC.[3]

TRATAMENTO

Como informado anteriormente, o tratamento endovascular das doenças vasculares é individualizado. Uma síntese da indicação de tratamento e qual a abordagem endovascular a ser utilizada, de acordo com a patologia em questão, é abordada a seguir.

Estenose de carótidas (doença cerebrovascular extracraniana)

Os diversos trabalhos publicados que corroboram as diretrizes do tratamento recomendam que, ainda hoje, a endarterectomia é um procedimento eficaz e seguro para tratar as estenoses da artéria carótida. Apesar de haver indicação da angioplastia com *stent* em alguns pacientes, essa técnica ainda precisa evoluir para substituir ou ser uma opção mais adequada à cirurgia convencional. O tratamento endovascular (angioplastia e *stent*) da doença carotídea oclusiva oferece vantagens sobre a endarterectomia: anestesia geral, habitualmente não necessária, permitindo que o estado clínico neurológico do paciente seja monitorado durante o procedimento; nenhuma incisão cervical é feita e, portanto, eliminando o risco de paralisias de nervos cranianos, infecções de ferida operatória ou por hematoma cervical; os procedimentos podem ser feitos simultaneamente na carótida e vertebral; a morbidade e mortalidade podem ser reduzidas em pacientes considerados de alto risco para cirurgia (que têm significantes comorbidades, oclusão de carótida contralateral, reestenose pós-endarterectomia, estenose induzida por radiação), e na dissecção.[1-3]

Trauma vascular

No trauma na fase aguda, o uso do cateter balão expandido para o controle do dano vascular tem grande relevância nos pacientes com instabilidade hemodinâmica. Nos pacientes estáveis hemodinamicamente e com suspeita de lesão vascular, a perda de tempo inicial com exames de imagem, como a angiotomografia, pode representar um ganho exponencial no procedimento. Muitas vezes, evitam-se abordagens invasivas desnecessárias. Portanto, a cirurgia endovascular nesses casos, devido à colocação de endoprótese, ou por técnicas de embolização, podem ser eficientes no controle do trauma vascular, representando menor invasividade cirúrgica.[5]

Na fase tardia, a ocorrência de pseudoaneurismas ou de fístulas arteriovenosas são indicações para a utilização da cirurgia endovascular, com técnica de acordo com a necessidade do caso, e com conduta individualizada.

Trombose venosa profunda e tromboembolismo pulmonar

O tratamento invasivo pelas técnicas endovasculares é indicado para pacientes com trombose venosa profunda iliofemoral, com idade de 18 a 75 anos, e é usado em menores de idade apenas com consentimento de familiares ou responsáveis, e também nos em pacientes em que o início dos sintomas tenha menos de 21 dias, cujo diagnóstico de TVP iliofemoral é definido por Eco-Doppler, angiotomografia ou angiorressonância.[3] A técnica farmacomecânica tem sido a mais utilizada. A maioria dos centros especializados utilizam o sistema de cateter de trombectomia. O cateter possui dois lúmens: o primeiro comunica-se com sua ponta distal, por onde passa o fluxo pulsátil de solução fisiológica em alta pressão (princípio de Bernoulli), causando maceração, liquefação, dissolução e aspiração do trombo. O segundo lúmen permite a infusão radial de substâncias. Em trombos mais antigos (< 2 semanas), os resultados não são tão satisfatórios. Desta forma, a técnica associa a maceração e a aspiração do volume do trombo. O volume e a extensão residual do trombo são verificados por flebografia ou pelo cateter de IVUS, caso esteja disponível, uma vez que existem apenas nos hospitais da saúde suplementar.[3]

A angioplastia associada ao implante de *stent* é realizada em casos em que verifica-se uma obstrução maior que 50% no sítio cavoiliofemoral à venografia e/ou à IVUS. Todo o local obstruído deve ser tratado por meio da insuflação de cateter balão compatível com o diâmetro da veia, com o auxílio de manômetro insuflador. Posteriormente, implanta-se o *stent* autoexpansível, com o diâmetro e o comprimento adequados, para cobrir toda a obstrução.[3] Nos pacientes com TEP maciço e instabilidade hemodinâmica, com a impossibilidade de tratamento trombolítico de forma sistêmica, os procedimentos endovasculares pela técnica de trombectomia e por trombólise *in situ* nas artérias pulmonares é indicada.

Normalmente, a cirurgia aberta pela embolectomia pulmonar é contraindicada pelo seu elevado risco cirúrgico. A terapêutica endovascular funciona pela combinação de técnicas, como a aspiração dos trombos por bainhas ou cateteres guia, fragmentação dos trombos por cateteres balão de angioplastia, fios guia, maceração por cateteres rotacionais de alta velocidade, fragmentação e aspiração por cateteres que utilizam princípios hidrodinâmicos e colocação de *stent* na artéria pulmonar. Seja qual forem os dispositivos, as técnicas endovasculares baseiam-se na desobstrução das porções troncular es das artérias pulmonares por aspiração ou fragmentação e dispersão dos trombos nelas alojados para artérias mais periféricas, resultando na desobstrução da árvore arterial pulmonar, o que reduz a resistência vascular pulmonar e, consequentemente, diminui a resistência à ejeção do VD, melhorando o débito cardíaco.[2]

Varizes

No tratamento das varizes dos membros inferiores, as técnicas endovasculares já são uma realidade. Abordagens por cateteres de endolaser ou que utilizam a radiofrequência possibilitam o tratamento termo-ablativo das veias insuficientes, safenas ou reticulares, induzindo ao espasmo vascular e sua oclusão, com o desparecimento da incompetência do vaso, de sua dilatação e refluxo. O planejamento do procedimento é realizado pelo estudo ecográfico pela equipe cirúrgica.

O uso da espuma densa ecoguiada nas veias reticulares e pontualmente na safena tem sido utilizada em larga escala. Os pacientes com menos preocupações estéticas são os mais indicados ao procedimento. Para o tratamento das varizes pélvicas sintomáticas, a embolização por cateter é muito indicada, realizada por acesso percutâneo venoso femoral ou dos membros superiores. O acesso é feito de forma seletiva com guias e cateteres na veia gonadal esquerda e direta, e realiza-se a embolização associada – química pela solução de polidocanol a 3%, e mecânica pela colocação de micromolas, visando a oclusão vascular. Caso seja indicada, a mesma técnica é usada na veia gonadal direita.[2]

CONSIDERAÇÕES FINAIS

As técnicas endovasculares evoluíram muito ao longo das últimas três décadas. Com a crescente longevidade dos pacientes, surgiram os procedimentos terapêuticos menos invasivos que as cirurgíias convencionais, os quais minimizam os cortes e as incisões cirúrgicas, e reduzem, portanto, as complicações hemorrágicas, metabólicas, infecciosas e os distúrbios de coagulação. Desta forma, o tempo de internação e da inatividade na vida pessoal e profissional desses pacientes foi reduzido. Com isso, os procedimentos ganharam credibilidade.

No início, a maioria dos grandes "mestres" da época via essas técnicas sob "olhares abstratos". Após observarem no mundo real os seus benefícios e alcances, corroborados pelas publicações especializadas e por diretrizes médicas, foram, com o tempo, incluindo-as em seu dia a dia profissional. Hoje, e cada vez mais, o uso da cirurgia endovascular é uma realidade. Como um dos precursores e que acreditaram na sua incorporação logo no início ficamos felizes de constatar o seu crescimento, evolução e seu "alargamento" nas indicações, plenamente corroboradas pelo incremento tecnológico, estas, sem limites. Por fim, ultrapassamos as barreiras e as dificuldades iniciais, e assim, temos que prosseguir sob o olhar da ética, do bom senso e do conhecimento. Para isto, as sociedades de especialidades devem "caminhar" de "mãos dadas", a nossa SBACV, incluindo a Associação Médica Brasileira (AMB), o Conselho Federal de Medicina (CFM) e os Conselhos Estaduais (CRMs), para integrar e incorporá-la à educação continuada. E a SBACV e a AMB, outorgarem as avaliações por concursos para títulos, como instrumento e modelo de análise aos profissionais que desejem incorporar essas tecnologias a sua prática clínica.

REFERÊNCIAS BIBLIOGRÁFICAS

1. Cirurgia Vascular, Cirurgia Endovascular, Angiologia, 4ª Edição. Ed. CJ Brito. Revinter. Rio de Janeiro, 2020.
2. Lobato, A.C., Peixoto, C., Meirelles, G., Peclat, J., Moura, L., Lobato, L. Cirurgia Endovascular, Cirurgia Vascular e Angiologia. ICVE-SP, 2022.
3. Cavalcante, R.N., et al. Cirurgia Endovascular. *Coleção Radiologia Intervencionista*. Ed. dos Editores. 1ª ed. São Paulo, 2022.
4. Rossi, F.H., Thorpe, P., Osse. F.J., Izukawa, N., Kambara, A.M. Manual de Diagnóstico e Tratamento Endovenoso. Ed. dos Editores. São Paulo, 2022.
5. Lacativa, M., Pinto, C.R. Cirurgia Endovascular: Guia prático. Endocurso, 5ª ed. Rio de Janeiro, 2018.
6. Dutra, C.F., et al. Fundamentos em Cirurgia Vascular e Endovascular. Educs. Caxias do Sul, RS, 2022.

18

CAPÍTULO

Insuficiência Venosa Crônica

Matheus Bertanha • Marcone Lima Sobreira • Rafael Elias Farres Pimenta •
Lenize Da Silva Rodrigues

INTRODUÇÃO

As varizes dos membros inferiores são veias dilatadas e tortuosas do tecido celular subcutâneo, com diâmetro acima de 3 mm, medidos em ortostatismo,[1] apresentando uma incidência anual da doença varicosa em torno de 0,2 a 2,3% da população global[2], e uma prevalência de 47,6% da população.[3,4]

Estima-se que a progressão para doença venosa crônica (DVC), ou seja, a presença de sinais e sintomas secundários a alterações morfológicas e funcionais de longa duração do sistema venoso, afete 31,9% dos pacientes com varizes em um seguimento médio de 13,4 anos. A doença varicosa tem uma progressão de 22% para o desenvolvimento de úlcera venosa de perna (UV) em 6 anos.[2]

De etiologia multifatorial, seu tratamento deve ser individualizado de acordo com a gravidade do quadro clínico, o tipo de varizes e a condição geral do paciente, que deve participar de maneira ativa na escolha do manejo da doença. É importante que se estabeleça um diagnóstico etiológico preciso para indicação do tratamento mais apropriado ao caso.[1]

O tratamento das varizes tem como objetivo aliviar a sintomatologia, tratar e prevenir complicações, prevenir recorrências e proporcionar satisfação cosmética com um mínimo de efeitos colaterais, sendo considerado o tratamento intervencionista mais eficaz em oferecer melhora na qualidade de vida bem como prevenir evolução para DVC e complicações da doença venosa.[5,6]

Na história natural das varizes de MMII, há evidências de que, caso não sejam tratadas, continuarão a dilatar, afetando, em seguida, outras veias.[5,6] Por outro lado, há observações de que, em determinadas condições, pode ocorrer algum grau de regressão do quadro de varizes, como depois de gestação[7] e de simples ligadura, e secção da junção safenofemoral.[8]

O tratamento pode ser indicado quando o paciente é sintomático, apresenta alterações de pele decorrentes da hipertensão venosa crônica ou complicações como hemorragia ou tromboflebite e por razões estéticas.

Deve-se esclarecer ao paciente a natureza evolutiva da doença, chamando atenção para o fato de que o tratamento nem sempre é curativo e que serão necessárias reavaliações periódicas. É importante conscientizá-lo em relação às orientações a ser seguidas, com paciência e perseverança, para se obter bons resultados.

A doença venosa crônica pode ser classificada considerando-se: os sinais clínicos (C), a etiologia (E), a distribuição anatômica (A) e a disfunção fisiopatológica (P) – CEAP:[1]

- Classe 0: sem sinais visíveis ou palpáveis de doença venosa
- Classe 1: telangiectasias ou veias reticulares
- Classe 2: veias varicosas
- Classe 3: edema sem alterações da pele
- Classe 4: alterações da pele atribuídas a doença venosa (pigmentação, eczema), lipodermatoesclerose e corona flebectásica
- Classe 5: úlcera venosa cicatrizada
- Classe 6: úlcera venosa em atividade e úlcera venosa recidivante.

DIAGNÓSTICO

Embora o diagnóstico da doença venosa seja iminentemente clínico, baseado nos dados fornecidos pela anamnese, associados aos achados do exame físico, a ultrassonografia duplex de membros inferiores é o principal teste diagnóstico. Ele fornece informações sobre anatomia venosa, permeabilidade, patologia da parede venosa e fluxo.[1]

Além de ser usado para diagnosticar o refluxo venoso e para planejar o tratamento, também é utilizado na orientação ultrassonográfica durante o tratamento e é uma ferramenta útil para avaliação pós-operatória e vigilância.[9]

TRATAMENTO
Tratamento clínico

O tratamento clínico das varizes dos membros inferiores inclui algumas medidas gerais, terapia compressiva e o uso eventual de medicamentos venoativos ou também chamados flebotônicos. De maneira geral, o paciente deve:[1,10]

- Evitar permanecer em posição ortostática ou sentado por períodos longos, uma vez que a imobilidade favorece a estase sanguínea
- Evitar o uso de sapatos sem salto ou com salto demasiadamente alto, que diminuem a eficácia da bomba muscular da panturrilha
- Tratar obesidade
- Intercalar breves períodos de repouso com os membros inferiores elevados, durante a atividade diária
- Praticar exercícios físicos como marcha, natação ou ciclismo, que melhoram o desempenho da musculatura da panturrilha
- Evitar esportes que exijam movimentos bruscos, de impacto ou que provoquem aumento exagerado da pressão abdominal
- Higienizar cuidadosamente os pés, procurando evitar traumas e o desenvolvimento de micoses que possam ser a porta de entrada de infecções, principalmente em membros com complicações de insuficiência venosa crônica
- Colocar a cama em posição de Trendelenburg nos casos de varizes intensas, sinais de insuficiência venosa crônica (IVC) e edema acentuado.

Terapia compressiva

A elastocompressão do membro é item importante no tratamento dos sintomas, com bons resultados se corretamente aplicada. Pode ser feita com faixas ou ataduras elásticas e meias elásticas curtas, longas ou meias-calças. As meias elásticas estão indicadas quando se deseja alívio dos sintomas, bem como para evitar a ocorrência ou recorrência de ulceração nas fases mais avançadas da doença, não sendo indicadas para retardar a evolução ou à recorrência das varizes.[11] O grau de compressão e o comprimento da meia dependem da natureza e extensão das varizes.

As meias elásticas diminuem a capacitância do sistema venoso superficial, bem como o refluxo em alguns pontos, melhorando a função venosa.[11] Além disso, favorecem a contração muscular da panturrilha e corrigem alguns distúrbios da pressão tissular e a elasticidade da parede de veias varicosas.[11] Elas são práticas e eficazes por produzirem uma compressão gradual, de maneira segmentar e constante, diminuindo a compressão no sentido proximal do membro. Melhoram efetivamente a sintomatologia e parecem reduzir a recorrência de varizes pós-tratamento.[11]

Ao prescrever um dispositivo de compressão, é necessário verificar possíveis concomitâncias da doença aterosclerótica dos membros inferiores pela ausência de pulsos distais, e idealmente medindo o valor absoluto da pressão no tornozelo e o índice tornozelo-braço, sendo contraindicado em caso de valores menores que 0,6. Outras contraindicações ao seu uso incluem insuficiência cardíaca NYHA classe IV, alergia ao material, neuropatia sensorial diabética severa e enxerto arterial.[12]

Medicamentos venoativos ou flebotrópicos ou flebotônicos

Os medicamentos venoativos são drogas que atuam reforçando o tônus da parede venosa, favorecendo a microcirculação por seu efeito anti-inflamatório, melhorando a drenagem linfática e diminuindo a permeabilidade capilar.[13] Essas drogas devem ser ministradas por tempo prolongado e de forma intermitente.[13]

Tratamento das telangiectasias e veias reticulares

Para o tratamento de telangiectasias e veias reticulares (classificação CEAP C1), a escleroterapia é considerada a técnica de eleição, sendo considerada bastante segura, desde que realizada por profissionais treinados e habilitados. Uma grande variedade de medicamentos pode ser empregada com essa finalidade, como, por exemplo, glicose hipertônica, polidocanol, glicerina cromada, entre outros, mas cada um requer conhecimento e treinamento adequados para que os pacientes não sejam expostos a riscos ou eventos adversos indesejáveis.[9]

Além disso, métodos que empregam *laser* percutâneo isoladamente ou em associação com escleroterapia e terapia de resfriamento da pele podem produzir resultados confiáveis.[9]

Tratamento cirúrgico

Nem todos os pacientes com varizes necessitam de tratamento cirúrgico. Muitos são assintomáticos, e assim permanecendo a maior parte de suas vidas, mesmo apresentando varizes calibrosas.[9] Entretanto, para aqueles com sintomatologia importante e/ou dolorosa, com alterações de pele decorrentes da hipertensão venosa crônica ou complicações como hemorragia ou tromboflebite de repetição, é indicada a cirurgia, assim como por razões estéticas. Cada caso deve merecer atenção médica individualizada para a escolha da opção terapêutica, respeitando-se a vontade do paciente. Desta forma, têm indicação de tratamento cirúrgico os portadores de varizes primárias dos membros inferiores com o objetivo de aliviar a sintomatologia, melhorar a estética e eliminar os pontos de refluxo do sistema profundo para o superficial, na tentativa de prevenir os efeitos da hipertensão venosa crônica.[9]

No tratamento cirúrgico das varizes primárias de membros inferiores, procura-se extirpar todas as veias varicosas e eliminar os pontos de refluxo do sistema profundo para o superficial, ou seja, nas crossas das safenas magna e parva e nas veias perfurantes insuficientes. Já nas varizes secundárias, há necessidade de estudo cuidadoso do sistema venoso profundo com ultrassonografia vascular, flebografia, angiotomografia e ultrassonografia intravenosa, e indicação de cirurgia de varizes na dependência da perviedade desse sistema.[9] Nos casos de síndrome pós-trombótica, a cirurgia adequada poderá ser realizada para casos selecionados e com boa recanalização do sistema venoso profundo. Nos casos secundários à fístula arteriovenosa, o tratamento cirúrgico das varizes deve ser indicado após a correção da fístula. Se existirem múltiplas fístulas, como acontece em algumas angiodisplasias, é praticamente impossível a completa eliminação dessas comunicações, e a indicação de tratamento cirúrgico é muito restrita, tendo em vista que os resultados da cirurgia de varizes costumam ser ruins pela não resolução de sua causa básica.[9]

Contraindicações

- Presença de úlcera de estase infectada
- Varizes em membro isquêmico
- Hipo ou agenesia de sistema venoso profundo
- Infecção sistêmica
- Doença grave associada
- Diátese hemorrágica (relativa)
- Gravidez
- Idade avançada (relativa).

Tipos de cirurgia

- Ligadura da veia safena magna (VSM) na crossa
- Fleboextração da safena magna: total ou parcial
- Ligadura da crossa da safena parva
- Fleboextração da safena parva
- Retirada de trajetos varicosos
- Ligadura de perfurantes insuficientes
- Ligadura subaponeurótica de perfurantes insuficientes
  ◦ Linton (desuso)
  ◦ Felder (desuso)
  ◦ Ligadura videoassistida de perfurantes
- Termoablação endovenosa de safena por radiofrequência e *laser*
- Ecoescleroterapia com espuma
- Ablação mecânico-química
- Ablação com cola de cianoacrilato
- Associação de cirurgias
- Preservação de safena magna.

Complicações

- Hemorragia
- Linforragia

- Linfocele
- Trombose venosa profunda — embolia pulmonar
- Infecção
- Linfedema
- Lesão de veias profundas
- Lesões arteriais
- Lesões de nervos
- Queloides
- Recorrência
- Tromboflebite.

Termoablação endovenosa

As técnicas de termoablação endovenosa são bastante semelhantes, e são muito utilizadas por sua comprovada eficiência e rápida recuperação clínica; por vezes, é a opção de escolha do paciente, mas normalmente apresenta custo mais elevado e não é custeado pelo Sistema Único de Saúde (SUS). A técnica é bastante semelhante para todos os métodos de termoablação endovenosa, que incluem o uso de *laser* e a radiofrequência.[9] Tecnicamente, o procedimento requer injeção de líquido tumescente ao redor da veia-alvo e o procedimento deve ser ecoguiado. Uma ou mais punções venosas fazem o acesso para o vaso que se deseja tratar e, através de um cateter introdutor, uma de fibra *laser* ou RFA é inserida, sendo em seguida realizado o uso do respectivo equipamento que promove a ablação.[9]

VARIZES RELACIONADAS COM GRAVIDEZ

Durante a gravidez, novas veias varicosas podem aparecer ou as já existentes podem aumentar. Aproximadamente 20% das gestantes desenvolvem veias varicosas ao longo da gestação.[7] Podem apresentar desenvolvimento anárquico, não relacionado com as grandes veias superficiais, como no pé e tornozelo. Costumam regredir depois do parto; porém, com gestações subsequentes, regridem menos.[7]

O tratamento geralmente é expectante, devendo-se aguardar o término da gestação para reavaliar o caso. O uso de meia elástica pode ser útil no controle da sintomatologia e como prevenção na progressão da doença.[7]

VARIZES E ÚLCERAS VENOSAS

Hoje, está claro que as úlceras venosas podem ou não estar associadas às varizes, variando a incidência de varizes que coexistem com úlcera venosa de 30 a 67%.[9] A maioria dos pacientes com úlcera venosa e varizes tem insuficiência das safenas e/ou do sistema venoso profundo. É importante uma avaliação cuidadosa desses pacientes com a realização de mapeamento com ultrassonografia vascular, procurando-se identificar os pontos de refluxo nos sistemas superficial e profundo, com o objetivo de se instituir o tratamento mais adequado ao caso. A quantificação do refluxo venoso total poderia, teoricamente, identificar aqueles pacientes com insuficiência do sistema venoso superficial e úlcera e que se beneficiariam da cirurgia. Entretanto, ainda são necessários mais estudos para comprovação de que a correção cirúrgica do refluxo superficial, quando associada ao refluxo do sistema venoso profundo, reduz a recorrência de úlcera venosa cicatrizada.[9]

A terapia de compressiva é a base do tratamento, melhorando a hemodinâmica venosa e reduzindo os efeitos da hipertensão venosa, atuando na cicatrização e na redução da dor.[11]

CONSIDERAÇÕES FINAIS

Nem todos os pacientes com varizes necessitam de tratamento cirúrgico. Muitos são assintomáticos, assim permanecendo a maior parte de suas vidas, apesar de, às vezes, serem portadores de varizes volumosas. O manejo clínico, com compressão elástica, e mudanças comportamentais e de hábitos de vida, mantêm parte dos doentes sob controle. Entretanto, aqueles com sintomatologia importante (dor, edema, cãibras, fadiga importante), com alterações de pele decorrentes da hipertensão venosa crônica ou complicações de repetição têm indicação cirúrgica.

REFERÊNCIAS BIBLIOGRÁFICAS

1. F., Lurie, M., Passman, M., Meisner, M., Dalsing, E., Masuda, H., Welch, et al. The 2020 update of the CEAP classification system and reporting standards. *J Vasc Surg Venous Lymphat Disord*, 8 (2020), pp. 342-352.
2. Salim, S., Machin, M., Patterson, B.O., Onida, S., Davies, A.H. Global epidemiology of chronic venous disease: a systematic review with pooled prevalence analysis. *Ann Surg* 2021; 274:971e6.
3. Alsaigh, T., Fukaya, E. Varicose Veins and Chronic Venous Disease. *Cardiol Clin*. 2021 Nov;39(4):567-581.
4. DePopas, E., Brown, M. Varicose Veins and Lower Extremity Venous Insufficiency. *Semin Intervent Radiol*. 2018 Mar; 35(1):56-61.
5. Michaels, J.A., Campbell, W.B., Brazier, J.E., Macintyre, J.B., Palfreyman, S.J., Ratcliffe, J., et al. Randomised clinical trial, observational study and assessment of cost-effectiveness of the treatment of varicose veins (REACTIV trial). *Health Technol Assess* 2006;10:1e196, iii-iv.
6. Ortega, M.A., Fraile-Martínez, O., García-Montero, C., Álvarez-Mon, M.A., Chaowen, C., Ruiz-Grande, F., Pekarek, L., Monserrat, J., Asúnsolo, A., García-Honduvilla, N., Álvarez-Mon, M., Bujan, J. Understanding Chronic Venous Disease: A Critical Overview of Its Pathophysiology and Medical Management. *J Clin Med*. 2021 Jul 22;10(15):3239.
7. Saliba Jr, O.A., Rollo, H.A., Saliba, O., Sobreira, M.L. Graduated compression stockings effects on chronic venous disease signs and symptoms during pregnancy. *Phlebology*. 2020;35(1):46-55.
8. Hartmann, K. Endovenous (minimally invasive) procedures for treatment of varicose veins: The gentle and effective alternative to high ligation and stripping operations. Hautarzt. 2020 Dec;71(Suppl 2):67-73.
9. De Maeseneer, Marianne, G., et al. Editor's choice–European Society for Vascular Surgery (ESVS) 2022 clinical practice guidelines on the management of chronic venous disease of the lower limbs. *European Journal of Vascular and Endovascular Surgery*, v. 63, n. 2, p. 184-267, 2022.
10. Farah, M.H., Nayfeh, T., Urtecho, M., Hasan, B., Amin, M., Sen, I., Wang, Z., Prokop, L.J., Lawrence, P.F., Gloviczki, P., Murad, M.H. A systematic review supporting the Society for Vascular Surgery, the American Venous Forum, and the American Vein and Lymphatic Society guidelines on the management of varicose veins. *J Vasc Surg Venous Lymphat Disord*. 2022 Sep;10(5):1155-1171.
11. Knight, N., Shingler, S.L., Robertson, L., Stewart, M. Graduated compression stockings for the initial treatment of varicose veins in people without venous ulceration. *Cochrane Database Syst Rev*. 2021 Jul 16;7(7):CD008819.

12. Rabe, E., Partsch, H., Morrison, N., Meissner, M.H., Mosti, G., Lattimer, C.R., et al. Risks and contraindications of medical compression treatment - a critical reappraisal. *An international consensus statement*. Phlebology 2020;35:447e60.

13. Kakkos, S.K., Nicolaides, A.N. Efficacy of micronized purified flavonoid fraction (Daflon®) on improving individual symptoms, signs and quality of life in patients with chronic venous disease: a systematic review and meta-analysis of randomized double-blind placebo-controlled trials. *Int Angiol*. 2018 Apr;37(2):143-154.

19

Tromboembolismo Venoso

Marcos Arêas Marques • Julio Cesar Peclat de Oliveira •
Walter Junior Boim de Araujo

INTRODUÇÃO

A trombose venosa profunda (TVP), devido à sua frequência e interrelação com outras especialidades, deve ser muito bem conhecida pelo médico especialista, mas jamais ignorada pelos generalistas. A denominação tromboembolismo venoso (TEV) agrega tanto a TVP quanto a embolia pulmonar (EP) e, portanto, devem ser compreendidas dentro do mesmo contexto.

A frequência da TVP na população geral varia de 0,6 a 3 casos por 1.000 habitantes/ano.[1] Essas diferenças podem ser explicadas pelo fato de que os estudos anteriores à popularização do ultrassom vascular certamente subestimaram a quantidade de casos diagnosticados, e como será visto mais adiante, a sensibilidade do exame clínico para o diagnóstico da TVP é baixa.[1] Muito embora a incidência possa parecer baixa, fazendo-se o exercício de extrapolar os dados epidemiológicos para o tamanho da população brasileira, espera-se cerca de 120 a 200 mil novos casos de TEV anualmente.[1]

ETIOPATOGENIA

Em 1856, o patologista alemão Rudolf Virchow (1821-1902) propôs, pela primeira vez, que a TVP era resultante da ocorrência isolada ou combinada de três situações distintas: lesão endotelial, estase sanguínea e hipercoagulabilidade. Essa visão pioneira e intuitiva foi se sedimentando ao longo dos anos, a ponto de se considerar que todos os fatores de risco relacionados com a TVP têm a sua interferência modificando ao menos um dos três elementos da tríade.

FATORES DE RISCO

A TVP é uma doença multifatorial,[1] e acredita-se que a convergência de situações favoráveis para seu desenvolvimento seja a associação de uma situação basal, clínica ou cirúrgica, estimulada por um ou mais fatores de risco, que podem ser persistentes ou temporários. Dentre os fatores de risco mais importantes estão idade avançada, imobilidade prolongada, câncer, cirurgia recente, trauma, ciclo gravídico puerperal, anticoncepção, terapia de reposição hormonal, obesidade, trombofilias hereditárias ou adquiridas e história pregressa ou familiar de TEV, entre outros.[2]

DIAGNÓSTICO

O diagnóstico clínico da TVP se caracteriza pela presença de dor e edema no membro comprometido. Outros sinais podem ser percebidos, como, por exemplo, coloração azulada da pele, aumento da temperatura local, empastamento da musculatura da panturrilha, aumento da circulação venosa superficial (veias sentinelas de Pratt) e dor na panturrilha provocada pela dorsiflexão passiva do pé (sinal de Homans). No entanto, esses sinais e sintomas não são específicos de TVP, tornando o diagnóstico clínico impreciso.[1,2] Diante disso, desenvolveram-se modelos de avaliação de risco para estratificar a probabilidade de TVP. A mais utilizada nos serviços de emergência é o escore de Wells (EW), no qual atribui-se uma pontuação de acordo com os sintomas, sinais e história clínica, cujo resultado apontará a probabilidade ou não de TVP.[1] O EW tem dois propósitos: identificar os pacientes de alta probabilidade de TVP para serem submetidos ao exame complementar que confirme o diagnóstico (Eco-Color Doppler [ECD]) ou mesmo iniciar o tratamento caso não esteja disponível e identificar os pacientes de baixa probabilidade para submetê-los ao exame complementar que exclua seu diagnóstico (dímero-D [DD]).[1,2]

Há duas condições clínicas especiais que, embora raras, merecem ser citadas. As TVPs extensas (ilíaco-femorais) caracterizadas por dor e edema volumoso, mas sem sinais de isquemia de extremidade, caracterizam a *phlegmasia alba dolens*. Naquelas em que, além do edema importante, surgem sinais de isquemia ou mesmo de gangrena do membro, caracteriza-se o quadro de *phlegmasia cerulea dolens*.[2]

Diagnóstico diferencial

Dentre os diagnósticos diferenciais da TVP podemos citar o cisto de Baker roto, linfedema com celulite, edema póstraumático, erisipela, isquemia arterial aguda, hematoma por rotura muscular de panturrilha (síndrome da pedrada), compressões venosas por tumores pélvicos ou intra-abdominais, fraturas patológicas, trombose venosa superficial, artrite aguda e lesões de menisco.[1,2]

Diagnósticos complementares

Diagnóstico laboratorial

Exames inespecíficos, como leucograma, velocidade de hemossedimentação e desidrogenase láctica, podem estar alterados, porém são inespecíficos.[1]

O diagnóstico diferencial (DD), um produto de degradação da fibrina, está elevado na fase aguda da TVP. Não obstante, outras condições não trombóticas podem determinar a elevação dos seus níveis, como idade avançada, gestação, câncer, infecção, agressão cirúrgica, processos inflamatórios etc. Portanto, embora seja um método sensível, não pode ser considerado específico para o diagnóstico. Quando o resultado é negativo, é possível excluir o diagnóstico de TVP.[1]

Diagnóstico por imagem

Flebografia

Considerada outrora padrão ouro, a flebografia tem apenas importância histórica, sendo substituída atualmente pelo ECD. Apesar de possuir alta sensibilidade e especificidade, é um método invasivo que usa radiação e contraste iodado e, portanto, passível de complicações de acesso, reação alérgica e nefrotoxicidade.[1,2]

Eco-Color Doppler

Atualmente, é o método de escolha para confirmação diagnóstica da TVP. Trata-se de método não invasivo, e por isso pode ser repetido quantas vezes for necessário, inclusive à beira do leito, e que apresenta alta sensibilidade e especificidade quando executado por examinador experiente.[2] A ausência do sinal de Doppler registrada em segmento não compressível, a resposta atípica ao teste de compressão manual realizada distalmente ao transdutor e a falta de fasicidade com a respiração são dados úteis para confirmar o diagnóstico de TVP.[1]

Angiotomografia computadorizada (ATC)
A ATC tem sua maior utilidade no diagnóstico da TVP ilíaco-femoral e de veia cava e veias viscerais, locais onde o ECD tem limitações devido ao gás intra-abdominal.[1,2]

TRATAMENTO
O tratamento farmacológico da TVP na fase aguda visa a não progressão do trombo, diminuição dos sintomas e também evitar a recorrência e as complicações agudas e crônicas, como a EP e a síndrome pós-trombótica, respectivamente.[1,2]

A anticoagulação é o pilar do tratamento da TVP aguda. Está indicada em praticamente todos os casos de TVP proximal, em que os riscos de complicações são mais frequentes,[1,2] exceto naqueles com contraindicação formal ao seu uso, e em casos selecionados de TVP distal. A decisão para anticoagulação deve sempre considerar os benefícios do tratamento *versus* o risco de sangramento de cada paciente.[1]

Entre os cuidados gerais que devem ser adotados em pacientes com TVP, recomenda-se repouso relativo com a elevação do membro acometido para favorecer a drenagem venosa e diminuir a dor e o edema.[2] A necessidade de internação, cada vez menos frequente, deverá ser avaliada caso a caso, levando-se em consideração a gravidade do quadro, doenças associadas, além de questões sociais e de acesso aos serviços de saúde.[2]

Opções terapêuticas
Heparinas
Por muitos anos, a associação de heparina não fracionada (HNF) com antagonistas da vitamina K (AVK), estabelecendo-se uma "ponte terapêutica", foi a única modalidade disponível para o tratamento da TVP. Apenas nos anos 1990, a HNF, submetida a um processo de despolimerização, deu origem à heparina de baixo peso molecular (HBPM).[1]

A posologia recomendada da HNF é, inicialmente, de 80 UI/kg, endovenosa, em *bolus*, seguida por 18 UI/kg/h, em bomba infusora, com controle do tempo de tromboplastina parcial ativado (TTPa), que deve ficar entre 1,5 a 2,5 do tempo basal.[1]

A dose preconizada da HBPM varia de acordo com a medicação. Porém, a mais utilizada é a enoxaparina, que pode ser administrada na dose de 1 mg/kg, subcutâneo, de 12/12 horas ou 1,5 mg/kg, subcutânea em dose única diária. É importante ressaltar que a excreção preferencialmente renal da enoxaparina limita o seu uso em doentes com doença renal em estágios avançados, necessitando ajuste de dose.[1] Do mesmo modo que a HNF, a HBPM é mantida no esquema de "ponte" até o acerto da dose do AVK.

Em algumas situações clínicas especiais, prefere-se a extensão do tratamento com a HBPM, especialmente na gestação, pelo fato de não ultrapassar a barreira placentária.[3]

Além do sangramento, inerente ao uso de qualquer anticoagulante, a complicação mais temida das heparinas é a trombocitopenia induzida por heparina, dependente de uma resposta imunológica relacionada com o fator IV plaquetário. É uma complicação rara, que afeta cerca de 1 a 5% dos que recebem HNF, e 0,1% dos que recebem HBPM.[1] A alopecia e a osteoporose são complicações decorrentes do uso por tempo prolongado.[4]

Diferentemente da HNF, que tem seu efeito totalmente revertido pelo sulfato de protamina na razão de 1 mg para 100 UI, a HBPM tem seu efeito reduzido em apenas 60%.[1]

Antagonistas da vitamina K
Os AVKs, basicamente a varfarina, não devem ser administrados isoladamente como anticoagulante inicial para a TVP aguda devido à sua ação retardada na depleção dos fatores de coagulação dependentes da vitamina K. Desta forma, o tratamento deve ser iniciado concomitantemente a um anticoagulante parenteral.[1] Sempre que possível, administra-se o AVK no primeiro dia de tratamento, com controle do tempo de protrombina (TP) pela relação normatizada internacional (INR), a partir do 3º ou 4º dia. A dose inicial preconizada de varfarina é de 5 mg/dia, ajustando-se a dose de acordo com o INR. A dose inicial de 10 mg pode ser utilizada nos primeiros dois dias com objetivo de encurtar o tempo de ajuste do INR.[1] Recomenda-se o uso concomitante dos anticoagulantes parenterais por um período de 5 a 10 dias, e considera-se a ponte devidamente estabelecida quando a INR se encontra por 2 dias consecutivos entre 2 e 3.[1] O controle ambulatorial rigoroso é fundamental, uma vez que as oscilações no INR são frequentes e exigem, muitas vezes, ajustes de dose por sofrerem influência de outros medicamentos e da dieta.

Anticoagulantes orais diretos (DOACs)
As conhecidas limitações farmacodinâmicas e farmacocinéticas dos anticoagulantes, descritos anteriormente, impulsionaram o desenvolvimento de novas moléculas eficazes e seguras e que podem conter as seguintes características: administração via oral, janela terapêutica ampla, início de ação rápido, não necessidade de monitorização laboratorial, farmacocinética e farmacodinâmica previsíveis, rápida reversibilidade em caso de sangramento, pouca interação alimentar e medicamentosa e baixo custo.[5]

Inibidores diretos do fator x ativado
Rivaroxabana
Esse medicamento foi testado na fase aguda e na extensão do tratamento da TVP. A posologia recomendada é de 15 mg, por via oral, duas vezes ao dia por 21 dias e depois 20 mg, por via oral, uma vez ao dia, por pelo menos 3 meses, devendo ser ingerida com a alimentação para melhor absorção.[1,2]

Apixabana
Foi testada na fase aguda e na extensão do tratamento da TVP. A posologia recomendada é de 10 mg, por via oral, de 12 em 12 horas, durante 7 dias, e depois, 5 mg, por via oral, de 12 em 12 horas, durante pelo menos 3 meses.[1,2]

Edoxabana

Medicamento testado na fase aguda do tratamento da TVP (não na extensão). A posologia recomendada é, após o uso inicial de droga parenteral por pelo menos 5 dias, 60 mg, por via oral, em dose única diária, por pelo menos 3 meses. Em pacientes com insuficiência renal (*clearance* de creatinina [ClCr] entre 30 e 50 mℓ/min) ou peso corporal < 60kg, a dose deve ser reduzida para 30 mg, por via oral em dose única diária.[1,2]

Inibidores diretos da trombina
Dabigatrana

Medicamento testado na fase aguda e na extensão do tratamento da TVP. A posologia recomendada é, após o uso inicial parenteral por pelo menos 5 dias, 150 mg, por via oral, de 12 em 12 horas, por pelo menos 3 meses.[1,2] Uma vantagem da dabigatrana é a existência de um agente reversor específico, o idarucizumabe.[1]

Tratamento em populações especiais

TVP associada ao câncer

Os inibidores diretos do fator X ativado (rivaroxabana, apixabana e edoxabana) têm aprovação para o tratamento de TVP aguda associada ao câncer, de forma preferencial, para a maioria dos pacientes oncológicos, substituindo em muitos casos as HBPM e os AVKs.[1,2]

Doença renal crônica avançada

Pacientes com doença renal crônica (DRC) representam um dilema clínico, e estão simultaneamente predispostos a eventos trombóticos e hemorrágicos.[1]

As vantagens do uso de HNF em pacientes com DRC avançada é pela facilidade de suspensão de dose na vigência de um episódio hemorrágico, devido a sua menor meia-vida e possibilidade de reversão completa com uso de protamina.[1]

É necessária prudência no uso de HBPM nos pacientes com DRC avançada, visto que ela tem eliminação renal e eventualmente é necessário o ajuste da dose.[1]

A varfarina é tradicionalmente o anticoagulante oral de escolha nos pacientes com DRC avançada; porém, existe o risco de indução de nefropatia induzida por varfarina, o que pode acelerar a perda da função renal.[1]

Os DOACs devem ser usados com cautela na população de pacientes com DRC. A dabigatrana em especial, e em menor escala os inibidores do fator Xa, são excretados pelos rins, de forma que é esperado acúmulo sérico elevado de fármacos nesses pacientes.[1] Recomenda-se aferição de função renal basal antes do início da administração dos DOACs, associada a monitorização frequente, uma vez que pode haver declínio da função glomerular, gradual ou abrupto.[1]

No Reino Unido, a dabigatrana é contraindicada em pacientes com ClCr < 30 mℓ/min, e pode ser utilizada em dose reduzida nos pacientes com ClCr entre 15 e 30 mℓ/min nos EUA.[1]

A rivaroxabana é contraindicada em pacientes com ClCr < 15mℓ/min, e deve ter ajuste de dose em ClCr entre 15 e 50 mℓ/min.[1]

A dose de edoxabana deve ser reduzida à metade no comprometimento renal moderado (ClCr 15-29 mℓ/min) e está contraindicada pacientes com ClCr < 15 mℓ/min.[1]

A apixabana é contra indicada em pacientes com ClCr < 15 mℓ/min, não necessitando de ajuste de dose para o tratamento de TVP aguda em ClCr > 15 mℓ/min.[1]

Pacientes obesos

Recentemente, a International Society on Thrombosis and Haemostasis (ISTH) publicou um boletim no qual autorizava o uso de DOACs em doses habituais em pacientes obesos, independentemente do índice de massa corpórea ou peso absoluto, com maior evidência para rivaroxabana e apixabana.[6]

Gestantes

As HBPMs são os anticoagulantes de escolha para tratamento da TVP aguda em gestantes, devido ao seu melhor perfil de eficácia e segurança quando comparada à HNF.[1,3,5] No puerpério, pode-se optar pelo uso extensivo da HBPM ou pelos AVKs, que são seguros durante o período de amamentação.[1,3,5] Os DOACs estão formalmente contraindicados na gestação e na amamentação.[3,5]

Tratamento cirúrgico e endovascular

A trombectomia venosa na TVP aguda é indicada para as apresentações em que existe comprometimento da perfusão do membro (*phlegmasia alba dolens*).[2] A fasciotomia dos compartimentos musculares pode ser empregada como medida coadjuvante ou inicial, seguida pela anticoagulação.[2]

A remoção precoce cateter-dirigida dos trombos (trombólise mecânica, farmacológica ou a combinação de ambas) tem como objetivo prevenir a síndrome pós-trombótica nas TVPs de segmento ilíaco-femoral, com ou sem *phlegmasia cerulea dolens*, mas sem impacto na incidência de EP ou recidiva da TVP.[2]

Filtro de veia cava

Em pacientes nos quais há contraindicação formal à anticoagulação, ou quando há recidiva da TVP em anticoagulação teoricamente adequada, são as indicações clássicas de filtro de veia cava.[1,2]

CONSIDERAÇÕES FINAIS

As situações clínicas que envolvem a trombose venosa profunda são muito variadas. Na maior parte das vezes, o primeiro contato do paciente será com o médico generalista, que, portanto, deverá conhecer as manifestações clínicas iniciais para poder realizar a abordagem diagnóstica e o encaminhamento precoce ao especialista.

REFERÊNCIAS BIBLIOGRÁFICAS

1. Paschôa, A.F., Marques, M.A., Portugal, M.F.C. Trombose venosa profunda. In. Brito, Carlos José de. Cirurgia vascular: Cirurgia endovascular – Angiologia. 4ª edição, p. 1676. Edit. Thieme Revinter, 2020, Rio de Janeiro.
2. Ribeiro, M.S., Piccinato, D.E. Trombose venosa profunda. In Piccinato, Carlos Eli. Manual prático de Angiologia e Cirurgia Vascular. 2ª edição. Edit. Dilivros, 2019.
3. Oliveira ALML, Paschôa AF, Marques MA. Tromboembolismo venoso na mulher: novos desafios para uma velha doença. J Vasc Bras. 2020;19:e20190148. Disponível em: https://doi.org/10.1590/1677-5449.190148.

4. Marques, M.A., Porto, C.L.L., Milhomens, A.L.M., Vieira, J.M., Gomes, C.C.A., Rocha, A.T.C., Miller, C.S. Alopecia em pacientes anticoagulados. *J Vasc Bras.* 2020;19:e20190018. Disponível em: https://doi.org/10.1590/1677-5449.190018.

5. Marques, M.A. Os novos anticoagulantes orais no Brasil. *J Vasc Bras.* 2013; 12(3):185-186.

6. Martin, K.A., Westendorf, J.B., Davidson, B.L., Huisman, M.V., Sandset, P.M., Moll, S. Use of direct oral anticoagulants in patients with obesity for treatment and prevention of venous thromboembolism: Updated communication from the ISTH SSC Subcommittee on Control of Anticoagulation. *J Thromb Haemost.* 2021 Aug;19(8):1874-1882. Disponível em: doi: 10.1111/jth.15358.

CAPÍTULO 20

Síndrome do Pé Diabético

Eliud Garcia Duarte Junior • Edwaldo E. Joviliano • Valéria Morgado • Walter Jr. Boim de Araujo

INTRODUÇÃO

O pé diabético se constitui em uma das mais graves complicações do diabetes, com importantes impactos sociais e financeiros, que vão além do paciente e exercem forte demanda sobre a família, os profissionais e as instituições públicas e privadas de saúde, o sistema previdenciário e a sociedade em geral. Considerado uma questão de saúde pública, o pé diabético é a principal causa de internações e amputações não traumáticas em pacientes com a doença, especialmente em países de baixa e média renda.[1,2]

As complicações do diabetes, de modo geral, começam a surgir entre 5 e 10 anos após o início da doença, acarretando impactos sobre a retina (retinopatia), podendo levar até a amaurose; o rim (nefropatia), resultando em insuficiência renal; as artérias de grande e de médio calibres (doença macrovascular), acentuando o processo aterosclerótico e elevando os riscos de infarto agudo do miocárdio, acidente vascular encefálico e trombose arterial periférica, e, por fim, os nervos (neuropatia periférica).[2]

O primeiro estudo abrangente da síndrome do pé diabético no Brasil, o Estudo Cooperativo Brasileiro sobre Úlcera, Neuropatia Periférica Grave e Amputação (BRAZUPA),[3] foi realizado entre 2012 e 2014 e avaliou 1.055 indivíduos com a doença, visando levantar dados a respeito da situação do pé de risco no país. Do público analisado, 1/4 (25,3%) dos pacientes referiu ulceração prévia do pé, 13,7% amputação (dos quais 17,3% amputações maiores) e 5,3% relataram história de mais de uma amputação. Entre 15 e 20% dos pacientes com diabetes apresentaram alguma úlcera nos pés durante a vida, fazendo das complicações do pé diabético uma das principais causas de morbidade, respondendo por 20% das internações desses indivíduos. A polineuropatia é um fator causador de úlceras nos pés em 80% dos pacientes com diabetes, frequentemente associada à doença vascular. Mais da metade das úlceras em pés diabéticos se tornarão infectadas e demandarão hospitalização. Dessas infecções, 20% resultarão em amputação.

A cada ano, ocorrem mais de 1 milhão de amputações no mundo. Em mais de 70% dos casos, elas são decorrentes do diabetes. A metade dos indivíduos submetidos a uma amputação em nível de coxa, por exemplo, perde a outra perna em 5 anos, o que corrobora para colocar o diabetes e suas complicações entre as mais importantes causas de morbidade e mortalidade no mundo.

Dados da Organização Mundial da Saúde (OMS) estimam que em 2050 haverá uma população de 9,7 bilhões de indivíduos no mundo, e que desse total, 33,5% terão diabetes.

Considerando a ocorrência de úlceras em aproximadamente 25% dos pacientes com a doença, o foco na prevenção se apresenta imperativo, a fim de minimizar os gastos com o tratamento dessas úlceras, especialmente porque as taxas de morbidade são altas e a mortalidade após 5 anos de amputação de membro inferior só perde para o câncer de pulmão.[1-3]

Os custos médicos diretos do pé diabético no Brasil foram estimados considerando-se a paridade do poder de compra (PPC) de 2014 (1 US$ = 1,748 BRL). Assim, estima-se que o custo médico anual direto do pé diabético em 2014 tenha sido de US$ 361 milhões, o que denota 0,31% dos gastos públicos com saúde nesse período. Do total, US$ 27,7 milhões (13%) foram para internação e US$ 333,5 milhões (87%) para atendimento ambulatorial.[2,3]

Apesar de os dados serem alarmantes, 80% das úlceras são preveníveis. Nesse contexto, são de suma importância a prevenção de feridas, a educação e a orientação do paciente e sua família; a qualificação das equipes de saúde; o autocuidado, como enxugar bem os pés após o banho, evitar andar descalço e/ou utilizar calçados apertados e realizar o autoexame diário dos pés. Este último é uma medida simples e que ajuda a identificar pequenas calosidades, ferimentos, micoses, rachaduras ou queimaduras, que são pontos de partida para desdobramentos mais sérios.[4]

A atuação da equipe multidisciplinar, composta de endocrinologista, cardiologista, cirurgião vascular, nutricionista, ortopedista, enfermeiro e fisioterapeuta no atendimento e no acompanhamento do paciente com diabetes também é preponderante. Os profissionais de educação física, os agentes de saúde e o sapateiro também somam benefícios importantes a essa cadeia de prevenção.[4]

Os objetivos terapêuticos primários para tratar o diabetes melito têm como principal objetivo afetar minimamente a qualidade de vida do paciente, visando evitar complicações agudas, hiperglicemia, efeitos colaterais dos medicamentos, excessiva morbidade e mortalidade cardiovascular, cegueira, nefropatia e complicações nos membros inferiores que caracterizam o pé diabético e levam a amputações. Aproximadamente 80% dos custos dedicados a pacientes com pé diabético são para aqueles enquadrados na categoria de risco 3 (Tabela 20.1), o que demonstra a necessidade de tratar precocemente esses indivíduos e prevenir as progressão das úlceras.[2-4]

DEFINIÇÃO

De acordo com o American Society of Podiatric Surgeons, o pé de risco de um indivíduo com diabetes é aquele sem

Tabela 20.1 Categorias de risco.

Categorias de risco	Classificação
Risco 0: sensibilidade plantar normal	Baixo
Risco 1: perda de sensibilidade	Moderado
Risco 2: perda de sensibilidade com alterações de circulação, deformidade estrutural do pé ou onicomicose	Elevado
Risco 3: antecedente de ulceração, amputação ou fratura neuropática	Muito elevado

lesões, mas com presença de graus variados de neuropatia, associada ou não à doença vascular periférica no membro inferior.[4]

Já o pé diabético, segundo a OMS, é a situação de infecção, ulceração e/ou também a destruição de tecidos profundos dos pés, associada a anormalidades neurológicas (panneuropatia) e vários graus de doença vascular periférica no membro inferior.[4]

AVALIAÇÃO

As úlceras do pé diabético ocorrem, de modo geral, por dois principais fatores, quais sejam: a doença arterial periférica e a neuropatia, que leva a deformidades e alterações na estrutura do pé, por conseguinte a lesões por uso de calçados mal ajustados, lesões mecânicas ou térmicas agudas.[4] Como a falta de sensibilidade nos pés prejudica o processo de cicatrização da úlcera, o manejo dos principais fatores de risco para ulceração no pé diabético reduz a prevalência de complicações, como a amputação. O diagnóstico precoce dos fatores de risco possibilita a adoção de condutas de prevenção mais efetivas, capazes de se traduzirem em melhoria da qualidade de vida dos indivíduos e em redução do impacto econômico tanto, para estes quanto para o sistema de saúde.[3,4]

São fatores de risco para úlceras do pé diabético:

- Deformidades nos pés
- Doença vascular periférica
- Neuropatia periférica
- Amputação prévia
- Úlcera recente nos pés
- Glicemia mal ou não controlada
- Nefropatia diabética
- Tabagismo.

O exame dos pés da pessoa com diabetes ainda na Atenção Primária é essencial para permitir a atuação precoce e prevenir complicações. Conforme assinalado anteriormente, o autocuidado com os pés, a educação e a conscientização dos pacientes e familiares contribuem para a detecção de sinais e sintomas sugestivos de riscos de complicações iminentes. Na consulta, a avaliação precisa é imprescindível para estabelecer prioridades. A boa anamnese é, portanto, uma etapa fundamental e deve incluir avaliação metabólica, exames cutâneo, musculoesquelético, neurológico periférico e vascular, bem como a avaliação do calçado que o paciente usa.[4,5]

Avaliação cutânea

Busca identificar precocemente alterações na pele e a presença de fatores de risco dermatológicos, como calosidades, bolhas, micoses, fungos e infecções fúngicas nas áreas interdigitais, fissuras, pele ressecada, rachaduras e úlceras, verrugas plantares, unhas encravadas ou deformadas, lesões acarretadas por unhas deformadas ou por uso de calçados inadequados (Figura 20.1).[4]

Avaliação da sensibilidade tátil e sensibilidade vibratória

A avaliação tátil, realizada com o uso de monofilamento de Semmes-Weinstein (estesiometria), ajuda a identificar o pé diabético em risco de ulceração (Kumar et al). A conduta compreende aplicar o monofilamento em pontos da região plantar com maior pressão, como também no dorso do pé. A soma de mais de 3 erros em 10 pontos caracteriza pé em risco de ulceração neuropática, segundo Armstrong. Há vários estudos a respeito desse tipo de avaliação. A Universidade de Michigan adota a aplicação do monofilamento no mesmo local do diapasão na avaliação de neuropatia, mas mantendo o pé apoiado. É recomendado associar o teste de monofilamento ao:

- Teste de sensibilidade vibratória: diapasão 128 Hz. Se o paciente perceber a vibração, estará demonstrado o não comprometimento do membro. Caso não perceba ou o tempo de percepção for inferior a 5 segundos, estará identificado o comprometimento da sensibilidade vibratória
- Teste de sensibilidade dolorosa: pino ou palito
- Reflexo aquileu: martelo
- Limiar de sensibilidade vibratória: bioestesiômetro.

Considerando o fato de que não é comum a disponibilidade das alternativas supracitadas, foi desenvolvido o *Ipswich Touch Test*, que realiza o toque nos dedos dos pés e, de forma simples e segura no exame clínico, dispensa o uso de equipamentos, demonstrando concordância com o teste de monofilamento. Basta o examinador tocar levemente, com a ponta do dedo indicador, três dedos em cada pé do paciente, sendo o hálux, o terceiro dedo e o quinto dedo, para identificar quantos dos toques o indivíduo vai sentir.[4-6]

Avaliação musculoesquelética

Esse tipo de avaliação compreende a identificação da presença de deformidades anatômicas que possam acarretar elevação das pressões plantares, rupturas da pele e hiperextensão da articulação metatarsofalangeana com dedos em garra (flexão das interfalangeanas) e dedos em martelo (extensão das interfalangeanas distais – Figura 20.2).

É importante observar ainda se há sinais e sintomas da neuroartropatia de Charcot. De modo geral, indivíduos com Charcot apresentam perda da concavidade da região plantar, eritema, rubor e edema. Neste caso, a equipe deve avaliar se é preciso encaminhar o paciente para um especialista.[4]

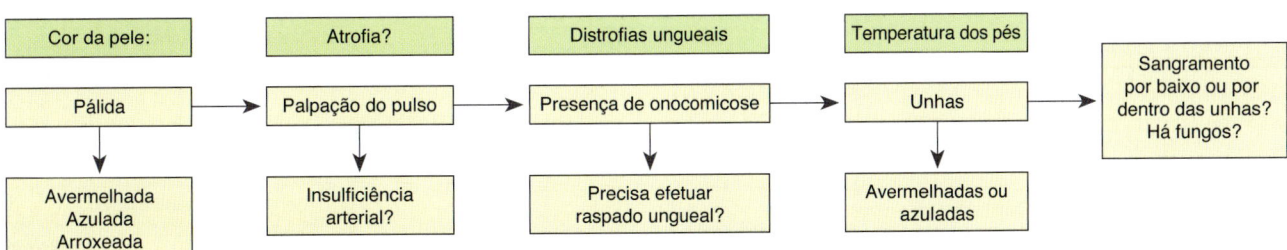

Figura 20.1 Avaliação da cor da pele.

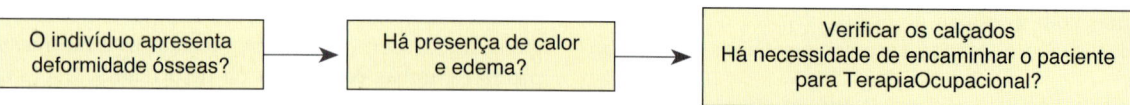

Figura 20.2 Avaliação de deformidades ósseas.

Avaliação vascular

De fundamental importância, a avaliação vascular deve verificar se há presença de rubor em declive, edema, varizes e se o indivíduo tem pele fina e brilhante (Figura 20.3). O profissional procederá a palpação dos pulsos tibial posterior (PTP) e pedioso (PP), a fim de identificar se estão diminuídos, ausentes ou normais, atentando para os sinais clássicos de:

- Isquemia aguda: dor, parestesia, paralisia por frio e palidez e ausência de pulso[4]
- Isquemia crítica: dor na perna em repouso, rubor dependente, palidez ao elevar a perna, atrofia muscular, feridas/úlceras de difícil cicatrização, gangrena, pele brilhante, diminuição de pelos na região do dorso do pé e unhas espessas.[4]

A avaliação vascular deve considerar, ainda, o índice tornozelo-braquial (ITB), que pode indicar o grau de risco para doença arterial periférica (DAP), outras doenças cardiovasculares (DCV), assim como o risco de desenvolver pé diabético. A fórmula para calcular o ITB compreende aferir a pressão arterial sistólica do braço e dos tornozelos esquerdo e direito, com o paciente em decúbito dorsal, membros estendidos e em repouso por 10 minutos, no mínimo.

NEUROPATIA DIABÉTICA: POLINEUROPATIA DIABÉTICA E POLINEUROPATIA DISTAL SIMÉTRICA[7-9]

Neuropatias diabéticas fazem parte de um conjunto de distúrbios heterogêneos caracterizados pela presença de sinais e/ou sintomas de disfunção dos nervos periféricos em pessoas com diabetes, demandando, assim, criteriosa avaliação clínica. Deve-se considerar que as neuropatias não diabéticas podem estar presentes em pessoas com diabetes. Mais da metade dos indivíduos é assintomática e 1 em cada 4 pacientes terá sintomas neuropáticos. Nesse contexto, cabe ressaltar que a neuropatia diabética é um diagnóstico de exclusão de doença renal, hipotireoidismo, alcoolismo, deficiência de vitaminas D3 e/ou B12, hanseníase e uso de medicamentos antineoplásicos, por exemplo.[7-9] A neuropatia diabética pode ser classificada conforme os sintomas e a localização:

- Neuropatia focal ou multifocal: quando há comprometimento de um nervo específico das mãos, dos pés, pernas, tronco ou cabeça
- Polineuropatia diabética: quando os sintomas afetam especialmente as mãos e os pés e tendem a progredir na direção do tronco
- Neuropatia motora proximal: quando os sintomas envolvem especialmente coxas, quadris, nádegas, abdome e tórax, de modo geral em apenas um lado do corpo, podendo ser bilateral
- Neuropatia autonômica: quando impacta o controle de órgãos, como coração, bexiga, estômago, intestinos e órgãos sexuais.

Apresenta-se bem estabelecida a associação da hiperglicemia crônica ao estresse oxidativo no desenvolvimento das complicações microvasculares diabéticas. A hiperglicemia crônica gera lesão e disfunção neuroaxonal, conforme demonstram estudos envolvendo diabetes melito tipo 1 (DM1), fato que não se observa na maior parte dos estudos com DM tipo 2 (DM2).[9] Fatores ligados ao DM1, como hiperglicemia e alteração da sinalização pela deficiência de insulina, e ao DM2, tais como hiperglicemia, dislipidemia e resistência insulínica causam danos ao DNA, gerando estresse do retículo endoplasmático, disfunção mitocondrial, lesão celular e prejuízos irreversíveis.[4,9]

A dislipidemia, por meio da elevação dos triglicerídeos e do aumento de ácidos graxos não esterificados, acarreta acúmulo de acetil-CoA. Sua conversão a acilcarnitina aumenta o dano ao nervo, e a beta-oxidação comprometida aumenta espécies reativas de O_2, sendo o gatilho para o

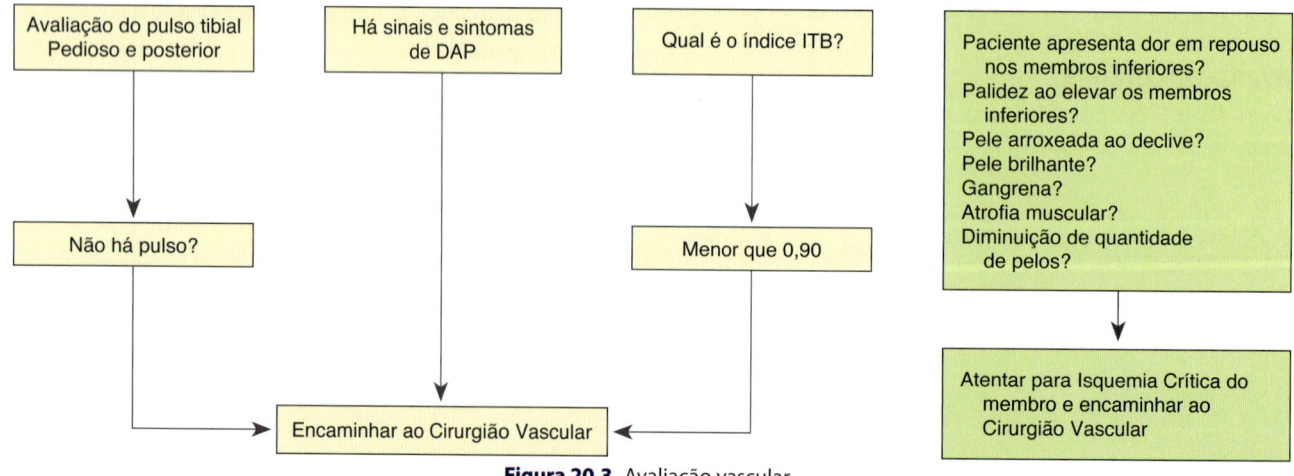

Figura 20.3 Avaliação vascular.

estresse oxidativo e mais inflamação. Evidências recentes sugerem que o metabolismo esfingolipídico alterado é neurotóxico. Lipídeos bioativos, os esfingolipídeos são componentes estruturais da membrana das células plasmáticas e moléculas de sinalização do sistema nervoso. Erros de biossíntese produzem desoxifingolipídeos tóxicos aos neurônios e células beta pancreáticas, em maior quantidade nos pacientes com síndrome metabólica e DM1, e acentuados em pacientes com DM2.[7-9]

As neuropatias diabéticas mais frequentes são as difusas, que compreendem a PNDS e as neuropatias autonômicas (NADs), que comprometem as fibras finas (amielínicas tipo C, pouco mielinizadas delta) e grossas (A beta, alfa), respectivamente; mononeuropatias; radiculopatias; neuropatias não diabéticas comuns em diabetes (todas menos frequentes).[9] A forma mais comum é a PNDS, somando 75% dos casos, denominada polineuropatia diabética assintomática ou sintomática/dolorosa (PNDD).[9] O quadro sintomático é caracterizado por distribuição em bota e luva, iniciando-se na direção distal-proximal, altura dependente, com relatos muitas vezes não compreendidos pelos pacientes como sintomas de PND:[8] dormência, formigamento, equilíbrio alterado (fibras grossas), queimação, choques (pontadas, agulhadas), dor lancinante/facadas (fibras finas). O diagnóstico inclui história clínica e exame neurológico dos pés com instrumentos simples, de fácil aplicação: palito pontiagudo (fibra C), diapasão 128 Hz (fibra A beta), cabo do diapasão esfriado (delta).

Uma complicação frequente da PND é a úlcera de pé diabético (UPD). O uso do monofilamento de 10 g é recomendado para identificação do risco neuropático de ulceração. Há ainda outras complicações, como quedas e depressão.[9] Assim, a recomendação é de que toda pessoa com DM deve ter os pés examinados desde o diagnóstico (DM2) ou a partir de 5 anos de evolução da doença (DM1). Há outras ferramentas para diagnosticar PND de fibra fina (PND-FF), como a biopsia em saca-bocado (*punch*), considerada padrão ouro, pois avalia a densidade das fibras nervosas intraepidérmicas (IENFD), e a microscopia confocal da córnea (CCM), que usa um retinógrafo especial e um *software* validado para avaliar a densidade e o arqueamento das fibras nervosas da córnea.[4,9]

A disautonomia periférica sudomotora e desnervação simpática das glândulas sudoríparas têm sido muito investigadas e há diversos dispositivos disponíveis para avaliá-las: Neuropad, Sudoscan, QSART (Quantitative Sudomotor Axon Reflex), Thermoregulatory Sweat Test. Entretanto, ainda não há um padrão-ouro. O uso de adesivo (Neuropad®) é um instrumento simples de detecção por meio da mudança de coloração que indica se há disfunção sudomotora: a cor rosa é normal e rosa/azul ou totalmente azul é anormal.[10]

A recomendação para o manejo da PND inclui controle rigoroso da glicemia visando a valores quase normais em pacientes com DM1, o que reduz de forma drástica a incidência e é recomendado para a prevenção do DM1 (Evidência A). Em pacientes com DM2 mais avançado, com múltiplos fatores de risco e comorbidades, o controle intensivo apenas da glicose é modestamente eficaz na prevenção de PND, e as metas centradas no paciente devem ser bem direcionadas (Evidência B); intervenções no estilo de vida são recomendadas para a prevenção de PND em pacientes com pré-diabetes/síndrome metabólica e DM2 (Evidência B).[4,9,10] Até hoje, não há droga capaz de atuar em todos os mecanismos fisiopatogênicos da PND.[3,9] Alguns medicamentos têm sido estudados, mas atuam em determinadas vias, como a do estresse oxidativo e da hexosaminase (ácido tióctico e benfotiamina), e sem respostas robustas na progressão da PND.[4,10]

INFECÇÃO E INFLAMAÇÃO

Os profissionais de saúde (médicos, enfermeiros, fisioterapeutas e educadores físicos) devem estar atentos aos sinais clássicos de infecção, "calor, rubor e secreção", com ou sem a presença de isquemia. Hiperemia, aumento da temperatura local e saída de secreção purulenta da úlcera indicam processo infeccioso em curso. Manifestações sistêmicas de infecção associadas (taquicardia, febre, hipotensão) são indicativos de gravidade. O médico clínico tem papel essencial de avaliar o estado de gravidade do processo infeccioso, e não apenas o de verificar a necessidade de internação ou não. Deve propor prescrição de antibioticoterapia empírica inicial, enquanto pesquisa o agente etiológico. Nesse momento, a avaliação sobre a participação do cirurgião é fundamental, pois poderá, após a avaliação clínica, concluir se há indicação de procedimento cirúrgico, desbridamento ou revascularização, trazendo diferença significativa. A demora na avaliação e na realização do procedimento cirúrgico pode resultar em prognósticos e desfechos negativos.[11-13]

A equipe de enfermagem tem papel também no cuidado da úlcera no processo de internação, que deve ser sempre conduzido de forma conjunta, considerando as particularidades de cada caso. As trocas de curativo e das coberturas são sempre realizadas com o olhar de equipe. A participação de outras especialidades médicas, como infectologia e o uso de terapias adjuntas (p. ex., terapia de pressão negativa, hiperbárica), ocorrerá conforme as particularidades de cada caso, já que esses pacientes demandam diferentes olhares e intervenções durante a internação por pé diabético.[4, 11,13]

Todas as feridas crônicas contêm naturalmente um nível de bactérias. Muitas vezes, esses agentes são inofensivos e encontrados naturalmente na superfície da pele. Feridas crônicas, como úlceras nas pernas, úlceras diabéticas nos pés e úlceras por pressão, têm maior probabilidade de serem colonizadas por bactérias, devido à natureza da ferida aberta e do tipo de tecido.[14] A carga bacteriana da ferida pode ser dividida em quatro categorias: contaminação, colonização, infecção local (anteriormente denominada colonização crítica) e infecção da ferida. Nas feridas com evidência de infecção local (colonização crítica), a infecção sistêmica é mais provável caso a carga bacteriana não seja reduzida pelo manejo eficaz, podendo impactar em muito nas defesas do paciente. Os patógenos mais frequentes associados a infecções de feridas são *Staphylococcus aureus*, espécies de Streptococcus, *Pseudomonas aeruginosa* e anaeróbios.[14]

VASCULOPATIA DIABÉTICA

A doença vascular diabética ou vasculopatia diabética é uma condição que envolve o endurecimento ou obstruções das artérias em decorrência do diabetes. O diagnóstico ocorre por meio de anamnese, exame clínico minucioso, palpação e exames laboratoriais e de imagem, como ultrassom Doppler,[14-18] exames de urina, oftalmológicos, dosagem de colesterol e triglicerídeos.[14]

A insuficiência arterial, que caracteriza a doença arterial obstrutiva periférica (DAOP), tem início com a claudicação intermitente, dor ao caminhar e alívio ao repousar, podendo evoluir para o quadro de dor mesmo quando o indivíduo está em repouso, alcançando estágio final com o desenvolvimento de úlceras ou gangrena. Nos pacientes com diabetes, a progressão da CI é mais acelerada e incisiva, especialmente pela presença de neuropatia associada, acarretando em sensibilidade e desconfortos menores na fase de dor de repouso, levando o indivíduo a notar o quadro apenas quando já há lesões instaladas.[4,14]

A doença arterial aorto-ilíaca é outro problema que pode estar presente em pessoas com diabetes, manifestada por meio de impotência associada à claudicação (síndrome de Leriche). Entretanto, a presença de neuropatia torna esse sintoma pouco útil no diagnóstico da doença arterial periférica. Nos casos em que as artérias de maior calibre são acometidas, as lesões necróticas distais são predominantes, compreendendo os pododáctilos e até toda a extensão do pé. Já nos casos envolvendo a microcirculação, as lesões são menores, dificultando o tratamento e acarretando em muita dor e desconforto. Para definir a conduta clínica e cirúrgica é fundamental efetuar a diferenciação entre pé diabético neuropático e isquêmico (Tabela 20.2).[14]

A mudança no estilo de vida, especialmente na dieta associada a medicamentos, visando à manutenção de níveis adequados de glicemia e gordura corporal, o controle da pressão arterial, a cessação do tabagismo e a incorporação de atividades físicas na rotina são essenciais para o tratamento. Alguns fármacos, como bloqueadores do canal de cálcio, clopidogrel, estatinas, diuréticos e ácido acetilsalicílico são indicados por quem possui diagnóstico de vasculopatia diabética. Recomenda-se que pacientes com diabetes se submetam a avaliação médica anual, com o objetivo de diagnosticar a DAOP precocemente e iniciar o tratamento para evitar complicações.[4,14]

ESTRATIFICAÇÃO DO RISCO DE PÉ DIABÉTICO

O papel da Atenção Primária na avaliação física é muito importante, considerando o fato de que contribui para maior controle e direcionamento mais assertivo aos serviços de referência. A Tabela 20.3 apresenta a classificação de risco para pé diabético.

A equipe multidisciplinar pode orientar o paciente com diabetes e seus familiares, repassando dicas de cuidados com os pés e o tipo de calçado adequado. Na Suécia, essa conduta resultou em diminuição de até 50% nas amputações. O tipo e o formato do calçado são decisivos para evitar lesões que podem resultar em feridas/úlceras, infecções e complicações capazes de levar a amputações parciais ou totais de membros. Dessa forma, as medidas de prevenção de riscos incluem:[4,15]

- Escolha de calçados confortáveis
- Não usar sapatos apertados nem folgados nos pés
- Identificar costuras salientes, desgaste e dobras no revestimento
- Verificar se há algum objeto estranho no interior, e a seguir introduzir a mão na ponta do calçado para retirar as palmilhas e identificar possíveis deformidades por pressão óssea.

Há ainda a possibilidade de o indivíduo desenvolver pé equino. Nesta e nas demais situações em que o indivíduo apresenta deformidades nos pés, é essencial avaliar o encaminhamento a um especialista em calçados ou palmilhas.

CLASSIFICAÇÕES

Na prática médica atual, já ficou bem definido que pacientes com o membro inferior ameaçado (MIA) possuem vários fatores que influenciam no risco de amputação e na possibilidade de benefício do membro com a revascularização, como a extensão e profundidade da ferida e o grau de infecção presente. A isquemia, apesar de importante fator contribuinte, não é mais a única a ser considerada quando se pensa em estadiar ou classificar o paciente com MIA.[15]

Um bom sistema de estadiamento requer o fornecimento de uma estratificação de risco precisa, em relação à sua progressão, e deve permitir comparação entre diferentes estratégias terapêuticas. As classificações existentes para membros inferiores ameaçados são, em geral, limitadas na capacidade de auxiliar na tomada de decisão clínica, por não fornecerem uma estratificação de risco precisa do membro.[4] Muitas das vezes, não abordam os três

Tabela 20.2 Diferenciação entre pé diabético isquêmico e neuropático.

	Pé isquêmico	Pé neuropático
Início	Claudicação intermitente	Parestesia, hipoestesia, anestesia
Dor	Ao movimento, alivia com repouso	À noite, alivia com movimentos
Pele	Com frialdade, cianose, seca e reluzente com persistência do rubor	Aquecida, seca e descamativa, com ausência ou diminuição da transpiração
Unhas	Não crescem	Crescem e encravam com frequência
Pelos	Rarefação no terço distal da perna	Inalterados
Musculatura	Atrofia nas pernas	Atrofia infrequente
Arquitetura óssea	Preservada	Deformidades (pé de Charcot)
Pulsos distais	Diminuídos ou ausentes	Normais
Úlceras	Extremamente dolorosas nos pontos de trauma (dorso, hálux, calcâneo), infecção (interdígitos) ou extremidade distal dos pododáctilos	Indolores nos pontos de apoio osteoarticular (pressão), frequentemente deformados (cabeça dos metatarsos). Infectam-se facilmente
Micose	Frequente	Frequente
Infecção	Possível, mas não frequente	Bolhas sero-hemáticas ou purulentas frequentes

Tabela 20.3 Classificação de risco para pé diabético.

Classificação	Acompanhamento
Neuropatia ausente Grau 0	Clínico Avaliação anual dos pés Enfermeiro/médico
Neuropatia presente com ou sem deformidades Grau 1	Acompanhamento clínico Avaliação dos pés a cada 3 a 6 meses Enfermeiro/médico
Doença arterial periférica com ou sem neuropatia Grau 2	Clínico Avaliação dos pés a cada 2 a 3 meses Avaliar necessidade de encaminhamento para outro ponto de atenção Enfermeiro/médico
História de úlcera e/ou amputação Grau 3	Clínico Avaliação dos pés a cada 1 a 2 meses Encaminhamento para equipe especializada Enfermeiro/médico

Nota: todos os graus requerem plano terapêutico individualizado, ressaltando orientações de cuidados com os pés, realizado por equipe multiprofissional.

Tabela 20.4 Classificação de Rutherford.

Estágio	Clínica
0	Assintomático
I	Claudicação leve
II	Claudicação moderada
III	Claudicação grave
IV	Dor em repouso
V	Lesão trófica pequena
VI	Necrose extensa

Tabela 20.5 Classificação de Fontaine.

Estágio	Classificação
I	Assintomático
IIa	Claudicação leve
IIb	Claudicação moderada a severa
III	Dor isquêmica em repouso
IV	Gangrena ou ulceração

Tabela 20.6 Classificação de Wagner* para as lesões do pé diabético.

Grau	Características
0	Pé de risco, sem úlcera evidente, com calosidades grossas e cabeças metatársicas proeminentes, dedos em garra ou outras anormalidades ósseas
1	Úlcera superficial não infectada
2	Úlcera profunda sem envolvimento ósseo
3	Úlcera profunda com formação de abscesso ou envolvimento ósseo
4	Gangrena localizada em parte do pé
5	Gangrena extensa de todo o pé

*A classificação de Wagner não diferencia gangrena por infecção de gangrena por isquemia.
Adaptada de artigo publicado em: *The Society for Vascular Surgery lower extremity threatened limb classification system, a literature review.*

Tabela 20.7 Classificação da ISDA.

Grau	Características
Ausente	Ausência de pus ou sinais de infecção
Leve	Presença de duas ou mais manifestações de infecção, mas de forma superficial
Moderada	Infecção, em paciente sistemicamente bem, mas com celulite extensa, linfangite, abscesso profundo, gangrena ou lesão muscular tendínea ou óssea
Grave	Infecção com toxicidade sistêmica

principais pilares (ferida, isquemia e infecção) do MIA de amputação ou falham em diferenciar úlcera de gangrena, por exemplo.[4] As classificações de Rutherford (Tabela 20.4)[9], Fontaine 1 (Tabela 20.5)[10], Wagner (Tabela 20.6) e ISDA (Tabela 20.7), amplamente adotadas entre os cirurgiões vasculares em anos anteriores, baseiam-se, principalmente, no grau de isquemia e não chegam a mencionar a presença ou ausência de infecção.[15]

Classificação para membros inferiores ameaçados (Wifl)[16]

Uma melhor compreensão da doença subjacente e os avanços terapêuticos, principalmente nas terapias endovasculares, tornou ultrapassados os sistemas de classificação preexistentes e mostrou a necessidade de um modelo de estratificação mais abrangente, com, no mínimo, os três principais pilares do membro inferior ameaçado (MIA), permitindo a comparação significativa entre as diferentes terapias e ajudando na tomada de decisão clínica. A Society for Vascular Surgery (SVS) criou, em 2014, o Sistema de Classificação para Extremidade Inferior Ameaçada da SVS, a classificação Wifl (do inglês, W: *wound* ou ferida, I: *ischemia* ou isquemia, fl: *foot infection* ou infecção do pé – Tabela 20.8).[15,16]

A classificação SVS Wifl objetiva uma descrição precisa da carga da doença que permita avaliações acuradas e comparações entre terapias alternativas e grupos semelhantes de pacientes. Não se destina a definir o melhor método de tratamento, mas a auxiliar na tomada de decisão clínica, sendo, para o MIA, um análogo da classificação tumor, nódulo e metástase (TNM) para o câncer. Para isso, atribui-se a cada parâmetro da sigla Wifl uma escala de 4 graus, que vai do 0 ao 3, em que 0 representa ausente, 1 leve, 2 moderado e 3 grave.

A pontuação atribuída a cada parâmetro (ferida, isquemia ou infecção do pé) é combinada em duas tabelas, uma que estima o risco de amputação em um 1 e outra sobre a necessidade ou o benefício que o paciente e seu membro terão com a revascularização.[16]

Especialistas categorizaram, em consenso, cada uma das 64 combinações possíveis das Tabelas 20.9 e 20.10 seguindo o método Delphi e, a partir delas, o membro é classificado para risco de amputação e necessidade de revascularização, nos estágios clínicos 1 (muito baixo), 2 (baixo), 3 (moderado), 4 (alto) ou 5 (membro irrecuperável, mesmo com a revascularização).[16] A SVS disponibiliza um aplicativo gratuito que facilita o uso da classificação Wifl: o SVS Interactive Practice Guidelines.[16]

Tabela 20.8 Classificação Wifl para membros inferiores ameaçados: avaliação do risco de amputação.[7]

Componente	Graus	Descrição		
Ferida (W)	0	Sem úlcera ou gangrena (dor isquêmica em repouso)		
	1	Úlcera pequena ou superficial em perna ou pé, sem gangrena (ADS ou CP)		
	2	Úlcera profunda com exposição de osso, articulação ou tendão ± gangrena limitada a pododáctilos (MAD ou TMA padrão ± CP)		
	3	Úlcera profunda e extensa envolvendo antepé e/ou mediopé ± envolvimento do calcâneo ± gangrena extensa (RC do pé ou TMA não tradicional)		
Isquemia (I)		**ITB**	**PAS tornozelo**	**TP, TcPO$_2$**
	0	≥ 0,80	> 100 mmHg	≥ 60 mmHg
	1	0,6-0,79	70 mmHg a 100 mmHg	40 mmHg a 59 mmHg
	2	0,4-0,59	50 mmHg a 70 mmHg	30 mmHg a a 39 mmHg
	3	≤ 0,39	< 50 mmHg	< 30 mmHg
Infecção do pé (fl)	0	Não infectado		
	1	Infecção local leve, envolvendo apenas pele e subcutâneo, eritema > 0,5 cm e ≤ 2 cm		
	2	Infecção local moderada, com eritema > 2 cm ou envolvendo estruturas mais profundas		
	3	Infecção local grave com os sinais de SIRS		

Wifl = Wound, Isquemia and Foot Infection; ADS = amputação digital simples; CP = cobertura da pele; MAD = múltiplas amputações digitais; TMA = amputação transmetatársica; RC = reconstrução complexa; ITB = índice tornozelo-braquial; PAS = pressão arterial sistólica; TP = *toe pressure* (PAS do dedo do pé); TcPO$_2$ = *transcutaneous oxygen pressure* (pressão transcutânea de oxigênio); SIRS = *systemic inflammatory response syndrome* (síndrome da resposta inflamatória sistêmica).

Tabela 20.9 Estimativa de risco de amputação em 1 ano, de acordo com os estágios clínicos de classificação WIFI propostos pelos especialistas

	Isquemia 0				Isquemia 1				Isquemia 2				Isquemia 3			
Ferida 0	VL	VL	VL	VL	VL	L	L	M	L	L	M	M	M	H	H	H
Ferida 1	VL	VL	VL	VL	L	M	M	M	M	H	H	H	H	H	H	H
Ferida 2	VL	VL	VL	VL	M	M	H	H	H	H	H	H	H	H	H	H
Ferida 3	VL	VL	VL	VL	M	M	M	H	H	H	H	H	H	H	H	H
	fl 0	fl 1	fl 2	fl 3	fl 0	fl 1	fl 2	fl 3	fl 0	fl 1	fl 2	fl 3	fl 0	fl 1	fl 2	fl 3

VL = *very low*, muito baixo; L = *low*, baixo; M = *moderate*, moderado; H = *high*, alto; fl = *foot infection*, infecção do pé; Wifl = Wound, Isquemia and Foot Infection.
Adaptada de artigo publicado em: *The Society for Vascular Surgery lower extremity threatened limb classification system, a literature review*.

Tabela 20.10 Classificação Wifl para membros inferiores ameaçados: avaliação do risco de amputação.[7]

	Isquemia 0				Isquemia 1				Isquemia 2				Isquemia 3			
Ferida 0	VL	VL	VL	VL	VL	L	M	L	L	M	M	M	L	H	H	H
Ferida 1	VL	VL	VL	VL	L	M	M	M	H	H	H	H	H	H	H	H
Ferida 2	VL	VL	VL	VL	M	M	H	H	H	H	H	H	H	H	H	H
Ferida 3	VL	VL	VL	VL	M	M	M	H	H	H	H	H	H	H	H	H
	fl 0	fl 1	fl 2	fl 3	fl 0	fl 1	fl 2	fl 3	fl 0	fl 1	fl 2	fl 3	fl 0	fl 1	fl 2	fl 3

VL = *very low*, muito baixo; L = *low*, baixo; M = *moderate*, moderado; H = *high*, alto; fl = *foot infection*, infecção do pé; Wifl = Wound, Isquemia and Foot Infection.
Adaptada de artigo publicado em: *The Society for Vascular Surgery lower extremity threatened limb classification system, a literature review*.

A SVS Wifl tem sido avaliada em importantes ensaios, como o BEST – CLI, o BASIL-2 e o BASIL-3, que se aproximam da fase de finalização. Embora ainda precise de ajustes e complementação, tem sido validada em importantes desfechos ligados ao salvamento do membro, como a capacidade de predizer a sobrevida livre de amputação em 1 ano, o tempo de cicatrização de feridas e as taxas de amputação maior e menor.[16]

TRATAMENTO
Antibioticoterapia

Excetuando-se as úlceras superficiais e as celulites leves, todos os pacientes devem ser internados e tratados com antibioticoterapia endovenosa de amplo espectro (Tabelas 20.11 e 20.12). Posteriormente, deve-se adequar a antibioticoterapia de acordo com resultado da cultura e antibiograma e evolução clínica.[15] A drenagem de coleções não deve ser retardada. Nos casos leves e moderados, evitar amputações primárias. A isquemia é definida com base na história e no exame físico. O índice tornozelo-braço (ITB) é útil apenas para a confirmação dos achados clínicos, pois calcificações das artérias nos diabéticos dão resultados falsamente elevados. A presença de pulso em repouso não descarta isquemia e gangrena. Dor nos artelhos, dorso do pé ou tornozelo, úlceras com limites imprecisos com tecidos escurecidos, manobras posturais alteradas são indicativos da necessidade de angiografia.

Se as condições gerais do paciente permitirem, nenhum paciente diabético com doença arterial periférica deve ser submetido à amputação primária sem a angiografia. Deve-se sempre tentar contrastar as artérias infrageniculares e podálicas para avaliação do leito distal para revascularização.

Tabela 20.11 Antibioticoterapia empírica para lesões infectadas.

Infecção	Patógeno	Gravidade	Antibioticoterapia inicial		Outras medidas
			Oral	Endovenoso	
Celulite	*Staphylococcus* ou *Streptococcus*	Leve	Cefalexina, cefadroxil ou clindamicina	–	Cuidados com os pés, tratar *tinea pedis*
		Moderada a grave	–	Cefalotina, cefuroxima ou clindamicina	–
Úlcera superficial	–	Leve	Cefalexina, cefadroxil ou clindamicina	–	Desbridamento
		Moderada	–	–	–
		Grave	–	Amoxacilina/clavulanato, Ampicilina/sulbactam, Ceftriaxona	–
Infecções profundas	*Staphylococcus* ou *Streptococcus* com ou sem gram-negativos ou anaeróbios	Leve a grave	Amoxacilina/clavulanato, ciprofloxacina + clindamicina, ciprofloxacina + metronidazol	Amoxacilina/clavulanato, Ampicilina/sulbactam, ceftriaxona, ciprofloxacina + clindamicina, aztreonam	Drenagem ou desbridamento
Gangrena	Polimicrobiana	–	–	Idem para infecções profundas	–

Tabela 20.12 Esquemas de antibioticoterapia.

Antibióticos	Posologia
Cefalexina	500 mg VO 6/6 h
Cefalotina	1-2 g EV 6/6 h
Amoxacilina/Clavulanato	500 mg/125 mg VO 8/8 h
Oxacilina	1-2 g EV 6/6 h
Gentamicina	60 mg EV 8/8 h
Metronidazol	500 mg EV 8/8 h
Ciprofloxacina	400 mg EV 12/12 h
Clindamicina	600 mg EV 8/8 h
Ceftriaxona	1-2 g EV 12/12 h
Clindamicina	600 mg EV 8/8 h
Ciprofloxacina	400 mg EV 12/12 h

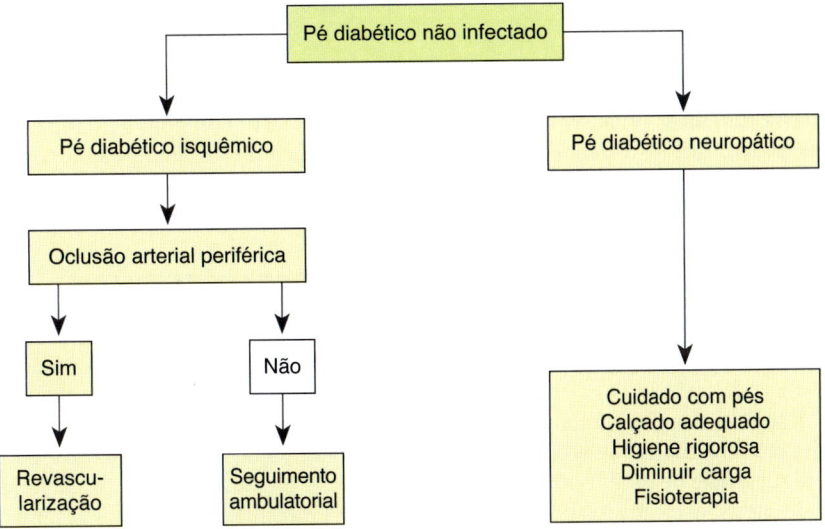

Figura 20.4 Condutas nas lesões não infectadas.

Identificação da causa subjacente

Quando o processo de remissão da ferida está paralisado, conhecimentos e habilidades para avaliar todo o paciente, e não simplesmente sua ferida, são de vital importância.[4] Os três principais tipos de feridas crônicas são ulceração por pressão, ulceração de perna e ulceração do pé diabético, que compartilham características comuns em termos de estagnação no estágio inflamatório da cicatrização e mostram níveis aumentados de metaloproteinases de matriz (MMPs), sendo suscetíveis a infecções e geralmente com biofilmes.[4] No entanto, as patologias subjacentes às feridas são muito diferentes. A base do tratamento bem-sucedido consiste em garantir, sempre que possível, alívio de pressão, compressão ou revascularização (convencional ou endovascular).

Preparação do leito da ferida

Estabelecida a causa subjacente, o leito da ferida precisa ser preparado para otimizar a chance de cicatrização. Além disso, o TIME, acrônimo de quatro letras, que significa: T = tecido, I = infecção/inflamação, M = balanço de umidade e E = bordas, fornece uma ferramenta prática, idealizada por Schultz et al., para ajudar os profissionais a adotarem uma abordagem sistemática na avaliação de feridas e na seleção de coberturas. O preparo da ferida e o TIME devem ser usados no contexto do atendimento ao paciente como um todo, considerando fatores como nutrição, dor e hidratação.[4]

Avaliação do tecido

O tecido é viável ou inviável? A presença de fibrina e/ou necrose, características comuns em feridas crônicas, atrasará a cicatrização de feridas,[4,15,16] e pode atrair bactérias, aumentar o risco de infecção e impedir que o médico avalie completamente a extensão ou a profundidade da ferida. Se há tecido inviável, é necessária a realização de algum tipo de desbridamento. No entanto, se existir comprometimento da circulação arterial, primeiro deve-se proceder à realização de estudos de imagem e, confirmado o quadro isquêmico, realizar revascularização prévia (convencional e/ou endovascular). Há muitos métodos de desbridamento, mas o mais comum utilizado após a revascularização bem-sucedida é o desbridamento mecânico cirúrgico. Realizados a revascularização e o desbridamento, é fundamental a continuação dos cuidados para acelerar a cicatrização das feridas.

Biofilme

Uma ferida que não cicatriza em tempo hábil, apesar de investigação holística e intervenção ideal, pode ser considerada crônica. As intervenções podem incluir o tratamento da infecção, desbridamentos, compressão adequada (úlceras venosas da perna), restauração do fluxo arterial (úlceras isquêmicas), atenção e intervenção adequada em relação às lesões por pressão, alívio da carga em úlceras de pé relacionadas com o diabetes e gestão de outros fatores ou doenças sistêmicas subjacentes. Depois de controlar esses fatores, os biofilmes são, provavelmente, a causa mais importante de persistência do retardo da cicatrização.[4,15]

O biofilme pode ser descrito como uma colônia de bactérias estruturadas, envolta em uma matriz de polissacarídeos que é passível de aderir à superfície de uma ferida. De difícil diagnóstico clínico, pode afetar a cicatrização das feridas por causa da produção de enzimas e toxinas que perpetuam o processo inflamatório da lesão.[15] Pode ser formado por uma ou mais bactérias, sendo as mais comuns os *Staphylococcus* e as *Pseudomonas*, estando presentes em até 78% das feridas crônicas.[15] Bactérias anaeróbicas também são muito prevalentes. Exsudação excessiva, tecido de granulação pobre, sinais de infecção local, infecção recorrente após o uso de antibióticos sistêmicos, culturas negativas e presença de tecido translúcido e gelatinoso, que se refaz logo após a remoção, podem sugerir a presença de biofilme. O diagnóstico definitivo é feito por microscopia eletrônica ou análise molecular, não sendo aplicada de forma rotineira.[15]

O tratamento do biofilme deve incluir, além da sua remoção física (desbridamento), a aplicação de terapia tópica antimicrobiana para aproveitamento da janela terapêutica pós-desbridamento, deixando-o mais suscetível aos agentes tópicos. O uso de antibióticos sistêmicos está indicado nos casos de infecção aguda local ou processos infecciosos sistêmicos. As evidências clínicas para o tratamento do biofilme são feitas por meio de modelos *in vitro* e *in vivo* e estudos com pequenos grupos de pacientes, faltando ainda ensaios clínicos randomizados para melhor embasamento científico.[4,15] Os principais agentes tópicos utilizados atualmente para tratamento dos biofilmes são betaína (undecylamidopropilbetaina a 0,1%), surfactante que reduz a tensão superficial, facilitando o desbridamento e a remoção de bactérias por irrigação; PHMB (polihexametileno biguanida), antimicrobiano de amplo espectro; e coberturas que contenham prata, PHMB, iodo ou mel. Alguns agentes tópicos disponíveis no mercado brasileiro são Prontosan Solução®, Prontosan Gel®, Pielsana Polihexanida Biguanida®, Polihexan®, Aquacel Ag+®, UrgoClean Ag®, AMD Antomicrobial Foam Dressing (PHMB) Kendall®.

Offloading

Considerado nível 1A de evidência (IGWF 2019), o *offloading* ou descarga do pé diabético consiste na aplicação de qualquer método que elimine pontos de pressão que ocasionam lesões ou úlceras, promovendo a cicatrização ou prevenção de novas lesões. Para lesões localizadas no antepé ou mediopé, a primeira escolha são os dispositivos fixos com altura até o nível do joelho (p. ex., órteses fixas, gesso de contato total). Outras opções são os dispositivos removíveis ou na altura do tornozelo, sendo os sapatos terapêuticos a última escolha. Procedimentos ortopédicos, como alongamento do tendão de Aquiles, ressecção da cabeça do metatarso, tenotomia digital e osteotomia, são opções para lesões que não cicatrizam com as terapias de descarga. A atuação conjunta com uma equipe ortopédica especializada em pé pode trazer ganhos ao paciente com polineuropatia diabética e úlceras de pressão.[15]

CONSIDERAÇÕES FINAIS

Uma preparação eficaz do leito da ferida é essencial para promover a cura. Os profissionais precisam considerar a condição do tecido, a presença de bactérias, incluindo biofilmes (presentes em 90% das feridas crônicas de difícil cicatrização), os níveis de umidade e a condição das bordas da ferida. A preparação do leito da ferida com a utilização do TIME pode fornecer métodos sistemáticos de avaliação de feridas, que resultam em objetivos significativos e mensuráveis do tratamento como desbridamento, controle bacteriano, controle de exsudato e proteção das bordas da ferida. O conhecimento ampliado e o arsenal médico devem continuar a se expandir com o intuito de aprimoramento e gerenciamento da cicatrização das feridas e o cuidado ao paciente em sua totalidade.[15-19]

REFERÊNCIAS BIBLIOGRÁFICAS

1. Lipsky, B.A., Senneville, E., Abbas, Z.G., Aragón-Sánchez, J., Diggle, M., Embil, J.M., et al. Guideline on the diagnosis and treatment of foot infection in persons with diabetes (IWGDF 2019 update). Diabetes-Metabolism Research and Reviews. Vol. 36, 2020. *Int J Low Extrem Wounds.*

2. Toscano, C.M., Sugita, T.H., Rosa, M.Q.M. Pedrosa, H.C., Rosa, R.D.S., Bahia, L.R. Annual Direct Medical Costs of Diabetic Foot Disease in Brazil: A Cost of Illness Study. Int *J Environ Res Public Health.* 2018 Jan 8;15(1):89. Disponível em: doi: 10.3390/ijerph15010089. PMID: 29316689; PMCID: PMC5800188.

3. Sociedade Brasileira de Diabetes. Dados Epidemiológicos do diabetes mellitus no Brasil. Disponível em: www.http://conectando-pessoas net/cria/blogprofissionais/wp-content/uploads/2020/05/SBD-_Dados_Epidemiologicos_do_Diabetes_-_High_Fidelity.pdf

4. International Diabetes Federation. IDF Diabetes Atlas, 10th ed.; 2021. Disponível em: https://diabetesatlas.org/idfawp/resource-files/2021/07/IDF_Atlas_10th_Edition_2021.pdf

5. Moxey, P.W., Gogalniceanu, P., Hinchliffe, R.J., Loftus, I.M., Jones, K.J., Thompson, M.M., Holt, P.J. Lower extremity amputations–A review of global variability in incidence. *Diabet. Med.* 2011, 28, 1144–1153.

6. Parisi, M.C., Moura Neto, A., Menezes, F.H., Gomes, M.B., Teixeira, R.M., de Oliveira, J.E., Pereira, J.R., Fonseca, R.M.; Guedes, L.B., Costa, E.F.A.; et al. Baseline characteristics and risk factors for ulcer, amputation and severe neuropathy in diabetic foot at risk: The BRAZUPA study. *Diabetol. Metab. Syndr.* 2016, 8, 25.

7. Boulton, A. The diabetic foot: epidemiology, risk factors and the status of care. Diabetes Voice. 2005;50:5-7.

8. Armstrong, D.G., Wrobel, J., Robbins, J.M. Guest editorial: are diabetes-related wounds and amputations worse than cancer. *Int Wound J.* 2007; 4:286-7.

9. Boulton, A.J., et al. The global burden of diabetic foot disease. *Lancet.* 2005;366(9498):1719-24.

10. Papanas, N., Maltezos, E. Etiology, pathophysiology and classifications of the diabetic charcot foot. Diabetic Foot Ankle. 2013; 4: 20872.

11. Malhotra, R., Shu-Yi Chan, C., Nather, A. Osteomyelitis in the diabetic foot. Diabet Foot Ankle. 2014; 5: 10.3402/dfa.v5.24445.

12. Dinh, M.T., Abad, C.L., Safdar, N. Diagnostic accuracy of the physical examination and imaging tests for osteomyelitis underlying diabetic foot ulcers: meta-analysis. *Clin Infect Dis.* 2008;47:519-27.

13. International Diabetes Federation. IDF Diabetes Atlas, 7th ed. Brussels, Belgium: International Diabetes Federation, 2015. Disponível em: www.http://www.diabetesatlas.org

14. Lipsky, B.A., et al. Infectious Diseases Society of America clinical practice guideline for the diagnosis and treatment of diabetic foot infections. *Clin Infect Dis.* 2012;54:e132-73.

15. Garcia Duarte Jr., E., et al. Inteligência Coletiva para Serviços de Atuação Multi e Interdisciplinar em Diabetes e Pé Diabético: Agregando valor ao trabalho. 1ª ed.; Vitória: Espírito Santo, 2022.

16. Cerqueira, L, de O,, Duarte Júnior, E.G., Barros, A.L. de S., Cerqueira. J.R., de Araújo, W.J.B. Classificação WifI: o novo sistema de classificação da Society for Vascular Surgery para membros inferiores ameaçados, uma revisão de literatura. *J Vasc Bras* [internet]. 2020;19(J Vasc. Bras., 2020 19):e20190070. Disponível em: www.https://doi.org/10.1590/1677-5449.190070.

17. Norgren, L., et al. Tasc II Working Group. Inter-society consensus for the management of peripheral arterial disease (TASC II). *Eur J Vasc Endovac Surg.* 2007;33:S1-75.

18. Kapoor, A., et al. Magnetic resonance imaging for diagnostic foot osteomyelitis: a metaanalysis. *Arch Intern Med.* 2007;167:125-32.

19. Singh, N., Armstrong, D.G., Lipsky, B.A. Preventing foot ulcers in patients with diabetes. *JAMA.* 2005;293:217-28.

PARTE **5**

Cardiologia

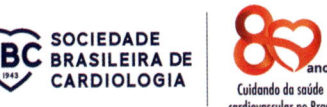

Insuficiência Cardíaca

Carlos Eduardo Lucena Montenegro • Dilane Cristina Ferreira Holder Tavares • Fiamma Ferreira Nogueira • Taciana Queiroz Medeiros Gomes • Aguinaldo F. Freitas Jr • Anderson Oliveira Estevan • Fabiana Goulart Marcondes Braga • Mucio Tavares de Oliveira Junior • Mariana Silveira de Alcantara Chaud • Luiz C. Danzmann • Liciani Feliciano • Vanessa Grings • Joana Junqueira • Denilson Albuquerque

CAPÍTULO 21

INTRODUÇÃO

Estima-se que existam 64 milhões de pessoas com insuficiência cardíaca (IC) em todo o mundo. A prevalência de IC varia geograficamente, com as maiores taxas de prevalência relatadas na Europa Central, Norte da África e Oriente Médio, enquanto taxas mais baixas são relatadas na Europa Oriental e no Sudeste Asiático. No entanto, a incerteza de estabelecer o diagnóstico de IC em grandes populações resulta em estimativas potencialmente imprecisas. Há pelo menos 6 escores diagnósticos de IC que geralmente requerem anamnese, exame físico e radiografias de tórax.

A definição universal de insuficiência cardíaca, publicada em 2021 por várias sociedades ao redor do mundo, a descreve como uma síndrome composta por sinais e sintomas causados por uma anormalidade cardíaca estrutural e/ou funcional e corroborada por um de dois fatores: elevação de peptídeos natriuréticos ou evidência objetiva de congestão sistêmica ou pulmonar de origem cardiogênica.

QUADRO CLÍNICO/DIAGNÓSTICO

A sintomatologia da IC pode manifestar sinais de congestão (pulmonar e sistêmica) e/ou sinais de baixo débito cardíaco. A dispneia é o sintoma cardinal da congestão pulmonar. Na maioria dos casos é progressiva e inicialmente desencadeada em grandes esforços, evoluindo para surgimento em repouso nos casos mais graves. Além da dispneia de esforço, a ortopneia, a dispneia paroxística noturna (DPN), a bendopneia (dispneia na posição de cócoras) e a trepopneia (dispneia ao deitar de lado) também podem estar presentes.

O exame físico nos casos de congestão pode revelar taquipneia, estertores na ausculta respiratória (que podem estar ausentes em até um terço dos casos), terceira bulha, quarta bulha e sopros de regurgitação mitral à ausculta cardiovascular, edema de membros inferiores, turgência de jugular ao decúbito em 45° e refluxo hepatojugular; os dois últimos sinais são mais específicos de congestão sistêmica.

Já nos pacientes que se manifestam em baixo débito cardíaco, o sintoma mais presente é a fadiga, bem como tontura e síncope. O exame físico mostra palidez cutânea, sudorese fria, pulsos periféricos filiformes, hipotensão arterial e redução do débito urinário.

Para auxílio no diagnóstico, alguns escores e critérios foram criados, como os clássicos critérios de Framingham, no qual o diagnóstico de IC é realizado quando presentes dois critérios maiores ou um critério maior e dois menores (Tabela 21.1 e Figura 21.1).

Exames complementares

Radiografia de tórax

Em casos de congestão pode evidenciar ingurgitação dos hilos pulmonares, derrame pleural, linhas B de Kerley, cisurites e cefalização da trama vascular pulmonar (Figura 21.2). Nos pacientes com doença mais avançada, revela aumento do índice cardiotorácico.

Eletrocardiograma

É um exame com alto valor preditivo negativo, pois quando normal descarta cardiopatia com especificidade maior que 90%. Pode também sugerir algumas etiologias da IC:

- Ondas Q patológicas, inversão de ondas T em duas ou mais derivações contíguas → doença isquêmica
- Sobrecarga atrial e ventricular esquerda → cardiomiopatia hipertrófica ou hipertensiva
- Fibrilação atrial com alta resposta ventricular ou extrassístoles supraventriculares ou ventriculares frequentes → taquicardiomiopatias.

Achados menos específicos, mas que também sugerem doença cardíaca, são os bloqueios de ramo direito e esquerdo e bloqueios atrioventriculares.[4]

Ecocardiograma

É útil para diagnóstico, classificação e prognóstico da IC, com avaliação da função ventricular esquerda e direita, dimensões das câmaras cardíacas, alterações valvares primárias e secundárias, na pesquisa de hipertensão pulmonar, derrame pericárdico e doenças congênitas.

Ressonância cardíaca

Define com precisão informações sobre diâmetros de câmaras cardíacas, espessura de paredes ventriculares, fração de ejeção de ventrículos esquerdo e direito. A pesquisa de edema miocárdico auxilia na avaliação de dano recente (p. ex., miocardites) e o padrão de realce tardio é capaz de sugerir etiologias da IC.

Cintilografia miocárdica

Avaliação de estresse (físico ou químico) e repouso, na maioria dos casos realizada quando há suspeita de doença

Tabela 21.1 Critérios de Framingham para o diagnóstico de insuficiência cardíaca.

Critérios maiores	Critérios menores
Dispneia paroxística noturna	Edema de extremidades
Turgência jugular	Tosse noturna
Estertores	Dispneia aos esforços
Cardiomegalia	Hepatomegalia
Edema pulmonar agudo	Derrame pleural
Terceira bulha	Capacidade vital < 1/3 do normal
PVC > 16 cmH$_2$O	Taquicardia (FC > 120 bpm)
Refluxo hepatojugular	

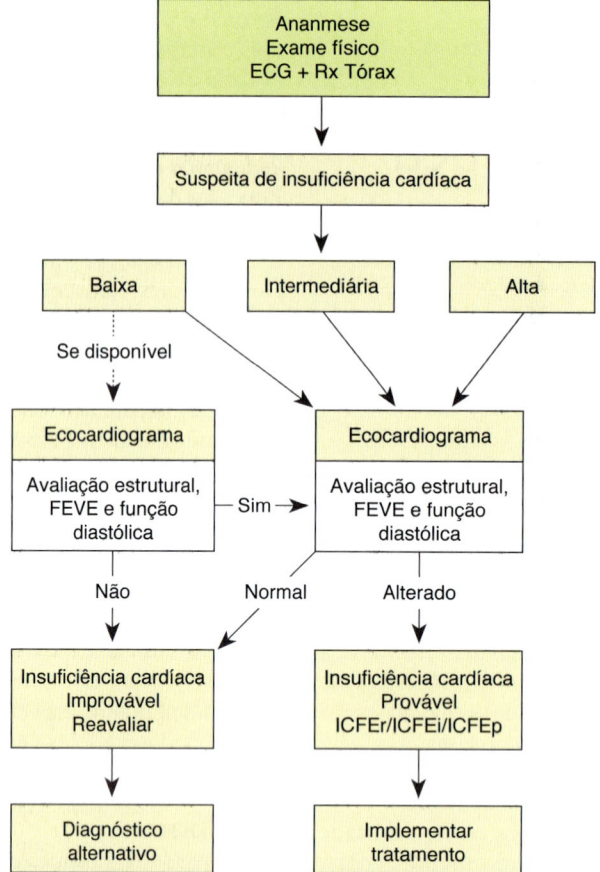

```
┌─────────────────────┐
│      Ananmese       │
│     Exame físico    │
│    ECG + Rx Tórax   │
└─────────────────────┘
           │
           ▼
┌─────────────────────────────────┐
│ Suspeita de insuficiência cardíaca │
└─────────────────────────────────┘
```

Baixa   Intermediária   Alta

Se disponível

Ecocardiograma — Avaliação estrutural, FEVE e função diastólica

— Sim → Ecocardiograma — Avaliação estrutural, FEVE e função diastólica

Não   Normal   Alterado

Insuficiência cardíaca Improvável Reavaliar

Insuficiência cardíaca Provável ICFEr/ICFEi/ICFEp

Diagnóstico alternativo

Implementar tratamento

Figura 21.1 Algoritmo diagnóstico de insuficiência cardíaca. Diretriz Brasileira de Insuficiência Cardíaca Crônica e Aguda. Arq Bras Cardiol. 2018.

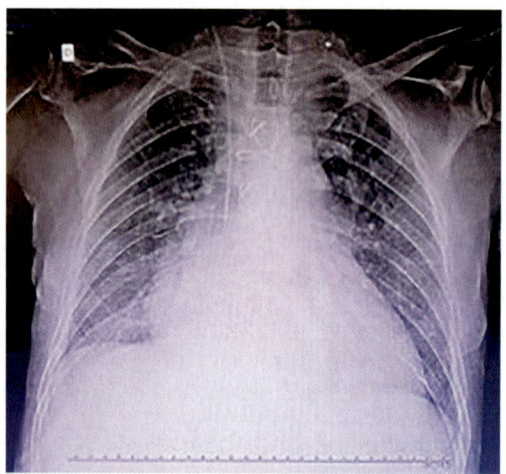

Figura 21.2 Radiografia de tórax mostrando sinais de IC: cardiomegalia, ingurgitação de hilos pulmonares, cefalização da trama vascular, cisurite. Arquivo pessoal dos autores.

arterial coronariana (DAC) como etiologia da IC, com o propósito de avaliar áreas de isquemia miocárdica ou viabilidade miocárdica (Tálio-201).

Angiotomografia de coronárias

Exame de imagem contrastado útil na avaliação anatômica da suspeita de DAC em pacientes de baixo risco cardiovascular. No cenário da IC, é requisitado na investigação etiológica desse perfil de pacientes.

Cineangiocoronariografia de coronárias

Popularmente conhecido como cateterismo cardíaco, geralmente solicitado na pesquisa etiológica da IC em pacientes de alto ou muito alto risco cardiovascular, ou nos pacientes com IC de manifestação aguda.

Teste cardiopulmonar ou ergoespirometria

Empregado na avaliação da capacidade funcional do paciente com IC, sobretudo em quadros avançados. VO2 de pico < 10 mℓ/kg/min prediz pior prognóstico, e é considerado critério para indicação ao transplante cardíaco.

Biomarcadores

Peptídeos natriuréticos

Os peptídeos natriuréticos (PN) são moléculas produzidas pelo tecido cardíaco quando há aumento das pressões de enchimento cavitárias, capazes de promover natriurese, e têm função diagnóstica e prognóstica. Nos pacientes com baixa a intermediária probabilidade de IC e que se apresentam com dispneia à sala de emergência, o peptídeo natriurético tipo B (BNP) e o NT proBNP (molécula inativa) conseguem estabelecer diagnóstico diferencial entre IC e outras etiologias. Os níveis de PN podem variar conforme idade, gênero, função ventricular, função renal e níveis de hemoglobina. Os valores de corte dos PNs variam conforme idade e tipo de marcador (Tabela 21.2).

Troponina

As troponinas nos pacientes com IC crônica agudizada podem elevar-se representando injúria miocárdica, e não

Tabela 21.2 Valores de referência para BNP e NT-proBNP.

Biomarcador	IC improvável (pg/mℓ)	IC possível (pg/mℓ)	IC muito provável (pg/mℓ)
Pacientes na emergência			
BNP	< 100	100-400	> 400
NT-proBNP			
< 50 anos	< 300	300-450	> 450
50-75 anos	< 300	300-900	> 900
> 75 anos	< 300	300-1.800	> 1.800
Pacientes ambulatoriais			
BNP	< 35-50	–	–
NT-proBNP	< 125	–	–

BNP: peptídeo natriurético do tipo B; NT-proBNP: fração N-terminal do peptídeo natriurético do tipo B.
Diretriz Brasileira de Insuficiência Cardíaca Crônica e Aguda. Arq Bras Cardiol. 2018.

isquemia, principalmente se há pouca elevação em relação aos valores de referência. É importante na investigação etiológica da IC aguda, e pode sugerir o diagnóstico de síndrome coronariana aguda (SCA) ou de miocardite aguda.

CLASSIFICAÇÃO

A IC pode ser classificada de acordo com a fração de ejeção do ventrículo esquerdo ou gravidade dos sintomas (classificação funcional da New York Heart Association [NYHA]) e o tempo e progressão da doença (diferentes estágios).

Fração de ejeção do ventrículo esquerdo

A principal classificação utilizada para definir IC baseia-se na fração de ejeção do ventrículo esquerdo (FEVE) e compreende pacientes com FEVE preservada (≥ 50%), descritos como ICFEp, e aqueles com FEVE reduzida (≤ 40%), denominados ICFEr. Pacientes com fração de ejeção entre 41 e 49% são definidos como IC de fração de ejeção levemente reduzida (ICFELr).

Os pacientes com ICFELr podem representar diferentes fenótipos, incluindo pacientes em progressão da ICFEp para ICFEr, ou vice-versa. Quando ocorre o aumento de 10% na FEVE e o paciente tem FEVE acima de 40%, em dois ecocardiogramas consecutivos, classifica-se como IC de fração de ejeção melhorada (ICFEm).

De acordo com a gravidade dos sintomas

Utiliza-se a classificação da NYHA que é baseada no grau de tolerância ao exercício, com variação desde a ausência de sintomas até a presença de sintomas em repouso. Ela permite avaliar o paciente clinicamente, auxilia no manejo

terapêutico e tem relação com o prognóstico, além de também ser utilizada nos estudos para demonstrar a gravidade da amostra populacional e como critério de introdução de algumas medidas terapêuticas (Tabela 21.3).

De acordo com a progressão da doença

A classificação por estágios da IC proposta pela American College of Cardiology/American Heart Association (ACC/AHA) enfatiza o desenvolvimento e a progressão da doença, assim como abordagens terapêuticas em cada estágio:

- Estágio A: com alto risco de IC, mas sem doença cardíaca estrutural ou sintomas de IC
- Estágio B: doença cardíaca estrutural, mas sem sinais ou sintomas de IC. Esse estágio inclui pacientes em classe funcional I da NYHA sem sintomas ou sinais prévios ou atuais de IC
- Estágio C: doença cardíaca estrutural com sintomas prévios ou atuais de IC. Esse estágio inclui pacientes em qualquer classe funcional da NYHA (incluindo classe I com sintomas anteriores)
- Estágio D: IC refratária que requer intervenções especializadas. Essa etapa inclui pacientes em classe funcional III ou IV da NYHA com IC refratária.

Esse sistema de classificação, em contraste com a classificação da NYHA, enfatiza a natureza progressiva da IC e define a abordagem terapêutica apropriada para cada estágio (Tabela 21.4).

TRATAMENTO
Tratamento não farmacológico

Diversas estratégias de intervenção não farmacológica têm demonstrado eficácia no manejo dos pacientes com IC crônica com o objetivo de melhorar a qualidade de vida, reduzir hospitalizações e a mortalidade (Figura 21.3).

Tabela 21.3 Classificação funcional da insuficiência cardíaca pela NYHA.

Classe	Definição	Descrição geral
I	Ausência de sintomas	Assintomático
II	Atividades físicas habituais causam sintomas. Limitação leve	Sintomas leves
III	Atividades físicas menos intensas que as habituais causam sintomas. Limitação importante porém confortável no repouso	Sintomas moderados
IV	Incapacidade para realizar qualquer atividade sem apresentar desconforto. Sintomas no repouso	Sintomas graves

Tabela 21.4 Classificação da IC segundo a American College of Cardiology/American Heart Association.

Estágio	Descrição	Abordagens possíveis
A	Risco de desenvolver IC Sem doenças estruturais ou sintomas de IC	Controle de fatores de risco para IC: tabagismo, dislipidemia, hipertensão, etilismo, diabetes e obesidade Monitorar cardiotoxicidade
B	Doença estrutural cardíaca presente Sem sintomas de IC	Considerar IECA, betabloqueador e antagonistas mineralocorticoides
C	Doença estrutural cardíaca presente Sintomas prévios ou atuais de IC	Tratamento clínico otimizado* Medidas adicionais* Considerar TRC, CDI e tratamento cirúrgico Considerar manejo por equipe multidisciplinar
D	IC refratária ao tratamento clínico Requer intervenção especializada	Todas as medidas anteriores Considerar transplante cardíaco e dispositivos de assistência ventricular

Adaptada de: Hunt, S.A., et al. 2009 Focused update incorporated into the ACC/AHA 2005 guidelines. J Am Coll Cardiol. 2009;53:e1–90.

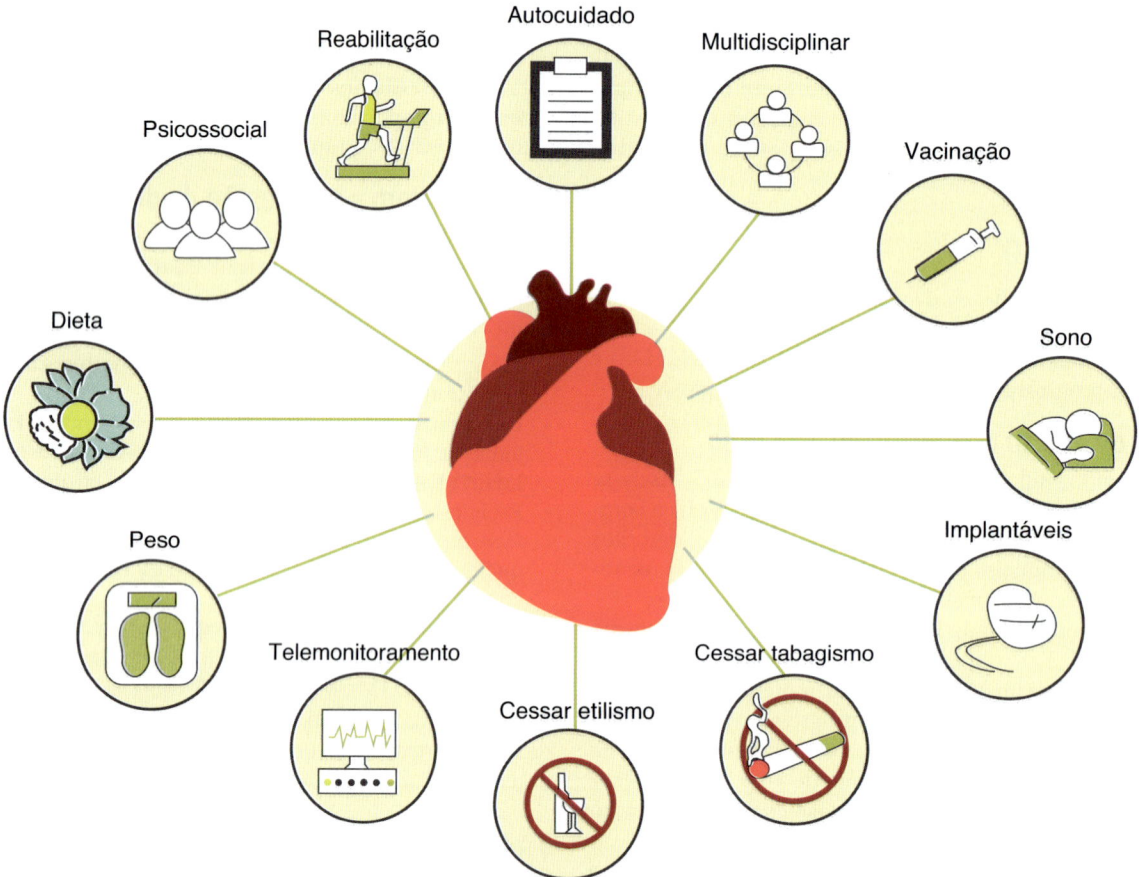

Figura 21.3 Principais medidas do tratamento não farmacológico para insuficiência cardíaca.

Gerenciamento multidisciplinar e autocuidado

O acompanhamento de uma equipe multidisciplinar (médicos, enfermeiros, nutricionistas, fisioterapeutas, farmacêuticos, educador físico, psicólogo e assistente social) é recomendado para melhor assistência aos pacientes com IC, principalmente para aqueles com maior risco de hospitalização. Os modelos de gerenciamento com maior efetividade são titulação de fármacos assistidos pela enfermagem, clínicas multidisciplinares especializadas em IC, programas de promoção do autocuidado e consultas ambulatoriais frequentes com cardiologista. Uma metanálise com 53 estudos randomizados concluiu que tanto as clínicas especializadas em IC quanto a assistência domiciliar foram capazes de reduzir a mortalidade por todas as causas em comparação com os cuidados habituais.

Medidas educativas sobre as causas da doença, sua evolução e seu prognóstico também melhoram a percepção geral do paciente e dos cuidadores, o que tem impacto positivo sobre desfechos clínicos, como qualidade de vida, menor taxa de hospitalização e redução da mortalidade.

O autocuidado compreende o controle diário do peso e do edema, a monitorização dos sinais vitais, a administração adequada dos medicamentos e mudanças no estilo de vida. Essa forma de intervenção permite educar o paciente para o reconhecimento precoce dos sinais e sintomas de alarme, permitindo o autoajuste da terapia diurética ou o acionamento do serviço de emergência.

O telemonitoramento inclui uma variedade de intervenções remotas, seja por via telefônica ou transmissão de dados por *softwares* específicos, por meio das quais os pacientes podem ser instruídos quanto a reconhecer sintomas precoces de descompensação, uso correto das medicações ou manutenção de um programa regular de mudanças do estilo de vida. Diversas inovações em telemonitoramento de pacientes com IC têm surgido nos últimos anos, e algumas metanálises têm demonstrado impacto dessa ferramenta sobre a mortalidade geral e a frequência de internação, principalmente em pacientes com doença mais avançada.

Atividade física e reabilitação cardíaca

Nos pacientes com IC, a dispneia induzida por exercício se assemelha à associada ao não condicionamento físico devido ao receio de praticar atividade física, perpetuando o sedentarismo. No entanto, sabe-se que o treinamento físico melhora a capacidade funcional e a qualidade de vida desses pacientes e deve ser incentivada como uma importante ferramenta de intervenção ao longo do tratamento. A recomendação de treinamento físico em pacientes com IC de ICFEr é mais forte do que para pacientes com IC de ICFEp, pois os dados para esses últimos não são tão robustos quanto para os primeiros.

Diversos ensaios clínicos demonstraram melhorias na qualidade de vida com exercícios regulares e estudos com seguimento maior mostraram menores taxas de hospitalização. O estudo *HF-ACTION* avaliou a eficácia do treinamento físico em 1.159 pacientes com IC crônica e concluiu que há benefícios significativos na qualidade de vida e na taxa de hospitalização por IC descompensada. Atualmente, a prática de atividade física é uma recomendação universal para pacientes e a reabilitação cardiovascular é indicada para aqueles com classe funcional II e III para melhoria da qualidade vida e da capacidade funcional.

Uma prescrição típica de exercícios inclui um programa de 3 dias por semana com 30 a 40 minutos de atividade aeróbica em uma intensidade compatível com 40 a 70% da frequência cardíaca máxima. Inicialmente, as sessões são supervisionadas e gradualmente podem se tornar domiciliares e não supervisionadas. O treinamento aeróbico, associado com exercícios de resistência por grupos musculares, apresenta benefícios na melhoria na capacidade funcional, na qualidade de vida, no número de hospitalizações, no balanço autonômico e no perfil neuro-humoral. Os exercícios extenuantes ou puramente isométricos devem ser desencorajados e a aderência ao programa de reabilitação é um fator determinante para que haja benefícios em médio e longo prazos.

Restrição da ingesta de sódio e de fluidos

Historicamente, as recomendações para restrição de sódio foram baseadas em evidências de baixa qualidade, com estudos que tinham problemas de validação, amostras pequenas, além de pouca diversidade racial e étnica. A restrição extrema de sódio pode resultar em má qualidade dietética com ingestão inadequada de macro e micronutrientes, além de estar associada a maior ativação neuro-humoral, o que pode levar a uma piora do quadro clínico. Por outro lado, há

evidências de que a ingesta excessiva está associada a hipervolemia; porém, não há estudos robustos o suficiente para recomendar restrição de rotina nesses pacientes.

A maioria das diretrizes concorda que o consumo excessivo de sódio (> 5 g/dia) é maléfico, mas não há uma recomendação universal sobre a quantidade mínima a ser consumida. As evidências mais atuais apontam que os pacientes com IC sintomática em classes funcionais mais avançadas são aqueles que mais podem se beneficiar com essa medida, melhorando os sintomas e reduzindo as hospitalizações.

Em relação à ingestão de fluidos, uma revisão sistemática concluiu que a ingestão liberal não teve impacto negativo sobre hospitalização ou mortalidade quando comparada com ingestão mais restrita. Por outro lado, uma revisão de quatro ensaios clínicos randomizados envolvendo 678 pacientes observou que a restrição hídrica de 1,5 a 2 ℓ/dia reduziu as hospitalizações, mas não teve impacto sobre a mortalidade. A recomendação mais aceita é de que a restrição hídrica (1,5 a 2 ℓ/dia) deva ser feita em pacientes com IC refratária (estágio D, classe funcional IV) ou naqueles com hiponatremia sintomática ou importante (sódio sérico menor que 120 meq/ℓ).

Controle do peso

Tradicionalmente, sabe-se que o indice de massa corporal (IMC) acima de 25 kg/m^2 está associado a aumento do risco de doenças cardiovasculares. Na IC, observa-se o chamado paradoxo da obesidade, no qual a relação entre IMC e mortalidade apresenta uma curva do tipo U, isto é, pacientes com IMC muito baixo (< 20 kg/m^2) e também aqueles com IMC muito elevado (> 35 kg/m^2) apresentam maior mortalidade. Obesos mórbidos (IMC> 40) com IC possuem benefícios com tratamento cirúrgico da obesidade. Recomenda-se a adoção de hábitos alimentares mais saudáveis, principalmente com consumo de alimentos naturais, como a dieta mediterrânea, a ingesta de grãos integrais, vegetais e a dieta DASH (do inglês, *Dietary Approaches to Stop Hypertension*). Sabe-se que esse comportamento alimentar está inversamente associado à incidência de IC.

Cessação do tabagismo e etilismo

O tabagismo é um fator de risco independente de mortalidade para pacientes com insuficiência cardíaca. Todo paciente com IC deve ser encorajado a cessar o tabagismo, e é permitido o uso de fármacos específicos para esse fim, bem como a reposição de nicotina. Pacientes com IC de etiologia alcoólica podem apresentar melhora expressiva da função ventricular após se absterem do uso do álcool. Além disso, pacientes com outras etiologias devem ser orientados sobre abstinência do consumo de álcool.

Vacinação

A vacinação anual contra *influenza* reduziu as internações por causa cardiovascular em pacientes com insuficiência cardíaca. Outro estudo mostrou redução de mortalidade cardiovascular e por todas as causas relacionadas com a vacinação para pneumococo. Apesar de as evidências sobre essa vacinação serem menos robustas, a recomendação para pacientes com IC é fazer a imunização para ambas. Mais recentemente, tem-se recomendado a vacinação contra a covid-19, pois pacientes com IC são particularmente mais suscetíveis a pior prognóstico em infecções pelo SARS-CoV-2.

Suporte psicossocial

A depressão e o isolamento social são fatores de risco para maiores taxas de hospitalização e morte. O suporte social e psicológico tem sido avaliado em estudos, revelando que melhora o autocuidado, além de produzir impactos positivos sobre a qualidade de vida e taxas de hospitalização.

Tratamento de distúrbios do sono

Os distúrbios respiratórios do sono são comuns e pouco diagnosticados em pacientes com IC. Os distúrbios mais comuns são a apneia obstrutiva do sono (AOS) e a apneia central do sono (ACS), com respiração Cheyne-Stokes. Esses distúrbios associam-se a uma maior mortalidade e devem ser rastreados rotineiramente na avaliação desses pacientes.

O tratamento da ACS com pressão positiva contínua nas vias aéreas foi associado a melhor qualidade do sono e oxigenação noturna em pacientes com IC; porém, não foi demonstrado impacto na mortalidade. Em adultos com ICFEr e distúrbios respiratórios do sono, algumas metanálises mostraram que a pressão positiva nas vias aéreas resulta em uma redução moderada no BNP, além de melhora na pressão arterial. Por outro lado, a servo-ventilação adaptativa para ACS foi associada a aumento da mortalidade em dois ensaios clínicos. Em pacientes com hipoxemia durante o sono, pode ser ofertado oxigênio suplementar. Uma metanálise com 16 ensaios clínicos randomizados observou que a pressão positiva foi associada a melhora significativa da fração de ejeção do ventrículo esquerdo em pacientes com IC, não havendo diferença entre métodos ventilatórios.

Wearables e inteligência artificial

Os chamados *wearables* (dispositivos acessórios aplicados externamente ao corpo para aferir determinado sinal fisiológico) têm se mostrado ferramentas úteis no manejo terapêutico e de reabilitação de pacientes com IC. Esses dispositivos de monitorização podem aferir movimento, frequência cardíaca, pressão arterial, além de monitorar a presença de arritmias e dados de volemia.

Dispositivos com essas finalidades podem ser simples pulseiras que monitoram a frequência cardíaca ou *smart watches* e *patches* que realizam traçado de eletrocardiograma em contato com a pele. Há inclusive as chamadas *smart t-shirts*, camisetas comuns que possuem eletrodos capazes de produzir um traçado eletrocardiográfico ou outras com métodos de bioimpedância para avaliar o *status* volêmico. Um outro exemplo, porém, invasivo, é o CardioMEMS, dispositivo implantável que monitora o estado volêmico através de dados de pressão na artéria pulmonar.

No entanto, o uso dos *wearables* apresenta algumas barreiras para sua completa integração na prática clínica, como preocupações sobre segurança e validade dos dados, falta de evidências sobre o impacto clínico, além dos aspectos de responsabilidade legal.

Aliada ao uso de dispositivos de monitorização, o uso da inteligência artificial (IA) tem sido estudado como forma de auxiliar no diagnóstico, no prognóstico, na monitorização e na seleção de pacientes para determinadas terapias.Uma tecnologia de informação em saúde foi desenvolvida para auxiliar na tomada de decisões clínicas, é o chamado Sistema de Suporte à Decisão Clínica (SSDC) e que tem apresentado elevada taxa de concordância (de 98,3% a 100%) quando comparado ao diagnóstico feito por especialistas. A IA pode ser uma ferramenta útil para diagnóstico da IC, principalmente quando não há especialistas disponíveis. Outra aplicação que tem sido explorada é a seleção de pacientes com melhor potencial de resposta à terapia de ressincronização cardíaca.

Dispositivos implantáveis

A terapia de ressincronização cardíaca (TRC) e o cardiodesfibrilador implantável (CDI) melhoram os resultados clínicos em pacientes selecionados. A TRC se refere ao implante de eletrodos de estimulação multissítio a fim de corrigir a dissincronia dos ventrículos e, assim, melhorar o débito cardíaco. Ensaios clínicos randomizados demonstraram que a TRC reduz a mortalidade e as hospitalizações e melhora o estado funcional em pacientes com fração de ejeção ≤ 35%, com duração do QRS ≥ a 150 ms (principalmente naqueles com bloqueio de ramo esquerdo) e em classe funcional de II a IV.

Há evidências robustas sobre o impacto do CDI na redução da mortalidade de pacientes com IC e com elevado risco de morte súbita por arritmias malignas. No entanto, o custo desses dispositivos limitam seu uso no contexto brasileiro. A terapia com CDI possui seu mais alto grau de indicação na cardiomiopatia dilatada de etiologia isquêmica e com ICFEr ≤ 35% afim de prevenir morte súbita (Figura 21.4).

Tratamento farmacológico

A demonstração de que o bloqueio do sistema-renina-angiotensina-aldosterona (SRAA), através dos inibidores da enzima de conversão de angiotensina I em angiotensina II, mudou a história natural em qualquer fase da doença, e abriu uma série de mudanças. Essa ferramenta não apenas melhorou os sintomas, mas também a mortalidade. O bloqueio adicional do SRAA com a espironolactona aumentou o benefício e o bloqueio do sistema adrenérgico, com o uso de betabloqueadores, trouxe benefício no índice de mortalidade.

Outras medidas farmacológicas usuais, como diuréticos e digital, não demonstraram impacto no prognóstico, mas atuam adequadamente na qualidade de vida, na estabilização do quadro e na prevenção de agravamento.

As mais recentes classes de medicamentos resultaram em efeitos benéficos em sobrevida e em estabilidade clínica, como o inibidor de neprilisina (INRA) e dos receptores de angiotensina e os inibidores do cotransportador de sódio-glicose (iSGLT2).

Diretrizes brasileira, americana e europeia apontam que em todas as fases da doença, o tratamento tem por objetivos: prevenir a progressão da disfunção ventricular, prevenir o desenvolvimento de sintomas, controlar os sintomas (estágio C) e prevenir a morte.

A seguir, são abordados os fármacos fundamentais em todas as fases do tratamento moderno da IC com fração de ejeção reduzida.

Sistema renina-angiotensina-aldosterona

Na IC, a ativação do SRAA resulta em elevação dos níveis de angiotensina II, o que leva ao aumento da pós-carga ventricular, hipertrofia, remodelação cardíaca e vascular e secreção de aldosterona.

A inibição do SRAA pode ser realizada de diversas maneiras:

- Inibindo-se a enzima conversora de angiotensina I em angiotensina II
- Bloqueando-se os receptores da angiotensina II

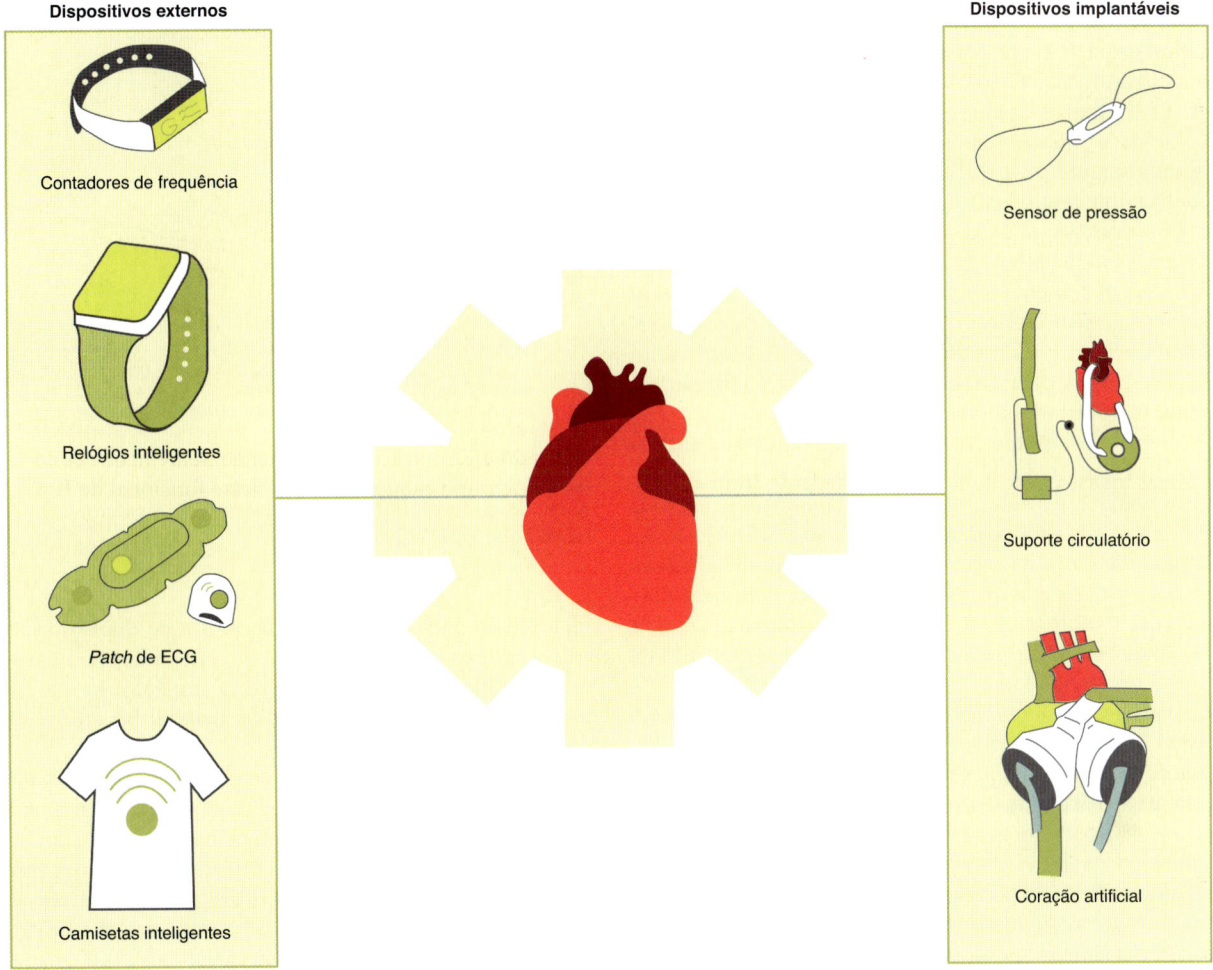

Figura 21.4 Dispositivos externos e implantáveis disponíveis no cuidado do paciente com insuficiência cardíaca.

- Bloqueando-se os receptores de mineralocorticoide
- Inibindo-se a neprilisina e bloqueando os receptores da aldosterona.

Inibição da enzima conversora de angiotensina I em angiotensina II

Os inibidores da enzima conversora da angiotensina (IECA) bloqueiam a conversão da angiotensina I em angiotensina II, e as consequências fisiopatológicas são redução da resistência vascular sistêmica e da pressão arterial, diminuição e retenção de sódio e água, redução do volume e pressão diastólicos finais dos ventrículos, redução do trabalho cardíaco e do consumo de oxigênio pelo miocárdio, aumento do débito cardíaco, redução da atividade do sistema nervoso simpático e diminuição da retenção de sódio e água por inibição da liberação de aldosterona estimulada pela angiotensina II. Além desses efeitos hemodinâmicos, os IECAs melhoram a disfunção diastólica do ventrículo esquerdo ao promoverem a regressão da fibrose miocárdica.

Ensaios clínicos randomizados têm demonstrado que os IECAs aumentam a sobrevida, reduzem o número de internações hospitalares, melhoram a classe funcional (New York Heart Association [NYHA]) e a qualidade de vida de pacientes com IC sintomática. Uma metanálise envolvendo cinco grandes ensaios clínicos randomizados com IECA (*SAVE, AIRE, TRACE, SOLVD-Treatment, SOLVD-Prevention*) demonstrou redução estatisticamente significativa de risco de morte (20%), readmissão hospitalar por IC (33%), reinfarto (21%) e eventos associados (28%).

As diretrizes atuais para tratamento da IC consideram os IECAs medicação de primeira linha, juntamente com os betabloqueadores. Os IECAs devem ser introduzidos tão logo quanto possível, e são indicados para pacientes em estágio 2 e nas classes funcionais II a IV da NYHA. Recomenda-se a utilização de IECA na dose efetiva capaz de produzir modificações na história natural da doença. Devem ser iniciados em doses baixas e aumentadas até atingir a dose-alvo ou a maior dose tolerável (Tabela 21.5). Estão contraindicados em pacientes com história de edema angioneurótico e estenose bilateral da artéria renal.

Tabela 21.5 Dose inicial e dose-alvo dos IECAs.

Medicamentos	Dose inicial	Dose-alvo
Captopril	6,25 mg 3x/dia	50 mg 3x/dia
Enalapril	2,5 mg 2x/dia	5 a 10 mg 2x/dia
Ramipril	1,25 a 2,5 mg 1x/dia	10 mg 1x/dia
Lisinopril	2,5 a 5 mg 1x/dia	20 a 40 mg 1x/dia
Perindopril	2 mg 1x/dia	8 a16 mg 1x/dia

Bloqueio dos receptores da angiotensina II

A angiotensina II é um potente vasoconstritor que produz efeitos estruturais adversos de longo prazo no coração e nos vasos, e ativa outros agonistas neuro-hormonais, incluindo a norepinefrina, aldosterona e endotelina. Os agentes bloqueadores angiotensina II (BRA) atuam nos seus receptores, e podem inibir tanto os efeitos produzidos pela via clássica da enzima conversora da angiotensina como pela via das cininases. Os bloqueadores da angiotensina II atualmente disponíveis agem somente nos receptores do tipo 1, associados a hipertrofia e remodelação, e aumentam a atividade dos receptores do tipo 2, causando vasodilatação. Existem vários BRAs disponíveis para uso clínico: candesartan, irbesartan, losartan, telmisartan, olmesartan e valsartan.

Os efeitos do losartan na IC foram avaliados nos ensaios clínicos ELITE e ELITE II. O ELITE II estudou 3.152 pacientes com idade ≥ 60 anos, nas classes funcionais II a IV da NYHA, randomizados para captopril ou losartana e não foi observada diferença na mortalidade ou na taxa de admissão hospitalar entre os dois grupos; o losartan foi mais bem tolerado do que o captopril. Esse estudo deixou claro que tanto os IECAs como os BRAs podem ser usados no tratamento da IC. Esses resultados foram repetidos nos estudos Val-HeFT (*Valsartan Heart Failure Trial*) com valsartana e no estudo CHARM (*The Candesartan in Heart failure Assessment Reduction in Mortality and morbidity*) com candesartana.

Com base nesses estudos, os IECAs continuam como a primeira escolha para promover a inibição do sistema renina-angiotensina na IC crônica e os BRAs são recomendados como alternativa nos pacientes que não toleram os IECAs devido à tosse ou angioedema, mas podem ser usados também como primeira escolha. Os BRAs apresentam efeitos colaterais semelhantes aos dos IECAs, que incluem hipotensão, piora da função renal e hipercalemia.

Bloqueio da neprilisina e dos receptores da angiotensina II

Em 2014, um novo medicamento (LCZ696) foi apresentado pelo estudo PARADIGM-HF que comparou o uso de enalapril ao savubitril/valsartana, um novo fármaco inibidor da neprilisina e do receptor de angiotensina (INRA) em pacientes com IC e disfunção sistólica. Foram randomizados 8.442 pacientes com IC, classe funcional NYHA II a IV e houve redução de 20% na mortalidade e hospitalização por IC (Figura 21.5), melhora dos sintomas nos pacientes em uso de INRA e menos disfunção renal, hipercalemia e tosse que o grupo que utilizou enalapril.

A presença de peptídeos natriuréticos medeia efeitos biológicos de vasodilatação, natriurese e diurese, inibição do sistema renina-angiotensina-aldosterona, endotelina e vasopressina e mobilização lipídica. A principal enzima responsável por sua degradação é a neprilisina e, assim, inibidores da neprilisina aumentam os níveis de peptídeos natriuréticos, gerando efeitos benéficos no tratamento de doenças cardiovasculares, como

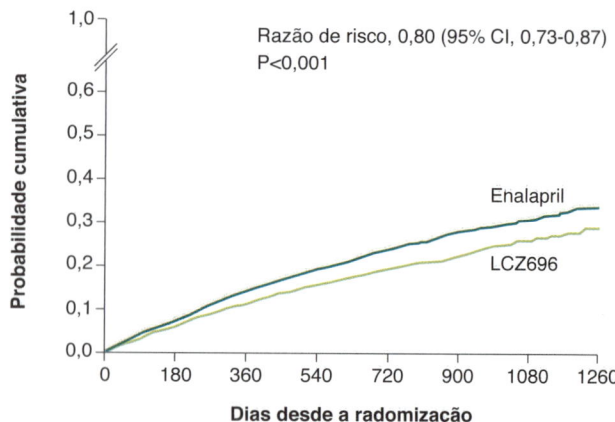

Figura 21.5 Curva de probabilidade do desfecho composto primário (morte por causas cardiovasculares ou primeira hospitalização por IC do estudo PARADIGM-HF. Adaptada de: McMurray, J.J.V., et al. NEJM 2014; 371(11):993–1004).

hipertensão e insuficiência cardíaca. A ação dupla do sacubitril/valsartan, através do bloqueio concomitante do sistema renina-angiotensina-aldosterona e o aumento do sistema de peptídeo natriurético, foi capaz de fornecer benefício adicional nesses pacientes.

Segundo atualização da diretriz brasileira de insuficiência cardíaca, o sacubitril/valsartan é recomendado como substituição de IECA/BRA em pacientes que permanecem sintomáticos, a despeito de doses otimizadas dos bloqueadores neuro-hormonais (Tabela 21.7). Deve-se atentar à importância de respeitar um período de 36 horas livres de tomada de IECA antes de se iniciar o INRA, devido ao risco de angioedema. Além disso, também propõe iniciar a medicação para pacientes com disfunção sistólica virgens de tratamento, como primeira opção, e para pacientes hospitalizados por IC descompensada, após os estudos *PIONEER-HF* e *TRANSITION* demonstrarem ser aceitável e seguro.

Bloqueio dos antagonistas de receptores de mineralocorticoide

Apesar da inibição do SRAA pelos IECAs e BRAs, pacientes portadores de IC podem apresentar níveis elevados de aldosterona, fenômeno conhecido como "escape da aldosterona", cujos mecanismos podem incluir redução no *clearance* da aldosterona, estimulação da síntese de aldosterona por outras vias (hormônio corticotrópico e endotelina) e secreção de aldosterona dependente do potássio. A aldosterona pode causar vários efeitos deletérios na IC: aumento na fibrose miocárdica, perivascular e perimiocítica por estimulação dos fibroblastos, causando rigidez e disfunção ventricular; perda de potássio e magnésio; disfunção de barorreceptores e aumento da liberação de norepinefrina, que, por sua vez, pode aumentar o risco de arritmias cardíacas e morte súbita.

Esse bloqueio adicional foi testado em três ensaios clínicos. O estudo RALES (*Randomized Aldactone Evaluation*

Tabela 21.6 Dose inicial e dose-alvo dos BRAs.

Medicamento	Dose inicial	Dose-alvo
Candesartan	4 a 8 mg 1x/dia	32 mg 1x/dia
Losartan	25 a 50 mg 1x/dia	100 a 150mg 1x/dia
Valsartan	40 a 80 mg 2x/dia	320 mg 2x/dia

Tabela 21.7 Dose inicial e dose-alvo dos INRAs.

Medicamento	Dose inicial	Dose-alvo
Sacubitril/valsartan	50 mg 2x/dia	200 mg 2x/dia

Study), com 1.663 pacientes com IC avançada e FEVE < 35% foi interrompido após 24 meses de seguimento, uma vez que a análise interina revelou redução de 30% (p< 0,001) no risco de morte e de 35% (p< 0,001) na incidência de hospitalizações por IC. No estudo EPHESUS (*Eplerenone Post-Acute Myocardial Infarction Heart Failure Efficacy and Survival Study*), com 6.632 pacientes, 3 a 14 dias após infarto agudo do miocárdio, com FEVE < 40% e IC, randomizados para eplerenone ou placebo, os pacientes que receberam eplerenone apresentaram redução de 15% (p = 0,008) na mortalidade total e 17% (p = 0,005) no risco de morte por causa cardiovascular. O estudo EMPHASIS buscou avaliar os efeitos em pacientes pouco sintomáticos, com 2.737 pacientes com FEVE ≤ 35% e IC classe funcional II (NYHA) e foi interrompido precocemente por demonstração de benefício na análise interina. Houve redução de hospitalizações, 24% de redução de morte por qualquer causa (p = 0,008) e também 24% de redução de morte cardiovascular (p = 0,01).

A espironolactona deve ser iniciada na dose de 12,5 a 25 mg/dia e recomenda-se a monitoração do potássio e da função renal.

Vasodilatadores diretos: hidralazina e dinitrato de isossorbida

A associação de hidralazina e dinitrato de isossorbida apresenta vários efeitos benéficos na IC: diminuição de regurgitação mitral, da pré e pós-carga, aumento do débito cardíaco e discreto aumento da fração de ejeção. Os benefícios clínicos dessa associação foram demonstrados no estudo V-HeFT I (*Veterans Administration Cooperative Study*) e retestado no estudo V-HeFT II, no qual a associação de hidralazina e dinitrato de isossorbida foi comparada ao enalapril (20 mg/dia) em 804 pacientes do sexo masculino, com classes funcionais II e III da NYHA. A mortalidade em 2 anos foi significativamente menor no grupo enalapril (p = 0.016).

Na análise de subgrupos do V-HeFT, a associação de hidralazina e dinitrato de isossorbida produziu maiores benefícios em pacientes da raça negra. Assim sendo, essa associação foi novamente testada no estudo A-HeFT (*African-American Heart Failure Trial*). Foram selecionados 1.050 pacientes da raça negra com IC, classes funcionais III e IV da NYHA, randomizados para dose fixa de hidralazina e dinitrato de isossorbida ou placebo, além da terapia padrão para IC. O estudo foi encerrado precocemente em razão da maior taxa de mortalidade observada no grupo placebo em relação ao grupo hidralazina e dinitrato de isossorbida: 10,2% e 6,2% (p = 0,002), respectivamente.

A combinação de hidralazina e dinitrato de isossorbida deve ser considerada em pacientes que não podem fazer uso de IECA, BRA ou INRA devido a hipotensão ou insuficiência renal. A dose habitual da hidralazina é de 25 a 50 mg e dinitrato ou mononitrato de isossorbida 20 a 40 mg, três vezes ao dia. Como efeitos colaterais, podem ocorrer cefaleia vascular, rubor, náuseas e vômitos, que desaparecem com a continuação do tratamento. Pode ocorrer uma síndrome semelhante ao lúpus, que desaparece com a supressão do medicamento.

Betabloqueadores

A prescrição de betabloqueadores se mostrou crucial no tratamento da IC porque induzem a redução no diâmetro ventricular, melhora a função ventricular, melhora a qualidade de vida, reduz internações, previne piora da classe funcional e melhora o prognóstico.

Embora contraindicada nos pacientes com IC devido ao efeito inotrópico negativo, dois fenômenos foram descobertos: (1) os níveis de noradrenalina estão elevados desde as fases iniciais da IC e são progressivamente maiores quanto pior a doença e (2) a disponibilidade e a concentração dos receptores beta da parede celular estão muito diminuídos na IC, e ainda mais diminuídos quanto mais avançada a doença e maiores os níveis de noradrenalina. Esse segundo fenômeno ficou conhecido como *down regulation* dos receptores beta-1.

A demonstração que o uso de betabloqueadores revertia o *down regulation* abriu caminho para que novos estudos se desenvolvessem, demonstrando que esses fármacos são benéficos para os pacientes com IC, qualquer que seja seu estágio.

Estudos com metoprolol (*MERIT*) e bisoprolol (*CIBIS II*) continuaram mostrando uma melhora da sobrevida, em níveis mais realistas de 34% em 18 e 24 meses, respectivamente. O efeito dos betabloqueadores nos pacientes mais graves foi testado no estudo *COPERNICUS*, que incluiu pacientes com classe funcional IV e demonstrou melhora na sobrevida de 35% ao final de 28 meses. Também na fase inicial da IC, o efeito foi testado nos estudos *CAPRICORN*, em um subgrupo do estudo *MERIT*, ambos com cerca de 2 mil pacientes com disfunção ventricular pós-infarto, mas sem IC manifesta, com ocorrência benéfica na sobrevida de 23% em 2,5 anos no *CAPRICORN* e de 40% em 18 meses no *MERIT*.

Além dos benefícios nos índices de mortalidade, outras publicações têm mostrado melhora na capacidade de exercício, diminuição da progressão da IC, redução de piora da IC e de necessidade de internação nos pacientes, melhora na fração de ejeção e queda no diâmetro do VE.

O estudo *CIBIS II* demonstrou, além do benefício de redução de admissões, morte total e morte cardiovascular, uma redução de 44% na ocorrência de morte súbita (Figura 21.6).

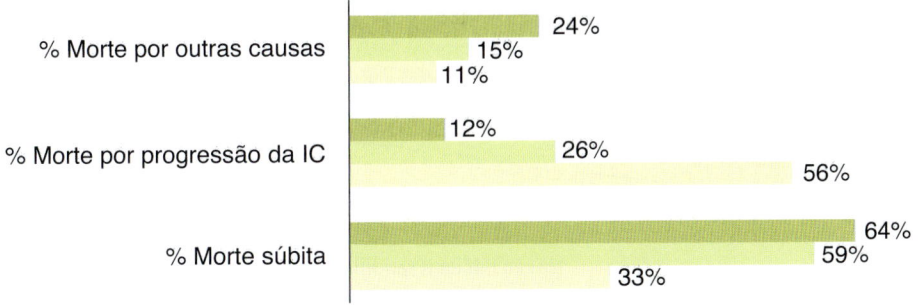

% Morte por outras causas — 24%, 15%, 11%

% Morte por progressão da IC — 12%, 26%, 56%

% Morte súbita — 64%, 59%, 33%

Figura 21.6 Benefícios do bisoprolol em pacientes com IC e redução de morte súbita.

Independentemente do fármaco de escolha, todos os pacientes portadores ou não de disfunção ventricular sintomática ou devem receber um betabloqueador. As doses recomendadas dos betabloqueadores estão na Tabela 21.8.

Inibidores do cotransportador de sódio-glicose

Criadas como hipoglicemiantes orais, os inibidores do cotransportador de sódio-glicose (iSGLT2) reduzem a reabsorção de glicose nos túbulos renais proximais ao inibir o cotransportador de sódio e glicose do tipo 2 (SGLT-2). Dessa maneira, esse medicamento gera uma diurese osmótica através da glicosúria, além de também promover natriurese.

Grandes estudos com empagliflozina, dapagliflozina e canagliflozina mostraram redução maior que 30% em hospitalização por IC. A partir de então, foram necessários ensaios clínicos específicos para testar os benefícios dos iSGLT-2 em pacientes com disfunção ventricular.

O estudo DAPA-HF (*Dapagliflozin and Prevention of Adverse Outcomes in Heart Failure*) incluiu 4.744 indivíduos diabéticos e não diabéticos, com disfunção sistólica e terapia otimizada para IC, comparou dapagliflozina *versus* placebo e demonstrou não só benefício na redução de hospitalização por IC, como também na redução do desfecho composto primário – morte cardiovascular ou piora da insuficiência cardíaca (Figura 21.7). Houve redução significativa tanto na morte cardiovascular (18% de redução) quanto na piora da IC (30% de redução). Mesmo no subgrupo dos pacientes não diabéticos, os benefícios eram mantidos.

No estudo EMPEROR-Reduced (*Empagliflozin Outcome Trial in Patients with Chronic Heart Failure and a Reduced Ejection Fraction*), foram randomizados 3.730 pacientes com IC sistólica, NYHA II-IV, diabéticos ou não, para tratamento com empagliflozina ou placebo, além da terapia padrão para IC. Ocorreu redução de 25% no desfecho primário de morte cardiovascular ou hospitalização por insuficiência cardíaca em favor da empagliflozina, reafirmando o papel dos iSGLT-2s nesses pacientes.

Os dados da subanálise do DAPA-HF e do EMPEROR-Reduced sugerem que o uso dos inibidores de SGLT2 é seguro em pacientes com alteração da taxa de filtração glomerular (TFG), independentemente da presença de diabetes tipo II.

O estudo DAPA-CKD comprovou também redução no risco de deterioração da função renal em pacientes com doença renal crônica, diabético ou não, com o uso da dapagliflozina.

O mecanismo de benefícios dos inibidores SGLT-2 na insuficiência cardíaca não é totalmente claro. Há diversas hipóteses, com redução da pré e pós-carga, através da natriurese e diurese osmótica, e melhora na função endotelial e redução da pressão arterial, respectivamente. Ainda existem hipóteses sobre a contribuição de mecanismos metabólicos relatados, e incluem (1) a melhora no metabolismo e bioenergética do cardiomiócito; (2) inibição da bomba sódio-hidrogênio miocárdica (permitindo maior concentração de cálcio na mitocôndria); (3) redução da necrose e fibrose cardíacas (por inibição da síntese de colágeno); e (4) alterações na produção de citocinas e no tecido gorduroso epicárdico.

A recomendação atual das diretrizes de insuficiência cardíaca indica o uso dos iSGLT-2s para pacientes sintomáticos a despeito do tratamento clínico otimizado, com diabetes ou não.

Os efeitos colaterais mais comuns das gliflozinas são as infecções genitais, como candidíase vaginal ou balanite, que afetam até 5% dos pacientes em uso da medicação, devido à maior eliminação de glicose urinária.

ESTRATIFICAÇÃO PROGNÓSTICA

Definir o prognóstico desses pacientes se tornou um desafio. Além disso, grande parte do conhecimento em prognóstico de IC vem de estudos em pacientes com doença crônica. Assim, o prognóstico no início dessa condição, ou seja, em momento precoce da evolução da doença, ainda é pouco estudado fora e dentro do Brasil.

Tabela 21.8 Dose inicial e dose-alvo dos betabloqueadores.

Medicamento	Dose inicial	Dose-alvo
Carvedilol	3,125 mg 2x/dia	25 mg 2x/dia*
Bisoprolol	1,25 mg 1x/dia	10 mg 1x/dia
Succinato de metoprolol	25 mg 1x/dia	200 mg 1x/dia

*Nos pacientes com mais de 80 kg, a dose-alvo é de 50 mg 2x/dia.

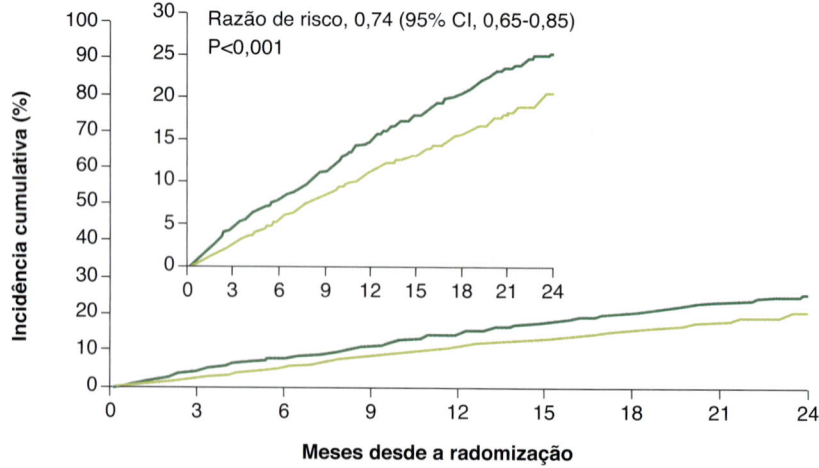

Figura 21.7 Incidência cumulativa do desfecho composto primário (morte por causas cardiovasculares, hospitalização ou atendimento de urgência por insuficiência cardíaca) do estudo DAPA-HF. Adaptada de: McMurray, J.J.V., et al. NEJM 2019; 381:1995-2008.

A avaliação prognóstica é importante não só para o paciente e sua família se prepararem para desfechos futuros, mas também para o médico, que deve estar atento ao melhor momento para acompanhamento em centros especializados e indicação de terapias de maior custo, como ressincronizadores, desfibriladores, dispositivos de assistência circulatória mecânica e transplante cardíaco.

Fatores prognósticos derivam de vários domínios, incluindo características clínicas e demográficas, estado funcional, estágio da doença, comorbidades, sinais vitais, exames laboratoriais e de imagem, parâmetros hemodinâmicos, adesão terapêutica e determinantes sociais de saúde Os principais marcadores prognósticos identificados na IC crônica estão descritos na Tabela 21.9, mas nenhum modelo utiliza todos eles de maneira sistemática para estimar a sobrevida.

Indivíduos com IC apresentam limitações em suas atividades diárias, assim como no bem-estar e na percepção da qualidade de vida. A classificação da NYHA é a mais utilizada para descrever a capacidade funcional de paciente com IC; porém, é subjetiva e muitas vezes subestima o resultado, já que pacientes com IC costumam se autolimitar, e por isso idealmente não deve ser utilizada de forma isolada para fins prognósticos.

O teste cardiopulmonar de esforço (TCP) vem ganhando força como método de avaliação funcional por produzir dados objetivos, uma vez que possibilitam avaliar o grau de limitação para o exercício, além de contribuírem para o diagnóstico diferencial com outras causas de dispneia e fadiga. O TCP é um exame útil para a classificação de gravidade da doença, e oferece informações prognósticas fundamentais para a identificação de candidatos a transplante cardíaco ou outras terapias avançadas. Além disso, facilita a prescrição de exercícios físicos de reabilitação e o controle da resposta ao tratamento.

Escores prognósticos

Diversos escores prognósticos foram desenvolvidos e validados para uso em IC e possuem a vantagem de ter informação objetiva da probabilidade de eventos em um dado intervalo de tempo. Entretanto, a maioria dos escores foi derivada e validada em populações de ensaios clínicos ou em pequenos estudos. Outra crítica frequente a essas ferramentas é que seu principal uso é para predizer mortalidade, enquanto desfechos adicionais, como hospitalização, costumam não estar incluídos, além de que não podem ser valorizados como ferramenta única de predição prognóstica.

Na IC crônica, o escore de risco mais utilizado nos dias atuais é o Meta-Analysis Global Group in Chronic Heart Failure (MAGGIC *score*), que avalia a chance de morte do paciente em 1 e em 3 anos, baseado em parâmetros clínicos e ecocardiográficos, com boa acurácia, e tem sido bem validado na população sueca. Já na IC aguda, o escore de risco mais

Tabela 21.9 Marcadores de mau prognóstico na insuficiência cardíaca.

Etiologia
Chagásica
Isquêmica

Capacidade para exercício
Baixo VO2 max.
Aumento do Slope VE/VCO2
Diminuição da distância de 6 min
Diminuição acentuada da tolerância ao exercício

Alteração estrutural e funcional
Cardiomegalia acentuada (índice cardio torácico > 0,55)
Dilatação progressiva do ventrículo esquerdo
Aumento do diâmetro do átrio esquerdo
Aumento do diâmetro do ventrículo direito
Fração de ejeção do ventrículo esquerdo < 30%
Redução da fração de ejeção de ventrículo direito
Insuficiência mitral
Insuficiência tricúspide
Padrão restritivo/pseudonormal

Alteração hemodinâmica
Redução do débito cardíaco
Elevação de pressões pulmonares
Elevação do gradiente transpulmonar
Elevação da RVS (resistência vascular sistêmica)

História
Idade > 65 anos
Múltiplas internações hospitalares
Falta de aderência ao tratamento
Maior intensidade dos sintomas (classe III/IV - NYHA)
Caquexia

História (*continuação*)
Anorexia
Síncope
Apneia do sono
Diabetes melito
Doença pulmonar associada
Depressão
Parada cardiorrespiratória revertida
Redução de função cognitiva

Exame clínico
Má perfusão
Congestão
Hipotensão
Taquicardia
Presença de B3

Alteração eletrofisiológica
Fibrilação atrial
Arritmias complexas (TV sustentada e não sustentada)
BRE (dissincronia)
Onda T alternante
QT-longo
Alteração de dispersão do QT
Redução da variabilidade de FC

Exames laboratoriais
Sódio plasmático < 130 mEq/ℓ
Níveis elevados de BNP
Níveis elevados de citocinas
Ativação neuro-hormonal (noradrenalina)
Anemia (hemoglobina < 11 g%)
Creatinina > 2,5 mg%

Adaptada de: Bocchi EA, Marcondes-Braga FG, Ayub-Ferreira SM, Rohde LE, Oliveira WA, Almeida DR, et al. Sociedade Brasileira de Cardiologia. III Diretriz Brasileira de Insuficiência Cardíaca Crônica. Arq Bras Cardiol 2009;93(1 supl.1):1-71.

conhecido é o norte-americano Acute Decompensated Heart Failure National Registry (ADHERE *score*), que tenta estratificar o risco de morte intra-hospitalar, utilizando níveis de ureia e pressão arterial sistólica na admissão.

INSUFICIÊNCIA CARDÍACA AGUDA

A insuficiência cardíaca aguda (ICA) consiste no surgimento dos sintomas e sinais de congestão e/ou hipoperfusão, subitamente instalados ou progressivamente exacerbados, geralmente relacionado com um fator precipitante. É a principal causa de internação hospitalar no continente sulamericano e, no Brasil, as re-hospitalizações são muito frequentes, resultando em pior prognóstico e elevando os custos.

Em 2015, o registro brasileiro de ICA avaliou 1.263 pacientes em vários centros do país e o perfil hemodinâmico aquecido e congesto foi o mais frequente. Esse estudo registrou uma mortalidade hospitalar de 12,6% durante a hospitalização e os indicadores de qualidade assistencial na alta hospitalar foram alcançados em menos de 65% dos participantes. Os pacientes que sobrevivem a uma hospitalização por ICA, apresentam uma alta taxa de eventos em um período vulnerável, em que a maioria dos autores concorda como sendo os primeiros 90 dias após a internação.

Quadro clínico

A ICA pode ser classificada de acordo com quatro aspectos: síndrome clínica de apresentação (insuficiência ventricular esquerda, IC congestiva, choque cardiogênico e edema agudo de pulmão); tempo de evolução da doença (IC aguda nova ou crônica agudizada); tipo de disfunção ventricular (IC com fração de ejeção preservada [ICFEp]), considerada FEVE > 50%; IC com fração levemente reduzida (ICFElr), considerada entre 41 a 50% e IC com fração de ejeção reduzida (ICFEr), representada por FEVE ≤ 40%, e modelo clínicohemodinâmico que, por meio do exame clínico, o paciente é classificado pela presença de congestão ou baixo débito cardíaco em quatro categorias: A, quente-seco: sem baixo débito e sem congestão significativa; B, quente-congesto: sem baixo débito, mas congestão; C, frio-congesto: com baixo débito e congestão; e L, frio-seco, com baixo débito e sem congestão.

Os registros epidemiológicos oferecem informações de reconhecimento agudo do paciente e também podem permitir estimativas de prognóstico. O escore ADHERE, a partir de três variáveis (ureia, creatinina e pressão arterial sistólica), oferece estimativa de risco de mortalidade intra-hospitalar (Tabela 21.10).

Em cerca de 50% dos pacientes com ICA, pode-se identificar um fator clínico precipitante para o surgimento ou agravamento da IC. O acrônimo CHAMEI permite uma estratégia mnemônica para identificar esses fatores:

- **C**ardiopatia isquêmica
- Emergência **H**ipertensiva
- **A**rritmias
- Causas **M**ecânicas, **M**edicamentos, **M**á adesão
- Trombo**E**mbolismo pulmonar
- **I**nfecção, **I**nflamação.

Diagnóstico em emergência

A definição universal de IC preconiza que para o seu diagnóstico são necessários sintomas e/ou sinais (Figura 21.8) causados por uma lesão estrutural e/ou anormalidade cardíaca funcional corroborados por pelo menos um dos seguintes fatores: níveis elevados de peptídeo natriurético e evidência objetiva de congestão cardiogênica na circulação pulmonar sistêmica por métodos diagnósticos não invasivos ou invasivos.

Os protocolos atuais de diagnóstico da ICA têm objetivado a compreensão da gravidade da apresentação de forma mais precoce possível, com a finalidade de redução potencial dos desfechos clínicos.

Fase precoce do diagnóstico: até 60 minutos

Nessa etapa precoce, é imperativo detectar se ocorre a instabilidade hemodinâmica presente e confirmar congestão circulatória. Nesse contexto, sugerimos a seguinte estratégia:

- Monitorização do ritmo, pressão arterial (PA), saturação tecidual de oxigênio e volume urinário devem ser solicitadas na admissão. A definição de hipoperfusão e congestão é o objetivo central
- Dados clínicos: história e exame físico, para evidenciar os sintomas e sinais de congestão, hipoperfusão e hipoxemia (cianose central)
- Realização do eletrocardiograma (ECG): para definir ritmo, isquemia, sobrecarga às câmaras cardíacas
- Exames laboratoriais: devem ser solicitados na chegada do paciente. Dentre os exames, destacam-se eletrólitos (Na+, K+ e Mg++), provas de função renal (ureia e creatinina), proteína C reativa, coagulograma, provas de função hepática, glicemia e dímeros-D. O lactato sérico e gasometrias venosa e arterial são especialmente indicados quando já se suspeita de hipoperfusão tecidual. Os peptídeos natriuréticos (PN) fornecem informações diagnósticas e prognósticas, de acordo com seu nível sérico. Os marcadores de lesão miocárdica são importantes para o diagnóstico de síndrome coronariana aguda (SCA)

Tabela 21.10 Escala e risco ADHERE de mortalidade intra-hospitalar.

Grau de risco	Ureia (mg/dℓ)	PAS (mmHg)	Mortalidade (%)
Baixo	≤ 92	≥ 115	2,14
Intermediário baixo	≤ 92	≤ 115	5,49
Intermediário médio	≥ 92	≥ 115	6,4
Intermediário alto	≥ 92 (Cr < 2,7)	≤ 115	12,28
Alto	≥ 92 (Cr ≥ 2,7)	≤ 115	21

Adaptada de: Diretriz Brasileira de Insuficiência Cardíaca de 2018.
PAS: pressão arterial sistólica.

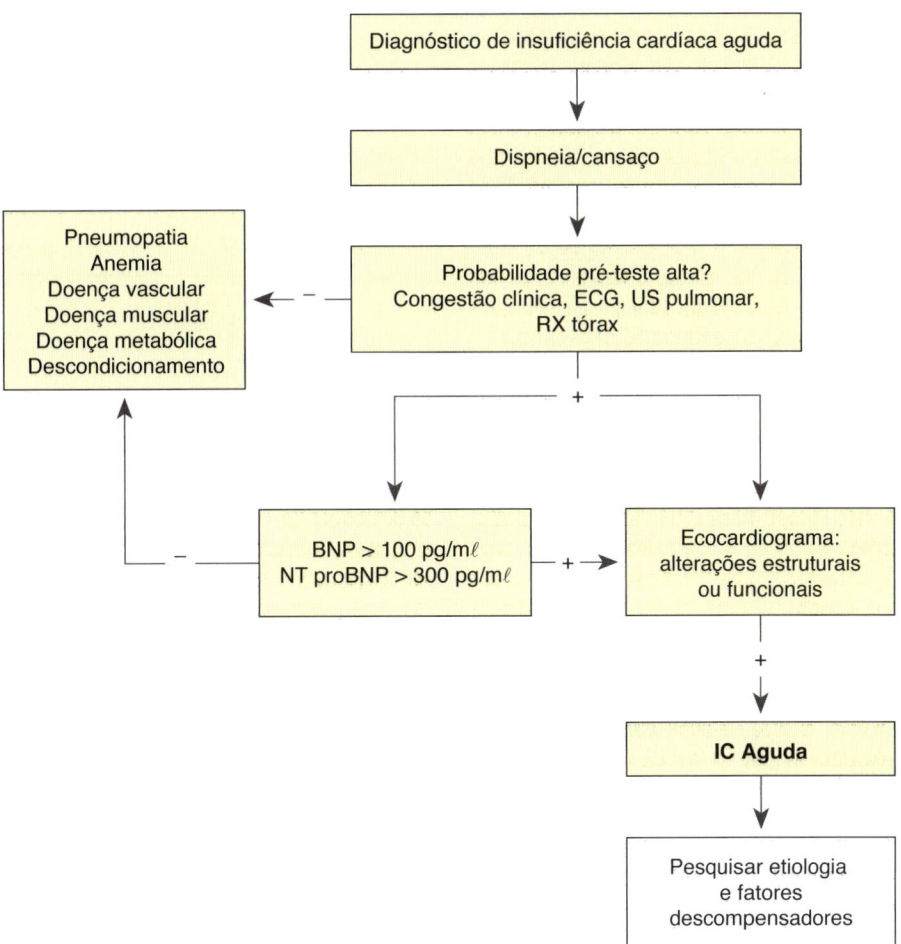

Figura 21.8 Diagnóstico de insuficiência cardíaca aguda. Adaptada de: Bozkurt B et al. ECG: eletrocardiograma; RX: radiografia; BNP: peptídeo natriurético do tipo B; NT-proBNP: porção N-terminal do pró-hormônio do peptídeo natriurético do tipo B; IC: insuficiência cardíaca.

como causa da ICA e também como valor prognóstico na síndrome de IC. Mais recentemente, as diretrizes também sugerem a dosagem marcadores de ferropenia (ferritina e saturação da transferrina)

- Ultrassonografia pulmonar (UP) ou torácico extracardíaco: consiste na observação, sobretudo do pulmão, mas também pleuras e veia cava inferior, com objetivo de detectar sinais de congestão. As alterações típicas de congestão são as linhas B pulmonares, imagens verticais lineares hiperecoicas, que surgem a partir da linha pleural e que podem ser identificadas com o congelamento das imagens. A presença de 3 ou mais linhas B em campos torácicos bilaterais tem acurácia elevada para o diagnóstico de congestão. O derrame pleural e o calibre da veia cava inferior permitem a compreensão da volemia venosa sistêmica adicionalmente
- Angiotomografia pulmonar: em pacientes com alta probabilidade de tromboembolismo pulmonar (TEP), especialmente os com instabilidade hemodinâmica
- Radiografia do tóxax: esse método ainda é, das três modalidades de imagem citadas para o manejo do diagnóstico da ICA, o mais disponível nos serviços de emergência.

Fase de aprimoramento do diagnóstico: tempo < 120 minutos

Nessa fase, o paciente que ainda não foi submetido a investigação avançada na fase precoce por estar estável sob o ponto de vista hemodinâmico e tem indicação de aprimorar o diagnóstico, pode ser submetido a um cateterismo cardíaco; angiotomografia computadorizada pulmonar e UP, se houver indicação formal desses exames (Figura 21.9).

Fase da compreensão da fisiopatologia e etiologia da ICA: tempo < 24 horas

O ecocardiograma completo é o exame que estima a estrutura e função das câmaras, pressão arterial pulmonar, função valvar, pericárdio e anatomia dos grandes vasos da base.

Fase de definição da etiologia e revisão da congestão pulmonar: antes da alta hospitalar

Essa fase é uma oportunidade para a busca da etiologia com a ressonância magnética, cateterismo cardíaco, quando indicado, e a revisão dos sinais de congestão com UP.

Manejo clínico

As metas cruciais no manejo da ICA são tratar hipoxemia, reduzir congestão circulatória e restaurar a hipoperfusão, quando houver. Do ponto de vista prático, a redução dos sintomas deve balizar o tratamento. De maneira complementar, deve-se identificar e tratar o fator desencadeante e o fator etiológico, previnir ou tratar fenômenos tromboembólicos concomitantes, iniciar ou otimizar os tratamentos que são modificadores de prognóstico, educar o paciente e

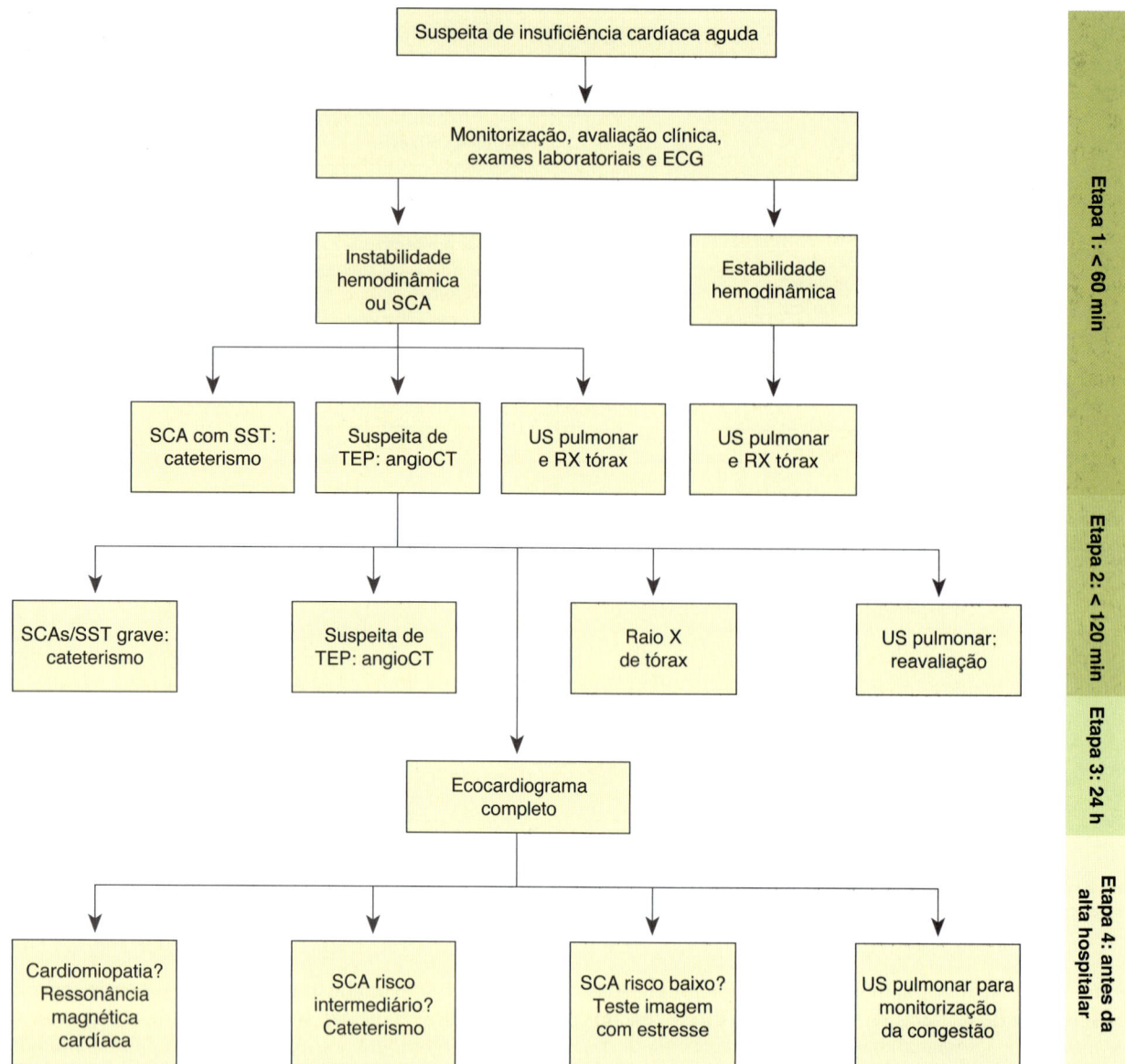

Figura 21.9 Fluxograma para o diagnóstico da insuficiência cardíaca aguda no contexto temporal. ECG: eletrocardiograma; SCA: síndrome coronariana aguda; SCA C/SST: síndrome coronariana aguda com supradesnivelamento do segmento ST; US pulmonar: ultrassonografia pulmonar; RX: radiografia; SCAs/SST: síndrome coronariana aguda sem supradesnível do segmento ST; TEP: tromboembolismo pulmonar; AngioCT: angiotomografia pulmonar.

identificar os pacientes que necessitem de transplante cardíaco e dispositivos de assistência ventricular mecânica ou de cuidados paliativos.

A terapia de suplementação de oxigênio em caso de hipóxia (saturação O_2 < 90%) pode ser instaurada por catéter, óculos nasal, máscara facial de Hudson ou Venturi em casos mais leves, bem como por ventilação não invasiva, em caso de desconforto respiratório mais intenso, e entubação orotraqueal, em casos de não resposta às medidas iniciais anteriores, alternativa a ser utilizada.

Sob o ponto de vista didático, o manejo farmacológico é abordado de acordo com a apresentação do perfil clínico hemodinâmico (Figura 21.10).

Perfil B: quente e úmido (congesto)
Nesse perfil, o foco é a redução da congestão circulatória, redução da pré-carga e da pós-carga com o uso de vasodilatadores.

O tratamento com diurético é o pilar no manejo da congestão nos pacientes admitidos por IC, e recomenda-se terapia de primeira linha nas principais diretrizes. Diurético de alça intravenoso deve ser iniciado na primeira hora de admissão no setor de emergência. As estratégias contemporâneas de dose mais recomenda de furosemida é o protocolo de 0,5 a 1 mg/kg de peso ou 20 a 40 mg em *bolus* na chegada hospitalar em pacientes sem uso prévio desses fármacos. Em pacientes já em uso de furosemida, o protocolo de 1 a 2 vezes a dose domiciliar por via intravenosa é a mais recomendada. Eletrólitos e função renal devem ser acompanhados nesses pacientes. Objetiva-se uma diurese de 100 a 150 mℓ por hora nas primeiras 6 horas de tratamento. Caso o alvo não seja atingido, a dose de diurético pode ser dobrada. Em pacientes com severa perda de função renal, doses mais altas de diurético podem ser necessárias para atingir o alvo terapêutico.

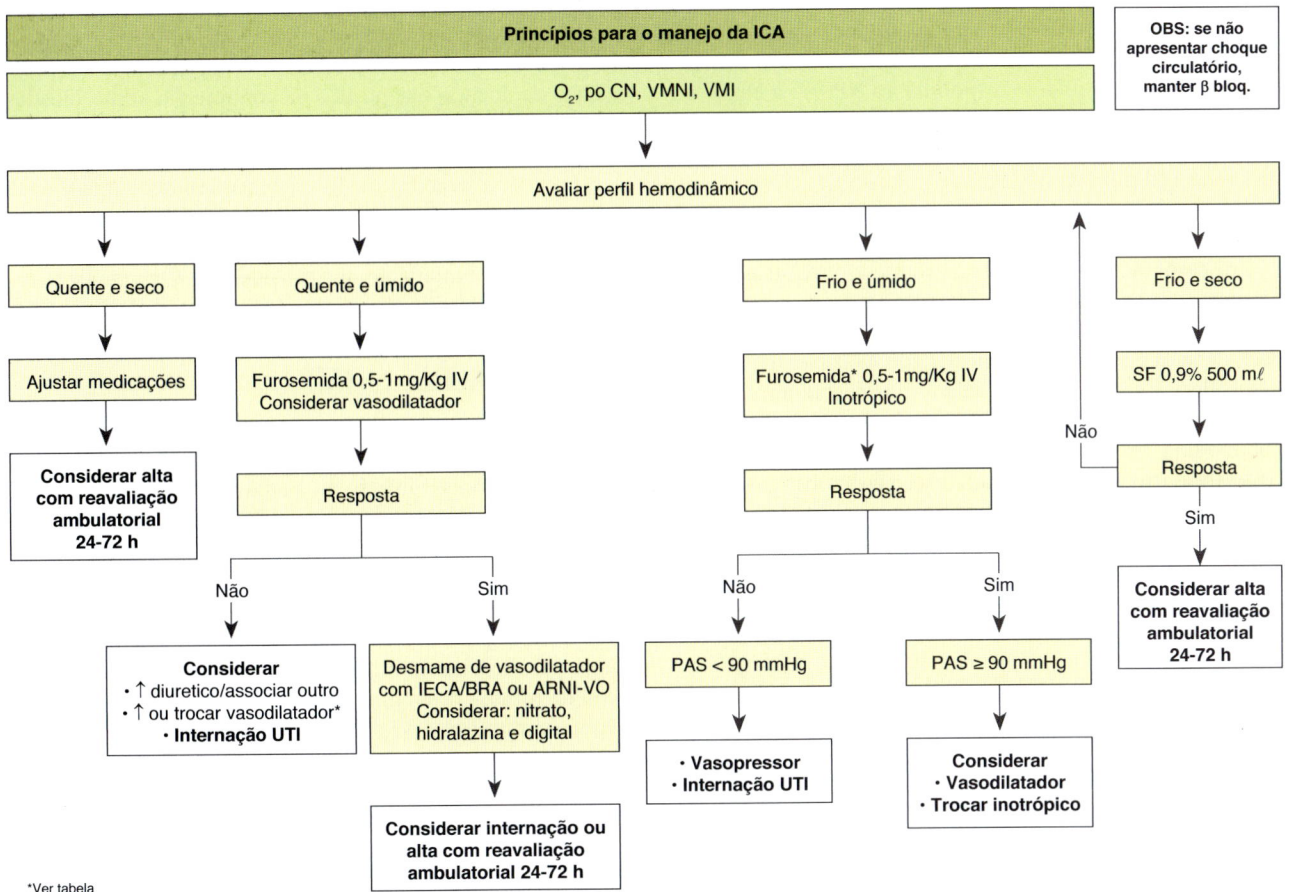

Figura 21.10 Princípios para o manejo da insuficiência cardíaca aguda. CN: cateter nasal; MVNI: ventilação mecânica não invasiva; VMI: ventilação mecânica invasiva: PAS: pressão arterial sistólica; IECA: inibidores da enzima da conversão da angioensina; BRA: bloqueadores dos receptores da angiontensina II; INRA: inibidores da neprilisina e receptores da angiontensina II; AMC: antagonistas dos minerais corticoides; β bloq: betabloqueadores.

Resistência aos diuréticos

A resistência a diuréticos é um sinal de mau prognóstico nos pacientes com IC descompensada e o mecanismo envolvido é o aumento da reabsorção de sódio no túbulo distal, em casos de uso prolongado dos diuréticos de alça. Por ser uma importante causa de descompensação, alguns ensaios clínicos experimentaram estratégias para a otimização do tratamento e manejo da congestão associando outros fármacos utilizados no tratamento da IC. Nesse caso, as recomendações atuais sugerem a adição de doses terapêuticas de espironolactona e ou hidroclorotiazida. Estudos mais recentes demonstraram que doses terapêuticas da empagliflozina e acetazolamida adicionadas aos diuréticos podem determinar descongestão mais rápida e efetiva.

Vasodilatadores

Apesar do uso precoce de vasodilatadores falhar ao demonstrar benefícios na redução de mortalidade e reinternação, seu uso ainda é recomendado em diretrizes associado ao tratamento com diuréticos, com o objetivo de melhora sintomática em pacientes que se apresentem no setor de emergência com quadro congestivo na ausência de hipotensão.

A nitroglicerina (NTG) causa vasodilatação a partir da formação de GMPc, que age na musculatura lisa vascular. Se administrado em baixas doses, tem efeito predominantemente nas veias periféricas, causando redistribuição de volume do coração e pulmões para periferia, com redução da pré-carga e das pressões de enchimento ventricular. Quando administrado em altas doses, apresenta inclusive dilatação arterial com consequente melhora do débito cardíaco.

O nitroprussiato de sódio (NPS) é um potente vasodilatador que age diretamente na musculatura lisa vascular. Seu efeito de venodilatação equivale à NTG; porém, apresenta maior efeito arterial, reduzindo de forma eficaz a pós-carga, melhorando, assim, o funcionamento ventricular. Por seu potencial hipotensor, deve ser monitorado por pressão arterial invasiva e aumentos cautelosos de dose.

Perfil C: frio e úmido (congesto)

Nos pacientes com IC em perfil C, é primordial o restabelecimento do débito cardíaco, e o manejo da congestão é um objetivo paralelo ou até, em algumas situações extremas, secundário se o paciente estiver demonstrando sinais de hipoperfusão marcada Mesmo com níveis tensionais adequados, a avaliação clínica revela extremidades frias, oligúria/anúria, alteração do estado mental e pressão de pulso estreita, que são sinais clínicos de hipoperfusão que devem desencadear rapidez e proatividade no tratamento, no intuito de restaurar a perfusão dos órgãos e não gerar mais danos.

Os níveis tensionais auxiliam na tomada de decisão do fármaco inicial. Pacientes com pressão arterial sistólica (PAS) ≥ 90 mmHg podem responder ao NPS ou à NTG sem necessidade do uso do inotrópico. A diretriz da sociedade europeia sugere o uso desses medicamentos se a PAS estiver acima de 110 mmHg, a americana não se posiciona quanto aos níveis tensionais, e na diretriz brasileira há a sugestão de uso com níveis tensionais entre 85 e 110 mmHg.

Em casos de hipotensão importante e/ou com sinais de hipoperfusão, o uso de medicamento inotrópico positivo é imperativo. Os inotrópicos devem ser utilizados por curto espaço de tempo nesse grupo selecionado de pacientes, visando a substituição por uma estratégia vasodilatadora tão logo quanto possível. O fármaco mais comumente utilizado é a dobutamina, mas a milrinona pode ser uma escolha em situações específicas quando a vasodilatação pulmonar é desejável, como no paciente com componente de IC direita importante, hipertensão pulmonar associada, ou quando há a intenção de manter o uso dos betabloqueadores. Outro inodilatador potente semelhante ao milrinone é o levosimendan, que tem o benefício de efeito de ação mais prolongado e mais sedimentado em pacientes com IC crônica. Entretanto, certos pacientes com hipotensão mais sustentada e com repercussão clínica precisarão de vasopressores e o medicamento de escolha é a noradrenalina na dose mínima necessária para restabelecer níveis tensionais adequados para evitar vasoconstrição excessiva, que pode ser deletéria. Após a recuperação do débito cardíaco, as condutas preconizadas para os pacientes em perfil B podem ser utilizadas.

Os pacientes que evoluem para choque cardiogênico, configurado por hipotensão sustentada, sinais e sintomas de hipoperfusão persistentes com disfunção orgânica, há de se considerar o uso de dispositivos de assistência ventricular de curta permanência de forma precoce para restabelecer a perfusão dos órgãos e adequação do débito cardíaco. O balão intra-aórtico ainda continua sendo o suporte circulatório mecânico de curta permanência mais amplamente utilizado, devido à sua disponibilidade, e outros dispositivos, como Impella e ECMO, também podem ser úteis com melhor auxílio no aumento do débito cardíaco.

Perfil L: frio e seco

Essa apresentação se refere a pacientes que perderam volemia por sangramento, desidratação por diarreia ou por falta de consumo de líquidos. O manejo geral é oferecer líquidos intravenosos e observar para qual pefil o paciente migrará. Geralmente, o paciente transforma-se em perfil B ou C.

Perfil A: quente e seco

Esse perfil hemodinâmico representa pacientes sintomáticos que foram à emergência por inadequações no tratamento e não têm distúrbios de hipervolemia ou hipoperfusão. O ajuste das medicações modificadoras de prognóstico é a conduta indicada.

Manejo na enfermaria e preparo para a alta hospitalar

Após a estabilização respiratória e hemodinâmica, o período entre a alta para enfermaria e a alta hospitalar é uma oportunidade de otimização do tratamento para a IC. Algumas metas são fundamentais nesse período: resolução do fator precipitante; monitoração e resolução da congestão residual; início ou otimização das medicações modificadoras de prognóstico da doença; diagnóstico ou controle das comorbidades; controle satisfatório de frequência cardíaca, pressão arterial, função renal e eletrólitos; educação por equipe multidisciplinar; programar reabilitação física; encaminhamento para vacinação (*influenza* e pneumocócica); orientações sobre sinais de alarme e plano de emergência, e retorno ambulatorial entre 7 a 14 dias. É nesse momento que considera-se a terapia de transplante, dispositivos de alta permanência ou cuidados paliativos.

CONSIDERAÇÕES FINAIS

Apesar de todos os avanços recentes na insuficiência cardíaca, a IC é uma doença complexa e de elevada morbimortalidade, com grande impacto na qualidade de vida dos pacientes e na sobrecarga dos diversos setores de saúde. O diagnóstico dessa síndrome permanece eminentemente clínico, com exames complementares no momento e indicações corretas. Classificar e prognosticar esses pacientes é de fundamental importância para definir linhas de tratamento de curto e longo prazos, visando prolongar a vida e melhorar a qualidade da mesma nesse grupo de pacientes. Todo arsenal terapêutico disponível deve ser sempre cogitado a fim de mudar o curso natural da doença, e as estratégias não farmacológicas descritas anteriormente devem ser amplamente utilizadas no tratamento desses pacientes.

A ICA, por sua vez, é uma síndrome clínica altamente prevalente e de elevada morbimortalidade. O diagnóstico contemporâneo é sistematizado e respeita metas de tempo. O ágil reconhecimento da gravidade na chegada do paciente à sala de emergência, a partir das manifestações clínicas e dos escores de risco, é imperativo. O manejo precoce da hipoxemia, da congestão e da hipoperfusão, quando houver, se associa a melhores taxas de sobrevida intra-hospitalar. Por fim, a fase pré-alta hospitalar é uma oportunidade de reprogramar o tratamento do paciente, oferecendo maior chance de sobrevida livre de eventos clínicos.

BIBLIOGRAFIA

Bocchi, E.A., Marcondes-Braga, F.G., Ayub-Ferreira, S.M., Rohde, L.E., Oliveira, W.A., Almeida, D.R., et al. Sociedade Brasileira de Cardiologia. III Diretriz Brasileira de Insuficiência Cardíaca Crônica. *Arq Bras Cardiol* 2009;93(1 supl.1):1-71.

Figueiredo Neto, J. A., Mesquita, E.T., Marcondes-Braga, F.G., Moura, L.A.Z. (2022). Insuficiência Cardíaca DEIC-SBC, Manole Editora.

Hunt, S.A., et al.,8 2009 focused update incorporated into the ACC/AHA 2005 guidelines. *J Am Coll Cardiol.* 2009;53:e1–90.

García-García, A., Alvarez-Sala-Walther, L.A., Lee, H.Y., Sierra, C., Pascual-Figal, D., Camafort, M. Is there sufficient evidence to justify changes in dietary habits in heart failure patients? A systematic review. *Korean J Intern Med.* 2022 Jan;37(1):37-47.

GDB 2017 Disease and Injury Incidence and Prevalence Collaborators. Global, regional, and national incidence, prevalence and years lived with disability for 354 diseases and injuries for 195 countries and territories, 1990 – 2017: a systematic analysis for the Global Burden of Disease Study 2017. *Lancet* 2018; 392;1798.

Heidenreich, P.A., Bozkurt, B., Aguilar, D., et al. 2022 AHA/ACC/HFSA Guideline for the Management of Heart Failure: A Report of the American College of Cardiology/American Heart Association Joint Committee on Clinical Practice Guidelines. Circulation 2022; 145:e895.

Mann, D.L., Zipes, D.P., Libby, P., Bonow, R.O. Braunwald's heart disease: a textbook of cardiovascular medicine. 10th ed. Philadelphia: Elsevier; 2015.

Comitê Coordenador da Diretriz de Insuficiência Cardíaca. Diretriz Brasileira de Insuficiência Cardíaca Crônica e Aguda. *Arq Bras Cardiol.* 2018; 111(3):436-539.

McDonagh, T.A., Metra, M., et al. 2021 ESC Guidelines for the diagnosis and treatment of acute and chronic heart failure: Developed by the Task Force for the diagnosis and treatment of acute and chronic heart failure of the European Society of Cardiology (ESC). With the special contribution of the Heart Failure Association (HFA) of the ESC. *Eur J Heart Fail.* 2021; 24:4.

Ponikowski, P., Voors, A.A., Anker, S.D., Bueno, H., Cleland, J.G., Coats, A.J., et al. 2016 ESC Guidelines for the diagnosis and treatment of acute and chronic heart failure: The Task Force for the diagnosis and treatment of acute and chronic heart failure of the European Society of Cardiology (ESC) Developed with the special contribution of the Heart Failure Association (HFA) of the ESC. *Eur Heart J.* 2016;37(27):2129-200.

Predicting survival in heart failure: validation of the MAGGIC heart failure risk score in 51043 patients from the Swedish Heart Failure Registry. Ulrik Sartipy, Ulf Dahlström, Magnus Edner, Lars H. Lund. *European Journal of Heart Failure*, Volume 16, Issue 2 Feb 2014 Pages, 117-234.

Rohde, L.E.P., Montera, M.W., Bocchi, E.A., Clausell, N.O., Albuquerque, D.C. de Rassi, S., Colafranceschi, A.S., de Freitas Junior, A.F., Ferraz AS, Barretto ACP. Diretriz brasileira de insuficiência cardíaca crônica e aguda. [Internet]. Arquivos Brasileiros de Cardiologia. 2018; 111(3): 436-539.

Schwarz, E.I., Scherff, F., Haile, S.R., et al. Effect of Treatment of Central Sleep Apnea/Cheyne-Stokes Respiration on Left Ventricular Ejection Fraction in Heart Failure: A Network Meta-Analysis. *J Clin Sleep Med* 2019; 15:1817.

Singhal, A., Cowie, M.R. The Role of Wearables in Heart Failure. *Curr Heart Fail Rep.* 2020 Aug;17(4):125-132. DOI: 10.1007/s11897-020-00467-x. PMID: 32494944; PMCID: PMC7343723.

Son, Y.J., Lee, H.J. Association between persistent smoking after a diagnosis of heart failure and adverse health outcomes: A systematic review and meta-analysis. Tob Induc Dis 2020; 18:05.

Stein, C., Helal, L., Migliavaca, C.B., Sangalli, C.N., Colpani, V., Raupp da Rosa, P., Beck-da-Silva, L., Rohde, L.E., Polanczyk, C.A, Falavigna, M. Are the recommendation of sodium and fluid restriction in heart failure patients changing over the past years? A systematic review and meta-analysis. *Clin Nutr ESPEN.* 2022 Jun;49:129-137.

Universal Definition of Heart Failure; Bozkurt, B., Coats, A.J.S., Tsutsui, H., et al. *Journal of Cardiac Failure*, 2021.

Vellone, E., Rebora, P., Ausili D, Zeffiro, V., Pucciarelli, G., Caggianelli, G., et al. Motivational interviewing to improve self-care in heart failure patients (MOTIVATE-HF): a randomized controlled trial. *ESC Heart Failure* 2020; 7: 1309-1318.

CAPÍTULO

22

Síndrome Coronária Aguda

Gilson Soares Feitosa-Filho • Ricardo Peixoto Oliveira • Renato Moraes Pereira Figueiredo • João Luiz F. Petriz • Alexandre de Matos Soeiro • Bruno Ferraz de Oliveira Gomes • Jorge Henrique Paiter Nascimento • Ricardo Soccol • Rogerio Sarmento Leite • Paulo Caramori

INTRODUÇÃO

A doença aterosclerótica das coronárias é a etiologia mais prevalente de cardiopatia isquêmica. Sua apresentação é variável e, didaticamente, pode ser dividida em síndrome coronariana aguda (SCA) e síndrome coronariana crônica (SCC), de acordo com a evolução das manifestações clínicas.

A SCA pertence a uma miríade de condições que se manifestam principalmente com dor torácica. Deve-se, nesse ponto, ser considerada aguda quando tratar-se de um evento *de novo*, antes não existente, ou quando ocorre uma mudança no padrão, intensidade ou duração, no caso do sintoma previamente existente.

Aspectos sobre mortalidade e morbidade em decorrência da doença arterial coronariana (DAC) são apurados com maior rigor estatístico por meio do Estudo de Carga de Doença Global (GBD), que na população brasileira estimou, em 2019, a taxa de anos perdidos (TAP) em decorrência de morte prematura e anos vividos com invalidez em aproximadamente 1.500 dias por 100 mil indivíduos.

CLASSIFICAÇÃO

A manifestação da DAC frequentemente é justificada pela redução abrupta do fluxo coronariano e/ou desequilíbrio entre a oferta e a demanda de oxigênio ao miocárdio. A redução abrupta de fluxo coronariano com frequência ocorre por instabilidade em placa de ateroma que, ao sofrer erosão ou ruptura, provoca agregação plaquetária e trombose com obstruções coronarianas variáveis. O hipofluxo coronariano agudo em caráter transitório, por vezes com consequências mais brandas, ocorre mais comumente em razão de espasmo coronariano ou constrição coronariana por trajeto intramiocárdico. Já o desequilíbrio entre a oferta e a demanda de oxigênio ao miocárdio costuma ocorrer em indivíduos com fluxo coronariano limitado cronicamente por estenose que são expostos a uma condição estressante aguda, como anemia, arritmias, infecção ou outra síndrome inflamatória sistêmica. Não obstante, independentemente do mecanismo de deflagração, a SCA é fundamentalmente consequência da isquemia miocárdica.

A manifestação clínica da SCA é variável desde quadros oligossintomáticos até a parada cardiorrespiratória. A queixa inicial relatada mais comum é a dor torácica e/ou outro equivalente, como dispneia. Apesar da clareza na sua definição, o diagnóstico correto de SCA muitas vezes constitui tarefa desafiadora na prática clínica, exemplificada pela grande diversidade de diagnósticos diferenciais divididos em grupos com etiologias cardíacas não isquêmicas e outras causas sistêmicas. Todavia, uma vez diagnosticada a SCA, pode ser classificada conforme a apresentação eletrocardiográfica e ocorrência de injúria miocárdica aguda (Tabela 22.1). A síndrome coronariana aguda sem elevação de segmento ST (SCASST) inclui os diagnósticos de infarto agudo do miocárdio com supradesnivelamento de segmento ST (IAMCSST) e angina instável.

QUADRO CLÍNICO

A principal manifestação clínica da SCA é a dor torácica, independentemente do gênero, cuja correlação com evento coronariano se eleva quando relacionada com outros sintomas, como irradiação para membros superiores. Caracteristicamente ocorre em aperto, opressão ou queimação, e pode

Tabela 22.1 Classificação da síndrome coronariana aguda.

Infarto agudo do miocárdio <u>com</u> supradesnivelamento de segmento ST
Presença de injúria miocárdica aguda definida como elevação do biomarcador troponina, preferencialmente em ensaio de alta sensibilidade, acima do percentil 99 em ao menos 1 dosagem e com variação > 20% para mais ou para menos entre 2 dosagens. Presença de evidência ao método clínico ou exame complementar que corrobore com a hipótese de isquemia miocárdica. Eletrocardiograma com supradesnivelamento do segmento ST ≥ 1,0 mm em duas ou mais derivações contíguas ou bloqueio de ramo esquerdo novo ou presumivelmente novo. Nas derivações V2 e V3, existem critérios específicos: mulheres devem ter supradesnivelamento de ST ≥ 1,5 mm e homens com idade < 40 anos e ≥ 40 anos, respectivamente, com supradesnivelamento de ST ≥ 2,5 mm e 2,0 mm.

Infarto agudo do miocárdio <u>sem</u> supradesnivelamento de segmento ST
Presença de injúria miocárdica aguda definida como elevação do biomarcador troponina, preferencialmente em ensaio de alta sensibilidade, acima do percentil 99 em ao menos 1 dosagem e com variação > 20% para mais ou para menos entre 2 dosagens consecutivas com intervalo de 3 horas ou de acordo com o *kit* de troponina em intervalos reduzidos de 1 ou 2 horas após a primeira coleta. Presença de evidência ao método clínico ou exame complementar que corrobore com a hipótese de isquemia miocárdica. Eletrocardiograma normal ou repolarização com alterações inespecíficas ou específicas (supradesnivelamento transitório de segmento ST, infradesnivelamento de segmento ST ≥ 0,5 mm em duas ou mais derivações contíguas, inversão de onda T ≥ 2,0 mm ou onda T bifásica *plus-minus* em V2-V3 caracterizando síndrome de Wellens).

Angina instável
Ausência de injúria miocárdica aguda. Presença de evidência ao método clínico ou exame complementar que corrobore com a hipótese de isquemia miocárdica. A dor torácica classicamente é rotulada como angina instável quando de origem nova (< 3 meses) com limitação leve a moderada à atividade física ou agravo de angina estável com limitação acentuada para atividades habituais. Eletrocardiograma normal ou repolarização com alterações inespecíficas ou específicas (supradesnivelamento transitório de segmento ST, infradesnivelamento de segmento ST ≥ 0,5 mm em duas ou mais derivações contíguas, inversão de onda T ≥ 2,0 mm ou onda T bifásica *plus-minus* em V2-V3 caracterizando síndrome de Wellens)
MINOCA
Termo utilizado para descrever o paciente que se apresenta com quadro clínico compatível com infarto, mas, à coronariografia, não são identificadas lesões obstrutivas
TINOCA
Termo utilizado para descrever o paciente que apresenta elevação de troponina em diversos contextos clínicos, sem relação com isquemia coronariana. Exemplo: elevação de troponina na sepse, em pacientes com fibrilação atrial etc.

vir associada a pele fria, sudorese, náusea, vômito ou dispneia. Podem ser também reportadas com irradiação para mandíbula, pescoço, dorso e andar superior do abdome. Em populações específicas, como diabéticos, portadores de doença renal crônica e mulheres, uma apresentação menos frequente pode ocorrer, e esses sintomas novos de dispneia, dor epigástrica ou náusea e vômito de repetição devem levantar a suspeita de tratar-se de um evento coronário agudo – equivalente anginoso (Tabela 22.2).

Sintomas considerados atípicos – e de baixa probabilidade de SCA – são aqueles localizados em um ponto, relacionados com mudança de posição, relacionados a inspiração (pleurítico), migratórios ou com irradiação para membros inferiores.

Fisiopatologicamente, na SCA, ocorre uma instabilização da placa aterosclerótica, com exposição do núcleo lipídico ao endotélio, ocasionando uma reação inflamatória pró-trombótica, que determinará isquemia e injúria celular, e poderá estar relacionada com obstrução parcial ou total da coronária.

Diante dessa apresentação clínica, os pacientes serão alocados em dois grupos: síndrome coronária aguda sem supra de ST ou síndrome coronária aguda com supra de ST. Na SCA com supra de ST, o principal determinante é a oclusão da coronária, configurando uma emergência médica. A realização do eletrocardiograma de 12 derivações é indispensável, e deve ser realizada em até 10 minutos. A SCA sem supra de ST é composta por infarto agudo do miocárdio sem supra de ST e por angina instável.

Os pacientes com angina instável apresentam-se com dor torácica, eletrocardiograma normal ou isquêmico, porém, sem supra de ST e ausência de detecção de marcadores de injúria miocárdicos. Nos casos de infarto, a detecção sérica de marcadores de injúria miocárdica sempre ocorrerá.

Será considerada injúria miocárdica aguda a detecção sérica dos marcadores de necrose miocárdica (MNM) em comportamento ascendente ou descendente (acima do percentil 99 do método), configurando um comportamento agudo. Os pacientes em que a detecção sérica ocorre em *plateau*, deverão ser avaliados para causas de injúria miocárdica crônica, como na insuficiência renal crônica, anemia e arritmias.

Dessa maneira, o infarto agudo do miocárdio compreende a situação em que há dois elementos obrigatórios: injúria miocárdica aguda e uma evidência clínica de isquemia. São evidências clínicas de isquemia:

- Sintomas isquêmicos
- Alterações eletrocardiográficas sugestivas de isquemia
- Aparecimento de onda Q patológica
- Evidência a partir de exame de imagem de perda de miocárdio viável ou nova alteração de contratilidade segmentar
- Coronariografia demonstrando sinais de trombo.

É possível também classificar o infarto agudo do miocárdio por meio de sua apresentação clínica, dividida em cinco tipos:

- Infarto tipo 1: causado por doença arterial coronariana aterosclerótica e comumente relacionado com instabilidade da placa
- Infarto tipo 2: infarto determinado por um desbalanço entre a oferta de oxigênio e o consumo. Conceitualmente, não ocorre instabilidade de placa aterosclerótica e há sinais clínicos de isquemia
- Infarto tipo 3: sintomatologia sugestiva de isquemia/infarto seguido de óbito antes da coleta dos marcadores de injúria miocárdica
- Infarto tipo 4: relacionado com intervenção coronária percutânea:
  - 4a: infarto relacionado com intervenção percutânea. Ocorre não somente injúria pelo procedimento, mas evidência de isquemia. A mudança dos níveis dos marcadores de injúria miocárdica deve ser superior a 20% do valor basal. Ocorre, ainda, evidência angiográfica de complicação no procedimento que limita o fluxo coronário, como dissecção, oclusão de artéria epicárdica ou ramo, embolização ou trombo
  - 4b: trombose de *stent* relacionada com intervenção percutânea. Pode ser classificado como agudo (até 24 horas), subagudo (> 24 horas até 30 dias), tardio (> 30 dias até 1 ano) e muito tardio (> 1 ano do implante)
  - 4c: reestenose de *stent*. Ocorre infarto não relacionado com outra região que não a previamente tratada com *stent*, e podem ser identificados angiograficamente sinais de perda de resultado angiográfico, como reestenose focal ou difusa

Tabela 22.2 Sintomas de síndrome coronariana aguda, por gênero: sensibilidade e especificidade.

Sintomas	Homens		Mulheres	
	Sensibilidade (%)	Especificidade (%)	Sensibilidade (%)	Especificidade (%)
Dor torácica opressiva	66	36	63	41
Dor em ombros	45	67	29	72
Sudorese	37	70	33	70
Palpitação	27	66	17	77
Desconforto torácico	66	33	69	34
Dor em dorso superior	34	64	14	78
Dispneia	58	39	41	40
Dor nos braços	49	69	32	72
Náusea	38	58	30	70
Indigestão	30	78	18	76

- Infarto tipo 5: relacionado com cirurgia de revascularização miocárdica. Ocorre injúria miocárdica aguda com elevação dos marcadores séricos > 10 vezes o percentil 99 do limite superior de referência. Pode estar relacionado com problemas na confecção dos enxertos ou oclusão deles. Suscita imediata avaliação cirúrgica ou consideração de estudo angiográfico.

Em alguns pacientes, pode ocorrer injúria miocárdica aguda não relacionada com um fenômeno isquêmico. Portanto, é importante reconhecer outras condições que podem estar relacionadas com a elevação aguda desses marcadores, como:

- Choque
- Insuficiência cardíaca
- Arritmias cardíacas agudas
- Ablação por cateter
- Desfibrilação/cardioversão
- Embolia pulmonar
- Quimioterapia
- Miocardite e pericardite
- Insuficiência renal
- Síndrome de Takotsubo
- Trauma cardíaco
- Acidente vascular encefálico
- Exercício físico vigoroso
- Queimadura elétrica ou térmica.

Sabe-se que cerca de 6 a 8% dos pacientes admitidos com infarto agudo do miocárdio, após realização de angiografia, não exibem doença aterosclerótica significativa, discriminada como superior a 50%. Esses pacientes são classificados com o acrônimo de MINOCA (do inglês, Myocardial Infarction with Non-Obstructive Coronary Arteries). Essa é uma condição que não deve ser negligenciada por estar relacionada com eventos cardiovasculares e que exige um escrutínio diagnóstico, com utilização de ferramentas adicionais como ressonância cardíaca, ultrassonografia intracoronária ou tomografia de coerência óptica.

Ressalta-se que nessa condição ocorre injúria miocárdica aguda relacionada com evento coronariano e documentação de isquemia, diferentemente do que ocorre nas situações descritas na Tabela 22.1, em que há injúria mas ausência de isquemia demonstrada. Tais condições têm sido, recentemente, classificadas como TP-NOCA (do inglês, Troponin Positive Non-Obstructive Coronary Arteries) (Figura 22.1).

Os mecanismos relacionados com MINOCA são diversos, posicionando a condição como uma síndrome. Elementos que mais comumente justificam a síndrome são:

- Erosão de placa
- Ruptura de placa ou nódulo calcificado
- Espasmo coronário
- Embolização coronária
- Doença microvascular
- Dissecção espontânea de coronárias.

A Figura 22.2 mostra uma proposta simplificada de organograma para definição de SCA.

EPIDEMIOLOGIA

O infarto agudo do miocárdio (IAM) é uma das principais causas de morte no Brasil e no mundo. Nos EUA, afeta cerca de 15,5 milhões. No Brasil, em 2020, segundo o DATASUS, 5,8% (90.465 pacientes) do total de óbitos foram causados por IAM. Acredita-se que a explicação para esses dados alarmantes seja o estilo de vida moderno. Dietas ricas em gorduras e calorias, aliadas ao sedentarismo e hábitos como tabagismo, justificam a verdadeira pandemia de obesidade e resistência insulínica, poderosos fatores de risco para aterosclerose coronariana. Além disso, o envelhecimento populacional e hábitos que levam ao estresse também contribuem para o desenvolvimento de aterosclerose.

De forma geral, os pacientes que se apresentam com dor torácica na emergência com suspeita de SCA recebem os seguintes diagnósticos finais: 10% IAM com supra do segmento ST; 15% IAM sem supra do segmento ST; 10% angina instável; 15% de outras doenças cardiovasculares, como estenose aórtica, dissecção de aorta, tromboembolismo pulmonar, e 50% são de causas não cardíacas.

Nos últimos anos, a proporção de IAM sem supra ST aumentou de 1/3 para mais da metade dos IAMs, o que pode estar, principalmente, relacionado com a maior sensibilidade no diagnóstico. Segundo registros da Diretriz de SCA da Sociedade Europeia de Cardiologia-2020, aumentou muito a realização de cateterismo cardíaco (de 9% em 1995 para 60% em 2015) e de angioplastia coronariana (de 12% para 67%) nas SCASST, e pode ter contribuído para a queda da taxa de mortalidade de 17,2% para 6,3% dessa afecção clínica.

No Brasil, registros de internamento hospitalar mostram que a taxa de mortalidade intra-hospitalar também caiu em torno de 30% nos últimos 50 anos, e para menos de 10% nos dias atuais após o advento das terapias de reperfusão coronariana. A Figura 22.3 mostra a taxa de mortalidade nas internações por IAM no Brasil nos últimos 10 anos.

Entre janeiro de 2013 a dezembro de 2022, foram registradas 1.183.777 internações por IAM em todo o Brasil. Nesse período, o padrão do número total de internações (NTI) em todo o país foi predominantemente crescente. Quando observados os valores absolutos de internações por

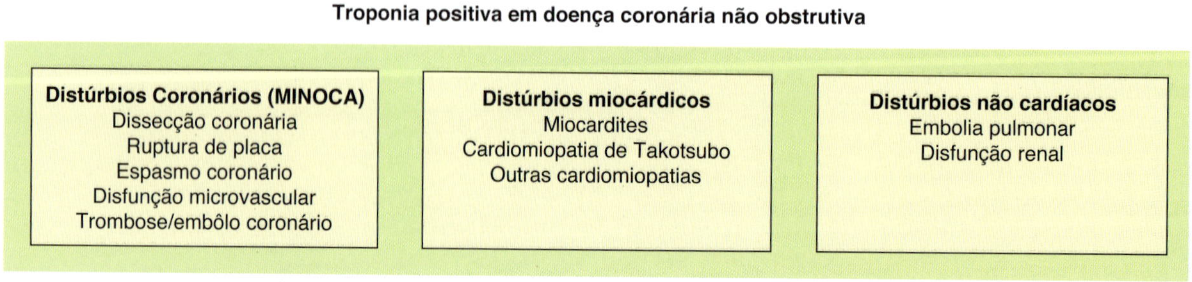

Troponina positiva em doença coronária não obstrutiva

Distúrbios Coronários (MINOCA)	Distúrbios miocárdicos	Distúrbios não cardíacos
Dissecção coronária	Miocardites	Embolia pulmonar
Ruptura de placa	Cardiomiopatia de Takotsubo	Disfunção renal
Espasmo coronário	Outras cardiomiopatias	
Disfunção microvascular		
Trombose/embôlo coronário		

Figura 22.1 TP-NOCA, MINOCA e causas de injúria miocárdica aguda.

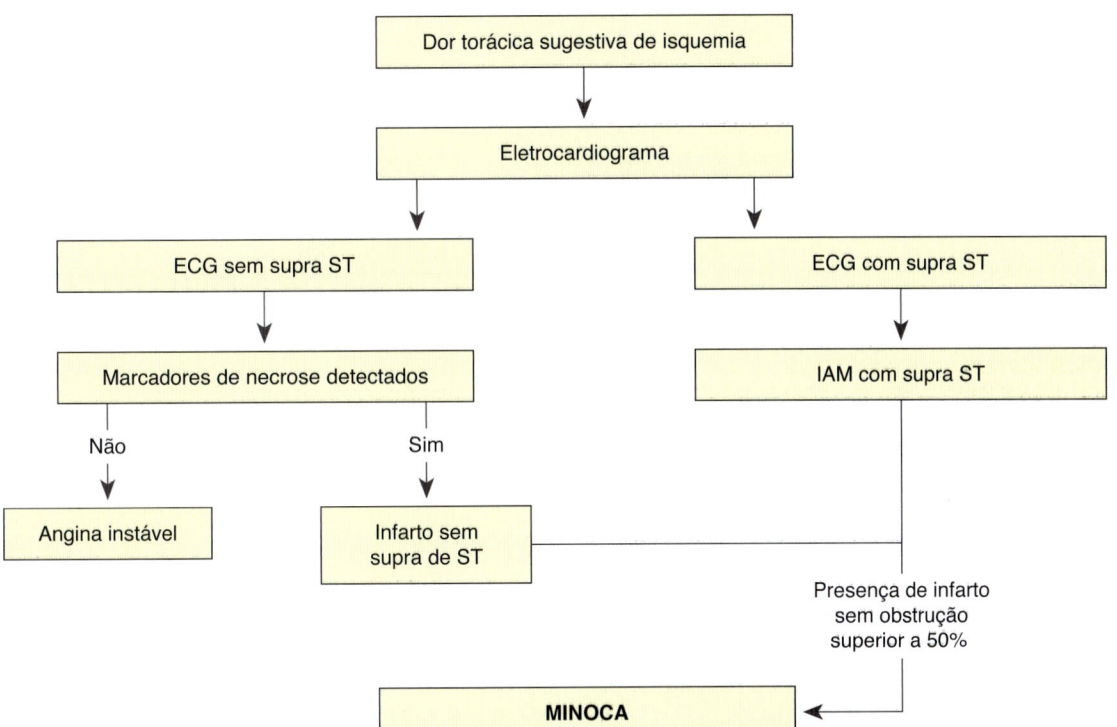

Figura 22.2 Organograma de síndrome coronariana aguda.

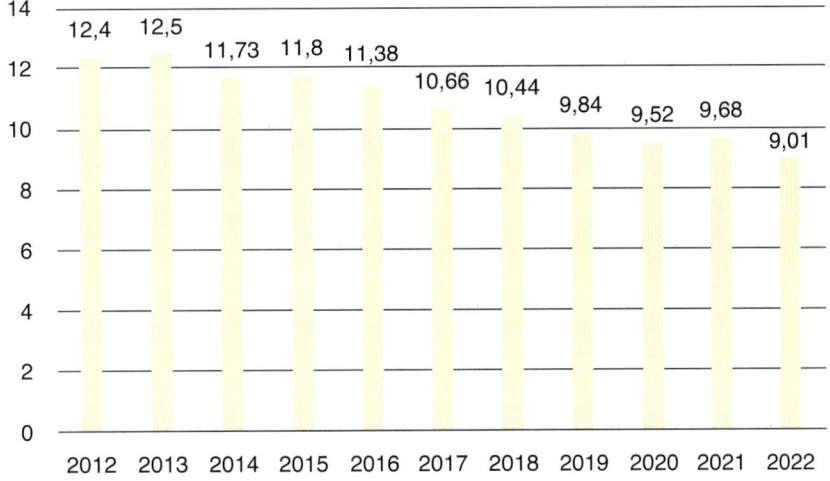

Figura 22.3 Taxa de mortalidade em porcentagem das internações no Brasil de 2012 a 2022.

IAM nas regiões brasileiras, percebe-se similaridade. Dessa forma, os números em 2021 e 2022 são expressivos, como mostrado na Figura 22.4.

O aumento de internamentos nesses anos pode estar relacionado com a pandemia de covid-19, uma vez que existem relatos de lesão miocárdica associada ao vírus SARS-CoV-2. E quando associada a outros fatores de risco cardiovascular (RCV), os desfechos são mais dramáticos e desfavoráveis.

Entende-se que a presença de covid-19 potencializa comorbidades preexistentes, além de ser, por si só, relevante fator associado à doença cardiovascular.

Indiretamente, a pandemia influenciou no agravamento do estado de saúde da população brasileira. Modificações nas rotinas que abrangiam atividades físicas sofreram limitações, à medida que o sedentarismo, dietas com grande presença de comida processada e pouco nutritivas fizeram parte da realidade de muitos indivíduos. Consequentemente, registrou-se um aumento do RCV a partir de maior prevalência de obesidade e inatividade física.

A distribuição do número total de internamento por IAM entre os anos de 2013 a 2022 por região brasileira é: Região Sudeste (597.532-49,8%), Região Nordeste (243.153-20,2%), Região Sul (233.601-19.4%), Região Centro-Oeste (86.906-7,2%), Região Norte (50.620-4,2%).

Nota-se a expressiva concentração de internamentos na Região Sudeste, o que pode ser reflexo de a região concentrar a maior quantidade de leitos de enfermaria em função da maior densidade demográfica do país.

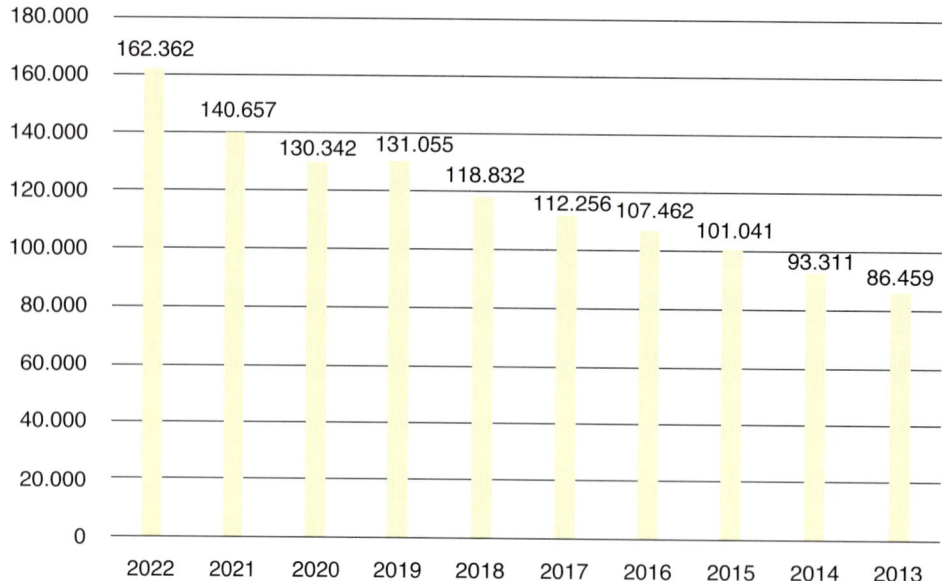

Figura 22.4 Total de internações por IAM no Brasil em números absolutos, distribuídos por ano, entre 2013 e 2022.

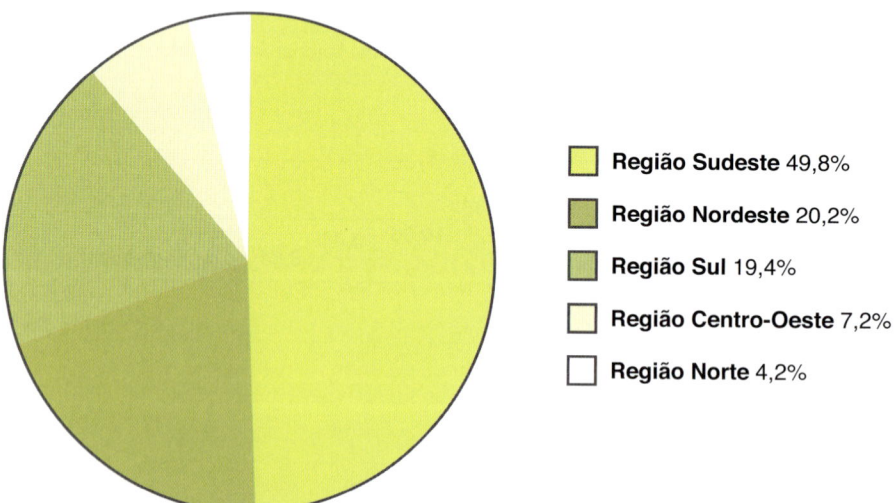

Região Sudeste 49,8%

Região Nordeste 20,2%

Região Sul 19,4%

Região Centro-Oeste 7,2%

Região Norte 4,2%

Figura 22.5 Distribuição do NTI de acordo com a divisão regional do território brasileiro, em levantamento do Instituto Brasileiro de Geografia e Estatística (IBGE) entre janeiro de 2013 a dezembro de 2022.

Assim como dados epidemiológicos mundiais, no Brasil também houve um predomínio do sexo masculino ao se tratar de internações por IAM nos últimos 10 anos (Figura 22.6). Diversos aspectos contribuem para essa estatística, como os homens possuírem maior exposição a comportamentos de risco, como tabagismo e abuso de álcool, fatores que influenciam as alterações endoteliais predisponentes de doença aterosclerótica, além da resistência em buscar assistência em saúde, em comparação às mulheres.

DIAGNÓSTICO

Didaticamente, o diagnóstico da SCA é baseado no tripé história clínica/exame físico, eletrocardiograma e dosagem de troponina. Com isso, na abordagem inicial do paciente com dor torácica ou equivalente anginoso, essas três etapas devem ser cumpridas (Figura 22.7).

História clínica e exame físico

A hipótese diagnóstica de SCA é pautada na probabilidade de a dor torácica ser ou não atribuída à isquemia miocárdica, denominando-a como típica ou atípica, respectivamente. O valor preditivo do julgamento clínico aumenta quando se considera a presença de fatores de risco comuns à doença aterosclerótica coronariana, como idade ≥ 45 anos em homens, idade ≥ 55 anos em mulheres, história familiar positiva para DAC, hipertensão arterial, diabetes melito, dislipidemia, doença inflamatória sistêmica crônica, doença oncológica em uso de tipos específicos de quimioterapia ou radioterapia, infecção pelo vírus da imunodeficiência humana em uso ou não de terapia antirretroviral, sedentarismo, obesidade e tabagismo.

Apesar de a intensidade e a apresentação dos sintomas serem variáveis, um evento coronariano agudo frequentemente cursa com exame físico inalterado. Todavia, achados compatíveis com insuficiência cardíaca ou hipoperfusão sistêmica denotam pior

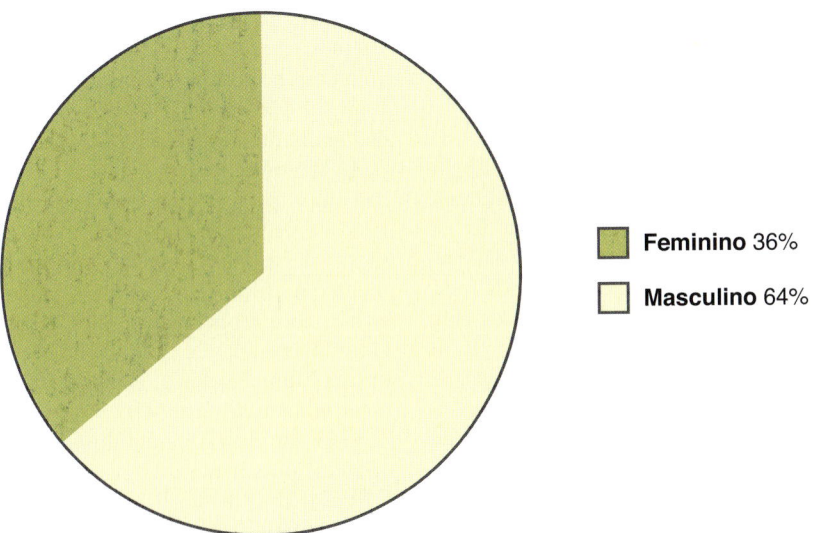

Feminino 36%
Masculino 64%

Figura 22.6 Distribuição do NTI no Brasil entre 2013 e 2022, segundo o sexo do paciente.

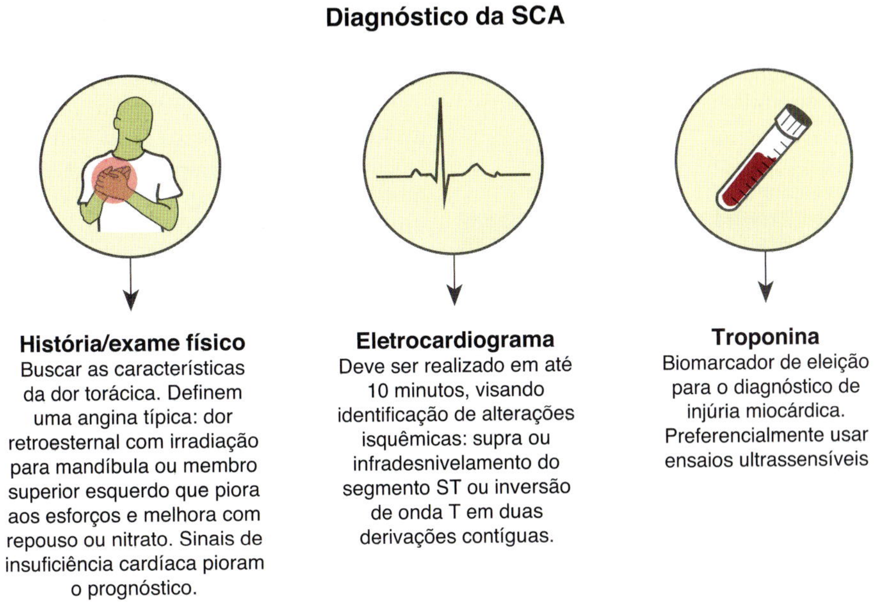

Diagnóstico da SCA

História/exame físico
Buscar as características da dor torácica. Definem uma angina típica: dor retroesternal com irradiação para mandíbula ou membro superior esquerdo que piora aos esforços e melhora com repouso ou nitrato. Sinais de insuficiência cardíaca pioram o prognóstico.

Eletrocardiograma
Deve ser realizado em até 10 minutos, visando identificação de alterações isquêmicas: supra ou infradesnivelamento do segmento ST ou inversão de onda T em duas derivações contíguas.

Troponina
Biomarcador de eleição para o diagnóstico de injúria miocárdica. Preferencialmente usar ensaios ultrassensíveis

Figura 22.7 Fluxograma diagnóstico das SCAs.

prognóstico. A classificação de Killip-Kimball está validada para predição de desfechos clínicos desfavoráveis na IAM com supradesnivelamento do segmento ST (IAMCSST) (Tabela 22.3).

Tabela 22.3 Características de Killip-Kimball.

Estágio	Características
I	Ausência de achados para insuficiência cardíaca
II	Presença de achados para insuficiência cardíaca (turgência jugular, terceira bulha acessória, estertores crepitantes limitantes ao 1/3 inferior dos pulmões)
III	Presença de achados de insuficiência cardíaca com edema agudo de pulmão (estertores crepitantes difusos em franca insuficiência respiratória aguda com taquipneia e dispneia)
IV	Choque cardiogênico (hipotensão arterial, pulso filiforme, enchimento capilar lentificado, oligúria, sudorese fria e pegajosa)

Pacientes com Killip-Kimball ≥ II têm maior mortalidade a curto e longo prazos. Dessa maneira, o exame físico é essencial ao estabelecimento de diagnósticos diferenciais como síndrome aórtica aguda (assimetria de pulsos e pressão arterial com ou sem sopro diastólico em foco aórtico), estenose aórtica grave (sopro sistólico em diamante em foco aórtico e pulso *parvus-tardus*), pneumotórax (ausência de murmúrio vesicular e hipertimpanismo à percussão de tórax) e tamponamento cardíaco (hipofonese de bulhas, turgência jugular e pulso filiforme).

A dor torácica é a queixa mais comumente relatada por pacientes com SCA e seu estudo propedêutico muitas vezes constitui a base de orientação ao método clínico conforme as suas características (Tabela 22.4). Sintomas adicionais como náusea, sudorese, dispneia, epigastralgia, sintomas de má digestão e síncope podem estar presentes. Todavia, esses sintomas podem se manifestar isoladamente, tipificando a apresentação atípica que ocorre frequentemente entre indivíduos idosos, diabéticos, mulheres e portadores de doença renal crônica.

Eletrocardiograma

O exame complementar mais importante diante da suspeita clínica de SCA é o eletrocardiograma (ECG), que idealmente deve ser realizado em até 10 minutos após a chegada do paciente ao pronto-socorro. Pacientes com dor torácica são elegíveis para atendimento prioritário em razão da elevada morbimortalidade inerente à DAC e ao fato de pacientes com IAMCSST se beneficiarem de estratégia farmacológica ou invasiva de reperfusão. Os principais critérios diagnósticos de SCA foram descritos na Tabela 22.1. Destaca-se a importância de realizar o ECG com as 12 derivações padronizadas, além de incluir V3R-V4R e V7-V8, respectivamente, para o estudo do ventrículo direito e parede posterior de ventrículo esquerdo, especialmente quando o ECG de 12 derivações não é diagnóstico ou a dor torácica é mantida. É possível correlacionar os achados eletrocardiográficos com a região e a anatomia coronariana acometida (Tabela 22.5 e Figura 22.8).

Dosagem de troponina

A presença de injúria miocárdica aguda, definida pela elevação de troponina acima do limite superior da normalidade (LSN) em ao menos 1 dosagem e com variação relevante entre seus valores em $\geq$ 2 dosagens (superior a 20%) em intervalo de 3 horas ou de acordo com a especificação do *kit* em 1 ou 2 horas de intervalo da primeira coleta, combinada à evidência de isquemia miocárdica, caracteriza a ocorrência de IAM. Além disso, a detecção de elevação dos MNMs possui valor prognóstico com relevância à estratificação de risco de pacientes com SCA. Portanto, recomenda-se a dosagem desses biomarcadores no momento inicial do atendimento. As recentes diretrizes clínicas preconizam o uso de ensaio com troponina de alta sensibilidade (TAS); no entanto, diante da sua indisponibilidade, podem ser utilizados outros biomarcadores, como a troponina convencional e a creatinofosfoquinase-MB.

O ensaio de TAS, quando comparado aos outros biomarcadores, possui maior sensibilidade e especificidade. Dessa forma, a chance de diagnóstico falso-negativo para IAM é inexpressiva quando o valor de TAS for abaixo do LSN. Em contrapartida, para evitar diagnóstico falso-positivo de IAM são necessárias elevações de TAS > 5 vezes o LSN. Ascenção de TAS discreta (< 3 vezes o LSN) possui baixo valor preditivo positivo para IAM e requer atenção para outros diagnósticos diferenciais. Consequentemente, elevações mais discretas de TAS requerem a investigação de outros diagnósticos diferenciais de origem sistêmica (infecção com disfunção orgânica, doença renal aguda ou crônica, dissecção aórtica, embolia pulmonar de moderada a grave ou doença inflamatória aguda ou crônica) ou cardíaca não isquêmica (miopericardite, estenose aórtica grave, taquiarritmia, insuficiência cardíaca ou síndrome de Takotsubo). Diante da ausência de injúria miocárdica aguda e julgamento clínico com baixa probabilidade para SCA, outros diagnósticos diferenciais devem ser investigados, como síndrome dispéptica, dor osteomuscular, espasmo esofagiano, herpes-zóster e outras patologias pericárdicas e pleurais.

A partir das informações obtidas da história clínica, eletrocardiograma e dosagem de troponina, pode-se classificar o paciente como na Figura 22.9.

AVALIAÇÃO DOS RISCOS ISQUÊMICO E HEMORRÁGICO

A abordagem de pacientes com SCA deve considerar a dualidade existente entre os riscos isquêmico e hemorrágico, ou seja, a possibilidade de ocorrer um sangramento não pode ser desprezada diante da necessidade de terapia antitrombótica. A importância desse julgamento é embasada pelas diretrizes clínicas vigentes e justifica o uso de terapia personalizada para a redução de complicações trombóticas com menor chance de sangramentos, fatais ou não. Portanto, algumas ferramentas foram validadas para auxiliar a mensuração desses riscos com valor prognóstico implícito e possibilidade de refinamento na elaboração de conduta terapêutica.

Para avaliação do risco isquêmico, os modelos multivariados mais utilizados são os escores TIMI (Tabela 22.6) e GRACE 2.0, respectivamente, destacando-se por simplicidade e maior acurácia. No escore TIMI, o valor do somatório de pontos é proporcional ao risco de mortalidade e eventos isquêmicos recorrentes (0-2: baixo risco; 3-4: risco moderado; $\geq$ 5: alto risco). Pacientes com escore GRACE > 140 pontos são considerados como de alto risco e, portanto, elegíveis para estratificação

Tabela 22.4 Características da dor torácica.

Isquemia miocárdica definitivamente presente
Dor ou desconforto retroesternal, em caráter constritivo ou queimação, com irradiação para face medial de membros superiores (isoladamente ou em ambos), mandíbula, regiões cervical e epigástrica. Duração persistente (> 20 min) ou intermitente (geralmente, vários minutos). Pode ocorrer em repouso ou desencadeada por estresse físico/emocional, frio ou refeição copiosa. Aliviada pelo repouso ou uso de nitrato
Isquemia miocárdica provavelmente presente
Apresentação clínica reúne algumas das características típicas de isquemia miocárdica. Se probabilidade intermediária de SCA ao julgamento clínico, são necessários exames complementares para sua confirmação
Isquemia miocárdica provavelmente ausente
Apresentação clínica reúne características atípicas de isquemia miocárdica. Se probabilidade baixa de SCA ao julgamento clínico, são necessários exames complementares para a exclusão diagnóstica
Isquemia miocárdica definitivamente ausente
Apresentação clínica condizente com outra hipótese diagnóstica. Não são necessários exames complementares para a exclusão de SCA

Tabela 22.5 Correlação eletrocardiográfica e anátomo-coronariana.

Derivações eletrocardiográficas	Região ventricular correspondente	Artéria epicárdica correspondente
V1-V4	Anterior	Descendente anterior
V1-V6, D1 e aVL	Anterior extenso	Descendente anterior
D2, D3, aVF	Inferior	Circunflexa ou coronária direita
V7 e V8	Posterior	Circunflexa ou coronária direita
V3R e V4R	Ventrículo direito	Coronária direita
D1 e aVL	Lateral alto	Circunflexa

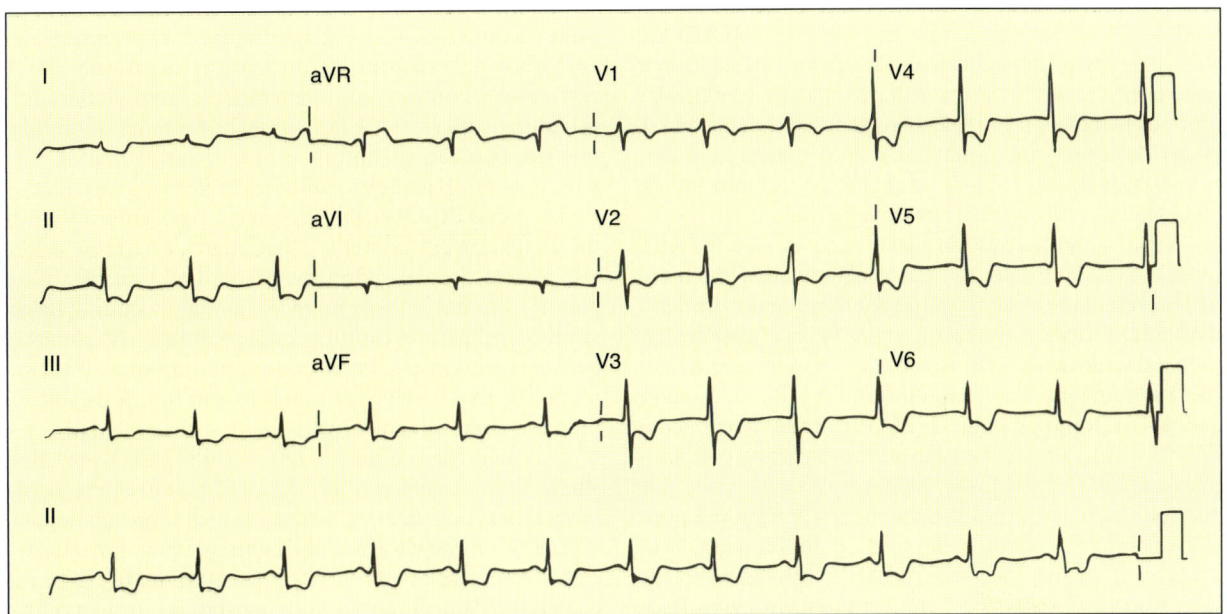

Figura 22.8 ECG com infradesnivelamento difuso de ST e supradesnivelamento de aVR, achado altamente sugestivo de acometimento de tronco de coronária esquerda.

Classificação das SCAs

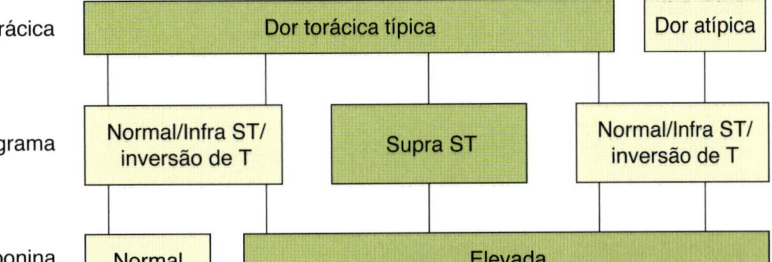

Figura 22.9 Classificação das SCAs.

Tabela 22.6 Escore TIMI para síndrome coronariana aguda.

IAMCSST		SCASST	
Idade ≥ 75 anos	3	Idade ≥ 65 anos	1
Idade 65 a 74 anos	2	3 ≥ fatores de risco	1
Diabetes, hipertensão ou angina	1	Doença coronariana prévia	1
Pressão arterial sistólica < 100 mmHg	3	Angina ≥ 2 vezes em 24 h	1
Frequência cardíaca > 100 bpm	2	Ácido acetilsalicílico < 7 dias	1
Killip-Kimball II-IV	2	Infradesnivelamento de ST	1
Peso < 67 Kg	1	Injúria miocárdica aguda	1
Critérios de IAMCSST	1		
Isquemia > 4 h	1		

invasiva precoce. Em contrapartida, o escore de risco mais amplamente difundido para pacientes com SCA é o CRUSADE; no IAMCSST são validados outros escores, como ACUITY e HORIZONS-AMI. Ambos são mais facilmente calculados por recursos eletrônicos. Por fim, a utilização dessas ferramentas tem por objetivo identificar pacientes que possivelmente irão se beneficiar de terapia antitrombótica menos potente, e outras ações para redução do risco de sangramento, como o uso de profilaxia contra lesão aguda de mucosa gástrica.

Em departamentos de emergência, o escore HEART encontra-se validado para refinar o julgamento clínico em pacientes com idade ≥ 21 anos que apresentam dor torácica aguda sem critérios de gravidade e com baixa a intermediária probabilidade de se tratar de SCASST Esse escore é pontuado da seguinte maneira: suspeita clínica (alta = 2 pontos; moderada = 1 ponto), padrão de ECG (infradesnivelamento de ST = 2 pontos; alterações inespecíficas da repolarização = 1 ponto), idade (≥ 65 anos = 2 pontos; 45 a 65 anos = 1 ponto), fatores de risco (≥ 3 fatores ou DAC prévia = 2 pontos; 1 e 2 fatores = 1 ponto) e elevação de troponina (≥ 3 vezes o LSN = 2 pontos; 1 a 3 vezes o LSN = 1 ponto). Pacientes com somatório entre 0 e 3 pontos possuem baixo risco de evoluir com eventos cardiovasculares maiores em até 6 semanas, e são elegíveis para alta do departamento de emergência para seguimento ambulatorial. O risco torna-se maior quando o somatório supera 4 pontos; geralmente, requer internação para estratificação coronariana. Do ponto de vista prognóstico, faixas de 4 a 6 pontos (risco moderado) e ≥ 7 pontos (risco alto), respectivamente, apresentam chance de 12 a 16,6% e de 50 a 65% para ocorrência de eventos cardiovasculares maiores em até 6 semanas.

SÍNDROME CORONÁRIA COM SUPRA

A maior parte dos IAMs com IAMCSST é causada por oclusão trombótica de uma artéria epicárdica, e o principal mecanismo envolvido é a rotura de uma placa aterosclerótica com formação de trombo oclusivo. Mecanismos alternativos como erosão da placa, nódulos calcificados, espasmo ou dissecção da artéria coronária e embolia também são causas potenciais. O infarto do miocárdio com artérias coronárias não obstrutivas (MINOCA) é uma condição observada em pacientes com elevação do segmento ST, geralmente com causa subjacente, predominantemente ruptura de placa não visível em angiografia convencional ou miocardite.

Incidência e prevalência

O IAMCSST é responsável por aproximadamente 30% das SCAs. Nos últimos anos, a incidência das SCAs com supra de ST tem reduzido, possivelmente, devido ao melhor tratamento clínico e ao controle dos fatores de risco. Os principais fatores de risco associados a aterosclerose e eventos cardiovasculares incluem idade avançada, tabagismo, diabetes e níveis elevados de lipídios, hipertensão arterial, obesidade e história familiar de doença coronariana. Por outro lado, nos últimos anos, observa-se um aumento na incidência de SCA em pessoas mais jovens. Em casos de eventos em pacientes jovens e sem fatores de risco tradicionais, uma triagem toxicológica deve ser realizada, uma vez que a cocaína e a maconha são fatores precipitantes de 10% das SCAs em pacientes nessa faixa etária.

Diagnóstico

O manejo da SCA com supra de ST é iniciado com o rápido reconhecimento e diagnóstico. A apresentação mais comum é o desconforto torácico que ocorre em até 80% dos casos. Contudo, dor epigástrica, mandibular ou em membros superiores, especialmente no braço e ombro esquerdo, não são incomuns e devem ser avaliados principalmente em pacientes com alto risco cardiovascular. Sintomas como dispneia são um pouco mais comuns em mulheres do que em homens, e geralmente ocorrem concomitantemente com desconforto precordial. Outros sintomas comuns em pacientes com SCA são palpitações, náusea ou vômito, indigestão, tontura, síncope, fadiga e diaforese. Especialmente em pacientes idosos, os sintomas podem ser menos típicos, e deve ser mantido alto índice de suspeição para o correto diagnóstico.

O exame físico deve ser direcionado para a presença de sinais de hipoperfusão periférica e insuficiência cardíaca (crepitantes pulmonares, terceira bulha, turgência jugular).

O ECG deve ser realizado e interpretado em todo o paciente com suspeita de SCA em até 10 minutos do primeiro contato médico. O supradesnivelamento do segmento ST evidenciado no ECG resulta de uma isquemia miocárdica transmural. É importante reconhecer que a oclusão completa do vaso nem sempre resulta em elevação do segmento ST.

Critérios eletrocardiográficos de IAMCSST

- Lesão subepicárdica: elevação do ponto J e do segmento ST, com concavidade ou convexidade (mais específica) superior desse segmento em duas derivações contíguas, de pelo menos 1 mm no plano frontal e precordiais esquerdas. Para as derivações precordiais V1 a V3, considerar em mulheres ≥ 1,5 mm, em homens acima de 40 anos ≥ 2 mm e abaixo de 40 anos ≥ 2,5 mm de supradesnivelamento ST

- Bloqueio de ramo esquerdo ou direito novos, dentro de um contexto clínico sugestivo, indica maior probabilidade de IAM associado à oclusão coronária. No bloqueio de ramo esquerdo (BRE), a presença de elevação concordante do segmento ST parece ser um dos melhores indicadores de IM em curso. A suspeita clínica de isquemia miocárdica em curso e BRE deve ser tratada de maneira semelhante aos pacientes com IAMCSST, independentemente de o distúrbio de condução ser conhecido

- Infarto do ventrículo direito: elevação do segmento ST em derivações precordiais direitas (V1, V3R e V4R), particularmente com elevação do segmento ST superior a > 1 mm em V4R. Geralmente, esse infarto associa-se ao infarto da parede inferior e/ou lateral do ventrículo esquerdo. Deve-se considerar o registro de derivações adicionais, como V7-V8, nos pacientes com suspeita de IM posterior e V3R-V4R em pacientes com IM inferior para identificar acometimento do ventrículo direito.

A Tabela 22.7 apresenta a análise topográfica das manifestações isquêmicas ao eletrocardiograma.

Diagnóstico diferencial

As alterações eletrocardiográficas devem ser diferenciadas nas seguintes situações: repolarização precoce, pericardite e miocardite, síndrome de Brugada e IAM antigo com área de discinesia e supradesnível persistente (aneurisma do VE).

Tabela 22.7 Análise topográfica das manifestações isquêmicas ao eletrocardiograma.

Parede acometida	Derivações
Anterosseptal	V1, V2, V3
Anterior	V1, V2, V3 e V4
Anterolateral	V4 a V5, V6, D1 e aVL
Anterior extensa	V1 a V6 , D1 e aVL
Lateral	V5 e V6
Lateral alta	D1 e aVL
Inferior	D2, D3 e aVF

Também devem ser avaliados outros diagnósticos diferenciais de dor aguda, como dissecção de aorta, pericardite, miocardite, tromboembolismo pulmonar, pneumotórax e quadros abdominais como úlcera péptica, pancreatite e colecistite. Considerar, inclusive, insuficiência cardíaca descompensada, miocardiopatia hipertrófica, emergência hipertensiva, estenose aórtica, entre outros.

Tratamento

Manejo inicial

Deve-se iniciar monitorização eletrocardiográfica contínua o mais rápido possível em qualquer paciente com diagnóstico de IAMCSST para identificação de arritmias ventriculares, e é imprescindível a disponibilidade de um cardiodesfibrilador. Em seguida, deve ser providenciado um acesso venoso periférico calibroso e ser feita a coleta de exames laboratoriais (hemograma, bioquímica geral, provas de coagulação, troponina e peptídeo natriurético, quando disponível para avaliação prognóstica).

Nitroglicerina pode ser utilizada, especialmente em casos de hipertensão arterial, congestão pulmonar ou isquemia persistente. Os nitratos devem ser evitados em casos de hipotensão (PAS < 100 mmHg), uso de sildenafil nas últimas 24 horas ou tadalafil nas últimas 48 horas, ou suspeita de comprometimento do ventrículo direito.

Se a dor torácica for refratária a nitratos, considera-se o uso de morfina intravenosa. Contudo, o uso de opioides deve ser evitado, já que pode interferir na absorção dos agentes antiplaquetários orais. Não deve-se administrar anti-inflamatórios não esteroides. Oxigênio suplementar é indicado apenas para pacientes com hipoxemia ($SaO_2 < 90\%$ ou $Pa_{O_2} < 60$ mmHg).

O manejo inicial e os exames laboratoriais não devem retardar o principal objetivo do manejo inicial do infarto, que é a terapia de reperfusão.

Terapia de reperfusão

No IAMCSST, o tempo desde o início dos sintomas até a instituição do tratamento definitivo por reperfusão química ou mecânica (intervenção coronária percutânea primária) é diretamente proporcional à ocorrência de eventos clínicos.

Após a confirmação clínica e eletrocardiográfica de SCACSST, a terapia de reperfusão deve ser estabelecida imediatamente para todos os pacientes com até 12 horas do início dos sintomas na presença de supra de ST persistente. É contraindicado aguardar o resultado de marcadores de necrose miocárdica para o início do tratamento.

A intervenção coronária percutânea (ICP) primária é o tratamento de escolha, desde que dentro dos prazos estabelecidos. Diversos estudos clínicos randomizados demonstraram melhora da sobrevida, menor taxa de sangramento intracraniano e infarto recorrente em favor do tratamento percutâneo. Entretanto, o retardo máximo aceitável para a realização da estratégia invasiva de ICP primária é de 120 minutos, ou, idealmente, 90 minutos, considerando-se o intervalo de tempo entre o "primeiro contato médico-balão".

Na impossibilidade de ICP ou expectativa de tempo superior a 120 minutos, o uso de fibrinolítico deve ser o tratamento de escolha, desde que não exista contraindicação absoluta. Em caso de contraindicação relativa, os riscos e benefícios devem ser avaliados de forma individualizada. Para a fibrinólise pré-hospitalar, o fibrinolítico de eleição é a tenecteplase (TNK-tPA), utilizada em dose única. A estratégia fármaco-invasiva, que constitui associação da fibrinólise com TNK-tPA à ICP dentro de 2 a 24 horas do tratamento nos casos de reperfusão eficaz, ou imediata, nos casos sem critérios de reperfusão, deve ser a escolha na impossibilidade de ICP primária no período preconizado.

Terapia farmacológica adjunta
Antiplaquetários
Ácido acetilsalicílico (AAS)

O AAS é indicado para todos os pacientes, e deve ser administrado assim que possível na dose de ataque de 300 mg, mastigado via oral. A dose de manutenção do AAS é de 81 a 100 mg, via oral, por dia. Contraindicações são alergia comprovada, sangramento digestivo ativo, doença hepática grave e coagulopatia.

Inibidores da P2Y12

Um inibidor do P2Y12 (prasugrel, ticagrelor ou clopidogrel) deve ser associado ao AAS em todos os pacientes com IAMCSST e mantido idealmente por 12 meses. Nos casos em que a ICP primária é a estratégia de escolha, o prasugrel e o ticagrelor são a primeira escolha. Análise de subgrupo do estudo ISAR REACT-5, que testou esses dois inibidores da P2Y12, demonstrou que não houve diferença significativa no desfecho de morte, infarto e AVC com o ticagrelor e prasugrel nos pacientes submetidos à ICP primária no IAMCSST. Não se observou diferença de sangramento com os dois fármacos.

O prasugrel está indicado para os pacientes tratados com ICP primária. O prasugrel apresenta maior inibição plaquetária e rápido início de ação (30 minutos), quando comparado ao clopidogrel. A dose de ataque é de 60 mg via oral, com manutenção de 10 mg/dia. As atuais diretrizes apontam que o uso do prasugrel em idosos (≥ 75 anos) ou em pacientes com baixo peso corporal não é recomendado, mas existem evidências que uma dose reduzida de 5 mg/dia possa ser segura nesses pacientes.

O ticagrelor é indicado a todos os pacientes com infarto com supra que não foram submetidos à fibrinólise. A dose de ataque é de 180 mg, via oral, com dose de manutenção de 90 mg 2x/dia. Deve-se ter precaução em pacientes com bradiarritmias e antecedente de DPOC/asma, uma vez que o medicamento pode induzir dispneia.

Pacientes encaminhados para intervenção coronária percutânea que não tenham acesso aos P2Y12 de escolha

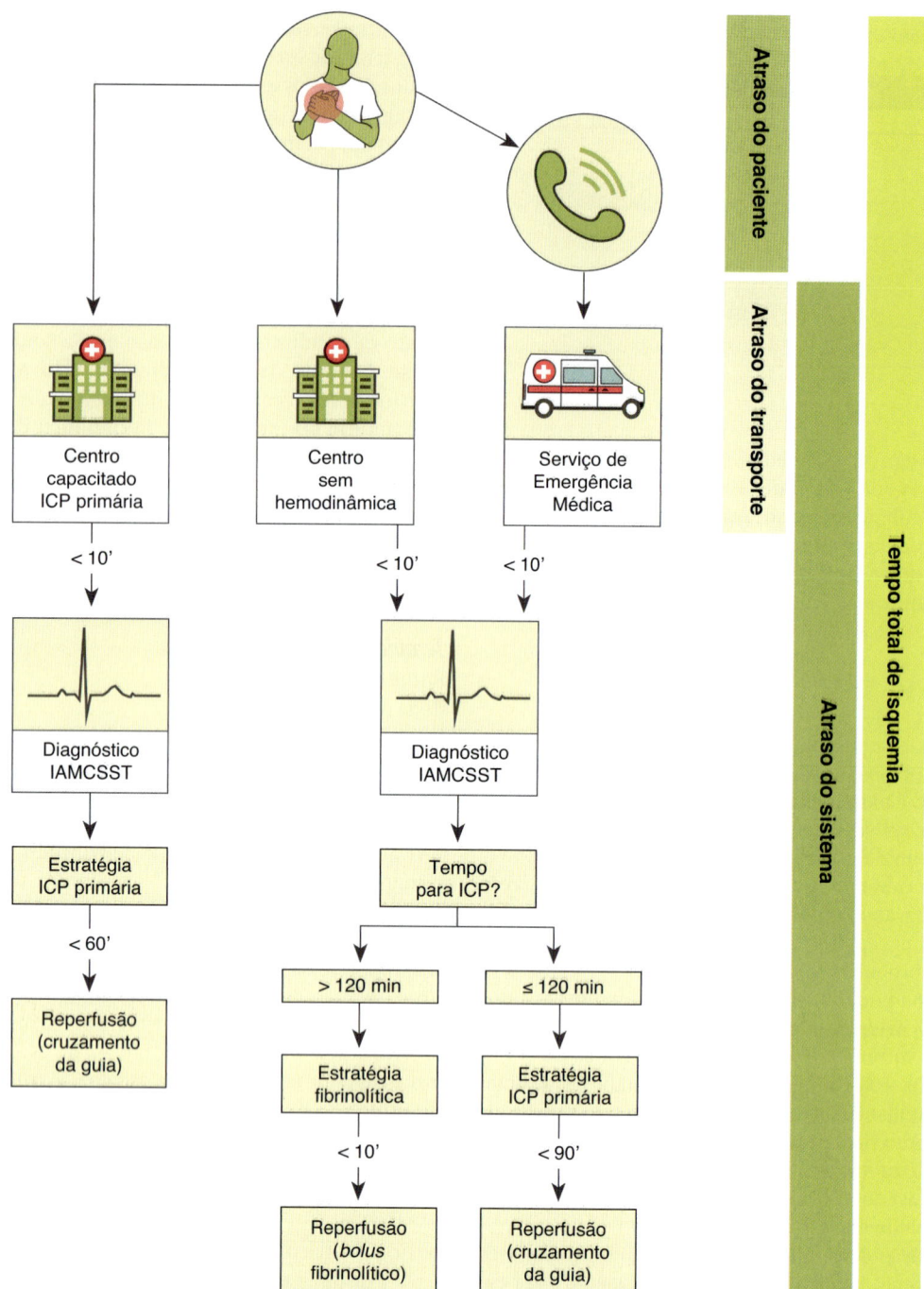

Figura 22.10 Fluxograma para tomada de decisão na estratégia de reperfusão. Adaptada de: 2017 ESC Guidelines for the management of acute myocardial infarction in patients presenting with ST-segment elevation.

(prasugrel ou ticagrelor) devem receber dose de ataque de 600 mg de clopidogrel, via oral. Na estratégia fibrinolítica, uma dose de ataque de 300 mg deve ser realizada em paciente com idade inferior a 75 anos, mantendo uma dose de manutenção de 75 mg/dia. Pacientes acima de 75 anos devem receber dose de ataque de apenas 75 mg, mantendo a dose na manutenção.

Antitrombóticos

Pacientes submetidos a ICP primária devem receber heparina não fracionada (HNF) na dose inicial de 70 a 100 UI/kg (50 a 70 UI/kg se associados a antagonistas dos receptores glicoproteína IIb/IIIa), via intravenosa, em *bolus* na sala de hemodinâmica. Após a revascularização efetiva da lesão-alvo, não está indicado a manutenção da anticoagulação.

Em caso de terapia com fibrinólise (com tenecteplase ou alteplase), o antitrombótico de escolha é a enoxaparina administrada em *bolus* EV de 30 mg, e após 15 minutos, 1mg/kg SC de 12/12 horas até a alta hospitalar ou revascularização do vaso culpado. Pacientes com mais de 75 anos não devem receber o *bolus* de enoxaparina, e é iniciado 0,75 mg/kg, SC, de 12/12 horas. Em caso de *clearence* de Cr < 30 mℓ/min não deve ser administrado o *bolus*, mantendo apenas enoxaparina 1mg/kg uma vez ao dia.

Estratégia invasiva (intervenção coronária percutânea primária)

O tratamento de escolha para reperfusão do IAMCSST é a estratégia invasiva com cateterismo cardíaco imediato, seguido de recanalização mecânica do vaso culpado através da ICP primária com implante de *stent* farmacológico.

O AAS é recomendado o mais rápido possível para todos os pacientes, associado a um inibidor da P2Y12 potente (prasugrel ou ticagrelor) ou clopidogrel, caso não estiverem disponíveis ou forem contraindicados. Além da terapia antiplaquetária, durante a ICP primária, é recomendada a anticoagulação plena com HNF.

O acesso vascular preferencial para o procedimento deve ser a artéria radial, devido à redução de sangramento e complicações vasculares, quando comparado à artéria femoral.

Os inibidores da GP IIb/IIIa devem ser considerados em pacientes com alta carga de trombos ou como resgate em caso de *no-reflow*, mantendo-se restrito à sala de hemodinâmica. A aspiração mecânica do trombo não está recomendada rotineiramente, e pode ser necessária em casos selecionados.

Em paciente com estabilidade clínica e sintomas entre 12 e 24 horas do início, a ICP é aceitável para melhorar desfechos clínicos. Pacientes com isquemia contínua, insuficiência cardíaca aguda grave ou arritmia com risco de morte, a ICP pode ser benéfica independentemente do tempo de atraso. Nos pacientes com IAMCSST que se apresentam estáveis e assintomáticos, com artéria ocluída há mais de 24 horas após o início dos sintomas e sem evidência de isquemia grave, a ICP não deve ser realizada.

No IAM complicado com choque cardiogênico, a revascularização percutânea é indicada independentemente do tempo de atraso desde o início do infarto. Nos casos em que a intervenção percutânea não é viável ou bem-sucedida, com uma grande área de miocárdio sob risco ou complicações mecânicas associadas, a cirurgia de revascularização de emergência deve ser considerada como terapia de reperfusão.

Estratégia com fibrinólise

O tratamento com fibrinolítico está indicado sempre que não existe a possibilidade de ICP primária em tempo adequado e na ausência de contraindicações. Semelhantemente à angioplastia primária, quanto mais rápido o início do fibrinolítico, maior o benefício; portanto, o tempo recomendado entre o diagnóstico e o início da terapia deve ser inferior a 10 minutos.

Os agentes fibrinoespecíficos, como tenecteplase e alteplase, são a preferência. A terapia fibrinolítica deve ser administrada com metade da dose em pacientes com 75 anos ou mais. A estratégia farmacoinvasiva com meia dose de tenecteplase é segura e eficaz em comparação com a ICP primária em pacientes idosos com IAMCSST que não puderam ser submetidos à ICP primária em tempo oportuno.

Os critérios de reperfusão (melhora da dor, arritmias de reperfusão, redução de pelo menos 50% no maior supra ST e pico precoce dos marcadores) devem ser avaliados após 60 a 90 minutos do início da infusão da droga. Os pacientes que apresentam critérios de reperfusão após a trombólise devem ser prontamente transferidos para o serviço hospitalar com disponibilidade de hemodinâmica para cateterismo cardíaco após 2 a 24 horas da fibrinólise bem-sucedida. Em pacientes com falha na reperfusão ou na presença de instabilidade hemodinâmica ou elétrica, piora da isquemia ou dor precordial persistente, a ICP de resgate deve ser realizada emergencialmente.

As contraindicações aos trombolíticos são:

- Absolutas
  - Sangramento intracraniano prévio ou AVC de origem desconhecida
  - Acidente vascular cerebral isquêmico nos últimos 6 meses
  - Neoplasia do sistema nervoso central ou malformação arteriovenosa (MAV) cerebral
  - Sangramento gastrintestinal no último mês
  - Trauma, cirurgia ou injúria recente na cabeça (precedente ao último mês)
  - Distúrbios hematológicos conhecidos (exceção, menstruação)
  - Dissecção aguda de aorta
  - Punções em locais não compressíveis nas últimas 24 horas (punção lombar, biopsia hepática ou renal etc.)
- Relativas
  - Ataque isquêmico transitório nos últimos 6 meses
  - Uso de anticoagulantes orais
  - Gestação ou primeira semana no pós-parto
  - Hipertensão refratária (PAS > 180 mmHg e/ou PAD > 110 mmHg)
  - Doença hepática avançada
  - Endocardite infecciosa
  - Úlcera péptica ativa
  - Ressuscitação cardiopulmonar traumática ou prolongada (> 10 minutos).

Os esquemas de administração estão descritos na tabela 22.8.

Manejo durante a internação e na alta

Após a reperfusão, recomenda-se internação em unidade intensiva com monitoramento eletrocardiográfico por pelo menos 24 horas. Deve ser sempre realizada avaliação da função ventricular com ecocardiograma e, em caso de fração de ejeção reduzida, a ecocardiografia deve ser repetida em 3 meses de terapia medicamentosa otimizada. Monitoramento prolongado deve ser considerado em pacientes com alto risco para arritmias cardíacas (instabilidade hemodinâmica, arritmias graves, FEVE < 40%, falha na reperfusão e estenoses coronarianas críticas residuais).

A deambulação precoce (24 horas) é recomendada na maioria dos pacientes e é facilitado pelo uso do acesso radial

Tabela 22.8 Esquemas de administração dos fibrinolíticos.

Fibrinolíticos	Esquemas de administração
Alteplase (tPA)	15 mg, IV, em *bolus*, 0,75 mg/kg, IV, em 30 min, após 0,5 mg/kg, IV, em 60 min (não exceder a dose total de 100 mg) Reconstituir cada frasco com 50 mℓ de AD e agitar suavemente (concentração final de 1 mg/mℓ). Não deve ser administrado concomitantemente com outras drogas
Estreptoquinase	Dose de 1.500.000 UI diluída em 100 mℓ de soro fisiológico a 0,9% ou SG a 5%, IV, em 30 a 60 min. Infundir em acesso exclusivo. Obter outro acesso para infusão de soro ou outras medicações, se necessário Contraindicada nos casos de infusão prévia Hipotensão: lentificar a infusão, Trendelenburg, eventualmente expansão com soro fisiológico
Tenecteplase (TNK-tPA)	Dose única em *bolus*: 30 mg < 60 kg; 35 mg 60 a 70 kg; 40 mg 70 a 80 kg; 45 mg 80 a 90 kg; 50 mg > 90 kg Recomenda-se reduzir a dose pela metade em pacientes com ≥ 75 anos

Adaptada de: ESC Guidelines for the management of acute myocardial infarction in patients presenting with ST-segment elevation, 2017.

para a intervenção percutânea. Prolongamento do repouso no leito pode ocasionalmente ser necessária para pacientes com grandes infartos ou com complicações graves, dependendo dos sintomas e da capacidade funcional.

A alta hospitalar precoce, dentro de 48 a 72 horas, deve ser considerada em pacientes de baixo risco, se acompanhamento clínico programado. Controle dos fatores de risco cardiovascular e modificações no estilo de vida, com dieta e exercícios diários, são importantes para reduzir a mortalidade cardiovascular.

Terapia medicamentosa

A dupla antiagregação plaquetária (DAPT), com AAS associado ao ticagrelor ou prasugrel (ou clopidogrel, em caso de indisponibilidade ou contraindicação), é recomendada por 12 meses, a menos que exista risco excessivo de sangramento. Inibidores da bomba de prótons (IBPs) devem ser mantidos enquanto em uso de DAPT.

O tratamento com betabloqueadores é indicado em pacientes com insuficiência cardíaca e/ou fração de ejeção ≤ 40%. O tratamento de rotina com betabloqueadores deve ser considerado em todos os pacientes sem contraindicações. Na fase aguda do infarto, pacientes com disfunção ventricular grave e congestão pulmonar significativa, o betabloqueador não deve ser utilizado nas primeiras 24 a 48 horas; contudo, pode ser considerado inicialmente em baixas doses após a estabilização clínica. O uso rotineiro de medicações antiarrítmicas, como lidocaína e amiodarona, não é recomendado.

Os inibidores da enzima de conversão da angiotensina (IECA) são recomendados nas primeiras 24 horas do IAMCSST em pacientes com evidência de insuficiência cardíaca, disfunção sistólica do ventrículo esquerdo, diabetes ou infarto anterior. Os bloqueadores dos receptores da angiotensina II (BRAs) são alternativas aos IECA, particularmente nos pacientes intolerantes por tosse seca, angioedema ou urticária. Os antagonistas dos receptores da aldosterona, como a espironolactona, são recomendados em pacientes com FEVE ≤ 40% e insuficiência cardíaca ou diabetes, que já estão recebendo um IECA e um betabloqueador, desde que sem contraindicações. Em paciente com disfunção ventricular, a adição precoce dos inibidores de SGLT2 é recomendada.

Os pacientes após um infarto do miocárdio são considerados de muito alto risco cardiovascular e se beneficiam da redução intensiva do LDL-C para valores inferiores a 50 mg/dℓ. Recomenda-se iniciar estatina de alta potência o mais cedo possível. Pacientes com cardiopatia isquêmica devem receber tratamento anual de vacinas contra *influenza*.

Revascularização da artéria não culpada em pacientes com IAMCSST

Nos pacientes com ICP primária ou pós-trombólise bem-sucedida e estabilidade clínica, que apresentam doença coronariana multiarterial, recomenda-se a revascularização percutânea completa e estagiada das estenoses residuais não relacionadas com o evento, visando a redução de eventos cardiovasculares, como morte cardiovascular, novo infarto e revascularização de urgência induzida por isquemia.

Pacientes que apresentam doença coronariana multiarterial complexa após a revascularização percutânea primária do vaso relacionado com o infarto, plausível considerar revascularização cirúrgica do miocárdio.

No choque cardiogênico, apenas a artéria ocluída relacionada com o IAMCSST deve ser tratada.

Complicações

A incidência de complicações mecânicas reduziu de maneira significativa após a implementação rotineira da ICP primária. São consideradas complicações secundárias ao infarto: ruptura da parede livre, ruptura do septo interventricular e insuficiência da válvula mitral devido a infarto ou ruptura do músculo papilar. Hipotensão súbita, recorrência de dor torácica, novo sopro cardíaco sugestivo de regurgitação mitral ou comunicação interventricular, congestão pulmonar ou distensão da veia jugular devem levantar suspeita. As complicações mecânicas são fatais e necessitam detecção, avaliação ecocardiográfica e tratamento imediatos. A revascularização do miocárdio é recomendada simultaneamente com a cirurgia para a correção da complicação mecânica.

Parada cardiorrespiratória (PCR)

Pacientes com ressuscitação cardiopulmonar efetiva e que apresentam supradesnivelamento do segmento ST devem ter a estratégia invasiva como preferencial. Devido à alta prevalência de oclusões coronarianas e potenciais dificuldades na interpretação do ECG após a parada cardíaca, o cateterismo cardíaco deve ser considerado dentro de 2 horas, quando existe elevada suspeita de infarto em evolução, mesmo quando não se observa supra do segmento ST. Contudo, uma rápida avaliação e realização de ecocardiograma eliminam causas não coronarianas. Devem ser também avaliados fatores de mau prognóstico neurológico (PCR não testemunhada, chegada tardia de equipe pré-hospitalar sem suporte básico de vida leigo, ritmo inicial não chocável, mais de 20 minutos de RCP sem retorno à circulação espontânea). Apesar dessa recomendação atual, os estudos recentes *COACT trial* e *TOMAHAWK trial* demonstrou que entre os pacientes com PCR extra-hospitalar ressuscitada sem supra de ST, a estratégia com cateterismo cardíaco imediato não forneceu benefício sobre a estratégia tardia ou seletiva.

Anticoagulação oral

Em geral, de 5% a 10% das pessoas com SCA apresentam fibrilação atrial concomitante. Nesses pacientes, o objetivo da terapia consiste em reduzir as complicações tromboembólicas da fibrilação atrial. O uso de um anticoagulante oral direto (DOAC) combinado com clopidogrel está associado a menores taxas de sangramento, e deve ser a estratégia após a alta hospitalar.

Na presença de trombo ou aneurisma ventricular esquerdo, a anticoagulação com varfarina é recomendada por pelo menos 3 meses. Estudos sugerem que DOAC, como apixabana e rivaroxabana, podem proporcionar eficácia semelhante.

CONSIDERAÇÕES FINAIS

A SCA é uma grave condição clínica e um problema de saúde pública. Para o adequado tratamento, é necessário alinhamento de aspectos críticos da linha de cuidado do IAM para agilizar o diagnóstico e cuidado apropriado com reperfusão em tempo oportuno. Ações para reduzir o atraso do paciente na procura por assistência médica e efetivo atendimento pré-hospitalar com sistemas integrados são de extrema importância. O componente pré-hospitalar no atraso do atendimento ao paciente com dor torácica é tão expressivo que se estima que apenas 20% desses pacientes cheguem à emergência dentro de 2 horas do início dos sintomas.

Também é fundamental a implementação de protocolos assistenciais para imediato reconhecimento do infarto e rápido transporte para centro capacitado em ICP primária ou a capacitação para imediata terapia fibrinolítica, quando na impossibilidade da estratégia invasiva em tempo hábil.

O diagnóstico de SCA baseia-se em uma boa história clínica para identificar a presença de angina típica ou sintomas equivalentes isquêmicos, eletrocardiograma que pode evidenciar alterações isquêmicas ou não e a dosagem de troponina irão configurar a presença de injúria miocárdica nesses doentes.

BIBLIOGRAFIA

2020 ESC Guidelines for the management of acute coronary syndromes in patients presenting without persistent ST-segment elevation: The Task Force for the management of acute coronary syndromes in patients presenting without persistent ST-segment elevation of the European Society of Cardiology (ESC), *European Heart Journal*, Volume 42, Issue 14, 7 April 2021, Pages 1289–1367, https://doi.org/10.1093/eurheartj/ehaa575.

Alcalai R, et al. Apixaban vs. warfarin in patients with left ventricular thrombus: a prospective multicentre randomized clinical trial‡. *Eur Heart J Cardiovasc Pharmacother*. 2022 Sep 29;8(7):660-667.

Aytekin, A., et al. Ticagrelor or Prasugrel in Patients With ST-Segment-Elevation Myocardial Infarction Undergoing Primary Percutaneous Coronary Intervention. Circulation. 2020 Dec 15;142(24):2329-2337.

Bhatt, D.L., Lopes, R.D., Harrington, R.A. Diagnosis and Treatment of Acute Coronary Syndromes: A Review. *JAMA*. 2022 Feb 15;327(7):662-675.

Brasil, Ministério da Saúde. Banco de dados do Sistema Único de Saúde-DATASUS.

Brasil. Instituto Brasileiro de Geografia e Estatística - IBGE. Diretoria de Pesquisas. Diretoria de Pesquisas. Informações sobre domicílios, acesso e utilização dos serviços de saúde: Brasil, Grandes Regiões e Unidades da Federação [Internet].

Brasil. Ministério da Saúde. Secretaria de Atenção Primária à Saúde. Departamento de Promoção da Saúde. Estratégia de Saúde Cardiovascular na Atenção Primária à Saúde: instrutivo para profissionais. Brasília 2022

Collet, J.P., Thiele, H., Barbato, E., Barthélémy, O., Bauersachs, J., Bhatt, D., et al. 2020 ESC Guidelines for the management of acute coronary syndromes in patients presenting without persistent ST-segment elevation: The Task Force for the management of acute coronary syndromes in patients presenting without persistent ST-segment elevation of the European Society of Cardiology (ESC), *European Heart Journal*, Volume 42, Issue 14, 7 April 2021, Pages 1289–1367.

Desch, S., et al. Angiography after Out-of-Hospital Cardiac Arrest without ST-Segment Elevation. *N Engl J Med*. 2021 Dec 30;385(27):2544-2553.

Devon, H. A., Mirzaei, S., & Zègre-Hemsey, J. (2020). Typical and atypical symptoms of acute coronary syndrome: Time to retire the terms? *Journal of the American Heart Association*, 9(7), 1–4. https://doi.org/10.1161/JAHA.119.015539

Ferreira, M.J.F., et al (2020). Pandemia da covid-19: potencial preventivo e terapêutico da atividade física. *Rev Soc Cardiol Estado de São Paulo - Supl*, 30(4), 513-520.

Gulati, M., Levy, P.D., Mukherjee, D., Amsterdam, E., Bhatt, D.L., Birtcher, K.K., et al. 2021 AHA/ACC/ASE/CHEST/SAEM/SCCT/SCMR Guideline for the Evaluation and Diagnosis of Chest Pain: A Report of the American College of Cardiology/American Heart Association Joint Committee on Clinical Prac-

tice Guidelines. Circulation. 2021 Nov 30;144(22):e368-e454.

Gulati, M., Levy, P.D., Mukherjee, D., Amsterdam, E., Bhatt, D. L., Birtcher, K.K., Blankstein, R., Boyd, J., Bullock-Palmer, R.P., Conejo, T., Diercks, D.B., Gentile, F., Greenwood, J.P., Hess, E.P., Hollenberg, S.M., Jaber, W.A., Jneid, H., Joglar, J.A., Morrow, D.A., Shaw, L.J. (2021). 2021 AHA/ACC/ASE/CHEST/SAEM/SCCT/SCMR Guideline for the Evaluation and Diagnosis of Chest Pain: A Report of the American College of Cardiology/American Heart Association Joint Committee on Clinical Practice Guidelines. *Journal of the American College of Cardiology*, 78(22), e187–e285. https://doi.org/10.1016/j.jacc.2021.07.053.

Ibanez, B., et al. 2017 ESC Guidelines for the management of acute myocardial infarction in patients presenting with ST-segment elevation: The Task Force for the management of acute myocardial infarction in patients presenting with ST-segment elevation of the European Society of Cardiology (ESC). *Eur Heart J*. 2018 Jan 7;39(2):119-177.

Jones DA, et al. The use of novel oral anticoagulants compared to vitamin K antagonists (warfarin) in patients with left ventricular thrombus after acute myocardial infarction. *Eur Heart J Cardiovasc Pharmacother*. 2021 Sep 21;7(5):398-404.

Lawton, J.S., et al. 2021 ACC/AHA/SCAI Guideline for Coronary Artery Revascularization: A Report of the American College of Cardiology/American Heart Association Joint Committee on Clinical Practice Guidelines. *J Am Coll Cardiol*. 2022 Jan 18;79(2):e21-e129.

Lemkes JS, et al. Coronary Angiography After Cardiac Arrest Without ST Segment Elevation: One-Year Outcomes of the COACT Randomized Clinical Trial. *JAMA Cardiol*. 2020 Dec 1;5(12):1358-1365

Mehta, S.R., et al. COMPLETE Trial Steering Committee and Investigators. Complete Revascularization with Multivessel PCI for Myocardial Infarction. *N Engl J Med*. 2019 Oct 10;381(15):1411-1421.

Metkus, T.S. et al (2020). Myocardial Injury in Severe COVID-19 Compared With Non-COVID-19 Acute Respiratory Distress Syndrome. *Circulation*, 146(6), 553-565.

Nicolau, J.C., Feitosa Filho, G;S., Petriz, J.L., Furtado, R.H.M., Précoma, D.B., Lemke, W., Lopes, R.D., et al. Diretrizes da Sociedade Brasileira de Cardiologia sobre Angina Instável e Infarto Agudo do Miocárdio sem Supradesnível do Segmento ST – 2021. Arq. Bras. Cardiol. 2021;117(1):181-264.

Oliveira, G.M.M., Brant, L.C.C., Polanczyk, C.A., Malta, D.C., Biolo, A., Nascimento, B.R., Souza, M.F.M., et al. Estatística Cardiovascular – Brasil 2021. Arq. Bras. Cardiol. 2022;118(1):115-373.

Pasupathy, S., Tavella, R., Beltrame, J. Myocardial infarction with no-nobstructive coronary arteries (MINOCA). The past, present, and future management. Circulation, 2017;135:1490–1493.

Presented by Dr. Frans J. J. Van de Werf at the American College of Cardiology Annual Scientific Session (ACC.23/WCC), New Orleans, LA, March 5, 2023.

Roth, G.A., Mensah, G.A., Johnson, C.O., Addolorato, G., Ammirati, E., Baddour, L.M., et al. Global Burden of Cardiovascular Diseases and Risk Factors, 1990-2019: Update From the GBD 2019 Study. *J Am Coll Cardiol*. 2020;76(25):2982-3021.

Samesima, N., et al. Diretriz da Sociedade Brasileira de Cardiologia sobre a Análise e Emissão de Laudos Eletrocardiográficos – 2022. *Arq Bras Cardiol*. 2022; 119(4):638-680.

Tamis-Holland, J.E., Jneid, H., Chair, V., Reynolds, H.R., Agewall, S., Brilakis, E.S., et al. Contemporary Diagnosis and Management of Patients With Myocardial Infarction in the Absence of Obstructive Coronary Artery Disease. Vol. 139, Circulation. 2019. p. 891–908.

Thygesen, K., Alpert, J.S., Jaffe, A.S., Chaitman, B.R., Bax, J.J., Morrow, D.A., et al. Fourth universal definition of myocardial infarction (2018). *Eur Heart J*. 2019;40(3):237–69.

Zipes, D.P., Libby, P., Bonow, R.O., Mann, D.L., Tomaselli, G.F., Brauwald's Heart Disease: A textbook of cardiovascular medicine. 11th edition. Elsevier. Philadelphia, PA, 2018.

23

Hipertensão Arterial

Audes Diógenes de Magalhães Feitosa • Rodrigo Bezerra • Wilson Nadruz Junior •
Eduardo Costa Duarte Barbosa • Sayuri Inuzuka • Andréa Araujo Brandão •
Érika Campana • Maria Eliane Campos Magalhães • Ana Luiza Lima Sousa •
Sandro Rodrigues Batista • Weimar Kunz Sebba Barroso • José Fernando Vilela-Martin •
Juan Carlos Yugar-Toledo

INTRODUÇÃO

Hipertensão arterial sistêmica (HAS) é uma condição clínica multifatorial caracterizada por elevação dos níveis de pressão arterial (PA) ≥ 140/90 mmHg. Frequentemente, associa-se a outros fatores de risco cardiovascular, distúrbios metabólicos e alterações funcionais e/ou estruturais em órgãos-alvo. HAS é o principal fator de risco para o desenvolvimento de doenças cardiovasculares (DCV), entre elas a insuficiência cardíaca (IC), a doença arterial coronariana (DAC), o acidente vascular cerebral (AVC), a doença arterial periférica (DAP) e a doença renal crônica (DRC).

Fazem parte da avaliação inicial do paciente com hipertensão arterial (HA), a confirmação do diagnóstico, a suspeita e identificação de causa secundária, avaliação do risco cardiovascular (CV), investigação das lesões em órgão-alvo (LOAs) e doenças associadas. A investigação de hipertensão secundária deve ser restrita a pacientes com características como idade mais jovem (ou seja, < 40 anos) associada a HA estágio 2, piora aguda da HA em pacientes previamente normotensos, na presença de HA grave (estágio 3) ou HA resistente, na presença de LOAs desproporcionais à duração da HA e em pacientes com estigmas clínicos de doenças endócrinas ou apneia obstrutiva do sono. Fazem parte dessa avaliação a medida da PA, história médica, exame físico e investigação clínica, laboratorial e de imagem. Por fim, propõem-se avaliações gerais a todos os hipertensos e avaliações complementares restritas apenas para grupos específicos.

INCIDÊNCIA E PREVALÊNCIA

A prevalência dependerá da amostra e metodologia escolhida. Nos EUA, que consideram HAS valores de PA ≥ 130/80 mmHg, estima-se que a prevalência em indivíduos ≥ 20 anos seja de 46,7%, o que equivaleria a 122,4 milhões de americanos. No Brasil, cerca de 36 milhões acima dos 18 anos têm HAS (32,3% da população), a qual aumenta com o envelhecimento e pode chegar a acometer mais de 70% dos indivíduos acima dos 70 anos.

De acordo com os dados do Sistema de Vigilância de Fatores de Risco e Proteção para Doenças Crônicas por Inquérito Telefônico (Vigitel), de 2021, 26,34% dos adultos referiram o diagnóstico médico de HA. Esse índice foi mais frequente no sexo feminino, atingindo 61% entre os ≥ 65 anos. Dados do Programa Nacional de Saúde de 2013 mostraram prevalências de HA de 21,4% (IC95% 20,8-22,0) utilizando-se o critério autorreferido, 22,8% (IC95% 22,1-23,4) para hipertensão arterial medida e 32,3% (IC95% 31,7-33,0) para hipertensão arterial medida e/ou relato de uso de medicação.

DIAGNÓSTICO

Como a PA pode ser altamente variável, o diagnóstico de hipertensão não deve se basear em um único conjunto de medidas de PA em uma única consulta médica, a menos que a PA esteja substancialmente elevada (hipertensão estágio 3), caso haja evidências claras de LOA (p. ex., acidente vascular encefálico, HVE, doença renal crônica ou retinopatia com exsudatos e hemorragias) ou na presença de uma urgência ou emergência hipertensiva. Para todos os outros pacientes, as medidas repetidas da PA em visitas repetidas ao consultório têm sido uma estratégia para confirmar a elevação persistente da PA.

As últimas diretrizes recomendam o uso de medidas de PA fora do consultório (p. ex., MRPA e/ou MAPA) como uma estratégia alternativa às medições repetidas de PA no consultório para confirmar o diagnóstico de hipertensão, quando essas medidas são logística e economicamente viáveis (Figura 23.1).

Medida da pressão arterial no consultório

A PA deve ser medida em toda avaliação médica, por todas as especialidades e/ou por todos os profissionais da saúde devidamente capacitados. Esfigmomanômetros auscultatórios ou oscilométricos são os métodos utilizados para medir a PA no consultório.

O braço com os valores mais elevados da PA deverá ser usado para todas as avaliações subsequentes e para a decisão clínica. Caso ocorra uma diferença > 15 mmHg da PA sistólica (PAS) entre os braços, esse achado denota um risco CV aumentado e estima-se que essa diferença de PA esteja provavelmente relacionada com doença vascular ateromatosa. Nos idosos, diabéticos ou pessoas com possibilidade de hipotensão ortostática, a PA também deve ser medida em pé. A hipotensão ortostática é definida por uma redução de ≥ 20 ou de ≥ 10 mmHg, para a PA sistólica (PAS) e PA diastólica (PAD), respectivamente, no primeiro minuto e/ou no terceiro minuto em pé, após o paciente ter estado na posição supina por pelo menos 5 minutos. Ela está associada a um risco aumentado de mortalidade e eventos cardiovasculares.

Os procedimentos para a medida rotineira da PA no consultório são:

1. O paciente deve se sentar confortavelmente em um ambiente silencioso por 5 minutos antes das medições da PA. As pernas devem estar descruzadas, pés apoiados no chão e dorso recostado na cadeira. O braço deve ser posicionado na altura do coração, apoiado e com a palma da mão voltada para cima. Deve ser instruído a não conversar durante a medição. Possíveis dúvidas devem ser esclarecidas antes ou depois do procedimento.
2. Certifique-se de que o paciente NÃO:
   - Está com a bexiga cheia
   - Praticou exercícios físicos há pelo menos 90 minutos
   - Ingeriu bebidas alcoólicas, café ou alimentos
   - Fumou nos 30 minutos anteriores.
3. Use o manguito adequado para a circunferência do braço.
4. Meça a PA nos dois braços na primeira visita, preferencialmente de forma simultânea. Use o braço com o valor mais alto como referência.
5. Três medidas de PA devem ser realizadas, com intervalo de 1 a 2 minutos, e medidas adicionais somente se as duas

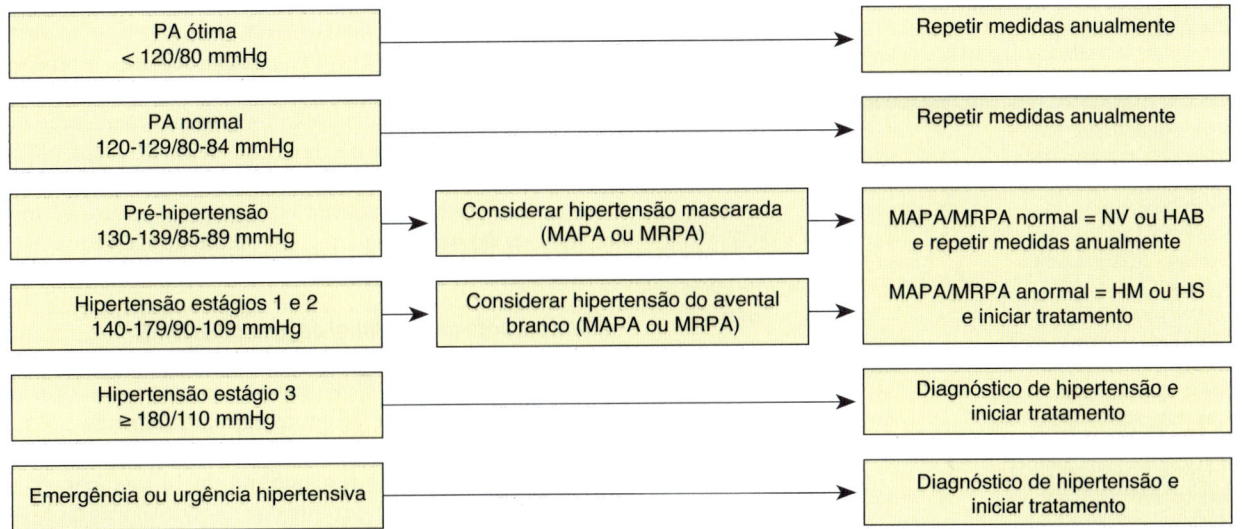

Figura 23.1 Algoritmo para diagnóstico e seguimento de hipertensão arterial. PA: pressão arterial; MAPA: monitorização ambulatorial da pressão arterial; MRPA: monitorização residencial da pressão arterial; NV: normotensão verdadeira; HAB: hipertensão do avental branco; HM: hipertensão mascarada; HS: hipertensão sustentada.

primeiras leituras diferirem em > 10 mmHg. Registrar em prontuário a média das duas últimas leituras da PA, sem "arredondamentos" e o braço em que a PA foi medida.

6. Medidas adicionais possivelmente devem ser realizadas em pacientes com valores instáveis da PA devido a arritmias, como nas patentes com FA, nos quais métodos auscultatórios manuais devem ser usados, pois a maioria dos dispositivos automáticos não foi validada para a medida da PA em pacientes com FA. (A maioria dos dispositivos automáticos não é validada para a medida da PA em pacientes com FA e registra a forma de onda de pressão sistólica individual mais alta em lugar de uma média de vários ciclos cardíacos. Isso levará à superestimação da PA.)

7. Na primeira consulta, exclua a possibilidade de hipotensão ortostática. As medições da PA em repouso e em pé também devem ser consideradas em visitas subsequentes em idosos, pessoas com diabetes e pessoas com outras condições nas quais a hipotensão ortostática pode ocorrer com frequência.

8. Registre a frequência cardíaca e use palpação de pulso para excluir arritmia.

9. Informe o valor de PA obtido para o paciente.

E as etapas para a realização da medida da pressão arterial englobam:

1. Determinar a circunferência do braço no ponto médio entre acrômio e olécrano.

2. Selecionar o manguito de tamanho adequado ao braço.

3. Colocar o manguito, sem deixar folgas, 2 a 3 cm acima da fossa cubital.

4. Centralizar o meio da parte compressiva do manguito sobre a artéria braquial.

5. Estimar o nível da PAS pela palpação do pulso radial.

6. Palpar a artéria braquial na fossa cubital e colocar a campânula ou o diafragma do estetoscópio sem compressão excessiva.

7. Inflar rapidamente até ultrapassar 20 a 30 mmHg o nível estimado da PAS obtido pela palpação.

8. Proceder à deflação lentamente (velocidade de 2 mmHg por segundo).

9. Determinar a PAS pela ausculta do primeiro som (fase I de Korotkoff) e, em seguida, aumentar ligeiramente a velocidade de deflação.

10. Determinar a PAD no desaparecimento dos sons (fase V de Korotkoff).

11. Auscultar cerca de 20 a 30 mmHg abaixo do último som para confirmar seu desaparecimento e depois proceder à deflação rápida e completa.

12. Se os batimentos persistirem até o nível zero, determinar a PAD no abafamento dos sons (fase IV de Korotkoff) e anotar valores da PAS/PAD/zero.

As etapas 5 a 12 são realizadas exclusivamente na técnica auscultatória.

Medição da pressão arterial fora do consultório

Entre as medidas da PA fora do consultório, destacam-se a monitorização ambulatorial da pressão arterial (MAPA) e a monitorização residencial da pressão arterial (MRPA). Ambas se caracterizam por fornecer um número maior de medidas da PA e em condições mais representativas da vida cotidiana.

A principal vantagem da MAPA e da MRPA é que permitem o diagnóstico da hipertensão do avental (HAB) e da hipertensão mascarada (HM). Por ser mais barata do que a MAPA, a MRPA torna-se mais acessível. Além disso, ela fornece várias medidas ao longo de vários dias, o que é relevante diante da variabilidade da PA diária. Em contrapartida, a MAPA fornece medidas da PA durante as atividades diárias de rotina e durante o sono. As demais vantagens e desvantagens relativas a MAPA e a MRPA são apresentadas na Tabela 23.1.

As medidas de PA fora do consultório são cada vez mais utilizadas para confirmar o diagnóstico de hipertensão. A MRPA também tem sido frequentemente utilizada para monitorar o controle da PA, resultando em um maior envolvimento pelo paciente, o que pode melhorar a adesão ao tratamento e controle da PA desses pacientes. Suas indicações clínicas habituais para MAPA ou MRPA são:

Tabela 23.1 Comparação da monitorização ambulatorial da pressão arterial e da monitorização residencial da pressão arterial.

MAPA	MRPA
• Pode identificar hipertensão do avental branco e mascarada	• Pode identificar hipertensão do avental branco e mascarada
• Melhor evidência prognóstica	• Baixo custo e amplamente disponível
• Leituras noturnas	
• Medição em condições de vida real	• Medição em um ambiente doméstico, que pode ser mais relaxado do que o do consultório
• Fenótipos de PA prognósticas adicionais	
• Uso nos pacientes com cognição prejudicada e nos raros casos de comportamento obsessivo	• Envolvimento do paciente na medição da PA
	• Facilmente repetido e usado por períodos mais longos para avaliar a variabilidade da PA no dia a dia
• Informações abundantes de uma única sessão de medição, incluindo a variabilidade de curto prazo	• Melhor tolerabilidade
• Custo elevado e disponibilidade por vezes limitada	• Somente PA em repouso
	• Potencial para erro de medição
• Pode ser desconfortável	• Não tem leitura noturna*

MAPA: monitorização ambulatorial da pressão arterial; MRPA: monitorização residencial da pressão arterial; PA: pressão arterial.

*Técnicas estão sendo desenvolvidas para permitir a medição noturna da PA com dispositivos de MRPA.

- Condições em que a hipertensão do avental branco é mais comum:
  ◦ Hipertensão estágio 1 no consultório
  ◦ Elevação acentuada da PA no consultório sem LOA
- Condições em que a hipertensão mascarada é mais comum:
  ◦ Pré-hipertensão no consultório
  ◦ PA normal no consultório em indivíduos com LOA ou com alto risco CV total
- Avaliação da hipertensão resistente
- Avaliação do controle da hipertensão, especialmente em pacientes de alto risco
- Resposta exacerbada da PA ao exercício
- Quando há considerável variabilidade da PA no consultório
- Avaliação de sintomas consistentes com hipotensão durante o tratamento
- Indicações específicas para MAPA:
  ◦ Avaliação da PA durante o sono e o descenso vigília/sono (p. ex., suspeita de hipertensão noturna, apneia obstrutiva do sono, DRC, diabetes, hipertensão endócrina ou disfunção autonômica)
  ◦ Hipotensão postural e pós-prandial em pacientes não tratados e tratados.

Monitorização residencial da pressão arterial

A MRPA ou a monitorização ambulatorial da pressão arterial de 5 dias (MAPA 5d, denominação da MRPA pela Classificação Brasileira Hierarquizada de Procedimentos Médicos), de acordo com as diretrizes brasileiras, é a média de todas as medidas de PA realizadas com um monitor validado, calibrado, automático, do segundo ao sexto dia (as medidas do primeiro dia/clínica são excluídas da média), com leituras pela manhã e à noite, realizadas em um ambiente silencioso após 3 minutos de repouso, com o paciente sentado, com as costas e o braço apoiados.

Quando comparada com a PA no consultório, os valores da MRPA são usualmente mais baixos. O valor definido para o diagnóstico pela MRPA é de ≥ 130/80 mmHg. A MRPA fornece dados de PA mais reprodutíveis e uma maior associação à LOA, particularmente HVE, além de maior capacidade de predizer eventos cardiovasculares e renais do que as medidas de consultório. Outro benefício da MRPA é o seu efeito adjuvante à educação na adesão à medicação anti-hipertensiva e no controle da PA. O telemonitoramento e os aplicativos de *smartphone* podem oferecer vantagens adicionais, como alertar o paciente no momento correto de medir a PA, e como uma maneira conveniente de armazenar e editar um laudo digital.

Monitorização ambulatorial da pressão arterial

A MAPA fornece a média dos valores da PA durante o período de vigília, sono e, via de regra, por 24 horas. Normalmente, o dispositivo é programado para registrar a PA em intervalos de 15 a 30 minutos. Para o exame ter qualidade adequada, é necessário um mínimo de 16 medidas válidas durante a vigília e oito durante o sono. Os valores da MAPA são, em média, inferiores aos valores da PA no consultório, e o limiar de diagnóstico para hipertensão é de ≥ 130/80 mmHg nas 24 horas, ≥ 135/85 mmHg na média da vigília e ≥ 120/70 na média do sono (Tabela 23.2).

As médias de PA de 24 horas, vigília e sono correlacionam-se mais fortemente com lesões de órgãos-alvo, morbidade e mortalidade do que as medidas de consultório. Em geral, a PA cai durante o sono, e os principais motivos para a ausência de queda da PA durante o sono são apneia obstrutiva do sono, obesidade, alta ingestão de sal em indivíduos sensíveis ao sal, hipotensão ortostática, disfunção autonômica, doença renal crônica, neuropatia diabética e idade avançada. A relação vigília/sono também é um preditor significativo de desfecho clínico, e pacientes com um descenso atenuado da PA durante o sono (ou seja, < 10% da média da PA no sono em relação à vigília) têm um risco CV aumentado. Além disso, naqueles em que há descenso ausente da PA durante o sono, isto é, não há queda da PA durante o sono ou uma PA mais elevada que a PA da vigília, há um aumento substancial do risco CV. Paradoxalmente, também há evidências de aumento do risco em pacientes idosos, que apresentam descenso acentuado, ou seja, queda > 20% da PA durante o sono em relação a PA da vigília, embora a prevalência e a reprodutibilidade limitadas desse fenômeno dificultem a interpretação dos dados.

AVALIAÇÃO CLÍNICA

A avaliação clínica é realizada a partir da anamnese, com história clínica completa. O tempo de diagnóstico da doença e quais medicamentos e doses utilizados anteriormente são

Tabela 23.2 Definição de hipertensão de acordo com a pressão arterial no consultório, MAPA e MRPA.

Categoria	PAS (mmHg)		PAD (mmHg)
PA no consultório	≥ 140	e/ou	≥ 90
MAPA 24 h	≥ 130	e/ou	≥ 80
Vigília	≥ 135	e/ou	≥ 85
Sono	≥ 120	e/ou	≥ 70
MRPA (MAPA 5 d)	≥ 130	e/ou	≥ 80

MAPA: monitorização ambulatorial da pressão arterial; MRPA: monitorização residencial da pressão arterial; PA: pressão arterial; PAS: PA sistólica; PAD: PA diastólica.

questionamentos indispensáveis. Deve-se refinar sintomas que indiquem evolução da HA, particularmente naqueles que indiquem a existência de LOA. A história médica pregressa e história familiar e questionamento de fatores de risco específicos para doença cardiovascular (DCV) e renal, comorbidades e hábitos de vida são essenciais, pois essas informações serão utilizadas para estratificação ou modificação de risco do paciente hipertenso. A anamnese cuidadosa, apesar das restrições de tempo, fornece dados essenciais para o esboço de um planejamento de diagnóstico e proporciona um tratamento sem custos excedentes.

Exame físico

O exame físico inicia-se com a avaliação do estado geral do paciente, incluindo idade, postura, comportamento e estado geral de saúde. O exame físico é composto de medida correta e repetida da PA e de frequência cardíaca em ambos os membros superiores. A utilização de manguito de tamanho inadequado (p. ex., paciente obeso com manguito pequeno) pode resultar em valores acima da PA real. Devem ser obtidos os dados antropométricos, peso, altura, cálculo do índice de massa corporal e medida da circunferência abdominal, seguidos de exame físico com ausculta cardíaca e de carótidas, assim como a palpação de pulsos. A circunferência abdominal no homem > 102 cm e na mulher > 88 cm é considerada fator de risco adicional.

A medida da PA deve ser feita em todas as visitas clínicas do paciente, independentemente da especialidade médica. Existem diversos fatores que interferem na medida da PA. O uso apenas de uma braçadeira de tamanho "padrão" para aferição de todos os indivíduos, quando muito largos em braços estreitos, resulta em níveis pressóricos mais baixos e quando mais estreitos em braços mais largos, resulta em níveis pressóricos mais elevados. A tabela 23.3 mostra os erros mais comuns.

Avaliação direcionada: investigação laboratorial, avaliação de lesões clínicas e subclínicas
Índice tornozelo-braquial (ITB)

A avaliação da PA no membro inferior deve ser realizada com braçadeiras mais largas para a coxa, com ausculta da artéria poplítea, ou utilizando braçadeira para o braço sobre a panturrilha, com ausculta ou palpação simultânea da artéria

tibial posterior. A partir dessa avaliação, pode ser realizado o cálculo do ITB, razão entre a PA sistólica do braço e a do tornozelo, considerado normal o valor acima de 0,90. O grau de recomendação do ITB como preditor de risco cardiovascular é IIa, nível de evidência B.

Pressão central

Estudos foram baseados na determinação de valores da pressão arterial sistólica (PAS) e pressão arterial diastólica (PAD) periféricos; no entanto, a curva pressórica varia ao longo da árvore arterial. A PAS periférica é maior na artéria braquial quando comparada com as artérias centrais; já a PAD e pressão arterial média têm alteração mínima. A pressão arterial média (PAM) tem influência do débito cardíaco e resistência vascular, assim como nas pequenas artérias, enquanto a pressão de pulso (PP) tem relação com as grandes artérias, determinada pela rigidez das grandes artérias, amplitude e tempo das reflexões da onda de pulso.

A pressão central pode ser determinada por métodos de tonometria de pulso, mecanotransdutores piezoelétricos e oscilométricos, métodos não invasivos com equipamentos validados. A avaliação com medida da PAS central pode ser indicada para detecção de hipertensão sistólica isolada em jovens, nos quais a PASc não se encontra elevada, mas com PA periférica elevada. Apenas o aumento da PAS central é considerado preditor de desenvolvimento de hipertensão arterial. Na avaliação da pressão de pulso, seu incremento pode caracterizar rigidez arterial aumentada, decorrente do envelhecimento ou aterosclerose. O grau de recomendação para utilização da PA central como preditor de risco cardiovascular é IIa, nível de evidência B.

Velocidade de onda de pulso (VOP)

A VOP (expressa em m/s), calculada pela razão da distância entre dois locais arteriais e o tempo gasto pela onda de pulso para percorrer os dois locais, é apontada como método padrão ouro na avaliação da rigidez arterial e possui diversas evidências comprovando sua associação a doenças cardiovasculares. O principal local para avaliação da rigidez arterial é a aorta, por ser a maior artéria e mais distensível, e a com maior propensão de enrijecimento anormal consequência da influência dos fatores de risco.

Inicialmente, a VOP era obtida por técnicas de tonometria de aplanação para obter a VOP carótida-femoral, técnica padrão, e atualmente sua utilização tem sido direcionada para estudos. O método oscilométrico não invasivo obtém o valor da VOP com base na análise da onda de pulso, idade e PAS central. A VOP alterada, > 10 m/s, denota LOA, reclassificando pacientes com risco cardiovascular intermediário para alto risco. É indicada a realização em pacientes de risco baixo e intermediário; grau de recomendação IIa, nível de evidência A. Existem valores de referência ajustados para percentis de idade e sexo publicados para a população brasileira. Valores de referência de parâmetros centrais e VOP estão descritos na Tabela 23.4.

AVALIAÇÃO LABORATORIAL

A avaliação laboratorial básica deve ser realizada em todos os indivíduos hipertensos, e a rotina inicial recomendada é: dosagem sérica de creatinina, potássio, ácido úrico, glicemia

Tabela 23.3 Erros comuns durante medições de rotina da pressão arterial intra-hospitalar e possíveis influências.

Erro	Frequência (%)	Variação
Medição única	96	Acima de 8 mmHg
Braço desnivelado ao nível do coração	69	> 1,6 mmHg/cm de diferença
Conversar durante a aferição	41	Aumento de 20% da PAS e PAD
Supino ou semirreclinado	39	> 8 mmHg PA sistólica
Tamanho errado do manguito	36	PA superestimada 10-50 mmHg
Pernas cruzadas	15	Média de > 2-8 mmHg PA sistólica

Adaptada de: Rodrigues et al., 2018.

Tabela 23.4 Valores de referência para parâmetros centrais da pressão, velocidade da onda de pulso e índice de augumentação.

SBP "variável: pressão sistólica central"

	CVRF-Não										CVRF-Sim									
	Mulher					Homem					Mulher					Homem				
< 30 anos	101	90	93	113	119	113	104	109	120	123	118,0	102,0	109,0	127	131	123	107	114	132	144
30–39 anos	109	96	102	117	123	114	102	110	121	127	120,0	102,0	110,0	130	143	125	108	116	133	141
40–49 anos	110	99	103	117	122	116	102	109	122	126	121,0	104,0	112,0	134	146	123	108	115	131	141
50–59 anos	110	97	104	120	124	112	100	106	118	124	124,0	106,0	114,0	135	146	124	105	114	134	144
60–69 anos	114	100	105	120	125	112	96	101	120	127	127,0	105,0	115,0	141	154	123	103	112	136	149
70+ anos	113	100	103	121	126	116	94	104	125	129	131,0	108,0	118,0	146	165	125	102	111	140	156

DBP "variável: pressão diastólica central"

	CVRF-Não										CVRF-Sim									
	Mulher					Homem					Mulher					Homem				
< 30 anos	73	60	66	77	85	76	66	71	82	87	82,0	68,0	73,0	90	97	83	72	77	93	100
30–39 anos	77	71	71	83	88	80	71	75	85	88	86,0	71,0	77,0	95	105	88	75	80	96	103
40–49 anos	79	73	73	84	89	81	74	77	86	89	86,0	71,0	78,0	94	103	90	75	82	97	104
50–59 anos	76	70	70	82	85	82	70	77	86	88	84,0	71,0	77,0	92	100	88	75	80	97	103
60–69 anos	76	71	71	81	87	80	68	72	83	87	81,0	67,0	74,0	90	98	85	71	77	93	101
70+ anos	76	70	70	79	83	79	60	70	84	90	81,0	66,0	72,0	89	97	82	68	74	91	98

Central PP "variável: pressão de pulso"

	CVRF-Não										CVRF-Sim									
	Mulher					Homem					Mulher					Homem				
< 30 anos	29	23	37	37	43	36	26	32	43	53	34,0	24,0	28,0	41	48	38	26	31	46	52
30–39 anos	30	22	37	37	44	35	25	29	42	50	34,0	24,0	28,0	38	46	36	25	31	41	48
40–49 anos	31	22	36	36	42	32	25	28	38	45	35,0	25,0	29,0	43	53	33	23	28	37	46
50–59 anos	34	25	42	42	49	30	25	27	35	42	39,0	28,0	32,0	47	58	34	25	28	41	49
60–69 anos	35	28	43	43	52	31	24	28	36	49	44,0	30,0	36,0	55	66	37	25	31	46	58
70+ anos	39	28	45	45	52	37	19	27	41	51	50,0	33,0	41,0	63	77	42	28	34	52	66

PWV "variável: velocidade de onda de pulso"

	CVRF-Não										CVRF-Sim									
	Mulher					Homem					Mulher					Homem				
< 30 anos	4,9	4,4	4,5	5	5,3	5,2	4,9	5,1	5,4	5,7	5,3	4,7	5,0	5,6	6	5,5	5	5,3	5,8	6,3
30–39 anos	5,4	5	5,2	5,8	6,1	5,7	5,3	5,5	5,9	6,1	5,8	5,3	5,5	6,2	6,7	6,1	5,5	5,8	6,4	6,7
40–49 anos	6,4	5,7	6	6,7	6,9	6,5	5,9	6,2	6,8	7	6,8	6,0	6,4	7,2	7,7	6,8	6,2	6,4	7,1	7,5
50–59 anos	7,5	6,7	0,7	7,8	8,2	7,4	6,9	7,2	7,9	8	7,9	7,1	7,5	8,3	8,8	7,9	7,1	7,5	8,3	8,7
60–69 anos	8,9	8,1	8,5	9,2	9,4	8,9	8,2	8,6	9,1	9,6	9,3	8,4	8,8	9,8	10,4	9,2	8,4	8,7	9,7	10,2
70+ anos	11,3	10,2	10,4	12,5	13,2	11	10,1	10,6	11,6	12,3	11,8	10,2	10,8	12,9	14	11,2	9,9	10,4	10,4	13,2

Aix "variável: índice de aumentação"

	CVRF-Não										CVRF-Sim									
	Mulher					Homem					Mulher					Homem				
< 30 anos	20	11	13	27	33	16	4	10	23	27	28,0	11,0	20,0	34	38	16	2	8	23	30
30–39 anos	22	12	16	28	34	14	1	7	18	24	26,0	11,0	18,0	32	37	15	3	9	21	27
40–49 anos	23	9	15	29	35	15	0	6	21	25	25,0	10,0	17,0	34	38	15	2	8	23	30
50–59 anos	22	7	12	33	39	12	2	4	19	22	24,0	8,0	14,0	33	39	15	3	7	24	32
60–69 anos	23	9	14	34	42	17	1	5	27	43	28,0	11,0	18,0	37	44	17	3	9	26	34
70+ anos	28	11	20	39	42	22	5	10	33	41	33,0	17,0	25,0	42	48	22	4	12	31	41

Adaptada de: Paiva, AMG et al. Hypertension Research, 2020.

de jejum, lipidograma e sumário de urina. Na avaliação da função renal, a utilização preferencial da fórmula de estimativa de filtração glomerular é a da *Chronic Kidney Diseases Epidemiology Collaboration* (CKD-EPI). Adicionalmente, investiga-se proteinúria/albuminúria pela razão albuminúria/creatinúria, razão proteinúria/creatinúria em amostra isolada, valores de normalidade < 30 mg/g de creatinina, grau de recomendação I, nível de evidencia B. Indicados para hipertensos diabéticos, com síndrome metabólica ou dois ou mais fatores de risco.

A avaliação laboratorial permite uma triagem para diabetes melito ou pré-diabetes e identificação de dislipidemia, que são importantes por fazerem parte dos fatores de risco adicionais. A hemoglobina glicada é indicada quando a glicemia de jejum for > 99 mg/dℓ, na presença de história familiar ou diagnóstico prévio de diabetes melito II e obesidade.

Avaliação do ventrículo esquerdo e carótidas

O eletrocardiograma é utilizado para identificar possível hipertrofia ventricular esquerda (HVE). O ecocardiograma transtorácico é mais sensível que o eletrocardiograma em relação ao diagnóstico de HVE, e é indicado quando houver sinais de HVE no eletrocardiograma ou nas suspeitas de IC, grau de recomendação IIa, nível de evidência B. Considera-se HVE quando a massa do ventrículo esquerdo indexada para a superfície corpórea é igual ou superior a 116 g/m^2 no homem e 96 g/m^2 na mulher.

A ultrassonografia de carótidas é indicada para obter-se a espessura íntima-média (EMI) e/ou identificação de placas carotídeas. São considerados anormais valores da EMI > 0,9 mm e identificação de placas carotídeas. Também é indicada na presença de sopro carotídeo ao exame físico, sinais de doença cerebrovascular ou presença de doença aterosclerótica em outras localizações, grau de recomendação I, nível de evidência A.

CLASSIFICAÇÃO

Os valores considerados normais de PA são arbitrários. Considerando-se que os valores de PA obtidos por métodos distintos têm níveis de anormalidade diferentes, deve-se considerar os valores de anormalidade definidos para cada um, como mostrado na Tabela 23.5.

Quando utilizadas as medidas de consultório, o diagnóstico deverá ser sempre validado por medições repetidas, em condições ideais, em duas ou mais ocasiões, ou de maneira

Tabela 23.5 Classificação da PA de acordo com a medição no consultório a partir de 18 anos.

Classificação*	PAS (mmHg)		PAD (mmHg)
PA ótima	< 120	e	< 80
Normal	120-129	e/ou	80-84
Pré-hipertensão	130-139	e/ou	85-89
Estágio 1	140-159	e/ou	90-99
Estágio 2	160-179	e/ou	100-109
Estágio 3	≥ 180	e/ou	≥ 110

PA: pressão arterial; PAS: pressão arterial sistólica; PAD: pressão arterial diastólica.
*A classificação é definida de acordo com a PA da clínica e pelo nível mais elevado de pressão arterial, sistólica ou diastólica.

mais assertiva com o diagnóstico de medidas fora do consultório (MAPA ou MRPA), excetuando-se os pacientes que já apresentem LOA ou DCV detectada.

Quanto ao nível de PA

É definida de acordo com a PA da clínica, considerando-se o nível mais elevado de PA, sistólica ou diastólica (ver na Tabela 23.5 os valores que classificam o comportamento da PA em adultos por meio de medidas de consultório). Denomina-se hipertensão sistólica isolada quando a PAS ≥ 140 mmHg e a PAD < 90 mmHg, e a hipertensão diastólica isolada quando a PAS < 140 mmHg e a PAD ≥ 90 mmHg. Nessas situações, a hipertensão do avental branco é mais prevalente que na hipertensão sisto-diastólica com medidas de consultório.

Quanto ao fenótipo

Levando-se em consideração a PA de consultório e a fora do consultório, é possível a identificação de vários fenótipos, como, por exemplo, a HAB e a HM. A HAB refere-se à condição em que a PA é anormal no consultório, mas é normal quando medida pela MAPA ou MRPA. Por outro lado, a HM refere-se a pacientes nos quais a PA é normal no consultório, mas é anormal quando medida por MRPA ou MAPA. O termo normotensão verdadeira (NV) é usado quando as medidas da PA no consultório e fora do consultório são normais e hipertensão sustentada (HS) é usada quando ambas são anormais. Suas prevalências estimadas são apresentadas na Figura 23.2.

TRATAMENTO

O tratamento da HA tem por objetivo a proteção cardiovascular. A redução da PA é a primeira meta para reduzir desfechos CV e mortalidade associados a HA. Metanálises têm demonstrado que a redução de PA sistólica de 10 mmHg e diastólica de 5 mmHg com fármacos está associada à diminuição significativa do risco relativo de desfechos maiores: 37% para acidente vascular encefálico (AVE), 22% para DAC, 46% para IC, 20% para mortalidade CV e 12% para mortalidade total.

De acordo com a Diretriz Brasileira de Hipertensão Arterial 2020, as indicações para o início do tratamento medicamentoso estão na Tabela 23.6, de acordo com a classificação da PA e idade do paciente. Destacam-se os seguintes aspectos:

- Início do tratamento medicamentoso de imediato em pacientes com HA estágio 1 de risco moderado e alto e pacientes nos estágios 2 e 3
- Nos pacientes com HA estágio 1 de risco baixo e nos pacientes com pré-hipertensão de alto risco, o tratamento não medicamentoso pode ser feito por até 3 meses e, em seguida, iniciar tratamento medicamentoso se a meta não foi alcançada.

Para início do tratamento medicamentoso, algumas recomendações devem ser observadas. Para a escolha dos anti-hipertensivos, são características desejáveis:

- Ter demonstrado a capacidade de reduzir a morbidade e mortalidade CV
- Ser eficaz por via oral
- Ser bem tolerado
- Ser administrado preferencialmente em dose única diária

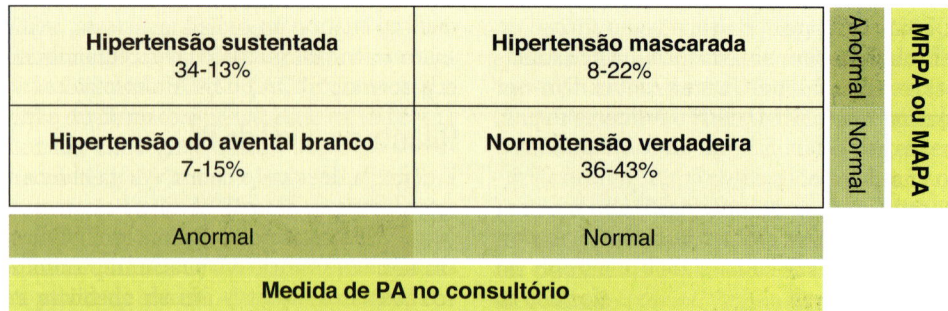

Hipertensão sustentada 34-13%	Hipertensão mascarada 8-22%	
Hipertensão do avental branco 7-15%	Normotensão verdadeira 36-43%	

Figura 23.2 Diagnósticos possíveis na hipertensão arterial (fenótipos). MAPA: monitorização ambulatorial da pressão arterial; MRPA: monitorização residencial da pressão arterial.

Tabela 23.6 Recomendações para início do tratamento em pacientes hipertensos, de acordo com a classificação da pressão arterial e a idade.

Situação	Abrangência	Recomendação	Classe/Nível de evidência
Início de intervenções no estilo de vida	Todos os estágios de hipertensão e pressão arterial 130-139/85-89 mmHg	Ao diagnóstico	I A
	Hipertensos estágio 2 e 3	Ao diagnóstico	I A
	Hipertensos estágio 1 de moderado e alto risco cardiovascular	Ao diagnóstico	I B
Início de terapia farmacológica	Hipertensos estágio 1 e risco cardiovascular baixo Indivíduos com PA 130-139/85-89 mmHg e DCV preexistente ou alto risco cardiovascular	Aguardar 3 meses pelo efeito de intervenções no estilo de vida	IIa B
	Hipertensos idosos frágeis e/ou muito idosos	PAS ≥ 160 mmHg	I B
	Hipertensos idosos hígidos	PAS ≥ 140 mmHg	I A
	Indivíduos com PA 130-139/85-89 mmHg sem DCV preexistente e risco cardiovascular baixo ou moderado	Não recomendado	III

- Poder ser usado em associação de classes
- Ter controle de qualidade em sua produção.

Os princípios e recomendações gerais são:

- Utilizar por um período mínimo de 4 semanas, antes de modificações, salvo em situações especiais
- Não utilizar medicamentos manipulados, pois não são submetidos a controle da farmacocinética e farmacovigilância
- O paciente deverá ser orientado sobre a importância do uso contínuo da medicação anti-hipertensiva, da eventual necessidade de ajuste de doses, da troca ou associação de medicamentos e ainda do eventual aparecimento de efeitos adversos
- Não há evidências suficientes para a recomendação rotineira da administração noturna de fármacos anti-hipertensivos.

Estratégias e fluxograma do tratamento medicamentoso

A Figura 23.3 mostra o fluxograma do tratamento medicamentoso. Enfatiza-se o uso de combinação de fármacos com mecanismos sinérgicos, preferencialmente em comprimido único devido às combinações de fármacos promoverem maior redução da PA, maiores taxas de controle da PA e maior rapidez no alcance da meta pressórica. Além disso, a taxa de eventos adversos é menor, há facilidade de adesão ao tratamento e menor inércia terapêutica. Porém, o principal benefício é a demonstração de que hipertensos que iniciam o tratamento com combinação de fármacos apresentam menor risco de desfechos CV, hospitalizações e mortalidade comparados aos que iniciam o tratamento com monoterapia.[7]

Deve-se destacar que o início do tratamento com combinação de fármacos foi recomendado para a maioria dos pacientes. A estratégia inicial com monoterapia ficou restrita aos indivíduos pré-hipertensos de alto risco CV, hipertensos no estágio 1 de risco baixo ou para idosos ou indivíduos frágeis. Portanto, a monoterapia está indicada quando a redução de PA desejada é pequena ou quando há preocupação com a segurança do paciente. Entretanto, mesmo nesses pacientes, o início do tratamento com combinação de fármacos em doses baixas pode ser considerado. Já para hipertensos estágio 1 de moderado e alto risco CV ou estágios 2 e 3, não há restrição de início com combinação.

As classes de anti-hipertensivos preferenciais a serem usadas em monoterapia ou combinação são diuréticos (DIU) tiazídicos ou similares (clortalidona e indapamida), bloqueadores dos canais de cálcio (BCC), inibidores da enzima conversora de angiotensina (IECA) e bloqueadores do receptor da angiotensina II (BRA). Os betabloqueadores (BB) devem ser prescritos sempre que houver indicações específicas, como DAC, IC, controle da frequência cardíaca ou mulheres jovens com potencial de engravidar.

As combinações duplas preferenciais devem envolver um IECA ou BRA com DIU ou BCC. As combinações com BCC são preferenciais em hipertensos de alto risco CV não obesos. Caso a meta pressórica não seja alcançada, combinações fixas de três fármacos devem ser prescritas, preferencialmente em comprimido único. O quarto fármaco deve ser a espironolactona e na sequência o BB deve ser prescrito (caso haja indicações específicas, os BBs devem ser usados desde o início do tratamento) ou simpatolíticos centrais, vasodilatadores ou alfabloqueadores.

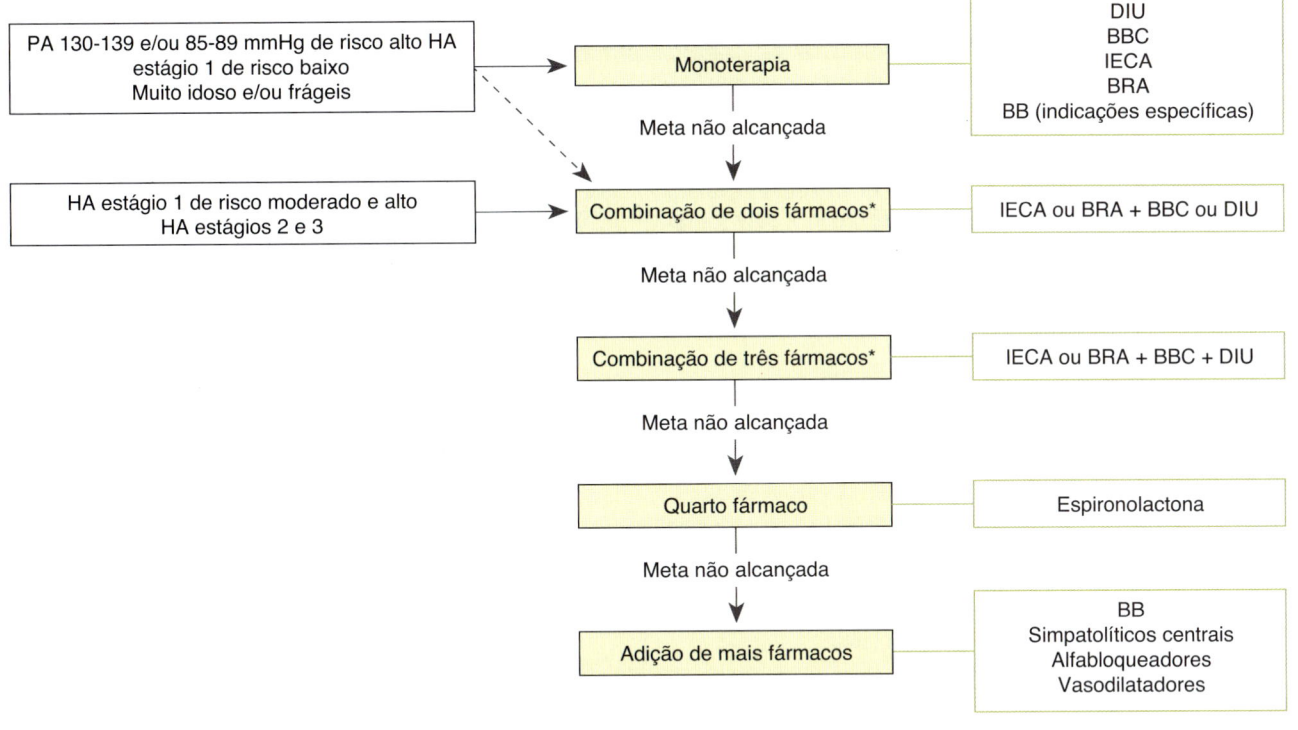

Figura 23.3 Fluxograma do tratamento medicamentoso.

Características dos fármacos anti-hipertensivos

A Tabela 23.7 descreve os principais mecanismos de ação, efeitos clínicos e eventos adversos associados às principais classes de fármacos anti-hipertensivos recomendadas.

O tratamento deve ser individualizado, e a escolha inicial do medicamento deve basear-se nas características gerais dos medicamentos anti-hipertensivos, nas particularidades individuais, na presença de doenças associadas e lesões de LOA e nas condições socioeconômicas. Quanto mais adequada a prescrição, maiores as chances de bom resultado clínico, bem como maior adesão e persistência ao tratamento.

Combinação de fármacos e evidências científicas

O uso racional da associação de fármacos baseia-se no incremento do efeito anti-hipertensivo quando se atua em mecanismos fisiopatológicos distintos por ações sinérgicas e por inibição da ativação dos mecanismos contrarregulatórios. A combinação inicial de dois fármacos em comparação com a associação sequencial promove um controle mais rápido da PA. Além disso, pode reduzir potencialmente a ocorrência de efeitos colaterais, seja pelo uso de menor dose de cada um dos fármacos envolvidos na combinação ou pela capacidade que um dos fármacos pode ter de antagonizar os efeitos adversos do outro. Aspectos de interesse são a maior adesão ao tratamento e a redução da inércia terapêutica com o uso de combinação de fármacos.

Destaca-se que os melhores resultados são obtidos com combinações fixas, em comprimido único, conforme demonstrado por estudos que compararam os efeitos da mesma combinação dupla administrada em comprimido único ou em dois comprimidos. Uma metanálise demonstrou que a terapia de combinação dupla em dose fixa aumentou em 24% a adesão quando comparada com a combinação em separado. O início do tratamento com combinação de fármacos em doses fixas associa-se à redução do risco de desfechos CV quando comparado ao tradicional início do tratamento com monoterapia, com alcance mais bem-sucedido da meta pressórica e com proteção de órgãos-alvo e desfechos CV a longo prazo. Portanto, as combinações em doses fixas e em comprimido único são preferenciais por se associarem a melhores resultados clínicos.

Na maioria dos casos e não havendo contra-indicações ou indicações específicas para o uso de betabloqueadores, a escolha da combinação de fármacos deverá conter um BRA ou IECA, associado a um DIU tiazídico ou BCC. As combinações de fármacos preferenciais e as não recomendadas estão na Figura 23.4.

Como a combinação de fármacos é a estratégia recomendada para a maioria dos pacientes hipertensos, o conhecimento das evidências científicas disponíveis para as diferentes combinações é necessário. Há, contudo, poucos estudos específicos da avaliação do impacto das combinações de fármacos sobre desfechos CV.

A Tabela 23.8 mostra os principais estudos clínicos disponíveis com combinações de fármacos na hipertensão arterial e seus principais resultados. Destacam-se os benefícios na proteção CV bem demonstrados por estudos

Tabela 23.7 Mecanismos de ação, efeitos clínicos principais e eventos adversos mais frequentes das cinco principais classes de anti-hipertensivos.

Classe de fármacos	Mecanismo de ação e efeitos clínicos principais	Eventos adversos frequentes
Diuréticos	Efeitos natriuréticos com redução do volume extracelular Após 4-6 semanas, redução da RVP Deve-se dar preferência aos DIUs tiazídicos ou similares (clortalidona, hidroclorotiazida e indapamida) DIUs de alça (furosemida e bumetanida) devem ser prescritos em casos de insuficiência renal (creatinina >2,0 mg/dℓ ou RFG calculado <30 mℓ/min/1,73m^2) e situações de edema (IC ou insuficiência renal)	Fraqueza, cãibras, hipovolemia e disfunção erétil Hipopotassemia, hiperuricemia Intolerância à glicose e maior risco de DM
Betabloqueadores	Diminuição do DC e da secreção de renina, se houver readaptação dos barorreceptores e redução das catecolaminas nas sinapses nervosas As moléculas de terceira geração (carvedilol, nebivolol), além das ações anteriores, têm ação vasodilatadora associada	Broncoespasmo, bradicardia, distúrbios da condução atrioventricular, vasoconstrição periférica, insônia, pesadelos, depressão psíquica, astenia e disfunção sexual Intolerância à glicose, maior risco de novos casos de DM, hipertrigliceridemia, elevação do LDL-colesterol e redução do HDL-colesterol
BCC	Os BCCs di-hidropiridínicos (anlodipino, nifedipino, entre outros) reduzem a RVP como consequência da diminuição da quantidade de cálcio no interior das células musculares lisas das arteríolas. Exercem efeito vasodilatador predominante, com mínima interferência na frequência e na função sistólica, sendo, por isso, mais frequentemente usados como anti-hipertensivos Os não di-hidropiridínicos, como as fenilalquilaminas (verapamil) e as benzotiazepinas (diltiazem), têm menor efeito vasodilatador, e podem ser bradicardizantes e antiarrítmicos, o que restringe seu uso a alguns casos específicos	Edema maleolar é o mais frequente Cefaleia latejante e tonturas Rubor facial é mais comum com os BCC di-hidropiridínicos de ação rápida Hipercromia do terço distal das pernas (dermatite ocre) e hipertrofia gengival são ocasionais Verapamil e diltiazem podem agravar a IC, além de bradicardia e bloqueio atrioventricular Obstipação intestinal é observada com verapamil
IECA	Impedem a transformação de angiotensina I em angiotensina II, acarretando vasodilatação Têm ação favorável sobre o remodelamento vascular e miocárdio e prováveis ações antiateroscleróticas Retardam o declínio da função renal em pacientes com nefropatia diabética ou de outras etiologias	Tosse seca é o mais frequente Edema angioneurótico e erupção cutânea ocorrem raramente Um fenômeno passageiro observado no uso inicial em pacientes com insuficiência renal é a elevação de ureia e creatinina séricas, habitualmente de pequena monta e reversível Redução do RFG e aumento em graus variáveis de ureia, creatina e potássio em pacientes com estenose bilateral das artérias renais ou com estenose de artéria renal em rim único Complicações fetais são contraindicações na gestação. O uso deve ser cauteloso e frequentemente monitorado em adolescentes e mulheres em idade fértil
BRA	Antagonizam a ação da angiotensina II por meio do bloqueio específico dos receptores AT1, responsáveis pelas ações vasoconstritoras, proliferativas e estimuladoras da liberação de aldosterona, próprias da angiotensina II	São incomuns, sendo o exantema raramente observado Complicações fetais são contraindicações na gestação. O uso deve ser cauteloso e frequentemente monitorado em adolescentes e mulheres em idade fértil

com IECA + diurético tiazídico (HYVET, PROGRESS e ADVANCE), IECA + BCC (ACCOMPLISH) e BRA + DIU (LIFE). Em especial, em pacientes de alto risco CV, a combinação de um IECA + BCC é preferencial à combinação com DIU. Não há dúvida que combinações de fármacos quando comparadas com placebo reduzem eficientemente o risco de desfechos CV. Por outro lado, o duplo bloqueio do sistema renina-angiotensina-aldosterona (associação de IECA e BRA) é contraindicado, pois além de não mostrar benefícios associou-se a maior incidência de eventos adversos.

Para combinações triplas, apenas estudos de eficácia e segurança estão disponíveis e mostram maiores reduções da PA com as combinações triplas do que com as combinações duplas com dois componentes da combinação tripla, sem efeitos adversos graves. Estudos mais recentes têm proposto o uso de combinações triplas ou quádruplas em doses baixas para hipertensos estágios 1 ou 2 de risco baixo ou moderado, com o racional de maior eficácia e tolerabilidade por meio da atuação sinérgica em diferentes mecanismos de controle da PA.

FALTA DE ADESÃO AO TRATAMENTO

A adesão refere-se ao grau ou nível de concordância das ações acordadas com o profissional de saúde com aquilo que é efetivamente realizado na rotina diária do paciente, e que contribui para o controle da doença, como utilização dos medicamentos como prescrito, seguimento de dieta específica, manutenção do peso corporal, dentre outros comportamentos e modificações de estilo de vida. A adesão pode ser aprimorada pela tomada de decisão compartilhada entre profissionais da saúde e o paciente ao considerarem os valores individuais, preferências, condições e comorbidades associadas.

Existem várias estratégias para avaliar a adesão ao tratamento medicamentoso, desde a mais simples, como a contagem de comprimidos ou o autorrelato, escalas de adesão, autoeficácia e até dispositivos de monitoramento e registros em banco de dados de farmácia. A sala de espera, os consultórios de atendimentos e as reuniões com pacientes são exemplos de momentos que podem ser utilizados para identificar a adesão.

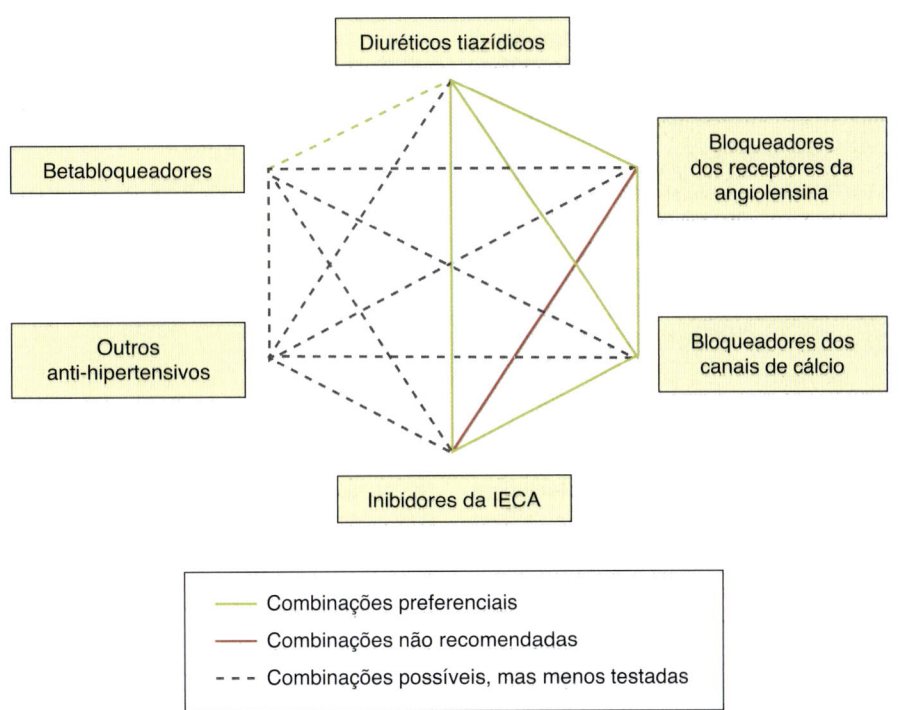

Figura 23.4 Esquema preferencial de combinação de fármacos, de acordo com sinergismo de mecanismos de ação e evidências científicas.

Tabela 23.8 Estudos de combinações de fármacos no tratamento da hipertensão arterial.

Estudo	Comparador	Tipo de pacientes	Diferença na PAS (mmHg)	Desfecho primário (redução % de risco relativo de eventos)	p
Associação de diuréticos					
PREVER	Losartana	Hipertensos estágio 1	−2,2	Não avaliado	–
Associação de inibidores da ECA e diuréticos					
PROGRESS	Placebo	AVE prévio ou AIT	−9	−28% AVE	< 0,001
ADVANCE	Placebo	Diabetes	−5,6	−9% eventos microvasculares	0,04
HYVET	Placebo	Hipertensos ≥ 80 anos	−15	−34% eventos CV	< 0,001
Associação de inibidores da ECA e bloqueadores de canais de cálcio (anlodipino)					
ACCOMPLISH	IECA + diurético	Hipertensos de alto risco	−0,9	−19,6% eventos CV compostos	< 0,001
ASCOT BPLA	Betabloqueador + diurético	Hipertensos com 3 ou mais fatores de risco	−2,7	Diferença não significativa*	NS
Associação de bloqueadores de receptores de angiotensina (olmesartana) e bloqueadores de canais de cálcio					
COLM	Olmesartana + diurético	Japoneses hipertensos idosos com doença CV ou fatores de risco	0	Diferença não significativa	NS
Associação de bloqueadores de receptores de angiotensina e diuréticos					
SCOPE	Diurético+placebo	Hipertensos ≥ 70 anos	−3,2	−28% de AVE não fatais	0,04
LIFE	Betabloqueador +diurético	Hipertensos com HVE	−1,1	−13% eventos CV	0,02
Associação de bloqueadores de canais de cálcio e diuréticos					
FEVER	Diurético+placebo	Hipertensos	−4	−34% eventos CV	< 0,001
Associação de bloqueadores de canais de cálcio e inibidores da ECA					
SYST-EUR	Placebo	Idosos com HSI	−10	−31% eventos CV	< 0,001
SYST-CHINA	Placebo	Idosos com HSI	−9	−37% eventos CV	< 0,004

(Continua)

Tabela 23.8 Estudos de combinações de fármacos no tratamento da hipertensão arterial. (*continuação*)

Estudo	Comparador	Tipo de pacientes	Diferença na PAS (mmHg)	Desfecho primário (redução % de risco relativo de eventos)	p
Associação de betabloqueadores e diuréticos					
Coope e Warrender	Placebo	Hipertensos idosos	−18	−42% AVE	< 0,003
SHEP	Placebo	Hipertensos idosos	−13	−36% AVE	< 0,001
STOP-H	Placebo	Idosos com HSI	−23	−40% eventos CV	< 0,004
STOP-H2	IECA ou tratamento padrão	Hipertensos idosos	0	Sem diferenças em eventos CV	–
Combinação de dois antagonistas do sistema renina-angiotensina					
ONTARGET (IECA+BRA)	IECA ou BRA	Pacientes de alto risco	–	Piora de desfechos renais	–
ALTITUDE (alisquireno + BRA)	IECA ou BRA	Diabéticos de alto risco	–	Piora de desfechos renais	–
Combinação em dose fixa de bloqueador de canal de cálcio, bloqueador dos receptores de angiotensina e diurético					
Calhoun et al.	BRA + diurético[a] ou BCC[b] + diurético ou BRA + BCC[c]	Hipertensos estágio 2 e 3	a: −7,6 b: −8,2 c: −6,2	Não avaliado	–
TRIUMPH	Tratamento usual ao final de 6 meses: Monoterapia em 65% e combinação de 2 fármacos em 29%	Hipertensos	−8,8	Não avaliado	–

AIT: acidente isquêmico transitório; HSI: hipertensão sistólica isolada; HVE: hipertrofia ventricular esquerda; NS: não significativo.
*Diferenças significativas em vários desfechos secundários a favor do braço IECA + anlodipino.
Adaptada de: Diretrizes ESC 2018.

Na avaliação direta da adesão ao tratamento medicamentoso é utilizada a avaliação da concentração do medicamento em amostras de sangue ou urina. É um método com muitas limitações, pois pode ter influência da metabolização medicamentosa, sua metabolização e mesmo o tempo e frequência de uso. Além disso, é uma medida sujeita ao viés de seleção porque há uma tendência de os pacientes usarem os medicamentos corretamente antes das consultas, e descontinuarem nos períodos intermediários.[5]

Para a avaliação indireta do tratamento medicamentoso, existem alguns instrumentos no formato de questionários que podem ser utilizados na identificação da situação da adesão. Algumas das escalas mais conhecidas e utilizadas incluem Morisky medication adherence scale-8 (MMAS-8), Brief Medication Questionnaire by Svarstad, Hill-Bone Compliance scale, e Adherence scale by Culig. Elas avaliam diferentes aspectos, como descuido no uso da medicação, esquecimento, dificuldade devido ao trabalho, viagens e efeitos colaterais. O uso de questionários tem a vantagem de, além de identificar a falta de adesão, também avaliar aspectos comportamentais. Por outro lado, medidas indiretas que são a possibilidade de superestimação da adesão são limitadas, pois o paciente tem a tendência a ocultar comportamentos para evitar críticas ou reprimendas.

A adesão ao tratamento é um fenômeno multifatorial, determinado por ações recíprocas de cinco dimensões: fatores socioeconômicos, relacionados ao sistema de saúde e aos profissionais de saúde, fatores relacionados com a própria doença, com o tratamento e com o próprio paciente e suas percepções e crenças pessoais. (Figura 23.5)

A não adesão tem sido classificada em intencional e não intencional. Muitos fatores podem contribuir para a não adesão anti-hipertensiva, incluindo a alfabetização em saúde, em que não há entendimento sobre a importância de tratar sua

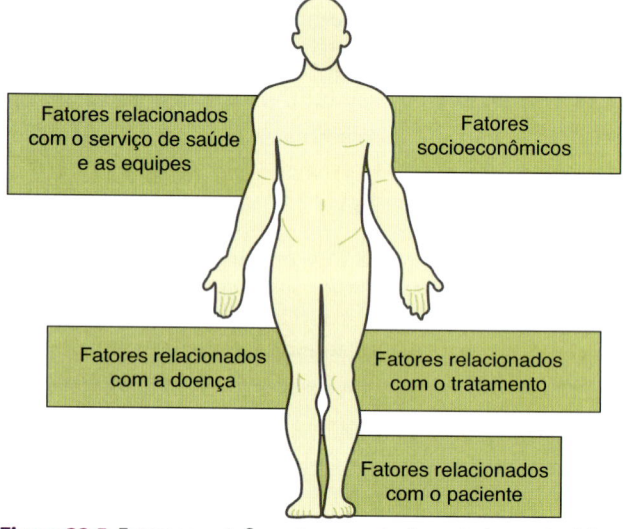

Figura 23.5 Fatores que influenciam na adesão ao tratamento. Adaptada de: OMS, 2004. Organización Mundial de la Salud 2004. Adherencia a los tratamientos a largo plazo: pruebas para la acción.

condição ou um paciente pode acreditar que a medicação é desnecessária, pois não se sente doente. Outros fatores podem ser efeitos colaterais percebidos ou reais, esquecimento, alto custo e polifarmácia, que podem elevar os custos do tratamento e confundir o paciente sobre o uso adequado.

A ausência de sintomas, ou mesmo sintomas inespecíficos, também tem sido apontada como a principal causa de não adesão entre pacientes hipertensos. Portanto, a identificação dos fatores contribuintes para a baixa adesão à medicação visa melhorar a eficácia do tratamento, distinguir pacientes que precisam de supervisão e acompanhamento adicional e diminuir o risco de complicações causadas pela doença.

O baixo nível educacional e a falta de conhecimento relacionado com saúde e com a doença e o tratamento, a falta de suporte social familiar, menor classe social, que pode refletir nas condições de moradia, trabalho e alimentação, não priorizando o estilo de vida saudável e a presença de comorbidades e idade mais avançada também influenciam diretamente na adesão do paciente ao tratamento em razão dos hábitos adquiridos ao longo do tempo.

Dados epidemiológicos sobre a adesão ao tratamento da HA são escassos, talvez em razão das métricas ainda serem poucas e aplicadas com diferentes métodos, falta de desenvolvimento de uma ferramenta sensível e validada para medir a adesão à medicação e ao tratamento como um todo. Estudo realizado na Ásia identificou uma taxa de 48% de não adesão, e em metanálise recente, usando o Teste de Morisky para identificação, encontrou-se uma taxa de não adesão de 45,2%, mais do que o dobro entre aqueles hipertensos (83,7%) sem o controle da pressão arterial.

Esforços para melhorar a adesão ao tratamento, seja com reforço na mudança comportamental ou melhora ao acesso ao tratamento medicamentoso, podem refletir em melhores taxas de controle da doença. Reconhecer o problema e saber identificá-lo é o primeiro passo para resolvê-lo. A partir desse reconhecimento, buscam-se formas de abordagem que possam impactar sobre a vida dos pacientes, colocando-os como agentes da própria mudança. Para que o paciente tenha adesão ao tratamento da HA, deve-se avançar para além das atividades educacionais nas quais o paciente é apenas ouvinte e receptor das informações transmitidas. O contexto cultural e as condições sociais, educacionais e emocionais dele devem ser considerados para que ocorra o processo de mudança de comportamento.

Os "sinais de aviso" de baixa adesão ao tratamento anti-hipertensivo e que devem ser levados em consideração são:

- Paciente expressa a falta de crença nos benefícios do tratamento anti-hipertensivo
- O paciente expressa preocupações sobre os efeitos adversos dos medicamentos
- O paciente expressa que está cansado de tomar medicamentos
- O paciente expressa o medo do tratamento ao longo da vida
- Falta de conhecimento sobre o que é HA
- Não compreensão dos benefícios do tratamento
- Inesperado aumento da pressão arterial
- Hipertensão resistente
- Tratamento inadequado
- Regime de tratamento complexo
- Múltiplas comorbidades
- Dificuldades de comunicação
- Questões financeiras (em alguns contextos de saúde)
- Ausência de uma rede de apoio social ou de suporte familiar.

Estratégias para remover barreiras contra a adesão ao tratamento

A falta de adesão dos pacientes com HA resulta em controle ineficaz da doença, desencadeando riscos como complicações renais, eventos cardiovasculares, hospitalizações e óbito. A ausência de sintomas específicos também tem sido apontada como uma das principais causas de não adesão em hipertensos. Portanto, identificar os fatores que contribuem para a má adesão medicamentosa tem por objetivo melhorar os resultados do tratamento, distinguir os pacientes que necessitam de monitoramento e acompanhamento adicional e reduzir o risco de complicações relacionadas com a doença.

É mandatório nessa abordagem a execução de trabalho multiprofissional integrado com foco nos pacientes, oferecendo o suporte necessário para que os mesmos sintam-se seguros em relação à sua doença, bem como a rede colaborativa necessária para o seu manejo. A identificação de pacientes que apresentam graus variados de não adesão ao tratamento medicamentoso ou não é o primeiro passo na busca de melhor qualidade assistencial e, com isso, atingir controle correto de níveis pressóricos. É necessário reconhecer a falta de adesão como um problema transversal a toda abordagem terapêutica e, por isso, enfrentado por todos os membros da equipe de saúde de forma coordenada e planejada nos diversos momentos de interação com o paciente.

Falta de adesão a tratamento pode ser classificada como intencional ou não intencional. Polifarmácia, esquemas complexos de tratamentos, ausência de sinais e sintomas, sobrepeso, obesidade, idade avançada, múltiplas doenças crônicas (multimorbidade) e ocorrência de efeitos adversos de medicamentos têm impacto negativo a uma boa adesão ao tratamento. Crenças sobre a doença, tratamentos e medicamentos também podem influenciar negativamente na adesão.

Um conjunto de esforços pode ser identificado em todo o mundo para lidar com o problema da baixa adesão terapêutica: entrevista motivacional, uso de aplicativos eletrônicos e *software* de intervenção para registrar alterações clínicas, acompanhamento multidisciplinar periódico, consulta domiciliar e teleconsulta, aconselhamento, gravação de voz com mensagens motivacionais e educativas, sessões e consultas presenciais tradicionais, além de outros suportes. Estratégias adicionais de otimização também incluem: acompanhamento regular, monitoramento clínico de sinais e sintomas e registro de relatórios para aprender com as dificuldades e recomendar intervenções adaptadas às necessidades individuais.

Na abordagem sobre suas dificuldades no controle de suas doenças, especialmente as crônicas, bem como aquelas enfrentadas para a adesão ao tratamento, seja farmacológico ou não, observa-se um espectro de motivos que vai desde questões relacionais (vínculo profissional de saúde e paciente) até as relacionadas com o autocuidado. Inicialmente, sabe-se que as estratégias e abordagens precisam antes de mais nada serem focadas na pessoa que tem o problema de saúde (paciente ou usuário do sistema de saúde) e que precisam ser manejadas de forma síncrona, até mesmo pelo caráter multifacetado que a não adesão aos tratamentos apresenta. Quando essas estratégias são organizadas de forma combinada, ocorre uma melhor predição de desfechos positivos, especialmente se as relacionais têm papel protagonista na abordagem.

O desenvolvimento de vínculo entre a pessoa que convive com um problema crônico de saúde bem como o conhecimento detalhado dessa pessoa, seus anseios, suas dúvidas, possibilitam, entre outras ações, desmistificar a doença, empoderar o paciente e melhorar a autoconfiança do mesmo no manejo de sua doença.

Portanto, a continuidade do cuidado é um dos pilares da estratégia e se relaciona com a existência de uma fonte regular e contínua de cuidado entre profissional de saúde e paciente, pressupondo-se a necessidade de responsabilidade por parte do primeiro e confiança pelo segundo. A continuidade de cuidado, especialmente na Atenção Primária à Saúde, é denominada como longitudinalidade, que caracteriza essa relação terapêutica ao longo do tempo e não apenas o cuidado a um problema de saúde específico e seus itinerários pelos serviços de saúde ou a transferência de informação para outros níveis assistenciais.

Na maioria das vezes, a natureza longitudinal da relação profissional de saúde-paciente é vista como fator facilitador e componente fundamental no cuidado das pessoas e pode ser entendida como potencialmente transformadora, por oferecer tempo para construir uma relação com esses pacientes.

A formação do vínculo e o acolhimento durante a consulta, associados a uma comunicação assertiva e com decisões terapêuticas centradas no paciente, contribuem para uma maior adesão. Envolver ativamente pacientes nas decisões, transformando-as em compartilhadas, reforça a autoconfiança do paciente e o seu envolvimento com o problema de saúde. Substituir a imposição de regras e comportamentos por uma comunicação colaborativa, reflexiva e compartilhada torna o processo mais eficaz e dentro do contexto de vida do paciente.

Questões relacionadas com a organização dos serviços de saúde também têm um papel importante e podem influenciar a adesão ao tratamento, conforme características de acesso, processo de trabalho e qualidade assistencial. Disponibilidade de serviços, incluindo localização da unidade de saúde, distância de moradia ou trabalho do paciente, horários de atendimento e barreiras administrativas, especialmente aquelas relacionadas com agendamento de consultas ou exames, tendem a interferir de forma negativa na adesão do paciente aos seus tratamentos. Deve-se atentar, inclusive, para a disponibilidade de medicamentos, exames, interconsultas e, de forma complementar, a existência de programas de monitoramento e acompanhamento dos pacientes atrelados às estratégias de educação em saúde.

O entendimento do contexto de vida do paciente, incluindo nível educacional, letramento em saúde e falta de conhecimento sobre questões relacionadas com sua saúde e doença, falta de suporte familiar e comunitário, baixas condições socioeconômicas, condições de moradia e trabalho influenciam diretamente a adesão do paciente ao tratamento em razão dos hábitos adquiridos ao longo do tempo, a falta de energia e desmotivação para realização de mudanças, a presença de eventos adversos do tratamento e expectativas não atendidas.

Promover o acesso equitativo aos serviços de saúde pode contribuir na adesão terapêutica, assim como abordar, reconhecer e manejar os determinantes sociais do processo saúde-doença, executar as políticas públicas conforme as normativas legais. O entendimento dessa questão possibilita aos profissionais de saúde uma aproximação da realidade diária de seus pacientes e com isso uma melhor forma de abordagem. Permite ainda que outras estratégias possam ser realizadas, como busca ativa de pacientes faltosos, seja por contato telefônico ou mesmo visitas domiciliares.

A adesão medicamentosa tem foco no entendimento e envolvimento do indivíduo na decisão sobre qual medicamento tomar. Suportes para o paciente podem ser um painel com a dosagem e horário de cada medicamento, colocado em um local de fácil visualização para evitar o esquecimento e facilitar a participação e adesão, bem como o envolvimento da família no processo.

Combinações de medicamentos também resultam em melhor adesão e controle da HA quando comparadas ao uso de mais de um medicamento. Tratamentos medicamentosos complexos com vários medicamentos, em várias tomadas, com posologias diversas, com diferentes doses ao longo do dia tendem a ter menor adesão. A presença de múltiplas doenças crônicas de forma síncrona, ou seja, multimorbidade, também é um complicador para uma adequada adesão ao tratamento. Pacientes que necessitam de ajustes frequentes e experienciam efeitos colaterais, mesmo leves, também são menos propensos a manter o tratamento.

URGÊNCIAS E EMERGÊNCIAS HIPERTENSIVAS

Uma forma de apresentação ou mesmo uma consequência do controle inadequado da PA é a situação conhecida como crise hipertensiva (CH), que compreende uma grande variedade de apresentações clínicas que têm em comum elevação rápida, aguda, intensa e sintomática da PA (PAS ≥ 180 mmHg e/ou PAD, geralmente ≥120 mmHg). Edward Freis foi um dos primeiros autores a propor o conceito de CH e, posteriormente, o IV Joint National Committee classificou a CH em duas formas distintas em relação à gravidade e ao prognóstico. A ocorrência de lesão aguda dos LOAs (coração, cérebro, rins e artérias) com consequente risco imediato ou potencial de morte, caracteriza emergência hipertensiva (EH), a qual requer redução rápida e gradual da PA em minutos a até a algumas horas, com fármacos intravenosos e observação em unidade de terapia intensiva (UTI).

Por outro lado, na urgência hipertensiva (UH) não há evidências de LOA e nem risco de morte iminente, permitindo redução da PA em um período maior (horas a dias) com medicamentos orais. Em casos de instalação recente em indivíduos não previamente hipertensos, como nas glomerulopatias agudas (síndrome nefrítica) e na eclâmpsia, a CH pode ocorrer com níveis relativamente pouco elevados, com uma PAD em torno de 100 a 110 mmHg. Portanto, a gravidade da condição não é determinada pelo nível absoluto da PA e, sim, pela magnitude da sua elevação.

Observa-se que a definição numérica de CH é conceitual e serve como um parâmetro de conduta, mas não deve ser usada como critério absoluto. A UH é motivo de questionamentos, uma vez que na ausência de LOA aguda há pouca evidência do benefício clínico com a redução imediata da PA, e a ocorrência de eventos adversos é mínima e as taxas de morte são baixas em indivíduos não tratados comparados aos tratados, sinalizando que não haverá prejuízo no grupo em que a PA não for reduzida rapidamente. Em outras palavras, a situação de UH não é grave e não necessita de redução rápida da PA. É lógico que, em certas ocasiões, o controle da PA em curto espaço de tempo é necessário, como para a realização de um procedimento sob anestesia; contudo, o clínico deve avaliar o risco-benefício do controle rápido da PA. Assim, a presença de sinais/sintomas e a LOA aguda devem centralizar o diagnóstico da CH, mais do que o valor da PA. Discute-se que o termo UH deveria ser modificado para "elevação da PA sem lesão de órgãos-alvo em evolução".

As principais situações clínicas envolvidas nas UHs são:
- Hipertensão grave associada a
  ◦ Insuficiência coronariana crônica
  ◦ Insuficiência cardíaca crônica

- ◦ Aneurisma de aorta
- ◦ Epistaxe grave
- ◦ Queimaduras extensas
- ◦ Estados de hipocoagulabilidade
- Vasculites sistêmicas (peri-operatório)
  - ◦ Pré-operatório em cirurgias de urgência
  - ◦ Intraoperatório (cirurgias cardíacas, vasculares, neurológicas, feocromocitoma etc.)
  - ◦ Hipertensão estágio III no pós-operatório (transplante de órgãos, cirurgias cardíacas, vasculares, neurológicas etc.)
- Crises adrenérgicas leves e moderadas
  - ◦ Síndrome do rebote (suspensão súbita de inibidores adrenérgicos)
  - ◦ Interação medicamentosa-alimentar (tiramina *versus* inibidores da MAO)
  - ◦ Consumo excessivo de estimulantes (anfetaminas, tricíclicos etc.)
- Na gestação
  - ◦ Pré-eclâmpsia
  - ◦ Hipertensão estágio III.

As situações que cursam com lesões agudas em órgãos-alvo, caracterizando emergências hipertensivas, são:

- Hipertensão grave associada a complicações agudas
  - ◦ Cerebrovasculares
    - ▪ Encefalopatia hipertensiva
    - ▪ AVC isquêmico
    - ▪ AVC hemorrágico
    - ▪ Hemorragia subaracnóidea
  - ◦ Cardiocirculatórias
    - ▪ Dissecção aguda de aorta
    - ▪ Edema agudo de pulmão com insuficiência ventricular esquerda
    - ▪ Infarto agudo do miocárdio
    - ▪ Angina instável
  - ◦ Renais/múltiplas
    - ▪ Insuficiência renal rapidamente progressiva
    - ▪ Hipertensão MDO
- Crises adrenérgicas graves
  - ◦ Crise do feocromocitoma
  - ◦ Dose excessiva de drogas ilícitas (cocaína, *crack*, LSD)
- Hipertensão na gestação
  - ◦ Eclâmpsia
  - ◦ Pré-eclâmpsia grave
  - ◦ Síndrome "HELLP"
  - ◦ Hipertensão grave em final de gestação.

A Tabela 23.9 mostra os principais aspectos que diferenciam a UH da EH.

Estima-se que cerca de 1% da população hipertensa possa desenvolver CH (no Brasil, 360 mil hipertensos), ilustrando a importância do correto diagnóstico e tratamento dessa condição. CH responde por uma taxa variável de 0,45 a 0,59% de todos os atendimentos de emergência hospitalar, e a 1,7% das emergências clínicas, e a UH é mais comum do que a EH. AVC isquêmico e edema agudo de pulmão são as situações mais encontradas nas EH. Esses dados contrastam com incidência de 7% de hipertensão acelerada com papiledema em indivíduos com hipertensão primária não tratada antes do desenvolvimento de terapia anti-hipertensiva efetiva. A redução da incidência

Tabela 23.9 Principais aspectos de diferenciação entre urgência e emergência hipertensiva.

Condição	Urgência	Emergência
Pressão arterial	PA acentuadamente elevada	PA acentuadamente elevada
Lesão aguda de órgãos-alvo	Ausente	Presente
Tratamento	Anti-hipertensivos orais	Fármaco intravenoso
Risco iminente de morte	Baixo	Alto
Seguimento	Ambulatorial precoce	Unidade de terapia intensiva

de CH pode ser atribuída ao sucesso do tratamento anti-hipertensivo em prevenir a progressão da HAS para doença avançada com LOA.

Crise hipertensiva

A história clínica orientada para uma possível causa é de extrema importância. A PA deve ser medida inicialmente nos dois braços, de preferência em ambiente calmo, e repetidamente até a estabilização (no mínimo, três medidas). Informações sobre a PA habitual do paciente, situações que possam desencadear um aumento agudo da PA e a presença de comorbidades devem ser obtidas, além do uso crônico de anti-hipertensivos ou a sua descontinuação (particularmente, inibidores adrenérgicos), ou a utilização de substâncias que possam aumentar a PA.

A abordagem clínica com avaliação do quadro clínico (sinais e sintomas), do exame físico e a solicitação de exames deve ser direcionada de acordo com o acometimento agudo dos órgãos-alvo, da seguinte maneira:

1. Investigar fator desencadeante.
2. Procurar sintomas ou situações que simulam crise hipertensiva (enxaqueca, labirintite, traumas físicos e dor, estresse emocional, profissional ou familiar: pseudocrise hipertensiva).
3. Verificar antecedentes de hipertensão, tempo de evolução, uso de anti-hipertensivos (dose e adesão).
4. Investigar episódios anteriores semelhantes ao atual.
5. Investigar uso de fármacos que interfiram com a pressão arterial (anti-inflamatórios, corticoides, analgésicos, antidepressivos, moderadores do apetite).
6. Investigar uso ou abuso de álcool e/ou de tóxicos (cocaína, *crack*, LSD).
7. Investigar suspensão súbita de inibidores adrenérgicos (clonidina/betabloqueadores).
8. Investigar associação de doenças e/ou fatores de risco (diabetes, cardiopatias, nefropatia, tabagismo, dislipidemia).
9. Proceder à investigação clínica de acordo com o sistema:
   - Sistema Nervoso Central (SNC)
     - ◦ Cefaleia, tontura, alterações visuais e da fala, nível de consciência, agitação ou apatia, confusão mental, déficit neurológico focal, convulsões e coma
     - ◦ Sistema Cardiovascular (SCV)
   - Dor torácica, sinais e sintomas de insuficiência ventricular esquerda, palpitações, ritmo cardíaco, ritmo de galope, dispneia, estase jugular, sopro carotídeo, pulsos periféricos e medida da pressão arterial (3 medidas)

- Sistema renal
  - Redução do volume urinário, edema, hematúria, disúria
- Exame de abdome: procurar massas pulsáteis e sopros abdominais
- Fundo de olho:
  - Vaso espasmo, cruzamentos arteriovenosos, artérias em fio de prata ou cobre, exsudatos duros e moles, hemorragia, edema de papila.
10. Investigação complementar (exames serão realizados de acordo com a necessidade e direcionados para sistemas específicos para caracterizar lesões em órgãos-alvo):
   - SNC: tomografia computadorizada, ressonância magnética
   - SCV: eletrocardiograma, radiografia, ecocardiograma, enzimas cardíacas (troponina, CKMB), NT-proBNP, cineangiocoronariografia
   - Sistema renal: urina tipo I, ureia, creatinina, eletrólitos, gasometria arterial.

A investigação clínica permite a observação de outras situações que cursam com elevação da PA e fazem parte do diagnóstico diferencial da CH. Essas situações, sejam agudas ou crônicas, são muito comuns na prática clínica diária e o diagnóstico correto de cada uma delas é de fundamental para seu melhor tratamento e consequente desfecho clínico. Entre elas, destacam-se a pseudocrise hipertensiva, a hipertensão arterial de difícil controle e a hipertensão acelerada/maligna (Figura 23.6).

A pseudocrise hipertensiva (PCH) também cursa com elevação aguda da PA. O aumento da PA, *per se*, causa uma grande preocupação aos médicos nas emergências hospitalares, levando-os a tratar pacientes com PCH de forma mais agressiva. Geralmente, os casos de PCH ocorrem em hipertensos crônicos não complicados e não controlados que estão oligossintomáticos ou assintomáticos. Esses indivíduos necessitam de orientação e reavaliação ambulatorial posterior ao atendimento inicial.

A hipertensão grave ou de difícil controle é outra condição clínica que faz diagnóstico diferencial com CH. Na HAS de difícil controle, não existe evidência de LOA aguda nem indicação de rápida redução da PA, situação semelhante à da PCH e

da própria UH. A decisão terapêutica do médico deve basear-se mais na avaliação clínica e na presença de LOA aguda do que nos valores da PA. Por outro lado, hipertensão maligna ou hipertensão acelerada são termos utilizados de forma intercambiável para designar um quadro que apresenta hipertensão grave, doença renal aguda, necrose fibrinoide de arteríolas renais, exsudatos hemorrágicos retinianos com ou sem edema de papila e desfecho clínico rapidamente progressivo e fatal. Atualmente, usa-se mais o termo EH para se referir à pressão elevada complicada com LOA aguda.

Tratamento

A abordagem terapêutica da CH deve ter início com o diagnóstico correto e diferenciação das situações de elevação aguda ou crônica da PA, assim como a presença de LOA (aguda). O tipo de LOA e o diagnóstico específico devem direcionar a escolha do tratamento e o ritmo de redução da PA. Uma consideração atenta da relação risco/benefício para uma redução rápida ou excessiva da PA e piora da LOA aguda é fundamental. Portanto, a avaliação clínica deve ser realizada em unidades de emergências (UE) com retaguarda hospitalar.

As diretrizes europeias NICE e ESH/ESC e a americana AHA/ACC recomendam encaminhar pacientes com PA ≥ 180/120 mmHg que apresentem características sugestivas de LOA aguda ou com suspeita de feocromocitoma para uma UE para avaliação do quadro clínico no mesmo dia. Por outro lado, para pacientes sem suspeição de LOA aguda, medidas repetidas da PA dentro de 1 semana deverão ser realizadas sem a necessidade de encaminhamento para UE nem redução rápida da PA em unidades hospitalares. Fatores de confusão, como dor, ansiedade e angústia, devem ser identificados e abordados durante a avaliação das LOA. A Figura 23.7 demonstra o fluxograma de atendimento da CH.

O tratamento da UH deve ser iniciado após um período de observação em ambiente calmo com administração de captopril, na dose de 25 a 50 mg (pico máximo de ação em 60 a 90 minutos) ou clonidina, na dose de 0,100-0,200 mg (pico máximo de ação em 30 a 60 minutos). O uso de cápsulas de nifedipina de liberação rápida deve ser prescrito nas unidades de tratamento, pois pode promover redução súbita e acentuada da PA que pode resultar em isquemia tecidual.

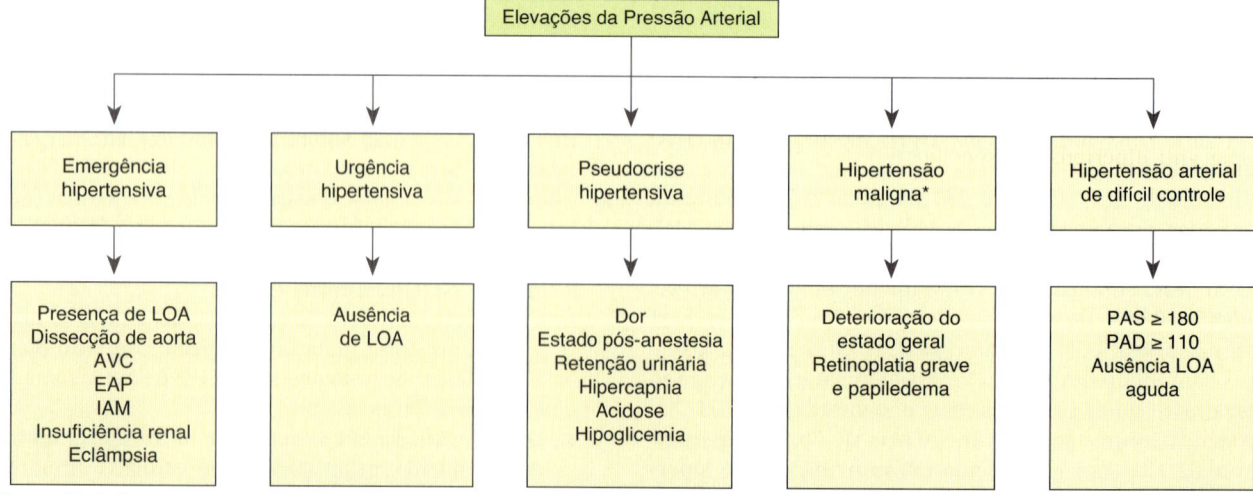

Figura 23.6 Situações que cursam com elevações da pressão arterial. LOA: lesão em órgão-alvo; AVC: acidente vascular cerebral; EAP: edema agudo de pulmão; IAM: infarto agudo do miocárdio; PAS: pressão arterial sistólica; PAD: pressão arterial dastólica. *Termo antigo, em desuso.

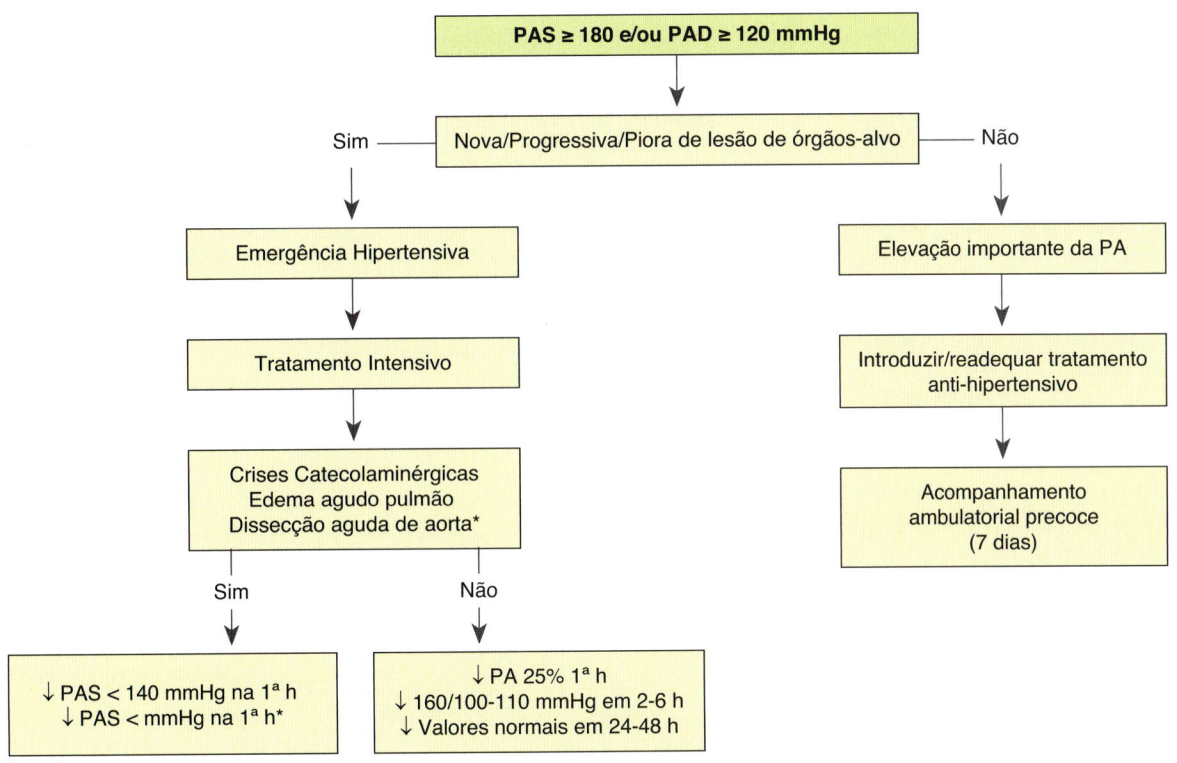

Figura 23.7 Fluxograma de atendimento da crise hipertensiva.

O tratamento dos pacientes com quadro clínico de EH deve ser iniciado prontamente e, na maioria dos casos, o manejo deve começar paralelamente à avaliação. O propósito é a redução rápida de PA com a finalidade de impedir a progressão das LOAs. Portanto, devem ser admitidos em UTI, submetidos a tratamento anti-hipertensivo por via intravenosa e monitorados cuidadosamente para evitar a ocorrência de hipotensão. O envolvimento multidisciplinar é essencial para uma proficiente e adequada atenção ao paciente. As recomendações gerais de redução da PA para as EHs são sumarizadas da seguinte forma (grau de recomendação [GR]: I; nível de evidência [NE]: C):

- ↓ PA ≤ 25% na primeira hora
- ↓ PA 160/100-110 mmHg em 2 a 6 horas
- PA normal em 24 a 48 horas.

Entretanto, EHs devem ser abordadas considerando o sistema ou órgão-alvo acometido. Dessa maneira, cada tipo de emergência (cardiovascular, cerebral, renal ou outras) deve ser caracterizada previamente antes de se iniciar a terapia anti-hipertensiva específica. Há um consenso entre as diretrizes internacionais de que o objetivo nas primeiras 6 a 24 horas seja uma redução controlada, mas *apenas parcial,* da pressão arterial média (PAM): não mais que 20 a 25% e, geralmente, uma queda na PAD de 10 a 15% ou para ~ 110 mmHg, visando manter a PAD acima de 100 mmHg, exceto nas síndromes aórticas agudas. No entanto, quando há evidência de hipertensão crônica, uma redução ainda mais lenta da PA pode ser indicada para evitar mudanças rápidas na autorregulação. É crucial avaliar o débito urinário, o equilíbrio acido-básico, os testes de função renal e o estado neurológico para garantir a perfusão adequada dos órgãos-alvo. Atualmente, várias opções terapêuticas medicamentosas estão disponíveis para o tratamento das EHs. O anti-hipertensivo ideal para uso parenteral deve possuir as seguintes características:

- Capacidade de reverter alterações fisiopatológicas envolvidas
- Rápido início de ação
- Curva dose-resposta previsível
- Mínimo ajuste de dosagem
- Alta seletividade
- Não promover elevação da pressão intracraniana
- Pronta reversibilidade
- Baixo risco de promover hipotensão arterial
- Fácil substituição por fármacos para uso por via oral
- Satisfatória relação custo-benefício.

A Tabela 23.10 apresenta as propriedades farmacocinéticas e farmacodinâmicas dos principais anti-hipertensivos para uso por via parenteral nas EHs, e a Tabela 23.11 mostra as principais condutas nas EHs.

As recomendações sumarizadas a seguir representam uma tentativa de abordagem terapêutica particularizada das principais EHs delineadas pelas principais diretrizes das sociedades médicas sobre hipertensão, assim como a opinião dos especialistas na área.

Encefalopatia hipertensiva

A encefalopatia hipertensiva é uma EH neurológica grave, caracterizada por sinais e/ou sintomas de edema cerebral secundário à elevação súbita e/ou mantida da PA. Geralmente, ocorre em hipertensos crônicos que desenvolvem hipertensão acelerada maligna ou nos indivíduos previamente normotensos que apresentam elevações súbitas da PA, que cursam com falência dos mecanismos de autorregulação da perfusão cerebral, levando a um aumento da pressão intracraniana (PIC), que por sua vez leva a uma quebra da

Tabela 23.10 Propriedades farmacocinéticas e farmacodinâmicas dos principais anti-hipertensivos para uso parenteral nas emergências hipertensivas.

Fármacos	Modo de administração e dosagem	Início	Duração	Vantagens e indicações	Desvantagens
Nitroprussiato de sódio (vasodilatador arterial e venoso estimula a formação de GMPc)	Infusão contínua 0,5-10 µg/kg/min	Imediato	1-2 min	Titulação	Intoxicação por tiocianato, hipotensão, náuseas, vômitos, espasmo muscular
***Esmolol** (betabloqueador cardiosseletivo)	Ataque: 500 µg/kg Infusão intermitente 25-50 µg/kg/min ↑ 25 µg/kg/min 10-20min Máximo 300 µg/kg/min	1-2 min	1-20 min	Dissecção de aorta	Náuseas, vômitos, BAV 1º grau, espasmo brônquico, hipotensão
***Fentolamina** (bloqueador alfa-adrenérgico)	Infusão contínua 1-5 mg Máximo 15 mg	1-2 min	3-5 min	Excesso de catecolaminas	Taquicardia reflexa
***Trimetafan** (bloqueador ganglionar do SNS e SNPS)	Infusão contínua 0,5-1,0 mg/min, aumento 0,5 mg/min, até o máximo de 15 mg/min	1-5 min	10 min		Taquifilaxia
Nitroglicerina (vasodilatador arterial e venoso doador de óxido nítrico)	Infusão contínua 5-15 mg/h	2-5 min	3-5 min	Perfusão coronariana	Cefaleia, eficácia variável, taquifilaxia
Hidralazina (vasodilatador arterial direto)	Ataque: 10-20 mg EV ou 10-40 mg IM, repetir a cada 4-6 h	10-20 min	3-8 h	Eclâmpsia	Taquicardia, retenção hídrica, cefaleia, angina, piora da dissecção da aorta, náuseas, rubor, *rash* cutâneo, tontura
***Fenoldopam** (agonista dopaminérgico)	Infusão contínua 0,1-1,6 µg/kg/min	5-10 min	10-15 min	Perfusão renal	Cefaleia, náuseas, rubor
***Nicardipina** (bloqueador dos canais de cálcio)	Infusão contínua 5-15 mg/h	5-10 min	1-4 h	Proteção SNC	Taquicardia reflexa, flebite, evitar em pacientes com ICC ou isquemia miocárdica
***Labetalol** (alfa e betabloqueadores)	Ataque: 20-80 mg 10-10 min Infusão contínua 2 mg/min, máximo 300 mg/24 h	5-10 min	2-6 h	Betabloqueador vasodilatador	Náuseas, vômitos, BAV, espasmo brônquico, hipotensão ortostática
Enalaprilato (inibidor da ECA)	Infusão intermitente 1,25-5,0 mg 6/6 h	15 min	4-6 h	ICC, IVE aguda	Hipotensão, insuficiência renal
Furosemida (diurético de alça)	Infusão	5-10 min	30-90 min	ICC, IVE	Hipopotassemia

*GMPc: guanosina monofosfato cíclico; NPS: nitroprussiato de sódio; SNS: sistema nervoso simpático; SNPS: sistema nervoso parassimpático; ICC: insuficiência cardíaca congestiva; IVE: insuficiência ventricular esquerda; BAV: bloqueio atrioventricular; EV: endovenoso; IM: intramuscular.
*Não disponíveis no Brasil.

Tabela 23.11 Emergências hipertensivas e suas principais condutas.

Condição clínica	Fármacos de escolha
Isquemia/infarto	Nitroglicerina
Edema agudo de pulmão com disfunção sistólica	NPS ou nitroglicerina Furosemida Opioides
Encefalopatia hipertensiva	NPS
Hemorragia intracerebral ou AVC agudo em evolução	Nicardipina, clevidipina, labetalol ou fenoldopam NPS (controverso)
Feocromocitoma	Fentolamina
Dissecção aguda de aorta	βB e NPS
Uso de cocaína ou outro simpatomimético	Fentolamina Benzodiazepínico Labetalol/metoprolol IV
Eclâmpsia	MgSO₄, metildopa, hidralazina

NPS: nitroprussiato de sódio; AVC: acidente vascular cerebral; βB: betabloqueador; MgSO4: sulfato de magnésio; IV: intravenoso.

barreira hematoencefálica acompanhada por vasodilatação arteriolar, edema cerebral e microhemorragia petequial, seguida de vasoconstrição.

O objetivo do tratamento é reduzir a pressão arterial média em não mais do que 20 a 25% nas primeiras horas, ou reduzir a PAD para 100 a 110 mmHg (o que é mais apropriado e depende do nível de elevação da PA), sob monitoramento constante, uma vez que reduções intensas e rápidas podem provocar hipoperfusão cerebral e perda do mecanismo de autorregulação cerebral. Recomenda-se o uso de nitroprussiato de sódio (NPS) no Brasil. Em outros países, estão disponíveis e indicados nicardipina, clevidipina, labetalol ou fenoldopam. Nas primeiras 24 a 48 horas, anti-hipertensivos de ação oral devem ser iniciados para o melhor controle da PA.

Acidente vascular cerebral hemorrágico

Os princípios do tratamento da PA em pacientes com acidente vascular ceberal hemorrágico (AVCH) são a prevenção da deterioração neurológica devido ao ressangramento e/ou expansão do sangramento enquanto se administra o risco de isquemia devido à rápida redução da PA. A diretriz americana AHA/ACC recomenda que pacientes com PA variando de 150 a 220 mmHg reduzam a PA para não menos que 140 mmHg em 6 horas (considerar alvo de PAS < 180 mmHg) (GR: III; NE: A). A diretriz europeia ESC/ESH e da European Stroke Organization (ESO) recomendam que pacientes com hipertensão intracraniana (HIC) com PAS > 180 mmHg reduzam a PA imediatamente para 130 a 180 mmHg. A diretriz da NICE recomenda que, em pacientes com HIC e PA entre 150 e 220 mmHg dentro de 6 horas, a PAS deve ser reduzida para 140 mmHg ou menos dentro de 1 hora após o início do tratamento, não excedendo uma queda de 60 mmHg e mantendo-a por 7 dias, a menos que haja suspeita de uma causa estrutural subjacente, escala de coma de Glasgow < 6, intervenção neurocirúrgica precoce planejada ou hematoma maciço com um resultado esperado ruim. Se PAS > 220 mmHg, considerar reduzir PA com infusão IV contínua e monitoramento da PA (GR: IIa; NE: C).

Acidente vascular cerebral isquêmico (AVCI)

O tratamento para reduzir a PA é recomendado em cenários específicos pelas diretrizes. Essas indicações incluem:

Redução da PA para 185/110 mmHg deve ser considerada nos candidatos à trombólise e manter PA < 185/110 mmHg por pelo menos 24 horas após a terapia com ativador do plasminogênio tecidual (tPA) (GR: I; NE: B).

Se PA ≥ 220/120 mmHg na fase aguda, reduzir PAM em não mais de 15% em 24 horas, para manter a perfusão da penumbra (GR: I; NE: C).

Se PA ≥ 220/120 mmHg sem uso de trombolítico e sem outras EHs que necessitem de tratamento anti-hipertensivo, o benefício de iniciar ou reiniciar tratamento da HAS nas primeiras 48 a 72 horas é incerto. É prudente reduzir PA em 15% durante as primeiras 24 horas após o início do AVEI (GR: Iib; NE: C).

Iniciar ou reiniciar anti-hipertensivos durante a hospitalização em pacientes com PA ≥ 140/90 mmHg, que estejam neurologicamente estáveis, é seguro para melhorar o controle de PA a longo prazo (GR: Iia; NE: B).

Dissecção aguda de aorta

A dissecção aórtica é uma complicação devastadora associada a taxas de mortalidade notavelmente altas em pacientes não tratados O tratamento cirúrgico é preferido na dissecção aórtica tipo A e em alguns casos de dissecção tipo B. O tratamento clínico é o tratamento de escolha para dissecções agudas não complicadas tipo B e crônicas da aorta. A redução da PAS para menos de 120 mmHg (variando de 90 a 120 mmHg) dentro de 1 a 2 horas é sugerida por várias diretrizes internacionais, embora não existam dados de estudos randomizados que apoiem essa posição (GR: I; NE: B).

Edema agudo de pulmão

A IC associada à elevação aguda da PA pode se apresentar como EH. O tratamento deve ser direcionado para a causa subjacente e a fisiopatologia associada. O tratamento visa reduzir a PA (PAM em 20 a 25%) em poucas horas. As diretrizes recomendam o tratamento do edema pulmonar com clevidipina, nitroglicerina, NPS ou enalapril. As diretrizes recomendam o tratamento da PA ≥ 140/90 mmHg nos casos de IC, com alvo de PAS < 140 mmHg. Pequenas doses de morfina para efeito vasodilatador e ansiolítico devem ser consideradas.

Síndromes coronarianas agudas (SCA)

Uma PA elevada aumenta a demanda de oxigênio do miocárdio. A redução rápida e/ou excessiva da PA pode reduzir o suprimento de oxigênio. As diretrizes recomendam a redução da PAS em pacientes com eventos coronarianos agudos associados a HAS para < 140 mmHg (evitar PAS < 120 mmHg) e PAD entre 70 e 80 mmHg (GR: I; NE: A). Em pacientes com PA elevada com SCA concomitante, diminuir a PAM em 20 a 25% em 1 a 2 horas, seguida de uma redução mais gradual, enquanto se prepara para intervenção de emergência. A nitroglicerina (NTG) IV é indicada nas primeiras 48 horas para o tratamento da HAS, da isquemia persistente e da IC, desde que não haja hipotensão, infarto do ventrículo direito ou uso de inibidores da fosfodiesterase tipo 5 nas 48 horas anteriores (GR: I; NE: B). Betabloqueadores ou inibidores da enzima de conversão da angiotensina também podem ser utilizados.

Insuficiência renal e hipertensão arterial

A insuficiência renal rapidamente progressiva definida como agravamento súbito da função renal, que surge dentro de 48 horas tem critérios específicos de classificação, como Risk, Injury, Failure, Loss, End-Stage Kidney Disease (RIFLE) e The Acute Kidney Injury Network (AKIN).

O tratamento nessa condição deve incluir vasodilatadores diretos, como hidralazina, diuréticos de alça e betabloqueadores. Quando não houver efetividade, pode-se considerar o uso de NPS até que se consiga realizar diálise. Em outros países, os fármacos de escolha são a nicardipina e o fenoldopan. A meta de redução pressórica é de 20 a 25% e/ou PAM 60-100 mmHg (GR: Iia; NE: B).

Hipertensão com múltiplos danos aos órgãos-alvo

A hipertensão com múltiplos danos aos órgãos-alvo, conhecida como MOD (do inglês, *hypertension with multi organ damage*), é definida pela presença concomitante de lesões em teřs de quatro sistemas: cardíaco (hipertrofia ventricular esquerda importante ou disfunção sistólica, ou anormalidades da repolarização ventricular, ou aumento de troponina), renal (rápida deterioração da função renal ou proteinúria), neurológico (AVC ou encefalopatia hipertensiva) e alterações hematológicas (hemólise microangiopática). MDO e hipertensão acelerada-maligna apresentam patogenia, significado clínico e prognóstico similares, com manuseio clínico semelhante (GR: Iia; NE: B).

Emergência hipertensiva por excesso de catecolaminas

A crise adrenérgica pode se manifestar por um aumento de PA de curta duração; portanto, a PA pode ser reduzida com segurança para a faixa normal dentro de horas. O aumento da PA pode até se resolver espontaneamente em alguns casos. O tratamento visa reverter a estimulação simpática e corrigir a contração do volume de fluidos resultado de desidratação que paradoxalmente, exacerba a hipertensão. O bloqueio alfa adrenérgico por via oral é a terapia de primeira linha para pacientes estáveis (p. ex., fenoxibenzamina), e esses agentes são, então, continuados como parte da preparação para a cirurgia. O bloqueio β geralmente não é necessário e deve ser evitado antes do bloqueio α adequado. No entanto, o bloqueio β seletivo ou não seletivo pode ser usado para limitar a taquicardia ou profilaticamente em pacientes com doença cardíaca isquêmica pré-existente ou arritmias.

Para hipertensão induzida por toxicidade de drogas ilícitas (p. ex., cocaína e anfetaminas), os benzodiazepínicos intravenosos (BZD) são o tratamento de primeira linha. Os BZDs, por sua ação nos receptores do ácido gama-aminobutírico, reduzem a agitação e previnem complicações neurológicas, como convulsões.

Pré-eclâmpsia e eclâmpsia

A pré-eclâmpsia é uma síndrome hipertensiva específica da gravidez, que ocorre após a 20ª semana e se caracteriza por aumento da PA (≥ 140/90 mmHg) e proteinúria (> 300 mg/24 horas) em mulheres previamente normotensas, e representa importante causa de mortalidade materna e perinatal nos países em desenvolvimento. Por sua vez, eclâmpsia é definida por elevação da PA e proteinúria associadas a crises convulsivas. Os dois principais pontos-chave no tratamento da crise hipertensiva na gestação são estabilização da mãe, incluindo o uso de anti-hipertensivos IV seguros e apropriados para a gravidez com indicação do parto, e confirmação do bem-estar fetal por monitorização fetal e ultrassom. Também pode ocorrer pré-eclâmpsia/eclâmpsia associadas a HAS crônica, fato que deve ser lembrado quando surgir microalbuminúria (de 30 a 300 mg/urina de 24 horas, ou de 30 a 300mg/g na relação albumina/creatinina), ou aumento de proteinúria preexistente, alteração clínica ou laboratorial característica de pré-eclâmpsia ou dos níveis de PA preexistentes após a 20ª semana de gestação. Recomendam-se anti-hipertensivos agonista de ação central (metildopa), hidralazina oral, antagonista de canais de cálcio (nifedipina de ação prolongada, amlodipina) ou pindolol (betabloqueador com atividade simpatomimética intrínseca). O sulfato de magnésio é o fármaco de escolha tanto para o tratamento como para prevenção das crises convulsivas. A paciente deve ser monitorada em relação ao débito urinário, reflexos patelares, frequência respiratória e saturação de oxigênio. O magnésio plasmático deve ser mantido entre 4 e 7 mEq/ℓ e ser dosado na presença de insuficiência renal. Na suspeita de intoxicação por sulfato de magnésio, deve ser utilizado gluconato de cálcio.

PERSPECTIVAS

A utilização de biomarcadores capazes de identificar precocemente o dano vascular tem sido amplamente estudada em relação a sua aplicabilidade. O propósito é melhorar a precisão na estratificação de risco de eventos cardiovasculares, mais objetivamente nos indivíduos classificados como risco baixo ou intermediário. Há fortes evidências na literatura com dados em que a PAS central e VOP podem reclassificar indivíduos de risco intermediário para alto risco.

As células endoteliais são sentinelas da saúde cardiovascular, agem como uma barreira semipermeável que regula a troca de fluidos, nutrientes e metabolitos. A função endotelial está reduzida na presença de fatores de risco cardiovasculares e recuperada uma vez que os estímulos são cessados. Com o objetivo de identificar o dano vascular cada vez mais precocemente, estudos estão sendo realizados no campo da análise da função endotelial a partir da dilatação fluxo mediada (DFM) da artéria braquial. A DFM é um método não invasivo, apresenta correlação com a função vascular epicárdica, com vários estudos de desfecho e com possibilidade de se obter parâmetros importantes (fluxo, diâmetro arterial basal, constrição fluxo mediada). A técnica quantifica a capacidade das artérias de conduto se dilatarem em resposta à hiperemia reativa após uma oclusão, de 5 minutos, suprassistólica da artéria braquial com a utilização de um manguito de PA. A hiperemia reativa resultante causa um aumento no estresse de cisalhamento endotelial na artéria a montante, que estimula a liberação de óxido nítrico.

Estudos mais recentes avaliam a PIC de forma não invasiva, que pode ser realizada por análise da morfologia da onda obtida por um dispositivo com sensor mecânico colocado em contato com a pele craniana, em que o sistema detecta deformações micrométricas craniais batida a batida. A utilização clínica, além da monitorização da PIC e sua complacência em tempo real, seria acompanhamento de condição cerebral em que não há efeito de massa, mas a PIC encontra-se elevada, tomada de decisões terapêuticas com a utilização de um aparelho de baixo risco, adicionando mais uma peça para montar o quebra-cabeça da avaliação clínica. São necessários mais estudos para a utilização desse método na prática clínica no contexto da hipertensão arterial e doenças cardiovasculares.

CONSIDERAÇÕES FINAIS

O diagnóstico confiável da hipertensão arterial, bem como a sua correta classificação são as etapas mais importantes na condução do paciente. Pois só por meio deles será possível planejar a intervenção que possa, de fato, produzir benefícios à saúde. Nos dias atuais, é sabido sobre o grande benefício do adequado tratamento anti-hipertensivo na redução de desfechos CV e mortalidade. Há muitas classes de fármacos que podem ser usados em monoterapia e em combinação. A estratégia terapêutica recomendada para a maioria dos hipertensos é a combinação de fármacos. Apesar dos recursos terapêuticos disponíveis, admite-se que menos de 30% dos hipertensos estão controlados para a sua hipertensão. Esforços devem ser colocados para melhorar a adesão ao tratamento e para reduzir a inércia terapêutica. O acesso aos serviços médicos e tratamento, educação do paciente e dos profissionais de saúde, uso de fármacos eficientes e bem tolerados e esquema terapêutico facilitado são importantes fatores para o enfrentamento da realidade.

Distinguir entre os diferentes tipos de elevações da PA é o primeiro passo na segurança do tratamento de hipertensos graves. É importante lembrar que tratam-se de seres humanos, não números. Para todos os pacientes assintomáticos ou com PA cronicamente elevada sem LOA aguda, o objetivo do tratamento é o controle de longo prazo da HAS. Usar fármacos anti-hipertensivos de ação curta e por via parenteral somente quando houver evidência comprovada de lesão aguda em órgãos-alvo. O uso de anti-hipertensivos intravenosos para controle rápido da PA deve ser cauteloso, e é obrigatório o conhecimento dos seus efeitos adversos e dos possíveis danos orgânicos provocados pela redução rápida da PA. Mesmo nos casos de EH, o uso de terapêutica via oral deve ser iniciado tão breve quanto possível após a redução rápida inicial da PA, visando promover o melhor controle gradual e crônico da HAS.

A medicina de precisão permite uma prática médica cada vez mais personalizada, com maior clareza para a tomada de decisão sobre metas clínicas e terapêutica das doenças cardiovasculares.

BIBLIOGRAFIA

Alexander Y, Osto E, Schmidt-Trucksäss A, Shechter M, Trifunovic D, Duncker DJ, et al. Endothelial function in cardiovascular medicine: a consensus paper of the European Society of Cardiology Working Groups on Atherosclerosis and Vascular Biology, Aorta and Peripheral Vascular Diseases, Coronary Pathophysiology and Microcirculation, and Thrombosis. *Cardiovasc Res.* 2021;117(1):29-42.

Andrade RdAP, Oshiro HE, Miyazaki CK, Hayashi CY, Morais MAd, Brunelli R, et al. A Nanometer Resolution Wearable Wireless Medical Device for Non Invasive Intracranial Pressure Monitoring. *IEEE Sensors Journal.* 2021;21(20):22270-84.

Banegas JR, Ruilope LM, de la Sierra A, et al. Relationship between Clinic and Ambulatory Blood-Pressure Measurements and Mortality. *N Engl J Med* 2018; 378: 1509–1520.

Barroso WKS, Rodrigues CIS, Bortolotto LA, Mota-Gomes MA, Brandão AA, Feitosa ADM, et al. Diretrizes Brasileiras de Hipertensão Arterial – 2020. *Arq Bras Cardiol.* 2021; 116(3):516-658 . DOI: https://doi.org/10.36660/abc.20201238.

Beckett NS, Peters R, Fletcher AE, Staessen JA, Liu L, Dumitrascu D, et al. Treatment of Hypertension in Patients 80 Years of Age or Older. *N Engl J Med.* 2008;358(18):1887–98.

Bliziotis IA, Destounis A, Stergiou GS. Home versus ambulatory and office blood pressure in predicting target organ damage in hypertension: a systematic review and meta-analysis. *J Hypertens* 2012; 30: 1289–1299.

Bortolotto LA, Silveira JV, Vilela-Martin JF. Crises Hipertensivas: Definindo a gravidade e o tratamento. *Rev Soc Cardiol Estado de São Paulo.* 2018; 28 (3):254-9.

Brandão AAA, C. Nobre, F. Hipertensão. 3a ed: Manole; 2022 02/07/2022. p. 696.

Brasil S, Solla DJF, Nogueira RC, Teixeira MJ, Malbouisson LMS, Paiva WDS. A Novel Noninvasive Technique for Intracranial Pressure Waveform Monitoring in Critical Care. *J Pers Med.* 2021;11(12).

Douglas P. Zipes PL, Robert O. Bonow, Douglas L. Mann, Gordon F. Tomaselli Braunwald Tratado de Doenças Cardiovasculares. 11|2022 ed2022 23/03/2022. p. 2064.

Feitosa ADM, Mota-Gomes MA, Barroso WS, et al. The impact of changing home blood pressure monitoring cutoff from 135/85 to 130/80 mmHg on hypertension phenotypes. *J Clin Hypertens (Greenwich)* 2021; 23: 1447–1451.

Gradman AH, Parisé H, Lefebvre P, Falvey H, Lafeuille M-H, Duh MS. Initial Combination Therapy Reduces the Risk of Cardiovascular Events in Hypertensive Patients. Hypertension. 2013;61:309–18.

Gupta Ajay K., Arshad Shazia, Poulter Neil R. Compliance, Safety, and Effectiveness of Fixed-Dose Combinations of Antihypertensive Agents. Hypertension. 2010;55:399–407.

Hawkins R. New biomarkers of acute kidney injury and the cardiorenal syndrome. *Korean J Lab Med.* 2011;31(2):72-80.

Jamerson K, Weber MA, Bakris GL, Dahlöf B, Pitt B, Shi V, et al. Benazepril plus Amlodipine or Hydrochlorothiazide for Hypertension in High-Risk Patients. *N Engl J Med.* 2008;359(23):2417–28.

Kario K. State-of-the-Art review: Home blood pressure monitoring: current status and new developments. Am J Hypertens. Epub ahead of print February 2021. DOI: 10.1093/ajh/hpab017.

Kulkarni S, Glover M, Kapil V, Abrams SML, Partridge S, McCormack T, et al. Management of hypertensive crisis: British and Irish Hypertension Society Position document. *J Hum Hypertens.* 2022. DOI: 10.1038/s41371-022-00776-9.

Leung AA, Daskalopoulou SS, Dasgupta K, et al. Hypertension Canada's 2017 Guidelines for Diagnosis, Risk Assessment, Prevention, and Treatment of Hypertension in Adults. *Can J Cardiol* 2017; 33: 557–576.

Lindholm LH, Ibsen H, Dahlof B, Devereux RB, Beevers G, de Faire U, et al; LIFE Study Group. Cardiovascular morbidity and mortality in patients with diabetes in the Losartan Intervention For Endpoint reduction in hypertension study (LIFE): a randomized trial against atenolol. *Lancet.* 2002;359(9311):1004-10.

Mancia G, Rea F, Corrao G, Grassi G. Two-Drug Combinations as First-Step Antihypertensive Treatment. Circ Res 2019; 124:1113-23.

Malta DC, Gonçalves RPF, Machado ÍE, et al. Prevalence of arterial hypertension according to different diagnostic criteria, National Health Survey. Rev Bras Epidemiol; 21. Epub ahead of print 2018. DOI: 10.1590/1980-549720180021.supl.1.

Muxfeldt ES, Cardoso CRL, Salles GF. Prognostic value of nocturnal blood pressure reduction in resistant hypertension. *Arch Intern Med* 2009; 169: 874–880.

Oliveira AC, Cunha PMGM, Vitorino PVdO, Souza ALL, Deus GD, Feitosa A, et al. Envelhecimento Vascular e Rigidez Arterial. *Arquivos Brasileiros de Cardiologia.* 2022;119(4):604-15.

Paiva AMG, Gomes MICM, Campana ÉMG, et al. Impact of hypertension phenotypes on the office and 24-h pulse wave velocity and augmentation index in individuals with or without antihypertensive medication use. *Hypertens Res* 2019; 42: 1989–1995.

Paiva AMG, Mota-Gomes MA, Brandão AA, Silveira FS, Silveira MS, Okawa RTP, et al. Reference values of office central blood pressure, pulse wave velocity, and augmentation index recorded by means of the Mobil-O-Graph PWA monitor. *Hypertens Res.* 2020;43(11):1239-48.

Parati G, Kjeldsen S, Coca A, CushmanWC, Wang J. Adherence to Single-Pill Versus Free-Equivalent Combination Therapy in Hypertension: A Systematic Review and Meta-Analysis. Hypertension. 2021;77:692–705.

Patel A, ADVANCE Collaborative Group, MacMahon S, Chalmers J, Neal B, Woodward M, et al. Effects of a fixed combination of perindopril and indapamide on macrovascular and microvascular outcomes in patients with type 2 diabetes mellitus (the ADVANCE trial): a randomised controlled trial. Lancet. 2007;370(9500):829-40.

Powers WJ, Rabinstein AA, Ackerson T, Adeoye OM, Bambakidis NC, Becker K, et al. Guidelines for the Early Management of Patients With Acute Ischemic Stroke: 2019 Update to the 2018 Guidelines for the Early Management of Acute Ischemic Stroke: A Guideline for Healthcare Professionals From the American Heart Association/ American Stroke Association. Stroke. 2019;50(12):e344-e418.

PROGRESS Collaborative Group. Randomised trial of a perindopril-based blood-pressure-lowering regimen among 6,105 individuals with previous stroke or transient ischaemic attack. *Lancet.* 2001; 358(9287):1033-41.

Rea F, Corrao G, Merlino L, Mancia G. Initial Antihypertensive Treatment Strategies and Therapeutic Inertia. Hypertension. 2018 Oct;72(4):846-853. DOI: 10.1161/HYPERTENSIONAHA.118.11308. PMID: 30354712.

Rodrigues Filho BA, Farias RF, Dos Anjos W. Evaluating the impact of measurement uncertainty in blood pressure measurement on hypertension diagnosis. *Blood Press Monit.* 2018;23(3):141-7.

Sandset EC, Anderson CS, Bath PM, Christensen H, Fischer U, Gąsecki D, et al. European Stroke Organisation (ESO) guidelines on blood pressure management in acute ischaemic stroke and intracerebral haemorrhage. Eur Stroke J. 2021;6(2):XLVIII-LXXXIX.

Sebba Barroso WK, Rodrigues CIS, Bortolotto LA, et al. Brazilian Guidelines of Hypertension – 2020. *Arq Bras Cardiol.* 2021;116 (3):516–658.

The 1984 report of the Joint National Committee on Detection, Evaluation, and Treatment of High Blood Pressure. Arch Intern Med. 1984;144:1045–1057.

Tsao CW, Aday AW, Almarzooq ZI, et al; American Heart Association Council on Epidemiology and Prevention Statistics Committee and Stroke Statistics Subcommittee. Heart Disease and Stroke Statistics-2023 Update: A Report From the American Heart Association. Circulation. 2023 Jan 25. doi: 10.1161/CIR.0000000000001123.

van den Born BH, Lip GYH, Brguljan-Hitij J, Cremer A, Segura J, Morales E, et al. ESC Council on hypertension position document on the management of hypertensive emergencies. *Eur Heart J Cardiovasc Pharmacother.* 2019;5(1): 37-46.

Vilela-Martin JF, Yugar-Toledo JF, Rodrigues MC, et al. Luso-Brazilian Position Statement on Hypertensive Emergencies – 2020. *Arq Bras Cardiol.* 2020;114(4):736-51.

VIGITEL - Secretaria de Vigilância D de A em S e, Transmissíveis de DN. VIGITEL BRASIL 2021. 2022.

Ward AM, Takahashi O, Stevens R, et al. Home measurement of blood pressure and cardiovascular disease: systematic review and meta-analysis of prospective studies. J Hypertens 2012; 30: 449–456.

Williams B, Mancia G, Spiering W, et al. 2018 ESC/ESH Guidelines for themanagement of arterial hypertension. 2018. Epub ahead of print 2018. DOI: 10.1093/eurheartj/ehy339.

Whelton PK, Carey RM, Aronow WS, Casey DE, Jr., Collins KJ, Dennison Himmelfarb C, et al. 2017 ACC/AHA/AAPA/ABC/ ACPM/AGS/APhA/ASH/ASPC/NMA/PCNA Guideline for the Prevention, Detection, Evaluation, and Management of High Blood Pressure in Adults: A Report of the American College of Cardiology/American Heart Association Task Force on Clinical Practice Guidelines. Hypertension. 2018;71(6):e13-e115.

24
Dislipidemias

Adriana Bertolami • Marcelo Chiara Bertolami • Renato Jorge Alves •
Marcio Hiroshi Miname • Marcelo Assad

INTRODUÇÃO

A dislipidemia é caracterizada pela presença de altos níveis de lipídios no sangue, com possibilidade de causar aterosclerose, acidente vascular cerebral e outros problemas cardíacos e circulatórios.

DIAGNÓSTICO

Em geral, as dislipidemias não apresentam sintomas clínicos e, portanto, o diagnóstico de confirmação é obtido pela dosagem laboratorial. Entretanto, alguns dados de história clínica são fundamentais para avaliar o paciente.

A anamnese completa deve incluir detalhes da história familiar, salientando a importância da doença cardiovascular precoce (< 55 em pai ou irmãos e < 65 anos para mãe ou irmãs), história de pancreatite e de causas secundárias de dislipidemias (p. ex., hipotireoidismo e diabetes tipo II).

No exame físico, devem ser pesquisados sinais de dislipidemia como arco córneo, xantelasmas e xantomas. O arco córneo tem importância como possível indicador de dislipidemia quando presente em pacientes entre 50 e 55 anos, uma vez que em idosos é comum o arco senil não relacionado com alterações lipídicas (Figura 24.1). A aparência clínica dos xantomas é variável, de máculas ou pápulas até grandes nódulos, moles até semissólidos, geralmente de cor amarela (do grego, *xanthos* = amarelo), em função da presença de caroteno contido nos lipídios. Do ponto de vista clínico, os xantomas são frequentemente associados às dislipidemias inatas ou adquiridas e podem ser patognomônicas para algumas delas. Os xantomas recebem diferentes designações:

- Xantelasmas (Figura 24.2): são placas amareladas rasas ou pouco elevadas, moles ou semissólidas, localizadas nas pálpebras superiores e/ou inferiores. Não são patognomônicas das dislipidemias. Cerca de 50% dos portadores de xantelasmas apresentam também alterações do

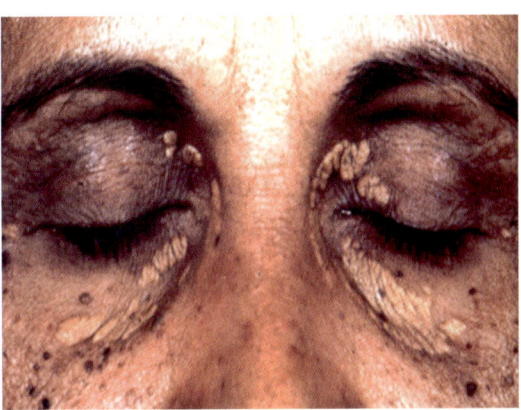

Figura 24.2 Xantelasmas.

perfil lipídico. Entretanto, sabe-se que o risco cardiovascular dos portadores de xantelasmas é aumentado, mesmo na ausência de alterações do perfil lipídico
- Xantomas tuberosos: caracterizados por nódulos amarelados rasos ou elevados, localizados na derme ou tecido subcutâneo, com alguns milímetros e até vários centímetros. Geralmente, aparecem na pele sobre as juntas (cotovelos, joelhos, articulações das mãos e pés) ou nas nádegas. São um importante sinal da possibilidade de hipercolesterolemia familiar
- Xantomas tendíneos ou tendinosos (Figura 24.3): podem infiltrar difusamente os tendões, ligamentos, fascia ou periósteo. Formam nódulos duros móveis, cobertos por pele normal. Têm predileção pelos tendões de Aquiles, das costas das mãos e dedos, bem como cotovelos, joelhos e calcanhares. No exame físico, deve-se palpar os tendões de Aquiles para evidenciar seu engrossamento, e também pode ser confirmado por métodos de imagem (p. ex., ultrassom) mesmo antes do crescimento de tubérculo
- Xantomas planos (Figura 24.4): têm aparência de rendilhado sobre a pele de diferentes locais. São menos frequentes nos portadores de dislipidemias de origem familiar, e pode aparecer em outras situações como síndrome múltipla, linfomas ou leucemias
- Xantomas eruptivos (Figura 24.5): são marcados por erupção repentina de pápulas amareladas na pele com 1 a 4 mm de diâmetro, particularmente nas nádegas, parte posterior das coxas, cotovelos e região lombar. São associados a hipertrigliceridemias graves (acima de 1.000 mg/dℓ) e podem

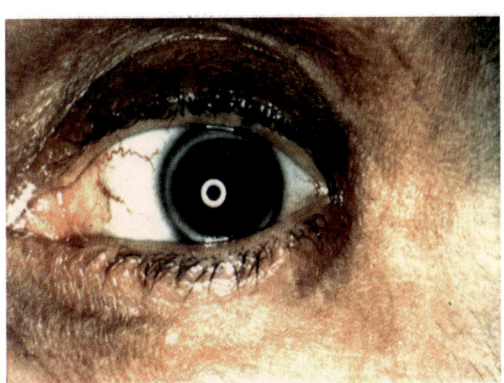

Figura 24.1 Arco córneo.

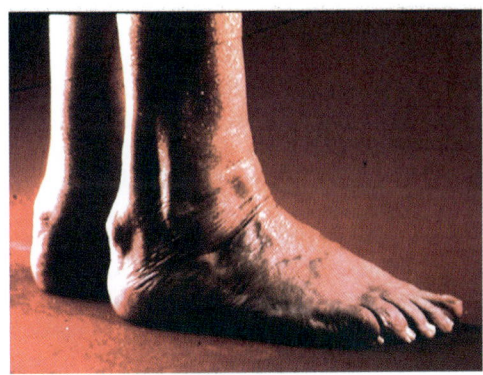

Figura 24.3 Xantoma tendíneo.

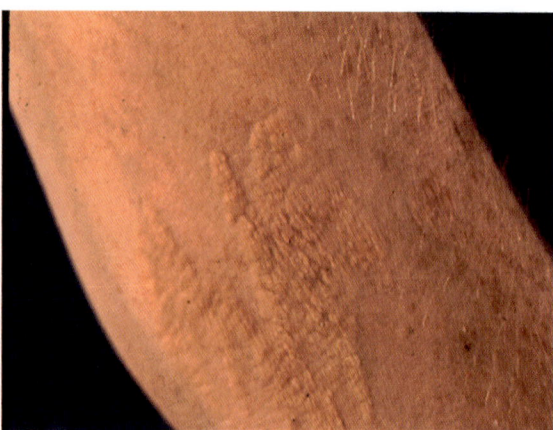

Figura 24.4 Xantoma plano.

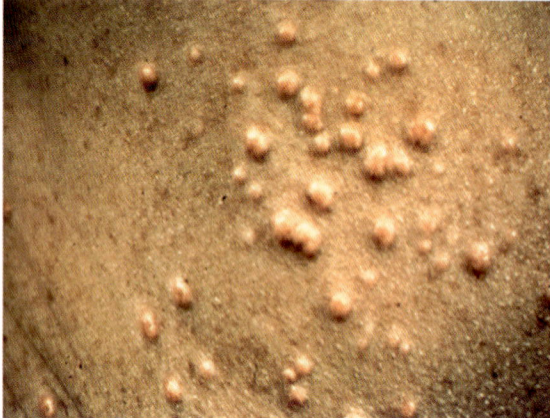

Figura 24.5 Xantoma eruptivo.

sinalizar a rara síndrome da quilomicronemia. Seu reconhecimento precoce é de grande importância para o início precoce do tratamento que visa evitar crises da pancreatite. Tendem a desaparecer rapidamente com o tratamento redutor da trigliceridemia

• Xantomas palmares: consistem em nódulos ou placas irregulares, amarelados, envolvendo as palmas das mãos ou as superfícies flexoras dos dedos. São mais comuns na disbetalipoproteinemia.

Dosagem laboratorial

A determinação do perfil lipídico pode ser feita após jejum de 12 horas ou no período pós-prandial, sabendo-se que os triglicérides podem estar mais elevados após a alimentação. Se os resultados forem alterados, deverão ser confirmados em pelo menos duas determinações após o jejum de 12 a 14 horas, com intervalos de 2 a 3 semanas. Processos inflamatórios secundários a infecções graves podem causar significante aumento dos triglicérides, devido ao rastreamento lipídico somente ser realizado 3 semanas após as infecções.

As determinações laboratoriais recomendadas são colesterol total, HDL-colesterol e triglicérides, e, a partir desses dados, deve ser calculado o LDL-colesterol pela fórmula de Friedewald (válida somente para taxas de triglicérides < 400 mg/dℓ) ou o método de Martin, o qual estima as taxas de LDL-colesterol a partir dos valores do colesterol não HDL, aplicando-se a fórmula LDL-c = colesterol total – HDL-c – triglicérides/x, em que x varia de 3,1 a 11,9 (Tabela 24.1).

A diretriz sugere a possibilidade da utilização da microtécnica (ponta de dedo), ou método de punção capilar (POCT, da sigla em inglês *Point-of-Care Testing*) ou Teste Laboratorial Remoto (TLR), desde que seguidas as recomendações para emprego adequado. Por meio desse método, pode ser obtido o perfil lipídico completo, muito útil na determinação do perfil lipídico em regime ambulatorial, independentemente do período prévio de jejum alimentar e com a vantagem de que os resultados são obtidos em poucos minutos.

Pode-se optar por estratégia de rastreamento universal ou para a direcionada para os fatores de risco da família ou do indivíduo. Nesse último caso, do rastreamento seletivo, deve ser efetivado em crianças acima dos 2 anos que apresentem história familiar de doença cardiovascular precoce ou que tenham elas mesmas fatores de risco como sobrepeso/obesidade, hipertensão arterial, tabagismo, diabetes ou vida sedentária. O perfil lipídico também deve ser obtido em todas as crianças e adolescentes que apresentem sinais de dislipidemia. Quanto ao rastreamento universal, deve ser considerado entre os 9 e 11 anos e após a puberdade (17 a 21 anos).

Há anos a lipoproteína (a) (Lp[a]) tem sido apontada como importante fator de risco para aterosclerose e estenose da válvula aórtica. A Diretriz das Sociedades Europeias de Aterosclerose e de Cardiologia recomenda que a determinação da Lp(a) seja efetuada pelo menos uma vez na vida de todos os indivíduos.

Uma vez confirmada a dislipidemia, devem ser realizados outros exames para identificação de possíveis causas de dislipidemia secundária (hemograma, glicemia, HbA1c, creatinina, TGO, TGP, TSH e T4-livre).

Valores referenciais do perfil lipídico

De acordo com a Diretriz vigente no Brasil desde 2017, são sugeridos valores referenciais para o perfil lipídico obtido com ou sem jejum de 12 horas (Tabela 24.2):

É importante ressaltar que se forem obtidos valores de colesterol total ≥ 310 mg/dℓ ou de LDL-c ≥ 190 mg/dℓ (para adultos) ou ≥ 230 mg/dℓ (crianças e adolescentes), eles podem ser indicativos de hipercolesterolemia familiar, se excluídas as dislipidemias secundárias. A hipercolesterolemia familiar é a mais comum entre as dislipidemias, e seus portadores têm 20 vezes mais risco de morte precoce por doença cardiovascular. Em função disso, é recomendado que esses pacientes sejam encaminhados para avaliação e acompanhamento por centros de referência.

Uma vez diagnosticada a dislipidemia, deve ser realizada a estratificação do risco cardiovascular de cada paciente, porque as recomendações atuais são de metas lipídicas para tratamento determinadas de acordo com o risco individual. Os pacientes são categorizados em quatro situações de risco cardiovascular: baixo, intermediário ou médio, alto e muito alto. As metas de tratamento recomendadas incluem o LDL-colesterol como meta primária e o colesterol não HDL como meta secundária, após a obtenção da meta primária (Tabela 24.3). O colesterol não HDL (colesterol não HDL = colesterol total – HDL-colesterol) também pode ser utilizado nos pacientes que apresentam concentrações de triglicérides superiores a 400 mg/dℓ. Para a estratificação de risco cardiovascular, deve ser empregado o aplicativo disponível, como a Calculadora ER 2020.

Tabela 24.1 Valores utilizados para o cálculo do colesterol da lipoproteína de densidade muito baixa (VLDL-colesterol) e posterior cálculo do colesterol da lipoproteína de baixa densidade (LDL-colesterol).

Triglicérides (mg/dℓ)	Não HDL-c (mg/dℓ)					
	< 100	100-129	130-159	160-189	190-219	> 220
7-49	3,5	3,4	3,3	3,3	3,2	3,1
50-56	4,0	3,9	3,7	3,6	3,6	3,4
57-61	4,3	4,1	4,0	3,9	3,8	3,6
62-66	4,5	4,3	4,1	4,0	3,9	3,9
67-71	4,7	4,4	4,3	4,2	4,1	3,9
72-75	4,8	4,6	4,4	4,2	4,2	4,1
76-79	4,9	4,6	4,5	4,3	4,3	4,2
80-83	5,0	4,8	4,6	4,4	4,3	4,2
84-87	5,1	4,8	4,6	4,5	4,3	4,3
88-92	5,2	4,9	4,7	4,6	4,4	4,3
93-96	5,3	5,0	4,8	4,7	4,5	4,4
97-100	5,4	5,1	4,8	4,7	4,5	4,3
101-105	5,5	5,2	5,0	4,7	4,6	4,5
106-110	5,6	5,3	5,0	4,8	4,6	4,5
111-115	5,7	5,4	5,1	4,9	4,7	4,5
116-120	5,8	5,5	5,2	5,0	4,8	4,6
121-126	6,0	5,5	5,3	5,0	4,8	4,6
127-132	6,1	5,7	5,3	5,1	4,9	4,7
133-138	6,2	5,8	5,4	5,2	5,0	4,7
139-146	6,3	5,9	5,6	5,3	5,0	4,8
147-154	6,5	6,0	5,7	5,4	5,1	4,8
155-163	6,7	6,2	5,8	5,4	5,2	4,9
164-173	6,8	6,3	5,9	5,5	5,3	5,0
174-185	7,0	6,5	6,0	5,7	5,4	5,1
186-201	7,3	6,7	6,2	5,8	5,5	5,2
202-220	7,6	6,9	6,4	6,0	5,6	5,3
221-247	8,0	7,2	6,6	6,2	5,9	5,4
248-292	8,5	7,6	7,0	6,5	6,1	5,6
293-399	9,5	8,3	7,5	7,0	6,5	5,9
400-13.975	11,9	10,0	8,8	8,1	7,5	6,7

HDL-c: colesterol da lipoproteína de alta densidade.

Tabela 24.2 Valores referenciais do perfil lipídico para adultos > 20 anos

Lipídeos	Com jejum (mg/dℓ)	Sem jejum (mg/dℓ)	Categoria referencial
Colesterol total	< 190	< 190	Desejável
HDL-c	> 40	> 40	Desejável
Triglicérides	< 150	< 175	Desejável

Tabela 24.3 Valores referenciais do perfil lipídico para adultos > 20 anos conforme o risco cardiovascular.

	Valores		Categoria de risco
LDL-c	< 130	< 130	Baixo
	< 100	< 100	Intermediário
	< 70	< 70	Alto
	< 50	< 50	Muito alto
Não HDL-c	< 160	< 160	Baixo
	< 130	< 130	Intermediário
	< 100	< 100	Alto
	< 80	< 80	Muito alto

CLASSIFICAÇÃO

São várias as classificações das dislipidemias de acordo com diferentes parâmetros. Na prática, são importantes a etiológica e a laboratorial.

A classificação etiológica diz respeito às dislipidemias primárias e secundárias. As primárias são aquelas nas quais o distúrbio lipídico é de origem genética. Já as dislipidemias secundárias são decorrentes de estilo de vida inadequado (p. ex., alcoolismo) ou causadas por doença ou medicamento. As doenças que mais frequentemente levam à dislipidemias são diabetes melito tipo II, síndrome metabólica, hipotiroidismo, insuficiência renal, síndrome nefrótica e AIDS. Medicamentos como a isotretinoína, os antirretrovirais e alguns imunossupressores podem produzir expressivas alterações do perfil lipídico. Uma vez determinada a causa da dislipidemia, o afastamento ou tratamento poderão levar à total reversão do distúrbio lipídico.

Na classificação laboratorial, as dislipidemias são classificadas de acordo com a fração lipídica alterada em:

- Hipercolesterolemia isolada: aumento isolado do LDL-colesterol (LDL-c ≥ 160 mg/dℓ)
- Hipertrigliceridemia isolada: aumento isolado dos triglicérides (TG ≥ 150 mg/dℓ ou ≥ 175 mg/dℓ, se a amostra for obtida sem jejum)
- Hiperlipidemia mista: aumento do LDL-c (LDL-c ≥ 160 mg/dℓ) e dos TG (TG ≥ 150 mg/dℓ ou ≥ 175 mg/dℓ, se a amostra for obtida sem jejum). Se TG ≥ 400 mg/dℓ, o cálculo do LDL-c pela fórmula de Friedewald é inadequado, e deve-se considerar a hiperlipidemia mista quando o não HDL-c ≥ 190 mg/dℓ
- HDL-c baixo: redução do HDL-c (homens < 40 mg/dℓ e mulheres < 50 mg/dℓ) isolada ou em associação ao aumento de LDL-c ou de TG.

TRATAMENTO

A abordagem do paciente dislipidêmico pode ser sintetizada de forma prática em quatro etapas:

- Verificar etiologia da dislipidemia: tem importância prognóstica e terapêutica, uma vez que pacientes portadores de dislipidemia secundária podem eventualmente serem tratados devido à causa de base da dyslipidemia; por exemplo um paciente com hipotireoidismo descompensado pode ter a reversão da dislipidemia com tratamento; pacientes com dislipidemia primária (genética) costumam ter prognóstico pior, e em alguns casos pode ser necessário rastreamento da família
- Estratificar o risco: quanto maior o risco, maior o benefício do tratamento hipolipemiante e mais intensivo deve ser a redução lipídica
- Definir metas terapêuticas: está conectada com a segunda etapa e estabelece alvos terapêuticos de LDL-c e colesterol não HDL.
- Definir qual tratamento o paciente deve ser submetido: apenas modificação de estilo de vida? Iniciar estatina? Associar ezetimibe? Associar inibidor de PCSK9?

Neste capítulo é detalhado e discutido esse tópico com maior profundidade, além de abordar o futuro no tratamento das dislipidemias.

O tratamento das dislipidemias deve ser realizado inicialmente com tentativas de intervenções no estilo de vida e na dieta adequada. Pacientes com hipertrigliceridemia, por exemplo, respondem bem à perda ponderal, exercícios, restrição no consumo de bebidas alcoólicas e de carboidratos, o que reduz em 33% os triglicerídeos séricos. Em pacientes com hipertrigliceridemia secundária, o tratamento deverá focar o controle da causa primária. No caso de hipercolesterolemia, apesar da redução do LDL-colesterol (LDL-c) ser baixa, de 10 a 15%, deve-se priorizar a restrição de gorduras saturadas e a suspensão da ingestão de gorduras trans. Se essas medidas foram insuficientes para atingir as metas lipídicas preconizadas, dependendo da estratificação de risco do paciente, o uso da terapia medicamentosa pode ser recomendada. As atuais metas do LDL-c estão demonstradas na Tabela 24.4.

Tratamento do LDL-c

Estatinas

As estatinas são consideradas padrão ouro no tratamento das hipercolesterolemias, bem como na redução da doença aterosclerótica. Atuam inibindo a síntese endógena do colesterol por meio da inibição da enzima 3-hidrixi-3methyl-glutaril-CoA redutase (HMGCoA redutase). Elas também podem ser classificadas de acordo com a sua potência de ação:

- Alta potência: rosuvastatina 20 ou 40 mg; atorvastatina 40 ou 80 mg
- Média potência: rosuvastatina 5 ou 10 mg; atorvastatina 10 ou 20 mg; sinvastatina 20 ou 40 mg; pravastatina 40 mg; fluvastatina 40 ou 80 mg; pitavastatina 2 ou 4 mg
- Baixa potência: sinvastatina 10 mg; pravastatina 10 ou 20 mg.

A redução do LDL-c com estatinas diminui a incidência de eventos ateroscleróticos cardiovasculares, o que foi demonstrado pela metanálise *Cholesterol Treatment Trialist* (CTT), em que para cada 1 mmol/ℓ (cerca de 40 mg/dℓ) de redução do LDL-c com estatinas, houve redução de até 22% dos eventos cardiovasculares. As estatinas são medicações seguras, apresentam baixo custo representado pelos genéricos e foram estudadas em diferentes populações. São indicadas caso o paciente mantenha nível de LDL-c acima da meta preconizada para seu estrato de risco (ver Tabela 24.4).

Dentre os eventos adversos associados ao uso de estatinas estão os sintomas musculares. O sintoma muscular associado à estatina deve ser analisado com atenção, pois pode ocorrer existência do chamado efeito Nocebo (paciente é sugestionado a acreditar que a medicação provoca efeito muscular e começa a relacioná-lo com o uso), além da possibilidade de outras causas de sintomas, como fibromialgia e osteoartrose. Como não existe exame diagnóstico, a anamnese é fundamental e as principais características são: relação temporal com início da estatina, acometimento simétrico de grandes grupos musculares, melhora rápida com suspensão e volta de sintomas, com reinício da mesma. Seu manejo envolve troca

Tabela 24.4 Metas das Diretrizes Brasileiras de Dislipidemias e Aterosclerose.

Meta terapêutica absoluta e redução porcentual do colesterol LDL e não-HDL		
	Com estatinas		Sem estatina
Risco	**Meta LDL**	**Meta não HDL**	**Redução (%)**
Baixo	< 130	< 160	> 30
Intermediário	< 100	< 130	30-50
Alto	< 70	< 100	> 50
Muito alto	< 50	< 80	> 50

Adaptada de: Atualização da Diretriz Brasileira de Dislipidemias e Prevenção da Aterosclerose.

de estatina, titulação em dose máxima tolerada, associação de dose baixa de estatina com ezetimibe, avaliação da interação medicamentosa e condições predisponentes.

Ezetimibe

O ezetimibe atua inibindo a absorção entérica de colesterol. Se as estatinas forem utilizadas em dose máxima tolerada e, mesmo assim, não conseguirem atingir as metas preconizadas, recomenda-se a associação com ezetimibe, aumentando em quase 20% sua ação redutora da colesterolemia. Também existe evidência de redução de evento cardiovascular com ezetimibe.

Anticorpos monoclonais contra PCSK9 e inibição da PCSK9 reduzem os níveis plasmáticos do LDL-c, por diminuírem a degradação dos receptores de LDL. Os anticorpos monoclonais contra PCSK9 são administrados na forma injetável subcutânea, e ligam-se a PCSK9 circulante no plasma. O complexo PCSK9/anticorpo monoclonal é posteriormente metabolizado via sistema retículo-endotelial, com consequente redução dos níveis de PCSK9. Atualmente, estão disponíveis dois anticorpos monoclonais totalmente humanos: alirocumab e evolocumab. Ambos demonstraram eficácia na redução de desfechos cardiovasculares. O alirocumab, no estudo *ODYSSEY Outcomes*, em pacientes que haviam sofrido síndrome coronária aguda, demonstrou redução de desfecho primário de 15% durante uma mediana de seguimento de 2,8 anos. O evolocumab, estudado no ensaio clínico *FOURIER* em pacientes com doença cardiovascular prévia, apresentou redução de 15% do desfecho primário durante uma mediana de seguimento de 2,2 anos. O perfil de segurança dessa medicação não demonstra efeitos colaterais significativos quando comparado ao grupo placebo. A análise de distúrbio cognitivo conduzida no subestudo *EBBINGHAUS* não demonstrou diferença do evolocumab em relação ao grupo placebo.

Os anticorpos monoclonais contra PCSK9 são indicados em pacientes de prevenção secundária e portadores de HF de muito alto risco que não atingiram a meta de LDL-c após uso de estatina dose máxima tolerada e ezetimibe (classe I). Os pacientes de prevenção primária não HF, porém classificados como de muito alto risco e que estão fora da meta a despeito de estatina e ezetimibe, também são potenciais candidatos a inibidor de PCSK9 com menor classe de recomendação (IIb).

Lomitapida

A lomitapida é uma pequena molécula inibidora específica da proteína de transferência microssomal de triglicerídeos (MTP) no intestino e no fígado. Trata-se de uma proteína transferidora de lipídios encontrada no retículo endoplasmático de hepatócitos e enterócitos, que atua na montagem de lipoproteínas que contêm apolipoproteína B (Apo B). A sua eficácia hipolipemiante atingiu 50% de redução do LDL-c em portadores de hipercolesterolemia familiar homozigótica (HFHo), em estudo fase III. A lomitapida foi aprovada pela Food and Drug Administration (FDA), dos EUA, em 2012 para tratamento da HFHo. Seus principais efeitos colaterais são elevação de enzimas hepáticas, acúmulo de gordura hepática, efeitos gastrintestinais (diarreia, vômitos, náuseas, dispepsia) e redução na absorção de vitaminas lipossolúveis.

Novos tratamentos para redução do LDL-c
Pequenos RNA de interferência para PCSK9

Os pequenos RNA de interferência (siRNA) silenciam a translação de seu RNA mensageiro-alvo por meio da formação de complexos silenciadores. O inclisiran é um siRNA sintético que promove silenciamento sustentado e específico do RNA relacionado com síntese de PCSK9. Sua eficácia foi demonstrada obtendo-se redução média de LDL-c de 45 a 59%. Entretanto, a grande diferença em relação ao anticorpo monoclonal é a duração prolongada do efeito redutor hipolipemiante, que persiste por 180 dias, depois de 3 meses do início da terapia, o que permite, na fase de manutenção, que a aplicação seja feita duas vezes por ano. Estão sendo aguardados os resultados dos estudos *ORION* 4 e *VICTORION* para analisar o verdadeiro perfil de segurança e a redução do risco cardiovascular dessa medicação. O inclisiran já foi aprovado pelo EMA em 2020 e pelo FDA em 2021 para tratamento da hipercolesterolemia ou dispipidemia mista.

Ácido bempedoico

O ácido bempedoico *é uma medicação promissora*, em particular para os pacientes com intolerância muscular às estatinas. Seu mecanismo de ação é baseado na inibição da adenosina trifosfato citratoliase (ACL). Trata-se de uma enzima citossólica com ação a montante da HMGCoA reductase na via de biossíntese de lipídios, que catalisa a clivagem do citrato derivado mitocondrial em oxaloacetato e acetil-CoA, sendo esse último substrato para colesterol de novo e síntese de ácidos graxos. O ácido bempedoico é uma pequena molécula de uso oral administrado na forma de uma pró-medicação convertida na forma ativa no fígado pela acil-CoA sintetase, apresentando menor potencial de efeito colateral em outros tecidos, como o muscular. A sua atuação inibindo a ACL leva à redução dos níveis de acetil coenzima A e inibição da síntese de colesterol no fígado, com consequente aumento na expressão de receptor de LDL-c e redução nos níveis dessa lipoproteína.

A eficácia e a segurança do ácido bempedoico foram testadas no estudo fase III *CLEAR* (*Cholesterol Lowering via Bempedoic Acid, an ACL-Inhibiting Regimen*) *Harmony* com duração de 1 ano, com 2.230 pacientes portadores de doença aterosclerótica cardiovascular, hipercolesterolemia familiar heterozigótica ou ambos, com dose máxima de estatina tolerada. Esse estudo demonstrou uma redução média de 19,2 mg/dℓ (16,5%) do LDL-c com ácido bempedoico. A incidência total de eventos adversos foi semelhante nos grupos ácido bempedoico e placebo (78,5% *versus* 78,7%, p = 0,91), bem como a de eventos adversos sérios (14,5% *versus* 14%, p = 0,80), apesar de maior taxa de eventos adversos que levaram à descontinuação da medicação no grupo ácido bempedoico (10,9% *versus* 7,1%, p = 0,005). Também ocorreu maior incidência de gota no grupo ácido bempedoico (1,2% *versus* 0,3%, p = 0,03). Em 2020, a FDA aprovou o ácido bempedoico para portadores de HF e pacientes de prevenção secundária que necessitem de redução adicional do LDL-c.

Tratamento do triglicérides
Fibratos

Quando analisamos a necessidade do tratamento de triglicérides, podemos vislumbrar dois aspectos: prevenção de pancreatite em pacientes com hipertrigliceridemia grave (normalmente, acima de 500 mg/dℓ) e prevenção de doença cardiovascular aterosclerótica em pacientes portadores de hipertrigliceridemia moderada (200 a 500 mg/dℓ). O primeiro aspecto de prevenção à pancreatite está bem estabelecido e, nesse sentido, a modificação de estilo de vida, como relatado anteriormente, e a intervenção farmacológica (principalmente com os fibratos) devem ser instituídas. Exceção é feita aos portadores da síndrome da quilomicronemia familiar (SQF), na qual a terapia com fibrato não tem efeito. Bezafibrato, fenofibrato e ciprofibrato são os mais utilizados, porque o gemfibrozil não pode ser associado às estatinas devido ao alto risco de rabdomiólise. Entretanto, o segundo aspecto é alvo de controvérsia e as evidências atuais não apontam para redução de evento cardiovascular aterosclerótico com uso de fibratos em pacientes em uso de estatina.

Omêga-3

Os ácidos graxos ômega-3 são compostos por uma combinação de ácido eicosapentanoico (EPA) e docosahexanoico (DHA). A discussão sobre o uso dos ácidos graxos ômega-3 passa por aspectos semelhantes aos comentados sobre uso dos fibratos no tratamento das hipertrigliceridemias. Está definido seu uso como terapia adjuvante aos fibratos em portadores de hipertrigliceridemia grave como forma de reduzir incidência de pancreatite (exceção aos portadores de SQF), cuja discussão relata o efeito protetor sobre a doença cardiovascular. Seus potenciais benefícios podem ser a redução de marcadores inflamatórios e da agregação plaquetária, melhora da função endotelial, redução da pressão arterial, ação antiarrítmica e redução da concentração sérica de triglicerídeos. O etil-icosapent (EPA altamente purificado), na dose de 4 g/dia, mostrou redução do risco cardiovascular em diabéticos com hipertrigliceridemia moderada. Entretanto, a combinação de EPA+DHA não mostrou o mesmo potencial.

Novos tratamentos para hipertrigliceridemia
Volanesorsen

O volanesorsen é uma medicação antissenso de segunda geração que se liga ao RNA mensageiro da apolipoproteína C3 (ApoC3) e, consequentemente, impede a translação da ApoC3. Essa apolipoproteína é sintetizada no fígado e em menor extensão no intestino, e está presente em quilomicrons, VLDL e HDL. Seu mecanismo de ação é baseado na inibição da ativação da lipase lipoproteica. A ApoC3 também inibe a atividade lipase hepática, promove a montagem e secreção das VLDLs intra-hepáticas e inibe o *clearence* hepático de remanescentes de lipoproteínas ricas em triglicérides. Dessa forma, o volanesorsen aumentaria a atividade da lipase. Essa medicação reduz a ApoC3 e triglicérides, respectivamente em 79,6% e 70,9%. O volanesorsen é indicado para o tratamento da SQF, seu principal efeito colateral é a plaquetopenia.

Medicações redutoras de ANGPTL3

As proteínas angiopoetina-like (ANGPTL) são glicoproteínas compostas por 8 membros, e ANGPTL3, ANGPTL4 e ANGPTL8 apresentam envolvimento no metabolismo lipídico. A ANGPTL3 é exclusivamente produzida no fígado e atua inibindo a lipase lipoproteica e a lipase endotelial. Um estudo de genética (*Genetic and Pharmacologic Inactivation of ANGPTL3 and Cardiovascular Disease*) demonstrou que

portadores de variantes com perda de função de ANGPTL3 comparados aos não portadores apresentavam 27% menos triglicérides, 9% menos LDL-c e 4% menos HDL-c. Além disso, a perda de função de ANGPTL3 estava associada a 41% menos *odds* de doença arterial coronária. O evinacumab é um anticorpo monoclonal dirigido para ANGPTL3 que demonstrou eficácia não apenas para redução de triglicérides, mas também para LDL-c. Inclusive, o evinacumab foi aprovado pela FDA para tratamento adjuvante na HF homozigótica.

Tratamento do HDL

Apesar de estudos epidemiológicos demonstrarem que HDL mais elevado está associado a menor taxa de eventos coronários, até o momento não foi demonstrado que a elevação farmacológica do HDL se traduz em redução de eventos cardiovasculares. É necessário compreender que a HDL é uma partícula cujo mecanismo protetor não deve ser entendido como simples elevação do conteúdo de colesterol do HDL, mas, sim, de suas propriedades protetoras: efluxo de colesterol, ação antioxidante, ação anti-inflamatória, dentre outras.

Inibidores da proteína de transferência de éster de colesterol (CETP)

A CETP é encontrada na circulação ligada ao HDL. A CETP leva ao transporte de éster de colesterol do HDL para VLDL e LDL, com os triglicérides realizando o caminho inverso. A inibição da CETP leva ao aumento do HDL-c e os inibidores mais potentes também reduzem LDL-c e apolipoproteína B100. Foram testados quatro inibidores da CETP em estudos clínicos: torcetrapib, dalcetrapib, evacetrapib e anacetrapib. O torcetrapib mostrou aumento de eventos cardiovasculares e morte por qualquer causa. O dalcetrapib e evacetrapib tiveram resultados neutros em eventos cardiovasculares. Apenas o anacetrapib demonstrou redução de eventos de 9%. Um novo medicamento (obicetrapib) está sendo testado e tem demonstrado resultados promissores na redução de LDL-c.

Terapias para redução de lipoproteína (a) – Lp(a)

A Lp(a) é uma lipoproteína sintetizada pelo fígado e semelhante ao LDL; porém, com uma apolipoproteína (a) ligada a ApoB-100. Estudos epidemiológicos e de genética sugerem associação de Lp(a) com doença coronária e estenose aórtica. Dessa forma, a Lp(a) é um potencial alvo terapêutico no combate à doença aterosclerótica cardiovascular.

Atualmente, existem algumas medicações em estudo para redução da Lp(a). As que estão em fase mais avançada de estudo são o pelacarsen e o olpasiran. O pelacarsen é um oligonucleotideo antissentido direcionado para bloquear a síntese de Apo(a) e que reduziu o nível de Lp(a) em 62 a 92%. Também está em andamento o estudo *HORIZON* para avaliar se o pelacarsen reduz eventos cardiovasculares. O olpasiran é um pequeno RNA de interferência, dirigido para inibir a síntese de Apo(a) que chegou a reduzir nível de Lp(a) em 101%. O estudo *OCEAN* irá avaliar a capacidade do olpasiran em reduzir eventos cardiovasculares.

CONSIDERAÇÕES FINAIS

O diagnóstico das dislipidemias é feito pela dosagem sérica do perfil lipídico. Em casos de dislipidemias mais graves, pode haver sinais clínicos como os xantomas, xantelasmas e arco córneo. As dislipidemias podem ser classificadas de acordo com sua etiologia e valores laboratoriais. Após a dosagem sérica, faz-se a estratificação de risco cardiovascular para cada paciente, seguida de determinação das metas para guiar o tratamento.

O tratamento, por sua vez, exige como passo inicial uma avaliação cuidadosa de sua etiologia, estratificação de risco, definição de metas terapêuticas e início da terapia, a qual envolve modificação do estilo de vida e avaliação da necessidade de terapia medicamentosa. As estatinas são a base da terapia farmacológica, mas, a depender do risco do paciente e seu nível de LDL-c basal, pode ser necessário associação medicamentosa como ezetimibe e inibidor de PCSK9. O uso do fibrato está bem estabelecido no tratamento das hipertrigliceridemias graves para reduzir risco de pancreatite (exceto SQF); porém, as evidências atuais apontam para ausência de redução de evento cardiovascular aterosclerótico nos pacientes que já estejam em uso de estatinas. Novos estudos auxiliam a avaliar se a redução farmacológica da Lp(a) irá se traduzir em redução de eventos cardiovasculares.

BIBLIOGRAFIA

Armitage, J, Holmes, MV, Preiss, D. Cholesteryl Ester Transfer Protein Inhibition for Preventing Cardiovascular Events: JACC Review Topic of the Week. *Journal of the American College of Cardiology.* 2019;73(4):477-87.

Bilen, O, Ballantyne, CM. Bempedoic Acid (ETC-1002): an Investigational Inhibitor of ATP Citrate Lyase. *Current atherosclerosis reports.* 2016;18(10):61.

Castro Cabezas, M, Burggraaf, B, Klop, B. Dyslipidemias in clinical practice. Clin Chim Acta. 2018;487:117-25.

Cholesterol Treatment Trialists Collaboration, Baigent, C, Blackwell, L, Emberson, J, Holland, LE, Reith, C, et al. Efficacy and safety of more intensive lowering of LDL cholesterol: a meta-analysis of data from 170,000 participants in 26 randomised trials. *The Lancet.* 2010;376(9753):1670-81.

Das Pradhan, A, Glynn, RJ, Fruchart, JC, MacFadyen, JG, Zaharris, ES, Everett BM, et al. Triglyceride Lowering with Pemafibrate to Reduce Cardiovascular Risk. *The New England journal of medicine.* 2022;387(21):1923-34.

Endo, Y, Fujita, M, Ikewaki, K. HDL Functions-Current Status and Future Perspectives. Biomolecules. 2023;13(1).

Esmat, S, Abdel-Halim, MR, Fawzy, MM, Nassef, S, Ramzy, T, et al. Are normolipidaemic patients with xanthelasma prone to atherosclerosis? *Clin Exp Dermatol.* 2015;40(4):373-8.

Faludi, AA, Izar, MCO, Saraiva, JFK, Chacra, APM, Bianco, HT, Afiune, AN, et al. Atualização da Diretriz Brasileira de Dislipidemias e Prevenção da Aterosclerose - 2017. *Arq Bras Cardiol.* 2017;109(2 Supl 1):1-76.

Frederick E. Dewey, FE M.D., Viktoria Gusarova, Ph.D., Richard L. Dunbar, M.D., Colm O'Dushlaine, Ph.D., et al. *N Engl J Med.* 2017; 377:211-221.

Gaudet, D, Alexander, VJ, Baker, BF, Brisson, D, Tremblay, K, Singleton, W, et al. Antisense Inhibition of Apolipoprotein C-III in Patients with Hypertriglyceridemia. *The New England journal of medicine.* 2015;373(5):438-47.

Langlois, MR, Nordestgaard, BG. Which Lipids Should Be Analyzed for Diagnostic Workup and Follow-up of Patients with Hyperlipidemias? *Curr Cardiol Rep.* 2018;20(10):88.

Mach, F, Baigent, C, Catapano, AL, Koskinas, KC, Casula, M, Badimon, L, et al. 2019 ESC/EAS Guidelines for the management of dyslipidaemias: lipid modification to reduce cardiovascular risk. *Eur Heart J.* 2020;41(1):111-88.

Marogi, EP, Ohiomoba, RO, Stone, NJ. Eruptive Xanthomas: Importance of Recognition to Reduce Delay of Effective Triglyceride Reduction. *Am J Med.* 2022;135(4):444-7.

Mosca, S, Araujo, G, Costa, V, Correia, J, Bandeira, A, Martins, E, et al. Dyslipidemia Diagnosis and Treatment: Risk Stratification in Children and Adolescents. *J Nutr Metab.* 2022;2022:4782344.

Nurmohamed, NS, Navar, AM, Kastelein, JJP. New and Emerging Therapies for Reduction of LDL-Cholesterol and Apolipoprotein B: JACC Focus Seminar 1/4. *Journal of the American College of Cardiology.* 2021;77(12):1564-75.

Polychronopoulos, G, Papagiannis, A, Tziomalos, K. Strategies for lowering lipoprotein(a): a spotlight on novel pharmacological treatments. Expert review of clinical pharmacology. 2023;16(2):97-9.

Ray, KK, Bays, HE, Catapano, AL, Lalwani, ND, Bloedon, LT, Sterling, LR, et al. Safety and Efficacy of Bempedoic Acid to Reduce LDL Cholesterol. *The New England journal of medicine.* 2019;380(11):1022-32.

Rosenson, RS, Shaik, A, Song, W. New Therapies for Lowering Triglyceride-Rich Lipoproteins: JACC Focus Seminar 3/4. *Journal of the American College of Cardiology.* 2021;78(18):1817-30.

Scartezini, M, Ferreira, C, Izar, MCO, Bertoluci, M, Vencio, S, Campana, GA, et al. Positioning about the Flexibility of Fasting for Lipid Profiling. *Arq Bras Cardiol.* 2017;108(3):195-7.

Visseren, FLJ, Mach, F, Smulders, YM, Carballo, D, Koskinas, KC, Bac,k M, et al. 2021 ESC Guidelines on cardiovascular disease prevention in clinical practice. *European heart journal.* 2021;42(34):3227-337.

CAPÍTULO 25

Arritmias Cardíacas

Lucas Simonetto Faganello • Maurício Pimentel • Carlos Eduardo de Souza Miranda • Leandro Ioschpe Zimerman • Fatima Dumas Cintra

INTRODUÇÃO

Arritmia cardíaca pode ser definida como alteração do ritmo cardíaco secundária a distúrbios na formação ou na condução do estímulo elétrico no coração. Neste capítulo, são abordados os temas fibrilação atrial (FA) e síncope.

A FA é uma arritmia de prevalência elevada e crescente, relacionada, entre outros fatores de risco, com o envelhecimento. Apresenta manuseio complexo, que inclui estratégias para conversão e manutenção do ritmo sinusal, além da prevenção de eventos tromboembólicos e da abordagem das comorbidades. A abordagem atual da FA, em todos os seus aspectos, é apresentada mais adiante.

A síncope é um sintoma que representa causa importante de admissão hospitalar. Pode estar relacionada com causas benignas e com causas potencialmente graves, associadas ao aumento da mortalidade. Por isso, torna-se fundamental a estratificação de risco adequada. O Capítulo 26 detalha a abordagem adequada.

FIBRILAÇÃO ATRIAL

A FA é a arritmia crônica mais comum em todo o mundo. Estima-se a prevalência em torno de 2 a 4% da população adulta, com taxas superiores a 10% nos indivíduos acima dos 80 anos. Com o envelhecimento da população, e uma prevalência em crescimento, é considerada uma pandemia cardiovascular. Além de alta taxa de morbimortalidade, possui um claro impacto socioeconômico. A FA é caracterizada e definida como uma atividade atrial rápida e desorganizada, com consequente contração atrial inefetiva. Seu início e manutenção são resultado da interação entre os gatilhos e os substratos do tecido cardíaco. Em sua maioria, os gatilhos que levam ao início da fibrilação atrial são originados nas veias pulmonares.

Além de sintomas como palpitação, dispneia e redução da capacidade de exercício, o risco de taquicardiomiopatia e, principalmente, de fenômenos tromboembólicos são manifestações clínicas importantes.

Diagnóstico e classificação

O diagnóstico da fibrilação atrial é feito pelo registro eletrocardiográfico mostrando a ausência de onda P e o ritmo ventricular geralmente irregular (Figura 25.1). A FA é classificada em paroxística (episódios com duração de até 7 dias), persistente (duração maior que 7 dias), persistente de longa duração (duração > 12 meses ao se decidir obter controle de ritmo) e permanente (quando o ritmo de fibrilação atrial é aceito pelo paciente e equipe médica, e nenhuma tentativa de reversão é feita).

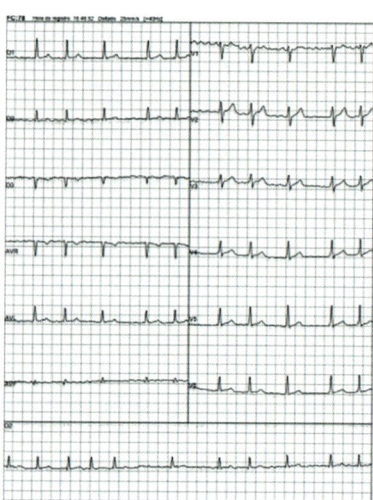

Figura 25.1 Eletrocardioagrama de paciente com fibrilação atrial.

Tratamento

Devido à complexidade da FA, a abordagem terapêutica requer um manejo holístico e multidisciplinar, que leve em consideração muito além da classificação temporal. Diante de um paciente com FA, deve-se avaliar o risco de eventos tromboembólicos, buscar um entendimento detalhado da severidade dos sintomas e da carga de FA (frequência e duração dos episódios). Por fim, também é importante compreender o substrato para perpetuação da arritmia – presença de comorbidades, dilatação atrial, doença cardíaca estrutural levando a FA.

A partir de um entendimento abrangente da FA, é possível optar pela melhor estratégia terapêutica e tratar as comorbidades que desencadeiam e perpetuam a arritmia.

Reversão a ritmo sinusal

As opções para reversão a ritmo sinusal são as cardioversões farmacológica e elétrica. Mas antes de se planejar a forma de reversão, é importante lembrar o alto percentual de reversão espontânea: em corações normais, mais de 60% dos pacientes retornam espontaneamente ao ritmo sinusal nas primeiras 24 horas.

Para a cardioversão farmacológica, os fármacos antiarrítmicos disponíveis no Brasil são a propafenona e a amiodarona, razão pela qual são os recomendados nas Diretrizes Brasileiras. Estudos controlados mostram que o sotalol e a digoxina, por exemplo, não são úteis na reversão. A propafenona é um fármaco antiarrítmico classe IC, com fraco efeito betabloqueador. Ao ser usada na FA, pode transformar a arritmia em *flutter* atrial, com eventual resposta rápida 1:1 ventricular. Por isso, costuma-se associar o betabloqueador ou verapamil fora do ambiente hospitalar, no esquema chamado *pill-in-the-pocket*: 450 mg (< 70 kg) ou 600 mg (> 70 kg) em dose única via oral. Deve-se ressaltar, no entanto, que esse fármaco deve ser evitado na presença de doença cardíaca estrutural, pelo risco aumentado de proarritmias ventriculares e de mortalidade.

A amiodarona é um fármaco antiarrítmico do grupo III, que diminui a atividade do nó sinusal e a condução atrioventricular e intraventricular, além de prolongar períodos refratários atrial e ventricular. É usualmente usada na forma intravenosa para reversão de FA aguda, na dose de 150-300 mg IV em 30 minutos seguida de administração contínua de 1.200 mg em 24 horas. Deve-se tomar cuidado na infusão, pois pode haver hipotensão arterial significativa se o fluxo for muito rápido. A cardioversão pode ser obtida também para casos de longa duração com amiodarona via oral, mas com percentual bem menor de sucesso.

Outra utilidade de fármacos antiarrítmicos na reversão de fibrilação atrial é o uso prévio à cardioversão elétrica, com o objetivo de reduzir o limiar de cardioversão e recorrências imediatas. Esse efeito é observado com a amiodarona, propafenona e sotalol.

Controle de resposta ventricular

O controle da frequência ventricular durante a FA é fundamental para reduzir sintomas, além de, em médio prazo, evitar o desencadeamento de taquicardiomiopatia. Nesse caso, os valores de frequência cardíaca que se buscam já não são mais tão rígidos desde a publicação do RACE II, em 2010, que mostrou que a FC até 110 bpm pode ser aceita, desde que não gere sintomas ou dilatação ventricular. Para o controle da resposta ventricular, usam-se fármacos com o objetivo de diminuir a condução nodal atrioventricular. Os fármacos comumente usados são os betabloqueadores, antagonistas dos canais de cálcio, digitálicos e, eventualmente, a amiodarona.

Os betabloqueadores são bastante usados com essa finalidade, pois geram um bom controle mesmo em momentos de grande carga adrenérgica. Podem ser usados via oral ou intravenosa, e são especialmente indicados na presença de cardiopatia isquêmica ou insuficiência cardíaca, para a qual deve-se ter cuidado com dose e forma de administração quando há disfunção ventricular grave.

Os antagonistas dos canais de cálcio não diidropiridínicos, em especial o verapamil e o diltiazem, apresentam bons resultados, com descrição de melhora de qualidade de vida. Podem ser usados via oral ou intravenosa, mas é preciso atentar para o efeito inotrópico negativo. Por essa razão, não devem ser usados em pacientes com disfunção ventricular sistólica.

Os digitálicos têm menos efeito em situações de alta carga adrenérgica, e são mais usados em pacientes com insuficiência cardíaca, idosos, pacientes sedentários e com alguma deficiência física. No seu uso, há possibilidade de intoxicação digitálica, principalmente quando há perda de função renal. Atentar também aos níveis séricos elevados de digoxina sérica, pois se associam a aumento de mortalidade.

A amiodarona, por seu efeito bloqueador do nó atrioventricular, pode ser eventualmente usada para controlar a frequência cardíaca, embora incomum. Tanto no uso intravenoso como na via oral, é eventualmente usada com esse fim principalmente em pacientes com insuficiência cardíaca. Quando usada, deve-se considerar a possibilidade de que haja reversão a ritmo sinusal, e tomar os devidos cuidados para evitar fenômenos tromboembólicos.

Em muitas situações, a associação de fármacos pode ser útil para o controle adequado da frequência cardíaca. Em pacientes com insuficiência cardíaca, por exemplo, a associação de carvedilol com digoxina pode ser efetiva.

Usado somente em casos excepcionais, o implante de marcapasso associado à ablação da junção atrioventricular é uma forma de se obter o controle da frequência cardíaca e regularidade no ritmo ventricular em pacientes com FA.

Manutenção do ritmo sinusal

Para a decisão em manter o paciente em ritmo sinusal, é fundamental a avaliação de causas evitáveis ou tratáveis (exposição ao álcool, tireotoxicose), comorbidades (obesidade, apneia obstrutiva do sono, hipertensão refratária), grau de sintomatologia e risco da arritmia. A partir desses dados, é definida a necessidade ou não de tratamento para manter o ritmo sinusal. Uma série de medidas gerais, farmacológicas e não farmacológicas estão disponíveis. Ressalta-se que a disponibilidade e o aprimoramento da ablação por cateter tornam essa estratégia mais efetiva e atrativa (Figura 25.2).

Episódios com causas claras e que foram sanadas não necessitam de tratamento com antiarrítmicos por longo prazo. Exemplos são a libação alcoólica e a tireotoxicose. Várias outras medidas não farmacológicas são úteis, como atividade física regular de baixa a moderada intensidade, redução

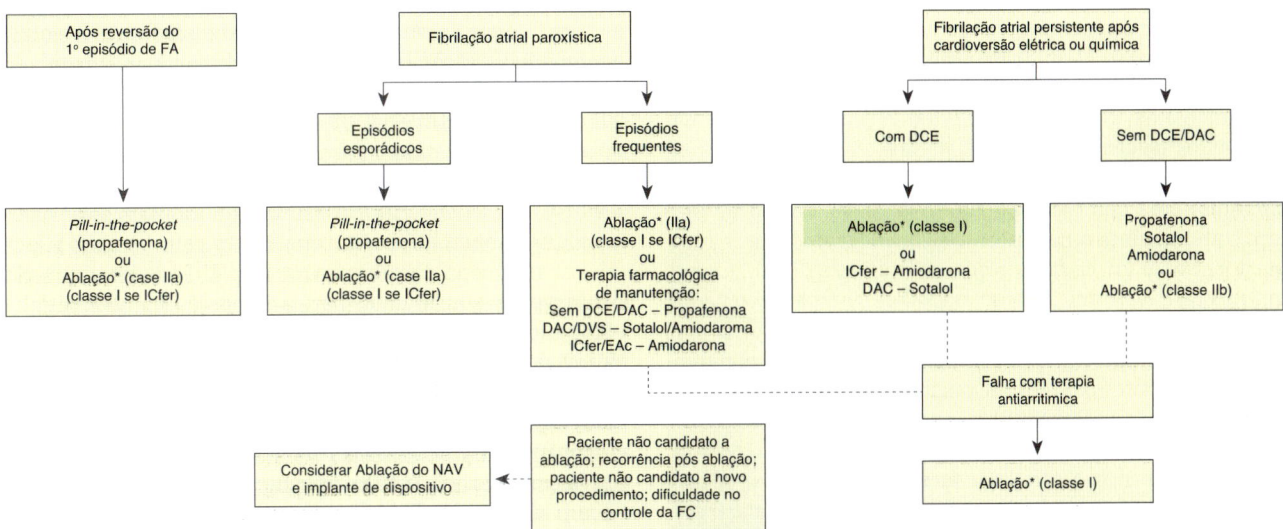

Figura 25.2 Manejo com objetivo de manutenção do ritmo sinusal. FA: fibrilação atrial; DCE: doença cardíaca estrutural; DAC: doença arterial coronariana; DVS: disfunção valvar severa; EAo: estenose aórtica; ICfer: insuficiência cardíaca com fração de ejeção reduzida; FC: frequência cardíaca; NAV: nó atrioventricular. *Critérios de risco para recorrência da arritmia devem ser avaliados.

de peso, abstinência alcoólica, controle da apneia do sono. Ao contrário do que se pensa, a ingesta de café em doses habituais não parece estar associada a aumento de risco de FA.

O controle das doenças de base causadoras de FA é parte fundamental no tratamento. A hipertensão arterial, por exemplo, é considerada o maior fator de risco tratável. Pacientes diabéticos, por sua vez, têm menos recorrências após ablação se estiverem com controle glicêmico adequado. Pacientes com insuficiência cardíaca que recebem o tratamento otimizado, farmacológico e não farmacológico, permanecem mais tempo em ritmo sinusal do que o grupo que recebe somente tratamento com antiarrítmicos. Mesmo sem possuir efeito antiarrítmico direto, fármacos como os inibidores da enzima conversora da angiotensina e bloqueadores dos receptores da angiotensina I, especialmente nos pacientes que também apresentam hipertensão arterial ou insuficiência cardíaca, podem ser bastante úteis.

Fármacos antiarrítmicos

Há poucos medicamentos para prevenção de recorrências de FA e *flutter* atrial; não estão disponíveis no Brasil dofetilide, flecainide e dronedarona, e fármacos como quinidina, procainamida e disopiramida (especialmente úteis na FA de origem vagal). As opções se resumem a propafenona, sotalol e amiodarona. Betabloqueadores eventualmente podem ser usados em casos em que a arritmia tenha clara origem adrenérgica.

A propafenona é um fármaco útil tanto na reversão aguda como na manutenção do ritmo sinusal. É segura em pacientes com coração estruturalmente normal, mas deve ser evitada na presença de cardiopatia estrutural devido ao risco do desencadeamento de pró-arritmias ventriculares.

O sotalol é um fármaco ineficaz para reversão da FA, mas é útil na prevenção de recorrências. Além disso, melhora os sintomas por diminuir a frequência ventricular dos episódios devido ao seu efeito betabloqueador. Essa propriedade faz do sotalol uma boa opção para coronariopatas. Os efeitos colaterais mais comuns são aqueles ligados ao efeito betabloqueador, como cansaço e fadiga. No entanto, o efeito adverso mais importante é o prolongamento do intervalo QT e desenvolvimento de *torsade de pointes*.

A amiodarona é bem efetiva na reversão e manutenção do ritmo sinusal. Além disso, reduz a frequência ventricular durante os episódios, diminuindo os sintomas. O risco pró-arrítmico é baixo, mas o uso em longo prazo pode apresentar efeitos colaterais em vários órgãos, como tireoide, pulmão, fígado, olhos e pele, havendo, inclusive, dados que apontam para eventual aumento de algumas formas de câncer com a amiodarona em doses altas. Devido a esses paraefeitos, existe um índice de descontinuidade do tratamento na faixa de 30% em 5 anos. Trabalhos comparativos entre fármacos mostram que a amiodarona é a mais indicada para a manutenção do ritmo sinusal, sendo o fármaco preferencial em pacientes com insuficiência cardíaca.

A escolha do fármaco depende da condição clínica do paciente, de acordo com o estabelecido pelas Diretrizes Brasileiras de Fibrilação Atrial. De forma geral, costuma-se usar propafenona ou sotalol na ausência de cardiopatia estrutural, e amiodarona quando há cardiopatia maior. Na presença de doença isquêmica ou insuficiência cardíaca, a propafenona não deve ser usada.

Ablação por cateter

A ablação por cateter é uma opção de tratamento bem estabelecida no manejo de pacientes com FA. Com o aperfeiçoamento das técnicas e tecnologias, houve melhora no sucesso do procedimento, diminuição nas taxas de recorrências e, principalmente, redução nas complicações. A ablação tem se mostrado superior à terapia antiarrítmica para manutenção do ritmo sinusal, especialmente nos pacientes que já tentaram algum antiarrítmico. Por isso, é rotineiramente indicada aos pacientes que já falharam no manejo não invasivo, e é cada vez mais indicada como primeira alternativa de tratamento. A ablação consiste basicamente em um isolamento elétrico das veias pulmonares, impedindo que os gatilhos originados dentro dessas estruturas alcancem o tecido atrial. Atualmente, duas fontes de energia para ablação estão amplamente difundidas: a ablação por radiofrequência e a crioablação, que é utilizada majoritariamente em pacientes com fibrilação atrial paroxística.

A manutenção do ritmo sinusal pela ablação está associada a uma diminuição na progressão da fibrilação atrial paroxística para a forma persistente e, em alguns grupos específicos, como os pacientes com insuficiência cardíaca congestiva, mostrou redução significativa de desfechos duros, e por isso é indicada precocemente. Trabalhos mais recentes, mas ainda sem o poder dos grandes ensaios clínicos randomizados, têm mostrado resultados favoráveis da ablação em relação ao uso de fármacos na redução de desfechos como hospitalização e mortalidade cardiovascular.

Uma seleção otimizada dos pacientes que podem beneficiar-se do procedimento permite que não se perca a janela terapêutica adequada, aumentando, assim, a taxa de sucesso com importante impacto na história natural da doença.

Terapia antitrombótica

A prevenção da ocorrência de fenômenos tromboembólicos é um ponto central na abordagem terapêutica de pacientes com FA. No geral, a presença de FA aumenta o risco de acidente vascular cerebral (AVC) em cinco vezes, e a magnitude desse risco pode variar de acordo com a presença de fatores de risco específicos. Para facilitar a avaliação individual e a tomada de decisão terapêutica, foram desenvolvidos escores clínicos para predição do risco de fenômenos tromboembólicos. O escore de risco atualmente recomendado para a indicação da terapia antitrombótica na FA é o escore CHA_2DS_2VASc (Tabela 25.1). Todos os pacientes com estenose mitral moderada a grave ou prótese valvular mecânica têm indicação de anticoagulação oral, não se aplicando a esses casos o escore CHA_2DS_2VASc. Embora o risco de fenômenos tromboembólicos nos pacientes com FA paroxística seja menor que na FA permanente, o padrão temporal da FA não deve ser considerado para a indicação da anticoagulação oral, que é fundamentalmente baseada na presença dos fatores de risco.

As indicações para terapia antitrombótica baseadas no escore CHA_2DS_2VASc são apresentadas na Figura 25.3. A anticoagulação oral está indicada para homens com $CHA_2DS_2VASc > 2$ e mulheres > 3. Para pacientes considerados de baixo risco (CHA_2DS_2VASc = zero para homens e = 1 para mulheres) não está indicado o uso de terapia antitrombótica. A anticoagulação oral deve ser considerada para homens com $CHA_2DS_2VASc = 1$ e mulheres = 2, considerando-se

Tabela 25.1 Escore CHA$_2$DS$_2$VASc.

CHA$_2$DS$_2$VASc	Pontos
ICC/disfunção ventricular	1
Hipertensão arterial	1
Idade ≥ 75 anos	2
Diabetes melito	1
AVC/AIT/TEP	2
Doença vascular (IAM prévio, doença arterial periférica, placa em aorta)	1
Idade 65-74 anos	1
Sexo feminino	1

ICC: insuficiência cardíaca; AVC: acidente vascular cerebral; AIT: acidente isquêmico transitório; TEP: tromboembolismo pulmonar; IAM: infarto agudo do miocárdio.

preferências dos pacientes e avaliação de riscos e benefícios. A decisão sobre a anticoagulação de longo prazo deve ser tomada independentemente da estratégia empregada para o controle dos sintomas da FA (controle da FC ou controle do ritmo). Para a realização de procedimentos de cardioversão (química ou elétrica) e ablação por radiofrequência há recomendações específicas em relação ao manejo da terapia antitrombótica periprocedimento.

Sempre que a utilização de terapia antitrombótica for considerada, o potencial risco de sangramento precisa ser avaliado, o qual também pode ser estimado com escores clínicos, sendo o mais utilizado o escore HAS-BLED. O risco elevado de sangramento não implica necessariamente em contraindicação para a anticoagulação, e deve ser considerado o balanço com os potenciais benefícios. Em pacientes com HAS-BLED > 3, a anticoagulação deve ser utilizada com cautela. Destaca-se que há fatores de risco para sangramento que são modificáveis e devem sempre ser avaliados e manejados adequadamente a cada consulta do paciente. As situações de contraindicação absoluta para anticoagulação são poucas e incluem sangramento ativo, trombocitopenia (< 50.000 plaquetas μ/ℓ), anemia severa em investigação ou sangramento recente de alto risco. Nessas condições, as terapias não farmacológicas podem ser consideradas.

Seleção da terapia antitrombótica

A seleção da terapia antitrombótica para o paciente deve ter como objetivo a redução do risco de eventos tromboembólicos sem aumento significativo do risco de sangramento. As opções farmacológicas para prevenção do AVC e eventos tromboembólicos incluem varfarina, anticoagulantes diretos e antiagregantes plaquetários. As opções não farmacológicas são a oclusão do apêndice atrial esquerdo ou a exclusão cirúrgica do apêndice atrial esquerdo.

Varfarina

A varfarina é o fármaco com maior experiência de uso na prevenção de eventos tromboembólicos na FA, com comprovada redução tanto de AVC como de mortalidade. No entanto, as limitações para uso da varfarina (dificuldade de manutenção na faixa terapêutica, interação com fármacos e alimentos, exames frequentes para ajuste de dose) e os resultados dos ensaios clínicos randomizados dos anticoagulantes diretos fazem com que a varfarina não seja mais considerada como opção preferencial para anticoagulação de pacientes

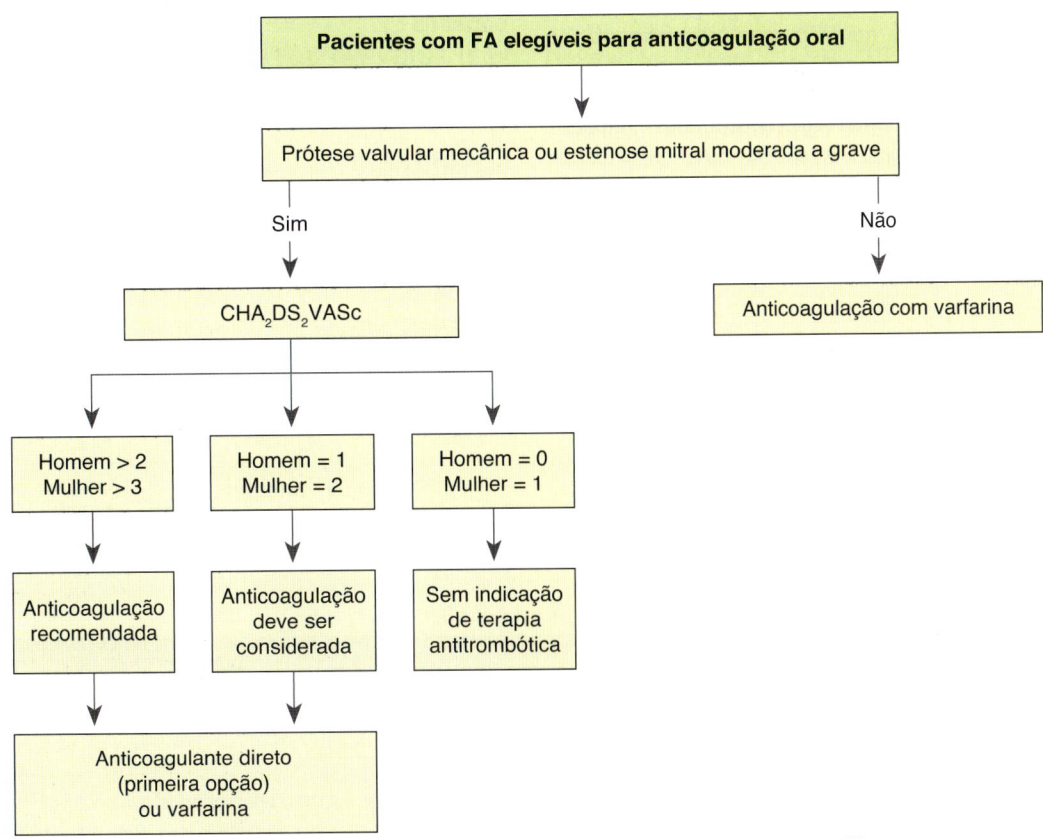

Figura 25.3 Indicações para terapia antitrombótica em pacientes com FA.

com FA. Já para pacientes com FA e estenose mitral moderada a grave ou prótese valvular mecânica, a varfarina é a única opção terapêutica segura e eficaz para anticoagulação.

Anticoagulantes diretos

Os anticoagulantes diretos foram desenvolvidos em função das limitações e dificuldades para o uso da varfarina. Dabigatrana (inibidor direto da trombina), apixabana, rivaroxabana e edoxabana (inibidores do fator Xa) foram avaliadas em grandes ensaios clínicos randomizados que mostraram não inferioridade em relação à varfarina. Uma metanálise avaliou conjuntamente o resultado desdes ensaios clínicos e demonstrou que os anticoagulantes diretos reduziram significativamente em 19% o risco de AVC ou evento embólico sistêmico na comparação com varfarina, principalmente em função de redução do AVC hemorrágico. Houve redução de 10% de mortalidade, redução não significativa de sangramentos maiores e aumento de 25% do risco de sangramento gastrintestinal.

Os dados de eficácia e segurança dos estudos comparativos e as dificuldades para uso da varfarina fazem com que os anticoagulantes diretos sejam considerados como opção preferencial para a anticoagulação de pacientes com FA. Não há ensaio clínico de comparação direta entre os anticoagulantes diretos. A seleção do fármaco deverá levar em consideração características específicas demonstradas nos ensaios clínicos. A prescrição dos anticoagulantes diretos deve levar rigorosamente em consideração as doses testadas nos estudos (Tabela 25.2). Reduções inapropriadas de dose são frequentes na prática clínica e associadas a aumento do risco de eventos embólicos.

Antiplaquetários

O uso da aspirina é inferior à varfarina para prevenção de AVC, mas superior ao placebo. O uso combinado de aspirina e clopidogrel foi superior ao uso de aspirina isolado, mas com risco de sangramento semelhante à anticoagulação oral. Em pacientes considerados não elegíveis para varfarina, o uso de apixabana foi mais eficaz que aspirina para a redução de AVC e eventos embólicos, sem aumento significativo de sangramento maior. Considerando-se esses resultados, a terapia com antiplaquetários não é mais recomendada para prevenção de AVC em pacientes com FA.

Opções não farmacológicas

A oclusão do apêndice atrial esquerdo ou a exclusão cirúrgica do apêndice atrial esquerdo (no caso de pacientes que serão submetidos à cirurgia cardíaca) podem ser consideradas em pacientes com FA avaliados como de alto risco, mas que apresentam contraindicações para terapia anticoagulante.

SÍNCOPE

Síncope é definida como perda transitória da consciência, secundária à hipoperfusão cerebral difusa, e caracterizada por início súbito, curta duração e recuperação completa e espontânea. Ressalta-se que as perdas transitórias da consciência incluem síncope e outras condições em que o mecanismo não é a hipoperfusão cerebral difusa. Essas condições compreendem diagnósticos diferenciais importantes, como convulsões, hipoglicemia, intoxicação por álcool e drogas, e até mesmo causas traumáticas como a concussão cerebral.

Dados epidemiológicos são imprecisos, uma vez que pressupõe-se afastar inúmeros diagnósticos diferenciais, tornando difícil a construção de bancos de dados confiáveis. Além disso, a síncope é fortemente influenciada por características populacionais como idade e sexo, o que torna os dados pouco reprodutíveis na literatura médica.

Corresponde a 6% das internações hospitalares e de 1 a 3% das admissões em salas de emergência. Um estudo com participantes acima de 45 anos, a prevalência foi de 19%. O sexo feminino costuma ser mais afetado e sua distribuição está na segunda, sexta e oitava décadas de vida. Outro dado importante é que a ocorrência de síncope aumenta com a idade, e dobra após os 70 anos e é o triplo em octogenários. A taxa de mortalidade é variável e está diretamente relacionada com a causa subjacente, com mais incidência em pacientes acima de 60 anos e com síncope secundária à doença cardíaca.

Em revisão sistemática incluindo 11.158 pacientes admitidos por síncope, a taxa de mortalidade em 1 ano variou entre 5,7 e 15,5%. Dessa forma, a grande importância da síncope na prática clínica reside no fato de ser potencialmente grave. Se, por um lado, pode refletir um quadro de hipotensão postural não relacionada com o aumento na taxa de mortalidade, por outro lado, pode sinalizar uma arritmia grave com alta probabilidade de morte, tornando a estratificação de risco pivotal na investigação diagnóstica.

Classificação

A síncope decorre de condições que diminuem o débito cardíaco ou a resistência vascular periférica, ocasionando hipoperfusão cerebral difusa. Essas condições são divididas em três grandes grupos:

- Síncope reflexa:
  - Síncope vasovagal
  - Síncope do seio carotídeo
- Hipotensão ortostática:
  - Induzida por drogas
  - Depleção de volume
  - Insuficiência autonômica primária/secudária

Tabela 25.2 Dose dos anticoagulantes diretos para prevenção de AVC em pacientes com FA.

Fármaco	Dose padrão	Critérios redução de dose
Apixabana	5 mg 12/12 h	2,5 mg 12/12 h se 2 entre 3 critérios: peso < 60 kg; idade > 80 anos; creatinina > 1,5 mg/dℓ
Dabigatrana	150 mg 12/12 h 110 mg 12/12 h	Não há critério pré-especificado de redução de dose
Edoxabana	60 mg 1x/dia	30 mg 1x/dia se: peso < 60 kg, *clearance* de creatinina 15-49 mℓ/min ou uso de inibidor potente da glicoproteína-P
Rivaroxabana	20 mg 1x/dia	15 mg 1x/dia se *clearance* de creatinina 15-49 mℓ/min

- Síncope cardíaca:
  ◦ Arritmia cardíaca (bradicardia ou taquicardia)
  ◦ Doença cardíaca estrutural.

Síncope reflexa

A síncope reflexa é a mais comum e ocorre quando a perda de consciência é secundária a um reflexo autonômico, como na síncope vasovagal, síncope do seio carotídeo e síncope situacional. Os mecanismos relacionados com o desencadeamento do reflexo vasovagal ainda não estão totalmente esclarecidos, mas, possivelmente, estão relacionados com o aumento da suscetibilidade ao desencadeamento do reflexo vasovagal, caracterizado por vasodilatação que leva à hipotensão e incremento do tônus parassimpático, que leva à bradicardia.

Classicamente, o reflexo vasovagal é desencadeado pelo estresse postural ou emocional, especialmente medo e dor. A fase prodrômica costuma ser bastante exuberante e caracterizada por sudorese, calor, palidez, escotomas cintilantes, náuseas e vômitos. A ocorrência de trauma não é usual.

A síncope do seio carotídeo ocorre predominantemente após os 40 anos, e é desencadeada pela pressão ou manipulação na região cervical. A síncope situacional é provocada por estímulos distintos. É uma forma de síncope reflexa pouco frequente, aproximadamente em 4% dos casos. Vale lembrar que os estímulos mais frequentes são a defecação, micção e tosse; entretanto, outros estímulos devem ser pesquisados, como deglutição, riso ou mesmo a parada súbita da atividade física. Normalmente, pacientes com síncope situacional costumam ser mais velhos, do sexo masculino e com comorbidades. A ocorrência de trauma é mais comum se comparada com a síncope vasovagal.

Hipotensão ortostática

A hipotensão ortostática resulta de uma redução do retorno venoso com consequente redução no débito cardíaco, não compensados pelo sistema nervoso autonômo. Compreende um grupo bem heterogênio de condições com prognósticos distintos.

O uso de medicamentos anti-hipertensivos deve ser investigado em todos pacientes, pois são causas frequentes de perda da consciência, com especial atenção aos pacientes que usam nitrato, alfabloqueador ou a combinação de inibidores da enzima de conversão da angiotensina com diurético ou nitrato, e alfabloqueadores com nitrato. Outra possibilidade frequente é a depleção de volume secundária a diarreia, vômitos ou desidratação. A desidratação pode ocorrer durante viagens aéreas de longa distância, justificando a alta ocorrência de síncope nessas circunstâncias. Uma emergência médica durante viagem aérea ocorre em 1/604 voos, sendo a síncope e pré-síncope as maiores causas de acionamento médico, o que corresponde a aproximadamente 33% dos caso.

Apesar da diversidade de possibilidades para justificar a síncope secundária à hipotensão postural, não se pode negligenciar a preocupante insuficiência autonômica, uma condição preocupante, progressiva e que exige uma abordagem multidisciplinar. Trata-se de uma condição em que a atividade simpática eferente é cronicamente acometida e causa deficiência nos mecanismos de vasoconstrição periférica e queda progressiva da pressão arterial quando o indivíduo assume a posição ortostostática. As principais causas de insuficiência autonômica são insuficiência autonômica pura, atrofia sistêmica múltipla, doença de Parkinson e demência de corpos de Levy.

Algumas condições causam insuficiência autonômica de forma secundária, como diabetes, insuficiência renal, amiloidose e manifestações paraneoplásicas.

Síncope cardíaca

A síncope cardíaca compreende as arritmias cardíacas, doença cardíaca estrutural e outras condições não diretamente relacionadas com doença cardíaca, como o tromboembolismo pulmonar e a hipertensão pulmonar. Tanto as bradiarritmias como as taquicacardias podem justificar um caso de síncope, muitas vezes de diagnóstico desafiador, já que a documentação eletrocardiográfica nem sempre é possível e a obtenção de registro durante a síncope espontânea é padrão ouro para confirmação de diagnóstico. Além disso, a presença de um quadro arrítmico já conhecido pode não justificar a perda da consciência.

As arritmias supraventriculares cursam com palpitações e pré-síncope; entretanto, a perda completa da consciência não é frequente. As arritmias ventriculares, quando atingem uma frequência acima de 200 batimentos/min, apresentam uma incidência de síncope/pré-síncope de 65%, comparados com apenas 15% nos casos em que a frequência é inferior a 200 batimentos/min.

As doenças cardíacas estruturais também podem causar síncope por mecanismos diversos, como a estenose aórtica, cardiomiopatia hipertrófica, infarto agudo do miocárdio, massa cardíaca, doenças do pericárdio, anomalia congênita de artéria coronária e disfunções de prótese valvar.

Diagnóstico

O primeiro objetivo a ser atingido ao atender um paciente com história de síncope é afastar a gravidade. Para isso, a avaliação inicial mandatória para todos os pacientes é a realização de história clínica, exame físico detalhado e o eletrocardiograma de 12 derivações. Essa tríade definirá toda a conduta subsequente.

Muitas características do evento sincopal podem favorecer o diagnóstico de síncope cardíaca, especialmente durante o esforço físico, ausência de fase prodrômica e trauma. As principais características da síncope cardíaca são:

- Idade acima da 60 anos
- Sexo masculino
- História de doença cardíaca prévia
- Fase prodrômica ausente ou muito curta
- Síncope durante o pico de esforço
- Síncope na posição deitada
- Palpitação antecedendo a perda de consciência
- Presença de dispneia e dor torácica
- História familiar de morte cardíaca súbita em jovem (abaixo 40 anos)
- Anormalidade no exame físico
- Bradicardia/hipotensão persistente
- Anormalidade eletrocardiográfica.

Já a síncope reflexa ocorre tipicamente em pacientes jovens sem doença cardíaca conhecida, síncope na posição ortostática e fatores desencadeantes, como estresse postural ou emocional. Além disso, a fase prodrômica típica oferece tempo suficiente para o paciente assumir uma posição defensiva e a ocorrência de trauma nesses casos é infrequente.

O eletrocardiograma faz parte da investigação essencial, visando estratificar o risco. Qualquer anormalidade eletrocardiográfica deve sinalizar alguma alteração cardíaca, até que se prove o contrário.

Após a avaliação inicial, a investigação deve seguir a hipótese diagnóstica inicial e as diretrizes preconizadas para cada suspeita clínica; entretanto, algumas informações merecem ser destacadas.

O estudo eletrofisiológico foi uma ferramenta muito utilizada no passado, mas, recentemente, tem seu papel estabelecido para alguns casos selecionados. Sabe-se que a positividade do teste está relacionada com a presença de doença cardíaca estrutural e é indicado na bradicardia sinusal, bloqueio bifascicular e na suspeita clínica de alguma taquicardia. Pacientes com um substrato arritmogênico, por exemplo, pacientes pós-infarto, em que a síncope permanece inexplicada após a investigação convencional, o estudo eletrofisiológico pode contribuir na documentação de arritmia ventricular por mecanismos de reentrada.

O estudo eletrofisiológico teve sua indicação mitigada nos últimos anos, e o monitor de eventos implantável ganhou popularidade na investigação desses pacientes. Uma revisão sistemática demonstrou que o monitor de eventos definiu o diagnóstico em 43,9% dos casos. Pode ser utilizado na fase inicial da investigação em pacientes com síncope de etiologia indeterminada após excluir critérios de risco e, até mesmo, no paciente de alto risco depois de afastar uma causa potencial que mereça tratamento imediato ou não preencher os critérios necessários para o implante de cardioversor/desfibrilador implantável. Além disso, o monitor de eventos pode ser útil para o diagnóstico diferencial de condições como crise convulsiva ou pacientes com quedas sem causa estabelecida.

O teste de inclinação, conhecido como *tilt test*, é utilizado com o objetivo de reproduzir a síncope utilizando o estresse ortostático prolongado associado, eventualmente, a um fármaco provocativo. O nitrato é o fármaco mais utilizado por apresentar poucos efeitos colaterais e boa sensibilidade e especificidade. Sua contribuição na investigação diagnóstica é para confirmar casos de síncope reflexa na qual o diagnóstico ainda não foi esclarecido pela avaliação inicial. Além disso, é útil na investigação de pacientes com insuficiência autonômica, quando se evidencia hipotensão postural progressiva e de ocorrência mais tardia, que são difíceis de serem avaliadas com medidas convencionais de pressão na posição ortostática.

Tratamento

O tratamento depende da causa subjacente. As síncopes secundárias à doença cardíaca ou arritmias devem ser tratadas de acordo com diretrizes específicas. Nos casos de síncope reflexa ou hipotensão ortostática, o tratamento inicia-se com o esclarecimento do quadro, orientações sobre situações desencadeantes, furtar-se de situações desencadeantes e hidratação oral frequente. Todas as medicações devem ser criteriosamente revistas e suspensas, se possível.

As manobras de contrapressão, contração voluntária máxima durante cruzamento das pernas ou contração dos braços, devem ser implementadas para todos os pacientes e estão associadas a menor recorrência clínica. Na vigência de recorrência clínica, alguns agentes farmacológicos podem

ser utilizados. O midodrine é um alfa-agonista com efeitos vasoconstritores periféricos que se mostrou eficaz em estudos clínicos; entretanto, não está disponível comercialmente no Brasil. A fludrocortisona é mais utilizada na prática clínica para prevenção de recorrência de síncope vasovagal, mas há poucos estudos que suportam a sua indicação. O seu principal efeito adverso é a hipertensão de decúbito, o que pode limitar o seu uso, especialmente em pacientes mais idosos.

O uso de betabloqueador é controverso e pouco indicado. A estimulação cardíaca artificial foi descrita como forma de tratamento para pacientes com resposta predominantemente cardioinibitória (com pausa superior a 3 segundos) que não respondem ao tratamento convencional.

Por fim, terapias promissoras como a ablação dos plexos ganglionares (cardioneuroablação) estão sendo avaliadas.

CONSIDERAÇÕES FINAIS

O tratamento da fibrilação atrial objetiva reduzir sintomas e riscos. A reversão do ritmo sinusal, controle da frequência ventricular e manutenção do ritmo sinusal são estratégias que devem ser individualizadas, e a terapia antitrombótica é fundamental quando indicada. O manejo não farmacológico de comorbidades como obesidade e apneia do sono é peça-chave no tratamento. O uso de antiarrítmicos, anticoagulantes, fármacos destinados ao tratamento de doenças de base e de doenças causadoras de FA podem ser empregados. E quando opta-se pela manutenção do ritmo sinusal, a ablação por cateter tem ganhado cada vez mais espaço como alternativa efetiva e segura.

A síncope, por sua vez, é um sintoma na prática clínica com grande espectro de possibilidades diagnósticas, incluindo condições com prognósticos diferentes. Dessa forma, o objetivo mais importante da abordagem é a estratificação de risco visando afastar a possibilidade de síncope cardíaca. Para isso, a história clínica e exame físico detalhado associado ao eletrocardiograma de 12 derivações podem nortear a investigação complementar e o tratamento.

BIBLIOGRAFIA

Andrade, JG, Deyell, MW, Macle, L, Wells, GA, Bennett, M, et al. Progression of Atrial Fibrillatiom after Cryoablation or Drug Therapy. *N Engl J Med*. 2023;388(2):105–116.

Brignole, M, Moya A, de Lange, FJ, et al. 2018 ESC Guidelines for the diagnosis and management of syncope. *Eur Heart J* 2018;39:1883-1948.

Goette, A, Borof K, Breithardt, G, Camm, AJ, Crijns, HJGM, et al. Presenting Pattern of Atrial Fibrillation and Outcomes of Early Rhythm Control Therapy. *J Am Coll Cardiol*. 2022; 80(4):283-295.

Hale, WE, Perkins, LL, May, FE, Marks, RG, Stewart, RB. Symptom prevalence in the elderly: An evaluation of age, sex, disease, and medication use. *J Am Geriatr Soc* 1986;34:333-40.

Hindricks, G, Potpara, T, Dagres, N, Arbelo, E, Bax, JJ, Blomström-Lundqvist, C, et al. 2020 ESC Guidelines for the diagnosis and management of atrial fibrillation developed in collaboration with the European Association for Cardio-Thoracic Surgery (EACTS): The Task Force for the diagnosis and management of atrial fibrillation of the European Society of Cardiology (ESC). Developed with the special contribution of the European Heart Rhythm Association (EHRA) of the ESC. *Eur Heart J*. 2021;42: 373–498.

Kirchhof, P, Camm AJ, Goette, A, Brandes, A, Eckardt, L, et al. Early rhythm-control therapy in patients with atrial fibrillation. *N Engl J Med*. 2020;383(14):1305–1316.

Magalhães, LP, Figueiredo, MJO, Cintra, FD, Saad, EB, Kuniyishi, RR, Teixeira, RA, et al. II Diretrizes Brasileiras de Fibrilação Atrial. *Arq Bras Cardiol* 2016; 106 (4Supl.2): 1-22.

Marrouche, NF, Brachmann, J, Andresen, D, Siebels, J, Boersma, L, et al. Catheter Ablation for Atrial Fibrillation with Heart Failure. *N Engl Med* 2018; 378:417-427.

Martin-Gill, C, Doyle, TJ, Yealy, DM. In-Flight Medical Emergencies: A Review. *JAMA*. 2018;320(24):2580-2590.

Pimentel, M, Polanczyk, CA, Rohde, LE. Arritmias Cardíacas. In: Duncan BB, Schimidt MI, Giugliani ERJ, Duncan MS, Giugliani C. Medicina ambulatorial: condutas de atenção primária baseadas em evidências. Porto Alegre: Artmed, 2022.

Ruff, CT, Giugliano, RP, Braunwald, E, Hoffman, EB, Deenadayalu, N, Ezekowitz, MD, et al. Comparison of the efficacy and safety of new oral anticoagulants with warfarin in patients with atrial fibrillation: a meta-analysis of randomised trials. *The Lancet*. 2014;383(9921):955–62.

Shen, WK, Sheldon, RS, Benditt, DG, et al. 2017 ACC/AHA/HRS guideline for the evaluation and management of patients with syncope: A report of the American College of Cardiology/American Heart Association Task Force on Clinical Practice Guidelines and the Heart Rhythm Society. Heart Rhythm 2017; 14(8):e155-e217.

Solbiati, M, Casazza, G, Dipaola, F, et al. The diagnostic yield of implantable loop recorders in unexplained syncope: A systematic review and meta-analysis. *Int J Cardiol* 2017;231:170-6.

Soteriades, ES, Evans, JC, Larson, MG, et al. Incidence and prognosis of syncope. *N Engl J Med* 2002;347(12):878-85.

Steffel, J, Collins, R, Antz, M, Cornu, P, Desteghe, L, Haeusler, KG, et al. 2021 European Heart Rhythm Association Practical Guide on the Use of Non-Vitamin K Antagonist Oral Anticoagulants in Patients with Atrial Fibrillation. Europace. 2021;23: 1612–1676.

Testa, G, Ceccofiglio, A, Mussi, C, et al. Hypotensive Drugs and Syncope Due to Orthostatic Hypotension in Older Adults with Dementia (Syncope and Dementia Study). *J Am Geriatr Soc* 2018;66(8):1532-37.

Tseng, AS, Kowlgi, GN, DeSimone, CV. Antiarrhythmic Drugs for Atrial Fibrillation in the Outpatient Setting: Common Clinical Scenarios and Pearls for the Primary Care Clinician. Mayo Clin Proc. 2021 Aug;96(8):2230-2242.

Wenzke, KE, Walsh, KE, Kalscheur, M, Wasmund, SL, Page, RL, Brignole, M, Hamdan, MH. Clinical Characteristics and Outcome of Patients with Situational Syncope Compared to Patients with Vasovagal Syncope. *Pacing Clin Electrophysiol*. 2017;40(5):591-595.

26

Avaliação Perioperatória para Cirurgias Não Cardíacas

Bruno Caramelli • Fabio de Souza • Francisco Akira Malta Cardozo • Claudio Pinho • Luciana Savoy Fornari • Marcos Pita Lottenberg • Edilza Câmara Nóbrega • Arnaldo Laffitte Stier Júnior • Danielle Menosi Gualandro • Luciana Dornfeld Bichuette • Daniela Calderaro • Carlos Jardim

INTRODUÇÃO

Estima-se que, anualmente, mais de 300 milhões de procedimentos cirúrgicos sejam realizados em todo o mundo, número que tende a aumentar nos próximos anos, principalmente em países em desenvolvimento. A morbimortalidade em pacientes submetidos a cirurgias não cardíacas ainda representa carga global significativa, com mais de 1% dos pacientes acima de 45 anos admitidos para cirurgias não cardíacas morrem no pós-operatório ou em até 30 dias. Entre as diversas etiologias de eventos desfavoráveis após procedimentos cirúrgicos, as complicações cardiovasculares podem ser responsabilizadas por cerca de um terço das mortes no período perioperatório, com destaque para o infarto agudo do miocárdio (IAM). Com o aumento da expectativa de vida e o envelhecimento da população, observa-se que pacientes cada vez mais idosos e com mais comorbidades estão sendo submetidos a cirurgias e, consequentemente, a maior risco de complicações perioperatórias. Dessa forma, a busca de melhorias nas condições cirúrgicas, incluindo cuidados perioperatórios, é um objetivo importante a ser alcançado na saúde global, principalmente em países de baixa e média rendas.

Com o objetivo de refinar a identificação de pacientes de maior risco para eventos cardiovasculares no período perioperatório, diversos escores têm sido utilizados para estimar o risco de eventos relacionados com cirurgias não cardíacas. Esses escores auxiliam os médicos na decisão sobre quais pacientes são candidatos à estratificação de risco adicional por meio de exames complementares, métodos para monitorização e detecção precoce de eventos e estratégias para prevenção de complicações. Este capítulo faz uma breve síntese das recomendações encontradas em diretrizes que guiam a conduta médica na avaliação pré-operatória de pacientes que serão submetidos a cirurgias não cardíacas.

RISCO CIRÚRGICO

Para obtenção adequada do risco cirúrgico do paciente, algumas etapas da avaliação clínica são fundamentais:

- Anamnese
- Exame físico
- Avaliação da necessidade de exames complementares.

Primeiro, deve-se fazer uma anamnese completa, abordando sintomas do paciente, para compreender o grau de compensação de suas doenças de base, capacidade funcional, dados pessoais clínicos e cirúrgicos, medicações de uso contínuo, alergias prévias, indicação da cirurgia atual, prognóstico e gravidade da doença que indicou a necessidade da cirurgia e o tipo do procedimento a ser realizado.

Em seguida, um exame físico cuidadoso levanta dados valiosos, como medida de pressão arterial, avaliação de pulsos periféricos, pesquisa de sopros cardíaco ou carotídeo, sinais de congestão pulmonar ou sistêmica e inspeção cutânea para pesquisa de possíveis focos infecciosos que contraindiquem o procedimento.

Em relação aos exames complementares, embora a solicitação de exames pré-operatórios (eletrocardiograma [ECG], radiografia de tórax e exames laboratoriais) seja uma prática clínica comum e rotineira, essa conduta não está relacionada com redução e com predição de complicações perioperatórias, o que resulta em um alto custo financeiro para o sistema de saúde. Em indivíduos saudáveis com programação de cirurgias não cardíacas de baixo risco, não há estudos que demonstrem o custo-efetividade de quaisquer exames pré-operatórios, os quais devem ser individualizados conforme a anamnese, o exame físico, as doenças e as comorbidades apresentadas pelo paciente, assim como o tipo e o porte da cirurgia proposta. De forma bem prática, e independentemente da presença de comorbidades, a realização de ECG, radiografia de tórax, hemograma completo, provas de função renal (ureia e creatinina) e de coagulação podem ser justificadas em cirurgias de portes intermediário e grande, nas quais os benefícios superam os riscos (grau de recomendação IIa). Outros exames podem ser necessários de acordo com as particularidades específicas de cada paciente.

Em situações em que há indicação de intervenção cirúrgica de emergência, o papel do especialista deve se basear em medidas de monitorização e intervenções para a redução do risco no intra e no pós-operatório, e não é indicado um exame complementar que atrase a cirurgia.

Medidas para redução do risco cirúrgico
Manejo de medicações de uso contínuo no perioperatório

Cerca de 300 milhões de cirurgias são realizadas anualmente no mundo. O aumento da expectativa de vida e o consequente envelhecimento populacional implicam em um maior número de indivíduos com múltiplas comorbidades submetidos a procedimentos cirúrgicos. Portanto, é fundamental o conhecimento sobre o manejo de medicações de uso contínuo no contexto perioperatório.

Neste capítulo, faz-se uma abordagem das classes medicamentosas mais estudadas e cuja repercussão na suspensão ou manutenção pode ser relevante no período perioperatório.

Antiagregantes plaquetários
Ácido acetilsalicílico

A decisão da continuação ou suspensão do ácido acetilsalicílico no perioperatório depende de dois fatores: contexto da indicação da medicação e tipo de cirurgia.

Pacientes em uso desse medicamento no contexto de prevenção primária devem suspender a medicação 7 dias antes do procedimento, e aqueles que recebem no contexto de prevenção secundária, é recomendada a manutenção do ácido acetilsalicílico, uma vez que a redução de risco isquêmico conferido pelo medicamento parece superar o risco de sangramento; a exceção é para pacientes que serão submetidos a neurocirurgias e ressecções transuretrais de próstata, nos quais o ácido acetilsalicílico deve, também, ser suspenso 7 dias antes da cirurgia, diante do risco hemorrágico do procedimento.

Inibidores de P2Y12

Os inibidores de P2Y12 são utilizados em associação com ácido acetilsalicílico em pacientes submetidos a angioplastia coronária e no contexto pós-infarto agudo do miocárdio. Tradicionalmente, a dupla antiagregação plaquetária era obrigatória por 1 ano depois de um evento coronariano agudo, e por 6 meses após qualquer angioplastia coronariana eletiva. Com o uso de *stents* farmacológicos de última geração, a suspensão parece ser segura a partir de 1 mês da angioplastia. Portanto, é possível o uso em pacientes com programação de cirurgias sensíveis ao tempo, ou seja, procedimentos que não são de emergência, mas cujo prognóstico pode piorar se for adiado a médio prazo.

O tempo mínimo de suspensão dos inibidores de P2Y12 depende do fármaco: para o clopidogrel e o ticagrelor, recomenda-se 5 dias de suspensão, enquanto para o prasugrel deve ser suspenso 7 dias antes do procedimento.

Antidiabéticos

O tratamento do diabetes melito tipo II (DM2) envolve, regularmente, a utilização de medicações adjuvantes à insulina, e somente no contexto de refratariedade às demais classes terapêuticas. É fundamental que se conheça o manejo adequado dessas medicações no período perioperatório.

Os inibidores de SGLT-2, cujo impacto prognóstico é consagrado tanto no paciente com DM2 de alto risco cardiovascular como nos indivíduos com insuficiência cardíaca (IC), têm como principais efeitos colaterais as infecções urogenitais, a hipovolemia e a cetoacidose euglicêmica. Sugere-se a suspensão do antidiabético de 3 a 4 dias antes do procedimento, tanto pela potencialização do risco associado aos efeitos adversos como pela descrição de incidência aumentada de cetoacidose euglicêmica durante o perioperatório.

Os demais antidiabéticos, como as sulfonilureias, biguanidas (p. ex., metformina) e análogos de GLP-1 devem ser suspensos no dia do procedimento. Cada uma dessas classes medicamentosas pode oferecer risco ao paciente: as sulfonilureias podem induzir hipoglicemia, as biguanidas aumentam o risco de hipoperfusão renal e os análogos de GLP-1 retardam o esvaziamento gástrico, com complicações tanto na indução anestésica como no pós-operatório. Em relação aos análogos de GLP-1, é importante ressaltar que existem apresentações de posologia semanal, e recomenda-se a suspensão da dose anterior à cirurgia.

O controle glicêmico no perioperatório é feito com insulina de ação rápida. Mantém-se o uso de insulina de ação lenta, e recomenda-se a redução entre 10 e 25% da dose do paciente na data da cirurgia.

Anticoagulantes orais

Diversos fatores devem ser levados em consideração no manejo dos anticoagulantes orais no perioperatório: tipo de anticoagulante, risco hemorrágico do procedimento e fatores relacionados com o paciente, como idade, riscos trombótico e de sangramento, função renal e comorbidades. Procedimentos de muito baixo risco de sangramento podem ser realizados em vigência de anticoagulação a critério do cirurgião.

O risco de tromboembolismo é determinante no perioperatório, e a Tabela 26.1 mostra a estratificação recomendada pela Sociedade Brasileira de Cardiologia.

Varfarina

A varfarina possui meia-vida em torno de 36 a 42 horas. Grande parte das intervenções cirúrgicas só pode ser realizada com valor de INR próximo do normal, ou seja, menor que 1,5. Portanto, recomenda-se que a varfarina seja suspensa 5 dias antes do procedimento e monitorização de INR até a data da cirurgia.

Em pacientes de alto risco tromboembólico (ver Tabela 26.1) é fundamental a terapia-ponte com heparina de baixo peso molecular, que deve ser suspensa 24 horas antes da cirurgia. Em pacientes de risco intermediário, a realização de ponte é questionável e deve ser individualizada, de acordo com riscos de sangramento e tromboembolismo. Sugere-se, no entanto, a ponte em pacientes de risco intermediário em uso de prótese mecânica. Pacientes de baixo risco podem realizar o procedimento sem necessidade de ponte.

Anticoagulantes de ação direta

Pacientes em uso de anticoagulantes de ação direta (apixabana, rivaroxabana, dabigatrana e edoxabana) devem suspendê-los antes do procedimento, sem necessidade de terapia-ponte. O tempo de suspensão depende do anticoagulante, do risco de sangramento do procedimento e da função renal do paciente.

Tabela 26.1 Estratificação de risco tromboembólico de pacientes de acordo com a indicação de anticoagulação.

	Prótese valvar mecânica	Fibrilação atrial	Tromboembolismo venoso
Risco alto	Qualquer prótese mecânica mitral Prótese mecânica aórtica antiga com AVC/AIT recente (< 6 meses)	CHADS2 5 ou 6 AVC/AIT recente (< 3 meses) Doença valvar reumática	TEV recente (3 meses) Trombofilia grave
Risco moderado	Prótese mecânica aórtica +1 fator de risco: FA, AVC/AIT prévios, HAS, DM, ICC, idade > 75 anos	CHADS2 3 ou 4	TEV entre 3 e 12 meses Trombofilia leve TEV recorrente Neoplasia ativa
Risco baixo	Prótese mecânica aórtica sem fatores de risco	CHADS2 0 a 2 (sem AVC/AIT prévio)	TEV > 12 meses

Adaptada de: 3ª Diretriz de Avaliação Cardiovascular Perioperatória da Sociedade Brasileira de Cardiologia.

A Tabela 26.2 resume a recomendação vigente para o manejo em relação ao tempo mínimo da suspensão dos anticoagulantes citados anteriormente.

RISCO CARDIOVASCULAR

A estimativa do risco cardiovascular no perioperatório se baseia em variáveis bem estabelecidas e a 3ª Diretriz de Avaliação Cardiovascular Perioperatória da Sociedade Brasileira de Cardiologia recomenda diversos algoritmos de estratificação de risco de eventos cardiovasculares no período perioperatório, os quais contemplam, recorrentemente, fatores como doença arterial coronária prévia, IC sintomática, doença cerebrovascular prévia, diabetes melito e doença renal crônica.

Além do risco do paciente, deve-se considerar inclusive o risco intrínseco do procedimento. Cirurgias vasculares arteriais de aorta ou vasculares periféricas são de alto risco intrínseco. Outras cirurgias de grande porte, como de cabeça e pescoço, intraperitoneais, intratorácicas, ortopédicas ou prostáticas, são de risco intermediário, enquanto procedimentos de menor porte, como catarata e procedimentos endoscópicos, possuem baixo risco intrínseco (Tabela 26.3).

As Tabelas 26.4 a 26.6 trazem os componentes dos algoritmos de Lee e do American College of Physicians (ACP). O algoritmo ou escore de Lee, também conhecido como Índice de Risco Cardíaco Revisado (IRCR), tem a vantagem de ser de fácil aplicação, mas apresenta moderada acurácia para predição de eventos em cenários de maior gravidade, como cirurgias vasculares arteriais que envolvem a aorta e revascularizações periféricas.

Recentemente, um novo algoritmo de risco denominado AUB-HAS2 (Tabela 26.7) foi derivado na American University of Beirut e validado no banco de dados americano de cirurgias (*National Surgical Quality Improvement Program* [*NSQIP*]) superando a acurácia do algoritmo de Lee. Validações específicas em pacientes submetidos a cirurgias vasculares arteriais também mostraram boa acurácia e a diretriz mais recente de avaliação perioperatória da European Society of Cardiology já cita o uso do novo escore. A validação do algoritmo AUB-HAS2 na população brasileira ainda está em andamento.

No entanto, destaca-se que todos os algoritmos possuem acurácia limitada e devem servir como ferramenta auxiliar, nunca substituindo a avaliação global subjetiva do paciente. A Figura 26.1 apresenta a orientação para a conduta a ser realizada de acordo com o risco obtido por meio destas ferramentas.

Tabela 26.3 Classificação do risco intrínseco da cirurgia para complicações cardíacas.

Classificação	Risco
Alto (risco cardíaco ≥ 5%)	Cirurgias vasculares arteriais de aorta e vasculares periféricas Cirurgias de urgência ou emergência
Intermediário (risco cardíaco entre 1 e 5%)	Endarterectomia de carótida e correção endovascular de aneurisma de aorta abdominal Cirurgia de cabeça e pescoço Cirurgias intraperitoneais e intratorácicas Cirurgias ortopédicas Cirurgias prostáticas
Baixo (risco cardíaco < 1%)	Procedimentos endoscópicos Procedimentos superficiais Cirurgia de catarata Cirurgia de mama Cirurgia ambulatorial

Tabela 26.4 Algoritmo de Lee (Índice de Risco Cardíaco Revisado).

Variáveis de risco	Classes de risco
Operação intraperitoneal, intratorácica ou vascular suprainguinal Doença arterial coronariana Insuficiência cardíaca congestiva Diabetes com insulinoterapia Creatinina pré-operatória > 2 mg/dℓ	I: nenhuma variável II: 1 variável III: 2 variáveis IV: 3 ou mais variáveis

Tabela 26.5 Algoritmo da American College of Physicians (ACP).

Variáveis de risco	Classes de risco
Infarto agudo do miocárdio < 6 meses (10 pontos) Infarto agudo do miocárdio > 6 meses (5 pontos) Angina classe III (10 pontos) Angina classe IV (20 pontos) Edema agudo de pulmão na última semana (10 pontos) Edema agudo de pulmão alguma vez na vida (5 pontos) Suspeita de estenose aórtica crítica (20 pontos) ECG com ritmo não sinusal ou ritmo sinusal com presença de extrassístoles supraventriculares (5 pontos) ECG com > 5 extrassístoles ventriculares (5 pontos) pO_2 < 60, pCO_2 > 50, potássio < 3 ou restrito ao leito (5 pontos) Idade > 70 anos (5 pontos)	Maior que 20 pontos = alto risco Entre 0 e 15 pontos: avaliar variáveis de Eagle e Vanzetto para discriminar entre risco baixo e intermediário

Tabela 26.2 Tempo de suspensão mínimo de DOACs para cirurgia.

Clearance de creatinina (mℓ/min)	Dabigatrana		Apixabana, rivaroxabana, edoxabana	
	Baixo risco de sangramento	Alto risco de sangramento	Baixo risco de sangramento	Alto risco de sangramento
≥ 80	≥ 24 h	≥ 48 h	≥ 24 h	≥ 48 h
50-79	≥ 36 h	≥ 72 h		
30-49	≥ 48 h	≥ 96 h		
15-29	Não indicada	Não indicada	≥ 36 h	

Adaptada de: European Society of Cardiology (ESG), Nova Diretriz de Avaliação e Manejo Pré-operatórias.

Tabela 26.6 Variáveis de Eagle e Vanzetto.

Variáveis de risco		Classes de risco
Idade > 70 anos	História de insuficiência cardíaca	Baixo: 1 variável
História de angina	História de infarto do miocárdio	Intermediário 2 ou
Diabetes melito	Alterações isquêmicas no ST	mais variáveis
Ondas Q no ECG	HAS com hipertrofia ventricular importante	

Tabela 26.7 Algoritmo AUB-HAS2.

Variáveis de risco	Classes de risco
Antecedentes de doença cardíaca	1 variável: baixo
Angina ou dispneia	2 ou 3 variáveis: intermediário
Idade ≥ 75 anos	4 a 6 variáveis: alto
Hemoglobina < 12 g/dℓ	
Cirurgia de emergência	
Cirurgia vascular arterial	

A capacidade funcional do indivíduo que está sendo avaliado tem um papel fundamental na determinação do risco e na abordagem diagnóstica. Em pacientes que possuem uma capacidade funcional intermediária ou superior, estimada em 4 METs ou mais, a realização de provas funcionais não oferece um valor adicional significativo na previsão de eventos cardiovasculares. Portanto, é recomendado que os exames sejam direcionados principalmente para pacientes com capacidade funcional reduzida ou indeterminada (devido às limitações causadas por outras condições médicas). A estratificação coronariana nessa situação pode ser feita tanto pela cintilografia de perfusão miocárdica ou pelo ecocardiograma com estresse físico ou farmacológico, ambos com acurácia adequada. Já o teste ergométrico pode ser utilizado na indisponibilidade de cintilografia de perfusão miorcádica e ecocardiograma, embora possua menor acurácia, principalmente em pacientes idosos com restrições ou com limitações ortopédicas. A cineangiocoronariografia deve ser considerada somente nos pacientes sintomáticos ou com provas não invasivas de alto risco que serão submetidos a cirurgias eletivas (em que existe tempo hábil para aguardar o período mínimo de dupla antiagregação plaquetária, caso seja realizada intervenção coronariana percutânea). Ressalta-se que a revascularização do miocárdio profilática antes de cirurgias não cardíacas não deve ser de rotina com objetivo exclusivo de reduzir complicações cardiovasculares, pois é recomendada apenas em indivíduos com indicação inequívoca, independentemente do contexto perioperatório.

Medidas para redução de risco cardiovascular

Com o avanço dos estudos de avaliação do risco perioperatório, novas perspectivas surgiram em relação aos fármacos que potencialmente possam diminuir o risco perioperatório em alguns tipos de pacientes.

Betabloqueadores

Estudos clínicos demonstram que o benefício dos betabloqueadores no contexto perioperatório está relacionado com o risco cardíaco de cada paciente, com benefício somente nos pacientes de alto risco. O estudo *POISE* avaliou o uso de betabloqueadores nos pacientes de alto risco ou com doença aterosclerótica estabelecida e mostrou redução do risco de infarto agudo do miocárdio, mas houve aumento das taxas

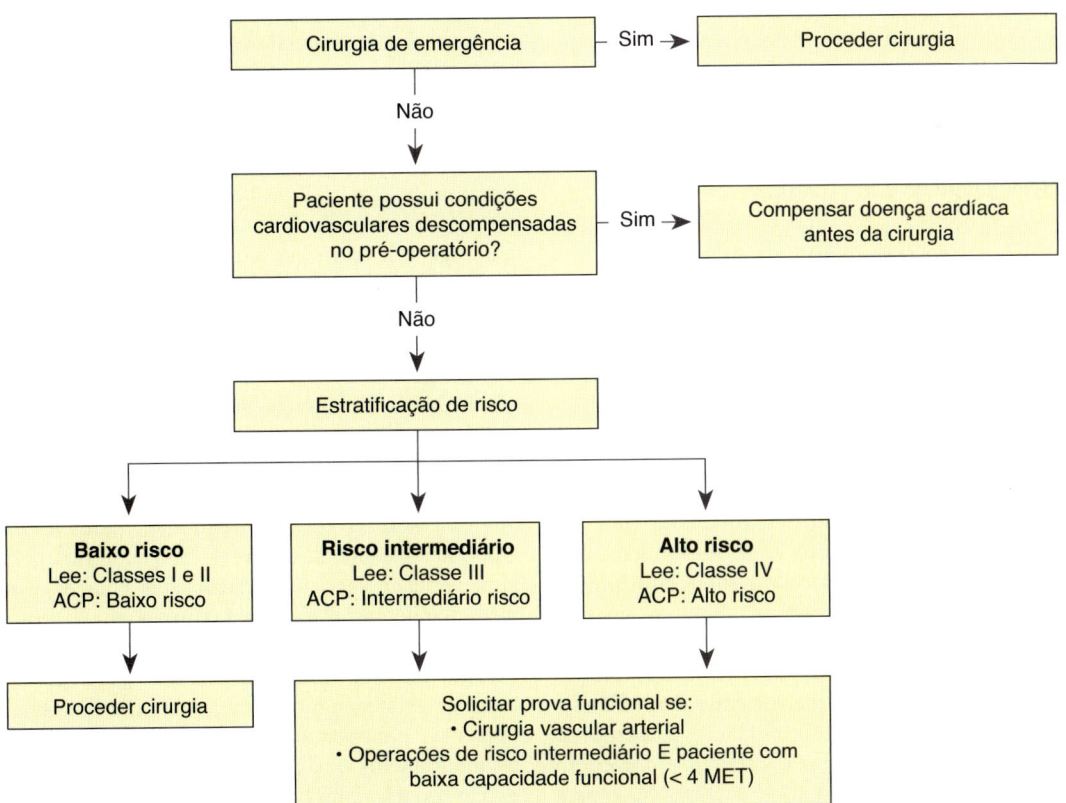

Figura 26.1 Fluxograma de avaliação cardiovascular perioperatória. Adaptada de: 3ª Diretriz de Avaliação Cardiovascular Perioperatória da Sociedade Brasileira de Cardiologia.

de mortalidade total e acidente vascular cerebral, provavelmente relacionadas com os índices mais elevados de bradicardia e hipotensão, já que no estudo introduziram a medicação apenas de 2 a 4 horas antes do procedimento cirúrgico, com doses muito altas, sem tempo hábil para titulação do efeito do fármaco. Essa é uma grande crítica a esse estudo porque, quando os betabloqueadores foram introduzidos com pelo menos uma semana antes de cirurgias vasculares, estiveram associados à diminuição de mortalidade total de longo prazo.

Dessa forma, preconiza-se que os pacientes que já façam uso crônico de betabloqueadores devam ter a medicação mantida, e naqueles em que se queira introduzir os betabloqueadores, deve ser feito com um período maior que 7 dias da data da cirurgia, para haver tempo hábil seguro de titulação da medicação para evitar bradicardia e hipotensão.

Estatinas

O uso de estatinas na redução do risco perioperatório vai além do controle dos níveis de colesterol e está relacionado com seus efeitos pleiotrópicos com redução da inflamação e estabilização da placa de aterosclerose. Vários estudos prospectivos, randomizados e placebo controlados confirmam o efeito das estatinas na redução de risco em cirurgias vasculares, levando à diminuição da mortalidade, assim como as taxas de infarto agudo do miocárdio e acidente vascular cerebral. As estatinas devem ser introduzidas 2 semanas antes da cirurgia vascular e mantidas por pelo menos 30 dias. Após esse período, deve ter a dose necessária para manter as metas de LDL individuais de cada paciente.

Contudo, os estudos que avaliam o benefício das estatinas em cirurgias não vasculares são retrospectivos, e confirmam que principalmente os pacientes com indicação do uso de estatinas devido a comorbidades (doença arterial coronária, diabetes e doença vascular periférica) podem se beneficiar no perioperatório de cirurgias não vasculares.

É importante frisar que as estatinas não devem ser suspensas no pós-operatório porque foi confirmada como um preditor independente de efeitos cardiovasculares em cirurgias vasculares.

Dessa forma, as estatinas estão indicadas nos pacientes que serão submetidos a cirurgias vasculares, naqueles pacientes submetidos a cirurgias não vasculares com comorbidades e não deve ser suspensa no pós-operatório em pacientes que já a utilizam.

Antiagregante plaquetário

No contexto perioperatório, sabe-se que os antiagregantes plaquetários aumentam o risco de sangramentos, contudo, a sua suspensão está associada a um efeito rebote com aumento de risco de eventos clínicos aterotrombóticos. Por isso, a decisão quanto ao uso dentro do perioperatório deve incluir uma discussão multidisciplinar.

Em relação ao ácido acetilsalicílico, o *POISE-2* ratificou a não utilização no perioperatório de pacientes em prevenção primária porque a grande maioria de pacientes desse estudo, que não mostrou diferença de mortalidade e aumento de risco de sangramento, fazia uso no contexto de prevenção primária. Para pacientes em uso do ácido acetilsalicílico para prevenção primária, a recomendação é suspender 7 dias antes da cirurgia e não reintroduzir no pós-operatório.

Pacientes que fazem uso do ácido acetilsalicílico para prevenção secundária, a recomendação é manter na dose máxima de 100 mg/dia para a maioria das cirurgias, ratificado em metanálise. As únicas duas indicações de suspensão 7 dias antes da cirurgia no contexto da prevenção secundária são nas neurocirurgias (nas quais mesmo pequenos sangramentos estão associados a uma alta morbimortalidade) e nas ressecções transuretrais de próstata pela técnica convencional (devido ao elevado risco de sangramento).

Anti-hipertensivos

O manejo dos anti-hipertensivos durante o perioperatório é muito desafiador porque, ao mesmo tempo que se evitam níveis pressóricos muito elevados que possam indicar a suspensão da cirurgia (PAS > 180 mmHg e PAD > 110 mmHg), é ainda mais importante evitar a hipotensão no intraoperatório, como mostrado em estudos recentes e confiáveis.

Um estudo que avaliou uma coorte prospectiva de 251.567 pacientes mostrou que níveis de pressão arterial sistólica menores que 119 mmHg e diastólica menores que 63 mmHg estão associadas a aumento de mortalidade no período pós-operatório de até 30 dias. Portanto, é importante considerar esse efeito em "J" da pressão arterial, no qual níveis pressóricos baixos também são deletérios.

Ao usar antagonistas do sistema renina-angiotensina-aldosterona, bloqueadores de canal de cálcio, pode-se manter a medicação no perioperatório, e a suspensão é permitida em casos selecionados. Deve-se evitar a suspensão de simpatolíticos de ação central antes da cirurgia pelo risco de efeito rebote. A conduta é individualizada para evitar picos pressóricos, mas principalmente a hipotensão.

Medidas suplementares

O papel dos biomarcadores cardíacos tem sido demonstrado como bons preditores de complicações cardíacas perioperatórias e, consequentemente, as recentes diretrizes incorporaram sua recomendação. A dosagem para pacientes com doença cardiovascular conhecida ou fatores de risco cardiovasculares pode ser BNP ou NT-proBNP antes de cirurgias não cardíacas de riscos intermediário ou alto. Além de seu valor prognóstico, a dosagem desse biomarcador contribui para a detecção de IC, frequentemente não diagnosticada na população idosa, bem como para sua otimização terapêutica. Outro biomarcador de extrema importância é a troponina. A dosagem seriada de troponina de alta sensibilidade mostrou-se relevante na identificação de IAM e de injúria miocárdica perioperatória, que possui valor prognóstico independente da presença de outras alterações isquêmicas. Os pacientes com risco cardiovascular previsto intermediário ou alto (escore de Lee classe III ou IV e AUB-HAS2 2 a 6) devem ser monitorizados com dosagem de troponina idealmente no pré e pós-operatórios, permitindo, assim, verificar variações relacionadas com estresse cirúrgico, além de diferenciar elevações crônicas.

O ecocardiograma transtorácico na avaliação pré-operatória é bastante comum, embora, da mesma forma que outros exames complementares, pouco se justifique. O ecocardiograma de repouso no pré-operatório de cirurgia não cardíaca não é um exame rotineiro, e não é indicado em pacientes assintomáticos, exceto naqueles com baixa capacidade funcional, com níveis elevados de peptídeo natriurético do tipo B (BNP) ou fração N-terminal do peptídeo natriurético do tipo B (NT-proBNP) em pré-operatório de alto risco. Entretanto, situações específicas podem oferecer informações adicionais de risco que sejam úteis para decisões terapêuticas futuras. Destacam-se os pacientes com sinais e sintomas de IC ou suspeita clínica de alteração valvar clinicamente significativa. Nesses casos, o ecocardiograma permite melhores avaliação anatômica, estratificação prognóstica e, se indicada, conduta terapêutica.

Pacientes com valvopatia estabelecida que serão submetidos a cirurgias de riscos intermediário ou alto sem ecocardiograma no período de 12 meses ou com piora dos sintomas devem repetir o exame antes do procedimento. Se houver indicação de abordagem da valvopatia, seja por sintomas ou por prognóstico, deve ser feita antes da cirurgia não cardíaca proposta. Vale ressaltar que valvopatias estenóticas acarretam um risco perioperatório maior, quando comparadas com as valvopatias regurgitantes, e a presença de insuficiência mitral importante, assintomática e sem indicação de abordagem, não é contraindicação para operações não cardíacas.

Em relação aos pacientes com sintomas ou diagnóstico de IC, a prioridade deve sempre ser a compensação dela antes de cirurgia não cardíaca. Pacientes com valvopatias e indivíduos com IC que serão submetidos a procedimentos de risco intermediário ou alto, sem avaliação nos últimos 12 meses ou que apresentaram piora clínica também devem realizar ecocardiograma. Pacientes em classe funcional New York Heart Association (NYHA) III ou IV devem ter a cirurgia eletiva adiada até a sua compensação.

Exames como o teste ergométrico ou cintilografia do miocárdio no contexto da avaliação pré-operatória suplementar somente se justificam em situações de baixa capacidade funcional para procedimentos de riscos intermediário e, principalmente, alto em indivíduos com fatores de risco cardiovascular. Não há benefício na redução de eventos perioperatórios quando utilizados fora desse contexto.

Caso pacientes sejam identificados como de alto risco para complicações perioperatórias após serem avaliados pelas ferramentas citadas anteriormente, medidas para redução do risco poderão ser tomadas, incluindo compensação de patologias, manejo de medidas farmacológicas e monitorização de injúria miocárdica perioperatória.

COMPLICAÇÕES CARDIOVASCULARES NO PERÍODO PERIOPERATÓRIO

A ocorrência de eventos cardiovasculares após cirurgias não cardíacas tem peculiaridades específicas. No cenário perioperatório, há vários fatores confundidores que dificultam a detecção e o diagnóstico de complicações cardiovasculares.

Sintomas gerais como dispneia, palpitações e náuseas muitas vezes são atribuídas a medicações ou atelectasias pulmonares; no entanto, podem ser manifestações não diagnosticadas de síndrome coronária aguda, taquiarritmias e IC aguda que ocorrem no período perioperatório.

A prevalência relativamente alta de complicações cardíacas exige atenção e estado de vigilância para síndrome coronariana aguda. Notadamente em pacientes de alto risco, que apresentam algum substrato como doença coronariana conhecida, doença arterial periférica e diabetes melito insulino dependente, além de outras comorbidades, abordados na Figura 26.2, mesmo que estáveis, são substratos clínicos para complicações cardíacas no perioperatório de cirurgias não cardíacas.

A seguir, são abordadas as complicações cardíacas no perioperatório que exigem alta suspeição diagnóstica da equipe médica para o melhor e mais precoce manejo, e, assim, reduzir a mortalidade no pós-operatório.

Monitorização de complicações cardíacas no perioperatório

A injúria miocárdica no perioperatório, na maioria das vezes, pode ocorrer sem evidência de sintomas isquêmicos típicos, pois fatores ligados ao procedimento cirúrgico, como analgesia e sedação, mascaram principalmente a dor torácica típica. Dessa forma, a injúria miocárdica acaba sendo diagnosticada tardiamente quando não há uma vigilância ativa. A apresentação da injúria miocárdica pode ocorrer de diferentes formas, com etiologias diferentes, que vão desde o IAM tipos I e II, taquiarritmias, insuficiência cardíaca aguda e até causas extracardíacas com repercussão cardíaca, como tromboembolismo pulmonar e sepse (Figura 26.3).

A mortalidade associada a esses eventos isquêmicos silenciosos é comparável aos eventos sintomáticos, o que

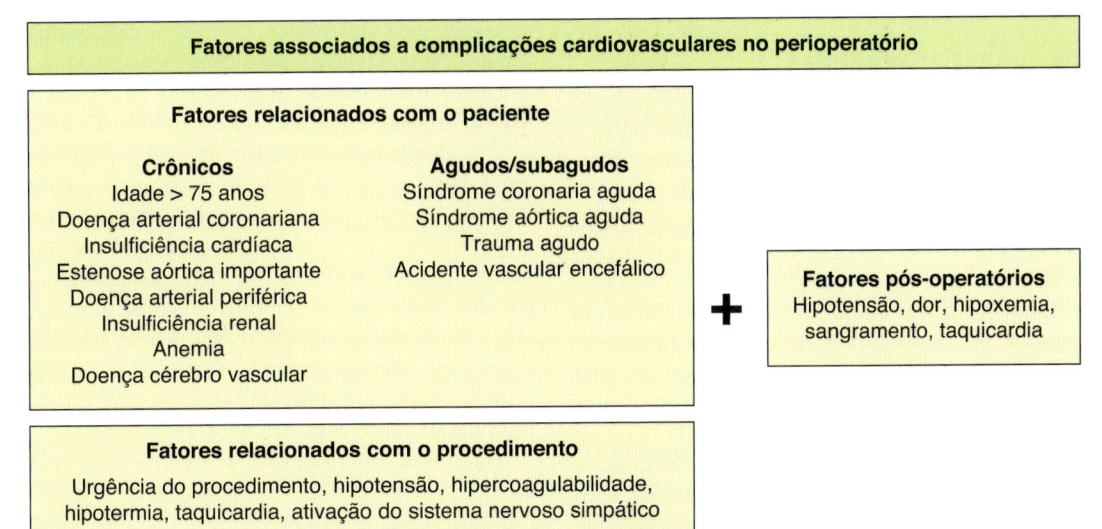

Figura 26.2 Fatores associados a complicações no perioperatório. Baseado em: ESC Guidelines on cardiovascular assessment and management of patients undergoing non-cardiac surgery, European Heart Journal, 2022.

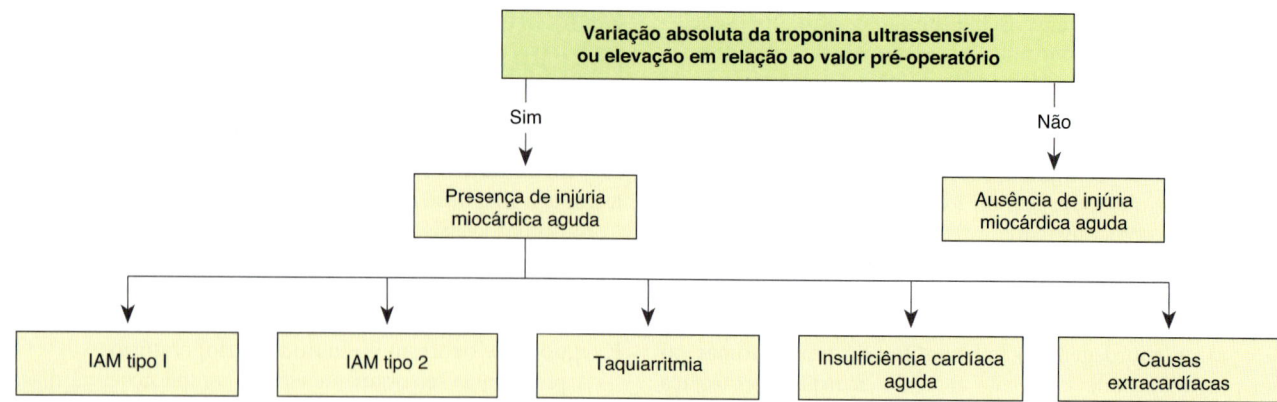

Figura 26.3 Etiologias associadas à injúria miocárdica aguda. Adaptado de: C. Puelacher et al. Long-term outcomes of perioperative myocardial infarction/injury after non-cardiac surgery, European Heart Journal, 2023

revela a importância de incorporar na rotina do pós-operatório a dosagem de troponina e o ECG para detecção e tratamento precoce desses eventos.

A injúria miocárdica é definida com elevação da troponina acima do percentil 99 do seu valor de referência no período pós-operatório. O aumento nos níveis de troponina ultrassensível no pós-operatório tem sido associado com o crescimento da mortalidade em 30 dias e de longo prazo, além de outras complicações cardíacas pós-operatórias não fatais.

Em estudo multicêntrico, prospectivo, com pacientes submetidos à intervenção cirúrgica não cardíaca, realizado por Puelacher et al., a ocorrência de injúria miocárdica foi de 13,1% nos pacientes avaliados. Na heterogeneidade dessa apresentação, evidenciou-se que em torno de 73% dos pacientes apresentaram IAM do tipo II, 7% IAM do tipo I, 4,6% de taquiarritmias, 3,8% de insuficiência cardíaca aguda e 10,7% de causas extracardíacas, como etiologia para elevação da troponina ultrassensível.

O manejo dessas complicações geralmente é atribuído a um médico não cardiologista, algumas vezes com pouco treinamento na detecção precoce de distúrbios cardíacos agudos. Dessa forma, em razão da prevalência relativamente alta de complicações cardíacas, alta morbimortalidade e a disponibilidade de terapia eficaz, é essencial detectar e tratar tais complicações.

Síndromes coronarianas agudas

O IAM é a complicação cardíaca mais temida no período perioperatório. Apesar disso, o IAM perioperatório permanece sem critérios bem definidos. Considera-se para diagnóstico a variação da troponina seriada, sua queda ou elevação, sem outras causas que o justifiquem, associado a mais um dos seguintes critérios: sinais e sintomas compatíveis com isquemia, alteração sugestiva de isquemia no ECG ou presença de onda Q nova, alteração segmentar nova em exame de imagem ou evidência de trombo em cinecoronariografia. A dosagem de troponina ultrassensível no pré-operatório ajuda a determinar se o aumento é agudo ou crônico, e se as concentrações seriadas sugerem IAM.

A síndrome coronariana aguda é dividida didaticamente em IAM tipo I, causado por ruptura de placa coronariana, e IAM tipo II, causado por uma incompatibilidade entre ofertas e demandas. Inicialmente, na maioria das vezes, é difícil a diferenciação entre injúria miocárdica aguda e IAM perioperatório.

Várias dessas situações são complicações comumente presentes no pós-operatório de operações não cardíacas: embolia pulmonar, IC, arritmias e a sepse, que também elevam marcadores de necrose miocárdica e, portanto, devem ser considerados no diagnóstico diferencial. Pacientes com insuficiência renal com frequência apresentam elevação de troponina, particularmente a troponina ultrassensível; entretanto, com comportamento evolutivo de platô, sem o padrão de elevação e queda típicos do IAM.

Em aproximadamente metade dos pacientes com IAM perioperatório, a fisiopatologia subjacente não pode ser verificada de forma confiável com base na documentação disponível, e é assumida provavelmente como infarto do tipo II. O IAM pós-operatório pode ter mecanismos fisiopatológicos de início semelhantes aos do IAM não associado à cirurgia, porque o período perioperatório pode representar um gatilho para a ruptura da placa. Destaca-se que os mecanismos, seja por incompatibilidade de oferta e demanda de oxigênio, seja por ruptura de placa, não são mutuamente exclusivos. Portanto, pressupõe-se que ocorra uma diferença na resposta e não uma diferença na etiologia do IAM. Várias estratégias são necessárias para reduzir o risco cardíaco perioperatório.

A síndrome coronariana aguda no período pós-operatório apresenta elevados índices de mortalidade (entre 40 a 50%), provavelmente relacionados com a existência de comorbidades, com a dificuldade diagnóstica e com a limitação para o uso do arsenal terapêutico antitrombótico e antiplaquetário.

A maioria dos eventos isquêmicos perioperatórios ocorre em 3 dias após o procedimento cirúrgico. Diante da dificuldade de interpretação dos achados clínicos no contexto perioperatório, a análise de exames complementares é fundamental para o diagnóstico de IAM no perioperatório. Dentre eles, destacam-se o ECG, o ecocardiograma transtorácico e a troponina ultrassensível. Assim como um ECG basal pré-operatório é extremamente útil nos pacientes de alto risco, também é importante ter a dosagem basal da troponina para análise comparativa e evolutiva.

Há limitações em relação ao tratamento da isquemia miocárdica perioperatória, e a maioria das intervenções utilizadas excedem o que já está bem consolidado nas síndromes coronárias agudas não relacionadas com procedimentos cirúrgicos. No entanto, todas as estratégias terapêuticas incluem medidas que levam ao aumento do risco de sangramento pós-operatório, e por isso há a necessidade de medidas individualizadas e alinhamento constante com a equipe cirúrgica.

Infarto agudo do miocárdio tipo II

No tratamento do IAM tipo II, inicialmente é feita a correção de possíveis desencadeantes que podem perpetuar a isquemia, como a anemia, hipovolemia, hipotensão ou hipertensão. Considera-se, também, de acordo com a fisiopatologia, a estabilização da placa coronária com uso de estatinas. Partindo das recomendações para o tratamento de síndrome coronariana aguda espontânea, utiliza-se a antiagregação, com ácido acetilsalicílico e clopidogrel, e a anticoagulação com heparina não fracionada ou de baixo peso molecular.

Deve-se sempre pesar o risco de sangramento e o benefício da anticoagulação. Nos casos de maior risco de sangramento, é prudente preferir a heparina não fracionada, uma vez que seu efeito pode ser rapidamente revertido em casos de sangramento. Pacientes de maior risco isquêmico são encaminhados para a estratégia invasiva precoce e revascularização. Na maioria dos pacientes, avalia-se o momento ideal à estratificação.

Infarto agudo do miocárdio tipo I

O IAM tipo I ocorre em uma minoria de pacientes, e muitas vezes requer intervenção imediata como nas situações de instabilidade hemodinâmica causada pelo IAM, ou em síndrome coronariana aguda com elevação do segmento ST no ECG. A terapia trombolítica é fortemente contraindicada no contexto perioperatório, devido ao risco proibitivo de sangramento. Dessa forma, a angiografia coronária com angioplastia primária é o tratamento de escolha para esses pacientes.

Essa estratégia é segura e factível nos pacientes considerados sem contraindicações à terapêutica com heparina e antiagregantes plaquetários. Assim como no IAM tipo II, também deve-se otimizar possíveis fatores contribuintes para desregulação da oferta e da demanda do miocárdio, pois contribuem para o aumento da isquemia miocárdica quando associados ao mecanismo de ruptura de placa.

Arritmia cardíaca – fibrilação atrial e *flutter* atrial

A fibrilação atrial (FA) e o *flutter* atrial (Flu) são as arritmias mais comuns no período pós-operatório. O diagnóstico é feito a partir de ECG de 12 derivações ou detecção em monitor cardíaco por mais de 30 segundos. O manejo inicial dessas arritmias é semelhante e consiste em identificar os desencadeantes e corrigi-los.

A FA apresenta incidência entre 2 a 30%, com pico de ocorrência entre o segundo e o quarto dia após a cirurgia. A maioria dos episódios de FA no pós-operatório é autolimitado e algumas vezes assintomático. A FA pós-operatória é um fator de risco para AVC, IM e morte em comparação com pacientes sem FA no pós-operatório. Além disso, a FA pós-operatória também pode levar à instabilidade hemodinâmica, aumento do tempo de internação, infecções, complicações renais, sangramento, aumento da mortalidade intra-hospitalar e custos mais altos.

O manejo da FA no pós-operatório depende da estabilidade hemodinâmica do paciente. Caso a arritmia esteja levando à instabilidade hemodinâmica, deve-se optar pela cardioversão elétrica.

Como a FA pós-operatória geralmente termina automaticamente, a cardioversão pode não ser necessária. Se realizada em pacientes com FA com duração $\geq$ 48 horas, os princípios da tromboprofilaxia pericardioversão são seguidos (ou seja, pode ser realizada apenas após exclusão de trombose atrial esquerda pelo ecocardiograma transesofágico ou adiada por 3 semanas de anticoagulação). Já nos pacientes hemodinamicamente estáveis, pode-se optar pelo controle da frequência cardíaca (Figura 26.4).

Embora muitos episódios pós-operatórios de FA sejam autolimitados e alguns assintomáticos, a FA pós-operatória de cirurgia cardíaca tem sido associada a um risco de quatro a cinco vezes maior de recorrência de FA nos 5 anos seguintes à cirurgia, enquanto o risco de recorrência após cirurgia não cardíaca é bem menos descrito.

Em todos os pacientes com FA pós-operatória, deve-se considerar o início da anticoagulação terapêutica durante o tratamento hospitalar. Apesar de não validado nessa população, é possível utilizar o escore de risco CHA_2DS_2-VASc para avaliar risco individual de evento tromboembólico, e também considerar o risco de sangramento após a cirurgia e a probabilidade de recorrência da FA no contexto pós-operatório.

Na população pós-operatória, o risco de AVC foi 62% maior de forma precoce e 37% maior no longo prazo, em comparação com pacientes que não apresentaram FA pós-operatória. Em relação à mortalidade, houve um risco 44% e 37% maior de mortalidade precoce e de longo prazo, respectivamente. O uso da anticoagulação oral (ACO) foi associado a um risco menor de tromboembolismo e mortalidade por todas as causas. A ACO de longo prazo deve ser considerada em todos os pacientes com FA pós-operatória com risco de AVC. Se a anticoagulação for iniciada por via parenteral, a heparina de baixo peso molecular é recomendada para a maioria dos pacientes. Os anticoagulantes orais não antagonistas da vitamina K devem ser preferidos aos antagonistas da vitamina K para tratamento de longo prazo. A reavaliação da continuação da ACO deve ser feita após um período de 3 meses.

Insuficiência cardíaca aguda

A IC aguda pode desenvolver-se como uma complicação no pós-operatório de cirurgias não cardíacas, com incidência de 2,5%, e com a maioria dos eventos ocorrendo no segundo dia do pós-operatório.

Fatores relacionados com o paciente, como idade, história prévia de IC, FA, doença arterial periférica, diabetes melito e doença pulmonar obstrutiva crônica são determinantes nos pré-operatórios independentes para o desenvolvimento de IC no período pós-operatório.

O diagnóstico da IC aguda pós-operatória é clínico, e a dosagem dos peptídeos natriuréticos pode ser feita em casos de dúvida diagnóstica. O BNP ou o NT-proBNP se elevam na circulação quando há disfunção ventricular, mas estão especialmente elevados se existe tensão na parede ventricular ou estiramento de fibras e, por consequência, estão significativamente elevados na IC aguda. O ecocardiograma deve ser realizado para avaliar a existência de cardiopatia estrutural de base.

É importante avaliar clinicamente pacientes com fatores de risco antes da cirurgia. Otimizar o tratamento de base da doença, no período pré-operatório, e avaliar a presença de

Prevenção para ocorrência de FA no período pré-operatório

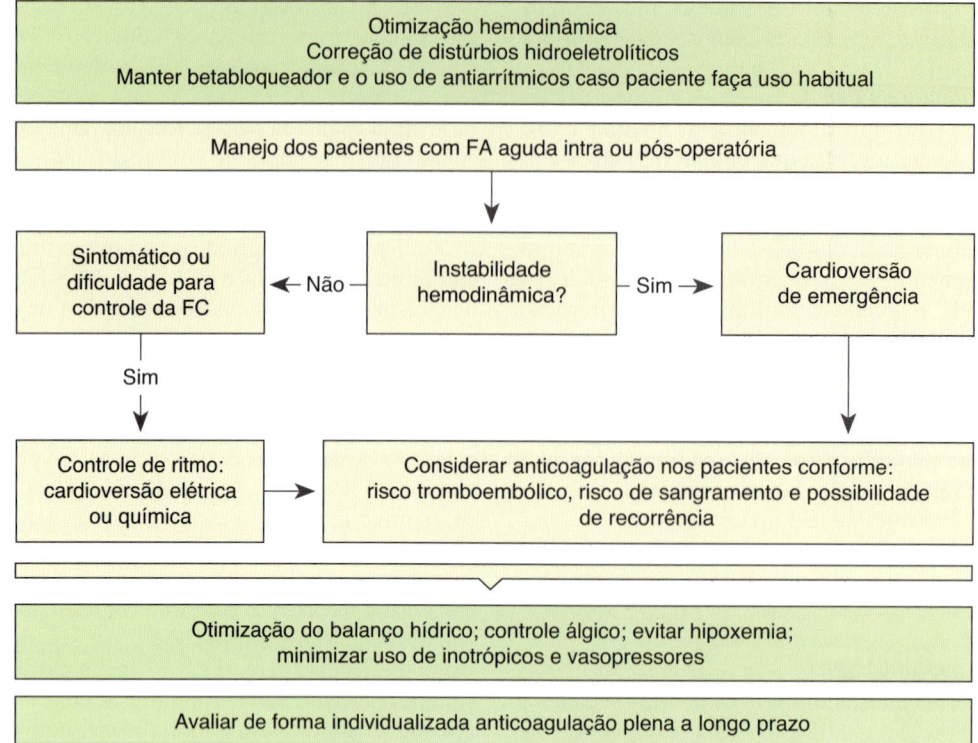

Figura 26.4 Manejo da FA no perioperatório. Adaptada de: ESC Guidelines on cardiovascular assessment and management of patients undergoing non-cardiac surgery, European Heart Journal, 2022.

insuficiência cardíaca ainda não diagnosticada são estratégias que podem prevenir a IC aguda no peri e no pós-operatório de cirurgias não cardíacas.

O tratamento é o mesmo para a IC aguda fora do contexto perioperatório. As possíveis causas da IC aguda no pós-operatório são doença arterial coronária aguda, sobrecarga de volume por balanço hídrico perioperatório persistentemente positivo, suspensão inadvertida das medicações utilizadas no tratamento da IC crônica, insuficiência renal, infecção, tromboembolismo pulmonar e arritmias.

Pacientes não compensados da IC não devem ser submetidos a cirurgias eletivas. Há recomendação para que uma cirurgia eletiva seja adiada até que o paciente esteja compensado e de forma ideal, que o processo de remodelamento reverso (melhora da disfunção ventricular e redução do volume diastólico) tenha sido iniciado, após a introdução e a otimização medicamentosa.

TROMBOEMBOLISMO VENOSO COMO COMPLICAÇÃO PERIOPERATÓRIA

O tromboembolismo venoso (TEV), representado pela trombose venosa profunda (TVP) e pelo tromboembolismo pulmonar (TEP), está entre as principais complicações presentes no período perioperatório, e é considerado o mais evitável. Dentre os fatores de risco destacam-se o tipo de cirurgia, em especial ortopédicas e abertas para malignidade, condições clínicas perioperatórias, como insuficiência renal aguda, IAM e infecção pós-operatória, e doenças preexistentes, como IC, doença inflamatória intestinal, obesidade, AVC prévio.

A definição da profilaxia adequada no contexto da avaliação perioperatória envolve o conhecimento detalhado dos fatores de risco de cada paciente, bem como os riscos inerentes a cada procedimento cirúrgico. Apesar da existência de fortes evidências na literatura demonstrando o benefício da tromboprofilaxia, ela tem sido subutilizada.

Avaliação de risco

A incidência de TEV no período pós-operatório pode ser reduzida por meio de deambulação precoce, métodos mecânicos como meias elásticas e compressor pneumático, além de farmacoprofilaxia, que considera o potencial risco de sangramentos, e deve-se ponderar os riscos trombótico e hemorrágico para definir a estratégia mais adequada. Os fatores de risco para complicações hemorrágicas graves são:

- Sangramento ativo
- Sangramento importante prévio
- Doença hemorrágica conhecida não tratada
- Insuficiência renal ou hepática graves
- Trombocitopenia
- Acidente vascular encefálico agudo
- Hipertensão arterial sistêmica não controlada
- Punção lombar ou epidural nas últimas 4 horas
- Uso concomitante de anticoagulante, antiagregante plaquetário ou medicações trombolíticas.

O escore de risco de Caprini (Tabela 26.8) é o método mais amplamente utilizado e validado na previsão de TEV pós-operatório. As múltiplas variáveis possuem pesos diferentes e, baseado na pontuação total obtida, definem-se as categorias de risco (muito baixo, baixo, moderado, alto e muito alto), as quais norteiam a escolha da profilaxia ideal (Tabela 26.9).

Tabela 26.8 Modelo de avaliação de risco de Caprini.

1 ponto	2 pontos	3 pontos	5 pontos
Idade 41-60 anos	Idade 61-74 anos	Idade > 75 anos	AVC < 1 mês
Cirurgia pequena	Cirurgia artroscópica	História prévia de TEV	Artroplastia de quadril ou joelho
IMC > 25 kg/m^2	Cirurgia aberta > 45 min	História familiar de TEV	Fratura de quadril, pelve ou membros
Edema de MMII	Cirurgia laparoscópica > 45 min	Fator V de Leiden	inferiores
Veias varicosas	Neoplasia	Poliformismo 20210A da protrombina	Lesão medular espinhal aguda (< 1 mês)
Gravidez ou pós-parto	Confinamento ao leito > 72 h	Anticoagulante lúpico	
Abortos recorrentes	Cateter central	Anticorpo anticardiolipina	
Contraceptivo ou TRH	Imobilização com gesso	Homocisteína elevada	
Sepse < 1 mês		Trombocitopenia induzida por heparina	
Doença pulmonar grave		Outras trombofilias	
Função pulmonar anormal			
IAM			
IC (< 1 mês)			
Doença inflamatória intestinal			
Paciente restrito ao leito			

IMC: índice de massa corporal; MMII: membros inferiores; TRH: terapia de reposição hormonal; IAM: infarto agudo do miocárdio; IC: insuficiência cardíaca; TEV: tromboembolismo venoso; AVC: acidente vascular cerebral.

Tabela 26.9 Estratificação de risco para tromboembolismo venoso segundo escore de risco de Caprini.

Categoria de risco	Escore de Caprini
Muito baixo	0
Baixo	1-2
Moderado	3-4
Alto	5-8
Muito alto	9

Recomendações de profilaxia

Para cirurgias não ortopédicas

Pacientes de risco muito baixo para TEV, de acordo com o escore de Caprini (0 ponto), não têm indicação de tromboprofilaxia farmacológica ou mecânica, e recomenda-se apenas a deambulação precoce. Aos de baixo risco (1 a 2 pontos), indica-se profilaxia mecânica, preferencialmente com compressão pneumática intermitente, enquanto para pacientes de risco moderado (3 a 4 pontos), pode-se optar tanto pela profilaxia farmacológica como pela mecânica, levando-se em consideração o risco individual de sangramento. Na presença de risco alto (5 a 8 pontos) ou muito alto (≥ 9) para TEV, sugere-se uma associação entre as estratégias, estendendo a intervenção farmacológica no último grupo por um período total de 30 dias.

De forma geral, a profilaxia farmacológica habitual consiste no uso de heparina não fracionada, na dose de 5.000 UI subcutânea a cada 12 ou 8 horas, enoxaparina 40 mg subcutânea 1 vez ao dia ou fondaparinux 2,5 mg subcutânea 1 vez ao dia, até a alta hospitalar. Entretanto, o risco de eventos tromboembólicos não está limitado apenas ao período da hospitalização, com possibilidade de estender-se por até 3 meses após a alta. Dessa forma, a profilaxia farmacológica estendida além do período da internação é recomendada para alguns subgrupos de maior risco, notadamente após procedimentos oncológicos. Nesse cenário, recomenda-se o mínimo de 7 a 10 dias de tromboprofilaxia farmacológica, estendida por até 4 semanas nos casos de procedimentos abdominais ou pélvicos, abertos ou laparoscópicos, associados a fatores de risco como obesidade, histórico de trombose, imobilidade e doença oncológica em atividade.

Para os pacientes que serão submetidos à craniotomia e cirurgias espinhais, em que a ocorrência de sangramento local aumentado pode levar a danos catastróficos e permanentes, recomenda-se a profilaxia mecânica com compressão pneumática intermitente, e introdução de profilaxia farmacológica apenas quando houver adequada hemostasia e diminuição do risco de sangramento (habitualmente, de 24 a 48 horas após o procedimento cirúrgico). Estudo recente demonstrou aumento do risco de TEV nesse contexto, quando o início da farmacoprofilaxia foi adiado por mais de 72 horas.

Atualmente, não há evidências claras sobre a eficácia e segurança dos filtros de veia cava inferior em pacientes com contraindicação para tromboprofilaxias farmacológica e mecânica submetidos a cirurgias de alto risco trombótico, e por isso não é recomendada a sua utilização.

Para cirurgias ortopédicas

O risco de TEV associado às grandes cirurgias ortopédicas (cirurgias de prótese de quadril e de joelho e cirurgia de fratura de quadril) é um dos mais altos de todas as especialidades cirúrgicas. Assim, sempre que possível, deve-se associar a profilaxia mecânica com compressão pneumática intermitente à profilaxia farmacológica, estendendo-a para o nível ambulatorial por pelo menos 10 a 14 dias após artroplastia de joelho, e até 35 dias a partir do dia da cirurgia de artroplastia de quadril. É apenas nesse contexto que os anticoagulantes orais diretos foram validados para tromboprofilaxia perioperatória, com as seguintes posologias:

- Dabigatrana: 110 mg via oral a cada 4 horas, após o término da cirurgia (se hemostasia adequada) e 220 mg 1 vez ao dia a partir do primeiro dia pós-operatório. Se ClCr 30 a 50mℓ/min deve-se reduzir a dose para 150 mg 1 vez ao dia
- Apixabana: 2,5 mg via oral de 12 em 12 horas
- Rivaroxabana: 10 mg via oral 1 vez ao dia.

Os inibidores de fator XI, já avaliados em estudos pivotais, mas ainda não disponíveis para uso clínico, também constituirão excelente opção para tromboprofilaxia no perioperatório ortopédico.

Para paciente obeso submetido à cirurgia bariátrica

Sabe-se que tanto a obesidade como o seu tratamento cirúrgico são considerados fatores de risco importantes para o desenvolvimento de eventos trombóticos. Dessa forma, a tromboprofilaxia, preferencialmente medicamentosa, deve ser utilizada rotineiramente no período perioperatório nesse subgrupo. Entretanto, a dose ideal de anticoagulação em pacientes obesos não é clara. Embora a dose terapêutica seja calculada a partir do peso corporal total do paciente, questionar se as doses profiláticas padrão de heparina não fracionada (HNF) e heparina de baixo peso molecular (HBPM) fornecem proteção suficiente contra TEV no paciente obeso. Estudos demonstraram que o uso de doses mais altas está associado a uma melhor eficácia, sem um aumento significativo de sangramento.

De acordo com a 3ª Diretriz de Avaliação Cardiovascular Perioperatória da Sociedade Brasileira de Cardiologia, recomenda-se, para pacientes com índice de massa corporal menor ou igual a 50 kg/m², utilizar enoxaparina 40 mg subcutânea a cada 12 horas ou heparina não fracionada 7.500 UI subcutânea a cada 8 horas. Já para pacientes com índice de massa corporal maior que 50 kg/m², utilizar enoxaparina 60 mg subcutânea a cada 12 horas.

Diagnóstico

O diagnóstico clínico de TVP possui baixa sensibilidade e especificidade, sendo dor e edema assimétrico os sinais e sintomas mais comuns. Apesar de sua baixa acurácia, todo edema assimétrico de membros inferiores deve ser valorizado, em especial no contexto pós-operatório. Na tentativa de facilitar a abordagem diagnóstica desses pacientes, foi criado o escore de Wells para TVP, com o objetivo de auxiliar na predição da probabilidade pré-teste e, consequentemente, na tomada de conduta (Tabela 26.10). Em pacientes com baixa probabilidade pré-teste (escore de Wells < 2), está indicada a coleta de D-dímero, exame com elevado valor preditivo negativo, capaz de excluir o diagnóstico de TVP quando dentro da normalidade. Indivíduos com moderada/alta probabilidade pré-teste (escore de Wells ≥ 2) possuem indicação de realização de ultrassom com Doppler venoso do membro acometido. Vale lembrar que o D-dímero é um produto da degradação da fibrina, e pode estar elevado em pacientes submetidos a cirurgia recente, mesmo na ausência de TEV.

Os sinais clínicos de TEP também são inespecíficos, e o quadro clínico é constituído principalmente por dispneia súbita, dor torácica ventilatório-dependente e hemoptise. Habitualmente, assim como na TVP, utiliza-se o escore de Wells para TEP para avaliar a probabilidade pré-teste do diagnóstico (Tabela 26.11). Em pacientes com TEP improvável (escore de Wells ≤ 4), deve-se proceder com a coleta de D-dímero, que, quando negativo, é capaz de excluir o diagnóstico com alguma segurança. Em pacientes com TEP provável (escore de Wells > 4), a angiotomografia de artérias pulmonares é o exame de escolha para confirmação diagnóstica, e a cintilografia pulmonar V/Q é uma opção em caso de contraindicação.

Tabela 26.10 Escore de Wells para TVP.

Escore de Wells (TVP)	Pontuação
Câncer ativo ou câncer tratado nos últimos 6 meses	+1
Paresia, paralisia ou imobilização recente dos MMII	+1
Acamado recente por mais de 3 dias ou cirurgia maior nas últimas 4 semanas	+1
Palpação dolorosa ao longo do trajeto de veias do sistema venoso profundo	+1
Edema de toda a extremidade	+1
Edema de panturrilha pelo menos 3 cm maior que a panturrilha contralateral	+1
Edema depressível apenas na perna sintomática	+1
Veias colaterais superficiais não varicosas	+1
TVP prévia documentada	+1
Presença de diagnóstico diferencial mais provável	−2

MMII: membros inferiores; TVP: trombose venosa profunda.

Tabela 26.11 Escore de Wells para TEP.

Escore de Wells	Pontuação
Diagnóstico alternativo menos provável que TEP	+3
Sinais clínicos de TVP	+3
TEP ou TVP prévios	+1,5
Imobilização ou cirurgia recente	+1,5
Frequência cardíaca > 100 bpm	+1,5
Hemoptise	+1
Câncer	+1

TEP: tromboembolismo pulmonar; TVP: trombose venosa profunda.

Tratamento

As evidências com relação ao melhor tratamento para o TEV no contexto do perioperatório são escassas, uma vez que as cirurgias podem ter diferentes riscos de sangramento e a terapia convencional pode não ser a mais adequada após um determinado procedimento cirúrgico. Assim, o tratamento preconizado normalmente é apresentado a seguir, e é importante individualizar a conduta para cada caso após discussão multidisciplinar.

O pilar fundamental do tratamento da TVP proximal e do TEP é a terapia anticoagulante, com duração mínima de 3 meses. Em relação à TVP distal, ainda há debate a respeito da conduta mais adequada devido o seu baixo risco de progressão, optando-se pela anticoagulação nos casos sintomáticos ou de alto risco (câncer, TVP prévia, envolvimento de duas ou mais veias, idade maior que 50 anos e trombofilia). Dentre os anticoagulantes, em geral utiliza-se a HBPM, como a enoxaparina, HNF, fondaparinux, antagonistas de vitamina K, como a varfarina, e os anticoagulantes orais diretos. Em pacientes internados, prioriza-se o uso da anticoagulação parenteral, e a enoxaparina apresenta vantagens em relação à HNF, como esquema de administração mais simples, relação dose-resposta mais confiável e menor incidência de sangramentos maiores e trombocitopenia. Em pacientes ambulatoriais, normalmente opta-se pela anticoagulação oral, com preferência aos anticoagulantes orais diretos.

No tratamento do tromboembolismo venoso associado ao câncer, a HBPM se mostrou mais eficaz quando comparada aos antagonistas da vitamina K, com redução da recorrência de TEV. Estudos mais recentes demonstram a eficácia do uso de anticoagulantes orais diretos (edoxabana, rivaroxabana e apixabana) semelhante à da HBPM, porém, com maior risco de sangramento, notadamente para pacientes com neoplasias do trato gastrintestinal.

A trombectomia mecânica e trombólise direcionada por cateter são novas opções terapêuticas que podem ser consideradas em pacientes com TEP com instabilidade hemodinâmica, especialmente no contexto pós-operatório, devido ao conhecido aumento do risco de sangramento, que, em geral, contraindica a trombólise sistêmica.

A recanalização do leito arterial pulmonar ocorre nos primeiros meses após o episódio agudo na maioria dos pacientes com TEP que recebem anticoagulação adequada, e recomenda-se aguardar, no mínimo, 3 meses. Após esse período, a opção por anticoagulação estendida deve levar em conta o risco de recorrência de TEV e também o risco hemorrágico. O perioperatório é considerado um fator provocador transitório maior para TEV, e na ausência de outros fatores de risco importantes, o risco de recorrência após interrupção da anticoagulação é inferior a 3% ao ano, expressivamente mais baixo que o de TEV associado a câncer (até 20% ao ano) ou de TEV associado a outras comorbidades clínicas (8 a 10% ao ano). Dessa forma, para a maioria dos pacientes com TEV perioperatório, anticoagulação por 3 a 6 meses é o período suficiente para tratamento.

CONSIDERAÇÕES FINAIS

As complicações cardiovasculares são foco de grande preocupação durante o período perioperatório, tanto por sua incidência como pela potencial gravidade associada à sua presença. Diante disso, ainda que a maioria dos pacientes submetidos a cirurgias não cardíacas apresente baixo risco cardíaco perioperatório, é fundamental identificar quais pacientes são aqueles com risco elevado. Desse modo, é possível instituir, de forma eficaz e racional, estratégias protetoras e de monitorização, reduzindo, assim, o risco de morbimortalidade nos pacientes.

A avaliação pré-operatória tem por objetivo reduzir os riscos de complicações no peri e no pós-operatório. Porém, em pacientes com risco cardiovascular alto ou intermediário essas complicações podem se desenvolver apesar das medidas preventivas. Saber identificá-las e intervir efetivamente reduz a morbidade e mortalidade nessa população.

BIBLIOGRAFIA

Afshari, A, Ageno, W, Ahmed, A, Duranteau, J, Faraoni, D, Kozek-Langenecker, S, Llau, J, Nizard, J, Solca, M, Stensballe, J, Thienpont, E, Tsiridis, E, Venclauskas, L, Samama, CM. ESA VTE Guidelines Task Force. European Guidelines on perioperative venous thromboembolism prophylaxis: Executive summary. *Eur J Anaesthesiol.* 2018 Feb;35(2):77-83.

Albini, A, Malavasi, VL, Vitolo, M, Imberti, JF, Marietta, M, Lip, GYH, et al. Long-term outcomes of postoperative atrial fibrillation following non cardiac surgery: a systematic review and metanalysis. *Eur J Intern Med* 2021;85:27–33.

Albricker, ACL, Freire, CMV, Santos, SN, Alcantara, ML, Saleh, MH, Cantisano, AL, Teodoro, JAR, et al. Diretriz Conjunta sobre Tromboembolismo Venoso – 2022. *Arq. Bras. Cardiol.* 2022;118(4):797-85.

Antoniou, GA, Hajibandeh, S, Vallabhaneni, SR, Brennan, JA, Torella, F. Metaanalysis of the effects of statins on perioperative outcomes in vascular and endovascular surgery. *J Vasc Surg.* 2015;61(2):519-32.e1.

Bartlett, MA, Mauck, KF, Stephenson, CR, Ganesh, R, Daniels, PR. Perioperative Venous Thromboembolism Prophylaxis. Mayo Clin Proc. 2020 Dec;95(12):2775-2798. doi: 10.1016/j.mayocp.2020.06.015. PMID: 33276846.

Beving, H, Zhao, C, Albåge, A, Ivert, T. Abnormally high platelet activity after discontinuation of acetylsalicylic acid treatment. Blood Coagul Fibrinolysis. 1996;7(1):80-4.

Botto, F, Alonso-Coello, P, Chan, MT, Villar, JC, Xavier, D, Srinathan, S, et al. Myocardial injury after noncardiac surgery: a large, international, prospective cohort study establishing diagnostic criteria, characteristics, predictors, and 30-day outcomes. Anesthesiology 2014;120:564–578.

Burger, W, Chemnitius, JM, Kneissl, GD, Rücker, G. Low-dose aspirin for secondary cardiovascular prevention - cardiovascular risks after its perioperative withdrawal versus bleeding risks with its continuation - review and meta-analysis. *J Intern Med.* 2005;257(5):399-414.

Calderaro, D, Bichuette, LD, Maciel, PC et al. Atualização da Diretriz de Avaliação Cardiovascular Perioperatória da Sociedade Brasileira de Cardiologia: Foco em Manejo dos Pacientes com Intervenção Coronária Percutânea – 2022. *Arq Bras Cardiol.* 2022; 118(2):536-547.

Carrier, M, Altman, AD, Blais, N, Diamantouros, A, McLeod, D, Moodley, U, Nguyen, C, Young, S, Schwenter, F. Extended thromboprophylaxis with low-molecular weight heparin (LMWH) following abdominopelvic cancer surgery. *Am J Surg.* 2019 Sep;218(3):537-550.

Christian Puelacher, Danielle M Gualandro, Noemi Glarner, Giovanna Lurati Buse, Andreas Lampart, Daniel Bolliger, et al. For the BASEL-PMI Investigators, Long-term outcomes of perioperative myocardial infarction/injury after non-cardiac surgery, *European Heart Journal*, 2023; ehac798, https://doi.org/10.1093/eurheartj/ehac798.

Cohen, MC, Aretz, TH. Histological Analysis of Coronary Artery Lesions in Fatal Postoperative Myocardial Infarction. Cardiovasc Pathol Vol. 8, Nº 3.May/June 1999:133–139.

Conen, D, Alonso-Coello, P, Douketis, J, Chan, MTV, Kurz, A, Sigamani, A, et al. Risk of stroke and other adverse outcomes in patients with perioperative atrial fibrillation 1 year after noncardiac surgery. *Eur Heart J* 2020;41:645–651.

Dakik, HA, Chehab, O, Eldirani, M, Sbeity, E, Karam, C, Abou Hassan, O, et al. A New Index for Pre-Operative Cardiovascular Evaluation. *J Am Coll Cardiol.* 2019;73(24):3067-78.

Demma, LJ, Carlson, KT, Duggan, EW, Morrow, JG 3rd, Umpierrez, G. Effect of basal insulin dosage on blood glucose concentration in ambulatory surgery patients with type 2 diabetes. *J Clin Anesth.* 2017;36:184-188.

Devereaux, PJ, Mrkobrada, M, Sessler, DI, Leslie, K, Alonso-Coello, P, Kurz, A, et al; POISE-2 Investigators. Aspirin in patients undergoing noncardiac surgery. *N Engl J Med.* 2014;370(16):1494-503.

Devereaux, PJ, Sessler, DI. Cardiac Complications in Patients Undergoing Major Noncardiac Surgery. *N Engl J Med.* 2015;373(23):2258-69.

Devereaux, PJ, Yang, H, Yusuf, S, Guyatt, G, Leslie, K, Villar, JC, et al. Effects of extended-release metoprolol succinate in patients undergoing non-cardiac surgery (POISE trial): a randomised controlled trial. *Lancet.* 2008;371(9627):1839-47.

Douketis, JD, Spyropoulos, AC, Kaatz, S, et al. Perioperative Bridging Anticoagulation in Patients with Atrial Fibrillation. *N Engl J Med.* 2015;373(9):823-833.

Douketis, JD, Spyropoulos, AC, Duncan, J, et al. Perioperative Management of Patients With Atrial Fibrillation Receiving a Direct Oral Anticoagulant. *JAMA Intern Med.* 2019;179(11):1469-1478.

Duceppe, E, Parlow, J, MacDonald, P, Lyons, K, McMullen, M, Srinathan, S, et al. Canadian Cardiovascular Society Guidelines on Perioperative Cardiac Risk Assessment and Management for Patients Who Undergo Noncardiac Surgery. Can J Cardiol. 2017;33(1):17-32.

Duggan, EW, Carlson, K, Umpierrez, GE. Perioperative Hyperglycemia Management: An Update [published correction appears in Anesthesiology. 2018 Nov;129(5):1053]. Anesthesiology. 2017;126(3):547-560.

Durazzo, AE, Machado, FS, Ikeoka DT, De Bernoche, C, Monachini, MC, Puech-Leão, P, et al. Reduction in cardiovascular events after vascular surgery with atorvastatin: a randomized trial. J Vasc Surg. 2004;39(5):967-75.

Fleisher, LA, Fleischmann, KE, Auerbach, AD, Barnason, SA, Beckman, JA, Bozkurt, B, et al. 2014 ACC/AHA guideline on perioperative cardiovascular evaluation and management of patients undergoing noncardiac surgery: a report of the American College of Cardiology/American Heart Association Task Force on Practice Guidelines. Circulation. 2014;130(24):e278-333.

Flu, WJ, van Kuijk, JP, Chonchol, M, Winkel, TA, Verhagen, HJ, Bax, JJ, et al. Timing of pre-operative Beta-blocker treatment in vascular surgery patients: influence on post-operative outcome. J Am Coll Cardiol. 2010;56(23):1922-9.

Graham, MM, Sessler, DI, Parlow, JL, Biccard, BM, Guyatt, G, Leslie K, et al. Aspirin in patients with previous percutaneous coronary intervention undergoing noncardiac surgery. Ann Intern Med 2018;168:237–244.

Gualandro, DM, Yu, PC, Caramelli, B, et al. 3rd Guideline for Perioperative Cardiovascular Evaluation of the Brazilian Society of Cardiology [published correction appears in Arq Bras Cardiol. 2018 Oct;111(4):642]. Arq Bras Cardiol. 2017;109(3 Supl 1):1-104.

Gualandro, DM, Yu, PC, Caramelli, B, Marques, AC, Calderaro, D, Fornari, LS, et al. 3rd Guideline for Perioperative Cardiovascular Evaluation of the Brazilian Society of Cardiology. Arq Bras Cardiol. 2017;109(3 Supl 1):1-104.

Guidelines for assessing and managing the perioperative risk from coronary artery disease associated with major noncardiac surgery. American College of Physicians. Ann Intern Med. 1997;127(4):309-12.

Halvorsen, S, Mehilli, J, Cassese, S, et al. 2022 ESC Guidelines on cardiovascular assessment and management of patients undergoing non-cardiac surgery. Eur Heart J. 2022;43(39):3826-3924.

Halvorsen, S, Mehilli, J, Cassese, S, Hall, TS, Abdelhamid, M, Barbato, E, De Hert, S, de Laval, I, Geisler, T, et al. 2022 ESC Guidelines on cardiovascular assessment and management of patients undergoing non-cardiac surgery. Eur Heart J. 2022 Oct 14;43(39):3826-3924.

Held, C, Asenblad, N, Bassand, JP, Becker, RC, Cannon, CP, Claeys, MJ, et al. Ticagrelor versus clopidogrel in patients with acute coronary syndromes undergoing coronary artery bypass surgery: results from the PLATO (Platelet Inhibition and Patient Outcomes) trial. J Am Coll Cardiol. 2011;57(6):672-84.

Khan, NA, Campbell, NR, Frost, SD, Gilbert, K, Michota, FA, Usmani, A, et al. Risk of intraoperative hypotension with loop diuretics: a randomized controlled trial. Am J Med. 2010;123(11):1059.e1-8.

Lee,TH, Marcantonio, ER, Mangione, CM, Thomas, EJ, Polanczyk, CA, Cook, EF, et al. Derivation and prospective validation of a simple index for prediction of cardiac risk of major noncardiac surgery. Circulation. 1999;100(10):1043-9.

Lin, Y, Ma, L. Blood pressure lowering effect of calcium channel blockers on perioperative hypertension: A systematic review and meta-analysis. Medicine (Baltimore). 2018;97(48):e13152.

Lu,VM, Alvi, MA, Rovin, RA, Kasper, EM. Clinical outcomes following early versus late pharmacologic thromboprophylaxis in patients with traumatic intracranial hemorrhage: a systematic review and meta-analysis. Neurosurg Rev. 2020 Jun;43(3):861-872.

McMurray, JJV, Solomon, SD, Inzucchi, SE, et al. Dapagliflozin in Patients with Heart Failure and Reduced Ejection Fraction. N Engl J Med. 2019;381(21):1995-2008.

Milder, DA, Milder, TY, Kam, PCA. Sodium-glucose co-transporter type-2 inhibitors: pharmacology and peri-operative considerations. Anaesthesia. 2018;73(8):1008-1018.

Nuha A, ElSayed, Grazia Aleppo, et al. On behalf of the American Diabetes Association, 9. Pharmacologic Approaches to Glycemic Treatment: Standards of Care in Diabetes-2023. Diabetes Care 1 January 2023; 46 (Supplement_1): S140-S157.

Pinho, C, Grandini, PC, Gualandro, DM, Calderaro, D, Monachini, M, Caramelli, B. Multicenter study of perioperative evaluation for noncardiac surgeries in Brazil (EMAPO). Clinics (Sao Paulo). 2007;62(1):17-22.

Puelacher, C, Gualandro, DM, Lurati, Buse G, Bolliger, D, Marbot, S, Kindler, C, et al. Etiology of peri-operative myocardial infarction/injury after noncardiac surgery and associated outcome. J Am Coll Cardiol 2020;76:1910-1912.

Sazgary, L, Puelacher, C, Lurati, Buse G, Glarner, N, Lampart, A, Bolliger, D, et al. Incidence of major adverse cardiac events following non-cardiac surgery. Eur Heart J Acute Cardiovasc Care 2020;10:550-558.

Schouten, O, Boersma, E, Hoeks, SE, Benner, R, van Urk H, van Sambeek, MR, et al. Dutch Echocardiographic Cardiac Risk Evaluation Applying Stress Echocardiography Study Group. Fluvastatin and perioperative events in patients undergoing vascular surgery. N Engl J Med. 2009;361(10):980-9.

Schouten, O, Hoeks, SE, Welten, GM, Davignon, J, Kastelein, JJ, Vidakovic, R, et al. Effect of statin withdrawal on frequency of cardiac events after vascular surgery. Am J Cardiol. 2007; 100(2):316-20.

Smilowitz, NR, Gupta, N, Guo, Y, Berger, JS, Bangalore, S. Perioperative acute myocardial infarction associated with non-cardiac surgery. Eur Heart J. 2017;38(31):2409-17.

Smilowitz, NR, Gupta, N, Guo, Y, Beckman, JA, Bangalore, S, Berger, JS. Trends in cardiovascular risk factor and disease prevalence in patients undergoing non-cardiac surgery. Heart. 2018;104(14):1180-1186.

Turan, A, You, J, Shiba, A, Kurz, A, Saager, L, Sessler, DI. Angiotensin converting enzyme inhibitors are not associated with respiratory complications or mortality after noncardiac surgery. Anesth Analg. 2012;114(3):552-60.

Twersky, RS, Goel, V, Narayan, P, Weedon, J. The risk of hypertension after preoperative discontinuation of angiotensin-converting enzyme inhibitors or angiotensin receptor antagonists in ambulatory and same-day admission patients. Anesth Analg. 2014;118(5):938-44.

Venkatesan, S, Myles, PR, Manning, HJ, Mozid, AM, Andersso,n C, Jørgensen, ME, et al. Cohort study of preoperative blood pressure and risk of 30-day mortality after elective non-cardiac surgery. Br J Anaesth. 2017;119(1):65-77.

Weiser, TG, Haynes, AB, Molina, G, Lipsitz, SR, Esquivel, MM, Uribe-Leitz, T, et al. Estimate of the global volume of surgery in 2012: an assessment supporting improved health outcomes. Lancet 2015;385:S11.

Wilson, S, Chen, X, Cronin, M, Dengler, N, Enker, P, Krauss, ES, et al. Thrombosis prophylaxis in surgical patients using the Caprini Risk Score. Curr Probl Surg. 2022 Nov;59(11):101221.

Wiviott, SD, Braunwald, E, McCabe, CH, Montalescot, G, Ruzyllo, W, Gottlieb, S, et al. Prasugrel versus clopidogrel in patients with acute coronary syndromes. N Engl J Med. 2007;357(20):2001-15.

Zinman, B, Wanner, C, Lachin, JM, et al. Empagliflozin, Cardiovascular Outcomes, and Mortality in Type 2 Diabetes. N Engl J Med. 2015;373(22):2117-2128.

Clínica Médica

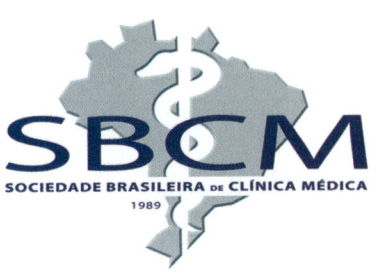

PARTE 6

SBCM
SOCIEDADE BRASILEIRA DE CLÍNICA MÉDICA
1989

27
Pancitopenia

Fernando Sabia Tallo • Letícia Sandre Vendrame Saes •
Viviane Cristina Uliana Peterle

INTRODUÇÃO

Pancitopenia é um fenômeno comum na prática clínica. É um motivo frequente de encaminhamento do paciente pelo médico da atenção primária ao hematologista.[1]

Não é uma doença em si, e, sim, um achado devido a um processo de doença subjacente que afeta a medula óssea ou as linhas celulares periféricas. Neste capítulo, é apresentada ao médico generalista uma abordagem da pancitopenia.

Quando o clínico se depara com uma citopenia, sempre é preciso, na medida do possível, tentar descartar a etiologia relacionada com fármacos, incluindo os fitoterápicos e afins. A Tabela 27.1 mostra uma relação da prática clínica.[2]

DEFINIÇÃO

Pancitopenia é uma condição hematológica caracterizada por uma diminuição em todas as três linhagens de células sanguíneas periféricas. Os valores sugeridos sofrem variação com idade, raça, sexo e cenários clínicos – em geral, hemoglobina inferior a 12 g/dℓ em mulheres e 13 g/dℓ em homens, plaquetas inferiores a 150.000 por mcℓ e leucócitos inferiores a 4.000 por mℓ (ou contagem absoluta de neutrófilos inferior a 1.800 por mℓ).[3]

ABORDAGEM INICIAL

Uma boa forma de iniciar o raciocínio em relação a um paciente é classificar o fenômeno de três formas diferentes:

- Distúrbios na produção da medula (infiltração, insuficiência)

Tabela 27.1 Fármacos comuns envolvidos em citopenias.

Citopenias	Fármacos envolvidos
Pancitopenia	Derivados do benzeno Citostáticos Cloranfenicol
Anemia	Penicilinas Cefalosporinas Alfa-metildopa Preparações com zinco Chumbo
Neutropenia	Clozapina Olanzapina Sulfasalazina Trimetropim/sulfa Ticlodipina Rituximabe
Trombocitopenia	Heparina Fármacos antiplaquetários

- Destruição celular periférica (sequestro esplênico)
- Combinação dos dois.

As primeiras etapas cruciais da avaliação devem incluir hemograma (chamado hemograma completo [CBC]), esfregaço de sangue periférico, contagem de reticulócitos, história completa e um meticuloso exame físico. A contagem de plaquetas reticuladas ou a fração de plaquetas imaturas, embora geralmente não sejam usadas, também podem ajudar a distinguir se a pancitopenia é decorrente de produção prejudicada ou consumo aumentado.[4]

As principais causas de pancitopenias são resumidas na Tabela 27.2 e descritas a seguir.

DISTÚRBIOS NA PRODUÇÃO MEDULAR
Anemia aplástica

As situações mais frequentes relacionadas com anemia aplástica (AA) adquirida são abordadas nesta seção (as congênitas não estão no escopo deste capítulo).

A causa da AA não está esclarecida, e parece ocorrer uma destruição autoimune da célula-tronco pluripotente pelos linfócitos T.[5]

Toxinas como benzeno, fármacos quimioterápicos, anti-inflamatórios não esteroides (AINEs), medicamentos antiepilépticos, esteroides e cloranfenicol são comumente conhecidos por causar AA. O mecanismo da aplasia ocorre por efeito tóxico direto nas células-tronco ou por mecanismos autoimunes. A maioria dos agentes quimioterápicos convencionais causa pancitopenia por toxicidade direta da medula óssea. Especificamente, as fluoropirimidinas, como o fluorouracil e a capecitabina, podem causar toxicidade grave e, às vezes, fatal, se forem administradas a pacientes com deficiência de dihidropirimidina desidrogenase, uma enzima

Tabela 27.2 Principais causas de pancitopenias na prática clínica.

Prejuízo na produção

- Anemia aplástica
- Infiltração de medula óssea
  - Malignidade
  - Mielofibrose autoimune e primária
  - Doenças granulomatosas
  - Distúrbios metabólicos
- Deficiências nutricionais
  - Vitamina B12
  - Ácido fólico
  - Cobre
- Síndrome mielodisplásica

Destruição periférica

- Pancitopenia hemolítica autoimune
- Sequestro esplênico

Prejuízo na produção e destruição periférica

- Hemoglobinúria paroxística noturna
- Lúpus eritematoso sistêmico
- Fármacos
- Leucemias
- Linfohistiocitose hemofagocítica
- Infecções
- Doença enxerto contra hospedeiro transfusional (DECHT)

Fonte: Gnanaraj J, 2018.

envolvida no metabolismo do uracil e da timina. Agentes biológicos como inibidores de TNF e IL-6 podem causar neutropenia, mas pancitopenia é rara.

O uso abusivo de álcool pode afetar todas as três linhagens celulares. O álcool pode causar toxicidade direta da medula óssea, conforme evidenciado por osso hipoplásico medular em alguns desses pacientes. Outro mecanismo possível é a interferência com a absorção de folato e acetaldeído, alterando a membrana celular fosfolípide.

A radioterapia também pode danificar a célula-tronco e resultar em pancitopenia. A hipoplasia da medula óssea é desenvolvida em doses cumulativas > 5 Gy. A citopenia atinge um nadir de 1 a 4 semanas após o tratamento e pode persistir por meses. Com uma exposição mais ventral e poupando a medula óssea dorsal (coluna, costelas e pelve), durante a radiação é possível proteger uma porcentagem significativa da atividade da medula óssea.[6]

As infecções virais são outra causa de citopenias em adultos e crianças. O parvovírus B19 pode atacar diretamente os proeritroblastos, enquanto a aplasia causada por outros vírus geralmente ocorre devido a mecanismos mediados por células T. A pancitopenia causada pelos vírus costuma ser transitória e reversível, com a resolução da infecção. Se houver suspeita de infecção viral, os agentes comuns que devem ser avaliados incluem hepatite infecciosa (hepatite A, B e C), citomegalovírus (CMV), vírus Epstein-Barr (EBV), herpes-vírus humano 6 (HHV-6) e parvovírus B19. Infecções importantes no Brasil que devem ser lembradas são tuberculose, leishmaniose, malária e,[7] mais recentemente, o coronavírus.[8,9]

Os pacientes infectados pelo HIV também evoluem com citopenias (anemia, leucopenia e trombocitopenia). Essas anormalidades ocorrem principalmente devido a efeitos diretos do vírus na medula óssea, supressão da medula óssea por infecções secundárias ou neoplasias, deficiências nutricionais ou efeitos colaterais de medicamentos.[10]

Distúrbios infiltrativos da medula óssea

Doenças sistêmicas infiltrando a medula óssea

Doenças que apresentam metástase para a medula óssea podem causar pancitopenia por interferir na produção das células sanguíneas. Leucemia, linfoma, fibrose, doenças autoimunes e granulomatosas tipicamente infiltram a medula e causam pancitopenia profunda. Na população pediátrica, o neuroblastoma metastático geralmente invade a medula, e muitas crianças apresentam pancitopenia como o único sintoma inicial.

Deficiências nutricionais

As deficiências de folato e vitamina B12 podem causar anemia megaloblástica. Embora a anemia e a trombocitopenia sejam características comuns, pacientes que apresentam esse quadro também podem apresentar pancitopenia.[11]

A deficiência de cobre pode, ainda que raramente, causar pancitopenia. As causas comuns de deficiência adquirida de cobre são cirurgia gástrica, síndromes de má absorção, ingestão excessiva de zinco e terapia de quelação.

Síndrome mielodisplásica

Distúrbio clonal da célula-tronco caracterizado por displasias que normalmente afetavam pessoas, predominantemente do sexo masculino, acima dos 65 anos. O diagnóstico deve ser realizado por meio de uma ou mais das seguintes características:

diminuição de uma ou mais linhagens de células sanguíneas, evidências de distopias no esfregaço de sangue periférico e < 20% de contagem de blastos no aspirado de medula óssea.

DESTRUIÇÃO PERIFÉRICA DE CÉLULAS SANGUÍNEAS

Destruição autoimune

O lúpus pode apresentar-se com quadro de pancitopenia; porém, sua causa é multifatorial: medicações do lúpus, infecções associadas, esplenomegalia, mielofibrose autoimune e outras. A maioria desses pacientes vai precisar de biopsia de medula para diagnóstico diferencial da pancitopenia.

As síndromes linfoproliferativas autoimunes e a doença da imunodeficiência variável comum também cursam com citopenias autoimunes, assim como a leucemia linfocítica crônica (LLC).

Algumas citopenias sanguíneas permanecem sem diagnóstico, apesar de investigação adequada, e são denominadas citopenias idiopáticas de significado indeterminado, ou, em inglês, *idiopathic cytopenia of undetermined significance* (ICUS).

Sequestro esplênico

O hiperesplenismo é definido como uma esplenomegalia associada a uma diminuição de uma ou mais linhagens de células sanguíneas, com aumento de seus precursores e correção da citopenia com a esplenectomia. A pancitopenia pode ser causada pelo sequestro esplênico ou por hemólise.

O paciente pode se queixar de dor no quadrante superior esquerdo ou de sensação de "peso", dor no ombro e até mesmo distensão abdominal. As causas podem ser muitas: insuficiência cardíaca congestiva, cirrose, infecção, malignidades (leucemia/linfoma), hemoglobinopatias.

COMBINAÇÃO ENTRE DESTRUIÇÃO PERIFÉRICA E PREJUÍZOS DE PRODUÇÃO

Hemoglobinúria paroxística noturna

É um raro distúrbio da célula-tronco causada por mutação do gene da PIGA, proteína de membrana celular, e pode causar pancitopenia, trombose e hemólise. O paciente normalmente se apresenta com quadro de anemia hemolítica e trombose em locais considerados atípicos. O teste de Coombs costuma ser negativo e a hemólise é intravascular. A principal causa de morte é tromboembolismo.

Linfohistiocitose hemofagocítica

É um distúrbio ameaçador à vida, que se apresenta com pancitopenia secundária a várias causas, como infecções, imunodeficiências, malignidades e doenças reumatológicas. Trata-se de destruição celular deflagrada pela ativação de macrófagos e linfócitos.

A abordagem inicial deve conter hemograma completo, coagulograma, fibrinogênio, ferritina, teste de função hepática, triglicérides, CD25 solúvel. A biopsia de medula demonstra, em geral, hemofagocitose (Figura 27.1).

CONSIDERAÇÕES FINAIS

A pancitopenia não é uma doença em si e, uma vez que tenha sido identificada pelo clínico, deve ser investigada em

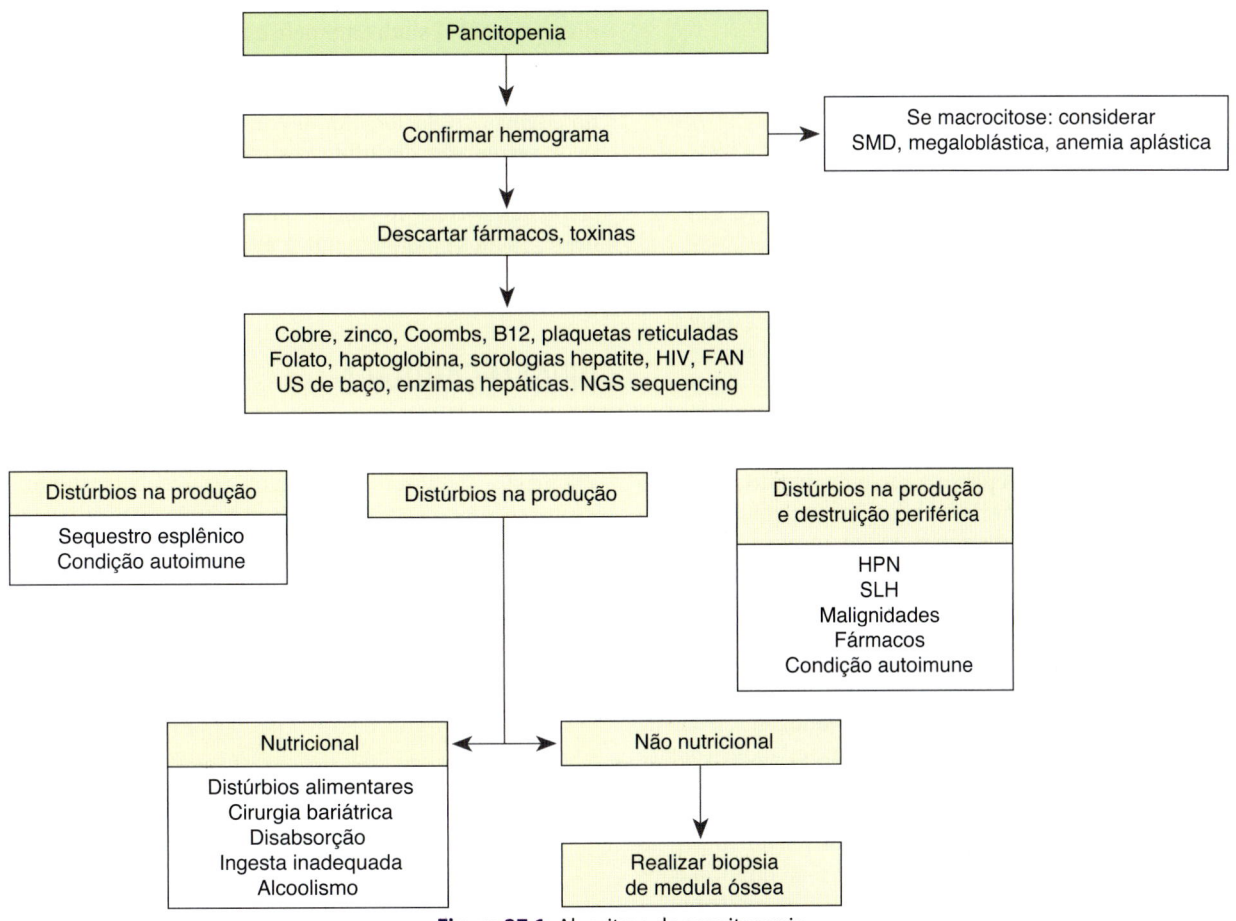

Figura 27.1 Algoritmo da pancitopenia.

conjunto com o especialista da hematologia. Muitas hipóteses devem ser consideradas, mas a história e o exame físico são essenciais para a estratégia investigativa.

REFERÊNCIAS BIBLIOGRÁFICAS

1. Abel, GA, Friese, CR, Neville, BA, Wilson, KM, Hastings, BT, Earle, CC, et al. Referrals for suspected hematologic malignancy: A survey of primary care physicians. *Am J Hematol* [Internet]. 2012 Jun 1;87(6):634-6. Disponível em: https://onlinelibrary.wiley.com/doi/full/10.1002/ajh.2317.2.

2. le Clef, Q, Menter, T, Tzankov, A. Our approach to bone marrow biopsies in cytopenia. *Pathol Res Pract*. 2019 Jul 1;215(7).

3. Vargas-Carretero, CJ, Fernandez-Vargas, OE, Ron-Magaña, AL, Padilla-Ortega, JA, Ron-Guerrero, CS, Barrera-Chairez, E. Etiology and clinic-hematological profile of pancytopenia: experience of a Mexican Tertiary Care Center and review of the literature. *Hematology* [Internet]. 2019 Jan 1 [cited 2023 Jan 24];24(1):399-404. Disponível em: https://pubmed.ncbi.nlm.nih.gov/30890036/.

4. Gnanaraj, J, Parnes, A, Francis, CW, Go, RS, Takemoto, CM, Hashmi, SK. Approach to pancytopenia: Diagnostic algorithm for clinical hematologists. *Blood Rev* [Internet]. 2018 Sep 1 [cited 2023 Jan 22];32(5):361-7. Disponível em: https://pubmed.ncbi.nlm.nih.gov/29555368/.

5. Giudice, V, Selleri, C. Aplastic anemia: *Pathophysiology*. Semin Hematol [Internet]. 2022 Jan 1 [cited 2023 Jan 22];59(1):13-20. Disponível em: https://pubmed.ncbi.nlm.nih.gov/35491054/.

6. Hama, Y, Tate, E. Pancytopenia due to massive bone marrow carcinomatosis after radiotherapy for locally advanced breast cancer. *Int Cancer Conf J* [Internet]. 2019 Apr [cited 2023 Jan 22]; 9(2):52-4. Disponível em: https://pubmed.ncbi.nlm.nih.gov/32257753/.

7. Okayasu, T, Ohta, R, Igarashi, M, Kurita, Y, Hayakawa, M, Sano, C. Coexistence of Pancytopenia and Myositis After Developing COVID-19. *Cureus* [Internet]. 2022 Jul 18 [cited 2023 Jan 25];14(7). Disponível em: https://pubmed.ncbi.nlm.nih.gov/35989844/.

8. Bridwell, RE, Inman, BL, Birdsong, S, Goss, S, Long, B. A coronavirus disease-2019 induced pancytopenia. *Am J Emerg Med* [Internet]. 2021 Sep 1 [cited 2023 Jan 22];47:324.e1-324.e3. Disponível em: https://pubmed.ncbi.nlm.nih.gov/33653644/.

9. Singh, J, Dinkar, A, Kumar, N, Kumar, K. COVID-19 associated pancytopenia (CAP): a clinical impact. *Recent advances in inflammation & allergy drug discovery* [Internet]. 2022 Dec 7 [cited 2023 Jan 24];17. Disponível em: https://pubmed.ncbi.nlm.nih.gov/36475340/.

10. Fiseha, T, Ebrahim, H. Prevalence and predictors of cytopenias in HIV-infected adults at initiation of antiretroviral therapy in Mehal Meda Hospital. *Central Ethiopia*. 2022 [cited 2023 Jan 24]. Disponível em: https://doi.org/10.2147/JBM.S355966.

11. Pelling, MM, Kimura, ST, Han, EJ, Shin, YM. Severe vitamin B12 deficiency presenting as pancytopenia, hemolytic anemia, and paresthesia: could your b12 be any lower? *Cureus* [Internet]. 2022 Sep 16 [cited 2023 Jan 23];14(9). Disponível em: https://pubmed.ncbi.nlm.nih.gov/36259002/.

Síndromes Edemigênicas

Bernardo Mikio Sardi Ono • Breno Mello Tavares Leite • Tullio René Colatino de Barros • Wilian Martins Guarnieri • Letícia Sandre Vendrame Saes

INTRODUÇÃO

O edema é caracterizado pelo acúmulo de líquido no espaço intersticial ou no interior das células. Esse acúmulo líquido é multifatorial, o que se deve principalmente ao aumento da permeabilidade capilar, ao aumento da pressão hidrostática, à diminuição da pressão oncótica e à obstrução linfática.

O acúmulo de líquido pode ser classificado conforme localização e distribuição, intensidade, consistência e elasticidade e até mesmo presença (ou não) de sinais flogísticos.

Os principais sinais clínicos encontrados no paciente com edema são sinal de Cacifo, ou sinal de Godet (Figura 28.1), e sinal de Stemmer (Figura 28.2), que, por sua vez, é evidenciado no linfedema. O sinal de Cacifo ou Godet consiste na compressão digital do local edemaciado (por pelo menos 5 segundos), evidenciando a depressão do local após a retirada, como mostrado na Figura 28.1. Esse sinal é positivo para o edema compressível ou mole.

Já o sinal de Stemmer costuma estar presente no linfedema ou edema não compressível (duro). Consiste no espessamento cutâneo da base do segundo pododáctilo e é obtido pelo examinador quando se tenta realizar a preensão da pele dessa região. Em pacientes com linfedema, existe infiltração dos tecidos, impedindo a preensão adequada da pele (ver Figura 28.2).

As causas de edema são diversas e, entre elas, as principais são: de origem cardíaca – insuficiência cardíaca;

doença renal – síndrome nefrótica; doença hepática – cirrose; doença tireoideana – mixedema; e doença venosa ou linfática. A Tabela 28.1 traz as principais características do edema correlacionando-o com sua etiologia.

A seguir, são discutidos os mecanismos fisiopatológicos envolvidos na formação dos principais tipos de edema, bem como sua correlação com o quadro clínico. A compreensão desses pontos possibilita que o médico faça o diagnóstico assertivo e tome condutas adequadas de acordo com o quadro de cada paciente.

ORIGEM CARDÍACA

A síndrome edemigênica é uma das características fundamentais da apresentação sintomatológica da insuficiência

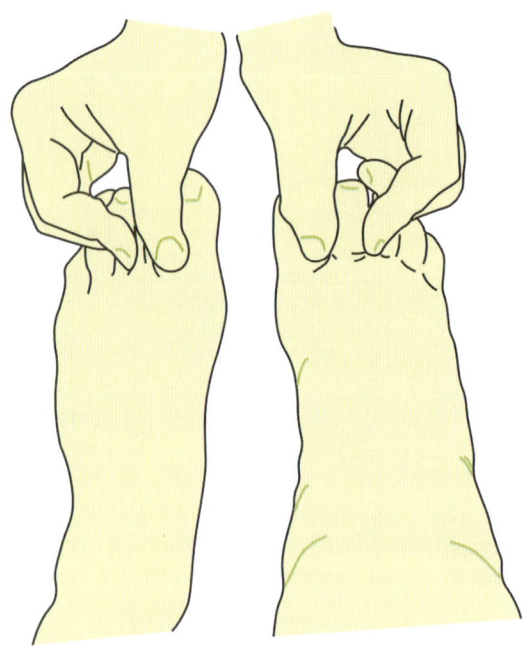

Figura 28.2 Sinal de Stemmer.

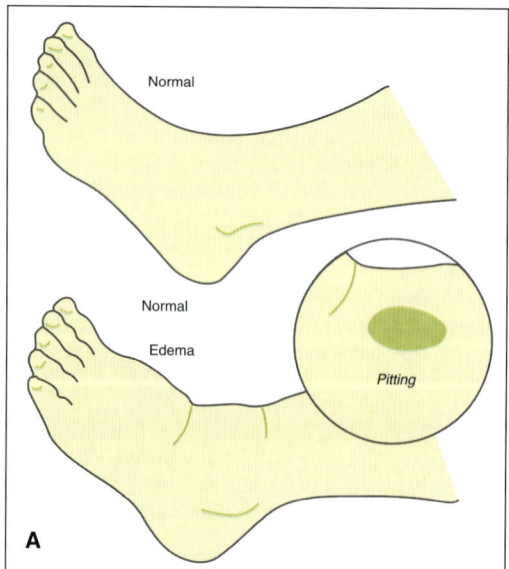

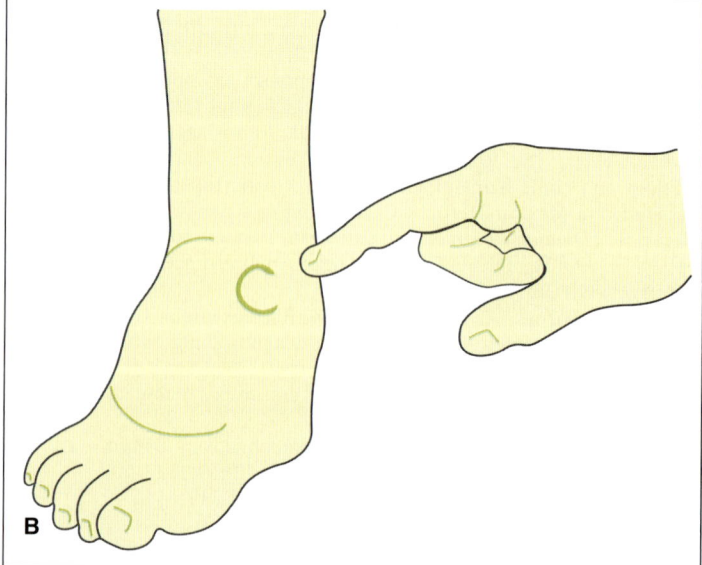

Figura 28.1 Sinal de Cacifo ou sinal de Godet.

Tabela 28.1 Propedêutica das principais causas de edema.

Edema	Cardíaco	Hepático	Renal
Edema dependente	++++	+++	++
Edema facial	–	–	Presente
Ascite	+	++++	+
Hipoalbuminemia	–	++	++++
Proteinúria	–	–	++++

Adaptada de: GM Chertow. Approach to the patient with edema, in Primary Cardiology. 2nd ed. *In:* Braunwald, E., Goldman, L. (eds). Philadelphia: Saunders; 2003. p. 117-28.

cardíaca. Os pacientes apresentam um espectro clínico que varia desde edema pulmonar agudo até edema periférico e anasarca (Figura 28.3). Em pacientes com edema pulmonar puro, o problema é de estresse hemodinâmico agudo, isto é, o paciente não tem excesso de líquido corporal, mas a pressão venosa pulmonar aumenta de tal modo que a taxa de transudação de líquido para o interstício pulmonar excede a capacidade da rede linfática pulmonar de drenar o líquido. Por outro lado, em pacientes com edema periférico, o problema é de retenção de líquidos. O débito cardíaco reduzido e o baixo fluxo arterial resultam em menor perfusão renal, ocasionando retenção renal de sódio no túbulo contorcido distal.

Semiologicamente, o edema da insuficiência cardíaca é depressível, aparece em membros inferiores e piora ao longo do dia. Devem ser procurados estigmas da doença cardíaca, como cardiomegalia, ausculta pulmonar com estertores finos, turgência jugular, terceira ou quarta bulhas, hepatomegalia congestiva dolorosa e presença de refluxo hepatojugular. O paciente pode queixar-se de dispneia de esforço progressiva associada a ortopneia e/ou dispneia paroxística noturna. Na análise laboratorial podem ser encontrados hiponatremia, aumento da relação U/Cr, aumento do ácido úrico,

aumento de enzimas hepáticas por congestão e elevação das medidas de peptídeo natriurético (BNP) (ou NT-ProBNP). O diagnóstico é confirmado pelo ecodopplercardiograma.

A insuficiência cardíaca pode ser produzida por uma variedade de etiologias, incluindo doença arterial coronariana, hipertensão, cardiomiopatias, doença valvar e *cor pulmonale*. Apesar de semelhança na patogênese, o local de acúmulo de edema é variável e depende da natureza da doença cardíaca. A doença cardíaca coronária, a doença cardíaca hipertensiva e a doença valvular do lado esquerdo tendem a prejudicar preferencialmente a função ventricular esquerda. Como resultado, os pacientes com um desses distúrbios geralmente apresentam mais edema pulmonar do que periférico. *Cor pulmonale*, por outro lado, está inicialmente associado à insuficiência ventricular direita pura, resultando em edema proeminente nas extremidades inferiores e, talvez, ascite. Já as cardiomiopatias tendem a produzir envolvimento equivalente dos ventrículos direito e esquerdo, muitas vezes levando ao aparecimento simultâneo de edema pulmonar e periférico.

Importante ressaltar que compreender a fisiopatologia e a semiologia da síndrome edemigênica na insuficiência cardíaca garantirá um manejo direto e correto de cada condição

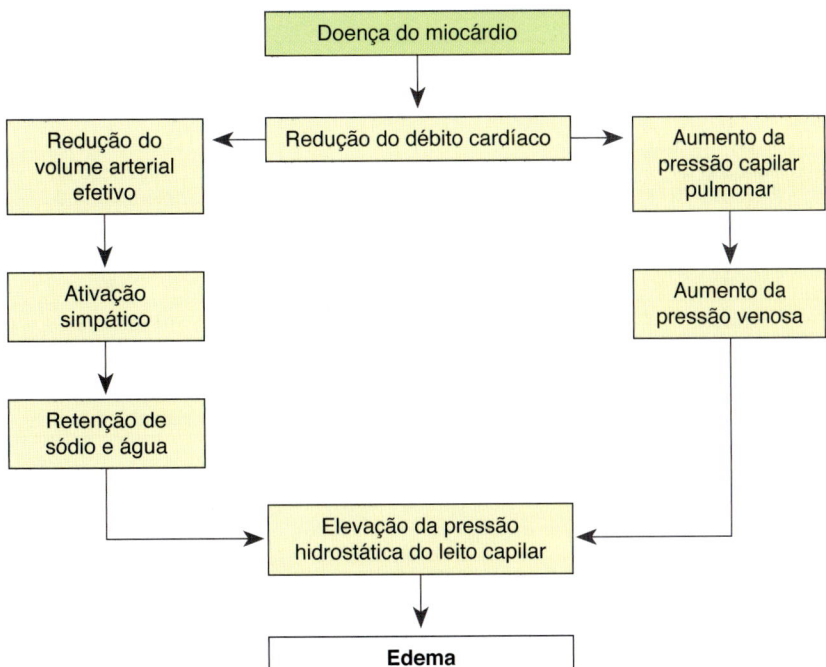

Figura 28.3 Fisiopatologia do edema de origem cardíaca. Adaptada de: Coelho, EB. Mecanismos de formação dos edemas. Medicina (Ribeirão Preto), 2004;37:189-98.

apresentada pelo paciente. Por exemplo, para pacientes com edema pulmonar agudo, a vasodilatação é fundamental para reduzir as pressões de enchimento cardíaco. Já para pacientes com retenção de líquidos periféricos, a utilização de diuréticos é a pedra angular do tratamento.

ORIGEM RENAL

O edema é uma das principais manifestações clínicas da síndrome nefrótica e da doença renal crônica. Seus principais mecanismos são discutidos a seguir, e sua fisiopatologia, apresentada na Figura 28.4.

Hipoalbuminemia *versus* retenção renal de sódio

Dois fatores principais são pensados como responsáveis pelo desenvolvimento de edema em pacientes com síndrome nefrótica e doença renal. A contribuição de cada um deles para o quadro clínico varia de indivíduo para indivíduo:

- Retenção primária de sódio, que é induzido diretamente pela doença renal
- Retenção secundária de sódio, como no caso em que a baixa pressão oncótica do plasma devido a hipoalbuminemia promove o movimento de fluido do espaço intravascular para o interstício, levando ao esvaziamento do leito vascular (como em outras condições) e à consequente ativação do sistema renina-angiotensina-aldosterona, ativação simpática e ativação do sistema ADH.

Lei de Starling

A possível importância do subenchimento arterial parece estar prevista na Lei de Starling. Ela determina que a troca de fluido entre o plasma e o interstício é definida pelas pressões hidrostática e oncótica em cada compartimento:

Filtração pela parede capilar = Permeabilidade . Superfície disponível para movimento de fluido . (Diferença de pressões hidrostáticas – Diferença de pressões oncóticas).

A pressão oncótica intersticial é primariamente derivada de proteínas plasmáticas filtradas e, em menor intensidade, de proteoglicanos do interstício.

Aplicação à síndrome nefrótica

À primeira vista, a redução da pressão oncótica plasmática devido à hipoalbuminemia pareceria favorecer o movimento de fluido do espaço intravascular para o interstício, com redução do primeiro volume, e a formação de edema. Contudo, é o gradiente de pressão oncótica transcapilar, e não apenas a pressão oncótica plasmática, que age segurando o fluido no espaço intravascular. A pressão oncótica intersticial normal varia de 10 a 15 mmHg (e a do plasma é de 26 mmHg, aproximadamente), em parte por um discreto acúmulo de albumina, que acaba sendo filtrado pela parede capilar.

Essa distinção é importante já que a queda gradual da pressão oncótica plasmática na síndrome nefrótica também é associada a um declínio da pressão oncótica intersticial, que ameniza a variação do gradiente oncótico e, assim, o movimento de fluido vindo do intravascular. Os seguintes fatores contribuem para essa resposta protetiva:

- Hipoalbuminemia é associada a menos albumina entrando no interstício
- O fluido que vai do intravascular para o interstício diminui a concentração intersticial de albumina
- Há um aumento do fluxo linfático, que também acaba removendo albumina.

Como resultado, normalmente há pouca diferença do gradiente de pressão oncótica no paciente com síndrome nefrótica e, portanto, pouca tendência à depleção do volume plasmático, a não ser que a hipoalbuminemia seja severa. Da mesma maneira, o volume plasmático é habitualmente preservado, desde que a diurese não seja excessiva.

Eventualmente, na ocorrência de reposição volêmica aguda nesses pacientes, a piora do edema apresentado é uma possibilidade, mais pela ausência de tempo hábil para a equivalência

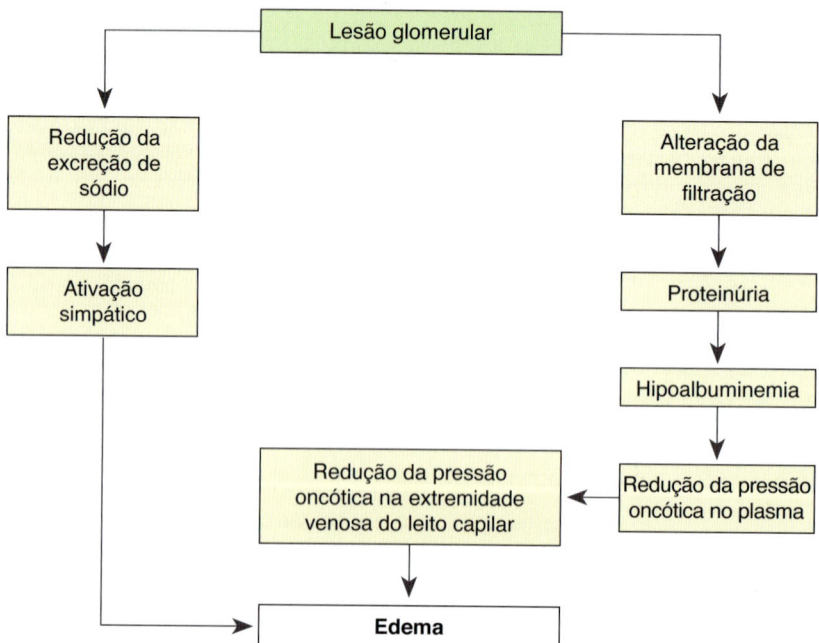

Figura 28.4 Fisiopatologia do edema de origem renal. Adaptada de: Coelho, EB. Mecanismos de formação dos edemas. Medicina (Ribeirão Preto), 2004;37:189-98.

das pressões oncóticas intravascular e intersticial, somada também ao mecanismo do aumento da pressão hidrostática intravascular. O edema, assim, surge nesse contexto.

Aplicação aos rins fisiológicos e à doença renal instituída

A retenção de fluidos pelos rins em estados edematosos pode representar tanto uma resposta adequada à redução do volume circulante efetivo como uma manifestação inadequada da doença renal, como mencionado.

É comum que o volume circulante efetivo esteja diminuído em estados de baixo débito cardíaco, com uma resposta renal fisiológica que leva à retenção de sódio e água, com recuperação desse volume. Porém, perfusão tissular adequada e débito cardíaco nem sempre estão correlacionados, já que a resistência vascular periférica também é um determinante. Os rins promovem a retenção de sódio e água nessas situações, visando ao reestabelecimento da perfusão tecidual.

Um correlato clínico são os pacientes com cirrose e ascite, os quais geralmente apresentam débito cardíaco elevado. Comportam-se, contudo, como se estivessem depletados de volume intravascular, como se evidencia pela avidez renal por sódio e água e por uma secreção progressivamente maior dos três hormônios hipovolêmicos (renina, norepinefrina, ADH). Nesses casos, por conta da vasodilatação sistêmica (vasodilatação esplâncnica, fístulas arteriovenosas), o débito cardíaco é hemodinamicamente inefetivo, com progressiva redução da perfusão renal e de demais órgãos.

Há, também, a questão central da queda da taxa de filtração glomerular em doenças glomerulares, além, eventualmente, de aumento na reabsorção tubular, conforme descrito. A redução da taxa de filtração glomerular cursa com retenção de sódio e água pelo declínio do filtrado – o que por si só

contribuiria para o componente hidrostático plasmático na formação do edema. Além disso, diante da menor chegada de filtrado aos túbulos, os mecanismos supracitados passam a ser ativados, promovendo a ativação dos eixos humorais e maior retenção de sódio, água e, eventualmente, de água livre (que pode, inclusive, promover estados hiponatrêmicos).

Todos esses mecanismos explicam como se dá a retenção de fluido e, assim, a síndrome edemigênica nos pacientes com ou sem doença renal instituída, como uma resposta tanto fisiológica a distúrbios da homeostase como patológica por doenças dos diversos compartimentos renais.

ORIGEM HEPÁTICA

A cirrose é uma doença crônica do fígado que pode causar diversos sintomas e complicações, incluindo o edema. Em suma, o edema é uma complicação comum em pessoas com cirrose, especialmente em estágios mais avançados da doença. Esse sinal clínico pode estar associado a complicações da cirrose, como insuficiência hepática, ascite, encefalopatia hepática e quadros sépticos (Figura 28.5).

A cirrose ocorre quando as células hepáticas são danificadas e substituídas por tecido cicatricial, ou fibrose. As alterações arquitetônicas relacionadas com a fibrose são os principais mecanismos que geram o aumento da resistência intra-hepática e o aumento do fluxo portal na cirrose.

Quando a pressão portal aumenta, ocorre a produção de óxido nítrico, que leva à vasodilatação arterial esplâncnica. Isso, por sua vez, aumenta o fluxo sanguíneo portal, exacerbando a hipertensão portal. O óxido nítrico e a prostaciclina ainda passam a circular sistemicamente, o que acarreta em um estado de hipovolemia. Esse estado ativa o sistema nervoso simpático, estimulando a reabsorção de sódio

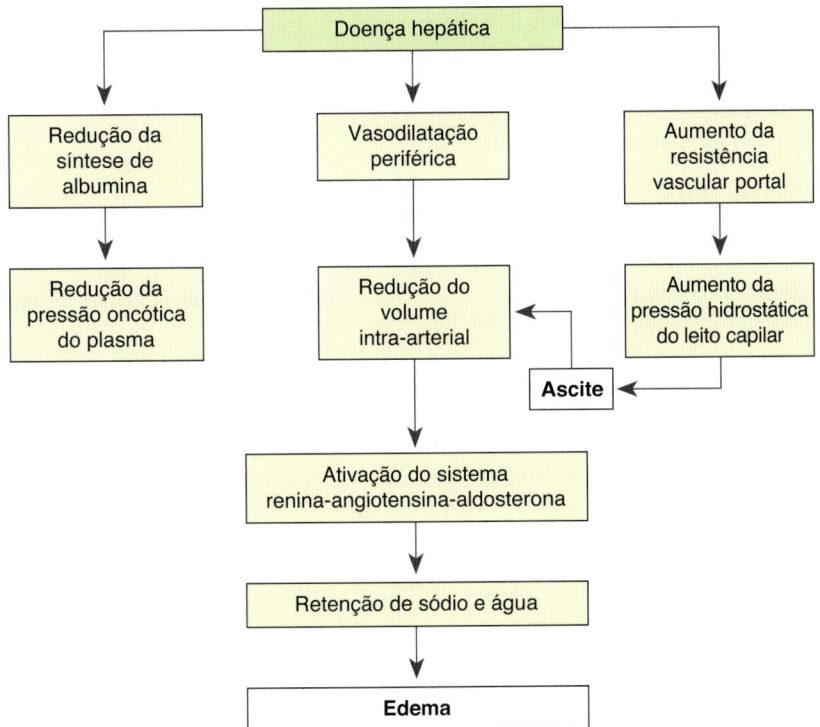

Figura 28.5 Fisiopatologia do edema de origem hepática. Adaptada de: Coelho, EB. Mecanismos de formação dos edemas. Medicina (Ribeirão Preto), 2004;37:189-98.

no glomérulo. A retenção renal de sódio e a depuração de água livre resultam na retenção de líquidos, gerando o edema periférico e a ascite.

O edema causado pela cirrose pode ser um sinal de que a doença está em estágio avançado e indicar a necessidade de tratamento imediato. O tratamento do edema depende da causa subjacente. Pode-se incluir como terapêutica mudanças dietéticas ou o uso de medicamentos diuréticos, entre outras medidas. Em casos graves, pode existir a necessidade de procedimentos invasivos, como o transplante hepático.

OUTRAS CAUSAS DE EDEMA
Edema associado a tireoidopatias

A causa mais comum é o hipotireoidismo, que, quando grave e prolongado, cursa com mixedema (edema não depressível) de localização geralmente peripalpebral, mas que pode ser generalizado. A fisiopatologia dessa entidade decorre da infiltração intersticial com glicosaminoglicanos (ácido hialurônico) e retenção hídrica associada. Já o hipertireoidismo associado a doença de Graves cursa com o desenvolvimento de mixedema pré-tibial, que, apesar de compor a tríade clássica da doença de Graves (bócio, orbitopatia e mixedema pré-tibial), é uma condição atualmente infrequente. Não se restringe apenas à área pré-tibial, e pode envolver tornozelo e dorso do pé, caracterizando-se ainda por espessamento da pele com rigidez, assimetria e hiperpigmentação.

Edema de origem nutricional

Carência nutricional calórico-proteica por tempo prolongado resulta em hipoproteinemia e subsequente edema (tanto devido à própria hipoproteinemia como à elevação da permeabilidade capilar). Em indivíduos desnutridos ou em jejum prolongado (ao menos por 3 dias), que recebem pela primeira vez dieta com oferta calórica adequada, pode-se agravar o quadro edemigênico ou ser desenvolvido o chamado edema de realimentação. Esse quadro decorre tanto da ingesta de sódio (a qual acentua a retenção hidrossalina) como do pico insulínico gerado em resposta ao aporte calórico, que estimula a reabsorção tubular de sódio.

Edema associado a vasculopatias

Insuficiência venosa crônica é a causa mais comum de edema localizado em membros inferiores, acometendo cerca de 2% da população. Tem como característica clínica associada a presença de alterações cutâneas (hiperpigmentação, dermatite de estase e lipodermatoesclerose), além de ter a úlcera varicosa (úlcera rasa, larga e dolorosa, localizada principalmente na região do maléolo medial) como complicação comum. O mecanismo de formação do edema na insuficiência venosa crônica é baseado no desequilíbrio entre o fluxo sanguíneo arterial e o fluxo do retorno venoso, de modo que uma quantidade anormal de líquido é transferida do espaço vascular para o intersticial. Edema localizado em membros também pode ocorrer na obstrução linfática (linfedema). O linfedema caracteriza-se pelo acometimento de membros superiores ou inferiores, de maneira simétrica ou assimétrica, com ausência de sinal de Cacifo (sinal de Godet negativo). Pode originar-se devido a causas primárias, como malformação linfática e linfangite crônica, ou secundárias, como ressecção de linfonodos regionais, obstrução neoplásica, filariose ou celulite. Ultrassonografia com Doppler e linfocintilografia são os exames complementares elegíveis para investigação diagnóstica de insuficiência venosa crônica e linfedema, respectivamente.

Edema induzido por medicamentos

Diversos fármacos podem provocar quadro edemigênico de variável intensidade, de localizado a generalizado, por intermédio de diversos mecanismos fisiopatológicos. Alguns desses mecanismos bem documentados são vasoconstrição renal (anti-inflamatórios não esteroidais [AINEs] e imunossupressores), dilatação arteriolar (vasodilatadores, antipsicóticos, gabapentinoides), retenção hidrossalina (hormônios esteroides, hormônio do crescimento [GH]), elevação da permeabilidade capilar (opioides, imunossupressores) e linfedema. Os principais fármacos relacionados com síndrome edemigênica são AINEs, vasodilatadores diretos (hidralazina, clonidina, metildopa, minoxidil), antagonistas dos canais de cálcio (ACC) di-hidropiridínicos (anlodipino, nifedipino), betabloqueadores, antagonistas alfa-adrenérgicos (doxasozina), insulina, antipsicóticos (quetiapina, risperidona, olanzapina, baclofeno), gabapentinoides (gabapentina e pregabalina), inibidores da MAO, hormônios esteroides (glicocorticoides, estrogênio, progesterona, testosterona, anabolizantes), quimioterápicos, imunossupressores (ciclosporina, tacrolimus) e tamoxifeno. Nota-se o imenso espectro de aplicabilidade desses fármacos na prática clínica, sendo, portanto, o edema induzido por medicamentos uma entidade frequente, mas, por vezes, negligenciada, na propedêutica da síndrome edemigênica.

CONSIDERAÇÕES FINAIS

De acordo com o exposto ao longo desse capítulo, é possível observar que o diagnóstico etiológico das síndromes edemigênicas pode ser desafiador. O médico tem como objetivo atuar com base racional fisiopatológico e clínico, considerando também as probabilidades e as comorbidades prévias do paciente. Dessa maneira, com a etiologia do edema estabelecida, é possível instituir tratamento adequado, bem como seguir a investigação de outras complicações associadas, potencialmente ameaçadoras à vida.

REFERÊNCIAS BIBLIOGRÁFICAS

1. Loscalzo, J, Fauci, A, Kasper, D, Hauser, S, Longo, D, Jameson, J. (eds.) Harrison's principles of internal medicine. McGraw Hill; 2022. 21st. p. 275-8.
2. Papadakis, MA, McPhee, SJ, Rabow, MW, McQuaid, KR. (eds.). Current medical diagnosis & treatment 2022. McGraw Hill; 2022. p. 27-29.
3. Doshi, DN, Blyumin, ML, Kimball, AB. Cutaneous manifestations of thyroid disease. *Clin Dermatol*. 2008 May-Jun;26(3):283-7.
4. Ai, J, Leonhardt, JM, Heymann, WR. Autoimmune thyroid diseases: etiology, pathogenesis, and dermatologic manifestations. *J Am Acad Dermatol*. 2003 May;48(5):641-59; quiz 660-2.
5. Frison, S, Checchi, F, Kerac, M. Omitting edema measurement: how much acute malnutrition are we missing? Am J Clin Nutr. 2015 Nov;102(5):1176-81.
6. International Society of Lymphology. The diagnosis and treatment of peripheral lymphedema. Consensus document of the International Society of Lymphology. *Lymphology*. 2003 Jun;36(2):84-91. PMID: 12926833.
7. Largeau, B, Cracowski, JL, Lengellé, C, Sautenet, B, Jonville-Béra, AP. Drug-induced peripheral oedema: An aetiology-based

review. Br J Clin Pharmacol. 2021 Aug;87(8):3043-55. Epub 2021 Feb 20. PMID: 33506982.

8. Clark, AL, Cleland, JGF. Causes and treatment of oedema in patients with heart failure. *Nat Rev Cardiol*. 2013;10:156-70.

9. Aithal, GP, Palaniyappan, N, China, L, Härmälä, S, Macken, L, Ryan, JM et al. Guidelines on the management of ascites in cirrhosis. *Gut*. 2021;70(1):9-29.

10. Perez-Ayuso, RM, Arroyo, V, Camps, J. Evidence that renal prostaglandins are involved in renal water metabolism in cirrhosis. *Kidney International*. 1984;26(1):72-80.

11. Fernandez-Seara, J, Prieto, J, Quiroga, J, Zoraya, JM, Cobos, MA, Rodriguez-Eire, JL, et al. Systemic and regional hemodynamics in patients with liver cirrhosis and ascites with and without functional renal failure. *Gastroenterology*. 1989;97(5):1304-12.

12. Pockros, PJ, Reynolds, TB. Rapid diuresis in patients with ascites from chronic liver disease: The importance of peripheral edema. *Gastroenterology*. 1986;90(6):1827-33.

13. Taylor, AE. Capillary fluid filtration. Starling forces and lymph flow. *Circ Res*. 1981;49(3):557-75.

14. Levick, JR, Michel, CC. Microvascular fluid exchange and the revised Starling principle. *Cardiovasc Res*. 2010;87(2):198-210.

15. Schrier RW. Body fluid volume regulation in health and disease: a unifying hypothesis. *Ann Intern Med*. 1990;113(2):155-9.

16. Reed, RK, Rubin, K. Transcapillary exchange: role and importance of the interstitial fluid pressure and the extracellular matrix. *Cardiovasc Res*. 2010;87(2):211-7.

17. Coelho, EB, Mecanismos de formação dos edemas. Medicina (Ribeirão Preto). 2004;37:189-98.

29

Dispneia

Paulo Sérgio Massabki • Sônia Maria G. P. Togeiro

INTRODUÇÃO

A dispneia é um sintoma ou sinal de disfunção cardiopulmonar com sensação de dificuldade ou desconforto para respirar, geralmente referida como "falta de ar", em que ocorre alteração do ritmo, da amplitude e da frequência dos movimentos respiratórios. A dispneia pode ter início súbito ou insidioso e desaparecer de maneira rápida ou persistir por anos. Como o parâmetro são 20 incursões respiratórias por minuto, os termos "taquipneia", "bradipneia" e "apneia" são utilizados para as alterações na frequência respiratória.

As vias neuroanatômicas para o centro respiratório são numerosas e complexas e incluem receptores sensoriais periféricos, quimiorreceptores periféricos e receptores de entrada para o córtex cerebral. É preciso entender também a psicofísica que inter-relaciona essas diversas vias neurais com uma sensação consciente – a de dispneia (Figura 29.1).

As principais causas de dispneia são as psicogênicas e as metabólicas, a insuficiência respiratória e a insuficiência cardíaca congestiva.[2]

As dispneias de causas psicogênicas ou "suspirosas" quase sempre ocorrem devido a alterações emocionais ou de humor e se apresentam com uma inspiração profunda e esporádica, e expiração pouco lentificada, com ritmo normal (Figura 29.2).

As dispneias de causas metabólicas, consequentes à acidose fixa e à anoxia, são acompanhadas por alterações no ritmo respiratório, caracterizadas pelo aumento na amplitude dos movimentos respiratórios sem apneia – ritmo de Cantani – ou por fases de apneia na inspiração e na expiração – ritmo de Kussmaul (ver Figura 29.2).

As encefalopatias consequentes às alterações metabólicas focais ou generalizadas, provocando edema cerebral, também são causas de dispneia, levando a alterações do ritmo respiratório com respiração atáxica, além de inspirações profundas, irregulares e esporádicas – ritmo de Biot (ver Figura 29.2).

As dispneias da insuficiência respiratória podem ser divididas em subjetivas e objetivas. As subjetivas (sintomas) podem ser paroxísticas mistas com predominância expiratória, como ocorre, por exemplo, na crise asmática, ou essencialmente inspiratórias, como as das bronquite crônica. Podem, ainda, ser provocadas por dor torácica, esforço e de decúbito. As objetivas (sinais), que podem ser inspiratórias, expiratórias ou mistas, apresentam sinais importantes ao exame físico.

As dispneias da insuficiência cardíaca congestiva são subjetivas e objetivas (exceto a de Cheyne-Stokes, que é sempre objetiva) e apresentam diversas denominações:

- De esforço: aparecem durante ou após esforços, sejam eles mínimos ou acentuados
- De decúbito: são desencadeadas ou pioram quando o paciente assume determinada posição corporal
- Ortopneia: representada pela posição ortogonal do tronco com o plano horizontal do leito, com o evidente aparecimento dos músculos auxiliares da respiração, em contração nos movimentos inspiratórios

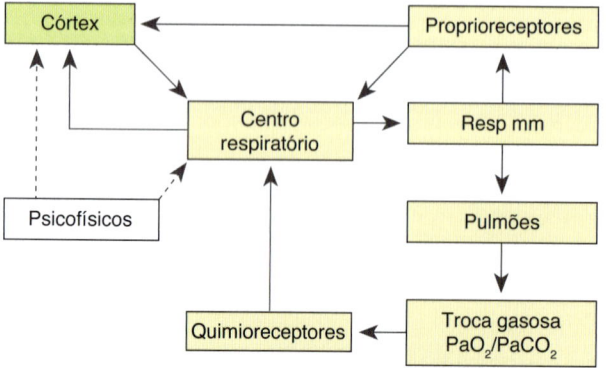

Figura 29.1 Vias neurofisiológicas da dispneia.[1]

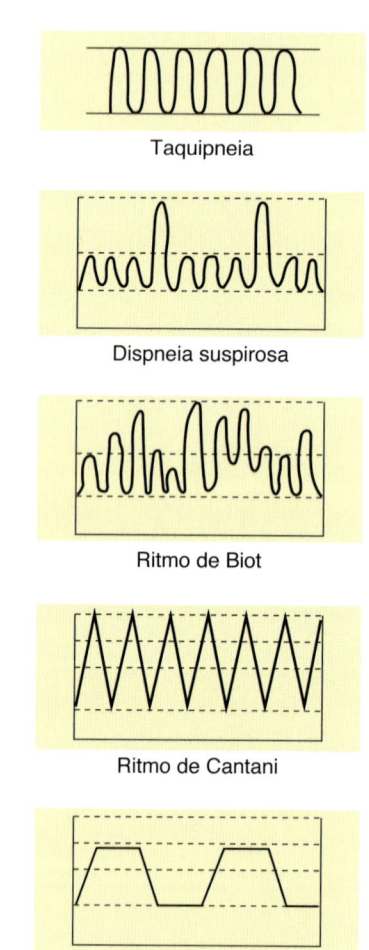
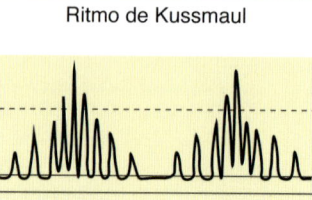

Taquipneia

Dispneia suspirosa

Ritmo de Biot

Ritmo de Cantani

Ritmo de Kussmaul

Ritmo de Cheyne-Stokes

Figura 29.2 Ritmos respiratórios.

- Trepopneia: aparece nos decúbitos laterais
- Dispneia paroxística noturna: variedade que se caracteriza pelo paroxismo da "falta de ar" que surge quase sempre depois do paciente já ter conciliado o sono
- Cheyne-Stokes: dispneia objetiva em que há fases variadas de taquipneia entremeadas por períodos de apneia (ver Figura 29.2).

EPIDEMIOLOGIA

Dados epidemiológicos, como incidência, prevalência, morbimortalidade e outros fatores estatísticos, estão intimamente relacionados com causas médicas, psicológicas e culturais. Portanto, os dados epidemiológicos relativos a determinado sinal ou sintoma devem ser dirigidos à condição adjacente obtida pelo diagnóstico baseado na história do paciente, pelo exame físico e por exames complementares.

DIAGNÓSTICO

A essência do diagnóstico das dispneias é baseada na história clínica do paciente, no seu exame físico e na realização de exames complementares. Começando pela identificação do paciente, alguns dados são colaborativos para auxiliar na construção da hipótese diagnóstica, como sexo idade, raça e profissão.[2]

Em seguida, deve-se extrair a queixa e duração dos sintomas para direcionar a construção da história pregressa da doença atual, em que se deve caracterizar o sintoma referido. No caso da dispneia, é possível perguntar sobre o início do sintoma, ou seja, se foi súbito ou insidioso, qual é sua duração, fatores desencadeantes (inalatórios, exposicionais), de melhora ou piora (aos esforços ou mesmo em repouso), concomitantes (tosse, dor torácica, traumatismos torácicos recentes, infecções e eventos tromboembólicos) e períodos de semelhança ou dissemelhança.

No exame físico deve-se medir a pressão arterial, bem como observar outros sinais vitais, além de sinais de dispneia crônica, como hipertrofia dos músculos acessórios, cianose perilabial, hipocratismo digital e estase jugular. Sinais diretos de descompensação abrupta, como taquipneia, taquicardia, tiragem intercostal e sudorese, e alterações na ausculta, como estertores, sibilos, roncos, egofonia, broncofonia e pectorilóquia, devem ser pesquisados.

Causas médicas

Inúmeras causas médicas podem justificar a dispneia apresentada por um paciente. A seguir, são elencadas algumas das causas mais comuns:[2,3]

- Asma: dispneia aguda em crises, tosse seca, taquipneia, cianose, expiração prolongada, batimentos da asa do nariz, tiragem intercostal e sibilos na ausculta
- Aspiração de corpo estranho: dispneia aguda com tiragem intercostal, cianose, sudorese e hipotensão, com diminuição ou ausência de ruídos pulmonares
- Atelectasias: dispneia aguda ou crônica com sintomas de ansiedade, taquipneia, diminuição dos ruídos pulmonares e do frêmito toracovocal e tiragem intercostal
- Choques: dispneia súbita acompanhada por sinais de alarme, como hipotensão grave, taquicardia, diminuição dos pulsos periféricos, palidez, sudorese e cianose

- *Cor pulmonale*: dispneia crônica, progressiva, com ou sem tosse, seca ou produtiva, estase jugular, edema postural e fadiga progressiva
- Derrame pleural: dispneia insidiosa, progressivamente grave, acompanhada por dor pleurítica, tosse seca, diminuição da expansibilidade pulmonar, macicez à percussão e diminuição do murmúrio vesicular
- Edema pulmonar: dispneia progressiva associada a sinais de insuficiência cardíaca, com tosse seca ou produtiva com escarro róseo
- Embolia pulmonar: dispneia aguda acompanhada por dor torácica do tipo pleurítica, taquicardia, hipotensão, diminuição dos ruídos respiratórios e macicez à percussão
- Enfisema pulmonar: dispneia crônica aos esforços, tórax em tonel, hipertrofia da musculatura acessória e murmúrio vesicular diminuído
- Infarto agudo do miocárdio: dispneia súbita com dor torácica em aperto e irradiação característica, acompanhada por hipotensão, ansiedade e sudorese
- Insuficiência cardíaca: dispneia crônica com paroxismos, acompanhada por edema periférico, hipotensão e oligúria
- Pneumonias: dispneia aguda, dor pleurítica, febre, tosse produtiva, cianose, fadiga, mialgia, diminuição do murmúrio vesicular e aumento do frêmito toracovocal
- Pneumotórax: dispneia aguda, dor torácica em pontada, ansiedade, diminuição do frêmito toracovocal, timpanismo à percussão e presença de sinais de alarme, como taquicardia e hipotensão grave
- Síndrome do desconforto respiratório agudo: dispneia aguda devido à edema pulmonar não cardiogênico, com sinais de alarme, como taquicardia, hipotensão, cianose e consequente choque. Nota-se a presença de roncos e estertores difusos à ausculta
- Tuberculose: dispneia insidiosa acompanhada por dor torácica, tosse produtiva, emagrecimento, febre e presença de estertores à ausculta.

Deve-se monitorar cuidadosamente o paciente com dispneia, preparando-o para a realização de exames complementares, com a finalidade de, o mais rápido possível, estabelecer um diagnóstico e iniciar a terapêutica adequada.

Vários instrumentos estão disponíveis na literatura para a avaliação quantitativa da dispneia. Entre os mais utilizados, temos:

- Escala analógica visual (VAS, do inglês, *visual analogue scale*) e escala modicada de Borg: avaliam a percepção subjetiva da dispneia. São muito utilizadas durante os exercícios e, portanto, como uma medição pontual naquele momento[3]
- Índice basal de dispneia (BDI, do inglês, *baseline dyspnea index*) e Questionário Medical Research Council (MRC): avaliam a incapacidade funcional na magnitude das tarefas e do esforço, facilitando a avaliação mais detalhada do impacto da dispneia na vida diária de cada indivíduo.

São instrumentos utilizados tanto para a avaliação de incapacidade por dispneia em doenças pulmonares como também para determinar o impacto de tratamentos sob esse sintoma.[3]

Exames iniciais

A despeito da sua grande importância clínica, não há abordagem estandardizada para a avaliação da dispneia crônica.

Algoritmos foram propostos na prática clínica, mostrando-se efetivos em diagnosticar a causa da dispneia crônica (Figura 29.3).[4,5]

A primeira linha de exames diagnósticos inclui avaliação laboratorial básica, oximetria de pulso, raios X de tórax, espirometria e eletrocardiograma (ECG).

A avaliação laboratorial inclui o hemograma completo, a função tireoidiana e o painel bioquímico básico, os quais podem identificar a presença de anemia, poliglobulia secundária da doença pulmonar hipoxêmica, hiper ou hipotireoidismo ou anormalidades metabólica e renal, com hiperventilação compensatória. Outro teste que pode auxiliar a excluir o tromboembolismo pulmonar é o de dosagem sanguínea do dímero-D, marcador de degradação de fibrina. Se for negativo, pode excluir a presença de tromboembolismo pulmonar. O ECG, a dosagem de peptídeo natriurético atrial (BNP) e o ecocardiografia devem ser solicitados nos casos de suspeita de insuficiência cardíaca (IC). Entretanto, deve-se ter em mente que em boa parte dos pacientes com IC e fração de ejeção preservada há dosagem normal de BNP, que geralmente ocorre em obesos com menos de 50 anos.

O ECG também pode ser útil para identificar bloqueio e arritmias, uma vez que a fibrilação atrial é a causa mais comum de dispneia associada a arritmias. Outros achados eletrocardiográficos podem ser compatíveis com hipertrofia ventricular, doença coronariana e derrame pericárdico. Na vigência de um ECG normal, há baixa probabilidade de insuficiência cardíaca.

A radiografia de tórax pode ser útil como teste inicial para avaliação de dispneia quando é causada por IC, derrame pleural, doença pulmonar intersticial ou obstrutiva.

A espirometria é útil para identificar a presença de doença pulmonar e classificá-la em obstrutiva e restritiva. Se a relação VEF1/CVF for menor que 70%, é compatível com doença pulmonar obstrutiva crônica (DPOC), cuja gravidade, segundo o GOLD,[6] deve ser definida pelo grau de redução de VEF1, pelo grau de dispneia e pelo número e pela gravidade das exacerbações no ano. O padrão obstrutivo na espirometria também ocorre na asma brônquica, mas há aumento do VEF em 12% e deve-se administrar 200 mℓ após 15 minutos do uso de broncodilatador de ação curta (critério para a asma do adulto). Nas doenças pulmonares restritivas (pneumopatias intersticiais, fibroses pulmonares e doenças neuromusculares), há redução equivalente do VEF1 e da CVF; assim, a relação VEF1/CVF é normal.

Exames adicionais

Se nenhuma causa de dispneia é identificada baseando-se nos testes de primeira linha, na anamnese e no exame físico, aplicam-se os exames adicionais, que devem ser direcionados à suspeita clínica, podendo incluir teste cárdico de estresse, ressonância magnética cardíaca, outros testes de função pulmonar (pletismografia, difusão de CO, teste da caminhada de 6 minutos), tomografia de tórax de alta resolução e cintilografia de ventilação-perfusão.

Se os testes não invasivos forem inconclusivos, o paciente deve ser encaminhado para realizar os exames invasivos, a depender da suspeita clínica, como broncoscopia, biopsia pulmonar e cateterismo cardíaco ou pulmonar.

O teste de exercício cardiopulmonar pode ser particularmente útil para a avaliação de pacientes em que uma investigação inicial não possibilitou o diagnóstico, ou em pacientes cujos múltiplos problemas contribuem para a dispneia. Assim, esse teste possibilita identificar causas não respiratórias para a limitação ao exercício, como desconforto nas pernas, fadiga ou fraqueza, que frequentemente coexistem com o desconforto respiratório.

Nos casos de dispneia aguda, o BNP tipo B ou seu precursor NT-ProBNP podem ser úteis para o diagnóstico de IC como causa da dispneia, viabilizando o tratamento adequado e reduzindo a duração da internação. Entretanto, a indicação rotineira do BNP na dispneia aguda não está indicada.

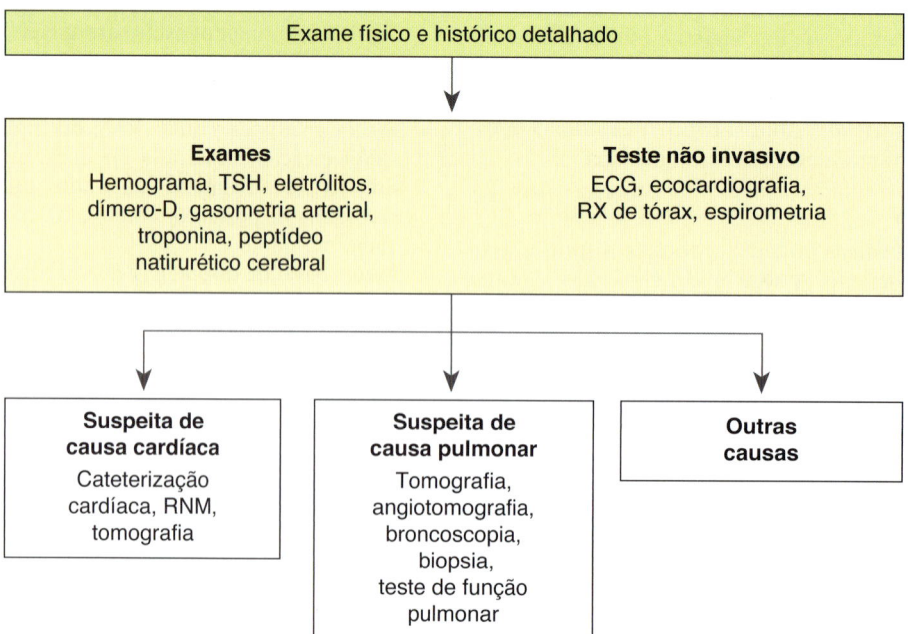

Figura 29.3 Abordagem na identificação da causa da dispneia crônica.[4]

A sensibilidade do BNP e do NT-ProBNP é substancialmente maior do que sua especificidade. Sua grande utilidade é a exclusão de IC como causa de dispneia aguda em pacientes com probabilidade pré-teste baixa e intermediária para IC.

Dessa forma, o diagnóstico diferencial da dispneia reside em diferenciar os sistemas implicados (cardíaco, respiratório, metabólico, psicogênico etc.) como causa de dispneia, seguido de diferenciação das doenças que se assemelham nas suas características clínicas e laboratoriais dentro do sistema causador de dispneia.

TRATAMENTO (RECOMENDAÇÃO ATS-BLUE JORNAL)[1,3-6]

O foco inicial é otimizar o tratamento da doença de base (p. ex., broncodilatadores e corticoide inalado na asma, diuréticos e vasodilatadores na IC).

Oxigênio

Há evidências robustas que oxigênio reduz a mortalidade em pacientes hipoxêmicos com DPOC; entretanto, há dados conflitantes quanto à redução da dispneia. Também pode ser útil para o tratamento de doenças cardíacas graves e doenças pulmonares, em particular aquelas que cursam com hipoxemia no repouso e aos mínimos esforços.

Hélio

Como resultado de sua menor densidade, o hélio promove redução da resistência ao fluxo de ar, podendo decrescer o trabalho respiratório e reduzir a gravidade da hiperinsuflação, com aumento da capacidade de exercício e redução da dispneia em pacientes com DPOC. Entretanto, ainda faltam estudos avaliando o seu efeito em longo prazo.[5]

Terapia farmacológica

Opioides

São os medicamentos mais estudados no tratamento da dispneia. A administração por curto período foi efetiva em reduzir a dispneia em uma variedade de doenças avançadas, como DPOC, doença intersticial pulmonar, câncer e IC; contudo, seus efeitos em longo prazo são conflitantes e limitados. Depressão respiratória é incomum nas doses usadas para tratar dispneia, mesmo entre pacientes idosos.

Há a opção de usar o opioide por nebulização, devido a efeitos adversos mais leves que os por administração via oral. Evidências recomendam que os opioides sejam utilizados individualmente e no contexto dos cuidados paliativos, independentemente da doença de base.

Furosemida inalada

Seu mecanismo de ação é incerto; acredita-se ser mediado por aferências vagais. A maioria dos estudos avaliou pacientes com asma. Em pacientes com DPOC, ocorreu redução da dispneia durante o exercício. Entretanto, os dados da literatura são insuficientes para recomendar seu uso no tratamento da dispneia. Outros agentes farmacológicos, como ansiolíticos, antidepressivos, fenotiazídicos, indometacina e anestésicos inalados, bem como óxido nítrico e bicarbonato de sódio, foram testados e inefetivos, ou faltaram dados suficientes para sua recomendação.

Reabilitação pulmonar

Entre os benefícios da reabilitação pulmonar estão a redução da dispneia ao exercício e o aumento da tolerância ao exercício.

O componente principal da reabilitação pulmonar, responsável pela melhora, é o exercício físico, mas ainda é pouco claro se a melhora da dispneia é devido à melhora do condicionamento físico, à dessensibilização das sensações de dispneia ou à combinação de ambos. Outros fatores incluem aprendizado do uso da técnica correta para inalação, técnicas respiratórias e motivação.

Em DPOC, a reabilitação pulmonar resulta em decréscimo da necessidade ventilatória e da frequência respiratória, o que reduz riscos para hiperinsuflação.

Ventilação não invasiva

Reduzindo a demanda dos músculos respiratórios, a ventilação não invasiva (VNI) poderia reduzir a dispneia. Entretanto, poucos estudos avaliaram a dispneia como desfecho, encontrando benefícios clínicos entre pacientes com DPOC grave. O maior número de evidências é favorável ao uso da VNI em pacientes com agudização da DPOC e em insuficiência respiratória, reduzindo a mortalidade e a dispneia.[6]

Outros tratamentos

Há insuficientes evidências para recomendar treinamento de músculo inspiratório em pacientes com DPOC e dispneia. Entretanto, em casos selecionados de pacientes com redução da força muscular respiratória, elas podem ser consideradas, a despeito do tratamento otimizado para a DPOC. Há evidências que a respiração com lábios semicerrados, por exemplo, pode aliviar a dispneia na DPOC.

CONSIDERAÇÕES FINAIS

A despeito dos avanços no conhecimento e na terapêutica das doenças cardiopulmonares, há milhões de pacientes incapacitados devido à dispneia. Devido à dificuldade do controle desse complexo sintoma, somente a interdisciplinaridade entre médicos clínicos, especialistas em cuidados paliativos, fisioterapeutas e pesquisadores garantirá o adequado manejo desses pacientes.

REFERÊNCIAS BIBLIOGRÁFICAS

1. Joffe, D, Berend N. Assessment and management of dyspnea. *Respirology*. 1997;2:33-43.
2. Lippincott, WW. Manual de sinais e sintomas. 4ª ed. São Paulo: Rocca; 2012.
3. Eakin, EG, Resnikoff, PM, Prewitt, LM, Ries, AL, Kaplan, RM. Validation of a new dyspnea measure. *Chest*. 1998;113(3):219-24.
4. Nitin, B, Zubair, S. Chronic dyspnea: Diagnosis and evaluation. American Family Physician. 2020;101(9):542-48.
5. Parshall, MB, Schwartzstein, RM, Adams, L, Banzett, RB, Manning, HL, Bourbeau, J, et al. An official American Thoracic Society Statement: Update on the mecanisms, assessment, and management of dyspnea. *Am J Respir Crit Care Med*. 2012;185(4):435-52.
6. Global Initiative for Chronic Obstructive Lung Disease. Global Strategy for Diagnosis, Management and Prevention of Chronic Obstructive Pulmonary Disease 2023 Report. Acesso em: 23 nov 2022. Disponível em: https://goldcopd.org/2023-gold-report-2/.

30

Síndrome Consumptiva

Marcus Villander Sá • Miriam Barreto Baié • Matheus Ribeiro Barros Correia • Jorge Luiz Carvalho Figueredo

INTRODUÇÃO

A síndrome consumptiva pode ser um desafio e enigma diagnóstico para médicos internistas e generalistas. É uma queixa comum no consultório médico, e pode surgir tanto como queixa principal do doente quanto como achado em consulta iniciada por outros motivos.

Não há uma definição universalmente aceita para síndrome consumptiva. O conceito usado na maioria dos estudos observacionais é o de uma perda de 5% do peso corporal total em um período de 6 a 12 meses. Apesar de algumas fontes usarem valores absolutos, falar em termos de perda proporcional parece refletir de maneira mais fidedigna a dimensão da perda de peso do doente (p. ex., uma redução de 5 kg em um paciente com 120 kg não é a mesma coisa que uma redução de 5 kg em um paciente com 60 kg). Por definição, entende-se por perda de peso não intencional aquela que é involuntária e não é motivada por terapias médicas específicas (como a terapia diurética para insuficiência cardíaca congestiva) ou por uma doença conhecida.[1,2]

Também é importante compreender outras definições de termos que podem estar presentes no quadro do paciente com síndrome consumptiva, como caquexia, que é geralmente definida por perda de peso decorrente de perda de massa muscular, e sarcopenia, uma síndrome geriátrica que envolve perda de massa muscular, força e desempenho.[2]

Além de comum, a perda involuntária de peso está relacionada com um aumento significativo de mortalidade por todas as causas, e esse aumento é mais expressivo quanto maior for a idade do paciente e presença de comorbidades, reduzindo risco com aumento de tempo de acompanhamento.[3]

Essa realidade evidencia dois extremos: a necessidade de investigação adequada no início do quadro (e não inércia frente ao problema) e o momento em que a observação e o seguimento (e não a busca incessante de diagnóstico e realização de exames de forma excessiva) são, de modo coerente e bem estruturado, o melhor a ser feito pelo doente.

Não há, até o momento, nenhum *guideline* sobre investigação e seguimento do paciente com perda involuntária de peso. Devido ao amplo diagnóstico diferencial envolvido, cabe ao médico organizar, de maneira racional e estruturada, a abordagem propedêutica mais adequada em cada situação. Neste capítulo, são apresentadas as principais causas e uma forma congruente de investigação da queixa.

EPIDEMIOLOGIA

A composição corporal muda com o envelhecimento. Várias alterações fisiológicas associadas ao envelhecimento predispõem indivíduos mais velhos à saciedade precoce, diminuição do apetite e, consequentemente, perda de peso. Essas alterações incluem a diminuição da percepção do olfato e gustação, diminuição da eficiência da mastigação e alterações hormonais (p. ex., esteroides sexuais, hormônios do crescimento, leptina e peptídeo Y). O pico de massa magra é atingido na quinta década de vida (em homens, na terceira década de vida), com queda gradual após o período, enquanto o percentual de gordura corporal aumenta de forma fixa em ambos os sexos. A perda de peso relacionada com o envelhecer, no entanto, em um adulto saudável não ultrapassa a taxa de 0,1 a 0,2 kg/ano.[1,3,4]

Considerando essas alterações fisiológicas, a perda de peso não intencional está presente em aproximadamente 5% dos pacientes acima dos 45 anos. Essa prevalência aumenta conforme ocorre o aumento de idade, chegando a acometer 20% das pessoas a partir dos 65 anos, e é ainda mais comum se considerarmos populações vulneráveis, como a de idosos institucionalizados.[1,4]

CAUSAS

A etiologia pode ser multifatorial ou até mesmo idiopática. As seguintes condições, divididas em grandes grupos de doenças, listadas na Tabela 30.1, e suas respectivas prevalências foram especificadas como as principais etiologias relacionadas com perda de peso significativa.

Alterações no equilíbrio entre ingestão, absorção, utilização e perda calórica afetam a capacidade do paciente em manter o peso corporal. O mecanismo da perda de peso não intencional não está totalmente elucidado, com variações conforme a causa subjacente. Fatores como citocinas pró-inflamatórias e fator de necrose tumoral alfa podem estar envolvidos na redução do peso corporal em situações específicas, como neoplasias, infecções e doenças inflamatórias crônicas.[1-3]

Transtornos psiquiátricos e fatores sociais

De maneira sucinta, a Tabela 30.2 demonstra alguns elementos-chave que poderão ser úteis para o raciocínio diagnóstico da perda de peso.

Neoplasias

As doenças neoplásicas são responsáveis por aproximadamente um terço dos casos de perda ponderal não intencional. Sinais e sintomas de neoplasias frequentemente estão presentes na apresentação clínica inicial do paciente e podem ser identificados a

Tabela 30.1 Causas mais comuns e frequências relatadas.

Causas	Frequência
Malignidades	15-45%
Idiopáticas	até 25%
Doença gastrintestinal não neoplásica	10-20%
Distúrbios neurológicos	até 8%
Infecções	4-12%
Causas endócrinas	4-11%
Doenças autoimunes e inflamatórias sistêmicas	4-9%
Doenças do aparelho cardiopulmonar	2-10%
Doenças renais	4-24%

Adaptada de: Gaddey, et al.

Tabela 30.2 Elementos-chave no raciocínio diagnóstico da perda de peso.

Etiologias	Pistas diagnósticas
Gastrintestinais	
Disabsorção	Distensão abdominal, cirurgia bariátrica prévia, diarreia crônica, etilismo, deficiências de vitaminas lipossolúveis
Doença ulcerosa péptica	Dispepsia, sangramento digestivo alto, vômitos pós-alimentares
Doença inflamatória intestinal	Sangramento digestivo baixo, diarreia crônica, úlceras orais, fístulas anorretais, febre, colangite esclerosante primária
Distúrbios de boca e dentes	Cáries, má conservação dentária, disgeusia
Câncer colorretal	Alteração de hábito intestinal (constipação de início recente/diarreia, fezes em fita), sangramento digestivo baixo
Neoplasia hepatobiliar	Massa abdominal palpável indolor (sinal de Courvoisier-Terrier), cirrose hepática, diagnóstico de retocolite ulcerativa
Neoplasia do esôfago/estômago	Disfagia de condução, dispepsia em paciente > 50 anos, vômitos pós-alimentares, halitose, sangramento digestivo alto
Endocrinológicos	
Hipertireoidismo	Tremor fino de extremidades, aumento volumétrico da tireoide, exoftalmia, taquicardia, pele sudoreica e pegajosa, dificuldade de concentração
Diabetes melito	Poliúria, polifagia, polidpsia
Feocromocitoma	Hipertensão resistente, cefaleia, taquicardia, palpitação, sudorese, tremor
Insuficiência adrenal	Hipotensão ortostática, adinamia, hiperpigmentação da pele (se primária)
Doenças infecciosas	
Tuberculose	Febre persistente, sudorese noturna, tosse crônica com ou sem hemoptoicos, contato com indivíduo infectado, dispneia
HIV	Exposição de risco, sinais de doenças definidoras de AIDS, linfonodomegalia, diarreia
Endocardite subaguda	Fenômenos embólicos (manchas de Janeway), sopro cardíaco, cirurgia cardíaca prévia, troca valvar, febre
Vasculite e autoimunidade	
Lúpus eritematoso sistêmico	Fotossensibilidade, artralgia, linfonodomegalia, febre, história familiar, urina espumosa
Arterite de células gigantes	> 50 anos, cefaleia, claudicação mandibular, febre, aumento de sensibilidade, proeminência e redução da pulsação da artéria temporal
Cardiovascular	
Insuficiência cardíaca	Dispneia aos esforços, edema em membros inferiores, turgência jugular, passado de doença arterial coronariana, doença arterial obstrutiva periférica, B3
DPOC	Histórico de tabagismo, dispneia aos pequenos/moderados esforços, baqueteamento digital, cianose
Neoplasia pulmonar	História prévia e/ou atual de tabagismo, tosse crônica com ou sem hemoptise, radioterapia prévia
Outros	
Doenças neurológicas	Disfagia orofaríngea, restrição no leito, desidratação, tremores, demência avançada, sinais de síndrome da imobilidade
Distúrbios psiquiátricos	Isolamento social, anedonia, luto, evidência de bulimia (p. ex., vômitos pós-alimentares), etilismo, exercícios físicos intensos
Neoplasia hematológica	Hepatoesplenomegalia, linfonodomegalia, sintomas B
Neoplasia de mama	Nódulo palpável, adenomegalia axilar, história familiar positiva
Neoplasia geniturinária	Hematúria, tabagismo

DPOC: doença pulmonar obstrutiva crônica.

partir de detalhes da história clínica. No entanto, a ausência de achados clínicos específicos não exclui a possibilidade de uma neoplasia subjacente. Os tumores malignos gastrintestinais, hepatobiliares, hematológicos, geniturinário e pélvicos são os mais comuns. É necessário, desse modo, que durante a história clínica e o exame físico evidências que apontem a origem da neoplasia sejam ativamente pesquisadas (histórico médico prévio e antecedentes familiares, disfagia, dispepsia de início recente, icterícia, linfonodomegalias, massa abdominal palpável, histórico de tabagismo, palpação das mamas e toque retal).[2,3,5]

Distúrbios gastrintestinais

As doenças gastrintestinais não neoplásicas compõem a segunda causa mais frequentemente identificável. Eventualmente, uma história completa e exames físicos também podem revelar sintomas sugestivos de doenças gastrintestinais, como doença ulcerosa péptica, doenças inflamatórias intestinais e doenças disarbsortivas. Os achados na história clínica podem também ser observados em neoplasias gastrintestinais (p. ex., disfagia e dispepsia), cabendo ao médico generalista estar atento a condições benignas de origem gastrintestinal e que possam estar envolvidas no emagrecimento involuntário (p. ex., estenose péptica do esôfago, acalasia, doença ulcerosa péptica).[1,2]

Infecções

Infecções agudas e crônicas podem cursar com diminuição do apetite, aumento da taxa metabólica basal e, consequentemente, perda ponderal. No passado, os pacientes portadores do vírus HIV desenvolviam um estado avançado de síndrome consumptiva secundária provavelmente a infecções oportunistas crônicas ou à ação do próprio vírus HIV em diferentes sistemas do corpo. Felizmente, com o advento da terapia antirretroviral e sua disponibilização para todas as pessoas que vivem com HIV, a frequência do emagrecimento relacionada com a AIDS tem diminuído. Infecções de curso prolongado, como tuberculose, fungos e parasitas (p. ex., leishmaniose visceral), são etiologias que devem ser lembradas, principalmente em locais com alta prevalência, como no Brasil. É necessário questionar o paciente sobre exposição sexual de risco, viagens recentes e contato com animais doentes. Os pacientes com essas condições geralmente se apresentam com apetite diminuído, em virtude do estado pró-inflamatório e das citocinas que promovem hiporexia.[1-3]

Distúrbios psiquiátricos

Transtornos psiquiátricos, particularmente a depressão, são causas comuns de perda ponderal involuntária. São condições que podem não ser aparentes em uma primeira avaliação, caso o médico não esteja atento em pesquisá-las. Assim, um rastreio para condições psicológicas é razoável. Além das condições psiquiátricas em si, medicamentos (usados ou não no controle) também podem ser causas. Algumas medicações podem agir suprimindo o apetite (antidepressivos como a bupropiona e estimulantes a exemplo do metilfenidato), e outras podem diminuir a ingesta oral do indivíduo por promover náuseas e vômitos (antidepressivos tricíclicos, metformina, inibidores da recaptação de serotonina). Sendo assim, deve-se questionar o paciente ativamente sobre o uso de medicamentos e, principalmente, suplementos ou drogas ilícitas.[2,6]

DIAGNÓSTICO

O início da avaliação de um paciente com síndrome consumptiva consiste em confirmar, quantificar e registrar a perda de peso, inclusive deixando o peso atual do doente registrado em prontuário para seguimento a partir da primeira consulta. Algumas informações podem auxiliar nesse momento: questionar sobre roupas folgadas e cintos ou solicitar fotos antigas (p. ex., de identidade). Uma vez registrado e confirmado, o médico segue com o próximo (e mais importante) passo: história clínica e exame físico.[1]

Anamnese e exame físico

Inicialmente, é essencial definir se o paciente tem apetite aumentado ou preservado/reduzido, ponto inicial de divisão da investigação.

Diante de um paciente com perda de peso e apetite aumentado, deve-se pensar majoritariamente em três grupos: diabetes descompensada (solicitação de hemoglobina glicada), hipertireoidismo (solicitação de TSH) e síndromes disabsortivas (avaliar queixas gastrintestinais para possibilidade de doença inflamatória intestinal e avaliação de doença celíaca). Outras possibilidades menos comuns incluem distúrbios endocrinológicos, como feocromocitoma.

Se, por outro lado, o paciente tiver perda de peso e apetite reduzido, o médico deve seguir com história clínica detalhada para diferenciação de amplo leque de diagnósticos diferenciais.[1,2]

O tempo de instalação dos sintomas, a progressão e a quantificação de peso perdido são detalhes importantes. É essencial, também, saber sobre exposição sexual de risco e profissão. Deve-se questionar o paciente ativamente sobre

sintomas associados, com um interrogatório sintomatológico completo. Febre, cefaleia, claudicação mandibular, disfagia, sintomas dispépticos, náuseas, vômitos, alteração do hábito intestinal, artrite e artralgia, parestesias, redução de força, tosse, dispneia, edema, lesões de pele, alopecia, sono e dor abdominal são alguns dos sintomas que alertam para causas específicas e fazem seguir avaliação direcionada.[1,6]

Comorbidades e uso de substâncias também podem estar associados ao quadro clínico. Anticonvulsivantes (como topiramato) e antidepressivos (como bupropiona) reduzem o apetite. Outros podem estar relacionados com menor ingesta por náuseas e vômitos (tricíclicos, inibidores da recaptação da serotonina, agonista dopaminérgico, metformina, digoxina). Disfagia por pílulas também é uma possibilidade (bifosfonatos, anti-inflamatórios). Pela ampla possibilidade e efeitos possíveis, recomenda-se que sejam listadas todas as medicações (lícitas e ilícitas) de que o paciente faz uso e, então, sejam checadas interações medicamentosas e efeitos adversos.[2,6]

A avaliação de fatores psicológicos, muitas vezes esquecidos, é mandatória. Transtornos de humor (de ansiedade, depressivo) devem ser ativamente investigados, com questionamentos diretos sobre anedonia, tristeza, insônia, medos e preocupações, rotina e eventos estressores. O uso de testes de rastreio para demência e depressão (miniexame do estado mental e Escala de Depressão Geriátrica [GDS]) está indicado entre os idosos que apresentam fatores de risco e cuja avaliação inicial se mostrou não conclusiva para compor uma adequada avaliação de cognição, funcionalidade e fatores sociais (interação, suporte social, condição socioeconômica). Detalhes como a forma que a comida é preparada e quem a prepara, se o paciente mora sozinho ou acompanhado afetam o acesso aos alimentos e, especialmente em pacientes mais idosos, podem ser fatores que contribuem para uma perda não intencional de peso.[1,6]

Após uma coleta de história clínica detalhada, deve-se proceder exame físico completo e minucioso. Além da propedêutica básica cardíaca, respiratória e abdominal, é importante avaliar cadeias linfonodais, região temporal, cavidade oral, pele e fâneros, teste de força/avaliação musculoesquelética e cognição. Caso existam pistas diagnósticas na história clínica, uma avaliação específica deve ser seguida.[2,5]

Exames complementares

Muitas vezes, os pacientes não apresentam qualquer sinal específico de uma doença subjacente. Nesses casos, o uso racional de testes diagnósticos é o próximo passo. Uma avaliação inicial de exames complementares dos pacientes com queixa de perda de peso deve conter hemograma, ureia, creatinina, sódio, potássio, cálcio, fósforo, TGO, TGP, fosfatase alcalina, PCR ou VHS, glicemia, urina tipo I, HIV, cinética de ferro, TSH. Sorologias para hepatites devem ser solicitadas de acordo com fatores de risco. Além desse painel, deve-se avaliar *screening* neoplásico para idade. As decisões devem ser compartilhadas, com metas definidas.[1,2]

Caso ainda não sejam apresentadas alterações que orientem um diagnóstico específico após essa avaliação inicial (clínica e laboratorial), é chegado o momento de solicitação de imagens. Algumas referências advogam que seja solicitada a ultrassonografia de abdome como parte do painel inicial. Porém, pacientes que apresentam alterações ao ultrassom têm, em sua maioria, alterações do exame físico ou da avaliação hepática, o que indicaria seguir investigação; assim, a ultrassonografia pouco mudaria a conduta.[2,5,6]

Solicitação de tomografias (de tórax, abdome superior e inferior) revela a causa em 13 a 30% dos casos, às custas de 2% de pacientes que serão submetidos a procedimentos invasivos não necessários e 4% que necessitarão de exames de imagem adicionais para excluir malignidade/infecção. Portanto, parece ser razoável a solicitação de tomografia em casos em que os exames adicionais e uma avaliação clínica minuciosa não foram conclusivos, devendo-se, claro, avaliar caso a caso e ponderar os riscos e benefícios de acordo com o perfil do paciente e a disponibilidade de exames da instituição.[7]

Caso a avaliação até esse momento persista negativa, o clínico deve seguir o paciente, programar reavaliações periódicas (a cada 3 a 6 meses) e tranquilizar o paciente, bem como seus familiares, de que o risco de doenças potencialmente graves associadas após toda propedêutica negativa cai substancialmente, e continua a cair conforme aumenta o tempo de seguimento, de modo que se deve ponderar e tentar evitar obstinação diagnóstica e testes invasivos.[1,3,5]

A Figura 30.1 traz um diagrama simplificado com a finalidade de estruturar a avaliação de um paciente com síndrome consumptiva.

TRATAMENTO

O tratamento do indivíduo com síndrome consumptiva é focado em tratar a causa base do problema. Identificar a doença subjacente pode favorecer o desfecho final de expectativa e qualidade de vida, além do ganho de peso.[1]

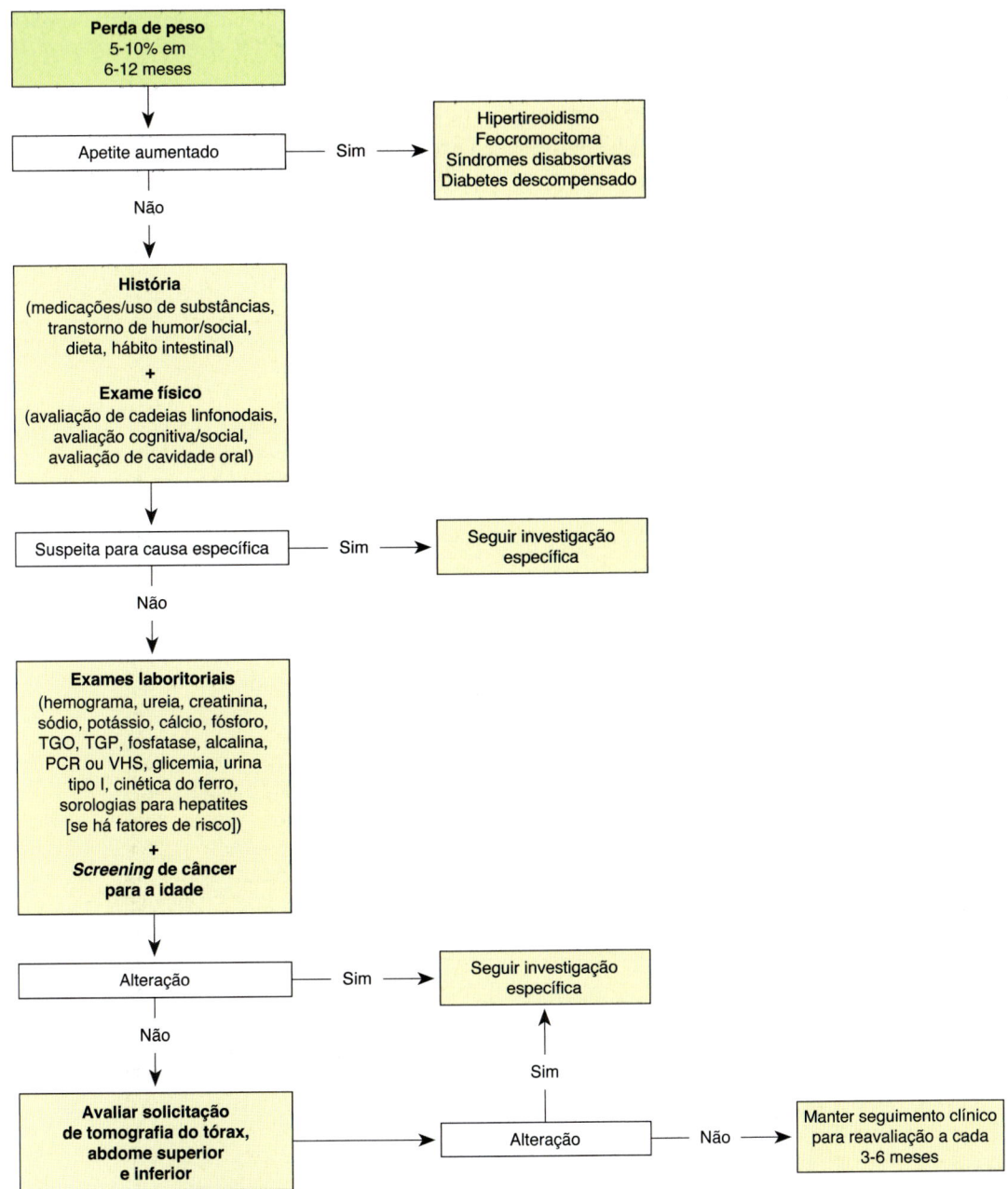

Figura 30.1 Fluxograma de investigação e seguimento de síndrome consumptiva.

Nos casos idiopáticos, o mais importante consiste em fornecer suporte clínico e reavaliações e reforçar a boa relação médico-paciente, assegurando acompanhamento e tranquilizando o paciente sobre causa possivelmente benigna.[2]

Frequentemente, em especial em pacientes mais idosos, é necessário o apoio de uma equipe multidisciplinar, com a finalidade de desenvolver diferentes estratégias para a recuperação gradual do peso.[1,2]

CONSIDERAÇÕES FINAIS

As doenças com amplo diagnóstico diferencial são o desafio diário do médico internista. Ele é o contato com o doente, com os familiares, a conversa e a coleta de uma boa história clínica que norteará o seguimento e os passos da investigação. O papel do internista é descartar causas potencialmente graves e reversíveis e saber racionalizar o uso de exames complementares, poupando o paciente de procedimentos invasivos e de suas possíveis consequências quando não se fizerem necessários.

A história e o exame clínico são o cerne que guiarão o seguimento. Contar com um profissional experiente orientando essa avaliação é essencial para que isso seja feito de modo coeso e direcionado.

REFERÊNCIAS BIBLIOGRÁFICAS

1. Gaddey, HL, Holder, KK. Unintentional weight loss in older adults. *American Family Physician* [Internet]. 2021 Jul 1;104(1):34-40.
2. Perera, LAM, Chopra, A, Shaw, AL. Approach to patients with unintentional weight loss. *Medical Clinics of North America*. 2021 Jan;105(1):175-86.
3. De Stefani, F do C, Pietraroia, PS, Fernandes-Silva, MM, Faria-Neto, J, Baena, CP. Observational evidence for unintentional weight loss in all-cause mortality and major cardiovascular events: a systematic review and meta-analysis. *Scientific Reports* [Internet]. 2018 Oct 18;8(1):15447.
4. Kim, S, Won, CW. Sex-different changes of body composition in aging: a systemic review. *Archives of Gerontology and Geriatrics* [Internet]. 2022 Sep 1;102:104711.
5. Bosch, X, Monclús, E, Escoda, O, Guerra-García, M, Moreno, P, Guasch, N, et al. Unintentional weight loss: Clinical characteristics and outcomes in a prospective cohort of 2677 patients. Wu W-CH, editor. *PLOS ONE* [Internet]. 2017 Apr 7 [cited 2021 Mar 24];12(4):e0175125.
6. Durmuş, NŞ, Can, B, Tufan, A. Unintentional weight loss in adults 65 years or older. *Journal of Nervous & Mental Disease*. 2022 Aug;210(8):640-2.
7. O'Cearbhaill, RM, Leonard, C, O'Neill, D, Morrin, MM, Lee, MJ. Is CT thorax, abdomen and pelvis a useful test in patients with weight loss? *Journal of Medical Imaging and Radiation Oncology*. 2021 Aug 20;66(3):345-50.

31

Farmacologia para Prescrição

Francisco Sandro Menezes Rodrigues • Rafael Guzella de Carvalho • Lucas Duarte Nicolau

INTRODUÇÃO

A Farmacologia pode ser definida como a ciência que estuda os mecanismos de ação dos inúmeros fármacos e/ou drogas que são utilizados com o objetivo de modular o funcionamento dos sistemas biológicos (células, seres vivos ou organismos vivos) e, por meio dessa modulação, corrigir uma disfunção que trazia sofrimento ao paciente mediante a promoção de mecanismos fisiopatológicos que desencadeiem doença(s) no paciente.[1,2]

No momento de realizar uma prescrição médica, o profissional pode prescrever droga(s) e/ou fármaco(s) contidos em um medicamento. Sob o ponto de vista técnico, um fármaco é uma substância química cuja estrutura é conhecida e capaz de interagir com células, seres vivos ou organismos vivos, modificando o funcionamento desse sistema. Por isso, o fármaco pode ser capaz de produzir ou não uma resposta do sistema biológico em questão, desencadeando um efeito farmacológico.[1]

Os fármacos utilizados na prática médica são obtidos por meio de diversas origens, entre as quais destacam-se as plantas, os animais e minerais ou as rotas de síntese química. É importante salientar que para que os fármacos possam ser administrados, eles precisam ser associados a outras substâncias (adjuvantes), que, por sua vez, tornam possível a produção de medicamentos estáveis e efetivos, podendo ser conceituados como produtos farmacêuticos obtidos por intermédio de processos técnicos. Após serem administrados aos pacientes, eles são capazes de tratar, curar, prevenir e diagnosticar doenças ou condições que sejam entendidas como fatores de risco para surgimento de doenças. É importante salientar que os medicamentos podem conter uma ou mais drogas, um ou mais fármacos, e, ainda, drogas e fármacos associados a adjuvantes, que possibilitam a produção, a estabilização e a administração dos medicamentos.[2-4]

CONCEITOS E DEFINIÇÕES

Para a boa compreensão da farmacologia clínica, é importante conhecer os conceitos e definições descritos a seguir.

Absorção: passagem do fármaco da via de administração para a corrente sanguínea.[5]

Agonista: fármaco capaz de se ligar ao receptor e promover mudança de forma nessa molécula, o que resulta, em geral, em resposta celular e/ou tecidual.[1,5]

Antagonista: fármaco capaz de se ligar ao receptor, mas sem promover mudança de forma nesta molécula. Por isso, é incapaz de causar uma resposta celular e/ou tecidual.[1,5]

Bioequivalência: trata-se de um termo usado para se referir a medicamentos que são intercambiáveis devido ao fato de apresentarem curvas de absorção do fármaco *versus* tempo comprovadamente semelhantes, obtidos por meio de estudos clínicos realizados em centros de pesquisa que seguem normas técnicas e vigentes determinadas pelos órgãos responsáveis, como a Agência Nacional de Vigilância Sanitária (Anvisa).[3]

Biodisponibilidade: quantidade do fármaco que, após ser administrado, chega à corrente sanguínea de maneira inalterada e é capaz de promover efeito farmacológico.[3]

Canais iônicos: são proteínas encontradas nas membranas celulares, que, ao mudarem de forma, podem abrir ou fechar canais, possibilitando o fluxo de íons do meio intra para o meio extracelular, e vice-versa.[2]

Ciclo êntero-hepático: fenômeno no qual um fármaco, após ser administrado por via oral e ser absorvido, chega ao fígado, ponto no qual sofre biotransformação (reação química que promove a conjugação do fármaco a uma substância endógena de conjugação, chamada de ácido glicurônico), sendo posteriormente lançado, junto à bile, no duodeno, ponto em que existem enzimas chamadas de glicuronidases, produzidas por bactérias constituintes da microbiota intestinal. As glicuronidases são capazes de quebrar a ligação entre o fármaco e o ácido glicurônico, o que garante a reabsorção do fármaco que, ao retornar à corrente sanguínea, pode promover efeito farmacológico no organismo do paciente. Os antibióticos são fármacos que podem modificar a microbiota intestinal e, por isso, interferir com esse fenômeno determinante para a eficácia de alguns fármacos, como, por exemplo, os contraceptivos.[1,6]

Dose: quantidade de fármaco presente em determinado medicamento ou em fração do medicamento.[2,7,8]

Dose de ataque: dose maior do que a usual, que busca elevar, de maneira **rápida**, a concentração do fármaco no organismo, para que os efeitos gerados por ele sejam obtidos em um tempo menor quando comparado com o tempo relacionado com a dose usual.[2,7,8]

Downregulation: diminuição do número de receptores na membrana ou no citoplasma de uma célula devido a uma doença ou ao uso de uma determinada substância química, podendo ser um fármaco ou não.[1]

Dependência física: trata-se de uma condição na qual o paciente necessita de uma determinada substância, fármaco ou não, para corrigir ou não uma determinada função de certo sistema do organismo, motivo pelo qual o paciente realiza uma busca desesperada até conseguir tanto a substância em questão como administrá-la a si mesmo.[9,10]

Dependência psíquica: trata-se de uma condição na qual o paciente sente o desejo e a necessidade de utilizar uma determinada substância, fármaco ou não, motivo pelo qual o paciente realiza uma busca ativa e desesperada até conseguir tanto a substância em questão como se autoadministrar.[9,10]

Drogas: produtos elaborados por meio de processos técnicos farmacêuticos que utilizam partes de vegetais ou animais capazes de modificar as funções de sistemas biológicos e que, por isso, podem ser utilizados para tratar, curar, prevenir e diagnosticar doenças.[1,9,11]

Enzimas: são catalisadores biológicos de alta especificidade, geralmente de caráter proteico, que aumentam a velocidade das reações químicas por diminuírem a energia de ativação necessária para que a reação química ocorra.[6]

Efeito de primeira passagem: fenômeno no qual um fármaco, após ser administrado por via oral e ser absorvido, chega ao fígado, onde sofre biotransformação (reação química que promove a conjugação do fármaco a uma substância endógena de conjugação, chamada ácido glicurônico), sendo posteriormente lançado, junto à bile, no duodeno. Esse efeito promove diminuição da concentração sérica do fármaco e, consequentemente, redução do efeito farmacológico no paciente.[2,7,8]

Fármaco: substância química de estrutura conhecida capaz de modular a atividade de um sistema biológico. Por esse motivo, é utilizado para tratar, curar, prevenir e diagnosticar doenças.[3,9]

Farmacocinética: pode ser compreendida como parte da Farmacologia que estuda os movimentos realizados pelos fármacos no organismo do paciente. Muitos farmacologistas dizem que a farmacocinética explica tudo aquilo que o organismo do paciente faz com o fármaco, ou seja, o organismo realiza absorção, distribuição, biotransformação e excreção dos fármacos e/ou seus metabólitos.[1,2,5]

Farmacodinâmica: trata-se de segmento da Farmacologia que se preocupa em estudar os mecanismos de ação sobre os sistemas biológicos e as repercussões causadas a partir da ação farmacológica, pois, a partir desses conhecimentos, se torna possível compreender os mecanismos envolvidos no combate tanto da causa como dos sinais e sintomas causados pela doença.[1,2,5]

Farmacogenética: ramo da Farmacologia que se preocupa em analisar e compreender as influências causadas pelas características genéticas dos pacientes nas respostas obtidas e a partir dos tratamentos medicamentosos.[1,5]

Formas farmacêuticas: esse termo refere-se às características físico-químicas finais de um medicamento, lembrando que ele pode se apresentar como sólido (comprimidos, drágeas, cápsulas), líquido (soluções aquosas, soluções oleosas), pastoso (cremes e pomadas) ou volátil (anestésicos gerais).[7,8]

Índice terapêutico: índice obtido a partir de experimentos realizados em animais e que é determinado pela divisão da dose letal 50 % ($DL_{50\%}$) pela dose efetiva 50% ($DL_{50\%}$), informando o quanto um fármaco é seguro, ou seja, quanto maior for o índice terapêutico, mais seguro será o fármaco.[2]

Indutor enzimático: substâncias químicas ou fármacos que promovem aumento da quantidade e atividade de enzimas hepáticas, principalmente de enzimas pertencentes aos subtipos do CYP_{450}, o que resulta na diminuição das concentrações dessas substâncias ou fármacos no organismo do paciente e promove diminuição das concentrações de outras substâncias ou outros fármacos, podendo, inclusive, causar fracasso terapêutico. Exemplos de indutores enzimáticos: etanol, carbamazepina, fenobarbital, rifampicina, fenitoína etc.[5]

Inibidor enzimático: substâncias químicas ou fármacos que promovem inibição de enzimas hepáticas, principalmente de enzimas pertencentes aos subtipos do CYP_{450}, o que resulta em aumento das concentrações dessas substâncias ou desses fármacos no organismo do paciente e promove aumento das concentrações de outras substâncias ou outros fármacos, podendo, inclusive, causar toxicidade ao paciente. Exemplos de inibidores enzimáticos: suco de toranja, omeprazol, amiodarona, cimetidina, fluoxetina etc.[5]

Interação medicamentosa: interações que envolvem fármaco-fármaco ou fármaco-alimento, que podem resultar no aumento ou na diminuição do efeito de um determinado fármaco no organismo do paciente.[2,5]

Itens obrigatórios de uma prescrição médica: nome e endereço da instituição de saúde, modo de usar o medicamento, nome comercial do medicamento (se for em instituição pertencente ao Sistema Único de Saúde [SUS]) e nome do fármaco (se não for em instituição pertencente ao SUS); dose do fármaco, quantidade total do medicamento, tempo de utilização do medicamento, nome do médico, número de registro e do estado da federação referente ao registro do profissional prescritor; data e assinatura. Caso seja um medicamento de controle especial, ele não deve apresentar rasura em hipótese alguma.[7,8]

Janela terapêutica: faixa de concentrações plasmáticas que se refere à concentração mínima e à concentração máxima para o tratamento efetivo do paciente. Concentrações abaixo da mínima podem resultar em efeito subterapêutico; acima da concentração máxima, podem resultar em efeitos tóxicos para o paciente.[1]

Medicação: ato ou ação de administrar o medicamento ao paciente.[7,8]

Medicamento: produto tecnicamente obtido por meio de processos farmacêuticos que podem conter um ou mais fármacos, ou uma ou mais drogas, ou ainda fármacos e drogas, e que podem ser utilizados para tratar, curar, prevenir e diagnosticar doenças.[2,3,9]

Medicamento genérico: trata-se de um medicamento que pode substituir o medicamento de referência ou de marca, o primeiro medicamento lançado contendo o fármaco prescrito, que, geralmente, tem um custo menor, que contém a mesma dose, na mesma forma farmacêutica, administrado pela mesma via, e que foi alvo de estudos clínicos que comprovam eficácia e bioequivalência semelhantes ao medicamento de referência.[2,3,9]

Meia-vida: tempo necessário para que a concentração do fármaco seja reduzida a 50% da concentração presente no organismo do paciente.[1,2]

Notificação: documento padronizado destinado à notificação de prescrição de medicamentos. Suas diferentes cores estão correlacionadas com determinadas classes de medicamentos que devem, obrigatoriamente, acompanhar algumas prescrições médicas quando o documento estiver previsto pela Portaria nº 344/98, uma vez que ele será retido no momento da dispensação do medicamento em drogarias e/ou farmácias.[9]

Período de latência: tempo entre a administração do medicamento e o início de efeito no organismo do paciente.[7,8]

Posologia: maneira correta de se administrar os medicamentos, isto é, quantas vezes deve ser administrado ao dia/semana, assim como as doses que devem ser utilizadas em cada administração, de acordo com as características do paciente.[7,8]

Potencial de reforço: trata-se da capacidade que fármacos ou substâncias têm de desencadear a autoadministração de maneira repetida e frequente, sem que haja uma causa fisiopatológica ou física que a justifique.[1,7,8]

Pró-fármaco: substância química em forma inativa no momento da administração ao paciente. No entanto, após sofrer biotransformação no organismo do paciente, ela se transforma em fármaco, que, por sua vez, atuará e promoverá os efeitos terapêuticos esperados.[2]

Portaria nº 344, de 12 de maio de 1998: regulamenta a prescrição e a dispensação de medicamentos sujeitos a controle especial.[9]

Receptores: macromoléculas de caráter proteico que podem ser encontradas na membrana, no citoplasma e no núcleo das células. São capazes de receber, traduzir e amplificar um estímulo químico a partir da ativação de cascatas de sinalização celular, que, por sua vez, podem vir a modular a atividade de canais iônicos localizados tanto na membrana celular como nas membranas das organelas intracelulares, a produção de segundo-mensageiros celulares, a expressão gênica, a síntese proteica, a atividade de enzimas etc.[1,2,12,13]

Síndrome de abstinência: conjunto de sinais e sintomas desencadeado pela não utilização de um medicamento ou de uma substância química.[9]

Tolerância: diminuição do efeito de um determinado fármaco devido ao seu uso indiscriminado por parte do paciente.[2,5]

Tolerância metabólica: diminuição do efeito de um determinado fármaco devido ao aumento da atividade de enzimas hepáticas, como a da família de enzimas denominadas citocromo P-450 (CYP_{450}), que biotransformam mais rapidamente os fármacos e, por isso, diminuem a concentração plasmática do fármaco administrado.[2,5]

Tolerância farmacodinâmica: diminuição do efeito de um determinado fármaco devido à diminuição de receptores de membrana, dessensibilização, taquifilaxia de receptores ou alterações da via de transdução de sinal relacionada com cascatas de sinalização.[2,5]

Upregulation: aumento do número de receptores na membrana ou no citoplasma de uma célula devido a uma doença ou ao uso de uma determinada substância química, podendo ser um fármaco ou não.[2,5]

VIAS DE ADMINISTRAÇÃO DE MEDICAMENTOS

A via de administração pode ser compreendida como a parte do corpo por intermédio da qual o medicamento é introduzido no organismo ou ocorre a absorção do fármaco. Existem muitas vias de administração que podem ser utilizadas pelos profissionais médicos para introduzir o medicamento no corpo do paciente; assim, por meio de um efeito local ou sistêmico, o fármaco contido no medicamento administrado poderá atuar e beneficiar o paciente.[2,7,8]

Entre as principais vias de administração, algumas delas são de extrema importância e, por isso, são discutidas a seguir.

Vias relacionadas com o trato gastrintestinal (oral, sublingual e retal)

A via oral é uma das mais importantes vias por se tratar de uma via de fácil utilização, tanto para a obtenção de efeitos locais como sistêmicos. Nos casos em que os fármacos administrados por essa via necessitam ser absorvidos, os fármacos chegam à corrente sanguínea predominantemente a partir do intestino delgado.[7,8]

É importante ressaltar que muitos fatores podem interferir na absorção de fármacos administrados pela via oral, como efeito de primeira passagem (fenômeno no qual um fármaco, após ser administrado e absorvido pela via oral, é levado ao fígado, onde sofre modificação química e, posteriormente, é lançado no duodeno junto à bile), peristaltismo gastrintestinal, fluxo sanguíneo esplâncnico, tamanho da partícula e lipossolubilidade de um determinado fármaco.[5]

No que se refere à via sublingual, os fármacos administrados são rapidamente absorvidos devido ao fato de passarem de maneira rápida e direta para a circulação sistêmica, o que justifica seu uso em tratamentos de pacientes que necessitam de efeitos farmacológicos rápidos e sistêmicos.[7,8,14]

A via retal pode ser bastante útil para a administração de medicamentos tanto de efeito local como sistêmico. No entanto, vale a pena destacar que a absorção pode ser maior quando comparada com a via oral em razão do menor efeito de primeira passagem observado por essa via. Contudo, a absorção pela via retal é irregular.[1,7,8]

VIAS DE ADMINISTRAÇÃO POR MEIO DE SUPERFÍCIES EPITELIAIS

A via cutânea é utilizada diariamente com enorme frequência, tanto para a obtenção de efeito local (cremes e géis anti-inflamatórios) como de efeito sistêmico (adesivos de nicotina e géis usados para a reposição de hormônios), com relativa segurança.[1,7,8] Características semelhantes são observadas quando discutimos as vias vaginal (cremes e óvulos), nasal (*sprays* nasais) e pulmonar (por meio de inalação).

Vias de administração parenterais ou injetáveis

Sob o ponto de vista de obtenção de efeitos farmacológicos de maneira rápida, efetiva e total, a via intravenosa merece grande destaque, uma vez que 100% da dose do fármaco administrado chegará à corrente sanguínea e, portanto, estará biodisponível para promover os efeitos farmacológicos desejados, embora traga consigo riscos importantes, como infecções, embolia e rápida e perigosa anafilaxia, em decorrência do medicamento administrado. É importante salientar que *não* existe absorção de fármacos administrados por via intravenosa.[2,5]

A via subcutânea é muito útil e fácil de ser usada, o que justifica sua grande utilização por parte de pacientes que necessitam de insulina (pacientes com diabetes) e de pacientes que precisam, por exemplo, de heparina de baixo peso molecular (enoxaparina) para evitar a ocorrência de trombose. A velocidade de absorção de fármacos administrados pela via subcutânea depende das formulações dos medicamentos administrados, como a insulina de rápida ou lenta absorção.[5]

A via intramuscular pode ser utilizada para obtenção de um efeito farmacológico rápido ou lento. Por sua vez, a velocidade de absorção também está relacionada com as características físico-químicas dos medicamentos em questão.[2,5]

A via intratecal é uma via que possibilita ao medicamento ser administrado diretamente no espaço subaracnóideo por meio da utilização de uma agulha de punção lombar e é uma importante opção para a administração de fármacos que não chegam ao sistema nervoso devido à ação da barreira hematoencefálica. Somente médicos podem realizar a administração de medicamentos por essa via.[2,5]

FARMACOCINÉTICA

A farmacocinética pode ser compreendida como parte da Farmacologia que estuda os movimentos realizados pelos fármacos no organismo do paciente. Muitos farmacologistas dizem que a farmacocinética explica tudo aquilo que o organismo do paciente faz com o fármaco por meio de diversas etapas, como absorção, distribuição, biotransformação e excreção.

Fase de absorção

A absorção pode ser entendida como a passagem do fármaco, contido no medicamento administrado ao paciente, da via de administração para a corrente sanguínea. Por esse motivo, não há absorção de fármacos administrados pela via intravenosa. Diversos fatores interferem na absorção de fármacos, entre os quais é possível destacar o grau de ionização dos fármacos, que depende dos pKa do fármaco e pH do meio em que o fármaco está, o fluxo sanguíneo da via de administração utilizada e a capacidade que o fármaco tem de transpor membranas celulares e barreiras teciduais, intimamente relacionada com o tamanho da molécula e a lipossolubilidade do fármaco.[1,4,15,16]

Fase de distribuição

Após serem absorvidos ou administrados na corrente sanguínea, os fármacos precisam ser transportados e distribuídos para o(s) seu(s) tecido(s)-alvo por meio do sangue. É importante ressaltar que, no sangue, os fármacos se encontram de duas formas diferentes: a forma livre (não ligada às proteínas plasmáticas) e a forma complexada ou ligada (ligada às proteínas plasmáticas). Somente a forma livre é capaz de sair da corrente sanguínea e chegar ao tecido-alvo para produzir o(s) efeito(s) farmacológico(s) esperado(s). Os fármacos ácidos ligam-se à albumina, e os fármacos básicos, à alfa1-glicoproteína ácida.[1]

Fase de biotransformação

Após serem distribuídos entre os tecidos-alvo e promoverem seus efeitos farmacológicos, os fármacos precisam ser retirados do organismo. No entanto, para que isso aconteça, na maioria das vezes, os fármacos precisam ser modificados quimicamente no organismo (biotransformados) para que os metabólitos produzidos sejam mais hidrossolúveis e mais facilmente excretados pela via renal.[5]

Em se tratando de biotransformação, o fígado é o principal órgão responsável pela biotransformação de fármacos, processo que visa transformar os fármacos em metabólitos mais hidrossolúveis e inativos, embora, em algumas situações, a biotransformação seja responsável pela produção de substâncias mais ativas e/ou tóxicas, quando comparadas com os fármacos de origem.[5,6]

A biotransformação hepática de fármacos pode ocorrer em duas fases, que acontecem ou não de maneira sequencial.[5]

Na fase I, também chamada fase enzimática, uma superfamília de enzimas, que se divide em subgrupos, chamada citocromo P-450 (CYP_{450}), gera reações de oxidação, redução ou hidrólise (degradação), que, geralmente, produzem metabólitos com menor atividade e toxicidade. No entanto, substâncias mais ativas ou tóxicas podem ser geradas a partir desse processo, como observado no caso do metabólito hepatotóxico produzido após a biotransformação do paracetamol.[5]

Na fase II, também chamada fase de conjugação, o fígado promove reações químicas que conjugam substâncias endógenas (reações de síntese), como ácido glicurônico e glutationa, formando um complexo com menor atividade e maior hidrossolubilidade.[1,2]

Fase de excreção

Nessa fase, o organismo busca retirar tanto metabólitos produzidos a partir da biotransformação de fármacos como os próprios fármacos que não sofrem biotransformação por meio de diferentes vias – por exemplo, vias renal e biliar. Para que metabólitos ou fármacos possam ser excretados junto à urina, três processos devem ser considerados: a filtração glomerular (filtração de substâncias químicas com baixo peso molecular e hidrossolúveis através dos capilares glomerulares para a formação do filtrado glomerular), a secreção tubular (lançamento de substâncias químicas para dentro do túbulo renal por proteínas transportadoras de membrana) e a reabsorção tubular passiva (reabsorção de substâncias lipossolúveis a partir do túbulo renal, o que acaba diminuindo a excreção dos fármacos e/ou metabólitos polares).[1,2]

Na eliminação de fármacos e/ou metabólitos pelas vias biliar e intestinal, após os fármacos ser biotransformados no fígado, os metabólitos são lançados no duodeno junto à bile para que, posteriormente, possam ser excretados pelas fezes. No entanto, os conjugados polares formados por fármacos ligados ao ácido glicurônico no fígado e lançados no duodeno podem sofrer degradação da ligação entre o fármaco e a substância de conjugação (ácido glicurônico) devido à ação de enzimas produzidas por bactérias intestinais. O fármaco, então, retorna à forma livre e é reabsorvido, o que torna possível sua atuação sobre o organismo do paciente, passando novamente no fígado para ser biotransformado, processo chamado ciclo êntero-hepático.[1,2,5]

FARMACODINÂMICA

Trata-se da parte da Farmacologia que se preocupa em estudar os mecanismos de ação sobre os sistemas biológicos e as repercussões causadas a partir dessa ação farmacológica. A partir desses conhecimentos, é possível compreender os mecanismos envolvidos no combate tanto à causa das doenças como aos sinais e sintomas causados por elas.[1]

Considerando os mecanismos de ação dos fármacos, os principais alvos moleculares nos sistemas biológicos são apresentados a seguir.

Proteínas transportadoras de membrana

Entre as diversas classes de fármacos que atuam de acordo com esse mecanismo de ação, estão a amitriptilina e nortriptilina, ambas pertencentes à classe dos antidepressivos tricíclicos, inibindo as proteínas transportadoras de membrana de neurônios, que são responsáveis pela captação de noradrenalina e serotonina.[1,2]

Canais iônicos

Entre os diversos tipos de fármacos que atuam por intermédio desse mecanismo de ação, está a lidocaína, substância com efeito antiarrítmico e anestésico local, que promove o bloqueio de canais de sódio voltagem-dependentes presentes nas membranas de células excitáveis (neurônios e miócitos).[5]

Enzimas

Entre os diversos tipos de fármacos que atuam por meio desse mecanismo de ação, o alopurinol, substância capaz de inibir a enzima xantina-oxidase, é utilizado na clínica médica no tratamento de pacientes. Seus efeitos antiarrítmico e anestésico local promovem o bloqueio de canais de sódio voltagem-dependentes presentes nas membranas de células excitáveis (neurônios e miócitos).[6]

Receptores

Entre os diversos tipos de fármacos que atuam por intermédio desse mecanismo de ação, destaca-se a adrenalina, fármaco que atua como um agonista, substância capaz de se ligar e ativar o receptor, o que gera uma resposta celular e tecidual que desencadeia tanto o aumento da frequência e da força de contração cardíacas como a vasoconstrição, processos que, por sua vez, promovem aumento da pressão arterial sistólica e da atividade do sistema nervoso simpático em outros órgãos.[1,2,12-14]

Material genético

Em relação à atuação dos fármacos sobre o material genético de células e vírus, em geral, são aqueles pertencentes às classes dos antimicrobianos e/ou antineoplásicos.[5]

CONSIDERAÇÕES FINAIS

Apesar de ser considerada e estudada como uma disciplina básica, a Farmacologia é necessária e imprescindível para a realização de uma prescrição médica correta e adequada às necessidades do paciente.

REFERÊNCIAS BIBLIOGRÁFICAS

1. Brunton, CK, Goodman, G. As bases farmacológicas da terapêutica. 13ª ed. McGraw-Hill; 2018.
2. Katzung, BG, Vanderah, TW. Farmacologia básica e clínica. 15ª ed. São Paulo: Artmed; 2022.
3. Brasil. Conselho Regional de Farmácia. Lei nº 9.787, de 10 de fevereiro de 1999 [acesso em: 8 mar 2023]. Altera a Lei nº 6.360, de 23 de setembro de 1976, que dispõe sobre a vigilância sanitária, estabelece o medicamento genérico, dispõe sobre a utilização de nomes genéricos em produtos farmacêuticos e dá outras providências. Disponível em: https://www.crf-pr.org.br/uploads/pagina/29587/acrMp6IlkpRkiP3D0eMseWmrmR6GKPfl.pdf.
4. Korolkovas, A, Burckhalter, JH. Química farmacêutica. Tradução ampliada e atualizada por Andrejus Korolkovas. Rio de Janeiro: Guanabara Koogan; 1988.
5. Ritter, JM, Rang, HP, Dale, MM. Farmacologia. 9ª ed. Rio de Janeiro: Editora GEN/Guanabara Koogan; 2020.
6. Nelson, DL, Cox, MM. Princípios de bioquímica de Lehninger. 7ª ed. Porto Alegre: Artmed; 2019. 1278 p.
7. Bitencourt, JJG, Conceição SMP. Didático de enfermagem: Teoria e prática. 1ª ed. Vol. 2. São Paulo: Eureka; 2017.
8. Bitencourt, JJG, Conceição SMP. Didático de enfermagem: Teoria e prática. 1ª ed. Vol. 3. São Paulo: Eureka; 2017.
9. Brasil. Ministério da Saúde. Portaria nº 344, de 12 de maio de 1998. Acesso em: 8 mar 2023. Aprova o Regulamento Técnico sobre substâncias e medicamentos sujeitos a controle especial. Disponível em: https://bvsms.saude.gov.br/bvs/saudelegis/svs/1998/prt0344_12_05_1998_rep.html.
10. Borsa, IS, Tavares, JGP, de Carvalho, RG, Gehrke, FS, Rodrigues, FSM. A relação entre a farmacoterapia com glicocorticoides e a ocorrência de transtornos psiquiátricos: uma revisão da literatura. *Revista Científica da FAMINAS*. 2022;17(1):47-54.
11. Ritto, JLA, de Oliveira, F, Akisue, G. Farmacognosia – Básica e aplicada. Editora Et Cétera; 2019.
12. Caricati-Neto, A, Errante, PR, Menezes-Rodrigues, FS. Recent advances in pharmacological and non-pharmacological strategies of cardioprotection. *Int J Mol Sci*. 2019 Aug 16;20(16):4002. PMID: 31426434; PMCID: PMC6720817.
13. Filho, CEB, Barbosa, AHP, Nicolau, LAD, Medeiros, JVR, Pires-Oliveira, M, dos Santos Póvoa, RM, et al. Pharmacological modulation by low molecular weight heparin of purinergic signaling in cardiac cells prevents arrhythmia and lethality induced by myocardial infarction. *Journal of Cardiovascular Development and Disease*. 2023;10(3):103.
14. Pinto, LO, Filho, CEB, Ritto, M, Gehrke, FS, Oliveira, JV, de Oliveira, MP, et al. Chronic heart failure: a review of pharmacotherapy management. *Research, Society and Development*. 2022;11(11): p. e509111133978.
15. Oliveira, RA, Govato, TCP, de Carvalho, RG, Errante, PR, Santos, GMP, Colombo-Souza, P, et al. Benefícios da utilização estratégica de estatinas associadas a outros hipolipemiantes no manejo de pacientes dislipidêmicos: síntese de evidências. *JHM Review* [Internet]. 8 de novembro de 2019 [citado 14 de março de 2023];5(3). Disponível em: https://www.ijhmreview.org/ijhmreview/article/view/182.
16. Gandolfi, RC, Pereira, MAA, Lima, RY, Silva, EF, Martins, JVTB, de Carvalho, RG, et al. A importância da técnica de cromatografia líquida de alta eficiência no isolamento do fármaco enantiômero puro esomeprazol. *JHM Review* [Internet]. 16 de janeiro de 2020 [citado: 14 de março de 2023];6(1). Disponível em: https://www.ijhmreview.org/ijhmreview/article/view/193.

PARTE **7**

Coloproctologia

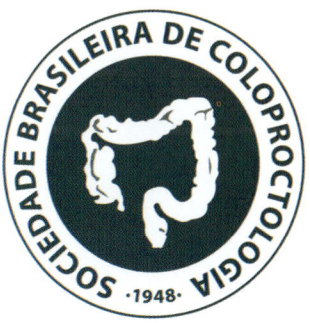

32

Doenças Orificiais

Magda Maria Profeta da Luz • Rodrigo Gomes da Silva • Bernardo Hanan • Renato Gomes Campanati

INTRODUÇÃO

As doenças anorretais (também conhecidas como doenças orificiais) são afecções que acometem o reto distal, o canal anal e a margem anal. Elas são relacionadas a sintomatologia significativa como dor anal, secreção e sangramento. O conhecimento adequado das principais doenças orificiais permite que o médico generalista faça o diagnóstico correto das principais afecções e o seu manejo inicial, evitando erros na avaliação bastante prejudiciais aos pacientes.

DOENÇA HEMORROIDÁRIA

A doença hemorroidária (DH) é definida como aumento dos coxins hemorroidários, que são normais, anatômicos, tornando-os sintomáticos. Os pacientes convivem durante muito tempo com a sintomatologia, retardando o tratamento e, não raramente, permitindo que afecções mais graves com sintomatologia semelhante, como o câncer de reto, sejam diagnosticadas tardiamente (Figura 32.1).

No exame, uma massa de tecido vascular pode ser vista no canal anal (Figura 32.2). Considera-se que as hemorroidas correspondam ao crescimento e ingurgitamento dos coxins anais com sangramento e prolapso. As hemorroidas são responsáveis por parte da continência anal de repouso.[1,2]

Dentre os fatores predisponentes e desencadeantes podem ser citados: constipação com esforço evacuatório crônico, crises diarreicas, obesidade, ascite, gestações e fatores ocupacionais, como posição de pé ou sentadas por tempo prolongado.[1,2].

Com o paciente em posição de litotomia e usando como referência, comparativamente, a numeração de um relógio, esses mamilos, ditos principais, localizam-se às 3, 7 e 11 horas, podendo existir, entre eles, outros mamilos secundários confluentes.

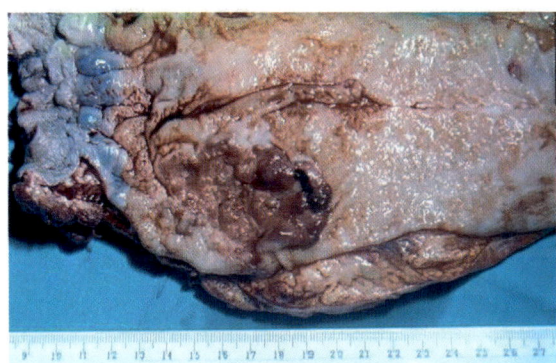

Figura 32.1 Associação de doença hemorroidária (DH) e câncer de reto inferior (CA). Sintomatologia do tumor atribuível à DH pode retardar o diagnóstico da neoplasia.

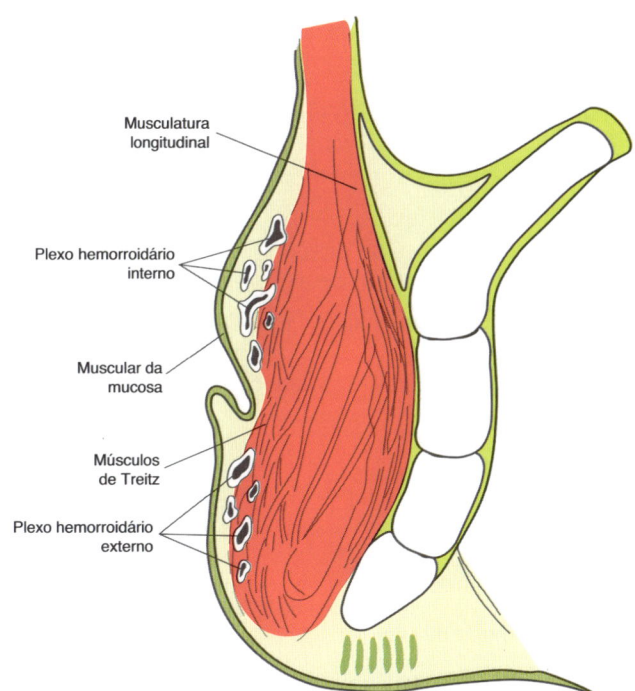

Musculatura longitudinal

Plexo hemorroidário interno

Muscular da mucosa

Músculos de Treitz

Plexo hemorroidário externo

Figura 32.2 Representação dos coxins vasculares do canal anal formados por tecido submucoso espessado que contém vasos sanguíneos desprovidos de músculos (sinusoides), musculatura lisa (músculos de Treitz), além de tecido conectivo e elástico. Modificada de: Thompson.

Existem diversas classificações para a DH. Quanto à localização, podem classificar-se em *hemorroidas internas,* localizadas acima da linha pectínea. As *hemorroidas mistas* surgem quando há ingurgitamento dos coxins hemorroidários acima e abaixo da linha pectínea.[1,2]

- DH de 1º grau. Apresenta sangramento, mas não há prolapso. É diagnosticada apenas por meio de anuscopia, preferencialmente com manobra de esforço (Figura 32.3)
- DH de 2º grau. Há prolapso às evacuações, que se reduz espontaneamente
- DH de 3º grau. O prolapso hemorroidário requer manobras de redução digital
- DH de 4º grau. Os mamilos hemorroidários estão constantemente prolapsados (Figura 32.4).

O sinal mais frequente é o sangramento anal (vermelho vivo), que costuma ser de intensidade variável, quase nunca volumoso e, geralmente, relacionado com as evacuações, aparecendo no final delas, no vaso sanitário, no papel higiênico ou, mais raramente, em raias nas fezes.[1-3] Apesar de ser de pequena intensidade, o sangramento constante pode levar o paciente à anemia.

Nas hemorroidas de 3º e 4º graus, o atrito com as vestes leva a traumatismos com o aparecimento de edema, ulceração e infecção, acarretando dor e desconforto anal. Muco pode ser relacionado com prolapso, com surgimento de prurido anal.[1-4]

Uma complicação facilmente evidenciada é a presença de hemorroidas prolapsadas e trombosadas, chamado de pseudoestrangulamento hemorroidário. Os mamilos apresentam-se cianóticos ou pálidos e dispostos à semelhança de uma coroa (Figura 32.5).

O diagnóstico da DH é confirmado pelo exame proctológico. A inspeção e a palpação podem ser normais caso o

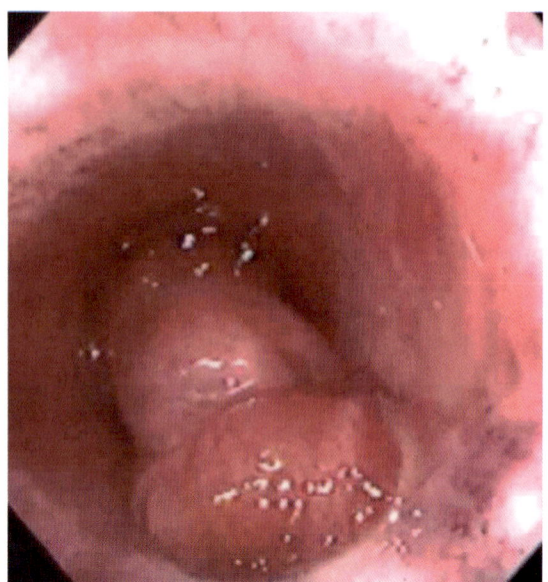

Figura 32.3 Doença hemorroidária de 1º grau evidenciada à anuscopia com manobra de esforço.

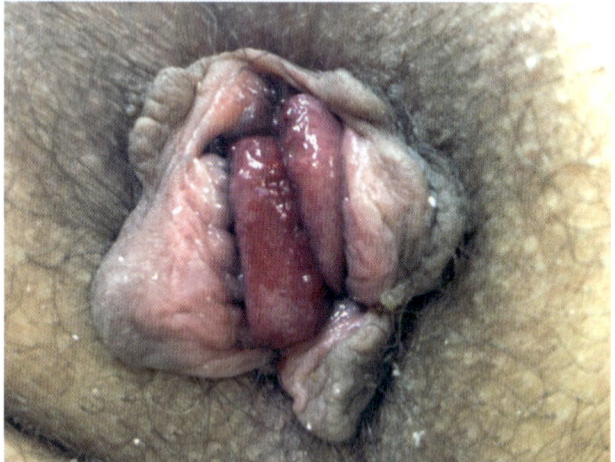

Figura 32.4 Doença hemorroidária de 4º grau com mamilos constantemente prolapsados associados a relaxamento da pele em forma de plicomas.

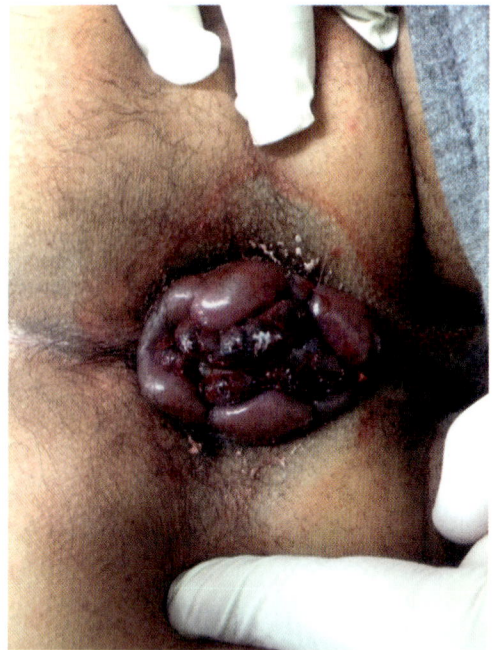

Figura 32.5 Hemorroidas prolapsadas e trombosadas com espasmo esfincteriano associado, configurando quadro de pseudoestrangulamento hemorroidário com mamilos hemorroidários cianóticos ou pálidos dispostos à semelhança de uma coroa.

paciente seja portador de hemorroidas de 1º grau. Nas hemorroidas de 2º ou 3º graus, o prolapso pode ser evidenciado ao esforço. O toque retal é fundamental para se descartar a presença de outras afecções, sobretudo neoplásicas. A anuscopia põe em evidência mamilos hemorroidários de 1º e 2º graus. O exame proctológico com retossigmoidoscópio é indispensável em todo paciente com história sugestiva de doença hemorroidária. Pacientes com mais de 40 anos com sangramento anal e anemia também devem ser submetidos a colonoscopia, para se afastar a possibilidade de neoplasia colorretal.

A DH de 1º grau assintomática não requer tratamento. Quando há sintomas mínimos ou esporádicos deve-se corrigir distúrbios da função intestinal, como a constipação e a diarreia. A utilização de dieta rica em fibras (cerca de 30 g/dia) ou medicamentos formadores de bolo fecal têm a propriedade de evitar ou minimizar o esforço defecatório. As preparações mais utilizadas são à base de *psyllium* e *plantago ovata*.

A ingestão abundante de líquidos deve ser recomendada. A utilização de duchas higiênicas deve ser encorajada em substituição ao uso do papel higiênico.[1-4]

A ligadura elástica é o método mais utilizado no tratamento não cirúrgico da DH de 2º e 3º graus. Consiste na aplicação de um anel de borracha na base de cada um dos mamilos hemorroidários (Figura 32.6), levando à necrose hemorroidária em cerca de 5 a 7 dias.[4]

O tratamento cirúrgico padrão ainda é a hemorroidectomia, que está indicada, principalmente, em hemorroidas de 3º e 4º graus sintomáticas (Figura 32.7).[3,4] As principais complicações da cirurgia são a hemorragia (4%), a retenção urinária (até 30%), a infecção, a formação de plicomas, fissuras anais e a estenose anal.[2-4]

Com o intuito de tentar diminuir a dor pós-operatória foram introduzidas outras técnicas para o tratamento cirúrgico da DH, como o grampeamento e a desarterialização guiada ou não por Doppler (Figura 32.8).[4] Entretanto, estudos randomizados têm demonstrado maiores taxas de recorrência da doença com esta técnica quando comparada às técnicas excisionais.[4] Além disso, algumas complicações graves foram descritas relacionadas ao grampeamento, como perfuração retal, sepse retroperitoneal, dor crônica, estenose retoanal e fístula retovaginal.[4]

Já a desarterialização consiste na identificação do fluxo arterial dos vasos hemorroidários no topo do canal anal associada a hemorroidopexia. As taxas de recorrência para prolapso e sangramento também tendem a ser maiores do que aquelas obtidas com a hemorroidectomia convencional.[4]

Trombose hemorroidária

A trombose hemorroidária externa ou hematoma perianal ocorre pela ruptura de vasos com formação de coleção

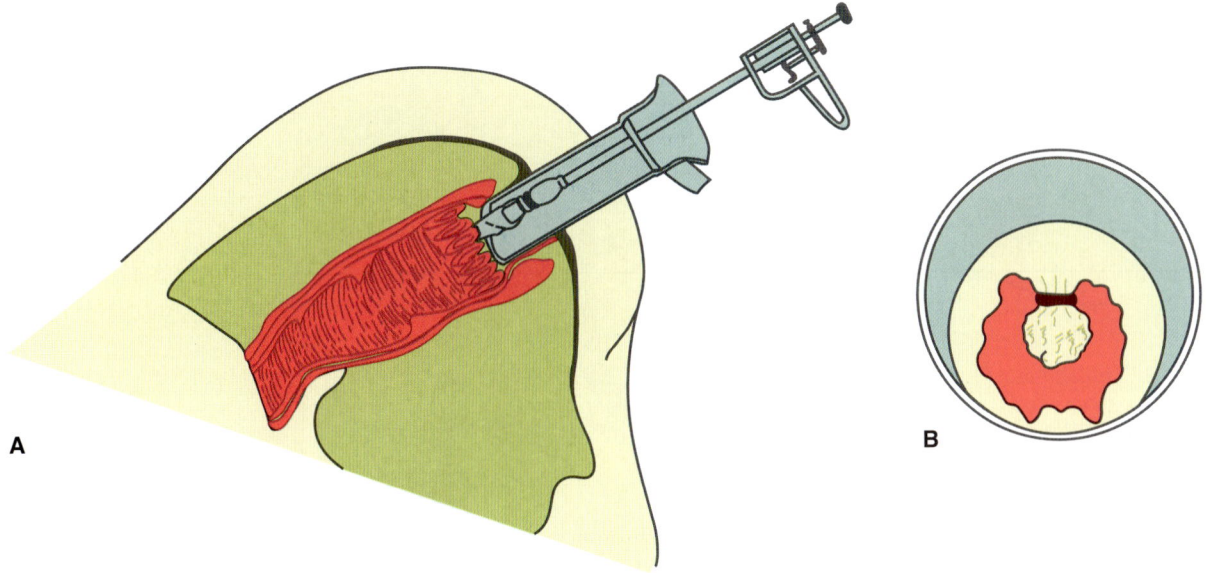

Figura 32.6 Ligadura elástica de hemorroidas. **A.** Técnica de apreensão; **B.** Aspecto imediato do mamilo ligado.

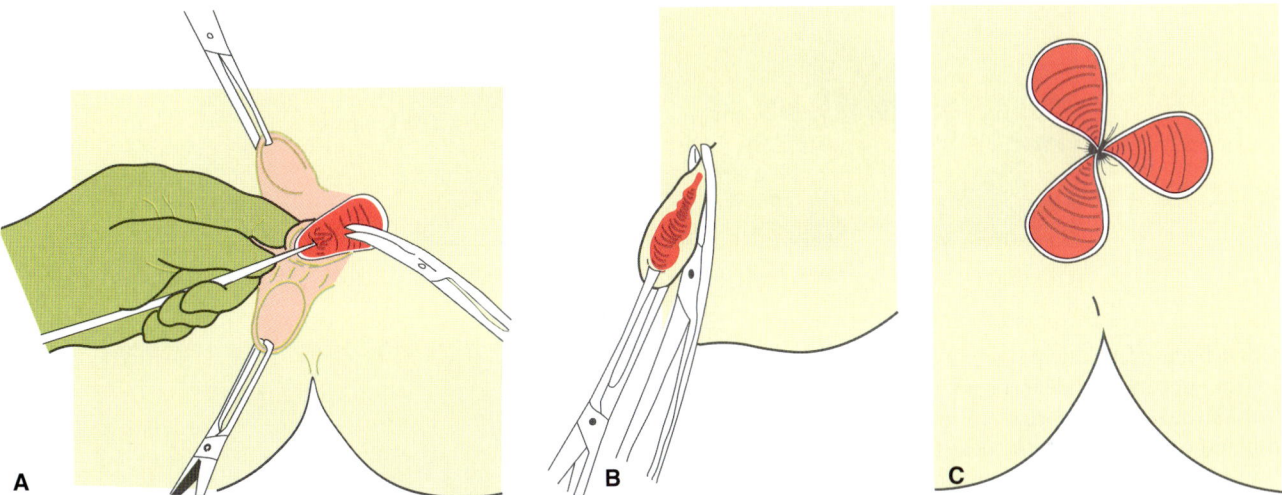

Figura 32.7 Hemorroidectomia pelo método aberto (técnica de Milligan-Morgan). **A.** Dissecção individualizada dos mamilos hemorroidários; **B.** Secção do mamilo após ligadura de sua base (pedículo); **C.** Aspecto final da cirurgia com as pontes cutaneomucosas entre cada uma das feridas resultantes.

sanguínea (Figura 32.9).[1-3] A inspeção demonstra nódulo de coloração violácea. O toque e a endoscopia podem não ser tolerados nesta fase devido à dor.

O tratamento é inicialmente clínico, com uso de analgésicos, correção do hábito intestinal e calor local, na forma de banhos de assento. Medicação tópica ou flebotômicos podem ser usados. Laxativos suaves e/ou emolientes fecais também podem ser indicados. Caso a dor permaneça intensa, o que é comum nas primeiras 48 a 72 horas, indica-se a cirurgia, que consiste na excisão simples sob infiltração anestésica local.[1-3]

FISSURA ANAL

A fissura anal é uma úlcera linear ou oval, usualmente dolorosa, de pequenas dimensões, que atinge o ânus e o canal anal. Sua principal localização é na comissura posterior do ânus em mais de 90% dos casos.[5] Ocorre em igual proporção entre homens e mulheres, geralmente adultos jovens. A fissura anal é aguda se tem menos de 6 semanas de sintomas, quando são mais superficiais, frequentemente com tecido de granulação.[5]

A constipação crônica com eliminação de fezes ressecadas aliada à orientação anteroposterior do canal anal levariam a um traumatismo constante, sobretudo da comissura posterior do ânus. Alguns pacientes se apresentam com fissura após episódios de diarreia. A hipertonia esfincteriana tem sido apontada como importante fator etiológico. Essa constante hipertonia esfincteriana levaria a uma má perfusão vascular no anoderma, principalmente em sua região posterior e, consequentemente, impediria a cicatrização da fissura.[5] Há um subgrupo de pacientes com fissura anal que não apresenta hipertonia anal.[5]

Situada classicamente na linha média posterior do canal anal, a fissura anal crônica apresenta bordas nítidas, edemaciadas e salientes (Figura 32.10). Quando de longa evolução, pode atingir as fibras do esfíncter interno, que são visíveis ao exame.

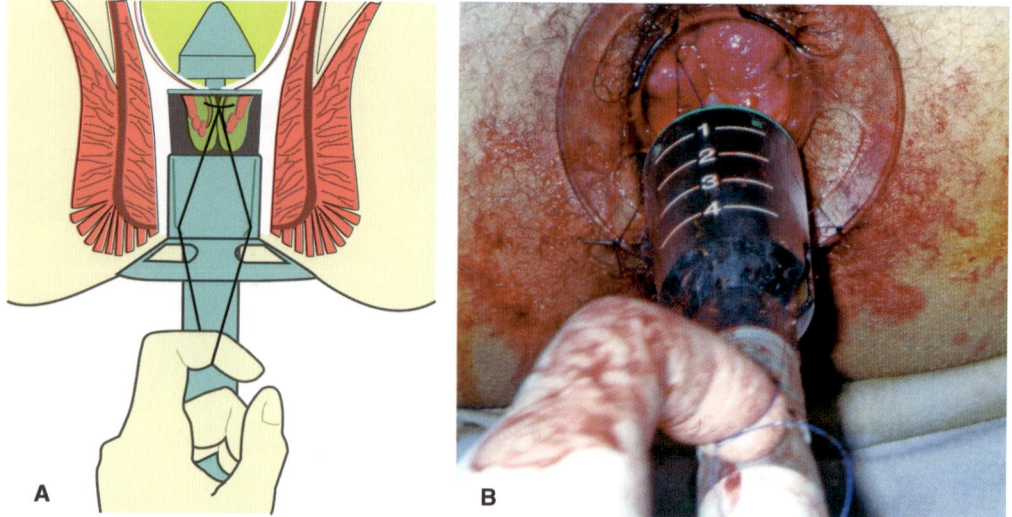

A　　　**B**

Figura 32.8 Utilização do grampeador cirúrgico para ressecção de mamilos hemorroidários associados a prolapso mucoso do reto.

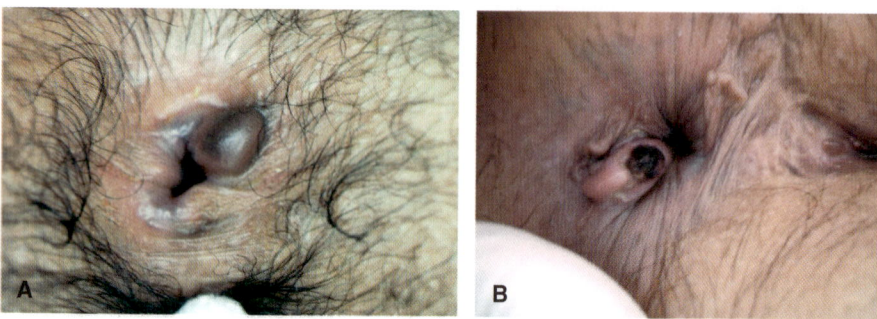

A　　　**B**

Figura 32.9 Trombose hemorroidária externa.

Um achado relativamente constante é uma papila anal hipertrófica em correspondência com a fissura, bem como um espessamento de pele, formando um pequeno plicoma, denominado como sentinela. A coexistência destes achados constitui a chamada tríade da fissura anal.

A presença de múltiplas fissuras radiais ou de fissura única localizada fora da linha média – anterior ou posterior – sugere etiologia específica (Figura 32.11). Os principais exemplos de fissura específica são aquelas secundárias a doença inflamatória intestinal, sobretudo doença de Crohn, leucemias ou, mais raramente, úlceras de origem infecciosa ou neoplásica. Podem-se citar as úlceras sifilíticas ou herpéticas, tuberculosa ou associada ao carcinoma de células escamosas do ânus.[5] Essas lesões fora da linha mediana podem necessitar de biopsia para fim diagnóstico.

A queixa principal é a dor na região anal, exacerbada pela defecação, e que persiste de alguns minutos até horas após o ato evacuatório. O sangramento ocorre em 70% dos casos.[6]

O exame da região perianal pode revelar a fissura apenas com o afastamento das nádegas. O paciente pode não tolerar o toque retal e, se a fissura for vista, a hipertonia esfincteriana for atestada e o abscesso perianal for excluído, o exame com anuscópio/retossigmoidoscópio pode ser postergado após a melhora do quadro clínico.[6]

O tratamento pode ser conservador ou cirúrgico. Fissuras agudas respondem bem a medidas conservadoras, com analgésicos por via oral. O uso de pomadas anestésicas pode

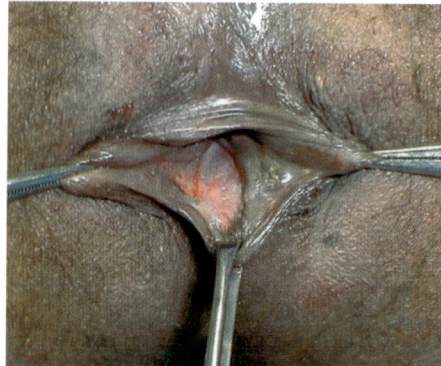

Figura 32.10 Fissura anal inespecífica localizada classicamente na comissura posterior.

aliviar alguns pacientes. O banho de assento com água morna por 10-15 minutos é recomendado. O tratamento da constipação é fundamental.[6]

A fim de se evitar a cirurgia, com a ocorrência de possíveis defeitos da continência anal, substâncias tópicas têm sido utilizadas com o objetivo de promover o relaxamento da musculatura esfincteriana. Dentre elas, as mais utilizadas são: gliceril trinitrato, dinitrato de isossorbida, nifedipina, diltiazen e minoxidil, em aplicação tópica, promovendo a vasodilatação local e o relaxamento do esfíncter interno, o que favorece a cicatrização da fissura[6]. Essas medicações não têm formulação como pomada e devem ser feitas em farmácias de manipulação.

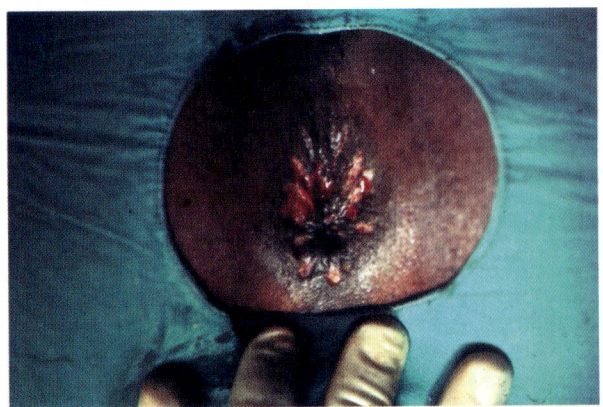

Figura 32.11 Fissuras anais múltiplas secundárias a infecção sifilítica e herpética.

O tratamento cirúrgico está indicado naquelas fissuras crônicas que não cicatrizam com o tratamento conservador. Geralmente, consiste na realização da fissurectomia associada à esfincterotomia interna lateral parcial.[6] A principal complicação da cirurgia é a ocorrência de graus variados de incontinência anal, que tende a ser transitória e leve. Na revisão sistemática de Boland et al., a taxa de cicatrização dos pacientes tratados com esfincterotomia lateral interna foi de 95,13%. A taxa de recorrência foi a menor, 6,9%, entre todos os tratamentos avaliados.[6]

ABSCESSOS E FÍSTULAS PERIANAIS

Os abscessos perianais são coleções purulentas relativamente comuns que se formam em torno do reto e do canal anal. Os abscessos anorretais são descritos pelo espaço anatômico em que se desenvolvem. Os abscessos isquiorretais (também chamados de isquioanais) são os mais comuns, seguidos pelas localizações interesfincterianas, supraelevadoras e submucosas, tendendo à cronificação com a formação de fístulas (Figura 32.12). Acometem principalmente pacientes do sexo masculino (3:1) na faixa dos 40 anos, embora possam aparecer em qualquer idade.[7] A concomitância com doenças sistêmicas ocorre com relativa frequência.[7]

A fístula anal é um trajeto epitelizado que conecta a pele perianal ao canal anal. A infecção das criptas e glândulas anais têm sido apontadas como o principal fator etiológico dos abscessos anorretais, sendo responsáveis por 90% dos casos.[7] Admite-se que a obstrução de uma cripta por corpo estranho ou detritos fecais leva à formação de abscesso devido à ectasia ductal. Fatores predisponentes incluem eliminação de fezes líquidas, trauma, tabagismo ou mesmo a dilatação cística do ducto, resultando no seu esvaziamento insuficiente.[7] Os 10% restantes são resultantes de condições específicas, como doença de Crohn, trauma e malignidade. Mais raramente podem estar relacionados a procedimentos intervencionistas, como cirurgias anais, hemorroidectomia, fissurectomia ou esfincterotomia.[7,8]

A disseminação do processo infeccioso pode evoluir para um quadro de infecção necrotizante de elevada morbimortalidade conhecida como gangrena de Fournier (Figura 32.13).

Os abscessos perianais e isquiorretais são os mais comuns. O chamado abscesso em ferradura corresponde ao processo infeccioso bilateral, que ocorre via conexão com os espaços interesfincteriano, supraelevador ou, mais comumente, com os espaços isquiorretais.

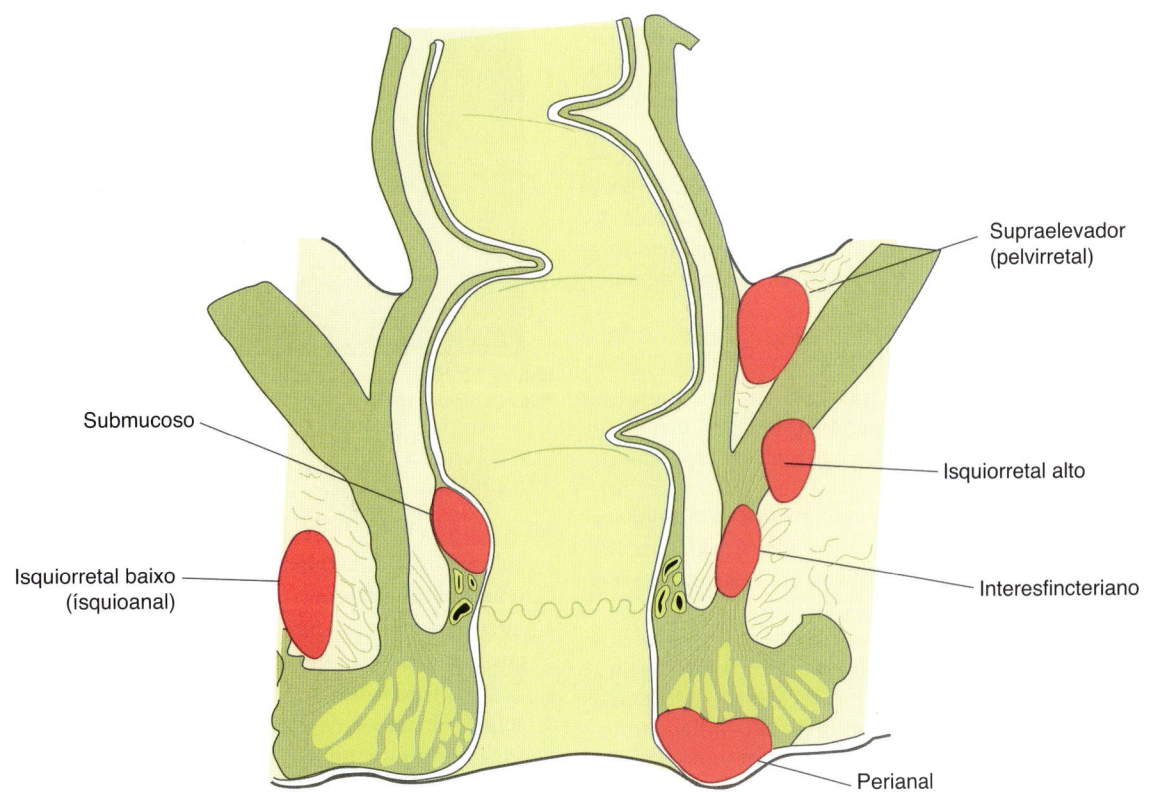

Supraelevador (pelvirretal)

Submucoso

Isquiorretal alto

Isquiorretal baixo (ísquioanal)

Interesfincteriano

Perianal

Figura 32.12 Sítios principais de localização dos abscessos anorretais.

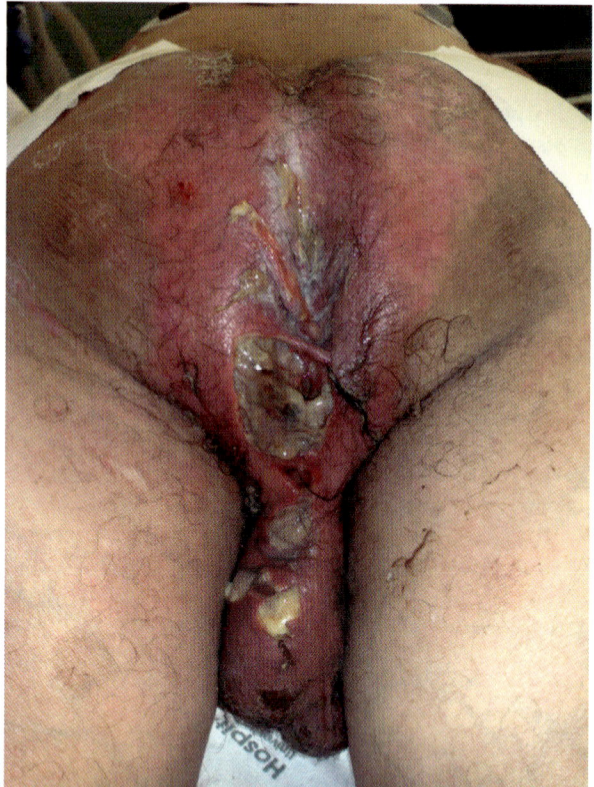

Figura 32.13 Abscesso perianal complicado por infecção perianal e perineal necrotizante estendendo-se para a bolsa escrotal (gangrena de Fournier).

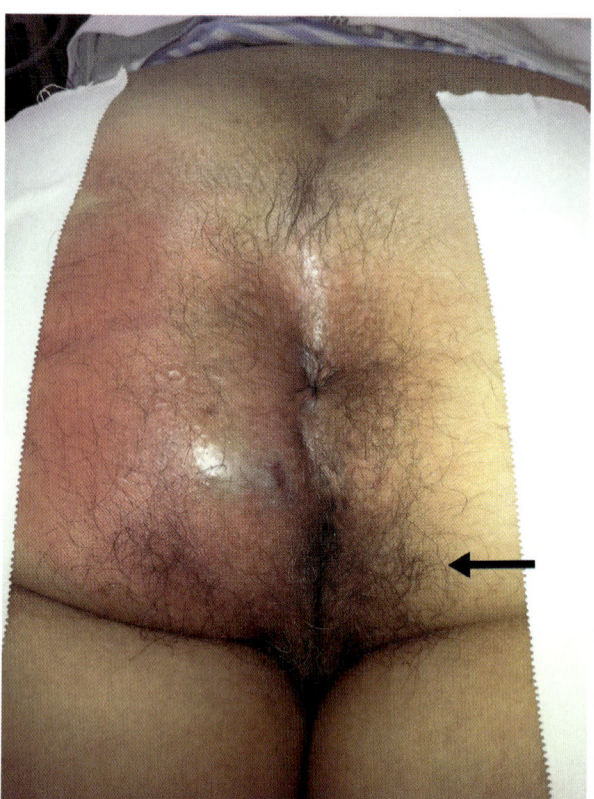

Figura 32.14 Abscesso perianal caracterizado como área de abaulamento e hiperemia junto à margem anal (seta).

A queixa mais frequente é a dor, que impede o paciente de se sentar. Ao exame, observam-se os sinais clássicos de infecção (Figura 32.14) e, muitas vezes, drenagem espontânea de secreção purulenta. O toque retal é capaz de delimitar abaulamento, flutuação ou causar desconforto extremo, sugerindo a presença de coleção proximal. A dor pode impedir o exame retal adequado, devendo ser realizado sob anestesia.[7]

O tratamento dos abscessos perianais baseia-se na drenagem ampla e desbridamento da área abcedada sempre que possível, exceto quando há suspeita ou diagnóstico de doença de Crohn ou estados imunossupressivos, devido à dificuldade de cicatrização nesses casos.[7,8] O uso de antibióticos tem valor limitado.[9]

Fístulas perianais

São trajetos anômalos comunicando o canal anal, ou mais raramente o reto, com a região perianal. Em 90% dos casos originam-se de abscessos drenados cirúrgica ou espontaneamente a partir de infecção criptoglandular. Podem ter origem pós-operatória ou traumática em 3% dos casos; doença inflamatória intestinal, sobretudo doença de Crohn, em 3%; como complicação de uma fissura anal em 3% e, mais raramente, relacionada a tuberculose (1%).[7,8]

As fístulas compreendem basicamente dois orifícios (primário ou interno e secundário ou externo) interligados por um trajeto fistuloso (Figura 32.15). O trajeto é formado por tecido fibroso englobado por infiltrado inflamatório. A parte interna é revestida por tecido de granulação, podendo, em alguns casos, apresentar-se total ou parcialmente epitelizada.

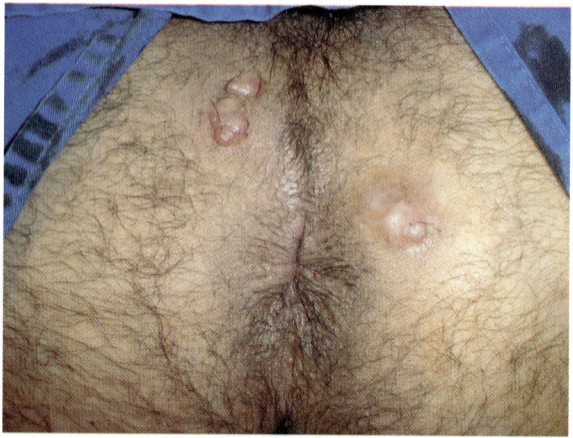

Figura 32.15 Fístula anorretal com orifícios externos anteriores (fístula em ferradura).

As fístulas anais são classificadas de acordo com sua relação com a musculatura esfincteriana anal (Figura 32.16) em:

- Submucoso: a fístula superficial não envolve nenhum músculo do esfíncter
- Interesfincteriana: a fístula atravessa o esfíncter interno e segue junto aos feixes do esfíncter externo, sem atravessá-lo
- Transesfincteriana: o trajeto fistuloso ultrapassa as fibras musculares de ambos os esfíncteres a partir do orifício interno, atingindo a fossa isquiorretal e abrindo-se na pele perianal
- Supraesfincteriana: o trajeto passa acima do músculo puborretal após emergir de um abscesso interesfincteriano

seguindo em trajeto curvo descendente, lateralmente ao esfíncter externo, pelo espaço isquiorretal, até atingir a pele perianal

- Extraesfincteriana: surge no reto acima dos elevadores, atravessando-os e seguindo pela fossa isquiorretal até atingir a pele perianal.

Com relação ao quadro clínico, o paciente apresenta desconforto na região anal e eliminação de material fecal ou purulento em torno do ânus, que costuma manchar as vestes, além de prurido anal. Geralmente há referência a um abscesso perianal drenado espontânea ou cirurgicamente, com ou sem recidiva, e com persistência de drenagem de material piosanguinolento ou fecal.[8]

Ao exame, evidencia-se a presença de um ou mais orifícios na região perianal, com ou sem tecido de granulação (Figura 32.15). O número de orifícios externos e o lugar em que se encontram podem ajudar na localização do orifício primário ou interno. De acordo com a regra de Goodsall-Salmon, um orifício externo posterior a uma linha imaginária que corta transversalmente o ânus se origina de um orifício interno localizado na linha mediana posterior com um trajeto curvilíneo. Já um orifício que se localiza anteriormente a essa linha, se origina na cripta localizada em sentido radial. A exceção a essa regra corresponde a orifícios anteriores distantes mais de 3 cm da borda anal. Nesses casos, pode corresponder a um trajeto em ferradura com orifício interno localizado posteriormente na linha mediana.[8]

Em uma palpação, a pressão em torno dos orifícios pode determinar extravasamento de material purulento. Pode-se notar ainda um cordão fibroso sob a pele, indicando a direção do trajeto fistuloso. (Figura 32.17).

Nas fístulas complexas, recidivadas ou relacionadas a doença de Crohn, a ressonância magnética da pelve com ênfase na região ano-reto-perineal é o método preferido.

A escolha da tática cirúrgica dependerá da quantidade de esfíncter envolvido no trajeto da fístula, sendo que, nas interesfincterianas ou transesfincterianas baixas, sobretudo as posteriores, pode ser realizada a fistulotomia simples. A recorrência é de 4% para as fístulas interesfincterianas, 7% para fístulas transesfincterianas, e chega a 33% para fístulas supraesfincterianas e extraesfincterianas.[8]

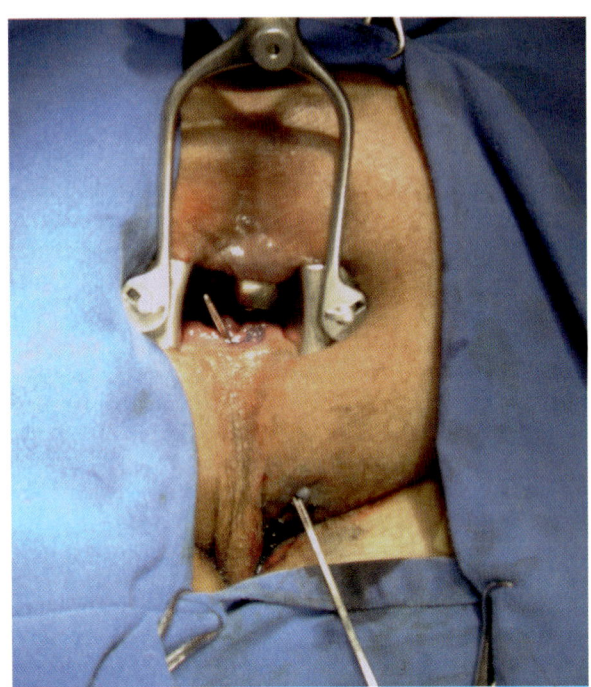

Figura 32.17 Fístula perianal interesfincteriana identificada com estilete após anestesia.

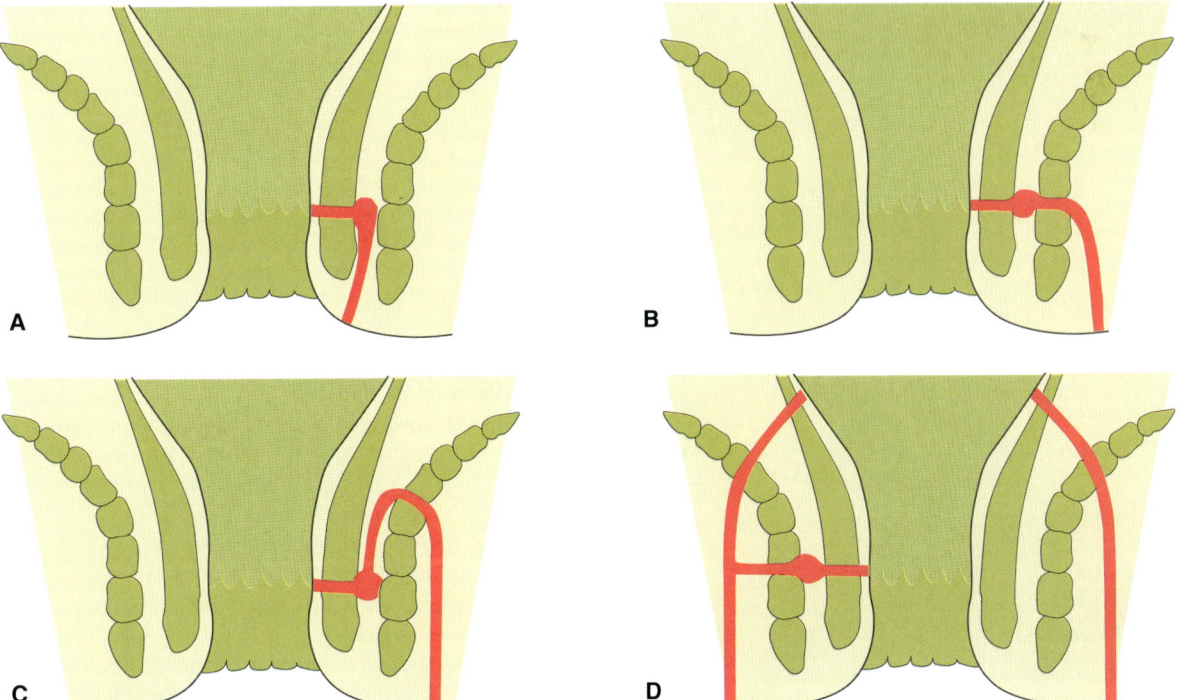

Figura 32.16 Classificação das fístulas anorretais: **A.** Fístula interesfincteriana; **B.** Fístula transesfincteriana; **C.** Fístula supraesfincteriana; **D.** Fístula extraesfincteriana.

Já as taxas de incontinência podem chegar a 34% para as fístulas complexas, sendo maior do que 80% para as fístulas extraesfincterianas.[7,8] Fístulas anais complexas e associadas à doença de Crohn não devem ser tratadas por fistulotomia, e técnicas cirúrgicas não cortantes do trajeto devem ser utilizadas, com o uso ou não de sedenhos (Figura 32.18). Uma alternativa para as fístulas altas e complicadas é a ressecção da cripta e avanço de retalho de mucosa sã, incluindo a camada muscular, cobrindo o defeito, o que também pode ser utilizado para os orifícios internos secundários.

PRURIDO ANAL

O prurido anal é uma condição comum, acometendo especialmente homens de meia idade e com incidência estimada em 1% a 5% da população.[9] Um estudo prospectivo recente demonstrou que a maioria dos pacientes que procuraram atendimento apresentava sintomas há pelo menos um ano.[9]

Pode ocorrer dor, sangramento e secreção anal. A avaliação inicial deve se concentrar no início, tipo, duração e sintomas associados. Além disso, deve-se avaliar a presença de associação com medicamentos, alimentos, atividade sexual e comorbidades.[9]

As principais causas de prurido anal são de etiologia anorretal, idiopática, infecciosa, sistêmica e ambiental, sendo as duas primeiras as mais frequentes.[9]

As causas anorretais normalmente são precedidas de outros sintomas orificiais, como dor, sangramento ou secreção perianal. Doença hemorroidária, prolapso retal, fístula, fissura e incontinência anal podem ser avaliados de acordo com a história clínica e o exame físico proctológico.

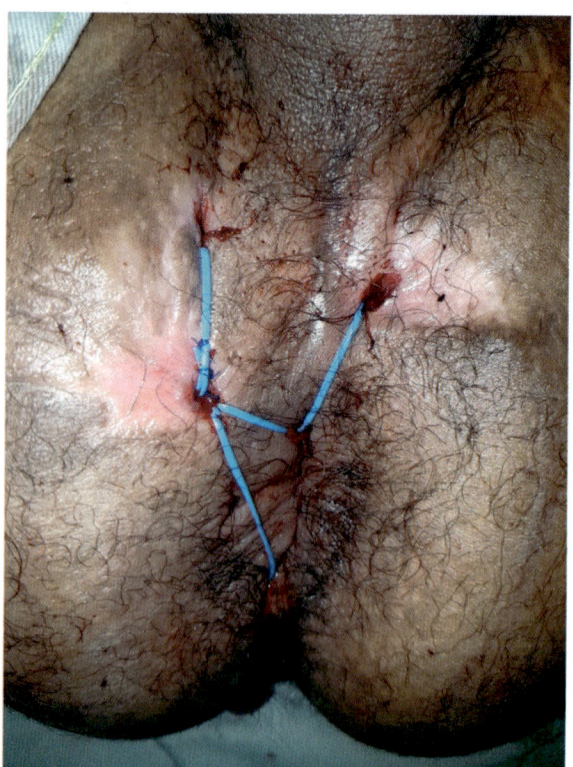

Figura 32.18 Fístula perianal complexa com múltiplos trajetos e orifícios externos secundária à doença de Crohn tratada com curetagem dos trajetos e aplicação de sedenhos (Vessel Loop®).

Já os casos idiopáticos são associados ao ciclo da *coceira*, no qual pequenas irritações podem causar o prurido. O ato de coçar em si, além de hábitos de higiene inadequados, podem fazer perdurar o ciclo vicioso do prurido anal.

Causas ambientais também são frequentes, e o paciente deve ser perguntado sobre a relação dos sintomas a fatores dietéticos, uso de cremes ou sabonetes locais, perfumes e medicamentos tópicos.

Os pacientes devem ser tratados de acordo com a causa mais provável, porém algumas medidas podem ser empregadas universalmente, por exemplo: (1) higiene local com água e depois secar bem a região, evitando rotinas de limpeza excessiva e uso desmedido de papel higiênico; (2) utilizar formadores de bolo fecal baseados em fibras solúveis, com intenção de reduzir o escape fecal; (3) usar medicamentos tópicos, como corticoides de baixa potência, anti-histamínicos, anestésicos locais e antidepressivos; (4) eliminação de alguns tipos de alimentos, como os condimentados, cafeína e derivados de leite, de acordo com a relação com os sintomas locais.

INFECÇÕES SEXUALMENTE TRANSMISSÍVEIS

O sexo anal é a principal forma de contágio, embora não seja uma pré-requisito para algumas infecções sexualmente transmissíveis (ISTs), especialmente aquelas de etiologia viral.[10] Apesar disso, são considerados pacientes de alto risco especialmente homens que fazem sexo com homens (HSH), portadores do vírus da imunodeficiência humana (HIV), história prévia de IST e prática sexual promíscua, que inclui múltiplos parceiros sexuais e não uso de preservativo. A coinfecção é muito comum, acontecendo em cerca de 41% de pacientes de alto risco,[10] destacando-se a infecção pelo vírus HIV.

Herpes simples

As lesões típicas da infecção pelo vírus do herpes simples (HSV) são as vesiculares pequenas, agrupadas, dolorosas, que eventualmente se rompem e coalescem, resolvendo-se dentro de alguns dias até semanas. Elas ocorrem na região perianal, porém podem se estender até o reto e causar proctite, gerando tenesmo, sangramento e prurido anal. Podem ainda estar associadas a adenopatia local, parestesia sacral e febre (Figura 32.19). A alta suspeita clínica indica o tratamento, porém o diagnóstico etiológico pode ser realizado com cultura de células ou detecção do DNA viral por PCR. O tratamento é com aciclovir, fanciclovir ou valaciclovir por 7 a 10 dias.[10]

Papilomavírus humano

Mais de 120 sorotipos de HPV já foram descritos, sendo os mais comuns os tipos 6 e 11, relacionados a verrugas benignas, e o 16 e 18, associados a displasia e câncer.[10] A infecção pelo HPV é altamente potencializada na coinfecção com o HIV, por isso esse sempre deve ser pesquisado. O uso de preservativo, apesar de reduzir o risco da infecção, não a impede completamente, em razão da possibilidade de transmissão pelo contato.[10]

As lesões benignas normalmente se apresentam como condilomas acuminados, verrugas anogenitais elevadas e indolores, podendo associar-se a outros sintomas anais, como prurido, sangramento e secreção (Figuras 32.20 e 32.21).

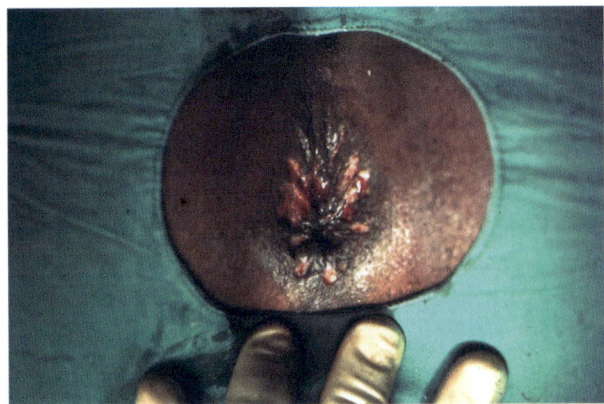

Figura 32.19 Fissuras anais múltiplas secundárias até infecção sifilítica e herpética.

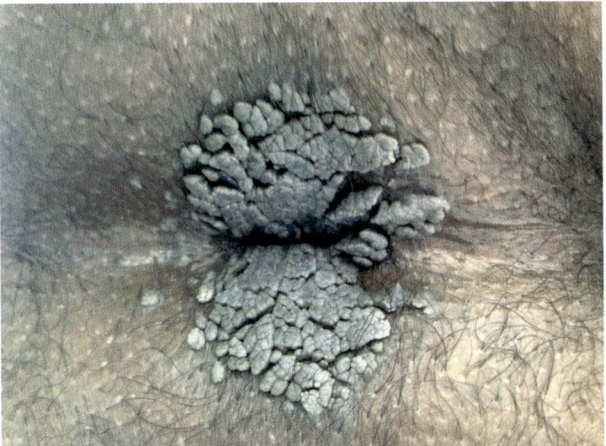

Figura 32.20 Condiloma acuminado do ânus.

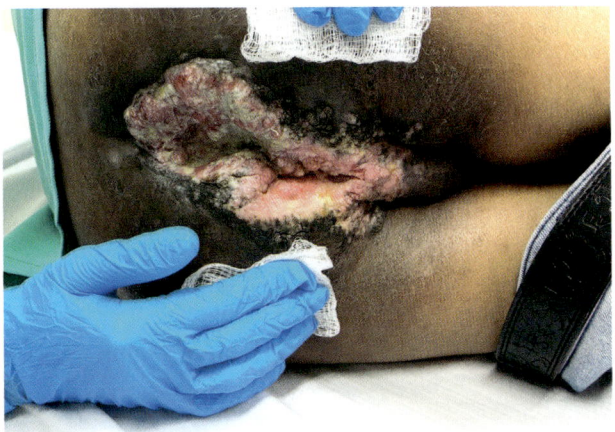

Figura 32.21 Grande lesão condilomatosa com áreas irregulares compatíveis com alterações displásicas ou neoplásicas.

Deve-se manter alto grau de suspeita em pacientes com alto risco para malignidades: imunodeprimidos, pacientes acima de 40 anos, lesões grandes, atípicas ou pigmentadas, e aquelas refratárias ao tratamento.[10]

As lesões benignas condilomatosas podem ser tratadas com medicamentos tópicos como podofilina e ácido tricloroacético. Fulguração, crioterapia e ressecção tangencial também podem ser indicadas. O imiquimode é indicado na profilaxia e no tratamento de recorrência após o tratamento tópico ou cirúrgico.

A vacina quadrivalente contra o HPV, que protege contra os sorotipos 6, 11, 16 e 18, se mostrou eficaz na prevenção da displasia de alto grau e do risco de câncer anal.[10]

Gonorreia

A gonorreia é uma infecção bacteriana causada pelo diplococo gram-negativo *Neisseria gonorrhoeae* e possui tempo de incubação de 5 a 10 dias. A transmissão anorretal acontece pelo sexo anal receptivo com parceiro infectado. Entre as mulheres com cervicite gonocócica, 35% apresentam proctite concomitante.[10] Destaca-se, ainda, que grande parte dos pacientes com proctite gonocócica são assintomáticos.

O diagnóstico padrão é a cultura de secreção anal, porém testes baseados em PCR e testes de amplificação de ácidos nucleicos (NAATs) são altamente sensíveis para a confirmação da doença.[10] O tratamento deve incluir a cobertura para clamídia e o regime indicado é a ceftriaxona 250 mg intramuscular e azitromicina 1 g oral em doses únicas ou a doxiciclina 100 mg duas vezes ao dia por 7 dias.

Clamídia

O patógeno causador é a *Chlamydia trachomatis* e a transmissão pode ocorrer pelo intercurso anal receptivo ou oroanal.

A apresentação clínica da infecção pelos sorotipos D a K causam uma forma leve de proctite após o tempo de incubação de 5 a 14 dias, com tenesmo, sangramento e dor. Já a infecção pelos sorotipos L1, L2 e L3 é associada ao linfogranuloma venéreo, que se trata de apresentação mais grave, associada a proctite agressiva, com ulcerações anais e perianais e dor abdominal, por vezes mimetizando a proctite da doença de Crohn (Figura 32.22).[10] O tratamento indicado é azitromicina 1 g oral em dose única, mas no linfogranuloma venéreo indica-se doxiciclina 100 mg oral duas vezes ao dia por 21 dias.[10]

Sífilis

A infeção pelo *Treponema pallidum* se apresenta nas formas primária, secundária ou terciária.

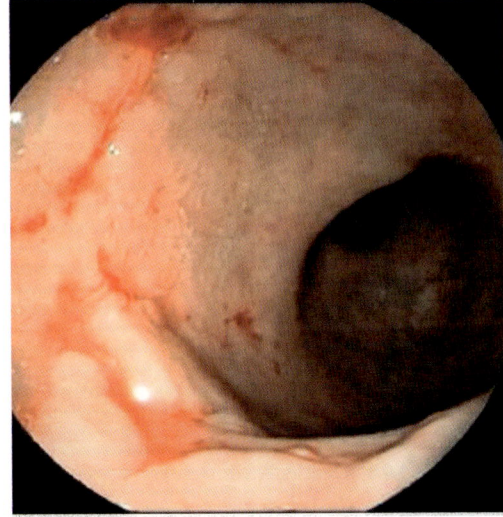

Figura 32.22 Proctite ulcerada em paciente com infecção por clamídia.

A sífilis primária aparece entre 2 a 10 dias após a inoculação via intercurso anal e pode ser assintomática ou se manifestar por proctite e ulcerações anais geralmente dolorosas, diferentemente das úlceras genitais (cancro duro), que são indolores. Essas lesões normalmente cicatrizam espontaneamente (Figura 32.23).[10]

A sífilis secundária apresenta sintomas generalizados e locais, como nódulos retais, condilomas planos, exantema difuso, febre e linfadenopatia. Esses sintomas também podem se resolver espontaneamente após 3 a 12 semanas (Figura 32.24).[10] A sífilis terciária aparece muitos anos após a exposição, com granulomas ulcerados debilitantes.

O diagnóstico pode se basear na identificação da espiroqueta na microscopia em campo escuro, normalmente mais indicado em pacientes imunodeprimidos, que podem apresentar manifestações atípicas e menor resposta imunológica. Os testes laboratoriais dividem-se em exames treponêmicos e não treponêmicos. Os testes treponêmicos são exames sorológicos que confirmam a exposição à bactéria, embora não discriminem sobre infecção ativa, enquanto os não treponêmicos podem ser utilizados para a identificação de infecção ativa, como o teste Venereal Disease Research Laboratory (VDRL).[10]

O tratamento da sífilis primária e secundária é feito com a penicilina G benzatina 2,4 milhões de unidades em dose única intramuscular. Pacientes alérgicos a penicilina podem receber doxiciclina, tetraciclina e ceftriaxona.[10]

CONSIDERAÇÕES FINAIS

O conhecimento acerca das afecções anorretais mais comuns permite o diagnóstico e o tratamento inicial da maioria das doenças anorretais pelo especialista e deve ser estimulado na saúde básica primária.

REFERÊNCIAS BIBLIOGRÁFICAS

1. Lohsiriwat V. Hemorrhoids: from basic pathophysiology to clinical management. *World J Gastroenterol.* 2012 17:2009-2017.
2. Sandler R.S., et al. Rethinking what we know about hemorrhoids. *Clin Gastroenterol Hepatol.* 2019 Jan; 17(1):8-15.
3. Kheng-Seong N.G., Holzgang M., Young C. Still a case of "no pain, no gain"? An updated and critical review of the pathogenesis, diagnosis, and management options for hemorrhoids in 2020. *Ann Coloproctol.* 2020 Jun; 36(3):133-147.
4. Trenti L., Biondo S., Galvez A., Bravo A., Cabrera J., Kreisler E. Distal Dopler- guided transanal hemorrhoidal dearterialization with mucopexy versus conventional hemorrhoidectomy for grade III and IV hemorrhoids: postoperative morbidity and long-term outcomes. *Tech Coloproctol.* 2017 May; 21(5):337-344.
5. Salati, SA. Anal fissure – an extensive update. Pol Przegl Chir 2021; 93:46-56.
6. Boland P.A., Kelly M.E., Donlon N.E. et al. Management options for chronic anal fissure: a systematic review of randomized controlled trials. *Int J Colorectal Dis* 2020 Oct; 35(10):1807-1815.
7. Davis B.R., Kasten, K.R. Anorectal Abscess and Fistula. In S. R. Steele et al. (eds.), *The ASCRS Manual of Colon and Rectal Surgery*, Springer, 3th ed, 2019. Disponível em: https://doi.org/10.1007/978-3-030-01165-9_12153. Acesso em: 20 jan. 2023.
8. Santoro G.A., Abbas M.A. Complex Anorectal Fistulas. In S. R. Steele et al. (eds.), *The ASCRS Manual of Colon and Rectal Surgery*, Springer, 3th ed, 2019 Disponível em: https://doi.org/10.1007/978-3-030-01165-9_12153. Acesso em: 20 jan. 2023.
9. Siddiqi S., Vijay V., Ward M., Mahendran R., Warren S. Pruritus ani. *Ann R Coll Surg Engl.* 2008; 90:457-463.
10. Kin .C, Welton M.L. Sexually transmitted infections. In: Steele S.R., Hull T.L., Read T.E., Saclarides T.J., Senagore A.J., Whitlow C.B. The ASCRS Textbook of Colon and Rectal Surgery. Third Edition. New York, USA: Springer, 2016, p. 325-342.

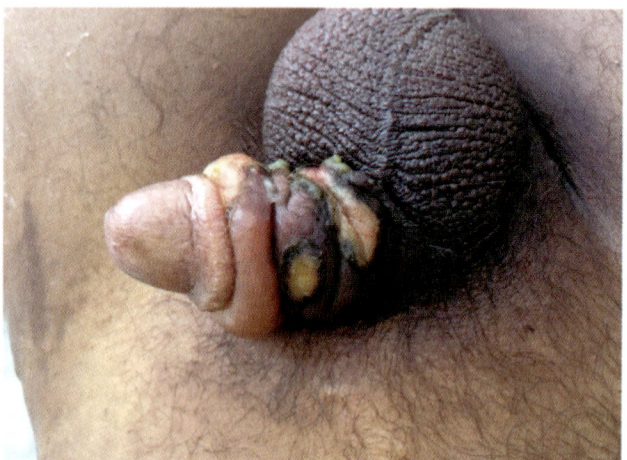

Figura 32.23 Lesão ulcerada e indolor genital em paciente com diagnóstico de sífilis, compatível com cancro duro.

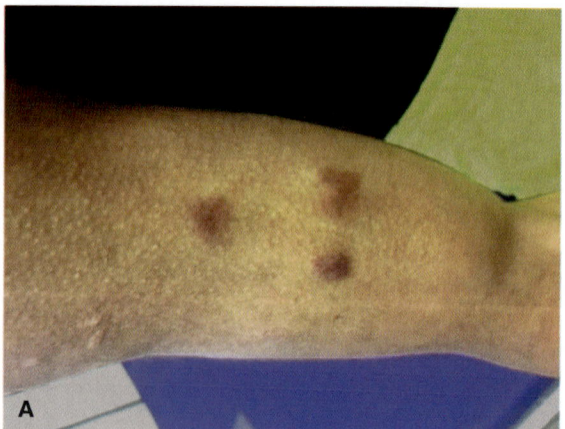

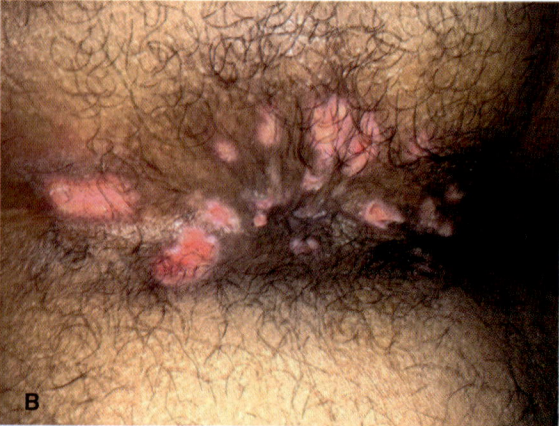

Figura 32.24 A. Paciente com lesões planas e ulceradas dolorosas; **B.** Exantema de início recente após diagnóstico de sífilis.

CAPÍTULO 33

Colonoscopia – Indicações e Preparo

Marcelo Averbach • Paulo A. F. P. Corrêa • Pedro Popoutchi •
Maria Cristina Sartor

INTRODUÇÃO

A colonoscopia, incorporada na prática clínica há mais de cinco décadas, passou a ser recurso imprescindível no manejo das afecções colorretais, tanto para o diagnóstico como para a terapêutica. A evolução tecnológica e dos conhecimentos específicos ampliaram a sua demanda. Apesar de ser procedimento seguro e bem tolerado pelos pacientes, deve-se observar as suas indicações e contraindicações, bem como o preparo do paciente, com orientações precisas, de forma a se evitar riscos excessivos ou desnecessários.

Uma publicação da American Society for Gastrointestinal Endoscopy (ASGE) e do American College of Gastroenterology[1] sobre qualidade em colonoscopia recomenda indicadores antes, durante e após o exame:

- Pré-procedimento: agendamento do exame, preparo de cólon, história e exame físico direcionados, avaliação da indicação e vigilância, avaliação dos riscos de sangramento e do procedimento anestésico. Aplicação do termo de consentimento livre e esclarecido
- Intraprocedimento: realização de exame com qualidade e segurança, dentro das métricas de taxa de intubação do ceco (> 90%), tempo de retirada (> 6 minutos) e taxa de detecção de adenoma (> 25%). Realização de biópsias em exames de vigilância para doença inflamatória intestinal e ressecção de pólipos de até 20 mm
- Pós-procedimento: documentação do laudo (texto e fotografias), avaliação e documentação da qualidade do preparo de cólon (escala de Boston)[2], documentação das peças para anatomia patológica e avaliação dos resultados para determinação do intervalo de vigilância após polipectomia. Documentação de eventuais complicações, como sangramento e perfuração.

INDICAÇÕES

A ASGE, em 2000, publicou um consenso para orientar as indicações dos procedimentos endoscópicos.[3]

Segundo essa sociedade, a colonoscopia deve ser indicada nas seguintes situações:

- Avaliação de anormalidades diagnosticadas em enema opaco ou outros exames de imagem
- Avaliação de pacientes com sangramento digestivo:
  - hematoquezia
  - melena (após endoscopia digestiva alta normal)
  - pesquisa de sangue oculto positivo nas fezes
- Esclarecimento de anemia
- Rastreamento e seguimento das neoplasias do cólon:
  - rastreamento de pacientes assintomáticos, com risco baixo e médio para neoplasias colorretais
  - pesquisa de lesões (pólipos ou tumores) em portadores de câncer ou pólipo degenerado
  - remoção de lesões neoplásicas sincrônicas
  - seguimento após ressecção de lesões neoplásicas
  - pacientes com história familiar de:
    - Câncer colorretal hereditário não polipose (HNPCC)
    - Câncer colorretal esporádico antes dos 50 anos
  - vigilância de pacientes com retocolite ulcerativa (RCUI) e doença de Crohn (DC)
- Doença inflamatória intestinal
- Diarreia crônica de origem indeterminada
- Colonoscopia intraoperatória para auxílio na identificação de lesões
- Tratamento da hemorragia digestiva baixa
- Retirada de corpos estranhos
- Excisão de pólipos colorretais
- Descompressão de megacólon, volvo de sigmoide ou pseudo-obstrução aguda do cólon (síndrome de Ogilvie)
- Dilatação de estenoses
- Tratamento paliativo de estenoses ou sangramento de neoplasias.

CONTRAINDICAÇÕES

As contraindicações para a colonoscopia, assim como para qualquer outro procedimento, acontecem quando os riscos superam os benefícios e, nesses casos, a colonoscopia não deve ser realizada. Essa análise deve ser criteriosa e envolver não somente o quadro clínico relativo à doença intestinal do paciente, mas também suas condições gerais. O termo de consentimento livre e esclarecido é obrigatório em situações não emergenciais. Dessa forma, são contraindicações absolutas:[4]

- Causas relacionadas com o estado geral do paciente: pacientes terminais, com comorbidades graves ou portadores de quadros demenciais irreversíveis não são bons candidatos a qualquer investimento clínico
- Suspeita ou confirmação de perfuração intestinal
- Colite fulminante: pacientes portadores de DII em atividade clínica intensa da doença correm alto risco de perfuração durante o exame, agravando seu estado inicial. Assim, também, quando há instalação de quadro de megacólon tóxico, o exame está contraindicado
- Diverticulite aguda: embora seja uma das situações clínicas em que a colonoscopia está contraindicada, por haver maior risco de perfuração ou agravamento do quadro infeccioso inicial do paciente, esse achado tem sido cada vez mais encontrado. Isso se dá porque nem sempre quem indica o exame tem essa suspeita em mente.

PREPARO

O preparo do paciente para a colonoscopia vai muito além da limpeza do intestino para o exame. É fundamental que ele esteja esclarecido sobre todas as etapas que envolvem o processo e que seja bem orientado, evitando-se riscos e aumentando a qualidade da colonoscopia.

O paciente deve ter ciência sobre a extensão do intestino que será examinada; o tempo de permanência no hospital ou na clínica; a duração do exame, da sedação ou anestesia que serão empregadas; os riscos e eventuais complicações, e os procedimentos complementares que poderão ser realizados durante a colonoscopia.

Por outro lado, o médico deve estar ciente das condições clínicas, das doenças preexistentes e das medicações rotineiras para orientar sobre a necessidade ou não de se interromper o uso. A Tabela 33.1 apresenta os principais medicamentos que devem ser suspensos, sempre que possível e sob orientação médica, antes da colonoscopia.

Suspensão de medicamentos

Anticoagulantes e antiagregantes plaquetários

A colonoscopia com realização de biópsias é considerada de baixo risco para sangramento e não se recomenda interromper o uso de anticoagulantes e antiagregantes plaquetários. Já o exame terapêutico com polipectomia, mucosectomia, dissecção endoscópica da submucosa ou dilatação endoscópica é considerado de alto risco para hemorragia e recomenda-se a suspensão dos agentes antitrombóticos. Para pacientes que fazem uso de antiagregantes e anticoagulantes, o risco de suspensão deve ser pesado dependendo da indicação do exame e

Tabela 33.1 Medicamentos que devem ser suspensos antes da colonoscopia.

15 dias antes do procedimento
Ticlopidina
10 dias antes do procedimento
Dulaglutida (Trulicity®) Semaglutida (Ozempic®, Wegovy®, Rybelsus®) Pentoxifilina (Trental®)
7 dias antes do procedimento
Ácido acetilsalicílico (AAS®) Prasugrel (Effient®) Gingko biloba
5 dias antes do procedimento
Ticagrelor (Brilinta®) Clopidogrel (Plavix®) Varfarina (Marevan®, Coumadin®) Femprocumona (Marcumar®) Fibras e suplementos com ferro
3 dias antes do procedimento
Liraglutida (Saxenda®, Victoza®, Xultophy®)
2 dias antes do procedimento
Apixabana (Eliquis®) Dabigatrana (Pradaxa®) Rivaroxabana (Xarelto®) Edoxabana (Lixiana®) Abciximab (Reopro®) Fondaparinux (Arixtra®) Dipiridamol (Persantin®) Cilostazol (Vasogard®)
1 dia antes do procedimento
Enoxaparina (Clexane®) Nadroparina (Fraxiparina®)

da condição clínica do paciente. As tabelas 1 e 2 sumarizam o período de interrupção, bem como a utilização de terapia de ponte com heparina não fracionada (HNF) ou heparina de baixo peso molecular (HBPM), caso o antitrombótico não possa ser interrompido.[5]

Medicamentos para diabéticos e obesidade

Pacientes que fazem uso de hipoglicemiantes orais devem suspendê-los na véspera do exame quando seguem algum tipo de preparo em que há restrição da ingestão calórica (p. ex., dieta líquida sem resíduos).

Devem retomar os medicamentos no dia seguinte ao exame, quando voltam a se alimentar. A suspensão dos glicosúricos (Forxiga®, Jardiance®) não é obrigatória e pode ser discutida com o médico assistente.

Recomenda-se que indivíduos que usam insulina e que sejam submetidos à restrição calórica na véspera do exame façam ajuste da dose de manutenção habitual. No dia do exame ela não deve ser administrada. É preferível lidar com uma hiperglicemia do que com uma hipoglicemia, principalmente em um paciente que é sedado durante o procedimento.

A volta da dose de rotina também estará condicionada à volta da alimentação normal do paciente.

A utilização crescente dos análogos ao GLP-1 (dulaglutida, semaglutida e liraglutida) pode ser associada a evento adverso grave de broncoaspiração, por retardar o esvaziamento gástrico. Embora seja tema controverso na literatura, sua suspensão é recomendada antes do procedimento, com tempo variável e sugerido (ver Tabela 33.1).

Profilaxia da endocardite bacteriana

O exame de colonoscopia, associado ou não a procedimentos invasivos, sempre foi considerado de alto risco em endoscopia para pacientes portadores de cardiopatia e fatores de risco para a endocardite bacteriana, porque eles deveriam receber antibioticoprofilaxia. O recurso era associado a um alto risco de bacteremia.

No entanto, de acordo com a diretriz sobre profilaxia antibiótica em procedimentos endoscópicos da ASGE, com respaldo do último consenso da American Heart Association (AHA), de 2007, essa profilaxia deixou de ser recomendada para as endoscopias digestivas alta e baixa.[6,7]

Preparo intestinal

O preparo do cólon tem relação direta com a qualidade da colonoscopia. O preparo inadequado do cólon é o principal fator redutor da efetividade da colonoscopia e do prolongamento do tempo de procedimento, reduzindo a possibilidade de identificação de lesões e mesmo impedindo a execução de procedimentos terapêuticos.[8]

Dentre as diversas classificações existentes, a mais utilizada é a classificação de Boston.[2] Segundo essa escala, cada região do cólon (cólon direito, transverso e esquerdo) recebe uma pontuação variando de 0 a 3 (Tabela 33.3).

A pontuação de cada segmento é, então, somada, resultando em um escore que varia de 0 a 9 pontos. Uma pontuação menor do que 5 representa um preparo inadequado.

Assim, para se obter um preparo considerado adequado, existem vários métodos que podem ser empregados. Eles variam entre os diversos serviços, mas habitualmente se iniciam com um preparo na véspera e no dia do procedimento.

Tabela 33.2 Utilização de ponte com HNF ou HBPM em substituição aos medicamentos por via oral que atuam na coagulação (em caso de procedimento endoscópico de risco).

Medicamento	Interrupção	Substituto	Suspender
Ticlopidina	15 dias	HNF ou HBPM	8 a 12 h antes
Clopidogrel, prasugrel, ticagrelor	5 a 7 dias	HNF ou HBPM	8 a 12 h antes
Varfarina	5 dias	HNF ou HBPM	8 a 12 h antes

Tabela 33.3 Escala de Boston.

Pontuação	Características
0	Segmento não preparado com impossibilidade de visualização da mucosa devido a fezes sólidas que não podem ser removidas
1	Porção da mucosa do segmento do cólon visualizada, mas com outras partes não avaliadas devido à presença de fezes ou líquido opaco espesso
2	Pequena quantidade de resíduos, pequenos fragmentos de fezes ou líquido opaco, mas com mucosa bem avaliada
3	Mucosa avaliada completamente com ausência de resíduos ou líquido opaco

No dia que antecede a colonoscopia, o paciente é orientado a ter uma dieta que restrinja o consumo de fibras vegetais, favorecendo líquidos e alimentos absorvidos proximalmente. Nesse dia, também são prescritos laxativos como o Bisacodil, Polietilenoglicol (PEG) ou Macrogol 3350 (Muvinlax®, Peg-Lax®), leite de magnésia, citrato de magnésio puro ou associado ao picossulfato de sódio. Para pacientes na vigência de quadros diarreicos ou crianças, essa etapa com laxativos não é recomendada.

Apesar de o preparo poder ser realizado de forma anterógrada (por via oral) ou por via retrógrada (por via retal), a primeira é mais utilizada por ser mais confortável e eficaz. A via anterógrada consiste na ingestão de laxativos, entre os quais os mais utilizados são Manitol, PEG/Macrogol 3350, picossulfato de sódio e fosfato de sódio. Apesar de a literatura mundial não recomendar o Manitol, ele é o agente mais utilizado no Brasil. Trata-se de um açúcar não absorvido pelo trato gastrointestinal que leva a uma diarreia osmótica.

A Tabela 33.4 mostra os principais agentes utilizados, a forma de administração e as complicações relacionadas com eles.[5]

CONSIDERAÇÕES FINAIS

Algumas situações especiais precisam ser consideradas:

- O preparo retrógrado é contraindicado na suspeita de obstrução intestinal, devendo ser realizado por meio de enteroclismas
- Em crianças, o preparo é retrógrado, fazendo-se lavagens intestinais com 10 mℓ/kg até que se obtenha um retorno sem resíduos
- Durante a gravidez, raras são as indicações de colonoscopia. Só deve ser realizada se a não realização colocar em risco a saúde da mãe ou do feto. Nessas situações recomenda-se o preparo que trouxer menos alterações clínicas para ambos, sendo recomendado o uso do PEG ou do preparo anterógrado com lavagens
- Após a realização recente de exame radiológico: nesses casos a colonoscopia deve ser postergada por alguns dias, tendo em vista que o bário adere à parede intestinal, inviabilizando um exame de boa qualidade.

REFERÊNCIAS BIBLIOGRÁFICAS

1. Rex, D.K., Schoenfeld, P.S., Cohen, J., et al. Quality indicators for colonoscopy. *Gastrointest Endosc.* 2015 Jan;81(1):31-53.
2. Lai, E.J., Calderwood, A.H., Doros, G., Fix, O.K., Jacobson, B.C. The Boston bowel preparation scale: a valid and reliable instrument for colonoscopy-oriented research. *Gastrointest Endosc.* 2009 Mar;69(3 Pt 2):620-5.
3. American Society for Gastrointestinal Endoscopy. Appropriate use of gastrointestinal endoscopy. *Gastrointest Endosc.* 2000 Dec;52(6):831-7.

Tabela 33.4 Principais esquemas laxativos para o preparo anterógrado do cólon.

Medicamento	Dose	Dieta restritiva/tempo	Laxantes na véspera	Complicações
Manitol	750 a 1.500 mℓ	Sim, 24 h	Sim	Desidratação, distúrbios hidroeletrolíticos, náuseas e vômitos
PEG*	4 ℓ	Não	Não	Náuseas e vômitos
PEG ou similares	2 ℓ	Sim, 12 a 24 h	Sim	Náuseas e vômitos
Fosfato de sódio **	90 mℓ (2 tomadas)	Sim, 12 h	Não	Desidratação, hipovolemia, hiperfosfatemia, hipocalcemia, alterações endoscópicas
Picossulfato de sódio + citrato de magnésio	1,5 ℓ	Sim, 12 h	Sim	Náuseas e vômitos

*Pode ser dividido: 2 ℓ na noite da véspera e 2 ℓ 3 horas antes do exame.

**Pode ser dividido: 45 mℓ na véspera e 45 mℓ 3 horas antes do exame. Deve-se estimular grande ingestão de líquidos durante seu uso.

4. Averbach, M., Correa, P. Indicações e contraindicações. In Averbach M., Correa P. Colonoscopia. Rio de Janeiro - RJ: Thieme Revinter Publicações, 2020. p 49-51

5. Correa P., Averbach, M. Preparo do paciente para a colonoscopia. In Averbach, M., Correa, P. Colonoscopia. Rio de Janeiro - RJ: Thieme Revinter Publicações, 2020. p 53-66

6. Wilso,n W., Taubert, K.A., Gewitz, M. et al. Prevention of infective endocarditis: guidelines from the American Heart Association: a guideline from the American Heart Association Rheumatic Fever, Endocarditis, and Kawasaki Disease Committee, Council on Cardiovascular Disease in the Young, and the Council on Clinical Cardiology, Council on Cardiovascular Surgery and Anesthesia, and the Quality of Care and Outcomes Research Interdisciplinary Working Group. Circulation. 2007 Oct 9;116(15):1736-54.

7. ASGE Standards of Practice Committee; Khashab, M.A., Chithadi, K.V., Acosta, R.D., et al. Antibiotic prophylaxis for GI endoscopy. *Gastrointest Endosc.* 2015 Jan;81(1):81-9.

8. Tariq, H., Kamal, M.U., Sapkota, B., ElShikh, F., Pirzada, U.A., Pullela, N., Azam, S., Zhang, A., Baiomi, A., Abbas, H., Makker, J., Balar, B., Ihimoyan A., Daniel, M., Dev, A. Evaluation of the combined effect of factors influencing bowel preparation and adenoma detection rates in patients undergoing colonoscopy. *BMJ Open Gastroenterol.* 2019 Jan;24;6(1):e000254.

Dermatologia

PARTE

8

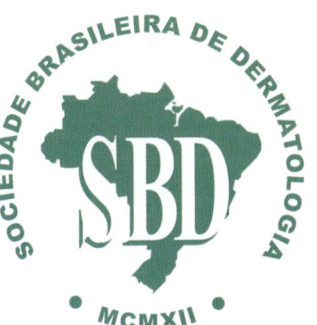

34

Propedêutica Dermatológica Básica – Lesões Elementares

Geraldo Magela Magalhães • Beni Moreinas Grinblat • Cláudia Alcantara Gomes

INTRODUÇÃO

A dermatologia encontra-se interligada a diversas áreas médicas, sendo a pele um órgão alvo de manifestações de doenças sistêmicas, reações adversas aos fármacos, doenças primárias cutâneas com repercussão sistêmica, além de outras interações.

O estudo da semiologia dermatológica é uma fase de introdução e preparatória indispensável ao profissional da área médica que deseja oferecer um atendimento integral ao paciente.

ANAMNESE

Há um consenso de que a anamnese em dermatologia, apesar de seguir as regras clássicas da semiologia, pode ocorrer após o exame dermatológico e ser guiada pelos achados clínicos. Isso decorre do fato de as alterações cutâneas serem de fácil acesso e, muitas vezes, já mostradas pelos pacientes ao médico no início da consulta.

Na identificação do paciente deve-se analisar idade, sexo, raça, profissão e procedência. A anamnese deve focar em sintomas como dor, ardor, prurido, anestesia, hipoestesia, queimação etc.; início, duração, evolução e localização das lesões cutâneas; fatores agravantes e atenuantes; influências do clima e condições do banho; contato com substâncias ambientais como plantas, animais, químicos e metais; uso de medicamentos ou drogas ilícitas; antecedentes pessoais, profissionais e familiares de doenças gerais e cutâneas; estados fisiológicos como menstruação e gravidez; tratamentos prévios; condições psicológicas associadas e outros interrogatórios específicos por sistemas e gerais como tabagismo, etilismo, perda de peso, doenças em tratamento, cirurgias pregressas, entre outros.[1-4]

EXAME FÍSICO

O exame físico é a base do diagnóstico em dermatologia e o profissional deve examinar todo o tegumento, cabelos, unhas e mucosas. A análise deve ser feita em ambiente com bastante luz, de preferência natural. Ademais, faz parte do exame: tocar a pele do paciente para verificar temperatura, textura, turgor, dolorimento, profundidade, mobilidade e consistência das lesões[3]; palpação dos linfonodos e dos nervos; técnicas de digitopressão e vitropressão, com as quais é possível diferenciar a origem de lesões por interrupção do fluxo sanguíneo; além de compressão da pele para avaliar edema e infiltração.[2] É preciso fazer um exame físico geral.[4]

Lesões elementares

As lesões elementares representam mudanças morfológicas da pele decorrentes de processos patológicos subjacentes, cujo reconhecimento permite a construção de hipóteses diagnósticas. A avaliação dessas lesões ajuda na padronização do registro do exame físico e na comunicação entre os profissionais de saúde. Elas encontram-se resumidas na Tabela 34.1.

Máculas ou manchas

As máculas ou manchas representam alterações da cor da pele sem alteração do relevo. São divididas em vasculhas sanguíneas e pigmentares de acordo com sua origem.

Máculas ou manchas vasculossanguíneas

Ocorrem por vasodilatação, vasoconstrição, aumento ou diminuição dos vasos ou extravasamento de hemácias.

Eritema

Mácula que pode variar entre os tons róseo, avermelhado ou arroxeado causada por vasodilatação na pele e que desaparece à digito ou vitropressão.

São variantes do eritema: cianose (eritema arroxeado por congestão passiva ou venosa), exantema (eritema agudo generalizado) (Figura 34.1), enantema (eritema de mucosas) e eritrodermia (eritema generalizado persistente, geralmente associado à descamação – Figura 34.2).[1-4]

Púrpura

Mancha cuja cor pode variar do tom avermelhado ao arroxeado causada por extravasamento de hemácias para o espaço extravascular e que não desaparece à digito ou vitropressão (Figura 34.3). À medida que o sangue extravasado é absorvido, há uma mudança de cor para tom esverdeado e amarelado. Pode ser dividida em: petéquias (púrpuras puntiformes menores que 1 cm); equimose (púrpuras maiores que 1 cm) e víbices (púrpuras lineares).[1,2,4]

Telangiectasia

Dilatação permanente de pequenos vasos na derme com diâmetro menor que 2 mm que desaparece à digito ou vitropressão e pode apresentar diversas formas: puntiformes, lineares e outras (Figura 34.4).[1,2,4]

Tabela 34.1 Lesões elementares.[1-4]

Lesões elementares	Características
Máculas ou manchas vasculossanguíneas	Eritema, púrpura, telangiectasia, mancha anêmica e angiomatosa
Máculas ou manchas pigmentares	Leucodermia e hipercromia
Lesões elementares sólidas	Pápula, nódulo, nodosidade ou tumor, placa, goma, vegetação, verrucosidade e urtica
Lesões elementares líquidas	Vesícula, bolha, pústula, abscesso e hematoma
Lesões elementares com alterações da espessura e da consistência	Ceratose, liquenificação, edema, infiltração, esclerose e atrofia
Lesões elementares decorrentes de perdas teciduais	Escama, crosta, escara, erosão ou exulceração, ulceração, fissura, fístula e cicatriz

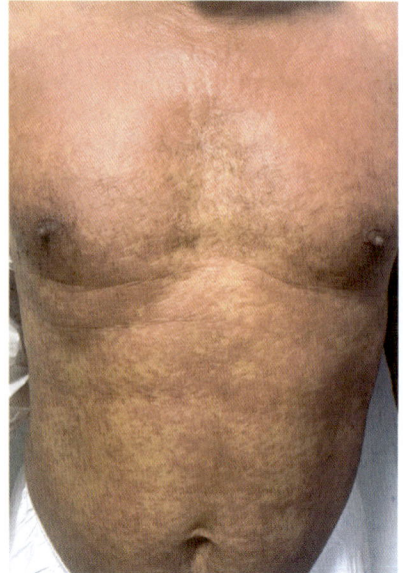

Figura 34.1 Exantema.

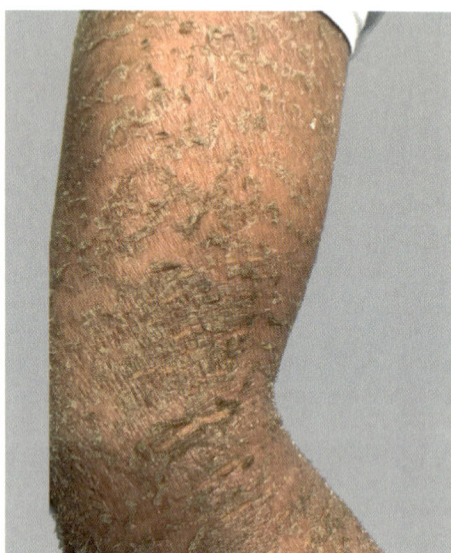

Figura 34.2 Eritrodermia.

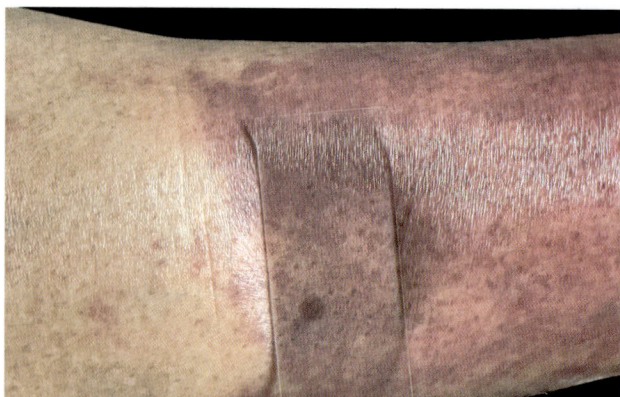

Figura 34.3 Púrpura: não desaparece à vitropressão.

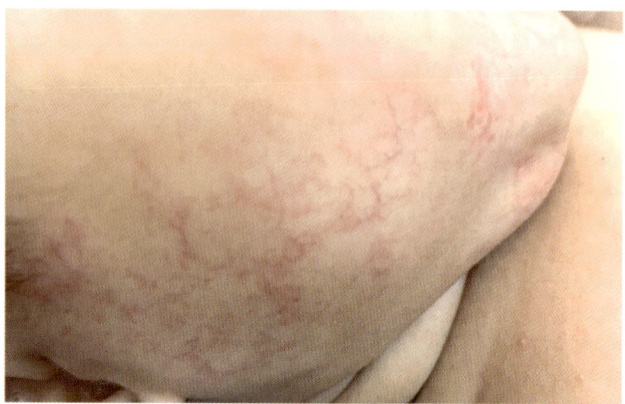

Figura 34.4 Telangiectasia.

Mancha anêmica

Mancha com diminuição da cor da pele, normalmente bem delimitada, secundária à redução ou ausência de vasos e alteração na neuromodulação vascular. A fricção da mancha anêmica não produz eritema (reatividade vascular alterada) (Figura 34.5) e a vitropressão da pele adjacente à mancha iguala a pele normal à mancha (por compressão dos vasos sanguíneos da pele normal). Essas duas técnicas semióticas servem para diferenciá-la da mancha pigmentar hipocrômica.[1,2,4]

Mancha angiomatosa

Mancha cuja cor varia do vermelho ao vinho causada por um aumento permanente dos capilares numa área da pele (Figura 34.6). Pode desaparecer a uma forte dígito ou vitropressão.[1,2,4]

Máculas ou manchas pigmentares

Ocorrem por diminuição ou aumento da pigmentação da pele, quer seja por pigmentos endógenos ou exógenos.

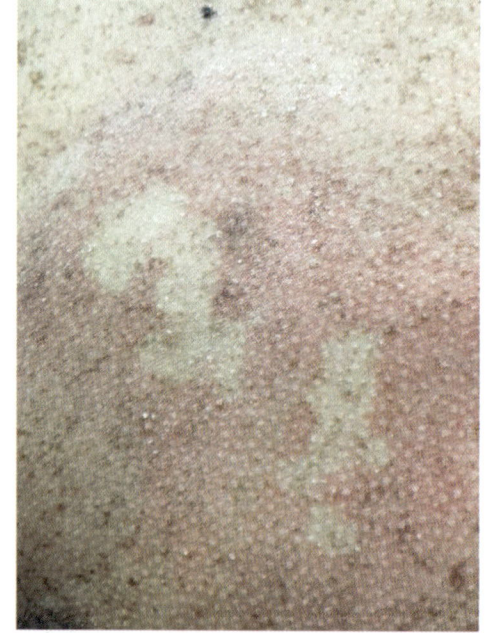

Figura 34.5 Mancha anêmica. Observar que a fricção da mancha não produz eritema. O eritema acontece ao redor, na pele normal.

Leucodermia

Mancha clara na pele causada por diminuição (hipocromia, Figura 34.7) ou ausência (acromia, Figura 34.8) de melanina na epiderme.

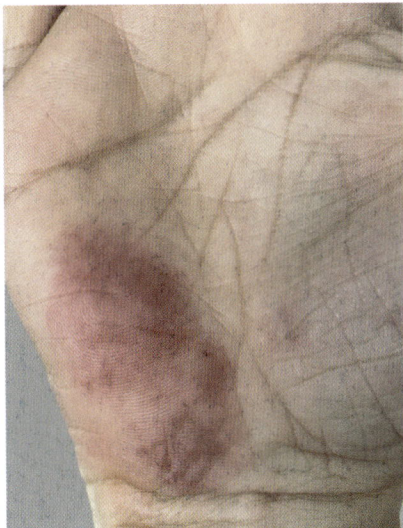

Figura 34.6 Mancha angiomatosa.

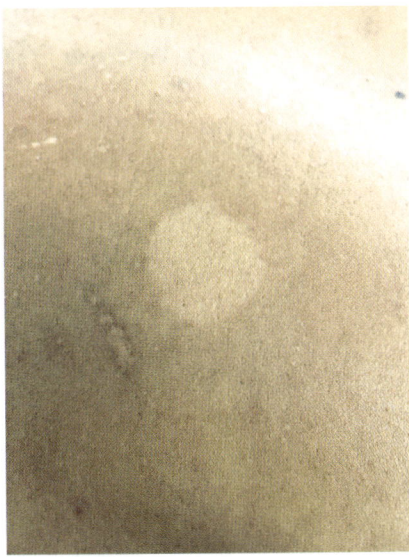

Figura 34.7 Hipocromia.

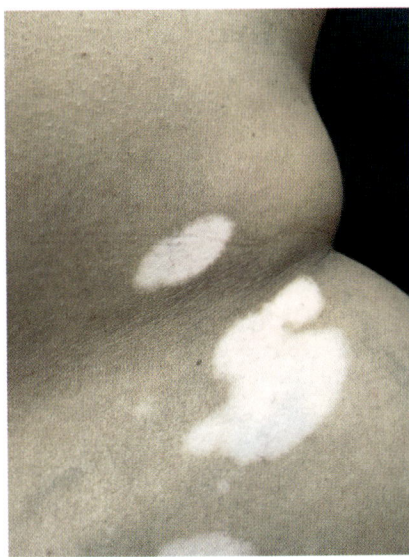

Figura 34.8 Acromia.

Hipercromia

Manchas escuras na pele causadas por aumento da melanina ou depósito de pigmentos exógenos ou endógenos. A melanina aumentada na epiderme produz uma coloração marrom clara a escura (Figura 34.9) e na derme, coloração cinza a azul.

Os pigmentos endógenos, como hemossiderina, bilirrubina e caroteno, produzem manchas acastanhadas, amarelo-esverdeadas difusas (icterícia) e amarelo-alaranjadas, respectivamente, com maior frequência nas palmas das mãos (carotemia).

Medicamentos de uso tópico e oral podem pigmentar a pele: alcatrão, permanganato, nitrato de prata, anilina, clofazimina, antimaláricos e amiodarona, entre outros. Por fim, as tatuagens cosméticas ou traumáticas (pólvora ou asfalto) podem produzir manchas de cores variadas na pele.[1,2,4]

Lesões elementares sólidas

As lesões elementares sólidas se formam quando há alteração do relevo cutâneo. Podem ocorrer por alterações na epiderme, derme ou hipoderme. São formadas por aumento da espessura das camadas da pele, por infiltração inflamatória, neoplásica ou subcutânea, e por depósito de substâncias na pele.

Pápula

Formação sólida, circunscrita, com menos de 1 cm de diâmetro (Figura 34.10).[2-4]

Nódulo

Formação sólida, circunscrita, de 1 a 3 cm de diâmetro (Figura 34.11). Pode ser de origem epidérmica, dérmica ou subcutânea, e quando localizada na derme e na hipoderme pode ser mais palpável que visível.[1-4]

Nodosidade ou tumor

Formação sólida, circunscrita, maior que 3 cm (Figura 34.12).[1,4] Vale lembrar que na semiologia dermatológica o termo *tumor* não representa necessariamente um processo neoplásico.

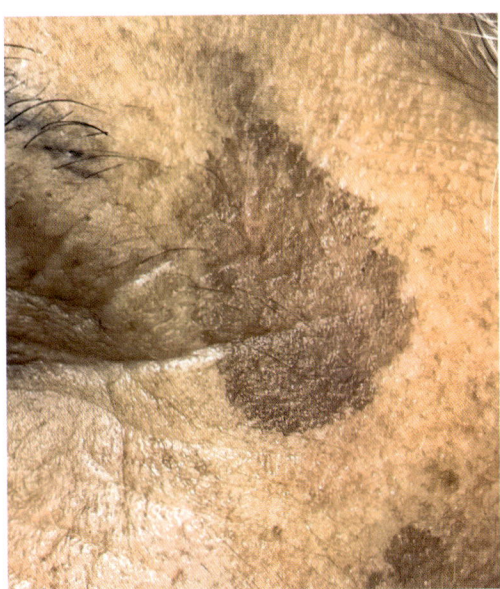

Figura 34.9 Hipercromia.

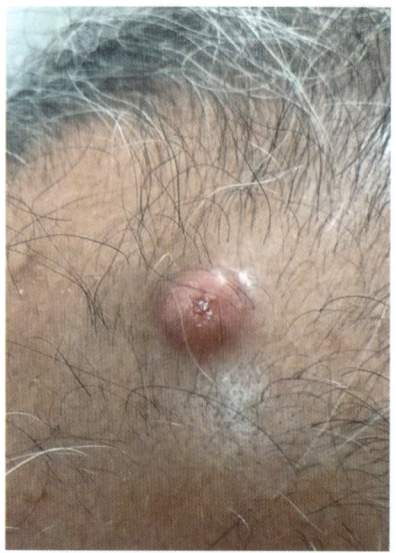

Figura 34.10 Pápula (< 1 cm).

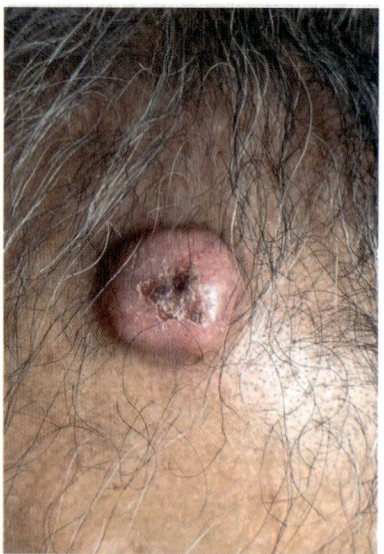

Figura 34.11 Nódulo (entre 1 e 3 cm).

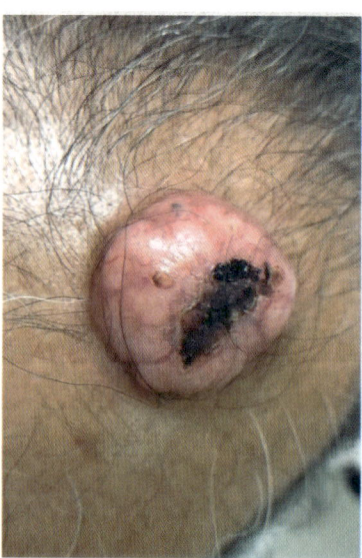

Figura 34.12 Tumor (> 3 cm).

Placa

Formação sólida, circunscrita, que apresenta menos de 1 cm de altura, mas que se espalha por uma área maior da pele (> 1 ou 2 cm de diâmetro), caracteristicamente elevada e plana na superfície. Pode apresentar outras alterações na sua superfície, como escamas (Figura 34.13) e crostas.[1-4]

Goma

Nódulo que sofre ulceração ou fistulização após liquefação de sua porção central. Encontrada na esporotricose e na sífilis terciária, por exemplo.[1,2,4]

Vegetação

Formação sólida, cuja principal característica é ter uma superfície sangrante com aspecto de couve-flor. Seu tamanho é variável, podendo corresponder a uma pápula, nódulo ou tumor (Figura 34.14).[1,2,4]

Verrucosidade

Formação sólida, circunscrita, de superfície dura, amarelada e sem sangramento (Figura 34.15).[4]

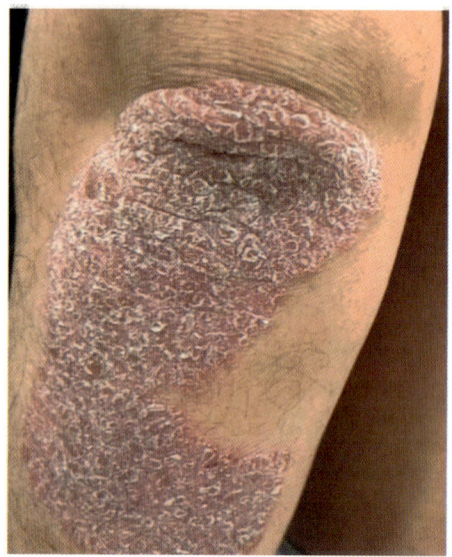

Figura 34.13 Placa.

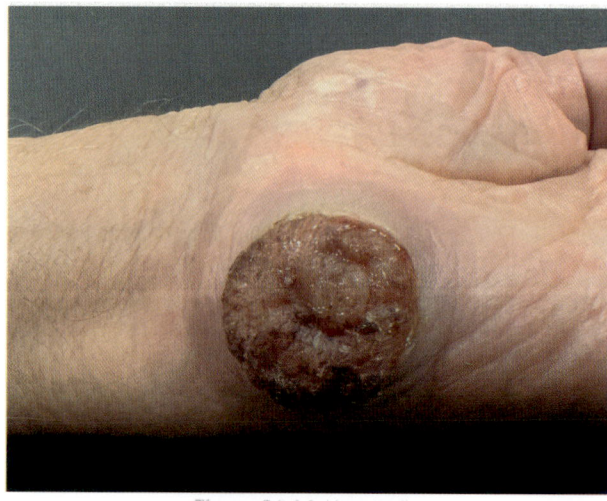

Figura 34.14 Vegetação.

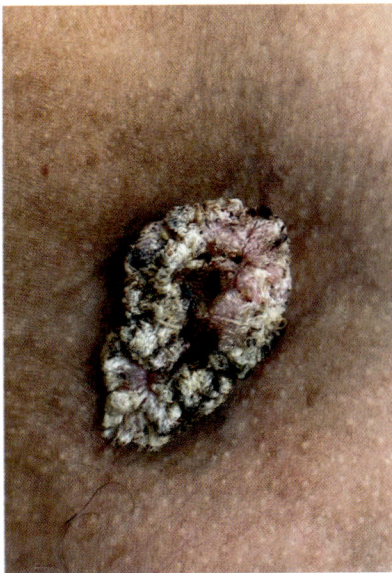

Figura 34.15 Verrucosidade.

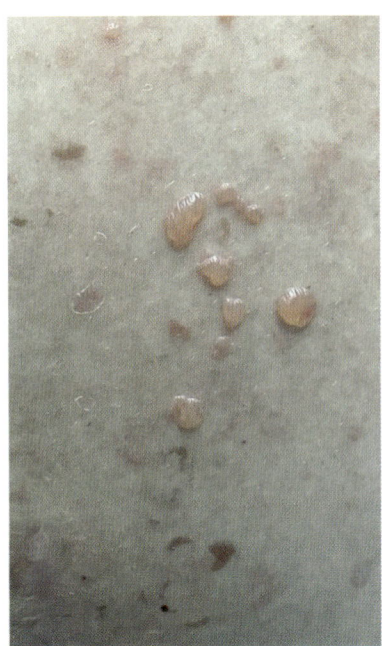

Figura 34.17 Vesículas.

Urtica

Lesão com alteração de relevo, circunscrita, edematosa, de cor vermelha ou branco-rosada, de formas e tamanhos variados, evanescente, circundada por um halo eritematoso (Figura 34.16), pruriginosa. A urtica se forma por vasodilatação e extravasamento de líquidos. É a lesão elementar típica da urticária.[1-4]

Lesões elementares líquidas

Vesícula

Lesão menor que 1 cm de diâmetro preenchida por conteúdo líquido claro (Figura 34.17), turvo ou hemorrágico.[1-4] Pode ser subcórnea, intraepitelial ou subepidérmica, de acordo com a localização da clivagem.[2]

Bolha

Lesão maior que 1 cm de diâmetro preenchida por líquido seroso, purulento ou hemorrágico (Figura 34.18).[1-4] A bolha flácida apresenta clivagem e localização intraepidérmica, enquanto a bolha tensa apresenta clivagem e localização subepidérmica.[1,2]

Pústula

Lesão menor que 1 cm preenchida por líquido purulento (Figura 34.19).[1-4]

Abscesso

Lesão de tamanho variado acompanhada de edema, rubor, calor e dor. Pode apresentar liquefação de seu conteúdo, flutuação central e drenagem de material purulento.[1,2,4]

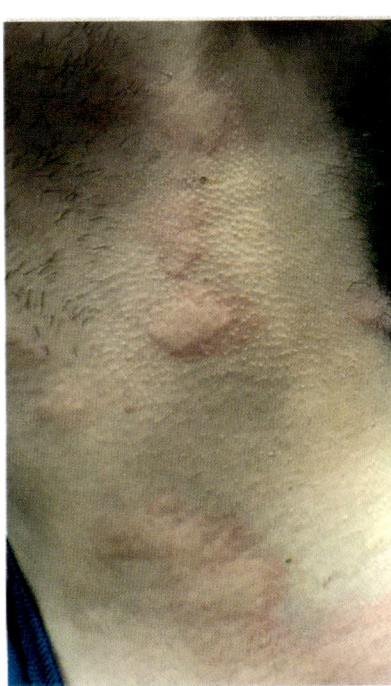

Figura 34.16 Urtica.

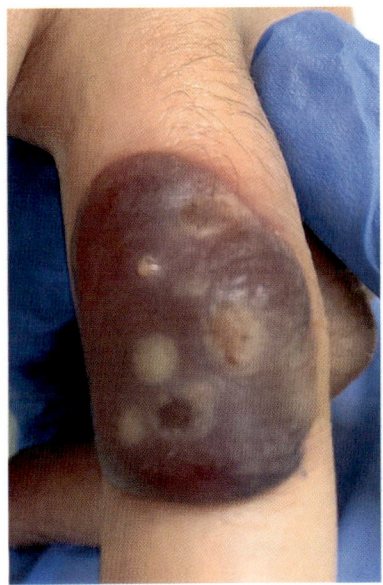

Figura 34.18 Bolha hemorrágica.

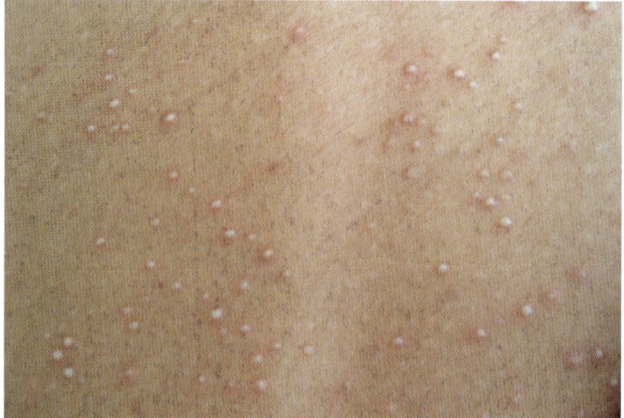

Figura 34.19 Pústula.

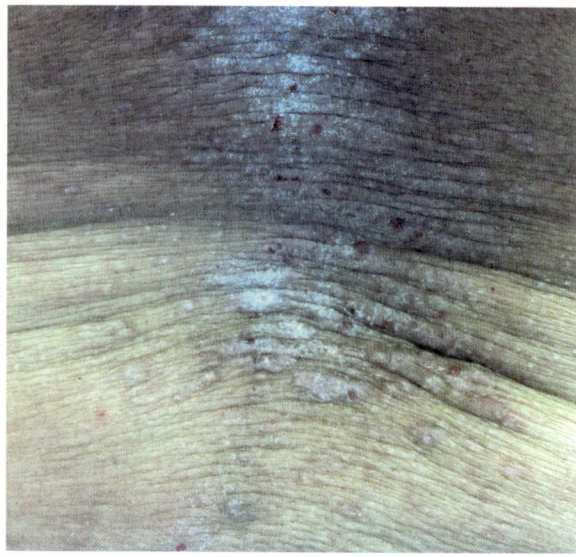

Figura 34.21 Liquenificação.

Hematoma

Lesão de tamanho variado, de conteúdo hemorrágico, localizada na derme ou no tecido subcutâneo, habitualmente de causa traumática. Pode apresentar mudança de cor à medida que é reabsorvido: vermelho-arroxeada e verde-amarelada.[2,4]

Lesões elementares com alterações da espessura e consistência
Ceratose ou queratose

Espessamento da pele decorrente do aumento da camada córnea. Apresenta-se como uma área endurecida de coloração amarelada, pardacenta ou esbranquiçada de dimensões variadas (Figura 34.20).[1,2,4]

Liquenificação

Espessamento da pele decorrente do aumento da epiderme (acantose), frequentemente secundária ao ato de coçar. Manifesta-se como uma área da pele com acentuação das linhas e sulcos (Figura 34.21).[1-4]

Edema

Espessamento da pele decorrente do extravasamento de plasma para a derme e subcutâneo (Figura 34.22).[1,2,4]

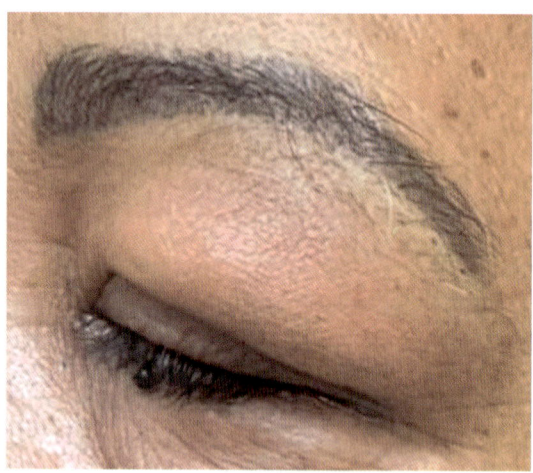

Figura 34.22 Edema.

Infiltração

Espessamento da pele pela presença de infiltrado inflamatório (Figura 34.23) ou neoplásico, ou por acúmulo de substâncias (mucina, amiloide e lipídios).[1,4] A consistência da pele pode ser aumentada e os sulcos ficarem menos evidentes.[4]

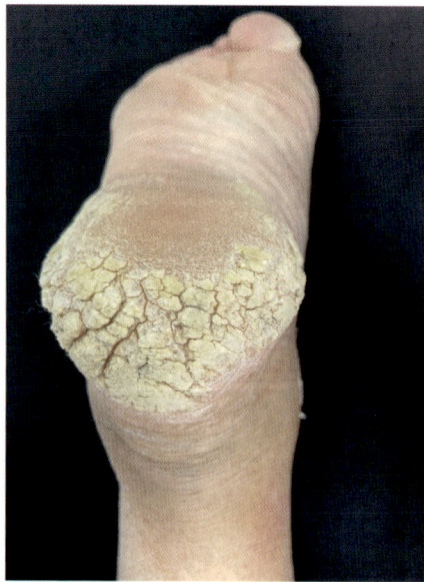

Figura 34.20 Ceratose.

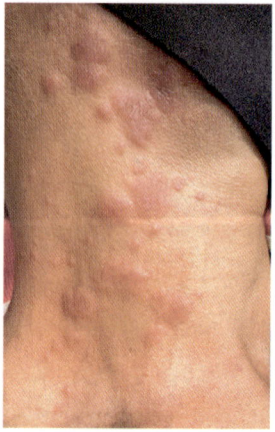

Figura 34.23 Infiltração.

Esclerose

Espessamento e endurecimento da pele decorrentes de aumento do colágeno dérmico e compactação da pele. A pele tem aspecto de couro, não pregueável (Figura 34.24).[1,2,4]

Atrofia

Diminuição da espessura da pele por redução de seus constituintes naturais. A pele se torna fina, enrugada e com aspecto brilhante, além de pregueável.[1,3,4]

Lesões elementares decorrentes de perdas teciduais

Escama

Perda anormal da epiderme decorrente de um distúrbio de queratinização e manifestada por descamação da pele (Figura 34.25).[1-4]

Crosta

Massa que se forma em áreas de perda tecidual decorrente do ressecamento de pus (purulenta), sangue (hemática) ou serosidade (melicérica) (Figura 34.26).[1,2,3,4]

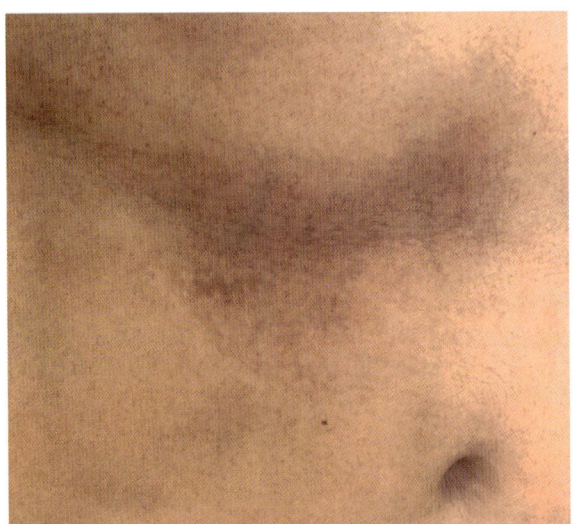

Figura 34.24 Esclerose.

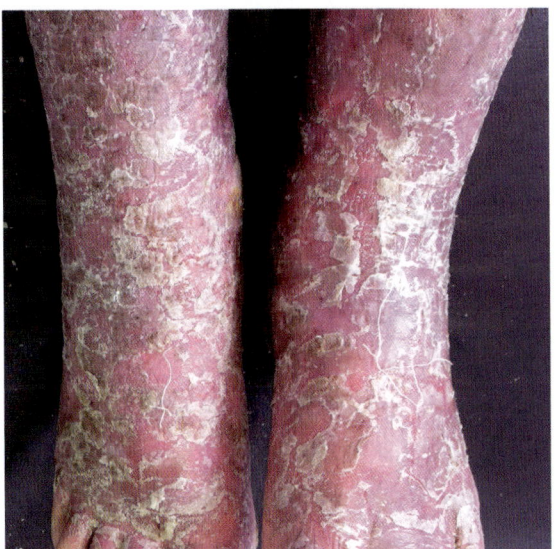

Figura 34.25 Escama.

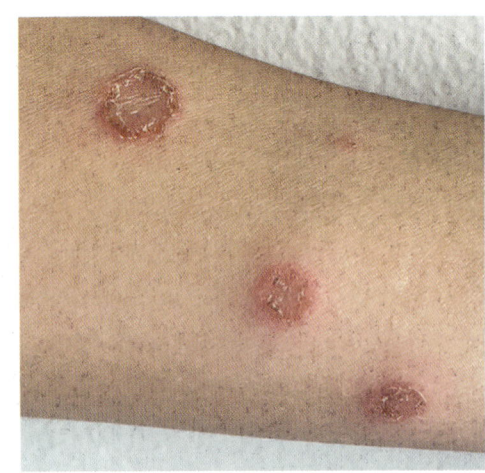

Figura 34.26 Crosta.

Escara

Área de necrose tecidual, de coloração preta na sua fase final (Figura 34.27). Pode atingir planos profundos e sua eliminação gera uma úlcera.[1-4]

Erosão ou exulceração

Lesão produzida por perda da epiderme. Evolui sem cicatriz ao final do processo de reparação.[1-4]

Ulceração

Lesão produzida por perda da epiderme, derme e até tecidos mais profundos. Evolui com cicatriz ao final do processo de reparação (Figura 34.28).[1-4] Quando crônica, alguns autores a denominam úlcera.[2] Aspectos a ser observados e descritos no exame dermatológico: tamanho, formato, profundidade, características das bordas e do fundo e características do tecido circunjacente.[3]

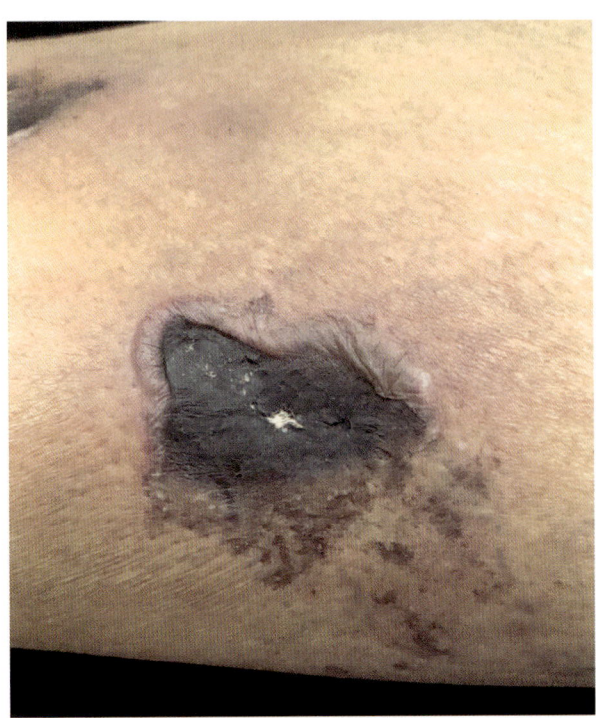

Figura 34.27 Escara.

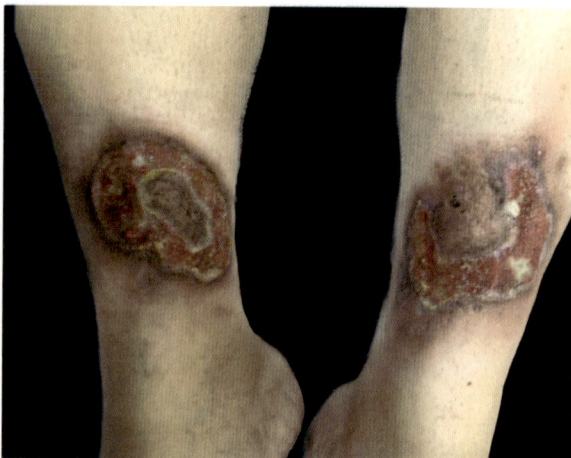

Figura 34.28 Úlcera.

Fissura

Ruptura linear da pele, frequentemente dolorosa (Figura 34.29).[1-4]

Fístula

Pertuitos cutâneos que drenam material proveniente de um foco necrótico ou supurativo profundo (Figura 34.30).[1,2,4]

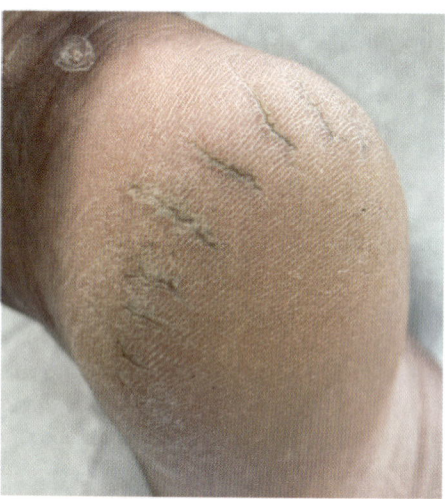

Figura 34.29 Fissura.

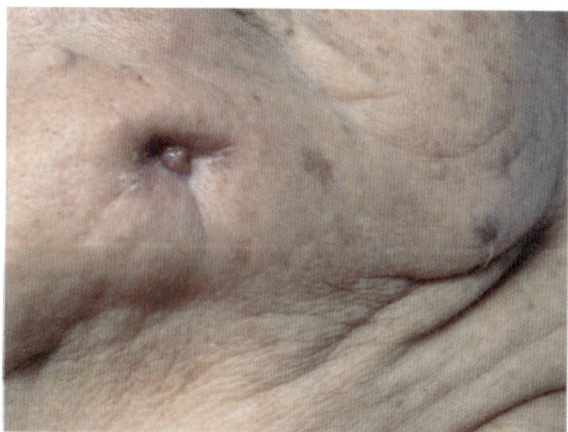

Figura 34.30 Fístula.

Cicatriz

Decorre da reparação da pele com aspecto diferente da normal: lisa, sem sulcos, poros ou pelos. As cicatrizes podem ser atróficas, hipertróficas, queloidianas (Figura 34.31) ou cribiformes (cicatriz perfurada por pequenos orifícios).[1,2,4]

Configuração das lesões

As lesões elementares podem apresentar configurações especiais: agrupadas (em grupo), em alvo ou íris (parte central eritematoviolácea circundada por halo mais claro e borda externa mais eritematosa concêntrica), anulares (em anel), arciformes (em forma de arcos), circinadas (em círculo), corimbiformes (lesão central circundada por lesões satélites), discoides (em disco), figuradas (bordas nítidas elevadas), geográficas (em mapa geográfico), giratas (em curvas ou giros), gotadas (em gotas), lenticulares (semelhante a lentilhas), lineares (em linha), numulares (na forma de moeda), policíclicas (união de vários círculos), puntiformes (em pontos), reticulares (em rede), serpiginosas (lineares sinuosas) e zosteriformes (acompanhando dermátomos).[1,3,4]

Ademais, quando o padrão é não usual ou não natural, pensar em lesões produzidas por agentes externos irritativos, alérgicos, acidentais ou autoinduzidas.[3]

Distribuição das lesões

As lesões podem apresentar diversas distribuições, a saber: localizadas (em uma ou algumas áreas da pele); disseminadas (lesões individuais atingindo várias regiões cutâneas); generalizadas (lesões difusas atingindo várias regiões cutâneas) e universais (há comprometimento total da pele e anexos cutâneos).[4]

Além dessas, outros padrões de distribuição são descritivos: unilateral x bilateral, simétrico x assimétrico, área exposta x área coberta, área flexural x extensora, área intertriginosa (sulcos naturais da pele), acral (mãos, pés, nariz e orelha), palmoplantar, seborreica (áreas seborreicas da pele), periorificial e mucosa.[3]

EXAMES ADICIONAIS
Lâmpada de Wood

Trata-se de uma lâmpada que emite luz ultravioleta A no comprimento de onda de 320 a 400 nm com um pico em 365 nm. O exame de lesões da pele em um ambiente escuro a uma distância de cerca de 10 cm revela fluorescências de cores distintas e pode ser útil no diagnóstico de

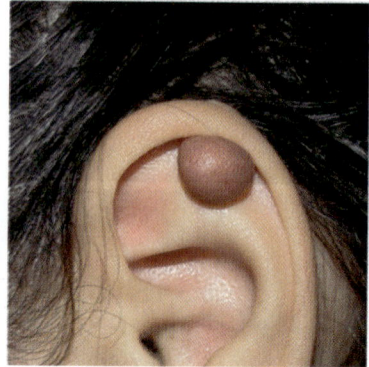

Figura 34.31 Cicatriz.

infecções superficiais, doenças pigmentares e metabólicas: esverdeada (infecções por *Pseudomonas aeruginosa*), vermelho coral (infecções por *Corynebacterium minutissimum*, clinicamente, eritrasma) (Figura 34.32), azul-esverdeada (dermatófitos do gênero *Microsporum*), azul opaca (infecções por *T. schoenleinii*), amarelo-alaranjada (infecções por *Malassezia globosa*), branco intenso (vitiligo), branco opaco (hipocromias, como nevo despigmentado) e róseo-alaranjada nas fezes e urina (porfiria cutânea tardia), entre outras. Também pode ser útil em cirurgia dermatológica, por exemplo, determinando as margens cirúrgicas apropriadas na remoção de tumores como o melanoma lentigo maligno.[5]

Dermatoscopia

A dermatoscopia é um método utilizado para a visualização das estruturas localizadas abaixo do estrato córneo, na epiderme, junção dermoepidérmica e derme papilar. Trata-se de um método não invasivo muito útil no diagnóstico de doenças neoplásicas (Figura 34.33), infecciosas e inflamatórias da pele, cabelo e unhas.[6,7] É feita utilizando-se, mais comumente, aparelhos portáteis que apresentam um aumento de 10x. Alguns equipamentos, como os videodermatoscópios, produzem aumento variável de 10 a 400x.[6]

Estudo brasileiro recente mostrou que a dermatoscopia faz parte da prática diária do dermatologista em cerca de 98% dos pesquisados, sendo que 83% a empregam mais de uma vez ao dia.[7]

CONSIDERAÇÕES FINAIS

A semiologia dermatológica envolve uma anamnese bem feita associada a um exame físico completo. O reconhecimento dos padrões das lesões elementares ajuda na construção de síndromes clínicas. A combinação desses achados clínicos com exames complementares leva ao diagnóstico preciso.

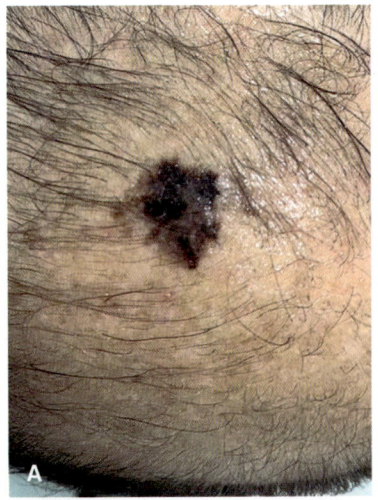

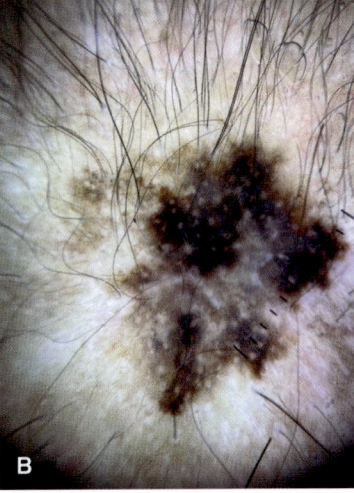

Figura 34.33 A. Lesão no couro cabeludo; **B.** Exame da lesão no couro cabeludo pela dermatoscopia.

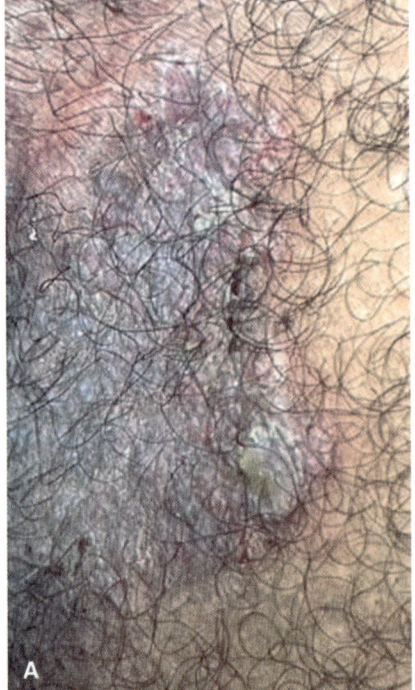

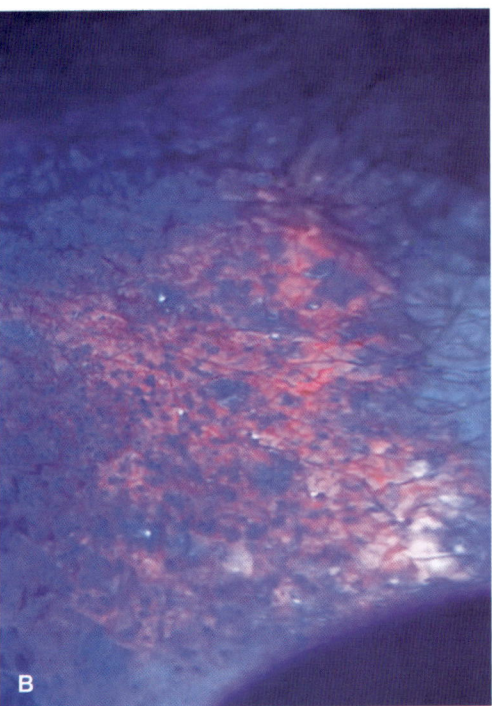

Figura 34.32 A. Lesão na virilha esquerda; **B.** Exame da lesão na virilha esquerda com lâmpada de Wood, fluorescência vermelho coral (eritrasma).

REFERÊNCIAS BIBLIOGRÁFICAS

1. Azulay D.R., Azulay-Abulafia L., Azulay R.D. Semiologia Dermatológica. In: Azulay R.D. Azulay Dermatologia. 8ª. ed. Rio de Janeiro: Ed. Guanabara Koogan; 2021. P.54-75.
2. Vasconcellos C., Criado P.R. Semiologia Dermatológica e Lesões Elementares. In: Belda Júnior W., Di Chiacchio N., Criado P.R. Tratado de Dermatologia. 3ª. ed. São Paulo: Ed. Atheneu; 2018. p. 91-112.
3. High W.A., Tomasini, C.F., Argenziano G. e Zalaudek I. Basic Principles of Dermatology. In: Bolognia J.L., Schaffer J.V., Cerroni L. Dermatology. 4th ed. Philadelphia, PA: Elsevier Saunders; 2018. p.1-43.
4. Rivitti E.A. Dermatologia. 4ª. ed. São Paulo: Artes médicas; 2018.
5. Dyer J.M., Foy V.M. Revealing the Unseen: A Review of Wood's Lamp in Dermatology. *J Clin Aesthet Dermatol.* 2022;15(6):25-30.
6. Chen X., Lu Q., Chen C., Jiang G. Recent developments in dermoscopy for dermatology. *J Cosmet Dermatol.* 2021;20(6):1611-1617. doi:10.1111/jocd.13846.
7. Barcaui C.B., Miot H.A. Profile of the use of dermoscopy among dermatologists in Brazil (2018). *An Bras Dermatol.* 2020. Disponível em: https://doi.org/10.1016/j.abd.2020.04.007 Acesso em: 17 mai. 2023.

35

Câncer de Pele Não Melanoma e Melanoma

Renato Marchiori Bakos • Carlos Barcaui • Flávia Vasques Bittencourt

INTRODUÇÃO

O câncer de pele representa a neoplasia maligna mais comum que acomete o ser humano, razão pela qual se trata de um tema de relevância para todos os médicos, não apenas os especialistas. Sua incidência tem sido crescente nas últimas décadas, e a melhor chance de cura ainda é o diagnóstico precoce. Os tipos principais, e que serão abordados neste capítulo, são o carcinoma basocelular (CBC), o carcinoma espinocelular (CEC) e o melanoma.

Como fatores de risco para o câncer de pele destacam-se: pele, cabelos e olhos claros, pele que queima com facilidade e não bronzeia, presença de sardas, exposição solar excessiva, queimaduras de sol de repetição com bolhas na infância ou adolescência, história pessoal ou familiar de câncer de pele, imunossupressão (especialmente os transplantados) e algumas síndromes genéticas como o xeroderma pigmentoso.

CARCINOMA BASOCELULAR

O CBC, também conhecido como epitelioma basocelular ou carcinoma tricoblástico, é definido, segundo a Organização Mundial de Saúde (OMS), como *um grupo de tumores cutâneos malignos caracterizado pela presença de lóbulos, colunas, bandas ou cordões de células basaloides.* Juntamente com o CEC e outras neoplasias cutâneas menos comuns, formam um grupo conhecido como câncer cutâneo não melanoma (CCNM). De todos os CCNM, aproximadamente 70% são CBC, sendo quatro ou cinco vezes mais frequente do que o CEC, o segundo mais comum. Aproximadamente 30 a 50% dos pacientes que tiveram uma lesão de CBC irão apresentar outro CBC em cinco anos.

Incidência e prevalência

Estima-se que a incidência do CBC vem, de forma isolada, aumentando 10% ao ano, universalmente. Entretanto, a sua taxa exata de incidência é difícil de determinar tanto por questões de precisão de diagnose quanto por fatores relacionados à notificação. No Brasil, segundo a última estimativa do Instituto Nacional do Câncer (INCA), para o triênio 2023-2025, são esperados 101.920 novos diagnósticos em homens e 118.520 em mulheres.

Diagnóstico

O diagnóstico do CBC baseia-se nos exames clínico, dermatoscópico e histopatológico. Alguns métodos de diagnóstico por imagem, como a microscopia confocal (MC), a tomografia de coerência óptica (TCO) e a ultrassonografia de alta frequência (USAF) também podem auxiliar no diagnóstico e têm importância na determinação das margens cirúrgicas, na profundidade da lesão e possível recidiva, mas não são disponíveis para uso rotineiro.

Diagnóstico clínico

Clinicamente, a lesão característica é uma pápula eritematosa ou perolada, brilhante, da cor da pele e com presença de telangiectasias. Seu tamanho pode variar de poucos milímetros a vários centímetros de diâmetro, podendo ou não ser ulcerada. O CBC geralmente surge na pele danificada pelo sol e não possui lesões precursoras.

Não existe um consenso em relação à classificação da manifestação clínica. Os principais tipos são o nodular, o superficial e o esclerodermiforme, e em todos, podem ocorrer ulceração e pigmentação.

- Nodular: é a apresentação mais frequente, representando 60 a 80% dos CBCs. Localiza-se, geralmente, na face, em especial na região malar, sulco nasolabial, fronte e pálpebras, mas pode surgir em qualquer área pilosa da pele (Figura 35.1)
- Superficial: é constituído por uma placa circunscrita, eritematoescamosa, com borda bem delimitada, por vezes perolada. Ocorre, predominantemente, no tronco e nas extremidades. Esse tipo representa 10 a 30% dessa neoplasia (Figura 35.2)
- Esclerodermiforme: apresenta-se como uma área discretamente elevada ou deprimida, com superfície lisa e brilhante, um pouco endurecida e com bordas mal delimitadas. Essa forma tem um comportamento biológico mais agressivo, com maior capacidade de invasão local e neural, o que pode se manifestar, clinicamente, como parestesia (Figura 35.3).

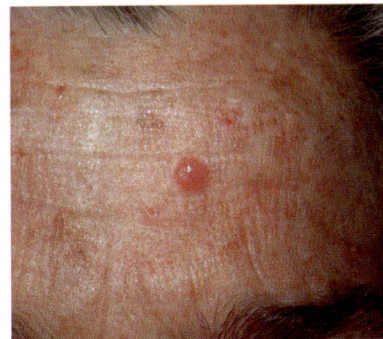

Figura 35.1 Carcinoma basocelular nodular.

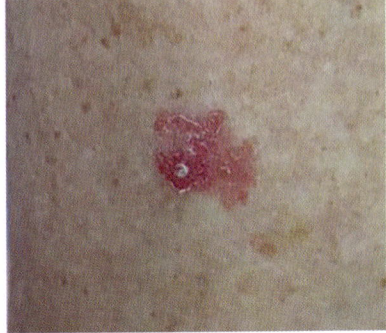

Figura 35.2 Carcinoma basocelular superficial.

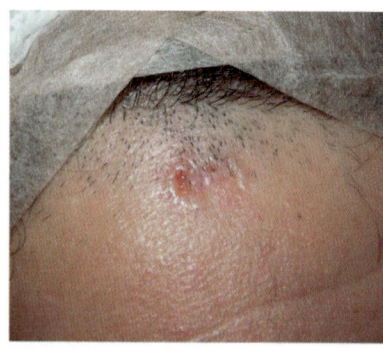

Figura 35.3 Carcinoma basocelular esclerodermiforme.

Diagnóstico dermatoscópico

O exame dermatoscópico (microscopia de epiluminescência, microscopia de superfície *in vivo*, dermoscopia) é um método de diagnóstico por imagem não invasivo, realizado *in vivo,* que possibilita a observação de estruturas morfológicas não visíveis a olho nu (Figura 35.4). O reconhecimento dessas estruturas e sua correlação histopatológica fornecem novos critérios de diagnóstico para a diferenciação das lesões cutâneas malignas e benignas. Logo, a dermatoscopia otimiza a acurácia do diagnóstico das neoplasias, reduzindo o número de lesões benignas desnecessariamente excisadas. Em relação ao CBC, apresenta 89% de especificidade e 93% de sensibilidade.

Diagnóstico histopatológico

A OMS sugere que os subtipos histológicos de CBC sejam diferenciados de acordo com o padrão de crescimento: superficial, nodular, micronodular, infiltrativo, fibroepitelial, CBC com diferenciação anexial, carcinoma basoescamoso e ceratótico. Devido ao alto índice de recorrência, os subtipos micronodular, infiltrativo, esclerodermiforme e basoescamoso são considerados de alto risco. É essencial que o laudo anatomopatológico descreva o subtipo histológico para uma melhor programação terapêutica do tumor.

Diagnóstico diferencial

O diagnóstico diferencial depende da apresentação clínica do CBC:

- Nodular: nevos intradérmicos, tricoepitelioma, hiperplasia sebácea e, quando pigmentado, o melanoma
- Superficial: ceratose actínica, doença de Bowen, eczema, psoríase
- Esclerodermiforme: esclerodermia, cicatriz.

Tratamento

O tratamento do CBC é estratificado conforme o risco de recorrência e pode ser cirúrgico ou não cirúrgico.

São considerados CBCs de baixo risco os subtipos histológicos nodular e superficial sem envolvimento perineural, primários, localizados no tronco e nas extremidades, em áreas não previamente irradiadas, menores de 2 cm, com bordas bem definidas e em indivíduos imunocompetentes. A ressecção cirúrgica é a terapia de escolha por apresentar maior taxa de cura e menor de recorrência. Estudos apontam para a necessidade de cuidados na delimitação da margem cirúrgica, uma vez que a lesão deve, de preferência, ser totalmente removida na primeira abordagem: o CBC primário apresenta maior taxa de cura do que lesões recorrentes, e lesões recidivadas tendem a apresentar um comportamento mais agressivo. O tipo histológico, a localização e o tamanho tumoral devem ser considerados no planejamento pré-operatório, pois esses fatores podem influenciar na eficácia da ressecção.

A cirurgia micrográfica de Mohs é uma técnica cirúrgica especializada que realiza o controle histográfico da margem tumoral durante o procedimento cirúrgico visando a retirada completa da lesão com a máxima preservação de tecido sadio. Apesar de ser considerado o método mais eficaz no tratamento de CBC (taxa de cura em torno de 99,5% para tumores primários e 95% para lesões recorrentes), apresenta um custo elevado, requer maior tempo cirúrgico e treinamento especializado. Dessa forma, sua principal indicação é para as lesões de alto risco.

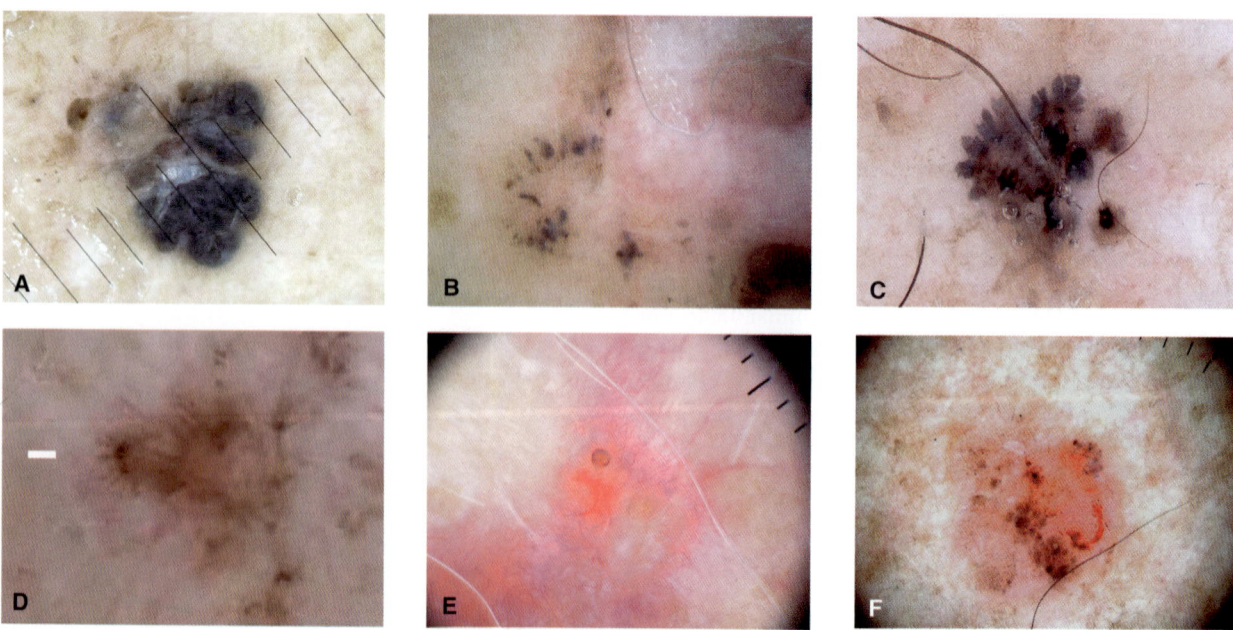

Figura 35.4 A-F. Imagens dermatoscópicas de carcinoma basocelular.

Com uma taxa de cura menor, as terapias não cirúrgicas podem ser utilizadas em pacientes com lesões de baixo risco, no CBC superficial ou quando a cirurgia é impraticável ou contraindicada. Essa abordagem pode ser realizada com imiquimode a 5%, terapia fotodinâmica com aminolevulinato de metila (MAL) e crioterapia. Contudo, a eficácia desses métodos está diretamente relacionada à espessura e ao grau de invasão tumoral.

CARCINOMA ESPINOCELULAR

O CEC, também chamado carcinoma epidermoide ou carcinoma escamoso de pele, é uma das neoplasias mais frequentes do ser humano e possui significativa morbimortalidade. Sua incidência vem aumentando no mundo inteiro, sendo a segunda neoplasia de pele mais frequente. Indivíduos com fototipos mais claros são mais afetados, sendo mais usual em homens e idosos.

A carcinogênese se desenvolve a partir de um complexo mecanismo e ainda não é totalmente compreendida. É reconhecido que ocorre uma sucessão de mutações nos queratinócitos em genes de ação oncogênica e de supressão tumoral, algumas delas induzidas diretamente pela radiação ultravioleta. Sua distribuição é variável, tendo predileção por surgir em áreas cronicamente fotoexpostas como cabeça, pescoço, antebraços, mãos e pernas. A maioria ocorre em uma lesão precursora, especialmente a ceratose actínica, mas pode surgir também em cicatrizes e úlceras crônicas.

Diagnóstico

Clinicamente, os CECs podem se apresentar de diferentes formas. As lesões podem variar desde placas eritematodescamativas, pápulas e nódulos, que podem ser hiperqueratóticos ou ulcerados (Figura 35.5). Podem também ser únicas ou múltiplas. Neste caso, é comum que os pacientes apresentem o chamado *campo cancerizável* em áreas corporais cronicamente fotoexpostas. O campo cancerizável consiste na presença de um segmento cutâneo com graus variados de displasia e, clinicamente, pela presença de múltiplas ceratoses actínicas, que são consideradas precursoras dos carcinomas escamosos. O CEC pode se apresentar *in situ*, também chamado de doença de Bowen. Nesses casos, a apresentação clínica costuma ser de uma placa eritematosa com grau variado de descamação, bordas bem delimitadas, regular ou irregular na sua forma e crescimento insidioso ao longo de meses. Já as lesões invasivas na derme apresentam-se mais elevadas e/ou infiltradas, com firmeza à palpação, podendo ulcerar ou formar áreas hiperqueratóticas e, eventualmente, evoluir de forma mais rápida. A dermatoscopia também é um método auxiliar

diagnóstico que pode ser útil na identificação dos CECs. Na doença de Bowen é frequente a presença dos vasos glomerulares, enquanto círculos brancos e vasos polimórficos estão mais associados a lesões invasivas.

Diagnóstico diferencial

O diagnóstico diferencial é amplo, podendo ser confundido com lesões benignas (ceratoses seborreicas), com ceratoses actínicas, com melanomas cutâneos hipomelanóticos, CBCs e outros tumores. Embora na maioria dos casos há suspeita clínica, o exame anatomopatológico é o padrão ouro do diagnóstico. Uma biopsia excisional deve ser realizada no caso de uma lesão altamente suspeita. Lesões com determinação diagnóstica imprecisa podem ser submetidas a uma biopsia incisional. O exame anatomopatológico pode ser útil tanto para a confirmação diagnóstica quanto para obter dados de estadiamento do tumor e da relevância clínica (grau de diferenciação, espessura tumoral, profundidade de acometimento).

Tratamento

A cirurgia é a modalidade terapêutica prioritária para a grande maioria dos CECs, pois oferece a melhor alternativa de controle inicial da doença. Algumas exceções são lesões *in situ* (doença de Bowen) que podem ser tratadas, em determinados casos, por métodos não invasivos e não cirúrgicos, como a utilização de creme de 5-fluorouracil 5% (2x ao dia por 15 a 30 dias), terapia fotodinâmica e criocirurgia. Os CECs invasivos devem ser tratados de preferência por excisão, com margens cirúrgicas tridimensionais de 4 a 5 mm quando forem de baixo risco, e de até 10 mm quando se tratar de lesões de alto risco. A radioterapia pode ser considerada em lesões primárias que apresentem contraindicação à cirurgia ou quando o tratamento cirúrgico não é possível.

A maioria dos casos de CEC é controlada com a abordagem cirúrgica inicial, entretanto, aproximadamente 5% poderão apresentar recorrência local, 3,7% terão comprometimento linfonodal e até 2,1% terminam indo a óbito relacionado à doença. Dessa forma, torna-se fundamental estabelecer quais são os pacientes mais propensos a se encaixar naqueles casos considerados de alto risco para progressão tumoral. Características de alto risco em CECs são:

- Diâmetro ≥ 20 mm
- Localização: orelha e lábios
- Tumores recorrentes
- Paciente imunossuprimido
- Invasão além da derme
- Tumores pouco diferenciados
- Invasão perineural

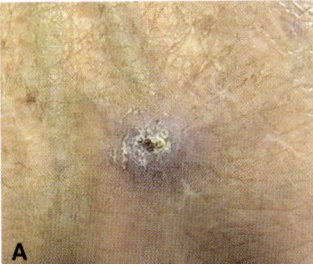 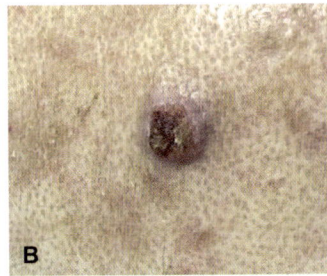 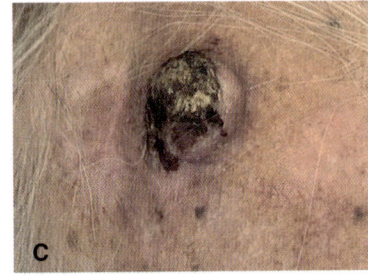

Figura 35.5 A-C. Imagens clínicas de carcinomas espinocelulares.

- Invasão linfovascular.

Pacientes que apresentem tumores com essas características merecem especial atenção. Devem realizar seguimento clínico regularmente (2 a 4 vezes ao ano) após a excisão, mesmo com margens livres, pela possibilidade de apresentarem recorrências. A radioterapia adjuvante deve ser considerada, especialmente em casos com margens comprometidas e/ou invasão perineural.

O estadiamento dos CECs cutâneos leva em consideração inicialmente os aspectos clínicos e histológicos dos tumores (Tabela 35.1). O reconhecimento da doença locorregional ou de metástases à distância é fundamental para o complemento terapêutico necessário ao paciente, seja ele cirúrgico ou clínico. A prevenção pode ser realizada com fotoproteção e com o controle do campo cancerizável por meio de tratamentos repetidos com agentes tópicos como cremes de 5-fluorouracil, de imiquimode ou terapia fotodinâmica, que diminuem as possibilidades de surgimento de neoplasias.

MELANOMA

O melanoma é um tumor maligno que se origina nos melanócitos e ocorre em geral na pele. Embora represente o terceiro tipo mais comum de câncer de pele, após o CBC e o CEC, é o responsável por cerca de 75% dos óbitos decorrentes das neoplasias cutâneas.

Um fator de risco importante para o melanoma, além daqueles clássicos para os demais cânceres de pele, é o número de nevos melanocíticos, especialmente se forem nevos maiores, chamados clinicamente atípicos. Quanto maior o número de nevos melanocíticos, maior o risco de melanoma. Nos homens o tumor ocorre preferencialmente no tronco, e nas mulheres, nas pernas. As principais mutações envolvidas no melanoma são BRAF (50%), NRas, KRas e HRas (25%), NF1 (15%) e *Triple Wild-Type* (10%). A principal mutação germinativa encontrada nos melanomas é a CDKN2A. Em cerca de 10% dos melanomas há um componente familiar.

Prevalência

Representa o quinto tumor maligno mais comum nos homens e o sexto mais frequente nas mulheres. Segundo projeção do INCA para 2023, o número estimado de casos novos de melanoma no ano é de 8.980, o que corresponde a um risco de 4,13 por 100 mil habitantes, sendo 4.640 em homens e 4.340 em mulheres. Esses valores representam um risco estimado de 4,37 casos novos a cada 100 mil homens e 3,90 a cada 100 mil mulheres.

Diagnóstico

Um dos critérios mais conhecidos para o diagnóstico clínico do melanoma é a regra do ABCD, onde A significa assimetria, B borda irregular, C cor heterogênea e D diâmetro acima de 6 mm (Figura 35.6). Posteriormente, foi sugerida a adição da letra E, fazendo referência a evolução, englobando qualquer tipo de modificação, seja no tamanho, na forma, na cor, na superfície, ou quanto à presença de sintomas (ressalta-se, no entanto, que a maioria dos melanomas é assintomática, o que contribui para o atraso no seu diagnóstico). Não há necessidade da presença concomitante de *todas as letras* para o diagnóstico do melanoma. A especificidade do método, no entanto, aumenta quanto maior for o número de parâmetros presentes em determinada lesão. Um outro critério para o diagnóstico clínico do melanoma, também bastante utilizado, é o sinal do "patinho feio". Cada indivíduo tende a apresentar um padrão de nevos melanocíticos, o que denominamos identidade névica. Quando uma lesão difere das demais, destoa dos outros nevos, é considerada um "patinho feio", merecendo uma avaliação mais cuidadosa. Como cerca de 2/3 dos melanomas são *de novo*, ou seja, originam-se na pele normal e não de um nevo melanocítico, a remoção profilática é desnecessária.

O melanoma pode ser classificado em quatro subtipos:

- Extensivo superficial: o mais comum, correspondendo a 70% dos melanomas. Apresenta classicamente uma fase de crescimento horizontal antes que a fase vertical, de invasão, ocorra
- Nodular: caracteriza-se por lesão papulonodular, de crescimento rápido, de cor homogênea, com tonalidade preta ou azulada. Já começam na fase de crescimento vertical, não havendo crescimento horizontal. Usualmente apresentam crescimento mais rápido e comportamento de maior agressividade. Representam 15 a 30% dos melanomas. Podem ser amelanóticos, desprovidos de pigmento
- Lentigo maligno melanoma: responde por 4 a 19% dos melanomas, ocorre mais frequentemente na face de indivíduos

Tabela 35.1 Modelos de estadiamento do carcinoma espinocelular.

Resumo de estadiamento American Joint Committee on Cancer (AJCC), 8ª ed.		Resumo de estadiamento Brigham and Women's Hospital (BWH)	
Estágio	**Definição**	**Estágio**	**Definição**
T1	Diâmetro tumoral < 2 cm	T0	*In situ*
T2	Diâmetro tumoral ≥ 2 cm e < 4 cm	T1	Nenhum fator de risco presente*
T3	Diâmetro tumoral ≥ 4 cm ou mínima erosão óssea ou invasão perineural ou invasão profunda**	T2a	1 fator de risco presente*
T4a	Tumor com invasão óssea espessa (cortical/medula)	T2b	2 a 3 fatores de risco presentes*
T4b	Tumor com invasão de base de crânio e/ou envolvimento de forâmen base craniana	T3	4 fatores de risco presentes*

*Fatores de alto risco do sistema de estadiamento BWH: diâmetro ≥ 20 mm, invasão além da gordura, tumores pouco diferenciados e invasão perineural (calibre neural ≥ 0,1 mm).

**Invasão profunda definida por invasão além da gordura ou > 6 mm (medição a partir do estrato granular da epiderme até a base tumoral); invasão perineural definida como células tumorais acometendo nervo, além da derme, ou medindo 0,1 mm ou mais de diâmetro, ou apresentando envolvimento clínico ou radiológico de nervos sem invasão ou transgressão de crânio.

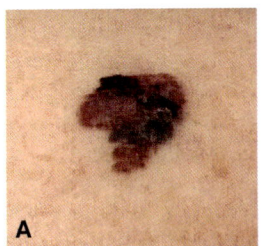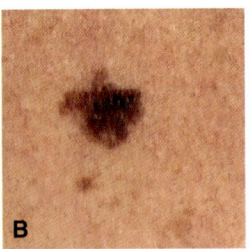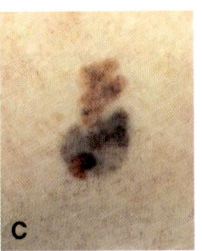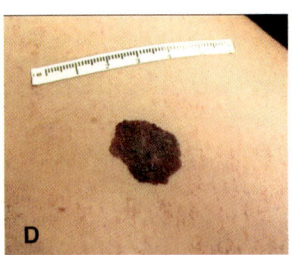

Figura 35.6 Regra do ABCD para o diagnóstico clínico do melanoma: **A** de Assimetria, **B** de bordas irregulares, **C** de cor heterogênea e **D** de diâmetro > 6 mm.

idosos, com fotodano crônico. Quando se encontra na sua fase inicial, *in situ*, ou seja, sem invasão, é denominado lentigo maligno

- Lentiginoso acral: ocorre nas superfícies palmoplantares, unhas e, às vezes, nas mucosas. Representa cerca de 5% dos melanomas e afeta preferencialmente negros e asiáticos.

A dermatoscopia tem contribuído para o diagnóstico cada vez mais precoce do melanoma, tornando-se parte essencial do exame físico do paciente. O mapeamento corporal total com dermatoscopia digital, método que monitoriza os nevos melanocíticos, também tem desempenhado papel importante na detecção de melanomas iniciais, e é indicado para pacientes de alto risco, com número aumentado de nevos melanocíticos, história pessoal ou familiar de melanoma.

Diagnóstico diferencial

Algumas lesões cutâneas podem ser confundidas com melanoma, como o nevo melanocítico, a queratose seborreica, o dermatofibroma, o angioceratoma e o CBC, dentre outros. Quando amelanótico, o melanoma também pode ser confundido com CBC, CEC e ainda com granuloma piogênico, verruga viral e lesões vasculares, como os angiomas.

Tratamento

Diante de uma lesão suspeita de melanoma, indica-se uma biopsia preferencialmente excisional, englobando a derme até o tecido subcutâneo, com margens de 1 a 3 mm. A biopsia incisional pode ser aceitável apenas quando a excisional não for tecnicamente possível, como no caso de lesões muito grandes, sobretudo em sítios anatômicos especiais, como a face e a região acral. Antes da biopsia de uma lesão suspeita de melanoma é importante a palpação dos linfonodos. A partir da confirmação do diagnóstico pelo exame histopatológico, é feito o planejamento do tratamento definitivo baseado no índice de Breslow, que é a profundidade do tumor medida em milímetros (da camada córnea à célula neoplásica mais profunda). Não é recomendado margens amplas na abordagem inicial, pois podem alterar a drenagem linfática e comprometer a pesquisa do linfonodo sentinela, se houver indicação. Outras informações importantes, além do índice de Breslow, que devem constar no laudo histopatológico do melanoma referem-se a presença de ulceração, regressão, índice mitótico, satelitose, infiltrado linfocitário, invasão vascular, nível de Clark e margens periféricas e profundas.

De acordo com sua profundidade, os melanomas são classificados em *in situ*, fino, quando o índice de Breslow é < 1 mm, intermediário, quando de 1 a 4 mm, e espesso se

> 4 mm. Quanto maior a profundidade do tumor, pior o prognóstico. A partir da profundidade do melanoma é que se definem as margens cirúrgicas para o tratamento (Tabela 35.2).

A pesquisa do linfonodo sentinela é indicada quando o tumor for > 1,0 ou < 0,8 mm e houver ulceração. Quando for entre 0,8 e 10 mm, com ou sem ulceração, a pesquisa deve ser discutida com o paciente.

A periodicidade do seguimento dependerá do estadiamento do paciente e ele pode ser feito pelo sistema TNM, onde T é tumor, N são linfonodos e M são metástases (Tabela 35.3). No seguimento do melanoma há a preocupação com metástases (locorregionais e à distância), que é maior quanto maior for a profundidade do tumor, o risco de recorrência e também o risco de um segundo melanoma primário (cerca de 10% dos pacientes). O seguimento dos pacientes é mais frequente nos primeiros anos, já que cerca de 80% das recorrências ocorrem dentro de três anos após o diagnóstico do melanoma, com menos de 8% ocorrendo após os cinco anos.

No caso de melanomas mais profundos, com maior risco de metástases, há indicação de realização de exames de imagem, como tomografia de tórax, abdome e pelve, PET-CT e mesmo ressonância nuclear magnética, quando houver suspeita de acometimento cerebral. O ultrassom de linfonodos com doppler é útil na monitorização de acometimento linfonodal. Os pacientes com diagnóstico de melanoma, além do seguimento médico regular, devem ser educados quanto à realização do autoexame periódico e de uma fotoproteção adequada.

Historicamente não havia tratamento eficaz para o melanoma metastático, já que o tumor é pouco responsivo tanto à quimioterapia quanto à radioterapia. Na última década esse cenário mudou drasticamente com o surgimento de duas novas terapias para o melanoma: a terapia alvo (inibidores da via MAP kinase, como vemurafenibe, dabrafenibe, trametinibe e cobimetinibe) e a imunoterapia (bloqueio de mecanismo imune de *checkpoint* com anticorpos CTLA-A4 e PD-1, como ipilimumabe, nivolumabe e pembrolizumabe).

Tabela 35.2 Margens recomendadas para o melanoma cutâneo a partir da espessura tumoral (índice de Breslow).

Espessura tumoral/Breslow	Margens preconizadas
in situ	0,5 a 1 cm
< 1 mm	1 cm
1 a 2 mm	1 a 2 cm
> 2 mm	2 cm

Tabela 35.3 Estadiamento clínico do melanoma.

Estágio	T	N	M
0	Tis	N0	M0
IA	T1a	N0	M0
IB	T1b	N0	M0
	T2a	N0	M0
IIA	T2b	N0	M0
	T3a	N0	M0
IIB	T3b	N0	M0
	T4a	N0	M0
IIC	T4b	N0	M0
III	Qualquer T	≥N1	M0
IV	Qualquer T	Qualquer N	M1

T1a < 0,8 mm sem ulceração, T1b < 0,8 mm com ulceração ou 0,8 mm a 1,0 mm com ou sem ulceração, T2a > 1,0 a 2,0 mm sem ulceração, T2b > 1,0 a 2,0 mm com ulceração, T3a > 2,0 a 4,0 mm sem ulceração, T3b > 2,0 a 4,0 mm com ulceração, T4a > 4,0 mm sem ulceração, T4b > 4,0 mm com ulceração.

Fonte: American Joint Committee on Cancer (AJCC), 8ª ed.

Apesar da limitação do uso dessas terapias devido ao alto custo, os resultados têm sido extremamente promissores, levando a um melhor prognóstico do melanoma.

CONSIDERAÇÕES FINAIS

A constatação de um crescimento da incidência do câncer de pele alerta para um possível problema de saúde pública e para a necessidade da realização de medidas preventivas eficazes. Como o principal fator etiopatogênico é a exposição aos raios ultravioleta, a fotoproteção é uma medida que deve ser adotada. O uso de protetores solares e medidas físicas de proteção, como vestuário, chapéu e óculos de sol, são recomendadas. Ademais, a educação da população, o autoexame periódico e o exame dermatológico são fundamentais para a prevenção e o diagnóstico precoce do câncer de pele. Atenção deve ser dada para aquela lesão cutânea com sinais considerados de alarme para o câncer de pele: lesão nova, que não existia, com crescimento, episódios de sangramento ou algum outro sintoma como prurido e dor, não cicatrização após dois meses. Apesar dos avanços terapêuticos no combate ao câncer de pele na última década, especialmente o melanoma, o diagnóstico precoce ainda é a melhor chance de cura.

BIBLIOGRAFIA

Bichakjian C., Armstrong A., Baum C., Bordeaux J., Brown M., Busam K. et al. Guideline of care for the management of basal cell carcinoma. *J Am Acad Dermatol* 2018;78: 540-59.

Confort C., Zalaudek I. Epidemiology and Risk Factors of Melanoma: A Review. *Dermatol Pract Concept* 2021: 11(S1): e2021161S.

Garbe C., Amaral T., Peria K., Hauschild A., Arenberger P., Bastholt L. et al. European consensus-based interdisciplinary guideline for melanoma. Part 2: Treatment - Update 2019. *Eur J Cancer* 2020;126:159-177.

Grupo Brasileiro de Melanoma. Cartilha CEC da pele. 2019.

Hernandez L.E., Mohsin N., Levin N., Dreyfuss I., Frech F., Nouri K. Basal cell carcinoma: An updated review of pathogenesis and treatment options. *Dermatol Ther* 2022;35:e15501.

Inman G.J., Wang J., Nagano A., Alexandrov L.B., Purdie, K.J., Taylor R.G. et al. The genomic landscape of cutaneous SCC reveals drivers and a novel azathioprine associated mutational signature. Nat Commun 2018; 9:1-14.

Michelin O., van Akkooi A. C. J., Ascierto P.A., Dummer R., Keilholz U. Cutaneous melanoma: ESMO Clinical Practice Guidelines for diagnosis, treatment and follow-up. *Ann Oncol* 2019;30:1884-1901. NCCN Guidelines Version 2. 2022. Basal Cell Skin Cancer.

Schadendorf D., Akkooi A.C.J., Berking C., Griewank K.G., Gutzmer R., Hauschild A. et al. Melanoma. *The Lancet* 2018, 392:971-984.

Stratigos A.J., Garbe C., Lebbe C., Malvehy J., del Marmol V., Pehamberger H. et al. European Interdisciplinary Guideline on Invasive Squamous Cell Carcinoma of the Skin: Part 2. Treatment. *Eur J Cancer* 2020;128:83-102.

36

Hanseníase

Egon Daxbacher • Sandra Maria Barbosa Durães • Heitor de Sa Gonçalves

INTRODUÇÃO

A hanseníase faz parte do grupo de doenças tropicais negligenciadas e foi considerada eliminada como problema de saúde pública em nível mundial em 2000 (definido como coeficiente de prevalência menor que 1 caso para cada 10 mil habitantes) pela Organização Mundial da Saúde (OMS), apesar de ainda constituir grave problema sanitário, com transmissão ativa da infecção em muitos países endêmicos, nos quais incide em bolsões de pobreza com aglomerados habitacionais e difícil acesso aos serviços de saúde. O *Mycobacterium leprae* apresenta peculiar afinidade pela pele e pelos nervos periféricos, o que determina seu potencial de causar deformidades, incapacidade e estigma.

AGENTE ETIOLÓGICO E EPIDEMIOLOGIA

O registro do número de casos novos de hanseníase apresenta tendência de queda nas últimas décadas, mas ainda se encontra em patamares altos em alguns países. Nos últimos anos, Índia, Brasil e Indonésia relataram o maior número de casos. Em 2019, foram reportados 202.498 casos novos no mundo. O Brasil tem se mantido como o segundo país com maior número de casos, tendo registrado 27.863 casos novos em 2019.[1]

A pandemia de covid-19 em 2020 gerou restrições que comprometeram os programas de hanseníase na maioria dos países, gerando artificial redução global de 37% na detecção de caso. O número de casos novos de hanseníase em 2021 aumentou 10,2% em relação a 2020. No entanto, os casos novos detectados com grau 2 de incapacidade (deformidades visíveis pela hanseníase) aumentaram entre adultos e crianças – 17,6% e 19,5%, respectivamente.[1]

A hanseníase é uma doença infectocontagiosa causada por bacilos álcool-ácido resistentes do grupo *Mycobacterium*, que inclui o *Mycobacterium leprae* (*M. leprae*) e o *Mycobacterium lepromatosis* (*M. lepromatosis*). O *M. lepromatosis* foi descrito mais recentemente também como agente etiológico, com curso clínico indistinguível. Esses patógenos têm predileção para se replicar em macrófagos, células endoteliais e células de Schwann. *M. leprae* e *M. lepromatosis* são organismos intracelulares obrigatórios que se replicam muito lentamente e não são cultivados em meios artificiais.[2]

Embora a hanseníase já tenha sido identificada em espécies animais, como macacos mangabei, tatu-de-nove-bandas e outras, não há comprovação da importância epidemiológica destes animais. O reservatório principal do *M. leprae* é o ser humano, e a via de entrada e eliminação do bacilo no organismo é a respiratória; a transmissão ocorre pelo contato próximo e prolongado com pacientes com alta carga bacilífera e não tratados. Outra característica peculiar da hanseníase é o seu longo período de incubação, em média de 3 a 7 anos, que pode ser ainda maior. A hanseníase tem alta infectividade, porém baixa patogenicidade, pois o ser humano conta com resistência natural à infecção e poucas pessoas adoecem após o contato com o patógeno.[3]

CLASSIFICAÇÕES E MANIFESTAÇÕES CLÍNICAS

Entre os que adoecem, há variados graus de resistência à hanseníase, o que se traduz num grande espectro de manifestações clínicas. As classificações clínicas mais utilizadas são a de Madrid e a de Ridley e Jopling, utilizada pelos especialistas e na pesquisa. A classificação operacional é dividida em paucibacilar (PB) e multibacilar (MB), utilizada para alocação de pacientes nos diferentes esquemas terapêuticos.

Classificação de Madri

Foi baseada na teoria da polaridade, conceito introduzido por Eduardo Rabello. Essa classificação identifica quatro formas definidas principalmente por critérios clínicos: os tipos polares tuberculoide e virchowiano e os grupos indeterminados e dimorfos, que são menos estáveis em relação à evolução. O tipo tuberculoide é o polo de maior resistência da doença; os pacientes têm boa resposta imunológica e carga bacilar pequena ou indetectável, considerada PB. O tipo virchowiano é o polo anérgico e denota ausência de resistência ao bacilo com disseminação da infecção, alta carga bacilar e possibilidade de contágio – forma MB. O grupo indeterminado seria uma fase inicial da doença com pequeno número de lesões, também definido como PB, e o grupo dimorfo apresenta resistência intermediária, considerado MB.[4]

Classificação de Ridley e Jopling

Os pesquisadores propuseram uma classificação espectral que admite a existência de várias formas clínicas entre as duas formas polares da hanseníase. Utilizaram não apenas características clínicas, mas também critérios imunopatológicos, como grau de resposta imune mediada por células (CMI) contra o *M. leprae*, a histopatologia e a carga bacilar. Consideraram os polos tuberculoide TT e virchowiano LL e subdividiram o grupo dimorfo, denominado *borderline* e que comporta o maior número de pacientes em: *borderline* tuberculoide – BT; *borderline borderline* – BB, e *borderline* lepromatoso – BL. O espectro total do típico tuberculoide TT ao típico lepromatoso LL foi dividido em cinco grupos.[5]

Classificação operacional

A classificação operacional do caso de hanseníase em PB e MB é recomendada pela OMS e visa facilitar a alocação dos pacientes nos diferentes regimes terapêuticos. A hanseníase paucibacilar (PB) é caracterizada pela presença de uma a cinco lesões cutâneas, sem presença demonstrada de bacilos álcool-ácido resistentes na baciloscopia ou no exame histopatológico. A hanseníase multibacilar (MB) é caracterizada pela presença de mais de cinco lesões de pele, ou com envolvimento dos nervos (mais de um nervo periférico acometido, neural pura, ou qualquer número de lesões de pele e neurite), ou com a presença demonstrada de bacilos em esfregaço ou biópsia de pele, independentemente do número de lesões cutâneas.[6]

O Ministério da Saúde (MS) utiliza as classificações de Madrid e Operacional nos seus documentos e suas fichas de notificação.

Hanseníase indeterminada (I)

Manifesta-se por lesão única ou no máximo cinco lesões, caracterizadas por máculas hipocrômicas, geralmente mal delimitadas, hipoestésicas ou anestésicas (Figura 36.1). Nessa forma, não há acometimento de tronco nervoso ou reações hansênicas. A baciloscopia é negativa. A histopatologia apresenta infiltrado inflamatório inespecífico, constituído por linfócitos e histiócitos ao redor de vasos, glândulas sudoríparas, folículos pilossebáceos e nervos.

Hanseníase tuberculoide (TT)

Essa forma apresenta pequeno número de lesões cutâneas, podendo variar de lesão única até cinco lesões, com disposição assimétrica. São observadas placas eritematosas, com tubérculos na periferia ou em toda a sua extensão (Figura 36.2). As lesões são tipicamente alopecicas e xeróticas devido ao acometimento dos folículos pilosos e das glândulas sudoríparas e sebáceas pelo infiltrado inflamatório, mas sua principal característica é a diminuição da sensibilidade com hipoestesia ou anestesia. Pode ocorrer comprometimento importante de um nervo periférico, levando à incapacidade. A baciloscopia é negativa. Na histopatologia, é característico o granuloma de células epitelioides, que pode tocar a epiderme, e células gigantes multinucleadas geralmente com orla linfocitária, com acometimento de nervos dérmicos, anexos e vasos.

Hanseníase borderline tuberculoide (BT)

Do ponto de vista clínico, laboratorial e imunológico, os pacientes do grupo BT estão próximos dos do TT. Apresentam placas eritematosas, de tamanho e número variados, e a baciloscopia é negativa ou fracamente positiva. A histopatologia é similar à da forma tuberculoide; o granuloma não toca a epiderme e uma zona clara subepidérmica pode ser evidenciada.

Hanseníase borderline borderline (BB)

A manifestação clínica típica dessa forma pouco frequente da doença são as lesões foveolares, também conhecidas como aspecto de "queijo suíço". São caracterizadas por placas com bordas infiltradas eritemato-ferruginosas e áreas centrais hipocrômicas de pele aparentemente sã, bordas internas nítidas e bordas externas mal definidas (Figura 36.3). A baciloscopia é positiva. Na histopatologia observa-se granulomas de células epitelioides e ausência de células gigantes.

Hanseníase borderline lepromatosa (BL)

Comporta o maior número de pacientes. As lesões são infiltrações, placas e nódulos semelhantes às da hanseníase virchowiana; porém, sem a mesma simetria (Figura 36.4). Na evolução sem tratamento, pode simular um caso virchowiano. A baciloscopia é positiva, e na histopatologia, encontram-se aspectos das estruturas polares tuberculoide e virchowiana num mesmo corte histológico ou em duas ou mais biópsias diferentes.

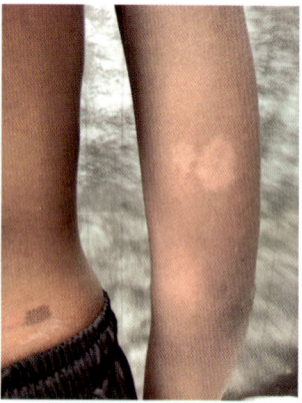

Figura 36.1 Máculas hipocrômicas – hanseníase indeterminada.

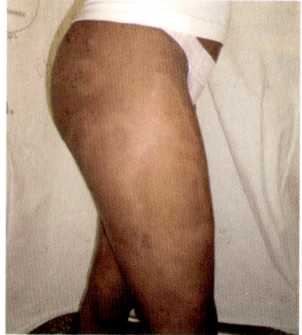

Figura 36.3 Infiltração difusa e lesões foveolares.

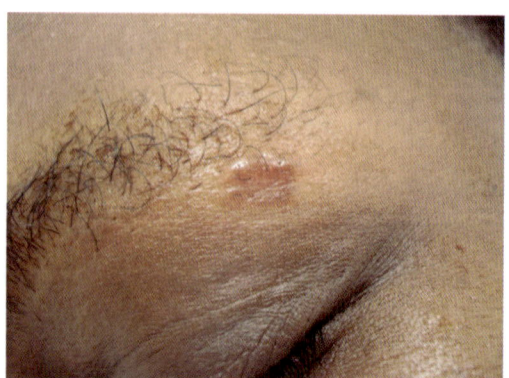

Figura 36.2 Placa eritematosa com bordas elevadas - hanseníase tuberculoide.

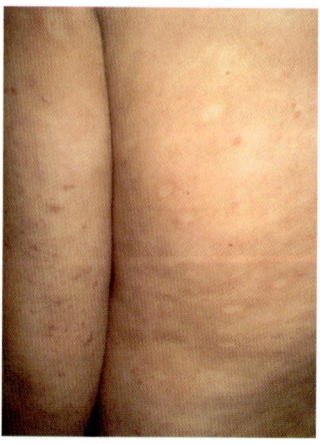

Figura 36.4 Infiltração difusa e lesões foveolares – hanseníase lepromatosa.

Hanseníase lepromatosa (virchowiana) (LL)

O tipo virchowiano representa o polo anérgico infectante. Caracteriza-se pela disseminação da infecção: a pele apresenta nódulos (chamados hansenomas) e infiltrações difusas (Figura 36.5). Nos estágios avançados, a face adquire aspecto típico, com aumento dos sulcos e madarose, denominada *facies* leonina A infiltração dos pavilhões auriculares é característica. A disseminação para as mucosas pode levar à rinite serossanguinolenta e à sensação de congestão nasal.

A progressão da infiltração das mucosas pode levar à destruição da cartilagem com perfuração do septo e desabamento da pirâmide nasal. A hanseníase de Lúcio foi descrita na América Central e se caracteriza por infiltração difusa, sem formação de hansenomas. Outra variante desta forma é a hanseníase de Wade, ou hanseníase histoide na qual os hansenomas são endurecidos, com aspecto e consistência de dermatofibromas. O comprometimento dos nervos periféricos é difuso e simétrico. A baciloscopia é positiva, com numerosos bacilos e globias. A histopatologia apresenta-se com infiltrado inflamatório, ocupando derme e hipoderme, composta de histiócitos vacuolados repletos de bacilos (células de Virchow). A epiderme é geralmente retificada e existe uma faixa de colágeno subepidérmica livre de infiltrado (faixa de Unna).[7]

Sistema nervoso periférico

Em todas as formas da hanseníase existe acometimento do sistema nervoso periférico, em uma intensidade que varia do comprometimento apenas das terminações nervosas dérmicas (hanseníase indeterminada) ou dos troncos nervosos (demais formas clínicas). Como a hanseníase atinge prioritariamente as fibras de condução finas, inicialmente produz distúrbios sensitivos (hiperestesias, hipo ou anestesias) e, na sequência, distúrbios motores (paralisias e amiotrofias) e autonômicos que levam a deformidades secundárias: calosidades, fissuras, ulcerações (com destaque para a úlcera plantar), contraturas (garra ulnar, garra da mão e garra dos artelhos), panarício analgésico, reabsorções ósseas, anquiloses, ceratite e conjuntivite (Figura 36.6).

O acometimento neural é consequente à invasão bacilar, infiltração celular e isquemia. A reação imunoinflamatória

tecidual acarreta o espessamento do nervo em 40 a 75% de indivíduos. O aumento da espessura do nervo favorece a sua isquemia parcial, e a consequência será perda completa da condutividade. Os nervos mais envolvidos são ulnar, fibular comum, tibial posterior, mediano, radial, ramo cutâneo do radial e ramos do facial. Casos de hanseníase com comprometimento apenas neurológico, sem manifestações cutâneas, são chamados hanseníase neural pura e ocorrem em 4 a 18% das vezes. A evolução do comprometimento neural pode ocorrer independentemente da percepção clínica dos fenômenos inflamatórios. Esse tipo de manifestação é denominada neuropatia silenciosa ou neurite silenciosa/sem dor.[8]

REAÇÕES HANSÊNICAS (ESTADOS REACIONAIS)

A hanseníase, na maioria dos casos, tem evolução insidiosa, mas cerca de 30 a 50% dos pacientes apresentam quadros característicos de fenômenos inflamatórios agudos imunomediados. São mais frequentes durante o tratamento, mas

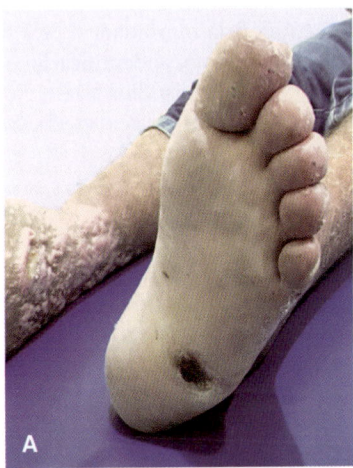
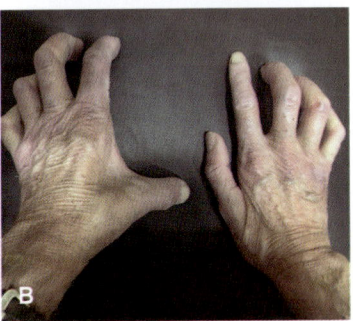
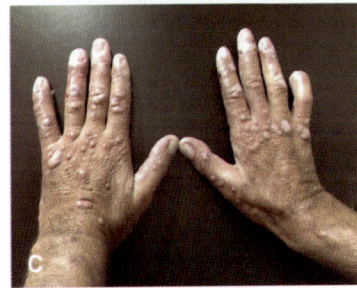

Figura 36.6 **A.** Úlcera plantar à esquerda e confluência de hansenomas na perna direita; **B.** Garra ulnar mediana, com amiotrofia de primeiro interósseo dorsal à esquerda; **C.** Hansenomas nas mãos, com garra ulnar e reabsorção óssea de falange distal.

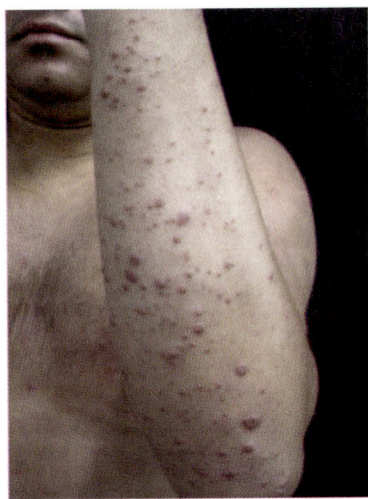

Figura 36.5 Nódulos eritematosos (hansenomas) – hanseníase virchowiana.

podem surgir antes ou se prolongarem para além do término da poliquimioterapia (PQT). Existem dois tipos: a reação tipo 1 surge devido a modificações na imunidade celular contra o *M. leprae* e se manifesta por edema e outros sinais inflamatórios das lesões preexistentes, surgimento de lesões novas e neurite importante. A tipo 2 ocorre nos pacientes bacilíferos (LL e BL). O quadro é agudo, com surgimento de nódulos eritematosos e dolorosos, mais palpáveis do que visíveis, acompanhados de sintomas gerais como febre, linfadenomegalias e prostração. Além disso, pode ocorrer neurite, uveíte, orquite e, raramente, nefrite e hepatite. Na pele, o eritema nodoso é a apresentação mais comum (Figura 36.7), mas, em alguns casos, podem ocorrer lesões do tipo placa, semelhantes a da síndrome de Sweet (Figura 36.8), e eritema polimorfo. Alguns pacientes evoluem com necrose das lesões, o que define o "eritema nodoso necrótico". O fenômeno de Lúcio é um tipo de reação tipo 2 que ocorre frequentemente na hanseníase de Lúcio, mas que também pode ocorrer em outros pacientes virchowianos. Geralmente são pacientes virgens de tratamento, com lesões tipo vasculite. Os estados reacionais são os principais responsáveis pelo dano neural, pela morbidade e pela hospitalização no curso da doença. Portanto, a identificação e o tratamento precoce e adequado desses episódios fazem parte da estratégia para diminuir o grau de incapacidade física que pode resultar da doença.[5,7]

DIAGNÓSTICO

O diagnóstico precoce da hanseníase é fundamental para se interromper a cadeia de transmissão da doença ao instituir-se a PQT, bem como aumentar a chance de uma cura sem

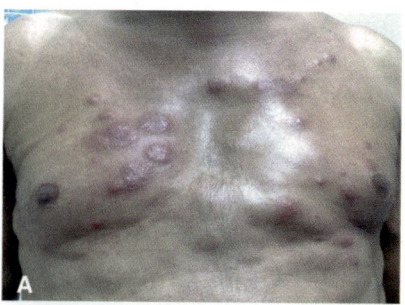

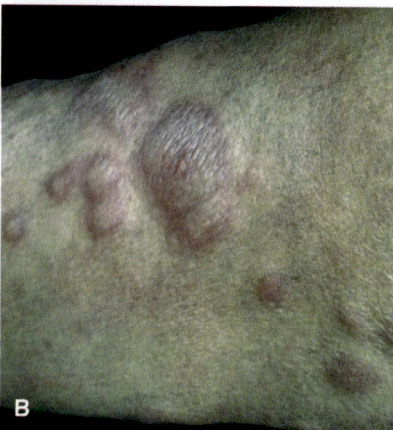

Figura 36.8 A. Placas eritemato-infiltradas – reação tipo 2 Sweet símile; **B.** Placa infiltrada edematosa com pseudovesiculação – reação tipo 2 Sweet símile.

sequelas, uma vez que a PQT não é capaz de reverter totalmente o dano neural já instalado. Na maioria das vezes, a avaliação clínica com exame dermatoneurológico detalhado é suficiente para estabelecer o diagnóstico. Talvez um dos maiores desafios para ampliar o diagnóstico precoce da hanseníase seja uma educação médica mais eficaz em promover conhecimento sobre a doença, pois a suspeita clínica é o primeiro passo para se considerar a possibilidade deste diagnóstico.[2,4] A história epidemiológica é importante porque os contatos de pacientes não tratados têm mais risco de adoecer do que a população geral. A primeira abordagem para suspeição diagnóstica é a verificação de lesões cutâneas, como máculas hipocrômicas ou eritematosas, placas, infiltrações e nódulos. As lesões devem ser testadas quanto à sensibilidade térmica (a primeira a ficar comprometida), dolorosa e tátil. Nos pacientes MB, a alteração de sensibilidade nas lesões pode não ser tão evidente; assim, torna-se fundamental a pesquisa da sensibilidade nas mãos e nos pés, para identificar um comprometimento "em luva e bota" característico. Nas crianças pequenas e nos pacientes com déficit cognitivo, poderá ser difícil realizar o teste de sensibilidade; nesses casos, portanto, a prova da histamina pode ser útil.

Exame baciloscópico

A baciloscopia garante mensurar a carga bacilar. É um procedimento de fácil execução e baixo custo, porém necessita de pessoal bem treinado para obter resultados fidedignos. O raspado intradérmico é colhido de quatro locais (lóbulos auriculares, cotovelo e lesão cutânea) e corado pelo método de Ziehl-Neelsen. O resultado é apresentado sob a forma de índice baciloscópico (IB), numa escala que vai de 0 a 6+. A baciloscopia é negativa nas formas PB e positiva nas formas

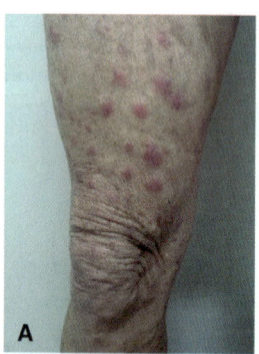

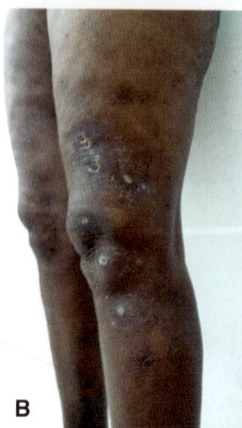

Figura 36.7 A. Eritema nodoso hansênico; **B.** Eritema nodoso necrótico.

MB; desse modo, a baciloscopia negativa não exclui o diagnóstico. No entanto, se um paciente clinicamente PB tiver uma baciloscopia positiva, automaticamente ele será considerado MB para fins de tratamento.[5]

Exame histopatológico

A amostra de pele deve conter o tecido subcutâneo. O material é corado com hematoxilina-eosina e coloração de Fite ou Wade para verificar a presença de BAAR. A biopsia cutânea é útil para uma melhor classificação e para identificar uma reação hansênica em algumas situações. Nos casos de diagnóstico diferencial com outras dermatoses, apresenta boa especificidade, porém sensibilidade menor que 80% nos casos PB.

Sorologia

A detecção de anticorpos IgG e IgM antiPGL-1 (principal glicolipídeo antigênico do *M. leprae*) é realizada pelo método imunoenzimático (ELISA) e por testes sorológicos rápidos. A sorologia pode ser útil como auxiliar na classificação operacional (PB x MB) para monitorar a eficácia da terapia e como ferramenta complementar na detecção de recidiva. No entanto, apresenta limitação para o diagnóstico da doença, tendo em vista a frequente soropositividade em indivíduos sadios procedentes de áreas endêmicas e a negatividade em portadores de hanseníase, especialmente com formas neurais puras e as demais PB.[9] Atualmente, o MS recomenda a utilização do teste rápido em contatos sem sinais clínicos de doença; por sua vez, os contatos positivos devem ser acompanhados pelos médicos por cinco anos.

Teste de biologia molecular por reação em cadeia da polimerase

O aprimoramento da técnica de reação em cadeia da polimerase (PCR) em tempo real (qPCR) melhorou a identificação do bacilo, com aumento da sensibilidade e da especificidade. Sua grande utilidade é mostrada no diagnóstico das formas PB, nas quais apresenta sensibilidade em torno de 57%. Destaca-se, porém, que a identificação do DNA do *M. leprae* por PCR em indivíduos sadios não pode ser conclusiva de doença, tendo em vista a alta infectividade do bacilo entre populações de áreas endêmicas.[10]

Eletroneuromiografia

O estudo eletrofisiológico detecta mais precocemente os danos neurais, e as alterações podem estar presentes muito antes do teste de sensibilidade se tornar anormal. O distúrbio sensitivo surge antes do comprometimento motor, levando à diminuição da velocidade e da amplitude do potencial de ação. As alterações axonais sensitivo-motoras em múltiplos nervos não contíguos (mononeuropatias múltiplas) são o padrão mais comum de envolvimento. Os achados eletrofisiológicos não são específicos para neuropatia hansênica, mas o estudo auxilia nos aspectos diagnósticos e prognósticos ao detectar a natureza e a extensão das neuropatias e no monitoramento da resposta a terapias.[8]

Ultrassonografia de nervos periféricos

A palpação dos nervos periféricos pode ser duvidosa em casos limítrofes. O ultrassom de alta frequência (12–18 MHz) e o doppler colorido podem evidenciar objetivamente as lesões neurais, mostrando vascularização aumentada, textura de eco distorcida e espessamentos. A ultrassonografia avalia extensivamente os nervos, pode alcançar os locais clinicamente não palpáveis e obter detalhes de espessamento, edema, microabscessos e alteração da arquitetura fascicular.[8]

Diagnóstico diferencial

Os diferentes graus de resistência à hanseníase determinam uma variedade de manifestações clínicas e um polimorfismo de lesões que se assemelha a muitas doenças. Classicamente, a hanseníase e a sífilis são conhecidas como as "grandes imitadoras". Nas diferentes formas clínicas da hanseniase, determinadas doenças devem ser consideradas no diagnóstico diferencial:

- Máculas hipocrômicas: características da hanseníase indeterminada, devem ser diferenciadas de pitiríase alba (eczemátides), pitiríase versicolor, micose fungoide hipocromiante, nevo hipocrômico e anêmico, esclerodermia inicial
- Pápulas e placas eritematosas: *tinea corporis* (dermatofitose), granuloma anular, sarcoidose, pitiríase rósea, sífilis, lúpus eritematoso, farmacodermia, psoríase, leishmaniose, granuloma facial
- Nódulos: linfomas, sarcoma de Kaposi, sífilis, dermatofibromas.[7]

TRATAMENTO

Em 1982, a OMS recomendou a utilização de regime poliquimioterápico PQT (ou multidrogaterapia – MDT), com a utilização de três antibióticos para evitar a resistência medicamentosa. O tratamento é realizado em nível ambulatorial e se baseia na administração de doses supervisionadas mensais de 600 mg de rifampicina, 300 mg de clofazimina e 100 mg de dapsona e em doses autoadministradas diárias de 50 mg de clofazimina e 100 mg de dapsona. O tratamento tem duração de 6 meses, nos casos de PB, e de 12 meses, nos casos de MB.[6] A PQT é altamente eficaz, com baixa taxa de recidiva. Os esquemas alternativos para casos de intolerância e resistência estão definidos/disponíveis nos manuais do MS.

A reação tipo 1 demanda utilização de prednisona em dose imunossupressora (igual ou acima de 1 mg/kg) para suprimir o dano neural. Na reação tipo 2, o medicamento de escolha é a talidomida, que tem dispensação rigorosa devido à teratogenicidade e deve seguir as normas da Agência Nacional de Vigilância Sanitária (Anvisa) em vigor. Se a reação tipo 2 estiver acompanhada de neurite, ou acometimento de outros órgãos, ou impossibilidade de uso da talidomida, a prednisona deverá ser introduzida, associada ou não, de acordo com o manual de corticosteroides do MS.[6]

CONSIDERAÇÕES FINAIS

Na ausência de uma vacina eficaz, o diagnóstico e tratamento precoce da doença são importantes para interromper a transmissão do *M. leprae* e reduzir o risco de incapacidade física e deformidade, diminuindo a carga física, psicossocial e econômica da doença.

REFERÊNCIAS BIBLIOGRÁFICAS

1. WHO Weekly Epidemiological Record. 2022 September 9;97(36).

2. Maymone MBC, Laughter M, Venkatesh S, Dacso MM, Rao PN, Stryjewska BM, et al. Leprosy: Clinical aspects and diagnostic techniques. *J Am Acad Dermatol.* 2020;83(1):1-14.

3. Cruz RCS, Bührer-Sékula S, Penna MLF, Penna GO, Talhari S. Leprosy: current situation, clinical and laboratory aspects, treatment history and perspective of the uniform multidrug therapy for all patients. *An Bras Dermatol.* 2017;92(6):761-73.

4. Chen KH, Lin CY, Su SB, Chen KT. Leprosy: a review of epidemiology, clinical diagnosis, and management. *J Trop Med.* 2022;2022:8652062.

5. Gonçalves HS, Penna GO, Pontes MAA, Stefani MMA, Cortez CCT. Hanseníase. In: Talhari S, Belda Junior W, Cortez CCT, Gonçalves HS. Dermatologia tropical. 1ª ed. Rio de Janeiro: Ed Atheneu; 2022. p. 21-82.

6. Brasil. Brasília: Ministério da Saúde, 2020. Protocolo Clínico e Diretrizes Terapêuticas da Hanseníase. 2022. (https://bvsms.saude.gov.br/bvs/publicacoes/orientacoes_para_corticosteroides_hanseniase.pdf).

7. Kundakci N, Erdem C. Leprosy: A great imitator. *Clin Dermatol.* 2019;37(3):200-12.

8. Khadilkar SV, Patil SB, Shetty VP. Neuropathies of leprosy. *J Neurol Sci.* 2021;15;420:117288.

9. do Carmo Gonçalves A, Hungria EM, Freitas AA, Sékula-Bührer S, Gomes CM, Coelho AC, et al. Leprosy surveillance study in a highly endemic Brazilian area using leprosy specific serologic tests and IFNγ whole blood assay. *Eur J Clin Microbiol Infect Dis.* 2020;39(12):2345-60.

10. Manta FSN, Barbieri RR, Moreira SJM, Santos PTS, Nery JAC, Duppre NC, et al. Quantitative PCR for leprosy diagnosis and monitoring in household contacts: A follow-up study, 2011-2018. *Sci Rep.* 2019;9(1):16675.

37

Micoses Superficiais e Cutâneas

Rosane Orofino-Costa • John Veasey • Vivian Fichman •
Guilherme Camargo Julio Valinoto

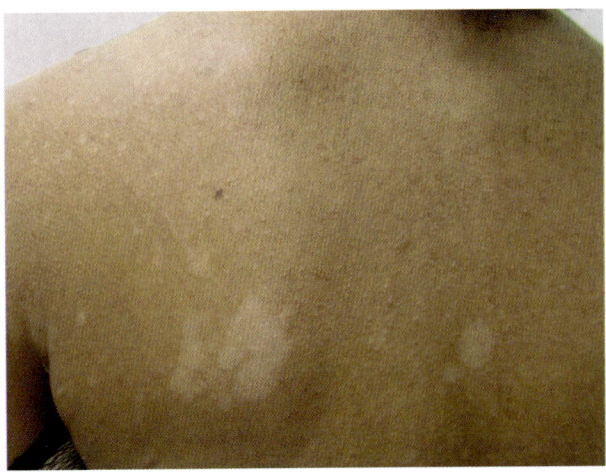

Figura 37.1 Pitiríase versicolor. Máculas hipocrômicas no tórax anterior. Imagem: Clínica de Dermatologia, Santa Casa de São Paulo.

INTRODUÇÃO

Este capítulo aborda, de maneira objetiva e sucinta, as micoses superficiais e cutâneas de maior interesse do médico generalista, dos residentes e dos estudantes de Medicina, de modo a auxiliar os profissionais não especialistas no atendimento emergencial dos serviços de saúde. O estudo aprofundado requer outras fontes bibliográficas.

Essas micoses são infecções fúngicas que acometem a camada mais superficial da pele, dos pelos e das unhas e são constituídas por pitiríase versicolor (PV), tinha negra (TN), pedra branca (PB) e pedra preta (PP), que compõem o grupo das superficiais, enquanto candidíase cutânea e mucosa e dermatofitose representam as cutâneas.

PITIRÍASE VERSICOLOR

Também chamada erroneamente de *tinea versicolor* e conhecida popularmente como "pano branco", é causada por leveduras lipodependentes do gênero *Malassezia,* principal componente fúngico do microbioma cutâneo no ser humano. Geralmente, é crônica e recidivante. Pacientes com predisposição genética para PV podem ter a doença desencadeada por fatores geoclimáticos e hábitos individuais que aumentam a hidratação e a oleosidade da pele, como uso excessivo de cremes para tratamento capilar ou para hidratar a pele. A imunossupressão pode predispor à PV em paciente geneticamente suscetível.

Incidência e prevalência

Doença de distribuição universal, mais prevalente em regiões de clima tropical e subtropical, frequente em adultos jovens e pós-púberes devido a alterações fisiológicas dos lipídios na pele, por ocasião da puberdade. Hiperidrose pode ser um fator precipitante. Acomete entre 3 a 50% da população mundial, dependendo da região geográfica.

Diagnóstico

Clinicamente, notam-se pequenas máculas arredondadas, hipocrômicas ou hipercrômicas, geralmente assintomáticas e raramente eritematosas (Figura 37.1). Apresenta descamação fina característica. Localizam-se, preferencialmente, nas regiões seborreicas do corpo, como parte superior dos braços e do tronco e couro cabeludo. Para o diagnóstico clínico, utiliza-se manobra semiótica simples, conhecida como sinal de Zileri, que evidencia a descamação da pele lesionada pelo estiramento manual da região perilesional.

Eczemátide (pitiríase alba), sífilis secundária, pitiríase rósea, hanseníase indeterminada, vitiligo e eritrasma constituem alguns dos diagnósticos diferenciais possíveis.

O exame micológico direto define o diagnóstico laboratorial de PV ao identificar as *Malassezia* spp. em sua forma patogênica.

Tratamento

O tratamento tópico está indicado aos pacientes imunocompetentes e pode ser feito preferencialmente com xampu, gel ou solução com fármacos antifúngicos, como imidazóis e/ou agentes ceratolíticos, como ácido salicílico. O tratamento sistêmico é reservado a casos extensos, resistentes ou recidivantes, que não melhoram mesmo associando medidas comportamentais, ou nos imunossuprimidos. Estão indicados itraconazol oral, 200 mg/dia durante cinco a sete dias, ou fluconazol oral, na dose de 300 mg por semana, por duas semanas.

Após a cura podem restar máculas residuais que não justificam manter o tratamento, sobretudo o oral. A exposição moderada ao sol pode acelerar o desaparecimento das mesmas. Associar medidas comportamentais que tenham como alvo diminuir o excesso de oleosidade ou hidratação é essencial para o êxito terapêutico.

TINHA NEGRA

A TN, ou *tinea nigra*, é infecção fúngica benigna, crônica e assintomática da camada córnea, causada pelo fungo *Hortaea werneckii*, presente no solo, na areia e na vegetação. Trata-se de micose superficial e benigna da pele, adquirida, no Brasil, geralmente após contato com o solo de áreas litorâneas.

Incidência e prevalência

Doença de zonas tropicais e temperadas, no Brasil é mais comum nas áreas litorâneas. Atinge ambos os sexos e todas as idades e é mais prevalente entre crianças e adultos jovens.

Diagnóstico

Clinicamente, apresenta-se como mácula acastanhada ou enegrecida, assintomática, sem descamação, de limites precisos e crescimento centrífugo, tipicamente unilateral, preferencialmente na superfície palmar (Figura 37.2). Muitas vezes é

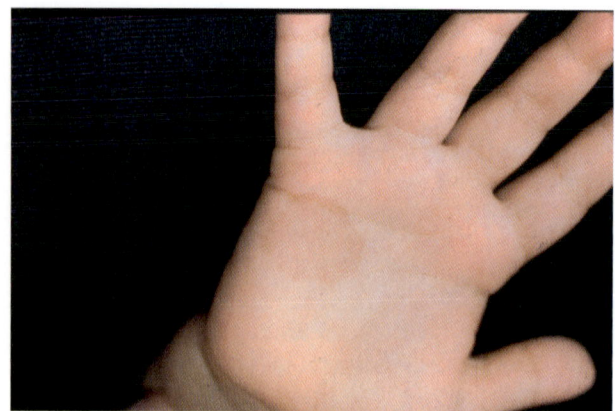

Figura 37.2 Tinha negra. Mácula acastanhada, bordas bem delimitadas e crescimento centrífugo na região palmar. Laboratório de Micologia, Hospital Universitário Pedro Ernesto, Universidade Estadual do Rio de Janeiro (UERJ).

confundida com outras lesões pigmentadas, especialmente nevos melanocíticos e melanoma acrolentiginoso. O diagnóstico é confirmado pelo exame micológico direto, com a observação de hifas acastanhadas e identificação do fungo em cultura.

Tratamento

Para o tratamento da TN são utilizados antifúngicos de uso tópico, como derivados imidazólicos, ciclopirox olamina e terbinafina, ou agentes ceratolíticos, como o ácido salicílico. Não há tendência a recidivas.

PEDRA BRANCA E PEDRA PRETA

A pedras branca (PB) e a pedra preta (PP) são infecções fúngicas superficiais, crônicas e habitualmente assintomáticas da cutícula do pelo. A PB, ou *piedra branca,* é causada por leveduras do gênero *Trichosporon.* É universal porque o fungo faz parte da biota normal da pele humana, sobretudo nas dobras cutâneas, embora seja mais comum nas regiões geográficas de clima quente e úmido. A PP, ou *piedra preta,* é causada pela *Piedraia hortae,* presente no solo e na vegetação de regiões geográficas restritas.

Incidência e prevalência

O acometimento dos pelos pubianos na PB é a apresentação mais comum no adulto jovem do sexo masculino; já nos cabelos, forma mais rara, alguns estudos evidenciaram maior prevalência em meninas menores de 15 anos. Não está relacionada com higiene ou transmissão sexual, mas tem relação com calor e umidade. Idosos, hemiplégicos ou paraplégicos são mais suscetíveis a essa doença por não conseguirem manter as dobras secas.

A PP afeta ambos os sexos e, no Brasil, é comum na população indígena da região amazônica. Os reservatórios do fungo são as florestas úmidas e águas paradas nas margens dos rios.

Diagnóstico

A PB caracteriza-se por nódulos esbranquiçados e amolecidos, aderidos à haste dos pelos da área genital, da barba, do couro cabeludo e dos cabelos. Na PP observam-se nódulos firmes de coloração enegrecida aderidos aos cabelos. Não causam alopecia porque não penetram na haste pilosa.

Como diagnóstico diferencial citam-se outras doenças da haste pilar, como tricomicose palmelina, pediculose *capitis,* tricorrexe nodosa, *casting* e *pili torti.*

O diagnóstico de ambas as pedras é realizado por meio da observação de nódulos castanho-claros, no caso da PB, ou castanho-escuros, na PP, ao exame micológico direto do pelo contaminado. A identificação do fungo isolado em meios artificiais de cultura confirma a etiologia.

Tratamento

Estão indicados antifúngicos de uso tópico, como xampu de cetoconazol a 2%. A orientação sobre manter as dobras cutâneas secas ou não dormir com cabelos presos ou molhados ajuda no tratamento da PB, assim como evitar o contato com solo de áreas úmidas na PP.

CANDIDÍASE CUTANEOMUCOSA

Afecção causada por leveduras do gênero *Candida,* que acomete mucosas, pele e unhas. Embora existam várias espécies, geralmente a mais implicada é a *Candida albicans. Candida* spp. fazem parte do microbioma das mucosas respiratória, digestiva e genital do ser humano, assim como das dobras cutâneas. A transição do estado de colonização para infecção está relacionada com o desequilíbrio entre o *status* imunológico do hospedeiro e fatores de virulência do fungo. Excesso de umidade, sobretudo nas dobras cutâneas, obesidade, quebra da barreira normal da pele ou das mucosas, antibioticoterapia de amplo espectro e por tempo prolongado, uso de imunossupressores, em especial os corticosteroides, endocrinopatias, doenças que alteram a imunidade, como diabetemelito, neoplasias malignas e AIDS, são fatores de risco para o desenvolvimento de candidíase.

Incidência e prevalência

A candidíase é uma das infecções mais comuns da pele e das mucosas. É relatada em todo o mundo, já que *Candida* spp. vivem em comensalismo no organismo humano. Pode ocorrer em qualquer idade, com prevalência maior em crianças de até um ano de idade e após os 65 anos.

Diagnóstico

Na pele, apresenta-se como lesões eritematosas, úmidas ou descamativas, pruriginosas, na região de dobras como axilas, virilhas, inframamária, periungueal e interdigital, sobretudo das mãos. A presença de lesões satélites, como pequenas pápulas eritematosas, pústulas ou vesículas, é característica.

A candidíase pode acometer qualquer mucosa, seja ela digestiva, respiratória ou genital. Caracteriza-se por placas cremosas esbranquiçadas que são facilmente removíveis à raspagem, deixando ver base eritematosa. Ocorre com frequência em recém-nascidos, mas também afeta idosos com dentes mal conservados ou com próteses mal adaptadas e imunossuprimidos, podendo ser um indicador da AIDS. Na queilite angular, a presença de eritema, maceração e fissuras no ângulo da boca pode ser devido à infecção secundária por *Candida* spp. O uso de chupetas facilita o acúmulo de saliva, predispondo à proliferação da levedura.

Na vulvovaginite por *Candida* spp. observa-se leucorreia com aspecto de "leite talhado", além de placas esbranquiçadas na vulva e mucosa vaginal. Prurido, ardência e, eventualmente, disúria constituem os sintomas mais comuns. Gravidez, contraceptivos hormonais e duchas vaginais são fatores predisponentes. No homem, apresenta-se como balanite ou balanopostite, podendo ser encontradas pápulas ou pústulas na glande que evoluem com lesões eritematosas e erosadas. No prepúcio, ocorrem eritema e edema, que podem se estender para o escroto e a região inguinal. Os principais sintomas são prurido e ardor. Fimose, higiene inadequada e uso de cremes com corticosteroides são fatores precipitantes, além dos já citados. Pode ser secundária à dermatite de contato pelo uso de preservativos. Eventualmente, pode ocorrer por transmissão sexual.

"Candidíase mucocutânea crônica" é um termo usado para descrever um grupo heterogêneo de síndromes clínicas caracterizadas pela infecção da pele, das unhas e da orofaringe por espécies de *Candida* de caráter crônico e resistentes ao tratamento habitual. Está relacionada com fatores congênitos de imunossupressão, como em algumas desordens genéticas, ou pode ser adquirida.

Na dermatite da fralda, a retenção de urina e fezes em contato com a pele provoca dermatite de contato por irritação primária, que predispõe à infecção secundária por *Candida* spp. (Figura 37.3). Fenômeno semelhante é observado na paroníquia, inflamação da dobra periungueal. O local sujeito à dermatite causada por contato com irritantes, como produtos de limpeza ou alimentos, é secundariamente colonizado por *Candida* spp. O contato prolongado com a água quebra a barreira física da pele, facilitando a invasão pela levedura na dobra periungueal, pois é parte da microbiota local. Como consequência da paroníquia, a unha pode ser acometida pela candidíase, geralmente apresentando onicólise lateral e onicodistrofia nos casos crônicos.

O diagnóstico envolve o exame físico, com base nas características clínicas das lesões cutaneomucosas, e o exame micológico. No exame micológico direto, observam-se pseudo-hifas, forma de invasão tecidual dessa levedura, e blastoconídios. Podem ser encontradas hifas hialinas e septadas, delgadas. A colônia isolada deve ser identificada pelos métodos disponíveis. Se for necessário, deve-se realizar o antifungigrama, pois algumas espécies são resistentes a determinados antifúngicos.

Tratamento

A identificação e, se for possível, eliminação dos fatores predisponentes é essencial para o tratamento. A Tabela 37.1 resume os principais esquemas terapêuticos indicados na candidíase cutânea e/ou mucosa.

DERMATOFITOSE

Dermatofitose ou *tinea*, conhecida popularmente como "impinge", é uma micose cutânea causada por um grupo de fungos denominados dermatófitos. São ceratinofílicos, isto é, têm afinidade pela pele, por pelos e pelas unhas. Raramente atingem camadas mais profundas ou invadem órgãos e sistemas. Os gêneros principais de dermatófitos são *Trichophyton*, *Microsporum*, *Nannizzia* e *Epidermophyton*. É adquirida pelo contato com solo, animais ou humanos, hábitats desse fungos.

Dermatofitoses são endêmicas no Brasil e exigem atenção das autoridades em saúde pública e privada devido à sua fácil transmissão e ao fato de demandarem várias consultas e exames laboratoriais. Existem diversas apresentações

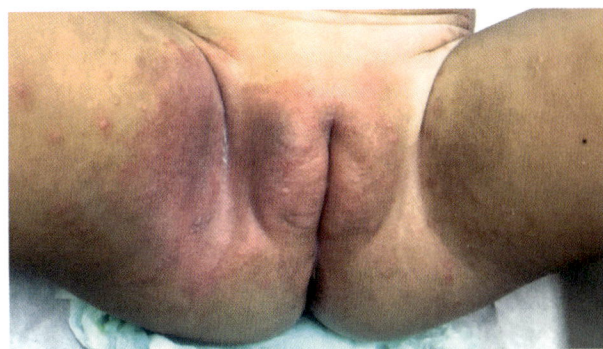

Figura 37.3 Candidíase cutânea em criança com dermatite da fralda. Observam-se lesões satélites características. Imagem: Clínica de Dermatologia, Santa Casa de São Paulo.

Tabela 37.1 Tratamento da candidíase cutaneomucosa conforme indica a apresentação clínica.

Formas clínicas	Tratamento*
Cutânea	Tópico: • imidazóis (2 vezes ao dia) ou ciclopirox olamina (1 vez ao dia), 2 semanas ou até resolução clínica *Formas extensas, associar:* • Fluconazol VO, 150-300 mg/semana, por 2 a 4 semanas ou itraconazol VO,100-200 mg/dia por 2 semanas Crianças: • fluconazol 6 mg/kg por semana, por 2 a 4 semanas
Vulvovaginite/ balanopostite	Tópico: • Imidazóis em cremes, óvulos ou comprimidos vaginais. Oral: • Fluconazol 150-300 mg, VO, DU, ou 150-300 mg/semana, por 2 semanas *Infecção recorrente*** • 10 a 14 dias de indução com antifúngicos tópicos • Fluconazol VO + terapia de supressão com fluconazol 150 mg por semana, por 6-12 meses
Orofaríngea	Nistatina suspensão oral (100.000 UI/mℓ) • Crianças com mais de 1 ano e adultos: 4 a 6 mℓ, 4 vezes ao dia, por 1 a 2 semanas • Crianças < 1 ano de idade: 2 mℓ (1 mℓ de cada lado da mucosa jugal), 4 vezes ao dia, por 1 semana Miconazol gel oral*** • Adultos e crianças ≥ 2 anos: 2,5 mℓ, 4 vezes ao dia • Bebês (6 a 24 meses): 1,25 mℓ, 4 vezes ao dia *Formas extensas ou recorrentes:* • Fluconazol VO 150 mg/dia durante 1 a 2 semanas ou • itraconazol 100-200 mg/dia por 2-4 semanas • Crianças – fluconazol 6 mg/dia por 1 a 2 semanas

DU: dose única; VO: via oral.

* Dose e duração podem variar dependendo das condições clínicas.

** Vulvovaginite crônica recorrente: quatro ou mais episódios de infecção sintomática em um ano.

*** Manter na boca o maior tempo possível, mas não deglutir.

clínicas, que podem assemelhar-se a outras dermatoses, infecciosas ou não. Alguns casos são crônicos, devendo-se ter especial atenção aos pacientes imunossuprimidos.

Incidência e prevalência

Acomete indivíduos universalmente, com maior prevalência nas regiões tropicais e subtropicais. Existem preferências regionais que mudam periodicamente devido à migração populacional, alterações comportamentais e mudanças geoclimáticas, ainda que seja endêmica no Brasil. *Tinea capitis*, por exemplo, acomete preferencialmente crianças pré-púberes; *tinea unguium* é mais frequente entre adultos, *tinea pedis*, entre os desportistas, e lesões extensas são comuns em imunossuprimidos. Identificar o *habitat* do agente etiológico é fundamental para interromper a cadeia de transmissão. Por exemplo, se o fungo é antropofílico, a transmissão é inter-humana; portanto, deve-se procurar pelo contactante ou portador assintomático. Se for zoofílico, procura-se tratar o animal transmissor.

Diagnóstico

A suspeita diagnóstica se dá pela apresentação clínica, dependendo da área do corpo acometida. As lesões de pele glabra, da região inguinocrural ou da face caracterizam-se pelo aspecto eritemato-descamativo, de crescimento centrífugo, com bordas bem delimitadas, vesiculosas ou crostosas (Figura 37.4). Chama atenção o prurido intenso. Nas lesões do couro cabeludo ou da barba, notam-se placas de alopecia com descamação e pelos tonsurados (Figura 37.5). Já o acometimento ungueal mais comum é apresentado como onicólise na borda lateral e distal, ceratose subungueal e coloração amarelada da lâmina ungueal, que está espessada (Figura 37.6). A *tinea pedis* pode ser a porta de entrada para infecções bacterianas, como a erisipela.

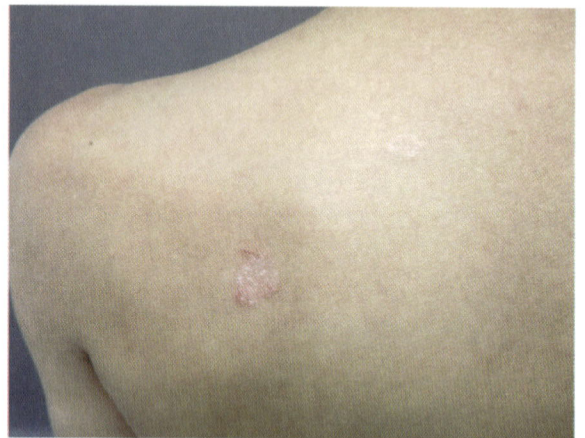

Figura 37.4 *Tinea corporis*. Lesão eritemato-descamativa, bordas bem delimitadas, vesicocrostosas, crescimento centrífugo. Clínica de Dermatologia, Santa Casa de São Paulo.

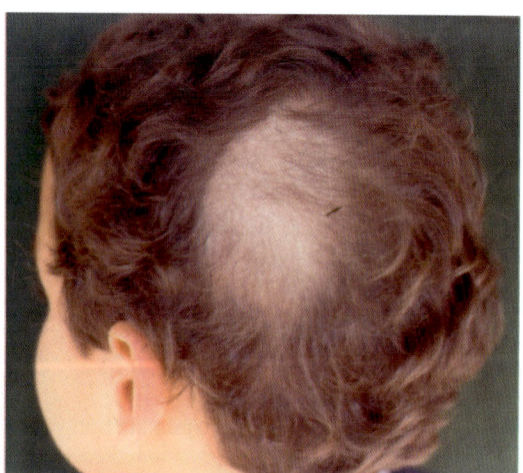

Figura 37.5 *Tinea capitis* microspórica. Placa de alopecia com descamação e pelos tonsurados. Laboratório de Micologia, Hospital Universitário Pedro Ernesto, Universidade Estadual do Rio de Janeiro (UERJ).

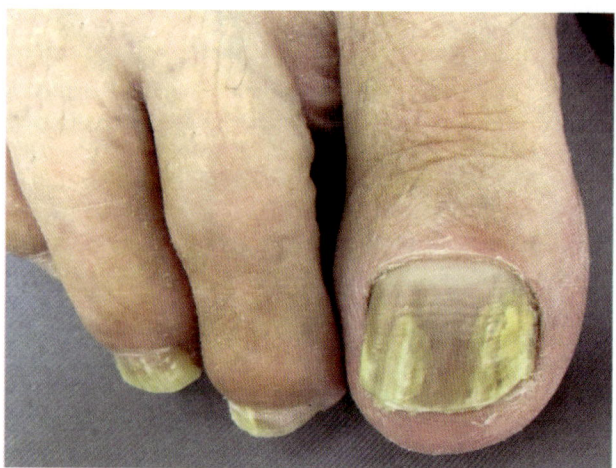

Figura 37.6 Onicomicose do tipo distal e lateral causada por dermatófito. Notam-se onicólise, ceratose subungueal e coloração amarelada da lâmina ungueal. Clínica de Dermatologia, Santa Casa de São Paulo.

Entram no diagnóstico diferencial de várias dermatoses pela diversidade de apresentações clínicas. Seguem alguns exemplos: psoríase, dermatite seborreica, eczema numular, hanseníase tuberculoide, lúpus eritematoso para *tinea corporis*; candidíase, eritrasma e psoríase para *tinea cruris*; foliculite bacteriana, psoríase, alopecia areata para *tinea capitis*; onicólise traumática, psoríase e líquen plano para *tinea unguium*; psoríase e dermatite de contato para *tinea pedis* e *tinea manuum*. O exame dermatoscópico pode ser valioso nos centros em que não existe acesso a exame laboratorial, principalmente para as lesões de unha e couro cabeludo.

O exame micológico direto estabelece o diagnóstico de dermatofitose, mas não identifica o hábit*t* do dermatófito, sendo necessária a identificação do fungo isolado em cultura para interromper o ciclo de transmissão – se geofílica, zoofílica ou antropofílica.

Tratamento

Lesões localizadas em pacientes imunocompetentes podem ser tratadas com antifúngico tópico, como azóis, ciclopirox, terbinafina ou amorolfina. O tempo de tratamento depende do tempo de renovação celular da região acometida – pele, pelo ou unhas. Nos pacientes imunossuprimidos ou com lesões extensas, deve-se acrescentar o tratamento oral. Medicamentos sistêmicos estão indicados primariamente para *tinea* do couro cabeludo e das unhas, sempre que não houver contraindicações. Os principais medicamentos usados no tratamento da dermatofitose são griseofulvina, terbinafina e itraconazol, que ainda não foi testado em crianças, com base em estudos científicos. Atenção à possibilidade de interações medicamentosas, verificando sempre se são absolutamente contraindicadas ou se apenas deve-se observar se o antifúngico aumenta ou diminui os níveis séricos do medicamento ou se determinado medicamento aumenta ou diminui o nível sérico do antifúngico (consultar tabelas de interações medicamentosas acessíveis em diversos programas de medicamentos ou nas respectivas bulas) para ajuste da dose ou suspensão do medicamento. Nas Tabelas 37.2 a 37.4, encontram-se os medicamentos e as posologias indicados para as diversas

Tabela 37.2 Tratamento sistêmico da dermatofitose do corpo, da região inguinocrural, das mãos e dos pés – *Tinea manus* e *tinea pedis*

Terbinafina oral		Griseofulvina oral		Itraconazol oral
Adultos	Crianças	Adultos	Crianças	Adultos
250 mg/d	< 20 kg: 62,5 mg/dia kg: 125 mg/dia > 40 kg: 250 mg/dia	500-1.000 mg/dia	10-15 mg/kg/dia[*]	100 mg/dia

[*] Máximo 500 mg/dia.

Tabela 37.3 Tratamento da dermatofitose do couro cabeludo – *Tinea capitis*.

Terbinafina oral[*]		Griseofulvina oral		Itraconazol oral	Fluconazol oral
Adultos	Crianças	Adultos	Crianças[**]	Adultos	Crianças
250 mg/d	< 20 kg: 62,5 mg/dia 20-40 kg: 125 mg/dia > 40 kg: 250 mg/dia	500-1.000 mg/dia	10-15 mg/kg/dia[***] 15-25 mg/kg/dia[****]	100 mg/dia	6 mg/kg/dia

[*] Tricofítica: 2 a 4 semanas; microspórica: 6 semanas.
[**] Máximo 500 mg.
[***] Tricofítica 4 a 8 semanas.
[****] Microspórica 12 semanas.

Tabela 37.4 Tratamento da dermatofitose ungueal (onicomicose por dermatófito) – *Tinea unguium*.

Terbinafina oral[*,**]		Itraconazol oral[*]		Fluconazol oral[***]
Uso contínuo	Pulso	Uso contínuo	Pulso	Pulso
250 mg/d	500 mg/dia durante 7 dias de cada mês[****]	200 mg/dia	200 mg, 2 vezes ao dia, por 7 dias de cada mês	150-300 mg/semana

[*] Duração (contínuo ou pulso): 1 a 3 meses, unhas das mãos; 4 a 6 meses, unhas dos pés.
[**] Primeira escolha para onicomicose por dermatófito.
[***] Duração: 3 a 6 meses, unhas das mãos; 6 a 18 meses, unhas dos pés.
[****] Opção de pulso: 250 mg/dia durante 7 dias de cada mês.

formas clínicas da dermatofitose. O acompanhamento da evolução terapêutica deve ter como base a cura clínica e micológica.

CONSIDERAÇÕES FINAIS

Micoses são infecções fúngicas de fácil transmissão, geralmente benignas, podendo ser crônicas ou não. Em alguns casos, são endêmicas no Brasil. O tratamento costuma ser simples e eficaz, tópico ou oral, nos casos menos complicados, exigindo apenas acompanhamento após a cura.

BIBLIOGRAFIA

Bonifaz A, Tirado-Sánchez A, Araiza J, Rodríguez-Leviz A, Guzmán-Sánchez D, Gutiérrez-Mendoza S, et al. White piedra: clinical, mycological, and therapeutic experience of fourteen cases. *Skin Appendage Disord*. 2019;5(3):135-41.

Falotico MF, Lipner SR. Updated perspectives on the diagnosis and management of onychomycosis. *Clin Cosmet Investig Dermatol*. 2022;15:1933-57.

Khan SS, Hay RJ, Saunte DML. A review of antifungal susceptibility testing for dermatophyte fungi and it's correlation with previous exposure and clinical responses. *J. Fungi*. 2022;8(12):1290.

Leung AKC, Barankin B, Lam JM, Leong KF, Hon KL. Tinea versicolor: an updated review. Drugs Context. 2022;11:2022-9-2.

Meneses OM, Donati A, Silva FO, Mimiça MJ, Machado CJ, Veasey J. Trichoscopy patterns of tinea capitis and their correlation with mycological culture results. *J Am Acad Dermatol*. 2023;88(1):166-7.

Pappas PG, Kauffman CA, Andes DR, Clancy CJ, Marr KA, Ostrosky-Zeichner L, et al. Clinical practice guideline for the management of candidiasis: 2016 update by the Infectious Diseases Society of America. *Clin Infect Dis*. 2016;62(4):e1-50.

Taudorf EH, Jemec GBE, Hay RJ, Saunte DML. Cutaneous candidiasis – an evidence-based review of topical and systemic treatments to inform clinical practice. *J Eur Acad Dermatol Venereol*. 2019;33(10):1863-73.

Valentim FO, Lacerda PN, Haddad GR. Tinea nigra: A series of three cases observed in Botucatu, São Paulo. *Rev Soc Bras Med Trop*. 2021;54:e0563-2020.

Veasey JV, Avila RB, Miguel BAF, Muramatu LH. White piedra, black piedra, tinea versicolor, and tinea nigra: contribution to the diagnosis of superficial mycosis. *An Bras Dermatol*. 2017;92(3):413-6.

CAPÍTULO 38

Micoses Subcutâneas e Sistêmicas

Silvio Alencar Marques • Paulo R. L. Machado

INTRODUÇÃO

Este capítulo reúne algumas das micoses subcutâneas e sistêmicas de interesse por sua prevalência e sua importância quanto ao diagnóstico precoce. Três das mais importantes delas são: cromoblastomicose (CBM), micetomas e paracoccidioidomicose (PCM). As duas primeiras são subcutâneas pela implantação traumática do agente fúngico, e a PCM, de infecção via inalatória, com disseminação multissistêmica do fungo. A esporotricose, por sua relevância e importância maiúscula em saúde pública, será apresentada em capítulo específico.

CROMOBLASTOMICOSE

CBM é uma micose subcutânea causada por implantação traumática de fungos pigmentados e demáceos, de evolução crônica, ocorrendo em países de cinco continentes, porém mais prevalente nas regiões tropicais.

A primeira publicação corresponde a Rudolph, em 1914, na revista alemã *Uber die brasilianische Figueira*, em que são descritos casos e os achados de cultura de quatro pacientes.[1] Em 1915, Lane e Medlar publicam, de modo separado, achados de mesmo paciente e descrevem os atualmente denominados corpos muriformes, os achados de cultura e do agente, denominado *Phialophora verrucosa*. Em 1920, Pedroso e Gomes publicam dados de quatro pacientes, nomeiam a enfermidade como dermatite verrucosa, isolam seus agentes e a classificam como *Phialophora verrucosa*. Posteriormente, em 1922, Brumpt, estudando os cultivos isolados por Pedroso e Gomes, não os reconheceu como *P. verrucosa* e sugeriu a denominação *Hormodendrum pedrosoi*. Pablo Negroni, na Argentina, em 1935, propôs o gênero *Fonsecaea* e manteve a espécie *pedrosoi*, nominal e universalmente aceita e, hoje, parte do complexo *Fonsecaea spp.* A terminologia "cromoblastomicose" foi inicialmente sugerida por Terra et al. em 1922; posteriormente veio "cromomicose", sugerida por Moore e Almeida e assim reconhecida por muitos anos, e, novamente, "cromoblastomicose", por Ajjelo, em 1974.[1]

Epidemiologia

A CBM é diagnosticada mais frequentemente no Brasil, na Venezuela, no México e em Madagascar, sendo esse o país considerado de maior incidência, mas é também descrita em regiões subtropicais e temperadas, como China, Japão e Europa. No Brasil, é diagnosticada em praticamente todos os estados, mas com prevalência maior nos estados do Pará e Maranhão. Acomete principalmente os membros inferiores de homens, trabalhadores rurais, mas pode ocorrer entre pacientes de vida eminentemente urbana. A faixa etária mais acometida é entre 40 e 60 anos. É considerada rara a ocorrência entre pacientes imunossuprimidos.[1]

Etiologia

Vários são os gêneros e espécies capazes de causar a CBM, destacando-se no Brasil a espécie *Fonsecaea pedrosoi*. Mas outras espécies também podem levar a esse quadro, como *P. verrucosa*, *Cladophialophora carrioni* e *Rhinocladiella aquaspersa*. Importante salientar que no gênero *Fonsecaea* se reconhecem as espécies patogênicas *F. pedrosoi*, *F. nubica* e *F. monophora*. Tais agentes vivem no meio ambiente em vegetais, vegetais em decomposição e no solo e contaminam o homem por implantação traumática, embora nem sempre o antecedente de trauma seja relatado pelo paciente.[1]

Diagnóstico

A história clínica da CBM pode ser contada em anos, e não em meses, pois a enfermidade tem evolução indolente e crônica. São várias as manifestações clínicas, sendo a lesão em placa infiltrada e superfície vegetante-verrucosa, com pontos negros na superfície, o quadro mais clássico, com possível ocorrência de área cicatricial onde previamente havia lesão ativa (Figura 38.1). Entretanto, são possíveis lesões nodulares, tumorais e mesmo ulceradas. Ao longo dos anos, as lesões aumentam de tamanho e podem comprometer todo um membro. Pela regra, a lesão é indolor e não sofre infecção bacteriana secundária. Embora incomum, lesões crônicas podem desenvolver carcinoma espinocelular. As localizações mais frequentes são nos membros inferiores, seguidas de membros superiores e tronco. O acometimento do seguimento cefálico é raro. Não ocorrem lesões mucosas.

O padrão ouro para o diagnóstico é a visualização por meio do exame direto ou exame anatomopatológico das células muriformes (corpos escleróticos), que é patognomônico, pois corresponde a células fúngicas arredondadas ou ovaladas, presentes na derme, semelhantes ao grão de café, de coloração marrom e divisão por cissiparidade. O cultivo de

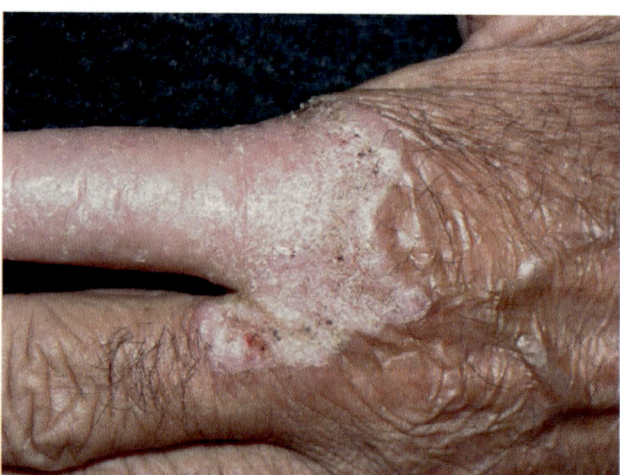

Figura 38.1 Cromoblastomicose: placa infiltrada, de superfície hiperceratósica e pontilhado negro e área exulcerada. Limites nítidos, com bordas discretamente sobrelevadas e área cicatricial onde existia lesão prévia.

fragmentos em ágar Sabouraud, ou ágar Mycosel é caracterizado por colônia de crescimento rápido, coloração cinza a negro-esverdeada, de aspecto aveludado e elevação central. No microcultivo, os corpos de frutificação presentes auxiliam na definição do gênero, e a definição da espécie fica mais bem determinada com a utilização dos métodos moleculares.[1]

O diagnóstico diferencial se faz com enfermidades do acrônimo PLECT + carcinoma espinocelular (CEC), ou seja, PCM, leishmaniose, esporotricose, tuberculose e carcinoma espinocelular.

Tratamento

O tratamento de escolha é cirúrgico, o que se beneficia do diagnóstico precoce. A exérese com margem lateral e profunda depende de competência técnica do médico assistente para tal e do tamanho e da localização da lesão. Existe a possibilidade de que a exérese seja feita em tempos sucessivos e eventuais recaídas possam ser novamente excisadas. Tratamento clínico com itraconazol 200 mg/dia pode ser auxiliar ao tratamento cirúrgico, precedendo por um mês e permanecendo por pelo menos três meses após o procedimento. A simples exérese cirúrgica costuma ser resolutiva, porém o seguimento deve ser em longo prazo pelo risco de recidivas. Nos casos em que o procedimento cirúrgico não é possível ou apenas parcialmente possível, o itraconazol 200-400 mg/mês por até 12 meses é o indicado, podendo ser associado à terbinafina 500 mg/dia. Métodos como criocirurgia, terapia a laser e terapia fotodinâmica podem ser eficazes ou úteis como adjuvantes.[1]

MICETOMAS

São enfermidades infecciosas subcutâneas e crônicas, causadas pela implantação traumática por fungos (eumicetomas) ou por bactérias (actinomicetomas). Ambos os subtipos podem comprometer partes moles profundas e ossos regionais por meio de invasão por contiguidade. Caracterizam-se por expelir, por intermédio de fístulas, o denominado "grão", que corresponde ao enovelado de bactérias ou de fungos e de coloração variável segundo a espécie causal. Serão apresentados em conjunto neste capítulo pela grande semelhança clínica que exibem.

A palavra "micetoma" tem origem grega e corresponde à soma dos termos *mykes* (fungo) e *oma* (tumor). Foi descrita pela primeira vez em 1842 por John Grill, na Índia, e denominada "pé de Madura" (nome da cidade de onde procediam os pacientes). Em 1913, ocorreu a distinção de etiologia, isto é, se fúngica ou bacteriana. Em 1984, foram propostas as denominações, hoje universais, eumicetoma e actinomicetoma.[2]

Epidemiologia

A maior incidência ocorre nas regiões tropicais e subtropicais. Os actinomicetomas são mais frequentes nas Américas, particularmente no México e no Brasil, e os eumicetomas na África e na Índia. Maior incidência ocorre em homens adultos com história de atividade rural.[2]

Etiologia

Os fungos ou as bactérias que causam os micetomas estão presentes na natureza, no solo e em vegetais em decomposição.

Os agentes dos actinomicetomas são, principalmente, *Nocardia brasiliensis*, *N. asteroide*, *N. cavie*, *Actinomadura madurae* e *A. israelii*, os quais, quando infectam, produzem "grãos" de cor branca a amarela. A espécie *A. pelletieri* expele grãos de cor rosa a avermelhada.

Os agentes do eumicetomas são, principalmente, *Ninograna mackonnoni* (*Pyrenochaeta mackinnonii*) – grãos pretos; *Madurella mycetomatis* – grãos pretos; *M. grisea* (*Trematosphaeria grisea*) – grãos pretos; *Scedosporarium apiospermum* (*Pseudoallescheria boydii*) – grãos branco-amarelados; *Acremonium spp.* – grãos branco-amarelados; *Fusarium spp* – grãos branco-amarelados; *Leptosphaeria spp* – grãos pretos.

Diagnóstico

Ambos os subtipos ocorrem por implantação traumática na pele e no subcutâneo do agente causal. Progridem por contiguidade às estruturas vizinhas, incluindo ossos. A evolução é crônica, porém, nos actinomicetomas, o comprometimento de estruturas mais profundas parece ser mais precoce, e as fístulas são mais exsudativas. Se não houver infecção secundária, a tendência é não haver febre ou repercussão sistêmica. A localização mais comum é nos membros inferiores, principalmente nos pés. Há aumento gradual do volume da região acometida, que se torna fibrótica e firme à palpação. A coloração exibe tons de eritema ao castanho (Figura 38.2). Classicamente estão presentes as fístulas com secreção serosa, às vezes sanguinolenta ou purulenta, e com drenagem dos "grãos". Nos casos mais avançados, pode ocorrer limitação de movimentação da região acometida. Faz parte da investigação dos casos o exame radiológico e o tomográfico da região comprometida.[2]

A coleta de grãos para exame direto possibilita o diagnóstico: se actinomicetoma (filamentos mais finos e delicados, com disposição radiada) ou eumicetoma (filamentos septados e terminação em clava na periferia do grão). O diagnóstico histopatológico é mais sensível, contudo necessita de experiência e treino. Observa-se processo inflamatório crônico granulomatoso e presença de microabscessos onde se pode encontrar o grão. Na coloração pela HE, é característica dos actinomicetomas a presença de material eosinofílico, amorfo e radiado, constituído de imunoglobulinas, restos teciduais e fibrina (fenômeno de Splendore-Hoeppli), que circundam o grão. A coloração pelo Gram é prova definitiva de etiologia por actinomicetos.[2]

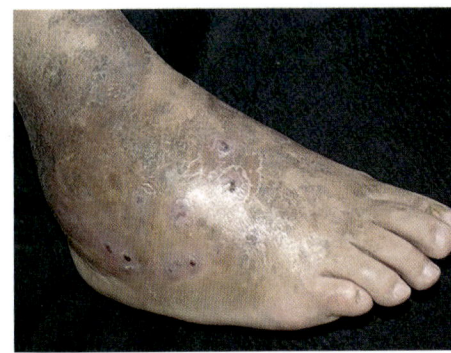

Figura 38.2 Eumicetoma: aumento do volume global do dorso do pé e coloração acastanhada, duro e lenhoso à palpação. Eritema e descamação ao redor das múltiplas fístulas.

Os grãos dos eumicetomas garantem identificação de hifas verdadeiras e a clássica terminação em clava na periferia do grão. A coloração pela prata não é útil para distinguir eumicetos dos actinomicetos, pois estes também podem corar pela prata.

O melhor material para cultivo é aquele obtido por biopsia profunda, identificando o grão, lavado com solução contendo gentamicina e, na sequência, semeado em ágar Sabouraud ou mesmo ágar Mycosel. Actinomicetos crescem rápido, e o microcultivo possibilita, ao menos, a identificação quanto ao gênero. Os eumicetos são mais difíceis de serem isolados e há de se aguardar ao menos 30 dias antes de descartar como negativo.

O diagnóstico diferencial principal é com a botriomicose, que é consequente à infecção por bactérias, particularmente *Staphylococcus aureus*, pois tem clinica semelhante e possibilidade de enovelado de bactérias simulando o grão.

Tratamento

É fundamental a diferenciação entre actinomicetoma e eumicetoma, pois o tratamento e o prognóstico são distintos. Nas formas leves, sem comprometimento ósseo, a primeira escolha para actinomicetomas é a associação sulfametoxazol + trimetoprima (SMX+TMP) na dose de 1.600 mg/dia + 320 mg/dia por pelo menos seis meses. Nas formas moderadas e graves, com ou sem comprometimento ósseo, ou após falha terapêutica com o tratamento anterior, SMX+TMP 800 mg/dia + 160 mg/dia, associado à amicacina 1 g/dia por 21 dias. A SMX+TMP é mantida durante todo o período do tratamento, e a amicacina, repetida com intervalo de 15 dias na mesma dosagem, no total de 1g/dia por 3 ciclos de 21 dias cada um, se for necessário. Opção em esquema semelhante é a substituição da SMX+TMP pelo imipeném 1,5 g/dia por 21 dias, mantido mesmo nos intervalos da amicacina. Curetagem óssea pode ser conduta necessária para se conseguir a cura. O prognóstico é bom na maioria dos casos. Observar com atenção os possíveis e prováveis efeitos adversos da amicacina.[2]

Nos eumicetos o prognóstico é mais reservado, pois a resposta ao itraconazol, mesmo nas doses de 200 a 400 mg/dia por vários meses, é limitada. Voriconazol e posaconazol, também em altas doses, podem ser efetivos, mas limitados pelo alto custo.

PARACOCCIDIOIDOMICOSE

PCM é micose sistêmica, endêmica no Brasil e em diversos países da América Latina. É causada por fungos do gênero *Paracoccidioides* e mais prevalente em homens, com histórico de atividades rurais. A infecção é via inalatória, geralmente se expressando por comprometimento pulmonar e lesões cutaneomucosas.

Em 1908, Adolfo Lutz publicou os dois primeiros casos da doença, cultivou o agente e percebeu a distinção morfológica do fungo entre o observado no cultivo e aquele no tecido, ou seja, identificou o que seria posteriormente denominado dimorfismo térmico. Em 1912, Alfonso Splendore publicou novos casos, sugeriu ser o contágio realizado pela mucosa oral e propôs a denominação Zimonema brasiliense para o agente. Em 1930, Floriano de Almeida, com base em observações de experimentação animal e de cultivo, distinguiu definitivamente a PCM da coccidioidomicose e propôs a denominação *Paracoccidioides brasiliensis* ao agente. Em 1940, foi estabelecida a primeira proposta terapêutica com a sulfapiridina; em 1958, o uso da Anfotericina B, e em 1980, o início da era dos derivados azólicos.[3]

Epidemiologia

A PCM é autóctone na grande maioria dos estados brasileiros, sendo rara ou ausente nos estados da região Nordeste. Por outro lado, São Paulo, Mato Grosso e Rondônia são os estados com maior incidência. Na América do Sul, apenas Chile, Suriname, Guiana e Guiana Francesa não apresentam casos autóctones.[3]

O fungo está no meio ambiente, em particular em solo de tocas de tatu e vegetais em decomposição. O contágio é via inalatória, e o complexo primário é pulmonar, em tudo semelhante à tuberculose.

É a micose sistêmica de maior importância na medicina brasileira, e sua frequência, as características das lesões e o acesso das mesmas à biopsia fazem do conhecimento das lesões dermatológicas da PCM tarefa obrigatória para médicos em todos os níveis de atuação profissional.

Etiologia

Desde 2009, são reconhecidas novas espécies dentro do gênero *Paracoccidioides*: *P. brasiliensis*, *P. lutzii*, *P. restrepiensis*, *P. venezuelensis*, e *P. americana*. A diferenciação em diversas espécies é resultado de sequenciamento molecular com distinção suficiente para aceitá-las como distintas.[3] Esforços têm sido realizados para observar diferenciação quanto ao comportamento clínico, de resposta terapêutica e de prognóstico entre as espécies.

O *Paracoccidioides*, semeado em ágar Sabouraud, à temperatura ambiente, cresce entre 20 e 30 dias como colônia branca e radiada, aderida ao meio e com aspecto central elevado que lembra o de "pipoca estourada". À temperatura ambiente, o aspecto do fungo é filamentoso e denominado forma *M* (de micélio). Em contraste, a 37°C, quando cresce como colônia de cor creme e com aspecto cerebriforme e leveduriforme, é denominado forma *Y* (de Yeast), caracterizando o aspecto dimórfico do fungo, típico dos fungos patogênicos.

Diagnóstico

A classificação clínica reconhecida internacionalmente subdivide a PCM em: (1) infecção, identificada apenas em inquéritos epidemiológicos, utilizando o teste intradérmico da paracoccidioidina; (2) doença: 2.1, forma aguda-subaguda, 2.2 forma crônica; (3) sequelas.[3]

A forma aguda-subaguda caracteriza-se por comprometer jovens, de ambos os sexos, ou adultos imunocomprometidos.[4] O paciente apresenta febre vespertina, perda de peso, adinamia e emagrecimento. A manifestação clínica é de linfonodos enfartados, cervicais, submandibulares e submentonianos (aspecto de pseudolinfoma). Os linfonodos são inicialmente duros e dolorosos, evoluindo para aspecto inflamatório, abscedação e fístula. As lesões cutâneas, no geral múltiplas, ocorrem mais na face, têm aspecto inicial acneiforme e evolução para lesão ulcerada e vegetante. Na forma aguda-subaguda, o acometimento da mucosa oral é raro. Hepatoesplenomegalia, comprometimento intestinal e lesões ósseas não são incomuns.

A forma crônica é típica do adulto do sexo masculino e pode ser de localização única, isolada e unifocal, habitualmente restrita aos pulmões, ou, o que é mais comum, ser multifocal, isto é, com múltiplos órgãos e sistemas acometidos. O clássico é o comprometimento pulmonar associado a lesões cutaneomucosas. Não é raro o envolvimento das adrenais e mesmo do sistema nervoso central. O paciente pode queixar-se de tosse, inicialmente seca, emagrecimento, adinamia e sialorreia. Não raro, só procura atendimento médico quando surgem as lesões cutâneas ou mucosas.

As lesões cutâneas podem ser múltiplas ou em pequeno número. São mais prevalentes no segmento cefálico, mas qualquer topografia pode ser comprometida. As lesões podem ter aspecto verrucoso, infiltrado, sarcóidico, pápulo-nodular, ulcerado e mesmo tipo abscesso frio (Figura 38.3).[5] As lesões mucosas são frequentes, em particular na cavidade oral. Comprometem a mucosa jugal, a gengival, a labial e a palatina, bem como a língua, a orofaringe posterior e as cordas vocais. O aspecto é de úlcera rasa com pontilhados hemorrágicos, infiltrada ou vegetante. Mucosas ocular, genital e perianal podem ser comprometidas, mas é raro.[3]

O diagnóstico é confirmado pela visualização do agente no exame direto ou no histopatológico. O fungo aparece na sua morfologia leveduriforme, arredondado com células filhas por gemulação, com aspecto de "Mickey Mouse" ou em "roda de leme". No histopatológico, o infiltrado inflamatório é pio-granulomatoso, com células gigantes, e o fungo, visível, mesmo na coloração por hematoxilina e eosina. A coloração pela prata realça o fungo. Métodos diagnósticos auxiliares são a sorologia, por intermédio do método da contraimuno-eletroforese, ou imunodifusão dupla em gel de ágar. O cultivo em ágar Sabouraud ou ágar Mycosel são possíveis, mas pouco sensíveis, com positividade em torno de 50%. Métodos moleculares ainda são restritos aos institutos de pesquisa.

Diagnóstico diferencial é feito a depender da queixa clínica. Do ponto de vista dermatológico, o diferencial é com as enfermidades da síndrome PLECT + CEC.

Tratamento

O tratamento tem de ser holístico e atentar para a presença de anemia, desnutrição e verminoses. Interferir no tabagismo e consumo abusivo de álcool, quando presentes. O tratamento específico utiliza sulfametoxazol – trimetoprima nas doses de 2.400 + 480 mg/dia/VO por 12 a 24 meses, ou itraconazol, 200 a 400 mg/dia/VO por 6 a 24 meses, ou anfotericina B clássica (desoxicolato) entre 0,5 a 1 mg/kg/dia IV internado ou em regime de hospital dia. O fármaco, a dose, o tempo de uso e demais cuidados são indicados a depender da gravidade clínica e do acesso ao medicamento. O paciente deve ser muito bem orientado pela equipe médica, e as reavaliações devem ser periódicas, com foco no exame clínico, no laboratorial e no radiográfico. Os critérios de cura exigem estabilização das imagens pulmonares, cicatrização das lesões, recuperação clínica geral e sorologia negativa por ao menos dois anos. Em relação ao tratamento e seguimento, recomendamos consultar a Revista da Sociedade Brasileira de Medicina Tropical. 2017; 50:715-740.[6]

LEISHMANIOSE TEGUMENTAR

A leishmaniose tegumentar (LT) é doença infecciosa e não contagiosa que acomete pele e mucosas. Pode ser causada por diferentes espécies de protozoários do gênero *Leishmania* e transmitida por picada de flebótomos do gênero *Lutzomia*. A LT é associada a questões ambientais, como desmatamentos e alterações climáticas, e apresenta vínculo estreito com baixos índices de desenvolvimento socioeconômico das populações atingidas. O parco investimento em políticas de saúde para seu controle adequado é fator determinante e amplificador do seu grande impacto socioeconômico pela morbidade e pelo absenteísmo que provoca, podendo ser considerada doença ocupacional (para atividades de agricultura e pecuária, desmatamento). O comprometimento psicológico não deve ser esquecido, principalmente nas formas com intenso acometimento facial. As primeiras descrições de quadros de LT em nosso país remontam a 1895, quando foram descritos os primeiros casos na Bahia, nas teses de José Adeodato de Sousa e Juliano Moreira na Faculdade de Medicina da Bahia.

Incidência e prevalência

A LT ocorre em mais de 1 milhão de pessoas anualmente nas Américas, no Oriente Médio, na África e na Ásia, principalmente nos países em desenvolvimento. O Brasil é o país com o maior número de casos de LT na América do Sul (acima de 15 mil casos notificados), com o coeficiente de detecção de 7 por 1 milhão de habitantes em 2021 e predomínio de casos nas regiões Norte, Nordeste e Centro-Oeste. O padrão de transmissão é predominantemente silvestre: a infecção humana ocorre quando a pessoa adentra na mata ou selva, geralmente para atividades ocupacionais, o que explica o maior acometimento em homens entre 20 e 50 anos. Em algumas regiões, o aumento de casos em menores de 10 anos, idosos ou mulheres indica um padrão de transmissão peridomiciliar.

Diagnóstico

O diagnóstico da LT deve levar em consideração as diferentes formas clínicas e suas peculiaridades, uma vez que a doença tem ampla heterogeneidade clínica, de acordo com a espécie infectante, a região geográfica e a resposta imune do hospedeiro. A *Leishmania (Viannia) braziliensis*, espécie mais comum entre as sete que ocorrem no Brasil, é também

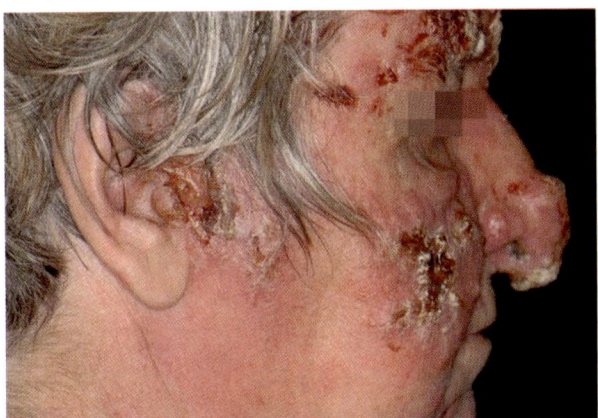

Figura 38.3 Paracoccidioidomicose: caso negligenciado pela paciente com coexistência de diferentes tipos de lesão – úlcera parcialmente recoberta por crostas, em leito eritematoso e infiltrado na região pré-auricular; lesão semelhante malar; nodular, verrucosa, na asa, dorso e ponta nasal; e ulcero-vegetante na região frontal.

considerada a mais agressiva, pela capacidade de causar formas mucosas ou disseminadas. Outras espécies importantes são a *Leishmania guyanensis* e a *Leishmania amazonensis*, que atingem a região Norte. As principais formas clínicas são: leishmaniose cutânea (LC); leishmaniose mucosa (LM); leishmaniose disseminada (LD) e leishmaniose cutâneo-difusa (LCD).

A LC ocorre em mais de 90% dos casos nas áreas endêmicas, após um período de incubação que varia entre 2 a 4 ou 8 semanas. Pode iniciar com adenopatia regional volumosa e pequena pápula que logo ulcera e assume configuração arredondada ou oval, com fundo granuloso/crostoso, e bordas elevadas e infiltradas (Figura 38.4). As lesões atingem preferencialmente o terço inferior das pernas, mas podem ser encontradas em qualquer região corporal (principalmente área exposta), geralmente com uma ou poucas úlceras. Pode ocorrer infecção bacteriana secundária com secreção seropurulenta e, menos frequentemente, comprometimento do tecido celular subcutâneo e dor. Os principais diagnósticos diferenciais da úlcera leishmaniótica são úlcera de estase, esporotricose, CEC, pioderma gangrenoso.

A LM é, muitas vezes, manifestação tardia (meses ou anos) após quadro de LC em que provavelmente houve cura espontânea ou tratamento precário, ocorrendo em 3 a 5% dos casos de LT em regiões endêmicas dominadas por *L. braziliensis*. Atinge preferencialmente o septo cartilaginoso nasal e as porções frontais da fossa nasal. Pode progredir de pequenos nódulos até lesões ulceradas, com perfuração ou destruição de todo o septo nasal. Nas formas avançadas cursa com deformidade da pirâmide nasal e intenso comprometimento estético (Figura 38.5). Eventualmente pode comprometer lábios, palato, faringe e laringe, causando rouquidão e até obstrução respiratória superior, com êxito letal. Os principais diagnósticos diferenciais são com PCM e linfoma de células NK/T tipo nasal (antigo granuloma letal da linha média).

Na LD é observado quadro inicial ulcerado que evolui após algumas semanas para disseminação aguda de lesões acneiformes, papulosas ou nodulares (Figura 38.6) para diversas áreas corporais (pelo menos 10 lesões em pelo menos duas regiões não contíguas), geralmente em associação a sintomas sistêmicos como febre, calafrios, astenia e mialgia.[7] No Brasil está mais associada à infecção por *L. braziliensis*, em indivíduos sem evidências de imunossupressão. No entanto, outras espécies podem se responsabilizar por quadro de LD, geralmente em pacientes imunossuprimidos. Entre os diagnósticos diferenciais (principalmente nos imunossuprimidos) destacam-se esporotricose, histoplasmose, criptococose ou PCM disseminadas, além de varicela e erupções acneiformes. Outro diferencial importante é a LCD, de ocorrência na região Norte em infecções causadas pela *L. amazonensis*. É forma rara, mesmo nas regiões onde é documentada. Os pacientes apresentam nódulos e/ou placas infiltradas em diversas regiões corporais, geralmente sem comprometimento mucoso. O diagnóstico diferencial com a hanseníase virchowiana e o linfoma cutâneo se impõem.

Diversas formas consideradas atípicas, com aspecto verrucoso, vegetante, crostoso ou lupoide, podem ocorrer, representando desafio clínico e terapêutico. A maioria das formas atípicas ocorre em adultos masculinos, com lesões acima da cintura e na face. Na maioria dos pacientes, não há comorbidades como doenças crônicas ou presença de HIV, dado a favor de que alterações genéticas na *L. braziliensis* sejam fator

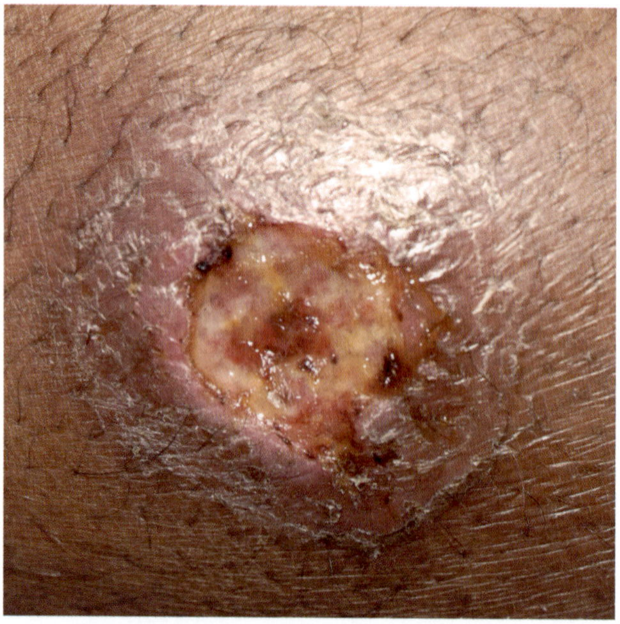

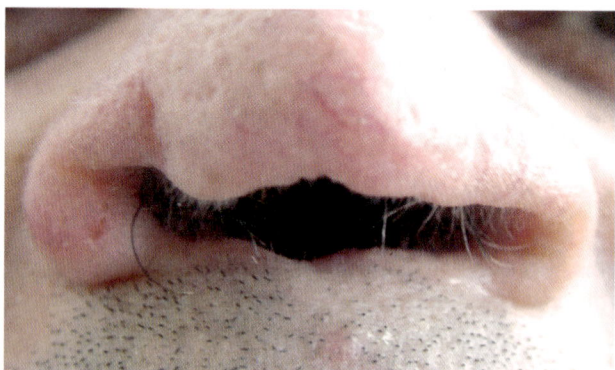

Figura 38.5 Leishmaniose mucosa: destruição total do septo nasal e infiltração na borda da asa nasal.

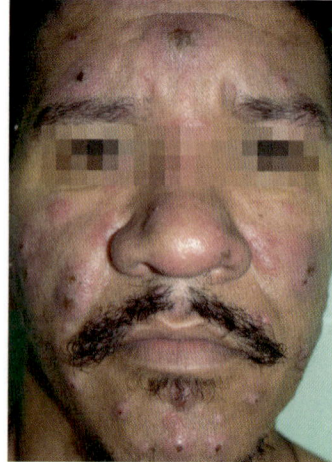

Figura 38.6 Leishmaniose disseminada: lesões exuberantes e eritematosas, papulosas e nodulares, algumas com centro erosado e crostoso, acometendo a face de paciente imunocompetente.

Figura 38.4 Leishmaniose cutânea: úlcera característica, arredondada, de fundo granuloso e bordas eritemato-infiltradas.

importante para o aparecimento dessas formas. A gravidez é um fator de risco importante para o desenvolvimento de lesões atípicas, assim como obesidade e diabete melito.[8]

O diagnóstico de qualquer forma da LT deve ser guiado pela clínica, porém a procedência do paciente e dados epidemiológicos são importantes. A confirmação laboratorial é fundamental para as formas incomuns ou atípicas e para ajudar no diagnóstico diferencial. O exame direto da lesão corado por Giemsa pode evidenciar formas amastigotas (arredondadas e sem flagelo) da *Leishmania*, principalmente nas primeiras semanas de infecção; o exame histopatológico pode ser útil, mas só é confirmatório se formas amastigotas são visualizadas no infiltrado inflamatório dérmico onde predominam plasmócitos e, muitas vezes, formação de granulomas é descrita; a reação de Montenegro mede a resposta imunocelular, sendo muitas vezes positiva, principalmente nas formas ulceradas e mucosas; e a cultura em meio NNN, assim como o diagnóstico molecular por PCR, só estão disponíveis em centros de pesquisa.

Tratamento

A resposta ao tratamento da LT é, muitas vezes, lenta, e a taxa de cura varia muito, de acordo com a forma clínica, a medicação utilizada, a espécie de *Leishmania* e a região geográfica de onde o paciente procede. Fármacos disponíveis:

- Antimonial pentavalente (Sb^v) ou antimoniato de meglumina (Glucantime®). Ainda é o medicamento de escolha nos casos causados por *L. braziliensis*, apesar da toxicidade (principalmente cardíaca) e do uso parenteral obrigatório. A dose é de 15-20 mg/kg/dia, durante 20 dias, para a forma cutânea, e 30 dias para as formas mucosa, disseminada e atípicas, com preferência pelo uso endovenoso. É contraindicado na gestação, nos idosos e nos cardiopatas. Na LM, deve associar-se a pentoxifilina com o Sb^v na dose de 400 mg, três vezes ao dia, por 30 dias, para aumento da taxa de cura. A via intralesional pode ser utilizada em situações especiais, principalmente em lesões únicas, pequenas e onde haja contraindicação para uso sistêmico
- Miltefosina. Mais recentemente, a miltefosina por via oral passou a ser disponibilizada no Brasil, devendo ser utilizada na dose de 50 mg, três vezes ao dia, durante 28 dias, em substituição ao Sb^v ou em casos refratários. A miltefosina também é contraindicada na gestação. Apresenta eficácia superior ao Sb^v, principalmente na doença causada pela *L. braziliensis*[9]
- Anfotericina B desoxicolato ou lipossomal. Apesar de elevada eficácia, tem uso limitado pela necessidade de ambiente hospitalar e nefrotoxicidade. Deve ser prescrita na dose total de 25 a 40 mg/kg, principalmente em formas extensas ou refratárias ao tratamento com Sb^v ou miltefosina
- Isotionato de pentamidina. Nos casos de LC causados pela *L. guyanensis* na região amazônica, é a primeira opção de tratamento, em duas a três doses de 7 mg/kg/dose por via intramuscular.[10]

CONSIDERAÇÕES FINAIS

As micoses subcutâneas e sistêmicas (PCM) abordadas neste capítulo têm potencial de evoluir com gravidade se forem diagnosticadas tardiamente, daí a importância de o médico geral reconhecer suas manifestações cutâneas, pois são auxiliares e indutores do diagnóstico precoce.

A LT no Brasil é doença frequente, cujo real impacto é subestimado pela ausência de prioridade no seu controle, mas é inevitavelmente subdiagnosticada e subnotificada. Em função das características ecológicas e ambientais e pela falta de uma vacina, sua prevenção e seu controle adequado parecem distantes. A escolha do tratamento deve levar em consideração a forma clínica, o agente etiológico, a região geográfica e fatores vinculados ao portador.

REFERÊNCIAS BIBLIOGRÁFICAS

1. Brito AC, Bittencourt MJS. Chromoblastomycosis: an etiological, epidemiological, clinical, diagnostic and treatment up-date. *An Bras Dermatol.* 2018;93(4):495-506.
2. Reis CMS, Reis-Filho EGM. Mycetomas: an epidemiological, etiological, clinical, laboratory and therapeutic review. *An Bras Dermatol.* 2018;93(1):8-18.
3. Mendes RP, Cavalcante RS, Marques SA, Marques MEA, Venturini J, Sylvestre TF et al. Paracoccidioidomycosis: current perspectives from Brazil. *The Open Microbiology Journal.* 2017;11:224-82.
4. Valentin F, Tsutsui GM, Abbade LPF, Marques SA. Disseminated paracoccidioidomycosis in a liver transplant patient. *An Bras Dermatol.* 2021;96(3):346-8.
5. Marques SA, Jorge MFS, Hrycyk MF, Bosco SMG. Paracoccidioidomycosis manifested by sarcoidosis-like cutaneous lesions and caused by *Paracoccidioides brasiliensis* sensu stricto (S1a). *An Bras Dermatol.* 2018;93(6):902-4.
6. Shiknai-Yassuda MA, Mendes RP, Colombo AL, Queiroz-Telles F, Kono ASG, Paniago AMM, et al. Brazilian guidelines for the clinical management of paracoccidioidomycosis. *Rev Soc Bras Med Trop.* 2017;50(5):715-40.
7. Machado GU, Prates FV, Machado PRL. Disseminated leishmaniasis: clinical, pathogenic, and therapeutic aspects. *An Bras Dermatol.* 2019;94(1):9-16.
8. Lago AS, Lima FR, Carvalho AM, Sampaio C, Lago N, Guimarães LH, et al. Diabetes modifies the clinic presentation of cutaneous leishmaniasis. *Open Forum Infect Dis.* 2020;7(12):ofaa491.
9. Machado PRL, Prates FVO, Boaventura V, Lago T, Guimarães LH, Schriefer A, et al. A double-blind, randomized trial to evaluate miltefosine and topical granulocyte macrophage colony-stimulating factor in the treatment of cutaneous leishmaniasis caused by *Leishmania braziliensis* in Brazil. *Clin Infect Dis.* 2021;73(7):e2465-e2469.
10. Gadelha EPN, Ramasawmy R, da Costa Oliveira B, Morais Rocha N, de Oliveira Guerra JA, Allan Villa Rouco da Silva G, et al. An open label randomized clinical trial comparing the safety and effectiveness of one, two or three weekly pentamidine isethionate doses (seven milligrams per kilogram) in the treatment of cutaneous leishmaniasis in the Amazon Region. *PLoS Negl Trop Dis.* 2018;12(10):e0006850.

39

Farmacodermias

Paulo Ricardo Criado • Roberta Fachini Jardim Criado • Cristina Graaff

INTRODUÇÃO

Reação cutânea e/ou mucocutânea adversa a medicamentos ou farmacodermia é um quadro de reação adversa aos fármacos e pode ser interpretada como qualquer efeito indesejável na estrutura ou função da pele, anexos cutâneos ou mucosas. É a forma mais comum de reação adversa a medicamentos.[1]

Pode ser dose-dependente, associada à ação do fármaco e ocorrer em qualquer pessoa, ou pode ser independente da dose, em geral não relacionado com o efeito farmacológico, e ocorrer em pessoas susceptíveis (reações de intolerância, idiossincrasia, alérgicas e pseudoalérgicas).[2] É classicamente dividida em tipo A e tipo B:

- Tipo A: doses dependentes e previsíveis. Constituem 85 a 90% das reações adversas a medicamentos
- Tipo B: doses independentes e imprevisíveis. Concorrem para 10 a 15% das reações adversas a medicamentos.

Alguns aspectos das reações adversas a medicamentos ajudam a enquadrá-las dentro de um mecanismo alérgico ou não alérgico: as reações adversas alérgicas a medicamentos, em geral, são precedidas por período de sensibilização, podem ser deflagradas por qualquer quantidade de fármaco e têm relação temporal com a exposição.[3]

EPIDEMIOLOGIA

Considera-se que as erupções cutâneas sejam as mais frequentes entre as reações adversas a medicamento, acometendo cerca de 2% da população geral adulta e 4% da população pediátrica. Calcula-se que o risco de uma reação adversa seja de 1 a 3% na população geral e de 6 a 30% nos doentes hospitalizados, com incidência de 0,3% de êxitos letais.

Alguns fatores intrínsecos ao indivíduo aumentam o risco de reação adversa alérgica a medicamentos: história familiar ou individual de alergia a medicamentos, portadores de polimorfismos genéticos de enzimas do metabolismo dos fármacos ("aceleradores lentos"), portadores de determinadas doenças (hepatopatias, nefropatias, AIDS, leucemia linfocítica aguda e linfoma) e, provavelmente, portadores de alguns fenótipos do complexo HLA.

ERUPÇÕES MEDICAMENTOSAS CLÁSSICAS

Convém lembrar que, potencialmente, qualquer medicamento pode causar qualquer tipo de lesão.

Formas clínicas de menor gravidade

Prurido

Pode ser a manifestação isolada nos casos de reações a sais de ouro, sulfonamidas, contraceptivos orais, opiáceos, AAS e niacina. Clinicamente, o paciente, em geral, não apresenta lesão cutânea, podendo apenas apresentar escoriações e, às vezes, pápulas eritematosas.

O prurido pode persistir até por 2 semanas após a retirada do medicamento.

Exantemas

Na pele, são as reações adversas mais frequentes. Muitos medicamentos podem deflagrar esse tipo de reação; os mais comuns deles são β-lactâmicos, sulfonamidas, alopurinol, anticonvulsivantes, quinolonas e anti-inflamatórios não hormonais.[1]

Os sintomas costumam ser generalizados e simétricos, geralmente poupando as palmas das mãos e plantas dos pés. Iniciam-se no tronco, geralmente entre o quarto e o 14º dia após o início do uso de um novo medicamento. Nos indivíduos previamente sensibilizados, quando reexpostos ao medicamento, as lesões cutâneas desenvolvem-se entre 1 e 3 dias.[5]

O quadro clínico pode ser de exantema morbiliforme ou escarlatiniforme. Outros sintomas eventualmente associados são o prurido, a febre e a linfadenopatia transitória. O diagnóstico diferencial são os exantemas virais, que podem ser quase indistinguíveis dos exantemas por fármacos.[6]

Em geral, os exantemas leves desaparecem espontaneamente em alguns dias, até 1 a 2 semanas após a retirada do medicamento.

- Tratamento: o uso do medicamento deve ser interrompido, embora ocasionalmente ocorra remissão espontânea. Os anti-histamínicos podem ser utilizados para alívio do prurido. Os corticoides tópicos e orais podem ser instituídos se houver a certeza de que não se trata de exantema viral.

Eritrodermias

A disseminação de um quadro maculopapular causado por medicamentos pode levar ao surgimento da síndrome eritrodérmica.[1] Os fármacos frequentemente implicados no aparecimento de eritrodermias são o ácido acetilsalicílico (AAS), a sulfassalazina, a gentamicina, o cetoconazol, as tetraciclinas, as sulfas, os anticonvulsivantes, o captopril e o alopurinol.

De 1 a 4 semanas após o início do uso do medicamento, surgem prurido e eritema difuso envolvendo 90% da superfície corpórea, bem como linfadenopatia.

A eritrodermia pode originar distúrbios sistêmicos significativos, como febre, hipotermia, vasodilatação, perda proteica e de eletrólitos e até óbito.

Síndrome do homem vermelho

É um estado de eritrodermia instalada em dias ou semanas por diversas etiologias, entre as quais se destaca a vancomicina. A denominação ocorre pelo fato de o eritema se iniciar na área genital, tronco ou cabeça. O eritema é brilhante no início e, posteriormente, cede lugar a um processo descamativo.

Urticária e angioedema

As urticárias e os angioedemas são causados principalmente por anti-inflamatórios não hormonais, penicilina, penicilinas semissintéticas, cefalosporinas, amoxicilina e meios de contraste radiológico.

Clinicamente, o paciente desenvolve a reação de urticária de 15 minutos a 24 horas após a ingestão do medicamento. As placas urticadas são generalizadas, constantemente acompanhadas de prurido, e ocorre a formação de angioedema em até 60% dos casos. A involução se dá entre 2 e 24 horas. O angioedema pode perdurar até 72 horas.

- Tratamento: além da suspensão do medicamento, os anti-histamínicos devem ser iniciados imediatamente e mantidos por um período mínimo de 14 dias. O angioedema deve ser tratado com corticosteroides, e o paciente deve ser observado em ambiente hospitalar.

Eritema multiforme ou eritema polimorfo

Especula-se que o eritema multiforme (EM) seja apenas eventualmente relacionado com medicamentos. Em pacientes jovens, é mais comum por infecções de repetição pelo herpes-vírus simples, e em crianças se correlaciona com *Micoplasma pneumoniae* e fungos. Os fármacos associados a esse tipo de erupção são as pirazolonas, as penicilinas e ampicilinas, as tetraciclinas, as sulfas de excreção lenta, os salicilatos, os barbitúricos, os anticonvulsivantes, a prometazina e a d-penicilamina.

Ocorrem lesões de caráter polimorfo, tais como máculas, pápulas, vesículas e bolhas, que podem persistir por semanas e tornar-se um risco à vida.[7] É característica a lesão em alvo (ou íris, herpes íris de Bateman), mácula eritematosa cujo centro apresenta vesícula, que é circundada por discreto halo edematoso e por vesículas menores concêntricas, múltiplas e localizadas principalmente nas superfícies extensoras.

Atualmente, o eritema polimorfo é considerado uma doença espectral.[7] A maioria dos doentes desenvolve a forma *minor*, caracterizada pelas lesões descritas e por erupção vesicobolhosa limitada no máximo a uma superfície mucosa. Cerca de 20% dos pacientes evoluem para a forma *major* ou síndrome de Stevens-Johnson (SSJ).[1]

- Tratamento: deve ser feito com anti-histamínico, corticoterapia tópica, se não for extensa, e sistêmica se for mais extensa, além da retirada do medicamento.

Erupções eczematosas

A ingestão, inalação ou aplicação de um composto ao qual um paciente tenha sido previamente exposto por sensibilização de contato pode levar à formação de uma reação eczematosa. Geralmente, os sintomas se iniciam dentro de 2 a 24 horas após o contato com a substância, podendo ocorrer após até 3 semanas. As reações aos medicamentos de uso tópico determinam reação eczematosa no local da aplicação. Como exemplo clássico, é possível citar a dermatite de contato à neomicina.

- Tratmento: é instituído com a retirada do fármaco suspeito, além de corticoterapia tópica e o uso de anti-histamínicos, para alívio do prurido.

Fotodermatoses induzidas por medicamentos

Nas fotodermatoses, as alterações cutâneas ocorrem predominantemente nas áreas da pele expostas ao sol. Habitualmente, as regiões submentoniana, a retroauricular e as pálpebras superiores estão poupadas. O quadro mais comum é o da reação fototóxica, que se assemelha à queimadura solar, surgindo de 5 a 20 horas após a exposição ao sol e ingestão ou contato com o fármaco envolvido.[5]

Erupções liquenoides

As lesões assemelham-se às do líquen plano, por serem erupções papulares violáceas com ou sem envolvimento oral. Tendem a deixar cicatriz hipercrômica ao regredir. Os fármacos que podem causar esse tipo de reação são antimaláricos, furosemida, sais de ouro, captopril, metildopa, diuréticos tiazídicos, agentes hipoglicemiantes orais, carbamazepina, fenitoína, lítio e betabloqueadores.

Erupção fixa medicamentosa

É caracterizada pelo surgimento de uma ou várias lesões, acastanhadas (pigmentares) ou eritematosas (não pigmentares), eventualmente com bolha central e circunscrita, de recorrência no mesmo local de cada administração do medicamento.[1] Pode ocorrer associação de prurido, queimação ou dor. Os locais de predileção são as regiões periorificiais da face, as genitais e a região acral. As lesões surgem 30 minutos a 8 horas após a administração do fármaco e persistem por dias ou semanas.

Os medicamentos mais envolvidos são fenolftaleína, sulfonamidas, penicilinas, amoxicilina, clindamicina, trimetropina, antifúngicos, dapsona, ácido para aminosalicílico, antimaláricos, rifampicina, nifedipino, atenolol, melatonina, levamisol, ticlopidina, lidocaína, metronidazol, opiáceos, anticonvulsivantes, benzodiazepínicos, dipirona, AAS, indometacina, paracetamol, ibuprofeno, fenilbutazona, naproxeno, ácido mefenâmico, piroxicam, paclitaxel, alopurinol, barbitúricos, oxifenbutazona (predomina o acometimento mucoso), tetraciclinas (acometimento genital) e o sulfametozaxoltrimetropima (acometimento labial).

Vasculite cutânea

A vasculite pode ser deflagrada por medicamentos, entre outras causas, mediante mecanismos imunes ainda não esclarecidos. É chamada de vasculite por hipersensibilidade ou vasculite leucocitoclástica. O quadro cutâneo mais encontrado é o da púrpura palpável das extremidades.

Entre os medicamentos que são descritos como causadores de vasculite leucocitoclástica destacam-se fenilbutazona, indometacina, alopurinol, penicilinas, eritromicina, sulfonamidas, diuréticos tiazídicos e hidantoína.

Erupções acneiformes

Decorre da hiperplasia do folículo pilossebáceo pela ação dos seguintes fármacos: andrógenos, ACTH, contraceptivos orais, corticoterapia sistêmica prolongada, tuberculostáticos, anticonvulsivantes, lítio, derivados halogenados e medicamentos anti-EGFR (inibidores de tirsosino-quinase). As reações acneiformes apresentam como características a raridade de comedões e a presença de lesões monomorfas, que possibilitam diferenciá-las da acne vulgar. O surgimento é súbito, alcança áreas não habitualmente atingidas pela acne e a idade do doente não se restringe à da acne.

Formas clínicas graves

São aquelas que geralmente necessitam de internação hospitalar.

Anafilaxia

A anafilaxia ocorre pelos mesmos fármacos que causam urticária; porém, acontecem além disso, alterações respiratórias, como broncoespasmo, angioedema de glote e diminuição da pressão arterial, podendo ocorrer, então, choque anafilático. A anafilaxia geralmente ocorre nos primeiros 30 minutos após a ingestão do fármaco, sendo raras as reações mais tardias. Exige tratamento imediato com adrenalina subcutânea, manutenção da permeabilidade de vias aéreas, anti-histamínicos e corticosteroides por via parenteral.

ESPECTRO CLÍNICO ERITEMA POLIMORFO (MULTIFORME), SÍNDROME DE STEVENS-JOHNSON E NECRÓLISE EPIDÉRMICA TÓXICA

Considera-se um espectro contínuo de manifestações dermatológicas que se apresenta desde o EM até a necrólise epidérmica tóxica (NET).[1]

A SSJ é representada por erosões mucosas e máculas purpúricas cutâneas disseminadas, com o sinal de Nikolsky positivo e destacamento epidérmico limitado a menos de 10% da superfície corporal. A NET apresenta acometimento maior de 30% da superfície corporal, e o intervalo é conhecido como sobreposição ou *overlap*, conforme mostrado na Tabela 39.1.

Mais de 100 medicamentos de várias classes têm sido associados à SSJ e à NET. No entanto, a maioria dos frequentemente implicados pertence ao grupo das sulfonamidas, especialmente o sulfametoxazol, os anticonvulsivantes, os anti-inflamatórios não hormonais, o alopurinol, a nevirapina e a dipirona. A Figura 39.1 resume os principais medicamentos relacionados com este espectro.

Para a maioria dos fármacos desencadeantes dessas reações, um intervalo que varia entre 4 e 28 dias entre o início do uso do medicamento e o surgimento dos sintomas e sinais é necessário. O maior risco de desenvolvimento da SSJ ou da NET entre os fármacos de risco que são utilizados em regime de uso contínuo é o período compreendido entre os dois meses iniciais de tratamento.

A SSJ é uma entidade caracterizada pela presença de lesões semelhantes ao eritema polimorfo, porém com máculas purpúricas e bolhas amplamente distribuídas. As bolhas que podem ser formadas causam um destacamento epidérmico menor que 10% da superfície corpórea. Inicia-se com enantema e edema, que originam erosões e formações pseudo-membranosas nos olhos, na boca, nos genitais, na faringe e nas vias aéreas superiores.[8]

Na NET, ou síndrome de Lyell, as lesões cutâneas individuais são, em sua maioria, caracterizadas por máculas eritematosas, com centro purpúreo. Em cerca de 2 a 5 dias, ocorre o estabelecimento completo da extensão do quadro cutâneo. O ápice do processo é constituído pela característica desnudação da epiderme necrótica, acometendo mais de 30% da superfície cutânea.

Em torno de 85 a 95% dos pacientes têm acometimento das membranas mucosas. Graves sequelas oculares podem ocorrer. O comprometimento sistêmico ocorre determinando, no trato gastrintestinal erosões no esôfago, elevação das transaminases, colite pseudomembranosa e pancreatite. No trato respiratório, podem ocorrer erosões traqueobrônquicas e edema intersticial pulmonar.

O prognóstico entre a SSJ e a NET é variável. As causas mais comuns de óbito são a sepse e a falência de múltiplos órgãos.

A gravidade da NET é representada pelo escore denominado SCORTEN o qual pode ser usado para predizer o risco de mortalidade baseando-se em sete fatores de risco independentes, encontrados na Tabela 39.2.

Tratamento

O tratamento da SSJ e da NET é fundamentado em três medidas: retirada do medicamento ofensor, especialmente as medicações reconhecidas como de alto risco, medidas de suporte e intervenções ativas. Um resumo das medidas de suporte inclui:

- Manipular o doente em ambiente aquecido (30 a 32°C), condições estáveis e evitar sua manipulação no leito, a fim de não promover trauma cutâneo e mucoso
- Obter linha venosa periférica para injeção de soluções de macromoléculas
- Avaliar o estado geral do paciente: peso, frequência respiratória, débito urinário e hidratação
- Calcular o descolamento epidérmico com base na "regra dos nove" dos queimados
- Retirar todos os medicamentos suspeitos e aqueles não essenciais à manutenção da vida do doente
- Solicitar biopsia cutânea e fotografias para o seguimento
- Prestar cuidados oftalmológicos
- Acalmar o doente, ressaltando o caráter transitório do quadro, e administrar tranquilizantes quando sua função respiratória assim permitir
- Transferir o doente para a unidade de tratamento de queimados ou de terapia intensiva
- Uso de fluidos e aporte calórico necessário nas 24 horas iniciais*
- Uso de antibióticos, caso se verifique presença de bactérias cultivadas da pele com a seleção de uma única cepa, queda rápida da febre ou deterioração do estado geral
- Aplicação de antissépticos líquidos à base de nitrato de prata a 0,5% ou clorexidina a 0,05%. Administrar antiácidos orais e anticoagulação com heparina.

A infusão endovenosa é feita com macromoléculas (1 mℓ/kg/% de superfície corpórea acometida pelo descolamento epidérmico) e solução salina isotônica (0,7 mℓ/kg/% de superfície

Tabela 39.1 Espectro clínico do eritema multiforme (EM) bolhoso, síndrome de Stevens-Johnson (SSJ), sobreposição SSJ-necrólise epidérmica tóxica (NET), NET com e sem máculas.

Classificação/características	Em bolhoso	SSJ	Sobreposição SSJ-NET	NET com máculas	NET sem máculas
Destacamento epidérmico (% da superfície corporal)	< 10%	< 10%	10 a 30%	> 30%	> 10%
Alvos típicos	Sim	–	–	–	–
Alvos atípicos	Elevado	Plano	Plano	Plano	–
Máculas	–	Sim	Sim	Sim	–

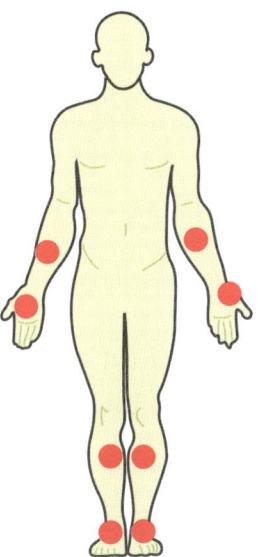

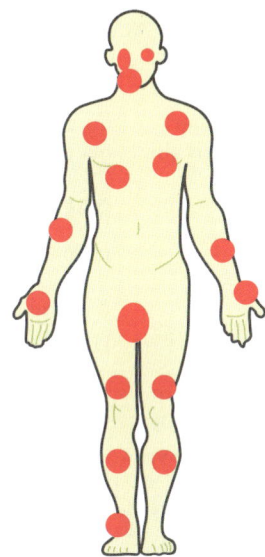

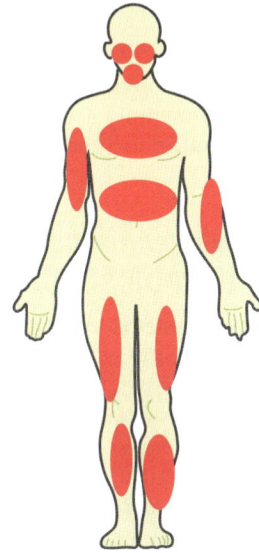

Eritema polimorfo

Herpes simples, micoplasma, outras infecções, medicamentos, malignidades, outros

Stevens-Johnson

Fármacos: fenitoína, fenobarbital, sulfas, penicilinas, outras Infecções

NET

Fármacos: fenitoína, fenobarbital, sulfas, ampicilina, alopurinol, AINH, isoniazida Outros

Figura 39.1 Fármacos relacionados com o eritema polimorfo, síndrome de Stevens-Johnson e necrólise epidérmica tóxica.

Tabela 39.2 Fatores prognósticos de risco de morte independentes na necrólise epidérmica tóxica (SCORTEN).

Fatores prognósticos	Parâmetros
Idade	≥ 40 anos
Frequência cardíaca	≥ 120 batimentos/min
Presença de malignidade	Positiva
% da área de superfície corpórea destacada	> 10%
Ureia nitrogenada sérica	> 10 mmol/ℓ (ou 28 mg/dℓ)
Bicarbonato sérico	< 20 mmol/ℓ
Glicemia	> 14 mmol/ℓ (ou > 252 mg/dℓ)

Atribui-se um ponto para a presença de cada um dos parâmetros acima descritos. Quando a somatória é menor que 2 o risco de óbito é em torno de 3%; quando a somatória é ≥ 4 o risco de óbito é de pelo menos de 60%.

corpórea acometida pelo descolamento epidérmico). Alimentação nasogástrica deve ser iniciada com 1.500 calorias em 1.500 mℓ nas primeiras 24 horas; aumentar a ingesta em 500 calorias ao dia, até alcançar 3.500 a 4.000 calorias dia. As macromoléculas consistem em albumina humana diluída a 40 g/ℓ em solução isotônica ou coloide não proteico, como o Dextran®.

As melhores revisões sobre intervenções na NET constantemente concluem que não há, até o momento, evidência de qualidade suficiente para definir qual tratamento medicamentoso deve ser aplicado aos pacientes com quadro de NET.

SÍNDROME DE HIPERSENSIBILIDADE À DROGA (DRESS)

A DRESS inclui uma erupção grave tipo exantemática, febre, linfadenopatia, hepatite e anormalidades hematológicas com eosinofilia e linfócitos atípicos. Pode envolver outros órgãos, sendo insuficiência hepática a principal causa de morte. Esse envolvimento multivisceral diferencia a síndrome de hipersensibilidade de outras reações cutâneas comuns a medicamentos.[1]

Esse tipo de reação é geralmente observado com o uso de agentes antiepilépticos aromáticos (fenitoína, carbamazepina e fenobarbital) e sulfonamidas, porém foram relatados casos com alopurinol, sais de ouro, dapsona, sulfassalazina, talidomida, terbinafina, bloqueadores dos canais de cálcio, ranitidina, mexiletine, sorbinil, nevirapina, minociclina, zonisamida, lamotrigina, salazosulfapiridina, abacavir e dipirona.

A reativação de vários herpes-vírus é um evento frequente na DRESS e pode contribuir para a perpetuação e mesmo o agravo de sintomas após a retirada do medicamento envolvido na gênese da reação. Contudo, o que permanece ainda não esclarecido é o papel do herpes-vírus no início da DRESS.

A síndrome desenvolve-se dentro de dois meses do início do uso do medicamento, com maior frequência em 2 a 6 semanas após o uso inicial. A febre e a erupção cutânea são os primeiros sinais. A erupção é constituída por um exantema morbiliforme. O edema da face, com acentuação periorbitária, configura um alerta para o diagnóstico.

O diagnóstico de DRESS será estabelecido se pelo menos três critérios estiverem presentes:

- Erupção cutânea
- Anormalidades hematológicas:
  - Eosinofilia > 1.500/mm^3
  - Presença de linfócitos atípicos
- Envolvimento sistêmico
- Adenopatias (> 2 cm de diâmetro), ou hepatite (elevação das transaminases em pelo menos duas vezes os valores normais), ou nefrite intersticial, ou pneumonite intersticial, ou cardite.

Tratamento

O tratamento da DRESS é fundamentado no uso de corticosteroides sistêmicos (dose de 1 a 1,5 mg/kg/dia de prednisona), com melhora acentuada dos sintomas e dos parâmetros laboratoriais, porém vários dias após o início do tratamento.

PUSTULOSE EXANTEMÁTICA GENERALIZADA AGUDA

A pustulose exantemática aguda generalizada (PEGA) é uma entidade clínica que se inicia em áreas intertriginosas ou na face, como um eritema difuso de instalação aguda, que em mais de 90% dos casos é atribuída a um medicamento.[1] Os sintomas cutâneos são quase sempre acompanhados de febre, que geralmente está acima dos 38ºC.

Os fármacos descritos que geralmente podem causar PEGA são β-lactâmicos, macrolídeos, cefalosporinas, tetraciclinas, sulfas, alopurinol, carbamazepina, paracetamol, terbinafina, mercúrio e talidomida.

Após o uso de um determinado medicamento, o início da PEGA geralmente se dá entre 1 e 3 semanas; porém, eventual e principalmente em relação ao uso de antimicrobianos, o intervalo pode ser curto, de poucas horas a 2 a 3 dias. O diagnóstico diferencial mais relacionado com a PEGA é a psoríase pustulosa generalizada (Von Zumbusch), além de pustulose subcórnea (doença de Sneddon-Wilkinson) e necrólise epidérmica de apresentação atípica.

Geralmente, essa erupção se resolve após 4 a 10 dias da retirada do medicamento. Nos casos típicos, regride com uma descamação puntiforme.

CONSIDERAÇÕES FINAIS

As farmacodermias são uma classe de reações adversas a medicamentos que afetam o tegumento e podem variar de sintomas simples e lesões inespecíficas até condições potencialmente fatais. Com a terapêutica medicamentosa que se tem à disposição e o desenvolvimento constante de novas medicações, as farmacodermias são consequências inevitáveis, que precisam ser reconhecidas por todos os médicos de qualquer especialidade.

Elas representam um desafio diagnóstico, pois, muitas vezes, podem ser confundidas com outras afecções dermatológicas. O diagnóstico correto é fundamental para um tratamento eficaz desses quadros. Os profissionais de saúde devem estar preparados para identificar sinais e sintomas de reações adversas cutâneas, suspender as medicações causadoras o mais breve possível e avaliar a necessidade de terapia complementar.

REFERÊNCIAS BIBLIOGRÁFICAS

1. Orekoya O, Farquharson NR, Coulson IH. Cutaneous adverse drug reaction. Medicine (United Kingdom) [Internet]. 2022 May 1 [cited 2023 Feb 11];49(7):428-34.
2. Edwards IR, Aronson JK. Adverse drug reactions: definitions, diagnosis, and management. *Lancet* [Internet]. 2000 Oct 7 [cited 2023 Feb 11];356(9237):1255-9.
3. Grant JA, Horner CC. Allergy. Encyclopedia of respiratory medicine, four-volume set [Internet]. 2022 Aug 1 [cited 2023 Feb 11];65-72.
4. Abrams EM, Khan DA. Diagnosing and managing drug allergy. *CMAJ : Canadian Medical Association Journal* [Internet]. 2018 Apr 4 [cited 2023 Feb 11];190(17):E532.
5. Crisafulli G, Franceschini F, Caimmi S, Bottau P, Liotti L, Saretta F, et al. Mild cutaneous reactions to drugs. Acta Bio Medica: Atenei *Parmensis* [Internet]. 2019 [cited 2023 Feb 11];90(Suppl. 3):36.
6. Khandpur S, Ahuja R. Drug-induced vs. viral maculopapular exanthem-resolving the dilemma. Dermatopathology [Internet]. 2022 May 7 [cited 2023 Feb 11];9(2):164.
7. Hafsi W, Badri T. Erythema multiforme. *StatPearls* [Internet]. 2022 Aug 1 [cited 2023 Feb 11].
8. Zimmerman D, Dang NH. Stevens-Johnson Syndrome (SJS) and Toxic Epidermal Necrolysis (TEN): Immunologic reactions. *Oncologic Critical Care* [Internet]. 2019 Oct 12 [cited 2023 Feb 11];267.
9. Jacobsen A, Olabi B, Langley A, Beecker J, Mutter E, Shelley A, et al. Systemic interventions for treatment of Stevens-Johnson syndrome (SJS), toxic epidermal necrolysis (TEN), and SJS/TEN overlap syndrome. *Cochrane Database of Systematic Reviews* [Internet]. 2022 Mar 11 [cited 2023 Feb 11];2022(3).

Carolina Talhari • John Verrinder Veasey

INTRODUÇÃO

A sífilis, também conhecida como *lues*, é uma doença infectocontagiosa e crônica, causada pelo *Treponema pallidum,* transmitida predominantemente de forma sexual e que pode apresentar manifestações cutâneas e sistêmicas. A transmissão congênita ocorre por via transplacentária ou hematogênica e, com menos frequência, por meio de transfusões sanguíneas ou inoculação acidental. O homem é o único reservatório conhecido.[1]

O *T. pallidum,* o agente etiológico da sífilis, é bactéria gramnegativa, do grupo das espiroquetas, anaeróbia facultativa e catalase negativa. O treponema penetra no hospedeiro por meio de pequenas fissuras na pele ou mucosa produzidas pela atividade sexual. Uma vez dentro do epitélio, multiplica-se localmente e invade os vasos linfáticos e a corrente sanguínea.[1,2]

Na maioria dos casos, a sífilis inicia-se com lesão ulcerosa na região anogenital. Como em todas as doenças de transmissão sexual, essa ulceração é muito importante para a transmissão dos vírus da imunodeficiência adquirida (HIV) e das hepatites B e C.[1,2]

A sífilis materna não tratada pode resultar em aborto, prematuridade, morte neonatal ou manifestações tardias do concepto, como surdez, déficit do desenvolvimento e deformidades ósseas.[1,2]

INCIDÊNCIA E PREVALÊNCIA

A sífilis é mais frequente em adultos sexualmente ativos. A doença não tem predileção racial, de gênero ou socioeconômica; está associada principalmente a comportamento sexual de risco. Nos últimos anos, alguns estudos identificaram aumento da incidência de sífilis e de outras infecções sexualmente transmissíveis (IST) em indivíduos em uso de profilaxia pré-exposição ao HIV (PREP).[3]

De acordo com o Boletim de Doenças Sexualmente Transmissíveis do Centers for Disease Control and Prevention (CDC), dos EUA, desde 2001, os casos de sífilis primária e secundária têm aumentado. Dados preliminares do CDC mostram que, em 2021, foram registrados 171.074 novos casos de sífilis; mesmo durante a pandemia de covid-19, houve crescimento de 27,5% do número de novos casos de *lues* desde 2020.[4]

No Brasil, a sífilis adquirida passou a ter notificação compulsória em todo território nacional em 2010. Desde então, houve aumento da taxa de detecção de sífilis adquirida até 2018, quando ocorreu redução de 4,6%. Até 2020, houve estabilidade da taxa de detecção, com posterior declínio do número de novos casos devido à pandemia de covid-19 (redução de 24,1% em relação a 2019). No entanto, em 2021, a taxa de detecção de sífilis adquirida retornou a patamares pré-pandemia (aumento de 32,9% em relação a 2020).[5]

Em 2021, foram notificados 167.523 casos de sífilis adquirida (taxa de detecção de 78,5 casos/100 mil habitantes). Do total de casos notificados, 79.046 (47,2%) foram oriundos da região Sudeste, 35.061 (20,9%) da região Sul, 27.274 (16,3%) da região Nordeste, 13.568 (8,1%) da região Norte e 12.574 (7,5%) da região Centro-Oeste.[5] A maioria dos indivíduos notificados com sífilis adquirida (60,6%) era do sexo masculino e 35,6% tinham entre 20 e 29 anos.[5]

ASPECTOS CLÍNICOS

A associação entre sífilis e HIV é bem estabelecida, sendo que a sífilis aumenta o risco de transmissão do HIV. A infecção pelo HIV, por sua vez, pode alterar a história natural da sífilis, dificultando o diagnóstico da doença causada pelo *T. pallidum.*[3]

A sífilis pode ser classificada em diversas formas, seja pelo tempo de evolução da doença (recente, até 1 ano da infecção, e tardia, após 1 ano), seja pelos estágios de evolução (primária, secundária, latente e terciária). Para facilitar a caracterização dos aspectos clínicos, optou-se pela classificação pelos estágios de evolução.[1,2]

Sífilis primária

O cancro é a lesão clássica da sífilis primária. É indolor e identifica o local de inoculação da bactéria no organismo. Ocorre entre 3 a 90 dias após a inoculação (média de 21 dias) e evolui a partir de mácula para pápula e nódulo, o qual perde seu epitélio de cobertura para, então, se tornar erosão e, posteriormente, úlcera. A superfície central é limpa e lisa e produz exsudato seroso discreto. A borda é normalmente plana, bem demarcada. Os cancros são endurecidos ao toque devido ao edema circundante e à infiltração linfocítica, dando o nome de "cancro duro" à lesão. A lesão é geralmente solitária, e a ocorrência de duas ou mais lesões pode estar relacionada com coinfecção pelo vírus do HIV (Figura 40.1).[1,2,6]

A linfadenopatia inguinal, presente nessa fase, é geralmente unilateral e inflamatória, principalmente nas lesões localizadas no genital masculino. Nos quadros clínicos com maior duração, pode ser bilateral.[6]

A coinfecção de *Treponema pallidum* e *Haemophilus ducreyi,* na mesma lesão ulcerada, configura o cancro misto de Rollet (cancro duro associado ao cancro mole). Essa situação é pouco descrita na literatura, provavelmente devido ao emprego da abordagem sindrômica das úlceras genitais e à baixa frequência de investigação microbiana de ambos agentes na lesão.[2,6]

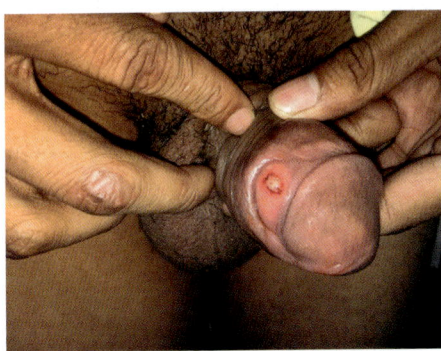

Figura 40.1 Sífilis primária: uma lesão de cancro duro em glande e duas em prepúcio.

A forma primária da sífilis pode durar entre duas a oito semanas e tende a desaparecer de maneira espontânea, independentemente de tratamento, geralmente sem deixar cicatriz.[1,2,6]

Sífilis secundária

Nos indivíduos não tratados, os treponemas proliferam no cancro e migram, por via linfática, para a corrente sanguínea, a partir da qual se disseminam por todo o corpo. Os sinais e sintomas surgem, em média, entre seis semanas e seis meses após a infecção e duram, em média, entre quatro e 12 semanas.[1,2,7]

As manifestações primárias podem estar raramente ausentes durante a infecção, sendo os primeiros sinais da sífilis representados pelas lesões da fase secundária. Essa situação é conhecida como "sífilis decapitada" (ausência da fase primária) ou "*syphilis d'emblée*" (expressão francesa que remete ao imediatismo da infecção) e ocorre quando o treponema é inoculado diretamente na corrente sanguínea, como em casos de transfusões sanguíneas ou compartilhamento de agulhas.[1,2,7]

A fase secundária corresponde à dispersão do treponema pelo organismo do hospedeiro. As manifestações clínicas mais frequentes são as lesões mucocutâneas (90-97%), com ou sem sinais e sintomas sistêmicos, como linfadenopatia generalizada, mal-estar, dor de garganta, dores no corpo e febre baixa. O acometimento de órgãos internos, como pulmões, estômago e intestino, é descrito, causando diferentes apresentações clínicas.[1,2,7]

As lesões cutâneo-mucosas da sífilis secundária são denominadas sifílides, e o primeiro sinal cutâneo desse estágio é a erupção cutânea macular conhecida como "roséola sifilítica". Essas lesões são efêmeras, apresentam coloração eritematosa pálida, predileção por tronco e membros e duram poucos dias. Esse estágio macular inicial evolui para erupção papular simétrica (Figura 40.2), com lesões geralmente escamosas e descamação periférica denominada "colarete de Biett", que afetam, caracteristicamente, as regiões palmo-plantares (Figura 40.3). Raramente, podem ocorrer lesões vesicopustulares.[7]

As lesões mucosas também são comuns e características da sífilis secundária e ocorrem em 30 a 40% dos pacientes. As lesões são erosões exsudativas, ovais, bem demarcadas e com bordas eritematosas, geralmente presentes na língua e nos lábios. Assim como o condiloma plano, essas lesões são altamente infectivas.[1,7]

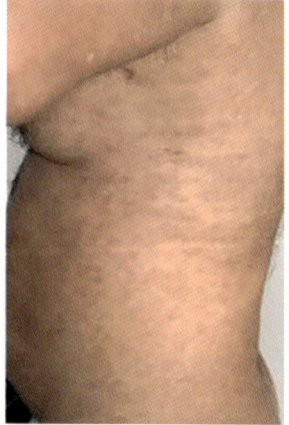

Figura 40.2 Sífilis secundária: exantema máculo-papuloso no tronco.

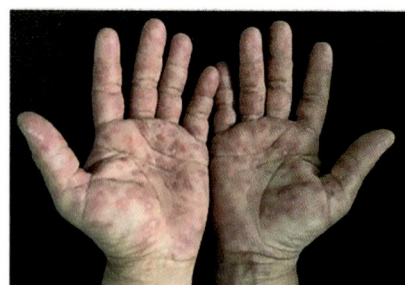

Figura 40.3 Sífilis secundária: pápulas e máculas eritematosas na região palmar.

Durante o estágio secundário, além do acometimento da pele e mucosas, pode ocorrer também alterações nos pelos e nas unhas. A alopecia sifilítica é classificada em sintomática (queda capilar com lesões no couro cabeludo) e essencial (somente queda dos pelos). A alopecia essencial ocorre principalmente na região parieto-occipital, mas também pode acometer barba, cílios, axilas, púbis, tronco e pernas.[1,8] As alterações do aparelho ungueal são raras. Os pacientes podem apresentar fragilidade ungueal, divisão, fissura, corrosão, onicólise, linhas de Beau, onicomadese e até perda das unhas. A paroníquia sifilítica é caracterizada pela presença de eritema e edema nos tecidos periungueais.[1,7,8]

Na sífilis maligna, ou sífilis nódulo-ulcerativa, surgem úlceras assimétricas ou placas necróticas redondas com crostas lamelares ou rupioide, localizadas no couro cabeludo, na face, no tronco e nas extremidades. Podem ocorrer úlceras orais com sinais e sintomas sistêmicos; febre, cefaleia e linfadenopatia estão geralmente presentes. Esse quadro é mais frequente em pacientes com infecção por HIV e baixa contagem de linfócitos T-CD4+, desnutridos, homens que fazem sexo com homens (HSH), pacientes com história pregressa de sífilis, diabete melito, tuberculose e etilismo.[1,2,7]

As lesões de secundarismo tendem a regredir espontaneamente após quatro a 12 semanas. As lesões geralmente não deixam cicatrizes, mas podem ocorrer lesões de anetodermia, usualmente relatadas em pacientes com HIV.[1]

Neurossífilis e sífilis ocular

A neurossífilis resulta da invasão treponêmica no sistema nervoso central (SNC). Tem sido relatado número crescente de casos de neurossífilis em pacientes imunocompetentes e heterossexuais. A invasão das meninges pelo treponema é precoce (de 12 a 18 meses após a infecção) e desaparece, na maioria dos casos, sem tratamento. Quando a infecção persiste, o que ocorre durante qualquer estágio da infecção, surge o quadro de neurossífilis, que pode ser sintomático ou assintomático. No quadro assintomático, não há manifestações clínicas, mas o paciente apresenta evidência de infecção do SNC na análise do líquor (VDRL reagente, proteína ou contagem de leucócitos elevados). Na neurossífilis sintomática, o quadro clínico é geralmente inespecífico e pode ocorrer em qualquer momento, durante a história natural da doença. Em pacientes coinfectados pelo HIV, o curso da doença é geralmente mais rápido, enquanto em indivíduos imunocompetentes, a doença é mais insidiosa, com sintomas inespecíficos.[9]

Os primeiros sintomas mais comuns de neurossífilis são sinais meníngeos leves, como cefaleia e náuseas. Paralisia de nervos cranianos, com perda auditiva unilateral ou bilateral, com ou sem zumbido, pode ocorrer. A meningite pode causar febre, meningismo e fotofobia. Na sífilis meningovascular, a arterite causa infartos no cérebro ou na medula espinhal. A neurossífilis tardia sintomática, rara devido aos antibióticos, geralmente causa paresia geral, a qual pode se manifestar com demência, convulsões e outras manifestações psiquiátricas. A *tabes dorsalis* pode manifestar-se com dores fulminantes, ataxia, pupila de Argyll-Robinson, perda de reflexos e sensação vibratória prejudicada.[9]

A sífilis ocular é considerada um tipo de neurossífilis. Enquanto a maioria dos quadros de meningite sifilítica é acompanhado por acometimento ocular, a sífilis ocular nem sempre é acompanhada por meningite sifilítica. Desse modo, a suspeita de sífilis ocular deve ser incluída em qualquer caso de inflamação ocular inexplicada. A doença pode ocorrer até seis semanas após a transmissão e ser a única característica de apresentação da sífilis sistêmica. Os achados mais comuns são panuveíte e uveíte posterior, mas pode ocorrer também comprometimento do segmento anterior do olho (conjuntiva, córnea e esclera) e posterior (coroide e retina).[10]

Sífilis latente

Na sífilis latente, os testes sorológicos são positivos, mas não há evidência clínica de infecção. No primeiro ano após a infecção inicial, as lesões infecciosas mucocutâneas podem reaparecer. Isso é conhecido como sífilis latente precoce. A fase latente tardia ocorre após um ano de infecção, durante a qual as recidivas infecciosas são raras.[1,2]

Baseado nos estudos que acompanharam a evolução natural da sífilis, um terço dos pacientes que teve regressão das lesões de secundarismo vai obter a cura clínica e sorológica, um terço evoluirá sem sintomatologia, mas mantendo as provas sorológicas não treponêmicas positivas, e um terço evoluirá para a forma terciária da doença, de anos a décadas após a infecção.[1,2]

Sífilis terciária

Na sífilis terciária podem ocorrer alterações mucocutâneas, cardíacas, oftalmológicas, neurológicas ou esqueléticas. Essa forma é rara, sendo que a incidência diminuiu drasticamente com o uso da penicilina no tratamento das fases iniciais.[1,2]

O tegumento é o órgão mais acometido. A sífilis terciária cutânea é classificada em nodular e gomatosa; na primeira, há acometimento dermo-epidérmico, e na última, comprometimento hipodérmico. A forma nodular é geralmente assimétrica, de aspecto crônico, indolor e crescimento lentamente progressivo. Geralmente, os nódulos localizam-se na face, nas áreas interescapulares e nas extremidades. Essas lesões podem permanecer isoladas, coalescer ao formar placas ou tumores, distribuir-se em padrão arciforme ou ulcerar. Na forma gomatosa, surgem nódulos subcutâneos firmes e indolores, em geral solitários, que posteriormente ulceram e drenam materiais sólidos e necróticos. As lesões são destrutivas e podem invadir profundamente o tecido e o osso, ocasionando cicatrizes extremamente retraídas.[1,2]

DIAGNÓSTICO

O diagnóstico da sífilis é clínico-laboratorial e pode ser confirmado por vários métodos, como a pesquisa direta do treponema e as reações sorológicas (testes imunológicos).[1,2,6]

A pesquisa direta do treponema pode ser realizada pela microscopia de campo escuro (sensibilidade de 74 a 86%), imunofluorescência direta, testes rápidos, exame de material corado e histopatológico de biopsias teciduais. Esses exames são denominados exames diretos e são extremamente importantes para a confirmação do diagnóstico da sífilis. Os exames diretos podem ser realizados nos casos sintomáticos de sífilis, mas, na maioria dos casos, são realizados na investigação de quadros com lesões cutâneas inespecíficas. A pesquisa de treponema em campo escuro, bem como o exame de material corado e histopatológico de biopsias teciduais, são importantes para a confirmação do diagnóstico das fases sintomáticas da doença. No entanto, esses exames nem sempre estão disponíveis na maioria dos serviços de saúde.[1,2,6]

Os testes imunológicos podem ser utilizados tanto na fase sintomática como na assintomática (latência). Os testes imunológicos mais utilizados na prática clínica são os treponêmicos e não treponêmicos.[1,2]

De acordo com o Protocolo Clínico e Diretrizes Terapêuticas para Atenção Integral às Pessoas com Infecções Sexualmente Transmissíveis, do Ministério da Saúde do Brasil,[2] indivíduos assintomáticos com teste não treponêmico reagente com qualquer titulação e teste treponêmico reagente sem registro de tratamento prévio devem ser considerados portadores de sífilis adquirida. Da mesma maneira, indivíduos sintomáticos para sífilis com pelo menos um teste reagente, treponêmico ou não, também são considerados casos de sífilis adquirida.[2]

Recomenda-se, sempre que for possível, iniciar a investigação da doença por um teste treponêmico, preferencialmente o teste rápido (TR), e associar, na sequência, teste não treponêmico para aumentar o valor preditivo positivo do teste inicial.[2]

Os testes treponêmicos detectam anticorpos específicos, produzidos durante a resposta imune inicial contra antígenos do *T. pallidum*. Dessa maneira, são os primeiros a positivar e permanecem positivos, na maioria dos casos, pelo resto da vida, mesmo após o tratamento específico. Indivíduos já tratados, mas que apresentem quadro clínico epidemiológico sugestivo de sífilis, devem ser submetidos a um teste não treponêmico para eventual novo tratamento.[2]

Os testes de hemaglutinação e aglutinação passiva (TPHA), o teste da imunofluorescência indireta (*fluorescent treponemal antibody – absorption test* -FTA-Abs), a quimioluminescência, o ensaio imunoenzimático indireto e os TRs são todos testes treponêmicos.[2]

Os testes não treponêmicos tornam-se positivos após o reconhecimento imune do hospedeiro contra o treponema (ação dos anticorpos antitreponêmicos), quando ocorre a degradação da bactéria e a liberação de componentes cardiolipínicos de sua estrutura celular. Assim, esses testes detectam anticorpos não específicos anticardiolipina para antígenos do *T. pallidum* e são importantes tanto para o diagnóstico como para o monitoramento da resposta ao tratamento. O *Venereal Disease Research Laboratory* (VDRL), o RPR (do inglês, *rapid plasma reagin test*) e o TRUST (do inglês, *Toluidine Red Unheated Serum Test*) são alguns exemplos.[2]

Sempre que um teste não treponêmico for realizado, é importante que a amostra pura e diluída seja realizada, face ao fenômeno de prozona. No caso de reatividade do teste, a amostra deve ser diluída, em fator dois de diluição, até a última diluição em que não haja mais reatividade no teste. Os testes não treponêmicos podem ser utilizados no diagnóstico (como primeiro teste ou teste complementar) e, também, no monitoramento da resposta ao tratamento e no controle de cura. A queda adequada dos títulos é o indicativo de sucesso do tratamento. O VDRL e RPR são testes úteis e baratos, mas inespecíficos; resultados falso-reagentes, ainda que raros, podem ocorrer.[2]

A análise isolada de um único resultado de teste não treponêmico pode induzir a erros de diagnóstico e decisões terapêuticas inadequadas. Altos títulos em pacientes adequadamente tratados podem estar em queda e baixos títulos podem ocorrer em três situações: infecção recente, estágios tardios da infecção (sífilis tardia) e indivíduos tratados adequadamente, mas que ainda não negativaram ou não o farão (cicatrização sorológica). O termo "cicatriz sorológica" é utilizado nas situações em que o indivíduo, comprovadamente tratado, apresenta queda da titulação em duas diluições, mas ainda mostra reatividade nos testes. Nesses casos, os testes treponêmicos tendem a ser reagentes, e os testes não treponêmicos quantitativos apresentam baixos títulos (≤1:4).[2]

De modo geral, os testes imunológicos para sífilis nas pessoas vivendo com HIV (PVHIV) não apresentam alterações quando comparados com os realizados em indivíduos não coinfectados. No entanto, pode ocorrer, entre as PVHIV, maior frequência de altas diluições e maior tempo para negativação dos testes, bem como resultados falso-negativos. De acordo com o Protocolo Clínico e Diretrizes Terapêuticas para Manejo da Infecção pelo HIV em Adultos do Ministério da Saúde, no seguimento clínico das PVHIV, deve-se realizar, semestralmente ou após qualquer exposição sexual de risco, teste imunológico.[2]

A punção liquórica está indicada em situações de suspeita de neurossífilis e é recomendada em situações específicas do diagnóstico da sífilis e do seguimento do paciente após instituído o tratamento. É válido reforçar que a análise do líquor deve conter a pesquisa de citologia, perfil bioquímico e VDRL no material. No momento de diagnóstico do paciente com sífilis, recomenda-se a punção liquórica quando há suspeita de acometimento do SNC, independentemente da fase clínica da infecção, nos casos em que o paciente apresente gestação, sintomas neurológicos ou acometimento ocular, sobreposição de fases clínicas (p. ex., primária + secundária) e sífilis latente ou tardia.[2]

Devem também ser submetidos ao exame todos os pacientes coinfectados com sífilis e HIV, independentemente do estágio clínico, que apresentem pelo menos um dos seguintes critérios: sinais ou sintomas neurológicos ou oftalmológicos; evidência de sífilis terciária ativa (aortite, gomas sifilíticas, entre outros); e após falha do tratamento clínico.[2]

TRATAMENTO

No tratamento da sífilis, o antibiótico de primeira linha é a penicilina G benzatina. Para os casos de sífilis primária, secundária e latente recente, é empregada a dose total de 2.400.000 UI, por via intramuscular, em dose única (1.200.000 UI em cada glúteo). A doxiciclina, 100 mg, por via oral, duas vezes por dia, durante 15 dias, pode ser empregada como medicamento alternativo (exceto para gestantes).[2]

Na sífilis terciária e latente tardia, administra-se penicilina G benzatina, na dose de 2.400.000 UI, por via intramuscular, uma vez por semana, durante três semanas, totalizando 7.200.000 UI. A droga alternativa é a doxiciclina, 100 mg, por via oral, 2 vezes ao dia, durante 30 dias (exceto para gestantes). Para as gestantes comprovadamente alérgicas à penicilina, recomenda-se a dessensibilização em serviço terciário, de acordo com protocolos existentes.[2]

Indivíduos com diagnóstico confirmado de sífilis, cuja duração da doença não possa ser determinada, devem ser tratados como portadores de sífilis latente tardia.[2]

Uma vez que a penicilina G benzatina não tem capacidade de transpor a barreira hematoencefálica, o tratamento da neurossífilis é hospitalar, com penicilina cristalina, 18-24 milhões de unidades por dia, por via endovenosa, administrada em doses de 3-4 milhões UI, de 4 em 4 horas, durante 14 dias. A ceftriaxona, 2 g, por via endovenosa, uma vez ao dia, pode ser empregada como medicamento alternativo durante 10 a 14 dias.[2]

Em PVHIV, o tratamento deve ser realizado de modo semelhante ao de indivíduos não coinfectados.[2]

A reação de Jarisch-Herxheimer é caracterizada pela exacerbação das lesões cutâneas pré-existentes, associadas à dor ou ao prurido, mal-estar geral, febre, calafrios, cefaleia e artralgia. Esse quadro clínico é decorrente da destruição maciça de treponemas com o tratamento instituído, o que provoca, no hospedeiro, uma tempestade de antígenos, que, por sua vez, induz resposta inflamatória nas mesmas proporções. Assim, é mais comum no tratamento das formas de secundarismo, principalmente com altos títulos de testes não treponêmicos, e pode ocorrer durante as 24 horas após a primeira dose de penicilina. Esse quadro regride, geral e espontaneamente, em 24 a 48 horas. Se for necessário, analgésicos poderão ser empregados. O principal diagnóstico diferencial é a alergia à penicilina benzatina. No entanto, alergia a essa medicação é rara, geralmente caracterizada pela presença de lesões urticariformes.[1,2]

CONSIDERAÇÕES FINAIS

Considera-se como resposta imunológica adequada ao tratamento a diminuição da titulação em duas diluições dos testes não treponêmicos em até seis meses, isto em indivíduos com sífilis recente, e duas diluições até 12 meses, nos casos de sífilis tardia. Pode ocorrer sororreversão (teste não treponêmico não reagente) ou evolução para cicatriz sorológica.[2]

Após o término do tratamento para sífilis, o monitoramento dos pacientes, incluindo as PVHIV, deve ser realizado com teste não treponêmico, preferencialmente com mesmo método diagnóstico, a cada três meses até o 12º mês do seguimento do paciente, e a cada seis meses até o 24º mês nos pacientes cujos exames não negativaram. Em gestantes, o teste deve ser realizado mensalmente.[2]

REFERÊNCIAS BIBLIOGRÁFICAS

1. Forrestel AK, Kovarik CL, Katz KA. Sexually acquired syphilis: Historical aspects, microbiology, epidemiology, and clinical manifestations. J Am Acad Dermatol. 2020;82(1):1-14.
2. Brasil. Ministério da Saúde. Secretaria de Vigilância em Saúde. Departamento de DST, AIDS e Hepatites Virais.

Protocolo clínico e diretrizes terapêuticas para atenção integral as pessoas com infecções sexualmente transmissíveis. Ministério da Saúde, Secretaria de Vigilância em Saúde, Departamento de DST, Aids e Hepatites Virais. Brasília: Ministério da Saúde; 2022.

3. Azarnoosh M, Johansen IS, Martin-Iguacel R. Incidence of sexually transmitted infections after initiating HIV pre-exposure prophylaxis among MSM in Southern Denmark. *Am J Mens Health*. 2021;15(3):15579883211018917.

4. Centers for Disease Control and Prevention. Preliminary 2021 STD Data. 2022 [acesso em 10 jan 2023]. Disponível em: https://www.cdc.gov/std/statistics/2020/default.htm.

5. Brasil. Ministério da Saúde. Secretaria de Vigilância em Saúde. Departamento de DST, AIDS e Hepatites Virais. *Boletim Epidemiológico da Sífilis 2022* [acesso em 10 jan 2023]. Disponível em: https://www.gov.br/saude/pt-br/centrais-de-conteudo/publicacoes/boletins/epidemiologicos/especiais/2022/boletim-epidemiologico-de-sifilis-numero-especial-out-2022/view.

6. Veasey JV, Munhoz SD, Francisco LRM. Natural history of primary syphilis: clinical and serological aspects of chancre concurrent with Follmann's balanitis. *DST J Bras. Doenças Sex Transm*. 2021;33:1-3.

7. Baughn RE, Musher DM. Secondary syphilitic lesions. *Clin Microbiol Rev*. 2005 Jan;18(1):205-16.

8. Doche I, Hordinsky MK, Valente NYS, Romiti R, Tosti A. Syphilitic alopecia: case reports and trichoscopic findings. *Skin Appendage Disord*. 2017;3(4):222-4.

9. Drago F, Merlo G, Ciccarese G, Agnoletti AF, Cozzani E, Rebora A, et al. Changes in neurosyphilis presentation: a survey on 286 patients. *J Eur Acad Dermatol Venereol*. 2016;30(11):1886-900.

10. Woolston SL, Dhanireddy S, Marrazzo J. Ocular syphilis: a clinical review. *Curr Infect Dis Rep*. 2016;18(11):36.

41

Doenças Dermatológicas Infectocontagiosas Virais

Isadora Miotto • Walmar Roncalli Pereira de Oliveira

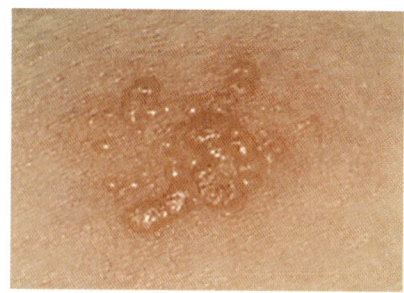

Figura 41.1 Herpes simples. Vesículas agrupadas sobre base eritematosa. Acervo de imagens do Departamento de Dermatologia do HCFMUSP.

INTRODUÇÃO

As dermatoviroses podem acometer exclusivamente a pele, como no caso das verrugas virais e do molusco contagioso, ou podem se apresentar como manifestações dermatológicas de infecções virais sistêmicas, como a varicela e o sarampo. Os vírus das famílias *Herpesviridae* e *Papilomaviridae* são os responsáveis pelas dermatoviroses geralmente vistas na prática diária.[1]

Há oito espécimes de herpes-vírus de interesse em humanos, e o curso clínico das infecções por estes patógenos é caracterizado por infecção primária, latência e reativação. Já o papilomavírus humano (HPV) compreende um grupo composto por mais de 150 cepas virais, com diferentes tropismos pela pele e pelas mucosas, bem como diferentes potenciais de oncogenicidade.[1]

HERPES SIMPLES
Epidemiologia

Os herpes-vírus simples tipos 1 e 2 (HSV-1 e HSV-2) são patógenos ubíquos que infectam primariamente as mucosas oral e genital. A infecção herpética é comum na população geral, e a soroprevalência do HSV-1 e HSV-2 em adultos é estimada em 50 a 90% e 15 a 50%, respectivamente, com variações entre gêneros e grupos etários.[2,3]

Manifestações clínicas

A transmissão do HSV-1 ocorre por contato direto com a saliva e outras secreções contaminadas, enquanto o HSV-2 é transmitido primariamente por via sexual. A replicação viral ocorre na pele e nas mucosas, com posterior migração para os gânglios dorsais da medula, especialmente os gânglios trigeminal e sacral. Após a infecção primária, o vírus permanece em estado latente e sua reativação pode ocorrer de modo espontâneo ou após gatilhos diversos, como imunossupressão, exposição à radiação ultravioleta, estresse emocional e procedimentos cirúrgicos.[2,4]

A infecção herpética pode ou não ser sintomática, tanto em sua forma primária como nos episódios recorrentes. Na primo-infecção, os sintomas, em geral, ocorrem cerca de 3 a 7 dias após a exposição. Pródromos como linfadenopatia, mal-estar, anorexia e febre podem ocorrer antes mesmo do surgimento das lesões mucocutâneas.[2]

O quadro típico é caracterizado pelo surgimento de vesículas agrupadas sobre base eritematosa, que evoluem para pústulas, erosões e crostas, acompanhadas por dor ou ardência (Figura 41.1). Os episódios recorrentes podem ser subclínicos ou cursar com sintomas semelhantes à primo-infecção.[2,4]

Em pacientes imunossuprimidos, como os transplantados de órgãos sólidos, pacientes oncológicos ou portadores do vírus da imunodeficiência humana (HIV), as lesões podem ser multifocais ou disseminadas. Em raros casos, pode ocorrer acometimento sistêmico grave.[2]

O eczema herpético, ou erupção variceliforme de Kaposi, consiste na disseminação do vírus em pacientes portadores de alguma doença dermatológica, como a dermatite atópica e o pênfigo. Outras manifestações clínicas menos comuns incluem o panarício herpético, a gengivoestomatite herpética e o herpes vegetante.[1]

Diagnóstico

Em grande parcela dos casos, o diagnóstico pode ser feito com base nas características clínicas das lesões cutaneomucosas. Métodos complementares incluem o citodiagnóstico de Tzanck (no qual podem ser vistas as células multinucleadas com inclusões nucleares em vidro fosco), o exame anatomopatológico, a sorologia, a reação em cadeia da polimerase (PCR) e a cultura viral.[2,4]

Herpes orolabial deve ser diferenciado de estomatite aftosa, eritema multiforme major, síndrome de Stevens-Johnson, síndrome mão-pé-boca, herpangina, doença de Behçet e mucosite relacionada com a quimioterapia. Já as lesões genitais podem mimetizar cancro duro, cancro mole e linfogranuloma venéreo.[2]

Tratamento

Na primo-infecção viral, indica-se o tratamento com antivirais, como aciclovir. Nas formas graves, o tratamento deve ser feito por via endovenosa. Nos casos de recidiva, recomenda-se o tratamento com os mesmos fármacos indicados na primo-infecção. Nos casos recorrentes, indica-se a profilaxia antiviral por, no mínimo, 6 meses. A introdução precoce da terapia antiviral leva à resolução mais rápida das lesões e da dor associada. O tratamento tópico é controverso (Tabela 41.1).[2,4]

VARICELA E HERPES-ZÓSTER
Epidemiologia

O vírus varicela-zóster (VZV) é o agente etiológico da varicela, na primo-infecção viral, e do herpes-zóster, após sua reativação nos gânglios sensitivos da raiz dorsal da medula espinhal ou de pares cranianos. Na era pré-vacina, cerca de 90% das crianças com idade inferior a 10 anos desenvolviam varicela, mas desde o desenvolvimento do imunizante, a incidência da infecção por VZV caiu significativamente.[1,5]

Tabela 41.1 Opções terapêuticas do herpes simples.

Fármaco	Posologia	Duração
Primo-infecção viral		
Aciclovir	200 mg 5x/dia ou 400 mg 3x/dia VO	5-7 dias
Valaciclovir	500 mg 2x/dia VO	5-7 dias
Fanciclovir	250 mg 3x/dia VO	5-7 dias
Infecção recorrente		
Aciclovir	200 mg 5x/dia ou 400 mg 3x/dia VO	5 dias
Valaciclovir	500 mg 2x/dia VO	3 dias
Fanciclovir	1.000 mg 2x/dia VO	1 dia
Profilaxia		
Aciclovir	400 mg 2x/dia VO	6 meses (mínimo)
Valaciclovir	500 mg 1x/dia VO	6 meses (mínimo)

Adaptada de: Bolognia, JL et al. Dermatology. 4ª ed. 2018. p. 1409.

O herpes-zóster pode ocorrer em qualquer faixa etária, mas sua incidência é maior em idosos e imunossuprimidos. Estima-se que indivíduos com histórico de varicela na infância tenham um risco de 20% de desenvolvimento de herpes-zóster ao longo da vida. Tal risco pode chegar a 50% na vigência de outros fatores, como neoplasias, imunossupressão farmacológica e infecção pelo HIV.[1,5]

Manifestações clínicas

Na varicela, há tipicamente um período de incubação entre 2 a 3 semanas, seguido de pródromos virais e do surgimento de lesões cutâneas. As lesões são polimórficas e evoluem de máculas eritematosas, pápulas e vesículas a pústulas e lesões crostosas, com distribuição centrífuga (Figura 41.2). O quadro tende a ser autolimitado em crianças, mas pode ter evolução grave em adultos e imunossuprimidos, eventualmente com disseminação e elevada morbimortalidade.[1,5]

A reativação viral, no herpes-zóster, caracteriza-se pelo aparecimento de vesículas agrupadas sobre base eritematosa seguindo trajeto de dermátomos, com dor intensa associada, que evoluem para lesões crostosas (Figura 41.3). Em alguns casos, as lesões herpéticas podem ser exuberantes ou necróticas e podem disseminar-se para além do dermátomo acometido. A neuralgia pós-herpética é a principal complicação associada, com dor intensa e persistente por meses a anos, mesmo após a resolução das lesões cutâneas.[1,5]

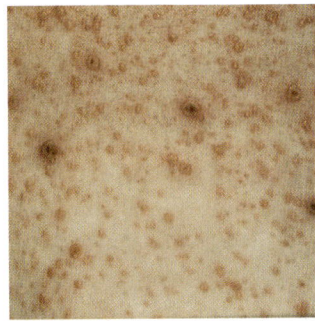

Figura 41.2 Varicela. Quadro polimórfico: vesículas, pústulas e lesões crostosas. Acervo de imagens do Departamento de Dermatologia do HCFMUSP.

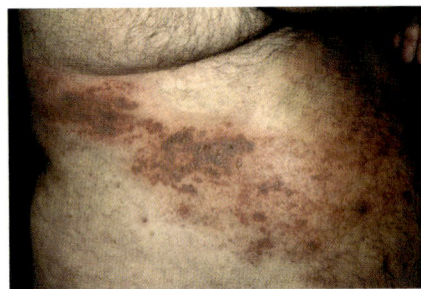

Figura 41.3 Herpes-zóster. Vesículas agrupadas sobre base eritematosa seguindo trajeto de dermátomo torácico. Acervo de imagens do Departamento de Dermatologia do HCFMUSP.

Diagnóstico

Nos quadros clássicos, o diagnóstico pode ser feito com base nas características clínicas das lesões. Se estiver disponível, e em casos duvidosos ou de apresentação atípica, o citodiagnóstico de Tzanck é útil como ferramenta complementar.[1,5]

Diagnósticos diferenciais da varicela incluem os exantemas virais vesiculares relacionados com os Coxsackievírus, infecção disseminada por HSV, pitiríase liquenoide e varioliforme aguda (PLEVA), reações a fármacos, reações bolhosas a picadas de inseto e escabiose. Já o herpes-zóster deve ser diferenciado de infecções por HSV de apresentação zosteriforme, infecções bacterianas (celulite, impetigo bolhoso), dermatite de contato e fitofotodermatoses.[1,5]

Tratamento

A varicela, na maioria dos casos, pode ser manejada com sintomáticos e cuidados locais. Formas graves demandam o uso de terapia antiviral, e eventualmente indica-se o uso de imunoglobulina (Tabela 41.2). A vacinação contra a doença reduz o risco de formas graves, é indicada na infância e integra o Programa Nacional de Imunizações (PNI).

O herpes-zóster deve ser manejado com terapia antiviral (ver Tabela 41.2). Pacientes com quadro disseminado, envolvimento do ramo oftálmico do nervo trigêmeo ou do gânglio geniculado do nervo facial (síndrome de Ramsay-Hunt) devem receber terapia antiviral endovenosa. Para manejo da dor aguda e da neuralgia pós-herpética, indica-se o

Tabela 41.2 Opções terapêuticas da varicela e do herpes-zóster.

Fármaco	Posologia	Duração
Varicela (formas graves)		
Aciclovir	20 mg/kg/dose 4x/dia VO (máx. 800 mg/dose) ou 10 mg/kg 8/8h EV (imunossuprimidos)	7-10 dias
Valaciclovir	20 mg/kg 3x/dia VO (máx. 1 g/dose)	7-10 dias
Herpes-zóster		
Aciclovir	800 mg 5x/dia VO	7-10 dias
Valaciclovir	500 mg 3x/dia VO	7-10 dias
Fanciclovir	500 mg 3x/dia VO	7-10 dias

Adaptada de: Bolognia, JL et al, Dermatology. 4ª ed. 2018. p. 1409.

uso de analgésicos comuns, gabapentina, pregabalina, carbamazepina e amitriptilina, que, idealmente, devem ser iniciados de modo precoce.[1,5]

A vacinação contra herpes-zóster é de grande importância na prevenção da doença, especialmente na população mais susceptível à reativação do VZV. O imunizante mais amplamente utilizado no Brasil, composto por vírus vivos atenuados (Zostavax®), é recomendado para adultos acima de 50 anos, mas contraindicado para imunossuprimidos, devido ao risco de infecção disseminada. Recentemente, uma vacina recombinante contra herpes-zóster foi desenvolvida (Shingrix®), composta de antígenos de superfície viral, com bom perfil de segurança e demonstração de boa proteção imune. Tal imunizante é recomendado para adultos acima de 50 anos e para aqueles acima de 18 anos que apresentem fatores de risco adicionais à infecção herpética, como portadores do HIV e imunossuprimidos.[1,5]

PAPILOMAVÍRUS HUMANO
Epidemiologia

O HPV consiste em uma família de vírus DNA composta de mais de 150 cepas virais, com diferentes tropismos pela pele e mucosas. A infecção pelo HPV tem uma prevalência estimada de 10% em crianças em idade escolar, com posterior declínio em adolescentes e adultos. As lesões provocadas pelo vírus refletem a capacidade proliferativa das células e a capacidade do sistema imune de reconhecimento e controle da infecção.[1,6,7]

Manifestações clínicas

As características das lesões pelo HPV são relacionadas com o subtipo viral, a localização anatômica e o *status* imune do hospedeiro (Tabela 41.3). O vírus infecta o epitélio por meio de soluções de continuidade após contato direto com indivíduo infectado. A transmissão perinatal também pode ocorrer durante a passagem pelo canal de parto, na vigência de lesões genitais maternas.[1]

As verrugas vulgares cutâneas manifestam-se por pápulas ou placas hiperqueratóticas, exofíticas e em forma de cúpula, geralmente localizadas nos dedos, no dorso das mãos, nos joelhos e nos cotovelos. O envolvimento periungueal pode causar dano à matriz e consequente onicodistrofia. A coçadura e a manipulação das lesões pode levar à autoinoculação e disseminação do quadro.[1]

Tabela 41.3 Subtipos de HPV e suas manifestações clínicas.

Subtipos	Manifestações clínicas
HPV 1, 2, 27, 57	Verruga vulgar e palmoplantar
HPV 3 e 10	Verruga plana
HPV 7	Verruga das mãos de açougueiros
HPV 3, 5, 8, 9, 12, 14, 15, 17, 19-25	Epidermodisplasia verruciforme
HPV 6 e 11	Condiloma acuminado
HPV 16, 18, 31, 33, 35, 39, 45, 51	Neoplasia intraepitelial, carcinoma invasivo
HPV 6 e 11	Papilomatose laríngea

Adaptada de: Bolognia, JL et al, Dermatology. 4ª ed. 2018, p. 1387.

O acometimento anogenital pelo HPV é caracterizado por lesões vegetantes de superfície irregular, localizadas na mucosa e/ou semimucosa (Figura 41.4). Quando adquirem grandes dimensões, especialmente nos imunossuprimidos, as lesões são denominadas condiloma acuminado de Buschke-Löwenstein.[1]

Os papilomas laríngeos refletem o acometimento da mucosa do trato respiratório pelo HPV, com potencial risco de obstrução das vias aéreas. A transmissão pode ocorrer ao nascimento, durante a passagem pelo canal de parto.[1]

A epidermodisplasia verruciforme é uma genodermatose rara, caracterizada pela infecção persistente e disseminada por determinados subtipos virais, principalmente 3, 5 e 8. O quadro costuma manifestar-se na infância, com a presença de lesões semelhantes a pitiríase versicolor, queratose seborreica e verruga plana, com potencial evolução para malignização (Figura 41.5).[1]

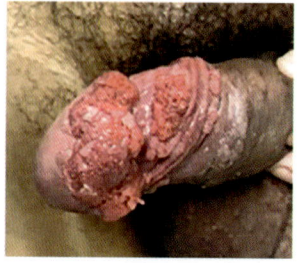

Figura 41.4 Condiloma acuminado. Pápulas eritematosas vegetantes confluentes na glande e no corpo do pênis. Acervo de imagens do Departamento de Dermatologia do HCFMUSP.

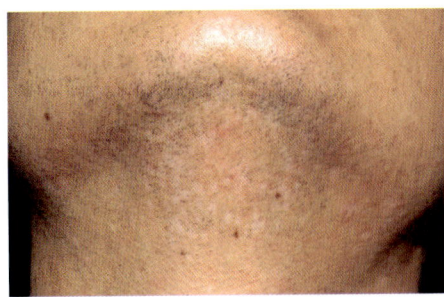

Figura 41.5 Verrugas planas em portador de epidermodisplasia verruciforme. Pápulas hipocrômicas discretamente queratósicas na região submentoniana. Acervo de imagens do Departamento de Dermatologia do HCFMUSP.

O intervalo de tempo entre o surgimento da lesão primária e o desenvolvimento de uma lesão pré-maligna/maligna relacionada com o HPV é variável e costuma ocorrer após décadas, muitas vezes com atuação sinérgica de outros fatores de risco oncogênicos.[1]

Diagnóstico

O diagnóstico da infecção pelo HPV, nos casos de apresentação típica, pode ser dado com base nos achados clínicos. Exame anatomopatológico é indicado para a identificação da progressão para displasia/neoplasia em lesões suspeitas. A detecção viral pode ser feita por meio de hibridização *in situ*, captura híbrida e PCR.[7,8]

As verrugas virais devem ser diferenciadas de outras lesões que podem assumir aspecto queratósico ou verrucoso, como queratose actínica, queratose seborreica, queratoacantoma, carcinoma espinocelular, tuberculose verrucosa e líquen plano hipertrófico. Diagnósticos diferenciais de lesões plantares incluem clavus, poroqueratose punctata, queratodermia palmoplantar punctata e poromas.[1,7,8]

Tratamento

Não há terapia antiviral específica disponível para manejo da infecção pelo HPV. As modalidades terapêuticas visam à destruição ou remoção das lesões visíveis ou à indução de citotoxicidade. Métodos destrutivos geralmente empregados incluem criocirurgia, eletrocirurgia e cauterização química com substâncias como ácido nítrico fumegante, ácido salicílico e ácido tricloroacético. Imiquimode e interferon-alfa são imunomoduladores e podem ser utilizados no manejo das lesões. Outras opções de uso tópico incluem fármacos de ação antimetabólica, como podofilina e 5-fluoracil. Na vigência de quadros disseminados ou recalcitrantes, a terapia com retinoides sistêmicos, como a acitretina, é uma opção.[7,8] São opções terapêuticas do HPV:[1]

- Curetagem e eletrocoagulação
- Cauterização química: ácido salicílico, ácido láctico, ácido nítrico fumegante, ácido tricloroacético
- Agentes imunomoduladores: imiquimode, interferon-alfa
- Agentes citotóxicos: podofilina, 5-fluoracil, bleomicina
- Agentes antivirais: cidofovir
- Crioterapia com nitrogênio líquido
- Terapia fotodinâmica
- Retinoides sistêmicos: acitretina.

Como estratégia preventiva, atualmente dispõe-se de vacinas contra as cepas virais mais associadas às verrugas genitais e às cepas de maior potencial oncogênico. Há vacinas bivalentes (HPV 16 e 18), tetravalentes (HPV 6, 11, 16 e 18) e nonavalentes (HPV 6, 11, 16, 18, 31, 33, 45, 52, 58). A vacinação deve ser indicada idealmente antes do início da atividade sexual, de modo a conferir maior grau de proteção. Atualmente, no Brasil, o Sistema Único de Saúde (SUS) disponibiliza a vacina tetravalente para meninas entre 9 e 14 anos, meninos entre 11 e 14 anos e imunossuprimidos entre 9 e 45 anos, em duas doses com intervalo de seis meses.[1,6,7]

MOLUSCO CONTAGIOSO

Epidemiologia

Molusco contagioso é causado por um vírus DNA da família *Poxviridae*, transmitido por contato direto. A infecção é comum na infância, com uma prevalência estimada em 5% nesse grupo populacional, mas também pode ocorrer em adultos, especialmente nos imunossuprimidos, como os transplantados e portadores do HIV.[9]

Manifestações clínicas

A infecção é caracterizada pela presença de pápulas brilhantes com formato de domo e umbilicação central, de predomínio na face, no tronco e nas extremidades (Figuras 41.6 e 41.7). Em adultos jovens, a infecção pode ser transmitida por contato sexual, com predomínio das lesões na face interna das coxas e nas regiões inguinal, suprapúbica e genital. Em imunossuprimidos, a infecção pode ser persistente, as lesões podem ser disseminadas e podem adquirir grandes dimensões, sendo denominadas molusco gigante, medindo mais de 1 cm de diâmetro.[9]

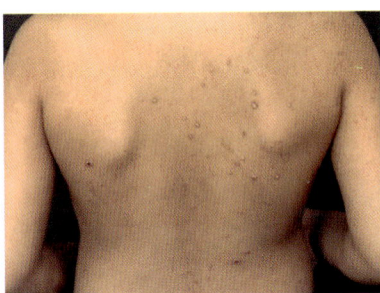

Figura 41.6 Molusco contagioso. Pápulas brilhantes umbilicadas no dorso. Acervo de imagens do Departamento de Dermatologia do HCFMUSP.

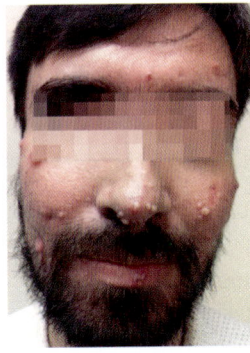

Figura 41.7 Molusco contagioso. Pápulas brilhantes umbilicadas na face. Acervo de imagens do Departamento de Dermatologia do HCFMUSP.

Diagnóstico

Na maioria dos casos, o diagnóstico pode ser feito com base em características clínicas, mas o exame anatomopatológico corrobora os achados e possibilita a observação de corpúsculos de inclusão citoplasmáticos, denominados corpúsculos de Henderson-Patterson, característicos da afecção. O exame dermatoscópico pode ser útil e viabiliza a visualização da umbilicação central, de estruturas amorfas branco-amareladas e de vasos periféricos puntiformes ou radiados.[9]

Diagnósticos diferenciais do molusco contagioso incluem tumores anexiais, histiocitose de Langerhans, carcinoma basocelular, granuloma piogênico, criptococose e histoplasmose. Em casos duvidosos, é indicada a realização de biópsia das lesões cutâneas.[9]

Tratamento

O tratamento é baseado primariamente em técnicas destrutivas, como curetagem e crioterapia, mas também podem ser indicados agentes tópicos de ação queratolítica, irritante ou antiviral, como cidofovir. Nas crianças imunocompetentes, o quadro tende a se resolver espontaneamente, em um período variável de meses a anos, mas o tratamento é indicado especialmente em casos de lesões numerosas.[9,10] São opções terapêuticas do molusco contagioso:[1]

- Conduta expectante: perspectiva de involução espontânea em imunocompetentes
- Destruição física das lesões: crioterapia, curetagem
- Terapia tópica e intralesional: cidofovir, podofilina, hidróxido de potássio 10%, ácido salicílico, ácido láctico, cantaridina, ácido tricloroacético, nitrato de prata, interferon-alfa.

CONSIDERAÇÕES FINAIS

As infecções virais cutaneomucosas são comuns e, pela potencial transmissão aos contactantes, autoinoculação e morbidade associadas, devem ser prontamente reconhecidas e manejadas. A vacinação contra HPV e VZV é uma estratégia preventiva de grande importância, visando não só à redução da incidência das infecções, mas também de suas potenciais complicações, como a malignização das verrugas genitais e a dor crônica relacionada com o herpes-zóster.

REFERÊNCIAS BIBLIOGRÁFICAS

1. Bolognia JL, Schaffer JV, Cerroni L. Dermatology. 2018, p. 1400-22.
2. El Hayderi L, Rübben A, Nikkels AF. The alpha-herpesviridae in dermatology: Herpes simplex virus types I and II. Hautarzt. 2017;68(Suppl. 1):1-5.
3. James C, Harfouche M, Welton NJ, Turner ME, Abu-raddad LJ. Herpes simplex virus: global infection prevalence and incidence estimates, 2016. *Bull World Heal Organ*. 2020: 98(5):315-29.
4. Whitley R, Baines J. Clinical management of herpes simplex virus infections: Past, present, and future. F1000Res. 2018;7(0).
5. Rosamilia LL. Herpes zoster presentation, management, and prevention: A modern case-based review. *Am J Clin Dermatol*. 2020;21(1):97-107.
6. Yousefi Z, Aria H, Ghaedrahmati F, Bakhtiari T, Azizi M, Bastan R, et al. An update on human papilloma virus vaccines: history, types, protection, and efficacy. *Front Immunol*. 2022;12(January):1-11.
7. Ntanasis-Stathopoulos I, Kyriazoglou A, Liontos M, Dimopoulos MA, Gavriatopoulou M. Current trends in the management and prevention of human papillomavirus (HPV) infection. *J BUON*. 2020;25(3):1281-5.
8. Araújo MG, Magalhães GM, Garcia LC, Vieira ÉC, Carvalho-Leite M de LR de, Guedes ACM. Update on human papillomavirus – Part II: complementary diagnosis, treatment and prophylaxis. *An Bras Dermatol*. 2021;96(2):125-38.
9. Meza-Romero R, Navarrete-Dechent C, Downey C. Molluscum contagiosum: An update and review of new perspectives in etiology, diagnosis, and treatment. *Clin Cosmet Investig Dermatol*. 2019;12:373-81.
10. Forbat E, Al-Niaimi F, Ali FR. Molluscum contagiosum: Review and update on management. *Pediatr Dermatol*. 2017;34(5):504-15.

42

Doenças Eczematosas

Renan Rangel Bonamigo • Rosana Lazzarini

INTRODUÇÃO

As doenças ou dermatites eczematosas são doenças cutâneas inflamatórias decorrentes da agressão externa ou da resposta individual a agentes endógenos.

Clinicamente caracterizam-se pela presença de eritema, edema e vesículas nas formas agudas e por liquenificação nas formas crônicas. Nas formas subagudas são observadas sobreposições das alterações descritas anteriormente. Como as vesículas, na sua evolução, rompem-se, é possível verificar áreas de secreção (transudato) e crostas (ressecamento da secreção) nas fases agudas e subagudas.

Histologicamente, apresentam-se com espongiose epidérmica (edema intercelular que pode ocasionar vesícula), hiperplasia epidérmica (fases tardias) e inflamação dérmica constituída principalmente por infiltrado de células linfocíticas, entre outras.

DERMATITE DE CONTATO

A dermatite de contato (DC) é uma reação cutânea decorrente do contato com produtos exógenos. Manifesta-se clinicamente com eczema, cujas lesões surgem no local onde ocorreu a interação com o produto suspeito. São dermatoses comuns na prática clínica de diversas especialidades e seu reconhecimento precoce impede a evolução para formas extensas e de difícil controle. Importante frisar que as DC são importantes no cenário ocupacional.

Resumidamente existem duas formas de DC: a irritativa e a alérgica.

A dermatite de contato irritativa (DCI) decorre da agressão à pele, quando há ruptura da barreira cutânea e desencadeamento do processo inflamatório. Ela pode ocorrer de forma aguda decorrente do contato com produtos ácidos ou álcalis, quando há presença de vesículas, bolhas e eventualmente perda tecidual.

Em outras situações, o processo pode ser desencadeado de forma lenta e progressiva, decorrente do contato com substâncias menos agressivas, como detergentes, por exemplo, onde as lesões são decorrentes de agressões repetitivas à barreira. Em geral, essa forma é restrita ao local do contato e com sintomatologia menos exuberante, sendo o ardor a queixa mais comum do paciente.

A dermatite alérgica de contato (DAC) decorre da interação da pele com alérgenos, cujo resultado é a sensibilização. A reação de hipersensibilidade tardia (reação tipo IV de Gell e Coombs) gera linfócitos T específicos para cada agente sensibilizante. Ela ocorre após um ou vários contatos com o alérgeno em questão. Após a primeira fase, os linfócitos T específicos ficam armazenados e, nos contatos posteriores, geram a reação eczematosa. Exemplo clássico desse tipo de reação é a DAC ao níquel. Alérgeno comum em todo o mundo, o primeiro contato ocorre, em geral, após a colocação de brincos nas orelhas das crianças. O uso continuado poderá gerar a DAC aos brincos, que surge nos lóbulos das orelhas.

Incidência e prevalência

A forma mais comum de DC é a irritativa e representa 80% das causas dessa reação. Acomete mais comumente as mãos e está relacionada aos trabalhos úmidos, como nas áreas da saúde, limpeza doméstica e industrial, manipulação de alimentos e áreas relacionadas à beleza (cabeleireiros). Os grupos mais susceptíveis são jovens, mulheres (maior frequência de exposição a agentes irritantes) e pacientes com história de atopia (por alteração da função da barreira cutânea). Produtos manipulados também podem ser fatores predisponentes, como os alcalinos (sabões, detergentes) ou ácidos.

A forma alérgica (DAC) corresponde a 20% das DC. Ela acomete qualquer faixa etária e alguns estudos demonstram que 20% das crianças podem sofrer dessa doença. Os alérgenos estão relacionados com as exposições em cada faixa etária; desse modo, as crianças possuem mais DAC em reação a metais como o níquel (bijuterias e brinquedos), a borracha (calçados) e, eventualmente, a medicamentos de uso tópico.

Adultos em faixas etárias produtivas apresentam DAC a Equipamentos de Proteção Individual (EPI) confeccionados com borracha (máscaras, luvas, botas e outros) e couro (botas e luvas). Mulheres são mais propensas a desenvolver DAC pelo maior contato com cosméticos, como tinturas de cabelo, produtos para face e corpo, incluindo as fragrâncias e os conservantes. Os idosos desenvolvem DAC, em geral, pelo contato com medicamentos de uso tópico, principalmente os que são portadores de dermatite de estase e úlceras dos membros inferiores. Alérgenos como neomicina, bacitracina e cloranfenicol são frequentemente muito usados nesse grupo.

Diagnóstico

Compreende a anamnese detalhada, abordando-se aspectos relacionados com o tempo de início dos sintomas, contato com produtos suspeitos, atividades ocupacionais e de lazer. O exame clínico de todo o tegumento é fundamental para avaliar a distribuição das lesões e estabelecer a hipótese diagnóstica. Como exemplo, a presença de dermatite eczematosa no dorso de ambos os pés sugere o diagnóstico de DC por algum componente dos calçados; já nas mãos e braços pode sugerir DC por luvas usadas como proteção (Figura 42.1).

Na suspeita de DAC emprega-se o Teste de Contato (ou Epicutâneo, Figura 42.2), reproduzindo no dorso e de maneira controlada a dermatite apresentada pelo paciente. Procede-se a uma exposição aos alérgenos mais comuns em séries ou baterias planejadas previamente. Os alérgenos são aplicados no dorso alto com o uso de contensores disponíveis no mercado, ali permanecendo por 48 horas. Não podem ser removidos ou molhados. Nesse período há o recrutamento para a pele dos linfócitos T já produzidos anteriormente. Realiza-se a retirada dos contensores com os alérgenos e uma nova leitura se faz necessária em 96 horas após a aplicação inicial. Exemplo: aplicação na segunda, retirada na quarta e leitura na sexta-feira da mesma semana. Os critérios para leitura estão estabelecidos internacionalmente e

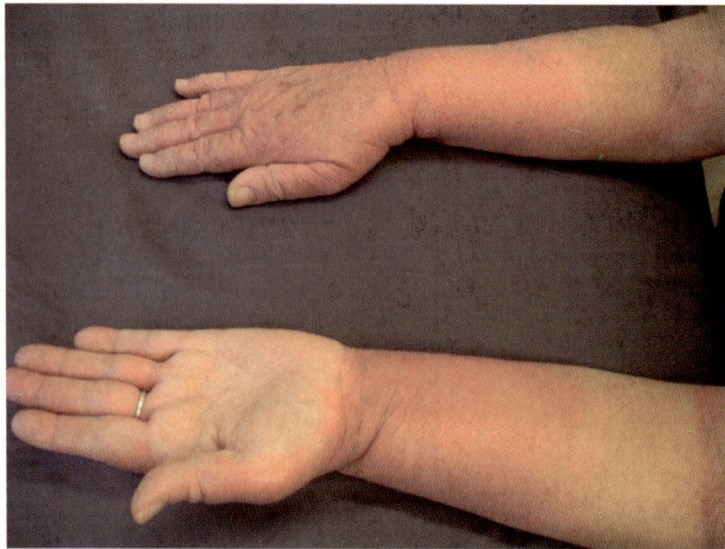

Figura 42.1 Dermatite alérgica de contato por luvas de borracha. Imagem: Clínica de Dermatologia da Santa Casa de São Paulo.

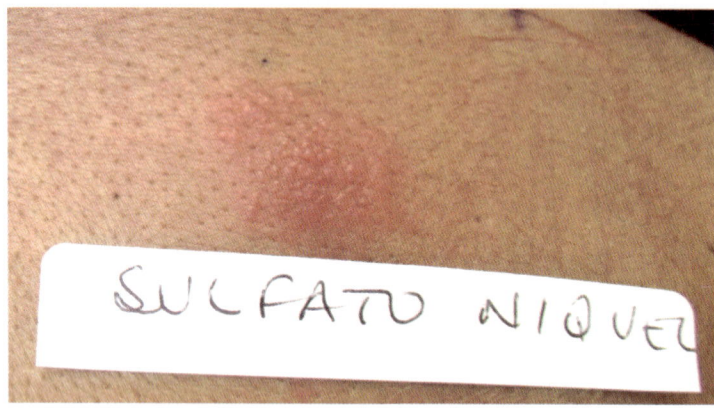

Figura 42.2 Testes de contato, reação positiva ++. Imagem: Clínica de Dermatologia da Santa Casa de São Paulo.

são pontuados em cruzes (intensidade), sendo (+) eritema, (++) eritema, edema e vesículas (+++) e vesículas agrupadas formando bolha.

O resultado obtido será relacionado com o quadro clínico apresentado pelo paciente, podendo ser relevante ou não com o processo atual ou ter relevância prévia. Exemplo de relevância: teste de contato positivo para níquel em paciente com queixa de lesões nas orelhas, pescoço e punhos e relacionado com o uso de bijuterias, informação obtida na anamnese (relevante). E exemplo de teste sem relevância: paciente com teste positivo para neomicina, mas sem referência a contato atual com esse produto presente em medicamentos tópicos. O estabelecimento da relevância é o ponto mais importante e crítico da pesquisa etiológica da DAC.

O diagnóstico da DCI baseia-se na anamnese, no quadro clínico e, eventualmente, na presença de testes de contato negativos.

Diagnóstico diferencial

As DCs devem ser diferenciadas de outras formas de eczema (como dermatite atópica, eczema numular, disidrose verdadeira), de doenças eritematodescamativas (como dermatite seborreica e psoríase) e de dermatoses infecciosas (como as micoses superficiais).

Tratamento

O tratamento adequado das DCs deve considerar vários fatores, como faixa etária do paciente, localização e extensão do quadro e a fase em que se encontra (aguda, subaguda e crônica).

As formas agudas e localizadas podem ser manejadas utilizando-se corticosteroides tópicos no veículo creme após a aplicação de compressas de água boricada a 3% (adstringente) na frequência de uma a duas vezes ao dia por até 10 dias. A potência do corticosteroide será escolhida com base da localização das lesões, sendo os fracos para face e áreas de pele mais fina (grandes dobras, genitália) e os de potência intermediária para as outras regiões. Corticoides de potência muito alta, como dipropionato de betametasona e propionato de clobetasol, devem ser reservados para áreas espessas, como regiões plantares. Nas crianças, a preferência deve ser para o uso dos corticoides mais fracos, como a hidrocortisona ou aqueles de média potência, mas em cuja fórmula não há a presença da molécula de flúor (fuorato de mometasona ou aceponato de metilprednisolona).

Nas formas subagudas, ocorre um misto de áreas agudas com áreas crônicas; desse modo, o uso de cremes de corticosteroides também é indicado. Nas crônicas, onde há predomínio da liquenificação, o uso de pomadas de corticoide é indicado, pois esse veículo favorece a penetração da medicação na pele já espessa.

A diminuição dos sintomas, como o prurido, pode ser alcançada com o uso de anti-histamínicos, lembrando que essas medicações não têm ação no mecanismo patogênico da dermatose e, portanto, se utilizadas isoladamente, não terão ação no controle da doença.

Em casos em que a dermatose está muito disseminada pelo tegumento e/ou sem controle com o uso da medicação tópica, é indicado o uso de corticosteroide sistêmico. Então é possível optar pela prednisona ou prednisolona na dose de 0,5 a 1 mg/kg/dia, preferencialmente em dose única pela manhã. Associa-se o uso de anti-histamínicos orais para diminuição do prurido. Lembrando que os corticoesteroides sistêmicos devem ser utilizados por períodos curtos, evitando-se os efeitos adversos relacionados ao uso prolongado, como a síndrome de Cushing de causa exógena.

Alguns casos de controle mais difícil podem necessitar de medicações imunossupressoras, como metotrexato ou ciclosporina, ou de fototerapia, sendo necessário o acompanhamento do dermatologista.

DERMATITE DE ESTASE

A dermatite de estase é decorrente, em geral, de insuficiência venosa crônica dos membros inferiores, com a elevação da pressão sanguínea intracapilar. Há extravasamento sanguíneo, incluindo de hemácias, e edema. A presença de hemácias causa o depósito de hemossiderina, o que leva à hiperpigmentação da região a médio e longo prazo (*dermatite ocre*, com a típica coloração ferruginosa, acastanhada). A alteração da microcirculação leva ao depósito de fibrina pericapilar, cujo depósito implica em menor difusão de oxigênio e nutrientes para o local, podendo levar a necrose tecidual e úlceras. Uma resposta inflamatória intensa, com presença de aporte celular inflamatório, ocorre secundariamente à presença de elementos celulares e mediadores quimiotácticos extravasados. A inflamação intensa da derme (dermatite) pode atingir a epiderme e acrescentar dano adicional, fomentando a formação de áreas de solução de continuidade (erosões e úlceras) e dificultando sua cicatrização (p. ex., excesso de inibidores de mataloproteinases pró-cicatrização e excesso de gelatinases pró-inflamatórias – MMP2 e 9). Como fatores de risco para dermatite de estase estão a idade avançada, obesidade, presença de outras doenças das extremidades, intervenções cirúrgicas e traumas locais.

A dermatite de estase acomete grande contingente da população adulta brasileira, causando importante morbidade pelas possíveis complicações. Diagnóstico correto e seguimento contínuo são duas medidas para evitá-la.

Incidência e prevalência

A doença venosa crônica afeta mais comumente adultos e sua prevalência aumenta com a idade, o número de gestações e a obesidade. Trabalho publicado em 1986 por Javier J.J. e Ortiz P. mostrou frequência de 3,6% de casos de insuficiência venosa crônica entre 1.755 pacientes examinados em uma cidade do interior do estado de São Paulo.

Diagnóstico

Eczema presente principalmente no terço inferior das pernas (Figura 42.3), envolvendo os tornozelos, com quadro clínico constituído de sinais de eczema agudo e subagudo

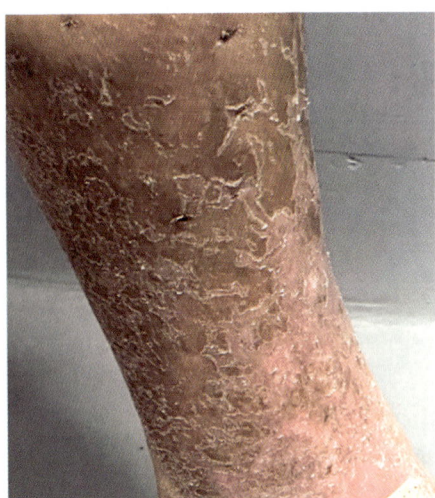

Figura 42.3 Eczema de estase. Imagem: Clínica de Dermatologia da Santa Casa de São Paulo.

(edema, eritema, calor, secreção, crostas), dermatite ocre e liquenificação nas fases crônicas. Ulcerações em fases tardias. É frequente a eczematização por contactantes locais e a infecção secundária por agentes bacterianos.

Diagnóstico diferencial

Celulite/erisipela, edema persistente pós-celulite/erisipela, linfedema adquirido ou congênito, DC, psoríase, dermatofitose.

Tratamento

Limpeza e compressas adstringentes nas fases agudas, podendo ser utilizado permanganato de potássio, solução de Thiersch (solução com ácido bórico), água boricada 3% ou soro fisiológico. Corticoterapia tópica nas fases subagudas e crônicas, corticoterapia sistêmica se o quadro for muito intenso, antibioticoterapia sistêmica se houver complicação infecciosa, repouso com extremidades elevadas, tratamento da insuficiência vascular e condições subjacentes.

DERMATITE ATÓPICA

A dermatite atópica (DA, ou eczema atópico) é uma dermatose inflamatória de base genética (incluindo alterações no gene *FLG complexo 1q21*) e se caracteriza por defeitos na barreira cutânea (diminuição da filagrina, corneodesmosina, desmogleína, desmocolina, transglutaminase-3 e do fator de emoliência natural – arginase, caspase, gama glutamil ciclotransferase) e por processos imunológicos complexos (particularmente, alterações nos receptores *toll-like*, intensa resposta Th2 e hiper-reatividade a diversos alérgenos do meio ambiente). É associada a outras manifestações de atopia, como asma brônquica e rinite alérgica, sendo frequentemente relatada uma história familiar de atopia (aproximadamente em 70% dos casos).

A evolução clínica é variável, a depender da gravidade, porém é característica a cronicidade e as crises repentinas de eczematização com acentuação sintomatológica. A qualidade de vida dos pacientes pode ser altamente afetada e há importante impacto na saúde geral e psíquica de alguns pacientes.

A DA é doença com impacto e relevância clínica muito importantes, sendo associada a outras condições atópicas e comorbidades não atópicas.

Incidência e prevalência

Estima-se que ao redor de 10% da população pediátrica manifesta quadro clínico ou estigmas de DA. Tais manifestações ocorrem até os 2 anos de vida em 50% dos afetados e até os cinco anos em 90% dos que desenvolvem a doença. É uma dermatose que cresce em incidência ao redor do mundo e possui importância na saúde publica, refletindo em alta prevalência de atendimentos em unidades de saúde.

Diagnóstico

O diagnóstico é realizado com base clínica e a presença de prurido é fundamental. Caracteristicamente, além desse sintoma, haverá uma das situações a seguir: história de dermatite flexural (Figura 42.4), alergia respiratória no paciente ou familiar, pele seca (xerodermia), início antes dos 2 anos, dermatite flexural aparente. Os *estigmas clínicos* de atopia auxiliam na composição do diagnóstico, ainda que possam estar ausentes: centro da face poupado de lesões de pele, dermografismo branco, ceratose pilar, hiperlinearidade palmar, escurecimento periorbital, pregas de Dennie-Morgan (duplicidade de pregas infrapalpebrais), sinal de Hertoghe (diminuição de pelos da sombrancelha por coçadura).

O quadro clínico clássico da dermatite atópica é dividido em três fases: (1) infantil: até os 24 meses, com lesões nas zonas elevadas da face, nos cotovelos e joelhos, e geralmente poupa a zona das fraldas; (2) escolar: a partir dos dois anos até a vida adulta, lesões principalmente nas fossas poplíteas e antecubitais, na região cervical lateral, nos punhos e tornozelos, e já pode haver sinais de cronificação (liquenificação cutânea); (3) adulta: topografia semelhante à fase escolar, liquenificação é um achado muito importante, pode haver tendência à eritrodermia, os pacientes são acometidos por instabilidade emocional. Existem variações de quadros clínicos e topográficos, e os principais são: eczema de mãos (principalmente dorso), eczema de pálpebras, queilite atópica, fissuras retroauriculares, eczema de mamilo, eczema numular e prurigo nodular.

A gravidade (leve, moderada e grave) pode ser mensurada por instrumentos validados (SCORAD e EASI). No SCORAD, são considerados para avaliação: área afetada (A até 100%), intensidade (B até 18) e sintomas subjetivos (C até 20). O escore final de gravidade é o produto de A/5 + 7B + C, e os índices elevados são relacionados progressivamente com a gravidade da doença. No EASI, o mínimo escore é 0 e o máximo, 72 (maior gravidade). São considerados eritema, espessamento, escoriação e liquenificação de cabeça/pescoço, tronco, extremidades superiores e inferiores.

As principais complicações da DA são: infecções, eritrodermia, ceratoconjuntivite, obesidade, síndrome metabólica, déficit nutricional e anemia, hiperatividade, déficit de atenção, alterações psicológicas/psiquiátricas (depressão, risco de suicídio).

Diagnóstico diferencial

DC, dermatite seborreica, farmacodermias, prurigo, dermatoses paraneoplásicas, micose fungoide, ictioses, histiocitoses, dermatite infectiva do vírus HTLV, dermatofitoses, xerodermias carenciais.

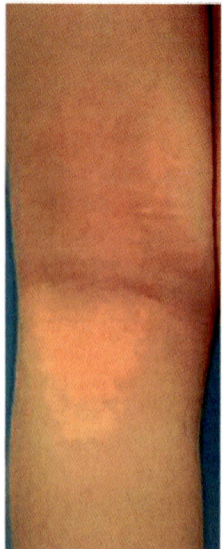

Figura 42.4 Eczema atópico na fossa poplítea (topografia característica). Imagem: Clínica de Dermatologia da Santa Casa de São Paulo.

Tratamento

É fundamental que se estabeleça um relacionamento adequado com pacientes e responsáveis para o sucesso terapêutico.

Medidas não farmacológicas incluem evitar banhos quentes e longos, vestuário que cause irritação na pele, ambientes com muitos alérgenos ambientais. Recomenda-se também usar hidratantes para reestabelecer a barreira cutânea (após o banho e mais vezes ao longo do dia, se necessário).

O manejo farmacológico é feito com corticoesteroides tópicos (potência e tempo de uso considerando faixa etária, topografia e extensão) são muito importantes, principalmente no início do tratamento. Inibidores da calcineurina (tacrolimus, pimecrolimus): úteis para a manutenção a longo prazo, evitando o excesso de corticoesteroides. Anti-histamínicos: para diminuição do prurido, ação central (com cuidado para se evitar a sonolência excessiva). Tratamento precoce de infecções bacterianas (a presença do *Staphylococcus* nas lesões serve como superantígeno e agrava a dermatose). Medicações sistêmicas: imunossupressores são úteis para casos graves e resistentes, como ciclosporina, micofenolato de mofetil, metotrexato e azatioprina. Recentemente, o anticorpo monoclonal anti IL-4 e IL-13, denominado dupilumabe, mostrou-se muito efetivo para o manejo de situações graves e resistentes (já está aprovado no Brasil). Os inibidores da Jak são medicamentos promissores, também.

DISIDROSE

O eczema disidrótico (ou disidrose) é uma forma comum de eczema recidivante que afeta regiões palmoplantares. Etiopatogenicamente pode ser considerado idiopático, ou estar associado a contactantes externos (irritantes primários como detergentes e solventes, metais como níquel, cobalto e cromato), atopia, fatores emocionais, calor, exposição à radiação ultravioleta, infecções fúngicas à distância, infecções bacterianas à distância e uso de fármacos (p. ex.,penicilina, neomicina, ácido acetilsalicílico, anticoncepcionais orais, quinolonas). A hiperhidrose é um achado que pode acompanhar e agravar o quadro de disidrose, mas nem sempre está presente e não deve ser confundida como tal.

A disidrose é uma afeção comum que pode ocasionar dificuldade cotidiana e rebaixamento da qualidade de vida, e por isso não deve ser menosprezada por profissionais que atendem pacientes acometidos.

Incidência e prevalência

Reconhecidamente muito frequente na população geral, os dados de prevalência variam entre 3 e 20%, sem predomínio relevante entre sexos, afetando uma ampla faixa etária. A atopia parece ser importante fator de risco, assim como a exposição a metais.

Diagnóstico

Aparecimento súbito de lesões vesiculosas, geralmente sem eritema nas regiões palmares e/ou plantares, com preferência pelas lateralidades dos dedos (Figura 42.5). Pode ocorrer infecção secundária. Os testes de contato podem ser úteis para revelar etiologia. Pode levar a uma dermatose cronificada por frequência elevada de surtos inflamatórios e, nesse caso, ocorrem fissuras, ulcerações, dor, liquenificação, risco de infecções e linfedema.

Diagnóstico diferencial

Eczema de contato, tinha vesiculosa (dermatofitose), psoríase pustulosa, pustulose palmoplantar, herpes simples, impetigo bolhoso, dermatofítide, acropustulose infantil, escabiose, doenças bolhosas autoimunes e epidermólise bolhosa.

Tratamento

Identificação de fatores associados e correção de exposições. Manutenção da barreira da pele com hidratantes. Na fase aguda, compressas adstringentes. Em seguida pode ser útil o uso de corticoide tópico. Eventualmente, a depender da gravidade (casos de erupções abruptas de bolhas em grande quantidade – *pompholyx*), a corticoterapia sistêmica pode ser necessária, assim como sessões de fototerapia com radiação ultravioleta A ou B. Medicações imunossupressoras são raramente utilizadas, assim como outras técnicas (iontoforese e toxina botulínica, principalmente se a hiperhidrose está presente). Em pacientes com fatores emocionais associados ao quadro, avaliação psicológica e técnicas de relaxamento podem ser úteis.

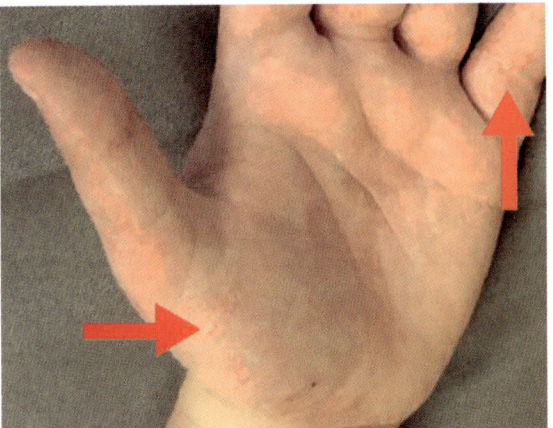

Figura 42.5 Eczema disidrótico (setas demonstram vesículas). Imagem: Clínica de Dermatologia da Santa Casa de São Paulo.

ECZEMA NUMULAR (DISCOIDE)

O eczema numular, também denominado eczema discoide, é uma dermatite pruriginosa que acomete em geral adultos e sua etiologia não está completamente definida.

Apresenta alguns fatores etiopatogênicos, como quebra da barreira cutânea, com xerose, irritações e sensibilizações a agentes externos, reatividade a aeroalérgenos, colonização estafilocócica, trauma cutâneo, algumas medicações que acentuam a xerose (p. ex., como retinoides) e insuficiência venosa crônica de extremidade inferior. Uma parcela minoritária, aparentemente, possui história de atopia. A quebra de barreira cutânea é seguida do recrutamento de resposta inflamatória, mediada principalmente por interleucina 17 e interferon gama, o que provoca o desenvolvimento do eczema. Possui um curso benigno, mas com comprometimento da qualidade de vida em muitos pacientes.

É uma dermatite com alta frequência de momentos de exacerbação e remissão ao longo de meses e até de anos. É importante os pacientes se apropriarem do conhecimento acerca de sua condição para compreenderem as dificuldades terapêuticas e evitarem ou corrigirem situações que podem estar em subjacência ao quadro.

Incidência e prevalência

Há taxas diferentes de prevalência na população em geral, variando entre 0,1 e 9%. Afeta principalmente homens entre 50 e 65 anos e mulheres entre 15 e 25 anos.

Diagnóstico

O diagnóstico é clínico, e classicamente se apresenta como placa eczematosa, simétrica e ovalada, com formato de moeda ou disco, distribuída difusamente onde a pele é mais ressecada, com predomínio nas extremidades inferiores e superiores (Figura 42.6). A dermatoscopia pode ser útil para a realização do diagnóstico diferencial, assim como os testes de contato, os exames micológicos e bacteriológicos, e mesmo a histopatologia, em casos de dubiedade maior.

Diagnóstico diferencial

Eczema de contato, psoríase, eczema de estase, líquen *aureus*, farmacodermia, eritemas figurados, dermatofitose, dermatoses purpúricas progressivas crônicas, impetigo, sífilis secundária, pitiríase rósea, micose fungoide, doença de Bowen, doença de Paget.

Tratamento

Reestabelecimento da melhora da barreira da pele com hidratante e medidas não farmacológicas semelhantes às realizadas para o paciente com eczema atópico.

Corticoesteroides tópicos de média a alta potência 1 a 2 vezes ao dia por até 2 semanas. Inibidores da calcineurina (tacrolimus ou pimecrolimus) podem ser uma opção para diminuir o uso de corticoesteroides. O uso de anti-histamínicos com ação central (hidroxizina, dexclorfeniramina, por exemplo) pode ser útil para atenuar o prurido, principalmente à noite.

Situações especiais de extensão e intensidade podem ser manejadas com fototerapia (radiação ultravioleta B, banda estreita) ou imunossupressores. O dupilumabe promete ser uma alternativa útil em casos de resistência ou dificuldade de controle.

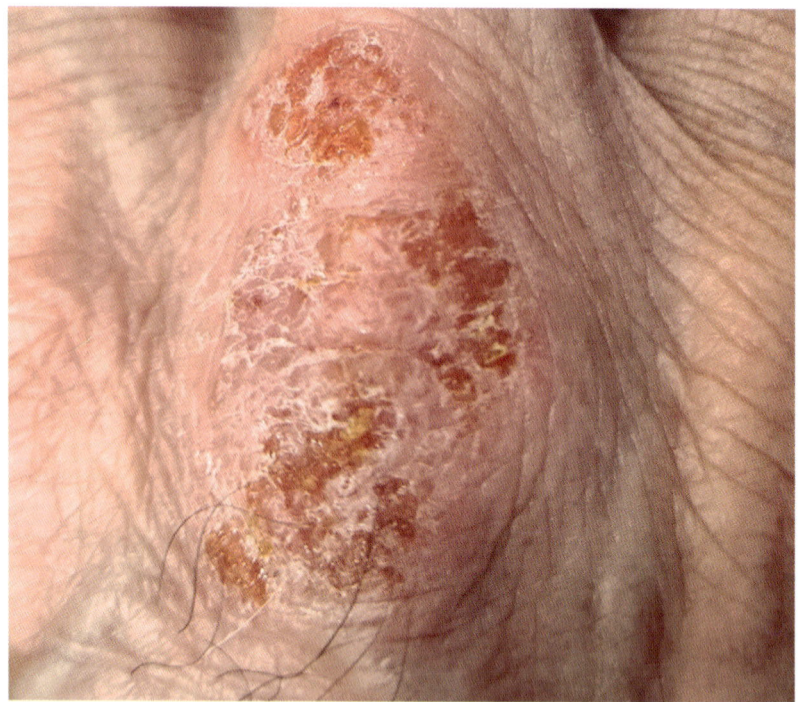

Figura 42.6 Eczema numular com impetiginização.

É importante tratar adequadamente as impetiginizações (em geral, estafilocócicas) com antibióticos tópicos ou sistêmicos.

CONSIDERAÇÕES FINAIS

Extremamente frequentes no cotidiano médico, as dermatites eczematosas precisam ser observadas como uma síndrome (eritema, edema, vesiculação, crostas e prurido) com etiologias, patogêneses e manejos diferenciados, evitando-se generalizações terapêuticas que não contribuem para a resolução dos quadros clínicos, perpetuam níveis baixos de qualidade de vida e elevam riscos para graves morbidades. As novas terapêuticas podem contribuir para um controle de contextos crônicos, prevenindo efeitos indesejados resultantes de corticoterapia e imunossupressores.

Entre as dermatites eczematosas, existem as de etiologia ocupacional, importante capítulo da Medicina do Trabalho.

REFERÊNCIAS BIBLIOGRÁFICAS

1. Lazzarini R., Hafner M.F.S., Rocha V.B., Lorenzini D. Eczemas. *In:* Bonamigo R.R. e Dornelles S.I.T. (editors). Dermatology in Public Health Enviroments. Switzerland Springer Internatinal Publishing, 2018, p. 389-414.
2. Javier, J.J. and Ortiz, P. Treatment of chronic venous insufficiency in Latin America. *J Vasc Surg: Venous and Lym Dis* 2020;8:667-75.
3. Thyssen J.P., Halling A.S., Schmid-Grendelmeier P., Guttman-Yassky E., Silverberg J.I. *Comorbidities of atopic dermatitis-what does the evidence say? J Allergy Clin Immunol.* 2023 Jan 6:S0091-6749(22)01653-0. doi: 10.1016/j.jaci.2022.12.002. Online ahead of print.
4. Lofgren S.M., Warshaw E.M. Dyshidrosis: epidemiology, clinical characteristics, and therapy. *Dermatitis.* 2006 Dec;17(4):165-81. doi: 10.2310/6620.2006.05021.PMID: 17150166
5. Veien N.K. Acute and recurrent vesicular hand dermatitis. *Dermatol Clin.* 2009 Jul;27(3):337-53, vii. doi: 10.1016/j.det.2009.05.013. PMID: 19580928
6. Robinson C.A., Love L.W., Farci F. Nummular Dermatitis. [Updated 2022 Oct 3]. In: StatPearls [Internet]. Treasure Island (FL): StatPearls Publishing; 2022. Disponível em: https://pubmed.ncbi.nlm.nih.gov/33351436/. Acesso em: 23 mai 2023.

Endocrinologia e Metabologia

PARTE 9

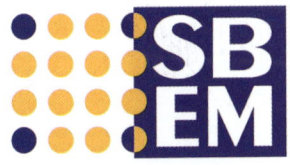

SB
EM

Sociedade Brasileira de
Endocrinologia e Metabologia

Hipotireoidismo

Beatriz Drobrzenski • Gisah Amaral de Carvalho

INTRODUÇÃO

O hipotireoidismo é uma condição caracterizada pela diminuição dos hormônios tireoidianos, sendo uma das deficiências hormonais mais comuns na população adulta.[1] Os sinais e sintomas são bem variáveis e pouco específicos, tornando a avaliação bioquímica extremamente importante para diagnóstico e acompanhamento.[1,2]

A síntese e secreção dos hormônios tireoidianos ocorrem nos folículos tireoidianos, as unidades funcionais da tireoide. O iodo é um componente importante da estrutura desses hormônios, exercendo um papel fundamental para que ocorra a biossíntese adequada.[3]

O estímulo para secreção hormonal é regulado pelo eixo hipotálamo-hipófise-tireoide. No hipotálamo, ocorre a liberação de TRH, que estimula a liberação de TSH pela adeno-hipófise. O TSH, por sua vez, age na tireoide promovendo a produção de dois hormônios: tiroxina (T_4) e tri-iodotironina (T_3).[3]

EPIDEMIOLOGIA

Estima-se que a prevalência mundial do hipotireoidismo varie de 0,25 a 4,2%, sendo diferente nos países com suficiência e deficiência em iodo. A prevalência é maior em mulheres, idosos e pessoas de etnia branca.[5,6] Alguns fatores de risco incluem a presença de doenças autoimunes e síndromes como Turner e Down.[1]

ETIOLOGIA

Dependendo da etiologia, o hipotireoidismo pode ser classificado como primário, secundário ou terciário. No primário, a patologia está na própria tireoide, enquanto no secundário, na hipófise e no terciário, no hipotálamo. Nos casos de hipotireoidismo secundário e terciário, é possível também a denominação de central. Na maior parte dos casos, a etiologia é o hipotireoidismo primário.[1]

A principal causa de hipotireoidismo em países suficientes em iodo é a tireoidite de Hashimoto, a qual é caracterizada pela presença de elevados títulos de anticorpos, principalmente antitireoglobulina (AATG) e antitireoperoxidase (ATPO).[1] Outras etiologias são:[1]

- Hipotireoidismo primário
  - Autoimune (tireoidite de Hashimoto)
  - Deficiência ou excesso de iodo
  - Medicamentos (p. ex., amiodarona e lítio)
  - Iatrogênica (fármacos antitireoidianas, radiação em cabeça e pescoço e tireoidectomia parcial ou total)
  - Doenças infiltrativas (p. ex., linfoma e metástase)
  - Tireoidites (virais, destrutivas, pós-parto, inflamatórias)
- Hipotireoidismo central
  - Tumores hipofisários

- Trauma ou cirurgia no sistema nervoso central
- Radioterapia
- Síndrome de Sheehan
- Medicamentos (p. ex., corticoide)
- Doenças infiltrativas.

MANIFESTAÇÕES CLÍNICAS

Os sinais e sintomas de hipotireoidismo são bem variados e costumam ser pouco específicos. Podem ser brandos, mas, em casos mais graves, podem levar ao coma. Grande parte dos sintomas comumente atribuídos à disfunção tireoidiana pelos pacientes também é encontrada em indivíduos eutireoidianos. Alguns exemplos incluem queixas frequentemente referidas em consultório, como ganho de peso, constipação, fraqueza, pele seca e perda de memória. Estudos apontam para uma possível associação entre níveis mais altos de ATPO e maior sintomatologia.[4] Os principais sinais e sintomas são:[4]

- Neurológicos
  - Letargia e confusão
  - Prejuízo da memória
  - Depressão
  - Coma mixedematoso
  - Redução dos reflexos Aquileu e patelar
- Dermatológicos
  - Queda de cabelo
  - Pele seca
  - Edema periorbital e de membros inferiores sem cacifo
  - Unhas quebradiças
  - Intolerância ao frio
- Gastrintestinais
  - Constipação
- Cardiorrespiratórios
  - Bradicardia
  - Hipertensão (principalmente componente diastólico)
  - Bradipneia, hipoxemia e hipercapnia
  - Derrame pleural e pericárdico
- Sistema reprodutivo
  - Infertilidade
  - Irregularidade menstrual
- Hematológico
  - Anemia leve
  - Aumento de plaquetas
- Outros
  - Ganho de peso (em geral, de 2 a 3 kg pela retenção hidrossalina)
  - Fadiga, fraqueza muscular e artralgia
  - Aumento de LDL
  - Hiperprolactinemia.

O coma mixedematoso é uma complicação rara, porém, com mortalidade de até 40%, independentemente do tratamento. Nessa condição, há rebaixamento de nível de consciência, hipotermia e bradicardia, além de disfunção grave de outros sistemas.[1]

DIAGNÓSTICO

Devido a uma variedade de sinais e sintomas decorrentes do hipotireoidismo, sendo muitos deles inespecíficos, o diagnóstico é bioquímico e baseado na avaliação de TSH e T_4 livre (T_4l)[1], sintetizadas na Tabela 43.1.

Tabela 43.1 Diagnóstico de hipotireoidismo.

Tipo	TSH	T₄l
Hipotireoidismo primário franco	Aumentado	Reduzido
Hipotireoidismo subclínico*	Aumentado	Normal
Hipotireoidismo central	Reduzido ou no limite inferior da normalidade	Reduzido de forma desproporcional ao TSH

Vale ressaltar que a definição de hipotireoidismo subclínico é laboratorial, ou seja, é independente da presença ou não de sinais e sintomas.[1]

O valor de referência do TSH pode variar conforme o método, mas, de forma geral, situa-se entre 0,4 e 4,5 mUI/ℓ.[5] Para pacientes idosos, há uma tendência de considerar valores mais altos de TSH como normais. Recomenda-se uso de valores diferentes e específicos em cada trimestre da gestação.[6]

A avaliação da função tireoidiana como *screening* não é consenso entre as sociedades. O TSH pode ser considerado como avaliação inicial de triagem neonatal, e a cada 5 anos em pacientes acima de 35 anos. Além disso, deve ser considerado nos seguintes casos: gestantes com risco aumentado de doença autoimune ou de hipotireoidismo; história prévia de disfunção tireoidiana; bócio; cirurgia tireoidiana; histórico de radioterapia em região cervical; presença de doenças autoimunes (p. ex., diabetes tipo I e vitiligo); uso de medicamentos como lítio e amiodarona; hipercolesterolemia; história familiar relevante; hiperprolactinemia; investigação de depressão e quadros demenciais, e na presença das síndromes de Down e de Turner.

Em caso de elevação do TSH, deve-se proceder com nova coleta de TSH e solicitação de T₄l como avaliação complementar.[1] Não há indicação para solicitação de rotina de T₃ livre, total ou reverso e T₄ total para diagnóstico e acompanhamento de hipotireoidismo de pacientes ambulatoriais.[1,7,8]

Nos casos de tireoidite de Hashimoto, o ATPO está presente em 90 a 95% dos pacientes, e o AATG em 70 a 80%. A ausência dos anticorpos não exclui seu diagnóstico. Da mesma forma, é possível que indivíduos saudáveis apresentem níveis aumentados de anticorpos e não desenvolvam alterações na função tireoidiana, apesar do risco aumentado de evolução para uma disfunção hormonal. Uma vez identificada a presença de ATPO ou AATG, não é indicada a sua monitorização durante o seguimento.[1,8]

A realização de ultrassonografia de tireoide também não faz parte dos exames de rotina nos casos de hipotireoidismo. A sua solicitação deve ser feita nas situações em que é identificada alguma alteração ao exame físico cervical ou naqueles pacientes em que se deseja uma melhor avaliação do parênquima tireoidiano, como nos casos de tireoidite.[1]

Diagnóstico diferencial

Como mencionado anteriormente, devido a uma variedade enorme de sinais e sintomas decorrentes do hipotireoidismo, a deficiência de hormônios tireoidianos pode mimetizar uma série de outras condições clínicas, principalmente considerando a não especificidade das alterações clínicas. Atenção

especial deve ser dada à população idosa, a qual pode apresentar manifestações atípicas e, muitas vezes, ter uma apresentação inicial com quadro depressivo ou demencial.[9]

TRATAMENTO

O tratamento de escolha é a reposição em monoterapia com levotiroxina (LT₄), tanto para o hipotireoidismo primário quanto para o central. A dose inicial depende do peso do paciente e da presença ou não de função residual na tireoide. Por exemplo, pacientes com hipotireoidismo subclínico que tenham indicação de tratamento ou aqueles pacientes com elevações mais discretas de TSH ou, ainda, pacientes mais idosos e com doença cardiovascular estabelecida podem iniciar com doses menores de LT₄ de 12,5 a 50 mcg/dia. Já indivíduos com hipotireoidismo franco, jovens e com TSH mais elevado, podem iniciar o tratamento baseado na dose calculada por peso – de 1,4 a 1,7 mcg/kg/d.[4]

A indicação do tratamento em casos de hipotireoidismo subclínico é mais cautelosa. Deve-se atentar inicialmente para a exclusão de possíveis causas não tireoidianas para a elevação do TSH, como a obesidade e uso de medicamentos, entre outras. Considerando que o diagnóstico de hipotireoidismo subclínico está estabelecido e outras causas foram afastadas, o valor do TSH e a idade serão fatores determinantes para a decisão de iniciar ou não LT₄. Nessa situação, quando o TSH está acima de 10 mUI/ℓ, todas as faixas etárias têm indicação de tratamento, com especial cuidado em relação à faixa etária acima de 85 anos, quando a decisão pode ser mais individualizada.[5] As demais recomendações seguem a tabela 43.2.

Uma vez iniciado o tratamento, deve-se aguardar um intervalo mínimo de 4 a 6 semanas para nova solicitação de exames de função tireoidiana. Após estabilização, o seguimento pode ser feito de forma semestral ou anual.[1] O objetivo no hipotireoidismo primário é a normalização do TSH, enquanto no hipotireoidismo central a finalidade é manter o T₄l na metade superior do valor de referência (sem necessidade de seguimento com TSH).[4] Além disso, busca-se reduzir os sintomas e melhorar a qualidade de vida.[1,4]

Estima-se que mais de 1/3 dos pacientes em tratamento estejam com dose de LT₄ acima ou abaixo do ideal. O excesso de tratamento está relacionado com efeitos deletérios, como arritmias e osteoporose. A subdose, por outro lado, pode levar ao aumento do risco cardiovascular e manutenção dos sintomas.[1]

A LT₄ é absorvida principalmente no jejum e íleo, ocorrendo de forma mais eficiente em ambiente ácido. Por essa razão, a recomendação mais clássica é ser administrada em jejum pela manhã, pelo menos 30 minutos antes de se alimentar. Há a possibilidade também de ser tomada com intervalo superior a 2 horas da última refeição. Outras flexibilizações são possíveis, conforme individualização do paciente. Deve-se reforçar a orientação de não administrar outro medicamento próximo da LT₄, principalmente aqueles que sabidamente têm interferência importante em sua absorção, como carbonato de cálcio, inibidores de bomba de prótons e sulfato ferroso. A administração deve ser feita com água e com alimentos ricos em fibras e cafeína.[4]

O hipotireoidismo refratário é definido quando não se atinge a meta do TSH, apesar do uso de LT₄ acima de 225 mcg/dia

Tabela 43.2 Indicações de tratamento no hipotireoidismo subclínico.

Idade	Níveis de TSH (mUI/ℓ)		
	4,5 a 6,9	7,0 a 9,9	TSH ≥ 10
< 65 anos	Não tratar Considerar tratamento se sintomático; se alto RCV[a]; e se alto risco de progressão para hipotireoidismo franco[b]	Considerar tratamento Principalmente nos sintomáticos; alto RCV; alto risco de progressão para hipotireoidismo franco	Tratar
65 a 84 anos	Não tratar	Não tratar	Tratar
≥ 85 anos	Não tratar	Não tratar	Considerar tratamento Se iniciar, monitorizar frequentemente e individualizar decisão

[a]RCV: risco cardiovascular.
[b]Alto risco para progressão: sexo feminino, aumento progressivo do TSH, ATPO positivo ou ultrassonografia típica de autoimunidade.
Adaptada de: Sgarbi, J.A., Ward, L.S. *Arch Endocrinol Metab.* 2021; 65:32-39.[5]

ou 2,5 mcg/kg/dia. Especialmente nessas situações, é importante questionar sobre a adesão ao tratamento. Causas secundárias de interferência na absorção devem ser investigadas, como doença celíaca, parasitoses, gastrite atrófica, intolerância à lactose e infecção por *Helicobacter pylori*.[7] O teste de absorção com levotiroxina pode auxiliar na diferenciação entre dificuldade na adesão ao tratamento e alteração na absorção, sendo realizado com administração de 1.000 mcg, seguido da dosagem dos hormônios tireoidianos em diferentes tempos, conforme protocolos específicos. É considerada uma absorção normal quando há aumento de mais de 60% em relação ao basal.[10]

O uso de terapia combinada de LT_4 e liotironina (LT_3) tem sido um tópico de bastante discussão nos últimos anos, principalmente para pacientes que normalizam o TSH, mas, contudo, persistem com sintomas de hipotireoidismo, o que representa cerca de 10 a 15% dos indivíduos. Há diversas teorias para tentar explicar os mecanismos envolvidos nessa situação; entretanto, as metanálises não comprovaram benefício na prescrição da terapia combinada. As principais sociedades internacionais não recomendam a terapia combinada. O *guideline* da European Thyroid Association é o único que considera a prescrição de LT_4 em associação com LT_3 em um subgrupo bastante específico de pacientes, e orienta a reavaliação e suspensão do tratamento caso não se observe melhora dos sintomas. Novos estudos são necessários para estabelecer uma indicação bem fundamentada e com doses mais padronizadas de LT_3 e maior meia-vida.[4]

CONSIDERAÇÕES FINAIS

O diagnóstico correto do hipotireoidismo e suas nuances, como o hipotireoidismo subclínico, bem como o manejo terapêutico adequado, é essencial para a melhora dos sintomas e da qualidade de vida dos pacientes que apresentam essa endocrinopatia. O conhecimento do tratamento reduz efeitos adversos e complicações dessa doença tão prevalente no cenário mundial.

REFERÊNCIAS BIBLIOGRÁFICAS

1. Chaker, L., Bianco, A.C., Jonklaas, J., Peeters, R.P. Hypothyroidism. *Lancet.* 2017;390(10101):1550-62.
2. Taylor, P.N., Albrecht, D., Scholz, A., Gutierrez-Buey, G., Lazarus, J.H., Dayan, C.M., et al. Global epidemiology of hyperthyroidism and hypothyroidism. *Nat Rev Endocrinol.* 2018;14(5):301-16.
3. Bianco, A.C., Dumitrescu, A., Gereben, B., Ribeiro, M.O., Fonseca, T.L., Fernandes, G.W., Bocco, B.M.L.C. Paradigms of Dynamic Control of Thyroid Hormone Signaling. *Endocr Rev.* 2019; Aug 1;40(4):1000-1047.
4. Jonklaas, J. Optimal Thyroid Hormone Replacement. *Endocr Rev.* 2022 Mar 9;43(2):366-404.
5. Sgarbi, J.A., Ward, L.S. A practical contemporary approach to decision-making on subclinical hypothyroidism. *Arch Endocrinol Metab.* 2021;65(1):32-39.
6. Mazeto, G.M.F.S., Sgarbi, J.A., Ramos, H.E., Villagelin Neto, D.G.P., Nogueira, C.R., Vaisman, M., Graf, H., et al. Approach to adult patients with primary hypothyroidism in some especial situations: a position statement from the Thyroid Department of the Brazilin Society of Endocrinology and Metabolism (SBEM). *Arch Endocrinol. Metab.* 2022;66(6):871-82.
7. de Carvalho, G.A., Paz-Filho, G., Mesa Junior, C., Graf, H. Management of Endocrine Disease: Pitfalls on the replacement therapy for primary and central hypothyroidism in adults. *Eur J Endocrinol.* 2018 Jun;178(6):R231-R244.
8. Dora, J.M., Biscolla, R.P.M., Caldas, G., Cerutti, J., Graf, H., Hoff, A.O., et al. Choosing Wisely for Thyroid Conditions: Recommendations of the Thyroid Department of the Brazilian Society of Endocrinology and Metabolism. Arch Bras Endocrinol Metab. 2021.
9. McDermott, M.T. Hypothyroidism. *Ann Intern Med.* 2020, Jul 7;173(1):ITC1-ITC16.
10. Gonzales, K.M., Stan, M.N., Morris 3rd, J.C., Bernet, V., Castro, M.R. The Levothyroxine Absorption Test: A Four-YearExperience (2015-2018) at The Mayo Clinic. Thyroid. 2019;29(12):1734-42.

44

Hipertireoidismo

Danilo Villagelin • João Roberto Maciel Martins

INTRODUÇÃO

O hipertireoidismo é uma condição clínica em que há excesso de produção dos hormônios tireoidianos pela glândula tireoide. Existem várias etiologias, sendo a doença de Graves (DG) a causa mais comum no Brasil e no mundo.[1]

A DG é uma doença autoimune e representa a causa mais comum de hipertireoidismo em regiões com ingesta adequada de iodo.[1,3] Um dos primeiros registros aceitos é o de Caleb Parry, que, em 1786, descreveu o caso de uma paciente que apresentou palpitações e bócio no pós-parto. Robert J. Graves descreveu, em 1835, três casos de mulheres com bócio e palpitação, e em 1840, Karl von Basedow descreveu a tríade de Merseburg: exoftalmo, bócio e palpitação. No entanto, o epônimo doença de Graves foi definido em 1862, como resultado de discussões na Académie Nationale de Médecine, da França.

EPIDEMIOLOGIA

A DG é a causa mais comum de hipertireoidismo, variando de 50 a 80% dos casos na dependência da região geográfica e da suficiência de iodo.[2] Tem incidência de 20 a 50 casos para cada 100 mil habitantes por ano[2,3] e risco de desenvolver a doença ao longo da vida de 3% em mulheres e de 0,5% em homens. Ocorre em todas as faixas etárias,[2] com pico de incidência entre 20 e 50 anos, principalmente em mulheres na fase reprodutiva. Existem poucas evidências que sugerem ser mais frequente em caucasianos do que em outras etnias.[3]

ETIOPATOGENIA

Doença autoimune de etiologia multifatorial, a DG é decorrente da perda da tolerância imunológica e do desenvolvimento de autoanticorpos contra o TSHR.[1] Os linfócitos B produzem anticorpos contra o TSHR. Esse anticorpo (TRAb) atua como agonista do TSH e, consequentemente, ativa a cascata de eventos que promovem o aumento do volume tireoidiano, bem como o aumento da produção e secreção de hormônios tireoidianos (HT) tri-iodotironina (T_3) e tiroxina (T_4), os quais fazem *feedback* negativo no hipotálamo e na hipófise, com consequente supressão do TSH.[2,3]

SUSCETIBILIDADE GENÉTICA

Há evidências de que existe predisposição genética para o desenvolvimento da DG.[2,3] Exemplo disso é a maior ocorrência de DG entre gêmeos idênticos quando comparada a outros membros da família ou a sua ocorrência entre gêmeos não idênticos.[2] No entanto, a taxa de concordância de aparecimento da DG em gêmeos monozigóticos é de 17 a 35%, sugerindo baixa penetrância e a existência de outros possíveis fatores importantes para o surgimento da doença.[3]

Existem relações bem estabelecidas entre alelos do complexo de histocompatibilidade principal (MHC) com a DG, com maior suscetibilidade com os haplótipos *HLA-DR3* e *HLA-DR4*.[4] Outros genes associados à sucetibilidade à DG estão relacionados com o sistema imunológico, como *CTLA4*, *CD25* , *CD40* , *PTPN22* e *FOXP3*.[2-4]

DIAGNÓSTICO

O diagnóstico de hipertireoidismo baseia-se em características clínicas e alterações bioquímicas.[3] Há presença de sinais/sintomas de tireotoxicose associada ao bócio difuso e orbitopatia de Graves (OG).[2]

O quadro clínico da DG é variável, relacionando-se com idade do paciente, comorbidades e intensidade do hipertireoidismo. Os principais sinais e sintomas da DG são:

- Taquicardia (80%)
- Cansaço, fadiga, diminuição da força muscular (70%)
- Bócio difuso, palpável (70%)
- Perda de peso (60%)
- Tremor fino (55%)
- Intolerância ao calor (55%)
- Aumento da sudorese (45%)
- Nervosismo, hiperatividade (40%)
- Hiperdefecação (20%)
- Dispneia (10%)
- Sintomas oculares (dor, edema, hiperemia, diplopia).

Além disso, manifestações extratireoidianas incluem:
- Orbitopatia de Graves
- Mixedema pré-tibial
- Acropatia.

Exames laboratoriais

A confirmação da hiperfunção da tireoide é feita pela dosagem sérica de TSH e dos HTs T_3 e T_4.[1,2]

No hipertireoidismo, encontram-se níveis suprimidos de TSH, associados ao aumento das frações livres e totais dos HTs. Eventualmente, encontra-se apenas o T_3 elevado, o que é conhecido como T_3-toxicose, situação comum em casos iniciais de hipertireoidismo. Quando os níveis de TSH são baixos ou indetectáveis, com T_4 e T_3 normais, caracteriza-se a condição denominada hipertireoidismo subclínico.[2] O diagnóstico etiológico é realizado usualmente pela dosagem do TRAb no sangue.[2,4]

Além de contribuir para o diagnóstico etiológico do hipertireoidismo, a dosagem do TRAb pode ajudar a prever o curso clínico e a resposta ao tratamento, uma vez que pacientes com TRAb persistentemente elevado teriam menor chance de remissão da doença após tratamento com drogas antitireoidianas (DAT)[2,4]

Exames de imagem
Cintilografia de tireoide

De acordo com as atuais diretrizes, a captação de iodo radioativo pela tireoide pode ser realizada para o diagnóstico diferencial das tireotoxicoses, especialmente quando há doença nodular associada.[1,3] Na DG, é encontrada captação aumentada e difusa do radiotraçador pela glândula tireoide.[2,4]

Ultrassonografia de tireoide

A ultrassonografia (USG) da tireoide é um exame de triagem que auxilia no diagnóstico. É barato, não invasivo[2,4] e permite avaliar a ecotextura do parênquima tireoidiano, além da presença de lesões focais. Na DG, espera-se glândula difusamente aumentada e parênquima hipoecogênico, com aumento na velocidade de pico sistólico.[2,3]

TRATAMENTO

O tratamento da DG inclui o uso de drogas antitireoidianas, radioiodoterapia e cirurgia (tireoidectomia total). A escolha por determinado tratamento dependerá de vários fatores, como sua disponibilidade, experiência do médico assistente, adesão do paciente ao tratamento clínico inicial, presença ou não de comorbidades ou complicações, e decisão do paciente.[2,4]

Tratamento medicamentoso

Uma vez confirmado o quadro de tireotoxicose pela DG, o objetivo inicial é inibir nova síntese hormonal e reduzir os efeitos periféricos dos hormônios já circulantes. Para a inibição da síntese dos HTs, existem duas DAT do grupo das tionamidas, o metimazol (MTZ) e o propiltiouracil (PTU). O mecanismo de ação de ambas é a inibição da tireoperoxidase, que leva à redução da organificação do iodo na tireoglobulina (TG) e do acoplamento da monoiodotirosina (MIT) e diiodotirosina (DIT), necessários para a síntese hormonal.[4] Diferentemente do MTZ, o PTU pode bloquear a conversão periférica do T_4 em T_3, tanto na tireoide como nos tecidos periféricos.[5]

O MTZ é a primeira escolha no tratamento do hipertireoidismo, e pode ser iniciado na dose de 10 a 40 mg/dia.[5] O PTU é indicado como primeira alternativa no primeiro trimestre da gestação (menor risco de teratogenicidade) e na crise tireotóxica, com doses de 50 a 150 mg, 2 a 3 vezes diariamente.[2] A dose inicial depende da intensidade da tireotoxicose e do tamanho do bócio, e o T_4 livre é uma referência em relação à dose de metimazol a ser utilizada (Tabela 44.1)[2,5]. O monitoramento da resposta terapêutica deve ser feito a cada 4 a 6 semanas,[2,5] com redução gradual da DAT até uma dose de manutenção, em geral de 5 a 10 mg de MTZ e 50 mg, de 2 a 3 vezes ao dia, para o PTU.[5] É importante frisar que, no início do tratamento, o ajuste da dose do DAT deve ser baseado pelos níveis de T_4l, uma vez que o TSH pode permanecer suprimido por meses.[2,5]

Após a estabilização do quadro clínico e laboratorial, o tratamento pode ser mantido por tempo prolongado (de 1 a 2 anos), especialmente nos casos em que há mais chances de remissão da doença: tireotoxicose não muito intensa, bócios pouco volumosos, indivíduos mais jovens, não fumantes e TRAb em queda.[2] As taxas de remissão (manutenção do controle clínico e laboratorial por ao menos 1 ano após 1 a 2 anos de uso de DAT) são variáveis, entre 40 a 70%.[2,3,6] A recidiva do hipertireoidismo após o uso das DATs é elevada (> 50%) e ocorre principalmente no primeiro ano após a suspensão da medicação.[2] No entanto, em pacientes que permanecem em remissão por vários anos (> 4-5 anos), a recorrência é incomum.[2]

Tabela 44.1 Doses de metimazol de acordo com os valores de T_4.

Valores de T_4 livre acima do valor de referência	Dose de metimazol sugerida
1 a 1,5 x (2 a 3 ng/dℓ)	5 a 10 mg
1,5 a 2 x (3 a 4 ng/dℓ)	10 a 20 mg
2 a 3 x (4 a 6 ng/dℓ)	30 a 40 mg

Não existe um consenso em relação ao tratamento que deve ser realizado na recidiva do paciente com DG que realizou um ciclo de MTZ de 1 a 2 anos. As três possibilidades terapêuticas (radioiodoterapia, cirurgia e MTZ) podem ser empregadas. Optando-se por um novo ciclo de MTZ, a duração indicada desse tratamento seria por um período de 1 a 2 anos. Após esse tempo, o MTZ pode ser novamente suspenso e as maiores chances de remissão ocorrem quando os níveis séricos de TRAb são negativos, a tiroide apresentar volume normal e o paciente estiver em uso de doses baixas da medicação (2,5 a 7,5 mg de MTZ/dia).[7]

Efeitos colaterais podem acontecer com todas as DATs e parecem ser dose e tempo dependentes (doses mais elevadas e no início do tratamento) com o MTZ.[5] Os efeitos colaterais relacionados com o uso das DATs podem ser divididos em efeitos menores (comuns e mais brandos) e maiores (mais graves, às vezes com risco de morte).[2] Tal possibilidade deve ser informada aos pacientes, preferencialmente por escrito, no início do tratamento.[5] Os efeitos menores (prurido, artralgia, desconforto gastrintestinal) ocorrem em 5 a 14% dos pacientes, e podem melhorar espontaneamente com antialérgicos ou com a substituição de uma DAT pela outra.[2,5,6]

Entre os efeitos colaterais mais graves, o mais comum é a agranulocitose (< 500 granulócitos/mℓ), que acontece em 0,1 a 0,5% dos casos, e parece ser decorrente de fenômeno autoimune e não por efeito tóxico do fármaco.[5,6] Agranulocitose acomete mais comumente indivíduos mais velhos e, em mais de 80% dos casos, ocorre nos primeiros 3 meses após o início do tratamento.[5] Uma vez confirmada a agranulocitose, a DAT deve ser imediatamente suspensa e o paciente internado para suporte e tratamento.[2,5]

Outro importante efeito adverso é a hepatotoxicidade, que ocorre em 0,1 a 0,2% dos usuários de DAT.[4] O comprometimento costuma ser mais colestático com o MTZ e predominantemente hepatocelular com o PTU.[5]

Tratamento com iodo radiativo (^{131}I)

O ^{131}I é administrado por via oral, rapidamente absorvido no tubo digestivo e, uma vez na corrente sanguínea, é captado e organificado pelos tireócitos.[2] A radiação beta emitida pelo radiofármaco provoca uma tireoidite actínica, que destruirá as células foliculares da tireoide, com consequente redução dos níveis dos hormônios circulantes depois de 6 a 18 semanas.[5] É tratamento bem tolerado que raramente evolui com complicações.[5]

O ^{131}I é considerado tratamento de escolha em muitos países, especialmente para pacientes com bócios não muito volumosos, em pacientes com dificuldade de controle da tireotoxicose com as DATs ou que apresentem efeitos colaterais graves com elas, e naqueles com comorbidades graves e que teriam maior risco cirúrgico.[2,5]

A atividade radiativa utilizada pode ser fixa (em geral, de 10 a 15 mCi) ou baseada no tamanho da glândula e da intensidade da captação do ^{131}I.[2,6] Mulheres devem postergar qualquer gestação por ao menos 4 a 6 meses após o uso de ^{131}I.[6] Devido à possível redução da espermatogênese, homens também devem evitar a concepção por 3 a 4 meses.[5] Após a evolução para hipotireoidismo definitivo, a reposição com levotiroxina (1,6 a 1,8 µg/kg peso) deve ser iniciada para manter os níveis séricos de TSH normais.[2]

Tratamento cirúrgico

A tireoidectomia total também é considerada tratamento definitivo para a DG e propicia controle mais rápido da tireotoxicose pela retirada do glandula.[2] É o procedimento preferido para bócios muito volumosos (> 80 g), em crianças e adolescentes que não responderam ao tratamento com DAT, em pacientes que apresentem hiperparatireoidismo primário concomitante, ou com presença de nódulo suspeito ou positivo para malignidade, em pacientes com OG grave irresponsiva à corticoterapia/radioterapia e naqueles que recusam o uso do [131]I.[2,5]

A compensação clínica e laboratorial do paciente deve ser tentada para diminuir as chances de complicações perioperatórias.[6] Apesar de ser segura, a tireoidectomia não é isenta de complicações.[2] A principal é o hipoparatireoidismo primário, que é transitório na maioria das vezes e ocorre em 10 a 30% dos casos.[2,5] Felizmente, o hipoparatireoidismo primário definitivo é incomum (< 1 a 2%).[2,5] Paralisia de pregas vocais (< 5% dos casos), sangramento local por lesão vascular (< 1%) e complicações como lesão de esôfago e/ou traqueia e infecções locais são incomuns.[2,5] Independentemente dessas possíveis intercorrências, a tireoidectomia é muito eficaz para o tratamento de DG, e o controle da tireotoxicose é obtido de forma mais rápida se comparado ao [131]I. Após o procedimento, o paciente deve receber levotiroxina (1,6 a 1,8 μg/kg) para manter o TSH em níveis normais.[2]

CONSIDERAÇÕES FINAIS

A DG é a causa mais comum de hipertireoidismo, apresenta como quadro clínico manifestações comuns a outras causas de excesso de hormônio tireoidiano, como taquicardia, tremores, aumento do trânsito intestinal e insônia. Entretanto, também apresenta manifestações típicas como orbitopatia e mixedema tibial. Seu diagnóstico, além das dosagens de TSH e T_4 livre, compreende a realização do TRAb e/ou cintilografia de tireoide. Atualmente, a primeira escolha de tratamento de DG é o metimazol, sendo o uso do iodo radioativo e tireoidectomia opções em alguns casos.

REFERÊNCIAS BIBLIOGRÁFICAS

1. Davies, T.F., Andersen, S., Latif, R., Nagayama, Y., Barbesino, G., Brito. M., et al. Graves' disease. *Nat Rev Dis Primers.* 2020;6(1):52.
2. Ross, D.S., Burch, H.B., Cooper, D.S., Greenlee, M.C., Laurberg, P., Maia, A.L., et al. American Thyroid Association Guidelines for Diagnosis and Management of Hyperthyroidism and Other Causes of Thyrotoxicosis. Thyroid. 2016;26(10):1343-421.
3. De Leo, S., Lee, S.Y., Braverman, L.E. Hyperthyroidism. *Lancet.* 2016;388(10047):906-18.
4. Kahaly, G.J., Bartalena, L., Hegedüs, L., Leenhardt, L., Poppe, K., Pearce, S.H. European Thyroid Association Guideline for the Management of Graves' Hyperthyroidism. *Eur Thyroid J.* 2018;7(4):167-86.
5. Cooper, D.S. Antithyroid drugs. *N Engl J Med.* 2005;352(9): 905-17.
6. Vilar, L. Endocrinologia Clínica. 7ª ed. Rio de Janeiro: Guanabara Koogan; 2021.
7. Villagelin, D., Romaldini, J., Andrade, J., Santos, R., Milkos, A., Teixeira, P.F.D.S., et al. Evaluation of Quality of Life in the Brazilian Graves' Disease Population: Focus on Mild and Moderate Graves' Orbitopathy Patients. *Front Endocrinol* (Lausanne). 2019;10:192.

45
Obesidade

Maria Edna de Melo • Fernando de Quadros Iorra • João Roberto Wiese Júnior • Marcio C. Mancini

INTRODUÇÃO

Obesidade é uma condição de saúde crônica, caracterizada pelo acúmulo excessivo de gordura corporal. A definição mais utilizada para a caracterização da obesidade é o índice de massa corporal (IMC), utilizado pela OMS como preditor internacional de obesidade. O IMC é calculado da seguinte forma: divide-se o peso em quilogramas pela altura em metros elevada ao quadrado. O número resultante define, em linhas gerais, o *status* nutricional do indivíduo. Um IMC ≥ 25 kg/m² é diagnóstico de excesso de peso, e um IMC ≥ 30 kg/m² é compatível com obesidade.

EPIDEMIOLOGIA

A obesidade tem atingido proporções epidêmicas no Brasil e no mundo. Segundo dados da Pesquisa Nacional de Saúde, em 2020, aproximadamente 60% da população brasileira apresentava excesso de peso, dos quais 25% tinham obesidade (cerca de 41 milhões de brasileiros). O cenário mundial é igualmente alarmante. Desde 1975, a prevalência de obesidade no mundo mais do que triplicou. Atualmente, quase 40% da população adulta mundial apresenta excesso de peso, e 13% encontram-se na faixa de obesidade – o que representa mais de 1 bilhão de pessoas com diagnóstico de obesidade.

A epidemia de obesidade também tem atingido crianças no Brasil e no mundo. Cerca de 6,4 milhões de crianças brasileiras apresentam excesso de peso e 3 milhões, obesidade. Mundialmente, mais de 340 milhões de crianças e adolescentes entre 5 e 19 anos apresentam excesso de peso e 39 milhões de crianças abaixo de 5 anos, obesidade.

Como a obesidade está relacionada com diversas outras condições crônicas de saúde, o aumento da prevalência reflete também um aumento nos gastos em saúde com o cuidado dessas complicações. Uma análise de custos em saúde estimou que, em 2019, dos R$ 6 bilhões gastos nos cuidados com doenças crônicas, cerca de R$ 1,5 bilhão foi gasto com condições especificamente relacionadas com obesidade.

FISIOPATOLOGIA

A obesidade representa uma doença crônica com fisiopatologia complexa, de etiologia multifatorial. Em linhas gerais, existem alterações poligênicas que, em interação com o ambiente com ampla disponibilidade de alimentos altamente palatáveis, densamente calóricos e ricos em carboidratos e gorduras, associado a um estilo de vida sedentário, levam o indivíduo ao ganho de peso. É importante ressaltar que existe um forte componente biológico que determina a suscetibilidade individual ao ganho de peso diante de um ambiente "obesogênico". Estudos com gêmeos monozigóticos e dizigóticos estimam que a carga genética determina de 40 a 70% a variação do peso interindividual. Portanto, é fundamental compreender que existem indivíduos suscetíveis ao ganho de peso, bem como indivíduos "resistentes" – o que determina a variação de resposta do peso diante de uma dieta hipercalórica, como a ocidental.

Balanço energético

Para compreendermos a fisiopatologia da obesidade, outro conceito fundamental é o balanço energético, representado pelo equilíbrio entre a energia adquirida e a energia gasta pelo organismo. Se o balanço é positivo (ingestão maior que gasto), o excesso energético é acumulado no tecido adiposo, levando ao ganho de peso. Se ocorre um balanço negativo (gasto maior que ingestão), há mobilização das reservas energéticas, especialmente do tecido adiposo e consequente perda de peso.

O gasto energético do indivíduo é determinado por fatores como massa muscular (o tecido muscular é o tecido mais metabolicamente ativo), gênero (homens têm maior gasto que mulheres), idade (reduz conforme envelhece) e fatores hormonais (p. ex., níveis de hormônio tireoidiano). O gasto energético total é composto de:

- Metabolismo basal: o gasto mínimo do organismo para manter as atividades metabólicas essenciais
- Metabolismo de repouso: o gasto que soma o basal e o gasto para manter a vigília
- Termogênese induzida por atividade física: o gasto relacionado com o movimento e exercício – é o principal componente modificável do gasto energético
- Termogênese alimentar: o gasto relacionado com o processo de digestão.

Regulação do apetite

Do outro lado da balança, temos o consumo alimentar e os mecanismos complexos de regulação do apetite. De forma didática, divide-se o apetite em dois componentes: homeostático e hedônico. O apetite homeostático é representado pelo controle fisiológico do balanço energético, que ocorre inconscientemente. O principal sítio da regulação homeostática é o hipotálamo, em especial o núcleo arqueado, no qual existem duas populações neuronais: (1) neurônios produtores de neuropeptídeo Y (NPY) e peptídeo relacionado com agouti (AgRP), que exercem uma resposta orexígena (aumento do consumo alimentar), e (2) neurônios produtores de pró-opiomelanocortina (POMC) e transcrito regulado por cocaína e anfetamina (CART), que exercem uma resposta anorexígena (redução do consumo alimentar). Esses neurônios possuem receptores para diversos hormônios produzidos pelo tecido adiposo, pâncreas e trato gastrintestinal, que são sinalizadores periféricos do estado de adiposidade e alimentação. Dentre eles, os mais importantes são insulina, leptina, peptídeo semelhante ao glucagon tipo 1 (GLP-1) e peptídeo YY, que ativam os neurônios POMC/CART e inibem os neurônios NPY/AgRP. O principal hormônio orexigênico é a grelina, produzida pelo estômago, que ativa os neurônios NPY/AgRP, estimulando o consumo alimentar. Sabe-se que, na obesidade, ocorrem alterações hipotalâmicas, mediadas principalmente por inflamação, que afetam essas populações neuronais, resultando em uma maior resposta orexigênica e atenuação da resposta anorexigênica, representando uma maior "fome homeostática" em comparação com indivíduos sem obesidade.

Apesar do mecanismo complexo e intrincado de regulação homeostática do apetite, o componente preponderante e que determina o consumo alimentar da maioria dos indivíduos é o componente hedônico – que representa o consumo do alimento pela recompensa ou prazer. O consumo alimentar pelo prazer e recompensa é capaz de suplantar os sinais e a regulação homeostática. Um exemplo é o momento em que um indivíduo sente-se fisiologicamente saciado após uma refeição, mas mesmo assim é capaz de consumir uma sobremesa apenas pelo prazer e recompensa gerados pelo alimento. Existem diversas áreas do sistema nervoso central capazes de desencadear uma resposta de busca e consumo alimentar com base em estímulos visuais, olfativos ou gustativos. Em indivíduos com obesidade, existe uma resposta exacerbada a esses estímulos, o que determina um comportamento de busca e consumo alimentar maiores, especialmente em relação aos alimentos altamente palatáveis. É importante ressaltar que todas essas alterações ocorrem em um nível subconsciente, de modo que fogem ao controle do indivíduo. Assim, é fundamental que todo médico compreenda que a mera orientação de "comer menos" é extremamente difícil de ser seguida pelo indivíduo com obesidade.

Tecido adiposo

Outro ponto importante no estudo da fisiopatologia da obesidade é a biologia do tecido adiposo. Sabe-se que o acúmulo excessivo de tecido adiposo gera uma série de repercussões metabólicas e mecânicas no organismo. De forma geral, existem três tipos de tecido adiposo: o branco, que é o mais abundante e reflete as reservas energéticas, o marrom, que é escasso e metabolicamente ativo, com alta densidade mitocondrial e capaz de gerar calor, e o tecido adiposo bege, que possui características intermediárias. O tecido adiposo branco pode ser subdividido, de acordo com sua localização corporal, em tecido adiposo subcutâneo e visceral. Sabe-se que o tecido adiposo branco é um órgão metabolicamente importante, que produz diversas substâncias, chamadas adipocinas. De acordo com o subtipo do tecido adiposo branco (subcutâneo ou visceral), ocorre uma produção distinta de adipocinas.

Um dos produtos mais importantes do tecido adiposo branco é a leptina, cujo nível sérico é proporcional à massa de tecido adiposo (quanto mais tecido adiposo, maiores os níveis de leptina). Desta forma, esse hormônio "sinaliza" aos neurônios hipotalâmicos sobre o estado de adiposidade periférica, sendo fundamental na regulação central do peso. Em um indivíduo com peso saudável, maiores níveis de leptina agem no hipotálamo gerando uma resposta de redução da fome e aumento do gasto energético. Na obesidade, por outro lado, ocorre um estado de resistência à leptina, tornando o hipotálamo menos sensível a essa sinalização.

Existem diversas outras adipocinas secretadas pelo tecido adiposo, cuja descrição pormenorizada foge ao escopo deste capítulo. Um conceito importante para o generalista é que o padrão de secreção difere de acordo com o subtipo de tecido adiposo, sendo que o tecido visceral (aquele localizado na região intra-abdominal, intrapélvica ou intratorácica) produz predominantemente adipocinas pró-inflamatórias e que levam

à resistência insulínica, como interleucina IL-6, IL-8, fator de necrose tumoral-alfa (TNF-alfa), ácidos graxos livres, entre outros. Assim, o acúmulo excessivo de tecido adiposo visceral gera uma série de efeitos deletérios ao metabolismo.

Impacto da obesidade na saúde

A presença de obesidade está relacionada diretamente com maior morbidade e mortalidade. Estudos epidemiológicos demonstram uma curva em J na relação entre IMC e mortalidade, na qual observa-se aumento da mortalidade com IMC abaixo de 20 e acima de 25 kg/m². O risco é progressivamente maior com o aumento do IMC, especialmente na faixa de obesidade grau 3 (IMC acima de 40 kg/m²).

Complicações metabólicas

O excesso de tecido adiposo, especialmente o visceral, devido ao seu perfil de secreção de adipocinas, está associado a resistência à insulina. Desta forma, quanto maior o acúmulo de tecido adiposo visceral, maior a resistência insulínica e maior o risco do indivíduo desenvolver diabetes melito tipo II (DM2). Cerca de 80% dos casos de DM2 estão associados a obesidade. A perda de 5 a 7% do peso diminui o risco de indivíduos com pré-DM2 evoluírem para DM2, enquanto perdas de 15% podem levar à remissão do DM2 em pacientes com doença estabelecida. A obesidade também está relacionada com o desenvolvimento de dislipidemia, sendo as alterações mais comuns a elevação de colesterol total e LDL colesterol, redução do HDL colesterol e aumento dos níveis de triglicérides.

Complicações cardiovasculares

A obesidade está associada ao desenvolvimento de hipertensão arterial sistêmica por diversos mecanismos, entre eles aumento da atividade simpática, hiperativação do sistema renina-angiotensina-aldosterona e maior sensibilidade renal ao sal. Muitos desses efeitos são mediados pela hiperinsulinemia e outros por produção de adipocinas e angiotensinogênio pelos adipócitos viscerais. Tanto pela associação com múltiplos fatores de risco cardiovasculares como pela adiposidade isolada, a obesidade também é fator predisponente para aterosclerose e suas complicações, como doença arterial coronariana e acidente vascular encefálico isquêmico, bem como insuficiência cardíaca e fibrilação atrial.

Complicações respiratórias

A obesidade está relacionada com diversas doenças respiratórias, sendo a síndrome da apneia obstrutiva do sono (SAOS) a mais comum, e ocorre principalmente devido ao excesso de tecido adiposo na região cervical, favorecendo o colapso das vias aéreas durante o sono. A presença de SAOS aumenta o risco de hipertensão, reduz qualidade de vida e aumenta o risco cardiovascular. A obesidade também se relaciona com maior risco de desenvolvimento de asma. Outra doença respiratória característica é a síndrome da hipoventilação da obesidade, caracterizada por hipercapnia (pCO2 > 45 mmHg) e hipoxemia (paO2 < 60 mmHg), na ausência de outro distúrbio ventilatório. Na pandemia de covid-19, a obesidade foi relacionada com mais complicações pulmonares.

Complicações renais

A adiposidade excessiva cursa com comorbidades sabidamente associadas ao desenvolvimento de doença renal crônica, como hipertensão e DM2. Entretanto, a obesidade por si só pode cursar com alterações renais, sendo as mais características a glomeruloesclerose segmentar focal e a glomerulopatia relacionada com obesidade, ambas cursando com proteinúria. Ademais, pacientes com obesidade também apresentam maior chance de desenvolverem nefrolitíase.

Risco de câncer

Atualmente, reconhece-se que a obesidade está relacionada com risco aumentado de pelo menos 13 tipos de cânceres distintos: endométrio, rim, colorretal, trato biliar, pâncreas, mama, esôfago, ovário, mieloma múltiplo, fígado e meningioma. Os mecanismos dessa associação não estão completamente elucidados, mas envolvem alterações em hormônios sexuais (maiores níveis de estrogênio estimulando proliferação de tecidos estrógeno-dependentes), alterações na via de sinalização insulina e IGF-1 (como estimuladores de proliferação celular) e secreção de diversas adipocinas pró-inflamatórias.

Infecções

A presença de obesidade se correlaciona com maior suscetibilidade a infecções comunitárias, nosocomiais e pós-operatórias. O aumento de risco parece ocorrer de forma independente de outras comorbidades claramente associadas a maior risco de infecção, como DM2, e pode estar relacionada com resistência à leptina, que tem ações tanto na resposta imune inata como na adaptativa. É importante ressaltar que o indivíduo com obesidade também tem maior morbidade e mortalidade diante de infecções respiratórias como *influenza* e covid-19.

Complicações no sistema reprodutivo

Em ambos os sexos, a adiposidade possui um impacto na função gonadal e reprodutiva. Em homens, existe uma condição chamada hipogonadismo masculino secundário à obesidade, caracterizado por níveis reduzidos de testosterona total e livre, globulina ligadora de hormônios sexuais (SHBG) e, ocasionalmente, hormônio luteinizante (LH) e folículo-estimulante (FSH). Nas mulheres, a obesidade está frequentemente associada à síndrome dos ovários policísticos e redução da fertilidade.

Complicações osteomusculares

O excesso de peso corporal também implica em alterações mecânicas, e a principal é o maior impacto sobre articulações devido à sobrecarga de peso e um aumento na incidência de osteoartrite, especialmente de joelhos e quadris, mas também de mãos e ombros, a partir de mecanismos adicionais. A obesidade pode cursar com hiperuricemia e, consequentemente, maior risco de gota.

AVALIAÇÃO DO PACIENTE COM OBESIDADE
Anamnese geral

Pela história clínica, deve-se entender a trajetória do peso do paciente ao longo da vida, incluindo dados do nascimento e da infância, e procurar fatores que possam ter desencadeado ou contribuído com o ganho de peso. Além disso, é importante questionar a história familiar sobre obesidade e doenças cardiometabólicas. Acessar tentativas anteriores de perder peso é de grande serventia para avaliar como foi a resposta a outros tratamentos, e, assim, auxiliar a vencer dificuldades prévias. Deve-se ainda, buscar elementos da história clínica que possam determinar possíveis causas secundárias de ganho de peso, como hipercortisolismo, hipotireoidismo, síndrome dos ovários policísticos, hipoglicemia e uso de determinados medicamentos (p. ex., glicocorticoides e alguns psicotrópicos).

O padrão alimentar tem relação com a forma como o paciente alimenta-se, em quais horários há maior ingestão de calorias e também ao tipo de alimento preferido. Dentre os padrões mais comuns estão o hiperfágico prandial, marcado por ingesta de grande quantidade de calorias durante as refeições principais, e o beliscador, caracterizado pelo consumo de pequenas porções várias vezes ao longo do dia. Também é importante avaliar a presença de transtornos alimentares, como a síndrome do comedor noturno, em que a ingesta da maior parte das calorias diárias ocorre no período da noite (após as 19 horas), e o transtorno de compulsão alimentar (TCA), cujos critérios para diagnóstico estão detalhados no Manual Diagnóstico e Estatístico de Transtornos Mentais,5ª edição (DSM-V).

Deve-se, inclusive, explorar aspectos psicológicos, como depressão e ansiedade. Além disso, é importante entender como é a relação do paciente com o seu peso e imagem corporal, sempre buscando aliviar a carga emocional e culpabilização frequentemente relacionadas com condição.

A verificação da altura, do peso e o cálculo do IMC devem ser incluídos no exame físico de rotina de todos os pacientes. Embora o IMC tenha suas limitações, trata-se de uma ferramenta útil para fins de triagem e acompanhamento clínico. A classificação do grau de obesidade baseia-se no IMC, sendo para os adultos dividida em categorias conforme a Tabela 45.1. É essencial a disponibilidade de balanças com capacidade acima de 150 kg.

Com base na observação da distribuição da gordura corporal, o indivíduo é classificado como portador de um padrão ginoide (depósito de gordura predominantemente na região gluteofemoral e em membros inferiores, de forma periférica) ou androide (depósito de gordura predominantemente na região abdominal, forma central). O último tem um impacto mais deletério sobre a saúde, com maior risco cardiometabólico, pois tipicamente cursa com acúmulo de gordura visceral. A medida da circunferência da cintura e do quadril permite o

Tabela 45.1 Classificação do estado nutricional de adultos, conforme índice de massa corporal.

IMC (kg/m²)	Estado nutricional
18,5 a 24,9	Normal
25 a 29,9	Sobrepeso
30 a 34,9	Obesidade grau 1
35 a 39,9	Obesidade grau 2
≥ 40	Obesidade grau 3

São estabelecidos diferentes valores para a faixa de normalidade para determinadas etnias (como a asiática, cujo IMC normal é de 18,5 a 22,9 kg/m²) e para os idosos (o Ministério da Saúde considera que, acima de 60 anos, o IMC normal varia de 22 a 27 kg/m²). Crianças e adolescentes não usam essa classificação, pois têm categorias diferentes com base em idade e gênero. Fonte: Organização Mundial da Saúde (OMS).

cálculo da relação cintura-quadril (RCQ). Com base nessa relação, considera-se que o padrão é androide se RCQ > 0,9 no homem ou RCQ > 0,8 na mulher. A medida direta da circunferência abdominal também se correlaciona com aumento do risco cardiovascular, especialmente quando ≥ 80 cm para mulheres e ≥ 90 cm para homens (pontos de corte sugeridos para a população sul-americana). A relação cintura-estatura > 0,5 também é um marcador de distribuição de gordura central.

O uso de outras ferramentas de avaliação de composição corporal (para avaliar tanto a massa gorda como a massa livre de gordura), como a bioimpedância, pode agregar informações interessantes na prática clínica. Ainda assim, essas ferramentas não são indispensáveis na avaliação ou no seguimento.

Avaliação das comorbidades relacionadas com obesidade

Na avaliação geral das comorbidades, sugere-se a realização de alguns exames laboratoriais básicos. Não há uma lista de exames obrigatória, e a indicação deve ser individualizada. Dentre os mais importantes estão a glicemia de jejum, o perfil lipídico, hepático e renal. Podemos ainda avaliar marcadores inflamatórios (como PCR), hemograma e plaquetas, função tireoidiana, ácido úrico, metabolismo ósseo (incluindo vitamina D e PTH), dentre outros.

Alterações do metabolismo da glicose podem ser detectadas por exames laboratoriais, como glicemia de jejum e hemoglobina glicada e, em casos selecionados, com o teste oral de tolerância à glicose. Os critérios diagnósticos para diabetes e pré-diabetes são os mesmos para todos os indivíduos, propostos pela American Diabetes Association (ADA). No exame físico, procura-se também por acantose nigricante, que é um marcador de resistência à insulina.

Na avaliação cardiovascular, deve-se aferir a pressão arterial, com atenção para uso de equipamento de tamanho adequado ao braço do paciente, e a frequência cardíaca. Junto com alguns parâmetros laboratoriais e dados da história clínica, estima-se o risco cardiovascular, com o uso de calculadoras, como, por exemplo, a ASCVD (do inglês, Atherosclerotic Cardiovascular Disease), conforme as *guidelines* da American Heart Association/American College of Cardiology. A indicação de exames complementares como ecocardiografia ou estratificação para cardiopatia isquêmica (p. ex., ergometria ou cintilografia miocárdica) é individualizada e pautada no risco, histórico e sintomas do paciente.

Para avaliação do comprometimento hepático, análises bioquímicas e ultrassonografia abdominal podem ser utilizadas. É possível estimar o risco de fibrose a partir de escores clínicos como o Fib4, o que permite uma seleção mais acurada de candidatos para a realização do *fibroscan* ou encaminhamento para um especialista em hepatologia.

A SAOS pode ser rastreada com base na história de roncos, de sonolência diurna e na circunferência cervical. Pela Escala de Sonolência de Epworth (ESS), uma pontuação a partir de 9 pontos indica sonolência anormal. A medida da circunferência cervical acima de 40,6 cm na mulher e 43,2 cm no homem está associada a um aumento do risco de SAOS. A polissonografia é o exame padrão ouro para diagnóstico da condição.

Por fim, com base na história clínica e exame físico, considera-se a avaliação complementar de outras comorbidades e condições associadas, incluindo questões endócrinas (hipercortisolismo, doenças hipotalâmicas ou hipogonadismo), osteoarticulares (osteoartrose), neurológicas (hipertensão intracraniana benigna), pulmonares (asma e hiperreatividade brônquica), neoplasias, dentre outras.

TRATAMENTO DO PACIENTE COM OBESIDADE

Acessar e compreender os aspectos individuais de cada paciente, como o padrão alimentar, padrão de distribuição da gordura corporal, comportamento, comorbidades relacionadas e não relacionadas com obesidade, bem como fatores ambientais, é imprescindível para a construção de um plano terapêutico assertivo. Essa estratégia pode incluir intervenções nos hábitos de vida (como dieta e atividade física), intervenções psicológicas, terapias farmacológicas e cirúrgicas.

Antes de considerar qualquer abordagem terapêutica, deve-se atentar à comunicação com o paciente, aspecto fundamental no tratamento da obesidade. Essa é uma condição que enfrenta muita estigmatização, com consequências para a saúde física e mental. Lamentavelmente, a discriminação de pessoas com obesidade é comum mesmo dentro dos serviços de saúde. Por isso, o paciente deve ser acolhido com empatia e sem julgamentos negativos. O paciente com obesidade já foi exposto cronicamente a experiências negativas relacionadas com seu excesso de peso corporal. Quando o excesso de peso não for a condição que motivou o indivíduo a procurar atendimento, é apropriado perguntar se está disposto a falar sobre isso.

Objetivos da perda de peso

Independentemente da estratégia adotada, os principais objetivos terapêuticos são prevenir e tratar complicações relacionadas com o excesso de peso, bem como melhorar a qualidade de vida. A perda de peso é uma meta importante, mas não deve ser o único desfecho almejado. Já foi demonstrado que perdas modestas, a partir de 2,5 a 5% do peso corporal, podem trazer significativos benefícios para a saúde (Tabela 45.2). De uma maneira geral, quanto maior a perda de peso, mais significativos serão os ganhos.

Mudança de estilo de vida

A abordagem comportamental é a base para a adesão às estratégias de dieta e atividade física, auxiliando o indivíduo na construção de novos hábitos que possam ser colocados em prática e mantidos a longo prazo. A perda de peso alcançada com mudanças comportamentais é, geralmente, de 3% a 5% do peso corporal. No entanto, possuem limitações quando utilizadas isoladamente no controle da obesidade, porque a manutenção do peso perdido pode ser difícil devido aos mecanismos compensatórios que se estabelecem com a redução inicial do peso corporal, como modificações na regulação do apetite que promovem aumento da fome e da ingesta calórica, culminando em reganho. Por isso, a combinação com outras intervenções (psicológicas, farmacológicas e/ou cirúrgicas) deve ser considerada para atender às necessidades individuais. O acompanhamento com uma equipe multidisciplinar é sempre recomendável.

Programas intensivos de mudança de estilo de vida são bem mais eficazes na redução do peso que as estratégias habitualmente utilizadas, como observado nos estudos *National Diabetes Prevention Program* e *Look-AHEAD*. A abordagem

Tabela 45.2 Perda percentual de peso e melhora das comorbidades relacionadas com obesidade.

Percentual de peso perdido	Condições e comorbidades que melhoram com a perda de peso
A partir de 2,5%	Glicemia de jejum Trigliceridemia Fertilidade
5 a 10%	Pressão arterial Esteatose hepática Aumento do colesterol HDL Qualidade de vida Função sexual Incontinência urinária Depressão Osteoartrite de joelho: melhora de dor e mobilidade articular Custos com cuidados de saúde (hospitalizações e medicações)
Acima de 10%	Síndrome da apneia obstrutiva do sono Esteatohepatite não alcoólica

Adaptada de: Ryan, D.H., Yockey, S.R. Weight Loss and Improvement in Comorbidity: Differences at 5%, 10%, 15%, and Over. Curr Obes Rep. 2017 Jun;6(2):187-194.

intensiva inclui um seguimento semanal nos 6 primeiros meses, espaçando para quinzenal e mensal apenas após o primeiro ano. Além de atividades educativas sobre alimentação, atividade física, balanço energético etc., as técnicas de automonitoramento e controle de estímulos são utilizadas. Embora o custo desse tipo de abordagem nos estudos tenha sido elevado, versões simplificadas com menor custo também são efetivas.

Abordagem nutricional

Todas as pessoas, independentemente do IMC ou composição corporal, beneficiam-se da adoção de um padrão alimentar saudável e equilibrado. Mas quando o objetivo é a perda de peso, essa abordagem deve contar com uma redução de longo prazo na ingestão calórica, buscando a obtenção de um déficit calórico, ou seja, que a quantidade de calorias ingeridas ao longo do dia seja menor que a quantidade de calorias gastas.

Muitos tipos de dieta são estudados no tratamento da obesidade. Entre as mais conhecidas, estão as dietas *low carb*, *low fat*, DASH, mediterrâneo e jejum intermitente. Em resumo, não existem evidências robustas de que alguma dieta específica seja superior em promover redução de peso. O mesmo é válido no que diz respeito à proporção dos macronutrientes (carboidratos, proteínas e gorduras) na composição da dieta. Dietas restritivas e desbalanceadas estão associadas a deficiências nutricionais. Como exposto, para a perda de peso, o mais importante é que a estratégia adotada seja capaz de proporcionar um saldo calórico negativo. Em certas situações, quando objetiva-se uma perda de peso mais rápida e intensa, como no preparo pré-operatório de cirurgia bariátrica, deve-se lançar mão de dietas mais restritivas, como as VLCD (do inglês, *very low calorie diets*), com consumo diário menor que 800 kcal. Nesses casos, é importante que haja o acompanhamento de uma equipe multidisciplinar com experiência.

As recomendações nutricionais para cada pessoa devem ser personalizadas para atender aos valores e metas individuais, de modo que a abordagem dietética seja segura, eficaz, nutricionalmente adequada e acessível para adesão de longo prazo. O *Guia alimentar para a população brasileira*, do Ministério da Saúde, destaca pontos importantes a ser considerados: ter alimentos *in natura* ou minimamente processados como base da alimentação; utilizar óleos, gorduras, sal e açúcar em pequenas quantidades ao temperar e cozinhar alimentos; limitar o consumo de alimentos processados e evitar o consumo de alimentos ultraprocessados; comer com regularidade e atenção, em ambientes apropriados; ser crítico quanto às informações, orientações e mensagens sobre alimentação veiculadas em propagandas comerciais. O Guia fornece orientações para uma alimentação adequada e saudável, e mesmo não tendo sido desenvolvido para o tratamento da obesidade, deve ser utilizado no balizamento da orientação nutricional.

Atividade física

Na prática, a redução da ingesta calórica é a mudança do estilo de vida com maior potencial de redução do peso. Ainda assim, o componente mais variável do gasto energético é a atividade física, representando de 20 a 40% da energia total gasta, contribuindo não apenas com a perda, mas especialmente com a manutenção do peso perdido.

As intervenções para aumentar a atividade física devem ser individualizadas para incluir atividades que levem em consideração as capacidades e preferências do paciente. Para adultos, a maioria das diretrizes atuais recomenda pelo menos 30 minutos de atividade física de moderada intensidade por dia, 5 ou mais dias por semana, idealmente incluindo treinamento de força duas ou mais vezes. Volumes maiores de atividade física podem ser capazes de promover mais perda de peso. Todavia, está bem demonstrado que existem benefícios metabólicos, como melhora da pressão arterial e do perfil lipídico, independentemente da perda de peso. Além disso, a atividade física pode proporcionar uma melhora na saúde mental e composição corporal. Por isso, deve-se expor ao paciente os benefícios de aumentar o grau de atividade física, adequando o plano de atividades com metas factíveis e incrementando o volume gradualmente dentro da sua capacidade.

É igualmente importante combater o comportamento sedentário, e minimizar o tempo gasto em atividades como assistir à TV e utilizar o computador. Essa medida também é benéfica para a saúde cardiometabólica, de forma independente da perda de peso.

Tratamento farmacológico

A terapia farmacológica está indicada para pacientes com IMC entre 27 a 29,9 kg/m² e comorbidades relacionadas com peso, ou para aqueles com IMC acima de 30 kg/m². A terapia farmacológica também está indicada para pacientes com obesidade visceral, mesmo em IMC < 27 kg/m². Quando implementada, deve ser realizada em conjunto com as mudanças do estilo de vida.

Os fármacos atualmente aprovados no Brasil pela Anvisa (Agência Nacional de Vigilância Sanitária) para tratamento da obesidade são sibutramina, orlistate, a combinação de bupropiona com naltrexona, liraglutida e semaglutida. Na prática clínica, há o topiramato, embora essa medicação não seja aprovada pela Anvisa para uso no tratamento da obesidade, e sua utilização é feita de forma *off label*. Dentre as perspectivas futuras, há a tirzepatida, que já é comercializada nos EUA, com aprovação pelo FDA para uso no tratamento de diabetes. Sua eficácia na perda ponderal é notável, chegando à média de 20,9% de redução no peso corporal, conforme demonstrado nos estudos clínicos.

As diferentes terapias farmacológicas aprovadas pela Anvisa são detalhadas na Tabela 45.3. À semelhança dos demais aspectos do tratamento da obesidade, sua escolha também deve ser individualizada. Atualmente, quando o custo não é um limitante e não há contraindicações, a classe dos agonistas do GLP-1 costuma ser a opção inicial preferida, e a semaglutida é a medicação de maior magnitude de efeito na redução do peso. A sibutramina oferece uma excelente relação custo-benefício,

mostrando-se uma alternativa segura, desde que respeitadas as indicações e contraindicações, como para qualquer outro medicamento. Já o orlistate é a medicação que tem o menor potencial de redução do peso.

Cabe ressaltar que nenhum dos medicamentos disponíveis é aprovado ou deve ser usado durante os períodos de gestação e lactação. Em relação à prescrição para crianças e adolescentes, a liraglutida é a única medicação liberada pela Anvisa atualmente, aprovada para uso a partir dos 12 anos. A bula do orlistate não é clara sobre o limite inferior de idade, mas assim como a sibutramina, é uma das medicações mais estudadas em adolescentes.

Tabela 45.3 Tratamento farmacológico da obesidade: medicamentos aprovados e suas características.

Fármaco e mecanismo	Posologia e progressão de dose	Receituário de prescrição	Principais contraindicações	Principais interações medicamentosas	Efeitos colaterais
Sibutramina Inibidor da recaptação de serotonina e noradrenalina, e em menor grau dopamina (clinicamente não relevante)	Início: 10 mg/dia Progressão: até 15 mg/dia Uso pela manhã	Receituário controlado B2 + termo de responsabilidade	Hipertensão não controlada (145/90 mmHg) ou taquicardia Doença cardiovascular estabelecida Distúrbio convulsivo Doença psiquiátrica ativa Gestação Idade > 65 anos Alto risco cardiovascular	IMAO ISRS/ISRSN Efedrina ou pseudoefedrina Inibidores do citocromo P450	Boca seca Cefaleia Constipação intestinal Elevação da PA (3 a 5 mmHg) Elevação de FC (2 a 4 BPM) Insônia
Orlistate Inibidor de lipases pancreáticas	1 comprimido durante ou até 1 h após as refeições principais, uso até 3 vezes/dia	Simples	Síndromes disabsortivas Colestase Gestação	Varfarina Ciclosporina Amiodarona	Diarreia e esteatorreia Flatulência Incontinência fecal Redução de absorção de vitaminas lipossolúveis (A, D, E, K)
Liraglutida Análogo do GLP1	Início: 0,6 mg/dia Progressão semanal: *1,2 mg/dia *1,8 mg/dia *2,4 mg/dia *3,0 mg/dia (dose máxima)	Simples	História de carcinoma medular de tireoide NEM2 Gestação	Em pacientes com diabetes, atentar para a redução de insulina e hipoglicemiantes	Náuseas/vômitos Constipação Diarreia Hipoglicemia quando em associação com outros hipoglicemiantes Dispepsia Cefaleia Tontura Colelitíase
Semaglutida Análogo do GLP1	Início: 0,25 mg 1 vez/semana Progressão com incrementos a cada 4 semanas: *0,5 mg/semana *1 mg/semana *1,7 mg/semana *2,4 mg /semana (dose máxima)	Simples	História de carcinoma medular de tireoide NEM2 Gestação	Em pacientes com diabetes, atentar para a redução de insulina e hipoglicemiantes	Náuseas/vômitos Constipação Diarreia Hipoglicemia quando em associação com outros hipoglicemiantes Dispepsia Cefaleia Tontura Colelitíase
Bupropiona + Naltrexona Inibidor da recaptação de noradrenalina e dopamina + antagonista opioide	Início: 1 cp pela manhã (naltrexona 8 mg/ bupropiona 90 mg) Progressão a cada semana: *1 manhã + 1 cp noite *2 cp manhã + 1 cp noite *2 cp manhã + 2 cp noite (dose máxima: 4 cp/dia)	C1 (branca – controle especial em 2 vias)	Hipertensão não controlada Distúrbio convulsivo Bulimia/Anorexia Uso crônico de opioides Gestação	IMAO Sibutramina ISRS/ISRSN Risperidona	Náuseas/vômitos Constipação Cefaleia Insônia Tremores Boca seca Diarreia

A progressão de dose das medicações deve ser feita com base na resposta clínica e tolerabilidade individual.
IMAO = inibidores da monoaminoxidase; ISRSN = inibidor seletivo da recaptação de serotonina e noradrenalina; ISRS = inibidor seletivo da recaptação de serotonina; PA = pressão arterial; NEM2 = neoplasia endócrina múltipla do tipo 2; cp = comprimido;.

Após a introdução de uma terapia farmacológica, as consultas de retorno devem ser precoces, com monitoramento dos possíveis efeitos colaterais. Em relação ao sucesso do tratamento, considera-se que a perda de peso é significativa quando atinge o patamar de pelo menos 5% do peso corporal inicial. Não havendo perda significativa após 3 meses de tratamento na dose máxima tolerada de uma medicação, deve-se considerar que houve falha de tratamento e, então, interrompê-la, se possível com subsequente troca por outro fármaco.

Quando o efeito terapêutico máximo de um tratamento é alcançado e a perda de peso cessa, considera-se que o paciente entrou em fase de platô. Isso não significa que o medicamento parou de funcionar. Nesse caso, a terapia deve ser mantida, pois sua descontinuação pode ocasionar reganho do peso perdido, de forma semelhante ao que se observa nas outras doenças crônicas, como, por exemplo, na hipertensão arterial, ao suspender-se o anti-hipertensivo, é observada elevação da pressão arterial. Os medicamentos não curam a obesidade, são utilizados para seu o controle.

Tratamento cirúrgico

A cirurgia bariátrica é uma opção a ser considerada para pacientes com falha em perder peso com o tratamento clínico e IMC ≥ a 40 kg/m², ou ≥ 35 kg/m² com complicações relacionadas com o peso. No Brasil, a regulamentação dos critérios técnicos para indicação desses procedimentos fica a cargo do Conselho Federal de Medicina (CFM). Atualmente, é determinado que o tratamento clínico deve ser tentado por pelo menos 2 anos, antes de indicar a terapia cirúrgica. A lista de comorbidades relacionadas com a obesidade que podem pautar a indicação cirúrgica é bastante abrangente e está detalhada na resolução do CFM nº 2.131/15. A decisão acerca do tipo de cirurgia deve ser feita em colaboração com uma equipe multidisciplinar, ponderando as expectativas do paciente, condições de saúde, riscos e benefícios.

Na saúde pública e suplementar, a indicação de cirurgia bariátrica segue as portarias do Ministério da Saúde (Portaria 424 de 19 de março de 2013) e a cobertura definida no rol de procedimentos da Agência Nacional de Saúde. Tanto no SUS como na saúde suplementar, para pacientes com IMC ≥ 50 kg/m² não há exigência de tratamento clínico prévio.

As principais técnicas utilizadas no Brasil são a derivação gástrica em Y de Roux e a gastrectomia vertical. Enquanto a primeira tem mecanismo misto (disabsortivo e restritivo), a segunda é restritiva, mas ambas modificam a secreção hormonal intestinal (principalmente aumentando o nível de GLP-1 e reduzindo o nível de grelina). A cirurgia bariátrica leva a uma redução média de 30% do peso inicial, reduz comorbidades e mortalidade. O seguimento de longo prazo dos pacientes, com vigilância de exames laboratoriais e suplementação de polivitamínico, vitamina D e vitamina B12 é necessária nos pacientes operados. Alguns também podem precisar de suplementação de cálcio, ferro, tiamina, zinco ou outros micronutrientes.

CONSIDERAÇÕES FINAIS

A obesidade é uma condição clínica de etiologia multifatorial e representa um problema de saúde pública, com uma prevalência crescente no Brasil e no mundo, estando associada a comorbidades metabólicas e em diversos outros sistemas orgânicos. O clínico deve reconhecer a obesidade como doença, saber pesquisar e identificar as comorbidades associadas, bem como abordar essa condição durante a avaliação do paciente e realizar o cuidado adequado. O tratamento da obesidade tem como base as medidas de estilo de vida, mas a maioria dos pacientes necessitará de medicamentos, devido à baixa resposta de perda de peso apenas com recomendação de dieta e atividade física. Até mesmo perdas de pequenas porcentagens de peso resultam em benefícios significativos para a saúde, e devem sempre ser valorizadas. Em casos selecionados, pode ser indicado o tratamento cirúrgico, que também possui benefícios bem estabelecidos.

BIBLIOGRAFIA

Guideline Europeu: Durrer Schutz, D., Busetto, L., Dicker, D., Farpour-Lambert, N., Pryke, R., Toplak, H., Widmer, D., Yumuk, V., Schutz, Y. European Practical and Patient-Centred Guidelines for Adult Obesity Management in Primary Care. *Obes Facts*. 2019;12(1):40-66.

Jastreboff, A.M., Aronne, L.J., Ahmad, N.N., Wharton, S., Connery, L., Alves, B., Kiyosue, A., Zhang, S., Liu, B., Bunck, M.C., Stefanski, A.; SURMOUNT-1 Investigators. Tirzepatide Once Weekly for the Treatment of Obesity. *N Engl J Med*. 2022 Jul 21;387(3):205-216.

Look AHEAD Research Group. Eight-year weight losses with an intensive lifestyle intervention: the Look AHEAD Study. Obesity (Silver Spring). 2014;22(1):5-13.

Mancini, M.C., Geloneze, B., Salles, J.E.N., Lima, J.G., Carra, M.K. Tratado de obesidade. 3ª ed. Rio de Janeiro: Guanabara Koogan; 2021.

McTigue, K., Larson, J.C., Valoski, A., Burke, G., Kotchen, J., Lewis, C.E., et al. Mortality and cardiac and vascular outcomes in extremely obese women. *JAMA*. 2006 Jul 5;296(1):79–86.

Ministério da Saúde do Brasil. *Guia alimentar para a população brasileira*. 2ª. ed. Brasília: Ministério da Saúde, Secretaria de Atenção à Saúde, Departamento de Atenção Básica; 2014.

Ryan, D.H., Yockey, S.R. Weight Loss and Improvement in Comorbidity: Differences at 5%, 10%, 15%, and Over. *Curr Obes Rep*. 2017 Jun;6(2):187-194.

46

Diabetes Melito

Ruy Lyra • Luciano Albuquerque • Raissa Lyra • Lucio Vilar

INTRODUÇÃO

O diabetes melito (DM) representa um grupo de doenças metabólicas que se caracterizam por hiperglicemia resultante de defeitos na secreção e/ou na ação insulínica. A hiperglicemia é, frequentemente, acompanhada por dislipidemia, hipertensão arterial (HA) e disfunção endotelial. As consequências dessa doença, a longo prazo, resultam de alterações micro e macrovasculares, que podem levar a disfunção de diversos órgãos, como olhos, rins, nervos, coração e vasos sanguíneos. As complicações crônicas incluem retinopatia, com potencial perda visual progressiva; nefropatia, com possibilidade de evolução para insuficiência renal; neuropatia periférica, com risco de desenvolvimento de úlceras de pé diabético, amputações e artropatia de Charcot; neuropatia autonômica, com sintomas gastrintestinais, geniturinários, sexuais e cardiovasculares; e, por fim, doenças aterotrombóticas, com comprometimento cardiovascular, cerebrovascular e vascular periférico.[1]

O desenvolvimento e o tipo de DM são consequências de uma série de mecanismos patogênicos. O diabetes tipo I (DM1) corresponde de 5 a 10% dos casos de diabetes, resultando, primariamente, da destruição celular autoimune das células beta-pancreáticas. Já o diabetes tipo II (DM2) decorre, em geral, de graus variáveis de deficiência relativa de secreção e resistência insulínicas. O diagnóstico, na maioria dos casos, é feito a partir dos 35 a 40 anos, embora possa ocorrer mais precocemente, até mesmo em adolescentes e crianças obesas (embora, raramente). É responsável por aproximadamente 90% de todos os casos de diabetes. A maioria de seus portadores apresenta sobrepeso ou obesidade, o que por si só já causa algum grau de resistência insulínica. Pela sua maior prevalência, o DM2 será o tipo abordado neste capítulo.

Diabetes melito tipo II

O DM2 ocorre principalmente em pacientes com sobrepeso ou obesidade, com histórico familiar de DM2. Outros fatores de risco para o desenvolvimento dessa doença são:

- Pré-diabetes
- Raça/etnia de alto risco para DM (negros, hispânicos ou índios Pima)
- História de doença cardiovascular
- HDL-c < 35 mg/dℓ e/ou triglicérides > 250 mg/dℓ
- Síndrome de ovários policísticos
- Acantose nigricans
- Idade ≥ 45 anos
- História familiar de DM (pais, filhos e irmãos)
- Excesso de peso (índice de massa corporal [IMC] ≥ 25 kg/m^2)
- Sedentarismo
- Hipertensão arterial

- Diabetes melito gestacional prévio
- Macrossomia ou história de abortos de repetição ou mortalidade perinatal
- Uso de fármacos hiperglicemiantes (p. ex., corticosteroides, tiazídicos, antipsicóticos atípicos, betabloqueadores etc.).

Os sintomas decorrentes de hiperglicemia acentuada incluem perda de peso (algumas vezes com polifagia), poliúria e polidipsia. Pode haver suscetibilidade a determinadas infecções e até mesmo sua recorrência.

EPIDEMIOLOGIA

O DM é um importante e crescente problema de saúde para todos os países, independentemente do grau de desenvolvimento. O DM2 é uma doença crônica, que, segundo a International Diabetes Federation (IDF) afetava 537 milhões de pessoas entre 20 e 79 anos em 2021, com projeção alarmante para 783 milhões de afetados em 2045.[2] Cerca de 80% desses indivíduos vivem em países em desenvolvimento, nos quais a epidemia tem maior intensidade, com crescente proporção de pessoas afetadas em grupos etários mais jovens, coexistindo com o problema que as doenças infecciosas ainda representam. O número de pessoas com DM está aumentando devido ao crescimento e ao envelhecimento populacional, à maior prevalência de obesidade e sedentarismo, bem como à maior sobrevida desses indivíduos.

Pelo fato de o DM estar associado a maiores taxas de hospitalizações, mais necessidades de cuidados médicos, maior incidência de doenças cardiovasculares e cerebrovasculares, cegueira, insuficiência renal e amputações não traumáticas de membros inferiores pode-se prever a carga que representará nos próximos anos para os sistemas de saúde dos países em desenvolvimento, a grande maioria ainda com dificuldades no controle de doenças infecciosas.

DIAGNÓSTICO

Para o diagnóstico, os procedimentos recomendados passam por medida da glicose no soro ou plasma, jejum de 8 a 12 horas e, quando necessário, teste oral de tolerância a glicose (TOTG), utilizando 75 g de glicose anidra ou 82,5 g de dextrosol por via oral. No TOTG, recomenda-se a dosagem glicêmica nos momentos 0 e 120 minutos após a sobrecarga de glicose. Uma terceira ferramenta possível para diagnóstico é a hemoglobina glicosilada (HbA1c), a qual é interessante por não necessitar de jejum para sua coleta (Tabela 46.1).[3]

Quando alterados após a ingestão de glicose anidra, os níveis glicêmicos são caracterizados como fator de risco para o desenvolvimento de eventos macrovasculares, mesmo quando a glicemia de jejum encontra-se normal (< 100 mg/dℓ). Entretanto, esse teste não é indicado para todos os indivíduos, e apenas nas seguintes situações, conforme a Sociedade Brasileira de Diabetes (SBD), deve-se realizá-lo:

- Glicose plasmática de jejum ≥ 100 mg/dℓ e < 126 mg/dℓ
- Glicose plasmática < 100 mg/dℓ e na presença de dois ou mais fatores de risco para DM nos indivíduos com idade ≥ 45 anos.

TRATAMENTO

Em pacientes com diagnóstico de DM, o controle glicêmico deve ser individualizado de acordo com a condição clínica.

Tabela 46.1 Critérios laboratoriais para diagnóstico de DM2 e pré-diabetes.

Critérios	Normal	Pré-DM	DM2
Glicemia de jejum (mg/dℓ)*	< 100	100 a 125	> 125
Glicemia 2 h após TOTG (mg/dℓ)**	< 140	190 a 199	> 199
HbA1c (%)	< 5,7	5,7 a 6,4	> 6,4

Sociedade Brasileira de Diabetes.[3]

Os principais parâmetros de avaliação indicados são a HbA1c e as glicemias em jejum, nos períodos pré-prandiais e 2 horas após as refeições. Mais recentemente, com o advento da monitorização contínua de glicose (CGM), foram incorporados novos parâmetros, como o tempo no alvo (TIR, do inglês *time in range*).[4]

Em linhas gerais, os alvos são:

- HbA1c < 7%
- Glicemia em jejum e pré-prandiais entre 80 e 130 mg/dℓ
- Glicemia 2 horas após o início das refeições < 180 mg/dℓ
- TIR > 70% (com limite entre 70 e 180 mg/dℓ, desde que alcançadas sem hipoglicemias graves e/ou frequentes).

Consideram-se situações especiais:

- Idosos com função, *status* funcional preservados e/ou comorbidades não limitantes: deve-se almejar HbA1c entre 7,0 e 7,5%. Quando houver síndrome de fragilidade, presença de comorbidades que limitem a expectativa de vida e limitação cognitiva, uma meta de HbA1c < 8,5% deve ser considerada
- Crianças e adolescentes com DM1: deve ser considerada uma meta de HbA1c mais elevada (< 7,5%) quando houver hipoglicemia, principalmente limitação de acesso a análogos de insulina ou monitorização adequada.

Medidas de estilo de vida, incluindo controle do peso, alimentação saudável e implementação de atividade física são recomendadas durante todas as fases do tratamento no DM2; entretanto, o tratamento farmacológico deve ser iniciado no momento do diagnóstico.[5]

Dieta

Pessoas com diabetes que apresentem sobrepeso ou obesidade devem ser estimulados à perda de peso. A redução de 5% do peso corporal inicial já pode ser suficiente para melhora do controle glicêmico. Entretanto, perdas de 10 a 15% apresentam melhores resultados. Nenhuma abordagem específica mostrou-se superior nessa população. De forma geral, é recomendada uma dieta balanceada, com restrição de carboidratos simples ou refinados de rápida absorção. A redução quantitativa de carboidratos, com a preferência por carboidratos complexos, com menor índice glicêmico, e o consumo e o uso de fibras dietéticas (25 g/dia) são recomendações sugeridas.[6] Em pacientes com função renal preservada, é recomendado o consumo de proteínas entre 15 a 20% do valor energético total diário, podendo variar entre 1 a 1,5 g/kg/dia.[6]

Em relação à ingestão de gorduras, deve-se priorizar o uso de ácidos graxos mono e poli-insaturados por estarem associados a menor incidência de doenças cardiovasculares; porém, limitando o consumo calórico.[6]

A utilização de fórmulas e suplementos nutricionais específicos para diabetes (oral ou enteral) pode ser considerada como adjuvantes para controle do peso e da glicemia. Programas estruturados, incluindo grupos de mudança de estilo de vida e educação nutricional, além do acompanhamento individualizado com nutricionista, também são recomendados.[6]

Atividade física

A atividade física deve ser incentivada como parte do tratamento do diabetes. É recomendado um mínimo de 150 minutos de exercício aeróbico de moderada ou vigorosa intensidade, combinado com 2 ou 3 sessões de treinamento resistido, semanalmente. Para os idosos, recomendam-se inclusive exercícios de equilíbrio e flexibilidade. Não deve haver mais do que 2 dias consecutivos sem exercício físico, para melhor aptidão física e controle do índice de massa corporal (IMC). Os diabéticos devem receber orientação de exercício físico por escrito, de modo a melhorar o entendimento e a adesão.[7]

Antes da prescrição da atividade física, é necessário avaliar o risco cardiovascular, de acordo com a tabela de estratificação de risco da SBD; porém, sem indicação rotineira de exames complementares. Casos classificados como de alto ou muito alto risco devem ser rastreados inicialmente com eletrocardiograma de repouso. Exames adicionais podem ser solicitados, dependendo da análise individual de cada caso.[7] Já em diabéticos tipo I, é recomendado o monitoramento da glicose antes, durante e após o exercício físico, para minimizar a variação da glicemia e o risco de hipoglicemia.[8]

Tratamento medicamentoso

O tratamento farmacológico inicial deverá ser escolhido de acordo com a presença de comorbidades (doença cardiovascular, insuficiência cardíaca, nefropatia e obesidade), controle glicêmico prévio (avaliado pela HbA1c), custo da medicação e a perspectiva de adesão por parte do paciente (Figura 46.1).[5]

Na ausência de condições especiais, a metformina é o agente de primeira linha. Nos pacientes com HbA1c < 7,5%, a monoterapia pode ser suficiente. Quando a HbA1c estiver entre 7,5 e 9,0%, a terapia dupla inicial com metformina associada a outro antidiabético deve ser considerada para melhorar o controle glicêmico. Para os casos sintomáticos (poliúria, polidipsia, perda de peso), com HbA1c > 9% ou glicemia de jejum ≥ 250 mg/dℓ, a terapia à base de insulina fica indicada, mesmo que de forma transitória.

O controle glicêmico deve ser reavaliado a cada 3 meses. Caso a HbA1c persista fora da meta, o tratamento deve ser intensificado, com reforço nas mudanças de estilo de vida, ajuste das doses dos medicamentos em uso e/ou adição de nova classe terapêutica.[5]

A decisão do segundo agente antidiabético deve ser individualizada, considerando-se eficácia, risco de hipoglicemia, efeito sobre o peso, tolerabilidade, custo, potenciais efeitos adversos e preferência do paciente (Tabela 46.2).[5]

Em pacientes com DM2 e doença cardiovascular aterosclerótica estabelecida, é recomendado o uso de um inibidor do SGLT2

DM2 SEM COMPLICAÇÕES CARDIOVASCULARES OU RENAIS

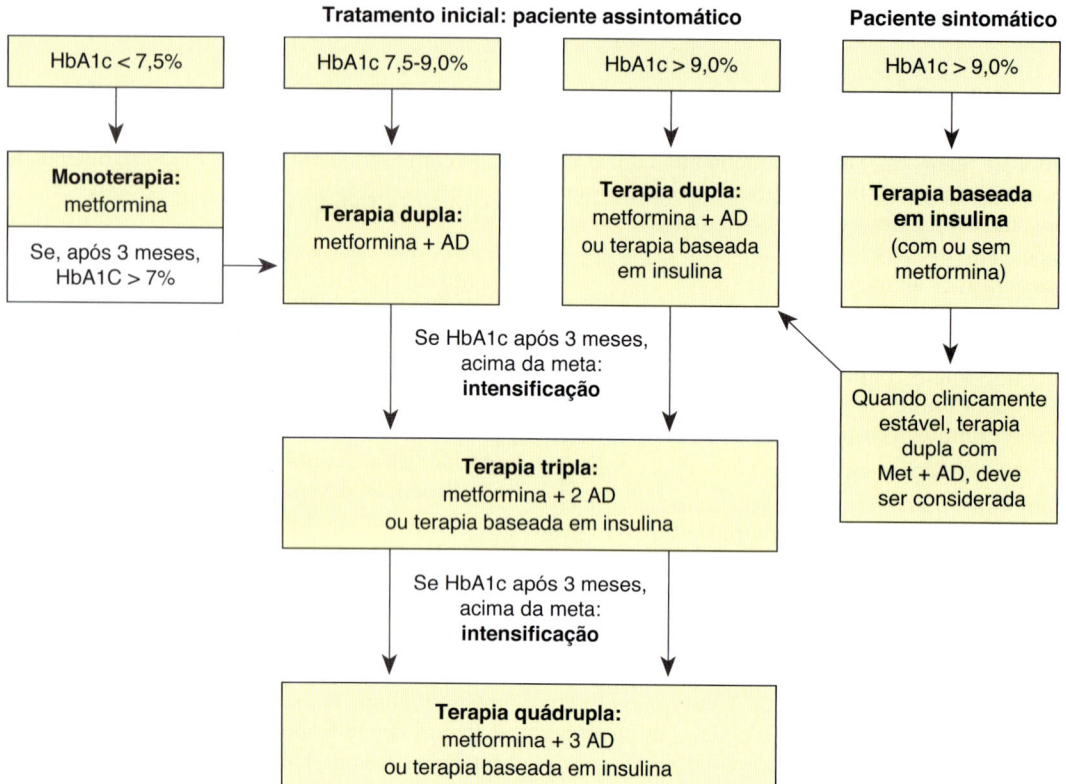

Figura 46.1 Tratamento farmacológico em pacientes com DM2 sem doença cardiorrenal. Diretriz Oficial da Sociedade Brasileira de Diabetes.[5]

Tabela 46.2 Características importantes na escolha dos agentes antidiabéticos.

	Eficácia	Hipog.	Peso	Injetável	Custo	Efeitos adversos importantes
Metformina	Alta	Não	Neutro	Não	Baixo	Diarreia, náuseas, deficiência de vitamina B12, acidose láctica em pacientes com IRC
ISGLT2	Média	Não	Perda	Não	Médio	Infecção genitourinária, cetoacidose (rara), depleção de volume, gangrena de Fournier (rara)
GLP-1 RA	Alta	Não	Perda	Sim	Alto	Náuseas, vômitos, diarreia, relatos de tumores de células C de tireoide (em ratos), relatos de pancreatite sem relação causal definida, reações no sítio de aplicação
IDPP4	Média	Não	Neutro	Não	Médio	Relatos de pancreatite sem relação causal definida, dor articular, saxagliptina associada ao aumento de risco de IC
Pioglitazona	Alta	Não	Ganho	Não	Baixo	Retenção hídrica, ganho de peso, aumento do risco de insuficiência cardíaca, aumento do risco de fraturas, associação com Ca^{+2} de bexiga (em ratos)
Sulfonilureias	Alta	Sim	Ganho	Não	Baixo	Ganho de peso e hipoglicemia. Gliciazida MR tem menor risco de hipoglicemia
Insulina	Alta	Sim	Ganho	Sim	Baixo	Ganho de peso e hipoglicemia

Diretriz Oficial da Sociedade Brasileira de Diabetes.[5]

ou um agonista do receptor do GLP-1 (GLP-1 RA) (ambos com benefício cardiovascular comprovado), associado a metformina, independentemente dos níveis de HbA1c (Figura 46.2). Na presença de insuficiência cardíaca, independentemente da sua classificação pela fração de ejeção, ou de nefropatia diabética (com TFG > 20 mℓ/min), fica indicado o uso de um iSGLT2 (particularmente, empagliflozina ou dapagliflozina). Pacientes com histórico de doença cerebrovascular podem ter maior benefício com o uso de um GLP-1 RA ou da pioglitazona.[5,9,10]

Pacientes com obesidade devem ser tratados prioritariamente com um GLP-1 RA (p. ex., semaglutida ou liraglutida), pela conhecida eficácia na perda de peso. Os iSGLT2 também estão associados a redução discreta do peso. Sulfonilureias, pioglitazona e insulina são agentes que levam a ganho de peso, devendo ser evitados. A cirurgia bariátrica/metabólica também se apresenta como opção.[9,10]

Insulinoterapia

A terapia baseada em insulina (insulina basal, esquema basal *bolus* ou combinação fixa insulina/GLP-1 RA) é mandatória quando houver sintomas (poliúria, polidipsia e perda de peso) e HbA1c > 9% ou hiperglicemia inequívoca (glicemia ≥ 300 mg/dℓ e/ou HbA1c > 10%), e mesmo na ausência de sintomas. Após a resolução da hiperglicemia aguda, pode-se gradualmente suspender a insulinoterapia e introduzir a terapia oral em combinação dupla, tríplice ou, inclusive, quádrupla, se necessário. Na vigência de fator de estresse metabólico importante, como, por exemplo, infarto agudo do miocárdio (IAM) ou acidente vascular cerebral (AVC), a insulinoterapia também é o tratamento de escolha.[5,9,10]

A terapia com insulina pode ser iniciada no esquema *bedtime*, iniciando 10 U ou 0,1 a 0,2 U/kg de insulina basal (NPH, detemir, glargina ou degludeca) em dose única noturna, mantendo-se a prescrição dos antidiabéticos orais. A titulação da dose deve ser feita com base na monitorização glicêmica de jejum. Se houver necessidade de progressão de dose (≥ 0,3 U/kg/dia), em caso de uso de NPH ou detemir, deve ser dividida (geralmente, 2/3 pela manhã e 1/3 à noite).[5,9,10]

Quando o esquema basal for insuficiente, inicia-se a insulina prandial (com insulina regular ou análogo de ação rápida – lispro, aspart ou glulisina) na refeição principal (esquema basal *plus*) ou nas três refeições (esquema *basal bolus*). Esse último é o esquema recomendado para o tratamento dos pacientes com DM1. O ajuste das doses das insulinas prandiais deve ser baseado na medida da glicemia 2 horas após as refeições. Em geral, no esquema *basal bolus*, busca-se a razão 1:1 entre as doses de insulina basal e prandial.[5,9,10]

CONSIDERAÇÕES FINAIS

Dentre os inúmeros desafios que os portadores de DM2 devem perseguir, a mudança comportamental, por exemplo, uma alimentação adequada e prática regular de atividade física se destacam por sua importância. Além disso, o devido tratamento farmacológico se impõe, buscando a otimização do controle metabólico. O controle glicêmico continuado, junto com o controle pressórico e lipídico, são medidas fundamentais para a prevenção das complicações diabéticas.

REFERÊNCIAS BIBLIOGRÁFICAS

1. Lyra, R., Cavalcanti, N., Coelho, D. Definição, diagnóstico e classificação dos distúrbios no metabolismo dos hidratos de carbono. In: Ruy Lyra; Ney Cavalcanti; Raul Dias Santos. (Org.). Diabetes Mellitus: uma abordagem cardiovascular. 1ed. São Paulo: Clannad, 2019, v. 1, p. 17-26.
2. International Diabetes Federation: IDF, Diabetes Atlas 2021. IDF Diabetes Atlas – 10th edition. Disponível em: https://diabetesatlas.org/idfawp/resource-files/2021/07/IDF_Atlas_10th_Edition_2021.pdf. Acesso em: 03 fev 2023.
3. Cobas, R., Rodacki ,M., Giacaglia, L., Calliari, L., Noronha, R., Valerio, C., et al.. Diagnóstico do diabetes e rastreamento do diabetes tipo 2. Diretriz Oficial da Sociedade Brasileira de Diabetes (2022). DOI: 10.29327/557753.2022-2.
4. Pititto, B., Dias, M., Moura, F., Lamounier, R., Calliari, S., Bertoluci, M. Metas no tratamento do diabetes. Diretriz Oficial da Sociedade Brasileira de Diabetes (2022). DOI: 10.29327/557753.2022-3.
5. Lyra, R., Albuquerque, L, Cavalcanti, S., Tambascia, M., Valente, F., Bertoluci, M. Tratamento farmacológico da hiperglicemia no DM2. Diretriz Oficial da Sociedade Brasileira de Diabetes (2022). DOI: 10.29327/557753.2022-10.

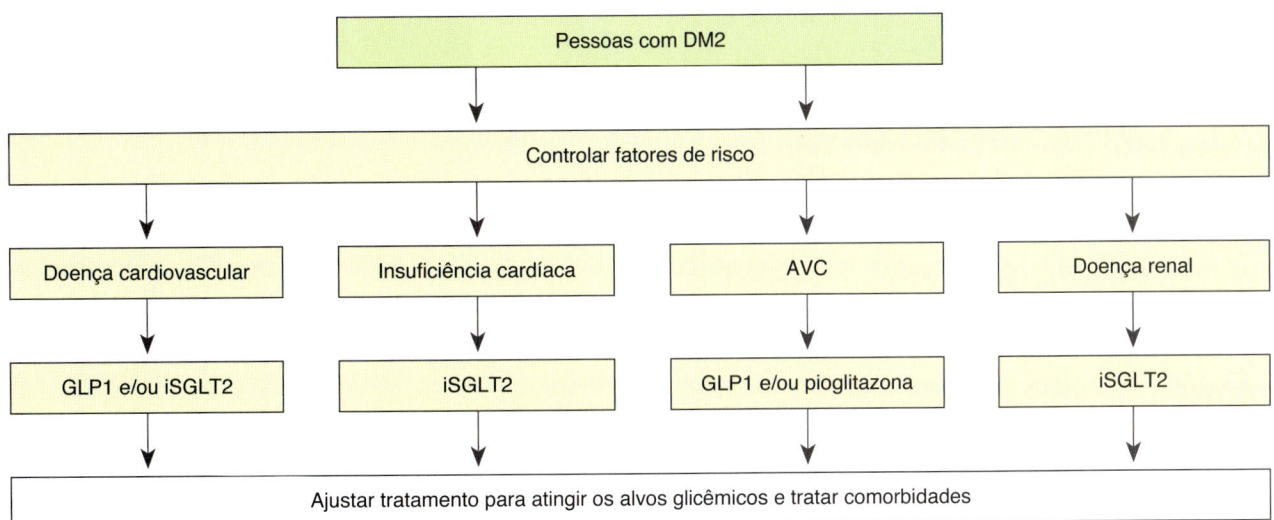

Figura 46.2 Prevenção cardiovascular com antidiabéticos em pacientes DM2 com comorbidades. Adaptada de: American Association of Clinical Endocrinology Clinical Practice Guideline 2022 update.[9]

6. Ramos, S., Campos, L.F., Baptista, D.R., Strufaldi, M., Gomes, D.L., Guimarãoes, D.B., et al. Terapia nutricional no pré-diabetes e no diabetes mellitus tipo 2. Diretriz Oficial da Sociedade Brasileira de Diabetes (2022). DOI: 10.29327/557753.2022-25.

7. Silva Júnior, W.S., Fioretti, A., Vancea, D., Macedo, C., Zagury, R., Bertoluci, M. Atividade física e exercício no pré-diabetes e DM2. Diretriz Oficial da Sociedade Brasileira de Diabetes (2022). DOI: 10.29327/557753.2022-8,.

8. Pereira, W., Vancea, D., Oliveira, R., Freitas, Y., Nunes, R., Bertoluci, M. Atividade física e exercício no DM1. Diretriz Oficial da Sociedade Brasileira de Diabetes (2022). DOI: 10.29327/557753.2022-6.

9. Blonde, L., Umpierrez, G.E., Reddy, S.S., McGill, J.B., Berga, S.L., Bush, M., et al. American Association of Clinical Endocrinology Clinical Practice Guideline: developing a diabetes mellitus comprehensive care plan-2022 update. *Endocr Pract.* 2022;28:923-1049.

10. ElSayed, N.A., Aleppo, G., Aroda, V.R., Bannuru, R.R., Brown, F.M., Bruemmer, D., et al. On behalf of the American Diabetes Association, 9. Pharmacologic Approaches to Glycemic Treatment: Standards of Care in Diabetes – 2023. Diabetes Care 1 January 2023; 46 (Supplement_1): S140–S157.

Endoscopia

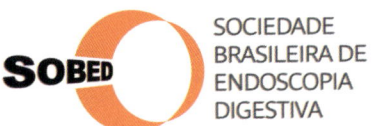

PARTE 10

SOCIEDADE
BRASILEIRA DE
ENDOSCOPIA
DIGESTIVA

CAPÍTULO 47

Hemorragia Digestiva Alta Varicosa

Eduardo Guimarães Hourneaux de Moura • Felipe Giacobo Nunes •
Ricardo Anuar Dib • Jairo Silva Alves • Fábio Segal

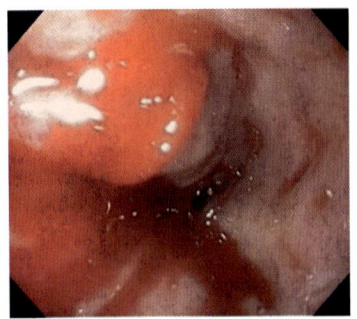

Figura 47.1 Variz de esôfago com sangramento ativo. Cortesia de: Dr. Maurício Kazuyoshi Minata.

INTRODUÇÃO

A hemorragia digestiva varicosa tem como origem a ruptura de varizes esofágicas ou gástricas no paciente com síndrome da hipertensão portal (SHP). Nesse contexto, ocorre o aumento na pressão venosa no sistema porta, levando a um gradiente de pressão que ultrapassa 5 mmHg. Quando essa pressão atinge cerca de 10 mmHg, as varizes surgem. Pressões acima de 12 mmHg podem levar à ruptura e ao sangramento desses vasos, ocasionando hemorragia para o tubo digestivo.

No Brasil, a esquistossomose continua despontando como uma importante causa de SHP; entretanto, devido ao controle da doença a partir de meados da década de 1980, o número de pacientes portadores de SHP por essa etiologia caiu drasticamente.

A SHP pode ter inúmeras causas; porém, o desfecho comum de todas é o aumento da resistência do fluxo sanguíneo através do sistema porta em direção à veia cava inferior. Esse sistema é responsável pela drenagem venosa de praticamente todo o intestino. Essa resistência pode ocorrer no nível pré-sinusoidal (intra ou extra-hepático), sinusoidal ou pós-sinusoidal.

A cirrose hepática continua sendo a principal causa de hipertensão portal no Brasil e ocorre pela distorção dos sinusoides hepáticos pelo processo de fibrose e cicatrização que o fígado sofre na doença. Isso contribui de forma exponencial para o aumento do gradiente portal. Como forma de "contornar" esse gradiente, o organismo passa a direcionar o sangue portal para sistemas venosos porto-sistêmicos colaterais em direção ao átrio direito.

Esse fluxo hepatofugal pode aumentar o calibre de vasos localizados na submucosa do esôfago e do fundo gástrico ocasionando as varizes. Quando o valor da pressão supera 12 mmHg, pode ocorrer ruptura do vaso pois a pressão ultrapassa a resistência elástica do vaso culminando em sangramento (Figura 47.1).

É importante lembrar que, mesmo no paciente cirrótico, ainda pode-se encontrar as tradicionais causas de hemorragia digestiva, como, por exemplo, a doença ulcerosa péptica (20%), varizes gástricas (10%) e gastropatia congestiva (10%).

CLASSIFICAÇÕES

A classificação de acordo com o calibre foi sugerida por Palmer & Brick. Calibre fino quando menor que 3 mm, médio entre 3 a 6 mm e grosso quando maior que 6 mm. Trata-se de uma avaliação dinâmica e é realizada mediante insuflação do esôfago com o aparelho de endoscopia, percebendo-se o desaparecimento dos vasos. Por outro lado, a classificação de Sarin determina a presença dos vasos em relação ao esôfago distal e à câmara gástrica (Figura 47.2):

- Varizes esofagogástricas
  - GOV 1: continuação das varizes esofágicas, estendendo-se entre 2 e 5 cm abaixo da transição esofagogástrica para a pequena curvatura
  - GOV 2: continuação das varizes esofagogástricas estendendo-se em direção ao fundo gástrico
- Varizes gástricas isoladas
  - IGV 1: varizes localizadas isoladamente em fundo gástrico
  - IGV 2: varizes que ocorrem em qualquer parte do estômago.

Risco de sangramento

Alguns fatores aumentam o risco de sangramento nesses pacientes, como por exemplo:

- *Cherry-red spots*: presença de pontos vermelhos, ou hematocistos na parede das varizes
- Calibre dos vasos: quanto maior o calibre maior a chance de ruptura
- Intensidade da cirrose: quando pacientes apresentam classificação de Child Pugh C, o risco de sangramento aumenta exponencialmente
- História de sangramento varicoso prévio.

Diagnóstico e avaliação laboratorial

Em relação à hemorragia digestiva varicosa, é fundamental a busca do diagnóstico presuntivo e etiológico da SHP, pois a abordagem terapêutica será diferente das outras causas de hemorragia digestiva. É importante levantar a história clínica adequada, assim como fazer complementação diagnóstica por meio de exames laboratoriais. O diagnóstico definitivo será dado com visualização das varizes e/ou seu ponto de sangramento a partir da endoscopia digestiva alta.

A avaliação laboratorial inicial deve contemplar hemograma (com plaquetas), tempo de protrombina, ureia, creatinina, eletrólitos e tipagem sanguínea. Paralelamente, acrescenta-se, se necessário, bilirrubina e albumina com a finalidade de estratificar o paciente segundo a classificação de Child Pugh. Além disso, sugere-se a coleta de transaminases hepáticas para determinar se existe lesão hepática associada.

ABORDAGEM CLÍNICA INICIAL

O paciente que apresenta sangramento por varizes deve ser manejando na sala de emergência, com acessos venosos de

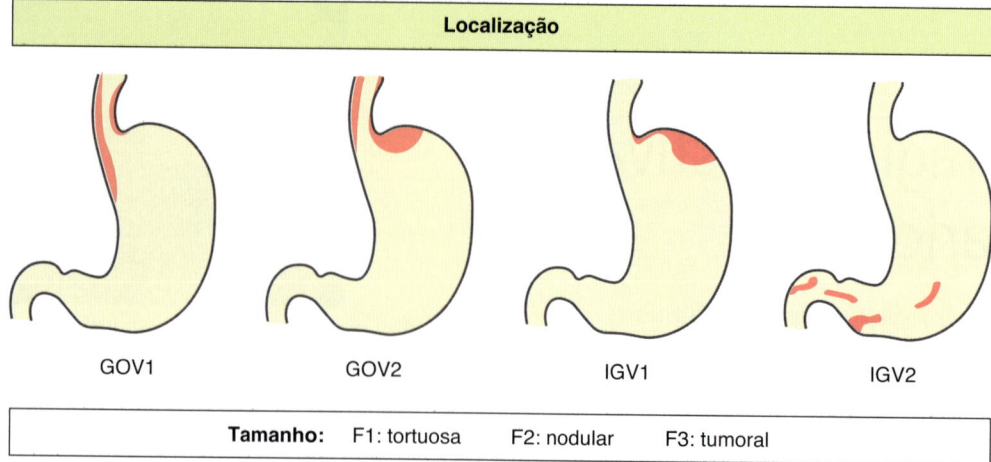

Localização

GOV1   GOV2   IGV1   IGV2

Tamanho: F1: tortuosa   F2: nodular   F3: tumoral

Figura 47.2 As varizes gástricas são categorizadas pela classificação de Sarin em quatro tipos com base em sua relação com as varizes esofágicas e a respectiva localização na câmara gástrica.

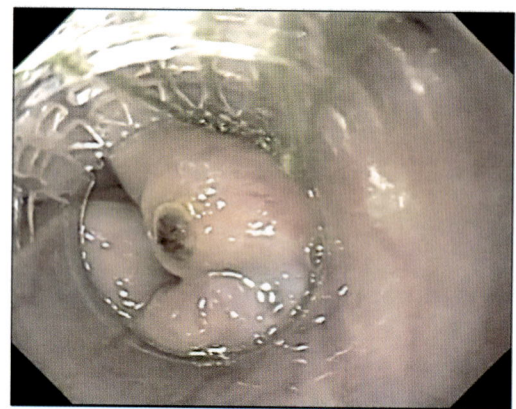

Figura 47.3 Ponto de ruptura com tampão de fibrina em variz esofágica. Serviço de Endoscopia Gastrointestinal do HCFMUSP.

grosso calibre e reposição volêmica visando a compensação hemodinâmica. Quando estável, deve ser realizada a endoscopia digestiva alta. Eventualmente, pode ser necessária intubação orotraqueal para diminuir o risco de broncoaspiração, principalmente em pacientes com sangramento ativo de grande monta ou rebaixamento do nível de consciência.

TRATAMENTO
Terapêutica farmacológica

Engloba uma série de medicamentos que comprovadamente diminuem a mortalidade no paciente portador de hemorragia digestiva alta varicosa. Nos pacientes cirróticos, é fundamental instituir a antibioticoterapia para diminuir o risco de peritonite bacteriana espontânea (norfloxacino 400 mg de 12/12 h para pacientes Child-Pugh A e ceftriaxona 1 g, 1 vez ao dia, nos pacientes Child-Pugh B ou C).

Da mesma forma, deve-se lembrar da prevenção da encefalopatia hepática, podendo-se lançar mão da lactulona, titulando o seu volume para que o paciente apresente de 2 a 4 evacuações por dia.

A associação de fármacos que buscam reduzir a pressão portal pode ser útil antes da endoscopia digestiva alta, como, por exemplo, os vasoconstritores esplâncnicos somatostatina, terlipressina e octreotide.

Terapêutica endoscópica

A endoscopia tem importância diagnóstica e terapêutica. Deve-se lembrar, no momento da sedação para o procedimento, que o uso de benzodiazepínicos (midazolam) pode induzir encefalopatia hepática nos pacientes cirróticos.

A terapêutica inicial pode ser feita com escleroterapia ou ligadura elástica, ambas apresentando boas taxas de sucesso. A escleroterapia é realizada com injeção intravasal de agente esclerosante (monoetanolamina a 5% e glicose a 50%), preferencialmente próximo ao local do tampão plaquetário (onde provavelmente houve o sangramento ativo).

A ligadura elástica também é uma opção desde que haja visualização do vaso sangrante. A banda elástica permanecerá na mucosa esofágica por 7 a 14 dias. Preferencialmente, disparam-se elásticos em 6 pontos diferentes de modo a realizar um controle mais abrangente da doença varicosa (Figura 47.4).

Caso as varizes se localizem no fundo gástrico (Figura 47.5), opta-se pela cola tecidual (cianoacrilato). Essa cola é composta de n-butil-2-cianoacrilato e é uma substância que polimeriza imediatamente ao entrar em contato com o sangue dentro do vaso, provocando sua obliteração.

Após controle do sangramento, deve-se realizar seguimento eletivo do paciente no nível ambulatorial, tanto para avaliações periódicas das varizes quanto para prevenção de novos sangramentos.

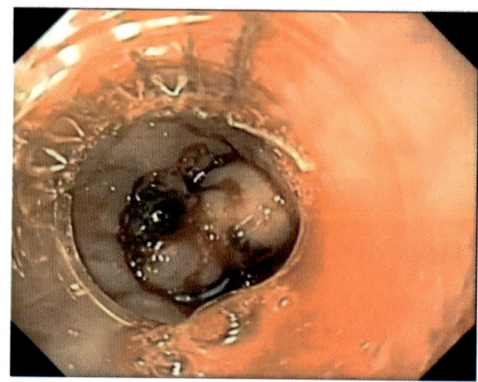

Figura 47.4 Ligadura elástica em variz esofágica. Cortesia de: Dr. Maurício Kazuyoshi Minata.

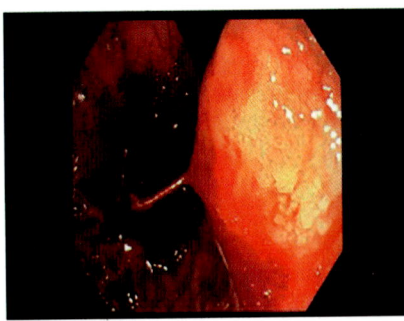

Figura 47.5 Variz GOV1 com sangramento ativo. Cortesia de: Dr. Maurício Kazuyoshi Minata.

Terapêuticas de resgate

Balão de tamponamento

Dentre as terapêuticas de resgate, a mais usualmente disponível nos prontos-socorros são os balões de tamponamento. Eles proporcionam o controle da hemorragia no curto prazo. Dentre as opções, há o balão de Sengstaken-Blakemor (balão esofágico, gástrico e via de aspiração); balão de Minnesota e balão de Linton-Nachlas. Eles devem ser utilizados apenas após a intubação orotraqueal e utilizados em pacientes instáveis. São insuflados de modo a tamponar o sangramento por meio da força pneumática exercida contra a parede. Dessa maneira, é possível compensar o paciente clinicamente para, então, realizar o tratamento endoscópico de forma definitiva posteriormente. Também pode ser utilizado após a endoscopia se houver recidiva hemorrágica, sendo um tratamento ponte até a realização do *second look*.

Transjugular Intrahepatic Portal Shunt (TIPS)

Procedimento realizado com radiologia intervencionista. Trata-se de um *stent* recoberto alocado através de acesso venoso transjugular. Estende-se da veia hepática até território portal intra-hepático, de modo a proporcionar um canal de baixa resistência que culmina na redução da pressão no sistema portal.

Abordagem cirúrgica

Infelizmente, devido ao alto risco cirúrgico desses pacientes, a abordagem cirúrgica tem taxas de mortalidade em torno de 50%, de acordo com a literatura. A técnica visa desviar o fluxo sanguíneo portal através de um *shunt* confeccionado cirurgicamente (p. ex., o esplenorrenal distal).

Profilaxia primária

A profilaxia primária do sangramento varicoso nada mais é do que a instituição de terapêutica endoscópica (ligadura elástica) em pacientes com hipertensão portal que ainda não apresentaram episódios de hemorragia digestiva, mas com alto risco de sangramento. É indicado para pacientes com varizes de fino calibre que sejam Child-Pugh B ou C, ou pacientes com varizes de médio ou grosso calibres. A profilaxia primária também pode ser realizada com o uso de betabloqueadores como alternativa à terapêutica endoscópica.

Profilaxia secundária

A profilaxia secundária do sangramento varicoso é a realização de terapêutica endoscópica (ligadura elástica) em pacientes com história de sangramento prévio decorrente da ruptura de varizes. Idealmente, deve ser realizada no sexto dia após o episódio de sangramento. A terapia de primeira linha é a associação de betabloqueador com ligadura elástica. É indicada a repetição da endoscopia com novas ligaduras a cada 1 a 3 meses até a erradicação completa das varizes.

CONSIDERAÇÕES FINAIS

No contexto de hemorragia digestiva alta varicosa, é fundamental o manejo inicial adequado buscando promover estabilidade hemodinâmica associada a otimização dos parâmetros de coagulação. A endoscopia digestiva alta também tem papel importante na interrupção do sangramento e, consequentemente, na redução da morbidade associada a hipertensão portal e a hepatopatia crônica.

Por ser um paciente clinicamente complexo, a abordagem cirúrgica é associada a altos índices de mortalidade. Com o advento do TIPS, é possível um controle mais adequado das consequências do sangramento, permitindo mais tempo para o manejo clínico e para a terapêutica endoscópica definitiva.

O suporte clínico no paciente hepatopata requer, muitas vezes, assistência de terapia intensiva, medidas terapêuticas avançadas e avaliação multidisciplinar. Portanto, é mais viável em grandes centros, o que torna a condução desses casos uma tarefa desafiadora.

BIBLIOGRAFIA

Current diagnosis and treatment: Surgery, 13, Doherty G (Ed), McGraw-Hill Companies, 2010. p.493.

de Franchis, R., Baveno, V. Faculty. Revising consensus in portal hypertension: report of the Baveno V consensus workshop on methodology of diagnosis and therapy in portal hypertension. *J Hepatol* 2010; 53:762.

Emergências em endoscopia digestiva/editado por Eduardo Guimarães Hourneaux de Moura, et al. São Paulo: Editora dos Editores, 2022.

Gralnek, I.M., Camus Duboc, M., Garcia-Pagan, J.C., et al. Endoscopic diagnosis and management of esophagogastric variceal hemorrhage: European Society of Gastrointestinal Endoscopy (ESGE) Guideline. Endoscopy 2022; 54:1094.

Gralnek, I.M., Camus Duboc, M., Garcia-Pagan, J.C., et al. Endoscopic diagnosis and management of esophagogastric variceal hemorrhage: European Society of Gastrointestinal Endoscopy (ESGE) Guideline. Endoscopy 2022; 54:1094.

Habib, A., Sanyal, A.J. Acute variceal hemorrhage. Gastrointest Endosc Clin N Am 2007; 17:223.

Hwang, J.H., Shergill, A.K., Acosta, R.D., et al. The role of endoscopy in the management of variceal hemorrhage. Gastrointest Endosc 2014; 80:221.

Seo, Y.S. Prevention and management of gastroesophageal varices. Gastrointest Endosc Clin N Am 2018; 24:20.

Simonetto, D.A., Liu, M., Kamath, P.S. Portal Hypertension and Related Complications: Diagnosis and Management. Mayo Clin Proc 2019; 94:714.

Tripathi, D., Stanley, A.J., Hayes, P.C., et al. U.K. guidelines on the management of variceal haemorrhage in cirrhotic patients. Gut 2015; 64:1680.

48

Hemorragia Digestiva Alta Não Varicosa

Eduardo Guimarães Hourneaux de Moura • Felipe Giacobo Nunes •
Herbeth Toledo • Flávio Hayato Ejima • Maria das Graças Pimenta Sanna

INTRODUÇÃO

Hemorragia digestiva alta (HDA) é definida pelo sangramento que ocorre proximal à papila maior, ou, segundo algumas referências, proximal ao ângulo de Treitz. De forma geral, é analisada diante de duas vertentes, a hemorragia varicosa e a hemorragia não varicosa. As causas mais comuns de HDA não varicosa são de natureza péptica. Nesse contexto, a doença ulcerosa péptica corresponde a aproximadamente 50% dos casos de hemorragia digestiva alta. Outras etiologias são:

- Doença ulcerosa péptica (gástricas e duodenais)
- Gastrites e duodenites erosivas intensas
- Esofagites e úlceras esofágicas
- Malformações e ectasias vasculares
- Síndrome de Mallory-Weiss
- Neoplasias
- Biliopancreáticas (hemobilias/pós-CPRE)
- Fístula aortoentérica.

Apesar da redução dos quadros de doença péptica nos últimos anos devido ao advento das medicações que reduzem a acidez gástrica, a letalidade dos pacientes ainda gira em torno de 10 a 15%.

A estabilização clínica e a estratificação de risco devem compor os pilares do manejo inicial do paciente. Em seguida, deve-se proceder com a terapêutica endoscópica associada a terapia medicamentosa e cuidados intensivos, se necessário.

APRESENTAÇÃO CLÍNICA

A HDA se manifesta por exteriorizações como hematêmese e melena (evacuação de sangue digerido). Em menor proporção, pode ocorrer hematoquezia (sangue vivo misturado nas fezes) ou enterorragia (evacuação de sangue vivo). Nessas duas, o paciente costuma se apresentar com instabilidade hemodinâmica (taquicardia, palidez, hipotensão) e eventualmente choque circulatório. É importante lembrar que nem sempre a clínica inicial de exteriorização está associada a sintomas dispépticos.

MANEJO INICIAL

A prioridade nos pacientes com hemorragia digestiva é garantir estabilidade hemodinâmica. Em seguida, deve-se proceder a terapêutica medicamentosa e considerar a abordagem endoscópica. O manejo clínico inicial deve ser realizado em sala de emergência, sob monitorização contínua, acessos venosos de grosso calibre e expansão volêmica com cristaloides. Nesse momento, é pertinente a solicitação de exames complementares que contemplam hemograma,

coagulograma, função renal e tipagem sanguínea. A presença ou persistência de hipotensão e taquicardia a despeito das medidas clínicas iniciais deve chamar a atenção para eventual necessidade de transfusões de hemoderivados.

DIAGNÓSTICO

A história clínica desse paciente auxilia na busca etiológica de sangramento, como por exemplo o uso de AINE's, anticoagulantes, antiplaquetários ou história de doença péptica prévia. Além disso, o exame físico cuidadoso deve ser direcionado ao estado hemodinâmico do paciente.

A estratificação de risco visa guiar a terapêutica estratificando os pacientes em baixo e alto riscos. Todos os pacientes com HDA devem ser classificados inicialmente de acordo com o escore de Glasgow-Blatchford (EGB) (Tabela 48.1). Estudos e metanálises determinaram que se o paciente tiver um EGB ≤ 1, é possível predizer com adequada acurácia um baixo risco de ressangramento e mortalidade. Por outro lado, pacientes com EGB ≥ 12 possuem um risco muito aumentado de ressangramento e de mortalidade. Um EGB ≥ 7 já indica avaliação endoscópica com provável necessidade de terapêutica.

TRATAMENTO
Manejo clínico inicial e transfusão de hemocomponentes

É iniciado com foco na estabilização hemodinâmica e reanimação volêmica, se necessário. A passagem de SNG com

Tabela 48.1 Escore de Glasgow-Blatchford.

Níveis	Pontuação
Ureia (mg/dℓ)	
≥ 39 a < 48	2
≥ 48 a < 60	3
≥ 60 a < 150	4
> 1 a 50	6
Hemoglobina	
Homem	
≥ 12 a <13	1
≥ 10 a <12	3
< 10	6
Mulher	
≥ 10 a <12	1
< 10	6
Pressão arterial sistêmica (mmHg)	
100 a 109	1
90 a 99	2
< 90	3
Outros	
Frequência cardíaca > 100 bpm	1
Melena	1
Síncope	2
Hepatopatia	2
Insuficiência cardíaca	2

finalidade de aspirar e avaliar o conteúdo gástrico de fato possui valor prognóstico, uma vez que a presença de sangue vivo é fator de risco independente para ressangramento; entretanto, a ausência de conteúdo hemático no aspirado não exclui a presença de hemorragia digestiva alta.

Quando em seu contexto adequado, a transfusão de hemoderivados visa níveis de hemoglobina entre 7 a 8 g/dℓ. Esse alvo deve ser individualizado em pacientes com risco cardiovascular, pois, eventualmente, possuem baixa tolerância a anemia. Nesses casos, manter a hemoglobina em torno de 10 g/dℓ pode ser prudente.

Nos pacientes coagulopatas ou naqueles em uso de anticoagulantes, os valores de RNI ou TP devem ser corrigidos de modo a auxiliar na eficácia do tratamento endoscópico. É importante lembrar que, nesse contexto, a correção da coagulopatia não deve em hipótese alguma atrasar o tratamento endoscópico.

Pacientes em uso de antiadesivos plaquetários não necessitam receber transfusão de plaquetas. Sua indicação fica restrita a pacientes com plaquetas abaixo de 50 mil.

Terapêutica farmacológica

A literatura recomenda, na presença de sinais de alto risco para sangramento digestivo, o emprego de inibidores de bomba de prótons. A principal finalidade dessa terapêutica é reduzir a mortalidade, a chance de ressangramento, a necessidade de hemotransfusão e a duração da internação. Opta-se pela administração de omeprazol/pantoprazol 80 mg EV em *bolus*, seguida de infusão contínua em bomba de 8 mg/h ou 40 mg de 12/12 horas até a realização da endoscopia. Recomenda-se manutenção da terapêutica até 72 horas após o tratamento endoscópico.

A eritromicina endovenosa pode ser administrada entre 30 a 120 minutos antes da endoscopia, e é recomendada para pacientes que possuem uma probabilidade alta de ter grande quantidade de conteúdo hemático ou coágulos na câmara gástrica. Por ter uma potente ação procinética, ela aumenta a chance de visualização endoscópica do foco de sangramento e reduz a necessidade de uma segunda endoscopia. Entretanto, de acordo com a literatura, não possui impacto no tempo de internação, na mortalidade, tampouco na necessidade de abordagem cirúrgica, e por isso seu uso é individualizado.

Terapêutica endoscópica: abordagem geral

Pode-se dividir os métodos endoscópicos prioritariamente em quatro modalidades: métodos mecânicos (p. ex., hemoclipes); métodos térmicos (p. ex., *heater probe*); métodos injetáveis (p. ex., epinefrina) e métodos tópicos (p. ex., *hemospray*).

Nos pacientes cujo sangramento tem origem em doença ulcerosa péptica, a classificação de Forrest (Tabela 48.2) poderá orientar a necessidade de intervenção.

Para úlceras com alto risco de sangramento (Forrest I.A/I.B ou Forrest II.A), a terapia hemostática está indicada. Para úlceras com baixo risco de sangramento como naquelas com fundo sujo de hematina (Forrest II.C) ou recoberta por fibrina (Forrest III), a terapia endoscópica não é indicada. Por outro lado, as úlceras recobertas por coágulo permanecem em uma linha tênue de indicação terapêutica. Nesses casos, o coágulo deve ser irrigado exaustivamente com a finalidade de identificar alguma lesão ou coto

Tabela 48.2 Classificação de Forrest.

Sangramento ativo	
I.A	Sangramento arterial em jato
I.B	Sangramento em porejamento
Sangramento recente	
II.A	Vaso visível
II.B	Coágulo aderido
II.C	Base com hematina
Sem sinais de sangramento	
III	Base clara ou com fibrina

vascular passível de tratamento. As úlceras gástricas com sangramento ativo devem ser biopsiadas para exclusão de doença neoplásica.

A realização de uma segunda endoscopia (*second look*) não é rotineiramente recomendada, exceto quando o exame principal foi inconclusivo ou incompleto devido a outros fatores.

Pacientes que apresentam hemorragias originárias de lacerações esofágicas (síndrome de Mallory-Weiss) que apresentem sangramento ativo devem receber algum tipo de terapêutica. Os estudos, em geral, demonstram uma boa taxa de sucesso terapêutico quando se lança mão de métodos mecânicos (hemoclipe ou banda elástica). A injeção de epinefrina não deve ser utilizada rotineiramente nesses casos como monoterapia, somente em situações de terapêutica combinada.

Modalidades terapêuticas em endoscopia

Em se tratando do uso de métodos injetores (injeção de substância vasoconstritora), a escolha é adrenalina na dose de 1:10.000, correspondendo a aproximadamente 100 mcg/mℓ. A solução provocará um vasoespasmo com interrupção temporária do sangramento. Usualmente, é utilizado como ponte para o tratamento definitivo, auxiliando na melhor visualização do local de sangramento.

O uso dos clipes mecânicos (hemoclipe) promovem compressão da estrutura vascular e impedem de maneira consistente o ressangramento. A atenção deve ser dada ao risco de perfuração, caso o disparo provoque lacerações na camada muscular (Figura 48.1).

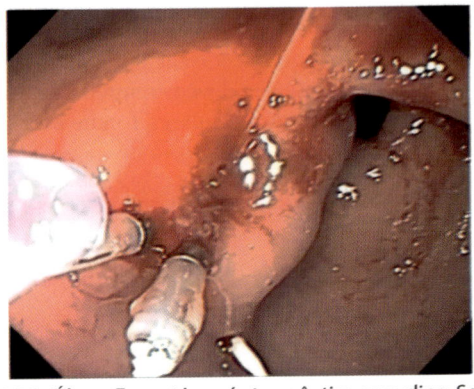

Figura 48.1 Úlcera Forrest I, após terapêutica com clipe. Serviço de Endoscopia Gastrointestinal do HCFMUSP.

A banda elástica que surgiu como tratamento para varizes de esôfago pode ser utilizada no tratamento de algumas causas de hemorragia digestiva não varicosa, como, por exemplo, nas lesões de Dieulafoy e nas ectasias vasculares (GAVE).

A coagulação com plasma de argônio é um método sem contato que transfere corrente elétrica até os tecidos através da ionização do gás argônio. É destinado a controlar sangramentos difusos superficiais, como acontece em angiectasias.

O *hemospray* é um método sem contato que pode ser utilizado em casos de sangramento ativo intenso ou maciço, nos quais não é viável realizar uma terapêutica endoscópica mecânica ou térmica direcionada. É mais utilizado como terapêutica de resgate do que como hemostasia primária.

MANEJO PÓS-ENDOSCÓPICO

Ressangramento

Os pacientes com recidiva hemorrágica devem ser submetidos a um novo exame endoscópico (*second look*). Pacientes que apresentem recidivas de sangramento associado a persistência de hipotensão ou manutenção da instabilidade hemodinâmica têm maior risco para falha no retratamento endoscópico, e por isso deve-se considerar o tratamento cirúrgico de urgência. Pacientes com indicação de cirurgia, mas com alto risco, são candidatos a tratamento por radiologia intervencionista (embolização transarterial).

Erradicação do H. Pylori

Nos pacientes com sangramento digestivo proveniente de doença ulcerosa péptica, a pesquisa de *Helicobacter pylori* deve ser cuidadosamente realizada, e se presente, o tratamento deve ser instituído imediatamente ou após o manejo do sangramento; contudo, sob acompanhamento médico, com atenção especial para o controle de sua erradicação.

Alta precoce

Pacientes que mantêm estabilidade hemodinâmica, que não possuam comorbidades significativas e que apresentem lesões com baixo risco de ressangramento na endoscopia devem ser alimentados por via oral após 24 horas do exame. Podem receber alta com acompanhamento ambulatorial, e o inibidor de bomba de prótons deve ser prescrito. Pacientes com lesões de alto risco, como com sangramento por úlcera Forrest I.A/I.B ou II.A, devem permanecer em regime de internação por no mínimo 72 horas.

Reintrodução de AINE ou AAS

Pacientes em uso de ácido acetilsalicílico em baixas doses para proteção cardiovascular devem reiniciar a medicação assim que os riscos cardiovasculares forem considerados relevantes. Pacientes que fazem uso de AINE, e necessitam de manutenção dessa terapêutica farmacológica, devem ser orientados a utilizar inibidores da cicloxigenase-2, preferencialmente associados ao IBP.

CONSIDERAÇÕES FINAIS

O sucesso terapêutico dos pacientes com HDA não varicosa depende muito da realização de todas as etapas do manejo clínico. A reposição volêmica e a reanimação cardiovascular devem ser sempre priorizadas, associadas ao uso de inibidores da bomba de próton em altos títulos, combinados com o tratamento endoscópico programado.

A decisão de tratar cirurgicamente ou por radiologia intervencionista deve ser individualizada e levar em conta as características clínicas, idade, comorbidade etc. do paciente. O manejo desses pacientes é complexo e, em geral, é realizado em ambientes com disponibilidade de instrumental endoscópico, banco de hemoderivados e unidade de terapia intensiva.

BIBLIOGRAFIA

Barkun AN, Almadi M, Kuipers EJ, et al. Management of Nonvariceal Upper Gastrointestinal Bleeding: Guideline Recommendations From the International Consensus Group. *Ann Intern Med* 2019; 171:805.

Cappell, M.S., Friedel, D. Initial management of acute upper gastrointestinal bleeding: from initial evaluation up to gastrointestinal endoscopy. *Med Clin North Am* 2008; 92:491.

Current diagnosis and treatment: Surgery, 13, Doherty G (Ed), McGraw-Hill Companies, 2010. p.493.

Emergências em endoscopia digestiva/editado por Eduardo Guimarães Hourneaux de Moura, et al. São Paulo: Editora dos Editores, 2022.

Core Topics in General and Emergency Surgeri, 5 edition, by Simon Paterson -Brown. Editora Elsevier Limited.

Gralnek, I.M., Dumonceau, J.M., Kuipers, E.J., et al. Diagnosis and management of nonvariceal upper gastrointestinal hemorrhage: European Society of Gastrointestinal Endoscopy (ESGE) Guideline. Endoscopy 2015; 47:a1.

Gralnek, I.M., Stanley, A.J., Morris, A.J., et al. Endoscopic diagnosis and management of nonvariceal upper gastrointestinal hemorrhage (NVUGIH): European Society of Gastrointestinal Endoscopy (ESGE) Guideline - Update 2021. Endoscopy 2021; 53:300.

Hwang, J.H., Fisher, D.A., Ben-Menachem, T., et al. The role of endoscopy in the management of acute non-variceal upper GI bleeding. Gastrointest Endosc 2012; 75:1132.

Javad, E. A. M., Zare, E., Basiri, M., Mohaghegh, S.H. Erythromycin decreases the time and improves the quality of EGD in patients with acute upper GI bleeding. Gastroenterol Hepatol Bed Bench 2013; 6:195.

Laine, L., Barkun, A.N., Saltzman JR, et al. ACG Clinical Guideline: Upper Gastrointestinal and Ulcer Bleeding. *Am J Gastroenterol* 2021; 116:899.

49

Hemorragia Digestiva Baixa

Eduardo Guimarães Hourneaux de Moura • Felipe Giacobo Nunes • Ricardo Anuar Dib • Thiago Secchi • Jimi Scarparo

INTRODUÇÃO

O sangramento digestivo baixo teve como definição inicial o sangramento originário além do ângulo de Treitz, mas com o advento de novas técnicas diagnósticas para avaliação do intestino delgado, como a enteroscopia, a literatura determinou o íleo distal como ponto anatômico para definição de sangramento baixo. A lacuna entre o íleo distal e o ângulo de Treitz passou a ser definida como hemorragia digestiva média.

A hemorragia digestiva baixa (HDB) contempla aproximadamente de 15 a 18% dos sangramentos digestivos, ou seja, é menos comum que o sangramento digestivo alto. Em sua grande maioria, tem origem no cólon e é autolimitada. Dificilmente causa instabilidade hemodinâmica, mas, caso ocorra, deve-se considerar a hipótese de hemorragia digestiva alta volumosa.

A incidência de sangramento baixo aumenta proporcionalmente com a idade do paciente, sendo mais frequente em idosos acima dos 80 anos e, como tendem a cessar espontaneamente, apresentam uma mortalidade entre 2 e 5%.

Sua principal etiologia é a doença diverticular dos cólons (Figura 49.1), assim como as angiodisplasias. As principais causas de hemorragia digestiva baixa são:

- Doença diverticular
- Angiodisplasias (ectasias vasculares)
- Neoplasia
- Enterocolite isquêmica
- Sangramento pós-polipectomia/mucosectomia
- Doenças orificiais
- Doenças inflamatórias intestinais
- Lesões de Dieulafoy
- Vasculites
- Isquemia intestinal
- Proctopatia actínica.

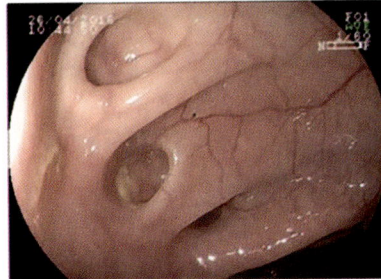

Figura 49.1 Representação endoscópica de doença diverticular. Serviço de Endoscopia Gastrointestinal do HCFMUSP.

APRESENTAÇÃO CLÍNICA

A exteriorização acontece, na maioria das vezes, por enterorragia, que é a evacuação de sangue ou coágulos pelo reto. A hematoquezia (sangue misturado às fezes) também pode ocorrer. Caso o paciente apresente um trânsito intestinal mais lento, a exteriorização por melena é factível.

O paciente, geralmente, apresenta-se estável; entretanto, em sangramentos volumosos, pode ocorrer sinais de instabilidade como taquicardia, hipotensão, pré-síncope e rebaixamento do nível de consciência. Os valores de hemoglobina da admissão nem sempre refletem o *status* hemodinâmico do paciente.

DIAGNÓSTICO

Como o sangramento baixo acontece de forma intermitente ou cessa espontaneamente, a sua origem muitas vezes é difícil de ser determinada. O diagnóstico definitivo só acontece quando há visualização por colonoscopia do foco de sangramento. Por isso, uma história clínica adequada e minuciosa já sugere a origem do sangramento. A seguir, estão as causas mais comuns de sangramento digestivo baixo no pronto-socorro.

Doença diverticular

É a causa mais comum de HDB, e pode corresponder a até 60% dos casos. Em sua maioria, acontecem após a sexta década de vida e apenas 3% dos pacientes com doença diverticular apresentarão sangramento. Como o cólon esquerdo é mais propenso a altas pressões (gênese da doença diverticular), é o mais acometido. A hemorragia acontece de forma aguda, mas autolimitada.

Ectasias vasculares

Apesar de serem mais frequentes no intestino delgado, muitas vezes se apresentam na região do cólon direito e ceco, com sangramento recorrente. A colonoscopia é o método de escolha para diagnóstico e terapêutica. Nesses casos, pode-se utilizar a terapia de termocoagulação ou associação com agentes esclerosantes.

Neoplasias colorretais

Dificilmente manifesta-se como hemorragia digestiva volumosa. Por apresentar evolução indolente, a clínica inicial geralmente acontece com sangue oculto nas fezes ou anemia ferropriva. É mais comum que o sangramento aconteça por conta de um pólipo (inclusive, causa muito frequente em pacientes jovens). Na maioria das vezes, a terapêutica endoscópica no câncer colorretal é limitada por serem lesões ulceroinfiltrativas de intensa friabilidade (Figura 49.2).

Doença inflamatória intestinal

Muitas vezes, os pacientes com sangramentos decorrentes de doença inflamatória intestinal já apresentam diagnóstico prévio da doença. Os casos de sangramento predominam na retocolite ulcerativa, sendo menos frequentes na doença de Crohn. Nesses casos, a terapêutica por colonoscopia também é limitada e a abordagem deve ser direcionada ao manejo da doença de base.

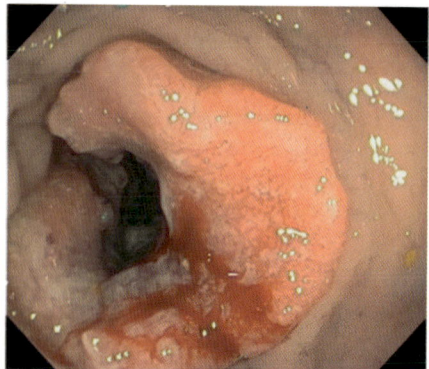

Figura 49.2 Neoplasia de Sigmoide com área de sangramento. Cortesia de: Dr. Maurício Kazuyoshi Minata.

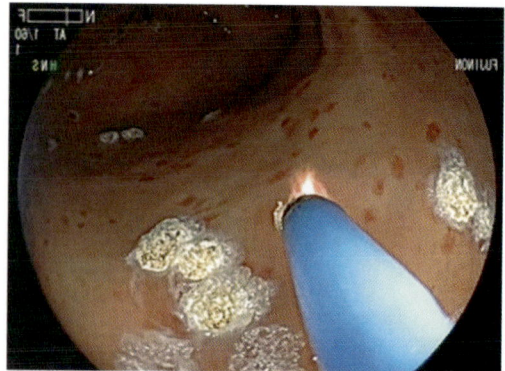

Figura 49.5 Terapêutica com plasma de argônio em angiectasias de reto. Cortesia de: Dr. Sérgio Barbosa Marques.

Doenças orificiais

Dentre as doenças do canal anal, as hemorroidas são as que possuem maior relação com sangramento (Figura 49.3). Na maioria das vezes é de pequena monta, que goteja no vaso sanitário ou mancha o papel higiênico. O diagnóstico se dá no exame físico através da anuscopia, e o tratamento pode ser realizado localmente.

Retocolite actínica

Ocorre após tratamento radioterápico de útero e anexos ou próstata. Geralmente, ocorre algumas semanas ou meses após o fim do tratamento radioterápico e tem sua gênese na destruição dos capilares mucosos com neoformação dos mesmos em maior quantidade e irregularidade (Figura 49.4A). O sangramento é recorrente e a terapêutica padrão é realizada por colonoscopia através do plasma de argônio (Figura 49.5).

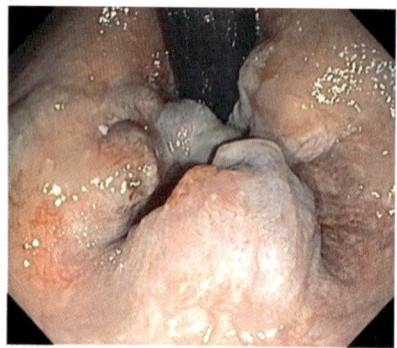

Figura 49.3 Imagem em retrovisão do reto – doença hemorroidária. Serviço de Endoscopia Gastrointestinal do HCFMUSP.

TRATAMENTO

O tratamento inicial do paciente com hemorragia digestiva deve ser voltado para a estabilização hemodinâmica. Deve ser manejado em sala de emergência, com acessos venosos de grosso calibre e monitorização contínua. Obrigatoriamente, o paciente que se apresenta instável, após sua estabilização, deve ser submetido a endoscopia digestiva alta (EDA) para descartar sangramento de origem alta. Em pacientes estáveis, com alta suspeita diagnóstica, a EDA é dispensável e a propedêutica inicial pode ser a colonoscopia de urgência. É importante, inclusive, realizar exame físico com anuscopia, pois as doenças orificiais são causas potenciais de exteriorização baixa.

Uma vez a EDA e a colonoscopia apresentem resultados normais, considera-se necessária a avaliação diagnóstica do intestino delgado. A análise topográfica do sangramento pode ser realizada por angiotomografia, arteriografia ou cintilografia com hemácias marcadas, lembrando que essas três modalidades só identificam sangramentos ativos. A cápsula endoscópica também é uma opção, desde que o paciente não apresente estigmas de obstrução intestinal ou fístulas, e deve ser realizada no paciente com estabilidade hemodinâmica.

A enteroscopia é o método padrão ouro para avaliação do intestino delgado, pois tem capacidade diagnóstica e terapêutica. É iniciado de forma retrógrada e, então, é realizada uma tatuagem no segmento de delgado alcançado pelo aparelho. Posteriormente, faz-se avaliação anterógrada até o local tatuado, contemplando, assim, todo o intestino delgado.

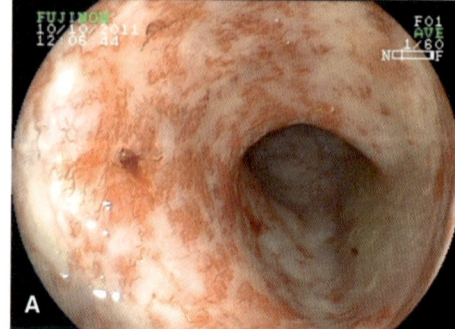

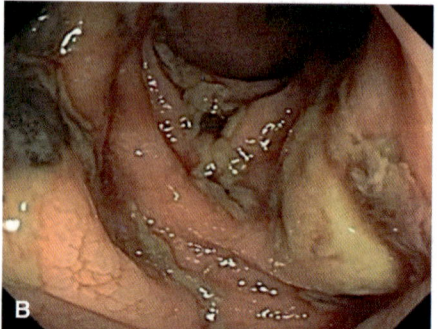

Figura 49.4 A. Retocolite actínica; **B.** Úlceras em sigmoide. Serviço de Endoscopia Gastrointestinal do HCFMUSP.

ESTRATIFICAÇÃO DE RISCO NO PACIENTE COM HDB

Os pacientes cujo sangramento cessou espontaneamente e que possuem baixo risco podem ser avaliados e seguidos ambulatorialmente. Para corroborar essa conduta, foi desenvolvido o *Oakland score* que estabelece critérios para determinar se o paciente pode ou não ser avaliado fora do ambiente hospitalar. Esse desenho avalia idade, sexo, história prévia de HDB, toque retal, FC, PAS e hemoglobina (descrito na Tabela 49.1). Um total de 8 pontos ou menos permite que esse paciente seja encaminhado para seguimento ambulatorial desde que bem orientado.

Avaliação laboratorial

Os exames laboratoriais no paciente com HDB têm como principal finalidade avaliar o *status* de coagulação e estimar

Tabela 49.1 Oakland Score. Hemorragia digestiva baixa aguda.

Idade	Pontuação
< 40	0
40 a 69	1
> 70	2
Gênero	
Feminino	0
Masculino	1
HDB prévia	
• Não	0
• Sim	1
Toque retal	
Sem sangue	0
Com sangue	1
Frequência cardíaca	
< 70	0
70 a 89	1
90 a 109	2
> 110	3
Pressão arterial sistólica	
> 160	0
130 a 159	1
120 a129	2
90 a 119	3
70 a 89	4
< 70	5
Hemoglobina	
> 16	0
13 a 15,9	4
11 a 12,9	8
9 a 10,9	13
7 a 8,9	17
< 7	22

indiretamente a perda sanguínea. Deve contemplar hemograma com contagem de plaquetas, tempo de protrombina e tempo de tromboplastina parcialmente ativada. Também incluem-se escórias nitrogenadas, porque a relação Ur/Cr, que geralmente está elevada na HDA, pode estar baixa na HDB.

Análise topográfica do sangramento

Alguns exames radiológicos podem auxiliar na determinação topográfica do sangramento, auxiliando ou guiando a terapêutica endoscópica; entretanto, a maioria deles requer sangramento ativo para sua adequada avaliação.

Angiotomografia

Pode ser realizada no paciente que apresenta sangramento ativo, inclusive naqueles que apresentam instabilidade hemodinâmica com um *shock index* > 1. A angiotomografia identifica a topografia do sangramento desde que tenha um fluxo > 0,3 mℓ/min. Idealmente, a tomografia com contraste deve ser realizada após EDA que exclua sangramento alto.

Arteriografia

Tem finalidade diagnóstica, mas permite abordagem terapêutica. Na maioria das vezes, é instituída após a realização de angiotomografia com o objetivo de embolizar o vaso que apresenta sangramento ativo. Também é necessário que haja sangramento ativo com fluxo > 0,5 mℓ/min.

Cintilografia com hemáticas marcadas

Exame de medicina nuclear capaz de identificar sangramentos com fluxo de até 0,1 mℓ/min. Tem por desvantagem a incapacidade de estabelecer o sítio exato de sangramento. Em contrapartida, pode ser realizada mais de uma vez em 24 horas pelo fato de que o radiofármaco permanece recirculando por bastante tempo.

TERAPÊUTICA ENDOSCÓPICA

A EDA é o exame de partida com a finalidade de excluir causas altas de sangramento. Posteriormente, a colonoscopia proporciona vantagem diagnóstica e terapêutica para a grande maioria das patologias relacionadas com sangramento baixo.

Infelizmente, é necessário o preparo intestinal, assim como sedação do paciente. Para tanto, é fundamental que ele já esteja manejado do ponto de vista hemodinâmico. O preparo nesses casos pode ser feito de maneira anterógrada e o exame deve ser realizado preferencialmente em 24 horas como regime de urgência. A literatura mostra não haver benefícios em sua realização após 24 horas.

A terapêutica é realizada após identificação de sangramento ativo e a preferência é por métodos mecânicos, como clipe e a ligadura elástica, principalmente nos pacientes com doença diverticular. Naqueles cuja fonte de sangramento são as ectasias vasculares, a modalidade de escolha é a ablação com plasma de argônio.

Semelhantemente à terapêutica do sangramento digestivo alto, a injeção de solução de adrenalina 1:20 mil é preferencialmente utilizada como método adjuvante na identificação do sangramento para posterior tratamento definitivo com método mecânico.

Outra grande vantagem da colonoscopia é a possibilidade de tatuar o segmento que apresenta sangramento, já que, caso haja instabilidade hemodinâmica com necessidade de abordagem cirúrgica, o cirurgião pode guiar-se pela tatuagem e realizar uma abordagem cirúrgica direcionada.

CONSIDERAÇÕES FINAIS

A hemorragia digestiva baixa, apesar das diversas causas possíveis, tem como principal etiologia a doença diverticular dos cólons, angiodisplasias e malformações arteriovenosas. Diferentemente da hemorragia digestiva alta, na grande maioria das vezes o sangramento é autolimitado, o que nem sempre é evidente na avaliação endoscópica inicial. Em função disso, muitas vezes a avaliação associada a radiologia intervencionista ou medicina nuclear é necessária.

Assim como na HDA, é imprescindível o manejo clínico inicial com estabilidade hemodinâmica e correção de eventuais distúrbios de coagulação. A avaliação inicial com EDA também não pode ser deixada de lado, pois, muitas vezes, o sangramento alto pode se manifestar com exteriorizações baixas.

O diagnóstico inicial pode ser desafiador devido ao sangramento ser muitas vezes autolimitado. Dessa forma, é importante que a terapêutica seja sempre realizada após o preparo de cólon adequado durante internação hospitalar.

Com o desenvolvimento de novas técnicas terapêuticas, somente casos realmente graves evoluem para necessidade de abordagem cirúrgica. Porém, o manejo clínico dos pacientes sempre requer acompanhamento rigoroso da equipe cirúrgica.

BIBLIOGRAFIA

Cappell, M.S., Friedel, D. Initial management of acute upper gastrointestinal bleeding: from initial evaluation up to gastrointestinal endoscopy. *Med Clin North Am* 2008; 92:491.

Current diagnosis and treatment: Surgery, 13, Doherty G (Ed), McGraw-Hill Companies, 2010. p.493.

Davila, R.E., Rajan, E., Adler, D.G., et al. ASGE Guideline: the role of endoscopy in the patient with lower-GI bleeding. *Gastrointest Endosc* 2005; 62:656.

Emergências em endoscopia digestiva/editado por Eduardo Guimarães Hourneaux de Moura, et al. São Paulo: Editora dos Editores, 2022.

Ghassemi, K.A., Jensen, D.M. Lower GI bleeding: epidemiology and management. *Curr Gastroenterol Rep* 2013; 15:333.

Oakland, K., Chadwick, G., East, J.E., et al. Diagnosis and management of acute lower gastrointestinal bleeding: guidelines from the British Society of Gastroenterology. Gut 2019; 68:776.

Strate, L.L., Gralnek, I.M. ACG Clinical Guideline: Management of Patients With Acute Lower Gastrointestinal Bleeding. *Am J Gastroenterol* 2016; 111:459.

Tavakkoli, A., Ashley, S.W. Acute gastrointestinal hemorrhage. In: Sabiston Textbook of Surgery, 20th ed, Townsend C, Beauchamp RD, Evers BM, Mattox K (Eds), Elsevier, 2016.

PARTE

11

Gastrenterologia e Hepatologia

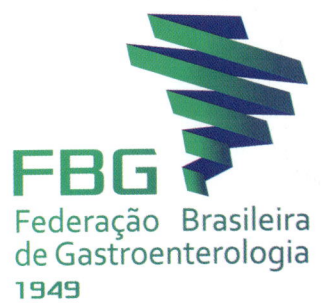

FBG
Federação Brasileira
de Gastroenterologia
1949

Diarreias no Adulto

Áureo de Almeida Delgado • Álvaro Henrique de Almeida Delgado •
Karoline Soares Garcia

INTRODUÇÃO

Diarreia aguda é definida como uma alteração do hábito intestinal, caracterizada por aumento da frequência de evacuações (3 ou mais evacuações por dia) e/ou redução da consistência das fezes, por um período inferior a 14 dias.[1] Há definições que englobam peso fecal, com caraterização de diarreia quando há eliminação de conteúdo fecal maior que 250 g por dia; no entanto, essa definição é pouco prática e comumente não utilizada.[2] A persistência do quadro por 2 semanas ou mais caracteriza diarreia subaguda, enquanto a duração maior que 4 semanas caracteriza a diarreia crônica.[1]

A diarreia também pode ser classificada como inflamatória ou não inflamatória. A diarreia inflamatória, ou disenteria, geralmente se apresenta com sangue ou muco e é causada mais frequentemente por bactérias ou toxinas produzidas por elas. Nesse caso, a diarreia costuma ser precoce (poucos minutos a horas após a ingestão do produto contaminado). A diarreia não inflamatória ou aquosa é causada pelo aumento da secreção de água no lúmen intestinal ou diminuição da reabsorção de água. A diarreia infecciosa não inflamatória, apresentação mais comum, é tipicamente de etiologia viral, mas causas bacterianas não são infrequentes. Já as diarreias infecciosas inflamatórias costumam ser mais graves, e geralmente são causadas por bactérias invasivas ou produtoras de toxinas, embora também possam se associar a causas virais e parasitárias.[1]

EPIDEMIOLOGIA

A diarreia aguda é uma condição bastante frequente em unidades de pronto atendimento, sendo responsável por quase 7 bilhões de casos incidentes de doença diarreica globalmente a cada ano, contribuindo para mais de 1,5 milhão de mortes. Embora a maioria dos quadros seja autolimitado, as diarreias agudas infecciosas ainda representam 1 das 5 principais causas de mortalidade mundial, associando-se a prejuízos à qualidade de vida e absenteísmo laboral. A Tabela 50.1 apresenta os principais patógenos transmitidos por alimentos nos EUA.[3-6]

ETIOLOGIA

A etiologia mais comum das diarreias agudas é infecciosa, sendo os vírus os agentes mais frequentemente envolvidos. No entanto, também podem ser causadas por bactérias, por toxinas produzidas por esses patógenos e até mesmo por protozoários.[4]

Dentre as causas não infecciosas de diarreias agudas destaca-se a diarreia associada ao uso de medicamentos, principalmente antibióticos, ocorrendo durante seu uso ou em até 8 semanas após a sua suspensão. Outros exemplos de medicamentos associados a diarreia são fármacos contendo magnésio e sorbitol, inibidores de bomba de prótons, quimioterápicos e diuréticos. Outras causas não infecciosas de diarreia incluem intolerâncias alimentares e processos inflamatórios do trato gastrintestinal. Embora muitos desses processos sejam crônicos, podem se apresentar de forma aguda e devem ser incluídos no diagnóstico diferencial de diarreia aguda.[1]

Um terço dos casos de diarreia associada a antibióticos são atribuídos à infecção por *Clostridioides difficile*, sobretudo em instituições de saúde. No entanto, a incidência de colite pseudomembranosa vem crescendo também em cenários comunitários. Os antibióticos mais associados com essa afecção são clindamicina, penicilinas de amplo espectro, cefalosporinas e fluoroquinolonas. O *C. difficile* produz toxinas (A, B e binária) que promovem infiltração neutrofílica e aumento de citocinas pró-inflamatórias na mucosa colônica, resultando em um quadro clínico de espectro amplo (desde diarreia aguda leve até megacólon tóxico).[5]

As principais etiologias das diarreias agudas no adulto e sua classificação em termos de manifestação são mostradas na Tabela 50.2.

Tabela 50.1 Epidemiologia dos principais patógenos transmitidos por alimentos nos EUA.

Patógeno	Casos	Internações	Mortes
Campylobacter spp	~ 850.000-1,5 milhão	8.500	80
Salmonella spp não tifoide	~ 1,4 milhão	20.000-26.000	400
Clostridium perfringens	~ 1 milhão	450	30
STEC*	~ 176.000-250.000	2.500	20
Shigella spp	~ 130.000	1.500	10
Yersinia enterocolitica	~ 95.000-117.000	500-640	35
Vibrio spp não colérico	~ 36.000-52.000	300	50
ETEC**	~ 18.000-80.000	12	0
DECs***	~ 12.000	8	0

E. coli produtora de toxina *Shiga*; **E. coli* enterotoxigênica;***E coli* enteropatogênica.
Adaptada de: Fleckenstein JM, Matthew Kuhlmann F, Sheikh A. Acute Bacterial Gastroenteritis. Gastroenterol Clin North Am. 2021 Jun;50(2):283-304.

Tabela 50.2 Etiologia das diarreias agudas e sua classificação de acordo com a manifestação clínica.

	Não inflamatória	Inflamatória
Etiologia	**Infecciosa**	
	Geralmente viral, bacteriana ou parasitária	Bactérias invasivas ou produtoras de toxinas
	Bactérias: *Escherichia coli* enterotoxigênica, *Clostridium perfringens*, *Vibrio cholera* Bactérias produtoras de toxinas: *Staphyloccus aureus*, *Bacillus cereus* Vírus: rotavírus, norovírus, adenovírus Protozoários: *Giardia lambia*, *Cryptosporidium hominis*, *Cryptosporidium parvum*	Batérias: Salmonella, Shigella, Campylobacter, *Escherichia coli* enteroinvasiva, Yersinia, *Klebsiella oxytoca* Bactérias produtoras de toxinas: *Escherichia coli* produtora da toxina shiga; *Clostridioides difficille* Protozoário: *Entamoeba histolytica*
	Não infecciosa	
	Produtos dietéticos com efeito osmótico (p. ex., FODMAPs) ou acelerador de motilidade do TGI (p. ex., cafeína); intolerâncias alimentares; efeito adverso de medicamentos (antibióticos, hipoglicemiantes, inibidores seletivos de recaptação de serotonina, produtos contendo magnésio); crises de transtornos funcionais do TGI (síndrome do intestino irritável, diarreia funcional)	Processos inflamatórios agudos do TGI (p. ex., apendicite), doenças inflamatórias intestinais (doença de Crohn e retocolite ulcerativa) em atividade, enterite por radiação
História clínica	**Infecciosa**	
	Náuseas, vômitos e desconforto abdominal	Febre, dor abdominal, tenesmo e manifestações sistêmicas
	Não infecciosa	
	Náuseas, desconforto abdominal e raramente vômitos	Dor abdominal, tenesmo, fadiga e perda de peso

Adaptada de: Meisenheimer ES MD, MBA, Epstein C DO, Thiel D MD, MPH. Acute Diarrhea in Adults. Am Fam Physician. 2022 Jul;106(1):72-80.

DIAGNÓSTICO

Anamnese e exame físico

No atendimento a um paciente com diarreia aguda, a avaliação deve ser focada em identificar sinais de gravidade e fatores de risco para complicações. É importante questionar sobre frequência de evacuações, bem como presença de produtos patológicos (muco ou sangue), duração do quadro e sintomas associados (dor abdominal, náuseas, vômitos e febre). É importante salientar que a febre não ocorre apenas em infecções bacterianas, sendo comum também em infecções virais; essa manifestação isoladamente não é indicação de gravidade ou indicação de antibioticoterapia.[4]

No exame físico, deve-se atentar para os sinais vitais, o estado geral, o turgor, a perfusão periférica e fazer exame abdominal.[4]

É necessário investigar ativamente antecedentes patológicos que venham a conferir maior risco de complicações, como imunossupressão e comorbidades graves. Também deve-se questionar sobre possíveis fatores etiológicos, como uso de medicações que possam ter efeito laxativo ou que estão implicadas com o surgimento de colite medicamentosa, como anti-inflamatórios não esteroidais e quimioterápicos. A permanência em instituições de saúde e o uso de antibioticoterapia prévia também devem ser pesquisados, sobretudo na suspeita de infecção por *C. difficile*. Além disso, também é necessário avaliar a história de consumo de alimentos potencialmente contaminados, viagens, contato com outros indivíduos doentes e atividade laboral. A "diarreia dos viajantes" é provocada por bactérias em 80% dos casos, sendo o agente mais comum a *Escherichia coli* enterotoxigênica.[4,6]

Exames complementares

A maioria dos pacientes com diarreia aguda não necessitará de exames complementares, porque normalmente os quadros são de curso não grave e autolimitado. Pacientes com comorbidades graves, idosos, imunossuprimidos, uso recente de antibióticos ou hospitalização recente, com mais de seis evacuações líquidas em menos de 24 horas, com sinais clínicos de gravidade, como hipotensão e hipovolemia, merecem avaliação complementar com hemograma, proteína C reativa, eletrólitos e função renal. Hemoculturas e coprocultura também estão indicadas em pacientes sépticos e imunossuprimidos. Vale ressaltar que a sensibilidade das culturas é baixa e não deve-se aguardar seu resultado para iniciar qualquer terapia.[6]

Nos casos com mais de 7 dias de duração de disenteria e/ou com os fatores de risco acima citados, deve-se solicitar também exames de propedêutica fecal (protoparasitológico e antígenos fecais).[1,6,7]

Na suspeita de infecção por *C. difficile*, recomenda-se iniciar a investigação com testes com alta sensibilidade, como a dosagem por imunoensaio de enzima glutamato desidrogenase (GDH) ou pelo teste de amplificação de ácido nucleico por método de PCR. Exames iniciais negativos descartam o diagnóstico; já a positividade de um dos testes indica a realização de teste confirmatório de uma cepa toxigênica com enzima imunoensaio para toxinas A e B. A positividade do teste de toxinas confirma o diagnóstico. A negativa do teste para toxinas, na presença de GDH ou PCR positivo, pode sugerir colonização por cepas não toxigênicas ou baixos níveis de toxinas não detectáveis pelo método. Como nenhum teste é absoluto, a decisão do tratamento nesses casos dependerá do quadro clínico e do grau de suspeição da infecção.[5]

Atualmente, alguns centros dispõem do painel molecular para detecção de infecções gastrintestinais, método diagnóstico com tempo de análise rápida, com pesquisa simultânea de vários patógenos (bactérias, vírus e parasitas), o qual pode ser utilizado para fundamentar a indicação ou não da terapia antimicrobiana, evitando o uso desnecessário de antibióticos. Contudo, é um método baseado na amplificação de ácidos nucleicos, o que pode identificar material genético de patógenos não viáveis ou apenas colonizadores. O resultado deve ser interpretado de forma crítica e correlacionada com achados clínicos, uma vez que não oferece o perfil de sensibilidade a antimicrobianos. Em caso de positividade para bactérias, recomenda-se sempre complementação com cultura.[7]

Diagnósticos diferenciais

Além das diferentes causas de diarreia aguda já citadas, diversas patologias que cursam com quadro diarreico crônico eventualmente podem ser diagnosticadas na fase aguda. Entre essas condições, estão as parasitoses intestinais, efeitos adversos de medicamentos, intolerâncias alimentares, doença inflamatória intestinal, doença celíaca, doença diverticular sintomática não complicada, distúrbios funcionais cursando com diarreia, colite isquêmica, câncer de cólon, entre outras condições. Nesses casos, há necessidade de uma investigação ambulatorial com exames específicos, sendo os métodos de imagem e endoscópicos fundamentais.[1]

TRATAMENTO

A maioria dos quadros diarreicos agudos é autolimitado e não necessita de internação hospitalar ou tratamento antimicrobiano específico. No entanto, suporte volêmico e sintomático deve ser oferecido em todos os casos (Figura 50.1).[4,6,7]

Hidratação

Deve-se estimular a ingestão prioritariamente de líquidos isosmóticos, como água de coco, bebidas isotônicas ou de soro de reidratação oral (SRO), como também água mineral, chás, sucos ou caldos nos casos mais leves. A via de hidratação oral é preferida em relação à parenteral, a qual é reservada para pacientes com impossibilidade de ingesta via oral, em estado de desidratação severa ou com instabilidade hemodinâmica. A hidratação venosa deve ser guiada por metas, e recomenda-se utilizar soluções isotônicas, em volume de 30 mℓ/kg inicialmente.[4,6] É importante, inclusive, idenficar e corrigir distúrbios eletrolíticos em pacientes com critérios de gravidade (Figura 50.2).

Dieta

A alimentação via oral deve ser estimulada em pacientes sem sinais de desidratação grave. No entanto, para aqueles com desidratação grave, a dieta pode ser retomada poucas horas após a expansão volêmica. Dieta gordurosa,

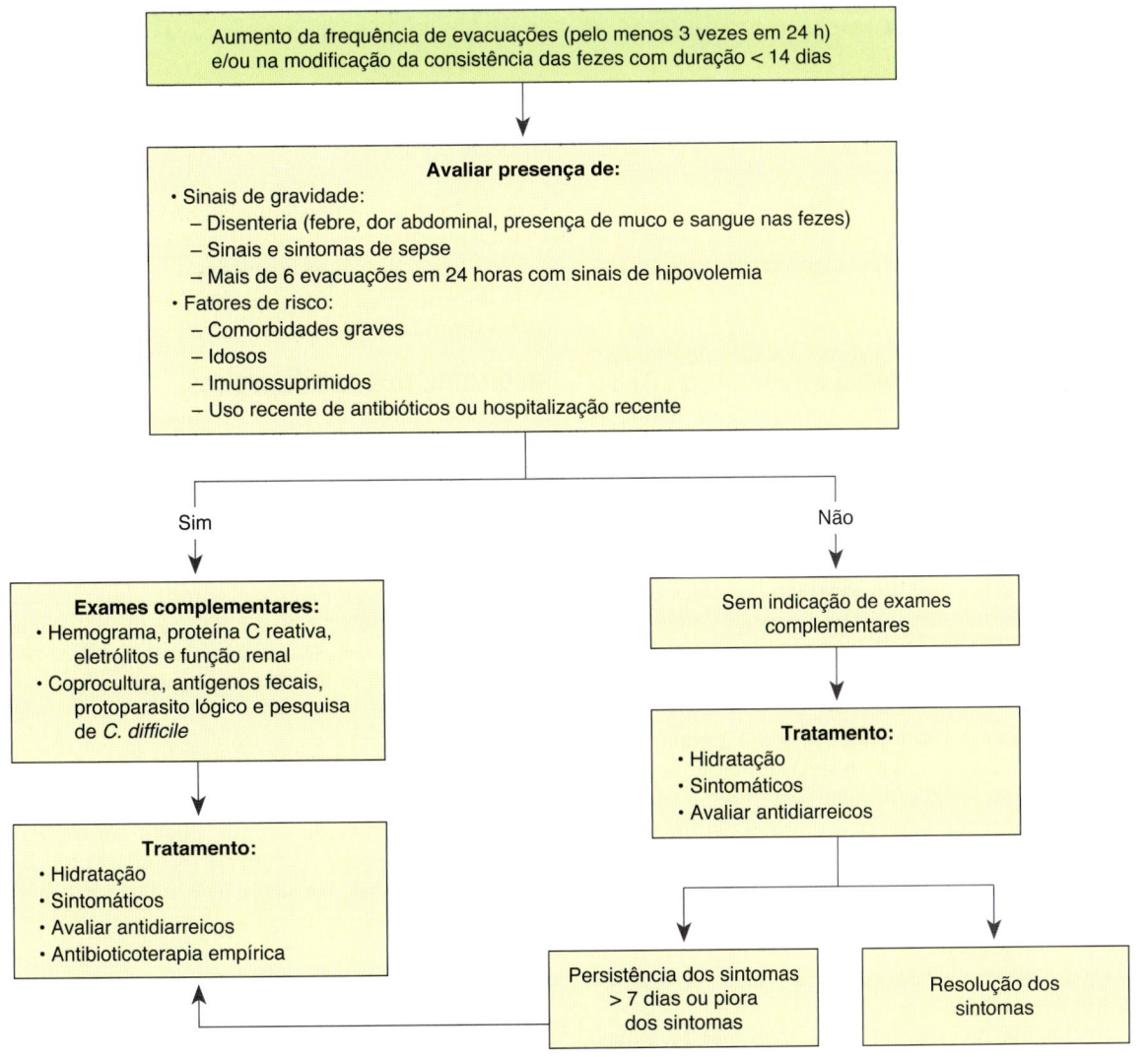

Figura 50.1 Fluxograma de tratamento no pronto-socorro.

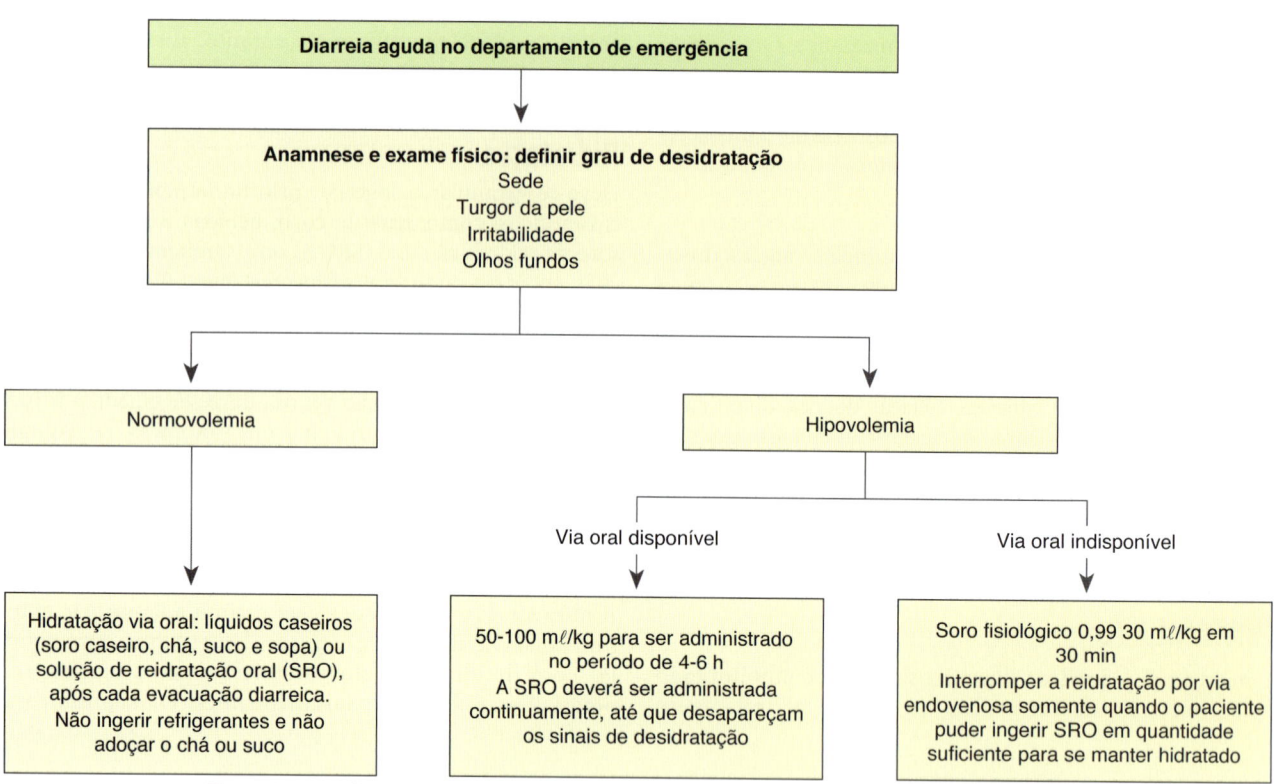

Figura 50.2 Hidratação. Adaptada de: Manejo do Paciente com Diarreia. Ministério da Saúde.[8]

rica em resíduos ou açúcares simples, deve ser evitada pelo efeito potencial de agravar a diarreia devido à hiperosmolaridade.[4]

Após quadros de diarreia aguda, pode ocorrer deficiência transitória de lactase, e recomenda-se evitar alimentos ricos em lactose no período, com reintrodução após 2 semanas.[4]

Probióticos

Não há dados suficientes para a recomendação de probióticos no tratamento da diarreia aguda em adultos. Apesar dos potenciais benefícios, estudos não demonstraram melhoras claras em quadros diarreicos fora do contexto de diarreia associada ao uso de antibióticos.[4,6,9] Na diarreia associada a antibióticos, há fortes evidências de eficácia para *S. boulardii* ou *L. rhamnosus GG* em adultos, ou em crianças que estejam recebendo terapia antibiótica. Um estudo indicou que *Lactobacillus casei DN-114 001* é eficaz em pacientes adultos hospitalizados para prevenir a diarreia associada a antibióticos e a diarreia por *C. difficile*.[10]

Antibióticos

Os antibióticos não são recomendados rotineiramente. Seu uso é reservado para pacientes com sinais de sepse, sinais de diarreia invasiva (presença de sangue nas fezes, mais de 6 episódios diarreicos por dia), policomórbidos, idosos ou imunocomprometidos.[6] A antibioticoterapia, quando indicada, é empregada de forma empírica, com quinolonas ou macrolídeos. Algumas opções de antimicrobianos recomendados são listados a seguir:[7]

- Primeira escolha: ciprofloxacino 500 mg, via oral de 12/12 horas, por 3 a 5 dias
- Azitromicina 500 mg, via oral 24/24 horas, por 3 a 5 dias, dependendo dos padrões de suscetibilidade local.

Se mantiver presença de sangue nas fezes após 48 horas do início do tratamento:[8]

- Paciente em boas condições gerais: iniciar com ceftriaxona 2 g, via intramuscular, 1 vez ao dia, por 2 a 5 dias
- Paciente com condições gerais comprometidas: encaminhar para internação hospitalar.

O tratamento da colite pseudomembranosa será de acordo com a severidade da apresentação clínica (Tabela 50.3).[5]

Medicamentos antidiarreicos

A loperamida é um fármaco derivado de opiáceos que reduz a motilidade colônica e a secreção de fluidos para as fezes, diminuindo a frequência evacuatória. Não deve ser prescrita nas disenterias e na suspeita ou confirmação de infecção por *C. difficile*, *Shiguella* e *E. coli* enterotoxigênica, uma vez que pode aumentar o risco de complicações.[4,6] Outro fármaco que pode ser utilizado é a racecadotrila, um inibidor da encefalinase intestinal que atua como agente antissecretor, reduzindo a hipersecreção de água e de eletrólitos para o lúmen intestinal; não tem efeito na motilidade gastrintestinal (Tabela 50.4).[4]

Outras medicações sintomáticas

Analgésicos simples, como dipirona e paracetamol, e antiespasmódicos, como escopolamina, podem ser utilizados para reduzir o desconforto abdominal secundário e cólicas, por exemplo. Em caso de náuseas e de vômitos, antieméticos devem ser prescritos.[4]

CONSIDERAÇÕES FINAIS

A etiologia mais comum das diarreias agudas é infecciosa, sendo os vírus os agentes mais frequentes. A maioria dos

Tabela 50.3 Tratamento de colite pseudomembranosa.

	Apresentação clínica	Tratamento
Primeiro episódio	Leve (leucocitose < 15 mil células/mm^3 e creatinina < 1,5 mg/dℓ	Vancomicina 125 mg via oral, 4 vezes/dia, por 10 a 14 dias (alternativa: metronidazol 500 mg, via oral/ 3 vezes/dia por 10 a 14 dias)
	Moderado a grave (leucocitose > 15 mil células/mm^3 ou creatinina > 1,5 mg/dℓ	Vancomicina 125 mg via oral, 4 vezes/dia, por 10 a 14 dias
Primeira recorrência		Vancomicina em esquema de pulsoterapia: 125 mg via oral, 4 vezes/dia, por 10 a 14 dias; depois, 125 mg via oral, 2 vezes/dia
Segunda ou subsequente recorrência		Vancomicina em esquema de pulsoterapia: 125 mg via oral, 4 vezes/dia, por 10 a 14 dias; depois, 125 mg via oral, 2 vezes/dia, por 7 dias; depois, 125 mg via oral, 1 vez/dia, por 7 dias; depois, 125 mg via oral, a cada 2 ou 3 dias, por 2 a 8 semanas
		Vancomicina em esquema com rifaximina: vancomicina 125 mg via oral, 4 vezes/dia, por 10 dias, seguida de rifaximina 550 mg via oral, 3 vezes/dia por 20 dias
		A partir da terceira recorrência: transplante de microbiota fecal se disponível
Fulminante (hipotensão, íleo metabólico megacólon)	Ausência de íleo metabólico	Vancomicina 500 mg via oral ou nasoenteral, 4 vezes/dia e metronidazol 500 mg via endovenosa 3 vezes/dia
	Presença de íleo metabólico	Vancomicina 500 mg via retal, 4 vezes/dia e metronidazol 500 mg via endovenosa, 3 vezes/dia

Adaptada de: Johnson S, et al. Clinical Practice Guideline by the Infectious Diseases Society of America (IDSA) and Society for Healthcare Epidemiology of America (SHEA): 2021. Focused Update Guidelines on Management of Clostridioides difficile Infection in Adults.

Tabela 50.4 Posologia de fármacos antidiarreicos.

Fármaco	Apresentação	Posologia	Dose máxima diária
Loperamida	Comprimido 2 mg	4 mg, seguidos de 2 mg após cada evacuação diarreica	16 mg
Racecadotrila	Cápsula 100 mg	100 mg a cada 8 h	400 mg

casos de diarreia aguda apresenta um curso autolimitado e não necessitará de investigação com exames complementares, nem tratamento com antibióticos.

A investigação com exames laboratoriais está indicada em pacientes com disenteria, presença de fatores de risco e nos quadros diarreicos persistentes com duração maior que 7 dias.

O tratamento da diarreia aguda é de suporte, com hidratação e medicações sintomáticas. No pronto atendimento, é importante avaliar sinais de gravidade para decidir a necessidade ou não de antibioticoterapia, expansão volêmica intravenosa e internação hospitalar.

REFERÊNCIAS BIBLIOGRÁFICAS

1. Meisenheimer, E.S., MD, MBA, Epstein, C., DO, Thiel, D. MD, MPH. Acute Diarrhea in Adults. *Am Fam Physician*. 2022 Jul;106(1):72-80.
2. Kumar, V., Aster, J.C., Abbas, A.K. Robbins & Cotran Patologia: bases patológicas das doenças. 9ª ed. Rio de Janeiro: Guanabara Koogan, 2021, 1421 p.
3. GBD 2019 Diseases and Injuries Collaborators. Global burden of 369 diseases and injuries in 204 countries and territories, 1990-2019: a systematic analysis for the Global Burden of Disease Study 2019. *Lancet*. 2020 Nov 14;396(10262):1562.
4. Fleckenstein, J.M., Matthew, K.F., Sheikh, A. Acute Bacterial Gastroenteritis. *Gastroenterol Clin North Am*. 2021 Jun;50(2):283-304.
5. Johnson, S., Lavergne, V., Skinner, A.M., Gonzales-Luna, A.J., Garey, K.W., Kelly, C.P., et al. Clinical Practice Guideline by the Infectious Diseases Society of America (IDSA) and Society for Healthcare Epidemiology of America (SHEA): 2021. Focused Update Guidelines on Management of Clostridioides difficile Infection in Adults. *Clin Infect Dis*. 2021 Sep 7;73(5):e1029–44.
6. Riddle, M.S., Dupont, H.L., Connor, B.A. ACG clinical guideline: Diagnosis, treatment, and prevention of acute diarrheal infections in adults. Vol. 111, *American Journal of Gastroenterology*. Nature Publishing Group; 2016. p. 602–22.
7. Shane, A.L., Mody, R.K., Crump, J.A., Tarr, P.I., Steiner, T.S., Kotloff, K., et al. 2017. Infectious Diseases Society of America Clinical Practice Guidelines for the Diagnosis and Management of Infectious Diarrhea. Vol. 65, Clinical Infectious Diseases. Oxford University Press; 2017. p. e45–80.
8. Manejo do Paciente com Diarreia. Ministério da Saúde. Disponível em: https://bvsms.saude.gov.br.
9. Collinson, S., Deans, A., Padua-Zamora, A., Gregorio, G.V., Li, C., Dans, L.F., et al. Probiotics for treating acute infectious diarrhoea. Vol. 2020, Cochrane Database of Systematic Reviews. John Wiley and Sons Ltd; 2020.
10. Issa, I., Moucari, R.. Probiotics for antibiotic-associated diarrhea: do we have abnverdict? *World J Gastroenterol*. 2014; 20(47):17788-95.

51

Dispepsia

Maria do Carmo Friche Passos • Ana Flávia Passos Ramos •
Frederico Passos Marinho

INTRODUÇÃO

Dispepsia consiste em um grupo heterogêneo de sintomas persistentes ou recorrentes, localizados na região superior e central do abdome (epigástrio).[1,2] Os sintomas dispépticos incluem dor ou queimação epigástrica, empachamento ou peso pós-prandial e/ou saciedade precoce. Embora a presença desses sintomas possa estar relacionada com uma doença gastroduodenal específica, por exemplo, úlcera gastroduodenal, neoplasia gástrica ou parasitoses intestinais (dispepsia orgânica ou secundária), cerca de 70 a 80% dos pacientes com queixas dispépticas crônicas que se submetem a exames laboratoriais, endoscópicos e ultrassonográficos não apresentam qualquer alteração que justifique os seus sintomas, sendo considerados portadores de dispepsia funcional (DF), um das doenças gastrintestinais funcionais mais frequentes da prática clínica.[2,3] Os principais fatores de risco incluem comorbidades psicológicas, sexo feminino, tabagismo, uso prolongado de antinflamatórios e gastrenterite prévia.[4]

PREVALÊNCIA

A prevalência da dispepsia é de aproximadamente 20%, com uma incidência anual de 1 a 8%.[1,2] Os pacientes portadores de dispepsia apresentam, em sua história, uma enorme variabilidade e heterogeneidade do quadro clínico, e os sintomas usualmente se modificam muito em diferentes períodos, o que justifica, em parte, as grandes variações e mesmo a inconsistência dos estudos epidemiológicos.[3] Somente 1/3 dos indivíduos dispépticos procuram assistência médica, constituindo a causa de 3 a 5% das consultas ambulatoriais de clínica geral em um centro de atenção primária, e de mais de 20% das consultas em gastrenterologia.[4-6] Os sintomas dispépticos podem surgir em qualquer idade e são mais prevalentes no sexo feminino.[3-5] A intensidade da dor e/ou do desconforto e a ansiedade (incluindo o medo de doenças mais graves) constituem os principais motivos de procura ao clínico e gastrenterologista.

CONCEITO E CLASSIFICAÇÃO

Até recentemente, o termo dispepsia era utilizado de forma muito variada pelos médicos para referir-se a uma série de sintomas relacionados com o trato digestivo superior, e incluíam especialmente dor, desconforto, distensão abdominal, náusea, anorexia, pirose, regurgitação, empachamento pós-prandial e saciedade precoce.[1,2]

Nos últimos anos, algumas definições mais claras têm sido propostas e especialistas no assunto têm se reunido com o objetivo de estabelecer conceitos e propor normas gerais para a sua abordagem e manuseio. A definição de dispepsia é, na verdade, muito complexa, pois trata-se de uma constelação de sintomas – diferentes em cada paciente – e que se originam também em condições diferentes. Etimologicamente, a palavra dispepsia é formada pelas raízes gregas *dys* (mal) e *pepsia* (digestão), e é também encontrada no inglês arcaico – *indigestion* –, designando inadequada digestão.[1]

A dispepsia é classificada em orgânica (quando secundária a uma causa específica, como, por exemplo, úlcera péptica, câncer gástrico, gastrite aguda, colelitíase, pancreatite, parasitoses intestinais, dentre outras) ou funcional (quando não são encontradas alterações estruturais ou bioquímicas que expliquem os sintomas dispépticos).[1,3,4] Neste capítulo, é abordada especificamente a DF, não apenas pela sua alta prevalência, mas também pelos desafios relativos ao seu diagnóstico e manuseio terapêutico.

Dispepsia funcional

Nos últimos anos, um grupo internacional de pesquisadores tem sugerido critérios objetivos para o diagnóstico e classificação dos distúrbios funcionais gastrintestinais (Critérios de Roma), trazendo grandes avanços no entendimento das doenças funcionais, como a DF. O comitê de especialistas do último Consenso de Roma (Roma IV, 2016)[7] define a DF como uma síndrome clínica que impacta diretamente as atividades habituais do paciente, caracterizando-se pela presença de sintomas dispépticos recorrentes e crônicos, na ausência de lesões estruturais ou metabólicas subjacentes, observadas em investigação clínica habitual (incluindo a realização da endoscopia digestiva), capazes de justificar o quadro clínico.[7] O Consenso de Kyoto e o de Roma IV sugerem considerar como dispepsia associada ao *H. pylori* (e não DF) os casos em que ocorre melhora ou desaparecimento total dos sintomas (melhora sustentada por pelo menos 6 meses) após a erradicação da bactéria.[4-6]

De acordo com o Consenso de Roma IV, os seguintes critérios são necessários para o diagnóstico de DF:[7]

- Queixas dispépticas frequentes e recorrentes, presentes nos últimos 3 meses e que se iniciaram, no mínimo, 6 meses antes
- Presença de um ou mais dos seguintes sintomas:
  ◦ empachamento pós-prandial
  ◦ saciedade precoce
  ◦ dor epigástrica
  ◦ queimação epigástrica
- Ausência de lesões estruturais à endoscopia digestiva (incluindo a realização de endoscopia digestiva alta) que possam justificar os sintomas).

Para uma melhor orientação propedêutica e terapêutica, sugere-se que os pacientes portadores de DF sejam classificados, de acordo com o sintoma dispéptico predominante, em duas síndromes:

- Síndrome do desconforto pós-prandial (SDPP): predominam os sintomas de empachamento pós-prandial e/ou saciedade precoce, que ocorrem pelo menos 3 vezes por semana, nos últimos 3 meses, e/ou
- Síndrome da dor epigástrica (SDE): predomina dor ou queimação epigástrica, de moderada a intensa, intermitente, ocorrendo, no mínimo, 1 vez por semana, nos últimos 3 meses. Critérios específicos para a classificação desses pacientes foram estabelecidos pelo Consenso de Roma IV.[7]

É importante ressaltar também a frequente sobreposição dos sintomas dispépticos com sintomas da doença do refluxo gastresofágico (DRGE) e da síndrome do intestino irritável (SII). Foi demonstrado por diversos autores que a pirose, sintoma característico de DRGE, é queixa muito comum dos pacientes com DF.[5-7] O comitê de Roma IV recomenda que, na presença concomitante de pirose e de outros sintomas típicos da DRGE, mesmo com endoscopia digestiva normal, o diagnóstico da doença do refluxo deve ser considerado.[7] Por outro lado, a simples presença de pirose não exclui o diagnóstico de DF, especialmente nos casos em que os sintomas dispépticos persistem a despeito de uma adequada supressão ácida.[7] Da mesma forma, até 30% dos pacientes dispépticos funcionais apresentam sintomas compatíveis com o diagnóstico da SII, ou seja, são portadores das duas doenças funcionais.[2,5]

Apesar dos avanços recentes nas pesquisas e no conhecimento da DF, sua fisiopatologia continua desconhecida.[2,4,7] Vários fatores etiopatogênicos têm sido considerados, como hipersecreção ácida, dismotilidade gastroduodenal, hipersensibilidade visceral, alteração da acomodação gástrica, disbiose gástrica, além dos fatores psicossociais.[2-7] Acredita-se que a fisiopatologia seja multifatorial, ou seja, uma combinação desses fatores parece ser responsável pelo quadro clínico.[7] Contudo, o verdadeiro papel de cada um deles no desencadeamento da sintomatologia dispéptica, crônica e recidivante permanece controversa.[2-7]

DIAGNÓSTICO

O diagnóstico da DF é fundamentalmente clínico, baseando-se nos critérios de Roma IV (descritos anteriormente).[7] Não é necessário realizar uma extensa propedêutica, especialmente em pacientes com sintomas típicos e que não apresentam sinais de alarme (emagrecimento, vômitos recorrentes, disfagia progressiva, presença de sangramento, icterícia).[5-7] É essencial a história clínica e exame físico detalhados, uma vez que a anamnese é o grande subsídio do médico para o diagnóstico, seleção dos pacientes a ser investigados e a escolha da terapêutica adequada.[2-4] A presença de sinais e sintomas de alarme implica na continuidade da propedêutica.[7] Portanto, os exames complementares devem ser realizados de forma individualizada e, em alguns casos, é aplicado um teste terapêutico antes de se iniciar a propedêutica. O conhecimento dos critérios de Roma IV associado a uma atitude positiva de considerar o diagnóstico precocemente (diagnóstico de inclusão), pode levar o médico a conduzir o atendimento do paciente de uma maneira mais eficiente do ponto de vista de procedimentos diagnósticos.[7]

A endoscopia digestiva deve ser realizada durante um período sintomático e, preferencialmente, sem terapia antissecretora.[2-4] As biopsias devem ser feitas rotineiramente durante o procedimento endoscópico visando também detectar o *H. pylori*.

Em pacientes jovens e sem sinais de alarme, podem ser realizados testes não invasivos para a pesquisa de *H. pylori* (teste respiratório, antígeno fecal ou sorologia) e, nos casos positivos, recomenda-se o tratamento de erradicação do microrganismo (estratégia testar e tratar).[2-7] Nesses casos, ocorre dispepsia associada ao *H. pylori* e o exame endoscópico está indicado apenas para pacientes que persistirem sintomáticos após o tratamento da bactéria.[3,7] Contudo, essa conduta é ainda pouco utilizada no Brasil, uma vez que os testes não invasivos não estão disponíveis na maioria das regiões. Dessa maneira, a endoscopia digestiva constitui o primeiro exame, independentemente da idade e presença ou não de sinais de alarme.

Os exames parasitológicos de fezes devem ser solicitados de forma seriada (no mínimo, 3 amostras) e é fundamental que sejam realizadas as técnicas de concentração das larvas (Baermann-Moraes e suas variações) e o exame direto das fezes, especialmente para a pesquisa de giardíase e estrongiloidíase, as parasitoses capazes de provocar duodenite e, consequentemente, sintomatologia dispéptica.[7]

O ultrassom do abdome deve ser solicitado quando houver suspeita de doença pancreática, hepática ou de via biliar.[2,3] Testes para avaliação do tempo de esvaziamento gástrico podem ser realizados através da cintilografia, teste respiratório com ácido octanoico ou ultrassom, e estão indicados na hipótese de existir um importante distúrbio do esvaziamento gástrico ou mesmo gastroparesia.[6] Estudos recentes demonstraram que menos de 30% dos dispépticos funcionais apresentam retardo do esvaziamento gástrico, quando se considera exclusivamente pacientes com DF subgrupo SDPP (síndrome do desconforto pós-prandial).[7] Da mesma forma, o eletrogastrograma e o barostato gástrico têm utilidade prática limitada na avaliação desses pacientes.[3-5]

Recomenda-se, ainda, realizar testes para excluir doença celíaca e intolerância alimentar (principalmente, lactose e frutose) nos casos em que houver suspeita clínica.[2,4] É essencial avaliar a presença de cofatores psicológicos, ambientais e dietéticos e o uso de medicamentos que possam ocasionar ou agravar a sintomatologia dispéptica.

O Consenso de Roma IV sugere um algoritmo para o diagnóstico e tratamento dos pacientes com dor/queimação epigástrica, plenitude pós-prandial, saciedade precoce, náuseas e vômitos, como demonstrado na Figura 51.1.[7]

TRATAMENTO

O tratamento da DF representa um dos grandes desafios para o gastrenterologista e, até o momento, não existe uma terapêutica que seja realmente eficaz e curativa. O principal objetivo do tratamento é o alívio dos sintomas (dor epigástrica e/ou do desconforto pós-prandial) e a melhora da qualidade de vida.[7] Novos e recentes conhecimentos fisiopatológicos trazem expectativas bem favoráveis nas pesquisas de novos fármacos capazes de atuar sobre a motilidade gastroduodenal (exercendo um efeito procinético), hipersensibilidade visceral (reduzindo o limiar de sensibilidade), microbiota e microinflamação da mucosa.[4,6,8] Entretanto, ainda é bastante escasso o arsenal terapêutico para esse enorme grupo de pacientes.

Um dos pontos mais importantes para o sucesso do tratamento é o estabelecimento de uma boa relação médico-paciente.[2-4] O médico deve adotar uma postura confiante e otimista, inspirando segurança e demonstrando interesse para compreender as queixas do paciente. É necessário esclarecer ao paciente que os sintomas decorrem de uma desordem funcional do aparelho digestivo, que não caracterizam nenhuma doença grave ou risco de morte.

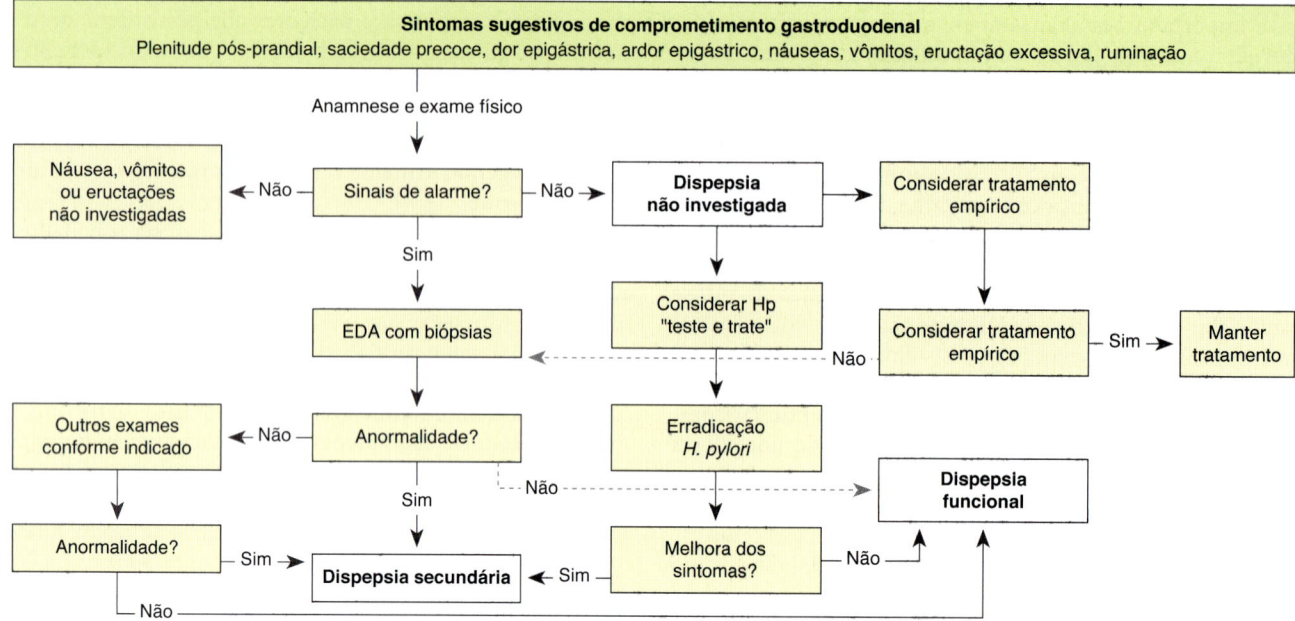

Figura 51.1 Abordagem diagnóstica para pacientes com sintomas gastroduodenais de acordo com o Consenso de Roma IV. Adaptada de: Stanghelini et al. Gastroenterology 2016;150:1380-9267.

Parcela considerável dos pacientes obtêm alívio dos sintomas com simples mudanças em seu estilo de vida e com a adoção de hábitos salutares em seu cotidiano, como uma alimentação adequada e atividade física regular.[3,7] Embora muitos pacientes relatem piora dos sintomas com a ingestão de determinados alimentos, nenhuma dieta específica está indicada.[5,6] Os alimentos que agravam os sintomas obviamente devem ser evitados. Intolerâncias específicas como, por exemplo, ao glúten, lactose e frutose devem ser consideradas e, se confirmadas, orientações dietéticas específicas estão indicadas.[4] A queixa de empachamento pós-prandial habitualmente melhora com a redução de alimentos gordurosos, enquanto a saciedade precoce pode ser aliviada com o fracionamento das refeições.[2,5,6]

Os fatores psicológicos sempre devem ser abordados, sendo essencial esclarecer aos pacientes a possível correlação dos seus sintomas com ansiedade, depressão e estresse.[2,7] O tratamento psicoterápico tem se mostrado eficaz em um subgrupo de pacientes.[7]

A terapia medicamentosa tem como principal objetivo aliviar o sintoma predominante e a estratégia terapêutica depende basicamente da natureza e intensidade dos sintomas, do grau do comprometimento funcional e de fatores psicossociais envolvidos. Vários medicamentos são utilizados para o tratamento dos pacientes dispépticos crônicos, destacando-se os antissecretores, procinéticos, antidepressivos.[2-4,7-10] É necessário enfatizar que a resposta ao placebo é muito alta na maioria dos ensaios clínicos envolvendo pacientes com DF (25 a 60%).[7-10]

Os antissecretores são medicamentos seguros e constituem a medicação clássica para a DF tipo síndrome da dor epigástrica. Tanto os bloqueadores H_2 como os inibidores da bomba de prótons (IBPs) podem ser prescritos e recomendados como terapêutica de primeira linha para esse subgrupo de pacientes[2,3,7-10] e devem ser utilizados na dose padrão, uma vez ao dia.[3,7] Tem sido demonstrado que a prescrição de doses mais elevadas não aumenta a resposta terapêutica em pacientes dispépticos funcionais.[7,8] A última metanálise de Cochrane demonstrou que esses medicamentos são mais eficazes que o placebo para o tratamento da DF, com número necessário para tratar (NNT) de 7 e 10, respectivamente.[8,9] Análises de subgrupos de dispépticos mostram que os IBPs são bastante eficazes nos pacientes com queixa de dor epigástrica, especialmente naqueles que apresentam também o sintoma de pirose (DRGE), mas não no grupo de pacientes com sintomas apenas de desconforto pós-prandial.[3,4,7,8]

Os procinéticos se mostram superiores ao placebo em vários ensaios clínicos, estando indicados, sobretudo, para os pacientes portadores da SDPP.[7-10] Esses medicamentos (metoclopramida, domperidona, bromoprida, motilíneos derivados da eritromicina, prucaloprida, dentre outros) são potencialmente capazes de melhorar alguns parâmetros da motilidade gastroduodenal ao aumentar o tônus gástrico, a motilidade antral e, principalmente, a coordenação antro-duodenal.[7,8] A metanálise Cochrane analisou 24 trabalhos controlados e randomizados que empregaram procinéticos, demonstrando que esses medicamentos são eficazes para DF com um NNT de 6.[8,10]

Medicamentos capazes de relaxar o fundo gástrico, como os agonistas da 5-hidroxitriptamina (sumatriptano e buspirona), mostram-se bem eficazes. Alguns ensaios clínicos demonstraram que são superiores ao placebo e aliviam, especialmente, o sintoma de saciedade precoce.[8,9]

Outra terapia a ser considerada para os pacientes que não respondem ao tratamento clássico é o emprego dos antidepressivos tricíclicos (amitriptilina, nortriptilina e imipramina) e de inibidores da captação de serotonina (fluoxetina, sertralina, escitalopram, dentre outros).[4,7,9,10] Os melhores resultados foram observados nos pacientes com DF e dor epigástrica (SDE).[8] Esses medicamentos parecem ser úteis por apresentarem uma ação analgésica central, sendo capazes de bloquear a transmissão da dor do trato gastrintestinal para o cérebro.[5,8] Recomenda-se iniciar com doses baixas e, caso a resposta clínica seja satisfatória, o tratamento deverá ser mantido, no mínimo, por 3 a 6 meses.[7,8] Alguns autores sugerem o emprego da mirtazapina em pacientes dispépticos e com baixo peso.[8,9]

Terapias complementares ou alternativas (ervas chinesas, japonesas e indianas, acupuntura) e/ou o tratamento psicológico (hipnose, psicoterapia e terapia cognitiva comportamental) são muito utilizadas por um grupo de pesquisadores e devem ser considerados para pacientes que não respondem ao tratamento farmacológico.[7-9] É necessário ressaltar, no entanto, que a maioria dos trabalhos que utilizaram esse tipo de intervenção terapêutica apresenta desenho metodológico inadequado, dificultando conclusões definitivas sobre sua eficácia. Estudos recentes demonstraram melhora clínica com a utilização de algumas cepas probióticas, mas resultados a longo prazo ainda são aguardados.[8-10]

O Consenso de Roma IV sugere um algoritmo para tratamento dos pacientes com diagnóstico de DF, como demonstrado na Figura 51.2.[7]

CONSIDERAÇÕES FINAIS

O tratamento medicamentoso clássico para os pacientes com DF tem como objetivo aliviar o sintoma predominante e, infelizmente, ainda não há um tratamento ideal e curativo. Para os dispépticos não infectados pelo *H. pylori*, recomenda-se iniciar com antissecretores ou procinéticos. Se a bactéria estiver presente, está indicada a terapia de erradicação. Caso a resposta clínica seja insatisfatória e os sintomas persistam, os antidepressivos podem ser prescritos. Nos casos refratários, terapias psicológicas, hipnose, acupuntura, ervas chinesas e probióticos podem ser tentados, embora os resultados de estudos controlados nessa área ainda sejam bastante controversos. As pesquisas em busca de novas opções medicamentosas para a DF estão em constante desenvolvimento, e é possível que, em breve, inúmeras novidades terapêuticas estejam disponíveis para o controle mais adequado dos sintomas dispépticos, especialmente para o grupo dos pacientes com quadro crônico e refratário ao tratamento convencional.

REFERÊNCIAS BIBLIOGRÁFICAS

1. Chisty, A. Update on Indigestion. Med Clin North Am. 2021;105(1):19-30.
2. Black, C.J., Houghton, L.A., Ford, A.C. Insights into the evaluation and management of dyspepsia: recent developments and new guidelines. *Therap Adv Gastroenterol.* 2018;11:1756284818805597.
3. Francis, P., Zavala, S.R. Functional Dyspepsia. In: StatPearls [Internet]. Treasure Island (FL): StatPearls Publishing. 2022.

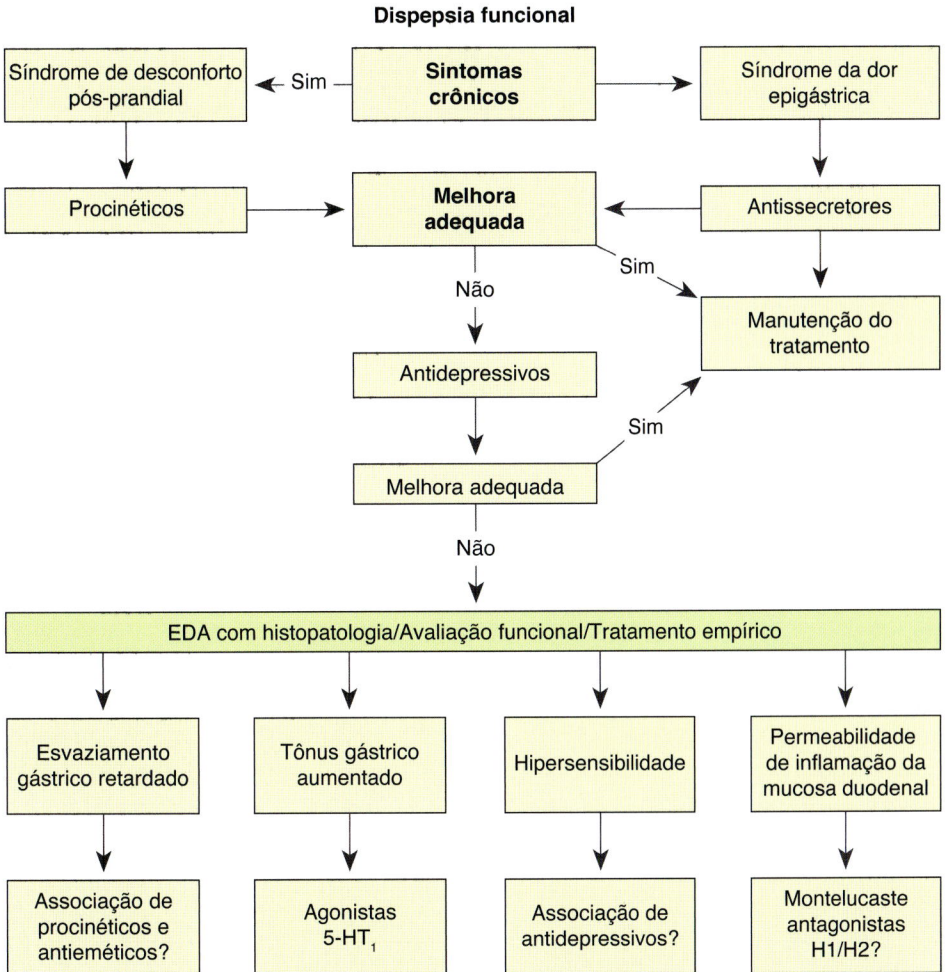

Figura 51.2 Algoritmo para o tratamento da DF de acordo com o Consenso de Roma IV. Adaptada de: Stanghelini et al. Gastroenterology 2016;150:1380-92.7

4. Ford, A.C., Mahadeva, S., Carbone, M.F., Lacy, B.E., Talley, N.J. Functional dyspepsia. *Lancet*. 2020;396(10263):1689-702.

5. Mounsey, A., Barzin, A., Rietz, A. Functional Dyspepsia: Evaluation and Management. *Am Fam Physician*. 2020 Jan 15;101(2):84-8.

6. Harer, K.N., Hasler, W.L. Functional Dyspepsia: A Review of the Symptoms, Evaluation, and Treatment Options. Gastroenterol Hepatol (NY). 2020;16(2):66-74.

7. Stanghellini, V., Chan, F.K., Hasler, W.L., Malagelada, J.R., Suzuki, H., Tack, J., et al. Gastroduodenal Disorders. Gastroenterology. 2016;150(6):1380-92.

8. Lacy BE, Chase RC, Cangemi DJ. The treatment of functional dyspepsia: present and future. *Expert Rev Gastroenterol Hepatol*. 2023;17(1):9-20.

9. Black CJ, Paine PA, Agrawal A, Aziz I, Eugenicos MP, Houghton LA, et al. British Society of Gastroenterology guidelines on the management of functional dyspepsia. Gut. 2022;71(9):1697-723.

10. Wauters, L., Dickman, R., Drug, V., Mulak, A., Serra, J., Enck, P., et al. United European Gastroenterology (UEG) and European Society for Neurogastroenterology and Motility (ESNM) consensus on functional dyspepsia. *United European Gastroenterol J*. 2021;9(3):307-31.

52

Doença do Refluxo Gastresofágico

Décio Chinzon • Miriam Chinzon • Gerson Domingues

INTRODUÇÃO

A doença do refluxo gastresofágico (DGRE) é uma condição crônica que afeta milhões de pessoas no mundo inteiro, com aumento da prevalência nos últimos anos devido a mudanças no estilo de vida.

A prevalência global em indivíduos com queixa clínica compatível com DRGE, ocorrendo pelo menos uma vez por semana, relatados a partir de estudos de base populacional, é de aproximadamente 13%, existindo, no entanto, uma variação geográfica considerável. No Brasil, a DRGE afeta cerca de 12% da população, considerando-se apenas as queixas típicas como pirose e regurgitação.[1]

A DGRE é definida como o refluxo ou retorno do conteúdo ácido do estômago para o esôfago, gerando uma série de sintomas e complicações clínicas que impactam a qualidade de vida do paciente e aumentam a morbimortalidade. Os principais fatores de risco são obesidade, tabagismo, sedentarismo e idade avançada.[2]

É importante ressaltar que a prevalência de sintomas de DRGE na América do Norte, Europa e Sudeste Asiático aumentou aproximadamente 50% em relação à prevalência basal do início a meados da década de 1990, mas se estabilizou desde então.

O diagnóstico é baseado em sintomas e na resposta ao tratamento medicamentoso (com inibidor de bomba de prótons [IBP] ou bloqueador ácido competitivo com potássio [PCAPB]). A necessidade de uso de métodos complementares depende de sinais de alarme, que incluem perda de peso, disfagia, odinofagia, sangramento digestivo, anemia, vômitos recorrentes e história familiar de câncer, ou da não resposta ao tratamento de escolha. A endoscopia digestiva alta (EDA) é o exame inicial de escolha, por permitir a visualização direta da mucosa esofageana. A maioria dos pacientes (70%), no entanto, não possui alterações no exame. A monitorização do pH esofágico deve ser considerada quando há sintomas persistentes, mesmo quando o exame endoscópico não tem alterações, assim como uma resposta inadequada ao tratamento ou antes de intervenção cirúrgica.[2]

As principais complicações são a esofagite, que pode evoluir com erosões e ulcerações, aumentando o sangramento, e esôfago de Barrett, uma condição pré-neoplásica definida como substituição do epitélio escamoso pelo colunar, acompanhada de metaplasia intestinal.

O tratamento baseia-se fundamentalmente na mudança do estilo de vida, como perda de peso, eliminar tabagismo e consumo de álcool, e manter a cabeceira elevada após a refeição, além do uso de medicamentos que aliviam os sintomas e suprimem a exposição ácida para a mucosa esofágica, prevenindo recorrência e complicações.[3]

DIAGNÓSTICO

Além dos aspectos clínicos característicos, várias são as possibilidades diagnósticas na DRGE, e as mais comuns são endoscopia, teste terapêutico e pHmetria/impedâncio pHmetria esofágica.

Apresentação clínica

Os sintomas típicos da DRGE são a pirose e regurgitação. Dentre as manifestações atípicas da doença, que podem não estar acompanhadas por nenhum dos sintomas típicos, estão dor torácica e manifestações otorrinolaringológicas e pulmonares, como tosse, laringite, asma, rouquidão, pigarro, sensação de *globus*.[4] Estudos têm demonstrado que a pirose pode ocorrer durante o período de sono em 25% dos casos, nos quais a DRGE também pode interferir na qualidade do sono.[5]

A estratégia diagnóstica, a partir de teste terapêutico com IBP ou PCABs pode ser baseada apenas na anamnese e no exame físico em pacientes com idade inferior a 45 anos com sintomas típicos da DRGE, sem sinais de alerta como anemia, hemorragia digestiva, emagrecimento, disfagia ou odinofagia, e sem investigação complementar, e é conduta recomendada pelo Consenso Latino-Americano da DRGE.[6] O III Consenso Brasileiro da DRGE também recomenda o teste terapêutico em pacientes com suspeita ou diagnóstico de DRGE sem sinais de alarme. No entanto, o consenso sugere a EDA antes do início do tratamento, pois é um procedimento seguro e facilmente executado, amplamente disponível e de baixo custo, além de excluir eventuais enfermidades que possam ocorrer com sintomatologia não característica.[6]

O teste terapêutico empírico com IBP ou PCAB em dose padrão é, em certos casos, satisfatório porque permite inferir o diagnóstico de DRGE. O teste tem, contudo, limitações pela baixa especificidade e falta de padronização quanto à dose ou ao tempo de observação.[9]

A DRGE pode se apresentar sob duas formas, conforme a ocorrência ou não de erosões que são detectadas ao exame endoscópico.

Doença do refluxo não erosiva (DRGE-NE)

É a forma mais frequente da enfermidade, definida pela presença de sintomas típicos ou atípicos de DRGE associados com refluxo e ausência de lesões ao exame endoscópico.[7]

Doença do refluxo erosiva (DRGE-E)

Consiste na apresentação clássica da enfermidade com ocorrência de sintomas sugestivos e presença de erosões ao exame endoscópico.[8] A classificação mais frequentemente utilizada na atualidade é a de Los Angeles (Tabela 52.1 e Figura 52.1).[9]

Exames

Exame endoscópico e biopsia de esôfago

O exame endoscópico está particularmente indicado em todos os indivíduos acima de 45 anos, mesmo na presença de sintomas típicos, independentemente da idade, caso haja suspeita de alguma complicação.

Tabela 52.1 Classificação de Los Angeles da esofagite erosiva.

Grau A	Uma ou mais erosões, confinada às pregas mucosas, menor que 5 mm cada
Grau B	Uma ou mais erosões maiores que 5 mm em sua maior extensão não contíguas entre os topos de suas pregas esofágicas
Grau C	Erosões contínuas (ou convergentes) entre os topos de pelo menos 2 pregas, envolvendo menos do que 75% da circunferência do esôfago
Grau D	Erosões ocupando pelo menos 75% da circunferência do esôfago

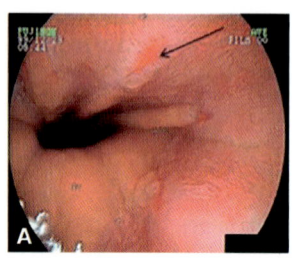
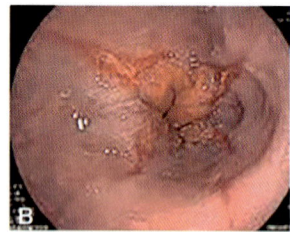
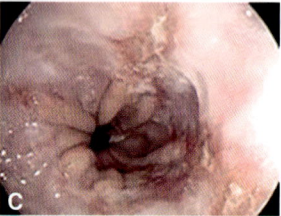

Figura 52.1 DRGE erosiva. Presença de erosões na mucosa. **A.** Esofagite grau A; **B.** Esofagite grau B; **C.** Esofagite grau C.

A endoscopia pode contribuir no diagnóstico das lesões causadas pelo refluxo, para caracterização de erosões e realização de biopsias indispensáveis para o diagnóstico de complicações como esôfago de Barrett, úlceras do esôfago, estenose e adenocarcinoma esofágico.[10]

A biopsia do esôfago não é rotineiramente recomendada, exceto nos casos de diagnóstico diferencial, como na esofagite eosinofílica.

pHmetria ambulatorial prolongada

O exame avalia o pH ácido no interior do esôfago. Está indicado em pacientes com a forma não erosiva da doença, avaliação de pacientes refratários ao tratamento com IBPs e em situações em que o diagnóstico de DRGE é questionável. A pHmetria de 24 horas é o único exame que permite verificar a associação entre refluxo e presença de sintomas.[11]

Impedância-pHmetria esofágica

É o teste considerado padrão ouro para o diagnóstico da DRGE,[12] permitindo identificar todos os tipos de refluxo (ácidos e não ácidos). A monitoração por 24 horas por esse sistema tem maior sensibilidade do que a pHmetria isolada na detecção do refluxo gastresofágico.[11]

Recentemente, sugeriu-se o refluxo não ácido (ou fracamente ácido) na gênese de sintomas da otorrinolaringológicos, sobretudo tosse, pigarro e *globus*, em pacientes em tratamento com IBP.[12]

TRATAMENTO

Tratamento clínico

O tratamento da DRGE deve ser individualizado e orientado de acordo com a apresentação clínica da doença e a intensidade dos sintomas.

Na variante não erosiva com sintomas típicos, o objetivo será o controle dos sintomas, e na variante erosiva, acuram-se erosões para evitar o desenvolvimento de recidivas e complicações.[14,15]

Em pacientes com DRGE atípica (tosse, asma, laringite etc.), o objetivo é controlar os sintomas e evitar o desenvolvimento de complicações, desde que haja evidências associando sintomas laríngeos com DRGE.

O manejo da DRGE requer uma abordagem multifacetada, levando em consideração a apresentação dos sintomas, os achados endoscópicos e as prováveis anormalidades fisiológicas. As decisões de manejo podem diferir dependendo da presença ou não e do tipo e tamanho da hérnia de hiato, da presença e do grau da esofagite erosiva e/ou esôfago de Barrett, do índice de massa corporal e do acompanhamento de anormalidades fisiológicas, como gastroparesia ou motilidade ineficaz com ausência de reserva contrátil.[14,15]

Tratamento não farmacológico

Modificações no estilo de vida e recomendações dietéticas devem ser individualizadas. Evidências mostram que é aconselhável:[3]

- Perda de peso em indivíduos com sobrepeso e obesidade
- Parar de fumar
- Diminuir o consumo de álcool
- Elevar a cabeceira da cama
- Dormir preferencialmente em decúbito lateral esquerdo
- Evitar se alimentar pelo menos 2 horas antes de dormir à noite, especialmente se o indivíduo tiver sintomas noturnos.[16]

Não há evidências que recomendem a eliminação generalizada de alimentos que possam desencadear sintomas de refluxo, como alimentos condimentados, frutas cítricas, alimentos ricos em gordura, produtos com cafeína e bebidas carbonatadas. Se o paciente identificar que um desses alimentos está associado aos sintomas, evitar o consumo pode ser benéfico. Dentre as diversas medidas, destacam-se a perda de peso, cessar o tabagismo e evitar deitar após as refeições como as que mais contribuem para evitar o refluxo.[8]

Os mecanismos fisiopatológicos exatos que demonstram a associação/relação entre sobrepeso/obesidade e DRGE não foram totalmente identificados, mas algumas hipóteses são estudadas. Acredita-se que a adiposidade visceral, expressa por um aumento da circunferência da cintura abdominal, poderia estar associada ao aumento da pressão intra-abdominal, que promoveria, por sua vez, a DRGE, aumentando a pressão intragástrica (IGP).[9]

Uma metanálise sugere que a perda de peso, evitar comer antes de ir dormir e parar de fumar são eficazes no alívio dos sintomas da DRGE.[10]

Tratamento farmacológico

O tratamento inicial da DRGE consiste primariamente na inibição da secreção ácida pela administração de IBP para DRGE não-erosiva, IBP ou PCAB para ER leve e PCAB para ER grave. Os medicamentos devem ser administrados, a princípio, em sua dose padrão, juntamente com modificações no estilo de vida eventualmente associados ao alginato.[11]

Os IBPs e/ou PCABs são considerados a terapia de escolha para alívio sintomático e cicatrização da esofagite erosiva. Em comparação com os bloqueadores H2, ambos demonstraram proporcionar melhores taxas de cicatrização e menos recidivas em pacientes com esofagite erosiva. Até o momento, nenhum estudo mostrou uma grande diferença no controle dos sintomas entre os múltiplos IBPs.[7]

Todos os IBPs devem ser tomados de 30 a 60 minutos antes de uma refeição para controle ideal do pH, exceto o dexlansoprazol, que emprega tecnologia de liberação retardada dupla, levando a um nível plasmático sustentado. Portanto, pode ser ingerido a qualquer hora do dia.

Os PCABs cuja absorção independe da alimentação podem ser administrados em qualquer período.

Para pacientes com sintomas diurnos, um IBP deve ser tomado 1 vez ao dia pela manhã, e para sintomas noturnos, a dose deve ser dobrada e tomada antes do jantar.[2]

Procinéticos não são recomendados rotineiramente no tratamento da DRGE, exceto nos pacientes com queixa de plenitude pós-prandial ou demonstrada gastroparesia.[2]

Os bloqueadores H2 têm resultados inferiores tanto na cicatrização de lesões como na melhora sintomática dos pacientes portadores de DRGE, seja na forma erosiva quanto não erosiva. Por ter meia-vida curta, sua dose deve ser sempre fracionada em pelo menos 2 doses diárias, e podem ser utilizados como terapia adjuvante aos IBPs no caso de refluxo noturno, administrados em dose plena 1 hora após a refeição nesse período.[2]

Os PCABs, assim como os IBPs, bloqueiam as bombas de prótons, mas apresentam mecanismo de ação completamente diferente, o que proporciona diferenciais farmacológicos como: maior potência e duração da inibição ácida, com duração entre 20 e 24 horas, bloqueando uniformemente a secreção ácida diurna e noturna; rápido início de ação por elevar o pH de 2 para 6 em cerca de 2 horas, o que, do ponto de vista prático, implica em alívio mais rápido dos sintomas; sua administração independe do horário da alimentação.

Inicialmente indicado para os casos mais acentuados da DRGE, como nos pacientes refratários aos IBPs e no refluxo noturno, no entanto, devido à sua eficácia pode ser utilizado em qualquer grau de esofagite.[17,18]

Um dos mecanismos implicados na gênese da DRGE é a presença da bolsa de ácido, um *pool* de ácido que se forma acima da secreção ácida, promovendo o refluxo após as refeições em indivíduos predispostos. O alginato, um polímero polissacarídeo que ao contato com o ácido, precipita-se em um gel viscoso, formando uma barreira acima da bolsa ácida e evita mecanicamente o refluxo ácido, principalmente após as refeições. Devem ser administrados 1 hora após as refeições.[6]

CONSIDERAÇÕES FINAIS

A DRGE é um problema clínico comum com morbidade significativa e qualidade de vida potencialmente diminuída. O reconhecimento precoce dos sintomas é essencial para prevenir suas complicações. Mudanças comportamentais e avanços na supressão ácida permanecem parte integrante do tratamento. Para pacientes que apresentam sintomas de DRGE, uma abordagem diagnóstica gradual identificará os mecanismos que impulsionam os sintomas para uma abordagem de conduta precisa. Os pacientes devem receber informações sobre fisiopatologia da DRGE e modificações no estilo de vida, e estar envolvidos nas tomadas de decisão.

REFERÊNCIAS BIBLIOGRÁFICAS

1. Clarrett, D.M., Hachem, C. Gastroesophageal Reflux Disease (GERD). Mo Med. 2018 May-Jun;115(3):214-218. PMID: 30228725; PMCID: PMC6140167.
2. Young, A., Kumar, M.A., Thota, P.N. GERD: A practical approach. *Cleve Clin J Med.* 2020 Apr;87(4):223-230. doi: 10.3949/ccjm.87a.19114. PMID: 32238378.
3. Talley, N.J., Zand. I.M. Optimal management of severe symptomatic gastroesophageal reflux disease. *J Intern Med.* 2021 Feb;289(2):162-178.
4. Cohen, H., Moraes-Filho, J.P.P., Cafferata, M.L., et al. A Latin-American Evidence Based Consensus on Gastroesophageal Reflux Disease. *Europ J Gastroenterol Hepatol* 2006;18:349-368.
5. Fass, R., Quan, S.F., O'Connor, G.E., et al. Predictors of heartburn during slep in a large prospective cohort study. Chest 2005; 127:1658-1666. 64.
6. Moraes-Filho, J.P.P., Navarro-Rodriguez, T., Barbuti, R., et al. Guidelines for the diagnosis and management of Gastroesophageal Reflux Disease: an evidence-based consensus. *Arq Gastroenterol* 2010;47:99-115.
7. Kahrilas, P.J., Shaheen, N.J., Vaezi, M.F. American Gastroenterological Association medical position statement on the management of gastroesophageal reflux disease. Gastroenterology 2008;135:1383-1391.
8. Lundell, L.R., Dent, J., Bennett, J.R., et al. Endoscopic assessment of oesophagitis: clinical and functional correlates and further validation of the Los Angeles classification. Gut1999;45:172–18.
9. Strand, D.S., Kim, D., Peura, D.A. 25 years of proton pump inhibitors: a comprehensive review. Gut and Liver 2017;11:27-37
10. Yadaplati, R., Vaezi, M.F., Vela, M.F., et al. Management options for patients with GERD and persistent symptoms on proton pump inhibitors: recommendations from an expert panel. *Am J Gastroenterol* 2018;113:980-986.
11. Domingues, G. Multichannel intraluminal impedance and pH. *Arq Gastroenterol* 2016;53:129-137.
12. Penagini, R., Sweis, R., Mauro, A., Domingues, G., et al. Inconsistency in the diagnosis of functional heartburn: usefulness of prolonged wireless pH monitoring in patients with proton pump inhibitor refractory gastroesophageal reflux disease. *J Neurogastroenterol Motil* 2015 30;21:265-272.
13. Gyawali, C.P., Kahrilas, P.J., Savarino, E., et al. Modern diagnosis of GERD: the Lyon consensus. Gut 2018;67:1351–1362.
14. Katz, P.O., Dunbar, K., Schnoll-Sussman, F.H., et al. ACG Clinical Guideline: Guidelines for the Diagnosis and Management of Gastroesophageal Reflux Disease *Am J Gastroenterol*. 01 de janeiro de 2022; 117(1): 27–56.
15. F., Huerta-Iga, M.V. Bielsa-Fernández, J.M. Remes-Troche, M.A. Valdovinos-Díaz, J.L. Tamayo-de la Cuesta. Diagnosis

and treatment of gastroesophageal reflux disease: recommendations of the Asociación Mexicana de Gastroenterología. 2016; (81), Ed. 4, Outubro-Dezembro,208-222.

16. Newberry, C., Lynch, K. The role of diet in the development and management of gastroesophageal reflux disease: why we feel the burn. *J Thorac Dis,* 2019. 11(Suppl 12): p. S1594–s1604.

17. Iwakiri K, Fujiwara Y, Manabe N, Koike K et al. Evidence-based clinical practice guidelines for gastroesophageal reflux disease 2021. *J Gastroenterol.* 2022 Apr;57(4):267-285.

18. Wattana Leowattana, Tawithep Leowattana. Potassium-competitive acid blockers and gastroesophageal reflux disease. *World J Gastroenterol* 2022 July 28; 28(28): 3608-3619.

53

Avaliação Laboratorial do Fígado e do Pâncreas

Conceição de Maria de Sousa Coelho • Ana Valéria Santos Pereira de Almeida • Jozêlda Lemos Duarte

INTRODUÇÃO

O fígado desempenha importante papel no metabolismo intermediário, e é responsável pela síntese e armazenamento de proteínas, carboidratos e lipídios. Muitas vezes, as alterações no seu funcionamento cursam com manifestações sintomáticas mais tardias, frequentemente só descobertas a partir da análise de testes hepáticos.

A expressão "provas de função hepática" é erroneamente usada na avaliação de todas as anormalidades bioquímicas laboratoriais, para as quais são diferenciados os exames que indicam alterações da síntese hepática (albumina e tempo de protrombina), da excreção e função hepática e biliar (bilirrubinas) e testes que refletem a atividade necroinflamatória (representada pelas enzimas hepatocelulares alananino aminotransferase [ALT] e aspartato aminotransferase oxalacética [AST], ou colestase com as enzimas canaliculares fosfatase alcalina [FA] e gama glutamil transpeptidase [GGT]).[1,2]

Já o pâncreas é uma glândula de secreção mista, endócrina e exócrina, de localização retroperitoneal. A porção endócrina é constituída pelas células que formam as ilhotas de Langerhans, com produção de dois hormônios principais: insulina e glucagon. Esses hormônios são lançados na corrente sanguínea e regulam a glicemia no organismo. A porção exócrina, que corresponde a cerca de 80 a 85% do órgão, é constituída de inúmeras glândulas pequenas, chamadas ácinos, e dos ductos. Os ácinos produzem secreção enzimática contendo as enzimas peptidases, tripsina e quimiotripsina, amilase e lipase, que são responsáveis pela digestão de proteínas, carboidratos e lipídios. Os ductos geram a secreção hidroeletrolítica, rica em bicarbonato.[9]

A maioria das doenças que afetam suas funções produz sintomatologia em estágios mais avançados da doença devido à grande reserva funcional, tanto endócrina quanto exócrina. Neste capítulo, será objeto de estudo a avaliação laboratorial das alterações que acometem o pâncreas exócrino.[9]

FÍGADO
Avaliação da capacidade de síntese hepática

É representada pelo tempo de atividade da protrombina (TAP) e albumina.

A albumina é uma proteína produzida exclusivamente no fígado. Por sua meia-vida longa, em torno de 20 dias, tem seu maior valor na avaliação da insuficiência hepática crônica, fazendo parte do score Child-Pugh, que avalia a compensação da cirrose. No entanto, seus níveis também podem estar diminuídos em condições não hepáticas, como desnutrição e estados hipercatabólicos, proteinúria e nas enteropatias perdedoras de proteínas.[3]

O TAP mede a conversão da protrombina em trombina pela via extrínseca. Todos os fatores de coagulação são sintetizados no fígado, exceto o fator VIII, que é produzido pelo sistema reticuloendotelial. O TAP é utilizado na avaliação da insuficiência hepática aguda, uma vez que fatores de coagulação, como o fator VII, têm meia-vida de 6 horas. [2,3]

Avaliação das enzimas hepáticas

Quando o paciente apresenta alteração de enzimas hepáticas, deve-se avaliar, em primeiro lugar, se a coleta foi satisfatória, realizada em laboratório confiável. Realiza-se, em seguida, nova medida. Alterações do funcionamento hepático, geralmente, costumam elevar conjuntamente mais de uma enzima, devendo-se avaliar causas não hepáticas para essa elevação, quando houver alteração isolada de enzimas.

Aumentos de AST podem estar presentes em distúrbios da tireoide e nas miopatias inflamatórias, assim como podem se elevar devido a exercícios mais extenuantes. A GGT é facilmente induzida por uso de medicamentos, como a fenitoína, e pelo uso do álcool. A FA pode estar relacionada com patologias ósseas, e as bilirrubinas podem estar alteradas nos distúrbios primários de seu metabolismo, incluindo extra-hepáticos, como nas hemólises. Uma vez detectado que realmente há aumento das enzimas, a avaliação do padrão de acometimento hepático norteará de maneira importante como se deve prosseguir a investigação diagnóstica.[3,4]

Padrões de acometimentos hepáticos

Os padrões de acometimentos hepáticos podem ser avaliados pela fórmula matemática a seguir, em que R é a relação:

ALT atividade/FA atividade

ALT atividade ALT = (caso)/ALT (LSN)
FA atividade FA = (caso)/FA (LSN)

Em que:
- LSN é limite superior da normalidade.

R > 5 demonstra um padrão de dano hepatocelular, R < 2 indica padrão colestático e 2 < R < 5 infere padrão misto, uma zona de penumbra, que abrange um maior espectro de doenças. Além disso, é possível ter aumento isolado de bilirrubina.[1,3]

Padrão de lesão hepatocelular

Para dano hepatocelular, são avaliados AST e ALT, que se encontram aumentadas devido à necrose dos hepatócitos, aumento da atividade inflamatória e aumento da permeabilidade celular. Sua elevação é típica de hepatites agudas e crônicas, sejam virais, de natureza autoimune ou medicamentosa. Seu grau de elevação não tem relação com gravidade da doença.

A AST, também chamada transaminase pirúvica (TGP), é encontrada no citosol hepático e é produzida exclusivamente no parênquima hepático, sendo mais específica para a avaliação da lesão hepatocelular. Valores de referências laboratoriais giram em torno de 19 a 25 UI/ℓ em mulheres e em torno de 25 a 30 UI/ℓ em homens. A AST, também chamada transaminase oxaloacética (TGO), é encontrada no citosol e nas mitocôndrias hepáticas, assim como em qualquer órgão rico em mitocôndrias, como músculo cardíaco, músculo esquelético, rins, cérebro, pâncreas e pulmão. Portanto, pode haver aumento de AST quando há injúria a esses órgãos. Valores laboratoriais giram em torno de 19 a 25 UI/ℓ em mulheres e em torno de 25 a 30 UI/ℓ em homens. No contexto do acometimento hepatocelular, é importante avaliar o quanto as transaminases estão acometidas, norteando o diagnóstico diferencial. Em valores até 150 UI/ℓ ou até 5 vezes o LNS do laboratório, as principais etiologias são hepatites virais crônicas, esteatose hepática não alcoólica (EHNA), deficiência de alfa-1 antitripsina, doença de Wilson, hemocromatose e hepatite autoimune. Esses valores também podem estar associados a doenças extra-hepáticas ou que acometem o fígado de maneira secundária, como a doença celíaca e os distúrbios da tireoide, como hipertireoidismo.[1,3-5]

Com elevação maciça de transaminases entre > 1.000 ou 5 a 10x LNS, deve-se pensar nas hepatites virais agudas por vírus hepatotrópicos, hepatite por medicamentos (p. ex., a intoxicação por paracetamol, principal causa de hepatite aguda grave nos EUA) e ervas (p. ex., erva cavalinha), lesões vasculares graves, com trombose extensa das veias hepáticas (síndrome de Budd-Chiari), hepatites isquêmicas em pacientes graves e em uso de fármacos vasoativos em ambiente de terapia intensiva, hepatite autoimune e obstrução biliar aguda.

Quando a relação AST/ALT > 2, deve-se pensar em causas hepáticas, especialmente relacionadas com o álcool. Na hepatopatia alcoólica, os níveis não são tão altos, permanecendo em torno de AST< 300 UI/ℓ. Como causas não hepáticas, são avaliados os distúrbios da tireoide, miopatias, rabdomiólise, exercícios físicos extenuantes ou síndromes virais agudas, como as arboviroses (Figura 53.1).[5,6]

Padrão colestático com R < 2

Nessa situação, há predomínio da elevação de enzimas canaliculares: GGT e FA. A GGT, encontrada nos hepatócitos e células biliares, é um marcador de maior sensibilidade do que especificidade para as doenças hepáticas. Pode estar elevada em outras condições, como alterações renais, cardíacas, pancreáticas, tireoidianas, doença pulmonar obstrutiva crônica e no diabetes. Seu aumento pode ser induzido por álcool e fármacos, como anticonvulsivantes e antirretrovirais. Possui meia-vida em torno de 26 dias, e é muito usado como marcador para suspeição de uso de álcool. Sua aferição também é útil quando feita em conjunto com a fosfatase alcalina para avaliar doença óssea. Valores de referência,

geralmente, estão em torno de 0-40 UI/ℓ. Deve-se investigar quando apresenta valores entre 3 a 5x LSN. Alguns pacientes apresentam elevação isolada de GGT, sem evidência clínica de doença hepática. Nesses casos, uma extensa avaliação hepática não é recomendada. O paciente deve ser retestado em outras ocasiões, na ausência de uso de álcool ou medicamentos hepatotóxicos.

A fosfatase alcalina é uma isoenzima hepática secretada pela membrana canalicular do hepatócito. Está presente também nos osteoblastos, túbulos contorcidos proximais renais, na placenta e leucócitos.[3,4] Quando supera de 1,5 a 2 x LSN, deve prosseguir investigação como clássico marcador de lesão colestática, sendo bastante sensível para detecção de obstrução das vias biliares. Seus valores não refletem necessariamente o grau de obstrução. Lesões de origem hepática elevam simultaneamente GGT e FA. Na elevação de FA, deve-se solicitar a dosagem de GGT e, se possível, a eletroforese de isoenzimas para saber a sua origem. Um aumento isolado de FA pode ser visto fisiologicamente na gravidez e em adolescentes, assim como em uso de esteroides anabolizantes e nas colestases familiares intra-hepáticas 1 e 2.[3,4,5,7,8] Valores de referência situam-se em torno de 30 a 120 UI/ℓ. As doenças de padrão colestático se apresentam como mostram a Tabela 53.1 e a Figura 53.2.

Padrão misto com 2 < R < 5

O padrão misto contém uma ampla variedade de diagnósticos diferenciais, incluindo a investigação tanto de lesões de acometimento hepatocelular quanto colestático. Deve-se individualizar a conduta caso a caso, conduzindo-a de acordo com a anamnese, exame físico e necessidade de exames complementares, muitas vezes dispendiosos.[1,3]

Padrão de aumento isolado de bilirrubina

O metabolismo da bilirrubina é subdividido em captação, armazenamento, conjugação e secreção hepática. Alterações nas vias desse processo podem causar doenças. A maior fonte da bilirrubina vem da degradação senil das hemácias no baço (80%). Os outros 20% restantes são provenientes da peroxidase, catalase, mioglobina e citocromos. Após a ruptura das hemácias, a hemoglobina é captada pelo sistema retículo-endotelial e transformada pela ação da hemeoxigenase em biliverdina, monóxido de carbono e ferro. A biliverdina-redutase converte a biliverdina em bilirrubina livre, que é gradualmente liberada dos macrófagos para o plasma. A seguir, é transportada pela

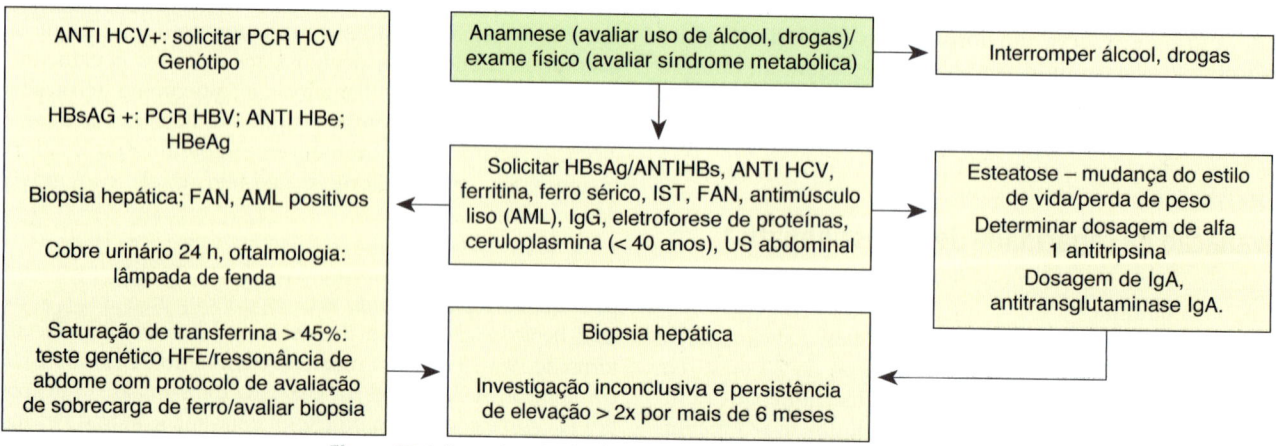

Figura 53.1 Investigação de elevação de transaminases com R > 5.

Tabela 53.1 Doenças de padrão colestático.

Colestase	Testes diagnósticos	Sinais clínicos
Intra-hepática		
Colangite biliar primária (CBP)	Anticorpo Antimitocôndria (AMA)	Fadiga, prurido, icterícia
Colangite esclerosante primária (CEP)	Colangio RNM ou CPRE	Associação com doença inflamatória intestinal (DII)
Infiltração	Imagem contrastada/biopsia	História de sarcoidose, tuberculose, amiloidose
Fármacos	Melhora após retirada do fármaco	Início com a medicação
Sepse	–	História recente de infecção ativa
Nutrição parenteral total (NPT)	–	Uso recente de NPT
Extra-hepática		
Coledocolitíase	Ultrassom, colangio RNM/CPRE	História de cálculo biliar, dor, icterícia
CEP	Colangio RNM/CPRE	Associação com DII
Neoplasias	Exames de imagem contrastados CT/RM de abdome	Icterícia associada a perda ponderal

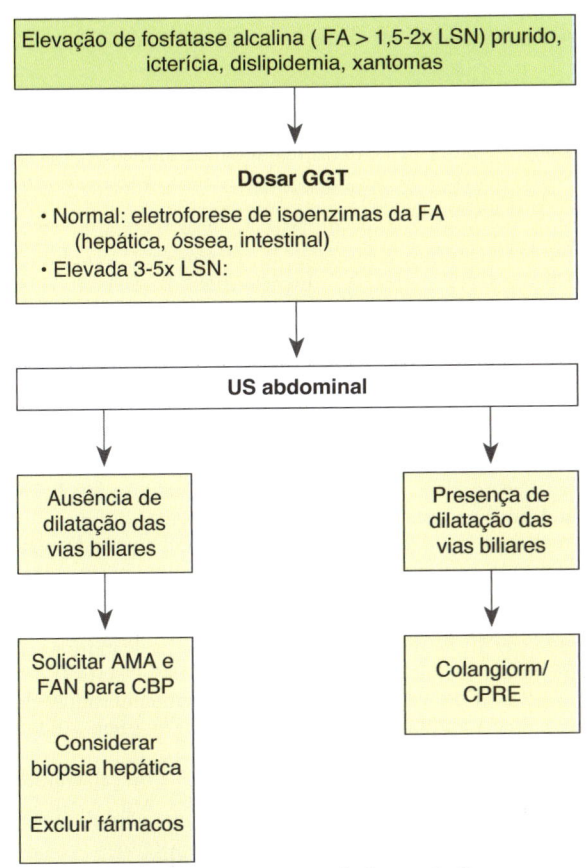

Figura 53.2 Elevação de fosfatase alcalina.

albumina e ao chegar no fígado sofre o processo de captação, transformando-se em bilirrubina indireta (BI) ou não conjugada. Posteriormente, sofre processo de conjugação com a ação da enzima UDP-glicuroniltransferase e transforma-se em bilirrubina conjugada ou direta (BD), hidrossolúvel, excretada através dos canalículos biliares para os intestinos. O valor de referência da bilirrubina total é 0,3 -1,0 mg/dℓ, e da BD, 0,3 mg/dℓ.

Geralmente, a icterícia se manifesta quando o valor sérico da BD ultrapassa 3 mg/dℓ. Quando há predomínio da fração direta, comumente indica alteração e dano na função hepática. Aumento de fração indireta pode ocorrer nos distúrbios hematológicos, não relacionadas com problemas hepáticos, como nas hemólises, e, portanto, devem ser pesquisados outros marcadores de hemólise, como haptoglobina, reticulócitos e desidrogenase láctea. Dessa maneira, aumento isolado de bilirrubina deve remeter a alterações extra-hepáticas, assim como a alterações hepáticas hereditárias de defeitos na conjugação e excreção da bilirrubina, como na síndrome de Dubin-Johnson ou Rotor (com aumento predominante da bilirrubina direta) e nas síndromes de Gilbert e Crigler Najjar, em que há aumento predominante de bilirrubina indireta.[3,4,5]

PÂNCREAS
Alteração de enzimas pancreáticas nas pancreatites
Pancreatite aguda

A pancreatite aguda (PA) corresponde a um processo inflamatório agudo do pâncreas. Decorre da ativação das enzimas pancreáticas ainda dentro do pâncreas, sem que um verdadeiro agente desencadeador desse processo seja devidamente conhecido, associada à perda dos compartimentos intra e extracelulares e obstrução do transporte secretório pancreático. A partir da ativação do tripsinogênio em tripsina, ocorre a ativação das demais enzimas, antes protegidas dentro dos grânulos de zimogênio, que passam a agir dentro da própria glândula, no seu entorno e a distância. Como resultado, as enzimas digestivas extravasam a partir das células acinares para a circulação sistêmica, elevando seu nível sérico.[9,10]

Amilase

A amilase é produzida tanto pelo pâncreas quanto pelas glândulas salivares. Eleva-se de 2 a 12 horas após o início dos sintomas, atingindo seu pico em 24 horas e normalização entre 2 e 3 dias. A elevação da amilase sérica superior a três vezes o limite superior da normalidade tem uma sensibilidade para o diagnóstico de PA de 75 a 92%, e uma especificidade mais baixa, de 85 a 98%.

Amilasemia

A amilasemia pode estar aumentada em diversas outras situações extrapancreáticas e pode estar normal em quadros de PA por hipertrigliceridemia e nas reagudizações de pancreatites crônicas (ver Tabela 53.1).[9,10]

As condições pancreáticas e extrapancreáticas de aumento de amilase são:

- Doenças pancreáticas: pancreatites, complicações de pancreatite (abscesso, pseudocistos), traumas, cirurgias, obstrução ductal, CPRE, carcinoma pancreático, fibrose cística
- Doenças salivares: trauma, infecção, radiação, obstrução ductal
- Doenças gastrintestinais: úlcera péptica perfurada, perfuração intestinal, apendicite, colecistite, doença celíaca
- Doenças ginecológicas: doença inflamatória pélvica, gravidez ectópica rompida
- Neoplasias: tumores sólidos de ovário, próstata, pulmão, esôfago, mama e timo
- Outras: macroamilasemia, insuficiência renal, gravidez, infecção pelo Sars-CoV-2, queimaduras, diabetes, trauma cerebral, infarto do miocárdio, síndrome da imunodeficiência adquirida.

Lipase

A lipase é produzida nos ácinos pancreáticos e pode ser encontrada também em outros órgãos, como língua, esôfago e estômago. A lipase eleva-se de 2 a 12 horas após o início dos sintomas de PA, com pico em 24 horas, mas permanece elevada por um período mais prolongado, em torno de 7 a 10 dias. Sua sensibilidade é de 50 a 99% e especificidade, de 86 a 100%, sendo mais específica que a amilase. A maior vantagem é a sensibilidade na pancreatite alcóolica e na pancreatite aguda de apresentação clínica mais tardia, já que a lipase permanece elevada mais tempo que a amilase. Seus níveis séricos não guardam relação com a etiologia e com o prognóstico da pancreatite.[9,10]

Pancreatite crônica

A pancreatite crônica (PC) caracteriza-se pela substituição irreversível do parênquima pancreático por áreas de fibrose e formação de estenoses e irregularidades nos ductos pancreáticos, de caráter progressivo, mesmo retirando-se o fator causal. No sangue, a dosagem das enzimas pancreáticas pode estar alterada nas crises de reagudização, quando o parênquima ainda se encontra relativamente preservado. Nas fases mais avançadas, as enzimas estão dentro do valor da normalidade, uma vez que existe uma escassez na produção das enzimas, secundária à substituição do parênquima pancreático por fibrose.[9,11]

Com o passar do tempo, ocorre atrofia e calcificações do parênquima pancreático e obstrução dos ductos, levando, à insuficiência exócrina pancreática (IEP) que se caracteriza clinicamente por síndrome de má absorção, esteatorreia, deficiência de vitaminas lipossolúveis e desnutrição.

Elastase fecal

A elastase fecal é produzida pelas células acinares e não é degradada durante a passagem pelo trato gastrintestinal. Embora não seja capaz de identificar IEP incipiente, em que ainda não há as alterações de calcificações do parênquima, ela tem sensibilidade em torno de 100% para IEP moderada a severa.[11,12]

CONSIDERAÇÕES FINAIS

Os exames bioquímicos hepáticos têm um papel essencial no diagnóstico, seguimento e tratamento das patologias do fígado, e são capazes de avaliar função hepática, atividade necroinflamatória e colestase. Esses testes devem ser solicitados baseando-se em anamnese detalhada e exame físico do paciente, uma vez que, em determinadas situações, os testes alterados não configuram doença hepática propriamente, como por exemplo na gestação, quando ocorre aumento da fosfatase alcalina, em hemólise, com elevação de bilirrubinas às custas de bilirrubina indireta. Confirmada a alteração, determina-se o padrão de acometimento e, a partir dele, segue-se o fluxograma para finalizar o diagnóstico.

A dosagem das enzimas pancreáticas amilase e lipase, se três vezes acima dos valores de referência, apresenta alta especificidade para o diagnóstico de pancreatite aguda. A pancreatite crônica é uma enfermidade que se caracteriza por fibrose irreversível do órgão, com perda da função exócrina e endócrina. Nessa situação, a dosagem das enzimas pancreáticas pode estar normal, estando elevada nas fases iniciais da doença ou nos períodos de agravamento. Com o avançar da fibrose e a perda progressiva do parênquima pancreático, os níveis tendem a normalizar. Testes como a elastase fecal ou pesquisa de gordura fecal, nessa situação, auxiliam na confirmação do diagnóstico.

REFERÊNCIAS BIBLIOGRÁFICAS

1. Hall, P., Cash, J. What is the real function of the liver 'function' tests? Ulster Med J. 2012 Jan;81(1):30-6. PMID: 23536736; PMCID: PMC3609680.
2. Newsome, P.N., Cramb, R., Davison, S.M., Dillon, J.F., Foulerton, M., Godfrey, E.M., Hall, R., Harrower, U., Hudson, M., Langford, A., Mackie, A., Mitchell-Thain, R., Sennett, K., Sheron, N.C., Verne, J., Walmsley, M., Yeoman, A. Guidelines on the management of abnormal liver blood tests. Gut. 2018 Jan;67(1):6-19. DOI: 10.1136/gutjnl-2017-314924. Epub 2017 Nov 9. PMID: 29122851; PMCID: PMC5754852.
3. Friedman, L.S. Approach to the patient with biochemical changes and liver function tests. [Internet]. UptoDate. Atualizado em: 05 abr. 2022. Disponível em: https://www.uptodate.com/contents/approach-to-the-patient-with-abnormal-liver-biochemical-and-function-tests
4. Vagvala, S.H., O'Connor, S.D. Imaging of abnormal liver function tests. Clin Liver Dis (Hoboken). 2018 Jun 5;11(5):128-134. DOI: 10.1002/cld.704. PMID: 30992803; PMCID: PMC6385957.
5. Oh, R.C., Hustead, T.R., Ali, S.M., Pantsari, M.W. Mildly Elevated Liver Transaminase Levels: Causes and Evaluation. Am Fam Physician. 2017 Dec 1;96(11):709-715. PMID: 29431403.
6. Oh, R.C., Hustead, T.R. Causes and evaluation of mildly elevated liver transaminase levels. Am Fam Physician. 2011 Nov 1;84(9):1003-8. PMID: 22046940.
7. Kwo, P.Y., Cohen, S.M., Lim, J.K. ACG Clinical Guideline: Evaluation of Abnormal Liver Chemistries. Am J Gastroenterol. 2017 Jan;112(1):18-35. DOI: 10.1038/ajg.2016.517. Epub 2016 Dec 20. PMID: 27995906.
8. Grover, M., Rutkowski, R., Nashelsky, J. FPIN's Clinical Inquiries: evaluation of elevated serum transaminase levels. Am Fam Physician. 2012 Oct 15;86(8):1-2. PMID: 23062166.
9. Vege, S.S. Approach to the patient with elevated serum amylase or lipase. [Internet]. Uptodate. Atualizado em: 14 jul. 2022.
10. Vege, S.S. Clinical manifestations and diagnosis of acute pancreatitis. [Internet]. Uptodate. Atualizado em: 27 abr. 2022. Disponível em: https://www.uptodate.com/contents/clinical-manifestations-and-diagnosis-of-acute-pancreatitis
11. Singh, V.K., Yadav, D., Garg, P.K. Diagnosis and Management of Chronic Pancreatitis: A Review. JAMA. 2019 Dec 24;322(24):2422-2434. DOI: 10.1001/jama.2019.19411. PMID: 31860051.
12. Diéguez-Castillo, C., Jiménez-Luna, C., Prados, J., Martín-Ruiz, J.L., Caba, O. State of the Art in Exocrine Pancreatic Insufficiency. Medicina (Kaunas). 2020 Oct 7;56(10):523. DOI: 10.3390/medicina56100523. PMID: 33036352; PMCID: PMC7599987.

54

CAPÍTULO

Hepatites Virais

Francisco Sérgio Rangel de Paula Pessoa • Alessandra Maria Mont'Alverne Pierre • Andrea Benevides Leite

INTRODUÇÃO

As hepatites virais são doenças causadas por diferentes agentes virais, como os da dengue, vírus Epstein-Barr (VEB), citomegalovírus (CMV) e herpes-vírus, além daqueles com tropismo primário pelo fígado: o vírus da hepatite A (HAV), vírus da hepatite B (HBV), vírus da hepatite C (HCV), vírus da hepatite D (HDV) e vírus da hepatite E (HEV). Este último grupo será abordado neste capítulo.

HEPATITE A

O vírus da hepatite A (HAV) é da família *Picornaviridae,* do gênero *Hepatovirus*, e seu RNA viral possui fita simples com sentido positivo; portanto, pronto para a tradução e sem envelope lipídico. É a causa de hepatite aguda, raras vezes com evolução fulminante. Não evolui para formas crônicas, mas pode ser o gatilho para a manifestação de hepatite autoimune.

Epidemiologia e transmissão

A distribuição da hepatite A é universal, com maior prevalência em países subdesenvolvidos, sendo hiperendêmica na África Subsaariana e sul da Ásia, com elevada exposição na infância.[1] Em 2019, o HAV foi responsável por 159 milhões de casos de hepatite aguda e 39 mil mortes por insuficiência hepática aguda no mundo, e desses, 60% dos casos e 97% das mortes relacionadas aconteceram em países de baixa renda ou renda média baixa.[2]

A transmissão do HAV é predominantemente fecal-oral, pelo contato direto com indivíduo infectado ou indireto pela ingestão de água ou comida infectada. Ele é estável em temperatura ambiente e pH baixo, e essas características explicam a sua habilidade em sobreviver no meio ambiente e ser transmitido por alimentos contaminados, além da sua resistência ao pH gástrico. Durante a fase virêmica dos pacientes infectados, pode haver transmissão também através do sangue, e, por conseguinte, durante relações sexuais, embora esses casos sejam raros.[3]

Em países com condições sanitárias insatisfatórias, a população é exposta ao HAV ainda na infância e, nessa fase, a maioria das infecções é assintomática, o que resulta em uma elevada proporção de adultos imunizados à infecção. Já nos países desenvolvidos, a exposição precoce acontece em uma frequência menor e ao longo da vida, havendo, portanto, uma proporção maior de indivíduos adultos suscetíveis à infecção viral. Ressalta-se que a evolução da hepatite A é mais grave na fase adulta.[3]

Patogênese e manifestações clínicas

O HAV é ingerido e passa pelo estômago, replicando-se no sistema digestório, atravessa o epitélio intestinal e, através do sistema-porta, chega ao fígado; em seguida, há replicação viral nos hepatócitos, sendo, então, excretado pela via biliar, atingindo o intestino por meio da bile e eliminado nas fezes.

A injúria hepática não está completamente elucidada, mas provavelmente há uma resposta imune à infecção no hepatócito. O vírus pode ser detectado nas fezes e no sangue antes do início dos sintomas. E, dias depois, as aminotransferases se elevam.

O período de incubação ocorre em torno de 4 semanas e, em seguida, sintomas prodrômicos como fadiga, febre, anorexia, náuseas, vômitos, diarreia e desconforto abdominal podem aparecer por alguns dias, principalmente nos adultos. As infecções em pacientes pediátricos costumam ser assintomáticas ou oligossintomáticas. No adulto, a infecção é, geralmente, caracterizada por icterícia, diarreia e hiperbilirrubinemia, com pico de 7 a 10 dias após o início do quadro ictérico, a qual costuma se resolver mais rapidamente que a fadiga e anorexia. Manifestações extra-hepáticas como *rash*, miocardite, insuficiência renal e síndrome de Guillain-Barré são possíveis, mas incomuns.

A resolução clínica é observada em até 2 meses na maioria dos pacientes, mas pode prolongar-se por até 6 meses. A hepatite recidivante pode acontecer em 3 a 12 semanas após o episódio inicial e os sintomas são mais leves. A hepatite fulminante é rara e ocorre em menos de 1% dos casos.[3,4]

Diagnóstico

A suspeita diagnóstica baseia-se na epidemiologia, no quadro clínico e no achado de alterações laboratoriais características, como aminotransferases elevadas – acima de 1.000 U/dℓ – associadas à bilirrubina total elevada, mas abaixo de 10 mg/dℓ e fosfatase alcalina < 400 U/ℓ.

O diagnóstico da hepatite A aguda é confirmado pela presença do anticorpo anti-HAV IgM reagente no soro do paciente. O anti-HAV IgM aparece alguns dias antes ou concomitantemente ao início dos sintomas. A titulação persiste elevada por 1 mês e decresce até 0 em torno de 6 meses na maioria dos pacientes. Falso-positivos podem ocorrer por problema na especificidade do teste ou durante o período da vacinação. O anticorpo anti-HAV IgG é detectado logo após o aparecimento do IgM, e permanece por muitos anos, conferindo imunidade por toda a vida. Testes de amplificação de ácidos nucleicos raramente são utilizados para o diagnóstico, mas o HAV-RNA pode ser detectado nas fezes e no plasma dos infectados.[3]

Os diagnósticos diferenciais da hepatite aguda pelo HAV são as outras causas de hepatite aguda, tais como *flare* de hepatite autoimune ou doença de Wilson, hepatites agudas causadas por outros vírus e hepatite por medicamentos hepatotóxicos (DILI, do inglês, *drug-induced liver injury*).

Tratamento e prevenção

Nenhum tratamento específico está indicado ou disponível para hepatite A. Recomenda-se apenas tratamento sintomático e de suporte, e por isso a prevenção, consequentemente, é muito importante.

A prevenção de todas as doenças com transmissão fecal-oral é baseada na melhoria das condições hidrossanitárias e higiênicas. Outra estratégia de prevenção é a vacinação que é eficaz e segura tanto para pré-exposição quanto pós-exposição. O uso de imunoglobulina está atualmente reservado para uma amplificação da eficácia da vacina dos pacientes idosos e imunossuprimidos, ou como alternativa quando a vacina é contraindicada.

No Brasil, a vacinação faz parte do calendário infantil do Ministério da Saúde no esquema de 1 dose recomendada aos 15 meses de idade, podendo ser aplicada até os 5 anos incompletos. Além disso, adultos portadores de hepatopatia crônica, de hemoglobinopatia, do vírus HIV, em uso de terapia imunossupressora, candidatos a transplante ou transplantados também são contemplados com a vacinação em esquema de 2 doses.

HEPATITE B

O vírus da hepatite B (HBV) é um pequeno vírus DNA que pertence à família *Hepadnaviridae* e apresenta elevada taxa de mutação. Relaciona-se com formas de hepatite aguda e crônica.

Epidemiologia e transmissão

Atualmente, estimam-se 300 milhões de pessoas com hepatite B crônica no mundo; entretanto, somente 10% são identificados.[5] Normalmente, o mecanismo de transmissão mais frequente é o por via sexual, mas pode haver, inclusive, transmissão perinatal (vertical), por meio de solução de continuidade (pele e mucosa) e parenteral. O vírus B é 100 vezes mais infeccioso que o HIV e 10 vezes que o HCV.

O rastreio para hepatite B é indicado para todas as gestantes, doadores de sangue e indivíduos com algum fator de risco identificável. Todos com marcadores negativos devem ser encaminhados à vacinação.

Patogênese e manifestações clínicas

Geralmente, não é um vírus citopático e o principal fator envolvido em sua patogênese é a resposta imune celular, enquanto as respostas humoral e celular são necessárias para o efetivo clareamento viral. A história natural varia de acordo com a idade do paciente no momento da infecção. A maioria dos adultos desenvolve hepatite aguda autolimitada e apenas 5% dos casos irão evoluir para forma crônica. Em contraste, 90% dos neonatos que adquirem por transmissão vertical evoluem para cronicidade. O vírus B é causa de carcinoma hepatocelular (CHC), mesmo em pacientes sem cirrose.

Na hepatite B aguda, a maioria dos infectados é assintomática e menos de 40% cursam com forma ictérica. Podem apresentar pródromos como febre e artrite que precedem a icterícia. Os sintomas inespecíficos (vômitos, mialgia, astenia) e a

icterícia, geralmente, desaparecem entre 1 e 3 meses depois. Cerca de 1% evolui com hepatite fulminante, que ocorre nas primeiras 4 semanas do início dos sintomas.

A história natural da hepatite B crônica é dinâmica, pois depende do sistema imune do hospedeiro e da replicação viral. Foram descritas 5 fases a partir do *status* HBsAg, HBeAg, HBV DNA e nível de alanina aminotransferase (ALT), como mostrado na Tabela 54.1.[6]

Diagnóstico

Os testes diagnósticos usados na prática clínica para avaliação do paciente com hepatite B são detecção dos antígenos virais (HBsAg e HBeAg), anticorpos (anti-HBc IgM ou IgG, anti-HBe e anti-HBs) e quantificação da carga viral (HBV-DNA).

Na fase inicial, o primeiro marcador, HBsAg, aparece no soro de 2 a 10 semanas após a exposição e antes dos sintomas ou elevação das aminotransferases; em seguida, aparece o segundo marcador, HBeAg, refletindo a intensa replicação viral; concomitantemente ao quadro clínico inicial, surge o anti-HBc IgM, que permanece positivo por 4 a 6 meses. Nos casos que evoluem para a cura, as aminotransferases normalizam, o HBeAg negativa, surge o anti-HBe, e o HBsAg costuma desaparecer após 4 a 6 meses. Semanas depois surge o anti-HBs, que confere imunidade.

O diagnóstico de infecção crônica é determinado pela persistência do marcador de infecção HBsAg por mais de 6 meses. Alguns pacientes, sobretudo com hepatite B crônica, apresentam a coexistência do HBsAg e anti-HBs. Nesses casos, o anti-HBs aparece em níveis baixos, não neutralizante e direcionado contra um subtipo de HBsAg diferente do subtipo presente no paciente. Esse fenômeno deve-se à formação de anticorpos contra variantes menores da proteína do HBsAg e não há mudança no curso clínico da doença.

O marcador de contato anti-HBc total permanece positivo tanto nos pacientes que se recuperaram da doença aguda quanto em associação ao HBsAg na infecção crônica. Alguns pacientes apresentam anti-HBc IgG isolado, o que pode ser devido à perda espontânea do HBsAg (HBV oculta) ou à recuperação de hepatite B aguda com perda espontânea do anti-HBs. Uma minoria tem anti-HBc falso-positivo.

Na infecção crônica, a biopsia hepática era usada para analisar o grau de fibrose hepática. Atualmente, vem sendo substituída pelos métodos não invasivos, como marcadores séricos e elastografia. A presença de plaquetopenia é um marcador preditivo de cirrose e a relação AST:ALT > 1 também é marcador de fibrose avançada ou cirrose. Dentre os *scores* não invasivos para avaliação da fibrose hepática, o

Tabela 54.1 Fases da hepatite B crônica e marcadores sorológicos.

	HBeAg positivo		HBeAg negativo		
	Infecção crônica	Hepatite crônica	Infecção crônica	Hepatite crônica	Infecção resolvida
Carga viral	> 10^7 UI/mℓ	10^4 a 10^7 UI/mℓ	< 2.000 UI/mℓ	> 2.000 UI/mℓ	Indetectável
HBsAg	+	+	+	+	−
Anti-HBe	−	−	+	+ ou −	+
ALT (TGP)	Normal	↑	Normal	↑	Normal

Adaptada de: EASL CPG HBV. J Hepatol 2017;67:370–98).

APRI (relação AST:plaquetas) e o FIB 4 (idade, AST, ALT e plaquetas) tem excelente performance para afastar cirrose quando em valores baixos.[6]

Tratamento

Como a maioria dos imunocompetentes elimina o vírus espontaneamente na hepatite B aguda, não há indicação de tratamento específico. O manejo é apenas com suporte e prevenção de transmissão. As exceções são os casos de hepatite aguda grave (baseada na presença de dois dos seguintes fatores: INR ≥ 1,6; bilirrubina total > 10 mg/dℓ ou encefalopatia) ou hepatite fulminante, em que há necessidade de tratamento específico com tenofovir ou entecavir (geralmente, iniciado nas primeiras 8 semanas). O tratamento pode ser suspenso após o clareamento do HBsAg ou soroconversão para anti-HBs em dois testes consecutivos com intervalo de 4 semanas (realizados, no mínimo, após 6 meses da soroconversão para o anti-HBs).

Na hepatite B crônica, o tratamento tem o objetivo de evitar progressão para cirrose, insuficiência hepática e CHC. Ele é baseado na identificação de doença imunoativa. Também devem receber tratamento os pacientes com manifestações extra-hepáticas, reativação da viremia, história familiar de CHC, cirrose, candidatos a transplante e imunotolerantes com idade acima de 30 anos. A Fgura 54.1 mostra as indicações de tratamento.

Os fármacos aprovados no Brasil para hepatite B são interferon peguilado de uso subcutâneo semanal durante 48 semanas, e os análogos nucleosídeos/nucleotídeos entecavir

0,5 mg, tenofovir desaproxila 300 mg, e, em situações especiais, tenofovir alafenamida 25 mg, sendo todos administrados na posologia de 1 comprimido ao dia. A decisão sobre qual medicamento usar depende de fatores relacionados com o vírus e ao paciente. Esses fármacos são dispensados no serviço de saúde pública terciário.

Todas as gestantes devem ser rastreadas para hepatite B para prevenção de transmissão perinatal. As gestantes HBsAg positivo com elevada viremia (HBV DNA > 200.000 UI/mℓ) serão tratadas a partir de 24 a 32 semanas com tenofovir. O tratamento poderá ser finalizado após o parto (mães em uso de análogos nucleosídeos/nucleotídeos não devem amamentar). Caso a paciente já apresentasse ALT elevada antes ou durante a gestação, o tratamento deve ser mantido até que haja a soroconversão para anti-HBs em dois exames realizados em intervalo de 1 ano.

Rastreio de carcinoma hepatocelular nos portadores de HBV

Ultrassonografia abdominal a cada 6 meses com ou sem alfa-fetoproteína é recomendada para pacientes com cirrose e para portadores de hepatite B crônica com alto risco de desenvolver CHC: descendência africana ou asiática, idade acima de 40 anos para homens e 50 anos para mulheres, história familiar de CHC em parente de primeiro grau, coinfecção com HCV ou HIV e doença metabólica associada. Alternativamente, todos os pacientes HBsAg podem ser rastreados para CHC, embora essa medida não seja custo efetiva.[5]

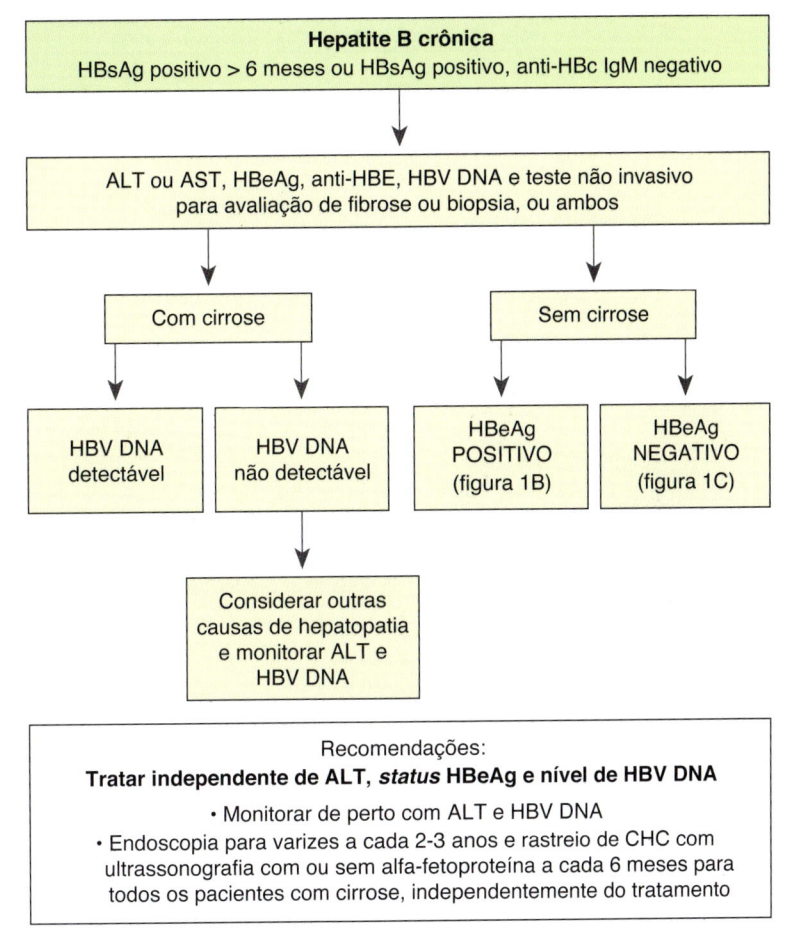

Figura 54.1 Indicações de tratamento na hepatite B crônica. Adaptada de: Lok A. Lancet, 2023. (*Continua*)

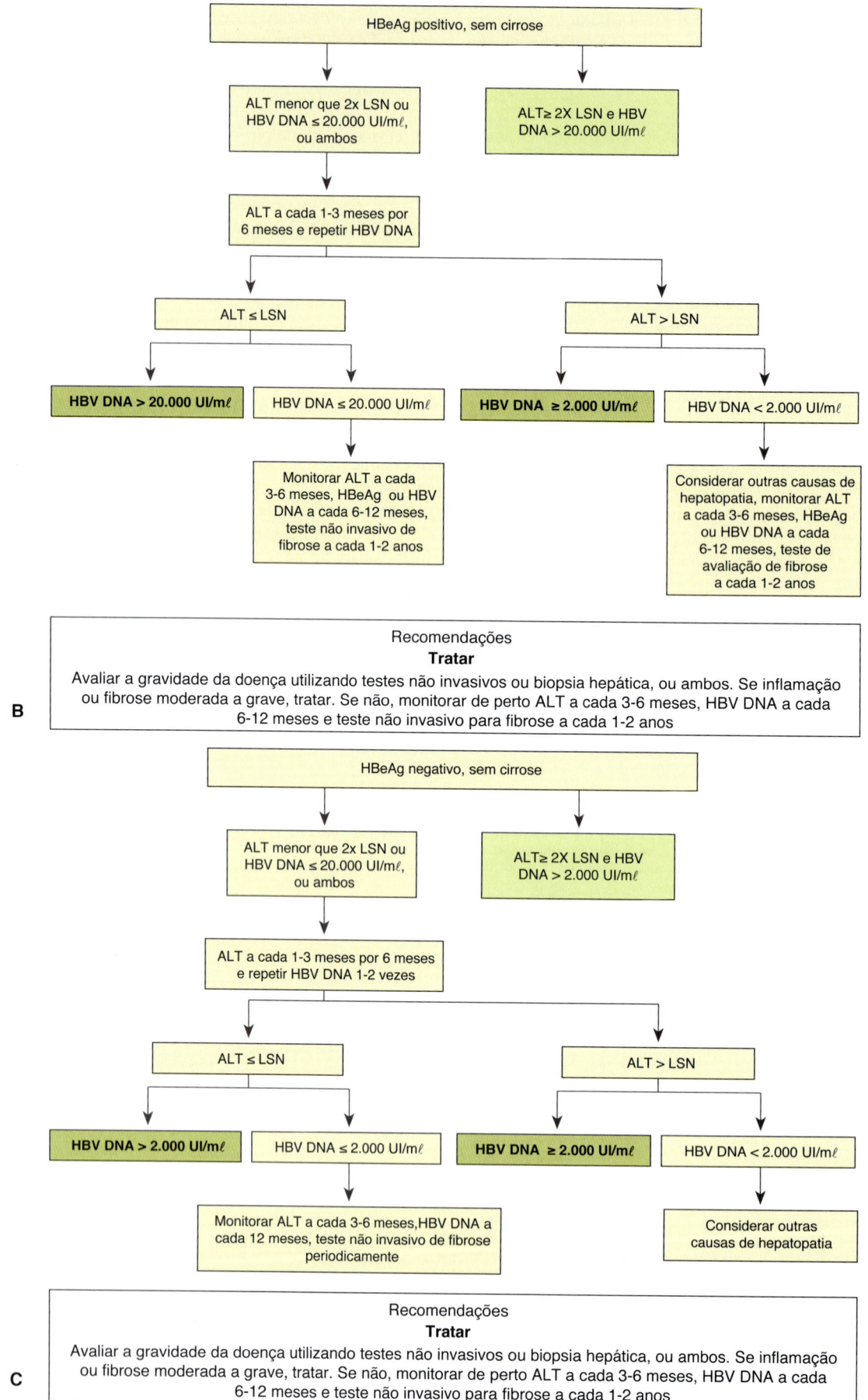

Figura 54.1 Indicações de tratamento na hepatite B crônica. Adaptada de: Lok A. *Lancet*, 2023. (*continuação*)

Prevenção

No Brasil, a vacina contra HBV faz parte do calendário de imunização e está indicada para todas as pessoas, independentemente da idade. Como resultado, a incidência de hepatite B aguda vem caindo principalmente entre os mais jovens. Regimes de vacinação alternativa com maior número de doses ou doses dobradas são estratégias utilizadas em pacientes hemodialisados, transplantados e imunodeprimidos para aumentar a sua eficácia. Avaliação do anti-HBs após 2 meses da vacinação é recomendada apenas para indivíduos com baixa probabilidade de resposta ou elevado risco de exposição, como hemodialisados e contactantes de portadores de hepatite B.

A imunoglobulina da hepatite B (HBIg) pode ser administrada em pessoas não imunes quando houver contato com material biológico de paciente com hepatite B, em recém-nascido de mãe com hepatite B e após transplante hepático por hepatopatia por HBV.

HEPATITE C

O vírus da hepatite C (HCV) é um vírus RNA de fita única que pertence à família *Flaviviridae*, membro do gênero *Hepacivirus*. A elevada taxa mutacional decorre principalmente pela formação de *quasispecies*, que são sequências de RNA do HCV próximas, mas heterogêneas. Esse é um dos mecanismos pelo qual o vírus escapa da resposta imune do hospedeiro, determinando, assim, infecção persistente.

Epidemiologia e transmissão

A maioria dos indivíduos infectados pelo HCV evolui para portador crônico do vírus e de 30 a 40% progredirão para cirrose, sendo que desses, de 3 a 4% ao ano desenvolverão CHC. É uma das principais causas globais de hepatopatia crônica, com 71 milhões de infectados cronicamente no mundo.[7]

Sua transmissão ocorre principalmente por via parenteral, notadamente pelo uso de drogas injetáveis ilícitas, mas também por compartilhamento de canudos para inalação de cocaína e colocação de *piercings* e na confecção de tatuagens. A transmissão sexual e vertical é pouco comum.

Patogênese e manifestações clínicas

O dano hepático é mediado por resposta imune, mas em pequena parcela de pacientes; sobretudo em coinfectados por HIV ou transplantados, há lesão hepática viral direta. Quase todos os casos são assintomáticos na fase aguda. Raramente, pode haver icterícia e sintomas inespecíficos como náusea, vômito e fadiga. Na fase crônica, a maioria dos pacientes permanece assintomática até o desenvolvimento de fibrose hepática avançada. Pode haver, inclusive, manifestações extra-hepáticas, e dentre as associações mais estudadas, estão a crioglobulinemia mista e o linfoma não Hodgkin de células B.

Diagnóstico

A positividade do anticorpo anti-HCV por ensaio imunoenzimático indica contato prévio com o vírus e não permite diferenciar infecção ativa da infecção resolvida. Ele persiste por toda a vida, mesmo após a resolução espontânea da infecção ou depois da resposta virológica sustentada pós-terapia antiviral. Para confirmar a infecção ativa, utiliza-se o HCV-RNA por técnica de reação em cadeia de polimerase (PCR).

A avaliação de fibrose hepática pode ser feita por análise histológica por biopsia ou por marcadores não invasivos, como elastografia hepática, biomarcadores, APRI e FIB4.

Tratamento

O objetivo do tratamento é a cura da infecção pelo HCV para prevenir complicações hepáticas como cirrose e CHC, manifestações extra-hepáticas, melhorar qualidade de vida e prevenir a transmissão.[7] A resposta ao tratamento é determinada pelo HCV-RNA não detectável entre 12 ou 24 semanas após o tratamento, denominada resposta virológica sustentada (RVS).

O tratamento é recomendado para todos os pacientes, exceto aqueles com baixa expectativa de vida por causas não relacionadas com o fígado, gestantes, crianças com idade inferior a 3 anos e pacientes com hipersensibilidade aos medicamentos.[7,8]

O esquema terapêutico para o tratamento da hepatite C com e sem tratamento prévio[8] com antivirais de ação direta sem sucesso é apresentado na Tabela 54.2.[8]

HEPATITE DELTA

O vírus da hepatite D, também chamado vírus delta (HDV), da família *Deltaviridae*, é um vírion RNA defectivo, pois necessita do envelope do HBsAg para a sua transmissão. É muito infeccioso e induz lesão hepática grave e heterogênea com rápida progressão para cirrose. Apresenta replicação exclusivamente no núcleo do hepatócito, e para isso não necessita do HBsAg.[9]

Epidemiologia e transmissão

Estima-se prevalência de hepatite D em torno de 4,5 a 14,6% dos portadores de hepatite B. O HDV compartilha as vias de transmissão do HBV por meio da exposição parenteral, sexual e percutânea. A transmissão perinatal do HDV é rara.

Nos anos 2000, houve declínio da prevalência do HDV em várias regiões após a introdução da vacina contra

Tabela 54.2 Esquema terapêutico para paciente adulto e pediátrico (a partir de 12 anos).

Tipo	Esquema terapêutico	
	Pacientes sem uso prévio de antivirais de ação direta	Pacientes previamente tratados com antivirais de ação direta
Sem cirrose ou cirrose Child-Pugh	Sofosbuvir/velpatasvir por 12 semanas	Glecaprevir/pibrentasvir por 16 semanas (com ou sem ribavirina)
Cirrose Child-Pugh B ou C	Sofosbuvir/velpatasvir por 24 semanas ou sofosbuvir/velpatasvir e ribavirina por 12 semanas	Sofosbuvir/velpatasvir por 24 semanas (com ou sem ribavirina)

Adaptada de: Brasil. Ministério da Saúde, Nota Técnica nº 30/2023).

hepatite B, uso de agulhas descartáveis e medidas preventivas contra as doenças sexualmente preventivas. Entretanto, houve aumento em alguns países da Europa em virtude dos movimentos migratórios a partir de áreas endêmicas.

Manifestações clínicas e diagnóstico

A hepatite D apresenta-se de diferentes formas clínicas. A infecção aguda pode ocorrer concomitantemente à infecção pelo HBV (coinfecção) e, geralmente, cursa com hepatite aguda autolimitada com clareamento dos dois vírus. Apenas cerca de 2% dos indivíduos adultos infectados desenvolverão a forma crônica da doença. O diagnóstico da coinfecção é confirmado a partir da presença de marcadores sorológicos de infecção pelo HBV e pelo HDV. O primeiro a surgir é o anticorpo anti-HBc IgM, enquanto o anticorpo anti-HDV IgM aparece após 2 semanas do início do quadro e se mantém detectável por 5 a 6 semanas. E, em seguida, confirma-se o anticorpo anti-HDV IgG.

A infecção aguda pelo HDV também pode ocorrer em um paciente cronicamente infectado pelo HBV (superinfecção) e o prognóstico é diferente, pois, geralmente, há persistência do HDV e com rápida progressão para cirrose. O diagnóstico da superinfecção é confirmado pela positividade do anticorpo anti-HDV IgM na ausência do anticorpo anti-HBc IgM em portadores de hepatite B.

Tratamento

A hepatite crônica pelo HDV deve ser tratada independentemente dos níveis de aminotransferases. As opções terapêuticas são interferon peguilado administrado em monoterapia ou associado aos análogos nucleos(t)ídeos em diferentes doses e durações. Infelizmente, apenas uma minoria (cerca de 25%) dos pacientes infectados pelo HDV responde à terapia.[9]

Há estudos, já em fase 3, com fármacos promissores, como myrcludex B, que inibe a entrada do vírus no hepatócito, e lonafarnib, em andamento.[9]

HEPATITE E

É causada pelo vírus HEV, um pequeno vírus RNA, da família *Hepeviridae*.[10] O HEV representa um problema de saúde pública, associado a períodos de chuvas e inundações, principalmente na Ásia e na África.

Epidemiologia e transmissão

Os genótipos HEV-1 e HEV-2, endêmicos em países em desenvolvimento, infectam somente humanos e são transmitidos por via fecal-oral por meio de água contaminada. Os genótipos HEV-3, presente em países industrializados, e HEV-4, mais encontrado na Ásia, já foram detectados em porcos, javalis e veados, e a transmissão pode ocorrer pelo contato direto ou ingestão de carne malcozida.[10] Adicionalmente, foi descrita transmissão perinatal e através de transfusão, mas em frequência menor.

Manifestações clínicas

Na maioria dos casos, o curso da doença é autolimitado e muito similar ao da hepatite A. Os sintomas mais comuns são dor abdominal, náusea, anorexia e icterícia. No entanto, há relatos de manifestações neurológicas, como amiotrofia

neurálgica. A evolução em mulheres grávidas infectadas pelo HEV-1 é mais grave, com elevada taxa de morbimortalidade materna e fetal.

Foi descrita infecção crônica pelo HEV-3 e HEV-4 em indivíduos imunodeprimidos, como receptores de transplante, pacientes em quimioterapias ou infectados pelo HIV.[10] Esses pacientes podem evoluir para cirrose hepática.

Diagnóstico

O diagnóstico da forma aguda é feito por meio de técnica direta que permite a detecção de ácido nucleico (HEV-RNA) ou baseado na pesquisa de anticorpos contra o vírus da hepatite E, anti-HEV IgM e IgG, que surgem quase que simultaneamente no decorrer da fase aguda.

Tratamento

O tratamento antiviral, geralmente, não é recomendado na hepatite E aguda, devido ao clareamento viral espontâneo. A ribavirina pode ser considerada na forma aguda grave ou crônica.

Uma vacina contra HEV foi produzida e pode ser recomendada para pessoas acima de 16 anos com elevado risco de infecção pelo HEV; porém, pouco se sabe sobre sua eficácia e segurança.

CONSIDERAÇÕES FINAIS

As hepatites virais pelos vírus hepatotrópicos A e E são de contaminação fecal-oral e causam maior morbidade em adultos, imunodeprimidos (incluindo hepatopatas crônicos) e gestantes. Os vírus B, C e D infectam os indivíduos suscetíveis por contaminação sanguínea. Podem causar doença crônica, culminando em cirrose hepática e CHC.

Estratégias de prevenção e diagnóstico precoce das hepatites virais são cruciais para o controle das infecções, objetivando a possível eliminação mundial até 2030, como preconiza a Organização Mundial de Saúde.

REFERÊNCIAS BIBLIOGRÁFICAS

1. Jacobsen, KH. Globalization and the changing epidemiology of hepatitis A virus. Cold Spring Harb Perspect Med 2018; 8(10):a031716.
2. World Health Organization. WHO Position Paper on Hepatitis A Vaccines. *Weekly Epidemiological Record* 2022; 97(40): 493–512.
3. Migueres, M, Lhomme, S, Izopete, J. Hepatitis A: Epidemiology, High-Risk Groups, Prevention and Research on Antiviral Treatment. Viruses 2021;13(10):1900.
4. Abutaleb, A, Kottilil, S. Hepatitis A: Epidemiology, Natural History, Unusual Clinical Manifestations and Prevention. Gastroenterol Clin North Am 2020;9(2):191-199.
5. Ferraz, ML, Strauss, E, Perez, RM, Schiavon, L, Ono, SK, et al. Brazilian Society of Hepatology and Brazilian Society of Infectious Diseases Guidelines for the Diagnosis and Treatment of Hepatitis B. *Braz J Infect Dis* 2020;24(5):434-451.
6. Jeng, WJ, Papatheodoridis, GV, Lok, ASF. Hepatitis B. *The Lancet* 2023. DOI: https://doi.org/10.1016/S0140-6736(22)01468-4.
7. European Association for the Study of the Liver. EASL recommendations on treatment of hepatitis C: final update of the series. *J Hepatol* 2020;73(5):1170-1218.
8. Brasil. Ministério da Saúde. Departamento de HIV/Aids, Tuberculose, Hepatites Virais e Infecções Sexualmente Transmissíveis. Nota Técnica nº 30/2023-GGAHV/.DVIAHV/SVSA/MS (Internet). Ministério da Saúde, Brasília, 2023. Disponível em:

https://www.gov.br/aids/pt-br/centrais-de-conteudo/notas-tec-nicas/2023. Atualizado em: 07 fev. 2023.

9. Niro GA, Ferro A, Cicerchia F, Brascugli I, Durazzo M. Hepatitis delta virus: From infection to new therapeutic strategies. *World J Gastroenterol* 2021;2(24):350-3542.

10. Pisano MB, Giadans CG, Flichman DM, Ré VE, Preciado MV, Valva P. Viral hepatitis update: Progress and perspectives. *World J Gastroenterol* 2021;27(26):4018-4044.

55

Cirrose Hepática

Angelo Alves de Mattos • Ângelo Zambam de Mattos • Isadora Zanotelli Bombassaro

INTRODUÇÃO

A cirrose pode ser definida do ponto de vista anatomopatológico como um processo difuso, no qual os lóbulos anatômicos normais são substituídos por nódulos anormais separados por tecido fibroso, com alteração da arquitetura do fígado. Atualmente, em sua classificação, consideram-se 6 estágios clínicos.[1] No estágio 0, observa-se a doença compensada sem hipertensão-porta clinicamente significativa (HPCS), ou seja, gradiente de pressão venosa hepática (GPVH) > 5 mmHg e < 10 mmHg, e com boa resposta ao tratamento etiológico. No estágio 1, a doença permanece compensada e sem a presença de varizes; no entanto, com HPCS e com alto risco de desenvolver varizes, carcinoma hepatocelular (CHC) e descompensação. No estágio 2, observa-se o surgimento de varizes gastroesofágicas (VGE), que apresenta mortalidade em 5 anos de 10%, se não houver descompensação da hepatopatia. No estágio 3, é constatado sangramento por ruptura de varizes (mortalidade em 5 anos de 20%, se não houver descompensação). No estágio 4, ocorre o primeiro episódio de descompensação propriamente dita, não considerando-se sangramento, e mais frequentemente com o surgimento de ascite (mortalidade em 5 anos de 55 a 80%). No estágio 5, há episódios futuros de descompensação com uma mortalidade que pode alcançar 90% em 5 anos. Finalmente, no estágio 6, o paciente apresenta cirrose descompensada de forma avançada (ascite refratária, infecção, encefalopatia hepática [EH] persistente, icterícia e disfunção renal).

DEFINIÇÃO

Uma nova definição da cirrose descompensada tem sido considerada[2], e dessa maneira haveria uma diferenciação de conceitos, nos quais a cirrose descompensada clássica (representada pela presença ou história de ascite, sangramento, HE ou icterícia) seria subdividida, como mostrado a seguir.

Descompensação não aguda da cirrose (DNAC)

Presença de ascite de formação lenta e progressiva ou HE leve, grau 1 ou 2, ou icterícia progressiva na cirrose não colestática. Em geral, os pacientes não necessitam de hospitalização, não tiveram descompensação prévia e apresentam um evento de descompensação.

Descompensação aguda da cirrose (DAC)

Quando ocorre o aparecimento agudo de uma ou mais complicações maiores, como a presença de um primeiro episódio de ascite ou ascite recorrente de grau 2 e 3 em até 2 semanas, primeiro episódio de HE ou quando a mesma se mostra de forma aguda recorrente (pacientes com consciência normal prévia), sangramento digestivo agudo e infecção bacteriana aguda. São pacientes que necessitam de hospitalização, já tiveram descompensações prévias e apresentam mais de um evento na descompensação.

Acute-on-chronic liver failure (ACLF)

É a apresentação mais grave da DAC, quando ocorre deterioração aguda da função hepática, em geral com fator precipitante (infecção bacteriana ou excesso de álcool), com falha orgânica extra-hepática e com elevada mortalidade em 28 dias.

Prevalência

Quando avaliado o *burden* da doença hepática crônica,[3] é estimado um acometimento de 1,5 bilhão de pacientes no mundo, e as causas mais frequentes são a doença hepática gordurosa não alcoólica (DHGNA), os vírus das hepatites B e C e a doença hepática alcoólica. Embora o número esteja provavelmente subestimado, acredita-se que as hepatopatias crônicas sejam responsáveis por 2 milhões de mortes ao ano. No Brasil, a doença hepática é considerada a oitava causa mais frequente de mortalidade.[4]

Diagnóstico

A avaliação inicial dos pacientes com cirrose inclui a anamnese, o exame físico, ecografia abdominal e exames de laboratório, priorizando-se a função hepática. A anamnese deve ser orientada no sentido de detectar subsídios epidemiológicos para uma possível etiologia da doença causadora e para as manifestações usuais da mesma, sempre tendo em mente as causas de cirrose mais frequentes. Cabe ressaltar a ampla variedade de achados de hepatopatia crônica que o exame clínico pode evidenciar (aranhas vasculares, palma hepática, ginecomastia, alteração na distribuição de pelos pubianos etc.), bem como avaliar a presença de icterícia, as características do fígado, do baço e a presença de circulação colateral. Enfatiza-se a necessidade de realizar rotineiramente o *secreening* e a *survaillance* semestral desses pacientes, na tentativa de um diagnóstico precoce da neoplasia.

Complicações

Por ser a manifestação mais frequente de descompensação, muitas vezes ao exame o paciente já apresenta ascite. Outras complicações que representam o motivo da consulta são as infecções, a injúria renal aguda (IRA), a hemorragia digestiva alta e a EH. O CHC sempre deve ser lembrado nos pacientes com cirrose, mas seus achados fogem ao escopo desta revisão.

Ascite

O International Ascites Club (IAC) propôs que as ascites devem ser classificadas com base em um critério quantitativo. Assim, seria considerada ascite grau 1 aquela detectada somente pela ecografia; grau 2, um derrame moderado já diagnosticado ao exame físico e grau 3 a ascite volumosa com marcada distensão abdominal. Se o paciente apresenta ascite, é fundamental a realização de uma paracentese terapêutica, na qual deve-se determinar, no mínimo, o nível de proteínas, de albumina (para avaliar o gradiente de albumina soro-ascite [GASA]) e a contagem de leucócitos com o citológico diferencial.[5,6]

Infecções

As infecções são um grande problema quando ocorre nos pacientes com cirrose. Dentre elas, por ser específica dessa doença, destaca-se a peritonite bacteriana espontânea (PBE). Na atualidade, o desafio da resistência antimicrobiana na cirrose é preocupante.[7]

A Organização Mundial da Saúde (OMS) aponta a resistência antimicrobiana como uma das maiores ameaças à saúde global. As infecções por bactérias multirresistentes (BMR) causam ao redor de 700 mil mortes ao ano em todo o mundo, com previsão de aumento crescente, graças ao uso indiscriminado de antimicrobianos. A frequência de BMR pode atingir 60% em determinados países. Pacientes com cirrose têm alto risco de resistência bacteriana, pois frequentemente são prescritos antibióticos (25% com uso de longa duração), são submetidos a procedimentos invasivos e têm internações recorrentes.

A realização de paracentese é fundamental no diagnóstico da PBE, por ser uma complicação comum, que empresta um péssimo prognóstico ao paciente com hepatopatia, e pode estar presente em uma população com manifestações clínicas mínimas de peritonite, o que implica, então, no estudo do líquido peritoneal para a sua comprovação. Ressalta-se que a detecção precoce da infecção reduz a mortalidade dos pacientes. Antibióticos devem ser iniciados com uma contagem de polimorfonucleares no líquido de ascite superior a 250 mm^3.[8]

Injúria renal aguda

A IRA mais frequentemente ocorre em decorrência de hipovolemia ou de necrose tubular aguda. No entanto, a síndrome hepatorrenal (SHR), quando presente, é a manifestação que traduz maior gravidade aos enfermos.

Para o diagnóstico de IRA era utilizado um valor fixo de creatinina, mas estudos do IAC mostraram mais adequado a utilização de um valor dinâmico. Assim, quando houver um aumento de creatinina ≥ 0,3 mg/dℓ em 48 horas ou a creatinina ≥ 50% em relação aos valores basais nos últimos 7 dias, o paciente apresenta IRA.

A IRA pode ser dividida em estágios dependendo da gravidade. No estágio1 (subdividido em 1A e 1B, na dependência dos valores da creatina estarem aquém ou além de 1,5 mg/dℓ), observa-se aumento de creatinina ≥ 0,3 mg/dℓ ou de 1,5 a 2 vezes dos valores de base. No estágio 2, há aumento da creatinina superior a 2 a 3 vezes dos valores de base, e no estágio 3, aumento da creatinina superior a 3 vezes dos valores de base ou creatinina ≥ 4 mg/dℓ com um aumento agudo de 0,3 mg/dℓ ou mais. A avaliação prospectiva de uma coorte de pacientes com IRA mostrou que somente a partir do estágio 1B havia aumento da mortalidade[9], cuja população precisa de um tratamento mais específico.

Síndrome hepatorrenal

Os critérios para o diagnóstico de SHR são:

- Doença hepática com cirrose e ascite ; falência hepática aguda ou ACLF. Atualmente, a SHR clássica (tipo I) é denominada SHR-AKI
- Diagnóstico de IRA segundo o critério do IAC
- Função renal inalterada após 48 horas de suspensão dos diuréticos e expansão volume plasmático (albumina 1 g/kg/d, máximo de 100 g/d)

- Ausência de choque
- Ausência de medicamentos nefrotóxicos (AINE, aminoglicosídios, contrastes iodados)
- Ausência de sinais de dano renal (proteinúria < 500 mg/dℓ)
- Glóbulos vermelhos < 50 por campo e ecografia renal dentro da normalidade.[5,6,10,11]

Nos pacientes sondados um débito urinário ≤ 0,5 mℓ/kg ≥ 6 horas pode ser valorizado.[12] Atualmente, a SHR clássica (tipo I) é denominada SHR-AKI.

Hemorragia digestiva alta por ruptura de VGE

A hemorragia digestiva alta por ruptura de VGE também é uma complicação frequente. No entanto, quando se pensa em profilaxia, baseado em dados emergentes, o paradigma deve ter um enfoque no tratamento da HPCS em vez de só focar o sangramento por varizes de alto risco, para, assim, prevenir qualquer descompensação. O diagnóstico não invasivo da HPCS em pacientes com doença hepática crônica avançada (e compensada) de diferentes etiologias pode ser realizado com a elastografia hepática.

Um estudo de coorte, com um grande número de pacientes, demonstrou que uma rigidez hepática na elastografia ≤ 15 kPa e um número de plaquetas ≥ 150 mil descarta HPCS na maioria das etiologias. No entanto, o melhor ponto de corte para determinar a HPCS em doença hepática alcoólica, hepatite B crônica, hepatite C crônica e pacientes com NASH, foi ao se observar uma rigidez hepática ≥ 25 kPa (esse valor não tem o mesmo significado em pacientes obesos com NASH, no qual valor preditivo positivo foi de apenas 62,8%).[13] Esses dados atendem às recomendações da última reunião de Baveno (VII), no qual também é considerado preditor de HPCS quando é observada uma rigidez hepática na elastografia ≥ 20 kPa e contagem de plaquetas ≤ 150 mil ou ≥ 15 kPa e plaquetas ≤ 110 mil.[14]

Em relação ao sangramento, embora a endoscopia possa ser realizada em até 12 horas, é preciso levar em conta que a mesma deve ser executada precocemente se houver instabilidade hemodinâmica e não houver contraindicação.[14]

Encefalopatia hepática

É uma complicação neuropsiquiátrica que ocorre em pacientes com disfunção hepática (insuficiência hepática aguda ou cirrose) ou *shunting* porto-sistêmico. De acordo com a severidade das manifestações, pode ser denominada encoberta: EH mínima e grau I; ou manifesta: EH graus II, III e IV (critérios de West Haven). O diagnóstico pode ser feito com testes psicométricos (teste de conexão numérica de Reitan), por eletroencefalograma ou ressonância magnética, embora nenhum desses exames seja patognomônico. O papel de determinação da amônia é controverso.[15,16]

TRATAMENTO

Na cirrose, além de tratar ou afastar o agente causal da hepatopatia, a terapêutica foca principalmente as suas complicações, como detalhado a seguir.

Ascite

- Dieta com restrição de sódio (não acrescentar sódio)
- No primeiro episódio de ascite, iniciar com espironolactona
- Na ascite recorrente, iniciar com terapia combinada (espironolactona e furosemida)

- Na ascite tensa ou refratária, iniciar com paracentese terapêutica com reposição de albumina (mandatório se a drenagem for superior a 5 ℓ)
- Não utilizar AINEs; inibidores da ECA; antagonistas da angiotensina II, bloqueadores de receptores adrenérgicos alfa 1 e avaliar a relação risco/benefício dos betabloqueadores na ascite refratária
- O TIPS (do inglês, *transjugular intrahepatic portosystemic shunt*) pode ser usado quando a paracentese for inefetiva. Deve-se indicar transplante de fígado naqueles pacientes com ascite de difícil manejo, principalmente se refratária.[5,6]

Peritonite bacteriana espontânea

A antibioticoterapia na PBE adquirida na comunidade é uma cefalosporina de terceira geração. Em pacientes com infecção hospitalar ou associada aos cuidados de saúde (ou exposição recente a antibióticos), utilizar terapia com antibióticos de mais amplo espectro. A resposta pode ser avaliada pela repetição da paracentese após 2 dias. Uma diminuição no fluido PMN < 25% indica falta de resposta (alargar a cobertura ou descartar peritonite bacteriana secundária). Pacientes com PBE devem utilizar albumina endovenosa (1,5 g/kg no primeiro dia e 1 g/kg no terceiro dia). Os betabloqueadores não específicos (BBNEs) devem ser suspensos em pacientes com pressão arterial média < 65 mmHg) ou IRA.[5,6]

Injúria renal aguda (SHR-AKI)

A prevenção pode ser realizada utilizando albumina na PBE e com o uso de norfloxacina na cirrose avançada com ascite com níveis de proteínas inferiores a 1,5 mg/dℓ. O tratamento é realizado preferencialmente com a utilização de terlipressina e albumina. A terlipressina pode ser administrada em *bolus* ou infusão contínua. Considera-se haver resposta quando a creatinina for inferior a 1,5 mg/dℓ ou for constatado retorno a 0,3 mg/dℓ dos valores basais (utilização máxima de 14 dias). Creatinina em valores iguais ou superiores aos níveis prévios ao tratamento por 4 dias importa na descontinuação da terapia. A terlipressina não deve ser usada em pacientes com creatinina sérica ≥ 5 mg/dℓ ou saturação de oxigênio < 90%. O transplante de fígado é a terapia definitiva.[5,6,10,11]

Hemorragia digestiva alta por ruptura de VGE

Na profilaxia, os BBNEs devem ser utilizados para prevenir a descompensação em pacientes com HPCS, e não apenas nos pacientes com varizes. O carvedilol é o BBNE preferível na cirrose compensada, e é mais efetivo em reduzir o GPVH, em prevenir a descompensação e melhor tolerado, diminuindo a mortalidade entre os pacientes.

Pacientes em uso de BBNE não precisa fazer endoscopia de *screening*.[14] Quando do sangramento, deve ser realizada a profilaxia das infecções com a utilização de antibióticos por curta duração (7 dias). A norfloxacina pode ser utilizada; no entanto, é preferível a ceftriaxona na cirrose avançada, quando houver alta prevalência hospitalar de resistência às quinolonas e nos pacientes em profilaxia prévia. Também deve ser realizada a profilaxia da EH (lactulose/rifaximina); considerar a utilização de eritromicina (250 mg via endovenosa, de 30-120 minutos) antes da endoscopia; ligadura endoscópica (LEVE) e fármacos vasoativos (terlipressina/somatostatina/octreotide) por 2 a 5 dias.

O TIPS preemptivo (máximo em 72 horas) deve ser considerado em pacientes Child-Pugh classe C (< 14) ou B (> 7) com sangramento ativo inicial. *Stent* autoexpansivo ou balão de Sengstaken-Blakemore podem ser considerados no sangramento refratário.[5,14,17,18]

Encefalopatia hepática

O tratamento do episódio de EH agudo se baseia em identificar e tratar o fator precipitante; na utilização de lactulose como primeira opção (oral ou por enema); na profilaxia secundária após o primeiro episódio; a L-ornitina L-aspartato (LOLA) por via parenteral pode ser utilizada de forma adicional ou alternativa aos não responsivos; e o polietileno glicol pode ser utilizado em casos de ílio ou intolerância à lactulose.

A prevenção da recorrência é realizada com lactulose e a rifaximina deve ser adicionada após um segundo episódio. Em pacientes com EH recorrente/persistente, a substituição da proteína animal por vegetal e láctea pode ser considerada, desde que a ingestão total de proteínas não seja comprometida e a tolerância do paciente seja considerada.[15,16]

CONSIDERAÇÕES FINAIS

É fundamental que o médico generalista tenha sempre em mente o diagnóstico da cirrose. Dessa forma, poderá, quando possível, atuar em sua etiologia, bem como rastrear na população de doentes a presença da HPCS e do CHC. Entende-se também como essencial o conhecimento da história dos pacientes com cirrose, bem como de suas complicações. No entanto, tendo em vista a complexidade dos pacientes com doença hepática crônica descompensada e o mau prognóstico que a mesma acarreta, acredita-se ser prudente que os enfermos também sejam avaliados pelo gastrenterologista.

REFERÊNCIAS BIBLIOGRÁFICAS

1. D'Amico, G., Morabito, A., D'Amico, M., Pasta, L., Malizia, G., Rebora, P., et al. Clinical states of cirrhosis and competing risks. *J Hepatol*. 2018;68:563–576.
2. D'Amico, G., Bernardi, M., Angeli, P. Towards a new definition of decompensated cirrhosis. *J Hepatol*. 2022;76:202–207.
3. Moon, A.M., Singal, A.G., Tapper, E.B. Contemporary Epidemiology of Chronic Liver Disease and Cirrhosis. *Clin Gastroenterol Hepatol*. 2019;18:2650-2666.
4. Nader, L.A., Mattos, A.A., Bastos, G.A. Burden of liver disease in Brazil. Liver Int. 2014;34:844-9.
5. Angeli, P., Bernardi, M., Villanueva, C., Francoz, C., Mookerjee, R.P., Trebicka, J., et al. EASL Clinical Practice Guidelines for the management of patients with decompensated cirrhosis. *J Hepatol*. 2018;69:406–460.
6. Biggins, S.W., Angeli, P., Garcia-Tsao, G., Ginès, P., Ling, S., Nadim, M.K., et al. Diagnosis, evaluation, and management of ascites and hepatorenal syndrome. Hepatology. 2021;74:1014-1048.
7. Shamsaddini, A., Gillevet, P.M., Acharya, C., Fagan, A., Gavis, E., Sikaroodi, M., et al. Impact of Antibiotic Resistance Genes in Gut Microbiome of Patients With Cirrhosis. Gastroenterology. 2021;161:508-521.e7.
8. Mattos, A.A., Wiltgen, D., Jotz, R.F., Dornelles, C.M.R., Fernandes, M.V., Mattos, Â.Z. Spontaneous bacterial peritonitis and extraperitoneal infections in patients with cirrhosis. *Ann Hepatol*. 2020;19:451–457.
9. Leão, G.S., de Mattos, A.A., Picon, R.V., Schacher, F.C., John Neto, G., Jotz, R.F., et al. The prognostic impact of different

stages of acute kidney injury in patients with decompensated cirrhosis: a prospective cohort study. *Eur J Gastroenterol Hepatol.* 2021;33:e407–412.

10. Terra, C., Mattos, Â.Z., Pereira, G., Farias, A.Q., Kondo, M., Mattos, A.A., et al. Recommendations of the Brazilian Society of Hepatology for the management of acute kidney injury in patients with cirrhosis. *Arq Gastroenterol.* 2018;55:314-320.

11. Flamm, S.L., Wong, F., Ahn, J., Kamath, P.S. AGA Clinical Practice Update on the Evaluation and Management of Acute Kidney Injury in Patients with Cirrhosis: Expert Review. *Clin Gastroenterol Hepatol.* 2022;20:2707-2716.

12. Amathieu, R., Al-Khafaji, A., Sileanu, F.E., Foldes, E., De-Sensi, R., Hilmi, I., et al. Significance of oliguria in critically ill patients with chronic liver disease. Hepatology. 2017;66:1592–1600.

13. Pons M, Augustin S, Scheiner B, Guillaume M, Rosselli M, Rodrigues SG et al. Noninvasive Diagnosis of Portal Hypertension in Patients With Compensated Advanced Chronic Liver Disease. *Am J Gastroenterol.* 2021;116:723–732.

14. de Franchis, R., Bosch, J., Garcia-Tsao, G., Reiberger, T., Ripoll, C., Abraldes, J.G., et al. Baveno VII – Renewing consensus in portal hypertension. *J Hepatol.* 2022; 76:959-974.

15. Bajaj, J.S., Lauridsen, M., Tapper, E.B., Duarte-Rojo, A., Rahimi, R.S., Tandon, P., et al. Important Unresolved Questions in the Management of Hepatic Encephalopathy. *Am J Gastroenterol.* 2020;115:989-1002.

16. Montagnese, S., Rautou, P.E., Romero-Gómez, M., Larsen, F.S., Shawcross, D.L., Thabut, D., et al. EASL Clinical Practice Guidelines on the management of hepatic encephalopathy. *J Hepatol.* 2022;77:807-824.

17. Garcia-Tsao, G., Abraldes, J.G., Berzigotti, A., Bosch, J. Portal hypertensive bleeding in cirrhosis: Risk stratification, diagnosis, and management: 2016 practice guidance by the American Association for the study of liver diseases. Hepatology. 2016;65:310–335.

18. Bittencourt, P.L., Strauss, E., Farias, A.Q., de Mattos, A.A., Lopes, E.P. Variceal bleeding: update of recommendations from the brazilian association of hepatology. *Arq Gastroenterol.* 2017;54:349–355.

CAPÍTULO 56

Icterícias – Diagnóstico Diferencial

Liliana Sampaio Costa Mendes • Francisco Sérgio Rangel de Paula Pessoa • Carolina Augusta Matos de Oliveira • Mariana de Morais Lira Gouveia

INTRODUÇÃO

Icterícia é um sinal clínico caracterizado pela coloração amarelada de pele e mucosas, e ocorre devido ao aumento da bilirrubina no plasma e nos tecidos. Quando os níveis de bilirrubina direta predominam sobre os de indireta também existirão colúria e acolia fecal.[1-3]

A fisiopatologia envolve o aumento na produção, diminuição na captação e na conjugação da bilirrubina e/ou diminuição na excreção.[1,2] A hiperbilirrubinemia pode ser de bilirrubina direta ou conjugada ou de bilirrubina indireta ou não conjugada.[1-6]

Quando o paciente apresenta icterícia, é necessário avaliar algumas situações, como presença de colúria, acolia fecal, prurido, perda de peso e faixa etária, para estabelecer hipóteses diagnósticas e orientação apropriada em relação aos exames complementares e tratamento.

INCIDÊNCIA E PREVALÊNCIA

Dados epidemiológicos sugerem que a incidência de icterícia varia dependendo da causa subjacente, e é mais comum em determinadas faixas etárias. Afeta aproximadamente 6 em cada 10 recém-nascidos saudáveis.[2]

A etnia interfere na prevalência da síndrome de Gilbert. Entre caucasianos, há prevalência de 2 a 10%. Nas populações orientais da Ásia (chineses e japoneses), a prevalência de síndrome de Gilbert é de 2%, enquanto indivíduos originários da Índia, sul da Ásia e Oriente Médio demonstram taxas de 20%.[1]

Em adultos, a icterícia devido a doença hepática alcoólica e não alcoólica é mais comum em homens, enquanto a colangite biliar primária predomina em mulheres.[2]

DIAGNÓSTICO

A hiperbilirrubinemia indireta pode ser causada por hemólise, medicamentos e jejum prolongado. A bilirrubina indireta é liberada das hemácias senescentes em infecções e síndromes genéticas (p. ex., síndrome des Gilbert e Crigler-Najjar).

A hiperbilirrubinemia direta pode ser causada por lesão hepatocelular ou colestase hepática, quando há diminuição na capacidade do fígado em secretar bilirrubina conjugada através do polo canalicular do hepatócito (p. ex., hepatites, álcool, drogas, febre amarela, doença de Wilson) ou por colestase obstrutiva por impedimento à chegada da bile no duodeno, secundário à obstrução das vias biliares intra ou extra-hepáticas – exemplificadas por colangite esclerosante primária; coledocolitíase; estenose biliar; pancreatite crônica com acometimento por distorção de colédoco distal; colangiopatia associada ao HIV e parasitos na via biliar; colangiocarcinoma; neoplasias periampulares; e as de vesícula biliar. Na Figura 56.1 estão as causas de hiperbilirrubinemia.

Hiperbilirrubinemia indireta

A síndrome de Gilbert deve-se a uma mutação no gene *UGT-1A1*, localizado no *locus* 2q37 (mutação mais frequente, a [TA7TAA]). Como resultado da mutação, a atividade da enzima UDP-glucuronil-transferase está reduzida em graus variados, e por isso há variação na expressão clínica ocasionada pela menor transformação da bilirrubina indireta em bilirrubina direta. Na maior parte das vezes é assintomática, principalmente até a adolescência, com possibilidade de flutuação de icterícia esclerótica, e menos comumente cutânea. A mutação genética nem sempre é associada com a expressão fenotípica. [1,3]

Na síndrome de Gilbert há redução de 60 a 70% na atividade do *UGT1A1*.[1-4] A pesquisa genética para o diagnóstico da síndrome de Gilbert é um método caro e pouco eficaz (a mutação estudada pode não ser acompanhada da expressão clínico-laboratorial), o diagnóstico é primariamente de exclusão, para descartar possíveis hepatopatias e hemólise.[3] Os hemogramas e as provas de função hepática são normais, com exceção da bilirrubina indireta, que estará aumentada, em geral abaixo de 3 mg/dℓ, mas no máximo atinge valor de 5 mg/dℓ. Não há colúria ou acolia fecal.[1-3]

A síndrome é benigna e de excelente prognóstico.[1-4] Pode ser realizada dosagem de bilirrubinas em condições normais e após uma dieta hipocalórica de 24 horas (400 kcal/24 horas),

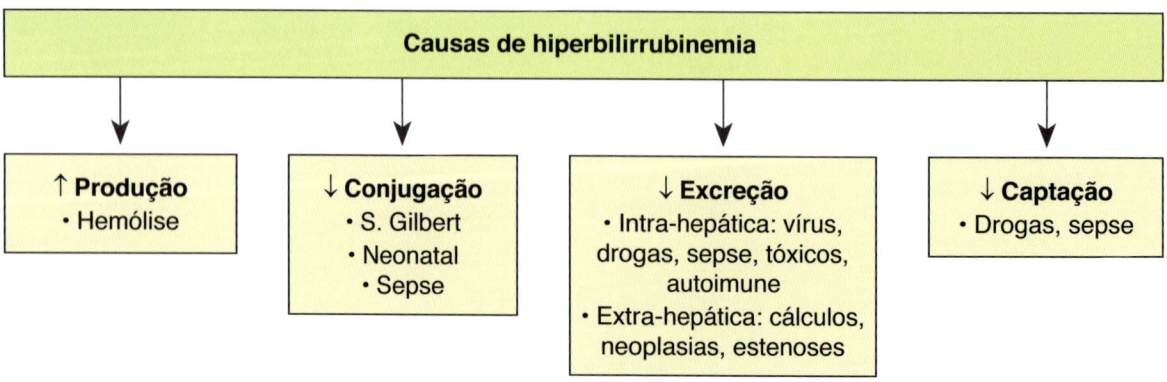

Figura 56.1 Causas de hiperbilirrubinemia indireta (não conjugada) ou direta (conjugada).

que desencadeará aumento na bilirrubina indireta de 2 a 3 vezes.[1-3] O mesmo aumento pode ser desencadeado pela administração endovenosa de ácido nicotínico.

Mutações comuns na síndrome de Gilbert incluem uma mutação de inserção de TA na caixa TATA [A (TA) 7TAA] (UGT1A1 28) e c0,211 G> A (p.G71R) no exon 1 (UGT1A1 6). Um (TA) 7TAA também é mostrado como c.-53TA.[1,3] Nas populações caucasiana e africana, quase todos os indivíduos são homozigotos para *UGT1A1*. Nas populações japonesa, chinesa e coreana, existe uma mutação adicional, *UGT1A1 6*, que causa síndrome de Gilbert no estado homozigótico.[1,3]

Como principais diagnósticos diferenciais de hiperbilirrubinemia indireta temos as síndromes de Crigler-Najjar 1 e 2,[2,4] que são tipicamente diagnosticadas logo após o nascimento e estão associadas a níveis pronunciados de bilirrubina total, com marcante predominância de bilirrubina indireta.[3,4] Pacientes com doença autossômica recessiva tipo 1 (completa) têm hiperbilirrubinemia grave. Eles geralmente morrem de kernicterus no primeiro ano de vida, mas podem sobreviver até a idade adulta.[1-6]

Pacientes com doença autossômica dominante tipo 2 (parcial) muitas vezes têm hiperbilirrubinemia menos grave (< 20 mg/dℓ) e, geralmente, vivem até a idade adulta sem dano neurológico, apresentando boa redução dos níveis de bilirrubina com uso do fenobarbital.[4]

Hiperbilirrubinemia direta

A síndrome de Dubin-Johnson, descrita em 1954, e a síndrome de Rotor, descrita pela primeira vez em 1948 pelo médico Arturo Belleza Rotor, perfazem defeitos metabólicos familiares benignos, de herança autossômica recessiva, caracterizados por hiperbilirrubinemia não hemolítica com predomínio de bilirrubina direta. Enquanto na síndrome de Dubin-Johnson (SDJ) a excreção biliar de ânions orgânicos, exceto ácidos biliares, é prejudicada e uma ligação molecular com o transportador dependente de ATP canalicular ABCC2 foi elucidada, na síndrome de Rotor (SR) o mecanismo subjacente é o comprometimento hepatocelular no armazenamento de bilirrubina conjugada, que resulta em hiperbilirrubinemia por vazamento para o plasma. A associação a um gene específico, no entanto, não foi relatada.[7]

Na SDJ, os exames de urina revelam níveis normais de coproporfirina, mas 80% dessa fração constituem coproporfirina I. Em indivíduos normais, espera-se que 75% sejam coproporfirina III. Outro método é a depuração de bromossulfaleína (BSP), e nesse caso é normal aos 45 minutos com um segundo pico (bifásico) aos 90 minutos, indicando transporte alterado. Esse teste, entretanto, não é específico para a doença, pois perfil semelhante também pode ser observado em outras doenças hepatobiliares colestáticas.[7,4]

Na SR, novamente, o melhor parâmetro é a análise da excreção de coproporfirina na urina, que é elevada de 2 a 5 vezes, com 65% constituindo coproporfirina I, o que o diferencia do padrão encontrado na SDJ. Quando as depurações plasmáticas de BSP são determinadas, há um aumento da retenção em 45 minutos e nenhum pico bifásico após 90 minutos.[7]

Diferentes doenças hepáticas são acompanhadas por hiperbilirrubinemia e icterícia. Condições que se manifestam com disfunção hepatocelular aguda ou crônica são hepatites virais, doenças hepáticas autoimunes, doenças hepáticas metabólicas, injúria hepática tóxico medicamentosa ou isquêmica.

Para o diagnóstico diferencial, é fundamental uma boa anamnese, notadamente ressaltando-se a busca da associação da icterícia com outros sintomas, tempo de início, bem como exame físico completo e exames complementares.[2,4,5]

Dentre as hepatites virais, a hepatite A é usualmente uma doença autolimitada que se apresenta com icterícia aguda. Embora possam ter manifestação aguda, normalmente as hepatites B e C não costumam cursar com icterícia nas fases iniciais, mas podem levar à icterícia progressiva quando progridem para cirrose hepática. Outros vírus como Epstein-Barr vírus, citomegalovírus e herpes-vírus podem levar à icterícia transitória.[2,4]

Doenças hepáticas autoimunes podem evoluir tanto com quadros agudos como crônicos, e pode ocorrer o desenvolvimento de cirrose hepática. Destacam-se a hepatite autoimune, mais comum em mulheres jovens, colangite biliar primária, mais frequente em mulheres de meia-idade, com sintomas iniciais como prurido e fadiga, e colangite esclerosante primária, que ocorre predominantemente em homens e é associada a doença inflamatória intestinal.[2,4]

O uso crônico de álcool pode resultar em esteatose hepática, hepatite e cirrose, com níveis variados de icterícia. A hepatite alcoólica aguda costuma apresentar-se com sintomas mais graves, com possibilidade de evoluir com alta mortalidade nos casos com índice de função discriminante de Maddrey maior ou igual a 32.[2,4]

Pacientes com doença hepática gordurosa não alcoólica podem evoluir com esteatose hepática e progressão de fibrose, com consequente evolução para cirrose hepática.[2,4]

A doença de Wilson, um distúrbio genético raro, está associada à perda da função de um transportador celular responsável por mover o cobre da dieta nos canalículos hepáticos, que passa a se acumular e afeta o metabolismo lipídico hepático, o que leva à esteatose e à colestase. Outras doenças genéticas de depósito incluem a deficiência de alfa-1 antitripsina e a hemocromatose hereditária.[2,4]

A sepse também pode cursar com hiperbilirrubinemia através da circulação de reagentes de fase aguda e endotoxinas bacterianas, perturbando o transporte da bilirrubina e levando à colestase e elevação de sais biliares.[2,4]

A injúria hepática induzida por drogas tem múltiplos mecanismos, incluindo hepatotoxicidade direta e ativação de resposta autoimune, que ativa uma cascata inflamatória e inibe o transporte da bilirrubina nos canalículos, o que culmina com hiperbilirrubinemia.[2,4]

A obstrução extra-hepática continua sendo uma das causas frequentes de colestase e, portanto, métodos de imagem como EUS (ultrassonografia endoscópica), CPRE (colangiopancreatografia retrógrada endoscópica) e CPRM (colangiopancreatografia por ressonância magnética) são fundamentais no estabelecimento do diagnóstico.[2]

A coledocolitíase é uma das causas mais comuns de icterícia em todo o mundo. A icterícia ocorre quando os cálculos biliares bloqueiam o ducto biliar comum (DBC) e o excesso de bilirrubina entra na circulação. A ocorrência de cálculos biliares na população chega a 15%. Os fatores envolvidos na formação de cálculos biliares no DBC incluem estase biliar, bactérias, desequilíbrio no pH, dentre outros. Os sintomas típicos de pacientes com obstrução do DBC incluem fezes de cor clara, urina escura e dor no abdome. Se o paciente apresenta-se com febre e estado mental alterado, pode-se concluir que o paciente tem tríade de Charcot ou pêntade de Reynolds.[2]

Em uma porcentagem muito menor, a obstrução do DBC pode ser precipitada por estenoses biliares após colecistectomia, ou por procedimentos cirúrgicos com formação de anastomose coledocojejunal. Neoplasias do sistema biliar (carcinoma de vesícula biliar e colangiocarcinoma) e periampulares (carcinoma de cabeça de pâncreas, carcinoma da ampola de Vater, carcinoma periampular de duodeno) também podem ser a causa da icterícia obstrutiva.[2] A Figura 56.2 mostra o algoritmo de investigação de icterícia.

TRATAMENTO

Hiperbilirrubinemia indireta

Para a síndrome de Gilbert, em geral não é necessário instituir qualquer medicamento. Os pacientes são orientados a ingerir líquidos e alimentos regularmente e evitar jejum prolongado e exercícios físicos extenuantes. Devem também ser comunicados da possibilidade de icterícia após o uso de certas medicações, privação de sono, uso de álcool ou durante a menstruação. O uso de fenobarbital a 1,5 a 2 mg/kg VO, 3 vezes ao dia, por induzir a atividade da glucuronil transferase parcialmente deficiente, pode ser eficaz. A Figura 56.3 mostra a resolução da icterícia esclerótica em síndrome de Gilbert tratada com fenobarbital.[1].

O tratamento da síndrome de Crigler-Najjar tipo I consiste em fototerapia e plasmaférese, sendo o transplante hepático a única opção curativa. Já o tratamento da Síndrome de Crigler-Najjar tipo II pode ser feito com fenobarbital, nos moldes propostos para a síndrome de Gilbert.[4]

Hiperbilirrubinemia direta

As síndromes de Dubin-Johnson e Rotor, por serem doenças benignas, não requerem tratamento específico.[7] Nas demais doenças, o tratamento depende da causa.

Nas hepatites virais agudas, o tratamento costuma ser de suporte aos sintomass. Hepatites B e C crônicas têm indicação de antivirais específicos.[2]

A hepatite autoimune é tratada com imunossupressores, e a primeira linha com corticoide e azatioprina. Colangite biliar primária e colangite esclerosante primária são tratadas com ácido ursodesoxicólico (UDCA), nas doses de 13 a 15 mg/kg ao dia, e de 15 a 20 mg/kg ao dia, respectivamente.[2,8]

Para as causas medicamentosas, o tratamento costuma ser a suspensão dos fármacos. E nos casos de sepse, o tratamento específico e correto da infecção é o preconizado.[2]

Nos casos de doença hepática alcoólica, o tratamento principal é a abstinência alcoólica, com benefícios com o uso de corticoide nos casos de hepatite alcoólica aguda grave com índice de função discriminante de Maddrey ≥ a 32.[2,8]

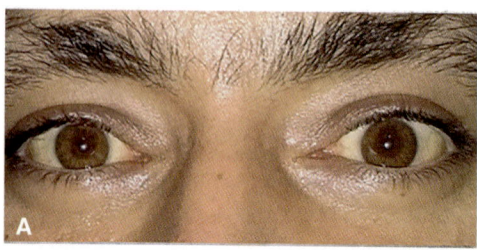
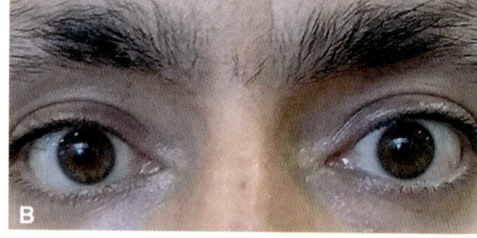

Figura 56.3 Paciente com síndrome de Gilbert antes (**A**) e após o uso de fenobarbital (**B**).

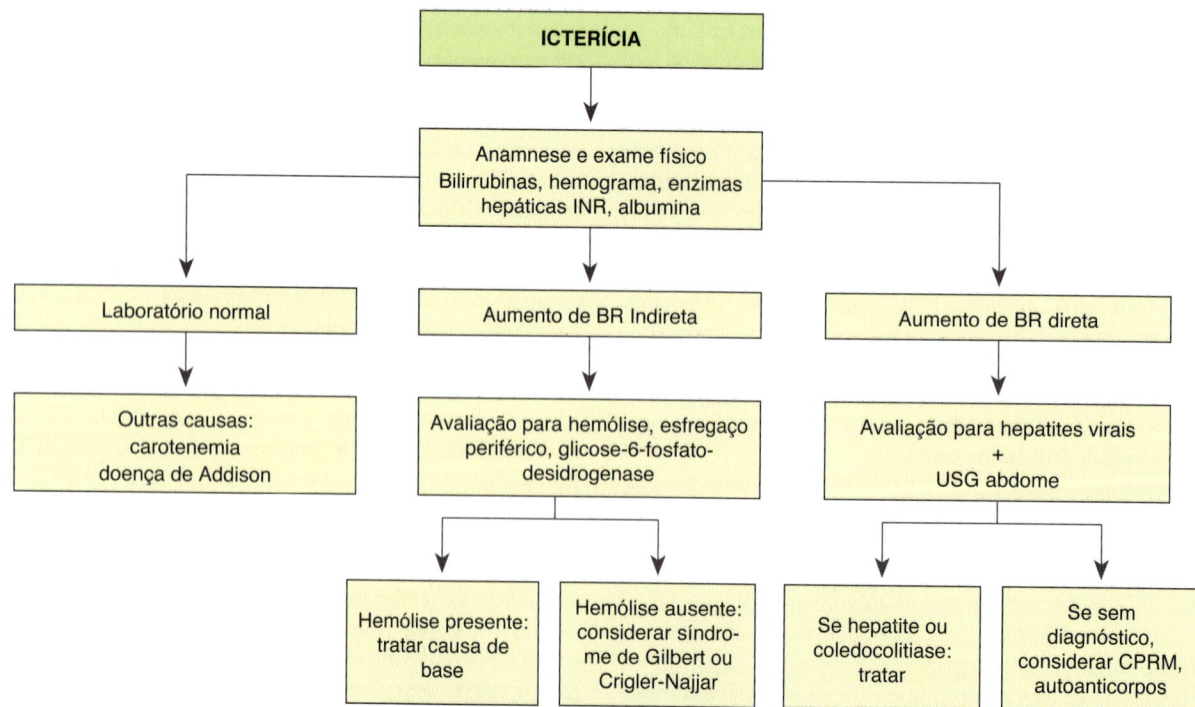

Figura 56.2 Algoritmo diagnóstico de icterícia.

Para disfunções hepáticas grave, aguda ou crônica, apenas o tratamento da doença hepática afetará os níveis de bilirrubina, podendo-se indicar transplante hepático nos casos de doença em estágio avançado.[2]

Quanto às causas de icterícia por obstrução extra-hepática, o tratamento depende da etiologia da doença. Com relação à colelitíase, hoje é consenso que a colelitíase sintomática tem clara indicação cirúrgica para se evitar as complicações que decorrem dessa condição, desde que o paciente não tenha contraindicação clínica para ser operado. Existem, no entanto, algumas recomendações para que alguns grupos específicos de portadores de colelitíase assintomática sejam operados, como indivíduos imunossuprimidos, portadores de vesícula em porcelana, pessoas com antecedentes familiares de neoplasia do sistema digestório, pessoas com doença hemolítica crônica, portadores de cálculos muito grandes (> 2,5 cm) ou muito pequenos, na presença de pólipo juntamente com cálculo ou de múltiplos pólipos da vesícula biliar e pólipos com crescimento acelerado.[9]

A coledocolitíase é uma complicação da colelitíase, e pode evoluir com colangite. O tratamento baseia-se no uso de antibioticoterapia para a cobertura dos principais agentes causadores de colangite aguda, os gram-negativos (*E. coli, Klebsiella* sp., *Enterobacter* sp., *Proteus* sp.), e na drenagem emergencial das vias biliares através de CPRE. Após o tratamento da infecção, deve-se proceder à colecistectomia durante a internação.[9]

Nas neoplasias periampulares e do sistema biliar, o tratamento é feito de acordo com o estágio da doença. O estadiamento tumoral é muito importante para decidir a terapêutica, uma vez que será fundamental para a tomada de decisão sobre a técnica a ser utilizada, e, para tanto, as classificações de Vienna e TNM foram propostas e são os parâmetros.[10]

A cirurgia é a melhor opção quando o tumor pode ser totalmente removido; porém, se for irressecável (tumores que apresentam doença localmente avançada/metástase, ou estão em locais de difícil acesso para serem removidos cirurgicamente), os métodos mais usados são radioterapia e quimioterapia. Em alguns casos de tumores do sistema biliar, também são usadas próteses na via biliar para permitir que a bile flua, auxiliando no controle da dor e do prurido. Os *stents* podem ser inseridos durante a CPRE.

O tratamento do tumor periampular ressecável é um grande desafio cirúrgico devido às dificuldades em todas as fases, desde o diagnóstico até o processo terapêutico. Os tratamentos para os tumores periampulares ressecáveis já bem estabelecidos são cirurgia de Whipple e papilectomia endoscópica; no entanto, a primeira apresenta taxa considerável de morbidade (de 27 a 52%) e mortalidade (de 3 a 9%); e a segunda, apesar de menor taxa de morbidade (de 19 a 33%) e mortalidade (de 0 a 3%) apresenta alta recidiva, alcançando 35%; dessa maneira, é restrita às lesões benignas e pequenas (< 2 cm).[10] Caso haja metástases ou doença localmente avançada, o tratamento pode ser paliativo, e o método de controle é a quimioterapia associada ou não à radioterapia.

CONSIDERAÇÕES FINAIS

A icterícia pode ser a manifestação clínica principal de várias entidades distintas, tanto benignas quanto malignas. A anamnese e o exame físico completos são fundamentais no direcionamento dos exames complementares para a elucidação diagnóstica e tratamento adequado.

REFERÊNCIAS BIBLIOGRÁFICAS

1. Karl-Heinz, W., Ryan, G. S., Lang, C.A., Khoei, N.S., Bulmer, A.C. (2018) Diagnostic criteria and contributors to Gilbert's syndrome, Critical Reviews in Clinical Laboratory Sciences, 55:2, 129-139, DOI: 10.1080/10408363.2018.1428526.

2. Pavlovic Markovic, A., Stojkovic Lalosevic, M., Mijac, D.D., Milovanovic, T., Dragasevic, S., Sokic Milutinovic, A., Krstic, M.N. Jaundice as a Diagnostic and Therapeutic Problem: A General Practitioner's Approach. Dig Dis. 2022;40(3):362-369. DOI: 10.1159/000517301. Epub 2021 May 20. PMID: 34015787.

3. Thoguluva Chandrasekar, V., Faust, T.W., John, S. Gilbert Syndrome. 2022 Feb 14. In: StatPearls [Internet]. Treasure Island (FL): StatPearls Publishing; 2022 Jan–. PMID: 29262099.

4. Chee, Y.Y., Chung, P.H., Wong, R.M., Wong, K.K. Jaundice in infants and children: causes, diagnosis, and management. Hong Kong Med J. 2018 Jun;24(3):285-292. doi: 10.12809/hkmj187245. Epub 2018 May 21. PMID: 29807950.

5. Chen, H.L., Wu, S.H., Hsu, S.H., Liou, B.Y., Chen, H.L., Chang, M.H. Jaundice revisited: recent advances in the diagnosis and treatment of inherited cholestatic liver diseases. *J Biomed Sci.* 2018 Oct 26;25(1):75. DOI: 10.1186/s12929-018-0475-8. PMID: 30367658; PMCID: PMC6203212.

6. Martínez Lorenzo, R., Fernández Filgueira, M., Crespo Suárez, P.A., Espiño Lorenzo, P. Opciones de tratamiento hospitalario de la icteria [Hospital treatment options for jaundice]. *An Pediatr* (Engl Ed). 2020 Dec;93(6):426-427. Spanish. DOI: 10.1016/j.anpedi.2020.06.026. Epub 2020 Sep 8. PMID: 32912749.

7. Talaga, Z.J., Vaidya, P.N. Dubin Johnson Syndrome. 2022 Jul 11. In: StatPearls [Internet]. Treasure Island (FL): StatPearls Publishing; 2022 Jan. PMID: 30725679.

8. Bowlus, C. L., Arrivé, L., Bergquist, A., Deneau, M., Forman, L., Ilyas, S.I., Lunsford, K. E.; Martinez, M., Sapisochin, G., Shroff, R., Tabibian, J.H., Assis, D.N.,. AASLD practice guidance on primary sclerosing cholangitis and cholangiocarcinoma. Hepatology 77(2):p 659-702, February 2023. DOI: 10.1002/hep.32771.

9. Matoso, A.G.B., et al. Casos comentados de Gastroenterologia e Hepatologia/organização Vera Lúcia Ângelo Andrade. 1ª Ed. – Rio de Janeiro: Rubio, 2021.

10. Lucena, G.C.M., Barros, R.A. Drenagem biliar pré-operatória na neoplasia periampular. ABCD *Arq Bras Cir Dig.* 2018; 31 (2):e 1372. DOI:10.1590/0102-672020180001e1372.

57
Pancreatites

Mariana Rolim F. Macedo • Ana Beatriz Fernandes Sobreira •
Carlos Arthur F. Sobreira

INTRODUÇÃO

Existem dois tipos de pancreatite: aguda e crônica. A pancreatite aguda (PA) é uma doença inflamatória do pâncreas desencadeada por uma ativação enzimática dentro do parênquima[1] e tem diversas causas, com um grande espectro de quadro clínico, tanto no que diz respeito aos sintomas, como gravidade de apresentação, e tratamento pautado, na maioria das vezes, em suporte clínico.[2] Já a pancreatite crônica (PC) é caracterizada por um processo inflamatório contínuo e crônico do pâncreas, com alterações morfológicas irreversíveis, que tipicamente causa dor abdominal e pode resultar na perda permanente da função pancreática exócrina e endócrina levando à redução da qualidade de vida e menor expectativa de vida.[8] Insuficiência pancreática exócrina (IEP) mais comumente se desenvolve após 5 a 10 anos de PC, exigindo perda de aproximadamente 90% da função pancreática. O risco de IEP varia com a etiologia da PC, sendo o risco maior na PC alcoólica.[9]

PANCREATITE AGUDA
Incidência e prevalência

Acomete principalmente a faixa etária de 30 a 60 anos, e a sua incidência anual varia entre 13 a 45 casos a cada 100 mil habitantes, com tendência crescente nos últimos anos, que pode ser justificada pelo aumento do consumo de álcool, a maior prevalência de obesidade com maior risco de litíase biliar e também pela melhora dos métodos diagnósticos.[3,4]

Segundo o DATASUS, em 2016 a incidência da PA no Brasil foi de 15,9 casos a cada 100 mil habitantes/ano, e em 2017 foram registrados mais de 32 mil internações hospitalares, quase 1.700 óbitos, com um gasto aproximado de R$ 26 milhões. Nos EUA, é a principal causa gastrintestinal de internação hospitalar, e a quinta maior causa de mortalidade intra-hospitalar.[5,6]

Etiologia

São diversas as etiologias de PA, e a litíase biliar é a causa mais comum, representando cerca de 40% dos casos, podendo chegar até a 70% em algumas referências. Junto com etilismo, são responsáveis por cerca de 75 a 80% dos casos de PA.[6] Apesar de o risco de desenvolver PA em pacientes com cálculos biliares ser maior em homens, pela alta prevalência de litíase biliar em mulheres, a maioria dos casos de PA biliar ocorre no sexo feminino, e os cálculos biliares pequenos (menores que 5 mm) são os que oferecem maior risco.[3] Com relação a PA de etiologia alcoólica, é necessário um consumo superior a 10 a 30 g de álcool/dia por um período superior a 5 anos.[2,6]

Dentre os casos que não são atribuídos à litíase biliar ou ao álcool, encontram-se causas variadas (10% do total de casos): medicações (valproato, esteroides, azatioprina, carbamazepina, furosemida, hidroclorotiazida, metildopa, sinvastatina), trauma, hipertrigliceridemia, neoplasia pancreática, doença da IgG4, pâncreas *divisum* (questionável) e pós-colangiopancreatografia retrógrada endoscópica (CPRE). Cerca de 10% dos pacientes permanecem com causa desconhecida.[4]

Diagnóstico

A PA normalmente se manifesta com dor abdominal, tipicamente localizada em andar superior do abdome, geralmente contínua, que dura de horas a dias e associa-se a náuseas e vômitos. Pode haver parada da eliminação de fezes e flatos em decorrência de íleo paralítico. Por seu caráter inflamatório, é comum o paciente encontrar-se com critérios de síndrome da resposta inflamatória sistêmica (SIRS), incluindo febre, taquicardia e hipotensão. Nas formas necrotizantes, há sinais típicos de hemorragia retroperitoneal, como o sinal de Cullen (equimose periumbilical), sinal de Gray-Turner (equimose em flancos) e sinal de Fox (equimose em região escrotal).[2]

Laboratorialmente, a pancreatite é caracterizada pela elevação de amilase e lipase (> 3 vezes o limite superior da normalidade), e pode haver elevação de transaminases e hiperbilirrubinemia. O grau de elevação de enzimas pancreáticas não tem correlação com a gravidade da PA, e não há papel em seriá-las. A icterícia pode ser explicada pelo próprio processo inflamatório que cursa com edema da cabeça pancreática e compressão do colédoco, levando à icterícia obstrutiva, ou por coledocolitíase associada. Provas inflamatórias costumam estar alteradas, e o PCR marcadamente aumentado (> 96 mg/d) é fator de pior prognóstico.[1]

O diagnóstico de PA segue o Consenso de Atlanta 2012 (revisado).[7] Os pacientes serão considerados como tendo PA se preencherem pelo menos 2 dos 3 critérios a seguir:

- Dor abdominal consistente com PA: início agudo de dor epigástrica intensa e persistente, muitas vezes irradiando para o dorso
- Elevação de amilase ou lipase acima de 3 vezes o limite superior da normalidade
- Achados característicos de PA em tomografia computadorizada de abdome (TC) e, menos comumente, ressonância magnética (RM) ou ultrassonografia (US) abdominal.

Se o diagnóstico de PA for estabelecido por dor abdominal e aumento nos níveis séricos das enzimas pancreáticas, a TC de abdome não é necessária. Nesses casos, a US abdominal deve ser realizada para pesquisa de litíase biliar (importante para definição da etiologia).[1] A TC de abdome com contraste está indicada na dúvida diagnóstica ou nos casos de evolução clínica desfavorável, com suspeita de necrose pancreática/coleções, principalmente após a segunda semana da doença. Deve-se evitar sua realização dentro das primeiras 72 horas, momento de pico da SIRS e quando a necrose pancreática ainda não está evidente. Os achados tomográficos podem ser classificados nos critérios de gravidade propostos por Balthazar.[1,4]

A RM de abdome deve ser realizada quando houver contraindicação a TC com contraste. A colangiorressonância é usada na suspeita de coledocolitíase ou para pesquisar alterações anatômicas, como pâncreas *divisum*/pâncreas anular.[1]

A US endoscópica deve ser utilizada nos casos em que a etiologia da PA não foi definida, pois tem alta sensibilidade para o diagnóstico de microlitíase/lama biliar.

A CPRE está indicada em vigência da PA apenas nos casos de coledocolitíase com colangite sem resposta ao tratamento antibiótico para desobstruir a via biliar. Nos pacientes com PA e coledocolitíase sem colangite, a CPRE deve ser realizada após a resolução da PA, antes da colecistectomia.[1,2]

De acordo com a Classificação de Atlanta, revisada em 2012, a gravidade da PA pode ser classificada em:[7]

- Leve: não há falência de órgãos, complicações sistêmicas ou locais e, em geral, resolve-se ao longo de 3 a 7 dias após o início dos sintomas
- Moderadamente grave: ocorre falência orgânica transitória (< 48 horas), complicações sistêmicas (exacerbações de doenças prévias) ou locais (coleções peripancreáticas e pseudocistos, ou pancreatite necrotizante)
- Grave: caracterizada pela falência orgânica persistente (> 48 horas), e a maioria dos pacientes apresenta necrose pancreática, e a mortalidade é de pelo menos 30%.

Diagnóstico diferencial

Diversas patologias do trato gastrintestinal podem se assemelhar a PA, como colangite, colecistite, coledocolitíase, diverticulite aguda, apendicite, úlcera péptica, obstrução intestinal, isquemia mesentérica. Outras patologias possíveis são cisto de ovário roto, cetoacidose diabética, infarto agudo do miocárdio, cólica nefrética.

Tratamento

O tratamento inicial da pancreatite é pautado no suporte clínico, que inclui monitorização de sinais vitais, reposição volêmica, analgesia e nutrição.

Uma vigorosa reposição volêmica está associada à redução da incidência de SIRS e suas consequências (hipovolemia, hipoperfusão, falência orgânica e morte). Deve ser feita com soluções cristaloides, preferencialmente ringer lactato, que se mostrou superior na redução de complicações sistêmicas.[4] A maioria das diretrizes atuais recomenda uma terapia de fluidos intravenosos de 5 a 10 mℓ/kg/h nas primeiras 24 horas, com reavaliação periódica. Deve-se direcionar a velocidade de infusão de volume de acordo com parâmetros do paciente (com alvo de frequência cardíaca inferior a 120 por minuto, pressão arterial média entre 65 mmHg e 85 mmHg, e débito urinário superior a 0,5 a 1,0 mℓ/kg/h, ureia sérica < 20 e hematócrito entre 35 e 44%).[1,2]

Para o controle da dor, analgésicos comuns devem ser a primeira escolha; porém, pode ser necessário o uso de opioides.[1] Nenhum analgésico é superior quanto à segurança ou eficácia. O uso de cateter epidural para analgesia foi avaliado em um estudo multicêntrico retrospectivo e foi associado à redução de mortalidade em 30 dias (2% x 17% em pacientes internados na UTI); porém, ainda são necessários mais estudos para que essa modalidade possa ser recomendada de rotina.[2]

Os pacientes devem, inicialmente, ser mantidos em dieta zero para melhor controle sintomático, e um suporte nutricional adequado é essencial para o tropismo da função da barreira intestinal, inibir a translocação bacteriana e diminuir a síndrome de resposta inflamatória sistêmica.[2] Portanto, na PA leve, a dieta oral (baixo teor de gordura) deve ser iniciada o mais precocemente possível, assim que houver resolução das náuseas/vômitos e controle da dor. Caso a dieta oral não possa ser iniciada e/ou o paciente persista com a ingestão calórica insuficiente após 72 horas, a via de alimentação preferencial deve ser a enteral, administrada por sonda nasogástrica ou por sonda nasoenteral. A nutrição parenteral de rotina não é recomendada devido ao maior risco de complicações, necessidade de cirurgia e maior mortalidade, estando reservada para os casos em que a dieta enteral não é bem tolerada.[4]

A PA pode cursar com formação de coleções fluidas nos primeiros dias de doença, que, em geral, se resolvem espontaneamente ou evoluem com formação de pseudocisto, normalmente após 4 semanas de doença. Também pode ocorrer necrose do tecido pancreático, que é estéril no início e pode evoluir com infecção bacteriana secundária (assim como as coleções). As complicações infecciosas surgem, em geral, a partir da segunda semana de doença.[2,4] O tratamento antibiótico não é recomendado de forma profilática, e é iniciado apenas se houver infecção confirmada ou suspeita (deterioração clínica). Os antibióticos de escolha são os carbapenêmicos.[1]

Quando indicada, a drenagem das coleções deve ser feita seguindo uma abordagem "step-up", com preferência para as modalidades menos invasivas (punção percutânea —> debridamento minimamente invasivo endoscópico ou retroperitoneal —> cirurgia aberta). Os pseudocistos sintomáticos podem ser descomprimidos por cistogastrostomia endoscópica.[2]

O tratamento cirúrgico está reservado quando surgem complicações locais (coleções peripancreáticas, necrose infectada e pseudocisto) que não podem ser acessadas por via menos invasiva (drenagem endoscópica ou percutânea). No entanto, deve ser postergado o máximo possível, idealmente realizado após a terceira semana de doença, quando a necrose está mais delimitada, uma vez que a abordagem cirúrgica precoce está associada à alta mortalidade. A intervenção precoce deve ficar restrita aos pacientes instáveis, que não respondem à antibioticoterapia isolada ou com deterioração clínica progressiva.[1]

Nos casos de PA biliar, a colecistectomia deve ser realizada na internação, após a resolução do quadro. Nos casos graves, a colecistectomia pode ser postergada, de modo a reduzir a inflamação pancreática e melhorar o campo cirúrgico.[1]

PANCREATITE CRÔNICA
Incidência e prevalência

A PC tem uma incidência anual de 5 a 8 casos por 100 mil adultos e prevalência de 42 a 73 casos por 100 mil adultos nos EUA. Taxas de prevalência variando de 36 a 125 por 100 mil habitantes foram relatados no Japão, China e Índia, e a Índia tem a maior prevalência.[10]

Etiologia

Existem diferenças na prevalência de PC por etiologia. A pancreatite relacionada com o álcool é mais comum no Ocidente e no Japão, em comparação com outros países asiáticos, e ocorre principalmente em pessoas com 40 a 60 anos, acometendo mais o sexo masculino (dois terços) e a raça negra. Pacientes negros também são mais propensos a ter mais alterações morfológicas, como calcificações, atrofia, estenoses pancreáticas e do ducto biliar comum.[9] A pancreatite por hipertrigliceridemia é mais comum no sexo feminino.

A PC hereditária ocorre em indivíduos mais jovens, em geral de 10 a 40 anos, e ambos os sexos são afetados igualmente. A PC diopática pode ser de início precoce (< 35 anos) ou de início tardio (> 35 anos). Já a PC autoimune acomete mais homens de meia-idade.[10]

Evidências recentes apoiam a noção de que, na maioria dos pacientes, mais de uma "etiologia" está presente. A classificação TIGAR-O (Tabela 57.1) agrupa modificadores de risco que podem interagir para produzir doença pancreática.[11]

Diagnóstico

O diagnóstico de PC é baseado no tripé fatores de risco (genético ou ambiental), quadro clínico e imagem pancreática com alterações estruturais.

O quadro clínico é composto principalmente de dor abdominal (80%) intensa no epigastro, hipocôndrio esquerdo ou mesogastro, que pode irradiar para o dorso. Náuseas e vômitos ocorrem em alguns pacientes. Caracteristicamente, a dor acontece após as refeições, mas pode aparecer independentemente delas. É persistente e tende a durar várias horas. A maioria dos pacientes experimenta crises intermitentes de dor em intervalos imprevisíveis e a minoria tem dor crônica. A presença e as características da dor abdominal nem sempre se correlacionam com a extensão das alterações patológicas da PC.[10] A dor na PC é multifatorial, com componentes inflamatórios e neuropáticos.[11]

A IEP afeta mais de 50% dos pacientes ao diagnóstico de PC, e se manifesta com diarreia (esteatorreia), perda de peso, desnutrição, deficiência de vitaminas lipossolúveis e minerais, e doença óssea metabólica.[11] A perda de peso também pode ser exacerbada pelo medo de comer (piora pós-prandial da dor). A IEP sintomática não ocorre até que aproximadamente 90% da função exócrina pancreática seja perdida.[10]

Com relação aos exames laboratoriais, amilase e lipase séricas podem estar elevadas ou normais. Cálcio, triglicerídeos,

IgG4 e CA 19-9 ajudam na identificação da etiologia. Considerar dosagem de cloro no suor em pacientes com etiologia indefinida (fibrose cística). Testes genéticos (CFTR, PRSS1, SPINK) devem ser feitos em pacientes com PC em que a etiologia não é clara, principalmente em pacientes mais jovens, com história familiar de PC. A medição quantitativa de gordura fecal de 72 horas (> 7 g/dia) é o padrão para avaliar esteatorreia. Os testes qualitativos (Sudam III) são menos confiáveis. Esteatorreia é uma manifestação de PC avançada. Nenhuma análise qualitativa nem quantitativa da gordura fecal pode detectar precocemente a doença. A elastase fecal é considerada alterada quando < 200 μg/g. Seu uso é limitado na IEP leve (sensibilidade 54%), tendo maior sensibilidade (95%) na IEP severa.[11]

A característica mais preditiva da PC é a presença de cálculos no pâncreas. Alteração em exames de imagem é necessária para o diagnóstico de PC, podendo-se realizar:

- Radiografia abdominal: calcificações pancreáticas observadas em cerca de 30% dos casos
- Tomografia computadorizada (TC) de abdome superior com contraste: exame de escolha na suspeita de PC. Tem sensibilidade de 75%, evidencia calcificações do parênquima pancreático, atrofia pancreática e dilatação ductal, e avalia complicações da PC, mas não consegue excluir o diagnóstico de PC[10]
- Ressonância magnética (RM) e colangiopancreatografia por RM (CPRM): evidencia atrofia pancreática e alterações ductais (dilatação do ducto pancreático, estenose ou irregularidades, bem como a presença de ramos secundários anormais). Deve ser realizada se TC for normal para avaliar as alterações ductais, e são úteis no planejamento de intervenções cirúrgicas ou endoscópicas. A CPRM com secretina avalia a função exócrina e é mais precisa que a CPRM padrão para identificar alterações ductais sutis; porém, não está disponível[10]
- Ecoendoscopia (ECOEDA): utilizada apenas se o diagnóstico estiver duvidoso após a realização de imagens transversais. Diagnostica alterações parenquimatosas e ductais durante o estágio inicial da PC. A especificidade da ECOEDA aumenta se houver história de pancreatite aguda[10]
- Colangiopancreatografia retrógrada endoscópica (CPRE): oferece visualização mais acurada do sistema ductal pancreático, avalia dilatações e estenoses. Reservado atualmente para terapêutica, não para diagnóstico.[10]

A recomedação é que a investigação por imagem se inicie com TC ou RM. A ECOEDA, por ser um exame invasivo, deve ser usada em pacientes selecionados apenas se o o diagnóstico é questionável após a realização de imagens transversais.[3] Quando o diagnóstico de PC após imagem transversal ou ECOEDA não é confirmado e a suspeita clínica permanece alta, deve ser realizada CPRM com secretina.[8]

Diagnóstico diferencial

Dor abdominal crônica e persistente que piora com alimentação indica possibilidade de úlcera péptica, isquemia mesentérica, obstrução intestinal, cólica biliar, pancreatite aguda, neoplasia pancreática, entre outros.

Tratamento

O primeiro passo é abstinência alcoólica e ao tabagismo. O manejo da dor se faz inicialmente com analgésicos comuns, como

Tabela 57.1 Sistema de classificação de fatores de risco TIGAR-O.

T	Tóxico-metabólico	Álcool (4-5 drinques/dia > 5 anos) e tabaco (> 5,5 cigarros/dia), hipercalcemia (cálcio iônico > 12 mg/dℓ ou 3 mmol), hipertrigliceridemia (> 1.000 mg/dℓ), insuficiência renal crônica (estágio 5), medicamentos, toxinas
I	Idiopática	Início precoce, início tardio, tropical
G	Genética	História familiar de mutações genéticas (PRSS1, SPINK1, CTRC, CFTR, CPA1): rápida progressão para PC em estágio final e risco significativamente aumentado de adenocarcinoma pancreático
A	Autoimune	Boa resposta a esteroides, em geral não há necrose nem pseudocisto. Tipo 1 (doença da IgG4) e tipo 2
R	PA recorrente ou grave	PA necrosante extensa, doença vascular (incluindo isquemia) e pós-irradiação
O	Obstrutiva*	Pâncreas anular, tumor, pós-traumáticas, doença celíaca ou doença inflamatória intestinal (comprometimento duodenal causando cicatrizes ampulares)

*Pâncreas *divisum* e disfunção do esfíncter de Oddi são causas ainda controversas de PC.
Adaptada de: Pham A, Forsmark C. F1000.Research 2018;7:607-617.

acetaminofeno ou anti-inflamatório não esteroidal. Caso não haja controle, introduzem-se opioides fracos (tramadol, codeína) e opioides fortes (morfina, oxicodona, fentanil). Deve-se ficar atento ao risco de dependência, abuso e tolerância, e usar esses fármacos apenas se houver dor refratária.

A pregabalina pode ser utilizada no tratamento da dor neuropática.[10] A ação é percebida cerca de uma semana após o início do tratamento. Deve-se considerar, inclusive, o uso de terapia antioxidante (benefício limitado): selênio ácido ascórbico, beta-caroteno, tocoferol e metionina.[8] Procedimentos de drenagem endoscópica ou cirúrgica (Puestow), ressecção cirúrgica (Whipple, pancreatectomia distal) e procedimentos combinados de ressecção e drenagem parcial (Frey, Berne e Beger) devem ser considerados na refratariedade ao tratamento clínico. Técnicas neuroablativas como bloqueio do plexo celíaco são questionáveis na PC.[10] Além disso, não se deve usar enzima pancreática com o objetivo de diminuir a dor.[8]

No tratamento do disfunção exócrina (esteatorreia), a dieta com restrição de gordura não é recomendada, pois exacerba a perda de peso e a deficiência de vitaminas lipossolúveis. A reposição de enzimas pancreáticas é feita com dose inicial de 1.000 UI/kg, por refeição,[10] administrados durante ou seguidos às refeições. Também é possível considerar o IBP para otimizar o efeito das enzimas. Antes do início da reposição enzimática, e periodicamente, deve-se dosar albumina, pré-albumina e proteína ligadura de retinol, magnésio, zinco, vitamina A, D, E, B12, TAP, tiamina, folato e HbA1C. Por fim, avalia-se a densitometria óssea e o índice de massa corpórea.[8]

Em geral, é necessário o uso de insulina para diabetes pancreatogênico tipo 3c (disfunção endócrina), e deve-se permanecer atento à hipoglicemia devido à perda de hormônios contra-reguladores. O uso de metformina pode diminuir o risco de carcinoma pancreático.

Pancreatectomia total com autotransplante de ilhotas é reservada para pacientes altamente selecionados, com dor crônica refratária e depois de todas as outras medidas de controle dos sintomas falharem.[8]

O rastreamento para neoplasia nos pacientes com pancreatite hereditária a partir dos 40 anos com ECOEDA, ECOEDA alternada com RM ou RM anual é considerada.[9] Nos demais pacientes com PC, realizar-se TC nos casos de perda de peso importante, icterícia e dor de início recente após um longo intervalo sem dor.

CONSIDERAÇÕES FINAIS

As pancreatites, tanto em sua forma aguda como crônica, são extremamente prevalentes, responsáveis por elevados custos hospitalares e por alta morbimortalidade. Portanto, é essencial saber reconhecê-las precocemente e aplicar o seu manejo correto.

REFERÊNCIAS BIBLIOGRÁFICAS

1. Pessoa, S., Benevides, A. Pulo do Gastro; Manual de Condutas em Gastroenterologia; 2 edição revisada e ampliada. Expressão Gráfica e Editora. 2022.
2. Boxhoorn, Latte, et al. Acute Pancreatitis. *The Lancet.* V. 396, p.726-734, set. 2020.
3. Colognesi, L., Marcondes, M.S., et al. Pancreatite: uma revisão literária disponível acerca de sua incidência, etiologia, manifestação clínica, diagnóstico, tratamento da patologia ou suas formas de apresentação. *Brazilian Journal of Health Review*, v. 3, n. 4, p. 7550-7557, 2020.
4. De Almeida Coelho, L.C., Nunes, C.P. Pancreatite aguda: Uma revisão. *Revista de Medicina de Família e Saúde Mental*, v. 1, n. 2, 2019.
5. Peery, A.F., et al. Burden and cost of gastrointestinal, liver, and pancreatic diseases in the United States: update 2018. Gastroenterology, v. 156, n. 1, p. 254-272. e11, 2019.
6. Vege, S.S. Etiology of acute pancreatitis. Uptodate. Abr. 2022.
7. Banks, P.A., Bollen, T.L., Dervenis, C., Gooszen, H.G., Johnson, C.D., Sarr, M.G., Tsiotos, G.G., Vege, S.S. Acute Pancreatitis Classification Working Group. Classification of acute pancreatitis–2012: revision of the Atlanta classification and definitions by international consensus. Gut. 2013 Jan;62(1):102-11. DOI: 10.1136/gutjnl-2012-302779. Epub 2012 Oct 25. PMID: 23100216.
8. Gardner, T.B., Adler, D.G., Forsmark, C.E., Sauer, B.G., Taylor, J.R., Whitcomb, D.C. ACG Clinical Guideline: Chronic Pancreatitis. *Am J Gastroenterol.* 2020 Mar;115(3):322-339. DOI: 10.14309/ajg.0000000000000535. PMID: 32022720.
9. Sawhney, M.S., Calderwood, A.H., Thosani, N.C., Rebbeck, T.R., Wani, S., Canto, M.I., Fishman, D.S., Golan, T., Hidalgo, M., Kwon, R.S., Riegert-Johnson, D.L., Sahani, D.V., Stoffel, E.M., Vollmer Jr., C.M., Qumseya, B.J. Prepared by: ASGE Standards of Practice Committee. ASGE guideline on screening for pancreatic cancer in individuals with genetic susceptibility: summary and recommendations. Gastrointest Endosc. 2022 May;95(5):817-826. DOI: 10.1016/j.gie.2021.12.001. Epub 2022 Feb 16. PMID: 35183358.
10. Garg, P.K., Narayana, D. Changing phenotype and disease behaviour of chronic pancreatitis in India: evidence for gene-environment interactions. *Glob Health Epidema Genom.* 2016 Oct 18;1:e17. DOI: 10.1017/gheg.2016.13. PMID: 29868209; PMCID: PMC5870434.
11. Singh, V.K., Yadav, D., Garg, P.K. Diagnosis and Management of Chronic Pancreatitis: A Review. *JAMA.* 2019 Dec 24; 322(24):2422-2434. DOI: 10.1001/jama.2019.19411. PMID: 31860051.
12. Pham, A., Forsmark, C. Chronic pancreatitis: review and update of etiology, risk factors, and management. F1000Res. 2018 May 17;7:F1000 Faculty Rev-607. DOI: 10.12688/f1000research.12852.1. PMID: 29946424; PMCID: PMC5958317.

PARTE

12

Genética Médica

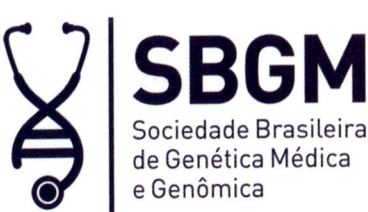

SBGM
Sociedade Brasileira
de Genética Médica
e Genômica

58

Propedêutica da Genética Médica e Clínica

Débora Gusmão Melo • Angelina Xavier Acosta • Paulo Ricardo Gazzola Zen • Rayana Elias Maia • Têmis Maria Félix

INTRODUÇÃO

Genética médica é ao mesmo tempo uma ciência biomédica básica e uma especialidade clínica que realiza avaliação, diagnóstico, tratamento e aconselhamento genético. Atualmente, é uma das áreas de maior avanço na medicina, demandando dos médicos conhecimentos básicos sobre os princípios da genética humana e sua aplicação em uma ampla variedade de problemas clínicos.

Doenças genéticas são causadas por alterações no material genético (genes ou cromossomos), podendo manifestar-se de forma congênita, na infância ou mais tardiamente na vida adulta. Alguns distúrbios são determinados por um único gene, como a fibrose cística, mas em outras condições, como na predisposição hereditária para câncer, diversos genes podem estar envolvidos.

Clinicamente, muitas condições genéticas apresentam anomalias congênitas (defeitos estruturais), além de vários tipos de deficiência (intelectual, auditiva, visual). Porém, as manifestações clínicas podem ser decorrentes de defeitos funcionais (distúrbios metabólicos) sem alterações físicas evidentes. Em geral, as doenças genéticas apresentam variabilidade na apresentação clínica, podendo ter gravidades diferentes até na mesma família. As condições podem ser hereditárias, mas situações *de novo* também podem ocorrer.

Dentre as indicações para avaliação genética, destacam-se: defeitos congênitos estruturais (síndromes dismórficas) ou funcionais, deficiência intelectual, transtornos do neurodesenvolvimento, abortamento de repetição, infertilidade (masculina e feminina), câncer hereditário, doenças degenerativas do adulto, amenorreia primária e baixa estatura sem causas definidas.

ANAMNESE

Todas as etapas da anamnese clássica fazem parte da propedêutica genética: identificação, queixa principal, história da doença atual, interrogatório sistemático dos diversos aparelhos, antecedentes pessoais e familiares, hábitos de vida e história psicossocial. É importante identificar claramente quem é o propósito da consulta, ou seja, o paciente que tem ou está sob risco de ter uma doença genética e que, portanto, será avaliado. Dado que muitas condições genéticas acometem crianças, frequentemente tem-se a situação de consulentes assintomáticos cujo filho ou filha está em investigação. Essa circunstância difere de situações em que o próprio consulente é o paciente, como ocorre nos casos das doenças genéticas de manifestação tardia, como os cânceres hereditários e muitas doenças neurológicas hereditárias (p. ex., síndrome de Huntington). Mais complexa ainda podem ser situações de infertilidade conjugal e diagnóstico pré-natal, nas quais habitualmente há envolvimento do casal. A anamnese deverá, portanto, ser adaptada ao paciente e à queixa principal que justificou a consulta médica.

O motivo da consulta pode ser variado e deve ser detalhadamente caracterizado. Considerando a grande heterogeneidade das doenças genéticas e o fato de elas serem frequentemente multissistêmicas, o interrogatório dos diversos aparelhos precisa ser completo, esmiuçando sobre sinais e sintomas gerais e específicos dos diferentes sistemas, incluindo os órgãos de sentido como visão e audição. Dados sobre crescimento e desenvolvimento pôndero-estatural, desenvolvimento puberal e menarca, doenças prévias, internações e cirurgias não devem ser ignorados.

Indubitavelmente, um grande diferencial na semiologia genética é a ênfase nos antecedentes pessoais e familiares. É necessário interrogar sobre os antecedentes pré-natais, gestacionais e perinatais, especialmente na faixa etária pediátrica, a fim de conhecer:

- Antecedentes pré-natais:
  - Idades materna e paterna (idade materna e paterna avançadas são fatores de risco para doenças cromossômicas e gênicas, respectivamente)
  - Consanguinidade parental (fator de risco especialmente para doenças genéticas autossômicas recessivas)
  - Número de gestações, partos e abortamentos
- Antecedentes gestacionais:
  - Realização do pré-natal adequado
  - Uso de ácido fólico pré e pós-concepção
  - Doenças maternas prévias e desenvolvidas na gravidez (hipertensão arterial sistêmica, diabetes etc.)
  - Exposição a teratógenos (agentes químicos, físicos e biológicos)
  - Movimentação fetal (data de início, intensidade e frequência)
  - Intercorrências gestacionais (oligo ou polidrâmnio, amniorrexe prematura, sangramentos etc.)
- Antecedentes perinatais:
  - Tempo de gestação
  - Condições do parto (tipo de parto, intercorrências, Apgar)
  - Intercorrências neonatais (icterícia, hipoglicemia, convulsões etc.)
  - Tempo de internação hospitalar do recém-nascido após o parto.

Deve sempre ser verificada a realização da triagem neonatal biológica (teste do pezinho), além das outras triagens previstas no Programa Nacional de Triagem Neonatal (triagem auditiva, realização do reflexo vermelho, teste da oximetria de pulso e avaliação do frênulo lingual).

Os marcos do desenvolvimento neuropsicomotor infantil devem ser detalhados, registrando-se os principais parâmetros relacionados ao desenvolvimento motor, social e da linguagem na primeira infância. Na Tabela 58.1 são apresentadas as idades médias esperadas para alcançar os principais marcos de neurodesenvolvimento. Contudo, esses parâmetros podem variar dentro de um intervalo de normalidade, razão pela qual recomenda-se a avaliação sistemática por meio de escalas, sendo a escala de desenvolvimento Denver

Tabela 58.1 Principais marcos do neurodesenvolvimento infantil.

Tipo de desenvolvimento	Parâmetro	Idade esperada
Desenvolvimento motor	Sustento cefálico	4 meses
	Sentar com apoio	6 meses
	Sentar sem apoio	7 meses
	Ficar em pé com apoio	10 meses
	Andar sem apoio	15 meses
Desenvolvimento social	Sorrir espontaneamente	2 meses
	Olhar o examinador e segui-lo em 180º	4 meses
	Levar a mão até objetos	5 meses
	Apreensão com estranhos	10 meses
	Bater palma	11 meses
	Dar tchau	14 meses
Desenvolvimento da linguagem	Lalação	6 meses
	Primeiras palavras	12 meses
	Palavra-frase	18 meses
	Juntar duas palavras	2 anos
	Frases gramaticais	3 anos

II a mais habitual. Controle de esfíncteres, fechamento das fontanelas e erupção dentária também devem ser inquiridos. Comportamento, socialização e desempenho escolar são aspectos que devem ser considerados. Autonomia nas atividades básicas de vida diária (alimentar-se, ir ao banheiro, cuidar da higiene pessoal etc.) e nas atividades de vida instrumental (usar telefone, usar transporte público, manejar dinheiro e usar caixa eletrônico etc.) deve ser analisada no contexto de deficiência intelectual, pois contribui para a classificação do grau da deficiência e da necessidade de suporte.

Considerando o caráter hereditário de muitas doenças genéticas, a história familiar detalhada de pelo menos três gerações, incluindo filhos, irmãos e irmãs, pais, tias e tios, sobrinhos e sobrinhas, avós e primos, deve ser documentada. A documentação pode ser feita pelo heredograma (árvore genealógica) que, por meio de símbolos (Figura 58.1), permite representar graficamente as relações de parentesco e os fenótipos dos indivíduos.

Os antecedentes familiares podem fornecer indícios de uma doença genética na família, explicitando o padrão de herança e possibilitando identificar outros indivíduos com risco aumentado para desenvolver a condição. Dado que algumas doenças genéticas são mais comuns em grupos étnicos específicos (p. ex., síndrome de Tay-Sachs entre judeus Ashkenazi), informações sobre a ancestralidade da família devem ser valorizadas. Além de procurar por outros indivíduos com fenótipo semelhante ao do paciente índice, é importante registrar consanguinidade, abortamentos e ausência de progênie. O heredograma também pode fornecer informações sobre agregados familiares para doenças comuns que têm etiologia complexa (ou seja, doenças causadas pela

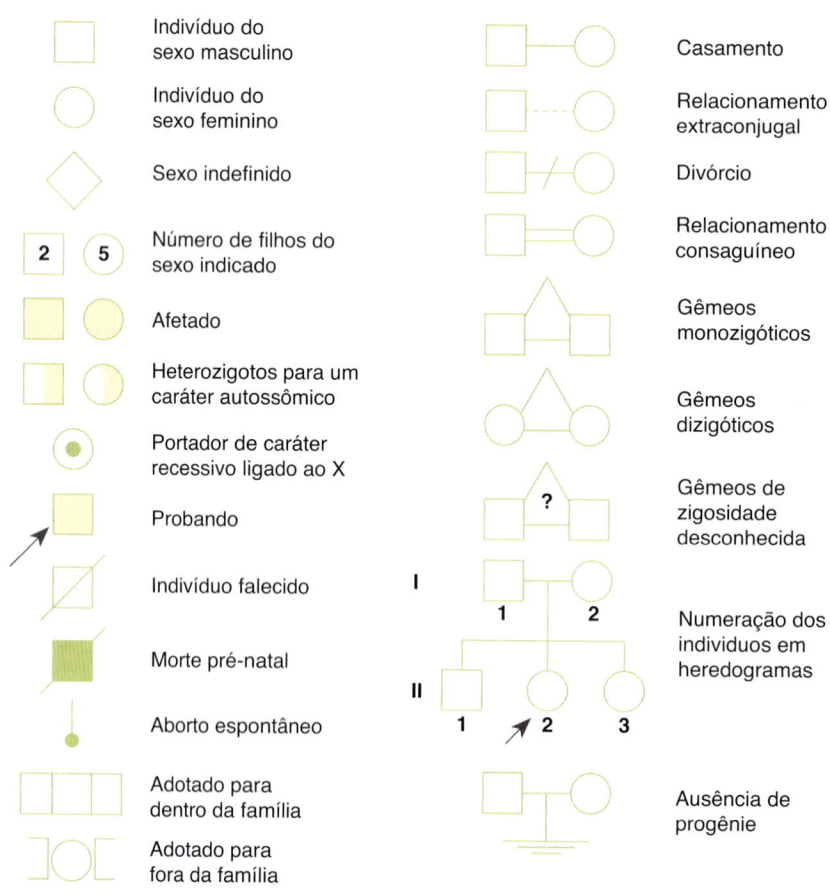

Figura 58.1 Símbolos para a construção de um heredograma familiar.

combinação de fatores genéticos, condições ambientais e estilo de vida), como hipertensão arterial sistêmica e diabetes, permitindo a adoção de medidas para redução de risco. Além disso, tendo em vista que cerca de 10% dos cânceres são hereditários, é muito importante investigar a presença de neoplasias, o que pode orientar a necessidade de avaliação oncogenética.

Por fim, deve ser realizada a avaliação psicossocial da família, com informações sobre educação, emprego e funcionamento social dos seus membros; decisões reprodutivas; pesquisa dos sistemas de apoio comunitário, religioso e familiar; e identificação de possíveis questões éticas, como confidencialidade, discriminação e não paternidade.

EXAME FÍSICO

O exame físico completo, geral e dos diferentes sistemas deve ser realizado regularmente. Na propedêutica genética é dada especial atenção à forma, tamanho, proporção, posicionamento, espaçamento e simetria de cada região do corpo. Essa é uma etapa valiosa, que complementa de forma objetiva a história clínica e envolve dois componentes inter-relacionados:

- Observação descritiva com estudo dismorfológico, ou seja, análise detalhada das variações da forma e estrutura do corpo com observação e descrição precisas
- Medição cuidadosa, ou seja, realização de antropometria utilizando parâmetro mensurável e comparação com referência padrão.

A avaliação deve começar no início do atendimento, com a oportunidade de analisar globalmente tanto algumas dismorfias como aspectos comportamentais (inclusive maneirismos e tiques), movimentação, espasmos, audição, fala, compreensão e interação. Essa etapa permite orientar a anamnese para pontos nem sempre relatados espontaneamente, possibilitando direcionar a atenção para achados específicos.

Ressalta-se que os achados físicos podem mudar com o tempo em muitas condições genéticas, logo, a avaliação deve ser periódica e/ou incluir a revisão de fotografias do paciente em várias idades. O registro fotográfico também pode ser realizado pelo profissional durante o exame físico; nesses casos é importante salientar a necessidade de autorização do paciente ou de seus responsáveis por meio de termo de consentimento.

Muitas vezes, é necessário também examinar os demais membros da família e/ou revisar suas fotografias, comparando e estabelecendo o padrão das características fenotípicas familiares.

Observação

Eventualmente, durante a inspeção geral é possível reconhecer a condição nosológica do paciente a partir do seu padrão de acometimento, habilidade conhecida como *gestalt*[*].

A avaliação global deve ser seguida pela compartimentalização, com exame sistemático e minucioso de cada região do corpo, sendo útil realizá-la na sequência crânio-caudal e preferencialmente com o paciente em posição anatômica, para permitir a avaliação de simetria e proporção. É muito importante observar a proporção entre segmento superior e inferior do corpo, pois alterações sugerem distúrbios de crescimento.

Expressão, movimentos faciais e posição do paciente e do examinador podem modificar a impressão sobre a morfologia facial. Idealmente, o crânio deve estar em posição vertical, com musculatura relaxada, olhos abertos, lábios encostados suavemente e expressão facial neutra. Os rostos do observador e do paciente devem estar na mesma altura. Em pacientes enfermos, o exame dismorfológico pode ser dificultado, especialmente na presença de suporte de vida (tubo endotraqueal, máscara de oxigênio, acesso vascular) e monitorização (p. ex., cardíaca, oxigenação).

Cada região do corpo deve ser avaliada detalhadamente a fim de identificar variações. Na Tabela 58.2 estão listados os principais aspectos que devem ser observados durante o exame dismorfológico e algumas dismorfias. Como fonte de consulta complementar: Elements of Morphology: Human Malformation Terminology,[5] Atlas of Human Malformation Syndromes in Diverse Populations[6] e o Guia Prático: Diagnóstico de anomalias congênitas no pré-natal e ao nascimento[2] do Ministério da Saúde oferecem imagens de dismorfias e síndromes genéticas.

As Figuras 58.7 e 58.8 exemplificam dismorfias frequentemente encontradas em algumas síndromes genéticas.

Medição

As medidas antropométricas a serem realizadas são indicadas pelo exame físico dismorfológico, não sendo necessária a mensuração rotineira de todas as regiões do corpo. Nas características passíveis de aferição, a realização de medidas

---

[*] A identificação gestáltica é o processo pelo qual os médicos geneticistas organizam rapidamente as percepções clínicas em hipóteses diagnósticas específicas com base, principalmente, na combinação de dismorfismos faciais. Isso é particularmente frequente na genética clínica, porque 30 a 40% das condições genéticas apresentam um padrão de anormalidades craniofaciais.

Tabela 58.2 Aspectos importantes a ser verificados durante o exame dismorfológico.

Região do corpo	Aspectos a ser observados	Exemplos de dismorfias
Perfil do rosto	Proporção, proeminência ou recessão dos três andares da face (face superior, média e inferior)	Hipoplasia de face média, micrognatia, macrognatia, retrognatia, prognatia (Figura 58.2)
Crânio	Simetria e contorno, suturas e tamanhos de fontanelas	Braquicefalia, dolicocefalia, plagiocefalia (Figura 58.3)
Fronte	Contorno, largura e implantação de cabelos anterior	Fronte proeminente, implantação de cabelos em bico de viúva
Orelhas	Posicionamento, rotação, tamanho e configuração, presença de fossetas ou marcas pré-auriculares	Em abano, microtia (Figura 58.4), em concha, fossetas ou apêndices pré-auriculares
Olhos	Distâncias oculares, orientação da fenda palpebral, posição incomum ou anormalidades estruturais das pálpebras, íris e pupilas	Hipotelorismo, hipertelorismo, telecanto (Figura 58.5), fendas palpebrais oblíquas para cima ou para baixo, epicanto

(Continua)

Tabela 58.2 Aspectos importantes a ser verificados durante o exame dismorfológico. (*continuação*)

Região do corpo	Aspectos a ser observados	Exemplos de dismorfias
Nariz	Configuração da ponte e ponta nasal, simetria do septo nasal	Ponte nasal elevada, alargada e/ou rasa, bulboso
Filtro nasolabial	Tamanho e conformação	Curto, longo, bem marcado ou apagado
Lábios	Posicionamento, espessura, simetria, fenda, formato	Finos, grossos, formato dismórfico (p. ex., em arco de cupido)
Palato	Formato, presença de fenda, anormalidades da úvula	Ogival, fenda, úvula bífida
Dentes	Número, tamanho, localização e anormalidades do esmalte e/ou da forma	Agenesia, hiperdontia, hipodontia, anormalidades de esmalte
Região cervical	Redundância de pele nucal, implantação de cabelos posterior	Pescoço alado, cabelos com implantação posterior invertida
Pelos	Textura, cor, espessura e comprimento do cabelo, sobrancelhas e cílios	Hipertricose, hirsutismo, cabelos finos, sinofre (junção das sobrancelhas)
Tórax	Deformidades ou anormalidades de tórax, clavículas e esterno; número, posicionamento e forma dos mamilos	Em quilha, escavado, hipertelorismo mamário, mamilos acessórios
Abdome	Defeito da parede abdominal	Gastrosquise, onfalocele
Coluna	Alterações de coluna; defeitos da coluna sacral, como tufos de cabelo ou depressões	Escoliose, cifose, lordose, fosseta sacral, meningomielocele
Membros	Proporções relativas e simetria dos segmentos; contraturas, angulação anormal ou hipermobilidade em articulações (de preferência usando o escore de Beighton)	Encurtamento rizomélico ou mesomélico, geno varo ou valgo, frouxidão ligamentar
Mãos e dedos	Pregas palmares e plantares, número, implantação, contraturas, membranas e espaçamento dos dedos; textura e configuração das unhas das mãos e dos pés	Prega palmar única, mãos pequenas ou grandes, polidactilia pré ou pós-axial, clinodactilia, camptodactilia, aracnodactilia, braquidactilia (Figura 58.6), ectrodactilia, unhas hipoplásicas
Genitália	Identificação, posicionamento e proporções das estruturas, estágio de Tanner	Clitóris aumentado, hipospádia, epispádia, criptorquidia
Pele	Anormalidades no pigmento, textura, elasticidade ou cicatrização de feridas	Mancha mongólica, manchas café com leite, manchas hipocrômicas, sardas ou efélides

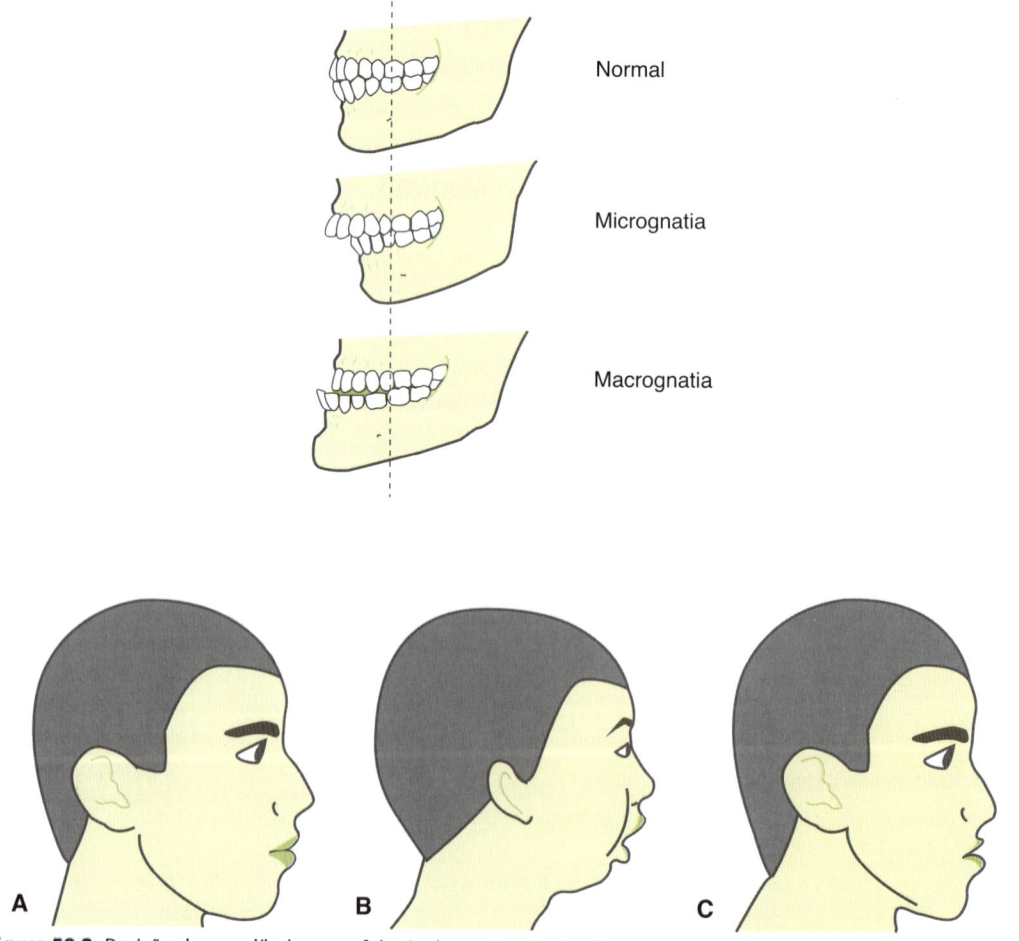

Normal

Micrognatia

Macrognatia

Figura 58.2 Posição da mandíbula e morfologia do queixo. **A.** Morfologia normal; **B.** Micrognatia; **C.** Macrognatia.

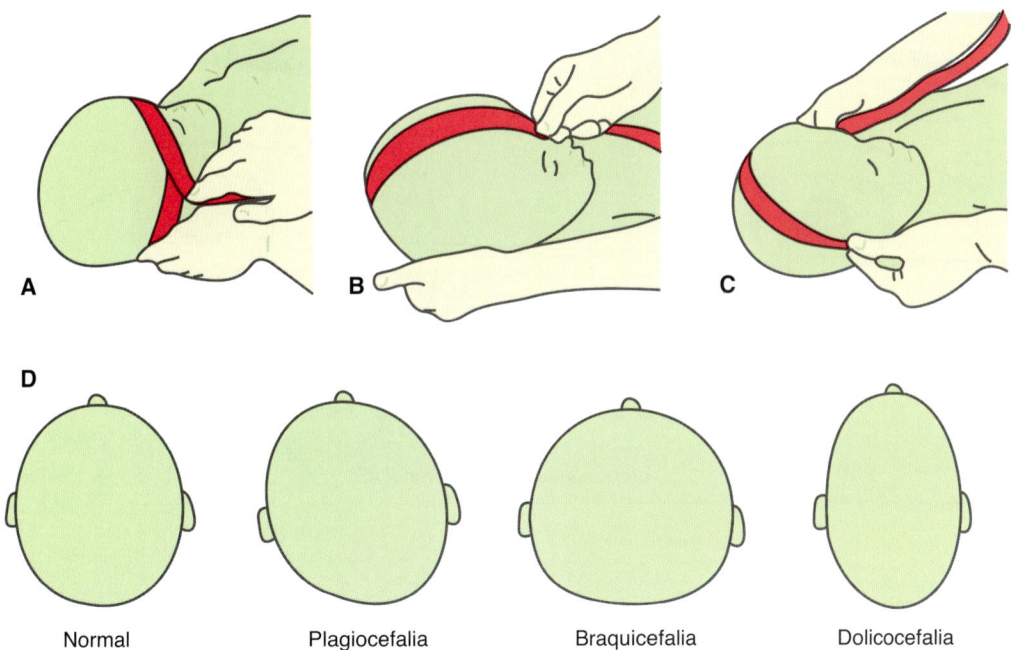

Figura 58.3 Medidas do crânio. **A.** Medida do perímetro cefálico com fita métrica tendo como ponto de referência a glabela e a protuberância occipital externa; **B.** Medida anteroposterior tendo como ponto de referência a glabela e a protuberância occipital externa com a fita sobre a sutura sagital e passando pelo bregma; **C.** Medida biauricular tendo como ponto de referência a inserção superior das orelhas com a fita sobre a sutura coronal e passando pelo bregma; **D.** Exemplos de anomalias cranianas que podem ser observadas e confirmadas pelas aferições.

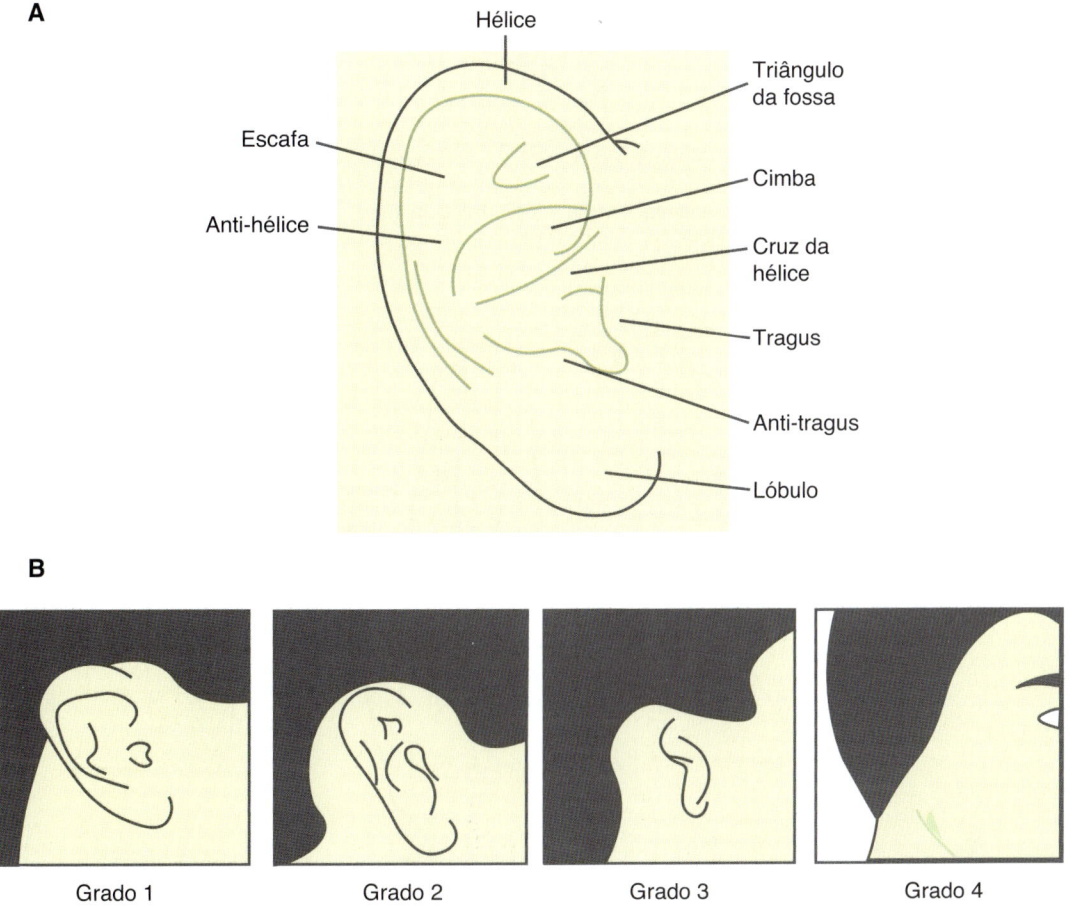

Figura 58.4 **A.** Morfologia padrão da orelha; **B.** Graus de microtia; a microtia tipo IV equivale à anotia.

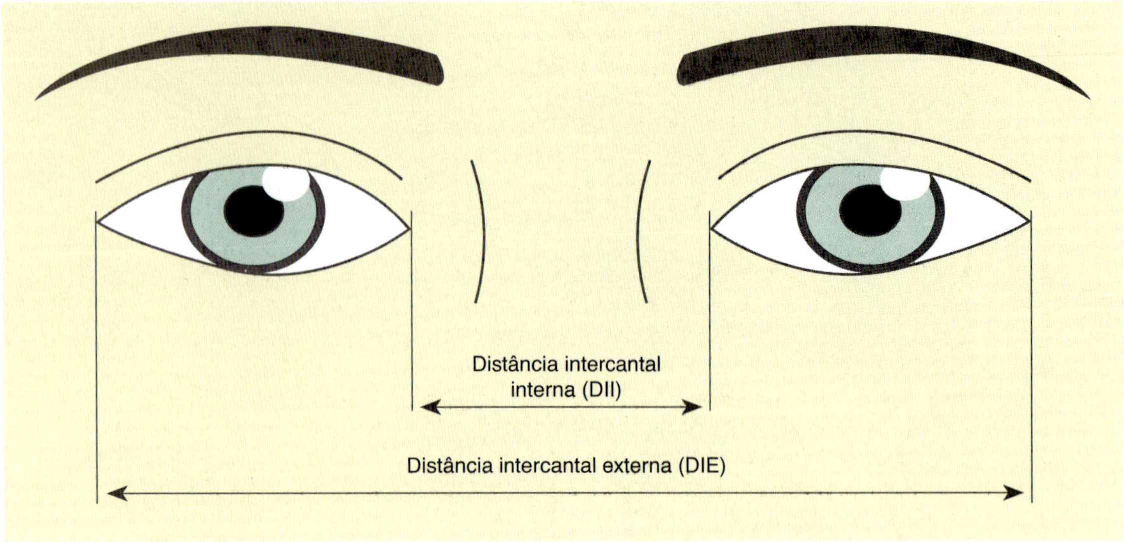

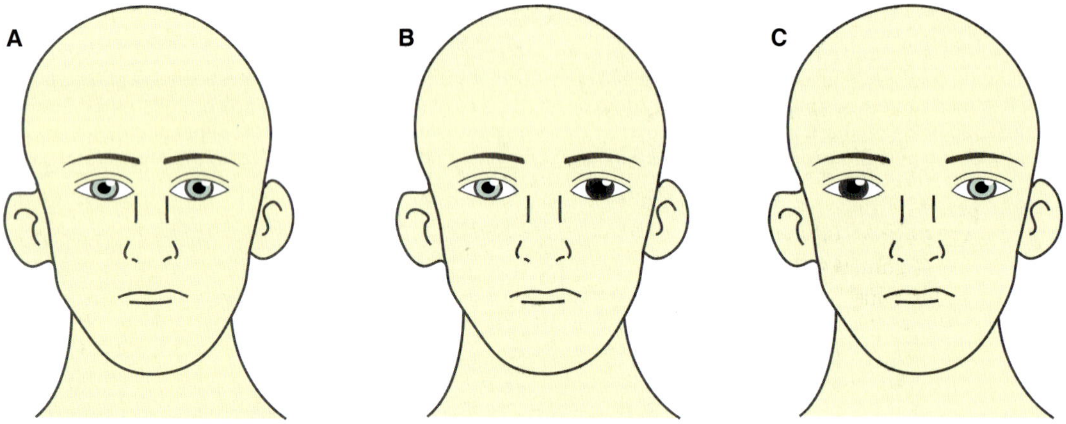

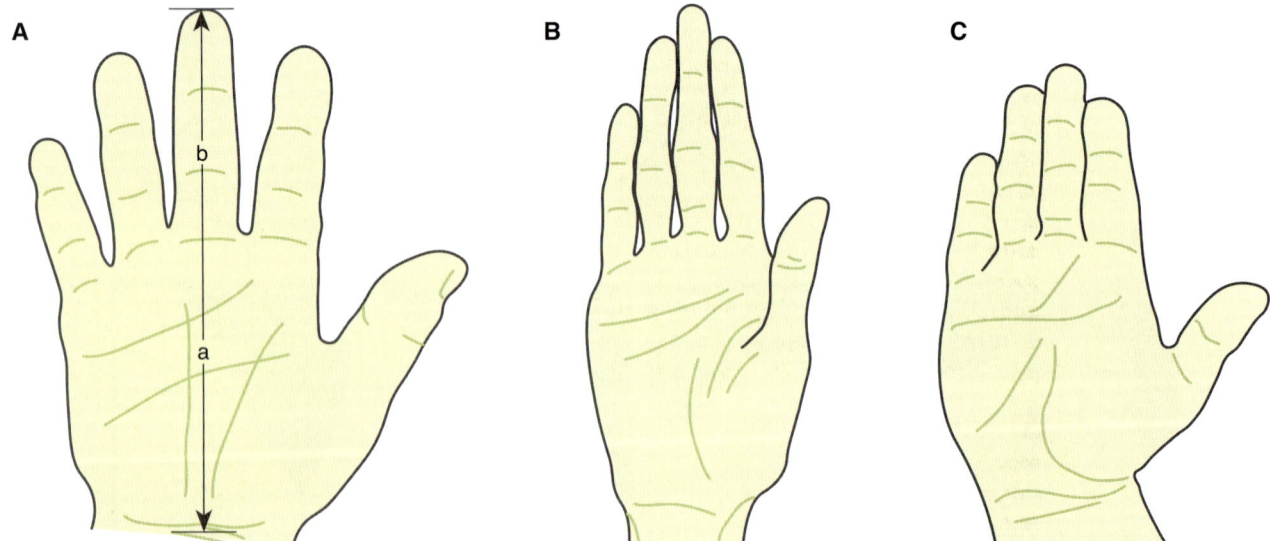

Figura 58.5 Distâncias oculares: (DII) distância intercantal interna e (DIE) distância intercantal externa. **A.** Hipotelorismo, quando DII e DIE estão diminuídas; **B.** Distâncias normais; **C.** Hipertelorismo, quando DII e DIE estão aumentadas. Telecanto é quando apenas a DII está aumentada, mas a DIE é normal.

Figura 58.6 **A.** Medidas da mão; palma da mão (a), dedo médio (b), tamanho total da mão (a + b). A relação entre dedo médio (b) e mão total (a + b) aumentada significa aracnodactilia (**B**); diminuída, braquidactilia (**C**).

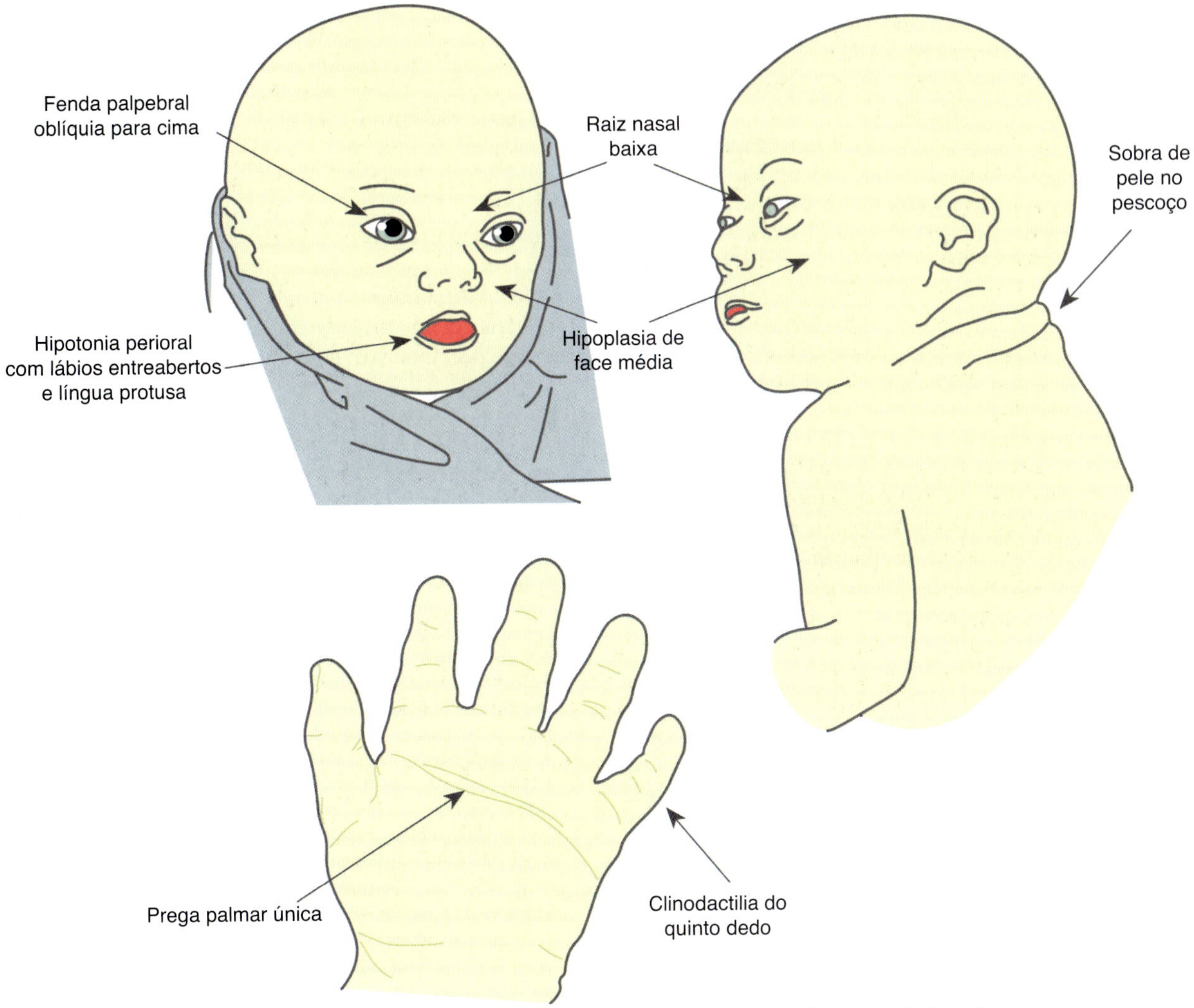

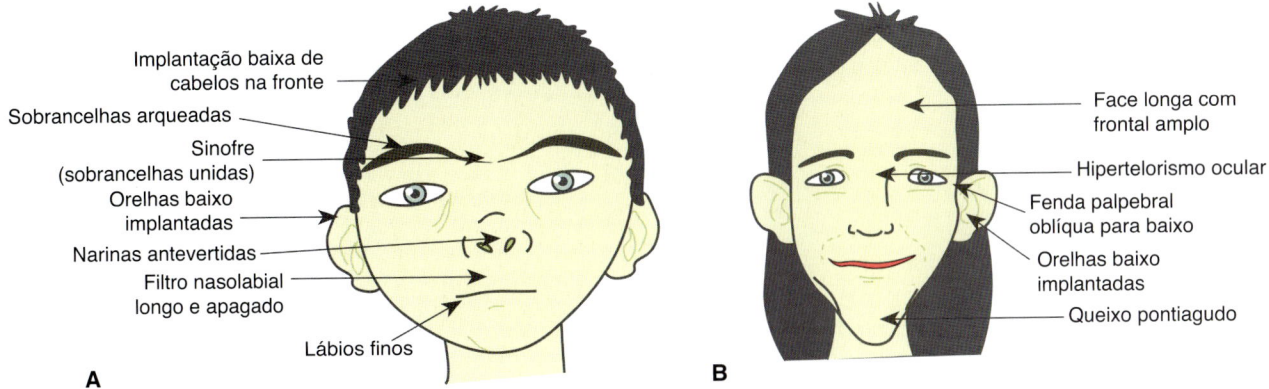

Fenda palpebral oblíquia para cima

Raiz nasal baixa

Sobra de pele no pescoço

Hipotonia perioral com lábios entreabertos e língua protusa

Hipoplasia de face média

Prega palmar única

Clinodactilia do quinto dedo

Figura 58.7 Dismorfias presentes na trissomia do cromossomo 21 (síndrome de Down).

Implantação baixa de cabelos na fronte

Sobrancelhas arqueadas

Sinofre (sobrancelhas unidas)

Orelhas baixo implantadas

Narinas antevertidas

Filtro nasolabial longo e apagado

Lábios finos

Face longa com frontal amplo

Hipertelorismo ocular

Fenda palpebral oblíqua para baixo

Orelhas baixo implantadas

Queixo pontiagudo

A

B

Figura 58.8 Dismorfias faciais presentes nas síndromes de Cornelia de Lange (**A**) e de Sotos (**B**).

torna os achados da inspeção clínica objetivos. É fundamental que as medidas sejam comparadas com curvas padronizadas para idade e sexo.

Parâmetros de crescimento (ou seja, perímetro cefálico, altura e peso) devem ser registrados em todos os pacientes, incluindo adultos. Adicionalmente, deve ser realizada a medida da envergadura (Figura 58.9). Para isso, devem ser utilizados equipamentos adequados para cada paciente, levando-se em conta idade e cooperação.

Exemplos das principais aferições e suas respectivas técnicas são demonstrados nas Figuras 58.3, 58.5 e 58.6. O perímetro cefálico está demonstrado na Figura 58.3 juntamente com exemplos de alterações da forma do crânio. Na Figura 58.5 são apresentadas as medidas das distâncias oculares e suas possíveis alterações. As medidas da mão e do dedo médio estão na Figura 58.6. Outras medidas eventualmente realizadas incluem tamanho das orelhas, distância intermamilar, tamanho dos pés, tamanho do pênis ou clitóris e distância fúrcula anal.

Pode haver necessidade de avaliação complementar por outras especialidades para identificar a presença de anormalidades adicionais, como avaliação oftalmológica e auditiva, verificação de alterações cutâneas e exame neurológico completo. A utilização de exames de imagem para investigação de anomalias ocultas também é frequente.

CONSIDERAÇÕES FINAIS

Tendo em vista que existem milhares de condições genéticas e que, em geral, as mesmas ocorrem individualmente de forma rara, o diagnóstico na genética médica é um grande desafio. Para o raciocínio clínico diagnóstico é fundamental uma anamnese completa, bem como um exame físico meticuloso.

Com todas as etapas apresentadas anteriormente sendo realizadas de forma sistemática, podem ser estabelecidas as hipóteses clínicas. Os exames complementares (desde exames comuns até testes genéticos) devem ser solicitados de forma racional, baseando-se nas hipóteses clínicas a partir da integração das informações coletadas.

Dessa forma, obtendo-se o diagnóstico etiológico, poderá ser estimado o risco de recorrência na família, bem como o planejamento de seguimento, tratamento, reabilitação e prevenção. Além disso, com o diagnóstico definido,

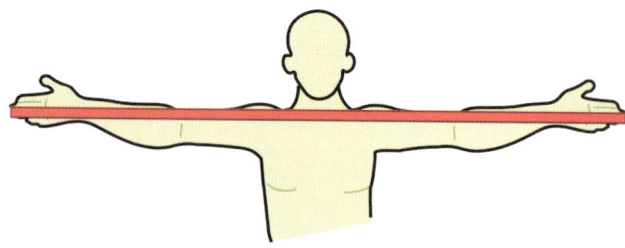

Figura 58.9 Envergadura: medida da distância entre as extremidades dos dedos médios, com os braços esticados horizontalmente.

realizam-se pesquisa de anormalidades ocultas, vigilância e tratamento de comorbidades previstas na história natural da condição. Atualmente, há protocolos e diretrizes clínicas para várias doenças genéticas que norteiam as orientações e intervenções, inclusive terapêuticas.

REFERÊNCIAS BIBLIOGRÁFICAS

1. Adam M.P., Everman D.B., Mirzaa G.M. et al., editors. GeneReviews [Internet]. Seattle (WA): University of Washington, Seattle; 1993-2023. Disponível em: https://www.ncbi.nlm.nih.gov/books/NBK1116/. Acesso em: 25 mai. 2023.
2. BRASIL. Ministério da Saúde. Brasília, 2022. Guia prático: diagnóstico de anomalias congênitas no pré-natal e ao nascimento. Secretaria de Vigilância em Saúde, Departamento de Análise Epidemiológica e Vigilância de Doenças não Transmissíveis. 79p. Disponível em: http://bvsms.saude.gov.br/bvs/publicacoes/guia_diagnostico_anomalias_congenitas_nascimento.pdf. Acesso em: 25 mai. 2023.
3. Cianci P., Selicorni A. "Gestalt diagnosis" for children with suspected genetic syndromes. *Ital J Pediatr*. 2015;41(Suppl 2):A16. https://doi.org/10.1186/1824-7288-41-S2-A16.
4. Gripp K.W., Slavotinek A.M., Hall J.G., Allanson J.E. Handbook of physical measurements. Oxford University Press, 2013. 592p.
5. NIH, National Human Genome Research Institute. Atlas of Human Malformation Syndromes in Diverse Populations [Internet]. Disponível em: https://research.nhgri.nih.gov/atlas/. Acesso em: 25 mai. 2023.
6. NIH, National Human Genome Research Institute. Elements of Morphology: Human Malformation Terminology [Internet]. Disponível em: https://elementsofmorphology.nih.gov/. Acesso em: 25 mai. 2023.
7. Turnpenny P.D., Ellard S., Cleaver R. Emery's Elements of Medical Genetics. Elsevier Health Sciences, 2021. 448p.

PARTE 13

Geriatria

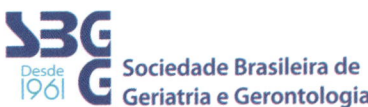

Avaliação do Paciente Idoso

Christiane Machado Santana • Ana Cristina Canêdo

INTRODUÇÃO

O fenômeno do envelhecimento da população é uma realidade enfrentada mundialmente e impõe a necessidade de adequação dos sistemas de saúde e dos profissionais nos cuidados com os pacientes idosos. Ao mesmo tempo em que o envelhecimento populacional é fruto de conquistas importantes e traduz desenvolvimento, essa realidade traz novos e consideráveis desafios à sociedade, especialmente aos sistemas de saúde. Esse fenômeno se associa ao aumento da prevalência de doenças crônicas, que levam a incapacidades e custos elevados, não apenas econômicos, mas sociais e humanos. No Brasil, essa realidade é ainda mais impactante devido ao aumento muito acelerado da população idosa e ao crescente aumento da expectativa de vida, configurando uma população cada vez mais longeva.

Compreender o envelhecimento nos seus diversos aspectos é importante para que as melhores práticas ocorram, desde a prevenção de doenças mais prevalentes até o manejo das multimorbidades e dos quadros sindrômicos peculiares na população idosa. Sistemas de saúde preparados têm sido necessários e serão ainda mais indispensáveis em um futuro muito próximo, quando a maioria dos pacientes que procurarem atendimento será idosa. Projeções estatísticas estimam que, em 2050, a cada 10 atendimentos de saúde no Brasil, cerca de 7 serão para pessoas com mais de 60 anos.[1]

Este capítulo aborda aspectos que embasam o entendimento das particularidades inerentes à avaliação do paciente idoso. A manifestação atípica das doenças, o uso de muitos medicamentos de modo contínuo e o padrão de adoecimento multifatorial, envolvendo também variáveis sociais e psicológicas, são exemplos dessas peculiaridades. Essas características demandam uma abordagem mais atenta no intuito de identificar as alterações que vão além da propedêutica tradicional (anamnese e exame físico). O enfoque multidisciplinar e os métodos de triagem sistematizados das condições mais frequentes são o mote da avaliação do paciente idoso. Essa avaliação multifacetada visa abranger a complexidade do idoso e é conhecida como Avaliação Geriátrica Ampla (AGA), a qual será detalhadamente descrita neste capítulo.

ENVELHECIMENTO
Aspectos epidemiológicos

O envelhecimento humano não é um fenômeno dos dias atuais. Mas, por muitos séculos, ultrapassar os anos da juventude era considerado um privilégio ou uma sorte. O progresso da ciência no tratamento de doenças consideradas fatais e o desenvolvimento de políticas públicas para prevenção de moléstias cuja morbimortalidade é elevada mudou, e continua mudando drasticamente, a curva de sobrevivência da população. Hoje, é cada vez maior a possibilidade de um indivíduo alcançar a idade que cronológica e demograficamente o classifica como idoso: 60 anos nos países em desenvolvimento e 65 anos naqueles considerados desenvolvidos. Esse é, sem dúvida, um dos maiores e mais desafiadores fenômenos dos dias atuais e se soma ao fato de que as pessoas não apenas se tornam idosas cronologicamente, como também, após os 60 ou 65 anos, o tempo tem sido cada vez mais longo. No século 20, a expectativa de vida saltou de 47 anos para próxima dos 77 anos, sendo que 10% dos indivíduos chegaram aos 95 anos, em média.[2] A perspectiva real da longevidade pode ser considerada um desafio ainda maior, sabendo que o envelhecimento predispõe frontalmente ao aumento da necessidade de cuidados sociais, econômicos e, principalmente, de saúde. É importante frisar que diferenças relacionadas com a raça, gênero e condição sociocultural, ainda hoje, infelizmente modificam a realidade sobre o perfil de doenças e as taxas de morbimortalidade, como demonstram alguns estudos.

Entretanto, os dados estatísticos mostram um cenário paradoxal. Os anos que transcorrem na fase de velhice têm sido acompanhados pela alta prevalência de doenças crônicas e por consequências diretas ou indiretas dessas patologias na capacidade funcional, impactando na percepção de saúde pelo indivíduo e pelas redes de assistência como um todo.[3] Ter habilidade e capacidade no sentido estrito da palavra, ou seja, poder fazer aquilo que traz propósito e tem valor para si, torna-se a maior tradução de bem-estar biopsicossocial nessa fase da vida, em que ter saúde não equivale a não ter doença, mas a ser possível uma vida com independência e autonomia.

Aspectos biológicos

Durante séculos, o envelhecimento era visto como um inexorável declínio acompanhado por patologias e incapacidades, em que a morte precoce seria o desfecho esperado, sem que fosse possível modificar o curso e a duração da vida. Não se distinguia senescência (alterações normais secundárias ao envelhecimento) e senilidade (processos patológicos relacionados com o processo de envelhecimento); e sustentava-se uma visão fatalista, como se não houvesse o que ser feito para evitar as mazelas que sempre marcaram a imagem do indivíduo idoso. Ainda hoje temos resquícios dessa visão, expressa pela cultura do etarismo e do preconceito para com pessoas idosas, entendendo ainda que o passar dos anos traz decrepitude, doença, perda do vigor e da chance de uma vida digna e com qualidade.

Atualmente, sabe-se muito sobre as alterações ocorridas no envelhecimento e é possível discernir o que equivale ao processo normal do que é produto da interação entre fatores biológicos, genéticos, socioculturais, psicológicos e decorrentes dos hábitos e das escolhas feitas ao longo da vida. Conhecer essas alterações e saber *explicar* o envelhecimento é um dos pontos de partida para as melhores práticas na medicina geriátrica.

A explicação para o envelhecimento parte de teorias plausíveis, bem estabelecidas e que podem ser agrupadas em duas grandes categorias, segundo Previll et al.[4] A primeira propõe que o envelhecimento ocorre devido a persistentes insultos, principalmente de estressores ambientais. Esses insultos, ou ameaças, levam a um progressivo declínio na capacidade de resposta e reparo, consumindo reservas e reduzindo mecanismos de reestabelecimento homeostático.

A segunda teoria postula que fatores genéticos e relacionados com o desenvolvimento sejam determinantes do curso biológico do indivíduo com um limite de tempo máximo definido a partir do que estaria *programado* para a espécie humana.

No entanto, nenhuma das possibilidades que buscam justificar o envelhecimento são excludentes. Segundo López Otín et al.[5], esse processo é marcado por muitas alterações que ocorrem com o passar do tempo. Dentre elas, a disfunção mitocondrial, danos na comunicação intercelular, senescência e exaustão celular, instabilidade genômica e alterações epigenéticas. Há vasta literatura a esse respeito e recentes estudos têm explorado a possibilidade de intervenção no processo de envelhecimento na intenção de evitar os danos celulares sofridos com o passar do tempo.

Mesmo que o envelhecimento se *explique* e que os fatores envolvidos não sejam modificáveis (ou alguns potencialmente modificáveis), a representação individual da velhice decorre da preponderância de fatores não biológicos; melhor dizendo, relacionados com o estilo de vida, às condições sociais, econômicas e às escolhas feitas ao longo do tempo. Os fatores genéticos contribuem com uma parcela bem menos significativa, estando mais relacionados com a longevidade extrema dos centenários.

No tópico a seguir são abordadas as alterações consideradas normais no envelhecimento, importantes para a compreensão das manifestações anormais e para a interpretação correta dos quadros sindrômicos característicos em geriatria.

Alterações fisiológicas

Ao longo do envelhecimento, o organismo começa a sofrer mudanças, muitas delas aparentes e características, como alterações na pele, nos cabelos, redução da estatura e tantas outras que representam a imagem de um idoso ou de uma idosa. É geral a percepção de que idosos são muito diferentes entre si, caracterizando uma população extremamente heterogênea e dificilmente pareável pelo critério etário. Uma idosa de 85 anos pode ser capaz de morar sozinha, dirigir seu carro e cuidar de tudo que diz respeito à sua vida. De outra parte, uma idosa de mesma idade pode estar completamente incapaz de exercer o autocuidado e até mesmo de se locomover. Essas diferenças, por vezes abismais, podem ser explicadas pelo conjunto de tudo a que o indivíduo se expôs ao longo da vida mais a bagagem genética, a condição socioeconômica, os laços afetivos e sociais e as características inerentes à personalidade, proporcionando capacidade ou não de se adaptar às adversidades e às perdas ocorridas ao longo do tempo.

Mas o que existe de comum entre os idosos? O que caracteriza o envelhecimento de uma maneira universal? Do ponto de vista biológico, o envelhecimento leva à restrição progressiva na capacidade de manter a homeostase. Existe um afunilamento constante da reserva disponível nos órgãos e sistemas à medida que o tempo passa, sendo que nesse cenário tudo pode funcionar normalmente na ausência de crise. No entanto, mecanismos estressores, como doenças agudas, podem exceder a capacidade de restaurar a função e recuperar a saúde, levando ao declínio funcional ou até mesmo à morte.

Todos os sistemas orgânicos apresentam declínio progressivo na reserva fisiológica com consequente perda das reservas homeostáticas. O termo *envelhecimento normal* refere-se aos impactos fisiológicos da senescência que não são atribuídos a doenças. À medida que o indivíduo envelhece, a distinção entre o que é normal e patológico pode se tornar arbitrária, com limites imprecisos e que podem dificultar a interpretação do que é percebido.[6] Além do mais, há aqueles indivíduos que sofrem pouca ou nenhuma deterioração fisiológica em idades avançadas, o que alguns autores denominam de *envelhecimento bem-sucedido*.[7]

Conhecer as principais alterações consideradas fisiológicas para o envelhecimento (Tabela 59.1) faz com que se evite a busca desnecessária de diagnósticos e, por outro lado, algo que pode ser patológico não seja considerado como *normal* do envelhecimento. O fato de serem alterações usuais associadas ao envelhecimento não significa que suas consequências clínicas não possam ser minimizadas.

FRAGILIDADE

A fragilidade é uma síndrome frequentemente observada em pessoas idosas e ocorre quando os mecanismos de resiliência que reduzem o acúmulo e o efeito de danos ao organismo se esgotam e o potencial de recuperação, até mesmo por tensões irrelevantes, diminui de forma significativa. A falha de resiliência e o acúmulo de danos estão associados a um estado pró-inflamatório crônico e a fragilidade pode ser compreendida como um resultado final do processo de envelhecimento, porém mais acelerado e amplificado.[9]

Embora existam muitas definições para fragilidade, a mais amplamente utilizada em estudos clínicos e epidemiológicos é a fragilidade física, conhecida como Modelo do Fenótipo, criado por Linda Fried.[10] Em um estudo populacional, Fried et al. acompanharam idosos que apresentavam sinais e sintomas que, hipoteticamente, sinalizavam risco de desfechos adversos, incluindo morte. Nesse estudo, perda de peso não intencional, fraqueza, marcha lenta, exaustão e baixa atividade física estiveram relacionados de forma significativa com um pior prognóstico, mesmo diante de eventos estressores pouco agressivos.

Diagnosticar a fragilidade e identificar os sinais prodrômicos e fatores de risco a que o indivíduo esteja exposto é um dos desafios mais importantes para o planejamento de cuidados e tomadas de decisão. Pesquisas têm demonstrado que a fragilidade é um determinante prognóstico decisivo em estimar desfechos e vem sendo usado como parâmetro para a alocação de recursos e de decisões relacionadas a diagnósticos e tratamentos. Aliberti et al., em 2021, publicaram um estudo com 1.830 participantes maiores de 50 anos hospitalizados com covid-19. Esse estudo demonstrou que a fragilidade foi o maior preditor de mortalidade, independentemente da idade cronológica dos indivíduos.[11] Esses resultados chamam a atenção para o fato de que a idade cronológica não deve ser parâmetro para decisões e estimativas prognósticas e destaca a fragilidade como um marcador de desfecho que deve ser considerado. Em muitas especialidades clínicas, como oncologia e cirurgia, por exemplo, a percepção

Tabela 59.1 Alterações fisiológicas do envelhecimento.[8]

Observar	Alterações
Composição corporal	Diminuição da massa e qualidade muscular Aumento da gordura corporal Redução da água corporal total Redução da massa óssea
Pele e fâneros	Comprometimento da função de barreira Redução da síntese de vitamina D Diminuição da espessura dérmica, da celularidade e das fibras de elastina Fotoenvelhecimento Sudorese alterada Melanócitos reduzidos Redução do crescimento das unhas Redução da produção de óleo e sebo
Sistema sensorial	Perda de audição para altas frequências Diminuição do número de papilas gustativas Redução da sensibilidade ao sabor Redução da flexibilidade do cristalino Aumento da densidade da lente Amarelamento da lente
Sistema imune	Redução do número de linfócitos B e T, bem como de anticorpos Função e regulação de citocinas reduzidas Alterações pró-inflamatórias crônicas Autoimunidade mais pronunciada
Sistema hematopoiético	Redução da reserva funcional da medula óssea Redução da capacidade proliferativa das células tronco hematopoiéticas Redução da resposta à eritropoetina
Sistema nervoso	Perda neuronal/atrofia cerebral Redução da densidade sináptica e produção de neurotransmissores Acúmulo de proteína β-amiloide Perda de fibras motoras, sensoriais e autonômicas Redução das respostas dos barorreceptores do arco aórtico e seio carotídeo Redução do tônus parassimpático e aumento do tônus simpático
Sistema gastrintestinal	Redução da produção de saliva Perda da peristalse esofagiana Redução da secreção de ácido clorídrico e pepsina Redução da absorção de vitamina B12 e cálcio Redução da contratilidade e do esvaziamento gástrico Prolongamento do tempo de trânsito intestinal Redução do volume hepático, fluxo sanguíneo e citocromo *P450*
Sistema respiratório	Redução da elasticidade e complacência pulmonar Redução da área de troca gasosa alveolar Perda de massa e fraqueza muscular dos músculos respiratórios
Sistema urinário	Redução da massa renal e do fluxo sanguíneo Redução do *clearance* de creatinina Redução da capacidade de excreção renal de sódio e potássio Diminuição da conversão da 25-hidroxivitamina D para 1,25 dihidroxivitamina D Redução da complacência vesical e aumento do volume residual pós-miccional
Sistema cardiovascular	Aumento do volume do átrio esquerdo Hipertrofia concêntrica do ventrículo esquerdo com manutenção das suas dimensões Espessamento e deposição cálcica da válvula aórtica e do anel mitral Redução da taxa de enchimento ventricular diastólico inicial Aumento da pressão de pulso
Sistema endócrino	Resistência insulínica e intolerância à glicose Redução das concentrações de T3 total e aumento da concentração de TSH Aumento dos níveis de ADH e do hormônio natriurético Redução da secreção de aldosterona e renina Redução dos níveis de vitamina D Andropausa (redução dos níveis de testosterona) Menopausa (redução dos níveis de estrogênio e progesterona) Somatopausa (redução do GH e IGF-1) Adrenopausa (redução dos níveis de DHEA)

Adaptada de: Canedo et al., 2022.[8]

de que fragilidade interfere mais em desfechos do que outros fatores tem destacado a necessidade da identificação correta dessa síndrome geriátrica tão prevalente e complexa.

CAPACIDADE FUNCIONAL E CAPACIDADE INTRÍNSECA

Capacidade funcional e capacidade intrínseca são dois conceitos muito importantes, interligados, diretamente relacionados com a concepção de saúde no envelhecimento e, cada vez mais, servem de base para planejamentos e decisões em cuidados de pacientes idosos.

A capacidade funcional é definida como o conjunto de habilidades e atributos relacionados com a saúde e que permitem ao indivíduo que ele seja e faça aquilo que lhe traz propósito e tem valor para si. É uma condição estruturante no planejamento de políticas públicas e tem servido como bússola para as decisões em relação a procedimentos diagnósticos e terapêuticos.

Em 2015, a Organização Mundial da Saúde (OMS) criou o Clinical Consortium on Healthy Aging (CCHA),[12] um fórum de *experts* em pesquisa e prática clínica sobre envelhecimento saudável que parte da necessidade e urgência relacionadas aos impactos que o envelhecimento populacional tem causado em todo o mundo. Nessa reunião foi proposto um plano de ação centrado em uma nova percepção sobre o envelhecimento, com foco na capacidade funcional e não na presença ou ausência de doenças. O relatório revisou o conceito de envelhecimento saudável, definindo-o como o *processo de desenvolvimento e manutenção da capacidade funcional que proporciona o bem-estar na velhice*. Na esteira do enfoque à perspectiva e ao potencial de saúde como motes para um novo olhar sobre o envelhecimento, em contraponto à abordagem voltada para a detecção de doenças e deficiências, o CCHA propôs um novo constructo: capacidade intrínseca. Essa nova concepção propõe ir além das habilidades funcionais do indivíduo, ressaltando o papel dos fatores ambientais como determinantes do envelhecimento e caracterizando o potencial de saúde a partir do conjunto das capacidades físicas e mentais do indivíduo. Esse conceito foi revisado e ampliado na edição seguinte do CCHA da OMS, em 2017, com destaque para os domínios mais importantes e representativos da capacidade: psicológico, locomoção, capacidade sensorial (visão e audição), cognição e vitalidade (energia e equilíbrio). Desde que foi cunhada a noção de capacidade intrínseca, a ciência tem se aprofundado em pesquisas no assunto diante da provável aplicabilidade em ações de planejamento de saúde pública.

PARTICULARIDADES E DESAFIOS DA AVALIAÇÃO AO PACIENTE IDOSO

A assistência aos pacientes idosos requer conhecimento dos aspectos que caracterizam a complexidade, a heterogeneidade e a interferência do meio socioeconômico e cultural nos determinantes de saúde e de doença desses pacientes. São muitos os desafios e as peculiaridades, começando pelo fato de que quanto mais idoso é um indivíduo, mais individualizada deve ser a abordagem. As decisões devem ser pautadas em parâmetros, como, por exemplo, a coexistência de doenças crônicas e o uso de muitos medicamentos, dentre

outros. Em 2017, Tinnetti et al.[13] propuseram uma maneira de sintetizar as principais competências da medicina geriátrica e traduzir a complexidade que envolve essa especialidade. Cinco eixos foram propostos, conhecidos como os 5 Ms, que representam Mente, Mobilidade, Medicação, Multicomplexidade e Mais importante. (Tabela 59.2). Desde então, esse constructo tem ocupado espaço como matriz de competências nos centros acadêmicos e servido como um guia de abordagem geriátrica nos campos da assistência. A seguir, são elencados os principais aspectos que devem ser considerados na avaliação de pacientes idosos.

Multimorbidade

A incidência e prevalência de doenças cresce exponencialmente com a idade. Oitenta por cento das pessoas com mais de 65 anos têm ao menos uma doença crônica e 3,5 doenças aos 75 anos.[2] Muitas dessas são causas importantes de mortalidade e outras contribuem para a incapacidade funcional, dependência e institucionalização. A coexistência de doenças complica o manejo, além do fato de que elas podem interagir entre si, seja mascarando a manifestação clínica ou agravando o potencial incapacitante de uma delas. Por exemplo, um paciente com osteoartrose grave de quadril pode não apresentar sinais e sintomas de uma insuficiência cardíaca devido à restrição de mobilidade que, por sua vez, pode agravar uma depressão pelo mesmo motivo. Um outro ponto diz respeito às diretrizes e *guidelines* que cada vez mais ampliam as recomendações terapêuticas, contribuindo com a polifarmácia e com significativo potencial de risco iatrogênico.

É essencial ter a visão abrangente do conjunto de patologias que os idosos geralmente apresentam, além de ser imprescindível ser capaz de compreender a intersecção que as doenças estabelecem entre si, decidindo o que é melhor para o paciente e levando em conta também os custos, os riscos e a expectativa de vida, dentre outros fatores.

Apresentação atípica das doenças

É muito comum que nos idosos as manifestações das doenças sejam diferentes quando comparadas com adultos mais jovens. Afecções agudas podem se apresentar de forma sutil e inespecífica, assim como os sinais de melhora podem ser mais discretos. Isso provavelmente decorre da coexistência de doenças, de fatores psicossociais, de problemas cognitivos ou do fato de que sintomas podem ser interpretados como parte do envelhecimento normal, remetendo ao clássico comentário: *isso é da idade*. Como exemplos de quadros atípicos, o hipertireoidismo pode se apresentar com apatia,

Tabela 59.2 Os 5 Ms da geriatria.[13]

Ms	Significado
Mente	Estado cognitivo, demências, depressão, *delirium*
Mobilidade	Equilíbrio, marcha, risco de quedas
Medicações	Polifarmácia, medicações inapropriadas, efeitos adversos, iatrogenias, desprescrição
Multicomplexidade	Multimorbidade, situações complexas que envolvem aspectos biopsicossociais
Mais importante	Objetivos pautados nos valores e nas preferências do paciente

cansaço e fadiga; infecções podem cursar sem febre ou sinais localizados e, por vezes, apenas com manifestações comportamentais, como *delirium*. De uma maneira geral, idosos mais frágeis e vulneráveis são mais propensos a adoecerem agudamente, apenas com declínio do desempenho funcional, alteração do padrão neuropsíquico, desequilíbrio e quedas, por exemplo.[14]

Uso de medicamentos

Idosos costumam usar um número maior de medicações de forma contínua pelas razões já mencionadas. Estudos demonstraram que a polifarmácia, uso concomitante de cinco ou mais fármacos, mesmo que corretamente indicados, se associa a risco de interação medicamentosa, efeitos adversos, quedas, declínio cognitivo e funcional, hospitalização e morte. Alterações na farmacocinética e farmacodinâmica potencializam e modificam o efeito de muitos fármacos, que são considerados inapropriados para uso em idosos, com destaque aos que têm efeito anticolinérgico. Os aspectos relacionados com a farmacologia e os medicamentos em idosos serão tratados em outro capítulo.

AVALIAÇÃO GERIÁTRICA AMPLA

A Avaliação Geriátrica Ampla (AGA) é uma triagem estruturada das síndromes e alterações mais comuns, no intuito de melhor avaliar e embasar o plano de cuidados de pacientes com declínio ou ameaça de declínio da capacidade funcional. Trata-se de um modelo de cuidado que complementa o método propedêutico tradicional e beneficia especialmente pacientes com mais de 80 anos, portadores de multimorbidades, com relato de perda funcional recente, portadores de demência, fragilidade, alterações na mobilidade e quedas, dentre outros problemas peculiares em pacientes idosos. A AGA é capaz de mapear os principais problemas a partir de instrumentos de avaliação compostos por escalas que visam o diagnóstico e acompanhamento das intervenções. Por definição, a AGA é multidimencial e idealmente deve ser exercida de forma interdisciplinar, com a intervenção de outros profissionais, além do médico.

A AGA foi idealizada e implementada pela primeira vez no Reino Unido no final da década de 1930, e foi a partir da iniciativa da Dra. Marjory Warren que surgiu um dos pilares mais robustos da assistência geriátrica até os dias atuais. Considerada a mãe da geriatria, a Dra. Marjory, ao asumir a chefia de um hospital londrino com pacientes crônicos em 1936, propôs um método pautado em investigação diagnóstica e intervenções programadas com a atuação de vários profissionais, como fisioterapeutas, terapeutas ocupacionais, enfermeiros, dentre outros. Os resultados foram surpreendentes, muitos pacientes recuperaram a capacidade e receberam alta. Esse episódio histórico, publicado em uma revista científica na época, caracterizou o início da geriatria e da gerontologia naquele país. A gerontologia é a ciência que estuda o envelhecimento, podendo ser exercida por profissionais que desejem se aprofundar nesse tema.

Nos dias de hoje, a AGA é consolidada como o elemento central dos serviços de atenção ao idoso com benefícios comprovados, e tem se expandido para outras áreas da saúde em que muitos idosos são assistidos, tais como especialidades cirúrgicas em geral, cardiologia, oncologia e em unidades de emergência. A estrutura e os componentes da avaliação variam de acordo com as necessidades do paciente e do cenário de assistência onde ela é realizada (domicílio, ambulatório, hospital ou instituição de longa permanência).[15]

Domínios avaliados pela AGA

Os instrumentos utilizados na AGA avaliam os domínios mais importantes e relacionados, direta ou indiretamente, com o estado de saúde do paciente e que podem levar ao declínio da capacidade funcional. Além de avaliar as doenças preexistentes, os medicamentos em uso, a situação vacinal, dentre outros aspectos importantes, segue-se com a investigação de problemas relativos ao desempenho em tarefas da vida diária (funcionalidade), à mobilidade (equilíbrio e risco de quedas), à cognição, ao humor e aos aspectos psicológicos, ao sistema sensorial (visão e audição), ao estado nutricional e suporte social. Outros domínios podem ser contemplados, como, por exemplo, a espiritualidade, bem como o ambiente onde vive e o *status* econômico.

A Figura 59.1 decreve os principais domínios da AGA.

Funcionalidade

Esse é um dos parâmetros mais representativos da condição de saúde do indivíduo e reflete a capacidade do idoso de cuidar de si mesmo e de viver de maneira independente, segundo seus próprios valores e preferências.

A funcionalidade é representada pelas Atividades Básicas de Vida Diária (ABVD) e pelas Atividades Instrumentais de Vida Diária (AIVD), respectivamente mensuradas pelo índice de Katz e pela escala de Lawton.

As ABVDs referem-se às atividades de autocuidado, como tomar banho, ir ao banheiro, vestir-se, fazer transferência (senta-se/deita-se e levanta-se da cama ou cadeira sem ajuda), controle de esfíncteres e alimentar-se. As AIVDs são tarefas mais complexas, que exigem mais destreza cognitiva e motora, como, por exemplo, tomar os próprios remédios, fazer compras, cuidar da casa, pegar um transporte e usar telefone, dentre outras.

Equilíbrio, mobilidade e quedas

Deve-se questionar ativamente a respeito da ocorrência de quedas no último ano, seguindo com uma busca de fatores de risco relacionados, como tontura, doenças neurológicas e cardíacas, medicações, alterações sensoriais etc. Pacientes que tiveram queda ou quedas recentes apresentam chance aumentada de outros episódios. Isso está relacionado com o

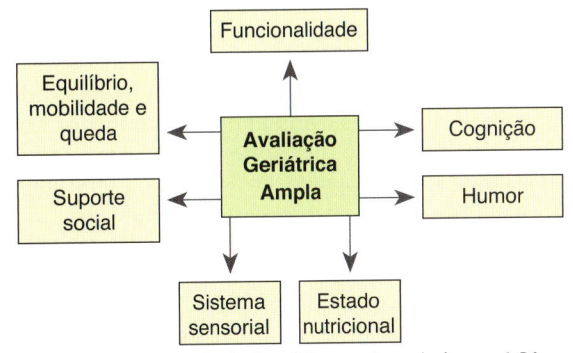

Figura 59.1 Principais domínios contemplados na AGA.

medo de cair e associa-se à diminuição da mobilidade, ao isolamento social e à síndrome de fragilidade, além de transtornos do humor.

Observar e avaliar a marcha e o uso de dispositivos de auxílio, como bengalas e andadores, fornece informações relevantes na avaliação desse domínio. São aplicados testes funcionais que avaliam a força, o equilíbrio e a velocidade da marcha, embasando decisões relacionadas a diagnóstico e tratamento. O teste cronometrado do levantar e andar (*timed up and go test*, ou TUG Test), a escala de equilíbrio e marcha de Tinetti e a Short Physical Performance Battery (teste de Guralnik) são os mais conhecidos, sendo o primeiro deles o mais utilizado na prática. O TUG Test consiste em orientar que o paciente se levante de uma cadeira sem auxílio dos braços e caminhe 3 metros enquanto cronometra-se o tempo. Se levar mais do que 20 segundos, significa que o paciente tem alto risco de queda.

Cognição

A idade é um dos maiores fatores de risco para doenças neurodegenerativas prevalentes, como as demências, especialmente secundárias à doença de Alzheimer e à doença cerebrovascular. Elas incidem principalmente na oitava e nona décadas de vida, e o declínio na capacidade cognitiva impacta diretamente na funcionalidade e na autonomia do indivíduo, sendo frequente que alterações na cognição não sejam referidas ou percebidas durante a anamnese e o exame físico. As escalas de avaliação do domínio cognitivo são consideradas triagens e servem para definir sobre aprofundar ou não a investigação etiopatogênica de algum problema em potencial. A escala mais utilizada e conhecida é o Mini Exame do Estado Mental (MEEM), rápido e de fácil aplicação. Porém, não contempla todo o conjunto de habilidades da função cognitiva, sofre muita influência da escolaridade e tem seu valor limitado por esses fatores. Para indivíduos com mais anos de estudo e com sintomas cognitivos mais leves, o Montreal Cognitive Assessment (MoCA) é o mais indicado. O teste de fluência verbal de 1 minuto (nomear animais, frutas ou palavras que começam com a mesma letra), ou mostrar uma seleção de figuras determinadas a ser evocadas após vistas repetidas vezes são testes que se complementam e triam o paciente para possíveis doenças que comprometem a cognição. Testes de triagem cognitiva ainda mais breves vêm sendo validados, como o 10-CS, com a vantagem de reduzir o tempo de aplicação da AGA.[15]

Humor

A depressão é o mais frequente transtorno de humor nessa faixa etária, e é uma das condições que mais causam impacto na qualidade de vida e na capacidade funcional, podendo levar a alterações também na mobilidade e na cognição. Pacientes com depressão são menos ativos física e mentalmente, ao mesmo tempo em que a redução da capacidade afeta o estado psicológico do indivíduo, levando à piora de uma depressão subjacente. No idoso, transtornos de humor podem ser difíceis de diagnosticar, pois costumam se manifestar de forma atípica, muitas vezes camuflados por queixas somáticas. A triagem de sintomas de depressão, além de uma história clínica bem criteriosa, pode ser realizada por escalas, sendo que as mais validadas são a Escala de Depressão Geriátrica de Yesavage, conhecida como GDS-15, e o Questionário de Saúde do Paciente (PHQ-9).

Estado Nutricional

Trata-se de um domínio que se destaca por ser um forte preditor de perda funcional e de mortalidade em idosos. São muitas as variáveis que interferem no aporte nutricional adequado, como a integridade do aparelho digestório, o apetite, a disponibilidade de alimentos, dietas restritas, dentre muitas outras. O relato de perda de peso no último ano é considerado um forte marcador de ameaça à perda de capacidade funcional. A Mini Avaliação Nutricional (MAN) é um instrumento adaptado e amplamente validado para aplicação nos mais diversos cenários de assistência a pacientes idosos.[16]

Sistema Sensorial

As deficiências visuais e auditivas são prevalentes e comprometem a qualidade de vida, a independência e a autonomia dos idosos. A correção precoce dos problemas depende da identificação do déficit; na AGA, sinais de perda podem ser percebidos e os pacientes serão encaminhados ao especialista. É frequente que essas sejam alterações negligenciadas ou deixadas em segundo plano devido à maior atenção às comorbidades crônicas ou até mesmo serem assumidas como alterações da senescência e não da senilidade. Os testes de Snellen para visão e do Sussurro para audição são facilmente aplicáveis e podem resultar em ações relevantes para melhor qualidade de vida do paciente.

Suporte Social

A rede de suporte pode ser determinante na forma como a assistência é provida quando se trata de acesso a cuidados hospitalares, tratamentos em domicílio, institucionalização e a possibilidade de usar os recursos mais indicados, que, muitas vezes, são mais custosos. Informações sobre moradia, renda familiar, recursos da comunidade e com quem o paciente pode contar em caso de adoecimento são importantes e podem ser decisivos na forma como um determinado problema será conduzido. Dentre as escalas de avaliação, destaca-se a do APGAR da família e dos amigos, o Mapa Mínimo de Relações do Idoso e a escala de suporte social do *Medical Outcomes Study* (MOS).

Benefícios da AGA

São muitos os estudos e as metanálises que comprovam os benefícios da AGA. De uma forma geral, a AGA amplia o número de diagnósticos, identifica os quadros sindrômicos peculiares, reduz hospitalizações, estima riscos e prognóstico, previne o declínio funcional, iatrogenias, institucionalizações, custos em saúde e mortalidade.[14]

Desvantagens da AGA

O tempo dispendido na aplicação e os custos elevados são as maiores desvantagens da AGA, mas eles podem variar muito a depender do modelo empregado. Pode chegar a 45 minutos uma avaliação que contemple os principais parâmetros feita por uma equipe multiprofissional treinada e composta minimamente de médico, enfermeiro e assistente social. Outros profissionais como fisioterapeuta, nutricionista, fonoaudiólogo, terapeuta ocupacional, farmacêutico, psicólogo, dentista e educador físico podem ser incluídos, a depender dos objetivos e dos recursos disponíveis.

Novos modelos de AGA

Considerando que os fatores custo e tempo podem ser impeditivos para a AGA, modelos mais objetivos e de aplicação mais rápida vêm sendo desenvolvidos com resultados equiparáveis aos tradicionais. Um exemplo de um desses modelos mais compactos é a Avaliação Geriátrica Compacta de 10 minutos (AGC-10). Trata-se de um instrumento validado no Serviço de Geriatria da Faculdade de Medicina da Universidade de São Paulo (SG-HCFMUSP) em 2019, cuja característica é sua fácil e rápida aplicação. É composta de 10 itens: suporte social, uso do sistema de saúde, quedas, medicações, funcionalidade, cognição, autopercepção, sintomas depressivos, nutrição e velocidade de marcha. Cada item é classificado por nível de comprometimento e, ao final, é calculado um índice global de risco pela média simples dos itens avaliados. É uma escala que contempla os domínios mais importantes e serve adequadamente como triagem para avaliações posteriores dos domínios comprometidos.[17]

Outros modelos têm sido criados de acordo com o cenário de assistência, como em atenção primária, em serviços de ortogeriatria, oncogeriatria e em emergência, com benefícios comprovados.[18]

CONSIDERAÇÕES FINAIS

A avaliação do paciente idoso é geralmente um processo complexo, exige uma visão mais abrangente, individualizada e envolve fatores psicológicos, ambientais, sociais, dentre outros. O estado de saúde não é representado pela ausência de doenças, mas pelo conjunto de habilidades que permitem ao indivíduo viver com independência, autonomia e de acordo com seus valores. O processo de envelhecimento é caracterizado pela redução das reservas fisiológicas e dificuldade em manter o equilíbrio homeostático em situações de insulto agudo. A condição mais comum é a presença concomitante de doenças crônicas, que se manifestam de forma atípica e levam ao uso de muitos medicamentos, predispondo o paciente a iatrogenias, interações e outros efeitos que podem até mesmo simular um quadro de doença.

A AGA tem sido o alicerce da abordagem como um instrumento que possibilita diagnósticos mais corretos, menos hospitalizações e morbimortalidade, dentre outros benefícios. Complementa a anamnese e o exame físico, é multidisciplinar e consiste em uma busca ativa dos problemas mais prevalentes e ameaçadores à funcionalidade por meio de escalas de avaliação para diferentes domínios, tais como funcionalidade, cognição, humor, mobilidade, dentre outros. Atualmente, esse modelo abrangente e estruturado tem se expandido para outras áreas médicas além da geriatria, e pesquisas vêm desenvolvendo novos modelos mais práticos e aplicáveis em diferentes níveis de assistência, tornando a AGA mais factível por reduzir tempo e custos dispendidos na sua aplicação.

É de suma importância que profissionais de saúde tenham conhecimento desses aspectos, que percebam que os objetivos e as decisões devem ser pautados em valores individuais e que a visão abrangente sobre o que mais importa é o caminho para as melhores práticas em saúde no paciente idoso.

REFERÊNCIAS BIBLIOGRÁFICAS

1. Camarano A.A., Kanso S., Perspectivas de crescimento para a população Brasileira: velhos e novos resultados. Texto para discussão nº 1426. Rio de Janeiro, Iepa, 2009.
2. BRASIL. Mudança Demográfica no Brasil no Início do Século XXI – Subsídios para as Projeções da População. IBGE, 2015.
3. Chaimowicz F., Chaimowicz B.F. Epidemiologia do Envelhecimento no Brasil. Tratado de Geriatria e Gerontologia, 5 ed. Rio de Janeiro, Guanabara Koogan, 2022.
4. Previll L., Heflin M., Cohen H. The Aging Patient. Cecil Essentials of Medicine, 10 ed. 2022.
5. López Otín C., Blasco M.A., Partridge L., Serrano M., Kroemer G. The hallmarks of aging, *Cell* 153(6):1194-1217, 2013.
6. Masoro E. Physiology of Aging. International Journal of Sport Nutrition and Exercise Metabolism, 2001, 11, S218-S222.
7. Rowe J.W., Kahn R.L. Human aging: Usual and successful. 1987, Science, 237(4811), 143–149. https://doi.org/10.1126/science.3299702.
8. Canedo, A.C., Lopes, F., Senra, M.C, Torre et al. Alterações fisiológicas do envelhecimento. Tratado de Geriatria e Gerontologia, 5ª ed. Rio de Janeiro, Guanabara Koogan, 2022.
9. Ferrucci L., Walston J. Frailty. Halter JB et al. *Hazzard's Geriatric Medicine and Gerontology*, 8 ed. 2022.
10. Fried, L.P. et al. Cardiovascular Health Study Collaborative Research Group. Frailty in older adults: evidence for a phenotype. *J Gerontol A Biol Sci Med Sci.* 2001 Mar;56(3):M146-56.
11. Aliberti M.J.R et al. COVID-19 is not over and age is not enough: Using frailty for prognostication in hospitalized patients. *J Am Geriatr Soc.* 2021;69:1116-1127.
12. World report on ageing and health. Geneva, World Health Organization (WHO), 2015.
13. Tinetti M., Huang A., Molnar F. The geriatrics 5m's: a new way of communicating what we do. *J Am Geriatr Soc.* v. 65, Letters to the editor. 2115-2017.
14. Reuben D., Uyan R., et al. Principles of Geriatric Assessment. Hazzard's. 8 ed., chapter 8.
15. Galera S., Freitas E., Costa E., Gabriele R. Avaliação Geriátrica Ampla. Tratado de Geriatria e Gerontologia, 5 ed., Rio de Janeiro, Guanabara Koogan, 2022.
16. World Health Organization. Nutrition for older persons. Disponível em: https://www.who.int/nutrition/topics/ageing/en/index1.html. Acesso em: 26 mai. 2023.
17. Aliberti M.J.R. Avaliação geriátrica compacta de 10 minutos: desenvolvimento e validação de um instrumento de rastreio multidimensional breve para idosos. São Paulo. Tese (Doutorado em Ciências Médicas) - Faculdade de Medicina, Universidade de São Paulo, 2018. Disponível em: https://www.teses.usp.br/teses/disponiveis/5/5169/tde-28022019-085029/publico/MarlonJulianoRomeroAliberti.pdf. Acesso em: 26 mai. 2023.
18. Pilotto A., Cella A., Pilotto A. et al. Three Decades of Comprehensive Geriatric Assessment: Evidence Coming from Different Healthcare Settings and Specific Clinical Conditions. *J Am Med Dir Assoc.* 2017 Feb 1;18(2):192.e1-192.e11.

60

Farmacoterapia e Iatrogenia no Paciente Idoso

Ivete Berkenbrock • Marco Túlio Gualberto Cintra • Leonardo Brandão de Oliva

INTRODUÇÃO

O tema abordado neste capítulo apresenta as implicações da prescrição indiscriminada de um ou vários fármacos na população idosa e as possíveis consequências quando o equilíbrio entre risco e benefício não for observado. As alterações fisiológicas do envelhecimento, o impacto na metabolização dos fármacos e os riscos associados são descritos com clareza, possibilitando a compreensão dos cuidados necessários com a prescrição, assim como o conhecimento dos critérios intrínsecos e extrínsecos da prescrição apropriada e da desprescrição, quando necessária e indicada.

IMPACTO DAS REAÇÕES ADVERSAS E DA POLIFARMÁCIA

A farmacoterapia é a área da saúde que se concentra na utilização de medicamentos para tratar doenças e aliviar sintomas. É um campo de estudo que envolve seleção, prescrição, administração e monitoramento dos medicamentos utilizados em pacientes para tratar uma variedade de condições de saúde.

Quando focamos no paciente idoso, o uso de medicamentos costuma ser um desafio, principalmente devido à possibilidade de iatrogenia, que é a ocorrência de danos ou efeitos colaterais indesejados decorrentes de um tratamento médico ou de decisões da equipe de saúde.[1]

A iatrogenia relacionada com farmacoterapia pode ocorrer devido a diversos fatores, incluindo o uso inadequado de medicamentos, interações medicamentosas, dosagem excessiva, prescrição de medicamentos desnecessários e erros de administração.[1,2]

Os idosos são particularmente vulneráveis a esse tipo de iatrogenia, tanto pela elevada frequência da polifarmácia quanto pelas alterações fisiológicas que ocorrem com o envelhecimento, como a diminuição da função renal e hepática, alterações na composição corporal e diminuição da capacidade de metabolizar e excretar medicamentos, particularidades que serão descritas a seguir.[3]

Polifarmácia pode ser definida como o uso de múltiplos medicamentos simultaneamente em um mesmo indivíduo, utilizando critérios qualitativos ou quantitativos para essa definição. A maioria dos autores define polifarmácia do ponto de vista quantitativo, considerando o uso de cinco ou mais medicamentos de forma regular. Utiliza-se ainda o termo hiperpolifarmácia para o uso de 10 ou mais fármacos ao mesmo tempo em um mesmo indivíduo.[4]

A polifarmácia pode levar a uma variedade de problemas, incluindo interações medicamentosas, não adesão à medicação e aumento do risco de reações adversas, assim como a dificuldades na administração correta dos medicamentos, especialmente em pessoas com comprometimento cognitivo ou baixa escolaridade.[4]

Em geral, as reações adversas/iatrogenia relacionadas com farmacoterapia e à polifarmácia têm um impacto negativo significativo na saúde e na qualidade de vida dos idosos. São descritos uma variedade de sinais e sintomas relacionados a essa situação, incluindo tontura, confusão mental, quedas, problemas gastrintestinais e comprometimento cognitivo, trazendo aumento do risco de hospitalização e até mesmo aumento da mortalidade nesses indivíduos.[2,4]

A presença de reações adversas a medicamentos é tão comum entre pacientes idosos que essa possibilidade deve ser sempre aventada quando se avalia um idoso com sinais ou sintomas novos. Os fatores que aumentam o risco de iatrogenia medicamentosa incluem sexo feminino, idade avançada, presença de síndrome da fragilidade, comprometimento cognitivo e polifarmácia.[4]

Para reduzir o risco de iatrogenia em pacientes idosos, é importante que os profissionais de saúde avaliem cuidadosamente a necessidade e a segurança de cada medicamento prescrito, levando em consideração as características do paciente, incluindo sua idade e funcionalidade, comorbidades e outros medicamentos em uso. Os médicos devem revisar regularmente a farmacoterapia dos idosos, descontinuando medicamentos desnecessários e reduzindo as doses de medicamentos que possam ser prejudiciais. Além disso, é importante envolver os pacientes idosos e seus cuidadores na gestão dos medicamentos, garantindo que eles entendam as informações passadas e possam relatar quaisquer efeitos colaterais ou problemas que ocorram. Por fim, é fundamental priorizar abordagens não farmacológicas para o tratamento de condições médicas sempre que possível, como mudanças no estilo de vida, fisioterapia e outras intervenções não medicamentosas.[1,2]

ALTERAÇÕES FISIOLÓGICAS, IMPACTO NA METABOLIZAÇÃO DOS FÁRMACOS E RISCOS ASSOCIADOS

O processo de envelhecimento caracteriza-se pelo declínio progressivo das reservas fisiológicas de todos os órgãos e sistemas, o que determina maior vulnerabilidade a situações estressantes ao organismo, como as doenças. Quando esse processo não determina um padrão de envelhecimento frágil e/ou declínio funcional é denominado senescência. As mudanças fisiológicas, no entanto, podem alterar a farmacodinâmica e a farmacocinética de diversos medicamentos empregados na prática diária de profissionais que cuidam de pessoas idosas, elevando o risco de reações adversas e a falta de eficácia, como descrito a seguir.[3]

Há um declínio da massa muscular entre a terceira e a oitava décadas de vida. Muitas pessoas idosas evoluem para o quadro de sarcopenia durante esse período de declínio da massa muscular. Além disso, são frequentes os quadros de desnutrição em pacientes que evoluíram com o processo de envelhecimento frágil. Nesse contexto, fármacos com extensa ligação com a albumina, como a fenitoína, levam a um aumento do nível sérico, devido à menor disponibilidade da albumina. Como a fenitoína apresenta limiar terapêutico próximo ao de toxidade, doses habituais podem causar intoxicação, como mostrado na Figura 60.1.[3,5]

Com o processo de envelhecimento, ocorre redução da água corporal total entre 10 e 15%, especialmente intracelular, além de uma redução de 8 a 10% do volume plasmático. Associa-se a esse fato a infiltração lipídica, com elevação de 20 a 40% da massa lipídica. Medicamentos hidrossolúveis, como a digoxina, tendem, pelo menor compartimento para diluição, à elevação mais acentuada do nível sérico, favorecendo intoxicações, como observa-se na Figura 60.2. Por isso, em pessoas idosas, recomenda-se a dose de 0,125 mg ao invés de 0,25 mg de digoxina na presença de função renal preservada.[3,5]

Simultaneamente, fármacos lipossolúveis, pelo maior compartimento de diluição, tendem a um menor nível sérico e aumento do tempo de meia-vida do fármaco. O tempo de meia-vida se eleva, pois o fármaco se acumula no tecido adiposo e é lentamente liberado para a circulação. Uma importante repercussão é a dos benzodiazepínicos, que apresentam menor ação na indicação do sono em pessoas idosas e um aumento do tempo de meia-vida, causando o efeito *hangover* com prolongamento diurno da ação, o que reduz os reflexos e pode desencadear a hipersonia diurna, elevando o risco de acidentes, incluindo as quedas. Deve-se ter em mente que as alterações fisiológicas do envelhecimento elevam o risco de intoxicação por fármacos, uma vez que o limiar terapêutico e o de toxicidade, chamado de índice terapêutico, são demasiado próximos. São eles:[3]

- Lítio
- Fenitoína
- 5-fluorouracil
- Ácido valproico
- Varfarina
- Gentamicina
- Zidovudina
- Digoxina
- Anfotericina B
- Carbamazepina.

Com o processo de envelhecimento, o sistema cardiovascular apresenta alterações que elevam o risco de reações adversas a fármacos Destaca-se a substituição fibrosa do tecido de condução cardíaca, a redução em até 90% das células do marca-passo sinusal em pessoas acima de 75 anos, a menor

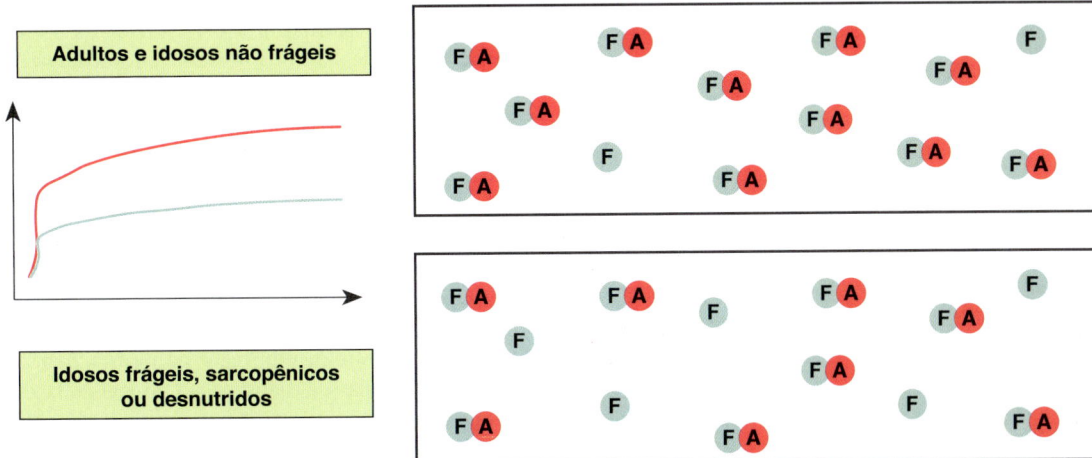

Figura 60.1 Na parte superior, idosos não frágeis com disponibilidade normal de albumina, com fração livre da fenitoína na faixa terapêutica. Na parte inferior, a mesma dosagem de fenitoína com menor disponibilidade de albumina em idosos frágeis ou desnutridos, determinando maior fração livre da droga e elevando o nível sérico a uma faixa de toxicidade. A: albumina; F: fenitoína.

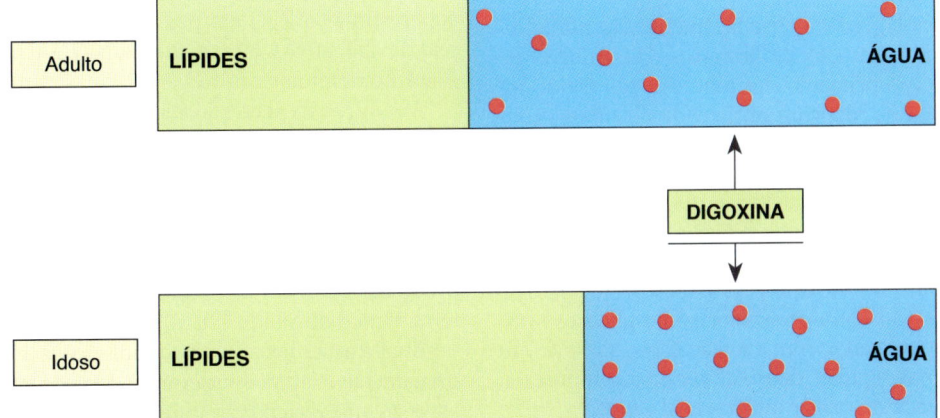

Figura 60.2 Na parte superior, adultos têm maior compartimento de água, permitindo uma diluição da digoxina, o que reduz o risco de intoxicação. Na parte inferior, a mesma dosagem de digoxina administrada em um pessoa idosa será diluída em um compartimento menor de água, elevando o nível sérico para a faixa de toxicidade.

inervação cardíaca simpática e parassimpática e a deposição cálcica da válvula aórtica e do anel mitral, que resultam em maior predisposição à bradicardia. Por isso, a administração de fármacos que reduzem a frequência cardíaca deve ser realizada com cautela e parcimônia em pessoas idosas. São eles:[3]

- Betabloqueadores
- Ivabradina
- Donepezila
- Clonidina
- Verapamil
- Digoxina
- Galantamina
- Lítio
- Diltiazem
- Amiodarona
- Rivastigmina
- Fentanil.

Outro cuidado, especialmente em pessoas recebendo polifarmácia, é a prescrição simultânea de dois ou mais fármacos que aumentam o intervalo QTc, devido ao risco de arritmias ventriculares, especialmente a *torsades de pointes*.[3,5] São eles:[3]

- Clorpromazina
- Donepezila
- Metadona
- Tioridazina
- Clomipramina
- Maprotilina
- Paliperidona
- Risperidona
- Citalopram
- Haloperidol
- Pimozida
- Aripiprazol
- Clozapina
- Memantina
- Perfenazina
- Venlafaxina
- Escitalopram
- Levomepromazina
- Sulpirida
- Asenapina
- Imipramina
- Nortriptilina
- Pimavancerin.

As alterações fisiológicas no envelhecimento são muito relevantes para a administração de fármacos. Há redução do número, volume e comprimento dos túbulos e fibrose do interstício, que resulta na hiporresponsividade do túbulo contorcido distal à vasopressina, comprometendo a regulação de volume e predispondo à desidratação. Fármacos que aumentam o volume urinário ou que afetam o mecanismo de compensação de desidratação, como os inibidores da enzima conversora de angiotensina (IECA), os bloqueadores dos receptores da angiotensina II (BRA), os diuréticos tiazídicos e de alça e os inibidores do cotransportador sódio-glicose 2 (iSGLT2), devem ser utilizados com cautela, especialmente em condições infecciosas agudas, diarreia, vômitos e hiporexia, devido à possibilidade de causar injúria renal aguda.[3,6]

Há uma redução da atividade do sistema angiotensina-renina-aldosterona, o que reduz a capacidade de retenção de sódio e diminui a liberação de potássio no túbulo contorcido distal, determinando um maior risco de hiponatremia e hipercalemia na pessoa idosa. O risco de hiponatremia também aumenta devido à elevação do peptídeo natriurético atrial produzido pelos miócitos, o que aumenta a excreção renal de sódio. Portanto, fármacos que elevam o risco de hiponatremia e hipercalemia demandam monitoramento de íons ao serem prescritos.[3,6] São eles:[3]

- Elevam o risco de hiponatremia
  - Diurético de alça
  - Carbamazepina
  - IECA
  - ISRS
  - Diurético tiazídico
  - Oxcarbazepina
  - BRA
  - ISRSN
- Elevam o risco de hipercalemia
  - IECA
  - Espironolactona
  - BRA
  - Digoxina.

A literatura aponta que, a partir da quarta década de vida, há uma redução de 1 mℓ/mim (ou 1%) no ritmo de filtração glomerular (RFG) a cada ano de vida. Há consensos que consideram normal um RFG entre 45 e 59 mℓ/min em pessoas acima de 70 anos, desde que não exista nenhuma outra evidência de disfunção renal, como a microalbuminúria e a perda de diferenciação córtico-medular na ultrassonografia dos rins. O declínio da função renal eleva o risco de reações adversas caso não seja realizado ajuste de doses. Pode-se exemplificar esse risco com os episódios de hipoglicemia em pacientes que usam sulfonilureias, ou que apresentam confusão mental e convulsões ao usarem quinolonas, ou a neurotoxicidade em idosos que usam cefepime.[3,6]

Portanto, essa perda fisiológica da função renal determina a necessidade de empregar na prática diária, de forma regular, as fórmulas de mensuração do RFG e fazer os ajustes dos fármacos prescritos conforme o resultado. A fórmula de Cockroft-Gault – (140 - idade) X peso (kg)/ 72 x creatinina (mg/dℓ), multiplicando o resultado por 0,85 para pessoas do sexo feminino – é muito empregada, todavia pode subestimar o RFG em pessoas de baixo peso ou com idade acima de 70 anos e superestimar o RFG em pessoas obesas. A fórmula Modification of Diet in Renal Disease (MDRD) pode superestimar o RFG em pessoas idosas. Embora demande o uso de aplicativos, a mais fidedigna é a Chronic Kidney Disease Epidemiology (CKD-EPI).[3,6]

A redução da secreção ácida do estômago pelo envelhecimento associada ao aumento do tempo de esvaziamento gástrico para líquidos pode afetar a absorção de fármacos que necessitam de exposição prolongada ao meio ácido, como o cetoconazol e o carbonato de cálcio. O uso de outras formulações de cálcio, como o citrato de cálcio, soluciona o problema de absorção, mas não estão disponíveis no Sistema Único de Saúde (SUS).[3,5]

As alterações hepáticas associadas ao envelhecimento são extremamente relevantes e elevam o risco de iatrogenias e reações adversas a medicamentos pois há redução de 5 a 30% da metabolização de fármacos na fase 1, que consiste na ação de enzimas mono-oxigenase microssomais, incluindo o sistema P450, que promovem oxidação, redução ou hidrólise do medicamento, gerando metabólitos menos ou mais ativos que o original. Associa-se essa alteração fisiológica à polifarmácia, havendo a possibilidade de um medicamento atuar como indutor ou inibidor enzimático da fase 1 de outro fármaco prescrito, causando redução do efeito terapêutico ou elevando o nível sérico além do limiar de toxicidade. Dois exemplos comuns na prática diária são a prescrição de quinolona em usuários de sulfonilureias que evoluem com múltiplos episódios de hipoglicemias e o uso de fluoxetina em pacientes que fazem uso de antidepressivos tricíclicos, levando a um aumento de três vezes no nível circulante do tricíclico, aumentando o risco de reações adversas.[3]

CRITÉRIOS INTRÍNSECOS E EXTRÍNSECOS DE PRESCRIÇÃO APROPRIADA E DESPRESCRIÇÃO

Devido às dificuldades relacionadas à prescrição para a pessoa idosa e a dificuldade na prática diária para o manejo da polifarmácia, foram elaborados diversos critérios extrínsecos de prescrição apropriada. Esses critérios são desenvolvidos por meio da literatura científica disponível, geralmente baseados na opinião de especialistas, com emprego ou não de técnicas de consenso. Em geral, esses critérios são reprodutíveis e confiáveis, todavia o foco é no medicamento ou na doença, não sendo centrados na pessoa. Um dos mais empregados na prática diária é o American Geriatrics Society Beers Criteria, que determina uma lista de medicamentos que devem ser evitados, prescritos com cautela ou não serem usados em determinada situação clínica. A Tabela 60.1 traz uma lista de interações medicamentosas de riscos elevados e fármacos com necessidade de ajuste para a função renal.[7]

Os critérios implícitos de prescrição apropriada são centrados na pessoa, empregam a opinião do paciente e ao mesmo tempo a literatura científica disponível, são influenciados pelo conhecimento clínico e pela experiência e demandam tempo para a construção das decisões compartilhadas. Ao atender pessoas idosas frágeis, com elevado grau de dependência ou em fase final de vida, há necessidade de ajuste de metas de tratamento. Por exemplo, uma pessoa com diabetes melito tipo II com elevado grau de dependência funcional não deve ter 7% como meta de glico-hemoglobina, considerando o risco mais elevado de hipoglicemia e expectativa de vida limitada. Também podemos citar como exemplo a realização de rastreio e tratamento de osteoporose em pessoas com imobilidade ou o uso de ácido acetilsalicílico e estatina para prevenção primária de pacientes com demência em fase avançada.[8,9]

A desprescrição é o processo de retirada de um medicamento inadequado, supervisionado por um profissional de saúde, com o objetivo de gerenciar a polifarmácia e melhorar os desfechos.[8,9] Uma regra importante é a recomendação do Choosing Wisely Brasil de não prescrever um novo medicamento sem antes realizar uma revisão daqueles em uso.[10] Há cinco princípios gerais de desprescrição: o primeiro é rever todos os medicamentos em uso, o segundo é identificar fármacos que podem ser alvo de desprescrição, o terceiro é planejar a forma da desprescrição, o quarto é elaborar um plano de cuidados/terapêutico de forma compartilhada com paciente, cuidadores e equipe (preferencialmente interprofissional), e sempre revisitar o plano e dar o suporte necessário ao paciente e seus cuidadores.[8]

Tabela 60.1 Medicamentos e interações de maior risco segundo o American Geriatrics Society Beers Criteria.

Medicamentos	Interações
Medicamentos a ser evitados	
Anti-histamínicos de primeira geração: prometazina, meclizina, hidroxizine, dexclorfeniramina, dimenidrinato	Elevado efeito anticolinérgico: boca seca, constipação intestinal e confusão mental. Retenção urinária em homens com hiperplasia prostática benigna
Antiespasmódicos: atropina, hioscina e escopolamina	Elevado efeito anticolinérgico. O uso pode ser adequado para manejo de sialorreia em cuidados paliativos
Nitrofurantoína	Risco de toxicidade pulmonar e hepática e neuropatia periférica se *clearance* < 30 mℓ/min ou uso prolongado
Bloqueadores alfa-1 periféricos: doxazosina	Risco de hipotensão ortostática; não prescrever para o tratamento da hipertensão arterial sistêmica
Alfabloqueadores centrais: clonidina e metildopa	Risco de bradicardia e hipotensão ortostática; não prescrever como primeira linha de tratamento da hipertensão arterial sistêmica
Digoxina para tratamento de fibrilação atrial e insuficiência cardíaca	A digoxina não deve ser prescrita como tratamento de primeira linha nessas condições. Caso a prescrição seja necessária, a dose recomendada é ≤ 0,125 mg/dia e ajustada para o *clearance* de creatinina
Antidepressivos com ação anticolinérgica: amitriptilina, clomipramina, imipramina, nortriptilina, paroxetina e doxepina	Além dos efeitos anticolinérgicos, causam sedação e hipotensão ortostática. A dose de doxepina ≤ 6 mg/dia pode ser empregada com segurança no manejo da insônia
Antipsicóticos típicos e atípicos de segunda geração	Elevam a mortalidade por acidente vascular encefálico em pacientes com demência. Somente devem ser empregados nesse tipo de paciente em caso de falha do manejo não farmacológico
Benzodiazepínicos de curta, intermediária e longa duração	Elevam o risco de declínio cognitivo, *delirium*, quedas, fraturas e acidentes de trânsito
Hipnóticos não benzodiazepínicos (drogas Z: zolpidem, zopiclona e eszopiclona	Efeitos similares aos dos benzodiazepínicos
Sulfonilureias de longa duração: glimepirida e glibenclamida	Eleva o risco de hipoglicemias prolongadas
Óleo mineral para constipação intestinal	Risco de aspiração e desenvolvimento de pneumonia lipídica. Há alternativas com maior eficácia e segurança

(Continua)

Tabela 60.1 Medicamentos e interações de maior risco segundo o American Geriatrics Society Beers Criteria. (*continuação*)

Medicamentos	Interações
Inibidores de bomba de prótons	Deve-se evitar o uso por mais de 8 semanas. Eleva o risco de osteoporose, fraturas e infecções por *Clostridioides difficile*
Anti-inflamatórios não esteroidais (AINEs) inibidores não seletivos da Cox-2	O uso crônico eleva o risco de hemorragias digestivas, úlceras pépticas, aumento dos níveis pressóricos e injúria renal aguda. Quando prescrito, devem ser associados a inibidores de bomba de prótons
Relaxantes musculares esqueléticos: orfenadrina, ciclobenzaprina e carisoprodol	Elevado efeito anticolinérgico, sedação e risco de fraturas
Medicamentos a ser evitados em determinadas situações clínicas	
Insuficiência cardíaca	Cilostazol, AINEs não seletivos e seletivos da Cox-2, diltiazem, verapamil, pioglitazona e dronedarona
Síncope	Anticolinesterásicos (rivastigmina, donepezila e galantamina), doxazosina, antidepressivos tricíclicos e os antipsicóticos clorpromazina, tioridazina e olanzapina
Delirium, demência e declínio cognitivo	Todas as drogas anticolinérgicas, benzodiazepínicos, drogas Z e antipsicóticos
Histórico de quedas e fraturas	Evitar benzodiazepínicos, drogas Z e antipsicóticos. Opioides, anticonvulsivantes e antidepressivos tricíclicos, ISRS e ISRSN devem ser evitados desde que exista uma alternativa segura
Medicamentos a ser prescritos com cautela em idosos	
AAS para prevenção primária de doença cardiovascular	Há vários estudos que não demonstram eficácia da prescrição para prevenção primária. Usar com cautela acima de 70 anos devido ao risco de hemorragias
Antipsicóticos, carbamazepina, oxcarbazepina, diuréticos, tramadol, antidepressivos tricíclicos, ISRS, ISRSN e mirtazapina	Pode causar e exacerbar hiponatremia e síndrome de secreção inapropriada do hormônio antidiurético (SIADH)
SMZ-TMP	Eleva o risco de hipercalemia se prescrito em concomitância de IECA e BRA
Fármacos que necessitam de ajuste da função	
Ciprofloxacino	Se *clearance* < 30 mℓ/min, na ausência de ajuste de dose eleva o risco de efeito no SNC, como confusão mental e convulsões, e de ruptura de tendão
SMZ-TMP	Reduzir dose se *clearance* < 30 mℓ/min e evitar se *clearance* < 15 mℓ/min devido ao risco de hipercalemia e piora da função renal
Anticoagulantes não antagonistas da vitamina K: rivaroxabana, apixabana, edoxabana e dabigatrana	Todos devem ser verificados para ajuste de dose se redução de *clearance*. A forma de ajuste varia conforme o fármaco
Espironolactona	Evitar se *clearance* < 30 mℓ/min devido ao risco de hipercalemia
Duloxetina	Evitar se *clearance* < 30 mℓ/min devido ao risco de efeitos colaterais gastrintestinais
Gabapentina, levetiracetam, pregabalina e tramadol	Todos devem ser verificados para ajuste de dose se redução de *clearance* devido ao risco de reações adversas no SNC. A forma de ajuste varia conforme o fármaco
Colchicina	Ajuste de dose se *clearance* < 30 mℓ/min devido ao maior risco de efeitos gastrintestinais e toxicidade neuromuscular e na medula óssea.
Interações medicamentosas de elevado risco	
Uso associado de IECA, BRA, alisquireno, trianterено e amilorida	Não é recomendado o uso associado de IECA, BRA, alisquireno. Triantereno ou amilorida associados a IECA, BRA ou alisquireno elevam o risco de hipercalemia, especialmente se *clearance* < 30 mℓ/min
Lítio em associação com diuréticos tiazídicos ou IECA	Eleva o risco de intoxicação por lítio
Fenitoína associado a SMZ-TMP	Eleva o risco de intoxicação por fenitoína
Varfarina prescrito com AINES ou ciprofloxacino ou amiodarona ou macrolídeos (exceto azitromicina) ou SMZ-TMP	Eleva o risco de hemorragia

IECA: inibidores da enzima conversora de angiotensina; BRA: bloqueadores dos receptores da angiotensina II; ISRS: inibidores seletivos de recaptação de serotonina; ISRSN: inibidores seletivos de recaptação da serotonina e da noradrenalina; AAS: ácido acetilsalicílico; SNC: sistema nervoso central; SMZ-TMP: sulfametoxazol + trimetoprim.[7]

CONSIDERAÇÕES FINAIS

A leitura do capítulo permite identificar as peculiaridades da população idosa em relação ao impacto das reações adversas e da polifarmácia na saúde por meio do conhecimento das alterações senescentes, o impacto na metabolização dos fármacos e os riscos associados. A lista dos medicamentos inapropriados para uso em idosos e o delicado tema da retirada de um medicamento inadequado, a desprescrição, também são apresentados. Ao final, o capítulo salienta que o cuidado deve ser centrado na pessoa e com a participação dela na tomada de decisão sempre que possível.

REFERÊNCIAS BIBLIOGRÁFICAS

1. Rochon P.A., Gill S.S., Reppas-Rindlisbacher C., Stall N.M., Gurwitz J.H. Medication Prescribing and De-Prescribing. *In:* HALTER, Jeffrey B. et al. Hazzard's Geriatric Medicine and Gerontology. 8 ed. New York, McGraw Hill Education, 2021: 675-708.
2. Zazzara M.B., Palmer K., Vetrano D.L., Carfì A., Onder G. Adverse drug reactions in older adults: a narrative review of the literature. *Eur Geriatr Med.* 2021 Jun;12(3):463-473. Erratum in: *Eur Geriatr Med.* 2022 Feb;13(1):307.
3. Moraes E.N., Reis A.M.M., Moraes F.L. Manual de Terapêutica Segura no Idoso. Belo Horizonte, Folium, 2019. 646p.
4. Rochon P.A., Petrovic M., Cherubini A., Onder G., O'Mahony D., Sternberg S.A., Stall N.M., Gurwitz J.H. Polypharmacy, inappropriate prescribing, and deprescribing in older people: through a sex and gender lens. *Lancet Healthy Longev.* 2021 May;2(5):e290-e300.
5. Speranza A.C.C., Lopes F.G., Torre M.G.S., Motta L.B. Alterações Fisiológicas do Envelhecimento. *In:* Freitas E.V., Py L. Tratado de Geriatria e Gerontologia. 5 ed.
6. Carvalho F.J.W. Envelhecimento do Rim. *In:* Freitas E.V., Py L. Tratado de Geriatria e Gerontologia. 5 ed.
7. American Geriatrics Society Beers Criteria® Update Expert Panel. American Geriatrics Society 2019 Updated AGS Beers Criteria® for Potentially Inappropriate Medication Use in Older Adults. *J Am Geriatr Soc.* 2019 Apr;67(4):674-694.
8. Coe A., Kaylor-Hughes C., Fletcher S., Murray E., Gunn J. Deprescribing intervention activities mapped to guiding principles for use in general practice: a scoping review. *BMJ Open.* 2021 Sep 6;11(9):e052547.
9. Moraes E.N. A Arte da (Des)Prescrição no Idoso: a dualidade terapêutica. Belo Horizonte, Folium, 2018. 406p.
10. Choosing Wisely Brasil, Sociedade Brasileira de Geriatria e Gerontologia. Top Ten SBGG: recomendações Choosing Wisely Brasil da Sociedade Brasileira de Geriatria e Gerontologia. Disponível em: https://sbgg.org.br/wp-content/uploads/2020/10/1601487844_1600714311_Choosing_Wisely_Brasil_top_ten.pdf. Acesso em: 19 fev. 2023.

PARTE

14

Ginecologia

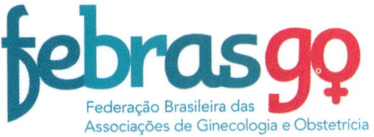

febrasgo
Federação Brasileira das
Associações de Ginecologia e Obstetrícia

Eneida Maria Boteon Schmitt • Eliana Nahas • Maria Auxiliadora Budib

61
Princípios Básicos da Consulta Ginecológica

INTRODUÇÃO

A consulta ginecológica não é uma consulta como outras; ela é influenciada por características pessoais, sociais, culturais e religiosas, além de estar relacionada diretamente com a intimidade da paciente. Cabe ao profissional de saúde conduzir a consulta com empatia, gentileza e respeito, tendo em mente a necessidade de tempo para escuta e diálogo.[1]

O examinador deve fornecer à paciente informações adequadas, precisas e compreensíveis para que ela tenha a capacidade de entender e raciocinar sobre o assunto e esteja livre para fazer perguntas e tomar decisões e escolhas voluntárias, que podem até mesmo incluir a recusa de cuidados ou tratamento.[2] A paciente deve ser informada que tudo aquilo que for discutido em consulta será feito sob total sigilo, somente sendo exposto a outras pessoas, como familiares, se assim for autorizado por ela.

O exame clínico ginecológico deve ser previamente explicado quanto aos seus objetivos, lembrando que fornece aos médicos informações que os exames de imagem não podem fornecer, como inspeção vulvar, de vagina e do colo do útero, mobilidade dos órgãos pélvicos, contração muscular e mapeamento da dor, além de viabilizar coleta de amostras (esfregaços, exames bacteriológicos).[1] A presença de um acompanhante será autorizada se for o desejo da paciente, porém cabe ao examinador avaliar a necessidade de outro profissional na sala (enfermeira, técnica ou auxiliar de enfermagem) para a realização do exame ginecológico.

Desde o início, faz-se necessário que o atendimento seja realizado em um ambiente que, além de proporcionar à paciente condições de segurança, higiene, conforto e privacidade, seja provido do mobiliário, da iluminação e do instrumental necessários. Como ocorre em todas as especialidades médicas, o atendimento ginecológico deve ser realizado seguindo os preceitos clássicos da semiologia, com anamnese, exame físico, propedêutica complementar, se for necessário, e proposta terapêutica.[3]

Estudos apontam que, durante a consulta ginecológica, existe a possibilidade de reconhecimento de situações de violência, e a escuta atenciosa pelo profissional médico pode fazer a diferença para a saúde da mulher, independentemente do ciclo de vida em que ela se encontra.[4]

ANAMNESE
Identificação da paciente
Nome completo

Anotar sem abreviações no prontuário. Nesse momento, é iniciada a relação médico-paciente, e não médico-doença. A paciente deve ser chamada pelo nome, o que demonstra cuidado e individualização da sua queixa.[3]

Idade

Momento em que o profissional define em que fase da vida reprodutiva a paciente se encontra, direcionando suas hipóteses diagnósticas. As fases são a infância, a vida reprodutiva (menacme) e a senilidade.

A fase da infância para a menacme é representada pela puberdade, que ocorre, geralmente, entre os 8 e 14 anos, e é quando se inicia o desenvolvimento sexual secundário, ou seja, desenvolvimento de mamas e pelos pubianos, bem como estirão do crescimento. Nessa fase de maturação sexual ocorrerá a primeira menstruação (menarca). A fase de transição da menacme para a senilidade é chamada de climatério, período que pode variar de 2 a 8 anos. A menopausa é definida como a data da última menstruação.

Estado civil e etnia

Não são informações fundamentais, mas devem ser conhecidas, pois algumas doenças são mais prevalentes em algumas etnias, e o profissional não deve deixar de investigar ou descartar uma hipótese diagnóstica. A diversidade familiar, cada vez mais frequente na sociedade atual, não pode ser usada como fator causal ou protetor para determinadas doenças.

Profissão

Traz informações importantes sobre os hábitos diários da paciente, podendo influenciar algumas doenças. A formação cultural merece atenção, e cabe ao profissional reconhecer e respeitar as limitações culturais e intelectuais da paciente, sempre se fazendo entender.[3]

Religião

As orientações religiosas não devem ser discutidas; apenas podem explicar limitações de terapêuticas a serem aplicadas.

Naturalidade e procedência

Podem guardar relação com certas doenças, apontando, também, costumes regionais que podem ter interferência na evolução clínica.

Queixa principal e história da doença atual

Motivo principal da consulta. Deve ser escutada pelo profissional com muita atenção e anotada nas palavras da paciente, assim como investigada por meio da história da moléstia atual, com base numa ampla análise, caracterizando-se o início, a periodicidade, os fatores de melhora e piora, os eventos anteriores, os tratamentos já realizados. A anamnese só deve prosseguir após adequado esclarecimento da queixa.

Antecedentes pessoais

Questionar a paciente sobre doenças e cirurgias anteriores, uso atual ou pregresso de medicamentos, reações alérgicas e hábitos como fumo, uso abusivo de álcool e drogas ilícitas.

Antecedentes familiares

Pesquisar ocorrência de neoplasias, em especial aquelas que podem apresentar característica hereditária genética, principalmente em parentes de 1º e 2º graus, como mama, ovário e colorretal, bem como a idade de surgimento, em especial da neoplasia de mama, para rastreio mais precoce. Antecedentes de doenças crônicas, como hipertensão, diabetes, doença cardiovascular e hipotiroidismo, necessitam ser avaliados.[5]

Antecedentes ginecológicos, obstétricos e mamários

História menstrual

Questionar a paciente sobre a data da menarca, as características dos ciclos menstruais, a data da última menstruação, as cólicas, os sintomas pré-menstruais e a data da menopausa (se for o caso).[5] Atualmente, a caracterização do sangramento uterino tem um caráter mais descritivo: frequência (intervalo entre o início de cada ciclo; normal: 24 a 38 dias), regularidade (variação na duração entre o maior e o menor ciclo em 12 meses; regular: ≤ 7 a 9 dias), duração (duração do sangramento; normal: ≤ 8 dias), volume (perda sanguínea total pela percepção da paciente, como leve, normal ou aumentada, com presença ou não de coágulos) e presença ou não de sangramento intermenstrual (sangramento entre ciclos menstruais regulares).

Antecedentes obstétricos

Anotar número de gestações da paciente e via de parto de cada uma delas (vaginal ou cesárea), assim como ocorrência de abortamentos espontâneos ou induzidos, traumas genitais no parto, complicações infecciosas.[5] Essas informações podem ser resumidas pela sigla GPCA:

- G: número de gestações
- P: número de partos (independentemente da via)
- C: número de cesarianas
- A: número de abortos.

Por exemplo, G3P2C1A1 é uma paciente com três gestações e dois partos, sendo um deles cesárea e um aborto. É importante questionar a paciente sobre dificuldades de engravidar e intercorrências na gestação, puerpério e lactação. Em casos de aborto, interrogar a paciente sobre a idade gestacional em que ocorreram e quais foram as condutas clínicas.

Métodos contraceptivos

Questionar a paciente sobre o método contraceptivo atual, checar se ela o está usando corretamente (p. ex., pedir à paciente que explique a maneira como o utiliza), quais são os efeitos colaterais e o grau de satisfação com o método e se não há contraindicações relativas ao uso. A escolha do método contraceptivo é feita pela paciente, mas é obrigação do profissional prestar todos os esclarecimentos e as orientações relacionados com o assunto. Sempre questionar a paciente sobre métodos utilizados anteriormente e o porquê de ter cessado o uso.

Antecedentes sexuais

Questionar a paciente sobre o início da atividade sexual (sexarca) e o número de parceiros/parceiras prévios e atuais, bem como a ocorrência de infecções sexualmente transmissíveis. Na história sexual da paciente, deve-se questioná-la sobre alterações nas três fases da resposta sexual humana: desejo, excitação e orgasmo. Devemos assegurar à paciente que as consultas serão sempre sigilosas e que todas as queixas devem ser relatadas para propiciar a ela um adequado auxílio.

Antecedentes mamários

Questionar sobre desenvolvimento das mamas, presença de nódulos, processos inflamatórios ou traumas prévios. Avaliar a época de surgimento e o desenvolvimento dos nódulos.

Perguntar à paciente se realizou exames de imagem como mamografia e ultrassom, quando realizou e o motivo de tê-los realizado.[5]

Interrogatório sobre os diversos aparelhos (ISDA)

Importante investigar queixas urinárias da paciente, como ocorrência e frequência de infecções e medicações utilizadas. Questionar a paciente sobre incontinência e quadros de urgência miccional. Sobre o trato gastrintestinal questioná-la sobre intolerâncias gástricas a alimentos e medicamentos, hábito intestinal, continência, sangramento e dores na evacuação.[5] A saúde mental precisa de uma abordagem especial durante a entrevista médica. Mulheres em idade reprodutiva apresentam maior tendência a experimentarem transtornos de humor, e no climatério, índices mais altos de insônia.[6]

EXAME FÍSICO

O exame físico deve ser o mais completo e esclarecedor possível. Orientar a paciente a se despir completamente em local reservado, preferencialmente em um banheiro, para que possa esvaziar a bexiga, após vestir avental/camisola, de preferência com abertura frontal. O profissional deve sempre levar em conta que se trata de um exame constrangedor, sendo necessário preocupar-se com o pudor da paciente; assim, a parte do corpo a ser desnuda é a que será avaliada no momento. É uma boa prática ter um acompanhante presente no momento do exame (enfermeira, técnica ou auxiliar de enfermagem) para a segurança da paciente e do profissional, embora haja poucas evidências sugerindo que a presença de uma terceira pessoa reduza o número de processos.[7]

Exame físico geral

Deve-se sempre estar atento ao estado físico geral da paciente, além do peso, da altura e do índice de massa corpórea. Avaliar pressão arterial, que pode ser medida no final da consulta, preferencialmente quando a paciente estiver mais relaxada, reduzindo o componente adrenérgico, que pode levar a um aumento dos níveis pressóricos. Além disso, medir a frequência cardíaca (pulso) e, se for necessário, a temperatura corporal. Avaliar fácies, bem como mucosa ocular e oral, palpar tireoide e investigar linfonodos aumentados em região cervical. Na região torácica, realizar a ausculta cardíaca e a pulmonar. Em região de abdome, realizar a inspeção buscando cicatrizes cirúrgicas e outras lesões. Na palpação, observar distensão e massas, assim como suas dimensões, mobilidade, superfície e presença de dor. Em membros, observar a presença de edemas e varizes.

Exame ginecológico

Exame das mamas

A capacidade de realizar um exame de mama completo e preciso é uma habilidade importante, passo fundamental para o diagnóstico e a vigilância de doenças benignas e malignas da mama. As recomendações atuais sobre exames de rastreamento de câncer de mama variam; no entanto, muitas diretrizes concordam que o exame clínico da mama é necessário para mulheres com achados anormais na mamografia e/ou como parte da triagem anual, principalmente para mulheres com risco aumentado de câncer. As técnicas variam entre os profissionais, independentemente da abordagem utilizada. O ideal é sempre seguir um padrão consistente para minimizar a probabilidade de que algo seja perdido.[8]

Inspeção

Em primeiro lugar, as mamas são inspecionadas visualmente, com a paciente sentada de frente para o examinador. A paciente deve ser instruída a relaxar os membros superiores, colocando suavemente as mãos sobre as coxas, e as mamas deverão avaliadas quanto ao tamanho, à forma, à simetria e à presença de cicatrizes ou outras lesões cutâneas, a abaulamentos ou a retrações de pele (Figura 61.1).

Pede-se à paciente para mover os dois braços acima da cabeça e mantê-los nessa posição por alguns segundos, enquanto o examinador continua a inspeção (Figura 61.2). Após esse momento, a paciente deve pressionar as mãos contra o quadril, levando os cotovelos para a frente (Figura 61.3). Essas manobras podem facilitar a detecção de anormalidades, como abaulamentos ou retrações.

Ainda com a paciente sentada, o examinador deve apoiar o braço do lado examinado e pedir à paciente para relaxar totalmente o braço. Dessa maneira, a região axilar ficará completamente relaxada, facilitando a palpação de eventuais gânglios aumentados (Figura 61.4). Realizar palpação de

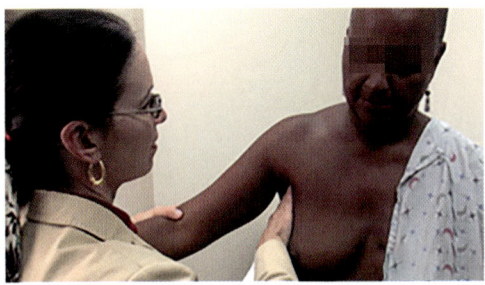

Figura 61.4 Palpação da cadeia ganglionar axilar.

regiões supraclaviculares e infraclaviculares, que podem ser locais de metástases, mesmo que de modo menos comum do que linfonodos axilares.

Palpação

Para a palpação mamária, a paciente deve estar deitada em decúbito dorsal na mesa de exame, com as duas mãos atrás da cabeça (Figura 61.5). É importante palpar completa e sistematicamente todas as áreas da mama, ou seja, seus quatro quadrantes e o prolongamento axilar (Figura 61.6).

Existem diferentes técnicas de palpação. Alguns profissionais preferem movimentos em círculos, partindo do mamilo e indo em direção à periferia; outros preferem se movimentar seguindo linhas imaginárias que dividem a mama em cunhas, sempre do mamilo para fora. Em outro método, a mão se move para cima e para baixo, de um lado para o outro, descrevendo linhas verticais em toda a mama (Figura 61.7). Ao palpar qualquer anormalidade, o examinador deve dar atenção às características como forma, consistência, sensibilidade, mobilidade e relação com a pele, além de descrever detalhadamente sua localização em relação aos quadrantes

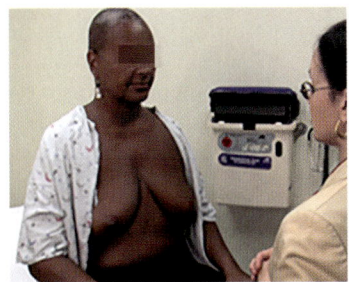

Figura 61.1 Inspeção mamária - posicionamento da paciente.

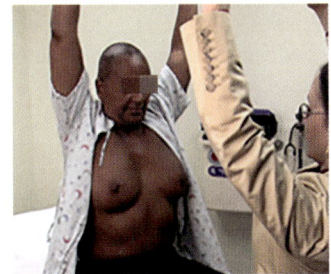

Figura 61.2 Inspeção dinâmica - elevação dos braços.

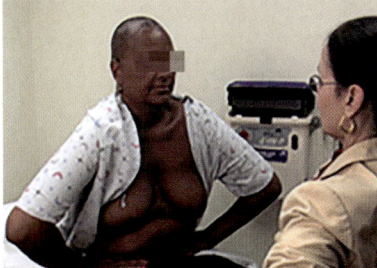

Figura 61.3 Inspeção dinâmica – contração voluntária dos peitorais.

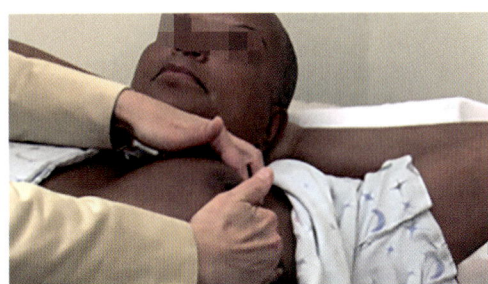

Figura 61.5 Palpação mamária.

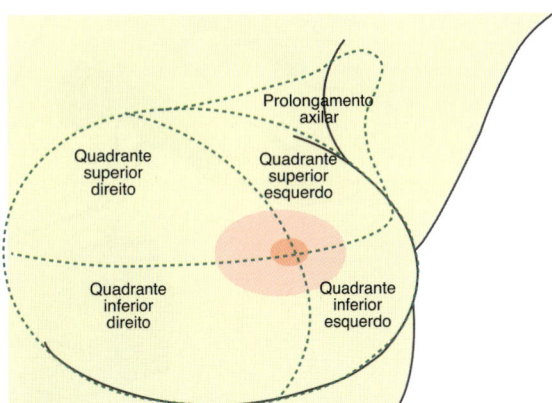

Figura 61.6 Palpação mamária – quadrantes e prolongamento axilar.

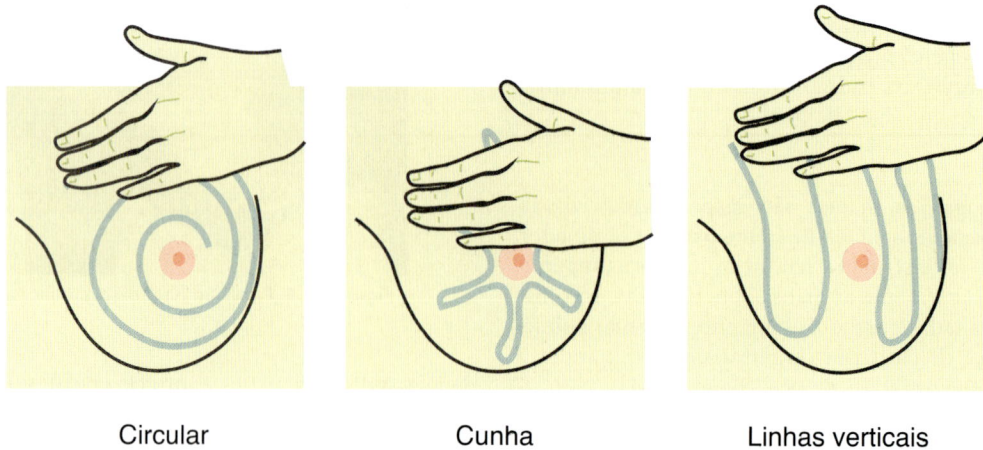

Circular   Cunha   Linhas verticais

Figura 61.7 Técnicas para palpação mamária.

mamários. A expressão mamilar, que consiste em pressionar todo o mamilo contra a parede torácica e entre as mãos, deve ser realizada quando há história de descarga papilar.

Exame do abdome

O abdome deve ser completamente exposto com a paciente em decúbito dorsal, com as pernas esticadas e a cabeça apoiada confortavelmente, para que não ocorra contração da musculatura abdominal, o que acabaria prejudicando o exame.[5] Inicia-se o exame com a inspeção; após esse momento, é realizada a ausculta, em que os ruídos normais geralmente se manifestam a cada 10 segundos, sendo que a ausência deles após 2 minutos pode estar associada à irritação peritoneal ou ao íleo paralítico.[5] A percussão deve ser realizada com a função de identificar processos de distensão gasosa, visceromegalias, massas ou líquidos. O som maciço em região suprapúbica pode estar ligado ao aumento do volume uterino.

Pela palpação pode-se determinar a existência de anormalidades como massas, bem como avaliar sua superfície, mobilidade, consistência e dor. Em paciente com quadro de dor pélvica aguda, avaliar sinais de irritação peritoneal pela descompressão brusca dolorosa. Os órgãos genitais internos geralmente não são palpáveis por via abdominal, salvo quando estiverem com volume aumentado ou quando forem movimentados pela via vaginal por meio do toque bimanual.[3]

Exame pélvico-ginecológico

Para realizar o exame ginecológico, a paciente deve ser orientada a evitar o período menstrual, relações sexuais 72 horas antes do exame e a utilização de medicações intravaginais. Orientar a paciente a estar de bexiga vazia no momento do exame. Instruir a paciente a deitar de costas na mesa ginecológica em posição de litotomia; as nádegas devem ficar junto à borda da mesa, com as coxas e os joelhos fletidos, e os pés ou a fossa poplítea repousando sobre as perneiras (Figuras 61.8 e 61.9).

Avaliação dos genitais externos

Inspecionar o desenvolvimento básico da anatomia vulvar (grandes e pequenos lábios, clitóris e uretra) da paciente, sua simetria e distribuição de pelos, assim como a presença de edemas, hematomas e outras lesões cutâneas. Nesse momento, solicitar à paciente que faça uma manobra de esforço, do tipo valsava, que pode evidenciar ou acentuar a presença de graus diversos de ruptura perineal ou prolapsos de paredes vaginais e/ou uterinas.

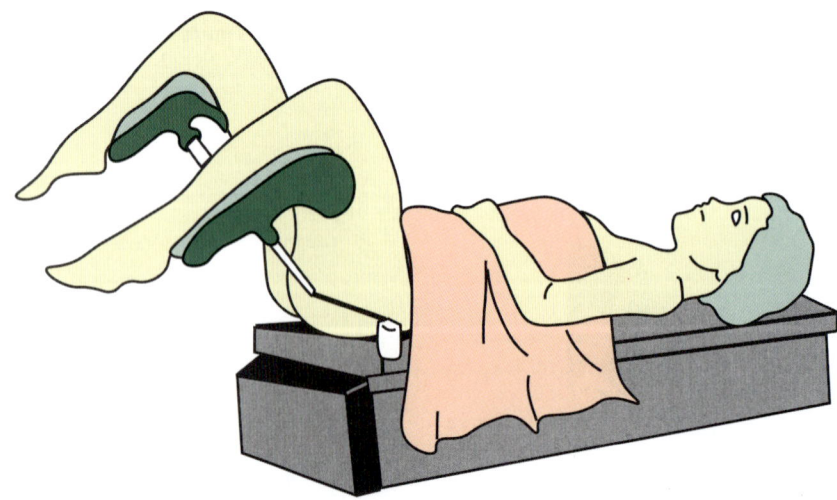

Figura 61.8 Posição de litotomia – fossas poplíteas sobre as perneiras.

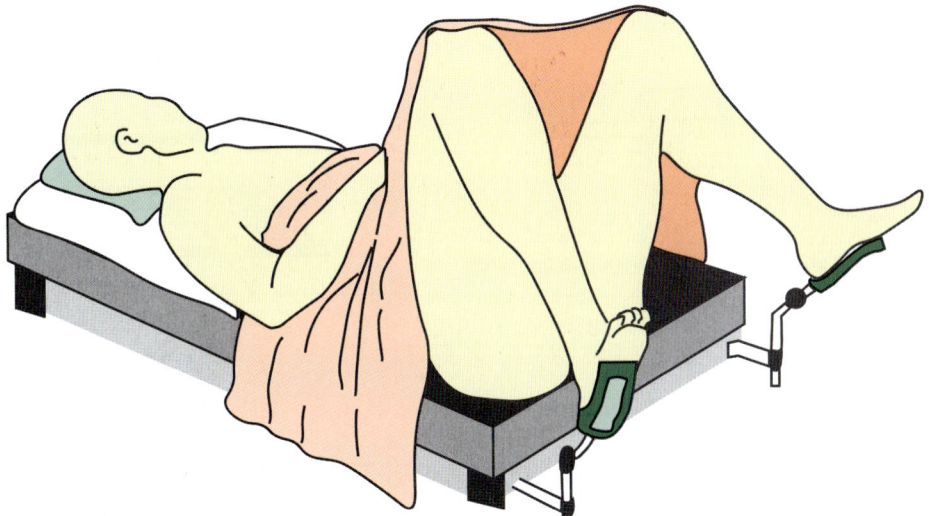

Figura 61.9 Posição de litotomia – pés sobre as perneiras.

Os lábios devem ser palpados em busca de sensibilidade ou crescimentos anormais, colocando-se o polegar na área perineal e o dedo indicador na abertura vaginal. Os dedos são, então, movidos ao longo de ambos os lábios, procurando nódulos, abscessos, cistos e sensibilidade.[7]

Exame especular

Com esse exame, o profissional conseguirá avaliar a genitália interna da paciente. Se for necessário, as pontas do espéculo poderão ser lubrificadas com soro fisiológico. Não se indica o uso de vaselina, pois pode prejudicar a coleta de exames citológicos e bacteriológicos. Com o espéculo fechado na mão direita, o examinador deve abrir ligeiramente os lábios vaginais da paciente com a mão esquerda para facilitar a inserção. O aparelho deve, então, ser inserido nela de maneira ligeiramente oblíqua, para evitar lesões na uretra. Logo depois, deve ser girado como for necessário para que as pás fiquem paralelas às paredes vaginais, anterior e posterior, com a extremidade orientada para baixo e para trás. Na abertura, a mão esquerda segura e firma o aparelho, enquanto a direita gira a borboleta no sentido horário, abrindo o espéculo e expondo o colo uterino.

Inspeção

Avaliar o colo do útero quanto à cor, a lesões, à secreção, ao sangue, ao aspecto do orifício externo, puntiforme nas nulíparas e em fenda transversa nas multíparas, e à junção escamocolunar (JEC). Observar o trofismo e a presença de lesões em paredes vaginais, além de presença de conteúdo vaginal e suas características: quantidade, consistência, cor, odor, presença de bolhas ou sangue.

pH vaginal

Medida do pH vaginal por fitas de aferição específicas. Essa aferição é útil para a avaliação do equilíbrio da microbiota local e auxilia no diagnóstico das infecções vaginais causadas por microrganismos que alteram o pH local, como as infecções por *Gardnerella vaginalis ou Trichomonas vaginalis*. A parte colorida da fita deve entrar em contato com a mucosa vaginal, geralmente no terço médio da vagina, por um tempo aproximado de 60 segundos. O pH normal da vagina é ácido, variando de 3,5 a 4,5.

Exame a fresco

Pode-se colher o conteúdo vaginal para análise microscópica (exame a fresco). Coleta-se secreção das paredes vaginais, que deve ser espalhada uniformemente em lâmina. O examinador pinga uma a duas gotas de soro fisiológico sobre a lâmina e a cobre com lamínula para posterior leitura ao microscópio. Na mesma espátula em que realizou a coleta do conteúdo, o profissional pode realizar o teste das aminas (*Whiff test*), pingando duas gotas de hidróxido de potássio (KOH) a 10% e sentindo o odor. O surgimento de cheiro desagradável é característico de teste positivo, que, por sua vez, pode indicar infecções vaginais.

Papanicolau

Se for indicado, é realizada a citologia oncótica (exame de Papanicolau), que consiste na raspagem das células cervicais. A coleta ectocervical é feita com a espátula de Ayres girando em 360º, e a amostra endocervical, girando a escova apropriada em 360º. O esfregaço deve ser distribuído uniformemente sobre a lâmina em uma camada fina e fixada imediatamente com produto específico (Figura 61.10). Esse material deve ser encaminhado para um laboratório de citopatologia, acompanhado por requisição devidamente preenchida. O laudo correspondente ao exame fornecerá ao médico informações de importância oncológica, microbiológica e hormonal.

Teste de Schiller

Para finalizar, após limpeza do colo com ácido acético a 2%, faz-se a aplicação em todo o colo uterino com solução saturada de iodo. Essa solução fará a impregnação das células normais da ectocérvice de cor marrom escura, pois são produtoras de glicogênio. O iodo tinge os vacúolos de glicogênio presentes no citoplasma dessas células. Em células glandulares ou neoplásicas, tais vacúolos estão ausentes; logo, a região fica com coloração marrom clara ou não é tingida. Nestes casos, o teste de Schiller é positivo.

Terminado o exame, o espéculo deve ser retirado cuidadosamente e de maneira lenta, com contínuo fechamento das pás, observando as paredes vaginais que estavam recobertas pelo instrumento.

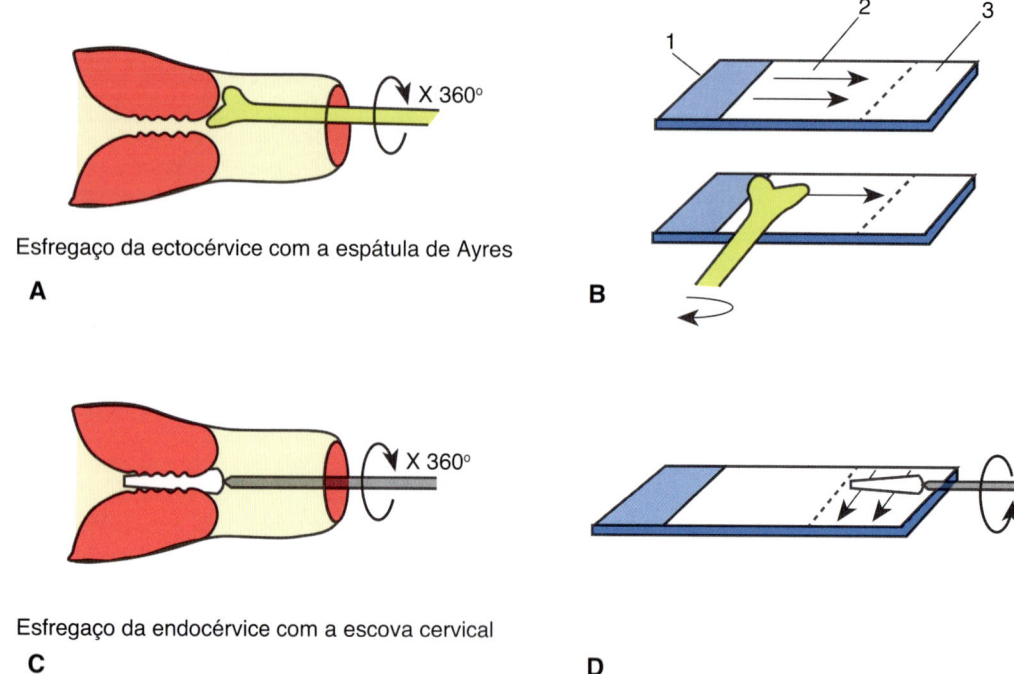

Esfregaço da ectocérvice com a espátula de Ayres

A

B

Esfregaço da endocérvice com a escova cervical

C

D

Figura 61.10 Técnica para coleta do exame citopatológico.

Toque vaginal

Retirado o espéculo, é realizada a avaliação vaginal e pélvica pelo toque. Após lubrificação dos dedos enluvados, o dedo indicador (toque unidigital) ou o indicador e o médio (toque bidigital) de uma das mãos deve ser introduzido na vagina. Com a outra mão, a região inferior do abdome é palpada profundamente. Esse procedimento é chamado toque bimanual ou vaginal combinado (Figura 61.11).

Após a inserção, avalia-se a cavidade vaginal quanto ao seu comprimento, à elasticidade de suas paredes e à presença de lesões. O colo uterino é palpado em toda a sua superfície e avaliado quanto à consistência, à posição, a dimensões, à mobilidade e à sensibilidade à mobilização, tanto anteroposterior como laterolateral. A consistência do colo é cartilaginosa, tornando-se amolecida durante a gestação devido a alterações hormonais. O corpo uterino será avaliado quanto à posição, à forma, ao tamanho, à superfície, à mobilidade e à sensibilidade. O útero geralmente tem posição em anteversoflexão (AVF) e suas dimensões têm aspecto piriforme e consistência rígida.[5] Os anexos uterinos (tubas e ovários) serão avaliados bilateralmente. Frequentemente não são palpáveis, sendo, então, considerados normais, mas podem ser palpáveis em pacientes magras na menacme.

A presença de massa em topografia anexial deve ser caracterizada quanto ao tamanho, à forma, à consistência, à superfície, à mobilidade e à sensibilidade. Deve-se avaliar também o fundo vaginal quanto à presença de massas. A presença de dor à mobilização do colo uterino associada a dor na palpação anexial pode estar associada a um quadro de doença inflamatória pélvica.

Toque retal

Em algumas situações, esse teste poderá ser realizado após permissão da paciente, como em casos de pacientes virgens com suspeita de massas pélvicas, estadiamento de neoplasia de colo uterino e em casos de endometriose pélvica. As luvas devem ser trocadas entre o toque bimanual e o retal para evitar a contaminação do reto com patógenos vaginais e evitar fator de sangue positivo pela contaminação do sangue vaginal.[3] O terceiro dedo lubrificado é inserido lentamente no reto para possibilitar o relaxamento do esfíncter e minimizar o desconforto. Ao mesmo tempo, o dedo indicador é inserido na vagina. Os dedos são aproximados um do outro, no sentido horizontal, como uma tesoura, para avaliar o septo retovaginal em busca de cicatrizes, saliências peritoneais e dor. O dedo indicador é retirado e é realizado um movimento circular com o dedo médio na cavidade anal para se avaliar a presença de massas.

ENCERRAMENTO DA CONSULTA

Após a conclusão de toda consulta ginecológica, será possível a formulação de hipóteses diagnósticas, que devem ser explicadas e discutidas com a paciente. A solicitação de exames complementares dependerá das hipóteses aventadas e de características da mulher.

O encerramento da consulta ocorre após esclarecimentos e orientações à paciente, prescrição de tratamento, marcação de retorno ou eventual encaminhamento para outro profissional.

CONSIDERAÇÕES FINAIS

O atendimento ginecológico é um momento importante da relação médico-paciente e se difere de outras especialidades por tratar de temas específicos voltados para a intimidade da mulher. A qualidade dessa história e do exame físico ginecológico interferem diretamente no diagnóstico e na correta forma de tratamento.

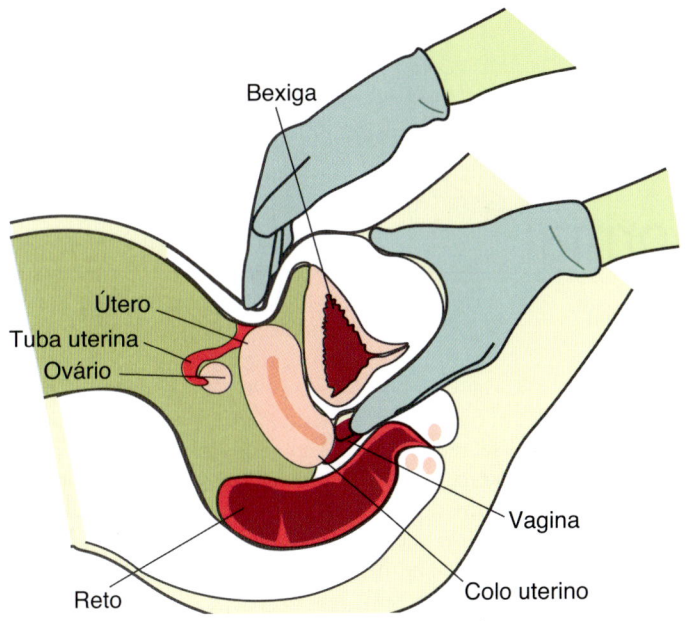

Figura 61.11 Toque bimanual.

REFERÊNCIAS BIBLIOGRÁFICAS

1. Belaisch AJ. Charte de la consultation en gynécologie ou en obstétrique [Gynecologic and obstetric consultation convention]. *Gynecol Obstet Fertil Senol.* 2022 Apr;50(4):289-90. French. DOI: 10.1016/j.gofs.2022.03.004. Epub 2022 Mar 12. PMID: 35292401.

2. Informed Consent and Shared Decision Making in Obstetrics and Gynecology: ACOG Committee Opinion, Number 819. *Obstet Gynecol.* 2021 Feb 1;137(2):e34-e41. DOI: 10.1097/AOG.0000000000004247. PMID: 33481530.

3. Falcão JOA Junior, Barra JS, Armond SC, Rodrigues MAH. Ginecologia e Obstetrícia – Assistência Primária e Saúde da Família. 1ª ed. Rio de Janeiro: Medbook; 2017.17 p.

4. Elliot L, Nerney M, Jones T, Friedmann PD. Barriers to screening for domestic violence. *J Gen Intern Med.* 2002;17(2):112-6.

5. Fernandes CE, De Sá MFS. Tratado de Ginecologia Febrasgo. 1ª ed. Rio de Janeiro: Elsevier; 2019. 33 p.

6. Senicato C, Azevedo RCS, Barros MBA. Transtorno mental comum em mulheres adultas: identificando os segmentos mais vulneráveis. *Ciênc Saúde Coletiva.* 2018;23(8):2543-54.

7. Bialy A, Wray AA. Gynecologic examination [Updated 2022 Jul 25]. In: StatPearls [Internet]. Treasure Island (FL): StatPearls Publishing; 2022 Jan. Disponível em: https://www.ncbi.nlm.nih.gov/books/NBK534223/

8. Henderson JA, Duffee D, Ferguson T. Breast examination techniques [Updated 2022 May 25]. In: StatPearls [Internet]. Treasure Island (FL): StatPearls Publishing; 2022 Jan. Disponível em: https://www.ncbi.nlm.nih.gov/books/NBK459179/

62

Fisiologia do Ciclo Menstrual Normal

Cristina Laguna Benetti-Pinto • Rivia Mara Lamaita

INTRODUÇÃO

O ciclo menstrual normal é caracterizado pela secreção hormonal cíclica a partir da produção pelo hipotálamo, hipófise e ovários. Esses hormônios sofrem influência uns dos outros, por meio de mecanismos de *feedback*. O ciclo menstrual normal pode ser dividido em duas fases: folicular, ou proliferativa, e lútea, ou secretória, divididas entre si pela ovulação. Alguns autores classificam o processo ovulatório como uma terceira fase do ciclo menstrual.[1]

Há padrões definidos que consideram a normalidade do ciclo menstrual. Assim, a duração do período de sangramento pode variar e ser de até 8 dias, sendo aceita como frequência normal uma variabilidade de 24 a 28 dias. O volume, anteriormente definido em mililitros, hoje depende da autopercepção da mulher que o quantifica. A fase lútea dura cerca de 14 dias. A variabilidade da fase folicular é a responsável pela duração do ciclo menstrual (Tabela 62.1).

A duração e a regularidade do ciclo menstrual são indicadores de saúde reprodutiva. Nos extremos da vida, isto é, logo após a menarca e o período de transição da menopausa, é frequente a presença de ciclos irregulares. Entender os mecanismos fisiológicos de controle do ciclo menstrual é de grande auxílio para o diagnóstico e o controle dos distúrbios anormais da menstruação.

Tabela 62.1 Sistema da Federação Internacional de Ginecologia e Obstetrícia (FIGO): parâmetros normais e alterados do ciclo menstrual e do sangramento.

Categoria	
Frequência	Ausente (sem menstruação) = amenorreia
	Frequente: < 24 dias
	Normal: 24 a 38 dias
	Infrequente: > 38 dias
Duração	Prolongada: > 8 dias
	Normal: até 8 dias
Regularidade	Normal: ciclo mais longo – ciclo mais curto (até 9 dias)
	Normal: ciclo mais longo – ciclo mais curto (10 ou mais dias)
Volume do ciclo	Aumentado
	Normal
	Diminuído

*Frequência: calculada a partir do 1º dia de menstruação e até o dia imediatamente anterior ao próximo sangramento. Duração: número de dias em que há sangramento. Regularidade: calculada considerando a frequência do ciclo menstrual. Volume: calculado de acordo com a autopercepção da mulher. Adaptada de: Munro MG, 2017.[2]

DESENVOLVIMENTO PUBERAL E CICLO MENSTRUAL

Até o período de desenvolvimento puberal, os níveis de gonadotrofina são baixos e o eixo hipotálamo-hipofisário está inibido. Não está bem determinado o desencadeante dos eventos hormonais na puberdade, porém se sabe que há aumento da secreção pulsátil do hormônio liberador de gonadotrofina (GnRH), em especial durante a noite. O amadurecimento do hipotálamo leva ao aumento na resposta da hipófise, com posterior aumento da secreção de gonadotrofinas, inicialmente do hormônio folículo-estimulante (FSH) e seguido pela secreção de hormônio luteotrófico, ou luteinizante (LH), geralmente entre 9 e 12 anos. Os ovários são estimulados e, finalmente, há aumento dos níveis de estrogênio circulantes, evento que chamamos de gonadarca. Na fase inicial de desenvolvimento puberal também há aumento de hormônios adrenais (adrenarca), em especial dos hormônios dehidroepiandrosterona e de seu sulfato (DHEA e SDHEA). A adrenarca precede a gonadarca em aproximadamente dois anos.[3]

Clinicamente, verifica-se o desenvolvimento dos caracteres sexuais secundários, com desenvolvimento de mamas, pelos e crescimento uterino, e, por fim, a menarca. Frequentemente, os primeiros ciclos menstruais são irregulares e associados à anovulação, sendo necessários diversos meses até alcançar funcionamento adulto e ovulatório.

Os eventos hormonais associados às fases do ciclo menstrual adulto serão descritos a seguir.

Eixo hipotálamo-hipófise-ovariano

A secreção de GnRH pelo hipotálamo ocorre de forma pulsátil a partir do início da fase puberal. À medida que a hipófise passa a responder, FSH e LH vão estimular os folículos ovarianos a se desenvolverem e produzirem hormônios. Há dois tipos de células nos folículos: as células da teca e as células da granulosa, que são responsáveis pela produção hormonal a partir da conversão da molécula de colesterol vinda da corrente sanguínea e que tem 27 carbonos.

O LH estimula as células da teca a produzirem progesterona e androstenediona por meio da ação da enzima colesterol desmolase, enquanto as células da granulosa, estimuladas pelo FSH, convertem a androstenediona e a testosterona que se difunde até elas para 17-beta-estradiol, processo de aromatização que depende da enzima aromatase. Esse processo é denominado teoria das duas células, com respostas que variam ao longo do ciclo (Figura 62.1). Assim, os níveis séricos do 17-beta-estradiol e da progesterona oscilam de acordo com a fase do ciclo menstrual e também estão associados a um mecanismo de controle ou de *feedback* na hipófise, regulando a secreção de FSH e LH e, consequentemente, a produção ovariana.

Fase folicular

O principal hormônio da fase inicial do ciclo menstrual é o 17-beta-estradiol, ou estradiol. Durante essa fase, há crescimento de uma coorte de folículos, com o intuito de que ao menos um deles esteja pronto para a ovulação. Não se conhece o mecanismo de recrutamento dos folículos que vai se desenvolver a cada ciclo menstrual, nem o que determina quantos deles vão crescer, mas sabe-se que esse processo é

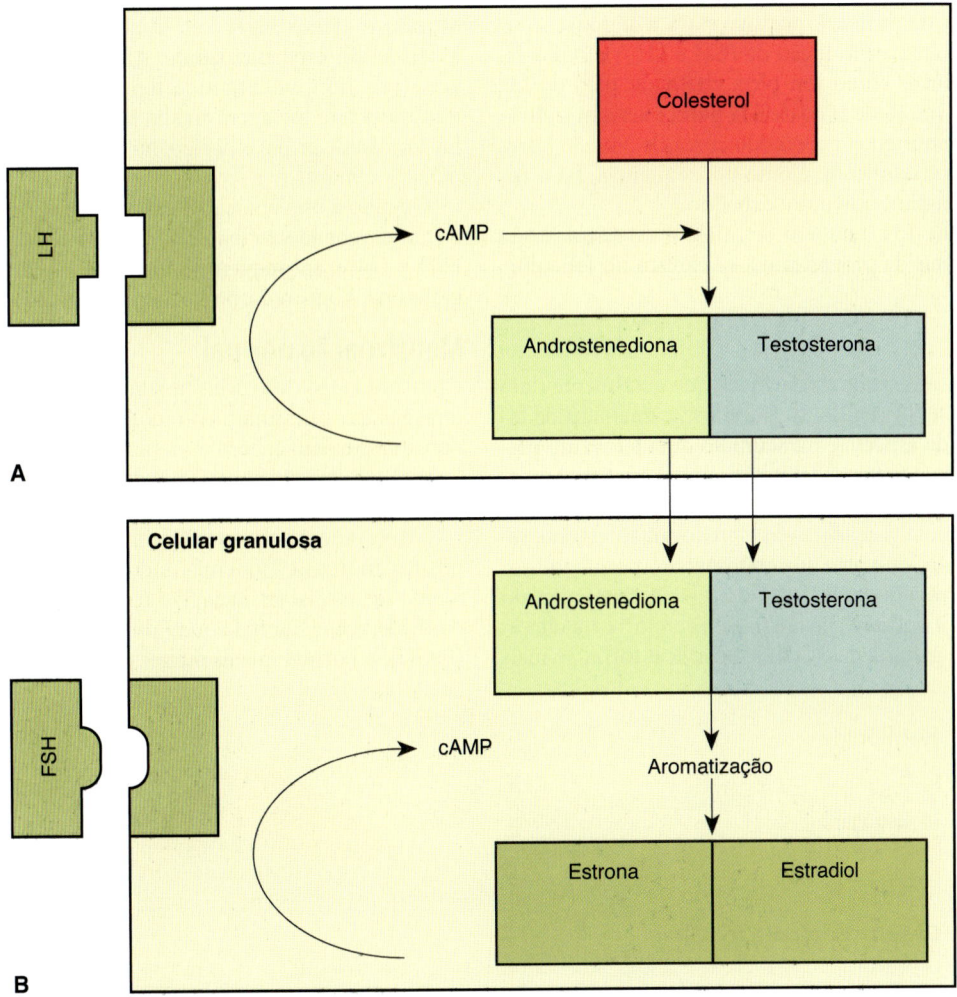

Figura 62.1 Teoria das duas células ovarianas: produção dos esteroides ovarianos pelas células da granulosa e da teca. cAMP: adenosina-monofosfato-cíclica; FSH: folículo-estimulante; LH: luteinizante

iniciado em ciclos anteriores e que, nessa trajetória, muitos folículos seguirão para a apoptose, sem sequer entrar no crescimento da fase folicular. O processo inicial parece ter duração de 7 dias, e o crescimento durante a fase folicular dura ainda mais 10 a 14 dias, quando o folículo passa de pré-antral a antral e, finalmente, ao folículo pré-ovulatório. Todo o processo de estimulação folicular é dependente de ação estimulatória do FSH, que inicia a esteroidogênese (produção de estrogênio) nas células da granulosa, além de estimular o crescimento dessas células nos folículos.

Durante esse período, há aumento da produção de estradiol. Tal aumento atua por meio de *feedback* negativo para controlar a secreção de FSH pela hipófise. O aumento do estradiol tem papel relevante para o crescimento endometrial, estimulando o aumento de células estromais e glandulares do endométrio e o de sua vascularização. Adicionalmente, ainda há alteração no colo uterino, com mudanças no muco cervical, que se torna mais filante, viscoso e em maior quantidade, de modo a favorecer a passagem dos espermatozoides, facilitando a fecundação.[4]

Interessante ressaltar que, se por um lado, no início dessa fase, é o nível mais baixo de estrogênio que favorece a produção de FSH, é também o FSH que estimula a aromatização dentro das células da granulosa para aumentar a produção de estrogênio. Pode-se dizer que o sucesso do crescimento de

um folículo depende de sua capacidade de converter um microambiente dominado pelos andrógenos em um microambiente dominado pelo estrogênio.

Dessa maneira, sob a influência de FSH e estrogênio, há aumento de líquido folicular, com a formação de um antro com líquido. As células da granulosa em torno deste antro são chamadas de *cumulus oophorus*. Nesse momento, o folículo dominante tem vantagem sobre os demais, pois é mais sensível ao FSH, mantendo mais aromatização que os menores, que começam a "sofrer" pelo controle negativo que o estrogênio faz na hipófise. Para responder ao pico de gonadotrofinas ovulatórias, o FSH induz o desenvolvimento de receptores de LH nas células da granulosa dos grandes folículos antrais. Esse fato é importante para a ovulação e também porque o LH, na fase folicular tardia, ao estimular as células da teca, induz a produção de andrógenios que continuam a suportar a aromatização a estrogênio, necessários em grande quantidade neste momento.

Fase ovulatória

Uma exceção ao controle inibitório dos esteroides ovarianos sobre a hipófise é a ovulação. Na fase proliferativa tardia, os níveis de 17-beta-estradiol estão altos devido à maturação dos folículos. Nessa fase, ao ser alcançado um nível crítico, o 17-beta-estradiol atua por intermédio de um mecanismo estimulatório ou de *feedback* positivo para a hipófise, que, por sua vez, aumenta a produção de FSH e LH, visto nas representações gráficas como um pico, chamado pico do LH (Figura 62.2). O início do pico de LH parece ser um indicador de ovulação iminente, ocorrendo cerca de 34 a 36 horas antes da ruptura do folículo. Como consequência, há a rotura folicular, e, assim, o óvulo é expelido.[5]

Com o pico de LH, também se inicia a luteinização da granulosa: os níveis de progesterona se elevam no folículo.

Fase lútea

Após a ovulação, é iniciada a fase lútea, que geralmente dura 14 dias. Nessa fase, as células da granulosa aumentam de tamanho, mudam de aspecto e há acúmulo de luteína, um pigmento amarelo, com formação do corpo lúteo, ou corpo amarelo. O corpo lúteo, considerado um órgão endócrino transitório, é intensamente vascularizado e predominantemente secreta progesterona, que atua no endométrio, preparando-o para uma possível implantação, caso haja fecundação do óvulo liberado. O endométrio torna-se secretor e há alterações vasculares e glandulares. O muco cervical torna-se mais espesso e menos favorável, já que não é mais prioridade a ascensão do espermatozoide. Além disso, por ação da progesterona no hipotálamo, a temperatura corporal aumenta durante a fase lútea, em média 0,3°C. Se a gestação ocorre e há implantação do embrião no endométrio, o corpo lúteo persiste e mantém a secreção hormonal.

Quando a implantação não ocorre e, portanto, não há produção de gonadotrofina coriônica, há redução dos níveis de FSH e LH e, subsequentemente, de 17-beta-estradiol e progesterona. Logo, o corpo lúteo entre em luteólise e regride.

Menstruação normal

Com a redução dos níveis hormonais, são desencadeadas alterações que culminam com o colapso do endométrio e sua descamação, isto é, com a menstruação. A queda da progesterona resulta em constrição das arteríolas espiralares. Há desencadeamento de um processo de alterações inflamatórias, com redução da estabilidade de lisossomas, liberação de prostaglandinas e isquemia endometrial. O fluxo de sangramento menstrual se inicia. De acordo com as recomendações da Federação Internacional de Ginecologia e Obstetrícia (FIGO), é normal que a mulher possa sangrar por até 8 dias.

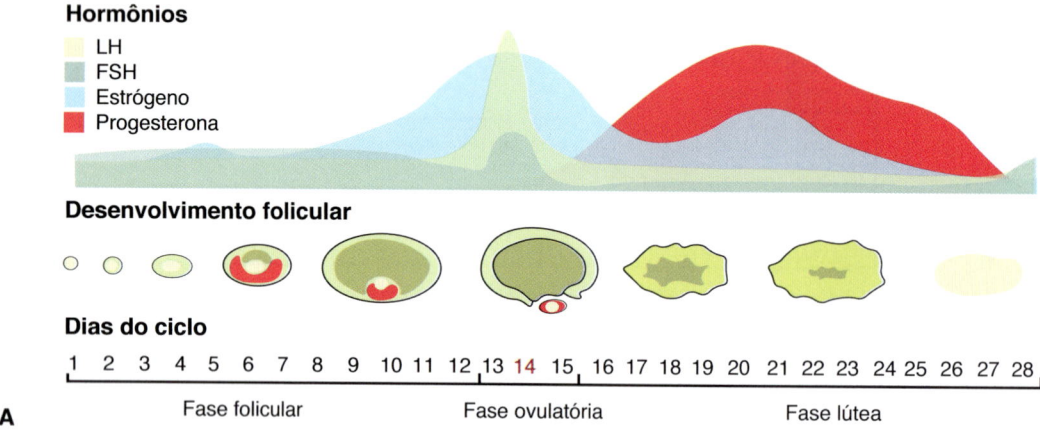

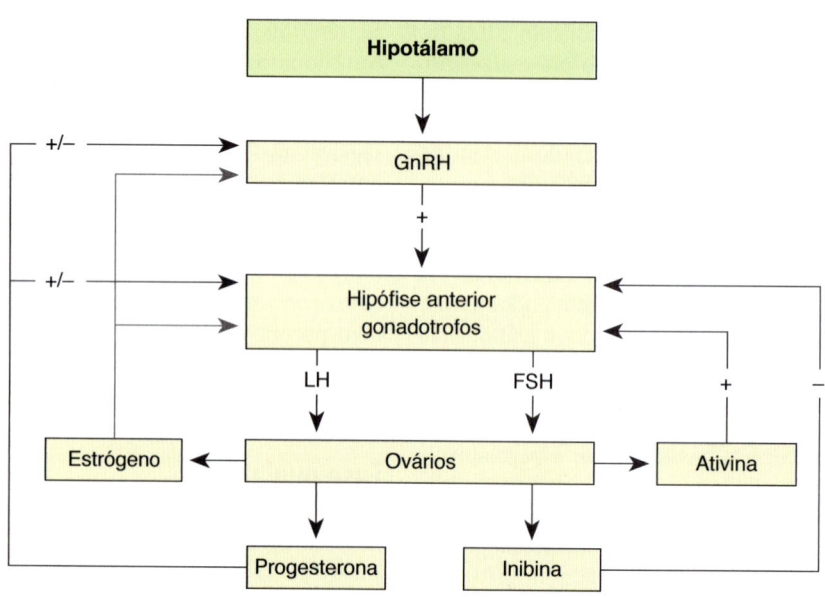

Figura 62.2 Secreção hormonal durante o ciclo menstrual.

Sangramento do período de menstruação é composto principalmente de tecido endometrial descamado, células vermelhas, exsudato inflamatório e enzimas. Precocemente, já nos primeiros dias de sangramento, o estrogênio atua para promover a remodelação do endométrio. Neste momento, o endométrio mostra um estado transicional, unindo as alterações proliferativas e descamativas.[1]

OUTROS MECANISMOS DE CONTROLE DO CICLO MENSTRUAL

As células da granulosa ainda produzem inibina e ativina, as quais, respectivamente, inibem e estimulam a secreção de FSH.

Inibinas são glicoproteínas compostas de duas subunidades, α e β. Os dois tipos de subunidades β definem o tipo de inibina: inibina A (αβA) e inibina B (αβB). A combinação de duas subunidades β da inibina forma uma molécula de ativina: ativina A (βAβA), ativina B (βBβB) e ativina AB (βAβB). A inibina B é produzida pela granulosa de folículos em crescimento, enquanto a inibina A é principalmente secretada pelo corpo lúteo, e também pela placenta. Sua produção é estimulada pelas gonadotrofinas e modulada pela acentuada interação entre fatores parácrinos e autócrinos das células da teca, granulosa e oócitos. Essa rede de eventos é requerida para o desenvolvimento do folículo pré-ovulatório.[6]

As inibinas são proteínas que inibem seletivamente a secreção do FSH pela hipófise anterior. No início do ciclo menstrual, a secreção de FSH aumenta, e a inibina B se eleva durante essa fase folicular, atingindo seu pico quatro dias após o pico de FSH. A inibina B apresenta uma queda antes do pico de LH e elevação dois dias após a ovulação, mantendo-se baixa durante a fase lútea. Os níveis de inibina A são baixos na fase folicular e aumentam na fase lútea, subindo em paralelo com a progesterona, chegando a um platô durante o meio da fase lútea.

O principal mecanismo de ação das inibinas é seu efeito antagonista do receptor de ativina. Logo, enquanto a inibina bloqueia a secreção de FSH, a ativina estimula sua liberação hipofisária basal. Os efeitos da ativina são modulados não apenas pela inibina, mas também por correceptores e proteínas ligadoras, como a folistatina. Já a folistatina é um peptídeo produzido por várias células hipofisárias, incluindo os gonadotropos, bem como pelas células da granulosa. A folistatina liga-se com alta afinidade à ativina e neutraliza a bioatividade dessa glicoproteína.[7]

IMPLICAÇÕES CLÍNICAS ASSOCIADAS A IRREGULARIDADES NO CONTROLE NEUROENDÓCRINO DO CICLO MENSTRUAL[8-11]
Obesidade

Mulheres obesas, especialmente aquelas com obesidade central, apresentam alterações significativas no eixo hipotálamo-hipófise-ovário (EHHO). A obesidade é frequentemente associada a níveis circulantes mais altos de insulina, com subsequente aumento da produção de androgênios ovarianos. O excesso de tecido adiposo é responsável pela aromatização desses androgênios em estrogênio, levando a uma retroalimentação negativa no EHHO e afetando a produção de gonadotrofinas. Essas alterações são responsáveis pela disfunção ovulatória e por anormalidades menstruais.

Hiperinsulinemia

A hiperinsulinemia tem papel fundamental para a patogênese da síndrome dos ovários policísticos (SOP), caracterizada por ciclos menstruais longos e hiperandrogenismo. A presença concomitante de obesidade aumenta ainda mais a resistência à insulina e exacerba os sintomas da SOP. Por outro lado, o aumento da produção de androgênios na SOP causa deposição de gordura visceral, que, por sua vez, acentua a resistência à insulina e a hiperinsulinemia, alimentando ainda mais esse ciclo vicioso. A perda de peso em curto prazo tem sido consistentemente bem-sucedida na redução da resistência à insulina e na restauração da ovulação e fertilidade.

SOP e anovulação crônica

A manifestação da SOP pode estar completa na adolescência, embora muitas manifestações possam ser semelhantes à imaturidade axial e à SOP. Na puberdade, há aumento fisiológico dos níveis de insulina, resultando em redução dos níveis de proteína carreadora de androgênios (SHBG) e aumento nas concentrações de androgênios livres, com consequente estimulação da esteroidogênese ovariana. Em mulheres com SOP, a hiperinsulinemia fisiológica na adolescência pode acarretar em um estado contínuo de hiperandrogenismo e desencadear uma disfunção ovulatória. Meninas predispostas à resistência à insulina e ao excesso de peso correm maior risco de adrenarca precoce e SOP subsequente.

Portadoras de SOP apresentam frequentemente resistência à insulina e hiperinsulinemia compensatória, independentemente da presença ou não de obesidade. O aumento da insulina circulante tem efeito direto na produção de androgênios ovarianos, uma vez que tem ação sinérgica ao LH nas células da teca. Além disso, a insulina também está envolvida na redução de produção da SHBG pelo fígado. Esses efeitos aumentam a concentração de testosterona livre, ou seja, da fração ativa do hormônio e alteram o mecanismo regulatório do ciclo ovulatório normal.

Hiperprolactinemia

A prolactina causa a inibição do GnRH, levando à inibição da secreção do LH e do FSH. Os sintomas de hipogonadismo dependem da magnitude de elevação da prolactina. A prolactina sérica superior a 100 ng/dℓ apresentará hipogonadismo evidente, com apresentação de amenorreia, por vezes acompanhada por sinais de hipoestrogenismo, como a secura vaginal. Níveis menores, embora possam ser associados à amenorreia, podem manifestar-se como ciclos longos e anovulatórios, acompanhados ou não por galactorreia. Prolactina sérica com pequenas elevações pode apenas encurtar a fase lútea, devido à secreção insuficiente de progesterona.

Insuficiência da fase lútea

É um quadro de difícil diagnóstico, que pode incluir vários mecanismos diferentes que, em última análise, afetam o desenvolvimento do endométrio. Uma fase lútea curta tem sido associada a níveis baixos de FHS e estradiol na fase folicular, devido a alterações na relação FSH/LH na fase folicular, e a uma pulsatilidade anormal de FSH e LH. Essas anormalidades da fase folicular foram associadas a reduções subsequentes nos níveis de estrogênio e progesterona da fase lútea. Clinicamente, associa-se a duração anormal da segunda fase, secretora, do ciclo menstrual que geralmente dura menos de 10 dias. Foi descrita como uma condição na qual a produção anormal de progesterona não é suficiente para manter um endométrio secretor funcional e permitir a implantação e o crescimento normal do embrião.

CONSIDERAÇÕES FINAIS

O ciclo menstrual é um processo normal no organismo feminino, com íntima associação com a função reprodutiva. O funcionamento do EHHO está diretamente ligado a um adequado ciclo menstrual. Uma variedade de processos e interferências, muitos deles ainda não completamente compreendidos, atua regulando ou alterando tal processo. De um ponto de vista simplificado, pode-se dizer que a secreção de gonadotrofinas pela hipófise feminina é controlada por mecanismos de *feedback* positivo e negativo. Durante a fase folicular do ciclo, o estradiol tem papel predominante no controle, enquanto que na fase lútea tanto o estrógeno como a progesterona regulam a secreção das gonadotrofinas, com ação, ainda, de outras substâncias, ou exógenas ou produzidas pelo organismo. A produção de esteroides gonadais, estrogênio, progestagênio e androgênio tem importantes funções para o organismo feminino, e uma das principais é a ovulação e a preparação do endométrio, criando condições para a gestação.

REFERÊNCIAS BIBLIOGRÁFICAS

1. Fritz MA, Speroff L. Regulação do ciclo menstrual, Capítulo 6. In: Endocrinologia ginecológica – Clínica e infertilidade. 8ª edição. Rio de Janeiro: Editora Revinter. p.201-73.
2. Munro MG. Practical aspects of the two FIGO systems for management of abnormal uterine bleeding in the reproductive years. Best Practice Res Clin Obstet Gynaecol. 2017;40:3-22.
3. Gluckman PD, Hanson MA. Evolution, development and timing of puberty. *Trends Endocrinol Metab*. 2006 Jan-Feb; 17(1):7-12. doi: 10.1016/j.tem.2005.11.006. Epub 2005 Nov 28. PMID: 16311040.
4. Herbison AE. A simple model of estrous cycle negative and positive feedback regulation of GnRH secretion. *Front Neuroendocrinol*. 2020 Apr;57:100837.
5. Harlow AD. Menstrual cycle changes as women approach the final menses: what matters? *Obstet Gynecol Clin North Am*. 2018 Dec;45(4):599-611.
6. Messinis IE. Ovarian feedback, mechanism of action and possible clinical implications. *Hum Reprod Update*. 2006 Sep-Oct;12(5):557-71. doi: 10.1093/humupd/dml020. Epub 2006 May 3. PMID: 16672246.
7. Reis FM dos, Rezende CP de. Aplicações das dosagens de inibinas em Ginecologia e Obstetrícia. Rev Bras Ginecol Obstet [Internet]. *Rev. Bras. Ginecol. Obstet.* 2009;31(12). Available from: https://doi.org/10.1590/S0100-72032009001200008
8. Cena H, Chiovato L, Nappi RE. Obesity, polycystic ovary syndrome, and infertility: a new avenue for GLP-1 receptor agonists. *J Clin Endocrinol Metab*. 2020 Aug 1;105(8):e2695–709. doi: 10.1210/clinem/dgaa285. PMID: 32442310; PMCID: PMC7457958.
9. Rosa-e-Silva AC. Conceito, epidemiologia e fisiopatologia aplicada à prática clínica. In: Síndrome dos ovários policísticos. São Paulo: Federação Brasileira das Associações de Ginecologia e Obstetrícia (Febrasgo); 2018. Cap. 1. p. 1-15. (Série Orientações e Recomendações Febrasgo, nº 4, Comissão Nacional de Ginecologia Endócrina).
10. Thapa S, Bhusal K. Hyperprolactinemia [Updated 2022 Jul 25]. In: StatPearls [Internet]. Treasure Island (FL): StatPearls Publishing; 2022 Jan-. Available from: https://www.ncbi.nlm.nih.gov/books/NBK537331/
11. Practice Committees of the American Society for Reproductive Medicine and the Society for Reproductive Endocrinology and Infertility. Diagnosis and treatment of luteal phase deficiency: a committee opinion. Fertil Steril. 2021 Jun;115(6):1416-23. doi: 10.1016/j.fertnstert.2021.02.010. Epub 2021 Apr 4. PMID: 33827766.

63

Sangramento Uterino Anormal Não Estrutural

José Maria Soares Júnior • Edmund Chada Baracat

INTRODUÇÃO

A menstruação é definida como a perda fisiológica de sangue de origem uterina, de caráter cíclico, que, habitualmente, retorna a cada período de cerca de 4 semanas, em média, desde que não tenha ocorrido gravidez.[1] Em geral, a mulher que ovula, na maioria das vezes, também menstrua.

O ciclo menstrual normal tem intervalo que varia de 24 a 38 dias (média de 28 dias) e fluxo com duração de 2 a 8 dias. A quantidade do fluxo menstrual é, em geral, em torno de 60 mℓ (5 mℓ a 80 mℓ), o que pode corresponder ao uso de sete absorventes por dia sem a presença de coágulos.[2] Os ciclos menstruais regulares com volume exagerado e, em geral, com coágulos determinam, cronicamente, anemia, ou, quando muito intensos, choque hipovolêmico agudo, necessitando de atendimento de urgência. Os sangramentos com menos de 5 mℓ também são considerados anormais (representados por fluxo por um ou dois dias, fluxo que necessita de um absorvente ou, ainda, saída de pequena quantidade de coloração escurecida), mas não causam repercussões na qualidade de vida ou na saúde da mulher.[1,2]

O sangramento uterino anormal (SUA) é a denominação empregada para nomear as alterações da menstruação decorrentes de aumento no volume, na duração ou na frequência.[2,3] Antigos termos, como "sangramento disfuncional", "menorragia", "espaniomenorreia "metrorragia" e "hemorragia uterina", hoje estão em desuso.

O grupo de especialistas em SUA da Federação Internacional de Ginecologia e Obstetrícia (FIGO) elaborou uma nova classificação para facilitar a compreensão, a avaliação e o tratamento.[3,4] Após análise de vários trabalhos da literatura científica, surgiu o sistema PALM-COEIN, acrônimo da língua inglesa para separar as doenças ou afecções que provocam o SUA.[3,4]

A classificação de PALM-COEIN separou as etiologias do sangramento conforme acometem o útero. As alterações orgânicas uterinas, ou seja, as causas estruturais (anatômicas), são compostas das seguintes entidades: pólipo uterino (P), adenomiose (A), leiomioma (L) e alterações proliferativas endometriais, que englobam as hiperplasias e o câncer endometrial (M).[3,4] Se não há evidências de doença orgânica ou alteração morfológica uterina, ou seja, se há discrasias ou outras disfunções menstruais, são consideradas não estruturais e compostas de coagulopatias (C), anovulação crônica (O), disfunção da descamação endometrial (E), causa iatrogênica por uso de medicamentos ou dispositivos intrauterinos que possam levar à anovulação crônica, discrasia sanguínea ou alteração endometrial (I) e, finalmente, causas não classificadas anteriormente (N), que se relacionam com

anomalias na anastomose arteriovenosa do útero e com sequelas, em geral após cesariana, as chamadas istmoceles (fragilidades na região do istmo cervical onde é feita a incisão do útero durante o parto cesário).[3,4] Esses últimos tipos de SUA também são agrupados pelo acrônimo da língua inglesa COEIN e são estruturais ao útero, representando causas ginecológicas. Portanto, antes de avaliar essas entidades, há a necessidade de excluir as causas obstétricas nas mulheres sexualmente ativas que não fazem uso de método contraceptivo eficaz.

DIAGNÓSTICO

Após a exclusão de gestação, a avaliação inicia-se com história clínica detelhada do sangramento e dos antecedentes pessoais, como fatores de risco para câncer de endométrio, coagulopatias, medicações em uso e doenças concomitantes. Em seguida, o exame físico geral e o exame ginecológico devem ser completos, incluindo a procura de sinais de hiperandrogenismo (acne, hirsutismo e alopecia androgênica), acantose nigra (resistência insulínica), alterações da tireoide e de petéquias e/ou equimoses (coagulopatias).[4,5]

Além disso, deve-se avaliar a presença de tumores abdominais, alterações da vagina ou do colo do útero, que também podem produzir sangramento anormal, bem como a forma e o tamanho do corpo do útero. Sugere-se, ainda, investigação com exames complementares, como hemograma completo (com contagem plaquetária), dosagem de ferritina e ultrassonografia pélvica (transabdominal ou transvaginal). Na suspeita de coagulopatia, recomenda-se avaliação pelo hematologista.[5-8]

A ultrassonografia pélvica é uma ferramenta de extremo valor para identificar as causas orgânicas ou estruturais do corpo uterino (PALM), mas tem sua precisão diminuída para o diagnóstico de lesões proliferativas endometriais e câncer endometrial nos estádios iniciais.[3-5] Nesse caso, a biopsia endometrial dirigida pela histeroscopia ou não pode auxiliar no diagnóstico, porém não deve ser feita rotineiramente, sendo restrita aos casos não responsivos ou quando o exame de ultrassonografia não for esclarecedor da causa orgânica.[3-5]

Sabe-se que os casos de sangramento uterino volumoso podem levar à instabilidade hemodinâmica e à perda da consciência da mulher no pronto atendimento, o que dificulta a execução da história clínica e, às vezes, do exame físico inicial.[3-5] Pode apresentar-se como episódio isolado ou como uma manifestação aguda de uma condição crônica. Nesta situação, o atendimento imediato com reposição volêmica, muitas vezes, requer internação hospitalar, elevando os custos da atenção à saúde. Devem ser considerados como SUA agudo os episódios de sangramento que necessitam de intervenção imediata e têm duração inferior a 6 meses, que difere do SUA crônico, cuja duração é maior do que 6 meses e tem menor repercussão hemodinâmica.

CAUSAS
Coagulopatias

As coagulopatias podem ser encontradas em 10-34% das mulheres que apresentam aumento do volume menstrual desde a menarca ou outros tipos de sangramento, como epistaxe e gengivorragia. A doença de Von Willebrand é a coagulopatia mais frequente, acometendo de 1 a 4.000 a 6.000 nascidos vivos.[6-8] Em geral, está relacionada com o defeito na proteína de conexão entre o fator VIII (Von Willebrand) e as plaquetas; entretanto, em alguns casos, este fator também pode estar deficitário, sendo o tratamento mais difícil.

Em casos de epidemias, como a dengue, ou de outras viroses que podem diminuir o número de plaquetas ou sua função, pode ocorrer sangramento anormal. Outras causas incluem anemia de Fanconi, anormalidades plaquetárias idiopáticas (com ou sem trombocitopenia) e fibrinogenemia.[8]

Anovulação crônica

A principal causa de anovulação crônica durante o período reprodutivo é a síndrome de ovários policísticos (SOP), que é um diagnóstico de exclusão, ou seja, deve-se descartar imaturidade do eixo hipotalâmico-hipofisário-ovariano (na adolescência), hiperprolactinemia, disfunção da tireoide, deficiência enzimática da suprarrenal, síndrome de Cushing, tumor da suprarrenal ou ovariano produtor de androgênio.[9] Além disso, a transição para menopausa é um período em que também pode ocorrer anovulação, em geral após os 40 anos.[10]

Na adolescência, após a menstruação, as mulheres com SOP podem ter ciclos encurtados, com menos de 21 dias, ou alongados, com mais de 45 dias após os dois primeiros anos da menstruação ou ainda, 35 dias após o terceiro ano de menstruação. Este padrão difere esta entidade da imaturidade do eixo hipotalâmico-hipofisário-ovariano. Sabe-se, ainda, que a amenorreia secundária (ausência de menstruação por mais de 90 dias) pode ser indicativa deste tipo de anovulação. Além disso, as pacientes apresentam sinais de hiperandrogenismo cutâneo (acne e hirsutismo), e os casos mais acentuados de alopecia, alteração da voz e hipertrofia clitoridiana (sinais de virilização) pedem por precauções. Nesta eventualidade, deve-se investigar a existência de tumor produtor de androgênios de suprarrenal ou do ovário.[9]

As mulheres com SOP podem ter subfertilidade, pois ovulam pouco, e a produção de progesterona, em geral, é deficiente para uma transformação endometrial eficaz. Além disso, a SOP também pode estar associada a obesidade e distúrbios metabólicos, como os do carboidratados (resistência insulínica, intolerância à glicose e diabete melito tipo II). Por essas razões, as pacientes com SOP estão mais predispostas a doenças cardiovasculares e câncer endometrial.[5-9]

Distúrbios da descamação endometrial

A perda sanguínea prolongada e, às vezes, volumosa, por mais de 8 dias e com ciclos regulares (24 a 38 dias), pode ocorrer por amadurecimento irregular do endométrio, descamação irregular do endométrio e retardamento da reepitelização da mucosa uterina. Acredita-se que o defeito esteja no receptor de progesterona. Dessa maneira, poderia ocorrer produção adequada deste hormônio, mas sua ação estaria reduzida devido à alteração no seu receptor.[5-11]

No processo de descamação endometrial, participam metaloproteinases matriciais, lisossomos (hidrolases), macrófagos, mastócitos e moléculas de adesão intercelular (ICAM-1 e PECAM). A autofagocitose endometrial é realizada pelos lisossomos que destroem o citoplasma. A heterofagocitose é feita pelos macrófagos, que digerem as fibras reticulares do estroma, fragmentando o tecido de conexão

estromal. Estudos recentes mostram que as interleucinas, principalmente IL-8, seriam importantes para o recrutamento de macrófagos e mastócitos.[9-11] Há evidências de que a progesterona inibiria a produção desta interleucina. De fato, a redução dos níveis de progesterona no final da fase lútea viabiliza o aumento da produção de IL-8 nas células endometriais, acarretando aumento da migração de leucócitos e da degranulação dos mastócitos.[5-11] Portanto, alterações neste mecanismo podem levar à SUA.

Além da ação do sistema hemostático e do processo de descamação no sangramento genital, a reparação ou a remodelação endometrial é essencial para o controle do fluxo menstrual. Esse processo é dependente do estrogênio, que promove proliferação endometrial. A ação estrínica é mediada por fatores de crescimento, principalmente fator de crescimento vásculo-endotelial (VEGF), fator fibroblástico básico (b-FCF), fator epidermal de crescimento (ECF), fatores insulinóides e citocinas. Acredita-se que distúrbios nesses mecanismos também estejam relacionados com o SUA.[1,4,9-11]

Causa iatrogênica

Na avaliação e no tratamento dos distúrbios do ciclo menstrual, é importante identificar se a causa é decorrente do uso de substâncias que podem levar:

- À discrasia sanguínea, como ácido acetilsalicílico (ASS), anti-inflamatórios que alteram as plaquetas, antiagregantes plaquetários e anticoagulantes
- Ao aumento do fluxo sanguíneo ou à estase sanguínea: vasodilatores
- À anovulação: esteroides, antiandrogênios, tamoxifeno, fármacos psicotrópicos e anti-histamínicos (hiperprolactinemia medicamentosa)
- À alteração da descamação: dispositivos intrauterinos.

Os anticoncepcionais hormonais também podem ser causa de SUA.[2-5]

Causas não classificadas

São as mais difíceis de serem diagnosticadas, pois dependem da experiência do ultrassonografista para identificar malformações arteriovenosas, alterações mullerianas e istmocele. É necessária, por vezes, investigação especializada por ressonância magnética e/ou histeroscopia diagnóstica. São causas menos frequentes de SUA.[2-5]

TRATAMENTO
Sangramento uterino anormal agudo

Em geral, a mulher com sangramento uterino exagerado procura assistência de urgência, pois pode ter sintomas como tontura, mal-estar e até sincope. Portanto, o primeiro passo é avaliar se há instabilidade hemodinâmica. Se houver, recomenda-se infusão endovenosa de soluções salinas e/ou coloides (albumina). As soluções com dextran a 6% podem afetar a agregação plaquetária; portanto, devem ser evitadas. Pode ser necessária a infusão de hemoderivados e até reposição de ferro.[1-5,11-12] O algoritmo da Figura 63.1 mostra a conduta no tratamento agudo do SUA.

Em casos de sangramento intenso e de difícil controle hemodinâmico, o ginecologista deve avaliar a necessidade de executar curetagem uterina ou histeroscopia cirúrgica para coibir o sangramento uterino. Caso ocorra a estabilização,

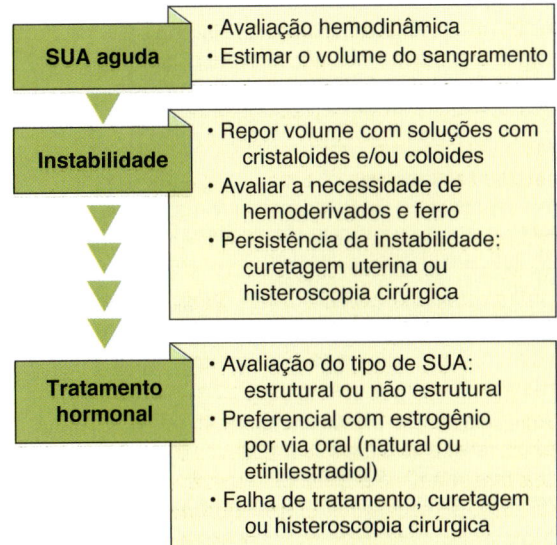

Figura 63.1 Algoritmo de tratamento do sangramento uterino anormal. Elaborada pelos autores.

pode-se progredir para história clínica detalhada, exames físico geral e ginecológico e exames complementares (hemograma completo, coagulograma, beta-hCG e ultrassonografia pélvica). Afastado o quadro de gravidez, recomenda-se o tratamento com estrogênio, que, em geral, é o mais eficaz.[1-5,9-12]

No tratamento de urgência, o endométrio pode estar descamando anomalamente (parcial ou total) ou reepitelizando de modo inadequado. Assim, não é possível avaliar este estado endometrial na urgência; portanto, o uso de estrogênio pode tanto diminuir a descamação como melhorar o crescimento epitelial. Já o uso de progestagênio atuaria no endométrio reepitelizado, mas pouco no processo de descamação e/ou crescimento endometrial. Assim, o uso isolado de progestagênio pode não ter a resposta desejada durante o tratamento agudo.[1-9]

Recomenda-se o uso de altas doses de valerato de estradiol (2 a 8 mg ao dia), que podem ser divididas em três a quatro vezes ao dia. Outra opção são os anticoncepcionais hormonais combinados orais contendo doses maiores de etinil-estradiol (30 a 50 µg), podendo chegar à dose de 90 a 200 µg ao dia (3 a 4 comprimidos), que deve ser fracionada devido aos sintomas gastrintestinais. Preconiza-se, também, o emprego de antieméticos e protetores gástricos. Salienta-se, ainda, a preferência pelos progestagênios norderivados de primeira e segunda gerações (nortistestosterona e levonorgestrel), pois têm boa ação na transformação endometrial, reduzindo o risco de proliferação exagerada e o sangramento intenso após a interrupção do tratamento. Após a estabilização do sangramento, as doses de estrogênio devem ser diminuídas até a menor dose livre de sangramento. Caso não ocorra melhora do sangramento em até 72-96 horas, o caso deve ser reavaliado, e uma causa estrutural (orgânica), pesquisada.[1-12]

A literatura não mostra evidências de que as formas não orais de estrogênio (injetável, transdérmico e anel vaginal) tenham elevação rápida de níveis sérico de estrogênio após aplicação. Portanto, a via oral é a preferencial.[1-9]

O ácido tranexâmico (endovenoso ou oral) e os anti-inflamatórios não hormonais, principalmente os derivados do ácido arilpropiônico, enólico e fenamatos, podem auxiliar no controle de sangramento, bem como na analgesia, quando a dismenorreia estiver presente.[7-12] Estes fármacos podem ser coadjuvantes à estrogenioterapia.

Tratamento crônico

As mulheres com pequeno ou moderado volume ou frequência de SUA por mais de 6 meses ou as que foram tratadas agudamente no pronto atendimento devem ser reavaliadas ambulatorialmente para que a causa do SUA seja definida. Nesse quesito, a avaliação por imagem ultrassonográfica auxilia muito para afastar as causas estruturais. A história detalhada, junto ao uso de anticoagulantes, psicotrópicos, esteroides, tamoxifeno e vasodilatores, pode ser valiosa para as causas não estruturais, pois o padrão menstrual e os sintomas associados podem determinar se a paciente está ovulando (dor no meio, tensão pré-menstrual, sangramento do meio, dismenorreia e regularidade menstrual) ou não (causa anovulatória). A causa anovulatória é a principal, sendo que a SOP é a mais frequente, podendo acometer de 4 a 12% das mulheres.[1,3-9-11] A Figura 63.2 mostra o algoritmo do manejo da paciente com SUA crônico.

A continuidade do tratamento hormonal com contraceptivo hormonal (etinil-estradiol ou estrogênio natural) ou apenas com terapia estroprogestativa regulariza o ciclo e garante a melhor investigação da anovulação. Especificamente, se a mulher tiver hiperprolactina, pode-se ministrar carbegolina ou bromoergocriptina; na disfunção da tireoide (hipotiroidismo mais frequente), pode-se usar levotiroxina; nas disfunções enzimáticas da suprarrenal parciais (mais frequente na idade adulta), emprega-se glicocorticoide, como dexametasona ou prednisona, que também pode ser empregado na síndrome de Cushing. Já os tumores do ovário e da suprarrenal necessitam de extirpação tumoral para melhora do quadro clínico e anovulação.[1,3-12]

Na SOP, os contraceptivos hormonais combinados por via oral são eficazes para melhorar o padrão menstrual, bem como os sintomas de hiperandrogenismo. Nos casos em que ocorre irregularidade menstrual, pode-se optar por progestagênios por via oral ou não oral (implante de etonorgestrel ou dispositivos intrauterinos com levonorgestrel) para evitar as proliferações endometriais excessivas e o risco de câncer endometrial. Outra alternativa, quando a mulher deseja a gravidez, é induzi-la por técnicas de reprodução assistida, que podem ser de baixa ou alta complexidade.[1,3-11]

Em relação ao sangramento iatrogênico, a substituição do fármaco pode resolver o transtorno menstrual. Contudo, há casos em que isto não é possível; portanto, deve-se avaliar se o fármaco está provocando anovulação ou alteração da crase sanguínea, viabilizando sangramento irregular e excessivo. Assim, pode-se avaliar a necessidade de medicamentos antibrinolíticos, como ácido tranexâmico, ou o uso de progestagênios, como o dispositivo intrauterino liberador de levonorgestrel. Contudo, a avaliação do especialista nesses casos é sempre necessária.[1,3-11]

O SUA de causa endometrial e aquele por discrasia sanguínea (coagulopatia) podem ser difíceis de diferenciar. Contudo, história prévia de sangramento mais acentuado por cortes durante procedimentos cirúrgicos e/ou dentários, gengivorragia, petéquias e equimose, podem sugerir a presença de alterações na coagulação. Portanto, avaliação com o hematologista é essencial tanto para o diagnóstico como

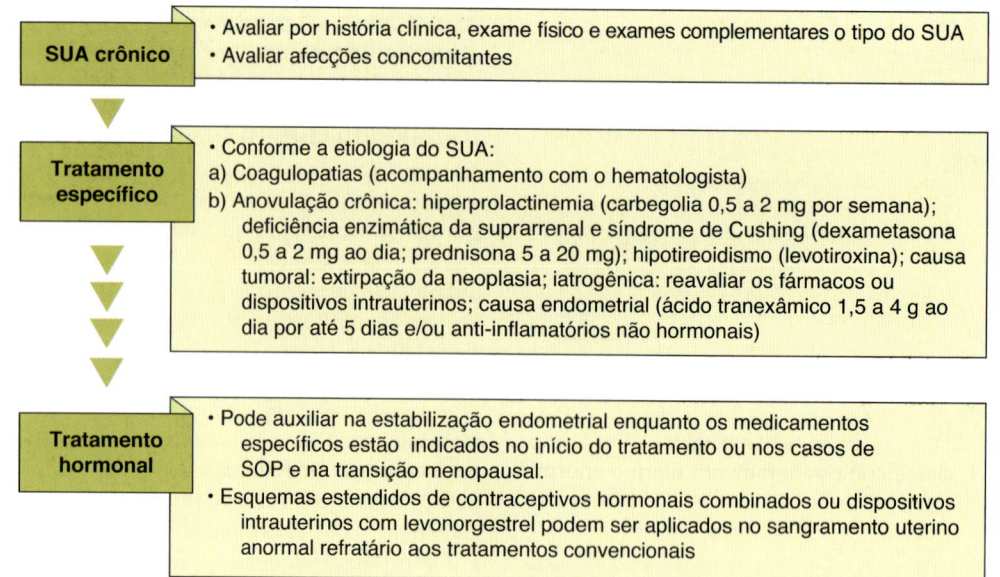

Figura 63.2 Algoritmo de manejo da paciente com sangramento uterino anormal crônico. Elaborada pelos autores

para o tratamento da coagulopatia. Contudo, o uso de contraceptivo hormonal, principalmente o esquema estendido (com pausa de 3 a 4 meses) ou o uso de sistema uterino liberador de levonorgestrel, pode ser útil na redução do fluxo sanguíneo e na recuperação do ferro férrico até que tratamento específico seja estabelecido.[1,3-12]

O manejo do sangramento de causa endometrial (paciente tem fluxo exagerado durante a menstruação, mas ciclos regulares) pode ser feito com antifibrinolíticos, como ácido tranexâmico (dose de 1,5 g a 4 g ao dia), e associado a anti-inflamatórios não hormonais, como os fenamatos, assim como a derivados do ácido arilpropiônico ou ácido enólico. Entretanto, muitas pacientes abandonam ou desejam alternativas ao uso destes medicamentos em longo prazo. Como alternativa ou falha do tratamento anterior, pode-se empregar contraceptivo hormonal combinado, com esquema de 24/4, 26/2 ou estendido (sem pausa por 3 a 4 meses). Pode-se, ainda, utilizar o dispositivo intrauterino com liberação de levonorgestrel com dose mais alta (52 mg).[1,3-12]

Na falha terapêutica, há a possibilidade de tratamento cirúrgico, e a endometrectomia (ablação endometrial) por histeroscopia é uma alternativa. Pode-se, também, realizar a embolização das artérias uterinas ou, em casos extremos e com a prole da paciente já constituída, a histerectomia, como solução definitiva, após criteriosa avaliação pelo ginecologista.[1,3-12]

CONSIDERAÇÕES FINAIS

Para o diagnóstico de SUA não estrutural, é necessário afastar sempre o quadro de gravidez e causas orgânicas (estruturais) do corpo uterino. Em geral, o uso de contraceptivo hormonal combinado oral pode regularizar o ciclo menstrual e diminuir a perda sanguínea, portanto amenizando a anemia. Os casos não responsivos devem ser avaliados pelo especialista, ou seja, pelo ginecologista.

REFERÊNCIAS BIBLIOGRÁFICAS

1. Soares Jr. JM, Iavelberg J, Haidar MA, de Lima GR, Baracat EC. Disfunção menstrual. In: Lopes AC, José FF, Lopes RD, editores. Guias de Medicina Ambulatorial e Hospitalar UNIFESP/Escola Paulista de Medicina – Clínica Médica. Barueri: Manole; 2007. p. 1217.

2. Munro MG, Critchley HOD, Fraser IS, FIGO Menstrual Disorders Committee. The two FIGO systems for normal and abnormal uterine bleeding symptoms and classification of causes of abnormal uterine bleeding in the reproductive years: 2018 revisions. *Int J Gynaecol Obstet*. 2018 Dec;143(3):393-408.

3. Benetti-Pinto CL, Rosa-E-Silva ACJS, Yela DA, Soares Júnior JM. *Rev Bras Ginecol Obstet*. 201739(7):358-68.

4. Munro MG, Critchley H, Fraser IS. Research and clinical management for women with abnormal uterine bleeding in the reproductive years: More than PALM-COEIN. BJOG. 2017;124(2):185-9.

5. Soares Jr JM, Haidar MA, Motta ELA, de Lima GR, Baracat EC. Sangramento uterino disfuncional. In: Vitalle MSS, Medeiros EHGR, editores. Guias de Medicina Ambulatorial e Hospitalar UNIFESP/Escola Paulista de Medicina – Adolescência, uma abordagem ambulatorial. Barueri: Manole; 2008. p. 347.

6. Baracat EC, Baracat MCP, Soares-Jr. JM. Are there new insights for the definition of PCOS? *Gynecol Endocrinol*. 2022 Sep;38(9):703-4.

7. Sorpreso ICE, dos Santos Figueiredo FW, Ramos JLS, Zuchelo LTS, Adami F, Baracat EC, et al. Brazilian National Policy of Comprehensive Women's Health Care and mortality during climacteric period: has anything changed? *BMC Public Health*. 2021 Mar 16;21(1):518.

8. Hatasaka H. The evaluation of abnormal uterine bleeding. Clin *Obstet Gynecol*. 2005;48(2):258-73.

9. Albers JR, Hull SK, Wesley RM. Abnormal uterine bleeding. *Am Fam Physician*. 2004;69(8):1915-26.

10. Hatasaka H. The evaluation of abnormal uterine bleeding. *Clin Obstet Gynecol*. 2005;48(2):258-73.

11. Soares Jr. JM, Baracat MC, Maciel GA, Baracat EC. Polycystic ovary syndrome: controversies and challenges. *Rev Assoc Med Bras* (1992). 2015;61(6):485-7.

12. Magalhães J, Ferreira-Filho ES, Soares-Junior JM, Baracat EC. Uterine volume, menstrual patterns, and contraceptive outcomes in users of the levonorgestrel-releasing intrauterine system: A cohort study with a five-year follow-up. *Eur J Obstet Gynecol Reprod Biol*. 2022;276:56-62.

64

Sangramento Uterino Estrutural

Paulo Ayroza Ribeiro • Ricardo Quintairos

INTRODUÇÃO

A Federação Internacional de Ginecologia e Obstetrícia (FIGO), em 2011, classificou o sangramento uterino anormal (SUA) em estrutural, como pólipos, adenomiose, leiomiomas e malignas, e não estrutural, como coagulopatia, ovulatória, endometrial, iatrogênica e não classificada, formando, assim, a sigla PALM-COEIN, com a primeira letra de cada patologia (Figura 64.1). Neste capítulo, são abordados apenas pólipo e mioma uterinos, com ênfase ao diagnóstico e tratamento.

PÓLIPO UTERINO

Os pólipos uterinos são neoformações benignas do útero e sua origem advém de uma hiperplasia focal, seja da membrana basal endometrial ou dos epitélios escamoso e colunar, quando endocervicais. Podem ser classificados como endometriais ou endocervicais dependendo do local de origem, assim como únicos ou múltiplos, sésseis ou pediculados.

Os pólipos endometriais têm uma tendência maior à malignização que os endocervicais, porém estes também podem se malignizar, como o carcinoma de células escamosas, que é o mais comum, e o adenocarcinoma, menos frequente nos endocervicais. Já nos pólipos endometriais, a transformação maligna é mais prevalente na forma de adenocarcinoma. Porém, quando falamos de probabilidade de malignização, devemos lembrar que ambas são relativamente raras, dependendo de vários fatores como sangramento vaginal, idade e tamanho do pólipo.[1]

Pela importância clínica e prevalência maior dos pólipos endometriais, a descrição mais pormenorizada é dada a seguir.

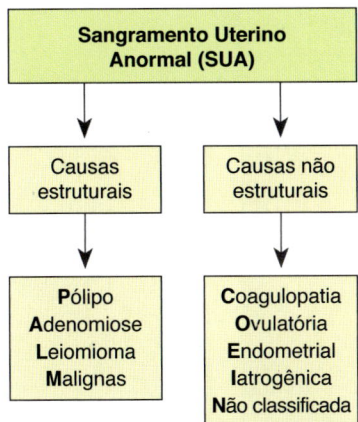

Figura 64.1 Classificação do sangramento uterino anormal de acordo com a FIGO.

Incidência

Os pólipos endometriais têm sua prevalência aumentada com a idade, sendo mais frequentes na quarta e na quinta décadas de vida, assim como o carcinoma endometrial é mais frequente entre a quinta e a sétima décadas, segundo Rodrigues de Lima et al., em 1979.[1-5]

Kin Jin-Ryu et al.[2] confirmam participação do tamoxifeno na formação dos pólipos endometriais e endocervicais quando essa medicação é usada na pré-menopausa e na pós-menopausa por pacientes em tratamento de câncer de mama.

Diagnóstico

Os pólipos endometriais podem ser assintomáticos e, muitas vezes, diagnosticados como achados em exames de imagem. Porém, quando sintomáticos, o sangramento irregular e a hipermenorragia podem ser os sintomas mais frequentes.

Vitale et al., em 2021, coordenando um grupo de seis especialistas, elaboraram recomendações de acordo com AGREE II Reporting Guideline, mostrando níveis de evidências nos diversos procedimentos diagnósticos e terapêuticos no atendimento à mulher com pólipo uterino, recomendações que serão colocadas a seguir, ao lado de cada procedimento.[2]

A ultrassonografia (USG) transvaginal é um excelente método diagnóstico, que aumenta a eficácia com uso do Doppler colorido e da imagem em 3D (Nível B);[2] porém, é muito importante que seja realizada no período periovulatório, no qual é possível ver o pólipo entre as linhas endometriais, pois a realização da USG pós-ovulatória pode mostrar apenas um espessamento endometrial hiperecogênico, retardando o diagnóstico e, consequentemente, o tratamento.

A histerossalpingografia (HSG), muitas vezes solicitada na pesquisa de infertilidade, apesar de não ser o exame específico para o diagnóstico, pode mostrar uma falha de enchimento endometrial, deixando em dúvida o diagnóstico de pólipo, mioma ou mesmo sinéquia intrauterina.

A histerossonografia é um método complementar muito interessante, principalmente quando não é possível confirmar o diagnóstico devido à fase do ciclo menstrual em que o endométrio se torna mais hiperecoico, semelhante ao pólipo. Com a introdução de líquido na cavidade uterina, ocorre um afastamento das paredes do útero, o que garante a visualização do pólipo de modo mais fácil (Nível B).[2]

A histeroscopia diagnóstica é o padrão-ouro para o diagnóstico dos pólipos endometriais, inclusive em consultório (Nível B),[2] mas, por ser um procedimento mais invasivo, nos últimos anos foi sendo paulatinamente substituído pelo que os americanos chamam de *see and treat*, ou seja, "ver e tratar". No mesmo ato do diagnóstico, é feito o tratamento cirúrgico, com a retirada do pólipo.

A evolução dos equipamentos, cada vez mais finos e com melhor resolução de imagem, possibilita, inclusive, o tratamento cirúrgico ambulatorial de maneira mais precisa, segura e com pouco desconforto, sendo também necessária para isso mais habilidade e experiência do cirurgião.

O *see and treat* já é uma realidade em alguns serviços universitários e privados no Brasil, viabilizando diagnóstico e tratamento no mesmo momento.

Diagnóstico diferencial

O pólipo endometrial tem como diagnóstico diferencial principalmente as patologias malignas, como os carcinomas endometriais e endocervicais, o mioma submucoso, os restos ovulares no abortamento incompleto, assim como a doença trofoblástica gestacional. Tais patologias podem ser bem diferenciadas pela dosagem da fração beta do HCG, USG transvaginal e, raramente, ressonância nuclear magnética (RNM) da pelve, muitas vezes evitada pelo alto custo.

Tratamento

Segundo Lieng et al.,[4] o pólipo endometrial pode regredir em 1 ano em 27% dos casos, particularmente quando seu tamanho médio é de 10,7 mm, fato não observado no mesmo trabalho com pólipos maiores que 15,1 mm.

O fato da possibilidade de regressão leva a pensar em observar alguns casos, mas, ao longo dos anos, com a evolução dos equipamentos e treinamento adequado, o *see and treat* tornou a condição cirúrgica mais segura e factível (Figura 64.2). Ainda é necessário lembrar da possibilidade de evolução maligna do pólipo, o que levou a um grande aumento no tratamento cirúrgico.

Apesar de amplo conhecimento sobre os pólipos endometriais, há dúvidas se todos os pólipos deveriam ser retirados, pois 95% deles são benignos. Entretanto, Uglietti et al.,[1] em revisão sistemática com metanálise, mostraram que a incidência dos pólipos malignos ou hiperplásicos eram significativamente maiores na pós-menopausa (4,93%) do que na pré-menopausa (1,12%) e em mulheres com sangramento vaginal (5,14%) do que nas sem sangramento vaginal (1,89%), ou seja, mulheres na menopausa e com sangramento vaginal seriam o maior grupo de risco.[1]

MIOMA UTERINO

O mioma uterino é o tumor mais comum do trato genital feminino, e é considerado um problema de saúde pública. Nos EUA, são gastos entre US$ 5,9 a US$ 34,4 bilhões por ano com internações, atendimentos, medicações e cirurgias.

Os miomas uterinos podem ser classificados quanto ao número, como único ou múltiplos, e quanto à localização, em subseroso, intramural e submucoso. Mais didaticamente, a FIGO classificou o mioma pela localização de 0 a 7, sendo que, quanto menor for o número, mais para o endométrio, e quanto maior for, mais para fora do útero (Figura 64.3).

Incidência

Estudos longitudinais mostram que a estatística do número de casos de mioma é subestimada, e os achados cirúrgicos e

histológicos são maiores do que os clínicos, assim como ocorrem com mais frequência em pessoas negras e são influenciados por fatores como hereditariedade, nuliparidade, obesidade, diabetes, hipertensão e ovários policísticos, apesar de sua origem ainda ser controversa e obscura.[5]

Diagnóstico

Um estudo africano recente, que acompanhou 4.279 casos de miomas confirmados pela USG, encontrou como principais queixas clínicas menorragia (23,7%), massa abdominal (17,2%) e, em pacientes mais jovens, dismenorreia. A maioria dos pacientes é assintomática; porém, em 30% dos casos podem aparecer sintomas mais graves, como sangramento excessivo, anemia, dor, pressão pélvica, constipação e infertilidade.[6]

Em estudo prospectivo comparando a USG, a RNM e a HSG em pacientes inférteis, foi mostrada a superioridade da RNM sobre as demais e a da USG sobre a HSG na localização desses miomas para programação do tratamento cirúrgico.[7]

Importantes contribuições, os métodos de imagem podem dar, como localização dos miomas, medida do manto interno e externo, número e tamanho para a programação cirúrgica. Essas informações nos ajudam a decidir pela via vaginal, por meio da histeroscopia e da histerectomia vaginal, ou pela via abdominal, por meio da laparotomia e da laparoscopia, estas voltadas para miomectomia ou histerectomia.

A histeroscopia diagnóstica pode ser usada como padrão-ouro para as patologias endometriais, como pólipos e miomas submucosos.[8]

Diagnóstico diferencial

O mioma uterino tem como principal diagnóstico diferencial o sarcoma, a adenomiose, o tumor sólido do ovário e o carcinoma endometrial, mas a RNM da pelve poderá dar importantes informações no sentido de evitar negligenciar o diagnóstico pré-operatório correto.

Tratamento

O tratamento medicamentoso do mioma começou a ser possível quando da comprovação cada vez mais evidente do papel da progesterona na fisiopatologia. O uso de moduladores seletivos de progesterona (SPRMs), como o ulipristal, fármaco não comercializado no Brasil pela possibilidade de aborto na sua utilização, vem ganhando espaço para uso em mulheres com desejo de evitar cirurgias, assim como manter a fertilidade.[9]

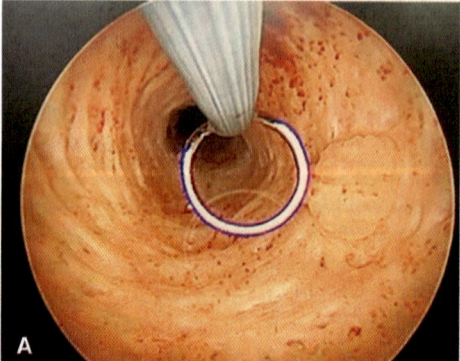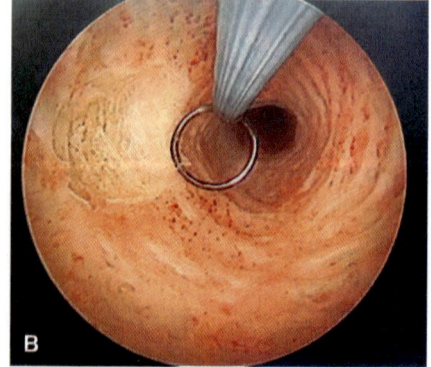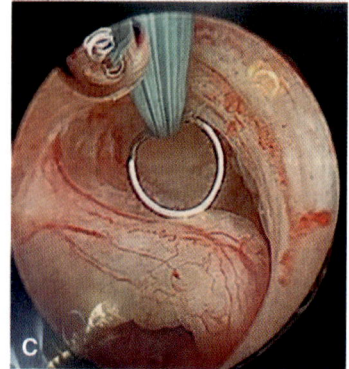

Figura 64.2 Pólipos endocervical e endometrial sendo retirados.

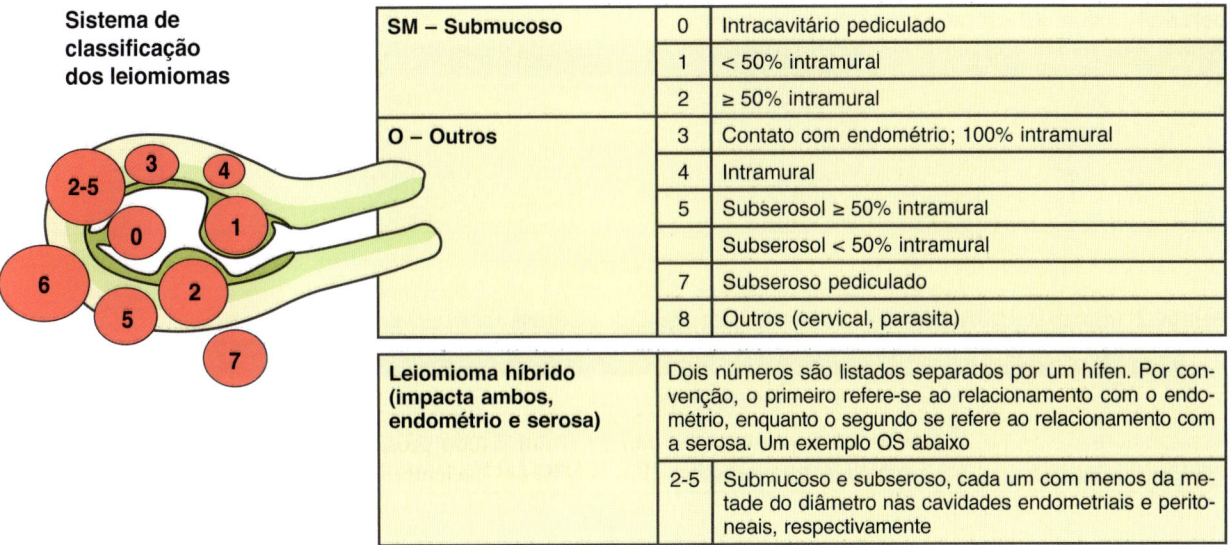

Sistema de classificação dos leiomiomas		
SM – Submucoso	0	Intracavitário pediculado
	1	< 50% intramural
	2	≥ 50% intramural
O – Outros	3	Contato com endométrio; 100% intramural
	4	Intramural
	5	Subserosol ≥ 50% intramural
		Subserosol < 50% intramural
	7	Subseroso pediculado
	8	Outros (cervical, parasita)
Leiomioma híbrido (impacta ambos, endométrio e serosa)		Dois números são listados separados por um hífen. Por convenção, o primeiro refere-se ao relacionamento com o endométrio, enquanto o segundo se refere ao relacionamento com a serosa. Um exemplo OS abaixo
	2-5	Submucoso e subseroso, cada um com menos da metade do diâmetro nas cavidades endometriais e peritoneais, respectivamente

Figura 64.3 Sistema de classificação dos miomas uterinos.

Um levantamento de dados de 2013 a 2014, feito por PUBMED e Cochrane Systematic Reviews, com a finalidade de estabelecer uma diretriz para melhorar as tomadas de decisão, mostrou que somente o análogo de GnRh e os SPRMs são efetivos no tratamento medicamentoso dos miomas.

O análogo do GnRh é usado com a finalidade de redução do tamanho dos miomas, redução da vascularização e de provocar amenorreia, corrigindo, em muitos casos, a anemia pré-operatória da paciente. Esta medicação não tem indicação para manutenção do tratamento, e sim para preparação pré-cirúrgica. É importante lembrar que o uso do análogo do GnRh sempre deve ser acompanhado de "ad back", terapia com tibolona, enquanto durar a ação do análogo, para evitar os efeitos indesejáveis do hipoestrogenismo.

Vale a pena relatar que ainda pode-se ter alternativas para evitar cirurgias, como embolização das artérias uterinas, miólise e ablação por ultrassom focalizado de alta intensidade, guiado por ressonância magnética ou ultrassom.

Tratamento cirúrgico

O tratamento definitivo do mioma uterino é a cirurgia, que depende de vários fatores, como idade, desejo reprodutivo, número de miomas, tamanho e risco de transformação maligna (sarcoma). Em relação ao tratamento cirúrgico, pode-se oferecer a miomectomia (cirurgia conservadora) ou a histerectomia (cirurgia radical), ambas podendo ser feitas por vias minimamente invasivas (miomectomia laparoscópica/histeroscópica, histerectomia laparoscópica, histerectomia vaginal) ou cirurgia convencional, em procedimento aberto.

A miomectomia é mais indicada quando há o desejo de manter a fertilidade ou o útero. Para indicar uma miomectomia, deve-se avaliar, de modo preciso, a relação do mioma com o endométrio, pois miomas intracavitários, os submucosos (G0, G1 e G2 – FIGO), devem, sempre que possível, ser abordados por histeroscopia. Para isso, Lasmar et al. descreveram uma classificação que inclui mais dados sinalizadores das dificuldades que as classificações feitas anteriormente (Figura 64.4 e Tabelas 64.1 e 64.2).[10]

A miomectomia por videolaparoscopia vem sendo, ao longo dos anos, a primeira escolha para muitos cirurgiões. Há suporte na literatura para essa opção por vários motivos, como menores incisões, melhor resultado estético, menor dor pós-operatória, menos febre e menor tempo de internação em comparação com cirurgias abertas.[11]

Na miomectomia laparoscópica, a ligadura temporária das artérias uterinas tem tido um importante papel para a redução

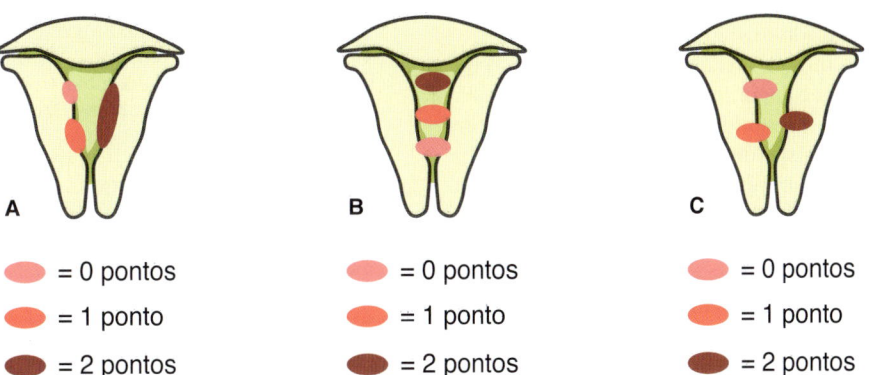

Figura 64.4 A. Extensão da base do nódulo em relação à parede do útero; **B.** Topografia (se o nódulo estiver na parede lateral; acrescenta-se 1 ponto); **C.** Grau de penetração do mioma

Tabela 64.1 Critérios utilizados para a classificação de cada mioma.

	Penetração	Tamanho	Base	Terço	Parede lateral
0	0	= 2 cm	= 1/3	Inferior	+ 1
1	= 50%	> 2 a 5 cm	> 1/3 a 2/3	Médio	+ 1
2	> 50%	> 5 cm	> 2/3	Superior	+ 1
Escore	+	+	+	+	=

Tabela 64.2 Grupo no qual cada paciente se enquadra e a conduta sugerida de acordo com o maior escore obtido.

Escore	Grupo	Conduta sugerida
0 a 4	I	Miomectomia histeroscópica com baixa complexidade
5 e 6	II	Miomectomia complexa. Pensar em preparo com análogo do GnRH e/ou cirurgia em 2 tempos
7 a 9	III	Indicar outra técnica não histeroscópica

do sangramento durante o procedimento, melhor qualidade cirúrgica e menor taxa de recorrência dos miomas quando a ligadura permanente é realizada, sem prejuízo para a fertilidade.[12]

Para a realização da miomectomia por via laparoscópica, é fundamental a experiência do cirurgião na sutura, uma vez que a maioria dos procedimentos requer uma rápida e perfeita coaptação das bordas cirúrgicas para redução do sangramento, além de boa cicatrização, para a possibilidade de uma gestação futura.

A cirurgia robótica vem, nos últimos anos, ocupando um espaço de destaque na miomectomia, pois a plataforma robótica traz grandes vantagens para a visualização 3D, assim como mais facilmente o cirurgião consegue fazer a sutura, uma vez que os movimentos dos braços do robô mimetizam muito bem os movimentos das mãos humanas, simplificando a realização da sutura para cirurgiões menos treinados na via laparoscópica.

CONSIDERAÇÕES FINAIS

O tratamento do pólipo endometrial e endocervical pela evolução da técnica cirúrgica com *see and treat*, além de todas as evoluções já descritas e a grande segurança do procedimento em mãos treinadas, viabiliza uma conduta cirúrgica um pouco mais liberal. Mulheres com a idade avançada, próxima dos 60 anos, com sangramento vaginal e pólipos acima de 15,1 mm, são o grupo de maior risco para a evolução maligna, sendo que, para esses casos, o procedimento cirúrgico é indicado formalmente.[2-4]

Já o tratamento do mioma uterino tem sido, ao longo dos anos, um desafio à ginecologia, particularmente na preservação da fertilidade em pacientes jovens e com múltiplos e volumosos miomas. Já existe um grande número de publicações apoiando a cirurgia minimamente invasiva na resolução destes casos.

O uso das ferramentas adequadas para a conduta assistencial, seja no tratamento clínico, seja no cirúrgico, por meio das mais diversas vias e técnicas, traz à mulher uma possibilidade real de sucesso para esse problema, que, certamente, é um dos mais prevalentes na ginecologia.

O Brasil desponta mundialmente, com grande prestígio, no desenvolvimento de técnicas de cirurgias minimamente invasivas. Isso se deve ao número de escolas médicas voltadas ao ensino e à produção de literatura científica sobre o tema, assim como a entidades como a Federação Brasileira das Associações de Ginecologia e Obstetrícia (Febrasgo) e Associação Brasileira de Endometriose e Ginecologia Minimamente Invasiva (SBE), que fomentam fortemente a difusão desses conhecimentos em eventos científicos pelo Brasil.

Infelizmente, o Sistema Único de Saúde (SUS) ainda não tem, em seu portfólio assistencial, conceitos voltados à cirurgia minimamente invasiva e distribuídos em todo o país; porém, há esperança quando se vê que, em alguns hospitais e escolas, a cirurgia endoscópica é uma realidade. Espera-se que essa condição possa ser replicada em todo o território brasileiro, pois a mulher brasileira merece o melhor de médicos e da ciência.

REFERÊNCIAS BIBLIOGRÁFICAS

1. Uglietti A, Buggio L, Farella M, Chiaffarino F, Dridi D, Vercellini P, et al. The risk of malignancy in uterine polyps: A systematic review and meta-analysis. *Eur J Obstet Gynecol Reprod Biol.* 2019 Jun;237:48-56. doi: 10.1016/j.ejogrb.2019.04.009. Epub 2019 Apr 15. PMID: 31009853.

2. Ryu KJ, Kim MS, Lee JY, Nam S, Jeong HG, Kim T, Park H. Risk of Endometrial Polyps, Hyperplasia, Carcinoma, and Uterine Cancer After Tamoxifen Treatment in Premenopausal Women With Breast Cancer. *JAMA Netw Open.* 2022 Nov 1;5(11):e2243951. doi: 10.1001/jamanetworkopen.2022.43951. PMID: 36441547; PMCID: PMC9706361..

3. Vitale SG, Haimovich S, Laganà AS, Alonso L, Di Spiezio Sardo A, Carugno J; From the Global Community of Hysteroscopy Guidelines Committee. Endometrial polyps. An evidence-based diagnosis and management guide. Eur J Obstet Gynecol Reprod Biol. 2021 May;260:70-7. doi: 10.1016/j.ejogrb.2021.03.017. Epub 2021 Mar 13. PMID: 33756334.

4. Lieng M, Istre O, Sandvik L, Qvigstad E. Prevalence, 1-year regression rate, and clinical significance of asymptomatic endometrial polyps: cross-sectional study. *J Minim Invasive Gynecol.* 2009 Jul-Aug;16(4):465-71. doi: 10.1016/j.jmig.2009.04.005. PMID: 1957382

5. Okolo S. Incidence, aetiology and epidemiology of uterine fibroids. *Best Pract Res Clin Obstet Gynaecol.* 2008 Aug;22(4):571-88. doi: 10.1016/j.bpobgyn.2008.04.002. Epub 2008 Jun 4. PMID: 18534913

6. Giuliani E, As-Sanie S, Marsh EE. Epidemiology and management of uterine fibroids. *Int J Gynaecol Obstet.* 2020 Apr;149(1):3-9. doi: 10.1002/ijgo.13102. Epub 2020 Feb 17. PMID: 31960950.

7. Dudiak CM, Turner DA, Patel SK, Archie JT, Silver B, Norusis M. Uterine leiomyomas in the infertile patient: preoperative localization with MR imaging versus US and hysterosalpingography. *Radiology.* 1988;167(3):627-30.

8. Pereira AEMM, Franco J, Machado FS, Geber S. Accuracy of transvaginal ultrasound in the diagnosis of intrauterine lesions. *Rev Bras Ginecol Obstet.* 2021 Jul;43(7):530-4. doi: 10.1055/s-0041-1732462. Epub 2021 Aug 30. PMID: 34461663.

9. Donnez J, Arriagada P, Donnez O, Dolmans MM. Emerging treatment options for uterine fibroids. *Expert Opin Emerg Drugs.* 2018 Mar;23(1):17-23. doi: 10.1080/14728214.2018.1446943. Epub 2018 Mar 12. PMID: 29486606.

10. Lasmar RB, Barrozo PR, Dias R, Oliveira MA. Submucous myomas: a new presurgical classification to evaluate the viability of hysteroscopic surgical treatment--preliminary report. *J Minim Invasive Gynecol.* 2005 Jul-Aug;12(4):308-11. doi: 10.1016/j.jmig.2005.05.014. PMID: 16036188.

11. Bhave Chittawar P, Franik S, Pouwer AW, Farquhar C. Minimally invasive surgical techniques versus open myomectomy for uterine fibroids. *Cochrane Database Syst Rev.* 2014 Oct 21;(10):CD004638. doi: 10.1002/14651858.CD004638.pub3. PMID: 25331441.

12. Peng Y, Cheng J, Zang C, Chen X, Wang J. Comparison of laparoscopic myomectomy with and without uterine artery occlusion in treatment of symptomatic multiple myomas. *Int J Gen Med.* 2021 May 5;14:1719-25. doi: 10.2147/IJGM.S310864. PMID: 33981159; PMCID: PMC8108124.

CAPÍTULO 65

Síndrome Pré-Menstrual

Ana Carolina Japur de Sá Rosa-e-Silva • Lia Cruz Vaz da Costa Damásio

INTRODUÇÃO

A síndrome pré-menstrual (SPM) caracteriza-se pela presença de variados sintomas físicos, psicológicos e/ou comportamentais, de caráter cíclico e recorrente, que ocorrem na segunda fase do ciclo menstrual – fase lútea – e frequentemente desaparecem nos primeiros dias da menstruação, tendo a capacidade de interferir em alguns aspectos da vida da mulher, especialmente nas relações interpessoais.[1]

Mencionada desde Hipócrates, que a explicava como "o sangue agitado encontra seu caminho da cabeça para o útero, escapando assim do corpo", é um tema que carrega muitos mitos e tabus, além de certa negligência assistencial, que deve ser evitada.[2]

Foi denominada "tensão pré-menstrual" por Robert T. Frank, em 1931, depois como "síndrome pré-menstrual" por Dalton e Green, em 1950, tendo o National Institute of Mental Health (NIMH – EUA) estabelecido critérios específicos para o seu diagnóstico em 1983. Finalmente, em 2000, o American College of Obstetrics and Gynecology (ACOG) estabeleceu critérios mais objetivos para o diagnóstico de SPM.[2]

Uma variante distinta e bem mais grave foi incluída como distúrbio psiquiátrico no Diagnostic and Statistical Manual (DSM-IV) de 1994, o transtorno disfórico pré-menstrual (TDPM), com critérios específicos e depois revisado para o DSM-V. Sendo assim, o TDPM é uma variante bem mais severa da SPM e dela difere pela presença de pelo menos cinco dos sintomas listados como parte da síndrome, pela intensidade dos mesmos e por maior sofrimento e maior grau de comprometimento das atividades da mulher.[1] Esses critérios são apresentados na seção Diagnóstico.

EPIDEMIOLOGIA

A prevalência de SPM e TDPM na população costuma ser superestimada se não forem bem aplicados os critérios diagnósticos,[1] e os estudos epidemiológicos demonstram que até 80% das mulheres apresentam sintomas físicos e/ou psíquicos no período pré-menstrual, sendo que 3-11% tem comprometimento severo, com prejuízos sociais, familiares ou profissionais.[2] De todo modo, são bem comuns e acometem mulheres em todo o mundo, nos mais diversos contextos culturais.[1,3]

ETIOPATOGENIA

A etiologia da SPM ainda é imprecisa.[4] As evidências atuais disponíveis sugerem que seja desencadeada por interações entre as alterações cíclicas dos esteroides ovarianos com o funcionamento dos neurotransmissores centrais, principalmente a serotonina, além de mecanismos periféricos que causam, por exemplo, o edema. Parece ocorrer também um papel da desregulação do cálcio na patogênese.[1,4]

Outros mecanismos que podem estar implicados incluem a beta-endorfina, o ácido gama-aminobutírico (GABA) e o sistema nervoso autônomo.[1]

Fatores genéticos e ambientais desempenham importante papel para o desenvolvimento dos sintomas, e evidências preliminares sugerem que o risco de TDPM está associado à variação genética no ESR1, o gene alfa do receptor de estrogênio.[1]

No ciclo menstrual normal, as flutuações cíclicas nas concentrações de estrogênio e progesterona na fase lútea causam alterações marcantes nos neurotransmissores, principalmente no sistema serotoninérgico. Esse papel central dos hormônios sexuais na etiopatogenia da síndrome encontra forte apoio em estudos que demonstram resolução dramática dos sintomas com ooforectomia ou uso de agonistas do GnRH.[5] Entretanto, não constitui o único fator. Mulheres com SPM/TDPM têm concentrações séricas normais de estrogênio e progesterona, mas parecem ter uma resposta anormal do neurotransmissor (em particular, serotonina) às alterações hormonais da fase lútea.[1]

Evidências sugerem ação específica de metabólitos neuroativos da progesterona produzidos após a ovulação, em especial o alopregnanolona (ALLO). O ALLO parece apresentar uma interação com os receptores GABA-A no cérebro, causando os sintomas afetivos no grupo de mulheres suscetíveis à ocorrência da SPM/TDPM.[6] A característica principal parece ser uma sensibilidade alterada do sistema inibitório central GABAérgico ao ALLO, e, além disso, uma disponibilidade reduzida de serotonina parece estar envolvida.[6]

DIAGNÓSTICO

A maioria das mulheres apresenta um ou mais sintomas emocionais ou físicos leves um a dois dias antes do início da menstruação, sendo os mais frequentes cólicas e mastalgia. A ocorrência desses sintomas de forma leve, sem causar sofrimento ou comprometimento funcional, não é considerada SPM.[7]

Na literatura como um todo, mais de 150 sintomas físicos, comportamentais, emocionais e cognitivos são atribuídos à SPM. Entre os físicos, os mais comuns são distensão abdominal, sensação de fadiga, sensibilidade mamária, cefaleia, ondas de calor e tonturas. O sintoma afetivo/comportamental mais comum da SPM é a mudança de humor. Outros podem ocorrer, como irritabilidade, ansiedade, humor triste ou deprimido, aumento do apetite e diminuição do interesse por atividades rotineiras.[4,8] É perceptível uma preferência por alimentos mais calóricos e carboidratos na fase lútea do ciclo, mas não há diferenças de níveis séricos de grelina ou leptina.[8]

De maneira formal, a SPM é definida clinicamente pelo ACOG de acordo com os seguintes critérios:[4,7]

- Presença de um ou mais sintomas afetivos ou somáticos durante os 5 dias antes da menstruação nos últimos três ciclos consecutivos
- Os sintomas são aliviados pelo início da menstruação
- Os sintomas estão presentes na ausência de qualquer terapia farmacológica, uso de hormônios ou uso abusivo de drogas ou álcool
- Os sintomas ocorrem repetidamente durante dois ciclos de registros prospectivos
- Há disfunção identificável do desempenho social ou econômico.

Já o TDPM é caracterizado por maior severidade dos sintomas, com alterações psíquicas mais expressivas, causando sofrimento para as mulheres acometidas. Muitas vezes, pode ser confundido com outras desordens psiquiátricas, o que dificulta o diagnóstico definitivo. Para essa condição são utilizados os critérios do Manual Diagnóstico e Estatístico de Transtornos Mentais, 5ª edição (DSM-5), apresentados no Boxe 65.1. Fundamentalmente, para o diagnóstico devem estar presentes pelo menos cinco sintomas, a labilidade de humor e a irritabilidade ou o humor deprimido acentuado ou a depressão estão obrigatoriamente presentes e o sofrimento e interferência na vida da mulher são bastante significativos.[8]

A semelhança dos sintomas da SPM e TDPM com outros distúrbios pode dificultar o diagnóstico. Entre as ferramentas disponíveis, o mais estudado e utilizado é o Registro Diário de Severidade de Problemas (DRSP), um questionário prospectivo e autoadministrado, com 17 sintomas comuns de SPM.[7] No instrumento, o indivíduo deve marcar diariamente se teve alguns dos sintomas listados e dar um escore de intensidade de 1 a 5 de acordo com a severidade do sintoma, e são listados no Boxe 65.1.[9]

Como o DRSP requer registro diário de sintomas e uso prospectivo, algumas vezes pode ter sua aplicabilidade clínica dificultada na prática diária.[1] Uma ferramenta que pode auxiliar no rastreamento é o Premenstrual Symptoms Screening Tool (PSST).[10] O PSST consiste de uma escala de autoaplicação recordatória preenchida em um único momento, com sensibilidade de 70% e especificidade de 33% quando comparado com o DRSP.[11]

O exame físico é normal e os exames laboratoriais não apresentam qualquer anormalidade característica, podendo ser útil apenas para fazer diagnósticos diferenciais.[4]

No caso de mulheres sem menstruação que têm função ovariana preservada, o diagnóstico é ainda mais desafiador.[7] Essa situação inclui, por exemplo, mulheres que realizaram histerectomia sem ooforectomia, casos pós-ablação endometrial e porcentagem significativa (75%) das mulheres usuárias de DIU contendo progesterona.[7] Nesses casos, como há a função ovariana sem a referência menstrual, deve-se atentar à ciclicidade dos sintomas a cada 24 a 38 dias e observar também o desaparecimento cíclico dos mesmos, por meio das ferramentas de registro dos sintomas.[7]

Diagnóstico diferencial

Os principais diagnósticos diferenciais da SPM e do TDPM, que devem ser cuidadosamente considerados, incluem:[7]

- Exacerbação pré-menstrual de doença psiquiátrica subjacente: há uma sobreposição substancial entre TDPM e transtornos psiquiátricos, particularmente os transtornos de humor e ansiedade. Pode acontecer de ser atribuído um diagnóstico de SPM/TDPM nesse grupo de pacientes, e o registro diário, com confirmação ou não do início dos sintomas na fase lútea e resolução dos sintomas na fase folicular, orienta o diagnóstico
- Climatério/transição menopausal: os sintomas da SPM, em geral, começam em idade mais jovem, por volta dos 20 anos, e se relacionam com ciclos ovulatórios. Novos sintomas de humor e/ou ansiedade em mulheres após os 40 anos são mais provavelmente relacionados com a transição menopausal, o que ressalta a importância da histórica clínica adequada e a avaliação da regularidade do ciclo menstrual
- Doenças da tireoide: tanto o hipertireoidismo como o hipotireoidismo podem causar alterações de humor. O diagnóstico diferencial vai basear-se na anamnese, no exame físico e, nos casos necessários, na dosagem do TSH
- Outros: várias doenças, como enxaqueca e síndrome do intestino irritável, pioram antes ou durante a menstruação. No entanto, o conjunto de sintomas é diverso, e a clínica geralmente não se limita à fase lútea.

TRATAMENTO

O tratamento deve ser individualizado, de acordo com intensidade dos sintomas, prejuízos apresentados e principais manifestações de cada caso, levando em consideração as características e preferências da paciente e sua realidade socioeconômica, incluindo e mantendo as modificações recomendadas de estilo de vida.[4,8]

Boxe 65.1 Critérios diagnósticos da SPM e TDPM de acordo com o DSM de Saúde Mental-V.

A. Na maioria dos ciclos menstruais, os seguintes sintomas devem estar presentes no final da semana que antecede a menstruação, começando a melhorar após alguns dias de iniciada a menstruação e se tornando mínimos ou ausentes na semana seguinte ao final da menstruação – pelo menos um dos sintomas deve ser o (1), (2), (3) ou (4) –, e a mulher deve apresentar pelo menos cinco sintomas para o diagnóstico. São eles:
1. Marcada labilidade emocional (p. ex., alterações de humor, sensação repentina de tristeza, choro fácil, aumento da sensibilidade à rejeição)
2. Marcada irritabilidade, raiva ou aumento de conflitos interpessoais
3. Marcado humor deprimido, sentimentos de desesperança ou pensamentos de autodepreciação
4. Marcada ansiedade, tensão, sensação de estar com "nervos à flor da pele" ou "no limite"
5. Perda de interesse por atividade habituais (p. ex., ir à escola, ao trabalho, amigos, *hobbies*)
6. Dificuldade subjetiva de concentração
7. Letargia, cansaço fácil ou marcada falta de energia

8. Marcada mudança de apetite, hiperalimentação ou desejo incontrolável por alimentos específicos
9. Hipersonia ou insônia
10. Sensação de estar sobrecarregado ou fora de controle
11. Sintomas físicos, como aumento de volume das mamas ou retenção hídrica, mialgia ou artralgia, sensação de distensão abdominal e ganho de peso

B. Esses sintomas estão associados a um sofrimento clinicamente significativo ou que interferem nas atividades diárias (absenteísmo escolar ou do trabalho) ou nas relações interpessoais

C. O distúrbio não é uma mera exacerbação de sintomas de outra desordem preexistente

D. O critério A deve ser confirmado por registro diário prospectivo por pelo menos dois ciclos sintomáticos (o diagnóstico provisório pode ser feito previamente a este registro confirmatório)

E. Os sintomas não são secundários a efeitos fisiológicos do uso de substâncias (p. ex., uso abusivo de drogas, medicações ou outro tratamento) ou outra condição médica (p. ex., disfunção tireoidiana)

Modificado de: Yonkers KA, Şimoni MK. Premenstrual disorders. *Am J Obstet Gynecol*, 2018.

Além das modificações de estilo de vida, como ajustes na dieta e qualidade do sono, as estratégias não medicamentosas incluem exercícios físicos, técnicas de redução do estresse, acupuntura e psicoterapia.[7,12]

Para o tratamento medicamentoso, há duas linhas principais: a hormonal (que suprime a ovulação ou elimina as flutuações hormonais) e/ou a de estabilização dos neurotransmissores (antidepressivos ou ansiolíticos).[13]

Tratamento não medicamentoso

Dieta

As modificações dietéticas não apresentam comprovação de grandes estudos controlados, entretanto são bastante indicadas.[4,8] A recomendação é de dieta equilibrada e balanceada, com baixa ingestão de gorduras saturadas e de alimentos que podem piorar a retenção líquida.[4,8] Sugere-se evitar substâncias que podem causar agitação ou piorar sintomas psicológicos, como café, alguns tipos de chá, bebidas à base de cola, além de álcool e outras drogas.[8]

Atividade física

O exercício físico regular apresenta benefícios gerais e está recomendado.[7] O exercício aeróbico pode elevar os níveis de endorfinas e melhora sintomas de humor, e todos os tipos de exercício auxiliam nos sintomas físicos da SPM e TDPM.[8]

Técnicas de redução do estresse

Técnicas de relaxamento e redução de estresse, as mais variadas, apresentam benefícios gerais para a saúde e também estão recomendadas na abordagem geral de pacientes com SPM/TDPM. Embora, como a dieta e a atividade física, não apresentem estudos rigorosos que comprovem sua eficácia e não possam ter os seus efeitos dissociados do impacto da atenção e do efeito placebo, podem ser úteis, apresentam benefícios para a saúde geral e devem ser orientadas para todas as mulheres com SPM e TDPM.[8,13]

Psicoterapia

A terapia cognitivo-comportamental demonstra eficácia no tratamento e manejo da SPM, como auxílio para lidar e modificar a irritabilidade e os momentos de estresse e ansiedade.[8] Quando comparada com doses baixas de fluoxetina, apresenta taxa de eficácia semelhante e maior taxa de continuidade em longo prazo, porém com resposta bem mais lenta e menos benefícios quanto à magnitude dos efeitos.[4]

Além de ser uma excelente alternativa isoladamente ou de forma associada nos casos leves, para mulheres com sintomas moderados a graves, com resposta abaixo do ideal ao tratamento farmacológico, a adição de terapia cognitivo-comportamental pode ser benéfica.[13] O seguimento conjunto desses casos com o psiquiatra é altamente recomendado.

Acupuntura

Os dados sobre a eficácia da acupuntura para o tratamento de mulheres com SPM e TDPM são limitados. No entanto, uma revisão sistemática de três ensaios de acupuntura *versus* acupuntura simulada sugere que ela pode melhorar tanto o humor como os sintomas físicos (redução absoluta de 17% e 20%, respectivamente).[14] Porém, não há evidências suficientes

para determinar se há diferença na taxa de eventos adversos, e a acupuntura não foi rigorosamente estudada em comparação com terapias padrão, como os antidepressivos.[13]

Tratamento medicamentoso

Vitaminas e suplementos dietéticos

Várias vitaminas e suplementos dietéticos, incluindo óleo de prímula, vitamina B6, vitamina E, cálcio e magnésio, foram estudados como agentes terapêuticos para SPM; no entanto, a evidência de que qualquer um deles é mais eficaz do que o placebo, que tem uma taxa de resposta de 30%, é inconsistente.[13]

O uso da vitamina B6 é bastante difundido nesse grupo de pacientes, sendo os resultados dos estudos controversos. Há preocupação quanto aos efeitos colaterais de doses altas de neuropatia periférica, e a dose máxima diária, em caso de opção pelo uso, não deve ultrapassar 10 mg.[12]

Um fitoterápico que, em alguns estudos, demonstrou superioridade em relação ao placebo é o *Vitex agnus castus*, na dose de 20 a 40 mg de extrato de vitex.[13] Em uma revisão sistemática sobre o tema em sete dos oito estudos incluídos, o extrato foi superior ao placebo, para tratamento de sintomas pré-menstruais.[12,15] Deve-se ressaltar que os estudos incluídos têm evidências limitadas devido à pequena casuística, heterogeneidade dos sintomas e falta de padrão ao fármaco de comparação nos estudos.[15]

Inibidores seletivos da recaptação de serotonina

Os inibidores seletivos da recaptação de serotonina (ISRS) apresentam eficácia comprovada, perfil de segurança e boa tolerabilidade e são considerados os medicamentos de primeira linha no tratamento de SPM e TDPM, principalmente, mas não exclusivamente, para mulheres que não desejam contracepção hormonal, com taxas de 60-90% de melhora, comparado com 30 a 40% do placebo.[8,13]

Um efeito benéfico pode ser esperado já no primeiro ciclo, e se a resposta for insuficiente, a dose poderá ser aumentada no ciclo subsequente.[13] Existem três regimes de uso possíveis: 1) administração diária contínua, 2) terapia na fase lútea, do 14º dia do ciclo até o início da menstruação, e 3) terapia no início dos sintomas, começando no ponto de início dos sintomas até os primeiros dias da menstruação. Os três esquemas apresentam eficácia e a escolha vai depender de vários fatores, como cuidadosa avaliação clínica, preferências da paciente e previsibilidade da expressão dos sintomas.

Os ISRS mais estudados e mais utilizados, bem como as doses recomendadas em SPM/TDPM, encontram-se na Tabela 65.1.

Tabela 65.1 Inibidores da recaptação de serotonina e doses indicadas para o tratamento da SPM e TDPM.

Medicação	Dose recomendada
Fluoxetina	20-60 mg
Citalopram	20-30 mg
Escitalopram	10-20 mg
Sertralina	50-200 mg
Paroxetina	10-30 mg
Venlafaxina	50-150 mg

Ao iniciar a terapia, a maioria das pacientes pode tolerar melhor a medicação iniciando com a dose efetiva mínima, por exemplo: fluoxetina 10 mg, sertralina 25 mg (ou mesmo 12,5 mg), paroxetina 10 mg, citalopram 10 mg e escitalopram 5 a 10 mg.[13] Os efeitos colaterais ocorrem em 15% das pacientes, sendo os principais náusea, cefaleia, insônia e diminuição da libido.[4] O uso de modo intermitente pode reduzir o impacto de efeitos colaterais, sem diminuir a eficácia.[12]

A duração ideal da terapia é desconhecida. Na prática clínica, pode ser usada incialmente por um ano e depois discutida uma redução gradual e descontinuação da medicação ou uma tentativa de terapia intermitente.[13] A recorrência dos sintomas é uma indicação de que o tratamento deve ser retomado ou continuado.[13]

Contraceptivo oral combinado

Os anticoncepcionais eliminam a ciclicidade dos hormônios ovarianos e podem melhorar os sintomas de SPM/TDPM, especialmente em pacientes que têm interesse em contracepção.[4] Há preferência pelo intervalo reduzido ou uso contínuo e por formulações monofásicas.[4,8]

Em relação ao tratamento de sintomas físicos e emocionais de SPM e TDPM, a formulação que demonstra eficácia, registro em bula e é considerada a primeira escolha nos *guidelines* para esse uso específico é de 20 µg de etinilestradiol + 3 mg de drospirenona no regime 24/4, o que tem sido atribuído à ação antimineralocorticoide do progestagênio da formulação.[4,8]

Se o alívio dos sintomas com a monoterapia com contraceptivo oral combinado (COC) for incompleto, um ISRS pode ser adicionado.

Cumpre considerar, na escolha do COC, todos os critérios de elegibilidade, que outras combinações também demonstram eficácia em alguns estudos e que, em 2012, a Administração de Alimentos e Medicamentos dos EUA (FDA) adicionou rotulagem revisada aos COCs contendo drospirenona, afirmando que eles podem estar associados a um risco maior de tromboembolismo venoso (TEV) quando comparados com o levonorgestrel e alguns outros progestagênios.[13] Atualmente, o FDA não aconselha as mulheres a interromper os COCs contendo drospirenona, mas sugere que o risco individual de TEV seja avaliado antes de iniciar um em uma nova usuária de COC.[13] Por fim, o alerta observa que o risco de TEV com drospirenona é pequeno e ainda menor do que o risco de TEV durante a gravidez.[13]

Agonistas de GnRH-

Em mulheres com sintomas graves que não responderam ou não toleram ISRSs ou COCs, a terapia com agonista do hormônio liberador de gonadotropina (GnRH) com terapia "add back" de estrogênio-progesterona em baixa dose pode ser o próximo passo.[13] No entanto, os agonistas de GnRH não devem ser considerados até que a paciente tenha experimentado pela primeira vez vários ISRSs e um COC com intervalo sem pílula reduzido ou administração contínua e são considerados recursos extremos de exceção.[8]

Benzodiazepínicos[13]

Os benzodiazepínicos, em particular o alprazolam, foram usados no passado como terapia adjuvante para mulheres com TDPM. No entanto, a International Society for Premenstrual Disorders contraindica o uso de alprazolam para SPM/TDPM. Os riscos de potencial uso indevido superam os benefícios, e seu uso não é recomendado.

Danazol

Embora o tratamento com baixas doses de danazol (200 mg, 2 vezes ao dia) seja efetivo na fase lútea para os sintomas de mastalgia, o risco potencial de efeitos virilizantes irreversíveis contraindica o seu uso na SPM/TDPM.[12]

Progestagênios

Vários estudos duplo-cegos controlados demonstram que a progesterona não é efetiva nem superior ao placebo para tratar SPM e o seu uso para este fim não é apropriado.[12]

CONSIDERAÇÕES FINAIS

A SPM caracteriza-se pela presença de variados sintomas físicos, psicológicos e/ou comportamentais, de caráter cíclico e recorrente, que ocorrem na fase lútea e interferem na vida da mulher. Já o TDPM é uma variante bem mais severa da SPM, estando classificada no DSM-V como distúrbio psiquiátrico. Ambas as condições são relativamente frequentes e acometem mulheres nos mais diversos contextos culturais.

Além de influência da resposta individual às variações hormonais do ciclo, evidências sugerem ação específica de metabólitos neuroativos da progesterona produzidos após a ovulação, em especial a ALLO. O diagnóstico diferencial com outras alterações, inclusive orgânicas e psiquiátricas, deve ser cuidado, preferencialmente com o registro prospectivo dos sintomas.

Modificações de hábitos de vida mais saudáveis, como dieta equilibrada, prática de atividade física regular e técnicas de redução do estresse, estão recomendadas para todas as pacientes.

Os tratamentos mais efetivos incluem aumento da disponibilidade de serotonina e inibição das flutuações hormonais do ciclo menstrual.

REFERÊNCIAS BIBLIOGRÁFICAS

1. Yonkers KA, Casper RF. Epidemiology and pathogenesis of premenstrual syndrome and premenstrual dysphoric disorder [Internet]. UpToDate. 2023. Available at: https://www.uptodate.com/contents/epidemiology-and-pathogenesis-of-premenstrual-syndrome-and-premenstrual-dysphoric-disorder?search=pre menstrualsyndrom&source=search_result&selectedTitle=3~150&usage_type=default&display_rank=3
2. Valadares GC, Ferreira LV, et al. Epidemiologia e etiologia. Rev Psiquiatr Clínica [Internet]. 2006;33(3):117-23. Available at: http://www.scielo.br/scielo.php?script=sci_arttext&pid=S0101-60832006000300001
3. Gehlert S, Song IH, Chang CH, Hartlage SA. The prevalence of premenstrual dysphoric disorder in a randomly selected group of urban and rural women. *Psychol Med.* 2009;39(1):129-36.
4. Araujo RS da C. Síndrome pré-menstrual. In: Fernandes CE, de Sá MFS, da Silva Filho AL, organizadores. Tratado de Ginecologia – FEBRASGO. 1ª ed. Rio de Janeiro: Elsevier Ltd; 2019. p. 313-23.
5. Schmidt PJ, Martinez PE, Nieman LK, Koziol DE, Thompson KD, Schenkel L, et al. Premenstrual dysphoric disorder symptoms following ovarian suppression: Triggered by change in ovarian steroid levels but not continuous stable levels. *Am J Psychiatry.* 2017;174(10):980-9.
6. Tiranini L, Nappi RE. Recent advances in understanding/management of premenstrual dysphoric disorder/premenstrual syndrome. *Fac Rev.* 2022;11(11).

7. Yonkers KA, Casper RF. Clinical manifestations premenstrual syndrome [Internet]. UpToDate. 2023 [citado 10 de março de 2023]. Available at: https://www.uptodate.com/contents/clinical-manifestations-and-diagnosis-of-premenstrual-syndrome-and-premenstrual-dysphoric-disorder?search=pre menstrual syndrom&topicRef=7380&source=related_link

8. Wender MCO, Voigt LR, Pezzali LG, Dallágno ML. Síndrome pré-menstrual. In: Passos EP, Martins-Costa SH, Magalhães JA, Ramos JGL, Opperman MLR, Wender MCO, organizadores. Rotinas em ginecologia. 8ª ed. Porto Alegre, RS: Artmed; 2023. p. 178-98.

9. Endicott J, Nee JHW. Daily Record of Severity of Problems (DRSP): reliability and validity. *Arch Womens Ment Heal.* 2006 Jan;9(1):41-9.

10. Mortola JF, Girton L, Beck L YS. Diagnosis of premenstrual syndrome by a simple, prospective, and reliable instrument: the calendar of premenstrual experiences. *Obs Gynecol.*1990 Aug;76(2):302-7.

11. Henz A. Diagnóstico da Síndrome Pré-Menstrual: comparação de dois instrumentos – Registro Diário da Intensidade dos Problemas (DRSP) e Instrumento de Rastreamento de Sintomas Pré-Menstruais (PSST). Porto Alegre. Dissertação – Faculdade de Medicina da Universidade Federal do Rio Grande do Sul; 2016.

12. Management of premenstrual syndrome: green-top guideline No. 48. *BJOG An Int J Obstet Gynaecol.* 2017;124(3):e73-105.

13. Casper RF, Yonkers KA. Tratamento da síndrome pré-menstrual e transtorno disfórico pré-menstrual [Internet]. UpToDate. 2023 [citado 8 de março de 2023]. Available at: https://www.uptodate.com/contents/treatment-of-premenstrual-syndrome-and-premenstrual-dysphoric-disorder?source=related_link

14. Armour M, Ee CC, Hao J, Wilson TM, Yao SS, Smith CA. Acupuncture and acupressure for premenstrual syndrome. *Cochrane Database Syst Rev.* 2018;8(8):CD005290.

15. van Die MD, Burger HG, Teede HJ, Bone KM.Vitex agnus-castus extracts for female reproductive disorders: a systematic review of clinical trials. Planta Med. 2013;79(7):562-75.

66

Climatério

Mona Dall'Agno • Maria Celeste Osório Wender • Luciano de Melo Pompei •
César Eduardo Fernandes

INTRODUÇÃO

Devido ao aumento da expectativa de vida em âmbito mundial, o período do climatério ganha destaque. No Brasil, em 2021, a expectativa de vida das mulheres ao nascer atingiu a marca de 80,5 anos.[1] Além disso, estima-se que, no ano de 2060, o percentual de mulheres acima de 50 anos será de 47% em nosso país, enquanto que em 2010 a mesma taxa era de 21,5%.[2] Assim, a menopausa deixa de ser um período relacionado com o final da vida da mulher.

O climatério representa um período de transição, caracterizado por diversas modificações no organismo feminino. A falência contínua da função ovariana, sem causa patológica, é o principal mecanismo envolvido nesse período. O resultado é o característico hipoestrogenismo e a perda da capacidade reprodutiva, representada pela menopausa: a última menstruação.

DEFINIÇÃO

As etapas da vida reprodutiva feminina são regidas pela função ovariana e sua produção hormonal. Proposto em 2001 e validado em 2011, o *Stages of Reproductive Aging Workshop* (STRAW +10) é um sistema de estagiamento para os períodos da vida reprodutiva da mulher e objetiva uniformizar a classificação e nomenclatura para cada um desses estágios (Figura 66.1).[3] O marco zero é representado pela menopausa, ou última menstruação, e três principais estágios são definidos a partir de características do ciclo menstrual: estádio reprodutivo, transição menopausal e pós-menopausa. Outros sintomas característicos e exames complementares são utilizados como critérios de apoio para calibrar a classificação.[3]

A menopausa representa o último período menstrual, identificado retrospectivamente depois de 12 meses de amenorreia. Globalmente, a idade média da menopausa é de 51 anos, podendo variar conforme diferentes populações.[4] Recente estudo populacional, envolvendo 1.500 mulheres em todo o Brasil, publicou dados inéditos que caracterizam essa população. A média de idade da menopausa no Brasil foi de 48 anos.[5]

Antes da última menstruação, já se percebem modificações fisiológicas de caráter endócrino, biológico e clínico marcando o início do climatério. O climatério é caracterizado como a fase de transição entre o período reprodutivo e o não reprodutivo da vida da mulher, envolvendo a perimenopausa, transição menopausal e a senilidade.[6]

O envelhecimento do sistema reprodutivo inicia-se ainda na vida intrauterina, quando grande parte dos folículos primordiais ovarianos são perdidos pelo processo de apoptose celular. Até que seu número se esgote na pós-menopausa, os folículos crescem e sofrem atresia de maneira contínua. Esse processo é irrecuperável e ininterrupto, e seu declínio contribui para a diminuição da fertilidade, além de determinar alterações hormonais importantes, responsáveis pelas alterações fisiológicas características do período peri e pós-menopáusico.[6]

A diminuição do número de folículos ovarianos resulta na diminuição gradual da inibina B. Por sua vez, a queda desse hormônio desativa a alça de retroalimentação negativa existente sobre a hipófise, consequentemente liberando a secreção de hormônio folículo-estimulante (FSH) e aumentando o recrutamento folicular.[6]

Enquanto houver folículos, a ovulação é mantida, e os níveis de estradiol permanecerão dentro da normalidade. A contínua perda da reserva folicular diminui os níveis de estradiol, que não são mais suficientes para estimular o pico de hormônio luteinizante (LH) encerrando, assim, os ciclos ovulatórios. Sem a ovulação propriamente dita, não há menstruação, e tampouco produção de corpo-lúteo e progesterona.[6]

No período pós-menopausa, na incessante tentativa de manter o estímulo ovariano, grandes quantidades de gonadotrofinas são secretadas pela hipófise, caracterizando um estado de hipogonadismo hipergonadotrófico. Os níveis de FSH e LH são marcadamente altos nos primeiros anos após a menopausa, decrescendo com o envelhecimento.[6]

Não há mais produção de progesterona. Quanto aos estrogênios, a produção de estradiol é quase nula nos ovários, e a estrona, resultante da aromatização periférica da androstenediona, passa a ser o principal estrogênio circulante na pós-menopausa.[6]

Nos ovários, a produção remanescente de testosterona e androstenediona, mesmo reduzida, é suficiente para manter os ovários ativos. Os androgênios são os principais hormônios ovarianos disponíveis na pós-menopausa e servem como substrato para a aromatização periférica e formação de estrona.[6]

DIAGNÓSTICO

A transição menopausal é caracterizada pela irregularidade do ciclo menstrual devido à variabilidade hormonal e ovulação inconstante. As dosagens hormonais nesse período não têm valor na avaliação e no diagnóstico das pacientes.[7]

Tampouco há necessidade de dosagens hormonais para se confirmar o diagnóstico de menopausa. Frente a uma mulher acima dos 45 anos, com amenorreia há mais de um ano e quadro clínico compatível, outros exames para investigação são dispensáveis.[7] Porém, níveis de FSH acima de 40 mUI/mℓ e E2 menores do que 20 pg/mℓ são característicos.

O hipoestrogenismo característico desse período afeta a atividade reprodutiva e, de modo não menos importante, outros órgãos e suas funções. Além dos efeitos sobre o centro termorregulador hipotalâmico e o sistema reprodutivo, o metabolismo ósseo, a função cardiovascular e o humor podem sofrer impacto negativo. A qualidade de vida está comprometida. O quadro clínico é variável, determinado pela variação hormonal e pelas características individuais de cada mulher. Apenas 15 a 30% das mulheres não apresentam sintomas.[4]

Irregularidade menstrual

A irregularidade menstrual é a manifestação mais precoce do climatério. Inicia ainda na fase de transição menopausal, refletindo a perda progressiva da função ovariana. O intervalo

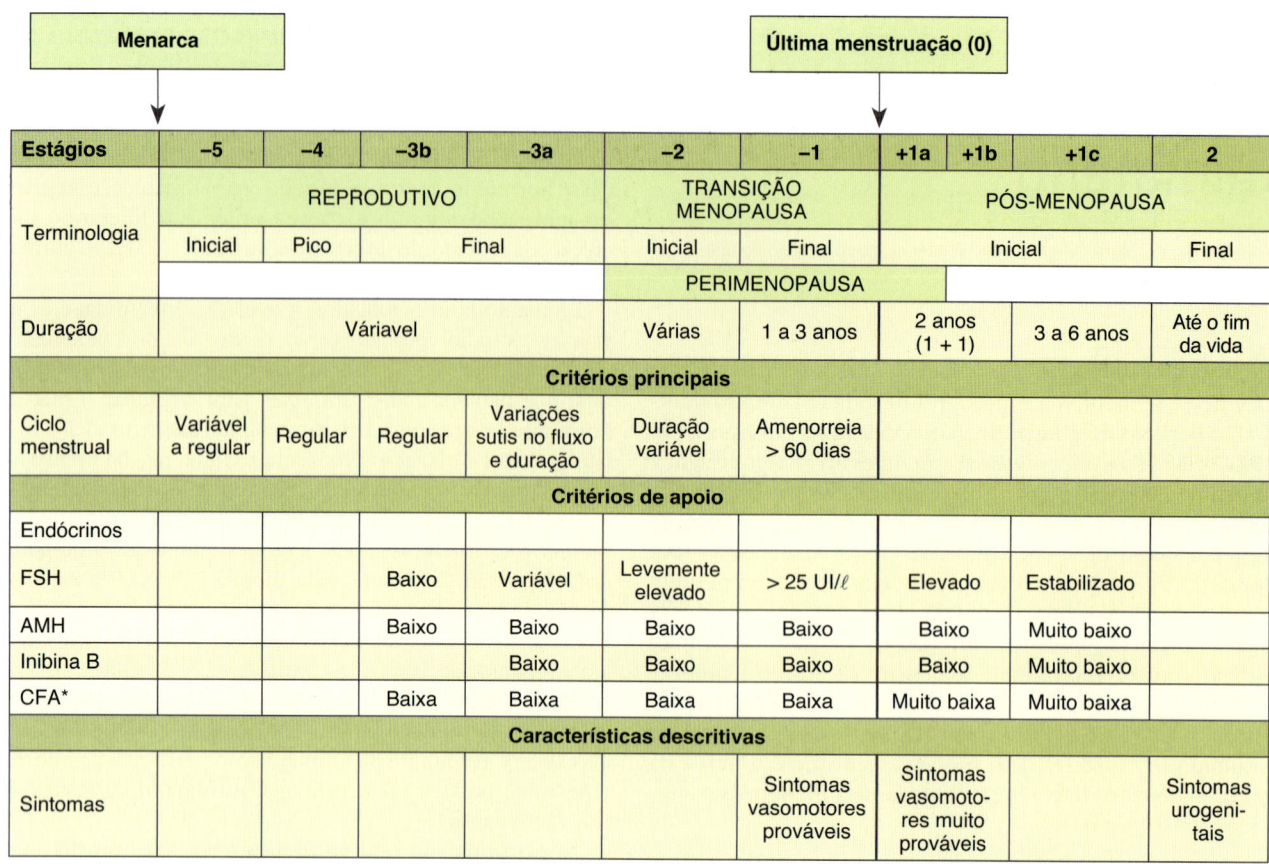

Estágios	−5	−4	−3b	−3a	−2	−1	+1a	+1b	+1c	2
Terminologia	REPRODUTIVO				TRANSIÇÃO MENOPAUSA		PÓS-MENOPAUSA			
	Inicial	Pico	Final		Inicial	Final	Inicial			Final
					PERIMENOPAUSA					
Duração	Váriavel				Várias	1 a 3 anos	2 anos (1 + 1)		3 a 6 anos	Até o fim da vida
Critérios principais										
Ciclo menstrual	Variável a regular	Regular	Regular	Variações sutis no fluxo e duração	Duração variável	Amenorreia > 60 dias				
Critérios de apoio										
Endócrinos										
FSH			Baixo	Variável	Levemente elevado	> 25 UI/ℓ	Elevado	Estabilizado		
AMH			Baixo	Baixo	Baixo	Baixo	Baixo	Muito baixo		
Inibina B			Baixo	Baixo	Baixo	Baixo	Muito baixo			
CFA*		Baixa	Baixa	Baixa	Baixa	Muito baixa	Muito baixa			
Características descritivas										
Sintomas					Sintomas vasomotores prováveis	Sintomas vasomotores muito prováveis				Sintomas urogenitais

Figura 66.1 *Workshop*: estágios do envelhecimento reprodutivo (STRAW +10). Adaptada de: Harlow SD, 2012.[3]

entre os ciclos muda, sendo inicialmente mais curto, devido ao aumento das gonadotrofinas, na tentativa de otimizar o estímulo ovariano. Progride para amenorreia, em ciclos cada vez mais longos, até a parada total da menstruação. O volume de fluxo menstrual também pode variar, sendo comum ocorrer sangramento aumentado.[8]

Devido às constantes oscilações hormonais, o desenvolvimento de patologias orgânicas, como miomas e pólipos, é favorecido. Nos casos de sangramento uterino intenso, é mandatória a investigação e exclusão de patologias endometriais, com atenção às hiperplasias endometriais e ao carcinoma de endométrio.[8]

Sintomas vasomotores

É o sintoma mais comum da transição menopausal e pós-menopausa inicial, acometendo 80% dessas mulheres.[9] Manifesta-se como uma súbita sensação de calor intenso que se inicia na face, no pescoço, na parte superior dos troncos e braços, que depois se generaliza e é seguida de enrubescimento da pele e subsequente sudorese. Observa-se aumento do fluxo sanguíneo cutâneo e taquicardia e pode ser acompanhado por palpitações e sensação de ansiedade. Cada episódio dura aproximadamente de um a cinco minutos e ocorre diversas vezes no decorrer do dia. É particularmente comum à noite, prejudicando a qualidade do sono.

Os sintomas vasomotores (SVM) ocorrem devido a uma instabilidade do centro termorregulador hipotalâmico, porém seu mecanismo exato ainda é desconhecido. Apesar do importante papel do hipoestrogenismo para os SVM, outros mecanismos parecem estar envolvidos simultaneamente, como pulsos de LH, mediados centralmente pela kisspeptina, neuroquinina B e dinorfina.[8,9]

A duração média dos SVM é de 7,4 anos no total, iniciando ainda na transição menopausal. Após a menopausa, a duração média é de 4,5 anos.[9]

Síndrome geniturinária da menopausa (SGM)

Os sintomas urogenitais acometem metade das mulheres pós-menopáusicas e, em geral, surgem de maneira gradual alguns anos após a menopausa. Tem caráter progressivo e grande impacto nos perfis psicológico e social e na qualidade de vida, quando o tratamento adequado não é instituído.[8]

A vulva e a vagina passam a ter características atróficas, que podem resultar em dispareunia, propensão a traumatismos locais e disfunção sexual: o epitélio torna-se afinado e perde suas rugosidades, e a lubrificação vaginal é comprometida pela diminuição da secreção glandular. A elasticidade e o tamanho da vagina reduzem. A atrofia também afeta o epitélio do trígono vesical e a uretra, produzindo, com frequência, noctúria, incontinência, infecções urinárias de repetição e urgência miccional.[8]

Osteoporose

A osteoporose pós-menopáusica caracteriza-se por desestruturação da microarquitetura e perda da qualidade óssea, com consequente aumento do risco de fraturas por fragilidade. Há predomínio da reabsorção sobre a formação do tecido ósseo, intensificada pelo hipoestrogenismo. A maior parte da perda óssea ocorre durante os primeiros cinco anos pós-menopáusicos. As fraturas mais comuns na osteoporose pós-menopáusica ocorrem na coluna vertebral, no quadril (fêmur proximal), no antebraço e no úmero proximal.[8]

É um importante problema de saúde pública devido à sua alta prevalência, além da gravidade e morbidade das fraturas por fragilidade consequentes à doença. São fatores de risco não modificáveis para osteoporose: sexo feminino, idade avançada, hipoestrogenismo, cor branca, artrite reumatoide, história familiar de osteoporose e história de fratura prévia. São fatores de risco modificáveis: baixo peso, sedentarismo, tabagismo, consumo de álcool, deficiência de vitamina D, distúrbios alimentares, baixa ingesta de cálcio, uso crônico de corticosteroides e outras medicações, como agonistas do GnRH, inibidores da aromatase, inibidores seletivos da recaptação da serotonina (ISRS) e tiazolidinedionas/glitazonas.[10]

Outros sintomas

Outros sintomas, não menos importantes, também são atribuídos às modificações hormonais decorrentes da menopausa: distúrbios do sono e do humor, alterações cognitivas, alterações na função sexual, alterações em fâneros (pele e cabelo), dores articulares, mudanças na composição corporal e impacto no risco cardiovascular (Figura 66.2).[8]

TRATAMENTO
Terapia hormonal

A terapia hormonal (TH) com estrogênio permanece como a primeira linha de tratamento para o manejo dos SVM e deve ser indicada para mulheres sintomáticas que se encontram na "janela de oportunidade": menos de 60 anos ou com menos de dez anos de menopausa, e sem contraindicações formais para o seu uso.[4,8] O tratamento reduz em 75% a ocorrência dos SVM e em 87% a intensidade dos episódios.[8] As contraindicações a TH são:[4]

- Câncer de mama: pessoal (nível de evidência B)
- Câncer de endométrio (nível de evidência B)
- Sangramento vaginal de causa desconhecida (nível de evidência D)
- Lesão precursora para câncer de mama (nível de evidência D)
- Porfiria e doenças hepáticas descompensadas (nível de evidência D)
- Doenças coronariana (nível de evidência A) e cerebrovascular (nível de evidência D)
- Passado de doença tromboembólica venosa (nível de evidência B): levar em conta a via de administração
- Lúpus eritematoso sistêmico com elevado risco tromboembólico (nível de evidência D)
- Meningioma: apenas para progestogênio (nível de evidência D).

Em mulheres que têm útero, a TH estrogênica deve ser sempre combinada com algum progestogênio, de modo cíclico ou contínuo, com o objetivo de promover proteção endometrial de hiperplasia e câncer de endométrio.[4,8]

Apesar de o benefício mais clássico da TH sistêmica ser relacionado com o alívio dos SVM, há evidências consistentes sobre a sua ação no tratamento da atrofia urogenital e na prevenção e no tratamento da osteoporose.[4,8] A decisão de se iniciar TH deve ser feita em conjunto com a paciente, abordando-se os riscos e benefícios e individualizando vias, doses (preconizar a menor dose efetiva), posologia e tempo de manutenção de acordo com o perfil e as comorbidades de cada paciente.[4,8]

A escolha da via de administração é relevante, uma vez que, por meio do metabolismo de primeira passagem hepática, o uso de estrogênios via oral está associado à ativação do sistema renina-angiotensina-aldosterona e ao aumento dos fatores pró-trombóticos circulantes. Em pacientes hipertensas ou com risco de eventos tromboembólicos, incluindo-se as obesas, é preferível que se opte pela via transdérmica, cujo risco de evento tromboembólico se assemelha à população em geral. Também se aplica em casos de migrânea (com ou sem aura).[8] A via oral também pode elevar potencialmente

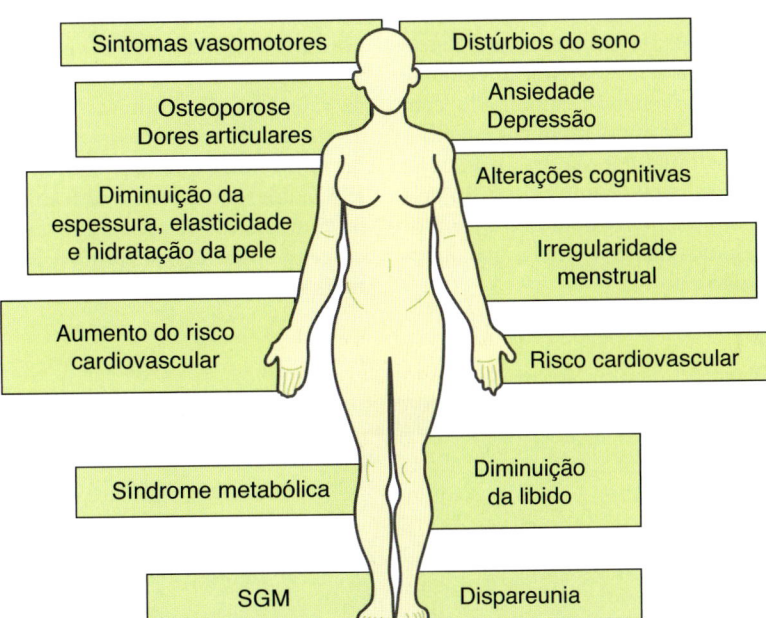

Figura 66.2 Múltiplos sintomas relacionados com o hipoestrogenismo do climatério. Adaptada de: The 2022 Hormone Therapy Position Statement of The North American Menopause Society Advisory Panel.[8]

os níveis de triglicerídeos séricos, o que não foi demonstrado na via transdérmica.[8] A via vaginal é a primeira opção para as pacientes que apresentam isoladamente a SGM (Tabela 66.1).[4,8]

O tempo de duração do tratamento é um assunto controverso, e não há uma idade arbitrada para a suspensão da reposição hormonal.[4,8] A descontinuação rotineira em mulheres acima de 60 ou 65 anos não é necessária. A Sociedade Norte Americana de Menopausa recomenda individualização de tempo de uso de TH, conforme indicam reavaliações periódicas anuais e decisão compartilhada com a paciente sobre manutenção do tratamento, expondo-se os riscos e benefícios.[8]

Outros benefícios incluem ação sobre o ganho de massa óssea, reduzindo a incidência de fraturas osteoporóticas na pós-menopausa, incluindo pacientes com osteopenia. Evidências robustas demonstraram redução na incidência de diabetes melito tipo II (DM2) nas populações pós-menopáusicas tratadas com TH.[8] Estudos menores relacionam a TH com menor aumento no peso corporal e menor acúmulo de gordura visceral, impacto positivo sobre o humor, melhora dos sintomas depressivos (durante a transição menopausal, mas não na pós-menopausa tardia), efeito positivo no sono na transição menopausal, estabilização dos danos do hipoestrogenismo na pele, melhora da artralgia relacionada com a menopausa, diminuição de câncer colorretal (TH combinada) e melhora da qualidade de vida das mulheres sintomáticas.[4,8]

Em 2021, a Federação Brasileira das Associações de Ginecologia e Obstetrícia (Febrasgo) e a Sociedade Brasileira de Endocrinologia e Metabologia (SBEM) posicionaram-se contra o uso de implantes hormonais não industrializados, visto a escassez de dados na literatura médica a respeito da eficácia e da segurança desses fármacos. Por serem apresentações customizáveis, existe um real risco de superdosagem e de subdosagem, com mais possibilidade de efeitos adversos e indesejados em longo prazo.[11]

Em relação aos riscos envolvidos no tratamento, dados atuais demonstraram que mulheres que iniciaram TH no período de transição menopáusica ou próximo dela ("janela de oportunidade") tiveram incidência significativamente menor de doença cardiovascular quando comparado com não usuárias. O risco de eventos tromboembólicos é conhecido e associado à estrogenioterapia por via oral, principalmente nos primeiros dois anos de uso. A administração pela via transdérmica demonstrou menor risco de tromboembolismo venoso em grandes estudos observacionais, igualando-se ao risco basal da não usuária de TH.

Quanto ao câncer de mama, o excesso de risco atribuído às usuárias de TH corresponde a um acréscimo de oito casos de câncer de mama a cada 10 mil mulheres que recebem TH a cada ano de tratamento (risco absoluto: 38 casos/10 mil/ano). O risco excedente da população pós-menopáusica sem uso de hormônios é de 30 casos/10 mil/ano. O uso de estrogênio isolado não aumentou o risco de câncer de mama em um período de 7 anos.[4,8]

Em casos de avaliação risco-benefício desfavorável ou contraindicações à TH, os SVM devem ser manejados com métodos não hormonais.[4,8]

Terapias não hormonais

A orientação quanto à otimização do estilo de vida deve fazer parte da consulta das mulheres no período do climatério. Estudos e revisões mostram que a prática regular de atividade física tem efeitos benéficos em alguns dos sintomas associados ao climatério e à saúde em geral, sendo indicada a prática de 150 minutos de atividade física por semana pela Organização Mundial da Saúde (OMS). As pacientes devem ser incentivas a perder peso e diminuir o índice de massa corporal e de circunferência abdominal. Apesar da melhora na saúde global, não foram evidenciados benefícios, especificamente nos sintomas menopausais.[8,12]

A prática de ioga, por sua vez, tem benefício pequeno a moderado nos SVM, podendo ser uma opção de adjuvância. Técnicas de resfriamento podem auxiliar, assim como evitar os gatilhos dos fogachos. A terapia cognitivo-comportamental não diminui a frequência dos SVM, mas melhora os problemas associados a eles. A prática de acupuntura mostrou-se um pouco benéfica para diminuição dos SVM e para a melhora da qualidade de vida em mulheres climatéricas.[8,12]

Apesar de muito populares, o uso de fitoterápicos (isoflavonas, *Cimicifuga racemosa*, *Black cohosh*, *Trifolium pratense*) para tratamento dos sintomas climatéricos é bastante questionável e carente de evidências.[8,12]

Alguns fármacos ISRS ou inibidores da recaptação da serotonina e noradrenalina (IRSN) são as primeiras opções no tratamento dos fogachos nas pacientes com contraindicação aos métodos hormonais ou que não desejam se valer de TH. Embora sejam superiores ao placebo no alívio dos sintomas, esses medicamentos apresentam piores resultados quando comparados com TH.[8,12] Entre os IRSN, aparentemente a desvenlafaxina e a venlafaxina são os mais efetivos, reduzindo em até 65% os fogachos. Já entre os ISRS, a paroxetina e o citalopram parecem ser os mais efetivos.

Tabela 66.1 Opções, vias de administração e regimes de terapia hormonal na menopausa.[8]

	Estrogênio isolado	Estrogênio + Progestogênio	Estrogênio tópico
Para quem?	Mulheres sem útero	Mulheres com útero Mulheres sem útero com história de endometriose	Sintomas de síndrome geniturinária da menopausa isolados
Vias de administração disponíveis	Oral Transdérmico (adesivos) Percutâneo (gel)	Oral Transdérmico (adesivos) Percutâneo (gel)	Vaginal
Regimes	Contínuo	Contínuo Cíclico	Contínuo

Cuidado especial deve ser tomado em casos de mulheres com câncer de mama em uso de tratamento com tamoxifeno, uma vez que a paroxetina e a fluoxetina podem interferir no seu metabolismo mediante inibição dos citocromos CYP 3A e CYP 2D6, diminuindo, assim, o seu efeito, sendo recomendadas outras opções não hormonais para o alívio dos SVM.[8,12]

Outras opções não hormonais incluem a gabapentina e a pregabalina, além de novas opções, como o uso oral de antagonista do receptor de neurocinina 3 (MLE4901), que parece ser uma alternativa promissora (Tabela 66.2).

CONSIDERAÇÕES FINAIS

A importância desse período da vida da mulher ganha destaque principalmente devido ao aumento da expectativa de vida, de maneira significativa, e a modificações nas bases populacionais. Cabe ao profissional médico identificar os sintomas típicos e oferecer tratamento adequado às pacientes, com vistas a garantir qualidade de vida a essa população.

Tabela 66.2 Opções não hormonais para tratamento dos sintomas vasomotores.

Fármaco	Dose
Inibidores seletivos da recaptação da serotonina	
Paroxetina	10-25 mg/dia
Citalopram	10-20 mg/dia
Escitalopram	10-20 mg/dia
Inibidores da recaptação da serotonina e noradrenalina	
Desvenlafaxina	100-150 mg/dia
Venlafaxina	37,5-150 mg/dia
Gabapentinoides	
Gabapentina	900-2.400 mg/dia
Pregabalina	150-300 mg/dia

Adaptada de: The 2022 Hormone Therapy Position Statement of The North American Menopause Society Advisory Panel.[8]

REFERÊNCIAS BIBLIOGRÁFICAS

1. Instituto Brasileiro de Geografia e Estatística (IBGE). Tábua completa de mortalidade para o Brasil – 2022. Acesso em: 26 mar. 2023. Disponível em: https://biblioteca.ibge.gov.br/index.php/biblioteca-catalogo?view=detalhes&id=73097. Acesso em: 26 de mar. de 2023.
2. Projeções da População do Brasil e Unidades da Federação por sexo e idade: 2010-2060. Acesso em: 26 mar. 2023. Instituto Brasileiro de Geografia e Estatística (IBGE). Disponível em: https://www.ibge.gov.br/estatisticas/sociais/populacao/9109-projecao-da-populacao.html.
3. Harlow SD, Gass M, Hall JE, Lobo R, Maki P, Rebar RW, et al. Executive summary: Stages of Reproductive Aging Workshop+10: addressing the unfinished agenda of staging reproductive aging. *Climacteric*. 2012;15(2):105-14.
4. Pompei LM, Bonassi-Machado R, Wender MCO, Fernandes CE. Consenso Brasileiro de Terapêutica Hormonal da Menopausa – Associação Brasileira de Climatério (SOBRAC). São Paulo: Leitura Médica; 2018.
5. Pompei LM, Bonassi-Machado R, Steiner ML, Pompei IM, Melo NR, Nappi RE, et al. Profile of Brazilian climacteric women: results from the Brazilian Menopause Study. *Climacteric*. 2022;25:5:523-9.
6. Speroff L, Fritz MA. Clinical gynecologic endocrinology & infertility. 9th ed. Philadelphia (PA): Wolters Kluwer Health/Lippincott, Williams & Wilkins; 2019.
7. Baccaro LFC, Paiva LHSDC, Nasser EJ, Valadares ALR, Silva CRD, Nahas EAP, et al. Initial evaluation in the climacteric. *Rev Bras Ginecol Obstet*. 2022 May;44(5):548-56.
8. The 2022 Hormone Therapy Position Statement of The North American Menopause Society Advisory Panel. The 2022 hormone therapy position statement of The North American Menopause Society. *Menopause* (New York, N.Y.). 2022;29(7):767-94.
9. Avis NE, Crawford SL, Greendale G, Bromberger JT, Everson-Rose SA, Gold EB, et al. Duration of menopausal vasomotor symptoms over the menopause transition. *JAMA Intern Med*. 2015 Apr;175(4):531-9.
10. Cooper C, Ferrari S. IOF Compendium of Osteoporosis. 1. ed. Nyon: International Osteoporosis Foundation; 2017.
11. Posição das Comissões Nacionais Especializadas de Anticoncepção e Climatério da FEBRASGO sobre implantes hormonais e Posicionamento da Sociedade Brasileira de Endocrinologia e Metabologia (SBEM) sobre o uso (e abuso) de implantes de gestrinona no Brasil. 2021.
12. The North American Menopause Society. Nonhormonal management of menopause-associated vasomotor symptoms: 2015 position statement of The North American Menopause Society. *Menopause*. 2015;22(11):1155-72.

67

Métodos Anticoncepcionais

Rogério Bonassi Machado • Nilson Roberto de Melo

INTRODUÇÃO

A gravidez não planejada representa preocupação significativa de saúde pública no mundo, com estimativa global recente mostrando que 44% de todas as gestações não foram planejadas, variando entre diversos países e mesmo dentro do próprio país.[1] Pesquisas mostram que mais de 55% das mulheres não planejaram a gravidez no Brasil, a despeito de atividades preventivas e educativas para os diversos segmentos da população serem previstas em nossa legislação.[2]

Estima-se que, a cada ano, 6 milhões de gestações não planejadas, 2,1 milhões de partos não planejados, 3,2 milhões de abortos e 5.600 mortes maternas seriam reduzidos, evitando a necessidade não atendida de orientação contraceptiva e oferecendo às mulheres acesso aos métodos eficazes.[3]

EFICÁCIA DOS MÉTODOS CONTRACEPTIVOS

Os métodos contraceptivos podem ser classificados de diferentes formas, incluindo os métodos hormonais (pílulas, injetáveis, adesivo, implante e anel vaginal), os não hormonais (dispositivos intrauterinos [DIU]), cirúrgicos (laqueadura tubárea) e os comportamentais (preservativos, diafragma, tabela e outros). Modernamente, tem-se preferencialmente dado ênfase ao tempo de uso do contraceptivo, considerando, dessa maneira, os métodos como de curta ação, correspondendo aos métodos usados diariamente, semanalmente, mensalmente ou trimestralmente, e os métodos de longa ação, no qual o método tem duração de 3 ou mais anos.

A análise da eficácia de um contraceptivo leva em consideração a taxa de falha do método, indicando o número de gestações que ocorre a cada 100 mulheres por ano de uso do contraceptivo. Tem-se, ainda, os conceitos de taxas de falha com o uso "perfeito", em que o método é usado de maneira consistente e correta, e o uso "típico", ou uso na "vida real", no qual o método pode não ter sido utilizado de maneira consistente e/ou correta.[4] A Tabela 67.1 mostra as taxas de falha dos métodos contraceptivos com o uso perfeito e típico.

ESCOLHA DO MÉTODO CONTRACEPTIVO

Diante de tantas opções contraceptivas, estratégias no aconselhamento visando identificar a melhor alternativa, adequada a cada mulher, têm sido propostas.[5] No Brasil, utilizamos a pergunta-chave "Quando você quer engravidar?" com o objetivo de discutir as alternativas mais eficazes diante da situação individual de cada mulher (Figura 67.1).

"Uma só pergunta"[6] é uma iniciativa da Federação Brasileira das Associações de Ginecologia e Obstetrícia (Febrasgo)

Tabela 67.1 Taxas de falha (número de gestações/100 mulheres-ano) com os diferentes métodos contraceptivos.[4]

Método	Uso perfeito	Uso típico
Curta ação		
Contraceptivos orais combinados	0,3	9
Pílulas de progestagênio	0,3	9
Adesivo	0,3	9
Anel vaginal	0,3	9
Injetável mensal	0,05	6
Injetável trimestral	0,3	6
Longa ação		
DIU de cobre	0,6	0,8
DIU hormonal	0,2	0,2
Implante contraceptivo	0,05	0,05
Cirúrgico		
Laqueadura tubária	0,5	0,5
Comportamentais		
Preservativo masculino	2,0	> 2,0
Preservativo feminino	5,0	> 5,0
Diafragma	6,0	> 6,0
Naturais (tabela, coito interrompido)	> 5,0	> 5,0

que visa ressaltar aspectos simples, porém de grande utilidade e impacto prático, no aconselhamento contraceptivo ou preconcepcional em mulheres sexualmente ativas no período reprodutivo. A pergunta "Quando você quer engravidar?" traz a oportunidade de discutir alternativas viáveis de planejamento familiar, abrindo perspectivas para a melhor assistência preventiva em saúde reprodutiva.

A partir da adequação inicial por um grupo de contraceptivos, inicia-se a escolha propriamente dita do método. Nessa etapa é de fundamental importância o conhecimento de cada método no que se refere à segurança. Para tanto, em geral, utiliza-se o manual de Critérios de Elegibilidade para o Uso de Métodos Contraceptivos da Organização Mundial de Saúde.[7] A quinta edição dos Critérios de Elegibilidade Médica para o Uso de Contraceptivos foi publicada em 2015 e está vigente até hoje. Mantiveram-se como indicações as categorias 1 e 2, e como contraindicações, as categorias 3 e 4, agora descritas como:

- Categoria 1: condição em que não há nenhuma restrição para o uso do método contraceptivo
- Categoria 2: condição em que as vantagens de usar o método geralmente superam os riscos teóricos ou comprovados
- Categoria 3: condição em que os riscos teóricos ou comprovados geralmente superam as vantagens de usar o método
- Categoria 4: condição que represente risco para a saúde inaceitável se o método contraceptivo for usado.

Os métodos de curta ação compreendem todos os contraceptivos hormonais.[4] Os contraceptivos hormonais combinados (CHC) contêm associação de um estrogênio a um progestagênio. O estrogênio mais utilizado é o etinilestradiol. O 17-beta-estradiol, o valerato de estradiol e o estetrol (ainda não disponível no Brasil) são outros estrogênios do

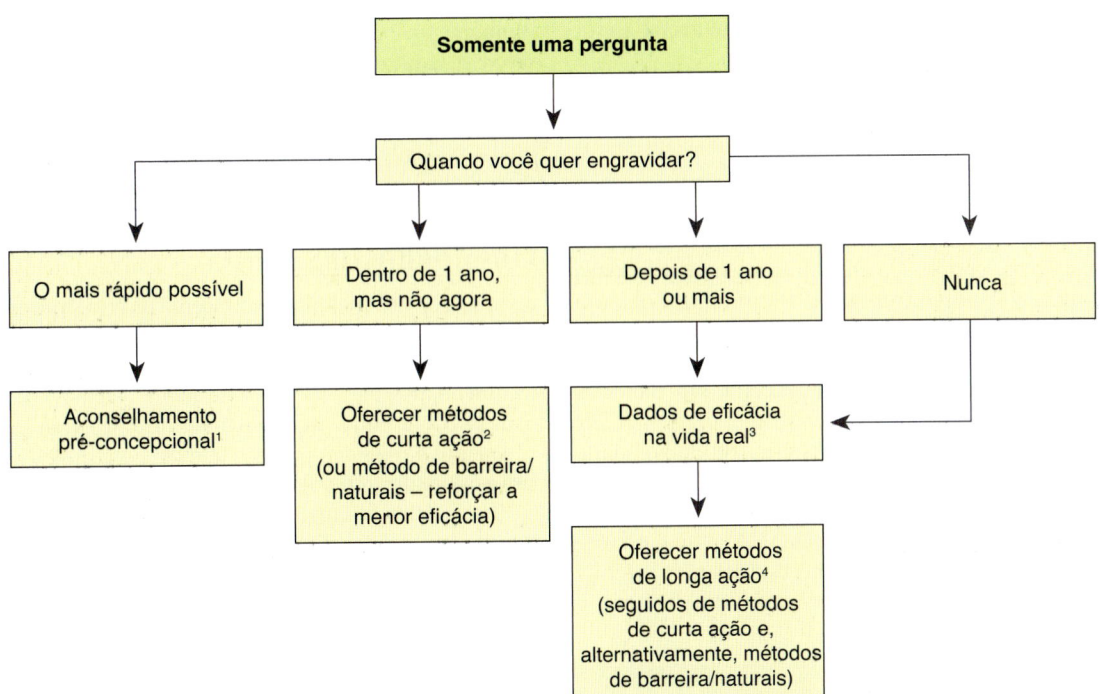

Figura 67.1 "Uma só pergunta". Proposta da Federação Brasileira das Associações de Ginecologia e Obstetrícia (Febrasgo) para o aconselhamento contraceptivo. 1. As medidas de atenção pré-concepcional, como o uso do ácido fólico, e as orientações sobre o uso do álcool e do cigarro, além da abordagem de doenças crônicas, visando a uma menor exposição a medicações teratogênicas, podem melhorar significativamente os resultados perinatais. 2. Contraceptivos orais combinados, pílulas de progestagênio, anel vaginal, adesivo contraceptivo, injetáveis mensais e injetável trimestral. 3. Uso típico dos contraceptivos. Estima-se que as taxas de falha da vida real de métodos de curta ação atinjam 9%. Métodos de longa ação apresentam índices de falha abaixo de 1%. 4. Métodos de longa ação: dispositivo intrauterino de cobre (DIU de cobre), sistema intrauterino de levonorgestrel (SIU-LNG) e implante de etonogestrel.

grupo dos CHC. A principal função do estrogênio na anticoncepção é o controle do ciclo, propiciando regularidade e previsibilidade do sangramento, que ocorre, em geral, na pausa do contraceptivo. Os estrogênios têm impacto hepático, determinando aumento de fatores de coagulação e de substrato de renina. Por essa razão, existem restrições para o uso em condições de risco cardiovascular.[4]

Os progestagênios possuem a propriedade de bloquear o hormônio luteinizante (LH), e, por isso, são os principais hormônios responsáveis pela atividade antiovulatória de um CH. Vários são os progestagênios disponíveis, entre eles os estruturalmente relacionados com a 17 hidroxiprogesterona (medroxiprogesterona, acetato de ciproterona e acetato de clormadinona), a 19 norprogesterona (acetato de nomegestrol), a 19 nor-testosterona (levonorgestrel, desogestrel, gestodeno e norelgestromina) e a espironolactona (drospirenona).[4] Por não exercerem os mesmos efeitos metabólicos que o estrogênio, podem ser indicados isoladamente, sobretudo quando há restrição ao uso dos estrogênios. Os CHC podem ser administrados pela via oral (pílulas), vaginal (anel vaginal), transdérmica (adesivo contraceptivo) e intramuscular (injetável mensal).

Os progestagênios isolados dispensam o estrogênio e compreendem as "pílulas somente de progestagênios" (do inglês POP, *progestin only pill*), o implante subdérmico de etonogestrel e o injetável trimestral (acetato de medroxiprogesterona).[4]

As principais restrições (categorias 3 e 4) para os métodos que contêm estrogênios em associação a um progestagênio são:[7]

- Lactação, incluindo o período de 6 semanas a 6 meses após o parto

- Fumantes acima de 35 anos
- Múltiplos fatores de risco para doença cardiovascular
- Hipertensão arterial controlada ou níveis de 140 a 159/90 a 99 mmHg
- Trombofilias conhecidas, histórico de trombose venosa profunda (TVP) ou tromboembolismo pulmonar (TEP), tromboembolismo em uso de anticoagulante
- Cirurgias maiores com imobilização
- Infarto do miocárdio ou acidente cerebrovascular
- Doenças cardíacas valvulares complicadas
- Lúpus eritematoso sistêmico, exceto na presença de anticorpos antifosfolípides ou trombocitopenia severa
- Cefaleias, incluindo enxaqueca com aura
- Diabetes melito com doença vascular
- Câncer de mama
- Cirrose descompensada, adenoma hepático, hepatoma
- Uso concomitante de anticonvulsivantes, rifampicina ou rifabutina.

Nessas situações pode-se empregar o progestagênio isolado, cujas contraindicações aos CHC (não extensivo a todas as formulações) são:

- Hipertensão: níveis pressóricos ≥ 160/100 (exclusivamente para injetável trimestral)
- Doença vascular (somente para injetável trimestral)
- TVP ou TEP agudo
- Infarto do miocárdio, acidente vascular cerebral
- Lúpus eritematoso sistêmico com presença de anticorpos antifosfolípides ou trombocitopenia severa
- Enxaqueca com aura (que aparece durante o uso do método)
- Câncer de mama

- Diabetes com nefropatia, retinopatia ou neuropatia (somente para injetável trimestral)
- Cirrose descompensada
- Adenoma hepatocelular, hepatoma
- Uso de antirretrovirais (ritonavir), anticonvulsivantes e rifampicina.

Os métodos reversíveis de longa ação (do inglês LARC, *long acting reversible contraceptive*) compreendem os DIUs e o implante de etonogestrel. Os DIUs podem ser hormonais, quando contêm levonorgestrel, ou não hormonais, quando contêm cobre ou associação cobre/prata.[4] Não há contraindicação para o uso dos LARCs em adolescentes e nulíparas, como se pensava no passado. Dessa maneira, são métodos bastante abrangentes, com poucas contraindicações. A Figura 67.2 coloca em perspectiva os critérios de elegibilidade para os LARCs.

A laqueadura tubária no Brasil teve recente atualização da Lei, sendo agora vigente a Lei n. 14.443/2022,[8] a qual estabelece, em seu artigo 10, as condições necessárias para esterilização cirúrgica. É permitida a esterilização em homens e mulheres maiores de 21 anos ou, com pelo menos, dois filhos vivos. A laqueadura em mulher durante os períodos de parto ou aborto é permitida. Período mínimo de 60 dias entre a manifestação da vontade e o procedimento é obrigatório, no qual a paciente passa por aconselhamento por equipe multidisciplinar, visando desencorajar a esterilização precoce.

CONSIDERAÇÕES FINAIS

A indicação dos métodos contraceptivos recai inicialmente sobre a análise da eficácia, devendo ser adequada às condições individuais de cada mulher. Os métodos de curta ação têm sido recomendados para aquelas que têm expectativa de gravidez mais próxima, enquanto os métodos de longa ação seriam mais adequados a mulheres que não têm desejo de gestação ou desejam postergar por pelo menos três anos essa decisão.

Os critérios de elegibilidade refletem o uso seguro e verificam, de modo indireto, as indicações e contraindicações de todos os métodos contraceptivos, fazendo parte obrigatória do aconselhamento moderno em anticoncepção.

	SIU-LNG	DIU	Implante
48 h – 4 semanas pós parto	✓	✓	✓
LES com Anticorpo antifosfolipide positivo (+)	✓	✓	✓
TEV agudo, IAM, AVC e enxaqueca com aura durante o uso	✓	✓	✓
Câncer de mama sem evidência de doença ativa por 5 anos	✓	✓	✓
Adenoma hepatocelular e hepatoma	✓	✓	✓
Gravidez	✓	✓	✓
Sangramento vaginal inexplicado	✓	✓	✓
NTG – βHCG estável/diminuindo	✓	✓	✓
NTG – βHCG elevado/malignidade	✓	✓	✓
Imediatamente após aborto séptico	✓	✓	✓
Câncer do colo	✓	✓	✓
Câncer de mama atual	✓	✓	✓
Mioma com distorção da cavidade, anormalidades anatômicas, DIP atual, TB pélvica	✓	✓	✓

Categorias: 4, 3, 2, 1

Figura 67.2 Condições clínicas representadas por categorias dos critérios de elegibilidade médica para o uso dos anticoncepcionais envolvendo os LARC.[7]

REFERÊNCIAS BIBLIOGRÁFICAS

1. Ganatra B, Gerdts C, Rossier C, Johnson Jr. BR, Tunçalp Ö, Assifi A, et al. Global, regional, and subregional classification of abortions by safety, 2010-14: estimates from a Bayesian hierarchical model. *Lancet.* 2017;390(10110):2372-81.
2. Brandão ER, Cabral CD. From unplanned pregnancy to contraception: contributions to the debate. *Cad Saúde Pública.* 2017;33(2):e00211216.
3. Darroch JE, Woog V, Bankole A, Ashford LS. Adding it up: costs and benefits of meeting the contraceptive needs of adolescents. New York: Guttmacher Institute; 2016. Acesso em: 28 mar. 2022. Disponível em: https://www.guttmacher.org/report/adding-it-meeting-contraceptive-needs-of-adolescents.
4. Teal S, Edelman A. Contraception selection, effectiveness, and adverse effects: a review. *JAMA.* 2021;326(24):2507-18.
5. Bellanca HK, Hunter MS. One Key Question˙: Preventive reproductive health is part of high quality primary care. *Contraception.* 2013;88(1):3-6.
6. FEBRASGO. Uma só pergunta. Aconselhamento contraceptivo para mulheres no período reprodutivo. Disponível em https://www.febrasgo.org.br/pt/revistas/itemlist/tag/comissao-de-anticoncepcao
7. World Health Organization. Medical eligibility criteria for contraceptive use. 5th ed. Geneva: WHO 2015. Acesso em: 25 mar. 2023. Disponível em: www.who.int/reproductivehealth/publications/family_planning/MEC-5/en/
8. Brasil. Lei nº 14.443, de 2 de setembro de 2022. Altera a Lei nº 9.263, de 12 de janeiro de 1996, para determinar prazo para oferecimento de métodos e técnicas contraceptivas e disciplinar condições para esterilização no âmbito do planejamento familiar. Disponível em: Publicação Original (Lei nº 14.443 de 02/09/2022. Diário Oficial da União de 05/09/2022. p.5, col. 1.

68
Corrimentos Vaginais

Jan Pawel Andrade Pachnicki • Liz Ribeiro Wallim • Cezar Augusto Presibella Jr. • Marcia F. Terra Cardial

INTRODUÇÃO

Corrimento vaginal é um dos sintomas ginecológicos mais comuns nas mulheres, traduzindo-se em um motivo muito importante para a procura de atendimento médico. Incide em 12,8% das jovens adultas, podendo chegar a 46% nas mulheres de mais idade. O correto manejo dessa condição clínica envolve o bom entendimento da leucorreia fisiológica normal e das causas para descarga patológica.[1,2]

A secreção vaginal normal, fisiológica, apresenta mudanças com o ciclo menstrual. Caracteristicamente tende a ser mais clara, com uma consistência filante próxima da ovulação, depois tendendo a mais espessa e levemente amarelada durante a fase lútea. Esse *corrimento normal* não está associado a sintomas como coceira, vermelhidão e inchaço, bem como não tem odor forte. Pode aumentar durante períodos de maior exposição estrogênica, como período ovulatório, fase lútea, puberdade e gravidez, e com terapias baseadas em estrogênio, como contracepção hormonal combinada e terapias de reposição hormonal.[3]

O corrimento vaginal anormal é caracterizado por uma alteração na cor, na consistência, no volume ou no odor, e pode estar associado a sintomas como prurido, dor local, disúria, dor pélvica, sangramento intermenstrual ou sangramento pós-coito. Uma pergunta relevante no acompanhamento da paciente seria se o corrimento vaginal se encontra significativamente alterado em relação ao padrão usual da mulher. Nessa condicional, caso observe-se mudança significativa na cor e no odor da secreção, se esta contiver sangue ou, ainda, estiver associada a prurido ou desconforto, é menos provável que seja de natureza fisiológica.[3]

Com as variadas causas de corrimento vaginal em pacientes de diferentes idades, encontrar o organismo causador exato, e seu tratamento ideal, é um desafio para todos os médicos.[4]

INCIDÊNCIA E PREVALÊNCIA

A taxa de prevalência do corrimento vaginal é de 6,8%.[3] Importante distinguir, quando excessivo, as causas infecciosas das não infecciosas. A descarga fisiológica considerada não infecciosa e, por característica, inodora, incolor, não irritante e não ofensiva, é frequentemente subnotificada. Ao contrário, a descarga patológica, malcheirosa, ofensiva e irritante, quando de causa infecciosa, é na maioria das vezes polimicrobiana e representa 51 a 64% dos casos dessa queixa das pacientes.[5]

A vaginose bacteriana é a causa em 40 a 50% dos casos em que uma causa é identificada, sendo a candidíase vulvovaginal responsável por 20 a 25% e a tricomoníase, por 15 a 20% dos casos. Causas não infecciosas, incluindo vaginite atrófica, irritante, alérgica e inflamatória, são menos comuns e representam 5 a 10% dos casos de descarga vaginal.[6]

DIAGNÓSTICO

Anamnese e exame clínico cuidadosos devem ser realizados antes da decisão sobre outras investigações e tratamentos necessários.

As características do corrimento vaginal a serem elucidadas incluem: início, duração, relação com o ciclo menstrual, odor, cor, consistência e quaisquer fatores exacerbantes. Sintomas associados devem ser investigados. Um histórico da rotina ginecológica também deve ser obtido, incluindo paridade, colpocitologias prévias, história sexual e contracepção atual. A história sexual dita a necessidade de discussão sobre a triagem completa de infecções de transmissão sexual (ITSs).[1]

Durante o exame ginecológico, o profissional de saúde deve identificar as características do fluido vaginal no exame especular. A presença de alterações, incluindo colpite, úlceras, fissuras, edema e eritema devem ser destacadas.[7] Testes de consultório (pH vaginal, teste das aminas, microscopia a fresco) estão facilmente disponíveis e podem frequentemente ajudar a diagnosticar formas comuns de vaginites; no entanto, esses testes podem apresentar falhas diagnósticas.[8] Sinais e sintomas clínicos característicos para as mais frequentes causas de corrimento vaginal estão listados na Tabela 68.1.

Embora a anamnese, o exame ginecológico e os testes de consultório continuem sendo as principais ferramentas diagnósticas, evidências atuais sugerem que os diagnósticos clínicos podem apresentar uma correlação pobre com achados laboratoriais.[9] Portanto, exames laboratoriais traduzem-se em ferramentas importantes para determinar a etiologia dos sintomas vaginais.[8] Patógenos comuns são frequentemente identificados após o exame do conteúdo vaginal por bacterioscopia ou exame de Papanicolaou (embora o teste não seja para esse tipo de diagnóstico). Para *Candida* sp. e *Trichomonas vaginalis*, a taxa de sensibilidade do teste de Papanicolaou é de 50%. Mais recentemente, citologia em meio líquido e testes de DNA também foram adicionados às ferramentas de diagnóstico para sintomas vaginais. Testes moleculares direcionados para vaginose bacteriana, candidíase e tricomoníase podem melhorar a precisão e diminuir o tempo do diagnóstico quando comparados às técnicas de cultura convencional. A associação das ferramentas propedêuticas fica mais evidente quando observa-se por exemplo, os critérios de Amsel (fluxograma diagnóstico para vaginose bacteriana), em que a presença de 3 dos 4 critérios analisados (pH maior que 4.5, teste das aminas positivo, descarga homogênea e presença de células guia à microscopia) confirmam o corrimento vaginal. O Grupo Brasileiro de Infecções Vaginais propõe um algoritmo, como adaptado na Figura 68.1, com a finalidade de facilitar o diagnóstico das afecções que podem levar ao corrimento vaginal.[9]

TRATAMENTO

Na Tabela 68.2 são apresentados os regimes de tratamento de primeira linha e alternativos para as vaginites mais frequentes, que cursam com corrimento vaginal, com sugestões para infecção recorrente, tratamento durante a gravidez e tratamento de parceiros sexuais.[6,9]

Tabela 68.1 Sinais, sintomas e riscos associados aos corrimentos vaginais mais frequentes.

Diagnóstico	Etiologia	Sintomas	Sinais	Fatores de risco	Riscos associados
Vaginose bacteriana	Bactérias anaeróbicas (*Prevotella, Mobiluncu, Gardnerella vaginalis, Ureaplasma, Mycoplasma*)	Odor de peixe; corrimento fino e homogêneo que pode piorar após a relação sexual; desconforto pélvico incomum	Sem inflamação	Baixo nível socioeconômico, duchas vaginais, tabagismo, novos ou múltiplos parceiros, relações sexuais desprotegidas, mulheres que fazem sexo com mulheres	Aumento do risco de infecções por HIV, gonorreia, clamídia e herpes. Parto prematuro, infecção intra-amniótica, endometrite, infecção pós-aborto e celulite do manguito vaginal após histerectomia
Candidíase vulvovaginal	*Candida albicans* e outras espécies de *Candida*	Secreção branca, espessa, pastosa ou coalhada; coceira ou queimação vulvar; sem odor	Eritema e edema vulvar	Uso recente de antibióticos, gravidez, diabetes não controlado, AIDS, uso de corticosteroides, outras imunossupressões	–
Tricomoníase	*Trichomonas vaginalis*	Secreção bolhosa verde ou amarela; mau cheiro; dor ou ardência vaginal	Inflamação; colo em "framboesa"	Baixo nível socioeconômico, múltiplos parceiros sexuais, outras infecções sexualmente transmissíveis, relações sexuais desprotegidas, uso de drogas, tabagismo	Aumento do risco de infecção por HIV; aumento do risco de trabalho de parto prematuro; deve ser rastreada para outras ITSs
Vaginite atrófica	Deficiência estrogênica	Corrimento fino e claro; secura vaginal; dispareunia; coceira	Inflamação; mucosa vaginal fina a friável	Menopausa, lactação, ooforectomia, radioterapia, quimioterapia, distúrbios imunológicos, insuficiência ovariana prematura, distúrbios endócrinos, medicamentos antiestrogênicos	–
Vaginite alérgica	Reação alérgica	Queimação, ardência	Eritema vulvar	Esperma, duchas higiênicas, preservativos ou diafragmas de látex, tampões, produtos tópicos, medicamentos, roupas, história atópica	–
Vaginite irritativa	Irritação por contato	Queimação, ardência	Eritema vulvar	Sabonetes, tampões, preservativos ou diafragmas, brinquedos sexuais, pessários, produtos tópicos, duchas higiênicas, limpeza meticulosa, medicamentos, roupas	–
Vaginite inflamatória	Possivelmente autoimune	Corrimento vaginal purulento, queimação, dispareunia	Atrofia vaginal e inflamação	Menopausa, lactação, ooforectomia, radioterapia, quimioterapia, distúrbios imunológicos, insuficiência ovariana prematura, distúrbios endócrinos, medicamentos antiestrogênicos	Associado a baixos níveis de estrogênio

Adaptada de: Paladine e Desai, 2018.

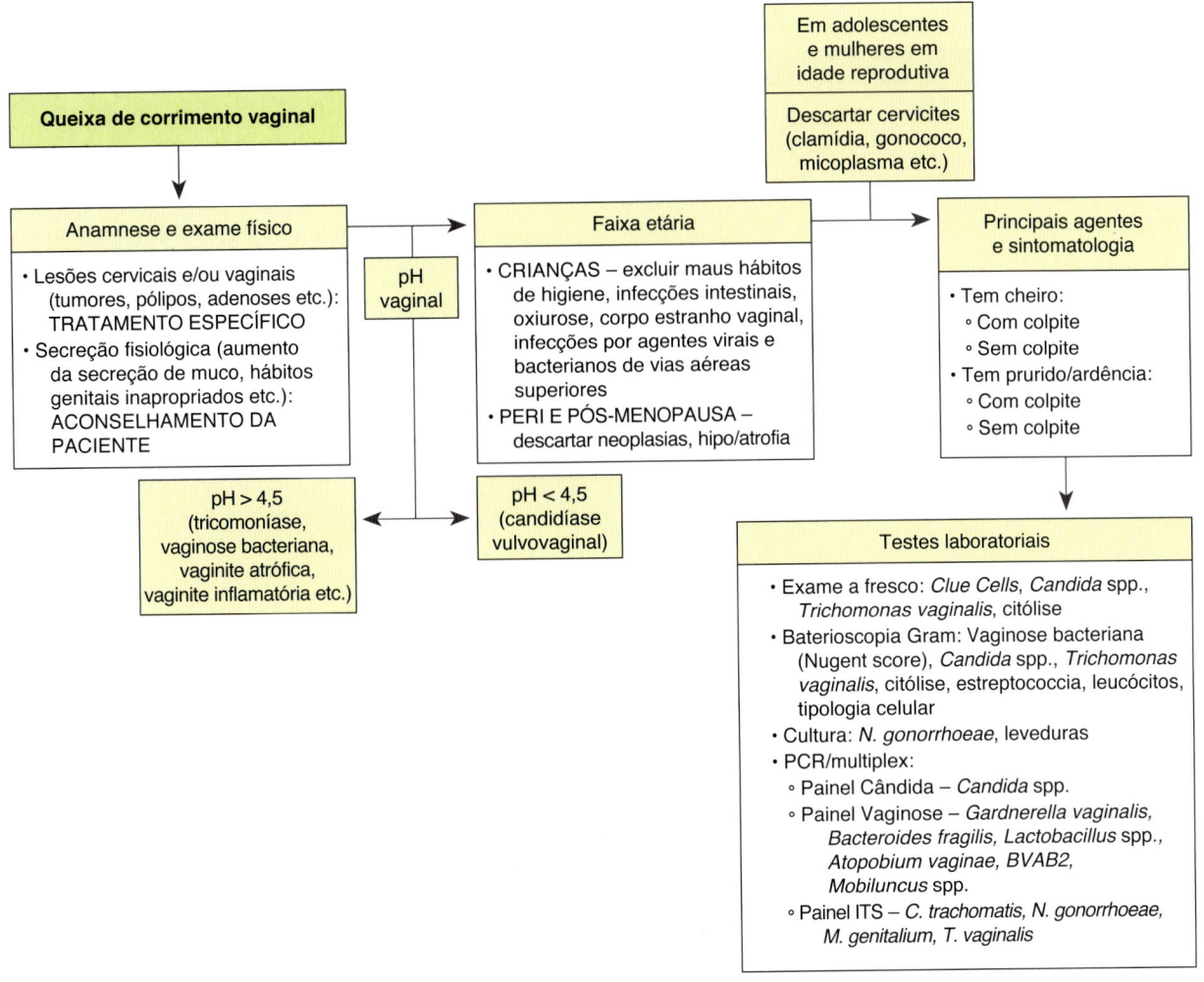

Figura 68.1 Algoritmo diagnóstico das afecções vaginais. Adaptado de: Eleutério et al., 2023.

Tabela 68.2 Regimes terapêuticos para as causas mais comuns de vaginite.

Regime de primeira linha	Regime alternativo	Gestação	Recorrência	Tratamento da parceira
Vaginose bacteriana				
Metronidazol 500 mg oral 12/12 h, por 7 dias ou Metronidazol 0,75% gel vaginal 24/24 h, por 5 dias ou Clindamicina 2% creme vaginal 24/24 h, por 7 dias	Tinidazol 2 g oral 24/24 h, por 2 dias ou Tinidazol 1 g oral 24/24 h, por 5 dias ou Clindamicina 300 mg oral 12/12 h 7 dias ou Clindamicina 100 mg vaginal 24/24 h, por 3 dias	Metronidazol 500 mg oral 12/12 h, por 7 dias	Primeira recorrência: Repetição do mesmo regime ou Tentativa de regime inicial alternativo Múltiplas recorrências: Metronidazol 0,75% gel vaginal 2x/semana, por 4 a 6 meses	Tratamento de rotina de parceiros sexuais não está recomendado
Candidíase vulvovaginal				
Terapia azólica tópica (p. ex., clotrimazol 1% creme vaginal 5 g, por 14 dias Clotrimazol 2% creme vaginal 5 g, por 3 dias Miconazol 2% creme vaginal 5 g, por 7 dias Butoconazol 2% creme vaginal 5 g, (dose única) Fluconazol 150 mg oral (dose única)	–	Terapia azólica tópica aplicada por via intravaginal por 7 dias	Para alcançar a cura micológica: Terapia azólica tópica por 7 a 14 dias ou Fluconazol 150 mg oral a cada 3 dias por 3 doses Para manutenção: Fluconazol oral (100 mg, 150 mg ou 200 mg) semanalmente por 6 meses; considerar tratamento tópico na impossibilidade da via oral	Tratamento de rotina de parceiros sexuais não está recomendado, salvo se parceira sintomática

(Continua)

Tabela 68.2 Regimes terapêuticos para as causas mais comuns de vaginite. (*continuação*)

Regime de primeira linha	Regime alternativo	Gestação	Recorrência	Tratamento da parceira
Tricomoníase				
Metronidazol 2 g oral dose única (ou fracionada no mesmo dia) ou Tinidazol 2 g oral dose única	Metronidazol 500 mg oral 12/12 h, por 7dias	Metronidazol 2 g oral dose única em qualquer fase da gestação	Diferenciar infecção persistente ou recorrente de reinfecção Se metronidazol, dose única de 2 g falhar: testar metronidazol 500 mg 12/12 h, por 7 dias Se metronidazol, 500 mg 12/12 h, por 7 dias falhar: testar metronidazol 2 g por dia por 7 dias Se os esquemas acima falharem: considerar teste de suscetibilidade	Tratamento concomitante de parceiros sexuais é recomendado Aconselhar a abster-se de relações sexuais até que parceira seja tratada e assintomática
Vaginite atrófica				
Estriol creme vaginal 1 mg/dia, por 2 semanas com manutenção de 1 a 2x/semana indefinidamente ou Promestrieno creme vaginal/óvulos 10 mg/dia, por 2 semanas com manutenção de 1 a 2x/semana indefinidamente	–	Não se aplica	Repetir regime por se tratar de patologia sustentada Importante: seu uso deve ser discutido com o oncologista em caso de pacientes com câncer de mama ou endométrio	Não se aplica
Vaginite alérgica				
Identificar agente da atopia e evitar contato, além de sintomáticos locais Se necessário, hidrocortisona creme vaginal 1% 25 mg/noite, por 1 a 2 semanas	Se necessário, acetato de dexametasona 0,05%/noite, por 1 a 2 semanas	Regime de primeira linha ou alternativo	Atentar para nova exposição ao agente da atopia, ou novo agente, e repetir esquema terapêutico	Não se aplica
Vaginite irritativa				
Identificar agente irritativo e evitar contato, além de sintomáticos locais Se necessário, hidrocortisona creme vaginal 1% 25 mg/noite, por 1 a 2 semanas	Se necessário, acetato de dexametasona 0,05%/noite, por 1 a 2 semanas	Regime de primeira linha ou alternativo	Atentar para nova exposição ao agente irritativo, ou novo agente, e repetir esquema terapêutico	Não se aplica
Vaginite inflamatória				
Hidrocortisona creme vaginal 1% 25 mg/noite, por 2 a 4 semanas	Acetato de dexametasona 0,05%/noite, por 2 a 4 semanas	Regime de primeira linha ou alternativo	Apresentação em surto e remissão: repetir esquema terapêutico Na presença de *Streptococcus,* associar clindamicina 300 mg oral 12/12 h, por 7 dias	Não se aplica

Adaptada de: Paladine e Desai, 2018 e Eleutério et al., 2023.

CONSIDERAÇÕES FINAIS

O corrimento vaginal, situação por vezes angustiante e sintoma embaraçoso, pode ser uma ocorrência fisiológica normal ou uma manifestação patológica. É importante o diagnóstico diferencial entre os dois durante a consulta clínica para o tratamento apropriado, se necessário. A história da alteração do padrão habitual da secreção vaginal consiste em um dos importantes fatores de diferenciação e deve ser explorada com a paciente.

A observação de características inflamatórias, como eritema e edema, durante o exame físico também podem ser úteis para a análise das causas do corrimento vaginal. Ampliar o arsenal propedêutico, como, por exemplo, com o uso da fita de pH, pode ajudar na avaliação de uma infecção vaginal. Não se pode esquecer dos exames laboratoriais e das culturas vaginais, normalmente desnecessários na rotina usual, mas que devem ser considerados em pacientes com apresentações crônicas ou recorrentes. A testagem para infecções sexualmente transmissíveis é recomendada em mulheres sexualmente ativas de alto risco ou com tricomoníase.

O encaminhamento a um ginecologista deve ser considerado se houver história de instrumentalização ou cirurgia recente do trato genital, corpo estranho retido, ectopia ou pólipo cervical, ou ainda a suspeita de tumor durante o exame físico; proceder da mesma forma em mulheres com sintomas sistêmicos, infecções recorrentes, gestantes com corrimento vaginal anormal ou mulheres que falharam nas estratégias de tratamento propostas.

REFERÊNCIAS BIBLIOGRÁFICAS

1. Rao V.L., Mahmood T. Vaginal discharge. *Obstet Gynaecol Reprod Med*. 2020;30(1):11-18.

2. Melo A., Ossa X., Fetis G., Lazo L., Bustos L., Fonseca-Salamanca F. Concordance Between Clinical and Laboratory Diagnosis of Abnormal Vaginal Discharge in Chilean Women. *Rev Bras Ginecol Obstet*. 2021 Aug;43(8):600-607.

3. Sim M., Logan S., Goh L.H. Vaginal discharge: evaluation and management in primary care. *Singapore Med J*. 2020 Jun;61(6): 297-301.

4. Dorjey, Y., Wangmo, D., Tshomo, D. Assessment of excessive vaginal discharge among women who presented to Phuentsholing General Hospital: A hospital-based study. *Health Sci Rep*. 2022 Sep 1;5(5):e793.

5. Achanna S., Nanda J., Paloma A. "Vaginal Discharge: Common Causes and Management in Women of Reproductive and Prepubertal Girls in a Primary Care Setting - A Narrative Review". *Acta Scientific Women's Health*. 2021;3(12):45-60.

6. Paladine H.L., Desai U.A. Vaginitis: Diagnosis and Treatment. *Am Fam Physician*. 2018 Mar 1;97(5):321-329.

7. De Carvalho N., Eleutério J.Jr., Travassos A., Bastos-Santana L., Espinosa-Miranda A. Brazilian protocol for sexually transmitted infections, 2020: infections causing vaginal discharge. *Epidemiol Serv Saude*. 2021;30:e2020593.

8. Eleutério J.Jr., Nunes Eleutério R., Gordiano Vasconcelos Valente A. Comparison of BD Affirm VPIII with Gram and liquid-based cytology for diagnosis of bacterial vaginoses, candidiasis and Trichomonas. *Clin Exp Obstet Gynecol*. 2019;46(1):32–35.

9. Eleutério J.Jr., Campaner A.B., de Carvalho N.S. Diagnosis and treatment of infectious vaginitis: Proposal for a new algorithm. *Front. Med*. 2023 Feb 9;10:1040072.

69

Infecções Sexualmente Transmissíveis

Geraldo Duarte • Regis Kreitchmann • Ana Gabriela Álvares Travassos • Silvana Maria Quintana

INTRODUÇÃO

As infecções sexualmente transmitidas (ISTs) são reconhecidas como um importante problema de saúde pública em todo o mundo, prejudicando a qualidade de vida e aumentando o risco de doenças graves e morte. De forma geral, tem havido aumento global na incidência e na prevalência das ISTs, demandando estratégias urgentes de enfrentamento do problema.[1,2]

Considerando as ISTs do ponto de vista das mulheres, vários aspectos fundamentam a importância desse enfrentamento. Além da assistência direta no diagnóstico e no tratamento dessas infecções, quebrando suas cadeias de disseminação, existem algumas variáveis qualitativas de especial relevância que demandam a ação médica positiva para sua identificação e seu controle. Dentre elas, é necessário apontar os agravos sociais e mentais das mulheres com IST, incluindo estigma, vergonha, perda de autoestima, conflitos conjugais e violência de gênero. Além dos agravos orgânicos causados pelas ISTs, esses fatores também prejudicam a notificação e o correto tratamento da mulher e do parceiro.[3] Outro benefício imponderável da ação dos médicos é o controle dessas infecções, garantindo o início de um eventual processo gestacional livre de doenças, ou pelo menos controlado naquelas ainda sem cura conhecida.

Para ser considerado de boa qualidade, o atendimento dirigido a mulheres portadoras de uma IST precisa ir além da díade diagnóstico/tratamento, apontando a vulnerabilidade feminina e enfatizando os aspectos preventivos, com prioridade para aqueles comportamentais tanto da mulher como de sua parceria sexual. O atendimento deve convidá-la para uma reflexão sobre o diagnóstico, sobre a vulnerabilidade feminina para essas infecções e sobre a responsabilidade social de interromper a transmissão horizontal e vertical da infecção. Parece que essa falha na orientação das mudanças comportamentais é uma das principais causas do insucesso das estratégias de controle das ISTs, que, apesar de históricas, permanecem desafiando a ciência. Ponto importante no atendimento de uma mulher portadora de IST é considerar que, onde existe uma dessas infecções, o risco da coexistência de outras infecções transmitidas por essa via é elevado. Por isso, a abordagem deve ser ampla, promovendo a reflexão da paciente e, com sua anuência, a pesquisa de outras ISTs.

De forma geral, as atividades de prevenção coletiva contra as ISTs estão ligadas a serviços de atenção básica, que agrupam ofertas de testagem e aconselhamento, orientações sobre as doenças e distribuição de preservativos, respeitando os princípios éticos na abordagem da diversidade sexual, da vivência da sexualidade e do uso de drogas ilícitas. No Brasil, as orientações programáticas referentes ao atendimento de pessoas com ou sob risco de adquirirem IST trazem em seu contexto informações de grande valia e representam uma boa fonte de informações sobre o assunto.[3,4,5]

Considerando a universalidade corporal envolvida durante a atividade sexual, potencialmente todas as infecções podem ser disseminadas por essa categoria de exposição.[3] Algumas são transmitidas com exclusividade por meio do contato sexual em suas várias formas de expressão da sexualidade e outras, esporadicamente transmitidas dessa forma. Nessa classificação prática (mas também pedagógica), para ser considerada uma IST existem alguns critérios, tais como a presença do microrganismo no fluido seminal, no conteúdo vaginal, nas lesões tissulares genitais/orais/anorretais, sua frequência de transmissão nessa categoria de exposição e quebra da cadeia epidemiológica apenas quando se trata também a parceria sexual. Neste capítulo são discutidas aquelas que atendem aos critérios para serem consideradas ISTs, ocorrem com maior frequência e causam mais dificuldade na abordagem clínica, laboratorial e terapêutica. Outras doenças, como zika, varíola dos macacos (*monkeypox*), linfogranuloma venéreo e cancro mole, serão priorizadas em futuras edições.

A seguir, são destacados os aspectos ginecológicos dessas ISTs, apontando os principais problemas que essas infecções impõem ao processo reprodutivo, os quais podem ser evitados pelo diagnóstico e tratamento antes da gravidez, possibilitando que a mulher inicie o processo gestacional sem as preocupações inerentes a elas.

INFECÇÕES VIRAIS TRANSMITIDAS SEXUALMENTE

Nos últimos anos, verificou-se notável avanço na abordagem das ISTs virais, tanto no entendimento fisiopatológico dessas doenças, quanto nos avanços diagnósticos e terapêuticos. Ressalta-se o notável progresso derivado do emprego das técnicas de biologia molecular, não apenas para o diagnóstico das doenças, mas também para aferir a efetividade do tratamento.[6] Neste capítulo serão abordadas as doenças causadas pelo papiloma vírus humano, vírus da imunodeficiência adquirida, herpes-vírus tipo 2, vírus da hepatite B e vírus da hepatite C.

Papilomavírus humano

O *Human papilomavirus* (HPV) é um DNA vírus com mais de 200 diferentes subtipos descritos. Dos 36 subtipos que acometem humanos, vários causam lesões genitais e são transmitidos essencialmente por via sexual. Eles são classificados em grupos de baixo e alto risco de acordo com o potencial de transformação neoplásica. Os subtipos 6 e 11 são os principais representantes do grupo de baixo risco e têm sido demonstrados em lesões papilares genitais e papiloma de laringe. Por outro lado, os tipos 16, 18, 30, 31, 33, 34 e 35 são considerados de alto risco para a transformação das lesões iniciais em câncer da região anal, genital (colo uterino, vagina e vulva) e de orofaringe.[7]

Do ponto de vista prático, são descritos três tipos de infecção: clínica, subclínica e latente. Estatisticamente, a infecção clínica acomete aproximadamente 1% da população sexualmente ativa e os tipos virais mais envolvidos são o 6 e o 11. As lesões características da infecção clinicamente evidente são as verrugas genitais (condiloma acuminado) que apresentam aspecto papilar, podem ser únicas ou múltiplas, localizando-se com maior frequência em áreas de maior atrito, como na vulva (introito) e no períneo. Lesões orais e anais podem ocorrer sem a informação de práticas sexuais envolvendo esses sítios. Por essa razão, a ectoscopia da região anal e oral deve fazer parte da avaliação ginecológica. Mulheres apresentando algum grau de comprometimento imune com frequência apresentam lesões multifocais e recidivantes.[8]

Aproximadamente 4% da população sexualmente ativa apresenta a infecção subclínica. Nesse tipo de infecção, as lesões não são observadas com visão desarmada, sendo necessário exames complementares, como a colpocitologia, a colposcopia e o exame anatomopatológico. O exame colpocitológico, seja por meio do esfregaço convencional ou em meio líquido, tem como objetivo analisar a morfologia celular e detectar atipias compatíveis com lesões pré-neoplásicas do colo uterino, também denominadas de lesões intraepiteliais (LIE). Por sua vez, a infecção latente se caracteriza pela ausência de lesão clínica e/ou subclínica e o diagnóstico é realizado utilizando técnicas de biologia molecular.[6]

Com esse espectro de possibilidades para as manifestações clínicas do HPV, o seu período de incubação é difícil de ser determinado. Para lesões clinicamente evidentes existem informações que indicam variação de 30 até 180 dias. Para lesões subclínicas e latentes, há relatos de até 20 anos da última exposição.

Um dos grandes argumentos para o diagnóstico e tratamento da infecção pelo HPV de forma ativa baseia-se no fato de que essa infecção é um dos fatores predisponentes da infecção pelo vírus da imunodeficiência humana (HIV) em decorrência de alterações biomoleculares e imunológicas locais.[5]

Diagnóstico

Dados da anamnese, como parceria sexual múltipla, outras infecções genitais e passado de lesões condilomatosas são valiosos para a hipótese diagnóstica de infecção pelo HPV. Os relatos de lesão verrucosa nos genitais, associadas ou não a prurido e corrimento estão fortemente ligados ao diagnóstico dessa infecção.

Para o diagnóstico clínico da infecção pelo HPV, a lesão exofítica é sua principal manifestação. Tem aspecto papilar, com aparência de couve-flor, única ou múltiplas, localizando-se na vulva, no períneo, na vagina, no colo do útero, no ânus, no meato uretral e na cavidade oral.[9]

Dentre os recursos laboratoriais para o diagnóstico da infecção pelo HPV, o exame colpocitológico (esfregaço convencional ou meio líquido) é o mais utilizado. Os aspectos mais característicos da infecção pelo HPV nesse exame são a coilocitose (principal), a disceratose e a binucleação. Também podem ser utilizadas as técnicas de biologia molecular, que apresentam a vantagem de identificar os vários subtipos do HPV, além de apresentarem boa sensibilidade e especificidade. Entre essas técnicas, as mais utilizadas são a Polymerase Chain Reaction (PCR), Nucleic Acid Amplification Test (NAAT) e a hibridização pelo método da captura do antígeno. Não se questiona a pertinência dos exames de biologia molecular, mas não são indicados para o rastreamento do HPV como uma IST em mulheres assintomáticas.[10]

A anatomia patológica realizada em material biopsiado das lesões é indicada em situações de dúvida diagnóstica, persistência da lesão após tratamento e mudança no aspecto das lesões (coloração, ulceração). A biopsia pode ser guiada pelo exame colposcópico.

Tratamento

Existem várias opções para o tratamento das lesões HPV induzidas, mas praticamente todas se baseiam na destruição das lesões, seja por métodos físicos, cirúrgicos ou imunoterápicos. Orienta-se que, antes de qualquer medida terapêutica para destruir essas lesões, as infecções associadas sejam tratadas, evitando as infecções secundárias. Esse momento é uma boa oportunidade de profilaxia, informando sobre a doença e as formas de evitá-la, incluindo a vacinação. Importante informar que a recidiva das lesões pode acontecer independente da reexposição, reduzindo a ansiedade das pessoas envolvidas.

Os mais utilizados entre os métodos físicos/cirúrgicos são eletrocauterização, criocauterização, radiofrequência e laser de gás carbônico (CO_2). Os métodos cirúrgicos retiram a lesão e permitem obter material para exame histopatológico. Para isso, podem ser utilizados o bisturi normal, o bisturi elétrico ou a excisão com bisturi de alta frequência.[5]

Entre os métodos químicos ou quimioterápicos existem o ácido tricloroacético (70 a 80%), a podofilina, a podofilotoxina e o 5-fluoruracil, que eventualmente precisam de aplicação local por profissional de saúde. Para o tratamento imunoterápico, os recursos são representados pelo imiquimode e o interferon, ambos com bons resultados, mas acesso limitado para pacientes usuárias do Sistema Único de Saúde (SUS).[10]

Por fim, é preciso alertar as mulheres que desejam gestar sobre o diagnóstico e o tratamento da infecção pelo HPV, para que elas iniciem o processo gestacional sem lesões, evitando, entre outras complicações, a papilomatose de laringe no recém-nascido.

Profilaxia

Vale relembrar que o Brasil tem um dos melhores planos vacinais contra o HPV, com vacinas disponíveis para meninas entre 9 e 14 anos, meninos entre 11 e 14 anos e imunodeprimidos/imunossuprimidos até os 45 anos. Não resta dúvida sobre a importância do estímulo a essa vacina, que é segura e eficaz, e deve fazer parte das orientações de todos os médicos, principalmente na infância e adolescência.[5,8]

Herpes genital

A maioria dos casos de infecção herpética genital são causados pelo herpes-vírus simples tipo II (HSV-2), um DNA vírus capaz de causar infecção aguda, latência e reagudização. O percentual restante das lesões herpéticas genitais é atribuído ao HSV-1, mais frequente nas lesões orolabiais.[11]

Em adultos, a transmissão do HSV-2 se faz preponderantemente pelo ato sexual. A possibilidade de haver infecção primária do HSV-2 de forma assintomática dificulta precisar o período de incubação desse microrganismo nas lesões genitais. Sabendo dessa limitação, para as contaminações horizontais que resultem em casos sintomáticos, o período de incubação seria de seis dias em média. Considera-se como primoinfecção o primeiro episódio clinicamente evidenciado, com diagnóstico médico ou referido pela paciente. Como recorrência consideram-se os episódios posteriores.[5]

Diagnóstico

Na presença de lesões, o diagnóstico de herpes genital é clínico na maioria das vezes, visto que a anamnese, a cronologia e o tipo das lesões fornecem informações bastante sugestivas e ajudam no diagnóstico diferencial.[12] Classicamente, a sequência das lesões é: prurido, dor, vesícula, erosão/úlcera e formação de crosta. Na primoinfecção, as lesões genitais costumam ser acompanhadas de febrícula, mal-estar e sintomas urinários. Em pacientes imunodeprimidas, não é raro a evolução para ulcerações extensas nos genitais.

Dentre os exames laboratoriais que podem ser utilizados para subsidiar o diagnóstico clínico do herpes genital, o de mais fácil acesso no Brasil é o exame citológico de material obtido das lesões para evidenciar as células sinciciais de Tzanck (corado com Giemsa ou hematoxilina-eosina). Apesar da elevada especificidade do teste, sua sensibilidade é baixa. Do ponto de vista prático, por ser uma infecção que pode desenvolver latência, o exame sorológico apresenta sérias limitações para o diagnóstico da infecção genital, havendo indicação mais precisa para estudos de soroprevalência.[13] Para diferenciar o tipo de herpes responsável por determinada lesão, é necessário utilizar testes que pesquisem o HSV-1 e o HSV-2 separadamente. Hoje, considera-se que os NAATs sejam os exames mais adequados para o diagnóstico,[6,14] mas o acesso a esse recurso ainda é limitado no país. A biopsia é um dos últimos recursos diagnósticos, mais utilizada em locais com difícil acesso laboratorial ou para diagnóstico diferencial em caso de falha de tratamento com as medicações usuais ou na vigência de lesões atípicas.[5]

Tratamento

No melhor cenário possível, as terapias vigentes para o controle do HSV-2 reduzem o período sintomático da doença e conseguem aumentar o intervalo entre as crises, portanto, ainda não tem cura. A Organização Mundial da Saúde (OMS) orienta que a crise aguda do herpes deve ser tratada sindromicamente por ser muito dolorosa, apesar da baixa sensibilidade do diagnóstico sindrômico.[2,15]

Como medidas gerais para o tratamento da crise herpética aguda é necessário avaliar inicialmente a extensão das lesões. Em lesões limitadas aos genitais, não extensas, sem dor que provoque limitação física, o tratamento pode ser ambulatorial. O uso de analgesia é uma demanda constante, muitas vezes necessitando utilizar anti-inflamatórios sistêmicos não hormonais.

O tratamento antiviral de mulheres com herpes genital é feito com aciclovir, valaciclovir ou fanciclovir. Todos são efetivos e seguros, mas apenas o aciclovir está disponível no SUS. No primeiro episódio presumido, pode ser utilizado em dois esquemas posológicos diferentes, mas com resultados iguais: aciclovir (400 mg, VO, 3x/dia, por 7 a 10 dias) ou aciclovir (200 mg, VO, 5x/dia, por 7 a 10 dias). Nos quadros de recorrência, o tratamento preconizado também é o aciclovir (400 mg, VO, 3x/dia, por 5 dias) ou aciclovir (800 mg, VO, 2x/dia, por 5 dias).[5]

Para mulheres com lesões extensas pelo HSV-2, normalmente com algum tipo de imunocomprometimento, orienta-se atenção para os outros diagnósticos, a exemplo da infecção pelo HIV. De forma geral, essas pacientes são internadas e o tratamento antiviral é o sistêmico (via oral ou endovenoso). Para o tratamento endovenoso, a dose indicada é 5 a

10 mg/kg de peso, 3 vezes ao dia, geralmente por 7 a 10 dias. O tratamento pode ser prolongado, por via oral, até o fechamento das lesões.[5] Adicionalmente a essas intervenções, orienta-se limpeza das lesões com permanganato de potássio a 1/20.000, 2 vezes ao dia. Frequentemente, existe demanda por analgesia, indicando-se o uso de anti-inflamatórios sistêmicos não hormonais.[6]

Segundo orientações do Ministério da Saúde, pacientes que apresentam mais de seis episódios herpéticos por ano se beneficiam com a terapia supressiva contra essa infecção. Indica-se o aciclovir 400 mg, 2 comprimidos, VO, 2x/dia, por até 6 meses, podendo ser prolongado por até 2 anos.[5] Nesses casos está indicada avaliação periódica do hemograma e das funções renal e hepática.

Vírus da imunodeficiência humana

O vírus da imunodeficiência humana (HIV) é um RNA vírus e o responsável etiológico pela síndrome da imunodeficiência adquirida (AIDS). A decisão de incluir a infecção pelo HIV neste capítulo se baseou em algumas assertivas que devem ser do conhecimento dos profissionais médicos, seja o ginecologista ou o generalista. A primeira delas é que a saúde sexual e reprodutiva dessas pacientes deve fazer parte do cuidado prestado, desde a orientação para o diagnóstico precoce da infecção até a preparação segura para a gravidez.[16]

O papel do médico em relação à infecção pelo HIV em mulheres deve ser o de considerar que o diagnóstico precoce tem a prerrogativa de franquear a terapia antirretroviral antes do comprometimento da saúde delas. A busca orientada da infecção entre mulheres que não conhecem sua condição de portadoras do HIV deve fazer parte das iniciativas e estratégias da consulta médica de controle, seja com o ginecologista ou com o médico generalista.

A maioria das mulheres soronegativas para o HIV não sabe se o parceiro é portador ou não dessa infecção. Nesses casos, a informação tem a finalidade de alertar para a inclusão da parceria sexual na assistência ginecológica e no pré-natal, estratégia que permitirá conhecer o *status* sorológico do parceiro em relação ao HIV. Com isso é possível evitar que a mulher se infecte antes ou durante o processo gestacional.

Observação frequente na prática diária é o grande número de gestantes portadoras do HIV que entram no processo gestacional e não apresentam o controle adequado dessa infecção. Por isso, a conduta esperada do médico é alertar para o cuidado com o diagnóstico e o tratamento da infecção pelo HIV antes da decisão de gestar, permitindo que as futuras mães sejam cuidadas e entrem no processo gestacional com a carga viral indetectável. A transmissão vertical foi reduzida objetivamente ao longo dos últimos anos em resposta às intervenções de triagem da infecção pelo HIV no pré-natal e subsequente uso dos antirretrovirais.

Na atualidade, a principal forma de disseminação da infecção pelo HIV é o relacionamento sexual não protegido, praticado nas suas várias formas de expressão da sexualidade. Cuidado especial também deve ser dispensado ao controle do compartilhamento de seringas por usuários de drogas endovenosas ilícitas.

As mulheres portadoras de HIV apresentam infecções recorrentes como candidíase, maior persistência e recorrência de lesões pelo HPV e progressão mais precoce para o câncer de colo do útero, sendo necessário um rastreamento mais criterioso. Necessário relembrar que o estímulo à atividade física, orientação nutricional, suporte psicológico, combate ao estigma, estímulo à adesão terapêutica, vacinação e anticoncepção efetiva são algumas das inúmeras iniciativas do ginecologista e do médico generalista que podem auxiliar diferenciadamente essas mulheres.

Diagnóstico

Na maioria das vezes, o diagnóstico clínico da infecção pelo HIV é feito pelo infectologista, quando a paciente mulher desenvolve AIDS ou alguém do seu relacionamento íntimo tem a infecção diagnosticada, geralmente já com AIDS. O ginecologista e o generalista devem atuar mais efetivamente na detecção de mulheres assintomáticas. Portanto, os comentários sobre diagnóstico aqui registrados se referem à triagem de mulheres portadoras assintomáticas da infecção.

Para o rastreamento sorológico da infecção pelo HIV, o ideal é começar na atenção básica, utilizando-se inicialmente o teste rápido ou um ensaio imunoenzimático (ELISA), ambos com elevada sensibilidade. No caso do exame de rastreio com resultado positivo, esse diagnóstico provisório precisa ser confirmado por técnicas de maior especificidade, que podem ser de biologia molecular (RT-PCR ou carga viral) ou sorológicas (Western Blot, Imunoblot). A escolha do método dependerá da facilidade de acesso a qualquer dessas provas.[5] Para a realização dos testes de triagem ou diagnóstico do HIV, deve ser lembrada a necessidade do aconselhamento e da anuência da paciente, com registro desses procedimentos nos prontuários.

Tratamento

O controle específico da mulher vivendo com o HIV é feito pelos profissionais infectologistas, e as ponderações básicas feitas aqui servirão para auxiliar o ginecologista ou o generalista sobre quais medicamentos sua paciente está utilizando, inclusive para subsidiar a orientação anticonceptiva considerando as interações medicamentosas. Atualmente, o esquema preferencial de antirretrovirais é composto por três medicamentos, dois inibidores nucleosídicos da transcriptase reversa (tenofovir, 300 mg/dia VO, dose única, e lamivudina, 300 mg/dia VO, dose única) associados a um inibidor da integrase (dolutegravir, 50 mg VO, dose única). De forma geral, os vários esquemas de antirretrovirais mantêm fixos os inibidores nucleosídicos da transcriptase reversa (tenofovir+lamivudina), variando o terceiro componente em caso de alguma intolerância ao dolutegravir. Nesses casos podem ser utilizados outros inibidores da transcriptase reversa (efavirenz) ou da integrase (raltegravir), bem como inibidores da protease (atazanavir, darunavir, ritonavir).[5,6,17]

Os tratamentos utilizando medicamentos de liberação lenta, como cabotegravir, rilpivirine, lenacapavir e islatravir (uso oral e intramuscular) significam um grande avanço, e a expectativa é que terão impacto positivo nas taxas de adesão à terapia, tanto para controlar a carga viral quanto para a profilaxia.[18,19] Até o momento ainda não são comercializados no Brasil.

Profilaxia pré e pós-exposição

Existem dois tipos de profilaxia farmacológica referente ao HIV disponíveis no SUS. Uma é a profilaxia pré-exposição (PrEP), que utiliza a entricitabina (200 mg) associada ao tenofovir (300 mg), coformulados em um comprimido de tomada única diária. Lembrar que a PrEP não veio para substituir nenhuma medida profilática, a exemplo do preservativo. Ela soma-se às outras medidas profiláticas, pois sozinha não atinge total eficácia. Lembrar também que o tempo de segurança após o início da PrEP é de 7 a 20 dias para relação anal e vaginal, respectivamente.[5]

A outra estratégia, conhecida como profilaxia pós-exposição (PEP), utiliza o tenofovir (300 mg) coformulado com lamivudina (300 mg) em um único comprimido, associado ao dolutegravir (50 mg). Esses dois comprimidos devem ser tomados juntos, em uma única tomada diária. As indicações dessa profilaxia são emergenciais, a exemplo dos acidentes ocupacionais, da violência sexual, da ruptura do preservativo e do ato sexual de risco sem proteção.[5]

Hepatite B

O vírus da hepatite B (VHB) é um DNA vírus com variações genéticas reconhecidas que chegam a dez diferentes genótipos, aspecto de importância epidemiológica, clínica e terapêutica. Atualmente já existe tratamento que consegue controlar a carga viral da infecção pelo VHB, bem como vacina efetiva e imunoglobulina específica.[21]

Sem dúvida, o cuidado clínico da mulher portadora do VHB é responsabilidade do infectologista. No entanto, a inclusão de informações referentes ao VHB neste capítulo se baseou na importância de algumas demandas das mulheres para o médico generalista e ginecologista, profissionais que cuidam dessas pacientes no dia a dia. A primeira é que a saúde sexual e reprodutiva delas deve fazer parte do cuidado prestado por esses profissionais desde a orientação para o diagnóstico precoce da infecção até a preparação segura para a gravidez. Nesse contexto, enfatiza-se que o diagnóstico precoce antecipa a adoção da terapia antiviral específica em casos de carga viral elevada, evitando o comprometimento da saúde das pacientes pela infecção. Por isso, a busca orientada da infecção entre as mulheres não infectadas deve fazer parte das iniciativas e estratégias dessas consultas, vacinando aquelas soronegativas (dose inicial, 1 mês e 6 meses).

A maioria das mulheres soronegativas para VHB não sabe se o parceiro é portador ou não dessa infecção. Nesses casos, a informação tem a finalidade de alertar o médico para a inclusão da parceria sexual na assistência ginecológica e no pré-natal, ao conhecer o status sorológico do parceiro em relação ao VHB, e deflagrar as condutas para evitar a transmissão horizontal do vírus. Com isso é possível evitar que a mulher se infecte antes ou durante o processo gestacional. Não se confirmando a vacinação prévia do parceiro, o início do processo vacinal deverá ser indicado para ele e para ela (dose inicial, 1 mês e 6 meses).

Na prática diária, é grande o número de gestantes portadoras do VHB que entram no processo gestacional sem o controle adequado da carga viral. A conduta ideal é alertar para o controle da carga viral previamente à decisão de gestar, permitindo que as futuras mães sejam cuidadas e entrem no processo gestacional já controladas.

Os meios mais frequentes de transmissão do VHB são a exposição parenteral ou percutânea, vertical e sexual. O sangue é o veículo de transmissão mais importante, mas outros fluidos também podem transmitir o VHB, como sêmen e conteúdo vaginal.[5,6]

Diagnóstico

Na maioria das vezes, quem faz o diagnóstico clínico da infecção aguda da hepatite pelo VHB é o infectologista, e caberia ao generalista e ao ginecologista uma atuação mais efetiva na busca da infecção entre mulheres assintomáticas. Para o rastreamento da infecção pelo VHB, o ideal é começar na atenção básica, utilizando inicialmente o teste rápido ou um ensaio imunoenzimático (ELISA) para pesquisar a presença do HBsAg, antígeno de superfície e marcador de cronicidade da infecção. Sendo negativo, avaliar a necessidade de vacinação; sendo positivo, solicitar os outros marcadores da infecção (HBeAg, Anti-HBeAg, Anti-HBcAg e Anti-HBsAg) e a dosagem da carga viral (VHB-DNA). É necessário notificar a vigilância epidemiológica local e encaminhar a paciente para acompanhamento clínico do profissional especializado.[21]

Tratamento

Diante da complexidade dos aspectos terapêuticos da infecção pelo VHB, o tratamento deve seguir as orientações do especialista. Ele vai avaliar as múltiplas variáveis clínicas e laboratoriais, como a presença de acometimento hepático significativo (funcional e histopatológico), resposta imunológica à infecção, carga viral e fatores de risco para a progressão da doença (idade e histórico familiar de hepatocarcinoma). A definição da terapia antiviral na infecção crônica pelo VHB depende, a princípio, do grau da hepatopatia, da concentração de aminotransferases e da carga viral (VHB-DNA).[6]

Um dos benefícios do diagnóstico precoce da infecção pelo VHB é a adequação dos hábitos comportamentais de risco, como, por exemplo, cessar o uso de álcool e de drogas ilícitas. Paralelamente, estimulam-se os hábitos comportamentais benéficos para a saúde, como atividade física regular, nutrição adequada, sono de qualidade, entre outros.

Profilaxia em casos de violência sexual

Na ocorrência de violência sexual, se a mulher não foi vacinada contra o VHB, ou estiver com vacinação incompleta, ou ainda se não se recordar de ter sido vacinada, deve receber a primeira dose da vacina. A avaliação dos outros marcadores séricos da infecção pelo VHB ajudará na definição do caso (imunizada ou não) e na necessidade de se completar o esquema vacinal, programando as próximas doses para 1 mês e 6 meses.[5]

De forma geral, não se consegue a informação sobre a condição do agressor ser portador ou não do VHB. Nesse caso, é indicada a administração da imunoglobulina hiperimune em grupo muscular diverso daquele no qual se administrou a vacina. Esse esquema deve ser instituído o mais cedo possível, uma vez que os melhores resultados dependem da precocidade da medida, idealmente menos que 12 horas, mas pode ser feito até 14 dias após a agressão.[22]

Hepatite C

O vírus da hepatite C é um RNA vírus que apresenta significativa variabilidade na estrutura primária de seu genoma. As variações permitem o agrupamento por homologia de pelo menos seis genótipos e seus vários subtipos, com peculiaridades epidemiológicas, clínicas e terapêuticas.[6,21]

O cuidado clínico da paciente portadora do VHC fica sob a responsabilidade do profissional infectologista, mas o diagnóstico precoce das mulheres assintomáticas normalmente é feito pelo médico generalista ou pelo ginecologista. Com o diagnóstico, abre-se a oportunidade de seguimento específico e acesso ao tratamento, já disponível no SUS. Alerta-se para o fato de que não existe imunoprofilaxia para o VHC, nem vacina ou imunoglobulina.[5]

Diagnóstico

Para o rastreamento da infecção pelo VHC, o ideal é começar na atenção básica, utilizando-se inicialmente um teste rápido ou um ensaio imunoenzimático (ELISA) para pesquisar a presença de anticorpos contra o VHC. Como é um diagnóstico bifásico, precisa ser confirmado pelo RT-PCR do VHC.[21]

Tratamento

O tratamento farmacológico com antivirais de ação direta é capaz de curar a infecção pelo VHC. Entretanto, por ser uma infecção assintomática na maioria dos casos, grande número de pessoas infectadas não são diagnosticadas. Devido à sua complexidade, esse tratamento deve ser acompanhado por especialistas. Dentre as drogas utilizadas, destacam-se sofosbuvir, daclatasvir, ledipasvir, velpatasvir, elbasvir/grazoprevir, glecaprevir, pibrentasvir e ribavirina, sendo prescrita uma associação entre eles.[5,6,21]

INFECÇÕES BACTERIANAS TRANSMITIDAS SEXUALMENTE

Dentre as infecções bacterianas com potencial de transmissão sexual, neste capítulo são abordadas a sífilis, a gonorreia e a clamidíase genital.

Sífilis

Reconhecida como uma IST clássica, a sífilis é causada pelo *Treponema pallidum* (TP). Neste capítulo, são abordados os aspectos da sífilis adquirida em mulheres adultas não gestantes, destacando que o tratamento correto da infecção permitirá que elas iniciem uma eventual gravidez sem a doença, evitando as complicações da transmissão placentária do TP, entre elas as perdas gestacionais e a sífilis congênita.

Evolução

Clinicamente, a evolução da sífilis é dividida em estágios ou fases que orientam o seu tratamento e monitoramento,[5] classificando-a em sífilis recente (primária, secundária e latente recente) e sífilis tardia (latente tardia e terciária). Considera-se sífilis recente a infecção que dura até um ano, e tardia, após esse tempo de evolução.[6] Por se tratar de uma afecção com manifestações clínicas dinâmicas e sequenciais, o quadro clínico da sífilis adquirida será descrito a seguir, de acordo com os estágios da infecção.

Primarismo da sífilis

A lesão primária da sífilis é chamada de cancro duro e se caracteriza por ser altamente infectante. Seu aparecimento ocorre, em média, 21 a 28 dias após o contato infectante (varia de 10 a 90 dias). Apresenta-se como uma lesão ulcerada, geralmente única, mas pode ser múltipla, com bordas endurecidas e fundo limpo. Sua localização dependerá do local onde o TP foi inoculado: vulva, paredes vaginais, colo ou em localizações extragenitais (boca e ânus).[14,15]

Mesmo não tratado, o cancro duro regride em tempo que varia de 1 a 6 semanas, espontaneamente e sem deixar cicatriz.

Secundarismo da sífilis

As lesões secundárias da sífilis surgem em tempo variável após o contágio (40 a 180 dias, com média de 6 a 7 semanas), decorrente da intensidade de multiplicação do TP e da resposta imune. São lesões infectantes, de distribuição sistêmica e qualquer órgão pode ser acometido. No entanto, as lesões tegumentares são as mais frequentes e mais facilmente diagnosticadas, apresentando distribuição generalizada e aspectos variados (roséolas, máculas, pápulas ou lesões papuloescamosas). Quando coalescem, formam grandes lesões papulares com pele espessada, denominadas *condiloma plano*, observadas com maior frequência nas regiões genitais, periorificiais da face, axilares e interglúteas. No couro cabeludo, pode causar alopecia (difusa, clareira).

Concomitantemente ao quadro dermatológico, numerosas manifestações sistêmicas podem estar presentes: astenia, anorexia, febre baixa, micropoliadenopatia generalizada, mialgia, artralgia, cefaleia, meningite, iridociclite, hepatite, esplenomegalia, periostite, glomerulonefrite, dentre outras de menor frequência. Como as lesões são múltiplas e variáveis em função do estado imune do hospedeiro, vale considerar que qualquer lesão genital acompanhada ou seguida por manifestações sistêmicas pode ser sífilis.[5]

A duração da fase secundária da sífilis também é variável, mas, mesmo sem tratamento, elas desaparecem no prazo de 12 meses, trazendo a falsa impressão de cura.

Fase latente recente

Considera-se como fase latente recente da sífilis o período assintomático entre o desaparecimento das lesões secundárias da doença até que se complete um ano após o evento infectivo. Depois desse período, a sífilis é classificada como tardia, que também é dividida em duas fases, como mostrado a seguir.

Fase latente tardia

Essa fase tem início temporal quando a infecção completa um ano de evolução. Seu término é determinado pelo aparecimento da primeira lesão do terciarismo da sífilis. A fase latente tardia da sífilis é sua fase mais longa, podendo durar mais de 30 anos, dependendo das características imunes do organismo.

Como na sífilis latente recente e tardia não há nenhuma manifestação clínica, elas são caracterizadas como de "silêncio clínico", com diagnóstico exclusivamente laboratorial. A maioria dos diagnósticos de sífilis ocorre nesse estágio da infecção.

Terciarismo da sífilis

As manifestações clínicas da sífilis tardia também são chamadas terciárias. Elas se dividem em lesões tegumentares (cutaneomucosas), viscerais (oculares, ósseas e cardiovasculares) e do sistema nervoso. As lesões clínicas da sífilis tardia ou terciária não são contagiosas, mas são destrutivas e podem causar desfiguração, incapacidade e até morte. Sem tratamento adequado durante sua evolução, o envolvimento do sistema nervoso central (SNC) na sífilis pode ser observado em 10 a 40% dos pacientes. Frequentemente, é necessário avaliar o líquido cefalorraquidiano para o correto diagnóstico de neurossífilis.[5,6]

Diagnóstico

Na sífilis com lesão primária, a forma mais adequada e prática de confirmar o diagnóstico é verificar a presença do TP utilizando a microscopia de fase em campo escuro. Havendo recursos, os testes de biologia molecular também são uma boa opção (PCR ou NAAT). Se não houver acesso a nenhum desses exames, o tratamento sindrômico pode ser utilizado. Os exames séricos ajudam pouco no primarismo sifilítico, pois nessa fase ainda não positivaram, na maioria dos casos. No entanto, devem ser solicitados para controle futuro do tratamento a ser realizado.[5]

O diagnóstico da sífilis secundária e nas fases latentes recente e tardia se baseia na busca de anticorpos, que podem ser treponêmicos ou não treponêmicos. Entre os testes que identificam anticorpos treponêmicos, os mais utilizados são Fluorescence Test Antibody Absorption (FTA-Abs), Micro Hemagglutination of Treponema pallidum (MHA-TP), Chemiluminescence Assay (CLIA) e Enzyme-Linked Immunosorbent Assay (ELISA). Os testes imunocromatográficos são a base dos testes de diagnóstico rápido da sífilis (também são testes treponêmicos) e significam um dos grandes avanços na abordagem diagnóstica dessa doença, permitindo o tratamento imediato.[23]

Os testes não treponêmicos pesquisam a presença de anticorpos reagínicos contra a cardiolipina do TP. Do ponto de vista prático, os mais utilizados são o Venereal Disease Research Laboratory (VDRL) e o Rapid Plasma Reagin (RPR). Por utilizarem antígenos inespecíficos na reação, existe a possibilidade de apresentarem reações cruzadas com algumas doenças e situações clínicas, a exemplo da mononucleose, doenças mistas do tecido conjuntivo e gravidez. São os testes indicados para controle de tratamento por serem quantitativos.[6]

Como se sabe, o diagnóstico sérico da sífilis é bifásico, utilizando testes para triagem e testes confirmatórios. Os testes de escolha para iniciar o fluxograma diagnóstico dependem da população alvo, da disponibilidade do teste e da política pública local (iniciar com testes treponêmicos ou com testes não treponêmicos). Se possível, iniciar a triagem com testes treponêmicos, entre eles o teste rápido. Importante destacar que, quando existem discordâncias dos resultados entre os testes treponêmicos e não treponêmicos, é necessário observar a história clínica, a exposição e o contexto epidemiológico da pessoa que está sendo avaliada. A repetição dos testes e a diluição da amostra, no caso dos testes não treponêmicos (para atenuar o efeito prozona causado pela alta concentração de anticorpos), são estratégias a ser adotadas para esclarecimento diagnóstico.[5,23]

Tratamento

Para o tratamento da sífilis, deve-se considerar a fase da doença para definir as doses e o tempo de duração. O tratamento preferencial é realizado com a penicilina benzatina. Na sífilis recente (até um ano de duração), a dose de penicilina benzatina é de 2,4 milhões UI, IM (metade em cada nádega), dose única. Na sífilis tardia (mais de um ano de duração), a dose de penicilina benzatina é de 2,4 milhões UI, intramuscular (metade em cada nádega), repetindo semanalmente até a dose total de 7,2 milhões UI.[11] Na neurossífilis, indica-se a penicilina cristalina na dose de 18-24 milhões UI/dia, endovenosa, dividida em 6 doses diárias por 14 dias.[5]

Como tratamento alternativo para mulher adulta (não gestante) com sífilis recente indica-se doxiciclina em doses de 100 mg, VO de 12/12 horas, por 15 dias; e na sífilis tardia, doxiciclina em doses de 100 mg, VO de 12/12 horas, por 30 dias. No caso de neurossífilis, a alternativa é a ceftriaxona, dose de 2 g, EV, dose única diária, por 10 a 14 dias.[6]

Por ser uma IST, o tratamento da parceria sexual da mulher com sífilis é fundamental. Se o exame sorológico do parceiro for soronegativo, ou apresentar manifestações clínicas de sífilis recente, indicar penicilina benzatina na dose de 2,4 milhões UI, IM, dose única. Se o parceiro for sororreagente, mas sem manifestações clínicas ou história comprovada de tratamento, a dose total de penicilina benzatina será de 7,2 milhões UI, IM, divididas em 3 tomadas semanais.[5]

Controle pós-tratamento

O controle de tratamento para adultos não gestantes é realizado com teste não treponêmico (VDRL ou RPR) após 3, 6, 9 e 12 meses do tratamento. Quanto mais precocemente se indicar a terapia, maior a velocidade de redução dos títulos de anticorpos. Pacientes com sífilis tardia têm maior probabilidade de permanecerem com títulos residuais. Tradicionalmente, a indicação de sucesso de tratamento é a redução dos títulos em duas diluições dos testes não treponêmicos após três meses do tratamento e quatro diluições após seis meses do tratamento. A sororreversão ou a estabilização dos títulos (duas avaliações) em baixas concentrações de anticorpos indicam sucesso do tratamento. Quando essa redução nos títulos não ocorre, quando há aumento de 2 diluições nos títulos ou persistência/recorrência das manifestações clínicas da sífilis, recomenda-se repetir o tratamento.[5]

Gonorreia

A *Neisseria gonorrhoeae* é o agente etiológico da gonorreia, cuja transmissão horizontal é essencialmente sexual. Considerando as manifestações genitourinárias desse microrganismo, aceita-se que o período de incubação varie de 2 a 10 dias, embora possa ser mais prolongado em mulheres. Considerando-se apenas as manifestações urinárias, 85% das pacientes apresentam sinais/sintomas entre 2 e 5 dias.[11]

Diagnóstico

Informações sobre as práticas sexuais (vaginal/anal) sem proteção auxiliam sobremaneira o diagnóstico clínico da gonorreia. As manifestações clínicas estão relacionadas com o sítio acometido e a extensão do agravo. No trato urinário, traduz-se por corrimento uretral purulento e intensa disúria, facilitando o diagnóstico sindrômico. O diagnóstico clínico da gonorreia genital feminina não é tão assertivo quanto o da uretrite, uma vez que o corrimento amarelado decorrente da invasão do epitélio cilíndrico endocervical tem sensibilidade baixa. Apesar do quadro clínico da ecto/endocervicite ser geralmente frusto, ele pode manter o gonococo em pacientes oligossintomáticas ou assintomáticas.[6]

Em relação às infecções extragenitais/urinárias da gonorreia, são considerados três sítios potenciais de infecção por esse germe: reto, faringe e mucosa ocular. Para mulheres com relato da prática de sexo anal sem proteção, a suspeita clínica de proctite se baseia nas queixas mais frequentes desse acometimento: dor retal, corrimento anal, sangramento anal, presença de muco nas fezes e dor abdominal em hipogástrio,

entre outras.[11] A faringite gonocócica é oligossintomática na maioria dos casos, mas, quando sintomática, se caracteriza por dor local e alterações da voz. O acometimento da mucosa ocular é mais raro, ocorrendo por autoinoculação ou fômites e evolui com secreção purulenta e edema periorbital. Se não tratada, pode levar a complicações como ulceração de córnea, perfuração ocular e cegueira.[5]

As complicações agudas e crônicas da gonorreia genital apresentam quadro variado de manifestações clínicas de acordo com a complicação presente. A síndrome de Fitz-Hugh-Curtis (peri-hepatite gonocócica) ocorre predominantemente nas mulheres acometidas pela *Neisseria gonorrhoeae* ou *Chlamydia trachomatis*. Apresenta-se com dor abdominal no hipocôndrio direito, náuseas, vômitos, febre, de forma semelhante à doença hepática ou biliar. Outra complicação grave é a doença inflamatória pélvica, caracterizada clinicamente por febre, dor abdominal, sinais de irritação peritoneal, dor à mobilização do colo uterino, dispareunia e desconforto no baixo ventre. A evolução para obstrução tubária é um risco, assim como o avanço para a dificuldade óbvia de engravidar e gravidez ectópica. A formação de abscesso da glândula de Bartholin é uma complicação frequente da infecção pelo gonococo, levando à dor na projeção da glândula acometida, calor local e dispareunia.[5]

Embora rara, a artrite gonocócica séptica é outra complicação da infecção pelo gonococo. De forma geral, as articulações mais acometidas são punhos, cotovelos, joelhos e tornozelos. Seu início geralmente é agudo, com dor intensa local, sinais de inflamação articular (edema, hiperemia e hipertermia), limitação articular e febre.[24]

Diagnóstico laboratorial

Em razão das dificuldades com o diagnóstico clínico da gonorreia genital e suas potenciais complicações, é necessário o uso de testes complementares para confirmação. A forma mais prática, rápida e simples de identificar a *Neisseria gonorrhoeae* em casos sintomáticos é utilizando a coloração de gram (o gonococo é gram-negativo) em esfregaços uretrais e do endocérvix. Segundo os Centers for Disease Control and Prevention (CDC), o gram pode atingir 95% de sensibilidade e 99% de especificidade.[6]

Em casos assintomáticos, prefere-se a identificação do gonococo utilizando cultivos (meio de Thayer Martin ou New York City), ou testes de biologia molecular baseados na tecnologia dos NAATs. Os métodos de biologia molecular apresentam inúmeras vantagens, tais como rapidez e confiabilidade, mas o custo ainda não permite que sejam disponibilizados para usuárias do SUS em todos os municípios. Uma desvantagem dos NAATs é que não fornecem perfil de sensibilidade da cepa de *Neisseria gonorrhoeae* identificada.[11]

Para as formas da infecção gonocócica que evoluem para abscesso, principalmente os abscessos pélvicos, o uso da ultrassonografia é indicado para avaliar abordagem cirúrgica, terapêutica adequada e seguimento clínico.

Tratamento

Devido à frequente associação com a clamidíase e a dificuldade de fazer esse diagnóstico, orienta-se tratar as duas doenças ao mesmo tempo. Para a gonorreia uretral, cervical, retal e faringiana, a escolha recai sobre a ceftriaxona (500 mg, intramuscular em dose única) associada à azitromicina (1,0 g, via oral em dose única).[25] Para as formas disseminadas, o tratamento preconizado é hospitalar, utilizando a ceftriaxona (1,0 g, intramuscular ou endovenosa dose única diária, por pelo menos 7 dias de tratamento) associada à azitromicina (1,0 g, via oral em dose única).[5]

Para as formas da gonorreia que evoluíram para abscesso, o tratamento clínico com antimicrobianos deve ser complementado por tratamento cirúrgico ou punção/drenagem.

Recomenda-se o tratamento simultâneo do parceiro sexual, além da abstinência sexual durante o tratamento e por 7 dias após o tratamento com ceftriaxona (500 mg, intramuscular em dose única) associada à azitromicina (1,0 g, via oral em dose única). Quanto ao seguimento pós-tratamento, as orientações não são uniformes. O Ministério da Saúde não se posiciona, talvez pelo custo, dificuldades de acesso e eficácia do esquema terapêutico proposto.[5] Entretanto, estudos liderados pelos CDC indicam novo exame de controle na gonorreia faringiana, com cultura ou NAAT, uma ou duas semanas após o tratamento. Para as outras formas da infecção, o controle clínico seria suficiente, mas orientam que, após 3 meses, a paciente seja submetida à cultura ou NAAT para detectar-se a reinfecção.[5,26,27]

Clamidíase genital

Dentre os vários sorotipos da *Chlamydia trachomatis* (CT) identificados por letras do alfabeto, para a infecção genital interessam os que vão de D até K. Os sorotipos A, B e C causam o tracoma ocular e os sorotipos L_1, L_2 e L_3, o linfogranuloma venéreo.[5] Por não possuírem capacidade de produzir energia para seu metabolismo, são de vida intracelular obrigatória. Essa dependência metabólica tem implicações negativas sobre a capacidade da clamídia de promover resposta imune eficiente, explicando reinfecções frequentes e a inconstância das provas imunológicas, inviabilizando o diagnóstico sorológico preciso dessa infecção.

Apesar das várias possibilidades de transmissão da CT, para este capítulo será abordada a transmissão sexual, realçando o acometimento tissular decorrente dessa infecção principalmente sobre os epitélios não-estratificados. Ressalta-se a frequência com que a CT se associa a infecção pela *Neisseria gonorrhoeae*, acometendo os mesmos epitélios (com mecanismos fisiopatológicos diversos), promovendo várias complicações similares, além de demandar tratamentos concomitantes.[6]

Diagnóstico

As manifestações clínicas da clamidíase genital variam desde quadros assintomáticos até peri-hepatite. Devido à inespecificidade de seus sinais e sintomas, o diagnóstico clínico é limitado a poucas situações, fazendo com que o diagnóstico preciso dependa do apoio laboratorial. Quando apresenta manifestações clínicas, são lideradas pela presença de corrimento endocervical, endocervicite sangrante e endometrite. Devido a essas características, alguns países realizam rastreamento periódico em jovens assintomáticos sexualmente ativos com menos de 25 anos.[5]

Dentre as complicações da clamidíase, algumas se destacam por sua gravidade, sequelas potenciais e associação com a *Neisseria gonorrhoeae*. A síndrome de Fitz-Hugh-Curtis (peri-hepatite clamidiana) ocorre predominantemente nas mulheres acometidas pela *Chlamydia trachomatis* ou *Neisseria gonorrhoeae*. As manifestações clínicas são a dor abdominal no hipocôndrio direito, náuseas, vômitos e febre. Outra complicação grave é a doença inflamatória pélvica, caracterizada clinicamente por febre, dor abdominal, sinais de irritação peritoneal, dor à mobilização do colo uterino, dispareunia e desconforto no baixo ventre.[28] A evolução para obstrução tubária é uma probabilidade, assim como a evolução para maior risco de gravidez ectópica e a dificuldade óbvia de engravidar.[5,29] O abscesso da glândula de Bartholin também é uma complicação da infecção pela CT, levando a dor na projeção da glândula acometida, calor local e dispareunia.

A síndrome uretro-conjuntivo-sinovial, ou síndrome de Reiter, é uma condição clínica reativa à presença de algumas infecções, entre elas a clamidíase. Apresenta corrimento uretral incaracterístico, acometimento ocular (eritema conjuntival, ardência, prurido e secreção purulenta) e acometimento articular asséptico de articulações do segmento inferior do corpo.[5]

Hoje, o diagnóstico laboratorial da CT baseia-se nas técnicas de biologia molecular, seja PCR ou NAAT.[5] Ressalta-se que a citologia cervicovaginal e a sorologia não são úteis para o diagnóstico.

Tratamento

Para o tratamento da infecção genital (uretra, endocérvix) por CT, o tratamento indicado é o uso da azitromicina (1,0 g, VO, dose única) ou da doxiciclina (100 mg, VO de 12/12 horas, por 7 dias). Recomenda-se, também, o tratamento simultâneo do parceiro sexual utilizando azitromicina (1,0 g, VO, dose única) ou doxiciclina (100 mg, VO de 12/12 horas, por 7 dias). Durante o tratamento (preferencialmente concomitante), contraindica-se a atividade sexual sem preservativo.[6]

Para o tratamento da doença inflamatória pélvica, por ser uma doença polimicrobiana, onde podem estar presentes a CT, *Neisseria gonorrhoeae* e germes da microbiota anaeróbia da paciente, o tratamento indicado associa antimicrobianos visando todos esses microrganismos. Os esquemas indicados para tratamento ambulatorial preconizam ceftriaxona (500 mg, IM em dose única), doxiciclina (100 mg, VO de 12/12 horas, por 14 dias) e metronidazol (500 mg, VO de 12/12 horas, por 14 dias).[5]

Se o caso apresentar comprometimento peritoneal evidente ou abscesso, deve ser indicado o tratamento hospitalar utilizando ceftriaxona (1,0 g, EV em dose única, por 14 dias), doxiciclina (100 mg, VO de 12/12 horas, por 14 dias) e metronidazol (400 mg, EV de 12/12 horas, por 14 dias). Outros esquemas de tratamento hospitalares também podem ser utilizados, como a associação da clindamicina (900 mg, EV de 8/8 horas, por 14 dias) com a gentamicina (3-5 mg/kg, EV, dose única diária, por 14 dias) e a doxiciclina (100 mg, VO de 12/12 horas, por 14 dias).

Nas mulheres não gestantes, o controle pós-tratamento não é indicado se a paciente usou o regime terapêutico adequado e com boa adesão.[5] No entanto, o NAAT será indicado para todas elas após 3 meses do tratamento.[6] Não sendo possível a realização do exame, deve ser feito na próxima consulta.

PROTOZOÁRIOS TRANSMITIDOS SEXUALMENTE
Tricomoníase

Denomina-se tricomoníase vulvovaginal o acometimento genital causado pelo *Trichomonas vaginalis*, protozoário que acomete com maior frequência mulheres com precários hábitos higiênicos e/ou múltiplos parceiros sexuais.[5]

Elevadas taxas de concomitância com outras infecções sexualmente transmissíveis e o isolamento da *Trichomonas vaginalis* em parceiros de mulheres diagnosticadas com tricomoníase confirmam a transmissão sexual como a principal forma de disseminação desse parasita. Também já se confirmou que mulheres portadoras de tricomoníase são mais predispostas à infecção pelo HIV.[30]

Diagnóstico

De forma geral, as manifestações clínicas da tricomoníase são dominadas por expressivo conteúdo vaginal amarelo-esverdeado, bolhoso e odor desagradável, que varia na dependência da flora anaeróbia associada. Pode ocorrer processo inflamatório intenso, justificando o aumento do conteúdo vaginal. Com menor frequência ocorre sinusiorragia, dispareunia, edema e disúria.[5]

Ao exame ectoscópico, a mucosa cervicovaginal apresenta-se com inúmeros pontos avermelhados, traduzidas clinicamente como cervicocolpite e intensa exsudação reativa. Em aproximadamente 70% dos casos essas lesões não apresentam a ampliação necessária para serem detectadas à visão desarmada, mas são facilmente visíveis com o auxílio do colposcópio. O pH vaginal colabora com o diagnóstico e geralmente oscila entre 6 e 7,5. Essa variação do pH tendendo a alcalino predispõe a colonização vaginal por microbiota variada, com predominância anaeróbica. Como resultado, não é raro o aparecimento de vaginose bacteriana, cujos microrganismos associados liberam bioaminas de odor fétido, além de provocar bolhas no conteúdo vaginal.

O *exame a fresco* do esfregaço vaginal é o recurso que apresenta a melhor relação custo/benefício para o diagnóstico da tricomoníase, principalmente em países com recursos limitados. Com esse exame (e treinamento básico do observador) é possível fazer o diagnóstico durante a consulta e iniciar o tratamento rapidamente. Ao exame, identifica-se morfologicamente o protozoário e o número elevado de leucócitos no esfregaço. Hoje, considera-se que o padrão ouro para o diagnóstico da tricomoníase é o uso das técnicas de biologia molecular,[6] que apresentam sensibilidade e especificidade elevadas. No entanto, o custo elevado desses recursos biomoleculares ainda é limitante para o sistema público de saúde brasileiro.[5]

Tratamento

Para o tratamento da tricomoníase considera-se o tratamento antiparasitário e controle imperativo dos possíveis contaminantes. Para o tratamento antiparasitário a escolha é o metronidazol nos seguintes esquemas: 250 mg, VO de 8/8 horas, por 7 dias; ou 500 mg, VO 12/12 horas, por 7 dias. Eles se mostraram mais efetivos que o tratamento em dose única com 2 g, também por via oral. O tratamento tópico não é eficaz para tratar a tricomoníase. O esquema em dose única de metronidazol ou derivados (2,0 g, VO) é preferido para tratar o parceiro, pois essa estratégia aumenta as taxas de adesão.[5]

CONSIDERAÇÕES FINAIS

As situações clínicas que envolvem as infecções sexualmente transmissíveis são muito variadas. O primeiro contato da paciente, muitas vezes, será o médico generalista, por isso, o conhecimento de suas manifestações clínicas iniciais é essencial para se realizar uma abordagem diagnóstica adequada e o encaminhamento precoce ao especialista.

REFERÊNCIAS BIBLIOGRÁFICAS

1. World Health Organization (WHO). Guidelines for the management of symptomatic sexually transmitted infections. Geneva: World Health Organization; 2021. Licence: CC BY-NC-SA 3.0 IGO.
2. Du M., Yan W., Jing W., Qin C., Liu Q., Liu M., Liu J. Increasing incidence rates of sexually transmitted infections from 2010 to 2019: an analysis of temporal trends by geographical regions and age groups from the 2019 Global Burden of Disease Study. *BMC Infect Dis*. 2022;22(1):574.
3. Gonçalves C.V., Duarte G., Saavedra J.S., Martins D., Diehl A. Infecções sexualmente transmissíveis. In: Diehl A, Vieira DL, Sexualidade. Do Prazer ao Sofrer. Roca: São Paulo, 2017; p. 557-78.
4. Miranda A.E., Freitas F.L.S., Passos M.R.L., Lopez M.A.A., Pereira G.F.M. Public policies on sexually transmitted infections in Brazil. *Rev Soc Bras Med Trop*. 2021 May 17;54(suppl 1):e2020611.
5. Brasil. Ministério da Saúde. Departamento de Doenças de Condições Crônicas e Infecções Sexualmente Transmissíveis. Protocolo Clínico e Diretrizes Terapêuticas para Atenção Integral às Pessoas com Infecções Sexualmente Transmissíveis (IST). Brasília: Ministério da Saúde; 2022. 1-211.
6. Workowski K.A., Bachmann L.H., Chan P.A., Johnston C.M., Muzny C.A., Park I, et al. Sexually Transmitted Infections Treatment Guidelines, 2021. *MMWR Recomm Reports*. 2021;70(4):1-187.
7. Nelson C.W., Mirabello L. Human papillomavirus genomics: Understanding carcinogenicity. *Tumour Virus Res*. 2023; 20:200258.
8. Roteli-Martins C.M., Magno V., Santos A.L.F., Teixeira J.C., Nilma A.N., Fialho S.C.A.V. Human papillomavirus vaccination for adult women. *Rev Bras Ginecol Obstet*. 2022;44(6):631-5.
9. National Health Service (NHS). Sexually Transmitted Infections Guidelines. Disponível em: https://www.nhs.uk/conditions/sexually-transmitted-infections-stis/. Acesso em: 12 fev. 2023.
10. Oliveira A.K.D.S.G., Jacyntho C.M.A., Tso F.K., Boldrini N.A.T., Speck N.M.G., Peixoto R.A.C., Zanine R.M. et al. HPV infection - Screening, diagnosis and management of HPV-induced lesions. *Rev Bras Ginecol Obstet*. 2021;43(3):240-6.
11. Tuddenham S., Hamill M.M., Ghanem K.G. Diagnosis and Treatment of Sexually Transmitted Infections: A Review. *JAMA*. 2022;327(2):161-72.
12. Ramos M.C., Sardinha J.C., Alencar H.D.R., Aragón M.G., Lannoy L.H. Brazilian Protocol for Sexually Transmitted Infections, 2020: infections that cause genital ulcers. *Rev Soc Bras Med Trop*. 2021;54(suppl 1):e2020663.
13. US Preventive Services Task Force. Mangione C.M., Barry M.J., Nicholson W.K., Cabana M., Chelmow D., Coker T.R. et al. Serologic Screening for Genital Herpes Infection: US Preventive Services Task Force Reaffirmation Recommendation Statement. *JAMA*. 2023;329(6):502-507.
14. Ahmed J., Rawre J., Dhawan N., Dudani P., Khanna N., Dhawan B. Genital ulcer disease: A review. *J Family Med Prim Care*. 2022;11(8):4255-4262.
15. Loh A.J.W., Ting E.L., Wi T.E., Mayaud P., Chow E.P.F., Santesso N., Falconer J., Ofori-Asenso R., Ong J.J. The Diagnostic Accuracy of Syndromic Management for Genital Ulcer Disease: A Systematic Review and Meta-Analysis. *Front Med (Lausanne)*. 2022;8:806605.
16. Duarte G. Dezembro vermelho: Uma oportunidade para informar que a Aids continua. *Femina*. 2022;50(12):723-725.
17. Panel on Antiretroviral Guidelines for Adults and Adolescents. Guidelines for the Use of Antiretroviral Agents in Adults and

Adolescents with HIV. Department of Health and Human Services. Acesso em: 02 fev. 2023. Disponível em: https://clinica-linfo.hiv.gov/en/guidelines/adult-and-adolescent-arv.

18. Berruti M., Riccardi N., Canetti D., Lo Caputo S., Taramasso L., Di Biagio A. Injectable Antiretroviral Drugs: Back to the Future. *Viruses*. 2021;13(2):228.

19. Kilcrease C., Yusuf H., Park J., Powell A., James L., Oates J., Davis B. et al. Realizing the promise of long-acting antiretroviral treatment strategies for individuals with HIV and adherence challenges: an illustrative case series. *AIDS Res Ther*. 2022;19(1):56.

20. Gotsche C.I., Steyn P.S., Narasimhan M., Rodolph M., Baggaley R., Kiarie J.N. Integrating pre-exposure prophylaxis of HIV infection into family planning services: a scoping review. *BMJ Sex Reprod Health*. 2022. doi: 10.1136/bmjsrh-2021-201356. Online ahead of print.

21. Duarte G., Pezzuto P., Barros T.D., Mosimann Junior G., Martinez-Espinosa F.E. Brazilian Protocol for Sexually Transmitted Infections 2020: viral hepatitis. *Rev Soc Bras Med Trop*. 2021;54(suppl 1):e2020834.

22. de Jesus G.R., Rodrigues N.P., Braga G.C., Abduch R., Melli P.P.D.S., Duarte G., Quintana S.M. Assistance to Victims of Sexual Violence in a Referral Service: A 10-Year Experience. *Rev Bras Ginecol Obstet*. 2022 Jan;44(1):47-54.

23. BRASIL. Ministério da Saúde. Departamento de Doenças de Condições Crônicas e Infecções Sexualmente Transmissíveis. Manual técnico para o diagnóstico da sífilis. Brasília, 2021. p. 1-70.

24. Sawatzky P., Martin I., Thorington R., Alexander D. Disseminated Gonococcal Infections in Manitoba, Canada: 2013 to 2020. *Sex Transm Dis*. 2022;49(12):831-837.

25. St. Cyr S., Barbee L., Workowski K.A., Bachmann L.H., Pham C., Schlanger K., Torrone E. et al. Update to CDC's Treatment Guidelines for Gonococcal Infection, 2020. *MMWR*. 2020;69:1911-1916.

26. Bedno S., Hakre S., Clark S., Dear N., Milazzo M., McCoart A., Hassen Z., et al. Prospective screening for sexually transmitted infections among US service members with Chlamydia trachomatis or Neisseria gonorrhoeae infection. *PLoS One*. 2023;18(1):e0280783.

27. Yeganeh N., Kreitchmann R., Leng M., Nielsen-Saines K., Gorbach P.M., Klausner J.D. Diagnosis and treatment of sexually transmitted infections in male partners of pregnant women in Brazil. *Int J STD AIDS*. 2021 Nov;32(13):1242-1249.

28. Park S.T., Lee S.W., Kim M.J., Kang Y.M., Moon H.M., Rhim C.C. Clinical characteristics of genital chlamydia infection in pelvic inflammatory disease. *BMC Womens Health*. 2017;17(1):5.

29. Passos L.G., Terraciano P., Wolf N., Oliveira F.D.S., Almeida I., Passos E.P. The Correlation between Chlamydia Trachomatis and Female Infertility: A Systematic Review. *Rev Bras Ginecol Obstet*. 2022 Jun;44(6):614-620.

30. Masha S.C., Cools P., Sanders E.J., Vaneechoutte M., Crucitti T. Trichomonas vaginalis and HIV infection acquisition: a systematic review and meta-analysis. *Sex Transm Infect*. 2019 Feb;95(1):36-42.

CAPÍTULO 70

Doença Inflamatória Pélvica

Jean Pierre Barguil Brasileiro • Luciano Gibran • Mariana Fonseca Roller Barcelos • Mariana Lacerda Fava • Fernanda Vieira Lins Arcoverde

INTRODUÇÃO

O conceito de doença inflamatória pélvica (DIP) compreende um conjunto de distúrbios inflamatórios do trato genital feminino superior, incluindo qualquer combinação de endometrite, salpingite, abscesso tubo-ovariano e peritonite pélvica (Figura 70.2).[1]

A ascensão de microrganismos pela vagina/endocérvice para o endométrio, trompas e/ou estruturas adjacentes ocorre principalmente devido a infecções sexualmente transmissíveis (ISTs) por *Neisseria gonorrhoeae* ou *Chlamydia trachomatis*. No entanto, estudos têm demonstrado redução da infecção por esses patógenos, que se encontram presentes em testes entre 30 a 50% dos casos.[2]

A minoria de casos agudos não é transmitida sexualmente, mas associada a microrganismos que colonizam o trato genital inferior ou entéricos, como *Mycoplasma hominis* e *Ureaplasma urealyticum, Gardnerella vaginalis, Peptococcus* spp., *Peptoestreptococcus* spp., *Bacteroides* spp., *Escherichia coli, Streptococcus agalactiae* e *Campylobacter* spp., além de patógenos respiratórios como *Haemophilus influenzae, Streptococcus pneumoniae*, estreptococos do grupo A e *Staphylococcus aureus.*[2] Os aeróbios facultativos da microbiota são considerados agentes causadores potenciais.[3]

Os principais patógenos associados à DIP são:[2]

- Microrganismos sexualmente transmissíveis:
  ◦ *Chlamydia trachomatis*
  ◦ *Mycoplasma genitalium*
  ◦ *Neisseria gonorrhoeae*
  ◦ Vírus e protozoários (raro)
  ◦ Herpes-vírus simples
  ◦ *Trichomonas vaginalis*
- Organismos endógenos (micoplasmas do trato genital):
  ◦ *Mycoplasma genitalium*
  ◦ *Mycoplasma hominis*
  ◦ *Ureaplasma urealiticum*
- Bactérias anaeróbicas:
  ◦ *Bacterioides* spp. e *fragilis*
  ◦ *Peptoestreptococcus* spp.
  ◦ *Prevotella* ssp.
- Bactérias facultativas (aeróbicas):
  ◦ *Escherichia coli*
  ◦ *Gardnerella vaginalis*
  ◦ *Haemophilus influenzae*
  ◦ *Streptococcus* spp. e *agalactieae.*

O *Micoplasma genitalium* já foi identificado como causa provável de cervicite, endometrite e salpingite; no entanto, os dados são controversos e as evidências ainda inconsistentes.[4] Embora já tenha sido demonstrado que a vaginose bacteriana aumente em duas vezes o risco de DIP,[3] não está claro se o tratamento reduz a sua incidência.[1]

A DIP é um problema de saúde pública, e grande parte da importância dessa patologia se deve à sua significativa associação com sequelas tardias, extremamente negativas para a mulher, além dos custos econômicos e sociais. As principais são gestação ectópica, dor pélvica crônica e infertilidade por fator tubário.[2] O número de episódios de DIP em uma mesma paciente e a demora no diagnóstico e, consequentemente, na instituição do tratamento são fatores relevantes no prognóstico para fertilidade. Aproximadamente 1 em cada 6 mulheres com salpingite evolui com infertilidade.[5]

INCIDÊNCIA E PREVALÊNCIA

De acordo com dados do National Health and Nutrition Examination Survey (NHANES), em 2013-2014, nos EUA cerca de 2,5 milhões de mulheres com idade entre 18 e 44 anos relataram uma história de diagnóstico de DIP ao longo da vida.[6] O aumento da prevalência entre mulheres com histórico de episódio prévio de IST e outros comportamentos que aumentam o risco de contrair uma IST ressaltam a necessidade de ações de prevenção e controle. A triagem e o tratamento de mulheres sexualmente ativas para clamídia e gonococo reduzem o risco de DIP.[1]

A clamídia e o gonococo são as ISTs mais comumente relatadas nos EUA, com aproximadamente 1,5 milhão de infecções por clamídia e aproximadamente 680 mil por gonococo relatadas aos Centers for Disease Control and Prevention (CDC) em 2020.[6]

No Brasil, a prevalência exata da DIP é desconhecida, uma vez que, além de não ser um agravo de notificação compulsória, muitos casos apresentam-se com sintomas clínicos leves ou escassos e podem passar despercebidos. Por meio do Sistema de Informações Hospitalares do Sistema Único de Saúde, obteve-se uma média de internações de 45.343 casos/ano em 2005-2006.[2] Todavia, é importante ressaltar que esses dados refletem apenas os casos graves em que houve necessidade de atendimento hospitalar, e representam apenas uma pequena parcela das mulheres acometidas, já que a grande maioria apresenta a infecção com sintomas leves e moderados ou são assintomáticas.

Os fatores de risco para DIP são os mesmos da aquisição de ISTs: idade inferior a 25 anos, novos ou múltiplos parceiros sexuais, relação sexual desprotegida, relação sexual com um parceiro sintomático, início precoce da atividade sexual, ou uma história de ISTs ou DIP. A possibilidade de DIP deve ser considerada em qualquer mulher sexualmente ativa.[1]

DIAGNÓSTICO

O diagnóstico de DIP pode ser difícil e desafiador. Muitos casos são leves, oligossintomáticos ou apresentam sintomas inespecíficos. O valor preditivo positivo de um diagnóstico clínico de DIP aguda depende das características epidemiológicas da população, com valores preditivos positivos mais altos entre mulheres jovens sexualmente ativas e que façam parte do grupo de risco.[1]

O exame clínico deve incluir aferição de sinais vitais; exame abdominal; exame especular vaginal, com inspeção do colo de útero para avaliar se há condição friável do colo e corrimento cervical mucopurulento; toque vaginal bimanual, com mobilização do colo e palpação dos anexos.[3]

O diagnóstico clínico de suspeição da doença inflamatória pélvica é realizado a partir da presença de três critérios maiores associados a um critério menor ou um critério elaborado:[2]

- Critérios maiores:
  - Dor no hipogástrio
  - Dor à palpação de anexos
  - Dor à mobilização do colo uterino

- Critérios menores:
  - Temperatura axilar > 37,5ºC ou temperatura retal > 38,3ºC
  - Conteúdo vaginal ou secreção endocervical anormal
  - Massa pélvica
  - Mais de 10 leucócitos por campo de imersão em material de endocervice
  - Leucocitose em sangue periférico
  - Proteína C reativa ou velocidade de hemossedimentação (VHS) elevada
  - Comprovação laboratorial de infecção cervical por gonococo, clamídia ou micoplasmas

- Critérios elaborados:
  - Evidência histopatológica de endometrite
  - Presença de abscesso tubo ovariano ou de fundo de saco de Douglas em estudo de imagem
  - Laparoscopia com evidência de DIP.

A biopsia endometrial por vídeo-histeroscopia com imagem de micropólipos endometriais e evidência histopatológica de endometrite (Figura 70.1), ultrassonografia transvaginal ou ressonância magnética e achados laparoscópicos sugestivos constituem critérios mais específicos e podem ser de grande valia para esclarecer o diagnóstico em casos selecionados.

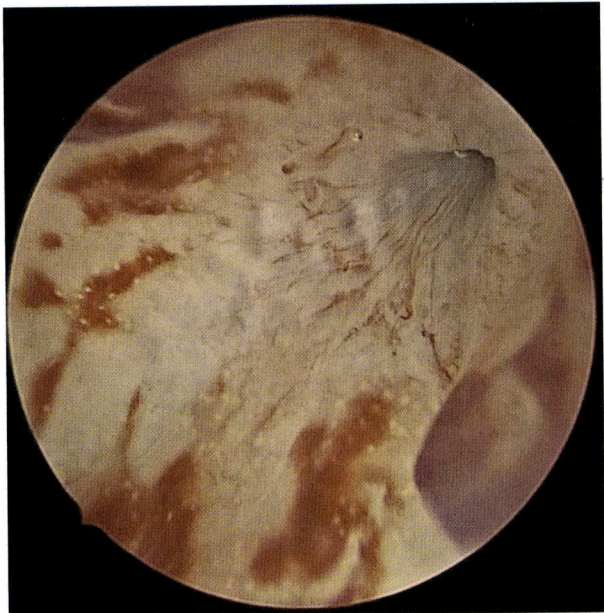

Figura 70.1 Micropólipos endometriais vistos por vídeo-histeroscopia (endometrite).

De acordo com recomendações do CDC, o tratamento presuntivo para DIP deve ser instituído para mulheres jovens sexualmente ativas e outras mulheres em risco de doenças sexualmente transmissíveis (DSTs) que apresentarem dor pélvica ou em abdome inferior, se nenhuma outra causa além da DIP puder ser identificada, ou se um ou mais dos seguintes critérios clínicos estiverem presentes no exame pélvico: dor à mobilização cervical, dor à palpação uterina ou dor à palpação de anexos.[1]

As recomendações e critérios para diagnóstico da enfermidade têm por objetivo auxiliar o médico a reconhecer casos suspeitos e orientar para quais ferramentas podem ser utilizadas a fim de aumentar a assertividade do diagnóstico. No entanto, o tratamento deve ser instituído o quanto antes, a partir do momento em que haja suspeita diagnóstica, mesmo sem sua confirmação, uma vez que o tratamento imediato evita complicações tardias e potenciais danos à saúde reprodutiva.[4]

Nos casos mais graves, a peri-hepatite ou síndrome de Fitz-Hugh-Curtis, geralmente causada por *Neisseria gonorrhoeae* ou *Chlamydia trachomatis*, apresenta-se com dor em quadrante superior direito e presença de exsudato purulento na cápsula de Glisson. Na fase crônica, o surgimento de aderências do tipo corda de violino entre a superfície hepática e a parede abdominal anterior caracterizam essa síndrome (Figura 70.3).[4]

Diagnóstico diferencial

Devido à sua ampla possibilidade de apresentações clínicas, são diversas as possibilidades de diagnósticos diferenciais para DIP, os quais são listados na Tabela 70.1.

Todas as pacientes com suspeita de DIP devem realizar um teste de gravidez de soro ou urina; se positivo, gravidez ectópica deve ser excluída.[5]

Os métodos de imagem, e principalmente a ultrassonografia (US), têm desempenhado papel fundamental no diagnóstico de DIP aguda. Esses exames permitem avaliação abdominal e pélvica abrangente, inclusive excluindo outras possibilidades diagnósticas. Vários marcadores ultrassonográficos transvaginais de doença inflamatória tubária aguda foram descritos, incluindo dilatação da tuba, estrutura anormal da parede, aumento da espessura da parede (≥ 5 mm) e presença de líquido peritoneal pélvico (líquido livre ou cisto de inclusão).[5] A ressonância magnética (RM) e tomografia computadorizada (TC) são capazes de identificar trompas espessas e com presença de líquido, piossalpinge, líquido livre na pelve e abscessos tubo-ovarianos ou inflamação peri-hepatica.[5]

TRATAMENTO

O tratamento da DIP inclui o uso de antibióticos de forma empírica com amplo espectro, considerando os agentes etiológicos mais frequentes. Todos os esquemas devem ter cobertura contra *N. Gonorrhoeae* e *C. trachomatis*, uma vez que exames diagnósticos em secreção vaginal não excluem a possibilidade de infecção ascendente por essas bactérias. A terapia também deve garantir cobertura contra bactérias anaeróbias. A utilização de metronidazol erradica os anaeróbios do trato genital superior com maior eficácia.[1]

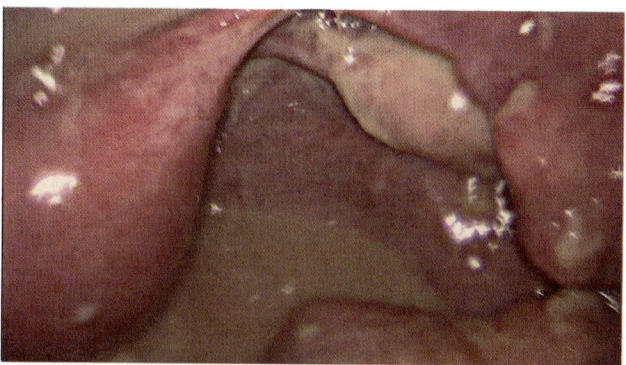

Figura 70.2 Peritonite por DIP.

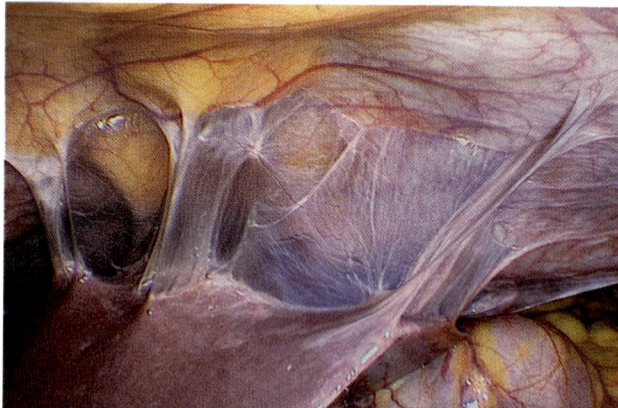

Figura 70.3 Aderências peri-hepáticas do tipo corda de violino (síndrome de Fitz-Hugh-Curtis).

O objetivo do tratamento consiste em melhora clínica e prevenção de sequelas como infertilidade e gestação ectópica. Sabe-se que o atraso no início da antibioticoterapia pode levar a maiores taxas de sequela.[2] Em contrapartida, a decisão pelo tratamento em relação à suspeita clínica deve ser criteriosa, considerando os possíveis efeitos colaterais das medicações, como reações alérgicas e gastrintestinais e criação de resistência bacteriana.

O tratamento ambulatorial é proposto para casos de DIP não complicada, porque a eficácia é semelhante ao tratamento sistêmico. Os critérios para internação e tratamento sistêmico são: [5]

- Incapacidade de realizar tratamento ambulatorial
- Falha com tratamento via oral após 72 horas
- Gestação
- Mau estado geral com critérios de sepse, febre alta, vômitos
- Abscesso tubo ovariano
- Emergências cirúrgicas, suspeita de apendicite.

As Tabelas 70.2 e 70.3 mostram, respectivamente, as recomendações do Ministério da Saúde para o tratamento ambulatorial e parenteral. Após a melhora clínica com tratamento parenteral, pode ser transicionado para via oral.[2]

Em mulheres com abscesso tubo-ovariano íntegro pode-se tentar o tratamento clínico, com boa resposta em até 70% dos casos. A necessidade de cirurgia está relacionada com o tamanho do abscesso, e um estudo recente estimou o ponto

Tabela 70.2 Tratamento ambulatorial de DIP.

Medicação	Dose	Via	Posologia
Ceftriaxona	500 mg	IM	Dose única
Doxiciclina	100 mg	VO	2x/dia, por 14 dias
Metronidazol	250 mg, 2 comprimidos	VO	2x/dia, por 14 dias

Adaptada de: Protocolo Clínico e Diretrizes Terapêuticas para Atenção Integral às Pessoas com Infecções Sexualmente Transmissíveis, Ministério da Saúde, 2020.[2]

Tabela 70.3 Tratamento hospitalar de DIP.

Medicação	Dose	Via	Posologia
Opção 1			
Ceftriaxona	1 g	IV	1x/dia, por 14 dias
Doxiciclina	100 mg, 1 comprimido	VO	2x/dia, por 14 dias
Metronidazol	500 mg	IV	12/12h, por 14 dias
Opção 2			
Clindamicina	900 mg	IV	3x/dia, por 14 dias
Gentamicina	3-5 mg/kg ao dia	IV ou IM	1x/dia, por 14 dias
Opção 3			
Ampicilina/ subactam	3 g	IV	6/6h, por 14 dias
Doxiciclina	100 mg, 1 comprimido	VO	2x/dia, por 14 dias

Adaptada de: Protocolo Clínico e Diretrizes Terapêuticas para Atenção Integral às Pessoas com Infecções Sexualmente Transmissíveis, Ministério da Saúde, 2020.[2]

Tabela 70.1 Principais diagnósticos diferenciais de DIP.

Diagnósticos	Achados clínicos
Apendicite	Sinais peritoneais, vômitos/anorexia, dor periumbilical ou em fossa ilíaca direita
Gravidez ectópica rota	Hipotensão ou anemia, atraso menstrual, teste gravidez positivo, dor pélvica unilateral
Endometriose	Disquesia, dispareunia, dismenorreia, sangramento intermenstrual
Torção/rotura de cisto ovariano	Início agudo/abrupto de dor severa unilateral
Cálculo ureteral	Disúria, febre, náusea, vômito, hematúria, dor (flanco, pélvica ou abdominal)
Infecção urinária	Aumento de frequência urinária, disúria, hematúria
Abortamento	Sangramento uterino, dor tipo cólica, hipotensão ou anemia
Diverticulite	Anorexia, febre/calafrios, gases, dor abdominal ou em fossa ilíaca esquerda

Adaptada de: Curry A, Williams T, Penny ML. Pelvic Inflammatory Disease: Diagnosis, Management, and Prevention.[9]

de corte de 5,5 cm como indicativo de falha de tratamento clínico, demonstrando em sua amostra chance de falha do tratamento clínico quase 6 vezes maior quando o tamanho é ≥ 5,5 cm, comparado a < 5,5 cm (OR 5,7; 95%IC 2,02-16,18; P=0,001).[7]

A cirurgia deve ser indicada para os abscessos íntegros após ausência de melhora com 48 horas de antibioticoterapia (Figura 70.4). O tratamento cirúrgico envolve desde apenas a drenagem do abscesso (cirúrgica ou guiada por exame de imagem) até a cirurgia por laparoscopia ou laparotomia. Pode ser necessária a salpingo-oforectomia unilateral, bilateral e até mesmo a pan-histerectomia. Casos de abscesso tubo-ovariano roto estão associados a sepse e abdome agudo, tendo indicação cirúrgica em caráter de urgência e frequentemente necessitando de suporte clínico intensivo.

Situações especiais

Usuárias de DIU

A manutenção ou retirada do dispositivo intrauterino (DIU) em mulheres com doença pélvica aguda é assunto controverso na literatura. Há uma preocupação teórica de que a presença do DIU possa impactar na resposta ao tratamento da doença. Diversos estudos mostram que não há diferença na evolução clínica e laboratorial ao comparar mulheres com DIP com ou sem DIU. Considerar a retirada se não houver resposta após 48 horas de tratamento.[1]

HIV

Portadoras do vírus da imunodeficiência apresentam menor probabilidade de doença causada por clamídia ou gonorreia e maior probabilidade de doença por estreptococos ou micoplasma, além do maior risco de desenvolverem abscesso. O esquema antibiótico deve ser o mesmo, mas regimes mais estendidos podem ser necessários.[1,2]

Gestantes

O diagnóstico de DIP na gestação é raro. Geralmente, ocorre antes das 12 semanas de gestação, quando ainda não houve a formação do tampão mucoso, que age como proteção. Se há suspeita de DIP durante a gravidez, são mandatórias internação e terapia endovenosa. Há maior risco de parto prematuro e aumento da morbidade materna.[5] O uso de doxiciclina e quinolonas é contraindicado na gestação.[2]

Tratamento do parceiro

Para os parceiros sexuais dos últimos 60 dias, deve ser oferecido rastreamento e tratamento, independentemente dos sintomas. Deve ser mantida abstinência sexual até que o tratamento esteja completo e ocorra melhora total dos sintomas. Os esquemas devem envolver principalmente opções de dose única para maior adesão. A terapia deve ser efetiva contra clamídia e gonorreia, como mostrado na Tabela 70.4.

SEGUIMENTO

As pacientes devem ser avaliadas entre 48 e 72 horas após alta hospitalar ou início de tratamento ambulatorial para avaliar melhora clínica e tolerância ao tratamento. Deve ser oferecida a coleta de sorologias para demais DSTs, como HIV e sífilis. Se houver diagnóstico de clamídia ou gonorreia, é recomendado

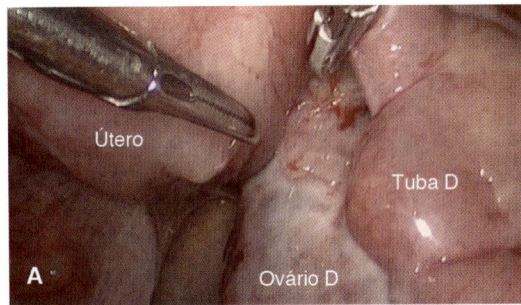
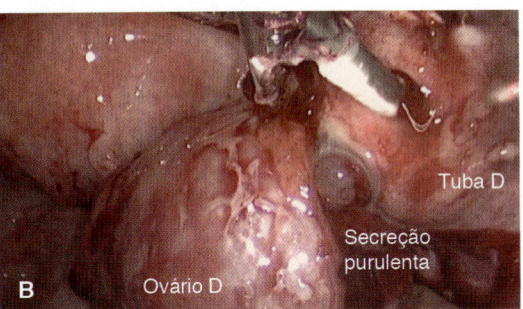
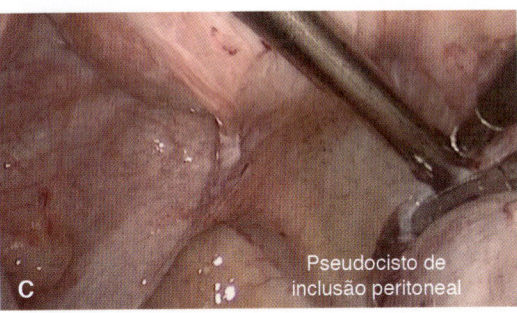
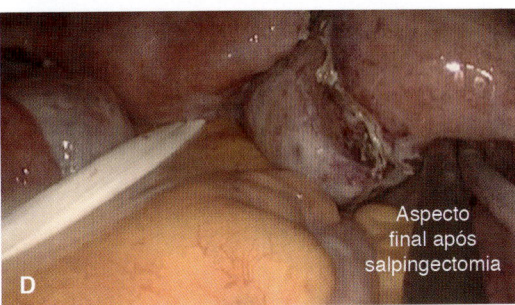

Figura 70.4 Salpingite direita, em paciente submetida a salpingectomia laparoscópica com ausência de melhora clínica após 48 horas de antibioticoterapia venosa.

Tabela 70.4 Tratamento do parceiro.

Medicação	Dose	Via	Posologia
Ceftriaxona	500 mg	IM	Dose única
Azitromicina	1 g	VO	Dose única

Adaptada de: Protocolo Clínico e Diretrizes Terapêuticas para Atenção Integral às Pessoas com Infecções Sexualmente Transmissíveis, Ministério da Saúde, 2020.[2]

repetir a pesquisa após 3 meses, independentemente do *status* de tratamento do parceiro. As pacientes devem ser orientadas quanto a possíveis sequelas: infertilidade, dor pélvica crônica, hidrossalpinge, gestação ectópica.[1,2]

CONSIDERAÇÕES FINAIS

A DIP é bastante prevalente na atendimento clínico, e frequentemente subdiagnosticada. Considerando sua potencial evolução com sequelas que podem trazer grande impacto na vida dessas pacientes, todos os esforços no intuito de diagnosticar e tratar precocemente devem ser realizados.

REFERÊNCIAS BIBLIOGRÁFICAS

1. Workowski, KA, Bachmann, LH, Chan, PA, et al. Centers for Disease Control and Prevention. Sexually transmitted diseases treatment guidelines, 2021. *MMWR Recomm Rep.* 2021;70(4):94-97.
2. Ministério da Saúde, Secretaria de Vigilância em Saúde, Departamento de Doenças de Condições Crônicas e Infecções Sexualmente Transmissíveis. Protocolo Clínico e Diretrizes Terapêuticas para Atenção Integral às Pessoas com Infecções Sexualmente Transmissíveis – IST. Brasília: Ministério da Saúde, 2020.
3. Menezes, MLB, Giraldo, PC, Linhares, IM, Boldrini, NAT, Aragón, MG. Protocolo Brasileiro para Infecções Sexualmente Transmissíveis 2020: doença inflamatória pélvica. *Epidemiol Serv Saúde.* 2021;30. Disponível em: https://doi.org/10.1590/S1679-4974202100011.esp1
4. Brunham, RC, Gottlieb, SL, Paavonen, J. Pelvic inflammatory disease. *N Engl J Med.* 2015;372(21):2039-2048. doi:10.1056/NEJMra1411426.
5. Curry, A, Williams, T, Penny, ML. Pelvic Inflammatory Disease: Diagnosis, Management, and Prevention. *Am Fam Physician.* 2019;100(6):357-364.
6. Centers for Disease Control and Prevention. Sexually Transmitted Disease Surveillance 2020. Atlanta: US Department of Health and Human Services; 2022.
7. Jiang, X, Shi, M, Sui, M, Wang, T, Yang, H, Zhou, H, Zhao, K, et al. Clinical value of early laparoscopic therapy in the management of tubo-ovarian or pelvic abscess. *Experimental and Therapeutic Medicine.* 2019;18:1115-1122.

71

Dismenorreia

Técia Maria de Oliveira Maranhão • Gustavo Mafaldo Soares • Gustavo Arantes Rosa Maciel

INTRODUÇÃO

A dismenorreia é uma síndrome que se manifesta por dor em cólica ou sensação de peso no hipogástrio, durante o período menstrual. É uma dor cíclica relacionada com a menstruação. A palavra dismenorreia vem do grego e significa "menstruação difícil". A dismenorreia é o problema ginecológico mais comum na adolescência. Geralmente, começa a se apresentar quando os ciclos se tornam ovulatórios, em torno de 6 a 12 ou de 18 a 24 meses após a menarca (primeira menstruação). Os primeiros ciclos pós-menarca geralmente são indolores, as cólicas aparecem quando os ciclos menstruais passam a ser mais regulares. Essa dor do tipo cólica no baixo ventre pode se irradiar para a região lombar e parte mais proximal das coxas. Normalmente, tem início com o sangramento menstrual, mas pode iniciar 1 dia antes. Tem duração de 12 a 24 horas, e em alguns casos atinge de 2 a 3 dias. Suas características podem variar em ciclos distintos, sendo alguns piores do que em outros. Tende a ser menos intensa à medida que a idade avança, ou após os partos.

A dismenorreia é classificada em primária, na ausência de doença pélvica, e secundária, na presença de doença pélvica subjacente, mais frequentemente a endometriose. A forma primária é a que, geralmente, ocorre na adolescência e em jovens de até 20 anos, segundo diversos estudos observacionais e/ou revisões sistemáticas, e suas principais características são:

- A dor menstrual com início de alguns meses ou nos 2 primeiros anos da menarca
- A dor começa antes da menstruação ou no início da menstruação
- A dor é pélvica e pode irradiar para as costas, parte interna das coxas ou ambas
- A dor raramente dura mais de 72 horas
- A dor é episódica e do tipo cólica
- A dor é semelhante de um ciclo menstrual para o seguinte
- Os sintomas associados são náuseas e vômitos, fadiga, dores de cabeça, tontura e distúrbios do sono.

Na dismenorreia primária (DP), a dor tipo cólica apresenta um padrão temporário previsível. No quadro clínico, o sintoma doloroso pode ser acompanhado de náusea, fadiga, diarreia, cefaleia, lombalgia, irritabilidade, vertigens e diminuição da concentração; em ordem decrescente de frequência são os mais comuns. Outros sintomas são alterações do sono, depressão, ansiedade-tensão, alterações do humor, do apetite, acne, edema e falta de interesse.[1] A dor pode ser leve, moderada ou acentuada e, quando necessário, é medida por escalas validadas. A escala visual analógica (EVA) é uma das ferramentas mais utilizadas, e faz medida semiobjetiva em dores agudas ou crônicas. As medidas são marcadas manualmente em uma fita de 10 cm que compreende um espaço entre "ausência de dor" em uma extremidade e "pior dor" na outra.

A dismenorreia secundária é a dor menstrual associada a uma doença pélvica de base, como endometriose, doença inflamatória pélvica, adenomiose, pólipos endometriais e complicações do dispositivo intrauterino (DIU). A forma secundária da dismenorreia pode se instalar em qualquer momento após a menarca, geralmente 2 anos depois. Esse quadro de dor depende da existência e do tipo da causa base. A dor pode estar acompanhada de outros sintomas ginecológicos, e obrigatoriamente não é cíclica, não está relacionada com a menstruação, sendo muitas vezes constante. A causa mais comum é a endometriose, presença de tecido endometrial em localizações extrauterinas. A endometriose pode acometer mulheres jovens, frequentemente relatada em mais de 50% dos casos.

Outras causas que acometem mulheres adultas na faixa de vida reprodutiva é a doença inflamatória pélvica crônica e a adenomiose. Os exames de imagens, principalmente a ultrassonografia, facilitam o diagnóstico de adenomiose. Anteriormente, o diagnóstico era presuntivo e feito por meio de dados clínicos e de modo definitivo, pós-cirúrgico, com anatomopatológico..

INCIDÊNCIA E PREVALÊNCIA

Existem poucos relatos sobre a incidência (relação entre o número de casos em um determinado período e a observação de novos casos por pesquisadores) da dismenorreia, principalmente a primária. A maioria dos estudos sobre dismenorreia relata que a cólica cíclica atinge cerca de três quartos das mulheres durante a fase de vida reprodutiva, sendo mais comum nas jovens (durante a adolescência e no início da vida adulta).

Dismenorreia primária

Um estudo longitudinal prospectivo observou 404 mulheres com DP por 6 anos e, ao final, 88% delas continuaram a apresentar os sintomas, resultado julgado não consistente. Entre as mulheres que continuaram com o quadro clínico da dismenorreia, 26% experimentaram melhora e 27% tiveram agravamento dos sintomas nos 6 anos de observação.[2]

A prevalência de DP, de acordo com estudos realizados, está em torno de 45 a 95% das mulheres em fase de vida reprodutiva, das quais 2 a 29% apresentam dores intensas.[3]

Os dados referentes à prevalência de DP variam de acordo com a população estudada, as regiões pesquisadas, a metodologia empregada, dentre outros fatores. Dessa maneira, os resultados de pesquisas podem ser influenciados por diversos elementos, como considerar normais para o período menstrual a cólica e demais sintomas, a cultura e os padrões socioeconômicos. Os aspectos culturais e sociais podem interferir na coleta de dados para o estudo da prevalência, como em locais onde ainda existem tabus relacionados com a menstruação, em que as jovens não recebem informações sobre o ciclo menstrual (muitas vezes, a menstruação causa constrangimento às alunas) e, inclusive, não estão disponíveis itens básicos de higiene feminina.

Em uma revisão sistemática recente, a análise de 37 estudos, com 20.813 mulheres pesquisadas, mostrou não existir diferença na prevalência de DP entre a população feminina de baixa renda (70,6%) e a de alta renda (73,2%), entre as alunas do Ensino Médio (72,5%) e as universitárias (74,9%); além disso, a diferença de idade não influencia a prevalência de dismenorreia.[4] Os sintomas secundários mais comuns nesse grupo de estudo foram: distensão abdominal, intumescimento mamário, fadiga e alterações emocionais, em ordem de frequência.

Dentre os fatores de risco para DP, os mais importantes, de acordo com a literatura, são:

- Características físicas, como índice de massa corporal (IMC), idade e raça
- Características menstruais, como idade da menarca, duração do período menstrual, regularidade do ciclo menstrual e a história familiar de DP
- Modo de vida, como estresse, hábito de fumar, ingestão de álcool e café, ingestão de cafeína, dispensa do desjejum, sedentarismo, duração do sono e do tempo de repouso.

Os fatores que podem reduzir a severidade da dismenorreia são partos normais, via vaginal, e exercícios físicos.

Geralmente, a DP tem como consequência um impacto negativo sobre a qualidade de vida, atividades diárias, produtividade no trabalho e no desempenho escolar. Apesar de sua alta prevalência, deve-se considerar que as portadoras de DP são inadequadamente tratadas, além de que muitas mulheres sofrem em silêncio, sem buscar atendimento médico. Quase metade das mulheres dismenorreicas afirma que a dismenorreia afeta a realização de suas atividades diárias. Quando a dor é de intensidade moderada ou forte, o impacto sobre as atividades é bem maior, causando absenteísmo e falta de concentração nos estudos.

Fisiopatologia

A fisiopatologia da DP está associada a um aumento da secreção de prostanoides por meio da via da ciclooxigenase-3. A classe dos prostanoides são os eicosanoides (ácidos graxos de 20 carbonos) sintetizados via ciclo-oxigenase (COX) da cascata do ácido araquidônico. Pertencem a esse grupo as prostaglandinas (PG) (mediadoras do processo inflamatório e de reações anafiláticas), as prostaciclinas, e os tromboxanos (mediadores da vasoconstrição).

Os níveis de progesterona ovulatória estabilizam os lisossomos celulares, mas, no final da fase lútea, quando os níveis de progesterona diminuem, os lisossomos se quebram e liberam a fosfolipase A2.[5] Isso explica por que a dor da dismenorreia se associa frequentemente aos ciclos ovulatórios e não com menstruações anovulatórias precoces.

A afirmação mais bem aceita para a patogênese da DP é a superprodução de PGs uterinas.[6] Acredita-se que a liberação aumentada de PGs, supostamente de células em desintegração durante a descamação endometrial, cause hipercontratilidade miometrial, resultando em isquemia e hipóxia de fibras miometriais, e, consequentemente, a dor (Figura 71.1).[6]

As PGs são um grupo de compostos lipídicos envolvidos em múltiplas condições fisiológicas e patológicas no organismo. Existem nove classes de PGs, mas a PGF2α e a PGE2 são os principais responsáveis pela DP. A PG está diretamente envolvida na constrição dos vasos arqueados além de causar contrações uterinas que restringem o fluxo sanguíneo. Ambos os mecanismos de ação produzem hipóxia que leva ao acúmulo de metabólitos anaeróbicos que estimulam os receptores de dor. A PGF2α também reduz o limiar para

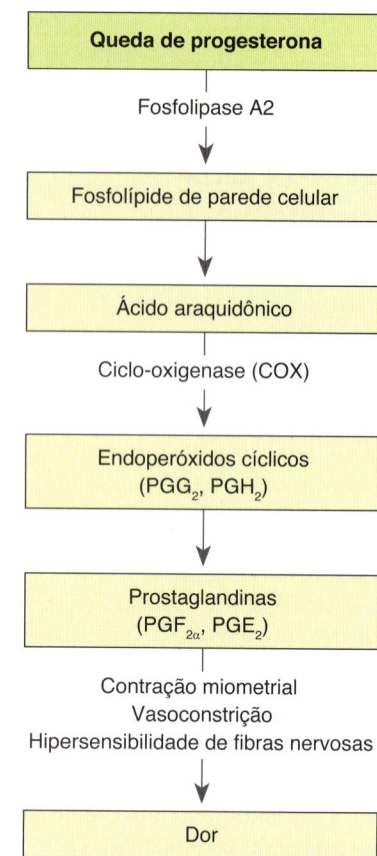

Figura 71.1 Mecanismo de dor da dismenorreia primária. Modificada de: Iacovides et al. Hum Reprod Update, 2015.

a percepção da dor ao sensibilizar os mesmos receptores nervosos. A PGE2 tem mecanismos de ação duplos, dependendo da interação do receptor, causando contração ou relaxamento do miométrio e constrição ou dilatação dos vasos uterinos.

Os picos da dor menstrual se correlacionam com os níveis mais altos de PGs. Episódios dolorosos mensais repetidos podem levar ao desenvolvimento de sensibilidade central à dor.[7,8] A sensibilização central é definida como um aumento anormal da dor por mecanismos dentro do sistema nervoso central (SNC), e, portanto, representa um estado em que a resposta às entradas periféricas normais é bastante aprimorada.[9,10]

Diagnóstico

A DP é caracterizada por dor supra púbica em cólica, que começa algumas horas antes ou algumas horas depois do início do sangramento menstrual.[11] Os sintomas atingem o pico com o fluxo sanguíneo máximo podendo persistir por 2 a 3 dias, além de serem mais ou menos semelhantes de um período menstrual para o outro.

A dor é caracteristicamente em cólica, e localizada na linha média do abdome inferior, mas também pode ser descrita como um incômodo e se estender para ambos os quadrantes inferiores, a área lombar ou coxas. Os sintomas associados incluem diarreia, náuseas e vômitos, fadiga, tontura, dor de cabeça, e, raramente, síncope e febre. Esses sintomas foram atribuídos à liberação de PG. Adolescentes podem sentir dor menstrual em seus primeiros períodos sem qualquer causa subjacente demonstrável, especialmente quando o sangramento é intenso e acompanhado de coágulos. No entanto, o início da dismenorreia com menarca deve alertar o médico para a possibilidade de uma malformação obstrutiva do trato genital.

Dismenorreia secundária

O diagnóstico diferencial da dismenorreia é a endometriose, que é a causa mais frequente de dismenorreia secundária (DS). Em meninas adolescentes, a endometriose é encontrada em aproximadamente 70% das submetidas à laparoscopia para dor pélvica crônica que não responde aos anti-inflamatórios não esteroidais (AINEs) e contraceptivos orais. Causas não ginecológicas de dor pélvica crônica, incluindo aderências pélvicas, doenças inflamatórias intestinais, síndrome do intestino irritável, cistite intersticial, e distúrbios psiquiátricos podem ser mais sintomáticos durante a menstruação. As demais causas de dor pélvica têm um padrão de apresentação bastante diverso da DP.

TRATAMENTO

O tratamento da DS tem como fundamento a identificação da sua etiologia, após o diagnóstico diferencial adequado, com instituição de abordagem terapêutica específica.

Já para DP, o tratamento visa principalmente aliviar a dor menstrual e outros sintomas associados, como lombalgia, dor em membros inferiores, ansiedade e estresse, que afetam a qualidade de vida.

Medidas gerais para o controle da dor incluem educar a paciente sobre a fisiologia da menstruação e a fisiopatologia da dor menstrual. Existem três tipos de tratamento para controle da dismenorreia: não farmacológico, farmacológico e cirúrgico.[11]

A evidência científica atual sugere que tratamentos conservadores, como plantas medicinais, acupuntura[12] e certas técnicas de fisioterapia, podem proporcionar redução clinicamente significativa dos sintomas com a vantagem de haver poucos efeitos colaterais. Modalidades diferentes de fisioterapia são indicadas e, por vezes, podem ser realizadas pela paciente sem acompanhamento do fisioterapeuta.[13]

Contudo, a maioria das mulheres opta pelo tratamento medicamentoso para aliviar os sintomas, e os AINEs são considerados a primeira linha de tratamento. Eles agem inibindo a enzima ciclo-oxigenase (COX), resultando na diminuição da produção e concentração de PG no fluido menstrual, diminuição da contratilidade uterina e redução do volume menstrual. Seus efeitos adversos são incomuns e bem tolerados, mas consistem principalmente em sintomas gastrintestinais, como náuseas, vômitos e pirose.[11] Devem ser administrados, preferencialmente, de 1 a 2 dias antes da menstruação, e após as refeições para evitar irritação gástrica, e continuados por mais 2 dias durante o fluxo menstrual. Para pacientes com ciclos irregulares, deve ser orientado uso imediato no dia de início da menstruação ou do surgimento de algum sintoma. O tratamento deve ser mantido por um período de 3 meses e, caso a paciente não tenha melhora, pode-se, então, iniciar o tratamento hormonal.[14]

Existem poucas evidências sobre qual AINE é mais eficaz ou seguro. Atualmente, os mais utilizados são ibuprofeno,

Tabela 71.1 Relação de anti-inflamatórios mais utilizados para tratamento da dismenorreia.

Anti-inflamatório	Posologia
Ácido mefenâmico	500 mg, a cada 8 h
Naproxeno	250 mg, a cada 12 h
Ibuprofeno	400 mg, a cada 6 a 8 h
Cetoprofeno	100 mg, a cada 12 h

naproxeno, ácido mefenâmico e cetoprofeno (Tabela 71.1). Os inibidores da COX II são mais específicos e menos propensos a induzir úlceras duodenais; no entanto, há evidências de riscos de complicações cardíacas no uso de longo prazo, e por isso não são recomendados durante a adolescência. O tratamento deve ser mantido por um período de 3 meses e, caso a paciente não tenha melhora, pode-se, então, iniciar tratamento hormonal.

O tratamento hormonal pode ser iniciado com anticoncepcionais orais combinados (COCs) de baixa dose ou terapêutica progestínica isolada (oral, injetável ou implantes) nos casos de contraindicações ao uso de estrogênios. Os COCs podem ser implementados no regime estendido, sem pausa entre as cartelas, especialmente para as adolescentes e pacientes sexualmente ativas, para reduzir a sintomatologia menstrual e em razão do menor risco de esquecimento. O anel vaginal (Nuvaring®) ou adesivo transdérmico (Evra®) são opções para substituir medicamentos orais. Caso a dor não melhore com o uso de anti-inflamatórios não hormonais por 3 meses e terapia hormonal por mais 3 meses, o diagnóstico de DS, particularmente endometriose, deve ser considerado. Sugere-se investigar as principais causas etiológicas, por meio de avaliação pélvica. Achados positivos suscitam o início de terapia específica da patologia diagnosticada e achados negativos estabelecem a continuidade da investigação.

A decisão de quando realizar a abordagem cirúrgica é individualizada e deve-se expor os riscos e benefícios à paciente, para que seja tomada a melhor decisão.[14]

CONSIDERAÇÕES FINAIS

A dismenorreia é uma síndrome que se manifesta como dor em cólica ou sensação de peso no hipogástrio durante o período menstrual. É uma dor cíclica relacionada com a menstruação e, geralmente, começa a se apresentar quando os ciclos se tornam ovulatórios, em torno de 6 a 24 meses após a menarca.

A dismenorreia é classificada em primária, na ausência de doença pélvica, e secundária, na presença de doença pélvica subjacente, mais frequentemente a endometriose. A primária é mais comum na adolescência e em jovens até 20 anos. Já a dismenorreia secundária pode se instalar em qualquer momento após a menarca e depende da existência e do tipo da causa base. A dor pode ser acompanhada de outros sintomas ginecológicos e não está necessariamente relacionada com a menstruação.

A dismenorreia atinge cerca de três quartos das mulheres durante a fase de vida reprodutiva, e é mais comum em jovens, durante a adolescência e no início da vida adulta.

A DP é causada pela produção aumentada de prostaglandinas uterinas, principalmente PGF2α e PGE2, que causam hipercontratilidade miometrial, isquemia e hipóxia de fibras miometriais, levando à dor menstrual.

A sensibilização central à dor pode se desenvolver com episódios dolorosos mensais repetidos. O diagnóstico é feito com base na presença de dor suprapúbica em cólica algumas horas antes e algumas horas depois do início do sangramento menstrual, que pode se estender para outros quadrantes abdominais e ser acompanhada por sintomas como diarreia, náuseas e vômitos.

O diagnóstico diferencial deve ser feito com DS causada por endometriose ou outras condições não ginecológicas. O tratamento depende, em parte, da identificação da sua etiologia. Para aliviar a dor menstrual e outros sintomas, medidas gerais podem incluir educação sobre a fisiologia e fisiopatologia da menstruação, suporte e tratamentos não farmacológicos, como estimulação elétrica, acupuntura e fisioterapia. O tratamento medicamentoso é o mais comumente usado, e os anti-inflamatórios não esteroidais (AINEs) são considerados a primeira linha de tratamento.

Tratamento hormonal pode ser iniciado com anticoncepcionais orais combinados (COCs) de baixa dose ou terapêutica progestínica isolada nos casos de contraindicações ao uso de estrogênios. Caso a dor persista após o tratamento com AINEs e terapia hormonal, deve-se considerar o diagnóstico de DS e investigar as principais causas etiológicas. A decisão de realizar a abordagem cirúrgica deve ser individualizada.

REFERÊNCIAS BIBLIOGRÁFICAS

1. Mitsuhashi, R.; Sawai, A.;Kiyohara, K.; Shiraki, H.; Nakata, Y. Factors Associated with the Prevalence and Severity of Menstrual-Related Symptoms: A Systematic Review and Meta-Analysis. *Int. J. Environ. Res. Public Health*. 2023, *20*, 569. https:// doi.org/10.3390/ijerph20010569.

2. Weissman, A.M., Hartz, A.J., Hansen, MD, et al. The natural history of primary dysmenorrhoea: a longitudinal study. *BJOG*. 2004;111(4):345–352

3. Fernández-Martínez, E., Onieva-Zafra, MD, Parra-Fernández, ML. Lifestyle and prevalence of dysmenorrhea among Spanish female university students. *PLoS ONE. 2018* 13(8): e0201894.

4. Armour, M.; Parry, K.; Manohar, N.; Holmes, K.; Ferfolja, T.; Curry, C.; MacMillan,F.;Smith,C.A. The Prevalence and Academic Impact of Dysmenorrhea in 21,573 Young Women: A Systematic Review andMeta-Analysis. *J. Women's Health* 2019. *28*, 1161–1171.

5. Ferries-Rowe, E., Corey, E., Archer, J.S. Primary Dysmenorrhea: Diagnosis and Therapy. *Obstet Gynecol*. 2020 Nov;136(5):1047-1058.

6. Dawood, Y., Glob. libr. women's med., (ISSN: 1756-2228) 2008; DOI 10.3843/GLOWM.10009.

7. Guimarães, I., Póvoa, A. Primary Dysmenorrhea: Assessment and Treatment. *Rev Bras Ginecol Obstet*. 2020 Aug;42(8):501-507.

8. Sharghi, M., Mansurkhani, S., Larky, D., Kooti, W., Niksefat, M., Firoozbakht, M., Behzadifar, M., Azami, M., Servatyari ,K., Jouybari, L. An update and systematic review on the treatment of primary dysmenorrhea. *JBRA Assisted Reproduction*. 2019;23(1):51-57.

9. Liria, R., Álamo, L., Ramírez, F., Luengo, A., Parra, J., Ramos, R., Pérez, P. Efficacy of Physiotherapy Treatment in Primary Dysmenorrhea: A Systematic Review and Meta-Analysis. *J. Environ. Res. Public Health*. 2021, 18(15), 7832

10. Protocolos Febrasgo Nº 90. Dismenorreia e endometriose na adolescência. Ginecologia. 2021.

CAPÍTULO 72

Endometriose

Júlia Kefalás Troncon • Carolina Fernandes Giacometti • Bianca Gomes Peixoto • Sergio Podgaec • Júlio César Rosa e Silva

INTRODUÇÃO

Endometriose é doença resultante da presença de tecido endometrial fora do útero,[1] uma afecção crônica, de natureza inflamatória, hormônio dependente e que afeta de maneira significativa a saúde e qualidade de vida de mulheres em idade reprodutiva.[2] Na maioria dos casos, os focos de endometriose encontram-se na cavidade abdominal, acometendo peritônio, ovários, retossigmoide, bexiga, ureter, ligamentos uterossacros, entre outras estruturas; porém, mais raramente pode acometer órgãos extraperitoneais.

A hipótese mais bem aceita para sua origem é a da menstruação retrógrada, com refluxo de células endometriais viáveis através das trompas uterinas para a cavidade peritoneal; contudo, a complexidade e heterogeneidade de manifestações da doença levaram ao surgimento de outras teorias para justificar a presença de endometriose, como a metaplasia celômica, disseminação hematogênica e linfática.[1,2] Em uma visão mais contemporânea, estudos têm se dedicado à compreensão dos fatores imunológicos e genéticos envolvidos em sua etiopatogenia.

A doença é mais comumente classificada em: superficial, quando acomete apenas o peritônio superficialmente, ovariana, com a presença de cisto de endometriose chamados endometriomas, e profunda, quando apresenta infiltração de mais que 5 mm de profundidade. Outra classificação tradicional é a proposta pela American Society for Reproductive Medicine (ASRM), na década de 1970, que estadia a endometriose cirurgicamente em graus de I a IV. Muitas outras foram criadas posteriormente, com a intenção de programação pré-operatória, definição de prognóstico reprodutivo ou clínico. Ainda hoje, o que se observa é que nenhum desses escores tem boa correlação entre o grau de endometriose e a intensidade de sintomas álgicos apresentados pela paciente.[3] Duas classificações propostas mais recentes vêm ganhando notoriedade: a ENZIAN, proposta por Haas et al., em 2011, a qual, embora complexa, parece ter boa utilidade para planejamento e mapeamento pré-operatório; e a da American Association of Gynecologic Laparoscopists (AAGL),[4] que leva em consideração tamanho e localização de lesões endometrióticas e visa predizer a complexidade cirúrgica, o que é de suma importância na gestão de recursos envolvidos.

PREVALÊNCIA

Por tratar-se de doença cujo diagnóstico inequívoco é por confirmação cirúrgica, a verdadeira prevalência não pode ser estabelecida. Entretanto, estima-se que cerca de 10% da população feminina em idade reprodutiva seja acometida pela doença.[1] No que se refere a uma população feminina com dor pélvica, a estimativa pode chegar quase a 70%, e dentre mulheres inférteis, algumas casuísticas mostram que possivelmente mais de 50% teriam endometriose.[1,2]

DIAGNÓSTICO

Quando houver relato de quaisquer dos seguintes sintomas, a suspeita diagnóstica deve existir: dismenorreia, principalmente a refratária e de caráter progressivo, dispareunia, especialmente de profundidade, e dor pélvica acíclica associada a qualquer um desses sintomas.[1,5] Na paciente infértil, é fundamental uma anamnese e propedêutica focada em descartar ou confirmar a possível presença de endometriose associada. Os outros sintomas podem estar relacionados com acometimento de outras vísceras, como disquezia e hematúria, no caso de acometimento intestinal ou urinário, respectivamente. Uma parcela das pacientes com endometriose será, porém, assintomática e pode ter seu diagnóstico como um achado cirúrgico ou com exame de imagem.

O exame físico ginecológico deve ser realizado como parte da avaliação global da paciente, incluindo exame especular e toque vaginal, quando nódulos podem ser visualizados e/ou palpados, massa anexial notada na presença de endometrioma ovariano e redução da mobilidade uterina. No entanto, exame físico normal não descarta outras formas da doença.[5]

Não há biomarcador que seja suficientemente sensível ou específico para o diagnóstico da doença, e, portanto, nenhum deve ser pesquisado.[5] Quando houver suspeita clínica, mesmo se o exame ginecológico for normal, um exame de imagem é mandatório. A ultrassonografia é considerada exame de primeira linha a ser realizado, e tem boa acurácia, sensibilidade e especificidade na detecção de endometriose profunda e ovariana (Figura 72.1).[5] Deve, entretanto, ser realizada por profissional experiente e treinado, preferencialmente seguindo os passos propostos pelo grupo International Deep Endometriosis Analysis (IDEA).

A ressonância magnética da pelve pode ser útil para lesões multifocais, extrapélvicas, casos atípicos ou situações em que a ultrassonografia transvaginal não pode ser realizada, como em pacientes virgens, ou quando a ultrassonografia não for elucidativa e necessitar de complementação diagnóstica (Figura 72.2).

Apesar dos avanços nos exames de imagem, esses ainda não são capazes, na maioria das vezes, de avaliar a presença

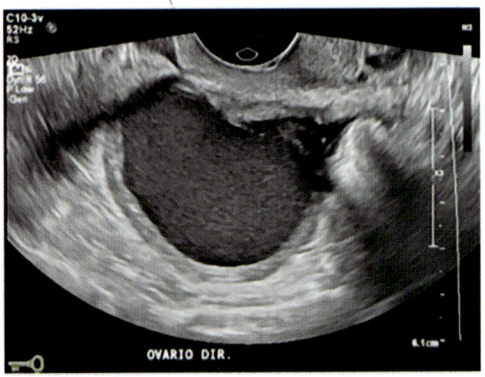

Figura 72.1 Ultrassonografia evidenciando a presença de endometrioma ovariano.

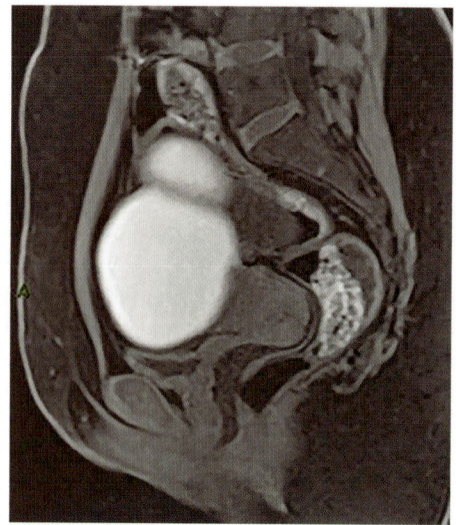

Figura 72.2 Ressonância magnética evidenciando a presença de endometrioma ovariano.

de endometriose peritoneal superficial (Figura 72.3). Nessa situação, o diagnóstico será confirmado ou descartado apenas mediante realização de videolaparoscopia, que é o padrão ouro para o diagnóstico aliado à confirmação histológica (Figura 72.4).[5] A indicação de cirurgia deverá ser individualizada e será melhor abordada posteriormente na seção Tratamento, pois a prática da laparoscopia meramente diagnóstica deve ser desencorajada.

O diagnóstico diferencial deve ser feito com outras condições que tenham como sintoma predominante dor cíclica em mulheres em idade reprodutiva. Doenças ginecológicas benignas como leiomiomatose podem cursar com dor que

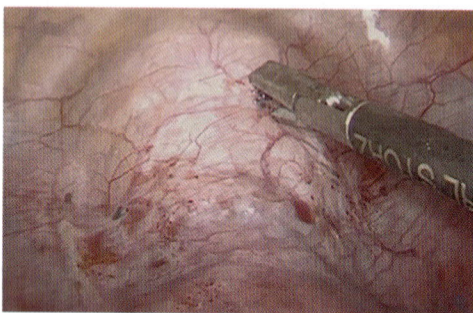

Figura 72.3 Presença de endometriose superficial.

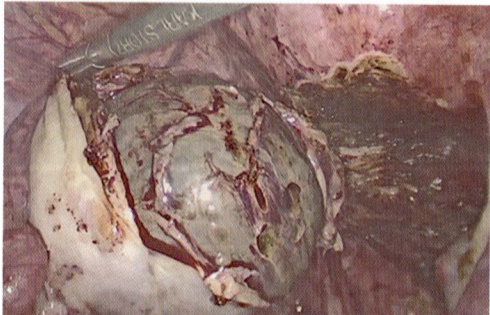

Figura 72.4 Abordagem videolaparoscópica do endometrioma ovariano. Na imagem, é possível visualizar a cápsula do cisto de endometriose.

exacerba no período menstrual, geralmente acompanhada por aumento de fluxo menstrual. A adenomiose, definida como presença de focos de tecido endometrial permeando o miométrio, é frequentemente associada à presença de endometriose. Além disso, inúmeras comorbidades dolorosas são frequentes nessas pacientes, como migrânea abdominal, fibromialgia, síndrome da bexiga dolorosa e síndrome do intestino irritável,[2,6] entre outras, e podem ter piora cíclica. Em pacientes com idade mais avançada ou com sintomatologia atípica, o diagnóstico diferencial com neoplasia precisa ser investigado.

TRATAMENTO

Quando houver sinais e sintomas sugestivos de endometriose, o tratamento deve ser iniciado mesmo sem confirmação cirúrgica ou exame de imagem comprobatório, porque o manejo clínico melhora a qualidade de vida, ainda que empírico.[5]

Até o momento não há terapêutica específica, curativa ou que comprovadamente impeça progressão de doença; portanto, o foco do tratamento é sintomático e deverá ser individualizado para privilegiar o sintoma preponderante, seja ele dor ou infertilidade. Deve-se, assim, individualizar a abordagem e ajustar as expectativas de resposta ao tratamento. Acolher a mulher, explicar o que é a doença e enaltecer as vantagens de um enfoque multidisciplinar com ênfase em qualidade de vida é fundamental.

Tratamento medicamentoso

Como a dor é um dos principais sintomas, a prescrição e ajuste de medicações analgésicas deve ser manejada. Analgésicos simples, como dipirona e paracetamol, podem ser utilizados com bom controle da dor, mas em algumas situações os anti-inflamatórios não esteroidais (AINEs) podem ser prescritos[5] para tratamento de queixas álgicas a curto prazo, como sintomas cíclicos pontuais. No entanto, é necessário orientar sobre os riscos associados ao uso continuado. Opioides devem ser desencorajados a longo prazo.

O tratamento hormonal é a principal ferramenta terapêutica na endometriose.[5,7] Podem ser oferecidos contraceptivos hormonais combinados e progestagênios isolados pelas suas diferentes vias, a depender de preferência, tolerabilidade, custo e acessibilidade, e sempre levando em consideração os critérios de elegibilidade médica para prescrição de contraceptivos da Organização Mundial da Saúde (OMS).

Contraceptivos hormonais combinados e progestagênios isolados têm eficácia comprovada para melhora da dismenorreia, dor pélvica acíclica e dispareunia.[5,7] Quando a dismenorreia for um sintoma importante, deve-se dar preferência ao uso de contraceptivos de uso contínuo.[5,8] O disposto intrauterino (DIU) hormonal de levonorgestrel 52 mg, embora tenha um maior efeito local, também tem conhecida atuação na melhora dos sintomas álgicos, assim como o implante de etonogestrel e outras opções hormonais.[5,7] Entretanto, alguns autores recomendam preterir o uso do DIU hormonal em pacientes com endometrioma ovariano devido à baixa taxa de bloqueio ovulatório nas usuárias do método.[7,8] Todavia, a literatura científica, rica em estudos comparativos de diferentes composições hormonais, não demonstra superioridade de um medicamento ou na sua forma de administração sobre outras.

Os análogos de hormônio liberador de gonadotrofina (GnRH) são drogas reconhecidamente eficazes na melhora de dor pélvica cíclica e acíclica, bem como dispareunia, e podem levar à redução volumétrica transitória das lesões de endometriose. Sua utilização se baseia no estado de hipoestrogenismo que induzem pelo bloqueio do eixo hipotálamo-hipófise-ovariano, e que, portanto, induz a melhora da endometriose. Contudo, o hipoestrogenismo é também responsável pela baixa tolerabilidade desses fármacos devido aos sintomas vasomotores intensos, bem como ressecamento vaginal. Além disso, esse mecanismo de ação tem efeito deletério sobre a massa óssea. Dessa forma, os análogos de GnRH devem ser considerados medicações de segunda linha no tratamento da endometriose e utilizados apenas em situações pontuais e de exceção. Os antagonistas de GnRH encontram os mesmos problemas de tolerabilidade e efeitos colaterais deletérios, além do seu elevado custo.[5,7,8]

O tratamento não hormonal pode envolver o uso de medicações consideradas moduladoras de dor, por tratar-se de doença que leva à algia crônica e, assim, sensibilização central e periférica à dor.[6] Dentre eles estão os antidepressivos tricíclicos, inibidores seletivos de recaptação de serotonina e noradrenalina e alguns anticonvulsivantes.[2,9]

Tratamento não medicamentoso

Embora não haja evidência científica robusta na prescrição de tratamentos alternativos na abordagem da endometriose,[5] a atividade física, reeducação alimentar, fisioterapia e psicoterapia de apoio não devem ser negligenciadas no manejo global do bem-estar das pacientes que sofrem com uma doença crônica dolorosa.

Tratamento cirúrgico

O tratamento cirúrgico com excisão completa de todas as lesões de endometriose tem papel comprovado na melhora da dor e da qualidade de vida.[5] Uma abordagem cirúrgica racional deve levar em consideração a busca de uma máxima redução de focos em tempo único, tendo em mente que trata-se de uma doença benigna em mulher em idade reprodutiva. Ou seja, deve-se buscar ser agressivo com a doença e conservador com a anatomia reprodutiva.

A principal indicação cirúrgica é dor refratária ao tratamento clínico hormonal; outras indicações são envolvimento de ureter ou apêndice, lesão intestinal com suboclusão e endometriomas de grande volume[9] ou em local em que não se descarte a malignidade. Recomenda-se que o manejo cirúrgico seja por via minimamente invasiva, realizado por equipe especializada multidisciplinar.[9]

O uso do tratamento clínico hormonal após a cirurgia para as pacientes que não tenham desejo gestacional é fortemente recomendado para reduzir recorrência de dor e de lesões.[5,8]

Tratamento da infertilidade

Embora a abordagem da infertilidade relacionada com endometriose estenda-se além do escopo deste capítulo, é importante salientar que não há tratamento clínico que melhore a fertilidade das pacientes, e, portanto, não deverá ser oferecido,[5,9] com prejuízo de retardar um tratamento mais eficaz e cujo prognóstico depende diretamente da idade da mulher.

Nas pacientes inférteis com endometriose, deve-se levar em consideração a idade, tempo de infertilidade, permeabilidade tubárea e existência ou não de fator masculino associado. Tais fatores auxiliarão na decisão em oferecer técnicas de reprodução assistida. O Endometriosis Fertility Index (EFI) é uma técnica objetiva de estimar as chances de gravidez espontânea.[4] Embora controverso, o tratamento cirúrgico pode ser considerado em alguns casos para melhora da fertilidade natural, especialmente em mulheres jovens e que tenham dor associada.

Há evidências crescentes de que a endometriose também está associada a piores desfechos obstétricos, com maiores taxas de aborto, parto cesariana, placenta prévia, hipertensão gestacional e trabalho de parto prematuro, entre outros.[10] Portanto, essas pacientes merecem especial atenção também durante a assistência pré-natal, sem significar uma gestação de alto risco.

SEGUIMENTO

Sugere-se seguimento clínico das pacientes com endometriose ovariana e endometriose profunda,[5] e individualizar a solicitação periódica de exame de imagem para acompanhamento das lesões, embora não exista recomendação precisa de periodicidade.

CONSIDERAÇÕES FINAIS

A endometriose vem ganhando notoriedade crescente pelo impacto em mulheres em idade reprodutiva, e espera-se, dessa forma, reverter as estatísticas de longos atrasos no diagnóstico dessa importante afecção. Pacientes com endometriose suspeita ou confirmada não devem ter o início de seu tratamento retardado, e precisam ser advertidas do caráter crônico da doença, visando a melhora da qualidade de vida a longo prazo.

REFERÊNCIAS BIBLIOGRÁFICAS

1. Zondervan, K.T., Becker, C.M., Missmer, S.A. Endometriosis. Longo DL, organizador. *N Engl J Med*. 2020;382(13):1244–56.
2. Horne, A.W., Missmer, S.A. Pathophysiology, diagnosis, and management of endometriosis. *BMJ*. 2022;e070750.
3. International Working Group of AAGL, ESGE, ESHRE and WES, Vermeulen, N., Abrão, M.S., Einarsson, J.I., Horne, A.W., Johnson, N.P., et al. Endometriosis classification, staging and reporting systems: a review on the road to a universally accepted endometriosis classification,. *Hum Reprod Open*. 2021;2021(4):hoab025.
4. Neto, J.N., Abrão, M.S., Schor, E., Rosa-e-Silva, J.C. Surgical Classification of Endometriosis. *Rev Bras Ginecol e Obstetrícia RBGO Gynecol Obstet*. 2022;44(08):737–9.
5. Becker, C.M., Bokor, A., Heikinheimo, O., Horne, A., Jansen, F., Kiesel, L., et al. ESHRE guideline: endometriosis. *Hum Reprod Open*. 2022;2022(2):hoac009.
6. McNamara, H.C., Frawley, H.C., Donoghue, J.F., Readman, E., Healey, M., Ellett, L., et al. Peripheral, Central, and Cross Sensitization in Endometriosis-Associated Pain and Comorbid Pain Syndromes. *Front Reprod Health*. 2021;3:729642.
7. Capezzuoli, T., Rossi, M., La Torre, F., Vannuccini, S., Petraglia, F. Hormonal drugs for the treatment of endometriosis. *Curr Opin Pharmacol*. 2022;67:102311.
8. Vercellini, P., Buggio, L., Frattaruolo, M.P., Borghi, A., Dridi, D., Somigliana, E. Medical treatment of endometriosis-related pain. *Best Pract Res Clin Obstet Gynaecol*. 2018; 51:68–91.
9. Federação Brasileira das Associações de Ginecologia e Obstetrícia (Febrasgo). Endometriose. Febrasgo; 2021.
10. Mooney, S.S., Ross, V., Stern, C., Rogers, P.A.W., Healey, M. Obstetric Outcome After Surgical Treatment of Endometriosis: A Review of the Literature. *Front Reprod Health*. 2021;3:750750.

CAPÍTULO 73

Rastreamento do Câncer Ginecológico

Walquíria Quida Salles Pereira Primo • Eduardo Batista Cândido •
Pedro Henrique Tannure Saraiva • Agnaldo Lopes da Silva Filho

INTRODUÇÃO

O câncer é um grande problema de saúde pública em todo o mundo, e considerado a primeira ou segunda causa de morte antes dos 70 anos em 112 de 183 países. Sua taxa crescente nos últimos anos está associada a melhor acesso a serviços de saúde (com redução de mortalidade em decorrência de doenças cardiovasculares) e também à mudança demográfica pela qual passa a população mundial (p. ex., aumento da perspectiva de vida, exposição a agentes cancerígenos e aumento das taxas de obesidade).[1,2]

Dentre todas as neoplasias, as ginecológicas ocupam lugar de destaque. Entre os 20 tipos de câncer com maior incidência de novos casos no mundo, o câncer de mama ocupa o primeiro lugar, o câncer de colo uterino, o nono, o câncer de corpo do útero, o décimo sétimo, e o câncer de ovário, o vigésimo.[2]

No Brasil, os números são semelhantes, e o câncer de mama é a neoplasia com maior número de novos casos dentre todos os tipos. O câncer de colo uterino é o sexto (como resultado de o Brasil ser um país subdesenvolvido e que ainda não conseguiu expandir adequadamente o correto rastreamento para essa doença), o câncer de corpo uterino é o décimo sétimo e o de ovário, o décimo nono, números semelhantes aos de outros países.[1]

O rastreamento adequado é indispensável para a redução do número total de novos doentes. Portanto, o conhecimento de como fazer o rastreamento corretamente é de fundamental importância para o médico assistente.

CÂNCER DE MAMA

O câncer de mama é o mais incidente em mulheres no Brasil e no mundo, e é a quinta causa mundial de morte (684.996 óbitos) entre todas as neoplasias, mesmo havendo rastreamento específico.

Os principais fatores de risco para o câncer de mama são idade (o risco de câncer aumenta com a idade); obesidade (para mulheres na pós-menopausa; em mulheres na menacme, a obesidade reduz o risco de câncer de mama); doenças benignas da mama (doenças proliferativas); reposição hormonal na pós-menopausa com estrogênio e progesterona; menarca precoce; menopausa tardia; nuliparidade; história pregressa de câncer de mama; uso de álcool; tabagismo; histórico familiar e mutações genéticas.

Muito se questiona se o rastreamento para o câncer de mama é realmente efetivo, pois, com ele, há pequeno ganho real na redução da mortalidade (0,5% sobre o diagnóstico

– grande número de casos de câncer diagnosticados que nunca causariam a morte dessas mulheres), e pelos custos envolvidos, principalmente em se tratando de saúde pública. Entretanto, o tamanho do tumor é um dos fatores prognósticos mais importantes e está intimamente relacionado com a probabilidade de metástases, recorrência local e morte. Dessa maneira, o rastreamento está justificado desde que haja detecção precoce do tumor.[3]

No Brasil, atualmente há duas recomendações diferentes para o rastreamento desse tumor: a do Ministério da Saúde (MS) e a da Sociedade Brasileira de Mastologia (SBM), também adotada pela Federação Brasileira das Associações de Ginecologia e Obstetrícia (Febrasgo).

O MS recomenda que o rastreamento de rotina para o câncer de mama seja realizado por meio de mamografia, na faixa etária de 50 a 69 anos, a cada 2 anos (se sem alterações). Há, também, uma recomendação contrária ao autoexame da mama, porque tem-se baixa efetividade e possíveis danos associados a essa prática, como a realização de propedêutica desnecessária. Em relação ao exame clínico das mamas realizado pelo médico assistente de rotina, não há recomendação formal do MS, seja a favor ou contra. O MS também apresenta recomendação contrária ao rastreamento de rotina com ressonância nuclear magnética ou com ultrassonografia.[4]

Já a SBM e a Febrasgo recomendam que o rastreamento do câncer de mama seja feito com mamografia anual, com início a partir dos 40 e término aos 74 anos. O rastreamento para pacientes com mais de 74 anos ainda é controverso, uma vez que não existem estudos adequados incluindo essa faixa etária. Entretanto, com o aumento da expectativa de vida e sabendo-se que 26% das mortes por câncer de mama ocorrem em mulheres com diagnóstico após os 74 anos, recomenda-se avaliar caso a caso e, se a paciente tiver uma expectativa de vida maior do que 7 anos, deverá seguir no rastreamento anual. Não há recomendação para o rastreamento de rotina utilizando-se ressonância nuclear magnética ou ultrassonografia.[4]

CÂNCER DE COLO UTERINO

O câncer de colo uterino é, ainda, uma neoplasia bastante incidente (a nona mais frequente dentre todas as neoplasias no mundo) e importante causa de morte em todo o mundo. No Brasil, ocorre um grande número de novos casos em todos os Estados, mas, principalmente, nos mais pobres. Apenas em dois estados brasileiros há maior incidência de câncer de colo uterino do que de câncer de mama: Amazonas e Amapá (Figura 73.1).[1,2]

O câncer de colo uterino conta com um eficiente método de rastreamento, barato e acessível a toda a população. Apesar disso, muitas mulheres não têm acesso, principalmente nas regiões mais pobres do mundo. Além do rastreamento, a prevenção primária é feita com a aplicação de vacina contra o papilomavírus humano (HPV). A vacinação impede o contágio por subtipos de HP relacionados com o câncer de colo uterino, e é considerada a principal forma de prevenção. A vacina tetravalente contra o HPV (protege contra os subtipos 6, 11, 16 e 18) faz parte do programa nacional de imunizações e está disponível na rede pública para meninas e meninos com idade entre 9 e 14 anos, e recomendam-se

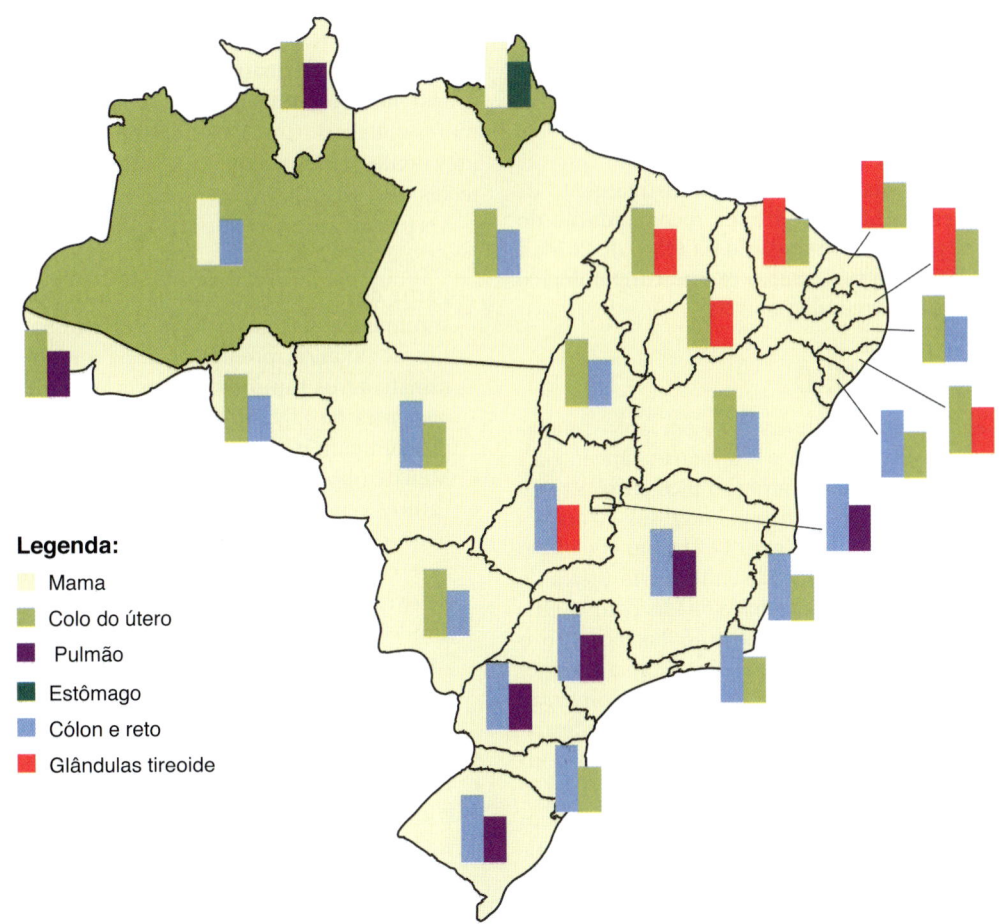

Legenda:
- Mama
- Colo do útero
- Pulmão
- Estômago
- Cólon e reto
- Glândulas tireoide

O gráfico de barra preenchida conforme a cor da legenda indica o segundo e o terceiro cânceres mais incidentes.

Figura 73.1 Incidência de câncer em mulheres no Brasil, distribuída por estados. Estimativa de Incidência de Câncer no Brasil, 2023-2025.[1]

2 doses com intervalo de 6 meses entre elas. Para mulheres com imunossupressão, vivendo com HIV/AIDS, transplantadas e portadoras de cânceres, a vacina é indicada até 45 anos. Inclusive, já está disponível no Brasil a vacina nonavalente, aplicada em outros países desde 2015 e que amplia a imunização para mais 5 tipos de HPV de alto risco oncológico (31, 33, 45, 52 e 58), além dos contemplados na quadrivalente; porém, ainda não está disponível no Sistema Único de Saúde (SUS).

Os principais fatores de risco para o câncer de colo uterino são os relacionados com o HPV, ou seja, início precoce da atividade sexual, múltiplos parceiros, um parceiro sexual de alto risco (parceiro sexual com múltiplos parceiros), história prévia de infecção sexual transmissível e imunossupressão, e os não relacionados com o HPV, que são baixo nível socioeconômico, uso de contraceptivos orais, tabagismo e fatores genéticos.

O MS recomenda o rastreamento para o câncer de colo uterino e suas lesões percursoras com exame citopatológico em mulheres em atividade sexual e com idade entre 25 e 64 anos, uma vez por ano e, após dois exames anuais consecutivos negativos, a cada 3 anos. Para mulheres com mais de 64 anos e que nunca se submeteram ao exame citopatológico, deve-se realizar dois exames com intervalo de 1 a 3 anos. Se ambos os exames forem negativos, essas mulheres podem ser dispensadas de exames adicionais.[5]

Consideram-se situações especiais:

- Gestantes: o rastreamento em gestantes deve seguir as recomendações de periodicidade e faixa etária como para as demais mulheres, devendo sempre ser considerada uma oportunidade a procura ao serviço de saúde para realização de pré-natal[5]
- Mulheres na pós-menopausa: devem ser rastreadas de acordo com as orientações para as demais mulheres. Se necessário, proceder à estrogenização previamente à realização da coleta[5]
- Mulheres submetidas à histerectomia total por lesões benignas, sem história prévia de diagnóstico ou tratamento de lesões cervicais de alto grau: podem ser excluídas do rastreamento, desde que apresentem exames anteriores normais. Em casos de histerectomia por lesão precursora ou câncer do colo do útero, a mulher deverá ser acompanhada de acordo com a lesão tratada.[5] Em caso de histerectomia supracervical, manter o rastreamento conforme recomendação habitual para mulheres não histerectomizadas
- Mulheres sem história de atividade sexual: não devem ser submetidas ao rastreamento do câncer do colo do útero[5]
- Imunossuprimidas: o exame citopatológico deve ser realizado nesse grupo de mulheres após o início da atividade sexual com intervalos semestrais no primeiro ano e, se normais, manter seguimento anual enquanto se mantiver o fator de imunossupressão. Mulheres HIV positivas com

contagem de linfócitos CD4+ abaixo de 200 células/mm³ devem ter priorizada a correção dos níveis de CD4+ e, enquanto isso, devem ter o rastreamento citológico a cada 6 meses. [5]

O rastreamento do câncer de colo uterino com teste de DNA-HPV ainda não está disponível para rastreamento de rotina no SUS e, então, não faz parte da recomendação do MS. Entretanto, segundo recomendação da OMS de 2014, o teste de DNA-HPV pode substituir o exame citopatológico quando os recursos estiverem disponíveis.[6]

CÂNCER DE ENDOMÉTRIO

O câncer de endométrio se desenvolve em aproximadamente 3% das mulheres nos EUA e é o quarto câncer mais comum entre elas. Sua incidência atinge o pico entre 60 e 70 anos, mas de 2 a 5% dos casos ocorrem antes dos 40 anos.[7]

O carcinoma endometrioide de grau I e II (tipo I) é o tipo histológico mais comum do câncer de endométrio (cerca de 80% dos casos) e está diretamente relacionado com o estímulo estrogênico. Portanto, a exposição ao hormônio é o principal fator de risco para essa neoplasia. Terapia estrogênica sem oposição com progesterona, obesidade (conversão periférica), menarca precoce, menopausa tardia, nuliparidade, terapia com tamoxifeno e anovulação crônica são alguns dos fatores de risco para o câncer de endométrio tipo I.[8]

Atualmente, o câncer endometrial está estratificado em quatro subgrupos moleculares com significados prognósticos diferentes. 1) mutação da enzima DNA-polimerase-epsilon (POLE) ou ultramutados; 2) instabilidade de microssatélites ou hipermutados; 3) baixo número de cópias ou estabilidade de microssatélites (sem perfil molecular específico); e 4) alto número de cópias ou seroso-símile.[9]

Todo sangramento uterino que ocorre na pós-menopausa deve ser investigado. Na maioria dos casos, o sangramento decorre de atrofia endometrial, mas, na presença de sintoma associado ao espessamento endometrial, deve-se realizar biopsia de endométrio, pois pode ser o primeiro sinal do câncer endometrioide de endométrio. Destaca-se que o aumento do fluxo menstrual de forma inexplicada em mulheres na menacme também deve ser investigado, pois, apesar de menos comum, o câncer de endométrio também pode acometer mulheres que ainda não entraram na menopausa.

Não há, atualmente, evidências científicas que demonstrem benefício de se fazer o rastreamento para o câncer de endométrio, e por isso não é recomendado.

CÂNCER DE OVÁRIO

O câncer de ovário não é uma doença muito prevalente. Em todo o mundo, existem cerca de 314 mil novos casos dessa neoplasia e 207 mil mortes relacionadas anualmente com a doença.[2] O câncer de ovário pode ser dividido em epiteliais (mais comuns, responsáveis por cerca de 95% dos casos) e não epiteliais. Os tumores ovarianos epiteliais são dos tipos seroso, mucinoso, células claras, edometrioide e de células transicionais. Já os não epiteliais podem ser divididos em tumores de células germinativas (representado pelo disgerminoma, saco vitelínico, carcinoma embrionário, coriocarcinoma e teratoma) e tumor do cordão sexual (tumor de células da granulosa, tecoma, fibroma, tumor de células de

Sertoli, tumor de Sertoli-Leydig e tumores de células produtoras de esteroides não específicos). O subtipo de câncer de ovário mais comum é o seroso, responsável por 75% dos tumores epiteliais. Como os tumores não epiteliais são pouco prevalentes, informações específicas para as neoplasias epiteliais do ovário estão a seguir:

Os principais fatores de risco para o câncer de ovário são:

- Idade: aumenta com a idade até 64 anos, reduzindo a partir dos 65 anos, sendo 63 anos a idade média para o surgimento de câncer do ovário. Em pacientes com menos de 20 anos, predominam os tumores de células germinativas; os tumores limítrofes geralmente ocorrem em pacientes na faixa dos 30 e 40 anos; e após os 50 anos, predominam os tumores epiteliais do ovário[10]
- Menarca precoce ou menopausa tardia
- Fatores genéticos: estudos sugerem que uma paciente que tem um parente de primeiro grau com câncer de ovário apresenta risco aproximado de 5% de desenvolver câncer de ovário; de 3,5% se a paciente tiver um parente de segundo grau e risco de 7% se forem dois parentes afetados. Esse risco deve-se a variantes patogênicas dos genes *BRCA1* e *BRCA2*, ou alterações genéticas relacionadas com a síndrome de Lynch[10]
- Nuliparidade
- Endometriose: principalmente para os subtipos endometrioide e de células claras
- Radiação pélvica.

Os principais fatores de proteção para o câncer de ovário são:[9]

- Salpingo-ooforectomia bilateral: é o meio mais eficaz para reduzir o risco de desenvolver câncer de ovário; contudo, algumas pacientes podem desenvolver carcinoma peritoneal, o que é raro. As tubas uterinas devem ser removidas porque a neoplasia tubária desempenha um papel importante na patogênese do tumor seroso do ovário
- Uso de anticoncepcionais orais: o uso prolongado de contraceptivos orais reduz o risco de câncer de ovário. Não há dados sobre o uso de contraceptivos não orais de estrogênio-progestágeno para a prevenção do câncer de ovário
- Laqueadura de trompas: possíveis mecanismos para a redução de risco incluem remoção do local inicial da carcinogênese (carcinomas serosos de alto grau), remoção do conduto para passagem de células endometrióticas ou endossalpingióticas (carcinomas de células claras e endometrioides) e remoção do conduto para a passagem de carcinógenos ou inflamação em direção ao ovário
- Histerectomia: a histerectomia sem salpingo-ooforectomia bilateral está associada a uma redução de 20% no risco de câncer de ovário
- Amamentação: a amamentação está associada a uma redução de 30% no câncer de ovário em comparação com a não amamentação. O tempo de amamentação também interfere na redução do risco para câncer de ovário, ou seja, quanto maior o tempo amamentando, menor o risco de câncer
- Paridade: pacientes que já pariram têm um risco reduzido de câncer de ovário em comparação com pacientes nulíparas, e o risco parece diminuir com o aumento da paridade.

O rastreamento para o câncer de ovário não está indicado, porque os possíveis riscos e malefícios (riscos de resultados falso-positivos, estresse psicológico e riscos cirúrgicos) superam os benefícios (detecção precoce). Sabe-se que o diagnóstico precoce é fundamental para aumentar as chances de sobrevida da paciente e melhorar as possibilidades terapêuticas. Sendo assim, é de grande importância conhecer os principais sinais e sintomas relacionados com o câncer de ovário: massa pélvica palpável, ascite, distensão abdominal persistente, perda de apetite e peso, dor abdominal e pélvica e mudança de hábitos intestinais ou urinários.[9]

CÂNCER DE VULVA

O câncer de vulva é uma neoplasia pouco frequente e representa de 2 a 5% de todas as neoplasias que acometem mulheres.[12] O carcinoma de células escamosas (CCE) é o tipo histológico mais comum de câncer vulvar, compreendendo pelo menos 75% dos casos. Outras histologias incluem melanoma, carcinoma basocelular, adenocarcinoma da glândula de Bartholin, sarcoma e doença de Paget.[9]

No mundo, cerca de 45,2 mil mulheres são diagnosticadas com câncer de vulva por ano, e aproximadamente 17,4 mil morrem anualmente em decorrência da doença.[2] A maioria das pacientes com essa neoplasia descobre a doença em estágio inicial. A história natural do câncer de vulva pode ter origem viral e não viral. Em pacientes mais jovens, geralmente é induzido pelo HPV, particularmente HPV 16, 18, 31 e 33, e o HPV 16 é o mais frequente.

Os fatores de risco incluem história de verrugas genitais e outras infecções sexualmente transmissíveis, baixo nível socioeconômico, tabagismo e imunodeficiência. A via carcinogenética não viral, que ocorre em pacientes mais idosas, geralmente é deflagrado em um processo inflamatório crônico, sobretudo o líquen escleroso. É importante ressaltar que o líquen escleroso vulvar está associado a um risco aumentado de câncer vulvar, e a via carcinogênica é a mais importante.[9,11]

Os principais fatores de risco para o câncer de vulva são:

- História prévia de câncer do colo uterino; relação com o HPV
- Tabagismo
- Líquen escleroso vulvar; processos inflamatórios crônicos (distrofia vulvar)
- Síndromes de imunodeficiência.

O rastreamento para o câncer de vulva não está indicado, pois não há evidências que seus benefícios superem seus riscos. Por esse motivo, faz-se necessária atenção especial a possíveis lesões que possam surgir na região vulvar. Cabe ao ginecologista avaliar precocemente qualquer paciente com lesões pigmentadas, úlceras persistentes, condilomas que não melhoram com tratamento habitual ou com prurido vulvar crônico. Ressalta-se que mulheres com lesões intraepiteliais cervical, vaginal ou anal devem ser examinadas para descartar lesões vulvares.[9,11]

CONSIDERAÇÕES FINAIS

Com prevenção primária e secundária eficientes, como mudança de estilo de vida, vacina contra HPV (prevenção dos cânceres HPV induzidos) e cobertura populacional adequada dos métodos de rastreamento, as taxas de câncer ginecológico podem diminuir significativamente. É importante identificar o câncer com padrão hereditário que permite estratégias de redução de risco de câncer para pacientes e seus familiares.[12]

REFERÊNCIAS BIBLIOGRÁFICAS

1. Santos, M. de O., de Lima, FC da S., Martins, L.F.L., Oliveira, J.F.P., de Almeida, L.M., Cancela, M. de C. Estimativa de Incidência de Câncer no Brasil, 2023-2025. *Revista Brasileira de Cancerologia.* 2023 Feb 6;69(1).
2. Sung, H., Ferlay, J., Siegel, R.L., Laversanne, M., Soerjomataram, I., Jemal, A., et al. Global Cancer Statistics 2020: GLOBOCAN Estimates of Incidence and Mortality Worldwide for 36 Cancers in 185 Countries. *CA Cancer J Clin.* 2021 May 4;71(3):209–49.
3. Gøtzsche, P.C., Jørgensen, K.J. Screening for breast cancer with mammography. *Cochrane Database of Systematic Reviews.* 2013 Jun 4;2013(6).
4. Federação Brasileira das Associações de Ginecologia e Obstetrícia (Febrasgo). Rastreamento e propedêutica do câncer de mama. São Paulo: Febrasco; 2021.
5. Instituto Nacional de Câncer José Alencar Gomes da Silva. Coordenação de Prevenção e Vigilância. Divisão de Detecção Precoce e Apoio à Organização de Rede. Diretrizes brasileiras para o rastreamento do câncer do colo do útero . 2ª ed. rev. atual. Rio de Janeiro: INCA. 2016. p35–37.
6. Carvalho, C.F, Teixeira, J.C., Bragança, J.F., Derchain, S., Zeferino, L.C., Vale, D.B. Cervical Cancer Screening with HPV Testing: Updates on the Recommendation. *Rev Bras Ginecol Obstet/RBGO Gynecology and Obstetrics.* 2022, Mar 15;44(03):264–71.
7. American Cancer Society. American Cancer Society. Cancer Facts & Figures 2019. Disponível em: http://www.cancer.org/content/dam/cancer-org/research/cancer-facts-and-statistics/annual-cancer-facts-and-figures/2019/cancer-facts-and-figures-2019.pdf. 2019.
8. National Cancer Institute. Endometrial Cancer Prevention (PDQ®)–Health Professional Version. Disponível em: https://www.cancer.gov/types/uterine/hp/endometrial-prevention-pdq. 2021.
9. Berek, J.S., Renz, M., Kehoe, S., Kumar, L., Friedlander, M. Cancer of the ovary, fallopian tube, and peritoneum: 2021 update. *International Journal of Gynecology & Obstetrics.* 2021 Oct 20;155(S1):61–85.
10. Primo, W.Q.S.P, Fernandes, C..E, Silva Filho, A.L. Ginecologia Oncológica. Diagnóstico e tratamento. São Paulo: Manole, 2022. P. 314.
11. Federação Brasileira das Associações de Ginecologia e Obstetrícia (Febrasgo). Câncer da vulva e vagina. Febrasgo. São Paulo: (Protocolo Febrasgo-Ginecologia, n. 10/Comissão Nacional Especializada em Ginecologia Oncológica); 2020.
12. Primo, W.Q.S.P. National Cancer Institute and the 2023 -2025 Estimate - Cancer Incidence in Brazil. *Rev Bras Ginecol Obstet.* 2023 Jan;45(1):1-2. DOI: 10.1055/s-0043-1762925. Epub 2023 Mar 6. PMID: 36878246.

PARTE

15

Hematologia e Hemoterapia

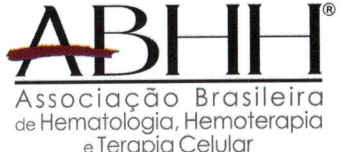

ABHH®
Associação Brasileira
de Hematologia, Hemoterapia
e Terapia Celular

INTRODUÇÃO

A anemia é a alteração hematológica mais comumente encontrada na prática médica e definida como um sinal ou manifestação de uma doença de base, e não como uma entidade clínica em si. Isso significa que a anemia não representa um diagnóstico definitivo, mas, sim, um achado laboratorial (baixa concentração de hemoglobina [Hb]), que exige investigação diagnóstica criteriosa, história clínica e exame físico detalhados, seguidos da realização de exames laboratoriais adequados. Essa prática permite, na maioria das vezes, o diagnóstico correto da causa da anemia e o tratamento adequado.[1,2]

Do ponto de vista fisiopatológico, o estado de anemia resulta da redução do número de hemácias ou da concentração de Hb circulante que, independentemente de sua causa, compromete a oxigenação celular adequada devido à menor capacidade de oxigênio transportado para os órgãos. Segundo critérios propostos pela Organização Mundial da Saúde (OMS), anemia é definida laboratorialmente como Hb < 13 g/dℓ para homens, < 12 g/dℓ para mulheres não grávidas e < 11 g/dℓ para mulheres grávidas e crianças.[3,4]

Estudo publicado pela OMS, que analisou 1,6 milhão de pessoas de 93 países no período de 1993 a 2005, constatou que 24,9% da população estudada tinham diagnóstico de anemia (crianças em idade pré-escolar [47,5%], crianças em idade escolar [25,4%], mulheres em fase reprodutiva [30,2%], gestantes [41,8%]). No Brasil, a prevalência de anemia encontrada foi moderada (de 20 a 39,9%) e grave (≥ 40%) para gestantes e pré-escolares, respectivamente.[5]

CLASSIFICAÇÃO E AVALIAÇÃO

As anemias podem ser classificadas do ponto de vista morfológico como normocíticas, microcíticas e macrocíticas com base no volume corpuscular médio (VCM) e etiológico, de acordo com a etiologia da anemia (Tabelas 74.1 e 74.2). A Figura 74.1 mostra a abordagem simplificada para avaliação de anemia com base no hemograma completo.[1-4] Dependendo da atividade eritropoética da medula óssea (MO), as anemias normocíticas são divididas em dois tipos: anemias normocíticas com reticulocitose (aumento apropriado para o grau de anemia, também conhecidas como anemias hiperproliferativas) ou com reticulocitopenia (contagem de reticulócitos inadequadamente baixa em relação ao grau de anemia, também conhecida como anemias hipoproliferativas).[1-4]

As Figuras 74.2 a 74.4 mostram a avaliação laboratorial simplificada das anemias com base na classificação morfológica.

Além de idade, sexo, etnia e comorbidades, são dados relevantes a ser investigados:[2,4]

Tabela 74.1 Classificação morfológica das anemias.[1-4]

Anemias microcíticas (VCM < 80 fl)

- Anemia por deficiência de ferro (ADFe)
- Talassemias
- Anemia da inflamação (anemia de doença crônica)
- Anemia sideroblástica
- Intoxicação por chumbo
- Deficiência de cobre

Anemias normocíticas (VCM entre 80 e 100 fl)

Com reticulocitose

- Anemia pós-hemorragia aguda
- Resposta à terapia específica em anemias nutricionais
- Anemia hemolítica
  - Hemoglobinopatias
  - Anemia hemolítica autoimune
  - Anemias microangiopáticas

Com reticulocitopenia

- Produção deficiente de GV
  - ADFe, anemia da inflamação
  - Anemia aplástica, aplasia pura de GV
  - Síndrome de mielodisplásica
  - Infecções (tuberculose, malária, infecção por HIV/AIDS, ancilostomíase)
- Endocrinopatia
- Eritropoese ineficaz (anemia megaloblástica)
Relacionada com infiltração medular (leucemia, linfoma, mieloma múltiplo, linfoma, câncer metastático)

Anemias macrocíticas (VCM > 100 fl)

Anemia megaloblástica

- Deficiência de vitamina B12 (cobalamina)
  - Baixa ingestão: vegetarianos, veganos estritos
  - Baixa absorção: gastrite atrófica (anemia perniciosa), gastrectomia, gastroplastia (cirurgia bariátrica), gastrite atrófica autoimune, deficiência de fator intrínseco, doenças intestinais (síndrome de má absorção, doença de Crohn)
  - Medicamentos: neomicina, biguanidas, inibidores da bomba de prótons
- Deficiência de ácido fólico
  - Baixa ingestão: alcoolismo, idosos
  - Baixa absorção: gastrectomia, doença inflamatória intestinal/ressecção, doença celíaca, síndrome do intestino curto
  - Necessidade metabólica aumentada: gravidez, hipertireoidismo, doença hemolítica crônica, dermatites esfoliativas
Perdas: diálise

Anemia não megaloblástica

- Anemia induzida por medicamentos
  - Hidroxiureia, fenitoína, metotrexato, pirimetamina, trimetoprim
  - Zivozudina, fluoruracil, óxido nitroso, etanol
  - Metformina, omeprazol
  - 6-mercaptopurina, 5-fluorouracil, contraceptivos orais
- Doenças da medula óssea
  - Síndrome mielodisplásica, mieloma múltiplo
- Anemia aplástica, aplasia eritrocitária pura, anemia diseritropoética congênita

Outras doenças ou condições

- Hipotireoidismo
- Alcoolismo
- Doença hepática
- Síndrome de Down
- Macroglobulinemia de Waldenstrom
- Resposta ao tratamento com ferro, B12 ou folato
- Reticulocitose
  - Anemia hemolítica
  - Resposta à hemorragia

Tabela 74.2 Classificação etiológica das anemias.[2-4]

Anemias relacionadas com redução da produção de glóbulos vermelhos

- Anemia por deficiência de ferro (ADFe)
- Anemia megaloblástica devido à deficiência de folato ou vitamina B12
- Anemia de inflamação (doença renal crônica, doença hepática, distúrbios endócrinos)
- Anemia sideroblástica
- Anemia aplástica e distúrbios relacionados
- Relacionadas com infiltração medular (leucemia, linfoma, mieloma múltiplo, linfoma, câncer metastático)
- Anemia diseritropoiética congênita

Anemias relacionadas com destruição excessiva de glóbulos vermelhos (anemias hemolíticas)

Defeitos intrínsecos aos glóbulos vermelhos

- Defeitos de membrana:
  - Esferocitose hereditária
  - Eliptocitose hereditária
- Defeitos da hemoglobina:
  - Doença falciforme

Defeitos intrínsecos aos glóbulos vermelhos (*continuação*)

  - Talassemias
- Defeitos enzimáticos:
  - Deficiência de glicose-6-fosfato desidrogenase (G6PD)
  - Deficiência da piruvatoquinase

Defeitos extrínsecos aos glóbulos vermelhos

- Anemia hemolítica:
  - Autoimune
  - Aloimune
  - Induzida por droga
- Anemia hemolítica mecânica:
  - Microangiopática
  - Cardíaca (valvulopatia)
  - Hemoglobinúria da marcha
- Agentes físicos, químicos e infecciosos
- Hiperesplenismo

Outras

Anemias relacionadas com perda de sangue

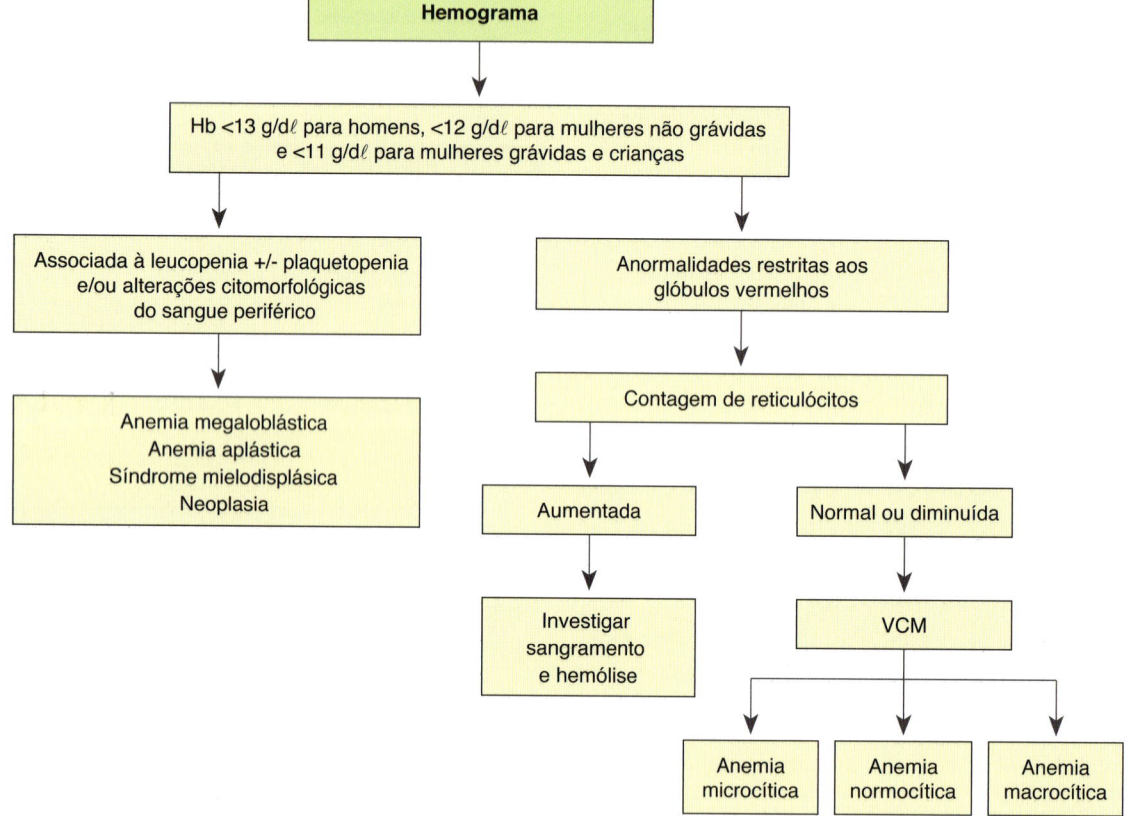

Figura 74.1 Abordagem simplificada para avaliação de anemia com base no hemograma completo e reticulócitos.[2]

- Perda de sangue
- Duração da anemia, ou seja, de início rápido dos sintomas (início agudo [sangramento agudo ou hemólise aguda] ou insidioso [perda sanguínea crônica, inflamação crônica ou doenças neoplásicas])
- Infecção crônica, doença renal crônica, hipotireoidismo, doença inflamatória intestinal, doença hepática crônica, alcoolismo, tabagismo
- Antecedente obstétrico e gestação atual

- História familiar (icterícia, cálculo biliar, esplenomegalia, anemia hereditária)
- História detalhada de medicamentos que podem causar anemia (drogas citotóxicas, cloranfenicol, fenilbutazona, metotrexato, trimetoprim, anticonvulsivantes, aspirina, anticoagulante, antimaláricos, penicilinas, metildopa)
- História ocupacional (exposição a derivados de benzeno e organofosforados).

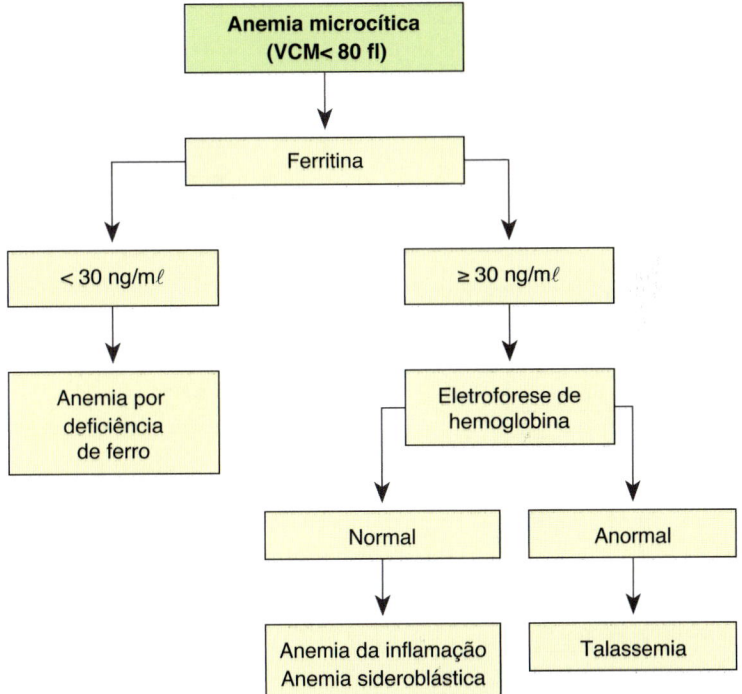

Figura 74.2 Avaliação laboratorial simplificada de anemia microcítica.[2]

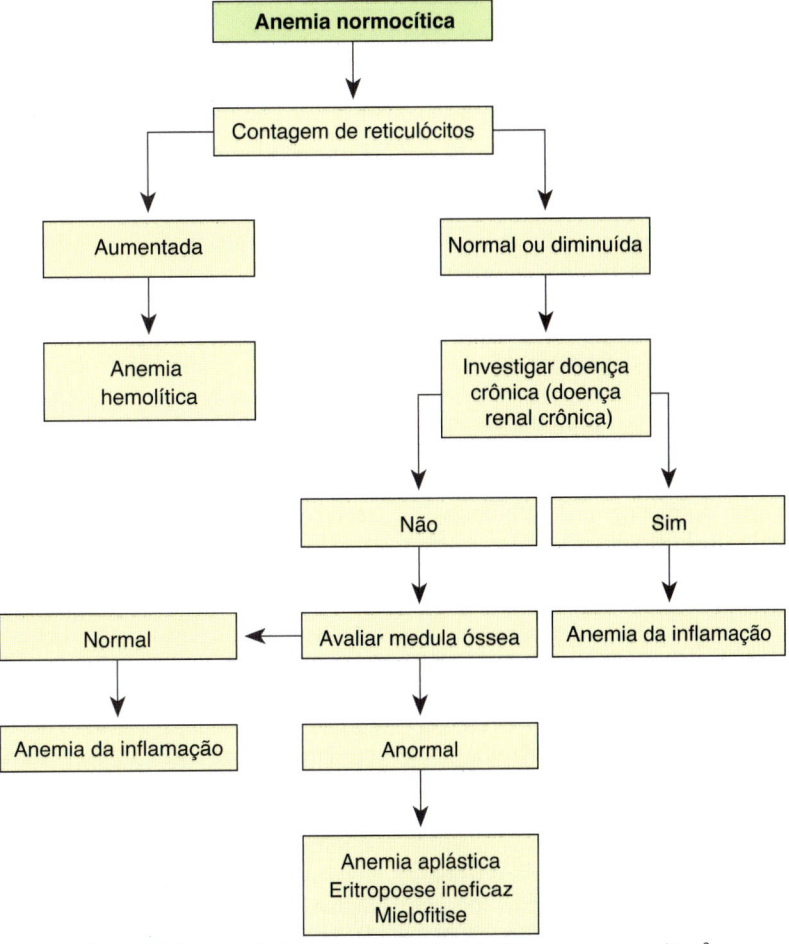

Figura 74.3 Avaliação laboratorial simplificada de anemia normocítica.[2]

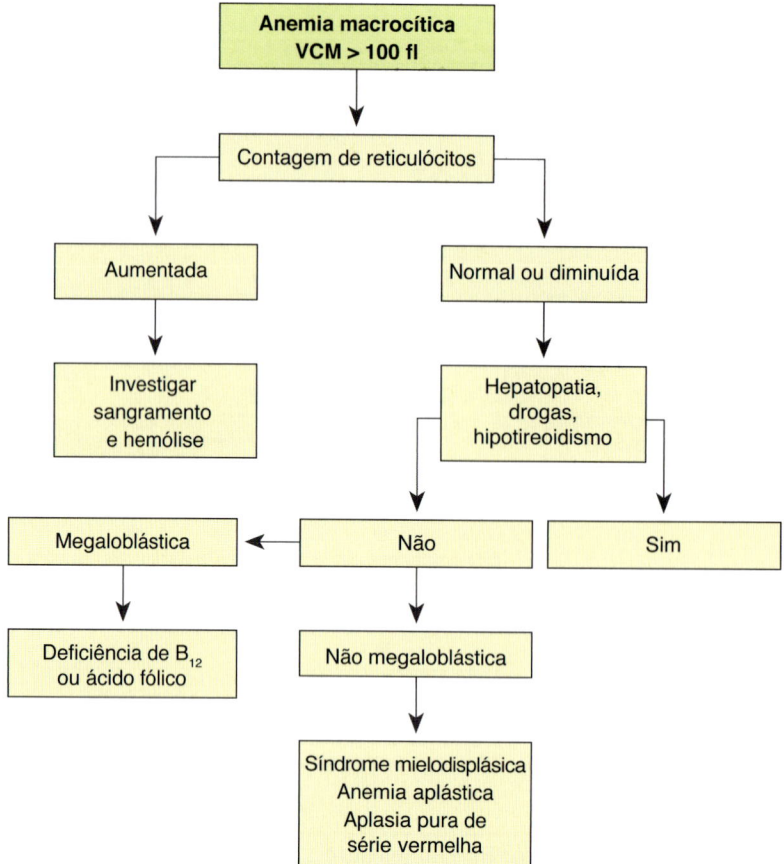

Figura 74.4 Avaliação laboratorial de anemia macrocítica.[2]

DIAGNÓSTICO[1-4]

Os exames laboratoriais iniciais essenciais para a investigação etiológica da anemia são: hemograma completo, contagem de reticulócitos e análise de esfregaço de sangue periférico. Dependendo dos resultados desses estudos, outros procedimentos laboratoriais especializados podem ser realizados para chegar-se a um diagnóstico definitivo, como ferro sérico e capacidade total de ligação do ferro, ferritina, eletroforese de hemoglobina, eletroforese de proteínas, ureia, creatinina e *clearance* de creatinina. A presença de bicitopenia ou pancitopenia, geralmente, sinaliza a necessidade de investigação da MO por meio do mielograma ou biopsia.

Destaca-se que o estado de hemodiluição, ou seja, aumento no volume plasmático com contagem normal de glóbulos vermelhos pode ser responsável pela "pseudo" anemia. As principais condições associadas a hemodiluição são: terceiro trimestre de gravidez (devido ao aumento do volume plasmático), esplenomegalia (devido ao acúmulo de hemácias no baço), insuficiência cardíaca congestiva (devido à retenção de líquidos) e paraproteinemias (aumento das globulinas).

DEFICIÊNCIA DE FERRO

O ferro é um elemento vital na maioria dos processos fisiológicos e celulares do corpo humano e suas principais funções metabólicas são respiração mitocondrial, produção de energia oxidativa, inativação de radicais livres e síntese de DNA, além do transporte de oxigênio.[2,6] A deficiência de ferro (DFe)

corresponde ao estado de depleção total do ferro corporal, principalmente dos estoques de ferro nos macrófagos e hepatócitos, e em outros locais como músculos e coração (altamente dependente do ferro para a produção de mioglobina e energia para garantir o contratilidade miocárdica).

A anemia por deficiência de ferro (ADFe) corresponde ao último estágio e caracteriza-se pela presença de anemia hipocrômica e microcítica devido à falta de ferro necessário à eritropoese, ou seja, para a síntese de Hb e produção diária de cerca de 200 bilhões de hemácias.[3,6]

A causa subjacente da DFe é o desequilíbrio entre ingestão e/ou absorção inadequada de ferro e/ou perda de sangue, resultando em redução de ferro e, consequentemente, incapacidade de atender às necessidades fisiológicas do organismo (Tabela 74.3).[4,6]

Repercussões clínicas da deficiência de ferro

Há evidências científicas de que a DFe, sobretudo quando há anemia, tem impacto negativo nas diferentes fases da vida das crianças, adolescentes, adultos e idosos. As principais repercussões clínicas da DFe na criança são retardo de crescimento intrauterino, prematuridade, baixo peso ao nascimento, óbito intrauterino, infecções frequentes, irritabilidade, apatia, anorexia, falta de atenção, dificuldade de aprendizagem, menor rendimento cognitivo e intelectual escolar relacionados com o atraso do desenvolvimento neurológico, psicomotor e cognitivo fetal.[1,2]

As principais complicações maternas associadas à DFe são trabalho de parto prematuro, pré-eclampsia, abortamento espontâneo, disfunção cognitiva, redução da *perfomance* física,

Tabela 74.3 Principais causas de deficiência absoluta de ferro.[2,6,7]

Aumento da necessidade de Fe

- Crescimento*
- Menstruação**
- Gestação***
- Lactação
- Terapia com AEE

Ingestão/absorção inadequadas de Fe

- Baixa biodisponibilidade de Fe na dieta@
- Prática vegetariana ou vegana
- Doença inflamatória intestinal
- Doença celíaca
- Parasitose
- Obesidade
- Pós-gastroplastia (*bypass* gástrico)
- Pós-gastrectomia
- Gastrite atrófica
- Infecção pelo *Helicobacter pylori*
- Medicamentos: antiácidos, inibidores de bomba de próton, cálcio, tanino
- IRIDA@@

Sangramento

- Sangramento gastrintestinal:
  - Esofágico: varizes, carcinoma, ulceração, esofagite de refluxo
  - Gástrico: pólipo, câncer, úlcera, gastrite, angiodisplasia, telangiectasia, ectasia vascular gástrica antral, associado ao uso de aspirina, anti-inflamatório não-esteroidal, anticoagulante, antiagregante plaquetário
  - Intestino delgado: doença inflamatória intestinal, úlcera duodenal, infecção por *Ancylostoma duodenale* e *Necator americanus*, câncer, pólipo, angiodisplasia, telangiectasia, divertículo de Meckel, associado ao exercício intenso, alergia ao leite
  - Intestino grosso: câncer, pólipo, doença diverticular, angiodisplasia, doença inflamatória intestinal, síndrome de Heyde#
  - Ânus: hemorroida
  - Trato gastrintestinal inteiro: telangiectasia hemorrágica hereditária
- Sangramento ginecológico: sangramento uterino anormal##; câncer uterino ou outros cânceres do aparelho reprodutivo, dispositivo intrauterino
- Sangramento urinário: câncer (renal, bexiga, próstata)
- Hemólise intravascular: HPN, hemoglobinúria da marcha, microangiopatia trombótica, malária
- Sangramento respiratório: hemoptise (câncer, infecção)
- Doação de sangue
- Exercício
- Perdas sanguíneas iatrogênicas excessivas###

AEE: agentes estimuladores da eritropoese; *durante a primeira infância e adolescência; ** perda fisiológica de sangue que excede a ingesta diária de ferro; *** requerimento adicional de ferro para cada gestação de aproximadamente 1.000 mg para a expansão da massa eritrocitária materna e desenvolvimento placentário e fetal; @resultante da pobreza, especialmente em países de baixa renda, abandono precoce do aleitamento materno, dieta de transição inadequada;@@ IRIDA: *iron-refractory iron deficiency anemia* causada por mutações do gene *TMPRSS6*; #síndrome de Heyde (estenose aórtica grave, síndrome de von Willebrand adquirida tipo II, angiodisplasia e DFe); ##sangramento uterino anormal, geralmente relacionado com mioma uterino, adenomiose, hiperplasia endometrial ou hemorragia uterina disfuncional mioma; exacerbado por distúrbios hemorrágicos (doença de von Willebrand, portador de hemofilia A ou B e disfunção plaquetária); HPN: hemoglobinúria paroxística noturna; ###coleta excessiva de sangue para testes diagnósticos e perdas de ferro durante a hemodiálise.

instabilidade emocional, depressão no puerpério, insuficiência cardíaca e óbito.[1,4] Além disso, a presença de DFe está associada a vários outros sintomas ou sinais, como cansaço fácil, cefaleia, tontura, queda de cabelo, unhas fracas e quebradiças, pica, menor rendimento no trabalho, menor tolerância às atividades físicas, taquicardia e dispneia.[1,4]

Diagnóstico diferencial dos tipos de deficiência de ferro

Os principais parâmetros clínicos e laboratoriais para o diagnóstico diferencial entre os tipos de deficiência de ferro são apresentados na Tabela 74.4.

Diagnóstico diferencial da deficiência absoluta de ferro

Os principais parâmetros laboratoriais que auxiliam no diagnóstico diferencial entre ADFe e talassemia beta não dependente de transfusão (talassemia beta menor) estão resumidos na Tabela 74.5.[1-4]

ANEMIA DA INFLAMAÇÃO

A anemia da inflamação (AI), também conhecida como deficiência funcional de ferro ou anemia de doença crônica, é uma síndrome clínica caracterizada pelo desenvolvimento de anemia em pacientes com doença infecciosa, inflamatória ou neoplásica. O aspecto peculiar dessa síndrome é a presença de anemia associada à diminuição da concentração sérica de ferro e saturação de transferrina (ST) e, paradoxalmente, elevação da ferritina sérica. É a causa mais frequente de anemia em pacientes hospitalizados. As principais entidades clínicas associadas a AI são artrite reumatoide, doença de Crohn, doença renal crônica, insuficiência cardíaca, infecção, inflamação, câncer, trauma e cirurgia.[7]

Os três principais mecanismos envolvidos na etiopatogenia da AI são:

- Diminuição da sobrevida dos GV
- Resposta eritropoética inadequada à anemia associada à secreção inapropriadamente baixa de eritropoetina e

Tabela 74.4 Diagnóstico diferencial dos tipos de deficiência de ferro.

Parâmetro	DFe	ADFe	AI	ADFe + AI
Sintomas	Assintomático ou sintomas leves de anemia	Sintomas leves a intensos de anemia	Sintomas da doença de base, sintomas de anemia	Sintomas da doença de base, sintomas de anemia
Hemoglobina	NI/↓	↓	↓	↓
Volume Corpuscular Médio	NI/↓	↓	NI/↓	↓
Saturação transferrina*	20-45%	< 20%	< 20%	< 20%
Ferritina, ng/mℓ	< 30	< 30	NL/↑	NL/↑
Conteúdo de Hb reticulocitária	↓	↓	↓	↓
Hepcidina	NI/↓	↓	↑	NI/↓

*Resultado da relação entre o ferro sérico e a capacidade total de ligação do ferro multiplicado por 100.
DFe: deficiência de ferro; ADFe: anemia por deficiência de ferro; AI: anemia da inflamação; NI: normal; ↑: aumentada; ↓: diminuída.

Tabela 74.5 Principais parâmetros que auxiliam no diagnóstico diferencial entre ADFe e talassemia beta menor.[1-4]

Parâmetros	ADFe	β-talassemia menor
Contagem de glóbulos vermelhos	↓	NL/↑
Hemoglobina	↓	NI/↓
Volume corpuscular médio	↓	↓
Red Cell Distribution width (RDW)	↓	NL/↑
Contagem de reticulócitos	NI/↓	NL/↑
Esfregaço do sangue periférico	Predomina hipocromia	Predomina microcitose, presença de pontilhados basofílicos
Saturação de transferrina	↓	NL/↑
Ferritina	↓	NL/↑
Eletroforese de hemoglobina	Hb A$_2$ NI/↓	Hb A$_2$ ↑
Teste terapêutico com ferro oral	Positivo	Negativo

A associação de ADFe em pacientes com talassemia beta menor influencia a dosagem de Hb A$_2$, diminuindo sua concentração. Portanto, quando houver suspeita dessa associação, recomenda-se corrigir a DFe e a anemia para, posteriormente, quantificar a Hb A$_2$. O teste de resistência globular é um teste diagnóstico auxiliar no diagnóstico da talassemia beta menor, e, nesse caso, encontra-se aumentado. No entanto, em algumas situações, apenas a análise do DNA molecular pode fornecer o diagnóstico definitivo.
NI: normal; ↑: aumentado; ↓: diminuído.

suprimento reduzido de ferro para a MO, resultando na incapacidade da MO em aumentar sua atividade eritropoética o suficiente para compensar a menor sobrevida dos GV

• Distúrbio do metabolismo do ferro (considerado o mecanismo mais importante).

Via de regra, a AI é de intensidade leve a moderada (Hb entre 9 e 12 g/dℓ), com hemácias normocrômicas e normocíticas, embora em 30% dos casos sejam hipocrômicas e microcíticas. A contagem de reticulócitos é normal ou discretamente elevada, ou seja, inadequadamente aumentada em relação à intensidade da anemia. A concentração sérica de ferritina encontra-se normal ou aumentada como expressão laboratorial da inflamação (proteína de fase aguda).[2,3,7]

ANEMIAS HEMOLÍTICAS

As anemias hemolíticas (AHs) correspondem às anemias associadas à destruição aumentada dos glóbulos vermelhos. Quando a destruição das hemácias é equilibrada pelo aumento da produção das mesmas pela MO, a anemia pode não se desenvolver (hemólise compensada). A anemia aparece quando a medula óssea é incapaz de compensar o aumento da taxa de destruição dos glóbulos vermelhos (Figura 74.5 e Tabela 74.6).[2]

A suspeita diagnóstica de AH baseia-se na tríade clássica: anemia, icterícia e esplenomegalia. Em casos agudos, podem ser observados sintomas e sinais de descompensação cardíaca, enquanto em situações crônicas são mais comuns sintomas e sinais relacionados com hemólise, como icterícia, hemoglobinúria, cálculos biliares, úlceras de perna. Independentemente do tipo de AH, o diagnóstico inicial é baseado na presença de reticulocitose, aumento da desidrogenase láctica ([DHL] devido à destruição celular), aumento da bilirrubina sérica indireta (aumento do catabolismo da Hb) e diminuição da haptoglobina sérica.[2,3]

Além dos parâmetros de hemólise mencionados, os principais exames laboratoriais úteis para o diagnóstico diferencial das principais causas de AH são teste de fragilidade osmótica, testes de G6PD e piruvatoquinase, eletroforese de Hb (em pH alcalino e pH ácido) ou HPLC, urobilinogênio na urina, imunofenotipagem por citometria de fluxo de alta performance para hemoglobinúria paroxística noturna (HPN), teste de Coombs, esfregaço de sangue periférico (para pesquisar anisocitose, poiquilocitose, glóbulos vermelhos fragmentados ou esquistócitos [anemia hemolítica microangiopática]), ureia, creatinina, TGO e TGP, malária.[2-4]

ANEMIA MEGALOBLÁSTICA POR DEFICIÊNCIA DE VITAMINA B12 (COBALAMINA)

A anemia megaloblástica (AM) compreende um grupo de doenças caracterizadas pelo retardo na maturação do núcleo

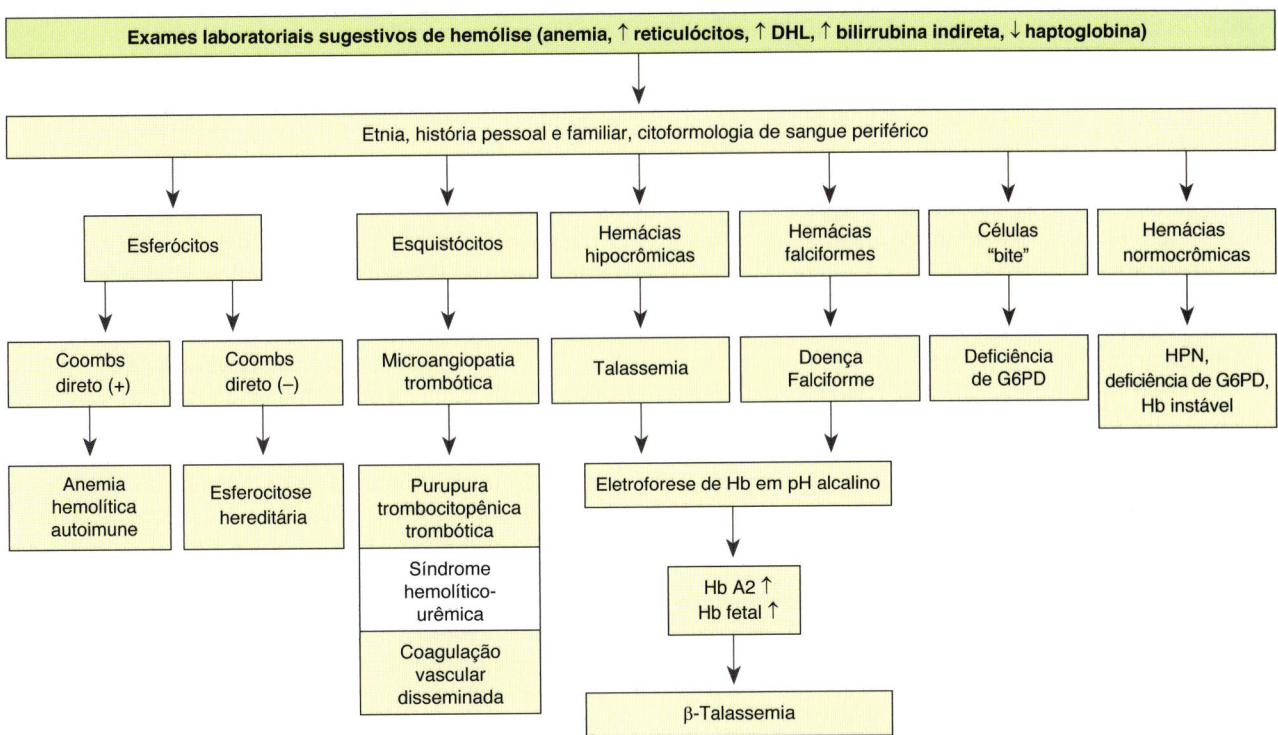

Figura 74.5 Avaliação laboratorial simplificada das anemias hemolíticas.[2] Hb: hemoglobina; G6PD: glicose-6-fosfato desidrogenase; HPN: hemoglobinúria paroxística noturna.

Tabela 74.6 Classificação das anemias hemolíticas.[2-4]

Defeitos intrínsecos dos glóbulos vermelhos
Hereditários
• Defeitos de membrana:
◦ Esferocitose hereditária
◦ Eliptocitose hereditária
◦ Piropoiquilocitose hereditária
• Defeitos enzimáticos:
◦ Deficiência de glicose-6-fosfato desidrogenase (G6PD)
◦ Deficiência de piruvatoquinase
◦ Deficiência de glutationa redutase
• Defeitos da hemoglobina:
◦ Doença falciforme
◦ Talassemias
Adquiridos
Hemoglobinúria paroxística noturna (HPN)
Defeitos extrínsecos dos glóbulos vermelhos
Hereditários
• Abetalipoproteinemia
• Deficiência de lecitina-colesterol aciltransferase
Adquiridos
• Anemia hemolítica autoimune
• Doença renal ou hepática
• Agentes químicos e físicos
• Hiperesplenismo
• Malária
• Anemias microangiopáticas
◦ Púrpura trombocitopênica trombótica
◦ Síndrome hemolítico-urêmica
◦ Coagulação intravascular disseminada
◦ Eclâmpsia
◦ Câncer metastático
◦ Infecções graves
◦ Vasculite generalizada (p. ex., lúpus eritematoso sistêmico)
Transplante de órgãos sólidos

das células hematopoéticas devido à síntese insuficiente de DNA por bloqueio da conversão de monofosfato de uridina em monofosfato de timidina. O principal aspecto da AM é a eritropoese ineficaz, ou seja, a destruição intramedular dos precursores eritropoéticos. O mesmo fenômeno ocorre também na série granulocítica e megacariocítica, o que explica, além da anemia, a presença de leucopenia e trombocitopenia.[2-4] O protótipo da AM é a anemia perniciosa caracterizada pela deficiência de vitamina B12 (cobalamina) devido à falta do fator intrínseco, necessário para sua absorção, e comum em idosos.[2-4]

Diagnóstico

Na maioria dos casos, a primeira suspeita do diagnóstico de AM costuma ser o achado de VCM aumentado (> 100 fl), independentemente da presença ou não de anemia. Há várias condições que cursam com macrocitose; entretanto, em nenhum desses casos o VCM costuma ultrapassar 110 fl. Por outro lado, a coexistência de DFe, talassemia beta menor ou AI pode mascarar tanto a macrocitose quanto o aspecto megaloblástico eritroide no paciente com AM.[2-4]

A AM é caracterizada por anemia de início insidioso e, quando se intensifica, são comuns sintomas como fraqueza, palpitação, dispneia e disfunção neurocognitiva. A pele assume uma tonalidade amarelo-limão devido à palidez associada à icterícia leve. Pode ocorrer atrofia das papilas linguais, com língua lisa e avermelhada.

A vitamina B12 atua como cofator na síntese de metionina e tetra-hidrofolato. A metionina é metabolizada em 5-adenosilmetionina, uma substância necessária para a metilação dos fosfolipídios na bainha de mielina. As principais manifestações neurológicas dos pacientes com MA são degeneração combinada subaguda da medula espinhal, polineuropatia periférica, neuropatia óptica e alterações neuropsiquiátricas.[2]

A deficiência de cobalamina pode causar sonolência, perversão do paladar e do olfato, piora da acuidade visual, perda de memória, confusão, alteração de personalidade, parestesia, ataxia, demência ou psicose, impotência, incontinência urinária e fecal, convulsões. Ao exame físico neurológico, pode-se encontrar alterações como sinal de Romberg, marcha atáxica, perda da sensibilidade cinético-postural, perda da sensibilidade vibratória, dormência nas mãos e atrofia do nervo óptico.[2-4]

As características laboratoriais típicas da AM devido à deficiência de vitamina B12 estão sumarizadas na Figura 74.6.

A avaliação do trato gastrintestinal superior detecta a presença de gastrite atrófica e acloridria na maioria dos pacientes. A presença de pancitopenia com reticulocitopenia, comum na AM grave, requer o diagnóstico diferencial com anemia aplástica, síndrome mielodisplásica e leucemia mieloide aguda. Alguns fármacos antineoplásicos, particularmente os antagonistas do folato e da hidroxiureia, podem induzir alterações megaloblásticas.[2,3]

A dosagem de vitamina B12 sérica é especialmente importante no diagnóstico de neuropatia secundária à deficiência

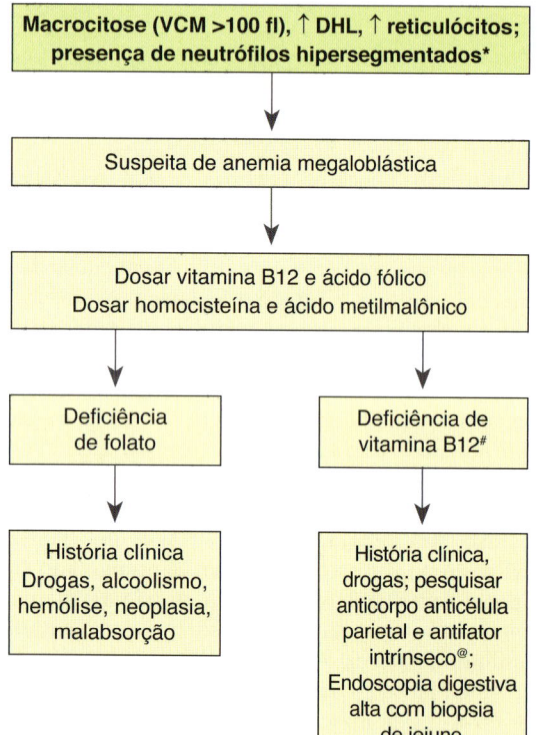

Figura 74.6 Diagnóstico laboratorial simplificado da anemia megaloblástica.[2] *O sinal mais precoce de megaloblastose é o aparecimento no sangue periférico de neutrófilos hipersegmentados, definidos quando o núcleo de mais de 5% dos neutrófilos tem mais de cinco lobos. Mesmo que a DFe coexista, neutrófilos hipersegmentados persistem no sangue periférico e metamielócitos e bastonetes gigantes persistem na medula óssea. #A distinção entre deficiências de folato e vitamina B12 é baseada nas dosagens séricas de folato e vitamina B12. As alterações do sangue periférico e da MO decorrentes das deficiências de folato e vitamina B12 são indistinguíveis, mas apenas a deficiência de vitamina B12 causa alterações neurológicas graves, por vezes irreversíveis, antes mesmo do aparecimento da anemia. @Presença de anticorpos séricos direcionados às células parietais (90% dos casos) e anticorpos séricos direcionados ao fator intrínseco, específicos para anemia perniciosa (60% dos casos); gastrina sérica elevada.

dessa vitamina, que pode ocorrer mesmo na ausência de alterações hematológicas evidentes. Tanto o ácido metilmalônico sérico quanto a homocisteína estão aumentados na deficiência de cobalamina e auxiliam na confirmação diagnóstica. A homocisteína pode estar elevada na deficiência de folato (ver Figura 74.6).

Tratamento

O tratamento consiste na administração intramuscular de cianocobalamina ou hidroxocobalamina em doses suficientes para repor os estoques e atender às necessidades diárias. Recomenda-se o uso de 1.000 µg diariamente por 7 a 10 dias, depois semanalmente até a normalização da hemoglobina, e mensalmente ou bimestralmente até a correção da(s) causa(s) que determinaram a doença, ou por toda a vida.[2,3]

As alterações megaloblásticas na MO desaparecem após 12 horas do início do tratamento, a reticulocitose é máxima entre 7-10 dias e a Hb normaliza em 1 ou 2 meses. As contagens de glóbulos brancos e plaquetas normalizam em poucos dias, mas os neutrófilos segmentados persistem por 10 a 14 dias. A bilirrubina e a DHL caem rapidamente. O tratamento pode desencadear hipocalemia grave e, portanto, o potássio deve ser monitorado e a reposição instituída, se necessário. A falta de resposta clínica e hematológica óbvia requer reavaliação imediata dos dados e reconsideração do diagnóstico.[2,3] A neuropatia associada à deficiência de vitamina B12 pode ser desencadeada ou agravada quando a reposição de folato é realizada incorretamente. Portanto, a deficiência de cobalamina sempre deve ser excluída antes de se pensar em administrar apenas ácido fólico.

Se houver forte suspeita clínica de AM por deficiência de vitamina B12, o tratamento deve ser instituído, independentemente da confirmação por exames laboratoriais específicos, principalmente se houver manifestações neurológicas. A transfusão de hemácias pode ser necessária se o quadro clínico exigir melhora imediata da anemia, principalmente quando Hb < 7 g/dℓ ou em idosos com Hb < 9 g/dℓ e disfunção cardíaca, pulmonar, insuficiência coronariana e/ou instabilidade hemodinâmica.[2,3]

AVALIAÇÃO DA MEDULA ÓSSEA

São indicações para avaliação da MO (mielograma e/ou biópsia) em pacientes com anemia:[2,3]

- Anemia inexplicável
- Anemia macrocítica: diferenciar anemia megaloblástica de outras causas de macrocitose (síndrome mielodisplásica, mieloma múltiplo, especialmente quando há bicitopenia ou pancitopenia)
- Presença de blastos ou glóbulos vermelhos em forma de lágrima para descartar leucemia e mielofibrose, respectivamente
- Anemia/pancitopenia com esplenomegalia e suspeita de linfoma ou doença cumulativa (doença de Gaucher ou Niemann-Pick).

CONSIDERAÇÕES FINAIS

A anemia é um achado laboratorial muito comum na prática clínica, por isso, o médico generalista deverá estar preparado para diagnosticar e tratar corretamente este quadro, assim como procurar identificar sua causa.

REFERÊNCIAS BIBLIOGRÁFICAS

1. Tefferri, A. Anemia in adults: a contemporary approach to diagnosis. *Mayo Clin Proc* 2003; 78:1274-1280.
2. Kawthalkar, S.M. Essentials of HAEMATOLOGY, 2th edition. Approach to Diagnosis of Anaemias, 2013, 52-70.
3. Cuker, A., Altman, J.K., Gerds, A.T., Wun, T. American Society of Hematology Self-Assessment Program. Seventh Edition, 2019, 115-215.
4. Schrier, S.L. Approach to the adult patient with anemia. *UpTo-Date online;* January, 2023. Disponível em: https://www.upto-date.com.
5. World Health Organization. The Global Prevalence of anaemia in 2011. 2015. Disponível em: https://apps.who.int/iris/bitstream/handle/10665/177094/9789241564960_ eng.pdf.
6. Camaschella, C. Iron deficiency. Blood 2019; 133: 30–9.
7. Weiss, G., Ganz, T., Goodnough, L.T. Anemia of inflammation. *Blood.* 2019; 133: 40–50.

CAPÍTULO 75

Leucemia Mieloide Aguda

Rosane Bittencourt

INTRODUÇÃO

Leucemia mieloide aguda (LMA) é uma malignidade hematológica com expansão clonal de células mieloides imaturas infiltrando a medula óssea. A hiperproliferação do clone leucêmico inibe a produção e diferenciação das demais linhagens. É uma desordem heterogênea, resultando de mutações genéticas recorrentes, translocações cromossômicas.[1]

É a leucemia aguda de maior frequência na vida adulta. Foi estabelecido que a transformação das células mieloides maduras decorre de mutações somáticas que transformam proto-oncogene em genes estimulantes de mudanças moleculares e perda de genes supressores. Em média, os casos de LMA *de novo* contêm mais de 10 mutações genéticas significativas com genes participantes da leucemogênese. Os genes mutados mais comuns são *FLT3, NPM1, DNMT3A, IDH1* ou *IDH2, nRAS* ou *KRAS, RUNX1, TET2, TP53, CEBPA* e *WT1*.[2]

Fatores considerados facilitadores de mutações incluem idade, sexo masculino, tratamentos prévios com quimioterápicos, exposição a radiações de acidentes nucleares, tratamento com radioterapia, exames radiológicos frequentes sem proteção, contato com produtos químicos, derivados de benzeno, nicotina, herbicidas, cola de sapateiro, tinturas.

Cerca de 20% das LMAs são secundárias a doenças hematológicas, como síndrome mielodisplásica, neoplasias mieloproliferativas crônicas, mielofibrose, policitemia vera, trombocitose essencial.

Pode ter manifestação familiar, e há casos descritos de membros da família de pacientes com anormalidades fenotípicas correlacionadas, identificadas a partir de painéis de sequenciamento germinativos.[3]

CLASSIFICAÇÃO

Na década de 1970, a classificação Franco-Americana-Britânica (FAB) definiu leucemias agudas de acordo com linhagens e características morfológicas. Em LMA, foram estabelecidos 8 subgrupos segundo as diferenciações celulares. Essa denominação ainda é válida, por ser didática e mais acessível para avaliar as células de acordo com a morfologia e maturação, variando de M0 a M7, com crescente fase de diferenciação. A M3, representada pelos promielócitos imaturos, é denominada leucemia promielocítica, a única cujas alterações citogenéticas e moleculares estão identificadas, permitindo a ação de agentes direcionadas PML/RARA desfazendo a proteína híbrida que ativa o promielócito anárquico.

Em 2016, a Organização Mundial de Saúde (OMS) modificou a classificação incluindo alterações citogenéticas e moleculares marcadores da LMA.[4] A evolução do sistema de classificação, passando da morfologia para citogenética e genética molecular, reflete o reconhecimento da importância da biologia específica do subtipo, possibilitando terapias-alvo.

Classifica-se a LMA em:

- Leucemia mieloide aguda com anormalidades genéticas recorrentes inseridos 9 grupos com translocações e mutações moleculares
- Leucemia mieloide aguda decorrente de mielodisplasia associada a mudanças
- Leucemia mieloide aguda decorrente de quimioterápicos: inibidor da topoisomerase II e alquilantes
- Leucemia mieloide aguda não classificada
- Sarcoma mieloide.

INCIDÊNCIA

A frequência é de 80% na vida adulta e 15% na infância. A média de idade ao diagnóstico é 67 anos. A incidência aumenta de 3,7/100 mil pessoas/ano para 15/100 mil/ano aos 70 anos. Estima-se que atinja 1,6 homens:1,2 mulheres.[5]

A American Cancer Society prevê que em 2023 serão diagnosticados 20.380 casos de LMA.[6]

MANIFESTAÇÕES CLÍNICAS

A história clínica é fundamental considerando-se que a sintomatologia é frustante, com sintomas inespecíficos, predominando fraqueza, fadiga, infecções de repetição, palidez, sintomas gastrintestinais, períodos de febre com piora progressiva. Pode haver emagrecimento, petéquias, cefaleia e tonturas. Sintomas neurológicos ou sangramentos de órgão alvo são menos comuns.

Na leucemia promielócitica chama atenção a história de sangramentos espontâneos frequentes e presença de petéquias, equimoses e hematomas ao exame físico, alertando para diagnóstico da doença que cursa com ativação dos fatores de coagulação.

Deve-se auscultar coração e pulmão, fazer palpação de abdome, fígado, baço e linfonodos, e observar pele e mucosas com atenção, pois em todos os órgãos podem ser encontrados sinais de comprometimento relacionados com a doença.

DIAGNÓSTICO

A suspeita clínica é o gatilho para investigar LMA. O hemograma completo, exame de triagem, apresenta alterações quantitativas e morfológicas de uma, duas ou três séries: anemia/leucopenia ou leucocitose/trombocitopenia ou trombocitose. Algumas vezes, podem aparecer células imaturas.

Em clínica correspondente a distúrbios da coagulação, deve-se dosar fatores de coagulação: TP, KTTP, D-dímeros, fibrinogênio.

Outros exames solicitados segundo a manifestação do paciente incluem raios X, ecografias e tomografias. Manifestações neurológicas exigem imagens do sistema nervoso central (SNC).

História clínica associada a alterações do hemograma e quando há provas de coagulação necessitam de encaminhamento ao hematologista e exame de medula óssea. O aspirado é acompanhado por imunofenotipagem, citogenética, PCR ou sequenciamento, e biopsia de medula com exame imunohistoquímica.

TRATAMENTO

Comprovado diagnóstico, deve-se definir a célula mieloide envolvida e as alterações citogenéticas e moleculares, para, então, identificar o subtipo de LMA e planejar o tratamento específico.

Entretanto, independentemente da classificação, o tratamento de suporte faz parte dos protocolos. A higiene promove proteção contra infecções e manifestações gástricas, atentando à higiene de cavidade oral e a questões alimentares.

A transfusão de hemocomponentes é indicada em casos de anemia e/ou plaquetopenia.

Anteriormente incurável, a LMA agora tem possibilidade de cura ente 35 a 40% dos pacientes com menos de 60 anos.[1] Para mais de 60 anos, o prognóstico está melhorando, mas permanece incerto.

CONSIDERAÇÕES FINAIS

Uma visão geral da leucemia mieloide aguda pode ajudar o médico generalista à suspeição clínica para adequado encaminhamento ao especialista.

REFERÊNCIAS BIBLIOGRÁFICAS

1. I de Kouchkovsky & M Abdul-HayI De Kouchkovsky & M Abdul-Hay. Acute myeloid leukemia: a comprehensive review update. *Blood Cancer Journal* 2016.
2. Wendy Stock, MD, Michael J Thirman, MD. All topics are updated as new evidence becomes available and our peer review process is complete. | This topic last updated:2022 Apr 18
3. Porter, C. Germ line mutations associated with leukemias. Hematology. *Am Soc Hematol Educ Program.* 2016 Dec 2; 2016(1): 302–308.
4. Arber, D.A., Orazi, A., Hasserjian, R., Thiele,J., Borowitz, M.J., et al. The 2016 revision to the World Health Organization classification of myeloid neoplasms and acute leukemia. *Blood Cancer Journal.* 2016, volume 6, p441.
5. Shallis, R.W. , Davidoff , A., Xiaomei, M.,Zeidan, A.M. Epidemiology of acute myeloid leukemia: Recent progress and enduring challenges. *Blood Reviews.*2019, p 70-87.
6. Saultz, J.N., Garzon, R. Acute Myeloid Leukemia: A Concise Review. *J. Clin. Med.* 2016, 5(3), 33. Disponível em: https://doi.org/10.3390/jcm5030033.

76

Neoplasias Mieloproliferativas

Israel Bendit, Fabiola Traina, Kátia Borgia Barbosa Pagnano

INTRODUÇÃO

A primeira descrição de uma neoplasia mieloproliferativa (NMP) ocorreu no século 19. Já o seu conceito foi determinado por William Dameshek em 1951 e englobava a leucemia mieloide crônica (LMC), a policitemia vera (PV), a trombocitemia essencial (TE), a mielofibrose primária (MFP) e a eritroleucemia. Somente em 1961 é descrita pela primeira vez uma alteração genética, o cromossomo Philadelfia (Ph), associado a uma doença maligna, no caso a LMC. Essa descoberta permitiu classificar a NMP em "Ph positivas" e "Ph negativas".

A LMC é um distúrbio mieloproliferativo clonal de uma célula-tronco hematopoiética pluripotente, na qual ocorre uma translocação recíproca entre os cromossomos 9 e 22, t(9;22)(q34;q11.2), resultando no cromossomo Ph. Esse cromossomo é responsável pela expressão de uma proteína de fusão anormal com atividade de tirosina quinase alterada, denominada *BCR::ABL1*. Antes do desenvolvimento da terapia alvo com os inibidores de tirosina quinase (ITQ), a sobrevida média dos pacientes com LMC era em torno de 5 a 7 anos. Porém, após a introdução do mesilato de imatinibe (MI) em 2000, a mortalidade anual da LMC reduziu de 10 a 20% para 1 a 2%, modificando a taxa de SG em 10 anos de aproximadamente 20% para 80 a 90%.[1] Na ausência de tratamento, a LMC é fatal com uma sobrevida média de 3,2 anos; contudo, a sobrevida atual de pacientes recém-diagnosticados se aproxima da ajustada para a idade na população geral.[2]

DIAGNÓSTICO

A LMC se caracteriza por três fases, que se iniciam a partir de uma fase latente chamada fase crônica (FC). Geralmente, a LMC-FC é uma doença derivada de células-tronco leucêmicas (CTLs), na qual o crescimento desregulado de células derivadas das CTLs leva à manifestação de sintomas da doença. Quando a LMC-FC não é tratada, progride espontaneamente para a segunda fase, denominada de fase acelerada (LMC-FA) e, posteriormente, à sua fase inexoravelmente mais grave, denominada crise blástica (LMC-CB). Durante a progressão da doença, surgem novas alterações moleculares e biológicas na população de CTL.

O hemograma apresenta leucocitose importante (de 100 mil a 300 mil/mm³) com os granulócitos em todos os estágios de maturação: metamielócitos, mielócitos, promielócitos e, às vezes, mieloblastos. Isso é acompanhado por trombocitemia, basofilia e/ou eosinofilia. O diagnóstico de certeza é a presença do cromossomo Ph através do cariótipo com bandeamento G ou o gene de fusão *BCR::ABL1* utilizando a

reação da polimerase em cadeia (PCR). O cromossomo Ph é detectado em cerca de 95% dos pacientes com LMC, mas nos restantes 5% dos casos um tipo de variante pode estar presente e é caracterizada pelo envolvimento de outros cromossomos, além dos cromossomos 9 e 22.[3] Outra técnica utilizada no diagnóstico é a hibridização *in situ* com emprego da fluorescência (FISH) que apresenta uma maior sensibilidade que o cariótipo convencional, além de ser mais rápida no resultado. Quando comparada à técnica de PCR, a sensibilidade do FISH é de 95,4% e a especificidade, de 100%.[4]

A próxima etapa do diagnóstico é determinar a fase da doença para determinar a escolha do tratamento adequado. A grande maioria dos pacientes é diagnosticada na FC. No entanto, existem pacientes que são diagnosticados na FA ou na CB. Recentemente, o International Consensus Classification of Myeloid Neoplasms and Acute Leukemias (ICC)[5] mudou os critérios para o diagnóstico da FA, mas alguns estudos utilizam critérios já bem estabelecidos como os das diretrizes do European LeukemiaNet (ELN), International Bone Marrow Transplant Registry (IBMTR) e MD Anderson Cancer Center (MDACC). Segundo a ICC, a FA deve ser diagnosticada na presença de blastos na medula óssea ou no sangue periférico em um percentual de 10 a 19%, enquanto que para o ELN, IBMTR e MDACC essa faixa é de 15 a 29%, igual ou maior de 10% e entre 10 e 29%, respectivamente.[6] Existem outros critérios para o diagnóstico da FA, descritos na Tabela 76.1.

Em sua mais recente edição (2022), a Organização Mundial da Saúde (OMS) omite a FA da LMC devido a sua pouca relevância desde o advento dos ITQs e do monitoramento do transcrito *BCR::ABL1* através da técnica de PCR em tempo real.[7] A sensibilidade desse monitoramento é muito superior à citogenética convencional e ao FISH, e, dessa forma, a detecção de uma recidiva da doença é detectada precocemente, possibilitando a intervenção imediata.

Quanto à crise blástica (CB), existe um consenso entre o ELN, IBMTR e MDACC de que o número de blastos ao diagnóstico seja maior do que 30% no sangue periférico ou na medula óssea.[8] Tanto o ICC como a OMS, em sua última edição, concordam que o número de blastos mieloides seja maior ou igual a 20% no sangue periférico ou na medula óssea, ou a presença de proliferação extramedular de blastos mieloides (cloroma).[5,7] Quanto a presença de linfoblastos no sangue periférico ou na medula óssea sem que haja até o momento um ponto de corte no número desses blastos.[5,7]

Como descrito anteriormente, as NMPs podem ser classificadas como Ph positiva, no caso a LMC já descrita, e as Ph negativas, que também se caracterizam por uma proliferação de granulócitos, células eritroides e megacariócitos. Além de PV, TE e MFP, estágio pré-fibrótico inicial ou estágio fibrótico evidente, em 2016, a OMS classificou como NMP a leucemia neutrofílica crônica (LNC), leucemia eosinofílica crônica (LEC), as não especificadas de outra forma (*not otherwise specified* [NOS]) e a NMP inclassificável (*myeloproliferative neoplasia-unclassifiable* [MPN-U]) com base em alterações patológicas e características clínicas.[9] Apesar de todas elas compartilharem uma série de fatores, como origem em uma célula progenitora hematopoiética multipotente,

Tabela 76.1 Critérios para o diagnóstico de leucemia mieloide crônica em fase acelerada.

Critérios	ICC	ELN	IBMTR	MDACC
Blastos	SP ou MO 10 a 19%	SP ou MO 15 a 29%	SP ou MO ≥ 10%	SP ou MO 10 a 29%
Blastos e promielócitos	NM	≥ 30% com blastos < 30%	SP ou MO ≥ 20%	≥ 30%
Basófilos	SP ≥ 20%	SP ≥ 20%	SP ≥ 20%	SP ou MO ≥ 20%
Plaquetas	NM	Plaquetopenia persistente (< 100 × 109/ℓ), independentemente do tratamento	Plaquetopenia persistente	> 1.000 × 109/ℓ ou < 100 × 109/ℓ, sem resposta ao tratamento
Leucócitos	NM	NM	Difícil de controlar	> 10 × 109/ℓ
Anemia	NM	NM	Anemia sem resposta ao tratamento	NM
Esplenomegalia		NM	Esplenomegalia persistente	Esplenomegalia persistente
Anormalidade cromossômica	ACA no clone Ph como Ph adicional, i17q, trissomia 8 e 19 cariótipo complexo; anormalidades no 3q26.2	ACA no clone Ph como Ph adicional, i(17)(q10), trissomia 8 e 19	Evolução clonal	NM
Outros	NM	NM	NM	NM

SP: sangue periférico; MO: medula óssea; GB: glóbulos brancos; ACA: alterações cromossômicas adicionais; NM: não mencionado.

dominância clonal de células progenitoras malignas em relação às células normais, produção aumentada de um ou mais elementos do sangue, hematopoiese extramedular e transformação em leucemia aguda nas mais variadas proporções, a distinção entre as doenças mieloproliferativas crônicas em relação a outras condições semelhantes pode ser muito difícil.

As NMPs mais comuns na prática clínica são a PV, TE e a MFP.

Policitemia vera

A PV é uma doença mieloproliferativa caracterizada pelo aumento na quantidade de eritrócitos como resultado de uma proliferação autônoma e clonal das *stem cells* da medula óssea, podendo também ocorrer a produção descontrolada de leucócitos e plaquetas. Os sinais e sintomas da PV são causados pelo aumento dos eritrócitos, o que acarreta no aumento da viscosidade e redução do fluxo sanguíneo. Os sintomas são observados em pacientes de meia-idade, que apresentam caracteristicamente coloração cianótica, predominantemente na face, mas também nos lábios, nariz e orelhas. A mesma coloração é vista nos membros distais. As maiores queixas estão relacionadas com enxaquecas, zumbido, parestesia, eritromelalgia e prurido. Todos esses sintomas tendem a desaparecer com o tratamento.

A maioria dos pacientes apresenta ainda esplenomegalia em variados graus ao diagnóstico ou durante a evolução da doença. Mielofibrose secundaria à PV e leucemia aguda ou síndrome mielodisplásica podem desenvolver-se em uma minoria dos pacientes, geralmente em fase tardia da doença. Quanto à estratificação de risco, ela é baseada na probabilidade de eventos trombóticos. Vários estudos identificaram idade acima de 60 anos e trombose precoce como os principais fatores de alto risco. Risco cardiovascular e leucocitose também devem ser considerados, e têm risco intermediário. A ausência desses fatores determina pacientes de baixo risco.

Segundo a OMS, o diagnóstico requer que o paciente apresente três critérios maiores ou os dois primeiros critérios maiores e um menor, que são:

- Critérios maiores:
  - Hemoglobina > 16,5 g/dℓ (homens) ou > 16 g/dℓ (mulheres), ou hematócrito > 49% (homens), > 48% mulheres, ou elevação na massa eritrocitária > 25%, acima do valor normal previsto
  - Biopsia de medula óssea com hipercelularidade ajustada à idade com aumento das três linhagens (panmielosis)
  - Presença de *JAK2* V617F ou *JAK2* mutação éxon 12
- Critérios menores:
  - Níveis de eritropoetina sérica abaixo do normal.

A mutação de *JAK2* V617F é encontrada em mais de 95% dos casos de PV, e os níveis séricos de eritropoetina (EPO) são subnormais em 90% dos pacientes. Mutações em *JAK2* éxon 12 estão presentes na maioria dos pacientes negativos para *JAK2* V617F e em aproximadamente 3% de todos os pacientes com PV.

Trombocitemia essencial

A trombocitemia essencial (TE), como a PV, também é uma alteração clonal caracterizada por proliferaçãoo de megacariócitos, resultando no aumento do número de plaquetas no sangue periférico. Os sintomas e sinais da TE estão ausentes em 25 a 35% dos pacientes com TE. A esplenomegalia leve é observada em 40% dos pacientes e os sangramentos e eventos trombóticos, causados por embolismo pulmonar ou síndrome de Budd-Chiari, são responsáveis pela mortalidade e morbidade deles.

A mutação *JAK2* V617F é encontrada em 50 a 60% dos casos de TE. As mutações em *CALR* e *MPL* W515L são identificadas em aproximadamente 30% e 3%, respectivamente nos pacientes com TE.[10] Os assim denominados triplo-negativos ocorrem em 12% dos casos.[10] Alguns TE triplos negativos apresentam mutações com ganho de função, por exemplo, *MPL* S204P e *MPL* Y591N.[11]

Segundo dados da OMS de 2016, para o diagnóstico de TE, o paciente deve apresentar todos os critérios maiores ou os três primeiros critérios maiores e um critério menor, que são:[9]

- Critérios maiores:
  - Contagem de plaquetas > ou igual a 450 x 10⁹/ℓ
  - Proliferação de megacariócitos na biopsia de medula, com aumento do número de megacariócitos grandes, maduros e com núcleo hiperlobulado; sem aumento da granulopoiese e eritropoiese; raras fibras de reticulina (Grau 1)
  - Ausência dos critérios da OMS para LMC, PV, MFP, ou outra neoplasia mieloide
  - Mutação em *JAK2*, *CALR* ou *MPL* presente.

- Critérios menores:
  - Presença de um marcador clonal ou
  - Ausência de evidências de trombocitose reacional.

Mielofibrose primária

A MFP é a forma mais grave dentre as doenças mieloproliferativas Ph negativas. Além de também ser uma proliferação clonal de uma célula progenitora hematopoiética, caracteriza-se pela presença de fibrose medular, hematopoiese extramedular e esplenomegalia.

A MFP ocorre, mais frequentemente, em pacientes com 60 a 70 anos e tem uma apresentação clínica heterogênea. A sintomatologia é variável e pode ser bem significativa, com sintomas constitucionais (febre, perda de peso e sudorese noturna), fadiga desproporcional à anemia, caquexia, trombose, sangramentos, prurido, infartos esplênicos, dores ósseas, entre outros. A hematopoiese extramedular pode acometer não só o fígado e o baço, mas também vários outros órgãos e tecidos, e pode ser responsável por outras manifestações clínicas menos comuns.

A alteração mais comumente encontrada é a anemia, e também são muito comuns a leucocitose às custas de neutrofilia e alterações plaquetárias, como plaquetose ou plaquetopenia. As citopenias, quando presentes, se devem a uma eritropoiese ineficaz e/ou à fibrose medular. Tanto a esplenomegalia, presente em 90% dos casos, como a hepatomegalia são consequências da hematopoiese extramedular.

Cerca de 60% dos pacientes com MFP apresentam a mutação *JAK2* V617F, 20% alterações no gene *CALR* e de 3 a 10% a mutação no gene *MPL*. Essas mutações estão presentes em 90% dos casos. Aproximadamente 10% dos pacientes não apresentarão nenhuma dessas alterações, e são denominados triplo-negativos (TN), os quais apresentam pior prognóstico. Outras mutações somáticas de regulação epigenética também têm sido encontradas com muita frequência na MFP (*ASXL1*, *SRSF2*, *EZH2*, *IDH1/2*, *TET2*, *DNMT3A*, *U2AF1*, entre outras), com impacto clínico e prognóstico. Mas não só a presença dessas mutações, mas também o número presente delas, demonstrou impacto prognóstico.[12]

O diagnóstico da MFP atualmente é feito de acordo com critérios da OMS de 2016.[13] É necessário estarem presentes todos os critérios maiores e pelo menos um critério menor, confirmado em duas determinações consecutivas, que são:[14]

- Critérios maiores:
  - Presença de proliferação megacariocítica com atipia, acompanhada por fibrose reticulínica e/ou colagênica, graus 2 e 3

  - Não preencher critério da OMS para ET, PV, LMC *BCR::ABL1* positivo, SMD, ou outras neoplasias mieloides
  - Presença da mutação *JAK2*, *CARL* ou *MPL*, ou na ausência dessas mutações, presença de outros marcadores clonais,* ou ausência de evidências de fibrose medular reacional**
  - Mutação em *JAK2*, *CALR* ou *MPL* presente

- Critérios menores:
  - Anemia não atribuída a outra comorbidade
  - Leucocitose acima de 11 x 10⁹/ℓ
  - Esplenomegalia palpável
  - Aumento de DH acima do limite normal da referência do exame
  - Leucoeritroblastose.

A MFP ainda é classificada em Mielofibrose Préfibrótica e Fibrótica.[13] O diagnóstico de Mielofibrose Secundária à Policitemia Vera (MF-PV) e Secundária a Trombocitemia Essencial (MF-TE) obedecem os critérios do International Working Group for Myelofibrosis Research and Treatment – IWG-MRT.[15] Embora essas sejam indistinguíveis do ponto de vista clínico e anatomopatológico da MFP, algumas evidências sugerem ter um prognóstico mais favorável.

TRATAMENTO

Leucemia mieloide crônica

O tratamento de primeira linha para LMC envolve o uso de inibidores de tirosina quinase (ITQ), que são medicamentos que bloqueiam a atividade anormal da proteína quinase *BCR::ABL*, responsável pelo desenvolvimento da doença.

O imatinibe foi o primeiro ITQ aprovado para o tratamento de LMC em 2001, mas atualmente são recomendados para primeira linha, além do imatinibe, dasatinibe, nilotinibe e bosutinibe (Tabela 76.2).[16-19]

Características da doença, como *scores* de risco mais avançados, objetivos do tratamento (obtenção mais rápida de respostas moleculares profundas e suspensão do tratamento) favorecem o uso de inibidores mais potentes em primeira linha (bosutinibe, dasatinibe ou nilotinibe). No Brasil, o ITQ disponível para tratamento de primeira linha no SUS é o imatinibe, e na segunda linha, nilotinibe ou dasatinibe. Para a escolha do ITQ de primeira linha, também devem ser consideradas a presença de outras comorbidades (Tabela 76.3) e o perfil de toxicidade dos ITQs. Para pacientes com risco de desenvolver derrame pleural, deve ser evitado o dasatinibe (DPOC, insuficiência cardíaca). Deve-se evitar o uso de nilotinibe em pacientes com histórico de diabetes, pancreatite, doença coronariana ou arterial. Bosutinibe e imatinibe são os fármacos mais seguros em termos de segurança cardiovascular.[20] O monitoramento do tratamento deve ser feito com mensuração dos transcritos do *BCR::ABL* com a técnica de RT-PCR quantitativo.

O tratamento com ITQ, geralmente, é bem tolerado e tem demonstrado uma taxa de resposta significativa, levando a uma melhora na sobrevida global e livre de progressão da

---

*Na ausência de uma das três mutações, a procura das outras mutações mais frequentes (p. ex., *ASXL1*, *EZH2*, *TET2*, *IDH1/2*, *SRSF2*, *SF3B1*) é útil para se determinar a natureza clonal da doença.
**Fibrose medular secundária a infecção, desordem autoimune, outras condições inflamatórias crônicas, tricoleucemia ou outras neoplasias linfoides, doença metastática maligna, ou mielopatias tóxicas (crônicas).

Tabela 76.2 ITQ indicados na primeira linha de tratamento da LMC na fase crônica, respostas e sobrevida global e livre de progressão.

	Tratamento	RCC (%)	RMM	BCR-A BL	SLP/SG
IRIS	Imatinibe	83	93	NA	80/83 (10 anos)
DASISION	Dasatinibe	86	76	84	85/91 (5 anos)
	Imatinibe	82	64	64	86/90
ENESTnd	Nilo 300 mg 2x/dia	87	77	91	86/88 (10 anos)
	Nilo 400 mg 2x/dia	85	77	89	90/90
	Imatinibe	77	60	67	87/88
BFORE	Bosu 400 mg	83	74	81	93/95 (5 anos)
	Imatinibe: 400 mg ao dia	77	65	61	91/95

Tabela 76.3 Recomendações do ITQ baseado em comorbidades preexistentes.

Comorbidade	ITQ preferencial
Cardíaca e vascular	Bosutinibe e imatinibe
Pulmonar	Bosutinibe, imatinibe, nilotinibe
Diabetes	Bosutinibe, dasatinibe, imatinibe
Gastrintestinal	Dasatinibe e nilotinibe
Renal	Dasatinibe e nilotinibe
Hepática	Dasatinibe e nilotinibe

doença. No entanto, alguns pacientes podem desenvolver resistência ou intolerância ao tratamento com ITQ, o que pode levar à necessidade de mudança para uma terapia de segunda linha ou a outras opções de tratamento, como transplante de células-tronco hematopoiéticas. Os critérios de resposta mais usados são os da LeukemiaNet 2020 (Tabela 76.4) ou da NCCN, e é indicada troca de ITQ na falha terapêutica.[21]

A escolha do ITQ a ser usado em segunda linha deve levar em consideração o perfil mutacional do ABL para os casos de resistência (Tabela 76.5) e as comorbidades do paciente. Como terceira linha de tratamento, podem ser usados ponatinibe ou asciminibe, ou ainda o TCTH, na indisponibilidade de um ITQ de terceira ou quarta geração.[22,23] Esses dois ITQs atuam sobre várias mutações relacionadas com a resistência, inclusive a T315I, resistente aos demais ITQs. O transplante de medula óssea está indicado após falha a dois ITQs, ou na segunda fase crônica, após transformação para crise blástica.

Como os ITQs são usados a longo prazo para tratar a LMC, é importante monitorar e manejar os eventos adversos, além de evitar interações medicamentosas.

Atualmente, a descontinuação da terapia faz parte das recomendações do tratamento para os pacientes que atingem uma resposta molecular profunda sustentada. No entanto, a descontinuação só deve ser indicada para pacientes em fase crônica, sem histórico de transformação da doença e sem resistência prévia. De acordo com as recomendações da ELN 2020 e as brasileiras, o paciente deve ser tratado por no mínimo 5 anos com ITQ e ter obtido uma resposta molecular profunda sustentada por 2 anos (MR4.5) ou por 3 anos (MR4.0).[21,24] As recaídas ocorrem mais frequentemente no primeiro ano após a interrupção; 80% delas ocorrem nos primeiros 6 a 8 meses, e por isso o monitoramento deve ser mais próximo nesse período. Mesmo observando-se todos esses critérios, o sucesso da descontinuação é de 50%. O ITQ deve ser reintroduzido prontamente se houver perda da resposta molecular maior (PCR>0.1%) no seguimento. No entanto, a maioria dos pacientes necessitará de uso contínuo de ITQ e, portanto, o manejo dos eventos adversos crônicos a longo prazo é de extrema importância.

Tabela 76.5 Recomendações de tratamento de acordo com o perfil de mutação. Fármacos que não devem ser usados em mutações específicas (NNCN 2023).

Terapia	Fármaco contraindicado nas mutações
Bosutinibe	T315I, V299L, G250E ou F317L
Dasatinibe	T315I/A, V299L, F317L/V/I/C
Nilotinibe	T315I, Y253H, E255K/V, F359V/C/I
Asciminibe, ponatinibe, omacetaxina, TMO alogênico, estudo clínico	Nenhuma

Tabela 76.4 Respostas ao ITQ de primeira linha (recomendações da European LeukemiaNet 2020).

	Ótima	Alerta	Falha
BASAL	NA	ELTS alto risco ACA/PH+ (major route)	NA
3 meses	BCR-ABL ≤ 10%	BCR-ABL ≥ 10%	BCR-ABL > 10% após confirmação entre 1 e 3 meses
6 meses	BCR-ABL < 1%	BCR-ABL 1 a 10%	BCR-ABL > 10%
12 meses	BCR-ABL ≤ 0,1%	BCR-ABL 0,1 a 1%	BCR-ABL > 1%
Qualquer momento	BCR-ABL ≤ 0,1%	BCR-ABL > 0,1 a 1%	BCR-ABL > 1% Mutações - ACA de alto risco

Neoplasias Mieloproliferativas *BCR::ABL1*-negativas
Policitemia vera

Os objetivos da terapia na PV são o alívio de sintomas, a melhora na qualidade de vida e a redução do risco de trombose e hemorragia. As terapias atuais não evitam a progressão da doença.[25] A flebotomia terapêutica para manter o hematócrito igual ou inferior a 45% é a recomendação atual para pacientes com PV, pois é eficaz em reduzir o risco de morte por eventos cardiovasculares ou trombose.[25] Dose baixa de aspirina (100 mg/dia) também é eficaz em reduzir o risco de morte por eventos cardiovasculares ou trombose.[26] A terapia citorredutora é indicada para pacientes com alto risco de complicação cardiovascular, especialmente pacientes com idade ≥ 60 anos e/ou com história de trombose. Indicações adicionais incluem má tolerância à flebotomia, trombocitose sintomática, leucocitose progressiva, esplenomegalia sintomática e sintomas descontrolados com impacto na qualidade de vida. O fármaco citorredutor de escolha é a hidroxiureia. A hidroxiureia é um medicamento teratogênico e deve ser evitado na gravidez. Efeitos adversos da hidroxiureia incluem potencial mutagênico, citopenias, distúrbios gastrintestinais e úlceras mucocutâneas crônicas.[25] Interferon (IFNa ou IFNa peguilado) é uma terapia citorredutora eficaz em induzir resposta clínica e molecular, e pode ser utilizado como primeira linha, especialmente em jovens, ou segunda linha para pacientes intolerantes ou resistentes à hidroxiureia. Eventos adversos ao interferon, como fadiga, mialgia, sintomas gripais, alteração do humor, alterações ópticas, surgimento de autoimunidade e neuropatia, limitam o uso do interferon na prática clínica. A terapia com interferon é segura durante a gravidez.[27] O inibidor da *JAK1/2* ruxolitinibe é indicado como terapia de segunda linha para os pacientes com PV intolerantes ou resistentes à hidroxiureia e/ou ao interferon. Ruxolitinib reduz o volume do baço e o hematócrito, além de melhorar os sintomas constitucionais relacionados com PV, especialmente o prurido. Efeitos adversos do ruxolitinib incluem a mielossupressão, ganho de peso, aumento do colesterol e aumento de infecções.[28]

Trombocitemia essencial

Os objetivos da terapia em TE também incluem alívio dos sintomas, redução de risco de trombose e hemorragia. As terapias atuais não são eficazes em evitar a progressão da doença.[29] A avaliação do risco cardiovascular é definidora de conduta na TE. O uso de aspirina em TE é seletivo e considerado na presença de fatores de risco cardiovascular. Sintomas vasomotores e eritromelalgia podem responder à terapia com aspirina. A presença de mutação específica (*JAK2*, *MPL* ou *CALR*) pode influenciar a decisão terapêutica. Pacientes com mutação em *CALR* parecem não ter benefício em redução do risco de trombose com aspirina. Pacientes com plaquetose extrema (acima de 100 x $10^9/\ell$) devem ser investigados para a doença de von Willebrand adquirida antes da indicação de aspirina.[30] A citorredução é indicada para pacientes classificados como de alto risco de trombose, de acordo com o risco prognóstico internacional de trombose (International Prognostic Score of Thrombosis [IPSET]).[31] A hidroxiureia é a primeira opção terapêutica para pacientes com TE e IPSET de alto risco por diminuir os eventos tromboembólicos nesse grupo de pacientes.[32] Anagrelide é uma opção de medicamento citorredutor capaz de reduzir a contagem de plaquetas. Entretanto, o uso de anagrelide foi associado com maior risco de trombose arterial, o que limita sua indicação para situações sem alternativas terapêuticas.[33] Interferon alfa induz resposta clínica e molecular comprovadas em TE e é considerada opção terapêutica de segunda linha para pacientes com menos de 65 anos e resistência/intolerância à hidroxiureia.[27] O uso de ruxolitinib não é recomendado para pacientes com TE.[29]

Mielofibrose primária

A terapia para MFP deve ser definida baseada na estratificação de risco e individualizada de acordo com os sinais e sintomas do paciente. As estratificações de risco em MFP consideram achados clínico-laboratoriais e moleculares. Um dos objetivos do tratamento é a melhora dos sintomas constitucionais de fadiga, febre, perda de peso, desconforto abdominal, saciedade precoce, sudorese noturna, prurido e dor óssea, em grande parte decorrentes da esplenomegalia e/ou citopenias. Os sinais e sintomas devem ser investigados ativamente com questionários específicos para a melhor decisão terapêutica na tentativa de reduzir a morbidade da doença. A única abordagem potencialmente curativa é o transplante de células tronco hematopoiéticas (TCTH).[34]

Pacientes com baixo risco e pouco sintomáticos podem ser acompanhados por observação clínica sem intervenção terapêutica.[34] Para a anemia, pode-se utilizar eritropoetina, andrógenos e corticosteroides. Para o controle da proliferação mieloide e esplenomegalia, embora as opções antes do desenvolvimento dos inibidores de *JAK1/2* sejam limitadas, medicamentos como hidroxiureia e interferon-alfa podem ser usados com boa efetividade, embora não resultem comumente em melhora dos sintomas constitucionais. Fármacos imunomoduladores, como talidomida e lenalidomida, podem ter um impacto sobre a anemia associada à mielofibrose. A talidomida tem como efeito colateral sedação e neuropatia, enquanto a lenalidomida causa mielossupressão.[34]

Abordagens como esplenectomia e radiação esplênica são opções para o controle da esplenomegalia, mas a indicação é limitada quando o inibidor de *JAK1/2* ruxolitinib é disponível. As complicações da esplenectomia incluem trombose e hemorragia. Irradiação do baço de baixa dose pode oferecer alívio sintomático temporário; no entanto, pode causar mielossupressão prolongada e grave e deve ser a última opção terapêutica para casos selecionados.[34]

O ruxolitinib, um inibidor de *JAK1/JAK2*, foi o primeiro agente farmacológico aprovado para o uso em MFP. Ele reduz sintomas constitucionais, especialmente a esplenomegalia, independentemente do perfil molecular da doença. Entretanto, o ruxolitinib não é eficaz em reduzir a fibrose medular, induzir resposta molecular e evitar a transformação para leucemia mieloide aguda. Benefícios de sobrevida têm sido relatados, provavelmente devido a mudanças no desempenho ou estado funcional, mesmo na ausência de remissão da doença. Os principais efeitos colaterais do ruxolitinib são as citopenias, especialmente a anemia e trombocitopenia, que exigem redução de dose. Outros efeitos colaterais incluem dor de cabeça, hematomas, tontura, diarreia, ganho de peso e aumento do colesterol. Cânceres de pele e infecções (típicas e atípicas) também foram relatados.[35,36]

Apesar do TCTH ser a única opção terapêutica curativa, a indicação do procedimento é reservada para pacientes com risco intermediário-2 e alto risco (IPSS e/ou DIPSS-plus), mesmo ainda assim é desafiadora. Desafios para a indicação/realização do TCTH em MFP incluem uma população de pacientes geralmente mais velhos e com aumento de comorbidades decorrentes da MFP, presença de fibrose na medula óssea e esplenomegalia, que podem prejudicar a enxertia, a toxicidade do regime de condicionamento, a doença do enxerto contra o hospedeiro e a recidiva da doença. A sobrevida global em 5 anos de pacientes com MFP submetidos à TCTH varia de 30 a 65%. O uso do ruxolitinib pré-TCTH tem sido empregado, especialmente para redução da esplenomegalia, mas a duração e melhor abordagem para o desmame do ruxolitinib no pré-TCTH ainda permanecem em definição.[37]

Todos os pacientes com NMP têm risco de transformação para fase avançada da doença, incluindo transformação para mielofibrose pós-PV ou pós-TE, e evolução para leucemia mieloide aguda. A progressão para leucemia mieloide aguda geralmente representa a evolução clonal da doença, especialmente da MFP, e está associada a prognóstico ruim. Desta forma, o TCTH deve ser indicado precocemente para pacientes com MFP de alto risco, antes da progressão.[34]

CONSIDERAÇÕES TERAPÊUTICAS ADICIONAIS

Modificação no estilo de vida e controle de doenças crônicas como hipertensão arterial, diabetes melito e dislipidemia devem ser recomendadas para todos os pacientes com PV e TE com o objetivo reduzir os fatores de risco cardiovascular.[25,29]

Os eventos trombóticos são tratados com anticoagulação terapêutica, semelhantemente a outros pacientes que apresentam trombose. Pacientes com PV (bem como TE ou MFP) submetidos a procedimentos cirúrgicos eletivos podem ter um risco aumentado de sangramento e/ou trombose, apesar do controle apropriado do hemograma e medidas profiláticas. Procedimentos eletivos permitem preparação do paciente com redução do hematócrito e possivelmente controle da leucocitose e trombocitose com flebotomia e terapia citorredutora, respectivamente. Recomenda-se a suspensão dos agentes antiplaquetários no pré-operatório e a profilaxia para trombose no pós-operatório; a conduta deve ser discutida entre o hematologista e o cirurgião.[25,29,34]

O uso de anticoncepcionais orais combinados deve ser evitado em mulheres em idade fértil. Neoplasias mieloproliferativas podem aumentar o risco de aborto espontâneo, placenta prévia, pré-eclâmpsia, retardo do crescimento intrauterino, tromboembolismo venoso e/ou hemorragia materna. As recomendações são baseadas em estudos. Em gestações de baixo risco, recomenda-se controlar o hematócrito em pacientes com PV para < 45%; a aspirina é recomendada durante a gestação; heparina de baixo peso molecular profilática pode ser recomendada no período pós-parto. Gravidez de alto risco, definida por trombose ou hemorragia prévia atribuídas a NMP, complicações gestacionais anteriores, ou trombocitose extrema (> 1.500 x $10^9/\ell$) têm indicação de heparina de baixo peso molecular durante a gestação. Se a contagem de plaquetas for acima de 1.500 x $10^9/\ell$, a terapia citorredutora com interferon está indicada. Apenas a terapia citorredutora com IFNa é considerada segura durante a gravidez.[25,29,34]

CONSIDERAÇÕES FINAIS

As neoplasias mieloproliferativas devem ser suspeitadas pelo médico não especialista para o precoce e adequado encaminhamento ao médico hematologista.

REFERÊNCIAS BIBLIOGRÁFICAS

1. Claudiani, S., Apperley, J.F. The argument for using imatinib in CML. *Hematology Am Soc Hematol Educ Program.* 2018;2018(1): 161–7.
2. Bower, H., Björkholm, M., Dickman, P.W., Höglund, M., Lambert, P.C., Andersson, T.M.L. Life Expectancy of Patients With Chronic Myeloid Leukemia Approaches the Life Expectancy of the General Population. *JCO.* 2016;34(24):2851–7.
3. Chauffaille, M de L.L.F., Bandeira, A.C. de A., da Silva, A.S.G. Diversity of breakpoints of variant Philadelphia chromosomes in chronic myeloid leukemia in Brazilian patients. *Revista Brasileira de Hematologia e Hemoterapia.* 2015;37(1):17–20.
4. Ali, J., Khan, S.A., Rauf, S.E., Ayyub, M., Ali, N., Afridi, N.K. Comparative Analysis of Fluorescence In Situ Hybridization and Real Time Polymerase Chain Reaction in Diagnosis of Chronic Myeloid Leukemia. *J Coll Physicians Surg Pak.* 2017;27(1):26–9.
5. Arber, D.A., Orazi, A., Hasserjian, R.P., Borowitz, M.J., Calvo, K.R., Kvasnicka, H.M., et al. International Consensus Classification of Myeloid Neoplasms and Acute Leukemias: integrating morphologic, clinical, and genomic data. *Blood.* 2022;140(11): 1200–28.
6. Baccarani, M., Deininger, M.W., Rosti, G., Hochhaus, A., Soverini, S., Apperley, J..F, et al. European LeukemiaNet recommendations for the management of chronic myeloid leukemia: 2013. *Blood.* 2013;122(6):872–84.
7. Khoury, J.D., Solary, E., Abla, O., Akkari, Y., Alaggio, R., Apperley, J.F., et al. The 5th edition of the World Health Organization Classification of Haematolymphoid Tumours: Myeloid and Histiocytic/Dendritic Neoplasms. *Leukemia.* 2022;36(7):1703–19.
8. Flis, S., Chojnacki, T. Chronic myelogenous leukemia, a still unsolved problem: pitfalls and new therapeutic possibilities. *DDDT.* 2019;Volume 13:825–43.
9. Arber, D.A., Orazi, A., Hasserjian, R., Thiele, J., Borowitz, M.J., Le Beau, M.M., et al. The 2016 revision to the World Health Organization classification of myeloid neoplasms and acute leukemia. *Blood.* 2016;127(20):2391–405.
10. Tefferi, A., Guglielmelli, P., Larson, D.R., Finke, C., Wassie, E.A., Pieri, L., et al. Long-term survival and blast transformation in molecularly annotated essential thrombocythemia, polycythemia vera, and myelofibrosis. *Blood.* 2014;124(16): 2507–13.
11. Cabagnols, X., Favale, F., Pasquier, F., Messaoudi, K., Defour, J.P., Ianotto, J.C., et al. Presence of atypical thrombopoietin receptor (MPL) mutations in triple-negative essential thrombocythemia patients. *Blood.* 2016;127(3):333–42.
12. Tefferi, A., Lasho, T.L., Finke, C.M., Elala, Y., Hanson, C.A., Ketterling, R.P., et al. Targeted deep sequencing in primary myelofibrosis. *Blood Advances.* 2016;1(2):105–11.
13. Barbui, T., Thiele, J., Gisslinger, H., Finazzi, G., Vannucchi, A.M., Tefferi, A. The 2016 revision of WHO classification of myeloproliferative neoplasms: Clinical and molecular advances. *Blood Reviews.* 2016;30(6):453–9.
14. Barbui, T., Thiele, J., Gisslinger, H., Kvasnicka, H.M., Vannucchi, A.M., Guglielmelli, P., et al. The 2016 WHO classification and diagnostic criteria for myeloproliferative neoplasms: document summary and in-depth discussion. *Blood Cancer Journal.* 2018;8(2):15.
15. Barosi, G., Mesa, R.A., Thiele, J., Cervantes, F., Campbell, P.J., Verstovsek, S., et al. Proposed criteria for the diagnosis of post-polycythemia vera and post-essential thrombocythemia myelofibrosis: a consensus statement from the international working group for myelofibrosis research and treatment. *Leukemia.* 2008;22(2):437–8.

16. Hochhaus, A., Larson, R.A., Guilhot, F., Radich, J.P., Branford, S., Hughes, T.P., et al. Long-Term Outcomes of Imatinib Treatment for Chronic Myeloid Leukemia. *N Engl J Med.* 2017; 376(10):917–27.

17. Cortes, J.E., Saglio, G., Kantarjian, H.M., Baccarani, M., Mayer, J., Boqué, C., et al. Final 5-Year Study Results of DASISION: The Dasatinib Versus Imatinib Study in Treatment-Naïve Chronic Myeloid Leukemia Patients Trial. *JCO.* 2016; 34(20):2333–40.

18. Hochhaus, A., Saglio, G., Hughes, T.P., Larson, R.A., Kim, D.W., Issaragrisil, S., et al. Long-term benefits and risks of frontline nilotinib vs imatinib for chronic myeloid leukemia in chronic phase: 5-year update of the randomized ENESTnd trial. *Leukemia.* 2016;30(5):1044–54.

19. Cortes, J.E., Gambacorti-Passerini, C., Deininger, M.W., Mauro, M.J., Chuah, C., Kim, D.W., et al. Bosutinib Versus Imatinib for Newly Diagnosed Chronic Myeloid Leukemia: Results From the Randomized BFORE Trial. *J Clin Oncol.* 2018;36(3):231–7.

20. Lipton, J.H., Brümmendorf, T.H., Gambacorti-Passerini, C., Garcia-Gutiérrez, V., Deininger, M.W., Cortes, J.E. Long-term safety review of tyrosine kinase inhibitors in chronic myeloid leukemia - What to look for when treatment-free remission is not an option. *Blood Rev.* 2022;56:100968.

21. Hochhaus, A., Baccarani, M., Silver, R.T., Schiffer, C., Apperley, J.F., Cervantes, F., et al. European LeukemiaNet 2020 recommendations for treating chronic myeloid leukemia. *Leukemia.* 2020;34(4):966–84.

22. Cortes, J., Lang, F. Third-line therapy for chronic myeloid leukemia: current status and future directions. *J Hematol Oncol.* 2021;14(1):44.

23. Hughes, T,P., Mauro, M.J., Cortes, J.E., Minami, H., Rea, D., DeAngelo, D.J., et al. Asciminib in Chronic Myeloid Leukemia after ABL Kinase Inhibitor Failure. *N Engl J Med.* 2019;381(24): 2315–26.

24. Boquimpani, C., Seguro, F.S., Magalhães, G.H.R., Pinto, I.L.S., Bendit, I., Bortolini, J.A.P., et al. Brazilian chronic myeloid leukemia working group recommendations for discontinuation of tyrosine kinase inhibitors in chronic myeloid leukemia in clinical practice. *Hematol Transfus Cell Ther.* 2022;44(3):402–9.

25. Spivak, J.L. How I treat polycythemia vera. Blood. 25 jul. 2019;134(4):341–52.

26. Landolfi, R., Marchioli, R., Kutti, J., Gisslinger, H., Tognoni, G., Patrono, C., et al. Efficacy and safety of low-dose aspirin in polycythemia vera. *N Engl J Med.* 2004;350(2):114–24.

27. Quintás-Cardama, A., Kantarjian, H., Manshouri, T., Luthra, R., Estrov, Z., Pierce, S., et al. Pegylated interferon alfa-2a yields high rates of hematologic and molecular response in patients with advanced essential thrombocythemia and polycythemia vera. *J Clin Oncol.* 2009;27(32):5418–24.

28. Vannucchi, A.M., Kiladjian, J.J., Griesshammer, M., Masszi, T., Durrant, S., Passamonti, F., et al. Ruxolitinib versus standard therapy for the treatment of polycythemia vera. *N Engl J Med.* 2015;372(5):426–35.

29. Rumi, E., Cazzola, M. How I treat essential thrombocythemia. *Blood.* 2016;128(20):2403–14.

30. Godfrey, A.L., Campbell, P.J., MacLean, C., Buck, G., Cook, J., Temple, J., et al. Hydroxycarbamide Plus Aspirin Versus Aspirin Alone in Patients With Essential Thrombocythemia Age 40 to 59 Years Without High-Risk Features. *J Clin Oncol.* 2018; 36(34):3361–9.

31. Barbui, T., Finazzi, G., Carobbio, A., Thiele, J., Passamonti, F., Rum,i E., et al. Development and validation of an International Prognostic Score of thrombosis in World Health Organization-essential thrombocythemia (IPSET-thrombosis). *Blood.* 2012; 120(26):5128–33; quiz 5252.

32. Cortelazzo, S., Finazzi, G., Ruggeri, M., Vestri, O., Galli, M., Rodeghiero, F., et al. Hydroxyurea for patients with essential thrombocythemia and a high risk of thrombosis. *N Engl J Med.* 1995;332(17):1132–6.

33. Gisslinger, H., Gotic, M., Holowiecki, J., Penka, M., Thiele, J., Kvasnicka, H.M., et al. Anagrelide compared with hydroxyurea in WHO-classified essential thrombocythemia: the ANAHYDRET Study, a randomized controlled trial. *Blood.* 2013; 121(10):1720–8.

34. Tefferi, A. Primary myelofibrosis: 2021 update on diagnosis, risk-stratification and management. *Am J Hematol.* 2021;96(1): 145–62.

35. Harrison, C., Kiladjian, J.J., Al-Ali, H.K., Gisslinger, H., Waltzman, R., Stalbovskaya, V., et al. JAK inhibition with ruxolitinib versus best available therapy for myelofibrosis. *N Engl J Med.* 2012;366(9):787–98.

36. Verstovsek, S., Mesa, R.A., Gotlib, J., Levy, R.S., Gupta, V., DiPersio, J.F., et al. A double-blind, placebo-controlled trial of ruxolitinib for myelofibrosis. *N Engl J Med.* 2012;366(9):799–807.

37. Kröger, N., Giorgino, T., Scott, B.L., Ditschkowski, M., Alchalby, H., Cervantes, F., et al. Impact of allogeneic stem cell transplantation on survival of patients less than 65 years of age with primary myelofibrosis. *Blood.* 2015;125(21):3347–50; quiz 3364.

PARTE 16

Homeopatia

ASSOCIAÇÃO MÉDICA
HOMEOPÁTICA BRASILEIRA

CAPÍTULO 77

Homeopatia – Princípios Básicos

Marcus Zulian Teixeira

INTRODUÇÃO

A homeopatia é um modelo terapêutico empregado mundialmente e tem despertado nas últimas décadas, juntamente com outras abordagens da medicina integrativa, o interesse crescente de usuários, estudantes de medicina e médicos, em vista de propiciar uma prática médica segura e eficiente, propondo-se a compreender e tratar o binômio doente-doença segundo uma abordagem antropológica vitalista, globalizante e humanística, valorizando os diversos aspectos da individualidade enferma.

Fundamentada pelo médico alemão Samuel Hahnemann em 1796, a homeopatia é uma especialidade médica reconhecida pelo Conselho Federal de Medicina (CFM) desde 1980 (Resolução CFM nº 1000/1980), com título de especialista conferido pela Associação Médica Brasileira (AMB) desde 1990 (Resolução CFM nº 2.068/2013).

Desenvolvendo suas atividades concomitantemente à medicina hegemônica, a homeopatia divulga sua racionalidade teórica, prática e científica em cursos de pós-graduação *lato sensu,* ministrados por entidades formadoras vinculadas à Associação Médica Homeopática Brasileira (AMHB). Em 2004, após a Resolução CFM nº 1634/2002, passou a ser oferecida no programa de residência médica da Universidade Federal do Estado do Rio de Janeiro (UNIRIO - Hospital Universitário Gaffrée e Guinle). Atualmente, outros três programas de residência médica oferecem a homeopatia como opção de treinamento em serviço: Hospital Público Regional de Betim (MG), desde 2014; Universidade Federal do Mato Grosso do Sul, desde 2015; Instituto Capixaba de Ensino, Pesquisa e Inovação em Saúde, desde 2022.

Com a consulta e os procedimentos reembolsados por convênios e seguros-saúde, a partir de 1985 passou a ser disponibilizada nos serviços públicos de saúde (SUS), contando com milhares de médicos especialistas praticantes no país. Apesar da demanda crescente da população pela terapêutica, um pequeno número de municípios brasileiros disponibiliza a homeopatia no SUS.

Iniciativas na educação médica mundial há décadas viabilizam o ensino dos pressupostos homeopáticos nas faculdades de Medicina, incorporando atividades de ensino, pesquisa e assistência ao currículo convencional, permitindo que a informação teórica respaldada pelas evidências científicas e pelas práticas clínicas possa dissolver o preconceito arraigado à cultura médica.

Apesar de existir há mais de dois séculos como opção terapêutica em diversos países, a homeopatia permanece marginalizada perante a racionalidade científica moderna, por estar fundamentada em conceitos pouco ortodoxos que desafiam o pensamento biomédico dominante. O modelo de tratamento homeopático emprega o princípio de cura pela similitude, administrando doses infinitesimais de medicamentos únicos e individualizados que, ao terem sido experimentados previamente em indivíduos sadios, causaram sintomas semelhantes aos dos indivíduos doentes. Para se tornar um medicamento homeopático, qualquer substância (mineral, vegetal, animal ou química) deve ser submetida a protocolos de experimentação patogenética homeopática em seres humanos sadios e ter seus efeitos primários descritos na Matéria Médica Homeopática.

Visando restabelecer o equilíbrio homeostático, a arte de curar homeopática deve ser capaz de identificar as suscetibilidades mórbidas individuais, reconhecidas a partir da totalidade de sinais e sintomas característicos manifestados pelo enfermo, a fim de escolher um medicamento que despertou um conjunto de manifestações semelhantes em experimentadores sadios. Assim sendo, todo tratamento homeopático individualizado e bem conduzido deve atuar, de forma integrada, tanto nos distúrbios psíquicos e emocionais quanto nos distúrbios gerais e físicos, visando propiciar um estado de bem-estar físico, mental, social e espiritual.

O modelo homeopático de tratamento de doenças está embasado em quatro pilares ou pressupostos: (1) princípio da similitude terapêutica, (2) ensaio ou experimentação patogenética homeopática, (3) medicamento individualizado (individualização terapêutica) e (4) medicamento dinamizado ou potencializado (ultradiluições). A seguir, esses pressupostos são fundamentados em diversas linhas de pesquisas contemporâneas, ao contrário do preconceito propagado indistintamente de que "não existem evidências científicas em homeopatia".

Neste capítulo, os princípios básicos do tratamento homeopático para o médico generalista são descritos, assim como são discutidas as evidências científicas que os fundamentam.[1]

MÉTODO

Os quatro pilares do tratamento homeopático foram descritos segundo o *Organon da arte de curar,*[2] obra de referência da doutrina homeopática. Com o propósito de correlacionar esses pressupostos com as evidências científicas que os fundamentam, foram realizadas buscas eletrônicas nas bases de dados MEDLINE via PubMed e LILACS via Biblioteca Virtual em Saúde (BVS), utilizando termos MeSH e DeCS que descrevem suas linhas de pesquisa, compreendendo o período até 1 de fevereiro de 2023. O resultado das buscas foi sistematizado a seguir. Na descrição de cada pressuposto homeopático, foram citadas algumas linhas de pesquisa existentes. Na discussão final deste capítulo, há amplo material de consulta sobre as respectivas evidências científicas.

RESULTADOS
Resultados da busca

Em relação ao princípio da similitude terapêutica, utilizando-se os termos "homeopathy" AND "similia similibus curentur" OR "similitude law" OR "similar law" OR "like cures like", foram encontrados 85 artigos na base de dados MEDLINE; utilizando-se os termos "homeopathy" AND "rebound effect", foram encontrados em 17 artigos. Na base de dados LILACS, com os descritores "homeopathy" AND "similitude law" OR "similar law", foram levantados 261 artigos; utilizando-se os descritores "homeopathy" AND "similitude law" OR "similar law" AND "rebound effect", foram encontrados 26 artigos (Tabela 77.1).

Para o pressuposto ensaio ou experimentação patogenética homeopática, utilizando-se o descritor "homeopathic pathogenetic trial", foram encontrados 33 artigos na MEDLINE. Por sua vez, na LILACS, foram levantados 78 artigos com os descritores "homeopathy" AND "pathogenesis" (Tabela 77.2).

Para a premissa do 'medicamento individualizado (individualização terapêutica)', utilizando-se os termos "individualized homeopathic treatment" AND "randomized controlled trial", foram encontrados 358 artigos na MEDLINE; quando se acrescentou à busca o termo "meta-analysis", encontraram-se 43 artigos. Na LILACS, foram selecionados 395 artigos com os termos "homeopathic treatment" AND "randomized controlled trial" (Tabela 77.3).

No tocante ao medicamento dinamizado ou potencializado (ultradiluições), na MEDLINE, foram encontrados 127 artigos empregando-se os termos "homeopathy" AND "basic research" e 37 artigos com os termos "homeopathy" AND "memory of water". Analogamente, na LILACS, com os descritores "homeopathy" AND "action mode of homeopathic remedies", foram encontrados 323 artigos; por sua vez, 194 artigos foram levantados com os descritores "homeopathy" AND "memory of water" (Tabela 77.4).

Princípio da similitude terapêutica

Embasado no estudo das propriedades farmacológicas de dezenas de substâncias medicamentosas de sua época, nas quais observou-se uma reação secundária (efeito indireto) do organismo após a ação primária (efeito direto) de medicamentos de diversas classes, Hahnemann enunciou um aforismo para a ação geral dos medicamentos na constituição humana:

> "Toda força que atua sobre a vida, todo medicamento afeta, em maior ou menor escala, a força vital causando certa alteração no estado de saúde do Homem por um período de tempo maior ou menor. A isso se chama *ação primária*. [...] A essa ação, nossa força vital se esforça para opor sua própria energia. Tal ação oposta faz parte de nossa força de conservação, constituindo uma atividade automática da mesma, chamada *ação secundária* ou *reação*." (*Organon da arte de curar*, § 63)[2]

Ilustrando esse fenômeno ou lei natural, Hahnemann descreve as ações primárias (diretas) dos medicamentos de sua época, promotoras de alterações nos sistemas orgânicos, e as consequentes ações secundárias (indiretas) do organismo (reação vital ou força de conservação), que se manifestam no sentido de neutralizar os distúrbios primários promovidos pelos fármacos no estado de saúde, na tentativa de retornar ao equilíbrio homeostático anterior à intervenção terapêutica:

> "[...] À ingestão de café forte, segue-se uma superexcitação (ação primária); porém, um grande relaxamento e sonolência (reação, ação secundária) permanecem por algum tempo se não continuar a ser suprimido através de mais café (paliativo, de curta duração). Após o sono profundo e entorpecedor produzido pelo ópio (ação primária), a noite seguinte será tanto mais insone (reação, ação secundária). Depois da constipação produzida pelo

Tabela 77.1 Princípio da similitude terapêutica. Estratégia de busca sistemática nas bases de dados até fevereiro de 2023 e resultados obtidos.

Bases de dados	Descritores/estratégia de busca	Resultados (artigos)
MEDLINE (via PubMed)	"homeopathy" AND "similia similibus curentur" OR "similitude law" OR "similar law" OR "like cures like"	85
	"homeopathy" AND "rebound effect"	17
LILACS (via BVS)	"homeopathy" AND "similitude law" OR "similar law"	261
	"homeopathy" AND "similitude law" OR "similar law" AND "rebound effect"	26

Tabela 77.2 Ensaio ou experimentação patogenética homeopática. Estratégia de busca sistemática nas bases de dados até fevereiro de 2023 e resultados obtidos.

Bases de dados	Descritores/estratégia de busca	Resultados (artigos)
MEDLINE (via PubMed)	"homeopathic pathogenetic trial"	33
LILACS (via BVS)	"homeopathy" AND "pathogenesis"	78

Tabela 77.3 Medicamento individualizado (individualização terapêutica). Estratégia de busca sistemática nas bases de dados até fevereiro de 2023 e resultados obtidos.

Bases de dados	Descritores/estratégia de busca	Resultados (artigos)
MEDLINE (via PubMed)	"individualized homeopathic treatment" AND "randomized controlled trial"	358
	"homeopathic treatment" AND "randomized controlled trial" AND "meta-analysis"	43
LILACS (via BVS)	"homeopathic treatment" AND "randomized controlled trial"	395

Tabela 77.4 Medicamento dinamizado ou potencializado (ultradiluições). Estratégia de busca sistemática nas bases de dados até fevereiro de 2023 e resultados obtidos.

Bases de dados	Descritores/estratégia de busca	Resultados (artigos)
MEDLINE (via PubMed)	"homeopathy" AND "basic research"	127
	"homeopathy" AND "memory of water"	37
LILACS (via BVS)	"homeopathy" AND "action mode of homeopathic remedies"	323
	"homeopathy" AND "water memory"	194

ópio (ação primária), segue-se a diarreia (ação secundária) e, após purgativos que irritam os intestinos (ação primária), sobrevêm obstrução e constipação por vários dias (ação secundária). Assim, por toda parte, após a ação primária de uma potência capaz de, em grandes doses, transformar profundamente o estado de saúde do organismo sadio, é justamente o oposto que sempre ocorre na ação secundária, através de nossa força vital." (*Organon da arte de curar,* § 65)[2]

Administrando aos indivíduos doentes as substâncias simples que despertaram sintomas semelhantes nos experimentadores sadios *(similia similibus curentur),* o princípio da similitude terapêutica tem como objetivo estimular uma reação do organismo contra os seus próprios distúrbios ou doenças, induzindo uma resposta terapêutica homeostática.

Citado desde Hipócrates, o princípio da similitude (reação vital ou homeostática) encontra sua fundamentação científica no "efeito rebote" dos fármacos modernos (reação paradoxal do organismo), descrito após a suspensão ou a alteração das doses de inúmeras classes de medicamentos que atuam de forma paliativa (contrária ou antagônica) aos sintomas das doenças, agravando os sintomas inicialmente suprimidos. O efeito rebote está confirmado em centenas de estudos da farmacologia clínica e experimental.[3,4]

Ensaio ou experimentação patogenética homeopática

Para adquirir conhecimento sobre as propriedades curativas das substâncias que permitam a aplicação do princípio da similitude terapêutica, a homeopatia utiliza o ensaio ou experimentação patogenética homeopática como modelo de pesquisa clínica farmacológica (semelhante aos ensaios pré-clínicos fase 1), valorizando todas as classes de manifestações sintomáticas (mentais, gerais e físicas) despertadas pelos medicamentos nos seres humanos, denominados pela farmacologia moderna como eventos adversos das drogas:

> "Todos os efeitos patogenéticos de cada medicamento precisam ser conhecidos, isto é, todos os sintomas e alterações mórbidas da saúde que cada um deles é especialmente capaz de provocar no homem sadio devem ser primeiramente observados antes de se poder esperar encontrar e escolher, entre eles, o meio de cura homeopático adequado para a maioria das doenças naturais." (*Organon da arte de curar,* § 106)[2]

Seguindo as premissas estipuladas por Hahnemann (*Organon da arte de curar,* § 105-145),[2] em torno de 3 mil substâncias foram experimentadas seguindo diversos protocolos de experimentação patogenética,[5] com o objetivo de se conhecer e catalogar o "poder patogenético dos medicamentos, a fim de que, quando precisar curar, possa-se escolher, entre eles, um cujas manifestações sintomáticas possam constituir uma doença artificial tão semelhante quanto possível à totalidade dos sintomas principais da doença natural a ser curada".

Todos os sinais e sintomas observados nas diversas experimentações patogenéticas dos medicamentos homeopáticos foram compilados para a Matéria Médica Homeopática, seguindo uma sistematização anatômico-funcional. Na prática clínica, o médico homeopata utiliza também o Repertório de Sintomas Homeopáticos, no qual todos os medicamentos homeopáticos que despertaram o mesmo sintoma nas experimentações são agrupados em uma mesma "rubrica", facilitando a seleção do medicamento homeopático que englobe a totalidade de sinais e sintomas característicos do paciente.

Medicamento individualizado (individualização terapêutica)

Segundo Hahnemann, o médico que se intitule um "legítimo artista da cura" deve ser capaz de reconhecer o que deva ser curado em cada caso individualmente, e compreender o elemento curativo dos medicamentos, adequando-os em qualidade e quantidade às necessidades do enfermo, segundo o princípio da similitude terapêutica.

Encarando o processo de adoecimento como um desequilíbrio dos mecanismos homeostáticos de adaptação e compensação, Hahnemann correlacionou qualquer distúrbio fisiológico com as correspondentes manifestações sintomáticas apresentadas pelo indivíduo, utilizando o conjunto de sinais e sintomas (totalidade sintomática) como o principal referencial para diagnosticar o "padecimento da força vital" (predisposição individual ou suscetibilidade mórbida) e para prescrever o medicamento homeopático mais semelhante à individualidade enferma:

> "[...] a totalidade de seus sintomas, *esse quadro do ser interior da doença que se reflete no exterior, isto é, do padecimento da força vital,* deve ser o principal ou o único através do qual a doença dá a conhecer o meio de cura de que ela necessita, o único que pode determinar a escolha do meio de auxílio adequado - em suma, a *totalidade dos sintomas* deve ser, para o artista da cura, a coisa principal, senão a única que ele, em cada caso de doença, necessita conhecer e *afastar* através de sua arte, a fim de que a doença seja curada e transformada em saúde." (*Organon da arte de curar,* § 7)[2]

Dentre essa totalidade de sinais e sintomas característicos e peculiares, valorizando a dinâmica psicossomática na etiopatogenia das doenças, Hahnemann classifica as "alterações mentais e psíquicas" como aspectos de alta hierarquia na escolha do medicamento, reiterando a importância e a complexidade da individualização no êxito do tratamento homeopático para qualquer tipo de transtorno ou doença:

> "Por conseguinte, jamais se poderá curar de acordo com a natureza, isto é, homeopaticamente, se não se observar, simultaneamente, em cada caso individual de doença, mesmo nos casos de doenças agudas, o sintoma das alterações mentais e psíquicas, e se não se escolher, para alívio do doente, entre os medicamentos, uma tal potência morbífica que, a par da semelhança de seus outros sintomas com os da doença, também seja capaz de produzir por si um estado psíquico ou mental semelhante." (*Organon da arte de curar,* § 213)[2]

Associando a individualização medicamentosa à prescrição de "uma **única** substância medicamentosa **simples**" por vez, ele se coloca terminantemente contrário ao uso simultâneo de mais de um medicamento homeopático (mistura de medicamentos ou complexos), pois a experimentação patogenética homeopática, referencial para a prescrição terapêutica, foi realizada com substâncias simples e únicas: "Em nenhum caso de tratamento **é necessário e, por conseguinte, não é admissível** administrar a um doente mais do que uma **única e simples** substância medicamentosa de cada vez". (*Organon da arte de curar*, § 273)[2]

Desta forma, o tratamento homeopático adequado deve priorizar a individualização do medicamento único de acordo com os sinais e sintomas mais peculiares e característicos de cada paciente em seus diversos aspectos constitucionais (mentais, gerais e particulares), permitindo que, para uma mesma doença, cada indivíduo possa vir a receber medicamentos únicos distintos, conforme as suas próprias suscetibilidades físicas, psíquicas, emocionais, climáticas etc.

Diversos ensaios clínicos randomizados (ECR) que desrespeitaram essa individualização terapêutica, administrando o mesmo medicamento para diversos indivíduos portadores de uma mesma doença (exemplificado no emprego indiscriminado da *Arnica montana* para processos inflamatórios), não mostraram resultados significativos perante o placebo, por ferirem a racionalidade científica do modelo homeopático. O mesmo ocorreu com metanálises e revisões sistemáticas que agruparam ECR com medicamentos não individualizados, ao contrário daquelas que valorizaram a terapêutica individualizante.[6]

Vale ressaltar que esse processo de individualização medicamentosa requer um período de acompanhamento regular e variável, em que as respostas às diversas hipóteses medicamentosas (medicamentos individualizados) são avaliadas sucessivamente, ajustando-se os medicamentos, as doses e as potências homeopáticas às suscetibilidades do enfermo. Até que se atinja o medicamento ideal *(simillimum)*, a substituição das drogas alopáticas em uso, desde que imprescindíveis ao equilíbrio das funções vitais, deve ser realizada segundo critérios éticos e seguros, evitando-se as iatrogenias consequentes à possível ausência da ação terapêutica homeopática.

Medicamento dinamizado ou potencializado (ultradiluições)

Contrariando o modelo farmacológico dose-dependente, causa surpresa ao raciocínio biomédico o fato de que substâncias ultradiluídas (dinamizadas ou potencializadas), em concentrações inferiores à constante de Avogadro ($6,02 \times 10^{23}$ mol^{-1}),

possam despertar alguma resposta em sistemas biológicos ou seres vivos, sendo esse o principal alvo das críticas ao modelo homeopático.

Com o objetivo inicial de evitar as intoxicações e as agravações sintomáticas que o princípio da similitude terapêutica poderia causar nos pacientes, Hahnemann propôs um método farmacotécnico para a preparação dos medicamentos homeopáticos (dinamização ou potencialização), no qual as substâncias são diluídas e agitadas sucessivamente com o intuito de diminuir o efeito patogenético primário. *A posteriori*, observou-se que essas preparações infinitesimais e imponderáveis mobilizavam atividade biológica nas diversas esferas da individualidade (*Organon da arte de curar*, § 269).[2]

De forma simplificada, o método farmacotécnico da dinamização ou potencialização (centesimal Hahnemanniana ou cH) consiste em diluições centesimais e sucessivas da substância matriz, acompanhadas de 100 agitações vigorosas (sucussões) por passagem (Tabela 77.5).

Para o tratamento das doenças crônicas, essas preparações infinitesimais são administradas nas potências 12cH, 30cH, 200cH e 1.000cH, dentre outras, e em doses únicas (5 glóbulos ou gotas) mensais ou bimensais.

A capacidade dessas "informações" medicamentosas (contidas nas doses infinitesimais das substâncias ultradiluídas) em promover alterações nos sistemas orgânicos, de forma análoga às doses ponderais, tem sido estudada em trabalhos científicos que empregam modelos físico-químicos ("memória da água") ou biológicos de pesquisa (*in vitro*, plantas e animais).

Modelos físico-químicos de pesquisa

Algumas hipóteses fundamentadas em modelos experimentais físico-químicos buscam uma explicação científica para o fenômeno da transmissão da "informação" dos efeitos primários das substâncias em doses ultradiluídas. Dentre elas, estão as pesquisas que estudam as modificações de natureza eletromagnética da água segundo a eletrodinâmica quântica, na qual a solução aquosa não representaria um aglomerado inerte de moléculas e, sim, um meio dinâmico, capaz de selecionar e catalisar as reações moleculares de acordo com os diversos campos eletromagnéticos que ocorrem em seu interior. Por meio de modelos matemáticos e experimentais, inferem que o campo eletromagnético de um soluto pode gerar certos domínios de coerência estável no solvente (com

Tabela 77.5 Farmacotécnica para a preparação de medicamentos homeopáticos (dinamização ou potencialização) de acordo com o Método da Centesimal Hahnemanniana (cH).

1 parte da substância matriz (de qualquer natureza ou origem) + 99 partes de água (ou álcool) → 100 sucussões → dinamização ou potencialização 1cH (10^2 mol^{-1} da substância matriz)
1 parte da 1cH + 99 partes de água → 100 sucussões → dinamização 2cH (10^4 mol^{-1})
1 parte da 2cH + 99 partes de água → 100 sucussões → dinamização 3cH (10^6 mol^{-1})
1 parte da 3cH + 99 partes de água → 100 sucussões → dinamização 4cH (10^8 mol^{-1})
1 parte da 4cH + 99 partes de água → 100 sucussões → dinamização 5cH (10^{10} mol^{-1})
1 parte da 5cH + 99 partes de água → 100 sucussões → dinamização 6cH (10^{12} mol^{-1})
E assim por diante...
Dinamização 12cH → 10^{24} mol^{-1} da substância matriz (abaixo do limite de Avogadro: $6,02 \times 10^{23}$ mol^{-1}) → "ausência de molécula-grama" → biossegurança e ausência de eventos adversos graves

Sucussões: agitações vigorosas.

estruturas e vibrações específicas), produzindo aglomerados ou *clusters* de moléculas de água (com tamanhos, formas e propriedades específicas), como uma assinatura eletromagnética do soluto na água ("memória da água"). Portanto, a organização da água seria um processo coerente, reprodutível e associado a interações eletromagnéticas de longo alcance e baixíssima intensidade, transmitindo a "informação eletromagnética do soluto" inicialmente diluído e sucessionado pelo processo da dinamização.[7]

Modelos biológicos de pesquisa

Inúmeros estudos experimentais, nas diversas áreas do conhecimento científico e modelos de pesquisa (*in vitro*, plantas e animais) visam fundamentar o pressuposto de que doses infinitesimais podem despertar fenômenos biológicos semelhantes aos obtidos com doses ponderais das mesmas substâncias, com o intuito de validar o emprego dos medicamentos ultradiluídos pela terapêutica homeopática.[8,9]

DISCUSSÃO

Ao discorrer sobre a homeopatia, frequentemente, nota-se que as pessoas reagem com manifestações de desconfiança, questionando sua comprovação científica e a validade terapêutica do método. Proclamada em todos os meios, de forma reiterada, a falácia ou pós-verdade de que "não existem evidências científicas em homeopatia" acaba se incorporando ao inconsciente da coletividade, servindo como estratégia para aumentar preconceitos e radicalizar posicionamentos contrários a essa prática médica bissecular.

Com o intuito de esclarecer a classe médica e a sociedade em geral, buscando desmistificar posturas dogmáticas culturalmente arraigadas, em 2017, a Câmara Técnica de Homeopatia do Conselho Regional de Medicina do Estado de São Paulo (CT-Homeopatia do Cremesp) elaborou o Dossiê Especial: Evidências Científicas em Homeopatia,[10] contando com o apoio da Associação Médica Homeopática Brasileira (AMHB) e da Associação Paulista de Homeopatia (APH) em sua divulgação na *Revista de Homeopatia (São Paulo)* da APH. O referido dossiê foi disponibilizado em três edições: *online* em português[11] e em inglês[12] e impressa em português.[13]

Além de trazer o panorama mundial da homeopatia como especialidade médica e de sua inclusão nos currículos das faculdades de Medicina, o dossiê abarca outras revisões narrativas sobre as linhas de pesquisa que fundamentam os pressupostos homeopáticos: princípio da similitude terapêutica, experimentação patogenética homeopática, emprego de medicamentos dinamizados (ultradiluições) e individualizados segundo a totalidade sintomática característica do binômio doente-doença. Analogamente, a eficácia e a segurança do tratamento homeopático estão evidenciadas na descrição de ensaios clínicos randomizados e placebos-controlados, assim como em revisões sistemáticas e metanálises.

Iniciando o dossiê, a revisão "Homeopatia: um breve panorama desta especialidade médica" aborda os aspectos históricos, sociais e políticos da institucionalização da homeopatia no Brasil e sua incorporação aos sistemas de atenção à saúde, descrevendo os fatores que levam a população a buscar essa forma de tratamento. Na revisão sobre o "Panorama mundial da educação médica em terapêuticas não convencionais", destaca-se a importância dedicada à incorporação do ensino da homeopatia e da acupuntura aos currículos das faculdades de Medicina de inúmeros países, em razão do interesse crescente da população em sua utilização e, consequentemente, da classe médica em seu aprendizado, com propostas direcionadas a estudantes, residentes, pósgraduandos e médicos.

Embasando cientificamente o princípio da similitude terapêutica no estudo sistemático do efeito rebote dos fármacos modernos, a revisão "Fundamentação científica do princípio de cura homeopático na farmacologia moderna" engloba centenas de estudos publicados em periódicos científicos de impacto que atestam a similaridade de conceitos e manifestações entre o fenômeno rebote e a reação vital ou ação secundária do organismo despertada pelo tratamento homeopático. Ampliando essa fonte de evidências, descreve o uso dos fármacos modernos segundo o princípio da similitude terapêutica, empregando o efeito rebote (reação paradoxal do organismo) de forma curativa.

Justificando a plausibilidade do emprego de medicamentos ultradiluídos pela homeopatia, o dossiê reúne três revisões que demonstram o progresso da pesquisa básica em homeopatia nas últimas décadas, descrevendo centenas de experimentos e dezenas de linhas de pesquisa que atestam o efeito das ultradiluições homeopáticas em modelos físicoquímicos e biológicos (*in vitro*, plantas e animais) de pesquisa: "A solidez da pesquisa básica em homeopatia", "Efeito de ultradiluições homeopáticas em modelos *in vitro*: revisão da literatura" e "Efeito de ultradiluições homeopáticas em plantas: revisão da literatura".

Reiterando que os efeitos positivos do tratamento homeopático não são, exclusivamente, efeitos placebo, como se repete indiscriminadamente, a revisão "Pesquisa clínica em homeopatia: revisões sistemáticas e ensaios clínicos randomizados controlados" descreve os resultados positivos observados em dezenas de ensaios clínicos homeopáticos placeboscontrolados para condições clínicas diversas, assim como em revisões sistemáticas e metanálises. Esses resultados são exemplificados em dois ensaios clínicos desenvolvidos por membros da CT-Homeopatia do Cremesp e realizados em importantes instituições de pesquisa brasileiras: "Estrogênio potencializado no tratamento homeopático da dor pélvica associada à endometriose: um estudo de 24 semanas, randomizado, duplo-cego e placebo-controlado" e "Estudo clínico, duplo-cego, randomizado, em crianças com amigdalites recorrentes submetidas a tratamento homeopático".

Evidenciando a segurança do tratamento homeopático, a revisão "O medicamento homeopático provoca efeitos adversos ou agravações medicamento-dependentes?" demonstra, em ensaios clínicos placebos-controlados, que os medicamentos homeopáticos produzem mais efeitos adversos do que o placebo, embora os mesmos sejam leves e transitórios. Finalizando, a revisão "O medicamento homeopático provoca sintomas em voluntários aparentemente sadios? A contribuição brasileira ao debate sobre os ensaios patogenéticos homeopáticos" discorre sobre o desenvolvimento histórico e o estado da arte da experimentação patogenética homeopática, utilizada para evidenciar as propriedades curativas das substâncias (efeitos patogenéticos em indivíduos sadios), que possibilitam a aplicação do princípio da similitude terapêutica.

Apesar das dificuldades e limitações existentes no desenvolvimento de pesquisas na área, tanto pelos aspectos metodológicos quanto pela ausência de apoio institucional e financeiro, o conjunto de estudos experimentais e clínicos descritos, que fundamentam os pressupostos homeopáticos e confirmam a eficácia e a segurança da terapêutica, é prova inconteste de que "existem evidências científicas em homeopatia", ao contrário do preconceito falsamente disseminado por pseudocéticos e pseudocientistas.[14] No entanto, novos estudos devem continuar a ser desenvolvidos para aprimorar a prática clínica e elucidar aspectos singulares ao paradigma homeopático.

CONSIDERAÇÕES FINAIS

Após 220 anos do início de sua aplicação terapêutica, colaborando com o aumento da resolutividade em diversas classes de doenças crônicas, a homeopatia permanece marginalizada pelo conhecimento científico ortodoxo, por se fundamentar em princípios distintos da prática médica convencional.

Com o intuito de esclarecer os colegas médicos a respeito das peculiaridades do modelo homeopático, este capítulo aborda os aspectos filosóficos, clínicos e científicos que norteiam a boa prática homeopática, trazendo subsídios mínimos para avaliar eventuais tratamentos homeopáticos a que seus pacientes estejam submetidos, assim como informá-los sobre uma alternativa terapêutica de grande valia e aplicação.

Como a homeopatia é indicada como tratamento adjuvante nos diversos transtornos de saúde e tipos de doenças, a conduta do médico homeopata deve seguir um esquema específico, a fim de que as premissas intrínsecas ao modelo sejam contempladas, pois a qualidade da prescrição está diretamente relacionada com a tomada do caso (semiologia homeopática globalizante), com a seleção dos sintomas (valorização e repertorização dos sinais e sintomas) e com o diagnóstico diferencial entre as diversas hipóteses medicamentosas (individualização do medicamento) a partir do estudo da Matéria Médica Homeopática.

Como proposta terapêutica complementar, a homeopatia pode acrescentar eficácia, efetividade, eficiência e segurança à prática médica geral, atuando de forma curativa e preventiva, diminuindo as manifestações sintomáticas e a predisposição ao adoecer, com baixo custo e eventos adversos mínimos, ajudando o médico a cumprir a sua "mais elevada e *única* missão, que é tornar saudáveis as pessoas doentes, o que se chama curar" (*Organon da arte de curar*, § 1).[2]

REFERÊNCIAS BIBLIOGRÁFICAS

1. Teixeira, MZ. Homeopatia: o que os médicos precisam saber sobre esta especialidade médica. *Diagn. Tratamento*. 2019; 24(4): 143-152. Disponível em: https://pesquisa.bvsalud.org/portal/resource/pt/biblio-1049381.
2. Hahnemann, S. Organon da arte de curar. 6ª ed. Ribeirão Preto: Museu de Homeopatia Abrahão Brickmann; 1995.
3. Teixeira, MZ. "Similitude in Modern Pharmacology": two decades of studies contributing to the scientific basis of the homeopathic healing principle. *Rev Assoc Med Bras*. 2022; 68(3): 303-307. Disponível em: https://doi.org/10.1590/1806-9282.20211362.
4. Teixeira, MZ. "Similia Similibus Curentur": The scientific grounding of the homeopathic therapeutic principle through the systematic study of the rebound effect of modern drugs. Clinics (São Paulo). 2022; 77: 100091. Disponível em: https://doi.org/10.1016/j.clinsp.2022.100091.
5. Teixeira, MZ. Protocolo de experimentação patogenética homeopática em humanos. *Rev Med (São Paulo)*. 2013; 92(4): 242-263. Disponível em: https://doi.org/10.11606/issn.1679-9836.v92i4p242-263.
6. Homeopathy Research Institute. The homeopathy debate. Disponível em: https://www.hri-research.org/resources/homeopathy-the-debate/. Acessado em 1 fev. 2023.
7. Homeopathy. Special Issue: The Memory of Water. Homeopathy. 2007; 96(3): 141-230. Disponível em: https://www.sciencedirect.com/journal/homeopathy/vol/96/issue/3.
8. Homeopathy. Special Issue: Biological models of homeopathy. Part 1. Homeopathy. 2009; 98(4): 183-302. Disponível em: https://www.sciencedirect.com/journal/homeopathy/vol/98/issue/4.
9. Homeopathy. Special Issue: Biological models of homeopathy. Part 2. Homeopathy. 2010; 99(1): 1-88. Disponível em: https://www.sciencedirect.com/journal/homeopathy/vol/99/issue/1.
10. Teixeira, MZ. Special Dossier: "Scientific Evidence for Homeopathy". *Rev Assoc Med Bras*. 2018; 64(2): 93-94. Disponível em: https://doi.org/10.1590/1806-9282.64.02.93.
11. Câmara Técnica de Homeopatia do Conselho Regional de Medicina do Estado de São Paulo (Cremesp). Dossiê Especial: Evidências Científicas em Homeopatia. *Rev Homeopatia* (São Paulo. Online). 2017; 80(1/2). Disponível em: http://revista.aph.org.br/index.php/aph/issue/view/41. Acessado em: 1 fev. 2023.
12. Technical Chamber for Homeopathy, Regional Medical Council of the State of São Paulo (Cremesp). Special Dossier: Scientific Evidence for Homeopathy. *Rev Homeopatia* (São Paulo. Online). 2017; 80(3/4). Disponível em: http://revista.aph.org.br/index.php/aph/issue/view/42. Acessado em: 1 fev. 2023.
13. Câmara Técnica de Homeopatia do Conselho Regional de Medicina do Estado de São Paulo (Cremesp). Dossiê Especial: Evidências Científicas em Homeopatia. *Rev Homeopatia* (São Paulo. Impressa). 2017; 80(Supl 1/2). Disponível em: http://www.bvshomeopatia.org.br/revista/RevistaHomeopatiaAPHano2017VOL80Supl1-2.pdf. Acessado em: 1 fev 2023.
14. Teixeira, MZ. Teixeira MZ. Pseudoskeptical and pseudoscientific strategies used in attacks on homeopathy. *Rev Assoc Med Bras*. 2021; 67(6): 777-780. Disponível em: https://doi.org/10.1590/1806-9282.20210367.

Infectologia

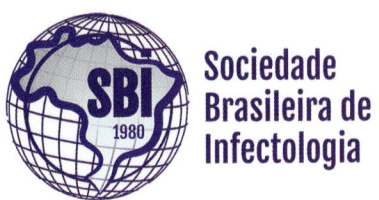

Sociedade
Brasileira de
Infectologia

CAPÍTULO

78

Princípios do Tratamento com Antibiótico

Marcos Antonio Cyrillo • Alexandre Rodrigues da Silva • Martha Romeiro • Irna Carla do Rosário Souza Carneiro

INTRODUÇÃO

Os antibióticos são usados há milhares de anos, com vários fungos e extratos de plantas sendo aplicados no tratamento de infecções. Um grande marco na história foi a descoberta acidental da penicilina por Alexandre Fleming, notando que o fungo *Penicillium notatum* (*chrysogenum*) havia contaminado sua cultura de *Staphylococcus*, criando zonas livres de bactérias. Por essa descoberta, Howard Florey, Ernest Chain e Alexandre Fleming receberam o Prêmio Nobel de Medicina em 1945, em reconhecimento pelo desenvolvimento e produção da penicilina. Algumas companhias farmacêuticas gastam mais de 20 anos desenvolvendo e testando um antibiótico, e somente 14% desses compostos chegam ao mercado, com um custo de cerca de US$ 1,5 bilhão, com estimativa de venda de pelo menos US$ 300 milhões ao ano para serem atrativos.[1]

INFECÇÕES COMUNITÁRIAS

As Tabelas 78.1 a 78.4 apresentam as principais opções terapêuticas para as infecções comunitárias mais frequentes.

INFECÇÕES DE PELE E PARTES MOLES

As Tabelas 78.5 a 78.7 apresentam os tratamentos possíveis para diferentes tipos de lesões de pele e partes moles.

INFECÇÕES GASTRINTESTINAIS E ABDOMINAIS[2, 7]

As Tabelas 78.8 e 78.9 apresentam os tratamentos possíveis para diferentes tipos de infecções gastrintestinais e abdominais.

INFECÇÕES OSTEOARTICULARES

As Tabelas 78.10 e 78.11 apresentam os tratamentos possíveis para diferentes tipos de infecções osteoarticulares.

CONSIDERAÇÕES FINAIS

Indica-se a utilização dos programas de *stewardship* na prescrição desses compostos, observando o fármaco adequado, a dose correta, a via correta de administração, a duração adequada, o descalonamento, o uso do ATB por cerca de 7 dias, a terapia parenteral domiciliar, o uso de monoterapia, a utilização de tecnologia para conhecer o perfil de sensibilidade do germe e as propriedades farmacocinéticas e farmacodinâmicas do fármaco.

Tabela 78.1 Opções terapêuticas para infecções de vias aéreas superiores.

Local de infecção	Principais agentes	Antimicrobiano (dose/tempo)
Bronquite[2]	A maioria dos casos é por vírus respiratório (rinovírus, *influenza* A e B, parainfluenza, coronavírus, incluindo SARS-CoV-2, vírus sincicial respiratório, metapneumovírus, adenovírus)	O tratamento com antibióticos não é recomendado
Otite média[2]	A maioria dos casos é por vírus respiratório (vírus sincicial respiratório, rinovírus, coronavírus, incluindo SARS-CoV-2, *influenza* A e B e outros vírus respiratórios). Raramente ocorrem superinfecções bacterianas (*Streptococcus pneumoniae*, *Haemophilus influenzae*, *Moraxella catarrhalis* e *Streptococcus pyogenes* grupo A)	Considerar antibioticoterapia se sintomas graves (mal-estar intenso, dor de ouvido, apesar do uso de analgésicos, febre ≥ 39°C), crianças imunocomprometidas e otite média aguda bilateral em crianças Primeira escolha: amoxicilina 500 mg, via oral, de 8/8 h por 5 dias Amoxicilina/ácido clavulânico 500 mg/125 mg, via oral, de 8/8 h por 5 dias
Faringite[2]	A maioria dos casos (> 80%) é por vírus respiratório, vírus Epstein-Barr (raramente), e em uma pequena parcela, as bactérias: *Streptococcus* do grupo A (5-10% em adultos), *Streptococcus* dos grupos C e G Outras causas infecciosas: infecção aguda pelo HIV, sífilis, gonorreia, toxoplasmose aguda, difteria Causas não infecciosas (raras): poluição, alérgenos, tabagismo	Considerar uso de antimicrobianos se escore maior que 3 pelo Centor Clinical Scoring System[2] Amoxicilina 500 mg, via oral, de 8/8 h Fenoximetilpenicilina potássica 500 mg (800.000 UI), via oral, de 6/6 h Duração: depende da prevalência local ou história prévia de febre reumática: Baixo risco de febre reumática: 5 dias Alto risco de febre reumática: 10 dias Opções: Cefalexina 500 mg, via oral, de 6/6 h por 5 dias Claritromicina 500 mg, via oral, de 12/12 h por 5 dias

Tabela 78.2 Opções terapêuticas para rinossinusite.

Local de infecção	Principais agentes	Antimicrobiano (dose/tempo)
Rinossinusite bacteriana aguda[2]	*S. pneumoniae* (de 20 a 43% em adultos) *H. influenzae* (de 22 a 35%) *Moraxella catarrhalis* (de 2 a 10%) *Staphylococcus aureus* (10%)	Terapia de primeira linha: Amoxicilina: 500 mg, via oral, de 8/8 h por 5 a 10 dias Amoxicilina/ácido clavulânico: 500 mg/125 mg, via oral, de 8/8h por 5 a 10 dias Alternativas: Pacientes alérgicos à penicilina: doxiciclina ou levofloxacina ou moxifloxacina
Rinossinusite viral[2]	*Influenza* (A e B) Rinovírus Coronavírus (incluindo SARS-CoV-2) Vírus respiratório sincicial	A indicação de tratamento para *influenza* e covid-19 pode ser indicado e depende do tempo de evolução dos sintomas, demais critérios de indicação clínica e disponibilidade de medicamento no Brasil

Tabela 78.3 Opções terapêuticas para infecções de vias aéreas inferiores.

Local de infecção	Principais agentes	Antimicrobiano (dose/tempo)
Pneumonia bacteriana aguda[2,3]	*Streptococcus pneumoniae* (mais frequente) *Haemophyllus influenzae* e *Moraxella catarrhalis* (associados a pneumopatias e tabagismo) *Staphylococcus aureus* (associação com *influenza*) Enterobacterales (associado a comorbidades graves, como pneumopatia crônica, demência e acidente vascular cerebral) *Mycoplasma pneumoniae* e *Chlamydophila pneumoniae* (adultos jovens) Vírus respiratórios *Legionella* spp	Indivíduos sem comorbidades ou fatores de risco para MRSA ou *Pseudomonas aeruginosa** Primeira escolha: amoxicilina 1 g 8/8 h por 5 dias Segunda escolha: doxicilina 100 mg 12/12 h por 5 dias ou Macrolídeos se resistência pneumocócica local < 25% (azitromicina 500 mg no primeiro dia, seguida de 250 mg 1x/dia por 3 a 5 dias; claritromicina 500 mg 2x/dia por 3 a 5 dias; ou claritromicina ER 1.000 mg 1x/dia por 3 a 5 dias)
	Com comorbidades ‡	Com comorbidades ‡ Amoxicilina/ácido clavulânico ou Cefalosporina e macrolídeos Doxiciclina ou Monoterapia com fluoroquinolona respiratória Casos graves: ceftriaxone 2 g 1x/dia ± claritromicina 500 mg 12/12 h ou Azitromicina 500 mg 1x/dia Se risco de *S. aureus*, associar vancomicina, linezolida ou teicoplamina Duração: 7 a 10 dias

*Os fatores de risco incluem isolamento respiratório prévio de *Staphylococcus aureus* resistente a meticilina (MRSA), ou *P. aeruginosa,* hospitalização recente e recebimento de antibióticos parenterais nos últimos 90 dias.
‡As comorbidades incluem doenças cardíacas, pulmonares, hepáticas ou renais crônicas, diabetes melito, alcoolismo, malignidade ou asplenia.

Tabela 78.4 Opções terapêuticas para infecções do trato urinário.

Diagnóstico	Agentes etiológicos	Tratamento
Cistite em mulheres jovens não complicadas	*E. coli, Proteus mirabilis, Klebsiella pneumoniae, Staphyloccccus saprophyticus, Enterococcus* spp	Nitrofurantoína 100 mg VO 6/6 h por 3-7 dias ou Cefuroxima 250 mg VO 8/8 h por 7 dias ou fosfomicina 3g VO dose única ou Sulfametoxazol-trimetropim-800/160mg VO 3-5dias
Cistite recorrente em mulher jovem	*E. coli, Proteus mirabilis, Klebsiella pneumoniae, Staphyloccccus saprophyticus, Enterococcus* spp	Nitrofurantoína 100 mg via oral, 6/6 h, por 3 a 7 dias ou Cefalexina 500 mg, via oral, 6/6 h, por 7 a 10 dias
Cistite aguda em homem jovem	*E. coli, Proteus mirabilis, Klebsiella pneumoniae, Staphyloccccus saprophyticus, Enterococcus* spp	Amoxicilina/ácido clavulânico 500/125 mg 8/8 h ou 875/125 mg 12/12 h, por 7 dias ou Nitrofurantoína 100 mg, via oral, 6/6 h, por 3 a 7 dias Ou Cefalexina 500 mg, via oral, 6/6 h, por 7 a 10 dias

(Continua)

Tabela 78.4 Opções terapêuticas para infecções do trato urinário. (*continuação*)

Diagnóstico	Agentes etiológicos	Tratamento
Bacteriúria assintomática em gestante	*E. coli, Proteus mirabilis, Klebsiella pneumoniae,Staphylocccus saprophyticus, Enterococcus* spp	Amoxicilina/ácido clavulânico 500/125 mg, 8/8 h, ou 875/125 mg 12/12 h, por 7 dias ou Cefalexina 500 mg, via oral, 6/6 h, por 7 a 10 dias ou Nitrofurantoína 100 mg, via oral, 6/6 h, por 3 a 7 dias
Pielonefrite aguda não complicada	*E. coli, Proteus mirabilis, Klebsiella pneumoniae, Staphylocccus saprophyticus, Enterococcus* spp	Cefuroxima 250 mg, via oral, 8/8 h, via oral ou Ciprofloxacina 500 mg, via oral, 12/12 h ou Levofloxacina 750 mg, via oral, 24/24 h ou Ceftriaxone 1 g, via intramuscular, dose única diária, por 5 dias ou até 72 h sem sinais de infecção
ITU complicada	*E. coli, K. Pneumoniae, P. Mirabilis, Enterococcus* spp, *Pseudomonas aeruginosa*, bactérias multirresistentes	Ceftriaxona 2 g via intramuscular, dose única ou Ceftazidima 1 g, via intravenosa, de 8/8 h ou Cefepime 1 g, via intravenosa, 8/8 h ou 12/12 h, associado a gentamicina 3 g/kg, via intramuscular ou intravenosa, dose única diária
Bacteriúria/candidúria assintomáticas (com ou sem cateter vesical)	*E. coli, K. Pneumoniae, P. Mirabilis, Enterococcus* spp, *Pseudomonas aeruginosa* Bactérias multirresistentes e *Candida* spp	Não há necessidade de tratamento

Tabela 78.5 Tratamento de impetigo, erisipela e celulite.[2,7]

Infecção	Tratamento de escolha*	Tratamento alternativo*
Impetigo	Cefalexina 1 g, via oral, 6/6 h ou Amoxicilina/ácido clavulânico 500 mg+125 mg, via oral, 8/8 h Duração: 5 dias	Claritromicina 500 mg, via oral, 12/12 h Duração: 5 dias
Impetigo localizado não bolhoso	Tópico com mupirocina a 2% ou ácido fusídico Duração: 5 dias	–
Erisipela	Cefalexina 1 g, via oral, 6/6 h ou Amoxicilina/ácido clavulânico 500 mg+125 mg, via oral, 8/8 h Duração: 5 a 7 dias	Clindamicina 300 mg, via oral, 6/6 h Duração: 5 a 7 dias
Celulite	Cefalexina 1 g, via oral, 6/6 h ou Amoxicilina/ácido clavulânico 500 mg+125 mg, via oral, 8/8 h Duração: 7 dias	Clindamicina 300 mg, via oral, 6/6 h Duração: 7 dias
Celulite: indicação internação	Oxacilina 2 g, via intravenosa, 4/4 h ou Cefazolina 1 g, via intravenosa, 8/8 h Duração: 7 dias	Clindamicina 600 mg, via intravenosa, 6/6 h ou 900 mg, via intravenosa, 8/8 h

*Doses calculadas para adultos com peso entre 60 a 70 kg com função renal normal.

Tabela 78.6 Tratamento de infecções necrotizantes.[2,7]

Infecção	Tratamento de escolha*
Fasceíte necrotizante tipo I	Clindamicina 900 mg, via intravenosa, 8/8 h, ou 600 mg, via intravenosa, 6/6 h + Gentamicina 240 mg/dia (dose única) Em caso de insuficiência renal ou elevado risco de disfunção renal, substituir gentamicina por ceftriaxona 1 g, via intravenosa, 12/12 h ou 2 g, via intravenosa/dia Duração: 10 a 14 dias
Fasceíte necrotizante tipo II	Clindamicina 900 mg, via intravenosa, 8/8 h, ou 600 mg, via intravenosa, 6/6 h + Penicilina cristalina 3.000.000 UI, via intravenosa, 4/4 h Duração: 10 a 14 dias
Gangrena gasosa	Clindamicina 900 mg, via intravenosa, 8/8 h, ou 600 mg, via intravenosa, 6/6 h + Penicilina cristalina 3.000.000 UI, via intravenosa, 4/4 h Duração: 10 a 14 dias
Celulite *clostridium*	Clindamicina 900 mg, via intravenosa, 8/8 h, ou 600 mg, via intravenosa, 6/6 h + Penicilina cristalina 3.000.000 UI, via intravenosa, 4/4 h Duração: 10 a 14 dias
Celulite anaeróbica não *clostridium*	Clindamicina 900 mg, via intravenosa, 8/8 h, ou 600 mg, via intravenosa, 6/6 h + Penicilina cristalina 3.000.000 UI, via intravenosa, 4/4 h Duração: 10 a 14 dias

*Doses calculadas para adultos com peso de 60 a 70 kg com função renal normal.

Tabela 78.7 Tratamento de infecção em pé diabético.[2,7,8]

Forma*	Tratamento de escolha**
Leve	Comunitária: Cefalexina 1 g, via oral, 6/6 h ou Amoxicilina/ácido clavulânico 500 mg+125 mg, via oral, 8/8 h, ou 875/125 mg, via oral, 12/12 h ou Clindamicina 300 mg, via oral, 6/6 h ou Sulfametoxazol +trimetoprim 800/160 mg, 12/12 h Duração: de 1 a 2 semanas (se evolução e resposta terapêutica lentas, manter até 4 semanas) Uso prévio de antimicrobiano ou internação recente (relacionado com os serviços de saúde) Clindamicina 300 mg, via oral, 6/6 h + ciprofloxacina 500 mg, via oral, 12/12 h Duração: de 1 a 2 semanas (se evolução e resposta terapêutica lentas, manter até 4 semanas)
Moderada	Comunitária: Indicação de internação ou em regime *homecare* Clindamicina 900 mg 8/8 h, ou 600 mg 6/6 h, inicialmente via intravenosa, e após melhora clínica, via oral 300 mg, 6/6 h + ciprofloxacina 400 mg 12/12 h, inicialmente via intravenosa, e após melhora clínica, via oral 50 mg, 12/12 h ou Ceftriaxona 1 g, via intravenosa, 12/12 h, ou 2 g via intravenosa/dia + metronidazol 500 mg, 8/8 h, inicialmente IV, e após melhora clínica, via oral, 500 mg, 8/8 h Duração: de 2 a 4 semanas Uso prévio de antimicrobiano ou internação recente (relacionado com os serviços de saúde) Indicação de internação Piperacilina-tazobactam 4,75 g, via intravenosa, 8/8 h, ou 4,75 g via intravenosa, 6/6 h + vancomicina 1 g, via intravenosa, 12/12 h ou Teicoplanina 6 mg/kg, via intravenosa, 24/24 h ou Linezolida 600 mg, via intravenosa, 12/12 h Duração: de 2 a 4 semanas
Grave	Comunitária: Ciprofloxacina 400 mg, via intravenosa, 12/12 h + clindamicina 900 mg, via intravenosa, 8/8 h, ou 600 mg, via intravenosa, 6/6 h ou Cefepime 2, via intravenosa, 8/8 h + metronidazol 500 mg, via intravenosa, 8/8 h Duração: de 2 a 4 semanas

(Continua)

Tabela 78.7 Tratamento de infecção em pé diabético.[2, 7, 8] (*continuação*)

Forma*	Tratamento de escolha**
	Uso prévio de antimicrobiano ou internação recente (relacionado com serviços de saúde)
	Piperacilina-tazobactam 4,75 g, via intravenosa, 8/8 h, ou 4,75 g, via intravenosa, 6/6 h + vancomicina 1 g, via intravenosa, 12/12 h
	ou
	Teicoplanina 6 mg/kg, via intravenosa, 24/24 h,
	ou
	Linezolida 600 mg, via intravenosa, 12/12 h
	ou
	Meropenem 1 g, via intravenosa, 8/8 h + vancomicina 1 g, via intravenosa, 12/12 h
	ou
	Teicoplanina 6 mg/kg, via intravenosa, 24/24 h
	ou
	Linezolida 600 mg, via intravenosa, 12/12 h
	Duração: de 2 a 4 semanas

*Classificação de gravidade baseado no Sistema de Classificação do Consenso Internacional de Pé Diabético (PEDIS).
**Doses calculadas para adultos com peso entre 60 a 70 kg com função renal normal.

Tabela 78.8 Tratamento de diarreia aguda (gastrenterite aguda, enterite aguda).

Infecção	Tratamento de escolha*
Shigella sp	Ciprofloxacina 500 mg, via oral, 12/12 h
	ou
	Azitromicina 500 mg, via oral, 24/24 h
	Duração: 3 dias
	Se com internação: ceftriaxona 2 g, via intravenosa, 24/24 h
	Duração: 3 dias
Salmonella não *typhi*	Ciprofloxacina 500 mg, via oral, 12/12 h
	ou
	Ceftriaxona 2 g, via intravenosa, 24/24 h
	Duração: de 7 a 10 dias, se imunossuprimido
	Duração: 14 dias
Campylobacter	Azitromicina 500 mg, via oral, 24/24 h
	Duração: 3 dias
	ou
	Ciprofloxacina 500 mg, via oral, 12/12 h
	Duração: 5 dias
Escherichia coli enteroagregativa (EAEC) e enterotoxigênica (ETEC)	Paciente sem febre e/ou disenteria: ciprofloxacina 500 mg, via oral, 12/12 h
	Duração: dose única ou 1 a 3 dias
	Paciente com febre e/ou disenteria: azitromicina 1 g, via oral
	Duração: dose única
Vibrio cholerae	Azitromicina 1 g, via oral
	Duração: dose única
	ou
	Doxiciclina 100 mg, via oral, 12/12 h
	Duração: 3 dias

*Doses calculadas para adultos com peso entre 60 a 70 kg com função renal normal

Tabela 78.9 Tratamento de colecistite e colangite aguda.[2, 9]

Infecção	Tratamento de escolha	Tratamento alternativo	Duração terapia
Colecistite aguda/colangite aguda não complicada Forma leve a moderada	Amoxicilina/ácido clavulânico 875 mg+ 125 mg, via oral, 8/8 h, ou 1 g+200 mg, via intravenosa, 8/8 h ou Cefotaxime 2 g, via intravenosa, 8/8 h ou Ceftriaxone 2 g, via intravenosa, 24/24 h + metronidazol 500 mg, via oral, 8/8 h	Ciprofloxacina 500 mg, via oral, 12/12 h + metronidazol 500 mg, via intravenosa, 8/8 h	Colecistite aguda: suspender antimicrobiano após colecistectomia Colangite aguda: antibioticoterapia até a drenagem biliar e manter por 5 dias após o controle adequado da fonte de infecção

(Continua)

Tabela 78.9 Tratamento de colecistite e colangite aguda.[2, 9] (*continuação*)

Infecção	Tratamento de escolha	Tratamento alternativo	Duração terapia
Colecistite/colangite aguda complicada Forma grave	Cefotaxime 2 g, via intravenosa, 8/8 h ou Ceftriaxone 2 g, via intravenosa, 24/24 h Associado ao metronidazol 500 mg, via intravenosa/via oral, 8/8 h	Piperacilina+tazobactam 4 g + 500 mg, via intravenosa, 6/6 h ou Meropenem 1 g, via intravenosa, 8/8 h	Colecistite aguda: manter antibiótico por 5 dias em pacientes com boa resposta clínica e controle do foco infeccioso

Colangite aguda: antibioticoterapia até a drenagem biliar e manter por 5 dias após o controle adequado da fonte de infecção |

Tabela 78.10 Tratamento de artrite séptica.

Diagnóstico	Etiologia	Tratamento de escolha
Artrite piogênica não gonocócica	*S. aureus, Streptococcus* spp, BGN, *Pseudomonas* spp, *Haemophilus influenzae, Salmonella* sp (quando associado a anemia falciforme)[3]	Oxacilina 2 g, via intravenosa, 4/4 h Duração: de 4 a 6 semanas
Artrite piogênica gonocócica	*N. gonorhoeae*	Ceftriaxone 2 g, via intravenosa, 24/24 h + azitromicina 1 g, via oral (dose única) Duração: de 1 a 2 semanas
Artrite pós-instrumentação intrarticular	*S. epidermidis, S. aureus* (MRSA)	Vancomicina 30 mg/kg/dia, via intravenosa, de 12/12 h

Tabela 78.11 Tratamento de osteomielite.

Diagnóstico	Etiologia	Tratamento de escolha[10]
Osteomielite aguda hematogênica	*S. aureus, Streptococcus* sp e bacilos gram negativos (BGN) entéricos	Oxacilina 2 g, via intravenosa, 4/4 h Duração: de 4 a 6 semanas Cefazolina 2 g, via intravenosa, 8/8 h
Osteomielite Crônica	*S. aureus*, BGN, *Pseudomonas aeruginosa, Staphylococcus* coagulase-negativo, *Enterococos* sp	Ajustado ao resultado da bacterioscopia e cultura de fragmento ósseo
Osteomielite pós-cirúrgica (associada a IRAS)	*S. aureus* (MRSA), BGN, *Pseudomonas aeruginosa*, polimicrobiana	Glicopeptídeos: vancomicina 30 mg/kg/dia, via intravenosa, ou teicoplanina 6 mg/kg/dia, via intravenosa, e ceftazidima, cefepima, piperacilina/tazobactan ou carbapenemicos

REFERÊNCIAS BIBLIOGRÁFICAS

1. Hutchings, MI, Truman, AW, Wilkinson, B. Antibiotics: past, present and future. *Curr Opin Microbiol.* 2019; 51:72-80.
2. World Health Organization. The WHO AWaRe (Access, Watch, Reserve) antibiotic book. Geneva; 2022.
3. Metlay, JP, Waterer, GW, Long, AC, Anzueto, A, Brozek, J, Crothers, K, Cooley, LA, Dean, NC, Fine, MJ, Flanders, SA, Griffin, MR, Metersky, ML, Mushe,r DM, Restrepo, MI, Whitney, CG. Diagnosis and Treatment of Adults with Community-acquired Pneumonia. An Official Clinical Practice Guideline of the American Thoracic Society and Infectious Diseases Society of America. *Am J Respir Crit Care Med.* 2019 Oct 1;200(7):e45-e67.
4. Bonkat, G, Bartoletti, R, Bruyère, F, Cai, T, Geerlings, S E, Köves, B, et al. EAU Guidelines on urological infections. European Association of urology,2022. Disponível em: http://uru-web.org/guideline/urological-infections/. Acessado em 22/02/2023.
5. Rossi, P, Cimerman, S, Truzzi, JC, Cunha, CA, Mattar, R, Marines, MDV, et al. Joint report of SBI (Brazilian Society of Infectious Diseases), Febrasgo (Brazilian Federation of Gynecology and Obstetrics Associations), SBU (Brazilian Society of Urology) and SBPC/ML (Brazilian Society of Clinical Pathology/Laboratory Medicine): recommendations for the clinical management of lower urinary tract infections in pregnant and non-pregnant women. *BJID.* Vol 24. Issue 2, March-April 2020. p. 110-119.
6. Richard, R, Watkins, MD, MSa, David, MZ. Approach to the Patient with a Skin and Soft Tissue Infection. Infect Dis Clin North Am 2021; 35(1):1-48.
7. Guia de Utilização de Anti-Infecciosos e Recomendações para a Prevenção de Infecções Relacionadas a Assistência à Saúde – 2022-2024/Coordenação de Ana Sara S. Levin, et al. 8ª ed. São Paulo: Hospital das Clínicas da Faculdade de Medicina de São Paulo, 2022. p. 302.
8. Polk, C, Sampson, MM, Roshdy, D, Davidson, LE. Skin and Soft Tissue Infections in Patients with Diabetes Mellitus. Infect Dis Clin North Am. 2021 Mar;35(1):183-197.
9. Pisano, M, Allievi, N, Gurusamy, K, Borzellino, G, Cimbanassi, S, Boerna, D, Coccolini, F, et al. 2020 World Society of Emergency Surgery updated guidelines for the diagnosis and treatment of acute calculus cholecystitis. *World Journal of Emergency Surgery* (2020) 15:61.
10. Gilbert, D N, Chambers, H F, Saag, MS, Ravia, A T, Boucher, H W, Black, D, et al. The Sanford Guide of Antimicrobial therapy/2022.

CAPÍTULO 79

Endocardite Infecciosa

Claudio Querido Fortes • Isabela de Carvalho Leitão • Natália R. Querido Fortes •
Nelson Gonçalves Pereira

INTRODUÇÃO

A endocardite infecciosa (EI) é uma infecção do endocárdio, mais comumente daquele que reveste as válvulas cardíacas. Também é denominada endocardite a infecção que ocorre em dispositivos intracardíacos, próteses valvares ou remendos cardíacos sintéticos e biológicos. A lesão característica da EI é a vegetação, constituída de um aglomerado de plaquetas, fibrina, bactérias e algumas células inflamatórias. Em caso de próteses valvares, a vegetação pode estar ausente, o achado mais comum de deiscência valvar com regurgitação paraprotética.

A EI pode ser causada por diversos microrganismos, principalmente bactérias, sendo os cocos gram positivos os responsáveis pela maior parte dos casos.

EPIDEMIOLOGIA

Estima-se uma incidência, no mundo, a partir de estudos populacionais, de 3 a 10 casos de EI para cada 100 mil habitantes/ano. Destaca-se que em populações especiais, como pacientes em hemodiálise (HD), a incidência chega a 308 casos para cada 100 mil habitantes/ano.

O acometimento pela doença é mais frequente no sexo masculino, em uma razão que varia de 1,2-3:1. Atualmente, a faixa etária média de acometimento é de 50 anos, e é mais elevada em países desenvolvidos, onde chega a 70 anos de idade. Associam-se à probabilidade de infecção nas diferentes faixas etárias: o tipo de condição cardíaca predisponente (p. ex., valvulopatia reumática *versus* alterações degenerativas), a condição propiciadora de bacteremia (p. ex., uso de drogas intravenosas *versus* manipulações genitourinárias) e o agente etiológico (p. ex., *Streptococcus gallolyticus,* mais frequente em idosos).

A EI é uma doença fatal quando não tratada. Apesar dos progressos observados no diagnóstico e nos tratamentos clínico e cirúrgico de pacientes com EI, sua letalidade permanece alta, chegando a 30%.[1] O diagnóstico e tratamento precoces são essenciais para que se alcance o máximo de sucesso terapêutico. Para isso, é imprescindível um alto índice de suspeição clínica de médicos de todas as especialidades, uma vez que a doença é capaz de apresentar-se de variadas formas.

ETIOLOGIA

Diversos agentes etiológicos estão associados ao desenvolvimento de EI, e as endocardites de etiologia bacteriana são as mais comuns. A Tabela 79.1 descreve os agentes etiológicos mais comuns e sua frequência.

A incidência de cada agente etiológico varia de acordo com fatores de riscos específicos do paciente acometido.

Tabela 79.1 Agentes etiológicos de endocardite infecciosa.

Agentes etiológicos	Frequência
Staphylococcus spp.	
• *Staphylococcus aureus*	31
• Estafilococos coagulase negativa	11
Streptococcus spp.	
• Estreptococos do grupo *viridans*	17
• *Streptococcus gallolyticus*	6
• Outros estreptococos	6
Enterococos	10
Grupo HACEK	2
Fungos	2
Polimicrobiano	1
EI com cultura negativa	10
Outros	4

HACEK: *Haemophilus* spp., *Aggregatibactibacter* (antigo *Actinobacillus*) *actinomycetemcomitans*, Cardiobacterium hominis, Eikenella corrodens e *Kingella* spp.
Adaptada de: Murdoch et al., 2009

CLASSIFICAÇÃO

A classificação de EI em aguda (EIA) e subaguda (EISA), baseada em caraterísticas clínicas e epidemiológicas, permite a adoção de condutas diagnósticas e terapêuticas mais apropriadas, mesmo antes da identificação do agente etiológico. A EI aguda é uma emergência clínica, e o início imediato de tratamento empírico logo após a coleta das hemoculturas é fundamental. A EISA, no entanto, é uma doença de evolução mais lenta, e habitualmente, na ausência de complicações, permite um maior tempo para confirmação diagnóstica antes do início da antibioticoterapia.

Em alguns casos, a diferenciação clínica e epidemiológica é muito difícil e um mesmo microrganismo pode, eventualmente, causar EI com características de aguda ou subaguda. Por essas razões, alguns autores preconizam classificar EI segundo o agente etiológico (estafilocóccica, estreptocócica etc.). Contudo, essa classificação não é aplicável no momento da internação do paciente, porque nesse momento ainda não há definição etiológica. Portanto, as decisões diagnósticas e terapêuticas devem ser tomadas considerando-se as características clínicas e epidemiológicas da doença, inclusive fatores de risco individuais do paciente (p. ex., válvula nativa ou protética, usuário de drogas intravenosas) (Tabela 79.2).

APRESENTAÇÃO CLÍNICA

A EI tem uma gama enorme de apresentações clínicas, desde distúrbios de comportamento até obstrução arterial aguda, e é comparada à sífilis como "a grande imitadora". No entanto, algumas manifestações devem ser destacadas por sua maior prevalência.

Dentre os sinais e sintomas, a febre e o sopro cardíaco são os de maior destaque e devem levantar prontamente a suspeita clínica de EI. A febre está quase sempre presente, mas sua ausência não exclui o diagnóstico, principalmente em pacientes idosos ou com doença renal crônica (DRC),

Tabela 79.2 Classificação de endocardite infecciosa.

Características	Aguda	Subaguda
Tempo de doença	< 1-3 semanas	> 1-3 semanas
Bacteremia transitória	Não	Sim
Foco infeccioso atual ou recente	Sim	Não
Cardiopatia prévia	Sim/não	Sim
Púrpura purulenta	Sim	Não
Nódulo de Osler	Sim/não	Sim
Mancha de Janeway	Sim	Não
Apresentação exuberante (toxemia)	Sim	Não
Apresentação insidiosa	Não	Sim

insuficiência cardíaca grave, uso prévio de antimicrobianos ou curso muito prolongado de doença. O sopro cardíaco orgânico é muito frequente, em especial na EISA, e pode apresentar-se como novo ou alteração de sopro preexistente. Na EIA, é incomum a presença de um sopro orgânico no início do quadro, uma vez que, nesse momento, pode não haver destruição valvar significativa. Na EI de válvula tricúspide, outros sinais de insuficiência tricúspide, como turgência jugular patológica, reflexo hepatojugular e hepatomegalia congestiva, podem preceder a ausculta do sopro.

Além disso, outras manifestações clínicas inespecíficas, como queda do estado geral, palidez, anorexia, astenia, fraqueza e perda de peso, são comuns, principalmente na EISA.

Dispneia e ortopneia relacionadas com insuficiência ventricular esquerda (IVE) podem estar presentes na apresentação inicial de pacientes com EIA; de forma similar, naqueles com EISA pode haver surgimento ou agravamento de IVE. Da mesma forma, outros sinais de insuficiência cardíaca congestiva, como edema de membros inferiores e hepatomegalia congestiva, às vezes estão presentes.

A dor abdominal pode ser secundária à embolização séptica para artérias esplâncnicas, infarto esplênico, hepatomegalia por hiperplasia do sistema retículo endotelial e à congestão hepática ou à embolização séptica. Pode haver associação com icterícia, decorrente da congestão hepática, o que é mais comum nos casos de EI tricúspide.

Se presentes, as manifestações neurológicas são decorrentes de embolização séptica para o sistema nervoso central, com consequente acidente vascular encefálico (AVE) isquêmico ou hemorrágico, ou surgimento de abscessos cerebrais únicos ou múltiplos. Adicionalmente, arterite piogênica ou aneurisma micótico podem ocorrer, ambos com possibilidade de ocasionar hemorragia intracerebral. Também podem surgir microabscessos cerebrais, que se manifestam como meningite asséptica e, menos comumente, meningite purulenta (principalmente por *S. pneumomiae* e *S. aureus*).

No caso de endocardite tricúspide, manifestações clínicas pulmonares como dispneia, dor torácica, tosse, expectoração purulenta e hemoptoicos são achados importantes, e estão relacionadas com embolização séptica para os pulmões.

Artralgia, cervicalgia e lombalgia são muito frequentes na EI, e podem estar relacionadas com artrite, osteomielite e discite. Menos comum, a manifestação clínica inicial pode ser a uremia, com doença renal secundária principalmente à glomerulonefrite por imunocomplexos.

Os "estigmas periféricos" da EI, infrequentes na atualidade, chamam atenção para o diagnóstico da doença quando presentes. Os nódulos de Osler são achados classicamente descritos na EISA, e apresentam-se como nódulos dolorosos de duração fugaz que ocorrem na região tenar, hipotenar e em polpas digitais. No caso da EIA, caracteristicamente são encontradas as manchas de Janeway, máculas róseas ou purpúricas palmoplantares, não dolorosas. Em ambas as formas, podem haver hemorragias subconjuntivais e petéquias, bem como hemorragias subungueais, também chamadas "splinter". Essas hemorragias precisam ser mais valorizadas quando localizadas próximas ao leito ungueal, diminuindo a chance de relação com o trauma. No fundo de olho, são visualizadas hemorragias ovais, em formato de canoa ou chama, com uma área central esbranquiçada, conhecidas como manchas de Roth. Um achado pouco comentado, mas de grande valor diagnóstico, é a púrpura purulenta, na EIA, principalmente por *S. aureus*, e na gonococcemia.

Além desses, também são comuns os fenômenos embólicos que causam síndrome isquêmica aguda ou, mais comumente, infartos de pequenos vasos, comprometendo principalmente falanges distais. Vários outros achados ocorrem em menor frequência, como amaurose fugaz, psicose, dor nas falanges distais, dor retroesternal atípica, angina de peito, púrpura fulminante, entre outros.

DIAGNÓSTICO

Os diagnósticos de internação mais comumente associados à EISA são febre de origem obscura, neoplasia de cólon, tuberculose, doenças do colágeno, AIDS, insuficiência cardíaca descompensada e AVE.

Na EIA, os diagnósticos de internação mais frequentes são sepse, infecção de corrente sanguínea associada a cateter, estafilococcia, leptospirose, dengue, meningite bacteriana e malária.

Critérios diagnósticos

Os critérios de Duke modificados foram elaborados para uniformizar estudos científicos e não para a abordagem clínica do paciente com suspeita de EI, principalmente nos casos de evolução aguda, quando a conduta terapêutica deve ser iniciada antes dos resultados de exames utilizados para classificar o caso. Esses critérios foram desenvolvidos para avaliação de pacientes com EI de válvula nativa e coração esquerdo, tendo sua sensibilidade reduzida em EIP, relacionada com dispositivos intracardíacos ou de coração direito.

O diagnóstico de EI, principalmente EIA, deve ser baseado no julgamento clínico, considerando-se os sinais e sintomas dos pacientes e seus fatores de risco. Nos casos de EISA, os critérios de Duke podem auxiliar na condução do paciente.

Exames laboratoriais
Inespecíficos
- Hemograma: na EIA, é comum leucocitose com desvio à esquerda. Na EISA, são encontradas anemia de doença crônica e plaquetopenia, e a série branca costuma estar normal
- VHS, PCR ultrassensível, ferritina e procalcitonina: costumam estar elevadas

- EAS, U/Cr: devem ser documentados para detecção de alteração prévia ou evolutiva por embolização renal, mecanismos imunes, alterações hemodinâmicas ou nefrotoxicidade medicamentosa. Hematúria é o achado mais característico do EAS
- BNP: é um fator independente de mau prognóstico na admissão
- Troponina: relaciona-se com uma maior probabilidade de troca valvar e óbito intra-hospitalar na admissão.

Microbiológico

O diagnóstico microbiológico na EI é baseado nas hemoculturas[2], que costumam ser positivas entre 50 a 90% dos casos. Na EIA, recomenda-se a coleta de ao menos 3 *sets* de hemocultura em até 60 minutos (0, 30 e 60 minutos; ou mesmo simultaneamente). Na EISA, o intervalo entre as coletas depende do quadro clínico do paciente. Se estável e sem complicações, o intervalo pode ser de 6 horas; se grave ou com complicações, a orientação é igual aos casos de EIA. Cada *set* de hemocultura deve ser constituído de 1 frasco para aeróbio e 1 para anaeróbio, coletando-se 20 ml de sangue distribuídos igualmente entre os dois frascos. Na interpretação de seu resultado devem ser considerados o percentual de hemoculturas positivas e o microrganismo isolado.

Nos casos de endocardite com hemoculturas negativas, são pesquisados anticorpos específicos para *Coxiella burnetii* (antifase I), *Bartonella henselea*, *Bartonella quintana*, *Brucella* spp, *Mycoplasma pneumoniae*, *Legionella pneumophila* e *Aspergillus* spp. Pesquisa de *Aspergillus* spp pode ser feita por dosagens de β-(1,3)-D glucana e a galactomanana, antígenos de sua parede celular. As técnicas de amplificação e identificação de material genético do microrganismo do sangue são uma opção diagnóstica para a EI com hemoculturas negativas.

A cultura e a bacterioscopia da válvula extirpada é entendida como um critério importante para o diagnóstico de EI, e auxilia a definir o tempo de tratamento após a cirurgia. Métodos de amplificação do material genético também podem ser utilizados.

Se não for determinada a etiologia da endocardite, causas não infecciosas devem ser pesquisadas.

Exames de imagem

O ecocardiograma (ECO) estabelece o diagnóstico em mais de 80% dos casos, e a alteração estrutural mais característica da EI em válvula nativa é a vegetação. Nos pacientes com prótese, principalmente mecânica, a alteração característica é a deiscência valvar. A sensibilidade do ECO transtorácico (TT), de forma geral, é de 56% e a especificidade, 91%. O ECO transesofágico (TE) apresenta sensibilidade de 92% e especificidade de 95%. Apesar dessa diferença, o ECOTT deve ser sempre empregado, pois permite uma avaliação melhor da funcionalidade cardíaca. O ECOTE deve ser repetido entre 5 a 7 dias nos casos com alto grau de suspeição e exame inicial negativo. No caso de diagnóstico de EI, novos ECOs devem ser feitos, sempre que houver mudança no quadro, ou rotineiramente, a fim de detectar precocemente as complicações.

O PET/CT e SPECT-CT com leucócitos marcados têm um papel adicional quando o ECOTE não permite o diagnóstico de EI, diante de alta suspeição principalmente no caso de EIP e dispositivos intracardíacos. Adicionalmente, permitem a detecção de focos metastáticos de infecção.[3]

A tomografia computadorizada cardíaca multicorte (*multislice computed tomographic* [MSCT]) aliada ao ECG tem se mostrado como mais uma alternativa para estabelecer o diagnóstico da infecção cardíaca, pela evidenciação das diversas formas que ela pode se apresentar: vegetação, abscesso perivalvar ou periprotético, pseudoaneurisma, perfuração, fístula, deiscência protética.[4]

TRATAMENTO

Classicamente, o tratamento antimicrobiano da EI deve ser feito com fármacos bactericidas, em doses máximas e por tempo prolongado. No entanto, os paradigmas têm sido questionados pelos pesquisadores que propõem fazer a complementação do tratamento da EI com medicação por via oral.[5,6]

A EIA e EISA com complicações, como insuficiência cardíaca ou AVE, devem ser consideradas emergências médicas, com necessidade de iniciar o tratamento empírico imediatamente após a coleta das hemoculturas.

Tratamento empírico de EIA comunitária em válvula nativa em pacientes sem riscos específicos

O principal organismo causador da endocardite aguda é *Staphylococcus aureus* e a prevalência de resistência à meticilina na comunidade é bastante variável. O segundo principal microrganismo que deve ser coberto no paciente com EIA é o *Enterococcus faecalis*. *Streptococcus pneumoniae*, *Streptococcus pyogenes* e outros estreptococos piogênicos são causas bem menos frequentes de EIA na atualidade.

Em regiões onde o *Staphylococcus aureus* resistente a meticilina adquirido na comunidade (CA-MRSA) não é um problema, e o antigo regime de penicilina G, gentamicina e oxacilina (Tabela 79.3) tem sido recomendado. A associação sinérgica de penicilina com gentamicina apresenta atividade bactericida contra *Enterococcus faecalis* penicilina sensível e a cobertura para o *S. aureus* sensível a meticilina (MSSA) é obtida com a oxacilina.

Nos países em que o CA-MRSA é uma preocupação, a vancomicina tem sido o fármaco classicamente utilizado no tratamento de infecções estafilocócicas graves da comunidade. Além de atuar sobre os estafilococos meticilina sensíveis e resistentes, quando associada à gentamicina apresenta efeito bactericida sobre o *E. faecalis*. Porém, é sabido que a vancomicina é uma medicação com reduzida ação bactericida, com uma potência inferior às penicilinas antiestafilocócicas no tratamento de infecções por MSSA, a tal ponto

Tabela 79.3 Tratamento empírico de endocardite aguda em válvula nativa em locais sem CA-MRSA.

Antibiótico	Dosagem e via de administração	Duração (semanas)
Penicilina G	4 milhões de unidades, via intravenosa, 4/4 h	4 a 6
+		
Oxacilina	2 g, via intravenosa, 4/4 h	4 a 6
+		
Gentamicina	1 mg/kg, via intravenosa, 8/8 h	4 a 6

que, atualmente, existem inúmeras recomendações que propõem o acréscimo de um betalactâmico com atividade antiestafilocócica à vancomicina no tratamento inicial de qualquer infecção estafilocóccica grave adquirida na comunidade. Além disso, existe sinergismo da associação da vancomicina com oxacilina tanto para o MSSA como para o MRSA, além do efeito *see-saw*. Assim, um esquema que tem sido utilizado para o tratamento empírico da EIA nos locais onde existe CA-MRSA é a associação de vancomicina, oxacilina e gentamicina. Esse esquema também é eficaz contra *Streptococcus pneumoniae*, *Streptococcus pyogenes* e outros estreptococos piogênicos (Tabela 79.4).

A desvantagem desse regime, além de sua nefrotoxicidade, é que tem-se testemunhado uma crescente resistência de *Staphylococcus aureus* à vancomicina. Dessa forma, uma proposta é a substituição da vancomicina pela daptomicina (Tabela 79.5), que é uma medicação com potente atividade bactericida sobre MRSA e MSSA; porém, pode ocorrer aumento da MIC do microrganismo durante o tratamento. Para evitar esse fenômeno, além de serem preconizadas doses altas de daptomicina, é recomendada, por vários autores, sua associação a outro fármaco. Várias associações foram sugeridas, mas uma das que se mostrou mais eficaz é com penicilinas antiestafilocócicas, com as quais também apresenta sinergismo contra MRSA e MSSA.[7] A daptomicina, apesar de ser o único medicamento com efeito bactericida sobre os enterococos, são escassos os estudos do seu uso para o tratamento de infecções enterocócicas em monoterapia.[8] No entanto, existem evidências consistentes de sua efetividade no tratamento da endocardite por *Enterococcus faecalis*, quando associada à ampicilina, com a qual apresenta efeito sinérgico. Assim, a ampicilina seria o terceiro fármaco a compor esse esquema empírico inicial junto com a daptomicina e a oxacilina (Tabela 79.5). Outra opção seria

a associação de daptomicina com ceftaroline que, *in vitro*, além de também apresentar o efeito *see-saw*, apresenta o maior efeito sinérgico para MSSA, CA-MRSA e *Enterococcus faecalis*, além de proteger contra o surgimento de cepas resistentes (Tabela 79.6).

Para o tratamento inicial de EIA de válvula nativa adquirida na comunidade, o *guideline* americano recomenda a associação de vancomicina com cefepime, o que só se justificaria em um local com alta prevalência de usuários de drogas endovenosas. Nesses pacientes, os microrganismos mais importantes são os *Staphylococcus* spp, *Pseudomonas aeruginosa* e enterobactérias. No entanto, *Enterococcus* spp também são frequentes, principalmente quando a infecção ocorre no coração esquerdo, e esse esquema não apresenta efeito bactericida contra os *E. faecalis*.

Assim, o tratamento empírico de EI deve ser individualizado e considerar as variações regionais que ocorrem na frequência dos organismos causadores da doença, e é evidente que importar esquemas de outras regiões sem uma crítica bastante apurada não é o adequado.

Tratamento empírico de endocardite infecciosa subaguda (EISA) comunitária

O tratamento inicial da EISA de válvula nativa deve conter medicações que sejam bactericidas para *Streptococcus* do grupo *viridans*, *Streptococcus gallolyticus*, *Enterococcus faecalis* e para bactérias do grupo HACEK.

Classicamente, o tratamento empírico da forma subaguda consiste da associação de penicilina G cristalina ou ampicilina associada a gentamicina (Tabela 79.7).

Porém esse esquema não era efetivo para o tratamento de EI causada pelo grupo HACEK quando eram produtores de betalactamase e, em 2005, as recomendações internacionais passaram a recomendar a associação de ampicilina com sulbactam e gentamicina, esquema que vem sendo muito utilizado até hoje (Tabela 79.8).

No entanto, o *Guideline* da AHA de 2015, passou a recomendar para o tratamento empírico da EISA a vancomicina

Tabela 79.4 Tratamento empírico de endocardite aguda em válvula nativa onde existe CA-MRSA. Proposta I.

Antibiótico	Dosagem e via de administração	Duração (semanas)
Vancomicina	15-20 mg/kg, via intravenosa, 12/12 h	4 a 6
+		
Oxacilina	2 g, via intravenosa, q4 h	4 a 6
+		
Gentamicina	1 mg/kg, via intravenosa, 8/8 h	4 a 6

*Dose de ataque de vancomicina 25 a 30 mg/kg.

Tabela 79.5 Tratamento empírico de endocardite aguda em válvula nativa onde existe CA-MRSA. Proposta II.

Antibiótico	Dosagem e via de administração	Duração (semanas)
Daptomicina	10-12 mg/kg, via intravenosa, 24/24 h	4 a 6
+		
Oxacilina	2 g, via intravenosa, q4 h	4 a 6
+		
Ampicilina	2 g, via intravenosa, 4/4 h	4 a 6

Tabela 79.6 Tratamento empírico de endocardite aguda em válvula nativa onde existe CA-MRSA. Proposta III.

Antibiótico	Dosagem e via de administração	Duração (semanas)
Daptomicina	10-12 mg/kg, via intravenosa, 24/24 h	4 a 6
+		
Ceftaroline	600 mg, via intravenosa, 8/8 h	4 a 6

Tabela 79.7 Tratamento empírico de endocardite subaguda em válvula nativa.

Antibiótico	Dosagem e via de administração	Duração (semanas)
Penicilina G	4 milhões de unidades, via intravenosa, 4/4 h	4 a 6
ou		
Ampicilina	2 g, via intravenosa, 4/4 h	4 a 6
+		
Gentamicina	1 mg/kg, via intravenosa, 8/8 h	4 a 6

Tabela 79.8 Tratamento empírico de endocardite subaguda em válvula nativa. Proposta I.

Antibiótico	Dosagem e via de administração	Duração (semanas)
Ampicilina/ sulbactam	2 g, via intravenosa, 4/4 h	4 a 6
ou		
Amoxicilina/ clavulanato	2 g, via intravenosa, 4/4 h	4 a 6
+		
Gentamicina	1 mg/kg, via intravenosa, 8/8 h	4 a 6

associada a ampicilina com sulbactam, priorizando o MRSA, mas deixando de apresentar efeito bactericida contra o *Enterococcus faecalis*. O *guideline* da ESC também substituiu sua recomendação para ampicilina associada a oxacilina e gentamicina, esquema que décadas atrás era preconizado para o tratamento empírico da forma aguda. Essa associação não cobriria as cepas produtoras de betalactamase do grupo HACEK.

Os esquemas mais adequados para o tratamento inicial ou empírico da forma subaguda seriam, então, ampicilina com sulbactam associada à gentamicina ou amoxicilina com clavulanato associada à gentamicina, ou ainda, com o intuito de evitar a nefro e a ototoxicidade da gentamicina, ampicilina associada a ceftriaxone (Tabela 79.9). Nesse esquema, a ampicilina associada ao ceftriaxone teria um efeito sinérgico contra os estreptococos e enterococos, além do ceftriaxone ter ação sobre as cepas do grupo HACEK produtoras de betalactamase.

Tratamento empírico de endocardite infecciosa protética (EIP)

A EIP pode ser classificada em precoce (início < 2 meses após a troca valvar), intermediária (entre 2 e 12 meses) e tardia (> 12 meses após) ou precoce (< 12 meses) e tardia (> 12 meses).

A endocardite infecciosa protética precoce (EIPP) é causada por microrganismos hospitalares, mais comumente por *S. aureus*, *Staphylococcus* coagulase negativa, bacilos gram negativos aeróbios ou fungos. Na endocardite infecciosa protética intermediária (EIPI), os *Staphylococcus* continuam sendo importantes, mas os bacilos gram negativos e os fungos, relacionados com a infecção durante o ato cirúrgico ou nosocomiais, diminuem de importância e aumentam a frequência de estreptococos e enterococos.

Os três últimos *guidelines* de EI (o britânico, de 2012, o europeu e o americano, de 2015) são concordantes em

Tabela 79.9 Tratamento empírico da endocardite subaguda em válvula nativa. Proposta II

Antibiótico	Dosagem e via de administração	Duração (semanas)
Ampicilina	2 g, via intravenosa, 4/4 h	4 a 6
+		
Ceftriaxone	2 g, via intravenosa, 12/12 h	4 a 6

denominar como precoce a EI até 12 meses após o implante da válvula, e recomendam a associação de vancomicina, gentamicina e rifampicina para o tratamento empírico inicial de EIPP. Esse esquema visa a cobertura eficaz dos estafilococos resistentes à meticilina pela vancomicina, com sinergismo com a gentamicina, tendo a rifampicina importância pela sua penetração e ação nas bactérias localizadas mais profundamente no biofilme. No entanto, o *Guideline* da AHA sugere a possibilidade de adicionar-se ao esquema o cefepime para garantir a cobertura de bacilos gram negativos. No entanto, o uso de uma medicação contra gram negativos só seria indicado nos primeiros dois meses após o implante valvar, o que justificaria a distinção entre EIPP e EIPI (Tabelas 79.10 e 79.11). Com a introdução das equinocandinas, menos tóxicas do que a anfotericina, para o tratamento de EI fúngica, poder-se-ia acrescentar também esse fármaco ao esquema empírico da EIPP, principalmente se as culturas permanecerem negativas e a febre não cedesse após a instituição do tratamento inicial.

A EIPI se assemelha à EI de válvula nativa, mas com maior frequência de infecção por *Staphylococcus* coagulase negativa. Assim, os *guidelines* americano e europeu recomendam que o tratamento seja o mesmo preconizado para a válvula nativa. Já o britânico, com o qual os autores deste capítulo concordam,

Tabela 79.10 Tratamento empírico de endocardite protética precoce.

Antibiótico	Dosagem e via de administração	Duração (semanas)
Vancomicina	15-20 mg/kg, via intravenosa, 12/12 h*	6 a 8
ou		
Daptomicina	10-12 mg/kg, via intravenosa, 24/24 h*	6 a 8
+		
Gentamicina	1 mg/kg, via intravenosa, 8/8 h	2
+		
Rifampicina	300 g, via oral, 8/8 h	6 a 8
+		
Cefepime	2 g, via intravenosa, 8/8 h infusão prolongada	6 a 8
ou		
Meropenem	2 g, via intravenosa, 8/8 h infusão prolongada	6 a 8

*Dose de ataque de vancomicina 25-30 mg/kg.

Tabela 79.11 Tratamento empírico de endocardite protética intermediária.

Antibiótico	Dosagem e via de administração	Duração (semanas)
Vancomicina	15-20 mg/kg, via intravenosa, 12/12 h*	6 a 8
ou		
Daptomicina	10-12 mg/kg, via intravenosa, 24/24 h*	6 a 8
+		
Gentamicina	1 mg/kg, via intravenosa, 8/8 h	2
+		
Rifampicina	300 g, via oral, 8/8 h	6 a 8

*Dose de ataque de vancomicina 25-30 mg/kg.

recomenda o tratamento com vancomicina, associada a gentamicina e rifampicina, como nas demais EIPs, para melhor cobertura do *Staphylococcus* coagulase negativa. O acréscimo opcional de ceftriaxone visa dar cobertura para os organismos do grupo HACEK (Tabela 79.12).

Tratamento específico

As Tabelas 79.13 a 79.22 apresentam o tratamento específico de endocardites causadas por diferentes agentes.

Tratamento cirúrgico durante a fase ativa de endocardite infecciosa

As indicações cirúrgicas mais frequentes durante a fase ativa de infecção são insuficiência cardíaca, persistência de bacteremia ou fungemia e embolizações para órgãos.[9] Ocasionalmente, as lesões perivalvares são tão extensas que o único tratamento viável é o transplante cardíaco (Tabela 79.23).[10]

Tabela 79.12 Tratamento empírico de endocardite protética tardia.

Antibiótico	Dosagem e via de administração	Duração (semanas)
Vancomicina	15-20 mg/kg, via intravenosa, 12/12 h*	6 a 8
ou		
Daptomicina	10-12 mg/kg, via intravenosa, 24/24 h*	6 a 8
+		
Gentamicina	1 mg/kg, via intravenosa, 8/8 h	2
+		
Rifampicina	300 g, via oral, 8/8 h	6 a 8
com ou sem		
Ceftriaxone	2 g, via intravenosa, 24/24 h	4 a 6

*Dose de ataque de vancomicina 25-30 mg/kg.

Tabela 79.13 Tratamento de endocardite causada por *Streptococcus viridans* e por *S. gallolyticus* sensíveis à penicilina (concentração inibitória mínima < 0,1 μ/mℓ).

Antibiótico	Dose e via de administração	Duração (semanas)
Penicilina G	12-18 milhões U/dia em 6 doses	4
ou		
Ampicilina	100- 200 mg/Kg/dia, via intravenosa, em 4 a 6 doses	4
ou		
Ceftriaxona	2 g/dia, via intravenosa, divididos em 1 dose	4
Alérgicos a betalactâmicos		
Vancomicina	30 mg/kg/dia, via intravenosa, em 2 doses	4

Na endocardite de válvula protética, o tempo mínimo de tratamento é de 6 semanas.

Tabela 79.14 Tratamento encurtado de endocardite causada por *Streptococcus viridans* e *S. gallolyticus* sensíveis à penicilina (concentração inibitória mínima < 0,1 μ/mℓ). Contraindicado em idosos, doentes com alterações da função renal ou na EIP.

Antibiótico	Dose e via de administração	Duração (semanas)
Penicilina G	12-18 milhões U/dia, em 6 doses	2
+		
Gentamicina	3 mg/kg/dia, via intravenosa ou intramuscular, em 2 ou 3 doses	2
Ampicilina	100-200 mg/kg/dia, via intravenosa, em 4 a 6 doses	2
+		
Gentamicina	3 mg/kg/dia, via intravenosa ou muscular, em 2 ou 3 doses	2
Ceftriaxona	2 g/dia, via intravenosa, dose única	2
+		
Gentamicina	3 mg/kg/dia, via intravenosa ou muscular, em 2 ou 3 doses	2

Tabela 79.15 Tratamento de endocardite causada por *Streptococcus viridans* e por *Streptococcus gallolyticus* relativamente resistentes à penicilina (MIC > 0,1 μ/mℓ e < 0,5 μ/mℓ).

Antibiótico	Dosagem e via de administração	Duração (semanas)
Penicilina G cristalina	18 milhões U/24 h, via endovenosa, infusão contínua ou em 6 doses iguais	4*
+		
Gentamicina	3 mg/kg/dia, via intramuscular ou endovenosa, dose única	2
Alergia não Ig E		
Cefalotina *	2 g, via endovenosa, 4/4 h	4*
+		
Gentamicina	3 mg/kg, via intramuscular ou endovenosa, dose única	2
Alergia do tipo Ig E		
Vancomicina	30 mg/kg/dia, via endovenosa, divididos em 2 doses	4*

*Dose de ataque de vancomicina 25-30 mg/kg.
Quando a endocardite for em prótese, o tempo mínimo de tratamento é de 6 semanas.

Tabela 79.16 Tratamento de endocardite em válvula nativa causada por enterococos (ou por estreptococo do grupo *viridans* com concentração inibitória mínima > 0,5 μ/mℓ).

Antibiótico	Dosagem e via de administração	Duração (semanas)
Penicilina G cristalina	18-30 milhões U/24 h, via endovenosa, contínua ou em 6 doses	4 a 6*
+		
Gentamicina	1 mg/kg, via intramuscular ou endovenosa, 8/8 h	4 a 6*
Ampicilina	12 g/24 h, via endovenosa, contínua ou em 6 doses	4 a 6*
+		
Gentamicina	1 mg/kg, via intramuscular ou endovenosa, 8/8 h	4 a 6*
Vancomicina#	30 mg/kg/dia, via endovenosa, em 2 doses	4 a 6*
+		
Gentamicina	1 mg/kg , via intramuscular ou endovenosa, 8/8 h	4 a 6*

#Recomendado para pacientes alégicos a betalactâmicos; cefalosporinas não são aceitáveis.
*Tratamento por 4 semanas está recomendado para pacientes com sintomas com duração < 3 meses.
*Tratamento por 6 semanas está recomendado para pacientes com sintomas com duração > 3 meses.
*Quando a endocardite for em prótese o tempo mínimo de tratamento é de 6 semanas.

Tabela 79.17 Tratamento de endocardite em válvula nativa e protética causada por enterococos. Esquema preferencial.

Antibiótico	Dose e via de administração	Duração (semanas)
Ampicilina + ceftriaxona	2 g, via intravenosa, 4/4 h	6
	2 g, via intravenosa, 12/12 h	6

Tabela 79.18 Tratamento empírico inicial de endocardite em válvula nativa causada por *Staphylococcus* spp (enquanto não se tem o resultado do antibiograma).

Antibiótico	Dosagem e via de administração	Duração (semanas)
Vancomicina	15-20 mg/kg, via intravenosa, 12/12 h*	4 a 6
+		
Oxacilina	2 g, via intravenosa, q4 h	4 a 6
ou		
Daptomicina	10-12 mg/kg, via intravenosa, 4/24 h*	4 a 6
+		
Oxacilina	2 g, via intravenosa, q4 h	4 a 6
ou		
Daptomicina	10-12 mg/kg, via intravenosa, 24/24h*	4 a 6
+		
Ceftarolina	600 mg, via intravenosa, 8/8 h	4 a 6

Tabela 79.19 Tratamento de endocardite em válvula nativa causada por *Staphylococcus aureus* ou *Staphylococcus epidermidis* sensíveis à meticilina.

Antibiótico	Dosagem e via de administração	Duração (semanas)
Oxacilina	2 g, via endovenosa, 4/4 h	4 a 6
ou		
Cefalotina*	2 g, via endovenosa, 4/4 h	4 a 6
ou		
Vancomicina#	30 mg/kg/dia, via endovenosa, divididos em 2 doses	4 a 6

*Recomendado para pacientes alérgicos aos betalactâmicos sem hipersensibilidade do tipo imediato.
#Recomendado para pacientes alérgicos aos betalactâmicos.

Tabela 79.20 Tratamento de endocardite em válvula nativa causada por *Staphylococcus aureus* ou *Staphylococcus epidermidis* resistentes à meticilina.

Antibiótico	Dosagem e via de administração	Duração (semanas)
Vancomicina	30 mg/kg/dia, via endovenosa, divididos em 2 doses	4 a 6
ou		
Daptomicina*	10-12 mg/kg, via intravenosa, 24/24 h*	4 a 6

*Recomendada, por alguns autores, a associação com rifampicina ou gentamicina.

Tabela 79.21 Tratamento de endocardite em válvula protética causada por *Staphylococcus aureus* ou *Staphylococcus epidermidis* sensíveis à meticilina.

Antibiótico	Dosagem e via de administração	Duração (semanas)
Oxacilina*	2 g, via endovenosa, 4/4 h	≥ 6
+		
Rifampicina	300 mg, via oral, 8/8 h	≥ 6
+		
Gentamicina	1 mg/kg, via intramuscular ou endovenosa, 8/ 8 h (máx. 80 mg)	2

*Cefalosporina de primeira geração ou vancomicina devem ser utilizadas em pacientes alérgicos aos betalactâmicos. A cefalosporina deve ser evitada em pacientes com hipersensibilidade do tipo imediato às penicilinas.

Tabela 79.22 Tratamento de endocardite em válvula protética causada por *Staphylococcus aureus* ou *Staphylococcus epidermidis* resistentes à meticilina.

Antibiótico	Dosagem e via de administração	Duração (semanas)
Vancomicina	30 mg/kg/dia, via endovenosa, divididos em 2 doses, não excedendo 2 g/dia	≥ 6
+		
Rifampicina	300 mg, via oral, 8/8 h	≥ 6
+		
Gentamicina	1 mg/kg, via intramuscular ou endovenosa, 8/8 h (máx. 80 mg)	2
ou		
Daptomicina	10-12 mg/kg, via intravenosa, 24/24 h	≥ 6
+		
Rifampicina	300 mg, via oral, 8/8 h	≥ 6
+		
Gentamicina	1 mg/kg, via intramuscular ou endovenosa, 8/8 h (máx. 80 mg)	2

PROFILAXIA

Segundo a AHA e a ESC, a antibioticoprofilaxia para a EI deve ser considerada apenas para procedimentos odontológicos que requerem manipulação da gengiva, da região periapical do dente ou perfuração da mucosa oral. Nesse cenário, deve ser realizada antibioticoprofilaxia em pacientes sob alto risco de EI e que tenham um prognóstico muito grave, caso desenvolvam a infecção: pacientes com válvula protética, incluindo válvula transcateter ou aqueles em que qualquer material protético foi utilizado no reparo da válvula nativa; pacientes com episódio prévio de EI; pacientes com cardiopatia congênita complexa não corrigida ou nos primeiros 6 meses após a correção, se tiver sido utilizado material protético na cirurgia, ou, ainda, indefinidamente, se persistir *shunt* residual ou regurgitação valvar; pacientes que receberam transplante cardíaco e desenvolvem disfunção valvar.

A profilaxia deve ser feita com amoxicilina ou ampicilina 2 g em dose única, de 30 a 60 minutos antes do procedimento.

Essas orientações não são as preconizadas pelo National Institute for Health and Care Excellence (NICE), que não recomenda a profilaxia para endocardite em nenhuma situação.

Tabela 79.23 Indicações de cirurgia cardíaca na fase aguda da doença.

Indicação cirúrgica	Classe de recomendação e nível de evidência AHA	Classe de recomendação e nível de evidência ESC	Válvula nativa	Válvula protética	Tempo para a cirurgia
Insuficiência cardíaca	I (B)	I (B)	+	+	Precoce (AHA) Urgência (ESC)
Choque cardiogênico	NA	I (B)	+	+	Emergência (ESC)
Edema pulmonar refratário	NA	I (B)	+	+	Emergência (ESC)
Infecção persistente (bacteremia ou febre por mais de 5 a 7 dias após o início da antibioticoterapia adequada, desde que outro foco infeccioso ou outro motivo para a febre tenham sido excluídos)	I (B)	IIa (B)	+	+	Precoce (AHA) Urgência (ESC)
EI por fungo ou organismo muito resistente	I (B)	I (C)	+	+	Precoce (AHA) Urgência /eletiva (ESC)
Bloqueio ou abscesso anular ou da raiz da aorta	I (B)	NA	+	+	Precoce (AHA) Urgência (ESC)
Persistência de vegetação grande (> 10 mm) em câmaras esquerdas após episódios embólicos a despeito da terapia clínica otimizada	IIa (B)	I (B)	+	+	Precoce (AHA) Urgência (ESC)
Insuficiência ou estenose grave com vegetação móvel > 10 mm	IIa (B)	IIa (B)	+	+	Precoce (AHA) Urgência (ESC)
Vegetação móvel e grande (> 10 mm) especialmente quando envolvendo o folheto anterior mitral	IIa (C)	NA	+	+	Precoce (AHA)
Vegetação mitral ou aórtica muito grande > 30 mm	NA	IIa (B)	+	+	Urgência (ESC)

(Continua)

Tabela 79.23 Indicações de cirurgia cardíaca na fase aguda da doença. (*continuação*)

Indicação cirúrgica	Classe de recomendação e nível de evidência AHA	Classe de recomendação e nível de evidência ESC	Válvula nativa	Válvula protética	Tempo para a cirurgia
Vegetação mitral ou aórtica grande > 15 mm sem nenhuma outra indicação cirúrgica	NA	IIa (B)	+	+	Urgência (ESC)
EI protética por estafilococo ou bacilo gram negativo não HACEK	NA	IIa (C)	–	+	Urgência /Eletiva (ESC)
Recaída de EI de prótese	IIa (C)	NA	–	+	Precoce (AHA)

Adaptada de: Abdulhak AAB, Tleyjeh IM, Indications of Surgery in Infective Endocarditis. Curr Infect Dis Rep (2017) 19:10.

Mais importante do que fazer a antibioticoterapia, é manter uma boa qualidade da saúde bucal, uma vez que apenas a minoria das endocardites pode estar relacionada com procedimentos dentários, e mais provavelmente são consequentes a bacteremias que ocorrem durante as atividades habituais do dia, como mastigar, escovar os dentes ou defecar.

As indicações de profilaxia da endocardite continuam sendo muito debatidas entre os especialistas na atualidade. Assim, é bastante comum observar-se que as recomendações americanas de 2007 continuam sendo muito utilizadas em vários centros no Brasil.

CONSIDERAÇÕES FINAIS

A EI é uma doença extremamente grave, e sua incidência tem aumentado nas últimas décadas, principalmente em decorrência do aumento do número dos casos associados aos cuidados em saúde e em portadores de dispositivos cardíacos implantados e próteses valvares. Apesar de todo progresso ocorrido no diagnóstico e tratamento da doença, o crescimento de casos pode estar relacionado com a complexidade dos pacientes, com o maior número de comorbidades e com a gravidade de quadros relacionados com os cuidados em saúde causados pelo *S. aureus*. A antibioticoterapia precoce e adequada é essencial para o tratamento eficaz da EI. Nas últimas décadas, no entanto, observou-se uma quebra de paradigmas no tratamento antimicrobiano, com a complementação de tratamento por medicações por via oral e outras sem ação bactericida, dependendo da resposta do paciente ao tratamento inicial. A profilaxia antimicrobiana ainda é uma área controversa na literatura, principalmente pela falta de estudos com desenho adequado.

REFERÊNCIAS BIBLIOGRÁFICAS

1. Hammond-Haley, M, Hartley, A, Al-Khayatt, BM, Delago, AJ, Ghajar, A, Ojha, U, et al. Trends in the incidence and mortality of infective endocarditis in high-income countries between 1990 and 2019. *Int J Cardiol.* 2023;371:441–51.
2. Challenges and Updates in the Diagnosis and Treatment of Infective Endocarditis | Elsevier Enhanced Reader (Internet). (Citado em: 22 mar. 2023). Disponível em: https://reader.elsevier.com/reader/sd/pii/S0146280622001645?token=B0221E-106D3A854576C4C9C49F82F1C3BE0D24765C9DEC7DCABB-C8A8A5E4B5EB646C37BD2DE0BA25BA589C8809023B46&originRegion=us-east-1&originCreation=20230322081713.
3. Mahmood, M, Kendi, AT, Ajmal, S, Farid, S, O'Horo, JC, Chareonthaitawee, P, et al. Meta-analysis of 18F-FDG PET/CT in the diagnosis of infective endocarditis. *J Nucl Cardiol.* 2019;26(3):922–35.
4. Boursier, C, Duval, X, Bourdon, A, Imbert, L, Mahida, B, Chevalier, E, et al. ECG-Gated Cardiac FDG PET Acquisitions Significantly Improve Detectability of Infective Endocarditis. *JACC Cardiovasc Imaging.* 2020;13(12):2691-3.
5. Freling, S, Wald-Dickler, N, Banerjee, J, Canamar, CP, Tangprapaphorn, S, Bruce, D, et al. Real-world Application of Oral Therapy for Infective Endocarditis: A Multicenter Retrospective, Cohort Study. *Clinical Infectious Diseases.* 2023;ciad119.
6. Spellberg, B, Chambers, HF, Musher, DM, Walsh ,TL, Bayer, AS. Evaluation of a Paradigm Shift From Intravenous Antibiotics to Oral Step-Down Therapy for the Treatment of Infective Endocarditis: A Narrative Review. *JAMA Intern Med.* 2020;180(5):769–77.
7. Corcione, S, Lupia, T, Pallotto, C, Giacobbe, DR, De Benedetto, I, Stroffolini G, et al. Beta Lactams Plus Daptomycin Combination Therapy for Infective Endocarditis: An Italian National Survey (BADAS). Antibiotics (Basel). 2022;11(1):56.
8. Peghin, M, Russo, A, Givone, F, Ingani, M, Graziano, E, Bassetti, M. Should High-dose Daptomycin be an Alternative Treatment Regimen for Enterococcal Endocarditis? *Infect Dis Ther.* 2019;8(4):695–702.
9. Pettersson, GB, Hussain, ST. Current AATS guidelines on surgical treatment of infective endocarditis. *Annals of Cardiothoracic Surgery.* 2019;8(6):630.
10. Tattevin, P, Muñoz, P, Moreno, A, Hékimian, G, Delahaye, F, Duval X, et al. Heart transplantation as salvage treatment of intractable infective endocarditis. *Infect Dis (Lond).* 2023;1–5.

Febre e Febre de Origem Indeterminada

Alexandre Vargas Schwarzbold • Lígia Camera Pierrotti

INTRODUÇÃO

A febre, uma elevação da temperatura corporal central acima da faixa diária fisiológica de um indivíduo, é uma característica comum da maioria das infecções, mas também é encontrada em várias doenças não infecciosas.

É um achado importante das infecções bacterianas, virais, parasitárias e fúngicas. Infecções virais, como dengue, *influenza* e febre amarela, e infecções bacterianas, como leptospirose, febre tifoide e tifo, representam mais de 80% dos patógenos que causam doenças febris no mundo. No sudeste da Ásia e na América Latina, a dengue é a principal causa de doença infecciosa associada à febre. A febre também pode ocorrer como resposta a etiologias não infecciosas, como trauma, doenças autoimunes, doenças inflamatórias, neoplasias, estressores ambientais e drogas.

Casos de febre de duração prolongada sem etiologia conhecida representam um desafio tanto para os médicos como para os pacientes, muitas vezes levando a internações prolongadas nos hospitais. A internação hospitalar prolongada está associada ao aumento do risco de morbimortalidade, carga econômica substancial e um enorme impacto psicológico nos pacientes e suas famílias.

A febre é responsável por 10 a 20% de todas as visitas ao pronto-socorro pediátrico. Ainda que a maioria das doenças febris seja de infecções virais autolimitadas, a febre no lactente (< 3 meses de vida) exige atenção especial, pois os lactentes apresentam maior risco de doença bacteriana grave (de 8 a 12%). A maioria dessas infecções é do trato urinário (ITUs), mas de 1 a 2% das infecções são infecções bacterianas invasivas, como bacteremia e meningite. Além da maior incidência desses quadros graves, os achados clínicos costumam ser sutis ou simplesmente ausentes em lactentes; isso é mais drástico no caso de um recém-nascido (28 dias) em que o risco de doença bacteriana invasiva é maior e o atraso ou falha no diagnóstico de infecções afeta diretamente a morbidade e a mortalidade.

FEBRE

A febre é a elevação da temperatura corporal acima de 37,8°C aferida na região axilar. Hiperpirexia é definida como uma temperatura superior a 41,5°C que pode ocorrer em infeções graves e outras condições não infeciosas, como hemorragias no sistema nervoso central. Já a hipertermia é o aumento da temperatura corporal, geralmente acima de 40°C, por aumento da produção de calor decorrente da perda de capacidade de termorregulação do hipotálamo.

Manifestações clínicas

A febre pode apresentar-se de diferentes maneiras:

- Contínua: caracteriza-se por hipertermia contínua, com variações de menos de um grau de temperatura
- Irregular ou séptica: caracteriza-se por um padrão irregular da temperatura, com períodos de febre intercalados por períodos de hipertermia mais baixa ou apirexia, contudo, sem um padrão de alternância regular nessas variações
- Remitente: caracteriza-se por hipertermia diária com variações de mais de um grau de temperatura, contudo, sem períodos de apirexia
- Intermitente: caracteriza-se por alternância de períodos de hipereteremia com períodos de apirexia; essa oscilação pode ser diária (cotidiana), em dias alternados (febre terçã) ou ocorrer um dia com febre e 2 dias sem febre (febre quartã)
- Recorrente: caracteriza-se por episódios de febre intercalados por períodos de semanas ou dias de apirexia

Patogênese

O hipotálamo é o órgão regulador da temperatura do organismo, responsável pela manutenção da temperatura de órgãos internos próxima a 37°C, por meio do equilíbrio entre a produção interna de calor pelo metabolismo orgânico e a perda de calor periférica. A ação de citocinas pirogênicas (p. ex., as interleucinas 1 e 6) desencadeiam a produção de prostaglandinas por células endoteliais do cérebro, que ativam os receptores do núcleo pré-óptico, causando uma elevação do limiar térmico do hipotálamo, com consequente resposta febril do organismo. Os tremores, a vasoconstrição periférica e o aumento do metabolismo basal causam elevação da temperatura do corpo para o novo ponto de ajuste hipotalâmico. A elevação da prostaglandina E2 é responsável pelas manifestações inespecíficas de mialgias e artralgias frequentemente observadas nos episódios de hipertermia.

A manutenção da hipertermia ocorre por diferentes mecanismos, que inclui a ativação dos receptores de transmembranas (os receptores *toll-like* 4) para geração de citocinas pró-inflamatórias que estimulam os leucócitos a liberar pirógenos endógenos, os quais aumentam as enzimas responsáveis pela conversão de ácido araquidônico em prostaglandina. O estímulo também pode ocorrer por pirógenos exógenos – microrganismos, produtos microbianos, complexos imunes, antígenos não microbianos, agentes farmacológicos.

Durante os episódios de hipertermia, contudo, a termorregulação é preservada, ainda que em nível mais elevado; dessa forma, quando a temperatura ultrapassa o novo limiar hipotalâmico, são desencadeados mecanismos de dissipação de calor, caracterizado por vasodilatação periférica, sudorese e transpiração. Os processos de perda de calor também ocorrem quando o ponto de ajuste hipotalâmico da temperatura corporal é reduzido novamente, por resolução ou tratamento da febre.

Etiologia

A febre é frequentemente associada a infecções, incluindo infecções virais, bacterianas, fúngicas e parasitárias. É uma manifestação comum de doenças infecciosas não complicadas e autolimitadas, mas pode representar um sinal de alerta importante de condições infecciosas graves associadas à alta morbimortalidade. A febre também está associada a causas não infecciosas, como doenças inflamatórias e malignas e medicamentos.

A resposta febril também pode ser observada na síndrome inflamatória de reconstituição imune em pacientes imunodeprimidos (pacientes vivendo com HIV/AIDS, ou outras condições de imunossupressão, como pacientes transplantados, pacientes com doenças autoimunes em uso crônicos de corticosteroides ou outras medicações imunossupressoras, dentre outros). Nessa condição, o paciente desenvolve resposta inflamatória sistêmica, usualmente febril, deflagrada pela recuperação imunológica que se dá durante o processo terapêutico de uma determinada infecção.

Diagnóstico

Coletar uma história meticulosa é essencial, com atenção especial à cronologia dos eventos (p. ex., no caso de erupção cutânea, o local de início e a direção e taxa de disseminação) e a relação dos sintomas com medicamentos, exposição à animais, contatos com doenças, contatos sexuais, viagens, traumas e presença de materiais protéticos.

Além disso, um exame físico completo deve ser realizado, observando-se as dissociações temperatura-pulso (bradicardia relativa) e se presentes, ocorre com febre tifoide, brucelose, leptospirose, por exemplo.

Deve-se prestar muita atenção a qualquer erupção cutânea, com definição precisa de suas características mais marcantes:

- Tipo de lesão (p. ex., mácula, pápula, nódulo, vesícula, pústula, púrpura, úlcera), configuração (p. ex., anular ou alvo), disposição, distribuição (p. ex., central ou periférica)
- Classificação da erupção cutânea:
  ◦ Erupções maculopapulares distribuídas centralmente (p. ex., exantemas virais, erupções exantemáticas induzidas por drogas)
  ◦ Erupções periféricas (p. ex., febre maculosa, sífilis secundária, endocardite bacteriana)
  ◦ Eritemas descamativos confluentes (p. ex., síndrome do choque tóxico)
  ◦ Erupções vesiculobolhosas (p. ex., varicela, infecção primária por HSV, ectima gangrenoso)
  ◦ Erupções semelhantes à urticária: na presença de febre, geralmente devido a vasculite urticariforme causada por doença do soro, doença do tecido conjuntivo, infecção (vírus da hepatite B, enteroviral ou infecção parasitária) ou malignidade (particularmente linfoma)
  ◦ Erupções nodulares (p. ex., infecção fúngica disseminada, eritema nodoso, síndrome de Sweet)
  ◦ Erupções purpúricas (p. ex., meningococcemia, febre hemorrágica viral, gonococcemia disseminada)
  ◦ Erupções com úlceras ou escaras (p. ex., doenças por riquétsias, tularemia, antraz).

Exames laboratoriais, como hemograma com diferencial, VHS e proteína C reativa (PCR), podem ser solicitados, bem como outros testes conforme indicado pela história e exame físico.

FEBRE DE ORIGEM INDETERMINADA

Febre de origem indeterminada (FOI) é definida como febre documentada em duas ou mais ocasiões com duração mínima de 3 semanas sem um diagnóstico estabelecido após investigações laboratorial e radiológica iniciais. A maioria das doenças febris se resolve antes que um diagnóstico possa ser feito, ou desenvolve características distintivas que levam a um diagnóstico.

A febre persistente com uma causa indefinida foi reconhecida por mais de um século. Em 1907, Cabot, do Hospital Geral de Massachusetts (EUA), caracterizou a febre com duração de 2 semanas ou mais como "febre longa".

Nas décadas seguintes, muitos estudos de febre inexplicada foram conduzidos com o uso de vários critérios diagnósticos. Em 1961, Petersdorf e Beeson definiram febre de origem desconhecida ou indeterminada como uma temperatura de 38,3°C ou superior, por pelo menos 3 semanas, sem diagnóstico, apesar de 1 semana de internação.

Com a evolução dos cuidados de saúde em ambiente ambulatorial, os critérios revisados de Durack e Street reduziram o período de investigação para 3 dias de internação, ou pelo menos três consultas ambulatoriais.

A FOI não é um fenômeno biologicamente uniforme, mas, sim, uma manifestação comum de múltiplos processos patológicos. Existem diferentes classificações para FOI, baseadas no estado imunológico do hospedeiro, hospitalização e histórico de viagens.

Embora qualquer definição proposta de FOI seja subjetiva, as características principais são a ausência de uma causa identificada de febre, apesar de investigações razoáveis em ambiente hospitalar ou ambulatorial, e a persistência da febre por tempo suficiente para descartar febre autolimitada.

Uma investigação mínima, geralmente, deve ser realizada antes que um paciente seja considerado como tendo FOI, considerando que o teste específico feito pode variar com base em fatores epidemiológicos, no hospedeiro e nos recursos possíveis. Também é entendido que o teste pode ser realizado não simultaneamente, mas sequencialmente, à medida que os diagnósticos são descartados ou excluídos.

Etiologia

A FOI é mais comumente causada por uma apresentação atípica de uma doença comum do que por uma doença muito rara. As causas mais comuns de FOI podem ser categorizadas como infecções, neoplasias ou doenças inflamatórias não infecciosas.

A frequência de cada categoria difere entre os países ocidentais e de outras partes do mundo: infecções, neoplasias e inflamatórias não infecciosas representam 22, 11 e 23% dos casos ocidentais, respectivamente, e 43, 16 e 23% dos casos em outras regiões geográficas.

Apresentações atípicas de endocardite, diverticulite, osteomielite vertebral e tuberculose extrapulmonar representam os diagnósticos de doenças infecciosas mais comuns. As doenças inflamatórias não infecciosas mais comuns que resultam em FOI são vasculite de grandes vasos, polimialgia reumática, sarcoidose e doença de Still do adulto.

Entre as neoplasias, o linfoma é de longe a causa mais comum, sendo que a febre ocasionalmente precede a linfadenopatia detectável pelo exame físico.

Geografia

A distribuição geográfica clássica de algumas zoonoses também está mudando, devido às mudanças ambientais, como a incursão de humanos em áreas anteriormente despovoadas e o aquecimento global. Esse é o caso das arboviroses e de zoonoses como babesiose, erliquiose e doença de Lyme/riquetsiose, que podem se apresentar como FOI em novos nichos ecológicos.

Doenças contraídas fora do país de origem podem ter períodos de incubação que se estendem por meses; algumas infecções permanecem latentes por anos e, portanto, apresentam-se como febres distantes da época da viagem.

Classificação

Diferentes entidades figuram na etiologia da FOI com base nas características da população que está sendo estudada. Durack e Street sugeriram distinguir a FOI clássica da que se apresenta em outros grupos de pacientes, como os hospitalizados, portadores de HIV e neutropênicos febris. Essa diferenciação baseia-se em características intrínsecas desses grupos, as quais devem dirigir o raciocínio para causas de febre que lhes são peculiares. Os idosos também constituem um grupo específico no qual a FOI tem aspectos próprios.

Historicamente, a FOI é, então, dividida em clássica, nosocomial, relacionada com imunodeficiência e associada a viagens. Apesar de suas limitações, essa classificação fornece uma ferramenta útil e estruturada, com a qual aborda-se o paciente com febre prolongada.

Abordagem diagnóstica

O elemento mais importante na avaliação de um paciente com FOI é obter uma história cuidadosa e reavaliar o paciente com frequência. É importante procurar apresentações incomuns de doenças comuns e realizar um exame físico detalhado. Antes de concluir que um paciente tem FOI, a seguinte avaliação deve ter sido feita e sem revelar a causa:

- História
- Exame físico
- Hemograma completo, incluindo diferencial e contagem de plaquetas
- Hemoculturas (três conjuntos retirados de locais diferentes com um intervalo de pelo menos algumas horas entre cada conjunto; nos casos em que antibióticos são indicados, todas as hemoculturas devem ser obtidas antes da administração de antibióticos)
- Bioquímica de rotina, incluindo enzimas hepáticas e bilirrubinas
- Se os testes hepáticos forem anormais, sorologias para hepatite A, B e C
- Urinálise, incluindo sedimento urinário e urocultura
- Radiografia de tórax.

Se quaisquer sinais ou sintomas apontarem para um sistema de órgão específico, testes adicionais, exames de imagem e/ou biopsia devem ser realizados.

A história e o exame físico, assim como os exames laboratoriais, têm o potencial de gerar pistas diagnósticas valiosas em pacientes com FOI. Uma história completa deve incluir informações sobre viagens, exposição animal, imunossupressão, localização dos sintomas e histórico de drogas e toxinas, incluindo antimicrobianos (qualquer medicamento prescrito, sem receita, e fitoterápicos devem ser documentados. Febres relacionadas com medicamentos são mais comuns nos grupos de pacientes idosos e nas PVHIV). O grau de febre, a natureza da curva da febre, a toxicidade aparente e a resposta aos antipiréticos não fornecem especificidade suficiente para orientar o diagnóstico de FOI. A febre pode ser atenuada em pacientes idosos e moderada pelo uso de esteroides e anti-inflamatórios não esteroides (AINEs). No entanto, o curso da curva da febre pode ser útil para determinar se a doença está aumentando ou diminuindo.

Além dos testes básicos que estabelecem uma FOI, normalmente aplica-se a seguinte avaliação diagnóstica mínima para pacientes com FOI verdadeira:

- Taxa de sedimentação de eritrócitos (VHS) ou proteína C-reativa (PCR)
- Lactato desidrogenase sérica (LDH)
- Teste cutâneo de tuberculina ou ensaio de liberação de interferon-gama (IGRA) para diagnóstico de infecção por tuberculose latente
- Imunoensaio de HIV e carga viral de HIV para pacientes de alto risco
- Três hemoculturas de rotina colhidas em locais diferentes durante um período de pelo menos várias horas sem administração de antibióticos, se ainda não tiverem sido realizadas
- Fator reumatoide (FR)
- Creatina fosfoquinase (CPK)
- Teste de anticorpos heterófilos em crianças e adultos jovens
- Anticorpos antinucleares
- Eletroforese de proteínas séricas
- Tomografia computadorizada (TC) do tórax e abdome.

A procalcitonina, um biomarcador sérico elevado com certas infecções bacterianas, não tem um papel claro na distinção entre infecções bacterianas e outras causas de FOI, e não se recomenda sua verificação como parte da avaliação de FOI.

Tratamento

O controle da febre com o uso de antitérmicos é, geralmente, indicado para a resolução dos sintomas de desconforto do paciente associados à elevação da temperatura, como cefaleia, tremores, mialgia e artralgia. Entretanto, a temperatura corpórea de até 39,5°C não está associada a efeitos adversos e pode estar associada a desfechos mais favoráveis; sabe-se, por exemplo, que a elevação da temperatura dos episódios febris inibe a proliferação da maioria das bactérias (cuja temperatura ideal para seu crescimento é de aproximadamente 35°C). Adicionalmente, a febre causa sequestro hepático de compostos de ferro, necessários para a replicação microbiana, aumenta a atividade antimicrobiana de fármacos, induz proteínas de choque sensíveis ao calor que ativam o sistema imunológico do hospedeiro, e aumentam a resposta de células T.

Em quadros febris causados por infecção, o uso de antitérmicos não interfere na resolução da infecção. Entretanto, em situações específicas, como na avaliação da resposta clínica a um determinado antimicrobiano, ou na observação de um padrão de febre específico (p. ex., febre terçã ou febre quartã nas infecções por *Plasmodium* sp, ou nas condições de dissociações de temperatura-pulso), o uso de antipiréticos pode ser evitado.

Ácido acetilsalicílico, anti-inflamatórios AINEs e glicocorticoides são antipiréticos eficazes, mas paracetamol é preferido porque não está associado a toxicidade hematológica e à síndrome de Reye.

HIPERTERMIA

Patogênese

Na hipertermia, o aumento da temperatura ocorre por descontrole do hipotálamo em regular a temperatura corpórea; o aumento da temperatura ocorre sem que haja uma mudança no ponto de ajuste hipotalâmico, e os seus mecanismos fisiológicos não envolvem moléculas pirogênicas. Os casos de hipertermia por insolação ou induzidas por medicações podem evoluir para uma síndrome inflamatória associada a complicações potencialmente fatais.

Etiologia

Acontece por exposição exógena ao calor (p. ex., insolação) e produção endógena de calor (p. ex., hipertermia induzida por medicações e hipertermia maligna). Há diferentes tipos de hipertermia:

- Hipertermia pela exposição excessiva ao calor (insolação)
- Hipertermia pelo esforço físico
- Síndrome neuroléptica maligna: condição deflagrada pelo uso de alguns fármacos neurolépticos; caracteriza-se por rigidez muscular seguida de hipertermia, podendo evoluir com quadro clínico de maior gravidade com alteração do estado mental, rabdomiólise, acidose lática, elevação das enzimas hepáticas, falência renal e envolvimento respiratório e cardíaco
- Hipertermia maligna: condição rara causada por uma desordem farmacogenética letal que afeta indivíduos com predisposição genética hereditária, desencadeada por inalação de anestésicos ou succinilcolina; caracteriza-se por hipertermia associada à rigidez muscular, rabdomiólise, acidose metabólica e envolvimento respiratório e cardíaco, e pode evoluir com rabdomiólise, alterações eletrolíticas, coagulopatia, e falência renal
- Síndrome serotoninérgica: condição provocada pelo excesso de serotonina no sistema nervoso central, causada pelo uso terapêutico ou superdosagem de certos medicamentos, como inibidores seletivos de recaptação de serotonina, antidepressivos tricíclicos e outros; caracteriza-se por hipertermia acima de 41ºC e acidose metabólica, rabdomiólise, coagulação intravascular disseminada, elevação enzimas hepáticas e falência renal.

Diagnóstico

Temperatura corpórea elevada em associação à história compatível, como exposição ao calor ou uso de fármacos que interferem na termorregulação.

Tratamento

Em linhas gerais, o tratamento da hipertermia consiste na redução da temperatura corpórea e no manejo das complicações clínicas associadas potencialmente fatais.

Na hipertermia induzida por calor ou esforço excessivo, a redução da temperatura pode ser intensificada pela imersão do paciente em água gelada (temperatura entre 2º e 20ºC) ou gelo; a meta é atingir uma temperatura corpórea ≤ 39ºC dentro de 30 a 60 minutos.

O tratamento farmacológico é controverso. Anti-inflamatórios não hormonais, ácido acetilsalicílico e acetominofeno são inefetivos e podem exacerbar o dano tecidual presente na condição da hipertermia. Corticoesteroides podem reduzir a ação de citocinas pró-inflamatórias e podem ser utilizados. Dantrolene é indicado como um relaxante muscular.

O tratamento da hipertermia induzida por medicamentos consiste na descontinuação imediata. Quando a síndrome neuroléptica maligna é induzida pela retirada abrupta de agentes dopaminérgicos, o reinício do medicamento é recomendado. O uso de agonistas dopaminérgicos podem reduzir a hipertermia e a duração dos sintomas.

CONSIDERAÇÕES FINAIS

Na abordagem de um paciente com febre, uma história meticulosa é essencial, com atenção especial à cronologia dos eventos e à relação dos sintomas com medicamentos, exposição a animais de estimação, doentes, práticas sexuais, viagens, traumas e presença de materiais protéticos. Após algumas décadas, hoje é possível reformular a definição de FOI como fenômeno febril inexplicável.

Muitas instituições têm acesso, por exemplo, a PET/CT (tomografia por emissão de pósitrons combinada com tomografia computadorizada) ou cintilografia com leucócitos marcados que contribuem na abordagem estruturada de pacientes com FOI e podem ser usados para orientar testes diagnósticos adicionais (p. ex., biopsias direcionadas e cultura) e auxiliar no diagnóstico final de FOI em mais de 50% dos casos.

Além disso, avanços no diagnóstico molecular, como o sequenciamento de DNA ou RNA, que podem detectar rapidamente muitos patógenos e, em um futuro próximo, tecnologias de marcadores de resposta do hospedeiro usando abordagens genômicas mais amplas podem mudar o cenário de diagnóstico de FOI, eliminando a necessidade de perspicácia diagnóstica clínica para diagnosticar casos desafiadores.

Atualmente, infelizmente, esses métodos estão disponíveis apenas em poucos locais, mas aponta para uma mudança para uma medicina de precisão em que a biologia molecular pode substituir o julgamento clínico e melhorar o gerenciamento de cuidados primários de doenças febris.

REFERÊNCIAS BIBLIOGRÁFICAS

1. Haidar, G, Singh, N. Fever of Unknown Origin. *N Engl J Med.* 2022 Feb 3;386(5):463-477.
2. Holgersson, J, Ceric, A, Sethi, N, Nielsen, N, Jakobsen, JC. Fever therapy in febrile adults: systematic review with meta-analyses and trial sequential analyses *BMJ.* 2022; 378.
3. Horseman, M, Panahi, L, Udeani, G, Tenpas, AS, Verduzco Jr, R, Patel, PH, Bazan, DZ, Mora, A, Samuel, N, Mingle, AC, Leon, LR, Varon, J, Surani, S. Drug-Induced Hyperthermia Review. Cureus. 2022 Jul 26;14(7):e27278.
4. Rose, E. Pediatric Fever. *Emerg Med Clin N Am.* 39 (2021) 627–639.
5. Sueki, H, Watanabe, Y, Sugiyama, S, Mizukawa, Y. Drug allergy and non-HIV immune reconstitution inflammatory syndrome. *Allergol Int.* 2022 Apr;71(2):185-192.
6. Surana, NK, Dinarello, CA, Porat, R, in Harrison's Principles of Internal Medicine, Twentieth Edition (Vol.1 & Vol.2), by J. Larry Jameson. 2018.
7. Tsheten, T, Lhendup, K, Dorji, T, Wangdi, K. Aetiologies and Risk Factors of Prolonged Fever Admission in Samtse Hospital, Bhutan, 2020. *Int. J. Environ.* Res. Public Health 2022, 19 (13), 7859.
8. Wright, WF, Mulders-Manders, CM, Auwaerter, PG, Bleeker-Rovers, CP. Fever of Unknown Origin (FUO) - A Call for New Research Standards and Updated Clinical Management. *Am J Med.* 2022 Feb;135(2):173-178.

81

Imunização no Adulto e no Idoso

Rosana Richtmann • Renato Kfouri • Natália Amdi

INTRODUÇÃO

As imunizações são um marco indiscutível na saúde pública, revolucionando a história da medicina. Entre os muitos exemplos que comprovam essa afirmação está o controle e a erradicação da varíola, que assolou populações de diferentes idades. Este capítulo aborda detalhes práticos sobre vários tipos de vacinas específicas para a população adulta e idosa e suas indicações, conhecimento fundamental para a boa prática da medicina geral. Vacinação não deve ser rotineira apenas para a população infantil. Há uma grande responsabilidade dos profissionais ao indicar e incentivar essa proteção para todos, incluindo os imunocomprometidos e as gestantes.

Este é um momento potencialmente favorável para incrementar a imunização de adultos e idosos, principalmente após a lição que a pandemia de covid-19 ensinou. Milhares de adultos e idosos morrem anualmente em decorrência de doenças imunopreveníveis. Cabe aos médicos orientar com clareza os pacientes sobre os benefícios e as limitações das vacinas. O número de novas vacinas deve crescer rapidamente, dado o enorme avanço tecnológico dos últimos anos, possibilitando o desenvolvimento de novos imunobiológicos.

DIFTERIA, TÉTANO E COQUELUXE
Difteria

A difteria é uma doença aguda e potencialmente fatal que acomete principalmente as vias respiratórias altas e é causada pelo *Corynebacterium diphtheriae*, um bacilo gram positivo transmitido por gotículas respiratórias ou contato direto com secreção das lesões na sua forma cutânea. Caracteriza-se pela formação de uma pseudomembrana acinzentada e aderente nas vias respiratórias altas, de evolução insidiosa, ou, ainda, por lesões cutâneas ulceradas de evolução lenta que podem ou não ser recobertas pela pseudomembrana. O período de incubação varia de 1 a 5 dias. Na era pré-vacinal, a difteria era uma das maiores causas de morbimortalidade no mundo, principalmente em menores de 15 anos.[1] Recentemente, devido à queda da cobertura vacinal, foram notificados, somente no primeiro semestre de 2021, um total de 26 casos confirmados de difteria em três países da América Latina: um caso no Brasil, 13 na República Dominicana e 12 no Haiti, totalizando 12 mortes. A República Dominicana e o Haiti são países onde a terceira dose de reforço não é feita rotineiramente e que não cumprem a meta de cobertura vacinal de 95% em menores de 1 ano de idade estabelecida no plano de ação regional de imunização.[2] Mesmo em países desenvolvidos, muitos indivíduos adultos têm imunidade deficitária, devido ao declínio da imunidade induzida pela vacina da infância e pela falha em receber doses de reforço na vida adulta.

Tétano

O tétano é uma doença potencialmente fatal causada pela neurotoxina produzida pelo *Clostridium tetani*, um bacilo gram-positivo encontrado em altas concentrações no solo e em fezes de animais. O curso da doença é prolongado, geralmente quatro semanas até que se observe alguma melhora, e a letalidade é alta mesmo em países desenvolvidos. A imunidade não é adquirida naturalmente pela infecção, o que torna a vacina também necessária nos sobreviventes da doença.[1]

No Brasil, a doença vem acometendo cada vez menos pessoas graças às elevadas coberturas vacinais. Contudo, ocorreu uma quantidade significativa de casos nos últimos anos (152 casos em 2022, 172 em 2021, 176 em 2020), principalmente na faixa etária de 30 a 79 anos, reflexo da menor adesão vacinal pela população adulta.

Coqueluche

A coqueluche é uma doença altamente contagiosa causada pela bactéria gram positiva *Bordetella pertussis*. A doença é mais grave em crianças, porém adultos e adolescentes desempenham um papel importante na cadeia de transmissão da doença por apresentarem quadro oligo ou assintomático.

Vacinas

- Dupla adulto (dT – difteria e tétano): é uma associação dos toxoides diftérico e tetânico ao alumínio como adjuvante e o timerosal como conservante. Aplicada por via intramuscular na dose de 0,5 mℓ[3]
- Tríplice bacteriana acelular do tipo adulto (dTpa): além dos toxoides diftérico e tetânico, traz também a toxina pertussis e outros componentes antigênicos da *Bordetella pertussis*. A dose é de 0,5 mℓ por via intramuscular.[2]

A vacinação objetiva, além da proteção individual, a redução da transmissão da *B. pertussis*, principalmente para suscetíveis com alto risco de complicações, como os lactentes.

A introdução da vacina acelular adulto (dTpa) para indivíduos com maior contato com recém-nascidos e gestantes tem sido a política de vacinação em alguns países. A partir de 2014 a dTpa foi incorporada ao calendário brasileiro de vacinação das gestantes (a partir de 20 semanas de gestação), puérperas e profissionais da saúde.[2]

Esquema vacinal

A proteção contra difteria, tétano e coqueluche pode ser feita com vacina TT (toxoide tetânico isolado), vacina dupla bacteriana tipo adulto (dT) ou tríplice bacteriana tipo adulto (dTpa) nos seguintes esquemas:

- Vacinação básica completa com reforço preferencial com dTpa (rede privada) ou dT (rede pública) a cada 10 anos
- Vacinação básica incompleta com uma dose de dTpa a qualquer momento e completar com dT de forma a totalizar três doses de vacina contendo o componente tetânico
- Não vacinados e pessoas com histórico vacinal desconhecido, uma dose de dTpa e duas doses de dT em 0-2-4 a 8 meses.[3]

HEPATITE A

A hepatite A apresenta-se habitualmente como uma doença benigna na infância, geralmente oligossintomática, enquanto sua forma grave e fulminante é menos incomum na população adulta; a icterícia é um sintoma presente na grande maioria dos casos em adultos, com um longo período de convalescença. Não há tratamento específico, restando aos casos graves apenas suporte clínico.

A taxa de detecção da doença aumenta conforme a idade de incidência, uma vez que tende a ser mais sintomática no adulto. Em países de baixa renda, onde a contaminação se dá principalmente por via alimentar, a idade média de soroconversão tende a ser mais baixa e, portanto, a identificação de surtos é mais difícil em razão da sintomatologia limitada e também do tempo de incubação prolongado (15 a 50 dias).

Após a implantação da vacina para hepatite A no Programa Nacional de Imunização (PNI) infantil, observou-se uma importante queda na incidência, apesar da dificuldade de atingir as metas de coberturas vacinais estabelecidas. Sabe-se que a transmissão sexual tem um papel importante na incidência de casos em adultos, em especial nos grupos de homens que fazem sexo com homens (HSH) e pessoas trans.

As vacinas disponíveis no Brasil são altamente imunogênicas, atingindo > 99% de imunogenicidade após a segunda dose com intervalo de 6 a 18 meses da primeira. Também têm sido usadas como profilaxia pós-exposição com eficácia estimada em 79% contra a doença sintomática se administrada em até 14 dias da exposição. A vacina contra a hepatite A é extremamente segura.

Esquema vacinal

Duas doses, no esquema 0 a 6 meses.[3]

HEPATITE B

Dentre os 718.651 casos de hepatite viral notificados no Brasil entre 2000 e 2021, 36,8% dos casos foi devido ao vírus da hepatite B (VHB).[4]

Apesar da disponibilidade de vacinas e antivirais para tratamento de portadores crônicos, a hepatite B segue sendo um importante problema de saúde pública global. As taxas de morbimortalidade sofreram uma queda significativa entre 1990 e 2019, porém com alto grau de heterogeneidade entre países, o que sinaliza a dificuldade em atingir a meta da Organização Mundial da Saúde (OMS) de eliminação das hepatites virais até 2030.[5,6]

As vacinas têm como base o antígeno de superfície do vírus da hepatite B (AgHBs) purificado. Em pessoas imunocompetentes, três doses da vacina com intervalo de 1 mês entre a primeira e a segunda, e 6 meses entre a primeira e a terceira, induzem proteção em mais de 90% dos adultos e jovens sadios, porém a eficácia diminui conforme aumenta a idade. Teste sorológico pós-vacinal apenas é recomendado para os grupos de risco (hepatopatas, diabéticos, imunossuprimidos, coagulopatas, politransfundidos, profissionais da saúde, parceiros sexuais de casos confirmados, nefropatas pré-diálise e hemodialisados), os quais devem ser revacinados com mais três doses se não responderem ao esquema inicial.

O correlato de proteção é facilmente determinado por testes sorológicos em níveis $\geq$ 10 mU/mℓ. A eficácia da vacina como profilaxia pré-exposição contra hepatite B aguda é alta, acima de 80%, mesmo naqueles indivíduos que, com o tempo, têm sua titulação de anti-HBs reduzida a níveis menores que 10 mUI/mℓ. Entretanto, na profilaxia pós-exposição para adultos suscetíveis, a vacina deve ser combinada com imunoglobulina humana hiperimune anti-hepatite B.

Esquema vacinal

- Três doses: no esquema 0-1-6 meses de vida (imunocompetentes)
- Quatro doses: 0-1-2-6 meses de vida com o dobro do volume recomendado para a faixa etária (imunocomprometidos). Nesses casos é necessário solicitar a sorologia para hepatite B um a dois meses após a última dose do esquema.[3]

HPV (PAPILOMAVÍRUS HUMANO)

É um vírus com DNA de fita dupla, da família Papillomaviridae, com mais de 200 tipos descritos. Acredita-se que pelo menos 80% da população sexualmente ativa tenham contato com algum tipo de HPV ao longo da vida. É o vírus sexualmente transmitido de maior incidência em todo o mundo. Pode cursar com infecções assintomáticas, verrugas cutâneas e mucosas em diferentes graus que podem evoluir para neoplasia.

Existem duas vacinas disponíveis no Brasil: a quadrivalente (contra HPV 6, 11, 16 e 18) e a 9-valente (acrescida dos tipos 31, 33, 45, 52 e 58). Os tipos 6 e 11 são responsáveis por 90% das verrugas genitais, e 16 e 18, por 70% dos cânceres de colo de útero.

Esquema vacinal

As vacinas disponíveis para adultos saudáveis são recomendadas em três doses, sendo a segunda com intervalo de 2 meses (mínimo de 1 mês) e a terceira com intervalo de 6 meses em relação à primeira dose (e não menos que 3 meses após a segunda dose).[3,7]

DENGUE

São muitos os desafios enfrentados na busca por uma vacina para a dengue, que vão desde a necessidade de uma vacina quadrivalente que seja igualmente efetiva para os diferentes subtipos, até a completa elucidação da imunopatogênse da doença, uma vez que existem evidências do envolvimento do próprio sistema humoral. Sabe-se que a infecção prévia por qualquer vírus da dengue leva ao desenvolvimento de uma resposta imunológica de longo prazo e específica para aquele sorotipo (imunidade homotípica), entretanto, uma resposta cruzada e insuficiente a outros sorotipos (imunidade heterotípica) pode favorecer a entrada do patógeno na célula, levando paradoxalmente a um quadro mais grave, ou seja, a intensificação infecciosa dependente de anticorpo, conhecida como ADE (do inglês *antibody dependent enhancement*).

Até o início de 2023, a única vacina licenciada para uso no Brasil era a Dengvaxia®, fabricada pela Sanofi-Pasteur. São necessárias três doses com intervalo de 6 meses. Apresenta algumas limitações em seu uso: restringe-se a pessoas entre 9 a 45 anos e previamente expostas ao vírus, pelo potencial risco de ADE em não expostos, além de estar fora do PNI.

O segundo imunógeno a chegar no mercado em 2023 foi a Qdenga®, do fabricante Takeda. Além de sanar essas restrições de segurança, tem um esquema com apenas duas doses. Nessa vacina, cepas de DENV-2 foram atenuadas por meio da passagem seriada por células de rins caninos, originando a cepa DENV-2-PKD-53-V, que serviu como esqueleto para a produção de cepas quiméricas, expressando epítopos da pré-membrana e do envelope dos demais sorotipos.[8]

INFLUENZA

Os vírus *influenza* que causam doença em humanos são classificados em três tipos antigênicos: A, B ou C. Os do tipo A geralmente estão associados a pandemias e doenças de maior gravidade, e acometem outros animais além do ser humano. O influenza A é classificado em vários subtipos de acordo com a combinação de suas proteínas de superfície hemaglutinina (HA) e neuraminidase (NA). Os tipos H1N1 e H3N2 são os causadores das epidemias anuais.

As vacinas utilizadas no PNI são trivalentes: dois subtipos do sorotipo A e uma cepa do sorotipo B. A composição delas é estabelecida anualmente pela OMS e baseada nas informações de prevalência recebidas dos laboratórios de referência em cada país.

A efetividade da vacina depende de alguns fatores, como a idade e a competência imunológica do vacinado, bem como da equivalência entre a cepa contida na vacina e a cepa circulante. No melhor cenário, a efetividade pode chegar a 70-90% em adultos saudáveis menores de 65 anos.

Esquema vacinal

O esquema recomendado é uma dose de 0,5 mℓ anualmente.[9,10]

As vacinas quadrivalentes (dois influenza A e dois B) estão disponíveis, até o momento, somente na rede privada, que também disponibiliza uma formulação de alta concentração (*high dose* – HD), com quatro vezes mais antígeno que a padrão indicada para a população acima de 60 anos.

DOENÇA MENINGOCÓCICA

A doença meningocócica (DM) é uma infecção grave causada pela bactéria gram-negativa *Neisseria meningitidis* e que rapidamente progride ao óbito na sua forma grave se não tratada imediatamente. Possui grande potencial epidêmico, motivo pelo qual a notificação de qualquer caso é compulsória. Tem um espectro clínico bastante variável, podendo o indivíduo ser portador assintomático ou ter doença invasiva e fulminante.

De acordo com a composição antigênica de sua cápsula polissacarídica, o meningococo é classificado em 12 sorogrupos diferentes, sendo os tipos A, B, C, Y, W e X os responsáveis pela quase totalidade dos casos no mundo.

Meningo C ou ACWY

A vacina meningocócica C e a ACWY conjugadas contêm hidróxido de alumínio como adjuvante e eficácia superior a 90%.

Esquema vacinal

Em adultos sem comorbidades, sua indicação depende da situação epidemiológica; quando recomendada, deve ser administrada em dose única intramuscular. Reforços são necessários em populações especiais, e nesse grupo a imunização primária é feita no esquema de duas doses com intervalo de 8 semanas.[3]

Meningocócica B

O antígeno polissacarídeo capsular do grupo B é pouco imunogênico, motivo que favoreceu o desenvolvimento de uma vacina não conjugada, proteica. As duas formulações disponíveis atualmente no Brasil são combinações de antígenos recombinantes (que diferem de acordo com cada fabricante), com maior potencial imunogênico. O esquema primário da vacina de quatro componentes (Bexsero®, da GSK) é realizado em duas doses administradas por via intramuscular com intervalo de 1 a 2 meses. A necessidade de reforços ainda não está bem estabelecida.

A vacina de dois componentes (Trumenba®, da Pfizer) está aprovada para uso em indivíduos de 10 a 25 anos.

Esquema vacinal

Duas doses por via intramuscular com intervalo mínimo de 1 mês (Bexsero®) ou 6 meses (Trumenba®).[3]

VARICELA

A varicela é uma doença causada pela primo-infecção do vírus varicela-zóster (VVZ). Após sua resolução, ele permanece latente ao longo da vida e sua reativação resulta em herpes-zóster. É uma doença de alta contagiosidade, cuja transmissão se dá por contato direto com as lesões cutâneas não crostosas ou pela via respiratória, por meio de gotículas e secreções contaminadas ou aerossóis. O período de incubação é de 10 a 21 dias e o quadro clínico é marcado por intenso polimorfismo das lesões, que evoluem rapidamente. Em adultos e adolescentes o quadro tende a ser mais grave, sendo a pneumonia uma complicação não rara, podendo ser primária pelo VVZ ou secundária a uma infecção bacteriana.

Por ser vacina de vírus vivo atenuado, é contraindicada para pessoas imunocomprometidas e gestantes.[3]

Esquema vacinal

Duas doses com intervalo de 1 a 2 meses.

FEBRE AMARELA

A febre amarela é uma doença infecciosa, não contagiosa, causada por um RNA vírus de fita simples, envelopado, pertencente ao gênero Flavivirus, da família Flaviviridae.[1]

É considerada uma arbovirose de grande importância no cenário mundial, destacando-se em áreas endêmicas em mais de 40 países da América do Sul, Ásia e África. Trata-se de uma doença leve a moderada, na maioria dos casos, porém com alta taxa de letalidade entre os casos graves, variando entre 20 e 60%.[2]

A vacina é a medida mais eficaz para a prevenção e o controle da doença. A vacina utilizada no Brasil é produzida pelo Instituto de Tecnologia em Imunobiológicos (Bio-Manguinhos) e consiste em vírus vivo atenuado da cepa 17DD cultivado em embrião de galinha. É altamente imunogênica (90 a 98%) e os anticorpos protetores aparecem entre o sétimo e décimo dia após a imunização. O esquema vacinal em adultos consiste em apenas uma dose de 0,5 mℓ via subcutânea.[11]

- Recomendação do PNI: se recebeu a primeira dose antes dos 5 anos, indicada uma segunda dose. Se aplicada a partir dos 5 anos de idade, dose única
- Recomendação da Sociedade Brasileira de Imunizações (SBIm): como não há consenso sobre a duração da proteção conferida pela vacina, de acordo com o risco epidemiológico, aplicar uma segunda dose em outras idades em razão de uma possível falha vacinal.[3]

SARAMPO, CAXUMBA E RUBÉOLA (TRÍPLICE VIRAL)

Sarampo

É uma infecção aguda caracterizada por febre, tosse, coriza, conjuntivite e exantema, que pode ser seguida de complicações graves, como pneumonia e encefalite. Adultos com sarampo têm maior morbimortalidade quando comparados com crianças. A vacinação geralmente leva à imunidade de longo prazo, e a segunda dose geralmente provê imunidade aos que não responderam à primeira dose.[1]

Caxumba

É uma infecção aguda caracterizada por edema da glândula parótida, geralmente autolimitada. Associa-se a complicações como orquite e ooforite, meningite asséptica e meningoencefalite, mais frequentemente em adultos. A vacina confere uma alta imunogenicidade (84 a 100%).

Rubéola

É uma infecção aguda, com erupção cutânea típica, frequentemente benigna, caracterizada por febre, adenomegalia e exantema macular típico. Quando acomete gestantes, há risco de infecção congênita (síndrome da rubéola congênita, ou SRC), com anomalias fetais importantes, como surdez, cardiopatias, lesões cerebrais, entre outras.

Esquema vacinal

- Para crianças acima de 1 ano, 2 doses com intervalo mínimo de 1 mês entre elas
- Para adultos com esquema completo, não há evidências que justifiquem uma terceira dose como rotina, podendo ser considerada em situações de risco epidemiológico, como surtos de caxumba e/ou sarampo
- Por ser vacina de vírus vivo atenuado, é contraindicada para pessoas imunocomprometidas e gestantes
- Adultos sem comprovação de vacinação prévia devem ser vacinados.[3]

COVID-19

Após seu aparecimento no final de 2019, a covid-19 espalhou-se rapidamente, atingindo status de pandemia em pouco tempo, causando mais de 1 milhão de mortes nos primeiros 6 meses. É causada pelo SARS-CoV-2, que possui em sua superfície a proteína Spike (S) ligando-se aos receptores da enzima conversora de angiotensina 2 (ACE2) das células humanas, o que leva à fusão da membrana e ao início do processo de replicação. A Spike é a proteína de superfície com maior valor antigênico e, portanto, alvo das vacinas.[12]

Embora de forma desigual, a vacinação avançou rapidamente no mundo. De forma rápida também evoluiu o vírus, o que culminou com o aparecimento de variantes de preocupação, levando a novas ondas da covid-19. Em dezembro de 2021 surgiu a variante Ômicron, contendo mais de 30 mutações na proteína Spike e conferindo ao vírus maior infectividade e evasão do sistema imune.

As vacinas ofertadas no Brasil desde o início da campanha de vacinação para adultos são:

- CoronaVac: vacina de vírus inativado, de aplicação intramuscular, que tem em sua composição hidróxido de alumínio como adjuvante. É segura e imunogênica
- Vacina recombinante AstraZeneca/Fiocruz: usa como vetor um adenovírus recombinante de chimpanzé, deficiente para replicação, que expressa a glicoproteína Spike. É recomendada em esquema primário de duas doses intramuscular com intervalo de oito semanas. Soroconversão foi observada em 99% dos indivíduos após a segunda dose
- Vacina recombinante Janssen: também obtida por meio da plataforma de vetor viral, dessa vez utilizando o Adenovírus 26, incompetente para replicação. Essa foi a única vacina originalmente desenvolvida para ser dose única, intramuscular. Seus estudos pivotais mostraram uma eficácia global de 66,3% contra covid-19 moderada/grave laboratorialmente confirmada
- Vacina RNAm monovalente Pfizer/Wyeth: cada dose para adulto contém 30 μg de RNA mensageiro que codifica a proteína S. É administrada por via intramuscular em esquema primário de duas doses com intervalo de oito semanas. Como reforço é indicado intervalo de quatro meses após a segunda dose. A eficácia geral obtida no estudo pivotal foi de 95% contra covid-19 sintomática confirmada por RT-PCR nas diferentes faixas etárias
- Na segunda geração de vacinas estão as bivalentes de mRNA da Pfizer e da Moderna (contemplando a cepa original de Wuhan e derivada da ômicron).

DOENÇAS PNEUMOCÓCICAS

Streptococcus pneumoniae (pneumococo) é uma bactéria gram-positiva, capsulada e extracelular, que coloniza as mucosas do trato respiratório superior humano. De acordo com a composição do polissacarídeo capsular é possível classificar o pneumococo em mais de 95 diferentes sorotipos. Sua cápsula é o principal fator antigênico da bactéria, sendo contra ela dirigidos os anticorpos produzidos pela infecção natural ou pela vacinação. A imunidade induzida é predominantemente sorotipo específica. O pneumococo é causa frequente de infecções em todas as faixas etárias, porém a maior incidência de doença pneumocócica ocorre nos extremos das idades: crianças nos primeiros anos de vida e idosos. A propagação local pode determinar doenças de mucosa ou não invasivas, como a otite média, as sinusites e a maioria das pneumonias adquiridas na comunidade. Quando o pneumococo invade a corrente sanguínea e atinge sítios previamente estéreis a doença passa a ser classificada como invasiva (DPI), tais como bacteremia, sepse, meningite e pneumonias.[13]

Para a prevenção das doenças pneumocócicas, existem vacinas efetivas que utilizam os polissacarídeos (PS) da cápsula bacteriana como antígenos vacinais. Todos os sorotipos são potencialmente capazes de causar doença, portanto, as vacinas pneumocócicas são multivalentes, isto é, formuladas com diversos sorotipos.

Esquema vacinal

A vacina polissacarídea 23-valente (VPP23) é constituída por 23 PSs, sendo indicada para indivíduos acima dos 2 anos com condições de risco (imunocomprometimento e doença crônica) às infecções pneumocócicas e para os idosos.

As vacinas conjugadas são constituídas por conjugados de PS ligados a proteínas carreadoras, indicadas para imunização universal de crianças a partir dos 2 meses de vida e licenciadas para todas as idades. No momento, há duas formulações de vacinas conjugadas disponíveis: vacina conjugada 10-valente (VPC10) e vacina conjugada 13-valente (VPC13).

A VPC10 é uma vacina composta por 10 polissacarídeos capsulares pneumocócicos (1, 4, 5, 6B, 7F, 9V, 14, 18C, 19F e 23F) e está licenciada em nosso país para crianças de 6 semanas até 5 anos de idade. A VPC13 é uma vacina composta por 13 polissacarídeos capsulares pneumocócicos (1, 3, 4, 5, 6A, 6B, 7F, 9V, 14, 18C, 19A, 19F e 23F), todos conjugados à proteína carreadora CRM197. Está licenciada em nosso país para utilização em lactentes a partir de 6 semanas de vida, crianças, adolescentes e adultos sem limite de idade.[14]

Recomendações: para adultos com comorbidades ou imunocomprometidos e idosos recomenda-se o uso sequencial das vacinas VPP23 seguida da VPC13 com intervalo de 2 a 6 meses entre elas. Uma segunda dose de VPP23 deve ser administrada 5 anos após a primeira. No PNI encontra-se disponível somente a VPP23.

HERPES-ZÓSTER

Herpes-zóster (HZ) é uma erupção cutânea, em geral dolorosa, localizada, envolvendo um ou mais dermátomos adjacentes, consequente à reativação do vírus varicela-zóster latente originário de uma infecção prévia. A nevralgia pós-herpética, definida como dor persistente por pelo menos 90 dias após a resolução do *rash* cutâneo, é uma complicação comum que interfere sobremodo na qualidade de vida do paciente acometido. Apesar de poder ocorrer em qualquer idade, o HZ e suas complicações têm incidências aumentadas com a idade, sendo especialmente mais frequentes após a faixa dos 50 anos. Esses riscos são mais elevados também em pessoas imunocomprometidas, como aquelas que vivem com HIV/AIDS, transplantados, pacientes com câncer e em uso de fármacos imunossupressores. Diversos estudos mostram que jovens imunocomprometidos têm incidência de HZ bem maior que pessoas acima de 50 anos sem comprometimento imune que não seja a própria idade.[15]

Desde outubro de 2017, foi aprovada nos EUA uma nova vacina para HZ, inativada, constituída da glicoproteína E recombinante (um antígeno importante do vírus varicela-zóster) em combinação com um adjuvante AS01, aplicada em duas doses (Shingrix®, da GSK). Essa nova vacina está disponível no Brasil, por enquanto, apenas em serviços privados de imunização, no esquema de duas doses com intervalo de três meses entre elas.[16]

VACINAÇÃO DA GESTANTE

A vacinação de gestantes é tema que vem ganhando importância nas últimas décadas. Não só pela proteção conferida à grávida contra doenças graves, mas também pela transferência de anticorpos maternos com potencial proteção ao recém-nascido.

Infecções maternas durante a gestação estão associadas a morte fetal, malformações, atraso do crescimento intrauterino, parto prematuro, rotura prematura de membranas, infecções neonatais e manifestações tardias ao longo da infância e da adolescência. Muitas dessas infecções são imunopreveníveis e, quando estratégias de imunização são adequadamente implantadas, asseguram uma gestação livre de várias complicações a elas associadas. O calendário de vacinação da gestante inclui: hepatite B, *influenza*, tríplice bacteriana acelular (dTpa) e covid-19.[17]

CONSIDERAÇÕES FINAIS

A imunização de adultos, idosos e gestantes deve fazer parte da rotina do atendimento clínico, independentemente da especialidade médica, pois possibilita a prevenção de diversas enfermidades com segurança.

REFERÊNCIAS BIBLIOGRÁFICAS

1. Orenstein W., Offit P., Edwards K.M., Plotkin S. Plotkin's Vaccines. Session Diphtheria Toxoid, pertussis vaccines and Tetanus Toxoid. 7 ed. Elsevier, 2017.
2. Alerta epidemiológico: Difteria – 25 de junho de 2021. Disponível em https://www.paho.org/en/documents/epidemiological-alert-diphtheria-25-june-2021. Acesso em: 05 fev 2022.
3. Calendário de vacinação adulto. Sociedade Brasileira de Imunizações (SBIm). Disponível em: https://sbim.org.br/images/calendarios/calend-sbim-adulto.pdf. Acessado em: 18 fev 2023.
4. Boletim Epidemiológico de Hepatites Virais – Junho 2022. Secretaria de Vigilância em Saúde, Ministério da Saúde. Disponível em: https://www.gov.br/saude/pt-br/centrais-de-conteudo/publicacoes/boletins/epidemiologicos/especiais/2022/boletim-epidemiologico-de-hepatites-virais-2022-numero-especial/view. Acesso em: 07 fev 2023.
5. Zhang C., Liu Y., Zhao H., Wang G. Global Patterns and Trends in Total Burden of Hepatitis B from 1990 to 2019 and Predictions to 2030. *Clin Epidemiol.* 2022 Dec 14:1519-1533. DOI: 10.2147/CLEP.S389853. PMID: 36540899; PMCID: PMC9760077.
6. Grandi G., Lopez L.F., Burattini M.N. Regional differences and temporal trend analysis of Hepatitis B in Brazil. *BMC Public Health.* 2022 Oct 17;22(1):1931. DOI: 10.1186/s12889-022-14296-1. PMID: 36253757; PMCID: PMC9578265.
7. Jentschke M., Kampers J., Becker J., Sibbertsen P., Hillemanns P. Prophylactic HPV vaccination after conization: A systematic review and meta-analysis. *Vaccine.* 2020 Sep 22;38(41):6402-6409. DOI: 10.1016/j.vaccine.2020.07.055. Epub 2020 Aug 4. PMID: 32762871.
8. Patel S.S., Rauscher M., Kudela M., Pang H. Clinical Safety Experience of TAK-003 for Dengue Fever: A New Tetravalent Live Attenuated Vaccine Candidate. *Clin Infect Dis.* 2023 Feb 8;76(3):e1350-e1359. DOI: 10.1093/cid/ciac418. PMID: 35639602; PMCID: PMC9907483.
9. Yen C.C., Wei K.C., Wang W.H., Huang Y.T., Chang Y.C. Risk of Guillain-Barré Syndrome Among Older Adults Receiving Influenza Vaccine in Taiwan. *JAMA Netw Open.* 2022 Sep 1;5(9):e2232571. DOI: 10.1001/jamanetworkopen.2022.32571. PMID: 36129709; PMCID: PMC9494192.

10. Levison L.S., Thomsen R.W., Andersen H. Guillain-Barré syndrome following influenza vaccination: A 15-year nationwide population-based case-control study. *Eur J Neurol.* 2022 Nov;29(11):3389-3394. DOI: 10.1111/ene.15516. Epub 2022 Aug 13. PMID: 35913431; PMCID: PMC9804417.

11. Febre amarela: guia para profissionais da saúde. Ministério da Saúde, Brasília, DF, 2017. Disponível em: https://bvsms.saude.gov.br/bvs/publicacoes/febre_amarela_guia_profissionais_saude.pdf

12. Goyal L., Zapata M., Ajmera K., Chaurasia P., Pandit R., Pandit T. A Hitchhiker's Guide to Worldwide COVID-19 Vaccinations: A Detailed Review of Monovalent and Bivalent Vaccine Schedules, COVID-19 Vaccine Side Effects, and Effectiveness Against Omicron and Delta Variants. *Cureus.* 2022 Oct 2;14(10):e29837. doi: 10.7759/cureus.29837. PMID: 36204257; PMCID: PMC9527088.

13. World Health Organization (WHO). Pneumococcal disease. International travel and health. 2019. Disponível em: https://www.who.int/ith/diseases/pneumococcal/en/.

14. Golos M., Eliakim-Raz N., Stern A., Leibovici L., Paul M. Conjugated pneumococcal vaccine versus polysaccharide pneumococcal vaccine for prevention of pneumonia and invasive pneumococcal disease in immunocompetent and immunocompromised adults and children. Cochrane Database of Systematic Reviews. *Cochrane Database Syst Rev.* 2019(2): CD012306. doi: 10.1002/14651858.CD012306.pub2.

15. Thompson R.R., Kong C.L., Porco T.C., Kim E., Ebert C.D., Acharya N.R. Herpes Zoster and postherpetic neuralgia: Changing incident rates from 1994 to 2018 in the United States. *Clin Inf Dis* 2021;73(9): e3210-3217.

16. Dooling K.L., Guo A., Patel M., Lee G.M., Moore K., Belongia E.A., Harpaz R. Recommendations of the Advisory Committee on Immunizations Practices for use of zoster vaccines. *MMWR Morb Mortal Wkly Rep.* 2018;67(3): 103-108.

17. Swamy G.K., Heine R.P. Vaccinations for pregnant women. *Obstet Gynecol.* 2015 Jan;125(1):212-226. doi: 10.1097/AOG.0000000000000581. PMID: 25560127; PMCID: PMC4286306.

18. Calendário de vacinação gestante. Sociedade Brasileira de Imunizações (SBIm). Disponível em: https://sbim.org.br/images/calendarios/calend-sbim-gestante.pdf

CAPÍTULO 82

Meningites

Leonardo Weissmann • Camila Rodrigues • Jose Ernesto Vidal Bermudez • Lessandra Michelin

INTRODUÇÃO

A meningite é um processo inflamatório das leptomeninges definida por um número anormal de leucócitos no líquido cefalorraquidiano (LCR), podendo ser mediado por agentes etiológicos como: vírus, bactérias, fungos, parasitas e protozoários. Os fatores de risco ao desenvolvimento da doença são: déficits nutricional e imunológico (imunodepressão primária ou secundária a doenças; ocasionados por radioterápicos e quimioterápicos; intervenção farmacológica prolongada com corticoide) e lesões no sistema nervoso central. Infecções de origem bacteriana, como bacteremias, encefalite, mielite, otite média e abscessos cerebrais, também são aspectos facilitadores da doença.[1,2]

Por definição, a meningite aguda é caracterizada por sintomas clínicos por até 5 dias e causada principalmente por vírus e bactérias. A meningite subaguda apresenta-se com sintomas por mais de 5 dias, enquanto a meningite crônica é definida por sintomas neurológicos e pleocitose liquórica por mais de 4 semanas; no Brasil, a tuberculose e a criptococose devem ser sempre consideradas. A neurossífilis e outras condições endêmicas devem ser incluídas no diagnóstico diferencial, tais como: neurocisticercose, síndrome de Baggio-Yoshinari e micoses endêmicas. Além de causas infecciosas, a carcinomatose meníngea e doenças autoimunes sistêmicas também devem ser pesquisadas.[3]

As infecções por bactérias ou vírus são as mais frequentes e devem ser consideradas na prática clínica como hipótese diagnóstica principal. A meningite bacteriana aguda é uma das formas mais letais da doença, podendo levar ao óbito em até 24 horas, causando surtos e promovendo sequelas permanentes em uma entre cinco pessoas acometidas.[4]

Neste capítulo, o foco será o manejo das meningites agudas.

INCIDÊNCIA E PREVALÊNCIA

As meningites têm distribuição mundial e sua expressão epidemiológica depende de diferentes fatores, como o agente infeccioso, a existência de aglomerados populacionais, características socioeconômicas dos grupos populacionais e do meio ambiente (clima).

Apesar dos esforços para reduzir sua incidência global nos últimos 20 anos, em 2017 a estimativa era de 5 milhões de novos casos de meningite bacteriana e 290 mil mortes em todo o mundo. O *cinturão africano*, localizado na África Subsaariana, é frequentemente assolado por surtos de meningites por *Neisseria meningitidis*, porém esse problema ocorre mundialmente.[5]

No Brasil, a meningite é considerada endêmica, com ocorrência de casos ao longo de todo o ano, sendo as meningites bacterianas mais comuns no outono/inverno e as virais, na primavera/verão. Segundo o Boletim Epidemiológico recentemente publicado pelo Ministério da Saúde, e atualizado até 27 de setembro de 2022, foram notificados no país mais de 113 mil casos entre os anos de 2017 e 2022 com um coeficiente de incidência entre 2,73 e 8,41/100 mil habitantes e uma letalidade entre 8,6 e 12,2%. As causas mais comuns de meningites são vírus e bactérias. *Streptococcus pneumoniae* (pneumococo) e *Neisseria meningitidis* (meningococo) são as bactérias mais comuns.[6]

DIAGNÓSTICO

Manifestações clínicas

As manifestações clínicas mais comuns nas meningites bacterianas agudas incluem cefaleia intensa, febre alta, rigidez da nuca, escala de coma de Glasgow < 14 e náusea. A tríade clássica da doença consiste em febre, rigidez da nuca e alteração do estado mental, geralmente de início súbito; porém, ela aparece em apenas 41% dos casos, principalmente em idosos. Além dos achados clássicos, manifestações menos comuns são convulsões, afasia e hemi ou monoparesia, coma, paralisia do nervo craniano, erupção cutânea e papiledema.[1] Os pacientes com meningite viral podem ter uma história de sintomas sistêmicos, como mialgias, fadiga ou anorexia, desenvolvendo-se ao longo de horas a poucos dias, e raramente persistem por mais de 10 dias.[6] Também é importante avaliar a irritação meníngea, caracterizada por sinais como a rigidez da nuca, o sinal de Brudzinski (flexão involuntária da perna sobre a coxa e desta sobre a bacia ao se tentar anteflitir a cabeça) e o sinal de Kernig (resposta em flexão da articulação do joelho quando a coxa é colocada em certo grau de flexão relativo ao tronco, ou seja, não se consegue fletir a cabeça sobre o tronco) (Figura 82.1).

No recém-nascido e no lactente, os sinais meníngeos nem sempre estão presentes, devido à imaturidade do sistema nervoso e do tônus, o que dificulta o diagnóstico. Deve-se atentar a sinais de alarme, como febre, irritabilidade, prostração, vômitos, convulsões e abaulamento da fontanela. No idoso, a febre, a cefaleia e os sinais de irritação meníngea costumam aparecer com frequência menor. Entretanto, as alterações do estado mental acontecem com muito mais frequência nessa faixa etária.[6]

Avaliação laboratorial

Os exames de sangue iniciais devem incluir um hemograma completo com diferencial e contagem de plaquetas e duas hemoculturas aeróbicas de volume apropriado (idealmente, antes do início da terapia antimicrobiana). Eletrólitos séricos, glicose (para determinar a proporção entre líquido cefalorraquidiano e sangue), concentrações de creatinina e perfil hepático podem ser úteis. É importante colher a glicose sérica até uma hora após a obtenção da punção lombar para ter uma relação confiável. Além disso, estudos de coagulação podem ser indicados, especialmente se petéquias ou lesões purpúricas forem observadas.[1,6]

As características clínicas por si só não podem confirmar o diagnóstico de meningite. Uma punção lombar com técnica asséptica é essencial para confirmar o diagnóstico de meningite e estabelecer a causa. Pode ser realizada com o paciente em decúbito lateral, em decúbito ventral ou sentado ereto. Os pontos mais altos das cristas ilíacas

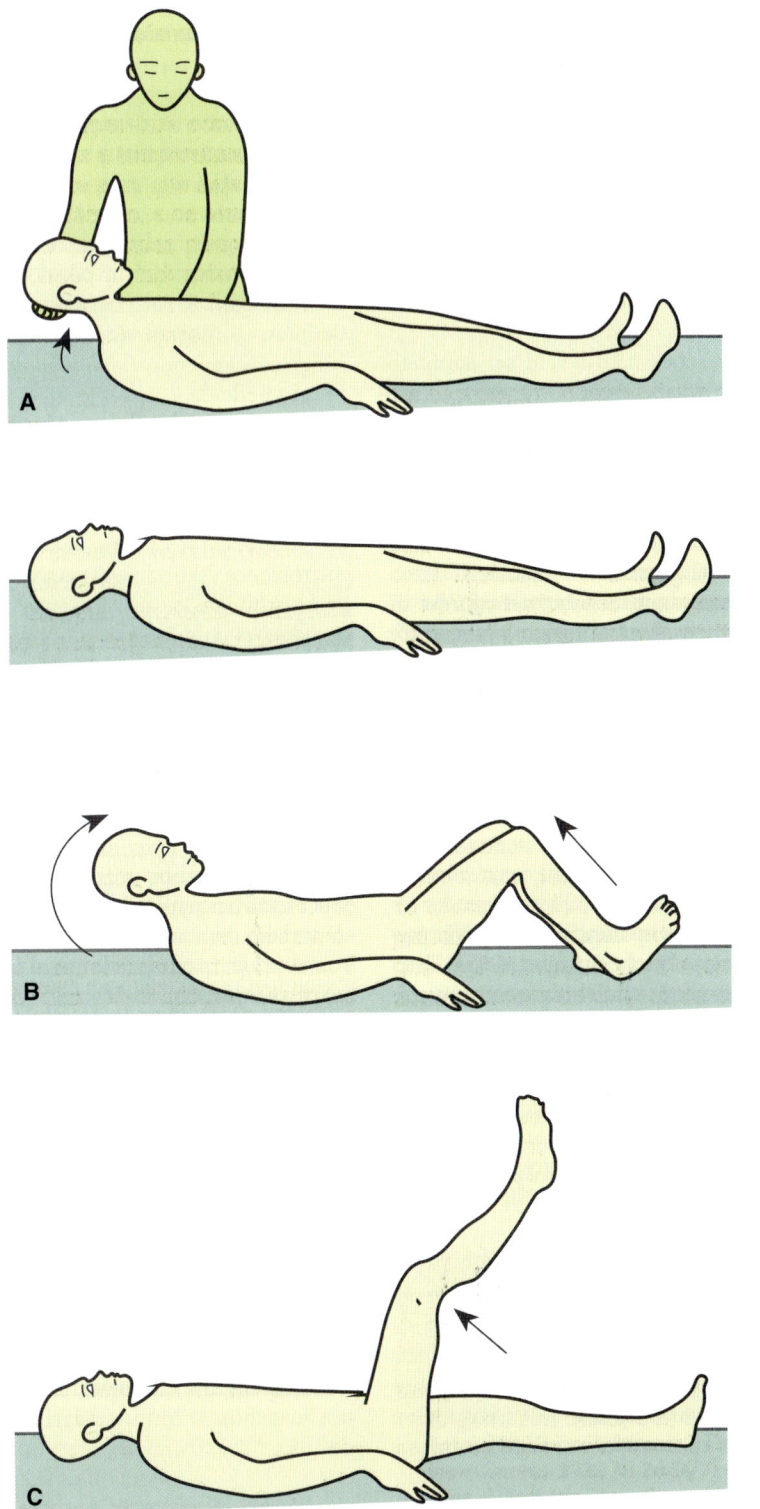

Figura 82.1 Sinais de irritação meníngea. **A.** Rigidez de nuca; **B.** Sinal de Brudzinski; **C.** Sinal de Kernig.

devem ser identificados visualmente e confirmados pela palpação; uma linha direta que os une é um guia para o quarto corpo vertebral lombar. A agulha espinhal pode ser inserida com segurança no espaço subaracnóideo no espaço L3-L4 ou L4-L5, uma vez que fica bem abaixo da terminação da medula espinhal na maioria dos pacientes. A coleta segura de LCR ocorre quando feita em pequenos volumes de até 10 mℓ.[1]

Embora não haja contraindicações absolutas para a realização do procedimento, deve-se ter cautela em pacientes com possível aumento da pressão intracraniana, com risco de herniação cerebral devido a hidrocefalia obstrutiva, edema cerebral ou lesão ocupando espaço; trombocitopenia ou outra diátese hemorrágica, incluindo terapia anticoagulante contínua; suspeita de abscesso epidural espinhal.

Por esse motivo, uma tomografia computadorizada de crânio deve ser realizada *antes* da punção lombar em adultos com suspeita de meningite que tenham um ou mais dos seguintes fatores de risco: imunossupressão (p. ex., infecção por HIV/AIDS, terapia imunossupressora, órgão sólido ou transplante de células hematopoiéticas); história de doença do sistema nervoso central (lesão em massa, acidente vascular cerebral ou infecção focal); novo ataque convulsivo (dentro de 1 semana após a apresentação); papiledema; nível anormal de consciência; déficit neurológico focal.

Pacientes sem essas indicações não devem ser submetidos à tomografia computadorizada, pois não traz benefício clínico e atrasa a terapia.

A amostra de LCR deve ser encaminhada rapidamente para análise quimiocitológica (Tabela 82.1) e microbiológica.

A coloração de Gram deve ser obtida sempre que houver suspeita de meningite bacteriana com uma sensibilidade de 50 a 90% e uma especificidade próxima a 100%.

A aglutinação com látex ou contraimunoeletroforese de sangue, urina e LCR para antígenos bacterianos específicos é ocasionalmente recomendada se o diagnóstico for desafiador ou em pacientes com meningite parcialmente tratada. O uso de amplificação de ácido nucleico (p. ex., teste de reação em cadeia da polimerase [PCR]) revolucionou o diagnóstico de meningite por vírus.[6]

TRATAMENTO
Meningites bacterianas

Por se tratar de uma emergência médica, o manejo da meningite bacteriana aguda (MBA) deve ser oportuno e sistemático. Na continuação será abordado o tratamento medicamentoso da MBA em dois cenários: (1) tratamento farmacológico empírico; e (2) tratamento farmacológico guiado pela identificação do agente etiológico.[7]

Tratamento farmacológico empírico
O tratamento empírico da MBA deve ser baseado na epidemiologia local, idade do paciente e presença de fatores de risco específicos, como imunossupressão, trauma e pós-operatórios neurocirúrgicos (Tabela 82.2).

Em áreas onde a prevalência de pneumococo resistente a cefalosporinas é baixa, a antibioticoterapia empírica de escolha é uma cefalosporina de terceira geração, como ceftriaxona ou cefotaxima. Em áreas onde essa resistência é considerável, preconiza-se a associação de vancomicina ao esquema. Para pacientes imunodeprimidos, gestantes e adultos com mais de 50 anos, recomenda-se ampliar a cobertura empírica para *L. monocytogenes* associando ampicilina.

Recomenda-se o uso de dexametasona endovenosa em pacientes com suspeita de MBA, que deve ser instituída, preferencialmente, antes ou ao mesmo tempo da primeira dose de antibiótico, na dose de 0,6 mg/kg/dia para crianças e 10 mg de 6/6 horas para adultos, durante 4 dias.[8] O uso de dexametasona reduz a perda auditiva (principalmente em crianças com MBA causada por *H. influenzae* do tipo B) e também a mortalidade (principalmente em adultos com MBA causada por *P. pneumoniae*) e complicações (artrite imunomediada causada por *N. meningitidis*).

Tratamento farmacológico guiado pela identificação do agente etiológico
Uma vez identificada a bactéria em cultura e realizado o antibiograma, será necessário avaliar a possibilidade de ajuste antimicrobiano (Tabela 82.3). O tempo de tratamento variará, principalmente, de acordo com a bactéria identificada. As recomendações da duração do tratamento são as seguintes: (1) *N. meningitidis* ou *H.influenzae* tipo B: 7 dias; (2) *S. pneumoniae*: 10 a 14 dias; (3) *Streptococcus* do grupo B: 14 a 21 dias; (4) *L. monocytogenes* ou bactérias gram negativas entéricas: 21 dias.

MENINGITES VIRAIS

As causas mais frequentes de meningite viral são os *enterovírus*, particularmente em crianças e adultos jovens. Não há tratamento antiviral específico para esse grupo de microrganismos. É importante lembrar que existem dois agentes etiológicos virais passíveis de tratamento farmacológico com aciclovir: o vírus herpes-simples tipo II (HSV-2) e o vírus varicela-zóster (VVZ).[7]

PREVENÇÃO
Prevenção com quimioprofilaxia pós-exposição em meningites bacterianas[9]

A quimioprofilaxia antimicrobiana é a medida primária a ser adotada para bloqueio após a exposição à meningite por *N. meningitidis* (meningococo) e por *H. influenzae*, e deve ser iniciada preferencialmente nas primeiras 24 a 48 horas após o contato (Tabela 82.4). Medida eficaz, mas não assegura efeito protetor absoluto e prolongado. É indicada para todos os contatantes de alto risco com contato nos sete dias que antecederam o início dos sintomas, tanto nos casos confirmados como nos suspeitos. O Ministério da Saúde define como contatantes de alto risco os moradores do mesmo domicílio, os que

Tabela 82.1 Característica do LCR nas meningites em adultos.

	Normal	Bacteriana	Viral	Tuberculose	Fúngica
Pressão de abertura	10-20 cmH$_2$O	Alta	Normal/alta	Alta	Alta/muito alta
Aspecto	Límpido ("água de rocha")	Turvo ou purulento	Límpido	Ligeiramente turvo	Límpido
Cor	Incolor	Xantocrômico ou leitoso	Incolor	Incolor ou xantocrômica	Incolor
Glicose (mg/dℓ)	⅔ da glicemia	Diminuída	Normal	Pouco diminuída	Pouco diminuída
Proteínas (mg/dℓ)	40	100-500	< 200	50-300	< 200
Celularidade (por mm³)	0-4	1.000-5.000 (predomínio de neutrófilos)	< 500 (predomínio linfomonocitário)	50- 500 (predomínio linfomonocitário)	< 1.000 (predomínio linfomonocitário)

Tabela 82.2 Tratamento empírico para meningite bacteriana aguda, segundo população-alvo.

Paciente	Bactéria	Terapia empírica	Doses endovenosas* (intervalo entre as doses)
Recém-nascidos	S. agalactiae E. coli L. monocytogenes	Ampicilina + cefotaxima ou Ampicilina + aminoglicosídeo	Idade < 1 semana: ampicilina 150 mg/kg/dia (8h); cefotaxima 100-150 mg/kg/dia (8-12 h); gentamicina 5 mg/kg/dia (12 h) Idade 1-4 semanas: ampicilina 200 mg/kg/dia (6-8h); gentamicina 7,5 mg/kg/dia (8 h); amicacina 30 mg/kg/dia (8 h); cefotaxima 150-200 mg/kg/dia (6-8 h)
Idade entre 1 e 23 meses	S. agalactiae E.coli S. pneumoniae N. meningitidis	Ceftriaxona ou cefotaxima ± vancomicina Associar ampicilina se suspeita de meningite por L. monocytogenes	Vancomicina 60mg/kg/dia (6 h); cefotaxima 225-300 mg/kg/dia (6-8 h); ceftriaxona 80-100 mg/kg/dia (12-24 h)
Idade entre 2 e 50 anos	S. pneumoniae N. meningitidis	Ceftriaxona ou cefotaxima ± vancomicina. Associar ampicilina se suspeita de meningite por L. monocytogene	Crianças: vancomicina 60 mg/kg/dia (6 h); cefotaxima 225-300 mg/kg/dia (6-8 h); ceftriaxona 80-100 mg/kg/dia (12-24 h) Adultos: vancomicina 30-60 mg/kg/dia (8-12 h); ceftriaxona 4 g/dia (12 h); cefotaxima 8-12 g/dia (4-6 h); cefepime 6 g/dia (8h); ceftazidima 6 g/dia (8 h); ampicilina 12 g/dia (4 h); penicilina cristalina 24 milhões de unidades/dia (4 h); meropenem 6 g/dia (8 h)
Idade > 50 anos	S. pneumoniae N. meningitidis L. monocytogenes gram negativos aeróbicos	Ampicilina + ceftriaxona ou cefotaxima ± vancomicina	Ver dose de adultos anteriormente
Fratura de base de crânio	S. pneumoniae H. influenzae Streptococcus β-hemolítico do grupo A	Vancomicina + cefalosporina de terceira geração (ceftriaxona ou cefotaxima)	Ver doses de adultos anteriormente
Traumatismo cranioencefálico; pós-operatório neurocirúrgico	Staphylococcus (S. aureus e coagulase-negativo) gram negativos aeróbicos (incluindo Pseudomonas aeruginosa)	Vancomicina + ceftazidime ou cefepime ou meropenem	Ver doses de adultos anteriormente

*Doses preconizadas para pacientes com funções renal e hepática normais.

Tabela 82.3 Terapia antimicrobiana da meningite bacteriana aguda guiada pela identificação do agente etiológico.

Bactéria	Terapia de escolha	Terapia alternativa
S.pneumoniae CIM penicilina ≤ 0,06 mcg/mℓ	Ceftriaxona ou ampicilina	Cefepime ou meropenem
CIM penicilina ≥ 0,12 mcg/mℓ e CIM ceftriaxone < 2 mcg/mℓ	Ceftriaxona	Vancomicina + rifampicina ou vancomicina + moxifloxacino
CIM ceftriaxone ≥ 2 mcg/mℓ	Vancomicina + ceftriaxona	Vancomicina + moxifloxacino
N. meningitidis Penicilina sensível	Ampicilina	Ceftriaxona ou meropenem ou fluoroquinolona
Penicilina resistente	Ceftriaxona	
L. monocytogenes	Ampicilina ± gentamicina	Sulfametoxazol/trimetoprim ou meropenem ou linezolida
H. influenzae Betalactamase negativo	Amoxicilina	Ceftriaxona ou cefepime ou fluorquinolona
Betalactamase positivo	Ceftriaxona	
S. aureus Sensível à meticilina	Oxacilina	Vancomicina
Resistente à meticilina	Vancomicina	Daptomicina ou sulfametoxazol/trimetoprim, ou linezolida
Pseudomonas aeruginosa	Cefepime ou ceftazidima ou meropenem	Aztreonam ou ciprofloxacina
Acinetobacter baumannii	Meropenem	Colistina ou polimixina B
Outras Enterobacteriaceae**	Ceftriaxona	Meropenem, aztreonam, sulfametoxazol/trimetoprim ou ciprofloxacina

*CIM: concentração inibitória mínima.
**A escolha do antibiótico deve ser baseada nos testes de susceptibilidade *in vitro*. Para organismos que podem hiperproduzir β-lactamases (p.ex., *Enterobacter*, *Citrobacter*, *Serratia*), pode-se preferir meropenem ou sulfametoxazol/trimetoprim.

Tabela 82.4 Esquemas de quimioprofilaxia para contactantes de alto risco.

Medicamento	Dose (VO)	Posologia *N. meningitidis*	Posologia *H. influenzae*
Rifampicina VO			
Adultos	600 mg/dose	12/12 h - 2 dias	1x/dia - 4 dias
Crianças < 1 mês	5 mg/kg/dose	12/12 h - 2 dias	1x/dia - 4 dias
Crianças ≥ 1 mês até 10 anos	10 mg/kg/dose (máx. 600 mg)	12/12 h - 2 dias	1x/dia - 4 dias
Ceftriaxona IM			
Adultos ≥ 15 anos	250 mg	Dose única	Dose única
Crianças < 15 anos	125 mg	Dose única	Dose única
Ciprofloxacina* VO			
Adultos	500 mg	Dose única	Dose única
Crianças ≥ 1 mês	20 mg/kg/dose (máx. 500 mg)	Dose única	Dose única
Azitromicina VO**			
Adultos	500 mg	Dose única	Não usar
Crianças	10 mg/kg/dose (máx. 500 mg)	Dose única	Não usar

*Ciprofloxacina não recomendada como rotina em menores de 13 anos.
**Azitromicina mostrou eficácia em apenas um estudo para *N. meningitidis*.
VO: via oral; IM: intramuscular.
Adaptada de: Centers for Disease Control and Prevention.[9]

compartilham o mesmo dormitório, comunicantes de creches e pessoas expostas às secreções do paciente como beijo e saliva, e também profissionais de saúde que realizaram manobras de reanimação e intubação no paciente.

Prevenção com vacinas

A tabela 82.5 reporta as principais vacinas utilizadas na prevenção de meningites.

CONSIDERAÇÕES FINAIS

As meningites agudas são um problema de saúde pública mundial e endêmicas no Brasil, causadas mais frequentemente por vírus e bactérias. É uma emergência médica importante pela severidade de alguns casos, com melhores resultados quando o diagnóstico e o tratamento são feitos de forma adequada, com início precoce.

Tabela 82.5 Vacinas para prevenção de meningites agudas.[10]

Vacina	Posologia	Comentários
Virais		
Febre amarela	9 meses a 4 anos: 2 doses ≥ 4 anos, adolescentes e adultos: 1 dose	Vacina contém vírus vivo, é contraindicada para imunodeprimidos pelo risco de complicações como visceralização e meningoencefalite
Influenza	1 dose anual	Vacina inativada, indicada para ≥ 6 meses. Utilizar preferencialmente vacina tetravalente para ampliar cobertura de linhagem de *influenza* B. Quando administrada pela primeira vez em crianças ≤ 9 anos, aplicar 2 doses (intervalo de 30 dias)
Sarampo	2 doses (intervalo: 30 dias)	A vacina sarampo-caxumba-rubéola (SCR) contém vírus vivo atenuado, sendo contraindicada para imunodeprimidos e gestantes
Varicela	2 doses (intervalo: 30 dias)	A vacina contém vírus vivo atenuado, sendo contraindicada para imunodeprimidos e gestantes. Para crianças imunocompetentes suscetíveis entre 1 e 12 anos, realizar 2 doses com intervalo mínimo de 3 meses
Bacterianas		
Vacina *Haemophilus influenzae* B (Hib)	2 doses (intervalo: 60 dias)	Vacina inativada. Entre os 2 meses de vida e 5 anos, indicado esquema de 3 doses + 1 reforço, sendo combinada com DTP e/ou hepatite e poliomielite
Vacinas meningocócicas	MenC: 1 dose MenACWY: 1 dose MenB: 2 doses (intervalo: 2 ou 6 meses, dependendo da vacina utilizada)[9]	Vacinas inativadas. Vacina MenC: de 2 meses a 10 anos, em rede pública, e para profissionais da saúde MenACWY: adolescentes com 11 a 12 anos. Esquemas pediátricos devem ser consultados, pois variam com a idade e as vacinas utilizadas
Vacinas pneumocócicas	VPC13: 1 dose VPP23: 2 doses (intervalo: 5 anos)	Vacinas inativadas. Iniciar com 1 dose da VPC13 seguida de 1 dose de VPP23 de 6 a 12 meses depois, e uma segunda dose de VPP23 5 anos após a primeira. Na rede pública, utiliza-se a vacina VPC10 de 2 meses de vida a 5 anos. Esquemas pediátricos devem ser consultados, pois variam com a idade e vacinas utilizadas

MenC: vacina meningocócica conjugada C; MenACWY: vacina meningocócica conjugada ACWY; MenB: vacina meningocócica B; VPC 13: vacina pneumocócica conjugada 13-valente; VPC 10: vacina pneumocócica conjugada 10-valente; VPP 23: vacina pneumocócica polissacarídica 23-valente.

REFERÊNCIAS BIBLIOGRÁFICAS

1. Clinical features and diagnosis of acute bacterial meningitis in adults. UpToDate. Disponível em: https://www.uptodate.com/contents/clinical-features-and-diagnosis-of-acute-bacterial-meningitis-in-adults. Acesso em: 10 jun. 2023.

2. Hasbun R. Epidemiology of bacterial meningitis in adults. UpToDate. Disponível em: https://www.uptodate.com/contents/epidemiology-of-bacterial-meningitis-in-adults. Acesso em: 10 jun. 2023.

3. Silva G.D., Guedes B.F., Junqueira I.R., Gomes H.R., Vidal J.E. Diagnostic and therapeutic approach to chronic meningitis in Brazil: a narrative review. *Arq Neuropsiquiatr.* 2022 Nov;80(11):1167-1177.

4. World Health Organization (WHO). Defeating meningitis by 2030: a global road map. Geneva, 2021. Disponível em: https://www.who.int/publications/i/item/9789240026407. Acesso em: 10 jun. 2023.

5. Brasil. Ministério da Saúde. Secretaria de Vigilância em Saúde. Situação Epidemiológica das Meningites no Brasil. Brasília, 2022. Disponível em: https://www.gov.br/saude/pt-br/assuntos/saude-de-a-a-z/m/meningite/publicacoes/situacao-epidemiologica-das-meningites-no-brasil-2022.pdf. Acesso em: 10 jun. 2023.

6. Vasudeva S.S. Meningitis: Practice Essentials, Background, Pathophysiology. 2019. Disponível em:

7. https://emedicine.medscape.com/article/232915-overview. Acesso em: 10 jun. 2023.

8. Costerus J.M., Brouwer M.C., Bijlsma M.W., van de Beek D. Community-acquired bacterial meningitis. *Curr Opin Infect Dis.* 2017 Feb;30(1):135-141.

9. Brouwer M.C., McIntyre P., Prasad K., van de Beek D. Corticosteroids for acute bacterial meningitis. *Cochrane Database Syst Rev.* 2015 Sep 12;2015(9):CD004405.

10. McNamara L.A., Blain A. Manual for the Surveillance of Vaccine-Preventable Diseases – Chapter 8: Meningococcal Disease. Centers for Disease Control and Prevention, 2022. Disponível em: https://www.cdc.gov/vaccines/pubs/surv-manual/chpt08-mening.html. Acesso em: 11 fev. 2023.

11. Sociedade Brasileira de Imunizações. Calendários vacinais. Disponível em: https://sbim.org.br/calendarios-de-vacinacao. Acesso em: 31 mar. 2023.

83

Infecções Sexualmente Transmissíveis

Márcio de Figueiredo Fernandes • Helena Brígido • Karen Mirna Loro Morejón • Miralba Freire de Carvalho Ribeiro da Silva

INTRODUÇÃO

As infecções sexualmente transmissíveis (ISTs) constituem um problema de saúde pública de difícil controle e geram elevado impacto social, psicológico e econômico. A maioria dos indivíduos apresenta infecções leves ou assintomáticas, o que dificulta o diagnóstico. Na ocorrência de qualquer IST, deve ser investigada também a infecção pelo HIV. Toda IST deve ser notificada pelo profissional da saúde ou pelos serviços que atenderem os pacientes.

Neste capítulo, são abordadas as principais ISTs notificadas em ambulatórios, consultórios e unidades de pronto atendimento no Brasil.

SÍFILIS ADQUIRIDA

A sífilis é uma doença crônica sistêmica causada por uma espiroqueta, o *Treponema pallidum*, e transmitida predominantemente por contato sexual, por transmissão vertical e, raramente, por transfusão sanguínea. A maior taxa de transmissão ocorre nos estágios iniciais da doença.

Diagnóstico

A sífilis adquirida é classificada em estágios: recente (primária, secundária e latente recente), com até um ano de evolução, e tardia (latente tardia e terciária), com mais de um ano de evolução. Na sífilis primária, após um período de incubação de 3 semanas, pode ocorrer úlcera genital, endurecida (cancro duro), de bordas elevadas, indolor, geralmente única (local de inoculação), que pode involuir espontaneamente entre 6 a 8 semanas. Após um período de 45 dias a 6 meses, se não tratada, evolui para sífilis secundária, podendo apresentar alopecia, roséolas sifilíticas (máculas eritematosas), pápulas disseminadas descamativas (incluindo região palmar e plantar) e linfadenopatia, lesões vegetantes, hepatoesplenomegalia e madarose. Tanto o cancro primário da sífilis como as roséolas sifilíticas do secundarismo são lesões ricas em espiroquetas e, portanto, altamente contagiosas.

A sífilis latente é assintomática, detectada apenas por testes laboratoriais. A fase terciária ocorre de um a 40 anos da infecção, com a aparecimento de lesões cutâneas em 70% dos casos e possibilidade de envolvimento pulmonar, cardíaco, hepático, renal e neurológico; lesões cutâneo-mucosas gomosas (indolores, isoladas ou múltiplas) e lesões tuberosas (arredondadas, pardas ou violáceas), por vezes destrutivas; quadros oculares (panuveíte, conjuntivite, uveíte anterior, ceratite intersticial posterior, neuropatia óptica e vasculite retiniana), otológicos (zumbido, vertigem e perda auditiva neurossensorial), cardiovasculares (estenose de coronárias, aortite e aneurisma da aorta), ósseos (periostite, osteíte gomosa ou esclerosante, artrites, sinovites e nódulos justa-articulares) e neurológicos (disfunção do sétimo par craniano, meningite, acidente vascular cerebral, manifestações psiquiátricas); e *tabes dorsalis* (lenta degeneração dos neurônios do corno posterior da medula e do ramo dorsal do nervo espinhal, levando a ataxia sensorial e dores lancinantes *em pontada* na face, membros e dorso).

Habitualmente, são realizados testes não treponêmicos e treponêmicos para triagem e para acompanhamento:

* Testes não treponêmicos: Venereal Disease Research Laboratory (VDRL) e Rapid Plasma Reagin (RPR). O VDRL é reagente após o aparecimento do cancro ou 50 dias após o contágio. A titulação diminui, mesmo sem tratamento, a partir do primeiro ano de infecção. Quando tratado, ocorre decréscimo progressivo da titulação até 9 a 12 meses, podendo negativar ou permanecer baixa, classificada como uma cicatriz sorológica (títulos < 1:8). É fundamental para o seguimento e controle de cura
* Testes treponêmicos: detectam imunoglobulinas IgM, IgG e IgA produzidas pelo indivíduo infectado por meio das técnicas Fluorescent Treponemal Antibody Absorption (FTA-Abs), Treponema Pallidum Hemagglutination Test (TPHA), Enzime-linked Immunosorbent Assay (ELISA) e testes imunocromatográficos ou testes rápidos (TR), com leitura do resultado em até 30 minutos. São utilizados para confirmar a reatividade de testes não treponêmicos (principalmente quando apresentam titulação limítrofe), bem como na sífilis tardia, quando o VDRL e o RPR apresentam baixa sensibilidade. O teste rápido é indicado para triagens.

Outros testes são microscopia de campo escuro (detectam o *T. pallidum* em amostras de lesões primárias ou secundárias); imunofluorescência direta; reação em cadeia da polimerase (PCR) e a amplificação de ácidos nucleicos (NAAT).

Indivíduos com suspeita de neurossífilis devem ser submetidos à análise do líquido cefalorraquidiano (LCR), devendo-se avaliar a sua realização na sífilis com acometimento ocular e otológico (mesmo nas fases primária ou secundária), e sobretudo em indivíduos imunocomprometidos, como pessoas vivendo com HIV/AIDS (PVHA), com baixa contagem de células T CD4+. O VDRL na LCR pode ser negativo em até 50% dos casos. Nessa situação, deve-se solicitar teste treponêmico ou avaliar a produção intratecal de anticorpos treponêmicos. Exclui-se o diagnóstico em caso de teste treponêmico não reagente na LCR. Em indivíduos extremamente imunodeprimidos, resultados falso-negativos podem ocorrer. Em indivíduo com VDRL reagente no sangue, negativo na LCR e com sintomas neurológicos, a presença de celularidade liquórica elevada (predomínio de mononucleares) e proteinorraquia podem levar à indicação de tratamento preemptivo.

Diagnóstico diferencial

Na presença de úlcera (cancro duro), diferenciar de herpes genital, cancroide, linfogranuloma venéreo, *monkeypox* e outras doenças ulcerosas não infecciosas, como neoplasias. Nas lesões cutâneas da sífilis secundária, diferenciar de pitiríase rósea, farmacodermias, exantemas febris agudos, psoríase, líquen plano e escabiose. Na sífilis terciária, investigar causas de doenças oculares, otorrinolaringológicas, cardiovasculares e neurológicas, a depender da apresentação.

Tratamento

A Tabela 83.1 apresenta as opções de tratamento da sífilis adquirida.

O intervalo entre as doses da penicilina G benzatina não deve ultrapassar 14 dias. Caso isso ocorra, reiniciar o esquema terapêutico. Em gestantes, reiniciar a medicação se o intervalo entre as doses ultrapassar 7 dias.

Nos casos comprovados de alergia à penicilina, utiliza-se doxiciclina (100 mg VO 2 vezes/dia por 15 a 30 dias) ou ceftriaxona (1 g/dia IM ou IV por 10 dias, ou 2 g/dia IV por 10 a 14 dias, na neurossífilis). As gestantes alérgicas à penicilina devem ser dessensibilizadas e posteriormente tratadas com penicilina, uma vez que a doxiciclina é contraindicada na gestação e o tratamento com ceftriaxona não garante critério de cura no recém-nascido com risco de sífilis congênita.

Em pacientes com prótese glútea de silicone ou com aplicação de silicone industrial, a região preferencial para administração IM da penicilina benzatina é a ventroglútea (volume máximo de 4 mℓ). Outros locais alternativos são o músculo vasto lateral da coxa (vol. máx. 1 a 2 mℓ), o reto femoral (vol. máx. 4 a 5 mℓ) e a região dorso-glútea (vol. máx. 4 mℓ).

Sífilis e gestação

Todas as gestantes devem fazer triagem sorológica para sífilis na primeira consulta de pré-natal, na 28ª semana de gestação e no parto, bem como nos casos de morte fetal após a 20ª semana de gestação. Se a sífilis for constatada na segunda metade da gravidez, recomenda-se avaliação fetal ultrassonográfica, pelo risco de parto prematuro e sofrimento fetal. A benzilpenicilina benzatina é a única opção segura e eficaz no tratamento de sífilis na gravidez.

GONORREIA

É uma IST causada pela *Neisseria gonorrhoeae*, um diplococo gram negativo. A emergência de resistência da *N. gonorrhoeae* a múltiplos antimicrobianos é uma preocupação mundial, sendo um *patógeno prioritário* para vigilância de resistência pela Organização Mundial da Saúde (OMS). A transmissão da gonorreia é essencialmente sexual (relação sexual vaginal, anal e oral). Há maior prevalência em jovens entre 15 e 24 anos e em pessoas com parcerias sexuais recentes, casuais ou múltiplas.

Diagnóstico

Em homens, a manifestação clínica mais frequente é a **síndrome do corrimento uretral**. As queixas mais frequentes são dor uretral, disúria, estrangúria (micção lenta e dolorosa), prurido uretral, eritema de meato uretral e descarga purulenta uretral, que se manifestam em 90% dos casos. Em cerca de 10% a infecção pode ser assintomática. As complicações incluem orquiepididimite, proctite (12%) e estenose de uretra.

Nas mulheres, as infecções por *N. gonorrhoeae* são habitualmente assintomáticas. Quando há manifestação clínica, a mais frequente é a **síndrome do corrimento vaginal**. As complicações decorrem da infecção ascendente, como a doença inflamatória pélvica (DIP), obstrução tubária, gravidez ectópica e infertilidade. Outras apresentações podem ocorrer isoladamente ou associadas ao corrimento uretral ou vaginal: faringite (geralmente assintomática), retite, proctite e infecção disseminada (gonococcemia).

A gonococcemia pode ocorrer tanto em homens como em mulheres, manifestando-se com febre, lesões cutâneas (vasculites), artralgia, artrite/tenossinovite sépticas e, raramente, endocardite, pericardite, meningite e peri-hepatite.

Havendo possibilidade, deve-se coletar material antes de iniciar o tratamento, para cultura de *N. gonorrhoeae* e pesquisa de *C. trachomatis* e *N. gonorrhoeae* por biologia molecular. Essa coleta é particularmente indicada nos casos de recrudescência ou persistência do quadro, e a análise do material inclui:

- Detecção de gonococo (e clamídia) por biologia molecular (PCR ou *kits* para testagem rápida de NAAT [do inglês, Nucleic Acid Amplification Test]); para o PCR, o material coletado pode ser tanto a secreção uretral/

Tabela 83.1 Tratamento e acompanhamento da sífilis adquirida.

Estadiamento	1ª opção	Alternativa	Observações
Sífilis recente: formas primária, secundária e latente recente (< 1 ano de evolução)	Benzilpenicilina benzatina 2,4 milhões UI, IM, dose única (1,2 milhão UI em cada glúteo)	Doxiciclina* 100 mg VO de 12/12 h, por 15 dias (Obs: maior chance de falha terapêutica)	Seguimento trimestral com teste não treponêmico (VDRL ou RPR). Nas gestantes, o seguimento é mensal. Tratar parceria de até 90 dias antes do diagnóstico (formas primária e secundária): tratamento presuntivo com penicilina benzatina, 2,4 milhões UI por via IM em dose única (1,2 milhão UI em cada glúteo), independentemente do estágio clínico ou da presença de sinais e sintomas no(a) parceiro(a)
Sífilis tardia: sífilis latente tardia (> 1 ano de evolução ou duração ignorada) e sífilis terciária	Benzilpenicilina benzatina 2,4 milhões UI, IM, dose semanal (1,2 milhão UI em cada glúteo), por 3 semanas Dose total: 7,2 milhões UI (IM)	Doxiciclina* 100 mg VO de 12/12 h, por 30 dias	Seguimento trimestral com teste não treponêmico (VDRL ou RPR). Em gestantes, o seguimento é mensal
Neurossífilis	Benzilpenicilina Potássica/Cristalina 18-24 milhões UI/ dia, IV, administrada em doses de 3-4 milhões UI a cada 4h ou por infusão contínua por 14 dias	Ceftriaxona 2g IV 1x ao dia, por 10-14 dias (Obs: atenção para gestantes)	Exame de líquido cefalorraquidiano (LCR) semestral até normalização Uso da ceftriaxona em gestantes não garante a cura do recém-nascido com risco de sífilis congênita

*A doxiciclina é contraindicada para gestantes.
VO: via oral; IM: intramuscular.
Adaptada de: PCDT para Atenção Integral às Pessoas com Infecções Sexualmente Transmissíveis (IST).

vaginal/retal, como a urina (armazenada na bexiga por no mínimo 4 horas). Já para os *kits* de NAAT, utilizam-se somente as secreções anogenitais e *swab* de orofaringe, com resultado disponível em poucos minutos

- Bacterioscopia pelo método de Gram: detecta-se a presença de diplococos gram negativos (gonococo) no interior de leucócitos polimorfonucleares, abundantes nas secreções purulentas. A sensibilidade é maior nas descargas uretrais do que no esfregaço de secreções cervicais ou retais. É um teste simples, que pode ser realizado na maioria dos serviços
- Cultura de amostras de corrimento uretral em meio seletivo de Thayer-Martin modificado (para gonorreia) ou similar.

O rastreamento de infecção assintomática por gonococo varia de acordo com a prática sexual, sobretudo entre homens que fazem sexo com homens (HSH). Deve também ser investigada como rotina na gravidez (primeira consulta) e sempre que for diagnosticada alguma IST.

Diagnóstico diferencial

Varia com a apresentação clínica, e os mais frequentes são a síndrome de corrimento uretral no homem e a síndrome do corrimento vaginal na mulher.

Tratamento

Por ser a uretrite um atendimento que demanda intervenção imediata, é importante que se conheçam os prováveis agentes etiológicos envolvidos e o seu perfil de sensibilidade antimicrobiana, sendo indicado o manejo resolutivo ou sindrômico pela alta prevalência de coinfecção gonococo-clamídia (Tabela 83.2). No Brasil, foi identificada alta resistência da *N. gonorrhoeae* à penicilina (25,7%), à tetraciclina (40%) e ao ciprofloxacino (67,3%), com emergência de resistência à azitromicina (10,6%) e sensibilidade plena à gentamicina e às cefalosporinas de terceira geração (ceftriaxona e cefixima).

Em algumas diretrizes internacionais, a doxiciclina (associada ao ceftriaxone ou isoladamente, quando o diagnóstico de infecção isolada por clamídia for confirmado) é preferida à azitromicina, devido à documentação de resistência da *Chlamydia trachomatis* e do *Mycoplasma genitalium* à azitromicina em várias regiões do globo.

Nas falhas terapêuticas, é indicada a ceftriaxona 500 mg IM, em dose única + azitromicina 500 mg, 4 comprimidos (2 g) VO, em dose única. O tratamento alternativo é feito com gentamicina 240 mg IM associada a azitromicina 500 mg, 4 comprimidos (2 g) VO, em dose única.

Em pacientes com alergia grave às cefalosporinas, pode ser usada a azitromicina 500 mg, 4 comprimidos (2 g) VO, em dose única, associado ou não à gentamicina 240 mg IM.

A resolução clínica após 7 dias de tratamento adequado caracteriza o caso como cura clínica. Caso haja persistência ou recrudescência de sinais e sintomas, deve-se verificar a possibilidade de reexposição, tratamento incompleto, outros agentes etiológicos envolvidos e/ou resistência antimicrobiana. Na faringite gonocócica, recomenda-se cultura de controle após um período de 7 dias (*swab* de orofaringe), devido à maior probabilidade de não erradicação da *N. gonorrhoeae* nesse sítio anatômico (carreadores assintomáticos).

Gonorreia e gestação

Em gestantes infectadas por *N. gonorrhoeae*, há o risco de infecção neonatal (taxa de transmissão vertical entre 30% e 50%), parto prematuro, rotura prematura de membrana, perdas fetais, retardo de crescimento intrauterino e endometrite puerperal, conjuntivite e pneumonia no recém-nascido. A conjuntivite, se não tratada, pode levar à cegueira da criança, devendo ser feita a profilaxia com nitrato de prata a 1% ou com tetraciclina 1% na primeira hora de nascimento, em dose única. O tratamento da oftalmia neonatal, quando indicado, deve ser com ceftriaxona 25 a 50 mg/kg/dia, IM (máximo 125 mg), em dose única.

URETRITES NÃO GONOCÓCICAS, CORRIMENTOS VAGINAIS E CERVICITES

Uretrites não gonocócicas são causa frequente de uretrite recorrente ou persistente no adulto. Os principais agentes etiológicos envolvidos são: *Chlamydia trachomatis, Mycoplasma genitalium, Mycoplasma hominis* e *Trichomonas vaginalis*. O *Ureaplasma urealyticum* também tem sido apontado como um possível agente etiológico.

Diagnóstico

Geralmente se apresentam como corrimentos mucoides, hialinos ou amarelados, embora possa ocorrer descarga francamente purulenta. Podem ter um caráter subagudo, sendo essa a forma de apresentação em até 50% dos casos de uretrite por *Chlamydia trachomatis*, com um período de incubação no homem de 14 a 21 dias. Quando não tratadas em tempo, podem complicar e resultar em prostatite, epididimite, balanite, conjuntivite (tracoma), síndrome uretro-conjuntivo-sinovial

Tabela 83.2 Tratamento da infecção por gonococo e clamídia.

Gonorreia/clamídia	Tratamento
Uretrite e demais infecções gonocócicas não complicadas (colo do útero, reto e faringe)	Ceftriaxona 500 mg IM, em dose única associada a azitromicina 500 mg, 2 comprimidos VO, em dose única
Infecção gonocócica disseminada	Ceftriaxona 1g/dia IM ou IV, completando ao menos 7 dias de tratamento, associada a azitromicina 500 mg, 2 comprimidos VO, em dose única
Conjuntivite gonocócica no adulto	Ceftriaxona 1 g IM, em dose única
Uretrite sem identificação do agente etiológico	Ceftriaxona 500 mg IM, em dose única associada a azitromicina 500 mg, 2 comprimidos VO, em dose única
Infecção por clamídia	Azitromicina 500 mg, 2 comprimidos VO, em dose única ou Doxiciclina 100 mg VO, 2x/dia, por 7 dias (exceto nas gestantes)

Adaptada de: PCDT para Atenção Integral às Pessoas com Infecções Sexualmente Transmissíveis (IST).

e síndrome de Reiter (artrite reativa). Em mulheres, podem resultar em doença inflamatória pélvica (DIP), infertilidade, parto prematuro, prenhez tubária e aborto espontâneo.

Nas infecções por *Trichomonas vaginalis*, geralmente observa-se um corrimento abundante e espumoso, alcalino (pH > 4.5), purulento e fétido. Nas mulheres, caracteriza-se pela presença de queimação, disúria, prurido e dispareunia. Em homens, os sintomas mais comuns são os de uretrite, epididimite ou prostatite. Nos homens que fazem sexo com homens (HSH), a prevalência de infecção por *T. vaginalis* é baixa, com exceção para os bissexuais.

O diagnóstico laboratorial inclui a realização de:

- Detecção de clamídia por biologia molecular (PCR ou *kits* para NAAT), alta sensibilidade e especificidade
- Exame microscópico direto, um método simples que permite a pesquisa simultânea de tricomoníase e vaginose bacteriana.

A sorologia para *Chlamydia trachomatis* (IgM e IgG) possui pouco valor diagnóstico, não devendo ser solicitada rotineiramente.

Diagnóstico diferencial

Além das causas infecciosas supracitadas, considerar causas não infecciosas (trauma, procedimentos invasivos de natureza médica ou não, inserção de corpos estranhos, processos irritativos relacionados com o uso de lubrificantes, cremes e espermicidas).

Tratamento

A Tabela 83.3 apresenta o tratamento das uretrites não gonocócicas, vulvovaginites e cervicites.

ÚLCERAS GENITAIS

As principais ISTs que se manifestam como úlceras genitais/anogenitais e seus respectivos agentes etiológicos são:

- Sífilis primária ou cancro duro (*Treponema pallidum*)
- Herpes simples (*Herpes simplex Virus* HSV-1 e HSV-2)
- Cancroide (*Haemophilus ducreyi*)
- Linfogranuloma venéreo (LGV [*Chlamydia trachomatis* sorotipos L1, L2 e L3])
- Donovanose (*Klebsiella granulomatis*).

Tabela 83.3 Tratamento de uretrites não gonocócicas, vulvovaginites e cervicites.

Condição clínica	1ª opção	Alternativa	Observações
Uretrite não gonocócica ou uretrite por clamídia	Azitromicina 500 mg, 2 comprimidos VO (1g), em dose única	Doxiciclina 100 mg, VO de 12/12 h por 7 dias	A resolução dos sintomas pode levar até 7 dias após a conclusão da terapia
Uretrite por *Mycoplasma genitalium*	Azitromicina 500 mg, 2 comprimidos VO (1g), em dose única	Doxiciclina 100 mg, VO de 12/12 h por 7 dias	Diretrizes internacionais recomendam o tratamento em 2 etapas: doxiciclina (7 dias), seguida de azitromicina 1 g VO no 1º dia e 500 mg/dia por mais 3 dias Ou Doxiciclina (7 dias), seguida de moxifloxacina 400 mg/dia VO por 7 dias, nos locais onde há registro de resistência importante aos macrolídeos
Tricomoníase	Metronidazol 400 mg, 5 comprimidos VO (dose total 2 g) em dose única Ou Metronidazol 250 mg, 2 comprimidos VO (500 mg) de 12/12 h por 7 dias *Pode ser utilizado em gestantes e lactantes	Clindamicina 300 mg VO de 12/12 h por 7 dias	Tratar as parcerias sexuais com o mesmo esquema terapêutico O tratamento pode aliviar os sintomas em gestantes, além de prevenir infecção respiratória ou genital nos recém-nascidos Para as puérperas, recomenda-se o mesmo tratamento das gestantes
Vaginose bacteriana	Metronidazol 250 mg, 2 comprimidos VO (500 mg) de 12/12 h por 7 dias Ou Metronidazol gel vaginal 100 mg/g, um aplicador cheio por via vaginal à noite ao deitar-se por 5 dias	Clindamicina 300 mg VO de 12/12 h por 7 dias	Ocorre em função de desequilíbrio da flora, não sendo considerada IST O tratamento das parcerias sexuais não é recomendado, exceto quando há balanite associada Para as puérperas, recomenda-se o mesmo tratamento das gestantes
Vulvovaginite por *Candida* sp	Miconazol creme a 2% (ou outros imidazólicos), via vaginal, um aplicador cheio à noite ao deitar-se por 7 dias Ou Nistatina 100.000 UI, aplicação por via vaginal, à noite ao deitar-se, por 14 dias.	Fluconazol 150 mg VO, dose única Ou Itraconazol 100 mg, 2 comprimidos (200 mg) VO de 12/12 h por 1 dia	O itraconazol deve ser tomado após uma refeição, pois depende do pH ácido para sua melhor absorção Vulvovaginites complicadas ou por espécies não *albicans* (*glabrata, krusei*) requerem terapia individualizada Parcerias sexuais não precisam ser tratadas, exceto se sintomáticas; a transmissão pode ser ou não por via sexual Gestantes e lactantes: tratar somente por via vaginal (VO está contraindicado)

Adaptada de: PCDT para Atenção Integral às Pessoas com IST e Gilbert D.N. The Sanford Guide to Antimicrobial Therapy 2022.[8] (Última atualização em 2. fev. 2023.)

Diagnóstico

As apresentações clínicas das úlceras genitais/anogenitais e orais por IST podem ser muito parecidas, sendo o diagnóstico clínico de baixa sensibilidade e especificidade. Quanto à sintomatologia, as úlceras genitais podem ser classificadas como úlceras dolorosas (herpes simples, cancroide e *monkeypox*) e úlceras não dolorosas (sífilis, linfogranuloma venéreo e donovanose/granuloma inguinal).

Sífilis primária (cancro duro)

Ver sessão Sífilis.

Herpes simples (HSV-1 e HSV-2)

Na primo-infecção por herpes simples, o quadro clínico tende a ser mais exuberante e podem ocorrer febre, mialgia e prostração. Após a primo-infecção, o HSV entra em estado de latência nos núcleos das células dos gânglios sensitivos, podendo ser reativado em situações como infecções, exposição solar, trauma local, menstruação, estresse (físico/emocional), antibiotico/corticoterapia e imunodeficiência. Em situações de imunossupressão, quadros sintomáticos e recorrentes são comuns, com lesões numerosas, atípicas, dolorosas e de maior duração, e que podem se tornar crônicas. Pode haver a presença de adenomegalia satélite (inguinal ou cervical). Nas gestantes, o maior risco de infecção para o bebê ocorre durante sua passagem pelo canal do parto, sendo indicada cesariana caso a mãe apresente lesões ativas.

Cancroide (Haemophilus ducreyi)

Há ocorrência maior em homens. O período de incubação médio é de 3 a 5 dias (até 14 dias). As lesões geralmente são múltiplas (por autoinoculação) e bastante dolorosas. Apresentam bordas irregulares, edematosas, fundo da lesão com exsudato necrótico, amarelado e de odor fétido, com tecido de granulação friável e hemorrágico após a remoção do exsudato. As lesões comumente se situam no frênulo e no sulco bálano-prepucial em homens, e na fúrcula e na face interna dos pequenos e grandes lábios em mulheres. Pode haver adenopatia inguinal, geralmente unilateral (*bubão*), com possibilidade de fistulizar.

Linfogranuloma venéreo – LGV (Chlamydia trachomatis sorotipos L1, L2 e L3)

O LGV caracteriza-se primariamente pelo acometimento ganglionar inguinofemoral. Apresenta três fases de evolução:

- Fase de inoculação (lesão papulosa, pustulosa ou ulcerada no sítio de inoculação que tende a involuir espontaneamente, sem sequela)
- Acometimento linfático regional: uma a seis semanas após a lesão primária
- Fase sequelar: supuração ganglionar e fistulização por múltiplos orifícios. Pode ocorrer proctite ou proctocolite hemorrágica, ulcerativa difusa com adenomegalia cervical associada, fístulas retais, vaginais e vesicais, febre e sudorese noturna, astenia, anorexia, perda ponderal e até meningismo. As principais sequelas da doença são a obstrução linfática, com elefantíase genital (na mulher, chamada de estiomene) e estenose uretral e retal.

Donovanose ou granuloma inguinal (Klebsiella granulomatis)

É uma IST pouco frequente e de baixa transmissibilidade. Manifesta-se como uma úlcera plana ou hipertrófica, de tamanho variável e fundo granulomatoso friável e sangrante, com bordo *em espelho*, podendo evoluir para lesões vegetantes, ulceradas ou não. Os pseudobubões inguinais (granulações subcutâneas, sem adenite) geralmente são unilaterais. As principais complicações são obstrução linfática crônica com elefantíase anogenital.

Diagnóstico laboratorial

Toda úlcera genital com mais de 4 semanas deve ser biopsiada. Mais de um patógeno pode estar envolvido. Principais métodos:

- Sífilis primária (cancro duro): ver seção Sífilis neste capítulo
- Herpes simples (HSV-1 e HSV-2): o diagnóstico é essencialmente clínico, tanto na primo-infecção como nas recorrências. Exames sorológicos não têm utilidade para o diagnóstico imediato. Outros métodos são citologia de lesão vesiculosa (teste de Tzanck), cultura de células e PCR
- Cancroide (*Haemophilus ducreyi*): o diagnóstico é, em geral, de exclusão, após se descartar sífilis e herpes simples. O PCR Multiplex (M-PCR) é o método de maior sensibilidade
- Linfogranuloma venéreo (LGV [*Chlamydia trachomatis* sorotipos L1, L2 e L3]): por meio de PCR em tempo real (RT-PCR) e NAAT, pois possuem alta sensibilidade e especificidade, sendo métodos preferidos para rastreamento
- Donovanose ou granuloma inguinal (*Klebsiella granulomatis*): diagnóstico feito pela demonstração dos corpúsculos de Donovan por meio de exame direto de esfregaço das lesões (coletados preferencialmente de áreas livres de infecção secundária) ou por fragmentos de biopsia nas úlceras com mais de 4 semanas de evolução.

Diagnóstico diferencial

Tuberculose e amebíase cutâneas, leishmaniose tegumentar americana (LTA), úlceras orais de Sutton e causas não infecciosas, como dermatoses bolhosas e ulcerativas, farmacodermias, trauma, doenças granulomatosas e neoplasias cutâneas.

Tratamento

A orientação do Ministério da Saúde para manejo sindrômico de úlceras genitais é (Tabela 83.4):

- Havendo evidências de lesões vesiculosas ativas, tratar como herpes simples
- Em úlceras com mais de 4 semanas, tratar como sífilis e cancroide, investigar LGV e donovanose e realizar biopsia. Se o período for menor, tratar como sífilis e cancroide
- Se houver laboratório disponível, indicar bacterioscopia. Na presença de gram negativos agrupados em correntes, tratar como cancroide; na presença de treponemas móveis na microscopia de campo escuro, tratar como sífilis (primária e secundária); não havendo visualização nem de um, nem de outro, tratar como herpes genital, LGV ou donovanose, conforme avaliação (ver anteriormente).

INFECÇÃO PELO PAPILOMAVÍRUS HUMANO

A infecção pelo papilomavírus humano (HPV) é uma das ISTs mais prevalentes na população. Pode ocasionar lesões genitais,

Tabela 83.4 Tratamento das úlceras genitais por IST.

Condição clínica	1ª opção	Alternativa	Observações
Herpes genital primeiro episódio	Aciclovir 200 mg, 2 compr. VO (400 mg) 3x/dia, por 7-10 dias Ou Aciclovir 200 mg, 1 compr. VO 5x/dia (7 h, 11 h, 15 h, 19 h, 23 h) por 7-10 dias	Valaciclovir 500mg, 2 compr. VO (1.000 mg) 2x/dia por 7-10 dias Ou Fanciclovir 125 mg, 2 compr. VO (250 mg) 3x/dia por 7-10 dias	Iniciar o tratamento o mais precocemente possível. O tratamento pode ser prolongado se a cicatrização não estiver completa (todas as lesões em crosta) após 10 dias de terapia
Herpes genital recidiva	Aciclovir 200 mg, 2 compr. VO (400 mg) 3x/dia, por 5 dias Ou Aciclovir 200 mg, 4 compr. VO (800 mg) 3x/dia, por 2 dias	Valaciclovir 500 mg, 1 compr. VO 2x/dia, por 3 dias Ou Valaciclovir 500 mg, 2 compr. VO (1.000 mg) 1x/dia, por 5 dias Ou Fanciclovir 500 mg, 2 compr. VO (1.000 mg), 2x/dia, por 1 dia Ou Fanciclovir 125 mg,1 compr. VO 2x/dia, por 5 dias	O tratamento deve ser iniciado preferencialmente no período prodrômico, antes do início das vesículas (aumento de sensibilidade local, ardor, dor, prurido e hiperemia da região genital) Para apresentações orolabiais do herpes simples, os tratamentos tópicos (aciclovir 5%, penciclovir 1%) são menos eficazes, e a preferência é tratar por via oral (VO), o que pode ser feito com: ○ Aciclovir 200 mg: 2 compr. VO (400 mg) de 8/8 h, por 5 dias ○ Valaciclovir 500 mg: 4 compr. VO (2g) de 12/12 h, por 1 dia ○ Fanciclovir 500 mg: 1 compr. VO de 12/12 h por 7 dias
Herpes genital com terapia supressiva, quando ocorrerem 6 ou mais episódios/ano)	Aciclovir 200 mg, 2 compr. VO (400 mg) 2x/dia, por até 6 meses, podendo o tratamento ser prolongado por até 2 anos	Valaciclovir 500 mg, 2 compr. VO (1.000 mg) em dose única diária Ou Fanciclovir 125 mg, 2 compr. VO (250 mg) 2x/dia	Indicada avaliação periódica de função renal e hepática Valaciclovir supressivo: pacientes com < 9 recorrências/ano podem começar com 500 mg/dia e aumentarem para 1.000 mg/dia, caso a dose anterior não consiga abortar as recorrências
Herpes genital em imunodeprimidos	Aciclovir 200 mg, 2 a 4 compr. VO (400-800 mg), 2 a 3x/dia, por 5 a 7 dias ou até resolução	Valaciclovir 500 mg, 2 compr. VO (1.000 mg), 2x/dia, por 5 a 7 dias ou até resolução Ou Fanciclovir 500 mg, 1 compr. VO, 2x/dia, por 5 a 7 dias ou até resolução	Lesões extensas em pacientes imunodeprimidos (usuários crônicos de corticoide, pacientes em uso de imunomoduladores, transplantados de órgãos sólidos e PVHA) pode-se optar pelo tratamento intravenoso Aciclovir 5-10 mg/kg de peso, IV, de 8/8 h, por 5 a 7 dias ou até resolução
Herpes genital na gestação	Tratar o primeiro episódio em qualquer trimestre da gestação, conforme o tratamento para o primeiro episódio. Se a primo-infecção ocorreu na gestação ou se recidivas foram frequentes no período gestacional, pode-se realizar terapia supressiva, a partir da 36ª semana, com aciclovir 200 mg, 2 compr. VO (400 mg), 3x/dia		
Cancroide (*Haemophilus ducreyi*)*	Azitromicina 500 mg compr. VO (1.000 mg), em dose única	Ceftriaxona 250 mg, IM em dose única Ou Ciprofloxacino*** 500 mg, 1 compr. VO, 2x/dia, por 3 dias Ou Eritromicina* (estolato ou estearato) 500 mg VO, 3x/dia, por 7 dias	A aspiração dos gânglios linfáticos regionais comprometidos com agulha de grosso calibre é indicada para alívio de linfonodos tensos e com flutuação. São contraindicadas a incisão com drenagem ou biopsia/excisão dos linfonodos acometidos, pelo risco de formação de fístulas Associar medidas locais de higiene O tratamento das parcerias sexuais é recomendado, mesmo quando estas forem assintomáticas A maioria das cepas de *H. ducreyi* é resistente à tetraciclina, amoxicilina e sulfametoxazol + trimetoprima (SMZ-TMP) e há relatos de resistência ao ciprofloxacino e eritromicina
Linfogranuloma Venéreo* – LGV (*C. trachomatis* sorogrupos L1, L2 e L3)	Doxiciclina 100 mg, 1 compr. VO, 2x/dia, por 21 dias (contraindicada nas gestantes)	Azitromicina 500 mg, 2 compr. VO (1.000 mg), 1x/semana, por 21 dias (preferencial nas gestantes) Ou Eritromicina (estolato ou estearato) 500 mg VO, 4x/dia, por 21 dias	O prolongamento da terapia pode ser necessário até a resolução dos sintomas. A antibioticoterapia não tem efeito expressivo na duração da linfadenopatia inguinal, mas os sintomas agudos geralmente são erradicados de modo rápido. Os antibióticos não revertem sequelas como elefantíase genital ou estenose retal Os bubões que se tornarem flutuantes podem ser aspirados com agulha calibrosa, não devendo ser incisados cirurgicamente nem biopsiados, pelo risco de fistulização Todos os pacientes tratados para LGV devem ser retestados após 3 meses para *Chlamydia* sp. (RT-PCR ou NAAT) As parcerias sexuais (até 60 dias antes do início dos sinais e sintomas) devem ser tratadas. Se a parceria for sintomática, o tratamento deve ser realizado com os mesmos medicamentos do caso índice. Se a parceria for assintomática, recomenda-se azitromicina 500 mg, 2 comprimidos VO (1.000 mg) em dose única Ou Doxiciclina 100 mg, 1 comprimido, VO, 2x/dia, por 7 dias

(Continua)

Tabela 83.4 Tratamento das úlceras genitais por IST. (*continuação*)

Condição clínica	1ª opção	Alternativa	Observações
Donovanose ou granuloma inguinal (*Klebsiella granulomatis*)	Azitromicina 500 mg, 2 compr. VO (1.000 mg), 1x/semana, por pelo menos 3 semanas ou até a cicatrização das lesões Ou Azitromicina 500 mg, 1 compr. VO 1x/dia, por pelo menos 3 semanas ou até a cicatrização das lesões	Doxiciclina 100 mg, 1 compr. VO, 2x/dia, por pelo menos 21 dias ou até o desaparecimento completo das lesões Ou Ciprofloxacino*** 500 mg, 1 e ½ comprimido, VO (750 mg), 2x/dia, por pelo menos 21 dias ou até a cicatrização das lesões Ou Sulfametoxazol-trimetoprima, 2 compr VO (400/80 mg) ou 1 compr VO (800/160 mg), 2x/dia, por no mínimo 3 semanas ou até a cicatrização das lesões Ou Eritromicina (estolato ou estearato)** 500 mg VO, 4x/dia, por 21 dias	Há relatos de falha terapêutica e recorrência nos esquemas contendo doxiciclina e SMZ-TMP Recaídas podem ocorrer até 6 a 18 meses após um tratamento aparentemente exitoso Não havendo resposta na aparência da lesão nos primeiros dias de tratamento com ciprofloxacino, recomenda-se adicionar um aminoglicosídeo: gentamicina 1 mg/kg/dia, IV, 3x/dia, por pelo menos 3 semanas ou até cicatrização das lesões Nas PVHA, sugerem-se os mesmos esquemas terapêuticos; a terapia parenteral com gentamicina deve ser considerada nos casos mais graves O critério de cura é o desaparecimento das lesões, não tendo sido relatada infecção congênita. As sequelas da destruição tecidual e da obstrução linfática podem exigir correção cirúrgica Parcerias sexuais de até 60 dias antes do início dos sintomas no caso-índice devem ser contatadas. Devido à baixa infectividade, não é necessário tratar as parcerias sexuais assintomáticas

*Pessoas vivendo com HIV/AIDS (PVHA) devem ser monitoradas cuidadosamente, podendo necessitar de maior tempo de tratamento. A cura também pode ser retardada nessa população, com possibilidade de falha terapêutica com qualquer dos esquemas recomendados.

**Em gestantes, o único sal de eritromicina que pode ser usado é o estearato; o estolato é contraindicado.

***O ciprofloxacino é contraindicado para gestantes, lactantes e crianças.

Adaptada de: PCDT para Atenção Integral às Pessoas com Infecções Sexualmente Transmissíveis e The Sanford Guide To Antimicrobial Therapy, 2022. (Última atualização em 2 fev. 2023.)

anais e em outras localizações (p. ex., orofaringe). Há mais de 40 tipos de HPV afetando a área genital, e podem causar lesões verrucosas benignas ou levar à ocorrência de câncer. No momento da detecção de lesão suspeita, encaminhar de imediato para tratamento ambulatorial. Em caso de lesões vegetantes muito extensas, a excisão cirúrgica é indicada.

Raramente, necessita intervenção em Unidade de Emergência, porém deve-se garantir a continuidade de tratamento ambulatorial precoce devido ao potencial oncogênico.

A vacinação tem sido ofertada no Sistema Único de Saúde (SUS) com ampliação crescente do público-alvo.

CONSIDERAÇÕES FINAIS

Como exposto neste capítulo, várias são as manifestações das ISTs que extrapolam as alterações localizadas. E em muitos casos há risco de repercussão sistêmica e complicações que levem a sequelas e até mesmo ao óbito. É fundamental ter atenção em todos os cenários de atendimento para verificar a possibilidade de exposição sexual e risco de IST. É importante frisar que sempre que se detecte uma IST, formalmente é indicada a triagem sorológica para as demais infecções de possível transmissão sexual que podem estar assintomáticas.

BIBLIOGRAFIA

Gilbert D.N. The Sanford Guide to Antimicrobial Therapy 2022. Sperryville, VA: Antimicrobial Therapy, Inc.; 2022.

Machado H.M., Martins J.M. et al. National surveillance of *Neisseria gonorrhoeae* antimicrobial susceptibility and epidemiological data of gonorrhoea patients across Brazil, 2018–20. *JAC Antimicrob. Resist.*, 2022 Jul 5;4(4):dlac076. Disponível em: https://doi.org/10.1093/jacamr/dlac076. Acesso em: 11 jun. 2023.

Ministério da Saúde. Manual Técnico para o Diagnóstico da Sífilis. Brasília, 2021. Disponível em: https://www.gov.br/aids/pt-br/centrais-de-conteudo/publicacoes/2021/manual-tecnico-para-o-diagnostico-da-sifilis. Acesso em: 11 jun. 2023.

Ministério da Saúde. Ofício nº 810/2022/CGPNI/DEIDT/SVS/MS (22/jun/2022) - Ampliação da Faixa Etária da Vacina HPV Quadrivalente para Homens com Imunossupressão até 45 Anos de Idade. Brasília, 2022. Disponível em: https://sbim.org.br/images/files/notas-tecnicas/oficio-810-2022-pni-deidt-svs-ms-hpvimunossuprimidoshomens45.pdf. Acesso em: 11 jun. 2023.

Ministério da Saúde. Protocolo Clínico e Diretrizes Terapêuticas para Atenção Integral às Pessoas com Infecções Sexualmente Transmissíveis (IST). Brasília, 2022. Disponível em: https://www.gov.br/aids/pt-br/centrais-de-conteudo/pcdts/2022/ist/pcdt-ist-2022_isbn-1.pdf/view. Acesso em: 11 jun. 2023.

Ministério da Saúde. Protocolo Clínico e Diretrizes Terapêuticas para Profilaxia Pós-Exposição (PEP) de Risco à Infecção pelo HIV, IST e Hepatites Virais. Brasil, 2021. Disponível em: https://www.gov.br/aids/pt-br/centrais-de-conteudo/pcdts/2021/hiv-aids/prot_clinico_diretrizes_terap_pep_-risco_infeccao_hiv_ist_hv_2021.pdf/view. Acesso em: 11 jun. 2023.

Ministério da Saúde. Testes de Sensibilidade à Penicilina - Manual. Brasília, 1999. Disponível em: https://bvsms.saude.gov.br/bvs/publicacoes/testes_sensibilidade.pdf. Acesso em: 11 jun. 2023.

Sexually Transmitted Infections Treatment Guidelines. CDC/MMWR. v.70, n.4, 2021. Disponível em: https://www.cdc.gov/std/treatment-guidelines/STI-Guidelines-2021.pdf. Acesso em: 11 jun. 2023.

Infecção pelo HIV

Tânia Regina Constant Vergara • Marcos Davi Gomes de Sousa •
Rodrigo Juliano Molina

INTRODUÇÃO

Ao receber qualquer pessoa para atendimento, é necessário ter em mente que a infecção pelo HIV é muito democrática, não respeitando condição socioeconômica, idade, sexo, estado civil ou crença religiosa. Por outro lado, diagnosticar a infecção por HIV faz toda a diferença na qualidade de vida de uma pessoa.

O rastreio sorológico é muito importante, não só do HIV, mas também de infecções comuns na população, como hepatites B e C e sífilis. Teste rápidos também estão disponíveis em inúmeras unidades de saúde, públicas ou privadas. É necessário quebrar o preconceito e agir com naturalidade, e solicitar outros exames de rotina. É importante lembrar de seguir os preceitos de ter o consentimento da pessoa, manter a confidencialidade do resultado, prover o aconselhamento necessário, certificar-se de que o resultado está correto e iniciar o tratamento ou encaminhar para serviços ou médicos que prestem esse atendimento.

EPIDEMIOLOGIA

É estimado que cerca de 650 mil pessoas morreram em 2021 devido a causas relacionadas com o HIV, como mostrado na Tabela 84.1

DIAGNÓSTICO

Em cerca de 50 a 80% dos casos, a síndrome retroviral aguda (SRA) é a primeira manifestação da infecção pelo HIV. A apresentação clínica é inespecífica e pode cursar com febre, linfonodomegalia, dor de garganta, úlceras orais dolorosas, *rash*, mialgia/artralgia, cefaleia, meningite asséptica. O período para que os anticorpos sejam detectados, pelos métodos atualmente disponíveis, é de pelo menos 3 semanas. Na suspeita da SRA, deve ser realizado teste molecular (carga viral) para detecção do RNA do HIV.

Na rotina, após um teste reagente para o HIV, faz-se necessário complementação com teste de outro método, reduzindo

o risco de falso-positivos. O Ministério da Saúde apresenta, em seu Manual Técnico para o Diagnóstico da Infecção pelo HIV em Adultos e Crianças (Brasil, 2018), fluxogramas com os tipos de testes que podem ser realizados, que, em síntese, são:

- Dois testes rápidos (TR1 e TR2) realizados em sequência com amostras de sangue. Utilizados principalmente no Sistema Único de Saúde (SUS), estão disponíveis em todas as unidades da atenção primária e Centros de Testagem e Aconselhamento Anônimo (CTA)
- Um teste rápido utilizando fluido oral (TR1-FO), seguido por um teste rápido utilizando sangue (TR2)
- Imunoensaio de terceira ou quarta geração, seguido de teste molecular (carga viral) como teste complementar
- Imunoensaio de terceira ou quarta geração seguido de *western blot*, imunoblot ou imunoblot rápido como teste complementar. Nos testes de quarta geração a janela imunológica é de aproximadamente 15 dias.

Ao receber pela primeira vez uma pessoa que vive com HIV/AIDS (PVHIV/AIDS), a abordagem inicial deve seguir uma rotina que inclua o registro de:

- História médica completa
- História familiar
- Uso de medicações no passado e atuais
- Comorbidades passadas e atuais
- Histórico vacinal
- História psicossocial: tabagismo, uso de álcool e outras drogas, dieta, exercícios, tipo de ocupação, vida social, parceria(s) sexual(is) e filhos (testar, se em risco de aquisição de HIV)
- História sexual, risco sexual de transmissão, disfunção sexual
- Assuntos referentes à concepção
- Menopausa.

Além disso, exames complementares devem ser solicitados:

- Anti-HIV confirmado
- Carga viral do HIV-1 quantitativa
- Quantificação de linfócitos TCD4 e TCD8
- Genotipagem: em todos os casos, sempre que possível. Obrigatória para gestantes, pacientes com tuberculose e crianças
- Pesquisa de coinfecções: teste sorológicos para sífilis, hepatites virais A, B e C
- Pacientes com hepatite B devem fazer teste para hepatite Delta
- Teste tuberculínico (PPD) ou IGRA para avaliação de infecção latente por TB (ILTB)
- Considerar radiografia de tórax

Tabela 84.1 Sumário da epidemia global de HIV em 2021.

	Pessoas vivendo com HIV	Pessoas que adquiriram HIV	Pessoas morrendo por causas relacionadas com o HIV
Total	38,5 milhões (entre 33,9 a 43,8 milhões)	1,5 milhão (entre 1,1 a 2 milhões)	650 mil (entre 510 a 60 mil)
Adultos (≥ 15 anos)	36,7 milhões (entre 32,3 a 41,9 milhões)	1,3 milhão (entre 990 mil a 1,8 milhão)	560 mil (entre 430 a 740 mil)
Mulheres (≥ 15 anos)	19,7 milhões (de 17,6 a 22,4 milhões)	680 mil (entre 500 a 920 mil)	320 mil (de 250 a 430 mil)
Homens (≥ 15 anos)	16,9 milhões (de 14,6 a 17,7 milhões)	680 mil (entre 500 a 920 mil)	320 mil (de 250 a 430 mil)
Crianças (< 15 anos)	1,70 milhão (de 1,3 a 2,1 milhões)	160 mil (de 110 a 230 mil)	98 mil (de 67 a 140 mil)

Adaptada de: UNAIDS/WHO Estimates.

- Hemograma, glicose (considerar HBAlc), ALT/AST, ALP, bilirrubinas, creatinina, cálculo da taxa de filtração glomerular (CKD-EPI), EAS
- Considerar dosar a creatinina e proteínas em amostra urinária única
- 25(OH) Vit D: considerar
- Densitometria óssea para pessoas com ≥ 50 anos
- Teste sorológico para doença de Chagas para residentes em ou provenientes de áreas endêmicas.

TRATAMENTO

A cascata de cuidados da PVHIV/AIDS está representada na Figura 84.1.[1-2]

Medicamentos antirretrovirais

O primeiro medicamento aprovado para tratamento da AIDS foi a zidovudina (AZT), um inibidor da transcriptase reversa aprovado pela Food and Drug Administration (FDA), nos EUA, em 1987. A ideia inicial de que a doença poderia ser resolvida com um medicamento foi rapidamente descartada e só em 1996, com a chegada dos inibidores da protease, a terapia antirretroviral de alta potência, composta por três medicamentos de pelo menos duas classes diferentes e plenamente ativos, foi capaz de inibir a replicação viral e reduzir drasticamente a mortalidade por AIDS.

Os medicamentos antirretrovirais (ARV) atuam de formas diferentes dentro do ciclo de replicação viral. Como mostrado no esquema a seguir, podem inibir enzimas que atuam na replicação viral, ou não permitindo que o vírus se ligue aos receptores celulares necessários à sua entrada na célula-alvo e, mais recentemente, inibindo o capsídeo viral.

Os medicamentos para tratamento de HIV/AIDS aprovados pela FDA, pela European Medicines Agency (EMA) e/ou pela Agência Nacional de Vigilância Sanitária (Anvisa), e disponíveis no Brasil, incluem:

- Inibidores da transcriptase reversa (ITRN): abacavir, lamivudina, tenofovir disoproxil fumarato (TDF), zidovudina
- Inibidores de transcriptase reversa não análogos de nucleosídeos (ITRNN): efavirenz, etravirina, nevirapina
- Inibidor de fusão (IF): enfuvirtida
- Inibidores de protease (IP): atazanavir, darunavir, ritonavir
- Antagonista CCR5: maraviroc

- Inibidores de integrase (INI): bictegravir (não disponível pelo SUS), dolutegravir, raltegravir.

Antirretrovirais em estudo ou já em uso em outros países são:

- Inibidor de capsídio: lenacapavir (em estudo)
- Inibidor da translocação da transcriptase reversa: islatravir (em estudo)
- Inibidores da TRN: entricitabina, tenofovir alafenamida (TAF)
- Inibidores da TRNN: doravirina, rilpivirina.
- Inibidores da integrase: cabotegravir, elvitegravir.

O tratamento antirretroviral (TARV) envolve uma combinação de medicamentos antirretrovirais. É recomendado para todos que têm HIV, independentemente dos níveis de linfócitos T-CD4+ e carga viral do HIV, e um dos principais objetivos é reduzir a carga viral (CV) do HIV a um nível que seja indetectável, uma vez que as pessoas que mantêm CV indetectável não têm risco de transmitir o HIV por via sexual ou vertical: I = I.

O esquema de tratamento deve ser composto, preferencialmente, por pelo menos dois medicamentos plenamente ativos, de classes diferentes, e ser iniciado o mais rápido possível.

O sucesso do TARV está diretamente relacionado com:

- Potência do esquema antirretroviral: que está relacionado com a capacidade de redução da carga viral
- Durabilidade do esquema: ou seja, o quanto ele permanecerá ativo em termos de emergência de cepas virais resistentes do HIV-1, que é a barreira genética dos ARVs
- Tolerabilidade, incluindo níveis de toxicidade: o que se relaciona diretamente com adesão e concentração do medicamento.

Atualmente, o que se espera do TARV, em termos virológicos, é que ele seja potente e eficaz para sempre.

É mandatória a avaliação das interações medicamentosas, em especial em idosos. Até mesmo suplementos alimentares podem causar diminuição da absorção e/ou biodisponibilidade dos antirretrovirais.

Indicações

Embora todas as PVHIV/AIDS tenham indicação de TARV, algumas situações merecem atenção especial. São elas:

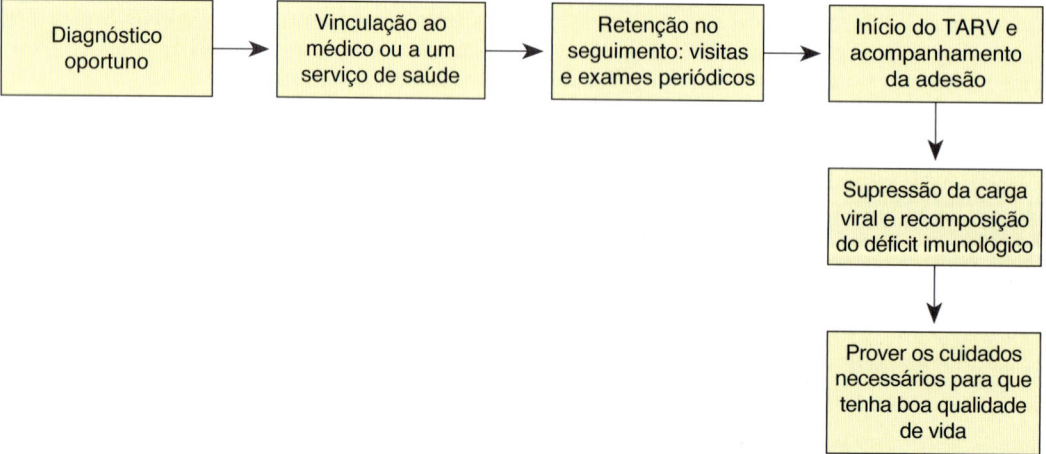

Figura 84.1 Cascata de cuidados de uma pessoa que vive com HIV/AIDS.

- Nefropatia relacionada com o HIV (HIVAN), desordem neurocognitiva relacionada com o HIV (HAND) e outras manifestações clínicas e laboratoriais de imunodeficiência moderada
- Contagem de linfócitos TCD4+ < 350 cel/mm³. A impossibilidade de se obter a contagem de CD4+ não deve adiar o início do tratamento
- Gestantes
- Tuberculose (TB) ativa (se CD4+ < 50 cel/mm³. Iniciar TARV dentro de 2 semanas após o início do tratamento anti-TB; para os demais pacientes, incluindo a TB meníngea, iniciar TARV na oitava semana do tratamento anti-TB)
- Meningite criptocócica. Adiar o início do TARV por pelo menos 4 semanas. A Organização Mundial da Saúde (OMS) recomenda um atraso de 4 a 6 semanas e especialistas recomendam um atraso de 6 a 10 semanas
- Coinfecção HIV-HBV e/ou HIV-HCV. Indivíduos não tratados aceleram seu risco de progressão para cirrose hepática e CHC
- Risco cardiovascular elevado (> 20% em 10 anos)
- Infecção aguda ou recente (< 6 meses)
- Parceria sorodiferente.

Genotipagem pré-tratamento

Embora indicada para início de tratamento pelas principais guias de tratamento internacionais, pelo Protocolo Clínico de Tratamento (PCDT) brasileiro atual, a genotipagem pré-tratamento está liberada para as seguintes situações:

- Pessoas que tenham se infectado com parceiro (atual ou pregresso) em TARV – casais sorodiferentes
- Gestantes
- Crianças
- Coinfecção TB-HIV
- Pessoas que iniciarão TARV com esquema contendo EFV pelo elevado risco de resistência transmitida aos ITRNNs
- Pessoas que se infectaram em uso de PrEP (possibilidade de resistência ao TDF e/ou à entricitabina – resistência cruzada com o 3TC).

IMUNIZAÇÃO INDICADA PARA PVHIV/AIDS

Pacientes com imunodepressão grave (CD4 < 200 cel/mm³) não devem receber vacinas vivas atenuadas. Estão contraindicadas BCG, rotavírus, pólio oral (VOP), febre amarela, SCR, varicela, SCR-V e dengue.

Para pacientes com comprometimento moderado da imunidade (CD4 entre 200 e 350 cel/mm³), a indicação de vacinas para febre amarela, tríplice ou tetraviral e varicela podem ser consideradas dependendo dos parâmetros clínicos e risco epidemiológico.

A maioria das vacinas está disponível nas Unidades Básicas de Saúde (UBS) da rede SUS, ou nos Centros de Referência para Imunobiológicos Especiais (CRIE). São elas:

- *Influenza*: indicada para todas as PVHIV/AIDS (USB); anual
- Pneumocócicas conjugada 13-valente-VPC13 (CRIE); 1 dose
- Pneumocócica polissacarídica 23-valente-VPP23 (CRIE): 2 doses com intervalo de 5 anos. Iniciar pela vacina conjugada (VPC13)
- VPP23: intervalo mínimo de 2 meses após a VPC13. Se aplicar a VPP23 primeiro, recomenda-se um intervalo de 12 meses para a aplicação da VPC13

- *Hæmophilus influenzae B* (CRIE): para não vacinados; 2 doses com intervalo de 2 meses
- Hepatite B (UBS ou CRIE): 4 doses dobradas (2 mℓ/dose) – 0-1-2-6 meses
- Hepatite A (CRIE): para pacientes com sorologia negativa; 2 doses com intervalo de 6 meses
- HPV (UBS ou CRIE): 3 doses (0-2-6 meses) para todos dos 9 aos 45 anos. A vacina é contraindicada após os 45 anos
- Meningocócicas conjugadas (MenACWY, MenC): 2 doses com intervalo de 2 meses. Reforço em 5 anos. No momento, a MenC está disponível nos CRIEs e há a possibilidade de incorporação da MenACWY
- Meningocócica B: 2 doses com intervalo de 2 meses (após os 50 anos, o uso ainda é *off label*. Oferece em torno de 30% de proteção cruzada para *Neisseria gonorrhoeae*. Não disponível na rede pública
- Herpes-zóster inativada: para maiores de 18 anos; 2 doses com intervalo de 2 meses. Não disponível na rede pública
- dT ou dTPa/dTPA-VIP (UBS): reforço a cada 10 anos
- Tríplice viral (UBS): contraindicada para pacientes com CD4 abaixo de 200 cel/mm³. Pode ser considerada se CD4 entre 200 e 350 cel/mm³. Pode ser aplicada em pacientes em TARV e CD4 estável acima de 350 cel/mm³
- Varicela (CRIE): se o paciente não possuir vacinação comprovada ou história de infecção natural, em TARV, estável, com CD4 > 350 cel/mm³. Se CD4 entre 200 e 350 cel/mm³, considerar dependendo dos parâmetros clínicos e risco epidemiológico
- Febre amarela (UBS): na ausência de vacinação prévia, estável, em TARV e CD4 > 350 cel/mm³.

ESQUEMAS DE TRATAMENTO INICIAL[3]

A Tabela 84.2 apresenta o esquema de tratamento inicial de acordo com o PCDT e notas técnicas até dezembro 2022.

De forma geral, o TARV deve ser iniciado dentro das 2 semanas após o início do tratamento da infecção oportunista. No caso de meningite tuberculosa e meningite criptocócica, o TARV deve ser postergado por 4 semanas; porém, se o paciente tem CD4 abaixo de 50 a 100 cel/mm³, o início do TARV pode ser dentro das primeiras 2 semanas.

PROFILAXIA DE INFECÇÕES OPORTUNISTAS[4-9]

Os estudos clínicos e a prática médica mostram que as infecções oportunistas ocorrem preferencialmente em indivíduos com níveis de linfócitos CD4 abaixo de 400 cel/mm³. As profilaxias podem ser primárias ou secundárias.

Todos os pacientes com CD4 abaixo de 200 cel/mm³ devem receber profilaxia primária para *Pneumocisiti jiroveci*. Se o CD4 estiver abaixo de 100 cel/mm³, é necessário administrar profilaxia primária. O esquema com sulfametoxazol – trimetoprima (SMX-TMT) 800/160 mg diários protegerá o paciente tanto para pneumocistose quanto para toxoplasmose.

Profilaxia da infecção latente da tuberculose (ILTB) pode reduzir a incidência da doença em mais de 80% das pessoas vivendo com HIV/AIDS (PVHA). Todas as PVHAs com contagem de linfócitos T-CD4+ inferior ou igual a 350 cel/mm³ devem receber o tratamento para ILTB, desde que afastada tuberculose ativa.

Tabela 84.2 Esquema de tratamento inicial.

Situação	Esquema ARV preferencial	Esquemas ARV alternativos	Observação
Adultos em início de terapia antirretroviral	TDF/3TC + DTG 300/300 mg (2 em 1) + 50 mg 1x/dia	AZT/3TC + DTG ABC + 3TC + DTG TDF/3TC/EFV (3 em 1) Esquemas com IP-r: TDF/3TC ou AZT/3TC ou ABC + 3TC +1º DRV-r (800/100 mg/dia)	Intolerância/contraindicação ao DTG: Substituir o DTG por IP-r ou EFV Realizar genotipagem pré-substituição por EFV, de forma a ajustar o esquema terapêutico posteriormente, se houver necessidade Contraindicação ao TDF: Se teste HLA-B*5701 negativo, substituir TDF por ABC ou AZT (caso intolerância ao ABC) Atenção para os casos de coinfecção HIV-HBV

*Reação de hipersensibilidade ao Abacavir tem sido associada ao alelo HLA B*5701. A realização de tipagem HLA ajuda os médicos a identificar os pacientes de risco para essa terapia.
Adaptada de: Protocolo Clínico e Diretrizes Terapêuticas para Manejo da Infecção pelo HIV em Adultos, Departamento de Doenças de Condições Crônicas e Infecções Sexuais Transmissíveis. Ministério da Saúde. Disponível em: http://www.aids.gov.br/pt-br/pub/2013/protocolo-clinico-e-diretrizes-terapeuticas-para-manejo-da-infeccao-pelo-hiv-em-adultos. Nota Informativa nº13/2021-CGAHV/.DCCI/SVS/MS; Nota Informativa nº 9/2022-CGAHV/DCCI/SVS/MS.

Tabela 84.3 Esquema de tratamento para infeccções oportunistas no HIV.

Agente	1ª escolha	Alternativas	Critérios de suspensão
Pneumocystis jiroveci	SMX-TMP (800/160 mg) 3x/semana	Dapsona 100 mg/dia	Boa resposta ao TARV com manutenção de LT-CD4+ > 200 cel/mm^3 por mais de 3 meses
Toxoplasma gondii	Peso < 60 kg: sulfadiazina 500 mg 4x/dia + pirimetamina 25 mg 1x/dia + ácido folínico 10 mg 1x/dia	SMX-TMP (800/160 mg) 2x/dia ou clindamicina 600 mg 3x/dia + pirimetamina 25-50 mg 1x/dia + ácido folínico 10 mg 1x/dia (acrescentar cobertura profilática para PCP)	Boa resposta ao TARV com manutenção de LT-CD4+ > 200 cel/mm^3 por mais de 6 meses
	Peso > 60 kg: sulfadiazina 1.000 mg 4x/dia + pirimetamina 50 mg 1x/dia + ácido folínico 10 mg 1x/dia		
Complexo *Mycobacterium avium*	Claritromicina 500 mg 2x/dia + etambutol 15 mg/kg/dia (máx., 1.200 mg/dia)	Azitromicina 500 mg 1x/dia + etambutol 15 mg/kg/dia (máx.. 1.200 mg/dia)	Após 1 ano de tratamento para MAC, na ausência de sintomas e LT-CD4+ > 100 cel/mm^3 por mais de 6 meses Reintroduzir se LT-CD4+ < 100 cel/mm^3
Cryptococcus sp	Fluconazol 200 mg 1x/dia	Itraconazol 200 mg 2x/dia ou anfotericina B desoxicolato 1 mg/kg 1x/semana	Término do tratamento de indução e consolidação e pelo menos 1 ano de manutenção, assintomático e LT-CD4+ > 200 cel/mm^3 por mais de 6 meses
Isospora belli	SMX-TMP (800/160 mg) 3x/semana	Pirimetamina 25 mg 1x/dia + ácido folínico 10 mg 3x/semana	Não há recomendação específica. No entanto, indica-se a suspensão da profilaxia com LT-CD4+ > 200 cel/mm^3 por mais de 3 meses
Citomegalovírus (apenas para retinite, não indicada rotineiramente para doença gastrintestinal)	Ganciclovir via endovenosa, 5 mg/kg/dia 5x/semana	Foscarnet 90-120 mg/kg/1x/dia	Boa resposta ao TARV com manutenção de LT-CD4+ > 100 cel/mm^3 por mais de 3 a 6 meses
Histoplasmose (doença disseminada ou infecção do sistema nervoso central)	Itraconazol 200 mg/1x/dia		Manutenção por tempo indeterminado, pois não há evidência suficiente para a recomendação de interrupção do itraconazol Considerar suspensão após período mínimo de 1 ano de tratamento de manutenção, ausência de sintomas e LT-CD4+ > 150 cel/mm^3 por mais de 6 meses Reintroduzir se LT-CD4+ < 150 cel/mm^3
Herpes simples Infecção recorrente (> 6 episódios/ano)	Aciclovir 400 mg 2x/dia		
Candidíase esofágica	Não se indica a profilaxia secundária para candidíase esofágica		

Adaptada de: Secretaria de Vigilância em Saúde Departamento de Vigilância, Prevenção e Controle das Infecções Sexualmente Transmissíveis, do Hiv/Aids e das Hepatites Virais Coordenação-Geral de Vigilância e Prevenção de Ist, Aids e Hepatites Virais Coordenação de Vigilância das Ist, Aids e Hepatites Virais.

FALHA DO TRATAMENTO ANTIRRETROVIRAL

O uso irregular da terapia antirretroviral (falha de adesão), assim como interações medicamentosas induzindo à baixa concentração sérica dos mesmos e resistência aos antirretrovirais são as principais causas de falha terapêutica. Quando é confirmada, deve-se obrigatoriamente investigar a causa. Se houver falha de adesão por parte do paciente, deve-se investigar o motivo do uso incorreto das medicações, destacando a importância do uso adequado. Nesse caso, em se tratando de um esquema potente e com elevada barreira genética, o mesmo pode ser reintroduzido e observar-se a queda da carga viral. Na identificação de outras medicações que causem interações na terapia antirretroviral, deve-se em conjunto com o paciente fazer a reconciliação farmacêutica (Tabela 84.4).

Nos casos de não identificação de falha de adesão ou de interações medicamentosas, é possível estar diante de resistência ao esquema antirretroviral, e a realização de genotipagem é indicada para melhor orientação do esquema. Nos casos de impossibilidade de realização da genotipagem e após a primeira falha, há possibilidade de troca de terapia baseada no uso do esquema prévio, aprovada pelo Programa Nacional de AIDS do Ministério da Saúde.

CONSIDERAÇÕES FINAIS

A síndrome da imunodeficiência adquirida é uma doença grave e complexa que ainda representa um grande desafio para a saúde pública em todo o mundo. Embora haja avanços significativos no diagnóstico e tratamento do HIV nas últimas décadas, ainda há muito a ser feito para prevenir a disseminação da doença e fornecer acesso adequado aos cuidados de saúde para pacientes afetados.

Além disso, é importante reconhecer que o HIV afeta desproporcionalmente algumas populações, como homens que fazem sexo com homens, usuários de drogas injetáveis, pessoas transgêneras e populações afetadas pelo racismo estrutural e desigualdades sociais. Para enfrentar esses desafios, é essencial abordar as causas subjacentes da epidemia de HIV, incluindo estigma, discriminação e falta de acesso a cuidados de saúde. É importante ressaltar que a infecção pelo HIV não é mais uma sentença de morte devido aos avanços na terapia antirretroviral, que deve ser instituída o mais precocemente possível, minimizando os impactos da imunodepressão avançada, conforme os protocolos vigentes.

REFERÊNCIAS BIBLIOGRÁFICAS

1. BRASIL. Protocolo Clínico e Diretrizes Terapêuticas para Manejo da Infecção pelo HIV em Adultos. Disponível em: https://www.gov.br/aids/pt-br/centrais-de-conteudo/pcdts/2013/hiv-aids/pcdt_manejo_adulto_12_2018_web.pdf/view. Acesso em: 8 fev. 2023.
2. European Aids Clinical Society. EACS Guidelines. Versão 11.1. Disponível em: http://www.eacsociety.org. Acesso em: 30 jan. 2023.
3. Ganghi, RT, Bedimo, R, Hoy, JF, et al. Antiretroviral Drugs for Treatment and Prevention of HIV Infection in Adults 2022. Recommendations of the International Antiviral Society–USA Panel. *JAMA*. 2023;329(1):63-84. Disponível em: https://jamanetwork.com/journals/jama/fullarticle/2799240. Acesso em: 30 jan. 2023.
4. BRASIL. Nota informativa nº 11/2018. DIAHV/SVS/MS. Recomendações de tratamento da Infecção Latente por Tuberculose (ILTB) em Pessoas Vivendo com HIV (PVHIV). Disponível em: https://www.gov.br/aids. Acesso em: 30 jan. 2023.

Tabela 84.4 Recomendações para terapia de resgate em caso de falha aos antirretrovirais.

Falha inicial	Opções de esquema de resgate	Comentários
2 ITRN+ITRNN	TDF/3TC + DTG ou	O IP de escolha é o DRV 800 mg em associação ao ritonavir, desde que não haja mutações para o darunavir (V11I, V32I, L33F, I47V, I50V,I54L, I54M, T74P, L76V, I84V, L89V) Na presença de mutações para darunavir, recomenda-se avaliação da câmara técnica. Esses casos devem ser manejados com o resgate de terceira linha, pois esquemas mais complexos podem ser necessários
	TDF/3TC + IP + RTV ou	–
	DTG + DRV + RTV	Esquema reservado para os casos de contraindicação à classe dos ITRNs ou ampla resistência aos ITRNs
2 ITRN+ IP/r	Manter o esquema ou	Avaliar tolerabilidade e dificuldades no uso do medicamento Reforçar adesão, incluindo a obrigatoriedade de ingesta do DRV com alimentos Checar interações medicamentosas
	2 ITRN + IP + RTV (outro IP) ou	O IP de escolha é o DRV 800 mg em associação ao ritonavir, desde que não haja mutações para o darunavir ((V11I, V32I, L33F, I47V, I50V, I54L, I54M, T74P, L76V, I84V, L89V) Na presença de mutações para darunavir, recomenda-se avaliação da câmara técnica. Esses casos devem ser manejados como resgate de terceira linha, pois esquemas mais complexos podem ser necessários Em caso de contraindicação ao DRV, ATV + RTV pode ser utilizado, desde que sem mutações na protease
	DTG + DRV + RTV	Esquema reservado para os casos de contraindicação à classe dos ITRNs ou ampla resistência aos ITRNs
2 ITRN+ INI	TDF/3TC + DTG	–
	TDF/3TC + DRV + RTV	Na falha de esquema inicial com DTG, apesar de incomuns, as mutações para INI podem acontecer. Nesses casos, o esquema com INI só deverá ser utilizado se comprovadamente houve falha na adesão e/ou interações desfavoráveis e genotipagem sem mutações para os inibidores da integrase Na presença de mutações para darunavir, recomenda-se avaliação da câmara técnica. Estes casos devem ser manejados como resgate de terceira linha, pois esquemas mais complexos podem ser necessários

5. BRASIL. Nota informativa nº 9/2022- CGAHV/.DCCI/SVS/MS. Dispõe sobre as recomendações para terapia de resgate após primeira falha para pacientes acima de 12 anos. Disponível em: https://www.gov.br/aids. Acesso em: 30 jan. 2023.

6. BRASIL. Nota informativa nº 9/2022- CGAHV/.DCCI/SVS/MS. Dispões sobre complementação da nota informativa nº 9/22- CGAHV/.DCCI/SVS/MS. Disponível em: https://www.gov.br/aids. Acesso em: 30 jan. 2023.

7. Saag, MS, Gandhi, RT, Hoy, JF, et al. Antiretroviral Drugs for Treatment and Prevention of HIV Infection in Adults: 2020 Recommendations of the International Antiviral Society-USA Panel. *JAMA 2020; 324:1651*. Disponível em: https://pubmed.ncbi.nlm.nih.gov/33052386/. Acesso em: 8 fev. 2023.

8. United States Department of Health and Human Services. Guidelines for the Use of Antiretroviral Agents in Adults and Adolescents Living with HIV. Disponível em: https://aidsinfo.nih.gov/guidelines/html/1/adult-and-adolescent-arv/0. Acesso em: 15. abr. 2022.

9. World Health Organization (WHO). HIV. Disponível em: https://www.who.int/news-room/fact-sheets/detail/hiv-aids. Acesso em: 8 fev. 2023.

Infecções Fúngicas Invasivas

Carla Sakuma de Oliveira • Daniel Wagner Santos • Fabianne Altruda de Moraes Costa Carlesse • Marcello Mihailenko Chaves Magri

INTRODUÇÃO

Muitos são os fatores predisponentes às infecções fúngicas invasivas, especialmente aqueles que debilitam o organismo e/ou causam algum grau de imunossupressão, como leucemias, linfomas, AIDS, diabetes, imunodeficiências primárias, uso de imunossupressores (quimioterápicos, corticoesteroides, ampliação do uso de imunobiológicos). Durante a pandemia de covid-19 houve aumento significativo das infecções fúngicas invasivas nos pacientes hospitalizados, associado a internações prolongadas e a terapias imunossupressoras. Este capítulo aborda as principais infecções fúngicas invasivas causadas pelos fungos *Aspergillus* spp, *Candida* spp, *Criptococcus*, *Histoplasma* e *Paracoccidioides* spp.

ASPERGILOSE INVASIVA

A aspergilose é uma doença causada por fungos filamentosos hialinos, ubiquitários, do gênero *Aspergillus*. As infecções invasivas são mais frequentemente causadas pelo complexo *Aspergillus fumigatus*, seguido por *A. flavus*, *A. niger* e *A. terreus*. Os métodos moleculares têm revelado novas espécies fenotipicamente semelhantes às já descritas previamente, sendo chamadas de espécies "crípticas". Essas espécies podem ser resistentes aos antifúngicos, ressaltando a importância de uma identificação adequada e precisa dos isolados.

O *Aspergillus* spp é frequentemente encontrado no ambiente, inclusive dentro dos serviços de saúde (construções e reformas). É transmitido aos hospedeiros suscetíveis por meio da dispersão de conídios no ar, e tem repercussões clínicas particularmente para os pacientes alérgicos, pacientes imunocomprometidos, incluindo aqueles com transplantes de órgãos sólidos, neoplasias hematológicas e neutropenia, ou naqueles com sequelas pulmonares cavitárias de tuberculose ou outra doença pulmonar, podendo levar a uma variedade de síndromes pulmonares, baseada na resposta imune do hospedeiro e na presença de comorbidades pulmonares.[1] Há descrição em pacientes imunocompetentes e em pacientes críticos, com fatores de risco como cirrose, doença pulmonar obstrutiva crônica, abuso crônico de álcool, queimaduras, diabetes, desnutrição e infecção por *influenza* e covid-19.[2] A maioria dos indivíduos não desenvolve doenças, apesar da inalação diária dos conídios.

O fungo também pode ser transmitido para o ser humano através da implantação traumática na pele. Em todas as situações clínicas descritas anteriormente, o potencial de letalidade é alto, necessitando de muitos investimentos em protocolos clínicos, treinamento das equipes multiprofissionais assistenciais, diagnósticos laboratoriais/radiológicos, farmacológicos e ambientais, para melhorar a sobrevida dos doentes.

A aspergilose apresenta uma grande variedade de apresentações clínicas. As formas invasivas sobressaem-se pela letalidade, com comportamento agudo/subagudo, como, por exemplo, a aspergilose pulmonar invasiva (API), a rinossinusite fúngica, a aspergilose cerebral, a traqueobronquite e as formas oculares e cutâneas. De acordo com o consenso da Sociedade Europeia de Microbiologia Clínica e Doenças Infecciosas (ESCMID), publicado em 2016, as formas pulmonares crônicas (APC) podem ser divididas em cinco formas clínicas diferentes: aspergilose pulmonar cavitária crônica (CCPA), aspergilose pulmonar fibrosante crônica (CFPA), aspergiloma simples (SA), nódulo de *Aspergillus* (AN) e aspergilose invasiva subaguda (SAIA). A aspergilose pulmonar cavitária crônica é a forma mais comum de APC e se não tratada, pode progredir para CFPA.

Incidência e prevalência

A incidência de aspergilose invasiva (AI) pode variar muito ao redor do mundo. Essas variações geográficas podem ser justificadas pelas diferenças nas características das populações de risco, nas práticas de profilaxia antifúngica e de exposição ambiental aos fungos patogênicos. A incidência de AI também é variável dependendo da forma clínica e do tipo de hospedeiro acometido. No geral, a incidência anual de AI é estimada em mais de 300 mil casos, entre aproximadamente 10 milhões de pacientes em risco, em comparação com 3 milhões de pacientes que apresentam APC.

A maioria dos casos de AI ocorre em pacientes com malignidade hematológica, em receptores de células-tronco hematopoiéticas alogênicas (aloSCT) e transplante de órgãos sólidos. Com relação à ocorrência de infecções fúngicas invasivas (IFI) no transplante de células-tronco hematológicas (TCTH), as taxas de incidência costumam ser menores nos receptores autólogos, e os pacientes submetidos a transplante alogênico são os de maior risco para IFI. Nos pacientes com neutropenia prolongada no curso agudo da leucemia mieloide aguda (LMA) ou síndrome mielodisplásica (SMD), a incidência pode chegar a 24%. Nas leucemias linfoides agudas (LLA), alguns autores têm relatado incidência de IFI entre 2 e 15%.[1]

Embora a APC acometa até 3 milhões de pacientes ao ano, com séries contemporâneas sugerindo de 50 a 85% de mortalidade em 5 anos, ainda é considerada uma doença negligenciada. Por esse motivo, é uma prioridade para a pesquisa de doenças fúngicas, com ênfase em estudos para melhorar o diagnóstico e propostas terapêuticas.

Nas formas graves da covid-19, diversos relatos de coinfecção com aspergilose pulmonar surgiram, e são denominados CAPA (do inglês, *covid-19 associated pulmonary aspergillosis*). Inicialmente, os casos de CAPA foram descritos na Europa, com uma incidência elevada, chegando a 35% dos pacientes internados com síndrome respiratória aguda grave por covid-19.[2]

Diagnóstico

Aspergilose invasiva (AI)

A abordagem diagnóstica da AI é complexa e muitas vezes deve ser acompanhada por um infectologista experiente.

AI pode se apresentar com sinais e sintomas clínicos inespecíficos nas fases mais precoces e, dentro desse contexto, os aspectos radiológicos da tomografia de tórax têm papel estratégico no diagnóstico (Figura 85.1). Apesar disso, vários estudos radiológicos demonstraram que os achados mais comuns, embora muito frequentes, não são patognomônicos e podem ser comuns em outras IFIs. Entre os achados tomográficos encontrados na fase de neutropenia, destacam-se os infiltrados pulmonares focais, particularmente os nódulos ≥ 1 cm de diâmetro, lesão em vidro fosco, evoluindo para o sinal do halo, definido como lesão de pelo menos 1 cm de diâmetro, circundada por halo de vidro fosco ao redor. Após 1 a 2 semanas de evolução, a lesão progride para áreas de consolidação e, posteriormente, acima de 2 semanas, evolui para o sinal do crescente de ar, caracterizado pela presença de lesão cavitária.

Esses achados são clássicos dos doentes com neoplasia hematológica e neutropenia. Vale a pena salientar que podem não ocorrer nos doentes de terapia intensiva com outras comorbidades, como *influenza*, doença pulmonar obstrutiva crônica (DPOC) e CAPA.

Além da importância do estudo radiológico sequencial, o diagnóstico da AI fundamenta-se em critérios histopatológicos, microbiológicos (micológico direto e cultura), biomarcadores e métodos moleculares. Galactomanana (GM) é um biomarcador presente na parede celular de alguns fungos, especialmente em *Aspergillus* spp., liberado durante o crescimento de hifas e quando há invasão tecidual. Um teste comercial (Platelia® – ELISA imunoensaio – EIA – BiorRad) tem sido utilizado para detecção de GM, especialmente no soro e lavado broncoalveolar (LBA). O teste imunocromatográfico Lateral Flow Aspergillus (LFD-Aspergillus) foi desenvolvido a partir de um anticorpo monoclonal que se liga às glicoproteínas extracelulares que são secretadas durante o crescimento fúngico. A detecção de (1,3)-β-D-glucana (BDG) no soro também é recomendada para o diagnóstico, embora esse teste não seja específico para aspergilose, podendo ser positivo em outras doenças fúngicas como, por exemplo,

candidíase invasiva e pneumocistose. Testes moleculares em tecido e amostras biológicas têm sido utilizados isoladamente e em associação aos biomarcadores, aumentando a especificidade no diagnóstico da AI.

A AI pode ser classificada em três categorias, conforme a força da evidência do diagnóstico, em aspergilose provada, provável e possível. Os principais algoritmos diagnósticos estão dispostos na Figura 85.2. Muitos pacientes têm dificuldades em preencher os critérios de aspergilose provada e precisarão de critérios clássicos do hospedeiro, clínico-radiológicos e micológicos para serem classificados como aspergilose provável. Quando os pacientes apresentam fatores do hospedeiro e clínica/radiologia compatível, porém, sem preencher os critérios micológicos, a aspergilose é considerada possível. O diagnóstico é fundamental para uma escolha adequada da terapia antifúngica e melhor prognóstico do paciente. Portanto, idealmente, o médico deve, sempre que possível, utilizar as ferramentas diagnósticas para comprovar as IFIs.

A rinossinusite fúngica por *Aspergillus* spp. merece destaque, especialmente nos doentes onco-hematológicos, e deve-se ter atenção aos sinais clínicos precoces (dor aguda e localizada, incluindo dor com irradiação para olho) e tardios (úlcera nasal com exsudato negro e extensão do seio paranasal para barreiras ósseas, incluindo órbita), associado a imagem radiológica/nasofibroscopia, evidenciando sinusite.[1]

Aspergilose pulmonar crônica (APC)

O diagnóstico de APC necessita de uma combinação de fatores:

- Radiologia compatível: imagem de tórax com achados compatíveis (de preferência por tomografia)
- Evidências microbiológicas de infecção por *Aspergillus* spp.
- Resposta imunológica ao *Aspergillus* spp
- Exclusão de outros diagnósticos diferenciais. A doença deverá ter evolução de pelo menos 3 meses. Existem vários testes que contribuem para o diagnóstico, como histologia,

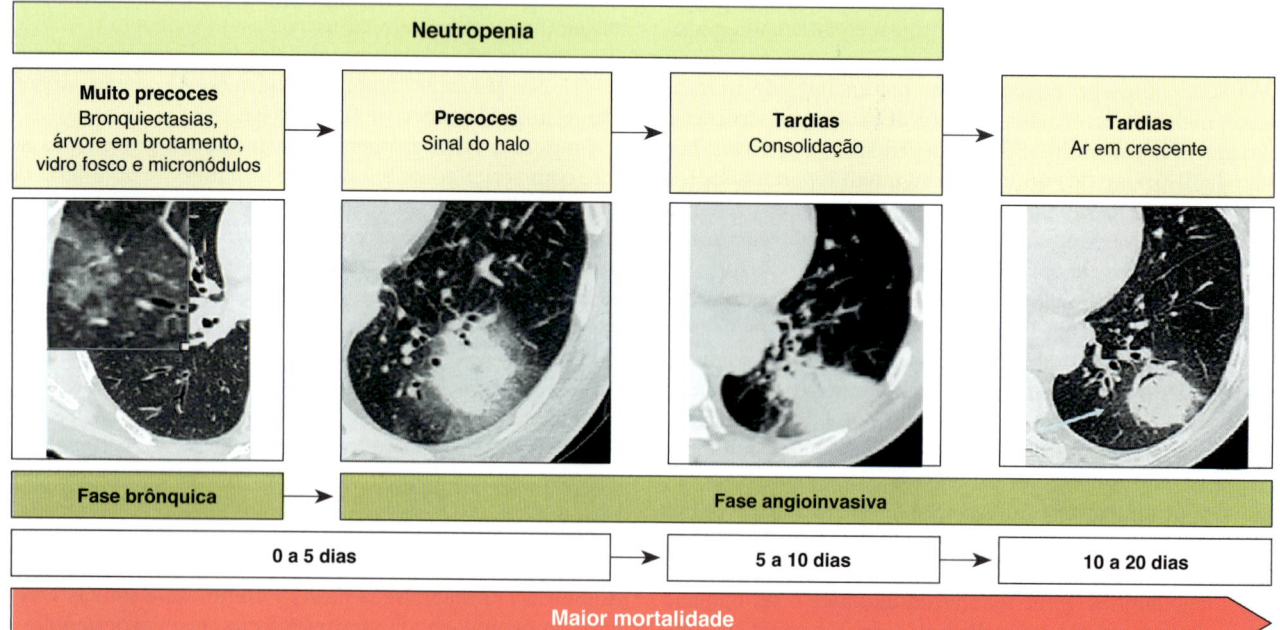

Figura 85.1 Achados radiológicos clássicos da evolução temporal da aspergilose pulmonar invasiva em paciente neutropênico. Adaptada de: Cailot D, et al. J Clin Oncol 2001;19(1):253-9; Nucci, M., et al. Haematologica 2013;98(11):1657-60.

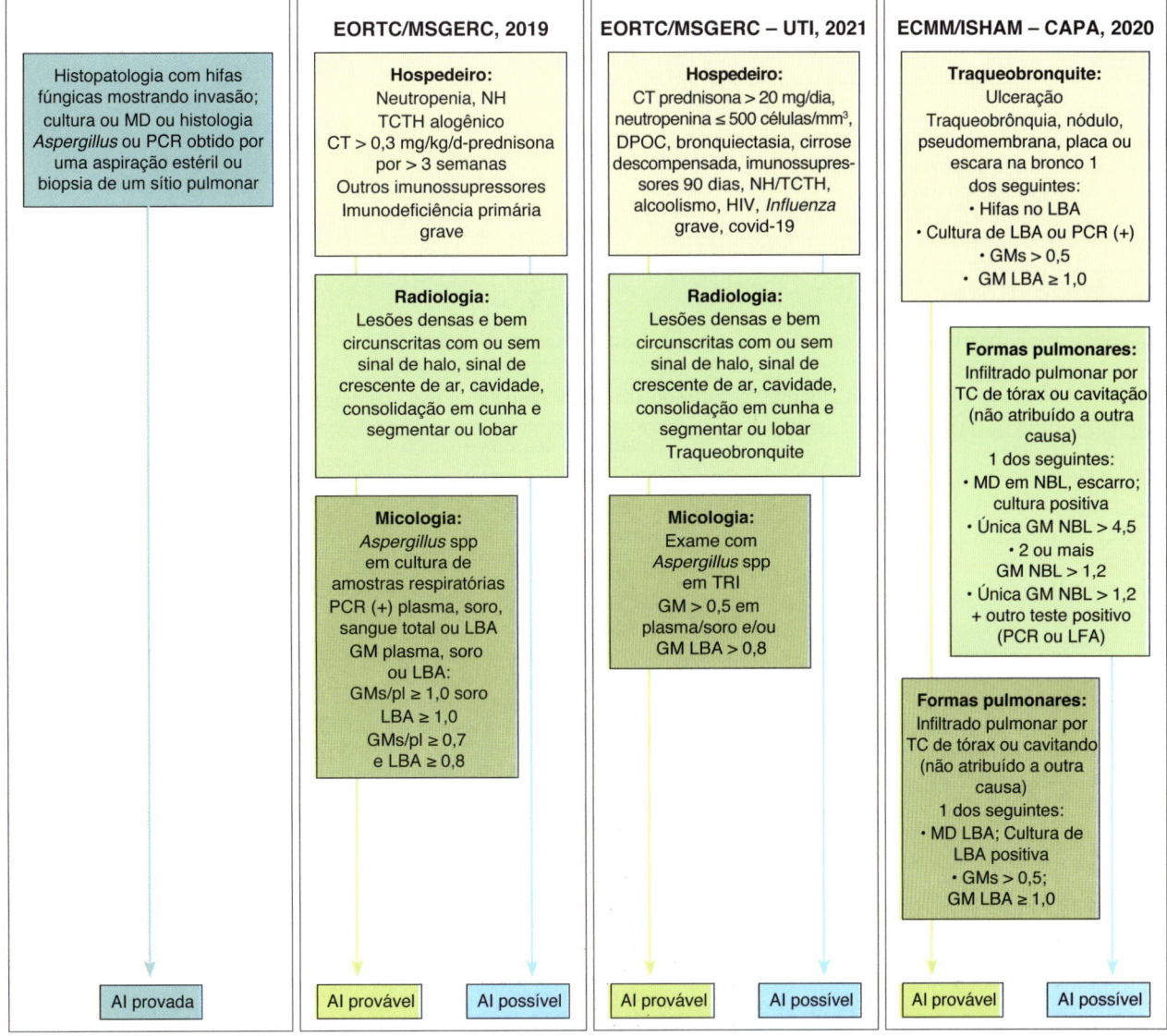

| EORTC/MSGERC, 2019 | EORTC/MSGERC – UTI, 2021 | ECMM/ISHAM – CAPA, 2020 |

Histopatologia com hifas fúngicas mostrando invasão; cultura ou MD ou histologia *Aspergillus* ou PCR obtido por uma aspiração estéril ou biopsia de um sítio pulmonar

EORTC/MSGERC, 2019

Hospedeiro:
Neutropenia, NH
TCTH alogênico
CT > 0,3 mg/kg/d-prednisona por > 3 semanas
Outros imunossupressores
Imunodeficiência primária grave

Radiologia:
Lesões densas e bem circunscritas com ou sem sinal de halo, sinal de crescente de ar, cavidade, consolidação em cunha e segmentar ou lobar

Micologia:
Aspergillus spp em cultura de amostras respiratórias
PCR (+) plasma, soro, sangue total ou LBA
GM plasma, soro ou LBA:
GMs/pl ≥ 1,0 soro
LBA ≥ 1,0
GMs/pl ≥ 0,7
e LBA ≥ 0,8

EORTC/MSGERC – UTI, 2021

Hospedeiro:
CT prednisona > 20 mg/dia, neutropenina ≤ 500 células/mm³, DPOC, bronquiectasia, cirrose descompensada, imunossupressores 90 dias, NH/TCTH, alcoolismo, HIV, *Influenza* grave, covid-19

Radiologia:
Lesões densas e bem circunscritas com ou sem sinal de halo, sinal de crescente de ar, cavidade, consolidação em cunha e segmentar ou lobar
Traqueobronquite

Micologia:
Exame com *Aspergillus* spp em TRI
GM > 0,5 em plasma/soro e/ou GM LBA > 0,8

ECMM/ISHAM – CAPA, 2020

Traqueobronquite:
Ulceração
Traqueobrônquia, nódulo, pseudomembrana, placa ou escara na bronco 1 dos seguintes:
• Hifas no LBA
• Cultura de LBA ou PCR (+)
• GMs > 0,5
• GM LBA ≥ 1,0

Formas pulmonares:
Infiltrado pulmonar por TC de tórax ou cavitação (não atribuído a outra causa)
1 dos seguintes:
• MD em NBL, escarro; cultura positiva
• Única GM NBL > 4,5
• 2 ou mais GM NBL > 1,2
• Única GM NBL > 1,2 + outro teste positivo (PCR ou LFA)

Formas pulmonares:
Infiltrado pulmonar por TC de tórax ou cavitando (não atribuído a outra causa)
1 dos seguintes:
• MD LBA; Cultura de LBA positiva
• GMs > 0,5;
GM LBA ≥ 1,0

AI provada

AI provável | AI possível

AI provável | AI possível

AI provável | AI possível

MD: exame micológico direto; TCTH: transplante de células tronco hematopoiéticas; PCR: reação de polimerase em cadeia; LBA: lavado broncoalveolar; GM: galactomanana; CT: corticoide; DPOC: doença pulmonar obstrutiva crônica; NH: neoplasia hematológica; NBL: lavado broncoalveolar não guiado por broncoscopia; LFA: *lateral flow-assay*.

Figura 85.2 Principais algoritmos diagnósticos de aspergilose pulmonar invasiva em onco-hematologia, UTI e associada a covid-19.

microscopia, cultura, reação em cadeia da polimerase (PCR) de amostras respiratórias, dosagem de galactomanana sérica e lavado broncoalveolar e sorologias.

Tratamento[3]

Aspergilose invasiva

O fluxograma de tratamento da AI está disposto na Figura 85.3.

Existem quatro estratégias para uso de antifúngicos sistêmicos visando prevenir os casos da doença e reduzir a mortalidade dos pacientes com AI:

- Profilaxia primária dirigida para fungos filamentosos: é uma estratégia relevante para pacientes em alto risco, sempre levando em conta as estratégias de controle ambiental e com base na epidemiologia local. As principais indicações são para pacientes com neutropenia grave e prolongada ou com doença ativa do enxerto contra o hospedeiro (GvHD) e durante o procedimento TCTH alogênico, até a melhora da neutropenia. Outras situações especiais devem

ser discutidas com especialistas. O antifúngico preferencial para essa situação é o posaconazol. Atenção especial para as interações medicamentosas, especialmente com imunossupressores, toxicidade e necessidade de monitorização dos níveis terapêuticos dos azólicos

- Terapia empírica: corresponde ao início de antifúngicos em pacientes neutropênicos com febre persistente e refratária ao uso de antibióticos. A justificativa racional para a utilização da terapia antifúngica empírica seria que o tratamento precoce teria impacto favorável no prognóstico. Essa modalidade de tratamento foi baseada inicialmente em estudos clínicos observacionais e de autópsia. O sucesso do tratamento empírico depende da epidemiologia do hospital e do antifúngico selecionado. Por outro lado, está relacionado com eventual toxicidade desnecessária e aumento dos custos hospitalares. Vários estudos analisaram a eficácia de diferentes antifúngicos usados como tratamento empírico em pacientes hematológicos com febre e neutropenia

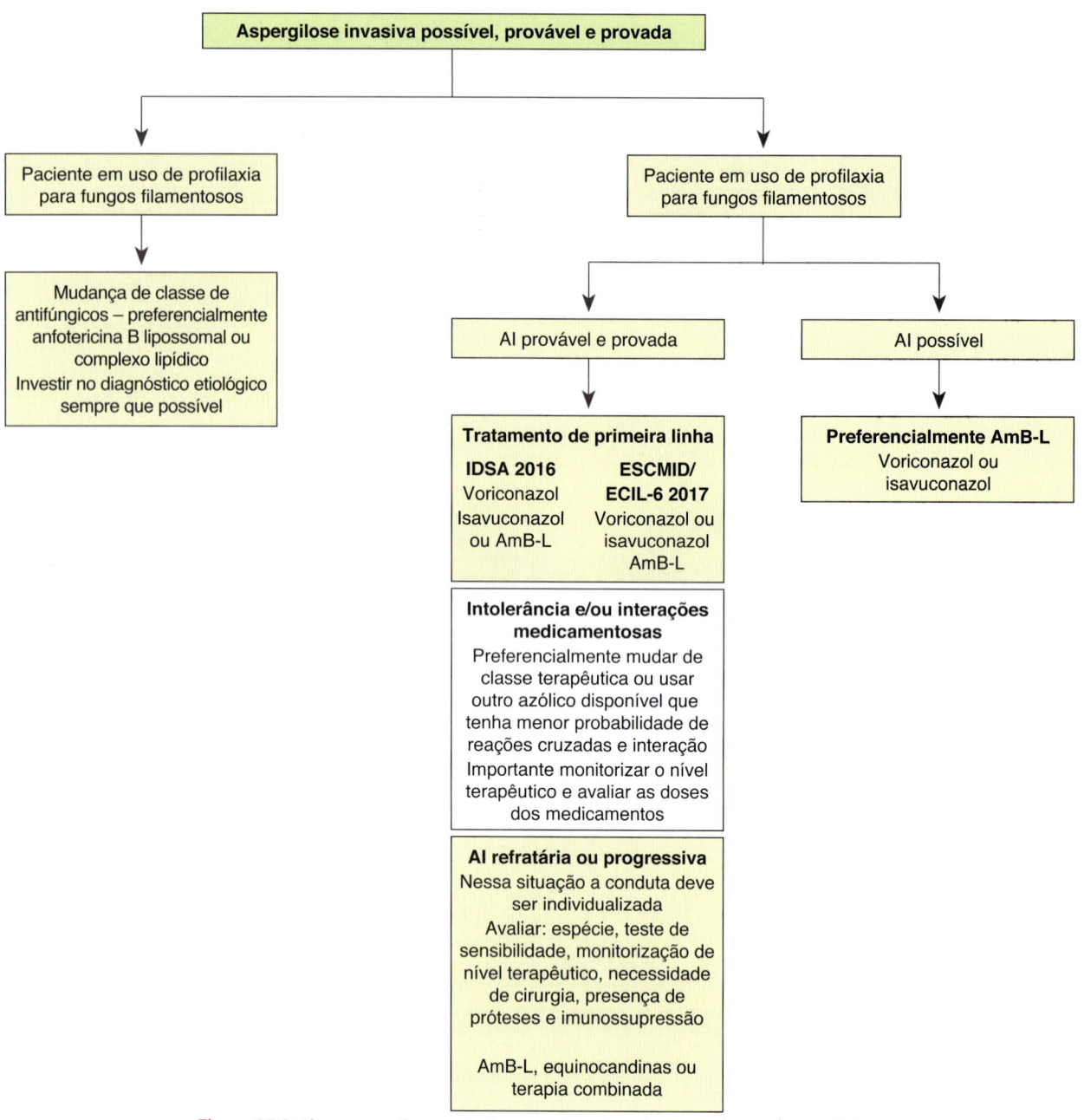

Figura 85.3 Fluxagrama do manejo da aspergilose invasiva no paciente neutropênico.

- Terapia preemptiva: consiste no tratamento com antifúngicos dirigido por biomarcadores. O sucesso do tratamento preemptivo depende da epidemiologia regional, disponibilidade, sensibilidade e especificidade dos testes utilizados nos algoritmos de decisão. Atualmente, os melhores resultados parecem estar associados a uma abordagem combinada de biomarcadores, PCR e exames radiológicos seriados

- Tratamento dirigido ou específico: essa modalidade é fundamentada na qualidade do diagnóstico estabelecido (aspergilose provada e provável) e é sempre preferencial em relação ao tratamento empírico. Os antifúngicos de primeira escolha são os triazólicos: isavuconazol e voriconazol. Esquema: isavuconazol 200 mg IV 8/8h nos dias 1 e 2, seguidos de 200 mg/dia oral; voriconazol 6 mg/kg IV (oral 400 mg 12/12h) no dia 1, seguido de 4 mg/kg IV (oral 200-300 mg 12/12h), por 6 a 12 semanas. Como alternativa, L-AmB 3 mg/kg/dia.

Aspergilose pulmonar crônica

Os objetivos do tratamento são a resolução dos sintomas, ganho de peso, melhora na qualidade de vida e melhora ou estabilização dos achados radiológicos. A base do tratamento na APC são os antifúngicos por tempo prolongado, associado ou não a tratamento cirúrgico. As indicações clássicas de cirurgia incluem aspergiloma simples, CCPA refratária ao tratamento antifúngico (incluindo resistência a azólicos), e/ou hemoptise grave. O tratamento antifúngico é baseado principalmente em azólicos. O itraconazol é o mais utilizado. O monitoramento sérico de drogas foi proposto pelo ESCMID como uma alternativa para melhorar a eficácia, reduzir a toxicidade e confirmar que o paciente permanece na faixa terapêutica durante o acompanhamento ambulatorial.

O voriconazol é atualmente recomendado no manejo inicial da APC, com nível de evidência pelos principais consensos internacionais. Entre os agentes intravenosos, as equinocandinas e o voriconazol podem ser preferíveis à anfotericina B. Ensaios clínicos randomizados comparando diferentes antifúngicos são urgentemente necessários, especialmente os mais novos, como isavuconazol.

A aspergilose é uma doença que acomete o ser humano com uma grande variedade de formas clínicas, especialmente em pacientes com comorbidades e imunossuprimidos, e que merece atenção pelas altas taxas de mortalidade e morbidade. O diagnóstico é complexo e depende da forma clínica e das comorbidades apresentadas pelos pacientes. A classe de antifúngicos preferencial é a dos triazólicos, como voriconazol e isavuconazol.

CANDIDA SPP

Infecções invasivas causadas por espécies de *Candida* têm sido cada vez mais relacionadas com evolução do tratamento médico. Considerada o quarto agente identificado nas infecções relacionadas com a assistência à saúde (IRAS) e segundo agente das infecções da corrente sanguínea, é reconhecida como importante causa de morbimortalidade.[4] Quinze espécies distintas de *Candida* são descritas como agentes de doença em humanos; entretanto, mais de 95% das doenças invasivas são causadas por quatro espécies consideradas mais comuns: *Candida albicans, Candida glabrata, Candida tropicalis, Candida parapsilosis.*[4]

Incidência e prevalência

Embora a *C. albicans* seja a espécie mais comum encontrada, nas últimas décadas as espécies não albicans se tornaram mais de 50% dos casos. Uso prévio de antibioticoterapia de amplo espectro e de profilaxia antifúngica têm impacto na epidemiologia.[1,5] Recentemente, observou-se o surgimento de uma espécie de *Candida* com alto padrão de resistência, denominada *C. auris*. Essa espécie vem sendo encontrada em algumas regiões do mundo e está associada a surtos intra-hospitalares. Espécies de *Candida* são comensais do trato gastrintestinal, e adicionalmente colonizantes de pele e trato genital. O desenvolvimento da doença invasiva decorre de um desbalanço entre uma alta carga fúngica e a quebra da barreira cutâneo-mucosa.[5]

Diagnóstico

O padrão ouro para diagnóstico é a cultura realizada em sítios estéreis. A sensibilidade no sangue é em torno de 50%. Outras técnicas diagnósticas incluem biologia molecular como espectrometria de massa (do inglês, *matrix-assisted laser desorption/ionization time of flight* [MALDI-TOF]), *peptide nucleic acid fluorescent in situ hybridization* (PNA-FISH), b-D glucan (Fungitell), T2 *Candida* e identificação na hemocultura através do painel BioFire FilmArray.

Tratamento

Apesar da evolução no tratamento da candidemia nas últimas décadas, o princípio permanece o mesmo. Alguns pontos são importantes:

- Identificar a fonte da candidemia, avaliar se é possível a sua remoção no caso, por exemplo, de cateter venoso central ou drenagem de abscesso

- Avaliar a gravidade da doença, a presença de comorbidades; exposição recente a antifúngicos, acometimento de outros órgãos, como sistema nervoso central (SNC), válvula cardíaca, fígado, baço, pulmões, olhos
- Ter conhecimento da epidemiologia hospitalar
- Verificar se existe risco de infecção por *C. auris*
- Avaliar se há intolerância a algum antifúngico.

Para se estabelecer uma abordagem terapêutica eficaz são considerados quatro grupos:

- Neutropênicos ou imunossuprimidos
- Não neutropênicos ou imunocompetentes
- Pacientes de unidade de terapia intensiva
- Neonatos.

Guidelines de diversas sociedades estão disponíveis para orientar o tratamento dessas infecções: da European Society of Clinical and Microbiological Infectious Diseases (ESCMID), da European Conference of Infection in Leukemia (ECIL), que oferece um guia para população onco-hematológica e submetida a transplante de medula óssea, e da Infectious Diseases Society American (IDSA).

De acordo com as guias da ESCMID, o fármaco de escolha para tratamento de candidemia invasiva consiste nas equinocandinas, e a anfotericina B lipossomal é uma alternativa com o mesmo grau de evidência. Os triazólicos podem ser uma opção terapêutica em instituições onde a incidência de *Candida* spp resistente é baixa. O voriconazol é o medicamento recomendado por ter maior expectro de ação cobrindo *C. glabrata* e *C. krusei*. Fluconazol somente é recomendado em pacientes não neutropênicos, que não estão criticamente doentes e que não tiveram exposição prévia aos azóis. O descalonamento da anfotericina B para o fluconazol pode ser recomendado em pacientes clinicamente estáveis após 5 a 7 dias de terapia com anfotericina B, com espécies sensíveis ao fluconazol e hemoculturas negativas. Equinocandidas e anfotericina B lipossomal são sugeridas para uso em pacientes neutropenicos.[5]

CRIPTOCOCOSE

A criptococose é uma infecção fúngica oportunista mundialmente conhecida, causada pelo *C. neoformans complex* ou *C. gattii complex*, que atinge principalmente os pacientes com deficiência da imunidade celular. Esse fungo apresenta três fatores de virulência bem estabelecidos: a cápsula polissacarídea, a enzima fenoloxidase (lacase) e a habilidade do fungo de crescer a 37ºC, propiciando a infecção humana. *C. neoformans* é um fungo ubíquo e tem como hábitat o solo, as fezes de pássaros, principalmente pombos, madeiras em decomposição e ocos de árvores.

Incidência e prevalência

Apesar da ampla distribuição desse agente no ambiente em que vivemos, a criptococose por *C. neoformans* é doença de ocorrência esporádica, particularmente em pacientes imuno-comprometidos portadores do HIV/AIDS, transplantados de órgãos sólidos (TOS), usuários de corticosteroides e outros imunossupressores de resposta mediada por células T.

C. gattii é agente de distribuição geográfica mais restrita, e sua presença na natureza é associada aos ocos de árvores. A infecção criptocócica por *C. gattii* é caracteristicamente documentada em pacientes não portadores de doenças associadas à imunodepressão. Ambos os agentes são adquiridos possivelmente pela inalação de leveduras desidratadas ou basidiósporos, que depositam-se nos alvéolos pulmonares.

Pacientes com AIDS que desenvolvem a doença apresentam, em geral, contagem de células TCD$_4$ inferior a 100 cel/mm^3. Sua incidência em receptores de TOS é de 0,2 a 5,5%. O paciente submetido a transplante renal é o que apresenta a maior probabilidade de desenvolver criptococose, seguido do transplantado de fígado. É considerada uma infecção tardia, com aparecimento após um ano do transplante na maioria dos relatos de TOS.[6]

Manifestações clínicas

O *Cryptococcus* spp. é o principal agente fúngico causador de meningite crônica. O principal órgão acometido é o SNC, manifestando-se geralmente como uma meningite ou meningoencefalite subaguda ou crônica, caracterizada por cefaleia, febre, alteração do nível de consciência, confusão mental, perda da memória, convulsão e coma. Alguns pacientes não apresentam cefaleia ou meningismo, porém, costumam evoluir com encefalopatia, hidrocefalia, ataxia cerebelar, paraparesia espástica ou outro sinal neurológico focal. Esses últimos podem ser causados por eventos meningovasculares (endarterite), de forma semelhante à sífilis.

A meningite pode coexistir com envolvimento extraneural, especialmente pulmões, pele, trato urinário, próstata, olhos e ossos.

Diagnóstico

Não há anormalidade radiológica muito sugestiva de criptococose. A tomografia computadorizada do cérebro ou, mais precisamente, a ressonância magnética podem mostrar expansão dos espaços de Virchow-Robin, cistos mucinosos ou pseudocistos parenquimatosos, criptococomas e hidrocefalia.

Em indivíduos portadores do HIV, as anormalidades do LCR são discretas ou moderadas, com hipoglicorraquia em 50% dos casos, hiperproteinorraquia em menos de 50% e apenas de 20 a 40% dos pacientes com pleocitose linfocítica. Indivíduos imunocompetentes podem apresentar maior resposta inflamatória com pleocitose expressiva, hipoglicorraquia e hiperproteinorraquia.

Uma observação deve ser feita nos casos de infecção por *C. gattii*, especialmente em imunocompetentes, em que as lesões com efeito de massa e aspecto tumoral tanto no cérebro quanto em outras localizações são mais frequentes, quando comparada a infecção por *C. neoformans* em pacientes imunodeprimidos.

O diagnóstico laboratorial da neurocriptococose é realizado por pesquisa direta do agente no LCR, pesquisa de antígeno capsular criptocócico, cultura e exame anatomopatológico. O exame microscópico direto é útil e rápido para o diagnóstico da meningite criptocócica, e pode ser realizado por meio da coloração do LCR com tinta da China (nanquim). No LCR, a positividade desse exame ocorre em 73 a 93% dos casos de comprometimento do SNC em pacientes com AIDS, e de 40 a 80% nos pacientes não infectados por HIV. Todavia, é um exame dependente da experiência do microbiologista, com ocorrência de exames falso-negativos em grande número de doentes que apresentam menor carga fúngica no momento da realização do teste (até 20 a 50% de resultados falso-negativos).

Pesquisa de antígeno específico capsular é um método de grande utilidade no diagnóstico da neurocriptococose, apresentando alta sensibilidade (de 93 a 100%) e especificidade de 93 a 98%. A presença desse antígeno pode ser detectada em vários fluidos orgânicos, como líquor e sangue. É importante ressaltar que existem relatos de falso-positivo principalmente com fator reumatoide, infecção sistêmica por *Trichosporon* spp e na ocorrência de erro de técnica.

Tratamento

O tratamento da neurocriptococose é realizado inicialmente com a combinação de formulações de anfotericina B (desoxicolato, complexo lipídico ou lipossomal) com 5-fluorocitosina ou fluconazol, até o controle clínico da meningoencefalite, da hipertensão intracraniana e negativação da cultura do líquor. Ao atingir essas metas, o clínico pode suspender a terapia com anfotericina B, dando continuidade ao tratamento por, no mínimo, mais 8 a 12 semanas na fase de consolidação com uso do derivado azólico, seguindo-se com a mesma medicação como profilaxia secundária até que haja reconstituição imunológica.

Em geral, o tempo mínimo de tratamento nessas formas é de 1 ano para pacientes portadores do HIV/AIDS e transplantados de órgãos.[7]

HISTOPLASMOSE

A histoplasmose é uma doença causada pelo fungo dimórfico *Histoplasma capsulatum*, cujo reservatório ambiental é frequentemente associado às fezes de morcegos e de outras aves, bem como está presente no solo. É uma doença endêmica/oportunista que acomete os seis continentes. Na América Latina, o Brasil está entre os países de alta endemicidade, assim como Guiana Francesa, Argentina, Colômbia, Venezuela, Guatemala e Panamá.

A porta de entrada é a via inalatória, causando muitas vezes doença pulmonar. Existem duas variedades que são patogênicas para os seres humanos, *H. capsulatum* var. *capsulatum* e *H. capsulatum* var. *Duboisii*, que só existe na África. Em temperatura ambiente, o fungo é encontrado na forma de bolor e a 37°C, *in vitro* e nos tecidos, *H. capsulatum* var. *capsulatum* se converte na fase leveduriforme que é composta de minúsculas leveduras de brotamento oval de 2 a 4 μm que são encontradas dentro e fora dos macrófagos.

Incidência e prevalência

A maior incidência ocorre nas pessoas que vivem com HIV/AIDS, nos pacientes transplantados de órgãos sólidos e nos pacientes submetidos a tratamento com inibidores de TNF-alfa. Os pacientes com CD4 menor que 150 cel/mm^3 estão mais susceptíveis a desenvolver formas graves da histoplasmose.

A histoplasmose disseminada progressiva (HDP) é uma das infecções oportunistas fúngicas mais importantes entre os pacientes com AIDS nas Américas e pode ser responsável por 5 a 15% das mortes relacionadas com a doença todos os anos.[8]

Manifestações clínicas

Apresenta uma grande variedade de manifestações clínicas que podem acometer o hospedeiro imunocompetente, destacando-se a histoplasmose pulmonar (histoplasmose pulmonar aguda, histoplasmose pulmonar crônica e crônica cavitária), mediastinite granulomatosa, fibrose mediastinal, entre outras manifestações, como endocardite, infecção vascular, pericardite e infecções do SNC. No hospedeiro imunocomprometido, a HDP é uma doença grave, frequentemente negligenciada, e que possui alta letalidade e morbidade.

Diagnóstico

Os sintomas são inespecíficos e podem ser indistinguíveis de outras doenças infecciosas oportunistas, principalmente a tuberculose disseminada, atrasando o seu diagnóstico e tratamento.[8] Os pacientes podem apresentar quadros agudos, subagudos e crônicos, acometimento de sistema retículo endotelial, como adenomegalias, hepatomegalia, esplenomegalia, e alteração na medula óssea, acometimento cutâneo polimórfico, infiltrados pulmonares micronodulares e doença no SNC.

Classificação

A HDP é classificada quanto à gravidade em:

- HDP grave ou moderadamente grave é definida como a presença de pelo menos um sinal ou sintoma envolvendo órgãos vitais: insuficiência respiratória ou circulatória, sinais neurológicos, insuficiência renal, alterações de coagulação e uma alteração geral do *status* de desempenho da Organização Mundial da Saúde (OMS) maior que 2, em que a pessoa fica confinada a uma cama ou cadeira mais da metade das horas de vigília com autocuidado limitado
- HDP leve a moderada é definida como sinais e sintomas que não incluem as características anteriores que definem a gravidade.

Tratamento

A HDP é uma infecção potencialmente letal, de progressão rápida e requer tratamento antifúngico imediato. O tratamento proposto tem duas fases: indução e manutenção.

A terapia de indução (mínimo de 2 semanas) é realizada da seguinte maneira:

- Tratamento da HDP grave ou moderadamente grave: anfotericina B lipossomal (AmB-L), 3 mg/kg por 2 semanas
- Tratamento da HDP leve a moderada: itraconazol (ITZ), 200 mg/3x/dia, por 3 dias e, em seguida, 200 mg/2x/dia.

Se houver envolvimento do SNC, pode ser necessária a extensão da terapia de indução ou aumento da dosagem. Em locais com recursos limitados, onde a AmB-L não está disponível, a anfotericina B desoxicolato (AmB-D) na dose 0,7-1,0 mg/kg deve ser administrada nas 2 semanas iniciais. O tratamento com AmB-D tem boas taxas de sucesso, mas está associado a toxicidade, especialmente relacionada com infusão, insuficiência renal, anormalidades eletrolíticas e anemia.

A terapia de manutenção, por sua vez, é necessária para suprimir efetivamente a infecção residual e prevenir recaídas. Recomenda-se ITZ 200 mg, 2 vezes ao dia, por 12 meses. Se o paciente estiver clinicamente estável, em tratamento antirretroviral (TARV), com cargas virais suprimidas e contagem de CD4 > 200 cel/mm^3, pode-se considerar a interrupção antes de 12 meses. Sempre avaliar a interação medicamentosa entre o ITZ e outros medicamentos. É muito importante salientar que ITZ e dolutegravir não têm interações medicamentosas esperadas.

Tratamento antirretroviral

O TARV deve ser iniciado o mais rápido possível entre pessoas com HDP sem envolvimento do SNC (recomendação condicional; evidência de certeza muito baixa).

A HDP ainda é uma doença que possui alta morbidade e mortalidade e necessita de maior divulgação e de investimentos em educação e, sobretudo, da melhoria dos serviços de saúde, para um diagnóstico etiológico rápido e um tratamento adequado. Alguns pontos merecem destaque, como a recomendação de antígeno urinário para o diagnóstico, bem como a utilização de AmB-L para o tratamento, especialmente para acometimento do SNC.

PARACOCCIDIOIDOMICOSE

A paracoccidioidomicose (PCM) é uma infecção sistêmica endêmica na América Latina, causada pelo fungo termodimórfico do gênero *Paracoccidioides*. A morbimortalidade causada por essa infecção está fortemente associada ao reconhecimento precoce, escolha da terapia e adesão à medicação. O Brasil responde por 80% dos casos de PCM no mundo, e sua incidência está aumentando no norte do país.[9]

Apesar da identificação de novas espécies, não há impacto na apresentação clínica. Embora a infecção seja geralmente adquirida em áreas rurais, os sintomas podem manifestar-se anos ou décadas depois, quando o paciente estiver residindo na zona urbana ou mesmo em outro país fora da região endêmica.

O principal fator de risco para aquisição da infecção são as atividades relacionadas com manejo de solo contaminado com o fungo, como atividades agrícolas, de preparo de solo como práticas de jardinagens, ou somente ter residido em área rural na infância. A infecção ocorre pela inalação de conídios e, mais raramente, por inoculação direta.

Manifestações clínicas

Após a invasão do fungo nos pulmões na forma de levedura, inicia-se uma resposta inflamatória inespecífica. Neutrófilos e macrófagos alveolares tendem a formar granulomas, dependendo do estado imunológico do paciente e da resposta dos linfócitos T auxiliares (TH).

As respostas TH1 têm sido associadas a um processo localizado que, em geral, limita a infecção. Por outro lado, as respostas TH2 estão associadas à forma disseminada e a um pior desfecho clínico. Após a infecção primária, o hospedeiro forma granulomas no pulmão.

Em crianças, adolescentes e pacientes imunocomprometidos, a infecção pode progredir rapidamente para doença sistêmica (infecção aguda/subaguda). No adulto, o agente dissemina-se pelos vasos linfáticos e veias, geralmente após um período de vários anos (infecção crônica) e, dependendo da resposta imunológica do hospedeiro, apresenta-se com granulomas em múltiplos órgãos e tecidos.

A forma crônica geralmente resulta da reativação de focos pulmonares latentes formados durante a infecção primária, resultando em reinfecções. A PCM tem curso insidioso, e o pulmão é o órgão mais frequentemente acometido. Manifestações pulmonares são observadas em cerca de 90% dos pacientes com doença crônica. A forma unifocal é responsável por 25% dos casos. Lesões de mucosa oral são muitas vezes diagnosticadas pelos dentistas, e envolvimento do SNC pode resultar em meningoencefalite. Glândulas adrenais também são frequentemente comprometidas. A maioria dos casos pode ser tratada ambulatorialmente e em até 20% dos casos pode haver coinfecção com tuberculose.

Diagnóstico

Os avanços nos métodos diagnósticos (técnicas moleculares, imunológicas e biomarcadores) ainda são escassos, e mesmo os diagnósticos nos centros de referências são baseados principalmente no exame microscópico direto.[9]

Os achados de imagem clássicos nos pulmões incluem infiltrados intersticiais bilaterais e, eventualmente, aumento ou calcificação das adrenais e lesões intraparenquimatosas do SNC também estão presentes.[9] Pacientes com formas disseminadas ou com complicações neurológicas, insuficiência respiratória, grave comprometimento do estado nutricional, envolvimento gastrintestinal, alterações hemodinâmicas, com comorbidades como AIDS ou tuberculose devem ser tratados a nível hospitalar no início do tratamento.

Tratamento

O itraconazol é o fármaco de escolha para as formas moderadas a graves. Doses de 100 a 400 mg/dia por 6 meses são suficientes para a maioria dos casos. Anfotericina B desoxicolato é reservada para formas graves de PCM, e a formulação lipídica da anfotericina B apresenta maior eficácia com menores efeitos colaterais. Sulfametoxazol-trimetoprim (TMP/SMX) 160/800 mg também é uma opção de tratamento; entretanto, a duração média é de 23 meses com TMP/SMX, em comparação com 12 meses para itraconazol.[10]

CONSIDERAÇÕES FINAIS

O conhecimento dos fatores de risco associados às infecções fúngicas invasivas, assim como uma abordagem diagnóstica precoce e tratamentos efetivos, é fundamental para reduzir a morbimortalidade dessas infecções.

REFERÊNCIAS BIBLIOGRÁFICAS

1. Thompson, G.R. 3rd, Young, J.H. Aspergillus Infections. *N Engl J Med.* 2021 Oct 14;385(16):1496-1509. Doi: 10.1056/NEJMra2027424. PMID: 34644473.
2. Hoenigl, M., Seidel, D., Sprute, R, Cunha, C., Oliverio, M., Goldman, G.H., Ibrahim, A.S., Carvalho, A. COVID-19-associated fungal infections. *Nat Microbiol.* 2022 Aug;7(8):1127-1140. doi: 10.1038/s41564-022-01172-2. Epub 2022 Aug 2. PMID: 35918423; PMCID: PMC9362108.
3. Sehgal, I.S., Dhooria, S., Prasad, K.T., Muthu, V., Aggarwal, A.N., Chakrabarti, A., et al. Anti-fungal agents in the treatment of chronic pulmonary aspergillosis: Systematic review and a network meta-analysis. *Mycoses.* 2021;64: 1053–1061.
4. McCarty, T.P., White, C.M., Pappas, P.G. Candidemia and Invasive Candidiasis. *Infect Dis Clin North Am* [Internet]. 2021;35(2):389–413. Disponível em: https://doi.org/10.1016/j.idc.2021.03.007.
5. Mega, S., Chakrabarti, A. Candidiasis and Other Emerging Yeasts. Curr Fungal Infect Rep [Internet]. 2023;(January). Disponível em: https://doi.org/10.1007/s12281-023-00455-3.
6. Gushiken, A.C., Saharia, K.K., Baddley, J.W. Cryptococcosis. *Infect Dis Clin North Am.* 2021 Jun;35(2):493-514. DOI: 10.1016/j.idc.2021.03.012.
7. Iyer, K.R., Revie, N.M., Fu, C., Robbins, N., Cowen, L.E. Treatment strategies for cryptococcal infection: challenges, advances and future outlook. *Nat Rev Microbiol.* 2021 Jul;19(7):454-466. DOI: 10.1038/s41579-021-00511-0.
8. Falci, D.R., Monteiro, A.A., Braz Caurio, C.F., Magalhaes, T.C.O., Xavier, M.O., Basso, R.P., et al. Histoplasmosis, an underdiagnosed disease affecting people living with HIV/AIDS in Brazil: results of a multicenter prospective cohort study using both classical mycology tests and histoplasma urine antigen detection. *Open Forum Infect Dis.* 2019;6:ofz073.
9. Peçanha, P.M., Peçanha-Pietrobom, P.M., Grão-Velloso, T.R., Rosa Júnior, M., Falqueto, A., Gonçalves, S.S. Paracoccidioidomycosis: What We Know and What Is New in Epidemiology, Diagnosis, and Treatment. *J Fungi (Basel).* 2022 Oct 18;8(10):1098. DOI: 10.3390/jof8101098. PMID: 36294662; PMCID: PMC9605487.
10. Assolini, J.P., Lenhard-Vidal, A., Bredt, C.S.O., et al. Distinct Pattern of Paracoccidioides lutzii, P. restrepiensis and P. americana Antigens Recognized by IgE in Human Paracoccidioidomycosis. *Curr Microbiol.* 2021;78(7):2608-2614. DOI: 10.1007/s00284-021-02508-7.

Doença de Chagas

Ana Yecê das Neves Pinto • Marcelo Simão Ferreira

INTRODUÇÃO

A doença de Chagas é uma antropozoonose causada por um tripanosomatídeo flagelado denominado *Trypanosoma cruzi*. Foi descoberto em 1909 por um dos maiores cientistas brasileiros, Carlos Justiniano das Chagas, que encontrou o protozoário no sangue de uma criança febril de 2 anos, registrando posteriormente vários outros casos agudos e crônicos dessa nova doença. Ele reconheceu sua transmissão mais importante, através das fezes de triatomíneos, que abundavam as paredes das casas de pau-a-pique na região de Lassance, no norte de Minas Gerais. A partir de trabalhos experimentais e posteriormente de estudos em humanos, Chagas provou sua importância como nova entidade nosológica, comprovando a sua ampla distribuição, não só no território brasileiro, mas em vários outros países americanos.

ETIOLOGIA

O *T. cruzi* é um hemoflagelado pertencente à família trypanosomatidae. Apresenta-se sob diferentes formas evolutivas: tripomastigotas e amastigotas no hospedeiro vertebrado (incluindo o homem) e esferomastigotas e epimastigotas no hospedeiro invertebrado (triatomíneos).

No hospedeiro vertebrado, as tripomastigotas são encontradas no sangue periférico e, ocasionalmente, em outros fluidos orgânicos (líquor, líquido pericárdico etc.); as amastigotas (que são desprovidas de flagelos) encontram-se no interior das células do hospedeiro, particularmente macrófagos, fibras musculares lisas e estriadas e células do sistema nervoso, incluindo células da glia e ocasionalmente neurônios. As amastigotas se reproduzem no interior das células por mitose simples e se transformam em tripomastigotas quando liberadas no interstício celular e no sangue periférico.

As formas tripomastigotas não se reproduzem no sangue periférico. As formas esferomastigotas e epimastigotas se reproduzem no intestino médio do inseto vetor a partir de formas parasitárias retiradas do hospedeiro vertebrado durante o repasto sanguíneo. Antes de serem eliminadas pelas fezes dos triatomíneos, as epimastigotas se transformam em tripomastigotas, denominadas metacíclicas, que são as formas infectantes para o homem e outros vertebrados.

Todas as formas do parasita contêm no interior da célula uma estrutura característica da família *Tripanosomatidae*: o cinetoplasto. Essa estrutura, na verdade, é uma grande mitocôndria que concentra grande quantidade do DNA do parasita extranuclear. A partir dele emerge o flagelo característico do gênero, nas formas flageladas. A mitocôndria é única e abriga o cinetoplasto.

Sob o aspecto populacional, estudos modernos com ferramentas de análise molecular bioquímica e genética reconhecem atualmente pelo menos seis subgrupos do parasita, com diversidade comportamental, ecológica e geográfica, ligados ao ciclo silvestre e à enfermidade humana.

CICLO EVOLUTIVO DO T. CRUZI

Como são hematófagos por natureza, os vetores da doença de Chagas, os triatomíneos, retiram do sangue periférico de vertebrados as formas tripomastigotas flageladas, que em seu intestino médio se transformam em esfero e em epimastigotas, que replicam avidamente por divisão binária. Ao chegarem ao intestino terminal, transformam-se em tripomastigotas metacíclicos e são eliminadas pelas fezes. O ciclo completo no inseto dura de 2 a 4 semanas.

O parasita penetra no homem e outros animais através da pele ou mucosas. Durante o repasto sanguíneo, o inseto defeca no local e os parasitas entram através de abrasões da pele ou pela mucosa adjacente (p. ex., conjuntiva). No interior do organismo, o parasita faz o ciclo celular, quando transforma-se em amastigota e replica no interior de diversos tipos celulares, de onde alcança a corrente sanguínea na forma tripomastigota, após a ruptura da célula hospedeira. Esse ciclo perpetua praticamente durante toda a vida do hospedeiro.

Na transmissão oral, o parasita multiplica-se, após a penetração, aparentemente na mucosa do estômago, alcançando a partir daí a circulação portal, os linfonodos mesentéricos e fígado, seguindo posteriormente para a circulação sistêmica.

EPIDEMIOLOGIA

Estimativas da Organização Pan-Americana da Saúde (OPAS) mostram que há cerca de 6 milhões de infectados pelo *T. cruzi* nas Américas, dos quais 1,2 milhão são portadores de cardiopatia chagásica crônica. Alguns países da América Latina apresentam alta prevalência da infecção, como é o caso da Bolívia e da Argentina. No Brasil, estima-se que haja pouco mais de 1 milhão de pessoas infectadas, muitas já em estágio avançado da doença.

A prevalência hoje nos bancos de sangue das áreas endêmicas é de cerca de 0,1%. Muitas medidas adotadas no combate à doença vêm sendo implementadas desde os anos 1980, o que levou à diminuição drástica da sua incidência. Casos agudos são raros atualmente, e a maioria tem sido diagnosticada na Amazônia brasileira, onde pequenos surtos da doença têm sido resultado da transmissão oral da enfermidade.

Milhares de pacientes são diagnosticados em outros países, como EUA e Espanha, devido à migração maciça de portadores da doença a esses locais. A transmissão vetorial por triatomíneos está sob controle no Brasil e em vários outros países das Américas, mas em muitas áreas ainda permanece como principal forma de transmissão.

A urbanização da doença, agora diagnosticada nas grandes metrópoles, se deve ao grande êxodo da população rural para a periferia dos centros urbanos. É preciso estar atento à presença de chagásicos, na forma indeterminada, nos conglomerados urbanos, pelo risco da transmissão inadvertida de sangue e derivados provenientes desses indivíduos, da doação de órgãos de pessoas infectadas, da infecção congênita e da reativação da doença em imunossuprimidos, inclusive em pacientes HIV positivos.

Além do homem, diversos mamíferos têm sido encontrados parasitados por esse protozoário na natureza: gambás, tatus, diversas espécies de roedores, e mesmo cães e gatos domésticos podem estar infectados por serem também utilizados pelos triatomíneos para repasto sanguíneo.

FORMAS DE TRANSMISSÃO

Transmissão vetorial

É a forma mais importante de transmissão da doença, embora esteja erradicada na maior parte do território brasileiro. Entretanto, em extensas áreas do México, Bolívia e Argentina mantém-se ainda elevada transmissão através desses insetos. Há três gêneros de triatomíneos (Reduviidae) transmissores do *T. cruzi: Triatoma, Panstrongylus* e *Rhodnius;* a espécie *T. infestans* é a mais importante. Os insetos são hematófagos, tanto adultos como as ninfas, nutrindo-se do sangue humano e de diversos mamíferos e aves. Têm hábitos noturnos e costumam picar o homem ao redor do globo ocular, o que pode gerar o sinal de Romaña. A ingestão desses insetos por animais domésticos (cães) pode gerar doença aguda com miocardite.

Transmissão sanguínea

Nos anos 1960 e 1970, muitas infecções chagásicas foram geradas a partir da transfusão de sangue contaminado. A prevalência nos bancos de sangue da América Latina varia de 1 a 60%, dependendo da área considerada. No Brasil, é baixa na atualidade, cerca de 0,1%. A realização de provas sorológicas para a doença de Chagas nos bancos de sangue é mandatória e constitui um componente fundamental em seu controle. A prevalência em doadores em toda América tem declinado progressivamente.

Transmissão congênita

Índices de transmissão materno-fetal da doença de Chagas tem variado na literatura, com percentuais entre 0 a 15%, com média de 5%. Fatores associados ao alto risco de transmissão incluem idade materna precoce, respostas imunológicas maternas, elevada parasitemia materna e coinfecção com HIV. Os recém-nascidos infectados podem ser assintomáticos ou exibirem um quadro de infecção congênita grave com prematuridade, hepatoesplenomegalia, miocardite ou encefalite. Raramente documenta-se transmissão via aleitamento materno; nesse caso, é comum observar-se lesões fissuradas nos mamilos que facilitam a aquisição do *T. cruzi* durante a sucção do leite materno.

Transmissão por transplante de órgãos

O transplante de um órgão de um doador chagásico para um receptor não chagásico pode resultar em infecção, por vezes, grave. Em transplantados renais, a transmissão pode ocorrer em 15 a 20% dos receptores que recebem um rim de paciente infectado; o mesmo percentual pode ser observado entre transplantados de fígado (20%); nos transplantados cardíacos esse percentual é muito elevado (de 75 a 80%), e por isso há contraindicação absoluta do uso de corações de pacientes chagásicos para transplante.

Transmissão oral

Esse mecanismo de transmissão só recentemente tem sido reconhecido, particularmente na região Amazônica, onde pequenos surtos epidêmicos têm sido relatados, em geral, resultantes da ingestão de sucos de açaí, bacaba, cana-de-açúcar e goiaba contaminados com fezes de triatomíneos. A infecção por via oral já foi comprovada em laboratório. No surto de 2019 em Caracas, na Venezuela, 103 pessoas foram infectadas, das quais 60% tinham alterações eletrocardiográficas e 20% foram admitidas em hospital, com a ocorrência de uma morte por miocardite. O surto foi causado por ingestão de suco de goiaba contaminado por fezes de *P. geniculatus.*

Transmissão por acidentes perfurocortantes

A transmissão por picada de agulha contaminada com sangue de paciente chagásico com elevada parasitemia tem sido raramente documentada na literatura. É preciso ter cautela em manusear animais de laboratório contaminados e tomar medidas seguras ao coletar sangue ou outros materiais de pacientes chagásicos.

FASE AGUDA

A fase aguda da doença de Chagas pode ser sintomática e raramente oligo ou assintomática, e pode passar despercebida na dependência da forma de transmissão. Predominantemente nos surtos de transmissão por via oral, há adoecimento evidente, no qual se observa síndrome febril, raras lesões de porta de entrada, manifestações cutâneas e acometimento cardíaco agudo com cardiopatia chagásica ou neurológico, e é pouco descrito nas áreas de transmissão mais recentes.

A doença se inicia após um período de incubação variável, na dependência da forma de transmissão. Nos casos agudos sintomáticos decorrentes de transmissão vetorial, as primeiras manifestações clínicas surgem após um período de incubação de 5 a 14 dias depois do contato com o vetor. Na transmissão transfusional, esse período é mais longo, e varia de 30 a 40 dias. Na infecção por via oral, tem sido referido como período variável entre 3 a 22 dias. Na transmissão vertical, não há como definir o período de incubação. As manifestações mais comuns e com base em estudos de surtos são descritas a seguir.

Manifestações clínicas
Sinais de porta de entrada

A presença está invariavelmente relacionada com transmissão vetorial, como descrito em áreas clássicas. Dois tipos de lesão são descritos: o sinal de Romaña e o chagoma de inoculação. O sinal de Romaña consiste em edema bipalpebral, unilateral, de coloração róseo-violácea, acompanhado por hiperemia, congestão conjuntival, reação ganglionar satélite, principalmente da cadeia pré-auricular.

O chagoma de inoculação caracteriza-se por uma formação cutânea pouco saliente, endurecida, avermelhada, pouco dolorosa, circundada por edema elástico. Também é acompanhada por reação ganglionar satélite e, por vezes, pode ulcerar. Localiza-se em qualquer região do corpo, quase sempre em partes descobertas.

Manifestações gerais e cutâneas

Destaca-se a síndrome febril (hipertermia, calafrios, cefaleia e mialgia) como a mais frequente, presente em mais de 95%

dos casos sintomáticos, em especial em transmissão por via oral, mais evidentes em transmissão vetorial por contato com vetores não domiciliados.

A febre é o sintoma inicial em mais de 95% dos casos. É curva térmica incaracterística que pode ser contínua ou remitente, ou ainda intermitente cotidiana, com elevações no período da tarde. Pode, às vezes, persistir temperatura subfebril por mais tempo, intercalada ou não com períodos de apirexia. Nos surtos de doença de Chagas aguda ocorridos na Amazônia brasileira que detém as maiores casuísticas do Brasil, a febre esteve presente em 98,8 a 100% dos casos, com características de duração prolongada, sem periodicidade, inicialmente elevada e em seguida baixa, acompanhada por calafrios, cefaleia e mialgias. O período febril varia entre 2 a 38 dias, com o período médio de 19,1 dias. A febre persiste elevada por um período médio de 10 a 15 dias e podem surgir edemas, constituindo a fase edematosa, quando, então, decai em lise, com periodicidade vespertina e em menor intensidade até desaparecer totalmente.

Observa-se edema de face entre 12 e 15 dias após o início dos sintomas, coincidindo com o desaparecimento gradual da febre. O edema apresenta-se homogêneo, em geral discreto, comprometendo especialmente as pálpebras, bilateralmente. O edema de membros inferiores é caracterizado como frio, indolor, localizado em maléolos, frequentemente discreto, não cedendo à compressão digital. Entre infectados com edema de membros inferiores, 17% apresentaram edema atingindo os membros inteiramente e associado à presença de nodulações dolorosas e intensa mialgia, limitantes da deambulação. Esses sintomas ocorrem predominantemente em mulheres, em especial as com sobrepeso em quadros similares a eritema nodoso.

O exantema é uma manifestação cutânea observada principalmente em indivíduos vinculados aos surtos de transmissão por via oral. Os aspectos morfológicos registrados são, em ordem de frequência: máculas de aparecimento fugaz, exantema maculopapular e exantema micropapular. As observações mais comuns observadas na propedêutica médica são as máculas eritematosas fugazes, de características não dolorosas, pouco ou nunca pruriginosas e invariavelmente relacionadas com o início do período febril; portanto, de difícil identificação durante anamnese, pois é raro o paciente procurar assistência do período inicial de doença.

A cefaleia é predominantemente do tipo holocraniana e também pode se apresentar como dor aguda localizada na nuca. Também são relatadas: mialgias em 79 a 85% dos casos; palidez em 72 a 86%; dispneia em 57 a 63%; edema de face em 52 a 59%; edema de membros inferiores em 57 a 59%; dor abdominal em 40 a 45%; exantema em 17 a 30%; hepatomegalia em 21 a 29%; nodulações nos membros inferiores, às vezes intensamente dolorosas, em 13 a 15%; e esplenomegalia em 10 a 11%.

Manifestações hemorrágicas são incomuns e foram registradas em dois surtos distintos, dentre os mais de 300 surtos já registrados no Brasil, ao longo do tempo.

Entre as crianças, 93% apresentam a febre como manifestação mais evidente, contudo, há algumas peculiaridades como, por exemplo, a anemia associada à febre prolongada. O acometimento cardíaco agudo em jovens também tem alto valor presuntivo diagnóstico para investigação urgente de doença de Chagas.

Desde seus pródromos, a síndrome febril pode seguir um curso natural de evolução com ou sem comprometimento cardíaco, caso não haja intervenção medicamentosa.

Acometimento cardíaco

As manifestações cardíacas correspondem às de uma miocardite aguda, difusa, com manifestações de taquicardia sinusal e outras arritmias. Pode haver derrame pericárdico de graus variados. Na casuística amazônica, a cardite aguda esteve diretamente relacionada com o retardo diagnóstico.

O acometimento cardíaco tem início pouco antes do desaparecimento da febre, em um período médio de 15 a 20 dias de doença, constituindo o motivo principal de internação hospitalar. As alterações relativas a distúrbios de condução elétrica cardíaca são mais frequentes em adultos, e as miopericardites são expressivas tanto em adultos quanto em crianças, nas quais o acometimento cardíaco pode se manifestar por taquicardia sem febre, taquidispneia, irritabilidade, sudorese, vômitos, tosse, anorexia e hepatomegalia. A regressão das alterações nas crianças é mais rápida do que nos adultos.

Comprometimento neurológico

A meningoencefalite é ocorrência rara, mas pode evoluir de forma grave e quase sempre fatal, e frequentemente associada a cardiopatia. Caracteriza-se por síndrome de irritação meningorradicular, com presença de rigidez de nuca e sinais propedêuticos de irritação meníngea, como, por exemplo, Kernig e Brudzinski. São possíveis também manifestações de hipertensão intracraniana, que incluem cefaleia, vômitos frequentes e repetidos; agitação, estrabismo, obnubilação e prostração; além de outros, como cefaleia, convulsões e sinais neurológicos de localização como disfunção muscular, paralisias, movimentos involuntários, anomalias na locomoção, distúrbio da coordenação motora, espasmos musculares, rigidez e espasticidade muscular.

Diagnóstico diferencial

O diagnóstico diferencial de portadores de doença de Chagas em fase aguda deve incluir doenças infecciosas ou não, na dependência da manifestação clínica ou da fase evolutiva. Os sinais de porta de entrada devem ser diferenciados de conjuntivite aguda, hordéolos, celulite orbitária, picadas de insetos, lesões traumáticas da região, edemas palpebrais de natureza alérgica.

Para a síndrome febril, os principais diferenciais a ser identificados são malária, leishmaniose visceral, dengue, mononucleose infecciosa, toxoplasmose, febre tifoide, brucelose, esquistossomose aguda, glomerulonefrite aguda, síndrome nefrótica, miocardites de outras causas e covid-19, quando se apresenta como síndrome tromboembólica.

FASE CRÔNICA

Compreende quatro formas: indeterminada, cardíaca, digestiva e mista, e é caracterizada por baixa parasitemia, evolução lenta e diagnóstico realizado principalmente por métodos sorológicos.

A forma indeterminada caracteriza-se por ser assintomática e pode estar relacionada com lesões cardíacas incipientes e não detectadas em exames de avaliação cardíaca de rotina. Constitui-se entidade sem morbidade evidente e pouco entendida. A forma digestiva manifesta-se sob a forma de megavísceras, com o megaesôfago e o megacólon as mais comuns.

A forma cardíaca ou cardiopatia chagásica crônica (CCC) é a principal forma de morbimortalidade da doença, com prevalência variando de 10 a 40% na maioria dos estudos, acometendo indivíduos em plena fase produtiva da vida, a partir dos 30 anos. Entre as características mais peculiares da CCC destaca-se especialmente o seu caráter fibrosante, considerado o mais expressivo entre as miocardites. O grau de acometimento cardíaco é bem variável e suas principais manifestações clínicas são decorrentes de insuficiência cardíaca, bradiarritmias, taquiarritmias de origem atrial e/ou ventricular e eventos tromboembólicos sistêmicos e/ou pulmonares, bem como aneurismas ventriculares.

Reativações em imunossuprimidos

Atualmente, o *T. cruzi* pode ser considerado um patógeno oportunista. Em pacientes chagásicos crônicos, com alguma forma de imunodepressão, reativações podem ocorrer sob a forma de meningoencefalite aguda e ou miocardite. Pacientes portadores de leucemias, linfomas, transplantados renais, cardíacos e de fígado, que receberam órgãos de doadores chagásicos ou eram portadores da doença e pacientes HIV+ têm sido os mais frequentemente associados à reativação. Nos pacientes HIV+, de 70 a 80% manifestam-se clinicamente sob a forma de menigoencefalite multifocal necrosante, muito semelhante a toxoplasmose do SNC e praticamente todos os pacientes têm níveis muitos baixos de linfócitos T CD4 (< 200 cel/mm^3); e miocardite também tem sido descrita associada a esse quadro em cerca de 40% dos casos. A evolução na maioria dos casos é ruim, com elevada mortalidade mesmo nos tratados com benzonidazol no início do quadro. Nos transplantados cardíacos chagásicos que recebem um coração de doador não chagásico, a reativação é comum durante a imunossupressão com os medicamentos antirrejeição, manifestando-se sob a forma de miocardite febril e nódulos subcutâneos, semelhantemente ao eritema nodoso, que são ricos em parasitas vistos ao corte histológico.

Diagnóstico

Para o diagnóstico laboratorial, os métodos mais indicados dependem da fase da doença. Na fase aguda, o exame considerado padrão ouro é a pesquisa de *T. cruzi* por método parasitológico direto. Para isso, várias técnicas podem ser utilizadas: gota espessa, esfregaço sanguíneo e método de concentração de microhematócrito.

Por necessidade estratégica de diagnóstico mais rápido, o Ministério da Saúde, por meio do Protocolo de Diretrizes Terapêuticas (PRDT), recomenda que os métodos sorológicos sejam usados concomitantemente aos parasitológicos. Várias técnicas sorológicas têm sido utilizadas, e as de enzimaimunoensaio, hemaglutinação indireta e reação de imunofluorescência indireta são as mais comuns e largamente utilizadas nos laboratórios nacionais de saúde pública. Fluxograma prático de diagnóstico de fase aguda de doença de Chagas pode ser acessado no PRDT e também em grupos especiais, como gestantes e suspeitos de doença congênita.

Os métodos imunocromatográficos funcionam para triagem e muitos ainda estão em validação no Brasil.

Os métodos parasitológicos indiretos, como hemocultura *T. cruzi* e xenodiagnóstico artificial, têm tempo de resposta em média de 60 dias, e por isso são utilizados em pesquisa para fins de caracterização parasitária. O método PCR tem sido promissor para diagnóstico em grupos especiais devidamente triados.

Para a fase crônica, os testes padrão ouro são os sorológicos para pesquisa de anticorpos IgG anti-*T. cruzi*. Dois métodos sorológicos reagentes associados a dados clínicos compatíveis finalizam o diagnóstico. Resultados laboratoriais reagentes nunca devem ser interpretados de forma isolada, devido às reações cruzadas falso-positivas, comumentemente relacionadas com a presença de anticorpos contra outras infecções, como a leishmaniose visceral, toxoplasmose, malária e hanseníase.

TRATAMENTO

O único medicamento disponível no Brasil para tratamento da doença de Chagas é o benzonidazol, um derivado imidazólico, utilizado por via oral e indicado em alguns grupos de chagásicos, mostrados a seguir. Outra medicação, o nifurtimox, não está disponível no Brasil.

O tratamento tem objetivos definidos: a cura da infecção parasitária, a prevenção da ocorrência de lesões orgânicas e a diminuição da transmissão. Hoje, a maioria dos autores concorda que devem ser tratados os pacientes agudos, as reativações em imunossuprimidos, os casos congênitos, todas as crianças na fase crônica, mulheres em idade fértil que querem engravidar (antes da gestação) e os pacientes de forma crônica indeterminada, embora para esse último grupo não haja consenso de todos os estudiosos. Os pacientes com cardiopatia já instalada e os portadores de megas não devem ser tratados. O tratamento etiológico com o benzonidazol leva à cura da doença (soroconversão negativa) na maioria dos casos agudos (80%), congênitos (95%) e dos casos crônicos (50%), particularmente nas formas recentemente adquiridas. Em crianças, a taxa de cura é variável, com dependência da cepa circulante no local (de 0 a 95%).

O benzonidazol é utilizado por via oral na dose de 5 mg/kg para adultos e crianças ministrado em 2 ou 3 doses por 30 a 60 dias. Casos agudos congênitos e reativados sempre devem ser tratados por 60 dias, e os crônicos indeterminados por 30 dias, como demonstrado por pesquisas argentinas com longo seguimento pós-tratamento. Vários eventos adversos têm sido relatados, como náuseas, vômitos, exantema maculopapular ou petequial, polineuropatia periférica e agranulocitose. Nos pacientes com AIDS e reativação da doença, a profilaxia secundária deve ser instituída com benzonidazol em doses menores, 3 vezes por semana, até a subida dos níveis de CD4 periféricos (> 200 cel/mm^3).

Nos casos com cardiopatia grave, deve-se instituir o tratamento padrão para a insuficiência cardíaca (dieta hipossódica, diuréticos, carvedilol) e arritmias (amiodarona). Na doença terminal, o transplante cardíaco deve ser indicado, com atenção para as possíveis reativações da doença no pós-transplante devido à terapia imunossupressora. Nos megas, o tratamento inicial é clínico tanto no megaesôfago quanto no megacolon, e os pacientes podem ser submetidos à cirurgia nas eventuais complicações (p. ex., vólvulo do sigmoide).

SEGUIMENTO E CRITÉRIOS DE CURA

Não há critérios seguros para se definir a cura da infecção. A soroconversão negativa das provas sorológicas e os testes moleculares (PCR) após o tratamento etiológico são as mais utilizadas. A soroconversão sorológica pode demorar vários anos para ocorrer nos pacientes curados nas fases agudas e crônicas. A persistência de provas sorológicas positivas sucessivas durante anos pós-tratamento indica fracasso terapêutico. A PCR apresenta positividade na fase crônica de 50% apenas limitando a sua utilidade no controle pós-terapêutico. O controle dos efeitos adversos do tratamento deve ser feito a cada 2 semanas com hemograma, função hepática e renal, e a descontinuidade do medicamento deve ser imediata se forem detectadas anormalidades clínicas ou laboratoriais decorrentes do uso da medicação.

PREVENÇÃO

A transmissão vetorial da doença de Chagas está interrompida no Brasil desde 2006, embora casos esporádicos de transmissão por triatomíneos ainda possam ocorrer em áreas rurais ou periurbanas. A transmissão congênita pode ser evitada, se a infecção for diagnosticada antes que a paciente inicie a gestação, e tratamento com benzonidazol para impedir a futura mãe de transmitir a doença ao feto em 100% dos casos. A transmissão oral pode ser evitada se alimentos e bebidas (sucos de açaí, bacaba etc.) forem pasteurizados ou submetidos a tratamento térmico (cocção > 45°C) antes do consumo. A transmissão transfusional depende da detecção de doadores chagásicos nos bancos de sangue, e atualmente raramente detectados (0,1% dos doadores). Em caso de acidente perfurocortante com material biológico de pacientes com parasitemia elevada (picada de agulha, corte de bisturi etc.), recomenda-se o uso de benzonidazol (5 mg/kg/dia) por 10 a 30 dias.

CONSIDERAÇÕES FINAIS

A doença de Chagas ainda é muito prevalente no Brasil. Suas manifestações clínicas devem ser conhecidas por todos os médicos generalistas para adequado diagnóstico e acompanhamento de suas complicações.

REFERÊNCIAS BIBLIOGRÁFICAS

1. Bern, C. Chagas disease in the immunosuppressed host. *Curr Opin Infect Dis* 2012; 25:450–7.
2. Centers for Disease Control and Prevention. American trypanosomiasis. Disponível em: https://www.cdc.gov/dpdx/trypanosomiasisAmerican/index.html. Acesso em: 28 set. 2020.
3. Coura, J.R., de Castro, S.L. A critical review on Chagas disease chemotherapy. *Memórias Inst Oswaldo Cruz.* 2002; 97:3–24.
4. Ferreira, M.S. Chagas disease and Immunosuppression. Memórias Inst Oswaldo Cruz. 1999;94:325-327.
5. Pan American Health Organization. *Guidelines for the diagnosis and treatment of Chagas disease.* Washington, DC: PAHO, 2019.
6. Pinto, A.Y.N., Valente, V.C., Valente, S.A.S., Motta, T.A.R., Ventura, A.M.R.S. Clinical, Cardiological and Serologic Follow-Up of Chagas Disease in Children and Adolescents from the Amazon Region, Brazil: Longitudinal Study. Tropical Medicine and Infectious Disease, v. 5, p. 139; 2020.
7. Pinto, A.Y.N., Valente, V.C., Valente, S.A.S., Ferreira Jr, A.G., Coura, J.R., et al. Fase aguda da doença de Chagas na Amazônia brasileira. Estudo de 233 casos do Pará, Amapá e Maranhão observados entre 1988 e 2005. *Rev Soc Bras Med Trop*, v. 41, nº 6, p. 602-614; 2008.
8. Pinto, A.Y.N., Valente, V.C., Valente, S.A.S. Emerging acute Chagas Disease in Amazonian Brazil: case reports with serious cardiac involvement. *The Brazilian Journal of Infectious Diseases*, v. 8, p. 454-460; 2004.
9. Pinto, A.Y.N. Estudo de casos agudos de doença de Chagas tratados e sua evolução para formas crônicas no Pará e Amapá, Amazônia Brasileira. 177 f. Tese (Doutorado em Medicina Tropical) – Departamento de Medicina Tropical, Instituto Oswaldo Cruz. Rio de Janeiro, 2006.
10. Wheelock, A.E., Sandhu, S.K., Loskill, A.J., et al. Testing for Chagas disease in an at-risk population.*J Card Fail*, 2021; 27:109–11.

CAPÍTULO 87

Malária

André M. Siqueira • Mariana M. Martínez Quiroga • Melissa Mascheretti • Tânia S. S. Chaves

INTRODUÇÃO

A malária é uma doença humana antiga que surgiu na África como zoonose, e se espalhou entre os humanos ao longo dos séculos por todos os continentes, poupando apenas a Antártica. Os sintomas da febre intermitente e esplenomegalia já eram mencionados em escritos egípcios e chineses em 2700 a.C. Acredita-se que os exploradores e colonizadores europeus trouxeram o *Plasmodium* para as Américas e a chegada do *Plasmodium falciparum* coincidiu com o comércio escravocrata nos anos de 1800. É a doença infecciosa com maior impacto na história mundial, influenciando no resultado das guerras, migrações, desenvolvimento e declínio de várias nações.[1] Ainda é considerada um grave problema de saúde pública mundial, com alta taxa de mortalidade, principalmente na África Subsaariana.

EPIDEMIOLOGIA

Atualmente, 97 países apresentam transmissão ativa da malária, e a Organização Mundial da Saúde (OMS) estima que 3,3 bilhões de pessoas vivem sob o risco de serem infectadas, ou na condição de doença.[2] Em 2021, foram notificados 247 milhões de casos de malária no mundo, com 619 mil mortes.[2]

No Brasil, a malária é considerada uma das mais importantes endemias, e em 2022 foram notificados 124.845 casos, com 99,7% na região Amazônica. O *Plasmodium vivax* é a espécie predominante, responsável por 85% do total de casos notificados, além de ser reponsável por casos graves fora da área endêmica. Na região extra-amazônica, os estados com mais casos autóctones são Espírito Santo, Minas Gerais, São Paulo, Rio de Janeiro e Paraná.[3]

Por ser uma doença de notificação compulsória, os casos da região amazônica brasileira devem ser registrados no Sistema de Informação de Vigilância Epidemiológica da Malária (SIVEP-Malária), e na extra-amazônica, a notificação deve ser imediata no Sistema de Informação de Agravos de Notificação (SINAN).[5]

AGENTE ETIOLÓGICO

Seis espécies do gênero *Plasmodium* são atualmente reconhecidas como capazes de causar malária em humanos: *P. malariae, P. vivax, P. falciparum, P. ovale, P. knowlesi* (conhecido como a quinta malária) e *P. simium*. No Brasil, as espécies de importância clínica são: *P. malariae, P. vivax* e *P. falciparum*.

TRANSMISSÃO E CICLO BIOLÓGICO

A principal forma de transmissão da malária é vetorial. Os vetores envolvidos na propagação da doença são insetos da ordem *Diptera*, família *Culicidae*, gênero *Anopheles*. A espécie *An. darlingi* representa o principal vetor nas Américas e no Brasil.[5]

O ciclo de transmissão envolve todas as espécies de plasmódio (parasito), o anofelino (vetor) e o homem.[5,6] A forma infectante do hospedeiro invertebrado para o homem é o esporozoíto, que se aloja nas glândulas salivares de mosquitos fêmeas do gênero *Anopheles*. Os esporozoítos são injetados na corrente sanguínea dos seres humanos durante o repasto sanguíneo, e em menos de 30 minutos são capazes de invadir os hepatócitos, que por sua vez infectam as células hepáticas e amadurecem, transformando-se em esquizontes, que rompem e liberam merozoítos. Deve-se destacar que na infecção pelo *P. vivax* e *P. ovale*, a forma latente (conhecida como hipnozoíto) pode persistir no fígado e causar recaídas quando invadir a corrente sanguínea semanas ou anos depois. As recaídas representam um dos desafios para o controle e eliminação da malária no mundo.

Após a replicação inicial hepática, os parasitos passam por multiplicação assexuada nos eritrócitos. O estágio de anel do trofozoíto amadurece, tornando-se esquizonte, cuja ruptura libera os merozoítos. Alguns parasitos se diferenciam para formas sexuadas eritrocitárias (gametócitos, responsáveis pela transmissão da malária). A fase sanguínea do parasito é responsável pela manifestação clínica da doença, conhecida como acesso palúdico, descrita a seguir.

Os gametócitos masculinos são ingeridos pela fêmea do mosquito *Anopheles* durante o repasto sanguíneo. No estômago do mosquito, os microgametas penetram nos macrogametas, gerando os zigotos, que assumem uma forma alongada e móvel (oocinetos), e invadem a parede da porção média do aparelho digestivo do mosquito, onde se desenvolvem em oocistos. Os oocistos crescem, rompem e liberam esporozoítos (forma infectante do mosquito para o homem), e seguem para a glândula salivar do mosquito. A inoculação dos esporozoítos para o novo hospedeiro humano perpetua o ciclo da malária.[5,6]

Outra via de transmissão pouco habitual é resultado do contato com sangue infectado por meio do compartilhamento de agulha contaminada ou hemotransfusão. Também é possível a transmissão congênita, quando o plasmódio de uma mãe grávida passa através da barreira placentária, infectando o feto.[5,6]

FISIOPATOGENIA

A capacidade de *P. falciparum* de produzir grande número de merozoítos e esses invadirem hemácias de todas as idades são duas das características responsáveis por sua virulência, o que o torna um agente reconhecidamente transmissor de formas mais graves da doença. Entretanto, o principal fator da evolução para as formas graves está na capacidade de promover adesão das hemácias parasitadas ao endotélio de pequenos vasos sanguíneos (citoaderência), e a adesão de hemácias não parasitadas (fenômeno conhecido como roseteamento), que resultam na obstrução de pequenos vasos e consequente hipóxia tecidual. Concomitantemente, a produção de citocinas pró-inflamatórias é estimulada, e o fator de necrose tumoral (TNF-alfa) também contribui na adesão ao endotélio vascular.

A resposta imune da malária é tanto a espécie como a cepa específica: anticorpos de diferentes espécies não impedem a infecção por outras. A imunidade gerada por uma infecção é fraca e de curta duração, o que indica que um indivíduo pode desenvolver malária várias vezes. Entretanto, indivíduos que residem em área endêmica e que sofrem sucessivas infecções desenvolvem quadros clínicos menos graves, e de curso distinto dos pacientes de área não endêmica.

QUADRO CLÍNICO

O período de incubação varia de acordo com a espécie: *P. falciparum*, de 6 a 11 dias; *P. vivax*, de 10 a 14 dias; *P. malariae*, de 14 a 28 dias. Na infecção induzida por transfusão de sangue ou hemoderivados, o período de incubação pode variar de 10 horas a 60 dias, e na malária congênita, de 3 a 8 semanas.[5,6]

O quadro clínico clássico da malária aguda se caracteriza pelo paroxismo febril secundário ao rompimento das hemácias parasitadas, com variável intervalo de tempo entre eles: na infecção por *P. falciparum* e *P. vivax* se repete a cada 48 horas (febre terçã) e por *P. malariae*, a cada 72 horas (febre quartã). A malária por *P. falciparum* tem maior risco de evolução para gravidade, e pode levar ao óbito, especialmente em crianças, gestantes e primoinfectados.[5]

Os sintomas começam abruptamente com frio seguido de um aumento brusco da temperatura, com calafrios generalizados e algumas vezes ranger de dentes. Os paroxismos febris duram de 6 a 12 horas e apresentam três períodos: frio, calor e suor. Podem ser acompanhados por cefaleia intensa, náuseas e vômitos, pulso fino e acelerado, pele seca e lábios cianóticos. O paciente pode apresentar delírio e/ou convulsões, principalmente crianças pequenas. Nos primeiros 5 a 7 dias, a febre pode ser diária, pois há mais de uma população de parasitos realizando seus ciclos de forma alternada. Depois desse período, observam-se os intervalos clássicos.[6]

Em relação ao *P. falciparum*, se o paciente não for tratado de forma adequada e rapidamente, surgem as complicações, com comprometimento renal (redução e concentração do volume urinário, aumento de ureia e creatinina, com necessidade de hemodiálise), acometimento pulmonar, cerebral, hepático e hematológico (com anemia e sangramento). A malária é definida como grave na presença de um ou mais dos critérios listados na Tabela 87.1, acompanhados ou não por visualização de formas assexuadas de *Plasmodium*.

Em crianças, a malária nem sempre mostra os sinais característicos do paroxismo palúdico. Os lactentes ficam sonolentos, prostrados, deixam de aceitar a alimentação (condição considerada grave e com indicação de internação em unidade de tratamento intensivo), apresentam frio, vômitos e convulsões. A temperatura corporal varia entre 38,5 e 41°C, e a febre pode ser contínua, remitente, intermitente ou irregular; posteriormente, podem surgir dores abdominais e diarreia. A hepatomegalia e esplenomegalia são achados frequentes do exame físico. Nas evoluções mais graves há icterícia e anemia grave.[5,6]

As alterações da malária na gravidez influenciam tanto a mãe quanto o feto. Na primeira metade da gestação, o aborto pode ocorrer em até 30% dos casos. A infecção placentária está relacionada com o retardo de crescimento intrauterino, baixo peso ao nascimento e prematuridade. A anemia e a hipoglicemia são as complicações mais frequentes observadas nas pacientes grávidas.

Em áreas endêmicas, indivíduos que apresentaram episódios repetidos de malária podem não ter apresentação clínica típica, mostrando apenas alguns sintomas inespecíficos.

DIAGNÓSTICO

Frente a um caso suspeito de malária, deve-se investigar:

- Epidemiologia: se o caso suspeito provém ou visitou região de transmissão de malária
- Antecedentes de transfusão sanguínea nos últimos 2 meses
- Se o indivíduo faz uso de substâncias ilícitas por via parenteral.

Em relação aos aspectos clínicos, é fundamental avaliar se o paciente está febril e se apresenta sinais clínicos e/ou laboratoriais de gravidade (Tabela 87.1).

A confirmação do diagnóstico é feita por meio de exames laboratoriais, listados a seguir:

Tabela 87.1 Critérios clínicos e achados observados em exames complementares de malária grave.

Forma de malária grave	Manifestações clínicas	Achados em exames complementares
Malária cerebral	Prostração, rebaixamento do nível de consciência, convulsões múltiplas	Tomografia computadorizada de crânio normal ou com edema cerebral difuso
Anemia grave	Intensa palidez cutâneo-mucosa e astenia	Hematócrito < 21% em adultos e < 15% em crianças
Malária pulmonar	Angústia respiratória ou edema agudo de pulmão	Infiltrado alveolar difuso ou imagem de condensação difusa à radiografia de tórax
Ácido láctica	Angústia respiratória com respiração acidótica	Acidose à gasometria arterial ou hiperlactatemia
Malária álgida	Síndrome do choque	Pode haver hemocultura positiva para bactérias gram negativas; diminuição do cortisol sérico é uma possível causa
Malária renal	Oligúria (< 400 mℓ) mesmo após reidratação	Creatinina sérica > 3 mg/mℓ
Coagulação intravascular disseminada (CIVD)	Sangramento de grande relevância	Plaquetopenia, prolongamento de TAP e TTPA
Icterícia	Icterícia	Bilirrubina total sérica > 3 mg/mℓ
Febre homoglobinúrica	Colúria intensa	Hemólise intravascular com presença de hemoglobinúria maciça ap EAS

Leite, F.H.A., Fonseca, A.L., Nunes, R.R., Moacyr Comar Júnior, Varotti, F.P., Alex Gutterres, Taranto. Malaria: From old drugs to new molecular targets. Biol Biomed Rep 2 : 59-76; 2013.

- Exames inespecíficos: na malária não complicada o hemograma pode mostrar anemia e/ou trombocitopenia discreta, leucometria normal ou baixa, enzimas hepáticas (aminotransferases) normais ou discretamente elevadas. Nos casos graves, as alterações laboratoriais estão na dependência do órgão (sistema) envolvido, por exemplo, a presença de icterícia laboratorialmente caracterizada pelo aumento de bilirrubinas caracteriza quadro grave[5,6]
- Exame específico: consiste na identificação do parasito ou de anticorpos no sangue periférico. O padrão ouro para o diagnóstico laboratorial de malária são a gota espessa (GE) e o esfregaço. Ambos permitem a visualização dos parasitos nas diferentes formas e possibilitam a identificação da espécie, estágio do plasmódio e carga parasitária ou parasitemia, que pode ser expressa em cruzes ou em formas por mm³.[5] Os testes sorológicos para malária não são utilizados na prática clínica diária, somente em ambiente de pesquisas.

Os testes diagnósticos rápidos (TDR) detectam antígenos parasitários por método imunocromatográfico entre 15 e 20 minutos. Eles servem para diagnosticar *P. falciparum*, *P. vivax* e malária mista, e estão indicados para uso nas áreas remotas e de mais difícil acesso.[5,6]

O método indireto consiste na demonstração de anticorpos específicos no soro e não se correlaciona com infecção em atividade, e por isso não é usado na prática clínica. O diagnóstico molecular pela reação em cadeia de polimerase (PCR) é reservada a laboratórios de pesquisa ou em inquéritos epidemiológicos.[5, 6]

O diagnóstico diferencial da malária inclui pneumonia, sinusite, septicemia, pielonefrite aguda, febre tifoide, leptospirose, toxoplasmose aguda, dengue e outras arboviroses e doença de Chagas aguda. Na forma grave, o diagnóstico diferencial deve ser feito com hepatite viral aguda, febre amarela, leptospirose ictero-hemorrágica, encefalites, septicemias e colangites, dentre outras.[6]

TRATAMENTO

O Programa Nacional de Controle de Malária, do Ministério da Saúde, disponibiliza gratuitamente os antimaláricos em todo o território nacional, nas unidades de referência do Sistema Único de Saúde (SUS). A escolha do esquema de tratamento contra malária é fundamental para a cura e deve considerar a espécie de plasmódio, idade e peso do paciente, condições clínicas ou fisiológicas associadas (comorbidades e gravidez), história de malária prévia e gravidade da doença.

Tratamento da malária por *Plasmodium vivax* e *Plasmodium ovale*

A cloroquina (4-aminoquinoleínas) é o fármaco de escolha para tratar a fase eritrocítica e os gametocitocitos do *P. vivax*. A dose empregada é de 25 mg de base/kg de peso dividida em três tomadas: 10 mg/kg na primeira dose, 7,5 mg/kg, em 24 e 48 horas após a primeira. A dose total não deve ultrapassar 1.500 mg de base (esquema de 3 dias: D1, 4 comprimidos, D2 3 comprimidos e D3 3 comprimidos). A cloroquina deve ser administrada durante as refeições. São raros os efeitos colaterais graves, mas podem ser observados prurido palmar e plantar, cefaleia, náusea, sintomas gastrintestinais e embaçamento visual.[6,10]

Para evitar recaída, associa-se a primaquina (8-aminoquinoleína), que atua na fase exoeritrocítica (hepática) e cuja apresentação tem comprimidos para crianças de 5 mg e para adultos de 15 mg. A dose recomendada de primaquina é de 3,5 mg/kg como dose total, distribuídos em 7 a 14 dias (Tabela 87.2). A malária por *P. vivax* pode apresentar falha terapêutica, ocasionando recaídas em aproximadamente 8-25% dos casos, por isso a importância do acompanhamento dos casos, para verificação da cura do paciente.

Caso o paciente volte a apresentar malária por *P. vivax* ou *P. ovale* em até 60 dias do episódio anterior, o que caracteriza uma recidiva, o tratamento recomendado atualmente é a combinação de antimaláricos com derivados da artemisinina (ACT, do

Tabela 87.2 Tratamento das infecções pelo *P. vivax* ou *P. ovale* com cloroquina em 3 dias e primaquina em 7 dias (esquema curto).[6]

Tratamento de malária por *P. vivax* (opção 1)										
	Dia 1		Dia 2		Dia 3		Dia 4	Dia 5	Dia 6	Dia 7
	Dia	Noite	Dia	Noite	Dia	Noite				
< 6 meses < 5 kg	●	●	●	●	●	●				
6-11 meses 5-9 kg	●	● ⑤	●	● ⑤	●	● ⑤	⑤	⑤	⑤	⑤
1-3 anos 10-14 kg	●	⑤⑤	●	⑤⑤	●	⑤⑤	⑤⑤	⑤⑤	⑤⑤	⑤⑤
4-8 anos 15-24 kg	●●	⑮	●●	⑮	●●	⑮	⑮	⑮	⑮	⑮
9-11 anos 25-34 kg	●●●	⑮	●●●	⑮	●●	⑮	⑮	⑮	⑮	⑮
12-14 anos 35-49 kg	●●●●	⑮⑮	●●●	⑮⑮	●●●	⑮⑮	⑮⑮	⑮⑮	⑮⑮	⑮⑮
> 15 anos 50-69 kg	●●●●	⑮⑮	●●●	⑮⑮	●●●	⑮⑮	⑮⑮	⑮⑮	⑮⑮	⑮⑮
70-89 kg	●●●●	⑮⑮⑮	●●●	⑮⑮⑮	●●●	⑮⑮⑮	⑮⑮⑮	⑮⑮⑮	⑮⑮⑮	⑮⑮⑮
90-120 kg	●●●●	⑮⑮⑮⑮	●●●	⑮⑮⑮⑮	●●●	⑮⑮⑮⑮	⑮⑮⑮⑮	⑮⑮⑮⑮	⑮⑮⑮⑮	⑮⑮⑮⑮

inglês *artemisinin-based combination therapy*) em 3 dias, e aumento da dose da primaquina (7 mg/kg dose total) em 14 dias. Em caso de segunda recaída, usa-se o esquema profilático com cloroquina 150 mg (2 comprimidos) semanal, por 12 semanas.

A primaquina está contraindicada em pacientes com deficiência de fosfato desidrogenase (G-6-PD), gestantes e crianças com menos de 6 meses de vida pelo risco de hemólise. Gestantes recebem apenas cloroquina, e a prevenção de recaídas pode ser realizada por meio da administração de 5 mg/kg/dose semanal até que a primaquina possa ser administrada. A primaquina pode ser utilizada em puérperas após o primeiro mês de lactação. Crianças com menos de 10 kg devem realizar tratamento com ACT (artemeter e lumefantrina ou artesunato e mefloquina), uma vez que não há disponibilidade de formulações pediátricas da cloroquina.[6]

Os casos da malária por *P. vivax* excepcionalmente podem evoluir para formas graves da doença, e devem ser tratados conforme protocolo de tratamento de malária grave, descrito posteriormente.

Malária por *Plasmodium malariae*

O medicamento por excelência para tratar malária por *P. malariae* é a cloroquina, nas mesmas doses preconizadas para malária por *P. vivax*.[6,10]

Malária por *Plasmodium knowlesi*

Pode ser usada a cloroquina (ver Tabela 87.2) e antimaláricos derivados da artemisinina. Para as formas graves causadas por essa espécie, o artesunato também pode ser utilizado.

Malária por *Plasmodium falciparum*

A OMS recomenda a utilização de combinação de antimaláricos para o tratamento de malária por *P. falciparum*, para obter-se melhor eficácia terapêutica, com clareamento total da parasitemia e evitar surgimento de resistência (terapia antimalárica combinada [TAC]). Duas são as alternativas utilizadas para tratar malária por *P. falciparum* não complicada:

- Artemeter + lumefantrina (Coartem®) em comprimidos de combinação fixa com artemeter 20 mg e lumefantrina 120 mg, em apresentações de acordo com peso ou idade do paciente, administrados de 12 em 12 horas, durante 3 dias (Tabela 87.3). A segunda dose pode ser administrada em intervalo de 8 a 12 horas. Recomenda-se a ingestão do antimalárico junto com alimentos para melhor absorção. Pode ser utilizado em gestantes e crianças de qualquer idade
- Artesunato + mefloquina (ASMQ); existem duas apresentações de comprimidos, a primeira com 25 mg de artesunato/50 mg de mefloquina, e 50 mg de artesunato/100 mg de mefloquina (Tabela 87.4). Essa combinação deve ser administrada em dose única diária por 3 dias. Além desses

Tabela 87.4 Tratamento das infecções não graves por *P. falciparum* com a combinação fixa de artesunato+mefloquina em 3 dias (opção 2).[6]

Tratamento de malária por *P. falciparum* (opção 2)			
	Dia 1	Dia 2	Dia 3
< 6 meses <5 kg	●	●	●
6-11 meses 5-9 kg	● (5)	●	●
1-6 anos 10-18 kg	● ● (15)	● ●	● ●
7-11 anos 18-29 kg	● (15)	●	●
12-14 anos 30-49 kg	● ● (15)(15)	● ●	● ●
> 15 anos 50-69 kg	● ● (15)(15)	● ●	● ●
70-89 kg	● ● (15)(15)(15)	● ●	● ●
90-120 kg	● ● (15)(15)(15)(15)	● ●	● ●

Tabela 87.3 Tratamento das infecções por *Plasmodium falciparum* com a combinação fixa de artemeter + lumefantrina em 3 dias (opção 1).[6]

Tratamento de malária por *P. falciparum* (opção 1)					
	Dia 1		Dia 2		Dia 3	
	Dia	Noite	Dia	Noite	Dia	Noite
< 6 meses <5 kg	●	●	●	●	●	●
6-11 meses 5-9 kg	●	● (5)	●	●	●	●
1-3 anos 10-14 kg	●	● (5)	●	●	●	●
4-8 anos 15-24 kg	● ●	● ● (15)	● ●	● ●	● ●	● ●
9-11 anos 25-34 kg	● ● ●	● ● ● (15)	● ● ●	● ● ●	● ● ●	● ● ●
12-14 anos 35-49 kg	● ● ● ●	● ● ● ● (15)(15)	● ● ● ●	● ● ● ●	● ● ● ●	● ● ● ●
> 15 anos 50-69 kg	● ● ● ●	● ● ● ● (15)(15)	● ● ● ●	● ● ● ●	● ● ● ●	● ● ● ●
70-89 kg	● ● ● ●	● ● ● ● (15)(15)(15)	● ● ● ●	● ● ● ●	● ● ● ●	● ● ● ●
90-120 kg	● ● ● ●	● ● ● ● (15)(15)(15)(15)	● ● ● ●	● ● ● ●	● ● ● ●	● ● ● ●

Artesunato injectável para tratamento da malária grave

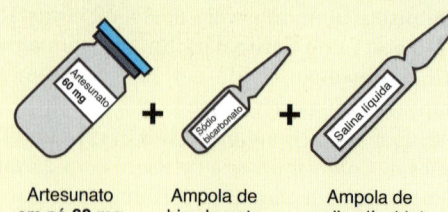

Artesunato
em pó **60 mg**

Ampola de
bicarbonato

Ampola de
salina líquida*

*Água para injecção não é um diluente apropriado

Descrição do produto[1]

Dose: Pacientes de menos de 20 kh: 3.0 mg/kg
Pacientes de mais de 20 kg: 2.4 mg/kg

Pode ser dada por via intravenosa (IV) ou via intramuscular (IM)
IV é a via preferida de administração
Para mais informações , leia o folheto informativo
do medicamento.

1. Pese o paciente

2. Verifique o número de frasco(s) necessário(s)

Peso	Menos de 25 kg	26-50 kg	51-75 kg	76-100 kg
Frasco de 60 mg	1	2	3	4

3. Reconstitua

• Active o medicamento: artesunato pó + 1 ampola de bicarbonato

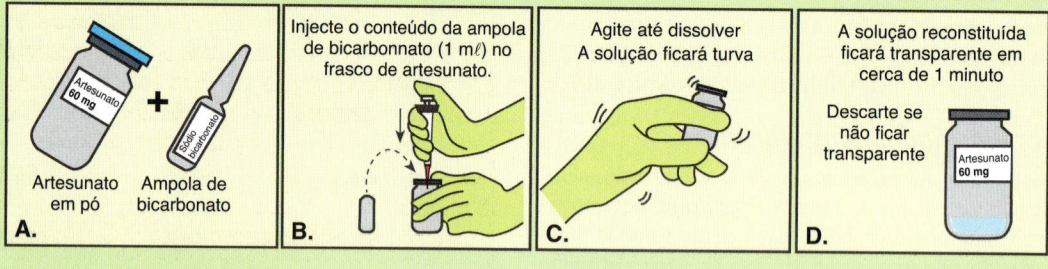

Artesunato
em pó + Ampola de
bicarbonato

A.

Injecte o conteúdo da ampola
de bicarbonnato (1 mℓ) no
frasco de artesunato.

B.

Agite até dissolver
A solução ficará turva

C.

A solução reconstituída
ficará transparente em
cerca de 1 minuto

Descarte se
não ficar
transparente

D.

4. Dilua

• Artesunato reconstituído + solução salina (ou dextrose a 5%)
• Volume de diluição

	IV	IM
Volume de solução de bicarbonato	1 mℓ	1 mℓ
Volume de solução salina	5 mℓ	2 mℓ
Volume total	6 mℓ	3 mℓ
Concentração da solução de artesunato	10 mg/mℓ	20 mg/mℓ

Importante
Água para injeção
não é um diluente

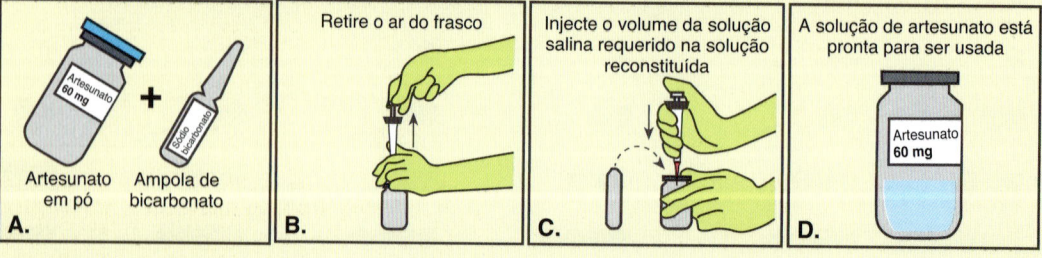

Artesunato
em pó + Ampola de
bicarbonato

A.

Retire o ar do frasco

B.

Injecte o volume da solução
salina requerido na solução
reconstituída

C.

A solução de artesunato está
pronta para ser usada

D.

1. World Health Organization (WHO), List of Pequalified Medicinal Products. https://apps.who.int/prequal/query/ProductRegistry.aspx?Est=mac. artesunate injectable, reference Nº MA051, prequalified on 05-Nov-2010
2. WHO, Management of Severe Malaria – A practical handbook – Third edition – April 2013. https://www.who.int/malasia/publications/atoz/9789241548526/en/index.html

Figura 87.1 Tratamento para malária grave. (*Continua*)

Tratamento recomendado pela OMS

5. Calcule a dose

• Calcule e retire a dose necessária em mℓ de acordo com a via de administração

Menos de 20 kg

Via intravenosa (IV)		
Concentração: 10 mg/mℓ		

3,0 mg × peso corporal (kg)
Solução artesunato IV
concentração **10 mg/mℓ**
Arredondar para número inteiro mais próximo

Exemplo:
Dose necessária (mℓ) para uma criança de 8 kg:
$$\frac{3,0 \times 8}{10} = 2,4 \text{ mℓ}$$
2,4 mℓ: arredondar para **3 mℓ**

Peso kg	Dose	
	mg	mℓ
6-7	20	2
8-10	30	3
11-13	40	4
14-16	50	5
17-20	60	6

Via intramuscular (IM)		
Concentração: 20 mg/mℓ		

3,0 mg × peso corporal (kg)
Solução artesunato IV
concentração **20 mg/mℓ**
Arredondar para número inteiro mais próximo

Exemplo:
Dose necessária (mℓ) para uma criança de 8 kg:
$$\frac{3,0 \times 8}{20} = 1,2 \text{ mℓ}$$
1,2 mℓ: arredondar para **2 mℓ**

Peso kg	Dose	
	mg	mℓ
6-7	20	1
8-10	30	2
11-13	40	2
14-16	50	3
17-20	60	3

Mais de 20 kg

Concentração: 10 mg/mℓ		

2,4 mg × peso corporal (kg)
Solução artesunato IV
concentração **10 mg/mℓ**
Arredondar para número inteiro mais próximo

Exemplo:
Dose necessária (mℓ) para uma criança de 8 kg:
$$\frac{2,4 \times 26}{10} = 6,24 \text{ mℓ}$$
6,24 mℓ: arredondar para **7 mℓ**

Peso kg	Dose	
	mg	mℓ
20-25	60	6
26-29	70	7
30-33	80	8
34-37	90	9
38-41	100	10
42-45	110	11
46-50	120	12
51-54	130	13
55-58	140	14
59-62	150	15
63-66	160	16
67-70	170	17
71-75	180	18
76-79	190	19
80-83	200	20
84-87	210	21
88-91	220	22
92-95	230	23
96-100	240	24

Concentração: 20 mg/mℓ		

2,4 mg × peso corporal (kg)
Solução artesunato IV
concentração **20 mg/mℓ**
Arredondar para número inteiro mais próximo

Exemplo:
Dose necessária (mℓ) para uma criança de 8 kg:
$$\frac{2,4 \times 26}{20} = 3,12 \text{ mℓ}$$
3,12 mℓ: arredondar para **4 mℓ**

Peso kg	Dose	
	mg	mℓ
20-25	60	3
26-29	70	4
30-33	80	4
34-37	90	5
38-41	100	5
42-45	110	6
46-50	120	6
51-54	130	7
55-58	140	7
59-62	150	8
63-66	160	8
67-70	170	9
71-75	180	9
76-79	190	10
80-83	200	10
84-87	210	11
88-91	220	11
92-95	230	12
96-100	240	12

Nota: o limite superior para cada faixa de peso é de 0,9 kg; ou seja, 14-16 kg deve ser utilizado para pesos entre 14-16,9 kg

6. Administre

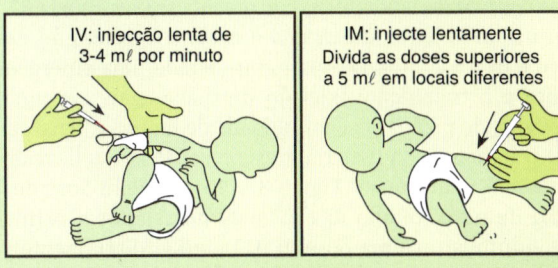

IV: injecção lenta de 3-4 mℓ por minuto

IM: injecte lentamente Divida as doses superiores a 5 mℓ em locais diferentes

7. Posologia

Dê **3 doses parenterais**, mesmo que o paciente possa tomar a medicação por via oral:
• **Dia 1 – Dose 1:** na admissão (0 hora)
   Dose 2: 12 horas depois
• **Dia 2 – Dose 3:** 24 horas após a primeira dose

• Após as 3 doses parenterais:
   ◦ Se o paciente **não puder** tomar medicação oral, continuar com o tratamento parenteal a cada 24 horas, por no máximo 7 dias, até que a medicação oral possa ser administrada
   ◦ Se o paciente **puder** tomar medicação oral, prescrever um curso de 3 dias completos de terapia combinada com derivados de artemisinina (ACT) por via oral.

• Avalie a evolução do paciente regularmente

Importante
• Prepare uma solução nova para cada administração
• Descarte qualquer solução não usada

Esse exemplo de trabalho destina-se a demonstrar aos profissionais de saúde como preparar e administrar artesunato injetável, um tratamento para a malária grave. Não se destina a fornecer aconselhamento médico pessoal. A responsabilidade pela interpretação e uso desse material é do leitor. Em nenhum caso a MMV deve ser responsabilizada por danos decorrentes do seu uso.
©2014 Medicines for Malaria Venture (MMV). Todos os direitos reservados. Uma cópia desse material só pode ser feita mediante autorização escrita da MMV.

Figura 87.1 Tratamento para malária grave. (*continuação*).

medicamentos, o tratamento da infecção por *P. falciparum* deve conter 1 dose única de primaquina de 0,25 mg/kg para reduzir a transmissão.

Malária grave

A malária grave caracteriza-se pela presença de um ou mais sinais clínicos ou laboratoriais de gravidade (ver Tabela 87.1). O principal objetivo da terapia é evitar a morte, que nesse grupo é de 15 a 20%. Deve ser considerada uma emergência médica e o tratamento iniciado imediatamente, em âmbito hospitalar, de preferência em unidade de terapia intensiva.

O tratamento da malária grave consiste em aplicação de artesunato endovenoso (Figura 87.1), a primeira dose de 2,4 mg/kg de peso (tempo 0) e 12 e 24 horas após a primeira dose, administrar uma dose de 1,2 mg/kg, diariamente por 6 dias. Quando possível, a medicação deve ser administrada por via oral para evitar eventos adversos graves.[6,10]

O artesunato é apresentado em pó e deve ser reconstituído em bicarbonato de sódio a 5%; depois, deve ser diluída em dextrose a 5% para a administração endovenosa (diluentes acompanham o fármaco). Recomenda-se preparar a medicação na hora da administração. Não é necessário ajuste da dose para insuficiência hepática ou renal.[6,10]

Em crianças com menos de 20 kg, a dose de ataque é de 3 mg/kg por via endovenosa ou intramuscular. Em seguida, manter uma dose diária de 1,2 mg/kg durante 6 dias. Em crianças com menos de 5 kg, administrar dose de 2,4 mg/kg diariamente por via endovenosa ou intramuscular.

Simultaneamente ao tratamento etiológico, é importante monitorizar as complicações existentes, se possível em unidades de tratamento intensivo, até extinguir o processo de hipercatabolismo da malária e o restabelecimento do estado de normalidade do paciente.[6,10]

Malária por *P. vivax* e *P. falciparum* (malária mista)

Os tratamentos recomendados para *P. falciparum* não complicada também é utilizado para tratar *P. vivax*. Para eliminar as formas hepáticas latentes (hipnozoítos), deve-se associar a primaquina na dose preconizada para infecção pelo *P. vivax*.

Malária por *Plasmodium falciparum* e malária mista em gestantes e menores de 6 meses

Em infecções por *P. falciparum*, as gestantes em qualquer trimestre devem utilizar ACT, com artemeter e lumefantrina ou artesunato e mefloquina. Crianças abaixo de 6 meses com menos de 5 kg com malária por *P. falciparum* não complicada que tenham dificuldade em deglutir podem ser tratadas com artesunato parenteral. Administrar artesunato injetável para malária grave (via endovenosa e intramuscular) também para gestantes, como descrito na malária grave.

SEGUIMENTO CLÍNICO E CONTROLE DE CURA

Todos os casos de malária devem ser avaliados quanto à evolução clínica e parasitológica, com exame de gota espessa realizada regularmente durante o acompanhamento do paciente. A lâmina de verificação de cura (LVC)[6,10] é útil para identificar uma nova infecção (caso novo) ou uma recidiva (recrudescência ou recaída). Recomenda-se o controle de cura por meio de LCV para todos os casos de malária. O controle de cura tem o objetivo de verificar a redução progressiva da parasitemia, observar a eficácia do tratamento e identificar recaídas oportunamente. Recomenda-se a realização de LVC da seguinte forma: *P. falciparum* em 3, 7, 14, 21, 28 e 42 dias após o início do tratamento; *P. vivax* ou mista em 3, 7, 14, 21, 28, 42 e 63 dias após o início do tratamento.

PREVENÇÃO E CONTROLE

O uso do dicloro-difenil-tricloroetano (DDT) como inseticida de ação residual, em ciclos semestrais de borrifação, foi uma das medidas básicas para controle da malária na maior parte do território nacional no passado. O uso de quimioprofilaxia contra a malária pode ser proposta para os viajantes que se dirigem a áreas rurais da África e do Sudeste Asiático, levando em conta o risco de adquirir malária de acordo com o destino e características de viagem.[7] No entanto, o acesso rápido ao diagnóstico e ao tratamento são os pilares de qualquer estratégia para prevenir doença grave e morte por malária, assim como para reduzir a transmissão da doença. A vacina recentemente aprovada pela OMS contra *P. falciparum* não tem aplicação para o cenário brasileiro, e ainda não há vacinas em fase avançada de desenvolvimento, nem com perspectiva para uso nos próximos anos.

Medidas individuais também devem ser orientadas, como uso de repelentes à base de DEET (N-N-dietilmetatoluamida) e icaridina, que devem ser aplicados nas áreas expostas da pele, uso de roupas claras e com manga longa durante atividades de exposição elevada, evitar o uso de perfumes, usar medidas de barreira, como telas nas portas e janelas, ar-condicionado e uso de mosquiteiro impregnado com inseticida de longa duração (MILD).

CONSIDERAÇÕES FINAIS

Apesar de ser uma doença tratável, a malária continua a ter um impacto devastador na saúde pública. Em 2015, o Brasil lançou o Plano de Eliminação da malária por *Plasmodium falciparum* e atualmente apresentou a proposta de eliminação da doença até 2035, alinhando-se à meta da OMS e da Organização das Nações Unidas (ONU) de eliminar as epidemias de malária até 2030.[2] O diagnóstico oportuno e o tratamento imediato da malária representam, hoje, uma das principais estratégias para o controle e a redução do risco de morte, mas precisam de conscientização e compromisso nas esferas global, regional, nacional e comunitário para alcançar esse importante desafio.

REFERÊNCIAS BIBLIOGRÁFICAS

1. Leite, FHA, Fonseca, AL, Nunes, RR, Moacyr Comar Júnior, Varotti, FP, Alex Gutterres, Taranto. Malaria: From old drugs to new molecular targets. *BBR – Biochemestry and biotechnology Reports.* Jul./Dez., v.2, nº 4, p. 59-76, 2013.
2. World Health Organization 2021: World malaria report 2021.
3. Brasil. Ministério da Saúde. Secretaria de Vigilância em Saúde. Situação epidemiológica da malária no Brasil. *Bol Epidemiol.* Maio/2022; Vol 53, n° 17.
4. Brasil, P., et al. Outbreak of human malaria caused by Plasmodium simium in the Atlantic Forest in Rio de Janeiro: A molecular epidemiological investigation. *Lancet Global Health.* v. 5, i. e1038-1046. 2017.

5. Siqueira, A., Marchesini, P., Torres, R.M., Rodovalho, S., Chaves, T. Malária na Atenção Básica. Belo Horizonte; Nescon/UFMG, 2018.

6. Brasil. Ministério da Saúde. Secretaria de Vigilância em Saúde. Departamento de Vigilância Epidemiológica. Guia prático de tratamento de malária no Brasil. Brasília; 2021. Disponível em: bvms.saude.gov.br/bvs/publicações/guia_pratico_malaria.pdf.

7. Morales, R., Oliveira, I., Cabanas, L., Rodríguez, N., Otero, S., Agüero, F., et al. Recomendaciones para la prevención de la malaria en viajeros 2018. Barcelona: SEMTSI; 2018.

8. Jiram, A.I., Ooi, C.H., Rubio, J.M., Hisam, S., Karnan, G., Sukor, N.M., Artic, M.M.M., Ismail, N.P., Alias, N.W. Evidence of asymptomatic submicroscopic malaria in low transmission areas in Belaga district, Kapit division, Sarawak, Malaysia. Malar J (2019) 18:156.

9. Buery, J.C., de Alencar, F.E.C., de Castro Duarte, A.M.R., Loss, A.C, Vicente, C.R., Ferreira, L.M., Fux, B., Medeiros, M.M., Cravo, P., Arez, A.P., Cerutti Junior, C. Atlantic Forest Malaria: A Review of More than 20 Years of Epidemiological Investigation. *Microorganisms.* 2021;9-132.

10. Chaves, T.S.S., Boulos, M., Mascheretti, M. Tratamento da malária. In: Tratado de Infectologia. 6ª ed. Barueri: Ateneu, 2021, v.2, p. 2061-2083.

Esquistossomose

Ronaldo Cesar Borges Gryschek • Maria Cristina Carvalho do Espírito Santo

INTRODUÇÃO

Esquistossomoses são infecções causadas por trematódeos do gênero *Schistosoma*. Seis espécies causam infecção humana: *S. mansoni*, *S. japonicum*, *S. mekongi*, *S. hematobium* *S. intercalatum* e *S. malayensis*.

No Brasil, até hoje foi definida apenas a transmissão de *S. mansoni*, através de moluscos do gênero *Biomphalaria* spp. Três espécies com maior potencial de transmissão da esquistossomose são encontradas no Brasil: *B. glabrata*, *B. tenagophila* e *B. straminea*. As áreas consideradas endêmicas estão no nordeste brasileiro, sobretudo nos estados de Pernambuco, Alagoas, Rio Grande do Norte, Paraíba, Bahia e Maranhão, e também no norte de Minas Gerais. Há, no entanto, focos de transmissão nos estados do Rio de Janeiro, São Paulo, Paraná e Rio Grande do Sul.

É ainda uma das importantes endemias rurais brasileiras, apesar de uma considerável redução, tanto do número de indivíduos infectados como de indivíduos com formas graves da doença a partir da década de 1970. Estima-se que haja, atualmente no Brasil, cerca de 1,5 milhão de infectados, e de 25 a 30 milhões expostos ao risco de contrair essa helmintíase.

A aquisição da infecção dá-se pela exposição do hospedeiro suscetível a coleções de água doce (rios, lagoas) que contenham moluscos que eliminam cercárias, as quais têm tropismo natural pela pele em função de substâncias solúveis que são liberadas na água a partir do hospedeiro.[1]

AGENTE E CICLO BIOLÓGICO

S. mansoni é um trematódeo digenético, que habitualmente vive das vênulas tributárias do sistema porta, particularmente das veias mesentéricas superiores e inferiores, do plexo hemorroidário, assim como da porção intra-hepática da veia porta. No interior desses vasos, encontram-se macho e fêmea acasalados. A fêmea aloja-se no canal ginecóforo do macho e, por ser mais longa, ultrapassa-o para diante ou para trás e se recurva em uma ou duas flexões. Esses vermes realizam migrações dentro do mesmo vaso ou de um para outro, através de anastomoses (Figura 88.1). Após o acasalamento, cada fêmea põe cerca de 300 ovos por dia.[1]

As cercárias, formas infectantes, penetram ativamente pela pele e atingem a circulação linfática e venosa, transformando-se rapidamente em esquistossômulos. Essas formas jovens chegam aos pulmões, alcançam a circulação arterial e chegam ao sistema porta, onde completam sua maturação transformando-se em vermes adultos. Com o acasalamento, tem início a postura dos ovos, mais frequentemente nos ramos distais da veia mesentérica inferior (plexo hemorroidário). Alguns desses ovos atravessam o endotélio dos vasos, a submucosa e a mucosa do reto, atingindo a luz intestinal, a partir de onde são eliminados nas fezes. No interior dos ovos existe uma forma larvária denominada miracídio, a qual, ao

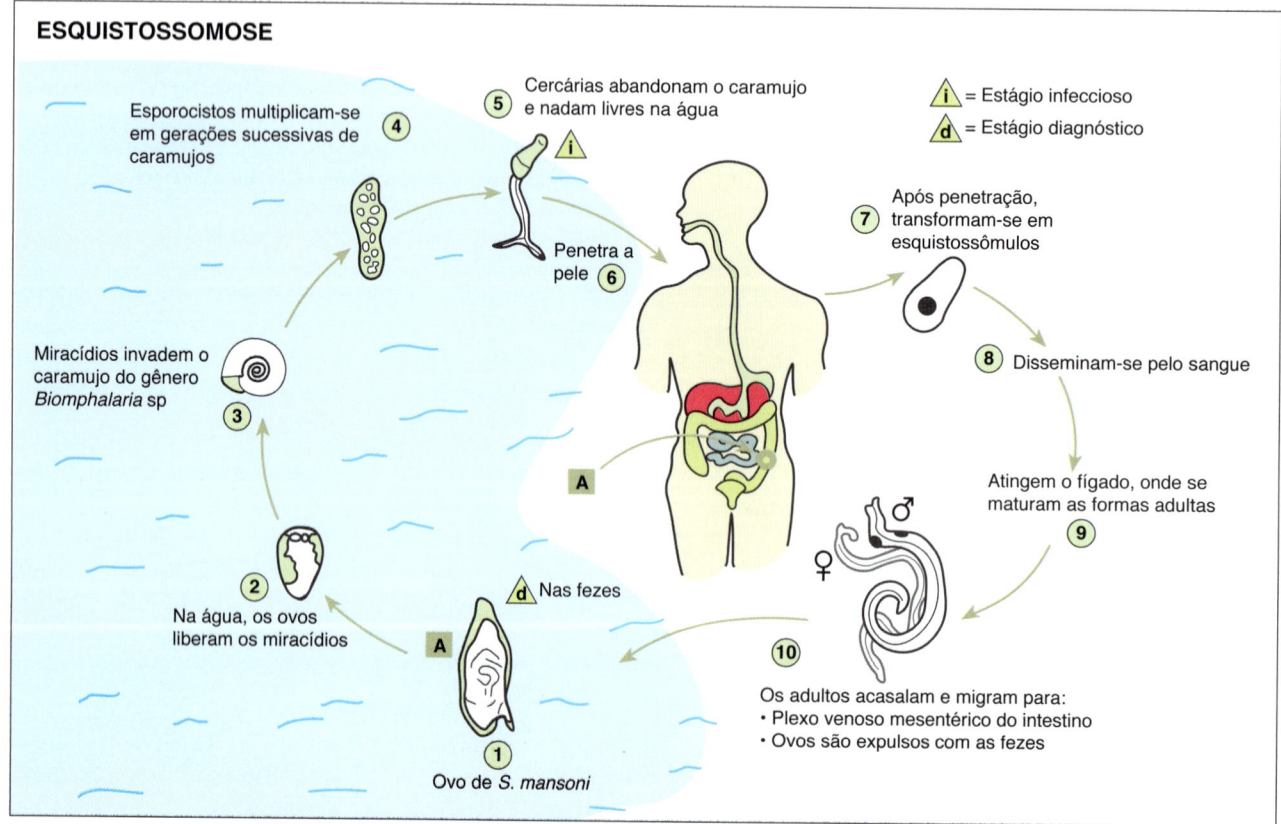

Figura 88.1 Ciclo biológico de *S. mansoni*. Adaptada de: www.cdc.gov/dpdx/index.html.

encontrar moluscos do gênero *Biomphalaria*, penetra pelo tegumento dando origem a esporocistos de primeira e segunda ordens a partir dos quais desenvolvem-se as cercárias que nadam ativamente em meio líquido até encontrarem um hospedeiro suscetível, reiniciando o ciclo biológico.

PATOLOGIA E PATOGENIA

Parte dos ovos fica retida na submucosa e, dessa forma, promove uma resposta inflamatória granulomatosa, que é o substrato anatomopatológico da retite esquistossomótica. Boa parte dos ovos migra para o fígado, levada pelo fluxo da veia mesentérica inferior, atingindo uma posição présinusoidal, onde fica retida, dando início à formação de granulomas periovulares. Esse fenômeno é a base dos processos obstrutivos do fluxo portal intra-hepático que levam progressivamente, dependendo da quantidade de ovos, e consequentemente de granulomas, à instalação de um processo de hipertensão portal.

Paralelamente à instalação desse processo obstrutivo do fluxo portal, desenvolve-se uma neovascularização através do processo inflamatório e da fibrose, que se segue. São pequenos vasos tortuosos e de pequeno calibre, o que contribui ainda mais para a manutenção do regime de hipertensão portal. À medida que esse processo avança, estabelece-se, globalmente no fígado, a proliferação de vasos arteriais (a partir da artéria hepática) na tentativa de suprir a irrigação sanguínea do órgão, comprometida pela redução progressiva do fluxo portal – processo conhecido como arterialização da circulação intra-hepática.

Estudos recentes revelam que a fibrose portal e periportal (de Symmers) observada na esquistossomose pode ser reversível, ainda que parcialmente, com a eliminação da parasitose por meio de tratamento medicamentoso curativo. Esse processo ocorre com maior intensidade quanto mais recente for a fibrose. Essa observação é importante, pois justifica a adoção de tratamento específico quando houver vermes com postura de ovos, visando uma redução no distúrbio circulatório instalado na veia porta e suas subsidiárias, com redução da hipertensão portal.[1,3]

IMUNOPATOGENIA

A ocorrência de manifestações clínicas na esquistossomose pode ser observada desde a penetração das cercárias pela pele, por pneumonite eosinofílica decorrente da passagem de esquistossômulos pelos pulmões e por toda a cadeia de eventos que se inicia com a postura dos ovos. Para muitos autores, esses últimos elementos constituem-se na grande fonte de antígenos que irão mediar as respostas inflamatórias tanto na forma aguda como na forma crônica dessa infecção parasitária.

Durante a fase aguda, as células mononucleares do sangue periférico são capazes de produzir grandes quantidades de TNF, IL-1 e IL-6, revelando um perfil TH-1 de resposta imune celular, ou seja, uma resposta pró-inflamatória. Na medida em que a infecção evolui, antígenos liberados pelos ovos iniciam a indução de resposta TH-2, e esse processo coincide com uma diminuição na intensidade da resposta TH-1. Deve-se lembrar que as manifestações da forma aguda da doença são observadas apenas em indivíduos que nunca tiveram contato prévio com a infecção; nesse contexto, é curioso notar que filhos de mães previamente infectadas respondem, do ponto de vista imunopatológico nessa fase, como indivíduos já experimentados em relação à infecção.[2]

As formas crônicas da esquistossomose são consequência direta da presença de ovos nos tecidos, com as alterações inflamatórias e funcionais que dela resultam. A presença de fibrose, sobretudo no fígado e nos pulmões, é a base da patologia observada nas formas graves. A resposta de padrão TH-1, descrita anteriormente, passa a ser substituída gradualmente por resposta TH-2, dependente de IL-4, IL-5, eosinófilos e IL-13, essa última uma citocina fibrogênica por excelência, ao menos em modelos experimentais.

O desejável balanço entre as respostas TH-1 e TH-2, com consequente modulação da TH-2 limitando a instalação de fibrose, bem como a resistência dos indivíduos às reinfecções, mesmo com frequentes reexposições, têm regulação genética. Essa é a explicação para o fato de que as formas hepatoesplênicas e pulmonares ocorram em um pequeno percentual de indivíduos infectados.[2,4,5]

QUADRO CLÍNICO

Após a penetração das cercária pela pele, segue-se um quadro de prurido, caracterizando a dermatite cercariana. Essa manifestação, que tende a ser mais acentuada nas reexposições, é autolimitada e embasa a denominação popular de " lagoa de coceira" às coleções hídricas que contenham cercárias.

A forma aguda da esquistossomose acontece em um período de 6 a 8 semanas após o primeiro contato com coleções hídricas que contenham cercárias, e é observada em indivíduos que não habitam áreas endêmicas e se expõem de forma casual, ou em crianças pequenas nas áreas endêmicas. Atualmente, admite-se que manifestações de ordem imunoalérgica, desencadeadas pela presença dos ovos, resultem no quadro clínico dessa forma da doença. Do ponto de vista clínico, trata-se de doença febril, por vezes toxêmica. São comuns exantema maculopapular, que pode ser urticariforme, diarreia, às vezes disenteriforme, dor e distensão abdominal e broncoespasmo. Ao exame físico nota-se hepatoesplenomegalia dolorosa de pequenas dimensões. Do ponto de vista laboratorial, ocorre intensa leucocitose com acentuada eosinofilia. O diagnóstico inicial deve considerar dados epidemiológicos, clínicos e laboratoriais, assinalando-se que o exame parasitológico de fezes somente se torna positivo para ovos de *S. mansoni* cerca de 35 a 40 dias após o início da infecção. Na maioria dos casos essa doença é autolimitada com os sinais e sintomas regredindo em um período de até 30 dias. Se não houver diagnóstico e o tratamento específicos, o paciente evolui para as formas crônicas da doença. Há que se considerar, inclusive, a possibilidade de se observar quadros menos característicos, como febre menos intensa acompanhada por alguns dos sinais anteriormente descritos, nem sempre mencionados pelo paciente.

Dentre as formas crônicas da esquistossomose, a mais frequente é a hepatointestinal. É a tradução clínica da retite esquistossomótica acrescida de hepatomegalia, em geral de pequena monta e com predomínio do lobo esquerdo e consistência aumentada. Muitas vezes, as alterações hepáticas de fibrose portal e periportal características são observadas em exame ultrassonográfico mesmo que não sejam observadas alterações semiológicas relativas ao fígado. Expressa-se por sintomas e sinais incaracterísticos e comuns a outros agravos gastrintestinais, inclusive os relacionados com outras entero-parasitoses: diarreia intermitente, às vezes com características disenteriformes, além de dores abdominais, relacionadas com o hipogástrio e fossa ilíaca esquerda. Em função de inespecificidade dos sintomas e sinais, o diagnóstico dessa forma de esquistossomose é, muitas vezes, feito de forma casual, durante a execução de exames protoparasitológicos de fezes por indicações diversas.

Em situações onde há presença de um número maior de vermes e, consequentemente, de ovos tendo acesso ao fígado, e também dependendo de configurações genéticas que condicionam à instalação de fibrose importante, observa-se a forma hepatoesplênica da esquistossomose. Algumas vezes, ocorre uma hepatomegalia com as peculiaridades referidas anteriormente, acompanhada por esplenomegalia de pequenas dimensões; nessa situação, o baço tem consistência normal à palpação. Trata-se de esplenomegalia de origem proliferativa em resposta a estímulos antigênicos prolongados. Essa esplenomegalia é totalmente reversível com tratamento específico para a infecção. É denominada forma hepatoesplênica, sem hipertensão portal.

Na dependência de elevadas cargas parasitárias, e consequentemente de ovos, bem como de fatores de ordem genética que determinam a intensidade da resposta inflamatória granulomatosa e a dinâmica do colágeno que irá se depositar nos granulomas, tem início a obstrução do fluxo do sangue portal através dos ramos intra-hepáticos da veia porta, o que ocasiona, inicialmente, um aumento no calibre da veia porta e subsidiárias, na tentativa da manutenção dos níveis de pressão hidrostática em valores normais, fenômeno limitado pela complacência do sistema venoso portal. Ao ser atingida a capacidade máxima de dilatação do continente vascular, instala-se, progressivamente, um regime de hipertensão portal.

A pressão no sistema porta eleva-se progressivamente, e pode atingir até 200 mmH$_2$O (observe que a pressão na veia porta, avaliada por meio da medida da pressão esplênica por via transparietal, é de até 20 mmH$_2$O) com o consequente aparecimento de esplenomegalia de caráter congestivo e sequencialmente esclerótico, além de circulação colateral, que representa o desvio do fluxo sanguíneo do sistema porta para o sistema cava inferior ou, via veia ázigos e hemiázigos, para a veia cava superior. Esse fenômeno pode ser observado ao exame da parede abdominal, observando-se o fluxo ascendente, a recanalização da veia umbilical (sopro audível no nível da cicatriz umbilical) ou estar presente no interior da cavidade abdominal. A formação de varizes de esôfago e/ou de fundo gástrico representa essa segunda situação.

O aumento da pressão hidrostática no sistema porta, associado a uma queda da pressão coloidosmótica no sangue portal, ocasiona o surgimento de ascite, fenômeno responsável pelo termo popular que designa essas formas graves da esquistossomose: "barriga d'água". A redução na pressão coloidosmótica ocorre em situações de hipoalbuminemia, resultantes de fatores como desnutrição, hepatopatia alcoólica, associação com infecção crônica pelos vírus das hepatites B e C, ou cirrose pós-necrótica, a qual segue-se a episódios de hemorragia digestiva alta, decorrentes da ruptura de varizes esofágicas ou de fundo gástrico. Como consequência do sangramento maciço, ocorre súbita queda na pressão do sistema porta, bem como uma hipotensão sistêmica, o que explica a ocorrência de necrose extensa do órgão, com posterior instalação de processo cirrótico. É importante assinalar que, diferentemente do que ocorre nas cirroses em geral, não há insuficiência hepática na esquistossomose não complicada, ou que não esteja associada a patologias que ocasionem cirrose. Tem-se, assim, a forma hepatoesplênica com hipertensão portal da esquistossomose, que é definida como descompensada quando houver sangramento digestivo alto e/ou ascite.

Paralelamente, estabelece-se regime de hiperesplenismo, verificado pela ocorrência de citopenias sanguíneas. Atualmente raro, o achado nas formas hepatoesplênicas de esquistossomose, quando se estabelecem do final da puberdade ao início da adolescência, é o hipo-desenvolvimento pôndero-estatural ou nanismo esplênico: trata-se de síndrome clínica caracterizada por ausência do desenvolvimento dos caracteres sexuais secundários, déficit de crescimento e presença de fascies infantil. A fisiopatologia desses fenômenos não é bem esclarecida, mas os mesmos são revertidos com esplenectomia.

Existe, ainda, a possibilidade de ovos atingirem via artéria pulmonar, as arteríolas, onde sua impactação ocasiona a formação de granuloma e fibrose em graus variados. O acesso dos ovos à circulação pulmonar é maior nas situações em que houver hipertensão portal com estabelecimento de circulação colateral, e por isso são mais comuns as formas pulmonares da esquistossomose nos pacientes hepatoesplênicos. Nas fases mais avançadas, estão presentes as manifestações correspondentes à hipertensão pulmonar, e pode ocorrer sobrecarga de câmaras direitas do coração – *corpulmonale* esquistossomótico. Essa forma de esquistossomose pode, em alguns casos, ser acompanhada por cianose, sobretudo pós-esplenectomia. A patogenia dessa forma clínica ainda é alvo de controvérsias, e podem ocorrer fístulas arteriovenosas, anastomoses diretas entre ramos da artéria e veia pulmonar, entre outros mecanismos.

O acesso de imunocomplexos aos glomérulos renais, onde são retidos junto à membrana basal, pode ocasionar o desenvolvimento de glomerulopatias, e as mais comuns são a glomerulonefrite mesangioproliferativa, membranoproliferativa de tipos I (mais frequente) e III e glomeruloesclerose segmentar e focal, com possibilidade de evolução entre esses padrões de glomerulopatia, particularmente entre a mesangioproliferativa e membranoproliferativa. A primeira delas pode ser encontrada em pacientes assintomáticos, ao passo que a segunda é observada com maior frequência nos pacientes sintomáticos. Em todas as situações, antígenos esquistossomóticos podem ser demonstrados nos glomérulos, a partir de técnicas diversas. As manifestações clínicas decorrentes desses eventos podem variar desde proteinúria assintomática até síndrome nefrótica bem estabelecida. Embora descritas com maior frequência e gravidade em pacientes hepatoesplênicos, em função de maior carga antigênica e maior exposição dos antígenos aos glomérulos, essas alterações já foram descritas também em pacientes com formas hepatointestinais.

A presença fortuita de ovos e de granulomas em ramos venosos no nível do sistema nervoso central (SNC) pode levar à ocorrência de mielite, além de várias formas de comprometimento cerebelar ou encefálico. Destaca-se também a possibilidade do acesso de ovos a praticamente qualquer órgão, com o estabelecimento de lesões teciduais decorrentes da formação de granuloma; dessa forma, é relativamente comum, por exemplo, o encontro de lesão hiperplásica em colo uterino (colpite esquistossomótica) durante exame ginecológico de rotina.[1,3]

ASSOCIAÇÃO DE ESQUISTOSSOMOSE COM OUTRAS DOENÇAS

Bacteremia prolongada por enterobactérias

A bacteremia prolongada por enterobactérias é uma situação em que o paciente esquistossomótico passa a apresentar quadro de febre irregular, de curso prolongado, com o desenvolvimento de hepatoesplenomegalia, queda progressiva do estado geral, diarreia e fenômenos hemorrágicos. Essa situação se estabelece em função da coexistência de infecção esquistossomótica com infecção por enterobactérias, sobretudo do gênero *Salmonella* sp. O verme tem papel preponderante na patogenia dessa doença, servindo como reservatório para as enterobactérias que se multiplicam sobre sua cutícula ou ainda no seu tubo digestivo. A partir de então, há bacteremia intermitente e de forma prolongada, com infecção das células do sistema fagocítico-mononuclear. O diagnóstico dessa entidade deve ser feito a partir da presença de ovos de *S. mansoni* nas fezes e o isolamento da enterobactéria em hemocultura ou mielocultura. O diagnóstico diferencial é feito principalmente com a leishmaniose visceral, levando-se em conta, inclusive, a sobreposição das áreas endêmicas para ambas as parasitoses.[1]

Hepatites por vírus

Estudos pioneiros realizados por Lyra et al. revelaram uma associação entre esquistossomose hepatoesplênica e a hepatite por vírus B, com as seguintes características:

- Os pacientes com essa forma da parasitose têm maior prevalência de HbsAg quando comparados à população e aos esquistossomóticos intestinais ou hepatointestinais
- Nos pacientes, a frequência de sinais de insuficiência hepática é maior
- Nas biopsias hepáticas, o padrão necro-inflamatório observado correlaciona-se principalmente com a infecção viral
- As hepatites agudas em pacientes esquistossomóticos têm curso mais arrastado e maior tendência de evolução para a cronicidade do que na população.[1]

A relação de esquistossomose mansônica com hepatite C crônica ainda é pouco estudada.

DIAGNÓSTICO

O diagnóstico da esquistossomose baseia-se no encontro de ovos do parasita tanto em exame parasitológico de fezes como em exames histopatológicos, sobretudo da mucosa retal. Os métodos de exame de fezes mais apropriados são os de sedimentação, como o de Hoffman, Pons & Janer; a técnica de Kato-Katz tem a vantagem de permitir a contagem de ovos, o que é importante por permitir avaliação da carga parasitária. A realização de cinco análises de fezes parece ser superior, em termos de eficácia diagnóstica, à biopsia retal, a qual deve ser reservada para situações especiais. A positividade do exame de fezes se dá a partir de 30 a 35 dias a partir da infecção, e pode ser negativo durante os primeiros dias das manifestações clínicas da forma aguda. Outros métodos de diagnóstico direto da infecção são a detecção de antígenos do parasito por ELISA de captura, detecção de DNA parasitário por técnicas moleculares (PCR) e isolamento de ovos de *S. mansoni* nas fezes pela interação com microesferas (Helmintex).

O diagnóstico sorológico tem pouca utilidade para o diagnóstico individual, mas é útil para estudos epidemiológicos. Há várias técnicas disponíveis (ELISA, imunofluorescência indireta, reação periovular, entre outras) com diferentes sensibilidade e especificidade.[1,6]

Os exames inespecíficos não revelam alterações características nas formas crônicas da doença: o hemograma da esquistossomose não costuma mostrar grandes alterações, exceto nas formas hepatoesplênicas com hiperesplenismo, quando poderão ser observadas anemia, leucopenia e plaquetopenia. As enzimas hepáticas (transaminases, gama glutamiltransferase e fosfatase alcalina) não costumam estar alteradas de modo importante, exceto em situações já citadas de dano hepático causado por outras infecções associadas ou após sangramentos intensos, decorrentes da ruptura de varizes esofagianas. Da mesma forma, observa-se proteinúria de intensidade variável nos casos com comprometimento renal.

A ultrassonografia e a endoscopia digestiva alta são exames subsidiários importantes na avaliação da hipertensão portal e suas consequências. Nas formas pulmonares, aplicam-se exames de raios X de tórax, que revela retificação ou abaulamento do arco médio, o ecocardiograma, a hipertrofia das câmaras cardíacas direitas e do tronco da artéria pulmonar, e o eletrocardiograma, que assinala sobrecarga de câmaras direitas.[1,3]

Diagnóstico diferencial

O diagnóstico diferencial da esquistossomose na sua forma aguda deve ser feito em doenças que evoluam sindromicamente com hepatoesplenomegalia febril: febre tifoide, brucelose, tuberculose miliar, formas anictéricas de leptospirose, forma aguda da doença de Chagas e infecções mononucleosesímile. De maneira diversa ao que ocorre nas outras doenças, a intensa eosinofilia sugere fortemente o diagnóstico de esquistossomose aguda.

A forma hepatointestinal deve ser diferenciada de outras enteroparasitoses e as formas hepatoesplênicas enquadram-se sindromicamente como hepatoesplenomegalias afebris, devendo ser distinguidas das cirroses hepáticas em geral, bem como da síndrome de Budd-Chiari (trombose da veia suprahepática). Deve-se atentar para a possibilidade de associação dessa forma de esquistossomose com a leishmaniose visceral, visto que há sobreposição das áreas endêmicas de ambas as nosologias. A observação de hepatomegalia com predomínio do lobo esquerdo em paciente com leishmaniose visceral pode sugerir a concomitância das duas doenças.[1,3]

TRATAMENTO

O tratamento da esquistossomose baseia-se na quimioterapia, que tem por objetivo a erradicação dos vermes adultos. Está indicada em todos os casos parasitologicamente ativos, mesmo nas formas mais graves da doença, uma vez que pode haver involução, ainda que parcial, das alterações hepáticas e da hipertensão portal.

Atualmente, o praziquantel, é o único fármaco disponível para essa finalidade e deve ser administrado por via oral, em dose única de 40 a 60 mg/kg. A eficácia do tratamento considerando uma única dose gira em torno de 80%. Os efeitos adversos são predominantemente gastrintestinais.

O controle de cura é acompanhado por seis exames de fezes, em intervalos mensais, e o primeiro é feito de 45 a 60 dias após o tratamento.

O tratamento específico das formas agudas deve ser administrado, lembrando-se de que o praziquantel é efetivo para a eliminação de vermes adultos. Dessa forma, o controle de cura é feito a partir de seis coproscopias, pois quanto mais precoce a administração de fármaco no curso da doença (quando ainda há predomínio de formas jovens), maior a possibilidade de falha do tratamento. Nas situações de maior gravidade, com grande repercussão sistêmica, pode ser indicada a administração de corticoesteroides (prednisona na dose de 1 mg/kg/dia).

O manejo da hipertensão portal pode ser feito por medidas farmacológicas, associadas a medidas endoscópicas. O emprego de beta-bloqueadores (propranolol ou nadolol), tendo como meta a redução da pressão arterial média e da frequência cardíaca basal em 25%, reduz o risco de varizes esofagianas. O tratamento endoscópico consiste em escleroterapia das varizes esofágicas ou da colocação de ligaduras elásticas em varizes de médio ou grande calibres. Para tratamento de ectasias gástricas, tem sido utilizado plasma de argônio.[3]

O tratamento cirúrgico para alívio da hipertensão portal é hoje pouco praticado. Para casos em que o tratamento clínico e endoscópico não se mostrarem eficazes, tem sido indicada a desconexão ázigo-portal com esplenectomia. Em casos graves, selecionados, a colocação de TIPS (do inglês, *transjugular intrahepatic portosystemic shunt*) tem obtido resultados promissores.[7,8]

Controle

As medidas de controle da esquistossomose são baseadas em:

- Identificação e tratamento dos indivíduos infectados
- Medidas de engenharia sanitária e educação sanitária que evitem que a aposição de fezes que contenham ovos do parasito entrem em contato com o solo e coleções hídricas
- Controle das populações de moluscos envolvidos no ciclo biológico do parasito com a utilização de moluscicidas e/ou controle biológico.[1]

CONSIDERAÇÕES FINAIS

A esquistossomose mansoni é ainda uma das importantes endemias rurais no Brasil. Embora o panorama epidemiológico seja mais favorável atualmente do que era há quatro ou mais décadas, existe um número apreciável de indivíduos infectados que, ao lado dos agravos à sua própria saúde, contribuem para a manutenção da transmissão da infecção. De modo semelhante, os casos de formas graves da doença, isto é, formas hepatoesplênicas, pulmonares, renais e neurológicas, mesmo que reduzidos comparativamente ao que ocorria no século passado, demandam tratamentos em centros especializados com recursos diagnósticos e terapêuticos sofisticados e custo elevado.

REFERÊNCIAS BIBLIOGRÁFICAS

1. Brasil. Ministério da Saúde. Secretaria de Vigilância em Saúde. Departamento de Vigilância Epidemiológica. Vigilância da Esquistossomose Mansoni: diretrizes técnicas/Ministério da Saúde, Secretaria de Vigilância em Saúde, Departamento de Vigilância das Doenças Transmissíveis. 4ª ed. – Brasília: Ministério da Saúde, 2014. 144 p. Disponível em: https:\\https://www.gov.br/saude/pt-br/assuntos/saude-de-a-a-z/e/esquistossomose. Acesso em: 10 mar. 2023.
2. Aziz, A.N., Musaigwa, F., Mosala, P., Berkiks, I., Brombacher, F.Type 2 immunity: a two-edged sword in schistosomiasis immunopathology. *Trends Immunol.* 2022;43(8):657-673.
3. Gryschek, R.C.B., Espírito Santo, M.C.C. In Salomão, Reinaldo. Infectologia: Bases clínicas e tratamento. 1ª ed. Rio de Janeiro: Guanabara Koogan, 2017.
4. Zheng, B., Zhang, J., Chen, H., Nie, H., Miller, H., Gong, Q., Liu, C.T. Lymphocyte-Mediated Liver Immunopathology of Schistosomiasis. *Front Immunol.* 2020;11:61.
5. Mewamba, E.M., Nyangiri, O.A., Noyes, H.A., Egesa, M., Matovu, E., Simo, G.The Genetics of Human Schistosomiasis Infection Intensity and Liver Disease: A Review. *Front Immunol.* 2021 Feb 15;12:613468.
6. Ramos, L.M.D.S., da Silva-Pereira, R.A., Oliveira, E., Fonseca, C.T., Graeff-Teixeira, C. A review of serological tests available in Brazil for intestinal schistosomiasis diagnosis. *Mem Inst Oswaldo Cruz.* 2023;118:e230236. DOI: 10.1590/0074-02760220236. eCollection 2023.
7. Huang, S. Liu, J., Yao, J., Zhao, J., Wang, Y., Ju, S., Wang, C., Yang, C., Bai, Yaowei; Xiong, B. Efficacy and safety of transjugular intrahepatic portosystemic shunt for the treatment of schistosomiasis-induced portal hypertension: a retrospective case series. *Eur J Gastroenterol Hepatol.* 2022 Oct 1;34(10):1090-1097.
8. Santo, M.C.C.D.E., Gryschek, R.C.B., Farias, A.Q., Andraus, W., Carvalho, N.B., Leite, O.H.M., Castro, F.C., Cerri, G.G., Hypólitti, G.H., Carnevale, F.C., Assis, A.M. Management and treatment of decompensated hepatic fibrosis and severe refractory Schistosoma mansoni ascites with transjugular intrahepatic portosystemic shunt. *Rev Inst Med Trop Sao Paulo.* 2022; 64:e26.

Mastologia

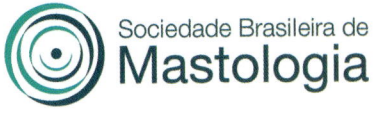

Sociedade Brasileira de
Mastologia

Dor Mamária

Fábio Bagnoli • Renata Suzuki Brondi • Fabiana Coelho

INTRODUÇÃO

A dor mamária, também chamada mastalgia, causa ansiedade e medo nas mulheres acometidas e corresponde à queixa mamária mais frequente que as levam a procurar atendimento médico, seja de forma eletiva como em pronto-socorro.[1]

Dentre as mulheres, cerca de 50% apresentarão algum grau de dor mamária de forma leve a moderada, e de 10 a 17% de forma severa, com comprometimento na qualidade de vida.[1] Esse quadro, ao tornar-se crônico, pode comprometer 48% da vida sexual das mulheres e interferir em 37% das atividades físicas, e também em atividades laborais e vida social (Figura 89.1).[2]

Além do comprometimento da qualidade de vida, exames desnecessários são realizados na dor crônica, ocorrem mamografias em pacientes com menos de 40 anos e, em alguns casos, biopsias.[3]

Estudos mostram que a associação de mastalgia isolada com câncer de mama é extremamente rara.[4]

TIPOS DE DORES MAMÁRIAS

As dores mamárias podem ser verdadeiras (provenientes do próprio tecido mamário) e são divididas em cíclicas ou acíclicas e extramamárias (irradiadas para as mamas devido à origem não ser no tecido mamário, Figura 89.2).

Mastalgia cíclica

A mastalgia cíclica, juntamente com os fluxos papilares fisiológicos e as nodularidades ou espessamentos mamários, faz parte das alterações funcionais benignas da mama (AFBM). Esse termo substitui outros não mais utilizados, como displasia mamária, displasia cíclica, mastopatia fibrocística, doença ou alteração fibrocística, dentre outros que ainda causam confusão e estigmas em muitas pacientes.

Apesar de poder acometer apenas uma das mamas, a dor relacionada com mastalgia cíclica usualmente é bilateral, e pode acometer parcialmente ou toda a mama. Geralmente, a dor é em pontada e de manifestação aguda.[5]

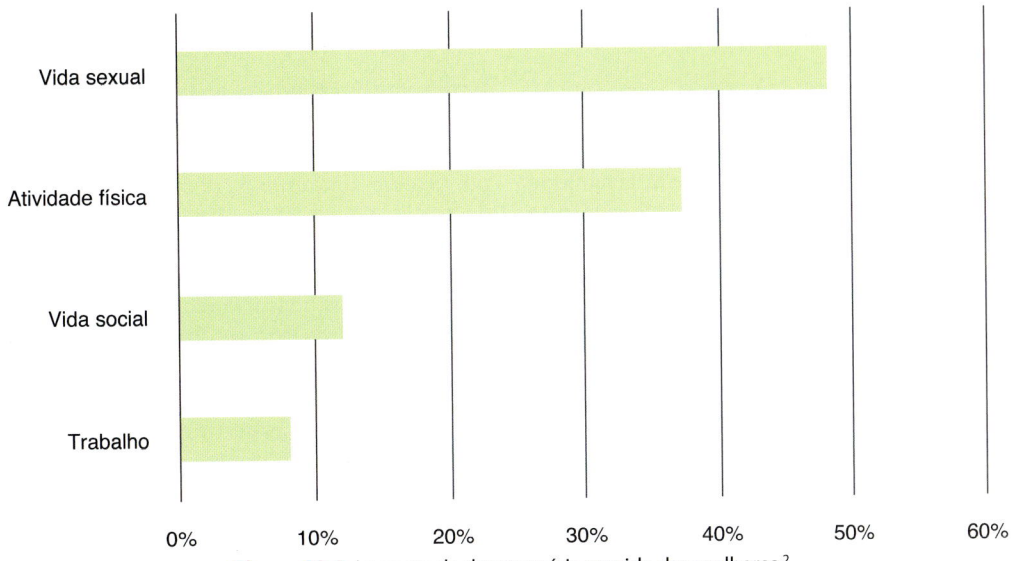

Figura 89.1 Impacto da dor mamária na vida das mulheres.[2]

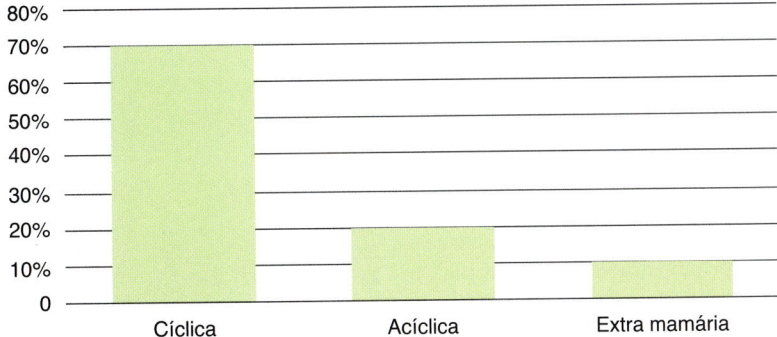

Figura 89.2 Frequência dos diferentes tipos de dores mamárias.[5]

A etiologia exata da mastalgia cíclica permanece indefinida; entretanto, está relacionada diretamente com o ciclo menstrual, e por isso ocorre em mulheres no menacme, mais frequentemente entre 30 a 40 anos.[5]

Geralmente, apresenta seu pico de dor 5 dias antes do início do período menstrual, isto é, na fase lútea, em que a progesterona e o estradiol estão sob efeito máximo, culminando com proliferação do epitélio mamário. Após o início do fluxo menstrual, ocorre queda desses hormônios e a dor melhora espontaneamente.[5]

Em sua fisiopatologia, além da relação direta com estrogênio, há também uma relação com altos níveis de prolactina, o que explicaria a melhora do sintoma em mulheres com hiperprolactinemia tratadas com medicamentos dopaminérgicos. Alguns autores acreditam haver uma relação com hábitos de vida que culminam no aumento desse hormônio no organismo, como tabagismo, ingestão de bebida alcoólica e alimentos que contêm metilxantinas (presente principalmente no café, chá preto e chocolate).[5]

A mastalgia cíclica pode ser classificada como leve, moderada ou severa.

- Dor leve: não interfere na qualidade de vida
- Dor moderada: interfere na qualidade de vida, mas não nas atividades habituais
- Severa: interfere nas atividades diárias e na qualidade de vida.

Mastalgia acíclica

É definida por uma dor de origem na mama, constante ou intermitente, sem relação com o ciclo menstrual e que acomete mais frequentemente mulheres entre 40 a 50 anos.

Ao diagnóstico, a dor ocorre de forma unilateral, geralmente em um quadrante, em pontada ou queimação, e pode irradiar-se para a axila homolateral. Apresenta melhora espontânea na maioria das vezes ou com uso de analgésicos.[5] No entanto, o exame físico detalhado das mamas é necessário e um exame complementar de imagem para elucidar eventuais achados.[5]

As principais causas de mastalgia acíclica são descritas a seguir.

Hipertrofia mamária

Devido ao grande volume mamário, pode ocorrer estiramento dos ligamentos de Cooper ou por sobrecarga dos pesos das mamas nas estruturas osteomusculares do tórax.

Mastite periductal ou ectasia ductal

Devido ao acúmulo de líquido nos ductos mamários, quando ocorre o extravasamento ou acúmulo de líquido próximo a papila, pode causar dor devido ao proceso inflamatório.

Cistos

A distensão da cápsula secundária ao aumento de volume estimula os receptores sensitivos, causando dor normalmente pontual e referida na sua topografia.

Tromboflebite superficial (síndrome de Mondor)

Caracterizada por uma tromboflebite das veias superficiais da parede torácica, acomete principalmente a veia torácica lateral, toracoepigástrica e epigástrica superior. Relacionada com trauma ou proceso cirúrgico, e com formação de cordão fibroso palpável no subcutâneo.

Esteatonecrose

É uma necrose gordurosa do tecido mamário, decorrente de trauma ou processo cicatricial cirúrgico, com espessamento do tecido mamário com compressão local.

Medicamentosa

Diversos medicamentos influenciam no parênquima mamário direta ou indiretamente no eixo hipotálamo-hipofisário-ovário, como mostrado na Tabela 89.1.

Pacientes que fazem uso de contraceptivos com bloqueio hormonal apresentam menores taxas de mastalgia, e aqueles que fazem reposição hormonal podem apresentar uma piora devido ao estímulo hormonal em tecido glandular e acúmulo de líquido.

Estresse

Paciente que mantém um nível de estresse alto de forma crônica também apresenta maiores taxas de mastalgia: 28,1% quando comparado a 18,5% nos casos quando o nível de estresse é baixo/moderado.

Tumores mamários

Tumores benignos e malignos da mama, quando apresentam crescimento rápido, podem causar dor mamária, como no caso do fibroadenoma juvenil, tumor filoide, hiperplasia pseudoangiomatosa do estroma (PASH), hamartomas e carcinoma inflamatório.

Tratamento de doenças mamárias

Cirurgia mamária com lesão no nervo intercostobraquial, plexopatia mamária secundária à radioterapia, compressão por prótese, síndrome da dor torácica ou da dor referida

Dor extramamária

Esse tipo de dor, como o próprio nome sugere, não tem origem nas mamas, mas irradiam para elas, cuja principal origem é a torácica. Para se obter diagnósticos diferenciais, é importante conhecer as principais causas:[5]

- Dor muscular: tensional, por esforço físico ou devido a doenças osteodegenerativas
- Costocondrite/síndrome de Tietze: é caracterizada por dor na junção costocondral que geralmente acomete da segunda à quinta cartilagem costocondral. Na síndrome

Tabela 89.1 Principais medicamentos relacionados à mastalgia.

Principais medicamentos associados à mastalgia	
Hormonais	Anticoncepcionais hormonais Terapia de reposição hormonal Clomifeno Ciproterona
Antidepressivos	Amitriptilina Venlafaxina Sertralina
Outros	Domperidona Cimetidina Metildopa Ciclosporina Minoxidil Prostaglandina Espironolactona

de Tietze, ocorre edema não supurativo das articulações e acomete mais a segunda e terceira junções costocondrais. A dor ocorre devido a essa compressão das articulações, sendo uma condição rara

- Neurite intercostal: decorrente da inflamação dos nervos intercostais
- Ombro doloroso: esse tipo de queixa é a segunda causa de dor em aparelho locomotor, após a dor em coluna vertebral. A principal causa é lesão em manguito rotador, seguido de capsulite adesiva do ombro
- Radiculopatia cervical: compressão ou inflamação nervosa cervical
- Trauma na parede torácica
- Herpes-zóster: comprometimento de dermátomos da região torácica
- Dores torácicas atípicas: refluxo gastroesofágico, úlcera gástrica, hérnia de hiato, pneumonia
- Fibromialgia: paciente refere dor na mama devido à inflamação em segunda junção costocondral, que é um dos pontos anatômicos padronizados que caracterizam a doença
- Doenças coronarianas: angina típica se caracteriza por uma dor súbita e intermitente, em pontada, de média a forte intensidade, precordial com irradiação para membro superior à esquerda.

RELAÇÃO COM CÂNCER DE MAMA

As mulheres com dor mamária geralmente ficam preocupadas com a possibilidade de o sintoma representar uma malignidade mamária subjacente e, consequentemente, são encaminhadas para cuidados secundários para excluir o diagnóstico. Trata-se de um sintoma raro de câncer de mama. O mastologista deve enfatizar a escassa relação entre dor mamária e câncer de mama, uma vez que a maioria dos estudos mostra que a mastalgia não apresenta qualquer valor preditivo positivo ou negativo para o câncer de mama.[1,4]

Estudo prospectivo com 10.830 mulheres, que avaliou os sintomas das pacientes e a partir deles criou um escore de risco para indicar propedêutica adequada, mostrou que das mulheres que apresentaram apenas dor mamária em sua queixa 0,4% obtinha diagnóstico de doença pré-maligna ou maligna, diferentemente de quando a queixa inicial era nódulo mamário ou descarga papilar, com 5,4% e 5% de diagnóstico de doença, respectivamente. O estudo mostrou que a incidência de câncer era maior nas faixas etárias mais elevadas.[4]

TRATAMENTO
Dor extramamária e mastalgia acíclica

Deve-se tratar a causa que levou a paciente a apresentar os sintomas.

Mastalgia cíclica
Tratamento não medicamentoso
Orientação verbal

A orientação verbal leva à resolução do quadro entre 70 a 80% dos casos de mastalgia cíclica. Isso pode ser facilmente comprovado na prática clínica, uma vez que ao ser descartada a possibilidade de câncer de mama e comprovando-se a ausência de lesões suspeitas, é possível melhorar a sintomatologia em aproximadamente 22% dos casos após adequada

investigação.[6,7] Considera-se uma boa resposta clínica não só a ausência total de dor, mas quando a dor passa a ser tolerada pela paciente.[8]

Medidas comportamentais

Devem ser evitados os sutiãs apertados ou com hastes metálicas que comprimem o tórax ou as costelas. O uso de "tops" ou sutiãs nos tamanhos certos e com sustentações adequadas apresentam, isoladamente, bons resultados no alívio da dor à medida que se evita a mobilização excessiva, principalmente de mamas grandes e com próteses. Atividade física regular e medidas que permitam diminuir a ansiedade, como lazer, técnicas de relaxamento e acupuntura, são recomendadas uma vez que o sedentarismo e o estresse foram associados à dor mamária em vários estudos.[8] Evitar o excesso de alimentos ricos em xantinas, álcool e tabaco pode contribuir com a melhora dos sintomas.

Terapias antiestresse e relaxantes

Mostraram-se eficazes para dores leve a moderada. Estudo com 45 mulheres com dor cíclica e acíclica, com 8 semanas de intervenção, mostrou melhora na intensidade e frequência da dor.[9]

Suplementos vitamínicos

O potencial de melhora das vitaminas B12 e E baseia-se em seus efeitos antioxidantes. Estudos randomizados não conseguiram mostrar melhora quando comparado ao placebo; portanto, não está indicada formalmente.[10]

Acupuntura

Na China, a analgesia por acupuntura tem sido amplamente utilizada em pacientes com anormalidades mamárias há muito tempo. A acupuntura pode regular os níveis de secreção de estrogênio e restaurar glândulas mamárias hiperplásicas. Adicionalmente, a acupuntura pode efetivamente aumentar o fluxo sanguíneo na área de lesão e reduzir seu índice de resistência. Pode ser promissor, mas ainda faltam evidencias de qualidade da eficácia desse método.[10]

Tratamento medicamentoso

Uma tentativa de terapia farmacológica pode ser considerada quando as pacientes têm dor intensa ou quando as medidas conservadoras falham. História detalhada da paciente e fatores de risco devem ser cuidadosamente considerados antes de uma determinada terapia.[8]

Anti-inflamatórios não hormonais (AINH)

A aplicação tópica de diclofenaco de sódio a 2%, 3 vezes ao dia, por um período de 3 a 6 meses, teve boa resposta tanto na dor cíclica quanto na acíclica. Atualmente, é uma das primeiras opções no tratamento medicamentoso das mastalgias com poucos efeitos colaterais, tornando-o uma importante opção de tratamento.[8]

Contraceptivos hormonais (CH)

No uso para tratamento das mastalgias, a literatura apresenta referências em que pacientes mencionam como causa ou como fator de piora das mastalgias; no entanto, outras pacientes referem alívio principalmente nas mastalgias cíclicas. O importante é ressaltar que nas mastalgias cíclicas e acíclicas, exceutando-se as secundárias aos carcinomas de mamas, que são eventos muitos raros, como citado anteriormente, não apresentam contraindicações para o seu uso.[8]

Tamoxifeno (TMX)

Por ser um modulador seletivo dos receptores de estrogênio (SERM), tem efeito antiestrogênio nas mamas ao competir diretamente pelos receptores de estrógenos, demonstrando eficácia superior ao placebo no tratamento da mastalgia. A posologia indicada é de 10 mg ao dia, por 3 meses, reavaliado após esse período, que pode estender-se por mais 3 meses; em algumas situações, aumenta-se a dose para 20 mg/dia.[5,8] Nas pacientes que apresentam eventos adversos severos, a apresentação em gel tópico tem sido eficaz em ensaios clínicos aleatorizados, com redução significativa dos efeitos colaterais. No entanto, essa apresentação ainda não está disponível no país.[8]

Danazol

Mostrou-se eficaz em relação ao placebo no controle da dor. Porém, em razão dos efeitos colaterais inaceitáveis e recidivas de sintomas após sua suspensão, tornou-se cada vez menos utilizado no tratamento da mastalgia. O danazol é o único aprovado pela Food and Drug Administration (FDA), dos EUA, para mastalgias refratárias, com aprovação para tratamento em 2002, na dose de 100 mg/dia, por 3 a 6 meses. A dose de 200 mg/dia não foi mais efetiva e apresenta maior risco de masculinização devido ao hiperandrogenismo.[5,7,8]

Os efeitos adversos mais comuns são náuseas, cefaleia e aqueles causados pelo potencial androgênico, como acne, ganho de peso, irregularidade menstrual, hirsutismo e mudança na voz.[5,7,8]

Derivados da ergotamina

Inúmeros estudos randomizados controlados mostram que agentes dopaminérgicos como bromocriptina, cabergolina e lisurida, fármacos utilizados no tratamento da hiperprolactinemia, parecem ter um efeito benéfico para a mastalgia cíclica, com taxas de melhora entre 70 a 80%.[7]

Bromocriptina

É um antidopaminérgico que age na hipófise anterior, inibindo a secreção de prolactina. Inicia-se com 1,25 mg ao dia ao deitar-se, aumentando gradativamente a cada 2 semanas, até atingir a dose máxima de 5 mg subdivididas em 2,5 mg, em 2 doses por dia, no período de 3 a 6 meses. No entanto, devido aos seus efeitos colaterais e ao aparecimento de outros medicamentos mais efetivos e com menos eventos adversos para as mastalgias refratárias, os derivados da ergotamina estão cada vez mais em desuso.[5,8]

Quando indicado, a melhor opção é a cabergolina 0,5 mg dose única semanal, nas 2 semanas da fase lútea, apresentando boa resposta e menos efeitos colaterais.[7]

Antagonista do hormônio liberador de gonadotrofina (GnRH)

A goserelina na dose de 3,6 mg, via subcutânea, é a mais usada, e é eficaz nas mastalgias intensas e refratárias nas pacientes na menacme.[7] No entanto, seu uso é limitado devido aos efeitos colaterais importantes, como náusea, cefaleia, depressão, ressecamento vaginal, perda da libido, redução da massa óssea e alterações menstruais. É utilizado como última linha na abordagem das dores mamárias.[7,8]

Tratamento cirúrgico

Tem papel extremamente limitado, e não deve ser indicado porque não há dados suficientes para sua recomendação.[8]

CONSIDERAÇÕES FINAIS

A mastalgia é a queixa clínica mamária mais comum nos consultórios, principalmente pelo medo ou ansiedade de estar relacionada com câncer de mama, e também pelo fato de, dependendo do grau, interferir na qualidade de vida das pacientes. Anamnese e exame físico adequados são fundamentais para o diagnóstico correto do tipo de dor mamária ou extramamária apresentada e a não realização de exames complementares desnecessários. No caso da mastalgia cíclica, a orientação verbal é a melhor estratégia, resolvendo a maioria dos casos sem necessidade de outros exames ou medicamentos. Tranquilizar, apoiar, escutar e entender a queixa da paciente é essencial para um desfecho favorável desse quadro clínico que acomete grande parcela de mulheres. Para aquelas com sintomas graves que afetam a qualidade de vida, estratégias farmacológicas devem ser oferecidas, explicando-se seus efeitos adversos. Nos casos da mastalgia acíclica e dores extramamárias, o tratamento do agente causador está indicado. A associação de mastalgia isolada e câncer de mama é extremamente rara, mas quando associada a outros sinais ou sintomas, como a presença de nódulos, a incidência é maior, principalmente em faixas etárias mais elevadas.

REFERÊNCIAS BIBLIOGRÁFICAS

1. Scurr, J., Hedger, W., Morris, P., Brown, N. The prevalence, severity, and impact of breast pain in the general population. *Breast J.* 2014 Sep-Oct;20(5):508-13.
2. Ader, D.N., Browne, M.W. Prevalence and impact os cyclic mastalgia in a United State clinic - based sample. *Am J Obstet Gynecol.* 1997 Jul;177(1):126-32.
3. Fonseca, M.H., Lamb, L.R., Verma, R., Ogunkinle, O., Seely, JM. Breast pain and cancer: should we continue to work-up isolated breast pain? *Breast Cancer Res Treat.* 2019 Oct;177(3): 619-627.
4. Dave, R.V., Bromley, H., Taxiarchi, V.P., Camacho, E., Chatterjee, S., Barnes, N., Hutchison, G., et al. No association between breast pain and breast cancer: a prospective cohort study of 10830 symptomatic women presenting to a breast. *Br J Gen Pract.* 2022 Mar 31;72(717): e234-e243.
5. Cornell, L.F., Sandhu, N.P., Pruthi, S., Mussallem, D.M. Current Management and Treatment Options for Breast Pain. *Mayo Clin Proc.* March 2020;95(3):574-580.
6. Morrow, M. The evaluation of common breast problems. *Am Fam Physician* 61:2371-2378, 2000.
7. Rodrigues, J.R., Filho, B.S.A. Mastalgia. In: Bagnoli F, Mansani FP, Brenelli FP, Pedrini, JL, Júnior RF, Oliveira, VM. Mastologia do diagnóstico ao tratamento. 2ª ed. Goiânia: Conexão Soluções Corporativas, 2022. p. 173-182.
8. Neto, J.T.A., Faria, B.C., Reis, R.R., Borges, G.A. Mastalgia. In: Boff RA, Brenelli FP, Almeida NR. *Compendio de Mastologia – Abordagem Multidisciplinar* 2ª ed – Lemar&Goi, 2022. p. 679–89.
9. Fox, H., Walker, L.G., Heys, S.D., Ah-See, A.K., Eremin, O. Are patients with mastalgia anxious, and does relaxation therapy help? *The Breast.* 1997;6(3):138-142.
10. Yu, C., Wang, J., Shen, B., Li, X., Zhang, R., Qin, Y., Jian, G., Guo, J. Effectiveness of acupuncture in the treatment of cyclic mastalgia: a study protocol for a randomized controlled trial. *BMC Complementary Medicine and Therapies.* (2022) 22:297.

CAPÍTULO 90

Processos Infecciosos e Doenças Benignas da Mama

Jose F. Rinaldi • Luca Chini Rinaldi • Nathalia Oliveira Lemos

INTRODUÇÃO

As patologias benignas da mama compreendem um amplo espectro de lesões que levam as mulheres a procurar atendimento médico. Neste capítulo, as principais condições, como o fluxo papilar, tumores benignos e processos infecciosos, são abordadas.

FLUXO PAPILAR

É definido como todo e qualquer fluido que se exterioriza de uma ou ambas as papilas mamárias, desde que fora do ciclo gravídico-puerperal. Corresponde à terceira queixa mais comum das pacientes nos consultórios médicos e está relacionada com uma condição benigna em até 95% dos casos, e o papiloma intraductal é o predominante.[1] O fluxo papilar pode ser classificado quanto a sua lateralidade (uni ou bilateral), quantidade de ductos envolvidos (uni ou multiductal), de ocorrência espontânea ou provocada e coloração. Geralmente, os fluxos fisiológicos são multicoloridos (brancos, amarelados ou esverdeados) e multiductais, provocados e bilaterais, enquanto os fluxos papilares associados a processos patológicos são de coloração sero-hemática ou serosa (conhecido também como água de rocha), geralmente uniductais, espontâneos e unilaterais.

Diagnóstico

A propedêutica inicial deve incluir anamnese e exame físico completos, com dados sobre história reprodutiva, comorbidades e uso de medicações. O uso crônico de medicações hormonais, psicotrópicos e anti-hipertensivos pode estar associado ao aparecimento do fluxo papilar e deve ser investigado.[1]

Durante o exame físico é importante visualizar a secreção para avaliação das suas características, bem como a inspeção estática e dinâmica das mamas e palpação de todos os quadrantes, objetivando-se a pesquisa de massas tumorais e ponto-gatilho na base da papila ou periareolar para verificação do setor comprometido na saída do fluxo. Apesar de ser um exame simples, fácil e rápido, a citologia do esfregaço da secreção papilar em lâmina de vidro possui baixa sensibilidade, e por isso, diante de um achado suspeito, sua negatividade não dispensa a continuidade da investigação diagnóstica.[1] A mamografia deve ser o primeiro exame de imagem em paciente com descarga papilar e idade superior a 40 anos, apesar de também ter baixa sensibilidade e acurácia limitada para lesões retroareolares. A ultrassonografia tem boa acurácia para lesões intraductais, e com o auxílio de Doppler é possível diferenciar secreção intraductal viscosa e nódulo intraductal com pedículo vascular. A ressonância magnética pode ser útil em casos em que os demais exames não foram conclusivos, tendo como achado mais comum o realce não nodular. Exames de ductografia e ductoscopia são atualmente pouco utilizados na prática clínica devido à baixa sensibilidade, alto custo e desconforto da técnica para a paciente.

Tratamento

O fluxo papilar fisiológico em pacientes com idade inferior a 40 anos e rotina mamográfica atualizada não requer investigação adicional ou tratamento específico.[1] Deve-se orientar e tranquilizar a paciente com uma explicação minuciosa do quadro.

Em caso de fluxo persistente, recorrente e/ou incômodo, pode ser indicada a exérese seletiva do ducto acometido ou a exérese dos ductos principais em diamante invertido. Nos casos de descarga papilar patológica associada a alterações mamárias, como nódulos palpáveis ou alterações em exames de imagem (distorção, assimetrias e microcalcificações), deve-se proceder com a biopsia percutânea a vácuo ou por agulha grossa da lesão para definição de terapêutica apropriada.

TUMORES BENIGNOS DE MAMA
Cistos mamários

O cisto consiste em dilatação ductal sacular preenchida por secreção apócrina secundária à obstrução eferente do ducto com atrofia do lóbulo correspondente, os quais podem ser únicos ou múltiplos e são mais comuns no menacme, especialmente após os 35 anos, com incidência máxima entre 40 e 50 anos.[2] Além disso, são classificadas como lesões não proliferativas da mama e não aumentam o risco para desenvolvimento de câncer de mama.

Diagnóstico

A detecção pode ser feita por meio do exame físico ou por achado incidental em exames de imagem, e é mais bem visualizado na ultrassonografia. A apresentação clínica é variável e depende do tamanho. A paciente pode ser assintomática ou notar a presença de nódulos palpáveis de aparecimento súbito, de consistência amolecida ou fibroelástica, dependendo do grau de tensão do líquido em seu interior. Essas lesões têm comportamento lábil e podem crescer ou sofrer remissão espontaneamente.

Tratamento

Diante de nódulo novo palpável, a punção aspirativa com agulha fina à mão livre é uma opção simples, barata, bem tolerável, que auxilia na diferenciação das lesões sólidas e císticas. A aspiração do cisto simples causa alívio imediato da dor, faz com que a lesão desapareça por completo e, geralmente, o conteúdo aspirado é fluido e tem coloração característica, que pode variar entre serosa, citrina, acastanhada, esverdeada e escura (Figura 90.1). Nesse caso, a punção aspirativa por agulha fina (PAAF) é diagnóstica e terapêutica.[2]

Fibroadenoma

São os tumores benignos da mama mais comuns entre mulheres jovens, com pico de incidência na terceira década de

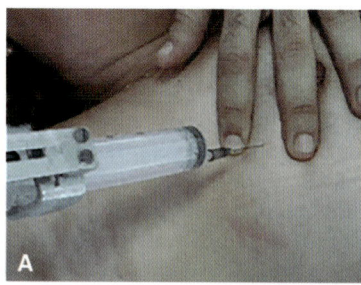
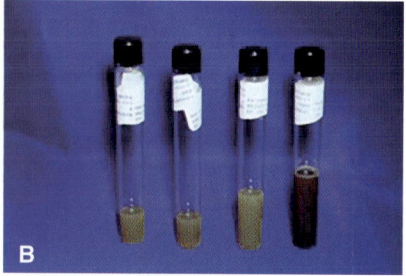

Figura 90.1 A. Aspiração de cisto simples; **B.** Diferentes colorações do fluido aspirado.

vida e com prevalência estimada de 15 a 23% conforme estudos de autópsia.[3] Em decorrência de diferenças clínicas e histológicas, podem ser classificados em fibroadenoma simples (clássico), juvenil, gigante e complexo. Para o fibroadenoma simples, não há aumento de risco relativo para o desenvolvimento do câncer de mama. Uma vez que possui tecido epitelial, há risco de transformação maligna; entretanto, é extremamente baixo (< 0,3%).[3]

Diagnóstico

Os fibroadenomas possuem apresentação clínica variável. Costumam se apresentar como nódulos únicos fibroelásticos e móveis de cerca 2 a 3 cm, mas podem ser múltiplos, bilaterais e de tamanhos variados, de 1 a > 5 cm.[3]

Na ultrassonografia é um nódulo oval, com maior eixo paralelo à pele, circunscrito e hipoecogênico, que permite a categorização como BI-RADS 3. Recomenda-se controle seriado por exame físico (quando palpável) ou ultrassonografia a cada 6 meses por pelo menos 2 anos visando estabilidade. Durante o seguimento, caso ocorra aumento > 20% no diâmetro ou na alteração de suas características de imagens, a lesão passa a ser classificada com suspeita (BI-RADS 4) e a avaliação histológica é necessária.[3]

No nódulo de baixa suspeição, a punção aspirativa por agulha fina e a avaliação citológica (células epiteliais dispostas em dedo de luva) ganham destaque como parte do tríplice diagnóstico (exame físico, punção e citologia) e podem elucidar o diagnóstico de fibroadenoma.[3] A biopsia de fragmento por agulha grossa (*core* biopsia) é opção diagnóstica de maior custo e de excelente acurácia.

Na mamografia, os nódulos podem ter aspecto inespecífico e aparentarem nódulos ovais, circunscritos e hipodensos (necessitando de ultrassonografia para sua caracterização).

Por outro lado, um sinal patognomônico de "calcificação em pipoca", decorrente da presença de calcificação estromal demonstra involução. Em mulheres mais idosas, o diagnóstico está fechado de forma inequívoca (Figura 90.2).

Tratamento

Na maioria das pacientes em que há confirmação de benignidade, seja por avaliação patológica ou por estabilidade comprovada da lesão inicialmente classificada como provavelmente benigna, a conduta é expectante, cabível e bem aceita. Nos casos em que há alteração estética ou desconforto da paciente, a excisão cirúrgica pode ser realizada. A ressecção deve ser sempre realizada quando há discordância anatomo-imagiológica ou houver comportamento clínico suspeito, como crescimento progressivo, irregular, consistência endurecida, entre outros.[3]

Tumor filoide

Os tumores filoides são neoplasias raras da mama e correspondem de 0,3 a 0,5% de todas as neoplasias mamárias, ou 2% de tumores fibroepiteliais, com pico de incidência em mulheres de 45 a 49 anos.[4] O termo "tumor filoide" refere-se a um grupo de lesões que se assemelham ao fibroadenoma, mas possuem componente estromal mais exuberante e arquitetura foliácea à microscopia; clinicamente, diferenciam-se por tendência a ser tumor de maior dimensão, com mais risco de recidiva local e até de disseminação a distância.[4]

Diagnóstico

O tumor filoide benigno assemelha-se ao fibroadenoma e ao hamartoma por sua consistência fibroelástica e móvel; são volumosos, de crescimento rápido e capacidade de alcançar grandes proporções, além de terem possibilidade de recidiva local.

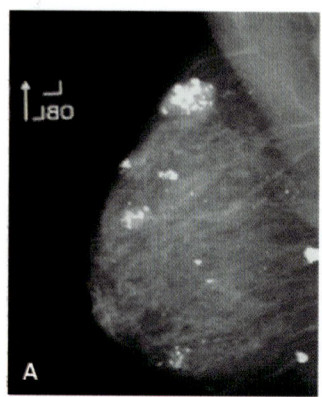
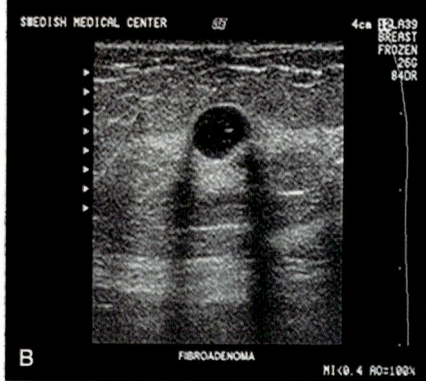

Figura 90.2 A. Mamografia; **B.** Ultrassonografia.

Em exames de imagem, em geral, são similares aos fibroadenomas e a outros tumores benignos e não há achado patognomônico. Ao ultrassom, esses nódulos sólidos apresentam-se com fendas preenchidas por líquido, e por isso a hipótese de tumor filoide deve ser verificada.[4]

A biopsia por agulha grossa tem papel limitado nesse diagnóstico, pois, geralmente, são tumores volumosos com heterogeneidade intratumoral. A análise patológica do fragmento permite diferenciar o tumor filoide do carcinoma. Portanto, o diagnóstico histopatológico definitivo se dá pela análise da peça cirúrgica, preferencialmente obtida por biopsia excisional e pelo emprego dos critérios adotados pela Organização Mundial da Saúde (OMS).[4]

Tratamento

O tratamento padrão para tumor filoide consiste na exérese cirúrgica de toda a lesão, com margem de segurança mínima de 1 cm. As margens negativas estão associadas à redução das taxas de recorrência local. Não há indicação de abordagem axilar de rotina, tendo em vista que as variantes *borderline* e maligna podem causar disseminação por via hematogênica.[4]

Hamartoma

O hamartoma, lipofibroadenoma ou fibroadenolipoma da mama consiste em pseudotumor de etiopatogenia não definida, formado por tecido mamário desorganizado e envolvido por pseudocápsula. É reconhecido como tumor raro (cerca de 4% das lesões benignas), mas sua prevalência vem aumentando em decorrência da expansão do rastreamento que permite o diagnóstico das lesões assintomáticas.[5]

Diagnóstico

O hamartoma apresenta-se como nódulo de consistência amolecida, móvel e pode ser indistinguível de outros tumores fibroepiteliais à palpação.[5] Pode ser identificado pelos exames de imagem para diagnóstico de lesão palpável ou nos achados incidentais durante o rastreamento. Na mamografia, pode se apresentar como uma lesão circunscrita isodensa ao tecido mamário e tem sinal clássico e patognomônico denominado *breast in the breast*, ou seja, mama dentro da mama.[5] Na ultrassonografia, a lesão geralmente é circunscrita, heterogênea e compressível pelo transdutor. Devido a sua semelhança com o tecido mamário, as margens podem ser de difícil caracterização. Na ressonância magnética, pode haver a presença de massa encapsulada com sinais de tecido e gordura. O componente de tecido pode apresentar realce.[5]

Tratamento

Apesar de ser uma lesão benigna, pode ter crescimento importante ou causar deformidade mamária, condições que motivam a ressecção cirúrgica. Nas pacientes oligossintomáticas ou portadoras de lesões que não causam deformidade e apresentam-se estáveis, recomenda-se conduta expectante.

Papiloma intraductal

Os papilomas intraductais são tumores benignos caracterizados por um eixo vascular revestido de uma camada mioepitelial mais interna e outra epitelial mais externa.[6]

Diagnóstico

O papiloma central (papiloma solitário) corresponde a cerca de 75% das lesões papilíferas da mama, e normalmente está localizado em grandes ductos da região subareolar, ser único e causar fluxo papilar espontâneo uniductal, sanguinolento ou seroso, em mulheres na quinta e sexta décadas de vida.

Ao exame, observa-se o sinal ponto-gatilho positivo, que nada mais é do que a saída de conteúdo fluido à digitopressão sobre o ducto acometido. Essa manobra auxilia na identificação topográfica do ducto distendido pelo líquido. Cerca de 50% dos papilomas solitários não são palpáveis, mas podem crescer e atingir grandes dimensões, caso não se realize a ressecção.

A ultrassonografia é um excelente exame para o estudo imagiológico e pode evidenciar um pequeno nódulo sólido dentro de ducto dilatado (achado semelhante ao que se observa na macroscopia). Já a mamografia raramente identifica achado retroareolar, assim como nódulo circunscrito ou ducto dilatado.[6]

Os papilomas periféricos (papilomatose múltipla) costumam ser múltiplos, bilaterais e localizados em pequenos ductos proximais. O termo periférico refere-se ao ducto mamário, sendo originado na unidade ducto-lobular terminal (UDLT). Ocorrem, mais frequentemente, na quarta e quinta décadas de vida e não costumam se apresentar com fluxo papilar. Geralmente, produzem nódulos palpáveis e podem ser identificados em exames de imagem (calcificações em mamografia ou realce em ressonância magnética).[6]

O diagnóstico definitivo deve ser histológico preferencialmente, por meio de biopsia cirúrgica. Alguns estudos evidenciam altos índices de resultados falso-negativos em material obtido em biopsia de fragmento (*core biopsy*), especialmente em pacientes acima de 50 anos e com lesões maiores que 1 cm. Quando a biopsia percutânea contém atipias, a taxa de subdiagnóstico pode alcançar 67%.[7]

Tratamento

Em vista da limitação da avaliação histopatológica do material obtido em biopsia de fragmento de lesão papilífera, a biopsia cirúrgica tornou-se conduta clássica e, além de definir corretamente o diagnóstico etiopatológico, é considerada terapêutica.[8]

Mais recentemente, a biopsia a vácuo substituiu a cirurgia em alguns cenários. Para papilomas benignos com ressecção completa por biopsia a vácuo e sem presença de atipias no estudo patológico, a conduta expectante é possível. Em caso de atipias, suspeita de malignidade ou discordância anatomo-imagiológica, deve-se prosseguir a investigação com ressecção cirúrgica completa da lesão.[8]

MASTITES

As mastites são um processo inflamatório da glândula mamária, e são acompanhadas ou não de infecção. São comumente associadas a amamentação, e podem ocorrer em mulheres não grávidas, homens e crianças. São classificadas em agudas (lactacionais) e crônicas.[9]

As lactacionais estão relacionadas com o ciclo gravídico-puerperal e possuem como origem principal as alterações no complexo aréolo-mamilar decorrentes do trauma da sucção do recém-nascido com formação de fissuras e/ou microfissuras.

As mastites não lactacionais são divididas em:

- Específicas: tuberculose, micobactérias, atípicas, fúngicas, lúpus, sarcoidose, parasitárias e virais
- Inespecíficas: mastite periareolar recidivante, mastite da ectasia ductal
- Formas especiais: doença de Mondor, mastite por óleos orgânicos, esteatonecrose, mastite granulomatosa.

Devido a sua maior frequência, a mastite lactacional e a mastite periareolar recidivante são analisadas a seguir.

Mastite lactacional

É uma infecção da mama na vigência de lactação, acompanhada por dor, hiperemia, febre, mialgia e mal-estar geral, e é mais frequente nos primeiros 3 meses do puerpério. É a mastite aguda mais comum, ocorre com mais frequência no início da amamentação de primigestas, geralmente unilateral, e com evolução favorável. A incidência é variável, com taxas de até 33% e pico de ocorrência entre a segunda e terceira semanas de lactação.[9]

As fissuras ocasionadas pela amamentação na papila constituem a principal porta de entrada para bactérias como o *Staphylococcus aureus* (principal agente etiológico presente em 95% dos casos). A estase láctea e os cuidados higiênicos inadequados com a mama são fatores predisponentes.

Diagnóstico

O diagnóstico de mastite lactacional é clínico, e testes laboratoriais são necessários apenas na vigência de infecções severas, que demandem internação hospitalar ou que não respondam à antibioticoterapia inicial; nesses casos, a cultura do leite é útil para guiar o tratamento antibiótico. Métodos de imagem podem ser utilizados se a mastite não responder ao tratamento inicial, sendo o ultrassom o método mais efetivo na diferenciação entre mastite e abscesso mamário.

Apresenta-se quase sempre com sintomas locais e sistêmicos. Localmente, evidencia-se uma área endurecida, hiperemiada, dolorosa, edemaciada e brilhante, situada em um quadrante da mama, cujo quadrante superior externo é o mais acometido, uma vez que é responsável pela maior produção de leite. Linfadenopatia associada a dor e edema axilar também podem ocorrer. Sistemicamente, mimetiza um quadro gripal, cursando com mialgia, cefaleia, letargia, náuseas e febre acima de 38,3°C. Em estágios iniciais, o quadro pode ser súbito e pouco sintomático.

Tratamento

Estudos mostram que realizar o esvaziamento completo das mamas com amamentação, ordenha manual ou mecânica resulta em redução significativa da duração dos sintomas e no desfecho final da doença. Também está indicado o uso de sutiãs ou faixas para adequada sustentação mamária.

Deve-se prover o alívio dos sintomas, seja com uso de analgésicos, anti-inflamatórios não esteroidais (AINEs), antipiréticos ou compressas frias. Deve-se encorajar a paciente a continuar com a amamentação e é importante reafirmar que as medicações usadas para o tratamento são seguras para seus filhos.

A antibioticoterapia empírica deve ser instituída assim que possível com uso de cefalosporinas de primeira geração, em paciente com fatores de risco, o sulfametoxazol com trimetoprim ou clindamicina, e nas infecções graves, vancomicina.[10] Se não houver melhora clínica em 48 a 72 horas, deve-se realizar ultrassom para afastar a ocorrência de abscesso e avaliar a necessidade de troca para esquema endovenoso. Em caso de complicação da mastite com formação de abscesso, ele deverá ser drenado através de punção aspirativa guiada por ultrassonografia ou drenagem cirúrgica.[10]

Mastite periareolar recidivante

Também conhecida como abscesso subareolar e mastite plasmocitária, é uma condição inflamatória recorrente dos ductos subareolares, geralmente envolvendo de 1 a 2 ductos, podendo ser bilateral. De causa desconhecida, afeta mais comumente mulheres entre 30 e 40 anos, e está fortemente associada ao tabagismo, obesidade e diabetes melito.

Diagnóstico

Podem manifestar-se com dor local, derrame papilar espesso esverdeado e eventualmente sanguinolento, nodularidade, retração papilar ou fístulas que costumam drenar para a pele adjacente à aréola em área de menor resistência, com cicatrização posterior. Esse ciclo repete-se clinicamente várias vezes, com intervalos de meses a anos. Não costumam cursar com sinais sistêmicos ou linfadenopatia. Culturas são positivas para organismos patogênicos em 62 a 85% dos casos, e os germes mais comumente isolados são *Staphylococcus*, *Enterococcus*, *Streptococcus* anaeróbios, *Bacterioides* e *Proteus*.[9] A mamografia auxilia na investigação de malignidade.

Tratamento

A maioria dos casos iniciais responde ao uso de AINEs e antibioticoterapia via oral. Pode ser necessária aspiração ou drenagem cirúrgica do abscesso. Na vigência de descarga papilar purulenta, cultura e bacterioscopia de Gram são indicadas para orientar o tratamento. Os antibióticos preconizados são amoxicilina com clavulanato ou cefalexina (com possibilidade de associar metronidazol na suspeita de anaeróbios); se houver risco para resistência para *Staphylococcus aureus*, sulfametoxazol com trimetoprim ou doxiciclina são mais recomendados. Há divergência no período de tratamento adequado; pode-se iniciar com antibioticoterapia por 5 a 7 dias, nos casos com boa resposta, e se estender por até 14 dias em casos complicados.[1]

Metade dos casos recidiva-se, pois os procedimentos de drenagem ou aspiração dos abscessos associados não resolvem a inflamação do tecido subjacente; nesses casos, é necessária a exérese cirúrgica dos ductos e o envio do material para histopatologia, com o objetivo de afastar a hipótese de carcinoma. Deve-se encorajar o abandono do tabagismo e controlar doenças crônicas associadas.

CONSIDERAÇÕES FINAIS

O diagnóstico correto das condições citadas neste capítulo é de extrema importância para o emprego da terapêutica adequada, evitar biopsias desnecessárias e idealizar um planejamento cirúrgico com segurança.

REFERÊNCIAS BIBLIOGRÁFICAS

1. Frasson, A., Novita, G., Millen, E., Zerwes, F., Brenelli, F., Urban, C., et al. *Doenças da mama: guia de bolso baseado em evidências*. 3. Ed. São Paulo: Atheneu; 2022.

2. Courtillot, C., Plu-Bureau, G., Binart, N., Balleyguier, C., Sigal-Zafrani, B., Goffin, V., et al. Benign breast diseases. *J Mammary Gland Biol Neoplasia* 2005;10(4):325-35.

3. Greenberg, R., Skornick ,Y., Kaplan, O. Management of breast fibroadenomas. *J Gen Intern Med* 1998:13(9):640-45.

4. Mishra, S.P., Tiwary, S.K., Mishra, M., Khanna, A.K. Phyllodes tumor of breast: a review article. *ISRN Surg.* 2013;2013:361469.

5. Bhatia, M., Ravikumar, R., Maurya, V.K., Rai, R. Breast within a breast sign: mammary hamartoma. *Med J Armed Forces India* 2015 Oct;71(4):377-9.

6. Wei, S. Papillary lesions of the breast an update. *Arch Pathol Lab Med* 2016;140(7):628-43.

7. Sydor, M.K., Wilson, J.D., Hijaz, T.A., Massey, H.D., Shaw de Paredes, E.S. Underestimation of the presence of breast carcinoma in papillary lesions initially diagnosed at core-needle biopsy. *Radiology.* 2007;242(1):58-62.

8. Shaaban, A.M., Sharma, N. Management of B3 lesions-practical issues. *Current Breast Cancer Reports* 2019;11:83-8.

9. Joaquim, T.A.N. Como classificar as mastites. *Bol Soc Bras Mast* 2011 abril;15(92):3-16.

10. World Health Organization. Mastitis: causes and management. Geneva;2000.

91

Neoplasias Malignas da Mama

Vilmar Marques de Oliveira • Maria Carolina Soliani Bastos • Aline Prado de Almeida

INTRODUÇÃO

O câncer de mama (CM) constitui um problema de saúde pública em escala global. Compreende uma doença heterogênea com subtipos biológicos que diferem nas características anatomopatológicas, prognósticas e de sensibilidade ao tratamento.

Com exceção do câncer de pele não melanoma, o CM é a neoplasia mais incidente no mundo, correspondendo a 11,7% de todas as neoplasias em 2020. Na população feminina, também compõe a principal causa de mortalidade tanto em países desenvolvidos quanto nos em desenvolvimento.[1]

No Brasil, para o triênio 2023-2025, estimam-se 73.610 casos, correspondendo a um risco de 66,54 novos casos a cada 100 mil mulheres. É o câncer mais incidente entre as mulheres de todas as regiões do país, com maior risco observado no Sudeste, com 84,46 casos por 100 mil mulheres, seguido das regiões Sul, Centro Oeste, Nordeste e, por último, a região Norte, com 24,99 casos novos por 100 mil mulheres. As taxas de incidência mundial estão crescendo em países de baixa renda, provavelmente pelas mudanças no comportamento e estilo de vida, envelhecimento populacional e difusão do rastreamento mamográfico.[2]

O processo de carcinogênese advém de uma proliferação anormal, desordenada e rápida das células do tecido mamário, resultando em diferentes tipos de lesões que podem ser identificadas clinicamente e/ou com auxílio de exames complementares. Esse processo pode levar anos e é composto de vários estágios:

- Estágio de iniciação, onde os genes sofrem ação de fatores cancerígenos
- Estágio de promoção, onde os agentes oncopromotores atuam na célula já alterada
- Estágio de progressão, caracterizada pela multiplicação descontrolada e irreversível da célula.[3]

O tempo médio para ocorrer a duplicação celular no câncer de mama é de 100 dias. O tumor pode ser palpável quando atinge 1 cm de diâmetro. Uma esfera de 1 cm contém aproximadamente 1 bilhão de células, resultado de 30 duplicações celulares. Portanto, uma célula maligna levará 10 anos para se tornar um tumor de 1 cm.

A maioria dos casos de neoplasia maligna da mama são esporádicos. No entanto, estima-se que 5 a 10% dos CMs resultem de alterações genéticas hereditárias. Essas mutações conferem ao portador elevada probabilidade de desenvolver câncer e de transmitir esse gene alterado aos filhos, bem como apresentar tumores em outras topografias. A identificação dessas mutações permite uma avaliação apropriada do paciente, permitindo um planejamento de seguimento e tratamento individualizados. A síndrome genética mais prevalente com relação ao CM é a síndrome de câncer hereditário de mama e ovário, que apresenta gene *BRCA1* ou *BRCA2* mutado. Predispõe a um risco de quase 90% de desenvolver CM até os 70 anos.

Os fatores endócrinos e a história reprodutiva também estão relacionados com o desenvolvimento de CM, principalmente o estímulo estrogênico, seja endógeno ou exógeno, com aumento do risco quanto maior for a exposição.

Os fatores de risco para CM podem ser não modificáveis, como gênero feminino, idade acima dos 50 anos, menarca precoce (antes dos 12 anos), menopausa tardia (acima dos 55 anos), nuliparidade, mamas densas, radiação torácica, fatores genéticos. Os fatores modificáveis são dieta, hábitos de vida como a prática de exercícios físicos, ingestão de álcool, tabagismo, uso de terapia de reposição hormonal ou anticoncepcional oral combinado, sobrepeso e obesidade. O controle dos fatores de risco modificáveis pode reduzir o risco de desenvolver CM em até 30%.

Os fatores de risco são avaliados em conjunto, em um mesmo paciente, e por meio de diferentes modelos matemáticos preditivos os pacientes são classificados em alto, moderado ou baixo risco para CM, o que permite o monitoramento mais aproximado de pacientes de alto risco, incluindo tratamentos profiláticos se aplicável.

CLASSIFICAÇÃO

Os CMs podem ser classificados de acordo com sua origem histológica e molecular. A maioria dos CMs é constituída por tumores epiteliais que se desenvolvem nos ductos e lóbulos e podem ser *in situ* ou invasor. O carcinoma *in situ* é uma proliferação das células neoplásicas sem ultrapassar a membrana basal. Cerca de 85% dos carcinomas *in situ* são de origem ductal (CDIS) e geralmente detectados em exame de imagem, podendo acometer pequena ou extensa área da mama. Em área extensa, a longo prazo pode desenvolver foco invasivo. O carcinoma lobular *in situ* (CLIS) normalmente é multifocal e bilateral, e possui duas apresentações: clássico, que não é maligno mas aumenta risco de desenvolver carcinoma invasivo, e pleomórfico, que se comporta de forma semelhante ao CDIS. A doença de Paget é uma forma de CDIS que acomete pele do mamilo e aréola, lesão que necessita de excisão cirúrgica pelo risco de apresentar carcinoma *in situ* ou invasor subjacente.

O carcinoma invasivo do tipo não especial (SOE), antigo carcinoma ductal invasivo, é o tipo histológico mais prevalente, que corresponde entre 40 a 70% dos casos. Em seguida estão o carcinoma lobular infiltrativo, com 5 a 15% dos casos. As formas histológicas raras incluem carcinomas medulares, metaplásicos, mucinosos e tubulares.

A classificação molecular está relacionada com a identificação de receptores na superfície celular, os quais estão diretamente relacionados com a patogênese do tumor. Em 70% dos carcinomas infiltrantes, há expressão positiva de estrogênio e progesterona, em 15 a 30%, há superexpressão de HER2, e 15% não expressam esses receptores em sua superfície, ou seja, são triplos negativos. A identificação dos receptores de estrogênio e progesterona ocorre por imuno-histoquímica, enquanto a amplificação do HER2 é avaliada pelas técnicas de hibridização *in situ*. O estudo de Perou e

Sorlie, em 2000, utilizou essas técnicas e apresentou a classificação molecular do CM em cinco subgrupos (luminal A, luminal B, HER2 +, triplo negativo ou basal *like* e normal *like*). Essa classificação, em conjunto com o tipo histológico, auxilia no manejo mais efetivo do paciente, revolucionando o tratamento personalizado.

O CM pode se espalhar localmente ou se disseminar através dos linfonodos regionais, corrente sanguínea ou ambos. Os principais sítios de metástase do CM são fígado, pulmão, ossos e cérebro.

DIAGNÓSTICO

A paciente com CM pode ser identificada por dois caminhos: com um quadro clínico suspeito ou durante um exame de rastreamento. Devido à importância e impacto que essa enfermidade tem sobre a sociedade atual, o rastreamento mamário é a principal estratégia para um diagnóstico precoce, permitindo maior chance de cura. A política de rastreamento envolve a aplicação sistemática de um teste triagem em uma população assintomática, a fim de detectar e tratar a doença em seu estágio pré-clínico. Deve ser um exame com eficácia comprovada, de baixo custo e de fácil reprodução. Com isso, espera-se reduzir a mortalidade do CM bem como permitir tratamentos mais conservadores para reduzir o custo financeiro do tratamento oncológico.

O autoexame não é recomendado como técnica de rastreamento devido à sua baixa eficácia. Pode ser indicado como estratégia de conscientização da mulher sobre seu próprio corpo. O exame clínico sistemático realizado por um profissional da saúde deve ser considerado como estratégia de rastreamento em locais com recursos financeiros limitados, especialmente sem acesso a exames complementares. O exame clínico é recomendado anualmente pela Sociedade Brasileira de Mastologia (SBM) para mulheres entre 40 e 74 anos.

Exames de imagem

O padrão ouro no rastreamento mamário é a mamografia, cuja realização sequencial vem sendo avaliada em ensaios clínicos randomizados desde a década de 1960, e se mostrou efetiva na redução da mortalidade em cerca de 25%. As maiores divergências em relação a esse método ocorrem pela dificuldade em se estabelecer uma idade ideal de início para o rastreio, provavelmente devido às características inerentes à mamografia, à população de diferentes países e à própria biologia tumoral.

A mamografia apresenta maior acurácia em diferenciar tecido adiposo de tecido anormal, e consequentemente tem mais sensibilidade em mamas lipossubstituídas, fato que ocorre principalmente no período perimenopausa e pós-menopausa. Mulheres com mamas densas podem exigir exame de imagem complementar para uma melhor avaliação. De acordo com o Ministério da Saúde, uma paciente com risco para CM habitual deve ser rastreada com mamografia dos 50 aos 69 anos de forma bienal. A SBM recomenda rastreamento anual dos 40 aos 74 anos. Após os 70 anos, há poucos dados para conclusões definitivas, e recomenda-se avaliar cada caso individualmente, de acordo com a saúde global e a expectativa de vida de cada paciente.[4] A Organização Mundial da Saúde (OMS) considera que um programa

de rastreamento é eficaz quando atinge 70% da sua população-alvo. A cobertura mamográfica no Brasil, em 2019, foi em torno de 22% entre as usuárias do Sistema Único de Saúde (SUS), número que com a pandemia de covid-19, ficou ainda menor.[5]

Outros exames de imagem podem ser utilizados no rastreamento ou diagnóstico mamário, especialmente em situações incomuns. A ressonância magnética de mamas tem uma alta sensibilidade para o diagnóstico de CM, mas em rastreamento populacional não impactou na mortalidade. Porém, em mulheres consideradas de alto risco para CM, a ressonância de mama apresenta evidências bem estabelecidas como ferramenta complementar.

A ultrassonografia de mamas é um exame que não se mostrou eficaz no rastreamento do CM, provavelmente por apresentar limitações, como ser um exame operador dependente, e a dificuldade em avaliar adequadamente microcalcificações. No entanto, é uma ótima opção complementar em situações em que a mamografia não chegou a uma conclusão final; isso ocorre muito em mamas densas, nas quais a ultrassonografia pode auxiliar na detecção de lesões que não foram vistas no rastreamento.

A tomossíntese é uma modalidade de exame que adquire várias imagens da mama em diferentes ângulos, formando uma imagem tridimensional, especialmente em mamas densas, e consegue diferenciar sobreposição de tecidos de lesões suspeitas. Apresenta uma maior taxa de detecção de CM se associada à mamografia; no entanto, apresenta uma radiação quase duas vezes maior.

Muitos CMs são evidenciados clinicamente; a principal queixa é um nódulo palpável na mama, o que pode ser detectado pela paciente ou por um profissional de saúde. Mais dificilmente, a paciente pode queixar-se de edema, dor na mama, descarga papilar hemorrágica ou cristalina, normalmente associados ao nódulo. Esse nódulo pode ser evidenciado na inspeção estática, dinâmica ou apenas na palpação mamária. Palpação das cadeias linfonodais (axilar, supra e infraclavicular) são essenciais para uma avaliação completa da paciente.

O carcinoma inflamatório é uma doença agressiva que se apresenta com hiperemia e edema da mama de evolução rápida, edema e espessamento cutâneo (*peau d'orange*), um quadro com prognóstico reservado e deve ser realizado diagnóstico diferencial, com quadros mamários infecciosos, em especial com as mastites.

Biopsia

Uma vez identificada uma lesão mamária suspeita, um diagnóstico tecidual é necessário, que pode ser feito através de biopsia aspirativa, percutâneas ou cirúrgica. A biopsia aspirativa com agulha fina (PAAF) é um método de exceção para diagnóstico mamário e baseia-se na aspiração de material para avaliação citológica; é um método seguro, de baixo custo, simples e amplamente disponível. A avaliação citológica não permite diagnóstico histológico ou molecular de lesão, reduzindo sua utilização, e é mais indicada para avaliação de linfonodos, lesões suspeitas em locais que não disponibilizam outros métodos diagnósticos e lesões císticas simples ou complicadas (cisto espesso).

A biopsia percutânea com agulha grossa (*core biopsy*) é o método de escolha para a maioria das lesões nodulares, especialmente se palpáveis ou identificadas por ultrassom. É uma biopsia ambulatorial, realizada com anestesia local, guiada por ultrassom ou mamografia, na qual utiliza-se um trocater e agulha acoplados a um propulsor automático munido de molas que permitem o avanço em grande velocidade. Sua acurácia varia conforme o número de fragmentos: de 70% para um fragmento a 100% para quatro ou mais fragmentos. Possibilita, inclusive, avaliar o tipo histológico e molecular e auxilia no planejamento terapêutico pré-operatório.

A biopsia percutânea assistida a vácuo (mamotomia) utiliza um dispositivo de agulhas acoplado a um sistema a vácuo que permite corte e retirada de fragmentos sequenciais em uma única inserção, com remoção de cerca de 10 vezes mais volume de tecido que a *core biopsy*. É um método padrão ouro para investigação de microcalcificações agrupadas suspeitas em áreas inferiores a 3 cm, e apresenta alta sensibilidade e especificidade. O custo elevado da mamotomia restringe seu uso e faz da *core biopsy* o método de escolha nas biopsias percutâneas. Clipes podem ser colocados no leito da biopsia para posterior identificação, especialmente se a lesão inicial for pequena ou se a paciente irá realizar tratamento neoadjuvante.

A biopsia cirúrgica deve ser realizada apenas se a biopsia por agulha (guiada por palpação ou imagem) não estiver disponível ou, se mesmo com técnica adequada, existir risco de subestimar o resultado.[6]

Uma vez confirmado o diagnóstico de CM, a paciente necessita ser avaliada. O estadiamento inicial é clínico e avalia-se o comprometimento mamário: tamanho da lesão, comprometimento de pele, do complexo aréolo papilar (CAP), da parede torácica; comprometimento das cadeias linfonodais: linfonodo comprometido, tamanho, mobilidade, único ou conglomerado, em qual cadeia está comprometido. A avaliação sistêmica é orientada pelos principais sítios de metástase: cintilografia óssea, tomografia de tórax e de abdome superior. Comprometimento secundário cerebral só é investigado se a paciente apresentar quadro clínico condizente.

Fatores prognósticos são parâmetros possíveis de serem mensurados no momento do diagnóstico do CM e servem como preditor da sobrevida da paciente. Determinam a história natural da doença, independentemente do tratamento realizado. O número de linfonodos comprometidos, tipo histológico, tamanho tumoral, grau histológico, biologia molecular e idade ao diagnóstico, são alguns dos parâmetros avaliados que definem o prognóstico da paciente. Também existem ferramentas de avaliação genética específica do espécime cirúrgico e ferramentas clínicas que também auxiliam na avaliação do prognóstico de cada caso.

TRATAMENTO

O tratamento de CM é multimodal e pode ser dividido em local e sistêmico. O tratamento local é o cirúrgico e radioterápico, enquanto o sistêmico é a quimioterapia neoadjuvante ou adjuvante e a hormonioterapia.

Tratamento local

A cirurgia foi, por muito tempo, o único método de tratamento de CM, e é dividida em mastectomias e cirurgia conservadora com radioterapia.

A mastectomia é a remoção cirúrgica completa da glândula mamária. Em 1894, William Stewart Halsted desenvolveu a técnica de mastectomia radial como ferramenta de controle local. Consistia na ampla incisão da pele com remoção do tecido glandular, músculos peitorais maior e menor e linfadenectomia radical (retirada dos níveis I, II e III), e por muitos anos foi o tratamento padrão do CM. Hoje, as técnicas cirúrgicas e de tratamento sistêmico evoluíram e permitem cirurgias menos radicais com resultados oncológico e estético mais satisfatórios.

O padrão de mastectomia é a preservadora de pele ou preservadora de pele e aréola, em que a glândula é completamente removida mantendo o envelope cutâneo e, quando possível, o complexo aréolo papilar. Nesses casos, há a reconstrução local com prótese, expansor ou retalho miocutâneo. No Brasil, a reconstrução mamária é um direito das pacientes, conforme a Lei nº 12.802, vigente desde 2013, e pode ser realizada de forma imediata, ou seja, no mesmo tempo cirúrgico, ou de forma tardia, após a realização do tratamento cirúrgico inicial e geralmente após a radioterapia. Cada paciente deve ser individualmente avaliada para escolher o melhor momento e a técnica mais adequada de reconstrução. A mastectomia sem reconstrução é menos comum.

A cirurgia conservadora tem como principal objetivo o tratamento oncológico adequado com manutenção da estética corporal, também conhecida como setorectomia, quadrantectomia ou tumorectomia. Em 1981, Umberto Veronesi comprovou, por meio do estudo *Milani I*, que cirurgias conservadoras associadas a radioterapia, em tumores de mama inicial, tinham o mesmo resultado oncológico que mastectomias radicais. Ao longo dos anos, outros estudos corroboraram esses achados, sedimentando a cirurgia conservadora como tratamento cirúrgico padrão dos tumores iniciais. A seleção da paciente para tratamento cirúrgico conservador depende de inúmeros fatores, como tamanho do tumor e sua relação com o tamanho da mama da paciente, proximidade da pele ou CAP, comorbidades, extensão da lesão no exame de imagem, diagnóstico histológico e molecular, entre outros. Associada à cirurgia está a radioterapia adjuvante, uma complementação do tratamento local.

A radioterapia não é exclusiva dos tratamentos conservadores. Pode ser aplicada desde quadros iniciais até localmente avançados, no tratamento complementar das cadeias linfonodais, e tem por objetivo diminuir a recorrência local e impactar diretamente a mortalidade. Após mastectomias, indica-se radioterapia em tumor primário ≥ 5 cm, nódulos axilares envolvidos ou margens positivas após ressecção da lesão. O protocolo atual é de hipofracionamento, diminuindo o número de sessões e, consequentemente, aumentando as taxas de adesão com a mesma segurança oncológica e melhores resultados estéticos. A radioterapia não é isenta de efeitos colaterais, que podem ser agudos (radiodermite, fadiga, dor e edema locais) e tardios (linfedema de membro superior, especialmente em pacientes submetidas à abordagem axilar cirúrgica, pneumonite actínica, fibrose cutânea etc.).

A cirurgia axilar é uma parte importante do tratamento do CM. Fornece informações importantes de prognóstico e influencia o tratamento sistêmico da paciente. Anteriormente, todas as pacientes eram submetidas à linfadenectomia radical, o que resultou em uma grande taxa de complicações. Em 1994, foi evidenciado que o linfonodo sentinela (LS) reflete o *status* linfonodal axilar e, se o LS fosse negativo, a não realização da dissecção axilar reduzia drasticamente as taxas de linfedema, seroma e parestesia, sem impacto no prognóstico global da paciente. Pacientes que forem submetidas a tratamento cirúrgico sem evidência clínica ou citológica de comprometimento dos linfonodos, podem ser submetidas a pesquisa de LS. Essa pesquisa é realizada com auxílio do azul patente ou tecnécio 99, substâncias que indicam o LS no intraoperatório. Se a paciente tiver evidência de comprometimento axilar, há indicação de esvaziamento axilar para melhor controle oncológico.

Tratamento sistêmico

O tratamento sistêmico é complexo e considera inúmeras variáveis. Inclui quimioterapia, hormonioterapia e imunoterapia.

A quimioterapia neoadjuvante tem por objetivo tornar tumores operáveis, converter mastectomias em cirurgias conservadoras, realizar controle de micrometástases e obter informação preditiva e prognóstica do tumor em relação à resposta patológica completa. Embora não haja consenso na literatura sobre o que considerar resposta patológica completa (RPC), pode-se defini-la como a ausência de câncer (invasivo ou *in situ*) na mama e na axila, identificando achados morfológicos no tecido mamário consistentes com regressão da neoplasia, definindo um possível leito tumoral no anatomopatológico. A presença de RPC após o tratamento neoadjuvante é um marcador prognóstico que reflete um aumento na sobrevida global e sobrevida livre de doença da paciente.

Estudos como o NSABP B-18 e o NSABP-27[7] avaliaram a realização de quimioterapia neoadjuvante em pacientes com CM em comparação com pacientes que seguiram a linha tradicional de tratamento. Ambos demonstraram aumento da sobrevida global e/ou da sobrevida livre de doença no primeiro grupo. No entanto, uma recente metanálise comparou os desfechos de longo prazo entre os tratamentos adjuvantes e neoadjuvantes e concluiu que as taxas de mortalidade de CM são equivalentes.[8]

As principais indicações para quimioterapia neoadjuvante são tumores triplo negativos maiores que 1 cm e/ou com comprometimento linfonodal ao diagnóstico; tumores HER2 com tamanho ≥ a 2 cm e/ou comprometimento linfonodal ao diagnóstico; tumores com receptor hormonal positivo, HER2 negativo com tumores localmente avançados e/ou comprometimento linfonodal ao diagnóstico em paciente na pré-menopausa.

A quimioterapia adjuvante é a administração sistêmica de agentes citotóxicos após o tratamento cirúrgico e visa tratar doença micrometastática, retardando a chance de recidiva. Para definir o esquema terapêutico, é importante avaliar o perfil molecular do tumor e o risco da paciente. O início precoce do tratamento também é outro fator importante, e estudos sugerem que há uma pior efetividade se ocorrem mais de 4 semanas entre a cirurgia e o início da quimioterapia. As assinaturas genéticas são ferramentas úteis em pacientes com tumores com receptores hormonais positivos e HER2 negativos. São testes genéticos preditivos do tumor de mama primário utilizados para estratificar o risco em pacientes e determinar se está indicada a quimioterapia combinada ou hormonioterapia isolada. Testes mais comuns incluem Oncotype Dx® (ensaio para classificação de recorrência com avaliação de 21 genes) e Mammaprint® (assinatura de 70 genes, mais indicado em pacientes com alto risco clínico).

O advento do anticorpo monoclonal anti-HER2 revolucionou o cenário desse subtipo de CM, melhorando consideravelmente a sobrevida dessas pacientes. No cenário dos tumores triplo negativos, a imunoterapia aparece como opção viável de tratamento, com ganho de sobrevida livre de doença e sobrevida global. O tratamento quimioterápico do CM está se atualizando continuamente, com inúmeros estudos em andamento, novos fármacos sendo testados, sempre com o mesmo objetivo: tratamento mais eficaz para as pacientes.

O estrogênio tem um papel fundamental no desenvolvimento do CM e seu bloqueio é a base da hormonioterapia. Tumores com expressão dos receptores de estrogênio (RE) e progesterona (RP) beneficiam-se do uso de medicamentos cujo objetivo é reduzir os níveis séricos de estrogênio, diminuindo, assim, o risco de recorrência tumoral, risco de morte pelo CM e risco de CM contralateral. Seu regime é de 5 anos e pode ser estendido especialmente em pacientes na pré-menopausa.[9] Essa medicação pode ser usada de forma neoadjuvante, adjuvante, profilática e paliativa. Há dois grandes grupos: os moduladores seletivos do receptor de estrogênio, cujo principal representante é o tamoxifeno que se liga ao RE de forma antagonista no tecido mamário, e agonista no tecido endometrial, que pode estimular a proliferação desse tecido, e é usado na pré ou pós-menopausa. O segundo grupo são os inibidores da aromatase que agem inibindo a conversão periférica de androgênio em estrogênio. Podem ser esteroidais (exemestano), que se ligam de forma irreversível à aromatase, ou não esteroidais (anastrozol e letrozol), que se ligam de forma reversível e são indicados apenas na pós-menopausa; para aplicação em paciente pré-menopausa, deve ser usado em associação com supressão ovariana. O uso dessas medicações ocorre predominantemente de forma adjuvante. Na neoadjuvância estão indicados especialmente em tumores localmente avançados e com receptores hormonais fortemente positivos, principalmente em pacientes com condições clínicas desfavoráveis à quimioterapia ou tratamento cirúrgico, com objetivo de diminuir o tamanho tumoral, conhecido como *downstaging*. Seu uso profilático é indicado para pacientes com alto risco clínico e com expectativa de reduzir em até 50% o risco de desenvolver CM.

CONSIDERAÇÕES FINAIS

O CM é uma patologia com alta incidência e prevalência, tem importante impacto socioeconômico e que ainda apresenta inúmeros desafios no seu manejo. Conscientizar a população-alvo sobre o rastreamento adequado e um diagnóstico precoce é ponto-chave para um desfecho favorável.

REFERÊNCIAS BIBLIOGRÁFICAS

1. Sung, H., et al. Global Cancer Statistics 2020: GLOBOCAN Estimates of Incidence and Mortality Worldwide for 36 Cancers in 185 Countries. *CA Cancer J Clin.* 2021 May;71(3):209-249. DOI: 10.3322/caac.21660. Epub 2021 Feb 4. PMID: 33538338.
2. Estimativa 2023: incidência de câncer no Brasil/Instituto Nacional de Câncer. Rio de Janeiro: INCA, 2022.
3. Costa, S.L., et al. Fatores de risco relacionados ao câncer de mama e a importância da detecção precoce para a saúde da mulher. *Revista Eletrônica Acervo Científico*, vol 31. ISSN 2595-7899, 2021.

4. Smith, R.A., et al. Cancer Screening in the United States, 2019: A review of current American Cancer Society Guidelines and current issues in câncer screening. *CA Cancer J Clin.* 2019; 69(3): 184-210.

5. Bessa, J.F. Breast Imaging hindered during COVID-19 pandemic, in Brazil. *Rev Saúde Pública.* 2021; 55:8.

6. Facina, G., Oliveira, V.M., et al. Diretrizes em Mastologia 2022 – Sociedade Brasileira de Mastologia, 2022; 12: 159-171.

7. Rastogi, P., Anderson, S.J., Bear, H.D., et al. Preoperative chemotherapy: updates of National Surgical Adjuvant Breast and Bowel Project Protocols B-18 and B-27. J Clin Oncol. 2008 Feb 10;26(5):778-85. doi: 10.1200/JCO.2007.15.0235. Erratum in: J *Clin Oncol.* 2008 Jun 1;26(16):2793. PMID: 18258986.

8. Asselain, B., Barlow, W., et al. Long-term outcomes for neoadjuvant versus adjuvant chemotherapy in early breast cancer: meta-analysis of individual patient data from ten randomised trials. *Lancet Oncol.* 2018;19(1):27-39. DOI: http://dx.doi.org/10.1016/S1470-2045(17)30777-5.

9. Facina, G., Oliveira, V.M., et al. Diretrizes em Mastologia 2022 – Sociedade Brasileira de Mastologia, 2022; 25: 346-354.

Nefrologia

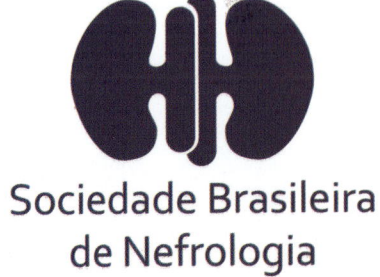

Sociedade Brasileira
de Nefrologia

92

Avaliação Clínica da Doença Renal

David J. B. Machado

INTRODUÇÃO

A doença renal é definida como uma anormalidade da estrutura ou da função dos rins com implicações para a saúde de um indivíduo, que pode ocorrer abruptamente e ser resolvida ou tornar-se crônica. Esse conceito deriva dos distúrbios da estrutura do néfron e da função renal na saúde dos indivíduos em diferentes graus de gravidade (Figura 92.1). A doença renal pode resultar de distúrbios hereditários ou adquiridos e pode se manifestar de diversas formas, desde anormalidades urinárias assintomáticas até insuficiência renal repleta de manifestações clínicas.[1]

As doenças renais apresentam sinais e sintomas específicos, que variam de acordo com o componente morfológico renal que é afetado.

DOENÇAS GLOMERULARES

A doença glomerular pode ser limitada ao rim ou pode ser associada a condições sistêmicas, como infecções, distúrbios autoimunes, malignidade e reações a drogas. Em pacientes com suspeita de doença glomerular, a história clínica, o exame físico e os estudos laboratoriais iniciais devem incluir a avaliação para um distúrbio sistêmico.[3]

As glomerulopatias podem apresentar características clínicas diversas. O dano glomerular pode permanecer assintomático até fases tardias da doença, tornando-se detectável apenas quando um exame de urina é solicitado. Deve-se suspeitar de doença glomerular quando hematúria e/ou proteinúria são observadas no exame de urina.

A doença glomerular pode ter apresentação clínica com proteinúria isolada e/ou hematúria isolada ou com manifestação de um conjunto de sinais e sintomas característicos de uma síndrome, como a síndrome nefrítica e a síndrome nefrótica. As síndromes de doença glomerular são tipicamente classificadas com base no padrão de anormalidades urinárias, na existência de manifestações sistêmicas e no grau de insuficiência renal. Algumas condições podem apresentar ambos os padrões (nefrótico e nefrítico) e alguns distúrbios (por exemplo, nefrite lúpica) podem progredir de um padrão para outro.[3]

Hematúria

A hematúria glomerular é estabelecida pela presença de qualquer número de cilindros urinários de glóbulos vermelhos ou hematúria com uma proporção substancial de hemácias que variam em forma, dimensão e conteúdo de hemoglobina, apresentando-se dismórficas.[2] Embora distúrbios intersticiais e vasculares do rim também possam causar essas anormalidades (e, portanto, simulem doença glomerular), os achados de hemácias dismórficas e cilindros de hemácias no sedimento urinário e/ou proteinúria > 500 mg/dℓ são mais específicos de origem glomerular.[3]

A hematúria glomerular persistente é considerada isolada se o paciente for assintomático e tiver uma taxa de excreção de albumina na urina normal, taxa de filtração glomerular normal, pressão arterial normal e se os exames laboratoriais tipicamente obtidos para avaliar glomerulonefrite forem todos negativos. Preconiza-se investigação cuidadosa para etiologias extrarrenais, que pode incluir exames

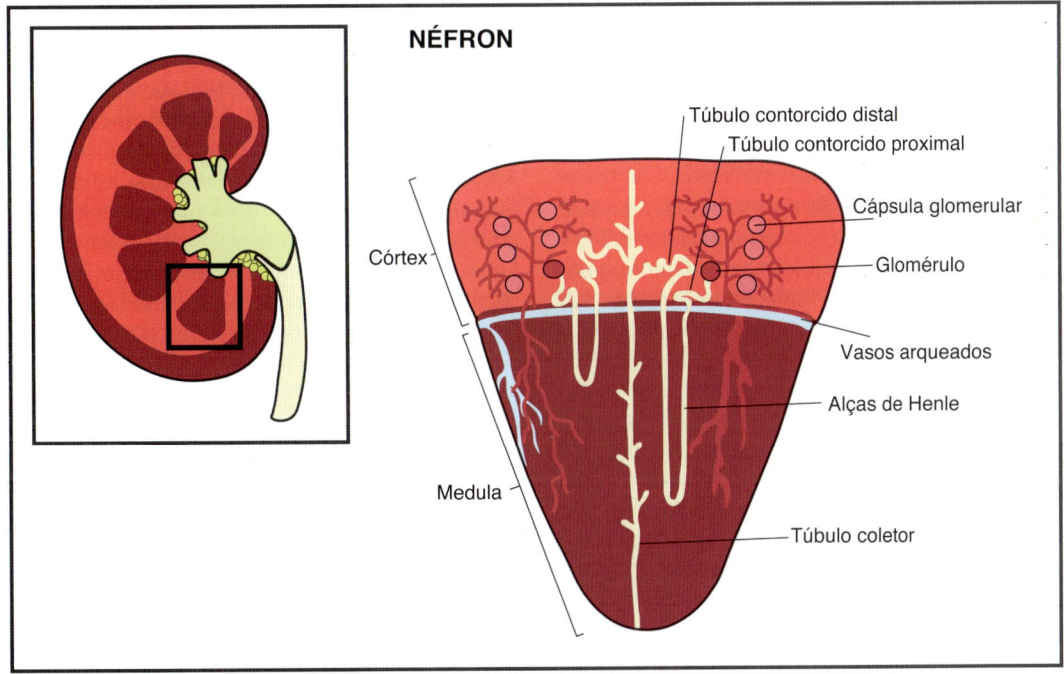

Figura 92.1 Estrutura da unidade funcional do rim: o néfron.

de imagem, cistoscopia e avaliação para doença falciforme ou traço em pacientes apropriados. A biopsia renal geralmente não é realizada na ausência de proteinúria e/ou insuficiência renal, especialmente se houver um forte histórico familiar de hematúria ou doença renal. A história familiar de hematúria ocorre em casos de síndrome de Alport, nefropatia da membrana basal fina e alguns casos de nefropatia por IgA e a história familiar de perda auditiva e doença renal crônica na síndrome de Alport.[3-7]

Proteinúria

A proteinúria por doença glomerular, na qual há albuminúria, é identificada por uma fita reagente de urina insensível a outras proteínas; ou com uma medição quantitativa da excreção de albumina na urina. A excreção de proteína urinária no adulto normal é inferior a 50 mg por oito horas de duração ou um total de 150 mg por 24 horas.[3]

Pacientes com proteinúria isolada que são assintomáticos e não têm nenhuma etiologia óbvia devem ser avaliados como proteinúria transitória (quando um teste qualitativo repetido não é mais positivo para proteinúria) e, se o paciente tiver menos de 30 anos, para proteinúria ortostática.[3]

Já os pacientes com proteinúria isolada persistente (ou seja, não transitória e não ortostática) devem ser submetidos a ultrassonografia renal para avaliar distúrbios estruturais (por exemplo, nefropatia de refluxo) e medição sérica de cadeias leves livres e imunofixação de proteínas séricas para avaliar gamopatia monoclonal. A biopsia renal raramente é indicada em casos de baixos níveis de proteína urinária (por exemplo, menos de 1 g por dia), entretanto, é mandatória em casos de gamopatia monoclonal, proteinúria superior a 3.000 até 3.500 mg por dia, ou se o paciente desenvolver subsequentemente hematúria, azotemia ou aumento progressivo da proteinúria. A biopsia renal não é indicada se a etiologia da proteinúria for evidente (por exemplo, nefropatia diabética) e pode ser substituída por uma biopsia de gordura subcutânea se houver suspeita de amiloidose em um paciente com gamopatia monoclonal.[3-7]

O diagnóstico diferencial é vasto e inclui, além da doença glomerular primária, a doença glomerular secundária, como a doença renal diabética, e distúrbios de depósito, como a doença de Fabry, ou a amiloidose.

Alteração na urina

A cor da urina pode variar em tons de amarelo, sendo mais escuro quando a urina está mais concentrada. Nas glomerulonefrites a urina pode se apresentar avermelhada ou marrom pela presença de hematúria. Outras condições que deixam a urina avermelhada são a hemoglobina, que pode ocorrer na hemólise intravascular, ou a mioglobinúria, quando ocorre grande destruição de massa muscular.[4] Eventualmente, a urina pode se apresentar avermelhada sem que haja qualquer sangramento do trato urinário envolvido, após o uso de alguns medicamentos como rifampicina e fenazopiridina, ou alimentos como a beterraba e amoras.

A urina espumosa é caracterizada pelo aparecimento e pela persistência de múltiplas camadas de bolhas pequenas a médias ao ser despejada em um recipiente, como no vaso sanitário. O aparecimento de uma única camada de bolhas maiores ao que se dissipam rapidamente no recipiente pode ser considerado normal. Tradicionalmente, a urina espumosa tem sido considerada pelos médicos, bem como pelos pacientes, como um marcador de proteinúria. Na verdade, é listada pela maioria dos registros eletrônicos de saúde como um sinal de doença renal, mas apenas cerca de um terço dos pacientes que apresentam essa queixa terão proteinúria anormal; portanto, a maioria dos casos de urina "espumosa" permanece inexplicável.[8]

Alteração da função renal

Pacientes com início agudo de síndrome nefrótica normalmente não se apresentam com alteração da função renal, ao contrário de pacientes com glomerulonefrites. A filtração glomerular depende de vários fatores, entre os quais a pressão intraglomerular, a área disponível para filtração e o coeficiente de permeabilidade da membrana basal glomerular (MBG). Nas glomerulonefrites, ocorre aumento da hidrostática e queda do coeficiente de ultrafiltração, assim como diminuição da área filtrante da MBG por retração de podócitos, infiltração inflamatória, proliferação endocapilar e depósito de imunocomplexos. Nas glomerulonefrites crescênticas, por exemplo, a área total de filtração determina injúria renal aguda de rápida instalação. Pacientes com doenças glomerulares crônicas podem desenvolver um declínio progressivo na taxa de filtração glomerular e doença renal crônica terminal muitas vezes mais evidentes quanto maior for o dano intersticial associado.[3-5]

Hipertensão arterial

O início agudo da hipertensão em alguém com pressão arterial previamente normal ou o agravamento agudo da hipertensão em alguém com hipertensão preexistente controlada deve levantar a suspeita de doença glomerular, particularmente se outras manifestações como hematúria, proteinúria e edema também estiverem presentes.[3-5]

Edema

A presença de edema periférico e/ou periorbitário em pacientes com hematúria ou proteinúria pode ser um sinal de retenção renal primária de sódio como resultado de doença glomerular. Na síndrome nefrótica, o edema parece ser consequência da proteinúria mediando a ativação do canal epitelial de sódio e da Na-K-ATPase basolateral promovendo a retenção renal primária de sódio nos túbulos distais. A hipoalbuminemia e a redução do volume arterial efetivo também podem mediar o aumento da reabsorção tubular de sódio (mecanismo de *underfilling*). Já na síndrome nefrítica, o edema se deve à redução do sódio excretado, resultando em retenção hídrica pelo mecanismo de *overflow*. Em geral, percebe-se o edema nas regiões periorbitais (tecido celular subcutâneo frouxo) e nas extremidades inferiores (ação da gravidade); no paciente em decúbito dorsal, o edema é observado na região sacral e no dorso. Na anasarca, os pacientes apresentam edema na face, nas extremidades inferiores e superiores, nas paredes abdominal e torácica, derrame pleural e ascite.[4,9]

Desnutrição proteica

A perda de massa corporal magra com balanço nitrogenado negativo geralmente ocorre em pacientes com proteinúria acentuada, embora possa ser mascarada pelo ganho de peso devido ao aumento concomitante do edema. A desnutrição proteica pode ser agravada por sintomas gastrintestinais na anorexia e por vômitos secundários ao edema do trato gastrintestinal.

Tromboembolismo venoso

O tromboembolismo venoso pode ser uma manifestação de doença glomerular, como na síndrome nefrótica e, em particular, na nefropatia membranosa, na qual se identifica um estado de hipercoagulabilidade e eventos trombóticos.[3,4]

Dor lombar

A dor lombar pode estar presente nas doenças glomerulares como consequência do edema difuso do parênquima e distensão da cápsula renal, algumas vezes presentes na nefropatia por IgA e na nefropatia da membrana basal fina. Mais frequentemente é vista em casos de obstrução do fluxo urinário por cálculo ureteral, quando assume maior intensidade e irradiação para a região inguinal com a migração do cálculo; nas pielonefrites; na doença renal policística autossômica dominante e no carcinoma de células renais.[4]

Síndrome nefrótica

Na síndrome nefrótica, o extravasamento de proteínas plasmáticas sem inflamação é o principal mecanismo patogênico. A síndrome é caracterizada por excreção de proteína na urina superior a 3.500 mg por 24 horas ou uma relação proteína-creatinina maior que 3.000 mg/g em um adulto associada a hipoalbuminemia, geralmente inferior a 3,5 g/dℓ. Outros achados comuns em pacientes com síndrome nefrótica incluem edema (periférico ou periorbital, ocasionalmente ascite ou derrame pleural), hiperlipidemia e lipidúria. A lipidúria é identificada pela presença de gotículas de gordura, que podem estar livres no interior de células tubulares descamadas ou dentro de cilindros gordurosos. As gotículas de gordura têm uma "cruz de Malta" característica sob luz polarizada.[3-7]

A síndrome nefrótica pode ser primária ou secundária a uma doença sistêmica, como, por exemplo, diabetes, infecção ou doença autoimune. A síndrome nefrótica primária é muito menos frequente do que a síndrome nefrótica secundária, cuja etiologia mais comum é a doença renal diabética.[3-7]

Síndrome nefrítica

A síndrome nefrítica (ou glomerulonefrite) é causada por inflamação dentro do glomérulo por onde passam não apenas as proteínas plasmáticas, mas também as células inflamatórias (leucócitos) e as hemácias no túbulo renal, na ausência de infecção do trato urinário. Os pacientes também podem ter hipertensão, comprometimento da função renal e, se a inflamação não for limitada ao rim, achados que sugerem envolvimento de outros sistemas (p. ex., hemorragia pulmonar, púrpura palpável, artrite). A glomerulonefrite pode se apresentar de várias formas, incluindo um aumento crônico e lentamente progressivo da creatinina sérica e proteinúria, ou um quadro agudo com curso autolimitado ou fulminante levando à deterioração aguda e progressiva da função dos rins. Esse último padrão é referido como *glomerulonefrite rapidamente progressiva* e é tipicamente associado a crescentes extensos observados na biopsia renal. Os níveis de complemento sérico são úteis na diferenciação da etiologia subjacente da glomerulonefrite; níveis de complemento são tipicamente normais na doença anti-GBM e na glomerulonefrite pauci-imune, mas reduzidos na glomerulonefrite mediada por imunocomplexo (com exceção da nefropatia por IgA). Uma biopsia renal é quase sempre necessária para garantir o diagnóstico.[3-7]

Em pacientes com apresentação aguda de anemia hemolítica microangiopática, trombocitopenia e insuficiência renal, o diagnóstico de microangiopatia trombótica é clínico, e esses pacientes geralmente não precisam de uma biopsia renal. No entanto, pacientes com MAT subaguda e crônica podem apresentar mínima ou nenhuma lesão hematológica ou anormalidades sistêmicas, mas apresentam insuficiência renal progressiva com ou sem proteinúria e hematúria (por exemplo, na MAT induzida por drogas) e precisam ser biopsiados para garantir o diagnóstico.[3,5,10]

Às vezes, a hematúria macroscópica pode acompanhar a glomerulonefrite e estar associada à infecção da via aérea superior (tempo decorrido entre a infecção respiratória e o aparecimento de hematúria de 7 a 10 dias sugere glomerulonefrite pós-estreptocócica; hematúria macroscópica ocorrendo concomitantemente ao início da infecção é típico de nefropatia por IgA).[3-5,7]

A presença de púrpura palpável ou erupção petequial sugere uma vasculite de pequenos vasos subjacentes (por exemplo, vasculite associada ao ANCA, vasculite por IgA, também conhecida como púrpura de Henoch-Schönlein, ou crioglobulinemia). Raramente a nefrite lúpica pode estar associada à vasculite. A presença de hemorragia pulmonar (*síndrome pulmão-rim*) também sugere vasculite subjacente.[3-5,7]

DOENÇAS TUBULARES

As doenças tubulares, ou tubulopatias, constituem as afecções que comprometem de modo isolado ou generalizado a função do túbulo renal na ausência de alteração primária da função glomerular.[4]

As desordens de transporte hereditárias geralmente são autossômicas recessivas e no passado eram tema de discussão na nefrologia pediátrica, mas, com o progresso na terapia e o aumento de longevidade, o nefrologista de adultos também passou a cuidar desses pacientes. O prognóstico final de algumas tubulopatias é determinado não somente pela diminuição da função renal, mas também pelas complicações extrarrenais, especialmente esqueléticas e neurológicas.[4]

Como exemplos citamos as manifestações clínicas da cistinose e da acidose tubular.

Cistinose

A cistinose é uma doença metabólica caracterizada por um acúmulo de cistina em diferentes órgãos e tecidos. Em razão da disfunção tubular renal, os pacientes apresentam, entre três e seis meses de idade, sinais e sintomas que incluem poliúria, polidipsia, baixo ganho de peso, vômitos, fraqueza, febre inexplicável e episódios agudos de hipovolemia. Essas crianças têm um declínio progressivo na taxa de filtração glomerular (TFG), resultando em doença renal crônica estágio 5 aos 10 anos de idade, se não forem tratadas.

Achados não renais incluem anormalidades oculares, hepatomegalia, hipotireoidismo, fraqueza muscular e retardo de crescimento. A função cognitiva se mantém normal, porém complicações do sistema nervoso central ocorrem após os 20 anos de idade.

As manifestações renais na infância são devidas ao comprometimento da capacidade reabsortiva tubular proximal, levando às diversas manifestações da síndrome de Fanconi (proteinúria tubular com excreção maciça de beta-2 microglobulina e lisozima, glicosúria, fosfatúria e aminoacidúria). A perda de sódio e o grave defeito de concentração urinária resultam em poliúria (atingindo 2 a 3 ℓ/dia), polidipsia e episódios agudos de desidratação. Ocorrem ainda perdas excessivas de potássio, sódio e bicarbonato, que levam à hipocalemia, hiponatremia e acidose metabólica. O raquitismo fosfopênico (manifestado por inchaço dos punhos, saliência frontal e joelho valgo) é frequentemente observado devido em parte à perda renal de fosfato e hipofosfatemia. Além disso, a hipouricemia é constante e a hipercalciúria pode levar à nefrocalcinose.[11]

Acidose tubular renal

A acidose tubular renal (ATR) é decorrente de um defeito tubular renal hereditário ou adquirido que afeta a capacidade do rim de absorver bicarbonato filtrado ou excretar amônia ou ácido titulável. A acidose tubular renal distal (tipo 1) e proximal (tipo 2) são distúrbios incomuns. A ATR proximal é caracterizada pela redução na capacidade de reabsorção de bicarbonato proximal, levando à perda de bicarbonato na urina. A ATR distal é caracterizada por acidificação distal prejudicada. A hipocalemia é comum em ambos.[4,12,13]

As manifestações clínicas da ATR distal variam dependendo da etiologia subjacente. As formas genéticas recessivas estão presentes na infância; a forma dominante e a ATR distal adquirida pode ocorrer em qualquer idade com base no momento da lesão tubular renal. Na forma recessiva manifestada na infância, a apresentação pode ser com acidose metabólica hiperclorêmica grave; hipocalemia moderada a grave; nefrocalcinose; vômitos; desidratação; baixo crescimento e raquitismo. Já na forma dominante, o achado inicial mais comum é o cálculo renal ou a nefrocalcinose; acidose leve ou ausente (referida como ATR incompleta), hipocalemia leve a moderada e, menos comum, déficit de crescimento.[12,13]

Na ATR proximal em crianças, os achados clínicos mais comuns da síndrome de Fanconi são déficit de crescimento e episódios de hipovolemia, devido à poliúria causada pela capacidade de concentração prejudicada. O crescimento deficiente pode ser devido a hipofosfatemia, acidose persistente, hipocalemia crônica, raquitismo e depleção de volume. Outros achados podem incluir anormalidades ósseas, como raquitismo e osteomalácia, devido a hipofosfatemia e baixos níveis de calcitriol (1,25 dihidroxivitamina D), bem como constipação e fraqueza muscular causada por hipocalemia significativa (potássio sérico inferior a 3 mEq/ℓ). A avaliação laboratorial demonstra acidose metabólica hiperclorêmica, hipofosfatemia, hipocalemia moderada a grave (níveis séricos de potássio inferiores a 3 mEq/ℓ) e proteinúria.[12]

DOENÇAS VASCULARES

A doença vascular renal se desenvolve a nível microvascular (arteríolas, glomérulos e interstício) ou macrovascular (artéria renal) determinando o aparecimento de hipertensão arterial sistêmica e disfunção renal com apresentação clínica e evolução distintas.

Nefroesclerose hipertensiva

A nefroesclerose hipertensiva é um distúrbio associado à hipertensão arterial crônica e se caracteriza histologicamente por lesões vasculares (espessamento da íntima e estreitamento luminal), glomerulares (esclerose glomerular segmentar ou global) e envolvimento túbulo intersticial (atrofia tubular e fibrose intersticial). A denominação "nefrosclerose" tem sido usada como a alternativa mais fácil para classificar um caso de insuficiência renal crônica em um paciente hipertenso e/ou idoso na ausência de biopsia renal. No entanto, uma ligação específica entre hipertensão essencial leve a moderada e nefroesclerose tem sido discutível, porque essas anormalidades histológicas também foram descritas no processo de envelhecimento, na nefropatia diabética e em estágios avançados de várias nefropatias.[14,15]

Os pacientes com nefrosclerose benigna geralmente apresentam uma história de hipertensão de longa duração, perda lenta da função renal e proteinúria leve (geralmente inferior a 1 g/dia). A hiperuricemia é um achado relativamente precoce na nefroesclerose e o exame de urina é tipicamente benigno com sedimento revelando poucas células ou cilindros. Do ponto de vista clínico, a hipertensão precede o desenvolvimento de proteinúria ou comprometimento da função renal, e não há outra causa óbvia de insuficiência renal. Já na nefrosclerose maligna a PA é extremamente elevada (estágio 3 > 180/110 mmHg) e pode ocorrer proteinúria moderada (raramente nefrótica), hematúria variável e perda rápida e progressiva de função renal (semanas a meses). Algumas vezes é acompanhada de emagrecimento e sintomas de disfunção aguda de outros órgãos-alvo, como dispneia associada a miocardiopatia hipertensiva, turvação visual devido à retinopatia hipertensiva grau III/ IV e cefaleia ou alteração de consciência em função da encefalopatia hipertensiva.[4,5,14-16]

Doença renovascular

A doença renovascular é uma causa importante e potencialmente corrigível de hipertensão secundária. Embora represente menos de 1% dos casos de elevações leves a moderadas da pressão arterial, sua prevalência é muito maior em pacientes com quadro agudo (mesmo que sobreposta a uma elevação preexistente da pressão arterial), hipertensão grave ou refratária.[17,18] A estenose da artéria renal é um achado relativamente comum em pacientes idosos com hipertensão, e sua relação causal com a hipertensão deve ser avaliada, pois contribui para a retenção de líquidos, perda da função renal e insuficiência cardíaca.[4,5,17,18]

A aterosclerose afeta principalmente pacientes com idade superior a 45 anos e geralmente envolve o orifício aórtico ou a artéria renal principal proximal. Esse distúrbio é particularmente comum em pacientes com aterosclerose difusa, mas pode ocorrer como uma lesão renal isolada. Já a displasia fibromuscular afeta mais frequentemente mulheres com menos de 50 anos, e geralmente envolve a metade distal da artéria renal e ramos intrarrenais.[4,5,17,18]

Na maioria dos casos de estenose da artéria renal, um rim é afetado e o outro é essencialmente normal, daí a designação de doença *unilateral*. Indivíduos com alto grau de estenose em ambos os rins ou em um único rim funcionante – afetando a perfusão de toda a massa renal – são considerados portadores de doença *bilateral*.[17]

Entre os achados clínicos que aumentam a probabilidade de que a hipertensão seja por doença renovascular, destacam-se:[17,18]

- Início de hipertensão grave (pressão arterial ≥ 180 mmHg sistólica e/ou 120 mmHg diastólica) após os 55 anos de idade
- Deterioração inexplicada da função renal durante a terapia anti-hipertensiva, especialmente uma elevação aguda e sustentada na concentração de creatinina sérica em mais de 50% que ocorre dentro de uma semana após o início da terapia com inibidores da enzima conversora da angiotensina (IECA), bloqueador do receptor da angiotensina II (BRA) ou com inibidor direto da renina
- Hipertensão grave em pacientes com aterosclerose difusa, particularmente aqueles com idade superior a 50 anos
- Hipertensão grave em paciente com rim atrófico inexplicável ou assimetria em tamanhos renais > 1,5 cm. Um rim pequeno unilateral (≤ 9 cm) tem uma associação de 75% com presença de doença oclusiva de grandes vasos
- Hipertensão grave em pacientes com episódios recorrentes de edema pulmonar agudo (*flash*) ou insuficiência cardíaca refratária com função renal prejudicada
- Sopro abdominal sistólico-diastólico que lateraliza para um lado. Essa descoberta tem uma sensibilidade de aproximadamente 40% (e, portanto, é ausente em muitos pacientes), mas tem uma especificidade de até 99%. Sopros sistólicos sozinhos são mais sensíveis, mas menos específicos. O paciente deve estar em decúbito dorsal, deve-se fazer pressão moderada usando o diafragma do estetoscópio, e a ausculta deve ser realizada no epigástrio e em todos os quatro quadrantes abdominais.

O aumento da creatinina sérica é mais comum com agentes que bloqueiam o sistema renina-angiotensina do que com outros fármacos anti-hipertensivos, porque a taxa de filtração glomerular muitas vezes depende das ações arteriolares eferentes da angiotensina II, nesse cenário. Esse achado também é mais comum com doença bilateral em comparação com doença unilateral, porque há comprometimento hemodinâmico de toda a massa funcional renal. Restaurando o suprimento de sangue renal em tais casos é possível restaurar a capacidade de usar esses medicamentos para controle de pressão arterial.[17,18]

O padrão-ouro para o diagnóstico de estenose da artéria renal é a arteriografia. No entanto, os seguintes testes não invasivos são alternativas para a avaliação inicial das artérias renais: ultrassonografia com doppler, angiografia por tomografia computadorizada ou por ressonância magnética.[17,18]

CONSIDERAÇÕES FINAIS

As doenças renais frequentemente são assintomáticas e descobertas em exames de rotina, muitas vezes em estágio avançado, por isso é importante o rastreamento preventivo, principalmente em pessoas de risco, como hipertensos, diabéticos, portadores de história familiar de doença renal e outros. O comprometimento renal pode ser facilmente detectado por exames simples, como dosagem de creatinina e urina tipo 1. O ultrassom de rins e das vias urinárias também é útil para a detecção precoce, principalmente de doença renal policística, estenose de artéria renal, malformações e nefrolitíase, mas também pode indicar que a doença já está avançada, quando mostra redução do tamanho dos rins e/ou aumento da ecotextura do parênquima com redução da diferenciação córtico-medular. A doença renal se apresenta com sinais e sintomas variados, de acordo com a doença de base, como síndrome nefrótica, síndrome nefrítica, hipertensão arterial, hematúria, dor lombar ou abdominal e outros achados menos comuns. A investigação deve ser realizada sempre sem demora, para que seja iniciado o tratamento precocemente, impedindo ou retardando a evolução para doença renal crônica avançada.

REFERÊNCIAS BIBLIOGRÁFICAS

1. Kidney Disease Improving Global Outcomes (KDIGO). KDIGO 2012 Clinical Practice Guideline for the Evaluation and Management of Chronic Kidney Disease. *Kidney Int Suppl.* 2013;3:1-150.
2. Vasconcellos, L.S., Penido, M.G., Vidigal P.G. Importância do dismorfismo eritrocitário na investigação da origem da hematúria: revisão da literatura. *J. Bras. Patol. Med. Lab.* 41(2). Abr 2005. https://doi.org/10.1590/S1676-24442005000200005.
3. Radhakrishnan J. Glomerular disease: Evaluation and differential diagnosis in adults. Disponível em: https://www.uptodate.com/contents/glomerular-disease-evaluation-and-differential-diagnosis-in-adults. Acesso em: 6 mar. 2023.
4. Riella, MC. Princípios de nefrologia e distúrbios hidroeletrolíticos. 6 ed. Rio de Janeiro: Guanabara Koogan, 2018.
5. Zatz, R, Yu, L. Nefrologia. Série Manual do Médico-Residente do Hospital das Clínicas da Faculdade de Medicina da Universidade de São Paulo. 1 ed. Rio de Janeiro: Atheneu, 2022.
6. Madaio, MP, Harrington J.T. The Diagnosis of Glomerular Diseases: Acute Glomerulonephritis and the Nephrotic Syndrome. *Arch Intern Med.* 2001;161(1):25-34.
7. Vinen, CS, Oliveira, DBG. Acute glomerulonephritis. *Postgrad Med J.* 2003 Apr; 79(930):206-13.
8. Khitan, ZJ, Glassock, RJ. Foamy Urine: Is This a Sign of Kidney Disease? *Clin J Am Soc Nephrol.* 2019 Nov 7;14(11):1664-1666.
9. Zacchia, M, Trepiccione, F, Morelli, F. et al. Nephrotic syndrome: new concepts in the pathophysiology of sodium retention. *J Nephrol.* 2008 Nov-Dec;21(6):836-42.
10. George, JN, Nester C.M. Syndromes of thrombotic microangiopathy. *N Engl J Med.* 2014 Aug 14;371(7):654-66.
11. Foreman, JW. Fanconi syndrome and cystinosis. In: Pediatric Nephrology. 3rd ed. Holliday, MA, Barratt, TM, Avner, ED (Eds), Williams & Wilkins, Philadelphia, 1994. p.537.
12. Alexander, RT, Bitzan, M. Renal Tubular Acidosis. *Pediatr Clin North Am.* 2019 Feb;66(1):135-157. DOI: 10.1016/j.pcl.2018.08.011.
13. Besouw, MTP, Bienias, M, Walsh, P,. et al. Clinical and molecular aspects of distal renal tubular acidosis in children. *Pediatr Nephrol.* 2017;32(6):987.
14. Robles, NR, Fici, F, Bakir, EA, Grassi, G. Does established vascular kidney disease exist? *J Clin Hypertens (Greenwich).* 2020 Feb;22(2):296-298.
15. Caetano, ESP, Zatz, R, Saldanha, LB, Praxedes, JN. Hypertensive Nephrosclerosis as a Relevant Cause of Chronic Renal Failure. *Hypertension.* 2001;38:171–176. https://doi.org/10.1161/01.HYP.38.2.171.
16. González, R, Morales, E, Segura, J, et al. Long-term renal survival in malignant hypertension. *Nephrol Dial Transplant.* 2010 Oct;25(10):3266-72 https://medilib.ir/uptodate/show/3825
17. Bakris, GL, Textor, S. Establishing the diagnosis of renovascular hypertension. Disponível em: https://medilib.ir/uptodate/show/3825. Acesso em: 6 mar. 2023.
18. Parikh, SA, Shishehbor, MH, Gray, BH. et al. SCAI expert consensus statement for renal artery stenting appropriate use. *Catheter Cardiovasc Interv.* 2014 Dec 1;84(7):1163-71

Avaliação Laboratorial da Doença Renal

Ana Matilde Schramm • Karla Cristina Petruccelli Israel

INTRODUÇÃO

Os testes de função renal são úteis para identificar a presença de doença renal, monitorar a resposta dos rins ao tratamento e determinar a progressão da doença. Existem várias indicações para a avaliação de doenças renais, que vão desde emergências agudas até quadros crônicos. Vários testes laboratoriais clínicos são úteis na investigação e avaliação da doença renal. Clinicamente, os testes mais práticos para avaliar a função renal consistem em amostras de urina e de sangue, que são detalhadas ao longo deste capítulo.[1]

AMOSTRA DE URINA

É importante coletar, armazenar e transportar adequadamente as amostras de urina para minimizar o risco de resultados falsamente alterados. Preferencialmente, a primeira urina da manhã deve ser coletada do jato médio, após uma boa higienização. De preferência, a urina deve ser avaliada logo após a coleta e, se armazenada, não deve ultrapassar 2 horas na temperatura ambiente e 24 horas refrigerada a 4°C em ambiente escuro.

Exame físico da urina

Cor

A urina tem cor amarela devido ao pigmento natural urobilina. A tonalidade habitual é clara, mas pode variar de acordo com o estado de hidratação, dieta, medicamentos. A urina vermelha pode ser observada na presença de hemoglobina, hemácias, mioglobina, porfirina, beterraba ou contaminação menstrual, e a esverdeada é observada em infecções por *Pseudomonas*.

A colúria aparece quando há bilirrubina direta na urina.

Turbidez

A urina deve ser translúcida. Leucócitos, secreção vaginal, esperma, cilindros e bactérias podem deixá-la turva, assim como precipitação de cálcio, fosfato, ácido úrico ou oxalato de cálcio.

Odor

A urina tem um odor amoniacal peculiar, que pode variar com alguns medicamentos e dieta. O odor forte está associado a infecção e o adocicado a cetoacidose diabética.

Volume

A produção de menos de 400 mℓ de urina nas 24 horas é denominada oligúria, e pode ocorrer por desidratação, hipotensão, insuficiência cardíaca, obstrução ou doença renal.

Uma urina acima de 2.500 mℓ nas 24 horas é denominada poliúria, e pode ocorrer com aumento de ingestão de água, e pode também estar associada a diabetes melito, diabetes insípido ou uso de diuréticos. A anúria é a diurese abaixo de 100 mℓ por dia e está mais frequentemente associada a lesão renal aguda ou obstrução.

Osmolaridade

Pode variar de 50 a 1.200 mOsmol/kg H_2O, mas níveis considerados adequados ficam entre 1.005 a 1.030 mOsmol/kg H_2O.

pH

Idealmente deve estar entre 5,5 e 7,5. Uma urina ácida pode ser encontrada em uma dieta rica em proteínas, cetoacidose e alguns medicamentos. Urina alcalina pode ser encontrada em infecção urinária, dieta vegetariana, acidose tubular renal, hiperaldosteronismo, síndrome de Fanconi e uso de medicamentos como acetazolamida.

Exame químico da urina

Métodos semiquantitativos e testes qualitativos podem ser realizados com tiras reagentes e métodos quantitativos podem ser usados para medir proteínas e eletrólitos. Nas tiras reagentes, a interação da urina com os reagentes químicos no papel da fita causa uma mudança de cores que são, então, comparadas com um guia de cores fornecido pelo fabricante para interpretar os resultados. As fitas identificam a presença de cerca de 10 substâncias, mas o resultado é fornecido em uma graduação de cruzes de 1 a 4. As fitas testam pH, densidade, leucócitos, bilirrubina, hemoglobina, nitritos, proteínas, glicose e cetonas.

O exame de urina tipo 1 (também conhecido como EAS [elementos anormais do sedimento]) é mais detalhado, porque verifica, além dos aspectos físicos e químicos, como pH e densidade, e a presença de elementos anormais, como sangue, leucócitos, bactérias, fungos, muco, cilindros e cristais. A Tabela 93.1 mostra os valores de referência da urina tipo 1.

Glicose

É detectada quando a glicemia ultrapassa 180 mg/dℓ, e sua principal causa é o diabetes melito. Medicamentos como a dapagliflozina e a empagliflozina causam glicosúria devido ao seu mecanismo de ação. A presença de glicosúria sem que o indivíduo tenha diabetes costuma ser um sinal de doença tubular renal.

Bilirrubina

Geralmente, é indicativa de disfunção hepática.

Urobilinogênio

Se excretado em pequena quantidade, não significa patologia. Em grande quantidade pode significar cirrose, hepatite ou hemólise.

Cetonas

Podem surgir em dietas com baixo teor de carboidratos, doença febril ou diabetes melito descompensada.

Nitritos

Convertido a partir do nitrato por bactérias, como *E. coli*, Proteus, Enterobacter e Klebsiella, indicam infecção do trato urinário, embora não substituam o exame microbiológico adequado.

Tabela 93.1 Valores de referência urina tipo 1.

Análise química		Sedimentoscopia	
Característica	Valores de referência	Característica	Valores de referência
pH	5,5 a 7,5	Hemácias	3 a 5/campo ou 10 mil cel/mℓ
Densidade	1.005 a 1.030	Leucócitos	Até 10/campo ou 10 mil cel/mℓ
Proteínas	Ausentes	Cilindros	Ausentes
Glicose	Ausente	Células epiteliais	Raras
Corpos cetônicos	Ausentes	Bacteriúria	Ausente
Urobilinogênio	Ausentes/traços	Cristais	Ausentes
Hemoglobina	Ausente		
Nitrito	Ausente		

Estearase leucocitária

Pode ser um teste indireto para infecção do trato urinário, sem, no entanto, excluir a necessidade de exame microbiológico diagnóstico.

Sangue

A presença de hemoglobina pode ser observada em traumas ou reações transfusionais, queimaduras graves, envenenamento ou resultado da lise de hemácias no trato urinário. A mioglobinúria é associada a lesões por esmagamento e trauma muscular.

Proteínas

As proteínas urinárias estão normalmente presentes apenas em até 150 mg/24 h ou 10 mg/dℓ, sendo cerca de 40% a glicoproteína Tamm-Horsfall, secretada pelas células tubulares. A albumina corresponde a cerca de 30% e o restante são pequenas globulinas. A proteinúria pode ter padrão glomerular, tubular ou de transbordamento.

Padrão glomerular

Ocorre devido a um aumento da permeabilidade glomerular às proteínas. Quando é intensa, causa o aparecimento de espuma. A albuminúria é um marcador mais sensível e específico de lesão glomerular que a proteinúria, especialmente se presente por mais de 3 meses. Também está associada a maior risco de mortalidade cardiovascular e global. A proteinúria é considerada normal em adultos até um valor de 300 mg/24 horas; já a albuminúria é considerada normal até um valor inferior a 30 mg nas 24 horas. Ela pode ser detectada pela albuminúria de 24 horas (taxa de excreção de albumina dada em mg/24 horas) ou pela relação albumina/creatinina (RAC) em amostra isolada de urina, dada em mg/g de creatinina. Na síndrome nefrótica, a proteinúria é encontrada acima de 3,5 g/24 horas, podendo ser seletiva (somente albumina) ou não seletiva (albumina, transferrina, globulina e outras). A Tabela 93.2 mostra graduação da albuminúria de acordo com o KDIGO.

Padrão tubular

Reabsorção tubular incompleta de proteínas de baixo peso molecular normalmente filtradas. Pode ocorrer em doenças tubulares como a síndrome de Fanconi e pielonefrite. No padrão tubular, a proteinúria não chega a níveis nefróticos, permanecendo entre 1 a 2 g/dia.

Tabela 93.2 Valores de albuminúria.

Valor de referência	Grau de albuminúria
< 30 mg/24 h	Normal
30 a 300 mg/24 h	Microalbuminúria
> 300 mg/24 h	Macroalbuminúria

Padrão por transbordamento

Ocorre quando concentrações muito altas de proteínas de baixo peso molecular atravessam o glomérulo, ultrapassando a capacidade tubular de reabsorvê-las. Além da proteinúria, leva à lesão das células tubulares, que podem ser encontradas em doenças como o mieloma múltiplo e necessitam de métodos específicos, como a eletroforese de proteínas, para sua detecção.

Algumas situações como exercício extenuante, febre, hipotermia e desidratação levam a proteinúria transitória, sem consequências para o paciente.

Exame microscópico

Cristais

Os cristais são produtos finais do metabolismo que precipitam-se em altas concentrações. Sua presença não é necessariamente associada a doenças, mas os cristais podem estar associados à litíase do trato urinário. Os que possuem maior relevância clínica são os cristais de cistina (presentes na cistinúria), de magnésio-amônio-fosfato (cristais de estruvita ou cristais de fosfato triplo), cristais de bilirrubina, cristais de colesterol e cristais de ácido úrico. A presença de cristais de colesterol indica síndrome nefrótica. Cristais de oxalato de cálcio e ácido amorfo podem ser encontrados em situações normais.

Cilindros

São formados como resultado do aumento da concentração ou aumento da filtração de algumas proteínas, bem como a presença anormal de diferentes tipos de células ou compostos, e assumem a forma do túbulo renal onde são formados. Os principais são os cilindros hialinos (formados pela proteína de Tamm-Horsfall), leucocitários (comumente associados a pielonefrite e a nefrite intersticial aguda), bacterianos (em casos de pielonefrite), epiteliais (sinal de lesão tubular ou toxicidade induzida por medicamentos), granulosos (formados por debris proteicos, e podem surgir na glomerulonefrite

[GN], pielonefrite ou em situações com desidratação e exercício intenso), graxos (com gotículas de gordura indicam síndrome nefrótica), céreos (indicam estase do fluxo urinário) e hemáticos (indicam hematúria glomerular).

Bactérias

A sua presença tem significado clínico se a urina foi coletada adequadamente; porém, podem ser produto de contaminação. A presença de bactérias ou fungos necessita de análise microbiológica para confirmação, diagnóstico e tratamento da infecção. Células epiteliais geralmente são contaminação com conteúdo vaginal, condições inflamatórias do trato urinário e carcinomas da bexiga.

Leucócitos

A presença de um número de leucócitos acima de 10 por campo ou acima de 10 mil cel/mℓ é indicativo de infecção do trato urinário. A presença de leucócitos na urina na ausência de bactérias é chamada piúria estéril. A leucocitúria com cultura negativa pode ocorrer em casos de tuberculose, doenças túbulo-intersticiais, GN. É importante também descartar a contaminação de amostra.

Hemácias

A urina normal pode conter entre 3 a 5 hemácias/ℓ ou até 10 mil cel/mℓ. A origem dessas hemácias pode ser qualquer lugar do trato urinário, incluindo o glomérulo, a pelve renal, ureteres, bexiga e uretra. A hematúria glomerular apresenta-se com dismorfismo eritrocitário (alteração morfológica, como acantócitos) acima de 40% da amostra. Cilindros hemáticos também indicam hematúria glomerular. Já a hematúria "baixa", ou seja, extraglomerular, pode ser decorrente de tumores renais ou de bexiga, trauma, pielonefrite, cálculos urinários, uso de anticoagulantes e contaminação por sangue menstrual.

BIOMARCADORES DA FILTRAÇÃO GLOMERULAR

A taxa de filtração glomerular (TFG) é um parâmetro essencial na consulta nefrológica, por permitir diagnóstico, controle e estadiamento de várias patologias renais. Para se obter a mensuração da TFG, ainda que indiretamente, pode-se utilizar a quantificação da depuração de algumas substâncias endógenas que têm a sua excreção exclusiva (ou predominante) pela filtração através dos glomérulos. Medidas absolutas das dosagens séricas dessas substâncias também são de grande utilidade, uma vez que existem fórmulas matemáticas validadas capazes de estimar a TFG com base em níveis séricos desses marcadores quando associados aos dados antropométricos dos pacientes. Os biomarcadores da filtração glomerular de uso mais frequente na prática clínica são a ureia, a creatinina e a cistatina C[5].

Ureia

A ureia é uma diamida de ácido carbônico, proveniente do catabolismo proteico, e representa a maior parte do nitrogênio não proteico em seres humanos. Após ser sintetizada no fígado, a ureia é transportada até os rins, onde sofre a filtração glomerular. Dessa forma, é excretada na urina, embora entre 40 a 70% sejam reabsorvidos por difusão passiva pelos túbulos. A disfunção renal afeta diretamente o nível sérico de ureia. No entanto, esses níveis também podem ser alterados em situações alheias à disfunção glomerular, como nas desidratações e sangramentos digestivos, além de ser alterada pelo teor proteico da dieta ou pela utilização de alguns medicamentos, como corticosteroides e diuréticos. Apesar dessas limitações, entretanto, o nível de ureia ainda serve como um índice preditivo da insuficiência renal sintomática e no estabelecimento de diagnóstico na distinção entre várias causas de insuficiência renal. A mensuração de sua taxa de depuração isoladamente subestima a taxa de filtração glomerular. No entanto, em fases adiantadas de doença renal crônica pode ser útil por aumentar a fidedignidade da estimativa da TFG, quando associada em média aritmética à taxa de depuração da creatinina.

Creatinina

A creatinina é um metabólito nitrogenado produzido pela descarboxilação da creatina-fosfato existente nos músculos. A creatinina não é reutilizada no metabolismo corporal e, assim, funciona somente como um produto dos resíduos de creatina. A creatinina se difunde do músculo para o plasma, de onde é removida quase que inteiramente e em velocidade relativamente constante por filtração glomerular. No entanto, dependendo da ingestão de carne na dieta, pode existir alguma variação em sua concentração no sangue. Em situações de disfunção renal severa, com elevados níveis de creatinina sérica, uma parte é secretada pelos túbulos renais, o que reduz a reprodutibilidade da TFG pela aferição da taxa de depuração urinária da creatinina. A quantidade de creatinina excretada diariamente é proporcional à massa muscular e não é afetada por dieta (exceto em caso de excesso de carne). As mulheres, os idosos frágeis, as crianças e os amputados possuem menor quantidade de creatinina do que o homem devido à menor massa muscular. Mesmo com essas particularidades, em função de possuir uma taxa de excreção relativamente constante e de não ter sua produção influenciada pelo metabolismo proteico ou outros fatores externos, a concentração de creatinina sérica é uma excelente medida para avaliar a função renal. Os níveis de creatinina sérica são mais sensíveis e específicos do que a concentração da ureia plasmática na estimativa da TFG.

Cistatina C

A cistatina C (CysC) é uma proteína catiônica produzida de forma constante por todas as células nucleadas. É filtrada pelos glomérulos e não passa por secreção tubular como a creatinina, o que reduz a influência de medicamentos, gênero e massa muscular na medida da TFG, especialmente em populações limítrofes, como desnutridos, idosos, cirróticos e cardiopatas. Estados inflamatórios severos, como, por exemplo, a AIDS, aumentam a produção de CysC, o que pode ser um fator limitante de seu uso entre essas populações[4].

MEDIDA E ESTIMATIVAS DA TAXA DE FILTRAÇÃO GLOMERULAR

Uma das formas mais adequadas de aferir a TFG, ainda que de forma aproximada, é a determinação da proporção de eliminação de biomarcadores de excreção renal, como a ureia e a creatinina, em uma determinada unidade de tempo. A taxa de depuração da creatinina (ou *clearance*) é uma das formas mais usuais de aferição da TFG. Ao mensurar a massa de creatinina na urina colhida por 24 horas e depois correlacionar esse valor com a creatininemia e o volume urinário do mesmo período, obtém-se um valor muito aproximado da efetiva TFG.

Como a creatinina, em fases mais tardias da doença renal crônica, é também secretada pelas células tubulares, há a possibilidade de superestimação da TFG. Por isso, para alguns pesquisadores, nessas fases da doença renal crônica é mais recomendável determinar a média das taxas de depuração da ureia e da creatinina[6].

PERFIL METABÓLICO URINÁRIO E AVALIAÇÃO DA FUNÇÃO TUBULAR

A quantificação de eletrólitos urinários é de grande utilidade em algumas situações da prática clínica, como litíases e tubulopatias (nefrotoxidade, distúrbios genéticos). Nessas situações, como o controle da composição da urina é afetado, a dosagem de eletrólitos e a avaliação das capacidades de concentração e diluição urinárias podem ser de grande valia no diagnóstico etiológico. As quantificações podem ser realizadas na urina coletada em 24 horas ou em amostras isoladas de urina (nesse caso, há necessidade de titular o eletrólito em função da quantidade de creatinina eliminada na amostra). As substâncias mais habitualmente quantificadas na urina com fins diagnósticos são cálcio, ácido úrico, citrato, sódio, potássio, cloro, oxalato e cistina[2].

ELETROFORESE DE PROTEÍNAS

Trata-se do movimento de proteínas sob a influência de um campo elétrico uniforme. É eficaz para separar proteínas, pois não afeta sua estrutura molecular e consegue separar diferentes proteínas por pequenas diferenças em sua carga molecular. Quando paraproteínas são encontradas no sangue ou na urina, a imunofixação é utilizada para classificá-las. É uma combinação das técnicas e imunoeletroforese e imunoprecipitação, na qual é usado um antissoro contra IgA, IgG, IgM e cadeia leve Kappa e Lambda.

Eletroforese de proteínas na urina

É usada para detectar a presença da proteína de Bence-Jones produzida por excesso de cadeias leves livres presentes no mieloma. Também é possível determinar se a proteinúria é de origem glomerular (predominantemente albumina) ou se apresenta componentes tubulares com proteínas de menor peso molecular, como proteína ligante de retinol e alfa-1 microglobulina.

Eletroforese de proteínas no soro

Usada para detectar a presença de paraproteínas, que são imunoglobulinas monoclonais também chamadas proteína M. Podem ser encontradas no mieloma múltiplo, amiloidose, macroglobulinemia de Waldestrom e na gamopatia monoclonal de significado indeterminado.

OUTROS EXAMES IMPORTANTES

No diagnóstico das doenças glomerulares não há um padrão de sedimento urinário, proteinúria, nível sérico de creatinina ou taxa de filtração glomerular que determine ou exclua definitivamente um distúrbio glomerular. Portanto, para um diagnóstico correto, é necessário testar amplamente as causas secundárias de GN usando uma abordagem sistemática, assim como testar GNs primárias.

Albumina sérica

Quanto mais baixa, maior a permeabilidade glomerular à albumina. Também pode avaliar o estado nutricional e síntese hepática.

Complemento

Revela ativação da via clássica ou alternada. C3 e C4 baixos surgem na GN causada por deposição de imunocomplexos circulantes, como LES e endocardite infecciosa. C3 baixo e C4 normais sugerem GN pós-estreptocócica, síndrome hemolítico-urêmica (SHU), GN membranoproliferativa.

ANCA

Presente em vasculites como a granulomatose com poliangiíte, a poliangiíte microscópica e a granulomatose eosinofílica com poliangiíte.

Sorologias para hepatites B, C e HIV

Essas patologias são causas comuns de doença glomerular secundária.

Reticulócitos e plaquetas

Uma contagem alta de reticulócitos e baixa de plaquetas pode ser decorrente de microangiopatia trombótica, causando doença glomerular, e pode estar presente na SHU, SHU atípica, crioglobulinemia, esclerodermia e hipertensão maligna.

FAN, ANTI-DNA DS

Importantes para diagnóstico de LES, causa frequente de doença glomerular.

Autoanticorpos anti-PLA2R e anti-THSD7A

Estão presentes na nefropatia membranosa idiopática. O anti-PLA2R está presente em até 70% dos casos e o anti-THSD7A em aproximadamente 10% dos casos[3].

CONSIDERAÇÕES FINAIS

Ainda que o diagnóstico das doenças renais se fundamente em boa avaliação clínica, exames complementares têm importante papel no refinamento diagnóstico. No entanto, frente às opções de instrumentos para diagnóstico instrumentado, é essencial o conhecimento das indicações, capacidades e limitações de cada um dos principais testes diagnósticos para que haja uma racionalidade na indicação e evitar situações de atraso e desperdício que potencialmente prejudicariam a efetividade da atenção ao paciente.

REFERÊNCIAS BIBLIOGRÁFICAS

1. Gounden, V., Bhatt, H., Jialal, I. Renal Function Tests. [Updated 2022 Jul 18]. In: StatPearls [Internet]. Treasure Island (FL): StatPearls Publishing; 2022 Jan.

2. García-Estañ, J., Vargas, F. Editorial for Special Issue-Biomarkers of Renal Disease. *Int J Mol Sci.* 2020 Oct 29;21(21):8077. DOI: 10.3390/ijms21218077. PMID: 33138007; PMCID: PMC7662859.

3. Rovin, B.H., Adler, S.G., Barratt, J., Bridoux, F., Burdge, K.A., Chan, T.M., Cook, H.T., Fervenza, F.C., Gibson, K.L., Glassock, R.J., Jayne, D.R.W., Jha, V., Liew, A., Liu, Z.H., Mejía-Vilet, J.M., Nester, C.M., Radhakrishnan, J., Rave, E.M., Reich, H.N., Ronco, P., Sanders, J.F., Sethi, S., Suzuki, Y., Tang, S.C.W., Tesar, V., Vivarelli, M., Wetzels, J.F.M., Lytvyn, L., Craig, J.C., Tunnicliffe, D.J., Howell, M., Tonelli, M.A., Cheung, M., Earley, A., Floege, J. Executive summary of the KDIGO 2021. Guideline for the Management of Glomerular Diseases. *Kidney Int.* 2021 Oct;100(4):753-779. DOI: 10.1016/j.kint.2021.05.015. PMID: 34556300.

4. Akpınar, K., Aslan, D., Fenkçi, S.M. Assessment of estimated glomerular filtration rate based on cystatin C in diabetic nephropathy. *Braz J Nephrol* [Internet]. 2021Jul;43(Braz. J. Nephrol., 2021 43(3)). Disponível em: https://doi.org/10.1590/2175-8239-JBN-2020-0145.

5. Malta, D.C., et al. Avaliação da função renal na população adulta brasileira, segundo critérios laboratoriais da Pesquisa Nacional de Saúde. *Revista Brasileira de Epidemiologia* 22 (2019).

6. Meeusen, J.W., et al. Clinical impact of the refit CKD-EPI 2021 creatinine-based eGFR equation. *Clinical chemistry* 68.4 (2022): 534-539.

94

Injúria Renal Aguda

José Mauro Vieira Jr. • Luis Yu • José H. R. Suassuna

INTRODUÇÃO

A injúria renal aguda (IRA) é uma síndrome clínica caracterizada por perda rápida de função renal, ao longo de dias, horas ou semanas. A IRA tem apresentado incidência crescente, principalmente nos pacientes admitidos em hospitais. Tem alta morbimortalidade e estima-se que a IRA afete globalmente cerca de 13 milhões de pessoas/ano, causando a morte de 2 milhões de pessoas/ano. A incidência reportada de IRA varia de 1,9 a 7,2%, e pode alcançar 30% nas unidades de terapia intensiva (UTIs).[1] Dados indicam que a IRA, na sua forma dialítica, aumente entre 11 a 40 mil dólares o custo da internação.[2]

EPIDEMIOLOGIA

Em um hospital de alta complexidade, a IRA pode acometer entre 10 a 15% dos pacientes durante a internação. Nos pacientes criticamente enfermos, sua prevalência atinge até 60%.[2] Mesmo formas leves de IRA têm impacto independentemente dos desfechos, aumentando o tempo de permanência, a mortalidade e a taxa de readmissão.[2]

A alta prevalência de IRA no ambiente hospitalar se relaciona com intervenções medicamentosas (quimioterapia, imunossupressão, toxicidade por antimicrobianos, uso de contraste iodado etc.) ou procedimentos invasivos (cirurgias cardiotorácicas, vasculares e abdominais, e outras de grande porte), condições agudas, como hemorragias, pancreatite e sepse, bem como por descompensação aguda de doenças crônicas (cardiopatias e hepatopatias) (Tabela 94.1).

A IRA também pode ocorrer na comunidade. Casos de IRA comunitária incluem, dentre outras causas, quadros diarreicos e suas consequências (desidratação e, eventualmente, síndrome hemolítico-urêmica), doenças tropicais (p. ex., dengue, malária, leptospirose), deficiência de cuidados no planejamento reprodutivo ou na gestação (abortamentos sépticos, eclâmpsia, descolamento de placenta), intoxicações (por automedicação e medicina familiar alternativa) e acidentes com animais peçonhentos.

MANIFESTAÇÕES CLÍNICAS

Existem fatores de risco bem conhecidos, quando um menor número ou menor intensidade de insultos resulta em IRA (Tabela 94.2). O principal é a doença renal crônica (DRC), definida por uma taxa de filtração glomerular (TFG) < 60 mℓ/min. O risco é mais significativo em estágios avançados de DRC (estágios 4 ou 5 com TFG < 30 mℓ/min).

Pacientes idosos, com menor reserva renal ou comprometimento da função renal, integram o grupo de risco para desenvolvimento de IRA. Indivíduos com doenças crônico degenerativas que cursam com hipofluxo renal e resposta neuro-humoral compensatória, mesmo sem DRC, também são mais suscetíveis a IRA, como os portadores de cirrose hepática e insuficiência cardíaca (IC). Pacientes agudamente enfermos com condições de baixo débito cardíaco e/ou hipovolemia (desidratação, queimadura, hemorragia, pancreatite),

Tabela 94.1 Causas mais frequentes de IRA.

Causa	Exemplos	Características
Isquemia/hipofluxo renal	Hemorragias, diarreias, queimaduras, insuficiência cardíaca, cirrose, contraste iodado, inibidores de calcineurina, AINEs	Geralmente oligúrica; pode responder à otimização da volemia e débito cardíaco
Lesão tubular direta	Rabdomiólise, hemólise intravascular, nefrotoxicidade	Causas mais comuns de rabdomiólise: cocaína, álcool, leptospirose, trauma, lesões vasculares (isquemia-reperfusão) Fármacos mais envolvidos na lesão tubular direta: aminoglicosídeos, vancomicina, cisplatina, anfotericina B
Obstrução intratubular	Síndrome de lise tumoral, nefrotoxicidade, nefropatia do oxalato (p. ex., intoxicação etilenoglicol, hiperoxalúria entérica)	Lise tumoral: hipercalemia grave; alopurinol e rasburicase são protetores Pesquisar cristais de oxalato em: intoxicação por orlistat, vitamina C, pancreatite crônica e síndromes disabsortivas
Inflamação sistêmica	Sepse, pancreatite, pós-operatório de grandes cirurgias	Multifatorial. Muitas vezes, sem necrose tubular, apenas disfunção metabólica tubular
Lesão tubular alérgica	Nefrite intersticial alérgica por medicamentos	Principais causas: IBPs, antibióticos, AINEs e inibidores do *checkpoint* imune Suspensão do medicamento; considerar corticosteroide; risco de cronificação
IRA obstrutiva	Hiperplasia prostática benigna, neoplasia de bexiga, próstata ou colorretal avançada, linfoma com extensa adenomagalia retroperitoneal	Reversível com desobstrução precoce Atenção com poliúria pós-desobstrução

AINEs: anti-inflamatórios não esteroides; IBPs: inibidores de bombas de prótons.

Tabela 94.2 Fatores de risco para IRA.

Fatores de risco	Comentários
Idade avançada	Reserva funcional renal diminuída; diminuição da TFG com idade e comorbidades; nefropatia isquêmica possivelmente associada (ateroesclerose avançada)
Doença Renal Crônica	Maior fator de risco, independente da etiologia, principalmente estágios IV e V (TFG < 30 mℓ/min)
Uso de drogas potencialmente nefrotóxicas	Atenção para correção de drogas com excreção renal
Situações de ativação neuro-humoral (SRAA, SNS, ADH)	Insuficiência cardíaca congestiva, cirrose
Aterosclerose	Mais suscetível à isquemia e lesão endotelial
Possivelmente diabetes mellitus, mesmo sem nefropatia	Provavelmente relacionado com alterações glomerulares, endoteliais, estresse oxidativo e produtos avançados de glicosilação

TFG: taxa de filtração glomerular; SRAA: sistema renina angiotensina aldosterona; SNS: sistema nervoso simpático; ADH: hormônio antidiurético.

submetidos a cirurgias de grande porte e os expostos a medicações nefrotóxicas, também apresentam risco mais elevado.[2,3]

A apresentação clínica da IRA depende da condição subjacente do paciente.

DIAGNÓSTICO

O diagnóstico é mais fácil e precoce nos ambientes hospitalares, onde é prática adequada a procura injúria renal a partir de marcadores da função renal, como ureia e creatinina, além de acidose metabólica e distúrbios hidroeletrolíticos, como hiperpotassemia e hiponatremia.[4] Até 40% dos pacientes não cursam com oligúria (definida como diurese ≤ 400 mℓ/dia).

A IRA pode comprometer o balanço corporal de água e sal, causando congestão, hipervolemia e edema. O acúmulo de água e sal pode não ser percebido clinicamente até que cerca de 4 ou mais litros tenham se acumulado. Peso diário em jejum, balanço hídrico, ausculta pulmonar e observação do edema são instrumentos clássicos para a detecção da sobrecarga hídrica.

No paciente grave, edema e ausculta podem não guardar relação com o volume intravascular, e avaliações de imagem à beira do leito, com ecocardiografia e ultrassonografia (USG) permitem avaliar o diâmetro e a colapsabilidade da veia cava inferior e a presença de linhas B pulmonares, o que auxilia na definição do estado da volemia.[3]

O diagnóstico da IRA é feito basicamente por dois critérios: elevação aguda ou subaguda dos níveis de creatinina e ureia e diminuição aguda do volume urinário. Variáveis adicionais, como alterações eletrolíticas e acidobásicas, são importantes para alertar para a possibilidade de disfunção renal ou para determinar a acuidade e gravidade do problema.[5]

Potenciais novos biomarcadores para diagnóstico mais precoce e mais sensível da IRA têm sido estudados, como NGAL, KIM 1, NephroCheck® (ensaio que conjuga duas proteínas excretadas na urina que regulam o ciclo celular, IGFBP-7 e TIMP-2), LFABP, IL-18, DKK-3 e a cistatina C. Sua utilidade ainda é controversa, devido principalmente à heterogeneidade dos achados.[6]

FISIOPATOLOGIA

O modelo clássico de IRA experimental compreende um período curto de isquemia total seguido por reperfusão dos rins. Nessa situação, observa-se vasoconstrição, alterações hemodinâmicas na distribuição do fluxo sanguíneo intrarrenal, alteração do coeficiente de ultrafiltração (Kf) por disfunção das células mesangiais, depleção de ATP e entrada de cálcio na célula, estresse oxidativo, morte celular por necrose, edema celular, perda da diferenciação e polaridade das células tubulares sobreviventes, ativação da cascata da apoptose e resposta inflamatória tecidual. Todos esses achados, em menor ou maior grau, contribuem para a disfunção renal (Figura 94.1).[2]

CLASSIFICAÇÃO

A Tabela 94.3 apresenta a definição e classificação atual da IRA, desenvolvida pelo grupo Kidney Disease: Improving Global Outcomes (KDIGO), uma organização não governamental global que desenvolve e implementa diretrizes clínicas baseadas em evidências no campo da nefrologia, incluindo a IRA.[6]

A IRA é tradicionalmente classificada em pré-renal, renal ou parenquimatosa e pós-renal. A IRA pré-renal corresponde a casos de IRA funcional, rapidamente reversíveis com adequação/restauração da volemia e/ou do débito cardíaco. A IRA pós-renal refere-se basicamente a casos obstrutivos na esfera urológica.

Este capítulo aborda a IRA parenquimatosa, incluindo o envolvimento dos túbulos renais, antigamente descrito como substrato anatomopatológico de necrose tubular aguda, e que hoje é referida como injúria tubular aguda. Doenças glomerulares, sob a forma de glomerulonefrites rapidamente progressivas, incluindo algumas glomerulopatias primárias (p. ex., nefropatia por IgA) e secundarias (p. ex., lúpus eritematoso sistêmico), vasculites e doenças microvasculares (p. ex., microangiopatias trombóticas) podem se apresentar clinicamente como IRA. Condições como sepse e glomerulonefrites podem apresentar IRA instalada, mesmo com critérios nos indicadores bioquímicos urinários que sugerem IRA pré-renal.

SITUAÇÕES ESPECIAIS
Nefrotoxicidade

Cerca de 20% dos casos de IRA têm a nefrotoxicidade como causa principal ou fator contribuinte. Diversas classes de medicações podem ter efeito nefrotóxico, potencialmente causando IRA. Na Tabela 94.4 estão exemplificadas as principais medicações e seus mecanismos de ação.

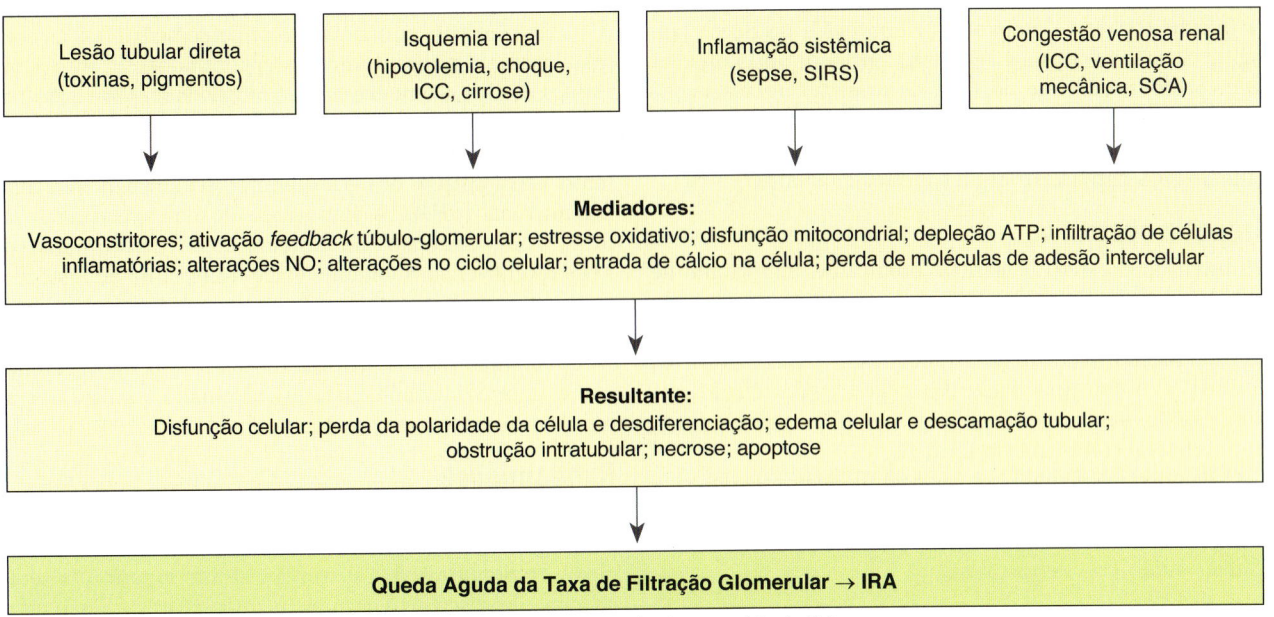

Figura 94.1 Fisiopatologia resumida da IRA.

Tabela 94.3 Definição e classificação KDIGO da IRA.

Definição IRA	Classificação	Limitações
Critério da creatinina: aumento da creatinina basal > 0,3 mg/dℓ em 48 h ou em 50% em 7 dias ou Critério da diurese: Diurese < 0,5 mℓ/kg/h, por pelo menos 6 h	IRA KDIGO 1: elevação da creatinina entre 50% e 100% ou diurese < 0,5 mℓ/kg/h entre 6 a 12 h	Nem sempre é conhecida a creatinina basal do paciente e muitas vezes na admissão já há elevação da creatinina
	IRA KDIGO 2: elevação da creatinina entre 100 (dobrar a creatinina) e 200% ou diurese < 0,5 mℓ/kg/h por > 12 h	Balanço hídrico positivo pode diluir a creatinina, interferindo no diagnóstico
	IRA KDIGO 3: elevação maior do que 200% (mais de 3x creatinina basal) ou Creatinina > 4 mg/dℓ ou necessidade de SRA ou diurese < 0,3 mℓ/kg/h por > 24 h ou anúria por mais de 12 h	Diurese nem sempre é medida de forma horária

Tabela 94.4 Nefrotoxicidade, principais drogas e seus mecanismos de lesão renal.

Droga	Mecanismo de lesão
Cisplatina	Lesão tubular direta (dano ao DNA, estresse oxidatvo)
Aminoglicosídeo, polimixina	Lesão tubular direta
Vancomicina	Lesão tubular direta (NTA), NIA, cilindros de vancomicina Risco maior em associação com piperacilina/tazobactan
Sulfas	NIA, obstrução intratubular (ciprofloxacino)
Metotrexate, aciclovir	Precipitação intratubular e obstrução
Tenofovir	Lesão tubular direta, tubulopatia com síndrome de Fanconi, doença renal crônica progressiva
Inibidor da bomba de prótons	NIA
IECA/BRA, inibidor de calcineurina	Vasoconstrição, MAT (com inibidores de calcineurina)
Contraste iodado	Isquemia (vasoconstrição e lesão tubular direta/estresse oxidativo)

NTA: necrose tubular agida; NIA: nefrite intersticial aguda; IECA: inibidores da enzima conversora da aldosterona; BRA: bloqueadores do receptor de angiotensina.

Além dos mecanismos de lesão tubular direta, obstrução tubular por precipitação de cristais e hipofluxo por vasoconstrição, destaca-se o mecanismo de nefrite tubulointersticial aguda do tipo alérgica (ou simplesmente nefrite intersticial aguda [NIA]). O diagnóstico é mais complexo por exigir confirmação anatomopatológica. A suspeita de NIA é levantada quando a IRA se instala em paciente com febre, erupção cutânea e achados como eosinofilia e exame de elementos anormais e sedimento da urina. Em 80% dos casos há leucocitúria estéril e em 60% algum grau de hematúria. A pesquisa de eosinofilúria não é mais recomendada por apresentar baixa acurácia diagnóstica. É uma condição em que o tratamento com corticosteroides pode mudar o prognóstico, e por isso a suspeita e o diagnóstico preciso, firmado por biopsia renal, são importantes.[7]

Sepse

A maioria dos casos de IRA em UTI têm como causa principal ou grande fator contribuinte a sepse.[8] Para piorar o cenário, cerca de 10 a 20% dos pacientes com sepse, principalmente os com choque séptico, evoluem com necessidade de SRA.[9] As estratégias que beneficiam o paciente com sepse, e que hoje fazem parte da boa prática que segue as diretrizes da iniciativa global Campanha de Sobrevida na Sepse (em inglês, Surviving Sepsis Campaign), incluem antibioticoterapia precoce, controle do foco de infecção, ressuscitação volêmica nas horas iniciais e emprego racional de noradrenalina. Quando pacientes com sepse evoluem com necessidade de SRA não há estratégia superior de diálise.[9]

Uropatia obstrutiva

A obstrução do trato urinário é uma causa importante de IRA. Hiperplasia prostática benigna, neoplasias invasivas da próstata, bexiga, colo uterino e colorretal são patologias comuns, e suas formas avançadas podem ser causas de obstrução e IRA. Além disso, mesmo a migração de cálculos renais, evento frequente na população, pode causar a IRA, tanto bilateral como em rim único.

O diagnóstico depende de imagem da anatomia dos rins e vias urinárias, um ultrassom na maioria dos casos.

O tratamento visa a desobstrução do sistema urinário (cateter duplo-J ou nefrostomia).

IRA pós-operatória

A doença de causa pós-operatória é responsável por cerca de 20% dos casos de IRA hospitalar. Cirurgias de grande porte, como cardiotorácica, vascular e abdominal, são as mais frequentemente implicadas. Os principais fatores predisponentes para esse tipo de IRA são idade avançada, doença renal de base, cirurgia de urgência, cardiopatia e sangramento associado. Nos casos de cirurgias cardíacas, o tempo de circulação extracorpórea prolongado costuma ser uma variável independente de risco para a IRA, além de hemólise e cirurgias valvares.

Síndrome cardiorrenal

A IRA relacionada com descompensação aguda de pacientes com IC, seja com fração de ejeção do ventrículo esquerdo reduzida ou preservada, é definida como síndrome cardiorrenal (SCR) do tipo 1.[10] Os mecanismos envolvidos na IRA nesse contexto incluem, em maior ou menor grau, resposta neurohumoral na IC (p. ex., descarga simpática, ativação do eixo renina-angiotensina-aldosterona, vasopressina, dentre outros mediadores), congestão renal venosa passiva, por aumento da pressão venosa central, isquemia renal por baixo débito e, eventualmente, aumento da pressão intra-abdominal.[10]

É importante notar que essa forma tem uma peculiaridade no tocante ao tratamento. O emprego de diuréticos (às vezes com bloqueio de vários segmentos do néfron) e de vasodilatadores são estratégias quase nunca indicadas em outras formas de IRA, exceto na SCR. Particularmente, fármacos bloqueadores do SRA, que são a base do tratamento vasodilatador da IC, raramente são prescritos na IRA em outros cenários.[10]

Síndrome hepatorrenal

A IRA é frequente na cirrose hepática, principalmente em pacientes com ascite e em fases mais avançadas da doença, quando até 50% dos internados em hospital a desenvolvem. No paciente cirrótico ocorrem alterações hemodinâmicas (circulação hiperdinâmica, vasodilatação esplâncnica e *shunts* determinados pela insuficiência hepática, liberação de mediadores como PAMPs e ativação do óxido nítrico), que determinam intensa vasoconstrição renal.

A IRA no contexto cirrótico pode compartilhar as mesmas causas e comportamentos encontrados em outras variantes de IRA, como sepse, nefrotoxicidade, obstrução urinária e, notadamente IRA pré-renal, a qual responde pela maioria dos casos e tem caráter benigno e reversível. No entanto, cerca de 20% dos casos podem evoluir para síndrome hepatorrenal (SHR). A implicação do desenvolvimento da SHR, com vasoconstrição extrema da circulação renal não mais reversível com volume, exige transplante de fígado ou terapias vasoconstritoras esplâncnicas que funcionem como ponte para o transplante hepático.

O emprego de terlipressina ou noradrenalina (aparentemente com equivalente eficácia), associado à infusão de albumina são a base do tratamento da SHR.[11]

Rabdomiólise

Elevações relativamente discretas dos níveis séricos da creatinofosfoquinase (CPK), um marcador de destruição muscular, da ordem de 5 a 10 vezes o limite superior, já se associam com risco de desenvolvimento de IRA. A lesão tubular decorre de mioglobinúria, e é atribuída principalmente à hipovolemia e estresse oxidativo causado pelo radical heme da mioglobina.

Ressuscitação volêmica agressiva e precoce, com resultante elevação de fluxos urinários, podem prevenir IRA, mesmo quando os níveis de CPK alcançam dezenas de milhares. Outras estratégias de prevenção, como diuréticos, manitol, quelantes de radicais livres, quelantes de ferro, alopurinol, alcalinização da urina, dentre outros, não demonstram benefícios consistentes.

IRA em oncologia

O prognóstico da IRA no paciente oncológico é semelhante a qualquer outro paciente com IRA, mesmo quando internados em UTI, desde que não haja grave comprometimento do estado funcional e a doença não esteja em fase avançada, com metástases disseminadas, carcinomatose peritoneal, linfangite pulmonar, carcinomatose meníngea etc.[12] Além de situações já conhecidas, como a nefrotoxicidade decorrente da cisplatina e do metotrexate, surgiram fármacos que podem determinar microangiopatia trombótica (gencitabina e anti-VEGF, dentre outras) e, mais recentemente, os que inibem o *checkpoint* imune das células tumorais (imunoterapia), que têm sido relacionados com desenvolvimento de IRA por NIA.[7]

A síndrome de lise tumoral pode ocorrer espontaneamente, mas está associada mais comumente a quimioterapia de tumores com grande massa tumoral, mas tem deixado de ser uma fonte de preocupação com a adoção de estratégias de prevenção, que incluem hidratação generosa, alopurinol e alcalinização da urina.

IRA tropical

A IRA tropical engloba casos relacionados com más condições de higiene e saneamento, determinando diarreias e outras doenças infecciosas tropicais, expondo grandes extratos populacionais a traumas e acidentes com animais peçonhentos.[13]

PREVENÇÃO E TRATAMENTO

Não há fármaco capaz de prevenir a IRA, mesmo se administrado antes do insulto renal, como no uso eletivo de contraste vascular iodado ou em cirurgias cardíacas eletivas. A recomendação universal é manter pacientes sob risco de IRA com estado hemodinâmico e volemia adequados, assim como evitar o uso de medicações potencialmente nefrotóxicas.[14] Em situações especiais, como SCR, SHR, rabdomiólise e perioperatório, estudos clínicos alinham as condutas, descritas a seguir.

Coloides

Recomendação de ser evitados, pois se mostraram prejudiciais aos rins.

Cristaloides balanceados

Estudos recentes não confirmaram benefício do soro fisiológico 0,9%.

Acidose

Infusão endovenosa de bicarbonato de sódio para correção do pH em pacientes críticos com acidose metabólica parece evitar a progressão da IRA e a necessidade do SRA.

Ressuscitação criteriosa

Embora a ressuscitação volêmica seja a base da prevenção da IRA, e também para pacientes críticos, em especial aqueles sob ventilação mecânica invasiva, a sobrecarga de volume ao longo da internação (definida por aumento do peso em 5 a 10% do basal) está associada a piores desfechos hospitalares, devendo ser evitada.

Alvo da pressão arterial média

Embora para a maioria dos pacientes não haja evidência de benefício em se buscar um alvo de pressão arterial média acima de 65 mmHg, é possível que valores até 75 mmHg possam ser benéficos para pacientes hipertensos de base, com diminuição do risco de IRA na UTI e no perioperatório

Agentes vasopressores

Evidências experimentais e clínicas indicam que a noradrenalina é um vasopressor seguro, capaz de aumentar natriurese e o fluxo sanguíneo renal, desde que em doses até 0,5 mcg/kg/min. Estudos mais recentes sugerem que a vasopressina, em doses limitadas, também possui um perfil de segurança favorável em relação à função renal, com uso indicado, quando a necessidade de noradrenalina se eleva além da faixa de segurança.

Sedativos e analgésicos

Anti-inflamatórios não esteroides podem diminuir a TFG e causar IRA grave, independentemente de uma possível NIA. A causa decorre da interferência na autorregulação da hemodinâmica intraglomerular, por bloqueio nos prostanoides que induzem vasodilatação da arteríola aferente. Alguns sedativos/analgésicos, como paracetamol e dexmedetomidina, têm um perfil de segurança maior em relação à função renal.[14]

Medidas de controle clínico da IRA

Com relação ao tratamento clínico da IRA, uma vez instalada, as bases para o manejo conservador são:

- Administrar diuréticos, geralmente de alça, para manutenção da homeostase de água e sal
- Usar bicarbonato de sódio, por via parenteral ou oral, para manutenção do pH sanguíneo
- Controlar o potássio sérico com diuréticos, dieta e, eventualmente, com resina de troca iônica
- Evitar novos insultos, como exposição a medicações potencialmente nefrotóxicas, quando houver alternativa para uso
- Buscar o melhor controle hemodinâmico para o paciente com uso de soluções de reposição, inotrópicos, vasodilatadores, segundo indicação, mas sempre com cuidado para não induzir sobrecarga de volume.

Indicações e tipos de suporte renal artificial

Em alguns tipos de pacientes, notadamente aqueles com grande instabilidade hemodinâmica ou que requerem grandes retiradas de volume, portadores de insuficiência hepática e os neurocríticos, há evidência consensual da superioridade e segurança dos métodos lentos contínuos de diálise.

O SRA deve ser iniciado na IRA seguindo indicações clássicas, embora sempre considerando aspectos clínicos individualizados.[15] Dessa forma, as indicações incluem hipervolemia, incluindo congestão pulmonar ou balanço hídrico cumulativo excessivamente positivo a ponto de determinar sobrecarga de líquidos, uremia, considerando aparecimento de sintomas, mas não esperando níveis de ureia plasmática maior do que 240-280 mg/dℓ, e hiperpotassemia ou acidose metabólica refratárias. Outras indicações incluem pacientes com IRA e concomitância de intoxicações que possam se beneficiar de depuração extracorpórea (p. ex., lítio) ou situações em que um outro fator possa estar associado, como hiperamonemia grave, associada a insuficiência hepática fulminante.

CONSIDERAÇÕES FINAIS

A IRA tem prognóstico desfavorável. É fator independente de risco para mortalidade, maior tempo de internação e readmissão hospitalar. Embora alguns estudos sugiram que a mortalidade da IRA venha diminuindo, ainda tem taxa de mortalidade de 20 a 40%, a depender da gravidade e comorbidades dos pacientes, podendo alcançar mais de 50% naqueles pacientes críticos, particularmente no contexto da disfunção de múltiplos órgãos e sistemas.[16] A IRA representa condição com risco potencial de progressão para DRC e o percentual de sobreviventes de IRA que após a alta hospitalar ainda dependem de diálise tem aumentado consideravelmente. Espera-se que uma melhor compreensão dos mecanismos fisiopatológicos possa abrir novas oportunidades terapêuticas que diminuam o risco de DRC e suas consequências na grande população de pacientes que desenvolvem IRA.

REFERÊNCIAS BIBLIOGRÁFICAS

1. Mehta, RL, Cerda, J, Burdmann, EA, Tonelli, M, Garcia-Garcia, G, Jha V, et al. International Society of Nephrology's 0by25 initiative for acute kidney injury (zero preventable deaths by 2025): a human rights case for nephrology. *Lancet.* 2015;385(9987):2616-43.
2. Kellum, JA, Romagnani, P, Ashuntantang, G, Ronco, C, Zarbock, A, Anders, HJ. Acute kidney injury. *Nat Rev Dis Primers.* 2021;7(1):52.
3. Liu, KD, Goldstein, SL, Vijayan, A, Parikh, CR, Kashani, K, Okusa, MD, et al. AKI!Now Initiative: Recommendations for Awareness, Recognition, and Management of AKI. *Clin J Am Soc Nephrol.* 2020;15(12):1838-47.

4. Stewart, JA. Adding insult to injury: care of patients with acute kidney injury. *Br J Hosp Med* (Lond). 2009;70(7):372-3.

5. Lee, SA, Cozzi, M, Bush, EL, Rabb, H. Distant Organ Dysfunction in Acute Kidney Injury: A Review. Am J Kidney Dis. 2018;72(6):846-56.

6. Ostermann, M, Zarbock, A, Goldstein, S, Kashani, K, Macedo, E, Murugan, R, et al. Recommendations on Acute Kidney Injury Biomarkers From the Acute Disease Quality Initiative Consensus Conference: A Consensus Statement. *JAMA Network Open.* 2020;3(10):e2019209-e.

7. Kwiatkowska, E, Domański, L, Dziedziejko, V, Kajdy, A, Stefańska, K, Kwiatkowsk,i S. The Mechanism of Drug Nephrotoxicity and the Methods for Preventing Kidney Damage. *Int J Mol Sci.* 2021;22(11).

8. Gomes, CLR, Yamane, TLC, Ruzany, F, Rocco Suassuna, JH. A real-world prospective study on dialysis-requiring acute kidney injury. *PLoS One.* 2022;17(5):e0267712.

9. Kuwabara, S, Goggins, E, Okusa, MD. The Pathophysiology of Sepsis-Associated AKI. *Clin J Am Soc Nephrol.* 2022;17(7):1050-69.

10. McCallum, W, Sarnak, MJ. Cardiorenal Syndrome in the Hospital. *Clin J Am Soc Nephrol.* 2023.

11. Nadim, MK, Garcia-Tsao, G. Acute Kidney Injury in Patients with Cirrhosis. N Engl J Med. 2023;388(8):733-45.

12. Rosner, MH, Perazella, MA. Acute kidney injury in the patient with cancer. *Kidney Res Clin Pract.* 2019;38(3):295-308.

13. Burdmann, EA, Jha, V. Acute kidney injury due to tropical infectious diseases and animal venoms: a tale of 2 continents. Kidney Int. 2017;91(5):1033-46.

14. Kashani, K, Rosner, MH, Haase, M, Lewington, AJP, O'Donoghue, DJ, Wilson, FP, et al. Quality Improvement Goals for Acute Kidney Injury. *Clin J Am Soc Nephrol.* 2019;14(6): 941-53.

15. Gaudry, S, Palevsky, PM, Dreyfuss, D. Extracorporeal Kidney-Replacement Therapy for Acute Kidney Injury. N Engl J Med. 2022;386(10):964-75.

16. Noble, RA, Lucas, BJ, Selby, NM. Long-Term Outcomes in Patients with Acute Kidney Injury. *Clin J Am Soc Nephrol.* 2020;15(3):423-9.

Doença Renal Crônica

Karla Cristina Petruccelli Israel • Ana Matilde Schramm •
Arthur Gabriel Gonçalves Bisneto • Marcelo Mazza do Nascimento

INTRODUÇÃO

A doença renal crônica (DRC) é definida pela presença de anormalidade estrutural e/ou funcional dos rins por um período superior a três meses. É uma doença crônica irreversível, associada a um aumento de morbimortalidade em todas as populações acometidas, independentemente de suas características demográficas individuais.

Suas etiologias mais frequentes são o diabetes melito (DM) e a hipertensão arterial sistêmica (HAS); porém, pode-se encontrar DRC associada a doenças inflamatórias como glomerulopatias e lúpus eritematoso sistêmico; doenças heredofamiliares como a doença renal policística e doença de Alport; distúrbios mieloproliferativos, como amiloidose e mieloma múltiplo; ou ainda sequela de lesões renais agudas.

De uma forma simplificada, pode-se descrever a DRC como um processo continuado em que uma diminuição da população de néfrons funcionantes leva à liberação de mediadores neuro-humorais e citocinas, ocasionando alterações adaptativas na hemodinâmica renal com potencial para desencadear fenômenos inflamatórios que resultam em fibrose e exclusão funcional progressiva de um grupo sempre crescente de glomérulos. Esse processo pode culminar em uma falência funcional, que tem como manifestação mais contundente a síndrome urêmica, ainda que os portadores da DRC permaneçam assintomáticos por longos períodos até fases tardias da história natural da doença em função de mecanismos fisiológicos compensatórios.

O reconhecimento precoce e as medidas de controle da DRC e seus fatores de risco representam hoje um importante desafio de saúde pública diante dos crescentes números de prevalência da patologia, que já pode ser considerada uma pandemia silenciosa.

EPIDEMIOLOGIA

A prevalência mundial da DRC é estimada em pelo menos 10%, ou seja, no mínimo 800 milhões de pessoas apresentam algum grau de disfunção renal, sendo 21 milhões no Brasil. Por conta de sua elevada morbimortalidade, estima-se que a DRC é atualmente a décima segunda causa mundial de mortes no mundo. Há projeções, no entanto, de que na década de 2040 a DRC representará a quinta mais frequente causa de morte, fato que deveria incitar o aprimoramento das estratégias de detecção precoce efetivas, a começar na atenção primária, no intento de uma mudança de perspectiva sanitária. A falta de informação é um pesado óbice à mudança de paradigmas, já que é baixa a conscientização em relação a essa doença. Para se ter uma noção da magnitude do problema, estima-se, por exemplo, que existam nos EUA 37 milhões de portadores de DRC, dos quais cerca de 40% encontram-se entre os estágios G3B, G4 e G5 (não dialítico) e desconhecem ser portadores da doença.

As principais causas de DRC em estágio terminal (DRCT) no mundo são, em ordem decrescente de prevalência: o DM, a HAS e as doenças glomerulares. De acordo com levantamento da Sociedade Brasileira de Nefrologia (SBN), no Brasil observa-se um padrão etiológico diferente, com HAS, DM, doenças glomerulares e doença renal policística se sucedendo em ordem decrescente de prevalência. Juntas, HAS e DM representam mais de 50% dos casos de DRCT no Brasil. Ainda de acordo com a pesquisa da SBN, 144.779 pessoas encontram-se em hemodiálise (HD) ou diálise peritoneal (DP) em nosso país. Informações sobre a incidência da DRC não dialítica são precárias no Brasil e há certa dificuldade na extrapolação de dados internacionais por conta da heterogeneidade genética e racial da população brasileira.

DIAGNÓSTICO

O diagnóstico da DRC pode ser realizado pela estimativa da taxa de filtração glomerular (TFG) a partir dos valores séricos da creatinina e/ou da cistatina C. Existem várias fórmulas para estimativa da TFG, porém a mais recomendada, em função de sua fidedignidade, é a CKD-EPI, desenvolvida pelo Chronic Kidney Disease Epidemiology Collaboration Group. Sua versão mais recente é a CKD-EPI 2021 Creatinina-Cistatina C, que reduz vieses individuais e aumenta a acurácia do cálculo. Nessa versão da fórmula houve a exclusão da variante raça como parâmetro obrigatório.

A identificação de proteínas – particularmente albumina – em amostras cronometradas (em 24 horas) ou em amostras aleatórias (quantificação de gramas de albumina em relação às gramas de creatinina na amostra) tem um papel importante na estratificação e no prognóstico da DRC, tendo em vista que maiores quantidades de albuminúria implicam riscos maiores de evolução desfavorável da doença.

Exames de imagem como a ultrassonografia representam uma ferramenta útil ao diagnóstico da DRC, já que a doença induz alterações sonográficas características, como a redução das dimensões renais, o aumento global da ecogenicidade renal e a perda da diferenciação córtico-medular.

Uma vez estabelecido o diagnóstico de DRC, deve-se fazer busca ativa da(s) etiologia(s), o que muitas vezes é desafiador. O processo de diagnóstico diferencial envolve a anamnese (comorbidades, tempo de doença, exposição a nefrotóxicos, infecções prévias, injúria renal aguda (IRA) prévia e necessidade de terapia renal substitutiva (TRS), história de autoimunidades e histórico familiar), o exame físico (edema, alterações cutâneas, pressão arterial e palpação de pulsos periféricos, palpação abdominal) e exames complementares específicos, como provas reumáticas, pesquisa de gamopatias monoclonais, sorologias, fundo de olho e ecocardiograma transtorácico.

CLASSIFICAÇÃO

Estabelecida no início do século 21, a classificação da National Kidney Foundation (NKF), dos EUA, se baseia em dois parâmetros para estratificar a DRC: a taxa de filtração glomerular e a albuminúria. Os portadores de DRC são classificados em cinco estágios, denominados G1, G2, G3, G4 e

G5, com uma subdivisão nas classes G3 (A e B) e G5 (dialítico e não dialítico). Já a albuminúria é classificada em três níveis – A1, A2 e A3. A classificação NKF na íntegra e sua correlação com o risco de progressão para a DRCT podem ser encontradas na figura 95.1.

TRATAMENTO

O tratamento objetiva corrigir ou minimizar os fatores de risco, retardando a progressão da DRC. São considerados fatores de risco para uma progressão mais acelerada da doença: albuminúria, tabagismo, idade avançada, presença de síndrome metabólica, doenças cardiovasculares, acidose metabólica, exposição a nefrotoxinas e episódios de injúria renal aguda.

O plano terapêutico, que deve ser individualizado e adaptado para cada um dos estágios da DRC, inclui medidas farmacológicas, medidas não farmacológicas e a terapia renal substitutiva.

Tratamento não farmacológico

As medidas de tratamento não farmacológico estão resumidas na figura 95.2 e são descritas a seguir.

Abandono do tabagismo

Essa medida é fundamental. São indicadas intervenções comportamentais e farmacológicas (reposição de nicotina, bupropiona), idealmente com uma equipe multidisciplinar.

Redução da ingesta salina

A redução da ingesta salina para menos de 2,3 g de sódio ou 5 g de cloreto de sódio por dia é indicada, especialmente para pacientes com HAS associada, já que propicia queda da PA, diminuição da proteinúria e diminuição do risco de doenças cardiovasculares, que são a principal causa de morte entre portadores de DRC.

Restrição proteica

A recomendação para portadores de DRC das classes 3 a 5 não dialíticos e metabolicamente estáveis é de 0,6-0,8 g/kg/dia para diabéticos e de 0,55-0,6 g/kg/dia para não diabéticos. Não há

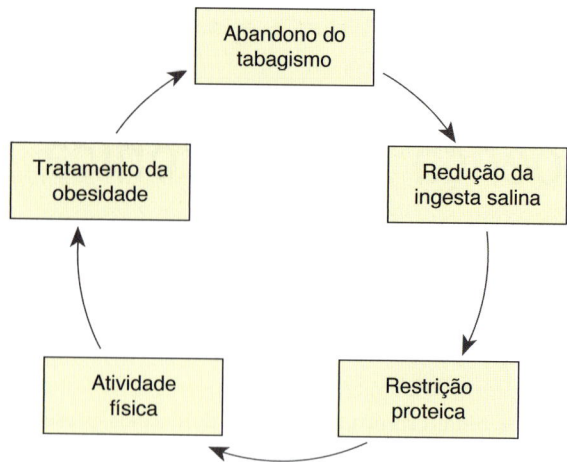

Figura 95.2 Tratamento não farmacológico da DRC.

preferência entre proteína animal ou vegetal. Essa intervenção deve ser cautelosa em função dos riscos de fragilidade e perda de massa muscular.

Atividade física

Atividade física regular é necessária, com pelo menos 150 minutos acumulados por semana, em intensidade dependente do *status* cognitivo e cardiovascular e do risco de queda do paciente.

Controle da obesidade

É uma medida essencial, por reduzir alterações hemodinâmicas e inflamatórias, que potencialmente aceleram a progressão da DRC.

Tratamento farmacológico

O manejo farmacológico da DRC baseia-se fundamentalmente em dois pilares: redução do potencial de dano glomerular, com o consequente retardo da progressão da doença, e controle das alterações metabólicas oriundas da DRC. Fármacos que satisfazem essas duas premissas são considerados de escolha no manuseio da DRC e de suas comorbidades, e são apresentados na figura 95.3.

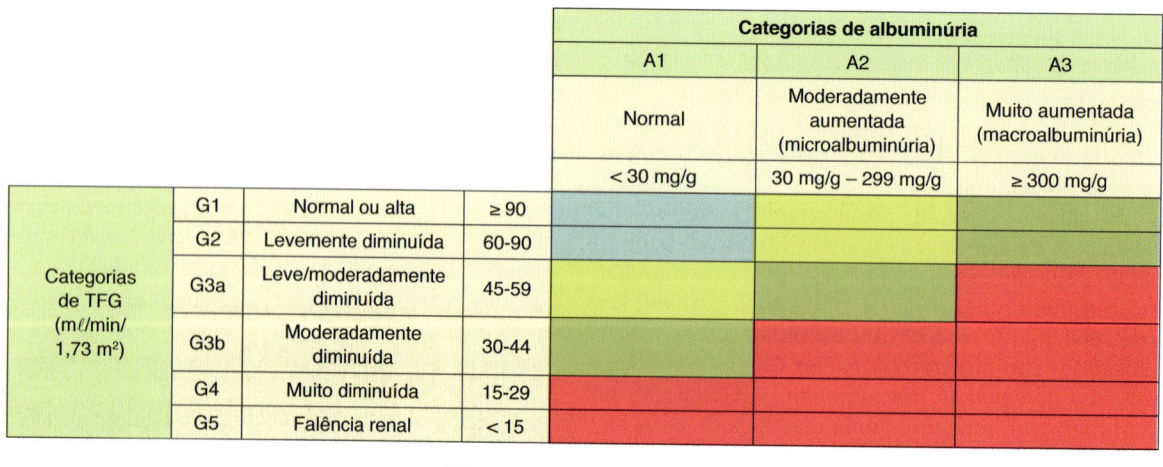

Figura 95.1 Estratificação da doença renal crônica em função da taxa de filtração glomerular e albuminúria, com perfil de risco de progressão para DRCT (KDIGO, 2021).

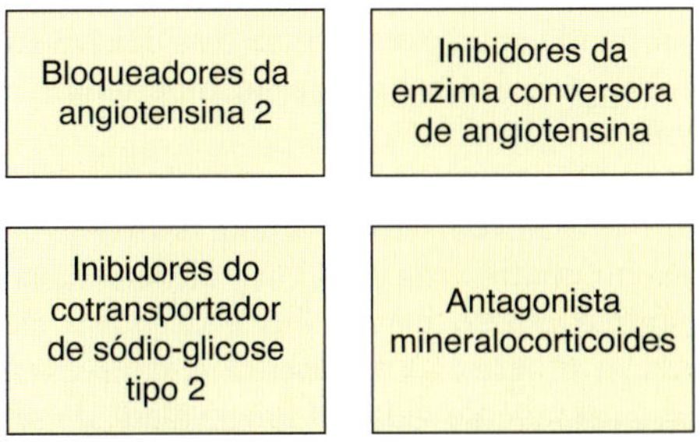

Figura 95.3 Drogas com potencial de retardar a progressão da DRC.

Controle da hipertensão arterial sistêmica

De acordo com KDIGO 2021, o alvo terapêutico para a pressão arterial sistólica (PAS) é inferior a 120 mmHg, quando bem tolerado pelo paciente. De acordo com as diretrizes brasileiras de hipertensão arterial, deve-se objetivar PAS inferior a 130 mmHg e pressão arterial diastólica (PAD) inferior a 80 mmHg, sempre que possível. Para indivíduos com expectativa de vida limitada ou hipotensão postural sintomática, alvos menos rigorosos podem ser aplicados. Por sua atuação na hemodinâmica glomerular e seu potencial antiproteinúrico, os inibidores da enzima conversora de angiotensina (IECA) e os bloqueadores do receptor AT1 da angiotensina 2 (BRA) são considerados a primeira escolha no tratamento da HAS em pacientes renais crônicos. Os benefícios do bloqueio do sistema renina-angiotensina-aldosterona (SRAA) estão mais bem estabelecidos entre os pacientes diabéticos com lesões albuminúricas, porém seu uso é razoável também em indivíduos hipertensos não diabéticos, proteinúricos ou não proteinúricos, e até naqueles com proteinúria sem HAS ou DM, desde que respeitado o limite de tolerância do paciente.

As posologias sugeridas de bloqueadores do SRAA estão descritas na tabela 95.1. Recomenda-se iniciar o tratamento com as menores doses efetivas dessas drogas e posteriormente otimizá-las até a maior dose tolerável pelo paciente. Tanto ao iniciar quanto ao aumentar a dose, deve-se monitorar os níveis séricos de creatinina e potássio no máximo entre 2 e 4 semanas, sendo tolerável uma queda inicial na TFG de até 30%.

Não há evidências suficientemente robustas para apontar superioridade de uma classe de bloqueador do SRAA sobre outra. No entanto, os BRA apresentam melhor tolerância por não provocar paraefeitos como tosse seca e angioedema. Não há evidência de benefício renal ou mortalidade cardiovascular na associação entre IECA e BRA, com o agravante da associação levar a maior risco de hipotensão, hipercalemia e IRA. Não é recomendado o uso dessas drogas em indivíduos com TFG < 15 mℓ/min, porém não se deve suspendê-lo

nos pacientes que apresentem TFG < 15 mℓ/min e que já usem essas medicações, uma vez que há aumento de mortalidade sem quaisquer benefícios em termos de melhora da TFG.

O uso de antagonistas do receptor de mineralocorticoides (ARM) está associado à redução de proteinúria, diminuição de fibrose e inflamação renal, além do benefício cardiovascular (especialmente para aqueles com HAS resistente ou refratária e ICC com fração de ejeção reduzida). Estão disponíveis para comercialização no Brasil a espironolactona e a finerenona. Sua principal limitação é a hipercalemia, que ocasiona subestimação dos benefícios clínicos.

Controle do diabetes melito

O controle do DM é fundamental para retardar a progressão da DRC. O alvo terapêutico no controle do DM é baseado nos valores da hemoglobina glicada (HBA1c), cuja recomendação varia de 6,5 a 8%, a depender de particularidades de cada paciente, como severidade da DRC, complicações macrovasculares, comorbidades, expectativa de vida e reconhecimento dos episódios de hipoglicemia.

Os fármacos de escolha no controle da DM em portadores de DRC são os inibidores do cotransportador de sódio-glicose Tipo-2 (iSGLT-2) ou gliflozinas (Tabela 95.2).

Os iSGLT-2 inibem a reabsorção de sódio e glicose nos túbulos contorcidos proximais. Além do controle glicêmico, possuem atividade na hemodinâmica renal, diminuindo a pressão intraglomerular, a albuminúria e a progressão da DRC em indivíduos com ou sem DM. Podem ser utilizados por indivíduos com DRC com ou sem DM e TFG ≥ 20 mℓ/min, sendo maior o benefício no DM2, albuminúria A2 ou A3 e insuficiência cardíaca. A suspensão desses fármacos só é obrigatória quando o usuário necessita de TRS.

O controle metabólico na DRC envolve o manejo de acidose, anemia, doença mineral óssea (DMO) e dislipidemia, que, embora não apresentem evidências robustas no retardo da progressão da DRC, são fundamentais na redução da morbimortalidade dos pacientes e propiciam uma maior qualidade de vida. Não há evidências que indiquem o uso de agentes redutores da hiperuricemia para retardar a progressão da DRC, sendo o seu uso indicado apenas em situações de litíase renal úrica ou gota.

Denominam-se *agudizações* todas as situações em que há uma deterioração rápida da TFG, de caráter reversível ou não, em portadores de DRC. Proteger os pacientes dessas situações é essencial no controle da progressão da doença e na preservação da vida. São fatores de agudização: processos infecciosos, desequilíbrio hemodinâmico, quadros de desidratação e principalmente nefrotoxinas. Há várias substâncias de uso corriqueiro na prática médica com potencial de dano renal. Antibióticos como os aminoglicosídeos, quimioterápicos como ciclosporina, cisplatina e tacrolimus, anti-inflamatórios não hormonais e contrastes iodados têm potencial de originar lesões renais agudas (LRA) que, sobrepostas à DRC, podem

Tabela 95.1 Posologia recomendada de bloqueadores do SRAA.

Medicação	Dose inicial	Dose máxima
Enalapril	5 mg/dia	40 mg/dia
Ramipril	2,5 mg/dia	20 mg/dia
Losartana	50 mg/dia	100 mg/dia
Valsartana	80 mg/dia	320 mg/dia
Olmesartana	20 mg/dia	40 mg/dia

Tabela 95.2 Posologia dos principais iSGLT-2.

Medicação	Dose inicial	Dose máxima
Dapagliflozina	10 mg/dia	10 mg/dia
Empagliflozina	10 mg/dia	25 mg/dia

ter um efeito deletério e muitas vezes duradouro. Mesmo medicações utilizadas no controle da DRC, como iSGLT2 e bloqueadores do SRAA, têm potencial de propiciar agudização na presença de quadros infecciosos ou alterações hemodinâmicas. Recomenda-se evitar as nefrotoxinas sempre que possível, corrigir a posologia de drogas de eliminação renal de acordo com a TFG do paciente e suspender iSLGT2, BRA e IECA nos dias doentes (*sick days*) com êmese, diarreia e/ou febre são medidas eficazes na prevenção de episódios de agudização.

Terapia renal substitutiva

Quando o manejo conservador não é mais suficiente para a manutenção do equilíbrio volêmico e metabólico do portador de DRC e há um prejuízo incontornável da qualidade de vida, indica-se a TRS. As indicações formais de TRS são: hipervolemia refratária ao uso de diuréticos, acidose refratária à terapia clínica, hiperpotassemia não controlável e síndrome urêmica manifesta. Existem três principais alternativas de TRS: hemodepuração (hemodiálise e hemodiafiltração), diálise peritoneal e transplante renal. Cada uma dessas modalidades possui características individuais e sua indicação deve ser particularizada, levando-se em conta não apenas as condições clínicas, mas também as preferências pessoais do paciente, em um processo de decisão compartilhada.

CONSIDERAÇÕES FINAIS

A DRC é extremamente comum e emerge como uma importante causa de morbimortalidade ao redor do mundo, sendo muitas vezes subdiagnosticada, em especial em países com baixos índices de desenvolvimento humano (IDH).

Cuidar do portador de DRC é uma competência que deve ser desenvolvida por todo profissional médico, reservando o encaminhamento ao nefrologista a situações como quedas abruptas da TFG; TFG < 30 mℓ/min; proteinúria persistente; hematúria de origem glomerular; doenças renais hereditárias; litíase renal recidivante; persistência de DHEAB (distúrbios hidroeletrolíticos e ácido-base) e na hipertensão refratária ou resistente.

Embora com o surgimento e a popularização de BRAs, IECAs, iSLT-2 e novos ARMs tenha havido avanços sem precedentes no controle da DRC nas últimas duas décadas, ainda há amplo espaço para a busca de novas alternativas para retardar a progressão da doença e, consequentemente, melhorar a qualidade de vida e a longevidade de seus portadores. Também são extremamente necessárias ações de saúde pública no sentido de promover o diagnóstico precoce e a educação em Saúde, pois até hoje são as ferramentas mais consolidadas no controle da DRC.

REFERÊNCIAS BIBLIOGRÁFICAS

1. Kovesdy, C.P. Epidemiology of chronic kidney disease: an update 2022. *Kidney Int Suppl.* 2022 Apr;12(1):7-11.
2. Inker, L.A., Eneanya, N.D., et al. New Creatinine- and Cystatin C-Based Equations to Estimate GFR without Race. *N Engl J Med.* 2021 Nov 4;385(19):1737-1749.
3. Kidney Disease: Improving Global Outcomes (KDIGO) Diabetes Work Group. KDIGO 2022 Clinical Practice Guideline for Diabetes Management in Chronic Kidney Disease. *Kidney Int.* 2022 Nov;102(5S):S1-S127.
4. Kidney Disease: Improving Global Outcomes (KDIGO) Blood Pressure Work Group. KDIGO 2021 Clinical Practice Guideline for the Management of Blood Pressure in Chronic Kidney Disease. *Kidney Int.* 2021 Mar;99(3S):S1-S87.
5. Bakris, G.L., Agarwal, R., Anker S.D., et al. Effect of Finerenone on Chronic Kidney Disease Outcomes in Type 2 Diabetes. *N Engl J Med.* 2020 Dec 3;383(23):2219-2229. doi: 10.1056/NEJMoa2025845.
6. Heerspink, H.J.L., Stefánsson B.V., Correa-Rotter R., et al. Dapagliflozin in Patients with Chronic Kidney Disease. *N Engl J Med.* 2020;383:1436-1446. doi: 10.1056/NEJMoa2024816.
7. Beddhu, S., Chertow, G.M., Greene, T. et al. Effects of Intensive Systolic Blood Pressure Lowering on Cardiovascular Events and Mortality in Patients with Type 2 Diabetes Mellitus on Standard Glycemic Control and in Those without Diabetes Mellitus: Reconciling Results from ACCORD BP and SPRINT. *J Am Heart Assoc.* 2018 Sep 18;7(18):e009326.

96

Glomerulopatias

Osvaldo Merege Vieira Neto • Márcio Dantas • Barbhara T. M. Pontes

INTRODUÇÃO

Glomerulopatias, ou doenças glomerulares, englobam um grupo de doenças nas quais o glomérulo é a estrutura renal exclusiva ou predominantemente envolvida. O glomérulo é a unidade de filtração do rim e localiza-se na região cortical. Estima-se em 1 milhão a 1,5 milhão de glomérulos para cada rim. Resumidamente, a filtração glomerular tem como principal objetivo eliminar substâncias sem utilidade fisiológica que foram geradas pelo metabolismo corporal. No entanto, moléculas de baixo peso molecular (≤ 30 a 40 kD) também são livremente filtradas, mas são metabolizadas ou reabsorvidas pelos túbulos sob rígidos controles fisiológicos (p. ex., sódio, potássio, bicarbonato, glicose, proteínas de baixo peso molecular e muitas outras, incluindo a própria água), enquanto outras substâncias filtradas são totalmente eliminadas pela urina (p. ex., creatinina). Moléculas com peso molecular acima de 40 até cerca de 90 kD têm redução progressiva da filtração devido ao peso molecular crescente, além das suas respectivas cargas. Quanto mais negativa a carga da molécula, maior a dificuldade de filtração. Como exemplo, a albumina tem carga negativa e peso molecular aproximado de 70 kD e é filtrada em quantidades muito pequenas.

Diante do exposto, a agressão glomerular pode resultar principalmente em:

- Redução da filtração glomerular (aguda ou crônica), quando ocorre diminuição expressiva dos capilares glomerulares funcionantes por proliferação das células próprias dos glomérulos com ou sem infiltração de células inflamatórias circulantes (glomerulopatias agudas, geralmente associadas a depósitos de complexos imunes), ou quando ocorre substituição das alças capilares glomerulares por matriz mesangial (esclerose glomerular), substância amiloide ou outras (glomerulopatias crônicas)
- Perda da capacidade de restringir filtração de moléculas com peso molecular intermediário a elevado (albumina e outras) e mesmo sangue; nesse caso, identifica-se proteinúria e/ou hematúria (microscópica ou macroscópica).

As doenças glomerulares podem ocorrer por razões adquiridas e hereditárias, e a apresentação pode variar desde anormalidades urinárias assintomáticas a quadros de injúria renal aguda grave com prognóstico mais reservado.

O diagnóstico conclusivo exige biopsia renal, que deve ser realizada sempre após uma avaliação da relação risco/benefício, que pode influenciar ou não na definição terapêutica e prognóstica. No entanto, muitas vezes a biopsia renal pode ser dispensada pela alta probabilidade do diagnóstico clínico, ou pela doença já estar em fase crônica muito avançada, ou mesmo em doenças leves ou de baixo risco, ou por riscos inerentes à biopsia.

A presença de elementos anormais na urina, como proteínas, hemácias e cilindros, pode ser indicativa de lesão glomerular. Em condições fisiológicas, os rins podem eliminar até 150 mg de proteínas por dia no adulto, ou 5 mg/kg/dia nas crianças, valores considerados normais.

As glomerulopatias podem ser primárias (quando restritas ao rim e sem causas sistêmicas ou hereditárias suspeitas) ou secundárias (principalmente decorrentes de doenças sistêmicas). Portanto, quando há uma suspeita de doença glomerular devido à presença de proteinúria e/ou hematúria, deve ser feita uma investigação extensa para excluir as causas secundárias. Hematúria concomitante à proteinúria é sugestiva de doença glomerular, entretanto, hematúria isolada pode ocorrer em doenças do trato urinário, como cálculos, tumores e outros, que são muito mais comuns. Dessa maneira, quando investiga-se uma hematúria isolada, essas condições devem ser afastadas antes de se pensar em uma glomerulopatia.[1]

INCIDÊNCIA E PREVALÊNCIA

As glomerulopatias são doenças de baixa prevalência e incidência, que variam de acordo com a faixa etária, a localização geográfica e as características populacionais e de gênero. A incidência exata é muito difícil de ser estabelecida em razão das diferentes indicações de biopsia renal nos diferentes serviços. Além disso, muitas glomerulopatias assintomáticas com proteinúria não nefrótica ou hematúria microscópica só serão identificadas quando algum exame de urina for realizado por outra indicação clínica ou na doença renal já avançada. Nesse contexto, síndrome nefrótica primária em crianças entre 2 até cerca de 8 anos é denominada síndrome nefrótica da infância e, muito provavelmente, é causada pela doença de lesões mínimas. Esses casos são avaliados por biopsia renal apenas quando os achados clínicos ou a evolução estão diferentes do curso esperado para a doença. No entanto, no primeiro ano de vida predominam as doenças hereditárias, e a biopsia renal e a avaliação genética são essenciais.

Já na idade adulta, a glomerulopatia mais comum no mundo é a glomeruloesclerose diabética (forma secundária), cujo principal marcador clínico é a proteinúria. Outra doença glomerular secundária prevalente nos adultos é a nefrite lúpica, que tem maiores incidências após a puberdade e atinge as mulheres em 85% dos casos. Dentre as glomerulopatias primárias em adultos, a mais comum é a nefropatia da IgA, doença crônica que cursa quase sempre com hematúria, geralmente associada a proteinúria. Entre a quarta e quinta década de vida, a nefropatia membranosa primária (associada a anticorpos anti-receptor tipo M da fosfolipase A2, ou anti-PLA2R) torna-se mais prevalente.

QUADRO CLÍNICO

A apresentação clínica das glomerulopatias pode ser classificada da seguinte forma:

- Síndrome nefrótica: edema generalizado, proteinúria intensa (geralmente > 3.500 mg/24 horas em adultos e > 50 mg/kg em crianças) e hipoalbuminemia (< 3,5 g/dℓ); geralmente também está presente hiperlipidemia, mas não é achado obrigatório

- Síndrome nefrítica: edema generalizado, proteinúria não nefrótica (< 3.500 mg/24 horas), hematúria (tanto macroscópica como microscópica), oligúria, hipertensão arterial e redução da filtração glomerular
- Síndrome nefrítica-nefrótica: quando há componentes simultâneos de ambas as síndromes
- Proteinúria não nefrótica: proteinúria assintomática e quase sempre < 3.500 mg/24 horas; pode vir acompanhada de hematúria
- Hematúria: microscópica isolada assintomática ou macroscópica, destacando-se que essa hematúria deve ter padrão de origem glomerular, ou seja, presença de dismorfismo com percentual acima de 5% de acantócitos ou codócitos
- Glomerulonefrite rapidamente progressiva: geralmente síndrome nefrítica ou síndrome nefrítica-nefrótica com deterioração em dias ou semanas da filtração glomerular; tipicamente ocorre por glomerulonefrite crescêntica diagnosticada por biopsia renal
- Glomerulonefrite crônica: trata-se de glomerulopatia inespecífica, geralmente com proteinúria e/ou hematúria assintomáticas, mas com doença renal crônica avançada, impossibilitando o diagnóstico morfológico.

A caracterização do quadro clínico facilita estabelecer os diagnósticos diferenciais mais prováveis.

Na síndrome nefrótica predominam as agressões ao podócito com pouco ou nenhum componente proliferativo e infiltrativo; os diagnósticos mais prováveis são: doença de lesões mínimas, glomeruloesclerose segmentar focal primária, nefropatia membranosa (primária ou secundária), amiloidose, nefropatia diabética e outras mais raras. As complicações próprias da síndrome nefrótica são a hiperlipidemia, muitas vezes grave; maior risco de contração do volume intravascular, o que pode levar à hipotensão e necrose tubular aguda; desnutrição quando a proteinúria intensa é prolongada; ascite; derrame pleural; risco aumentado de infecções e eventos tromboembólicos. Esses últimos ocorrem pelo ambiente de hipercoagulabilidade, com aumento da viscosidade sanguínea devido à hipoalbuminemia e pela perda urinária de proteínas anticoagulantes, como proteína C, proteína S e antitrombina III.

Já na síndrome nefrítica é esperado maior componente inflamatório celular, com proliferação das células nativas do glomérulo e infiltração de células inflamatórias circulantes. Esses casos têm como diagnósticos mais esperados: glomerulonefrite aguda pós-infecciosa associada a hepatite C, HIV e outras, nefrite lúpica classes III ou IV, nefropatia da IgA e, mais raramente, outras vasculites. Complicações próprias da síndrome nefrítica estão relacionadas a hipervolemia e redução aguda da filtração glomerular, e incluem a própria hipertensão arterial, às vezes com emergência hipertensiva, insuficiência cardíaca e edema agudo de pulmão. Outras complicações como uremia, hiperpotassemia e acidose metabólica dependem do grau mais intenso de redução da filtração glomerular.

A hematúria associada a proteinúria não nefrótica pode ocorrer em muitas glomerulopatias, com destaque para a nefropatia da IgA primária e a nefrite lúpica classes II, III ou V. A persistência desse quadro pode levar à doença renal crônica avançada, mesmo nos casos assintomáticos.

Na hematúria isolada, principalmente em crianças, deve-se pensar em síndrome de Alport ou doença da membrana fina, particularmente quando houver história familiar de nefropatia ou de perda da função renal. Em adultos, a nefropatia da IgA e a nefrite lúpica classe II são diagnósticos a serem considerados. A hematúria macroscópica intensa pode levar à injúria renal aguda com necrose tubular aguda pela obstrução e pelo conteúdo elevado de hemoglobina intratubular.

DIAGNÓSTICO

Os pacientes com doenças glomerulares podem ser assintomáticos ou sintomáticos. Os casos assintomáticos podem cursar com redução progressiva da função renal, por isso, exames periódicos de checagem devem ser realizados por todos para afastar essa condição e permitir um diagnóstico precoce que permita tratamento a tempo de preservar os rins. Os pacientes assintomáticos habitualmente chegam ao nefrologista após avaliação laboratorial solicitada por profissional da saúde em propedêutica de rotina ou com queixa não relacionada a glomerulopatia. As principais alterações são encontradas no exame de urina rotina, na avaliação da função renal por meio da dosagem de creatinina, ou eventualmente em algum exame de imagem.

Investigação laboratorial

A urina rotina é o primeiro exame na avaliação inicial das síndromes glomerulares. Quando realizado adequadamente, revela alterações que demonstram a presença de lesão glomerular. A alteração mais importante é a presença de proteinúria. Deve ser sempre investigada, independente de sua magnitude, pois sua presença mostra lesão na barreira de filtração glomerular e a abordagem precoce pode mudar a evolução da doença.

Esse exame, em sua avaliação bioquímica, detecta apenas a presença de albumina, e a presença de outras proteínas, como cadeias leves ou proteínas de baixo peso molecular, deve ser pesquisada em exame de proteinúria 24 horas, caso haja suspeita. Hematúria também pode ser um importante achado associado a síndromes glomerulares. Quando avalia-se hematúria isolada, o exame de dismorfismo eritrocitário na urina pode ser útil na discriminação da origem da hematúria (glomerular ou urológica), apesar de suas limitações. A presença de acantócitos e/ou codócitos sugere fortemente que a hematúria tenha origem glomerular. A presença de cilindros eritrocitários é muito sugestiva de hematúria de origem glomerular.

A função renal, que na prática se refere à taxa de filtração glomerular, é avaliada por meio da dosagem sérica de creatinina. A uréia também é uma escória nitrogenada que se eleva quando a filtração glomerular é reduzida, mas seu nível sérico não reflete adequadamente a magnitude da perda de filtração glomerular. Elevação de creatinina se associa diretamente à redução da filtração glomerular, e o *clearance* de creatinina estimado por fórmulas é o marcador usado para inferência da função renal. A fórmula CKD-EPI é a mais utilizada atualmente e é a de maior acurácia. Qualquer alteração da função renal demanda uma investigação, mas, isoladamente, sem presença de proteinúria e/ou hematúria, é inespecífica, e não é possível suspeitar de uma síndrome glomerular apenas a partir de um exame de função renal alterado. A injúria renal aguda é mais frequente em casos de síndrome nefrítica, mas pode ocorrer em síndrome nefrótica. Evolução crônica pode estar presente em qualquer cenário de glomerulopatia.

Exames de imagem

Os exames de imagem também fazem parte da investigação das doenças glomerulares. Redução do tamanho dos rins ou alterações texturais (aumento da ecogenicidade ou perda da diferenciação córtico-medular) indicam alterações crônicas irreversíveis no parênquima renal.

Os pacientes sintomáticos podem apresentar algum sinal ou sintoma relacionado à glomerulopatia. Eles podem ser predominantemente relacionados à lesão renal ou referentes a uma doença de base de caráter sistêmico com acometimento nefrológico.

A história clínica associada ao exame físico são fundamentais na condução dos casos, e é importante avaliar, no contexto das glomerulopatias, sinais e sintomas que possam estar relacionados a uma determinada etiologia. Além das alterações classicamente presentes nas principais síndromes glomerulares, sintomas constitucionais (febre, inapetência, perda ponderal, cansaço), frequentes em colagenoses e vasculites, quadros infecciosos que podem sugerir algum gatilho, história pregressa e familiar, e perda de peso, que pode sugerir a presença de neoplasia, devem ser avaliados. Vários sistemas orgânicos podem estar acometidos e alguns achados podem ser encontrados:

- COONG: cefaleia, uveíte, epistaxe, úlceras orais, sinusite, pólipos nasais
- ACV: pericardite, taquicardia, derrame pericárdico, sopros valvares
- AR: tosse, dispneia, hemoptise, infiltrados pulmonares
- AGI: diarreia, vômitos, pirose, dor abdominal
- SN: neuropatias, convulsões, confusão mental
- Outros: artralgia, artrite, lesões de pele, mialgia.

A Tabela 96.1 contém os exames indicados para avaliação dos pacientes com glomerulopatias.

Nem todos os exames são necessários em todos os casos. Dessa maneira, é importante avaliar dados como idade, sexo e apresentação clínica para definir quais exames fazem sentido.

Biopsia renal

O diagnóstico definitivo das glomerulopatias é obtido pela biopsia renal. Há casos em que ela não é necessária, como crianças com síndrome nefrótica pura e altamente suspeita de doença de lesões mínimas; síndrome nefrítica na infância, muito suspeita de glomerulonefrite pós-infecciosa; e pacientes diabéticos com retinopatia diabética e sinais de comprometimento renal. A biopsia renal deve ser guiada por ultrassom e obrigatoriamente devem ser coletados fragmentos para microscopias de luz, de imunofluorescência e eletrônica. A coleta de apenas um fragmento não permite um diagnóstico definitivo, sendo necessário repetir a biopsia. Sua indicação está pautada na importância do diagnóstico etiológico, com repercussão na terapêutica e no prognóstico. Testes de coagulação (tempo de protrombina, TTPa e contagem de plaquetas) prévios ao procedimento e suspensão de anticoagulantes/antiagregantes plaquetários são recomendados por, no mínimo, 5 dias antes do procedimento.

As principais contraindicações para o procedimento são: casos de perda importante de função renal com sinais de cronicidade ao ultrassom, que devem ser cuidadosamente avaliados em relação a risco e benefício para a realização do procedimento, anormalidades anatômicas que aumentem o risco do procedimento, coagulopatia vigente, hipertensão arterial descontrolada (normalmente sistólica acima de 160 mmHg), infecção renal ativa e paciente não cooperativo.

A biopsia renal habitualmente é mandatória em casos de síndrome nefrítica ou nefrótica sem causa evidente (p. ex., diabetes melito e onde o risco do procedimento é aceitável). Pode ser normalmente dispensada em crianças menores de 12 anos. Quando o diagnóstico é altamente sugestivo de alguma glomerulopatia, se a biopsia tem um risco substancial e há presença de algum marcador sorológico muito característico para o caso em questão (anti-PLA2R em nefropatia membranosa, ANCA em vasculite pauci-imune ou antimembrana basal em síndrome de Goodpasture), ela também pode ser dispensada. Hematúria isolada e proteinúria de baixa magnitude (< 1.000 mg/24 horas) sem disfunção renal associada também tendem a não justificar o procedimento. Em termos amostrais, 10 glomérulos é um bom número para que uma biopsia seja considerada significativa. O material deve ser enviado com uma história clínica detalhada, resultado de exames e hipóteses diagnósticas para um serviço de patologia que obrigatoriamente ofereça microscopias de luz com várias colorações, imunofluorescência e eletrônica.

O diagnóstico diferencial entre as glomerulopatias deve ser feito pelo quadro clínico-laboratorial e a confirmação é realizada pela biopsia renal, na maioria das vezes. Dentre as principais glomerulopatias primárias devemos destacar:

- Doença de lesões mínimas: mais comum entre 2 e cerca de 8 anos, mas pode ocorrer em qualquer idade. Se manifesta clinicamente por síndrome nefrótica pura. É a causa mais comum de síndrome na infância, sendo responsável por

Tabela 96.1 Exames indicados para investigação das glomerulopatias.

Exames gerais	Avaliação de rastreio de causas mais prevalentes	Investigação complementar se suspeita clínica
Urina rotina	Anticorpo antinuclear (fator antinúcleo)	Imunofixação de imunoglobulinas séricas (e urinárias, se disponível)
Dosagens séricas	Anticorpo anti-DNA nativo	
Creatinina	Anticorpos anticitoplasma de neutrófilo (p-ANCA e c-ANCA)	Biopsia de medula óssea
Glicemia de jejum e hemoglobina glicada		Exames radiológicos (tórax, esqueleto etc.)
Sódio, potássio, cálcio e fósforo	Dosagem sérica de C3 e C4	Tomografia de tórax e abdome
Hemograma	Dosagem de CH50	Endoscopia digestiva alta e colonoscopia (se suspeita de neoplasia digestiva)
Albumina e proteínas totais (preferencialmente eletroforese de proteínas séricas)	Sorologias para hepatite B, C, HIV e VDRL	
	Dosagem sérica de anticorpo anti-PLA2R (se disponível)	Avaliação genética, se necessário e disponível
Lipidograma	Pesquisa de sangue oculto nas fezes	Outras sob indicações específicas (covid-19, parvovírus, tuberculose, ecocardiograma, hemocultura etc.)
Proteinúria 24 h (ou relação proteína urinária/creatinina urinária)	Avaliação ginecológica (mama, útero, ovários)	
Pesquisa de hemácias dismórficas (se hematúria)	PSA (homens > 50 anos)	
Ultrassonografia renal e abdominal		

mais de 90% dos casos nessa faixa etária, por isso habitualmente não se realiza biopsia renal em crianças com síndrome nefrótica pura. O tratamento de primeira linha é realizado com corticosteroides, e nos raros casos em que não há resposta clínica indica-se biopsia renal para esclarecer o diagnóstico[2]

- Glomeruloesclerose segmentar focal primária: mais comum em adultos jovens, mas pode ocorrer em qualquer idade. Habitualmente se manifesta por síndrome nefrótica associada a hipertensão e perda de função renal. Pode haver hematúria microscópica leve.

TRATAMENTO

O tratamento inclui a abordagem não imunossupressora, visando a nefroproteção, e a abordagem imunossupressora.

Abordagem não imunossupressora ou de nefroproteção (inespecífico)

O tratamento inespecífico é realizado com inibidores do sistema renina-angiotensina (inibidores da ECA ou bloqueadores do receptor da angiotensina II), estatinas (havendo dislipidemia) e diurético de alça para tratamento do edema. A pressão arterial deve ser mantida abaixo de 130/80 mmHg.

Mais recentemente vem sendo demonstrado benefício nefroprotetor com o uso dos inibidores do cotransportador sódio-glicose tipo 2 (inibidores de SGLT2) em pacientes com proteinúria, principalmente não nefróticos e mesmo sem proteinúria, desde que a filtração glomerular esteja acima de 25 mℓ/min. Atenção especial deve ser dada à filtração glomerular, porque é esperada redução de 10 a 20% desta nas primeiras 4 semanas.

Tratamento imunossupressor

O tratamento específico é realizado com imunossupressores, podendo ser utilizados corticosteroides (primeira linha), inibidores de calcineurina (tacrolimus ou ciclosporina), micofenolato (mofetil ou sódico) e rituximabe. Devem ser considerados também os eventos adversos associados aos imunossupressores:

- Nefropatia membranosa primária: associada com o anticorpo anti-PLA2R em mais de 70% dos casos. Mais comum acima de 35 anos, mas raramente pode ocorrer em adultos jovens. Se manifesta por síndrome nefrótica em cerca de 80% dos casos e proteinúria assintomática nos restantes. Pode haver hematúria microscópica leve. Remissão espontânea pode ocorrer em até um terço dos casos. Devem ser feitas medidas de nefroproteção. O tratamento específico é realizado com imunossupressores, podendo ser utilizados corticosteroides associados a ciclofosfamida, inibidores de calcineurina (tacrolimus ou ciclosporina) ou rituximabe[3]

- Nefropatia da IgA: glomerulopatia primária mais comum, pode ter manifestação clínico-laboratorial variada, mas a hematúria é uma constante. Pode se manifestar por episódios de hematúria macroscópica associados a infecções respiratórias ou digestivas e exercícios físicos extenuantes; hematúria microscópica associada a proteinúria assintomática, com ou sem elevação de creatinina; hematúria associada a síndrome nefrótica; glomerulonefrite rapidamente progressiva e insuficiência renal avançada.

O tratamento depende do quadro clínico e do grau de proteinúria. Pacientes com proteinúria > 1.000 mg/24 horas devem receber inibidores do sistema renina-angiotensina, manter a pressão arterial < 130/80 mmHg e fazer uso de corticosteroides por 6 meses[4]

- Glomerulonefrite membranoproliferativa tipo 1: secundária à hepatite C em cerca de 90% dos casos. Manifesta-se por quadro misto nefrítico/nefrótico. Em casos primários o tratamento é realizado apenas para medidas de nefroproteção. Não há tratamento específico

- Síndrome de Alport: nefrite crônica hereditária associada a defeito na biossíntese da membrana basal glomerular. Em 70% dos casos a mutação é associada ao cromossomo X. História familiar de doença renal está presente. No sexo masculino se manifesta por hematúria, proteinúria assintomática e perda funcional renal progressiva, habitualmente necessitando entrar em programa de diálise ou transplante entre 20 e 30 anos. No sexo feminino se manifesta por hematúria e/ou proteinúria assintomáticas, associadas ou não a hipertensão arterial, com boa evolução. Perda auditiva é frequente e está associada à doença renal em ambos os sexos. Não há tratamento específico e devem ser realizadas medidas de nefroproteção

- Doença da membrana fina: alteração genética da membrana basal glomerular com boa evolução. O quadro clínico se manifesta por hematúria microscópica e não é necessário tratamento.

As glomerulopatias secundárias devem ser tratadas de acordo com o diagnóstico de base. Em relação à diabetes melito tipo 1, pacientes sem alterações ao exame de urina rotina ou creatinina devem realizar a pesquisa de albuminúria 24 horas ou relação albumina/creatinina urinária pelo menos a cada 6 meses. Em caso de albuminúria > 30 mg em 24 horas ou relação albumina/creatinina > 30 mg/g, deve ser iniciado tratamento com inibidores do sistema renina-angiotensina (inibidores da ECA ou bloqueadores do receptor da angiotensina II) mesmo com pressão arterial normal, além de um controle rigoroso do diabetes.[5] Pacientes com doença renal do diabetes instalada devem fazer controle rigoroso da pressão arterial (< 130/80 mmHg), além do controle da doença de base.

Os casos de nefrite lúpica ou glomerulonefrites associadas ao ANCA (glomerulonefrites pauci-imunes) devem ser tratados com corticosteroides associados a imunossupressores por longo período, determinado pela resposta clínico-laboratorial. Após o período de indução da remissão, que normalmente dura de 6 a 12 meses, deve ser feito o tratamento de manutenção por 2 a 3 anos, e em alguns casos, tratamento permanente.[6]

Glomerulopatias associadas a infecções virais, como hepatite B, hepatite C e HIV, podem se associar a glomerulopatia secundária e o tratamento deve ser direcionado à doença de base.[7]

Infecções bacterianas como amigdalite e piodermite podem levar à glomerulonefrite pós-infecciosa. Ela se manifesta por síndrome nefrítica típica após o quadro infeccioso entre uma a três semanas no caso de amigdalite e entre duas a quatro semanas em caso de piodermite. O quadro habitualmente é autolimitado e o tratamento, focado no controle da pressão arterial (volume dependente) e do edema com diurético de alça. Bloqueadores de canal de cálcio podem ser associados se não houver controle pressórico adequado apenas com diurético. A resolução total do quadro costuma ocorrer em até 8 semanas.

Glomerulopatias secundárias a discrasias de plasmócitos, como amiloidose AL, devem receber tratamento imunossupressor e ter seguimento conjunto com hematologista.

CONSIDERAÇÕES FINAIS

Glomerulopatias constituem um amplo capítulo na nefrologia e exigem um raciocínio clínico aguçado associado a uma propedêutica focada na individualidade de cada paciente. As manifestações clínicas e laboratoriais são variadas e muitas vezes inespecíficas. A biopsia renal é fundamental na ampla maioria dos casos e tem relevância no diagnóstico, terapêutica e prognóstico. Os tratamentos devem considerar a nefroproteção na maioria dos casos e os imunossupressores podem ser usados conforme as indicações estabelecidas nas diretrizes internacionais.

REFERÊNCIAS BIBLIOGRÁFICAS

1. Kidney Disease: Improving Global Outcomes (KDIGO) Clinical Practice Guideline for The Management of Glomerular Diseases. KDIGO 2021. Disponível em: https://kdigo.org/wp-content/uploads/2017/02/KDIGO-Glomerular-Diseases-Guideline-2021-English.pdf. Acesso em: 20 jun. 2023.
2. Watts, A.J.B., Keller, K.H., Lerner, G., Rosales, I., et al. Weins Discovery of Autoantibodies Targeting Nephrin in Minimal Change Disease Supports a Novel Autoimmune Etiology. *J Am Soc Nephrol.* 2022 Jan;33(1):238-252.
3. Ronco, P., Beck, L., Debiec, H., Fervenza, F.C., et al. Membranous nephropathy. *Nat Rev Dis Primers.* 2021 Sep 30;7(1):69.
4. Pattrapornpisut, P., Avila-Casado, C., Reich, H.N. IgA Nephropathy: Core Curriculum 2021. *Am J Kidney Dis.* 2021 Sep;78(3):429-441.
5. Akhtar, M., Taha, N.M., Nauman, A., Mujeeb, I.B., Al-Nabet, A.D.M.H. Diabetic Kidney Disease: Past and Present. *Adv Anat Pathol.* 2020 Mar;27(2):87-97.
6. Mejia-Vilet, J.M., Malvar, A., Arazi, A., Rovin, B.H. The lupus nephritis management renaissance. *Kidney Int.* 2022 Feb;101(2):242-255.
7. Gaut, J.P. Virus-related collapsing glomerulopathy, a common mechanism of injury? *Kidney Int.* 2022 May;101(5):880-882.

CAPÍTULO 97

Hipertensão Arterial e os Rins

Andrea Pio de Abreu

INTRODUÇÃO

A hipertensão arterial (HA) é tanto causa como efeito da doença renal crônica (DRC), contribuindo para sua progressão. No Brasil, a HA é a principal causa (> 30%) de DRC nos pacientes que fazem diálise. Conforme a taxa de filtração glomerular (TFG) diminui, a incidência e a gravidade da HA aumentam.[1] Além disso, essas duas condições, quando coexistentes, aumentam substancialmente os riscos de morbidade e mortalidade por doenças cardiovasculares (DCV)[2], o que é preocupante, tendo em vista que mais de 80% dos pacientes renais crônicos nos estágios 3 (30-59 mℓ/min/1,73 m^2) e 4 (15-29 mℓ/min/1,73 m^2) de DRC são hipertensos.[1] De fato, o risco de morte por DCV nesses estágios é maior que a progressão para estágio 5 (< 15 mℓ/min/1,73 m^2) da DRC.[3]

A patogênese da HA na DRC é complexa e multifatorial, incluindo retenção de sal e expansão de volume, hiperatividade simpática, hiperativação do sistema renina-angiotensina-aldosterona (SRAA), disfunção endotelial, remodelamento vascular, estresse oxidativo, além da ação de inúmeras moléculas mediadoras e sinalizadoras que desempenham diferentes papéis nesse complexo concerto de eventos (Figura 97.1). Na prática clínica, tal natureza complexa e multifatorial da HA na DRC fica evidente na grande prevalência de hipertensão resistente nesse grupo de pacientes, quando comparados aos hipertensos de uma forma geral. Por sua vez, a hipertensão resistente não controlada agrega fator de risco adicional para os quadros cardiovascular e renal.

No presente capítulo serão abordados tópicos importantes na condução clínica de pacientes hipertensos com DRC, como a medida da pressão arterial (PA), as metas pressóricas a serem buscadas e o tratamento anti-hipertensivo recomendado pelas mais recentes diretrizes.

MEDIDA DA PRESSÃO ARTERIAL NA DOENÇA RENAL CRÔNICA

Da mesma forma que em todos os hipertensos, também é recomendável em pacientes com DRC medir a PA corretamente, com esfigmomanômetros oscilométricos, automáticos, de braço, validados e calibrados, com manguito adequado à circunferência braquial e de forma padronizada. A técnica descrita nas diretrizes brasileiras de HA deve ser priorizada.[4]

Recomenda-se que a PA do paciente renal crônico seja medida fora do consultório, dada a alta prevalência de hipertensão do avental branco e de hipertensão mascarada, sobretudo nos pacientes diabéticos. Além disso, pacientes renais crônicos possuem grande variabilidade pressórica, em função dos próprios mecanismos envolvidos no aumento da PA na DRC (Figura 97.1). Numerosos estudos usando a monitorização ambulatorial da pressão arterial (MAPA) de 24 horas já demostraram o aumento dos riscos cardiovascular e renal associados à variabialidade pressórica em renais crônicos em tratamento conservador, em diálise e em transplantados renais. Os padrões circadianos de PA mais importantes e frequentemente observados nesses pacientes são a ausência ou a atenuação do descenso noturno, além de PA noturna elevada (hipertensão noturna).

Trabalhos recentes têm focado na cronoterapia anti-hipertensiva no manejo de pacientes hipertensos com DRC, mostrando que a administração de medicamentos na hora de dormir melhora o controle pressórico, diminui a PA durante o sono e reduz eventos cardiovasculares. Nesse sentido, a MAPA pode ser útil para avaliar a efetividade do esquema anti-hipertensivo, tanto no que se relaciona à média nas 24 horas, apontando para o necessário aumento ou redução dos anti-hipertensivos, quanto ao comportamento da pressão arterial no sono, apontando para o necessário

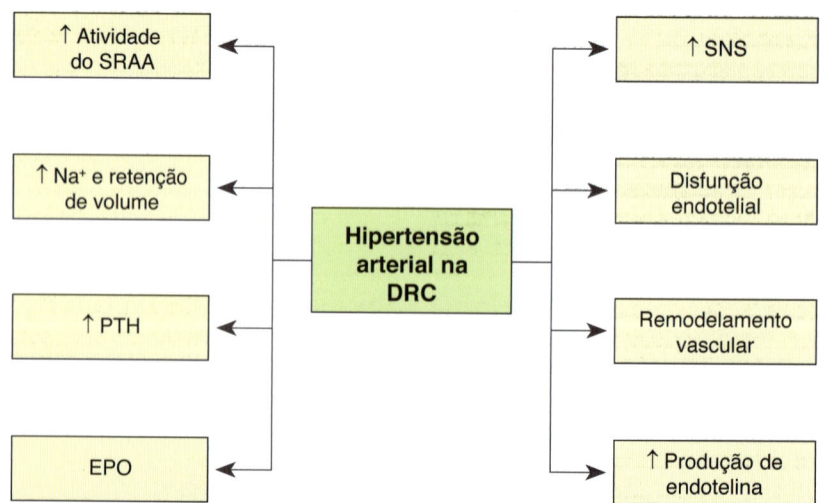

Figura 97.1 Mecanismos envolvidos na hipertensão no contexto da DRC. SRAA: sistema renina-angiotensina-aldosterona; PTH: paratormônio; Na$^+$: sódio; SNS: sistema nervoso simpático; EPO: eritropoetina.

ajuste do horário da tomada das medicações. Trata-se de uma conduta de excelência diante da hipertensão no renal crônico, com impacto relevante em desfechos cardiovasculares e, inclusive, renais.

Da mesma forma que ocorre no paciente renal crônico em tratamento conservador, o diagnóstico acurado da HA nos pacientes dialíticos exige que a medida da PA seja realizada fora do consultório. Quando não é possível realizar a MAPA, ou mesmo a medida residencial da PA (MRPA), pode-se recomendar a medida domiciliar (AMPA) para o diagnóstico de hipertensão. Ressalta-se que, em pacientes em diálise, a avaliação pela MAPA consiste verdadeiro desafio na prática clínica, pois idealmente precisa ter a duração de 44 horas.

META PRESSÓRICA NA DOENÇA RENAL CRÔNICA

A diretriz brasileira de hipertensão de 2020[4] sugere PA < 130/80 mmHg para todos os pacientes com DRC sob tratamento conservador, diabéticos ou não, com ou sem albuminúria. Vale ressaltar a forte influência que o estudo *Systolic Blood Pressure Intervention Trial* (SPRINT) exerceu nas metas propostas de todas as diretrizes nacionais e internacionais, mesmo que a meta hoje estabelecida não seja tão rigorosa como no estudo.[5] No SPRINT, foram avaliados 9.361 pacientes não diabéticos, de alto risco cardiovascular (CV), dos quais 2.646 tinham DRC. Ao final de aproximadamente 3 anos, observou-se redução da mortalidade cardiovascular de cerca de 25% no grupo tratado para a obtenção de PAS < 120 mmHg quando comparado ao grupo com PAS < 140 mmHg, apesar de não ter sido observado retardo na progressão da DRC.[6] Importante ressaltar, porém, que a meta pressórica não foi alcançada mesmo no grupo de controle rigoroso da PA, que teve uma média pressórica acima de 120 mmHg.

Dessa forma, até o momento, deve ser estabelecida como meta uma PA inferior a 130/80 mmHg para pacientes renais crônicos, assim como nos demais pacientes de alto risco cardiovasular.[7] Ressalta-se, porém, que é preciso sempre individualizar a conduta de acordo com o quadro clínico do paciente. Por exemplo, pacientes com PA divergente, com pressão diastólica normal ou baixa e pressão sistólica elevada, podem ter agudização da função renal se apresentarem hipotensão diastólica significativa.

ABORDAGEM TERAPÊUTICA DO PACIENTE RENAL CRÔNICO HIPERTENSO

Antes de abordar especificamente o tratamento medicamentoso anti-hipertensivo, é importante destacar que as mudanças no estilo de vida são fundamentais nos renais crônicos, tal como nos hipertensos de uma forma geral. A ingestão de sal deve ser < 2 g/dia de sódio (correspondendo a 5 g de cloreto de sódio) nos pacientes hipertensos com DRC, e a prática de atividades físicas deve ser regular, com avaliação cardiovascular prévia e acompanhamento do educador físico. Evitar o sobrepeso e a obesidade, adotando um padrão alimentar equilibrado e adequado ao estadiamento da função renal, assim como evitar tabagismo e alcoolismo, são fundamentais.

No que tange o tratamento medicamentoso, pacientes com DRC possuem elevada prevalência de HA resistente (PA não controlada apesar de três classes de anti-hipertensivos, incluindo um diurético) ou refratária (PA não controlada na vigência de cinco classes de anti-hipertensivos). Nesse sentido, o cenário encontrado mais frequentemente é o paciente hipertenso e renal crônico que necessita de pelo menos três classes de medicamentos. A Figura 97.2 traz um esquema que pode ser adotado, considerando a etiologia da DRC (diabética ou não diabética), sobretudo pela presença ou ausência de proteinúria.

Os inibidores da enzima de conversão da angiotensina (IECA) ou os bloqueadores dos receptores AT_1 da angiotensina (BRA) são opções de primeira linha e são indicados para hipertensos com ou sem albuminúria, sendo proscrita sua

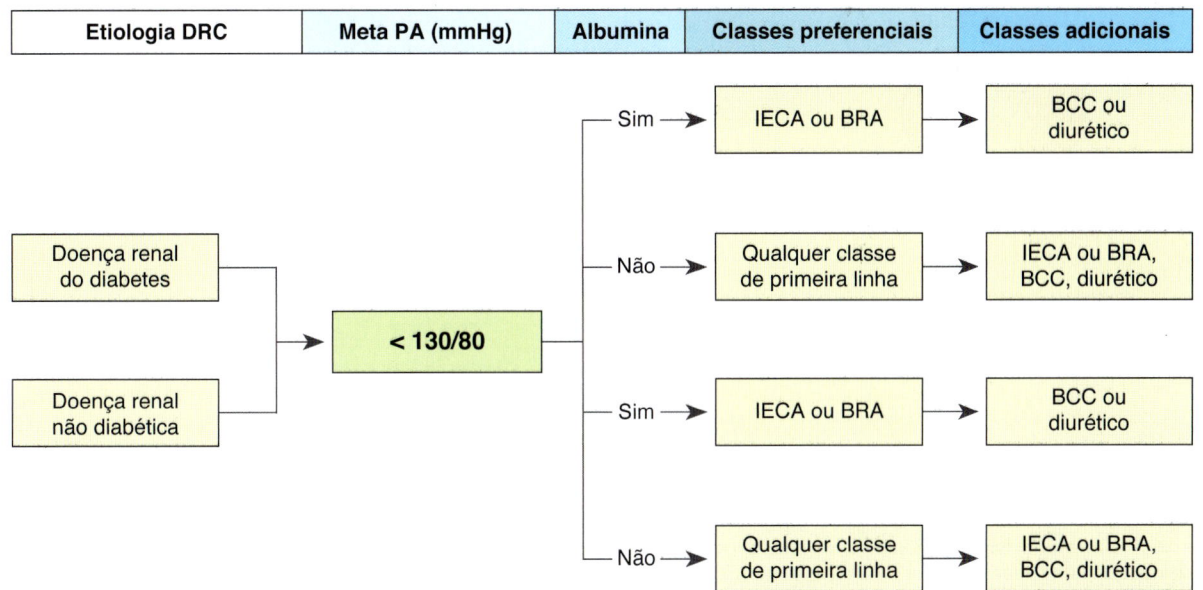

Figura 97.2 Esquema para introdução de combinação tripla de anti-hipertensivos em pacientes renais crônicos, considerando a etiologia da DRC (diabética ou não diabética). IECA: inibidor da enzima de conversão da angiotensina; BRA: bloqueadores dos receptores AT_1 da angiotensina; BCC: bloqueador do canal de cálcio.

associação. Diuréticos tiazídicos ou de alça são muito eficazes, principalmente em associação a IECAs ou BRAs. Não há qualquer contraindicação para o uso de tiazídicos mesmo nos estágios 4 e 5 de DRC, desde que o paciente não tenha hipervolemia. Nesse caso, prioriza-se o diurético de alça.

Bloqueadores dos canais de cálcio (BCC) dihidropiridínicos são eficazes em associação com IECAs ou BRAs e com diuréticos. Betabloqueadores (BB) são indicados na doença coronariana, em casos de infarto agudo do miocárdio prévio e na insuficiência cardíaca. Antagonistas dos receptores mineralocorticoides (RM) reduzem a albuminúria e são recomendados como quarto fármaco para hipertensão refratária, com atenção, porém, para o risco de hipercalemia. Caso sejam prescritos, faz-se necessária a monitorização do potássio sérico de forma frequente, com substituição por outro fármaco se necessário.

Outras classes, como os alfabloqueadores, os simpatolíticos de ação central e os vasodilatadores de ação direta, podem ser usados a critério clínico. Um exemplo é a prescrição da clonidina em substituição à espironolactona nos casos de hipercalemia em pacientes hipertensos resistentes, tal como já comentado. Para transplantados renais, sugere-se, como primeira opção, os BCC e/ou BRA, pois há evidências significativas de que ambos previnem a perda do enxerto.

Nos últimos anos alguns fármacos têm sido avaliados em pacientes com DRC para se incorporarem ao arsenal terapêutico. Entre esses destacam-se os novos antagonistas dos RM, como o finerenone, que tem maior especificidade, induzem menos hipercalemia e causam menos efeitos hormonais, como, por exemplo, ginecomastia. Em ensaio clínico com 5.734 pacientes diabéticos e hipertensos com DRC, o tratamento com finerenone associado a IECA ou BRA, além de outras classes de anti-hipertensivos, levou à nefroproteção e à redução da mortalidade CV sem indução de hipercalemia significativa no grupo tratado, porém com efeito anti-hipertensivo modesto. Portanto, finerenone parece promissor para o tratamento de renais crônicos com diabetes e

com alto risco CV, particularmente no tocante à cardio e nefroproteção. Ao mesmo tempo, não deve-se esperar um impacto significativo na PA.[8,9]

Recentemente, uma nova classe farmacológica, não especificamente anti-hipertensiva, mostrou bons resultados na proteção renal e na redução de eventos CV. Trata-se dos inibidores do cotransportador de sódio-glicose 2 (iSGLT2), fármacos com ação glicosúrica e natriurética utilizados para o tratamento do DM e com ação anti-hipertensiva leve. Ensaios clínicos com os SGLT2 têm demonstrado cardioproteção, atenuação da evolução da doença renal e de morte CV ou renal em pacientes com e sem DM2.[10,11] Novamente, não se espera muito na redução da PA com esses medicamentos, sendo os desfechos atenuados por outros mecanismos ainda em estudo.

CONSIDERAÇÕES FINAIS

A interação entre os rins e a hipertensão arterial segue uma via de mão dupla, que potencializa ambos os lados. No presente capítulo foram abordados conceitos iminentemente clínicos, como a medida da pressão arterial e a meta pressórica na DRC, assim como a devida abordagem terapêutica. Sabe-se que a hipertensão é o fator mais importante para doenças cardiovasculares, que por sua vez correspondem à maior causa de mortalidade no Brasil e no mundo. Além disso, é sabido que a hipertensão é a maior causa de DRC no Brasil e a segunda maior no mundo, perdendo apenas para o DM. Na outra via dessa interação está a DRC, que é a maior causa de hipertensão secundária, podendo, inclusive, ser responsável por um paciente hipertenso leve se tornar resistente ao tratamento. Nesse sentido, faz-se necessário que a abordagem dessas condições, na prática clínica, sejam mais efetivas, acarretando impacto significativo na saúde pública. Na Figura 97.3 são apresentados alguns dos mecanismos envolvidos, assim como abordagens que podem impactar essa perigosa relação.

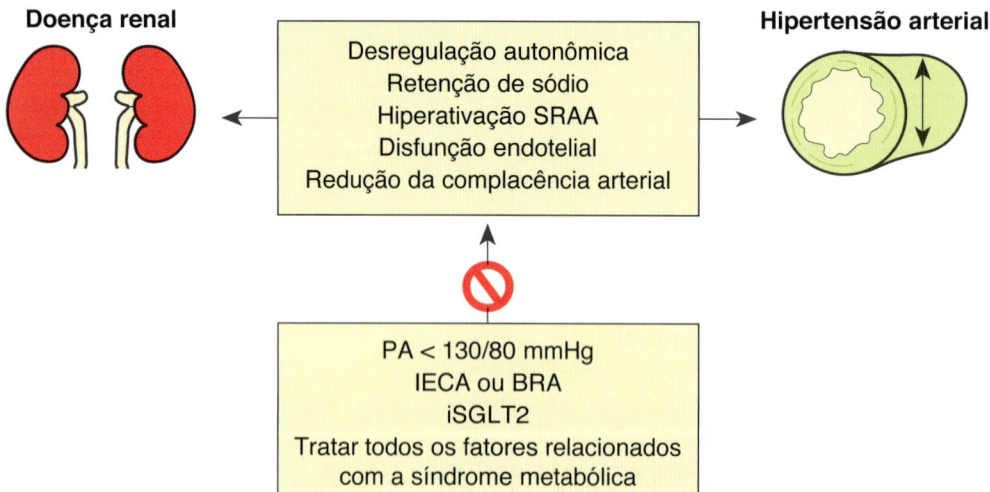

Figura 97.3 Fatores relacionados e que podem impactar a interação entre rins e hipertensão arterial. SRAA: sistema renina-angiotensina-aldosterona; PA: pressão arterial; IECA: inibidor da enzima de conversão da angiotensina; BRA: bloqueadores dos receptores AT$_1$ da angiotensina; iSGLT2: inibidores do cotransportador de sódio-glicose 2.

REFERÊNCIAS BIBLIOGRÁFICAS

1. Muntner P., Anderson A., Charleston J., Chen Z., Ford V., Makos G. et al. Hypertension awareness, treatment, and control in adults with CKD: results from the Chronic Renal Insufficiency Cohort (CRIC) Study. *Am J Kidney Dis.* 2010;55:441–51.

2. Gansevoort R.T., Correa-Rotter R., Hemmelgarn B.R., Jafar T.H., Heerspink H.J.L., Mann J.F. et al. Chronic kidney disease and cardiovascular risk: epidemiology, mechanisms, and prevention. *Lancet.* 2013 Jul 27;382(9889):339-52.

3. Keith D.S., Nichols G.A., Gullion C.M., Brown J.B.., Smith DH. Longitudinal follow-up and outcomes among a population with chronic kidney disease in a large managed care organization. *Arch Intern Med.* 2004 Mar 22;164(6):659–63.

4. Barroso W.K.S., Rodrigues C.S., Bortolotto L.A., Mota-Gomes M.A., Brandão A.A., Feitosa A.D.M. et al. Diretrizes Brasileiras de Hipertensão Arterial – 2020. *Arq Bras Cardiol.* 2021;116(3):516-658.

5. The SPRINT Research Group. A randomized trial of intensive versus standard blood-pressure control in CKD. *N Engl J Med.* 2015;373:2103–2116.

6. Cheung A.K., Rahman M., Reboussin D.M. SPRINT Research Group. Effects of Intensive BP Control in CKD. *J Am Soc Nephrol.* 2017;28(9):2812-2823.

7. Georgianos, P.I., Papachristou E., Liakopoulos V. Which blood pressure threshold indicates a therapeutic benefit for patients with chronic kidney disease?. *Hypertens Res.* 2023;46:890-892.

8. Bakris G.L., Agarwal R., Anker, P.B., Ruilope R.M., Rossing P. et al. Effect of Finerenone on Chronic Kidney Disease Outcomes in Type 2 Diabetes. *N Engl J Med.* 2020 Dec 3;383(23):2219–2229.

9. Agarwal, R. et al. Effect of finerenone on ambulatory blood pressure in chronic kidney disease in type 2 diabetes. *J Hypertens.* 2023 Feb 1;41(2):295-302.

10. Perkovic V., Jardine M.J., Neal B., Bompoint S., Heerspink H.J.L., Charytan D.M. et al. Canagliflozin and Renal Outcomes in Type 2 Diabetes and Nephropathy. *N Engl J of Med.* 2019;380:2295-2306.

11. Heerspink H.J.L., Stefansson B.V., Correa-Rotter R., Chertow G.M., Greene T., Hou F-F. et al. Dapagliflozin in Patients with Chronic Kidney Disease. *N England Journal of Medicine.* 2020;383:1436-1446.

98

Diabetes e os Rins

Caio Pellizzari • Thyago Proença de Moraes • Vinicius Daher A. Delfino

INTRODUÇÃO

As doenças crônicas não transmissíveis (DCNT) são responsáveis pela maior carga de morbimortalidade no mundo. Em nosso país, mais da metade dos óbitos anuais registrados são atribuídos a elas. Nesse grupo, o diabetes melito (DM) ocupa uma posição de destaque e os resultados negativos são potencializados quando acompanhados de doença renal crônica (DRC).

O acometimento crônico renal no paciente com diabetes é agora chamado de doença renal do diabetes (DRD). Há, inclusive, recomendações para que a denominação anteriormente utilizada, nefropatia diabética, fique reservada aos casos em que há comprovação histopatológica do dano renal pelo diabetes, embora essa condição possa ser clinicamente investigada no paciente diabético com albuminúria persistentemente aumentada e redução progressiva na taxa de filtração glomerular estimada (TFGe), muitas vezes acompanhada de retinopatia, especialmente no diabetes melito tipo I (DM1). A mudança na terminologia ocorreu após melhor entendimento da doença, com surgimento de evidências apontando para um acometimento renal mais amplo e não limitado à forma clássica de lesão glomerular diabética (presença dos nódulos de Kimmelstiel-Wilson). Hoje temos evidências sugerindo outros padrões de dano glomerular, de lesão vascular/arteriolar e de alterações no compartimento túbulo-intersticial. Essa descoberta ajuda a explicar a heterogeneidade na apresentação clínica da doença e seu curso.[1]

Até meados da década de 2010, a terapêutica da DRD limitava-se ao tratamento da doença de base e ao bloqueio do sistema renina-angiotensina-aldosterona (SRAA) por meio de bloqueadores da enzima conversora de angiotensina (ECA) ou bloqueadores do receptor de angiotensina II (BRA), com bons, mas ainda modestos, resultados nos desfechos clínicos. Nos últimos anos, duas novas classes de medicamentos foram introduzidas para o manejo da DRD com marcantes resultados na redução de sua taxa de progressão: os inibidores do cotransportador sódio-glicose 2 (iSGLT2) e os antagonistas do receptor mineralocorticoide não esteroidais (ns-MRA).

Preferencialmente utilizadas em adição a um IECA ou a um BRA, com esse novo arsenal terapêutico tem sido possível otimizar o controle da DRD e obter redução nos eventos cardiovasculares.

INCIDÊNCIA E PREVALÊNCIA

Nos últimos 30 anos houve um aumento de 30% na incidência de pacientes com algum grau de disfunção renal, com uma estimativa atual de 697,5 milhões de indivíduos afetados de acordo com o Global Burden of Disease. Isso significa que, a cada 11 pessoas, uma tem a doença. O diabetes é a principal causa de DRC no mundo, com dados que apontam ao redor de 537 milhões de pessoas vivendo com diabetes, e a previsão é ainda de aumento para números que chegarão a 784 milhões em 20 anos. No Brasil, o recenseamento realizado pela Sociedade Brasileira de Nefrologia já aponta que um em cada três pacientes, dos 150 mil que estão em terapia dialítica, tem no diabetes a principal causa de falência renal.[2]

A incidência da DRD é elevada em pacientes diabéticos, sendo que até 40% deles desenvolverão algum grau de acometimento renal ao longo da vida. Quando isso ocorre, há um aumento expressivo no risco de mortalidade cardiovascular e geral, nos custos para os sistemas de saúde e uma redução na qualidade de vida.

O impacto financeiro da DRC é exorbitante. No período 2010-2016, mais de 5,5 bilhões de dólares foram gastos pelo Sistema Único de Saúde (SUS) no tratamento da DRC. Desse valor, em torno de 85% foram destinados para o tratamento de pacientes em diálise – ou seja, aproximadamente 2% do orçamento da saúde foi destinado a um subgrupo de pacientes que corresponde a 0,07% da população nacional. Essa realidade é semelhante em países economicamente desenvolvidos, onde cifras superiores a 1 bilhão de euros já foram relatadas em países europeus, como a França, por exemplo.

DIAGNÓSTICO

A DRC é definida pela persistência da TFG, estimada a partir da creatinina sérica, inferior a 60 mℓ/min/1,73 m^2 ou pela detecção de marcadores de lesão renal, especialmente albuminúria elevada, por pelo menos 3 meses. Para os pacientes diabéticos, o rastreio da doença renal deve ser feito anualmente após 5 anos do diagnóstico em indivíduos com DM1 ou desde o momento do diagnóstico naqueles com DM2.[3]

Dois exames laboratoriais são essenciais para o diagnóstico e o seguimento do paciente com DRD: a creatinina sérica e a albumina urinária. Para a estimativa da TFG, o método preconizado para a maioria dos pacientes é a utilização da creatinina sérica em fórmulas matemáticas. Embora existam várias fórmulas para a estimativa da TFG a partir da creatinina sérica, a fórmula desenvolvida pela Chronic Kidney Disease Epidemiology Collaboration (CKD-EPI) 2021, que considera como variáveis a creatinina sérica, a idade e o sexo, é atualmente a mais recomendada em substituição à fórmula mais utilizada, a do estudo *Modification of Diet in Renal Disease*. Uma característica única da CKD-EPI 2021 é que ela dispensa a inclusão da variável raça em seus cálculos, o que é muito útil, especialmente em países multirraciais como o Brasil.[3]

Apesar de determinação simples, do custo baixo e do acesso fácil, a creatinina sérica apresenta algumas limitações para a estimativa da TFG. Por ser derivada do metabolismo muscular, pode haver interferência em pacientes com extremos de massa muscular (idoso frágil *versus* fisiculturista), amputados e em uso de suplemento proteico. Outra limitação é ter secreção tubular. Ela é filtrada livremente pelo glomérulo, não é reabsorvida e nem metabolizada pelos rins, porém, é secretada nos túbulos renais proximais. Assim, o uso de algumas medicações pode interferir nessa secreção, alterando a sensibilidade no método para avaliar a função renal (p. ex., trimetoprima, cimetidina e dapsona).

Embora frequentemente solicitada, a determinação da depuração urinária (*clearance*) de creatinina não oferece vantagens significativas para avaliar a redução da função renal quando comparada à estimativa da TFG e, por incluir coleta de urina de 24 horas (uma dificuldade para os pacientes, pois a urina coletada deve ficar sob refrigeração e a própria coleta está sujeita a erros), tende a superestimar a TFG em pacientes com DRC já estabelecida.

A cistatina C (Cys C) sérica é uma alternativa à creatinina para a avaliação da TFG. Apresenta suas próprias limitações, mas possui vantagem em relação à creatinina por não apresentar secreção tubular e por ser independente da massa muscular. Atualmente é utilizada em algumas situações em que se suspeita que a creatinina sérica não esteja representando adequadamente a função renal (p. ex., a elevação verificada na creatinina é decorrente do aumento da massa muscular e não de disfunção renal – em pacientes com grande massa muscular –, ou suspeita de DRC em paciente com creatinina sérica normal em razão da redução da massa muscular, como acontece nos muito idosos ou sarcopênicos). A avaliação da TFG pela Cys C também se faz pela fórmula do CKD-EPI, usando-a em substituição à creatinina ou, de preferência, em combinação com ela, o que parece apresentar maior acurácia. Essa opção não se encontra amplamente disponível no país por dificuldades técnicas e, também, pelo alto custo se comparado ao da creatinina.

Desde 2012, o KDIGO incorporou a pesquisa de albuminúria no diagnóstico e na classificação da DRC, sendo considerada o principal e mais precoce marcador de lesão renal. Ela é importante por apresentar grande correlação, quando aumentada, com risco cardiovascular elevado e rápida progressão da doença renal. O nível de albuminúria possui uma correlação positiva e linear com esses desfechos mencionados. Considerando-se as dificuldades inerentes à coleta adequada de urina de 24 horas (e mesmo da urina coletada por períodos menores) apresentadas anteriormente, o cálculo da razão albumina/creatinina urinária em amostra de urina é a forma mais conveniente de rastreio e apresenta muito boa correlação com a albuminúria de 24 horas. Devido à variabilidade na excreção urinária de albumina, é necessária a repetição do exame em 3 a 6 meses para confirmação de albuminúria anormal, dispensando-se essa repetição na presença de albuminúria gravemente aumentada.

Com esses dois exames em mãos, é possível classificar a doença renal do paciente, como recomendado, e implementar todas as medidas necessárias para reduzir a progressão dela usando-se todas as diretrizes clínicas atuais. Além disso, um estadiamento correto no indivíduo com DRD (Figura 98.1) permite estimar o risco cardiovascular, o efeito do tratamento, a necessidade e o momento de encaminhamento a um serviço especializado de nefrologia e, ainda que indesejada, a preparação para eventual terapia renal substitutiva. Habitualmente indica-se o referenciamento ao nefrologista em pacientes com albuminúria gravemente aumentada (A3), TFGe abaixo de 45 mℓ/min/1,73 m^2 ou na suspeita de outra doença renal concomitante (p. ex., glomerulopatia).

Apesar da elevada incidência da DRD, é importante sempre se atentar para a possibilidade de outras doenças concomitantes serem responsáveis pela doença renal no paciente diabético. Diversos estudos com biopsia renal descrevem que a possibilidade de outras doenças serem a causa da DRC pode chegar a mais da metade da população que apresenta características que normalmente não são observadas no paciente com DRD. Os achados clínicos que mais demandam cuidado e investigações adicionais são: um tempo pequeno entre o diagnóstico do diabetes e manifestação da doença renal; ausência de retinopatia (principalmente em DM tipo 1) e de neuropatia periférica; alteração do sedimento urinário (hematúria glomerular); início súbito de síndrome nefrótica; queda abrupta da TFG ou aumento da albuminúria desproporcional ao esperado; sinais ou sintomas de outra doença sistêmica com possível acometimento renal.

TRATAMENTO
Tratamento não farmacológico
O tratamento não farmacológico da DRD é tão importante quanto as intervenções medicamentosas. Ele envolve medidas

				Categorias de albuminúria persistente		
				A1	A2	A3
				Normal a levemente aumentada	Moderadamente aumentada	Gravemente aumentada
				< 30 mg/g < 3 mg/mmol	30-300 mg/g 3-30 mg/mmol	> 300 mg/g > 30 mg/mmol
Categorias de TFGe (mℓ/min/ 1,73 m²)	G1	Normal ou aumentada	≥ 90			
	G2	Redução leve	60-89			
	G3a	Redução leve-moderada	45-59			
	G3b	Redução moderada-grave	30-44			
	G4	Redução grave	15-29			
	G5	Falência renal	< 15			

Risco baixo (sem DRC se outros marcadores de doença renal ausentes)   Risco moderado   Risco alto   Risco muito alto

Figura 98.1 Estadiamento DRC. Adaptada de: KDIGO 2012.

alimentares, incluindo dieta com restrição de sódio e de proteína (não superior a 0,8 g/kg/dia) para os estágios da doença não dialíticos, e de mudança de estilo de vida, incluindo combate à obesidade, não fumar, evitar abuso de bebidas alcóolicas e realizar atividade física aeróbica em quantidade superior a 150 minutos por semana.[3]

Tratamento farmacológico

Controle da glicemia

Diabetes não controlado tem um efeito negativo na velocidade de progressão da doença renal e na potencialização de risco cardiovascular. Apesar de todas as limitações do exame, especialmente no paciente com DRD avançada, a hemoglobina glicosilada (HbA1c) permanece sendo o melhor biomarcador para acompanhar o DM nessa população. Uma metanálise com estudos randomizados clássicos da endocrinologia mostrou uma importante redução da classificação da albuminúria para cada 1% de queda na HbA1c (sendo esse efeito maior nos pacientes com níveis de albuminúria mais elevada).

O alvo terapêutico para HbA1c deve sempre ser individualizado no paciente com DRD, levando em consideração principalmente fatores que podem predispor à hipoglicemia, como redução na percepção desse índice, acesso restrito ao controle domiciliar/ambulatorial da glicemia por meio de glicosímetros capilares ou de monitores de glicemia e dificuldade de acesso a novas drogas que raramente causam hipoglicemia.[4] Quando o foco é na progressão da DRD e não há restrição financeira para o controle da glicemia e nem para o uso dos novos medicamentos, o alvo de HbA1c é 6,5%. Naqueles pacientes que ainda necessitam usar classes como as sulfonilureias, têm dificuldade de acesso aos novos fármacos, possuem um estágio de fragilidade física grande com prognóstico curto de sobrevida, valores mais elevados de HbA1c são aceitáveis.

Atualmente existem várias opções terapêuticas para ajudar no controle da glicemia. A indicação de cada uma delas envolve critérios e necessidades específicas para cada paciente. De modo geral, as classes de primeira escolha para os pacientes com DRD são os iSGLT2s e a metformina. Porém, na presença de outros fatores, como necessidade de controle da obesidade, insuficiência cardíaca, potência no controle da glicemia e necessidade de intervenção em fatores de risco para morte cardiovascular, essa sequência pode ser revista.

Entre os antidiabéticos, a classe de maior importância no manejo da progressão da DRD são os iSGLT2s.[3,4] Inicialmente criados para o controle do DM com um mecanismo que induz glicosúria, os iSGLT2s se mostraram extremamente efetivos para reduzir a progressão da DRD em praticamente toda a população com DRD e TFG acima de 20 mℓ/min/1,73 m². Os efeitos que explicam o importante impacto dessa medicação na progressão da DRD são multifatoriais, ainda não completamente elucidados e envolvem desde uma expressiva redução da pressão intraglomerular até efeitos associados à redução do peso, melhora da pressão arterial e, obviamente, do controle glicêmico. É importante salientar que, para o controle glicêmico com o uso dessas medicações, a TFG deve ser monitorada: quanto maior o número de glomérulos funcionantes, maior a glicosúria e, consequentemente, maior a redução da HbA1c. Assim, para o controle da glicemia (e não para a progressão da DRD!), os melhores resultados são

observados para indivíduos nos estágios 1 e 2 da DRC. Porém, o efeito de proteção renal ocorre por igual, independentemente do estágio da DRC não dialítica.

As drogas mais comumente prescritas no Brasil são a dapagliflozina e a empagliflozina.[5,6] Ambos são igualmente usados e sempre na menor dose disponível para compra no país, que é 10 mg, uma vez ao dia e sem necessidade de ajuste para função renal. A glicosúria ocasionada pelos fármacos predispõe à infecção genital, mas NÃO à infecção urinária, e os pacientes devem ser lembrados de manter sempre uma boa higiene íntima para evitar a ocorrência dessa complicação, que é de tratamento simples e eficaz.

Um achado fisiológico comum no paciente que inicia com um iSGLT2 é uma redução transitória da TFG (reflexo de uma redução esperada da pressão intraglomerular com o medicamento) de até 30%. Essa redução não deve ser interpretada como evento adverso e assim levar a uma suspensão do fármaco; pelo contrário. De fato, ela demonstra indiretamente que os rins do paciente estavam mantendo a TFG mais elevada do que a real em razão da hipertensão intraglomerular patológica. Entretanto, se acontecer de essa queda da TFG ser superior a 30%, faz-se necessário uma suspensão temporária do medicamento para investigar se ela ocorreu pela presença concomitante de hipovolemia ou, de maneira bem mais rara, de uma estenose de artéria renal.

Finalmente, os iSGLT2s devem ser usados, sempre que possível, de maneira concomitante aos iSRAAs, e mantidos até o paciente evoluir para doença renal terminal. Os efeitos de ambas as classes de fármacos na progressão da DRC é sinérgico. O uso dos iSGLT2s ainda não é recomendado para pacientes em diálise ou para transplantados renais, mas há estudos em curso nesses grupos de pacientes.

BLOQUEIO DO SISTEMA RENINA-ANGIOTENSINA-ALDOSTERONA E MANEJO DA HIPERTENSÃO ARTERIAL

O bloqueio do SRAA é fundamental na DRD e seus efeitos benéficos na progressão da doença são conhecidos há décadas. Eles atuam na progressão ao exercer um efeito na arteríola eferente, que induz a vasodilatação e proporciona uma redução da pressão intraglomerular, que, como já dito, é patologicamente elevada na DRD. Além disso, seu efeito anti-hipertensivo contribui para manter a pressão arterial dos pacientes controlada e, naqueles com insuficiência cardíaca de fração de ejeção reduzida, melhorar a contratilidade miocárdica.

O KDIGO recomenda que a dose dos bloqueadores do SRAA usada seja sempre a maior dose tolerada pelo paciente, sem entretanto ultrapassar as doses máximas recomendadas na bula.[3] Os eventos adversos mais frequentes com a classe são hipotensão e hiperpotassemia. Hipotensão costuma ser bem manejada com o ajuste da dose de outros medicamentos hipotensores concomitantes e a hiperpotassemia, com orientação nutricional e inclusão/aumento da dose de diuréticos.

A importância do bloqueio do SRAA é tão relevante que as diretrizes do KDIGO reforçam várias vezes que essas drogas (IECA ou BRA) só devem ser suspensas caso ocorra evento adverso importante que não possa ser resolvido com as outras estratégias mencionadas no parágrafo anterior, independentemente da TFG. Em outras palavras, não se suspende um bloqueador do SRAA simplesmente porque a TFG é baixa e o risco de hiperpotassemia é maior, pois o benefício do uso supera em muito o risco. Os iSGLT2s apresentam-se como fármacos capazes de reduzir a ocorrência de hipercalemia, gerando a perspectiva de menores taxas de descontinuação do bloqueio do SRAA para esse grupo de pacientes.[7]

Entretanto, apesar do bloqueio do SRAA, níveis circulantes inapropriadamente elevados de aldosterona voltam a ocorrer em mais da metade dos pacientes por um mecanismo pouco compreendido e chamado de *escape da aldosterona*. Baseando-se nesses achados, o antagonista mineralocorticoide espironolactona foi testado para a progressão da DRD, mas seus efeitos adversos hormonais (ginecomastia) e a hiperpotassemia severa fizeram com que seu uso fosse restrito nessa patologia.

Antagonistas mineralocorticoides não hormonais (ns-MRA)

O sucesso na criação de uma molécula antagonista mineralocorticoide sem os efeitos hormonais da espironolactona trouxe uma nova perspectiva de tratamento da DRD, na medida em que uma representante dessa nova classe, a finerenona, demonstrou ser capaz de reduzir o risco de progressão da DRD e de eventos cardiovasculares em estudo aleatorizado, duplo-cego, o *Fidelio-DKD Study*.[8] É indicada para pacientes DM2 com concentração sérica normal de potássio, TFGe > 25 mℓ/min/1,73 m^2 e razão albumina/creatinina urinária persistentemente acima de 30 mg albumina/g de creatinina, a despeito do uso de dose máxima permitida/tolerada de IECA ou BRA.[4]

Alvos de controle pressórico

Para o controle da pressão arterial (PA), há consenso que um IECA ou um BRA seja a droga de escolha inicial, com adição de outras drogas, como diuréticos tiazídicos e bloqueadores de cálcio di-hidropiridínicos, para obtenção do alvo terapêutico. Embora a PA-alvo para pacientes com DRD apresente pequenas diferenças entre sociedades médicas, a mais recente recomendação da American Diabetes Association (ADA) não inclui mais o alvo < 140/90 mmHg para pacientes com DRD e baixo risco cardiovascular – *Atherosclerotic Cardiovascular Disease* (CVD) – < 15% em 10 anos. De maneira semelhante ao KDIGO, a ADA passou a recomendar alvo de PA < 130/80 mmHg para a redução da mortalidade cardiovascular e da progressão da DRD para todos os pacientes com a doença, sendo que, de maneira individualizada, níveis menores de PA podem ser considerados, quando seguros, para a redução da progressão da DRD em pacientes com alto risco para progressão da doença renal, especialmente pessoas com albuminúria gravemente aumentada (RAC ≥ 300 mg/g de creatinina).[4]

Controle da lipoproteína de baixa densidade (LDL)

Todos os pacientes diabéticos com doença renal crônica devem usar estatinas, a menos que haja contraindicação para o seu uso pela correlação linear positiva entre os níveis séricos de LDL e a ocorrência de doenças ateroscleróticas e morbimortalidade cardiovascular. No entanto, essa recomendação não tem eficácia comprovada em pacientes em terapia renal substitutiva. É importante ressaltar que a escolha da intensidade da estatina deve ser baseada no risco de doenças

cardiovasculares ateroscleróticas (ASCVD) em um período de 10 anos, a menos que haja contraindicação para o seu uso. Pacientes com um risco cardiovascular muito alto (ASCVD > 15% em 10 anos) devem receber estatinas de alta intensidade, que reduzem o LDL em 50% ou mais. As estatinas de alta intensidade recomendadas incluem atorvastatina e rosuvastatina, que podem ser combinadas com ezetimiba, se necessário. É importante lembrar que a dose de atorvastatina (5-80 mg/dia) não precisa ser ajustada na presença de redução da função renal, enquanto a dose de rosuvastatina (5-40 mg/dia) geralmente precisa ser reduzida para 5-10 mg/dia nos pacientes em estágios 4 e 5 da DRC, uma vez que doses maiores podem aumentar o risco de hematúria e piora da proteinúria, de acordo com estudos documentados.[9]

CONSIDERAÇÕES FINAIS

Nos últimos anos, foram observados avanços significativos no tratamento da DRD, proporcionando alívio tanto para os pacientes quanto para os médicos que cuidam deles. Isso se deve, em grande parte, à introdução de novas drogas e à definição de metas claras para o controle de hipertensão, glicemia, dislipidemia, nutrição e adoção de atividade física adequada. No entanto, um avanço ainda mais importante tem sido a adoção de uma abordagem holística para o cuidado desses pacientes, permitindo um tratamento individualizado que leva em consideração não apenas as condições médicas, mas também as necessidades emocionais e psicológicas de cada um. O combate à obesidade e ao tabagismo, o suporte psicológico e social, a importância do autocuidado e da abordagem interdisciplinar recebem agora a devida importância para evitar a progressão da DRD e reduzir a morbimortalidade a ela associada. Obviamente, em um primeiro momento os gastos para o sistema de saúde e para os pacientes aumentará com a disponibilidade dessas novas medicações, mas esse custo não é medido em vidas e será reduzido (e talvez torne-se menor do que o dispendido na aquisição dessas medicações) pela redução da mortalidade cardiovascular, pela redução da ocorrência de DRD com necessidade de terapia renal substitutiva, pela diminuição no número de internações por insuficiência cardíaca congestiva e outras complicações cardiovasculares.

Por fim, mais importante que tratar a DRD é preveni-la. Controle glicêmico, da hipertensão arterial, da dislipidemia e rastreio da doença renal crônica pela simples determinação anual de creatinina e dos níveis de albumina urinária, como recomendado pelas diretrizes, devem ser cuidados com todo paciente diabético. Talvez mais importante ainda seja a identificação dos pacientes que são diabéticos mas que desconhecem sua condição (estima-se que haja um paciente diabético do tipo 2 não diagnosticado para cada paciente diagnosticado), para que recebam as devidas orientações e tratamentos. Um trabalho contínuo nos pacientes pré-diabéticos, evitando, ou pelo menos postergando, o aparecimento do diabetes também é recomendado.[10]

REFERÊNCIAS BIBLIOGRÁFICAS

1. Sugahara M., Pak W.L.W., Tanaka T., Tang S.C., Nangaku M. Update on diagnosis, pathophysiology, and management of diabetic kidney disease. *Nephrology (Carlton)*. 2021 Jun;26(6):491-500.

2. Cockwell P., Fisher L-A. The global burden of chronic kidney disease. *Lancet.* 2020 Feb 29;395(10225):662-664.

3. Rossing P., Caramori M.L., Chan J.C., Heerspink H.J., Hurst C., Khunti K. et al. KDIGO 2022 Clinical Practice Guideline for Diabetes Management in Chronic Kidney Disease. *Kidney Int.* 2022 Nov;102(5S):S1-S127.

4. de Boer I.H., Khunti K., Sadusky T., Tuttle K.R., Neumiller J.J., Rhee C.M. et al. Diabetes Management in Chronic Kidney Disease: a Consensus Report by the American Diabetes Association (ADA) and Kidney Disease: Improving Global Outcomes (KDIGO). *Diabetes Care.* 2022 Dec 1;45(12):3075-3090.

5. Group E-KC. Empagliflozin in patients with chronic kidney disease. *N Engl Journal Med.* 2023 Jan 12;388(2):117-127.

6. Heerspink H.J., Stefánsson B.V., Correa-Rotter R., Chertow G.M., Greene T., Hou F-F. et al. Dapagliflozin in Patients with Chronic Kidney Disease. *N Engl Journal Med.* 2020;383(15):1436-1446.

7. Gabai P., Fouque D. SGLT2 inhibitors: new kids on the block to control hyperkalemia. *Nephrol Dial Transplant.* 2023 May 31;38(6):1345-1348.

8. Bakris G.L., Agarwal R., Anker S.D., Pitt B., Ruilope L.M., Rossing P. et al. Effect of Finerenone on Chronic Kidney Disease Outcomes in Type 2 Diabetes. *N Engl J Med.* 2020;383(23):2219-2229.

9. Shin J-I., Fine D.M., Sang Y., Surapaneni A., Dunning S.C., Inker L.A. et al. Association of rosuvastatin use with risk of hematuria and proteinuria. *J Am Soc of Nephrol.* 2022 Sep;33(9):1767-1777.

10. American Diabetes Association Professional Practice Committee. Chronic Kidney Disease and Risk Management: Standards of Medical Care in Diabetes - 2022. *Diabetes Care.* 2022;45(Supplement_1):S175-S184.

CAPÍTULO 99

Distúrbios do Potássio

Maurilo Leite Jr • Fernando Henrique Silva de Souza

INTRODUÇÃO

O potássio é o cátion em maior quantidade no organismo humano. Um adulto normal possui cerca de 3.000 a 4.000 mEq de potássio, sendo que 98% dele estão no meio intracelular a partir do transporte ativo primário realizado pela bomba de sódio e potássio (Na^+/K^+-ATPase), proporcionando uma concentração de cerca de 150 mEq/ℓ. Os 2% restantes estão no meio extracelular, proporcionando uma concentração de cerca de 4 mEq/ℓ (normal de 3,5 a 5,0 mEq/ℓ). Essa diferença de concentração entre os meios é necessária para os diversos processos fisiológicos, principalmente excitabilidade neuronal e contratilidade muscular.

FISIOLOGIA DO POTÁSSIO

Em uma dieta ocidental, a ingestão de potássio é de cerca de 100 mEq ao dia. Para ser mantido o balanço externo de potássio, cerca de 92 mEq desse cátion são eliminados pelos rins e 8 mEq via fecal. A maior parte do potássio do organismo, 70%, se encontra no meio intracelular dos miócitos esqueléticos, seguido dos hepatócitos, osteócitos e eritrócitos em menores proporções. Insulina, aldosterona e catecolaminas atuam aumentando a atividade da Na^+/K^+-ATPase. Essa proteína é encontrada de maneira ubíqua no organismo e sua ativação implica a internalização de dois íons de potássio e a secreção de três cátions de sódio com consumo de ATP. O equilíbrio ácido-base influencia diretamente o equilíbrio interno do potássio. Em acidose se observa uma menor atividade da Na^+/K^+-ATPase, reduzindo a internalização celular. Em alcalose se observa um maior transporte do potássio do meio extracelular para o meio intracelular, reduzindo sua concentração sérica. Em indivíduos saudáveis, a maior parte do potássio filtrado é reabsorvida nos segmentos proximais do néfron, sendo o potássio excretado na urina resultante da secreção tubular de segmentos mais distais (túbulo distal e ducto coletor).

HIPERCALEMIA

É caracterizada como concentração sérica de potássio acima de 5 mEq/ℓ.

Epidemiologia[4]

Em pacientes hospitalizados, a incidência de hipercalemia tem sido documentada em torno de 4,9%.

Etiologia[1,4-6]

Pseudo-hipercalemia

É um artefato de medição, isso quer dizer que não há uma elevação real do potássio plasmático. As causas podem estar relacionadas, ou não, à coleta sanguínea. Nesses casos, podem-se destacar o garroteamento excessivo e duradouro do membro, a abertura e o fechamento repetitivo das mãos, a coleta com agulha de pequeno calibre e sucção excessiva da seringa. As leucocitoses (> 50.000 células/mm^3) ou as trombocitoses extremas (> 1.000.000 células/mm^3), casos em que as células são propensas a lise por estresse mecânico mínimo, são as duas principais causas de pseudo-hipercalemia não relacionada à coleta. A suspeita ocorre quando o paciente não apresenta causa aparente de hipercalemia nem manifestações clínicas e eletrocardiográficas ou distúrbios mieloproliferativos.

Aumento da ingestão de potássio

O aumento da ingestão de potássio somente é capaz de causar hipercalemia em pacientes com redução da função renal, culminando na redução da excreção da substância, ou em pacientes com insuficiência adrenal.

Desvio ou shift extracelular

Consiste na transferência do potássio armazenado no meio intracelular para o meio extracelular. O desvio de apenas 2% do potássio do meio intracelular é suficiente para dobrar a sua concentração sérica. As principais causas de hipercalemia por *shift* extracelular são:

- Lesão celular: rabdomiólise, lise tumoral e hemólise maciça
- Estados hipertônicos: hiperglicemia, administração de manitol, infusão de imunoglobulinas e contraste iodado hiperosmolar. Essas condições causam desidratação intracelular em razão do desvio da água do meio intracelular para o meio extracelular com elevação da concentração intracelular de potássio, facilitando sua saída a favor do gradiente de concentração
- Acidose metabólica: nessa condição, há uma inibição do trocador Na^+/H^+ na membrana plasmática, que reduz a atividade da Na^+/K^+-ATPase e induz hiperpotassemia
- Deficiência de insulina: como esse hormônio estimula a Na^+/K^+-ATPase, sua deficiência favorece o aparecimento de hiperpotassemia
- Uso de beta bloqueadores não seletivos: as catecolaminas, ao se ligarem a seus receptores beta-2-adrenérgicos, estimulam o transporte ativo primário via Na^+/K^+-ATPase. A utilização de betabloqueadores não seletivos interromperá o transporte do potássio do meio extracelular para o intracelular, contribuindo para sua elevação sérica

Redução da excreção renal

Hipercalemia sustentada é mais comumente observada quando ocorre redução da excreção renal. Na injúria renal aguda (IRA) ocorre uma redução abrupta da função renal, levando à redução da secreção distal de potássio. Na doença renal crônica (DRC) a redução do parênquima renal resulta em declínio da secreção tubular distal de potássio. A hipercalemia no paciente portador de doença renal crônica normalmente é vista nos estágios mais avançados da doença, estágio 4 ou 5, uma vez que mecanismos adaptativos propiciam a elevação da capacidade secretora de K^+ nos néfrons remanescentes em estágios mais precoces da DRC. Em paralelo à redução da taxa de filtração glomerular, ocorre um aumento da secreção colônica de potássio. Diuréticos poupadores de potássio (amilorida e triantereno), ao inibirem a reabsorção tubular distal de sódio, reduzem a secreção tubular de potássio e podem causar hipercalemia. Trimetoprima e pentamidina possuem mecanismo semelhante aos diuréticos poupadores de potássio. Hipoaldosteronismo hiporreninêmico, mais comum em diabetes melito, mas que pode ocorrer em diversas outras condições, é outra causa de hipercalemia.

O bloqueio do eixo renina-angiotensina-aldosterona com inibidores da enzima conversora de angiotensina (ECA) ou com os bloqueadores de receptor AT1 da angiotensina II reduzem o estímulo à liberação da aldosterona pela zona glomerulosa da adrenal, pois a angiotensina II é o principal estimulador da secreção de aldosterona pelas adrenais. Antagonistas do receptor da aldosterona, como espironolactona, eplerenona e finerenona, também podem causar hiperpotassemia, principalmente em pacientes com doença renal crônica.

Manifestações clínicas[4]

As manifestações neuromusculares incluem parestesias e paresias ascendentes, podendo evoluir para uma quadriplegia. Classicamente, a musculatura axial é poupada, havendo raros casos de insuficiência respiratória.

Também podem ocorrer alterações progressivas do eletrocardiograma (ECG). Normalmente as primeiras alterações observadas são a onda T apiculada em associação à diminuição do intervalo QT. Com a persistência da hipercalemia, podem-se observar outras alterações, como prolongamento do intervalo PR e do QRS, desaparecimento da onda P e o alargamento do QRS num padrão sinusoidal, sendo este último uma apresentação eletrocardiográfica extremamente grave, pois se configura como um prenúncio de fibrilação ventricular ou assistolia. Além das apresentações clássicas expostas anteriormente, também podem ocorrer distúrbios de ritmo, como bloqueio de ramo direito, bloqueio de ramo esquerdo, bloqueio bifascicular, bloqueio atrioventricular total e ritmo juncional, e arritmias, como bradicardia, ritmo idioventricular, taquicardia ventricular, fibrilação ventricular e assistolia.

Diagnóstico[8]

Deve-se ter atenção à anamnese, investigando a preexistência de doença renal, diabetes, neoplasias, transtornos psiquiátricos, uso de medicações, incluindo anti-inflamatórios e anticoncepcionais. No exame físico, destaca-se a paresia ou plegia de membros, além da observância de ritmo cardíaco por meio de exame do pulso e ausculta cardíaca.

O paciente com hipercalemia deverá realizar um hemograma e exames de glicemia, função renal, eletrólitos e gasometria arterial. A depender da história clínica pode-se acrescentar a solicitação laboratorial da creatinofosfoquinase (CPK), lactato desidrogenase (LDH), ácido úrico e teste de Coombs direto.

A eletrocardiografia é de fundamental importância na vigência de hipercalemia.

Tratamento[1,4,7]

Define-se como hipercalemia aguda a concentração de potássio acima de 5,0 mEq/ℓ que se desenvolve em algumas horas ou poucos dias. Urgência hipercalêmica é definida como a presença de níveis séricos de potássio anormalmente elevados na vigência de sintomas e sinais de hipercalemia e alterações eletrocardiográficas. O arsenal terapêutico do tratamento da hipercalemia aguda/urgência hipercalêmica é descrito a seguir.

Gluconato de cálcio 10%

A primeira medida a ser adotada na urgência hipercalêmica deve ser a administração de gluconato de cálcio, que reduz rapidamente os efeitos excitatórios do potássio sobre o miocárdio, reduzindo o potencial arritmogênico. No entanto, exerce mínima influência no potássio sérico. Administra-se 1 g de gluconato de cálcio diluído em 100 mℓ de soro fisiológico em um intervalo de 3 a 5 minutos. Na persistência ou recorrência de alterações eletrocardiográficas, nova dose poderá ser repetida após 5 minutos.

Insulina + glicose (solução polarizante)

O potássio extracelular será desviado para o meio intracelular mediante a ação estimuladora da insulina sobre a Na^+/K^+-ATPase. A formulação clássica da terapia com glicoinsulina é de 10 UI de insulina regular diluída em 100 mℓ de glicose hipertônica a 50% (50 g de glicose) ou de 10 UI de insulina regular diluída em 500 mℓ de soro glicosado a 5%. Deve-se destacar que, em pacientes que apresentam glicemia capilar maior do que 250 mg/dℓ, a insulina poderá ser infundida isoladamente. Essa opção terapêutica é capaz de reduzir *transitoriamente* a calemia em 0,5 mEq/ℓ a 1,5 mEq/ℓ e os esquemas podem ser repetidos de 4 em 4 horas até 2 em 2 horas, até que as medidas de remoção corporal de potássio sejam instituídas ou façam efeito.

Agonistas β2-adrenérgicos

Atuam aumentando a atividade da Na^+/K^+-ATPase dos miócitos esqueléticos, desviando o potássio do meio extracelular para o meio intracelular. O fenoterol e o salbutamol são os fármacos mais utilizados. Deve-se realizar nebulização com 10 mg de fenoterol (40 gotas) ou salbutamol (40 gotas) diluído em 4 a 10 mℓ de soro fisiológico em 10 minutos. O início de ação ocorre em 30 minutos com pico terapêutico em 90 minutos. Ressalta-se que, a exemplo da solução polarizante, essa opção terapêutica é capaz de reduzir *transitoriamente* a calemia em 0,5 a 1,5 mEq/ℓ e os esquemas podem ser repetidos de 4 em 4 horas ou até de 2 em 2 horas, até que as medidas de remoção corporal de potássio sejam instituídas ou façam efeito. Além disso, deve-se ter atenção redobrada com pacientes cardiopatas, pois a taquicardia consequente ao estímulo beta-2 adrenérgico poderá precipitar eventos anginosos e arritmias.

Bicarbonato de sódio

Seu uso deve ser reservado para pacientes com acidose metabólica associada. Tem ação de translocação do potássio do meio extracelular para o meio intracelular. A dose habitual é de 150 mEq (150mℓ de $NaHCO_3$) diluído em 850 mℓ de soro glicosado a 5% ou água destilada, com tempo estimado de 4 horas de infusão. Hiperosmolaridade, hipervolemia, elevação da pCO_2, hipocalemia e maior afinidade da hemoglobina pelo oxigênio são consequências que podem ocorrer na infusão de bicarbonato de sódio. Na suspeita de parada cardiovascular por hipercalemia, o bicarbonato de sódio poderá ser administrado em sua formulação original, a 8,4%, evitando assim a perda de tempo em sua diluição.

Diuréticos de alça

Devem ser utilizados em pacientes que ainda apresentam diurese. São expoliadores de potássio, mas com efeito lento, devendo ser instituídos após as medidas rápidas. As doses em pacientes portadores de doença renal crônica, insuficiência cardíaca ou estados hipoalbuminêmicos deverão ser mais elevadas devido à maior resistência ao diurético. Por outro lado, os diuréticos tiazídicos têm início de ação lento e não induzem uma redução rápida da calemia. A dose inicial preconizada de furosemida venosa é de 40 mg (2 ampolas).

Resinas trocadoras de potássio

Atualmente, existem basicamente quatro resinas trocadoras de potássico, que são o poliestirenossulfonato de cálcio (Sorcal®), o poliestirenossulfonato de sódio (Kyexalate®), o patiromer (Veltassa®) e o ciclocilicato de zircônio (Lokelma®). No Brasil, a resina de troca mais disponível é o poliestirenossulfonato de cálcio. A dose administrada poderá ser de 15 a 30 g de 8 em 8 horas, podendo ser realizada até de 4 em 4 horas. Pode ser usado por via oral ou enema de retenção, quando a primeira opção não estiver disponível. A utilização de resina de troca é contraindicada nos pacientes portadores de doença inflamatória intestinal, em pós-operatório de cirurgia do trato gastrintestinal, com suspeita de obstrução intestinal ou com suspeita de colite pseudomembranosa. A principal complicação relacionada à utilização das resinas de troca é a necrose intestinal.

Terapia renal substitutiva (TRS)

Seja hemodiálise ou diálise peritoneal, a terapia é indicada na vigência de hipercalemia em pacientes portadores de doença renal crônica em estágios avançados, injúria renal aguda grave ou que foram refratários à terapêutica clínica instituída. A hemodiálise é a mais utilizada devido à sua maior eficiência para a correção da hipercalemia.

HIPERCALEMIA CRÔNICA/AMBULATORIAL

É definida como episódios recorrentes de hiperpotassemia que requerem terapia hipocalemiante contínua. Normalmente os pacientes são assintomáticos e identificados devido à maior frequência na realização de exames laboratoriais.

O manejo da hipercalemia crônica/ambulatorial é alicerçado em avaliação nutricional, reavaliação medicamentosa, utilização de diuréticos, resinas trocadoras de potássio e fármacos mineralocorticoides. Avalição nutricional do paciente por nutricionista deve ser feita ajustando-se o conteúdo de potássio da dieta. Deve ser feita também uma reavaliação medicamentosa, identificando-se fármacos com potencial hipercalêmico, como iECA, BRA e antagonistas dos receptores de mineralocorticoides (ARM), que deverão ter sua indicação e dose revisadas. Os diuréticos promovem o aumento da excreção renal de potássio e podem ser utilizados tanto tiazídicos como diuréticos de alça.

Resinas trocadoras de potássio devem ser consideradas em pacientes com dose de diurético otimizada e acidose metabólica corrigida. As novas resinas, como o patiromer e o ciclossilicato de zircônio são uma alternativa interessante para o tratamento ambulatorial da hipercalemia.

A fludrocortisona (mineralocorticoide sintético) é indicada para o tratamento do hipoaldosteronismo hiporreninêmico. Poderá apresentar como efeitos colaterais: hipervolemia, hipertensão e agravamento de doenças cardiovasculares.

HIPOCALEMIA

A hipocalemia é caracterizada como concentração sérica de potássio abaixo de 3,5 mEq/ℓ. É classificada como leve quando a concentração de potássio se encontra entre 3,5 e 3,1 mEq/ℓ, moderada na vigência de concentração de potássio entre 3,0 e 2,6 mEq/ℓ, e grave quando a potassemia está abaixo de 2,5 mEq/ℓ.

Epidemiologia

A hipocalemia pode ser encontrada ambulatorialmente em 14% da população. Em termos hospitalares, cerca de 20% dos pacientes internados apresentam hipocalemia, sendo 5% clinicamente significativa. Nos usuários de diuréticos, a hipocalemia pode ter uma prevalência de até 80%.

Etiologia
Redução da ingestão

Causa extremamente rara de hipocalemia, sendo considerado diagnóstico de exclusão, uma vez que a capacidade renal em conservar o potássio se apresenta substancial. É mais comumente vista nos estados de desnutrição grave, alcoolismo e na nutrição parenteral total. As condições anteriormente citadas geralmente são acompanhadas por hipomagnesemia.

Pseudo-hipocalemia

Observada em condições em que há uma intensa proliferação celular, com sequestro de potássio por replicação celular na leucemia aguda. A suplementação do potássio nestas situações pode resultar em hipercalemia iatrogênica.

Shift intracelular de potássio

O deslocamento do potássio do meio extra para o meio intracelular pode ser uma causa importante de hipocalemia, e alguns dos mecanismos geradores do *shift* – ou desvio intracelular de potássio – são utilizados no tratamento das hipercalemias. O hipertireoidismo causa aumento da responsividade Na+/K+-ATPase às catecolaminas, com resultante deslocamento transcelular do potássio. A paralisia periódica hipocalêmica é uma canalopatia autossômica dominante de penetrância incompleta com prevalência de 1/1.000 associada a hipocalemia grave (K < 2,5 mEq/ℓ), iniciada na segunda década de vida e caracterizada por episódio de paralisia muscular progressiva, acometendo mais os grupamentos musculares proximais de membros inferiores. A hiperproliferação celular durante o tratamento da anemia perniciosa ou nas crises blásticas leucêmicas são uma causa de rápida internalização do potássio.

Perda extrarrenal de potássio

Nas síndromes diarreicas, agudas ou crônicas, nas ileostomias e na síndrome do intestino curto há o desenvolvimento de hipocalemia associada a acidose metabólica, uma vez que existe a perda concomitante de bicarbonato pelo trato gastrintestinal. A exceção dos quadros diarreicos é o adenoma viloso, que normalmente desenvolve uma hipocalemia com alcalose metabólica. As perdas cutâneas de potássio podem ocorrer tanto na vigência de queimaduras extensas quanto na sudorese intensa. Estima-se que, em um esportista, a cada litro de suor há uma perda de aproximadamente 8 mEq de potássio.

As hipocalemias relacionadas com diálise ocorrem devido à diferença de concentração entre o potássio sérico e o potássio do dialisato.

Perda renal de potássio

As causas de perdas renais de potássio são diversas. Podem ser associadas a hipertensão arterial, como hiperaldosteronismo primário, hipercortisolismo (síndrome de Cushing), hipertensão renovascular e síndrome de Liddle ou normotensiva, uso de diuréticos (mais comum), acidose tubular renal, anorexia nervosa, síndrome de Bartter, síndrome de Gitelman, hipomagnesemia, vômitos e alguns fármacos, como tenofovir e anfotericina B. A hipomagnesemia[8] é uma condição perpetuadora da hipocalemia. O magnésio exerce a função de *tampão* nos canais de potássio (canais ROMK) presentes no túbulo distal, reduzindo dessa forma a secreção de potássio nesse segmento do néfron. A deficiência de magnésio, portanto, acentua a secreção tubular distal de potássio.

Manifestações clínicas

As manifestações clínicas da hipocalemia normalmente surgem quando a concentração de potássio se encontra abaixo de 3 mEq/ℓ. Pacientes que possuem predisposição a arritmias ou estão em uso de digitálicos podem se apresentar sintomáticos mesmo na presença de hipocalemia leve. As manifestações clínicas podem ser:

- Cardiovasculares: arritmias atriais, arritmias ventriculares, onda U (V4 e V6), achatamento ou inversão da onda T, alargamento da ST
- Osteomuscular: fadiga, câimbras, paresia, plegia, rabdomiólise
- Gastrintestinal: íleo paralítico
- Renal: hipostenúria, poliúria, alcalose metabólica.

Diagnóstico

Anamnese: deve-se investigar uso de medicações como diuréticos, mineralocorticoides, antimicrobianos (polimixina B, aminoglicosídeos, anfotericina B), vômitos, diarreia, presença de comorbidades (tireoideopatias, gastrenteropatias), presença de poliúria, realização de dietas muito restritivas e fraqueza muscular após ingestão de carboidratos ou após realização de atividade física.

Tratamento

As hipocalemias leves (3,1 mEq/ℓ < K < 3,5 mEq/ℓ) assintomáticas são preferencialmente tratadas com reposição oral de potássio. Nesses casos, estima-se um déficit de potássio entre 100 a 200 mEq. A formulação de cloreto de potássio xarope a 6% possui 8 mEq de potássio a cada 10 mℓ. A opção pela reposição em cápsulas possui apresentação de 600 mg de cloreto de potássio, fornecendo também 8 mEq. Pode ainda ser utilizado citrato de potássio como opção para pacientes portadores de hipocalemia devido à acidose tubular renal para reposição de álcali concomitante.

Os diuréticos poupadores de potássio, como bloqueadores de canais de sódio (amilorida e triantereno) e os antagonistas de mineralocorticoides (espironolactona, eplerenona e finerenona), podem ser usados em pacientes com perda renal de potássio como terapia adjuvante à reposição oral. Em pacientes com excesso de mineralocorticoides, os antagonistas de mineralocorticoides são os fármacos de escolha na terapêutica

da hipocalemia. Nas hipocalemias moderadas (3,0 a 2,6 mEq/ℓ) a graves (< 2,5 mEq/ℓ), há uma predileção pela reposição combinada de terapia oral e venosa.

Terapia parenteral
Concentração máxima da solução

A concentração máxima da solução a ser administrada dependerá do tipo de acesso venoso, se central ou periférico. A infusão por acesso venoso central permite uma solução com concentração máxima de 120 mEq/ℓ. Já por acesso venoso periférico, a concentração máxima segura da solução é de 80 mEq/ℓ.

Diluição da solução

O preparo deve ser em solução salina, uma vez que solução glicosada pode piorar a hipocalemia ao estimular o *shift* intracelular de potássio.

Velocidade de infusão

A velocidade de infusão mínima deve ser de 10 mEq/hora, com uma velocidade máxima de 20 mEq/hora. Em emergências, pode-se chegar à velocidade de 40 mEq/hora. As ampolas de KCl 19,1% têm 2,56 mEq/mℓ, ou seja, 25,6 mEq em 10 mℓ. Dessa maneira, pode-se calcular quantos mEq terá a solução preparada (p. ex., 50mℓ diluído em 500 mℓ de soro fisiológico terá 128 mEq).

Hipomagnesemia associada

É um mecanismo perpetuador da hipocalemia, pois aumenta a perda renal de potássio. Em sua presença deve ser feita a administração de 2 g de sulfato de magnésio diluídos em 100 mℓ de solução de soro fisiológico 0,9% em 20 minutos quando forem observadas alterações eletrocardiográficas, ou infusões de 2 a 8 g em até 24 horas na ausência de alterações eletrocardiográficas.

Monitoramento

Devido ao risco de arritmias potencialmente fatais, o paciente deverá ser monitorizado. Após instituída a terapêutica, o potássio sérico deverá ser dosado a cada 2 horas em pacientes sintomáticos ou em pacientes com hipocalemia grave que receberam reposição agressiva do eletrólito. A reposição venosa poderá ser suspensa e instituída reposição oral em pacientes com potássio acima de 3 mEq/ℓ.

CONSIDERAÇÕES FINAIS

Os distúrbios do potássio são frequentes e potencialmente graves, podendo levar a arritmias graves e até parada cardíaca, tanto em hipo quanto em hiperpotassemia. O tratamento deve ser prontamente instituído quando feito o diagnóstico, devendo haver monitorização cuidadosa após o tratamento.

REFERÊNCIAS BIBLIOGRÁFICAS

1. Gomes C., Andrade L., Graciano M. et al. Distúrbios do equilíbrio hidroeletrolítico e ácido-base: diagnóstico e tratamento. Barueri (SP): Manole, 2021.
2. Aires, M.M. et al. Fisiologia. 5. ed. Rio de Janeiro: Guanabara Koogan, 2018.
3. Hunter R.W., Bailey M. Hyperkalemia: pathophysiology, risk factors and consequences. *Nephrol Dial Transplant*, 2019 Dec 1;34(Suppl 3):iii2-iii11. doi: 10.1093/ndt/gfz206.

4. Palmer B. F, Clegg, D.J. Physiology and pathophysiology of potassium homeostasis. *Adv. Physiol Educ.* 2016 Dec;40(4):480-490.

5. Palmer B., Clegg D.J. Diagnosis and treatment of hyperkalemia. *Cleve Clin J Med.* 2017 Dec;84(12)934-942. doi: 10.3949/ccjm.84a.17056.

6. Rajkumar V., Waseem M. Hypoaldosteronism. In: StatPearls [Internet]. Treasure Island (FL): StatPearls Publishing; 2023 Jan–. PMID: 32310452.

7. Velasco I., Brandão Neto R.A., Souza H.P. et al. Medicina de emergência: abordagem prática. 15. ed. Barueri (SP): Manole, 2021.

8. Kardalas E, et al. Hypocalemia: a clinical uptodate. *Endocr Connect.* 2018 Apr;7(4):R135-R146.

9. Vanholder R., Van Biesen W., Nagler E. V. Treating potassium disturbances: kill the killers but avoid overkill. *Acta Clinica Belgica*, doi: 10.1080/17843286.2018.1531206.

10. Phuyal P., Nagalli S. Hypokalemic Periodic Paralysis. StatPearls [Internet]. Treasure Island (FL): StatPearls Publishing; 2023 Jan-.

11. Do C., Vasquez P.C., Soleimani M. Metabolic Alkalosis Pathogenesis, Diagnosis, and Treatment: Core Curriculum 2022. *American Journal of Kidney Diseases.* May 5, 2022. Doi: 10.1053/. ajkd.2021.12.016.

12. Chou-Lon H., Kuo E. Mechanism of Hypokalemia in Magnesium Deficiency. *J Am Soc of Nephrol.* 2007 Oct18(10):2649-52. doi: 10.1681/ASN.2007070792.

13. Coregliano-Ring L., Goia-Nishide K., Rangel E.B. Hypokalemia in Diabetes Mellitus Setting. *Medicina (Kaunas).* 2022 Mar 16;58(3):431. doi: 10.3390/medicina58030431.

14. Assunção M.S.C., Barros D.S., Bravim B.A. Ecografia em terapia intensiva e na medicina de urgência. Rio de Janeiro: Atheneu, 2019.

CAPÍTULO 100

Distúrbios do Sódio

Gustavo Prata Misiara • Laerte Leão Emrich Filho • Tábata C. F. N. Assis

INTRODUÇÃO

O sódio é o cátion extracelular mais abundante no organismo, e sua homeostase está diretamente ligada ao poder osmótico que exerce sobre as moléculas de água. Dessa forma, em circunstâncias salutares, o corpo mantém a concentração de sódio em uma estreita faixa fisiológica. Em contrapartida, as disnatremias ou os distúrbios do sódio são revelados na presença de níveis séricos baixos ou altos do íon – as hiponatremias (Na^+ < 135 mEq/ℓ ou mmol/ℓ) e as hipernatremias (Na^+ > 145 mEq/ℓ ou mmol/ℓ).

O reconhecimento e o manejo adequado desses distúrbios são relevantes porque, mesmo em casos leves, resultam em impactos negativos, com aumento da permanência hospitalar e da mortalidade. Além disso, são bastante prevalentes no cotidiano das enfermarias: a hiponatremia, conforme aponta a literatura internacional, está presente em 35% dos pacientes hospitalizados. Um estudo retrospectivo que avaliou os prontuários de 19.606 pacientes adultos entre 2019 e 2020 em 12 hospitais brasileiros identificou uma incidência de 17,2 e 2,9% de hiponatremia e de hipernatremia na admissão hospitalar, respectivamente. Discorrer sobre esses distúrbios, entretanto, é ponderar sobre a desproporção entre sódio, água livre e volume circulante efetivo. Em outras palavras, as disnatremias correspondem a um desequilíbrio entre dois atores: o sódio e a água.

Um bom exemplo dessa desproporção ocorre quando níveis séricos reduzidos de sódio não representam, necessariamente, uma perda absoluta na quantidade total desse íon, visto que há cenários em que o excesso de água livre provoca uma queda relativa na concentração de sódio. Um caso famoso aconteceu com um jovem que bebeu 6 litros de água em 3 horas como punição por perder várias rodadas de um jogo de pedra/papel/tesoura: pelo seu azar como jogador, precisou ser encaminhado ao pronto-socorro por convulsões secundárias à hiponatremia aguda grave.

A água corporal total é dividida entre os compartimentos intracelular (2/3) e extracelular (1/3). Na desidratação, há perda apenas de água livre, o que provoca hipernatremia por aumento na concentração de sódio. Como a água perdida é rapidamente reposta pelos fluidos do compartimento intracelular, o paciente não apresenta hipotensão ou má perfusão tecidual. Contudo, na hipovolemia há perda tanto de água como de sódio, o que não é facilmente compensado e gera hipotensão, má perfusão tecidual e ativação do sistema renina-angiotensina-aldosterona (SRAA).

Algo interessante acontece em doenças que cursam com edema, como cirrose, insuficiência cardíaca e síndrome nefrótica. Como o volume circulante arterial efetivo está reduzido por vasodilatação, baixo débito cardíaco e hipoalbuminemia, simula-se um estado de hipovolemia e má perfusão, com consequente retenção de água e sódio, em pacientes claramente hipervolêmicos no extravascular.

Para compreender melhor as disnatremias, é preciso dominar alguns conceitos fundamentais, como substâncias osmóticas (osmóis), osmolaridade, osmolalidade e tonicidade. As substâncias osmóticas mais relevantes para a homeostase são o sódio, a glicose e a ureia. Ao contrário da ureia, o sódio e a glicose não atravessam livremente as membranas plasmáticas celulares, ganhando dessa forma o *status* de osmóis efetivos. Já a osmolaridade e a osmolalidade são virtualmente semelhantes: a primeira é a razão de todas as substâncias osmóticas por litro de água e a segunda, de todos os osmóis por quilo de água. A tonicidade, por fim, corresponde à concentração apenas das substâncias osmoticamente efetivas, no caso, o sódio e a glicose (Tabela 100.1).

As hipernatremias são conceitualmente sempre hipertônicas e hiperosmolares, mas as hiponatremias podem ocorrer com tonicidade e osmolalidade baixas, normais ou altas. É possível imaginar, em um contexto de doença renal crônica associada à retenção hídrica, uma situação em que haja

Tabela 100.1 Fórmulas utilizadas no manejo das disnatremias.

Conceito	Fórmula	Observação
Osmolalidade plasmática	$(2 \times Na^+) + (glicose \div 18) + (ureia \div 6)$	Valor de referência: 275 a 295 mOsm/kg H_2O
Tonicidade plasmática ou osmolalidade plasmática efetiva	$(2 \times Na^+) + (glicose \div 18)$	Valor de referência: 270 a 285 mOsm/kg H_2O
Déficit de água livre	Peso x 0,6 x $[1 - (Na^+$ sérico $\div 140)]$	
Água corporal total (ACT)	Peso x 0,6	Essa proporção reduz conforme aumento da idade e da gordura corporal
Fórmula de Adrogué-Madias	$\Delta Na^+ = (Na^+$ infusão $- Na^+$ sérico$) \div (ACT + 1)$	Ferramenta para guiar correção de sódio. Calcular o Na^+ presente em 1 ℓ de solução infundida
Fórmula de Edelman	Na^+ sérico $= (Na^+ + K^+)$ corporal total $\div ACT$	O Na^+ tem relação direta com a carga de Na^+ e K^+ trocáveis dentro e fora das células e inversa com a ACT
Correção de Na^+ na hiperglicemia	$Na^+ + [(glicemia - 100) \div 100] \times$ fator de correção	Glicemia < 400: fator de correção = 1,6 Glicemia > 400: fator de correção = 2,4

Fonte: Adrogué H.J., 2000.[2]

simultaneamente hiponatremia dilucional, tonicidade reduzida e osmolalidade aumentada (esta última pelos níveis elevados de ureia plasmática).

REGULAÇÃO DA CONCENTRAÇÃO DE SÓDIO

Um agente importante envolvido na fisiopatologia das disnatremias é o hormônio antidiurético (ADH), também chamado de vasopressina. O ADH é produzido no hipotálamo e armazenado na hipófise posterior. Sob estímulo de hipertonicidade e/ou hipovolemia, o ADH é liberado e, como o seu próprio nome indica, reduz o volume e concentra a urina às custas de uma maior reabsorção tubular de água livre.

A concentração urinária promovida pelo ADH possui a seguinte explicação: após sua ligação com o receptor basolateral do ducto coletor renal, o ADH aumenta a expressão de aquaporinas na face luminal dessas células. As aquaporinas são canais exclusivos para passagem de água livre, o que gera um fluxo de água do fluido intraluminal de volta para o organismo.

Em situações de hiponatremia, há uma redução drástica na liberação de ADH, o que permite a formação de uma urina hipotônica (cuja osmolalidade pode descer até 50 mOsm/kg H_2O) capaz de excretar água livre e concentrar o sódio plasmático. Por outro lado, em um contexto de hipernatremia, o aumento da secreção de ADH forma uma urina hipertônica (com osmolalidade urinária até de 1.200 mOsm/kg H_2O), o que possibilita retenção de água livre e diluição do sódio plasmático. Além disso, os osmorreceptores hipotalâmicos

podem lançar mão de outro recurso simples e eficaz para a reposição de água e controle da hipertonicidade: a sensação de sede (Figura 100.1).

Observa-se que o ADH interfere apenas na movimentação das moléculas de água, não atuando diretamente no transporte de sódio. O SRAA, portanto, assume esse papel. Em situações de hipoperfusão renal por redução da volemia arterial efetiva (contração do volume extracelular), a mácula densa funcionará como um sensor, detectando pouco cloreto de sódio na luz tubular e promovendo a ativação do SRAA. O aumento dos níveis de aldosterona resultam no aumento da reabsorção renal de sódio tubular. Em situações inversas, isto é, de hipervolemia (expansão do volume extracelular por acúmulo de sódio e água), haverá inibição do SRAA, com consequente diminuição da reabsorção e aumento da excreção tubular de sódio.

Compreende-se, assim, que a concentração final de sódio varia de acordo com o fino balanço entre as perdas e os ganhos de líquidos corporais, o ADH e o SRAA. A seguir estão detalhados o quadro clínico, o fluxograma diagnóstico, as etiologias e o tratamento das hiponatremias e das hipernatremias.

HIPONATREMIA

A hiponatremia é definida por uma concentração de sódio sérico inferior a 135 mEq/ℓ. Pela fórmula de Edelman, entende-se que a hiponatremia é um excesso relativo de água em relação ao sódio, podendo haver estados de sódio corporal total normal, aumentado ou reduzido.

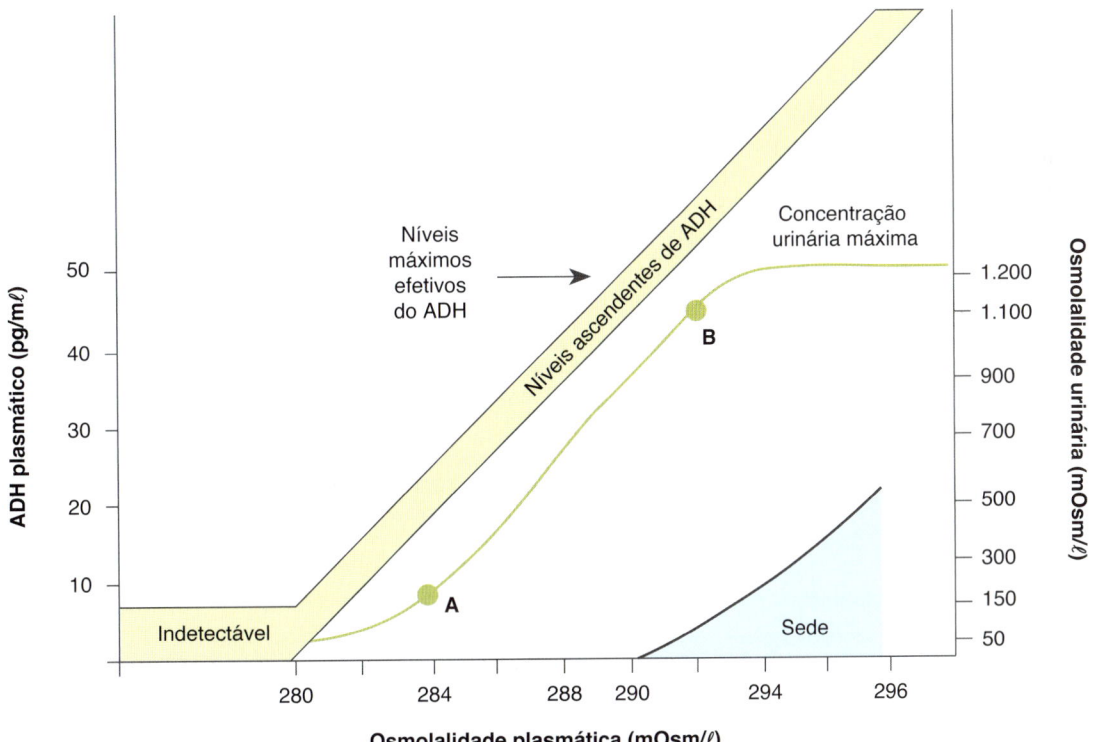

Figura 100.1 Regulação da concentração do Na⁺ e da osmolalidade plasmática. Imagine um paciente A com Na⁺ de 136 mEq/ℓ e um paciente B com Na⁺ de 144 mEq/ℓ (ambos dentro do valor de normalidade). O paciente A apresenta baixos valores de ADH e uma baixa osmolalidade urinária, enquanto o paciente B possui altos níveis de ADH e concentra a urina próxima ao seu patamar máximo. Se o paciente A ganhar água livre ou perder sódio, ele tenderá à hiponatremia. Por sua vez, o paciente B tenderá à hipernatremia se perder água livre ou ganhar sódio. Adaptada de: Berl (2019).

A hiponatremia habitualmente é acompanhada por redução da osmolalidade plasmática (< 275 mOsm/kg H_2O). Exceção se dá aos casos de acúmulo de outros solutos no plasma, como glicose, manitol ou glicina, que causam movimento de água do meio intracelular para o meio extracelular, resultando em osmolalidade normal ou elevada.

Antes de avaliar as etiologias da hiponatremia, devem ser descartadas situações de pseudo-hiponatremia: em pacientes com hiperproteinemia ou hiperlipidemia, o sódio medido é falsamente baixo por problemas com o método de dosagem laboratorial. Em métodos laboratoriais mais modernos, como eletrodo íon-específico, essa condição não ocorre. A Tabela 100.2 mostra as etiologias das hiponatremias.

Etiologia

Conforme a Tabela 100.3, a investigação etiológica se inicia por uma história clínica completa, com relato preciso de doenças crônicas ou agudas, uso de medicações, uso de álcool ou drogas ilícitas, consumo excessivo de água e outros líquidos, cirurgias recentes. Pelo exame clínico (avaliação de edema, pressão arterial, perfusão de extremidades etc.), o paciente é classificado em hipovolêmico, euvolêmico ou hipervolêmico.

Quadro clínico

A relevância clínica e os sintomas decorrentes da hiponatremia são, na verdade, decorrentes da hipotonicidade e das suas consequências no tecido nervoso central, o que evidentemente não ocorre em casos de hiponatremias com osmolalidade normal ou elevada.

O tecido encefálico, diferente dos demais tecidos no organismo, não permite uma troca rápida de sódio entre o sangue e o interstício tecidual por características do epitélio, como junções *tight* e cobertura por processos podais astrocitários. Em casos de redução abrupta da osmolalidade sérica, como na hiponatremia, tais características tornam o cérebro suscetível a edema por entrada de água para o intracelular. Da mesma forma, no cenário de uma correção rápida de hiponatremia, o cérebro é suscetível à perda de água e à redução volumétrica pela elevação de osmolalidade sérica, com consequente risco de desmielinização osmótica (Figura 100.2).

A hiponatremia é classificada como leve (130-134 mEq/ℓ), moderada (120-129 mEq/ℓ) ou grave (< 120 mEq/ℓ). Suas manifestações clínicas variam desde casos oligossintomáticos (fraqueza, náuseas e vômitos) a repercussões neurológicas moderadas (cefaleia e confusão) e graves (convulsão e coma). A gravidade dos sintomas está mais atrelada à velocidade de instalação da hiponatremia do que à concentração do sódio: quadros agudos tendem a ser mais sintomáticos do que os quadros crônicos.

Já a desmielinização osmótica, quadro neurológico grave decorrente da correção rápida da hiponatremia (> 10 mEq/ℓ em 24 horas), ocorre em pacientes crônicos (após 48 horas de instalação), pois o encéfalo já completou sua resposta à osmolalidade plasmática baixa. Esse processo também pode acontecer com correções de sódio > 8 mEq/ℓ em 24 horas em pacientes de risco elevado: histórico de hiponatremia grave (Na^+ < 110 mEq/ℓ), etilismo, hepatopatia, desnutrição e/ou hipocalemia associada.

O principal local acometido pela desmielinização osmótica é a ponte (mielinólise pontina). O quadro é bifásico, com

Tabela 100.2 Etiologias das hiponatremias hiposmolares.

Excesso de fluidos hipotônicos Euvolemia	Polidipsia psicogênica	Osmolalidade urinária < 100 mOsm/kg (capacidade máxima de diluição urinária) devido à adequada supressão do ADH
	Intoxicações hídricas em atletas após exercícios extenuantes	
	Usuários de drogas como ecstasy/MDMA	
Perda de fluidos hipertônicos Hipovolemia	Perda de urina hipertônica Na^+ urina > 30 mEq/ℓ	Tiazídicos
		Síndrome perdedora de sal
		Insuficiência adrenal primária
	Perda de outros fluidos hipertônicos Na^+ urina < 30 mEq/ℓ	Diarreias secretoras, vômitos
		Queimaduras
		Sequestro para terceiro espaço (traumas, pancreatite etc.)
Incapacidade de diluição urinária Euvolemia	Síndrome da antidiurese inapropriada (SIAD) ou síndrome da secreção inapropriada de hormônio antidiurético (SIADH)	Causas de secreção excessiva de ADH: neoplasias, patologias no sistema nervoso central, patologias do tórax, medicamentos (antidepressivos, antipsicóticos) e distúrbios hereditários raros Osmolalidade urinária elevada Na^+ urinário > 30 mEq/ℓ Baixo volume urinário devido à alta reabsorção de água pelo excesso de ADH
	Hipotireoidismo grave	Podem mimetizar quadro de SIADH
	Insuficiência adrenal secundária	
Retenção desproporcional de sal e água Hipervolemia	Insuficiência cardíaca	Apesar da hipervolemia, o volume arterial efetivo é baixo, com hiperativação do SRAA e elevação do ADH
	Cirrose hepática	
	Síndrome nefrótica	
	Injúria renal aguda (IRA)	Prejuízo na excreção renal de água livre
	Doença renal crônica (DRC)	

Exceto no grupo *excesso de fluidos hipotônicos*, a osmolalidade urinária será caracteristicamente maior do que 100 mOsm/kg H_2O devido à secreção de ADH.
Fonte: Adrogué H.J., 2000.[2]

Tabela 100.3 Investigação etiológica das hiponatremias.

Na⁺ < 135 mEq/ℓ, com exclusão de hiperglicemia e outras causas de hiponatremia não hipotônica		
Volemia	**Na⁺ urinário < 30 mEq/ℓ**	**Na⁺ urinário > 30 mEq/ℓ**
Hipovolemia	Perdas gastrintestinais Queimaduras Perdas para terceiro espaço	Tiazídico Síndrome perdedora de sal Insuficiência adrenal primária
Euvolemia	*Osmolalidade urinária < 100 mOsm/kg* Polidipsia Excesso de fluidos hipotônicos	*Osmolalidade urinária > 100 mOsm/kg* SIAD Hipotireoidismo grave Insuficiência adrenal secundária
Hipervolemia	Insuficiência cardíaca Cirrose Síndrome nefrótica	Injúria renal aguda Doença renal crônica

Adaptada de: JAMA (2022).

melhora inicial dos sintomas associados à hiponatremia e, após 1 a 7 dias da rápida correção do sódio, há surgimento gradual de sintomas neurológicos, como convulsões, alterações comportamentais, hiperreflexia, desordens do movimento, tetraparesia, síndrome do encarceramento e morte. O diagnóstico é clínico, pois o exame de ressonância magnética geralmente se altera apenas após 2 ou 3 semanas (áreas de hipersinal em T2). Embora a maioria dos pacientes apresente recuperação parcial ou total, os danos neurológicos podem ser permanentes.

Em casos crônicos, mesmo a hiponatremia leve está associada a distúrbios cognitivos, distúrbios de marcha, aumento do risco de quedas e fraturas, sendo considerada uma causa de osteoporose secundária.

Tratamento

O tratamento da hiponatremia compreende tanto o tratamento de emergência – com salina a 3%, objetivando elevação rápida da tonicidade plasmática, geralmente reservado para pacientes com sintomas e casos de hiponatremia grave (< 120 mEq/ℓ) como para o manejo da hiponatremia moderada e leve.

O tratamento de emergência baseia-se, além do suporte clínico adequado (monitorização multiparamétrica, suporte ventilatório e hemodinâmico etc.), na administração de salina a 3% (NaCl 20% 150mℓ + água destilada 850mℓ ou NaCl 20% 110mℓ + NaCl 0,9% 890mℓ).

A velocidade de elevação da natremia depende da condição clínica. Para sintomas neurológicos graves, objetiva-se elevação de 4 a 6 mEq/ℓ na primeira hora de tratamento, suficiente para reverter convulsões e encefalopatia associada ao edema cerebral (Tabela 100.4).

Caso se extrapole o limite de correção da natremia, deve-se revertê-la o quanto antes, pois, após 12 horas, instala-se o dano neurológico. Faz-se isso com solução glicosada a 5% (10 mℓ/kg em 2 horas), com posterior monitorização do sódio. Se houver hipercorreção, pode-se usar desmopressina (0,2-0,4 mcg, via endovenosa, 8/8 horas).

Em situações não emergenciais, deve-se sempre tratar a doença de base e suspender drogas que causem hiponatremia (p. ex., tiazídicos). Se houver hipovolemia, indicar solução cristaloide para expansão do intravascular. Em casos de hiponatremia euvolêmica ou hipervolêmica, a base do tratamento consiste na restrição hídrica (1.000 a 1.500 mℓ/dia) e

no uso de furosemida, que promove excreção de água livre, já que os vaptanos (aquaréticos antagonistas do ADH) não estão disponíveis no Brasil. Além disso, pode-se aumentar o aporte proteico ou administrar ureia oral (15 a 60 g/dia) para promover diurese osmótica.

Outra consideração importante é corrigir a hipocalemia, pois a reposição de potássio desloca o sódio do intracelular para o extracelular e colabora no tratamento do distúrbio.

HIPERNATREMIA

Conforme descrito anteriormente, a hipernatremia é definida como a concentração elevada do sódio plasmático (Na⁺ > 145 mEq/ℓ). O aumento dessa concentração pode estar relacionado à diminuição da água (situação mais comum, também chamada de desidratação) ou ao aumento desproporcional do sódio (balanço positivo de sódio não acompanhado de água).

Etiologia

As principais etiologias estão descritas na Tabela 100.5.

Ressalta-se que desidratação (perda de água levando ao aumento da natremia) é diferente de hipovolemia (perda de sal e, consequentemente, de água). A volemia é determinada pela quantidade corporal total de sódio (e não pela concentração do mesmo).

Caso a etiologia da hipernatremia não esteja evidente na história clínica, a investigação etiológica deve ser feita dosando-se a osmolalidade urinária (ver valores na Tabela 100.5). Em situações de hipernatremia e consequente aumento da osmolalidade plasmática, haverá secreção de ADH, estimulando ao máximo a concentração urinária. Espera-se, então, que a osmolalidade urinária esteja em valores próximos a 1.200 mOsm/kg H₂O.

Quadro clínico

O principal sintoma da hipernatremia é a sede. Entretanto, pacientes com distúrbios mais graves, especialmente nos casos agudos, podem apresentar, assim como ocorre na hiponatremia, sintomas neurológicos.

Em casos mais graves, pode ocorrer letargia, fraqueza, irritabilidade, espasmos musculares, crises convulsivas e alterações do sensório. Hipernatremia aguda por infusão de

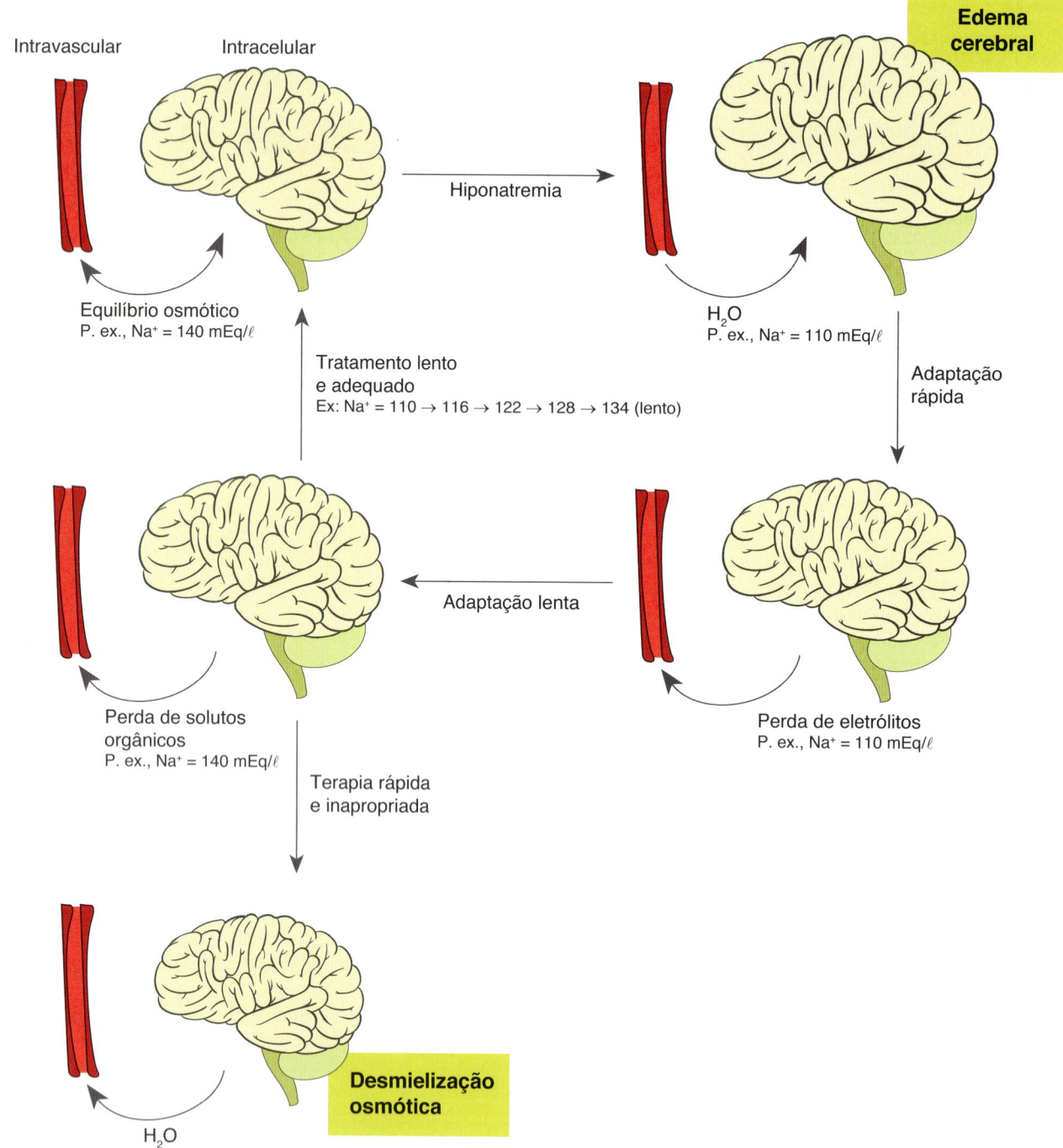

Figura 100.2 Efeitos cerebrais da hiponatremia e resposta adaptativa: se um paciente normal com Na⁺ de 140 mEq/ℓ desenvolver hiponatremia intravascular (p. ex., Na⁺ de 110 mEq/ℓ), irá evoluir com edema cerebral por saída de água do intravascular hipotônico para o intracelular relativamente hipertônico, causando sintomas neurológicos. Como mecanismo adaptativo, há rápida perda de solutos inorgânicos do intracelular e, em seguida, perda de solutos orgânicos com adaptação completa em 48 horas. Dependendo da gravidade da hiponatremia, novamente haverá manifestações neurológicas. No tratamento, a elevação da natremia deverá ocorrer lentamente. Caso haja elevação rápida (p. ex., Na⁺ de 110 para 140 mEq/ℓ), a hiperosmolalidade aguda do intravascular provocará perda de água do intracelular, resultando em desmielinização osmótica. Adaptada de: Adrogué H.J., et al. (2000).

Tabela 100.4 Tratamento de emergência das hiponatremias.

Condição	Objetivo	Velocidade de infusão	Monitorização	Limite de correção
Na^+ < 120 mEq/ℓ assintomáticos	↑ Na^+ 4-6 mEq/ℓ em 6 a 12 h	NaCl 3% 0,25 a 0,50 mℓ/kg/h ou	Dosar Na^+ 6/6 h ou	**Hiponatremia aguda (< 48 h)** Até 10 mEq/ℓ em 24 h
Sintomas neurológicos leves ou moderados		NaCl 3% 1 a 2 mℓ EV, em *bolus*, 6/6 h	Dosar Na^+ 4/4 h se alto risco para desmielinização osmótica	
Sintomas neurológicos graves	↑ Na^+ 4-6 mEq/ℓ em 1 h	NaCl 3% 100-150 mℓ em *bolus* (10 min); repetir até 3 vezes	1/1h até melhora dos sintomas Após, 4/4 h ou 6/6 h	**Hiponatremia crônica (> 48 h) ou tempo incerto** Até 8 mEq/ℓ em 24 h

Quando a hiponatremia se instala em menos de 24 horas (p. ex., intoxicação hídrica), não se sabe se há dano associado à correção rápida da natremia.
Fonte: Adrogué H.J., 2000.[2]

Tabela 100.5 Etiologias das hipernatremias.

Classificação	Etiologias			Volemia	Osmolalidade Urinária
Hipodipsia	Dificuldade de acesso à água: idosos acamados, neuropatas, bebês, intubação orotraqueal, doença hipotalâmica que prejudique a sede			Normal	> 600 mOsm/kg
Perdas de fluido hipotônico Perda de maior quantidade de água do que de eletrólitos	Perdas gastrintestinais	Vômitos e sonda nasogástrica		Baixa	> 600 mOsm/kg
		Diarreia osmótica, fístulas digestivas			
	Perdas renais	Furosemida		Baixa	Variável
		Desobstrução do trato urinário			Variável
	Urina diluída e geralmente em volume elevado/ poliúria	Diabetes insípido nefrogênico (resistência ao ADH)	Lítio, hipercalcemia, hipocalemia, doenças renais túbulo-intersticiais (anemia falciforme e uropatia obstrutiva)	Normal	< 300 mOsm/kg
		Diabetes insípido central (diminuição do ADH)	Trauma, infecções, neoplasias e cirurgias intracranianas		
		Poliúria osmótica	Hiperglicemia por DM descompensado, iSGLT2	Baixa	300 a 600 mOsm/kg
			Manitol		
			Alta concentração de ureia na recuperação de IRA por NTA		
	Perdas cutâneas	Queimaduras		Baixa	> 600 mOsm/kg
		Sudorese excessiva	Febre, exercícios, altas temperaturas		
Acúmulo de sódio	Infusão de salina hipertônica			Alta	> 600 mOsm/kg
	Infusão de bicarbonato de sódio				
	Hiperaldosteronismo primário e síndrome de Cushing				
	Intoxicação ou ingestão abusiva de sal				

Fonte: Adrogué H.J., 2000.[1]

solução salina pode resultar em hemorragias intraparenquimatosas cerebrais e/ou subaracnóideas e consequentes danos neurológicos irreversíveis (Figura 100.3).

Tratamento

Após identificação e, se possível, correção da causa/etiologia da hipernatremia, o tratamento objetiva normalização da concentração do sódio. Se houver sinais de hipovolemia (hipotensão, má perfusão periférica, sinais de depleção de sódio

do intravascular), a correção da hipovolemia com solução salina isotônica (soro fisiológico ou ringer com lactato) é prioritária.

Assim como o tratamento muito rápido da hiponatremia pode ser deletéria, causando mielinólise, o tratamento muito rápido da hipernatremia pode levar a edema cerebral (Figura 100.3). Entretanto, a meta de correção da hipernatremia e, consequentemente, a velocidade de infusão de soluções hipotônicas, é muito diferente das recomendadas anteriormente

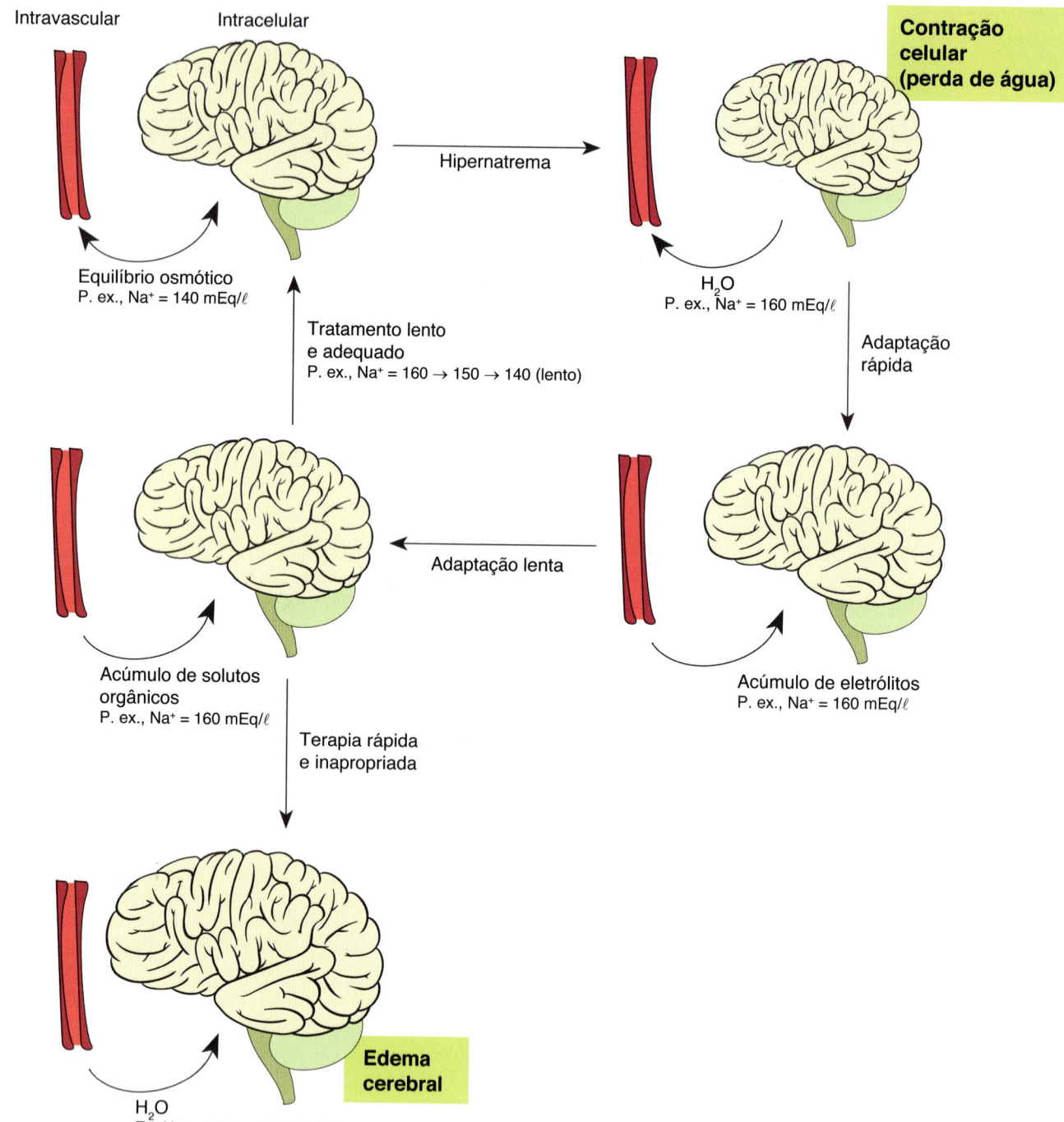

Figura 100.3 Efeitos cerebrais da hipernatremia e resposta adaptativa: se um paciente normal, com Na⁺ de 140 mEq/ℓ, desenvolver hipernatremia intravascular (p. ex., Na⁺ de 160 mEq/ℓ), irá evoluir com contração celular por saída de água do intracelular hipotônico para o intravascular hipertônico e hipernatrêmico, causando sintomas neurológicos. Como mecanismo adaptativo, há rápido acúmulo de solutos inorgânicos no intracelular e, em seguida, ganho de solutos orgânicos. Dependendo da gravidade da hipernatremia, novamente haverá manifestações neurológicas. No tratamento, a diminuição da natremia deverá ocorrer lentamente. Caso haja queda rápida (p. ex., Na⁺ de 160 para 140 mEq/ℓ), a hiperosmolalidade aguda do intravascular provocará saída de água para intracelular, resultando em edema cerebral. Adaptada de: Adrogué H.J., et al. (2000).

para o tratamento da hiponatremia. Estudos não mostraram repercussões neurológicas muito significativas relacionadas ao tratamento rápido e/ou hipercorreção de hipernatremia em adultos. Sugerem ainda que cautela excessiva pode ser deletéria, mostrando maior mortalidade em pacientes cuja correção foi lenta demais.

A Tabela 100.6 pontua os princípios do tratamento.

Em situações de hipernatremia hipovolêmica com hiperglicemia, sugere-se o uso de solução salina hipotônica (NaCl a 0,45% – adição de 22,5 mℓ de NaCl a 20% em 977,5 mℓ de água destilada) em substituição à solução glicosada.

É de extrema importância a rigorosa monitorização plasmática de sódio (a cada 2 ou 3 horas nos quadros agudos e a cada 4 ou 6 horas nos crônicos) para avaliar se as metas estão sendo atingidas adequadamente. Evitar hipercorreção iatrogênica e monitorizar hiperglicemia relacionada a altas quantidades de glicose infundidas.

Em pacientes com hipernatremia hipervolêmica (por ex., pacientes que receberam excesso de salina em internação hospitalar), nos quais se objetiva o balanço negativo de sódio, o uso de diurético tiazídico associado à infusão de soluções hipotônicas (p. ex., solução de glicose a 5%) pode ser útil e auxiliar no manejo. Entretanto, a potência do tiazídico é menor do que a da furosemida e sua eficácia é reduzida em pacientes com disfunção renal grave (IRA ou DRC). Dessa forma, apesar de poder ser utilizado, o impacto do tiazídico no tratamento é limitado em algumas dessas situações.

CONSIDERAÇÕES FINAIS

Apesar de serem muito comuns no nosso cotidiano, os distúrbios do sódio são extremamente desafiadores: desde o impacto na morbidade e na mortalidade dos pacientes até o potencial de provocar quadros neurológicos catastróficos. É necessário ainda segurança para tratar os doentes, de acordo com as recomendações vigentes, uma vez que uma terapia inapropriada pode ser iatrogênica e piorar a condição clínica.

REFERÊNCIAS BIBLIOGRÁFICAS

1. Adrogué H.J., Madias N.E. Hypernatremia. *N Engl J Med.* 2000;342:1493-1499.
2. Adrogué H.J., Madias N.E. Hyponatremia. *N Engl J Med.* 2000; 342:1581-1589.
3. Adrogué H.J., Tucker B.M., Madias N.E. Diagnosis and Management of Hyponatremia: A Review. *JAMA.* 2022;328(3):280-291.
4. Berl T., Sands J.M. Disorders of Water Metabolism. In: Feehally J., Floege J., Tonelli M., Johnson R.J., editors. Comprehensive Clinical Nephrology. 6. ed. Amsterdam: Elsevier; 2018. p. 94-110.
5. Chauhan K. et al. Rate of Correction of Hypernatremia and Health Outcomes in Critically Ill Patients. *Clin J Am Soc Nephrol.* 2019;14(5):656-663.
6. Gortz L.W. Disnatremias na admissão hospitalar: prevalência, características clínicas e morbimortalidade. Um estudo retrospectivo e multicêntrico em hospitais brasileiros. [Internet]. Curitiba: Setor de Ciências da Saúde, Universidade Federal do Paraná; 2021. 75 p. Disponível em: https://acervodigital.ufpr.br/bitstream/handle/1884/74531/R%20-%20D%20-%20LUCAS%20WAGNER%20GORTZ.pdf?sequence=1&isAllowed=y.
7. Sterns R.H. General principles of disorders of water balance (hyponatremia and hypernatremia) and sodium balance (hypovolemia and edema) [updated 2022 Jul 10]. [Internet]. UpToDate. Disponível em: https://www.uptodate.com/contents/general-principles-of-disorders-of-water-balance-hyponatremia-and-hypernatremia-and-sodium-balance-hypovolemia-and-edema.
8. Seay N.W. Diagnosis and Management of Disorders of Body Tonicity–Hyponatremia and Hypernatremia: Core Curriculum 2020. *Am J Kidney Dis.* 2020;75(2):272-286.
9. Sterns R.H. Disorders of plasma sodium – causes, consequences, and correction. *N Engl J Med.* 2015;372(1):55–65.
10. Yamashiro M., Hasegawa H., Matsuda A., Kinoshita M., Matsumura O., Isoda K., Mitarai T. A Case of Water Intoxication with Prolonged Hyponatremia Caused by Excessive Water Drinking and Secondary SIADH. *Case Rep Nephrol Dial.* 2013;3(2):147–152.

Tabela 100.6 Tratamento das hipernatremias.

Condição	Objetivo	Velocidade de infusão	Observação
Hipernatremia crônica (> 48 h)	Redução de 10 mEq/ℓ/24 h	Solução de glicose a 5% na velocidade de 1,35 mℓ/h x peso do paciente (máximo de 150 mℓ/h) (p. ex., paciente de 70 kg, velocidade aproximada de 100 mℓ/h)	Repor as perdas de soluções hipotônicas quando causadas pela doença de base
Hipernatremia aguda (< 48 h)	Redução de 1 a 2 mEq/ℓ/h Normalização do Na$^+$ plasmático dentro de 24 h	Solução de glicose a 5% na velocidade de 3 a 6 mℓ/kg/h	

Fonte: Adrogué H.J., 2000.[1]

Distúrbios do Cálcio

Alinie Pichone • Renata Gervais de Santa Rosa

INTRODUÇÃO

O cálcio é o principal mineral do esqueleto e um dos cátions mais abundantes no organismo humano. A homeostase dessa substância é fundamental para o adequado funcionamento do corpo. O cálcio participa de processos bioquímicos importantes, como coagulação sanguínea, mineralização óssea, excitabilidade de membranas, contração muscular, transmissão neuronal e sinalização intracelular.

A maior parte do conteúdo corporal de cálcio, cerca de 99%, encontra-se no esqueleto na forma de cristais de hidroxiapatita.[1] O cálcio mensurado em exames laboratoriais corresponde ao restante (1%), que se encontra no compartimento extracelular. Cerca de 40% dessa fração circula ligada a proteínas, sendo a albumina a principal delas, e 10% circula ligada a ânions, especialmente citrato e fosfato. Em pH e temperaturas normais, os demais 50% estão sob forma livre ou ionizada, que é a forma ativa e regulada pelos mecanismos hormonais. O cálcio pode ser medido laboratorialmente na sua forma iônica (CaI) ou total (CaT) ligado à albumina.

O cálcio iônico, apesar de ser mais importante do ponto de vista biológico, apresenta muitas limitações em sua mensuração direta. Alterações de pH, principalmente se ocorrerem de forma abrupta, podem afetar diretamente a fração de cálcio ionizado:

- Acidose: reduz a afinidade do cálcio pelas proteínas, aumentando a cálcio iônico sem afetar o cálcio total
- Alcalose: aumenta a afinidade do cálcio à albumina, reduzindo a fração iônica e mantendo o cálcio total normal.

É importante atentar para pacientes que tenham cálcio no limite inferior e que farão reposição de bicarbonato, pelo risco de desencadear hipocalcemia.

Por outro lado, por conter uma fração ligada à albumina, a dosagem do cálcio total deve ser corrigida pelos níveis plasmáticos da proteína pela seguinte fórmula:[2]

$$\text{Cálcio total corrigido (mg/d}\ell\text{)} = \text{cálcio total medido} + [0{,}08 \times (4 - \text{albumina plasmática})]$$

Alterações dos níveis de albumina afetarão os valores de cálcio total sem interferir no cálcio iônico:

- Hipoalbuminemia: frequente em pacientes desnutridos, inflamados, nefróticos e cirróticos. Apresentam valores de cálcio total baixo, enquanto o cálcio iônico está dentro da normalidade
- Hiperalbuminemia: pode ocorrer em casos de desidratação grave. O cálcio total está alto, enquanto o iônico não é afetado.

Por esses motivos, o ideal é avaliar o cálcio iônico e o total em conjunto, sempre que possível, levando em consideração as variáveis pH, albumina e fosfatemia. Os valores de referência para o cálcio total mais usados variam de 8,5 a 10,5 mg/dℓ (2,1 a 2,6 mmol/ℓ) e os de cálcio iônico, de 4,6 a 5,2 mg/dℓ (1,1 a 1,3 mmol/ℓ).[3]

A concentração sérica de cálcio depende do equilíbrio de entrada (absorção intestinal), da translocação de estoques (esqueleto) e da saída (excreção renal). Sua manutenção é regulada por dois hormônios principais: o paratormônio (PTH) e a vitamina D ativa ou calcitriol [1,25(OH)2D], que atuam nos rins, intestino e ossos (Figura 101.1).

Quando ocorre diminuição dos níveis séricos de cálcio, há redução da atividade dos receptores sensores de cálcio (CaSR), que se expressam na superfície das células das paratireoides e dos rins. Isso estimula a secreção de PTH na circulação. A secreção de PTH varia inversamente com a concentração sérica de cálcio. Pequenas alterações na calcemia produzem variações grandes e imediatas na secreção de PTH pelas paratireoides.[1]

O principal efeito do PTH é o aumento na concentração sérica de cálcio. O PTH aumenta o remodelamento ósseo,

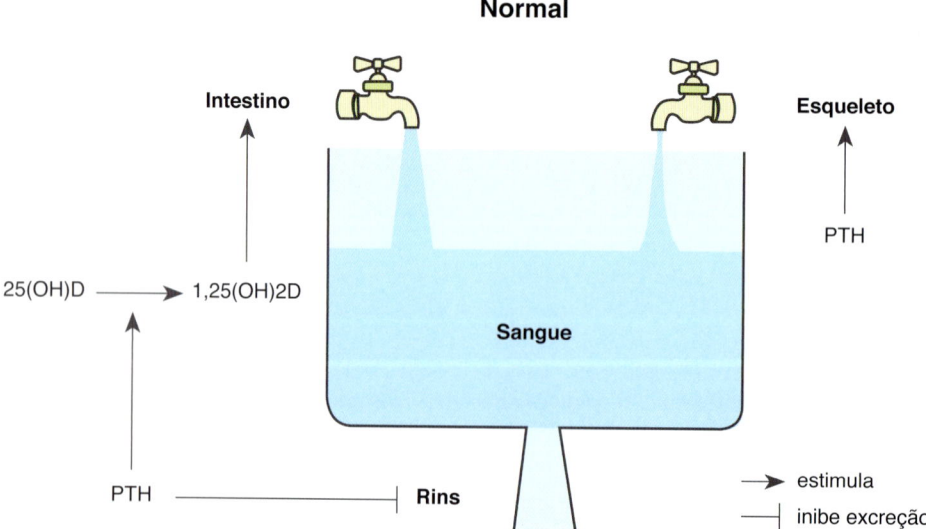

Figura 101.1 Analogia do tanque para homeostase do cálcio. 25(OH)D: calcidiol ou vitamina D inativa; 1,25(OH)2D: calcitriol ou vitamina D ativa; PTH: paratormônio.

estimulando a reabsorção óssea pelos osteoclastos e liberando cálcio do osso para a circulação sanguínea. Nos rins, o PTH aumenta a reabsorção de cálcio no túbulo distal, reduzindo a excreção renal. Além disso, estimula a produção de vitamina D na sua forma ativa nos túbulos renais proximais sob influência da 1-α-hidroxilase. O calcitriol aumenta a absorção de cálcio no intestino. Após normalização da calcemia, ocorre um mecanismo de retroalimentação negativa, em que o cálcio e a 1,25(OH)2D agem inibindo a produção de PTH.[4]

HIPOCALCEMIA

Embora menos comum que a hipercalcemia, a hipocalcemia crônica pode estar presente em pacientes ambulatoriais e hospitalizados, sendo, na maioria das vezes, assintomática ou associada a queixas musculares mal definidas. Tem uma prevalência de 18% em todos os pacientes hospitalares, podendo chegar a 85% em unidades de terapia intensiva. A causa mais comum de hipocalcemia na atenção primária é a deficiência de vitamina D, que, dependendo da demografia da população, pode ter uma prevalência de até 50%.[6] O hipoparatireoidismo pode ocorrer no pós-operatório de cirurgias cervicais em até 5% dos casos.

Diagnóstico

A hipocalcemia é diagnosticada quando o valor do cálcio (total e iônico) está abaixo do valor de referência. Considera-se hipocalcemia grave valores menores que 7,5 mg/dℓ. Ocorre por uma menor absorção intestinal de cálcio, menor reabsorção óssea pelos osteoclastos, maior formação óssea pelos osteoblastos (remanejamento do cálcio sérico para dentro do esqueleto) ou maior calciúria, conforme Fgura 101.2.

Primeiramente, é necessário confirmar que o paciente está realmente hipocalcêmico, considerando os níveis de albumina, fósforo e pH. O gadolínio, utilizado em exames de ressonância magnética, pode estar associado a pseudo-hipocalcemia. O contraste se liga ao reagente do *kit* de dosagem do cálcio e produz erro de leitura.[1]

Na anamnese, é importante pesquisar história familiar de hipocalcemia, de cirurgia cervical, presença de doença renal crônica e uso de medicações associadas à hipocalcemia.

As manifestações clínicas dependem dos níveis séricos de cálcio e principalmente de sua velocidade de instalação, e estão relacionadas com hiperexcitabilidade neuromuscular decorrente da hipocalcemia. A hipocalcemia aguda pode apresentar-se com sintomas mais leves, como parestesias periorais ou de extremidades, espasmos musculares e hiperreflexia, chegando a condições mais graves, como arritmias, laringoespasmos, convulsões e até mesmo parada cardiorrespiratória.

No exame físico é importante pesquisar os sinais de Chvostek e Trousseau, achados clássicos de hipocalcemia latente. O sinal de Chvostek corresponde à contração dos músculos periorais em resposta à percussão suave do nervo facial um pouco à frente da região auricular. Pode ser encontrado em até 10% da população de indivíduos saudáveis.[7] O sinal de Trousseau é caracterizado por espasmo do carpo induzido pela insuflação do manguito de pressão arterial até 20 mmHg acima da pressão arterial sistólica por três minutos.

A hipocalcemia crônica pode estar associada a manifestações psiquiátricas, como alterações de humor, depressão e ansiedade, além de déficit cognitivo. No hipoparatireoidismo, a hipocalcemia crônica associada à hiperfosfatemia pode levar à calcificação de partes moles, nefrocalcinose, nefrolitíase e calcificação em núcleos da base no sistema nervoso central, com consequentes sintomas extrapiramidais.

Na avaliação laboratorial, é primordial dosar PTH e 25(OH) vitamina D. Deve-se solicitar também magnésio, fósforo, fosfatase alcalina e calciúria de 24 horas.

As causas de hipocalcemia podem ser divididas em níveis baixos ou elevados de PTH, além de medicamentos. As principais etiologias de hipocalcemia são:

- Níveis baixos de PTH (hipoparatireoidismo):
  - Pós-cirúrgico (tireoidectomia, paratireoidectomia, cirurgias cervicais)
  - Infiltração das paratireoides (sarcoidose, doença de Wilson, hemocromatose)
  - Irradiação cervical

Hipocalcemia

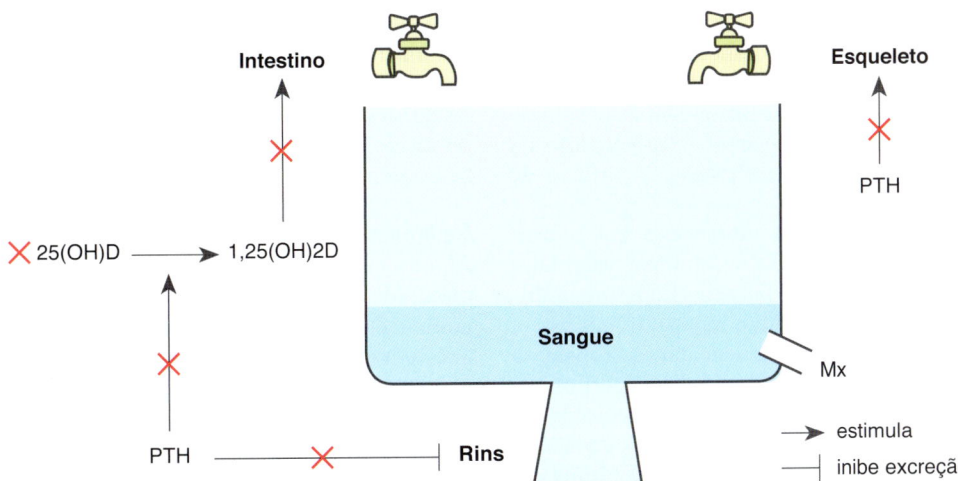

Figura 101.2 Fisiopatologia da hipocalcemia (analogia do tanque). 25(OH)D: calcidiol ou vitamina D inativa; 1,25(OH)2D: calcitriol ou vitamina D ativa Mx (nessa situação, metástase com ação osteoblástica); PTH: paratormônio.[3]

- ◦ Síndrome da fome óssea (pós-paratireoidectomia)
- ◦ Doença poliglandular autoimune
- ◦ Hipoplasia das paratireoides (síndrome de DiGeorge)
- ◦ Mutações ativadoras do CaSR
- Níveis altos de PTH (hiperparatireoidismo secundário à hipocalcemia):
  - ◦ Deficiência de vitamina D (baixa ingestão, má absorção, exposição solar reduzida)
  - ◦ Resistência à ação do PTH (pseudo-hipoparatireoidismo)
  - ◦ Diminuição da síntese de calcitriol (doença renal crônica)
  - ◦ Sepse ou hipocalcemia do paciente criticamente enfermo
  - ◦ Rabdomiólise, síndrome de lise tumoral, pancreatite
  - ◦ Metástase óssea (predomínio osteoblástico): mama, próstata
- Fármacos:
  - ◦ Inibidores da reabsorção óssea (bisfosfonatos, denosumabe)
  - ◦ Calcimiméticos (cinacalcete)
  - ◦ Quelantes de cálcio (EDTA, fosfato, citrato)
  - ◦ Aminoglicosídeos, anfotericina
  - ◦ Cisplatina, anticonvulsivantes
  - ◦ Diuréticos de alça (furosemida)
  - ◦ Corticoides.

Hipocalcemia com baixos níveis de PTH

É importante lembrar que a resposta fisiológica à hipocalcemia é o aumento do PTH. Portanto, mesmo que os valores estejam dentro da faixa de normalidade, mas abaixo da média dos valores de referência, o PTH está inapropriadamente baixo. Baixos níveis de PTH estão associados a hipocalcemia, hiperfosfatemia, hipofosfatúria e hipercalciúria. Essa condição clínica é conhecida como hipoparatireoidismo. Sua causa mais comum é a remoção cirúrgica inadvertida das paratireoides ou lesão de seu suprimento vascular, principalmente em cirurgias extensas da região cervical anterior.

O hipoparatireoidismo pós-cirúrgico pode ser transitório, mais prevalente quando ocorre recuperação da função glandular até seis meses da cirurgia. Um pequeno percentual evolui para forma crônica, com persistência de baixos níveis de cálcio e PTH seis meses após o procedimento.

Em pacientes com doença renal crônica (DRC) em estágio final submetidos à paratireoidectomia para correção de hiperparatireoidismo secundário, pode ocorrer hipocalcemia grave e prolongada. Esse fenômeno é conhecido por *síndrome da fome óssea* e, nessa condição, a hipocalcemia está associada a hipofosfatemia, hipomagnesemia e hiperpotassemia. Isso se deve à doença óssea prévia de alto *turnover*, resultando em redução da reabsorção e aumento da formação óssea, com consequente elevação do influxo de cálcio para o osso.

Em seguida, estão as desordens autoimunes, que podem afetar as paratireoides isoladamente ou múltiplas glândulas endócrinas, como na síndrome de falência endócrina múltipla autoimune tipo I, caracterizada por hipoparatireoidismo, insuficiência adrenal e candidíase mucocutânea crônica. O hipoparatireoidismo decorre da produção de anticorpos ativadores de CaSR, o que inibe a produção e secreção de PTH. Outras causas mais raras são as doenças genéticas, como a síndrome de DiGeorge, em que ocorre hipoplasia das paratireoides.

A deficiência de magnésio, mais comumente na prática clínica associada a uso de diuréticos, inibidores de bomba de prótons e diarreia crônica, pode tanto inibir a secreção como impedir a ação do PTH em seus receptores.[3]

Hipocalcemia com elevados níveis de PTH

A hipocalcemia promove a liberação de PTH pelas glândulas paratireoides. Nesses casos, o PTH aumenta na tentativa de corrigir a redução de cálcio sérico, estimulando a reabsorção de cálcio no osso e no rim.

A deficiência de vitamina D é uma causa frequente de hipocalcemia na prática clínica. Pode estar relacionada com baixa ingestão alimentar (< 100 UI/dia) ou má absorção intestinal e associada à menor exposição à luz solar, principalmente em pacientes institucionalizados. A principal fonte de vitamina D é a produção endógena na pele mediada pela radiação ultravioleta B.

A DRC é a principal causa de deficiência adquirida na produção de vitamina D ativa. O acúmulo de fósforo pela queda na taxa de filtração glomerular leva a um aumento do fator de crescimento de fibroblastos (FGF-23), uma fosfatonina que estimula a excreção renal de fósforo para normalizar a fosfatemia. Entretanto, o FGF-23 também inibe a produção de calcitriol, o que estimula a secreção de PTH. Esse aumento de PTH tenta compensar a redução de 1,25(OH)2D, mas o paciente pode evoluir para uma hipocalcemia, que, se não for corrigida, propiciará hiperparatireoidismo secundário à DRC. Além disso, a hiperfosfatemia da DRC potencializa a hipocalcemia pelo seu efeito quelante sobre o cálcio. O aumento súbito dos níveis de fósforo com captação do cálcio também está presente na síndrome de lise tumoral e na rabdomiólise.[3]

Em pacientes oncológicos, principalmente com neoplasia de mama e próstata, ocorre hipocalcemia pela intensa captação de cálcio na formação de metástases ósseas osteoblásticas.

A hipocalcemia pode ser um achado frequente na pancreatite aguda grave, sendo um marcador de mau prognóstico. A pancreatite aguda pode causar aumento de ácidos graxos livres que quelam sais de cálcio, causando sua precipitação na cavidade abdominal.

A hipocalcemia também é um achado frequente em doentes críticos, como pacientes cirúrgicos, sépticos e grandes queimados, sendo um marcador de gravidade. A fisiopatologia parece ser multifatorial, associada ao aumento de citocinas inflamatórias que reduzem a produção de 1,25(OH)2D e induzem resistência dos tecidos-alvo à ação do PTH. Pacientes que recebem muita hemotransfusão podem apresentar hipocalcemia pela grande quantidade de citrato presente em hemoderivados, que age como quelante de cálcio.

Medicamentos

Alguns medicamentos podem promover hipocalcemia diminuindo a absorção intestinal de cálcio e a ativação da vitamina D (corticoide), reduzindo a ação dos osteoclastos que retiram cálcio do osso (bisfosfonato, denosumabe) ou aumentando a calciúria (furosemida).

Tratamento

A figura 101.3 apresenta o fluxograma diagnóstico e de tratamento da hipocalcemia.

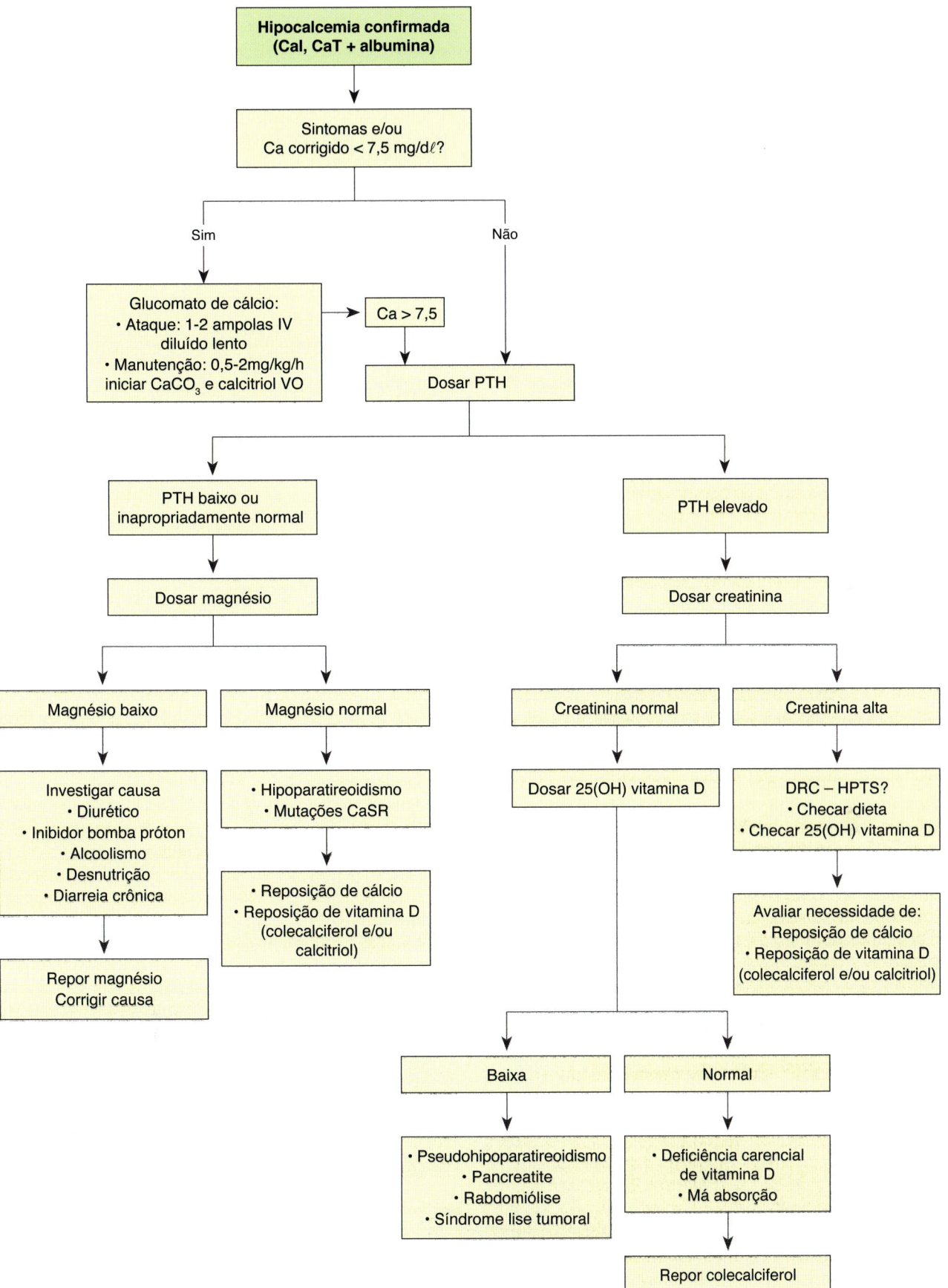

Figura 101.3 Fluxograma de diagnóstico e tratamento da hipocalcemia. CaCO3: carbonato de cálcio; Cal: cálcio iônico; CaT: cálcio total; DRC: doença renal crônica; HPTS: hiperparatireoidismo secundário.[3]

Hipocalcemia aguda

O manejo da hipocalcemia vai depender da gravidade dos sintomas (laringoespasmo, tetania, broncoespasmo, convulsões, bradicardia). Em pacientes com hipocalcemia aguda sintomática, a terapia preferencial é a infusão intravenosa de gluconato de cálcio a 10% (90 mg de cálcio elementar em uma ampola de 10 mℓ). A dose preconizada é de uma a duas ampolas de gluconato de cálcio diluídas em 50 a 100 mℓ de soro fisiológico a 0,9% ou soro glicosado a 5% e administradas em 10 a 20 minutos.[7] A infusão mais rápida pode causar flebites, arritmias e hipotensão.

Pacientes assintomáticos com cálcio sérico corrigido abaixo de 7,5 mg/dℓ devem também receber tratamento intravenoso pelo alto risco de complicações graves.

Após reversão dos sintomas, para manter a calcemia em níveis adequados, deve-se instituir infusão venosa contínua de cálcio elementar na dose de 0,5 a 2 mg/kg/hora, enquanto o tratamento com suplementação de cálcio e vitamina D é implementado.[7] A hipomagnesemia concomitante deve ser corrigida.

Hipocalcemia crônica

O tratamento consiste na reposição de cálcio e análogos da vitamina D. A suplementação de cálcio elementar recomendada deve ser, em média, 1,5 a 2 g por dia, o que corresponderia a doses diárias de aproximadamente 3 g de carbonato de cálcio (que contém 40% de cálcio elementar).[1] A administração de vitamina D pode ser feita por ergocalciferol ou colecalciferol, principalmente nos casos de hipocalcemia associada à hipovitaminose D, com o objetivo de manter níveis séricos de 25(OH)D acima de 30 ng/mℓ. No hipoparatireoidismo, a administração de vitamina D pode ser feita, preferencialmente, com calcitriol, já que níveis reduzidos de PTH associados à hiperfosfatemia bloqueiam a conversão renal de 25(OH)D em sua forma ativa.

A dose inicial recomendada é de 0,25 a 2 µg/dia. O uso de vitamina D sob a forma de colecalciferol também é uma alternativa terapêutica (doses de até 25.000 – 100.000 UI/d).[7] O colecalciferol é uma opção de baixo custo em pacientes sem acesso ao calcitriol e apresenta propriedades farmacológicas que mimetizam os efeitos de sua forma ativa. É recomendável que os níveis séricos de cálcio sejam mantidos próximos ao limite inferior, para evitar hipercalciúria, com monitoramento frequente do cálcio urinário.

HIPERCALCEMIA

Aproximadamente 1% da população mundial apresenta níveis de cálcio acima da normalidade e cerca de 90% dos casos estão relacionados a hiperparatireoidismo primário e malignidade.[8]

A gravidade da hipercalcemia é definida como:

- Normal: CaT 8,5 a 10,5 mg/dℓ; CaI 4,8 a 5,6 mg/dℓ (1,2 a 1,4 mmol/ℓ)
- Leve: CaT 10,5 a 12 mg/dℓ; CaI 5,6 a 8 mg/dℓ (1,4 a 2 mmol/ℓ)
- Moderada: CaT 12 a 14 mg/dℓ; CaI 8 a 10 mg/dℓ (2 a 2,5 mmol/ℓ)
- Grave: CaT > 14 mg/dℓ; CaI 10 - 12 mg/dℓ (2,5 a 3 mmol/ℓ).

Ocorre por aumento da entrada de cálcio intestinal (aumento de vitamina D ativa), maior reabsorção óssea pelos osteoclastos ou redução da excreção renal, como visto na Fgura 101.4.

Diagnóstico

O primeiro passo na avaliação de um paciente com hipercalcemia é verificar se há aumento verdadeiro na concentração sérica de cálcio com a repetição da dosagem (se possível, cálcio iônico e cálcio total corrigido para albumina). Quando disponível, os valores anteriores de cálcio sérico também devem ser revistos.

Além disso, uma anamnese completa e exame físico cuidadoso devem ser realizados, avaliando dieta, uso de medicamentos, uso de suplementos, procedimentos estéticos, assim como sinais e sintomas relacionados à hipercalcemia ou outras patologias (hipertireoidismo, acromegalia, neoplasias).

As manifestações clínicas de hipercalcemia são de caráter:

- Neurológico e musculoesquelético:
  ◦ Letargia, confusão, dificuldade de concentração

Hipercalcemia

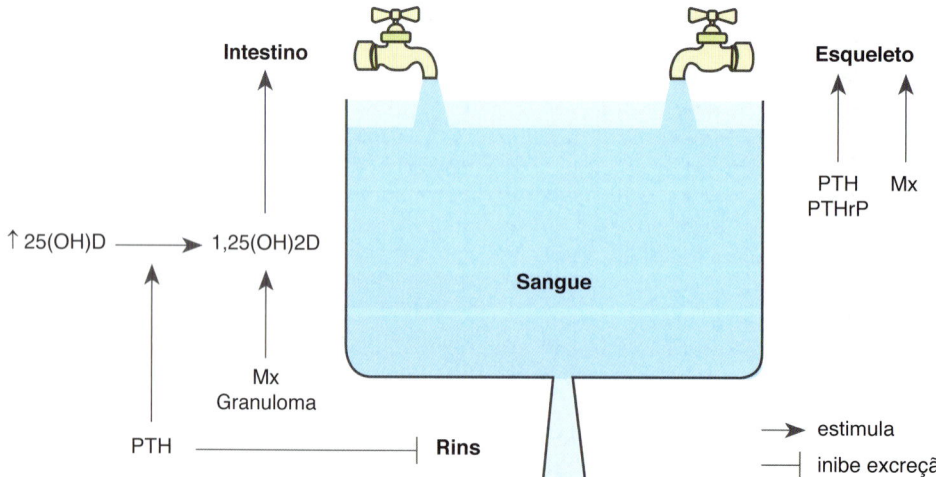

Figura 101.4 Fisiopatologia da hipercalcemia (analogia do tanque). 25(OH)D: calcidiol ou vitamina D inativa; 1,25(OH)2D: calcitriol ou vitamina D ativa; Mx: metástase; PTH: paratormônio; PTHrP: peptídeo relacionado ao PTH.[5]

- ◦ Hiporreflexia
- ◦ Redução da força muscular, fadiga
- ◦ Dor óssea
- Gastrintestinal:
  - ◦ Constipação
  - ◦ Anorexia, náuseas e vômitos
  - ◦ Úlcera péptica
  - ◦ Pancreatite
- Renal:
  - ◦ Poliúria, polidipsia
  - ◦ Diabetes insípido nefrogênico
  - ◦ Cálculo renal, nefrocalcinose
  - ◦ Disfunção renal
- Cardiovascular:
  - ◦ Prolongamento de PR e encurtamento de QT
  - ◦ Hipertensão
  - ◦ Bradicardia.

Além da nova dosagem do cálcio sérico, outros exames laboratoriais devem ser solicitados, pois ajudarão no diagnóstico diferencial da etiologia da hipercalcemia, entre eles: fósforo, PTH e cálcio urinário (urina de 24 horas ou razão cálcio/creatinina na amostra urinária).

A maioria dos pacientes com hipercalcemia apresenta hiperparatireoidismo primário, portanto, diagnosticados nessa primeira abordagem. Nos pacientes que apresentam PTH suprimido, a investigação deve prosseguir, acrescentando a dosagem de peptídeo relacionado ao PTH (PTHrP) de 25(OH) e 1,25(OH) vitamina D. Por vezes, esses hormônios encontram-se baixos e faz-se necessário afastar outras causas, como mieloma múltiplo, hipertireoidismo e acromegalia.

É importante ressaltar que, mesmo que a doença neoplásica seja evidente, é necessário dosar PTH, pois existe a possibilidade de hiperparatireoidismo primário coexistente.[8] As causas de hipercalcemia podem ser vistas na Tabela 101.1.

Na presença de hipercalcemia, a resposta renal esperada é que a excreção esteja entre normal e alta. Portanto, hipocalciúria (< 100 mg de cálcio na urina/24 horas) sugere o diagnóstico de duas condições: uso excessivo de tiazídico ou síndrome leite-álcali. Nessa última situação, o paciente também apresentará alcalose metabólica.

A seguir, são abordados o diagnóstico e o tratamento específico para as principais etiologias da hipercalcemia. Essas informações estão resumidas na Figura 101.5.

Hiperparatireoidismo primário (HPP)

O excesso de produção de PTH pela glândula paratireoide promove aumento da reabsorção renal de cálcio, fosfatúria e maior ativação de vitamina D, o que aumentará a absorção intestinal de cálcio e fósforo. É importante lembrar que níveis normais (acima da média do método) de PTH não descartam HPP, já que na presença de hipercalcemia o PTH deveria estar suprimido. Ou seja, mesmo dentro dos valores de referência, ele está patologicamente elevado. Na presença de

Tabela 101.1 Causas de hipercalcemia (frequência).[3]

PTH-mediada	PTH	Fósforo
Hiperparatireoidismo primário (54%) • adenoma	Normal/alto	Baixo
Hiperparatireoidismo primário hereditário • neoplasia endócrina múltipla (NEM-1), isolado familiar		
Carcinoma de paratireoide Secreção ectópica de PTH • câncer de ovário, pulmão, neuroectodérmico		Variável
Hiperparatireoidismo terciário (doença renal crônica)		
Vitamina D mediada (11%)		
Intoxicação por vitamina D (suplemento) Doenças granulomatosas • tuberculose, sarcoidose, reação a corpo estranho	Baixo	Alto
Malignidade (35%)		
Secreção de PTHrP • linfoma não Hodgkin, câncer de mama, pulmão, ovário e renal	Baixo	Baixo
Produção de 1,25 (OH)2 vitamina D extrarrenal • linfoma de Hodgkin e não Hodgkin	Baixo	Alto
Metástase óssea osteolítica e citocinas locais • mieloma múltiplo, câncer de mama	Baixo	Normal ou alto
Medicamentos		
Diurético tiazídico Lítio Teriparatida, abaloparatida Intoxicação por vitamina A Toxicidade por teofilina	Baixo	Variável
Outras causas		
Endócrinas (hipertireoidismo, acromegalia, feocromocitoma) Imobilização Nutrição parenteral Síndrome do leite-álcali	Baixo	Variável

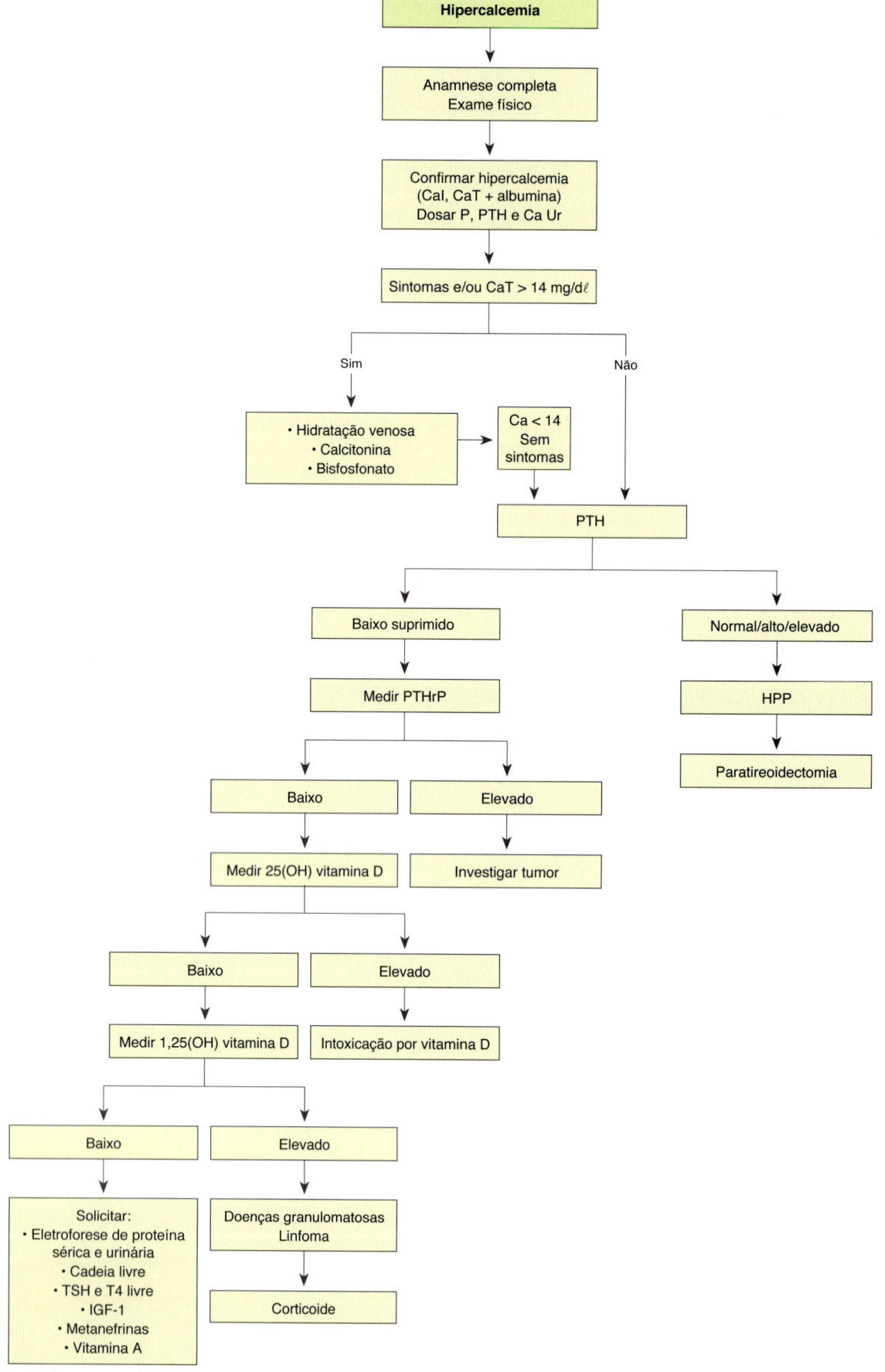

Figura 101.5 Fluxograma diagnóstico e tratamento da hipercalcemia. Cal: cálcio iônico; CaT: cálcio total; Ca Ur: cálcio urinário; HPP: hiperparatireoidismo primário; P: fósforo; PTHrP: peptídeo relacionado com PTH.[3]

lesão renal e/ou óssea, o tratamento deve ser a paratireoidectomia. Se houver contraindicação a esse procedimento cirúrgico, pode-se usar calcimimético (cinacalcete).

Intoxicação por vitamina D

Essa avaliação deve ser muito cuidadosa, questionando-se o paciente sobre o uso de suplementos ou fórmulas manipuladas, se possível com avaliação da receita e do frasco. Essas formulações podem conter altas doses de vitamina D e levar à intoxicação, com consequente hipercalcemia. Além da intoxicação por colecalciferol ou ergocalciferol, também existe o risco de intoxicação por vitamina D ativa (calcitriol), frequentemente usado no tratamento do hipoparatireoidismo. O tratamento consiste na interrupção do medicamento, mas a hipercalcemia (geralmente leve) pode perdurar ainda algumas semanas.

Doenças granulomatosas

Independente da etiologia, os granulomas produzem 1,25(OH)D, levando à maior absorção intestinal de cálcio e fósforo. Atualmente, além da sarcoidose e da tuberculose, é possível observar hipercalcemia relacionada a granuloma por corpo estranho, como na injeção de polimetilmetacrilato (PMMA) em procedimentos estéticos. O tratamento está relacionado com tratamento da doença de base (tuberculose), remoção do corpo estranho (quando possível) e uso de glicocorticoide (prednisona 20 a 40 mg).

Malignidade

Pode estar relacionada a três mecanismos: aumento da produção de 1,25(OH)D, produção de PTHrP (síndrome paraneoplásica: hipercalcemia humoral) e destruição óssea local com produção de citocinas que estimulam a reabsorção óssea pelos osteoclastos.[9] O tratamento deve ser realizado de acordo com a doença de base, seja por cirurgia, radio ou quimioterapia.

Na produção excessiva de vitamina D ativa, o uso de corticoide promoverá menor absorção intestinal de cálcio. Nas demais situações, é fundamental inibir a reabsorção óssea através de bisfosfonatos ou denosumabe.

É importante lembrar que hipercalcemia é um marcador de mau prognóstico nas doenças neoplásicas e o aumento do cálcio pode piorar com a progressão da doença.

Tratamento

O tratamento da hipercalcemia e de sua recorrência consiste principalmente na correção da doença de base, dieta e suspensão dos suplementos e medicamentos relacionados ao aumento do cálcio. Porém, naqueles pacientes que têm um aumento agudo do cálcio ou hipercalcemia grave (> 14 mg/dℓ) com presença de sintomas, é imperativo iniciar um tratamento para controle do cálcio.

A terapia inicial deve ser feita com solução salina venosa, calcitonina subcutânea e bisfosfonato venoso. A administração de soro e calcitonina deve resultar em redução do cálcio sérico dentro de 6 a 48 horas. Já o bisfosfonato começa a agir entre o segundo ao quarto dia e proporcionará um efeito mais duradouro.

Deve-se prescrever solução salina isotônica (soro fisiológico) o mais breve possível, pois a hipercalcemia leva a desidratação e, por sua vez, a retração de volume leva ao aumento da reabsorção renal de cálcio. Inicia-se com 200 a 300 mℓ/hora para manter entre 100 e 150 mℓ/hora de diurese. É importante ressaltar que o ringer lactato deve ser evitado, pois contém cálcio na sua composição (200 mg de cloreto de cálcio/litro de ringer = 2,7 mEq/ℓ de cálcio).

O uso de diuréticos de alça (furosemida) é indicado apenas nos casos de edema, insuficiência renal ou insuficiência cardíaca. O uso dessa terapia apenas para aumentar a excreção de cálcio não é recomendado pelo risco de complicações como hipocalemia, hipomagnesemia e depleção de volume.

A calcitonina deve ser aplicada por via subcutânea, 4 U/kg, repetindo-se essa dose a cada 12 horas até completar 48 horas. Não há benefício em manter o medicamento após esse período, pois há taquifilaxia e *downregulation* dos receptores. Se a resposta não for satisfatória, a dose pode ser dobrada.

Bisfosfonatos agem sobre os osteoclastos, promovendo a apoptose dessas células responsáveis pela reabsorção óssea e remoção do cálcio do esqueleto para o sangue. Assim, são bastante eficientes, principalmente na hipercalcemia relacionada à malignidade.[9] As melhores opções são ácido zoledrônico (4 mg em 15 a 30 minutos) ou pamidronato (60 a 90 mg em 2 horas) por via intravenosa. Há risco de nefrotoxicidade e parece que a velocidade de infusão da droga está relacionada com a injúria renal. Portanto, naqueles pacientes com risco ou com disfunção renal, a dose pode ser reduzida e o tempo de infusão aumentado (60 minutos e 4 horas, respectivamente).

O denosumabe pode ser usado quando há contraindicação ao uso de bisfosfonatos. Por ter depuração hepática, pode ser uma opção nos pacientes com insuficiência renal. Também age sobre os osteoclastos, com início do efeito em dois a quatro dias. A dose é de 60 mg SC, mas, nos casos de refratariedade aos bisfosfonatos, pode ser empregado 120 mg SC semanalmente por 3 a 4 semanas, e depois mensalmente. O maior risco dessa droga é a hipocalcemia, principalmente quando há deficiência de vitamina D.

A hemodiálise é o tratamento de escolha nos pacientes com hipercalcemia sintomática e doença renal avançada ou insuficiência cardíaca, em que não é seguro administrar solução salina.

CONSIDERAÇÕES FINAIS

Os distúrbios do cálcio são condições potencialmente graves, na maioria das vezes relacionados a distúrbios das glândulas paratireoides, metabolismo da vitamina D, malignidades, uso de medicamentos e doenças endócrinas. O tratamento agudo da hipocalcemia ou da hipercalcemia deve ser instituído quando há manifestações clínicas, entretanto, esses distúrbios podem indicar a presença de uma doença subjacente, e a investigação clínica é mandatória para o diagnóstico da causa e o tratamento adequado.

REFERÊNCIAS BIBLIOGRÁFICAS

1. Bringhurst F.R., Kronenberg H.M. et al. Bone and Mineral Metabolism in Health and Disease. *In*: Harrison's Principles of Internal Medicine. 20 ed. New York: McGraw-Hill, 2018.
2. Pepe J., Colangelo L., Biamonte F., Sonato C., Danese V.C., Cecchetti V., Occhiuto M., Piazzolla V., De Martino V., Ferrone F., Minisola S., Cipriani C. Diagnosis and management of hypocalcemia. *Endocrine*. 2020 Sep;69(3):485-495. doi: 10.1007/s12020-020-02324-2.

3. Goltzman D., Clifford J. Etiology of hypocalcemia in adults. UpToDate. 2022.

4. Bove-Fenderson E., Mannstadt M. Hypocalcemic disorders. *Best Pract Res Clin Endocrinol Metab*. 2018 Oct;32(5):639-656. doi: 10.1016/j.beem.2018.05.006.

5. Zatz, R., Seguro, A.C., Gerhard M. Distúrbios do Cálcio e do Fósforo. In: Bases fisiológicas da nefrologia. São Paulo: Atheneu, 2011. p. 251.

6. Catalano A., Chilà D., Bellone F. et al. Incidence of hypocalcemia and hypercalcemia in hospitalized patients: Is it changing? *J Clin Transl Endocrinol*. 2018 Sep;13:9-13. doi: 10.1016/j.jcte.2018.05.004.

7. Maeda S.S., Pallone S. Hipocalcemias: diagnósticos diferenciais e manejo. *In*: Madeira M., Maeda S.S. *Guia Prático em Osteometabolismo*. São Paulo: Clannad, 2019.

8. Walker M.D., Shane E. Hypercalcemia: A Review. *JAMA*. 2022 Oct 25;328(16):1624-1636. doi: 10.1001/jama.2022.18331.

9. Guise T.A., Wysolmerski J.J. Cancer-Associated Hypercalcemia. *N Engl J Med*. 2022 Apr 14;386(15):1443-1451. doi: 10.1056/NEJMcp2113128.

PARTE 20

Neurocirurgia

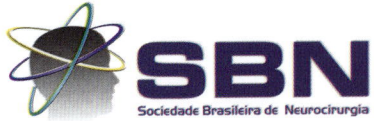

SBN
Sociedade Brasileira de Neurocirurgia

102

Traumatismo Cranioencefálico

Eberval Gadelha Figueiredo • Nicollas Nunes Rabelo • Leonardo C. Welling

INTRODUÇÃO

O traumatismo cranioencefálico (TCE) é uma das principais causas de morte no Brasil e no mundo. Além disso, também é uma causa de disfunção permanente com grandes custos para o indivíduo e para a sociedade.[1] O aumento da incidência que ocorre no Brasil é um fenômeno mundial. Observa-se maior número de TCEs decorrentes de acidentes de trânsito e de quedas, esse último devido ao aumento da população idosa. Entre 2008 e 2019, ocorreram, em média, 131 mil internações por TCE ao ano no Brasil, com incidência de 65,54 por 100 mil habitantes. A incidência média mais alta foi observada na região Sul (79,4), seguida pelas regiões Sudeste, Centro-Oeste e Norte (respectivamente, 64,3, 63,4 e 62,3 por 100 mil habitantes). A incidência foi mais baixa no Nordeste (61,75).[2]

Durante esse período, a incidência e a mortalidade no país foram mais altas para homens (103,3) do que para mulheres (28,8), e a proporção de incidência masculino/feminino foi de 3,6. As taxas médias de mortalidade foram de 10,9 para o sexo masculino e 8,3 para o sexo feminino.[2] Segundo Dewan et al., a estimativa global é de 200 casos por 100 mil habitantes e, nesse contexto, as estimativas no Brasil podem estar subestimadas.[3]

O TCE leve corresponde a cerca de 88% dos TCEs e não está incluído nas estatísticas citadas aqui, uma vez que não requer internamento na maioria dos casos. As lesões intracranianas podem ser classificadas em primárias ou secundárias. As primárias são subdivididas em focais ou difusas e ocorrem no momento inicial do trauma; as secundárias são aquelas que ocorrem por mecanismos fisiopatológicos que se perpetuam por dias e semanas até a definição final da injúria neurológica. As lesões primárias somente podem ser prevenidas com ações em nível populacional (prevenção de acidentes automobilísticos, quedas, lesões por arma de fogo, entre outras). Já as lesões secundárias podem ser minimizadas com medidas clínicas adequadas. É nesse momento que o conhecimento sobre os eventos ocorridos, assim como as condutas médicas adequadas, irão prevenir e reduzir a ocorrência de sequelas neurológicas graves, reduzindo assim todos os custos sociais e econômicos dessa entidade muito prevalente.[1,4]

DIAGNÓSTICO E CLASSIFICAÇÃO

Confirmado o diagnóstico do traumatismo craniano, deve-se classificá-lo de acordo com a etiologia, a ocorrência de lesões focais ou difusas, os traumas associados, a morfologia das alterações intracranianas e a gravidade do TCE. Dentre todas as classificações possíveis, a de maior aplicabilidade é a da gravidade.[5-7]

A gravidade do TCE é inicialmente avaliada no momento da admissão a partir da classificação clínica com base na escala de coma de Glasgow (ECG) (Tabela 102.1), sendo o escore do TCE leve aqueles com ECG de 14 a 15, TCE moderado com ECG de 9 a 13 e TCE grave com ECG ≤ a 8. Os TCEs leves ainda contam com uma subdivisão que pode ser definida como TCEs de baixo risco (sem alterações tomográficas) e TCEs leves de alto risco (com alterações tomográficas).

Ainda no âmbito das classificações do traumatismo craniano, há o termo "concussão", o qual tem muitas classificações na literatura, e pode ser definido como uma alteração aguda da função neurológica, seja por perda de consciência, amnésia anterógrada ou posterior ao trauma, ou confusão mental no momento do trauma. Essas três últimas alterações não podem ser acompanhadas de ECG < 13 por mais de 30 minutos após o trauma e amnésia pós-traumática que dure mais que 24 horas. Apesar da classificação moderada não chamar atenção (como o traumatismo craniano grave) até 15% dos pacientes assim classificados evoluem para o óbito.[5]

A despeito de inúmeras críticas ao se estratificar o TCE em leve, moderado e grave, uniformizar a informação e a pontuação é útil inclusive para estimar o prognóstico. Além da ECG, a idade, o tamanho e a reatividade pupilar também são variáveis incluídas em vários modelos prognósticos como os utilizados nos estudos CRASH e IMPACT.[4-7]

A ECG é dividida em três componentes: abertura ocular, melhor resposta verbal e melhor resposta motora (ver Tabela 102.1). Desses três, estudos recentes demonstram que a resposta motora é a que tem maior relação direta com o prognóstico, ou seja, quanto pior a resposta motora, pior o prognóstico. Observa-se que há várias limitações quando se analisa somente a ECG visto que a sedação, a intubação orotraqueal e o uso de relaxantes musculares prejudicam a avaliação do paciente. A existência de anisocoria, caso excluídas causas por trauma ocular direto e comprometimento da musculatura ciliar, deverá ser considerada uma emergência, visto que a compressão das fibras parassimpáticas na periferia do nervo oculomotor significa herniação do úncus e

Tabela 102.1 Escala de coma de Glasgow: componente a ser avaliado, sua pontuação e os achados no exame físico.

Componente	Pontuação	Características
Abertura ocular	4	Abertura ocular espontânea
	3	Abertura ocular ao chamado
	2	Abertura ocular ao estímulo doloroso
	1	Sem abertura ocular
Resposta verbal	5	Orientado no tempo e espaço
	4	Desorientado
	3	Emite palavras inapropriadas
	2	Emite sons incompreensíveis
	1	Sem resposta verbal
Resposta motora	6	Obedece a comandos
	5	Localiza a dor
	4	Retirada em reposta à dor
	3	Decorticação
	2	Descerebração
	1	Resposta ausente

tais achados pressupõem compressão do tronco encefálico e evolução para morte encefálica caso nenhuma medida seja realizada.[6]

O atendimento inicial do doente traumatizado deve sempre seguir o preconizado pelo Advanced Trauma Life Support (ATLS). A atenção inicial deve ser dada às vias respiratórias (A – *airway*), à ventilação (B – *breath*) e à estabilização hemodinâmica (C – *circulation*).[8] Somente a partir da estabilização desses parâmetros que se procede com a avaliação neurológica. Esta é feita basicamente pela avaliação quanto à ECG, reatividade e padrão pupilar e alterações do ritmo respiratório. Não pode-se esquecer da avaliação a partir de déficits focais (hemiparesia, paraparesia, tetraparesia e comprometimento de algum nervo craniano), além de considerar que qualquer politraumatizado, principalmente com traumatismo craniano até prova contrária, pode ter trauma raquimedular concomitante.

Após a estratificação inicial do TCE, avaliação neurológica deve ser repetida principalmente nos doentes com traumatismo craniano moderado (ECG entre 9 e 13), os quais apresentam grandes chances de deterioração neurológica. O intervalo entre as avaliações varia de acordo com os países, mas recomenda-se que o exame físico neurológico seja repetido a cada 30 minutos nas primeiras 2 horas e a cada 60 minutos nas 4 horas subsequentes.[6]

Após o atendimento inicial, no que tange ao sistema nervoso central, uma tomografia computadorizada (TC) de crânio (que inclua janela óssea e parênquima) e coluna cervical deve ser realizada em todo doente com ECG < 14. Nos doentes com ECG de 14 a 15, a TC de crânio deve ser realizada se algum dos critérios for preenchido: (a) sinais de fratura de base de crânio (rinoliquorreia, otoliquorreia, hematoma retroauricular [Figura 102.1], hematoma periorbitário); (b) suspeita de afundamento de crânio; (c) crise convulsiva; (d) déficit neurológico focal; (e) distúrbios de coagulação; (f) uso de anticoagulantes.[4-7]

Além do exposto anteriormente, a decisão de realizar uma TC de crânio deve considerar traumas de grande energia cinética, vítimas fatais envolvidas no trauma, impossibilidade de avaliação neurológica adequada, extremos de idade (menores que 2 anos ou mais de 60 anos), intoxicação exógena, petéquias, gestantes, hematomas subgaleais volumosos ou rebaixamento do nível de consciência em um doente com ECG de 15 previamente.[6,7]

Nas situações em que haja suspeita de dissecções arteriais traumáticas faz-se necessária a realização de angiotomografia arterial dos vasos cervicais e intracranianos. Essas podem ser definidas como: traumas penetrantes, lesões de partes moles/abrasões na região cervical, fraturas da coluna cervical (principalmente aquelas que comprometem os forames das artérias vertebrais e nas subluxações traumáticas), síndrome de Claude-Bernard-Horner (miose, ptose e anidrose), déficit neurológico não explicado pela tomografia inicial, fraturas de face (LeFort II e LeFort III), fraturas de base de crânio e sobre os seios venosos (nesse último a angiotomografia deve incluir a fase venosa). Caso a angiotomografia seja normal e a suspeita clínica ainda persista deve ser realizada uma angiorressonância e eventualmente uma angiografia convencional com subtração digital.[6]

Todos os pacientes com alterações tomográficas devem ser internados, visto que essas alterações, mesmo nos pacientes

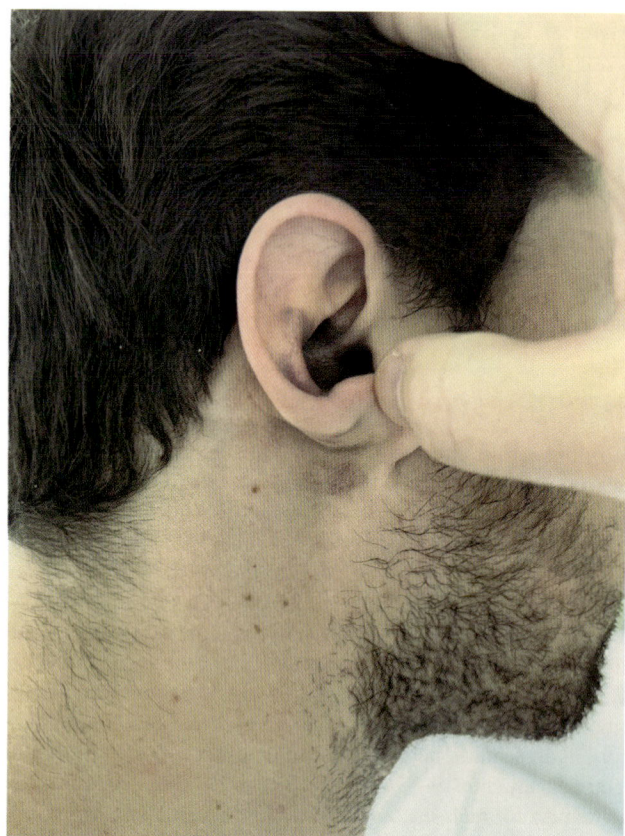

Figura 102.1 Hematoma retroauricular (e no pavilhão auricular, nesse caso). A característica principal é o hematoma retroauricular (sinal de Battle); porém, a presença de hematoma no pavilhão auricular chama a atenção para a presença de hematoma na região mastoidea.

oligossintomáticos, podem progredir nas primeiras 72 horas. Nos pacientes com tomografia normal, mas com sintomas evidentes (como cefaleia intensa) ou com fatores de risco (uso de anticoagulantes) devem ficar sob observação neurológica por ao menos 24 horas. Caso se decida pela alta, o paciente e seus familiares devem ter fácil acesso ao hospital e retornar a ele imediatamente, se necessário.[6]

CONDUTA

Após a ocorrência da injúria primária, todas as medidas tomadas no ambiente pré e intra-hospitalar serão responsáveis por minimizar as lesões neurológicas secundárias que se perpetuam após o evento inicial. É demonstrado que as vítimas de TCE grave tratadas em centros especializados têm menor mortalidade.[6] As condutas específicas relativas à monitorização da pressão intracraniana e indicações de abordagem neurocirúrgica não estão no escopo deste capítulo.

As principais variáveis que o médico generalista ou o emergencista deverão evitar é a hipoxia e a hipotensão. A hipoxia é observada em até 20% dos pacientes com TCE e está relacionada com maior mortalidade e morbidade. O estudo IMPACT demonstrou que o desfecho neurológico em 6 meses está diretamente relacionado com a ocorrência de hipoxia. Além disso, o número de episódios de saturação de oxigênio menor que 90% é um preditor de mortalidade.[4-7]

A hipotensão também deve ser evitada. O Traumatic Coma Data Bank demonstrou que episódios de hipotensão (pressão sistólica menor que 90 mmHg com duração maior que 5 minutos) estão associadas à maior mortalidade e morbidade.[6]

Os fundamentos para se evitar hipoxia e hipotensão são garantir o aporte de oxigênio e perfusão cerebral em doentes com hipertensão intracraniana (ou suspeita).[1,4]

Até a conduta ser definida pelo neurocirurgião, medidas simples como elevação da cabeceira, sedação e analgesia adequadas, suporte ventilatório e hemodinâmico são essenciais para minimizar os danos neurológicos. Ao elevar a cabeceira, o retorno venoso é facilitado, promovendo a redução da hipertensão intracraniana. A maioria dos sedativos diminui o consumo metabólico do parênquima cerebral com lesão aguda. Em paralelo, também há uma diminuição do fluxo sanguíneo cerebral, porém a relação fluxo/metabolismo deve estar "acoplada". Nas situações em que há desequilíbrio entre fluxo e metabolismo, poderá ocorrer isquemia cerebral. Já o suporte ventilatório e hemodinâmico é imprescindível para garantir que as demandas metabólicas do encéfalo sejam supridas.

No cenário de vítimas politraumatizadas, faz-se necessário manter a hemoglobina acima de 7 g/dℓ nos momentos ainda do manejo inicial. Níveis hematimétricos maiores, os quais guiarão as próximas hemotransfusões se forem necessárias, são avaliados em ambiente de unidade fechada, secundariamente, já com o paciente sob monitorização multimodal.[7,9]

Nas situações em que é necessária a intubação orotraqueal para proteção das vias respiratórias e suporte ventilatório, a escolha dos agentes para indução e analgesia deve levar em consideração os níveis tensionais. Os principais agentes indutores são midazolan, propofol, etomidato, quetamina, dexmedetomidina e barbitúricos. Os principais analgésicos são fentanil, alfentanil, sulfentanil, remifentanil e morfina. Há a opção de fármacos como a lidocaína antes da indução para intubação a fim de minimizar o reflexo faríngeo, entretanto tal medida é pouco utilizada nas emergências e reservada aos anestesistas em ambiente de centro cirúrgico. O conhecimento da farmacodinâmica, efeitos sobre o consumo cerebral de oxigênio (CMRO$_2$), sobre o fluxo sanguíneo cerebral (FSC), sobre a pressão intracraniana (PIC) e sobre a pressão arterial média (PAM) de cada agente é necessário para evitar danos neurológicos (Tabela 102.2).[10]

A correção de hipovolemia e o uso de aminas vasoativas podem ser necessários antes ou durante o acesso da via respiratória definitiva. O uso das catecolaminas em acesso periférico por um breve período está autorizado até a punção de um acesso venoso central. Observa-se que os pacientes comatosos, mesmo aqueles em ECG de 3, devem receber sedativos e analgésicos antes da intubação. Não há dados que justifiquem a escolha de um sedativo em detrimento a outro, assim como não há preferência na escolha do analgésico opioide. Não há dados que suportem o uso de anestésicos halogenados (sevoflurano, isoflurano) ou dexmedetomidina nos pacientes com TCE. A terapêutica deve ser individualizada.[4,7,9]

Após adequada sedação, feita de modo contínuo e não intermitente (esta está associada a maior número de episódios de hipotensão), a ventilação mecânica deve ser otimizada de modo que não prejudique o retorno venoso (p. ex., ao se utilizar pressões expiratórias positivas elevadas – PEEP). Atenção também deve ser dada aos parâmetros gasométricos pós-intubação. Deve-se evitar a hiperventilação, salvo em situações específicas, sob o risco de vasoconstrição cerebral, principalmente quando a pressão arterial de dióxido de carbono (PaCO$_2$) ficar abaixo de 30 mmHg. Caso disponível, a monitorização por capnografia (etCO$_2$) facilita o ajuste da ventilação mecânica até a mensuração da gasometria arterial. O etCO$_2$ deve ser mantido entre 30 e 35 mmHg.

O uso de anticonvulsivantes de maneira profilática não é preconizado, salvo em situações em que há fatores de risco previamente conhecidos como epilepsia prévia ou presença de hematoma subdural crônico. Há trabalhos que evidenciam que o uso de anticonvulsivantes previne a ocorrência de crises convulsivas precoces, mas não o surgimento de crises convulsivas tardias, ou seja, aquelas que ocorrem 7 dias após o trauma. Há uma tendência na literatura europeia ao uso do levetiracetam em vez da fenitoína, entretanto não há evidências significativas de que haja diferença entre os fármacos além de que não há disponibilidade da apresentação endovenosa desse fármaco no Brasil até o momento.[6]

A hiperglicemia é frequentemente observada em pacientes vítimas de traumatismo craniano moderado a grave. A resistência à insulina ou a liberação dos

Tabela 102.2 Efeitos dos principais fármacos utilizados na sedação e analgesia.

Fármaco	Efeitos na PIC	Efeitos no CMRO$_2$	Efeitos no FSC	Efeitos na PAM	AAC	Sedação	Analgesia
Morfina	←→ ↓ (bolus)	←→	←→	↓ (bolus)	0	+	++
Fentanil	←→ ↓	↓	0	↓	0	+	+++
Benzodiazepínicos	↓	↓	↓↓	↓	+	+++	+
Propofol	↓↓	↓↓	↓↓	↓↓	+	+++	++
Barbitúricos	↓↓	↓↓	↓↓	↓↓	+	+++	0
Etomidato	↓↓	↓↓		←→	0	+++	0
Cetamina	←→ ↓	←→ ↓	0	0	0	+	+

↓: diminui; ↓↓: diminui muito; ←→: inalterado; 0: sem efeito; +: potência sedativa/analgésica; CMRO$_2$: consumo cerebral de oxigênio; FSC: fluxo sanguíneo cerebral; PIC: pressão intracraniana; AAC: ação anticonvulsivante.
Adaptada de: Rabelo et al., 2016.[10]

hormônios por estresse do trauma são os principais responsáveis pela hiperglicemia. Estudos observacionais demonstram que níveis elevados de glicose estão relacionados com pior desfecho nos doentes internados em Unidades de Terapia Intensiva. Em contrapartida, a hipoglicemia também é deletéria, com piores desfechos também. Nesse contexto, o ideal é manter o controle glicêmico abaixo de 180 mg/dℓ, seja de maneira intensiva ou com correção intermitente.[7]

Ainda no manejo inicial do traumatismo craniano, há evidências que sugerem o uso do ácido tranexâmico para evitar a progressão das lesões hemorrágicas intracranianas nos doentes com traumatismo craniano leve e moderado. Tais benefícios não foram demonstrados no subgrupo dos pacientes com traumatismo craniano grave.[7,11]

CONSIDERAÇÕES FINAIS

O traumatismo craniano é um problema de saúde global. O diagnóstico e classificação corretos são necessários. Após o dano neurológico inicial, o conhecimento da fisiopatologia e das medidas de suporte ventilatório, hemodinâmico, sedação e analgesia são essenciais para minimizar as sequelas neurológicas e a mortalidade.

REFERÊNCIAS BIBLIOGRÁFICAS

1. Scarboro M, McQuillan KA. Traumatic Brain Injury Update. AACN Adv Crit Care. 2021 Mar 15;32(1):29-50.
2. Carteri RBK, Silva RAD. Traumatic brain injury hospital incidence in Brazil: an analysis of the past 10 years. *Rev Bras Ter Intensiva.* 2021 Apr-Jun;33(2):282-289.
3. Dewan MC, Rattani A, Gupta S, et al. Estimating the global incidence of traumatic brain injury. *J Neurosurg.* 2018:1-18.
4. Abou El Fadl MH, O'Phelan KH. Management of Traumatic Brain Injury: An Update. *Neurosurg Clin N Am.* 2018 Apr;29(2):213-221.
5. Watanitanon A, Lyons VH, Lele AV, et al. Clinical Epidemiology of Adults With Moderate Traumatic Brain Injury. *Crit Care Med.* 2018 May;46(5):781-787.
6. Geeraerts T, Velly L, Abdennour L, et al. Management of severe traumatic brain injury (first 24hours). *Anaesth Crit Care Pain Med.* 2018 Apr;37(2):171-186.
7. Meyfroidt G, Bouzat P, Casaer MP, et al. Management of moderate to severe traumatic brain injury: an update for the intensivist. *Intensive Care Med.* 2022 Jun;48(6):649-666.
8. 10th Edition of the Advanced Trauma Life Support® (ATLS®) Student Course Manual. Chicago (IL): American College of Surgeons; 2018.
9. Davanzo JR, Sieg EP, Timmons SD. Management of Traumatic Brain Injury. *Surg Clin North Am.* 2017 Dec;97(6):1237-1253.)
10. Rabelo NN et al. Critical analysis of sedation and analgesia in severe head trauma. Arquivos Brasileiros de Neurocirurgia, Rio de Janeiro, v. 35, n. 2, p. 135-147, 2016. Disponível em: <https://www.thieme-connect.com/products/ejournals/html/10.1055/s-0036-1582447>. Acesso em: 22 fev. 2017.
11. CRASH-3 trial collaborators Effects of tranexamic acid on death, disability, vascular occlusive events and other morbidities in patients with acute traumatic brain injury (CRASH-3): a randomised, placebo-controlled trial. *Lancet.* 2019; 394(10210):1713-1723.

Neurologia

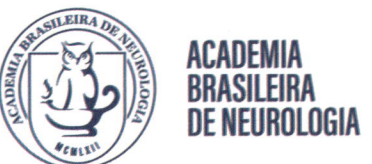

ACADEMIA
BRASILEIRA
DE NEUROLOGIA

103
Cefaleia

Marcelo Ciciarelli • Caio Grava Simioni • Renata Londero

INTRODUÇÃO

Cefaleia é uma queixa muito comum e um problema de saúde pública, o que justifica a alta taxa de atendimentos em serviços de emergência motivados pela queixa "dor de cabeça". Embora a maioria dos pacientes dirija-se à consulta médica por uma crise especialmente forte de suas dores usuais (migrânea, cefaleia do tipo tensão ou em salvas), alguns deles apresentarão uma causa grave para sua dor, sobretudo eventos vasculares (hemorragia subaracnoide, dissecção arterial, crise hipertensiva), e estes precisarão ser identificados e adequadamente manejados.

Para aqueles com cefaleias primárias, o foco deve ser oferecer adequado manejo da crise e orientação para evitar a necessidade de novas visitas à emergência. Uma abordagem interessante para diferenciar os tipos de cefaleia é buscar o motivo pelo qual o paciente procurou a emergência, se por "não aguentar mais suas dores" (em geral, aqueles que apresentam cefaleias primárias, recorrentes) ou se por apresentar "uma dor muito estranha" (nova ou diferente de suas dores usuais – apresentação que pode sugerir causas secundárias graves).

EPIDEMIOLOGIA

O número de atendimentos em serviços de emergência por cefaleia varia entre diferentes regiões: de 1,35% na Austrália a 2,5% nos EUA, 2,9% na Itália, e 3,5% na Áustria. No Brasil, diferentes estudos colocam esse dado em 1,8[1] a 9,3%.[2]

No estudo *HEAD*,[1] de 2021, que avaliou atendimentos em 10 países, 45% dos 4.536 pacientes avaliados apresentava cefaleia primária não migrânea; 24% migrânea; 36% foram submetidos a tomografia de crânio e 9,9% apresentaram alguma alteração importante. Um pequeno grupo de pacientes (7,1%) apresentava uma causa grave para sua cefaleia, como hemorragia subaracnoide, acidente vascular cerebral, neoplasia ou meningite, representando cerca de 1% cada. Seguindo-se os critérios da International Classification of Headache Disorders, 3ª edição (ICHD-3),[3] 59,4% foram cefaleias primárias, 32% secundárias e 8,6% não classificadas.[1,2]

DIAGNÓSTICO

Os desafios do diagnóstico das cefaleias na unidade de emergência (UE) são vários: geralmente os médicos estão muito ocupados, com tempo limitado ao atendimento dos pacientes. Nesse contexto, devem tomar uma decisão rápida ao selecionar quais pacientes receberão tratamento sintomático e quais que, além disso, serão submetidos a exames complementares.

Etiologias potencialmente graves e fatais devem ser descartadas, como doenças cerebrovasculares, lesões com efeito de massa e patologias inflamatórias ou infecciosas agudas. Para o rastreio de causas secundárias de cefaleia na UE, os sinais de alarme – também conhecidos como *"red flags"* – são extremamente úteis.[4]

Uma vez descartadas as cefaleias secundárias, baseando-se na história clínica e em exames físico e neurológico (e, se necessários, exames laboratoriais, neuroimagem e liquor), cefaleias primárias devem ser identificadas e tratadas com referência nos critérios diagnósticos da Sociedade Internacional de Cefaleia (ICHD-3).[3] Dentre as cefaleias primárias, a migrânea e suas complicações, como estado migranoso, representam as principais condições que motivam busca à UE.[5]

Cefaleias primárias

Migrânea

O diagnóstico de migrânea é realizado no paciente que apresentou pelo menos cinco crises de cefaleia caracterizadas por ter uma duração entre 4 a 72 horas, quando não tratada. A dor apresenta pelo menos duas das seguintes características:

- Ser unilateral
- Ter caráter pulsátil
- Ter intensidade de moderada a forte
- Piorar com a realização de atividades rotineiras
- Estar associada a sintomas como fonofobia, fotofobia, náuseas e algumas vezes vômitos.

Algumas crises de migrânea podem vir acompanhadas de fenômenos neurológicos focais, sendo os mais comuns os sintomas visuais, sensitivos e de linguagem, ao que se dá o nome de aura migranosa.[3]

Migrânea e cefaleia em salvas

A cefaleia do tipo tensão deve ser reconhecida naquele paciente que apresentou pelo menos 10 crises de cefaleia caracterizadas por durar entre 30 minutos e 7 dias. A dor exibe pelo menos duas das seguintes propriedades:

- Ser bilateral
- Ter caráter do tipo peso ou pressão (não pulsátil)
- Ter intensidade fraca ou moderada
- Não piorar ou impedir atividades físicas rotineiras
- Não apresentar sintomas associados.[3]

Cefaleia em salvas

A cefaleia em salvas mostra características mais peculiares e pode ser identificada no indivíduo que teve pelo menos duas crises de cefaleias unilaterais, com duração entre 15 e 180 minutos. A dor se localiza na região periocular, é insuportável e está associada a pelo menos um dos seguintes fenômenos autonômicos ipsilaterais à dor:

- Lacrimejamento
- Hiperemia conjuntival
- Congestão nasal
- Coriza
- Miose
- Ptose
- Edema palpebral.

Os pacientes costumam apresentar as crises em uma frequência desde em dias alternados até oito vezes por dia.[3]

Cefaleias secundárias

Deve-se suspeitar de cefaleia secundária quando os sinais de alarme estão presentes na história e/ou no exame físico do paciente. A Tabela 103.1 sumariza os principais sinais de alarme para investigação das cefaleias secundárias.[6]

Exames laboratoriais não são mandatórios na maioria dos casos, mas glicemia, eletrólitos e hemograma podem ser úteis.

A tomografia computadorizada de crânio costuma ser solicitada excessivamente, uma vez que quase 95% das vezes traz resultados normais. Contudo, permanece indicada quando os critérios da ICHD-3 para cefaleia primária não são preenchidos e há sinais de alarme.

A angiotomografia está indicada na suspeita de dissecção carotídea ou vertebral, aneurisma cerebral roto, síndrome de vasoconstrição cerebral reversível, vasculite cerebral, trombose venosa cerebral (nesse caso, angiotomografia venosa).

A punção lombar é necessária na suspeita de meningites ou meningoencefalites, bem como na investigação de hemorragia subaracnóidea com tomografia de crânio negativa e na hipertensão intracraniana benigna.

As causas de cefaleia secundária mais frequentes na UE são:[5] cefaleia aguda pós-traumática, cefaleia por uso excessivo de medicamentos, dissecção arterial carotídea ou vertebral, encefalite, glaucoma de ângulo fechado, hemorragia intracraniana, infecção sistêmica, meningite, síndrome de vasoconstrição cerebral reversível, sinusite aguda, tumor intracraniano. Há também causas secundárias de cefaleia aguda que requerem diagnóstico urgente, apresentadas na Tabela 103.2.[7]

TRATAMENTO
Cefaleia do tipo tensão

Quando o diagnóstico de cefaleia do tipo tensão (CTT) é realizado na UE, o paciente deve ser orientado quanto à

Tabela 103.1 Sinais de alarme para cefaleias secundárias.

Sinal ou sintoma	Cefaleias secundárias relacionadas	Investigação inicial recomendada
Sintomas sistêmicos incluindo febre	Cefaleia atribuída a infecção ou doenças intracranianas não vasculares, carcinomatose ou feocromocitoma	Tomografia de crânio sem e com contraste Punção lombar Investigação clínica (p. ex., hemograma, proteína C reativa, urina tipo I, radiografia de tórax)
História de neoplasia	Neoplasia cerebral; metástases	Tomografia de crânio sem e com contraste
Déficit ou disfunção neurológica (incluindo redução do nível de consciência)	Cefaleias atribuídas a doenças vasculares e não vasculares intracranianas; abscesso cerebral e outras infecções	Tomografia de crânio sem e com contraste
Início da cefaleia súbito ou repentino	Hemorragia subaracnóidea e outras cefaleias atribuídas a doenças vasculares cranianas ou cervicais	Tomografia de crânio sem e com contraste Angiotomografia arterial cervical/craniana Punção lombar
Idade de início (após 50 anos)	Arterite de células gigantes e outras cefaleias atribuídas a doenças vasculares cranianas ou cervicais; neoplasias e outras doenças não vasculares intracranianas	Velocidade de hemossedimentação Tomografia de crânio sem e com contraste Angiotomografia arterial cervical/craniana
Mudança de padrão ou início recente de cefaleia	Neoplasias, cefaleias atribuídas a doenças vasculares ou não vasculares intracranianas	Tomografia de crânio sem e com contraste Angiotomografia arterial craniana
Cefaleia postural	Hipotensão ou hipertensão intracraniana	Tomografia sem e com contraste Avaliar punção lombar em suspeita de hipertensão intracraniana sem bloqueio liquórico
Provocada por espirro, tosse ou exercício	Malformações ou tumores da fossa posterior (p. ex., Chiari)	Tomografia de crânio sem e com contraste
Papiledema	Neoplasias e outras doenças não vasculares intracranianas; hipertensão intracraniana	Tomografia de crânio sem e com contraste
Cefaleia progressiva e apresentações atípicas	Neoplasias e outras doenças não vasculares intracranianas	Tomografia de crânio sem e com contraste
Gestação e puerpério	Cefaleias relacionadas com doenças vasculares cranianas ou cervicais; cefaleia pós-punção lombar; doenças associadas a hipertensão arterial (p. ex., pré-eclâmpsia); trombose venosa cerebral; hipotireoidismo; anemia; diabetes	Gestação: tomografia de crânio sem contraste e com proteção (colete de chumbo abdominal) Ressonância magnética de encéfalo sem contraste Puerpério: tomografia de crânio e angiotomografia venosa craniana TSH, T4, T4 livre, hemograma, glicemia em jejum
Dor ocular com manifestações autonômicas	Patologias em fossa posterior, região hipofisária ou seio cavernoso; síndrome de Tolosa-Hunt; causas oftalmológicas	Tomografia de crânio sem e com contraste Avaliação oftalmológica
Cefaleia com início pós-traumático	Cefaleia pós-traumática aguda ou crônica; hematoma subdural e outras cefaleias atribuídas a doenças vasculares	Tomografia de crânio sem e com contraste
Patologia do sistema imunológico, como uso de imunossupressor ou neoplasia	Infecções oportunistas	Tomografia de crânio sem e com contraste Punção lombar desde que não haja lesões com efeito de massa
Uso excessivo de analgésicos ou nova medicação no início da cefaleia	Cefaleia por uso excessivo de medicamentos; intolerância medicamentosa	Anamnese

Adaptada de: Do et al, 2019.[6]

Tabela 103.2 Causas de cefaleia secundária que requerem diagnóstico urgente.

Categoria	Diagnóstico
Estrutural	Hemorragia subaracnóidea
	Hematoma subdural
	Hematoma epidural
	Hemorragia intraparenquimatosa
	Apoplexia hipofisária
	Hipertensão intracraniana idiopática
Vascular	Acidente vascular cerebral agudo
	Dissecção de artérias cervicais
	Encefalopatia hipertensiva
	Arterite temporal
	Pré-eclâmpsia
Infecciosa	Meningite
	Encefalite
Ambiental	Envenenamento por monóxido de carbono
Outras	Glaucoma de ângulo fechado

Adaptada de: Fller et al, 2019.[7]

benignidade dos sintomas. No caso de os critérios diagnósticos da Sociedade Internacional de Cefaleia serem preenchidos,[3] de o exame neurológico não evidenciar anormalidades e os sinais de alerta não estarem presentes, não há necessidade da realização de exames complementares.

Orientações com relação ao manejo do estresse (técnicas de relaxamento, psicoterapia) e realização regular de atividade física devem ser estimuladas.

As principais medicações utilizadas no tratamento farmacológico da CTT são os analgésicos simples, como paracetamol 750-1.000 mg até 6/6 horas, dipirona 500-1.000 mg, via oral (VO) ou intravenosa (IV) até 6/6 horas, e os anti-inflamatórios não esteroidais, como ibuprofeno 400-800 mg até 6/6 horas; diclofenaco 50 mg até 8/8 horas; cetoprofeno 50-100 mg VO ou IV até 6/6 horas; naproxeno sódico 500 mg até 6/6 horas. A escolha dos medicamentos e doses pode ser estratificada de acordo com a intensidade da dor. A associação de cafeína aumenta a eficácia dessas medicações.[8]

Migrânea

Nos casos em que os sintomas do paciente preencherem os critérios diagnósticos para migrânea com ou sem aura, o exame neurológico for normal e não se evidenciar sinal de alerta, o paciente deve ser informado quanto à benignidade do quadro da mesma forma. Dar ciência ao paciente dos procedimentos que serão realizados e, quando possível, colocá-lo em um ambiente de calma e penumbra. Como a migrânea está associada a anorexia, náusea e vômitos, deve-se estabilizar os parâmetros vitais com hidratação e reposição eletrolítica.

Nos casos em que a dor tem duração inferior a 72 horas, deve-se inicialmente administrar antiemético parenteral se o paciente apresentar náusea ou vômitos, como dimenidrato 30 mg IV, diluído em 100 mℓ de soro fisiológico

a 0,9%, ou dimenidrato 50 mg por via intramuscular (IM), ou metoclopramida 10 mg IV (para paciente sem antecedentes de efeitos extrapiramidais a essa substância); em seguida dipirona 1 g (2 mℓ) IV, diluída em água destilada (8 mℓ), ou cetoprofeno 100 mg IV, diluído em soro fisiológico a 0,9% (100 mℓ) ou 100 mg IM. O paciente deve ser reavaliado após 1 hora; se não houver melhora, prescrever sumatriptana 6 mg subcutâneo (1 seringa com 0,5 mℓ), repetindo a dose, se necessário, em 2 horas.[8]

Nos casos de estado migranoso (duração superior a 72 horas), além de um cuidado maior com a hidratação e reposição eletrolítica, está indicado associar dexametasona 10 mg IV lenta aos medicamentos anteriormente citados. Em situações de dor refratária, pode ser administrado clorpromazina 0,1 a 0,25 mg/kg IM (ampola de 25 mg/mℓ); devido ao risco de hipotensão, a infusão de soro fisiológico a 0,9% deve ser incrementada e pressão arterial monitorada. A dose de clorpromazina pode ser repetida até 3 vezes em intervalos de 1 hora. Observar ainda o aparecimento de sintomas extrapiramidais (rigidez e/ou agitação), pois nesse caso o tratamento deve ser interrompido.[8]

Outras substâncias podem ser utilizadas no tratamento da migrânea em ambiente emergencial, como o droperidol 2,5 mg IM ou IV,[9] o sulfato de magnésio (MgSO$_4$), na dose de 1 g por infusão IV. Outra opção é a lidocaína a 2% em administração intranasal (IN), na dose de 2 mℓ, na narina ipsilateral aos sintomas. Se a crise de migrânea for refratária às medicações endovenosas, o bloqueio anestésico com lidocaína a 2%, sem vasoconstritor, pode ser uma opção terapêutica; os alvos são os nervos occipitais maior e menor (1,5 a 3 mℓ/nervo), o nervo supratroclear (0,2 a 1 mℓ/nervo), o nervo supraorbitário (0,2 a 1 mℓ/nervo) e o nervo auriculotemporal (0,5 a 1mℓ/nervo).[10]

Ao final de todo o procedimento deve-se iniciar ação educativa, orientando a prevenção do uso excessivo de analgésicos e encaminhando o paciente ao serviço especializado para início da profilaxia.

A prescrição de opioides no tratamento da crise de migrânea deve ser evitada. As medicações citadas anteriormente têm eficácia superior e não carregam o alto risco de dependência e uso abusivo. Os tratamentos de primeira linha são:

• Hidratação
• Dipirona 1 a 2 g IV
• Cetoprofeno 100 mg IV
• Sumatriptana 6 mg SC
• Clopromazina 0,1 a 0,25 mg/kg IM
• Dexametasona 10 mg IV (estado migranoso).

Outras opções incluem: MgSO$_4$ 1 g IV, lidocaína IN 2 mℓ e bloqueio anestésico.

Cefaleia em salvas

A cefaleia em salvas (CS) é uma ocorrência mais rara nas UEs, entretanto é um diagnóstico que deve ser pensado nos casos de cefaleia unilateral, de intensidade severa, associada aos sintomas autonômicos ipsilaterais à dor.

Os tratamentos de primeira linha para a crise de CS são a inalação de oxigênio a 100%, 10 ℓ/minuto, em máscara facial com reservatório, com a cabeça inclinada para frente, durante 15 a 20 minutos, ou a administração de sumatriptana 6 mg por via subcutânea.

CONSIDERAÇÕES FINAIS

No manejo do paciente com cefaleia, segue atual a frase de William Osler: "Apenas ouça seu paciente, ele está lhe dizendo o diagnóstico". Após anamnese e exame físico adequados, um pequeno número de pacientes requererá investigação adicional – aqueles com os sinais de alerta (*red flags*) – e eles não podem ser subavaliados. Para os demais, o manejo da dor (preferencialmente de tal forma que previna a recorrência imediata), será visto com gratidão pelo indivíduo e como eficiência pelo sistema.

REFERÊNCIAS BIBLIOGRÁFICAS

1. Kelly AM, Kuan WS, Chu KH et al. Epidemiology, investigation, management, and outcome of headache in emergency departments (HEAD study)-A multinational observational study. *Headache*. 2021 Nov;61(10):1539-1552.
2. Bigal M, Bordini CA, Speciali JG. Headache in an emergency room in Brazil. *Sao Paulo Med J*. 2000 May 4;118(3):58-62.
3. Headache Classification Subcommittee of the International Headache Society (IHS). The International Classification of Headache Disorders, 3rd edition. Cephalalgia. 2018 Jan;38(1):1-211.
4. Doretti A, Shestaritc I, Ungaro D, et al. Headaches in the emergency department –a survey of patients' characteristics, facts and needs. *J Headache Pain*. 2019 Nov 5;20(1):100.
5. Giamberardino MA, Affaitati G, Costantini R, et al. Acute headache management in emergency department. A narrative review. *Intern Emerg Med*. 2020 Jan 1;15(1):109-17.
6. Do TP, Remmers A, Schytz HW, et al. Red and orange flags for secondary headaches in clinical practice: SNNOOP10 list. *Neurology*. 2019 Jan 15;92(3):134-44.
7. Filler L, Akhter M, Nimlos P. Evaluation and Management of the Emergency Department Headache. Semin Neurol. 2019 Feb;39(1):20-26.
8. Speciali JG, Kowacs F, Jurno ME, et al. Protocolo Nacional para Diagnóstico e Manejo das Cefaleias nas Unidades de Urgência do Brasil. Sociedade Brasileira de Cefaleia. 2018. Disponível em: https://sbcefaleia.com.br/images/file%205.pdf. Acesso em: 20/08/2023.
9. Richman PB, et al. Droperidol for acute migraine headache. *Am J Emerg Med*. 1999.
10. Fortini I. Tratamento da cefaleia na unidade de emergência. In: Proneuro - Programa de Atualização em Neurologia, ciclo 3, organizado pela Academia Brasileira de Neurologia. Porto Alegre: Ed. Artmed Panamericana, 2023.

Epilepsia

Katia Lin • Ana Paula Gonçalves • Clarissa Lin Yasuda

INTRODUÇÃO

A definição mais atual do termo "epilepsia", proposta pela International League Against Epilepsy (ILAE), é: "um distúrbio cerebral caracterizado pela predisposição de se gerar crises epilépticas e por todas as suas consequências neurobiológicas, cognitivas e sociais". Para ser caracterizada, deve apresentar qualquer uma das seguintes condições:

- Pelo menos duas crises não provocadas (ou reflexas), ocorrendo em intervalo superior a 24 horas
- Uma crise não provocada (ou reflexa) e uma probabilidade de recorrência igual ou superior ao risco de recorrência geral após duas crises não provocadas nos próximos 10 anos (≥ 60%) que pode ser evidenciada pela presença de atividade epileptiforme no eletroencefalograma (EEG) e/ou de lesão estrutural na neuroimagem
- Diagnóstico de uma síndrome epiléptica.

A crise epiléptica, por sua vez, pode ser definida como a ocorrência transitória de um sinal ou sintoma decorrente de uma atividade neuronal anormal, excessiva e síncrona do cérebro.[1,2]

É importante dizer que a epilepsia é considerada resolvida para indivíduos que apresentaram uma síndrome epiléptica idade-dependente, e que no momento já passaram da idade aplicável ou aqueles que permaneceram livres de crises nos últimos 10 anos, sem medicação anticrise (MAC) nos últimos 5 anos.

Pacientes com epilepsia (PCEs) enfrentam limitações em suas atividades diárias, podendo apresentar comprometimento cognitivo, comorbidades psiquiátricas e dependência social, fatores que comprometem sua qualidade de vida. A imprevisibilidade da ocorrência das crises associada ao aumento da mortalidade dos PCEs em até 10 vezes se comparados à população geral (p. ex., decorrente de quedas, fraturas, queimaduras, afogamento, estado de mal epiléptico, suicídio, morte súbita em epilepsia [SUDEP, do inglês *sudden unexpected death in epilepsy*] etc.) é um dos aspectos mais limitantes da epilepsia. Como agravante, sabe-se que 30% destes não atingem controle satisfatório das crises epilépticas, mesmo com o tratamento medicamentoso adequado. Quando a remissão não é alcançada após a administração de pelo menos dois MACs, as chances de sucesso com novas tentativas são reduzidas a 5 a 10%, caracterizando uma *epilepsia farmacorresistente*.[3]

INCIDÊNCIA E PREVALÊNCIA

Estima-se que a prevalência mundial da epilepsia varie entre 0,5 e 1,0% da população, o que se traduz em um número absoluto de cerca de 65 milhões de pessoas de acordo com a Organização Mundial da Saúde (OMS). Sua incidência é de 50 a 100 por 100 mil indivíduos por ano, sobretudo nos extremos de idade, ou seja, naqueles menores de 1 ano e acima de 85 anos. Cerca de 80% desses indivíduos residem em países com recursos limitados, onde há maior precariedade de serviços de saúde. A epilepsia tem grande relevância epidemiológica, pois é a segunda doença neurológica crônica mais prevalente na atenção primária à saúde (APS).[4]

DIAGNÓSTICO

Em 2017, a comissão de classificação e terminologia da ILAE atualizou a classificação das crises (Tabela 104.1) e, em 2022, reconheceu 39 síndromes epilépticas. As crises epilépticas foram classificadas com base eletroclínica em focais, generalizadas ou desconhecidas. Nas crises focais, a origem é localizada e suas manifestações clínicas dependem do local de início e da extensão de sua propagação. Esse é o tipo mais frequente e acomete 70% dos pacientes adultos com epilepsia recém-diagnosticada.

Tabela 104.1 Classificação dos tipos de crises epilépticas segundo a Liga Internacional contra a Epilepsia (2017).

Início focal
Perceptiva
Motor:
- Automatismos
- Atônicas
- Clônicas
- Espasmos epilépticos
- Hipercinéticas
- Mioclônicas
- Tônicas
Não motor:
- Autonômicas
- Parada comportamental
- Cognitivas
- Emocionais
- Sensoriais
Disperceptiva
Focal evoluindo para tônico-clônica bilateral
Início generalizado
Motor:
- Tônico-clônicas
- Clônicas
- Tônicas
- Mioclônicas
- Mioclono-tônico-clônicas
- Mioclono-atônicas
- Atônicas
- Espasmos epilépticos
Não motor (ausências):
- Típicas
- Atípicas
- Mioclônicas
- Mioclonias palpebrais
Início desconhecido
Motor:
- Tônico-clônicas
- Espasmos epilépticos
Não motor:
- Parada comportamental
Não classificadas

As crises focais podem ter início uni ou multifocal, apresentar manifestações motoras ou não motoras e cursar com preservação (perceptivas) ou perda (disperceptivas) da consciência. Já as crises generalizadas têm início ictal envolvendo ambos os hemisférios cerebrais simultaneamente, ou em redes neuronais de ampla distribuição bilateral. Ela divide-se em crises motoras e não motoras. Eventualmente, os estímulos focais podem propagar-se para todo o córtex cerebral, evoluindo para uma crise tônico-clônica bilateral.[5,6]

Os tipos de epilepsia, por sua vez, são baseados nos tipos de crises e incluem: epilepsias focais, generalizadas, combinadas ou desconhecidas. A ILAE também propõe a determinação da etiologia das crises pelas implicações diretas na sua terapêutica e prognóstico. As principais etiologias são as alterações estruturais (doenças encefalovasculares prévias, esclerose mesial temporal, displasia cortical focal, neoplasia cerebral, traumatismo cranioencefálico [TCE]), genéticas (epilepsias generalizadas genéticas etc.), metabólicas, imunológicas (provocadas pela presença de autoanticorpos neuronais: anti-receptor N-metil-D-aspartato [NMDA] etc.) e infecciosas (neurocisticercose, meningites etc.) do parênquima cerebral.[2]

As crises epilépticas expressam-se por uma ampla variedade de manifestações, caracterizando-se por sinais e sintomas motores, sensoriais, psiquiátricos, autonômicos transitórios, os quais dependem da origem da atividade elétrica neuronal anormal e síncrona, da sua propagação através de estruturas corticais e subcorticais, do grau de maturidade do cérebro e da presença de comorbidades associadas. O diagnóstico é clínico e seu primeiro objetivo é confirmar se houve realmente uma crise epiléptica e se esta terá recorrência. Seus principais diagnósticos diferenciais são:[5,6]

- Síncopes cardiogênicas, vasovagais
- Crises não epilépticas psicogênicas ou crises funcionais
- Distúrbios neuropsiquiátricos: transtorno do espectro autista, déficit cognitivo, distúrbios do aprendizado
- Distúrbios do movimento: coreias, balismos, discinesias paroxísticas, distonias, mioclonias, hemiplegia, tremores, coreoatetose
- Cefaleias: migrânea com aura
- Distúrbios do sono: narcolepsia, terror noturno, apneia do sono, sonambulismo, parassonia
- Quadros confusionais agudos e amnésicos: *delirium*, quadros demenciais, confusão mental pós-traumática.

Uma história clínica completa é a base do diagnóstico, no entanto o detalhamento semiológico é essencial, devendo-se questionar a sintomatologia da crise, assim como idade de início, frequência, fatores desencadeantes, se há perda de consciência, pródromos associados e presença de comorbidades. É essencial a investigação da história de complicações pré-natais e perinatais, além de traumas, intoxicações e infecções neurológicas prévias. A presença dos acompanhantes que tenham testemunhado as crises é fundamental na consulta, pois não é comum que o médico presencie as crises. Um outro recurso válido é o uso de vídeos gravados por telefones celulares.[7,8]

Os exames físico geral e neuropsiquiátrico dão indícios valiosos da etiologia das crises. Frequentemente, o exame físico é normal, salvo em situações em que haja uma condição subjacente levando às crises (como infecções, alterações metabólicas ou estruturais).[7,8]

Posteriormente, a investigação complementar é conduzida associando-se a clínica ao exame de EEG e neuroimagem. Todo paciente em investigação inicial deve ser submetido a EEG e a pelo menos um dos seguintes exames de imagem: tomografia computadorizada (TC) ou ressonância magnética (RM). O EEG é um exame não invasivo, capaz de determinar o local de origem da crise e indicar se há controle adequado com o tratamento, entretanto apresenta baixa sensibilidade (50%), tornando-o insuficiente para excluir epilepsia, isoladamente. Dessa maneira, um EEG normal não exclui o diagnóstico de epilepsia.[7,8]

A neuroimagem é fundamental na detecção de etiologias estruturais para a detecção do foco epileptogênico, podendo estar associado a esclerose mesial temporal, malformações corticais, neoplasias ou outras lesões estruturais cerebrais. A presença de alteração nos exames de imagem pode ser preditora de farmacorresistência. A RM apresenta sensibilidade superior à TC para a avaliação etiológica da epilepsia, contudo, para o afastamento de causas emergenciais, como trauma, pela sua ampla disponibilidade nos serviços de pronto-socorro, a TC é preferencial, pois detecta anormalidades estruturais em até 34 a 56% dos pacientes.[7,8]

Se houver indícios de uma síndrome epiléptica, seu diagnóstico deve ser o mais precoce possível. Ele é majoritariamente clínico e fundamental, pois é comum a ocorrência de comorbidades associadas, as quais demandam tratamento específico complementar ao controle sintomático das crises.[7,8]

Sinais de alerta

O cuidado de PCEs que apresentem bom controle das crises, ausência de comorbidades e boa tolerância medicamentosa pode ser realizado na atenção primária à saúde. Entretanto, em algumas situações há necessidade de encaminhamento para o neurologista, para centros mais especializados ou para serviços de urgência e emergência.[7,8]

Os principais sinais de alerta para o encaminhamento de PCEs para serviço especializado são:

- Múltiplas crises epilépticas de difícil controle
- Suspeita de doença sistêmica ou neurológica aguda
- Extremos de idade
- Histórico de estado de mal epiléptico
- Síndrome epiléptica definida
- Esquemas terapêuticos complexos e com interações medicamentosas
- Comprometimento cognitivo, encefalopatia epiléptica e/ou do desenvolvimento
- Presença de lesões neurológicas e/ou estruturais nos exames de imagem.

Já as indicações para encaminhamento para serviço de urgência e emergência são:

- Nova alteração do exame neurológico após uma crise epiléptica
- Alteração persistente do nível de consciência entre as crises, podendo caracterizar estado de mal epiléptico
- Suspeita de crise sintomática aguda
- Crises com duração superior a 5 minutos
- Trauma associado às crises
- Descompensação aguda de comorbidade clínica ou psiquiátrica.

TRATAMENTO

Após uma primeira crise, pacientes sem fatores de risco para recorrência (como lesões estruturais nos exames de imagem ou achados epileptiformes no exame de EEG) apresentam um risco de 25% de novo evento em 2 anos. O tratamento instituído imediatamente após a primeira crise reduz a recorrência nos primeiros 2 anos em 35%, contudo, não implica remissão sustentada de crises após 3 a 5 anos. Por outro lado, os MACs apresentam efeitos adversos em até 40 a 50% dos casos. Dessa maneira, a decisão de iniciar o tratamento deve ser individualizada e levar em consideração fatores como a frequência e o tipo das crises, seu impacto na qualidade de vida do paciente (p. ex., se o paciente dirige, se deseja engravidar etc.), o risco de trauma ou morte súbita (SUDEP), bem como as indicações e contraindicações específicas de cada paciente. Caso os riscos excedam os benefícios, recomenda-se aguardar a ocorrência de uma segunda crise antes de iniciar o uso dos medicamentos.[7-9]

Quando o diagnóstico de epilepsia está consolidado, os benefícios do tratamento são inquestionáveis, reduzido a recorrência de crises. Inicialmente, a monoterapia na menor dose possível capaz de controlar as crises é ideal por ser mais segura e implicar menos efeitos colaterais. Uma politerapia racional, por outro lado, deve ser considerada em PCEs farmacorresistentes, aos quais, também, recomenda-se que sejam encaminhados para centros especializados no tratamento das epilepsias, com experiência no tratamento cirúrgico, dieta cetogênica, neuromodulação, entre outros. O objetivo primordial do tratamento deve ser o controle absoluto das crises epilépticas (objetivando a eliminação das crises) com o mínimo de efeitos adversos. Sabe-se que 47% dos pacientes com epilepsia recém-diagnosticada alcançam remissão após a instituição da primeira monoterapia e não exigem substituição ou adição de outros medicamentos.

Como regra geral, os MACs devem ser selecionados de acordo com o tipo de crise/síndrome epiléptica, idade, sexo (sobretudo potencial para engravidar nas mulheres) e comorbidades apresentadas pelo paciente, o seu perfil de efeitos adversos e potencial de interação medicamentosa. Para epilepsias focais, carbamazepina, oxcarbazepina, lamotrigina e levetiracetam são MACs de primeira linha, e esse último somente pode ser considerado se não houver história de distúrbio psiquiátrico. Para as epilepsias generalizadas, MACs de amplo espectro, como valproato, lamotrigina, levetiracetam, topiramato, são escolhas iniciais seguras para PCE, com a ressalva de que o valproato é proscrito para mulheres em idade fértil, exceto se não houver uma alternativa terapêutica. Carbamazepina, oxcarbazepina, gabapentina e fenitoína podem exacerbar alguns tipos de crises generalizadas. A Tabela 104.2 apresenta um resumo das indicações e propriedades farmacológicas dos principais MACs disponíveis no Brasil. A eficácia dos MACs é tipicamente semelhante, o que os diferencia entre si é o seu perfil de efeitos adversos e potencial de interações medicamentosas [7-9]

Tabela 104.2 Medicamentos anticrise (MACs) mais frequentemente prescritos no Brasil.

MACs	Eficácia	Mecanismo de ação	Efeitos adversos de importância clínica	Efeito sobre as enzimas de biotransformação hepática e potencial de interação medicamentosa[a]
Canabidiol	Síndrome de Lennox-Gastaut, Dravet e esclerose tuberosa	Neuromodulação da proteína G	Sonolência, fadiga, distúrbios do sono, irritabilidade, infecções, distúrbios gastrintestinais, elevação de transaminases hepáticas	Inibidor
Carbamazepina	Crises focais e CTCG, pode piorar mioclonias	Bloqueio de canais de sódio	Hiponatremia, dislipidemia, arritmia, neutropenia, osteoporose, SSJ	Indutor
Clobazam, clonazepam, diazepam	Crises focais e CTCG	Potencialização GABAérgica	Sonolência, fadiga, prejuízo cognitivo e comportamental, distúrbios da coordenação, agressividade	Inibidor
Etossuximida	Crises de ausência	Bloqueio dos canais de cálcio tipo-T	Depressão, irritabilidade, psicose, SSJ	NDN
Fenitoína	Crises focais e CTCG, pode piorar mioclonias	Bloqueio de canais de sódio	Hiperplasia gengival, hirsutismo, osteoporose, dislipidemia, arritmia, SSJ	Indutor
Fenobarbital	Crises focais e CTCG	Potencialização GABAérgica	Agitação, agressividade, sonolência, distúrbios cognitivos, contratura de Dupuytren	Indutor
Gabapentina	Crises focais e CTCG, pode piorar mioclonias	Bloqueio dos canais de cálcio P/Q	Ganho de peso, edema periférico	NDN
Lacosamida	Crises focais e CTCG	Inativação lenta dos canais de sódio	Tontura, sonolência, arritmia	NDN

(Continua)

Tabela 104.2 Medicamentos anticrise mais frequentemente prescritos no Brasil. (*continuação*)

MACs	Eficácia	Mecanismo de ação	Efeitos adversos de importância clínica	Efeito sobre as enzimas de biotransformação hepática e potencial de interação medicamentosa[a]
Lamotrigina	Crises focais e CTCG, pode piorar mioclonias	Bloqueio de canais de sódio, potencialização da transmissão GABA	Cefaleia, insônia, tremor, *rash* cutâneo, SSJ	Indutor (UGT), inibidor (UGT, CYP2C19)
Levetiracetam	Crises focais e CTCG	Ligação à proteína SV2A	Distúrbios psiquiátricos	NDN
Oxcarbazepina	Crises focais e CTCG, pode piorar mioclonias	Bloqueio de canais de sódio	Hiponatremia, osteoporose, SSJ	Indutor (CYP3A4), inibidor (CYP2C19)
Perampanel	Crises focais e CTCG	Antagonista do receptor de glutamato (AMPA)	Sonolência, tontura, ataxia, disartria, desequilíbrio, irritabilidade, ganho de peso	Indutor
Rufinamida	Síndrome de Lennox-Gastaut	Bloqueio de canais de sódio	Sonolência, cefaleia, tonturas, náusea, infecções	Indutor, inibidor
Topiramato	Crises focais e CTCG	Bloqueio de canais de sódio, potencialização da transmissão GABA	Perda de peso, dificuldades de memória, disfasia, nefrolitíase	Indutor (CYP3A4), inibidor (CYP2C19)
Valproato	Crises focais, CTCG, ausências e mioclônicas	Bloqueio de canais de sódio, potencialização da transmissão GABA	Trombocitopenia, neutropenia, ganho de peso, osteoporose, pancreatite	Inibidor
Vigabatrina	Crises focais, espasmos infantis	Análogo GABA, ligação irreversível à GABA-transaminase	Sonolência, alteração do campo visual, tremor, vertigem, alopecia, agitação	Indutor

CTCG: crises tônico-clônico generalizadas; NDN: nada digno de nota; TSH: hormônio tireoestimulante; SSJ: síndrome de Stevens-Johnson; NET: necrólise epidérmica tóxica.
[a]Fenobarbital, fenitoína, carbamazepina, oxcarbazepina (doses > 900 mg/dia) e topiramato (doses > 200 mg/dia) são indutores enzimáticos do citocromo P450 hepático, podendo promover a redução do nível sérico de diversos medicamentos concomitantes em até 30 a 70%, limitando sua ação terapêutica. São exemplos de medicamentos que precisam ter sua dose ajustada quando prescritos concomitantemente com esses MACs: anticoagulantes, antibióticos, antirretrovirais, quimioterápicos e imunossupressores, medicamentos psicotrópicos, antidiabéticos orais, estatinas, esteroides, e contraceptivos orais. MACs indutores enzimáticos também podem causar distúrbios no metabolismo ósseo levando a osteopenia/osteoporose, hipotireoidismo subclínico e dislipidemia, aumentando o risco de doenças cardiovasculares.
Adaptada de: Kanner & Bicchi, 2022;[7] Brigo & Marson, 2022;[8] Abou-Khalil, 2022.[9]

Recomenda-se a reavaliação do paciente a cada 3 meses para acompanhamento da adesão, eficácia do tratamento, efeitos colaterais e reações idiossincráticas. Pacientes estáveis podem ser acompanhados na APS em duas a três consultas anuais. Entende-se que haja remissão da epilepsia se o paciente estiver assintomático por período mínimo de 10 anos quando em tratamento e de 5 anos para aqueles sem MACs. A decisão de quando interromper o tratamento também não é consenso, pois a chance de recorrência após a retirada de um MAC que promoveu controle por 2 anos varia entre 12 e 66%. Portanto, deve-se manter o medicamento caso haja fatores de risco para a recorrência das crises.[7-9]

As Figuras 104.1 e 104.2 resumem as orientações gerais para o manejo do PCE e sua referência/contrarreferência na atenção primária à saúde.

Por fim, a abordagem psicossocial e, sobretudo, de suas comorbidades psiquiátricas é fundamental, pois a epilepsia traz estigma social e muitos pacientes experimentam limitações de atividades habituais, comprometimento de humor, de relacionamentos interpessoais e do trabalho. Consequentemente, 55% dos pacientes com mal controle sintomático apresentam depressão e risco de suicídio aumentado. O cuidado desses pacientes não está completo sem uma abordagem por equipe multidisciplinar.[7-9]

CONSIDERAÇÕES FINAIS

As epilepsias constituem um grupo heterogêneo de distúrbios recorrentes da atividade elétrica cerebral de etiologias diversas e acarretam grande comprometimento de qualidade de vida. No Brasil, o número de neurologistas é escasso e mal distribuídos territorialmente, e o manejo dos PCEs acaba sendo frequentemente realizado pelo médico generalista na APS. Felizmente, 70% dos PCEs são de baixa complexidade, respondendo a tratamentos de primeira linha, disponíveis no Sistema Único de Saúde.

O cuidado desses pacientes na APS deve, portanto, ser incentivado, pois promove melhor acesso e cobertura dos pacientes, maior custo-efetividade, longitudinalidade e integralidade de atenção, intervenção mais precoce na evolução natural da doença e prevenção em saúde, ajudando a prevenir acidentes associados a epilepsia.

Atualmente, há uma grande variedade de alternativas terapêuticas à disposição dos PCEs, sobretudo aqueles farmacorresistentes. Assim sendo, é fundamental o maior conhecimento por parte dos médicos generalistas sobre os tratamentos farmacológicos anticrise disponíveis e sobre quais pacientes devem ser referenciados para uma avaliação em centros especializados.

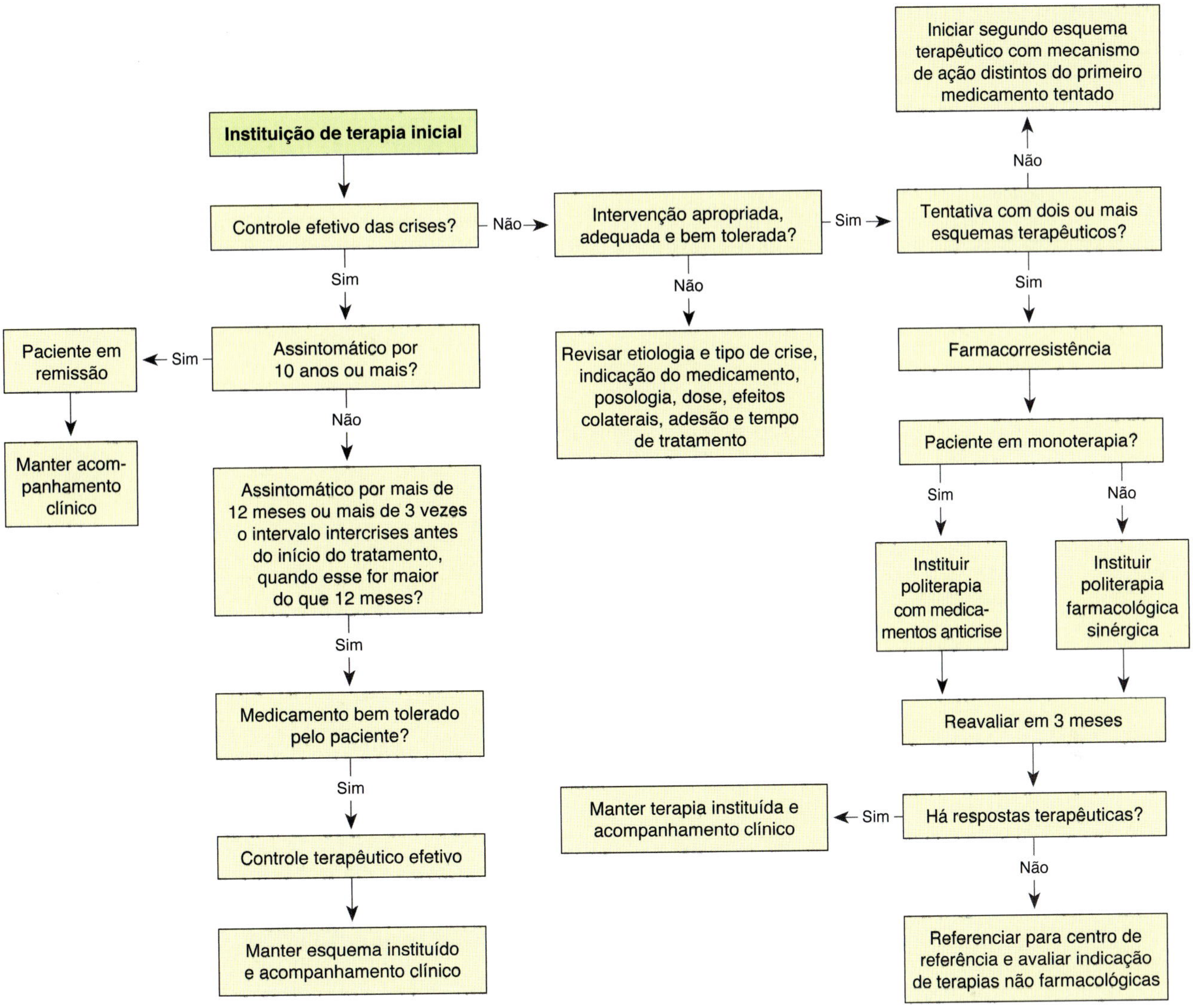

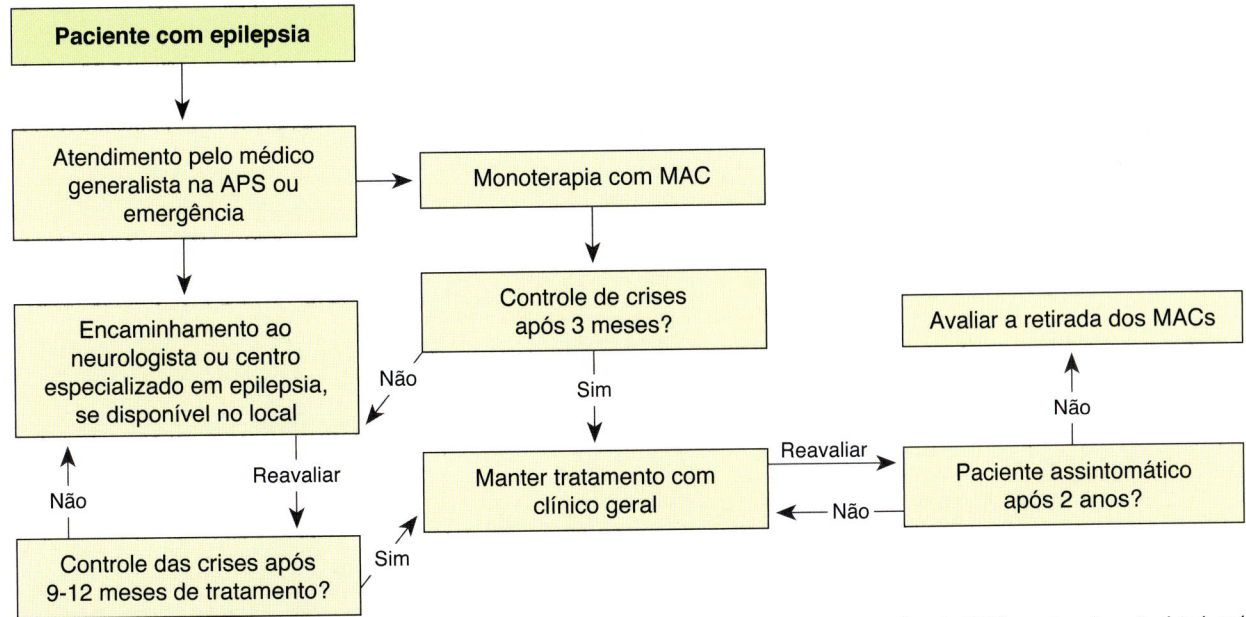

Instituição de terapia inicial

Controle efetivo das crises? —Não→ Intervenção apropriada, adequada e bem tolerada? —Sim→ Tentativa com dois ou mais esquemas terapêuticos?

Iniciar segundo esquema terapêutico com mecanismo de ação distintos do primeiro medicamento tentado

Não

Sim (Controle efetivo das crises?)

Assintomático por 10 anos ou mais? —Sim→ Paciente em remissão → Manter acompanhamento clínico

Não (Intervenção apropriada) → Revisar etiologia e tipo de crise, indicação do medicamento, posologia, dose, efeitos colaterais, adesão e tempo de tratamento

Sim (Tentativa com dois ou mais esquemas terapêuticos?) → Farmacorresistência

Não (Assintomático por 10 anos ou mais?)

Assintomático por mais de 12 meses ou mais de 3 vezes o intervalo intercrises antes do início do tratamento, quando esse for maior do que 12 meses?

Paciente em monoterapia?

Sim → Instituir politerapia com medicamentos anticrise

Não → Instituir politerapia farmacológica sinérgica

Sim (Assintomático por mais de 12 meses)

Medicamento bem tolerado pelo paciente?

Reavaliar em 3 meses

Sim

Controle terapêutico efetivo

Manter terapia instituída e acompanhamento clínico ←Sim— Há respostas terapêuticas?

Não

Manter esquema instituído e acompanhamento clínico

Referenciar para centro de referência e avaliar indicação de terapias não farmacológicas

Figura 104.1 Fluxograma de manejo geral do paciente com epilepsia.

Paciente com epilepsia

Atendimento pelo médico generalista na APS ou emergência → Monoterapia com MAC

Encaminhamento ao neurologista ou centro especializado em epilepsia, se disponível no local

Controle de crises após 3 meses?

Avaliar a retirada dos MACs

Não (Controle de crises) → Encaminhamento ao neurologista

Sim → Manter tratamento com clínico geral —Reavaliar→ Paciente assintomático após 2 anos?

Não (Paciente assintomático após 2 anos?) ↑ Avaliar a retirada dos MACs

Não (Manter tratamento com clínico geral)

Reavaliar → Controle das crises após 9-12 meses de tratamento?

Não ↑ Encaminhamento ao neurologista

Sim → Manter tratamento com clínico geral

Figura 104.2 Fluxograma com orientações para referência e contrarreferência do paciente com epilepsia (PCE) na atenção primária à saúde (APS). MAC: medicamento anticrise.

REFERÊNCIAS BIBLIOGRÁFICAS

1. Fisher RS, Acevedo C, Arzimanoglou A, et al. ILAE Official report: a practical clinical definition of epilepsy. *Epilepsia*. 2014 Apr;55(4):475-482.
2. Fisher RS, Cross JH, French JA, et al. Operational classification of seizure types by the International League Against Epilepsy: position paper of the ILAE Commission for Classification and Terminology. *Epilepsia*. 2017 Mar;58(4):522-530.
3. Kwan P, Arzimanoglou A, Berg AT, et al. Definition of drug resistant epilepsy: consensus proposal by the ad hoc Task Force of the ILAE Commission on Therapeutic Strategies. *Epilepsia*. 2009 Nov;51(6):1069-1077.
4. World Health Organization. Epilepsy. 2018. Disponível em: http://www.who.int/news-room/fact-sheets/detail/epilepsy.
5. Wirrell EC, Tinuper P, Perucca E, et al. Introduction to the epilepsy syndrome papers. *Epilepsia*. 2022;00:1-3.
6. Wirrell EC, Nabbout R, Sche.ffer IE, et al. Methodology for classification and definition of epilepsy syndromes with list of syndromes: report of the ILAE Task Force on Nosology and Definitions. *Epilepsia*. 2022;63:1333-1348.
7. Kanner AM, Bicchi MM. Antiseizure medications for adults with epilepsy: a review. *JAMA*. 2022 Apr;327(13):1269-1281.
8. Brigo F, Marson A. Approach to the medical treatment of epilepsy. *Continuum Neurol*. 2022 Apr;28(2):483-499.
9. Abou-Khalil BW. Update on antiseizure medications 2022. *Continuum Neurol*. 2022 Apr;28(2):500-535.

CAPÍTULO 105

Crises Epilépticas e Estado de Mal Epiléptico

Ana Paula Gonçalves • Katia Lin • Clarissa Lin Yasuda

INTRODUÇÃO

Nos serviços de urgência e emergência, as crises epilépticas são as causas mais comuns de procura de assistência, motivando 5% das ligações e 1% do total de atendimentos. Deste grupo, apenas uma parcela apresentará recorrência do evento e o principal determinante é a etiologia do quadro.[1] Entre as pessoas com epilepsia que procuram o atendimento de urgência todo ano, 13% são adultos e 22% são crianças.[2]

O estado de mal epiléptico (EME) ocorre quando os mecanismos responsáveis pela interrupção das crises falham e elas duram por tempo prolongado, o suficiente para se tornar persistentes e levar a danos neurológicos. A única maneira de evitar essa evolução é a pronta e correta abordagem da crise. O EME é uma emergência neurológica comum, com expressiva morbimortalidade.[3]

Nesse contexto, todo médico que atua nos serviços de urgência e emergência deve estar apto a realizar o diagnóstico correto da crise, excluir os diagnósticos diferenciais, dar assistência e suporte clínico adequados ao paciente, e administrar os fármacos anticrises, quando necessários, além de identificar a etiologia do quadro. Esses pontos são fundamentais na condução desses casos.

INCIDÊNCIA E PREVALÊNCIA

Ao longo da vida, em torno de 5 a 10% da população apresentará ao menos uma crise epiléptica, contudo, apenas 2 a 3% dessas pessoas evoluirão com epilepsia. Um terço das pessoas com epilepsia necessitarão de atendimento de urgência, ao menos uma vez ao ano.[4]

Na população americana, o EME apresenta dois picos de incidência, até os 4 anos de idade e após os 60 anos, sendo a mortalidade mais alta nesses últimos. Estima-se que a mortalidade em 30 dias seja em torno de 21%, mas nos casos de *status* refratário e superrefratário pode atingir 37%.[5]

MECANISMOS ENVOLVIDOS

A hiperexcitabilidade de um grupo neuronal gera as crises epilépticas e isso ocorre quando predominam os mecanismos excitatórios em detrimento dos inibitórios. O limiar capaz de gerar crises varia de um indivíduo para o outro, sendo influenciado por fatores genéticos, adquiridos e ambientais.

Crises repetidas ou prolongadas levam a uma reorganização das redes neuronais, internalização de receptores inibitórios GABA e superficialização de receptores excitatórios NMDA na membrana neuronal, que facilitam a ocorrência de crises futuras. Crises persistentes levam a exocitose de substâncias neurotóxicas, ocorrendo injúria, apoptose e morte neuronal.[6]

DIAGNÓSTICO
Crise epiléptica no serviço de urgência e emergência

O diagnóstico correto é o primeiro importante passo na abordagem do paciente com crise no serviço de urgência e emergência: "Trata-se realmente de uma crise epiléptica?".[1]

A Liga Internacional contra Epilepsia (International League Against Epilepsy [ILAE]) define crise epiléptica como "a ocorrência transitória de sinais e/ou sintomas decorrentes da atividade neuronal cerebral anormal excessiva ou síncrona". Por sua vez, epilepsia é definida como "o distúrbio cerebral caracterizado pela predisposição de gerar crises epilépticas e por suas consequências neurobiológicas, cognitivas e sociais". Operacionalmente, considera-se epilepsia quando ocorrem ao menos duas crises não provocadas (ou reflexas) em intervalo superior a 24 horas; uma crise não provocada (ou reflexa) e uma probabilidade de recorrência igual ou superior a 60%, nos próximos 10 anos; ou ainda diante do diagnóstico de síndrome epiléptica.[7]

Diagnósticos equivocados são descritos em 4,6 a 30% dos casos atendidos no pronto atendimento, e os quadros que frequentemente mimetizam crises epilépticas são as síncopes cardiovasculares e as crises funcionais, anteriormente referidas como crises de origem não epilépticas psicogênicas.[1] A semiologia do evento é a chave para o diagnóstico e deve ser coletada minuciosamente com o paciente e o acompanhante. Laceração lateral de língua e incontinência urinária, embora não patognomônicas, são indicativas de crise epiléptica. O acompanhante deve ser questionado quanto a automatismos, desvio ocular e cefálico, movimentos rítmicos ou outros fenômenos motores. Além desses, dificuldade de fala e confusão mental após a crise são sinais importantes. Alguns pacientes podem apresentar paresias após a crise de paralisia de Todd.[1] Indicativos de crise prévia, como paradas comportamentais e sinais de mioclonias, devem ser inqueridos ativamente durante a anamnese, uma vez que frequentemente não são valorizados pelos pacientes e acompanhantes e corroboram o diagnóstico de epilepsia.[8]

Primeira crise epilética da vida

A primeira crise epiléptica da vida deve ser classificada como crise sintomática aguda, sintomática remota, provocada ou não provocada. Essa determinação tem implicações etiológicas e prognósticas.

As crises são consideradas sintomáticas agudas quando ocorrem em estreita relação temporal com um insulto ao sistema nervoso central (SNC), seja ele metabólico, tóxico, estrutural, infeccioso ou metabólico e são responsáveis por 40% dos casos.[4] Alguns autores usam o termo crises sintomáticas agudas para se referirem a doenças que envolvem o SNC, como infecções e traumatismos cranioencefálicos (TCE) e o termo crises provocadas para as crises que ocorrem quando o fator agressor ao SNC é removível, como distúrbios hidroeletrolíticos e uso de substâncias que reduzem o limiar para crises epilépticas.[9]

As crises sintomáticas agudas tendem a não recorrer quando o fator desencadeante é removido e a integridade do

SNC é reestabelecida. O tempo entre ocorrência da crise e o insulto ao SNC é variável de acordo com o tipo de insulto e é arbitrário, assim como os valores laboratoriais a serem considerados. No caso dos distúrbios hidroeletrolíticos, mais que o valor, a velocidade em que a variação ocorre parece ser o mais importante. É necessário que haja plausibilidade causal entre o insulto e a crise epiléptica. No caso de acidente vascular cerebral (AVC) e traumatismo cranioencefálico, a crise é considerada sintomática aguda quando esta ocorre até 7 dias após o evento vascular.

As crises podem ser consideradas sintomáticas agudas mesmo após o período de 7 dias quando há evidências de doença cerebral ativa, como pode acontecer nas encefalites autoimunes ou doenças infecciosas do SNC. No caso dos distúrbios hidroeletrolíticos, como hiponatremia, é necessário buscar evidências de baixos níveis de sódio em até 24 horas da ocorrência da crise.[4] A Tabela 105.1 mostra os valores das alterações metabólicas que podem estar associadas às crises sintomáticas agudas, propostos pela ILAE.[4]

Crises relacionadas com álcool são responsáveis por um terço dos atendimentos por crises nos serviços de emergência e 90% das crises epilépticas por abstinência alcoólica ocorrem entre 6 e 48 horas após suspensão do uso dessa substância.

Tabela 105.1 Valores séricos das alterações metabólicas associadas às crises sintomáticas agudas, propostos pela ILAE.

Eletrólito	Valores
Glicemia	< 36 mg/dℓ ou > 450 mg/dℓ com cetose
Sódio	< 115 mmol/ℓ
Cálcio	< 5 mg/dℓ
Magnésio	< 0,8 mg/dℓ
Ureia	> 100 mg/dℓ
Creatinina	> 10 mg/dℓ

Embora o risco de recorrência das crises sintomáticas agudas seja, em geral, baixo, há aumento da mortalidade nas semanas subsequentes a sua ocorrência, sobretudo em pacientes idosos em comparação aos jovens, e quando o evento é um *status epilepticus*. A Tabela 105.2 apresenta as principais causas de crises sintomáticas agudas, o risco de ocorrência de acordo com a etiologia e os fatores que aumentam esse risco.

Em geral, são consideradas crises sintomáticas remotas aquelas que acontecem 7 dias após o insulto ao SNC. O risco de epilepsia associado a essas crises é significativamente maior em comparação às crises sintomáticas agudas e depende da etiologia. Após um AVC, o risco de epilepsia é de 2 a 4%; após um hematoma subdural agudo, esse risco é de 24%; e após trombose venosa central, 9,5%.[9]

ESTADO DE MAL EPILÉPTICO

Considera-se EME quando uma crise dura mais que 5 minutos. A ILAE define EME como "a condição resultante da falência dos mecanismos responsáveis pelo término das crises ou do início de mecanismos que levam a crises anormalmente prolongadas (após tempo T_1). Essa condição pode levar a consequências a longo prazo (após o tempo T_2), incluindo morte e injúria neuronal, alterações nas redes de comunicação neuronais, dependendo do tipo e duração das crises". A duração do tempo T_1 e T_2 varia de acordo com o tipo do *status* como mostra a Tabela 105.3.[10]

Considera-se EME refratário quando não há resposta a dois medicamentos anticrises (MACs) adequadamente administrados, sendo o primeiro deles um benzodiazepínico; e EME superrefratário quando a crise persiste por mais de 24 horas a despeito da administração de fármacos anestésicos. O termo EME refratário prolongado é empregado quando o quadro persiste por 7 dias ou mais, contudo sem a administração de agentes anestésicos. Isso ocorre nas crises focais

Tabela 105.2 Principais causas de crises sintomáticas agudas, fatores associados e risco de ocorrência.[4,9]

Etiologia	Risco de ocorrência de crise sintomática aguda	Fatores associados à ocorrência de crises sintomáticas agudas
AVC isquêmico	3-6%	Envolvimento cortical, lesões extensas, transformação hemorrágica, aterosclerose de grandes vasos, estado basal prévio do paciente, gravidade clínica do AVC
AVC hemorrágico	10-18%	Envolvimento cortical, sangramento volumoso, desvio de linha média, aneurisma de artéria cerebral média
Trombose venosa central	40-46%	Presença de hemorragias, trombose do seio sagital superior ou veias corticais, déficits motores
Encefalite viral	40-60%	Rebaixamento do sensório, lesões corticais, pacientes jovens, infecções pelo herpes-vírus tipo 1
Meningite bacteriana	17-27%	Rebaixamento do sensório, presença de lesões focais na neuroimagem, infecção pelo *Streptococcus pneumoniae*
Encefalite autoimune	33-100%	Presença de anticorpos anti-NMDA, anti-GABA$_A$, anti-GABA$_B$, anti-receptor LGI1
Traumatismo cranioencefálico	2-15%	Fratura de crânio, traumatismo, perfuração do SNC, hemorragia, necessidade de tratamento cirúrgico
Hiponatremia	5%	Queda rápida do sódio
Encefalopatia posterior reversível	60-75%	—
Encefalopatia hipoxicoisquêmica	35%	Hipotermia e reaquecimento
Medicamentos, intoxicações, uso abusivo ou abstinência de álcool	—	—

AVC: acidente vascular cerebral; anti-NMDA: anti N-metil-D-aspartato; anti-GABA: anti-ácido gama-aminobutírico; LGI1: *leucine-rich glioma inactivated*.

Tabela 105.3 Duração operacional do tempo T₁, em que o tratamento de emergência deve ser instituído, e o tempo T₂, em que consequências a longo prazo podem ocorrer.

Tipo de *status*	T₁: duração prolongada da crise que pode levar à atividade ictal contínua	T₂: tempo em que a crise pode levar a consequências a longo prazo
SE tônico-clônico	5 min	30 min
SE focal disperceptivo	10 min	> 60 min
SE de ausência	10-15 min*	Desconhecido

*Evidência limitada e dados futuros podem levar a modificações.
SE: *status epilepticus* (ou estado de mal epiléptico).

sem envolvimento hemisférico bilateral, quando o risco do coma medicamentoso supera o quadro clínico. No EME superrefratário prolongado, as crises persistem por 7 dias ou mais, em detrimento do uso dos fármacos anestésicos.[11]

ABORDAGEM E TRATAMENTO

O paciente que chega em crise ao serviço de urgência e emergência deve ser abordado como EME, uma vez que a maioria das crises epilépticas são autolimitadas e duram em torno de 3 a 5 minutos, tempo em que o evento já cessou quando o paciente chega ao serviço de emergência.[8]

Excluídos os diagnósticos diferenciais e confirmado o diagnóstico de crise epiléptica, deve-se avaliar se a crise é sintomática aguda ou remota. Não encontrando causas associadas à ocorrência da crise, portanto, tratando-se de uma crise não provocada, avaliar o risco de recorrência por meio de exames de neuroimagem e eletroencefalograma. Essa propedêutica pode ser realizada ambulatorialmente caso o paciente esteja alerta, ou em seu estado basal, e com exame neurológico normal. Na existência de cefaleia, déficits focais, rigidez de nuca, febre ou rebaixamento do sensório, uma tomografia computadorizada (TC) cerebral deve ser realizada o quanto antes e a investigação da etiologia do quadro deve ser realizada de acordo com a suspeita diagnóstica. O eletroencefalograma deve ser realizado o quanto antes, preferencialmente nas primeiras 12 horas após a crise.[8]

No caso das crises sintomáticas agudas, o primeiro passo é a abordagem do insulto ao SNC. A administração de MAC pode ser necessária durante a fase aguda, enquanto o fator agressor ao SNC estiver presente. O uso de MAC profilático no TCE reduz a frequência de crises na primeira semana após o insulto, mas não diminui o risco de desenvolvimento de epilepsia.[4]

A necessidade do uso de MAC para tratamento das crises sintomáticas agudas e remotas é bastante controversa. Para crises sintomáticas agudas por abstinência alcoólica é recomendado o uso de benzodiazepínicos. No contexto dos AVCs isquêmicos ou hemorrágicos, hematomas subdurais, trombose venosa central, TCE ou infecções do SNC, deve-se iniciar MAC na ocorrência de crises sintomáticas remotas e de alterações estruturais nos exames de imagem, como lesões por gliose, que aumentem o risco de recorrência de crises em mais de 60%.[9]

No caso das crises que duram mais de 5 minutos, é necessário interrompê-las com a administração de benzodiazepínicos por via intravenosa (IV). No Brasil, está disponível o diazepam IV, 10 mg, e a dose pode ser aplicada até três vezes, em *bolus*. No ambiente pré-hospitalar, na ausência de acesso venoso, a aplicação de midazolam intramuscular mostrou-se efetiva na interrupção das crises. A Tabela 105.4 apresenta as doses dos benzodiazepínicos recomendadas.[8]

A Figura 105.1 apresenta a abordagem do paciente com suspeita de crise epiléptica nos serviços de urgência e emergência.

Pacientes com crises que persistem após administração do benzodiazepínico, ainda nos primeiros 20 minutos de início, devem receber outro MAC por via intravenosa, como fenitoína, fenobarbital, ácido valproico ou levetiracetam (formulação intravenosa também não disponível no Brasil). A lacosamida venosa tem se mostrado eficaz em estudos retrospectivos, e, em 2023, um estudo prospectivo comparando lacosamida e fosfenitoína encontra-se em andamento. Os medicamentos e as doses recomendadas estão na Tabela 105.5.[8]

O estudo clínico cego randomizado *Established Status Epilepticus Treatment Trial* (ESETT), comparando o uso de fosfenitoína, valproato e levetiracetam no tratamento de *status epilepticus*, revelou que esses três medicamentos controlam as crises e melhoram o sensório em 60 minutos, em 50% dos pacientes nos quais foram administrados, com incidência de efeitos adversos similar.[12] Esse mesmo estudo reafirmou a eficácia e a segurança desses medicamentos mesmo quando os participantes foram estratificados por faixas etárias.[13]

Se após os passos descritos anteriormente a crise não tiver cessado, medicamentos de terceira linha devem ser iniciados e o paciente deve ser transferido para o centro de terapia intensiva para monitoramento respiratório e cardíaco.[8] Os pacientes que evoluem com rebaixamento do sensório necessitam de monitorização contínua por EEG para avaliar a presença de crises não convulsivas ou o *status* não convulsivo, que podem estar presentes em 20 e 48% desses casos, respectivamente.[3]

Exames laboratoriais (hemograma, ionograma, função hepática e renal) são de baixo custo e recomendados, embora raramente estejam anormais. TC cerebral deve ser realizada no caso de crises atípicas, TCE antes ou após a crise, exame neurológico anormal após a crise, em pacientes imunossuprimidos ou que façam uso de anticoagulantes ou

Tabela 105.4 Doses dos benzodiazepínicos recomendadas para interrupção das crises epilépticas.[11]

Medicamento	Via de administração	Dose
Diazepam	Retal	0,2 mg/kg, dose máxima 20 mg
	Venosa	10 mg, dose máxima 30 mg
Midazolam	Bucal	10 mg
	Nasal	10 mg
	Intramuscular	10 mg

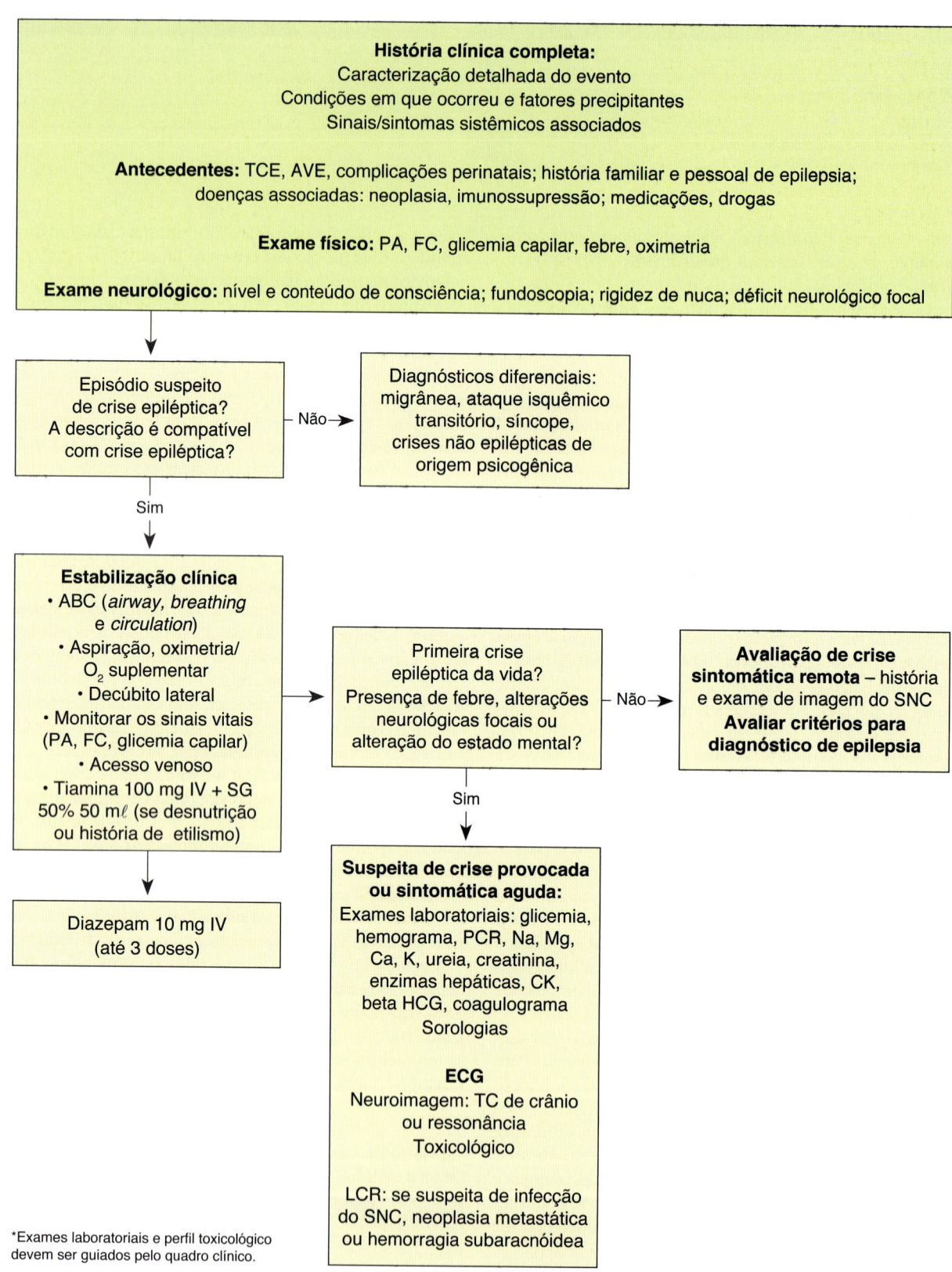

História clínica completa:
Caracterização detalhada do evento
Condições em que ocorreu e fatores precipitantes
Sinais/sintomas sistêmicos associados

Antecedentes: TCE, AVE, complicações perinatais; história familiar e pessoal de epilepsia; doenças associadas: neoplasia, imunossupressão; medicações, drogas

Exame físico: PA, FC, glicemia capilar, febre, oximetria

Exame neurológico: nível e conteúdo de consciência; fundoscopia; rigidez de nuca; déficit neurológico focal

Episódio suspeito de crise epiléptica?
A descrição é compatível com crise epiléptica?

—Não→

Diagnósticos diferenciais: migrânea, ataque isquêmico transitório, síncope, crises não epilépticas de origem psicogênica

Sim

Estabilização clínica
• ABC (*airway, breathing e circulation*)
• Aspiração, oximetria/O$_2$ suplementar
• Decúbito lateral
• Monitorar os sinais vitais (PA, FC, glicemia capilar)
• Acesso venoso
• Tiamina 100 mg IV + SG 50% 50 mℓ (se desnutrição ou história de etilismo)

Primeira crise epiléptica da vida?
Presença de febre, alterações neurológicas focais ou alteração do estado mental?

—Não→

Avaliação de crise sintomática remota – história e exame de imagem do SNC
Avaliar critérios para diagnóstico de epilepsia

Sim

Diazepam 10 mg IV (até 3 doses)

Suspeita de crise provocada ou sintomática aguda:
Exames laboratoriais: glicemia, hemograma, PCR, Na, Mg, Ca, K, ureia, creatinina, enzimas hepáticas, CK, beta HCG, coagulograma
Sorologias

ECG
Neuroimagem: TC de crânio ou ressonância
Toxicológico

LCR: se suspeita de infecção do SNC, neoplasia metastática ou hemorragia subaracnóidea

*Exames laboratoriais e perfil toxicológico devem ser guiados pelo quadro clínico.

Figura 105.1 Abordagem do paciente com suspeita de crise epiléptica.

Tabela 105.5 Medicamentos de segunda linha.[8,14]

Medicamento	Dose	Tempo de infusão
Fenitoína	20 mg/kg – dose máxima 1.500 mg	Não ultrapassar a velocidade de 50 mg/min
Fenobarbital	15 mg/kg	–
Ácido valproico	40 mg/kg – até 3.000 mg	10 min
Levetiracetam	60 mg/kg – até 4.500 mg	10 min
Lacosamida	5 mg/kg – até 400 mg	–

antiagregantes plaquetários, além daqueles que sabidamente apresentam lesão intracraniana. A dosagem do nível sérico dos MACs deve ser solicitada em pacientes com diagnóstico prévio de epilepsia, quando há suspeita de não adesão ao tratamento. Essa é a principal causa de *status epilepticus* e descompensação de crises nesse grupo.[8]

A Figura 105.2 mostra como abordar as crises que duram mais que 5 minutos, o EME.

CONSIDERAÇÕES FINAIS

A abordagem adequada das crises epilépticas e do EME deve ser de domínio de todos os médicos que trabalham nos serviços de urgência e emergência, visto que estão entre as causas mais frequentes de procura desse tipo de atendimento. O diagnóstico correto com exclusão dos diagnósticos diferenciais é um primeiro e importante passo.

A pronta assistência clínica, a administração de medicamentos, se necessários, para interrupção das crises e a definição da etiologia são essenciais no controle do quadro e têm impacto no prognóstico e evolução do paciente.

REFERÊNCIAS BIBLIOGRÁFICAS

1. Wirrell E. Evaluation of First Seizure and Newly Diagnosed Epilepsy. *Continuum* (Minneap Minn). 2022 Apr 1;28(2): 230-260.
2. Bank AM, Bazil CW. Emergency management of epilepsy and seizures. Semin Neurol. 2019;39(1):73-81.
3. Ameli PA, Ammar AA, Owusu KA, et al. Evaluation and Management of Seizures and Status Epilepticus. *Neurol Clin*. 2021 May;39(2):513-544.
4. Mauritz M, Hirsch LJ, Camfield P, et al. Acute symptomatic seizures: an educational, evidence-based review. *Epileptic Disord*. 2022 Feb 1;24(1):26-49.
5. Lu M, Faure M, Bergamasco A, et al. Epidemiology of status epilepticus in the United States: A systematic review. Epilepsy Behav. 2020 Nov;112:107459.
6. Fontaine C, Jacq G, Perier F, Holleville M, Legriel S. The Role of Secondary Brain Insults in Status Epilepticus: A Systematic Review. *J Clin Med* [Internet]. 1 de agosto de 2020 [citado 13 de março de 2023];9(8):1-12. Available at: /pmc/articles/PMC7465284/
7. Fisher RS, Acevedo C, Arzimanoglou A, et al. A practical clinical definition of epilepsy. *Epilepsia*. 2014;55(4):475-82.
8. Bank AM, Bazil CW. Emergency Management of Epilepsy and Seizures. *Semin Neurol*. 2019 Feb;39(1):73-81.

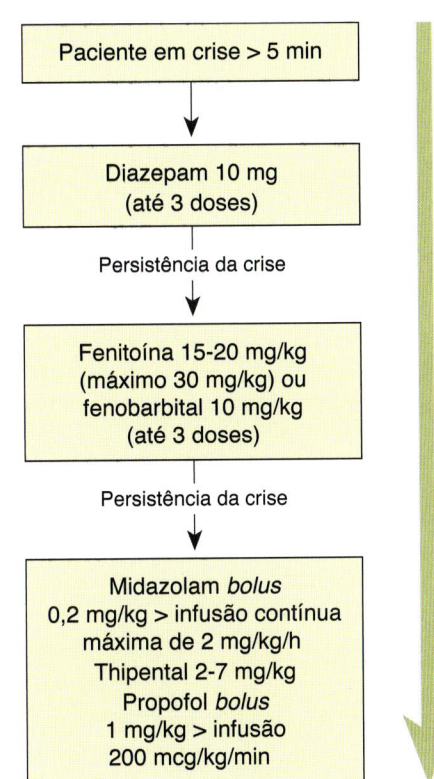

Figura 105.2 Abordagem de crises com duração superior a 5 minutos.

9. Gunawardane N, Fields M. Acute Symptomatic Seizures and Provoked Seizures: to Treat or Not to Treat? Curr Treat Options Neurol. 2018 Aug 23;20(10):41.

10. Trinka E, Cock H, Hesdorffer D, et al. A definition and classification of status epilepticus--Report of the ILAE Task Force on Classification of Status Epilepticus. *Epilepsia.* 2015 Oct;56(10):1515-23.

11. Samanta D, Garrity L, Arya R. Refractory and Super-refractory Status Epilepticus. *Indian Pediatr.* 2020 Mar 15;57(3):239-253.

12. Kapur J, Elm J, Chamberlain JM, et al; NETT and PECARN Investigators. Randomized Trial of Three Anticonvulsant Medications for Status Epilepticus. *N Engl J Med.* 2019 Nov 28;381(22):2103-2113.

13. Chamberlain JM, Kapur J, Shinnar S, et al. Efficacy of levetiracetam, fosphenytoin, and valproate for established status epilepticus by age group (ESETT): a double-blind, responsive-adaptive, randomised controlled trial. *Lancet.* 2020 Apr 11;395(10231):1217-1224.

14. Rosenthal ES. Seizures, Status Epilepticus, and Continuous EEG in the Intensive Care Unit. *Continuum (Minneap Minn).* 2021 Oct 1;27(5):1321-1343.

CAPÍTULO

106

Doenças Cerebrovasculares

Valéria Cristina Scavasine • Maramelia Araujo de Miranda Alves •
Rodrigo Bazan • Marcos Christiano Lange

INTRODUÇÃO

De acordo o Ministério da Saúde, em 2021, a cada 5 minutos uma pessoa morreu após ter um acidente vascular cerebral (AVC). Essa é a segunda causa de morte no Brasil, ficando atrás somente do infarto agudo do miocárdio (IAM). É, também, a principal causa de incapacidade funcional, justificando o grande impacto econômico e social dessa doença. O AVC pode ser classificado em isquêmico (AVCI), em cerca de 85% dos casos, ou hemorrágico (AVCH), totalizando os 15% restantes.[1] Neste capítulo, serão abordadas as principais formas de doenças cerebrovasculares: o AVCI, o AVC hemorrágico intraparenquimatoso (HIP), a hemorragia subaracnóidea (HSA) e a trombose venosa cerebral (TVC).

AVC ISQUÊMICO

O evento isquêmico decorre de uma condição trombótica ou aterosclerótica que leva à interrupção abrupta da perfusão dos vasos sanguíneos cerebrais. Sintomas de disfunção neurológica aparecem de forma súbita, a depender do território vascular afetado:

- Hemiparesia: perda de força de um lado do corpo
- Hemiparestesia: perda de sensibilidade de um lado do corpo
- Disartria: dificuldade na articulação da fala
- Afasia: distúrbio da linguagem, que pode se caracterizar por mutismo, dificuldade na expressão ou na compreensão da fala; tipicamente ocorre nas lesões de artéria cerebral média no hemisfério dominante
- Paralisia facial: fraqueza de um lado da face, levando ao desvio da rima labial
- Dismetria: perda de coordenação motora e tremor intencional de um lado do corpo; ocorre com maior frequência nas lesões de tronco cerebral e/ou cerebelo
- Ataxia de marcha: perda de equilíbrio e dificuldade para deambular. Também é típica dos AVCs de circulação posterior, acometendo tronco e/ou cerebelo.

Epidemiologia

De acordo com o Ministério da Saúde, com a redução dos óbitos por covid-19, o AVC voltou a ser uma das principais causas de morte no Brasil, assim como o IAM. No país, são registrados anualmente mais de 400 mil casos da doença e 100 mil óbitos.

Diagnóstico

A escala de Cincinnati (Tabela 106.1), preconizada para uso pré-hospitalar, sintetiza a avaliação neurológica em três achados principais do exame físico e pode ser realizada em 1 minuto.[2]

Para o diagnóstico, além da história clínica, exame físico e exame neurológico, é imprescindível a realização da tomografia computadorizada (TC) de crânio (Figura 106.1). O objetivo do exame de imagem é descartar AVC hemorrágico e verificar elegibilidade para terapia de reperfusão.

Stroke mimics é a denominação para condições clínicas que apresentam sintomas semelhantes a um quadro vascular, simulando um AVC. De tais condições, a mais importante a ser lembrada é a hipoglicemia. O único teste obrigatório antes do início do tratamento é a glicemia capilar. Outros testes também são realizados conforme as suspeitas para cada paciente, mas não justificam adiar a terapia de reperfusão, dada a emergência do quadro.

Os principais diagnósticos diferenciais de AVC são:

- Paralisia de Todd (estado pós-ictal)
- Distúrbios hidroeletrolíticos (p. ex., hiponatremia)
- Aura de migrânea
- Vertigem periférica benigna
- Intoxicação medicamentosa
- Infecções intracranianas (abcesso cerebral)
- Lesões expansivas (neoplasia primária do sistema nervoso central [SNC] ou implante metastático)
- Doenças desmielinizantes
- Metabólicos (p. ex., encefalopatia hepática)
- Quadros psicogênicos.

Tratamento

O AVCI tem tratamento, e suas chances de sucesso são maiores quanto mais precocemente a terapia de reperfusão for iniciada. Na fase aguda, existe uma zona de isquemia, na qual os neurônios já sofreram lesão citotóxica irreversível; em contrapartida, ao redor da área de isquemia, há a zona de penumbra. Essa zona é uma região com nível de perfusão e metabolismo reduzidos, porém com tecido neuronal viável. Caso o vaso obstruído seja recanalizado em tempo, há potencial de reversão à função normal.

A trombólise endovenosa é o tratamento medicamentoso disponível para AVCI agudo. O ativador do plasminogênio tecidual (rt-PA), ou alteplase, é um agente fibrinolítico indicado nas primeiras 4 horas e meia após o *ictus* (início dos sintomas ou último horário em que o paciente foi visto normal). A

Tabela 106.1 Escala de Cincinnati.[2]

O que testar	Como testar	Alteração
Assimetria facial	Pede-se para o paciente mostrar os dentes ou sorrir	Assimetria do sorriso
Debilidade dos braços	Pede-se ao paciente para fechar os olhos e manter os braços estendidos por 10 s	Um braço não se move, ou cai precocemente, quando comparado ao outro
Fala anormal	Pede-se para o paciente falar uma frase	Palavras ininteligíveis, palavras incorretas ou incapacidade de falar

O aparecimento súbito de um desses achados tem 72% de sensibilidade para detectar AVC.

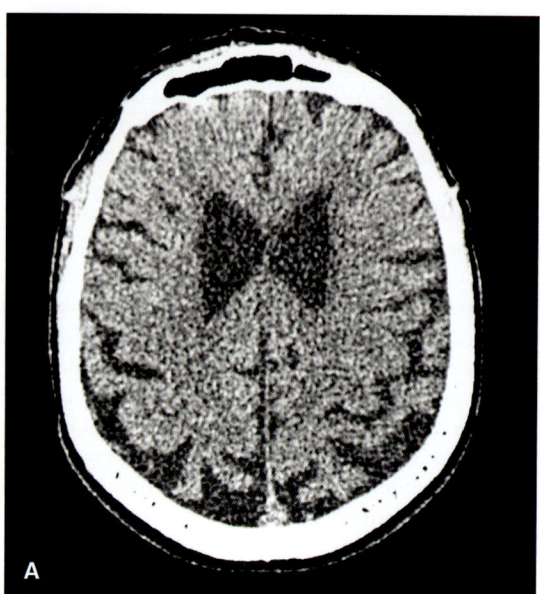
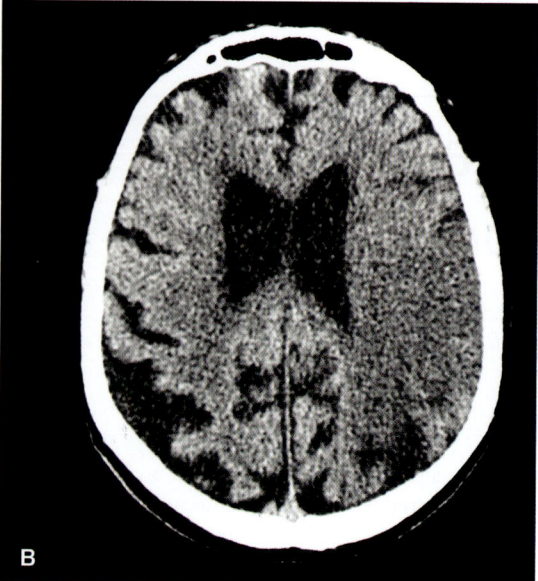

Figura 106.1 Tomografia de crânio sem contraste. **A.** Exame realizado na admissão sem sinais precoces de isquemia; **B.** Exame de controle de 24 horas, evidenciando tênue hipodensidade frontotemporoparietal à esquerda, associada a apagamento dos sulcos corticais adjacentes, confirmando AVC isquêmico.

medicação é segura e eficaz, aumentando significativamente as chances de recuperação completa ou independência funcional. O principal efeito adverso é a ocorrência de sangramento intracraniano sintomático em aproximadamente 6% dos casos.[3]

Antes da prescrição do trombolítico endovenoso, é importante atentar-se para os critérios de exclusão, que são as principais contraindicações para o tratamento trombolítico:[3]

- Hemorragia intracraniana detectada na TC de crânio
- Tempo de início dos sintomas incerto ou superior a 4 horas e 30 minutos
- Cirurgia de grande porte ou traumatismo cranioencefálico grave nos últimos 3 meses
- Distúrbio de coagulação (TAP, TTPA alargado; plaquetopenia < 100 mil)
- Hipertensão descontrolada (pressão arterial [PA] sistólica > 185 mmHg ou diastólica > 110 mmHg)
- Uso de anticoagulante oral, com RNI > 1,7
- Uso de anticoagulante de ação direta nas últimas 48 horas
- Outras condições clínicas associadas a maior risco de sangramento.

Além da trombólise endovenosa, a trombectomia mecânica é uma técnica endovascular com alta eficácia para o tratamento do AVCI agudo. Realiza-se o cateterismo da artéria femoral e, por meio da introdução de dispositivos específicos, é possível remover o trombo mecanicamente e restaurar o fluxo sanguíneo. A principal desvantagem do tratamento é a dificuldade de acesso, pois requer internação em hospital com serviço de hemodinâmica disponível e neurorradiologista intervencionista.[4]

Posteriormente ao tratamento de fase aguda, iniciam-se simultaneamente os processos de reabilitação e investigação etiológica. A investigação com exames complementares permite estimar o prognóstico e direcionar as estratégias de prevenção secundária. De acordo com a classificação de TOAST, o AVCI pode ser classificado em cinco subtipos.[5] Os três mecanismos mais frequentes encontram-se detalhados na Tabela 106.2.

Particularmente nos indivíduos mais jovens, o AVC pode decorrer de outros mecanismos, como dissecção, vasculite, trombofilias, coagulopatias, uso de substâncias ilícitas ou doenças autoimunes. Além disso, até de 25% dos AVCs são de origem desconhecida. Esse grupo inclui pacientes que foram submetidos à extensa investigação, porém com os principais exames apresentando resultados negativos.

A investigação pode ser refinada por meio de testes laboratoriais (trombofilias, pesquisa de traço falcêmico, sorologia para doença de Chagas); aprofundamento da avaliação cardiológica por meio de monitoração cardíaca prolongada (Holter ou dispositivos implantáveis), ecocardiograma transesofágico ou ressonância magnética cardíaca; Doppler transcraniano com teste de embolia paradoxal para pesquisa de forame oval patente; arteriografia digital; considerar etiologias genéticas como doença de Fabry, MELAS e CADASIL.

AVC HEMORRÁGICO INTRAPARENQUIMATOSO

A hemorragia intracerebral ou intraparenquimatosa (HIP) representa até 20% das doenças cerebrovasculares, sendo mais frequente em núcleos da base, lobos cerebrais e cerebelares ou tronco cerebral. Tais territórios são irrigados por pequenas artérias perfurantes, que podem sofrer degeneração quando expostas à hipertensão cronicamente, levando à formação dos microaneurismas de Charcot-Bouchard. Essa entidade apresenta alta mortalidade, alcançando cerca de 50% no primeiro ano.

A hipertensão arterial sistêmica é o principal fator de risco, atuando como agente causal direto e indireto desses eventos. A história clínica habitual é de um quadro de instalação súbita de sintomas: cefaleia súbita e de forte intensidade, vômitos, déficits neurológicos focais e rebaixamento de nível de consciência.

Incidência e prevalência

O AVC hemorrágico afeta mais de 1 milhão de pessoas anualmente no mundo e é uma das doenças com maior

Tabela 106.2 Classificação do AVC isquêmico e seus respectivos tratamentos.

Mecanismo	Exames complementares	Achados significativos	Tratamento
Cardioembolia	Obrigatórios: Eletrocardiograma com 12 derivações Ecocardiografia transtorácica Opcionais: Holter 24 h Ecocardiografia transesofágico	Fontes emboligênicas de alto risco. Por exemplo, arritmias (fibrilação ou *flutter* atrial), endocardite infecciosa, trombo intracavitário	Anticoagulante oral (antagonistas da vitamina K ou anticoagulantes de ação direta) Estatina de alta potência Controle de fatores de risco cardiovasculares
Aterosclerose de grandes vasos	Doppler de carótidas e vertebrais Outras opções: Angiotomografia de vasos cervicais Angiorressonância de vasos cervicais Arteriografia digital	Estenose significativa (> 50%) ou oclusão de uma artéria nutridora do território infartado são considerados Estenose < 50%, porém placa com características de instabilidade (superfície irregular, ulceração, hematoma intraplaca)	**Revascularização**, com maior nível de evidência até 6 meses após o evento **Cirúrgica:** endarterectomia **Endovascular:** angioplastia com *stent* **Tratamento clínico:** antiagregante plaquetário Estatina de alta potência Controle de fatores de risco cardiovasculares
Doença de pequenos vasos	Tomografia de crânio ou ressonância magnética	Infarto lacunar: pequena lesão localizada na profundidade da substância branca, em territórios de pequenos vasos perfurantes	Antiagregante plaquetário Estatina de alta potência Controle de fatores de risco cardiovasculares

mortalidade, além de ser o tipo de AVC mais incapacitante. Sua incidência é maior nos países em desenvolvimento, onde o impacto da hipertensão arterial é maior.

Diagnóstico

O diagnóstico é confirmado pela TC de crânio sem contraste, revelando hiperdensidade no parênquima cerebral (Figura 106.2). Para investigação da causa base, o exame pode ser complementado com angiotomografia ou ressonância magnética de crânio.

O acrônimo SMASH-U,6 elucidado na Tabela 106.3, é útil para lembrar das possíveis causas de HIP.

Tratamento

Em relação ao manejo clínico, além das medidas de suporte, deve-se atentar para o controle pressórico. O estudo INTERACT II mostrou que é factível e seguro reduzir rapidamente a pressão arterial para níveis de PA sistólica (PAS) abaixo de 140 mmHg na primeira hora da admissão, diminuindo as chances de deterioração neurológica por expansão das dimensões do hematoma.[7] Além dos agentes anti-hipertensivos, deve-se realizar o controle de fatores que possam contribuir para o pico hipertensivo, como ansiedade e dor.

Pacientes com hematomas supratentoriais que preservam nível de consciência adequado podem ser manejados de forma conservadora. Já os pacientes com hematoma lobar

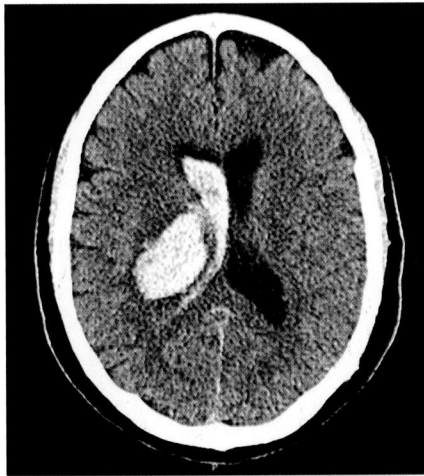

Figura 106.2 Paciente admitida com hemiplegia direita, confusão mental (Glasgow 14) e pressão arterial de 230 × 120 mmHg. Tomografia de crânio sem contraste revelou hiperdensidade em tálamo à direita, com extensão periventricular, compatível com hematoma intraparenquimatoso de etiologia hipertensiva.

Tabela 106.3 Principais causas de hemorragia intraparenquimatosa.[6]

S	*Structural lesions* (lesões estruturais)	Aneurismas, malformações arteriovenosas, angiomas cavernosos, lesões expansivas
M	Medicamentoso	Antiagregantes plaquetários, anticoagulantes antagonistas da vitamina K, anticoagulantes de ação direta. A medicação mais relevante, sem dúvida, é a varfarina, antagonista da vitamina K, que cursa com risco até 10 vezes maior de AVC hemorrágico
A	Angiopatia amiloide	Doença neurodegenerativa caracterizada pela deposição de beta-amiloide em vasos leptomeníngeos de pequeno calibre. Cursa com demência, microssangramentos e hematomas tipicamente de localização lobar, com alto risco de recorrência
S	*Systemic disease* (doença sistêmica)	Distúrbios de coagulação, principalmente hepatopatias, e doenças hematológicas com plaquetopenia
H	Hipertensivo	Principal causa de hemorragia intraparenquimatosa. Predomina em regiões mais profundas (gânglios da base e tálamo) e na fossa posterior
U	*Undetermined* (indeterminado)	Uso de drogas estimulantes, como cocaína e anfetaminas; trombose de seio venoso; doença de Moya-Moya; encefalopatia reversível posterior (PRES)

com alteração do nível de consciência (escala de coma de Glasgow < 12), com piora clínica progressiva ou com sinais de hipertensão intracraniana, devem ser considerados para avaliação cirúrgica.

HEMORRAGIA SUBARACNÓIDEA

A HSA geralmente se apresenta de maneira súbita e dramática. A apresentação clínica típica de HSA é cefaleia aguda, intensa, referida pelo paciente, muitas vezes, como a pior dor de cabeça da vida. O padrão da cefaleia é descrito como *thunderclap* ("em trovoada") devido à velocidade de instalação, atingindo sua intensidade máxima em menos de 1 minuto. Na progressão do quadro, podem aparecer déficits neurológicos focais, sinais e sintomas de hipertensão intracraniana (cefaleia, alteração da consciência, náuseas/vômitos), além de síndrome meníngea (cefaleia, rigidez de nuca, sinais de Kernig e Brudzinski).

Epidemiologia

Cefaleia representa até 2% das queixas na emergência. A hemorragia subaracnóidea pode ser o diagnóstico em até 3% dos casos. A incidência é de 7 a 10 pacientes por 100 mil, com mortalidade que pode chegar a 50%. Entre as HSA não traumáticas, as causas mais relevantes são ruptura de aneurisma e de malformação arteriovenosa (MAV).

Os fatores de risco para a ruptura aneurismática são hipertensão arterial, tabagismo, uso abusivo de álcool, tamanho do aneurisma e sua morfologia. Algumas síndromes cursam com risco aumentado de aneurisma cerebral, como doença renal policística dominante, síndrome de Ehlers-Danlos tipo 1, síndrome de Marfan, neurofibromatose tipo 1 e osteogênese imperfeita.

Diagnóstico

Para a confirmação diagnóstica, a TC de crânio sem contraste tem alta sensibilidade para detectar sangramento na fase aguda (Figura 106.3). Em casos de alta suspeição para HSA, nos quais a tomografia não demonstrar a presença de sangue, recomenda-se realizar punção lombar para afastar a suspeita diagnóstica. Os principais diagnósticos diferenciais de HSA são:

- Cefaleia:
  - Migrânea
  - Cefaleia em salvas
  - Cefaleia primária em facadas
  - Síndrome de vasoconstrição cerebral reversível
- Síndrome de hipertensão intracraniana:
  - Lesão expansiva
  - AVC isquêmico ou hemorrágico com efeito de massa
  - Trombose venosa cerebral
- Síndrome meníngea:
  - Meningite infecciosa/viral/autoimune
  - Encefalite infecciosa/viral/autoimune.

Após o diagnóstico, a realização de angiotomografia ou angiorressonância pode sugerir a presença de aneurisma ou MAV. Pode ser necessário, ainda, complementar a investigação com arteriografia digital, que é o exame padrão-ouro para detecção de aneurisma. Além disso, o estudo angiográfico auxilia na decisão final do tratamento mais apropriado (cirúrgico ou endovascular).

Tratamento

Em relação ao manejo clínico, além das medidas de suporte, o paciente deve ser internado em unidade de terapia intensiva (UTI) ou unidade de AVC com monitoramento multiparamétrico. O uso de nimodipina, na dose de 60 mg por via oral (VO), de 4/4 horas, é uma intervenção medicamentosa que visa evitar o vasoespasmo e deve ser mantida por 21 dias. Além disso, o ácido tranexâmico pode ser considerado em pacientes com algum impeditivo para o rápido manejo definitivo do aneurisma e presumivelmente alto risco para ressangramento.

Quanto às complicações neurológicas, as três principais são ressangramento, isquemia cerebral tardia e hidrocefalia. O ressangramento ocorre principalmente nas primeiras 48 horas e confere alta mortalidade. Por esse motivo, o aneurisma deve ser abordado o mais rapidamente possível, seja via cirúrgica aberta, seja via endovascular.

A isquemia cerebral tardia, entidade clínica associada ao fenômeno radiológico de vasoespasmo, aparece em 3 a 4 dias após o *ictus* da HSA, atinge sua intensidade máxima em 6 a 8 dias e desaparece após 14 dias. O Doppler transcraniano é

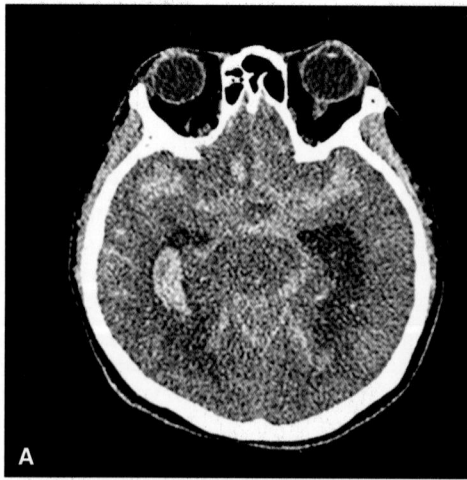
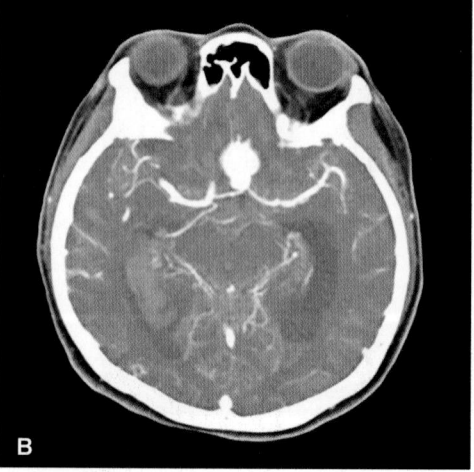

Figura 106.3 Mulher de 72 anos, história de cefaleia súbita seguida de rebaixamento de nível de consciência. **A.** Tomografia de crânio sem contraste evidenciando acúmulo de material hiperdenso (sangue) nas cisternas basais com extensão para o sistema ventricular, compatível com hemorragia subaracnóidea; **B.** Angiotomografia arterial mostrando aneurisma sacular gigante de artéria comunicante anterior.

uma ferramenta de alta sensibilidade, realizada à beira do leito, que visa reconhecer precocemente os sinais de vasoespasmo.

A hidrocefalia pode ocorrer tanto na fase aguda quanto tardiamente. O quadro clínico é caracterizado por perda do olhar conjugado vertical, por compressão do tecto mesencefálico (síndrome de Parinaud), diminuição do nível de consciência e outros sinais de hipertensão intracraniana. O tratamento nesse caso é cirúrgico, com drenagem ventricular.

TROMBOSE VENOSA CEREBRAL

Trombose venosa cerebral (TVC) caracteriza-se pela trombose de veias cerebrais ou dos seios durais. Na TVC, ocorre diminuição da drenagem venosa cerebral e acúmulo do componente sanguíneo, levando à hipertensão intracraniana. Assim, as manifestações clínicas podem variar desde cefaleia isolada, cefaleia com déficits focais, coma e óbito.

Epidemiologia

A TVC acomete principalmente pessoas jovens. É três vezes mais frequente nas mulheres do que nos homens, pela associação com gestação, puerpério e uso de contraceptivos hormonais. Em relação à topografia, 86% dos casos acometem os seios transversos; 62% dos casos afetam o seio sagital superior; 18%, o seio reto; 17%, as veias corticais; e 11%, a veia interna de Galeno.[9]

Diagnóstico

As manifestações clínicas da TVC dependem da localização da trombose e do quanto a pressão intracraniana está elevada. Cefaleia é o sintoma mais comum, presente em mais de 90% dos casos, e resulta do aumento da pressão intracraniana. O exame de fundo de olho pode revelar perda das pulsações venosas espontâneas e edema do disco óptico.

Crises convulsivas acometem até 40% dos pacientes e decorrem principalmente de trombose venosa e edema cortical. Quando há atraso no diagnóstico, déficits neurológicos focais podem aparecer em decorrência da evolução do edema localizado para infarto venoso. Além do infarto, até 40% dos pacientes com TVC podem ter complicações com hematoma intraparenquimatoso.

O primeiro exame de investigação é a TC de crânio. No exame sem contraste, eventualmente se identifica hiperdensidade espontânea nos seios venosos (sinal da corda) ou hiperdensidade no local de uma veia cortical trombosada. O exame pode ser refinado, então, com angiotomografia em fase venosa, que permite detectar falhas de enchimento (Figura 106.4). O sinal do delta vazio é descrito no seio sagital superior, quando o contraste contorna um defeito de enchimento triangular. Por fim, a arteriografia digital é o exame padrão-ouro por fornecer melhores detalhes sobre a extensão da trombose e revelar a presença de falha de enchimento em pequenas veias corticais.

Tratamento

A TVC é uma condição grave e ameaçadora à vida, cujo tratamento precoce pode evitar a evolução para óbito ou incapacidade funcional. A anticoagulação deve ser iniciada assim que realizado o diagnóstico, mesmo na presença de infarto hemorrágico/HIP. Essa medida tem melhorado os desfechos funcionais dos pacientes, os quais, atualmente, alcançam até 80% de recuperação completa com independência funcional. Conforme a gravidade do quadro, são indicadas medidas para hipertensão intracraniana, que vão desde manejo medicamentoso com diurético (acetazolamida) até indicação de craniectomia descompressiva em casos selecionados.

Em relação à investigação etiológica, em até 85% dos pacientes é possível identificar algum fator de risco protrombótico. Existem fatores transitórios, como gestação (especialmente o terceiro trimestre) e puerpério; fatores genéticos, como as trombofilias hereditárias; e fatores imunológicos, como as trombofilias adquiridas.[10]

A duração da anticoagulação dependente da etiologia. De acordo com os *guidelines*, recomenda-se anticoagulação de 3 a 6 meses para TVC provocada, ou seja, quando um trauma ou gatilho infeccioso foi identificado; de 6 a 12 meses para as TVCs não provocadas; e *ad aeternum* para as TVCs associadas a trombofilia de base.

Após o diagnóstico de TVC, toda mulher em idade fértil deve ser encaminhada à especialidade de ginecologia-obstetrícia para aconselhamento quanto ao método contraceptivo mais seguro.

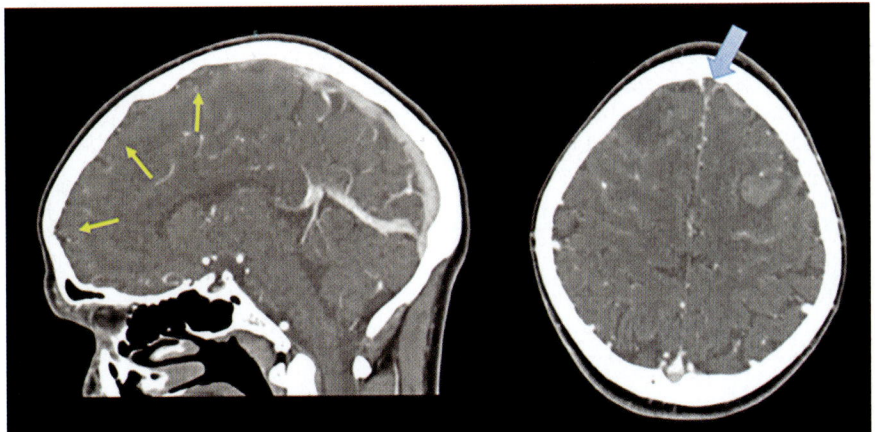

Figura 106.4 Angiotomografia venosa cerebral de paciente do sexo feminino, 35 anos, em uso de anticoncepcional, com história de cefaleia há 2 semanas e crise convulsiva. *Setas amarelas*: falhas de enchimento nas porções anteriores (2/3) do seio sagital superior. *Seta azul*: sinal do delta vazio.

CONSIDERAÇÕES FINAIS

O AVC é a principal causa de incapacidade funcional no Brasil. Além de todo o manejo da parte médica e da investigação etiológica, deve-se iniciar precocemente as terapias de reabilitação com equipe multidisciplinar para se obter melhores desfechos funcionais.

As doenças cerebrovasculares são disfunções neurológicas agudas, cujo diagnóstico e manejo são desafiadores para o médico. O maior desafio, porém, compete aos pacientes e seus familiares, que se deparam com uma realidade inesperada do dia para a noite, passando a lidar com uma vasta complexidade de sintomas, sequelas, invasões e procedimentos, inseguranças e preocupações. Mais do que qualquer outra entidade nosológica, o AVC reforça as necessidades do atendimento estruturado em uma linha de cuidados, do trabalho colaborativo em equipe e do atendimento multidisciplinar.

REFERÊNCIAS BIBLIOGRÁFICAS

1. Rede Brasil AVC. AVC matou mais de 100 mil pessoas em 2021. [Internet]. [citado 26 nov 2022]. Disponível em: https://redebrasilavc.org.br/avc-matou-mais-de-100-mil-pessoas-em-2021/.

2. Kothari R, Hall K, Brott T, et al. Early stroke recognition: developing an out-of-hospital NIH Stroke Scale. *Acad Emerg Med.* 1997;10:986-90.

3. The National Institute of Neurological Disorders and Stroke rt-PA Stroke Study Group. Tissue plasminogen activator for acute ischemic stroke. *N Engl J Med.* 1995;333(24):1581-7.

4. Martins SO, Mont'Alverne F, Rebello LC, et al. Thrombectomy for Stroke in the Public Health Care System of Brazil. *N Engl J Med.* 2020;382(24):2316-26.

5. Adams HP Jr, Bendixen BH, Kappelle LJ, el at. Classification of subtype of acute ischemic stroke. Definitions for use in a multicenter clinical trial. TOAST. Trial of Org 10172 in Acute Stroke Treatment. *Stroke.* 1993;24(1):35-41.

6. Meretoja A, Strbian D, Putaala J, et al. SMASH-U: a proposal for etiologic classification of intracerebral hemorrhage. *Stroke.* 2012;43(10):2592-7.

7. Anderson CS, Heeley E, Huang Y, et al. Rapid Blood-Pressure Lowering in Patients with Acute Intracerebral Hemorrhage. *N Engl J Med.* 2013;368(25):2355-65.

8. Brisman JL, Song JK, Newell DW. Cerebral aneurysms. *N Engl J Med.* 2006;355(9):928-39.

9. Stam J. Thrombosis of the cerebral veins and sinuses. *N Engl J Med.* 2005;352(17):1791-8.

10. Weih M, Vetter B, Castell S, et al. Hereditary thrombophilia in cerebral venous thrombosis. *Cerebrovasc Dis.* 2000;10(2):161-2.

107

Alterações do Estado de Consciência

Sofia Mermelstein • Mariana Spitz • Pedro Braga Neto • Orlando Barsottini

INTRODUÇÃO

O coma, o estado confusional agudo e os estados de rebaixamento de nível de consciência configuram-se emergências neurológicas.[1,2] A avaliação clínica objetiva, sistemática e organizada dos pacientes com essas condições é uma demanda extremamente frequente na prática médica hospitalar.

Além do diagnóstico diferencial etiológico vasto, a ausência de história (resultado da perda da vigília ou confusão mental do próprio paciente), somada à preocupação dos familiares que o acompanham, além do exame físico limitado, conferem as maiores dificuldades no processo diagnóstico.[1,3] Por conta desses obstáculos, o clínico deve instituir um planejamento diagnóstico e terapêutico que seja igualmente amplo e objetivo, completo e pragmático. O direcionamento da solicitação de exames complementares e até mesmo de um possível tratamento empírico deve, como em toda medicina, ser guiado pelos achados da história e exame físico. Estes são, sempre, a peça chave para o manejo destes pacientes complexos.

Um princípio fundamental deve, independentemente das particularidades individuais, permear a todo instante o manejo desses pacientes: a priorização do diagnóstico e tratamento de doenças graves e potencialmente reversíveis. Essa abordagem visa a prevenção de erros que possam resultar em danos irreversíveis caso não sejam diagnosticados e tratados precocemente.

INCIDÊNCIA E PREVALÊNCIA

O clínico geral, não só o neurologista, lidará frequentemente com pacientes apresentando rebaixamento do nível de consciência e confusão mental: até 3% de todas as internações em emergência são secundárias ao coma.[1] Além disso, aproximadamente 30% dos pacientes idosos apresentam confusão mental em algum momento de uma internação hospitalar, com esse número subindo para até 70% em Unidades de Terapia Intensiva.[4]

Dentre as etiologias, as causas mais comuns de rebaixamento e coma na emergência são intoxicação exógena (uso de drogas e medicamentos), causas metabólicas, como distúrbios eletrolíticos e sepse, traumatismo cranioencefálico (TCE), acidente vascular cerebral (AVC), coma pós-parada cardiorrespiratória (PCR) e crises epilépticas, incluindo *status* epiléptico não convulsivo (SENC) e estado pós-ictal.[1] O principal fator de risco para o desenvolvimento de alterações do estado da consciência é a *presença de lesões cerebrais prévias*, seja por transtornos neurodegenerativos, como demência ou doença de Parkinson, ou por sequelas de dano neurológico prévio, como AVC ou tumor de sistema nervoso central (SNC).[4] Idade avançada, prejuízo visual ou auditivo prévios, polifarmácia, desidratação e pós-operatório também são fatores de risco importantes.

ALTERAÇÃO NO CONTEÚDO DE CONSCIÊNCIA (ESTADO CONFUSIONAL AGUDO) X ALTERAÇÃO NO NÍVEL DE CONSCIÊNCIA (REBAIXAMENTO E COMA)

Um indivíduo saudável tem um ciclo sono-vigília influenciado pelo ciclo circadiano, estando acordado na maior parte do dia (nível de consciência normal) e com atenção a si mesmo e ao ambiente, com uma produção de pensamentos coerentes e direcionados intencionalmente para reagir às situações ao seu redor, estando orientado em tempo, pessoa, espaço e circunstância (conteúdo da consciência normal). Fisiopatologicamente, os distúrbios atencionais e o coma são, resumidamente, resultado de desordens que afetam o sistema reticular ativador ascendente (SRAA) no tronco encefálico (ponte e mesencéfalo dorsal), diencéfalo (tálamo paramediano, núcleos intralaminares e hipotálamo) e/ou projeções corticais relacionadas à vigília e atenção (giros do cíngulo anteriores no caso de atenção, e córtex dos hemisférios cerebrais bilateralmente no caso da vigília), de forma a interromper a vigília e a atenção normal.

Do ponto de vista clínico, as alterações do estado da consciência conforme apresentado a seguir.

Alterações e distúrbios do conteúdo da consciência

Pode ser definido como alteração no conteúdo do pensamento, resultando em perda da organização e coerência interna e externa dos pensamentos e do comportamento, além da incapacidade de manter a atenção sustentada. Essas alterações resultam em confusão mental, desorientação, e dificuldade de manter o foco em tarefas específicas ou linhas de pensamento, além da dificuldade de integrar de forma lógica o que é percebido. Em suma, esse conjunto de achados pode ser resumido sob a denominação de estado confusional agudo. Pacientes apresentando estado confusional agudo estarão acordados (nível de consciência normal), porém, em sua maioria, desorientados (alteração no conteúdo da consciência), e, por definição, desatentos.

Em geral, o termo encefalopatia deve ser utilizado para referir-se a pacientes desorientados, mas que também estão sonolentos, com alteração na manutenção do nível de consciência. Já o *delirium* pode ser dividido em *hiperativo*, pacientes que apresentam agitação, agressividade e alucinações, e *hipoativo*, quando apresentam-se com períodos de desorientação e desatenção intercalados com períodos de sonolência.

Alterações e distúrbios do nível de consciência

Pode ser definido como alteração na vigília (capacidade do paciente em se manter acordado, vígil). A alteração da vigília, também denominada rebaixamento do nível de consciência, resulta, como previamente mencionado, da disfunção do SRAA em qualquer topografia do sistema nervoso central, da ponte ao córtex bilateral. Os estados de rebaixamento do nível de consciência podem ser entendidos em um espectro, de sonolência, torpor e obnubilação, a coma. A profundidade do rebaixamento é medida pelo tamanho do estímulo necessário para despertar um determinado paciente. No coma, o paciente está completamente desacordado, não responsivo a estímulo externo, sem abertura ocular, ou apenas com abertura ocular à dor, sem perseguição ocular ou fixação em alvo, e retirada dos membros a estímulo doloroso, no máximo (frequentemente com movimentos motores reflexos, a serem abordados posteriormente).

Esses pacientes podem ser entendidos em um espectro clínico que vai do estado confusional agudo e *delirium* (em pacientes desorientados, mas com nível de consciência normal), passando por encefalopatia (ao apresentarem, além da confusão mental, rebaixamento do nível de consciência), até finalmente coma, com perda total de interação com o examinador e o meio ambiente.

CAUSAS DE REBAIXAMENTO DO NÍVEL DE CONSCIÊNCIA E COMA

As causas de coma e rebaixamento podem ser divididas em de origem estrutural e de origem não estrutural, ou difusa.[1,5-7]

Coma estrutural por lesão de SNC, supra ou infratentorial

Resultado da compressão do SRAA no tronco encefálico, secundário a herniação (em geral, grandes lesões hemisféricas ou de fossa posterior, gerando efeito de massa sobre o tronco). Em relação às síndromes de herniação, podemos dividi-las em:

- Síndrome de herniação central: deslocamento para baixo do tronco, e desvio deste na linha média, resultando em déficits simétricos, com alteração do padrão respiratório, alteração pupilar bilateral (pupilas, na maioria dos casos, puntiformes, que podem evoluir para médio-fixas), e perda simétrica e progressiva dos reflexos de tronco, com sinal de Babinski bilateral e postura de descerebração bilateral
- Síndrome de herniação uncal: deslocamento lateral do tronco, secundária a herniação do lobo temporal medial (herniação uncal) contralateral à lesão, com déficits assimétricos, em geral, midríase ipsilateral com desvio lateral do olho (compressão de nervo oculomotor) e sinais piramidais assimétricos, com sinal de Babinski e postura em flexão ou mínima retirada à dor ipsilateral
- Síndrome de herniação tonsilar: pupilas fixas e não responsivas, respiração atáxica, e postura em descerebração, com perda dos reflexos de tronco, por compressão das tonsilas bulbares contra o forame magno.

Coma não estrutural

Disfunção não estrutural cortical bilateral secundária a alterações metabólicas, ou disfunção fisiológica cerebral difusa (encefalopatias tóxico-metabólicas secundárias a hipoglicemia, hiponatremia, crises, intoxicação, hipotermia, síndrome neuroléptica maligna etc.).

Lesões que resultam em coma estrutural são as que comprimem ou destroem o SRAA, tálamo, substância branca, ou córtex bilateralmente. Lesões hemisféricas corticais focais e unilaterais não alteram, geralmente, a vigília, a menos que resultem em herniação com compressão de estruturas do tronco encefálico. Já se tratando do coma de origem não estrutural, a fisiopatologia é menos clara. O coma não estrutural é, em geral, resultado de alterações funcionais de neurotransmissores, como acetilcolina (em casos de hipoglicemia, hipoxia e deficiência de tiamina), e citocinas (em

caso de processos inflamatórios e sepse). Muitas vezes reversíveis, a maioria das causas desse grupo tem origem sistêmica, quando não toxicomedicamentosa, resultando em alteração do funcionamento cortical bilateral e difusamente. Essa definição, no entanto, não pode ser absolutamente rígida: pacientes que apresentam rebaixamento após crises epilépticas generalizadas podem desenvolver lesão cortical subjacente de forma permanente se as crises não forem abordadas rapidamente.

AVALIAÇÃO CLÍNICA

Ao avaliar pacientes que apresentam estado confusional agudo e rebaixamento do nível de consciência, o primeiro passo no raciocínio é a certificação de que, de fato, aquele paciente está rebaixado.[1,7]

O paciente que se apresenta imóvel e irresponsivo pode, na realidade, estar apresentando uma síndrome de *locked-in*. Esses pacientes apresentam perda de todo controle motor voluntário abaixo do mesencéfalo, ou seja, só conseguem movimentar os olhos. A maioria deles apresenta os olhos abertos, mas nem sempre isso ocorre. O movimento vertical dos olhos costuma estar preservado, enquanto o horizontal (núcleo do olhar conjugado e sexto nervo craniano se localizam na ponte) pode estar ausente. A síndrome de *locked-in* é causada, em geral, por lesões destrutivas de ponte, como mielinólise pontina, AVC hemorrágico pontino e AVC de artéria basilar, gerando deaferentação dos tratos longos motores, e se parece mais com um estado vegetativo persistente (olhos permanecem abertos) do que coma em si (olhos permanecem fechados).

A *catatonia* com parada de responsividade secundária a transtorno depressivo grave também é um diagnóstico diferencial. Nesses casos, e em geral, existe rigidez plástica nos membros desses pacientes, ou seja, ao mobilizar um membro para uma posição desconfortável, esse membro assim permanece naquele local, como se pertencesse a um boneco. Ao exame físico, o paciente não apresenta nenhum sinal que indique alteração estrutural cerebral.

História

É importante, como primeiro passo, determinar a velocidade de instalação do quadro: o início foi hiperagudo (segundos a minutos, p. ex., AVC, crise epiléptica), agudo (minutos a horas, p. ex., intoxicação medicamentosa, cetoacidose), subagudo (horas a dias, p. ex., meningoencefalites, encefalopatias metabólicas), ou crônico (dias a meses, p. ex., tumores do SNC, abscessos de SNC). Em seguida, é necessário determinar como esse paciente foi encontrado: investigando se ocorreu alguma alteração sistêmica ou neurológica antes do início da confusão mental/rebaixamento. Por exemplo, se houve febre antes ou durante o início do quadro, poderia significar presença de sepse ou neuroinfecção, e presença de cefaleia ou vômitos, hipertensão intracraniana ou hemorragia intracraniana, e relato de uso de substâncias ou de queda, etiologia tóxica ou TCE (Tabela 107.1).

Exame físico

O exame neurológico tem como principal objetivo encontrar a topografia da lesão dentro do sistema nervoso. O exame do paciente com rebaixamento do nível de

Tabela 107.1 *Checklist* da investigação de causas etiológicas na anamnese.

Etiologia	Perguntas durante anamnese e exame físico
O quadro pode ser resultado de insulto anóxico-isquêmico?	O paciente teve uma PCR? Houve reanimação? Se sim, por quanto tempo? Estava respirando quando chegou ao hospital ou quando foi encontrado? Houve perda significativa de sangue? Hipoxemia severa?
O quadro pode ser resultado de intoxicação?	Que medicamentos o paciente toma e tem acesso (em especial: sedativos, anticonvulsivantes, alguns antibióticos, antidepressivos, antipsicóticos, medicamentos anticolinérgicos)? Houve alguma tentativa de suicídio prévia? Existe quadro psiquiátrico subjacente? Existe história de uso abusivo de álcool ou drogas? Existe quadro cognitivo subjacente que possa ter gerado confusão e possível ingestão não supervisionada ou em excesso de medicamentos ou substâncias tóxicas?
O quadro pode ser neuroinfeccioso?	O paciente tem história de febre no momento ou início do quadro? Dor de cabeça prévia ao quadro, nos últimos dias, horas ou semanas? Sinais de hipertensão intracraniana como cefaleia, vômitos e borramento visual? Rigidez nucal no exame físico? Sinais focais? Encefalopatia, afasia, crises convulsivas ou confusão mental nos últimos dias/horas?
O quadro pode ser resultado de hipoglicemia ou hiperglicemia? Hiponatremia? Resultado de alterações metabólicas, endócrinas, eletrolíticas, ou sepse?	O paciente é diabético ou pode ter diabetes não diagnosticada? Existiram episódios prévios de cetoacidose? Houve mudança recente nos hipoglicemiantes? Como é a adesão do paciente ao tratamento? Poderia ter ocorrido *overdose* acidental ou proposital de medicamentos hipoglicemiantes? Como é a ingesta líquida do paciente? O paciente está usando diuréticos? Houve episódios prévios de hiponatremia? O paciente usa medicamentos que geram hiponatremia, como oxcarbazepina?
O quadro pode ser resultado de *status* epiléptico não convulsivo (SENC)?	O paciente é epiléptico? Tem relato de lesão estrutural prévia ou quadro demencial que poderia originar epilepsia estrutural? Fez algum movimento estereotipado, abalos? Usa algum medicamento que baixe o limiar convulsivo?
O quadro pode ser AVC isquêmico de artéria basilar?	O paciente tem fatores de risco para AVC? Arritmia? Fibrilação atrial prévia? Tem início hiperagudo de sinais e sintomas compatíveis com localização topográfica em tronco encefálico e/ou tálamo?
O quadro pode ser resultado de hipertensão intracraniana grave ou efeito de massa com herniação?	O paciente apresenta síndrome de hipertensão intracraniana, com cefaleia, náuseas, vômitos e papiledema? Apresenta evidências de herniação, como midríase associada ao rebaixamento do nível de consciência? Sinais "falsamente localizatórios" podem acompanhar um paciente com hipertensão intracraniana, como paralisia de abducente uni ou bilateral e síndromes de herniação

Adaptada de: Wijdicks, 2010.[7]

consciência e/ou confusão mental é notoriamente limitado pela baixa colaboração deste, podendo ser um imenso desafio ao clínico. Portanto, esse exame deverá ser flexibilizado, "editado" e adaptado conforme o contexto. No entanto, um exame neurológico mínimo deve sempre ser realizado, e algumas etapas devem ser aplicadas em todos os pacientes.

Nível de consciência

O primeiro passo após a certificação de que o paciente de fato apresenta rebaixamento do nível de consciência e/ou confusão mental é avaliar seu grau de responsividade. O ideal é a descrição do que o clínico encontra em sua frente: o paciente encontra-se desperto? Com abertura ocular espontânea? Ao chamado? À dor? Mobiliza espontaneamente os membros? Pode ser despertado? Tem resposta verbal; se sim, é coerente? Entende comandos? Uma descrição objetiva dessas informações por extenso resulta em menor confusão na comunicação da evolução do estado de rebaixamento de um paciente do que a utilização de termos subjetivos como "torporoso" ou "obnubilado".

Atenção e orientação

O segundo passo, caso o paciente apresente confusão mental, mas não esteja francamente comatoso (ou seja, permaneça despertável ou com nível de consciência normal), é a avaliação do conteúdo da consciência. Isso pode ser realizado por meio do uso de ferramentas rápidas como CAM-ICU (Figura 107.1 e Tabela 107.2), ou a partir de perguntas simples (orientação temporal, espacial) e testes de atenção. Como exemplo de testes atencionais rápidos, pode-se solicitar ao paciente que realize comandos simples sequenciais, repita séries de números em ordem direta ou indireta (p. ex., capacidade de memorizar um número de celular "de cabeça" e repeti-lo), ou subtração sequencial de números (p. ex, 30-3, 27-3...).

Inspeção

A simples observação do paciente não deve ser subestimada, e pode trazer uma série de informações valiosas ao examinador. Deve-se atentar para posturas predominantes dos membros (p. ex., flexão de um dos braços no paciente com espasticidade dimidiada), presença de movimentação voluntária ou espontâneos (de forma simétrica ou assimétrica), presença de movimentos anormais e abalos (p. ex., abalos tônico-clônicos e mioclônicos), posição dos olhos, e posição da cabeça. *Mioclonias positivas* podem ser definidas como abalos musculares rápidos, similares a choques elétricos que mobilizam partes individuais do corpo ou o corpo inteiro, e *mioclonias negativas*, conhecidas como *asterixis*, podem ser definidas como a perda transitória do tônus postural (membros apresentam brusca e rápida queda com recuperação quase imediata da postura original, levando o membro de volta para cima). Esses movimentos são frequentemente encontrados em pacientes com encefalopatia metabólica ou *status*.

Sinais vitais

Apesar de não serem, por si próprios, causas etiológicas de coma (exceto no caso de hipotermia), alterações nos sinais vitais de um paciente podem ser peça chave no processo diagnóstico. Alguns exemplos são: presença de febre na sepse, síndrome serotoninérgica, síndrome neuroléptica maligna e na neuroinfecção; hipertermia em caso de lesão destrutiva pontina, como no AVC hemorrágico; hipotensão em caso de sepse; intoxicação por antidepressivos tricíclicos ou cianeto; meningite meningocócica; hipertensão em caso de síndrome de encefalopatia posterior reversível (PRES); ou uso de drogas recreativas estimulantes, como metanfetamina e cocaína.

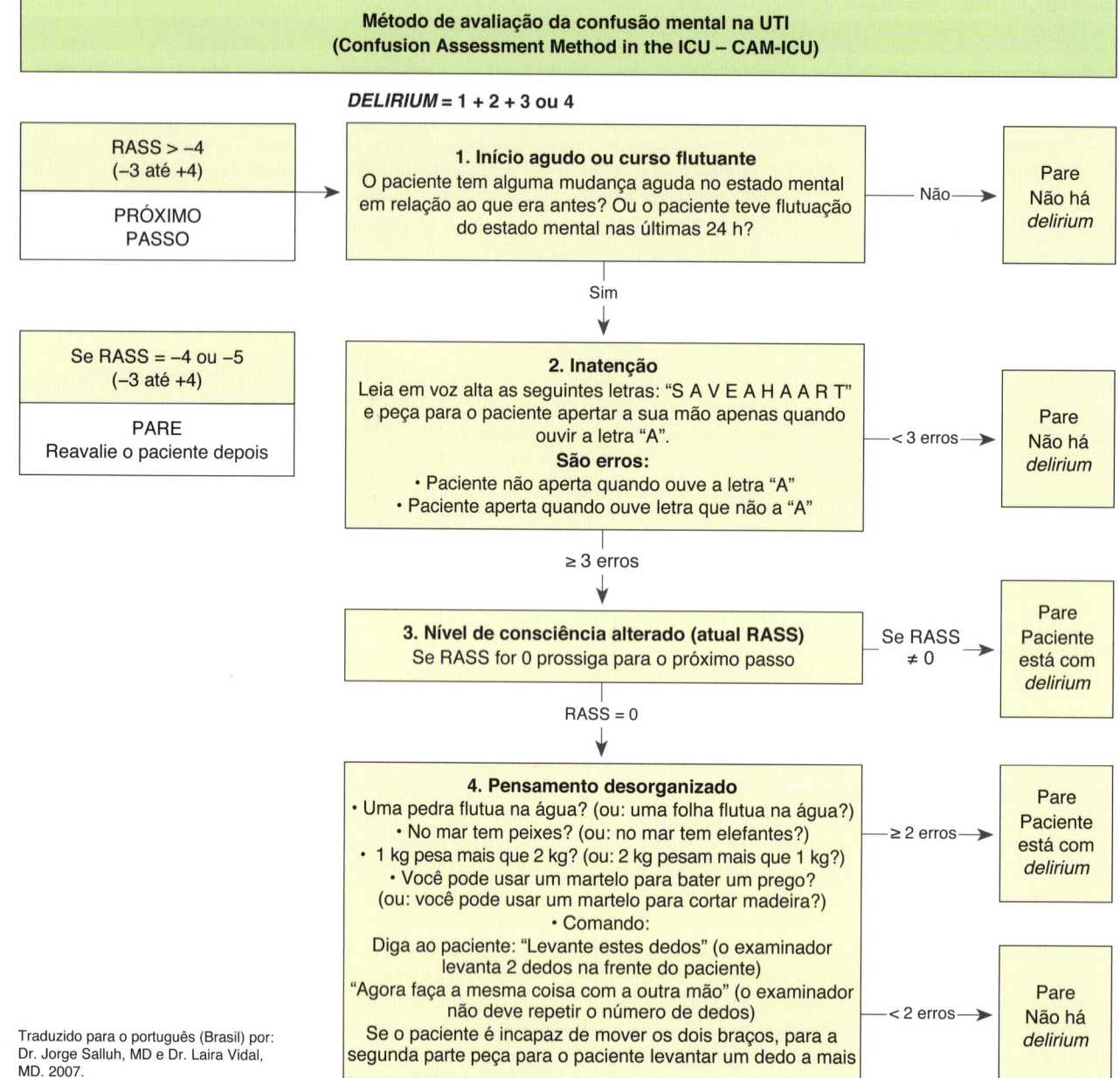

Método de avaliação da confusão mental na UTI
(Confusion Assessment Method in the ICU – CAM-ICU)

DELIRIUM = 1 + 2 + 3 ou 4

RASS > –4
(–3 até +4)

PRÓXIMO
PASSO

1. Início agudo ou curso flutuante
O paciente tem alguma mudança aguda no estado mental em relação ao que era antes? Ou o paciente teve flutuação do estado mental nas últimas 24 h?

Não → Pare
Não há *delirium*

Sim

Se RASS = –4 ou –5
(–3 até +4)

PARE
Reavalie o paciente depois

2. Inatenção
Leia em voz alta as seguintes letras: "S A V E A H A A R T" e peça para o paciente apertar a sua mão apenas quando ouvir a letra "A".
São erros:
• Paciente não aperta quando ouve a letra "A"
• Paciente aperta quando ouve letra que não a "A"

< 3 erros → Pare
Não há *delirium*

≥ 3 erros

3. Nível de consciência alterado (atual RASS)
Se RASS for 0 prossiga para o próximo passo

Se RASS ≠ 0 → Pare
Paciente está com *delirium*

RASS = 0

4. Pensamento desorganizado
• Uma pedra flutua na água? (ou: uma folha flutua na água?)
• No mar tem peixes? (ou: no mar tem elefantes?)
• 1 kg pesa mais que 2 kg? (ou: 2 kg pesam mais que 1 kg?)
• Você pode usar um martelo para bater um prego? (ou: você pode usar um martelo para cortar madeira?)
• Comando:
Diga ao paciente: "Levante estes dedos" (o examinador levanta 2 dedos na frente do paciente)
"Agora faça a mesma coisa com a outra mão" (o examinador não deve repetir o número de dedos)
Se o paciente é incapaz de mover os dois braços, para a segunda parte peça para o paciente levantar um dedo a mais

≥ 2 erros → Pare
Paciente está com *delirium*

< 2 erros → Pare
Não há *delirium*

Traduzido para o português (Brasil) por: Dr. Jorge Salluh, MD e Dr. Laira Vidal, MD. 2007.

Figura 107.1 CAM-ICU.[8]

Tabela 107.2 Escala RASS.

Pontos	Termo	Descrição
+4	Combativo	Claramente combativo, violento, representando risco para a equipe
+3	Muito agitado	Puxa e remove tubos ou cateteres, agressivo verbalmente
+2	Agitado	Movimentos desapropriados frequentes, briga com o ventilador
+1	Inquieto	Apresenta movimentos, mas que não são agressivos ou vigorosos
0	Alerta e calmo	
–1	Sonolento	Adormecido, mas acorda ao ser chamado (estímulo verbal) e mantém os olhos abertos por mais de 10 s
–2	Sedação leve	Despertar precoce ao estímulo verbal, mantém contato visual por menos de 10 s
–3	Sedação moderada	Movimentação ou abertura ocular ao estímulo verbal (mas sem contato visual)
–4	Sedação intensa	Sem resposta ao ser chamado pelo nome, mas apresenta movimentação ou abertura ocular ao toque (estímulo físico)
–5	Não desperta	Sem resposta ao estímulo verbal ou físico

Adaptada de: traduzida de Nassar et al, 2008.[11]

Reflexos de tronco

Deve-se incluir, minimamente, a avaliação pupilar com inspeção (com verificação de assimetrias pupilares em repouso), resposta pupilar ao estímulo luminoso intenso, presença de reflexo de piscamento em resposta à estimulação da córnea, avaliação de movimentos oculares em resposta ao movimento da cabeça (reflexo vestíbulo-ocular, manobra dos olhos de boneca) ou à estimulação do canal auditivo com água fria, reflexo de vômito ao estímulo em palato, e de tosse ao estímulo brônquico profundo com um cateter de sucção. Qualquer ausência ou, quando existentes, assimetrias devem ser anotadas e valorizadas. Diversos desses elementos estão incluídos no escore FOUR[9] (Figura 107.2), amplamente utilizado em neurointensivismo para exame físico e avaliação de prognóstico, sendo igual ou superior à escala de coma de Glasgow (Tabela 107.3) para esse propósito.

Pupila

A avaliação das pupilas se dá a partir da inspeção de seu tamanho, contorno e simetria, e avaliação do reflexo fotomotor direto e indireto. Em relação ao tamanho, as pupilas podem ser mióticas, puntiformes (< 2 mm), média-fixas (4-6 mm) e midriáticas (> 6 mm), e em relação à simetria, iso ou anisocóricas (caso haja assimetria entre os tamanhos pupilares). Uma pupila unilateralmente midriática (aumentada) e não reativa à luz pode ser um indicador precoce de compressão ou tração do nervo oculomotor, e, em um paciente rebaixado, deve ser considerada um sinal de herniação cerebral uncal secundária a efeito de massa ipsilateral com compressão mesencefálica até que se prove o contrário por neuroimagem.

Movimento ocular

Deve-se sempre abrir os olhos do paciente e observá-los em sua posição de repouso (os olhos devem encontrar-se em posição primária, ou em um sutil estrabismo divergente), atentando para quaisquer movimentos espontâneos. Desvios oculares podem indicar acometimento de nervos cranianos oculomotores (III, IV e VI nervos). Em comas mais superficiais, como os de origem metabólica, os olhos podem mover-se conjugadamente de um lado para o outro, horizontalmente, por vezes mantendo-se por um tempo em posição excêntrica, e voltando. Esse movimento é conhecido como *roving ocular*, ou olhar em varredura, e indica integridade do tronco encefálico, sendo indicativo de um coma superficial, em geral, sem lesão estrutural. Movimentos rápidos dos dois olhos para baixo, com subida lenta até a linha média, e então seguida por novo desvio rápido para baixo, e nova subida lenta pode ocorrer no *bobbing ocular*. Esse padrão de movimentação ocular espontânea tem significado topográfico: indica lesões destrutivas de ponte, em geral graves, e, muitas vezes, hemorrágicas.

Avaliação da resposta motora à dor

Deve ser avaliada por meio da aplicação de estímulos dolorosos pelo examinador. Estímulos centrais (ou seja, aplicados na linha média, como nas junções temporomandibulares, região supraorbitária, músculo trapézio ou esterno) servem para determinar se respostas de *localização* da dor estão presentes. Estímulos apendiculares, como pressão no leito ungueal das mãos e pés, são mais úteis para avaliação de *retirada* aos estímulos dolorosos e para *investigar a presença de respostas motoras anormais*, como postura flexora (de decorticação) e

extensora (de descerebração). Assimetria na retirada aos estímulos dolorosos pode indicar presença de hemiparesia ou hemianestesia no dimídio em que não ocorre resposta motora. A localização ao estímulo doloroso e retirada simétrica são sinais de integridade cortical.

Pesquisa de sinais meníngeos

A pesquisa dos sinais de rigidez nucal por meio da mobilização passiva com flexão do pescoço e da presença dos sinais de Kernig e Brudzinski deve sempre ser realizada. Sua presença indica meningite (p. ex., meningite infecciosa, carcinomatosa, ou secundária a hemorragia subaracnóidea) como causa do coma.

Fundoscopia

Sempre que possível deve ser realizada, pois pode fornecer informações etiológicas e topográficas essenciais ao diagnóstico. Papiledema agudo associado a hemorragia em chama de vela pode significar uma crise hipertensiva aguda, ou hipertensão intracraniana, por exemplo secundária à trombose venosa cerebral. Vale lembrar que o papiledema demora de 12 a 24 horas para se desenvolver, então, em casos de TCE ou AVC hemorrágico (etiologias hiperagudas para rebaixamento e coma), se o paciente apresentar papiledema aparente no momento da avaliação do coma, isto pode significar que, na realidade, existe um tumor ou abcesso de crescimento mais lento subjacente. A ausência de papiledema, no entanto, não exclui hipertensão intracraniana.

Padrões respiratórios

Respiração de Cheyne-Stokes pode ocorrer em qualquer tipo de rebaixamento, e é pouco localizatória. Respiração de Kussmaul (rápida e profunda) é um tipo de hiperventilação e pode significar tentativa de compensação em casos de acidose metabólica, por exemplo em caso de coma secundário a cetoacidose diabética. Hiperventilação neurogênica central pode indicar lesão da transição pontomesencefálica (primária ou por herniação). Nesse padrão respiratório, ocorre um aumento do ritmo e profundidade das respirações, muitas vezes culminando em alcalose respiratória. A respiração apnêustica (com períodos de apneia de 2 a 3 segundos) pode ser encontrada em pacientes com AVC isquêmico de artéria basilar, com acometimento da porção inferior da ponte. Respiração atáxica (de Biot) é um tipo de respiração irregular e agônica, que indica lesão no tegmento lateral da transição bulbopontina, ocorrendo em herniação e edema hemisférico bilateral, ou em acometimento estrutural de tronco.

Em suma, pacientes com achados neurológicos simétricos, ou sem sinais focais ou de primeiro neurônio (piramidais) no exame neurológico, tendem a ter como etiologia mais provável uma causa toxicometabólica para sua encefalopatia, enquanto pacientes com achados focais tendem a ter uma causa etiológica estrutural, como AVC ou tumor cerebral. Ademais, em pacientes com sinais de irritação meníngea, os diagnósticos etiológicos principais a ser considerados são neuroinfecção ou hemorragia subaracnóidea. Vale lembrar que existem exceções: em alguns casos, sedação profunda e eventualmente até as encefalopatias metabólicas podem resultar em um exame físico similar ao paciente com coma estrutural profundo, inclusive com perda de reflexos de tronco.

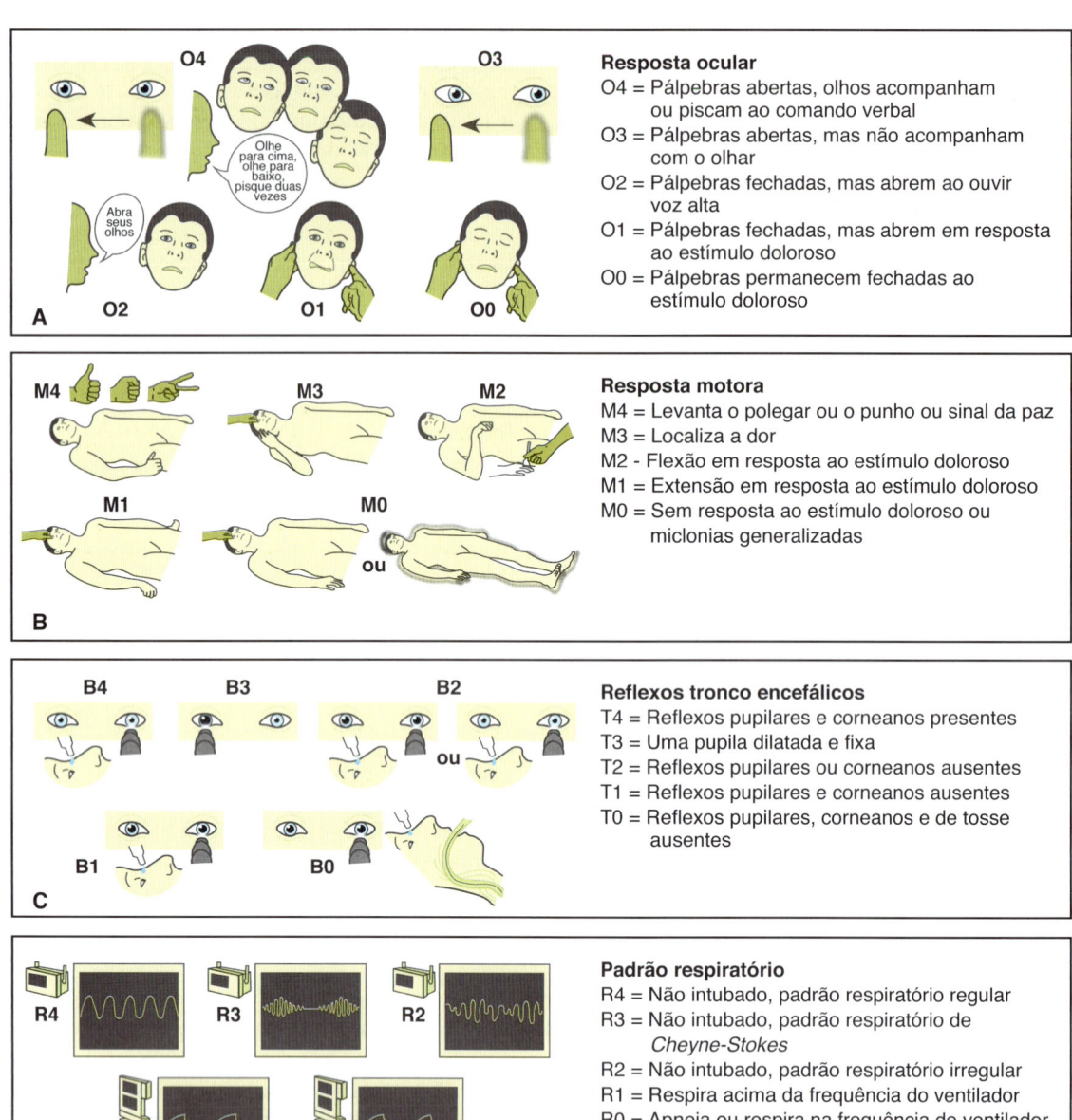

Resposta ocular

O4 = Pálpebras abertas, olhos acompanham ou piscam ao comando verbal

O3 = Pálpebras abertas, mas não acompanham com o olhar

O2 = Pálpebras fechadas, mas abrem ao ouvir voz alta

O1 = Pálpebras fechadas, mas abrem em resposta ao estímulo doloroso

O0 = Pálpebras permanecem fechadas ao estímulo doloroso

Resposta motora

M4 = Levanta o polegar ou o punho ou sinal da paz

M3 = Localiza a dor

M2 - Flexão em resposta ao estímulo doloroso

M1 = Extensão em resposta ao estímulo doloroso

M0 = Sem resposta ao estímulo doloroso ou miclonias generalizadas

Reflexos tronco encefálicos

T4 = Reflexos pupilares e corneanos presentes

T3 = Uma pupila dilatada e fixa

T2 = Reflexos pupilares ou corneanos ausentes

T1 = Reflexos pupilares e corneanos ausentes

T0 = Reflexos pupilares, corneanos e de tosse ausentes

Padrão respiratório

R4 = Não intubado, padrão respiratório regular

R3 = Não intubado, padrão respiratório de *Cheyne-Stokes*

R2 = Não intubado, padrão respiratório irregular

R1 = Respira acima da frequência do ventilador

R0 = Apneia ou respira na frequência do ventilador

Figura 107.2 Escala FOUR.[9] **A.** Resposta ocular (O): uma pontuação de O4 indica pelo menos três excursões voluntárias. Se as pálpebras estiverem fechadas, o examinador deve abri-las e realizar o exame mediante movimentação com um dedo ou objeto. A avaliação com a abertura de uma pálpebra será suficiente em casos de edema palpebral ou trauma facial. Uma pontuação de O3 indica a ausência de movimentação voluntária com os olhos abertos. Uma pontuação de O2 indica pálpebras se abrindo mediante voz alta. Uma pontuação de O1 indica pálpebras abertas com estímulo de dor. Uma pontuação de O0 indica ausência de abertura palpebral mesmo com dor; **B.** Resposta motora (M): uma pontuação de M4 indica que o paciente evidenciou pelo menos uma das três posições da mão (polegar para cima, punho ou sinal de paz) com ambas as mãos. Uma pontuação de M3 (localização) indica que o paciente tocou a mão do examinador após um estímulo doloroso, comprimindo a articulação temporomandibular ou o nervo supraorbital. Uma pontuação de M2 indica qualquer movimento de flexão dos membros superiores. Uma pontuação de M1 indica resposta extensora à dor. Uma pontuação de M0 indica que não há resposta motora à dor; **C.** Reflexos do tronco encefálico (T): examine os reflexos das pupilas e das córneas. De preferência, os reflexos das córneas são testados incutindo entre duas e três gotas de solução salina estéril na córnea a uma distância de 10 a 15 cm (isso minimiza o trauma da córnea resultante de repetidas análises). Também podem ser utilizados cotonetes esterilizados. O reflexo da tosse para a aspiração traqueal é testado somente quando ambos os reflexos estão ausentes. Uma pontuação de T4 indica a presença de reflexos das pupilas e das córneas. Uma pontuação de T3 indica uma pupila dilatada e fixa. Uma pontuação de T2 indica que os reflexos das pupilas ou os reflexos das córneas estão ausentes. Uma pontuação de T1 indica que tanto os reflexos das pupilas como os das córneas estão ausentes. Uma pontuação de T0 indica ausência dos reflexos das pupilas e das córneas, assim como do reflexo da tosse (usando aspiração traqueal); **D.** Padrão respiratório (R): determine o padrão de respiração espontânea em um paciente sem intubação e classifique simplesmente como regular (R4) ou irregular (R2), ou ainda respiração de Cheyne-Stokes (R3). Em pacientes submetidos à ventilação mecânica, avalie o formato da onda de pressão do padrão de respiração espontânea ou o acionamento do ventilador pelo paciente (R1). O monitor do ventilador que exibe padrões respiratórios pode ser usado para identificar os ciclos respiratórios gerados pelo paciente no ventilador. Não se devem fazer quaisquer ajustes no ventilador enquanto o paciente estiver sendo classificado, porém a classificação é feita preferencialmente com $PaCO_2$ dentro dos limites normais. Um teste padrão de apneia pode ser necessário quando o paciente respira na frequência do ventilador (R0).

Tabela 107.3 Escala de coma de Glasgow (pontuação 3-15).[7]

Abertura ocular	Espontânea	4
	Ao chamado	3
	À dor	2
	Sem resposta	1
Resposta verbal	Orientado	5
	Confuso	4
	Palavras inapropriadas	3
	Sons incompreensíveis	2
	Sem resposta	1
Resposta motora	Obedece a comandos	6
	Localiza dor	5
	Retira à dor	4
	Flexão anormal (postura de decorticação)	3
	Extensão anormal (postura de descerebração)	2
	Sem resposta	1

Ao final (ou até mesmo durante) da anamnese e exame físico, o clínico já deve ter em mente os exames complementares a ser solicitados para investigação etiológica, e o planejamento terapêutico inicial daquele paciente.

DIAGNÓSTICO

A maioria dos pacientes que se apresenta ao ambiente hospitalar com estado confusional agudo e/ou rebaixamento do nível de consciência deverá ser internado ou mantido em observação para realização de uma investigação que contenha, no mínimo, um laboratório completo e um exame de imagem de crânio (TC ou RM)[1,7] (Tabela 107.4). Na maioria das vezes será necessário eletroencefalograma (EEG) e, em casos selecionados, punção lombar, além de outros exames complementares como neuroimagem com estudo de vasos (angiotomografia e angiorressonância arterial e/ou venosa para investigação de causas vasculares), e tomografia de outras regiões do corpo para pesquisa de infecção, neoplasia e doenças sistêmicas. Um exame de sangue completo sempre deve ser solicitado para esses pacientes e precisa conter, no mínimo, glicemia, hemograma completo, eletrólitos, ureia e creatinina, função hepática, gasometria, função tireoidiana, hemocultura e cultura de urina. Nos pacientes em que há

Tabela 107.4 Exames complementares mínimos a ser solicitados na investigação do paciente com estado confusional agudo/rebaixamento do nível de consciência.

Exames laboratoriais	Exames de imagem e outros
Bioquímica básica (ureia, creatinina, eletrólitos, função hepática)	Neuroimagem (tomografia de crânio na maioria dos casos, ressonância de crânio em casos selecionados)
Gasometria arterial, glicemia	AngioTC ou angioRM arterial (oclusão de artéria basilar ou carótida interna) e venosa (trombose venosa cerebral)
Screening toxicológico (caso disponível), nível sérico medicamentoso	Eletroencefalograma (EEG) (exclusão de *status* não epiléptico) único ou contínuo em casos selecionados
Amônia sérica	Punção lombar (se suspeita de meningite ou encefalite infecciosa ou autoimune)

qualquer suspeita de meningoencefalite, seja infecciosa, inflamatória, autoimune, medicamentosa ou neoplásica, uma punção lombar deve ser realizada para avaliar se há alterações no líquido cefalorraquidiano (LCR).

A lista do vasto diagnóstico diferencial para causas de estado confusional agudo e rebaixamento do nível de consciência pode ser intimidadora. É necessário estruturar o raciocínio diagnóstico de forma pragmática ao final da coleta dos dados advindos da anamnese e exame físico aliado aos resultados iniciais dos exames complementares. Isso pode ser realizado, inicialmente, agrupando essas doenças em quatro grandes grupos:[1]

- Doenças que não causam sinais ou sintomas neurológicos focais, usualmente sem alterações de reflexo de tronco, com TC e LCR normais. Por exemplo, encefalopatias toxicometabólicas
- Doenças que geram irritação meníngea, alteração de LCR, usualmente sem sinais focais com TC normal ou anormal. Por exemplo, hemorragia subaracnóidea e meningite
- Doenças que causam sinais e sintomas focais ou lateralizantes, com ou sem alterações de LCR, e TC ou RM anormais. Por exemplo, AVC ou tumor de SNC
- Doenças que geram movimentos espontâneos dos membros ou desvios oculares transitórios. Por exemplo, SENC.

Dentro de cada um desses grandes grupos, é necessário priorizar três "subgrupos" de doenças: as causas *comuns*, as causas que necessitam de *rápido diagnóstico e conduta terapêutica* para prevenção de sequelas, e as causas mais *graves*. Pacientes sem sinais focais, sem alterações na punção lombar, e sem alterações em TC ou RM, provavelmente apresentam *delirium*/encefalopatia secundária a causas metabólicas/tóxicas/sépticas (comum) ou SENC (tratável).[1,3,5]

Após o manejo inicial do paciente, e após rápida e devidamente investigadas as causas mais graves, comuns e tratáveis de encefalopatia e coma, o clínico deve proceder para o raciocínio diagnóstico etiológico final. Pode-se dividir as principais etiologias de coma e estado confusional agudo em sete grandes grupos: inflamatória/imunomediada, vascular, infecciosa, tóxica, sistêmico/metabólica/endócrina, neoplásica e traumática[7] (Tabela 107.5).

TRATAMENTO

Algumas causas de coma agudo devem ser tratadas de forma rápida, e quanto mais ágil o tratamento, melhor o prognóstico desses pacientes. Nessa categoria, se encontram, por exemplo, o tratamento de recanalização com trombolítico e eventualmente, trombectomia, de AVC isquêmico; antiepilépticos para *status* epilético; e antibióticos e antivirais para neuroinfecção, como antibióticos para meningite aguda ou aciclovir para encefalite herpética. Já em outras causas comuns de rebaixamento e que exigem manejo menos emergenciais, como encefalopatias toxicometabólicas, o tratamento correto consiste em tratar a causa base (sepse, insuficiência renal).[1,7]

O manejo do paciente comatoso na primeira hora inclui:

- Estabilização inicial: ABCs emergenciais com oxigenação (caso oximetria menor que 95%, pode ser realizada com máscara de ventilação em macro ou cânula nasal), monitorização e estabilização hemodinâmica
- Assegurar acesso intravenoso e colher laboratório inicial com glicemia e gasometria

Tabela 107.5 Causas de estado confusional agudo, rebaixamento do nível de consciência e coma.

Causas	Tipos
Vascular	AVCi de artéria basilar* (em qualquer configuração que acometa mesencéfalo e ponte dorsal ou artérias perfurantes talâmicas paramedianas)
	AVCi de artéria de Percheron* (variante de tronco único arterial que irriga o território talâmico paramediano bilateral e o mesencéfalo rostral)
	AVCi de carótida interna/artéria cerebral média com edema subsequente, ou por acometimento bilateral
	AVCi cerebelar*
	Trombose venosa cerebral
	AVC hemorrágico de fossa posterior* e/ou tálamo
	Hematoma hemisférico maciço
	Hematoma subdural
	Hematoma epidural
	Hemorragia subaracnóidea*
	Alterações hemodinâmicas como síndrome de encefalopatia posterior reversível, anóxico-isquêmico por PCR ou hipovolemia
	AVCs sequenciais bi-hemisféricos* (p. ex., embolias múltiplas de etiologia gordurosa ou infecciosa)
	Ressangramentos de AVC prévio em crise hipertensiva ou por uso de anticoagulante
	Púrpura trombocitopênica trombótica, coagulação intravascular disseminada
Infecção	Meningite aguda bacteriana (pneumococo, meningococo, listeria), fúngica (aspergilose), viral* (enterococo, herpes-vírus)
	Encefalite*
	Abscesso epidural
	Empiema
	Sífilis
	Abcessos intraparenquimatosos
	Leucoencefalopatia multifocal progressiva (LEMP) por vírus JC
	Doença de Creutzfeldt-Jakob (príon)
Trauma	Contusão cerebral hemorrágica
	Lesão axonal difusa
	Edema cerebral
	Embolismo gorduroso
Neoplásica	Gliomas primários
	Linfomas
	Metástase
	Carcinomatose leptomeníngea ou paquimeníngea por linfoma, leucemia, tumores gliais e tumores metastáticos como pulmão e mama
	Metástases durais
Tóxica/metabólica	Overdose de drogas recreativas
	Síndrome serotoninérgica
	Síndrome neuroléptica maligna
	Uso de anticolinérgicos, lítio
	Intoxicação por metais pesados, chumbo, tálio, monóxido de carbono, etilenoglicol, cianeto, metanol
	Uso abusivo de benzodiazepínicos,* opioide, lítio, álcool
	Hiper e hipoglicemia (cetoacidose e estado hiperosmolar)
	Distúrbios eletrolíticos como hipo e hipernatremia, hipocalemia, acidose, uremia, hiperamonemia secundária a insuficiência hepática
	Deficiência de tiamina (encefalopatia de Wernicke)*
	Alterações endócrinas, como hipotireoidismo, insuficiência adrenal ou pituitária
	Porfiria
Inflamatória/autoimune	Encefalites autoimunes (p. ex., anti-NMDA)
	ADEM (encefalomielite aguda disseminada)
	Neurossarcoidose
	Vasculite primária ou secundária do SNC
	Encefalites paraneoplásicas
Outras	SENC*
	Hidrocefalia

*Causas graves com necessidade de abordagem terapêutica rápida e preferencial.

- Se história de TCE, imobilização da coluna com colar cervical
- Correção de hipotensão arterial com volume intravenoso, da hipertensão com anti-hipertensivos de ação rápida, da hipotermia com cobertores aquecidos, da hipertermia com compressas geladas, da hipoglicemia com glicose intravenosa e da hiperglicemia com insulina
- Considerar administração de uma ampola de 50 mℓ de glicose 50% associado a 100 mg de tiamina intravenosa (para tratamento de encefalopatia de Wernicke por deficiência de tiamina), naloxona (intoxicação por opioide) e/ou flumazenil (intoxicação por benzodiazepínico) (Figura 107.3).

PROGNÓSTICO

O prognóstico do coma é dependente de sua causa base e da presença de insulto anóxico-isquêmico subjacente. Prognosticar esses pacientes não é tarefa simples. Os algoritmos existentes carecem da individualização necessária e muitas vezes não levam em conta todos os possíveis fatores de confusão. A recuperação após um longo período de espera é relativamente comum na prática clínica, por isso, nunca se deve correr para estimar o prognóstico de um paciente comatoso. Isso é especialmente verdade caso não haja lesão

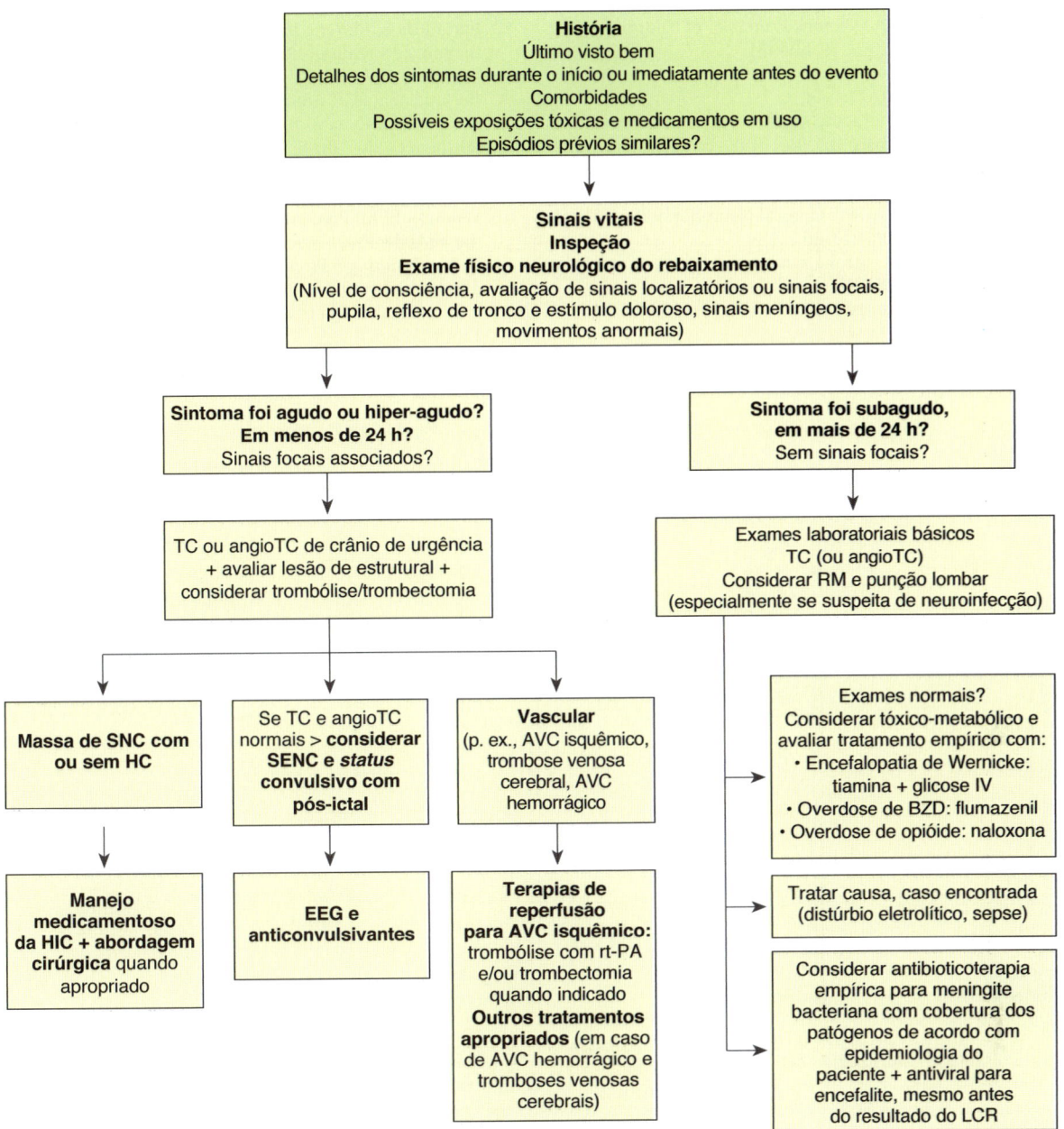

Figura 107.3 Abordagem do estado confusional agudo/coma.

cerebral irreversível com destruição de parênquima.[10] O prognóstico se dá, principalmente, por idade, causa do coma, exame neurológico e grau de lesão estrutural. Preditores de prognóstico reservado são tempo prolongado de coma, lesões destrutivas extensas em neuroimagem e comorbidades (p. ex., doença metastática).

Vale lembrar que o grau de acometimento estrutural nem sempre determina a reversibilidade do coma. O prognóstico após TCE é um dos mais difíceis de definir inicialmente: pacientes jovens podem se recuperar bem mesmo após TCs de crânio inicialmente devastadoras.

CONSIDERAÇÕES FINAIS

A avaliação do paciente com rebaixamento do nível de consciência e/ou estado confusional agudo é uma tarefa complexa,

tornando-se ainda mais desafiadora caso não haja organização e estratégia por parte do clínico. A abordagem inicial desses pacientes envolve (muitas vezes quase simultaneamente) a estabilização hemodinâmica e das vias aéreas, coleta da história com auxílio de familiares, um exame neurológico objetivo e direcionado e, em geral, solicitação de ao menos uma neuroimagem (na maioria dos casos, TC de crânio) e laboratório completo[3] para definição diagnóstica e terapêutica. Finalmente, apesar da disponibilidade de inúmeras e excelentes escalas, fluxogramas e algoritmos, essa avaliação deve ser, em última instância, única e individualizada para cada paciente.

REFERÊNCIAS BIBLIOGRÁFICAS

1. Allan H. Ropper, M. A. (2019). Adams and Victor's Principles of Neurology, 11th edition, Cap 16 (p.374-400). McGrawHill.

2. Ropper AH. . Adams and Victor's Principles of Neurology. 11th edition, McGrawHill. 2019; 19:439-451.

3. Rabinstein AA. Neurological Emergencies, A Practical Approach. Springer. 2020.1:1-14.

4. Francis J. Delirium and acute confusional states: Prevention, treatment, and prognosis In: Post TW, ed UpToDate Waltham (MA): UpToDate; 2022.

5. Levin KH, Chauvel P. Handbook of Clinical Neurology. Elsevier B.V. Vol. 161 (3rd series). Clinical Neurophysiology: Diseases and Disorders. 2019; 4:73-86.

6. Caplan LR, van Gijn J. Stroke syndromes. 3rd ed. Cambridge University. 2012; 14:178-182..

7. Wijdicks EF. The bare essentials: coma. *Pract Neurol.* 2010 Feb;10(1):51-60.

8. Faria Rda S, Moreno RP. Delirium in intensive care: an under-diagnosed reality. *Rev Bras Ter Intensiva.* 2013 Apr-Jun;25(2):137-47.

9. Bernardinelli FCP, Amorim GC, Haas VJ, et al. Tradução, adaptação e validação da escala *Full Outline of Unresponsiveness* para o português do Brasil. [Internet]. *Texto Contexto Enferm.* 31:e20210427. Disponível em: https://doi.org/10.1590/1980-265X-TCE-2021-0427pt

10. Wijdicks EFM. Predicting the outcome of a comatose patient at the bedside. *Pract Neurol.* 2020 Feb;20(1):26-33.

11. Nassar Junior AP, Pires Neto RC, de Figueiredo WB, et al. Validity, reliability and applicability of Portuguese versions of sedation scales among critically ill patients. São Paulo. *Med J.* 2008; 126(4):215-9.

CAPÍTULO

108
Demências

Carlos Eduardo Passos-Neto • Breno José Alencar Pires Barbosa •
Elisa de Paula França Resende • Adalbert Studart Neto

INTRODUÇÃO

O declínio cognitivo está entre as principais queixas neurológicas na população idosa em todo o mundo, apesar de não ser restrito a indivíduos nessa faixa etária.[1] A condição é tratada como um dos principais desafios em saúde do século XXI.[2]

O paciente com queixas cognitivas pode se apresentar em diferentes fases de evolução. Essas fases são divididas em um espectro que vai do declínio cognitivo subjetivo (DCS), passa pelo comprometimento cognitivo leve (CCL), até a demência. Elas são caracterizadas por acometimento gradativo do desempenho em testes cognitivos e pelo impacto na funcionalidade. No DCS, tem-se percepção subjetiva de uma piora da cognição, mas isso não é comprovado objetivamente pelos testes neuropsicológicos formais. Já no CCL, o declínio cognitivo é comprovado por meio de testes cognitivos, mas o paciente ainda não apresenta um prejuízo nas atividades de vida diária (AVD). Por sua vez, na demência, há comprometimento da funcionalidade e o indivíduo passa a ficar dependente de familiares e cuidadores.[1]

Em nível mundial, estima-se que 50 milhões de indivíduos convivam com o diagnóstico de demência, e existem projeções de que esses números devam triplicar até o ano de 2050, principalmente à custa do envelhecimento populacional nos países de baixa e de média renda, como o Brasil. A expectativa é que, em 2050, de 6 a 8% da população mundial acima dos 60 anos apresente declínio cognitivo, gerando um número estimado de 152 milhões de indivíduos com demência.[2,3] Em 2018, foi calculado um custo de US$ 228 bilhões nos EUA com cuidados para esses pacientes.[4] No Brasil, houve um gasto aproximado de até US$ 1.644,7 por paciente/mês em um centro terciário.[5-7]

O comprometimento cognitivo em seus diferentes níveis, principalmente na fase de demência avançada, acarreta diversas consequências individuais, sociais e econômicas. Com a evolução do quadro, há perda da produtividade e autonomia do paciente, com grande sofrimento do indivíduo e pessoas próximas, impactos financeiros diretos e indiretos em nível familiar e de sistema de saúde e, também, sobrecarga das pessoas envolvidas no cuidado.[6] Uma abordagem precoce e bem direcionada do paciente com queixa cognitiva e da família pode minimizar as consequências negativas do quadro demencial.[1] Dessa maneira, é importante que médicos generalistas e de outras especialidades tenham domínio dessa abordagem.

AVALIAÇÃO INICIAL

Inicialmente, é preciso entender bem o estado basal de capacidades cognitivas do paciente. Para tanto, informações como idade, escolaridade, profissões exercidas ao longo da vida, *hobbies*, história médica pessoal (comorbidades), bem como a história familiar de doenças neurológicas e/ou cognitivas são de extrema importância.

Depois de entendido o estado basal, a avaliação deve definir dois pontos importantes:

- Qual a gravidade do declínio cognitivo?
- Quais domínios cognitivos estão afetados?

Para responder à primeira questão, usa-se a classificação citada na sessão anterior para separar entre DCS, CCL e demência. Para isso, levam-se em consideração o desempenho do indivíduo em testes cognitivos e a sua funcionalidade. Com auxílio de alguns testes e escalas mostradas nas Tabelas 108.1 e 108.2 é possível inclusive quantificar essas informações.[1]

Esses testes ajudam a definir melhor quais domínios cognitivos estão comprometidos e qual a gravidade do quadro, mas informações adicionais podem ser conseguidas na história por meio de perguntas direcionadas por domínios cognitivos. São exemplos de alterações por domínio:

- Atenção: flutuação do nível de consciência com momentos de confusão ou desorientação, distratibilidade e dificuldade para lembrar onde deixou objetos

Tabela 108.1 Testes usados para avaliar a cognição.

Teste	Domínios	Vantagens	Limitações
Miniexame do estado mental (MEEM)	Orientação Memória Atenção e cálculo Linguagem Habilidades visuoconstrutivas	Amplamente conhecido Rápida aplicação	Pouco sensível para funções executivas Sofre interferência da escolaridade
Montreal Cognitive Assessment (MoCA)	Funções executivas Funções visuoespaciais Memória Atenção Linguagem Orientação	Avalia funções executivas melhor que o MEEM Mais sensível para pacientes com CCL ou demência muito leve	Sofre interferência da escolaridade Menos conhecido entre médicos
Bateria breve de rastreio cognitivo (BBRC)	Funções executivas Memória Funções visuoespaciais	Menor interferência da escolaridade no subteste de memória de figuras	Os subtestes da fluência verbal e do teste do desenho do relógio sofrem interferência da escolaridade

Adaptada de: Smid et al., 2022;[1] Nitrini et al., 1994;[7] Zucchella et al., 2018.[8]

Tabela 108.2 Escalas para avaliação da funcionalidade.

Escala	Descrição
Pfeffer	Escala para avaliar atividades instrumentais de vida diária • 10 itens Pontuação de 0 a 30 Quanto maior o valor, maior a dependência Valores > 5 são sugestivos de síndrome demencial se a dependência for atribuível ao quadro cognitivo
Katz	Escala para avaliar atividades básicas de vida diária • 6 itens: vestimenta/banho/higiene/alimentação/ transferência/ continência Pontuação de 0 a 6 Quanto maior o valor, menor a dependência

Adaptada de: Smid et al., 2022.[1]

- Memória: repetitividade, dificuldade maior em lembrar fatos recentes que antigos, desorientação temporal e necessidade de anotações para se lembrar de compromissos
- Linguagem: dificuldade para encontrar palavras ou nomear objetos e dificuldades de compreensão ou mesmo para articular palavras
- Orientação espacial: dificuldades para aprender novos caminhos, episódios em que se perde em caminhos conhecidos ou mesmo dificuldade de localização em casa
- Praxias: dificuldade para usar ferramentas ou objetos previamente conhecidos ou mesmo para se vestir ou desenhar
- Funções executivas: dificuldade para tomar decisões, para resolver problemas cotidianos, para realizar mais de uma tarefa ao mesmo tempo, para planejar e organizar suas atividades.[1]

Perguntar sobre a rotina do paciente ao longo do dia em momentos próximos da consulta e antes do início dos sintomas é uma ferramenta muito útil tanto para o diagnóstico quanto para a criação de vínculo entre o paciente e a família, bem como para se traçar estratégias para o tratamento do paciente e suporte familiar. Ademais, obter dados de um informante confiável é uma boa forma de assegurar a veracidade das impressões da família a respeito da cognição e funcionalidade do indivíduo.

Depois de respondidas essas questões, outro ponto crucial para o adequado diagnóstico é a cuidadosa avaliação da temporalidade do quadro, pormenorizando o tempo de início dos sintomas e sua ordem de aparecimento.[9] Essa avaliação ajuda o médico no direcionamento do diagnóstico, uma vez que diferentes patologias apresentam diferentes padrões de evolução temporal, o que ajuda na sua diferenciação (por exemplo, curso insidioso e progressivo nas doenças neurodegenerativas *versus* curso agudo em causas vasculares).[10] Nesse momento, deve-se tomar um cuidado especial durante a anamnese, pois é muito comum haver subestimação de sinais e sintomas iniciais (pelo paciente e pelos familiares) e valorização dos sintomas mais recentes e preocupantes, tendendo a falsear a real temporalidade do quadro.

Esse cuidado com a temporalidade se deve especialmente por conta das ditas demências de início pré-senil (antes dos 65 anos de idade) e das demências rapidamente progressivas (evolução à condição de demência em menos de 1 a 2 anos), as quais merecem atenção especial e uma investigação mais agressiva, já que muda o perfil de potenciais etiologias para o caso.[9]

Além disso, a cognição é sensível a uma série de fatores que devem sempre ser investigados pela possibilidade de serem as causas, confundidoras ou colaboradoras do quadro, com destaque para:

- Sono: má qualidade do sono pode influenciar significativamente na capacidade cognitiva, logo, é importante questionar o tempo habitual de sono, número de despertares, sonolência diurna, presença de roncos, dificuldade para seu início ou manutenção, ocorrência de sonhos vívidos ou pesadelos, de movimentos ou de fala enquanto se dorme, e os hábitos de higiene de sono. Eventualmente, é possível diagnosticar comorbidades relevantes que podem precisar de tratamento concomitante para otimizar resultados (p. ex., síndrome de apneia-hipopneia obstrutiva do sono e depressão)
- Sintomas neuropsiquiátricos: frequentemente presentes em quadros de declínio cognitivo, esses sintomas podem ser tanto causa quanto consequência do processo patológico subjacente e costumam ser bastante relevantes e valorizados pelos familiares. Informações sobre eles ajudam no processo diagnóstico e na definição do plano terapêutico. Pode-se dividi-los em:
  ○ Sintomas de ansiedade (preocupação excessiva, dificuldade para relaxar, tensão constante e medo iminente) e depressão (tristeza, desânimo, anedonia, retração social, irritabilidade, impaciência, choro fácil e pensamentos de morte)
  ○ Delírios (crença em coisas que não são reais, como perseguições, ciúmes, acreditar que seus parentes não são quem dizem ser ou que a casa onde mora não é sua) e alucinações (afirma ouvir vozes ou ver coisas que não são vistas pelos outros ou conversa sozinho)
  ○ Alterações de comportamento ou personalidade: perda de interesse em atividades a sua volta, dificuldade de engajamento, indiferença, perda de controle inibitório e impulsividade, comportamentos socialmente inadequados ou bizarros e agressividade verbal ou física
  ○ Risos e choros imotivados podem ser vistos como manifestação do afeto pseudobulbar, mais frequente em patologias subcorticais.
- Apetite: mudanças nos hábitos alimentares também são comuns nesses quadros e os pacientes podem precisar de tratamento para manter o peso saudável. Tanto a inapetência quanto a hiperfagia ou mesmo mudanças de preferência alimentar podem ocorrer
- Medicações: a revisão minuciosa da lista de medicações usadas pelo paciente é imprescindível. Muitas classes medicamentosas contribuem para quadros de declínio cognitivo, dentre elas as medicações com efeito anticolinérgico (p. ex., biperideno e antidepressivos tricíclicos), antipsicóticos de primeira geração, alguns fármacos antiepilépticos, benzodiazepínicos, drogas Z e algumas classes de antibióticos (p. ex., quinolonas e carbapenêmicos)
- Déficits sensoriais: como hipoacusia ou déficit visual, por exemplo.[1]

Após as etapas anteriormente citadas, concluídas por meio de uma anamnese cuidadosa e dos exames neurológico e cognitivo, o médico terá uma base sólida para elencar o provável diagnóstico e os possíveis diferenciais. Uma vez elencados os diagnósticos sindrômicos e as principais hipóteses, com base na história coletada e exame realizado, é importante delinear a investigação complementar do quadro.

Exames laboratoriais

Considerando a existência de potenciais causas reversíveis para um declínio cognitivo que podem sobrepor uma causa neurodegenerativa, todos os pacientes com queixas cognitivas devem ser submetidos a um rastreio mínimo com determinados exames na investigação complementar (Tabela 108.3), além de investigações adicionais selecionadas para cada caso.

Exames de imagem

Além desse rastreio mínimo com exames laboratoriais, é imprescindível a realização de neuroimagem, preferencialmente ressonância magnética, devido a maior sensibilidade do método para medidas de interesse às perdas cognitivas (p. ex., doença cerebrovascular de pequenos vasos). Contudo, em situações de recursos limitados ou limitações técnicas, a tomografia computadorizada pode ser suficiente.

Esses exames permitem excluir lesões potencialmente reversíveis, como lesões neoplásicas, hemorrágicas ou inflamatórias, bem como permitem avaliar o grau e o padrão de acometimento do parênquima encefálico (padrões de atrofia podem corroborar o diagnóstico) e, também, a possibilidade de copatologias.[9]

Outros exames

Exames adicionais devem ser avaliados individualmente, a depender das informações coletadas na anamnese, valendo citar:

- Liquor: em casos de demência rapidamente progressiva, demência pré-senil ou naqueles em que há suspeita de possíveis etiologias inflamatórias ou infecciosas
- Eletroencefalograma: em pacientes com história de crises epilépticas prévias, quadro cognitivo flutuante ou mesmo relatos de piora transitória ou de fenômenos estereotipados
- Polissonografia: em pacientes com suspeita de síndrome de apneia-hipopneia obstrutiva do sono e/ou transtorno comportamental do sono REM
- Exames laboratoriais específicos: podem ser necessários nos casos de suspeitas de intoxicações por minerais, doenças sistêmicas ou mesmo medicações, por exemplo.[9]

Biomarcadores

Investigações adicionais com biomarcadores podem ser realizadas em casos específicos, como nos casos de suspeita de doença de Alzheimer de início pré-senil ou em casos de dúvida diagnóstica, pesquisas clínicas e pacientes com suspeita de formas atípicas dessa doença. Entretanto, por serem exames pouco disponíveis e de alto custo, cuja interpretação requer cautela, recomenda-se que sejam solicitados por especialistas em cognição.[11,12]

Os biomarcadores com aprovação em literatura e disponíveis para a prática clínica nessas situações são os exames feitos no liquor (peptídeo beta-amiloide, proteína tau fosforilada e proteína tau total) e neuroimagem funcional (PET cerebral com fluordeoxiglicose ou PET com marcador para peptídeo amiloide). Biomarcadores para outras patologias ainda precisam de maior validação.[11,12]

Avaliação neuropsicológica

Uma avaliação cognitiva mais pormenorizada por meio de exame neuropsicológico realizado por profissional habilitado pode auxiliar na elucidação de quais domínios cognitivos estão mais ou menos acometidos em um caso. As indicações incluem: a própria avaliação clínica inicial (para definição dos domínios cognitivos afetados, gravidade do quadro e auxílio no diagnóstico diferencial), planejamento de programas de reabilitação cognitiva, seguimento de pacientes (avaliar progressão de doença degenerativa e resposta a tratamentos), além de auxiliar em questões médico-legais.[8]

PRINCIPAIS ETIOLOGIAS DE DEMÊNCIAS

Até aqui este capítulo teve como intuito instruir o médico no processo da abordagem diagnóstica de pacientes com declínio cognitivo em qualquer estágio ou de qualquer origem, ilustrando a abordagem a ser feita desde a anamnese até a seleção dos exames para o diagnóstico. Agora, antes de discorrer sobre as opções de tratamento, será feita uma breve revisão das principais características das quatro causas mais comuns de demências: doença de Alzheimer, comprometimento cognitivo vascular (CCV), demência com corpos de Lewy e demência frontotemporal.[13]

Com exceção do CCV, que tem fisiopatologia de natureza diversa relacionada com lesões isquêmicas ou hemorrágicas no encéfalo, as demais doenças listadas são caracterizadas pela desregulação do metabolismo de proteínas específicas e uma subsequente cascata de eventos que culminam na morte de populações específicas de neurônios, levando aos quadros característicos das doenças.[13,14]

Doença de Alzheimer

A doença de Alzheimer, a forma mais comum de demência no mundo, é definida patologicamente pela presença de placas senis (acúmulo extracelular do peptídeo β-amiloide) e de emaranhados neurofibrilares (neurônios degenerados com depósitos intracelular da proteína tau fosforilada) no parênquima cerebral. Clinicamente, a forma típica do quadro é de declínio insidioso da memória episódica para os fatos recentes por longo período, com posterior acometimento de outros declínios cognitivos e do comportamento até a evolução para demência.[15] O início geralmente ocorre após os 65 anos, mas formas pré-senis podem ocorrer com maior frequência de apresentações atípicas: variante visual (atrofia cortical posterior), variante de linguagem (afasia progressiva primária logopênica) e variante frontal da doença de Alzheimer.[10]

Tabela 108.3 Rastreio mínimo para pacientes com queixas cognitivas.

Possibilidades	Exames
Distúrbios hematológicos	Hemograma
Insuficiência renal	Creatinina, ureia
Distúrbios hidroeletrolíticos	Sódio, potássio, cálcio, magnésio
Insuficiência hepática	Albumina, tempo de protrombina com INR, bilirrubina total e frações, transaminases
Hipotireoidismo	TSH, T4L
Hipovitaminoses	Vitaminas B1, B12 e ácido fólico
Causas infecciosas	HIV, VDRL

INR: International Normalized Ratio; TSH: hormônio tireoestimulante; T4L: hormônio T4 livre; HIV: vírus da imunodeficiência humana; VDRL: *venereal disease research laboratory*.
Fonte: Day, 2019.[9]

Demência com corpos de Lewy

A demência com corpos de Lewy (DCL) é a segunda demência neurodegenerativa mais comum e caracteriza-se pelo acúmulo anormal da proteína α-sinucleína no córtex cerebral. Classicamente caracterizada por declínio cognitivo (principalmente de atenção, funções visuoespaciais e executivas) e sintomas neuropsiquiátricos de curso insidioso e gradualmente progressivo, marcado por flutuações cognitivas frequentes, alucinações visuais em fases precoces da doença e parkinsonismo espontâneo. Distingue-se da doença de Parkinson, pois enquanto nesta o parkinsonismo inicia-se anos antes do declínio cognitivo, na DCL o parkinsonismo habitualmente ocorre posteriormente ou simultaneamente à demência. Com frequência, o quadro é acompanhado de transtorno comportamental do sono REM e sensibilidade aos antipsicóticos, caracterizada por piora da demência e do parkinsonismo ao uso dessa classe de medicações.[10,16]

Demência frontotemporal

A demência frontotemporal (DFT) é uma forma de demência caracterizada pelo acometimento preferencial dos lobos frontais e temporais. A DFT pode ter três apresentações: uma variante comportamental e duas variantes de linguagem (afasias progressivas primárias agramática e semântica).

A variante comportamental mais frequentemente tem um início mais precoce (entre 50 e 70 anos). Sua apresentação clínica de predomínio comportamental dificulta um diagnóstico precoce, pois é confundida muitas vezes com transtornos psiquiátricos primários.[17] As principais manifestações são alteração de personalidade, perda de empatia, apatia, desinibição social, hiperoralidade e hipersexualidade.[10]

Comprometimento cognitivo vascular

O CCV pode ser causado por uma variedade de formas de doença cerebrovascular. Por exemplo, uma única lesão – isquêmica ou hemorrágica – em sítios anatômicos estratégicos (como tálamo, núcleo caudado, hipocampo ou joelho da cápsula interna) pode evoluir com síndrome demencial.[10] Ainda há uma forma insidiosa de demência vascular causada pela doença de pequenos vasos, que acomete progressivamente a substância branca, cursando com déficit cognitivo de predomínio frontal (desatenção, disfunção executiva e/ou lentificação do processamento), apatia e graus variados de distúrbio da marcha e urge-incontingência urinária (fenótipo descrito como doença de Binswanger).

Quadros demenciais também ocorrem no contexto de múltiplos eventos cerebrovasculares de variadas etiologias, podendo ocorrer curso temporal descrito como declínio em degraus (p. ex., demência após múltiplos acidentes vasculares cerebrais).[14]

TRATAMENTO

Diante desse contexto, fica evidente que o processo diagnóstico de casos de declínio cognitivo, muitas vezes, pode exigir mais de uma consulta. No entanto, o estabelecimento de um diagnóstico final não deve atrasar o início das medidas para o tratamento.

Didaticamente, divide-se o tratamento de quadros demenciais em tratamento não farmacológico e farmacológico.

Tratamento não farmacológico

Dentre as medidas não farmacológicas, o acolhimento do paciente e da família, bem como a psicoeducação, devem fazer parte da relação médico-paciente desde a primeira consulta. A equipe multidisciplinar terá atuação fundamental nesse cenário.[18]

O bom entendimento do quadro, das suspeitas e preocupação pelo paciente e família aumentam a chance de engajamento no cuidado e adesão às propostas terapêuticas. Medidas terapêuticas não farmacológicas mais recomendadas estão pormenorizadas na Tabela 108.4.

Essas terapias devem ser oferecidas diante de diversos cenários clínicos com potenciais benefícios para paciente e família. Por exemplo, para indivíduos com alterações comportamentais relevantes: musicoterapia e estimulação sensorial; para funcionalidade: estimulação cognitiva e atividade física; para pacientes com componente de sofrimento emocional relevante: psicoterapia e musicoterapia. Além dessas indicações, devem ser respeitadas as preferências do paciente e da família, e deve ser levado em conta o estágio da doença do indivíduo.[19]

Tratamento farmacológico

O tratamento farmacológico é dividido em opções etiologia-específicas e não específicas. Atualmente, dispomos de terapias específicas apenas para a doença de Alzheimer por meio dos inibidores da acetilcolinesterase em todas as fases da doença (donepezila, galantamina e rivastigmina) e dos antagonistas do receptor NMDA (memantina) nas fases moderadas a graves.[4] Esses mesmos tratamentos também são usados para casos de demência com corpos de Lewy e demência da doença de Parkinson com benefícios

Tabela 108.4 Tratamento não farmacológico das demências.

Medidas não farmacológicas	Descrição
Estimulação cognitiva	Intervenções que oferecem atividades estimulantes para pensamento, concentração e memória
Terapia ocupacional	Ambiente físico simulado onde são realizadas atividades da vida diária
Atividade física	Exercícios planejados e estruturados para melhorar ou manter um ou mais componentes da aptidão física
Horário das refeições	Ajustes e melhorias na rotina, experiência ou ambiente das refeições
Musicoterapia	Uso profissional da música e seus elementos como intervenção terapêutica para indivíduos, grupos, famílias ou comunidades que buscam otimizar sua qualidade de vida e melhorar a saúde e o bem-estar físico, social, comunicativo, emocional, intelectual e espiritual
Psicoterapia	Intervenções baseadas na psicologia. Discussão estruturada entre um facilitador e outra pessoa com o objetivo de alívio do sofrimento psíquico
Estimulação sensorial	Refere-se a diferentes técnicas usadas para estimular os sentidos a fim de aumentar o estado de alerta e reduzir a agitação, bem como melhorar a qualidade de vida

Fonte: Meyer e O'Keefe, 2020.[19]

comprovados. Com menor evidência, podem ainda ser testados em casos selecionados de CCV, sobretudo quando há suspeita de patologia mista.[1,10,13]

Já o tratamento não específico para patologias consiste em uma série de diferentes classes de medicações com diferentes objetivos e pode ser usado para qualquer quadro demencial, atentando-se que pode haver variabilidade na resposta às medicações entre patologias e mesmo entre indivíduos com a mesma patologia. Classes, exemplos e indicações de uso estão descritos na Tabela 108.5.

CONSIDERAÇÕES FINAIS

A demanda crescente por cuidados para pacientes com declínio cognitivo fica evidente com o envelhecimento populacional e o número crescente de diagnósticos de demência, cabendo o cuidado desses pacientes, muitas vezes, não só ao neurologista. Por conta da maior prevalência na população idosa, é comum a existência de comorbidades e a necessidade de acompanhamento com um generalista ou outros especialistas.

As apresentações clínicas e suas causas são variadas e demandam uma avaliação cuidadosa e esquematizada para evitar atrasos diagnósticos e tratamentos equivocados que podem causar iatrogenia. A abordagem sugerida neste capítulo para esses pacientes ajudará a traçar o melhor atendimento, cobrindo os principais pontos da investigação desses casos e a definir melhores estratégias de cuidados para cada paciente.

Tabela 108.5 Tratamento farmacológico não específico para síndromes demenciais.

Classes	Opções	Indicações
Inibidor seletivo da recaptação de serotonina	Fluoxetina Fluvoxamina Paroxetina Sertralina Citalopram Escitalopram	Transtornos de ansiedade Depressão Agitação psicomotora
Inibidor seletivo da recaptação de serotonina e noradrenalina	Venlafaxina Desvenlafaxina Duloxetina	Transtornos de ansiedade Depressão
Outras classes de antidepressivos	Mirtazapina Trazodona Doxepina	Insônia Agitação
Antipsicóticos	Quetiapina Risperidona Olanzapina	Agitação psicomotora Alterações comportamentais Insônia

Fonte: Hugo e Ganguli, 2014;[13] Caramelli et al., 2022.[18]

REFERÊNCIAS BIBLIOGRÁFICAS

1. Smid J, Studart-Neto A, César-Freitas KG et al. Declínio cognitivo subjetivo, comprometimento cognitivo leve e demência - diagnóstico sindrômico: recomendações do Departamento Científico de Neurologia Cognitiva e do Envelhecimento da Academia Brasileira de Neurologia. *Dement Neuropsychol.* 2022;16(3):1-24.

2. Cao Q, Tan CC, Xu W et al. The prevalence of dementia: a systematic review and meta-analysis. *J Alzheimers Dis.* 2020;73(3):1157-66.

3. Livingston G, Huntley J, Sommerlad A et al. Dementia prevention, intervention, and care: 2020 report of the Lancet Commission. *Lancet.* 2020;396(10248):413-46.

4. Rabinovici GD. Late-onset Alzheimer disease. *Continuum (Minneap Minn).* 2019;25(1):14-33.

5. Ferretti CE, Nitrini R, Bruck SM. Custos indiretos com demência: um estudo brasileiro. *Dementia & Neuropsychologia.* 2015; 9(1): pp. 42-50.

6. Brucki SMD, Aprahamian I, Borelli WV et al. Manejo das demências em fase avançada: recomendações do Departamento Científico de Neurologia Cognitiva e do Envelhecimento da Academia Brasileira de Neurologia. *Dement Neuropsychol* [Internet]. 2022;16(3):101-20.

7. Nitrini R, Lefèvre BH, Mathias SC et al. Testes neuropsicológicos de aplicação simples para o diagnóstico de demência [Neuropsychological tests of simple application for diagnosing dementia]. *Arq Neuropsiquiatr.* 1994;52(4):457-65.

8. Zucchella C, Federico A, Martini A et al. Neuropsychological testing. *Pract Neurol.* 2018;18(3):227-37.

9. Day GS. Reversible dementias. *Continuum (Minneap Minn).* 2019;25(1):234-53 .

10. Matej R, Tesar A, Rusina R. Alzheimer's disease and other neurodegenerative dementias in comorbidity: A clinical and neuropathological overview. *Clin Biochem.* 2019;73:26-31.

11. Niemantsverdriet E, Valckx S, Bjerke M et al. Alzheimer's disease CSF biomarkers: clinical indications and rational use. *Acta Neurol Belg.* 2017;117(3):591-602.

12. Sheikh-Bahaei N, Sajjadi SA, Pierce AL. Current Role for Biomarkers in Clinical Diagnosis of Alzheimer Disease and Frontotemporal Dementia. *Curr Treat Options Neurol.* 2017;19(12):46.

13. Hugo J, Ganguli M. Dementia and cognitive impairment: epidemiology, diagnosis, and treatment. *Clin Geriatr Med.* 2014;30(3):421-42.

14. Barbosa BJAP, Siqueira Neto JI, Alves GS et al. Diagnóstico do comprometimento cognitivo vascular: recomendações do Departamento Científico de Neurologia Cognitiva e do Envelhecimento da Academia Brasileira de Neurologia. *Dement Neuropsychol.* 2022;16(3):53-72.

15. Schilling LP, Balthazar MLF, Radanovic M et al. Diagnóstico da doença de Alzheimer: recomendações do Departamento Científico de Neurologia Cognitiva e do Envelhecimento da Academia Brasileira de Neurologia. *Dement Neuropsychol.* 2022;16(3):25-39.

16. Parmera JB, Tumas V, Ferraz HB et al. Diagnóstico e manejo da demência da doença de Parkinson e demência com corpos de Lewy: recomendações do Departamento Científico de Neurologia Cognitiva e do Envelhecimento da Academia Brasileira de Neurologia. *Dement Neuropsychol.* 2022;16(3):73-87.

17. Souza LC de, Hosogi ML, Machado TH et al. Diagnóstico da demência frontotemporal: recomendações do Departamento Científico de Neurologia Cognitiva e do Envelhecimento da Academia Brasileira de Neurologia. *Dement Neuropsychol.* 2022;16(3):40-52.

18. Caramelli P, Marinho V, Laks J et al. Tratamento da demência: recomendações do Departamento Científico de Neurologia Cognitiva e do Envelhecimento da Academia Brasileira de Neurologia. *Dement Neuropsychol.* 2022;16(3):88-100.

19. Meyer C, O'Keefe F. Non-pharmacological interventions for people with dementia: A review of reviews. *Dementia (London).* 2020;19(6):1927-54.

Nutrologia

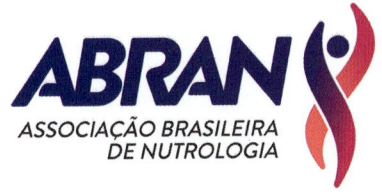

ABRAN
ASSOCIAÇÃO BRASILEIRA
DE NUTROLOGIA

Aline Rodrigues Zanetta • Nathalia Felix Araujo Salvino

CAPÍTULO 109
Avaliação Nutricional do Adulto

INTRODUÇÃO

A avaliação do estado nutricional é fundamental para estabelecer o diagnóstico nutrológico do paciente. A partir da obtenção de dados com a anamnese, incluindo hábitos alimentares, exame físico, composição corporal e exames laboratoriais, são identificados os pacientes com maior risco para o desenvolvimento de distúrbios relacionados com o estado nutricional, além de diagnosticar a deficiência e/ou excesso de nutrientes que podem ou não estar associados a processos inflamatórios agudos ou crônicos. Desse modo, um plano de intervenção para recuperar e/ou manter seu estado de saúde é traçado.

Apesar de o termo desnutrição quase sempre remeter à subnutrição, tanto a deficiência como o excesso de nutrientes configuram quadros de desnutrição. É notório que a má nutrição tem seus efeitos sobre o indivíduo, os quais refletem não apenas o seu estado geral, como também o prognóstico de diversas patologias, tanto clínicas como cirúrgicas.[1] O desequilíbrio entre consumo e necessidades nutricionais, devido ao consumo insuficiente, pode levar a doenças carenciais, como a desnutrição energético proteica, anemia ferropriva, hipovitaminose A, bócio, cárie dental, dentre outras. Já o excesso de consumo pode causar obesidade, excesso de algumas vitaminas e minerais, e as dislipidemias.[2]

ANAMNESE

O reconhecimento de sintomas e sinais clínicos de alteração do estado nutricional é muito importante por ser uma prática simples e econômica. As manifestações que possam estar relacionadas com uma possível má nutrição são avaliadas e evidenciadas a partir de alterações de tecidos orgânicos, de órgãos externos, como a pele, mucosas, cabelos e olhos. A fase inicial de carências nutricionais é difícil de ser interpretada, o que torna a prática limitada e impossibilita sua utilização como único meio de diagnóstico precoce da desnutrição.[3]

A história médica do paciente com as informações sobre patologias de base, uso de medicamentos, internações e evolução do peso corporal é indispensável, pois algumas doenças aumentam o risco de subnutrição, assim como as interações medicamentosas podem interferir na absorção de determinados nutrientes, e perdas significativas de peso podem indicar processos inflamatórios ou neoplásicos. A perda de 5% do peso em 1 mês ou de 10% do peso corporal em 6 meses deve ser considerada para um diagnóstico de desnutrição,[4] já a perda de 30% do peso durante esse mesmo período indica risco de morte.[1]

Na anamnese alimentar, investiga-se a qualidade e a quantidade de alimentos ingeridos, além de captar informações sobre perda de apetite, aversão por alimentos, náuseas, vômitos, alterações do trato digestivo (dificuldade de mastigação, azia, queimação, obstipação, diarreia e outros) e abuso de bebidas alcoólicas.[3] Para isso, são utilizados inquéritos alimentares que produzem dados qualitativos e quantitativos da ingestão alimentar do paciente. Os tipos de inquéritos são:

- Métodos retrospectivos:
  - Recordatório de 24 horas: consiste em quantificar e definir todos os alimentos e bebidas ingeridos nas últimas 24 horas ou no dia anterior à entrevista[5]
  - Questionário de frequência alimentar: são listas ou grupos de alimentos em que o paciente anota a frequência com que os consome[1]
- Métodos prospectivos:
  - Registro alimentar ou diário alimentar (estimado, pesado, visual): pede-se que o paciente anote tudo o que foi consumido, geralmente por 3 dias (incluindo um dia do fim de semana) e monta-se uma tabela com essa composição (Tabela 109.1).[1]

EXAME FÍSICO

O exame físico fornece evidências das deficiências nutricionais ou piora funcional que podem afetar o estado nutricional e que, muitas vezes, não são percebidas durante a anamnese.[4] Para determinadas deficiências nutricionais, o exame clínico torna-se bastante objetivo, como no caso do bócio endêmico, do raquitismo, da hipovitaminose A com xeroftalmia e em outras situações de hipovitaminose, como a pelagra.[3]

A Tabela 109.2[1] descreve alguns sinais indicativos de determinadas deficiências.[1]

Tabela 109.1 Resumo da avaliação quantitativa.

Refeição	Calorias	Proteínas (g)	Carboidratos (g)	Gorduras (g)
Café da manhã				
Colação				
Almoço				
Lanche da tarde				
Jantar				
Ceia				

Adaptada de: Ribas Filho, 2023.

Tabela 109.2 Sinais clínicos sugestivos de deficiência de nutrientes.

Sinal clínico	Provável déficit
Cabelo fácil de arrancar	Proteína
Linhas verticais nas unhas	Proteína
Unha em forma de colher (coiloníquia)	Ferro
Aparência de consumo muscular e de tecido gorduroso	Calorias, proteínas ou ambas
Edema periférico	Tiamina (insuficiência cardíaca), proteína (pressão oncótica baixa)
Petéquia	Vitamina C
Púrpura	Vitaminas C e K
Glossite	Folato, vitamina B12, niacina, riboflavina, tiamina e ferro
Queilose, estomatite angular	Riboflavina, niacina, folato, vitamina B12
Dermatite nas áreas expostas ao sol, diarreia, demência	Niacina (pelagra)
Neuropatia motora ou sensitiva simétrica, nistagmo, ataxia, insuficiência cardíaca, confusão mental	Tiamina (beribéri)
Perda do paladar, dermatite perinasal e perioral, queda de cabelo	Zinco
Dor muscular, insuficiência cardíaca	Selênio
Demência	Niacina, vitamina B12, folato
Neuropatia periférica, alterações no equilíbrio, fraqueza, fadiga	Cobre

Adaptada de: Ribas Filho, 2023.

Antropometria

As medidas antropométricas são indicadores de saúde, de condição física, de desenvolvimento e de crescimento.[4] Na prática clínica, as medidas mais utilizadas são peso, altura, dobra cutânea tricipital (DCT), circunferência do braço (CB) e circunferência de cintura.[1,6]

Essa forma de análise consiste em um método fácil e rápido, que não despende de muitos investimentos, e é adaptável a qualquer espaço. Por outro lado, apresenta como limitação a não identificação de deficiências específicas, sendo muitas vezes necessário complementar a avaliação com exames bioquímicos.[1] Além disso, cada medida tem sua desvantagem, como demonstrado na Tabela 109.3.[6]

O peso corporal é usado como medida indireta do estado nutricional, por representar as reservas de energia corporais. Em pacientes adultos, a altura é utilizada para estimar o peso corporal ideal (PCI).[6]

A proporção entre peso e altura, o índice de massa corporal (IMC), é o índice favorito utilizado em adultos para classificar o estado nutricional. Apesar de não representar uma métrica direta da adiposidade, o IMC é amplamente usado como substituto da constituição, baseado na consideração de que o excesso de peso é proveniente da gordura corporal.[6]

$$IMC = peso\ (KG)/altura\ (M)^2$$

Apesar de sua limitação, o IMC define o padrão de sobrepeso e obesidade que estão em uso, como mostrado na Tabela 109.4.[6]

A circunferência da cintura (CC) tem sido recomendada pela Organização Mundial da Saúde (OMS) e pela International Diabetes Federation (IDF). Ela é utilizada como medida da obesidade central, componente importante em relação à síndrome metabólica. Para cada gênero e etnia existem pontos de corte diferentes (Tabela 109.5).[6]

A medida das dobras cutâneas ajuda a estimar o percentual de gordura corporal, uma vez que 50% da gordura são armazenados no tecido subcutâneo.[1] A DCT é medida na face posterior do braço, no ponto que compreende a metade da distância entre a borda superolateral do acrômio e o olecrano, geralmente revela o nível de gordura corporal.

Não há padrões de percentual de gordura aceitos para adultos. Com base em revisões de literatura e opiniões especializadas, existem faixas consideradas saudáveis com base na relação IMC-% gordura, como mostrado na Tabela 109.6.[7]

A circunferência muscular do braço (CMB) pode ser obtida a partir da relação DCT e CB, pela fórmula:[1]

$$CMB = CB - [0,314\ x\ DCT\ (mm)]$$

Portanto, é um bom indicador de massa magra, pois o valor CMB é uma medida indireta da massa muscular esquelética.[1]

Além disso, existem outros métodos para avaliação de composição corporal, como a bioimpedância elétrica, absorciometria por raios X com dupla energia (*dual-energy X-ray absorptiometry*, DXA ou DEXA), tomografia computadorizada (TC) e ressonância nuclear magnética (RNM).[1]

EXAMES LABORATORIAIS

Os exames laboratoriais são utilizados como um complemento da anamnese, exame físico e antropométrico. Diversas medidas bioquímicas têm sido propostas com o objetivo de detectar precocemente as deficiências subclínicas.[3]

Na prática clínica, são solicitados exames como hemograma, glicemia, ferritina, perfil lipídico, provas de funções hepática, tireoidiana e renal, além de vitaminas e minerais.[1] Exames como albumina, pré-albumina e proteínas de fase aguda são essenciais,[4] principalmente quando há suspeita de subnutrição.[1]

A albumina como marcador de estado nutrológico pode ser considerada válida na ausência de processos inflamatórios, e é considerada um método prognóstico e um indicador confiável de morbimortalidade. Suas limitações estão relacionadas com situações clínicas, como inflamação, trauma, malignidade, aumento da síntese de proteínas de fase aguda, como a proteína C-reativa (PCR), que levam à diminuição da síntese de albumina, transferrina e pré-albumina.[4]

A pré-albumina que se liga à tiroxina (TBPA) tem uma meia-vida de 2 dias, e sugere-se que, juntamente com a proteína ligadora do retinol (RBP), seja indicadora sensível no reconhecimento do estágio agudo de desnutrição. Patologias hepáticas, hipotireoidismo, fibrose cística do pâncreas e deficiência proteica diminuem a RBP. Já em pacientes renais crônicos, são observados níveis elevados de RBP, além de parâmetros relacionados com deficiência energética, vitamina A e zinco.[3]

CONSIDERAÇÕES FINAIS

Após a avaliação nutricional, em geral, é possível classificar os indivíduos em eutróficos, marasmáticos, kwashiorkor e

Tabela 109.3 Medidas antropométricas usadas e suas principais vantagens e desvantagens.

Medidas	Definição	Vantagens	Limitações
Peso	Soma de todos os componentes de massa corporal	Previsão de gasto calórico e em índices de constituição corporal	Ineficaz para pacientes com condições como doenças renais e cardíacas ou cirrose Considera-se desidratação ou amputação
Altura	Distância dos calcanhares até a parte posterior da cabeça	Fácil de medir Indicador eficiente do crescimento infantil	Inviável para crianças pequenas com idade < 24 meses (usar comprimento) ou pacientes impossibilitados de ficar em pé
Circunferência da cintura	Distância ao redor da menor área abaixo da caixa torácica e acima do umbigo, medida com auxílio de fita métrica	Fácil de medir Indica o conteúdo de gordura abdominal Correlação com a massa gorda total e % de gordura corporal Fator preditivo mais eficiente de muitas doenças relacionadas com obesidade, em comparação ao IMC	Ineficaz para indivíduos com altura < 1,52 m ou IMC ≥ 35 Diferentes protocolos de medida têm sido recomendados, ou seja, como posicionar a fita métrica
Espessura da prega cutânea	Avaliação da quantidade de gordura corporal (p. ex., gordura subcutânea) em vários locais do corpo, com o adipômetro	O equipamento é econômico e portátil É possível estimar indiretamente % de gordura corporal ou a constituição corporal usando equações Altamente correlacionada com a pesagem hidrostática	Erro de medição depende de idade, edema, músculos e várias fontes técnicas (p. ex., habilidade do examinador) Imprecisa em caso de obesidade crescente Inviável para pacientes críticos
IMC (kg/m²)	Índice de peso por altura, calculado como peso (kg)/altura (m)²	Econômico e fácil de usar Alta correlação com a gordura corporal Boa associação com desfechos clínicos Pontos de corte desenvolvidos em adultos e crianças	Não distingue massa gorda corporal e massa magra corporal Pode ter diferentes relações com a gordura corporal e o risco à saúde em populações distintas

Adaptada de: Shils, 2016.

Tabela 109.4 Pontos de corte do IMC.

IMC	Grau de obesidade
< 16	Desnutrição proteico-energética de grau III
16-16,9	Desnutrição proteico-energética de grau II
17-18,4	Baixo peso (desnutrição proteico-energética de grau I)
18,5-24,9	Normal
25-29,9	Sobrepeso
30-34,9	Obesidade classe I
35-39,9	Obesidade classe II
40	Obesidade classe III grave

Adaptada de: Shils, 2016.

Tabela 109.5 Pontos de corte da circunferência da cintura.

Homens	Mulheres
85 (Japão) e 100 (França)	90 (Japão e França)
90 (pela IDF em asiáticos)	80 (IDF)
94 (Vietnã)	85 (Coreia do Sul)
102 (OMS)	88 (OMS)

Adaptada de: Shils, 2016.

obesos, em relação ao metabolismo energético-proteico. Dessa forma, é possível intervir adequadamente com o objetivo de recuperação, ou mesmo, manutenção da saúde.

REFERÊNCIAS BIBLIOGRÁFICAS

1. Ribas, Filho, D; Suen, VMM; et al. Tratado de Nutrologia, 3ª ed. Santana de Parnaíba, SP: Manole, 2023.
2. Sampaio, LR, org. Avaliação nutricional. Salvador: EDUFBA, 2012, pp. 1-7. Sala de aula collection.
3. Vannucchi, H, Unamuno, M do RDL de, Marchini, JS. Avaliação do estado nutricional. *Medicina* (Ribeirão Preto). 1996; 29(1):5-18.
4. Sociedade Brasileira de Nutrição Parenteral e Enteral, Associação Brasileira de Nutrologia. Triagem e Avaliação do Estado Nutricional. Projeto Diretrizes, Associação Médica Brasileira e Conselho Federal de Medicina, 16 p. 8 set. 2011.
5. Previdelli, AN; et al. Manual de avaliação do consumo alimentar em estudos populacionais: a experiência do inquérito de saúde em São Paulo (ISA). São Paulo: FSP/USP.
6. Shils, ME, et al. Nutrição Moderna na Saúde e na Doença, 11 ed. Barueri, SP: Manole, 2016.
7. Gallagher, D; Heyrnsfield, SB; Heo, M, et al. Healthy percentage body fat ranges: an approach for developing guidelines based on body mass index. *Am J Clin Nutr*. 2000; 72(3):694-701.

Tabela 109.6 Faixas de percentual de gordura corporal para adultos.

Idade	Homens			Mulheres		
	Mínimo	Recomendado	Obesidade	Mínimo	Recomendado	Obesidade
20 a 39	8	9 a 19	25	21	22 a 33	39
40 a 59	11	12 a 21	28	23	24 a 34	40
60 a 79	13	19 a 24	30	30	25 a 36	42

Adaptada de: Gallagher, 2000.

110
Transtornos Alimentares

Elaine Cristina dos Santos Queiroz

INTRODUÇÃO

Os transtornos alimentares (TAs) são definidos como um grupo de distúrbios psiquiátricos multifatoriais que se caracterizam por alterações no comportamento alimentar persistentes e recidivantes, impactando negativamente a saúde física e psicossocial, com possibilidade de evoluir para quadros de deficiência nutricional. São representados por seis categorias principais: anorexia nervosa (AN), bulimia nervosa (BN), transtorno de compulsão alimentar (TCA), transtorno alimentar restritivo/evitativo (TARE), pica e transtorno de ruminação. Outros TAs atípicos que não se enquadram nessas categorias são anorexia nervosa atípica, bulimia nervosa de baixa frequência e/ou duração limitada, transtorno de compulsão alimentar de baixa frequência e/ou duração limitada, transtorno de purgação e síndrome do comer noturno.[1,2]

Este capítulo tem o objetivo de salientar a importância do diagnóstico precoce dos TAs, assim como os comportamentos alimentares de risco, para que medidas de tratamento e/ou prevenção sejam estabelecidas.

EPIDEMIOLOGIA

A epidemiologia dos TAs está sujeita a limitações metodológicas, como baixa prevalência na população, propensão dos indivíduos em ocultar a doença e escassa procura por profissionais. Os dados epidemiológicos mais consistentes se referem à AN, BN e TCA.[4]

A prevalência da AN mundialmente ao longo da vida é de 0,3 a 2,6% entre as mulheres e 0,2 a 0,3% nos homens.[1] Entre as adolescentes, esse número cresce para 1,7%.[5,6] A incidência da AN é de 0,4% de novos casos em 12 meses em mulheres jovens, já em homens é 10 vezes menor.[1] A razão de mortalidade padronizada (Arcelus et al.) mostrou um risco quase 6 vezes maior de mortalidade, e em pacientes internados com desnutrição grave chegou a quase 16 vezes.[7]

A prevalência mundial da BN em mulheres jovens é de 1 a 1,5%; nas adolescentes, 0,8% e nos homens de 0,1 a 0,15%.[5,6] É mais comum na faixa etária entre 20 a 30 anos,[3] e o risco de mortalidade (Arcelus et al.) é de 1,9 vez maior quando comparado à população em geral.[7]

Nos EUA, a prevalência de TCA é de 2,3% nas adolescentes, 1,6% nas mulheres jovens e 0,8% em homens acima de 18 anos, e é a doença mais encontrada naqueles que fazem tratamento para perda de peso, em obesos e quando o início dos sintomas é mais tardio.[4,5]

Atualmente, o perfil dos pacientes com TA tem se ampliado para mulheres mais velhas, pessoas obesas, homens e populações não ocidentais, extrapolando o estigma de ser considerado um distúrbio psiquiátrico "jovem, ocidental e específico do sexo feminino".[8]

ETIOPATOGENIA

A etiopatogenia dos TAs é o resultado da interação de múltiplos agentes causais: fatores predisponentes (genéticos, neurobiológicos, psicológicos e socioculturais), precipitantes (dietas e situações estressantes) e mantenedores (distorções cognitivas, eventos interpessoais e fisiológicos). A etiologia e a manutenção do transtorno são dependentes de circunstâncias e gatilhos que ativam a vulnerabilidade do indivíduo a fatores de risco.[3,4] Em relação à etiologia, os TAs podem ser divididos em três categorias: biológicos, psicológicos e socioculturais.[4]

Fatores biológicos
Genéticos

A herança genética é o resultado da relação de múltiplos genes com o meio ambiente.[3] Estimativas de hereditariedade nos TAs são de 25 a 75% para a AN, 30 a 80% para a BN e 40 a 55% para TCA. Na AN, parentes de primeiro grau têm um risco de 12,3 a 15 vezes de desenvolver a doença.[4,5]

Neurobiológicos

Os mecanismos homeostáticos são mediados pela necessidade fisiológica em manter as reservas energéticas corpóreas e os hedônicos que se referem à recompensa alimentar relacionada com o prazer, e são regulados por diversos neurotransmissores, neuromoduladores e hormônios. Nos TAs, alguns desses componentes podem estar alterados, estimulando ou reduzindo a resposta dopaminérgica, gerando impacto sobre o comportamento alimentar.[4]

Na AN, há alterações no sistema serotoninérgico, com redução de seus metabólitos.[3] Há um atraso nas respostas que geram recompensas, levando à redução da fome e da motivação para comer. Os pacientes desenvolvem habilidades acentuadas no controle privatório da alimentação, o alimento não é visto como recompensa e a fome é considerada prazerosa.[4]

Na BN, são encontradas alterações no sistema catecolinérgico e diminuição da atividade serotoninérgica.[3] Há um déficit no controle inibitório, hiperresponsividade aos estímulos alimentares, ocasionando elevada expectativa de recompensa com a alimentação.[8]

No TCA, o episódio compulsivo alimentar é justificado como uma maneira de combater as consequências negativas ocasionadas pela redução da atividade serotoninérgica cerebral.[3]

Alterações hormonais e neuroquímicas influenciam o comportamento alimentar e sua desarmonia pode desencadear os TAs. A restrição alimentar promove compulsão alimentar, que, por sua vez, aumenta o comportamento restritivo, fazendo parte de um ciclo vicioso.[4]

Neurocognitivos

Técnicas de neuroimagem mostram possíveis alterações estruturais e funcionais nos TAs das regiões implicadas no sistema de recompensa, no controle inibitório e na tomada de decisão.[4]

Na AN, um estudo recente identificou redução da massa cerebral cinzenta, alterações na microestrutura da massa branca e de redes neurais associadas às funções executivas e de saliência, que eram reversíveis parcial ou totalmente após recuperação do peso corporal.[4]

Alterações neurais em regiões do córtex pré-frontal e temporal, associadas ao sistema de recompensa e autorregulação, foram demonstradas em um estudo recente de BN.[9]

No TCA, os escassos estudos evidenciaram atividade reduzida no córtex ventral medial, além de alterações estruturais que estão envolvidas nos sistemas de recompensa, no controle inibitório e na tomada de decisão.[10]

Físicos

A obesidade ou a preocupação excessiva com o peso são situações que motivam uma pessoa a seguir uma dieta restritiva, cujo desejo de perder peso torna-a mais vulnerável ao desenvolvimento de TA.[1] A insatisfação com a imagem corporal pode induzir indivíduos a seguirem práticas não saudáveis para perda de peso, como dietas extremamente hipocalóricas, uso de laxantes, diuréticos, indução de vômitos ou exercícios físicos excessivos.[3]

Fatores psicológicos

Alguns traços de personalidade, como compulsividade, obsessão, perfeccionismo, evitação de danos, rigidez, dificuldade de se adaptar a diferentes situações, autoavaliação negativa, déficits cognitivos e baixa coerência central, podem ser importantes fatores de risco para os TAs, assim como experiências traumáticas na infância (abuso sexual, *bullying,* relações familiares disfuncionais, abuso de álcool e drogas em parentes de primeiro grau e preocupação excessiva dos pais em relação à alimentação e/ou ao peso dos filhos).[3,5]

São características presentes nos TAs a baixa autoestima, insatisfação corporal, personalidade histriônica (excessiva emocionalidade e busca de atenção) e transtorno dismórfico corporal (preocupação excessiva com a aparência). A preocupação e a obsessão pelo peso surgem como mecanismos para anular emoções negativas. A insatisfação corporal, resultado da internalização do corpo "ideal", desencadeia comportamentos de restrição alimentar disfuncionais e um estado afetivo negativo. O ciclo patológico é exacerbado pelo uso de métodos disfuncionais na tentativa de regular o estado negativo, ocasionando episódios de compulsão alimentar e métodos compensatórios, que, por sua vez, acentuam o estado afetivo negativo.[4] Na AN, observam-se ansiedade, perfeccionismo, obsessão, inibição e excessiva submissão. Na BN, a impulsividade e a instabilidade emocional são características pertinentes.[3]

Fatores socioculturais

Fatores socioculturais representam uma forte influência sobre a cognição, emoção e o comportamento humano.[4] Os TAs são considerados "síndromes associadas à cultura" nas quais a "magreza" é supervalorizada, especialmente no mundo ocidental. A busca do ideal de beleza depara-se com a frustração e a insatisfação com o próprio corpo e são importantes fatores de risco na gênese e na manutenção dos TAs. Dietas errôneas são incansavelmente seguidas na crença de que, juntamente com a aparência perfeita, o triunfo em todas as facetas da vida (profissional, relacionamentos, competência social, autocontrole) será atingido e, caso não ocorra, segue-se a frustração e o negativismo. Os "grupos de risco ocupacionais" compostos por modelos, bailarinas, atletas e nutricionistas são mais vulneráveis a desenvolverem TA.[5]

Paralelamente, nos últimos anos, o padrão ideal do corpo masculino também tem se modificado, e o corpo musculoso é mais valorizado, favorecendo o consumo cada vez maior de suplementos alimentares, dietas hiperproteicas e hipolipídicas, prática extenuantes de exercícios para hipertrofia e o preocupante consumo abusivo de anabolizantes esteroides.[3]

Fatores precipitantes

A dieta é o principal fator precipitante dos TAs em pessoas vulneráveis. Estudos mostram que nos predispostos geneticamente, a exposição a dietas restritivas pode desencadear episódios de excesso alimentar. Dietas hipoglicídicas persistentes levam a níveis crônicos reduzidos de triptofano, um precursor da serotonina, alterando sua função cerebral.[3]

Os TAs podem ser desencadeados por situações estressoras como puberdade, separações, perdas de entes queridos, mudança de escola ou de moradia, nascimento de irmão, confusão de identidade, novas relações interpessoais, dentre outros.

Trabalhos recentes mostraram que a pandemia do coronavírus foi associada a estresse e fatores de risco para TA. Cerca de dois terços dos pacientes com TA relataram piora dos sintomas durante o confinamento, e mais da metade dos obesos teve aumento do peso.[11]

Fatores mantenedores

Eventos negativos interpessoais, familiares, socioculturais, de relacionamento e a influência da mídia são importantes fatores que contribuem para a manutenção dos TAs. A internalização do corpo magro no ideal de beleza e as distorções da imagem corporal podem desencadear transtornos emocionais na adolescência e representam fator de risco predisponente, precipitante ou mantenedor dos TAs.[3]

Especialmente na AN, os sintomas fisiológicos geralmente relacionados com inanição, como retardo no esvaziamento e plenitude gástrica, hiporexia, redução do metabolismo basal e alterações endócrinas podem estar presentes e assumem importância na manutenção dos TAs.[3]

CLASSIFICAÇÃO

Os critérios diagnósticos dos TAs constam nos sistemas classificatórios da Associação de Psiquiatria Americana (APA), na quinta edição do *Manual Diagnóstico e Estatístico dos Transtornos Mentais* (DSM-5) e na 11ª edição da *Classificação Internacional de Doenças* (CID-11). No DSM-5, são reconhecidos AN, BN, TCA, TARE, pica, transtorno de ruminação e na categoria "outro transtorno alimentar especificado" há a anorexia nervosa atípica, bulimia nervosa de baixa frequência e/ou duração limitada, transtorno de compulsão alimentar de baixa frequência e/ou duração limitada, transtorno de purgação, síndrome do comer noturno e transtorno alimentar ou de alimentação inespecífico.[1,2] No CID-11, as categorias diagnósticas são AN, BN, TCA, TARE, pica, transtorno de ruminação e outros TAs especificados e os não especificados.[2]

Anorexia nervosa

Etimologicamente, o termo anorexia deriva do grego "a", deficiência ou ausência de, e "orexis", apetite. Atualmente, o termo não é utilizado em seu sentido etimológico.[4]

Os critérios diagnósticos da AN são:

- Medo de ganhar peso: é considerado um aspecto central na psicopatologia da AN[1,2]
- Distorção de imagem corporal: não reconhecem seu tamanho corporal de modo compatível ao seu *status* nutricional e se sentem obesos, mesmo estando magros[4]
- Baixo peso: é o resultado da restrição da ingesta calórica e definido como IMC < 18,5 kg/m² em adultos e percentil abaixo de 5º em crianças e adolescentes[1,2]
- Preocupação excessiva com peso e forma corporal: supervalorização do peso e da forma corporal na autoavaliação, com práticas repetidas de aferição do peso, medidas corporais, busca de informações nutricionais e/ou métodos de emagrecimento[1,2]
- Padrão disfuncional alimentar recorrente: comportamentos alimentares disfuncionais voltados para perda de peso e/ou manutenção de peso baixo.[4]

De acordo com o CID-11, a AN pode ser classificada da seguinte forma:[2]

- Padrão restritivo: restrição alimentar associada ou não ao aumento do gasto energético (exercícios físicos exagerados)
- Padrão compulsivo-purgativo: restrição alimentar associada a comportamentos purgativos (vômitos autoinduzidos, uso de laxantes, diuréticos, enemas)
- De acordo com os valores de IMC:
  ○ AN com IMC significativamente baixo: entre 14 e 18,5 kg/m² ou 0,3 - 5º percentil
  ○ AN com IMC extremamente baixo: IMC < 14 kg/m² ou < 0,3º percentil
  ○ AN em recuperação com peso normal: IMC > 18,5 kg/m² ou> 5º percentil, com manutenção de peso saudável
  ○ Outra AN especificada
  ○ Outra AN não especificada.

No DSM-5, a amenorreia foi excluída como critério diagnóstico e o IMC é utilizado para especificar sua gravidade, sendo classificada da seguinte forma:[1]

- AN leve: IMC maior ou igual a 17 kg/m²
- AN moderada: IMC entre 16 e 16,99 kg/m²
- AN grave: IMC entre 15 e 15,99 kg/m²
- AN extrema: IMC < 15 kg/m².

O quadro geralmente se instala em pessoas jovens, de 14 a 18 anos, com a maioria de mulheres (acima de 90%), cujo gatilho pode ser um evento de vida estressante.

Pacientes com AN manifestam aspectos clínicos típicos caracterizados por comportamentos alimentares alterados, como restrição alimentar (redução da quantidade e variedade de alimentos, períodos longos de jejum, recusa a alimentos de alta densidade energética), rituais incomuns às refeições (separação de alimentos no prato, ingestão alimentar vagarosa, conferência minuciosa das calorias e tamanho das porções), recusa a se alimentar na presença de outras pessoas, descarte de alimentos e/ou simulação que os tenha ingerido, uso de roupas largas para ocultar o corpo, "disfarces" para esconder sintomas alimentares, negação em manter o peso em um nível mínimo adequado e a reconhecer sua condição atual. Por conseguinte, o isolamento social torna-se inevitável. A doença evolui com a perda de peso. Queixas inespecíficas são frequentes, como astenia, tontura, mal-estar, cansaço muscular.[5]

As consequências físicas e psicológicas da desnutrição são predominantes, cuja tolerabilidade varia de acordo com o IMC no início e no curso da doença, duração, rapidez da perda de peso, coexistência de exercícios físicos excessivos ou de métodos compensatórios concomitantes. A desnutrição energético-proteica pode ocasionar consumo de gordura subcutânea e massa magra, síntese proteica reduzida (musculatura esquelética e visceral), diminuição da produção hepática de albumina, retardo do crescimento corporal, saciedade precoce, hiporexia, depressão do sistema imunológico e até mesmo alterações na matriz cerebral.[3]

Na AN, o sistema endócrino remodela-se para reduzir o gasto energético para manter as funções orgânicas basais. Em relação ao sistema cardiovascular, podem ocorrer hipercolesterolemia, bradicardia, enfraquecimento do músculo cardíaco, arritmia cardíaca e hipotensão.[3]

A osteopenia é considerada uma das alterações mais graves da AN, especialmente se manifestada antes da consolidação das epífises ósseas, levando ao retardo do crescimento e à baixa estatura, risco aumentado de osteoporose e alterações da função sexual e reprodutiva. A amenorreia é um dos sinais de gravidade da doença e está associada ao estado nutricional.

As comorbidades psiquiátricas são muito presentes, como depressão, ansiedade, transtornos de personalidade, transtorno obsessivo-compulsivo, abuso ou dependência de drogas, além do elevado risco de suicídio. Quanto mais tardiamente for instalada a doença, pior o prognóstico, com altos índices de internação e mortalidade, que pode chegar a 20%.[5]

Bulimia nervosa

O termo bulimia deriva do grego "bous" (boi) e "limos" (fome), designando assim um apetite tão grande que seria possível a um homem comer um boi. Os critérios diagnósticos da BN são:

- Episódios recorrentes de compulsão alimentar: ingestão de uma quantidade definitivamente excessiva de alimentos em um período de até 2 horas, associada à sensação subjetiva de perda de controle sobre o quanto e qual conteúdo ingeriu naquele momento. O DSM-5 recomenda que a frequência mínima seja de 1 vez por semana por pelo menos 3 meses e o CID-11 considera a duração de um mês[1,2]
- Comportamentos compensatórios inadequados e recorrentes: com objetivo de não ganhar peso, ocorrem comportamentos compensatórios após os episódios de compulsão alimentar (vômito autoinduzido, uso inadequado de laxantes, diuréticos), enemas, hormônio tireoidianos, anorexígenos, jejuns prolongados e excesso de exercícios físicos, por pelo menos 1 vez por semana e no mínimo por 3 meses[1,2]
- Preocupação excessiva com o peso e a forma corporal: há uma preocupação acentuada e uma maneira peculiar de lidar com seu peso e forma corporais.[1,2]

Com a atualização do DSM-5, a gravidade da BN baseia-se na frequência dos comportamentos compensatórios e apresenta a seguinte classificação:[1]

- Leve: 1 a 3 episódios de comportamentos compensatórios inapropriados por semana
- Moderada: 4 a 7 episódios de comportamentos compensatórios por semana
- Grave: 8 a 13 episódios de comportamentos compensatórios por semana

- Extrema: acima de 14 episódios de comportamentos compensatórios por semana.

O episódio de compulsão alimentar é a característica central do transtorno e geralmente acontece "às escondidas", acompanhados por sentimentos de vergonha, culpa, constrangimento e pensamentos de autopunição. Durantes os episódios, há preferência por alimentos hipercalóricos e altamente palatáveis. O vômito autoinduzido (introdução do dedo ou algum objeto na garganta) é a forma de comportamento compensatório mais encontrada, e está presente em cerca de 90% dos casos.[3]

O peso corporal na BN costuma oscilar no curso da doença, permanecendo normal com tendência ao sobrepeso.[4] Em razão do "comer compulsivo seguido de eliminação em sigilo" e pelo fato de não haver grave perda de peso, os pacientes conseguem ocultar sua doença por anos e procuram assistência tardiamente, contribuindo para sua cronicidade.

Uma das características psicológicas mais marcantes na BN é o sentimento de culpa em relação ao ciclo de excessos alimentares e purgas. É comum encontrar baixa autoestima, incompetência social, necessidade de aprovação externa, instabilidade emocional, humor depressivo, baixa tolerância à ansiedade e frustração, tendências impulsivas, transtorno obsessivo-compulsivo, abuso de álcool e de drogas ilícitas e tendências suicidas.

As complicações geralmente são secundárias aos episódios de ingestão alimentar excessiva e/ou às práticas compensatórias, e dependem da gravidade da doença. São elas: distúrbios hidroeletrolíticos (especialmente hipocalemia), fraqueza muscular, cãibras, epistaxe, hemorragia conjuntival, queilite (lesões em lábios), sinal de Russel (calosidades em dorso da mão secundárias ao atrito com os dentes decorrentes de atos repetidos de indução de vômitos), cáries, erosão do esmalte dentário, sialoadenose (alargamento bilateral das glândulas parótidas), epigastralgia, esofagite, hérnia de hiato, rouquidão, ruptura de estômago ou de esôfago, arritmias e convulsões. O risco de morte é bem inferior se comparado à AN; porém, parece ser maior que entre mulheres da mesma faixa etária na população.[3,4]

Transtorno da compulsão alimentar

A expressão *binge eating disorder* foi descrita primeiramente em 1959. Após ampla investigação científica, foi oficialmente reconhecido como TA distinto e incluído como nova categoria nas classificações DSM-5 e CID-11, em 2013 e 2018, respectivamente.[4] Os critérios diagnósticos principais do TCA são:[1,2]

- Episódios recorrentes de compulsão alimentar: característica central do transtorno, pelo menos 1 vez por semana por no mínimo 3 meses
- Indicadores de comportamento de perda de controle: cinco itens foram descritos no DSM-5 para auxiliar na identificação da perda de controle relacionada com os episódios de compulsão alimentar (mínimo 3 dos 5 itens: comer rápido, comer até ficar empanturrado, comer sem fome, comer escondido, sentir-se deprimido ou culpado)
- Sofrimento/angústia marcante: está diretamente relacionado com o padrão alimentar e tem impacto nas relações pessoais, sociais, ocupacionais e emocionais.

O nível de gravidade baseia-se na frequência dos episódios de compulsão alimentar:[1]

- Leve: 1 a 3 episódios de comportamentos de compulsão alimentar por semana
- Moderada: 4 a 7 episódios de compulsão alimentar por semana
- Grave: 8 a 13 episódios de compulsão alimentar por semana
- Extrema: acima de 14 episódios de compulsão alimentar por semana.

O TCA assemelha-se à BN, caracterizando-se por episódios de ingestão excessiva e compulsiva de alimentos (*binges*) pelo menos uma vez por semana durante 3 meses.[1] Há uma perda do controle sobre o que foi ingerido, apenas cessa quando sente-se desconfortavelmente empanturrado e apresenta um padrão alimentar irregular. Geralmente, também é observada uma preocupação com a forma e a imagem corporal. Ao contrário da BN, os pacientes não adotam medidas compensatórias inapropriadas.[3]

Pacientes com TCA, de maneira geral, estão acima do peso e sujeitos às consequências da obesidade. Há uma relação direta entre o grau de obesidade e a gravidade do TCA.[3]

Transtorno alimentar restritivo/evitativo

O TARE foi estabelecido nas atuais classificações de TA (DSM-5 e CID-11). Os critérios diagnósticos são:[1,2]

- Comportamentos alimentares de restrição e/ou evitação graves: podem resultar em comprometimento físico e/ou estresse psicossocial; é observada história de conflito com o alimento, refeições dificultosas e com alto nível de estresse
- Ausência de preocupação com a imagem corporal ou busca da magreza
- Ausência de condição médica ou psiquiátrica que justifique o prejuízo no comportamento alimentar
- Não há indisponibilidade do alimento ou prática culturalmente aceita
- Restrição alimentar baseada em pouco interesse em comer (comedores restritivos): pouco interesse pela comida ou por experimentar alimentos novos
- Evitação baseada em aversão ou medo de comer (disfagia funcional ou fobia alimentar): o quadro geralmente começa no início da infância com recusa de alimentos sólidos após episódio de estresse (engasgo com alimento, sufocamento ou intoxicação alimentar) e evolui com comportamento alimentar aversivo e fóbico; não é observado medo de engordar ou busca da magreza
- Evitação baseada nos aspectos sensoriais (comedores seletivos): evitação de determinados alimentos em decorrência da percepção desagradável e aversiva de seus aspectos sensoriais e são extremamente sensíveis a características do alimento
- Outras apresentações: referem-se à sintomatologia de restrição e recusa alimentar relacionada com instabilidade emocional e situações graves de estresse; são descritas a "síndrome da recusa pervasiva", cujas mudanças do comportamento alimentar estão associadas a eventos traumáticos, e o "transtorno da evitação alimentar emocional".

Outros transtornos alimentares

Pica é um transtorno que se caracteriza pela ingestão de substâncias não nutritivas, como terra, tijolo, papel, cimento, plástico, madeira. A associação entre pica, anemia ferropriva e deficiência de zinco tem sido relatada em gestantes.[4]

O transtorno de regurgitação/ruminação caracteriza-se pela presença de repetidos episódios de regurgitação do alimento (trazer o alimento de volta à boca após deglutição) durante ou logo após as refeições, e depois podem degluti-lo ou descartá-lo.[4]

A síndrome do comer noturno é caracterizada por episódios recorrentes de ingestão noturna de forma consciente, ao despertar do sono ou pelo consumo excessivo de alimentos após um refeição noturna, levando a sofrimento significativo e/ou prejuízo no funcionamento.[1]

O transtorno de purgação refere-se ao comportamento de purgação recorrente para evitar ganho de peso; porém, não precedido de compulsão alimentar.[1]

Outros transtornos também são descritos: AN atípica, na qual os critérios para AN estão presentes, mas o peso está normal ou pouco acima; BN atípica, cuja apresentação é semelhante à BN, mas os episódios de compulsão alimentar e purgação ocorrem em uma frequência e/ou duração abaixo do critério mínimo recomendado; e TCA atípico, com características similares às da TCA, mas com baixa frequência e/ou duração limitada.[2]

DIAGNÓSTICO

Exame clínico

Diante de um paciente com suspeita de TA, deve-se coletar a história clínica detalhada, investigar comorbidades e rastrear complicações da doença. Ao exame, os sistemas e aparelhos devem ser examinados, buscando sinais de desnutrição e desidratação, especialmente na AN. Na BN, rastrear presença do sinal de Russel, hipertrofia de parótidas e complicações dentárias.[3]

O diagnóstico precoce é fundamental para o sucesso no tratamento. Há testes e instrumentos de avaliação que oferecem informações adicionais inerentes aos TAs e contribuem no planejamento e na mensuração do progresso do tratamento.[5]

Exames complementares

Exames laboratoriais ou de imagem são utilizados para avaliar presença de complicações mais prevalentes, já que o diagnóstico é essencialmente clínico.[5] Alterações laboratoriais podem surgir decorrentes da desnutrição, desidratação ou distúrbios hidroeletrolíticos: leucopenia, anemia e trombocitopenia (AN), uremia (desidratação), hipoglicemia, hipocalemia, hipomagnesemia, hipocalcemia, hipocloremia, hipofosfatemia, alterações de bicarbonato sérico, hipercolesterolemia (AN), T4 diminuído, hipogonadismo, hiperadrenocortisolismo, hiperamilasemia, hiperinsulinemia.[3] São recomendadas provas de função hepática e renal, proteínas totais e fracionadas, vitaminas, minerais, PCR, urina rotina, densitometria óssea e outros, dependendo da gravidade da doença e a critério médico.[5]

Diagnóstico diferencial

Na AN, o diagnóstico diferencial é feito com outras patologias que cursam com perda de peso importante, como doenças caquetizantes ou consumptivas (neoplasia, AIDS), tumores do sistema nervoso central, infecções agudas ou crônicas, má absorção intestinal, diabetes melito, hipertireoidismo, depressão, esquizofrenia, doença celíaca, acalasia (aperistalse esofágica), doença de Crohn ou síndrome da artéria mesentérica superior.[3]

Na BN, o diagnóstico diferencial é feito com a anorexia do tipo compulsivo/purgativo, vômitos psicogênicos, síndromes genéticas que cursam com hiperfagia (síndrome de Prader-Willi), diabetes, depressão atípica, hipertireoidismo, tumores hipotalâmicos, epilepsia ou acalasia.[3,4]

E no TCA, o diagnóstico diferencial deve ser feito com a BN, hipotireoidismo, síndrome do comer noturno, síndrome de Prader-Willi ou depressão.[3]

TRATAMENTO

Em virtude da complexa etiopatogenia dos TAs, é mandatória uma abordagem multidisciplinar, com a formação do vínculo entre paciente e equipe assistencial, de modo que ele consinta com as orientações e aprenda a lidar com as expectativas do tratamento.[3] A atuação da equipe multidisciplinar é de suma importância para o sucesso do tratamento, que envolve a terapêutica nutrológica, psicoterápica, medicamentosa e socioeducativa, sob o alicerce do apoio familiar.

Terapia nutrológica

A terapia nutrológica baseia-se na educação alimentar (nutroterapia) e na reabilitação do estado nutricional, e por isso deve ser individualizada. A alimentação adequada pode regularizar e/ou atenuar o desequilíbrio hormonal, homeostático e psicológico gerado pelas práticas alimentares inadequadas.[3]

Na AN, deve-se primeiro interromper o emagrecimento; em seguida, aumenta-se gradativamente o peso até um valor dentro dos padrões da normalidade e, por fim, mantém-se um padrão de alimentação normal. A educação alimentar engloba os conceitos de alimentação saudável, hábitos corretos e orientação quanto às consequências da restrição alimentar, purgações e episódios compulsivos. A oferta energética deve ser instituída gradativa e progressivamente. Suplementos alimentares e polivitamínicos são indicados, pois complementam a alimentação, repõem déficits e aumentam o aporte de macronutrientes, vitaminas e minerais. Quando as metas não são alcançadas, em casos mais graves a terapia nutricional enteral pode ser necessária no nível ambulatorial ou até mesmo hospitalar. A nutrição parenteral é reservada para casos muito graves, nos quais não se obtém sucesso com a via enteral e/ou oral.[3]

Para a BN, orienta-se seguir recomendações de macro e micronutrientes da população em geral, fracionar as refeições buscando a saciedade, aumentar o aporte de fibras insolúveis para evitar constipação, repor micronutrientes se necessário, hidratar, realizar refeições na presença de familiares, evitar alimentos que desencadeiam o ataque ou *binge* (fenômeno do gatilho), usar diários alimentares para autoavaliação da quantidade de alimento ingerida e de condutas compensatórias e analisar em quais circunstâncias as compulsões e as purgações são geradas.[3]

Já no TCA, as orientações são semelhantes às da BN, nas quais o foco é a diminuição da frequência de compulsão alimentar e, posteriormente, a perda de peso.[3]

Psicoterapia

A terapia cognitivo-comportamental (TCC), considerada padrão ouro para o tratamento dos TAs, utiliza técnicas que indicam a maneira como os indivíduos modificam pensamentos, emoções e comportamentos associados a esses transtornos. Consiste na busca dos fatores de vulnerabilidade (predisposição) e daqueles que ocasionaram o desenvolvimento e a manutenção dos TAs, correlacionando-os com os sintomas associados à alimentação e às adversidades presentes. Inclui avaliação minuciosa das características individuais, do âmbito familiar e do seu contexto interpessoal. São abordados: tentativa de flexibilizar atitudes na vida evitando o "tudo ou nada", discussão entre a relação entre a compulsão e os métodos purgativos, modificação do sistema disfuncional de crenças associadas ao peso e à forma corporal, incentivo ao aumento da autoestima e diminuição do nível de autoexigência.[4]

Na AN, na maioria dos casos, os pacientes manifestam negação do transtorno e baixo *insight* sobre seus sintomas, dificultando a abordagem da gravidade da doença. A desnutrição persistente também pode gerar sintomas psicológicos de etiologia orgânica. A abordagem deve ser individual e/ou em grupo, com participação ativa da família, combinando técnicas cognitivo-comportamentais, psicoeducacionais e psicodinâmicas.[3]

A TCC é a intervenção que mais demonstra eficácia na BN, e por isso é considerada como primeira linha na terapêutica. Nela buscam-se mudanças no conjunto de crenças distorcidas e disfuncionais determinantes para o desenvolvimento e manutenção do transtorno.[3]

No TCA, a TCC modificada interpessoal mostrou-se eficaz na redução da frequência dos episódios de compulsão alimentar e abstinência durante o tratamento. No entanto, essas intervenções não evidenciam resultados consideráveis na perda de peso.[2]

Terapia farmacológica

O tratamento farmacológico deve ser individualizado e escalonado, em conjunto com intervenções nutricionais e psicoterápicas, no âmbito multidisciplinar. Além do tratamento da doença em si, o objetivo é também tratar as complicações e comorbidades associadas. A resposta terapêutica aos fármacos, além de ser heterogênea entre os subtipos de TA, pode ser distinta em certos grupamentos sintomáticos em um mesmo transtorno. O profissional deve estar alerta à presença de manifestações clínicas concomitantes, cuja gravidade deve ser considerada na escolha do agente farmacológico.[3,4]

Anorexia nervosa

O tratamento farmacológico na AN deve fazer parte de uma estratégia terapêutica ampla, incluindo abordagens nutricionais e psicológicas. Na fase aguda, a prioridade é a recuperação do peso e a redução dos sintomas pertinentes ao transtorno. Na fase de manutenção, o objetivo é evitar as recaídas.[4] Diversos estudos buscam um tratamento farmacológico eficaz na AN. No entanto, as evidências do seu impacto na restauração do peso e na prevenção das recaídas são escassas. As complexas interações entre anormalidades cerebrais e as consequências da restrição alimentar e da desnutrição podem afetar a sua eficácia. Na maioria das vezes, a terapêutica farmacológica também é utilizada para o tratamento das comorbidades. As principais classes estudadas foram os antidepressivos e antipsicóticos.[3,4]

Antidepressivos

As similaridades entre AN, depressão e transtorno obsessivo-compulsivo justificam o uso dos antidepressivos (AD). Além disso, alguns desses agentes estão associados ao ganho de peso.[4]

Os inibidores seletivos da recaptação da serotonina (ISRSs) foram os mais estudados, sendo a fluoxetina o principal agente testado; porém, os estudos ainda são conflitantes. Outros ADs, como citalopram, mirtazapina e duloxetina, também fizeram parte de estudos, mas com resultados não promissores. Apesar da ineficiente resposta terapêutica em relação à psicopatologia central da AN, os ADs podem atuar sobre os sintomas depressivos e obsessivo-compulsivos associados, colaborando para uma melhora no curso do transtorno.[4]

Antipsicóticos

Podem ser usados na AN pelo fato de agirem sobre algumas distorções de imagem corporal e no medo de ganhar peso, que é explicado pelo desajuste do sistema dopaminérgico.[4]

A olanzapina (2,5 a 10 mg/dia) é o antipsicótico de segunda geração (ASG) mais estudado, e foi superior ao placebo. No entanto, são necessários novos estudos para avaliar os efeitos colaterais e a relação risco-benefício.[3] Outros ASGs estudados foram a risperidona e a quetiapina, sem demonstrar superioridade ao placebo.[4] Recentemente, um estudo com o aripiprazol, um antipsicótico atípico, apresentou possíveis benefícios.[3]

Outros agentes

A ciproeptadina, um anti-histamínico de primeira geração, pode ser usada com o objetivo de aumentar o apetite. Porém, os estudos são desanimadores e ela tem sido pouco utilizada.[4]

Os procinéticos, como domperidona e metoclopramida, podem ser usados para amenizar queixas de empachamento, saciedade precoce e melhora do tempo de esvaziamento gástrico.[3]

Uma nova área de investigação é a da microbiota intestinal, cujas evidências sugerem que na AN a diversidade bacteriana intestinal esteja alterada e que a recuperação do peso demonstra associação com mudanças da microbiota.[3]

Bulimia nervosa

A farmacoterapia, em comparação à AN, mostra evidências mais bem estabelecidas na BN, sobretudo os antidepressivos. O objetivo é a redução e/ou remissão dos episódios compulsivos e dos comportamentos compensatórios, assim como o tratamento das comorbidades.[4]

Antidepressivos

Várias classes de ADs mostraram-se eficazes em reduzir os sintomas de compulsão e purgações, independentemente de sintomas depressivos, e os ISRSs são os mais seguros. Podem reduzir em 50 a 60% os comportamentos bulímicos em um intervalo de 6 a 8 semanas. A única medicação aprovada pela Food and Drug Administration (FDA) é a fluoxetina, considerada o fármaco de primeira escolha, cuja dose preconizada são 60 mg/dia em uma única tomada no período da manhã. Iniciar com a dose mínima de 20 mg e aumentar 20 mg a cada 1 ou 2 semanas, de acordo com a tolerância e a resposta terapêutica. Deve-se manter o tratamento por no mínimo 9 meses. Além de tratar os sintomas da doença (compulsão, purgações, preocupações com peso), ela também reduz sintomas de ansiedade e depressão.[3,4]

Outros ADs, como a sertralina e fluvoxamina, podem ser utilizadas quando a fluoxetina não for eficaz ou não ser tolerada.[3,4] A desvenlafaxina, venlafaxina, vortioxetina e duloxetina foram avaliadas em estudos, e resultados preliminares sugerem que a duloxetina possa ter efeito positivo no tratamento.[12]

O anticonvulsivante topiramato pode ser efetivo na redução dos sintomas, perda de peso, estabilização do humor e aumento da saciedade. A dose é de 25 a 100 mg/dia, inicialmente 25 mg à noite e, se necessário, aumentar progressivamente até 200 mg/dia, em casos mais graves.[3]

A bupropiona não é recomendada devido ao risco aumentado de convulsões nos pacientes. Os ADs tricíclicos apresentam risco adicional de toxicidade, especialmente em pacientes com potencial risco de suicídio.[4]

Transtorno de compulsão alimentar

A única medicação atualmente aprovada pela FDA e pela Agência Nacional de Vigilância Sanitária (Anvisa) no tratamento de TCA moderado a grave é a lisdexanfetamina, cuja dose é de 30 a 70 mg/dia. Tem ação anorexígena dopaminérgica, ocasionando diminuição da frequência das compulsões alimentares e do peso. Por ser um estimulante do sistema nervoso central, é contraindicada em cardiopatas e nos portadores de outros transtornos psiquiátricos (psicose, mania, transtorno bipolar e depressão).[3]

Podem ser utilizados fluoxetina, fluvoxamina e sertralina, embora os resultados mostrem eficácia apenas nas primeiras semanas. O topiramato é usado inicialmente na dose de 25 mg à noite e aumentos de 25 mg por semana, 200 a 400 mg/dia, conforme resposta terapêutica.[3]

PROGNÓSTICO

O curso da AN é longo e as recaídas são frequentes. A mortalidade, principalmente por suicídio ou complicações cardíacas, é estimada em 5,6% por década de vida e chega a 20% em longo prazo, ou na AN tardia.[5] Ocorre redução da mortalidade se o tratamento for precoce e com uma equipe multidisciplinar. Cerca de 50% dos pacientes recuperam-se totalmente, 30% parcialmente e 20% não se curam. Os critérios de cura são recuperação do peso e hábitos alimentares, retorno dos ciclos menstruais e normalização das funções psicológicas, sexuais e sociais. Até 30% dos pacientes com AN do tipo restritivo podem migrar para a BN.[3]

Na BN, 50% dos pacientes se recuperam em 2 a 4 anos do início do quadro e 25% podem manifestar a doença por mais de 10 anos. A taxa de mortalidade é menor que na AN, mas esses dados podem estar subestimados. É comum os pacientes evoluírem para TCA.[3]

CONSIDERAÇÕES FINAIS

Os TAs são patologias psiquiátricas do comportamento alimentar, nos quais são observados preocupação excessiva com o peso, distorção da imagem corporal e o medo patológico de ganhar peso, com predominância no sexo feminino.

Sua etiologia multifatorial é marcada pela predisposição genética, influências socioculturais e vulnerabilidades biológicas e psicológicas. Evoluem com prejuízos biopsicossociais e alta taxa de morbidade e mortalidade.

É importante que o diagnóstico seja precoce para permitir uma abordagem terapêutica multidisciplinar, na qual todos os profissionais estejam envolvidos e integrados, favorecendo o prognóstico, na tentativa de minimizar os obstáculos do tratamento. O seguimento deve ser intensivo e prolongado, visando diminuir os riscos de morbimortalidade e favorecer a recuperação nutricional e psicossocial. A atuação do nutrólogo é de extrema importância no sentido de reconhecer a doença e proporcionar modificações no comportamento alimentar e usar técnicas eficazes para estabilização do peso. Estudos futuros ainda são necessários para compreender melhor essas patologias, estabelecendo conexões entre nutrientes e TA, assim como novas intervenções e fármacos que possam proporcionar uma melhor terapêutica.[3]

REFERÊNCIAS BIBLIOGRÁFICAS

1. American Psychiatry Association. *Manual diagnóstico e estatístico de transtornos mentais: DM-5*. 5.ed. Porto Alegre: Artmed, 2014.
2. World Health Organization. *International Statistical Classification of Diseases and Related Health Problems:ICD-11.11. ed.* Genebra:WHO; 2019.
3. Ribas, DF, Suen, VMM. *Tratado de Nutrologia: Transtornos alimentares e terapia nutrológica*. 3ª ed. São Paulo: Manole, 2023.
4. Appolinario, JC, Nunes, MA, Cordás, TA. *Transtornos Alimentares: Diagnóstico e manejo*. Porto Alegre: Artmed, 2022.
5. Associação Brasileira de Psiquiatria. Sociedade Brasileira de Endocrinologia e Metabologia. Sociedade de Medicina da Família e Comunidade. Sociedade Brasileira de Nutrição Parenteral e Enteral. Associação Brasileira de Nutrologia. Sociedade Brasileira de Pediatria. Anorexia Nervosa: diagnóstico e prognóstico. Projeto Diretrizes, 7/11/11..
6. Smink, FRE, Van Hoeken, D, Oldehinkel, AJ, Hoek, HW. Prevalence and severity of DSM-5 eating disorders in a community cohort of adolescents. *Int J Eat Disord*. 2014;47(6):610-9.
7. Van Eeden, AE, Van Hoeken, D, Hoek, HW. Incidence, prevalence and mortality of anorexia nervosa and bulimia nervosa. *Current Opinion in Psychiatry*. 2021;34(6):515-524.
8. Steinglass, JE, Berner, LA, Attia, E. Cognitive neuroscience of eating disorders. Psychiatr Clin North Am. 2019;42(1):75-91.
9. Frank, GKW, Shot,t ME, DeGuzman, MC. The neurobiology of eating disorders. *Child Adolesc Psychiatr Clin N Am.*2019; 28(4):629-40.
10. Reiter, AMF, Heinze, HJ, Schlagenhauf, F, Deserno, L. Impaired flexible reward-based decision-making in binge eating disorder: Evidence from computational modeling and functional neuroimaging. *Neuropsychopharmacology*. 2017;42(3):628-37.
11. Sideli, L, Lo Coco, G, Bonfanti, RC, Borsarini, B, Fortunato, L, Sechi, C, Micali, N. Effects of COVID-19 lockdown on eating disorders and obesity: a systematic review and meta-analysis. *Eur Eat Disord Rev*. 2021;29(6):826-41.
12. McElroy, SL, Guerdjikova, AI, Mori, N, Romo-Nava, F. Progress in developing pharmacologic agents to treat bulimia nervosa. *CNS Drugs*. 2019;33(1):31-46.

111
Terapia Nutricional no Diabetes Melito

Ligiê Brito

INTRODUÇÃO

O diabetes melito (DM) ocorre em taxas epidêmicas ao longo de todo o mundo. Trata-se de uma síndrome clínica heterogênea, que se caracteriza por anormalidades endócrino-metabólicas que alteram toda a homeostase hormonal. Essas anormalidades envolvem importantes transtornos no metabolismo de carboidratos, lipídios e proteínas, caracterizando-se, historicamente, nas alterações do metabolismo da glicose, como a bem conhecida hiperglicemia e suas consequências.

É preocupante o aumento do diabetes tipo II em adolescentes, que segue estreitamente relacionado com o fato de a prevalência da obesidade ter quadruplicado em indivíduos dessa faixa etária nos últimos 30 anos. Nesse grupo etário, há maior tempo de exposição às alterações metabólicas e consequentes complicações, como hipertensão arterial, problemas articulares, déficit de atenção, depressão, entre outros. Sendo assim, a prevenção em crianças e jovens é muito importante para o contexto social futuro.

As mudanças no estilo de vida, atividade física e hábitos alimentares saudáveis são fundamentais para que os indivíduos com diabetes mantenham a qualidade de vida e longevidade. O manejo da nutrição médica é a base do tratamento de todos os indivíduos diabéticos, uma vez que hábitos alimentares adequados diminuem os riscos de complicações agudas ou crônicas, assim como interferem na quantidade de farmacoterapia a ser utilizada.

CLASSIFICAÇÃO

O diabetes melito pode resultar de uma série de condições genéticas, metabólicas e adquiridas, que geram hiperglicemia. Apesar de ser um distúrbio genético e clinicamente heterogêneo, todas as classificações da doença têm em comum a hiperglicemia, que pode ser atribuída tanto à insuficiência de insulina como à resistência à insulina.

O diabetes tipo I (DM1) é responsável por cerca de 5% dos casos de diabetes e se manifesta pela deficiência de insulina causada pela destruição da célula B do pâncreas. O diabetes tipo II (DM2) é responsável por cerca de 90% dos casos de diabetes e caracteriza-se por duas deficiências primárias: resistência à insulina (sensibilidade tecidual diminuída para insulina) e função deficiente das células β. O diabetes gestacional tem início, tipicamente, entre a 24ª e a 28ª semana de gravidez, quando a demanda de insulina cresce drasticamente no organismo da gestante.

DIAGNÓSTICO

Os sintomas clássicos, como a polidipsia, a poliúria e a perda rápida de peso, associados à grande e inequívoca elevação da glicose sanguínea (≥ 200 mg/dℓ ou 11,1 mmol/ℓ) levam ao diagnóstico de DM. O nível plasmático de glicose em jejum ≥ 126 mg/dℓ (7 mml/ℓ), em duas ocasiões, conduzem ao diagnóstico.

De acordo com a Organização Mundial da Saúde (OMS), a American Diabetes Association (ADA) e a Sociedade Brasileira de Diabetes (SBD), o diagnóstico definitivo é estabelecido quando há:

- Presença de sintomas e sinais clínicos clássicos de diabetes e aumento significativo de glicemia casual acima de 200 mg/dℓ, com a glicemia casual ou ao acaso realizada a qualquer hora do dia, independentemente do horário das refeições
- Presença ou não dos sintomas e sinais clínicos mais típicos, mais níveis glicêmicos de jejum aumentados em mais de uma determinação (superiores a 126 mg/dℓ)
- Glicemia de jejum abaixo de 126 e > 100 mg/dℓ, mas níveis de glicemia acima de 200 mg/dℓ no tempo de 2 horas do teste de tolerância à glicose (OGTT-75 g).

Para diagnóstico em pacientes gestantes, é necessário realizar rastreio com glicemia de jejum superior a 85mg/dℓ.

De acordo com a SBD, considera-se o paciente diabético em bom controle metabólico quando apresenta hemoglobina glicada (HbA1c) abaixo de 7%, glicemia capilar pré-prandial entre 70 e 130 mg/dℓ e glicemia capilar pós-prandial inferior a 180 mg/dℓ, podendo-se adotar critérios mais rigorosos, como HbA1c menor que 6,5%, glicemia pré-prandial abaixo de 110 mg/dℓ e glicemia pós-prandial abaixo de 180 mg/dℓ, para pacientes que não apresentem risco importante de hipoglicemia.

FUNÇÕES DOS HORMÔNIOS

A fisiopatologia da doença envolve um comprometimento na entrada de glicose nas células e acúmulo de glicose no sangue, o que resulta no aumento da osmolaridade plasmática e perda de glicose urinária, acompanhada por perda excessiva de água e sódio (poliúria). A consequente desidratação desencadeia mecanismos compensatórios, como sede (polidipsia), incapacidade das células de utilizar glicose, assemelhando-se a um estado de inanição celular, o que estimula a fome (polifagia) e desencadeia a ativação de respostas compensatórias para aumentar a liberação e a disponibilidade de substratos energéticos, a partir da ativação da lipólise e proteólise. Isso resulta no aumento dos níveis circulantes de ácidos graxos livres e aminoácidos gliconeogêneses que excedem a capacidade do fígado de sua utilização metabólica, levando à elevação dos corpos cetônicos no sangue (cetoacidose diabética) e sua excreção urinária.

A doença, portanto, é resultante da forma inadequada da ação das células β à glicose, posteriormente seguida de redução efetiva na massa dessas células e diminuição da responsividade dos tecidos periféricos à ação da insulina. Os pacientes com DM2 secretam quantidades normais de insulina durante o jejum; todavia, em resposta a uma carga de glicose (ou a uma refeição), secretam quantidade consideravelmente menor de insulina (70%) do que os pacientes não diabéticos. Isso explica porque, muitas vezes, temos uma glicemia de jejum normal ou limítrofe alta, mas com hemoglobina glicada já alterada. Para termos uma avaliação mais precisa, a dosagem da glicose pós-prandial é de grande valia.

A resistência à insulina refere-se à incapacidade dos tecidos-alvo periféricos em responder apropriadamente a concentrações circulantes normais de insulina. Dessa maneira, para manter a euglicemia, o pâncreas compensa através da secreção de quantidades aumentadas de insulina.

A insulina é o principal sinal do corpo para os estados de saciedade e de jejum. Após uma grande refeição, altos níveis séricos de insulina estimulam o armazenamento de combustível e de energia. Após um jejum noturno, por exemplo, os baixos níveis séricos de insulina permitem a mobilização de combustível e de energia dos estoques.

Pela fisiologia, de acordo com Guyton e Hall (2021), evidencia-se que o exercício físico aumenta o transporte de glicose no músculo esquelético e diminui a resistência à insulina no DM2. Na atualidade, as vias de sinalização que medeiam esses efeitos estão sendo estudadas e parecem envolver o Ca^{2+} e a enzima proteinocinase ativada por AMP. A proteína quinase ativada por AMP sofre ativação durante o exercício, designada como disjuntos metabólico-mestre, uma vez que fosforila as proteínas-alvo essenciais que controlam o fluxo através das vias metabólicas.

Durante o jejum, o exercício e o estresse, os ácidos graxos emergem como principais fontes de energia. Trabalhar individualmente essas situações estressoras parece ser muito interessante ao metabolismo, pois o ajuda na estimulação da flexibilidade metabólica. Exercícios de baixa a moderada intensidade em jejum e protocolos de jejum intermitente (16/8 horas ou 12/12 horas, com o último sendo uma orientação praticamente universal a todos os indivíduos, comer na janela de 12 horas diurnas e pausa alimentar nas 12 horas noturnas) são orientações que podem ser aplicadas como protocolo do atendimento à doença, de acordo com a apresentação do contexto do paciente.

FUNÇÕES ENERGÉTICAS

Um homem saudável, com massa corpórea de 70 kg, armazena cerca de 70 g de glicogênio no fígado, 200 g de glicogênio nos músculos e 30 g de glicose nos fluidos corporais. As reservas disponíveis de glicose podem atender às necessidades energéticas por 12 a 18 horas. No entanto, os triglicérides do tecido adiposo representam, tipicamente, reservas de energia de 120.000 kcal, 100 vezes mais do que as reservas de glicose. Durante os períodos de jejum ou de estresse, os ácidos graxos são liberados para obter energia. As proteínas, as estruturas esqueléticas e viscerais e outros componentes vitais do corpo ficam indisponíveis para derivação de energia, a não ser sob condições de inanição prolongada ou de forte estresse.

O cérebro, outros tecidos nervosos, os eritrócitos e a medula renal necessitam, constantemente, da energia da glicose, enquanto outros tecidos começam a usar ácidos graxos e cetonas (que são subprodutos hepáticos da oxidação dos ácidos graxos) para obter energia. Quando as reservas de glicogênio do fígado e dos músculos são exauridas, a maioria dos tecidos passa a depender dos ácidos graxos e das cetonas para suprir as necessidades energéticas.

OBJETIVOS DA TERAPIA NUTRICIONAL MÉDICA

A terapia nutricional médica é fundamental para o controle e o cuidado de indivíduos diabéticos, uma vez que age na inibição e controle da doença e atua para a qualidade de vida do paciente. O primeiro e principal objetivo é alcançar e manter níveis de glicose no sangue o mais próximo possível do normal, por meio do balanceamento entre ingestão de alimentos e a insulina (endógena ou exógena), ou com o uso de agentes antidiabéticos.

As medidas nutricionais para retardar o desenvolvimento da aterosclerose e doença vascular periférica (como retinopatias e nefropatias diabéticas) incluem a manutenção do peso corporal adequado e a ingestão de uma dieta rica em fibras, proteínas, carboidratos naturais, antioxidantes e vitaminas hidrossolúveis, e pobre em gorduras saturadas. A distribuição das refeições e o monitoramento dos níveis de glicose do sangue previnem os episódios de hiper e hipoglicemia de frequência desordenada. Independentemente do tipo do diabetes presente, é necessário estar atento às preferências individuais, aos costumes sociais e culturais e à habilidade do paciente em compreender e seguir a dieta prescrita.

ALIMENTOS PARA DIABÉTICOS

Os alimentos denominados específicos para diabéticos (p. ex., com rótulo de "diet" e "isento de açúcares") não são recomendados para indivíduos portadores da doença, nem para indivíduos saudáveis, pois não há evidências que indiquem que esses alimentos ou bebidas apresentem qualquer vantagem nutricional para diabéticos quando comparados à comida natural. Produtos com redução de açúcar são, em geral, mais caros e enriquecidos em gorduras, principalmente do tipo trans, não justificando assim, a troca de um alimento fresco por algo ultraprocessado.

Mais uma vez, enfatiza-se a orientação individual do especialista. Cabe ao médico fazer a leitura adequada do paciente para que seja traçada uma dieta adequada, rica em nutrientes, sem restrições e permissões equivocadas sobre o que consumir.

AVALIAÇÃO NUTRICIONAL E EDUCAÇÃO

A adoção de plano alimentar saudável é um aspecto fundamental no tratamento do diabetes, e a terapia de primeira escolha é a orientação nutricional associada à mudança no estilo de vida. A composição do plano alimentar para o paciente diabético tem passado por modificações importantes ao longo do tempo

A alimentação correta é uma das partes mais desafiadoras do tratamento, pois possui grande impacto no controle glicêmico, e independentemente do tempo de diagnóstico do tratamento, a terapia nutricional deve ser parte do tratamento. A prioridade é integrar a orientação nutricional ao estilo de vida do paciente. Com as diversas opções de esquemas terapêuticos atualmente disponíveis, é possível planejar uma ação que se adapte à rotina diária do indivíduo, respeitando as escolhas alimentares, a prática de atividade física e as outras situações do seu dia a dia.

Na terapia alimentar e no acompanhamento metabólico, estimula-se o consumo de alimentos naturais com consequente redução de industrializados, o que se traduz em menor consumo lipídico, principalmente de ácidos graxos saturados e na forma trans, assim como reduz o teor de sódio na dieta e também incentiva maior consumo de alimentos de origem vegetal, como hortaliças, frutas, cereais pouco refinados e leguminosas, incrementando o consumo de fibras, vitaminas, minerais e substâncias antioxidantes. A dieta deve ser fracionada em intervalos regulares, de forma a reduzir o volume de alimentos em cada refeição e não permitir longos intervalos entre elas, o que impede grandes oscilações da glicemia.

A avaliação nutricional completa do indivíduo diabético envolve, entre outros, os seguintes elementos: idade, tipo do diabetes, histórico médico de problemas (como hipertensão, dislipidemias e doença renal), uso de medicamentos, história social e ambiental, avaliação comportamental à capacidade e motivação de implantar mudanças no estilo de vida, IMC, circunferência de cintura e peso corporal adequados, presença de limitações físicas, perfil sérico de lipídeos e regime atual de tratamento médico pelo diabetes.

Os hábitos alimentares devem ser avaliados pelo histórico de alimentos ou pelo registro de alimentos. O plano de manejo nutricional é desenvolvido com base nessas e em outras informações obtidas durante as sessões de aconselhamento nutricional. A importância cultural e social do comportamento alimentar tem sido frequentemente negligenciada pela sociedade contemporânea. Ingerir alimentos é diferente de alimentar-se, pois descreve o comportamento humano desenvolvido e aprimorado em sociedade ao longo de milhares de anos. Portanto, alimentar-se é um ato social e sentar-se à mesa para compartilhar uma refeição nos remete a uma óptica de resgates culturais, tradicionais e de valores que se perpetuam por gerações.

A interação médico-paciente corrobora a um olhar humanizado no cuidado da doença. O especialista, por sua vez, não pode deixar que a formalidade dos termos técnicos e que o posicionamento clínico em relação à doença prejudiquem a sua relação com o paciente, que naturalmente distancia-se com toda formalidade mantida no consultório. A preocupação em manter uma conversa franca, com uma relação face a face, utilizando um vocabulário claro e até mesmo simples, permite que a mensagem seja entendida e executada pelo paciente. Muitas vezes, a conversa com o paciente utiliza uma linguagem específica de médicos, ou seja, muito técnica, que não permite mudança no curso da doença por falta de compreensão e vínculos não estabelecidos entre médico e paciente.

Em pacientes com pré-DM e sobrepeso ou obesidade, recomenda-se a restrição calórica, associada aos exercícios físicos para perda adequada de peso. A base estrutural da dieta deve ser rica em fibras e pobre em gorduras. O consumo de fibras está entre 25 a 30 g ao dia. Reduzir o consumo de bebidas adoçadas com açúcares naturais ou adicionados é importante. Deve-se orientar os pacientes para o consumo de água como bebida base, cafés e chás puros (evitar também adoçantes) e sucos com frutas naturais. No tocante às frutas, é importante estimular o consumo da fruta na sua forma integral, com polpa e bagaço (para atingir a meta de fibras) e evitar extrair somente o caldo, como no preparo de sucos.

Restringir carboidratos, simples ou refinados, é parte da terapia alimentar no tratamento da doença, assim como evitar o consumo de alimentos industrializados com base em farinhas, como pães, biscoitos, bolos e bolachas, mesmo os denominados integrais. A substituição desses alimentos por raízes e tubérculos, como aipim, batata, inhame e cará, incorpora mais nutrientes e fibras ao organismo, diminuindo o tempo de absorção.

Vegetais de todos os tipos, legumes, frutas e laticínios devem ser a base da alimentação. Proteínas animais, como carnes brancas (frango e peixe) e vermelhas mais magras (como patinho, alcatra e coxão mole) também fazem parte do programa nutricional. Vale ressaltar que a carne vermelha pode ser consumida de 1 a 2 vezes na semana e o restante dos dias, carnes brancas ou ovos. A quantidade recomendada é de 1 a 1,5 g/kg/dia. Pacientes com comprometimento renal devem ter seus ajustes proteicos de acordo com a avaliação principalmente do *clearence* de creatinina. Em adultos não gestantes com DM2, a redução de carboidratos totais pode ser considerada uma excelente estratégia para o controle glicêmico.

Para a prescrição da orientação nutricional, o médico avalia o padrão alimentar e foca na melhor aderência do paciente. A distribuição de carboidratos contempla a qualidade das fontes e cuidado nas quantidades ingeridas. Mesmo com todo aparato nutricional, é de extrema importância se lembrar dos quatro princípios fundamentais da nutrição, criados pelo médico argentino Pedro Scudero: princípios da qualidade, quantidade, harmonia e adequação.

As dietas *low carb* são adequadas a esses pacientes. É considerado *low carb* a ingestão de 50 a 100 g de carboidratos ao dia. Deve-se adequar a quantidade ao paciente, de acordo com o nível de atividade física e uso de insulinas ou hipoglicemiantes orais. Já as dietas abaixo de 50 g de carboidratos devem ser evitadas, principalmente em gestantes com diabetes gestacional, lactantes, pacientes com doença renal crônica, pacientes usando inibidores de iSGLT2 e com distúrbios alimentares.

Se em uso de insulina, a avaliação é ainda mais criteriosa, avaliando individualmente cada esquema terapêutico.

Em pacientes com diagnóstico de pré-DM, sobrepeso ou obesidade, recomenda-se restrição calórica, associada à prática de exercícios físicos para perda de peso e redução das chances em desenvolver DM2. A redução de pelo menos 5% do peso total é bem interessante em todo o perfil metabólico.

A utilização do índice glicêmico e da carga glicêmica para melhora do controle glicêmico deve ser considerada quando os alimentos forem consumidos isoladamente (Tabela 111.1).

Ao avaliar o índice glicêmico de um alimento (no caso, os ricos em carboidratos), também verifica-se a velocidade que o alimento possui em aumentar a glicemia. Alimentos com baixo índice glicêmico possuem menor velocidade no aumento da glicemia, evitando picos glicêmicos e necessidades aumentadas de insulina.

Quando o conceito de carga glicêmica é avaliado, observa-se a quantidade de carboidratos presentes no alimento. Quanto maior a quantidade de carboidratos, maior seu potencial de elevação da glicemia (Tabela 111.2).

Pacientes com DM2 devem ser orientados a não consumir, ou consumir em pequenas porções, carboidratos refinados e açúcares adicionados, e priorizar os carboidratos de vegetais, leguminosas, frutas, laticínios e grãos integrais, favorecendo a redução do índice glicêmico das refeições.

Tabela 111.1 Índice glicêmico dos principais alimentos consumidos pela população brasileira.

Baixo IG ≤ 55		Médio IG 56 a 69		Alto IG ≥ 70	
Banana	52	Mamão	56	Melancia	70
Maçã	38	Mamão papaia	60	Melão	70
Limonada	36	Abacaxi	59	Suco de melão	70
Manga	51	Arroz branco	69	Pão árabe	80
Kiwi	53	Pão integral	67	Pão de forma	95
Pera	38	Pão de aveia	65	Pão de forma *light*	95
Uva	46	Aveia	59	Pão francês sem miolo	95
Suco de uva	48	Batata assada	60	Pão sem glúten	76
Suco de laranja	50	Barra de cereal	60	Torrada	95
Arroz integral	48	Biscoito *cream cracker*	65	Biscoito água e sal	71
Arroz parboilizado	47	Biscoito de maisena	69	*Cupcake*	73
Batata-doce	44	Biscoito de polvilho	69	Sonho de padaria	76

Adaptada de: Foster-Powell, et al. *Table of glycemic index glycemic load values*. 2002. *Am J Clin Nutr* 2002.76 5-56.

Tabela 111.2 Avaliação da carga glicêmica dos carboidratos.

Carga glicêmica (CG)	Classificação
≤ 10	Baixa CG
11 a 19	Média CG
≥ 20	Alta CG

Adaptada de: Diretriz Brasileira para Tratamento de Diabetes; Sociedade Brasileira de Diabetes (2022).

Proteínas

Recomenda-se o consumo de 1 a 1,5 g de proteínas/kg/dia para obter um balanço nitrogenado positivo, prevenir a sarcopenia e manter a massa muscular, além dos benefícios no controle glicêmico e na saciedade. Lembrando que em pacientes com DM2, obesidade e síndrome metabólica, há inflamação crônica de baixo grau, o que desfavorece metabolicamente ao ganho de massa magra. Existe uma íntima relação entre sarcopenia e DM2, em que a redução da massa muscular é ao mesmo tempo causa e consequência da resistência à insulina, e por isso preservar e aumentar a massa muscular é fundamental.

Como ressaltado anteriormente, a prescrição de proteínas deve ser individualizada, considerando o diagnóstico nutricional, as necessidades de crescimento e desenvolvimento, o exercício físico e o controle glicêmico. Em pessoas com DM2 e função renal preservada, mantém-se o mesmo aporte proteico, de 1 a 1,5 g/kg/peso.

Além da adequação da quantidade de proteína consumida, é importante orientar sobre a qualidade da proteína ingerida, que por sua vez, deve ser rica em aminoácidos essenciais, sobretudo leucina, que tem ação direta na ativação das rotas metabólicas para o processo de síntese proteica.

É sabido que os carboidratos são o macronutriente com maior impacto na glicemia pós-prandial, e muitos estudos têm demonstrado que a gordura e a proteína da dieta também podem atuar na melhoria do perfil glicêmico pós-prandial. A Tabela 111.3 apresenta os principais alimentos de origem vegetal e animal ricos em proteínas.

Tabela 111.3 Principais alimentos de origem animal e vegetal ricos em proteínas.

Alimentos	Porção	Proteínas/g
Animal		
Peru, carne magra	120 g	9
Peixe	90 g	17
Ovo inteiro	1 grande	6
Clara de ovo	1 grande	4
Carne de boi magra	120 g	24
Laticínios		
Queijo *cottage*	½ xícara	15
Queijo	30 g	8
Leite desnatado	240 g	8
Vegetais		
Amendoim	30 g	7
Manteiga de amendoim	1 colher de sopa	4
Massa seca	60 g	7
Pão de trigo integral	2 fatias	6
Feijão cozido	1 xícara	14
Amêndoas secas	12	3
Grão-de-bico	½ xícara	20
Lentilhas	½ xícara	9

Adaptada de: Diretriz Brasileira para Tratamento de Diabetes; Sociedade Brasileira de Diabetes (2022).

Gorduras

O consumo de gorduras totais, em adultos com DM2, deve ser em torno de 0,8 a 1 g/kg/dia ou de 20 a 35% das calorias totais diárias. Lembrando que a cada 1 g de gordura, obtém-se 9 kcal (diferente de carboidratos e proteínas, 1 g = 4 kcal), mas a prescrição desse macronutriente deve ser cautelosa devido ao seu grande potencial energético.

É recomendado utilizar ácidos graxos mono e poli-insaturados em detrimento de gorduras saturadas, pela associação direta das gorduras saturadas com o aumento da incidência de doenças cardiovasculares.

Fibras

Em adultos com DM2 é recomendado o uso de fibras dietéticas na quantidade 14 g/1.000 kcal, com no mínimo 25 g/dia, para melhorar o controle glicêmico e atenuar a hiperglicemia pós-prandial (Tabela 111.4). A meta de fibras deve ser individualizada e obtida gradualmente, para minimizar desconfortos gastrintestinais (é muito comum a distensão abdominal, flatos e cólicas intestinais). A ingestão de alimentos naturalmente ricos em fibras é preferível em comparação aos alimentos com suplementos de fibras, pela presença de outros micronutrientes.

Adoçantes

Não há evidências conclusivas sobre o efeito benéfico ou deletério atribuído ao uso de adoçantes (edulcorantes) não nutritivos no controle glicêmico de pacientes com DM2, tanto em comparação com o açúcar como com adoçantes com valores nutritivos ou placebo. Portanto, sua prescrição não deve visar a melhora do controle glicêmico, embora possa ser utilizado em substituição ao açúcar no intuito de reduzir o valor calórico consumido, ajustando a dieta para que o paciente possa perder peso. Auxiliando na redução da ingestão de carboidratos, o edulcorante é um bom aliado, mas é preciso ter cuidado com a compensação com outras fontes alimentares.

Há duas categorias básicas de adoçantes: os nutritivos (que contêm calorias) e os não nutritivos (que não contêm calorias). Os adoçantes nutritivos, como a frutose encontrada nas frutas e os alcoóis de açúcar comum, os chamados polióis, são aceitos em quantidades moderadas no plano alimentar do diabético. A frutose, por ser um componente natural dos alimentos, é mais doce do que os outros açúcares e é metabolizada sem o uso da insulina, gerando menos hipoglicemia. Faz-se necessário, portanto, desmistificar que algumas frutas devem ser banidas do cardápio do diabético, lembrando que tudo que vem da natureza (pomares, hortas, granjas, laticínios, entre outros) são comidas naturais e devem ser priorizadas no cardápio diário. Não faz sentido retirar as bananas do cardápio, uma fruta encontrada durante as quatro estações no Brasil, e substituí-las por biscoitos integrais, erroneamente considerados saudáveis.

Os polióis (sorbitol, manitol, xilitol, eritritol, maltitol) são formados por meio da hidrólise ou hidrogenação parcial de amidos comestíveis. Produzem uma menor resposta glicêmica, mas não parecem oferecer vantagens em relação a outros adoçantes nutritivos. Lembrando que o elevado consumo dessa classe de adoçantes pode trazer efeitos adversos, como distensão abdominal, cólicas e diarreias.

Os adoçantes não nutritivos (não calóricos) representam uma boa forma de diminuir a quantidade excessiva de açúcares na dieta, e são considerados relativamente seguros, desde que não haja consumo exagerado. A sacarina, o aspartame, o acesulfame-k e a sucralose são aprovados tanto pela Food and Drug Administration (FDA), nos EUA, como pela Agência de Vigilância Sanitária (Anvisa), no Brasil. Estudos recentes apontam para uma correlação direta entre sacarina (um derivado do petróleo e também o adoçante mais antigo) com o câncer de bexiga. Essa correlação foi encontrada em pacientes que fizeram uso exagerado do produto ("jateiam" o adoçante, ao invés de pingar algumas gotas) e o consumo por um tempo prolongado.

O aspartame é um dipeptídeo que contém ácido aspártico e fenilalanina e está contraindicado para pacientes com fenilcetonúria. Seu uso está limitado a alimentos e preparações que não passam por cozimento. Já o acesulfame de potássio, um derivado do ácido acetoacético, é aprovado para muitos tipos de alimentos e preparações. Por sua vez, a sucralose tem sabor de açúcar porque é oriunda da sacarose, e mostra-se mais apreciado pelo sabor e por não apresentar o retrogosto intitulado como "amargo".

A ingestão de adoçantes artificiais deve ser dosada aos limites seguros de uso, e o paciente deve estar ciente de que os alimentos devem ser consumidos o mais próximo do natural possível, ou seja, em sua forma *in natura,* e que é necessário adicionar o adoçante em pequenas quantidades, apenas para uma "quebra" do sabor azedo ou amargo ao consumo.

Estimular o indivíduo a ingerir café, chá, assim como sucos leves de frutas tropicais, como limão, maracujá, caju e abacaxi, sem nenhum tipo de adoçante é importante no cardápio diário, criando a prática de um consumo consciente e nutritivo.

É importante explicar ao paciente que o consumo dessas bebidas ao natural estimula o cérebro em suas distintas funções, por meio das papilas gustativas que se aguçam a outros sabores. O sabor adstringente é importante para o paladar, pois reduz a avidez do paciente por alimentos doces e açucarados. Com o aumento do consumo destes alimentos (ácidos e adstringentes), o paciente costuma relatar uma aversão ao doce em excesso, o que antes era comum ao seu consumo.

Álcool

A ingestão moderada de álcool apresenta diminuição da incidência de diabetes, assim como redução de doenças

Tabela 111.4 Quantitativo de fibras por porção.

Grão	Porção	Gramas de fibra
Lentilha cozida	1 xícara de chá	7,9
Feijão cozido	1 xícara de chá	7,5
Amendoim	½ xícara de chá	4,1
Soja cozida	½ xícara de chá	3,9
Ervilha enlatada	½ xícara de chá	3,5
Pipoca estourada	3 xícaras de chá	3
Farelo de aveia	3 colheres de sopa	2,7
Milho	1 espiga média	2,3
Farelo de trigo	3 colheres de sopa	2,2
Aveia em flocos	3 colheres de sopa	2,1
Farinha de aveia	3 colheres de sopa	2,1
Arroz integral cozido	5 colheres de sopa	1,6
Biscoito de trigo integral	6 unidades	1,6
Macarrão cozido	1 xícara de chá	1,2
Pão de trigo integral	1 fatia	1,3
Biscoito de trigo refinado	6 unidades	0,8
Pão francês e branco	1 fatia	0,6
Arroz branco cozido	5 colheres de sopa	0,5

Adaptada de: Diretriz Brasileira para Tratamento de Diabetes; Sociedade Brasileira de Diabetes (2022).

cardiovasculares. O consumo é quantificado até 2 doses diárias para homens e 1 dose para mulheres. Uma dose equivale a cerca de 40 ml de bebida destilada (uísque, vodca, gim e rum) e uma taça de 120 mℓ de vinho seco ou 350 mℓ de cerveja. É de extrema valia ressaltar que essas doses são diárias, e não acumulativas, e se o paciente não conseguir consumir o que é indicado em relação à dosagem, não é recomendado ingeri-las. Indivíduos com controle inadequado do diabetes, mulheres grávidas e crianças e adolescentes devem-se abster do consumo de álcool.

Para o diabético, o consumo de álcool deve ser feito durante as refeições, preferencialmente, uma vez que o excesso pode acarretar a redução da capacidade de julgamento, interferência na qualidade e no padrão alimentar, assim como na administração da insulina terapêutica. Mais uma vez, destaca-se a orientação individual e o olhar do especialista no tratamento adequado em relação ao diabetes. Cabe ao médico fazer a leitura adequada do seu paciente para que não haja uma dualidade excessiva entre permissão e restrição em um plano alimentar no tratamento.

Programa de atividade física

A atividade física é definida como qualquer movimento produzido pelo músculo esquelético e que gere gasto energético. Já os exercícios físicos são uma forma específica de atividade física, organizada em tipo, intensidade, duração e frequência, com o objetivo de melhorar o condicionamento físico e melhorar a saúde. Como atividade física, incluem-se subir e descer escadas, caminhar até o trabalho, cuidar do jardim e da limpeza da casa, entre outros. Nos exercícios físicos estão os esportes, as atividades aeróbicas, como corrida, natação, ciclismo, exercícios de força, como musculação, levantamento de pesos, *crossfit*. Yoga, pilates e hidroginástica são exercícios físicos em que o alongamento e a atenção são valências executadas. Segundo a American College of Sports Medicine (2000), há indícios de que a yoga promova benefícios no controle glicêmico, dos lipídios e na composição corporal em adultos com DM2.

Exercícios recomendados para pessoas com DM2:
- Exercício resistido: com pesos (musculação), com elásticos, com uso do peso corporal com sobrecarga
- Exercício aeróbico: caminhada, corrida, natação, bicicleta.

Para o paciente portador de DM, o exercício deve ser adequadamente orientado e praticado de forma regular, pois constitui uma importante ferramenta para o manejo metabólico. Os principais benefícios da atividade física no tratamento do paciente diabético são: auxiliar na manutenção do peso, aumentar a sensibilidade à insulina, reduzir os níveis pressóricos, aumentar os níveis de HDL-colesterol, contribuir para o desenvolvimento e manutenção do tecido muscular e ósseo, reduzir a depressão e promover ou contribuir para o bem-estar.

A presença de um educador físico na equipe multidisciplinar para elaboração de um programa de atividade física é importante para um planejamento individualizado e sistêmico do indivíduo portador de DM.

Para pacientes com pré-diabetes, ou para aqueles com risco aumentado em desenvolver DM2, recomendam-se 150 minutos de atividades aeróbias de moderada intensidade para reduzir o risco da doença. Para pessoas com DM2

já estabelecido, a indicação é a combinação de exercícios resistidos (2 a 3 vezes por semana) em conjunto com exercícios aeróbicos (no mínimo 150 minutos) de forma moderada a alta intensidade para promover reduções importantes na HbA1C. Para idosos portadores de DM2, é recomendado acrescentar exercícios para equlíbrio e alongamentos, como yoga, pilates ou *tai chi chuan*.

Em relação aos cuidados com paciente com sobrepeso ou obesidade, recomenda-se aumentar o tempo de exercícios, completando semanalmente 300 a 420 minutos de atividade aeróbica. Também é importante alertar para a redução do tempo gasto em atividades sedentárias, ou seja tornar-se mais ativo em todas as circunstâncias do dia, tendo também como benefício a redução do risco cardiovascular.

No olhar da medicina interativa, observa-se que a orientação das atividades, quando feita de forma escrita, na própria receita (como um item da própria prescrição do paciente), traz mais adesão e comprometimento. Assim como a via medicamentosa, a importância da prática dos exercícios físicos como parte do tratamento é relevante.

Outra orientação interessante, com bastante influência comportamental, é o uso do pedômetro, um equipamento medidor de passos por sistema pendular, encontrado na forma de "relógio", para o paciente estabelecer uma meta diária de passos. Recomenda-se no mínimo 7 mil passos ao dia, e uma meta acima de 10 mil.

Outro ponto importante em relação aos exercícios é conversar com o paciente sobre o uso indevido de esteroides anabolizantes, sem prescrição médica. Quando mal utilizados, pioram o controle metabólico, a elevação de LDL-colesterol, policitemia, arritmias e outras alterações em músculo cardíaco, além de alterações de ordem psiquiátricas.

Solicitar exames para rastreamento universal de doenças cardiovasculares em pacientes que pretendem iniciar a prática de exercícios físicos não é recomendada de forma rotineira, exceto se houver sintomas típicos ou atípicos de DCV ou em pessoas de alto ou muito alto risco cardiovascular.

CONSIDERAÇÕES FINAIS

Na prática, um plano nutricional individualizado é fundamental para o controle bem-sucedido do diabetes. O indivíduo diabético e a equipe de cuidado à saúde integram o plano nutricional às atividades diárias de acordo com a insulina disponível. A dieta, a atividade física, o nível de estresse e a insulina disponível (endógena e exógena) mudam a cada dia e implicam diretamente no quadro do paciente, enfatizando um cuidado diário e preciso em sua rotina.

O indivíduo diabético necessita de informação, educação, motivação e experiência para reagir a essas mudanças, ou seja, os processos de autoconhecimento e autorregulação devem permear todo o cuidado em relação à doença. A equipe de cuidado à saúde deve, acima de tudo, educar, encorajar e guiar empaticamente, de modo a auxiliar o indivíduo diabético a integrar a dieta, o exercício e a medicação correta para alcançar as metas de glicose sanguínea dia a dia.

Tanto as considerações de curto e as de longo prazo afetam o plano nutricional. Vale ressaltar que, apesar de o indivíduo diabético visar o seu bem-estar, seu tratamento não deve levá-lo, assim como a equipe que o assiste, a aceitar práticas nutricionais inadequadas e não prestigiadas pela medicina no controle da doença. O bom controle glicêmico, a manutenção do peso corporal adequado, os níveis séricos ideiais de lipoproteínas e a redução do risco de complicações metabólicas, microvasculares e ateroscleróticas são os objetivos do plano nutricional do diabético e no controle da doença.

BIBLIOGRAFIA

1. Diretriz Brasileira para Tratamento de Diabetes – Sociedade Brasileira de Diabetes. 2022.
2. Molina, P.E. Fisiologia Endócrina. 5. ed. Porto Alegre: Artmed. 2021.
3. Ross, A Catharine; Caballero, Benjamin; Cousins, Robert J.; Tucker, Katherine J.; Ziegler, Thomas R. Nutrição Moderna de Shils na Saúde e na Doença. 11ª ed. Editora Manole, 2016.
4. Tratado de Nutrologia. 3ª ed., 2022. Editora Manole. Organização: Durval Ribas-Filho, Vivian Marques Miguel Suen.

PARTE

23

Obstetrícia

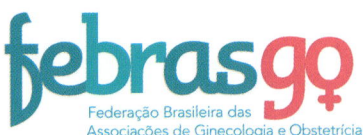

febras**go**
Federação Brasileira das
Associações de Ginecologia e Obstetrícia

112

Modificações Locais e Gerais do Organismo Materno

Sílvia Regina Piza

INTRODUÇÃO

A partir da concepção, durante a gestação e após o parto, acontece no organismo materno uma série de mecanismos adaptativos para atender às demandas metabólicas, fisiológicas e anatômicas que a gravidez impõe. Na maioria das vezes, esses mecanismos adaptativos são fisiológicos e respondem pelo adequado desenvolvimento fetal e pela integridade do organismo materno durante a gravidez e no pós-parto, com o retorno das condições pré-gravídicas. E quando esse diálogo inicial materno-fetal/embrionário não ocorre de modo adequado, acontecem os desvios dos processos fisiológicos que envolvem o ciclo gestacional e, consequentemente, os quadros de doenças obstétricas e/ou intercorrentes à gestação, com aumento do risco gravídico materno e fetal.

Essas adaptações ocorrem especialmente por ação de hormônios que possibilitam adaptações fisiológicas e anatômicas. A unidade decíduo-fetoplacentária produz, em um crescente, grande quantidade de hormônios esteroides, proteicos e neuropeptídeos, que possibilitam as adaptações necessárias para o correto desenvolvimento fetal, com crescimento e maturação celular, além do aporte nutricional.[1-3]

Inicialmente, em torno da oitava e nona semanas, a produção dos hormônios esteroides (estrogênio e progesterona), além de um peptídeo denominado relaxina, são fundamentais para as fases iniciais da gravidez (quiescência e aceitação endometrial, decidualização e relaxamento uterino), e é de responsabilidade do corpo lúteo gravídico a produção ovariana estimulada pela gonadotrofina coriônica.[1-3]

Após a nona semana, a placenta assume gradativamente a síntese hormonal. Contudo, para a síntese hormonal placentária, especialmente dos hormônios esteroides, estrogênio e progesterona, há necessidade de precursores fetais e elementos maternos, para, assim, constituir-se a unidade materno-fetoplacentária.[1-3]

Dentre as inúmeras funções da progesterona, destaca-se a quiescência miometrial, por reduzir as junções de comunicação entre as fibras miometriais, a diminuição da síntese de prostaglandinas, associadas à contratilidade uterina, além do relaxamento da musculatura lisa presente em tecidos e órgãos maternos.[1,2]

Os estrogênios têm efeito no incremento vascular que ocorre na gravidez. Promovem vasodilatação do leito vascular uterino, estimulando o crescimento e o aumento do fluxo uteroplacentário, e também aumentam a vascularização em tecidos e órgãos maternos.[1,2]

Além da síntese dos esteroides, a placenta secreta hormônios polipeptídicos, como a gonadotrofina coriônica, o hormônio lactogênio placentário (HPL), o hormônio do crescimento placentário humano (hPGH), a ativina e a inibina, que apresentam ação moduladora em diversos processos metabólicos materno e fetal.[1,2]

MODIFICAÇÕES LOCAIS

São modificações que ocorrem no sistema reprodutor, mais especificamente, vulva, vagina, útero (corpo e colo) e mamas. São perceptíveis no transcorrer da gravidez, e muitas vezes constituem os sinais gravídicos típicos, denominados mnemônicos, e que possibilitam o diagnóstico da gravidez.

Vulva e vagina

Ocorre aumento da vascularização, do volume e da coloração, que se torna mais intensa e vinhosa.[4,5,6] O epitélio vaginal torna-se mais espesso e descamativo, o que resulta no aumento fisiológico do conteúdo vaginal, que tem aspecto mucoide. Além disso, o pH vaginal fica mais ácido, variando entre 3,5 a 6,0, decorrente da produção de ácido lático pelos *Lactobacillus acidophillus*.[4-6]

Sinais mnemônicos perceptíveis:

- Sinal de Jacquemier: coloração violácea da mucosa vaginal
- Sinal de Osiander: pulsação sentida nos fórnices vaginais laterais
- Sinal de Kluge: coloração arroxeada da vulva.

Útero

Pode ser dividido em três porções: corpo, istmo e colo ou cérvix. É composto por três camadas: serosa (perimétrio, mais externa), miométrio (camada muscular lisa) e endométrio (camada interna que reveste a cavidade uterina).[4]

Durante a gestação, o útero sofre diversos processos adaptativos, com acentuada anteversoflexão, mudança na forma e capacidade.

Corpo

Ocorre aumento na capacidade, volume e peso do órgão, e, inversamente, redução na espessura das fibras miometriais, como mostrado na Tabela 112.1.[6]

Ocorre aumento das fibras miometriais (hiperplasia), crescimento (hipertrofia) e estiramento, especialmente por ação estrogênica.[2]

As fibras miometriais encontram-se entrelaçadas por dois sistemas de fibras simétricas, e em forma de espirais descendentes, cuja angulação no fundo uterino é de aproximadamente 90°. À medida que progride para as porções mais inferiores do útero, essa angulação vai tornando-se cada vez maior, com ângulos mais abertos, como observado na Figura 112.1, e descrito por Goettler.[4]

Com a evolução da gravidez, essa estrutura está mantida, contudo, com o crescimento e estiramento das fibras acentua-se a área de transição entre o corpo uterino e o colo, na região do istmo, e ocorre a formação e extensão do segmento inferior, indicado com seta na Figura 112.1.[4]

No início da gravidez, o útero mantém o seu formato piriforme. No entanto, gradativamente torna-se globoso, e por volta da 12ª semana, aos poucos ocorre a preponderância do

Tabela 112.1 Modificações do corpo uterino na gravidez.

Parâmetro	Pré-gravídico	Termo
Peso	60 g	1.000 g
Capacidade	6 a 7 mℓ	4.000 a 5000 mℓ
Altura	7 cm	30 cm
Espessura	4 cm	0,5 a 1 cm

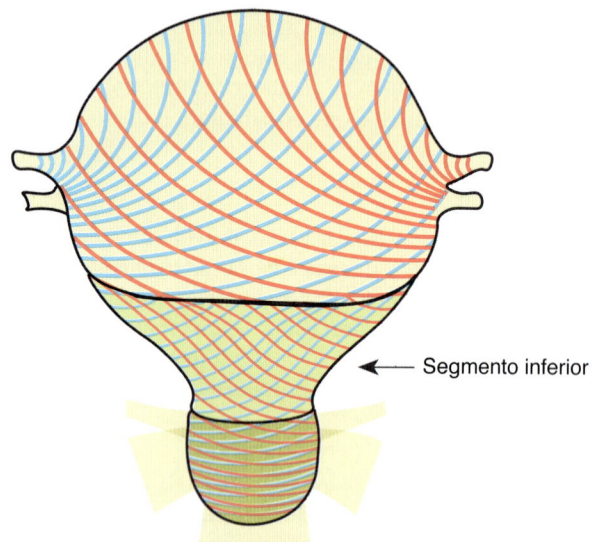

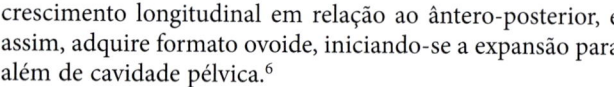

Segmento inferior

Figura 112.1 Útero gravídico. Esquema de Goettler. Adaptada de: Rezende Filho, Jorge. *Rezende obstetrícia*, 14ª ed; 2022;(79):63-79.[4]

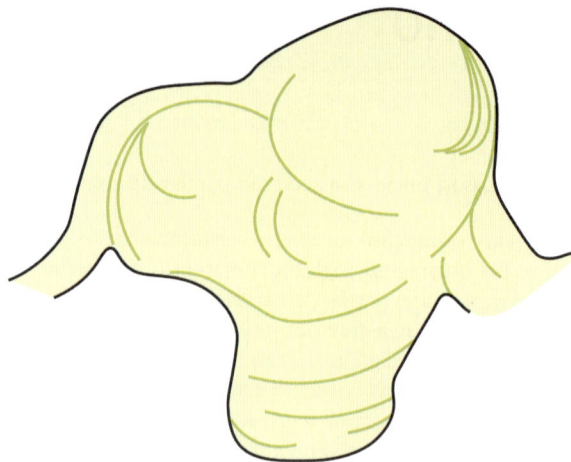

Figura 112.2 Sinal de Piskacek.

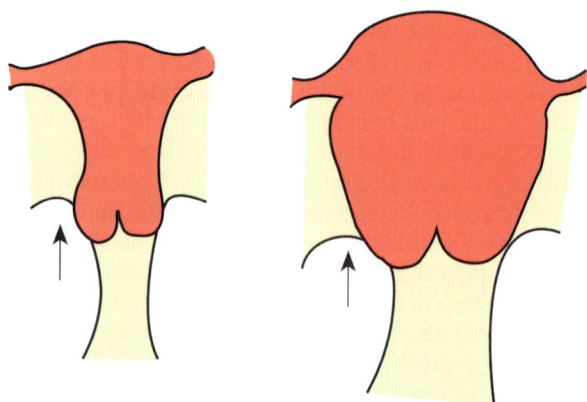

Figura 112.3 Sinal de Nobile-Budin.

crescimento longitudinal em relação ao ântero-posterior, e assim, adquire formato ovoide, iniciando-se a expansão para além de cavidade pélvica.[6]

Simultaneamente a esse crescimento, ocorre o aumento do fluxo sanguíneo do útero, que em condições sem gravidez, corresponde a cerca de 2% do débito cardíaco, e na gravidez de termo, 17%. Também ocorre redistribuição desse fluxo, que antes era distribuído igualmente entre o miométrio e o endométrio: na gravidez, esse fluxo é direcionado em cerca de 80 a 90% para a placenta, e no termo, o fluxo placentário tem velocidade de 500 a 750 mℓ/min. Para que exista a acomodação de todo esse incremento vascular no leito placentário, é necessário a destruição da camada muscular lisa das arteríolas espiraladas pelo trofoblasto.[2-4,6]

Sinais mneumônicos perceptíveis:[6]

- Sinal de Piskacek: assimetria uterina decorrente da implantação cornual por volta da terceira e quarta semana (Figura 112.2)
- Sinal de Nobile-Budin: palpação do útero globoso nos fórnices vaginais laterais (Figura 112.3)
- Sinal de MacDonald: acentuação da anteversoflexão do corpo uterino perceptível no primeiro trimestre
- Sinal de Bonnaire: amolecimento do corpo uterino (consistência de "figo maduro")
- Sinal de Hegar: amolecimento do istmo (sexta semana).

istmo

Também chamado de segmento inferior uterino, é pequeno no início da gestação, mas a partir do final do primeiro trimestre começa a se expandir, incorporando-se à cavidade uterina entre a 12 e 16 semanas. O limite inferior é o orifício interno do colo uterino e o superior, pouco preciso, é referido como anel de Bandl ou zona de transição entre as fibras espessas do corpo uterino e as delgadas do istmo (Figura 112.1).[4]

Colo

O colo uterino torna-se amolecido gradativamente, como consequência dos efeitos da progesterona e do estrogênio. Ocorre a remodelação do colágeno cervical por efeito das prostaglandinas e da colagenase, produzida por leucócitos especialmente no final da gravidez.[2] Também ocorre crescimento do epitélio glandular do canal cervical, que torna-se mais visível na ectocérvice, em forma de ectopia.[2,6]

Em relação à posição, com o crescimento uterino, ocorre posterior desvio na gravidez. Com a proximidade do parto e com a insinuação fetal, alinha-se medialmente, e anteriormente no trabalho de parto, quando sofre encurtamento, adelgaçamento e dilatação total, incorporando as estruturas que constituem o canal de parto.[2,5]

Sinais mneumônicos perceptíveis:

- Sinal de Goodell: antes da gravidez, consistência semelhante à cartilagem nasal; na gravidez, consistência igual aos lábios
- Rinal Schroder: tampão mucoso.

MAMAS

As mamas, por ações hormonais, aumentam de volume pouco a pouco; passam por incremento vascular, aumentam a capacidade de retenção, tornam-se mais pigmentadas, e podem apresentar estrias e víbices, com escurecimento e hipertrofia do complexo aréolo-papilar, hipertrofia dos ácinos glandulares, e em alguns casos, inicia-se a secreção papilar de colostro, antes mesmo do parto e do estímulo pela sucção.[4,6]

Sinais mneumônicos perceptíveis (Figura 112.4):

- Tubérculos de Montgomery: ácinos glandulares hipertróficos ao redor do mamilo
- Sinal de Hunter: aréola secundária
- Rede de Haller: dilatação venosa na pele.

MODIFICAÇÕES GRAVÍDICAS GERAIS

Metabolismo

Existem alterações metabólicas durante a gravidez que são necessárias para suprir as demandas impostas ao organismo materno para o adequado desenvolvimento fetal.

A necessidade calórica estimada ao longo de todo processo gestacional é de cerca de 80.000 kcal, e o ganho ponderal materno decorre principalmente do acúmulo de líquidos nos espaços intracelular e extracelular. Os demais componentes, os macronutrientes, carboidratos, proteínas e lipídeos contribuem em menor escala para o ganho de peso na gestação.[6]

O ganho ponderal materno se deve na gravidez ao crescimento fetal e à hipertrofia dos seus próprios tecidos.

Carboidratos

O substrato energético para o desenvolvimento do feto, crescimento e formação de tecidos e órgãos é a glicose.

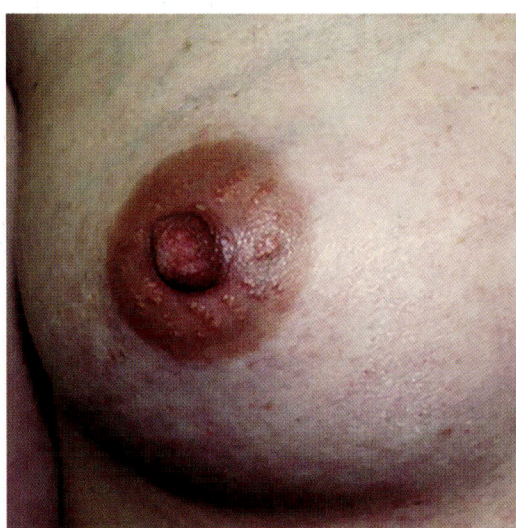

Figura 112.4 Sinais gravídicos na mama.

O transporte placentário da molécula de glicose acontece por meio de difusão facilitada, de modo rápido e constante em direção ao organismo materno.[4]

Para atender a essas necessidades frequentes e crescentes de glicose pelo feto, ocorre diminuição do consumo periférico de glicose materno e aumento da resistência insulínica, especialmente influenciada pelo hormônio lactogênio placentário (hPL), disponibilizando, assim, de modo rápido e constante, a glicose em direção ao organismo fetal.[2,4,6]

Proteínas

Ocorre redução nas concentrações plasmáticas da maioria dos aminoácidos, e verifica-se maior concentração dos aminoácidos fetais em relação aos maternos.[4]

Associada à hemodiluição fisiológica da gravidez, ocorre a diminuição da albumina e, em menor escala, das globulinas. No entanto, existe aumento do fibrinogênio e da alfa-globulina e betaglobulina.[6]

Lipídeos

O crescimento fetal sofre influência do metabolismo lipídico. A placenta é praticamente impermeável à passagem de lipídeos, exceto ácidos graxos livres (AGL) e corpos cetônicos.[4,6]

O aumento dos depósitos maternos de gordura é decorrente da lipogênese aumentada, principalmente no primeiro e segundo trimestres (fase anabólica). No terceiro trimestre, há inversão para fase catabólica, com atividade lipolítica aumentada, relacionada com o efeito do hPL elevando as concentrações de AGL e glicerol na circulação materna e posterior metabolização (gliconeogênese e síntese de triglicerídeos).[4,6]

Metabolismo hidroeletrolítico

Ocorre retenção hídrica acentuada na gravidez (cerca de 8 a 10 ℓ) nos espaços intracelular e extracelular, e que são fundamentais para o aumento do volume plasmático, do débito cardíaco e do fluxo plasmático renal.[4,6]

O mecanismo envolvido inclui a retenção de sódio, determinada principalmente pela maior secreção da aldosterona pela suprarrenal, efeito natriurético da progesterona. Concomitantemente, a taxa de filtração glomerular aumenta em torno de 50%, e ativa o mecanismo compensatório renina-angiotensina, possibilitando a reabsorção tubular do sódio e preservando a homeostase materna, situação adaptativa chamada hiperaldosteronismo secundário da gravidez.[4,6]

Dessa forma, cerca de 70% do ganho ponderal da gravidez corresponde à retenção hídrica. Considerando-se a média de ganho de peso ao redor de 11 kg no total do processo gestacional, são necessários 25 g de sódio, ou 60 g de cloreto de sódio.[4,6]

Como citado anteriormente, a queda das concentrações de albumina plasmática, em cerca de 20%, ocasiona redução de pressão coloidosmótica, o que favorece a passagem de líquido pelos capilares.[4,6]

Esses mecanismos compensatórios (retenção de sódio, alteração do nível de osmolaridade, redução da pressão oncótica e diminuição do limiar de sede) favorecem a retenção hídrica, e ocasionam a chamada hemodiluição fisiológica da gravidez, com redução das concentrações de albumina, hemoglobina, hematócrito, aumento do débito cardíaco, volume plasmático e edema periférico.[4,6]

Todos esses processos atuam com fatores importantes na manutenção da gravidez, troca materno-fetais e preparo para o parto, com as perdas sanguíneas fisiológicas.

Sistema cardiovascular

As principais adaptações do sistema cardiovascular na gestação incluem aumento do volume sanguíneo, principalmente do aumento do volume plasmático, aumento do débito cardíaco e diminuição da resistência vascular periférica.[4,6]

Essas alterações têm início no começo da gravidez e atingem o ápice ao redor de 28 a 32 semanas, permanecendo constantes até o parto. São fundamentais para o adequado desenvolvimento fetal e protegem a gestante das perdas sanguíneas do parto.[4,6]

Em função dessas alterações, observam-se as seguintes mudanças:

- Aumento da frequência cardíaca: de 10 a 20%; acréscimo de 10 a 15 bpm do basal
- Aumento do volume sistólico: 10%
- Aumento do débito cardíaco: acréscimo de 40 a 50%
- Pressão arterial (PA): diminuição da PA média (10%), e as PAs sistólica e diastólica diminuem de 5 a 10 mmHg no primeiro e segundo trimestres, e retornam aos valores pré-gravídicos no terceiro trimestre
- Diminuição da resistência vascular periférica: 35%
- Diminuição do retorno venoso a partir da vigésima semana sem ser por compressão da veia cava inferior: hipotensão supina.

Sistema sanguíneo

Embora ocorra aumento da massa eritrocitária na ordem de 15 a 20%, estimulada pela maior secreção de eritropoetina pelos rins, o mesmo não acompanha o aumento do volume plasmático, que é de cerca de 40%. Dessa forma, ocorre a hemodiluição e a anemia dilucional da gravidez, uma vez que os índices hematimétricos que dependem do volume plasmático, como concentração de hemoglobina, hematócrito e número de hemácias, tendem a decrescer. Os valores de hemoglobina caem para 11 g/dℓ, ocorre pequeno decréscimo nos valores das plaquetas, ao redor de 200.000/mm³; e ao contrário, observa-se elevação do número total de leucócitos, chegando a 20.000 e 30.000/mm³.[4,6]

Em relação aos fatores de coagulação, observa-se aumento significativo da maioria, com foco especial para o fibrinogênio, que chega a valores de 400 – 600 mg/dℓ no terceiro trimestre. Paralelamente, ocorre redução da atividade fibrinolítica, o que favorece um estado de hipercoagulobilidade, que é benéfico especialmente no parto, para manter os mecanismos homeostáticos após a dequitação placentária: trombotamponamento e miotamponamento.[2]

Portanto, presume-se que na gestação exista aumento das necessidades de ferro, que chega a corresponder de 1 a 1,3 g em todo o ciclo gestacional.[4,6]

Sistema respiratório

No sistema respiratório ocorrem alterações na caixa torácica e no diafragma. O relaxamento dos ligamentos intercostais da costela possibilita o aumento do ângulo subcostal e dos diâmetros anteroposterior e transversal do tórax em 2 cm, e também o aumento da circunferência torácica em 5 a 7 cm.

Contudo, com a evolução da gestação, a complacência da caixa torácica diminui, aumentando consequentemente o trabalho da respiração.[4,6]

A hiperventilação da gravidez facilita as trocas gasosas nos pulmões, e o consumo de oxigênio aumenta em 15 a 20% para atender às demandas materno-fetais e o trabalho cardiorrespiratório da gravidez.[4,6]

Por questões hormonais e incremento vascular, ocorre a hipertrofia dos cornetos nasais e mucosas, com frequência de quadros de epistaxe.[4]

Sistema digestório

Durante o primeiro trimestre da gravidez é comum a ocorrência de náuseas e vômitos, relacionados com as concentrações da gonadotrofina coriônica (hCG) e estrogênio. Além disso, há diminuição da produção de suco gástrico nos dois primeiros trimestres.[4,6]

No geral, o sistema digestório permanece lentificado na gravidez, em decorrência do relaxamento da musculatura lisa por efeito dos hormônios, especialmente a progesterona. Ocorre relaxamento de esfíncteres, e no caso do relaxamento do esfíncter gastroesofágico, em combinação com aumento da pressão intra-abdominal, a consequência é a alta prevalência de pirose referida pela gestante. A vesícula tende a ficar hipotônica, distendida e com a bile viscosa, o que favorece a formação de cálculos.[4,6]

Tireoide

Muitas vezes, as alterações da tireoide se confundem com os quadros de disfunção da glândula, ou seja, aumento do volume glandular e elevação dos hormônios tiroidianos (triiodotironina [T3] e tetraiodotironina [T4]), especialmente no primeiro trimestre, motivados pelo hCG que estimula o tireócito na produção de T3 e T4. Por mecanismo de *feedback*, ocorre, então, redução nas concentrações do hormônio tireoestimulante (TSH). Contudo, por ação estrogênica, a proteína transportadora dos hormônios tiroidianos (TBG) também tem suas concentrações elevadas no plasma, o que mantém o equilíbrio na disponibilização dos hormônios tiroidianos no nível celular.[4,6]

Pele e fâneros

As alterações tróficas associadas ao aumento de volume dos órgãos, como as mamas e o abdome, favorecem o aparecimento de estrias ou víbices, especialmente no terceiro trimestre.[5]

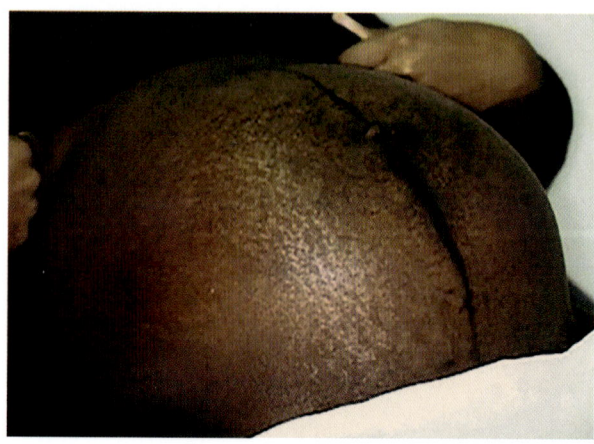

Figura 112.5 Linha *nigra*.

Ocorre também o aparecimento de telangectasias em diversos locais, aumento da pilificação, além de manchas escuras na face (cloasma ou melasma gravídico) e abdome, com a hiperpigmentação das linhas alba e *nigra* (Figura 112.5). É provável que isso seja resultado do estímulo dos melanócitos pelo hormônio hipofisário melanotrófico.

Sistema locomotor

Na gravidez, ocorre maior mobilidade articular, especialmente das articulações sacroilíacas e sínfise púbica, por ação principalmente da relaxina placentária. Assim, há aumento da capacidade pélvica e também a possibilidade de modulação por ocasião do parto (fenômenos plásticos do parto).[4,5,6]

A crescente mobilidade articular possibilita, em conjunto com o aumento do volume abdominal e o crescimento do útero e das mamas, o deslocamento do centro de gravidade do corpo no sentido anterior, com acentuação da lordose da coluna lombar e o afastamento dos pés para ampliar-se o polígono de sustentação (Figura 112.6).[4,5]

CONSIDERAÇÕES FINAIS

As situações clínicas que envolvem as modificações do organismo materno são muito comuns. O primeiro contato da paciente, muitas vezes, será com o médico generalista e, portanto, o conhecimento dessas modificações é essencial para o médico fazer uma abordagem diagnóstica em caso de anormalidade e conduza o encaminhamento precoce para o especialista.

REFERÊNCIAS BIBLIOGRÁFICAS

1. Campanharo, FF, Pereira, MN, Braga, A, Filho, JR. Endocrinologia da gravidez. In: Rezende Filho Jorge. Rezende obstetrícia. Jorge Rezende Filho. 14ª ed – Rio de Janeiro. Guanabara Koogan, 2022;(5):42-47.
2. Cunningham, FG, Leveno, KJ, Dashe, JS, Hoffman, BL, Spong, CY, Casey, BM. Placentation, embryogenesis and fetal development. In: Williams Obstetricis. 26ª ed, 2022;(5):82-106.
3. Coutinho, T, Coutinho, CM, Coutinho, LM. Anatomia, desenvolvimento e fisiologia dos anexos embrionários e fetais. In: Tratado de obstetrícia Febrasgo. Editores: Cesar Eduardo Fernandes, Marcos Felipe Silva de Sá; coordenação: Corintio Mariani Neto. 1ª ed. Rio de Janeiro. Elservier, 2019;(4):28-40.
4. Surita, FGC, Barbieri, MM, Amorim, M, Filho, JR. Modificações do organismo materno. In: Rezende Filho Jorge. Rezende obstetrícia. Jorge Rezende Filho. 14ª ed. Rio de Janeiro: Guanabara Koogan, 2022;(7):63-79.
5. Cunningham, FG, Leveno, KJ, Dashe, JS, Hoffman, BL, Spong, CY, Casey, BM. Maternal anatomy and physiology. In: Williams Obstetricis. 26ª ed, 2022;(2):12-30.
6. Maia, CM, Costa, GPO. Modificações fisiológicas na gestante. In: Tratado de obstetrícia Febrasgo. Editores: Cesar Eduardo Fernandes, Marcos Felipe Silva de Sá; coordenação: Corintio Mariani Neto. 1ª ed. Rio de Janeiro. Elservier, 2019;(6):48-54.

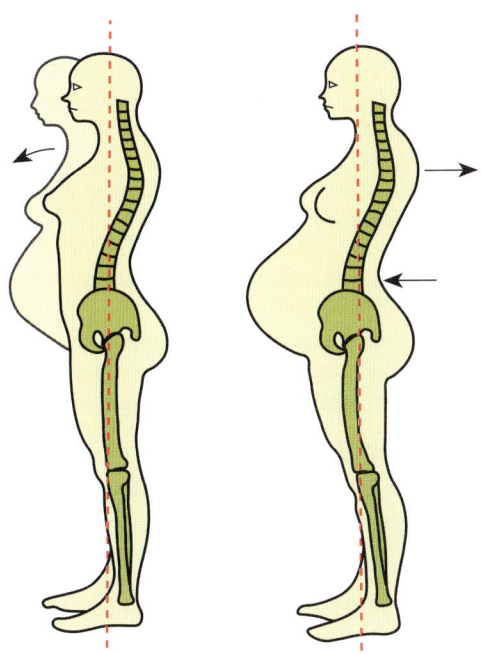

Figura 112.6 Desvio do centro de gravidade e mudança postural da gestante. Adaptada de: Rezende Filho, Jorge. *Rezende obstetrícia*, 14ª ed;2022;(7):63-79.[4]

113

Assistência Pré-Natal de Baixo Risco

Roseli Mieko Yamamoto Nomura • Marianna Facchinetti Brock •
Jorge Roberto Di Tommaso Leão

INTRODUÇÃO

O pré-natal é uma janela de oportunidades para a promoção e o resgate da saúde das pacientes.[1] Dessa forma, é fundamental que o profissional envolvido na assistência esteja ciente de sua importância nesse processo e preste um atendimento de alta qualidade, acolhendo a paciente, identificando e estratificando os riscos, visando que cada gestante receba o cuidado necessário às suas demandas por equipes com nível de especialização e de qualificação apropriados.[1-3] Para isso, é necessário o envolvimento de uma equipe multidisciplinar qualificada, humanizada e unida, visando o melhor resultado na atenção da gestante.[1,2] O atendimento deve incluir educação, apoio e aconselhamento das gestantes e familiares, rastreamento e tratamento das intercorrências que por virtude possam ocorrer.[2,3]

O acompanhamento pode ser tradicional em consultas ambulatoriais com os diversos profissionais ou associado a dinâmicas de atendimentos seriados em grupo, com discussões de orientações no pré-natal e preparo para o parto e pós-parto.[2-4] As pacientes que participam de dinâmica em grupo costumam ter maior compreensão das orientações, aumento da satisfação, maior adesão às consultas, assim como às orientações.[3,4] A educação em saúde é parte integrante do cuidado para combater mitos e desinformação, oferecendo atividades com discussões em grupo facilitadas e sessões de capacitação para melhorar o conhecimento sobre a gravidez, a preparação para o parto etc. Podem ser incluídos tópicos como segurança alimentar e nutrição, planejamento familiar, contracepção pós-parto, intervalo entre gestações, redução da ingestão diária de cafeína, exercícios, sexualidade, imunização, abuso de substâncias, segurança de medicamentos, saúde bucal, amamentação, dentre outros temas que podem ser individualizados de acordo com o grupo.[3,4]

O número mínimo de consultas preconizadas pelo Ministério da Saúde (MS) são seis e pela Organização Mundial da Saúde (OMS), oito.[3,1] No entanto, o número de consultas pode ser maior, dependendo do momento de início do pré-natal, e a paciente só deve receber alta do pré-natal após o puerpério, depois de retornar para a consulta com 42 dias pós-parto. Se não houver intercorrências, o intervalo das consultas até 28 semanas deve ser mensal, de 28 a 32, quinzenal e semanalmente até o termo. Se houver alguma intercorrência, a gestante deve ser informada que pode comparecer à consulta mesmo que não esteja agendada, e, em caso de urgência, deve comparecer à maternidade. Não existe alta do pré-natal até que o período puerperal esteja completo (42º dia pós-parto).[1,2]

Neste capítulo, são abordados aspectos da assistência pré-natal das gestantes de risco habitual, também denominadas de baixo risco, que inclui grávidas com idade entre 16 e 34 anos, intervalo interpartal maior que 2 anos, sem intercorrências clínicas e/ou obstétricas, na gestação atual ou anterior.[2]

CONSULTA PRÉ-CONCEPCIONAL

O início do pré-natal deve ocorrer, idealmente, no período pré-concepcional. Nessa consulta, são realizados o acolhimento, a anamnese, o exame físico e o ginecológico e os exames complementares.[5] O objetivo é identificar e corrigir situações que possam configurar fatores complicadores da gravidez, como uso de medicações, hipertensão arterial, diabetes melito, cardiopatias, distúrbios da tireoide, obesidade, doenças sexualmente transmissíveis, uso de drogas ilícitas, fumo, álcool, história familiar e história obstétrica.[5] Nesse momento, também são passadas todas as orientações pertinentes para que a gestação ocorra nas melhores condições possíveis. Deve-se iniciar a administração profilática de ácido fólico, preferencialmente 90 dias antes da concepção, para prevenir defeitos de tubo neural.[5]

PRIMEIRA CONSULTA

A primeira consulta deve ocorrer o mais precocemente possível, de preferência no primeiro trimestre de gestação[3] e deve incluir as investigações apresentadas a seguir.

Anamnese completa

Na anamnese devem constar: nome, idade, aspectos epidemiológicos, história obstétrica atual, antecedentes pessoais, ginecológicos, obstétricos e familiares.[6]

Antecedentes obstétricos

Devem ser verificadas as informações sobre os ciclos gravídicos puerperais anteriores, incluindo:

- Número de gestações: inclui gestações tópicas, ectópicas, abortamentos e doença trofoblástica
- Número e tipo de partos: vaginal (espontâneo/fórcipe) ou cesárea
- Número de abortamentos: espontâneos ou intencionais (provocados), precoces (< 12 semanas) ou tardios (> 12 semanas), com ou sem curetagem; investigar infecções ou história de aborto habitual (3 ou mais).

Deve-se caracterizar, inclusive, o número de filhos vivos, mortes perinatais, intervalo interpartal, complicações em gestações anteriores (pré-eclâmpsia, diabetes, hemorragias etc.), complicações no parto ou puerpério.

Os termos habitualmente utilizados em relação ao antecedente obstétrico são:[6]

- Primigesta ou primigrávida: primeira gestação
- Multigesta ou multigrávida: gestou muitas vezes (4 ou mais vezes)
- Secundi, terci ou quartigesta: segunda, terceira e quarta gestações
- Nulípara: que nunca pariu
- Nuligesta: que nunca engravidou
- Primípara: que pariu uma vez ou que está parindo pela primeira vez
- Multípara: que teve muitos partos (3 ou mais vezes)

- Grande multípara: que teve mais de 5 partos
- Paucípara: que pariu poucas vezes (< 3).

Em relação à gestação que está em acompanhamento, é imprescindível investigar o primeiro dia da última menstruação, peso materno prévio, altura materna, cálculo do índice de massa corporal (IMC), hábitos alimentares e sociais, cálculo da idade gestacional e data provável do parto (regra de Naegele).[2,1]

O ganho de peso insuficiente ou excessivo durante a gestação está associado à ocorrência de desfechos maternos e neonatais adversos. Por isso, deve ser acompanhado em todas as consultas de pré-natal e inserido nos gráficos das curvas da população brasileira de acordo com a categoria de IMC pré-gestacional.[6] Os gráficos estão disponíveis no artigo original[7] e na caderneta da gestante do MS 2022.[7,8]

As gestantes devem ganhar peso segundo recomendações preestabelecidas em cada gráfico de acordo com o IMC prévio (Tabela 113.1).[7,8] Caso o ganho esteja abaixo ou acima do esperado, a gestante deve ser encaminhada para atendimento especializado.

Cálculo da idade gestacional

A idade gestacional deve ser calculada a cada consulta, utilizando o primeiro dia da última menstruação ou ultrassonografia precoce de primeiro trimestre. O cálculo pode ser feito por meio de aplicativos, discos gestacionais ou cálculo manual.

Para calcular manualmente, deve-se contar o número de dias entre a data da última menstruação (DUM) (primeiro dia da última menstruação) e a data da consulta e dividir por 7, obtendo-se, assim, o número de semanas e o número de dias (dias restantes na divisão). Caso a paciente não saiba a data da última menstruação e não tenha feito ultrassonografia, a altura uterina pode sugerir, de forma aproximada, a idade da gestação.

O fundo uterino pode ser palpado a partir de 14 semanas; com 16 semanas, ele está a meia distância entre a sínfise púbica e o umbigo; com 20 semanas, no nível do umbigo, e próximo ao termo, nos rebordos costais. A partir de 20 semanas, há certa correspondência direta entre a semana gestacional e a altura uterina. Após 30 semanas, essa relação é menos fidedigna, uma vez que a velocidade de crescimento da altura uterina se reduz.

Cálculo da data provável do parto pela regra de Naegele

A regra consiste em somar 7 dias ao primeiro dia da última menstruação e adicionar 9 meses (ou subtrair 3 meses) do mês em que ocorreu a última menstruação. Caso o

número da soma dos dias seja maior que o número de dias do mês (30 ou 31), acrescente 1 ao final do cálculo do mês (Tabela 113.2).

Exame físico

O exame físico contempla peso atual, altura, cálculo do IMC, pressão arterial e exame de todos os sistemas: inspeção de pele e mucosas, cabeça, pescoço, tórax, abdome, membros, exame ginecológico e obstétrico. O exame odontológico deve ser incluído. Em muitos casos, essa é a única oportunidade da paciente ser examinada.

Exame ginecológico

O exame ginecológico deve incluir a genitália externa, exame especular e toque bimanual. Caso a paciente não tenha exame colpocitológico, deve ser realizado.

Exame obstétrico

O exame obstétrico inclui, após a 12ª e 14ª semanas, a medida e avaliação da altura uterina, ausculta dos batimentos cardíacos fetais com sonar e, após 20 semanas, ausculta com Pinard e registro dos movimentos fetais.[6] A frequência cardíaca fetal (FCF) é considerada normal quando entre 110 a 160 batimentos por minuto. O batimento deve ser ouvido com o sonar (a partir de 12 semanas) ou estetoscópio de Pinard (após 20 semanas) por um período de 1 minuto e a FCF deve ser anotada no cartão de pré-natal. Após a movimentação fetal, contração uterina ou estímulo mecânico, pode ocorrer aumento transitório dos batimentos fetais, o que é um bom prognóstico. No entanto, caso após esses eventos a frequência cardíaca se mantenha ou diminua, deve-se encaminhar a gestante para um atendimento com nível maior de complexidade para avaliação da vitalidade fetal.[2]

Tabela 113.2 Exemplos de cálculo da data provável do parto pela regra de Naegele.

Data	Cálculo
Data da última menstruação	14/01/2023
	+7 dias/+ 9 meses
Data provável do parto	21/10/2023
Data da última menstruação	14/06/2023
	+7 dias/- 3 meses
Data provável do parto	21/03/2024
Data da última menstruação	28/01/2023
	+ 7 dias/+ 9 meses
Data provável do parto	04/11/2023
	(28 + 7 = 35//35-31 = 04//01 + 9+ 1 = 11)

Tabela 113.1 Ganho de peso recomendado durante a gravidez.

Estado nutricional inicial (IMC)	Recomendação de ganho de peso (kg) semanal médio no 2º e 3º trimestres*	Recomendação de ganho de peso (kg) total na gestação
Baixo peso (< 18,5 kg/m²)	0,5 (0,44-0,58)	12,5-18
Adequado (18,5 a 24,9 kg/m²)	0,4 (0,35-0,50)	11,5-16
Sobrepeso (25 a 29,9 kg/m²)	0,3 (0,23-0,33)	7-11,5
Obesidade (≥ 30 kg/m²)	0,2 (0,17-0,27)	5-9

*Ganho de peso no primeiro trimestre entre 0,5 e 2 kg.
Adaptada de: Brasil, Ministério da Saúde. Atenção ao pré-natal de baixo risco, 2013.

A altura uterina é a medida em centímetros da distância da borda superior da sínfise púbica até o fundo uterino. Deve ser realizada com a gestante em decúbito dorsal horizontal, com a bexiga vazia, fora do período de contração uterina, e após retificação do eixo uterino (correção da dextrotorsão uterina). Utiliza-se fita métrica flexível (Figura 113.1), e o valor deve ser anotado no cartão de pré-natal e no gráfico da altura uterina, quando disponibilizado.[6] Essa medida possibilita ter uma ideia do tempo de gestação, acompanhar o crescimento fetal e fazer o diagnóstico dos desvios de normalidade do crescimento do feto.

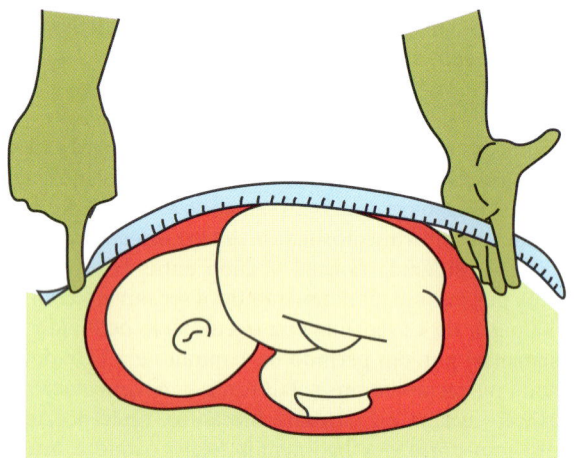

Figura 113.1 Medida da altura uterina.

Na palpação obstétrica, o objetivo é verificar a situação fetal (longitudinal ou transversa), posição (direita ou esquerda) e a apresentação (cefálica, pélvica ou córmica). Na palpação da parede uterina reconhece-se a consistência elástico-pastosa-cística. Contrações uterinas indolores (de Braxton Hicks) podem ser evidenciadas na palpação.

Preconiza-se utilizar a técnica alemã com as manobras de Leopold-Zweifel (Figura 113.2) que consistem em:

- Primeiro tempo: delimitação do fundo uterino com ambas as mãos, procurando reconhecer com a face palmar a parte fetal que o ocupa
- Segundo tempo: deslizar as mãos pelas laterais, em direção ao polo inferior do útero, e perceber o lado em que se encontra o dorso fetal e o lado das pequenas partes ou membros
- Terceiro tempo: explorar a mobilidade do polo fetal que se relaciona com o estreito superior da bacia. Quando a apresentação está alta e móvel, o polo tem mobilidade de um lado para o outro
- Quarto tempo: o examinador volta suas costas para a cabeça da paciente, coloca as mãos sobre as fossas ilíacas, segue a palpação em direção ao hipogástrio, paralelamente à arcada crural, afastadas uma da outra, cerca de 10 cm. Com as extremidades dos dedos, procura-se penetrar na pelve e, abarcando o polo, verifica-se, por suas características, se é o cefálico ou o pélvico. O cefálico é menor, liso, consistente, irredutível; o pélvico, maior, irregular, amolecido e depressível. Trata-se, respectivamente, de apresentação cefálica (escava ocupada) ou pélvica (escava parcialmente ocupada). Na apresentação córmica (situação transversa), a escava está vazia.

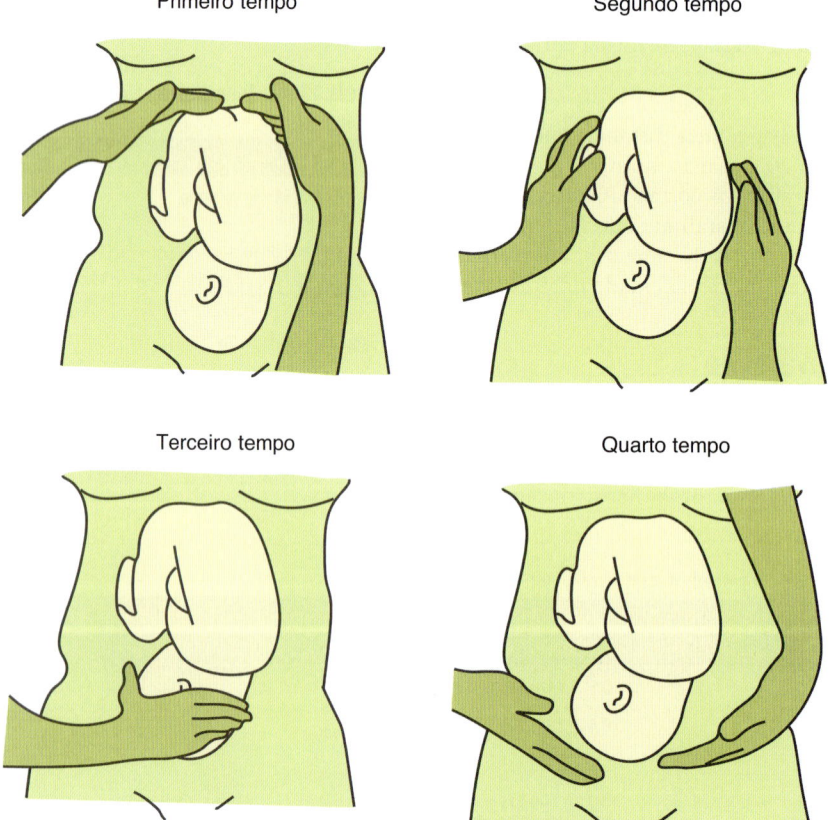

Primeiro tempo

Segundo tempo

Terceiro tempo

Quarto tempo

Figura 113.2 Manobras de Leopold-Zweifel.

Toque vaginal

O toque vaginal deve ser feito o mínimo de vezes necessário. No início da gestação, esse exame tem o objetivo de avaliar o volume uterino no diagnóstico de gestação e próximo ao parto para verificar as condições do colo uterino, as relações entre a apresentação e a bacia. A pelvimetria clínica de rotina não é recomendada durante o pré-natal de gestantes de risco habitual.

DIAGNÓSTICOS EM OBSTETRÍCIA

Compreende os diagnósticos obstétrico, ginecológico e clinico-cirúrgico. Os diagnósticos auxiliam na síntese dos dados da gestante, facilitando o acompanhamento e orientação ao longo do pré-natal. São eles:

- Diagnóstico obstétrico de normalidade (DON): abrange o diagnóstico de gravidez, da paridade, da apresentação e posição, da vitalidade e do sexo fetais, da gravidez única ou múltipla. Por exemplo, gestação tópica, 38 semanas, primigesta, cefálico, feto único e vivo, masculino
- Diagnóstico obstétrico patológico pregresso (DOPP): inclui as intercorrências ou complicações obstétricas pregressas, como cesárea, pré-eclâmpsia, prematuridade etc.
- Diagnóstico obstétrico patológico atual (DOPA): inclui as intercorrências ou complicações obstétricas atuais, como pré-eclâmpsia, rotura de membranas, polidrâmnio, restrição de crescimento fetal, trabalho de parto prematuro, entre outras
- Diagnóstico ginecológico (DG): assinala outras morbidades ginecológicas, como mioma uterino, cisto anexial, vaginose etc.
- Diagnóstico clínico cirúrgico (DCC): inclui complicações clínicas ou cirúrgicas, como hipertensão arterial, diabetes tipos I e II, cardiopatia, asma, anemia etc.

Exames complementares

Devem ser solicitados na primeira consulta pré-natal:[9]

- Hemograma
- Tipagem sanguínea e fator Rh
- Coombs indireto (se for Rh negativo)
- Glicemia de jejum
- Teste rápido de triagem para sífilis e/ou VDRL/RPR
- Teste rápido diagnóstico anti-HIV
- Sorologia para HIV
- Toxoplasmose IgM e IgG
- Sorologia para hepatite B
- Exame de urina e urocultura
- Ultrassonografia obstétrica, para verificar a idade gestacional
- Citopatológico de colo de útero (se necessário)
- Exame da secreção vaginal (se houver indicação clínica)
- Parasitológico de fezes (se houver indicação clínica).

Podem também ser solicitados os exames de sorologia para hepatite C, TSH, rastreamento de clamídia e gonococo por coleta de *swab* vaginal e endocervical nos grupos de risco.[2,9] Nas pacientes Rh negativo, deve-se solicitar o Rh paterno e, se positivo, realizar Coombs indireto. Eletroforese de hemoglobina deve ser solicitada se a gestante for negra, tiver antecedentes familiares de anemia falciforme ou apresentar história de anemia crônica.

Exames de seguimento

Nas consultas subsequentes de pré-natal, os principais exames recomendados são:[9]

- Exames trimestrais: pesquisa de anticorpos irregulares (Coombs indireto) para as Rh negativas em que o pai do concepto é Rh positivo
- Exames bimensais ou trimestrais: sorologia para toxoplasmose para a gestante susceptível (IgM e IgG negativos)
- Exames trimestrais de urocultura
- Exames no terceiro trimestre: sorologia para sífilis e HIV, hemograma ou Hb/Ht; cultura do estreptococo do grupo B, com 36 a 37 semanas, por *swab* vulvar/perianal.

Pesquisa de diabetes melito

A pesquisa do diabetes melito (DM) na gestação é feita pela glicemia de jejum no primeiro trimestre, interpretada da seguinte forma: valores inferiores a 92 g/dℓ são considerados normais, mas deve ser solicitado exame de TTGO 75 g entre 24 e 28 semanas. Valores entre 92 e 125 g/dℓ caracterizam diagnóstico de diabetes melito gestacional (DMG) e valores acima de 125 g/dℓ caracterizam DM não diagnosticado previamente à gestação.

Ao ser realizado o TTGO 75 g entre a 24ª e 28ª semanas, um valor acima do limite normal indica DMG. Os valores normais são: 0 hora até 92 g/dℓ; 1 hora até 180 g/dℓ e 2 horas até 153 g/dℓ.

Ultrassonografia

Na assistência pré-natal, é comum a solicitação de exames de ultrassonografia. As principais indicações da ultrassonografia incluem:

- Cálculo da idade gestacional
- Avaliação do crescimento e peso fetal
- Sangramento vaginal na gestação
- Avaliação morfológica fetal
- Avaliação de gestação múltipla
- Para realização de procedimentos invasivos (biopsia de vilo corial, amniocentese, transfusão intrauterina etc.)
- Suspeita de óbito fetal
- Perfil biofísico fetal
- Avaliação do volume de líquido amniótico
- Suspeita de placenta prévia.

Ultrassonografia morfológica de primeiro trimestre (entre 11 e 13 semanas e 6 dias)

É realizada para avaliar marcadores de aneuploidias (translucência nucal e outros). É possível detectar diversas anomalias fetais, incluindo acrania, holoprosencefalia, encefalocele, espinha bífida, onfalocele, megabexiga, possibilitando aconselhamento e, muitas vezes, estabelecimento de conduta já nessa fase da gestação. Permite, também, avaliar o risco de desenvolver pré-eclâmpsia a partir de história clínica e Doppler das artérias uterinas.

Ultrassonografia morfológica de segundo trimestre (entre 20 e 24 semanas)

Esse exame é realizado para estudo detalhado da anatomia fetal, rastreio morfológico de anomalias do coração fetal e medida do colo uterino para avaliação de risco de parto prematuro. Devem ser relatadas a atividade cardíaca fetal, a quantidade de fetos, a apresentação e localização da placenta. A frequência cardíaca fetal e o ritmo são anotados.

Ultrassonografia obstétrica no terceiro trimestre

A ultrassonografia é feita para avaliar o crescimento e a vitalidade fetais, assim como melhora o diagnóstico de feto pequeno para a idade gestacional (PIG) e grande para a idade gestacional (GIG) pela estimativa do peso fetal (EPF) ou pela circunferência abdominal. O peso fetal apropriado é aquele que estiver entre os percentis 10 e 90 para determinada idade gestacional.

A restrição de crescimento fetal tardia, após a 32ª semana, pode ser diagnosticada pela EPF e alterações verificadas pelo Doppler de artérias umbilicais e artéria cerebral média fetal.

CONDUTAS NO PRÉ-NATAL

Na assistência pré-natal, os dados da anamnese e do exame clínico/obstétrico devem ser analisados e correlacionados com os resultados de exames complementares. As seguintes condutas são preconizadas a cada consulta:

- Avaliação de queixas recentes ou mudanças ocorridas desde o último atendimento
- Avaliação dos resultados de exames complementares e resultado do tratamento de alterações encontradas ou encaminhamento, se necessário
- Prescrição de suplementação de sulfato ferroso (40 mg de ferro elementar/dia) para profilaxia da anemia (recomenda-se ingerir a medicação antes das refeições)
- Orientação da gestante sobre alimentação e acompanhamento do ganho de peso gestacional
- Incentivar o aleitamento materno exclusivo, pelo menos até os 6 meses
- Orientar a gestante sobre os sinais de risco e a necessidade de assistência em cada caso
- Incentivar a participação em ações e práticas educativas, individuais e coletivas
- Fazer o agendamento das consultas subsequentes.

Controle da pressão arterial

As alterações hipertensivas da gestação estão associadas a complicações graves, tanto fetais como maternas, e a um risco maior de mortalidade materna e perinatal. É recomendada a medida da pressão arterial (PA) em todas as consultas de pré-natal.

Técnica para aferição da pressão arterial

A aferição da pressão arterial (PA) deve ser feita com a paciente sentada, aplicando o aparelho com manguito de 13 cm, no membro superior direito, mantendo-o elevado, na altura do coração. A posição em decúbito lateral esquerdo será utilizada para o repouso da paciente, mas para a aferição da PA deve ser preferencialmente na posição sentada. Considerar na pressão diastólica o 5º ruído de Korotkoff, correspondente ao desaparecimento da bulha.

A correção da PA de acordo com a circunferência do braço deve ser realizada seguindo as recomendações nacionais e internacionais, as quais determinam o uso de manguitos com 12 a 13 cm de largura para braços com circunferência de 30 cm.

Conceitua-se hipertensão arterial na gestação quando se observam níveis tensionais absolutos iguais ou maiores do que 140 mmHg de pressão sistólica e iguais ou maiores do que 90 mmHg de pressão diastólica, mantidos em medidas repetidas, em condições ideais, em pelo menos duas ocasiões, com pelo menos 4 horas de intervalo.

Classificação e definições da hipertensão arterial na gestação

Alguns critérios definem sua classificação, como descrito a seguir:

- Hipertensão arterial sistêmica crônica: presença de hipertensão identificada antes de 20 semanas
- Pré-eclâmpsia (PE): hipertensão arterial após a 20ª semana, associada a proteinúria ou outras manifestações clínicas e/ou laboratoriais
- Pré-eclâmpsia sobreposta a hipertensão arterial crônica: quando, após 20 semanas:
  - Gestantes com HAC mostram incremento nos níveis basais de PA
  - Aparecimento de proteinúria após a 20ª semana
  - Piora da proteinúria detectada na primeira metade da gravidez
  - Ocorrência de manifestações clínicas e/ou laboratoriais da PE
- Hipertensão gestacional: hipertensão arterial em gestante previamente normotensa, mas sem proteinúria ou manifestação de outros sinais/sintomas relacionados com PE.

Preparo para a amamentação

Os aspectos relacionados com o aleitamento materno devem ser conhecidos pela gestante, o que é fundamental para que mãe e recém-nascido possam vivenciar a amamentação de forma efetiva e tranquila. Os profissionais de saúde envolvidos com o cuidado no pré-natal devem estimular a amamentação e fornecer as orientações necessárias e adequadas para o seu êxito. O preparo para a amamentação deve ser iniciado ainda no período de gravidez, e por isso é importante conversar sobre as vantagens da amamentação além de garantir orientações sobre seu manejo.[8]

Posição

É importante respeitar a escolha da mulher, pois ela deverá se sentir confortável e relaxada. A amamentação pode acontecer nas posições sentada, deitada ou em pé. O posicionamento da criança deve ser orientado no sentido de garantir o alinhamento do corpo, de forma a manter a barriga da criança junto ao corpo da mãe para, assim, facilitar a coordenação da respiração, da sucção e da deglutição.[8]

Pega

A pega correta acontece quando o posicionamento é adequado e permite que a criança abra a boca de forma a conseguir abocanhar quase toda, ou toda, a região mamilo-areolar. Dessa maneira, é possível garantir a retirada adequada de leite do peito, proporcionar conforto para a mulher e o adequado crescimento e desenvolvimento da criança.[8]

Vacinação

As vacinas recomendadas na gestação são:

- Tríplice bacteriana acelular: difteria, tétano e pertussis (dTpa). Avaliar passado vacinal:
  - Se a paciente já tiver tomado duas ou mais doses com o componente tetânico, administrar uma dose de dTpa[6,7]
  - Se já tiver sido administrada uma dose com componente tetânico, completar esquema com duas doses: uma de difteria e tétano e outra de dTpa, com intervalo mínimo de 30 dias e ideal de 60 dias[2,8,9]

- Hepatite B: são recomendadas 3 doses em todas as gestantes susceptíveis no esquema momento zero, 1 e 6 meses. Se a vacinação for interrompida, não é necessário recomeçar, basta completar o esquema[2,8,9]
- *Influenza* H1N1: é recomendada a vacina trivalente a toda gestante, com dose anual independentemente do trimestre gestacional[2,8]
- Covid-19: é recomendada independentemente do trimestre gestacional.[3,5]

As vacinas apresentadas a seguir não são recomendadas na gestação:

- Vacinas com vírus vivos ou vírus vivos atenuados (sarampo, caxumba e rubéola (MMR), rubéola, varicela-zóster, vírus do papiloma humano (HPV) e tuberculose. A vacina de febre amarela, apesar de ser de vírus vivo, pode ser administrada em situações em que o risco de infecção for alto[2,8,9]
- Vacina de HPV: se a paciente iniciou o esquema antes da gravidez, a próxima dose só deve ser aplicada no puerpério.[2,8,9]

ASPECTOS EMOCIONAIS DA GESTAÇÃO

A gravidez é um período de transição na vida da mulher no qual ocorrem importantes mudanças metabólicas, e pode ter um estado temporário de instabilidade emocional. A mulher vivencia adaptações e reorganizações interpessoais, familiares e intrapsíquicas, com perspectiva de mudança no papel familiar e social. Esse contexto deve ser compreendido pelos profissionais de saúde da assistência pré-natal, e se forem detectadas anormalidades (ansiedade ou depressão, entre outras), alterações emocionais ou necessidade de intervenção, a gestante deve ser acolhida e encaminhada para acompanhamento especializado.

É muito importante assegurar que, a cada consulta, todas as informações sejam transcritas para o cartão do pré-natal com o objetivo de compreender o estado da gestante por múltiplos profissionais, assim como a auditoria das informações ou uso no âmbito médico-legal.[3]

CUIDADOS PÓS-NATAL

São os cuidados prestados à mãe e ao recém-nascido desde o nascimento do neonato até 42 dias (6 semanas) após o parto, quando a paciente poderá, enfim, receber alta do pré-natal. A avaliação pós-natal precoce e regular pode prevenir significativamente a morbidade e mortalidade materna grave durante esse período, além de permitir o aconselhamento sobre práticas saudáveis de amamentação, saúde mental, atualização da imunização, aconselhamento sobre complicações e planejamento familiar.[3] A gestante deve ser orientada a retornar ao ambulatório em caso de intercorrências, dúvidas e aproximadamente 10 dias pós-parto para revisão e 42 dias depois para alta.

O MS e a Federação Brasileira de Ginecologia Obstetrícia disponibilizam modelo de cartão de pré-natal em suas páginas na internet.[8,12]

QUEIXAS E DÚVIDAS FREQUENTES

Nutrição

A alimentação saudável composta por alimentos naturais deve ser incentivada, desencorajando a ingestão de alimentos processados, gordurosos e com alto teor de sódio (máximo 5 g ao dia).

O médico também deve investigar deficiências nutricionais, especialmente de ferro, vitaminas A e D, ácido fólico, iodo e cálcio. A suplementação vitamínica deve ser de 30 a 60 mg de ferro elementar e 0,4 mg de ácido fólico/dia. Se possível, iniciar o ácido fólico no período pré-natal.[3]

Trabalho

Em uma gestante de baixo risco, desde que as atividades laborais não acarretem risco à gestação, é permitido trabalhar até o dia do parto.[2]

Atividade sexual

Em uma gestação normal, não há contraindicação para atividade sexual, e fica a critério do casal. No entanto, se houver intercorrências como ameaça de abortamento, sangramento ou rotura prematura de membranas, a relação sexual deve ser evitada.[2]

Consumo de álcool, drogas ilícitas e cigarros

Não estão recomendados durante a gestação e devem ser imediatamente interrompidos. Nos casos de dependência, inicia-se terapia de substituição em serviço especializado.[2]

Viagens

As viagens normalmente são seguras em gestações não complicadas. No entanto, é preciso avaliar as normas da companhia de viagem, se não for em carro particular, as condições de assistência pré-natal no local de destino, estimular o uso de meias compressivas, manter hidratação oral e movimentar as extremidades durante a viagem para minimizar estase venosa e risco de trombose.[2]

Tintura de cabelo

A absorção sistêmica pelo couro cabeludo costuma ser limitada, exceto se houver alguma lesão. Contudo, é recomendado evitar o uso antes de 12 semanas e produtos à base de amônia e peróxido.[2]

Medicações

Durante a gestação, principalmente no primeiro trimestre, é prudente evitar o uso de qualquer medicação sem indicação do médico.[2]

Exercício físico

Na gestante de risco habitual, caso não haja contraindicação, deve ser estimulada a prática regular de exercícios físicos acompanhada pelo obstetra e pelo profissional de educação física.

Náuseas e vômitos

Iniciam geralmente na sexta semana e tendem a melhorar até 16ª. Recomendam-se refeições curtas e frequentes, sem condimentos nem frituras. Outras opções como apoio emocional, aromaterapia, acupuntura, piridoxina (25 mg 8/8 horas), gengibre em cápsulas (250 mg VO 6/6 horas) podem ser utilizados.

Dentre as medicações preconizadas, estão anti-histamínicos (dimenidrinato, meclizina e difenidramina) e nos casos persistentes, ondansetrona, metoclopramida e prometazina. É importante descartar causas como gastrite, infecção alimentar e distúrbios vestibulares.[1,2]

Sialorreia

É a salivação excessiva. Não há tratamento específico além de apoio psicológico. A ingesta de alimentos cítricos e gelados pode aliviar o quadro.[2]

Pirose

É decorrente do refluxo fisiológico da gravidez, e tende a piorar no terceiro trimestre. Para obter alívio da pirose, indica-se dieta fracionada, elevação da cabeceira, evitar alimentos gordurosos, café, chá-mate ou medicações que pioram o refluxo. Pode-se utilizar alginato ou hidróxido de alumínio com trissilato de magnésio e carbonato de cálcio.

Em casos de sintomas persistentes e graves, são indicados procinéticos (metoclopramida, bromoprida e domperidona), antagonistas dos receptores H2 (cimetidina, ranitidina e famotidina) e inibidores da bomba de prótons (omeprazol, pantoprazol e esomeprazol).[2]

Constipação intestinal

A constipação intestinal ocorre devido à diminuição da motilidade do intestino. Recomenda-se o consumo de alimentos ricos em fibras, aumento da ingesta de água e praticar atividade física.

O uso de medicamentos deve ser reservado para casos graves e utilizados com parcimônia, e incluem cassia *angustifolia*, 1 cápsula à noite; bisacodil 5 mg, 1 comprimido à noite; sorbitol, 1 frasco via retal em caso de *bolus* fecal baixo.[2]

Hemorroidas

Nas hemorroidas, deve-se utilizar uma abordagem conservadora durante a gestação, combatendo a constipação intestinal e orientando a paciente a evitar permanecer em posição sentada por longos períodos, além de evitar esforço ao evacuar e priorizar o uso de duchas em lugar de papel higiênico para a limpeza do ânus. Pode-se utilizar banho de assento com água morna e produtos à base de anestésico e ou corticoides para aliviar os sintomas.[2]

Edema

É importante diferenciar entre edema gestacional (geralmente, limitado aos tornozelos e não está presente ao despertar) e edema patológico (aumento súbito de peso generalizado). Para amenizar o edema fisiológico, estimular o repouso em decúbito lateral esquerdo, elevar membros inferiores, usar meias elásticas, evitar permanecer em pé ou sentada por longos períodos.

Não utilizar diuréticos nem dieta hipossódica.[2]

Varizes

Utilizar meias elásticas de média compressão para aliviar sintomas. Evitar ortostatismo prolongado e elevar as pernas acima do corpo quando se deitar ou sentar.[2]

Tonturas e vertigens

Recomenda-se evitar ambientes quentes e mal ventilados, ortostatismo em decúbito dorsal prolongado e jejum prolongado, fracionando as refeições a cada 2 horas.

Corrimento vaginal

Pode ocorrer fluxo vaginal aumentado durante a gestação sem que necessite de tratamento. No entanto, deve-se fazer exame ginecológico para descartar patologias.[2]

Queixas urinárias

O aumento de micção é comum, mas deve-se descartar infecção urinária e encorajar a ingesta hídrica.[2]

Dor lombar

Corrigir postura e aplicar calor local são recomendados. Em casos específicos, pode-se utilizar analgésicos (permitidos na gestação) por um período limitado.[2]

Cãibras

São amenizadas com massagem e calor local, além de alongamento antes e após exercício físico.[2]

CONSIDERAÇÕES FINAIS

O objetivo final dos cuidados pré e pós-natal é garantir a saúde e o bem-estar do binômio materno-fetal/recém-nascido e uma experiência positiva. É essencial assegurar o desenvolvimento da gestação, permitindo o parto de um recém-nascido saudável, sem impacto para a saúde materna, inclusive abordando, durante o pré-natal, os aspectos psicossociais, e incentivar atividades educativas e preventivas.

REFERÊNCIAS BIBLIOGRÁFICAS

1. Brasil. Ministério da Saúde. Secretaria de Atenção Primária à Saúde. Departamento de Ações Programáticas. Manual de gestação de alto risco [recurso eletrônico] – Brasília, 2022. Disponível em: https://bvsms.saude.gov.br/bvs/publicacoes/manual_gestacao_alto_risco.pdf.
2. Esteves, APVS, et al. Assistência Pré Natal. [A. do livro] Jorge Rezende Filho. *Obstetrícia*. Rio de Janeiro: Guanabara Koogan, 2022.
3. Aderoba, AK, Kwame,AB. Antenatal and Postnatal Care. *Obstetrics and Gynecology Clinics*. 2022, Vol. 49 n.4, pp. 665-692.
4. Buultjens, M, Farouque, A, Karimi, L, et al. The contribution of group prenatal care to maternal psychological health outcomes: A systematic review. *Women and Birth*. 2021 , Vol. 34, 6, pp. 631-642.
5. American College of Obstetricians and Gynecologists and Committee on Gynecologic Pratice. Prepregnancy counseling: committee opinion Nº 762. *Fertility and sterility*. 2019, Vol. 111, 1, pp. 32-42.
6. Pritsivelis, C, et al. Anamnese e Exame Físico. [A. do livro] Jorge Rezende Filho. *Obstetrícia* . Rio de Janeiro : Guanabara Koogan , 2022.
7. Kac G, Carrilho TR, Rasmussen KM, Reichenheim ME, Farias DR, Hutcheon JA. Gestational weight gain charts: results from the Brazilian Maternal and Child Nutrition Consortium. *Am J Clin Nutr*. 2021, Vol. 113(5), pp. 1351-60.
8. Brasil, Ministério da Saúde. Caderneta da gestante 6ª ed. (Online) 2022. (Citado em: 10 dfev. de 2023) Disponível em: https://bvsms.saude.gov.br/bvs/ publicacoes/caderneta_gestante_versao_eletronica_2022.pdf.
9. Brasil, Ministério da Saúde. *Atenção ao pré Natal de Baixo Risco*. (Online) 2013. Citado em: 15 de fev. de 2023. Disponível em: https://bvsms.saude.gov.br/bvs/publicacoes/atencao_pre_natal_baixo_risco.pdf.
10. Federação Brasileira das Associações de Ginecologia e Obstetrícia (Febrasgo). Comissão Nacional Especializada em Assistência Pré-Natal. Imunização ativa e passiva durante a gravidez. Protocolo Febrasgo (Obstetrícia, nº 12). (Online) Febrasgo, 2021. Disponível em: http://www.febrasgo.org.br/images/pec/anticoncepcao/n12-O-Imunizao-ativa-e-passiva-durante-a-gravidez.pdf.
11. Centers for disease Control and Prevention. Guidance for Vaccine Recommendations for Pregnant and Breastfeeding Women. (Online). Centers for disease Control and Preventtion, 2019. Citado em: 08 de fev. de 2023. Disponível em: https://www.cdc.gov/vaccines/pregnancy/hcp-toolkit/guidelines.html#prenatal.
12. Caderneta pré-natal para gestantes. Federação Brasileira de Ginecologia Obstetrícia. Disponível em: https://www.febrasgo.org.br/images/pec/caderneta_febrasgo_web_2022.pdf.

114

Assistência Pré-Natal de Alto Risco

Roseli Mieko Yamamoto Nomura • Nadia Stella Viegas dos Reis • Eugenia Rebelo

INTRODUÇÃO

A assistência pré-natal é considerada uma das ações de saúde mais importantes da medicina preventiva, e tem o objetivo de proporcionar à mulher grávida condições de saúde e bem-estar durante todo o período gravídico, culminando com assistência ao parto adequada e menores índices de morbidade e mortalidade materno-fetal.[1]

A assistência deve estar organizada a partir de um pensamento sistêmico que busca, acima de tudo, a colaboração de todos da equipe. Para que seja ofertado um cuidado adequado às necessidades do binômio mãe-feto, é importante a atuação de uma equipe multidisciplinar com agentes comunitários de saúde, enfermeiros, técnicos de enfermagem e médicos de família e comunidade.[2]

Para a organização do modelo assistencial, é fundamental a estratificação de risco gestacional, porque proporciona a cada gestante o cuidado necessário às suas demandas por equipes com nível de especialização e qualificação apropriados.[1,2]

Neste capítulo, são abordados os critérios utilizados na classificação de risco gestacional, assim como os critérios diagnósticos para as principais patologias intercorrentes no pré-natal.

CONSULTA PRÉ-CONCEPCIONAL

A consulta pré-concepcional é de suma importância em pacientes com patologias prévias à gestação. É nesse momento que são identificadas e corrigidas situações potencialmente complicadoras da gestação, como hipertensão arterial, diabetes melito, cardiopatias, distúrbios da tireoide, obesidade, doenças sexualmente transmissíveis, uso de drogas ilícitas, fumo, álcool etc. Em um cenário ideal, todas as pacientes com patologias deveriam gestar com as doenças prévias clinicamente estáveis e utilizando medicações que não causem efeitos deletérios ao binômio mãe-feto.

CLASSIFICAÇÃO DE RISCO GESTACIONAL

A definição de risco gestacional não é tarefa fácil, e listas e critérios específicos apresentam muita divergência na literatura especializada. Muitas vezes, conseguimos identificar o risco já na primeira consulta, e fazer a referência necessária. Entretanto, algumas gestantes, classificadas inicialmente como de risco habitual, podem, no decorrer do pré-natal, apresentar alterações maternas e fetais, sendo necessário estabelecer uma nova classificação do risco. Portanto, a classificação de risco deve ocorrer de forma contínua no pré-natal.

No processo de classificação de risco, gestantes identificadas como de alto risco devem ser referenciadas com um serviço secundário ou terciário, que conte com equipe especializada e estrutura para adequado acompanhamento pré-natal e assistência ao parto e recém-nascido.[2] Entretanto, a paciente não deve ser desvinculada da unidade de origem, devendo a equipe da atenção primária em saúde, à qual está vinculada, ofertar consultas médicas e de enfermagem, bem como as visitas domiciliares. Para as gestantes de menor risco evitam-se intervenções desnecessárias e o atendimento da equipe de saúde deve ser feito na unidade básica próxima a sua residência.[1] A hierarquização da assistência pré-natal, com suas vias de encaminhamento, de referência e contrarreferência, deve ser bem planejada e eficiente,[1] e a comunicação entre as equipee da atenção básica e do serviço de referência é muito importante.[1]

A Tabela 114.1 apresenta as condições clínicas de identificação de maior risco na gestação, em conformidade com o Manual de Gestação de Alto Risco do Ministério da Saúde, publicado em 2022.

Tabela 114.1 Condições clínicas de identificação de maior risco na gestação atual.

Características individuais e condições sociodemográficas
Idade < 15 anos e > 40 anos
Obesidade com IMC > 40
Baixo peso no início da gestação (IMC < 18)
Transtornos alimentares (bulimia, anorexia)
Dependência ou uso abusivo de tabaco, álcool e outras drogas
História reprodutiva anterior
Abortamento espontâneo de repetição (3 ou mais em sequência)
Parto pré-termo em qualquer gestação anterior (especialmente < 34 semanas)
Restrição de crescimento fetal em gestações anteriores
História característica de insuficiência istmocervical
Isoimunização Rh
Acretismo placentário
Pré-eclâmpsia precoce (< 34 semanas), eclâmpsia ou síndrome Hellp
Condições clínicas prévias à gestação
Hipertensão arterial crônica
Diabetes melito
Tireoidopatias (hipertireoidismo ou hipotireoidismo clínico)
Cirurgia bariátrica
Transtornos mentais
Antecedentes de tromboembolismo
Cardiopatias maternas
Doenças hematológicas – doença falciforme, púrpura trombocitopênica autoimune (PTI) e trombótica (PTT), talassemias, coagulopatias
Cardiopatias materna
Nefropatias
Neuropatias
Hepatopatias
Doenças autoimunes
Ginecopatias – malformações uterinas, útero bicorno, miomas grandes
Câncer diagnosticado
Transplantes
Portadoras do vírus HIV
Intercorrências clínicas/obstétricas na gestação atual
Síndromes hipertensivas – hipertensão gestacional e pré-eclâmpsia
Diabetes melito gestacional com necessidade de uso de insulina
Infecção urinária alta

(Continua)

Tabela 114.1 Condições clínicas de identificação de maior risco na gestação atual. (*continuação*)

Intercorrências clínicas/obstétricas na gestação atual (*continuação*)
Cálculo renal com obstrução
Restrição de crescimento fetal
Feto acima do percentil 90% ou suspeita de macrossomia
Oligoâmnio/polidrâmnio
Suspeita atual de insuficiência istmocervical
Suspeita de acretismo placentário
Placenta prévia
Hepatopatias, como colestase gestacional ou elevação de transaminases
Anemia grave ou anemia refratária ao tratamento
Suspeita de malformação fetal ou arritmia fetal
Isoimunização Rh
Doenças infecciosas na gestação – sífilis (terciária ou com achados ecográficos sugestivos de sífilis congênita ou resistente ao tratamento com penicilina benzatina), toxoplasmose aguda, rubéola, citomegalovírus, herpes simples, tuberculose, hanseníase, hepatites, condiloma acuminado (no canal vaginal/colo ou lesões extensas localizadas em região genital/perianal)
Suspeita ou diagnóstico de câncer
Transtorno mental

Situações clínicas de urgência/emergência obstétrica que devem ser avaliadas em contexto hospitalar
Vômitos incoercíveis não responsivos ao tratamento
Anemia grave (Hb < 7 g/dℓ)
Condições clínicas de urgência – cefaleia intensa e súbita, sinais neurológicos, crise aguda de asma, edema agudo de pulmão
Crise hipertensiva (PA ≥ 160/110 mmHg)
Sinais premonitórios de eclâmpsia – escotomas cintilantes, cefaleia típica occiptal, epigastralgia ou dor intensa no hipocôndrio direito com ou sem hipertensão arterial grave e/ou proteinúria
Eclâmpsia/convulsões
Hipertermia (temperatura axilar ≥ 37,8°C), na ausência de sinais ou sintomas clínicos de infecção das vias aéreas superiores
Suspeita de trombose venosa profunda
Suspeita/diagnóstico de abdome agudo
Suspeita/diagnóstico de pielonefrite, infecção ovular ou outra infecção que necessite de internação hospitalar
Prurido gestacional/icterícia
Hemorragias na gestação (incluindo descolamento prematuro de placenta, placenta prévia)
Idade gestacional de 41 semanas ou mais

Brasil, Ministério da Saúde. Secretaria de Atenção Primária à Saúde. Manual de Gestação de Alto Risco, 2022.

PATOLOGIAS INERENTES À GESTAÇÃO
Hipertensão arterial

A definição de hipertensão arterial na gravidez é: pressão arterial sistólica ≥ 140 mmHg e/ou pressão arterial diastólica ≥ 90 mmHg,[2] e existem diversas classificações envolvendo as síndromes hipertensivas na gestação.[2] Do ponto de vista prático, é fundamental destacar determinados conceitos e suas implicações clínicas:

- Hipertensão arterial crônica: presença de hipertensão relatada pela gestante ou identificada antes da 20ª semana de gestação
- Hipertensão gestacional: identificação de hipertensão arterial na segunda metade da gestação, em gestante previamente normotensa e, porém, sem proteinúria ou manifestação de outros sinais/sintomas relacionados com pré-eclâmpsia

- Pré-eclâmpsia: identificação de hipertensão arterial em gestante previamente normotensa a partir da 20ª semana de gestação, associada a proteinúria significativa
- Pré-eclâmpsia sobreposta à hipertensão arterial crônica: o diagnóstico é estabelecido em algumas situações específicas: a partir da 20ª semana de gestação, ocorre o aparecimento ou piora da proteinúria já detectada na primeira metade da gestação, e gestantes portadoras de hipertensão arterial crônica necessitam de associação de anti-hipertensivos ou aumento das doses terapêuticas iniciais, e na ocorrência de disfunção de órgãos-alvo.

Durante o pré-natal, a partir do diagnóstico de pré-eclâmpsia sem sinais de gravidade, a gestante deve ser referenciada ao pré-natal de alto risco ou ao serviço hospitalar para ser internada e aprofundar a avaliação. É essencial ter certeza de que não existem sintomas ou alterações de exames laboratoriais que alterem o diagnóstico para pré-eclâmpsia com sinais de gravidade. Após a avaliação diagnóstica intra-hospitalar inicial, o atendimento ambulatorial é uma opção desde que a gestante seja mantida sob controle. Ela deve ser bem informada e ter condições de compreender a importância de procurar atendimento caso surjam sintomas de agravamento da doença (cefaleia intensa ou persistente, alterações visuais, falta de ar ou dor no quadrante superior direito ou epigástrica).

Diabetes

O diabetes melito gestacional (DMG) é definido como uma intolerância a carboidratos de gravidade variável. Há dois tipos de hiperglicemia que podem ser identificadas na gestação: o diabete melito diagnosticado na gestação e o DMG. O nível de hiperglicemia diferencia esses dois tipos.[2] A hiperglicemia na gestação aumenta o risco de morbidade materna e perinatal, com repercussões em médio e longo prazos, tanto para a mãe como para o feto. Por isso, deve ser investigada no início e na metade da gestação. O diagnóstico na gravidez, e o consequente controle dos níveis glicêmicos, reduz as complicações para a mãe e feto.[2] Recomenda-se o rastreamento universal para diagnóstico da hiperglicemia na gestação, independentemente da presença de fator de risco.

Alterações do crescimento fetal e do volume do líquido amniótico

A correta datação da gestação é primordial para a identificação dos fetos pequenos, e é causa comum de interpretação equivocada no diagnóstico. A data da última menstruação continua a ser um excelente método de identificação, desde que mantenha uma correspondência com a ultrassonografia de primeiro trimestre por meio da medida do comprimento cabeça-nádegas, que apresenta uma variabilidade de 5 a 7 dias.[3] A restrição do crescimento fetal é uma patologia gestacional em que o feto não atinge seu potencial de crescimento biológico como consequência da função placentária insuficiente, a qual pode ser em decorrência de múltiplas causas.[2]

O diagnóstico é definido por meio do percentil de peso em relação à idade gestacional, e é considerada restrição de crescimento fetal quando o peso fetal é menor que percentil 3 para a idade gestacional, segundo a Organização Mundial da Saúde (OMS), ou menor que percentil 10, de acordo com o American College of Obstetrics and Gynecology. Constitui intercorrência que acomete de 5 a 10% das gestações, e é a segunda principal causa de mortalidade perinatal.[2] No outro extremo, existem os fetos com crescimento excessivo, que podem ser definidos como grande para a idade gestacional (GIG), e com macrossomia. O termo GIG geralmente implica um peso ao nascer ≥ percentil 90 para uma determinada idade gestacional. O termo macrossomia fetal implica crescimento, além de um peso absoluto ao nascer, historicamente de 4.000 g ou 4.500 g, independentemente da idade gestacional.[4]

A macrossomia fetal está associada a maior risco de cesárea de emergência e trauma obstétrico e no nascimento, hemorragia pós-parto, distocia de ombro, lesão de plexo braquial, hipoglicemia e morte fetal. A macrossomia apresenta maior risco para polidrâmnio, e pode ser secundária a DMG mal controlada.[4] A ultrassonografia é a forma mais utilizada para estudo do líquido amniótico (LA); o maior bolsão vertical (MBV) é a técnica mais adequada para interpretação do exame. O LA em excesso é definido como polidramnia, e sua redução, oligodramnia. Estima-se que 60% dos polidrâmnios sejam idiopáticos, e 5% oligodrâmnios.[5]

Suspeita de malformação fetal ou arritmia fetal

Anomalias congênitas estão presentes em cerca de 2 a 4% dos recém-nascidos. Uma vez que fatores de riscos genéticos e/ou ambientais são encontrados em cerca de 30% dos casos, é necessário realizar o rastreamento ultrassonográfico de maneira universal, isto é, para todas as gestantes, independentemente da caracterização de fator de risco individual.[2] Pelo modelo piramidal de assistência pré-natal, a ultrassonografia de primeiro trimestre é a mais importante.[6] Entre 11 e 13 semanas e 6 dias (ideal com 12 semanas), deve ser realizado exame ultrassonográfico morfológico de primeiro trimestre com a medida da transluscência nucal, avaliação da morfologia fetal e de outros marcadores de aneuploidias, como o osso nasal, ducto venoso e regurgitação tricúspide.[6]

O exame ultrassonográfico morfológico fetal rotineiro ao redor de 20 a 24 semanas de gestação identifica cerca de 50 a 60% das anomalias congênitas. Em centros especializados, a taxa de detecção das anomalias fetais graves atinge valores de 70 a 90%.[2] Diante de exame ultrassonográfico com suspeita de aneuploidia, anomalias fetais estruturais ou arritmia fetal, procede-se ao acolhimento do casal para discussão de achados e acionamento da rede de apoio para iniciar medidas de suporte psicológico e emocional. A gestante deve ser encaminhada para realização de novo exame ultrassonográfico em centro de referência que disponha de serviço de medicina fetal para a confirmação do diagnóstico, e posterior acompanhamento pré-natal.[2]

Gestação gemelar

A gestação gemelar, independentemente da presença ou ausência de complicações, é considerada de alto risco, e o obstetra deve atentar para os cuidados e o seguimento necessários no pré-natal e no parto, a fim de obter os melhores resultados para a mãe e ao feto.[2] As principais complicações maternas são anemia, hipertensão arterial, diabetes gestacional, placenta prévia, descolamento prematuro de placenta e hemorragia pós-parto. Entre as complicações fetais, a prematuridade e o baixo peso são as mais frequentes e as que mais impactam o prognóstico neonatal.[2] O acompanhamento nas gestações gemelares baseiam-se fundamentalmente no tipo de corionicidade (número de placentas).

As monocoriônicas, ou seja, uma única placenta, sempre apresentam algum grau de anastomose entre as circulações dos fetos e podem levar a complicações como síndrome da transfusão feto-fetal, síndrome da perfusão arterial reversa, síndrome da anemia-policitemia e restrição do crescimento fetal seletiva.[2]

Prematuridade

Destaca-se a importância da realização da medida do colo uterino para todas as gestantes entre 19 e 24 semanas, no mesmo momento do ultrassom morfológico, independentemente de antecedentes e fatores de risco. Para as pacientes com maior risco, a medida do colo pode ser feita a partir de 16 semanas. Nas gestantes com colo curto, medidas adicionais profiláticas como modificações do estilo de vida, vigilância de infecções cervicovaginais e urinárias devem ser adotadas.

É importante ressaltar que colo curto é uma entidade diferente de incompetência istmocervical, uma das principais causas de abortamento habitual tardio ou de parto pré-termo extremo. A dilatação cervical acontece sem ou com pouca dor e sangramento, e o feto nasce vivo e morfologicamente normal. Secreção mucoide vaginal e dilatação cervical sem desconforto apreciável ou percepção de contrações reforçam o diagnóstico, que é confirmado pela dilatação cervical com herniação das membranas ao exame especular. Na certeza do diagnóstico da incompetência istmocervical está indicada a realização da cerclagem do colo uterino entre 12 e 16 semanas. A cerclagem denominada de urgência, indicada por encurtamento do colo ou alteração ao exame físico, pode ser feita até 26 semanas, e geralmente está associada a maior risco.[2]

A Figura 114.1 mostra a imagem ao ultrassom de um colo normal, um colo curto e um colo com sinais de incompetência istmocervical.

Placenta prévia e acretismo placentário

Placenta prévia é aquela que se insere, total ou parcialmente, no segmento inferior do útero, e localiza-se próximo ou sobre o orifício interno do colo uterino, a partir da 20ª semana de gestação. É a principal causa de sangramento no terceiro trimestre, e pode levar à hemorragia puerperal.[8] A placenta prévia ocorre em aproximadamente 0,28 a 1,96% das gestações,[2] e acomete na proporção de 1,8:1.000 as gestações simples e 3,9:1.000 as gestações múltiplas. Outras complicações associadas são hemorragia anteparto, intraparto e pós-parto, acretismo placentário, septicemia, tromboflebite, necessidade de transfusão sanguínea e histerectomia. Associa-se também ao parto pré-termo e ao aumento da morbimortalidade perinatal, com incidência de 2,3 a 37%.[8]

A cesariana anterior constitui o fator de risco mais importante, e a taxa de implantação anômala da placenta é proporcional ao número de procedimentos. Outros fatores são tabagismo, multiparidade, uso de cocaína, curetagem ou cirurgia uterina prévias e gravidez múltipla.[8] Em muitos casos, a placenta prévia é diagnosticada durante o pré-natal, no exame de ultrassonografia solicitado na rotina. Entretanto, com a progressão da gravidez, ocorre uma "migração" da placenta em mais de 90% das placentas com implantação baixa, identificadas no início da gestação, que se distanciam-se do colo. Essa "migração" pode ser explicada pela expansão do segmento uterino, com deslocamento do tecido trofoblasto.[8]

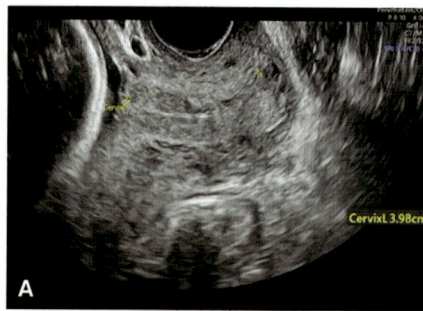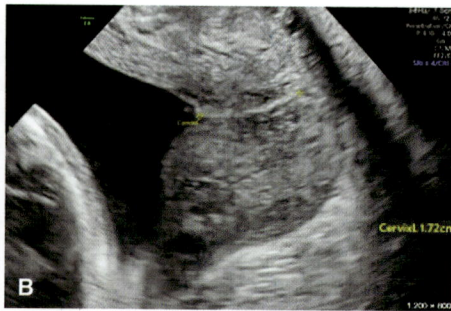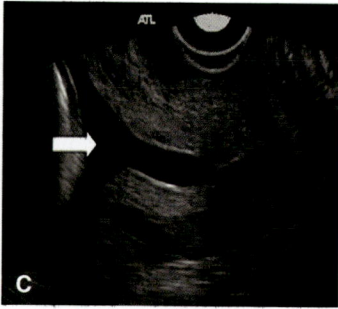

Figura 114.1 A. Colo normal (39,8 mm); **B.** Colo curto (17 mm); **C.** Colo curto e com afunilamento ("sinal de dedo de luva").

Infecções

Durante o pré-natal, ainda na primeira consulta, está recomendada a testagem rápida combinada para HIV, sífilis, hepatite B (em caso de gestante sem esquema vacinal completo) e hepatite C, sempre que oportuno. Além disso, são feitas as sorologias citomegalovírus, rubéola e toxoplasmose. A seguir, estão as infecções mais comuns e que mais geram dúvidas ao médico assistente: HIV, sífilis e toxoplasmose.

HIV

Os testes rápidos para HIV são os métodos preferenciais para diagnóstico porque possibilitam o início precoce da terapia antirretroviral e, consequentemente, a resposta virológica mais rápida. Apesar de raros, podem ocorrer resultados falso-reagentes nos testes para HIV em gestantes devido à presença de aloanticorpos. São situações que exigem especial atenção: doenças autoimunes, múltiplos partos, transfusões sanguíneas, hemodiálise e vacinação recente.

Na primeira consulta pré-natal de gestantes vivendo com HIV, faz-se uma abordagem laboratorial com o objetivo de avaliar a condição geral de saúde da mulher e identificar o *status* da infecção pelo HIV (situação imunológica e virológica inicial), a presença de comorbidades e a existência de fatores que possam interferir na evolução da gravidez.[9] As gestantes diagnosticadas com HIV, a partir de qualquer metodologia de testagem, devem ter seu cuidado compartilhado com o pré-natal de alto risco ou com o Serviço de Atenção Especializada (SAE).

Sífilis

A sífilis é uma infecção bacteriana sistêmica, cujo agente etiológico é o *Treponema pallidum*. Sua transmissão se dá principalmente por contato sexual; contudo, pode ocorrer transmissão vertical para o feto durante a gestação de uma mulher com sífilis não tratada ou tratada inadequadamente.[9] Na gestação, a sífilis pode apresentar consequências severas, como abortamento, prematuridade, natimortalidade, manifestações congênitas precoces ou tardias e/ou morte do recém-nascido. Portanto, é essencial o rastreamento durante a gestação, a despeito de história ou exame clínico maternos, e a testagem universal das gestantes e o tratamento das infectadas são reconhecidos como custo-efetivos em todo o mundo. A precocidade do diagnóstico e do tratamento na gravidez é essencial para o melhor prognóstico neonatal.[9]

Desde 2015, no Brasil, a recomendação de triagem pré-natal inclui a realização de teste rápido para iniciar o diagnóstico. Tem excelente sensibilidade e especificidade, comparáveis aos outros testes, com rápida e fácil interpretação do resultado, e quando positivo confirma a presença de infecção (atual ou prévia) para autorização do tratamento em gestantes sem tratamento anterior.[9] Nas gestantes identificadas com sífilis na gravidez, o acompanhamento com VDRL permite avaliar a resposta terapêutica. Como é uma infecção de transmissão sexual, as gestantes com sífilis devem ser obrigatoriamente rastreadas para HIV e hepatites B e C, exames que já fazem parte da rotina de atenção pré-natal.[9]

Toxoplasmose

A toxoplasmose é uma infecção causada pelo protozoário intracelular obrigatório denominado *Toxoplasma gondii*, cujo hospedeiro definitivo é o gato, mas que infecta humanos em vários ambientes. Quando a infecção é adquirida pela primeira vez durante a gravidez, os parasitas podem ser transmitidos da mãe para o feto, resultando na toxoplasmose congênita.

A taxa de transmissão vertical do *Toxoplasma gondii* é diretamente proporcional à idade gestacional, enquanto a morbimortalidade fetal é inversamente proporcional ao tempo de gestação no momento da infecção aguda. A toxoplasmose congênita pode se manifestar com alterações oculares (70% dos casos) e com alterações neurológicas e sistêmicas (menos comuns). Além disso, a toxoplasmose na gestação pode ocasionar perda fetal, natimortalidade e prematuridade.[2]

O diagnóstico da toxoplasmose aguda materna baseia-se na sorologia com detecção de anticorpos específicos das classes IgM e IgG. Há quatro tipos de padrões sorológicos:

- Gestantes imunes (IgG reagente e IgM não reagente): não há risco de reativação nem de transmissão vertical
- Gestantes susceptíveis (IgG e IgM não reagentes): devem receber orientações da equipe de saúde sobre como evitar a doença e repetir a sorologia bimensalmente ou a cada trimestre, até o final da gravidez
- Gestantes com IgG não reagente e IgM reagente: há possibilidade de um falso-positivo de IgM ou uma infecção aguda muito inicial, não havendo tempo necessário para o surgimento da IgG[10]
- Gestantes com IgG reagente e IgM reagente: são necessários testes confirmatórios como avidez de IgG, avaliação seriada dos títulos de IgG ou outros ensaios de pesquisa de IgM, como ELISA de captura ou imunofluorescência indireta.

CONSIDERAÇÕES FINAIS

A definição de risco gestacional não é simples, mas o estabelecimento de critérios objetivos pode auxiliar para o oportuno referenciamento de gestantes que necessitem de assistência pré-natal com especialistas. Quando o risco é identificado já na primeira consulta no início da gestação possibilita o manejo e a condução de complicações adicionais no decorrer do pré-natal. No entanto, é essencial que as equipes de saúde estejam alertas para o surgimento de condições não previamente detectadas, para que a gestante de alto risco seja encaminhada para o cuidado especializado.

REFERÊNCIAS BIBLIOGRÁFICAS

1. Peraçoli, JC, et al. Hierarquização assistencial no Pré-natal. In Tratado de obstetrícia Febrasgo – editores Cesar Eduardo Fernandes, Marcos Felipe Silva de Sá; coordenação Corintio Mariani Neto. 1ª ed. Rio de Janeiro. Elsevier, 2019.
2. Brasil, Ministério da Saúde. Secretaria de Atenção Primária à Saúde. Manual de Gestação de Alto Risco. (Online) 2022. https://bvsms.saude.gov.br/bvs/publicacoes/manual_gestacao_alto_risco.pdf.
3. Braga, JRS, et al. Restrição de Crescimento Fetal. (A. do livro) Jorge Rezende Filho. Obstetrícia. Rio de Janeiro. Guanabara Koogan, 2022.
4. Urbanetz, AA, et al, Macrossomia Fetal. (A. do livro) Jorge Rezende Filho. Obstetrícia. Rio de Janeiro. Guanabara Koogan, 2022.
5. Sá, RAM. Polidramnio e Oligodramnia. (A. do livro) Jorge Rezende Filho. Obstetrícia. Rio de Janeiro. Guanabara Koogan, 2022.
6. Nicolaides, KH. A model for a new pyramid of prenatal care based on the 11 to13 week's assesment. *Prenat Diagn.* 2011;31:3-6.
7. Coutinho, CM, et al. On behalf of the ISUOG Clinical Standards Committee. ISUOG Practice Guidelines: role of ultrasound in the prediction of spontaneous preterm birth. *Ultrasound Obstet Gynecol* 2022; 60: 435–456.
8. Junior, MDC. Placenta Prévia, Acretismo Placentário e Vasa Prévia. (A. do livro) Jorge Rezende Filho. Obstetrícia. Rio de Janeiro. Guanabara Koogan, 2022.
9. Protocolo Clínico e Diretrizes Terapêuticas para Prevenção da Transmissão Vertical do HIV, Sífilis e Hepatites Virais. Ministério da Saúde. 2ª ed. Disponível em: https://bvsms.saude.gov.br/bvs/publicacoes/protocolo_clinico_hiv_sifilis_hepatites.pdf
10. Federação Brasileira das Associações de Ginecologia e Obstetrícia (Febrasgo). Toxoplasmose e gravidez (Protocolo Febrasgo-Obstetrícia, nº 23/Comissão Nacional Especializada em Medicina Fetal). São Paulo. Febrasgo, 2021.

CAPÍTULO 115

Hemorragias da Primeira Metade da Gestação

Rosiane Mattar • Mirela Foresti Jimenez • Sue Yazaki Sun • Antonio Braga

INTRODUÇÃO

As síndromes hemorrágicas da primeira metade da gestação acometem ao menos 15% das gestantes. É importante ressaltar que o diagnóstico correto e precoce da causa da hemorragia e a instituição do tratamento adequado evitam morbidade e mortalidade materna. Sob a chancela das hemorragias do início da gestação estão agrupados os casos de abortamento, gravidez ectópica e a mola hidatiforme, que são detalhados a seguir.

ABORTAMENTO

O aborto é definido como a perda da gestação antes da viabilidade. A Organização Mundial da Saúde (OMS) estabelece como critérios diagnósticos gestação intrauterina não viável até 20 a 22 semanas, concepto de 500 g ou 25 cm.[1]

A morte do embrião ou feto é acompanhada por hemorragia da decídua basal, seguida por necrose tecidual, que estimula as contrações uterinas e a expulsão do material intrauterino, caracterizando sua inclusão como síndrome hemorrágica.

O aborto espontâneo em idade precoce decorre, muitas vezes, de alterações cromossômicas no concepto, principalmente aneuploidias, e, em geral, não há necessidade de investigar a causa da perda gestacional quando evento único, com indicação se houver repetição do quadro.

Existem fatores de risco para a ocorrência de abortamento, e o principal é a idade materna avançada. Outros fatores são tabagismo, álcool e drogas, consumo elevado de cafeína, baixo índice de folato, pacientes nos extremos de peso (IMC < 18 ou > 35), mulheres com doença celíaca e diabéticas com controle glicêmico ruim, doenças da tireoide mal controladas, doenças autoimunes e gestação resultante de fertilização *in vitro* (FIV).[2]

Incidência

É a complicação mais comum da gravidez, ocorrendo em 10 a 24% das gestações clinicamente diagnosticadas.[3]

Classificação

É considerado precoce quando se dá até 12 semanas e tardio com mais de 12 e até 22 semanas. Cerca de 80% dos abortamentos são precoces e ocorrem com frequência inversamente proporcional às semanas de gestação.[3]

O abortamento pode ser espontâneo, se devido a causas naturais, e induzido, quando determinado por razão externa.

Segundo a Constituição Brasileira, são legais os indicados em gestações resultantes de estupro ou em que há risco de vida materno iminente. Também existe jurisprudência para os casos de anencefalia, e são considerados ilegais quando provocados por motivos como causa socioeconômica ou malformações fetais. Nos casos de malformações incompatíveis com a vida, pode-se proceder à interrupção caso haja autorização judicial.[3]

Classicamente, denomina-se abortamento espontâneo de repetição (AER) quando ocorrem três ou mais abortamentos espontâneos e consecutivos.

Em relação às formas clínicas, o abortamento pode ser:

- Aborto evitável ou ameaça de aborto: o concepto mantém a vitalidade, o quadro clínico é discreto quanto à hemorragia e à dor, e o orifício uterino se mantém fechado
- Aborto inevitável: o produto conceptual perde a vitalidade e a gravidez não tem possibilidade de evolução, hemorragia é mais intensa, dor em cólica e o canal cervical pode apresentar-se dilatado, embora o produto gestacional possa ou não ter sido eliminado, total ou parcialmente
- Aborto inevitável completo: quando existe eliminação total do material intrauterino
- Aborto inevitável incompleto: se a expulsão do material é parcial
- Abortamento incompleto afebril: quando ainda existe conteúdo intrauterino sem vitalidade e sem sinais de infecção
- Aborto incompleto infectado: quando existem restos intrauterinos com a presença de infecção local ou que se expande para órgãos vizinhos ou que se generaliza, o que pode tornar o quadro materno grave, com possibilidade de determinar a morte materna
- Aborto retido: classicamente, é aquele em que há morte do concepto sem que haja sua eliminação por 30 dias ou mais
- Aborto espontâneo de repetição (AER): classicamente, se houver três ou mais abortos de gestações clinicamente diagnosticadas. Atualmente existem serviços que admitem diagnosticá-lo com duas ou mais perdas.

Diagnóstico

Para que se estabeleça corretamente o diagnóstico do abortamento, a categoria clínica e o prognóstico, são importantes: a anamnese com a história de sangramento, avaliar a característica da dor e a presença ou não de sintomas subjetivos da gravidez, como náuseas, vertigens, aumento e dor nas mamas. O estabelecimento de causas são feitos a partir de exame tocoginecológico, avaliação laboratorial pelo estudo da presença da gonadotrofina coriônica (hCG) na urina, e ultrassom transvaginal e, eventualmente, pélvico por via abdominal.

Em alguns casos, tanto a via supra púbica como a transvaginal devem ser utilizadas para uma avaliação completa. O ultrassom permite a elucidação do diagnóstico, fornece dados quanto ao prognóstico do quadro e promove diagnóstico diferencial com outras doenças, principalmente gravidez ectópica e mola hidatiforme, e causas de hemorragia de primeiro trimestre.[4]

Para elucidar a vitalidade do concepto e provável evolução do quadro, avaliam-se pelo ultrassom a forma do saco gestacional, a velocidade de crescimento, o embrião (seus movimentos cardíacos e corporais), a vesícula vitelínica e o conteúdo uterino.

Tratamento

A terapêutica a ser empregada depende da categoria clínica do aborto.

Aborto evitável ou ameaça de aborto

O tratamento é restringido aos sintomas: analgésicos e antiespasmódicos para dor, repouso relativo (é contraindicado o repouso absoluto). Não se deve prescrever progesterona por não haver melhora no prognóstico da gestação.

O acompanhamento da paciente é importante para verificar a evolução para gravidez normal ou para aborto inevitável.[3]

Aborto inevitável completo

Não há necessidade de tratamento.[3]

Aborto inevitável não eliminado

Se o útero for menor que 12 cm, fazer o esvaziamento da cavidade uterina com dilatação do canal cervical (de preferência após o uso de 400 a 600 mcg de misoprostol, via vaginal, de 4 a 6 horas antes do procedimento, para preparo cervical) e curetagem uterina ou aspiração ou pela técnica de aspiração manual intrauterina (AMIU). Se houver pouco material intrauterino, geralmente em abortos precoces, e se a paciente preferir, pode-se adotar o tratamento expectante, aguardando a eliminação do material intrauterino, espontaneamente entre 15 a 30 dias.

Se o útero for maior que 12 cm e houver presença de embrião, utiliza-se análogo da prostaglandina (misoprostol 200 mcg, via vaginal, a cada 4 a 6 horas, até a eliminação do concepto), seguido de curetagem uterina para retirada de eventuais restos (International Federation of Gynecology and Obstetrics).[5]

Aborto inevitável incompleto febril localizado

Nesse tipo de aborto, a paciente deve ser hospitalizada, e fazer a coleta de material para bacterioscopia e cultura. Iniciar imediatamente o esquema antibiótico com gentamicina 240 mg/dia em soro fisiológico, 100 mℓ, via endovenosa em 30 minutos, em dose única, e clindamicina 900 mg, via endovenosa de 8 em 8 horas, com a administração da ocitocina para manter o útero contraído. Realizar o esvaziamento uterino, de preferência por aspiração.

Aborto inevitável incompleto febril complicado

Se a infecção ultrapassar os limites do útero, deve-se administrar gentamicina (240 mg/dia em soro fisiológico 100 mℓ, via endovenosa em 30 minutos, 5 mg/kg/dia), ampicilina (2 g de 4 em 4 horas) e clindamicina, via endovenosa (900 mg de 8 em 8 horas) ou outro esquema de cobertura antibiótica, além de providenciar medidas de suporte para o quadro tóxico infeccioso. Se houver coleções purulentas intracavitárias, é preciso fazer imediatamente a drenagem por meio de colpotomia ou laparotomia, juntamente com o esvaziamento uterino. Quando existir comprometimento da vitalidade dos tecidos uterinos, deve-se utilizar a histerectomia total para retirada do foco de infecção. Se houver septicemia, a condução terapêutica é a estabelecida pelo protocolo de sepse.[3]

Aborto retido

Esvaziamento uterino por curetagem ou aspiração.

Aborto espontâneo de repetição

O casal deve ser orientado a submeter-se ao protocolo de investigação no intervalo intergestacional para estabelecer a possível causa, e, assim, implantar a terapêutica proposta para o fator etiopatogênico diagnosticado.

Ressalta-se que, em qualquer tipo de abortamento, o material de esvaziamento uterino deve ser enviado para exame anatomopatológico para diagnóstico diferencial com mola hidatiforme. No caso de conduta expectante ou medicamentosa, ou não havendo estudo anatomopatológico, recomenda-se pesquisa de hCG em teste de urina ou beta-hCG sérico, 30 dias após a eliminação, com o objetivo de documentar a resolução do quadro e minimizar a possibilidade de haver doença trofoblástica não percebida.

GRAVIDEZ ECTÓPICA

É definida como gestação ectópica (GE) a gravidez que não se localiza na cavidade uterina. A localização mais frequente é a trompa (95% dos casos), com 80% na ampola, 12% no istmo, 5% nas fímbrias, 2% no interstício. As localizações restantes (5%) podem ocorrer no abdome (1%), ovário (1 a 3%), cérvice (1%) ou cicatriz uterina (1 a 3%), e estão associadas a maior morbidade, uma vez que o diagnóstico costuma ser mais tardio e difícil. Embora tenham ocorrido progressos no diagnóstico e manejo, a GE continua sendo uma importante causa de morbidade e mortalidade: 2,7% das mortes relacionadas com gestação.[6,7]

Incidência e prevalência

Em torno de 1 a 2% das gestações são ectópicas. No entanto, a verdadeira incidência pode ser maior, uma vez que muitas GE são resolvidas espontaneamente. A prevalência de GE em atendimentos de emergência por sangramento no primeiro trimestre ou dor abdominal, ou ambos, pode ser alta, chegando a 18%.[6]

Embora existam fatores de risco, cerca de 50% das GEs não têm riscos. A chance de ocorrer é maior em mulheres que tiveram GE prévia, sendo cerca de 10% (OR 3,0 – IC 95% 2,1 a 4,4). Naquelas que tiveram 2 ou mais, o risco aumenta para 25% (OR 11,1 – IC 95% 4,0 a 29,5). Outros fatores de risco importantes são infecção pélvica prévia, cirurgia tubária e infertilidade, assim como tabagismo e idade maior que 35 anos. Mulheres em uso de dispositivo intrauterino (DIU) têm menor risco de GE que as mulheres que não usam métodos contraceptivos, pois o DIU é altamente efetivo em prevenir gestações. No entanto, 53% das gestações que ocorrem em usuárias de DIU são GE.[6]

Diagnóstico

O diagnóstico clínico é inespecífico e pode manifestar-se como amenorreia, sangramento vaginal e dor abdominal no primeiro trimestre de gestação. Em 10% dos casos os sintomas são ausentes, e por isso quanto mais precoce o diagnóstico, com métodos não invasivos e com mais opções terapêuticas, a redução da mortalidade dessa patologia obstétrica é maior.

Nos casos de GE rota, pode haver distensão abdominal, peritonismo, dor na descompressão do abdome, hemoperitôneo ou choque hemorrágico e, em alguns casos, dor escapular. No exame físico pode haver abaulamento do fundo de saco posterior com dor intensa, com o útero ligeiramente aumentado e amolecido e tumoração anexial palpável, que é detectada em metade dos casos.[6,7,8] Essas pacientes devem ser avaliadas e tratadas com urgência.

O diagnóstico de GE deve ser sempre suspeitado em mulheres sexualmente ativas, em idade reprodutiva e que estejam com dor abdominal e sangramento vaginal, estando ou não em uso de métodos contraceptivos. As mulheres que engravidam e têm fatores de risco para GE devem ser avaliadas precocemente, mesmo na ausência de sintomas.[6,7]

A ultrassonografia transvaginal é o método mais sensível para o diagnóstico precoce da GE (sensibilidade 87 a 99%, e especificidade de 94 a 99%), e é possível estabelecer o diagnóstico de certeza quando identificado o saco gestacional com vesícula vitelínica e/ou embrião com ou sem batimentos fora da cavidade uterina.[7]

Quando não houver imagem de ultrassonografia confirmatória da gestação, deve ser utilizada a dosagem de beta-hCG quantitativa, com valor de beta-hCG > 3.500 mUI/mℓ, e a gestação intrauterina deve ser visualizada na ultrassonografia. Com valores menores, está indicada a dosagem seriada do beta-hCG em 48 horas, que deve aumentar para 49% quando beta-hCG é inferior a 1.500 mUI/ mℓ, e de 40% quando beta-hCG está entre 1.500 e 3.000 mUI/mℓ e incremento de 33% quando beta-hCG é superior a 3.000 mUI/mℓ. A ausência de saco gestacional tópico com beta-hCG acima da zona discriminatória, ou com curva de evolução anormal e títulos em declínio, sugere gravidez inviável. Na maioria dos casos, a ultrassografia transvaginal distingue a GE de um abortamento,[8] como mostrado na Figura 115.1.

O diagnóstico diferencial de gestação com sangramento vaginal, com ou sem dor abdominal, inclui:

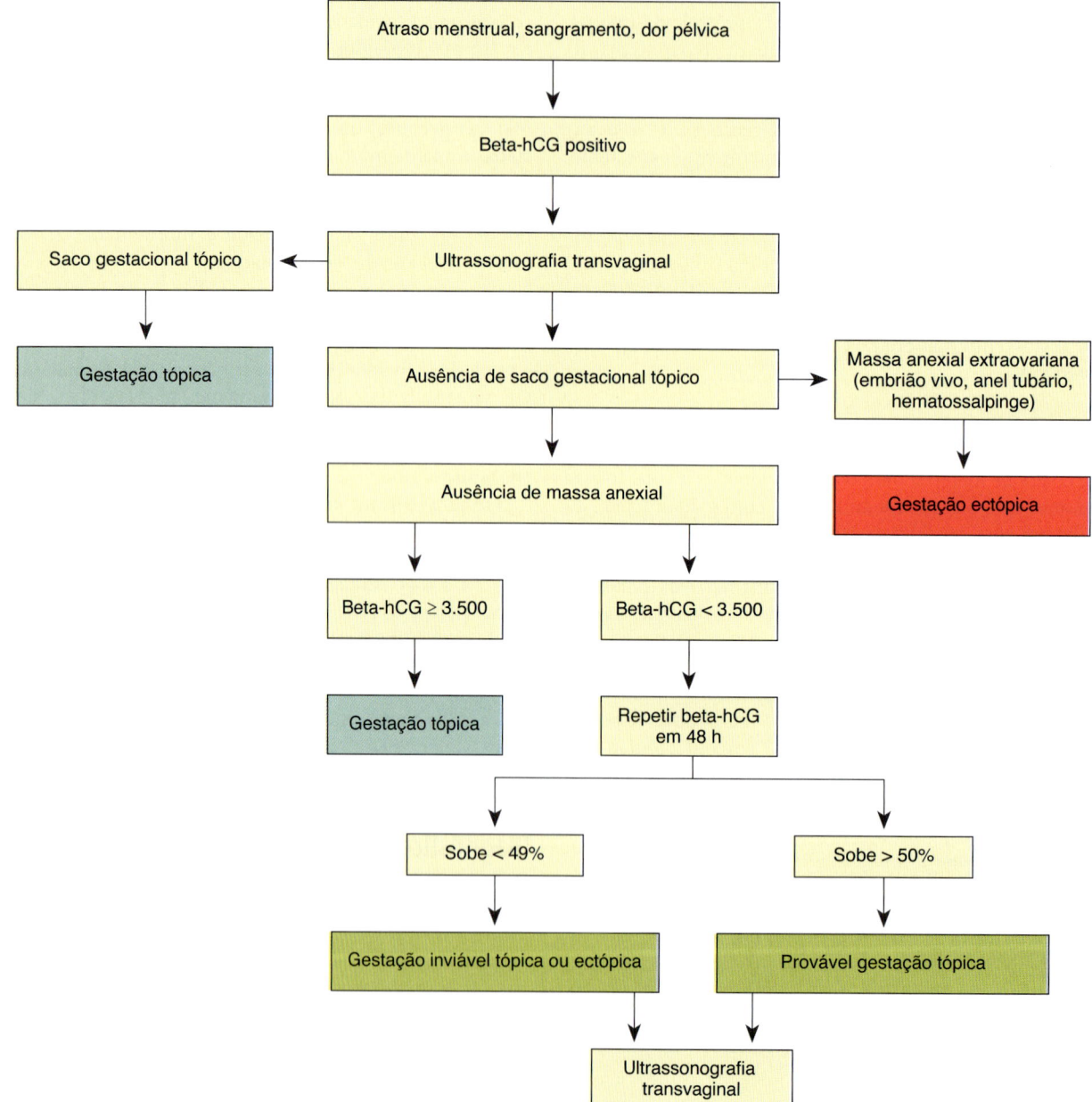

Figura 115.1 Diagnóstico de gestação ectópica. Adaptada de: Elito Jr, J, Montenegro, NA, Soares, RC, Camano, L. Rev Bras Ginecol Obstet. 2008;30(3):149–59.

- Sangramento de implantação
- Aborto espontâneo
- Patologia cervical, vaginal ou uterina (pólipos)
- Hematoma subcoriônico
- Doença trofoblástica gestacional
- Ruptura ou torção de cisto ovariano
- Outras situações que, geralmente, não são acompanhadas por sangramento: infecção do trato urinário, litíase urinária, diverticulite, apendicite, neoplasia ovariana, miomas ou dor no ligamento redondo.

Tratamento

O tratamento é feito por meio de cirurgia (salpingectomia ou salpingostomia, por via laparotômica ou laparoscópica) ou tratamento clínico (conduta expectante ou medicamentoso com metotrexato (MTX).

Tratamento clínico expectante

Pode ser utilizado em casos selecionados como:

- Pacientes sem dor importante, com bom estado geral e estabilidade hemodinâmica
- Beta-hCG < 2.000 mUI/ml.[3,6,8] Quanto menor o valor inicial, maior a probabilidade de evolução favorável. Em cerca de 88% das mulheres com níveis < 200 mUI/ml, é resolvido espontaneamente.[7] O valor inicial baixo e o declínio dos valores em 48 horas são os principais preditores de sucesso da conduta expectante[8]
- Ausência de sangue no fundo de saco de Douglas
- Ultrassonografia transvaginal com ausência de embrião vivo ou massa anexial < 3,5 cm
- Possibilidade de seguimento.

O beta-hCG deve ser dosado em 48 horas. Com redução de 50%, o exame será repetido em 1 semana. Na presença de sintomas, diminuição menor ou aumento dos níveis de beta-hCG, conduta ativa (cirúrgica ou medicamentosa). [3,6,7,8]

Tratamento medicamentoso

O tratamento clínico pode ser feito com MTX se:

- Pacientes sem dor importante, com bom estado geral e estabilidade hemodinâmica
- Beta-hCG < 5.000 mUI/ml[3,6,7]
- Ausência de sangue no fundo de saco de Douglas
- Ultrassonografia transvaginal com ausência de embrião vivo ou massa anexial < 3,5 cm
- Possibilidade de seguimento.

São contraindicações para o uso de MTX:

- Gravidez intrauterina ou amamentação
- Imunodeficiência, anemia, leucopenia (leucócitos < 2.000 cel/mm³) ou trombocitopenia (plaquetas < 100.000)
- Sensibilidade prévia ao MTX
- Doença pulmonar, disfunção hepática ou renal
- Não aceita receber transfusão sanguínea.

Antes de iniciar o tratamento, fazer exames de rotina: hemograma, enzimas hepáticas (TGO e TGP), creatinina e tipagem sanguínea ABO-Rh.

Os preditores de insucesso da terapia medicamentosa são atividade cardíaca embrionária, massa maior que 4 cm, concentração inicial de beta-hCG maior que 5.000 mUI/ml, presença de sangue na cavidade peritoneal, aumento do beta-hCG acima de 50% nas 48 horas que antecedem o uso do MTX, aumento rápido e contínuo do beta-hCG durante o uso do MTX.[3]

O protocolo de dose única é de 50 mg/m² de MTX por via intramuscular. O acompanhamento é feito com beta-hCG, realizado no quarto e no sétimo dia após o emprego da medicação. As pacientes com redução dos títulos de beta-hCG maior que 15%, entre o quarto e o sétimo dia, apresentam bom prognóstico, e devem ser acompanhadas com dosagens semanais da beta-hCG até negativarem. Quando a redução for menor que 15%, no sétimo dia após o emprego do MTX é ministrada nova dose de MTX. Caso não ocorra queda dos títulos, indica-se cirurgia.[3,6,8]

O protocolo para o tratamento com múltiplas doses é feito com 1 mg/kg de MTX nos dias 1, 3, 5 e 7, alternando com leucovorin (ácido folínico) na dose de 0,1 mg/kg ou comprimido de ácido folínico na dose de 15 mg nos dias 2, 4, 6 e 8. O acompanhamento é feito com beta-hCG no dia da aplicação inicial do MTX e sempre dosado antes da próxima dose de MTX. Com queda maior que 15% nesse intervalo, não é necessária nova dose de MTX. Recomenda-se não utilizar mais que 4 doses de MTX, e se os títulos da beta-hCG não apresentarem declínio após a quarta dose, indica-se cirurgia.[3,6,8]

O acompanhamento nos dois protocolos (dose única e múltiplas doses), quando os títulos estão em declínio, é feito com a dosagem semanal da beta-hCG até os títulos ficarem negativos.

O protocolo com duas doses (aplicação do MTX nos dias 1 e 4) tem eficácia e segurança semelhante ao tratamento com dose única; no entanto, apresenta melhores resultados com títulos do beta-hCG mais elevados (entre 3.600 mUI/ml e 5.000 mUI/ml.[3,6,8]

O tratamento de dose única tem a vantagem de ser mais simples e com menos efeitos colaterais. No entanto, nos casos de localização atípica da gravidez ectópica, como a gestação intersticial, cervical ou da cicatriz de cesárea, que, em geral, cursam com títulos do beta-hCG elevados, superiores a 5.000 mUI/ml, o protocolo com múltiplas doses é mais empregado.

Durante o tratamento, é recomendado evitar relações sexuais até os títulos do beta-hCG ficarem negativos, exposição solar para diminuir o risco de dermatites pelo MTX, bebidas alcoólicas, ácido acetilsalicílico, comidas e vitaminas que contenham ácido fólico.[3]

Deve-se evitar nova concepção até o desaparecimento da gravidez ectópica na ultrassonografia transvaginal e por um período de 3 meses após administração de MTX.[3] A ultrassonografia transvaginal seriada após o tratamento com MTX é desnecessária, exceto quando existe suspeita de ruptura tubária.[3,6,7,8]

Os efeitos adversos mais observados do tratamento com MTX são distensão abdominal, aumento do beta-hCG entre o primeiro e o quarto dias após o MTX, sangramento genital e dor abdominal. Os efeitos colaterais mais relatados são mucosites, irritação gástrica, náusea, vômitos, tontura, neutropenia, alopecia reversível e pneumonite.[3]

O MTX (1 mg/kg) pode ser ministrado localmente na gravidez ectópica, em geral guiado por ultrassonografia transvaginal e com sedação. A principal indicação é a presença de embrião vivo e nos casos de localização atípica da gravidez ectópica.[3]

Tratamento cirúrgico

A conduta-padrão é a cirurgia, indicada quando há contraindicações para o tratamento clínico.

A laparotomia é realizada nos casos de ruptura tubária com instabilidade hemodinâmica. Nas demais situações, a via preferencial é a laparoscópica. A salpingectomia é a cirurgia clássica e está indicada nas pacientes com prole definida, lesões irreparáveis, sangramento persistente, recidiva na mesma trompa e com beta-hCG elevado. A salpingostomia é usada em pacientes com desejo de preservar a fertilidade e apresenta risco de persistência de tecido trofoblástico (3 a 20%); portanto, é importante acompanhar a evolução dos títulos do beta-hCG no pós-operatório. Títulos em declínio requerem apenas acompanhamento, mas, quando em ascensão, está indicado tratamento com dose única de MTX.[3,7]

MOLA HIDATIFORME

A mola hidatiforme é a forma mais comum de doença trofoblástica, que decorre de fertilização anômala. Para além de constituir uma das síndromes hemorrágicas da primeira metade da gestação, sua importância também reside na ocorrência de complicações clínicas nos casos de atraso diagnóstico, como cistos tecaluteínicos dos ovários, pré-eclâmpsia precoce, hiperemese, hipertireoidismo e síndrome do desconforto respiratório agudo. Além disso, entre 5 e 20% dos casos de mola hidatiforme podem progredir para a neoplasia trofoblástica gestacional e necessitar de quimioterapia.[9]

Incidência

Embora rara, a mola hidatiforme acomete cerca de 1:400 gestações no Brasil, o que é cerca de 5 a 10 vezes mais comum do que nos EUA e Europa.[9]

Os principais fatores de risco para a ocorrência de mola hidatiforme são a idade materna superior a 35 anos e a história prévia de gravidez molar (risco de 1 a 2% de mola hidatiforme de repetição na gestação subsequente).[9]

Diagnóstico

O diagnóstico da gravidez molar deve ser suspeitado na mulher no menacme que, durante atraso menstrual, apresente sangramento genital. Após um teste confirmatório de gravidez, a propedêutica ultrassonográfica permitirá, em cerca de 80% dos casos atualmente, fazer o diagnóstico precoce ainda confinado ao primeiro trimestre de gestação. Embora isso seja benéfico no sentido de reduzir a ocorrência das complicações clínicas associadas dessa doença, infelizmente não é possível reduzir o desenvolvimento de neoplasia trofoblástica gestacional pós-molar.[9]

Apesar de a ultrassonografia ter imagens de mola hidatiforme típicas, para além de 12 semanas de gravidez, ao exibir múltiplas áreas anecogênicas preenchendo a cavidade endometrial, seus achados nos casos de mola hidatiforme com idade gestacional precoce são imprecisos. Esse cenário torna-se ainda mais desafiador quando há presença de estrutura embrionária, tornando a descrição habitualmente atribuída à interrupção precoce da gestação.[9]

A dosagem do marcador biológico da mola hidatiforme, representado pela gonadotrofina coriônica humana, auxilia na avaliação, geralmente, mais elevada do que em uma gestação normal. O monitoramento seriado, com intervalo semanal, em especial nos casos de conduta conservadora da interrupção precoce da gestação, levanta supeita de mola hidatiforme quando os níveis de gonadotrofina coriônica não caírem.[9]

O diagnóstico final da mola hidatiforme é confirmado pela histopatologia, que, para além de atestar a doença, identifica suas duas síndromes: a mola hidatiforme completa e a mola hidatiforme parcial. Essa diferenciação é importante porque permite o seguimento diferenciado para as pacientes por relacionar-se com prognóstico distinto. Enquanto a mola hidatiforme completa progride para neoplasia trofoblástica em 15 a 20%, ocorre em apenas 1 a 5% dos casos de mola hidatiforme parcial.[10]

Nos diagnósticos de mola hidatiforme mais precoces, é útil o apoio diagnóstico com a imuno-histoquímica (marcador p57^{kip2}, que não apresentará imunomarcação nuclear no citotrofoblasto e nas células do estroma, nos casos de mola hidatiforme completa, ao contrário dos casos de mola hidatiforme parcial), e tem custo menor do que a genotipagem.[10]

A mola hidatiforme tem diagnóstico diferencial sindrômico com as demais causas de hemorragia da primeira metade da gestação, abortamento e gravidez ectópica. Além disso, a ultrassonografia com achados placentários císticos pode confundir com gravidez molar gemelar, displasia mesenquimal da placenta, cistos placentários e lagos vasculares placentários.[9]

O seguimento dos casos clinicamente estáveis, o monitoramento da gonadotrofina coriônica e eventuais testes genéticos podem auxiliar na elucidação diagnóstica.

Tratamento

Diante da suspeita de mola hidatiforme, as pacientes devem ser encaminhadas para centros de referência para tratamento. Nesses locais especializados, é feito o controle de eventuais complicações clínicas associadas à doença, bem como a aspiração uterina da mola hidatiforme.[11]

Embora o esvaziamento uterino seja procedimento simples, é essencial ser realizado por profissional experiente, devido ao risco de perfuração uterina, hemorragia e esvaziamento incompleto, obrigando nova cirurgia.

O misoprostol não deve ser utilizado na rotina do amadurecimento cervical, mantendo-se restrito aos centros de referência para indução de abortamento molar nos casos em que há presença de feto com idade gestacional acima de 12 semanas.[9]

Após o esvaziamento uterino, inicia-se o seguimento pós-molar para evitar a ocorrência de neoplasia trofoblástica gestacional. Esse seguimento é feito por monitoramento semanal da gonadotrofina coriônica humana, preferencialmente utilizando-se o mesmo *kit* laboratorial.[11]

Para a confiabilidade desse marcador biológico, a contracepção rigorosa é mandatória, que é iniciada com contracepção hormonal logo após o esvaziamento uterino, escolha mais comum das pacientes e é um método seguro, eficaz e que não aumenta o risco de neoplasia trofoblástica gestacional.[11]

Nos casos em que os níveis de gonadotrofina coriônica apresentem variação inferior a 10% pelo menos em 3 semanas consecutivas ou quando os níveis elevarem-se, ao menos 10% em 2 semanas consecutivas, está atestada a progressão da mola hidatiforme para a neoplasia trofoblástica gestacional. Nesses casos, a quimioterapia tem sido o tratamento de escolha, e não há necessidade de histopatologia para início do tratamento.[11]

Quando os níveis de gonadotrofina coriônica exigem 3 dosagens semanais menores que 5 UI/ℓ, a remissão foi alcançada. Nos casos inequívocos de mola hidatiforme parcial, uma nova dosagem sérica de gonadotrofina coriônica normal permite a alta da paciente. Nos casos de mola hidatiforme completa, ou quando o diagnóstico patológico for impreciso, o seguimento mantém-se com monitoramento hormonal mensal por 6 meses antes da alta.[9]

Na alta do seguimento, propõe-se uma orientação adequada às pacientes com desejo de nova gravidez. Dessa forma, é importante o uso de ácido fólico (400 mcg ao dia) pré-concepção, 60 a 90 dias antes da concepção, mantendo-o, ao menos, até a 12ª semana de gravidez. Procede-se a ultrassonografia obstétrica entre a oitava e a décima semanas de gravidez para que possa ser descartada a repetição da mola hidatiforme. A dosagem de gonadotrofina coriônica humana 6 semanas após o término de qualquer tipo de gravidez, ectópica ou intrauterina, é realizada para afastar a ocorrência de neoplasia trofoblástica gestacional.[9]

CONSIDERAÇÕES FINAIS

As pacientes que sofrem abortamentos costumam apresentar poucos riscos; entretanto, os abortos podem causar morte materna, principalmente os provocados em situação não segura e com sangramento em locais sem recursos médicos.

A história natural da mola hidatiforme foi alterada a partir do uso da ultrassonografia precoce incorporada à rotina universal do pré-natal. Embora metade das pacientes seja diagnosticada como assintomática, há ainda, e não raro, casos de *near miss* obstétrico pelo atraso diagnóstico. Por sua importância clínica e oncológica, a mola hidatiforme deve fazer parte da suspeição diagnóstica em toda mulher no menacme que apresente sangramento genital. O marcador biológico dessa doença é importante tanto para apoio diagnóstico como para o seguimento da doença, assim como diagnosticar sua progressão para a neoplasia trofoblástica gestacional, atestar a remissão e monitorar a cura. Por certo, o tratamento desses casos em centros de referência permite os melhores resultados para a paciente.

Em qualquer síndrome hemorrágica, recomenda-se o uso de imunoglobulina anti-D em pacientes Rh negativo, independentemente do tipo de tratamento empregado.

Ressalta-se que as patologias que compõem as síndromes hemorrágicas da primeira metade estão associadas à perda gestacional, muitas vezes de gravidez desejada, trazendo tristeza e frustração. Por isso, as pacientes devem receber acolhimento e medidas terapêuticas tanto no âmbito clínico como emocional.

REFERÊNCIAS BIBLIOGRÁFICAS

1. WHO: recommended definitions, terminology and format for statistical tables related to the perinatal period and use of a new certificate for cause of perinatal deaths. Modifications recommended by International Federation of Gynecology and Obstetrics (FIGO) as amended October 14, 1976. *Acta Obstet Gynecol Scand.* 1977;56(3):247-53.
2. Magnus, MC, Wilcox AJ, Morken, NH, Weinberg, CR, Håberg, SE. Role of maternal age and pregnancy history in risk of miscarriage: prospective register based study. *BMJ.* 2019 Mar 20;364:l869. DOI: 10.1136/bmj.l869.
3. Manual de Gestação de Alto Risco. Ministério da Saúde, Secretaria de Atenção Primária à Saúde. Departamento de Ações Programáticas. Brasília: Ministério da Saúde, 2022.Disponível em: https://portaldeboaspraticas.iff.fiocruz.br/wp-content/uploads/2022/03/manual_gestacao_alto_risco.pdf.
4. ACOG Practice Bulletin Nº 200: Early Pregnancy Loss. American College of Obstetricians and Gynecologists' Committee on Practice Bulletins-Gynecology. *Obstet Gynecol.* 2018 Nov;132(5):e197-e207. DOI: 10.1097/AOG.0000000000002899.
5. International Federation of Gynecology and Obstetrics (FIGO). Disponível em: https://www.figo.org/sites/default/files/2020-03/FIGO%20Dosage%20Chart%20%20-%20PORTUGUESE.pdf.
6. Tubal ectopic pregnancy. ACOG Practice Bulletin Nº 191. American College of Obstetricians and Gynecologists. *Obstet Gynecol* 2018; 131:e65–77.
7. Protocolos de Patología Materna y Obstétrica. Gestación ectópica. Centre de Medicina Fetal i Neonatal de Barcelona. Disponível em: https://portal.medicinafetalbarcelona.org/protocolos/es/patologia-materna-obstetrica/gestacion-ectopica.html.
8. Federação Brasileira das Associações de Ginecologia e Obstetrícia (Febrasgo). Gravidez ectópica. São Paulo: Febrasgo; 2021. Protocolo Febrasgo – Obstetrícia, nº 15/Comissão Nacional Especializada em Urgências Obstétricas.
9. Linha de cuidados para doença trofoblástica gestacional. Ministério da Saúde do Brasil, Associação Brasileira de Doença Trofoblástica Gestacional. (Online) Brasília: Ministério da Saúde, 2022. Disponível em: http://189.28.128.100/dab/docs/portaldab/publicacoes/linha_cuidado_trofoblasticas.pdf
10. Braga, A, Sun, SY, Maestá, I, Uberti, E. Doença trofoblástica gestacional. Protocolo Febrasgo – Obstetrícia, nº 23. Comissão Nacional Especializada em Doença Trofoblástica Gestacional. Femina 2019;47(1):6-17.
11. Braga, A, Souza, PO, Esteves, APVS, Padron, L, Uberti, E, Viggiano, M, et al. Brazilian network for gestational trophoblastic disease study group consensus on management of gestational trophoblastic disease. *J Reprod Med* 2018;63(3):261-270.

116

Hemorragias da Segunda Metade da Gestação

Antonio Braga • Sue Yazaki Sun • Gabriel Costa Osanan • Conrado Milani Coutinho

INTRODUÇÃO

As hemorragias de causa obstétrica da segunda metade da gestação são decorrentes da placenta de inserção baixa/prévia (PIB/PP), do descolamento prematuro da placenta (DPP), dos distúrbios do espectro da placenta acreta (EPA, anteriormente denominado placenta acreta) e da rotura da vasa prévia (VP).

PLACENTA DE INSERÇÃO BAIXA E PRÉVIA

A PIB e a PP são condições associadas ao aumento da morbimortalidade materna devido a hemorragia na gravidez e neonatal, especialmente quando ocorrem antes de 37 semanas, resultando em recém-nascidos pré-termo.[1]

Atualmente, a placenta prévia é aquela que recobre o orifício interno do colo e a placenta de inserção baixa é aquela em que a borda inferior está distante ≤ 20 mm do orifício interno do colo, em idade gestacional superior a 16 semanas.

Incidência e prevalência

A prevalência de PP varia ao longo da gestação, e é mais frequente nas fases iniciais. Estima-se que para cada 10 placentas que recobrem o orifício interno cervical na primeira metade da gestação, apenas uma permanecerá prévia no termo da gestação. Por volta da 20ª semana gestacional, a prevalência de PP gira em torno de 2%, reduzindo para aproximadamente 0,5% no termo da gestação.[2] Essa variação se deve à "migração" fisiológica da placenta no sentido cranial, afastando-se da região cervical e acompanhando o crescimento uterino. No entanto, nos últimos anos, a prevalência tem crescido e está relacionada com o aumento mundial das taxas de parto cesárea.[1]

Outro fator que pode interferir com as taxas de prevalência é o *cut-off* a ser utilizado. O valor de 20 mm para se definir entre PIB ou normal tem sido mais abrangentemente utilizado ao longo das últimas décadas pela maioria das entidades associativas internacionais. Entretanto, em 2022, a Sociedade Internacional de Ultrassonografia em Obstetrícia e Ginecologia (ISUOG) optou por adotar o *cut-off* de 15 mm, priorizando a sua maior especificidade e relação com eventos adversos.[3]

Diagnóstico

O rastreamento é baseado nos antecedentes obstétricos (parto cesárea ou outras cirurgias uterinas) e na ultrassonografia obstétrica morfológica de segundo trimestre (pelas vias transabdominal e transvaginal), que tem a mesma acurácia da ressonância nuclear magnética (RNM), a qual, devido ao seu alto custo e menor disponibilidade, é pouco utilizada.[1,3] A ultrassonografia deve ser repetida entre 32 e 36 semanas em serviços de referência, onde as pacientes são avaliadas por ultrassonografistas especializados, capacitados a avaliar a concomitância do espectro da placenta acreta e inserção velamentosa do cordão, que podem se associar a PIB/PP.[1-3]

Clinicamente, as PIB/PPs se manifestam como sangramentos vaginais na segunda metade da gestação ou cursam sem sintomas. O sangramento é indolor, de início e cessar súbitos, sem fatores desencadeantes e recorrente, progressivamente mais volumoso a cada episódio. Na presença de sangramento pronunciado, com risco de morte materna, a resolução da gravidez é necessária, em detrimento das consequências do nascimento pré-termo.[1]

Tratamento

Gestantes com PP/PIB e sangramento devem ser internadas em hospital preparado para atender a eventuais demandas transfusionais e de tratamento para hemorragias peri e pósparto. Em pacientes com sangramentos mais leves, porém frequentes, e com outros fatores de risco associados a parto prétermo, a resolução da gestação pode ser considerada no pré-termo tardio (34 a 36 semanas e 6 dias). Para essas pacientes, o uso de corticosteroides para aceleração da maturidade pulmonar fetal deve ser discutido abaixo de 34 semanas.

A tocólise deve ser muito bem estudada e usada com parcimônia, devido ao risco de comprometimento da vitalidade fetal.

Gestantes assintomáticas, mas com PP persistentes, são aconselhadas à resolução da gestação entre 36 e 37 semanas e seis dias gestacionais.[1] Quanto à via de parto, em PP a indicação absoluta é o parto cesáreo.

Para as PIBs, a distância entre a borda placentária inferior e o orifício interno cervical deve ser avaliada próximo ao parto por ultrassonografia transvaginal, visto que medidas ≥ 11 mm estão mais relacionadas com probabilidade de sucesso na tentativa do parto vaginal (56 a 93%).[1]

Gestantes com quadros de sangramento agudo e grave são avaliadas em relação à necessidade de interrupção da gestação a qualquer momento.

DISTÚRBIOS DO ESPECTRO DA PLACENTA ACRETA

Distúrbios do EPA é a nomenclatura atualmente eleita pela International Federation of Gynecology and Obstetrics (FIGO)[4] para englobar os casos de penetração anormal do trofoblasto placentário na matriz uterina, anteriormente designados placenta acreta. Do ponto de vista histopatológico, o trofoblasto pode estar apenas aderido anormalmente ao miométrio ou adentrá-lo em diferentes graus, atingindo ou não a serosa uterina e órgãos vizinhos, respectivamente placenta acreta, increta ou percreta. Essas características dificultam o processo de dequitação placentária em diferentes graus, levando à necessidade de histerectomia com a placenta *in situ* no momento do parto.

Considerando-se que muitos dos casos de EPA são manejados conservadoramente, sem histerectomia, e, portanto, sem estudo histopatológico, o estudo da sua incidência/prevalência e desfechos permanece imprecisa. Por isso, a FIGO[4] estabeleceu uma classificação que também considera os aspectos uterinos observados clinicamente no intraoperatório.

O EPA está relacionado com agressões prévias ao endométrio e à parede uterina, como as causadas por curetagens uterinas, histeroscopias, miomectomias e, principalmente, pela repetição de partos cesárea, motivo pelo qual é chamada doença uterina iatrogênica do século 20.[4] Além disso, é considerada um "desafio não oncológico para ginecologistas oncológicos",[5] pois promove distorção anatômica e neovascularização, principalmente na região do segmento inferior uterino e na bexiga. Dessa forma, pacientes devem ser atendidas por cirurgiões com habilidade na abordagem do retroperitônio e plano uterovesical para minimizar a hemorragia no parto e, assim, a mortalidade materna por EPA.

O rastreamento ultrassonográfico do EPA em gestantes com antecedente de parto cesárea e o encaminhamento dos casos suspeitos para centros de referência, com equipes de especialistas treinados e experientes, são as formas de diminuir a morbidade e a mortalidade causadas pela doença.[2]

Incidência

Em 1937, Irving e Hertig[4] descreveram os primeiros casos de placenta acreta, caracterizada histologicamente pela ausência total ou parcial da decídua basal. Naquela época, a incidência de placenta acreta era de 1 em 30 mil partos. Com o aumento da taxa de partos cesárea no mundo (nos EUA, passou de 12,5% em 1982 para 23,5% em 2002), a incidência de placenta acreta aumentou para 1 caso em 533 partos. Os principais fatores de risco são o antecedente de cirurgia uterina (diretamente relacionado com o número de histerotomias prévias) e a PP. Por exemplo, a taxa de EPA em mulheres com duas ou mais cesáreas sem PP é de 0,57%, mas na presença de PP, a taxa se eleva para 40%.[6] Outro fator que aumenta a chance de placenta acreta em gravidez posterior é o parto cesárea fora do trabalho de parto. A ocorrência de EPA em gestantes sem antecedente de parto cesárea ou cirurgia uterina prévia é rara.

Diagnóstico

Gestantes com duas ou mais cesáreas merecem especial atenção quanto ao rastreamento precoce de EPA, com recomendação de ultrassonografia pélvica transvaginal entre 6 e 7 semanas de idade gestacional. Na ocasião, se observada implantação do saco gestacional em posição baixa do corpo uterino, próxima ou dentro da cicatriz de cesárea anterior, a evolução da gravidez pode resultar em gestação em cicatriz de cesárea ou em gravidez intrauterina com PP associada a EPA.

Outro momento importante para o rastreamento de EPA é a ultrassonografia obstétrica morfológica de segundo trimestre, rotineiramente realizada entre 18 a 24 semanas de gestação. Se nesse exame forem realizados os diagnósticos de PP ou de PIB e a placenta estiver implantada na parede uterina anterior e houver antecedente de cesárea ou história prévia de EPA, a gestante deve ser prontamente encaminhada para um centro de referência. Por outro lado, quando a placenta está inserida na parede posterior ou quando é anterior, mas não há antecedente de parto cesáreo, mesmo nos casos de PIB/PP, o risco de EPA é menor.[1]

A ultrassonografia é o exame de eleição para diagnóstico da EPA e a RNM é reservada para os casos duvidosos, principalmente quando a placenta é posterior.[1]

Os sinais ultrassonográficos são:[1,2]

- Lacunas placentárias
- Perda do espaço hipoecoico entre placenta e miométrio
- Anormalidades na interface entre útero e bexiga
- Alterações de vascularização evidenciadas no Doppler colorido.

Os sinais na RNM são:[1]

- Abaulamento uterino
- Sinal de intensidade heterogênea
- Espaços intraplacentários escuros em T2
- Interrupção focal do miométrio
- Projeções placentárias em direção à bexiga.

De acordo com a FIGO[4], os achados clínicos intraoperatórios para diagnóstico de EPA são:

- Ausência de tecido placentário visível na superfície do útero, e mínima ou nenhuma neovascularização na superfície uterina (grau 1)
- Região do segmento inferior do útero distendido e abaulado, hipervascularizado com vasos emaranhados na serosa uterina correndo em paralelo no sentido craniocaudal, sem tecido placentário visível através da serosa uterina (grau 2)
- Tecido placentário visível na superfície uterina associado aos achados do grau 2 (grau 3).

Na maioria dos centros de referência, o tratamento preconizado para os casos de grau 3 é a histerectomia com placenta *in situ*. Já os casos de grau 1 são majoritariamente tratados de forma conservadora, nem sempre permitindo a obtenção de amostra para exame anatomopatológico, limitando o diagnóstico histopatológico de EPA nos estágios menos avançados.

O diagnóstico histopatológico do EPA é caracterizado por:

- Áreas de ausência de decídua entre tecido vilositário e miométrio (grau 1)
- Vilos placentários entremeados nas fibras miometriais e, por vezes, na luz de vasos (grau 2)
- Tecido vilositário violando a serosa uterina e/ou invadindo a parede da bexiga e outros órgãos pélvicos (grau 3).

A presença de tecido trofoblástico além da serosa uterina, no entanto, tem sido discutida recentemente, e pode estar associada à manipulação cirúrgica e não à fisiopatologia da EPA. Caso exista, parece ser a exceção, não a regra.

Tratamento

Na falta de estudos clínicos randomizados para definir qual o melhor tratamento para EPA, a histerectomia permanece como o tratamento definitivo, especialmente nos graus 2 e 3, e a cesárea associada a histerectomia eletiva é a opção mais segura e prática.[1]

O procedimento deve ser realizado em centros de referência, planejado para 34 e 35 semanas e seis dias, idealmente incluindo um cirurgião oncológico na equipe,[1,5] além de anestesiologista e obstetra seniores, obstetra especializado em medicina fetal, urologista e cirurgião vascular. Devem ser feitas reservas de hemoconcentrados, vaga em unidade de terapia intensiva para o pós-operatório, aplicação do termo de consentimento livre e esclarecido informando sobre a histerectomia durante o parto e do risco de hemorragia maciça.

A incisão laparotômica deve ser ampla e permitir perfeita visibilidade do segmento inferior e da porção uterina corporal alta. Dessa forma, na maioria dos casos, a abertura da parede abdominal ocorre por incisão longitudinal mediana, apesar de uma cicatriz transversa supra púbica prévia. Sempre que possível, fazer ultrassonografia imediatamente antes do procedimento ou no intraoperatório para auxiliar na escolha do local da histerectomia, que obrigatoriamente deve fugir da placenta. Portanto, geralmente a histerectomia é na região corporal ou fúndica uterina. Após a extração fetal, diante de sinais clínicos de EPA graus 2 e 3, nenhuma tentativa de dequitação placentária deve ser feita, devido ao desencadeamento hemorrágico grave, uma vez que não há plano de clivagem entre placenta e decídua. O cordão umbilical é ligado próximo à sua inserção placentária e a placenta é deixada *in situ*. Em seguida, procede-se à histerorrafia e os tempos operatórios para histerectomia, com o descolamento vesical como o mais delicado, exigindo experiência na realização de ligaduras arteriais na pelve.[5]

Não há evidência de que a radiologia intervencionista com o uso de balão intra-arterial profilático nas artérias ilíacas internas diminua a morbimortalidade no EPA, e consequentemente não deve ser adotada rotineiramente.

Nas situações em que o diagnóstico do EPA é feito apenas no intraoperatório, recomenda-se a finalização da cirurgia após histerorrafia, deixando a placenta *in situ* e com programação eletiva de histerectomia.

Por fim, a literatura tem trazido experiências de centros de referência que realizam cirurgias conservadoras e que consistem em ressecção de miométrio infiltrado pela placenta associado às técnicas para controle de sangramento, seja por radiologia intervencionista ou por dissecção e ligadura de artérias. O intuito principal dessas cirurgias é minimizar a hemorragia em comparação à histerectomia, mais do que preservar a fertilidade, uma vez que, em muitos casos, foi realizada a laqueadura tubária.

DESCOLAMENTO PREMATURO DE PLACENTA

O DPP refere-se à separação parcial ou total da placenta normalmente inserida, antes do desprendimento fetal, em gestações com 20 ou mais semanas, e está relacionado com expressiva morbimortalidade do binômio materno fetal.[7-9]

Diversos fatores de risco estão associados à ocorrência do DPP. As síndromes hipertensivas são as condições mais comuns associadas aos quadros graves. Contudo, o principal fator de risco para sua ocorrência é a presença de histórico de descolamento em gestação anterior, que aumenta o risco em mais de 10 vezes.[7-9] Outros fatores são atividade uterina excessiva, descompressão súbita do útero (decorrente de amniotomia ou amniorrexe), tabagismo e uso de drogas ilícitas (como cocaína).

Sabe-se que o DPP é iniciado com a separação da placenta por um sangramento de vasos patológicos na decídua basal. A rotura desses vasos determina a formação de hematoma, que progride no espaço retroplacentário, determinando a separação gradual da placenta do seu leito uterino. Esse descolamento gradualmente interrompe as conexões feto-maternas e, assim, interfere na oxigenação e nutrição fetal, além de favorecer o desenvolvimento de coagulopatia materna nos casos graves, por induzir ativação inadequada do sistema de coagulação.[7,9]

Incidência

A incidência do DPP é variável, mas pode chegar a 1% das gestações. O risco de morte materna e perinatal aumenta de 7 e 20 vezes, respectivamente, diante de um quadro de DPP. A maioria das mortes perinatais é intrauterina.

Diagnóstico

O DPP apresenta quadro clínico diverso, variando desde quadros leves de sangramento sem acometimento materno e fetal, até quadros agudos graves com sangramentos volumosos, associados ao comprometimento da vitalidade fetal e do estado hemodinâmico materno.[7-9]

O DPP agudo grave apresenta diagnóstico iminentemente clínico. Nesses casos, o diagnóstico fundamenta-se nos sinais e sintomas clássicos da condição, e nessas situações a ultrassonografia é de pouca utilidade. O DPP agudo classicamente apresenta-se como sangramento vaginal, de intensidade variável, associado à presença de dor abdominal de início súbito, atividade uterina exacerbada (hipertonia uterina ou taquissistolia) e sinais de vitalidade fetal comprometida (bradicardia ou mesmo óbito do concepto).[7-9]

O sangramento vaginal é um dos sintomas mais prevalentes e marcantes no DPP. Contudo, existem situações em que a hemorragia permanece oculta e o sangramento fica retido na região retroplacentária (não se exteriorizando pelo cérvix). Nesses casos, a gestante pode apresentar contrações e dor abdominal importante, associada ou não a um choque hipovolêmico. Ao romper a bolsa amniótica, pode-se identificar hemoâmnio. Em função do atraso diagnóstico no DPP oculto, o óbito fetal é achado frequente nesses casos.[7,9]

Eventualmente, o DPP pode se apresentar com a formação de hematoma retroplacentário, de forma lenta e gradual. Esse quadro clínico é denominado DPP crônico, e tende a ter apresentação clínica mais branda quando comparado aos quadros agudos. No DPP crônico, a ultrassonografia é útil para visualizar o hematoma retroplacentário e identificar complicações como oligoidrâmnio e restrição de crescimento fetal.[7,9]

O diagnóstico diferencial do DPP envolve intercorrências que cursem com sangramento vaginal, dor abdominal, contrações e/ou compartilhem complicações semelhantes. O principal diagnóstico a ser excluído nos casos de sangramentos indolores sem acometimento fetal é a PP. Nos casos agudos graves, a rotura uterina deve ser pesquisada, especialmente em pacientes com cesariana anterior. O trabalho de parto pré-termo pode ter várias etiologias, inclusive a de um DPP oculto. Além disso, a VP, o EPA sangrante e a rotura do seio marginal podem cursar com quadros clínicos que se assemelham ao de um DPP.[7-9]

O DPP pode ser classificado em três graus, de acordo com achados clínico-laboratoriais (Tabela 116.1).[9]

Tratamento

O DPP grave é uma emergência obstétrica aguda e potencialmente fatal para o binômio materno-fetal. O seu tratamento baseia-se, principalmente, na realização imediata do parto e no tratamento das complicações da mãe e do recém-nascido.

A via de nascimento depende da idade gestacional, da vitalidade fetal, das condições clínicas maternas e da fase do trabalho de parto. A via vaginal pode ser possível quando o

Tabela 116.1 Classificação clínico-laboratorial do descolamento prematuro da placenta.

Grau	Apresentação clínica	
Grau I	Assintomática ou presença de sangramento genital discreto, sem hipertonia uterina significativa e com vitalidade fetal preservada. Sem repercussões hemodinâmicas e coagulopatias maternas. O diagnóstico é realizado após o nascimento por presença de coágulo retroplacentário	
Grau II	Sangramento genital moderado com hipertonia uterina. Repercussões hemodinâmicas maternas (aumento de frequência cardíaca, alterações posturais da pressão arterial) e queda do nível de fibrinogênio. Feto vivo, mas com alteração da vitalidade fetal	
Grau III	IIIA: sem coagulopatia IIIB: com coagulopatia	Caracteriza-se por óbito fetal, repercussões hemodinâmicas maternas mais acentuadas e hipertonia uterina

Adaptada de: Febrasgo, 2018.

parto é iminente ou quando da presença de óbito fetal. Contudo, frequentemente opta-se pela via abdominal pela necessidade de extração fetal imediata, especialmente quando há sinais de hipóxia fetal aguda e ausência de possibilidade de nascimento imediato por via baixa. Dentre as manobras na abordagem do DPP, alguns autores advogam a realização da amniotomia, sempre que possível, logo ao diagnóstico do DPP, para se tentar reduzir a dor materna e a pressão intra-amniótica[7-9].

As medidas gerais de cuidado do binômio materno-fetal geralmente envolvem o monitoramento materno fetal rigoroso e a preparação para o nascimento de uma possível criança com hipóxia e/ou prematura, e a realização de um parto emergencial e abordagem de um quadro hemorrágico materno de difícil controle e complicado por coagulopatia.[7,9]

O DPP grave pode determinar complicações maternas e fetais graves, a despeito de um tratamento adequado. Dentre essas complicações maternas destaca-se o surgimento do útero de Couvelaire, da coagulação intravascular disseminada, de um choque hemorrágico com ou sem falência de órgãos, da síndrome de Sheehan e óbito. Dentre as complicações perinatais e neonatais estão prematuridade (e suas complicações), baixo peso ao nascer, hipóxia intrauterina e morte perinatal.[7-9]

ROTURA DA VASA PRÉVIA

A rotura da VP é condição na qual os vasos sanguíneos umbilicais correm entre as membranas coriônica e amniótica, na região do segmento inferior do útero e próximos ao orifício interno cervical, sem a proteção do cordão umbilical e da placenta.[10]

Há dois tipos principais de VP. O tipo I é aquele no qual há inserção velamentosa do cordão e, entre o cordão umbilical e a placenta, os vasos fetais correm livremente entre as membranas coriônica e amniótica. O tipo II é aquele em que a placenta apresenta lobo acessório (placenta bilobada/sucenturiada) e os vasos fetais que conectam as duas massas placentárias correm entre as membranas coriônica e amniótica.[10]

O diagnóstico antenatal da VP é imperativo, pois o parto cesáreo eletivo aumenta a taxa de sobrevida neonatal de 44 para 97% e diminui a taxa de transfusão sanguínea neonatal de 58,5 para 3,4%. Portanto, é fundamental ressaltar a importância do rastreamento/diagnóstico da VP pela ultrassonografia, que pode evitar a mortalidade perinatal causada pela VP.[11]

A mortalidade perinatal associada a VP decorre da laceração dos vasos fetais no momento da ruptura das membranas, levando à hemorragia fetal grave. O conhecimento da presença da VP permite a vigilância adequada da gestante no terceiro trimestre e o parto cesáreo oportuno, antes da ruptura de membranas e do trabalho de parto.

Incidência

Uma revisão sistemática de 2020[12] mostrou incidência de VP de 0,46 casos para cada 1.000 partos e prevalência significativa com os seguintes fatores de risco: PIB, inserção velamentosa de cordão, placenta bilobada/sucenturiada, gestação resultante de fertilização *in vitro* e gestação múltipla. No entanto, em torno de 11% dos casos de VP não apresentam fatores de risco.[10]

Diagnóstico

O rastreamento de VP pela ultrassonografia por via abdominal, complementada pela via transvaginal e associada a Doppler colorido, deve ser feito em todas as gestações resultantes de fertilização *in vitro* e naquelas com fatores de risco para VP.[10] O rastreamento é feito pela ultrassonografia morfológica do segundo trimestre, na qual deve-se identificar a localização da inserção placentária do cordão umbilical (se velamentosa, Figura 116.1; ou sobre massa placentária), além de procurar lobos placentários acessórios (Figura 116.2) e avaliar a relação da placenta com o orifício interno do colo (placenta prévia ou placenta de inserção baixa).[11]

O diagnóstico de VP deve ser confirmado por ultrassonografia na 32ª semana, pois, com o crescimento uterino, os vasos umbilicais podem se deslocar superiormente, deixando de ser "prévios". A literatura ainda é controversa sobre a distância entre o vaso umbilical e o orifício interno do colo para que ele seja considerado como VP, variando entre

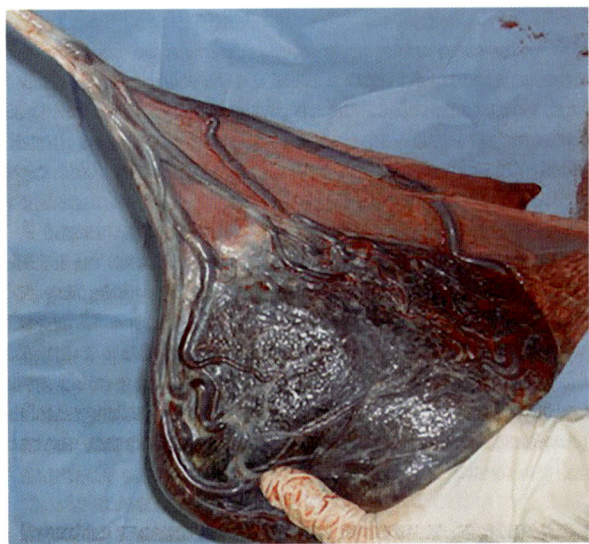

Figura 116.1 Inserção velamentosa de cordão.

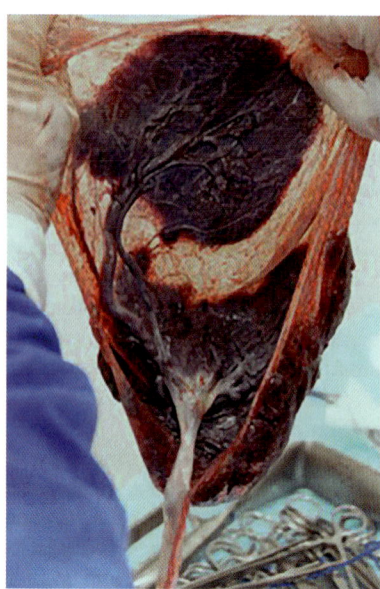

Figura 116.2 Placenta bilobada.

2 e 5 cm.[10] A ultrassonografia tem sensibilidade de 93% e especificidade de 99%, então, mesmo quando realizada de forma apropriada pode falhar no diagnóstico de VP.[10]

O quadro clínico da rotura da VP é catastrófico, devido ao risco de mortalidade perinatal por hemorragia, e, portanto, sua manifestação deve ser prevenida. Consiste em sangramento vaginal simultâneo à ruptura de membranas ou durante trabalho de parto, associado a comprometimento da vitalidade fetal (cardiotocografia com padrão sinusoidal ou bradicardia súbita).[10]

Tratamento

O alvo do manejo da VP é a realização eletiva do parto cesáreo, oportunamente, em idade gestacional com o menor risco de complicações decorrentes da prematuridade e do sangramento por rotura da VP.

Confirmado o diagnóstico de VP na ultrassonografia com 32 semanas, a gestante deve permanecer internada para monitoração rigorosa de sinais de trabalho de parto e de rotura de membranas.[11] Sugere-se que, se os vasos umbilicais estiverem a mais de 2,5 cm do orifício interno do colo, o caso seja individualizado quanto à possibilidade de se manter vigilância domiciliar, considerando-se antecedentes obstétricos de prematuridade, medida transvaginal do colo uterino e acesso rápido ao hospital (distância, acesso a transporte etc.).[11] Recomenda-se uso dos corticosteroides para aceleração da maturidade pulmonar com 32 semanas.[11]

A idade gestacional ideal para o parto permanece desconhecida, mas a maioria das entidades especializadas recomenda o parto a partir de 34 e 35 semanas, não havendo evidência de benefício em estender a gestação além de 37 semanas.[10-12]

No parto cesáreo, dois cuidados são relevantes: estar atento à possibilidade de ruptura inadvertida de vasos da VP no momento da histerectomia (nesse caso, o cordão umbilical deve ser clampeado imediatamente) e fazer reserva de sangue O negativo para imediata transfusão para o recém-nascido, caso necessário.

CONSIDERAÇÕES FINAIS

As situações clínicas que envolvem as hemorragias na segunda metade da gravidez são bem variadas e o primeiro contato da paciente, muitas vezes, é com o médico generalista. Portanto, o conhecimento das suas causas, diagnóstico e tratamento são essenciais para uma abordagem correta e encaminhamento precoce ao especialista.

Os DPPs graus II e III são emergências obstétricas graves, com potencial letal para mãe e feto. Exigem, portanto, identificação oportuna com base no quadro clínico, impondo-se parturição pela via mais rápida possível.

A VP é rara e deve ser lembrada em gestações decorrentes de fertilização *in vitro*, gemelares, e aquelas com PIB/PP. O diagnóstico pré-natal por ultrassonografia no segundo trimestre e na 32ª semana permitem o parto cesáreo oportuno, evitando o desfecho de morte perinatal decorrente da ruptura dos vasos umbilicais no trabalho de parto ou na rotura prematura de membranas.

REFERÊNCIAS BIBLIOGRÁFICAS

1. Jauniaux, ERM, Alfirevic, Z, Bhide, AG, Belfort, MA, Burton, GJ, Collins, SL, Dornan, S, Jurkovic, D, Kayem, G, Kingdom, J, Silver, R, Sentilhes, L. *In* Behalf of the Royal College of Obstetricians and Gynaecologists. Placenta Praevia and Placenta Accreta: Diagnosis and Management. Green-top Guideline No. 27a. *BJOG* 2018.

2. Coutinho, CM, Giorgione, V, Noel, L, Liu, B, Chandraharan, E, Pryce, J, et al. Effectiveness of contingent screening for placenta accreta spectrum disorders based on persistent low-lying placenta and previous uterine surgery. *Ultrasound Obstet Gynecol* 2021; 57:91-96.

3. Salomon, LJ, Alfirevic, Z, Berghella, V, Bilardo, CM, Chalouhi, GE, Da Silva Costa, F, Hernandez-Andrade, E, Malinger, G, Munoz, H, Paladini, D, Prefumo, F, Sotiriadis, A, Toi, A, Lee, W. *In* Behalf of the ISUOG Clinical Standards Committee. ISUOG Practice Guidelines (updated): performance of the routine mid-trimester fetal ultrasound scan. *Ultrasound Obstet Gynecol.* 2022 Jun;59(6):840-856. doi: 10.1002/uog.24888.

4. Jauniaux, E, Ayres-de-Campos, D, Langhoff-Roos, J, Fox, KA, Collins, S. FIGO placenta accreta diagnosis and Management expert consensus painel. FIGO classification for the clinical diagnosis of placenta accreta spectrum disorders. *Int J Gynecol Obstet* 2019; 146:20-24.

5. Touhami, O, Allen, L, Mendoza, HF, Murphy, MA, Robson, SR. Placenta accreta spectrum: a non-oncologic challenge for gynecologic oncologists. *Int J Gynecol Cancer* 2022;32:788–798.

6. Jauniaux, E, Bunce, C, Grønbeck, L, Langhoff-Roos, J. Prevalence and main outcomes of placenta accreta spectrum: a systematic review and meta-analysis. *Am J Obstet Gynecol* 2019; 221: 208–218.

7. Kingdom, JCP. Antepartum haemorrhage. *In:* Baskett, Thomas F., Andrew A. Calder. *Munro Kerr's Operative Obstetrics.* 12a edition. Elsevier Health Sciences, London. 2014. P 178-97.

8. Society for Maternal-Fetal Medicine (SMFM). Gyamfi-Bannerman C. Society for Maternal-Fetal Medicine (SMFM). Consult Series #44: Management of bleeding in the late preterm period. *Am J Obstet Gynecol.* 2018;218(1):B2-B8.

9. Federação Brasileira das Associações de Ginecologia e Obstetrícia (Febrasgo). Descolamento prematuro de placenta (Protocolo Febrasgo-Obstetrícia, nº 37. Comissão Nacional Especializada em Urgências Obstétricas). São Paulo: Febrasgo; 2018. P20.

10. Ranzini, AC, Oyelese, Y. How to screen for vasa previa. *Ultrasound Obstet Gynecol.* 2021 May;57(5):720-725.

11. Oylese, Y. Vasa previa: time to make a difference. *Am J Obstet Gynecol.* 2019 Dec;221(6):539-541.

12. Pavalagantharajah, S, Villani, LS, D'Souza, R. Vasa previa and associated risk factors: a systematic review and meta-analysis. *Am J Obstet Gynecol MFM.* 2020 Aug:2(3):100117.

117

Síndromes Hipertensivas na Gestação

Maria Rita de Souza Mesquita • Ricardo Carvalho Cavalli •
Maria Laura Costa do Nascimento

INTRODUÇÃO

As síndromes hipertensivas que se manifestam na gestação, particularmente a pré-eclâmpsia, estão relacionadas com altas taxas de mortalidade e morbidade tanto para a mãe como para o concepto.[1,2] Entre as complicações maternas, este capítulo aborda o acidente vascular cerebral, a insuficiência cardíaca, o edema agudo de pulmão, as convulsões, a injúria renal e a coagulação intravascular disseminada.[1] As complicações fetais e neonatais estão relacionadas com insuficiência placentária e são responsáveis por elevadas taxas de complicações decorrentes da prematuridade.[1]

Estima-se que a incidência da pré-eclâmpsia global ocorra em 3 a 5% das gestações. No Brasil, a incidência de pré-eclâmpsia é de cerca de 6,7%; entretanto, esses valores estão possivelmente subnotificados e podem ser influenciados de acordo com a região do país, ou seja, regiões menos favorecidas podem apresentar prevalência de eclâmpsia em torno de 8,1%, com taxa de mortalidade materna correspondente a 22%.[2,3]

A pré-eclâmpsia é considerada uma síndrome, com influência multifatorial e acometimento multissistêmico, de etiologia ainda não completamente esclarecida, envolvendo fatores como predisposição genética, deficiência do estado nutricional, falha da tolerância imunológica, placentação deficiente, exacerbação da resposta inflamatória sistêmica e desequilíbrio angiogênico.[4,5]

IDENTIFICAÇÃO DA GESTANTE DE RISCO

É fundamental identificar as gestantes de risco aumentado para o desenvolvimento da pré-eclâmpsia, e os fatores de risco são classificados em altos ou moderados (Tabela 117.1), determinando que a presença de um fator de risco alto ou pelo menos dois fatores de risco moderados indicam a necessidade de terapêutica preventiva com administração de ácido acetilsalicílico e suplementação de cálcio.[1,4,5]

DIAGNÓSTICO

Na prática clínica, a depender da fase gestacional em que ocorrem, são descritas formas de síndromes hipertensivas na gestação, apresentadas a seguir.[4]

Classificação
Hipertensão arterial na primeira metade da gestação
Hipertensão arterial crônica

Presença de elevação dos níveis pressóricos antes do período gestacional ou diagnosticado até 20 semanas de gestação,

Tabela 117.1 Fatores de risco clínicos recomendados para a identificação de gestantes com necessidade de prevenção.

Risco considerado	Apresentação clínica e/ou obstétrica
Alto (1 fator de risco)	História de pré-eclâmpsia, principalmente acompanhada de desfechos adversos
	Gestação múltipla
	Obesidade (IMC > 30)
	Hipertensão arterial crônica
	Diabetes tipo I ou II
	Doença renal
	Doenças autoimunes (p. ex., lúpus erimatoso sistêmico e síndrome antifosfolípide)
	Gestação decorrente de reprodução assistida
Moderado (≥ 2 fatores de risco)	Nuliparidade
	História familiar de pré-eclâmpsia (mãe e/ou irmãs)
	Idade ≥ 35 anos
	Gravidez prévia com desfecho adverso (descolamento prematuro de placenta, baixo peso ao nascer com > 37 semanas, trabalho de parto prematuro)
	Intervalo > 10 anos desde a última gestação

Adaptada de: Peraçoli et al. Pré-eclâmpsia. Protocolo 2023. Rede Brasileira de Estudos sobre Hipertensão na Gravidez (RBEHG).

e deve-se fazer mais de uma aferição no intervalo de pelo menos 4 a 6 horas.

Síndrome do avental branco

Presença de hipertensão arterial durante as consultas pré-natais em consultório que não se mantêm em avaliações domiciliares. Essa condição foi recentemente incorporada às possibilidades diagnósticas e tem associação com maior risco de pré-eclâmpsia após 20 semanas de gestação.

Hipertensão arterial na segunda metade da gestação
Pré-eclâmpsia/eclâmpsia

Manifestação de hipertensão arterial identificada após a 20ª semana de gestação, associada à proteinúria significativa ou na ausência de proteinúria, disfunção de órgãos-alvo, como contagem de plaquetas < 150.000/mm³, disfunção hepática com transaminases oxalacética (TGO) ou pirúvica (TGP) > 40 UI/ℓ, insuficiência renal (creatinina ≥ 1 mg/dℓ), edema pulmonar, iminência de eclâmpsia ou eclâmpsia. Além disso, a associação de hipertensão arterial com sinais de disfunção placentária, como restrição de crescimento fetal e/ou alterações dopplervelocimétricas fetais, também deve chamar atenção para o diagnóstico de pré-eclâmpsia, mesmo na ausência de proteinúria.[7]

Pré-eclâmpsia sobreposta à hipertensão arterial crônica

Diagnóstico estabelecido em algumas situações específicas:

- Se, após 20 semanas de gestação, ocorre o aparecimento ou piora da proteinúria já detectada na primeira metade da gravidez (aumento de pelo menos três vezes o valor inicial)
- Se gestantes portadoras de hipertensão arterial crônica necessitam de incremento das doses terapêuticas iniciais ou associação de anti-hipertensivos
- Ocorrência de disfunção de órgãos-alvo

- Presença de sinais de disfunção placentária progressiva, como restrição de crescimento fetal e/ou alterações dopplervelocimétricas fetais.

Hipertensão gestacional

É a manifestação de hipertensão arterial após a 20ª semana de gestação, em paciente previamente normotensa, mas sem proteinúria ou disfunção de órgãos-alvo. Essa forma de hipertensão deve desaparecer até 12 semanas após o parto. Nos casos em que ocorre a persistência de valores pressóricos elevados, a paciente é reclassificada como portadora de hipertensão arterial crônica.

Conceitos fundamentais

Definições importantes para o auxílio no diagnóstico são abordadas a seguir.[7]

Hipertensão arterial

Valor de pressão arterial (PA) $\geq$ 140 e/ou 90 mmHg, avaliada após período de repouso, com a paciente sentada, pés e costas apoiados, manguito apropriado, considerando-se como pressão sistólica o primeiro som de Korotkoff e como pressão diastólica o quinto som de Korotkoff, caracterizado pelo desaparecimento da bulha cardíaca. Nos casos de persistência das bulhas até o final da desinsuflação, deve-se considerar como pressão diastólica o abafamento da bulha. Na falta de manguito apropriado, recomenda-se a utilização de tabelas de correção do valor da PA, que utilizam a circunferência braquial da paciente (aferida ao nível da metade do braço) para o ajuste do valor aferido (Tabela 117.2).

Proteinúria significativa

Presença de pelo menos 300 mg em urina de 24 horas ou de relação proteína/creatinina urinárias $\geq$ 0,3 (as unidades referentes à proteinúria e creatinina devem estar ambas em mg/dℓ) ou de presença de pelo menos duas cruzes em amostra de urina isolada (*dipstick*), identificação compatível com cerca de 30 mg/dℓ. Entre os três critérios anteriores, a relação proteína/creatinina urinárias é um exame de execução fácil, de menor custo e mais confiável. Diante da impossibilidade de se determinar a proteinúria por outros métodos descritos, pode-se considerar a avaliação qualitativa de proteína em amostra de urina isolada, lembrando, porém, que esse método possui altas taxas de falso-negativo.[8]

Pré-eclâmpsia com sinais de gravidade (deterioração clínica e/ou laboratorial)

Identificada pelos parâmetros clínicos e laboratoriais apresentados a seguir.

Crise hipertensiva

Situação de gravidade caracterizada por PA sistólica $\geq$ 160 e/ou PA diastólica $\geq$ 110 mmHg persistente após 15 minutos, e requer conduta imediata utilizando-se hipotensores de ação rápida, além de sulfato de magnésio (MgSO$_4$), mesmo na ausência de sintomatologia.

Emergência hipertensiva

Caracteriza-se pela crise hipertensiva associada à sintomatologia clínica exuberante. Nesse caso, o fármaco de uso clínico e eficaz é a infusão imediata de MgSO$_4$, antes da terapia hipotensora.

Iminência de eclâmpsia

A paciente apresenta nítido comprometimento do sistema nervoso central, com cefaleia, fotofobia, fosfenas, escotomas e dificuldade para enxergar, que pode chegar à perda da visão, além da presença de náuseas e vômitos, bem como para a dor epigástrica ou em hipocôndrio direito. Esses sintomas estão relacionados com comprometimento hepático, mais característico nos casos de síndrome HELLP. É comum, ainda, identificar o quadro de hiporreflexia.

É imperativo o uso imediato do MgSO$_4$.

Eclâmpsia

Convulsões tônico-clônicas em paciente com pré-eclâmpsia. Destaca-se que a eclâmpsia pode apresentar-se como quadro inicial.

Síndrome HELLP

O termo HELLP deriva do inglês e refere-se à associação de intensa hemólise (**H**emolysis), comprometimento hepático (**E**levated **L**iver enzymes) e consumo de plaquetas (**L**ow **P**latelets) em paciente com pré-eclâmpsia. Essas alterações são definidas da seguinte forma:

- Hemólise, definida por esfregaço de sangue periférico com formas anômalas de hemácias (esquizócitos e equinócitos) ou DHL > 600 U/ℓ ou bilirrubinas totais > 1,2 mg/dℓ e/ou consumo de haptoglobina, geralmente com níveis < 50 mg/dℓ
- Comprometimento hepático, definido pela concentração de aspartato aminotransferase (AST) e/ou alanina aminotransferase (ALT) > 70 UI/ℓ
- Plaquetopenia, definida por valores inferiores a 100.000/mm³.

Tabela 117.2 Correção da pressão arterial de acordo com a circunferência do braço da paciente.

Circunferência do braço (cm)	Correção PA sistólica (mmHg)	Correção PA diastólica (mmHg)
20	+11	+7
22	+9	+6
24	+7	+4
26	+5	+3
28	+3	+2
30	0	0
32	−2	−1
34	−4	−3
36	−6	−4
38	−8	−6
40	−10	−7
42	−12	−9
44	−14	−10
46	−16	−11
48	−18	−13
50	−21	−14

Adaptada de: Manual Técnico do Pré-natal e Puerpério. Secretaria de Estado da Saúde de São Paulo, 2010.

Oligúria

Diurese inferior a 500 mℓ/24 horas. A oligúria pode não estar relacionada diretamente com o comprometimento da função renal, mas apresentar-se como decorrência de intenso extravasamento líquido para o terceiro espaço, identificado facilmente pela presença de edema intenso (anasarca).

Injúria renal aguda

Creatinina sérica ≥ 1,2 mg/dℓ.

Dor torácica

Associada ou não à respiração, pouco referida e que pode indicar tanto o comprometimento endotelial pulmonar como o cardíaco.

Edema pulmonar

Indica comprometimento endotelial pulmonar intenso, podendo ou não estar associado a insuficiência cardíaca e/ou hipertensão arterial grave.

Diagnóstico da pré-eclâmpsia durante a assistência pré-natal

Deve-se redobrar a atenção nas gestantes que, durante o pré-natal, apresentam ganho rápido de peso, acompanhado de edema, especialmente de mãos e face. Deve-se ainda atentar para os níveis pressóricos e para as queixas relacionadas a sinais e/ou sintomas de comprometimento de órgãos-alvo como dor epigástrica e/ou localizada em hipocôndrio direito.

Durante a gestação, os níveis pressóricos são menores, em particular, a PA diastólica e, portanto, a persistência de níveis maiores, como 80 mmHg, deve ser um alerta. Diante do diagnóstico da pré-eclâmpsia, orientações sobre os sinais de comprometimento da doença, conhecimento do fluxo de encaminhamento, assistência em serviços terciários, assistência neonatal qualificada, controle pressórico adequado, diagnóstico e prevenção da eclâmpsia, identificação precoce de alterações laboratoriais, principalmente as relacionadas com síndrome HELLP, além da avaliação do bem-estar fetal, são fundamentais.

Diagnóstico diferencial da crise convulsiva

O quadro convulsivo em gestantes, em particular após a 20ª semana, deve ser sempre interpretado, inicialmente, como eclâmpsia. Após uma avaliação criteriosa, outras causas diferenciais podem ser elencadas, como acidente vascular cerebral, lesão cerebral expansiva, encefalopatias tóxicas e metabólicas, leucoencefalopatia posterior, púrpura trombocitopênica trombótica (PTT) e infecção do sistema nervoso central.

PREVENÇÃO DA PRÉ-ECLÂMPSIA

Durante a assistência pré-natal, a prática regular de atividade física pode reduzir o risco de hipertensão gestacional e pré-eclâmpsia. São indicados pelo menos 140 minutos de atividade física por semana e de intensidade moderada, como caminhada rápida, hidroginástica, ciclismo estacionário com esforço moderado e treino de resistência.[7]

Para as gestantes com fatores de risco, é recomendado o uso de ácido acetilsalicílico na dose de 100 mg, à noite, a partir da 12ª semana (preferencialmente, antes da 16ª semana) mantendo-se até a 36ª semana, com suspensão imediata se houver diagnóstico de pré-eclâmpsia.

A suplementação de cálcio também é recomendada em populações com baixa ingesta (inclui-se a brasileira), a ser iniciada no primeiro trimestre, às refeições, fracionada em três tomadas: carbonato de cálcio (1 a 2 g/dia) ou citrato de cálcio (2 a 4 g/dia). A alimentação à base de leite (principal fonte de cálcio) e seus derivados deve ser incentivada, assim como fontes alternativas como hortaliças verdes-escuras (p. ex., couve e brócolis) e alguns frutos do mar e determinados peixes.

Na prática clínica, intervenções como repouso, restrição de sal na dieta, vitaminas C, E e D, ômega-3, ácido fólico e enoxaparina não reduzem os riscos de pré-eclâmpsia ou de suas complicações.

A melhor alternativa para a prevenção e tratamento da eclâmpsia e redução dos risco de evolução para formas mais graves da doença é o sulfato de magnésio (MgSO$_4$), e a administração é preconizada sempre diante dos quadros iminentes de eclâmpsia, pré-eclâmpsia com sinais de gravidade, pacientes com PA de difícil controle ou crise hipertensiva, mesmo sem sinais e/ou sintomas de iminência de eclâmpsia, e na síndrome HELLP.[9]

TRATAMENTO

Tratamento clínico

Formas não graves de hipetensão arterial

Orientações gerais

A dieta normossódica, o repouso relativo e a redução de atividade física para mulheres com pré-eclâmpsia com o objetivo de melhora no fluxo sanguíneo uteroplacentário e melhora no controle dos níveis pressóricos são orientações básicas.

Os exames laboratoriais visam a identificação precoce do comprometimento de órgãos-alvo e diagnóstico da síndrome HELLP ainda em seu estágio inicial. A frequência de acompanhamento depende da evolução da doença, e recomendando-se, em geral, uma vez por semana ou diante de quadros de crise hipertensiva. Os exames propostos são hemograma, desidrogenase lática, bilirrubinas totais e haptoglobina (padrão-ouro de anemia microangiopática), creatinina e TGO.

A internação hospitalar está indicada na suspeita ou confirmação do diagnóstico de pré-eclâmpsia para melhor avaliação das condições materno-fetais, introdução de hipotensores e orientações sobre os riscos e complicações.

Anti-hipertensivos

Os anti-hipertensivos são indicados para gestantes com níveis de PA ≥ 140 e/ou 90 mmHg persistente, com o objetivo de manter os valores da PA diastólica em torno de 85 mmHg.[10]

Na Tabela 117.3 estão listados os anti-hipertensivos recomendados durante a gestação, e estão contraindicados os inibidores da enzima conversora da angiotensina (IECA), os bloqueadores dos receptores da angiotensina II (BRA II) e os inibidores diretos da renina (alisquireno). Os diuréticos, em particular a furosemida, estão indicados nos casos de edema pulmonar ou diante de comprometimento funcional renal, recomendando-se a suspensão nas pacientes com hipertensão arterial crônica durante a gestação.[4]

Formas graves de hipertensão arterial: crise hipertensiva

O tratamento imediato é primordial e objetiva a redução dos níveis pressóricos e a prevenção de eclâmpsia. A redução da

Tabela 117.3 Anti-hipertensivos recomendados para uso na gestação.

Classe	Agente	Posologia
Simpatolíticos de ação central, α2-agonistas	Metildopa (250-500 mg)	750-2.000 mg/dia 2 a 4x/dia
Bloqueadores de canais de cálcio	Nifedipino retard (10-20 mg)	20-120 mg/dia 1 a 3x/dia
	Nifedipino de liberação rápida (10-20 mg)	20-60 mg/dia 2 a 3x/dia
	Anlodipino (2,5-5-10 mg)	5-20 mg/dia 1 a 2x/dia
Vasodilatador periférico*	Hidralazina (25-50 mg)	50-150 mg/dia 2 a 3x/dia
Betabloqueadores*	Metoprolol (25-50-100 mg)	100-200 mg/dia 1 a 2 x/dia
	Carvedilol (6,25-12,5 mg)	12,5-50 mg/dia 1 a 2 x/dia
		Iniciar com 12,5 mg/dia por 2 dias; em seguida, aumento da dose

*Medicações recomendadas como terceira opção para associação de medicamentos para controle pressórico ou no caso de impossibilidade de uso dos medicamentos de primeira escolha.
Adaptada de: Peraçoli et al. Pré-eclâmpsia. Protocolo 2023. Rede Brasileira de Estudos sobre Hipertensão na Gravidez (RBEHG).

PA é feita com fármacos anti-hipertensivos de ação rápida (Tabela 117.4), atingindo-se valores da pressão sistólica entre 140 e 150 mmHg e da pressão diastólica entre 90 e 100 mmHg. Medicações indicadas para esses casos:

- Hidralazina: vasodilatador periférico, amplamente utilizado em pré-eclâmpsia para tratamento agudo da crise ou da emergência hipertensiva, cuja ação máxima ocorre em torno de 20 minutos. O monitoramento da PA é inerente à própria condição clínica, considerando também a possibilidade de hipotensão, que deve ser prontamente corrigida com a elevação dos membros inferiores e remoção de medicações ou fatores que possam agir como potencializadores
- Nifedipino oral: bloqueador de canais de cálcio, também utilizado como medicação de primeira linha, via oral, com ação máxima entre 30 e 40 minutos. Salienta-se que as formulações de liberação lenta não são indicadas para tratamento de emergências hipertensivas
- Nitroprussiato de sódio: potente vasodilatador arterial e venoso. A administração prolongada relaciona-se com a possibilidade de intoxicação fetal por cianeto, o que restringe seu uso na gravidez; entretanto, não há evidências de elevado risco fetal, principalmente nos casos de curto período (6 a 12 horas). É recomendado especialmente para gestantes com edema pulmonar associado a comprometimento funcional cardíaco, por exercer importantes benefícios tanto na pré-carga como na pós-carga.[2,6,8]

Quedas bruscas dos níveis pressóricos devem ser evitados em decorrência dos riscos maternos (acidente vascular cerebral, infarto) e fetais (redução da perfusão uteroplacentária) relacionados com quadros de baixo fluxo sanguíneo.[2] Na primeira hora, deve-se buscar a redução dos valores da PA entre 15 e 25% da aferição inicial. Após estabilização pressórica, preconiza-se a introdução de anti-hipertensivos de manutenção por via oral (Tabela 117.4).

Para os casos de iminência de eclâmpsia, eclâmpsia, síndrome HELLP (15% dessas pacientes evoluem com eclâmpsia) e pré-eclâmpsia com deterioração clínica e/ou laboratorial, incluindo hipertensão de difícil controle, mesmo que assintomática, é indispensável a infusão do sulfato de magnésio ($MgSO_4$), que, além de agir como anticonvulsivante, reduz a pressão intracerebral e mantém o fluxo sanguíneo, possibilitando a redução ou prevenção da encefalopatia hipertensiva.[7] Outro benefício obtido com o sulfato de magnésio é a neuroproteção fetal, uma vez que reduz os riscos de paralisia cerebral e disfunção motora grave em recém-nascidos prematuros (< 32 semanas de gestação).[11]

Os principais esquemas de uso do sulfato de magnésio são o de Pritchard e o de Zuspan, que devem ser empregados de acordo com a experiência de cada serviço, uma vez que são considerados de igual eficácia (Tabela 117.5).

O médico não deve ter receio em relação ao sulfato de magnésio, já que as chances de complicações relacionadas com a medicação são raras. Deixar de administrá-la é mais temerário do que a ocorrência de qualquer risco.

Alguns cuidados são recomendados:

- Nos casos de transferência da gestante para outro serviço: usar preferencialmente o esquema de ministração intramuscular (Pritchard), por ser mais seguro ao transporte
- Durante a infusão do sulfato de magnésio: avaliar a presença do reflexo patelar, frequência respiratória $\geq$ 16 irpm e diurese $\geq$ 25 mℓ/h; se os parâmetros se alterarem, podem indicar a possibilidade de intoxicação pelo íon magnésio. Nesses casos, está indicado o gluconato de cálcio na dosagem de 1 g por via endovenosa (10 mℓ a 10%, administrado lentamente)
- Na recorrência da crise convulsiva: administrar mais 2 g do sulfato de magnésio (4 mℓ a 50%, diluídos em 10 mℓ de água destilada ou soro fisiológico) por via intravenosa (*bolus*), com dose de manutenção 2 g/h. Se dois desses *bolus* não controlarem as convulsões, o fármaco de escolha será a difenil-hidantoína em seu esquema clássico para o tratamento de crises convulsivas
- Em pacientes com lesão renal aguda ou doença renal crônica (creatinina $\geq$ 1,2 mg/dℓ): a dose de manutenção deve ser a metade da dose recomendada, e interrupção de infusão do fármaco se diurese inferior a 25 mℓ/hora

Tabela 117.4 Agentes recomendados para o tratamento da crise ou emergência hipertensiva em gestantes.

Agente	Dose inicial	Repetir, se necessário	Dose máxima
Hidralazina ampola (20 mg/mℓ)	5 mg IV	5 mg (20/20 min)	30 mg
A ampola de hidralazina contém 1 mℓ, na concentração de 20 mg/mℓ Diluir 1 ampola (1 mℓ) em 19 mℓ de água destilada para obter a concentração de 1 mg/mℓ			
Nifedipino comprimido (10 mg)	10 cmg VO	10 mg (20/20 min)	30 mg
Hidralazina ampola (infusão contínua)	5 mg/h Diluir 80 mg (4 mℓ de hidralazina) em 500 mℓ de soro fisiológico e manter infusão de 30 mℓ/h		
Nitroprussiato de sódio ampola (50 mg/2 mℓ)	0,5 a 10 mcg/kg/min Infusão intravenosa contínua		
A ampola de nitroprussiato de sódio contém 2 mℓ, na concentração de 50 mg/2 mℓ Diluir 1 ampola (2 mℓ) em 248 mℓ de soro glicosado 5% para obter a concentração de 200 mcg/mℓ			

IV: via intravenosa; VO: via oral.
Adaptada de: Peraçoli et al. Pré-eclâmpsia. Protocolo 2023. Rede Brasileira de Estudos sobre Hipertensão na Gravidez (RBEHG).

Tabela 117. Esquemas do $MgSO_4$ para prevenção e tratamento da eclâmpsia.

Esquema	Dose inicial	Dose de manutenção
Esquema de Pritchard IV e IM	4g IV (*bolus*), administrados lentamente[a] + 10 g IM (5g em cada nádega)[b]	5g IM profunda a cada 4 h[b]
Esquema de Zuspan IV exclusivo	4 g IV (*bolus*), administrados lentamente[a]	1 g IV/h em bomba de infusão contínua (BIC)[c]

[a]**Dose de ataque IV (usada nos dois esquemas)**
$MgSO_4$ 50% (1 ampola de 10 mℓ contém 5g de $MgSO_4$)
Diluir 8 mℓ de $MgSO_4$ 50% (4 g) em 12 mℓ de água destilada ou soro fisiológico a 0,9%
A concentração final é 4 g/20 mℓ. Infundir a solução IV lentamente (15 a 20 min)
Opção: diluir 8 mℓ em 100 mℓ de soro fisiológico a 0,9%. Infundir em bomba de infusão contínua a 300 mℓ/h. O volume total é infundido em torno de 20 min

[b]**Preparação da dose de manutenção no esquema de Pritchard**
Aplicar 1 ampola de $MgSO_4$ 50% (5 g de $MgSO_4$) IM a cada 4 h

[c]**Preparação da dose de manutenção no esquema de Zuspan**
Diluir 10 mℓ de $MgSO_4$ 50% (1 ampola) em 490 mℓ de soro fisiológico a 0,9%
A concentração final é 1g/100 mℓ. Infundir a solução por IV na velocidade de 100 mℓ/h (1 g/h)
Essa infusão pode ser aumentada para 2 g/h nos casos em que as pacientes permanecem sintomáticas após o início da dose de manutenção. Nesse caso, prepara-se uma solução
com 20 mℓ de $MgSO_4$ 50% (2 ampolas) em 480 mℓ de soro fisiológico a 0,9% e mantém-se a infusão de 100 mℓ/h

IM: via intramuscular; IV: via intravenosa.
Adaptada de: Peraçoli et al. Pré-eclâmpsia. Protocolo 2023. Rede Brasileira de Estudos sobre Hipertensão na Gravidez (RBEHG).

- Manutenção do sulfato de magnésio durante 24 horas após a resolução da gestação ou depois da última crise convulsiva, pois 30% dos casos de eclâmpsia ocorrem no puerpério.

A utilização de sulfato não é indicação absoluta de resolução da gravidez. Após a intervenção com as medidas emergenciais descritas, sugere-se a avaliação de equipe médica especializada em obstetrícia.

Tratamento obstétrico

É uma terapêutica específica do especialista, e as considerações gerais sobre a conduta obstétrica nas diferentes formas de apresentação clínica das síndromes hipertensivas na gestação são apresentadas a seguir.

Pré-eclâmpsia sem sinais de gravidade

Recomenda-se conduta expectante até a 37ª semana, com avaliação regular dos níveis pressóricos, orientações sobre os sinais e sintomas de gravidade, avaliações laboratoriais periódicas e vigilância do bem-estar e do crescimento fetal por meio de cardiotocografia e dopplervelocimetria. A partir dessa idade gestacional e sempre que o diagnóstico de pré-eclâmpsia for realizado no termo, a resolução da gestação deverá ser indicada, reduzindo-se, assim, os riscos maternos e perinatais.

Pré-eclâmpsia com sinais de gravidade

Preconiza-se a avaliação clínica e laboratorial individualizada. As situações de deterioração clínica que indicam a resolução da gestação, independentemente da idade gestacional, são a síndrome HELLP, iminência de eclâmpsia refratária ao tratamento e eclâmpsia, descolamento prematuro de placenta, hipertensão refratária ao tratamento com 3 fármacos anti-hipertensivos, edema pulmonar e comprometimento cardíaco, alterações laboratoriais progressivas, insuficiência renal e hematoma ou rotura hepática ou alterações na vitalidade fetal.[7]

Deve-se considerar a idade gestacional:

- < 23 semanas: em decorrência da baixa viabilidade neonatal associada a diversas complicações e sequelas. Diante de quadros de deterioração clínica, recomenda-se a interrupção da gestação (preferencialmente a indução de parto vaginal). Os cuidados maternos devem ser mantidos por meio de controle da PA, uso do sulfato de magnésio, atenção aos sinais e sintomas de iminência de eclâmpsia, e monitoramento laboratorial

- ≥ a 23 semanas e < 34 semanas: recomenda-se o controle da PA, uso de sulfato de magnésio (quando < 32 semanas, tem papel como neuroprotetor fetal), observância dos sinais e sintomas de iminência de eclâmpsia, monitoramento laboratorial, vigilância do bem-estar e crescimento fetal e corticoterapia para a maturação pulmonar fetal entre 23 e 34 semanas. A resolução da gestação está indicada em quadros de deterioração clínica descritos anteriormente, e é fundamental a estabilização clínica materna prévia

- Entre 34 e 37 semanas: manter o acompanhamento descrito para as idades gestacionais entre 23 e 34 semanas. Diante da estabilidade clínica e laboratorial materna, bem como de vitalidade fetal preservada, indicar a resolução o mais próximo do termo.

Para os casos com diagnóstico de hipertensão gestacional, manter a vigilância materno-fetal e atentar para o diagnóstico de pré-eclâmpsia. Em gestantes com hipertensão arterial crônica, o acompanhamento depende do histórico da gestante e de sua evolução. O diagnóstico de pré-eclâmpsia sobreposta (especialmente se ocorrer ganho de peso excessivo, difícil controle da PA, surgimento/piora de proteinúria ou qualquer sinal de gravidade) é mandatório, e a resolução da gestação está vinculada à evolução, preferencialmente não antes do termo.

A via de parto nas síndromes hipertensivas é a obstétrica, com o parto transpélvico sempre desejado, tanto na prematuridade (especialmente acima de 32 semanas) como no termo. Entretanto, em casos de pré-eclâmpsia com deterioração clínica e/ou laboratorial com colo uterino desfavorável ou diante de alterações da vitalidade, a cesárea está justificada.[4,8]

Em relação ao puerpério imediato, é fundamental o controle dos níveis de PA, além da manutenção do sulfato de magnésio, nos casos em que seu uso for indicado, por 24 horas pós-parto devido à persistência dos riscos de convulsão, principalmente nos primeiros 5 dias.[4,8] Recomenda-se que na alta hospitalar, a paciente receba orientações sobre as possibilidades de complicações e retorno para reavaliação em torno de 7 dias.

CONSIDERAÇÕES FINAIS

A hipertensão durante a gestação, especialmente a pré-eclâmpsia, deve ser diagnosticada com identificação de fatores de risco e sinais de gravidade, para que seja possível melhorar os desfechos adversos associados a essa condição. O trabalho multidisciplinar é fundamental para garantir a redução de demoras no atendimento a esses casos.

Além da morbidade imediata, a pré-eclâmpsia também se associa a maior risco de recorrência em gestações futuras e aumento de morbidade cardiovascular e renal a longo prazo.

REFERÊNCIAS BIBLIOGRÁFICAS

1. ACOG Committee Opinion Nº 743. Low-dose aspirin use during pregnancy. *Obstet Gynecol* 2018;132:e44-52.

2. Ramos, JGL, Sass, N, Martins, Costa AH. Preeclampsia. *Rev Bras Ginecol Obstet* 2017; 39: 496-512.

3. Guida, JPS, Andrade, BG, Pissinatti, LGF, Rodrigues, BF, Hartman, CA, Costa, ML. Prevalence of Preeclampsia in Brazil: An Integrative Review. *Rev Bras Ginecol Obstet.* 2022 Jul;44(7):686-691. English. DOI: 10.1055/s-0042-1742680. Epub 2022 Feb 9. PMID: 35139578.

4. Peraçoli, JC, Costa, ML, Cavalli, RC, de Oliveira, LG, Korkes, HA, Ramos, JGL, Martins-Costa, SH, de Sousa, FLP, Cunha Filho, EV, Mesquita, MRS, Corrêa Jr, MD, Araujo, ACPF, Zaconeta, AM, Freire, CHE, Poli-de-Figueiredo, CE, Rocha Filho, EAP, Sass, N. Pré-eclâmpsia. Protocolo 2023. Rede Brasileira de Estudos sobre Hipertensão na Gravidez (RBEHG), 2023.

5. Ngene, NC, Moodley, J. Role of angiogenic factors in the pathogenesis and management of pre-eclampsia. *Int J Gynaecol Obstet.* 2018;141(1):5-13.

6. De Oliveira, L, Diniz, ALD, Prado, CAC, Cunha Filho, EV, Souza, FLP, Korkes, H, Ramos, JG, Nascimento, MLC, Correia Jr, MD, Sass, N, Cavalli, RC, Martins- Costa, SHA, Peraçoli, JC. Pre-eclampsia: Universal Screening or Universal Prevention for Low and Middle-Income Settings? Statement of the National Specialized Commission of Hypertension in Pregnancy of the Brazilian Association of Gynecology and Obstetrics Federation – Febrasgo. *Rev Bras Ginecol Obstet.* 2021; 43(1):61-65.

7. Magee, LA, Brown, MA, Hall, DR, Gupte, S, Hennessy, A, Karumanchi, AS, Kenny, LC, McCarthy, F, Myers, J, Poon, LC, Rana, S, Saito, S, Staff, AC, Tsigas, E, von Dadelszen P. The Hypertensive Disorders of Pregnancy: The 2021 International Society for the Study of Hypertesion in Pregnancy Classification, Diagnosis & Management Recommendations for International Practice. *Pregnancy Hypertens.* 2022; 27:148-169.

8. ACOG. Practice Bulletin Gestational Hypertension and Preeclampsia. *Obstet Gynecol* 2019; 202 (133): e1-e25.

9. Shields, LE, Wiesner, S, Klein, C, Pelletreau, B, Hedriana, HL. Early standardized treatment of critical blood pressure elevations is associated with a reduction in eclampsia and severe maternal morbidity. *Am J Obstet Gynecol* 2017; 216:415. e1- 5.

10. Brown, MA, Magee, LA, Kenny, LC, Karumanchi, SA, McCarthy, FP, Saito S, et al. International Society for the Study of Hypertension in Pregnancy (ISSHP). Hypertensive Disorders of Pregnancy: ISSHP Classification, Diagnosis, and Management Recommendations for International Practice [Review]. Hypertension. 2018;72(1):24-43.

11. Norwitz, ER. Cesarean section on maternal request [Internet]. UpToDate; 2018. [cited 2018 Mar 29]. Disponível em: https://www.uptodate.com.

118

Diabetes Melito
na Gestação

Lilian de Paiva Rodrigues Hsu • Romulo Negrini

INTRODUÇÃO

Apesar das muitas definições ao redor do mundo, ainda é possível concluir que o diabetes gestacional é definido como qualquer grau de intolerância a carboidrato que surge durante a gestação ou nela é reconhecida.[1]

Essa definição está relacionada com casos de diabetes tipo II ou do tipo I de início tardio, reconhecidos na gravidez, e que não foram diagnosticados anteriormente, e são denominados *overt diabetes*.

CLASSIFICAÇÃO

Existem várias classificações para o diabetes melito (DM), todas com a finalidade de descrever sua gravidade e, consequentemente, estabelecer o prognóstico perinatal. A classificação mais antiga é de 1949 e foi elaborada por Priscilla White. Nela, a doença é classificada por letras em 10 tipos de gravidade crescente, sendo que o diabetes gestacional se inclui no grupo A:[2]

- Pacientes assintomáticas, com diabetes induzido pela gestação, podem ser tratadas apenas com dieta (A1) ou com insulina (A2)
- Mulheres diabéticas com diagnóstico depois dos 20 anos ou nos últimos 10 anos
- Mulheres com diagnóstico entre os 10 e 19 anos ou há mais de 10 e menos de 19 anos
- Mulheres com diagnóstico antes dos 10 anos ou há mais de 20 anos. Pode ou não apresentar retinopatia simples
- Presença de vasculopatia em membros inferiores ou vasos pélvicos
- Nefropatia diabética instalada
- Mortes fetais recorrentes
- Presença de cardiomiopatia
- Retinopatia proliferativa
- Mulheres com rins transplantados.

Novas classificações foram divulgadas e incluem diabetes prévio não diagnosticado, e reconhecido na gravidez, como o diabetes gestacional (DG). Em 2011, todavia, a American Diabetes Association separou essas condições, classificando o DM diagnosticado na gravidez e provavelmente preexistente como *overt diabetes*, cujos critérios são:[2]

- Hemoglobina glicada maior ou igual a 6,5%
- Glicemia de jejum maior ou igual a 126 mg/dℓ
- Teste oral de tolerância à glicose (TOTG 75) com glicemia de 120 minutos maior ou igual a 200 mg/dℓ
- Qualquer glicemia ocasional maior que 200 mg/dℓ.

Dessa forma, as classificações não são excludentes entre si, mas, sim, complementares.

FISIOPATOLOGIA

Em termos fisiológicos, o metabolismo da gestante é dividido em duas fases:

- Anabolismo materno: persistente até a 24ª semana
- Anabolismo fetal: de 24 semanas até o final da gravidez.

Em sua atuação endócrina, a placenta produz, entre outros hormônios, estrogênio e progesterona. O primeiro atua sobre as células beta do pâncreas, ativando genes responsáveis por estimular a proliferação das mesmas e, consequentemente, elevar a produção de insulina, a qual utiliza a glicose na realização de quatro processos: glicólise, cuja finalidade é produzir energia imediata; lipogênese, processo de formação de reservas na forma de gordura; glicogenogênese, que é a formação de reservas na forma de glicogênio; e proteogênese, ou seja, formação de proteínas a partir da glicose. Nota-se, portanto, grande formação de reservas, e por isso a primeira fase metabólica gestacional é denominada anabolismo materno.[3]

A ação estrogênica sobre as células beta do pâncreas é mantida até o final da gravidez, com a insulinemia persistindo ligeiramente. Entretanto, após 24 semanas, aumentam-se sobremaneira os contrarreguladores insulínicos como o hormônio lactogênio placentário (HLp) e o cortisol. A consequência é maior resistência insulínica com menor atuação do hormônio, mesmo estando elevado.[4]

O resultado final é menor absorção de glicose nos tecidos maternos, de tal modo que é transferida ao feto, para que ele possa se desenvolver (anabolismo fetal). A mulher, então, tem seu metabolismo anaeróbio mobilizando gorduras de reservas criadas em seu anabolismo.

O DG é decorrente de falhas no processo fisiológico, e por isso, na maioria das vezes, o desenvolvimento da doença é decorrente de má resposta proliferativa das células beta pancreáticas ao estímulo estrogênico, provavelmente devido a alterações genéticas, de modo que a insulina não se eleva.[5] A resistência insulínica, especialmente proporcionada pelo ganho de peso, também pode atuar nessa fisiopatologia.

A princípio não há descompensação, mas com 24 semanas, com a elevação da resistência periférica à insulina decorrente do aumento de HLp e outros contrarreguladores, ela passa a ter sua ação reduzida e, como não se elevou adequadamente, há pouca absorção tecidual de glicose, de modo que os níveis glicêmicos sanguíneos maternos aumentam excessivamente. A sobra de glicose pode, então, ser transferida ao feto, exercendo seu potencial lesivo.

Com base na fisiopatologia descrita, é possível concluir que o DM dos tipos I e II tendem a piorar após 24 semanas de gravidez, e o do tipo II apresenta discreta melhora nos primeiros trimestres.

COMPLICAÇÕES MATERNO-FETAIS
Fetais

O excesso de glicose pode trazer consequências ao concepto em desenvolvimento, e são descritas a seguir.

Macrossomia

É definida como feto com peso acima do percentil 90, e acontece em mais de 10% dos casos e em 50% das grávidas com inadequado controle glicêmico. O excesso de glicose advindo do sangue materno estimula a produção de insulina fetal e, como o hormônio é anabolizante, há crescimento exagerado do feto.[6]

O maior perigo da macrossomia fetal reside em suas consequências indiretas, como distocia biacromial, desproporção céfalo-pélvica, riscos futuros de obesidade, diabetes, dislipidemia e hipertensão no nascituro, além de hipoglicemia neonatal, decorrente da suspensão do aporte de glicose com o clampeamento do cordão umbilical, mas com a manutenção de insulina fetal elevada.

Polidrâmnio

O polidrâmnio acomete cerca de 18% das gestantes com diabetes. Seu mecanismo ainda é incerto, mas acredita-se que o excesso de glicose fetal é, em parte, filtrado nos rins, onde exerce efeito osmótico sobre a água, fazendo que a diurese seja abundante. Como essa é responsável pela formação do líquido amniótico, ele se eleva de forma diretamente proporcional aos níveis glicêmicos.[7]

Assim como a macrossomia, o polidrâmnio pode trazer efeitos indiretos sobre o ciclo gravídico puerperal, especialmente relacionados com hiperdistensão do útero, como trabalho de parto prematuro, ruptura prematura de membranas ovulares (com maior chance de prolapso de cordão umbilical e descolamento prematuro de placenta), atonia uterina, apresentações anômalas e excessiva movimentação fetal (que pode promover descolamento de placenta e nós verdadeiros de cordão umbilical).[7]

Síndrome do desconforto respiratório do recém-nascido

Acredita-se que essa complicação, de incidência variável, decorra da menor produção de substância surfactante pelos pneumócitos do tipo II, em consequência da competição entre os corticosteroides (responsáveis por estimular essa produção) e insulina (aumentada nos fetos de mães com diabetes) nos receptores dessas células.

Trombose

A glicose em excesso nos fetos se liga às hemoglobinas que, dessa forma, elevam a afinidade por oxigênio não liberando-o adequadamente aos tecidos, os quais, por sua vez, ficam hipóxicos e estimulam a produção de mais hemoglobina. Com isso, há policitemia que altera a tríade de Virchow e favorece a formação de trombos, inclusive em veias renais e território placentário. Essa última situação pode reduzir o aporte de nutrientes ao feto e levá-lo ao óbito.

A probabilidade de óbito fetal em gestantes diabéticas é 30% maior que naquelas sem a doença (0,6 x 0,4%), e o controle glicêmico é fundamental para evitar esse desfecho.[8]

Hiperbilirrubinemia neonatal

O excesso de hemácias formado pela hiperglicemia e policitemia passa a ser destruído após o nascimento, gerando aumento nos níveis de bilirrubina que, por sua vez, pode impregnar o cérebro do neonato, e pode inclusive causar *kernicterus*.

Malformações fetais e abortamentos

Como os níveis glicêmicos são altos desde o início da gravidez, ainda na fase de organogênese o feto experimenta hipoxemia no momento da sua formação devido à glicosilação de hemácias, que eleva a afinidade delas por oxigênio. Com isso, em cerca de 9% dos casos ocorrem malformações ou até abortamentos. As malformações mais comuns são as cardíacas, embora qualquer sistema possa ser afetado.

A síndrome da regressão caudal é característica, na qual está ausente a parte terminal da coluna vertebral e os membros inferiores são imóveis e hipoplásicos. Para evitar esse desfecho, é preciso manter o controle glicêmico desde o período pré-concepcional.

Hipocalcemia neonatal

Postula-se que a ocupação de proteínas carreadoras de cálcio pela glicose em excesso aumenta a forma livre e atuante do íon, situação em que ele estimula a produção de hormônios responsáveis por promover sua absorção tecidual.

Restrição de crescimento fetal

Acontece apenas em mulheres com DM há muitos anos que apresentam vasculopatia, que pode afetar a irrigação da placenta e, por conseguinte, a nutrição do feto. No longo prazo, os filhos cujas mães apresentaram diabetes na gravidez têm maior risco de doenças cardíacas e metabólicas.

Maternas

As complicações maternas associadas ao excesso de glicose são:

• Hipertensão: estatísticas revelam que grávidas com DM apresentam com mais frequência quadros hipertensivos concomitantes, especialmente quando a resistência insulínica é mais elevada. Com isso, há mais risco de progressão das lesões de órgãos-alvo
• Vulvovaginites: o acúmulo de glicogênio nas paredes vaginais favorece a proliferação local de cândida, promovendo vulvovaginites de repetição
• Infecções urinárias: a glicosúria faz que a urina seja um meio de cultura para as bactérias
• Progressão de lesões: na gravidez, tendem a progredir nefropatias e retinopatias, e devem ser investigadas desde o período pré-concepcional
• Cetoacidose diabética: acontece em até 10% das gestantes com diabetes tipo I, geralmente desencadeada por quadros infecciosos ou uso de medicações hiperglicemiantes, como betamiméticos (para inibição de trabalho de parto prematuro) e corticosteroides.

Pode-se dizer que a recorrência de DG chega a 84%, e as mulheres que foram acometidas por essa doença em suas gestações apresentam 20 vezes mais chances de desenvolverem diabetes tipo II.[9]

FATORES DE RISCO

Os fatores de risco para DG são divididos em pessoais, familiares e gestacionais:[10]

• Pessoais: IMC maior de 30 no início da gestação, idade superior a 25 anos, ganho excessivo de peso, síndrome dos ovários policísticos, uso de medicamentos hiperglicemiantes (corticosteroides, tiazídicos, hormônios tireoidianos), antecedente de DG
• Familiares: história familiar de DM em parente de primeiro grau

- Gestacionais: macrossomia, polidrâmnio, gemelaridade, hipertensão, abortamentos ou óbitos fetais anteriores, passado de fetos macrossômicos, antecedentes de malformações.

EPIDEMIOLOGIA

A incidência de DG depende dos critérios diagnósticos adotados. Segundo a International Association of the Diabetes and Pregnancy Study Groups (IADPSG), a doença acomete de 9,3 a 25,5% das grávidas, aos quais soma-se 1% de mulheres com diabetes tipo I e II previamente conhecidos.[11]

A morbidade perinatal é alta, e alcança valores de 70% de mortalidade na ausência de cuidados no controle da doença; entretanto, com a terapia dietética e medicamentosa há melhora do prognóstico fetal, diminuindo os níveis de morte perinatal a menos que 5%.

DIAGNÓSTICO

Antes diversificada, a partir de 2008, com o estudo *Hyperglicemia and Adverse Pregnancy Outcome* (HAPO), a forma diagnóstica de DG ganhou relativa uniformidade. O estudo demonstrou que alterações discretas nas taxas de glicemia maternas geravam mais frequentemente efeitos adversos perinatais.

Após diversas propostas diagnósticas, a IADPSG e a Organização Mundial de Saúde (OMS) passaram a recomendar o rastreio universal de forma sistematizada, o que foi endossado pela maioria das organizações relacionadas com o tema, como a American Diabetes Association (ADA) e a International Federation of Gynecology and Obstetrics (FIGO). O rastreio baseia-se na realização do TOTG 75 de três dosagens para todas as gestantes sem diagnóstico prévio de DM, em uma única vez, entre 24 e 28 semanas.

Nesse exame mede-se, inicialmente, a glicemia no jejum e oferta-se uma sobrecarga de 75 g de dextrose, analisando-se novas glicemias 1 hora e 2 horas após a sobrecarga. Os valores de referência são 92 mg/dℓ para jejum, 180 mg/dℓ para 1 hora e 153 mg/dℓ para 2 horas após a sobrecarga. O exame é considerado alterado quando atinge ou ultrapassa qualquer uma das glicemias de referência.

Ao ser feita tardiamente (24 a 28 semanas), a investigação não engloba os casos de diabetes precoce ou preexistente não conhecido. Atualmente, não há consenso para a abordagem diagnóstica dessas condições; no entanto, a IADPSG recomenda a realização, também universal, de glicemia de jejum no início da gravidez, e é considerado alterado qualquer valor acima de 92 mg/dℓ.[12] Outras organizações, como ADA e o American College of Obstetricians and Gynecologists (ACOG), por sua vez, recomendam a realização do TOTG 75 em lugar da glicemia de jejum, já no início da gravidez, para as mulheres com fator de risco para DM. Nesse caso, em sendo o exame normal deve ser repetido com 24 a 28 semanas.

O fluxograma diagnóstico considerando a investigação da IADPSG é mostrado na Figura 118.1.

TRATAMENTO

Alterações no estilo de vida devem ser aplicadas a todas as gestantes com DM para auxiliar na manutenção dos níveis glicêmicos mais próximos da normalidade, o que atenua o crescimento fetal excessivo e outras complicações. Sugere-se que apenas as mudanças no estilo de vida são suficientes para controlar a glicemia em 50 a 70% das mulheres com DG. Para as demais, deve-se introduzir a terapia medicamentosa.

Mudanças no estilo de vida

A mudança mais importante é a adequação dietética, e os exercícios físicos aeróbicos são coadjuvantes, porque auxiliam no controle glicêmico ao promoverem a expressão de receptores GLUT4, especialmente em células musculares, por meio dos quais a glicose é absorvida.

Não há consenso sobre a quantidade ideal de calorias a ser consumida pelas gestantes com diabetes. Fórmulas complexas como a proposta por Yaketine et al. com base nas diretrizes do Institute of Medicine (IOM), mostrados na Tabela 118.1, podem ser usadas.[13]

Pode-se calcular a quantidade de calorias a ser consumida de acordo com o IMC de forma mais simples, respeitando-se um mínimo diário de 1.800 e máximo de 2.500 kcal. A seguir estão os valores aproximados:

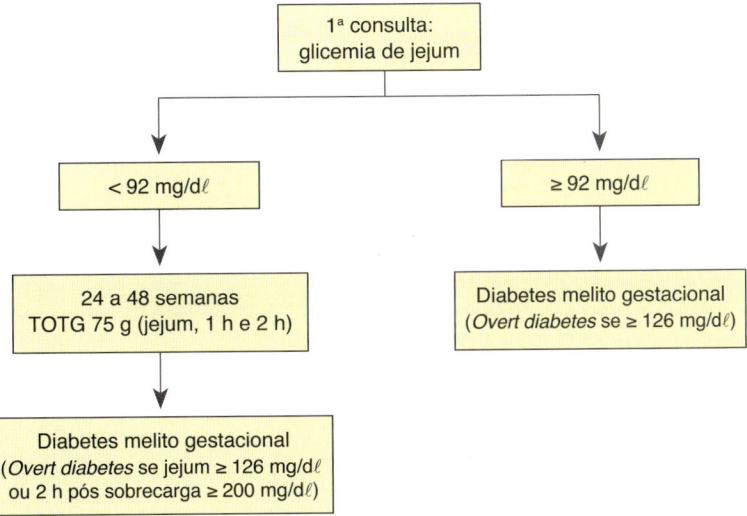

Figura 118.1 Investigação de diabetes melito na gravidez de acordo com a IADPSG.

- Obesidade ou sobrepeso: dieta com 25 a 30 kcal/kg/dia
- Eutróficas: dieta com 30 a 35 kcal/kg/dia
- Subnutridas: dieta com 35 a 40 kcal/kg/dia.

A dieta deve ser composta de 40 a 45% de carboidratos, 15 a 25% de proteínas e 30 a 40% de gorduras. O fracionamento também é importante e evita jejum prolongado. Existem várias maneiras de fazê-lo, e a mais comum é o fracionamento em oitavos: 1/8 das calorias no café da manhã, 1/8 no lanche da manhã, 2/8 no almoço, 1/8 no café da tarde, 2/8 no jantar e 1/8 na ceia.

O resultado das mudanças de hábito é analisado pelo perfil glicêmico, realizado 2 semanas antes do início do tratamento. A partir do perfil medem-se as glicemias em jejum, 1 ou 2 horas depois do café da manhã, 1 ou 2 horas após o almoço, 1 ou 2 horas depois do jantar e às 23 horas. Eventualmente é preciso medir a glicemia na madrugada, caso haja suspeita de hipoglicemia nesse período. As referências de normalidade, segundo a ADA, são até 95 mg/dℓ no jejum, até 140 mg/dℓ 1 hora após as refeições ou até de 120 mg/dℓ 2 horas após as refeições.

Alterações do perfil glicêmico indicam o uso de terapia medicamentosa.

Tratamento medicamentoso

Alterações de perfil glicêmico após as medidas dietéticas implantadas são indicações para terapia medicamentosa, assim como o prévio uso de hipoglicemiantes e a presença de circunferência abdominal fetal acima do percentil 75 entre 29 e 33 semanas.

As medicações passíveis de uso na gravidez são as insulinas (preferencial) e os hipoglicemiantes orais.

Insulina

Usada há muitos anos, é uma medicação segura na gravidez e preferencial no tratamento do DG. Devido ao alto peso molecular, não ultrapassa a placenta.

Apresenta diversas formas com tempo de ação variáveis:

- Ação ultrarrápida (lispro/aspart/glulisina): de alto custo, apresenta início de ação em 10 minutos, pico em 1 hora e duração de ação de 3 horas. Indicada para os casos em que há alteração de apenas um ou dois valores pós-prandiais do perfil glicêmico
- Ação rápida (regular): início de ação em 30 minutos, pico de ação em 2 a 3 horas e duração de ação de até 6 horas. Mais acessível em relação ao custo, é usada também em alterações isoladas no perfil glicêmico, apesar do pico de ação um pouco mais tardio
- Ação lenta (glargina/detemir): início de ação em 1 hora, com pico presente apenas na detemir (em 6 a 8 horas),

pois a glardina mantém níveis constantes enquanto dura sua ação, ou seja, 24 horas. A ação da detemir varia conforme a dose usada, de 6 a 23 horas. Indicadas nas mesmas situações que a insulina humana recombinante NPH, são pouco usadas na gravidez
- Ação intermediária (NPH): início de ação em 2 a 4 horas, pico de ação em aproximadamente 8 horas (4 a 12 horas) e duração de ação de 12 a 18 horas. É o tipo de insulina mais usado na gestação e indicado quando há descontrole em todas as medidas de glicemia. Nessa situação, deve ser aplicada em 2 ou 3 doses, de forma a concentrar os picos de ação nas principais refeições, com a dose maior aplicada pela manhã.[14]

A dose inicial da insulina NPH, pensando-se em alteração de todo o perfil glicêmico, varia conforme fatores individuais, tipo de diabetes, adesão à mudança de estilo de vida, peso da gestante, idade gestacional e a sociedade médica que a recomenda. Para mulheres com diabetes preexistente, Castorino K. et al. estipulam valor de 0,7 UI/kg/dia até 13 semanas; 0,8 UI/kg/dia de 14 a 16 semanas, 0,9 UI/kg/dia de 27 a 37 semanas e 1 UI/kg/dia de 38 semanas em diante, uma vez que os contrarreguladores aumentam com o avançar da gravidez; contudo, o valor varia conforme os controles glicêmicos apurados.[15] Para mulheres sem diabetes prévio diagnosticado, a dose inicial deve ser de até 0,7 UI/kg/dia, com avaliações periódicas de perfil glicêmico até alcançar o controle ideal.

Deve-se atentar quando ocorrem melhoras repentinas e inesperadas de níveis glicêmicos nas fases finais da gravidez, uma vez que elas indicam redução de HLp produzido na placenta, ou seja, indicam insuficiência placentária.

Hipoglicemiantes orais

Nesse grupo de fármacos, o principal representante é a metformina. Apesar de pouca evidência de efeitos de logo prazo, a medicação mostrou-se segura para uso na gravidez. Não obstante, não está claro se a metformina é igualmente eficaz como a insulina quando usada isoladamente, e fatores contribuintes para a falha terapêutica dessa medicação como monoterapia são: idade materna avançada, glicemia de jejum elevada e diagnóstico precoce de DM. Dessa forma, a Sociedade Brasileira de Diabetes recomenda o uso da metformina para gestantes que necessitam de doses de insulina acima de 2 UI/kg/dia sem controle glicêmico adequado, ou com ganho de peso excessivo da mãe ou do feto; e pode ser alternativa terapêutica na inviabilidade do uso da insulina.

A dose de metformina é de 500 e 2.500 mg/dia, administrados de 1 a 3 vezes ao dia.

Tabela 118.1 Cálculo de consumo de calorias diárias por gestantes diabéticas.

Idade	Fórmula de cálculo de calorias diárias em não gestantes	Acréscimo de calorias diárias para gestantes
14-18	$135,3 - (30,8 \times idade) + nível\ de\ atividade\ física \times [(100 \times peso\ [kg]) + (934 \times altura\ [m])] + 25$	1º trimestre: 0 kcal 2º trimestre: 340 kcal 3º trimestre: 452 kcal
>19	$354 - (6,91 \times idade) + nível\ de\ atividade\ física \times [(9,36 \times peso\ [kg]) + (726 \times altura\ [m])]$	1º trimestre: 0 kcal 2º trimestre: 340 kcal 3º trimestre: 452 kcal

O nível de atividade 1 para sedentarismo; 1,12 (> 19 anos) a 1,16 (14 a 18 anos) para baixo nível de atividade; 1,27 (> 19 anos) a 1,31 (14 a 18 anos) para atividade moderada e 1,45 (> 19 anos) a 1,56 (14 a 18 anos) para atividade intensa.

ACOMPANHAMENTO PRÉ-NATAL

O acompanhamento pré-natal das gestantes diabéticas, considerado de alto risco, inclui consultas quinzenais até 32 semanas, e depois passam a ser semanais. Esse acompanhamento não inclui as avaliações de endocrinologista, nutricionista e psicólogo.

Em relação aos exames complementares, é preciso solicitar ecocardiografia fetal entre 20 e 24 semanas de gravidez, devido aos riscos de malformações, especialmente na suspeita de descontrole glicêmico no início da gravidez.

A ultrassonografia deve ser individualizada conforme o crescimento abdominal e fetal, e também de acordo com o controle glicêmico. Esse exame visa o acompanhamento da circunferência abdominal fetal, do seu peso e da quantidade de líquido amniótico.

O planejamento da gravidez também é importante. Níveis de hemoglobina glicada elevados, especialmente na embriogênese, estão mais associados a perdas fetais e malformações. Assim sendo, o National Institute for Health and Care Excellence (NICE) recomenda que esse parâmetro esteja abaixo de 6,1% no período pré-concepcional.[17]

CONDUTA NO PARTO

O período ideal para o término da gestação de diabéticas é complexo e multifatorial, e não é bem definido na literatura. A maioria das diretrizes aponta que o parto deve acontecer até 40 semanas e 6 dias para diabéticas de baixo risco e bem controladas apenas com dieta, e entre 39 semanas e 6 dias para as controladas com uso de medicação.[18] A resolução da gravidez pode ser antecipada em condições especiais, como as descompensações metabólicas e complicações fetais evidentes. A via de parto, por sua vez, é determinada por condições obstétricas e não pelo diabetes, independentemente da condição metabólica da gestante.

No dia do parto, a adequação de dieta e a insulina devem ser implantadas, e a glicemia deve ser mantida em níveis de normalidade, ao redor de 100 mg/dℓ. Para tanto, pode-se fazer uso de soro glicose em velocidade de infusão variável, ou de insulina de ação rápida.

Recomenda-se para cesarianas eletivas o jejum de 8 horas e o uso de apenas 1/3 da dose total diária de insulina no dia do parto.

CONDUTA NO PUERPÉRIO

Uma vez que a dequitação tenha acontecido, a placenta deixa de liberar hormônios que causam resistência à insulina, de forma que o metabolismo da glicose materna tende a retornar rapidamente ao normal. Assim, recomenda-se apenas a medida de 1 glicemia pós-parto para verificar se nenhum tratamento adicional é necessário, uma vez que algumas mulheres com DM preexistente desconhecido podem ter sido erroneamente classificadas como portadoras de DG. Glicemias de jejum maiores ou igual a 126 mg/dℓ ou qualquer glicemia acima de 200 mg/dℓ indicam DM.

As mulheres que faziam uso de hipoglicemiantes previamente à gravidez devem retomá-los nas mesmas doses pré-concepcionais.

Pelo maior risco de manutenção de DM em mulheres que tiveram diabetes na gestação é preciso medir, 6 semanas após o parto, a glicemia 1 hora após sobrecarga de 75 g de dextrose.[18] Caso esteja maior ou igual 200 mg/dℓ, confirma-se o diagnóstico de DM persistente; se estiver entre 140 mg/dℓ e 200 mg/dℓ, pode-se afirmar que há um grau de intolerância oral a carboidrato, situação associada a risco cardiovascular, devendo-se orientar dieta, exercícios e monitorização de pressão arterial e perfil lipídico. Caso a glicemia após a sobrecarga seja menor que 140 mg/dℓ, o controle deve ser mantido a cada 3 anos.

CONSIDERAÇÕES FINAIS

As situações clínicas que envolvem o diabetes durante a gravidez são muito variadas. O primeiro contato da paciente muitas vezes acontece com o médico generalista. Portanto, o conhecimento de suas manifestações clínicas iniciais é essencial para o profissional realizar a abordagem diagnóstica e o encaminhamento precoce para o especialista.

REFERÊNCIAS BIBLIOGRÁFICAS

1. Kerner W, Brückel J. Definition, classification and diagnosis of diabetes mellitus. *Exp Clin Endocrinol Diabetes*. 2014; 122(7):384-6.
2. White P. Classification of obstetric diabetes. *Am J Obstet Gynecol* 1978; 130:228-30.
3. Lain KY, Catalano PM. Metabolic changes in pregnancy. *Clin Obstet Gynecol*. 2007;50(4):938-948.
4. Leturque A, Hauguel S, Sutter Dub MT, et al.. Effects of placental lactogen and progesterone on insulin stimulated glucose metabolism in rat muscles in vitro. *Diabete Metab*. 1989;15(4):176-181.
5. Wu L, Cui L, Tam WII, et al. Genetic variants associated with gestational diabetes mellitus: a meta-analysis and subgroup analysis. *Sci Rep*. 2016;6:30539.
6. Venkatesh KK, Lynch CD, Powe CE, et al. Risk of Adverse Pregnancy Outcomes Among Pregnant Individuals With Gestational Diabetes by Race and Ethnicity in the United States, 2014-2020. *JAMA* 2022; 327:1356.
7. Pilliod RA, Page JM, Burwick RM, et al. The risk of fetal death in non-anomalous pregnancies affected by polyhydramnios. *Am J Obstet Gynecol* 2015; 213:410.e1.
8. Ye W, Luo C, Huang J, et al. Gestational diabetes mellitus and adverse pregnancy outcomes: systematic review and meta-analysis. *BMJ* 2022; 377:e067946.
9. Kim C, Berger DK, Chamany S. Recurrence of gestational diabetes mellitus: a systematic review. *Diabetes Care*. 2007; 30(5):1314-1319.
10. Sweeting A, Wong J, Murphy HR, Ross GP. A Clinical Update on Gestational Diabetes Mellitus. *Endocr Rev*. 2022; 43(5): 763–793.
11. Sacks DA, Hadden DR, Maresh M, et al. Frequency of gestational diabetes mellitus at collaborating centers based on IADPSG consensus panel-recommended criteria: the Hyperglycemia and Adverse Pregnancy Outcome (HAPO) study. *Diabetes Care*. 2012;35(3):526-528.
12. Metzger BE, Gabbe SG, Persson B, et al.; International Association of Diabetes and Pregnancy Study Groups Consensus Panel . International Association of Diabetes and Pregnancy Study Groups recommendations on the diagnosis and classification of hyperglycemia in pregnancy. *Diabetes Care*. 2010;33(3):676-682.
13. Yaktine AL, Rasmussen KM, Youth F, National Research Council. Institute of Medicine. Board on Children. Committee to Reexamine IOM Pregnancy Weight Guidelines . In: *Weight*

Gain During Pregnancy: Reexamining the Guidelines (2009) Rasmussen K.M., Yaktine A.L., editors. The National Academies Press; Washington, DC, USA: 2009.

14. Langer O. Maternal glycemic criteria for insulin therapy in gestational diabetes mellitus. *Diabetes Care* 1998; 21(Suppl 2):B91-8.

15. Castorino K, Paband R, Zisser H, et al. Insulin pumps in pregnancy: using technology to achieve normoglycemia in women with diabetes. *Curr Diab Rep.* 2012;12(1):53–59.

16. Brown J, Martis R, Hughes B et al. Oral anti-diabetic pharmacological therapies for the treatment of women with gestational diabetes. *Cochrane Database Syst Rev.* 2017; 1(1):CD011967.

17. National Institute for Health and Clinical Excellence (2008) Diabetes in pregnancy: management of diabetes and its complications from pre-conception to the postnatal period. NICE Clinical Guideline 63. National Institute for Health and Clinical Excellence, London, UK.

18. National Institute for Health and Care Excellence. Diabetes in pregnancy: management of diabetes and its complications from preconception to the postnatal period. NICE Guidelines NG3.2015. Last updated December 16, 2020.

CAPÍTULO 119

Alterações da Tireoide na Gestação

Lilian de Paiva Rodrigues Hsu • Romulo Negrini

INTRODUÇÃO

A gravidez acarreta adaptações funcionais e estruturais na tireoide, devido à demanda metabólica aumentada. O aumento da produção hormonal materna, em resposta às adaptações tireoidianas, tem início na primeira metade do ciclo gestatório e prossegue até seu término, visando compensar a transferência de iodo e de hormônios tireoidianos para o feto.

A função da tireoide na gravidez é modulada por três fatores: produção de gonadotrofina coriônica (hCG), que promove o estímulo glandular, aumento na excreção renal de iodo e aumento da produção de globulina transportadora de tiroxina (TBG) por ação estrogênica.[1] Os achados associados ao estado hipermetabólico gestacional podem se sobrepor aos sinais e sintomas clínicos da doença tireoidiana. A hCG estimula diretamente as células tireoidianas, com seu pico no primeiro trimestre, entre a sétima e a 12ª semanas. Dessa forma, a produção hormonal tireoidiana se eleva, observando-se discreto aumento da produção de tiroxina (T_4) e T_4 livre, o que suprime a liberação de tireotrofina (TSH) pela hipófise.[2] Após o primeiro trimestre, os níveis de TSH retornam aos valores basais, e aumentam progressivamente no terceiro trimestre devido ao crescimento placentário e à produção de desiodase placentária.

Os distúrbios da tireoide representam uma das complicações mais frequentes da gravidez associada a resultados obstétricos, fetais e neonatais adversos, especialmente em caso de diagnóstico tardio e manejo inadequado.[3]

TESTES DE FUNÇÃO DA TIREOIDE

A avaliação dos testes de função tireoidiana deve seguir intervalos de referência específicos para a gravidez. O TSH sérico é um teste amplamente reprodutível, de baixo custo e confiável, mas pode variar significativamente entre diferentes populações.

Os intervalos de referência devem ser idealmente estabelecidos com base não apenas no trimestre, mas também nas variações étnicas e raciais da população. Na ausência de intervalos de referência específicos disponíveis, as diretrizes Endocrine Society (ES),[4] European Thyroid Association (ETA)[5] e The Royal Australian and New Zealand College of Obstetricians and Gynecologists (RANZCOG)[6] recomendam a implementação dos seguintes intervalos de referência: TSH: 0,1 a 2,5 mUI/ℓ no primeiro trimestre, 0,2 a 3,0 mUI/ℓ no segundo trimestre e 0,3 a 3,0 mUI/ℓ no terceiro trimestre. A ETA estabelece 3,5 mIU/ℓ como limite superior para o terceiro trimestre. Por outro lado, as diretrizes da American Thyroid Association (ATA)[1] e da American College of Obstetricians and Gynecologists (ACOG)[7] sugerem reduzir o valor de referência inferior para TSH em 0,4 mUI/ℓ e o valor de referência superior em 0,5 mUI/ℓ (correspondente a um limite de referência superior de 4 mUI/ℓ) para o primeiro trimestre de gravidez, usando os intervalos para mulheres não grávidas para os demais trimestres.

Diagnóstico

O rastreamento universal das doenças tireoidianas na gestação não é unanimidade entre as sociedades internacionais, apesar da facilidade e do baixo custo da avaliação do TSH sérico, e por isso recomenda-se que apenas as grávidas com fatores de risco para a doença tireoidiana sejam investigadas.[1,7]

Os fatores de risco para rastreamento de doença tireoidiana na gestação incluem:[1]

- Idade materna superior a 30 anos
- Residência em área com deficiência de iodo
- Histórico familiar de doenças autoimunes
- História pessoal ou familiar de doença da tireoide
- Índice de massa corporal superior a 40 kg/m^2
- Dosagem de autoanticorpos tireoidianos positiva (anti-TPO)
- Antecedentes de abortamentos ou partos prematuros
- Antecedente de irradiação da cabeça ou região cervical
- Suspeita clínica de doença da tireoide, diabetes tipo I ou outra doença autoimune
- Mulheres submetidas à tecnologia de reprodução assistida
- Uso anterior de amiodarona, lítio ou contraste radiológico iodado
- Duas ou mais gestações anteriores.

Estudo controlado randomizado mostrou que a triagem e o tratamento de mulheres com hipotireoidismo subclínico não trazem benefícios na função cognitiva das crianças até 5 anos.[8] As doenças tireoidianas e suas alterações nos testes laboratoriais estão descritos na Tabela 119.1.

HIPOTIREOIDISMO

Incidência e prevalência

O hipotireoidismo clínico incide entre 2 a 10 por 1.000 gestações. A tireoidite de Hashimoto é a causa mais comum de hipotireoidismo na gravidez e caracteriza-se pela destruição glandular por autoanticorpos, principalmente anticorpos antitireoperoxidase (anti-TPO).[7]

Quadro clínico

O hipotireoidismo apresenta-se com achados clínicos inespecíficos que podem ser indistinguíveis dos sinais ou sintomas comuns da gravidez, como fadiga, constipação, intolerância ao frio, cãibras musculares, queda de cabelo, ganho

Tabela 119.1 Alterações laboratoriais na doença tireoidiana.

Diagnóstico	TSH	T_4 livre
Hipotireoidismo clínico	Elevado	Elevado
Hipotireoidismo subclínico	Elevado	Normal
Hipertireoidismo clínico	Diminuído	Diminuído
Hipertireoidismo subclínico	Diminuído	Normal

de peso. Outros achados clínicos incluem edema, pele seca, e uma fase de relaxamento prolongado dos reflexos tendinosos profundos.

O bócio pode ou não estar presente e é mais provável de ocorrer em mulheres com tireoidite de Hashimoto (também conhecida como doença de Hashimoto) ou que vivem em áreas endêmicas de deficiência de iodo. Durante a gravidez, essa sintomatologia pode se confundir com a normalidade.[7]

Repercussões materno-fetais

A associação da hipofunção tireoidiana e gestação apresenta risco aumentado para abortamento espontâneo do primeiro trimestre, pré-eclâmpsia e hipertensão gestacional, alteração de vitalidade fetal, descolamento prematuro de placenta, prematuridade, baixo peso ao nascimento, cesariana, hemorragia pós-parto, internação em unidade de terapia intensiva neonatal e comprometimento do desenvolvimento neurocognitivo e psicológico dos filhos.[7,9]

Diagnóstico

As concentrações de hormônio tireoestimulante (TSH) é o teste mais confiável para avaliação funcional da tireoide. Reflete indiretamente os níveis de hormônio tireoidiano detectados pela glândula pituitária. Quando alterado, as concentrações de T_4 livre devem ser mensuradas.

A Sociedade Brasileira de Endocrinologia e Metabologia (SBEM) e a Federação Brasileira das Associações de Ginecologia e Obstetrícia (Febrasgo) publicaram recomendações[10] sobre o hipotireoidismo na gestação. As principais recomendações estão na Tabela 119.2.

Tratamento

O alvo do tratamento é atingir valores de TSH na metade inferior do intervalo de referência específico para o trimestre gestacional. Quando esse valor de referência não estiver disponível, considera-se TSH abaixo de 2,5 mUI/ℓ.

De acordo com o ACOG, o TSH é avaliado a cada 4 a 6 semanas durante o ajuste dos medicamentos. Um terço das mulheres que engravidam na vigência do tratamento com hormônio tireoidiano apresentam aumento da necessidade de T_4. Nesses casos, ajustes em 25% na reposição de T_4 podem ser considerados no início da assistência pré-natal.[7]

Pós-parto

A levotiroxina deve ser ajustada para a dose utilizada antes da gestação, com dosagem de TSH sérico após 6 semanas. Mulheres com doença autoimune da tireoide, que iniciaram o tratamento durante a gestação, podem não necessitar de tratamento pós-parto, especialmente quando a dose é ≤ 50 mcg/dia.

Caso a levotiroxina seja descontinuada, o TSH sérico deve ser reavaliado em aproximadamente 6 semanas. Quando a dose utilizada for superior a 50 mcg/dia, é recomendada a redução em 25 a 50%, com posterior avaliação laboratorial.[10]

HIPERTIREOIDISMO

O hipertireoidismo na gravidez é definido como a combinação de níveis séricos de TSH suprimidos ou indetectáveis e aumento na produção dos hormônios tireoidianos, com base nos intervalos de referência específicos da gravidez. Sua principal causa é a doença de Graves. Outras causas incluem adenoma tóxico, tireoidite subaguda, bócio multinodular, iatrogênico (ingesta excessiva de hormônios tireoidianos), tireotoxicose transitória gestacional (TTG) que pode estar presente na hiperêmese gravídica, moléstia trofoblástica e gestação múltipla.[1]

Incidência e prevalência

Ocorre em 0,2 a 0,7% das gestações, e a doença de Graves é responsável por 95% desses casos. O hipertireoidismo subclínico é relatado em 0,8 a 1,7%.[7]

Quadro clínico

Os sinais e sintomas incluem nervosismo, tremores, taquicardia, evacuações frequentes, sudorese excessiva, intolerância ao calor, perda de peso, bócio, insônia e palpitações. Os sinais incluem atraso palpebral e retração palpebral e mixedema localizado ou pré-tibial.

Complicações maternas e neonatais

O hipertireoidismo mal controlado pode desencadear complicações graves para mãe e feto. As complicações encontradas são abortamento, pré-eclâmpsia grave, restrição de crescimento fetal, prematuridade, baixo peso ao nascer, natimortos

Tabela 119.2 Recomendações para diagnóstico e tratamento de hipotireoidismo na gestação.[10]

Rastreamento	Presença de condições técnicas e custo	Todas as gestantes/início do 1º trimestre ou no planejamento pré-gravídico
Valores de TSH	Inviabilidade técnica e/ou financeira	Grupo de risco
	Na ausência de referências validadas em populações locais	Considerar valor de TSH ≤ 4 mUI/ℓ
	> 4,0 mUI/ℓ e ≤ 10 mUI/ℓ	Solicitar apenas T_4 livre, se: • normal: diagnóstico de HSC • diminuído: diagnóstico de HC
	>10,0 mUI/ℓ	Diagnóstico de HC
	> 2,5 mUI/ℓ e ≤ 4 mUI/ℓ	Solicitar anti-TPO
Tratamento	TSH >10 mUI/ℓ	Levotiroxina 2 mcg/kg/dia
	TSH > 4,0 mUI/ℓ e ≤ 10 mUI/ℓ	Levotiroxina HSC 1 mcg/kg/dia HC 2 mcg/kg/dia
	> 2,5 mUI/ℓ e ≤ 4 mUI/ℓ e anti-TPO +	Levotiroxina 50 mcg/dia

e até insuficiência cardíaca congestiva. Na presença de doença de Graves, a possibilidade de tireotoxicose fetal deve ser considerada, devido à persistência de anticorpos maternos.[7,10] O hipertireoidismo subclínico não foi associado a resultados adversos da gravidez.

A Febrasgo e SBEM publicaram recomendações[11] sobre o manejo do hipertireoidismo na gestação, abordadas a seguir.

Diagnóstico

Diante de suspeita clínica, o diagnóstico do hipertireoidismo deve ser firmado quando o TSH está suprimido (<0,1 mUI/ℓ) e a T_4L está acima do limite superior da normalidade. Diante da suspeita de tireotoxicose gestacional, sempre que possível, deve-se afastar a doença de Graves com a dosagem de anticorpos antirreceptores de TSH (TRAb).

A avaliação de TRAb, pode auxiliar no seguimento da gestação. Quando elevados, podem causar hipertireoidismo fetal e/ou neonatal, por estímulo da tireoide fetal. Já as baixas concentrações representam menor risco de estímulo glandular e podem orientar a redução da terapêutica antitireoidiana durante a gestação.

Diagnóstico diferencial

No início da gravidez, o diagnóstico diferencial na maioria dos casos é entre a doença de Graves e a TTG (Tabela 119.3). Em ambas, as manifestações clínicas comuns incluem palpitações, ansiedade, tremores e intolerância ao calor. Anamnese cuidadosa e o exame físico são de extrema importância para estabelecer a etiologia. A ausência de história prévia de doença tireoidiana e de estigmas de doença de Graves (p. ex., bócio e orbitopatia), presença de distúrbio leve autolimitado e sintomas de vômito, favorecem o diagnóstico de TTG.[1,11]

Se houver suspeita de outras causas de tireotoxicose, indica-se a dosagem de TRAb. O hCG sérico está, em média, mais elevado na TTG do que na doença de Graves, mas a utilidade clínica desse marcador é limitado. Nenhum estudo demonstrou utilidade da ultrassonografia de tireoide para diferenciar entre TTG e doença de graves.[1]

Tratamento

As gestantes portadoras de hipertireoidismo clínico devem ser tratadas. Os fármacos antitireoidianos propiltiouracila (PTU) e metimazol (MMZ) devem ser indicados em menores doses possíveis, suficientes para a manutenção das concentrações de T_4L no limite superior de normalidade, considerando a passagem dessas medicações pela placenta e o risco do hipotireoidismo fetal (Tabela 119.4).[11]

Tabela 119.3 Diagnóstico diferencial entre doença de Graves e tireotoxicose transitória gestacional.

Exame	Doença de Graves	TTG
TRAb	Positivo	Negativo
T_3	Elevado	Normal
T_3:T_4	Elevado	Baixo
T_4L	Muito aumentado	Pouco aumentado
TSH	Suprimido	Baixo ou suprimido

TTG: tireotoxicose transitória gestacional; TSH: hormônio estimulador da tireoide; TRAb: anticorpo contra o receptor de TSH; T_3: triiodotironina; T_4L: tiroxina livre; T_3:T_4: relação entre as concentrações de T_3 e T_4.

Tabela 119.4 Tratamento medicamentoso do hipertireoidismo clínico na gravidez.

Fármaco	Dose mg/dia	Frequência diária	Uso na gravidez
PTU	200 a 400	3 doses	1º trimestre
MMZ	10 a 30	Dose única	2º e 3º trimestres Puerpério

PTU: antitireoidianos propiltiouracila; MMZ: metimazol.

Durante o aleitamento materno, é permitida a utilização de fármacos antitireoidianos.

O controle de tratamento deve ser realizado pela dosagem de T_4L a cada 2 a 4 semanas, até a gestante estar com uma dose estável do medicamento. Depois, o seguimento pode ser feito a cada 4 semanas. O hipertireoidismo é considerado controlado na presença de T_4L no limite superior do normal (ou discretamente elevado), mesmo com o TSH ainda baixo.

O TRAb deve ser mensurado no primeiro trimestre nas gestantes portadoras de doença de Graves. Nos casos de concentrações três vezes maior que o limite superior da normalidade, nova quantificação deve ser realizada entre a 18ª e a 22ª semanas, quando a tireoide fetal está totalmente formada. O TRAb deve ser monitorizado, pois atravessa a placenta. Na persistência de títulos elevados, deve ser feita a avaliação de bócio fetal e monitorização, pelo risco aumentado de hipertireoidismo fetal e neonatal.

Os betabloqueadores podem ser indicados como terapia adjuvante para taquicardia sintomática. O propranolol é o agente preferido na gravidez e é iniciado com 10 a 40 mg tomados 3 a 4 vezes ao dia.[7]

O tratamento com iodo radioativo (1-131) está contraindicado na gestação, pela exposição fetal à radiação e pela passagem transplacentária do isótopo radioativo que pode causar hipotireoidismo fetal.

Durante a gestação, a tireoidectomia pode ser indicada em casos em que há efeitos adversos graves relacionados com terapêutica medicamentosa e quando não se consegue atingir o controle do hipertireoidismo.

As gestantes com hipertireoidismo devem ser acompanhadas em pré-natal de alto risco. Salvo outras complicações, os retornos são quinzenais até a 28ª semana, e depois semanais até o parto. O hipertireoidismo fetal pode surgir decorrente da passagem de TRAb pela barreira placentária, levando a estímulo da tireoide fetal com formação e liberação pelo feto de hormônios tireoidianos. O seguimento deve ser rigoroso e se estender até o período neonatal.

Lactação

A amamentação é segura com doses diárias de MMZ de até 20 mg/dia e de PTU de 450 mg/dia. A tomada diária deve ser feita imediatamente após amamentar. A preferência é por MMZ, devido aos efeitos colaterais associados a PTU. Não há necessidade de monitoramento da função tireoidiana do lactente.

CONSIDERAÇÕES FINAIS

As alterações na função da tireoide estão associadas a resultados adversos na gravidez. As repercussões da disfunção tireoidiana materna podem impactar negativamente no desenvolvimento fetal. A gestação requer entendimento das adaptações maternas e conhecimento do manejo diagnóstico e terapêutico diante das alterações da tireoide.

REFERÊNCIAS BIBLIOGRÁFICAS

1. Alexander EK, Pearce E N, Brent G A, Brown R S, Chen H, Dosiou C, et al. 2017 Guidelines of the american thyroid association for the diagnosis and management of thyroid disease during pregnancy and the postpartum. [serial online] 2017[cited 15 Feb. 2023]; 27(3), 315–89. Available from: https://www.liebertpub.com/doi/epdf/10.1089/thy.2016.0457.

2. Vannucchi G, Covelli D, Vigo B, Perrino M, Mondina L, Fugazzola L. Thyroid volume and serum calcitonin changes during pregnancy. *J Endocrinol Invest.* 2017;40 (7): 727–32.

3. Tsakiridis I, Giouleka S, Kourtis A, Mamopoulos A, Athanasiadis A, Dagklis,T. Thyroid disease in pregnancy: a descriptive review of guidelines. *Obstetrical & gynecological survey.* 2022; 77(1): 45–62.

4. De Groot LJ, Abalovich M, Alexander EK, Amino N, Barbour LA, Cobin RH, et al. Management of thyroid dysfunction during pregnancy and postpartum: an Endocrine Society clinical practice guideline. *J Clin Endocrinol Metab.* 2012; 97(8):2543–2565.

5. Lazarus J, Brown RS, Daumerie C, Hubalewska-Dydejczyk A, Negro R, Vaidya B. 2014 European thyroid association guidelines for the management of subclinical hypothyroidism in pregnancy and in children. *Eur Thyroid J.* 2014; 3(2): 76–94.

6. The Royal Australian and New Zealand College of Obstetricians and Gynaecologists. Testing for hypothyroidism during pregnancy with serum TSH. [online]. Austrália: The Royal Australian and New Zealand College of Obstetricians and Gynaecologists;2018. Available from: https://sydneynorthhealthnetwork.org.au/wp-content/uploads/2016/03/1080-testing-for-hypothyroidism-during-pregnancy-with-serum.pdf (15 Feb. 2023).

7. American College of Obstetricians and Gynecologists. Thyroid disease in pregnancy. Obstet Gynecol. [serial online] 2020 [cited 15 Feb. 2023];135(6): e261-e274. Available from: https://journals.lww.com/greenjournal/Fulltext/2020/06000/Thyroid_Disease_in_Pregnancy__ACOG_Practice.47.aspx.

8. Casey BM, Thom EA, Peaceman AM, Varner MW, Sorokin Y, Hirtz DG, et al. Treatment of subclinical hypothyroidism or hypothyroxinemia in pregnancy. *N Engl J Med.* [serial online] 2017 [cited 15 Feb. 2023] ; 376(9):815–25. Available from: https://www.nejm.org/doi/pdf/10.1056/NEJMoa1606205?articleTools=true.

9. Federação Brasileira das Associações de Ginecologia e Obstetrícia (Febrasgo). [periódico online] São Paulo: Febrasgo; 2021. Protocolo Febrasgo – Obstetrícia, nº 39 / Comissão Nacional Especializada em Gestação de Alto Risco. Disponível em: https://sogirgs.org.br/area-do-associado/Doencas-da-tireoide-na-gestacao-2021.pdf.

10. Solha STG, Mattar R, Teixeira PFDS, Chiamolera MI, Maganha CA, Zaconeta ACM, et al. Screening, diagnosis and management of hypothyroidism in pregnancy. *Rev Bras Ginecol Obstet.* [periódico online]. 2022 [citado 15 fev. 2023]; 44(10):999-1010. Disponível em: https://www.thieme-connect.com/products/ejournals/pdf/10.1055/s-0042-1758490.pdf.

11. Maganha CA, Mattar R, Mesa Júnior CO, Marui S, Solha ST, Teixeira PF, et al. Rastreio, diagnóstico e manejo do hipertireoidismo na gestação. *Femina.* [periódico online]. 2022 [citado 15 fev. 2023];50(8):481-91. Disponível em: https://www.febrasgo.org.br/images/pec/posicionamentos-febrasgo/FPS---N8---Agosto-2022---portugues.pdf

Infecções de Transmissão Vertical

Edilberto Rocha • Helaine Milanez

INTRODUÇÃO

As infecções de transmissão vertical (TV) constituem um grupo de doenças com potencial efeito deletério na saúde fetal e neonatal. A principal estratégia de prevenção é realizar seu rastreamento durante o pré-natal, instalando medidas de tratamento e seguimento adequadas. Infelizmente, algumas dessas infecções apresentam dificuldades laboratoriais para se definir a presença de infecção aguda e risco real durante a gestação.

Neste capítulo, são abordadas as TVs mais prevalentes na gestação e aquelas em que é recomendado o rastreamento rotineiro na atenção pré-natal pelo Ministério da Saúde no Brasil (MS).

SÍFILIS

A sífilis é uma doença que ainda permanece um sério problema de saúde pública. Tendo por agente etiológico o *Treponema pallidum (T. pallidum)*, ela é, na maioria das vezes, uma doença de transmissão sexual, embora possa ocorrer por outras vias, como transfusão de sangue contaminado, contato com lesões mucocutâneas ricas em treponemas e via transplacentária para o feto. Dados da Organização Mundial da Saúde (OMS) estimam uma persistente e elevada ocorrência da infecção congênita no mundo. As Américas, em especial a América Latina, têm as mais altas taxas de sífilis congênita (SC), respondendo por 25% dos casos anuais no mundo e, a cada ano, uma estimativa de mais de 100 mil natimortos é atribuída à sífilis congênita nessa região.

Quadro clínico

A história natural da sífilis evolui por estágios que se alternam entre sintomáticos e assintomáticos. A sífilis primária caracteriza-se pelo aparecimento do cancro no local de inoculação do agente, com aumento dos linfonodos locais; ele pode ocorrer na região genital ou, eventualmente, em áreas extragenitais, como lábio, amígdalas, língua e cavidade oral. As lesões secundárias aparecem, em média, 8 semanas após o desaparecimento do cancro, e é comum a presença de *rash* maculopapular.

Os sintomas das fases primária e secundária regridem espontaneamente, mesmo sem tratamento, e pode ocorrer evolução para a fase terciária, com aparecimento de lesões de pele (gomas sifilíticas), sistema nervoso central e cardiovascular, com acometimento de arco aórtico e válvula aórtica.

Existe a sífilis que ocorre sem as manifestações clínicas da doença, denominada sífilis latente, a qual se subdivide em precoce (até 1 ano após o diagnóstico) e tardia, cujo diagnóstico é realizado apenas pelas provas sorológicas positivas. A maioria das gestantes com sífilis no Brasil se apresenta assintomática e sem história prévia de infecção ou tratamento, e são, então, diagnosticadas na fase latente indeterminada da doença.

Diagnóstico

Como estratégia de redução da SC, o MS preconiza a realização de, no mínimo, dois testes sorológicos durante a gravidez, sendo o primeiro no início do pré-natal e o segundo no terceiro trimestre, além da triagem na admissão para parto ou aborto.

A recomendação é a realização da abordagem com algoritmo reverso, inicialmente com uma prova treponêmica que pode ser a automatizada, com a utilização de técnicas imunoenzimáticas (CLIA ou CMIA). Diante de uma prova imunoenzimática negativa, pode-se descartar a presença da infecção. Entretanto, uma prova positiva deve ser confirmada com a realização de VDRL (Venereal Disease Research Laboratory) associado a outra prova treponêmica. Essas abordagens são sugeridas para locais que tenham uma rede laboratorial bem estruturada e ágil.

Com a intenção de agilizar o diagnóstico em gestantes, a recomendação do MS, a partir de 2015, inclui o rastreio de grávidas com teste rápido, provas laboratoriais com excelente sensibilidade e especificidade. Como são testes treponêmicos, sua positividade já confirma a presença de infecção e autoriza o tratamento. Devem, entretanto, serem acompanhados da realização de VDRL para se avaliar adequada resposta ao tratamento, já que, mesmo após tratamento correto, não ocorre negativação do teste rápido, como nos outros testes treponêmicos.

Tratamento

O tratamento da sífilis na gestação deve utilizar penicilina, já que não existe evidência de que nenhum outro fármaco consiga tratar adequadamente o feto no ambiente intrauterino. Quanto mais cedo for realizado o tratamento, melhor será a evolução fetal. As doses de penicilina são definidas a partir do diagnóstico de infecção recente ou tardia. Na doença recente, ou seja, nas fases primária e secundária, em que há sinais clínicos, a dose recomendada de penicilina benzatina é de 2.400.000 UI divididas em 2 injeções, uma em cada um dos glúteos em uma única aplicação. Essa é a recomendação do protocolo do MS. O CDC (Centros de Controle e Prevenção de Doenças – EUA) e a Secretaria de Estado da Saúde de São Paulo recomendam uma dose total de 4.800.000 UI, dividida em duas tomadas semanais para a doença recente.

A maioria das gestantes, entretanto, se encontra assintomática e sem referir história prévia de tratamento ou conhecimento da infecção. Nessa situação, o diagnóstico é de fase latente indeterminada, devendo ser tratada com 7.200.000 UI, dividida em 3 aplicações semanais. Essa mesma dose é a recomendada para a doença tardia. Nas situações de infecção de sistema nervoso central, recomenda-se a utilização de penicilina procaína ou cristalina, já que a benzatina tem baixa passagem pela barreira hemato-liquórica.

Outro ponto importante no tratamento da sífilis é a abordagem adequada da parceria sexual, a qual deve ser sempre convocada pelo serviço de saúde para orientação, avaliação clínica, coleta de sorologia e tratamento.

Após o tratamento adequado, está recomendada a realização de seguimento com VDRL mensal, e o primeiro exame deve ser colhido 30 dias após o término do tratamento. O tratamento será considerado adequado durante a gestação se for iniciado até 30 dias antes do parto, com dose e intervalos corretos para a fase da doença. Idealmente, deve também ter ocorrido a adequada abordagem da parceria sexual.

A resposta ao tratamento baseia-se na queda da titulação do VDRL. Se o título inicial for elevado, espera-se redução de duas diluições em 2 a 3 meses, seguida de nova queda após 2 a 3 meses seguintes. A maioria das mulheres tratadas com títulos altos pode apresentar negativação em até 6 meses. Nas situações de tratamento com títulos iniciais baixos (menores que 1/8), observa-se apenas estabilidade do título. A elevação de duas titulações leva à suspeita de reinfecção, e novo ciclo de tratamento é recomendado.

Nas situações de alergia à penicilina, a principal recomendação é a dessensibilização, já que nenhuma outra medicação apresenta passagem transplacentária adequada. A eritromicina não alcança níveis adequados no ambiente intrauterino, a azitromicina apresenta resistência pelo treponema e a ceftriaxona ainda não tem comprovação científica da prevenção da sífilis congênita.

VÍRUS DA IMUNODEFICIÊNCIA HUMANA

A infecção pelo vírus da imunodeficiência humana (HIV) ainda é um sério problema de saúde pública. Em 2018, houve 1,7 milhão de novas infecções pelo HIV, das quais 47% em mulheres e 32% em jovens entre 15 e 24 anos, com 160 mil novos casos em crianças menores de 15 anos. Considerando-se que aproximadamente 85% das mulheres infectadas pelo HIV estão em idade reprodutiva, há potencial significativo de ocorrência da TV.

Quadro clínico

A infecção pelo HIV-1 cursa com amplo espectro de apresentações clínicas, desde a fase aguda (que pode ser assintomática ou manifestar-se como síndrome retroviral aguda) até a fase avançada da doença, com as manifestações definidoras da síndrome da imunodeficiência adquirida (AIDS).

A síndrome retroviral aguda se assemelha à mononucleose infecciosa e cursa com viremia plasmática elevada e queda transitória, mas significativa, da contagem de linfócitos T CD4+. O diagnóstico clínico nessa fase pode não ocorrer devido ao caráter transitório dos sintomas. O tempo para o desenvolvimento da doença sintomática é de 7 a 10 anos.

Geralmente, não há alterações significativas ao exame físico na fase latente. Com a progressão da doença, são observadas apresentações atípicas das infecções, resposta tardia à antibioticoterapia e/ou reativação de infecções antigas, como tuberculose e neurotoxoplasmose. Além das infecções e das manifestações não infecciosas, o HIV pode causar doenças por dano direto a alguns órgãos ou processos inflamatórios, como miocardiopatia, nefropatia e neuropatias.

Diagnóstico

O principal teste utilizado no diagnóstico sorológico é o ensaio imunoenzimático do tipo ELISA (Enzyme-Linked Immunosorbent Assay) de quarta geração, que é capaz de detectar simultaneamente o antígeno p24 e os anticorpos

específicos anti-HIV, diminuindo a janela imunológica para cerca de 15 dias. Os testes rápidos (TR) são imunoensaios (IE) simples, desenvolvidos para detectar anticorpos anti-HIV em até 30 minutos. São realizados preferencialmente de forma presencial, com amostra de sangue total obtida por punção digital ou punção venosa. Na gestação, recomenda-se a testagem para HIV, com aconselhamento e com consentimento, para todas as gestantes na primeira consulta de pré-natal, no início do terceiro trimestre e no momento do parto, preferencialmente por teste rápido.

Transmissão vertical

A TV do HIV pode ocorrer em três fases diferentes: na gravidez, no parto e no puerpério, através da amamentação. Supõe-se que 80% das transmissões ocorram no período próximo ou durante o parto. Uma série de fatores está associada à TV: doença avançada da mãe, elevada carga viral plasmática materna, aleitamento natural, modo de resolução do parto, comorbidades obstétricas e infecciosas (prematuridade, tempo de ruptura das membranas até o parto, infecções vaginais, corioamnionite) e baixa contagem de linfócitos T CD4+. Outros fatores incluem problemas de adesão ao tratamento e a baixa retenção aos serviços de saúde no período pós-parto, além da presença de coinfecções como hepatites, herpes, citomegalovirose, sífilis, toxoplasmose e abuso de substâncias psicoativas.

As taxas de TV se encontravam ao redor de 40% sem intervenção. As medidas progressivas para redução da TV levaram a cifras atuais de até 0,09% em mulheres com carga viral indetectável e em uso de TARV potente.

Atenção pré-natal às gestantes infectadas pelo HIV

Com o objetivo de alcançar melhores resultados para a saúde da mulher e menor TV, além das medidas habituais no pré-natal, outras devem ser instituídas na gestante que vive com o HIV: rastreamento de infecções como CMV, HTLV e tuberculose, entre outras, além dos exames específicos de controle do HIV como carga viral e T CD4. O pré-natal deve ser feito por equipe multiprofissional treinada (obstetra, infectologista, enfermeira, psicóloga, assistente social), e deve-se estimular o uso de preservativos durante o pré-natal, mesmo em casais soro concordantes, para evitar ISTs.

Durante o pré-natal, é importante realizar medidas de prevenção com a utilização de vacinas. Elas não devem ser administradas no período periparto para não possibilitar a ocorrência de elevação de carga viral e consequente aumento do risco de TV.

Terapia antirretroviral

Os benefícios da TARV para reduzir a TV têm sido largamente documentados e sabe-se que a ausência de tratamento e consequente carga viral (CV) elevada constituem o maior fator de risco paras TVs. O mais recente Protocolo Clínico e Diretrizes Terapêuticas (PCDT) para Prevenção da TV do HIV, sífilis e hepatites virais, do MS, apontam a necessidade de intervenções para, preferencialmente, suprimir a CV durante a gestação; portanto, a TARV está indicada para toda gestante infectada, independentemente de critérios clínicos e imunológicos, e não deverá ser suspensa após o parto. Recomenda-se a realização de genotipagem pré-tratamento em todas as gestantes.

Como esquema preferencial, sugere-se a combinação de um inibidor da transcriptase reversa análogo de nucleotídeo (ITRNt), um inibidor da transcriptase reversa análogo de nucleosídeo (ITRN) e um inibidor da integrase (INI). O esquema combinado será tenofovir/lamivudina/dolutegravir (TDF/3TC/DOL), e deve ser iniciado preferencialmente após a 12ª semana de gestação.

Assistência ao parto

Outra intervenção proposta para reduzir a TV é a reavaliação da via de parto, já que a cesárea eletiva está associada à redução da TV em situações de elevada viremia. Atualmente, sabe-se que os fatores obstétricos perdem sua relevância em mulheres em vigência de TARV potente e com carga viral indetectável sustentada. Nessa condição, a TV alcança cifras próximas a zero, independentemente da via de parto. O PCDT brasileiro sugere que a via de parto pode ser obstétrica desde que a CV, avaliada com mais de 34 semanas, seja inferior a 1.000 cópias/mℓ.

A zidovudina (AZT) injetável está apenas indicada para as gestantes com CV desconhecida ou detectável, e é administrada desde o início do trabalho de parto, e mantida até clampeamento do cordão umbilical. Na situação de indicação de uma cesárea eletiva e estando indicado o uso da zidovudina injetável, deve ser realizada por 3 horas antes do procedimento. Não há recomendação para uso de AZT injetável em mulheres em uso de TARV potente e CV indetectável.

A inibição farmacológica da lactação deve ser realizada imediatamente após o parto ou o mais rapidamente possível, utilizando-se cabergolina 1 mg, via oral, em dose única (2 comprimidos de 0,5 mg).

TOXOPLASMOSE

A toxoplasmose é outro sério problema de saúde pública com dimensões globais, e infecta mais de um terço da população mundial, e é considerada uma das mais graves doenças infecciosas com risco de TV, podendo causar grande devastação no organismo fetal. Nos EUA, é a principal causa de morte atribuída a doenças de transmissão alimentar, e no Brasil é a principal causa de cegueira congênita. As diferentes entidades mundiais de saúde pública consideram a toxoplasmose umas das infecções parasitárias negligenciadas.

Ela é causada por um parasita, o *Toxoplasma gondii*. O hospedeiro definitivo é o gato e ele apresenta o ciclo intestinal do parasita, eliminando grande quantidade do agente na forma de oocistos (até 10 milhões de oocistos podem ser eliminados diariamente). Existem três formas do coccídeo fora do intestino do gato: o oocisto, no qual os esporozoítas são formados, a forma proliferativa chamada trofozoíta ou taquizoíta e a forma de cisto tecidual, com as formas intracísticas, os bradizoítas. O modo mais comum de transmissão ao homem é pela ingestão de carnes de animais malcozidas ou por meio de alimentos ou mãos que tenham tido contato com solo infectado por fezes de animais ricas em oocistos.

A primeira forma conhecida de transmissão é a da mãe para o filho, sendo a infecção placentária o caminho para a infecção congênita. O intervalo entre a aquisição da infecção materna e o início da parasitemia e sua duração não são bem conhecidos. Se a infecção for adquirida durante a gravidez, a identificação de achados placentários é dependente do momento no qual a soroconversão ocorreu; quanto mais avançada a idade gestacional maior será esse risco. Na infecção adquirida nas últimas semanas de gestação, o isolamento do parasita ocorre em até 80% dos casos, e variam ao redor de 5% de TV na infecção adquirida no primeiro trimestre e de 40 e 80% nas infecções de segundo e terceiro trimestres. A gravidade do acometimento fetal é maior na infecção de primeiro trimestre por afetar a embriogênese; as crianças acometidas nesse período geralmente são aquelas que apresentam as formas mais graves da infecção. O período de maior severidade na infecção fetal ocorre entre 10 e 24 semanas. O risco de transmissão entre 26 e 40 semanas é bem maior, mas geralmente leva a uma doença de manifestação mais leve. O período até a 10ª semana de gestação é de baixo risco, sendo a infecção fetal rara.

Quadro clínico

Em indivíduos imunocompetentes, a forma assintomática é a mais comum e ocorre em mais de 90% dos acometidos. Perto de 10% podem apresentar doença autolimitada, com manifestações como linfadenomegalia cervical e occipital, que geralmente persiste por 4 a 6 semanas, e pode ser acompanhada por mialgia, cefaleia e fadiga, além de febrícula.

Com relação à infecção congênita, o acometimento clínico mais clássico é a associação de retinocoroidite, hidrocefalia, calcificações intracranianas e síndrome convulsiva, mas uma variedade de manifestações clínicas pode ser observada, incluindo também a microcefalia.

Sequelas tardias são muito frequentes na toxoplasmose congênita não tratada. Mesmo entre recém-nascidos assintomáticos ao nascimento, estima-se que 85% apresentarão cicatrizes de retinocoroidite nas primeiras décadas de vida e 50% evoluirão com anormalidades neurológicas. Mais de 70% desses recém-nascidos podem desenvolver novas lesões oftalmológicas ao longo da vida.

Diagnóstico

O diagnóstico da infecção pode ser feito pelo isolamento do parasita de tecidos infectados, incluindo placenta ou tecidos/líquidos feto-neonatais, pela demonstração do parasita por biologia molecular (PCR, do inglês *polimerase chain reaction*; reação de cadeia amplificada do DNA) ou ainda por testes sorológicos. Como a maioria dos adultos imunocompetentes com infecção primária não apresenta sintomatologia, o diagnóstico se dá com a utilização de sorologias, sendo a mais utilizada os ensaios imunoenzimáticos automatizados (ELISA, ISAGA, ELFA), de fácil execução e precisos na identificação de anticorpos de classe IgM e IgG. A intenção do rastreamento no pré-natal é a identificação das gestantes com possível infecção aguda e, consequentemente, sob risco de apresentarem fetos infectados. Nas situações de sorologia inicial negativa, a recomendação é que se realizem exames periódicos (com intervalos mensais ou a cada 3 meses).

A maior dificuldade é identificar a infecção aguda, já que anticorpos de classe IgM podem permanecer positivos por até 2 anos e também podem apresentar reação cruzada com outros anticorpos. O maior valor da detecção de IgM é que a sua ausência afasta infecção recente.

Com uma sorologia com apenas IgM positivo, deve ser realizado novo exame em 14 dias. Se não houver aparecimento do IgG, provavelmente trata-se de IgM falso-positivo. Se aparecer anticorpo de classe IgG, trata-se de uma infecção aguda verdadeira.

Em mulheres grávidas com detecção de IgM e IgG positivos, usam-se outros métodos para definir melhor o tempo de infecção. O mais recomendado é o teste de avidez de anticorpos de classe IgG: uma baixa avidez é marcador razoável de infecção recente e primária, apesar de que uma baixa avidez pode persistir nesse patamar por mais de 4 meses ou, eventualmente, até 1 ano. A presença de alta avidez afasta, com segurança, a presença de infecção adquirida nos últimos 4 meses. A dificuldade é a identificação de alta avidez em idades gestacionais maiores que 16 semanas; nessa situação, não descarta-se totalmente a presença de infecção durante o período gestacional, devendo ser conduzida com seguimento fetal e tratamentos compatíveis com essa situação.

Com uma baixa avidez, a interpretação é de doença nas últimas 16 semanas, o que autoriza a condução como infecção recente durante a gestação. No entanto, não estão disponíveis exames que consigam confirmar com precisão a presença de infecção recente verdadeira após a sorologia com IgM e IgG positivos. A única situação na qual obtém-se a confirmação é a ocorrência de soroconversão.

Com relação à pesquisa da infecção fetal, as técnicas de biologia molecular têm sido preferidas, com a realização de PCR-DNA em líquido amniótico como a melhor maneira de identificar a infecção fetal. Esse exame deve ser realizado no mínimo após 4 semanas da infecção materna, ou preferencialmente após as 18 semanas de idade gestacional.

Tratamento

O tratamento durante a gravidez tem sido empregado na tentativa de reduzir a incidência e a severidade da doença congênita. Primeiro ocorre a infecção placentária e pode ou não ocorrer a infecção fetal. Na presença de infecção fetal, ou seja, com alterações ecográficas fetais ou pesquisa de líquido amniótico positiva, o tratamento deve ser feito com a associação de sulfadiazina, pirimetamina e ácido folínico (sulfadiazina 500 mg, 2 cápsulas via oral, de 8/8 horas; pirimetamina 25 mg, 2 cápsulas via oral ao dia; ácido folínico 15 mg, 1 cápsula via oral ao dia) durante toda a gravidez. Diante de investigação fetal negativa, o tratamento deve ser realizado apenas com espiramicina (dose de 3 g ao dia, 2 cápsulas a cada 8 horas). Pela toxicidade e teratogenicidade, a associação sulfadiazina-pirimetamina deve apenas ser empregada após 14 semanas.

A análise de dados retrospectivos em países que realizam rastreamento sistemático mostra um melhor resultado perinatal quando o tratamento é introduzido logo após o diagnóstico da infecção materna. Quanto mais cedo a introdução do tratamento, menor o risco de sequelas fetais.

Prevenção

Nas mulheres soronegativas e nas imunossuprimidas, as estratégias de prevenção alcançam melhores resultados. Medidas higiênico-dietéticas são muito eficazes na prevenção primária da doença e incluem as seguintes orientações: ingerir apenas carnes bem cozidas; evitar contato de carne crua com mucosas e mãos; lavar intensamente as mãos após o contato; limpar as superfícies de bancadas de cozinha após manipular carnes cruas; lavar frutas e verduras antes do consumo; evitar contato com materiais potencialmente contaminados, como fezes de gatos ou terra em jardinagem, e usar luvas se for manipulá-los.

HEPATITE B

A infecção pelo vírus das hepatites B e C ainda é um problema de saúde pública em nível global. Dados da OMS revelam que 325 milhões de pessoas no mundo vivem com infecção crônica pelos vírus das hepatites B e C, com morbidade e mortalidade significativas, e as mais sérias são a cirrose, falência hepática e câncer. A hepatite B pode ser transmitida pelas vias sexual, parenteral e vertical, e essa última é a mais prevalente, correspondendo entre 50 a 60% dos indivíduos cronicamente infectados, principalmente nos países com alta prevalência.

Diagnóstico

O diagnóstico é primariamente feito por sorologias. O antígeno de superfície do vírus (HbsAg) é prontamente identificado no sangue e pode persistir por até 6 meses; se persistir por período maior, considera-se uma infecção crônica. O HbsAg é sintetizado durante a replicação viral e é indicativo de infecção viral ativa. O aparecimento do anticorpo anti-HbsAg geralmente implica em uma infecção resolvida ou em resposta à administração da vacina. A detecção do anticorpo anti-Hbc IgM é específico da fase aguda; após 6 meses, a maioria apresenta anti-Hbc apenas da classe IgG.

Os títulos de anti-Hbc geralmente se mantêm altos na infecção crônica. O Hbe antígeno (HbeAg) é detectável quando há maior concentração, mas a sua ausência não exclui a infectividade. Sua maior utilização é nortear tratamento antiviral. Outro exame utilizado é a carga viral, com métodos de amplificação do DNA viral.

A TV pode ocorrer em gestante com quadro agudo ou crônico, com o maior risco ocorrendo na infecção adquirida no terceiro trimestre, com taxas de 80 a 90%, em contraponto aos 10% no primeiro trimestre. O período de maior risco é o parto (85%).

Prevenção

As estratégias mais comumente usadas para prevenção da TV são a imunoprofilaxia ativa neonatal, que consiste na utilização da vacina para o vírus B, e a passiva, caracterizada pela aplicação da imunoglobulina específica (HbIg). Elas devem ser administradas idealmente nas primeiras 12 horas de vida. A sua utilização reduz a TV para 2 a 10%; apesar do uso correto dessas medidas, entre 8 e 32% dos recém-nascidos de pacientes com alta viremia ainda apresentam infecção por TV, decorrente de transmissão intrauterina. Nessa situação, atualmente está recomendada a terapia antiviral em gestantes que apresentem identificação do HbeAg ou carga viral elevada (maior que 200.000 UI ou maior que 10^6 cópias); o tenofovir é a medicação preferencial nessa situação, a ser iniciada no terceiro trimestre (entre 28 e 32 semanas). A recomendação na assistência pré-natal é que toda gestante seja triada com HbsAg, por sorologia ou teste rápido. Se não houver presença da infecção e história prévia de imunização, ela deve ser prontamente encaminhada para vacinação.

Em todas as gestantes com infecção pelo vírus B devem ser realizadas provas de função hepática com determinação das enzimas (ALT, AST).

A via de parto parece não interferir na TV do vírus B, e não há evidência de que a cesárea possa ser um fator protetor. O aleitamento materno também não aumenta o risco de TV, a não ser que ocorram fissuras sangrantes nos mamilos; nessa situação, o risco de TV está associado à exposição ao sangue e não ao leite materno, e a mulher deve ser orientada a suspender o aleitamento na mama acometida até que haja total cicatrização.

HEPATITE C

A infecção pelo vírus da hepatite C também é um problema de saúde pública mundial, e as perspectivas de prevenção ainda não são atingidas totalmente, já que não existem vacinas à disposição. Dos indivíduos afetados, 85% se tornam cronicamente infectados e cerca de 70% desenvolvem hepatite crônica. Dos cronicamente infectados, entre 5 e 20% morrem de cirrose ou câncer.

A principal via de aquisição do vírus inclui a exposição ao sangue contaminado, o uso de drogas injetáveis e a exposição a material infectado através de tatuagens, acupuntura e materiais médicos e odontológicos infectados são as principais vias de contaminação atuais. O uso de drogas intravenosas responde por mais de 50% dos casos.

A necessidade de rastreamento universal na gestação continua sendo um ponto polêmico com relação a hepatite C. No Brasil, a partir de 2019, concordante com a recomendação da American Liver Foundation (associação americana de estudos de doenças hepáticas) e de outras associações internacionais, está recomendada a realização de rastreamento em todas as gestantes como janela de oportunidade para diagnóstico, já que a hepatite C é hoje uma doença com tratamento disponível e com alta eficácia (mais de 95% de cura).

Diagnóstico

A recomendação para diagnóstico é a realização de sorologia com identificação de anticorpo anti-HCV; quando positivo, deve ser realizada a quantificação da carga viral a partir de PCR (*polymerase chain reaction*). Se o anti-HCV e a carga viral forem positivos, significa que a paciente é portadora de doença em atividade. Na situação do anti-HCV ser positivo e a carga viral negativa, não há necessidade de condutas específicas. Uma vez identificada como portadora do vírus C, a gestante deve ser submetida à carga viral quantitativa e testes de função hepática, com avaliação de bilirrubinas, transaminases, albumina e coagulograma, além da genotipagem.

A presença da hepatite C aumenta o risco para parto prematuro, rotura prematura de membranas, baixo peso e diabetes gestacional. Geralmente, essas situações podem estar associadas ao uso de drogas ilícitas, situação bem frequente nessa população. O risco de colestase intra-hepática da gestação aumenta em 20 vezes nessas mulheres, com risco associado de óbito fetal, e por isso é necessário manter intensa vigilância da vitalidade fetal. A gestação tem pouco efeito sobre a evolução da doença e de maneira geral ocorre um decréscimo das enzimas hepáticas no primeiro e terceiro trimestres, aumentando após o parto. Alguns estudos evidenciam que cerca de 10% das pacientes se tornam indetectáveis após o parto, e,

portanto, as gestantes devem ter sua carga viral reavaliada no puerpério, o que irá determinar a necessidade de tratamento ou não após esse período.

Transmissão vertical

A taxa de TV da hepatite C fica ao redor de 5%, podendo ser significativamente maior em mulheres coinfectadas com HIV (até 25%). O momento da TV ainda é incerto, mas parece ser intrauterina em até 50% dos casos. Os fatores associados a uma maior transmissão incluem carga viral elevada, rotura de membranas prolongada, monitorização invasiva fetal e procedimentos que aumentem a troca feto-materna de sangue. Até o momento, o corte de carga viral no qual ocorre um aumento significativo da TV ainda não está bem estabelecido.

A via de parto não parece interferir no risco de TV e o aleitamento materno também não está associado a maior risco, e por isso é recomendado por todas as sociedades internacionais. Apenas se houver fissuras sangrantes nos mamilos, o aleitamento deve ser evitado temporariamente até que haja completa cicatrização.

Tratamento

A eficácia do tratamento antiviral para hepatite C mudou radicalmente após a descoberta dos novos antivirais, e atualmente é considerada pela OMS como uma doença curável e potencialmente eliminada até 2030. Infelizmente, ainda não há recomendação para terapia antiviral durante a gestação devido à escassez de dados de segurança para o feto. Em 2019, foi iniciado um ensaio clínico avaliando a associação de sofosbuvir e ledipasvir para tratamento da infecção crônica pelo vírus C em gestantes. Até o presente, estudos em animais têm demonstrado segurança na exposição a essas novas medicações, levando a crer que em um futuro próximo a terapia antiviral poderá ser utilizada com a intenção de reduzir a TV.

ESTREPTOCOCO BETA-HEMOLÍTICO DO GRUPO B

O estreptococo beta-hemolítico do grupo B (GBS, ou *Streptococcus agalactiae*) é um coco gram positivo encapsulado que coloniza os tratos gastrintestinal e genital em 15 a 40% das gestantes. A infecção por GBS permanece até hoje como a causa mais comum de infecção bacteriana perinatal transmitida verticalmente no mundo ocidental. Embora assintomática na maioria dos indivíduos, a colonização no final da gravidez é um determinante crítico de infecção em neonatos e lactentes com menos de 90 dias de idade.

A TV ocorre principalmente quando o GBS passa da vagina para o líquido amniótico após o início do trabalho de parto ou ruptura de membranas. A mortalidade da doença de início precoce é de 1 a 3% em recém-nascidos a termo e de 20 a 30% em prematuros.

Ensaios clínicos randomizados e controlados demonstraram que a administração profilática intraparto de penicilina G ou ampicilina a gestantes colonizadas por GBS protege seus recém-nascidos do desenvolvimento precoce da doença. Alguns autores sugerem que a profilaxia seja baseada em fatores de risco específicos, porém, muitos casos de doença de início precoce ocorrem em bebês de pacientes que não têm fatores de risco identificáveis ou nos quais os fatores de risco não são identificados a tempo de fornecer quimioprofilaxia eficaz. A abordagem baseada em cultura parece ser a mais eficaz, com realização de culturas vaginais e retais de rotina em todas as gestantes entre 36 e 37 semanas e 6 dias, e a administração de profilaxia antibiótica intraparto a todas as colonizadas. A cultura não é necessária em algumas situações: gestantes com bacteriúria por GBS durante a gravidez atual e gestantes que já deram à luz a uma criança com doença invasiva por GBS.

Os resultados são razoavelmente preditivos do *status* de colonização por GBS por aproximadamente 5 semanas. O ideal é que as culturas sejam obtidas por *swabs* tanto no introito vaginal como do reto. Podem ser usados 1 ou 2 *swabs* (um para cada local). Testes de suscetibilidade não são necessários na maioria dos casos, já que GBS com resistência confirmada à penicilina, ampicilina ou cefazolina não foram observados.

Profilaxia antibiótica intraparto

Os antibióticos são administrados intraparto porque é nesse momento que ocorre o risco de TV. A via intravenosa é necessária para alcançar rapidamente altas concentrações de antibióticos no soro materno para transferência placentária à circulação sistêmica fetal.

São candidatas para profilaxia antibiótica intraparto pacientes com cultura de triagem positiva para GBS da vagina ou no reto, ou história de filho anterior com doença GBS de início precoce, ou bacteriúria por GBS durante a gravidez atual, e também cultura anteparto desconhecida (não realizada ou resultado não disponível), ou com quaisquer um dos quadros abaixo:

- Febre intraparto (≥ 38°C)
- Trabalho de parto prematuro
- Ruptura prematura pré-termo de membranas
- Ruptura prolongada de membranas (≥ 18 horas).

A profilaxia antibiótica para GBS não é indicada para pacientes com cultura de GBS positiva na gravidez anterior, mas cultura de GBS negativa dentro de 5 semanas antes do parto na gravidez atual, parto cesariana eletiva com membranas intactas e cultura negativa recente.

Escolha do antibiótico, momento de uso e duração

O GBS é suscetível à penicilina G cristalina, ampicilina, penicilinas de amplo espectro, cefalosporinas e vancomicina. A penicilina G cristalina é o agente de espectro mais ativo *in vitro*.

A profilaxia antibiótica intraparto é mais eficaz se administrada pelo menos 4 horas antes do parto. Como a hora do parto não pode ser prevista, a profilaxia é iniciada na admissão hospitalar para trabalho de parto ou ruptura de membranas, e continua até o parto.

Os esquemas de penicilina incluem:

- Penicilina G cristalina: dose inicial de 5 milhões UI seguidas de 2,5 milhões UI a cada 4 horas, por via intravenosa, até o parto
- Ampicilina: dose inicial de 2 g seguida de 1 g a cada 4 horas, por via intravenosa, até o parto.

A via intravenosa é necessária para atingir rapidamente uma alta concentração para transferência placentária.

Em pacientes com alergia à penicilina:

- Se baixo risco de anafilaxia: cefazolina 2 g na dose inicial endovenosa, seguida de 1 g a cada 8 horas até o parto
- Se alto risco de anafilaxia: clindamicina 900 mg por via endovenosa a cada 8 horas até o parto, caso haja comprovação de sensibilidade à medicação. Caso não haja, usar vancomicina 2 g por via intravenosa inicialmente e depois 1 g a cada 12 horas até o parto (dose máxima de vancomicina para um adulto com função renal normal é de 4 g por dia).

CONSIDERAÇÕES FINAIS

As situações clínicas que envolvem as infecções de transmissão vertical são muito variadas e o primeiro contato da paciente, muitas vezes, será o médico generalista. Portanto, o conhecimento das suas causas, manifestações clínicas iniciais e tratamento são essenciais para uma abordagem correta e encaminhamento precoce ao especialista.

BIBLIOGRAFIA

ACOG. Prevention of Group B Streptococcal Early-Onset Disease in Newborns. ACOG Committee Opinion, Number 797. *Obstet Gynecol* 2020; 135:e51. Reaffirmed 2022.

Brasil. Ministério da Saúde – Secretaria de Vigilância em Saúde. Departamento de Doenças de Condições Crônicas e Infecções Sexualmente Transmissíveis. Protocolo Clínico e Diretrizes Terapêuticas para Prevenção da Transmissão Vertical do HIV, Sífilis e Hepatites Virais. Brasília. 2021.

Brasil, Ministério da Saúde. Protocolo de notificação e investigação: toxoplasmose gestacional e congênita. Brasília, 2018.

Centers for Disease Control and Prevention. Sexually transmitted diseases treatment guidelines, 2015. *MMWR Recomm Rep* 2015: 64:1-140.

Hamburg-Shields, E, Prasad, M. Infections hepatites in pregnancy. Clinical Obstetetrics and Gynecology, 2019; 63(1): 175-192.

Hasperhoven, GF, Al-Nasiry, S, Bekker, V, et al. Universal screening versus risk-based protocols for antibiotic prophylaxis during childbirth to prevent early-onset group B streptococcal disease: a systematic review and meta-analysis. *BJOG* 2020; 127:680.

Joshi, SS, Coffin, CS. Hepatitis B and pregnancy: virologic and immunologic characteristics. *Hepatology communications*, 2020; 4(2): 157-171.

Kollman, TR, Dobson, SRM. Syphilis. *In*: Wilson CB, Nizet V, Maldonado YA, Remington JS, Klein JO, eds. Infectious diseases of the fetus and newborn infant. Philadelphia: Saunders, 2016. p. 512-43.

Milanez, H. Syphilis in Pregnancy and Congenital Syphilis: Why Can we not yet face this problem? *Rev. Bras. Ginecol. Obstet*; 38(9): 425-427, Sept. 2016.

Milanez. H. Hepatites virais na gestação. *In*: Perinatologia Moderna - Visão integrativa e sistêmica. Ed Ateneu, São Paulo, 2022.

Milanez, H, Calil, R. Toxoplasmose na gestação. *In*: Perinatologia Moderna - Visão integrativa e sistêmica. Ed Ateneu, São Paulo, 2022.

Milanez, H, Delicio, A. Infecção pelo HIV na gestação. *In*: Perinatologia Moderna – Visão integrativa e sistêmica. Ed Ateneu, São Paulo, 2022.

Remington, JS; McLeod, R, Thulliez, P; Desmonts, G. Toxoplasmosis. *In*: Remington & Klein (eds) – Infectious diseases of the fetus and the newborn infant. Elsevier Saunders, Philadelphia, 2015.

Schrag, SJ, Zell, ER, Lynfield, R, et al. A population-based comparison of strategies to prevent early-onset group B streptococcal disease in neonates. *N Engl J Med* 2002; 347:233.

Seedat, F, Stinton, C, Patterson ,J, et al. Adverse events in women and children who have received intrapartum antibiotic prophylaxis treatment: a systematic review. *BMC Pregnancy Childbirth* 2017; 17:247.

Infecção Urinária
e Gestação

Alberto Moreno Zaconeta • Renato T. Souza

INTRODUÇÃO

A infecção do trato urinário (ITU) é definida como a colonização, invasão e proliferação de agentes infecciosos em qualquer parte do sistema urinário.[1] A colonização microbiana pode ser assintomática, causar sintomas por inflamação local da uretra e bexiga ou alcançar os cálices e parênquima renal, condição associada a graus variáveis de comprometimento sistêmico.

A ITU é mais comum em mulheres do que em homens porque a uretra mais curta facilita o acesso da flora perineal à bexiga, principalmente após o intercurso sexual.

Durante a gestação, as modificações fisiológicas características desse período causam aumento de glicose e proteínas na urina, dilatação do trato urinário, refluxo vesico-ureteral e supressão da imunidade celular, alterações que em conjunto aumentam o risco de infecção urinária alta e suas complicações, como a sepse e o choque séptico.[2] Além disso, a ocorrência de ITU durante a gestação eleva o risco de parto prematuro, baixo peso ao nascer e pré-eclâmpsia.[2]

Os microrganismos responsáveis pela ITU são os que compõem a flora perineal normal, com destaque para a *Escherichia coli* (75 a 95%), *Klebsiella* sp, *Proteus mirabillis*, *Enterobacter* sp, *Enteroccocus faecalis*, *Staphiloccocus saprophiticus* e *Streptoccocus agalactie*.[3] O conhecimento dos agentes causais habituais e da sua sensibilidade aos antimicrobianos é importante, pois permite a escolha de antibióticos eficazes e seguros durante a gestação.

INCIDÊNCIA E PREVALÊNCIA

As diversas formas de ITU apresentam peculiaridades quanto à incidência, fatores de risco e evolução durante a gestação. A bacteriúria assintomática (BA) acomete de 2 a 10% das gestantes e tipicamente predomina no primeiro trimestre, com menos de um quarto dos casos ocorrendo posteriormente. São fatores de risco o antecedente de ITU de repetição, baixo nível socioeconômico e diabetes pré-gestacional. De especial importância é o fato de que 40% dos casos de BA na gravidez evoluem para pielonefrite quando não tratados, em comparação com 3% dos casos oportunamente tratados.[4,5]

A cistite ocorre em 2% das gestações e parece ser habitualmente precedida pela bacteriúria assintomática.[5] Já a pielonefrite acomete de 0,5 a 2% das grávidas e ocorre geralmente no segundo e terceiro trimestres. Dentre os fatores de risco destacam-se a bacteriúria assintomática não tratada, idade inferior a 20 anos, tabagismo, traço falciforme e diabetes pré-gestacional. Devido às modificações anatômicas e imunológicas

impostas pela gravidez, mulheres gestantes com pielonefrite têm risco aumentado de complicações sistêmicas como anemia, choque séptico e insuficiência respiratória.[2,4]

DIAGNÓSTICO
Bacteriúria assintomática

Quando, na ausência de sintomas, a urocultura identifica crescimento de uma única espécie bacteriana, em número $\geq 10^5$ UFC/mℓ de urina em amostra de jato médio ou $\geq 10^2$ UFC/mℓ em amostra obtida por cateterismo vesical. O crescimento de mais de uma espécie bacteriana ou a presença de *Lactobacillus* ou *Cutibacterium* indicam contaminação da amostra e necessidade de nova coleta.[4]

Durante a gestação, recomenda-se o rastreio universal de BA pelo menos uma vez, no primeiro trimestre e, quando houver disponibilidade, também no terceiro trimestre. Em mulheres com fatores de risco, como diabetes pré-gestacional, malformações urinárias e traço falciforme, o rastreio pode ser mais frequente.[2,3,5]

Cistite

Caracteriza-se por início agudo de disúria, polaciúria e urgência miccional, sem sintomas sistêmicos associados. O exame de urina tipo 1 habitualmente mostra aumento de leucócitos e bactérias, com número de hemácias que varia de escassas a incontáveis nos casos de cistite hemorrágica.[2] Apesar da urocultura e antibiograma serem dispensáveis para o diagnóstico de cistite fora da gestação, em mulheres gestantes é recomendável que seja colhida amostra de urina para realizar esses exames antes de iniciar o tratamento antibiótico.[5]

Em gestantes com disúria, o diagnóstico diferencial inclui as vulvites micóticas, alérgicas e herpéticas, e por isso o exame ginecológico deve ser realizado quando houver queixas vulvovaginais concomitantes. Por outro lado, diante de quadros de disúria recorrente com urocultura negativa, deve-se considerar a possibilidade de uretrite por *Neisseria gonorrhoeae*, *Chlamydia trachomatis* e *Ureaplasma* spp.[2,5]

Pielonefrite

O quadro clínico é caracterizado por febre, calafrios e dor lombar. Adicionalmente, as gestantes relatam anorexia, náuseas, vômitos, cefaleia e prostração. A percussão dolorosa das lojas renais é sinal sensível para auxiliar o diagnóstico clínico.[1,2] Do ponto de vista obstétrico, é comum o aumento da dinâmica uterina, que guarda relação direta com a intensidade da febre.[2]

No exame de urina tipo 1, é típico o achado de aglomerados de leucócitos e numerosas bactérias. O hemograma revela leucocitose de intensidade variável. Um terço das pacientes apresenta anemia hemolítica causada pelas endotoxinas bacterianas.

O diagnóstico diferencial inclui trabalho de parto prematuro, corioamnionite, apendicite, descolamento prematuro de placenta e infarto de leiomioma uterino.

TRATAMENTO

Todas as gestantes com colonização tecidual ou ITU devem receber tratamento adequado e precoce. A identificação e tratamento oportunos reduzem o risco de complicações maternas e gestacionais graves.[5-7] A preocupação das mulheres com o uso de antimicrobianos durante a gestação não deve ser menorizada, e é essencial realizar um adequado aconselhamento sobre a importância do tratamento na redução de complicações materno-fetais.[8]

A escolha do antimicrobiano deve se basear na sensibilidade ao patógeno, no perfil de segurança (alergias e classificação de risco do uso na gravidez) e na disponibilidade de acesso à medicação.

Bacteriúria assintomática

O tratamento de bacteriúria assintomática reduz o risco de pielonefrite e, consequentemente, de desfechos gestacionais adversos, como prematuridade e baixo peso ao nascer.[6,7] Os regimes terapêuticos de escolha para bacteriúria assintomática estão detalhados na Tabela 121.1.[1,5] Segundo recentes recomendações nacionais, o tratamento via oral com fosfomicina ou nitrofurantoína é o mais indicado. As principais alternativas incluem a cefalexina e a cefuroxima. Caso o patógeno identificado seja o estreptococo do grupo de Lancefield (*Streptococcus agalactiae*, GBS) ou *Enterococcus faecalis*, deve-se dar preferência para a amoxicilina (ver Tabela 121.1).[1,5]

Aproximadamente um terço das mulheres apresenta falha no tratamento, com persistência da bacteriúria assintomática. Diante disso, é recomendado realizar uma urocultura de controle após 7 a 14 dias do final do tratamento e retratar os casos confirmados. Um novo episódio de bacteriúria assintomática mostra a necessidade de realização de antibioticoprofilaxia até o final da gestação. Os esquemas de antibioticoprofilaxia podem ser feitos com 1 comprimido via oral ao dia de nitrofurantoína (100 mg) ou cefalexina (500 mg).[1,3,5]

Cistite

O tratamento da cistite deve ser iniciado de forma empírica, ou seja, não baseada na urocultura e antibiograma, e recomenda-se a coleta de urina para esses exames antes de iniciar o tratamento. As escolhas de primeira linha são similares às recomendadas para bacteriúria assintomática: fosfomicina e nitrofurantoína.[1,3,5] As principais alternativas incluem a amoxicilina-clavulanato e a cefuroxima (ver Tabela 121.1).

Uma urocultura de controle entre 7 e 14 dias após o final do tratamento é recomendada para o adequado registro do tratamento efetivo. Se após o término do tratamento ocorrer novo episódio de cistite durante a gravidez ou quando há história anterior de cistite recorrente (3 episódios de cistite em 1 ano ou 2 episódios em 6 meses), está indicada a antibioticoprofilaxia com o mesmo esquema indicado para bacteriúria assintomática: 1 comprimido via oral ao dia de 100 mg de nitrofurantoína ou de 500 mg de cefalexina.[1,3,5] Em mulheres com história de recorrência, especialmente relacionada com coito, a profilaxia com 1 comprimido via oral de cefalexina de 250 mg logo após a relação sexual reduz significativamente a ocorrência de novos episódios.

Pielonefrite

A pielonefrite é a principal causa de choque séptico na gestação e pode cursar com anemia hemolítica, insuficiência renal e insuficiência respiratória, efeito sistêmico das endotoxinas bacterianas.[2] Portanto, o tratamento deve ser iniciado imediatamente após o diagnóstico e baseia-se na hidratação endovenosa para assegurar adequado débito urinário, a oferta de antibiótico endovenoso de amplo espectro e o reconhecimento precoce de eventual disfunção orgânica ou comprometimento fetal. Essa visão global do atendimento materno-fetal deve estar sempre em mente nos casos de morbidade infecciosa grave. Um ponto crucial é a garantia da adequada perfusão materna e, por consequência, da circulação útero-placentária.

Os pontos-chave do manejo da pielonefrite na gestação são:[2]

- Internação hospitalar
- Obtenção de amostras para exames: urocultura, hemograma, creatinina e eletrólitos
- Registro frequente de sinais vitais e débito urinário
- Oferta de cristaloides endovenosos para garantir débito urinário $\geq 50\,\text{m}\ell/\text{hora}$
- Antibióticos de amplo espectro por via endovenosa
- Radiografia de tórax em caso de dispneia ou taquipneia
- Repetição de hemograma, creatinina e eletrólitos em 48 horas
- Após 48 horas sem febre, mudança de antibióticos para via oral, guiada pelo antibiograma. Manutenção do antibiótico oral por 7 a 10 dias adicionais
- Urocultura de controle de 7 a 14 dias após o tratamento
- Profilaxia antibiótica com nitrofurantoína ou cefalexina até o parto.

As principais opções de antibiótico endovenoso e intra-hospitalar são:[4]

- Ceftriaxona: 1 g a cada 12 horas ou 2 g a cada 24 horas
- Cefalotina: 1 g a cada 6 horas a
- Cefazolina: 1 g a cada 8 horas

Tabela 121.1 Antibióticos indicados para o tratamento de bacteriúria assintomática durante a gravidez.

Antibiótico	Posologia	Duração	Observação
Fosfomicina	3 g	Dose única	
Nitrofurantoína	100 mg 6/6 h	5 dias	Evitar uso se IG > 37 semanas*
Cefalexina	500 mg 6/6 h	7 dias	
Cefuroxima	250 mg 12/12 h	7 dias	
Amoxicilina	500 mg 8/8 h ou 875 mg 12/12 h	7 dias	Tratamento de escolha para estreptococo do grupo B (GBS) e *E. faecalis*
Amoxicilina + clavulanato	500/125 mg 8/8 h ou 875/125 mg 12/12 h	7 dias	

*Risco de hemólise em neonatos com deficiência da enzima glicos-6-fosfato-desidrogenase, prevalente em 0,0004% dos conceptos.[1] Outros autores não contraindicam seu uso nas últimas semanas de gestação.[2,4]
Adaptada de: Febrasgo (2021) e de Rossi et al. (2020).[1,5]

- Gentamicina: 5 mg/kg/dia dividido em 3 doses diárias, 1 a cada 8 horas.

Concomitantemente, é importante a vigilância e o tratamento da hipertermia e da dor.

O rastreamento da sepse, disfunção orgânica associada à infecção, pode ser realizado a partir da aplicação do *quick*-SOFA (do inglês, Sequential Organ Failure Assessment, ou q-SOFA), que é considerado alterado na presença de dois ou mais das seguintes condições: qualquer alteração do estado mental (escala Glasgow < 15), taquipneia (FR ≥ 22 ipm) e hipotensão (PAS ≤ 100).[9] Um q-SOFA alterado torna mandatório ampliar a investigação para o diagnóstico de sepse, para permitir que as seguintes medidas sejam instituídas dentro da primeira hora: suporte de oxigênio, ressuscitação volêmica (20 mℓ/kg de cristaloides endovenosos), estabilização da pressão arterial média (> 65 mmHg) e normalização do lactato. Essas medidas impactam na redução da mortalidade e da morbidade materna e perinatal associadas à infecção/sepse.

A monitorização intra-hospitalar é importante para avaliar sinais de deterioração clínica, falha terapêutica e complicações. Diante de quadros de febre persistente ou ausência de melhora clínica após 48 a 72 horas, a obstrução urinária por cálculos e a presença de abscessos devem ser excluídas por meio da ultrassonografia.[2]

Pacientes com melhora clínica e afebris há pelo menos 48 horas podem receber alta com antibiótico oral guiado pelo antibiograma, por 7 a 10 dias adicionais. A profilaxia com nitrofurantoína ou cefalexina é recomendada para gestantes após um único episódio de pielonefrite.[3]

A resolução programada da gravidez em vigência do tratamento de pielonefrite deve aguardar, sempre que possível, adequada estabilização materna e melhora do quadro clínico.[10]

Orientações complementares

Além do tratamento imediato, a ocorrência de ITU por *Streptococcus agalactie* deve ser registrada no cartão de gestante, pois essas pacientes devem receber antibiótico durante o trabalho de parto para prevenção da sepse neonatal.[11]

PREVENÇÃO

As medidas não farmacológicas podem ser instruídas a todas as mulheres durante a gestação, mas são especialmente recomendadas àquelas com história de cistite recorrente, bacteriúria assintomática de repetição ou que tiveram um episódio de pielonefrite.[12] As orientações incluem evitar roupas íntimas oclusivas o dia todo, adequada hidratação oral, não adiar a micção, higiene adequada após a micção e evacuação e a micção programada pós-coito.

Embora haja estudos evidenciando plausabilidade, ainda não há evidência sólida o suficiente que embase a recomendação do uso de *cranberry* (extrato, cápsulas, suco ou outros preparos) ou imunoterápicos como o OM-89 (extrato bacteriano de componentes de cepas de *E. coli*) na profilaxia de infecção urinária.[13]

CONSIDERAÇÕES FINAIS

A infecção é considerada a terceira causa de mortalidade materna no mundo e a ITU é a mais comum durante a gravidez. O rastreamento universal de bacteriúria assintomática e a vigilância de sintomas relacionados com cistite e pielonefrite devem ser realizadas durante a gestação. Ao menos uma urocultura ao início do pré-natal e, se possível, no início do terceiro trimestre devem ser realizadas para rastrear BA. O quadro clínico compatível com os critérios de cistite ou pielonefrite devem ser suficientes para o início imediato do tratamento, sem a necessidade de exames complementares na maioria dos casos. Embora o tratamento empírico seja recomendado nos casos de cistite e pielonefrite, a urocultura e antibiograma são importantes na confirmação diagnóstica e controle pós-tratamento. O início precoce do tratamento com antibiótico, o reconhecimento de fatores de risco ou critérios de gravidade e a vigilância de recorrência devem ser aplicados como prevenção. O tratamento de pielonefrite deve sempre ser iniciado de forma hospitalar e com antibiótico endovenoso. Medidas não farmacológicas para prevenção de infecção urinária devem ser promovidas às gestantes, sobretudo àquelas com história de cistite recorrente, bacteriúria assintomática de repetição ou que tiveram um episódio de pielonefrite.

REFERÊNCIAS BIBLIOGRÁFICAS

1. Federação Brasileira das Associações de Ginecologia e Obstetrícia (FEBRASGO). Infecções do trato urinário durante a gravidez. São Paulo: FEBRASGO; 2021. (Protocolo Febrasgo – Obstetrícia, n. 43/ Comissão Nacional Especializada em Gestação de Alto Risco).
2. Cunningham, FG, Leveno, KJ, Dashe, JS, Hoffman, BL, Spong, CY, Casey, BM. *Williams Obstetrics* 26e. McGraw Hill LLC, 2022, p. 995-998.
3. Duarte, G, Quintana, SM, Marcolin, AC. Infecção do trato urinário na gravidez. *Manual de Obstetrícia da Sogesp*. Vol. 3. 1ª ed. Editora dos Editores, 2021, v. 2, p. 281-291.
4. Gupta, K. Urinary tract infections and asymptomatic bacteriuria in pregnancy. Post TW, ed. UpToDate Inc. https://www.uptodate.com. Acesso em: 1 abril 2023.
5. de Rossi, P, Cimerman, S, Truzzi JC, Cunha, CAD, Mattar, R, Martino, MDV, Hachul, M, Andriolo, A, Vasconcelos Neto, JA, Pereira-Correia, JA, Machado, AMO, Gales, AC. Joint report of SBI (Brazilian Society of Infectious Diseases), Febrasgo (Brazilian Federation of Gynecology and Obstetrics Associations), SBU (Brazilian Society of Urology) and SBPC/ML (Brazilian Society of Clinical Pathology/Laboratory Medicine): recommendations for the clinical management of lower urinary tract infections in pregnant and non-pregnant women. *Braz J Infect Dis*. 2020 Mar-Apr;24(2):110-119. DOI: 10.1016/j.bjid.2020.04.002. Epub 2020 Apr 30. PMID: 32360431; PMCID: PMC9392033.
6. Smaill, FM, Vazquez, JC. Antibiotics for asymptomatic bacteriuria in pregnancy. Cochrane Database Syst Rev 2019; 2019.
7. Henderson, JT, Webbe, EM, Bean, SI. Screening for Asymptomatic Bacteriuria in Adults: Updated Evidence Report and Systematic Review for the US Preventive Services Task Force. *JAMA* 2019; 322:1195.
8. Ghouri, F, Hollywood, A, Ryan, K. Urinary tract infections and antibiotic use in pregnancy - qualitative analysis of online forum content. *BMC Pregnancy Childbirth*. 2019 Aug 13;19(1):289. DOI: 10.1186/s12884-019-2451-z. PMID: 31409404; PMCID: PMC6693226.
9. Brasil. Ministério da Saúde. Secretaria de Atenção Primária à Saúde. Departamento de Ações Programáticas Estratégicas. Manual de Gestação de Alto Risco (Internet). *High-risk pregnancy manual*. 1ª ed., 2022 – versão preliminar. Brasília: Ministério da Saúde, 2022.

10. Santos Filho, OO, Telini, AH. Infecções do trato urinário durante a gravidez. São Paulo: Federação Brasileira das Associações de Ginecologia e Obstetrícia (Febrasgo) (Protocolo Febrasgo - Obstetrícia, nº 87/Comissão Nacional Especializada em Gestação de Alto Risco); 2018.

11. Prevention of group B Streptococcal early-onset disease in newborns. ACOG Committee Opinion Nº 797 American College of Obstetricians and Gynecologists. *Obstet Gynecol* 2020;135:e51-72.

12. Bonkat (Chair), G, Bartoletti, RR, Bruyère, F, et al. EAU guidelines. *Urological Infections* (Update 2019); 2019. https://uroweb.org/guideline/urological-infections. Acesso em 26 fev. 2023.

13. Souza, RT., Alves, AC, Machado, MR. Infecção do trato urinário. *Manual de Obstetrícia da Sogesp*. Vol. 2. 1ª ed. Editora dos Editores, 2021, v. 2, p. 203-214.

Abdome Agudo e Gestação

Maria Rita de Souza Mesquita • Carlos Henrique Mascarenhas Silva • Felipe Favorette Campanharo

INTRODUÇÃO

Abdome agudo é definido como um quadro caracterizado por dor abdominal, de origem súbita ou progressiva, de intensidade variável, em geral associado a náuseas, vômitos, parada da eliminação de gases e fezes e distensão abdominal, a qual ocorre tardiamente.[1]

Durante o ciclo gravídico-puerperal, existem alterações fisiológicas anatômicas e funcionais do trato gastrintestinal e do geniturinário, o que pode mascarar as manifestações e dificultar a identificação das inúmeras doenças que determinam abdome agudo durante a prenhez. Alterações gastrintestinais, como atraso no esvaziamento gástrico, aumento do tempo de trânsito intestinal, refluxo gastroesofágico, inchaço abdominal, náusea e vômito podem ocorrer em 50 a 80% das mulheres grávidas. A constipação que ocorre no último trimestre é atribuída à compressão mecânica do cólon, juntamente com o aumento da absorção de água e sódio devido ao aumento dos níveis de aldosterona. A presença de leucocitose fisiológica da gravidez pode imitar um processo inflamatório intra-abdominal agudo. O aumento fisiológico no volume plasmático proporcional ao volume de glóbulos vermelhos produz anemia fisiológica, a concentração relativamente diminuída de hemoglobina (anemia fisiológica) e um aumento fisiológico da frequência cardíaca podem retardar constatação de um quadro hemorrágico.[2]

Por essas razões, é uma entidade de difícil diagnóstico, correspondendo a cerca de 7 a 10% dos quadros de emergências abdominais em gestantes.[1]

CLASSIFICAÇÃO

As causas de abdome agudo na gestação podem ser classificadas em:[3]

- Causas obstétricas:
  - Abortamento
  - Gravidez ectópica
  - Neoplasia trofoblástica gestacional
  - Rotura uterina
  - Infecção puerperal
- Causas ginecológicas:
  - Tumor de ovário complicado
  - Leiomioma uterino
- Causas extrato coginecológicas:
  - Apendicite aguda
  - Úlcera gastroduodenal perfurada
  - Oclusão intestinal

- Colecistite aguda e litíase biliar
- Pancreatite aguda
- Rotura de fígado
- Pielonefrite aguda
- Litíase renal.

A abordagem da gestante com dor abdominal grave é semelhante à das não grávidas, composta de anamnese detalhada com tempo de início dos sintomas, duração, intensidade e características da dor e pesquisa de qualquer fator associado.

No exame físico, os achados são menos proeminentes se comparados aos de uma não grávida com a mesma doença. Sinais peritoneais ficam frequentemente mascarados na gravidez em razão do estiramento da parede abdominal anterior e pelo fato de que a inflamação subjacente pode ficar sem contato direto com o peritônio parietal, e isso exclui a resposta de defesa. O útero também pode obstruir e inibir o movimento do omento para a área de inflamação, distorcendo o quadro clínico.

Ressalta-se a importância em se avaliar a presença e a intensidade de contrações uterinas, a idade gestacional e as condições do concepto para tomar as decisões apropriadas, com base na vitalidade e na maturidade fetais.

CAUSAS OBSTÉTRICAS
Abortamento

O quadro de abortamento pode determinar abdome agudo quando ocorre perfuração uterina pós-procedimento de esvaziamento uterino (curetagem ou aspiração manual intrauterina) e/ou infecção por restos ovulares, quadro que pode evoluir para septicemia.

Diagnóstico

O diagnóstico da perfuração é estabelecido no momento de sua ocorrência, por falta de resistência ao instrumento cirúrgico utilizado na intervenção, com mais frequência nos úteros retrovertidos. Nas perfurações simples, geralmente é suficiente a conduta conservadora com observação e uso de ocitócitos para estimular a contração do útero. Entretanto, procedimentos como a videolaparoscopia ou laparotomia exploradora imediata são necessários diante de suspeita de lesão intestinal, vesical ou evidência de hemorragia intra-abdominal.

O diagnóstico de aborto infectado deve ser considerado sempre que for acompanhado de febre e sinais de miometrite, parametrite, peritonite pélvica ou generalizada. O quadro clínico é de febre, taquicardia, dor abdominal baixa acompanhada de distensão abdominal e saída de conteúdo vaginal purulento. O quadro abdominal é característico de abdome agudo, e, ao exame de toque, o colo apresenta-se dilatado, com saída de material intrauterino, às vezes com odor fétido, e doloroso à mobilização. O diagnóstico por imagem tem como base a ultrassonografia (US) pélvica endovaginal e a radiografia. A tomografia computadorizada com contraste é outra opção.

Tratamento

O tratamento do quadro infeccioso requer a manutenção das condições hemodinâmicas, o uso de antibióticos de amplo espectro e a remoção do conteúdo uterino por meio de métodos aspirativos. Laparotomia com histerectomia total deve ser indicada se o útero apresentar lacerações ou áreas de necrose, além da drenagem de abscessos intracavitários localizados, quando necessário.[1]

Gravidez ectópica

Consiste na implantação e no desenvolvimento do ovo fora da cavidade uterina. A localização mais frequente é a tubária (em 90 a 95% dos casos) e pode inclusive ocorrer no ovário, na porção intersticial da tuba, no colo, na cicatriz de cesárea e na cavidade abdominal. Sua incidência chega a 1 em cada 80 a 100 gestações, além de ser uma das principais causas de morte materna no primeiro trimestre.[5] O quadro clínico mais comum constitui-se de dor abdominal baixa, de leve intensidade, sangramento vaginal irregular e tempo de amenorreia entre 5 e 9 semanas. O hemoperitônio generaliza a dor para todo o abdome, surgindo náuseas e vômitos, e ocorre o aparecimento de dor escapular (sinal de Laffont).

Diagnóstico

No exame físico geral, podem ser encontrados sinais de hipovolemia: palidez cutâneo-mucosa, hipotensão arterial e taquicardia. À palpação, evidenciam-se reação peritoneal, descompressão brusca dolorosa e diminuição dos ruídos hidroaéreos intestinais. Ao exame tocoginecológico, a paciente relata dor ao toque do fundo de saco de Douglas (grito de Douglas ou sinal de Proust), o útero apresenta-se ligeiramente aumentado e amolecido, e em 50% dos casos o toque identifica a massa anexial. O principal marcador laboratorial dessa afecção é a dosagem da fração beta do hormônio gonadotrópico coriônico (beta hCG) quantitativo. Os títulos de beta hCG tendem a ser menores que nas gestações tópicas com a mesma idade gestacional, e não apresentam aumento adequado ao acompanhamento seriado (duplicação do título a cada 48 horas).

O diagnóstico por imagem fundamenta-se na US vaginal e abdominal e a detecção de valores entre 1.500 a 2.000 mUI/mℓ de beta hCG implicam na necessária visualização do saco gestacional intrauterino.

Tratamento

Nos casos com quadro de abdome agudo hemorrágico, a conduta clínica visa a manutenção das condições hemodinâmicas. O tratamento cirúrgico radical (salpingectomia) é indicado nos casos em que houver complicação, e pode ser realizado por laparotomia ou laparoscopia.[8] A cirurgia proposta é a salpingectomia total. Nos casos de abortamento tubário distal em evolução, em que se deseja manter a capacidade reprodutiva, excepcionalmente pode ser indicada a ordenha tubária.

Quanto ao prognóstico materno, a ênfase no tratamento é de conseguir preservar o futuro reprodutivo das pacientes por meio de diagnóstico precoce da ectópica íntegra e de tratamento medicamentoso.[5]

Neoplasia trofoblástica gestacional

A neoplasia trofoblástica gestacional (NTG) pode ocasionar quadro de abdome agudo na rotura de cistos tecaluteínicos, cuja ocorrência acontece em cerca de 25 a 50% das gestações molares, resultantes da hiperestimulação dos anexos pelo hCG em excesso. Pode determinar quadros de abdome agudo, em casos de rotura, torção ou hemorragia, além de dor e sensibilidade abdominal.

Diagnóstico

Ao exame físico, haverá rigidez da parede abdominal e dor intensa na descompressão brusca local e disseminação da algia para toda extensão do abdome.

O diagnóstico por imagem baseia-se no exame ultrassonográfico. A indicação será a videolaparoscopia ou laparotomia exploradora, mas, tendo em vista a regressão espontânea desses tumores diante de um nível menor de hCG, a ooforectomia jamais deve ser realizada, a menos que o ovário tenha sofrido infarto extenso e NTG maligna com perfuração uterina. Algumas vezes, a NTG pode determinar invasão e perfuração uterina, promovendo sangramento para dentro da cavidade abdominal, constituindo o quadro de abdome agudo.

Da mesma forma, a invasão de vasos pode determinar dor abdominal decorrente da necrose do tumor. Nesses casos, o quadro clínico inclui dor e rigidez abdominais típicas da perfuração de víscera e presença de sangue em cavidade.

Tratamento

A conduta no tratamento é laparotomia e histerectomia, além de eventual intervenção sobre órgãos vizinhos comprometidos.[1]

Rotura uterina

Caracteriza-se pela abertura da parede miometrial com comunicação entre a cavidade uterina e a peritoneal, geralmente associada a sangramento volumoso das bordas da lesão, o que define a presença de abdome hemorrágico. Pode ocorrer durante o trabalho de parto, e é mais frequente na presença de cicatriz uterina prévia, na indução do trabalho de parto e, mais raramente, decorrente de traumas locais.

O quadro clínico mostra a parada das contrações uterinas, o aparecimento de duas massas distintas no abdome (feto e corpo uterino), o desaparecimento dos batimentos cardíacos fetais, sinais de hipovolemia materna e quadro de dor abdominal pela presença de sangue, líquido e feto na cavidade, o que constitui o quadro de abdome agudo.

Diagnóstico

O diagnóstico é clínico, e a US abdominal pode mostrar concepto dentro da cavidade abdominal.

Tratamento

O tratamento eficaz é a laparotomia, e muitas vezes é necessária a realização de histerectomia total ou subtotal.

Infecção puerperal

É classicamente definida como a infecção que se origina no aparelho genital após o parto recente, ocorrendo em 1 a 8% das puérperas com associação a fatores como rotura prematura das membranas, anemia materna, desnutrição, vulvovaginites e a presença de doenças clínicas maternas debilitantes. Entre os fatores predisponentes intraparto, os principais são trabalho de parto prolongado, tempo de rotura das membranas amnióticas superior a 12 horas, número excessivo de toques vaginais, hemorragia materna, além de parto cesariana.

As formas de apresentação da infecção são endometrite, salpingite ou salpingo-oforite e peritonite generalizada, as quais determinam quadros de abdome agudo inflamatório, caracterizados por dor abdominal, febre, resistência ao toque da região anexial, mobilização dolorosa do colo uterino e dor ao toque do fundo de saco de Douglas.

Diagnóstico

O diagnóstico é fundamentalmente clínico, e o laboratorial demonstra alteração hematológica compatível com quadro infeccioso, além de exames radiológicos, como US, tomografia computadorizada e ressonância magnética.

Tratamento

O tratamento clínico baseia-se na manutenção das condições hemodinâmicas e no uso de antibióticos. O tratamento cirúrgico baseia-se em laparotomia, na drenagem de abcessos intra-abdominais e na eventual histerectomia nos quadros mais severos.[6]

CAUSAS GINECOLÓGICAS
Tumor de ovário complicado

É a segunda causa de abdome agudo na gestação, após apendicite aguda, e sua incidência varia entre 1/640 e 1/1,3 mil partos.[7] Qualquer tipo de tumor de ovário pode complicar a gravidez e provocar abdome agudo, mas o mais frequente é o teratoma cístico. Durante a gravidez, a situação mais comum é a torção do tumor de ovário (de 10 a 15% dos tumores de ovário associados à gestação) e o quadro clínico inicia-se com dor repentina na porção inferior do abdome, náuseas, vômitos e, às vezes, sinais de choque. O abdome fica rígido, doloroso e com agravamento da dor à descompressão. Na torção incompleta, o quadro pode não ser tão claro, mas quase sempre há sinais de irritação peritoneal, distensão abdominal e dor.

Diagnóstico

O diagnóstico da presença do tumor pode ser feito por US ou ressonância magnética, e o da torção deve ser clínico, eventualmente auxiliado por Doppler colorido. O diagnóstico diferencial deve ser realizado com gestação ectópica rota, obstrução intestinal e complicações decorrentes de leiomioma uterino.

Tratamento

O tratamento proposto é a laparoscopia ou laparotomia objetivando-se o tumor.[7]

Mioma uterino

Os leiomiomas uterinos são achados comuns no útero gravídico, e ocorrem em 0,5 a 5% das gestantes; porém, a associação com quadros de abdome agudo está vinculada aos tumores mais volumosos, que sofrem degeneração vermelha, e nos pediculados, que podem apresentar torção.

Diagnóstico

O diagnóstico clínico é facilitado pelo conhecimento prévio à gravidez, ou no início dela, da presença do mioma pediculado. O diagnóstico por imagem é feito com US, Doppler colorido, tomografia e ressonância magnética. A conduta cirúrgica prevê a miomectomia, sempre que possível.

Tratamento

Clinicamente, a presença de degeneração ocasiona dor local, leucocitose e sinais de irritação peritoneal. Dessa maneira, o tratamento proposto é clínico, com repouso e analgésicos, e a remissão do quadro se dá entre 4 a 7 dias. Algumas vezes, pode acontecer infarto grave, necrose ou infecção secundária, o que indica a intervenção cirúrgica por laparotomia.

Nos casos de torção do leiomioma subseroso pediculado, o tratamento é cirúrgico.

CAUSAS EXTRATOCOGINECOLÓGICAS
Apendicite aguda

É a principal complicação abdominal extrauterina durante a gravidez, cuja incidência é de 1:1.000, variando de 1:500 a 1:3.000 gestações.[1] A gravidez torna o diagnóstico da apendicite mais difícil, pois a anorexia, a náusea e os vômitos que acompanham normalmente a gravidez são sintomas usuais da apendicite aguda. Além disso, conforme o útero aumenta com o desenvolver da gravidez, desloca o apêndice para cima e para o lado direito, desviando o local da dor e a sensibilidade do local habitual.

No primeiro trimestre, a dor ocorre no quadrante inferior direito em 90% dos casos. No segundo trimestre, ocorre em 75% dos casos, e, no terceiro trimestre, em apenas 37%, sendo a dor mais frequente no quadrante superior ou difusa.[8]

Diagnóstico

Ao exame físico, observam-se taquicardia e hipertermia com dor, em geral localizada e persistente, associada a leucocitose com desvio à esquerda significativa. O diagnóstico ultrassonográfico pode ser dificultado pela presença do útero gravídico e a ressonância magnética pode ser indicada como segunda linha de imagem em caso de ultrassonografia inconclusiva.

Na suspeita de apendicite aguda na gravidez, a exploração cirúrgica deve ser imediata, pois o atraso no diagnóstico está associado ao aumento dos riscos de perfuração, peritonite e septicemia, ocasionando riscos de morbidade e mortalidade tanto materna como fetal.[8]

Tratamento

Para o tratamento, a videolaparoscopia está sendo proposta como ferramenta importante de diagnóstico para a suspeita de apendicite e também como principal forma terapêutica, em particular durante a primeira metade da gestação. A laparotomia exploradora está indicada nas fases mais avançadas da gravidez em decorrência de dificuldades técnicas relacionadas com o extenso volume uterino.

A realização de cesariana concomitante muito raramente está indicada e é realizada somente em casos de idade gestacional superior a 37 semanas, nos quais o procedimento já esteja previsto.

Úlcera gastroduodenal perfurada

A úlcera péptica perfurativa pode, em raras situações, ocasionar abdome agudo na gravidez, pois a secreção gástrica fica bastante diminuída, com melhora da sintomatologia habitual.

Diagnóstico

O quadro clínico pode ser típico ou mascarado pela gestação, e o exame físico mostra abdome rígido, com diminuição ou ausência de ruídos hidroaéreos (RHA). Assim, o diagnóstico diferencial é feito com o descolamento prematuro de placenta e pancreatite aguda.

Tratamento

A úlcera péptica perfurada é uma condição abdominal grave, e o tratamento indicado é a laparotomia exploradora, cuja conduta obstétrica depende da idade gestacional.[1,3,6]

Oclusão intestinal

É a terceira causa mais prevalente de abdome agudo na gravidez, com incidência que varia de 1:1.500 a 16.000 gestações.[3] É uma complicação rara, mas grave, com mortalidade materna e fetal significativa.

Quadro clínico/diagnóstico

A causa mais frequente da obstrução são as aderências decorrentes de cirurgias prévias, incluindo cesárea e, mais recentemente, as cirurgias bariátricas. As gestantes apresentam náuseas, vômitos, dor e rigidez abdominal com RHA anormais.

Tratamento

O tratamento é o mesmo das pacientes não grávidas, com mais preocupação em relação à oxigenação, à reposição volêmica e à correção dos distúrbios hidroeletrolíticos. A conduta cirúrgica depende dos achados intraoperatórios. Existe ainda a necessidade de referência à pseudo-obstrução do cólon (síndrome de Ogilvie) causada por íleo adinâmico, que é rara e é observada particularmente pós-cesárea, caracterizado por achados físicos e radiológicos semelhantes aos de uma obstrução intestinal mecânica baixa, mas sem causa orgânica.

A síndrome é caracterizada por distensão abdominal maciça com dilatação do ceco, que pode assumir proporção tão grande que determina a rotura da alça. Com etiopatogenia desconhecida, o tratamento inicial é conservador, com tentativa de descompressão por sonda nasogástrica e retal, além de cuidados de hidratação, correção dos distúrbios metabólicos e uso de neostigmina endovenoso ou por meio de colonoscopia. A intervenção é reservada para os casos que não respondem à terapêutica clínica realizada por 48 a 72 horas, ou que apresentem dilatação exagerada do ceco.[3]

Colecistite e litíase biliar

A colecistite aguda é a segunda causa clínica de abdome agudo e requer abordagem cirúrgica na gestação, e a colelitíase é responsável por 90% dos casos.[1] A maioria das gestantes com coledocolitíase apresenta-se assintomática em decorrência das modificações hormonais fisiológicas que causam aumento do volume da vesícula, lentidão do esvaziamento e maior volume residual de bile, apesar de determinar maior risco de formação de cálculo por aumentar a secreção biliar de colesterol.

Quadro clínico/diagnóstico

Os cálculos biliares podem causar cólica biliar e colecistite quando obstruírem o ducto cístico e houver infecção bacteriana. A obstrução do colédoco determina icterícia, colangite e pancreatite. A cólica biliar é dor visceral que costuma durar de 2 a 3 horas devido à obstrução passageira do ducto cístico, e ocorre geralmente de 1 a 2 horas após a refeição e localiza-se no epigástrio ou no quadrante superior direito.

A obstrução do cístico complicado por infecção bacteriana caracteriza o quadro de colecistite aguda e compreende dor, anorexia, náusea, vômito, febre baixa e leucocitose.

Tratamento

O tratamento da cólica biliar deve ser sintomático, uma vez que os quadros costumam perdurar somente por algumas horas, e a conduta cirúrgica deve ser indicada nos casos em que o tratamento medicamentoso for ineficaz. Quando possível, a colecistectomia por laparoscopia é a primeira opção e pode ser realizada até a 30ª semana de gestação, mesmo com o útero aumentado. O atraso no diagnóstico e a relutância em indicar a cirurgia durante a gestação aumentam o risco de prematuridade e morte perinatal, além de aumentar a morbidade materna.[1]

Pancreatite aguda

É a inflamação aguda do pâncreas que ocorre na ativação do tripsinogênio pancreático, seguida de autodigestão caracterizada pela rotura da membrana celular e proteólise, edema, hemorragia e necrose. A incidência varia de 1:1.000 a 1:11.500 gestações, e é mais frequente no terceiro trimestre da gestação e no puerpério.[1] Geralmente, é decorrente de colelitíase ou de abuso de álcool e, na gravidez, quase sempre tem como fator predisponente a litíase biliar.

O quadro clínico é de dor epigástrica intensa, que pode se irradiar para o dorso, náuseas e vômitos profusos, rigidez e distensão abdominal. Geralmente, há febre não muito elevada, taquicardia e hipotensão.

Diagnóstico

No exame físico há rigidez abdominal, e nos exames laboratoriais observam-se níveis elevados de amilase e lipase no soro, associado a leucocitose e hipocalcemia. O diagnóstico na gravidez baseia-se nos mesmos achados de fora da gravidez; entretanto, em grande parte dos casos, o diagnóstico inicial é confundido com hiperemese gravídica.

Tratamento

O tratamento é usualmente clínico com a suspensão da via oral, sonda nasogástrica para descompressão abdominal, hidratação venosa com reposição de eletrólitos, analgesia e antibioticoterapia de largo espectro diante da presença de febre persistente ou suspeita de sepse e pancreatite necrotizante.[1]

Na maioria dos casos, a pancreatite é autolimitada e em 3 a 7 dias o processo começa a ceder. O tratamento cirúrgico é necessário em casos refratários ao tratamento conservador para a remoção de tecido pancreático necrosado ou abscesso pancreático.

Rotura de fígado

Caracteriza o abdome agudo hemorrágico e, embora raro, está geralmente associado a pré-eclâmpsia grave.

Quadro clínico/diagnóstico

O quadro clínico clássico é a dor de início súbito, localizada em região epigástrica ou quadrante superior direito, às vezes com irradiação para o ombro direito, náuseas, vômitos, associado a sinais de hipotensão arterial.

Tratamento

O tratamento consiste em controle clínico do choque hemorrágico e laparotomia imediata. A hemostasia local pode ser conseguida com sutura, cauterização ou *laser*; caso contrário deve-se indicar ligadura da artéria hepática ou ressecção parcial do fígado.

A operação cesariana deve ser realizada de acordo com a viabilidade fetal e o prognóstico é reservado com índices altos de mortalidade materna (70%) e fetal (77%).[3]

Pielonefrite aguda

A pielonefrite aguda é mais comum na segunda metade da gravidez e, geralmente, é causada por germes do trato genital inferior. Na grande maioria das vezes, a sintomatologia é constituída por dor lombar, febre, calafrios, sintomas urinários, náuseas e vômitos.

Diagnóstico

O exame do sedimento urinário revela bacteriúria e leucocitúria, e a cultura identifica o agente, que, na maioria das vezes, é a *Escherichia coli*.

Tratamento

O tratamento baseia-se em hidratação e antibioticoterapia endovenosa. Em relação ao concepto, o maior risco da pielonefrite é a ocorrência da prematuridade.

Litíase renal

A litíase de vias urinárias é uma condição clínica possível durante a gestação, pode aumentar o risco de quadros infecciosos do trato urinário e, por consequência, as taxas de prematuridade. A mobilização do cálculo e, consequentemente, a obstrução cursam com dor lombar intensa em caráter de cólica, que se irradia até o membro inferior, além de náuseas e vômitos.

A dor depende da localização do cálculo, e pode se manifestar no abdome, no trajeto do ureter, especialmente na fossa ilíaca direita.

Diagnóstico

O exame laboratorial pode auxiliar o diagnóstico ao revelar hematúria e a ultrassonografia evidencia a presença de cálculos e dilatação ureteral, modificação fisiológica comum na gestação.

Tratamento

O tratamento clínico proposto baseia-se em hidratação e analgesia e em raras situações há necessidade de procedimento cirúrgico.[1]

CONSIDERAÇÕES FINAIS

As modificações do ciclo gravídico-puerperal muitas vezes dificultam o diagnóstico das causas de abdome agudo e reduzem a eficácia dos exames subsidiários, embora o quadro clínico na gestante e na não gestante seja muito semelhante.

É de fundamental importância a caracterização imediata do tipo de abdome agudo, o uso do diagnóstico por imagem (um benefício maior do que possíveis riscos) e a escolha do tratamento mais eficaz. As elevadas taxas de morbidade e mortalidade, tanto maternas como fetais, estão diretamente relacionadas com o diagnóstico e com o tratamento tardios.

REFERÊNCIAS BIBLIOGRÁFICAS

1. Zachariah, SK, Fenn, M, Jacob, K, Arthungal, SA, Zachariah, SA. Management of acute abdomen in pregnancy: current perspectives. *Int J Womens Health*. 2019; 8(11):119-134.
2. Soma-Pillay, P, Nelson-Piercy, C, Tolppanen, H, Mebazaa, A. Alterações fisiológicas na gravidez. *Cardiovasc J Afr*. 2016; 27 (2): 89–94.
3. Sass, N, Oliveira, LG. *In*: Corsi PR. Abdome agudo não obstétrico na gravidez. Rio de Janeiro: Guanabara Koogan, 2013. p.613-19.
4. Şahin, B, Tinelli, A. Tubal ectopic pregnancy in acute abdominal presentation: A case control analysis. *Ulus Travma Acil Cerrahi Derg*. 2022 Nov;28(11):1604-1608.
5. Aherne, E, Beauchamp, K, Maher, N, Walsh, T, Boyd, W, Eogan, M, Lawler L. "Showercap" Sign: Spontaneous Uterine Rupture in a Primiparous Woman. *Ulster Med J*. 2017 May;86(2):111-113.
6. Souza, GN, Souza, E, Camano, L. Infecção puerperal e choque séptico em obstetrícia. In: Moron AF, Camano L, Kulay Jr L (eds.). Obstetrícia. Barueri. Manole, 2011. p.1381-8.
7. Ortiz-Mendoza, CM, Vera-Vázquez ,SA, Gómez-Rodríguez, M, López-Gómez, JL, Bornstein-Quevedo, L. Acute Abdomen Secondary to Ruptured Epithelial Ovarian Cancer during Pregnancy: The Relevance of Teamwork. *Rev Bras Ginecol Obstet*. 2017 Sep;39(9):513-515.
8. Tanrıdan Okcu, N, Banlı Cesur, İ, İrkörücü ,O. Acute appendicitis in pregnancy: 50 case series, maternal and neonatal outcomes. *Ulus Travma Acil Cerrahi Derg*. 2021 Mar;27(2):255-259.

123

Obesidade e Gestação

Lilian de Paiva Rodrigues Hsu • Romulo Negrini

INTRODUÇÃO

A obesidade é um dos mais graves problemas de saúde. Considerada como doença multifatorial não transmissível complexa, pode ser definida pela adiposidade caracterizada pelo armazenamento excessivo de gordura corporal, gerando riscos à saúde.[1]

PREVALÊNCIA

No Brasil e no mundo, a prevalência de obesidade aumentou vertiginosamente, e estima-se que mais de 1 bilhão de pessoas sejam obesas – 650 milhões de adultos, 340 milhões de adolescentes e 39 milhões de crianças. A Associação Brasileira para Estudo da Obesidade e da Síndrome Metabólica prevê que em 2025 a população mundial de adultos seja em torno de 2,3 milhões de pessoas com sobrepeso e mais de 700 milhões de obesos.[2] A World Obesity Federation estima que 1 bilhão de pessoas em todo o mundo, incluindo 1 em cada 5 mulheres, viverão com obesidade até 2030.[3]

DIAGNÓSTICO

O método mais utilizado para medir e identificar a obesidade, recomendado pela Organização Mundial da Saúde (OMS)[4] é o índice de massa corporal, medida padrão, calculado pelo peso em quilogramas dividido pela altura em metros ao quadrado. Em adultos, a obesidade pode ser definida como grau I (IMC $\geq$ 30 kg/m^2), grau II (IMC $\geq$ 35 kg/m^2) e grau III (IMC $\geq$ 40 kg/m^2).

A obesidade atua como um dos principais fatores de risco para doenças não transmissíveis, como doença cardíaca coronária, hipertensão e acidente vascular cerebral, câncer, colecistopatia, dislipidemia, osteoartrite, gota e doenças pulmonares, incluindo apneia do sono. A obesidade é fator de risco modificável mais importante para diabetes tipo II. Considerada como importante preditor, após a idade, para complicações e para mortalidade relacionadas com a covid-19.

CUIDADOS NUTRICIONAIS

Os serviços de atenção primária devem garantir que todas as mulheres em idade reprodutiva tenham a oportunidade de otimizar seu peso antes da gravidez. O conhecimento sobre peso e estilo de vida deve ser oferecido durante o aconselhamento pré-concepcional ou nas consultas contraceptivas, de acordo com o National Institute for Health and Care Excellence.

A perda de peso entre as gestações reduz o risco de complicações hipertensivas, macrossomia fetal, natimorto e aumenta as chances de parto vaginal.[5] Mulheres com IMC $\geq$ 30 kg/m^2 devem ser suplementadas diariamente com 4 mg de ácido fólico ou metilfolato, indispensável na regulação do desenvolvimento normal de células nervosas, na prevenção de defeitos congênitos no tubo neural, com início pelo menos um mês antes da provável concepção, estendendo-se durante o primeiro trimestre de gravidez.[6]

Ferro

Os dados suportam a hipótese de que grávidas obesas têm maior risco para deficiência de ferro pelo fato de que a hepcidina, proteína inflamatória, conhecida por reduzir a absorção de ferro, pode atuar como fator regulador na absorção.[7] A OMS[8] orienta a suplementação profilática com 40 a 60 mg de ferro elementar/dia a partir da 12ª semana. A suplementação deve ser mantida durante a gestação e puerpério.

Vitamina D

A Sociedade Brasileira de Endocrinologia e Metabologia (SBEM)[9] recomenda a avaliação de 25(OH)D para em indivíduos com risco para a hipovitaminose D, dentre os quais encontram-se as grávidas, lactentes e obesas. Os valores de normalidade considerados devem ser superiores a 30 mg/mℓ na gestação. Diante da confirmação diagnóstica da deficiência, a reposição deve ser realizada. As doses diárias recomendadas variam conforme a idade da gestante ou lactante: de 600 a 1 mil UI entre 14 e 18 anos e 1.500 a 2.000 acima de 18 anos. O limite superior seguro para a vitamina D foi estabelecido em 4.000 UI/dia, pelo Institute of Medicine (IOM) e adotado pela Federação Brasileira de Ginecologia e Obstetrícia (Febrasgo).[10]

A hipovitaminose D na gestação foi associada ao baixo peso ao nascer, além de alguns desfechos tardios, como baixa massa óssea e marcadores de risco cardiovascular em crianças em idade escolar. Uma metanálise que analisou 31 estudos, em um total 18.869 indivíduos, concluiu haver relação entre as concentrações séricas de 25(OH)D com diabetes gestacional (DG), pré-eclâmpsia, baixo peso ao nascimento e risco para hemorragia pós-parto grave. A suplementação isolada, durante a gestação, parece reduzir o risco para pré-eclâmpsia, DG e provavelmente reduz o risco para baixo peso ao nascer (menor que 2.500 g).[11]

RISCOS MATERNOS E FETAIS

A obesidade na gravidez aumenta o risco para complicações maternas e fetais. O DG é uma das complicações mais prevalentes. Durante a gravidez, há aumento normal da resistência à insulina mediada pela secreção placentária de hormônios diabetogênicos, como hormônio lactogênio placentário, do crescimento, hormônio liberador de corticotropina e prolactina.[12]

Estudos demonstraram que mulheres obesas têm uma menor sensibilidade à insulina durante a gravidez do que mulheres com peso normal e, subsequentemente, apresentam risco aumentado não apenas de DG, mas também de morbidades associadas, incluindo pré-eclâmpsia, hipertensão gestacional, macrossomia e partos cesáreos. Também foi demonstrado um maior risco para abortamento espontâneo, natimortos e anomalias congênitas associado a hiperglicemia durante a organogênese. As complicações fetais e neonatais podem estar relacionadas com o aumento da resistência à insulina, com inflamação e ao estresse oxidativo associados a obesidade, responsáveis pela disfunção placentária e fetal precoce.[13]

Tromboembolismo venoso

O tromboembolismo venoso (TEV) é outro risco grave em mulheres grávidas obesas. Estudo realizado no Reino Unido mostrou que até 57% dos casos de mortalidade materna por tromboembolismo venoso na gravidez ocorreram em mulheres obesas.[14] Os fatores que contribuíram para esse desfecho foram a diminuição da mobilidade, associação à pré-eclâmpsia e aumento das taxas de parto cirúrgico.

Complicações durante o parto

A obesidade na gravidez se associa ao risco elevado para complicações durante o trabalho de parto e o parto. Estudos observacionais mostraram que mulheres obesas eram mais propensas à progressão mais lenta do trabalho de parto e ao sofrimento fetal e ao receber indução do parto e uso de ocitocina. O risco para parto vaginal operatório (assistido a vácuo ou por fórceps) é maior. As taxas de cesariana de emergência devido às discinesias da contratilidade uterina durante o trabalho de parto também foram maiores em obesas. O parto cesáreo está sabidamente associado a maior risco de complicações, como infecção de ferida, tromboembolismo e endometrite, se comparado ao parto via vaginal.[13]

Complicações relacionadas com anestesia

Complicações relacionadas com anestesia podem estar presentes, como taxas aumentadas de falha peridural, aspiração sob anestesia geral, dificuldade para intubação endotraqueal, hipóxia pós-operatória e atelectasia.

Mulheres com um IMC pré-gravídico > 40 devem ser avaliadas pelo anestesiologista previamente ao parto. O risco de falha no bloqueio epidural é maior em mulheres obesas em comparação a mulheres com peso normal e com sobrepeso.

A anestesia geral também representa um risco para gestantes obesas devido às possíveis dificuldades com a intubação endotraqueal e ao aumento da prevalência de apneia obstrutiva do sono.[13]

Macrossomia fetal

A macrossomia fetal está associada a complicações maternas, como trabalho de parto prolongado, rotura uterina, lacerações do trato genital e/ou hemorragia pós-parto. Os neonatos que são grandes para a idade gestacional (GIG) apresentam risco aumentado para distocia de ombro, fraturas claviculares, lesões do plexo braquial e paralisia braquial. A macrossomia aumenta o risco para parto cirúrgico e lesões traumáticas maternas e neonatais.[15]

Parturientes obesas têm maior risco de hospitalização prolongada e infecção puerperal (independentemente da via de parto) e maior dificuldade para amamentação.[13]

INTERVENÇÕES

As recomendações mais utilizadas mundialmente para o ganho de peso gestacional (GPG) são as do IOM. Essas diretrizes recomendam as seguintes categorias de GPG com base no IMC pré-gestacional: baixo peso (IMC < 18,5 kg/m²; entre 12,5 a 18,0 kg), eutróficas (IMC ≥ 18,5 a 24,9 kg/m²; entre 11,5 a 16,0 kg); excesso de peso (IMC 25,0 a 29,9 kg/m²; entre 7,0–11,5 kg) e obesas (IMC > 30,0 kg/m²; entre 5,0 a 9,0 kg).[16] Mulheres com IMC ≥ 30 kg/m² devem ter média de ganho ponderal de 230 mg a cada semana, no segundo e terceiro trimestres.

Intervenções comportamentais

Dieta associada a exercícios é recomendada e demonstra benefício para que o ganho de peso não seja excessivo em gestantes com sobrepeso e obesidade. A consulta pré-concepcional é o momento oportuno para a mulher ser aconselhada a atingir um peso saudável, por meio de nutrição balanceada e atividade física. A otimização do peso corporal antes da gravidez pode reduzir a resistência à insulina, a inflamação, o estresse oxidativo e a lipotoxicidade associada a obesidade, e os efeitos adversos para a mãe e feto podem ser minimizados.[13]

CONSIDERAÇÕES FINAIS

Os efeitos de longo prazo da obesidade na gravidez devem ser considerados. As mulheres obesas demonstraram reter mais peso após o parto.

A exposição intrauterina fetal à obesidade materna pode levar a resultados adversos futuros, com aumento da incidência de síndrome metabólica e obesidade na criança e futuramente no adulto.

REFERÊNCIAS BIBLIOGRÁFICAS

1. US Department of Health & Human Services: Public Health Service Office of theSurgeon General. The Surgeon General's Call To Action To Prevent and Decrease Overweight and Obesity 2001: (301232004-001) American Psychological Association, 2001. Consultado em: 15 fev. 2023. Disponível em:https://www.cdc.gov/nccdphp/dnpa/pdf/calltoaction.pdf.
2. Associação Brasileira para Estudo da Obesidade e da Síndrome Metabólica. ABESO. Mapa da obesidade. (Internet.) São Paulo: ABESO, 2019. Disponível em: https://abeso.org.br/obesidade-e-sindrome-metabolica/mapa-da-obesidade. Consultado em: 15 fev. 2023.
3. Lobstein ,T, Brinsden, H, Neveux, M. Obesity: a global health priority. *In*: *World Obesity Atlas* 2022. Consultado em: 15 fev. 2023. 12-17. Disponível em: https://www.worldobesityday.org/assets/downloads/World_Obesity_Atlas_2022_WEB.pdf.
4. World Health Organization. Obesity. 2023. Consultado em: 15 fev. 2023. Disponível em: https://www.who.int/health-topics/obesity#tab=tab_1.
5. Denison, FC, Aedla, NR, Keag, O, Hor, K, Reynolds, RM, Milne, A, et al. Care of Women with Obesity in Pregnancy. *BJOG*. 2019. Consultado em: 15 fev. 2023. 126(3): e62-e106. Disponível em: https://obgyn.onlinelibrary.wiley.com/doi/epdf/10.1111/1471-0528.15386.
6. Federação Brasileira das Associações de Ginecologia e Obstetrícia (Febrasgo). Prevenção dos defeitos abertos do tubo neural. (Internet.) Rio de Janeiro: Febrasgo; 2021. Protocolos Febrasgo – Obstetrícia, 35. Consultado em 15 fev. 2023. Disponível em: https://so-girgs.org.br/area-do-associado/Prevencao-dos-defeitos-abertos-do-tubo-neural-2021.pdf.
7. Garcia-Valdes, L, Campoy, C, Hayes, H, Florido, J, Rusanova, I, Miranda, MT, McArdle, HJ, et al. The impact of maternal obesity on iron status, placental transferrin receptor expression and hepcidin expression in human pregnancy. *Int J Obes* (Lond). 2015;39(4):571-8.

8. Tunçalp, Ö, Pena-Rosas, JP, Lawrie, T, Bucagu, M, Oladapo, OT, Portela, A, et al. WHO recommendations on antenatal care for a positive pregnancy experience: going beyond survival. *BJOG*. 2017; 124(6): 860-862.

9. Maeda, SS, Borba, VZ, Camargo, MBR, Silva, DMW, Borges, JLC, Bandeira, F, et al. Recommendations of the Brazilian Society of Endocrinology and Metabology (SBEM) for the diagnosis and treatment of hypovitaminosis D. *Arq Bras Endocrinol Metabol*. 2014;58(5):411-33.

10. Mariani Neto, C. Papel da vitamina D na gestação. *In*: A importância da vitamina D na saúde da mulher. São Paulo: Federação Brasileira das Associações de Ginecologia e Obstetrícia; 2017. p. 28-37. Série Orientações e Recomendações Febrasgo, nº 14/ Comissão Nacional Especializada em Osteoporose.

11. Palacios, C, Kostiuk, LK, Peña-Rosas, JP. Vitamin D supplementation for women during pregnancy. Cochrane Database of Syst Rev. 2019. Consultado em: 15 fev. 2023. 14(1): CD008873. Disponível em: https://www.ncbi.nlm.nih.gov/pmc/articles/PMC6659840/

12. Wang, T, Lu, J, Xu, Y, Li, M, Sun, J, Zhang, J, et al. Circulating prolactin associates with diabetes and impaired glucose regulation: a population-based study. *Diabetes Care*. 2013; 36(7):1974-800.

13. Catalano, PM, Shankar, K. Obesity and pregnancy: mechanisms of short term and long term adverse consequences for mother and child. *BMJ*. 2017; 08:356.

14. Lyons, G. Saving mothers' lives: confidential enquiry into maternal and child health 2003-5. *Int J Obstet Anesth*. 2008;17(2):103-5.

15. Cedergren, MI. Maternal morbid obesity and the risk of adverse pregnancy outcome. *Obstet Gynecol*. 2004;103(2):219-24.

16. Institute of Medicine (US) and National Research Council (US) Committee to Reexamine IOM Pregnancy Weight Guidelines. Determinants of gestational weight gain. *In*: Institute of Medicine (US) and National Research Council (US) Committee to Reexamine IOM Pregnancy Weight Guidelines .Weight Gain During Pregnancy: Reexamining the Guidelines. Washington: The National Academies Press; 2009. Consultado em: 15 fev. 2023. p.111-72. Disponível em: https://nap.nationalacademies.org/resource/12584/Report-Brief---Weight-Gain-During-Pregnancy.pdf

124
Emergências Obstétricas

Henri Augusto Korkes • Francisco Lázaro Pereira de Sousa • Ivan Fernandes Filho

INTRODUÇÃO

Emergências em obstetrícia, como qualquer outra emergência em medicina, remetem às situações em que a suspeita clínica, seguida de um diagnóstico preciso, bem como uma pronta intervenção, podem salvar vidas. O caráter peculiar da paciente obstétrica com todas suas modificações e adaptações sistêmicas, além da presença do organismo fetal, faz que essas emergências ganhem características atípicas, as quais exigem da equipe assistencial um amplo conhecimento.

Este capítulo transita pelas principais emergências obstétricas de forma resumida, contudo, sem perder os detalhes que caracterizam o atendimento à gestante, permitindo, assim, o conhecimento essencial de cada situação emergencial.

CRISE HIPERTENSIVA

A crise hipertensiva (CH) na gravidez é definida como pressão arterial sistólica (PAS) ≥ 160 mmHg e/ou pressão arterial diastólica (PAD) ≥ 110 mmHg, aferida em duas ocasiões.[1] Na gestação possui caráter emergencial e abordagem terapêutica com hipotensores de ação rápida.[1] O plano terapêutico deve ser instituído precocemente, pois atrasos podem se associar à morte ou sequelas. Na gestação, uma preocupação adicional da CH é a possibilidade do descolamento prematuro da placenta (DPP), evento grave e muitas vezes fatal.[2]

Tratamento

A terapêutica deve ser instituída o mais breve possível com agentes hipotensores de ação rápida. O tratamento visa a redução da PA para impedir lesões orgânicas e o DPP, e deve ser instituído quando os valores da pressão arterial atingem PAS ≥ 160 mmHg e/ou PAD ≥ 110 mmHg por pelo menos 15 minutos.[1]

É imprescindível atenciosa cautela para a redução dos valores da PA, que devem ocorrer entre 15 a 25% da PA na primeira hora, pois reduções excessivas ou muito rápidas constituem risco de evolução para acidente vascular encefálico, coma, infarto do miocárdio, insuficiência renal aguda, hipóxia fetal, morte materna e/ou fetal.[1,2]

As medicações de primeira linha estão na Tabela 124.1. Embora não seja um fármaco de primeira linha na gestação, o nitroprussiato de sódio, devido a suas características farmacológicas, é uma excelente opção em casos de emergência hipertensiva, associados a edema agudo de pulmão (EAP) ou à insuficiência cardíaca congestiva (ICC).[2]

Crise hipertensiva e pré-eclâmpsia

Outro aspecto essencial na abordagem de pacientes gestantes com CH está relacionado com a pré-eclâmpsia (PE). No intuito de garantir a assertividade do tratamento inicial, é inadiável que se considere a possibilidade de a situação representar um sintoma de PE com deterioração clínica e, assim, é indispensável a infusão do sulfato de magnésio ($MgSO_4$),[2] demonstrado na Tabela 124.2.

ECLÂMPSIA

Caracteriza-se pelo aparecimento de crises convulsivas ou simplesmente evolução rápida para estado comatoso (*sine eclampsia*). A morte pode ocorrer subitamente em decorrência de hemorragia cerebral volumosa ou por complicações associadas.[2]

Diagnóstico

O diagnóstico do quadro convulsivo é evidente. É importante salientar que em até um terço dos quadros de eclâmpsia, a PA tem valores inferiores a 140 × 90 mmHg, o que torna essencial a antecipação de ações terapêuticas diante de quadros suspeitos.[1-3] Embora não obrigatórios, a crise hipertensiva e sintomatologia como cefaleia, alterações visuais e/ou epigastralgia são comuns nessas mulheres antes do evento convulsivo.[2]

Tratamento

Deve seguir um sequenciamento padronizado, com atuação transdisciplinar, priorizando os interesses maternos, sem pânico, reconhecendo prioridades, garantindo duas etapas: suporte clínico e conduta obstétrica.

Suporte clínico

A meta do atendimento deve ser o controle clínico, e o melhor indicador para esse fim é a recuperação da consciência. A prioridade não é interromper a primeira convulsão, mas,

Tabela 124.1 Fármacos utilizados na crise hipertensiva.[2]

Agente	Dose inicial	Repetir, se necessário	Dose máxima
Hidralazina ampola (20 mg/mℓ)	5 mg IV	5 mg (20/20 min)	30 mg
A ampola de hidralazina contém 1 mℓ na concentração de 20 mg/mℓ. Diluir uma ampola em 19 mℓ de água destilada para obter a concentração de 1 mg/mℓ			
Nifedipino comprimido (10 mg)	10 mg VO	10 mg (20/20 min)	30 mg
Hidralazina ampola (infusão contínua)	5 mg/h Diluir 80 mg (4 mℓ) em 500 mℓ de soro fisiológico e manter infusão de 30 mℓ/h		
Nitroprussiato de sódio ampola (50 mg/2 mℓ)	0,5 a 10 mcg/kg/min Infusão intravenosa contínua		
A ampola de nitroprussiato de sódio contém 2 mℓ na concentração de 50 mg/2 mℓ. Diluir uma ampola (2 mℓ) em 248 mℓ de soro glicosado 5% para obter a concentração de 200 mcg/mℓ			

IV: intravenoso; VO: via oral.

Tabela 124.2 Esquemas para utilização do MgSO₄².

Esquema do MgSO₄	Dose incial	Dose de manutenção
Esquema de Pritchard IV e IM	4 g IV (*bolus*) lentamenteᵃ + 10 g IM (5 g em cada nádega)ᵇ	5 g IM profunda 4/4 hᵇ
Esquema de Zuspan IV exclusivo	4 g IV (*bolus*), administrados lentamente	1 g IV/h em bomba de infusão contínua (BIC)ᶜ

ᵃ**Dose de ataque IV (usada nos dois esquemas):**
MgSO₄ 50% (1 ampola de 10 mℓ contém 5 g de MgSO₄)
Diluir 8 mℓ de MgSO₄ 50% (4 g) em 12 mℓ de água destilada ou soro fisiológico 0,9%. A concentração final terá 4 g/20 mℓ. Infundir a solução IV lentamente (15-20 min)
Opção: diluir 8 mℓ em 100 mℓ de soro fisiológico 0,9%. Infundir em bomba de infusão contínua a 300 mℓ/h. Desta forma, o volume total será infundido em torno de 20 min

ᵇ**Preparação da dose de manutenção no esquema de Pritchard:**
Aplicar 1 ampola de MgSO₄ 50% (5 g de MgSO₄) IM 4/4 h

ᶜ**Preparação da dose de manutenção no esquema de Zuspan:**
Diluir 10 mℓ de MgSO₄ 50% (1 ampola) em 490 mℓ de soro fisiológico 0,9%. A concentração final terá 1 g/100 mℓ. Infundir a solução IV na velocidade de 100 mℓ/h (1 g/h)

IM: intramuscular; IV: intravenoso.

sim, evitar as próximas. Deve-se evitar a administração de benzodiazepínicos porque aumentam as chances de broncoaspiração, prejudicam a avaliação neurossensorial, podem causar depressão neonatal, além de serem menos eficazes do que o MgSO₄ nas crises eclâmpticas.

Conduta obstétrica

O parto é o único recurso que principia o tratamento definitivo de eclâmpsia; no entanto, deve ser realizado em todos os cenários, após a estabilização materna e nunca diante da crise convulsiva manifesta.[2]

Recorrência das convulsões

Em pacientes já em uso do MgSO₄, administra-se mais 2 g de MgSO4 em *bolus* em cerca de 15 a 20 minutos.[2] Pode ser necessário associar a infusão de fenitoína nas situações refratárias ao MgSO₄.

EDEMA AGUDO DE PULMÃO

O edema agudo de pulmão (EAP) incide em torno de 0,08 a 1,5% das gestações, e possui a PE como um de seus principais fatores de risco.[4,5] O processo gestacional e suas repercussões intrínsecas ao organismo materno podem mascarar o quadro, caracterizando maior gravidade em pacientes obstétricas. Pode se apresentar com duas origens possíveis: cardiogênico e não cardiogênico[4] (Figura 124.1).

Quadro clínico/diagnóstico

Em quadros leves pode apresentar taquipneia leve e dispneia vinculada ao decúbito, ausência de repercussões à oxigenação materna, estertores de finas bolhas em bases pulmonares e ausculta cardíaca geralmente normal. Em quadros graves, apresenta taquidispneia severa com tosse serossanguinolenta, presença de repercussões à oxigenação materna, estertores de

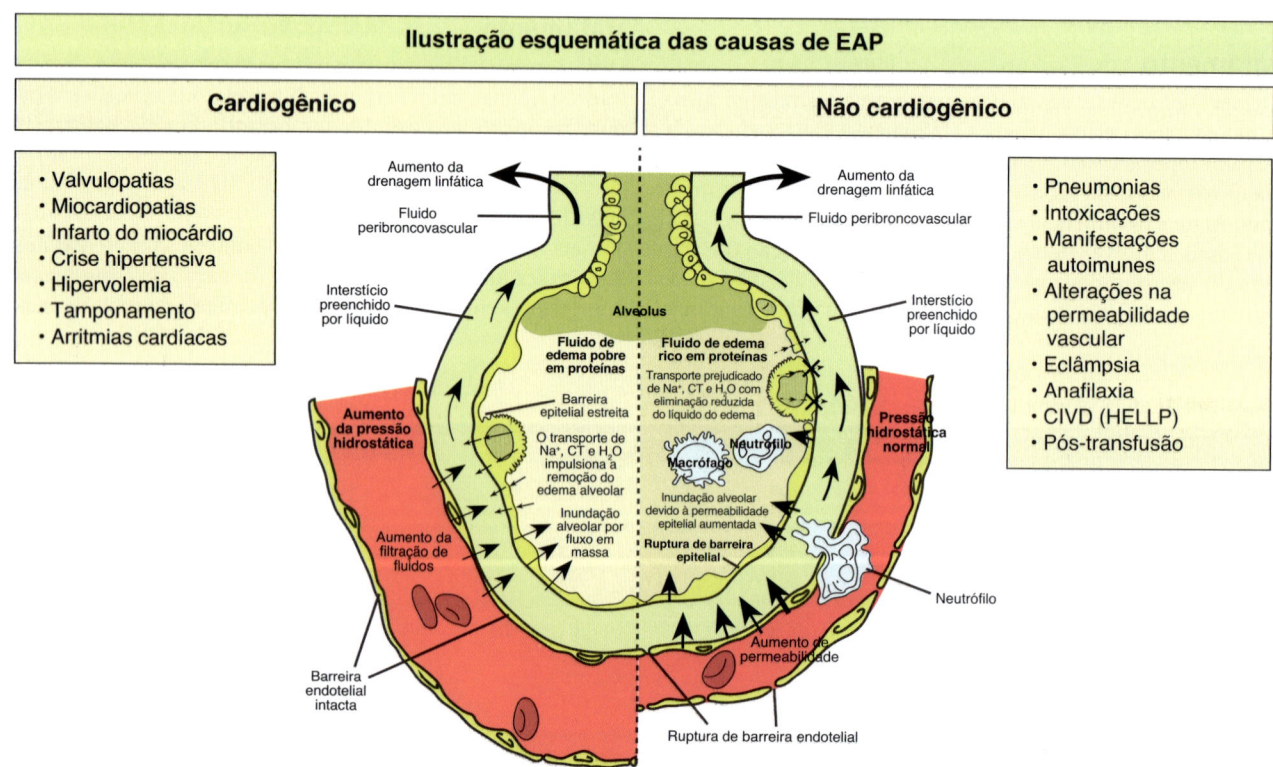

Figura 124.1 Ilustração esquemática das causas de EAP.[4]

médias e grossas bolhas com abolição do murmúrio vesicular, ausculta cardíaca alterada, presença de sintomas neurovegetativos (resposta à hipoxemia) e eventual broncoespasmo reacional.[4]

Exames complementares

Podem ser solicitados eletrocardiograma, radiografia de tórax, tomografia de tórax, gasometria arterial, ecocardiograma, cardiotocografia e exames laboratoriais (hemograma, coagulograma, função renal, função hepática, eletrólitos, lactato, troponina, bilirrubinas totais e frações e desidrogenase láctica).[4]

Tratamento

A Figura 124.2 ilustra o esquema terapêutico do edema agudo na gravidez.

SEPSE

A sepse é responsável por 11% dos óbitos maternos em todo mundo.[6] As infecções podem ser pré-natais (aborto séptico, corioamnionite, pielonefrite e pneumonias) e pós-natais (endometrite, infecções de ferida operatória, mastites, abscesso pélvico e tromboflebite pélvica séptica).[7]

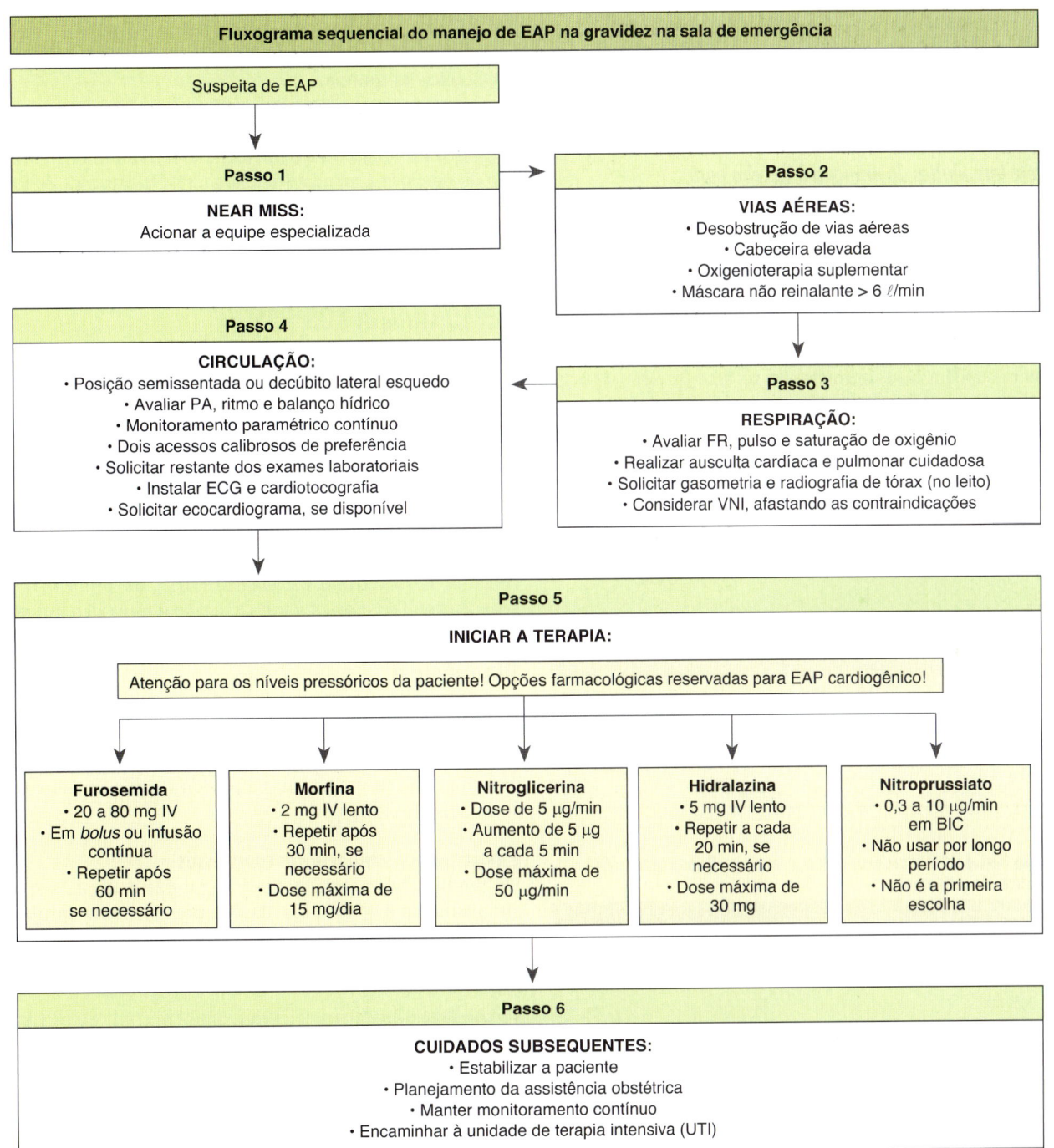

Figura 124.2 Organização esquemática no edema agudo de pulmão cardiogênico. Fonte: imagem dos autores, baseada em Korkes, HA, Fernandes-Filho, I, Tabarassi, A. Edema Agudo de Pulmao e Injuria Renal Aguda. In: Francisco, RPV, Mattar, R, Quintana, SM, editores. Manual de Obstetrícia da Sogesp. São Paulo. Editora dos Editores; 2021. p. 175–188

Diagnóstico

Para o diagnóstico de sepse, são utilizadas ferramentas de triagem. Devido às modificações fisiológicas do organismo materno, a ferramenta de triagem qSOFA (do inglês, *quick Sequential Sepsis-Related – Organ Failure Assessment*) foi adaptada para utilização entre a 22ª semana da gravidez e o 7º dia pós-parto (Tabela 124.3).[6,7]

Além disso, a ferramenta SOFA (do inglês, *Sequential – Sepsis-Related – Organ Failure Assessment*) permite a identificação de eventual disfunção orgânica nas pacientes com quadro suspeito (quando o qSOFA apresenta escore ≥ 2), e é fundamental no diagnóstico de sepse (Tabela 124.4).

Na vigência de hipotensão refratária à expansão volêmica adequada associada à necessidade de uso de vasopressor para manter a pressão arterial média acima de 65 mmHg e lactato sérico superior a 2 mmol/ℓ, o diagnóstico de choque séptico é estabelecido, como mostra a Figura 124.3.[6,7]

Tratamento

Pacote terapêutico da primeira à terceira hora

Solicitação de gasometria e lactato arterial, hemograma completo, creatinina, bilirrubina e coagulograma, hemocultura e culturas de outros locais pertinentes, antimicrobianos de largo espectro, expansão volêmica (30 mℓ/kg de cristaloides) e avaliação das condições fetais (cardiotocografia).

A administração de vasopressores deve ser levada em consideração para todas as pacientes que permaneçam hipotensas após a infusão inicial de volume (pressão arterial média < 65 mmHg).[6,7]

Pacote terapêutico de 6 horas

Para as pacientes que apresentem hipotensão ou com sinais clínicos de hipoperfusão tecidual, aplica-se hiperlactatemia. Recomenda-se a avaliação frequente dos seguintes parâmetros clínicos: pressão venosa central, variação da pressão de pulso, responsividade a fluidos, saturação venosa central, tempo de enchimento capilar e sinais indiretos (melhora dos níveis de consciência ou presença de diurese).

A transfusão de hemácias está indicada em pacientes que apresentam hemoglobina inferior a 7 mg/dℓ com sinais de hipoperfusão, e devem recebê-la o mais rápido possível.

O uso de corticoide está recomendado somente para pacientes com choque séptico refratário (dificuldade de manter PAM > 65 mmHg mesmo após expansão volêmica adequada e uso de vasopressores). Em paciente séptica com sinais de insuficiência respiratória aguda e evidências de hipoperfusão tecidual, a intubação orotraqueal (IOT) não deve ser postergada. Visando uma meta de 80 a 180 mg/dℓ, é conveniente fazer o controle glicêmico na fase aguda da sepse, na qual há uma hiperglicemia como resposta endócrino-metabólica ao trauma.[7]

Momento de resolução da gravidez

Em casos nos quais o foco infeccioso é intrauterino, a resolução da gravidez é mandatória e urgente. Na presença de foco infeccioso extrauterino, deve-se obter o controle clínico adequado de modo a chegar mais próximo possível ao termo.[7]

CHOQUE HIPOVOLÊMICO E HEMORRAGIA PÓS-PARTO

O choque hipovolêmico na gestação pode ser consequência de inúmeras situações que causam perda sanguínea na gestante. Diante da prevalência aumentada, este capítulo aborda o tema sob a óptica do choque hipovolêmico no contexto da hemorragia pós-parto (HPP).

Entre as principais causas de HPP destacam-se ausência de tônus adequado após o parto ou atonia uterina (70%), traumas representados por lacerações, hematomas, inversão uterina ou rotura uterina (19%), retenção de tecido placentário, coágulos ou acretismo placentário (10%) ou problemas de coagulação (1%). Essas causas são agrupadas na denominada "regra dos 4 T" (tônus-trauma-tecido-trombina).[8]

Diagnóstico

Estimativa visual do sangramento

É uma metodologia simples, rápida e que pode surpreender um quadro hemorrágico em suas fases iniciais. Na prática, é feita por meio da visualização direta do sangue em compressas e campos cirúrgicos.

Estimativa por contagem das compressas

Do ponto de vista prático, 1 mℓ de sangue equivale a aproximadamente 1 g de peso da compressa. Dessa forma, a perda sanguínea é igual ao peso das compressas sujas com sangue, subtraindo-se o peso das compressas secas. Essa avaliação pode ser feita das seguintes maneiras:

- Uso dos dispositivos coletores: também conhecidos como bolsas, sacos ou fraldas coletoras. Oferecem melhor estimativa da perda sanguínea do que a estimativa visual
- Estimativa por meio de parâmetros clínicos: frequência cardíaca, pressão arterial, dentre outros, são dados essenciais e refletem as adaptações hemodinâmicas maternas às perdas volêmicas. A Tabela 124.5 correlaciona as alterações dos parâmetros clínicos com o grau de choque hipovolêmico e a possibilidade do uso de hemocomponentes.

Tabela 124.3 Ferramenta de triagem qSOFA.[7]

Escore qSOFA tradicional	Escore qSOFA modificado para obstetrícia
Presença ≥ 2 dos seguintes:	Presença ≥ 2 dos seguintes:
FR ≥ 22 irpm	FR ≥ 25 irpm
Alterações cognitivas	Não alerta
PAD < 100 mmHg	PAD < 90 mmHg

Tabela 124.4 Identificação da disfunção orgânica. Parâmetros do SOFA para pacientes gestantes.[7]

Parâmetro	0	1	2
PaO$_2$/FiO$_2$	> 400	300-400	< 300
Plaquetas 10^3/mm^3	≥ 150	149-100	< 100
Bilirrubinas (mg/dℓ)	≤ 1,2	1,2-1,9	> 1,9
Pressão arterial média	≥ 70	< 70	Vasopressores
Consciência	Alerta	Resposta à voz	Resposta à dor
Creatinina (mg/dℓ)	< 1,0	1,0-1,4	> 1,4

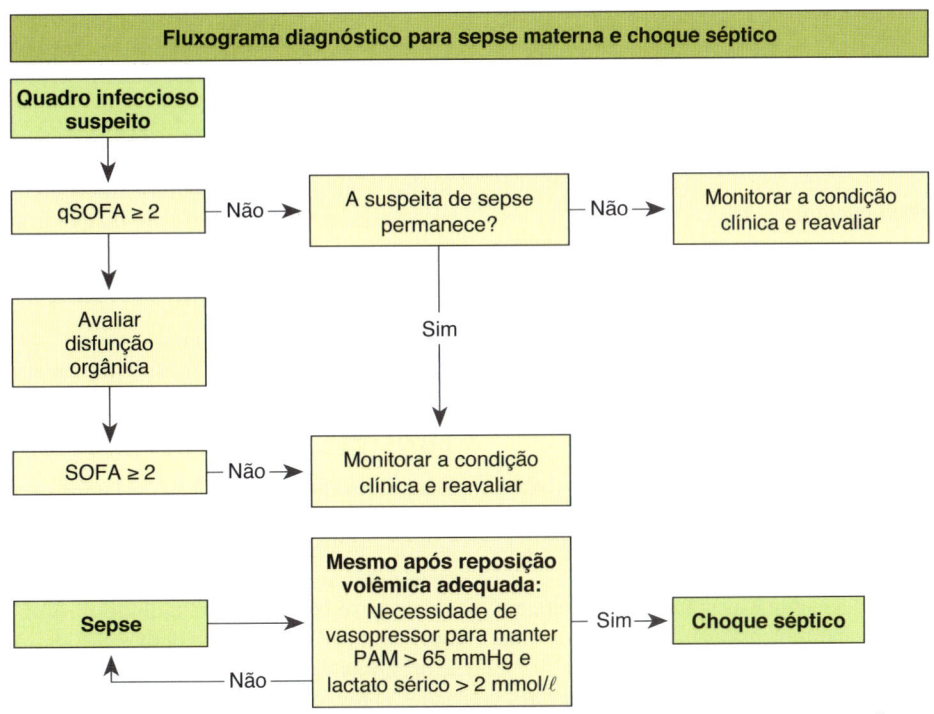

Figura 124.3 Fluxograma diagnóstico para sepse materna e choque séptico na gestação.[7]

Tabela 124.5 Estimativa da perda sanguínea e grau de choque.[9]

Grau de choque	(%) perda e volume em mℓ para mulher 50-70 kg	Nível de consciência	Perfusão	Pulso	PAS (mmHg)	Transfusão
Compensado	10-15% 500-1.00 mℓ	Normal	Normal	60-90	> 90	Usualmente não
Leve	16-25% 1.000-1.500 mℓ	Normal e/ou agitada	Palidez, frieza	91-100	80-90	Possível
Moderado	26-35% 1.500-2.000 mℓ	Agitada	Palidez, frieza, sudorese	101-120	Usualmente exigida	> 1,9
Grave	> 35% > 2.000 mℓ	Letárgica ou inconsciente	Palidez, frieza, sudorese Perfusão capilar > 3º	> 120	< 70	Possível transfusão maciça

O índice de choque (IC) é um marcador de instabilidade hemodinâmica. Seu cálculo é feito a partir da divisão da frequência cardíaca pela PAS. Valores acima de 0,9 indicam risco alto para transfusão de sangue (Tabela 124.6).

Tratamento

Esta seção não tem a intenção de abordar detalhadamente a terapêutica em cada cenário da HPP, seja ela por atonia, acretismo, rotura uterina, inversão uterina, ou outras. Para mais detalhes, sugere-se a leitura das recomendações assistenciais da Estratégia Zero Morte Materna por Hemorragia.[9]

Medidas gerais

- Acessos venosos calibrosos, periférico ou central (coleta de exames e infusão de fluidos)
- Sondagem vesical de demora
- Aquecimento da paciente (manta térmica)
- Elevação dos membros inferiores
- Exploração do local de sangramento e contenção mecânica quando possível

Tabela 124.6 Índice de choque na HPP.[9]

Valor	Interpretação	Considerar/avaliar
≥ 0,9	Risco de transfusão	Abordagem agressiva/transferência
≥ 1,4	Necessidade de terapêutica agressiva com urgência	Abordagem agressiva e imediata Abrir protocolo de transfusão maciça
≥ 1,7	Alto risco de resultado materno adverso	Abordagem agressiva e imediata Abrir protocolo de transfusão maciça

- Ressuscitação volêmica com infusão criteriosa de cristaloides
- Transfusão de sangue: concentrado de hemácias, plasma fresco congelado (PFC), plaquetas
- Disponibilizar medicamentos de urgência e materiais anestésicos e obstétricos (idealmente, a unidade deve ter montada uma caixa ou *kit* exclusivo que possa ser facilmente acessado no caso de HPP)
- Rápido encaminhamento para tratamento cirúrgico, quando indicado.

Ácido tranexâmico

Deve ser iniciado imediatamente diante de HPP. A dose usual é 1 g de ácido tranexâmico infundido em 10 minutos (diluído ou não), com início assim que a HPP seja diagnosticada, a despeito da causa.[9,10]

Traje antichoque não pneumático (TAN)

Consiste em uma veste de neoprene que recobre a paciente de forma segmentada. Age determinando uma pressão de 20 a 40 mmHg nas partes inferiores do corpo, o que promove um redirecionamento do sangue para as regiões superiores do organismo.

Ressuscitação hemostática

- Infusão de cristaloides: deve-se prover o uso racional de cristaloides, não utilizando cargas predeterminadas e nem a regra de reposição de 3:1, pois o excesso de líquidos induz coagulopatia dilucional e reativa focos de sangramentos[8]
- Hemotransfusão: é essencial que as maternidades tenham seus protocolos de transfusão maciça atualizados e com metas transfusionais bem definidas (Tabela 124.7).[9,8]

Complicações

Acidose

É fator preditor de mortalidade e prejudica todas as etapas da coagulação. A acidose grave (pH < 7,1) dificulta a geração de trombina, aumenta a degradação do fibrinogênio e diminui contagem de plaquetas em 50%.[10]

Hipocalcemia

Em pacientes que recebem grandes volumes transfusionais (acima de 3 a 4 unidades de concentrado de hemácias ou 2 unidades de plasma), o acúmulo de citrato pode causar hipocalcemia. Além de prejudicar a coagulação, a hipocalcemia diminui a contratilidade cardíaca, o que piora a

perfusão tecidual, dificultando o manejo do sangramento. Após a transfusão de múltiplas unidades, está indicada a reposição de cálcio.[10,11]

Hipotermia

Reduz a atividade enzimática das proteínas da coagulação plasmática e impede a ativação plaquetária. Medidas de manutenção da temperatura corporal são essenciais para o reestabelecimento da hemostasia.[10]

Prevenção

As medidas preventivas seguem na Tabela 124.8.

CONSIDERAÇÕES FINAIS

Durante todo o capítulo, abordaram-se temas de extrema relevância no contexto das emergências obstétricas, e optou-se por conceituar e descrever os aspectos mais relevantes de cada assunto, com o cuidado de indicar as referências mais atuais, caso haja a necessidade de aprofundamento em cada um. De forma geral, as emergências em obstetrícia seguem a premissa de se realizar o diagnóstico imediato e tomar ações efetivas e direcionadas para a preservação da vida.

Tabela 124.8 Prevenção da HPP.[9]

Medidas de prevenção	Características	Observações
Uso universal da ocitocina após o parto	Injetar 10 UI intramuscular de ocitocina logo após o nascimento em todos os partos	Ocitocina é o principal componente das medidas de prevenção da HPP, reduzindo-a em mais de 50%
Clampeamento oportuno do cordão umbilical	Realizar o clampeamento após 1 min de vida, na ausência de contraindicações	Nenhuma dessas medidas substitui o uso preventivo da ocitocina logo após o nascimento
Tração controlada do cordão umbilical	Realizar apenas por profissional treinado Associa atração de cordão à manobra de Brandt-Andrews (para estabilização uterina)	
Vigilância/massagem uterina após dequitação	Massagem gentil a cada 15 min nas primeiras 2 h após a retirada da placenta	São consideradas medidas adicionais e de impacto variável
Contato pele a pele mãe-filho	Estimular o contato pele a pele porque é uma medida de saúde pública e determina importante benefício para o vínculo mãe-filho	
Outras medidas de prevenção	Uso racional de ocitocina no trabalho de parto Realizar episiotomia seletiva Não realizar manobra de Kristeller	

Tabela 124.7 Hemocomponentes mais utilizados na prática clínica.[9]

CONCENTRADO DE HEMÁCIAS (CH) 250 a 300 mℓ/unidade

Indicação: melhorar a oxigenação tecidual nas hemorragias graves
Cada unidade eleva a hemoglobina em 1 a 1,5 g/dℓ e o hematócrito em 3%

PLASMA FRESCO CONGELADO (PFC) 190 a 200 mℓ/unidade

Indicação: sangramentos sempre que RNI > 1,5 ou TP > 1,5 x o valor normal, reposição de fatores de coagulação e nas transfusões maciças

CONCENTRADO DE PLAQUETA (PLT) 50 mℓ/unidade randômica

Indicação: sangramentos com contagens de plaquetas inferiores a 50.000 ou 100.000 mm³ se sangramento ativo (ou portadores de disfunção plaquetária)
Cada unidade randômica: aumenta as plaquetas em 5.000 a 10.000/mm³
Observações: uma dose de adulto de plaqueta refere-se a:
- um *pool* de plaquetas (volume: ± 250 mℓ. Equivale ± 5 unidades randômicas)
- uma aférese de plaquetas (volume: ± 350 mℓ. Equivale a ± 6 a 8 unidades randômicas)
- 7 unidades de plaquetas randômicas (volume: ± 300 mℓ)

CRIOPRECIPITADO (CRIO) 10 a 20 mℓ/unidade randômica

Indicação: fibrinogênio < 200 mg/dℓ, transfusão maciça
Cada unidade randômica: aumenta o fibrinogênio em 10 mg/dℓ
Observação: uma dose de adulto de CRIO refere-se a 7 a 10 unidades

REFERÊNCIAS BIBLIOGRÁFICAS

1. ACOG Committee Opinion No. 767: Emergent Therapy for Acute-Onset, Severe Hypertension During Pregnancy and the Postpartum Period. Vol. 133, *Obstetrics and gynecology*. United States; 2019. p. e174–80.

2. Peraçoli, JC, Costa, ML, Cavalli, RC, de Oliveira, LG, Korkes, HA, Ramos, JGL, et al. Pré-eclampsia – Protocolo 03. Rede Brasileira de Estudos sobre Hipertensão na Gravidez (RBEHG), 2023. (Internet.) Disponível em: www.rbehg.com.br.

3. Magee, LA, Nicolaides, KH, von Dadelszen, P. Preeclampsia. *N Engl J Med*. 2022.

4. Korkes, HA, Fernandes-Filho, I, Tabarassi, A. Edema Agudo de Pulmão e Injúria Renal Aguda. *In*: Francisco, RPV, Mattar, R, Quintana, SM, editores. Manual de Obstetrícia da Sogesp. São Paulo. Editora dos Editores; 2021. p. 175–188.

5. Kaur, H, Kolli, M. Acute Pulmonary Edema in Pregnancy - Fluid Overload or Atypical Pre-eclampsia. Vol. 13, Cureus. United States; 2021. p. e19305.

6. Neves, FF, Hirakawa, HS. Sepse Materna. *In*: Francisco, RPV, Mattar, R, Quintana, SM, editores. Manual de Obstetrícia da Sogesp. São Paulo. Editora dos Editores; 2021. p. 477–89.

7. Solha, STG, Crocco, EL. Sepse e Choque Séptico em Obstetrícia. In: Korkes HA, Marques EM, André GM, Padovani, TR. *Atualizações em obstetrícia*. São Paulo. EDUC; 2021. p.505-14.

8. Federação Brasileira das Associações de Ginecologia e Obstetrícia (Febrasgo). Hemorragia pós-parto HPP. São Paulo. 2021 (Protocolo Febrasgo-Obstetrícia, nº 36/Comissão Nacional Especializada em Urgências Obstétricas).

9. Organização Pan-Americana da Saúde. Recomendações assistenciais para prevenção, diagnóstico e tratamento da hemorragia obstétrica. HPP. Brasília: OPAS; 2018 (Internet].) 2018. Disponível em: http://iris.paho.org/xmlui/bitstream/handle/123456789/34879/9788579671241-por.pdf?sequence=1&isAllowed=y.

10. Desordens hemorrágicas e anemia na vida da mulher. São Paulo. Febrasgo, 2021. (Recomendações Febrasgo, nº 4/Comissão Nacional Especializada em Tromboembolismo Venoso e hemorragia na mulher.)

11. Lier, H, Krep, H, Schroeder, S, Stuber, F. Preconditions of hemostasis in trauma: a review. The influence of acidosis, hypocalcemia, anemia, and hypothermia on functional hemostasis in trauma. *J Trauma*. 2008;65:951–60.

Oftalmologia

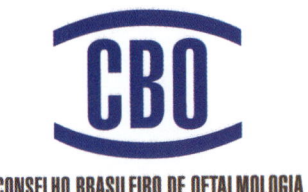

CBO

CONSELHO BRASILEIRO DE OFTALMOLOGIA

125

Urgências e Emergências Oftalmológicas

Márgara Zanotele • Pedro C. Carricondo • Sergio Henrique Teixeira • Somaia Mitne

INTRODUÇÃO

Urgências e emergências em oftalmologia são situações que requerem atenção e intervenção imediata para evitar danos anatômicos permanentes ou perda visual irreversível. Neste capítulo, serão discutidos os principais sinais e sintomas das urgências e emergências oculares mais comuns e serão fornecidas dicas práticas para o manejo inicial. Para uma abordagem didática, as doenças estão classificadas pelo principal sintoma de apresentação: baixa de visão, olho vermelho e dor. Antes de abrir o leque de diagnósticos diferenciais, no entanto, serão destacados cinco cenários nas emergências oculares, nos quais a conduta inicial do médico generalista pode impactar diretamente o prognóstico visual ou sistêmico do paciente.

EMERGÊNCIAS OFTALMOLÓGICAS

Trauma ocular

O trauma ocular é a principal causa de cegueira unilateral no mundo. Acomete particularmente indivíduos jovens e do sexo masculino, em decorrência de lesões relacionadas com trabalho, esporte e agressões. Tem apresentação muito variável, desde pequenos corpos estranhos superficiais até quadros graves com destruição do globo ocular.

É importante que o médico generalista reconheça sinais de gravidade quando o paciente se apresenta com indícios de lesão traumática do globo ocular: redução da acuidade visual; alteração do reflexo pupilar; hemorragia na câmara anterior (hifema); hipotonia; deformidade da córnea e do globo ocular, presença de corpo estranho (Figura 125.1A). Atenção especial também deve ser dada ao formato da pupila, que tende a se deslocar na direção de uma eventual abertura da parede

do globo ocular (Figura 125.1B). Na presença dessas condições, a avaliação por um especialista é essencial, além de não manipular o olho quando houver suspeita de trauma aberto e realizar curativo protetor não compressivo.

Traumas contusos (boladas e socos, por exemplo) que atinjam diretamente o globo ocular, ainda que possam não apresentar consequências imediatas, devem ser encaminhados para avaliação com o oftalmologista devido à possibilidade do desenvolvimento mais tardio de complicações: lesões retinianas, como descolamento de retina, glaucoma secundário e luxação do cristalino, entre outras.

Finalmente, traumas que não afetam diretamente o globo ocular, mas a região da órbita, também merecem avaliação oftalmológica completa e pesquisa de diplopia e desvios oculares, quando há necessidade de tratamento especializado.

Queimadura química

As queimaduras químicas são traumas não mecânicos ocorridos após o contato de produtos irritantes sobre as estruturas oculares, usualmente de forma acidental, em ambientes de trabalho ou doméstico. As lesões oculares podem ser superficiais ou profundas e a severidade do quadro correlaciona-se aos seguintes fatores: tipo de produto (lesões com álcalis são mais comuns e causam lesões mais graves), duração de contato com o agente químico, abordagem inicial e tempo para início do tratamento.

A principal conduta do tratamento é a remoção do produto químico e esta deve ser iniciada, de preferência, imediatamente após o contato por meio de irrigação abundante com água limpa, ainda no local do acidente. Em ambiente hospitalar, é realizada nova irrigação copiosa das pálpebras, fórnices e conjuntiva, com os olhos abertos. Utiliza-se cerca de 10 litros de solução neutra estéril, como ringer lactato ou solução salina balanceada (BSS). Durante o procedimento, recomenda-se a administração de analgésico tópico (proximetacina 0,5%) que auxiliará no controle da dor e na redução de blefaroespasmos, permitindo que o paciente consiga manter os olhos abertos e a lavagem seja mais efetiva. Durante a irrigação, deve-se examinar o fundo de saco conjuntival, inferior e superior, preferencialmente com eversão palpebral, e qualquer depósito de substância química deve ser removido com auxílio de hastes flexíveis de algodão umedecidas.

Após adequada irrigação e remoção do agente químico, o paciente deve ser encaminhado para exame oftalmológico completo e avaliação da extensão das lesões.

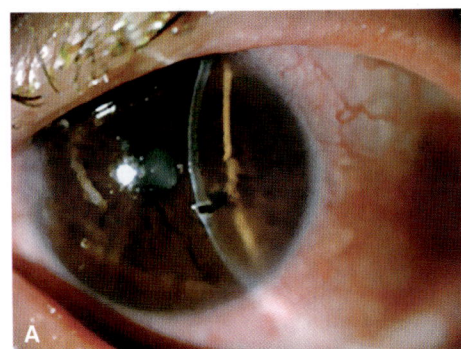 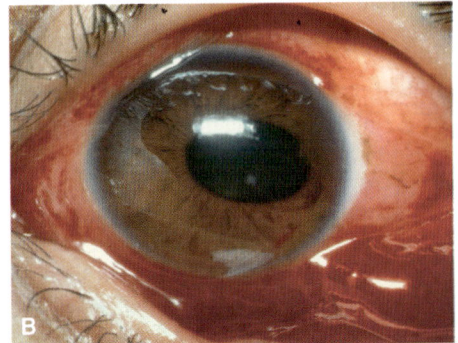

Figura 125.1 A. Trauma ocular aberto com presença de corpo estranho; **B.** Suspeita de trauma ocular aberto: pupila tende a se deslocar na direção de uma eventual abertura da parede do globo ocular. Imagens: acervo pessoal dos autores.

Oclusão da artéria central da retina

A oclusão da artéria central da retina (OACR) é caracterizada, em geral, por perda visual súbita, intensa e indolor. Observa-se defeito pupilar aferente ao exame clínico e, classicamente, palidez de retina, com aspecto de mácula em cereja. Em alguns casos, placas de Hollenhorst (êmbolos brilhantes de colesterol, geralmente nas bifurcações dos troncos arteriais retinianos) podem ser observadas no exame de fundoscopia sob midríase medicamentosa.

Os tratamentos iniciais descritos na literatura, como massagem ocular, paracentese de câmara anterior, inalação de dióxido de carbono (4 a 7% de dióxido de carbono com 96 a 97% de oxigênio) ou uso de medicações vasodilatadoras para deslocamento do êmbolo e possível redução da isquemia retiniana não se provaram efetivos para recuperação da acuidade visual. Pacientes com OACR devem ser prontamente encaminhados para sala de emergência e avaliados para risco de outros eventos isquêmicos associados, como acidente vascular cerebral e/ou infarto do miocárdio.

A investigação complementar deve ser realizada com neuroimagem (ressonância nuclear magnética), ecocardiograma, Holter de 48 horas e ultrassonografia com doppler de carótidas.

As formas mais comuns de OACR são não arteríticas, secundárias à formação de trombo de fibrina/plaquetas na doença aterosclerótica, associadas a hipertensão, diabetes melito, estenose de carótidas, doença coronariana e tabagismo. Até 5% dos casos de OACR estão associados a arterite de células gigantes (ACG), e em pacientes acima de 50 anos, especialmente com história de fadiga, claudicação de mandíbula, sensibilidade aumentada no couro cabeludo e perda de peso. A avaliação clínica deve incluir hemograma, velocidade de hemossedimentação (VHS) e proteína C reativa (PCR). Se houver suspeita de ACG como causa, a terapia com corticosteroides deve ser instituída imediatamente, já que pode haver envolvimento do segundo olho em algumas horas ou dias após o primeiro.

Neurite óptica

Neurite óptica, ou inflamação do nervo óptico, classicamente se apresenta com baixa de acuidade visual súbita, unilateral e associada a dor orbitária que piora com a movimentação ocular. O exame clínico revela alteração da acuidade visual, da visão de cores, do campo visual e defeito pupilar aferente.

Pode ser classificada como forma típica, associada a doenças desmielizantes idiopáticas, especialmente esclerose múltipla, ou atípica. Entre as causas de neurite óptica atípica, destacam-se: doenças inflamatórias autoimunes, infecções, doenças granulomatosas e síndromes paraneoplásicas.

A rápida definição etiológica é fundamental para instituição do tratamento, recuperação da acuidade visual e redução do risco de recidiva.

Em casos de neurite óptica idiopática, a maior parte dos pacientes irá apresentar exame fundoscópico normal, e apenas 25 a 30% deles apresentará borramento da margem do disco óptico. Apresentações clínicas com intensa inflamação do disco óptico, hemorragias de disco ou sinais inflamatórios intraoculares estão mais associados aos casos de infecção, inflamação granulomatosa ou neurite óptica em doença associada ao anti-MOG.

O diagnóstico é clínico, mas o exame de ressonância nuclear magnética de crânio e órbita revela sinal de neurite em cerca de 90 a 95% dos pacientes em quadros agudos. Além da confirmação diagnóstica, o exame de neuroimagem pode auxiliar na identificação etiológica, como no diagnóstico diferencial das lesões desmielinizantes relacionadas com esclerose múltipla ou neuromielite óptica.

Nos casos de neurite óptica típica, recomenda-se o tratamento com altas doses de corticoterapia (metilprednisolona endovenosa 1.000 mg/dia por 3 dias, seguida de prednisona oral 1 mg/kg de peso por dia por 11 dias). Já nos casos de neurite óptica com etiologia infecciosa, o tratamento específico deve ser prontamente iniciado.

Glaucoma agudo

A forma mais comum de glaucoma agudo se dá pelo fechamento angular agudo primário (FAAP), mas existem outros tipos de glaucoma que podem apresentar quadros agudos com aumento da pressão intraocular (PIO), como bloqueio ciliar induzido por fármacos (sulfa, topiramato e, eventualmente, antidepressivos), glaucoma secundário à uveíte, glaucoma relacionado com cristalino, glaucoma pós-trauma, entre outros.

O quadro típico de FAAP é caracterizado por dor intensa unilateral, baixa acuidade visual, visão de halos e sintomas como náuseas e vômitos. Esse quadro pode variar bastante, já que alguns pacientes têm sintomas mais leves, com resolução espontânea após algumas horas; outros progridem para fechamento completo do ângulo iridocorneano com o desenvolvimento de glaucoma crônico.

Em vigência da crise aguda, o paciente apresenta ao exame oftalmológico: edema da córnea, hiperemia, inflamação intraocular leve, câmara anterior rasa bilateral e midríase fixa ipsilateral. Deve-se ressaltar que, quando não se dispõem de muitos recursos, a avaliação da pressão bidigital e uma lanterna podem ajudar no diagnóstico. A lanterna pode evidenciar média midríase paralítica, ajudar na percepção grosseira de edema corneano e, quando posicionada lateralmente iluminando a íris paralelamente a esta, evidencia a ocorrência da câmara anterior estreita (Figura 125.2).

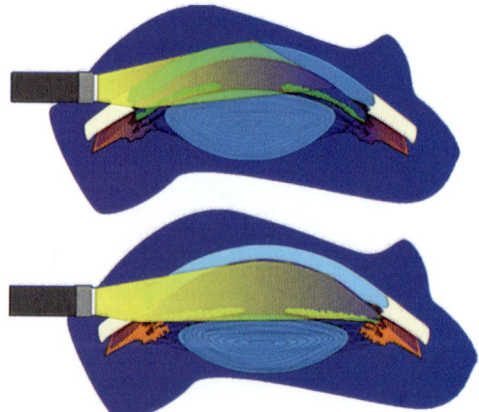

Figura 125.2 Teste da lanterna para evidenciar câmara anterior (CA) estreita. A lanterna é posicionada paralela ao plano da íris, iluminando a córnea lateralmente. Nos olhos com CA estreita, o feixe luminoso não vai iluminar toda a sua extensão devido à sombra formada pelo cristalino (imagem superior). Na CA ampla, o feixe luminoso ilumina a íris proximal e distal à lanterna.

Na anamnese, é possível identificar fatores de risco como sexo feminino, idade maior que 50 anos, etnia inuíte (esquimós) e chinesa, hipermetropia e história familiar.

O quadro de fechamento angular agudo, classicamente sintomático, representa a forma mais agressiva do processo de fechamento angular, cujos níveis elevados de PIO podem comprometer a função visual rapidamente. Condutas rápidas e efetivas devem ser implementadas a fim de reduzir a PIO para níveis normais, minimizando o comprometimento do sistema de drenagem e as sequelas da crise de fechamento angular nas estruturas oculares.

Para o tratamento inicial do glaucoma agudo, recomenda-se o uso de agentes hiperosmóticos via intravenosa ou oral; por exemplo, o manitol a 20% por via intravenosa: de 1,5 a 2 g/kg de peso (80 a 100 gotas/min). Deve-se atentar para as contraindicações absolutas do uso do manitol, como insuficiência renal e insuficiência cardíaca. A glicerina a 50% gelada, via oral, pode ser utilizada (1,5 g/kg de peso), apesar de poder causar náuseas e vômitos e ser contraindicada em diabéticos.

O uso de inibidores de anidrase carbônica via oral (acetazolamida 250 mg) auxilia na redução rápida da PIO. Deve-se ter cuidado com as contraindicações e efeitos colaterais, particularmente em indivíduos com insuficiência renal, anemia falciforme e acidose metabólica. Hipotensores tópicos devem ser utilizados para auxiliar na redução da PIO.

O uso tópico de pilocarpina a 2% tem como objetivo levar à miose para melhorar a abertura angular e preparar a íris para a realização da iridotomia com YAG *laser*. Vale ressaltar que o músculo esfíncter da pupila não responde adequadamente, enquanto a PIO estiver acima de 40 mmHg, e, assim, a pilocarpina deve ser instilada após iniciado o tratamento hipotensor.

URGÊNCIAS OFTALMOLÓGICAS
Baixa acuidade visual

A baixa visual súbita é sintoma frequente em atendimentos de urgência e emergência, com potencial de gravidade e uma ampla gama de diagnósticos diferenciais. A determinação da etiologia da baixa súbita visual irá depender de variáveis como idade, se uni ou bilateral, duração e sintomas associados (Figura 125.3).

Os pacientes mais jovens são mais propensos a etiologias relacionadas com traumas, neurites ópticas e doenças infecciosas. Já em idosos, as etiologias vasculares e isquêmicas são prevalentes.

A baixa visual monocular direciona o raciocínio diagnóstico topográfico a transtornos que vão do filme lacrimal até o quiasma óptico, enquanto a perda visual bilateral geralmente indica um transtorno de origem cerebral e que, usualmente, respeita o meridiano vertical no campo visual.

As doenças da retina podem apresentar características típicas, tais como metamorfopsias, moscas volantes e/ou fotopsias. Os transtornos do nervo óptico usualmente apresentam alterações na percepção de cores, descritas como "palidez" e "desbotamento" da percepção cromática.

Na avaliação de sintomas associados, ocorrências de cefaleia, náuseas e alterações do nível de consciência são sinais de alarme para transtornos neurológicos. Quando na presença de cefaleia e náuseas, um importante diagnóstico diferencial é

o fechamento angular primário (glaucoma agudo), mencionado anteriormente, entidade geralmente negligenciada em atendimentos de urgência em ambiente generalista.

A investigação de medicações de uso sistêmico é fundamental, pois várias delas são capazes de alterar o estado refracional do paciente (anticolinérgicos e derivados de sulfonamidas, por exemplo, como bupropiona e topiramato), além de outros fármacos e substâncias com potencial toxicidade ocular. Ademais, pacientes diabéticos com grandes variações glicêmicas podem queixar-se de piora visual súbita devido à flutuação da refração causada pela instabilidade da glicemia. Já pacientes com queixa de baixa visual súbita e transitória (amaurose fugaz) devem alertar o oftalmologista para risco cardiovascular tromboembólico.

Outras informações da anamnese, como comorbidades, antecedentes oculares e cirúrgicos, são importantes na determinação de fatores de risco para as possíveis hipóteses diagnósticas.

Descolamento de retina

O descolamento de retina merece destaque como importante causa de baixa de visão, pois se trata de uma condição em que o tratamento adequado realizado prontamente pode reestabelecer a visão e evitar sequelas. Aborda-se o descolamento de retina primário ou regmatogênico (DRR), causado por uma solução de continuidade, rasgadura ou ruptura da retina, geralmente precedido pelo descolamento do vítreo posterior.

A cavidade posterior do olho, cavidade vítrea, é preenchida pelo gel vítreo, que apresenta uma processo natural de liquefação/degeneração se desprendendo da superfície interna da retina. Áreas de adesão mais intensa do vítreo levam à tração localizada na retina, provocando o rompimento dela. Nessa região, o próprio vítreo liquefeito e o humor aquoso que permeiam a cavidade posterior infiltram o espaço sob a retina separando os fotorreceptores de seu leito natural sobre o epitélio pigmentário.

Os sintomas que antecedem o DRR são relacionados ao descolamento do vítreo. O paciente percebe o aparecimento de opacidades vítreas, referidas como manchas móveis ou moscas volantes no campo de visão. Quando há tração localizada da retina, um *flash* luminoso (estímulo mecânico desencadeando resposta funcional) pode ocorrer. Nesse momento, é muito importante referenciar o paciente para uma avaliação com o oftalmologista, para localizar eventuais rupturas e tratá-las de maneira apropriada, na tentativa de prevenir o DRR.

O DRR causa perda visual progressiva, que se expande até acometer todo o campo visual. É mais comum após os 40 anos, mas pode ocorrer de forma mais precoce em portadores de miopia, antecedente de trauma ocular, cirurgias ou inflamações intraoculares.

O tratamento do descolamento de retina é cirúrgico. O prognóstico depende do tempo que a retina ficou descolada e se houve acometimento da região central da retina (denominada mácula).

Olho vermelho

O atendimento de pacientes com olho vermelho faz parte da rotina do oftalmologista, mas também de médicos de outras especialidades. É importante conhecer as possíveis causas da hiperemia ocular, verificar quais achados podem estar associados e,

Causas da baixa visual súbita

Retina	Nervo óptico	Causas SNC
• Descolamento da retina • Hemorragia vítrea • Maculopatias inflamatórias • Oclusões venosas • Oclusões arteriais • Uveítes posteriores • Uveítes intermediárias • Vasculites retinais • Síndromes mascaradas • Neoplasias e síndromes paraneoplásicas • Maculopatias traumáticas	• Neuropatia óptica isquêmica • Neurites inflamatórias • Neurites infecciosas • Arterite de células gigantes • Neuropatia óptica compreensiva • Papiledema • Neuropatia congênita de Leber	• Neoplasias do SNC • Doenças desmielinizantes • Acidente vascular cerebral • Papiledema (hipertensão intracriana) • Migrânea

Outros: endoftalmite, trauma, fechamento angular agudo e outros glaucomas secundários agudos, infecções corneanas, queimadura química, hifema, alterações refracionais, catarata traumática e outras causas de opacidade lenticulares e corneanas

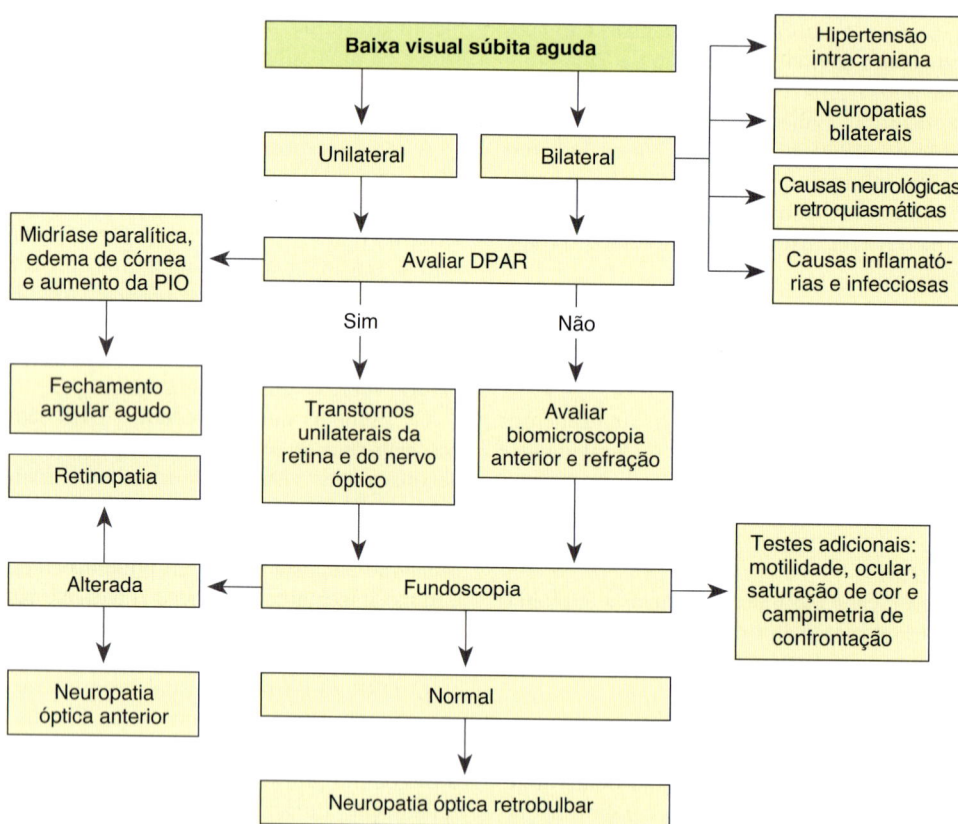

Distúrbios sindrômicos: causas vasculares/isquêmicas, causas neoplásicas, causas infecciosas, causas inflamatórias, causas degenerativas

Figura 125.3 Causas da baixa visual súbita. Fonte: Oliveira, Carricondo, Mitne, 2020.

finalmente, identificar sinais que possam sugerir maior gravidade do quadro, como dor ocular, redução da acuidade visual, história de traumatismo ocular, exposição a substâncias químicas, cirurgia ocular recente. Antecedentes pessoais, histórico das comorbidades sistêmicas associadas e as medicações de uso contínuo trazem informações adicionais.

Os principais achados associados aos casos graves são:[8]

- Dor ocular intensa
- Perda visual súbita
- Exposição ocular a substâncias químicas
- Uso de lentes de contato
- Traumatismo ocular
- Opacidade da córnea
- Presença de corpo estranho na superfície ocular
- Secreção ocular purulenta
- Anormalidades das pupilas (anisocoria, discoria ou ausência de resposta diante do estímulo luminoso)
- Cirurgia ocular recente
- Olho cronicamente vermelho
- Fotofobia
- Hipópio
- Hipertensão ocular.

Conjuntivites

As conjuntivites estão entre as causas mais frequentes de olho vermelho. Podem ter natureza infecciosa (como as de etiologia viral e bacteriana) ou não infecciosa (como as alérgicas), e seu curso pode ser agudo (menos de 3 semanas de evolução) ou crônico.

A forma mais comum tem etiologia viral, sendo o adenovírus o principal agente, com a maioria dos sorotipos causando uma conjuntivite folicular leve e autolimitada.

A vermelhidão, que tem padrão difuso, inicia em um dos olhos e frequentemente acomete o olho contralateral em poucos dias. Costuma causar pequeno impacto na visão, de modo geral. Os pacientes referem ainda lacrimejamento, sensação de areia e de corpo estranho, fotofobia e, por vezes, secreção mucoide.

Episclerite

Episclerite é geralmente uma condição inflamatória benigna que envolve apenas o tecido episcleral superficial. A maioria dos casos acomete adultos jovens, é idiopática e muitas vezes recorrente, embora mais raramente possa ainda estar associada a doenças sistêmicas, como artrite reumatoide, rosácea, poliarterite nodosa, lúpus eritematoso sistêmico, doença inflamatória intestinal, sarcoidose, gota, sífilis, herpes-zóster, entre outras. A episclerite é caracterizada por hiperemia localizada ou difusa da episclera, de início súbito, que desencadeia dor ocular leve a moderada, fotofobia, ardência e, por vezes, cefaleia. Geralmente a visão não é afetada e não há secreção ocular.

Dor ocular

A dor ocular é um sintoma bastante inespecífico, portanto, quando presente de moderada a forte intensidade, precisa-se considerar alguns diagnósticos. Os principais deles são descritos a seguir.

Ceratites e úlceras corneais

A ceratite é um processo inflamatório ativo da córnea, de natureza infecciosa ou não infecciosa. O envolvimento tecidual poderá ser superficial (apenas epitélio acometido) ou profundo, em que todas as outras camadas da córnea poderão estar afetadas. São considerados fatores de risco: uso de lentes de contato, traumatismo ocular, síndrome do olho seco, disfunção das glândulas de Meibômio, queimaduras químicas, infecção herpética, obstrução crônica das vias lacrimais, uso crônico de esteroides tópicos, alergia ocular, doenças autoimunes, imunossupressão sistêmica, entre outros. A hiperemia ocular predomina ao redor do limbo (injeção ciliar). A córnea poderá apresentar desde ceratite ponteada até úlcera e necrose com consumo tecidual. As queixas mais frequentes incluem edema palpebral, embaçamento visual, fotofobia e dor ocular intensa. As ceratites e úlceras podem ter diferentes etiologias e devem ser tratadas de acordo com o agente causador.

Uveíte

Outro possível diagnóstico para o paciente com olho vermelho, com dor, piora da acuidade visual e fotofobia. Secreção ocular é incomum. A hiperemia ocular pode ser difusa, porém é mais pronunciada ao redor do limbo (injeção ciliar). A córnea poderá apresentar edema, e o achado mais característico é a presença de células inflamatórias e *flare* de proteínas na câmara anterior. Precipitados ceráticos (PKs), granulomatosos ou não granulomatosos, também podem estar presentes.

As uveítes podem ter causa infecciosa, imunológica ou, ainda, idiopática. Os fatores de risco incluem doenças sistêmicas, como as reumatológicas, autoimunes, e processos infecciosos (sífilis, tuberculose, doença de Lyme, toxoplasmose, vírus herpes simples, citomegalovírus, vírus da varicela, entre outros), ou, ainda, uso sistêmico de determinadas medicações (cidofovir, rifabutina, bifosfonatos, sulfas, moxifloxacino, entre outras). Pode ser uni ou bilateral. Os casos bilaterais podem apresentar acometimento simultâneo ou, então, crises separadas por período variável de tempo.

De modo geral, os exames auxiliarão a determinar a causa da uveíte (inflamatória *versus* infecciosa). Para diagnóstico de possíveis causas não infecciosas, podem-se utilizar exames laboratoriais, como hemograma completo, VHS, proteína C reativa, função renal, função hepática, autoanticorpos e HLA. Já quando se suspeita de uma origem infecciosa, devem-se considerar exames como sorologias para toxoplasma, bartonela, citomegalovírus, herpes simples, herpes-zóster, Epstein-Barr, sífilis (VDRL e FTA-abs), HIV e PPD ou *quantiferon gold*. Dependendo da suspeita clínica, exames de imagem, como tomografia computadorizada ou radiografia de tórax, tomografia computadorizada ou ressonância nuclear magnética do sistema nervoso central e articulações podem ser necessários. Propedêutica oftalmológica complementar é de grande valia no diagnóstico das uveítes: angiografia fluoresceínica, tomografia de coerência óptica, angiografia por indocianina verde, ultrassonografia ocular modo B e, eventualmente, paracentese da câmara anterior e biopsia vítrea e/ou coriorretiniana.

O tratamento no atendimento de urgência deve ser voltado para o controle da inflamação, da pressão intraocular e da formação de sinéquias anterior e posterior. Para tanto, podem-se utilizar colírios de corticosteroide, de anti-inflamatórios não hormonais, hipotensores, cicloplégicos e midriáticos. Medicação sistêmica pode ser necessária: antivirais, antibióticos, corticosteroides e anti-inflamatórios não hormonais. Medicações perioculares e intravítreas, bem como imunomoduladores, na maioria das vezes podem ser iniciadas em um segundo momento, fora do atendimento de urgência.

CONSIDERAÇÕES FINAIS

Diversas condições oftalmológicas podem se apresentar ao clínico generalista e devem ser conduzidas de acordo com os sintomas e sinais, na tentativa de evitar a perda visual permanente. Anamnese cuidadosa e exame básico com medida da acuidade visual, avaliação de reflexo pupilar e de motilidade e inspeção com lanterna podem direcionar o diagnóstico na maioria dos casos.

BIBLIOGRAFIA

Bennett JL. Optic Neuritis. *Continuum* (Minneap Minn). 2019;25(5): 1236-1264.

Felberg S, Oliveira LA, Vilar MMC, Signorelli B. Diagnóstico Diferencial do Olho Vermelho. In: Mitne S, Carricondo PC. *Urgências em Oftalmologia*. São Paulo: Cultura Médica; 2020. p 75-81.

Gelston CD, Deitz GA. Eye Emergencies. *Am Fam Physician*. 2020;102(9):539-545.

Leite MT, Sakata LM. Glaucoma Primário de Ângulo fechado. In: Mitne S, Carricondo PC. *Urgências em Oftalmologia*. São Paulo: Cultura Médica; 2020. p 325-28.

Mac Grory B, Schrag M, Biousse V, et al. Management of Central Retinal Artery Occlusion: A Scientific Statement From the American Heart Association. *Stroke*. 2021;52(6):e282-e294. Erratum in: *Stroke*. 2021 Jun;52(6):e309.

Oliveira BMR, Carricondo P, Mitne S. Diagnósticos Diferenciais da Baixa Súbita de Visão. In: Mitne S, Carricondo PC. *Urgências em Oftalmologia*. São Paulo: Cultura Médica; 2020. p 213-14.

Porto FBO, Abalém MF, Frazão MAM. Como Conduzir o Raciocínio Clínico e Laboratorial no Paciente com Uveíte no Pronto-Socorro. In: Mitne S, Carricondo PC. *Urgências em Oftalmologia*. São Paulo: Cultura Médica; 2020. p 291-292.

Shah SM, Khanna CL. Ophthalmic Emergencies for the Clinician. *Mayo Clin Proc*. 2020;95(5):1050-1058.

Teixeira SH, Paranhos Jr. A, Barboza WL. Diagnósticos Diferenciais dos Glaucomas Agudos. In: Mitne S, Carricondo PC. *Urgências em Oftalmologia*. São Paulo: Cultura Médica; 2020. p 315-18.

Doenças Oftalmológicas Relacionadas com Doenças Sistêmicas

Marcelo Hatanaka • Daniel Vitor de Vasconcelos Santos • Kimble Matos • Patrícia M. F. Marback

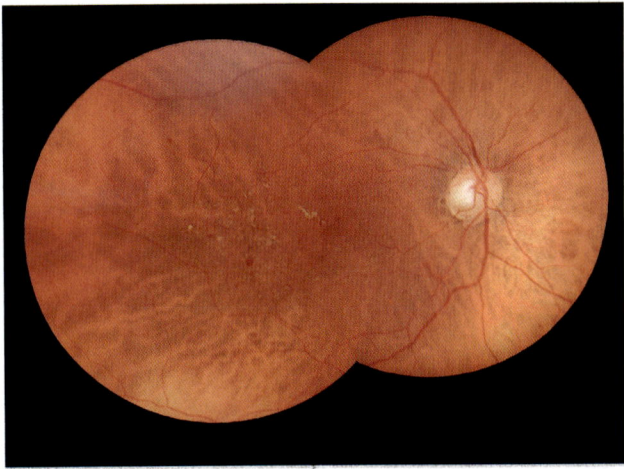

Figura 126.1 Retinopatia diabética não proliferativa. Notar a presença de exsudatos duros, microangiopatias e hemorragias puntiformes. Imagem: acervo pessoal Dra. Patrícia M. F. Marback.

INTRODUÇÃO

O olho, um anexo do sistema nervoso central, constitui um importante órgão de expressão e manifestação das doenças sistêmicas. As afecções oftalmológicas podem ser secundárias a diferentes moléstias, e, também, os primeiros sinais de alguma disfunção não exclusivamente ocular. Além disso, o tratamento sistêmico de diferentes enfermidades pode causar, de forma adversa, graves oftalmopatias. Em comum, todas as situações têm potencial para comprometer a visão de forma irreversível, o que pode ser evitado por meio de seu pronto reconhecimento e início de providências adequadas.

Neste capítulo, são listadas e descritas, resumidamente, doenças sistêmicas identificadas, com certa frequência, na prática diária do médico oftalmologista.[1,5]

DIABETES MELITO

Complicações oculares são frequentes e podem levar à cegueira irreversível. O alvo mais conhecido é a retina (retinopatia diabética), mas a córnea neurotrófica do diabético, uma condição menos conhecida, também pode ocorrer. Em ambos os casos, há correlação com o descontrole glicêmico. A prevalência é variável, em torno de 40% dos pacientes, sendo que 10% chegam aos estágios mais avançados. É mais comum no diabético tipo I, enquanto, no tipo II, o diagnóstico costuma ser mais tardio. Fatores de risco são: tempo de doença (acima de 10 anos, 50%; acima de 30 anos, 90%), diabetes gestacional e hemoglobina glicada acima de 6,5%.

O diagnóstico é baseado na oftalmoscopia e documentação com retinografia (Figura 126.1) e tomografia de coerência óptica. Screening básico é recomendado após 5 anos de doença. Achados precoces são: microangiopatias e exsudatos duros (devido ao aumento da permeabilidade vascular). Achados tardios são: exsudatos algodonosos (isquemia), shunts arteriolar-venular, hemorragias (retinopatia pré-proliferativa), crescimento fibrovascular (retinopatia proliferativa).

O tratamento de casos leves é realizado com base no controle glicêmico. Doença proliferativa deve ser tratada com fotocoagulação a laser. Agentes anti-angiogênicos podem ser usados como adjuvantes nos casos de edema macular. A maculopatia isquêmica tem como tratamento de escolha a injeção intraocular de anti-angiogênicos. Na impossibilidade desta, o laser focal pode ser indicado. Vitrectomia pode ser necessária em casos mais graves, com descolamento de retina tracional ou hemorragia vítrea maciça.

HIPERTENSÃO ARTERIAL SISTÊMICA

Como a hipertensão arterial sistêmica (HAS) é uma doença silenciosa, o oftalmologista pode ser o primeiro a diagnosticá-la, devido a retinopatia hipertensiva (RH). A elevação crônica da pressão arterial faz com que os vasos da retina respondam com vasoconstrição, degeneração da parede vascular e quebra da barreira hematorretiniana com consequente exsudação, esclerose vascular e suas complicações: aneurismas, hemorragias e oclusões, essa última causando necrose. Com prevalência variável (de 2 a 17%), a RH afeta mais homens entre os hipertensos mais jovens (45 anos), e mais mulheres, na faixa dos 60 anos. É mais comum em pacientes pretos e pardos.

O diagnóstico é clínico, por meio da fundoscopia e documentação fotográfica para acompanhamento (Figura 126.2). Inicialmente, observa-se estreitamento arteriolar e tortuosidade vascular. A esclerose dos vasos retinianos leva aos cruzamentos AV patológicos: sinal de Salus, quando há deflexão venular no cruzamento; sinal de Gunn, quando há aparente interrupção; e sinal de Bonnet, quando há represamento da coluna venosa em um dos lados além dos reflexos em fio de cobre e prata. Podem estar presentes exsudatos duros, micro e macroaneurismas e hemorragias em chama de vela. A ocorrência de exsudatos algodonosos e edema de papila indicam isquemia e HAS grave.

O tratamento consiste no controle da HAS, que não deve ser abrupto nos casos com isquemia para evitar piora dos danos por baixa perfusão. Hemorragias e exsudatos duros podem persistir por muito tempo após o controle da pressão.

ORBITOPATIA DE GRAVES

Ocorre isoladamente ou associada à disfunção tireoidiana (maioria dos casos). Doença autoimune que tem, como alvo, o tecido tireoidiano e o orbitário, e como complicação mais grave, a perda visual. Pode ocorrer por neuropatia óptica ou

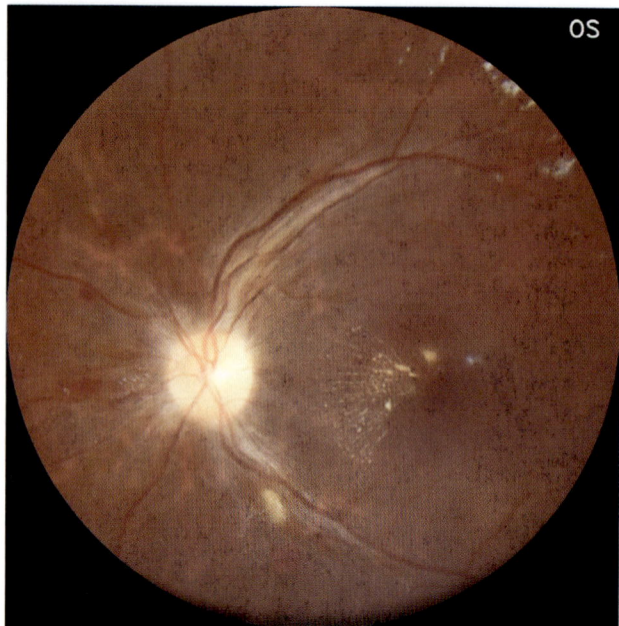

Figura 126.2 Retinopatia hipertensiva grave em paciente com lúpus eritematoso sistêmico e insuficiência renal. Notar hemorragia em chama de vela, exsudatos duros em região macular, exsudatos algodonosos inferiores à papila óptica que apresenta perda da nitidez do seu contorno (edema de papila). Imagem: acervo pessoal Dra. Patrícia M. F. Marback.

por exposição da córnea com consequente ulceração e perfuração. O tabagismo é associado à maior gravidade da doença. A média de idade na apresentação é em torno dos 40 anos, com preferência por mulheres (mais de 80%). Em 90% dos casos há hipertireoidismo. O diagnóstico é clínico, confirmado a partir dos seguintes achados (Figura 126.3): retração palpebral por hiperatividade do músculo de Müller ou contratura do elevador da pálpebra (90%), exoftalmia por infiltração inflamatória (60%), aumento da espessura dos músculos extraoculares (55%) e compressão do nervo óptico pelo cone muscular alargado (6% dos pacientes). Diagnóstico diferencial é com tumores orbitários.

Casos leves são tratados com colírios lubrificantes oculares. Em casos com muita inflamação, corticoterapia oral,

venosa, imunossupressão ou radioterapia podem ser necessários. O tratamento cirúrgico nessa fase pode ser indicado para descomprimir o nervo óptico a fim de eliminar o risco de perda da visão. Na fase pós-inflamatória, a fibrose causa sequelas que podem necessitar de cirurgia para corrigir estrabismo, posicionar as pálpebras ou reduzir a exposição ocular.

NEUROPATIAS ÓPTICAS ISQUÊMICAS

Neuropatia óptica isquêmica é uma isquemia aguda do nervo óptico. Ocorre com mais frequência na sua porção anterior – neuropatia óptica isquêmica anterior (NOIA) – e deve ser diferenciada da posterior, que é rara. A NOIA, por sua vez, é dividida em forma não arterítica (NOIA-NA), que é multifatorial e tem como fatores de risco diabetes, hipertensão, tabagismo e dislipidemia; e a forma arterítica, que está associada às diversas arterites, em especial a arterite temporal.

A NOIA-NA é mais frequente em pacientes acima de 50 anos. Tem leve predileção pelo sexo masculino e pico de incidência entre os 57 e 65 anos. É a causa de 95% das neuropatias ópticas isquêmicas.

O quadro consiste em baixa acuidade visual súbita e indolor e fundoscopia mostrando edema de papila setorial ou difuso. O exame de campo visual confirma a suspeita com a presença de padrões como defeito altitudinal inferior, superior, escotoma central, escotoma arqueado ou em quadrante. O diagnóstico diferencial é com a NOIA arterítica, quando manchas algodonosas ou hemorragias podem aparecer na fundoscopia, e com neuropatia isquêmica posterior, quando não há edema de papila na fase inicial. Todas as formas evoluem tardiamente para palidez da papila óptica difusa ou setorial.

O tratamento é controverso, pois não há consenso se a corticoterapia melhora a visão final.

ESCLEROSE MÚLTIPLA

A neurite óptica (NO) pode ser a primeira forma de apresentação da esclerose múltipla (EM). O comprometimento do nervo óptico costuma ser posterior (trajeto intraorbitário, intracanalicular ou intracraniano) e monofásico. Outras

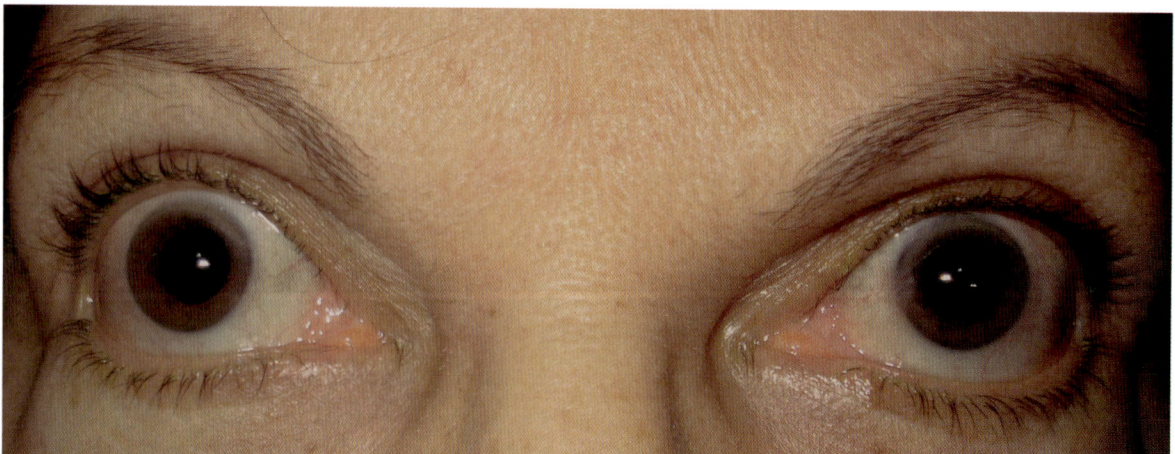

Figura 126.3 Orbitopatia de Graves em paciente com exoftalmia, exotropia (estrabismo) e retração palpebral. Imagem: acervo pessoal Dra. Patrícia M. F. Marback.

manifestações oftalmológicas estão associadas ao comprometimento do movimento conjugado do olhar: diplopia e visão turva ao olhar para os lados e nistagmo.

O quadro clínico inicia-se com dor leve ou desconforto ocular, que piora com a movimentação dos olhos. Alguns dias depois, surge a baixa visual, de intensidade variável, podendo ser apenas uma redução da sensibilidade ao contraste. Nesse caso, o paciente pode perceber uma diferença na percepção das cores, comparando com o olho contralateral.

A fundoscopia, na maioria dos casos, é normal. Contudo, na NO anterior, encontra-se edema e congestão do disco óptico. Outros achados são defeito pupilar aferente e alterações na motricidade ocular. Os exames complementares indicados são ressonância nuclear magnética (RNM), potencial visual evocado e tomografia de coerência óptica para avaliar a camada de fibras nervosas da retina.

Perda visual leve deve ser apenas acompanhada. Pulsoterapia com corticoide é indicada para perda visual grave, casos bilaterais e casos recorrentes (menos frequentes). Em casos resistentes, podem ser usados imunomoduladores e anticorpo monoclonal (natalizumabe, fingolmode).

ADENOMA DE HIPÓFISE

É a causa mais comum da síndrome quiasmática. A compressão do quiasma é mais comum no macroadenoma (maior que 1 cm de diâmetro), mas microadenomas podem estar em contato direto com o quiasma e causar dano progressivo. A prevalência é variável, visto que muitos tumores são achados de exame ou de necropsia em pacientes sem suspeita clínica.

As queixas oculares são inespecíficas e, muitas vezes, a acuidade visual está preservada. Pode haver queixa de duplicação de objetos ou desaparecimento de parte deles. Em casos de apoplexia (sangramento dentro de tumor com crescimento rápido) ou tumores muito grandes, o exame oftalmológico pode ser mais florido, com alteração da motilidade ocular, defeito pupilar aferente, e, tardiamente, atrofia papilar dos setores nasal e temporal (em banda). O campo visual apresenta defeito bitemporal, que respeita o meridiano vertical, de extensão variável (a depender das dimensões e localização do tumor) com envolvimento da visão central.

O tratamento será conduzido por neurologista e neurocirurgião.

MIASTENIA

A miastenia é uma doença autoimune da membrana póssináptica na junção neuromuscular, que pode estar associada a um timoma oculto. Envolve a musculatura extraocular e tem uma prevalência de 12 pessoas para cada 100 mil habitantes, com preferência para mulheres na idade fértil (20 a 30 anos).

A queixa principal é diplopia e/ou queda palpebral. Pode haver fraqueza muscular na musculatura facial ou do membro. A intensidade da queixa varia ao longo do dia e é menor após o sono. Achados sugestivos: queda palpebral com o olhar mantido para cima, aparecimento da diplopia com o movimento contínuo do olhar, dificuldade para ocluir a pálpebra com força. Testes propedêuticos como melhora da ptose com bolsa de gelo por 2 minutos ou após injeção venosa de cloreto de endrofônio podem ajudar. Em 80% dos casos, há anticorpos antirreceptores de acetilcolina. O diagnóstico diferencial inclui síndromes *myasthenia-like*, oftalmoplegia externa crônica progressiva, paralisia do terceiro par, além de outras doenças autoimunes.

O tratamento da doença de base é clínico e conduzido pelo neurologista. Casos com persistência de ptose palpebral ou diplopia podem se beneficiar de correção cirúrgica pelo especialista em oculoplástica e estrabismo.

DOENÇAS INFECCIOSAS

Doenças infecciosas sistêmicas podem afetar os olhos com variada frequência, seja concomitantemente à infecção aguda, ou mediante sua reativação localizada no olho, mesmo anos após a primoinfecção. Nesse sentido, a regulação da resposta inflamatória intraocular e a presença de barreiras biológicas (barreira hematoaquosa e barreira hematorretiniana) que determinam compartimentalização da resposta imune (constituindo o chamado "imunoprivilégio" ocular) facilitam a infecção intraocular e potencializam sua gravidade. Esses quadros podem ser de etiologia bacteriana, viral, fúngica ou mesmo parasitária, e são particularmente mais frequentes e graves em pacientes com alguma debilidade imunológica.[1]

A toxoplasmose é uma das principais infecções intraoculares em humanos. Na fase aguda da primoinfecção toxoplásmica, há disseminação do parasito e seu encistamento nos tecidos muscular e nervoso, esse último incluindo a retina. Na infecção crônica, pode haver reativação dos cistos intrarretinianos, levando à retinocoroidite focal necrosante (toxoplasmose ocular ativa), frequentemente cursando com infiltração inflamatória no vítreo (causando a percepção de "moscas volantes") e baixa de visão (Figura 126.4 A).[2]

O acometimento inflamatório reacional do segmento anterior do olho leva, quando presente, aos sintomas de olho vermelho e fotofobia. As crises de retinocoroidite toxoplásmica aguda são tratadas com combinação de antiparasitários e corticosteroide sistêmico por 5 a 8 semanas.[1,2] Em pacientes imunossuprimidos, com recidivas frequentes e com ameaça ou perda da visão central em um dos olhos, é possível realizar a profilaxia secundária com uso intermitente de sulfametoxazol/trimetoprim (800/160 mg, 3 a 4×/semana). Embora menos comum em termos absolutos que a toxoplasmose pós-natal adquirida, a toxoplasmose congênita leva a acometimento retinocoroideano mais frequente e grave, em até 80% dos neonatos filhos de gestantes com primoinfecção toxoplásmica não tratada, podendo se associar a outras manifestações neurológicas e sistêmicas mais graves. Nesses casos, o neonato com toxoplasmose congênita confirmada deve receber o tratamento antiparasitário durante todo o primeiro ano de vida, independentemente da presença de manifestações clínicas da infecção.[2]

Os herpes-vírus são importantes patógenos oculares, associando-se a infecção tanto do segmento anterior (ceratite e/ou uveíte anterior) quanto do segmento posterior do olho (retinite). Embora possam ocorrer no contexto da primoinfecção, mais comumente se associam à reativação da infecção viral crônica, facilitada pelo "imunoprivilégio" ocular.[1] Esse é o caso dos vírus herpes simples (HSV) 1 e 2 e varicelazóster (VZV), que causam doença ocular tanto em pacientes

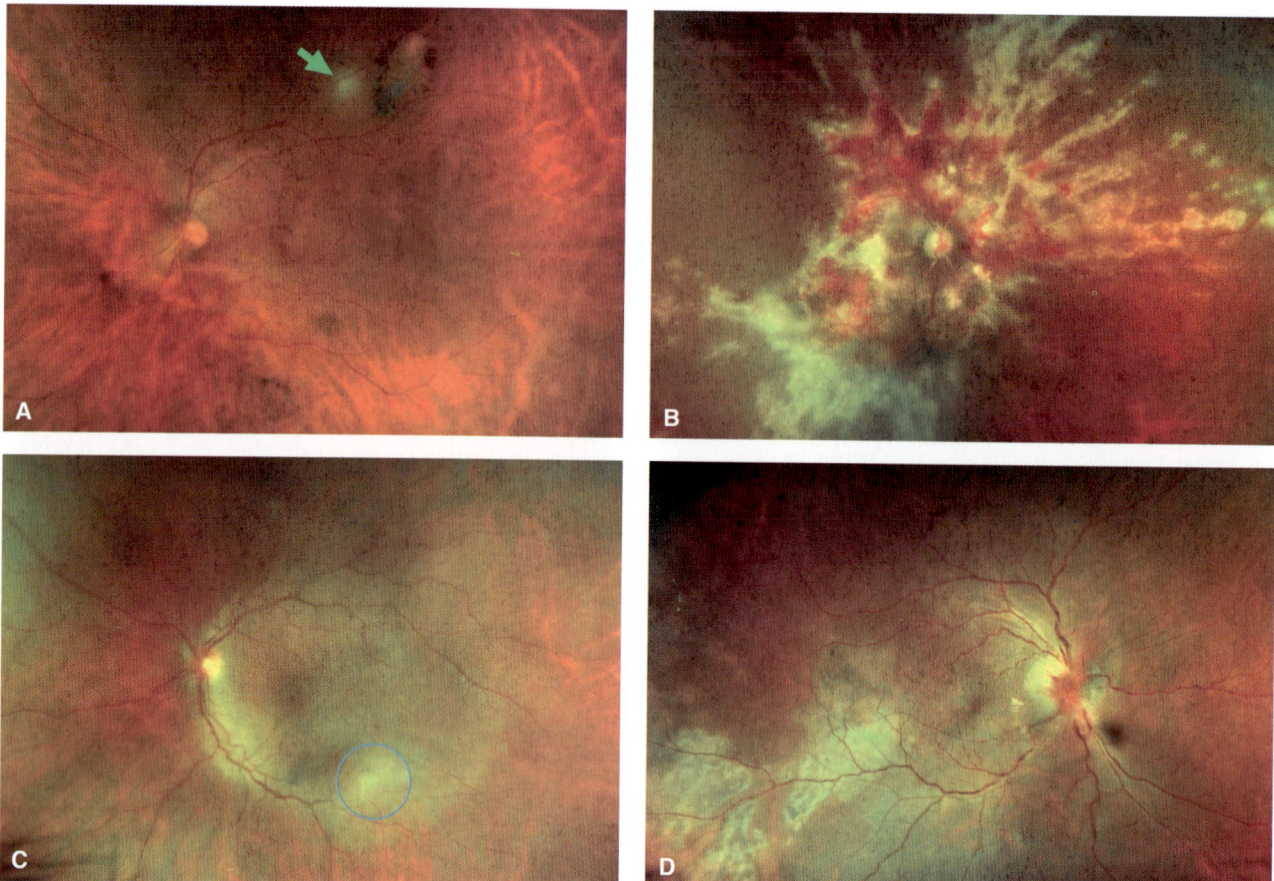

Figura 126.4 Aspecto do fundo de olho em uveítes infecciosas prevalentes no Brasil. **A.** Retinografia panorâmica do olho esquerdo de paciente imunocompetente com retinocoroidite toxoplásmica recorrente. Nota-se foco de lesão toxoplásmica ativa (seta verde), adjacente à cicatriz retinocoroideana hiperpigmentada. Coexistem opacidades vítreas inflamatórias, concentradas abaixo e à esquerda, responsáveis pela percepção de moscas volantes; **B.** Retinografia panorâmica do olho direito de paciente com AIDS e CD4 < 100 células/mm³. Observa-se extensa lesão retiniana necrosante e hemorrágica no polo posterior, típica da retinite por citomegalovírus. Destaca-se também a ausência de reação inflamatória vítrea significativa, apesar do tamanho da lesão retiniana ativa; **C.** Retinografia panorâmica do olho esquerdo de paciente com coriorretinite posterior placoide sifilítica. Nota-se a grande lesão amarelada de aspecto placoide no polo posterior, típica dessa forma clínica. Coexiste embainhamento arteriolar (círculo azul), indicativo de arterite; **D.** Retinografia panorâmica do olho direito de paciente com uveíte posterior tuberculosa. Observam-se múltiplas lesões coroideanas de aspecto serpiginoide (coroidite serpiginosa-*like*), além de acometimento inflamatório do disco óptico.

imunocompetentes quanto imunossuprimidos, e do citomegalovírus (CMV), que causa infecção do segmento anterior (uveíte anterior/endotelite) em imunocompetentes e infecção do segmento posterior em imunossuprimidos.[1,2] Nessa última situação, a retinite por CMV é marcador de maior comprometimento imunológico, ocorrendo em pacientes muito imunossuprimidos e naqueles vivendo com o vírus da imunodeficiência humana (HIV) e com níveis de CD4 geralmente abaixo de 100 células/mm³ (Figura 126.4 B). Essas infecções intraoculares herpéticas são tratadas com antivirais (aciclovir, valaciclovir ou fanciclovir, nos casos de HSV ou VZV) e ganciclovir (no caso de CMV), com doses e via de administração dependentes do tipo de acometimento ocular. Resumidamente, a ceratite pode ser tratada com antiviral tópico ou sistêmico, a uveíte exige antiviral sistêmico e a retinite demanda antiviral endovenoso ou altas doses de antiviral com melhor biodisponibilidade oral (valaciclovir, fanciclovir ou valganciclovir). Profilaxias primária e secundária podem também ser indicadas.[1,2]

A sífilis é doença reemergente, podendo levar a acometimento ocular em qualquer fase da doença, na forma de qualquer tipo de uveíte, como a "grande simuladora" (Figura 126.4 C). Ocorre também em pacientes coinfectados pelo HIV. Assim, é fundamental investigar a doença em qualquer paciente com inflamação intraocular, sendo o tratamento de escolha a penicilina cristalina endovenosa (como no regime para neurossífilis), suplementada com corticosteroide sistêmico. Nesses pacientes, é também importante a avaliação de alterações do liquor.[1]

A exemplo da sífilis, a tuberculose pode também causar qualquer tipo de inflamação intraocular, mas a apresentação mais comum é de uma uveíte que afeta primariamente o fundo do olho (uveíte posterior), tipicamente com acometimento da coroide (coroidite multifocal, coroidite serpiginosa-*like*, tuberculoma, epiteliopatia placoide multifocal posterior aguda [EPMPA], entre outras formas) (Figura 126.4 D).[1,2] Mais frequentemente, a tuberculose ocular ocorre na ausência de doença sistêmica ativa, sendo o diagnóstico frequentemente presumido, com base no reconhecimento de padrão clínico sugestivo, associado à prova tuberculínica e/ou teste de liberação de interferon-gama (quantiferon-TB) positivos. Pelas recomendações do Ministério da Saúde, o tratamento é feito com esquema de tuberculostáticos por 6 meses (rifampicina, isoniazida, pirazinamida e etambutol por 2 meses, seguidos de rifampicina e isoniazida por 4 meses), associando-se corticosteroide oral, quando necessário.[2]

Apesar de as infecções serem importante causa de uveíte nos países em desenvolvimento, e condições imunodebilitantes (incluindo a AIDS) aumentarem o risco e a atipicidade desses quadros, é importante lembrar que há também diversas uveítes de causa não infecciosa, associadas ou não a doenças sistêmicas (como sarcoidose, espondiloartrites, vasculites sistêmicas, entre outras, abordadas em outra parte deste capítulo), que devem ser bem diferenciadas dessas infecções, de modo que o tratamento adequado possa ser instituído de forma rápida, minimizando o risco de perda definitiva da visão.[1,2]

DOENÇAS REUMATOLÓGICAS

A Reumatologia representa, frequentemente, uma importante especialidade médica que aborda, com a Oftalmologia, diferentes manifestações de doenças sistêmicas. Quando presentes, as alterações oculares podem representar o surgimento inicial de uma doença reumatológica, assim como podem determinar o prognóstico e o direcionamento da terapêutica específica. O risco de perda visual se faz presente, e requer, em muitos casos, tratamento imediato da doença. Existem várias doenças reumatológicas com importantes manifestações do ponto de vista ocular (Tabelas 126.1 e 126.2). A seguir, são listadas as mais frequentes, bem como suas características principais.[1-3]

Doença de Behçet

A manifestação ocular mais importante é a uveíte anterior, que pode estar presente com ou sem hipópio (precipitação de debris inflamatórios que se depositam inferiormente, por gravidade, na câmara anterior do olho). Tão logo a doença seja diagnosticada, o tratamento deve ser instituído com regime de imunossupressão agressiva. Já no seguimento posterior, a vasculite retiniana é o achado mais frequente, sendo bilateral e envolvendo tanto veias como artérias, acarretando oclusão arterial e necrose retiniana.

Síndrome de Sjögren

A ceratoconjuntivite seca é a manifestação mais comum da doença, que também pode estar associada às formas anterior e intermediária de uveíte.

Policondrite

Alterações oculares são muito comuns e podem afetar até 59% dos casos. Dentre elas, a mais frequente é a esclerite, presente em 41% dos casos.

Artrite reumatoide

Olho seco e ceratite têm prevalência de até 25%. A artrite reumatoide pode vir acompanhada de outras doenças, como Sjögren, lúpus, esclerodermia, poliarterite nodosa, polimiosite e artrite psoriática. A artrite reumatoide pode estar associada com a síndrome de Sjögren, sendo o teste de Schirmer essencial nessa avaliação, uma vez que o olho seco não depende da atividade da doença sistêmica. O envolvimento corneano está raramente associado à episclerite, e está frequentemente associado à esclerite anterior (Figura 126.5).

Tabela 126.1 Doenças reumáticas e as manifestações oculares mais comuns.

Doenças	Manifestações oculares
Doença de Behçet	Uveíte anterior, vasculite retiniana
Síndrome de Sjögren	Olho seco
Policondrite	Conjuntivite, esclerite, vasculite retiniana
Artrite reumatoide	Olho seco, episclerite/esclerite, úlcera corneana marginal
Artrite reumatoide juvenil	Uveíte anterior aguda e crônica
Síndrome de Reiter	Conjuntivite e uveíte anterior aguda
Espondilite anquilosante	Uveíte anterior aguda
Doença inflamatória intestinal	Episclerite/esclerite, uveíte anterior aguda
Lúpus	Lesão discoide palpebral, olho seco, vasculite retiniana, lesão neuroftalmológica
Polimiosite e dermatomiosite	*Rash* heliotrópico, oftalmoplegia
Angiite com poligranulomatose (GPA)	Esclerite necrosante, ceratite periférica, pseudotumor orbitário, vasculite retiniana, lesão neuroftalmológica
Arterite de células gigantes	Neuropatia óptica isquêmica, amaurose fugaz, vasculite retiniana, isquemia dos músculos extraoculares, isquemia coroidal, cegueira cortical
Poliarterite nodosa	Retinopatia hipertensiva, vasculite retiniana, lesão neuroftálmica, paralisia de nervos cranianos, episclerite/esclerite, úlcera corneana marginal
Granulomatose alérgica	Vasculite retiniana, lesão neuroftalmológica, paralisia de nervo craniano, granuloma conjuntival
Arterite de Takayasu	Anastomose arteriovenosa, microaneurismas retinianos, isquemia retiniana periférica, neovascularização retiniana

Tabela 126.2 Distúrbios oculares e a doença reumática associada.

Distúrbios oculares	Doença associada
Olho seco	Artrite reumatoide, lúpus, esclerodermia, síndrome de Sjögren
Uveíte	
Aguda anterior	Espondiloartropatias, doença de Behçet, doença inflamatória intestinal
Crônica anterior	Doença inflamatória intestinal, policondrite
Panuveíte	Doença de Behçet
Esclerite	Artrite reumatoide, poliangeíte com granulomatose, doença inflamatória intestinal, policondrite
Ceratite	
Não necrosante	Síndrome de Sjögren, artrite reumatoide
Necrosante	Artrite reumatoide
Vasculite retiniana	
Microvasculopatia	Lúpus
Doença vasoclusiva difusa	Lúpus, síndrome antifosfolípide, doença de Behçet
Doença do nervo óptico	
Neuropatia óptica isquêmica	Vasculite, arterite de células gigantes

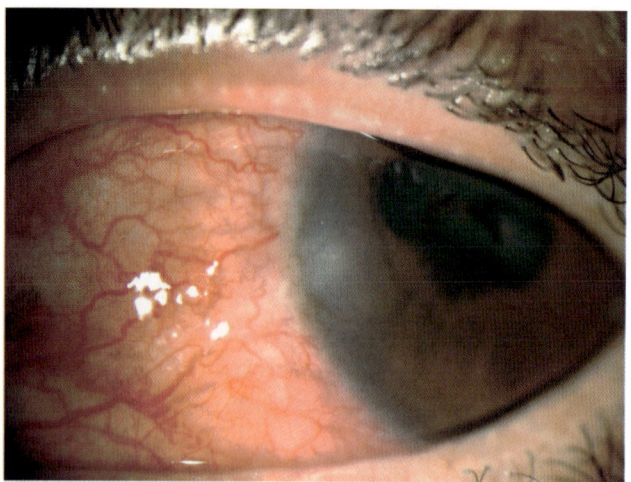

Figura 126.5 Esclerite difusa em paciente com artrite reumatoide descompensada. Imagem: acervo pessoal Dr. Kimble Matos.

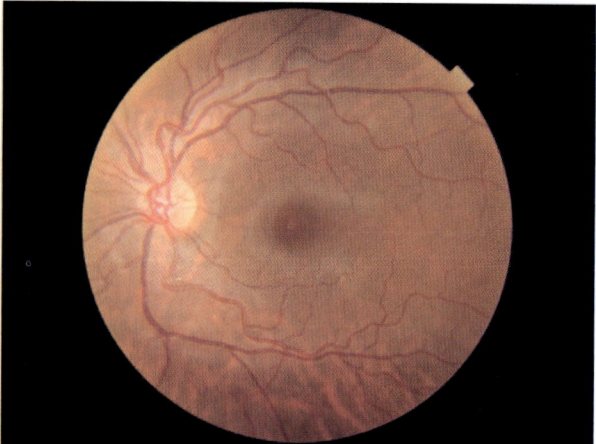

Figura 126.6 Retinopatia hipertensiva, aumento da tortuosidade vascular em paciente com quadro de lúpus e acometimento renal. Imagem: acervo pessoal Dr. Kimble Matos.

Artrite idiopática juvenil

A incidência de uveíte na artrite idiopática juvenil (AIJ) é estimada em cerca de 21%, sendo que 7 a 14% de instalação poliarticular e 78 a 91% dos pacientes com o quadro pauciarticular. Na maioria das vezes, a uveíte é assintomática e por isso constitui um enorme risco para a criança, uma vez que suas complicações incluem catarata, glaucoma, ceratopatia em faixa e edema de mácula. Em crianças, AIJ e glaucoma também podem ter ocorrido devido ao uso de corticoide ou mesmo inflamação, com incidência de 14 a 22%.

Espondilite anquilosante

A uveíte anterior ocorre em 5 a 10% dos pacientes com espondilite anquilosante.

Doença inflamatória intestinal

A uveíte anterior aguda é a manifestação ocular mais comum relacionada a doença inflamatória intestinal. Está associada ao marcador HLA-B27 e envolvimento axial. Outra manifestação ocular importante é a episclerite, olho seco e blefarite. A episclerite tende a refletir a atividade da doença intestinal; a uveíte pode ser independente da doença intestinal e pode preceder o acometimento intestinal.

Artrite psoriática

Os sinais oculares ocorrem em aproximadamente 10% dos casos. Essas complicações são duas vezes mais frequentes em homens do que em mulheres, podendo ser a única manifestação da doença. O olho seco pode ser um fator preditivo da atividade clínica da doença sistêmica.

Lúpus eritematoso sistêmico

Olho seco é a manifestação ocular mais comum dos pacientes com lúpus, ocorrendo em cerca de 25% dos casos. O acometimento retiniano é o segundo mais frequente nesses pacientes (Figura 126.6). A perda visual se dá especialmente pelo envolvimento da retina, do coroide e do nervo óptico, podendo ser a manifestação inicial e demonstrando a gravidade da doença.

Anticorpo antifosfolípide

Os anticorpos antifosfolípides (SAF) têm sido associados a oclusão de veia central da retina, neuropatia óptica e neuropatia óptica isquêmica.

Esclerodermia

Olho seco é a manifestação ocular mais comum na esclerodermia. As manifestações do segmento posterior incluem hemorragias retinianas, edema retiniano e do disco óptico, exsudato duro, manchas algodonosas e trombose venosa. Um terço dos pacientes apresenta anormalidade coroidal vascular com atraso na perfusão coroidal à angiofluoresceinografia e uma hiperfluorescência tardia atribuída ao epitélio pigmentar retiniano, isso tudo é explicada por lesão primária do endotélio vascular na esclerodermia. O afinamento coroidal pode ocorrer na esclerodermia quando comparado com pacientes normais.

Essa vasculopatia pode estar relacionada com a obliteração das arteríolas capilares, causando uma atrofia da coroide. Outros acometimentos da doença são fibrose palpebral, telangiectasia, perda dos cílios, miopatia extraocular, principalmente do músculo reto superior, irite, heterocromia e disfunção do esfíncter pupilar.

Granulomatose com poliangeíte (GPA)

É uma vasculite que acomete vasos pequenos e médios, sendo que as manifestações oculares ocorrem em cerca de metade dos pacientes e se apresentam como episclerite, esclerite principalmente na forma necrosante (Figura 126.7), doença granulomatosa orbital por continuidade da destruição tecidual dos seios da face, celulite orbitária e vasculite retiniana.

Arterite de células gigantes

A neuropatia óptica isquêmica é a manifestação ocular mais comum na arterite de células gigantes, ocorrendo em 36% dos casos, necessitando de tratamento precoce com corticoide para evitar perda visual significativa. O envolvimento da artéria oftálmica pode levar à perda visual irreversível, daí a necessidade de iniciar a terapia o quanto antes, para minimizar as sequelas.

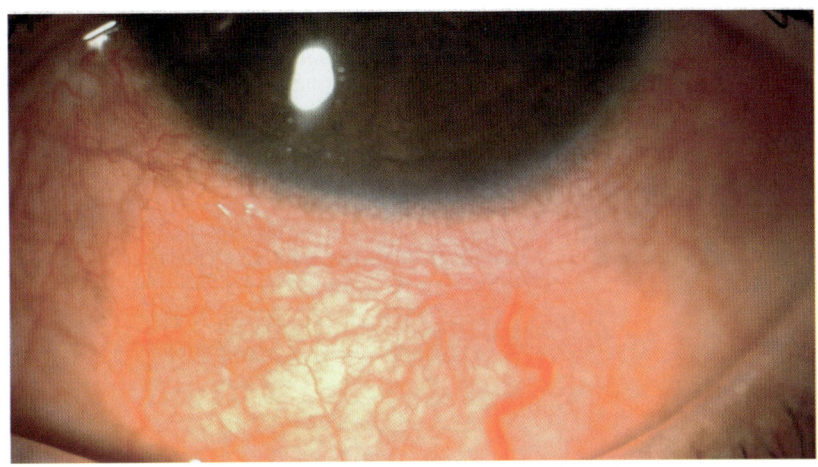

Figura 126.7 Esclerite difusa necrosante em paciente com granulomatose com poliangeíte. Imagem: acervo pessoal Dr. Kimble Matos.

Poliarterite nodosa

As manifestações oculares acometem cerca de 10 a 20% dos pacientes, e incluem retinopatia hipertensiva, quando associada a doença renal, retinopatia arterial oclusiva, paralisia de nervos cranianos, esclerite anterior necrosante e posterior em menor escala e úlcera corneana marginal.

Granulomatose alérgica – Churg-Strauss

Vasculite que pode se manifestar no olho como esclerite, lesão neuroftalmológica e granuloma conjuntival.

Arterite de Takayasu

As manifestações oculares mais comuns nos pacientes com arterite de Takayasu são as anastomoses arteriovenosas retinianas (Figura 126.8). Essas lesões são peridiscais e na meia periferia e são atribuídas a isquemia ocular e estreitamento das artérias vertebrais e carótidas.

DOENÇAS OFTALMOLÓGICAS SECUNDÁRIAS A TRATAMENTOS SISTÊMICOS

Cloroquina e hidroxicloroquina são medicamentos antimaláricos à base de quinolona, que, por serem melanotrópicos, tendem a se concentrar no epitélio pigmentado da retina e coroide, estruturas oculares que contêm melanina. A toxicidade retiniana tem incidência de até 4%, sendo maior em função de dose (maior que 5 mg/kg de peso para hidroxicloroquina ou 2,3 mg/kg de peso para a cloroquina) e tempo de uso (principalmente após 5 anos). Ao início do tratamento, deve-se submeter o paciente a uma primeira avaliação oftalmológica para que retinopatias prévias sejam excluídas. Após 5 anos de tratamento, o rastreamento deve ser realizado anualmente. Esse intervalo deve ser reduzido em indivíduos com mais de 60 anos, portadores de doença renal ou hepática, obesidade, retinopatias concomitantes e dose diária maior que 6,5 mg/kg de hidroxicloroquina ou 3 mg/kg de cloroquina.

Usuários de corticoide sistêmico e tópico (inalatório, pomadas, cremes, colírios) têm maior chance de desenvolver catarata. O risco aumenta de acordo com a dose e a duração do tratamento. Além disso, indivíduos suscetíveis podem desenvolver glaucoma cortisônico, mesmo com doses baixas do medicamento. O glaucoma é a principal causa de cegueira irreversível em todo o mundo. Trata-se de uma doença assintomática até estágio avançado, quando já existe um certo nível de comprometimento visual permanente. Assim, é fundamental que pacientes em corticoterapia sejam alertados quanto à necessidade de avaliação oftalmológica.

Ainda em relação ao glaucoma, todo medicamento capaz de causar midríase, em especial os antidepressivos, ansiolíticos e antiespasmódicos, podem levar à crise de fechamento angular agudo, também conhecida como glaucoma agudo, em indivíduos com predisposição anatômica. Crises subagudas são um importante diagnóstico diferencial para crises de enxaqueca. Além disso, cronicamente podem levar o paciente a desenvolver glaucoma de ângulo fechado, um subtipo de glaucoma com maior risco de evolução para cegueira. A melhor forma de prevenção é a avaliação oftalmológica prévia ao início da terapêutica.[5]

CONSIDERAÇÕES FINAIS

Inúmeras condições sistêmicas podem apresentar repercussões oftalmológicas. Da mesma maneira, sinais e sintomas oculares podem preceder diferentes doenças sistêmicas. Frente a tantas etiologias, as opções terapêuticas são várias, e, portanto, devem ser definidas de acordo com cada situação, partindo de cuidados locais e tratamentos oftalmológicos

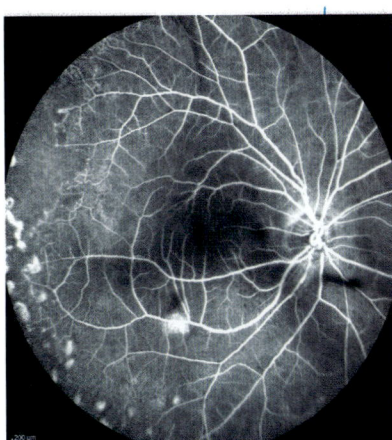

Figura 126.8 Exame de angiofluoresceinografia em paciente com arterite de Takayasu, mostrando áreas de má perfusão periférica e neovascularização. Imagem: acervo pessoal Dr. Kimble Matos.

específicos até o tratamento da causa base. Convém ressaltar que, mais importante, é a detecção precoce do comprometimento ocular, passo fundamental para a prevenção de complicações que podem culminar com a perda da visão.

REFERÊNCIAS BIBLIOGRÁFICAS

1. Sen HN, Albini TA, Burkholder B, et al. Uveitis and ocular inflammation - BCSC 9. San Francisco: American Academy of Ophthalmology. 2022; 383pp.
2. Oréfice F, Freitas Neto CA, et al. *Uveítes – Série Oftalmologia Brasileira*. 4ª. Ed. Rio de Janeiro: Cultura Médica. 2016; 543pp.
3. Jones NP. Uveitis. 2nd Edition. London, UK: *JP Medical Ltd.*, 2013.
4. Avila M, Lavinsky J, Moreira JR CA. Retina e vítreo. *Conselho Brasileiro de Oftalmologia*. 4ª ed, Rio de Janeiro: Cultura Médica; 2016.
5. Mello PAA, Susanna Jr R, Almeida HG. Glaucoma. *Conselho Brasileiro de Oftalmologia*. 4ª ed. Rio de Janeiro: Cultura Médica; 2016.

Oncologia

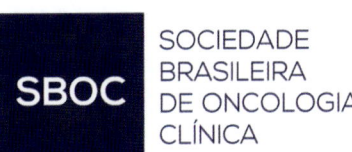

127

Biomarcadores Tumorais

Carlos Gil Moreira Ferreira • Fernanda Telles Lins Taveira • Fernanda Carneiro Dias • Lorrana Cech

INTRODUÇÃO

Biomarcadores tumorais geralmente são proteínas produzidas por células normais e, em maior quantidade, por células cancerígenas, mas podem também ser DNA tumoral livre de células circulantes ou células tumorais circulantes intactas encontradas no sangue, na urina, nos fluidos corporais e no próprio tecido dos tumores. Testes para identificar e quantificar os biomarcadores tumorais circulantes foram recentemente designados como *biopsias líquidas*.[1]

USOS CLÍNICOS

Há vários usos clínicos possíveis para um biomarcador tumoral (Tabela 127.1), por exemplo, para a estratificação de risco de um indivíduo para determinada doença, sendo o resultado aplicado em estratégias de prevenção ou na triagem de formas mais eficientes de combatê-la. Os biomarcadores tumorais podem ser usados para detecção precoce e início de tratamento, como os testes qualitativos para o poliomavírus humano incorporados aos esfregaços do Papanicolau para a detecção precoce do câncer cervical.

Além disso, testes de marcadores tumorais teciduais e séricos também são utilizados para estabelecer a origem de um tumor recém-diagnosticado, como os exemplos da Tabela 127.2.

Os biomarcadores podem fornecer informações prognósticas, preditivas ou mistas. Grande parte dos biomarcadores utilizados em oncologia são mistos. Por exemplo, o *Oncotype Dx Breast Recurrence Score* serve como um indicador cuja pontuação baixa indica um bom prognóstico e cuja pontuação alta indica um mau prognóstico. É usado para definir qual o benefício da terapia endócrina em pacientes com câncer de mama com receptor hormonal positivo.

Tabela 127.1 Potenciais usos de biomarcadores tumorais.

Definição de riscos
Triagem para diagnóstico e tratamento precoces
Diagnóstico diferencial: • Entre tumores malignos e benignos   • Entre tipos de malignidades (hematológicas, mesenquimais, epiteliais ou dentro de cada categoria)
Avaliação de prognóstico
Monitoramento: • Na detecção de recorrência   • Na progressão de doença

Adaptada de: DeVita et al., 2023.[2]

Tabela 127.2 Testes de biomarcadores tumorais teciduais úteis para diagnóstico diferencial das malignidades sólidas mais comuns.

Tipo de Câncer	Biomarcador
Mama	Tecidual: RE, RPg (alguns cânceres uterinos e pulmonares são fracamente positivos)
Cólon	Tecidual: CDX2
Pulmão	Tecidual: TTF-1 (também positivo em câncer de tireoide, mas tireoide também positiva para tireoglobulina)
Melanoma	Tecidual: S100, PMEL, tirosinase, MITF, melan-A, HMB-45, SM5-1
Próstata	Tecidual ou sérico: PSA; PCA3 urinário
Tumor germinativo masculino	Tecidual ou sérico: α-fetoproteína (AFP), β-hCG; tecidual PLAP

RE: receptor de estrogênio; RPg: receptor de progesterona; TTF-1: fator de transcrição 1 da tireoide; PSA: antígeno prostático específico; β-hCG: β-gonadotrofina coriônica humana; PLAP: fosfatase alcalina semelhante à da placenta.
Adaptada de: DeVita et al., 2023.[2]

É importante saber a diferença entre um fator prognóstico (que prediz o risco da doença independentemente do tratamento empregado) e um fator preditivo (que prediz como um paciente responderá ao tratamento).

No entanto, o uso mais frequente de um teste de biomarcador tumoral é para determinar o prognóstico em pacientes com câncer estabelecido. Um teste de biomarcador tumoral de prognóstico puro é usado para determinar o risco do resultado da doença na ausência de qualquer tratamento ou para determinar o *risco residual* após algum tratamento.

Vários outros testes de biomarcadores para antígenos tumorais séricos foram introduzidos na prática clínica ao longo dos anos. Por exemplo, α-fetoproteína (AFP) e beta-gonadotrofina coriônica (β-hCG) para malignidades de células germinativas; antígeno específico da próstata para câncer de próstata (PSA); antígeno de câncer (CA) 125 para câncer de ovário, CA 19-9 para câncer de pâncreas e CA 15-3 para câncer de mama; antígeno carcinoembrionário (CEA) para câncer de cólon.[1,2]

BIOMARCADORES TUMORAIS SÉRICOS

Biomarcadores séricos podem auxiliar na avaliação do prognóstico, na detecção precoce de recorrência e no monitoramento da resposta à terapia empregada (ver Tabela 127.1).

Pacientes livres de doença detectável após terapia primária e adjuvante podem ser monitorados para recorrência *oculta* ou iminente antes dos sinais e sintomas clínicos clássicos de metástases. Além disso, talvez o uso mais comum de testes seriados de biomarcadores tumorais séricos seja monitorar pacientes com doença metastática estabelecida, para determinar se o paciente deve permanecer em seu regime atual de tratamento ou se o médico deve considerar uma estratégia terapêutica alternativa, já que biopsias seriadas são, eventualmente, inconvenientes e, em grande parte, logisticamente problemáticas.

Embora amplamente difundidos na prática oncológica, eles não devem ser usados para se estabelecer o diagnóstico de tumores. Além das questões relativas à sensibilidade e especificidade, seu impacto é limitado pela qualidade das terapias disponíveis.

Os biomarcadores são de pouco valor em diagnósticos e em terapias primárias, mas em terapias de resgate são instrumentos de grande uso. Por exemplo: para pacientes assintomáticas com câncer de ovário cuja única evidência de progressão da doença é um aumento isolado no marcador CA 125, não há benefício em instituir mudança terapêutica antes que surja outra evidência de progressão.

Nos casos abordados neste capítulo, o enfoque será para os biomarcadores tumorais séricos.

Antígeno carcinoembrionário

Desde sua descoberta, em 1965, o CEA tem sido extensamente estudado por sua capacidade de detectar recorrência de doença após ressecção curativa e monitorar o tratamento oncológico. Em geral, um CEA crescente indica progressão de doença.

O CEA é uma proteína oncofetal que aparece elevada no soro de pacientes com uma variedade de cânceres, sendo utilizado mais amplamente no câncer colorretal. Por ter baixa sensibilidade e especificidade, o CEA sérico não é uma ferramenta de triagem útil. No entanto, em pacientes com diagnóstico de câncer, o nível de CEA sérico se correlaciona com a carga da doença e tem valor prognóstico, além de ser usado para rastreio de recidiva e presença de lesão residual após cirurgia curativa.

Para pacientes que possuem o aumento do marcador, estudos demonstraram um intervalo de 45 dias a seis meses entre a elevação dos níveis séricos de CEA e a detecção da doença por outros meios. Tabagistas podem ter um CEA falsamente positivo. Além disso, pacientes em tratamento adjuvante baseado em fluorouracil podem apresentar um CEA falsamente elevado, sendo aconselhável iniciar o controle com dosagens séricas de CEA somente após o término da quimioterapia.

Se confirmado um aumento progressivo do CEA, é necessária uma avaliação mais aprofundada para identificar o local da recorrência/progressão da doença.

Antígeno de câncer CA 125

Apesar de suas limitações reconhecidas, o CA 125 é amplamente utilizado. Por exemplo, os critérios do Intergrupo de Câncer Ginecológico (GCI) evoluíram para ajudar a determinar se o tumor de um paciente respondeu à terapia.[3]

De maneira consistente, a fração de pacientes pontuados como tendo uma resposta tumoral usando os critérios de CA 125 – definidos como um declínio de 50% em relação à linha de base – é maior do que a resposta definida pelo RECIST (do inglês, Response Evaluation Criteria In Solid Tumours, ou Critérios de Avaliação de Resposta em Tumores Sólidos). Esse achado não surpreende, porque uma diminuição de 30% no RECIST representa uma diminuição de 65% no volume do tumor e, portanto, é um limiar de resposta mais rigoroso.

Já a progressão é definida como um incremento no CA 125 para um valor superior a mais de duas vezes o valor do nadir em duas ocasiões. É um limiar mais alto, distinto e elevado do que o RECIST, em que um aumento de 73% no volume indica uma progressão.

Antígeno prostático específico

O PSA tem sido extensivamente estudado por sua capacidade de se correlacionar com resultados clínicos dos pacientes. Como observado anteriormente, o PSA foi incorporado às diretrizes do Translating Prostate Cancer Working Group (PCWG) como indicativo de progressão da doença quando há

um aumento de 25% confirmado em uma segunda medição consecutiva. Os tempos de duplicação do PSA correlacionam-se com a sobrevida global na ausência de terapia, mas não são usados na avaliação da resposta.[4]

Gonadatrofina coriônica humana e α-fetoproteína

Uma vez que o câncer testicular é uma doença altamente curável com biomarcadores já bem definidos na prática oncológica clínica, a avaliação dos desfechos se concentra na rápida identificação de pacientes cujos tumores têm uma resposta pobre à terapia empregada.

Como ambos os marcadores têm meias-vidas relativamente curtas (um a dois dias para hCG e cinco a sete dias para AFP), a taxa de declínio pode ser calculada e correlacionada com o desfecho. No entanto, as diretrizes da Sociedade Americana de Oncologia Clínica (ASCO) de 2010 sobre marcadores tumorais séricos concluíram que ainda não havia evidências suficientes para recomendar a mudança de terapia apenas com base em um lento declínio do marcador.

O aumento dos níveis após dois ciclos (aumentos precoces podem ser devidos à lise tumoral) pode indicar a necessidade de mudar de terapia. Os marcadores são utilizados no estadiamento, no prognóstico e na vigilância após ressecção cirúrgica.

Antígeno de câncer CA 19-9

O CA 19-9 é utilizado como marcador tumoral para diversos tipos de câncer (incluindo carcinoma hepatocelular, câncer gástrico, ovariano, pulmonar, mamário, entre outros), sendo o principal o câncer do trato pancreatobiliar. É importante destacar que elevações do CA 19-9 podem ocorrer também quando há disfunção do trato biliar, como hiperbilirrubinemia e colestase. Ou seja, causas não malignas podem levar a resultados anormais desse exame.

Em indivíduos com alto risco para câncer pancreático, há consensos internacionais que recomendam a dosagem de CA 19-9 em casos de exames de imagem com alterações.[5]

Em pacientes com câncer do trato pancreatobiliar, a dosagem seriada de CA 19-9 é útil para acompanhamento após cirurgia potencialmente curativa e para avaliar a resposta ao tratamento para a doença avançada. Níveis elevados de CA 19-9 geralmente precedem o aparecimento radiográfico de recidiva da doença, mas a confirmação da progressão deve ser realizada com estudos de imagem e/ou biopsia. Além disso, os níveis séricos de CA 19-9 têm algum valor como marcadores de prognóstico de longo prazo e também podem ajudar a inferir a presença de doença metastática radiograficamente oculta no diagnóstico.

CROMOGRANINA A

A cromogranina A (CgA) é uma glicoproteína da família das graninas secretada por neurônios e células neuroendócrinas, e é precursora de substâncias biologicamente ativas no organismo.[6] A CgA é o marcador mais utilizado na prática clínica quando falamos de tumores neuroendócrinos (TNEs).

Alguns estudos relatam alta sensibilidade e especificidade da CgA em pacientes com TNEs avançados, tanto funcionais quanto não funcionais. No entanto, não é muito certa a correlação entre alterações nos níveis de CgA e progressão ou resposta ao tratamento desses tumores.[6] O desempenho do teste é melhor na doença avançada do que na localizada, e varia de acordo com o local e a carga da doença: TNEs gastrenteropancreáticos normalmente são mais secretores.[6]

É importante ressaltar algumas particularidades na interpretação desse marcador. Várias medicações (como inibidores da bomba de prótons) podem resultar em falso-positivos. Além disso, a dosagem de CgA pode estar elevada em condições não neoplásicas, como gastrite atrófica crônica, insuficiência renal e doenças inflamatórias.

TIREOGLOBULINA

A tireoglobulina (Tg) é uma forma de armazenamento de tiroxina (T4) e de tri-iodotironina (T3). É sintetizada apenas pelas células foliculares da tireoide e liberada no soro junto com os hormônios tireoidianos. As medições de Tg sérica fornecem informações importantes sobre a presença ou ausência de doença residual, recorrente ou metastática em pacientes com câncer diferenciado de tireoide. Um aumento gradual nas concentrações séricas de Tg sugere fortemente doença progressiva e deve levar à busca detalhada do local de recidiva e/ou progressão.

DNA TUMORAL CIRCULANTE

Com o avanço do sequenciamento genético e da tecnologia, é possível constatar e avaliar fragmentos de DNA originários de um tumor que circulam na corrente sanguínea, chamados de DNA tumoral circulante (ctDNA).

Alguns estudos têm analisado a correlação entre a presença de ctDNA e o risco de recorrência de alguns tipos de câncer, como de cólon, esôfago, estômago e mama. Também tem sido usado para detecção precoce de recidivas e para avaliação de prognóstico.

Uma metánalise de 24 estudos em pacientes com câncer colorretal metastático relatando o valor preditivo ou prognóstico do ctDNA associou a não diminuição nos níveis de ctDNA durante o tratamento a uma curta sobrevida livre de progressão e sobrevida global em pacientes com câncer de cólon.[6]

No caso do câncer de mama metastático, evidências sugerem que mudanças dinâmicas precoces no ctDNA podem prever os resultados da sobrevida livre de progressão no tratamento com palbociclibe e fulvestranto, de acordo com uma análise do estudo *PALOMA-3*.[7]

Ainda não se sabe o suficiente sobre os mecanismos que controlam a alteração do ctDNA e nem como os níveis de ctDNA se correlacionam com análises radiológicas ou com níveis séricos de outros biomarcadores (p. ex., como CEA para câncer colorretal).

Embora os resultados sejam promissores, uma revisão conjunta sobre a utilidade da análise de ctDNA em pacientes com câncer pela American Society of Clinical Oncology e pelo College of American Pathologists concluiu que não há evidências suficientes para uma validade clínica para a maioria dos ensaios com casos de câncer avançado.[8]

CRITÉRIOS PARA INCORPORAÇÃO DE TESTE DE BIOMARCADOR TUMORAL NA PRÁTICA CLÍNICA

Apesar do grande número de estudos que avaliam os testes de biomarcadores tumorais para fins de prognóstico ou predição em oncologia, nem todos foram adotados na rotina clínica. Para lidar com essa limitação, a Sociedade Americana de Oncologia Clínica (ASCO) convocou um painel de especialistas em 1996 para estabelecer diretrizes objetivas e baseadas em evidências para o uso de biomarcadores tumorais em cânceres de mama e cólon. Desde então, apesar da impressionante explosão no conhecimento molecular, biológico e técnico sobre o câncer, as recomendações dos painéis originais e subsequentes da ASCO têm sido bastante conservadoras.

Esses critérios podem ser resumidos usando os termos: validade analítica, validade clínica e utilidade clínica. Antes que um biomarcador tumoral possa ser usado no cuidado de pacientes, ele deve ser tecnicamente preciso, estável e reprodutível. Preocupações pré-analíticas, como tipo e tempo de fixação e armazenamento, podem alterar fundamentalmente os resultados dos biomarcadores tumorais, fornecendo dados alterados, e devem ser considerados com cuidado. A validade clínica garante que o biomarcador, de fato, separa uma população de pacientes em dois grupos para os quais algum resultado (como resposta ao tratamento ou sobrevida global) é diferente. No entanto, essas observações não se traduzem em utilidade clínica. São necessários altos níveis de evidência que demonstrem que a aplicação clínica de um teste de biomarcador tumoral resulta em melhores resultados para o paciente, como os usos descritos na Tabela 127.3.

Tabela 127.3 Testes de biomarcadores tumorais úteis em malignidades sólidas comuns.

Tipo de câncer	Marcador	Teste	Uso	Recomendação
Recomendados para uso em câncer de mama				
Mama	RE, RPg	IHQ	Resposta à terapia endócrina	Cenários adjuvante e metastático
Mama	HER2	IHQ ou ISH	Resposta a terapia anti-HER2	Cenários adjuvante e metastático
Mama	Oncotype Dx® (análise multiparamétrica de expressão gênica)	RT-PCR	Risco de recorrência em pacientes tratados com tamoxifeno	Câncer de mama, linfonodo negativo, RE positivo
Mama	MammaPrint®	RT-PCR	Benefício de quimioterapia adjuvante	Câncer de mama, linfonodo negativo, RE/RPg positivo, HER2 negativo em pacientes com risco clínico elevado pelo estudo *MINDACT*
Mama	CA 15-3	Níveis séricos	Monitorar resposta terapêutica	Atentar para câncer de mama metastático, que pode haver crescimento nas primeiras 4 a 6 semanas de uma nova terapia

(Continua)

Tabela 127.3 Testes de biomarcadores tumorais úteis em malignidades sólidas comuns. (*continuação*)

Tipo de câncer	Marcador	Teste	Uso	Recomendação
Recomendados para uso em câncer colorretal				
Colorretal	CEA	Níveis séricos	Monitorar resposta terapêutica	Relevante no pré-operatório, na avaliação de recorrência e de resposta ao tratamento; não é recomendado para *screening*
Colorretal	Mutações *KRAS*	Sequenciamento de DNA	Resposta a terapia anti-EGFR	Deve ser testado em todos os pacientes com doença metastática: mutações *KRAS* e *NRAS*, nos códons 12 e 13 do éxon 2, códons 59 e 61 do éxon 3 e códons 117 e 146 do éxon 4. Se for detectada mutação *KRAS* o paciente não deve receber terapia anti-EGFR
Colorretal	*BRAF p.V600*	Sequenciamento de DNA	Prognóstico	Estratificação prognóstica de pacientes com câncer colorretal; deverá ser testado em pacientes MMR deficientes com perda de expressão de MLH1 para avaliação de síndrome de Lynch
Colorretal	MMR	IHQ	Prognóstico e alterações genéticas	Utilizado para terapia e identificação de pacientes com alto risco de síndrome de Lynch
Recomendados para câncer gastresofágico				
Gastresofágico	HER2/neu	Proteína ou IHQ	Prediz resposta à terapia anti-HER2	Realizado na biopsia ou peça cirúrgica (primário ou metástase) para definir terapias subsequentes
Recomendados para câncer de pulmão				
Pulmão	EGFR	PCR	Prediz resposta à terapia anti-EGFR	Adenocarcinoma de pulmão com alterações em genes *driver* pode se beneficiar de terapia-alvo específica
Pulmão	ALK	IHQ ou FISH	Prediz resposta à terapia com TKI	Adenocarcinoma de pulmão metastático com alterações em genes *driver* pode se beneficiar de terapia-alvo específica
Pulmão	PDL1	IHQ	Prediz resposta à terapia com imunoterapia	Adenocarcinoma de pulmão metastático com PDL1 positivo tem melhor taxa de resposta ao tratamento
Pulmão	*ROS1, BRAF, TRK, RET, MET, HER2, KRAS G12C*	NGS	Prediz resposta à terapia alvo	Adenocarcinoma de pulmão metastático com alterações em genes *driver* pode se beneficiar de terapia-alvo específica
Recomendado para uso em câncer de pâncreas				
Pâncreas	CA 19-9	Níveis séricos	Resposta terapêutica	Para monitoramento do tratamento; não deve ser utilizado como *screening*
Recomendado para uso em câncer de próstata				
Próstata	PSA	Níveis séricos	Diagnóstico e resposta terapêutica	Para detectar recorrência após terapia; resposta terapêutica
Recomendado para uso em gliomas				
GBM	Metilação de MGMT	PCR	Prognóstico e prediz resposta à radioterapia e a agentes alquilantes	Todos os pacientes com diagnóstico de GBM
GBM	Mutação *IDH1*	Sequenciamento de DNA	Resposta terapêutica à quimioterapia	Todos os pacientes com diagnóstico de GBM grau III WHO mutados devem ser tratados com quimioterapia
Oligodendroglioma	Codeleção 1p/19q	PCR ou FISH	Resposta terapêutica à quimioterapia	Pacientes com diagnóstico de oligodendroglioma e codeleção 1p/19q devem ser tratados com quimioterapia
Recomendado para uso em câncer de ovário				
Ovário	CA 125	Níveis séricos	Resposta terapêutica e recorrência	Monitorar recorrência e resposta ao tratamento no cenário metastático
Recomendado para uso em câncer germinativo masculino				
Tumor germinativo masculino	Beta-HCG e AFP	Níveis séricos	Resposta terapêutica e recorrência	Monitorar recorrência e resposta ao tratamento durante o cenário metastático

RE: receptor de estrogênio; RPg: receptor de progesterona; IHQ: imunohistoquímica; HER2: receptor 2 do fator de crescimento epidérmico humano; ISH: hibridização *in situ*; RT-PCR: reação de transcrição reversa da cadeia polimerase; EGFR: receptor do fator de crescimento epidermal; MMR: reparo de incompatibilidade; *MLH1*: gene de mutação homóloga 1; MSI: instabilidade microssatélite; LOH: perda de heterozigoze; FISH: hibridização *in situ* por fluorescência; TKI: inibidor de tirosina quinase; PSA: antígeno específico prostático; GBM: glioblastoma; *MGMT*: gene 0(6) metilguanina-DNA-metiltransferase; β-hCG: β gonadotrofina coriônica humana; AFP: α-fetoproteína. Adaptada de: *DeVita, Hellman, and Rosenberg's Cancer Principles and Practice of Oncology*, 11ª ed.

CONSIDERAÇÕES FINAIS

Em suma, os testes de biomarcadores tumorais são essenciais para personalizar o cuidado oncológico com precisão. No entanto, é essencial que os ensaios sejam bem executados, precisos e reprodutíveis. Além disso, altos níveis de evidência devem estar disponíveis para demonstrar que um teste de biomarcador tumoral tem utilidade clínica para um determinado uso. É preciso haver avaliação e consenso entre empresas terceirizadas, agências reguladoras, órgãos de diretrizes e, mais importante, o prestador de cuidados de saúde e o paciente.

REFERÊNCIAS BIBLIOGRÁFICAS

1. Sepulveda A.R., Hamilton S.R., Allegra C.J. et al. Molecular biomarkers for the Evaluation of Colorectal Cancer: Guideline From the American Society for Clinical Pathology, College of American Pathologists, Association for Molecular Pathology, and the American Society of Clinical Oncology. *J Clin Oncol.* 2017;35(13):1453–1486.
2. DeVita V.T. Jr, Hellman S., Rosenberg S.A., eds. Cancer: Principles and Practice of Oncology. 12th ed. Philadelphia: Wolters Kluwer; 2023.
3. Krop I., Ismaila N., Andre F. et al. Use of Biomarkers to Guide Decisions on Adjuvant Systemic Therapy for Women with Early-Stage Invasive Breast Cancer: American Society of Clinical Oncology Clinical Practice Guideline Focused Update. *J Clin Oncol.* 2017;35(24):2838–2847.
4. Bartley A.N., Washington M.K., Colasacco C. et al. HER2 Testing and Clinical Decision Making in Gastroesophageal Adenocarcinoma: Guideline From the College of American Pathologists, American Society for Clinical Pathology, and the American Society of Clinical Oncology. *J Clin Oncol.* 2017;35(4):446–464.
5. Howard L.E., Moreira D.M., De Hoedt A. et al. Thresholds for PSA doubling time in men with non-metastatic castration-resistant prostate cancer. *BJU Int.* 2017;120(5B):E80–E86.
6. Goggins M., Overbeek K.A., Brand R. et al. Management of patients with increased risk for familial pancreatic cancer: updated recommendations from the International Cancer of the Pancreas Screening (CAPS) Consortium. *Gut.* 2020;69(1):7-17. Epub 2019 Oct 31.
7. Callesen L.B., Hamfjord J., Boysen A.K. et al. Circulating tumour DNA and its clinical utility in predicting treatment response or survival in patients with metastatic colorectal cancer: a systematic review and meta-analysis. *Br J Cancer.* 2022;127(3):500-513. Epub 2022 Apr 19.
8. O'Leary B., Hrebien S., Morden J.P. et al. Early circulating tumor DNA dynamics and clonal selection with palbociclib and fulvestrant for breast cancer. *Nat Commun.* 2018;9(1):896.
9. Merker J.D., Oxnard G.R., Compton C. et al. Circulating Tumor DNA Analysis in Patients with Cancer: American Society of Clinical Oncology and College of American Pathologists Joint Review. *J Clin Oncol.* 2018;36(16):1631-1641. Epub 2018 Mar 5.

128

Estadiamento e Prognóstico

Clarissa Mathias • Filipe Luís Vasconcelos Visani • Hamanda Nery Lopes • Maria Cecilia Mathias Machado

INTRODUÇÃO

O câncer é uma doença heterogênea que tem a capacidade de acometer qualquer órgão do corpo humano. Diante de uma variedade de tumores primários e dos mais diversos tipos de tumores já descritos, torna-se virtualmente impossível generalizar sua classificação e seu tratamento.

Para um prognóstico mais completo do câncer em um curto, médio e longo prazos, bem como para planejar o tratamento mais adequado, é preciso realizar seu estadiamento, ou seja, classificar o tumor primário e seus sítios metastáticos. Assim, oncologistas lançam mão de classificações para estadiar cada tumor por meio de métodos diagnósticos, como exames laboratoriais, de imagem e métodos invasivos.

Este capítulo traz uma visão geral dos principais instrumentos de estadiamento e avaliação prognóstica, bem como os principais exames utilizados.

ESTADIAMENTO
TNM

O estadiamento do câncer é amplamente utilizado quando se planeja o cuidado individualizado para cada paciente, não só para o prognóstico, mas também para determinar opções terapêuticas adequadas. Estadiar representa avaliar o grau de disseminação tumoral usando regras aplicadas internacionalmente e que estão regularmente em atualização.

Existem vários sistemas de estadiamento usados em todo o mundo. O mais útil, aceito universalmente e de maior aplicabilidade para tumores sólidos é o sistema TNM de classificação, preconizado e difundido pela União Internacional Contra o Câncer (UICC) e pelo American Joint Committee on Cancer (AJCC). Esse sistema leva em consideração três pontos importantes: tamanho e extensão do tumor primário (T), envolvimento dos linfonodos regionais (N) e presença ou não de metástases à distância (M).

Para cada uma dessas categorias existe uma graduação com números e letras que vão designar a extensão da doença com maior precisão. "Tis" corresponde ao carcinoma *in situ*, e o *X* é usado em conjunto com T ou N quando esses pontos não puderam ser completamente avaliados. Informações agregadas das categorias T, N e M, juntamente com fatores prognósticos especificados para certos tipos de câncer, levam a formações de estadios.

O estadiamento pode ser classificado em clínico e patológico. O primeiro (cTNM) é baseado no histórico do paciente, no exame físico e em qualquer exame de imagem realizado antes do início do tratamento. Já o estadiamento

patológico (pTNM) baseia-se em achados cirúrgicos e avaliação anatomopatológica. Nem sempre o estadiamento patológico irá coincidir com o estadiamento clínico.

Quando a classificação é feita durante ou após uma terapêutica multimodal, as categorias cTNM e pTNM serão identificadas por um prefixo *y*, passando a representar a extensão real do tumor no momento do exame. Os tumores recidivados, quando estadiados após um intervalo livre de doença, serão identificados pelo prefixo *r*. Já o prefixo *a* indica que a classificação foi determinada pela primeira vez por autópsia.

Convém salientar que nem todos os cânceres são estadiados conforme o sistema TNM. É o caso de tumores do sistema nervoso central, leucemias e linfomas, assim como cânceres pediátricos. Grupos dedicados a tumores específicos possuem sistemas próprios de estadiamento que complementam o sistema TNM. Um exemplo é o da Federação Internacional de Ginecologia e Obstetrícia (FIGO), que possui um sistema de estadiamento para cânceres dos órgãos reprodutivos femininos.

EXAMES DE ESTADIAMENTO
Exames laboratoriais

Alguns exames laboratoriais devem ser solicitados com o intuito de identificar possíveis metástases ou síndromes paraneoplásicas, confirmar se o paciente possui funções orgânicas adequadas e auxiliar no planejamento terapêutico. Eles são requisitos necessários para o estadiamento e a pontuação de escores prognósticos. De uma forma geral, os exames solicitados são hemograma completo, exames para avaliação de funções hepática e renal e dosagem de cálcio sérico. Alterações em algum desses parâmetros poderão levar a exames de imagem dirigidos.

Além dos exames citados, há outros baseados em biomarcadores. Alguns tipos de tumores expressam biomarcadores, que são proteínas, genes e outras moléculas que influenciam na forma como as células cancerígenas se comportam. Eles podem auxiliar na definição do sítio primário do câncer, na avaliação prognóstica ou de agressividade, na monitorização da resposta ao tratamento e até ajudando a identificar quais terapias funcionam melhor para um determinado tumor em um determinado paciente.

O CA 19-9, por exemplo, pode ser útil em casos de câncer de pâncreas, como preditor de resposta em pacientes com doença irressecável em tratamento quimioterápico, preditor de presença de doença metastática radiologicamente oculta, ou para detecção precoce de recidiva de doença. Já a dosagem de CEA pode auxiliar no estadiamento pré-operatório e no seguimento de pacientes diagnosticados com câncer de cólon.

Contudo, é de extrema relevância ressaltar que biomarcadores não são exames laboratoriais de rotina, nem de rastreio. Marcador tumoral elevado não prediz o diagnóstico de câncer, uma vez que existem situações benignas que podem levar a esse aumento. Esse tema será abordado de forma mais detalhada em outro capítulo.

Métodos de imagem

Exames de imagem são usados para um diagnóstico inicial, para guiar biopsias e para definir estadiamento/extensão de doença. Diferentes métodos de imagem podem ser usados para o estadiamento, sendo os mais comuns o tomográfico e o de ressonância guiados para avaliação de sítio primário e sua extensão, bem como para avaliação de possível acometimento dos principais sítios metastáticos.

Em geral, estudos tomográficos são usados para estadiamento local e sistêmico dos principais tipos de tumores, auxiliando na determinação de prognóstico. No entanto, alguns tipos de câncer são avaliados com outros exames de imagem, como é o caso da mamografia para tumores primários da mama, permitindo avaliar a extensão do tumor na mama, bem como o possível acometimento de linfonodos axilares.

Já a ressonância magnética auxilia no detalhamento e na definição de limites de tumores intra-abdominais, do trato gastrintestinal, bem como na avaliação mais minuciosa do acometimento do sistema nervoso central tanto por tumores primários quanto por lesões metastáticas.

A tomografia por emissão de pósitrons (PET-CT) usa a atividade metabólica de um tumor captando uma molécula radiomarcada por ele. O valor de captação é padronizado (SUV). Diferentes moléculas radiomarcadas podem ser usadas, dependendo do sítio primário que se deseja avaliar como fluorodesoxiglicose (FDG), antígeno de membrana prostática específica (PSMA) ou análogo de somatostatina. O PET-CT com FDG é o mais usado para avaliação de acometimentos sistêmicos de tumores localmente avançados, como tumores de cabeça, pescoço, pulmão, esôfago e melanoma. No entanto, é importante salientar que o PET-CT com FDG não deve ser usado para diagnóstico inicial de tumores e nem para todos os tumores. Já o PET-PSMA é usado na avaliação de tumores de próstata de alto risco, tanto na busca de sítios primários, quanto na suspeita de doença metastática. Em resumo, o PET-CT é usado em diagnóstico, estadiamento e acompanhamento de diversos tumores, mas não deve ser um exame generalizado, pois a eficácia do método não é universal para todos os tipos de tumores primários.

Métodos invasivos

Métodos invasivos ou minimamente invasivos são adotados conforme a necessidade da avaliação, variando entre os diferentes tipos de tumores.

A ultrassonografia endobrônquica (EBUS) pode avaliar lesões centrais ou linfonodos suspeitos nas regiões subcarinal, hilar, paratraqueal e traqueal posterior. Suas principais limitações são custo elevado, pouca disponibilidade, ser um teste que dependente do operador, o pequeno tamanho da amostra e a impossibilidade de acesso a outras cadeias, como periaórtica, paraesofágica e do ligamento pulmonar.

Dessa forma, a ultrassonografia endoscópica esofágica (EUS) pode ser uma técnica complementar para acessar lesões localizadas nas regiões do mediastino posterior e inferior, paratraqueal esquerda, adrenal esquerda e fígado. O EUS também pode ser útil no estadiamento de pacientes com câncer de estômago e esôfago, de modo a diferenciar aqueles que se beneficiarão de terapia neoadjuvante ou tratamento cirúrgico.

Exemplificando: em pacientes com diagnóstico de câncer de pulmão de células não pequenas que apresentam adenopatia mediastinal suspeita por TC ou PET-CT, tumores centrais ou ≥ 3 cm, é obrigatória a comprovação histológica de comprometimento linfonodal por meio do EUS ou EBUS e/ou mediastinoscopia (exame feito com um mediastinoscópio).

PROGNÓSTICO
Estadiamento

O estadiamento final de um paciente é um dos principais fatores prognósticos. Quanto maior a classificação em um estadiamento, menor a sobrevida em 5 anos. A partir dele é definido o objetivo do tratamento, curativo ou paliativo, além do plano terapêutico a ser realizado para alcançar maior chance de sobrevida.

Histologia/patologia

A avaliação histopatológica de tumores, por biopsia tecidual, citologia ou análise de peças anatomopatológicas, é essencial para o diagnóstico de sítios primários, bem como para definição de tratamento sistêmico. A avaliação da morfologia celular, das características de diferenciação celular, do grau de invasividade e da profundidade de acometimento são alguns aspectos avaliados nesse cenário. A histopatologia pode ter implicações importantes no estadiamento de alguns tumores primários, assim como as características identificadas na patologia têm implicações prognósticas importantes.

As neoplasias de mama, por exemplo, são estadiadas clinicamente por meio de avaliações clínicas e exames de imagem. No entanto, atualmente, a classificação de TNM no câncer de mama engloba características histopatológicas. Dessa maneira, após biopsias e/ou ressecções cirúrgicas, o estadiamento pode ser modificado devido a características histopatológicas encontradas na peça cirúrgica que implicam diretamente o prognóstico da paciente. Além disso, em pacientes candidatas a tratamento neoadjuvante, com realização de quimioterapia/hormonioterapia/terapia-alvo antes da abordagem cirúrgica com o intuito de citorredução, a avaliação histopatológica após a cirurgia também implica diretamente o prognóstico do paciente.

Os tumores de próstata também recebem designações distintas de classificação TNM para estadiamento a partir da avaliação anatomopatológica feita após ressecção cirúrgica, com implicações diretas na determinação de tratamento sistêmico. Assim como os tumores de mama, os do trato gastrintestinal, de cabeça e pescoço, sarcomas, tumores ginecológicos, entre outros, quando submetidos a tratamentos neoadjuvantes e cirúrgicos, também são classificações e estadiados baseados no TNM e nas características histológicas.

Dados moleculares

Nos últimos anos, o perfil molecular do câncer vem se tornando o principal definidor de prognóstico, já que está diretamente relacionado com a possibilidade de uso de novas terapias que vêm mudando os resultados de sobrevida. Além disso, ele evita que os pacientes sejam expostos a tratamentos tóxicos que diminuem a qualidade de vida e, consequentemente, à adesão ao tratamento.

Atualmente, são inúmeros os marcadores moleculares já disponíveis para vários tipos de lesões malignas. Entre os mais conhecidos e estudados estão: HER2, ALK, RAS, BRAF, MSI, PDL1 e mutação do gene *BRCA*.

Tumores com positividade para HER2 são aqueles com amplificação do gene *ERBB2*. Agentes anti-HER2 foram desenvolvidos e podem ser utilizados nesses subgrupos de pacientes, resultando em aumento significativo de sobrevida global e sobrevida livre de doença. Hoje é bastante utilizado para definição terapêutica em câncer de mama, gástrico, pulmão, entre outros.

Mutações em *RAS* e *BRAF* são definidores de prognóstico em câncer colorretal metastático. Definem ainda quais medicações podem ser usadas. Por exemplo, pacientes com câncer de cólon do lado esquerdo metastático e com RAS mutado não se beneficiam de medicações como cetuximabe e panitumumabe. Além disso, os estudos demonstram que a presença dessas mutações está associada ao pior prognóstico.

A presença de instabilidade de microssatélites (MSI) permite lançar mão de imunoterapia em cânceres metastáticos que possuem baixa resposta ao tratamento convencional com quimioterapia. É o que acontece em pacientes com câncer de pâncreas metastático com MSI, que se beneficiam do uso de pembrolizumabe. Além disso, a perda da expressão de uma das proteínas MLH1, MSH2, MSH6 e PMS2 leva à indicação de investigação de síndrome de Lynch, doença autossômica dominante que aumenta a chance de desenvolvimento de vários tipos de cânceres, como colorretal, gástrico, urotelial, do endométrio, de ovário e de pâncreas. No caso de câncer colorretal localizado, já há comprovação de que tumores com dMMR (deficiência de *mismatch repair*) e possuidor de MSI-H estão associados à sobrevida mais longa.

O PDL1 é um ligante presente nas células tumorais que inativam a identificação da resposta imune a essas l. A presença de PDL1 positivo é um marcador de resposta ao uso de imunoterapia, tratamento que vem resultando em desfechos favoráveis de sobrevida. Já bastante usado em alguns tipos de câncer, como o de pulmão, vem ganhando espaço em outros tratamentos, como o câncer de mama.

O EGFR é um fator de crescimento epidérmico que, quando presente, permite a utilização de terapias-alvo anti-EGFR. Atualmente, há três gerações desse tipo de medicação que demonstram aumento de sobrevida em comparação à quimioterapia.

Para finalizar, deve-se citar a mutação de *BRCA* 1 e 2, que pode ser identificada pelos testes genéticos germinativo ou somático. Pacientes com mutação no gene parecem ter prognóstico melhor, já que possuem bons resultados com certos tipos de medicações, como inibidores de PARP.

CONSIDERAÇÕES FINAIS

O estadiamento é fundamental ao se planejar um tratamento de câncer, para que os resultados obtidos sejam fidedignos. Na etapa do planejamento, que deve ser multidisciplinar, é importante individualizar o tratamento por patologia, considerando o paciente também de forma individualizada.

A avaliação e a inclusão de fatores prognósticos em um nível histológico e de biologia molecular também são imprescindíveis para um tratamento mais efetivo dos pacientes.

REFERÊNCIAS BIBLIOGRÁFICAS

1. Amin M.B., Edge S.B., Greene F.L. et al. The Eighth Edition AJCC Cancer Staging Manual: Continuing to build a bridge from a population-based to a more "personalized" approach to cancer staging. *CA Cancer J Clin.* 2017 Mar;67(2):93-99.
2. Chiorean E.G., Von Hoff D.D., Reni M. et al. CA19-9 decrease at 8 weeks as a predictor of overall survival in a randomized phase III trial (MPACT) of weekly nab-paclitaxel plus gemcitabine versus gemcitabine alone in patients with metastatic pancreatic cancer. *Ann of Oncol.* 2016;27(4):654-60.
3. Uemura S., Yasuda I., Kato T. et al. Preoperative routine evaluation of bilateral adrenal glands by endoscopic ultrasound and fine-needle aspiration in patients with potentially resectable lung cancer. *Endoscopy.* 2013;45(03):195-201. doi: 10.1055/s-0032-1325988.
4. Nakajima T., Yasufuku K., Saegusa F. et al. Rapid on-site cytologic evaluation during endobronchial ultrasound-guided transbronchial needle aspiration for nodal staging in patients with lung cancer. *Ann Thorac Surg.* 2013;95(5):1695-9. doi: 10.1016/j.athoracsur.2012.09.074.
5. Barroso-Sousa R., Fernandes G. Oncologia: princípios e prática clínica. Santana de Parnaíba: Manole, 2023.
6. Swain S.M., Miles D., Kim S.B. et al. Pertuzumab, trastuzumab, and docetaxel for HER2-positive metastatic breast cancer (CLEOPATRA): end-of-study results from a double-blind, randomised, placebo-controlled, phase 3 study. *Lancet Oncol.* 2020 Apr;21(4):519-530. doi: 10.1016/S1470-2045(19)30863-0.
7. Douillard J.Y., Oliner K.S., Siena S. et al. Panitumumab-FOLFOX4 treatment and RAS mutations in colorectal cancer. *N Engl J Med.* 2013 Sep 12;369(11):1023-34. doi: 10.1056/NEJMoa1305275.
8. Lemery S., Keegan P., Pazdur R. First FDA Approval Agnostic of Cancer Site - When a Biomarker Defines the Indication. *N Engl J Med.* 2017 Oct 12;377(15):1409-1412. doi: 10.1056/NEJMp1709968.
9. Kaufman B., Shapira-Frommer R., Schmutzler R.K. et al. Olaparib monotherapy in patients with advanced cancer and a germline BRCA1/2 mutation. *J Clin Oncol.* 2015 Jan 20;33(3):244-50. doi: 10.1200/JCO.2014.56.2728.

129

Urgências Oncológicas

Marcos Magalhães • Gustavo Bretas • Isabella Favato Barcelos •
William Nassib William Junior

INTRODUÇÃO

Urgências e emergências oncológicas são situações críticas que ocorrem com pacientes com câncer e necessitam de atenção médica imediata para evitar complicações graves ou até mesmo a morte. Podem ocorrer em qualquer estágio da jornada da doença, desde o diagnóstico até o tratamento, ou mesmo após a conclusão da terapia. Neste capítulo, serão abordadas as urgências e emergências oncológicas mais comuns, suas causas subjacentes, suas manifestações clínicas e as estratégias de tratamento mais adequadas, destacando-se a importância do reconhecimento e da intervenção imediatos para melhorar os resultados e a qualidade de vida do paciente.

SÍNDROME DA COMPRESSÃO MEDULAR

A síndrome da compressão medular (SCM) ocorre quando um tumor invade o espaço epidural e comprime o saco dural. O grau de compressão varia desde apresentações clínicas assintomáticas até paraplegia permanente. A SCM é frequente na prática clínica, presente em 5% dos pacientes oncológicos que morrem por câncer. Qualquer neoplasia pode cursar com SCM, mas ela é mais comum nos casos de cânceres de próstata, pulmão, mieloma múltiplo e mama, acometendo aproximadamente metade dos pacientes. Em 20% deles, sintomas de SCM são manifestações iniciais de neoplasia.[1]

Diagnóstico

Cerca de 95% dos pacientes apresentam dor como sintoma inicial, antes até do início de disfunção sensitiva, motora, intestinal ou vesical. A coluna torácica é o principal sítio acometido, seguido da coluna lombossacral e cervical. Cerca de 30% das SCM podem acometer segmentos simultâneos, sendo necessário estudar toda a coluna com exames de imagem.

A ressonância magnética (RM) de toda a coluna é o método de escolha nesse cenário. A tomografia computadorizada (TC), mais disponível, pode ser prescrita, mas não avalia a medula espinhal ou o espaço epidural tão claramente quanto a RM. No caso de TC normal e suspeita clínica, a RM deve ser feita. A imagem deve ser obtida o mais rápido possível, sendo o ideal em no máximo 24 horas, e tem impacto nos desfechos. O reconhecimento tardio e o atraso no tratamento podem resultar na progressão de déficits neurológicos que podem se tornar irreversíveis.

Tratamento

Do ponto de vista farmacológico, o uso de corticoides é considerado padrão e deve ser iniciado como ponte até o tratamento definitivo. A dose padrão é dexametasona 10 mg (dose de ataque), seguida de 4 mg de 6/6 horas. Uma vez iniciado o tratamento definitivo, a dose pode ser reduzida. Deve-se priorizar um bom controle álgico (incluindo opioide, quando necessário) e profilaxia para trombose venosa profunda.

Em relação ao tratamento definitivo, é importante que o paciente com SCM seja avaliado por um cirurgião de coluna (para verificar a estabilidade dela) e por um time multidisciplinar. O tratamento depende de alguns fatores: presença de instabilidade da coluna, *performance status* e radiossensibilidade do tumor primário. O tratamento pode incluir cirurgia de descompressão ± radioterapia ± quimioterapia.

Os pacientes com SCM devem ser encaminhados para reabilitação com o objetivo de aliviar os sintomas, aumentar a independência funcional e prevenir complicações futuras.

NEUTROPENIA FEBRIL

De modo geral, febre é definida por medição isolada da temperatura axilar > 37,8°C ou oral ≥ 38,3° C ou ≥ 38°C por mais de 1 hora. Neutropenia é definida como uma contagem absoluta de neutrófilos < 1.000 células/microℓ, sendo classificada como grave se < 500 células/microℓ. Qualquer paciente em tratamento oncológico que apresente febre deve ser avaliado para neutropenia febril (NF).[2]

A NF continua sendo a emergência oncológica infecciosa mais comum nos pacientes submetidos a tratamento com quimioterapia ou com invasão medular secundária à doença. A incidência depende do esquema de tratamento, variando entre risco alto (> 20%), intermediário (20 a 10%) e baixo (< 10%). É mais comum em pacientes hematológicos com leucemias agudas e/ou transplantados e menos comum em pacientes com tumores sólidos.

Diagnóstico

É imperativo uma anamnese detalhada, focando em sintomas e sinais específicos, além de um exame físico minucioso, que inclua a pele, cateteres e outros dispositivos, pulmões, seios paranasais, boca, abdome, área perirretal e sistema neurológico como prováveis focos infecciosos.

Testes laboratoriais de rotina devem ser realizados, incluindo hemograma, função hepática e renal, além de investigação direcionada aos sintomas com culturas e/ou exames de imagem. Em relação às culturas, deve-se obter pelo menos dois conjuntos de hemoculturas, idealmente um de punção venosa periférica e outro de cateter venoso central (quando presente). Mesmo assim, uma fonte infecciosa é identificada apenas em 20% dos casos.

Tratamento

Antibioticoterapia empírica deve ser iniciada prontamente com o objetivo de cobrir os patógenos mais comuns que causam infecções graves, a saber:[3]

- Bactérias gram-negativas:
  - *Escherichia coli*
  - *Klebsiella* spp
  - *Enterobacter* spp
  - Pseudomonas aeruginosa
  - *Citrobacter* spp
  - *Acinetobacter* spp

- Bactérias gram-positivas:
  - Estafilococos coagulase-negativos
  - *Staphylococcus aureus*

- ○ *Enterococcus* spp
- ○ Estreptococos do grupo viridans
- ○ *Streptococcus* pneumoniae
- ○ *Streptococcus* pyogenes
- Fungos
  - ○ *Aspergillus* spp
  - ○ *Candida* spp.

Para fins de prognóstico e tratamento, pode-se estratificar o paciente com NF pelo escore de risco MASCC (Multinational Association for Supportive Care in Cancer) (Tabela 129.1).

Se o risco é baixo (MASCC ≥ 21), pode ser considerado tratamento ambulatorial com antibioticoterapia oral, como ciprofloxacino mais amoxicilina-clavulanato, levofloxacino ou moxifloxacino. Se o risco é alto (MASCC < 21), o paciente deve ser internado e receber antibioticoterapia parenteral de amplo espectro, como cefepime, piperacilina-tazobactam, ceftazidima ou um carbapenêmico.

Para pacientes sem instabilidade hemodinâmica, pneumonia, mucosite ou evidência de infecção de pele e/ou corrente sanguínea associada a um cateter, não há benefício em adicionar cobertura para bactérias gram-positivas.

Terapia antifúngica empírica deve ser adicionada em pacientes de alto risco com expectativa de duração da neutropenia por mais de 7 dias e febre persistente sem uma causa determinada.

Em relação a morbidade, 20 a 30% dos pacientes com NF vão precisar de internação hospitalar, com mortalidade próxima a 10%.

TROMBOEMBOLISMO NA MALIGNIDADE

O risco de tromboembolismo venoso (TEV) é nove vezes maior em pacientes com câncer do que na população em geral e varia de acordo com o tipo de neoplasia e as características individuais, acometendo 3% a 5% dos pacientes com câncer em estágio precoce e 30% daqueles com doença metastática. Cânceres de pâncreas, estômago, pulmão e sistema nervoso central estão entre os de maior risco. Tratamento cirúrgico, presença de comorbidades como obesidade e doenças cardiovasculares, alterações em genes da coagulação e algumas mutações oncogênicas também são fatores

contribuintes. Dessa forma, os pacientes com diagnóstico de câncer devem sempre ser avaliados quanto à indicação de anticoagulação profilática.[4,5]

Diagnóstico

Alguns sinais e sintomas podem levar à suspeição da trombose venosa profunda (TVP) ou tromboembolismo pulmonar (TEP), como edema de membro inferior, empastamento de panturrilha, dispneia, dor torácica ou surgimento de circulação colateral. Nos casos sintomáticos, a avaliação clínica e o uso de exames de imagem como ultrassonografia com Doppler e/ou angiotomografia computadorizada de tórax são sempre recomendados.

Metade dos casos de TEV na malignidade são diagnosticados incidentalmente pelas imagens para estadiamento do câncer, e o tratamento recomendado é o mesmo dos casos sintomáticos.

Tratamento

A etapa inicial do tratamento do TEV (primeiros 5 a 10 dias) pode consistir no uso de heparina de baixo peso molecular (HBPM), heparina não-fracionada (HNF) ou fondaparinux. Para pacientes com insuficiência renal grave (*clearance* de creatinina < 30 mℓ/min), a HNF é preferível em relação a HBPM ou fondaparinux. Para os pacientes com baixo risco de sangramento gastrintestinal ou geniturinário, os anticoagulantes orais diretos (DOACs, do inglês *direct oral anticoagulants*), como rivaroxabana, apixabana ou edoxabana, também podem ser usados desde a fase aguda do tratamento do TEV. Para edoxabana, são necessários 5 dias de anticoagulação parenteral, normalmente com HBPM, prévios ao início do tratamento oral.

Para o tratamento de manutenção (pelo menos nos primeiros 6 meses, e após os 6 meses se houver indicação de terapia mais prolongada), os DOACs são atualmente as opções de primeira linha para pacientes sem contraindicações (como interações medicamentosas graves, absorção gastrintestinal comprometida ou alto risco de hemorragias). A HBPM também é opção preferível aos anticoagulantes orais antagonistas da vitamina K (AVK) para pacientes com *clearance* de creatinina ≥ 30 mℓ/min. O tratamento estendido por mais de 6 meses pode ser considerado em pacientes que seguem em terapia oncológica ou que tenham fatores de risco aumentado para recorrência do TEV. Para pacientes com disfunção renal grave (*clearance* de creatinina < 30 mℓ/min), as opções mais recomendadas são a HNF seguida de AVK, ou mesmo HBPM com dose ajustada pelo nível de atividade antifator Xa. Pacientes com plaquetopenia devem ser avaliados quanto ao risco-benefício da anticoagulação, e ajustes de dose ou suporte transfusional podem ser necessários.

Para pacientes com trombose sintomática relacionada com cateter, sugere-se tratamento com HBPM por pelo menos 3 meses ou pelo tempo total de manutenção do cateter. O cateter pode ser mantido se estiver funcional, bem posicionado, não infectado, e se o paciente atingir boa resolução dos sintomas com a terapia anticoagulante.

A instalação de filtro de veia cava inferior para os casos de TVP pode ser uma estratégia para reduzir óbito por embolia pulmonar em pacientes com contraindicação a anticoagulação. Os dados de terapia trombolítica em pacientes

Tabela 129.1 Escore de risco MASCC (Multinational Association for Supportive Care in Cancer).

Critério	Pontuação
Presença de sintomas clínicos	5: sem sintomas 4: sintomas leves 3: sintomas moderados
Ausência de hipotensão	5
Ausência de DPOC	4
Tumor sólido ou ausência de infecção fúngica prévia	4
Ausência de desidratação	3
Paciente ambulatorial	3
Idade < 60 anos	2
Somar os pontos: **Baixo risco: ≥ 21 pontos** **Alto risco: < 21 pontos**	

com TEV associado à malignidade são escassos, mas esse tratamento pode estar associado a um maior risco de hemorragia intracraniana.

SÍNDROME DA VEIA CAVA SUPERIOR

A síndrome da veia cava superior (SVCS) compreende os sinais e sintomas gerados pela obstrução do fluxo sanguíneo na veia cava superior. Cerca de 70% das SVCSs estão relacionadas com malignidade, e podem ser geradas por compressão extrínseca pelo tumor ou linfadenomegalias, ou por invasão tumoral intraluminal. Os cânceres de pulmão de células não pequenas e pequenas e o linfoma não Hodgkin são responsáveis, em conjunto, por 85% desses casos, e as metástases intratorácicas, por 10 a 15%.

Algumas etiologias de SVCS podem estar indiretamente ligadas ao câncer, como fibrose mediastinal pós-radioterapia, doenças infecciosas e trombose/estenose de cateteres venosos centrais.[6]

Diagnóstico

A suspeita de SVCS se dá por apresentação clínica, cuja gravidade está relacionada com a velocidade e a extensão da obstrução ao fluxo venoso. Tosse, dispneia, ortopneia, edema facial e pletora, edema de membros superiores e turgência de veias da parede torácica e pescoço são os sintomas mais encontrados; porém, quadros mais graves, como cianose, rouquidão, estridor e sintomas neurológicos, são descritos nos casos de instalação mais aguda.

Exames de imagem auxiliam no diagnóstico da SVCS. A ultrassonografia com doppler, apesar de possuir uma janela limitada para esse diagnóstico, pode ser útil para descartar trombose das veias subclávia, axilar e braquiocefálica. A tomografia computadorizada com contraste é um excelente exame para avaliar a extensão da obstrução venosa, a presença de circulação colateral e a causa da SVCS. A venografia convencional por cateter venoso central é o padrão ouro para identificar a obstrução da veia cava superior e pode ser usada para a revascularização com *stent*. A venografia por ressonância magnética é uma alternativa para os pacientes com insuficiência renal, alergia ao contraste iodado ou com contraindicação à venografia convencional.

Tratamento

No passado, a SVCS era sempre considerada uma emergência oncológica. Hoje, apenas os casos com edema cerebral, obstrução das vias aéreas ou instabilidade hemodinâmica necessitam de intervenção emergencial, e devem ser manejados com suporte avançado de vida e recanalização endovenosa. Pacientes estáveis com SVCS por cânceres previamente ignorados (60% dos casos) podem aguardar o diagnóstico histopatológico da neoplasia para guiar a abordagem terapêutica.

As medidas que podem ser úteis no tratamento multidisciplinar da SVCS são:

- Elevação da cabeceira
- Uso de corticosteroides: pode ser efetivo nas malignidades sensíveis a corticoides, como linfoma e timoma, e como profilaxia do edema laríngeo induzido por radioterapia
- Uso de diuréticos de alça: reduzem o retorno venoso ao coração, porém é uma medida controversa devido ao risco de depleção de volume intravascular
- Radioterapia: não é mais considerada o padrão-ouro para tratamento da SVCS, uma vez que gera alívio mais lento dos sintomas do que a recanalização endovenosa e possui uma taxa de eficácia de cerca de 80%
- Quimioterapia: pode ser usada com bons resultados para pacientes estáveis com tumores quimiossensíveis, como câncer de pulmão de pequenas células, linfoma e tumores de células germinativas
- Cirurgia aberta: pode ser opção para casos que demandem ressecção e reconstrução da veia cava superior
- Terapia endovascular: atualmente, o *stent* endovascular é o tratamento de primeira linha na SVCS da malignidade, isoladamente ou em combinação com a quimioterapia e/ou radioterapia, com taxas de sucesso clínico superiores a 90%. O procedimento é normalmente realizado por meio das veias jugular interna, basílica/braquial ou femoral, e são baixas as taxas de complicação e mortalidade relacionadas (8% e 2%, respectivamente). Casos de SVCS associados a trombose podem necessitar de trombólise ou trombectomia pré-*stent*
- Anticoagulação pós-*stent*: é recomendada por 3 a 6 meses para os casos associados a trombose. Não há consenso quanto à indicação de seu uso para casos não associados à trombose.

HIPERCALCEMIA DA MALIGNIDADE

Hipercalcemia da malignidade é comum em pacientes com diagnóstico de câncer, principalmente em câncer de pulmão, mama, mieloma múltiplo, carcinoma de células escamosas da cabeça e do pescoço, carcinomas uroteliais e câncer de ovário. Ocorre em até 30% dos casos, associado a pior prognóstico, com sobrevida média de até 52 dias.[7]

Existem quatro mecanismos principais pelos quais a hipercalcemia de malignidade pode ocorrer: secreção tumoral de proteína relacionada com o hormônio da paratireoide (PTHrP); metástases osteolíticas com liberação de citocinas (incluindo fator de ativação de osteoclastos); produção tumoral de 1,25 dihidroxivitamina D (calcitriol); hiperparatireoidismo ectópico (por liberação de hormônio da paratireoide [PTH] pelo tumor).

A secreção tumoral de PTHrP, também conhecida como hipercalcemia humoral de malignidade (HHM), é responsável por até 80% dos casos em tumores sólidos não metastáticos de histologia escamosa do pulmão, cabeça e pescoço, além de carcinomas do rim, bexiga, mama e ovário. A composição estrutural semelhante ao PTH, confere ao PTHrP capacidade de se ligar ao receptor PHT-1 presente em ossos e rins, aumentando a reabsorção óssea pelos osteoclastos e maior absorção de cálcio nos túbulos renais. Curiosamente, pacientes que evoluem com HHM tipicamente possuem poucas ou até nenhuma metástase óssea.

Diferente dos pacientes com HHM, aqueles que desenvolvem hipercalcemia por metástases osteolíticas, classicamente possuem maior volume de doença metastática óssea. O tumor presente nos ossos libera citocinas que agem localmente, aumentando a reabsorção óssea por aumento da atividade dos osteoclastos e supressão dos osteoblastos, causando redução na formação óssea.

Diagnóstico

Pacientes oncológicos, diferentemente daqueles com hiperparatireoidismo primário, em geral possuem maiores concentrações e elevações mais rápidas de cálcio plasmático, sendo comum sintomas clínicos associados. Recomenda-se especial atenção a pacientes que evoluem com alteração neurológica, como confusão mental e estupor.

Inicialmente, recomenda-se a coleta de cálcio total (cálcio iônico é uma opção, mas necessita de mais cuidado em sua coleta e análise) e albumina (para correção do valor do cálcio total pela albumina). Em pacientes com valores acima de 13 mg/dℓ, elevação rápida ou sintomas neurológicos, o tratamento deve ser iniciado prontamente.

Tratamento

O tratamento é baseado em corrigir a hipovolemia, inibir a reabsorção óssea e tratar o câncer, provável agente etiológico. A hidratação venosa deve ser realizada com soro fisiológico a 0,9% (para definir a quantidade devem ser considerados fatores clínicos e comorbidades) e não é recomendado o uso de diuréticos de alça, e se usados, apenas após paciente devidamente hidratado.

A inibição da reabsorção pode ser feita utilizando bisfosfonatos, que agem inibindo os osteoclastos. Exemplos disponíveis são o pamidronato e o ácido zoledrônico. Ambos são administrados por via endovenosa e normalizam o cálcio em 60 a 90% dos casos. O zoledronato pode ser feito a cada 3 a 4 semanas, se necessário, com estudos mostrando melhora já no quarto dia após a infusão. Devido ao risco de piora da função renal com o uso dessa classe de medicamentos, não usar em pacientes com *clearance* de creatinina inferior a 35 mℓ por minuto.

Outra opção é o denosumabe, um anticorpo monoclonal que se liga ao RANKL (ligante do receptor ativador do fator nuclear kappa B) e previne a ativação dos osteoclastos. É uma boa opção em pacientes com disfunção renal, já que não é metabolizado pelos rins. Em pacientes com disfunção urinária importante e oligúria, hemodiálise pode ser uma opção de tratamento.

Bisfosfonatos e denosumabe estão associados a um raro evento adverso: necrose de mandíbula. Contudo, devido à gravidade da hipercalcemia da malignidade, os benefícios justificam o risco de seu uso.

Além dessas opções de tratamento mencionadas, existe também a calcitonina, um hormônio produzido pela tireoide que inibe a atividade osteoclástica. Sua ação é rápida, baixando o cálcio sérico em 12 a 24 horas, mas com meia vida de apenas 48 a 96 horas (ácido zoledrônico possui meia vida de 146 horas). Idealmente usado no início do tratamento, quando é preciso reduzir rapidamente o quadro enquanto se aguarda a ação dos bisfosfonatos e/ou denosumabe.

Em pacientes com elevação tanto de PTHrP quanto de 1,25 dihidroxivitamina D, caso o tratamento com inibidores de reabsorção óssea não funcione adequadamente, será necessária a adição de corticoterapia.

SÍNDROME DA LISE TUMORAL

A síndrome da lise tumoral (SLT) ocorre quando uma grande quantidade de células tumorais morre, levando à liberação de potássio, fosfato e ácidos nucleicos na circulação sanguínea. O metabolismo desses ácidos nucleicos para ácido úrico leva a um estado de hiperuricemia. A SLT ocorre principalmente em tumores com alto índice proliferativo, grande volume tumoral e alta sensibilidade para a quimioterapia.[8]

As malignidades hematológicas são mais frequentemente associadas a SLT, sendo mais comuns os linfomas não Hodgkin de alto grau e leucemia linfoblástica aguda. Em relação aos tumores sólidos não hematológicos, existem raros relatos associados a câncer de mama, carcinoma de pequenas células do pulmão, neuroblastoma, tumores de células germinativas, entre outros.

A hiperuricemia ocorre por catabolismo de ácidos nucleicos purínicos em hipoxantina e xantina, em seguida em ácido úrico pela ação da enzima xantina oxidase. A baixa solubilidade do ácido úrico em água gera um acúmulo de cristais nos túbulos distais e no sistema coletor renal e, devido à alta produção desses cristais durante a SLT, ocorre precipitação e consequente lesão renal aguda.

Células malignas possuem uma maior concentração de fosfato em seu meio intracelular. Um maior volume de morte celular durante o tratamento oncológico gera a liberação de fosfato no sangue. A maior quantidade de fosfato livre leva a hipocalcemia secundária por formação e precipitação de fosfato de cálcio, com consequentes sintomas neurológicos (p. ex., convulsão) e cardiológicos (p. ex., arritmia). Lesão renal aguda também pode ocorrer devido a depósitos de fosfato de cálcio nos túbulos renais.

Diagnóstico

Para diagnóstico de SLT, utilizam-se os critérios laboratoriais de Cairo-Bishop (Tabela 129.2).

Tratamento

O manejo da SLT é baseado na prevenção e no tratamento. Inicialmente, deve-se estratificar o risco de desenvolvimento da síndrome levando em conta tipo de malignidade, volume de doença, resposta terapêutica esperada e função renal do paciente. A estratificação é dividida em risco alto, intermediário e baixo. De forma geral, a maioria dos tumores sólidos se encaixam na categoria de risco baixo, e apenas alguns tumores em estadiamento avançado, como câncer de pequenas células do pulmão, na categoria de risco intermediário.

A prevenção e o tratamento baseiam-se em hidratação venosa, que é recomendada em todas as categorias. Para os tumores de risco intermediário e alto para SLT, o uso profilático de alopurinol ou rasburicase é recomendado. O objetivo da hidratação é melhorar a perfusão renal, a filtração glomerular e uma maior diurese, com consequente redução no acúmulo de ácido úrico e fosfato de cálcio nos túbulos renais.

O alopurinol é um análogo da hipoxantina, que inibe a xantina oxidase, bloqueando o metabolismo da hipoxantina e da xantina em ácido úrico, e impedindo a criação de novos cristais de ácido úrico. É importante observar que a hipoxantina não irá reduzir os níveis séricos em caso de hiperuricemia já estabelecida, sendo mais interessante seu uso para profilaxia. A rasburicase é uma enzima que converte ácido úrico em alantoína (metabólito inativo e solúvel em água), conseguindo reduzir níveis séricos de ácido úrico, sendo indicada tanto para profilaxia (em tumores de alto risco) quanto para tratamento. Contudo, pacientes com deficiência de deficiência de glicose-6-fosfato desidrogenase (G6PD) não podem receber rasburicase, em virtude do risco de hemólise grave.

Tabela 129.2 Critérios de Cairo-Bishop.

Eletrólito	Valor	Mudança em relação ao primeiro exame
Ácido úrico	≥ 8 mg/dℓ	Aumento em 25%
Potássio	≥ 6,0 mEq/ℓ	Aumento em 25%
Fósforo	≥ 4,5 mg/dℓ	Aumento em 25%
Cálcio	≤ 7 mg/dℓ	Aumento em 25%

Adaptada de: Coiffier, B., 2008.[9]

Além da hidratação e do uso de agentes hipouricêmicos, é preciso corrigir outros distúrbios eletrolíticos presentes. A hemodiálise deve ser considerada em caso de anúria, hipercalemia persistente ou hipocalcemia sintomática.

CONSIDERAÇÕES FINAIS

As urgências e emergências oncológicas representam um desafio significativo no tratamento do câncer, exigindo gerenciamento oportuno e eficiente para mitigar as complicações e fornecer o melhor atendimento possível aos pacientes. Uma compreensão completa, incluindo sinais de alerta e estratégias de gerenciamento baseadas em evidências, é essencial para os profissionais de saúde que trabalham com pacientes com câncer.

Ao promover uma abordagem multidisciplinar e manter uma comunicação aberta entre todos os membros da equipe de atendimento, os médicos podem otimizar os resultados, reduzir a morbidade e a mortalidade e, por fim, melhorar a experiência geral de atendimento ao paciente com câncer.

REFERÊNCIAS BIBLIOGRÁFICAS

1. Cole J.S., Patchell R.A. Metastatic epidural spinal cord compression. *Lancet Neurol*. 2008 May;7(5):459–66. Disponível em: https://linkinghub.elsevier.com/retrieve/pii/S1474442208700899.

2. Zimmer A.J., Freifeld A.G. Optimal Management of Neutropenic Fever in Patients with Cancer. *J Oncol Pract*. 2019 Jan;15(1):19-24. Disponível em: https://ascopubs.org/doi/10.1200/JOP.18.00269.

3. Klastersky J., de Naurois J., Rolston K. et al. Management of febrile neutropaenia: ESMO Clinical Practice Guidelines. *Ann Oncol*. 2016 Sep;27(suppl 5):v111-v118. Disponível em: https://linkinghub.elsevier.com/retrieve/pii/S0923753419316436.

4. Falanga A., Ay C., Di Nisio M. et al. Venous thromboembolism in cancer patients: ESMO Clinical Practice Guideline. *Ann Oncol*. 2023 May;34(5):452-467.

5. Farge D., Frere C., Connors J.M. et al. 2022 international clinical practice guidelines for the treatment and prophylaxis of venous thromboembolism in patients with cancer, including patients with COVID-19. *Lancet Oncol*. 2022 Jul;23(7):e334-e347.

6. Patriarcheas V., Grammoustianou M., Ptohis N. et al. Malignant Superior Vena Cava Syndrome: State of the Art. *Cureus*. 2022 Jan 4;14(1):e20924. Disponível em: https://www.cureus.com/articles/80174-malignant-superior-vena-cava-syndrome-state-of-the-art.

7. Guise T.A., Wysolmerski J.J. Cancer-Associated Hypercalcemia. *Engl J Med*. 2022 Apr 14;386(15):1443-1451. Disponível em: http://www.nejm.org/doi/10.1056/NEJMcp2113128.

8. Howard S.C., Jones D.P., Pui C-H. The tumor lysis syndrome. *N Engl J Med*. 2011 May 12;364(19):1844-54. Disponível em: http://www.nejm.org/doi/10.1056/NEJMra0904569.

9. Coiffier, B., Altman, A., Pui, C.-H., Younes, A., & Cairo, M. S. (2008). Guidelines for the Management of Pediatric and Adult Tumor Lysis Syndrome: An Evidence-Based Review. *Journal of Clinical Oncology*, 26(16), 2767-2778. doi:10.1200/jco.2007.15.0177.

130
Câncer de Cabeça e Pescoço

Gilberto de Castro Junior • Mateus Trinconi Cunha • Renan Bezerra Lira • Gustavo Nader Marta

INTRODUÇÃO

O câncer de cabeça e pescoço é uma designação genérica que inclui tumores malignos que se originam nas vias aéreas digestivas superiores, como a boca, a faringe e os seios paranasais. Além dos tumores que se desenvolvem a partir das células epiteliais que revestem as mucosas e as estruturas do trato respiratório superior e do tubo digestivo, há também, nesse segmento anatômico, os tumores de tireoide e das glândulas salivares.

INCIDÊNCIA E PREVALÊNCIA

O câncer de cabeça e pescoço é o quarto tipo mais comum de câncer no mundo (excluindo-se cânceres de pele não melanoma), com uma incidência acumulada de 1.515.133 novos casos em 2020, e o sétimo mais letal, com 510.771 óbitos.[1] No Brasil, são previstos 15.100 novos casos de câncer de cavidade oral e 7.790 de laringe para cada ano do triênio de 2023 a 2025, estando, respectivamente, em oitavo e décimo-sexto lugares em incidência entre as neoplasias malignas. Essa incidência vem crescendo ao longo dos anos, mais marcadamente nas mulheres que nos homens, apesar de ainda ser mais comum em pacientes do sexo masculino.[2]

Esse tipo de câncer é responsável por cerca de 5% de todos os cânceres em todo o mundo e afeta principalmente homens com mais de 50 anos de idade. Enquanto nos países em desenvolvimento o principal fator de risco é associado a fatores modificáveis, como o uso de tabaco e o consumo de álcool, a infecção pelo papilomavírus humano (HPV) é o principal agente relacionado com doença em países com economias desenvolvidas.[3]

DIAGNÓSTICO

O diagnóstico do câncer de cabeça e pescoço é feito com base em achados clínicos de histórico de vida, exame físico, exames radiológicos e endoscópicos. O envolvimento precoce da equipe multidisciplinar é importante a fim de agilizar o planejamento da investigação e o subsequente planejamento terapêutico.

Apresentação clínica

Cerca de 40% dos casos de câncer de cabeça e pescoço têm origem na cavidade oral, que inclui assoalho da boca, língua, base da língua, palato duro e lábios. Outros 15% ocorrem na faringe, que engloba orofaringe, hipofaringe e nasofaringe, enquanto 25% surgem na laringe.[3]

Os sintomas do câncer de cabeça e pescoço dependem da localização do tumor. O câncer de cavidade oral geralmente é identificado precocemente, uma vez que é facilmente detectado pelo paciente, com a possibilidade de sintomas relacionados com disfunções da fala e da mastigação (seja dor, sejam distúrbios de mobilidade) ou identificação de lesão tumoral por vezes ulcerada, sem recuperação perceptível. Dor nas lesões ulceradas e sangramento são comuns, além de linfonodomegalias cervicais em níveis I a III.

Tumores de orofaringe e hipofaringe geralmente se tornam sintomáticos em estádios mais avançados em razão de sua localização. Sintomas como disfagia, odinofagia e otalgia (fenômeno de otalgia referida pelo nervo timpânico, ramo do nervo glossofaríngeo) geralmente estão presentes. Doença relacionada com HPV muitas vezes pode ter seu diagnóstico manifesto pela identificação de linfonodomegalia cervical em nível II.

Cânceres de laringe geralmente têm apresentação precoce, seja por alterações na voz ou franca disfonia. Entretanto, dada a frequência de tabagismo e etilismo na população, essa doença pode ser negligenciada e chegar em estádios avançados aos serviços de saúde, podendo levar a dispneia e obstrução de vias aéreas.

Carcinomas de nasofaringe geralmente apresentam obstrução nasal unilateral, massa cervical secundária e epistaxe. Em razão da localização, pacientes em estádios mais avançados podem apresentar disfunção de pares nervosos cranianos ou perda auditiva de condução. Linfonodomegalias cervicais são comuns, mesmo em estádios iniciais.

Fatores de risco

Excluindo-se os cânceres de tireoide, a histologia mais comum no caso de cabeça e pescoço é o carcinoma de células escamosas (CEC), originado na mucosa da cavidade oral, faringe e laringe, foco deste capítulo. De forma geral, a incidência de CEC de cabeça e pescoço (CECCP) é o dobro em pacientes do sexo masculino em comparação ao sexo feminino.

O tabagismo é considerado o principal fator de risco para o câncer de cabeça e pescoço, sendo associado a cerca de 85% dos casos. O consumo excessivo de álcool também é um fator de risco significativo, especialmente quando combinado com o tabagismo. A infecção pelo HPV, particularmente o subtipo 16, tem sido associada ao aumento do risco de câncer de orofaringe, especialmente em populações de países de economias desenvolvidas, e tende a afetar pacientes mais jovens e não fumantes.

É importante destacar a carcinogênese de campo, que ajuda a explicar a incidência de cerca de 15% dos segundos tumores primários na mucosa do trato aerodigestivo superior, região exposta aos carcinógenos do tabaco e do álcool. Já os carcinomas de nasofaringe podem ser associados à infecção pelo vírus Epstein-Barr.

Além dos fatores de risco já mencionados, a exposição ocupacional a certas substâncias químicas também pode aumentar o risco de câncer de cabeça e pescoço, como a poeira de madeira, o amianto e produtos químicos usados na indústria do couro. Os produtos químicos da indústria têxtil e da fabricação de plásticos foram associados ao aumento do risco de câncer de laringe e faringe.

A radiação ionizante também é um fator de risco para o câncer de cabeça e pescoço, especialmente quando administrada em altas doses.

Há também fatores genéticos que podem influenciar o risco de desenvolver CECCP. Pacientes com anemia de Fanconi têm risco aumentado de contrair a doença, mas os fatores específicos responsáveis pelo fenômeno não foram claramente elucidados.

A sobrevida da população com CECCP tem aumentado de forma modesta nos últimos anos. A sobrevida global aumentou 5 anos em 55% dos pacientes entre 1992 e 1996 e em 66% entre 2002 e 2006. Esse aumento se deve principalmente ao aumento da proporção de casos relacionados com HPV.

Outro fator relevante em relação à sobrevida é a alta taxa de suicídio nessa população. De acordo com dados do programa *Surveillance, Epidemiology and End Results* (SEER), do National Cancer Institute, a incidência em pacientes com CECCP é de 63,4 casos por 100 mil indivíduos, quase o triplo da taxa em sobreviventes de demais cânceres (23,6 por 100 mil).[4]

Exame físico

Com o paciente sentado em uma cadeira, deve-se fazer inspeção e palpação da cabeça e pescoço, incluindo couro cabeludo, e avaliação da função dos pares de nervos cranianos. A depender do quadro clínico, pode ser indicada otoscopia, rinoscopia anterior ou endoscopia nasal.

O exame da cavidade oral é essencial, em especial com iluminação com fotóforo para melhor avaliação bimanual de lábios, mucosa oral, gengiva, assoalho e língua. Importante fazer palpação do assoalho e da língua para inspeção de invasões mais profundas.

A avaliação da base da língua e da laringe deve ser feita com espelho ou videolaringoscopia flexível e pode contar com o auxílio do cirurgião de cabeça e pescoço. Durante essa fase, diversas manobras de vocalização e mobilização precisam ser realizadas para avaliação de déficits secundários à invasão.

Exames de imagem

Considerar o uso de tomografia computadorizada (TC) de face e pescoço para investigação mais clara de subsítios anatômicos acometidos. Em casos selecionados, pode-se considerar a ressonância magnética (RM) de face e pescoço, em especial para avaliação de tumores com invasão de base de língua, avaliação de invasão perineural ou suspeita de invasão de base de crânio (alterações de pares cranianos são sinais de alarme para esta última). É importante ressaltar que a TC é exame de eleição para a investigação, sendo superior para avaliação de destruição óssea e detecção de metástases linfonodais.

A tomografia computadorizada com emissão de pósitrons (PET-CT) usando 18F-fluorodeoxiglucose (FDG) pode ser considerada em tumores em estádios clinicamente avançados (acometimento linfonodal importante, suspeita de metástases a distância). Essa modalidade é superior às demais para detecção de tumores primários síncronos e sítios metastáticos, sendo complementar em pacientes com acometimento linfonodal claro. Esse exame é especialmente útil na investigação do sítio primário, nos casos de metástases cervicais de CECCP com primário oculto.

Quando há envolvimento da laringe ou da hipofaringe, é necessária a realização de videonasofaringolaringoscopia, e a biopsia da lesão deve ser feita sempre que possível. Em alguns casos, pode ser necessária a biopsia via laringoscopia direta sob anestesia geral ou esofagoscopia, caso o limite inferior do tumor não possa ser avaliado pelos métodos anteriores. O envolvimento da equipe de cirurgia de cabeça e pescoço se faz essencial nessa etapa do planejamento. Endoscopia digestiva alta deve ser considerada para avaliação de segundos tumores primários no esôfago, assim como a TC de tórax para avaliar possível segundo tumor primário pulmonar.

Estadiamento

A avaliação da extensão do acometimento é fundamental para definir o tratamento mais adequado. O câncer de cabeça e pescoço é classificado em estádios de acordo com sítio de acometimento, envolvimento de infecção pelo HPV (no caso de cânceres de orofaringe), extensão do tumor, envolvimento dos linfonodos regionais e a presença de metástases a distância. A classificação é feita de acordo com o manual do American Joint Committee on Cancer, atualmente em sua oitava edição.[5]

TRATAMENTO

O tratamento do câncer de cabeça e pescoço depende de seu estádio clínico e de sua localização. Os casos relacionados com a presença do HPV geralmente apresentam um prognóstico melhor. Nos estágios iniciais, a cirurgia ou a radioterapia (RT) podem ser eficazes. Para doenças localmente avançadas, a quimioterapia e a radioterapia concomitantes (QRT) são o tratamento padrão, embora a cirurgia robótica transoral TransOral Robotic Surgery (TORS) venha ganhando cada vez mais espaço.[3]

A cirurgia é frequentemente o tratamento de escolha para tumores de boca e também para os tumores da faringe e laringe localizados, em estádios iniciais, nos pacientes clinicamente aptos. A RT pode ser usada como adjuvante após a cirurgia para reduzir o risco de recorrência local. A quimioterapia pode ser indicada em combinação com a radioterapia ou como tratamento sistêmico em casos avançados de CECCP.

Terapias mais recentes, como a imunoterapia, têm mostrado eficácia no tratamento do CECCP recidivado ou metastático/avançado.

O tratamento deve ser individualizado, buscando-se uma abordagem multidisciplinar, com a integração efetiva de profissionais de oncologia clínica, cirurgia, radioterapia, fisioterapia, fonoaudiologia, psicologia, entre outras especialidades, a fim de alcançar o melhor resultado oncológico possível e preservar ao máximo a função dos órgãos afetados e a qualidade de vida do paciente.

Doença localizada

As principais modalidades de tratamento com intenção curativa do CECCP localizado são a cirurgia e a RT, a depender do estádio clínico da doença e sua localização.

Pacientes com doença inicial sem acometimento linfonodal podem atingir altas taxas de cura com tratamento cirúrgico ou RT (esta, mais comumente empregada em CEC laríngeo). O emprego de cirurgia robótica ou microcirurgia transoral com *laser* (TORS e Transoral Laser Microsurgery [TLM]) tem permitido uma abordagem minimamente invasiva, especialmente em casos de CEC HPV-positivos, podendo ou não passar por estratégias de RT adjuvante, isolada ou em combinação com quimioterapia. O melhor prognóstico e o aumento da incidência de pacientes com CEC HPV-relacionados têm levantado discussão sobre a desintensificação do tratamento, anteriormente baseado em populações HPV-negativas.

Pacientes com doença localmente avançada, por outro lado, têm seu tratamento, a princípio, trimodal, passando por cirurgia, RT isolada ou em combinação com QT. A abordagem cirúrgica, nesses casos, envolve invariavelmente o esvaziamento cervical. É fundamental que uma equipe multidisciplinar participe da tomada de decisão para garantir que o paciente seja um candidato adequado.

A exequibilidade de ressecção completa do tumor é avaliada tipicamente por meio do exame físico e de estudos radiográficos. Certos marcos anatômicos, quando afetados, como a base do crânio, a fáscia pré-vertebral ou o envolvimento da artéria carótida, podem tornar o tumor irressecável, devido às dificuldades em se obter margens de tecido normal adequadas. Além da localização, tumores de grandes dimensões podem tornar impossível a obtenção de margens livres. Ademais, a reconstrução das áreas afetadas pode ser um desafio e outras opções de tratamento devem ser consideradas: embora a remoção completa seja crucial, é importante planejar cuidadosamente a reconstrução do sítio para minimizar os impactos funcionais e de qualidade de vida, potencializando as chances de recuperação e/ou manutenção da fala, das vias aéreas e da deglutição.

O tratamento com radioterapia, empregado no cenário adjuvante ou como modalidade definitiva, também não é isento de complicações. A irradiação da área afetada muitas vezes leva à dor local e fibrose, odinofagia, disfagia, disfonia, xerostomia e perda ponderal importantes, sendo crucial o acompanhamento frequente do paciente, emprego de terapias que paliem os sintomas (saliva artificial, anestésicos locais) e acompanhamento com equipe multidisciplinar, em especial fisioterapia, nutrição, fonoaudiologia e odontologia, com reabilitação durante e após o tratamento. Em casos de impossibilidade de alimentação via oral, o emprego de sonda nasoenteral deve ser avaliado. A QT administrada concomitantemente à RT é feita com cisplatina, portanto, a função renal, assim como avaliação periódica para mielotoxicidade, devem ser realizadas durante o período de tratamento. Em longo prazo, deve-se acompanhar a função tireoidiana dos pacientes que receberam RT cervical pelo risco de hipotireoidismo iatrogênico.[6,7]

Doença recorrente ou metastática

Recorrências ou casos de doença metastática podem ser tratados com cirurgias de resgate, re-RT (particularmente em câncer nasofaríngeo) ou metastasectomias (em especial, doença oligometastática HPV-relacionada).

Para casos que não forem candidatos a tratamentos de resgate, deve-se oferecer tratamento sistêmico com QT, muitas vezes acompanhada de medicações moduladoras do sistema imune, classe conhecida como imunoterapia. A escolha do tratamento sistêmico deve ser baseada nos tratamentos anteriores do paciente (se foi submetido à adjuvância contendo cisplatina, por exemplo), no tempo desde o tratamento com intuito curativo até a progressão da doença e em biomarcadores, como imunoexpressão de PDL1. Apesar da inclusão relativamente recente da imunoterapia ao arsenal terapêutico,

a sobrevida global mediana desses pacientes ainda se encontra em torno de 11 a 15 meses. Dessa forma, a indicação de tratamento sistêmico deve sempre levar em conta as condições clínicas do paciente, uma vez que aqueles extremamente debilitados provavelmente não terão benefício com tratamento, apresentando piora da qualidade de vida na forma de efeitos adversos. De forma geral, utilizando-se a escala de performance desenvolvida pelo Eastern Cooperative Oncology Group (ECOG), pacientes classificados como 2 ou mais (i. e., pacientes capazes de realizar todos os autocuidados, mas incapazes de realizar quaisquer atividades laborais, e sendo capazes de deambular por mais de 50% das horas de vigília) devem ser considerados para acompanhamento com equipe de cuidados paliativos.[8]

SOBREVIVÊNCIA E QUALIDADE DE VIDA

O CECCP e seu tratamento têm impacto significativo na qualidade de vida e na saúde dos pacientes, devido à complexidade das funções da região, às várias opções de tratamento e às sequelas físicas, emocionais, funcionais, sociais e ocupacionais que podem surgir, como sintomas relacionados com estética, fala e alimentação, que não só têm função biológica como social e econômica. Isso afeta o paciente e também sua família.

A qualidade de vida está diretamente ligada à sobrevivência, sendo importante monitorá-la de maneira estruturada, medindo os resultados trazidos pelo paciente por meio de questionários de qualidade de vida como os da Organização Europeia para Pesquisa e Tratamento do Câncer (European Organization for Research and Treatment of Cancer – EORTC, questionários QLQ-C30, QLQ-HN35 e QLQ-HN43) e pela Avaliação Funcional da Terapia do Câncer – Câncer de Cabeça e Pescoço (Functional Assessment of Cancer Therapy – Head & Neck Cancer, FACT-H&N).

Embora sintomas específicos possam melhorar com o tempo, a redução da QVRS no longo prazo é comum em sobreviventes. Para ajudar esse quadro, aplicativos inovadores de saúde (e-saúde) estão sendo desenvolvidos, mas o maior desafio é tornar os dados de melhoria universalmente disponíveis e úteis para pacientes e médicos, para facilitar o planejamento de regimes de tratamento e decisões pós-terapia, bem como cuidados de suporte adequados para cada paciente.[9]

PREVENÇÃO

A prevenção primária envolve intervenções para diminuir a exposição a fatores de risco modificáveis, no caso, o uso de tabaco e álcool. Intervenções baseadas em evidências, incluindo apoio comportamental e psicológico e farmacoterapia, podem ajudar na cessação do tabagismo. A Organização Mundial da Saúde (OMS) sugere que políticas como o aumento de impostos sobre produtos de tabaco, advertências gráficas em maços de cigarros, proibições abrangentes de propaganda de tabaco e aplicação de uma proibição nacional e abrangente de fumar em espaços públicos podem ajudar a prevenir o uso.[10]

Além disso, a vacinação contra o HPV é outra medida essencial de prevenção primária que pode reduzir a incidência de CECCP. Atualmente, três vacinas profiláticas contra o HPV são aprovadas pelo órgão regulatório norte-americano, a Food and

Drug Administration (FDA) e recomendadas para grupos específicos de idade e sexo. Embora essas vacinas tenham sido aprovadas com base em sua eficácia na prevenção de infecções anogenitais por HPV, elas demonstraram ser eficazes contra infecções orais por HPV em análises retrospectivas.[11]

Em relação à prevenção secundária, no caso do CEC de cabeça e pescoço, o rastreamento não é um método útil, pois a maioria das lesões pré-malignas orais não progride para câncer invasivo. Como o CEC surge da mucosa aerodigestiva superior normal que sofreu alterações moleculares devido à exposição crônica a carcinógenos e/ou vírus, os pacientes com um primeiro CEC, especialmente os negativos para HPV, correm alto risco de um segundo tumor primário.

CONSIDERAÇÕES FINAIS

Os CECCPs originados na mucosa da cavidade oral, da faringe e da laringe associados à exposição crônica ao tabaco e ao álcool, além do HPV, no caso da orofaringe, representam causas frequentes de morbimortalidade no Brasil, mesmo que relacionados com estilos de vida de risco e passíveis de prevenção primária. O diagnóstico precoce, o pronto tratamento dentro do contexto de uma equipe multidisciplinar e multiprofissional e o adequado seguimento dos pacientes são pontos essenciais para a cura oncológica, para a manutenção da qualidade de vida e para prevenir segundos tumores primários.

REFERÊNCIAS BIBLIOGRÁFICAS

1. Global Cancer Observatory. International Agency for Research on Cancer. World Health Organization. Disponível em: https://gco.iarc.fr/. Acesso em: 23 jan. 2023.
2. Santos M. de O., Lima F.C. da S. de, Martins L.F.L. et al. Estimativa de Incidência de Câncer no Brasil, 2023-2025. *Rev Bras Cancerol.* 2023 Mar 10;69(1):e-213700. Disponível em: https://rbc.inca.gov.br/index.php/revista/article/view/3700
3. Chow L.Q.M. Head and Neck Cancer. *N Engl J Med.* 2020 Jan 2;382(1):60-72.
4. Johnson D.E., Burtness B., Leemans C.R et al.. Head and neck squamous cell carcinoma. *Nat Rev Dis Primers.* 2020 Nov 26;6(1):92.
5. Amin M.B., Greene F.L., Edge S.B., et al. The Eighth Edition AJCC Cancer Staging Manual: Continuing to build a bridge from a population-based to a more "personalized" approach to cancer staging. *CA Cancer J Clin.* 2017 Mar;67(2):93-99.
6. Clinical Practice Guidelines in Oncology (NCCN Guidelines®) for Head and Neck Cancer. V.1.2023. National Comprehensive Cancer Network, Inc. 2023. Disponível em: https://www.nccn.org/guidelines/nccn-guidelines.
7. Lacas B., Carmel A., Landais C. et al. Meta-analysis of chemotherapy in head and neck cancer (MACH-NC): An update on 107 randomized trials and 19,805 patients, on behalf of MACH-NC Group. *Radiother Oncol.* 2021 Mar;156:281–93.
8. Burtness B., Rischin D., Greil R. et al. Pembrolizumab Alone or With Chemotherapy for Recurrent/Metastatic Head and Neck Squamous Cell Carcinoma in KEYNOTE-048: Subgroup Analysis by Programmed Death Ligand-1 Combined Positive Score. *J Clin Oncol.* 2022 Jul 20;40(21):2321-2332.
9. Rogers S.N., Waylen A.E., Thomas S. et al. Quality of life, cognitive, physical and emotional function at diagnosis predicts head and neck cancer survival: analysis of cases from the Head and Neck 5000 study. *Eur Arch Otorhinolaryngol.* 2020 May;277(5):1515-1523.
10. Tackling NCDs: "best buys" and other recommended interventions for the prevention and control of noncommunicable diseases. World Health Organization. 2017. Disponível em: https://apps.who.int/iris/handle/10665/259232.
11. Chaturvedi A.K., Graubard B.I., Broutian T. et al. Effect of Prophylactic Human Papillomavirus (HPV) Vaccination on Oral HPV Infections Among Young Adults in the United States. *J Clin Oncol.* 2018 Jan 20;36(3):262-267.

CAPÍTULO 131

Câncer Gástrico

Maria Ignez Braghiroli • Marilia Polo Mingueti e Silva •
Thaís Sampaio C. de Almeida • Rafaela Naves

INTRODUÇÃO

O câncer gástrico é uma das neoplasias mais letais do mundo. Em geral apresenta prognóstico reservado, pois, infelizmente, muitos pacientes são diagnosticados em fase avançada da doença, situação em que a sobrevida raramente ultrapassa os 12 meses.

Essa neoplasia tem ampla distribuição geográfica mundial e sua incidência variou consideravelmente no último século. As taxas de incidência têm diminuído globalmente, porém ainda é uma doença muito prevalente em países onde a preservação de alimentos frescos e a qualidade da água são precárias, além de alguns países altamente industrializados, como Coreia e Japão. No Japão, por exemplo, o câncer gástrico ocupa o primeiro e segundo lugares em homens e mulheres, respectivamente, tanto em incidência quanto em mortalidade.

O tipo adenocarcinoma é responsável por cerca de 95% dos tumores malignos de estômago, mas outros tipos também podem ocorrer, como linfomas e sarcomas gástricos.

Existem dois tipos morfológicos de adenocarcinoma gástrico que se relacionam com fatores epidemiológicos. O tipo intestinal, esporádico, é mais comum em homens e idosos, e está relacionado com exposição ao álcool e ao tabaco e também à infecção por *Helicobacter pylori*. O tipo difuso tem pior prognóstico, ocorre em indivíduos mais jovens e pode estar relacionado com hereditariedade.

Entre os fatores de risco para o desenvolvimento da doença, destacam-se fatores modificáveis e não modificáveis. Os modificáveis, também chamados de ambientais, são aqueles relacionados com exposição, como infecção por *H. pylori* (36 a 47% dos casos), dietas com alta ingesta de carne vermelha e baixa de vegetais, alto consumo de alimentos enlatados, embutidos ou preservados em sal, tabagismo, etilismo, obesidade (aumento do risco de tumores de cárdia), gastrectomia prévia (maior risco em Billroth II do que em I), infecção pelo vírus Epstein-Barr (5 a 10% dos cânceres gástricos) e radioterapia abdominal prévia.

Entre os fatores de risco não modificáveis estão algumas características genéticas inerentes ao indivíduo, como grupo sanguíneo (o grupo A apresenta risco 20% maior), anemia perniciosa (risco de duas a seis vezes maior pela autoimunidade contra as células parietais), polimorfismos e síndromes hereditárias, como síndrome de Lynch, síndrome de Li-Fraumeni, polipose adenomatosa familiar, mutação *BRCA1* e *BRCA2* e presença de herança autossômica dominante de câncer gástrico difuso na família.

O câncer gástrico é uma das neoplasias mais incidentes no Brasil, e o seu diagnóstico em estádios iniciais aumenta significativamente a sobrevida dos pacientes, assim como as chances de cura da doença. Sendo assim, é de extrema importância aprofundar o conhecimento médico sobre essa patologia, mesmo em não especialistas.

INCIDÊNCIA E PREVALÊNCIA

O câncer gástrico é a quinta neoplasia mais incidente no mundo e a quarta mais letal, segundo dados do GLOBOCAN 2020 (Figura 131.1).[1] Estatísticas do Instituto Nacional de Câncer (INCA) para 2023 informam que a incidência do câncer gástrico no Brasil varia de 5,03 a 15,58 novos casos no ano a cada 100 mil habitantes, sendo maior em alguns estados do Sul, Sudeste, Norte e Nordeste. Desse modo, essa é a sétima neoplasia mais incidente entre os

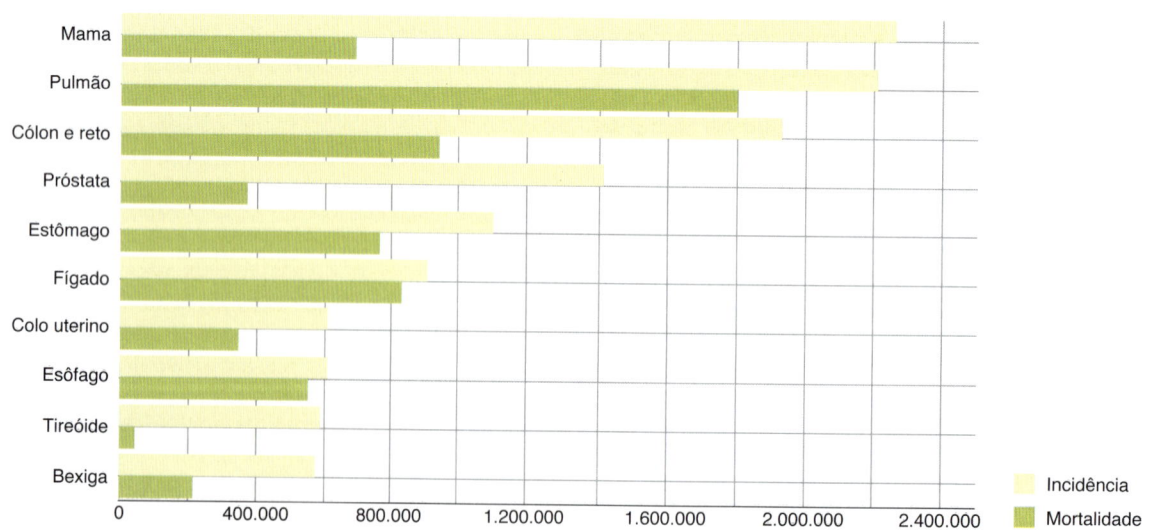

Figura 131.1 Número estimado de casos incidentes e mortes por câncer no mundo, em ambos os sexos e todas as idades. Adaptada de: Global Cancer Observatory 2020 (http://gco.iarc.fr).

brasileiros, sendo a quarta mais frequente nos homens e a sexta em mulheres. O câncer gástrico é a quinta maior causa de morte relacionada ao câncer em nosso país.[2]

Diagnóstico

A apresentação clínica mais comum do câncer gástrico é a disfagia. A caquexia e a perda substancial de peso são complicações diretas desse sintoma. Outros sintomas que podem estar associados são dor abdominal epigástrica, náusea ou saciedade precoce, sangramento gastrintestinal oculto associado ou não a anemia, aumento do volume abdominal, massa abdominal palpável ou ainda algum sintoma relacionado com doença metastática. Devido ao quadro clínico inespecífico, com sintomas iniciais vagos, não é incomum que o diagnóstico seja feito na fase de doença metastática. Na investigação clínica inicial, é possível relacionar a neoplasia de estômago com outros diagnósticos diferenciais benignos, como refluxo gastresofágico, gastrite ou úlceras pépticas.

Na doença metastática, os sintomas podem se tornar mais severos e persistentes devido ao acometimento de outros órgãos. Os principais sítios de metástase são o fígado, a superfície peritoneal e os linfonodos não regionais. Em pacientes com disseminação linfática da neoplasia, o exame físico pode revelar nódulo de Virchow (linfonodomegalia supraclavicular à esquerda), nódulo da irmã Maria José (linfonodomegalia periumbilical) ou nódulo de Irish (linfonodomegalia axilar esquerda). O aumento dos ovários (tumor de Krukenberg) ou uma massa no fundo de saco ao exame retal (prateleira de Blumer) levantam a suspeita de doença peritoneal. Ascite também pode ser o primeiro sinal de acometimento do peritônio. Sítios menos comuns de metástases incluem ovário, sistema nervoso central, ossos e região intratorácica.

Apesar de raras, ainda é importante lembrar da manifestação da doença pelas síndromes paraneoplásicas, sendo as mais comuns anemia hemolítica microangiopática, nefropatia membranosa, dermatomiosite, acantose *nigricans*, ceratose seborreica difusa ou síndrome de Leser-Trélat e estado de hipercoagulação, também conhecida como síndrome de Trousseau.

Para o diagnóstico definitivo, é imprescindível a realização de biopsia, mais comumente da lesão gástrica, que geralmente se apresenta como uma úlcera ou uma metástase. Em pacientes com linite plástica, um tipo particularmente agressivo de câncer gástrico difuso, a mucosa gástrica apresenta-se sem alterações visíveis. A única alteração durante o exame pode ser a baixa distensibilidade do estômago. Nesses casos, se houver alta suspeita de neoplasia, recomenda-se a realização de biopsias randômicas do tecido para pesquisa de câncer gástrico do subtipo histológico difuso.

Nas últimas décadas, houve um importante avanço do conhecimento acerca dos mecanismos de carcinogênese e da biologia tumoral. Atualmente, diversas estratégias terapêuticas são guiadas pelas características tumorais identificadas no exame anatomopatológico da biopsia inicial. Dessa forma, é importante que o exame seja realizado em centro especializado que possa identificar as características imunohistoquímicas e moleculares do tumor que impactam no futuro tratamento.

Após o diagnóstico definitivo de câncer gástrico, o paciente deve passar por um estadiamento completo da doença para predizer seu prognóstico e também guiar seu tratamento. Um estadiamento cauteloso permite que o oncologista selecione a terapia mais apropriada, minimizando intervenções desnecessárias.

Todos os pacientes com diagnóstico de câncer gástrico confirmado devem ser submetidos à tomografia computadorizada (TC) do tórax, abdome e pelve com contraste. A TC é um exame amplamente disponível, não invasivo e com capacidade de avaliar a doença metastática, e que pode evitar uma cirurgia desnecessária nos casos muito avançados. No entanto, não é um bom exame para avaliar a presença de doença peritoneal. Em 20 a 30% dos pacientes com TC negativa, haverá achado de doença intraperitoneal no estadiamento com laparoscopia diagnóstica. Outra limitação da TC é quanto à acurácia em detectar a profundidade do tumor primário e a presença de envolvimento linfonodal.

O ultrassom endoscópico (USE) é o melhor método não cirúrgico disponível para avaliar a profundidade da invasão do tumor primário. Esse exame consegue avaliar pacientes com câncer gástrico que não apresentam evidência de metástases a distância e possuem tumor potencialmente operável.[3,4]

A tomografia computadorizada com emissão de pósitrons (PET-CT) usando 18F-fluorodeoxiglucose (FDG) geralmente é reservada para os casos em que há alta suspeita clínica de doença metastática sem confirmação dessa suspeita na TC, uma vez que o exame de PET é mais sensível para a detecção de metástases a distância. No entanto, o exame tem algumas limitações importantes, como a identificação de carcinomatose peritoneal, que deve ser feita por videolaparoscopia. Ele só é válido se o tumor é ávido pelo contraste de FDG. Por isso, até grandes tumores podem ter um resultado falso-negativo se suas células tiverem baixa atividade ou não forem ávidas pelo FDG, como no caso de diversos cânceres gástricos do tipo difuso com células em anel de sinete.

O melhor método para se detectar disseminação peritoneal da doença é a laparoscopia diagnóstica. Em pacientes que são candidatos a cirurgia e possuem neoplasia gástrica aparentemente ressecável, é importante a confirmação de que a doença não possui metástases peritoneais para se evitar cirurgias desnecessárias no caso de estadiamento avançado.[3,4]

Tratamento

Um dos fatores mais importantes ao se planejar o tratamento do câncer gástrico é seu estadiamento.

O sistema de estadiamento mais utilizado é o desenvolvido pelo American Joint Committee on Cancer (AJCC). A revisão mais recente dessa classificação é a oitava edição, publicada em 2017. Uma das mudanças mais importantes em relação à classificação prévia de 2010 foi a redefinição dos tumores da junção esofagogástrica (JEG). Segundo a nova classificação, tumores com epicentro até 2 cm do estômago proximal são estadiados como câncer esofágico e não gástrico. E os carcinomas com ponto médio de mais de 2 cm da JEG, mesmo que a JEG esteja envolvida, devem ser estadiados como carcinomas do estômago. Na Tabela 131.1 está apresentado o estadiamento conforme o AJCC, 8ª edição.

De acordo com estádio pela classificação da American Joint Committee on Cancer (AJCC), o paciente pode ser classificado em um dos três grupos de estadiamento clínico: doença localizada (estádios cTis ou cT1a), doença locorregional (estádios cT1b-cT4a; cM0) e doença metastática (estádio cT4b; cM1).

Outro ponto importante de classificar o estádio da doença é avaliar o prognóstico do paciente. A sobrevida global do paciente com câncer gástrico em 5 anos pode ser estimada (Figura 131.2).

Tabela 131.1 Estadiamento do câncer gástrico, conforme AJCC, 8ª edição.

Estadiamento	Câncer
Tumor primário	
Tx	Tumor primário não pode ser acessado
T0	Sem evidência de tumor primário
Tis	Carcinoma *in situ*: tumor intraepitelial sem invasão da lâmina própria
T1	Tumor invade lâmina própria, muscular da mucosa ou submucosa
T1a	Tumor invade lâmina própria ou muscular da mucosa
T1b	Tumor invade submucosa
T2	Tumor invade a muscular própria
T3	Tumor penetra a subserosa sem invasão do peritônio visceral ou estruturas adjacentes
T4	Tumor invade a serosa ou estruturas adjacentes
T4a	Tumor invade a serosa (peritônio visceral)
T4b	Tumor invade estruturas e/ou órgãos adjacentes
Acometimento linfonodal	
Nx	Linfonodos regionais não podem ser acessados
N0	Ausência de metástase linfonodal
N1	Metástase em 1 ou 2 linfonodos
N2	Metástase em 3 a 6 linfonodos regionais
N3	Metástase em 7 ou mais linfonodos regionais
N3a	Metástase em 7 ou 15 linfonodos
N3b	Metástase em 16 ou mais linfonodos regionais
Metástase a distância	
M0	Sem metástase a distância
M1	Presença de metástase a distância

Estadiamento clínico			
T	**N**	**M**	**Estádio**
Tis	N0	M0	0
T1	N0	M0	IA
T1	N1	M0	IB
T2	N0	M0	IB
T1	N2	M0	IIA
T2	N1	M0	IIA
T3	N0	M0	IIA
T1	N3a	M0	IIB
T2	N2	M0	IIB
T3	N1	M0	IIB
T4a	N0	M0	IIB
T2	N3a	M0	IIIA
T3	N2	M0	IIIA
T4a	N1	M0	IIIA
T4a	Nn	M0	IIIA
T4b	N2	M0	IIIA
T1	N3b	M0	IIIB
T2	N3b	M0	IIIB
T3	N3b	M0	IIIB
T4a	N3b	M0	IIIC
T4b	N3a	M0	IIIC
T4b	N3b	M0	IIIC
Qualquer T	Qualquer N	M1	IV

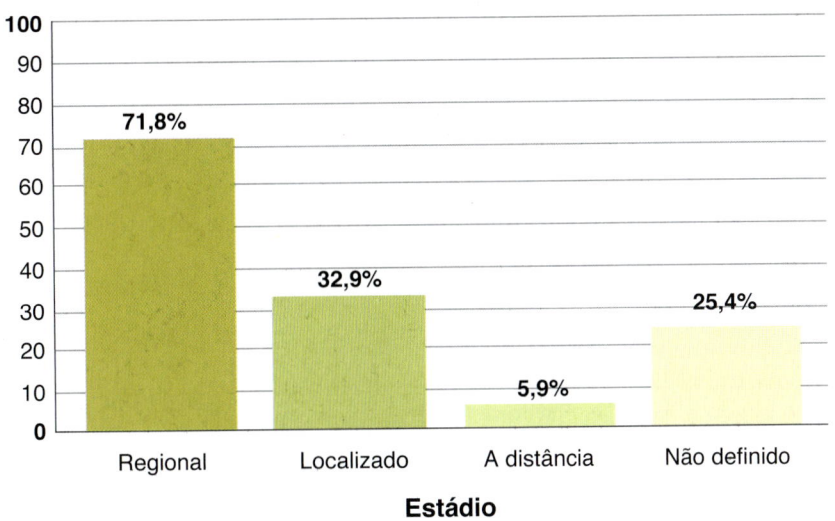

Figura 131.2 Sobrevida global em 5 anos. Adaptada de: SEER 2017 2012–2018 (http://seer.cancer.gov).

Além da avaliação do estadiamento da doença, é importante avaliar também a condição médica do paciente para tolerar grandes procedimentos para a ressecção do tumor, principalmente nos casos em que a doença é considerada ressecável. O manejo do paciente com câncer gástrico deve ser realizado por equipe multidisciplinar para que a conduta seja individualizada.

Vale ressaltar que, independentemente da abordagem terapêutica, todos os pacientes devem ser avaliados quanto a infecção por *H. pylori* e tratados nos casos positivos. O tratamento é essencial, pois a infecção pela bactéria é um fator de risco conhecido para câncer gástrico invasivo. Além disso, o *H. pylori* é responsável pelo desenvolvimento de câncer gástrico metacrônico e sua erradicação diminui o risco de desenvolvimento de uma nova neoplasia.[5]

Tumor gástrico inicial

O tumor gástrico que não invade além da camada submucosa é classificado como tumor gástrico inicial. Nesses casos, o tratamento endoscópico da lesão com mucosectomia pode ser considerado. Essa é uma opção para pacientes selecionados que preenchem critérios específicos, com baixo risco de metástase linfonodal e grandes chances de cura com o procedimento endoscópico, como, por exemplo, os tumores *in situ* ou tumores T1. Geralmente é indicado quando o tumor não apresenta ulceração, tem menos de 20 mm de diâmetro, possui histologia bem diferenciada e não apresenta invasão linfovascular. Pacientes que não preenchem esses critérios devem ser encaminhados para gastrectomia com ressecção linfonodal.

Doença localizada

No câncer gástrico localizado, a ressecção completa da lesão neoplásica com a retirada dos linfonodos adjacentes possibilita sobrevida no longo termo, ou seja, cura. Sendo assim, a cirurgia deve ser realizada, a não ser que haja evidência de doença disseminada ou invasão vascular importante. Nesses casos, deve-se considerar terapia neoadjuvante.

A gastrectomia total geralmente é realizada quando as lesões são proximais e a gastrectomia parcial com ressecção de linfonodos adjacentes parece ser suficiente no caso de lesões no estômago distal.

Quanto à extensão da ressecção linfonodal, atualmente recomenda-se que, além dos linfonodos localizados na região perigástrica (linfadenectomia D1), também sejam ressecados os linfonodos próximos à artéria gástrica esquerda, à artéria hepática comum, à artéria celíaca, ao hilo esplênico e à artéria esplênica, o que ficou conhecido como linfadenectomia a D2. O objetivo é avaliar ao menos 16 linfonodos dessa região quanto à disseminação da doença neoplásica. A gastrectomia com linfadenectomia a D2 é o procedimento de escolha nos casos de doença localizada ressecável nos dias atuais.

Para pacientes com câncer gástrico potencialmente ressecável, estudos randomizados e metanálises indicam um ganho significativo de sobrevida com abordagem multimodal, incluindo quimio ou quimiorradioterapia adjuvante ou quimioterapia perioperatória, além da abordagem cirúrgica. No entanto, poucos estudos compararam diretamente essas diferentes abordagens, e a melhor forma de combinar esses tratamentos ainda não está bem estabelecida. Sendo assim, uma avaliação multidisciplinar pré-operatória é altamente recomendável, como relatado anteriormente.

Para os pacientes que foram submetidos a gastrectomia potencialmente curativa *upfront*, é recomendado prosseguir com terapia adjuvante caso a doença seja T3-T4 N0 ou com linfonodo positivo (incluindo o estádio IB), uma vez que há alto risco de recorrência da doença apenas com abordagem cirúrgica. Quimiorradioterapia é uma opção, principalmente para os casos em que não foi realizada linfadenectomia a D2, dado o risco de disseminação micrometastática da doença. O estudo INT-0116 mostrou que a associação de quimio e radioterapia nesse cenário pode reduzir a recorrência locorregional e a distância.[6]

Com base em estudos contemporâneos, tumores T3-T4 com linfonodo positivo que foram adequadamente abordados com gastrectomia total e linfadenectomia a D2 não se beneficiam da associação de radioterapia no cenário adjuvante. Para esses casos, a adjuvância deve ser realizada apenas com quimioterapia no esquema de capecitabina associada a oxaliplatina (XELOX) por 8 ciclos, conforme estudo CLASSIC. É importante ressaltar que, nesse estudo, cerca de 90% dos pacientes necessitaram de redução da dose de quimioterapia devido ao tempo necessário para a recuperação cirúrgica e a limitações alimentares que decorrem do procedimento.

Dessa forma, considerando as dificuldades para administração de terapia sistêmica no cenário pós-operatório, a quimioterapia tripla perioperatória, administrada antes e após a cirurgia, tornou-se padrão. Esse regime demonstrou ganho de sobrevida global significativo quando comparado à cirurgia apenas. Inicialmente com o regime ECF (epirrubicina, cisplatina e 5-fluorouracil) no estudo MAGIC[7] e, mais recentemente, com o FLOT (5-fluorouracil, oxaliplatina e docetaxel), avaliado no estudo FLOT4, que incluiu também os pacientes com estádio T2, tornando-se o esquema preferencial.[8]

Até o momento, não há estudo randomizado que compare a quimioterapia perioperatória com regimes adjuvantes. No entanto, a administração da quimioterapia antes e após a cirurgia tem melhor tolerância, maior chance de completar o esquema terapêutico proposto, além de poder colaborar para o procedimento cirúrgico devido à redução do volume tumoral, inclusive com alguns grupos considerando oferecer todo o esquema de quimioterapia antes da cirurgia.

Doença metastática

Infelizmente, muitos pacientes apresentam-se para tratamento com a doença já no cenário metastático. Nesses casos, a ressecção do tumor primário não tem papel, mesmo em casos de metástases limitadas a um único sítio. A intenção de um tratamento nessa etapa é controlar a doença, prolongar a vida e prover paliação dos sintomas com terapia de pouca toxicidade.

A terapia sistêmica paliativa está associada à melhora da qualidade de vida, assim como ao aumento da sobrevida global mediana de 10 para 12 meses, quando comparada à paliação exclusiva, que oferece uma sobrevida global de cerca de 3 meses. Até o momento, quimioterapia, terapia alvo e imunoterapia têm contribuído, cada uma, com o aumento da sobrevida global até a terceira e quarta linhas de tratamento. Alguns dos esquemas quimioterápicos mais utilizados estão descritos na Tabela 131.2.

O tratamento de suporte, incluindo radioterapia paliativa de metástases localizadas e sintomáticas, como lesões ósseas, assim como radioterapia ou colocação de *stent* endoluminal para sintomas refratários do tumor primário também contribuem com a melhora da qualidade e aumento da expectativa de vida.

CONSIDERAÇÕES FINAIS

O câncer gástrico é uma das neoplasias mais incidentes no mundo e, apesar dos avanços em relação à terapêutica, ainda tem altas taxas de mortalidade, uma vez que a maioria dos casos é diagnosticada já em fase metastática, com sobrevida global de 5 anos para cerca de 5% dos afetados. Desse modo, deve-se ressaltar a importância da investigação diagnóstica dessa prevalente neoplasia diante de quadros clínicos suspeitos.

Tabela 131.2 Possíveis esquemas de quimioterapia para o tratamento do câncer gástrico.

Esquema	Quimioterápicos
FLOT	Docetaxel + oxaliplatina + 5-fluorouracil a cada 2 semanas
CAPOX	Capecitabina + oxaliplatina a cada 3 semanas
XP	Capecitabina + cisplatina a cada 3 semanas
De Gramont	5-fluorouracil em *bolus* + 5-fluorouracil em bomba de infusão
FOLFOX	Oxaliplatina + 5-fluorouracil em *bolus* + 5-fluorouracil em bomba de infusão a cada 2 semanas
5-FU + CDDP	5-fluorouracil em bomba de infusão contínua + cisplatina a cada 4 semanas
FOLFOX + nivolumabe	FOLFOX como descrito acima + nivolumabe a cada 2 semanas
CAPOX + nivolumabe	CAPOX como descrito acima + nivolumabe a cada 3 semanas
FLOX	Oxaliplatina + 5-fluorouracil em *bolus* por 6 semanas, a cada 8 semanas
FOLFIRI	Irinotecano + 5-fluorouracil em *bolus* + 5-fluorouracil em bomba de infusão a cada 2 semanas
ECF	Epirrubicina + cisplatina + 5-fluorouracil a cada 3 semanas
Paclitaxel + ramucirumabe	Paclitaxel + ramucirumabe a cada 4 semanas
QT + trastuzumabe	5-FU + CDDP ou capecitabina + CDDP ou FOLFOX ou CAPOX + trastuzumabe a cada 2 ou 3 semanas

Reduzir os fatores de risco modificáveis tão disseminados na população atual é um dos meios de reduzir a incidência dessa grave doença. Reforçar hábitos alimentares saudáveis, atividade física e cessação do tabagismo e do etilismo devem fazer parte da rotina do médico geral.

REFERÊNCIAS BIBLIOGRÁFICAS

1. Global Cancer Observatory. Cancer Today. Lyon, France: International Agency for Research on Cancer. Disponível em: https://gco.iarc.fr/today. Acesso em 4 fev. 2023.
2. Instituto Nacional de Câncer. Estimativa 2023: incidência de Câncer no Brasil. Rio de Janeiro: INCA, 2022.
3. National Comprehensive Cancer Network (NCCN). NCCN Clinical Practice Guidelines in Oncology. Disponível em: https://www.nccn.org/professionals/physician_gls. Acesso em: 18 mai. 2022.
4. Lordick F., Carneiro F., Cascinu S., et al. Gastric cancer: ESMO Clinical Practice Guideline for diagnosis, treatment and follow-up. *Ann Oncol.* 2022 Oct;33(10):1005-1020.
5. Kumar S., Metz D.C., Ellenberg S., Kaplan D.E., Goldberg D.S. Risk Factors and Incidence of Gastric Cancer After Detection of Helicobacter pylori Infection: A Large Cohort Study. *Gastroenterology.* 2020 Feb;158(3):527-536.e7. DOI: 10.1053/j.gastro.2019.10.019.
6. Smalley S.R., Benedetti J.K., Haller D.G., et al. Updated analysis of SWOG-directed intergroup study 0116: a phase III trial of adjuvant radiochemotherapy versus observation after curative

gastric cancer resection. *J Clin Oncol.* 2012 Jul 1;30(19):2327-33. DOI: 10.1200/JCO.2011.36.7136.

7. Petrillo A., Pompella L., Tirino G., et al. Perioperative Treatment in Resectable Gastric Cancer: Current Perspectives and Future Directions. *Cancers (Basel).* 2019 Mar;11(3):399. DOI: 10.3390/cancers11030399.

8. Al-Batran S.E., et al. Perioperative chemotherapy with fluorouracil plus leucovorin, oxaliplatin, and docetaxel versus fluorouracil or capecitabine plus cisplatin and epirubicin for locally advanced, resectable gastric or gastro-oesophageal junction adenocarcinoma (FLOT4): a randomised, phase 2/3 trial. *Lancet.* 2019 May 11;393 (10184):1948-1957. DOI: 10.1016/S0140-6736(18)32557-1.

132
Câncer Hepatobiliar

Gabriel Prolla • Maiane Maria Pauletto

INTRODUÇÃO

Os tumores malignos que ocorrem no fígado podem ser primários (carcinoma hepatocelular [CHC] e angiossarcoma) ou metastáticos, que são os mais comuns.[1] Dos tumores primários, o CHC corresponde a 90% dos casos.[2] Existe um subtipo de CHC chamado carcinoma fibrolamelar, incomum e que afeta pessoas em idade mais jovem.[3] Além disso, um tumor pode ser misto quando é composto de CHC e colangiocarcinoma.[3]

Os carcinomas do trato biliar incluem colangiocarcinoma (intra e extra-hepáticos) e neoplasia de vesícula biliar.[4] O colangiocarcinoma extra-hepático ainda é subdividido em peri-hilar e distal.[2]

INCIDÊNCIA E PREVALÊNCIA
Carcinoma hepatocelular

Globalmente, o carcinoma hepatocelular representa 7% de todos os tipos de câncer, ocupando o sexto lugar entre as neoplasias malignas mais comuns e é a terceira causa mais comum de morte por câncer no mundo.[2] A incidência é variável e depende do local,[1] com maior ocorrência na África e na Ásia.[2,5] Há uma preponderância masculina[1,2,5,6] e aumento progressivo com o avanço da idade.[2,5]

Os principais fatores de risco são cirrose[6] e doença hepática crônica[3] e a maioria dos casos ocorre em países com altas taxas de infecção crônica pelo vírus da hepatite B[1] e C[5],

embora possa ocorrer em fígado normal em menos de 10% dos casos.[5] O CHC relacionado com doença hepática gordurosa não alcoólica (NAFLD) provavelmente é subestimado.[5]

Dentre os demais fatores de risco estão alcoolismo, hemocromatose, porfiria cutânea tardia, doença de Wilson, colangite biliar primária estágio 4, deficiência de alfa-1-antitripsina,[3] hepatite autoimune[6] e aflatoxina B1.[2]

Carcinoma do trato biliar

Os carcinomas do trato biliar são raros, com incidência estimada de menos de 6 casos em 100 mil habitantes,[4] representando menos de 1% de todos os cânceres.[7] A incidência aumenta com a idade e o de vesícula biliar é mais comum em mulheres.[1,3,7]

Em regiões endêmicas por infestação de trematódeos hepáticos, como Sudeste Asiático, nordeste da Tailândia, Laos e Camboja, o colangiocarcinoma atinge taxas 30 a 40 vezes maiores.[1]

Os fatores de risco para câncer de vesícula biliar são colecistite crônica, vesícula em porcelana, pólipos, colangite esclerosante primária, doença inflamatória intestinal[3] e colelitíase.[1] Para o colangiocarcinoma, estão incluídos infestação por trematódeos,[1] colangite esclerosante primária, cistos congênitos de colédoco e colangite bacteriana crônica.[6]

DIAGNÓSTICO
Carcinoma hepatocelular

Normalmente, o CHC é inicialmente assintomático.[3] A investigação em um paciente com nódulo suspeito, detectado por teste de vigilância,[3] achados radiológicos ou sintomas,[2] deve ser feita como mostrado na Figura 132.1.[5]

O diagnóstico radiológico é estabelecido com elevado grau de confiança na presença de lesões de 2 cm ou maiores e com características radiológicas típicas.[2] O CHC caracteriza-se por hipervascularização na fase arterial e intensidade de sinal abaixo do fígado circundante na fase portal (washout).[2,6] Em lesões de 1 a 2 cm, são necessárias

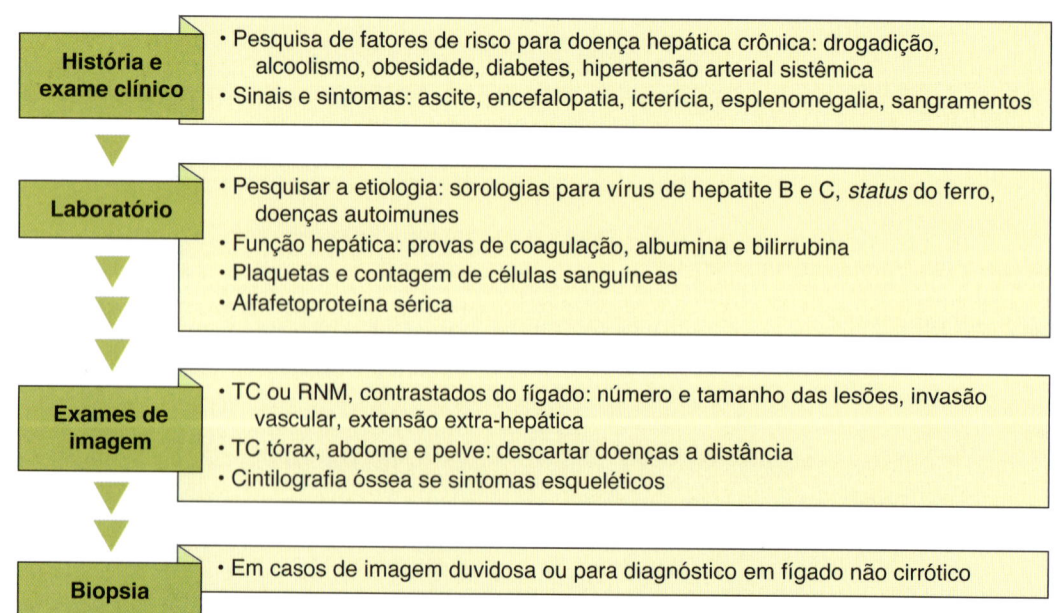

Figura 132.1 Algoritmo de investigação de lesões suspeitas de CHC. Adaptada de: Vogel, Cervantes, Chau, et al. 2018.

duas técnicas de imagem para confirmação.[2] Exame anatomopatológico não é obrigatório se a imagem for altamente sugestiva em paciente cirrótico.[5]

Há critérios de imagem para diagnóstico de nódulos em pacientes com alto risco de desenvolver CHC, denominados LI-RADS.[3,5] Esses critérios consideram hiper-realce arterial, *washout* tardio, realce capsular, limiar de crescimento e invasão vascular. A classificação está descrita na Tabela 132.1.[3]

Diagnóstico diferencial
Algumas condições estão associadas à formação de nódulos não malignos que podem ser confundidos, como cirrose cardíaca, fibrose hepática congênita, cirrose por desordem vascular (síndrome de Budd-Chiari), telangiectasia hemorrágica hereditária e hiperplasia nodular regenerativa.[3]

Carcinoma do trato biliar
O diagnóstico de câncer de vesícula biliar é desafiador na maioria das vezes, pois pode ser assintomático durante o estágio inicial ou os sintomas serem inespecíficos.[7] Por consequência, mais de 60% dos casos são diagnosticados em estágio avançado.[7] A doença em estágio inicial é diagnosticada após colecistectomia de rotina ou achado incidental em exame de imagem.[7]

Ainda que os colangiocarcinomas tendam a se apresentar como imagens suspeitas, as características não são específicas para permitir diagnóstico não invasivo.[3] A colangiorressonância antes da colangiopancreatografia retrógrada endoscópica (CPRE) permite o planejamento de uma abordagem ótima.[6] O diagnóstico normalmente é difícil pela escassez de tecido obtido por aspirado com agulha e escovação do ducto biliar.[4] Biopsias centrais ou ressecções definitivas são o método de diagnóstico recomendado.[3,4] O CA 19-9 tem baixa sensibilidade diagnóstica, mas auxilia na detecção de recidiva pós-tratamento e no acompanhamento da resposta à terapia instituída.[6]

Avaliação da reserva hepática é obrigatória em tumores de vesícula biliar e colangiocarcinoma intra-hepático candidatos a ressecção.[7]

O estadiamento sistêmico consiste de tomografias e/ou ressonância de tórax, abdome e pelve.[4,7]

Diagnóstico diferencial
Colecistite, estenose do ducto biliar, cistos de colédoco, mucocele, colelitíase e abscesso hepático estão entre os diagnósticos diferenciais.[8]

Tabela 132.1 Classificação radiológica de lesões hepáticas.

LI-RADS (LR)	Significado
LR-1	Definitivamente benigno
LR-2	Provavelmente benigno
LR-3	Probabilidade intermediária de malignidade
LR-4	Provavelmente CHC
LR-5	Definitivamente CHC
LR-NC	Não caracterizável
LR-TIV	Tumor invade veia
LR-M	Provavelmente ou definitivamente maligno, mas não específico para CHC

Adaptada de: Vogel, Cervantes, Chau, et al. 2018.

TRATAMENTO
Carcinoma hepatocelular

Há sistemas de estadiamento que permitem a seleção da melhor terapia, além da estratificação prognóstica, e o mais conhecido é Barcelona Clinic Liver Cancer (BCLC)[2] (Figura 132.2).

A ressecção é uma das opções terapêuticas em doença inicial na ausência de hipertensão portal[2,3] e com níveis de bilirrubinas normais.[2] O volume hepático remanescente deve ser estimado em avaliação pré-operatória[5] e ser de pelo menos 20% em pacientes não cirróticos e de 30 a 40% em cirróticos.[3] Embora com potencial curativo, a recorrência é observada em 50 a 70% dentro de 5 anos, geralmente local.[5]

Os critérios de Milão são a referência para seleção de pacientes candidatos a transplante:[5,6]
- Uma lesão menor de 5 cm
- Até três lesões, cada uma menor de 3 cm
- Ausência de invasão macrovascular
- Sem doença extra-hepática.

No entanto, alguns critérios estendidos foram criados por outros grupos a fim de flexibilizar a inclusão de pacientes, como os da University of California San Francisco (UCSF) que incluem um tumor de até 6,5 cm ou três nódulos, com o maior de até 4,5 cm e diâmetro total do tumor de até 8 cm.[5]

O transplante está associado a um risco de recidiva de 10 a 15% em 5 anos.[2] Uma vez que o tempo de espera para transplante normalmente é longo, podem-se oferecer terapias "pontes", como embolização, radiação ou ablação, para minimizar o risco de progressão.[3,5]

A ablação por radiofrequência pode ser recomendada em doença inicial, idealmente em lesões com até 3 cm[3,5] e distante de outros órgãos, grandes vasos e ductos biliares.[3] A radioterapia estereotáxica fracionada (SBRT) é uma alternativa e produz controle superior a 90% após 12 meses em tumores de até 5 cm.[5] A segurança de radiação em pacientes Child-Pugh C não foi estabelecida.[3]

As terapias intra-arteriais consistem na aplicação de quimioterapia, partículas ou grânulos radioativos diretamente no interior do vaso, associada a um agente que é retido pelos nódulos tumorais.[3,5] Elas são contraindicadas em cirrose descompensada, carga tumoral elevada, fluxo insuficiente pela veia porta e insuficiência renal.[5]

A quimioembolização transarterial (TACE) demonstrou benefício em sobrevida global mediana de 25 a 30 meses, com taxas de respostas objetivas de 50 a 70%.[2] Deve ser evitada se o nível de bilirrubina sérico for superior a 3 mg/mℓ.[3] A aplicabilidade também é limitada em comprometimento do fluxo sanguíneo portal ou carga tumoral maciça.[2]

A radioterapia interna seletiva baseada na injeção de microesferas de ítrio 90 (TARE) não é recomendada como primeira escolha em estágio intermediário ou avançado.[5] No entanto, pode ser administrado com segurança em trombose portal.[2]

Na doença avançada não passível de ressecção ou de terapias locais, o sorafenibe, um inibidor de tirosina quinase (TKI), foi o único fármaco que demonstrou benefício em sobrevida durante muito tempo.[5] Posteriormente, outros TKIs foram estudados e demonstraram benefício semelhante ao sorafenibe, como o lenvatinibe.[5] A sobrevida global mediana em primeira linha com TKIs é de, aproximadamente, 10 a 13 meses.[5] Atualmente, o regime de preferência

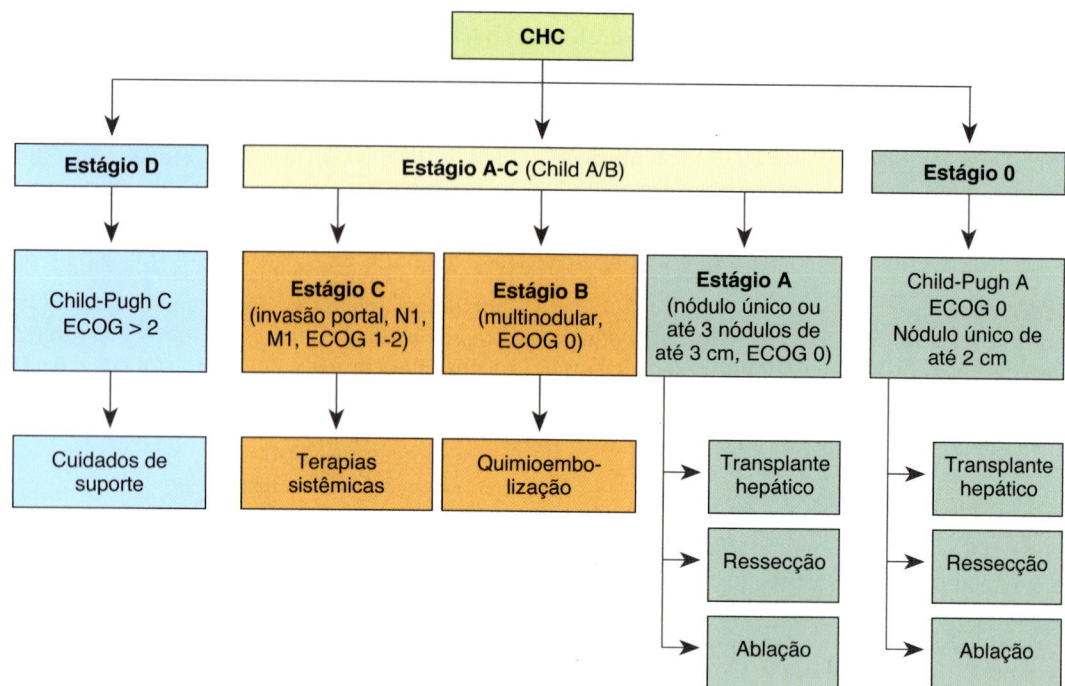

Figura 132.2 Sistema de estadiamento BCLC e terapias propostas. Verde: tratamento curativo (30-40%), sobrevida mediana > 60 meses; laranja: tratamento paliativo (50-60%), sobrevida mediana com quimioembolização de 26 meses; azul: cuidados de suporte (10%). Modificada de: Llovet, 2020.

é baseado em imunoterapia e inibidor de fator de crescimento do endotélio vascular (atezolizumabe e bevacizumabe), que garantiu sobrevida global mediana de 19 meses, sendo superior ao braço de sorafenibe.[3] Em outubro de 2022, a Food and Drug Administration (FDA) aprovou a combinação de imunoterapia durvalumabe e tremelimumabe também como tratamento de primeira linha, demonstrando taxa de resposta de 20,1% e sobrevida global de 16,4 meses, superior ao sorafenibe no braço controle.[9] A quimioterapia não é recomendada como tratamento padrão de primeira linha[5] por não proporcionar vantagem em sobrevida.[2]

Aos pacientes que progridem aos tratamentos descritos anteriormente, regorafenibe, cabozantinibe e ramucirumabe são opções de segunda linha, com liberação de uso de ramucirumabe em AFP basal de 400 ng/mℓ ou superior.[5] Sorafenibe e lenvatinibe são opções de segunda linha quando não utilizados como tratamento inicial. A sobrevida global mediana estimada é de 7 a 10 meses.[5]

Carcinoma do trato biliar

A ressecção cirúrgica é o único tratamento curativo, e é individualizada de acordo com a localização do tumor.[7] As taxas de recaída variam de 42 a 70%.[4] Recomenda-se capecitabina adjuvante por 6 meses, com sobrevida global mediana de 51 meses.[4] Não há dados suficientes sobre o benefício da radioterapia adjuvante, e estudos pequenos sugerem ganho em sobrevida para combinação com quimioterapia em ressecção com margem microscópica comprometida ou linfonodos positivos.[7]

Em doença avançada, a quimioterapia baseada em cisplatina e gencitabina é a escolha de primeira linha, com sobrevida global mediana de 11 meses, aproximadamente.[4] Um estudo recente avaliou a combinação dessa quimioterapia acrescida de imunoterapia (durvalumabe), e mostrou um aumento para 12,8 meses a sobrevida global.[10] Após o período inicial de tratamento sistêmico da doença localmente avançada irressecável, a terapia locorregional pode ser discutida, incluindo quimiorradioterapia, ablação por radiofrequência, TACE, TARE ou SBRT.[7]

Após a progressão da doença, o tratamento de segunda linha compreende a combinação de 5-fluorouracil e oxaliplatina (FOLFOX) na ausência de alvos terapêuticos, garantindo sobrevida global de 6 meses,[4] ou terapias direcionadas a partir da avaliação do perfil molecular.[4] Na fusão de FGFR-2, pemigatinibe e infigratinibe foram aprovados pela FDA.[4] Em IDH-1 mutado, ivosidenibe demonstrou atividade[4] com tendência a ganho em sobrevida global de 10,8 meses.[7] Taxas de resposta objetiva de 51% foram atingidas com o uso de dabrafenibe e trametinibe em mutação do gene *BRAF V600E*.[4] Além disso, os genes *NTRK* e *HER-2* também são alvos terapêuticos.[4,7]

A imunoterapia é indicada em pacientes com instabilidade de microssatélite ou com carga mutacional elevada (TMB).[4]

O resumo da epidemiologia, fatores de risco, manifestações clínicas e tratamento estão disponíveis na Figura 132.3.[4]

CONSIDERAÇÕES FINAIS

O hepatocarcinoma e os tumores malignos de vias biliares possuem prognóstico dependente da detecção precoce. A cirurgia é o tratamento de escolha em doença localizada passível de ressecção. Terapias ablativas podem ser úteis no controle local do hepatocarcinoma e a imunoterapia acrescentou ganhos favoráveis em sobrevida na doença irressecável. Avanços moleculares nos tumores de vias biliares implicaram na aprovação de novos fármacos em cenário avançado, melhorando os desfechos, embora o prognóstico permaneça sombrio.

Câncer da vesícula biliar

- Mulheres > homens
- Adenocarcinoma
- Fatores de risco: cálculos biliares, pólipos, infecção crônica, fármacos (metildopa), obesidade, diabetes
- Tipicamente apresenta-se como achado incidental seguinte a colecistectomia por dor abdominal
- Quimioterapia adjuvante (baseado em capecitabina)
- Quimioterapia paliativa: cisplatina/gencitabina
- FOLFOX/FOLFIRI segunda linha paliativa de quimioterapia
- Características moleculares: mutação *TP53* (47,1-59%); perda de CDKN2A/B (5,9-19%); mutação *ARID1A* (13%); mutação *KRAS* (4-13%); mutação *PIK3CA* (5,9-12,5%); mutação *NRAS* (6,3%); mutação *BRAF* (1-5,9%)

Colangiocarcinoma intra-hepático

- Adenocarcinoma
- Fatores de risco: anomalias morfológicas do ducto biliar, colangite esclerosante primária, cirrose, síndrome de Lynch, *Opisthorchis viverrini*, obesidade, diabetes
- Tipicamente apresenta-se como achado incidental ou com desconforto abdominal, náusea e perda ponderal
- Quimioterapia adjuvante (baseada em capecitabina)
- Quimioterapia paliativa: cisplatina/gencitabina
- FOLFOX/FOLFIRI segunda linha paliativa de quimioterapia
- Radioembolização (doença predominante hepática)
- Características moleculares: fusão FGFR2 (13-14%); mutação *TP53* (2,5-44,4%); mutação *IDH1* (4,9-36%); mutação *ARID1A* (6,9-36%); perda de CDKN2A/B (5,6-25,9%); mutação *PTEN* (0,6-11%); mutação *PIK3CA* (3-9%); mutação *BRAF* (3-7,1%); amplificação ERBB3 (7%); amplificação MET (2-7%)

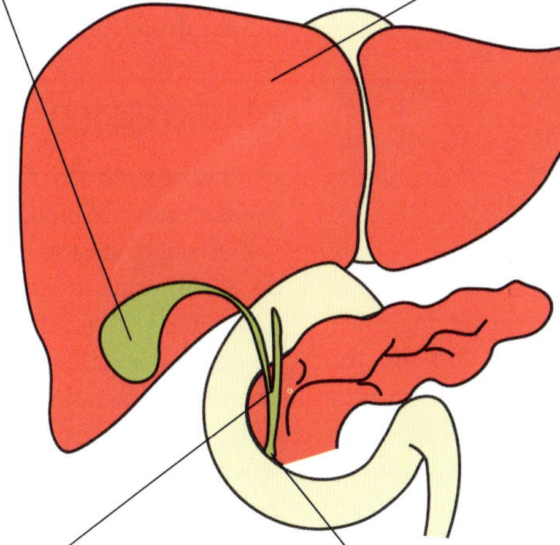

Colangiocarcinoma extra-hepático

- Adenocarcinoma
- Fatores de risco: anomalias morfológicas do ducto biliar, colangite esclerosante primária, cálculo na vesícula, síndrome de Lynch, *Opisthorchis viverrini*, obesidade, diabetes
- Tipicamente apresenta-se como icterícia obstrutiva
- Quimioterapia adjuvante (baseada em capecitabina)
- Quimioterapia paliativa: cisplatina/gencitabina
- FOLFOX/FOLFIRI segunda linha paliativa de quimioterapia
- Radioembolização (doença predominante hepática)
- Características moleculares: mutação *KRAS* (8,3-42%); mutação *TP53* (40%); mutação *SMAD4* (21%); perda de CDKN2A/B (17%); amplificação ERBB2/3 (11-17%); mutação *ARID1A* (12%); mutação *IDH1/2* (0-7,4%); mutação *PIK3CA* (7%); mutação *MET* (3,7%); mutação *BRAF* (3%); amplificação MET (1%)

Câncer de ampola

- Adenocarcinoma
- Fatores de risco: síndrome de polipose, doença inflamatória intestinal
- Tipicamente apresenta-se como icterícia obstrutiva
- Quimioterapia adjuvante (baseada em 5-FU ou gencitabina)
- Quimioterapia paliativa: cisplatina/gencitabina
- FOLFOX/FOLFIRI segunda linha paliativa de quimioterapia
- Características moleculares: mutação *TP53* (41-53%); amplificação MET (39%); mutação *PIK3CA* (38%); mutação na via WNT (38%); mutação *KRAS* (35%); perda de CDKN2A/B (19%); amplificação ERBB2/3 (13-17%)

Figura 132.3 Características dos carcinomas do trato biliar. Traduzida e adaptada de: Lamarca, Edeline, Goyal, 2022.

REFERÊNCIAS BIBLIOGRÁFICAS

1. Kumar, V, Abbas, AK, Aster JC. Fígado e Vesícula Biliar. *In*: Robbins patologia básica. Elsevier, 10ª ed., 2018.
2. Llovet, M. Tumores do fígado e da árvore biliar. *In*: Jameson, JL, Kasper, DL, Longo, DL, et al. Medicina Interna de Harrison. AMGH, vs. 1 e 2, 2020.
3. Hepatobiliary Cancers. NCCN Clinical Practice Guidelines in Oncology, v. 3, p. 1-167, 2022. Disponível em: https://www.nccn.org/professionals/physician_gls/pdf/hepatobiliary_blocks.pdf.
4. Lamarca, A, Edeline, J, Goyal, L. How I treat biliary tract cancer. ESMO Open, v. 7, nº 1, p. 1-6, 2022.
5. Vogel, A, Cervantes, A, Chau, I, et al. Hepatocellular carcinoma: ESMO Clinical Practice Guidelines for diagnosis, treatment and follow-up. *Annals of Oncology*, v. 29, nº 4, p. 238-255, 2018.
6. Kelley, RK, Venook, AP. Cânceres do fígado e das vias biliares. *In*: Goldman, L, Schafer, AI. Goldman-Cecil Medicina. Elsevier, v. 1, 25ª ed., 2018.
7. Gómez-España, MA, Montes, AF, Garcia-Carbonero, R, et al. SEOM clinical guidelines for pancreatic and biliary tract cancer (2020). *Clinical and Translational Oncology*, v. 23, p. 988-1000, 2021.
8. Fox, E. Gallbladder Cancer. *Medscape*, 2021. Disponível em: https://emedicine.medscape.com/article/278641-overview.
9. Abou-Alfa, GK, Lau, G, Kudo, M, et al. Tremelimumab plus Durvalumab in Unresectable Hepatocellular Carcinoma. NEJM, v. 1, nº 8, 2022.
10. Oh, DY, He AR, Qin, S, et al. Durvalumab plus Gemcitabine and Cisplatin in Advanced Biliary Tract Cancer. *NEJM*, v. 1, nº 8, 2022.

Câncer Colorretal

Anelisa Kruschewsky Coutinho • Duílio Reïs da Rocha Filho •
Héber Salvador de Castro Ribeiro • Renata D'Alpino Peixoto

INTRODUÇÃO

O câncer colorretal (CCR) é a terceira malignidade mais comum no mundo. No Brasil, houve mais de 20 mil mortes atribuídas ao CCR em 2020, o que faz da doença a segunda neoplasia de maior mortalidade no país. Sua incidência é maior nas regiões Sul e Sudeste.[1] Mais de 70% dos diagnósticos ocorrem em indivíduos com mais de 65 anos. Todavia, um aumento da proporção de casos em pessoas com menos de 50 anos tem sido descrito.

O desenvolvimento dessa neoplasia está ligado a fatores genéticos e ambientais. Cerca de 2 a 5% dos casos de CCR associam-se a síndromes hereditárias, incluindo o câncer de cólon não polipose hereditário (síndrome de Lynch), a polipose adenomatosa familial (PAF) e outras condições mais raras, como a síndrome de Peutz-Jeghers e a polipose associada ao gene *MUTYH*.

Fatores de risco ambientais incluem consumo de álcool, tabagismo, consumo elevado de carne vermelha e alimentos ultraprocessados, sedentarismo e obesidade, características da "ocidentalização" do estilo de vida. Desequilíbrios da microbiota intestinal também podem contribuir para o desenvolvimento do CCR. Outros fatores associados ao aumento do risco da doença incluem história familiar de CCR, mesmo sem critérios definidores de uma síndrome genética, e antecedentes de doença inflamatória intestinal ou de adenomas.[2]

O diagnóstico precoce e a precisa conduta terapêutica de acordo com as melhores evidências científicas têm impacto na sobrevida.

RASTREAMENTO E ESTADIAMENTO

A carcinogênese do CCR segue uma progressão lenta da mucosa normal até o surgimento de uma lesão invasiva, passando por diversas fases intermediárias. Esse processo gradual oferece uma oportunidade de detectar e tratar condições pré-malignas ou lesões malignas precoces por meio de programas de rastreamento. A colonoscopia é um método de rastreamento populacional recomendado de 45 a 50 anos e até os 74 anos. Pesquisa de sangue oculto nas fezes, exame imunoquímico fecal e exame de DNA nas fezes em intervalos de 1 a 3 anos são formas alternativas de rastrear a doença.

Os sinais e sintomas do CCR muitas vezes aparecem apenas em fases avançadas da doença. Alterações do hábito intestinal, dor abdominal, perda de peso de causa inaparente, fadiga, sangramento digestivo, anemia ferropriva e obstrução intestinal são alguns dos principais achados. Os sintomas da doença são pouco específicos, o que faz com que seu diagnóstico diferencial seja amplo. Diversas condições benignas, como hemorroidas, diverticulite e processos infecciosos têm apresentação clínica semelhante. Além disso, tumores abdominais podem ter outras histologias, como sarcomas, tumores estromais gastrintestinais (GIST), tumores neuroendócrinos, linfomas ou metástases de outras neoplasias, que não são o foco deste capítulo.

DIAGNÓSTICO

O diagnóstico do CCR geralmente ocorre a partir de um exame endoscópico. Quando possível, a colonoscopia com visualização de todo o cólon é o exame recomendado, além de servir para avaliar a presença de tumores sincrônicos, presentes em cerca de 5% dos pacientes.

Aproximadamente 20% dos doentes apresentam-se com doença metastática ao diagnóstico, particularmente no fígado, peritônio, pulmões e/ou linfonodos. Para rastrear a presença de metástases a distância, é indicada a realização de tomografia computadorizada (TC) de tórax e abdome total com contraste. Ressonância nuclear magnética (RNM) é uma alternativa à TC. Em tumores de reto, a RNM de pelve é especialmente importante para detalhar a extensão local da doença e o acometimento linfonodal. O ultrassom endoscópico transretal pode ser útil, principalmente na avaliação de tumores retais precoces. Uma avaliação cuidadosa com exames complementares permite classificar a extensão da doença de acordo com o sistema TNM (Tabela 133.1), importante para estimar o risco e para planejar o tratamento.[3]

Adicionalmente, devem ser efetuados exames laboratoriais, incluindo hemograma, provas hepáticas, renais e de coagulação, além da pesquisa do nível sérico do antígeno carcinoembrionário (CEA). O PET-CT (exame diagnóstico por imagem capaz de detectar tumores em todos os lugares do corpo) não é indicado de rotina, mas deve ser considerado na investigação de achados duvidosos e/ou antes de cirurgia para ressecção de metástases.

Tabela 133.1 Classificação TNM do câncer colorretal.

Tumor primário (T)	
Tx	Tumor primário não pode ser avaliado
T0	Sem evidência de tumor primário
Tis	Carcinoma *in situ*
T1	Tumor invade a submucosa, mas não a muscular própria
T2	Tumor invade a muscular própria
T3	Tumor invade através da muscular própria até os tecidos pericolorretais
T4	Tumor invade o peritônio visceral ou invade ou adere à estrutura adjacente
Linfonodos regionais (N)	
NX	Linfonodos regionais não podem ser avaliados
N0	Ausência de metástases linfonodais
N1	Metástases em 1 a 3 linfonodos regionais ou qualquer número de depósitos tumorais
N2	Metástases em 4 ou mais linfonodos regionais
Metástases a distância (M)	
M0	Ausência de metástases a distância
M1	Presença de metástase a distância

Adaptada de: AJCC, 2017.

Testes moleculares têm assumido um papel cada vez maior no manejo do paciente com câncer colorretal. Deficiência do mecanismo de reparo do DNA, identificada a partir da perda da expressão das proteínas MLH1, MSH2, MSH6 ou PMS2 à imuno-histoquímica ou pela presença de instabilidade de microssatélites (MSI) à reação de polimerase em cadeia (PCR) é um achado útil por correlacionar-se com predisposição genética, e por indicar menor risco de recidiva pós-operatória; no caso da doença avançada, prediz sensibilidade à imunoterapia. Além disso, pacientes com neoplasia metastática devem ter o material biológico testado para mutações de RAS (KRAS, NRAS) e BRAF, que têm valor prognóstico adverso e ajudam a determinar o plano terapêutico.

TRATAMENTO

A principal modalidade de tratamento do câncer de cólon é a ressecção cirúrgica. Casos iniciais de pólipos transformados, em que a neoplasia se restrinja ao ápice da lesão, sem invasão angiolinfática e removidos com margens livres por colonoscopia podem ser considerados tratados sem a necessidade de complementação cirúrgica. Entretanto a cirurgia está indicada quando pelo menos um dos seguintes fatores de mau prognóstico estiverem presentes: histologia mal diferenciada, invasão vascular e/ou perineural, invasão de submucosa ≥ 1 mm, margem comprometida e presença de tumor budding.[4]

Para os demais casos, a colectomia segmentar, normalmente definida pela irrigação sanguínea e drenagem linfática regional, deve ser realizada para se obter uma remoção completa da lesão e dos linfonodos regionais (pelo menos 12 linfonodos devem ser examinados para atestar a radicalidade oncológica do procedimento). Em casos de invasão por contiguidade, a remoção dos órgãos acometidos deve ser feita em monobloco.

Embora sem benefício de sobrevida, a cirurgia minimamente invasiva se estabeleceu como padrão para o tratamento das neoplasias do cólon, devido a sua não inferioridade em relação à cirurgia convencional em termos de radicalidade oncológica, bem como a benefícios secundários como redução de dor pós-operatória, da ocorrência de complicações de parede abdominal, como infecção de local cirúrgico e hérnias, e menor tempo de internação e para retorno às atividades diárias.[5]

É possível que em um futuro próximo a imunoterapia possa integrar a abordagem terapêutica antes da cirurgia, mas apenas para uma minoria de pacientes – aqueles portadores de alteração molecular de MSI. Os resultados dos estudos são ainda preliminares, e no momento essa possibilidade ainda não é o padrão.

Câncer de cólon inicial

Em geral, a cirurgia (colectomia parcial com linfadenectomia) ainda é o principal tratamento do câncer de cólon inicial, ou seja, quando não há evidências de doença metastática nos exames de estadiamento.

Após a cirurgia, o resultado anatomopatológico dará uma estimativa do risco de existir doença microscópica sistêmica para indicação ou não de quimioterapia (QT) complementar, ou seja QT adjuvante, considerando também idade e perfil de comorbidades.[2]

Para os pacientes cujo anatomopatológico revela tratar-se de estádio I (pT1 pN0 ou pT2 pN0), não há indicação de QT adjuvante e, sim, seguimento oncológico, incluindo orientações de hábito alimentar saudável e a prática regular de atividade física. O risco de recorrência é de apenas 5%, aproximadamente.

Já para os casos com estádio II (pT3 pN0 ou pT4 pN0), diversas variáveis entram na equação para indicar ou não a QT adjuvante, e pode variar desde observação apenas, QT com fluoropirimidina isolada (5-fluorouracil endovenoso, também conhecido como 5-FU, ou capecitabina por via oral) ou uma combinação de fluoropirimidina e oxaliplatina (FOLFOX – 5-FU e oxaliplatina – ou CAPOX – capecitabina e oxaliplatina). Nesse estádio, fatores prognósticos são levados em consideração para a definição terapêutica complementar, como:

- pT4
- Menos de 12 linfonodos avaliados na peça
- Invasão perineural, vascular ou linfática
- Apresentação com obstrução ou perfuração intestinal
- Histologia pouco diferenciada ou indiferenciada (alto grau)
- Tumor budding de alto score (BD3)
- CEA pré-operatório > 10 ng/mℓ.

Via de regra, tumores T3 e sem fatores de alto risco são apenas acompanhados e têm um risco de recorrência de aproximadamente 10% ao longo do tempo. Já pacientes com tumores T3 (com pelo menos 12 linfonodos ressecados), mas com um ou mais fatores de alto risco, é importante avaliar se há ou não MSI ou deficiências das proteínas de reparo, o que confere um excelente prognóstico e ausência de benefício com fluoropirimidina isolada. Ou seja, se T3 com algum fator de risco, mas com MSI, indica-se apenas observação. Se ausência de MSI, deve-se discutir os prós e os contras em realizar uma fluoropirimidina por 6 meses com o objetivo de aumentar as chances de ficar livre da doença, mas ainda assim a literatura é controversa. Já os pacientes com tumores T4 e/ou baixa amostragem linfonodal, as principais guidelines recomendam oferecer CAPOX ou FOLFOX ou apenas uma fluoropirimidina, apesar da ausência de dados concretos de estudos randomizados. Nos T4 com MSI não há consenso, há quem defenda apenas observar pelo bom prognóstico e outros defendem CAPOX ou FOLFOX adjuvante.

A incorporação do exame de biopsia líquida com análise de DNA de células tumorais circulantes (ct-DNA) como ferramenta adicional para avaliação de doença microscópica residual após cirurgia, risco de recidiva e auxílio na definição de conduta tem sido avaliada em diversos estudos recentes, e parece promissora com possibilidade de vir a ser uma realidade em breve.[6]

Para os tumores estádio III, ou seja, com pelo menos um linfonodo positivo, os estudos apontam para uma redução do risco de recorrência em aproximadamente 30% com a utilização de CAPOX ou FOLFOX quando comparado a apenas fluoropirimidina. Recentemente, um importante estudo, chamado IDEA, realizado com mais de 12 mil pacientes, avaliou especificamente a duração do tratamento adjuvante se por 6 ou 3 meses, com a principal justificativa de reduzir toxicidade relacionada a QT. Para os pacientes de baixo risco (T3 e N1), a duração de tratamento adjuvante passou a ser de 3 meses. Pacientes com maior risco (T4 e/ou N2), a preferência ainda permanece por duração de 6 meses de tratamento.[7] Porém, visto que a diferença de fazer 3 *versus* 6 meses ainda é pequena, muitos oncologistas têm recomendado 3 meses de CAPOX ou começar com FOLFOX e retirar a oxaliplatina ao menor sinal de neuropatia. Vale ressaltar que o benefício da quimioterapia nos principais estudos foi identificado apenas no grupo de pacientes com menos de 70 anos, e, portanto, a indicação de quimioterapia para indivíduos mais idosos é controversa e deve ser sempre discutida com o paciente.

Câncer de reto localizado

O manejo do câncer retal localizado depende da extensão locorregional. O objetivo do tratamento é curar a doença preservando, sempre que possível, a função intestinal normal, incluindo continência fecal, e as funções genitourinárias. O emprego de múltiplas modalidades de tratamento (quimioterapia, radioterapia [RT] e cirurgia) é comumente necessário para minimizar o risco de colostomia definitiva ou de disfunção do reto, particularmente em pacientes com câncer distal ou com maior risco de recidiva local.

Procedimentos de excisão local, como ressecção colonoscópica e microcirurgia endoscópica transanal (TEM), são apropriados para o tratamento de doenças iniciais, como tumores T1N0 bem diferenciados sem invasão vascular ou linfática. Em tumores com características histológicas de prognóstico adverso, é indicada a ressecção transabdominal com linfadenectomia.

Nos doentes com câncer de reto com penetração além da parede muscular (T3 ou T4) ou com envolvimento linfonodal, a terapia pré-operatória, também denominada neoadjuvante, é comumente recomendada para reduzir o risco de recidiva locorregional. O tratamento com QT (capecitabina ou fluorouracila) e RT concomitantes, seguidas por cirurgia retal, é uma das estratégias recomendadas. Outras modalidades de tratamento incluem a RT de curta duração e a terapia neoadjuvante total, frequentemente reservada a doentes de maior risco, nos quais cursos de (QT-)RT e de QT sistêmica são utilizados de forma sequencial antes da realização da cirurgia.[8,9]

Com a otimização da estratégia neoadjuvante, uma abordagem não operatória do reto passou a ser explorada. Diferentes estudos mostraram que pacientes com resposta completa à quimiorradiação, um grupo que corresponde de 20 a 50% dos doentes tratados, podem ser poupados da cirurgia sem prejuízo aos desfechos oncológicos, desde que permaneçam sob vigilância rigorosa. Cerca de 25% desses pacientes têm recrescimento tumoral. Nesses casos, o resgate cirúrgico é factível e parece não comprometer os resultados em longo prazo, quando comparado com a abordagem cirúrgica precoce convencional.

Câncer de cólon metastático

O CCR pode se apresentar como doença metastática já ao diagnóstico (20% de todos os pacientes diagnosticados com CCR) ou evoluir para doença metastática após diagnóstico e tratamento de um CCR inicial (o risco depende do estádio ao diagnóstico). Diferentemente da maioria das outras neoplasias, o CCR ainda pode ser curado quando metastático e se for passível de ressecção completa. Portanto, há três cenários de tratamento de doença metastática: ressecável, potencialmente ressecável e irressecável.[10]

Doença ressecável

Nesses casos, geralmente em pacientes com doença limitada ao fígado e/ou pulmão de baixo volume, o intuito do tratamento será curativo. Na maioria dos pacientes, recomenda-se QT perioperatória com fluoropirimidina e oxaliplatina, integrada com cirurgia. Aproximadamente 30% dos pacientes podem ser curados com essa estratégia.

Doença potencialmente ressecável

Trata-se de pacientes com doença inicialmente irressecável, mas que, com boa resposta ao tratamento, podem se tornar ressecáveis (dá-se o nome de tratamento de conversão). Infelizmente, apenas uma pequena parcela de pacientes torna-se ressecável, mas, ainda assim, essa fração de pacientes pode ser curada. Nessas situações, está indicado o regime de QT que possa ofertar maiores taxas de resposta, escolha que depende também do perfil molecular do paciente.

Doença claramente irressecável

O objetivo de tratamento é prolongar ao máximo a sobrevida dos pacientes com a preocupação de manter a qualidade de vida. A escolha do tratamento inicial depende das características moleculares. Quando há MSI (3 a 5% dos casos), o tratamento inicial indicado deve ser a imunoterapia e uma pequena parcela desses pacientes pode ser curada. Quando não há MSI, é necessário saber o *status* do gene *RAS*, já que pacientes com mutação no gene *RAS* (50% dos casos) não se beneficiam de uma classe de anticorpos monoclonais chamada anticorpos anti-EGFR. Nos casos de mutação de *RAS*, está indicado combinação de QT (CAPOX, FOLFOX ou FOLFIRI – com FOLFIRI usado apenas na doença metastática e que se refere à combinação de 5-FU e irinotecano) associada ao bevacizumabe (um anticorpo monoclonal da classe dos antiangiogênicos) como esquema de primeira linha.

Já pacientes sem mutação de *RAS* (também chamados "*RAS* selvagem") são tratados com QT e um anticorpo anti-EGFR, se o tumor primário estiver localizado no lado esquerdo do cólon, ou com QT e bevacizumabe, se localizado do lado direito. Há ainda uma pequena parcela de pacientes com mutação em um gene chamado *BRAF*, que confere uma maior agressividade da doença. Nesses casos, trata-se com esquemas duplos ou mesmo triplos (5-FU, oxaliplatina e irinotecano) associados a bevacizumabe, sendo que em linhas subsequentes já existem fármacos alvo-moleculares.

Dependendo do curso da doença e do perfil de tolerabilidade do paciente, é comum haver momentos de redução de intensidade do tratamento para um esquema de manutenção, o qual geralmente envolve uma fluoropirimidina e um anticorpo-monoclonal apenas. As terapias locorregionais também podem ser incorporadas em determinados casos, como, por exemplo, radioterapia estereotáxica, ablações e embolizações intra-arteriais hepáticas.

Quando o paciente falha no tratamento anterior, mas mantém boa performance, a regra é prosseguir com um tratamento de segunda linha, com a escolha de um regime que o paciente ainda não usou. O ideal é que durante toda a jornada do paciente ele possa receber todos os fármacos disponíveis que funcionem para o seu perfil molecular.[10] Há medicações orais para terceira e mais linhas, assim como é possível reutilizar esquemas previamente empregados.

CONIDERAÇÕES FINAIS

Os tumores colorretais são muito frequentes e as medidas de detecção precoce são importantes e devem ser propagadas. Ao longo dos anos, muitos avanços no diagnóstico e tratamento propiciaram um aumento de sobrevida global significativo para os portadores dessa doença. O tratamento adequado depende de múltiplos fatores, como estadiamento, performance, *status* e idade, perfil molecular, lateralidade do tumor primário, volume de doença, comorbidades e desejo do paciente. Terapias moleculares têm sido continuamente incorporadas nas diversas etapas do tratamento, sempre dependentes das expressões moleculares individuais e com resultados animadores. Além disso, a assistência de uma equipe multidisciplinar treinada faz diferença para a condução e desfecho, e por isso deve ser estimulada.

REFERÊNCIAS BIBLIOGRÁFICAS

1. Ministério da Saúde. Instituto Nacional de Câncer. Estimativa 2023: Incidência de Câncer no Brasil. INCA, Rio de Janeiro, 2022.

2. Argilés, G, Tabernero J, Labianca, R, et al. Localised colon cancer: ESMO Clinical Practice Guidelines for diagnosis, treatment and follow-up. *Ann Oncol* 2020; 31(10):1291-1305.

3. AJCC Cancer Staging Manual, 8ª Ed. Amin MB, Edge SB, Greene F, et al. (editors). Springer, Nova York, 2017.

4. Russo, P, Barbeiro, S, Awadie, H et al. Management of colorectal laterally spreading tumors: a systematic review and meta-analysis. *Endosc Int Open* 2019; 07(02): E239-E259.

5. Yamauchi, S, Matsuyama, T, Tokunaga, M, Kinugasa, Y. Minimally Invasive Surgery for Colorectal Cancer. *JMA J.* 2021 Jan 29;4(1):17-23. doi: 10.31662/jmaj.2020-0089.

6. Tie, J, Cohen, J, Lahouel, K, et al. Circulating tumor DNA Analysis Guiding Adjuvant Therapy in Stage II Colon Cancer. *N Engl J Med* 2022; 386(24):2261-2272.

7. Grothey, A, Sobrero, A, Shields, A, et al. Duration of Adjuvant Chemotherapy for stage III Colon Cancer. *N Engl J Med.* 2018 Mar 29;378(13):1177-1188.

8. Benson, Al B, Venook, A, Al-Hawary, M, et al.Rectal cancer, version 2.2022, NCCN Clinical Practice Guidelines in Oncology. *J Natl Compr Canc Netw.* 2022 Oct;20(10):1139-1167.

9. National Comprehensive Cancer Network. Rectal Cancer: Version 4.2022. In: nccn.org. Acesso em: 10 fev. 2023.

10. Cervantes, A, Adam, R, Roselló, S, et al. Metastatic colorectal câncer: ESMO Clinical Practice Guideline for diagnosis, treatment and follow-up. *Ann Oncol.* 2023 Jan;34(1):10-32.

134

Cuidados Paliativos

Jurema Telles • Mirella Rebello Bezerra • Ana Claudia de Lima Quintana Arantes • Ricardo Caponero

INTRODUÇÃO

Vivemos uma era de grandes avanços no cuidado personalizado da pessoa com câncer; no entanto, esses avanços não se dão de forma uniforme em todo mundo. A probabilidade de sobreviver até 5 anos ou mais desde o diagnóstico está aumentando e a mortalidade está diminuindo nos países de alta renda (em inglês, HICs), enquanto a incidência e a mortalidade por câncer estão aumentando em países de baixa e média rendas (em inglês, LMICs), nos quais mais de 75% da carga global de câncer e mortes ocorrerá até 2040. Nesses países também ocorre um acelerado envelhecimento populacional, e consequentemente há mais desafios no sistema de saúde, dificuldades no acesso à prevenção e diagnóstico precoce do câncer, além de baixa oferta de cuidados paliativos (CPs).

A necessidade global de CPs continuará a crescer de forma desproporcional como resultado do envelhecimento da população e da carga crescente de doenças não transmissíveis e algumas doenças transmissíveis. Em 2060, a necessidade de cuidados paliativos deverá quase dobrar.[1,2]

A cada ano, cerca de 56,8 milhões de pessoas precisam de CPs, incluindo 25,7 milhões no último ano de vida, a maioria das quais vive em LMICs. Apenas uma em cada 10 pessoas que necessitam de CPs os recebem adequadamente.[3]

A palavra "paliativo" vem de "paliar", que significa proteger. Tem origem no latim *pallium*, termo que nomeia o manto usado pelos cavaleiros das Cruzadas para se proteger das tempestades. Deve-se entender o CP como o manto de proteção que os profissionais de saúde colocam sobre o paciente e sua família para protegê-los dos sofrimentos causados pelo adoecimento. Para Ferris, é o cuidado ativo para que a pessoa viva o mais próximo do normal apesar do câncer.[4]

A indicação de CPs está relacionada mais com as necessidades dos doentes e de suas famílias para aliviar o sofrimento causado por doenças graves do que apenas com o prognóstico clínico dos doentes e seu tempo de sobrevida esperado. Contudo, há um aumento crescente das evidências do impacto dos CPs e da possibilidade de serem ofertados de forma estratificada de acordo com os recursos disponíveis em qualquer cenário de cuidado. Mas há ainda desafios para a oferta de CPs, e a falta de consenso sobre o que são, quando e como devem ser oferecidos, e quem se beneficia deles são os maiores deles.[4,5]

EVOLUÇÃO DO CONCEITO DE CUIDADOS PALIATIVOS

Parte das dúvidas sobre CPs tem relação com a própria evolução do conceito elaborado pela Organização Mundial de Saúde (OMS), que, em 1990, definiu pela primeira vez os CPs como assistência integral ofertada aos portadores de câncer, com foco nos cuidados de final de vida. Em 2002, essa definição foi revista e, desde então, além do câncer, os CPs devem atender a todas as pessoas portadoras de doenças que ameaçam as suas vidas. A atual definição da OMS, publicada em 2017 e reforçada em 2021, determina que:

> "Os cuidados paliativos são uma abordagem que melhora a qualidade de vida dos pacientes (adultos e crianças) e suas famílias que enfrentam problemas associados a risco de vida, doença ou sofrimento grave relacionado com a saúde. Os cuidados paliativos previnem e alivia o sofrimento através da identificação precoce, avaliação correta e tratamento de dor e outros problemas, sejam físicos, psicossociais ou espirituais problemas associados a doenças que ameaçam a vida."[3]

Segundo a OMS, os CPs são necessários para uma ampla gama de doenças e a maioria dos adultos tem doenças crônicas como doenças cardiovasculares (38,5%), câncer (34%), doenças respiratórias crônicas (10,3%), AIDS (5,7%) e diabetes (4,6%). Além disso, muitas outras condições podem exigir PCs, incluindo insuficiência renal, doença hepática crônica, doenças neurológicas e degenerativas, anomalias congênitas e doenças infecciosas.

Atualmente, a OMS recomenda ao administrar o CP:

- Usar uma abordagem de equipe para apoiar os pacientes e seus cuidadores. Isso inclui atender às necessidades práticas e fornecer aconselhamento na fase do luto
- Oferecer um sistema de suporte para ajudar os pacientes a viver o mais ativamente possível até a morte
- Fornecer serviços de saúde integrados e centrados na pessoa, que prestem atenção especial às necessidades e preferências específicas dos indivíduos.[3]

Ainda em 2017, a Lancet Commission on Global Access to Palliative Care and Pain Relief publicou o relatório Alleviating the Access Abyss in Palliative Care and Pain Relief – An Imperative of Universal Health Coverage com uma ferramenta para medir a sobrecarga do sofrimento relacionado com a condição de saúde grave. A abordagem dessa comissão ampliou ainda mais o conceito de CP, e recomendou que a OMS revisse o conceito de CP.

A International Association for Hospice and Palliative Care (IAHPC) desenvolveu, em 2018, uma nova definição para CP, incluindo familiares e cuidadores como uma unidade de cuidado, além de reconhecer que o CP deve ser aplicado às necessidades dos pacientes, e não apenas ao prognóstico. Desta forma, os CPs devem ser praticados em todos os níveis de cuidado e englobam cuidados gerais e especializados, e devem ser fornecidos em todas as condições crônicas e com risco de morte, sem limite de tempo ou de prognóstico em todos os níveis de atenção (primária, secundária e terciária) e não limitados a um único cenário do cuidado.[5-7]

Em consonância com a definição da OMS/IAHPC, foi publicada a Resolução nº 41 da Comissão Intergestores Tripartite (CIT) em 23 de novembro de 2018, que dispõe sobre as diretrizes para a organização dos CPs no âmbito do Sistema Único de Saúde (SUS) e estabelece que devem fazer parte dos cuidados continuados integrados ofertados pela Rede de Atenção à Saúde (RAS), embora não defina formas de financiamento para essa política.

Uma pesquisa da OMS sobre doenças não transmissíveis realizada em 194 Estados-membros, em 2019, mostrou que o financiamento para CPs estava disponível em 68% dos países, mas apenas 40% dos países relataram que os serviços atingiam pelo menos metade dos pacientes.[3]

PRINCÍPIOS DE ATUAÇÃO DOS CUIDADOS PALIATIVOS

Os princípios dos CPs, segundo a OMS, são:

- Promover alívio e prevenção da dor e de outros sintomas responsáveis por sofrimento
- Afirmar a vida e reconhecer a morte como um processo natural
- Não antecipar, nem prolongar ou adiar a morte
- Integrar aspectos psicológicos e espirituais ao cuidado
- Oferecer um conjunto de cuidados e suporte para ajudar o paciente a viver da maneira mais ativa possível até a morte
- Oferecer suporte para a família compreender o quadro do familiar e se organizar durante o processo de doença e de luto
- Acessar, por meio de uma equipe multiprofissional, as necessidades do paciente e da família, incluindo assistência ao luto, se necessário
- Melhorar a qualidade de vida, influenciando positivamente a evolução da doença
- Instituir cuidados paliativos precocemente no curso de evolução da doença em conjunto com tratamentos modificadores da doença responsáveis por prolongar a vida (como quimioterapia ou radioterapia)
- Incluir investigações diagnósticas necessárias para melhor compreensão e manejo das complicações clínicas que possam gerar sofrimento.

De maneira prática, o cuidado é estabelecido por meio de uma relação que envolve boa comunicação, vínculo, responsabilização, respeito e empatia com o paciente, a família e a rede de apoio. Dessa forma, os profissionais trabalham em conjunto, integrando conhecimentos técnicos e particularidades pessoais com foco na prevenção e no cuidado do sofrimento humano. E, para isso, devem ser ofertados observando os princípios da qualidade em saúde: eficaz, seguro, centrado na pessoa, oportuno, equitativo integrado e eficiente.[3-5]

MODELO DE OFERTA DE CUIDADOS PALIATIVOS

A OMS indica que os cuidados paliativos devem ocorrer de maneira continuada desde o diagnóstico até o tratamento modificador da doença, que pode ter diferentes objetivos (curativo; controlador de doença e prolongador da vida, mas não curativo; ou paliativo para controle de sintomas, mas não prolongador da vida exclusivo). Portanto, com a evolução da doença, a importância dos CPs aumenta gradativamente até que se tornar a única terapêutica indicada durante o processo ativo de morte, mas deve ser ofertado da forma mais precoce possível (Figura 134.1).[3-6]

A interpretação da Figura 134.1 auxilia na compreensão dos conceitos e da sistemática do trabalho em CPs, com possibilidade de ser aplicada no processo de evolução natural de qualquer doença crônica com risco de morte. O gráfico representa as modalidades terapêuticas durante o curso de evolução de uma doença.

O diagnóstico pode ser feito em qualquer fase da doença, mas, no Brasil, em razão da dificuldade de acesso ao sistema de saúde, não é raro que os pacientes recebam o diagnóstico na fase avançada da doença, com pouco ou nenhum tratamento modificador de doença e com uma estreita janela de oportunidade de ofertar CPs. Esse fenômeno é conhecido como mistanásia.

O eixo horizontal representa o tempo decorrido desde o início da evolução da doença até a morte e o eixo vertical, a

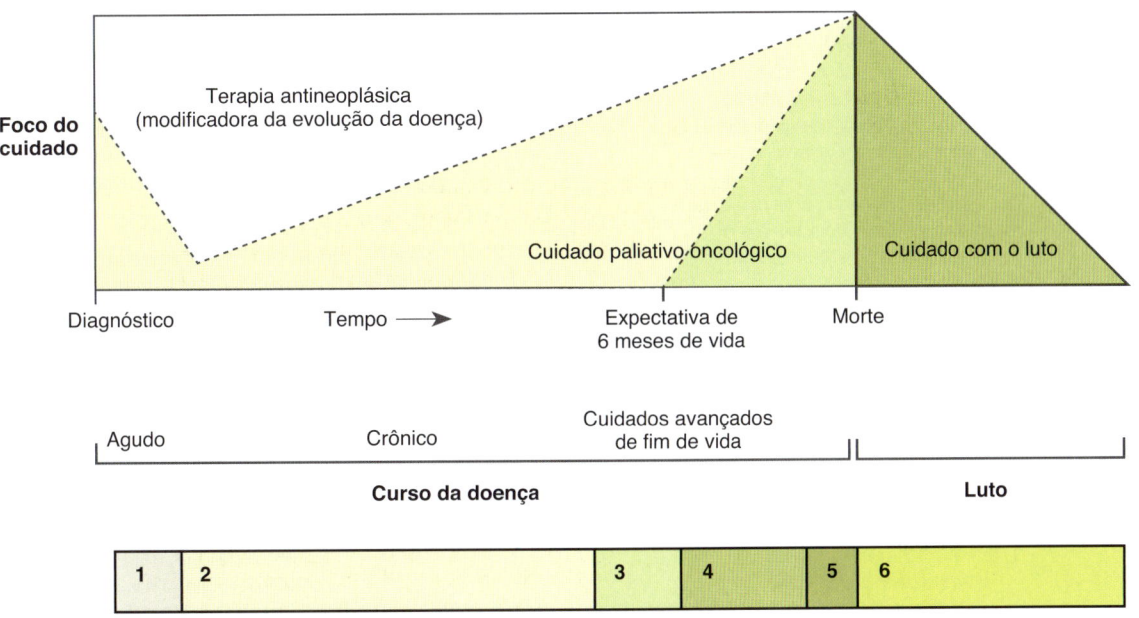

Figura 134.1 Modelo de cuidados paliativos em diversas etapas da evolução da doença oncologia.[1-6] Adaptada de: OMS, 2018.

necessidade relativa de assistência, variando entre terapêutica modificadora da doença e CP. A proporção se modifica com a evolução da doença ao longo do tempo. A terminalidade se inicia quando não há mais intervenções (exceto transplante de órgão, se cabível) que consigam modificar a doença, mas ainda há tratamentos oncológicos específicos que podem contribuir para melhorar a qualidade de vida. A duração é variável (meses a anos) e depende do diagnóstico.

O grupo de sobreviventes de câncer com doença metastática por longos anos, como o câncer de mama e próstata, tem crescido e trazido desafios e oportunidades para melhorar a qualidade de vida e oferta de CPs concomitantemente às terapias oncológicas. Constantes mudanças de protocolos, padrão de resposta de toxicidade com novas abordagens terapêuticas, como a imunoterapia (p. ex., melanoma metastático) e fármacos-alvo, por um lado, trouxeram desafios de rever alguns conceitos e acrescentaram complexidade para a definição de prognóstica; contudo, com a definição do benefício da oferta de CPs nessas situações, ela não deve ser excludente ou agir como barreira para a oferta de CPs integrados.[6,7]

O período de terminalidade se encerra com a fase final da vida ou com o processo ativo de morte. A duração é variável (dias a semanas) e depende do diagnóstico. A assistência prestada baseia-se integralmente nos valores do paciente e da família e não mais na doença. O CP é comumente designado com individualização. Na prática, não cabem mais ações voltadas à doença em si, posto que ela já está levando o paciente à morte irreversivelmente. Essa fase de cuidado também é chamada *hospice care*. Após a morte do paciente, o cuidado se aplica à família de luto. A necessidade dessa assistência diminui com o tempo, embora com duração individualizada. Muitas vezes, o luto se manifesta de forma antecipada em qualquer fase.[3-6]

CUIDADO PALIATIVO NAS DIFERENTES FASES DA DOENÇA ONCOLÓGICA

Não é adequado questionar se o doente tem indicação ou necessidade de CP, mas cabe indagar qual o tipo de cuidado e de alocação de recurso necessários em cada fase da história natural da doença. Após a avaliação do paciente e do diagnóstico, o passo seguinte é a identificação da fase da doença. Essa é uma estratégia abrangente e facilita o reconhecimento das fases de evolução da doença para que, a partir disso, seja possível planejar os cuidados proporcionalmente a cada fase.

Durante a avaliação, é fundamental considerar o momento da evolução da doença incurável em que a pessoa se encontra. Nesse sentido, o entendimento da história natural das doenças crônico degenerativas e das terapias modificadoras, bem como da história dos agravos à saúde, é primordial na realização do prognóstico. Na Tabela 134.1 são apresentadas as características e funcionalidades de cada fase, bem como o prognóstico e as condutas paliativas esperadas.[5-8]

Tabela 134.1 Condutas paliativas no plano de cuidado de acordo com as fases da doença oncológica e/ou avaliação funcional.

Fase da doença		Características	ECOG	KPS	PPS*	Prognóstico	Condutas paliativas esperadas
1	Início da evolução da doença	TMD é a maior demanda do paciente O oncologista assistirá ao paciente de forma integral Em caso de intercorrências agudas potencialmente reversíveis, o paciente deverá ser submetido a TISAV, caso seja necessário	PS0-1	80-100%	80-100%	Chance de cura ou controle da doença oncológica	Controlar sintomas Planejar cuidados, estabelecer vínculo (conhecer história e valores do paciente e da família) Comunicar sobre processo de doença, história natural, evolução esperada e possíveis perdas funcionais futuras Solicitar avaliação dos profissionais de psicologia e serviço social e/ou da equipe de CP, se houver sofrimento não controlado apesar das condutas do médico oncologista
2	Progressão da doença ou cronificação	TMD começa a falhar ou não consegue mais conter os sintomas da doença oncológica Diminuição de propostas de TMD1 (varia bastante, dependendo do tipo de câncer) Oncologista mantém o seguimento do paciente Necessidade de CP aumenta de forma gradual Em caso de intercorrência aguda reversível, deve-se considerar a necessidade de TISAV	PS-2	60-70%	60-70%	Sem chance de cura; tempo variável depende do tipo de câncer	Investigar presença de sintomas físicos não controlados usando o ESAS Prever possíveis complicações e instituir medidas para evitá-las; iniciar discussão sobre DAV e registrar em prontuário Considerar o início do seguimento em conjunto com os profissionais de psicologia e serviço social e/ou de uma equipe de CP Vigiar funcionalidade do paciente Aplicar o SPICT e fazer a pergunta surpresa com frequência para identificar início da terminalidade
3	Início da terminalidade	Doença extensa Piora funcional Caquexia Sinais de progressão da doença apesar do TMD1 Câncer metastático ou inoperável com critérios gerais de terminalidade Muitos pacientes ainda são diagnosticados nessa fase da doença (metastática)** CPs são fundamentais Intervenções clínicas para o tratamento de intercorrências agudas não estão contraindicadas (p. ex., processos infecciosos) TISAVs podem não ser proporcionais	PS-3	30-50%	≤ 50%	Semanas a poucos meses	Controlar os sintomas físicos para os quais apenas o TMD oncológico não é suficiente Aprimorar o processo de reabilitação, visando conter o ritmo das perdas funcionais ou readaptando funções com economia de energia Abordar o processo de elaboração das perdas funcionais progressivas e da proximidade da morte (luto antecipatório) Aprofundar a discussão sobre DAV e registrar em prontuário, tentando estabelecer diretrizes para a assistência ao final da vida Discutir questões burocráticas ligadas a direitos previdenciários

(Continua)

Tabela 134.1 Condutas paliativas no plano de cuidado de acordo com as fases da doença oncológica e/ou avaliação funcional. (*continuação*)

Fase da doença	Características	ECOG	KPS	PPS*	Prognóstico	Condutas paliativas esperadas
4 Fase final da vida	Diminuição da ingesta oral Catabolismo acelerado (ação de IL-1 IL-6 e TNF) Presença de sintomas persistentes, como dispneia, edema e/ou *delirium* Sinais de deterioração clínica Baixa funcionalidade mantida e em queda Alta probabilidade de que uma internação nessa fase seja a última da vida do paciente Intervenções invasivas, transferência para UTI e TISAV não são consideradas apropriadas Quando o paciente apresenta sintomas controlados e há a manifestação do paciente e da família, ele pode continuar o seguimento ambulatorial ou em domicílio, caso haja disponibilidade de atendimento domiciliar	PS 4	20%	20%	Dias a poucas semanas	Utilizar escalas de avaliação de riscos de mortalidade específicos como Palliative Prognostic Index (PPI) e/ou Índice de Comorbidades de Charlson Reforçar medidas de higiene e conforto Controlar dor e outros sintomas Rever vias de administração: oral, retal, subcutânea (hipodermóclise) ou intravenosa Reiterar as escolhas de DAV e registrar em prontuário Preparar para uma morte próxima Escolher o local da morte, se possível Explicar sobre parte burocrática: atestado de óbito, funeral, enterro
5 Processo ativo de morte	Sinais e sintomas sinalizadores de morte iminente Possíveis rotas de evolução para a morte: uma rota mais tranquila e outra mais conturbada (Figura 134.2) Terapêutica estritamente para o controle de sintomas e desconfortos nas esferas física, psíquica e espiritual Intervenções invasivas, transferência para UTI e TISAV não são consideradas apropriadas Considera-se fundamental a assistência de uma equipe disponível 24 h No caso de óbito em domicílio planejado, os cuidados devem ser assegurados pela equipe de assistência domiciliar	PS 4	10%	10%	Horas a poucos dias	Explicar aos familiares o que está ocorrendo Comunicar que a morte pode ocorrer em questão de horas a poucos dias Reforçar as orientações de conforto e da disponibilidade para dúvidas e chamados, porque a família pode ter vários sentimentos, conflitos, medos, dúvidas e emoções Verificar DAV em prontuário Deixar o ambiente o mais tranquilo possível Manter roupas limpas e secas Utilizar roupas escuras se houver sangramentos ou secreções Manter higiene pessoal (bucal/corporal) Manter medicações essenciais para o controle da dor e outros sintomas Suspender medicação não essencial Preferir a via subcutânea (hipodermóclise) Considerar sedação paliativa, se sintomas refratários
6 Processo de luto	Paciente já faleceu Processo de luto tem duração variável para cada membro da família	Não se aplica	Não se aplica	Não se aplica	Duração variável para cada membro da família	O mais comum é que os profissionais de psicologia, capelania e assistência social sejam requisitados, mas o médico permanece próximo, não apenas como integrante da equipe, mas como facilitador se houver necessidade de auxiliar na compreensão dos acontecimentos clínicos e acolhimento da família

TMD: terapêutica modificadora de doença; TISAV: terapêutica invasiva e sustentadora artificial de vida como intubação orotraqueal e ventilação artificial, uso de medicações vasoativas, hemodiálise; UTI: unidade de terapia intensiva; IL-1, IL-6: interleucinas 1 e 6; TNF: fator de necrose tumoral.

*Pacientes com PPS igual ou inferior a 50% (que permanecem a maior parte do tempo sentados ou deitados e, portanto, necessitam de uma assistência considerável) apresentam expectativa de vida inferior a 6 meses.

**Advém do vocábulo grego *mis* (infeliz) e *thanatos* (morte), significando, portanto, uma morte infeliz. O termo é utilizado para se referir à morte de pessoas que, excluídas socialmente, acabam morrendo por conta de assistência de saúde precária. A eutanásia significa a morte antecipada com o objetivo de dar um fim ao sofrimento de doentes terminais, sem chances de recuperação. A distanásia é o prolongamento artificial da vida e do sofrimento do paciente. Já a ortotanásia é a morte natural, sem intervenção que abrevia ou prolonga o tempo de vida, cabendo as medidas paliativas para alívio dos sintomas e melhora da vida com qualidade tanto quanto possível, por todo o tempo que o paciente ainda tiver de vida natural.

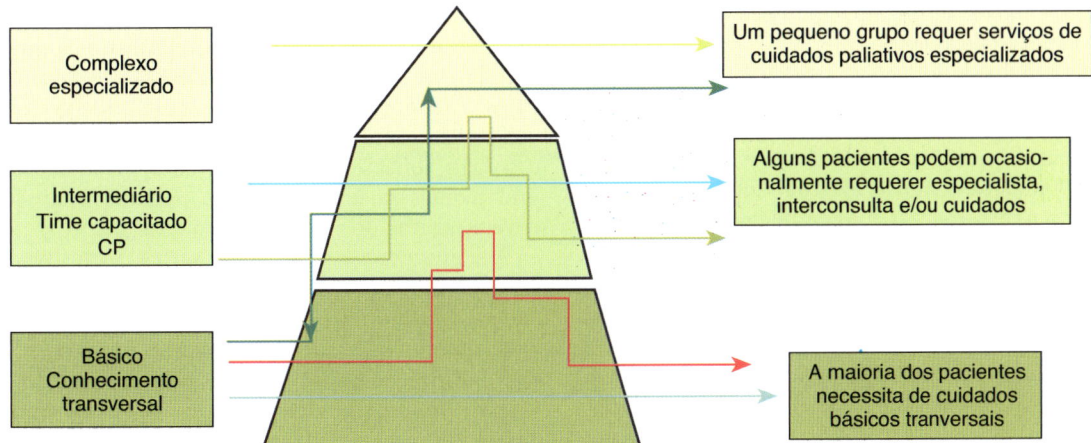

Figura 134.2 Possíveis rotas de admissão e necessidades de oferta em diferentes níveis de cuidados a cada paciente.

É necessário estar atento aos critérios gerais de terminalidade, que são:

- Declínio funcional
- Diminuição do autocuidado
- Permanência sentado ou acamado > 50% do dia
- Aumento na dependência na maioria das atividades de vida diária
- Comorbidades
- Declínio físico e aumento da necessidade de suporte
- Diminuição da resposta ao tratamento e da reversibilidade, decisão por descontinuar o tratamento ativo
- Perda de peso progressiva (> 10%) nos últimos 6 meses
- Múltiplas internações por crises ou intercorrências
- Eventos sentinela (p. ex., quedas, perdas, transferência para instituições de longa permanência)
- Albumina sérica < 2,5 mg/dℓ).

Além disso, para perceber a terminalidade de pacientes com doenças avançadas, progressivas e que ameaçam a vida, o médico pode usar a pergunta surpresa: "haveria surpresa se o paciente morresse nos próximos dias, semanas ou meses?" (ver Tabela 134.1). A resposta para essa pergunta deve ser intuitiva e considerar dados clínicos, comorbidades e fatores sociais, entre outros. E quando a resposta for "sim", deve-se considerar que o doente está entrando em sua terminalidade.

Intercorrências clínicas cada vez mais frequentes, piora progressiva da doença de base, emagrecimento progressivo (perda de peso > 10% do peso dos últimos 6 meses e/ou queda da albumina sérica, muitas vezes não acompanhada de perda ponderal importante), aparecimento de sinais e sintomas de insuficiências em outros órgãos e múltiplas úlceras por pressão também são importantes sinais de deterioração clínica.

Quanto aos sinais e sintomas sinalizadores de morte iminente, o paciente se torna cada vez mais astênico, hipoativo e sonolento. Não sente mais sede ou fome, mostra-se menos interessado em sair da cama, em receber visitas ou no que está acontecendo ao seu redor. Nota-se também:

- Pele fria e cinzenta
- Extremidades cianóticas
- Queda da frequência respiratória e pressão arterial
- Respiração de Cheyne-Stokes
- Broncorreia com evolução para respiração agônica até o ronco da morte (sororoca)
- Redução do volume urinário e constipação ou incontinências
- Perda da habilidade de engolir, com risco de broncoaspiração e sensação de asfixia
- Perda da habilidade de fechar os olhos (pior se muito emagrecidos)
- Confusão mental com ou sem agitação (é frequente, mas vários pacientes mantêm a consciência e a lucidez até os últimos momentos, e são capazes de tomar a medicação por via oral e de verbalizar suas despedidas, indo a óbito durante o sono).

Se a história médica evolutiva do paciente não for bem conhecida, alguns sinais de proximidade da morte podem ser confundidos com outras causas, como analgesia inadequada, desidratação, distúrbios eletrolíticos (glicose, sódio, cálcio) e depressão, hipóteses que devem ser descartadas.

Além disso, na fase final da vida, deve-se suspender as medicações não essenciais: anti-hipertensivos, antidepressivos, laxativos, antiulcerosos, anticoagulantes, antibióticos de longa permanência, ferro, vitaminas e albumina. A suspensão de esteroides, hormônios (p. ex., tetroides), hipoglicemiantes, insulina, diuréticos e antiarrítmicos também pode ser considerada.

Recentemente, foram atualizadas as Diretrizes Curriculares Nacionais do Curso de Graduação em Medicina (Resolução CNE/CES 3, de 3 de novembro de 2022), que incluem no currículo a obrigatoriedade de aprendizagem de conhecimentos, competências e habilidades da assistência ao paciente em CPs, reforçando o modelo de transversalidade de competências de CPs de todo médico e que deve estar presente também para todos os profissionais de saúde.[3-5]

A American Society of Clinical Oncology (ASCO) aposta na integração dos cuidados paliativos em oncologia desde o diagnóstico e concomitantemente ao cuidado oncológico específico como tratamento padrão, mas reconhece diferenças em acesso a serviços, especialmente paliativos especializados, e propõe diretrizes estratificadas pelos recursos disponíveis para facilitar a implementação de CPs até em cenários com recursos limitados. Nesse modelo, é esperado o controle de sintomas físicos frequentes nos cuidados de fim de vida, além de toda abordagem multidisciplinar, medidas de controle e prevenção da dor, compreendendo o conceito de dor total, além da necessidade de avaliação e reavaliação sistematizada para ajustes do plano de cuidados.[6-8]

Ainda que os CPs concentrem-se no que deve ser feito ativamente, combatendo a ideia de "não fazer nada", é importante saber o que não fazer e não dizer nos cuidados de fim de vida:[9]

- Evitar políticas de restrição de visitas
- Não ofertar/fazer tratamento não benéfico ou não mais benéfico, ainda que solicitado por um paciente e/ou família
- Não desrespeitar o direito legítimo do paciente em renunciar um cuidado excessivo para o momento
- Não perguntar ao paciente/familiar se deseja que tudo seja feito
- Não implementar diretivas de fim vida sem ouvir o paciente e/ou entes queridos, e alinhá-las com toda equipe envolvida diretamente no cuidado
- Não instituir medidas intencionais para encurtar a vida do paciente
- Não determinar quanto tempo o paciente terá de vida.[9]

IMPORTÂNCIA DA BOA COMUNICAÇÃO

A comunicação é uma competência (habilidade, conhecimento e atitude) esperada de todo profissional de saúde, especialmente os que se dedicam a cuidar de pacientes candidatos a receber CPs. Essa habilidade pode ser ensinada e melhorada como uma ferramenta de aperfeiçoar o cuidado e reduzir sofrimentos e perdas de oportunidades entre os profissionais da equipe de saúde, pacientes e familiares, que devem ser tratados como aspecto central do CP.

A comunicação não é só a verbal, inclusive o silêncio pode ser causa comum de sofrimento e perdas de oportunidades de melhorar o cuidado ofertado ao paciente. Para auxiliar nessa questão, há alguns protocolos, como o SPIKES:[10]

- *Setting*: preparação/organização do tempo e do local
- *Perception*: perguntar/perceber o que o paciente sabe e deseja saber
- *Invitation:* obter o convite do paciente

- *Knowledge*: transmitir informações sobre diagnóstico, prognóstico
- *Emotions*: acolher as emoções
- *Strategy and summary*: resumir e organizar estratégias.

CONSIDERAÇÕES FINAIS

Os CPs são essenciais e devem ser ofertados, idealmente, desde o diagnóstico de uma doença oncológica, em todos os cenários de cuidados e de acordo com os recursos disponíveis. Eles trazem consigo desafios na organização do sistema de saúde e de gestão do cuidado, aspectos de fortalecimento de política pública, inclusive econômicos envolvidos, acesso a medicamentos essenciais, capacitação de toda equipe de saúde interdisciplinar, pesquisas com abordagem centrada no paciente e desfechos autorrelatados, como qualidade de vida, educação de toda sociedade sobre o tema, atenção com a equipe que cuida para que a integração do CP na rede de atenção de saúde e nas diversas especialidades envolvidas e nos diversos cenários possa ser ofertada da melhor forma, com o melhor interesse a pessoas que se beneficiem desse cuidado, com uma especial atenção à comunicação.

Apesar de todas as evidências, há um abismo entre o ideal e a prática que precisa ser enfrentado para a mudança a um cuidado centrado no paciente, integral e interdisciplinar, que previna ou cuide do sofrimento da pessoa com câncer e seus entes queridos. Esse cuidado também não estará completo se não forem incluídos o cuidador e o profissional de saúde. É possível e necessário melhorar a oferta dessa abordagem na prática diária do cuidado, com benefícios para o paciente, seus entes queridos, equipe e sistema de saúde (Figura 134.3).[5-6]

Dessa forma, parafraseando o aforismo hipocrático muito citado por aqueles que abraçam a ciência e a arte de cuidar, deve-se "curar às vezes, aliviar frequentemente e confortar sempre". A evolução da medicina e da oncologia traz muitas e extraordinárias possibilidades para melhorar e salvar vidas. Isso é absolutamente incrível, mas não é conflitante com ofertar ativamente CPs de qualidade, baseados em evidências científicas e respeitando sua história, autonomia e aliviando sofrimentos evitáveis. Um plano de cuidado oncológico não estará completo e nem atenderá as necessidades da pessoa com câncer e sua família sem essa abordagem.

O médico assistente tem a responsabilidade de ofertar um plano de cuidado que fortaleça o cuidado interdisciplinar, posicionando claramente quem será o coordenador do cuidado, e auxiliando no entendimento do papel de cada um da equipe enquanto grupo, priorizando as decisões do melhor interesse do paciente e de sua história, facilitando a integração e a transição de cuidados.

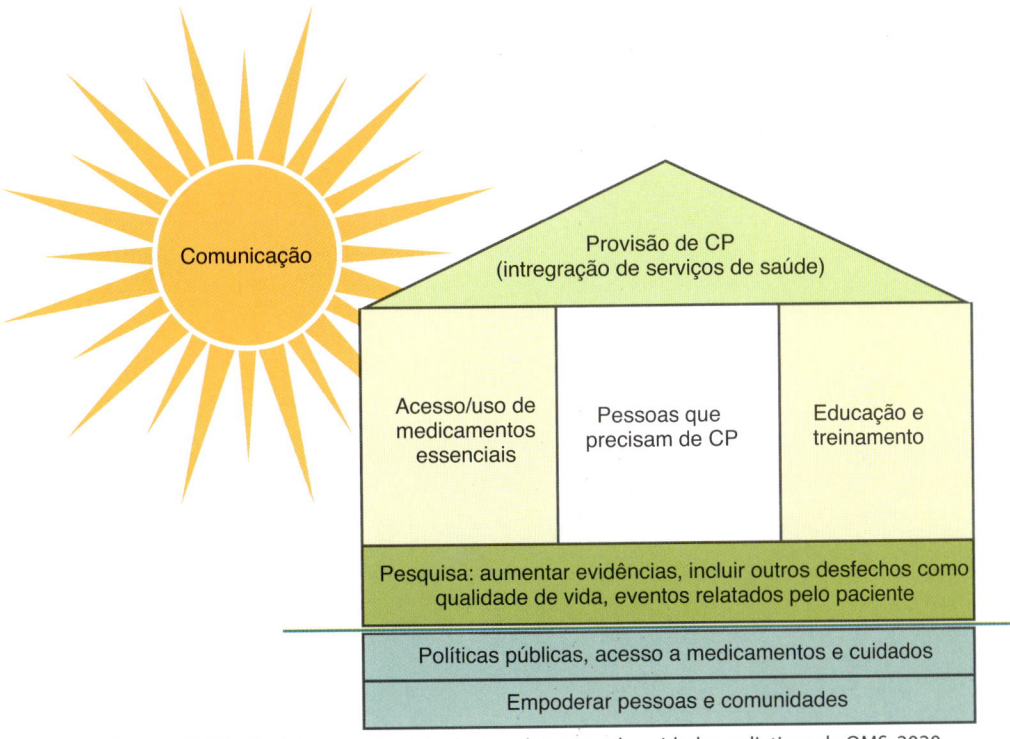

Figura 134.3 Modelo conceitual de desenvolvimento de cuidados paliativos da OMS, 2020.

REFERÊNCIAS BIBLIOGRÁFICAS

1. Sivaram, S, Perkins, S, He, M, et al. Building Capacity for Global Cancer Research: Existing Opportunities and Future Directions. *J Cancer Educ.* 2021;36(Suppl 1):5-24. DOI:10.1007/s13187-021-02043w.

2. Bray, F, Ferlay, J, Soerjomataram, I, Siegel, RL, Torre, LA, Jemal, A. Global cancer statistics 2018: GLOBOCAN estimates S20 of incidence and mortality worldwide for 36 cancers in 185. countries. *CA Cancer J Clin* 68(6):394–424.

3. Palliative care fact sheet. Geneva: World Health Organization; 2021 Disponível em: https://www.who.int/news-room/fact-sheets/detail/palliative-care. Acesso em: 8 fev. 2023.

4. Quality health services and palliative care: practical approaches and resources to support policy,strategy and practice. World Health Organization 2021. Disponível em: https://www.who.int/publications/i/item/9789240035164. Acesso em: 10/08/2023.

5. Carvalho, RTD, Rocha, JA, Franck, EM, et al. *Manual da residência de cuidados paliativos: abordagem multidisciplinar.* 2ª ed. Editora Manole, 2022.

6. Kaasa, S, Loge, JH, Aapro, M, Albreht, T, Anderson, R, Bruera, E, Brunelli, C, Caraceni, A, Cervantes, A, Currow, DC, Deliens, L, Fallon, M, Gómez-Batiste, X, Grotmol, KS, Hannon, B, Haugen, DF, Higginson, IJ, Hjermstad, MJ, Hui, D, Jordan, K, Kurita ,GP, Larkin, PJ, Miccinesi, G, Nauck, F, Pribakovic, R, Rodin, G, Sjøgren, P, Stone, P, Zimmermann, C, Lundeby, T. Integration of oncology and palliative care: a Lancet Oncology Commission. *Lancet Oncol.* 2018 Nov;19(11):e588-e653. DOI: 10.1016/S1470-2045(18)30415-7. Epub 2018 Oct 18. PMID: 30344075.

7. Osman, H, Shrestha, S, Temin, S, Ali, ZV, Corvera, RA, Ddungu, HD, De Lima, L, Del Pilar Estevez-Diz, M, Ferris, FD, Gafer, N, Gupta, HK, Horton, S, Jacob, G, Jia, R, Lu, FL, Mosoiu, D, Puchalski, C, Seigel, C, Soyannwo, O, Cleary, JF. Palliative Care in the Global Setting: ASCO Resource-Stratified Practice Guideline. *J Glob Oncol.* 2018 Jul;4:1-24. DOI: 10.1200/JGO.18.00026. PMID: 30085844; PMCID: PMC6223509.

8. Hibah, Osman, Sudip, S, Temin, S, Zipporah, V, Ali, RA, Corvera, HD, Ddungu, de Lima, L, Del Pilar, M, Estevez-Diz, Ferris, FD, Gafer, N, Harmala, KG Horton, S, Jacob, G, Jia, R, Frank, L Lu, Mosoiu, D, Puchalski, C, Seigel, C, Soyannwo, O, James F. *ClearyJournal of Global Oncology* 2018 :4, 1-24.

9. Ely, EW, Azoulay, E, Sprung, CL. Eight things we would never do regarding end-of-life care in the ICU. *Intensive Care Med.* 2019 Aug;45(8):1116-1118. doi: 10.1007/s00134-019-05562-9. Epub 2019 Mar 7. PMID: 30847514; PMCID: PMC6669087.

10. Crispim, DH, Bernades, DCR. Comunicação em cuidados paliativos. *In*: *Manual da residência de cuidados paliativos*. Editora Manole, 2018.

Estratégias de Prevenção

Gustavo Fernandes • Luiz Henrique de Lima Araujo • Heloísa Loureiro de Sá Neves Motta • Giselle de Souza Carvalho

INTRODUÇÃO

As neoplasias malignas têm importante papel na morbidade e mortalidade mundial. Em 2020, foram estimados 19,3 milhões de novos casos e 10 milhões de mortes por câncer ao redor do globo.[1] Ademais, existe uma expectativa de forte aumento no número de novos casos ao longo das próximas décadas, com uma projeção de mais de 26 milhões de novos casos e 17 milhões de mortes por ano até 2030.[1] Esse aumento se deve principalmente ao crescimento e envelhecimento populacional, tabagismo, inatividade física, consumo de dietas ocidentais, bem como à redução mais lenta de fatores infecciosos relacionados com o câncer, com maior impacto em países de baixa e média renda. Projeta-se que mais de 60% dos novos casos de câncer ocorrerão em países nesse perfil até 2050.[1]

Diante desses fatores, e somado ao custo das novas modalidades de diagnóstico e tratamento aos pacientes com câncer, é essencial o estudo de medidas de prevenção primária e secundária capazes de reduzir a incidência de câncer ou que permitam o diagnóstico em estágios mais iniciais. Este capítulo discute medidas para o controle de fatores de risco – com foco naqueles modificáveis – e programas de rastreamento para detecção precoce.

PREVENÇÃO PRIMÁRIA

O câncer é um grupo heterogêneo de doenças ocasionadas por diversos fatores que levam ao crescimento anormal e desordenado das células. Hábitos de vida modificáveis, como tabagismo, obesidade, consumo de álcool, má alimentação e sedentarismo, têm sido associados ao desenvolvimento de neoplasias malignas, incluindo as mais comuns em todo o mundo, como cânceres de pulmão, colorretal e de mama (Figura 135.1).[1]

As estratégias de prevenção primária se concentram na modificação dos fatores de risco ambientais e de estilo de vida que favoreçam a carcinogênese antes que ela ocorra. Além do controle desses fatores, a promoção de práticas e comportamentos protetores também é uma importante medida capaz de reduzir o risco do desenvolvimento de certos tipos de neoplasias malignas. São exemplos a vacinação contra a infecção pelo papilomavírus humano (HPV) e pelo vírus da hepatite B (HBV) e a diminuição da exposição à radiação ultravioleta (UV) do sol.[2] A seguir, os principais fatores de riscos modificáveis relacionados com o desenvolvimento do câncer são abordados.

Tabagismo

O tabagismo continua sendo uma das maiores causas evitáveis de câncer, associado a carcinogênese por exposição a quantidades variadas de substâncias químicas nocivas que causam alterações celulares e moleculares. É o principal fator de risco para o câncer de pulmão; porém, também está implicado como fator causador de câncer de cabeça e pescoço, de bexiga, de rim, de colo uterino, de esôfago, dentre outros.[2]

O hábito de fumar está relacionado com o aumento da mortalidade geral e câncer-específica.[3] Felizmente, cessar o tabagismo em qualquer momento ao longo da vida reduz o risco da ocorrência, recorrência e morte relacionada com câncer. Além disso, a interrupção do hábito reduz o risco de outras consequências nocivas à saúde, incluindo o desenvolvimento de doenças cardiovasculares e pulmonares obstrutivas crônicas.

Assim, uma das maneiras mais eficazes de reduzir a possibilidade de desenvolver câncer e outras condições relacionadas com o tabagismo é evitar e eliminar o uso do tabaco.[2]

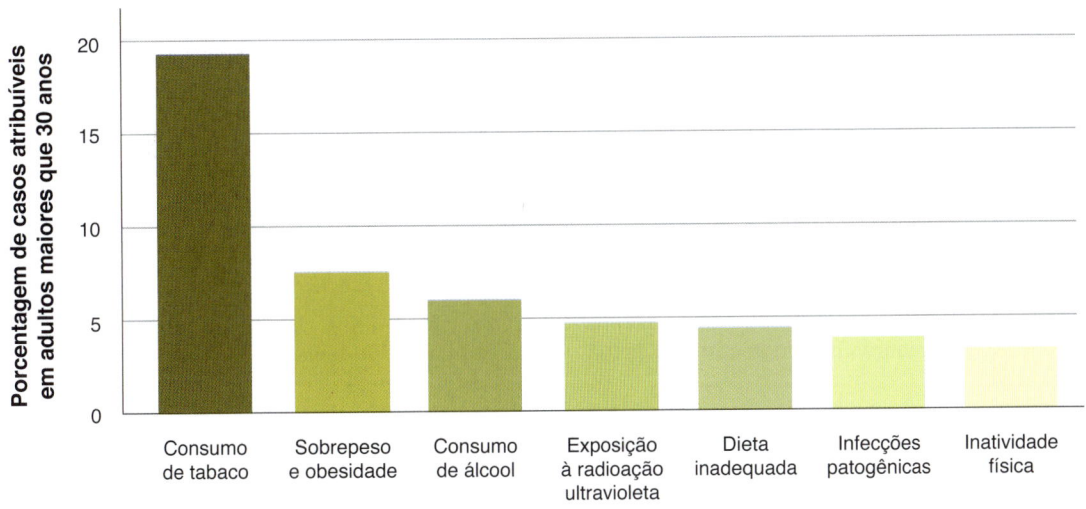

Figura 135.1 Fatores de risco relacionados com câncer. Mudanças de hábitos permitem eliminar ou reduzir muitos desses fatores e, por consequência, o risco de desenvolver ou falecer devido ao câncer. Adaptada de: American Association for Cancer Research (AACR). Cancer Progress Report 2022.[10]

O estímulo ao abandono do tabagismo deve ser implementado pelos profissionais de saúde com medidas de aconselhamento e encaminhamento para grupos multidisciplinares de apoio especializado.[3]

Obesidade, sedentarismo e má alimentação

A obesidade é um dos principais problemas de saúde pública no mundo – estima-se que um quinto da população adulta seja obesa, o que corresponde a aproximadamente 640 milhões de pessoas. A Organização Mundial da Saúde (OMS) classifica o índice de massa corporal (IMC) ≥ 30 kg/m² como obesidade. Essa condição está associada ao risco aumentado de desenvolver e morrer de doenças cardiovasculares, diabetes tipo II e câncer.

O risco aumentado de neoplasia maligna associada a obesidade é mais expressivo no câncer de endométrio, mas também está presente em outros tipos, como no de pâncreas, colorretal, mama e o adenocarcinoma de esôfago. Além da relação entre obesidade e risco de câncer, as evidências sugerem que, no momento do diagnóstico, indivíduos obesos apresentam maior risco de recorrência e mortalidade por câncer quando comparados com indivíduos com peso corporal normal.

Assim como a obesidade, o sedentarismo e os maus hábitos alimentares também estão relacionados com o risco aumentado de desenvolvimento de câncer e outras doenças crônicas.[3] A atividade física minimiza o risco de aparecimento do câncer, ameniza sintomas ligados à doença e aumenta a sobrevida e a qualidade de vida de seus sobreviventes.[4] Deve-se orientar inclusive para uma dieta balanceada, com ingestão de frutas, vegetais, legumes, grãos integrais, laticínios com baixo teor de gordura, carne magra, ovos, frutos do mar e limitação de bebidas alcoólicas e alimentos processados, com alto teor de gordura saturada, sódio e açúcares adicionados.

Portanto, manter um peso saudável, praticar atividade física regular e consumir uma dieta balanceada são maneiras eficazes de redução do risco de desenvolver ou morrer de câncer.[2]

Consumo de álcool

O álcool e o tabaco são os compostos nocivos à saúde mais consumidos em todo o mundo, e estão associados ao aumento de risco do desenvolvimento de cânceres como de orofaringe, laringe, esôfago, mama, cólon e o carcinoma hepatocelular (CHC). O risco é maior se o consumo for intenso e prolongado, embora mesmo o consumo leve tenha relação causal. Quando associado ao tabagismo, o risco é amplificado.[2]

Estima-se que o consumo de álcool tenha associação causal com 5,5% de todos os cânceres tratados anualmente, em todo o mundo.[5] Nos EUA, o consumo de álcool foi responsável por mais de 75 mil casos de câncer e quase 19 mil mortes anualmente entre 2013 e 2016. Esses dados destacam a relevância de medidas para a redução do uso de drogas lícitas.[2]

Infecções

Estima-se que 13% de todos os casos de câncer no mundo em 2018 foram atribuídos a infecções patogênicas, sendo mais de 90% desses casos atribuíveis ao HPV, HBV, hepatite C (HCV) e *Helicobacter pylori*. Um dos vírus sexualmente transmissíveis mais comuns em todo o mundo, a infecção persistente pelos genótipos de alto risco do HPV (p. ex., 16, 18, 31, 33 e 45) tem sido apontada como importante fator na patogenia da maioria dos cânceres de colo do útero, 90% dos cânceres anais, cerca de 70% de cânceres orofaríngeos e mais da metade de todos os cânceres vaginais, vulvares e penianos. As estratégias para prevenir essa transmissão incluem uso de preservativos e vacinação.

A imunização contra o HPV reduz significativamente o risco de infecção pelos tipos de HPV contemplados e reduz a incidência por câncer de colo uterino entre os vacinados.[2,3] No Brasil, a vacina encontra-se disponível, inclusive no Sistema Único de Saúde (SUS).

A infecção crônica pelo HBV e HCV está relacionada com o desenvolvimento do CHC.[6] Em uma análise de 770 mil casos de CHC ocorridos em todo o mundo, mais de 50% foram atribuídos à infecção crônica pelo HBV e 20% à infecção crônica pelo HCV.[6] Outros patógenos também são associados a oncogênese, como o vírus Epstein-Barr (EBV), o vírus da imunodeficiência humana (HIV) e o vírus linfotrópico de células T humanas do tipo 1 (HTLV-1). Os indivíduos podem reduzir significativamente seus riscos protegendo-se contra infecções ou procurando tratamento, se disponível, para eliminar a infecção antes do desenvolvimento do câncer.[2]

Exposição ambiental

De acordo com a OMS, os fatores de risco ambientais representam quase 20% de todos os cânceres em todo o mundo, a maioria dos quais ocorre em países de baixa e média rendas. A intensidade e a duração da exposição, associadas a características individuais como a composição genética e fatores de estilo de vida, determinam as chances do desenvolvimento do câncer ao longo do tempo.

Os contribuintes ambientais potencialmente modificáveis ou evitáveis para o aumento da incidência de câncer incluem a exposição à radiação solar excessiva ou à radiação ultravioleta artificial (desenvolvimento de neoplasias malignas cutâneas), poluição do ar, exposição ao gás radônio em ambientes fechados e exposição ocupacional ao amianto (desenvolvimento de câncer de pulmão e de mesotelioma). Medidas como limitação e proteção contra a exposição solar, uso de equipamentos de proteção individual em ambientes de exposição ocupacional e minimizar a exposição à poluição do ar são exemplos práticos que podem reduzir o risco de desenvolvimento de câncer por essas causas.[2,3,7]

As principais recomendações de práticas para a prevenção do câncer estão ilustradas na Figura 135.2.

PREVENÇÃO SECUNDÁRIA

A detecção precoce de neoplasias, composta pelo diagnóstico precoce e rastreamento, pode promover a redução da mortalidade por câncer, desde que adotada para níveis de saúde pública. O diagnóstico precoce corresponde à identificação antecipada da neoplasia, permitindo o diagnóstico em estágios mais iniciais da doença e favorecendo melhores chances de sobrevida. Já o rastreamento se refere ao reconhecimento de anormalidades em pessoas assintomáticas, que facilitariam o surgimento do câncer, por exemplo, lesões precursoras de neoplasia.

Lado a lado à detecção precoce de neoplasias está o sobrediagnóstico, caracterizado pelo diagnóstico de neoplasias,

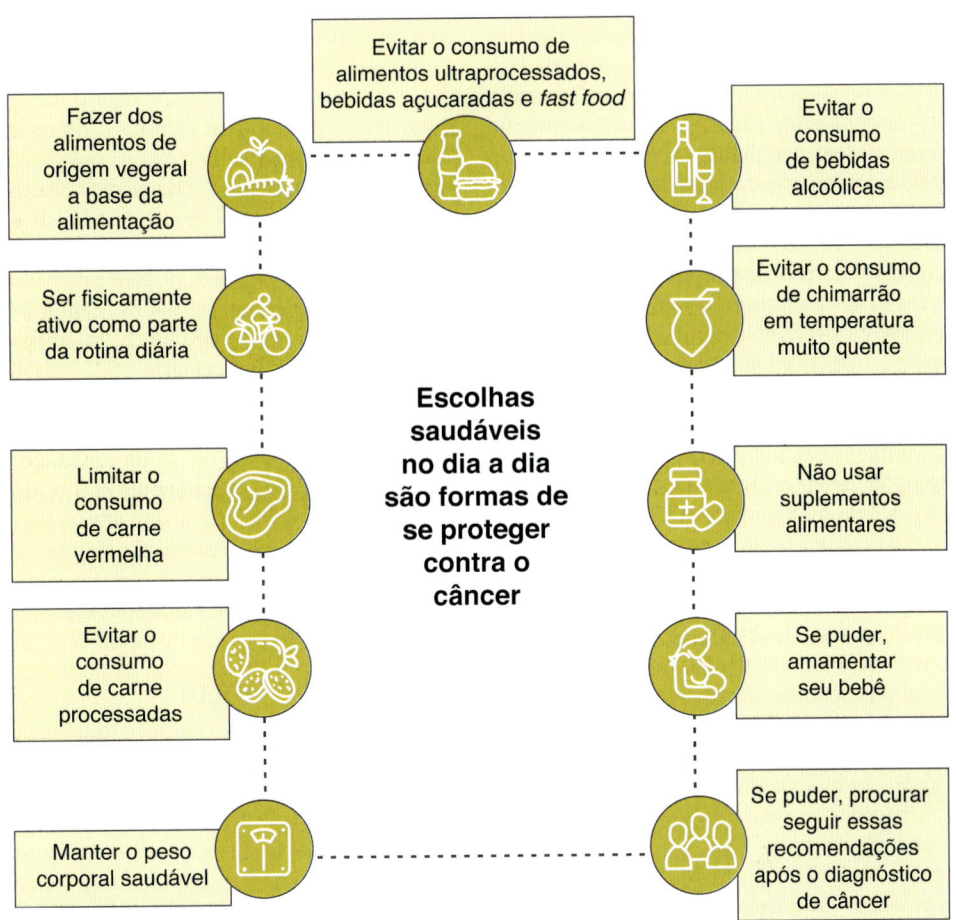

Figura 135.2 Recomendações do Instituto Nacional do Câncer/Ministério da Saúde para a prevenção do câncer. Adaptada de: inca.gov.br/alimentação.

principalmente tumores de crescimento lento, que não evoluiriam clinicamente ou não causariam danos ao paciente caso não identificados. Por conseguinte, esses pacientes são expostos a riscos decorrentes do tratamento desnecessário, o que configura o sobretratamento.[8]

Atualmente, os cânceres mais incidentes passíveis de detecção precoce são os de mama, de próstata, de colo do útero, de cólon e reto, de pele e de cavidade oral. Até o momento, não há diretrizes nacionais que indiquem ações de detecção precoce para o câncer de pulmão e, porém, foi incluído devido à importância do seu rastreamento em grupos de alto risco, demonstrada por estudos internacionais.[8]

Câncer de mama

O câncer de mama é a neoplasia mais incidente em mulheres no Brasil, após os tumores de pele não melanoma. Ele representa uma doença heterogênea, que engloba tumores biologicamente diferentes entre si.[8,9] A idade acima de 50 anos é o principal fator de risco, não só pelas alterações relacionadas com o envelhecimento, mas também pelo acúmulo de exposição a outros fatores de risco ambientais e comportamentais, que incluem sobrepeso, exposição à radiação ionizante, ingestão de bebidas alcoólicas, exposição hormonal ao estrogênio – tanto endógeno (menarca precoce, menopausa tardia, nuliparidade) como exógeno (uso de anticoncepcionais e terapia de reposição hormonal). O aleitamento materno é um importante fator de proteção.[8,9]

O exame padrão para o rastreamento do câncer de mama é a mamografia, e é efetivo em detectar lesões não palpáveis. Para fins de rastreamento, o Instituto Nacional de Câncer (INCA) recomenda a realização de mamografia para mulheres de 50 a 69 anos, uma vez a cada 2 anos. Essa estratégia de rastreamento organizado, na faixa etária e periodicidade recomendadas, é capaz de promover a redução da mortalidade pela neoplasia de mama. Ultrassonografia, ressonância magnética (RM) e tomografia computadorizada (TC) são exames que não demonstraram efetividade suficiente para serem usados como exames de rastreamento.[8]

É sabido que o autoexame das mamas não é capaz de reduzir a mortalidade do câncer de mama. No entanto, salienta-se a estratégia de educação quanto às mudanças habituais das mamas na população feminina relacionadas com o ciclo da vida. Essas medidas podem facilitar o reconhecimento de sinais e sintomas suspeitos de câncer em casos específicos.[8] O câncer de mama, quando percebido pela paciente, costuma surgir como um nódulo fixo, indolor, endurecido e irregular. Em mulheres acima dos 50 anos, todo nódulo anormal deve ser investigado, enquanto em mulheres com mais de 30 anos deverá ser investigado caso persista por mais de um ciclo menstrual. Em relação aos achados mamográficos, está indicada a realização de biopsia em nódulo classificado pelo sistema BI-RADS® do Colégio Americano de Radiologia como grau 4 ou superior.[8]

Câncer de próstata

O câncer de próstata é o segundo tipo de câncer mais frequente no Brasil, desconsiderando-se os tumores de pele não melanoma. Dentre as principais hipóteses que justificam o crescente aumento em sua incidência estão a disseminação do rastreamento com a pesquisa do antígeno prostático específico (PSA) e o toque retal, o envelhecimento populacional e as melhorias nas técnicas diagnósticas.[8] O principal fator de risco para o câncer de próstata é a idade avançada: 75% dos novos casos no mundo ocorrem a partir dos 65 anos. Outros fatores de risco incluem obesidade e hereditariedade (diagnóstico de câncer de próstata em familiares de primeiro grau).[9]

A disseminação dos métodos de rastreio do câncer de próstata induziu ao aumento de sua incidência, mas às custas do sobrediagnóstico. São inúmeras as consequências que o sobrediagnóstico e o sobretratamento desses tumores iniciais e de crescimento lento podem causar. A pesquisa do PSA tem por objetivo aferir, no sangue, a dosagem da proteína produzida pela próstata, presente tanto na corrente sanguínea como no sêmen. Resultados elevados de PSA podem indicar alterações na próstata, seja de etiologia maligna ou benigna, incluindo hiperplasia prostática benigna, prostatites e infecções do trato urinário inferior. Representa um teste de baixa sensibilidade e especificidade e sem uma clara evidência do limiar que indica a realização de biopsia, sendo que o valor comumente utilizado, > 4 ng/mℓ, possui alta taxa de resultados falso-positivos.[8] Por meio do toque retal é possível avaliar o tamanho, o volume, a textura e a forma da próstata. Esse é um teste de baixa especificidade, uma vez que diversas são as condições que provocam alterações conformacionais na próstata. Embora seja tradicionalmente utilizado para rastreio, não há evidência científica que confirme impacto na mortalidade isoladamente.[8] Portanto, o rastreamento da neoplasia de próstata ainda é um tema controverso.

Nos EUA, sob recomendação médica e decisão compartilhada com o paciente, pode ser realizada a avaliação periódica do PSA em homens dos 55 aos 69 anos. No Brasil, a Sociedade Brasileira de Urologia orienta individualizar a indicação de rastreamento para pacientes a partir de 50 anos, reduzindo para 45 anos no caso de fatores de risco, precedido por ampla discussão de riscos e potenciais benefícios ao paciente. Após os 75 anos, pode ser realizado apenas para pacientes com expectativa de vida acima de 10 anos. Por outro lado, o INCA e a Sociedade Brasileira de Medicina de Família não recomendam o rastreamento.[8] A neoplasia da próstata é comumente de evolução silenciosa. Quando apresenta sinais e sintomas, os mais comuns incluem retenção urinária, jato fraco e hematúria. Confirmado o diagnóstico de neoplasia da próstata, o tratamento varia conforme a agressividade do tumor e as características do paciente, e a vigilância ativa é uma opção em casos de bom prognóstico e pacientes com múltiplas comorbidades. Essa é uma estratégia de monitoramento contínuo, na qual afere-se o PSA sérico de forma seriada, realizando biopsia prostática e RM prostática, caso necessário, e reservando o tratamento para aqueles com evidência de progressão de doença.[8]

Câncer de colo do útero

O câncer do colo do útero possui como causa necessária a infecção pelo HPV. Especialmente a infecção persistente pelos subtipos HPV 16 e 18 é capaz de promover maior risco de progressão para lesões precursoras que, caso não identificadas e tratadas, podem evoluir para o câncer. Outras doenças coexistentes que podem facilitar o desenvolvimento do câncer de colo uterino são a infecção pelo HIV, outras condições imunossupressoras e o tabagismo.[8] As lesões precursoras (neoplasia intraepitelial cervical [NIC] II e III), as quais são assintomáticas, podem gerar alterações nas células cervicais que, ao longo de décadas, podem progredir para o câncer. O exame citopatológico, também denominado Papanicolau, pode, ainda em fase pré-clínica, identificar essas alterações celulares. Devido à faixa etária de 25 a 64 anos ser a que possui maior ocorrência de lesões de alto grau, o exame de rastreamento do câncer do colo do útero deve ser oferecido para essas mulheres após o início da atividade sexual. No Brasil, recomenda-se que o rastreamento seja realizado a cada 3 anos, após 2 exames consecutivos sem alterações realizados com intervalo de um ano.[8] A vacinação contra o HPV representa a principal estratégia de prevenção primária, evitando a infecção pelo vírus. Porém, mesmo mulheres vacinadas devem seguir as recomendações de rastreamento.[8]

Câncer de cólon e reto

O câncer de colon e reto, também denominado câncer colorretal, corresponde aos tumores que abrangem o intestino grosso (cólon) e reto. A principal via de formação é a adenomacarcinoma, na qual um pólipo adenomatoso sofre alterações, tornando-se displásico, até culminar em uma lesão neoplásica (adenocarcinoma). Essa via representa 75% dos adenocarcinomas que acometem essa região e pode demorar décadas da progressão do adenoma até o câncer. É importante apontar que a maioria dos pólipos adenomatosos e serrilhados não evolui para o câncer, mas representam um risco aumentado de câncer colorretal.[8] Os fatores de risco que favorecem o câncer colorretal são idade acima dos 50 anos, presença de pólipos intestinais, dieta rica em carnes vermelhas e alimentos processados, dieta pobre em frutas, legumes e verduras, sobrepeso, ausência de atividade física, acentuada ingestão de álcool, tabagismo, história familiar de câncer colorretal e doenças inflamatórias intestinais (doença de Crohn e retocolite ulcerativa).[8]

Na prevenção secundária, enquanto primeiro teste de suspeição, utiliza-se o exame de sangue oculto nas fezes e, caso positivo, orienta-se a realização de exame complementar ou confirmatório. É importante salientar que, quando o teste for realizado com uso de guáiaco, é necessária restrição alimentar (ausência de carne vermelha ou suplementos de vitamina C) nos 3 dias que antecedem o exame, para evitar resultados falso-positivos. A pesquisa de sangue oculto nas fezes pelo método imunológico é mais específica por detectar somente hemoglobina humana e deve ser preferido, quando disponível. A colonoscopia é um teste de rastreamento excelente e pode ser realizado a cada 3 a 5 anos a partir dos 50 anos (45 anos nos EUA) como método exclusivo, mas essa recomendação é difícil de ser mantida para grandes populações, e por isso o teste é mais comumente recomendado como confirmatório no caso de exame de sangue oculto nas fezes positivo.[8] A maioria das diretrizes utilizadas internacionalmente recomenda o uso do exame de sangue oculto nas fezes a cada 2 anos seguido pela colonoscopia em casos com resultados positivos. No Brasil, recomenda-se o rastreamento de câncer colorretal por meio de sangue oculto, colonoscopia ou retossigmoidoscopia para pessoas de 50 a 75 anos.[8] Dentre as medidas de prevenção primária do câncer colorretal estão a promoção à atividade física regular, controle do peso, alimentação rica em fibras, limitar o consumo de carne vermelha em até 500 g por semana, evitar carnes processadas, restringir o consumo de álcool e cessação do tabagismo. A U.S. Preventive Services Task Force (USPSTF) recomenda o uso da aspirina para pacientes com risco aumentado de doença cardiovascular ou de câncer colorretal enquanto quimioprevenção, uma vez que mostrou reduzir a incidência e recorrência de adenomas, além de reduzir a mortalidade por câncer colorretal, apesar de potenciais efeitos colaterais.[8]

Câncer de pele

O câncer de pele representa o tipo mais comum de câncer, dividindo-se entre câncer de pele não melanoma (carcinoma de células escamosas e carcinoma basocelular) e o câncer de pele melanoma. A partir da indução de lesões ao DNA, a radiação ultravioleta representa o principal fator de risco para todos os tipos de câncer de pele. A idade avançada, uma vez que o dano produzido pelas radiações é cumulativo, o fototipo claro (pessoas de pele, olhos e cabelos claros), a presença de ceratose actínica, pacientes imunossuprimidos e história familiar ou pessoal de câncer de pele são outros importantes fatores de risco.[8,9] Identificar o câncer de pele em fases iniciais ou enquanto lesões pré-malignas otimiza o seu tratamento. No entanto, não existem evidências que indiquem seu rastreamento na população, e são necessários mais estudos com foco em populações de alto risco. Dessa forma, o diagnóstico precoce por meio de ferramentas que alertem a população e os profissionais de saúde para lesões de pele com características anormais representa a principal forma de detecção precoce do câncer de pele. A regra ABCDE avalia a lesão a partir de formato, cor, tamanho e evolução, identificando potenciais sinais suspeitos para melanoma.[8] Para o controle do câncer de pele, são necessárias ações de prevenção, principalmente a redução da exposição solar, além do diagnóstico precoce por meio da sensibilização para o reconhecimento de lesões suspeitas.[8] É importante ressaltar que o risco de melanoma é especialmente influenciado pelo risco de queimaduras solares na infância e, portanto, as medidas de proteção devem ter início precoce.

Câncer de lábio e cavidade oral

Dentre os tumores malignos de cavidade oral, o carcinoma de células escamosas é o mais comum, correspondendo a 90% das lesões neoplásicas nessa localização. Os fatores de risco para os cânceres de lábio e cavidade oral incluem homens brancos acima de 40 anos; exposição à radiação solar; imunossupressão; infecção pelo HPV; tabagismo; etilismo; e na Ásia e África Oriental, o costume de mascar betel (noz típica da região). Atualmente, não existe estratégia de rastreamento eficaz para o câncer oral. A detecção precoce é feita a partir do diagnóstico precoce das lesões suspeitas, com orientação para a inspeção visual minuciosa da cavidade oral com o intuito de identificar alterações, especialmente em pacientes com fatores de risco. Toda lesão na boca que não cicatriza em até 15 dias merece ser investigada.[3]

Câncer de pulmão

Uma vez que o tabagismo representa o principal fator de risco, o câncer de pulmão é uma das principais neoplasias passíveis de prevenção. Além do tabagismo, outros inúmeros agentes foram reconhecidos como fatores de risco, incluindo exposições ocupacionais e ambientais.[8,9] Apesar de não haver um modelo de rastreamento indicado, a tomografia computadorizada de baixa dosagem (TCBD) se destaca como uma importante ferramenta no rastreio do câncer de pulmão em pacientes de alto risco. Segundo a American Society of Clinical Oncology (ASCO) e o National Comprehensive Cancer Network (NCCN), o rastreio do câncer de pulmão deve ser discutido em pacientes que possuem entre 55 e 74 anos, história de tabagismo de pelo menos 30 maços-ano, tabagismo atual ou interrompido nos últimos 15 anos e boa condição clínica.[8,10] Segundo o INCA, não há uma recomendação formal para o rastreamento do câncer de pulmão. Em pacientes assintomáticos e com alto risco para câncer de pulmão pode-se realizar o rastreamento anualmente por um período de 3 anos. No entanto, algumas barreiras para a implementação da triagem generalizada por TCBD são a relação custo-benefício, a exposição à radiação ionizante e a alta taxa de falso-positivos e suas complicações.

CONSIDERAÇÕES FINAIS

As neoplasias malignas compreendem uma ampla gama de doenças com fatores de risco e formas de detecção distintas. No entanto, conforme mostrado neste capítulo, a maioria dos casos pode ser evitada, ou mesmo diagnosticada em estágios precoces. Os fatores de risco são comumente compartilhados com outras doenças cardiovasculares e pulmonares, e as medidas de prevenção primária são benéficas em vários campos, além de promover maior bem-estar. Destaca-se que o conhecimento do genoma humano tem permitido compreender e acompanhar famílias com risco elevado de desenvolver neoplasias malignas, campo conhecido como oncogenética. A melhor compreensão desse campo, acesso à informação e intervenções devem ter impacto positivo e mais amplo nos anos vindouros.

REFERÊNCIAS BIBLIOGRÁFICAS

1. Sung, H. et al. Global Cancer Statistics 2020: GLOBOCAN Estimates of Incidence and Mortality Worldwide for 36 Cancers in 185 Countries. *CA Cancer J. Clinicians.* 71, 209–249 (2021).

2. American Association for Cancer Research (AACR). Cancer Progress Report 2022. (Internet.) Philadelphia: *American Association for Cancer Research*; 2022 Acesso em: 12 fev. 2023. p. 174. Disponível em: https://cancerprogressreport.aacr.org/wp-content/uploads/sites/2/2022/09/AACR_CPR_2022.pdf.

3. DeVita, V, Lawrence, TSR. DeVita, Hellman and Rosenberg's cancer: Principles and practice of oncology. 11 ed. *Wolters Kluwer Health Adis*; 2023.

4. Patel, AV, Friedenreich, CM, Moore, SC, et al. American College of Sports Medicine Roundtable Report on Physical Activity, Sedentary Behavior, and Cancer Prevention and Control. *Med Sci Sports Exerc* 2019; 51(11):2391-402.

5. LoConte, NK, Brewster, AM, Kaur, JS, Merrill, JK, Alberg, AJ. Alcohol and Cancer: A Statement of the American Society of Clinical Oncology. *J Clin Oncol* 2018; 36(1):83-93.

6. Maucort-Boulch, D, de Martel, C, Franceschi, S, Plumme,r M. Fraction and incidence of liver cancer attributable to hepatitis B and C viruses worldwide. *Int J Cancer* 2018;142(12):2471-7.

7. De Camargo Cancela, M, Bezerra de Souza, DL, Leite Martins, LF, Borge,s L, Schilithz, AO, Hanly, P, et al. Can the sustainable

development goals for cancer be met in Brazil? A population-based study. *Front Oncol.* 2023 Jan 10;12:1060608.

8. Ministério da Saúde (Brasil), Instituto Nacional de Câncer José Alencar Gomes da Silva. Detecção precoce do câncer. (E-book Internet]. Rio de Janeiro: INCA; 2021. Acesso em: 14 fev. 2022. p. 74 Disponível em: https://www.inca.gov.br/sites/ufu.sti.inca.local/files//media/document/deteccao-precoce-do-cancer_0.pdf.

9. Ministério da Saúde (Brasil), Instituto Nacional de Câncer José Alencar Gomes da Silva. Estimativa 2023: incidência de câncer no Brasil. (E-book Internet.) Rio de Janeiro: INCA; 2022. Acesso em: 8 fev. 2022. p. 162. Disponível em: https://www.inca.gov.br/sites/ufu.sti.inca.local/files//media/document//estimativa-2023.pdf.

10. American Association for Cancer Research. AACR Cancer Progress Report 2022. (Internet.) Philadelphia: *American Association for Cancer Research*; 2022. Acesso em: 12 fev. 2022. p. 174. Disponível em: https://cancerprogressreport.aacr.org/wp-content/uploads/sites/2/2022/09/AACR_CPR_2022.pdf.

PARTE 26

Ortopedia e Traumatologia

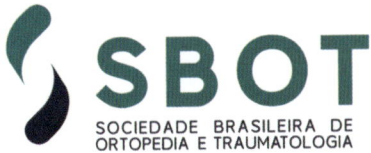

136

Tendinites dos Membros Superiores

José Carlos Souza Vilela • João Felipe de Medeiros Filho • Nicholas H. K. Magario

INTRODUÇÃO

Tendinopatia é caracterizada por dor no trajeto de um tendão, associada à perda de função e, eventualmente, ao aumento de volume. O diagnóstico é clínico, mas pode ser confirmado pelo ultrassom (US) ou ressonância magnética (RM). A tendinopatia é altamente prevalente e uma das afecções musculoesqueléticas mais frequentemente autodiagnosticadas. Sua etiologia não é completamente compreendida, embora seja multifatorial, e estão envolvidos fatores extrínsecos e intrínsecos. O papel da inflamação é bem discutido e a ausência de células inflamatórias não implica necessariamente que os mediadores inflamatórios não estejam relacionados.

Existem variados processos que podem causar alterações patológicas nos tendões, e a discrepância da terminologia reflete a incerteza na patofisiologia. Dessa forma, às vezes o paciente pode receber o diagnóstico de tendinite para justificar a dor em uma região onde não há um tendão de fato. A nomenclatura, por vezes, está associada à suposta causa da afecção, mesmo que não haja evidência científica que a corrobore:

- Tendinopatia: termo geral para doença do tendão
- Tendinite: tendão acometido por processo inflamatório agudo
- Tendinose: lesão tendinosa crônica, degenerativa, com lesão no nível tecidual/celular
- Paratendinite: inflamação e dor envolvendo a bainha de um tendão
- Encarceramento/travamento do tendão: o nome revela travamento temporário ou permanente do tendão no seu trajeto
- Instabilidade do tendão: o tendão sai temporária ou permanentemente do seu leito/caminho habitual.

Como a doença é um terreno obscuro, com variações de etiopatogenia, culturais, semânticas etc., nesse capítulo não é debatida a questão conceitual e o foco são as afecções mais frequentes dos tendões dos membros superiores, com o objetivo de realizar o diagnóstico clínico e a devida abordagem terapêutica.[1]

BURSITE DO OMBRO/TENDINOPATIA DO MANGUITO ROTADOR

O manguito rotador é o nome dado ao conjunto de quatro tendões (supraespinhal, infraespinhal, redondo menor e subescapular) que envolvem a cabeça do úmero, e são os principais responsáveis por seu movimento.

A tendinopatia do manguito rotador, também conhecida como bursite ou tendinite do ombro, é uma das afecções mais comuns do sistema musculoesquelético. Frequentemente, está associada à dor, fraqueza e incapacidade funcional. Sua prevalência está associada ao envelhecimento, acometendo cerca de 10% dos pacientes em torno de 40 anos, chegando até 60% nos pacientes acima de 80 anos.

Quadro clínico e diagnóstico

A dor da tendinopatia do manguito rotador caracteristicamente é na face lateral do ombro, com irradiação para a inserção do deltoide (terço médio do braço), com piora à noite, quando se deita sobre o ombro acometido ou em abdução e rotação externa (movimento de pentear).

A patogênese é multifatorial, e em 90% dos casos é degenerativa com piora da celularidade e histologia (colágeno) do tendão. Na década de 1980, acreditava-se que o impacto extrínseco do acrômio sobre os tendões fosse determinante para a lesão, e atualmente sabe-se que isso tem pouca relação de causa-efeito. Fatores extrínsecos como alta demanda em abdução e rotação externa, tabagismo, distúrbios metabólicos etc. exercem também algum papel em sua gênese. Em aproximadamente 10% dos casos é traumática, como uma queda ao solo, por exemplo.

O exame físico é muito variado e depende do estado do tendão que está inflamado, parcialmente degenerado ou completamente rompido. Esse acometimento se traduz por dor, testes irritativos positivos e testes de força apresentando fraqueza do músculo (Figuras 136.1 a 136.5).

A propedêutica utiliza o US que é mais examinador e aparelho dependente, ou a ressonância que apresenta acurácia de 99% para lesões completas, auxiliando a diagnosticar outras afecções coexistentes.

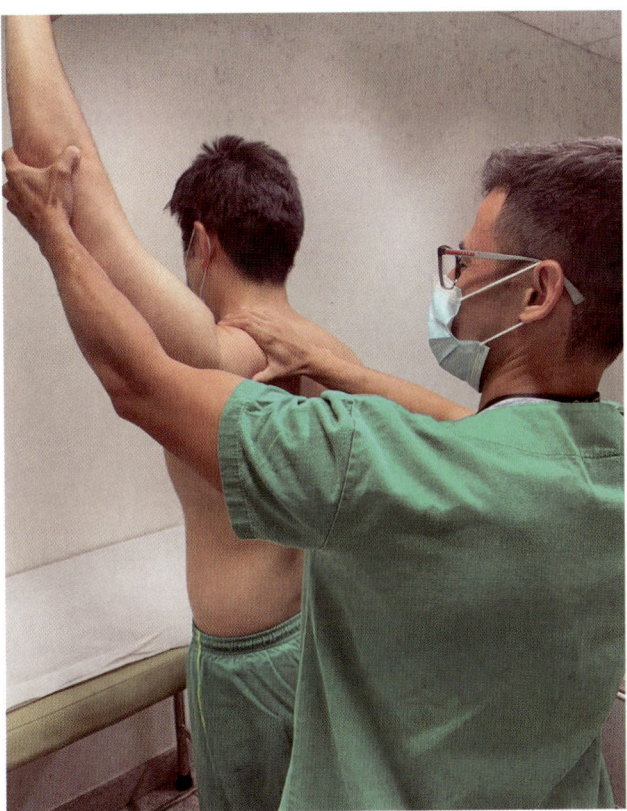

Figura 136.1 Teste de Neer.

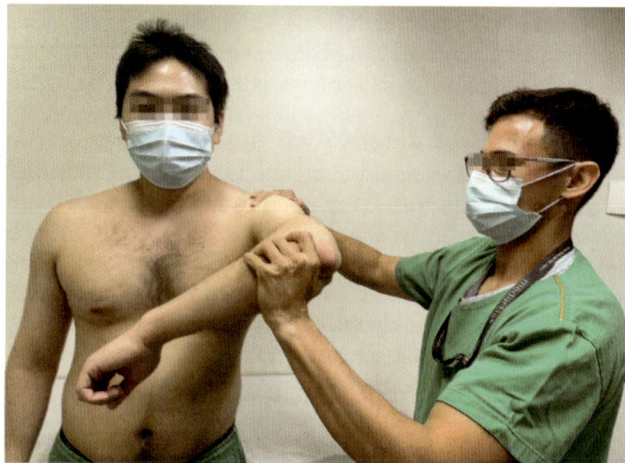

Figura 136.2 Teste de Hawkins-Kennedy.

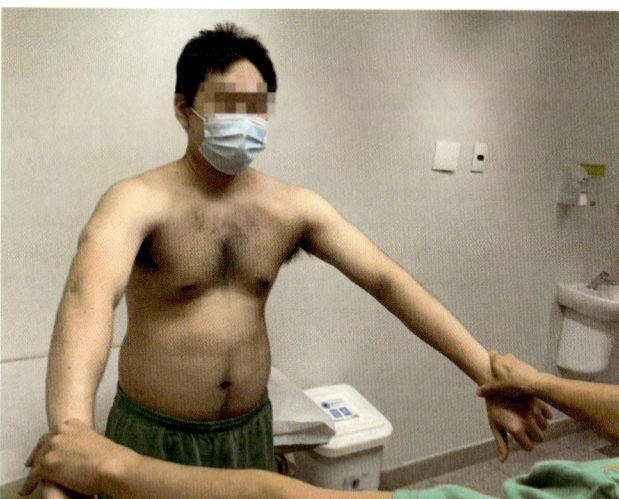

Figura 136.3 Teste de Jobe.

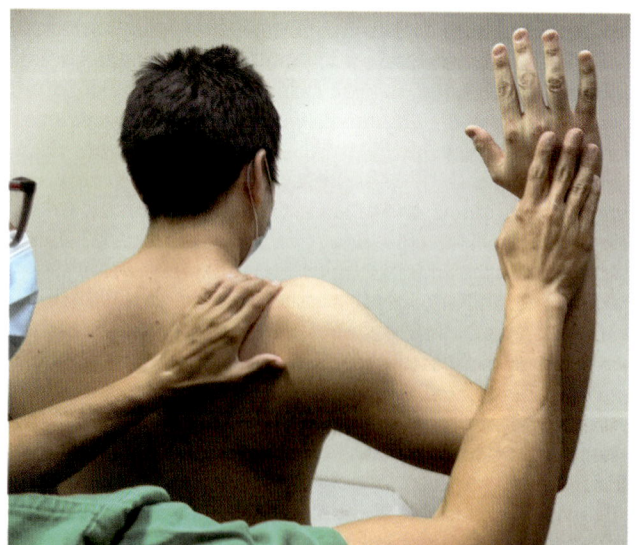

Figura 136.4 Teste de Patte.

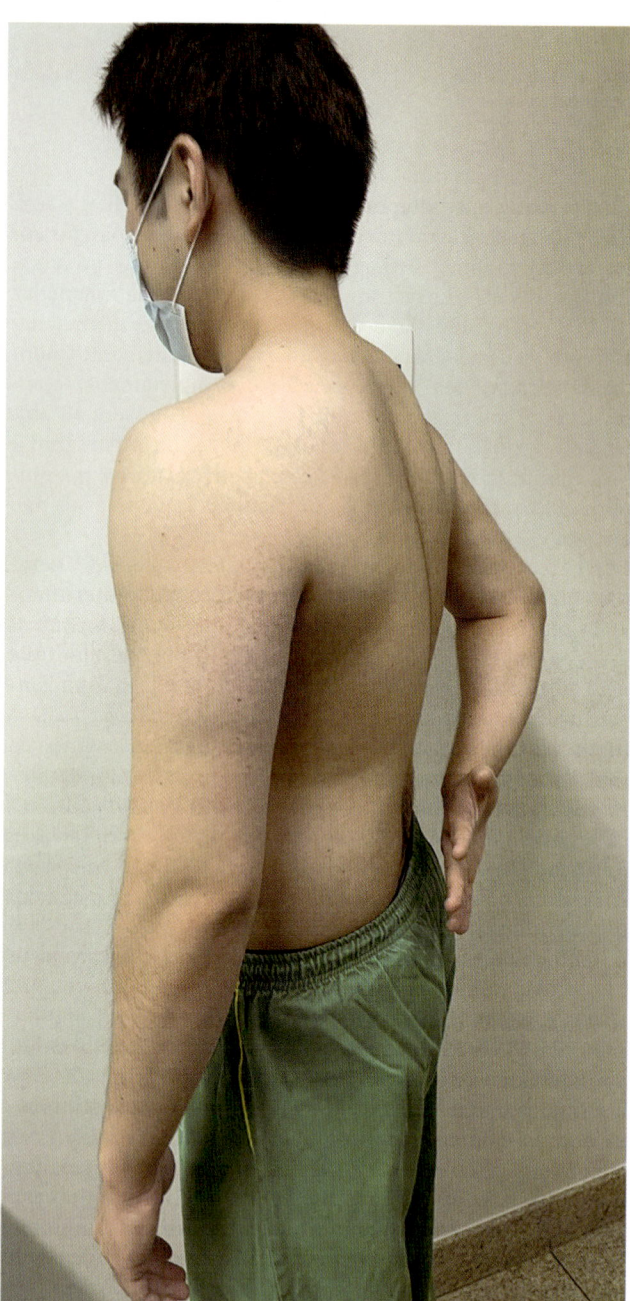

Figura 136.5 Teste de Gerber (*lift off*).

Tratamento

O tratamento inicial da maioria das lesões deve ser clínico, focado no alívio da dor e ganho de movimento e força graduais. O alívio da dor pode ser atingido com o uso parcimonioso de corticoide intramuscular (dipropionato de betametasona) associada a analgésicos não opioides e reabilitação fisioterápica.

Para os casos traumáticos e os refratários ao tratamento clínico por, pelo menos, 3 meses, indica-se o tratamento cirúrgico, que pode ser feito por artroscopia ou aberto.[1,2]

TENDINITE DO BÍCEPS DISTAL (COTOVELO)

Em revisão da literatura acerca da tendinopatia do bíceps distal observa-se que essa condição engloba tanto a tendinose/degeneração como a ruptura parcial. É razoável acreditar, embora não haja evidência que comprove, que a ruptura total do bíceps distal é o estágio final da tendinopatia que evoluiu para lesão parcial e, então, ruptura completa.

Quadro clínico e diagnóstico

Em relação ao exame físico, a principal função do bíceps braquial é a supinação, e é um flexor secundário do cotovelo. O paciente queixa-se de dor na fossa cubital, com dor provocada no trajeto do bíceps, e a dor é exacerbada com a supinação contra resistência, e, em menor grau, com a flexão contra resistência. Geralmente, o paciente recorda-se de algum evento desencadeante após o esforço físico.

O teste físico mais fidedigno é o de *hook* ou gancho (Figura 136.6), mais sensível e específico que a RM. Nesse teste, o dedo do examinador é utilizado de lateral para medial, para enganchar o tendão do bíceps.

A propedêutica inclui a ultrassonografia ou RM. A radiografia é muito inespecífica e pode mostrar alguma reação na tuberosidade radial.

Tratamento

O tratamento nos casos de ruptura completa é bem estabelecido, com a reinserção cirúrgica como padrão. Entretanto, nos casos de tendinose/ruptura parcial, ele é menos definido, mas deve ser iniciado com medicação anti-inflamatória e reabilitação fisioterápica. Na falha desses dois tratamentos, indica-se a abordagem cirúrgica, que apresenta como complicações ossificação heterotópica e lesões neurológicas.[3]

TENDINITE DO TRÍCEPS BRAQUIAL

A tendinopatia insercional do tríceps braquial é a tendinopatia mais rara do cotovelo, e mais rara ainda é a sua ruptura. O tríceps é formado por três cabeças, a longa e a lateral, que coalescem e se inserem de forma superficial na borda lateral do olecrânio, estendendo-se até o ancôneo, e a medial, que é mais profunda na borda medial do olecrânio.

Quadro clínico e diagnóstico

A maioria das tendinopatias e rupturas parciais inicia-se na cabeça medial, ou seja, na porção medial do tendão. Fatores de risco para a lesão do tendão triciptal incluem doença renal crônica com hiperparatireoidismo, bursite olecraniano crônica, uso de anabolizantes e corticoide.

A história e o exame físico são compatíveis com outras tendinopatias, em que a dor atividade dependente é a característica mais marcante, seguida pela dor à digitopressão e à extensão contra resistência nos casos de tendinopatia ou lesão parcial, e à falta de força da extensão do cotovelo contra resistência, nos casos de ruptura completa (Figura 136.7).

A radiografia frequentemente mostra um osteófico (calcificação da inserção do tendão) nas tendinopatias crônicas e fragmentos avulsionados nos casos de ruptura. Porém, o diagnóstico das rupturas parciais e/ou totais é possível apenas com US e RM. A posição mais superficial torna o tríceps mais facilmente estudado pelo US quando comparado com o tendão de inserção do bíceps.

Tratamento

O tratamento da tendinose e das lesões menores que 50% deve ser iniciado com a suspensão da atividade de musculação e modificação de atividades que demandem esforço intenso do tríceps, associada à reabilitação fisioterápica. Para os casos refratários e ruptura completa, indica-se o reparo anatômico cirúrgico, que apresenta alta taxa de sucesso.[3]

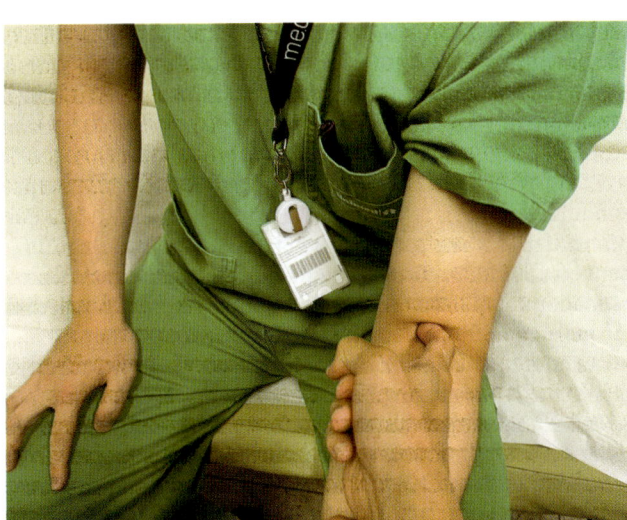

Figura 136.6 Teste de *hook*.

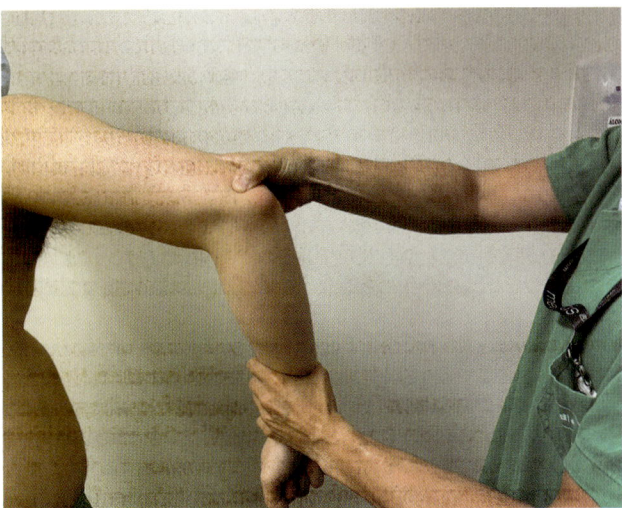

Figura 136.7 Palpação do tríceps com extensão resistida do cotovelo.

EPICONDILITE LATERAL

Epicondilite lateral (EL) ou cotovelo de tenista é uma afecção comum na prática clínica. Sua incidência é de 1 a 3% dos adultos/ano e a prevalência é de 4 a 7/1.000 pessoas. O tabagismo e obesidade foram identificados como fatores de risco. Apesar de ser uma condição muito frequente e conhecida, sua etiologia e patofisiologia ainda não são completamente entendidas.

A EL é uma entesopatia (degeneração) da origem do músculo extensor radial curto do carpo (ECRC) e, apesar de ser conhecida por cotovelo de tenista, apenas 10% dos casos ocorrem em jogadores de tênis. Apresenta associação com trabalho braçal, ferramentas vibratórias e dominância.

Quadro clínico e tratamento

A maioria dos pacientes apresenta dor na região do epicôndilo lateral, que pode irradiar para a musculatura extensa do punho e é exacerbada com a extensão contra resistência. É uma doença autolimitada que apresenta resolução em 90% dos pacientes entre 6 e 24 meses.

A patofisiologia mais aceita é de sobrecarga crônica dos músculos extensores do punho, provocando a degeneração do ECRC. Conceitualmente, é um processo degenerativo mais do que inflamatório.

O diagnóstico é eminentemente clínico, além de história característica. O paciente apresenta dor à palpação de uma região 0,5 distal ao epicôndilo exacerbada pela extensão do punho contra resistência. Testes clínicos provocativos, como Cozen (Figura 136.8), Maudsley (Figura 136.9) e Mill, apresentam alta sensibilidade e baixa especificidade. O diagnóstico diferencial é feito com a síndrome do nervo interósseo posterior, radiculopatia, osteocondrite dissecante, corpo livre ou artrite inflamatória.

Exames de imagem não são necessários para o diagnóstico e podem ser utilizados para esclarecer diagnósticos diferenciais. A radiografia mostra calcificações no tendão ou afecções articulares, como corpos livres. O US e a RM mostram espessamento e/ou lesões parciais do tendão, embora essas imagens não se correlacionem nem com a gravidade nem com o prognóstico, e podem induzir ao tratamento cirúrgico.

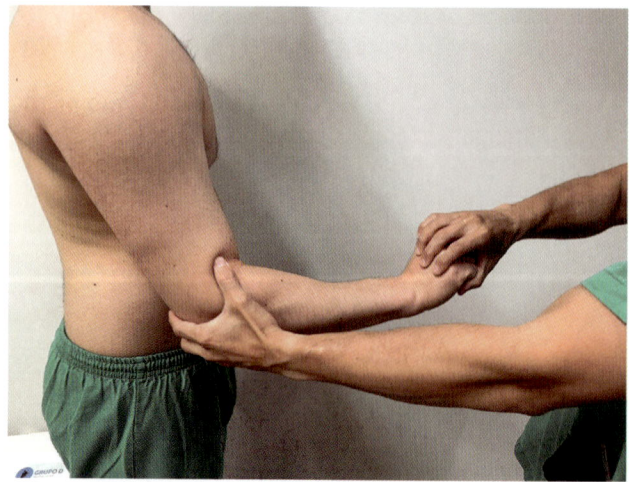

Figura 136.8 Teste de Cozen.

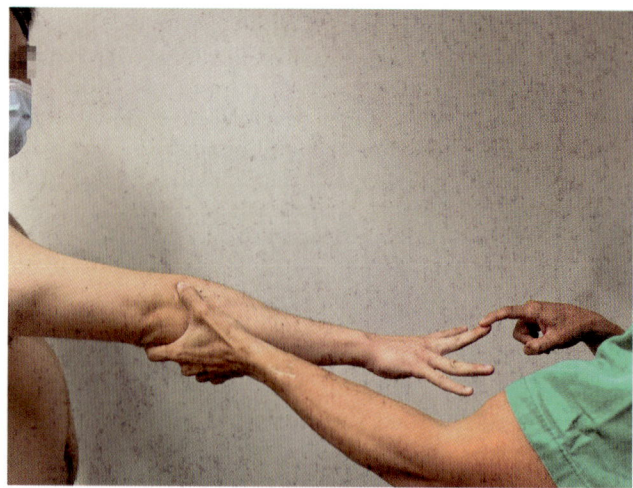

Figura 136.9 Teste de Maudley.

Tratamento

Apesar de sua frequência na prática clínica e da grande diversidade de modalidades de tratamentos, não há na literatura evidências que mostrem a superioridade de tratamentos com ácido hialurônico, corticoide, terapia de ondas de choque, plasma rico em plaquetas (PRP) órtese de apoio/cinta, toxina botulínica etc. sobre o placebo. Considerando-se o caráter autolimitado da doença (90% dos pacientes evoluem para a cura), o tratamento não cirúrgico é o indicado: modificação e/ou suspensão das atividades predisponentes, com ênfase em medidas analgésicas e anti-inflamatórias, medicação sintomática com anti-inflamatórios não esteroides (AINEs) e corticoesteroides parenterais, infiltração e reabilitação fisioterápica.

Na falha do tratamento clínico bem realizado por 3 a 6 meses, o tratamento cirúrgico é indicado.[3,4]

EPICONDILITE MEDIAL

Também conhecida como "cotovelo do jogador de golfe", trata se de degeneração de origem na musculatura flexo-pronadora no epicôndilo medial. É de 3 a 6 vezes menos comum que a epicondilite lateral, e acomete preferencialmente trabalhadores braçais ou esportistas, que façam a pronação de maneira exagerada, como escaladores, jogadores de golfe, arremessadores de dardo e jogador de beisebol, nos quais o estresse no cotovelo é a causa principal. O pico de idade é entre a quarta e a quinta décadas. Como o seu correspondente lateral, é uma doença autolimitada com resolução em 80% dos casos entre 1 e 3 anos.

O diagnóstico clínico é menos evidente do que na epicondilite lateral, em virtude das estruturas anatômicas adjacentes que podem apresentar dor e, por vezes, se confundem ou coexistem com a degeneração da musculatura flexo-pronadora. Essas estruturas são o ligamento colateral medial e o nervo ulnar (síndrome do túnel cubital). Outros diagnósticos diferenciais são artrose do cotovelo, osteocondrite dissecante e plica sinovial.

Ao exame, observa-se dor à palpação da região imediatamente distal e anterior ao epicôndilo medial (Figura 136.10), a qual é exacerbada à flexão e pronação contra resistência. Por isso, o teste deve ser realizado com o cotovelo em flexão de 90°, para isolar-se o músculo pronador redondo. A força

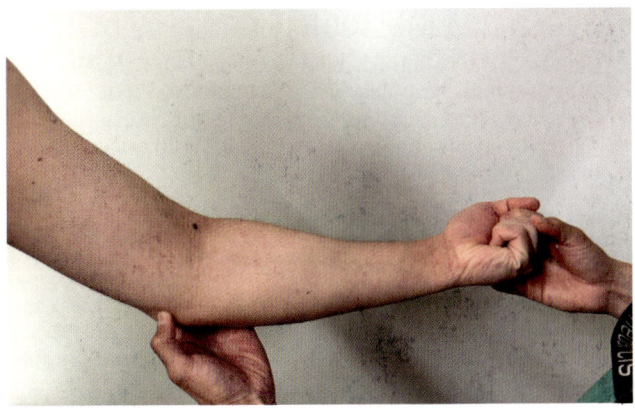

Figura 136.10 Palpação do epicôndilo medial.

de flexão palmar pode estar diminuída em relação ao lado contralateral, sem contudo ser fator prognóstico ou de gravidade. Obrigatoriamente, deve-se excluir a disfunção do nervo ulnar com um teste, como o de Froment e instabilidade medial, com estresse em valgo.

O diagnóstico é clínico e exames complementares devem ser solicitados para excluir diagnósticos diferenciais, como a eletroneuromiografia em suspeita de afecção do nervo ulnar, ou radiografias em questões ósseas, como osteocondrite. A radiografia pode apresentar calcificação na origem da musculatura no epicôndilo medial. O exame complementar de escolha é a RM que mostra espessamento da origem da musculatura com hipersinal nas imagens ponderadas em T1 e T2, associadas a edema adjacente.

Tratamento

Devido à história autolimitada da doença, o tratamento de escolha deve ser o não operatório: suspensão ou modificação das atividades provocativas, medidas físicas anti-inflamatórias e analgésicas, como gelo, estimulação elétrica transcutânea (TENS), medicamentos como AINE e corticoesteroides, parenterais ou infiltração local, e reabilitação fisioterápica. Recentemente, tem havido grande oferta de tratamentos alternativos sem, contudo, evidência robusta na literatura que possa alterar a história natural da doença, como injeção de PRP, terapia de ondas de choque (TOC), ácido hialurônico etc. Na falha do tratamento não operatório, e dependendo da sintomatologia do paciente, pode-se indicar o tratamento cirúrgico.[3]

TENOSSINOVITE DE DE QUERVAIN

Acomete os tendões do primeiro túnel extensor, o abdutor longo do polegar e o extensor curto dos dedos. Frequentemente, estão associados septos e tendões anômalos no túnel extensor. A doença decorre do espessamento das bainhas dos respetivos tendões, causando dor e limitação de movimento do punho e polegar.

Quadro clínico e tratamento

Essa tenossinovite está associada à gravidez e puerpério, lactação e atividades que exijam a repetição do desvio ulnar do punho, como bater com martelo, carregar crianças ou animais de estimação etc.

O diagnóstico também é clínico e baseado na história e exame físico. Os exames de imagens são desnecessários e usados apenas para diagnósticos diferenciais, como a radiografia para afastar rizartrose, e nos casos de De Quervain, que pode mostrar alguma calcificação na localização topográfica.

Os pacientes caracteristicamente apresentam dor e/ou aumento de volume na região dorso lateral do punho, que piora com a digitopressão e desvio ulnar. O teste de Finkelstein (Figura 136.11) é o mais utilizado e apresenta importante sensibilidade na confirmação do diagnóstico.

Tratamento

O tratamento é iniciado com injeções de corticoide até no máximo 3 vezes, imobilização provisória com tala por até 4 semanas e fisioterapia. No caso de falha e persistência da sintomatologia, indica-se o tratamento cirúrgico, que é a abertura do retináculo.[5]

DEDO EM GATILHO

Dedo em gatilho (DG), também conhecido como tenossinovite estenosante, é uma das causas mais comuns de incapacidade funcional da mão. Tem uma incidência bimodal, acometendo crianças menores de 8 anos e adultos na quinta e sexta décadas de vida. A prevalência é de 2 a 3%, com incidência de 28/100 mil indivíduos. É mais comum em mulheres, no terceiro e quarto dedos, e está associado a disfunções endócrinas, como tireoidopatias, diabetes e mucopolissacaridoses.

Quadro clínico e diagnóstico

As alterações patológicas que causam o DG são o espessamento da polia A1 e/ou do tendão flexor, que acarreta a alteração do deslizamento fisiológico desse tendão dentro da polia.

O diagnóstico é clínico e baseado na história de dor, além de estalos e dificuldade de apertar e segurar objetos na mão acometida. Nos casos mais avançados, o paciente pode não conseguir estender o dedo acometido ativamente e necessitar de ajuda da outra mão para "destravá-lo". No exame físico, podem ser observados aumento de volume, dor provocada na região e nodulação. Não são necessários exames de imagem para o diagnóstico.

Tratamento

O tratamento inicial deve ser sempre conservador, com resolução completa em aproximadamente 50% dos casos. O

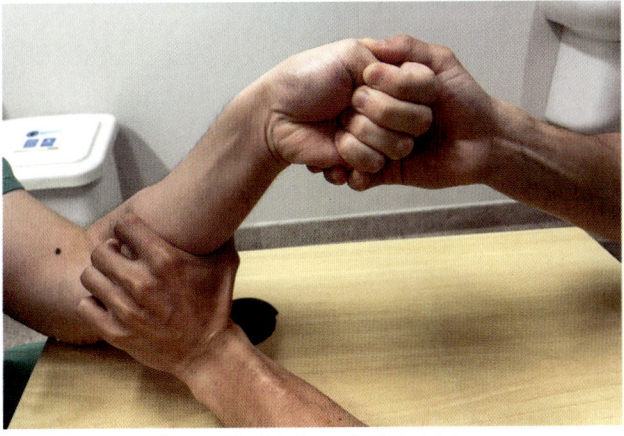

Figura 136.11 Teste de Finkelstein.

tratamento envolve imobilização do dedo acometido com órtese, por 4 a 6 semanas, principalmente nos graus mais leves e iniciais, em associação a injeções de corticoides, no máximo por 3 vezes. Os AINEs não são igualmente efetivos. A reabilitação fisioterápica pode e deve ser indicada em associação às medidas anteriores.

O tratamento cirúrgico, abertura cirúrgica da polia A1, deve ser percutâneo ou aberto, e é indicado se as medidas conservadoras não derem resultado entre 3 a 6 meses.[6]

CONSIDERAÇÕES FINAIS

As situações clínicas que envolvem o paciente com tendinite são muito variadas. O primeiro contato muitas vezes será o médico generalista, e por isso o conhecimento das manifestações clínicas iniciais é essencial para fazer-se uma abordagem diagnóstica adequada e o encaminhamento precoce ao especialista.

REFERÊNCIAS BIBLIOGRÁFICAS

1. Canosa-Carro, L, Bravo-Aguilar, M, Abuín-Porras, V, Almazán-Polo, J, García-Pérez-de-Sevilla, G, Rodriguez-Costa, I, et. al. Current understanding of the diagnosis and management of the tendinopathy: An update from the lab to the clinical practice. *Dis Mon*. Oct;68(10): 101314.
2. Eckers, F, Loske, S, Ek, ET, Müller, AM. Current understanding and New Advances in the surgical Management of reparable rotator cuff tears: A Scoping Review. *J. Clin. Med*. 2023, 12, 1713.
3. Donaldson, O, Vannet, N, Gosens, T, Kulkarni, R. Tendinopathies around the elbow part 2: medical elbow, distal biceps and triceps tendinopathies. *Shoulder & Elbow*. 2014 6(1),47-56.
4. Johns, N, Shridhar, V. Lateral Epicondylitis: Current Concepts. *Aust J Gen Pratt*. 2020 Nov;49(11):707-709.
5. Larsen, CG, Fitzgerald, MJ, Nelas, KW, Lane, LB. Management of De Quervain Tenosynovitis: A Critical Analysis Review. *JBJS Rev*. 2021 Sep 10;9(9).
6. Gil, GA, Hresko, AM, Weiss, AC. Current Concepts in the Management of Trigger Finger in Adults. *J Am Acad Orthop Sure*. 2020 Aug 1;28(15):e642-e650.

137

Lombalgia

Maria Fernanda Silber Caffaro • Renato Hiroshi Salvioni Ueta

INTRODUÇÃO

A dor lombar é uma queixa clínica presente em mais de 80% das pessoas que, em algum momento das suas vidas, procuram o médico. Em geral, a lombalgia acomete mais as mulheres, os fumantes, as pessoas de alta estatura e com baixa instrução. Hoje, enfatiza-se a associação da lombalgia em atletas praticantes de esporte com impacto de repetição, como ginastas. Pode-se dizer que essa seria uma forma da natureza cobrar a permissão do homem usar a postura bípede e ereta, qualquer que seja sua condição socioeconômica.[1]

O termo lombalgia significa a presença de uma condição dolorosa localizada em uma área situada entre o último arco costal e a bacia, enquanto o termo lombociatalgia é a expressão de toda condição dolorosa que se irradia da região lombar em direção à região glútea e face posterior de um ou ambos os membros inferiores.[1,2]

A lombalgia pode se manifestar de forma aguda ou crônica, se for de início súbito ou por meio de episódios repetitivos, respectivamente. O primeiro é de forte intensidade e incapacitante, enquanto no segundo a dor é de fraca ou média intensidades e pouco incapacitante. É interessante notar a evolução benigna da história natural dessa afecção na maioria dos pacientes. Do total de 80% de pacientes portadores de lombalgia, 14% mantêm a queixa por duas semanas, 2% complicam com ciatalgia e apenas 1% requer o tratamento operatório.[2]

ETIOPATOGENIA

A dor lombar pode ter como causa qualquer problema diretamente ligado à coluna vertebral ou secundariamente por afecções localizadas em estruturas adjacentes ou a distância.[3]

Na óptica acadêmica, as lombalgias podem ter uma causa de origem mecânica e não mecânica, ou associações entre elas.[4] As causas mais comuns são de ordem mecânica, a qual, por sua vez, pode estar alterada em problemas de natureza congênita, traumática, infecciosa, tumoral, degenerativa, hérnia de disco, espondilolistese e funcional (Figura 137.1). Para melhor compreender a fisiopatogenia da dor lombar, é necessário definir um módulo teórico conhecido como unidade funcional espinal (UFE), considerada a menor unidade de movimento do segmento lombar. Essa unidade é composta de dois segmentos: um anterior, contendo dois corpos vertebrais sobrepostos um ao outro e separados por um "disco", e um segmento posterior, funcionalmente representado pelas duas articulações sinoviais zigoapofisárias e o respectivo complexo ligamentar.[4,5]

A coluna vertebral, portanto, é representada por um conjunto de unidades funcionais, cada uma delas de função totalmente autônoma. A dor lombar pode surgir em qualquer circunstância em que se quebre a integridade de um dos elementos que participam da unidade funcional.[4,5]

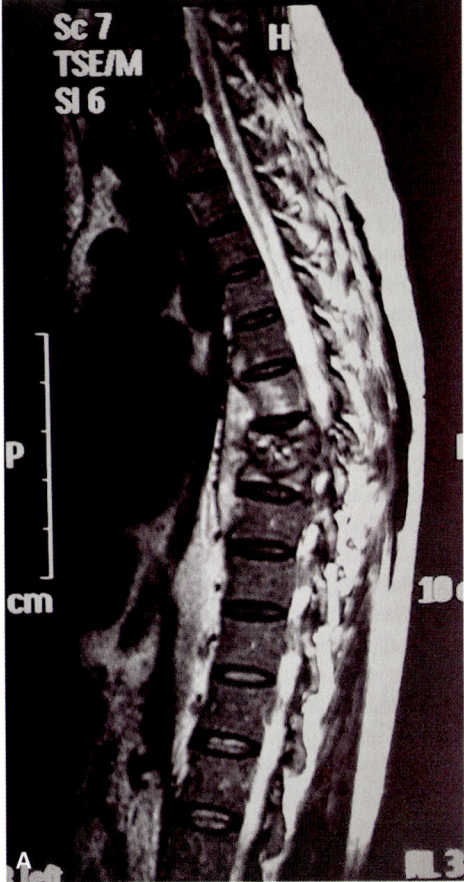

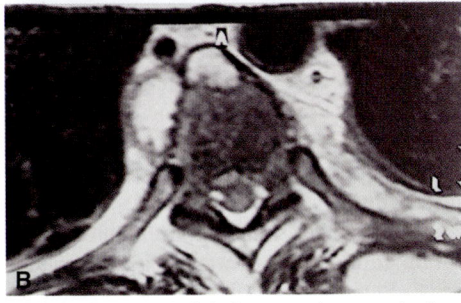

Figura 137.1 A. Corte sagital de imagem de ressonância magnética da coluna torácica com acometimento por tuberculose evidenciando a presença de abscesso infeccioso reduzindo o diâmetro do canal vertebral; **B.** Corte axial de imagem de ressonância magnética da coluna torácica com acometimento por tuberculose evidenciando a presença de abscesso infeccioso reduzindo o diâmetro do canal vertebral.

O disco intervertebral frequentemente é o responsável pela quebra dessa integridade. Como é composto de um gel coloidal e com 80% de líquido, quando jovem tem função de manter o equilíbrio hídrico intrínseco e, ao envelhecer, perde a capacidade de fixar água, com consequente decréscimo das propriedades de osmose e absorção. Por outro lado, essa estrutura, chamada núcleo discal, é protegida por um anel fibroso com propriedades fundamentalmente elásticas, que perde essa característica com o envelhecimento, diminuindo também o coxim hidráulico da unidade funcional.[1,4]

De todas as causas secundárias de lombalgia e lombociatalgia, destaca-se a maior frequência da afecção degenerativa da coluna vertebral. Hoje, a doença discal degenerativa é bem estudada, tanto em estudos clínicos como em pesquisa básica, com o objetivo de explicar a lombalgia que não resolve com medicamentos e fisioterapia. Nesse sentido, é de suma importância entender as etapas de degeneração do disco intervertebral e as disfunções características de cada fase.[2]

Naturalmente, não é obrigatório haver um início de envelhecimento do disco intervertebral, ou seja, o início da artrose vertebral, para se iniciar a dor lombar. Basta que fatores externos mudem ou sobrecarreguem mecanicamente a unidade funcional para ocorrer a dor como resultado clínico. Inúmeros são os fatores externos que contribuem para o início ou cronicidade da dor lombar. Dentre eles salientam-se a obesidade, o esforço físico, o sedentarismo, os vícios posturais crônicos, o fumo, os fatores genéticos e as doenças psicossomáticas.[2,6]

A primeira etapa de desgaste do disco intervertebral ocorre por volta dos 15 a 35 anos em decorrência de lacerações circunferenciais e radiais do disco intervertebral e sinovite da articulação facetária posterior. No período entre 35 e 60 anos, ocorre a instabilidade secundária ao processo de ruptura interna do disco, reabsorção discal, degeneração facetária, afrouxamento capsular e subluxação e erosão articular. No paciente acima de 60 anos, ocorre o processo de estabilização por enrijecimento segmentar e anquilose lombossacra. Cada período leva a uma disfunção e afecção mais característica (Tabela 137.1).[2]

Na prática médica moderna, é muito comum observar adolescentes portadores de lombalgia por vícios posturais crônicos e inatividade muscular, fatores frequentemente associados à "era do computador". Outras vezes, esse sintoma pode ser decorrente da prática de atividades físicas intensas, como a musculação abusiva, que não só leva a sobrecargas mecânicas exageradas, mas também a deformações do corpo vertebral imaturo, no decorrer do crescimento vertebral.[4]

Outras vezes, e com muita ocorrência na década de maior atividade física profissional, ou seja, entre os 30 e 50 anos de vida, a sobrecarga mecânica poderá refletir em uma ruptura do anel fibroso do disco intervertebral, rompendo o equilíbrio mecânico, em especial dos discos intervertebrais entre L4 e L5 ou L5 e S1, iniciando a formação da chamada hérnia de disco vertebral, principal responsável pelas lombociatalgias do mundo moderno.[3]

Outras causas também podem atuar como responsáveis pela perda da integridade da unidade funcional e, consequentemente, do início da dor lombar. Por exemplo, malformações congênitas da parte óssea da unidade funcional, além de lesões ou fraturas de qualquer estrutura óssea ou ligamentar dessa unidade, podem levar a instabilidades mecânicas e, como consequência, ao quadro de lombalgia ou lombociatalgia, muitas vezes com grave comprometimento neurológico. É o caso das hemivértebras, barras ósseas e outras malformações congênitas e das lesões infecciosas, tumorais e traumáticas da coluna vertebral.[6,1]

Tabela 137.1 Afecção mais característica de cada fase da doença discal degenerativa.

Faixa etária (anos)	Denominação	Afecção
15 a 35	Disfunção	Hérnia discal
35 a 60	Instabilidade	Espondilolistese
> 60	Estabilização	Estenose lombar degenerativa

Causas de ordem não mecânica podem ser responsáveis pela lombalgia ou lombociatalgia, na qual se enquadram as patologias inflamatórias, metabólicas e psicossomáticas. Nas inflamatórias, é importante ressaltar as espondilopatias soronegativas, com destaque para a espondilite anquilosante, síndrome de Reiter, espondilopatia associada a doença de Crohn ou a retrocolite ulcerativa.[1,2]

Dentre as patologias metabólicas destacam-se aquelas que promovem uma diminuição da massa óssea e consequente facilidade para a fadiga ou fratura do corpo vertebral. São elas a osteoporose, a osteomalacia e o hiperparatireoidismo.[1]

Atualmente, o aspecto psicológico pode atuar isolada ou conjuntamente, agindo como um fator de estresse mecânico ou metabólico na origem da dor lombar. É extremamente comum o achado de contraturas musculares associadas a posturas mecanicamente forçadas nas síndromes depressivas.[6]

Dentre as causas não mecânicas, também destacam-se as fibromialgias e a síndrome miofascial que, ainda não tendo substrato anatomopatológico bem conhecido, são causas recorrentes de dor lombar na atualidade.[1]

DIAGNÓSTICO
Diagnóstico clínico

Na anamnese, é importante ressaltar especialmente as características da dor em relação aos fatores de piora, de melhora e sua localização. Por exemplo, nas causas de natureza mecânica, a dor está relacionada com os movimentos do tronco, particularmente nos primeiros movimentos do dia ao sair da cama ou após muito tempo sentado.[7]

Na artrose vertebral ou doença articular lombar degenerativa com lombalgia crônica, a dor normalmente tem tendências de piorar ao longo do dia e à medida que aumenta o período de deambulação, melhorando ao sentar ou deitar. Na fase de disfunção do disco intervertebral, um fragmento de disco ou hérnia de disco intervertebral podem invadir o interior do canal vertebral. O processo inflamatório adjacente à raiz nervosa e à compressão mecânica justifica a irritação da raiz, com a consequente queixa de ciatalgia. Na fase de estabilização, a doença articular degenerativa com osteófitos, a hipertrofia do ligamento amarelo e a protusão do disco intervertebral desgastado levam à estenose (estreitamento) lombar degenerativa, na qual é caracterizada a claudicação neurogênica intermitente de natureza vertebral (Tabela 137.2).[4,7]

Nas hérnias de disco (Figura 137.2) é comum existir um passado de esforço físico vertebral importante e com início de dor lombar, seguido, no decorrer de meses ou anos, de ciatalgia para um dos membros inferiores. É importante ressaltar que o paciente pode ser portador de hérnia discal com fenômeno de lombalgia, mas com cruralgia e não ciatalgia. Isso ocorre nos casos não tão frequentes de compressões radiculares acima da vértebra L4. Nas espondilolisteses, ou escorregamentos vertebrais (Figura 137.3), ou seja, nos casos em que existe uma instabilidade por falha anatômica na formação do *pars interarticularis* de uma vértebra lombar, pode haver dor lombar significativa e até mesmo ciatalgia por compressão nervosa da vértebra que sofre deslizamento, o que ocorre mais frequentemente na vértebra L4, que pode sofrer um deslizamento sobre a vértebra L5. Na estenose lombar

Tabela 137.2 Diferenças dos dados da anamnese entre a claudicação neurogênica e vasculogênica.

Avaliação	Vascular	Neurogênica
Distância de marcha	Fixa	Variável
Fatores paliativos	Em pé	Sentado/flexionado
Fatores provocadores	Andar	Andar/ficar em pé
Andar ladeira acima	Doloroso	Indolor
Teste na bicicleta	Positivo (doloroso)	Negativo
Pulsos	Ausentes	Presentes
Pele	Perda de pelos; brilhante	Normal
Fraqueza	Raramente	Ocasionalmente
Lombalgia	Ocasionalmente	Comumente
Movimento das costas	Normal	Limitado
Caráter da dor	Cãibra (distal para proximal)	Entorpecimento, dor contínua (proximal para distal)
Atrofia	Incomum	Ocasional

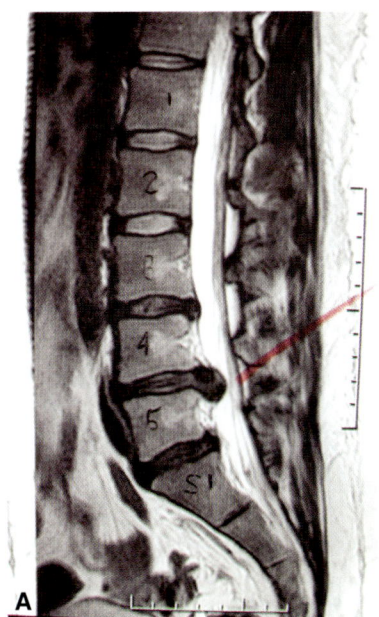 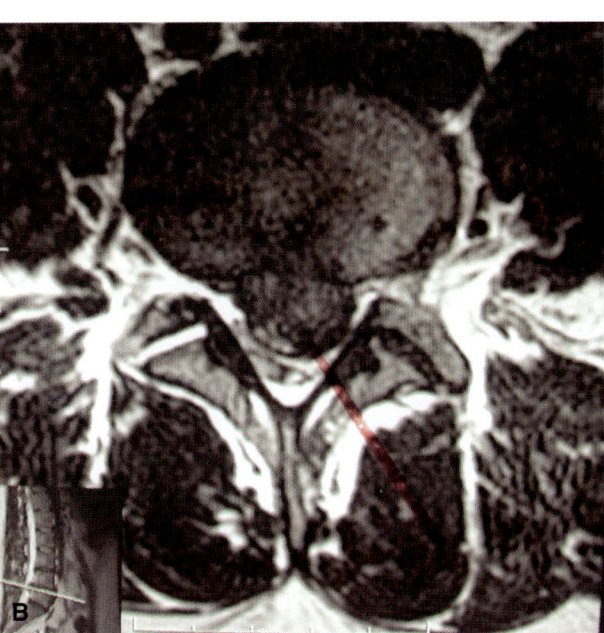

Figura 137.2 A. Corte sagital de imagem de ressonância magnética da coluna lombar evidenciando hérnia de disco extrusa no espaço entre a quarta e a quinta vértebras lombares; **B.** Corte axial de imagem de ressonância magnética da coluna lombar evidenciando hérnia de disco extrusa no espaço entre a quarta e a quinta vértebras lombares.

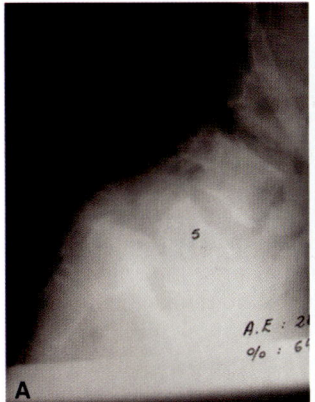 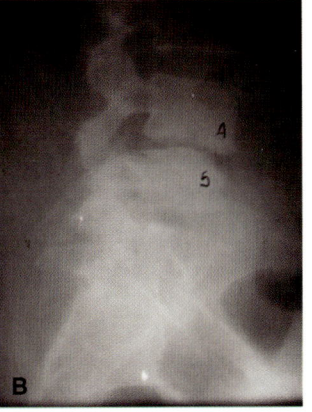

Figura 137.3 Radiografias na incidência de perfil demonstram o escorregamento entre vértebras adjacentes na região lombar (L5 e S1 e L3 e L4, respectivamente).

degenerativa, a queixa é muitas vezes dinâmica, representada por claudicação neurogênica e exame neurológico deitado normal (Figura 137.4).[7]

Atualmente, é importante estar atento às doenças pregressas, aos hábitos sociais e sexuais, assim como aos aspectos psicológicos e de eventual emagrecimento do paciente, já que as infecções inespecíficas ou específicas, como as doenças imunodepressoras, podem ser responsáveis pelo quadro da dor lombar.[9]

Em alguns tipos de tumores vertebrais, como o osteoma osteoide, de características benignas na coluna vertebral, a dor é mais importante durante a noite e com melhora com a ingestão de aspirina. Se houver ciatalgia, existe a possibilidade de haver compressão de estruturas nervosas.[7]

Quanto ao exame físico, é comum encontrar as atitudes antálgicas, as limitações dos movimentos do tronco e a rigidez

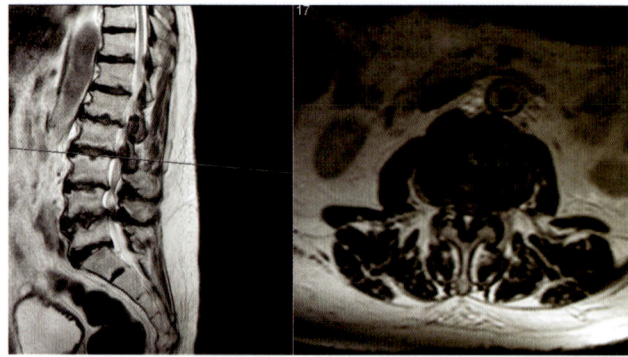

Figura 137.4 Ressonância magnética sagital e axial ilustrando a anatomia patológica do estreitamento degenerativo do canal vertebral lombar.

vertebral nos quadros agudos de dor lombar. Outras vezes, em processos inflamatórios significativos ou na compressão radicular (tipo ciática) como nas hérnias de disco, nas espondilolisteses e nas artroses graves com estenose do canal radicular, encontra-se o sinal de Lasègue positivo no membro inferior acometido, assim como déficits de força muscular e de sensibilidade no trajeto da raiz comprometida.[4,7]

É importante ressaltar que, pouco frequentemente, a síndrome da cauda equina com alterações dos esfíncteres e da sensibilidade na região genital pode ser significativa de grave extrusão do disco intervertebral em pacientes jovens.[4]

As deformidades do tipo escoliose, cifoescoliose e hiperlordose lombar são as principais responsáveis pela dor lombar no paciente adulto. Dentre elas, ressaltam-se as deformidades do tipo idiopática, congênita, tumoral, infecciosa e funcional.[5]

De forma geral, existe um consenso médico de alguns sinais e sintomas que atuam como sinais de alerta para a causa da dor lombar.[4]

Assim, em casos de pacientes acima de 50 anos, com febre, perda de peso não convincente com história de infecção bacteriana recente ou com uso de fármacos e com dor, sobretudo no período noturno, deve-se pensar em patologia tumoral ou infecciosa (Figura 137.5).[4] Já em pacientes com trauma do tipo queda, mesmo não grave, ou traumatismo em qualquer tipo de acidente, deve-se pensar em fratura (Figura 137.6).[7]

Em pacientes jovens com dor lombar ou disfunção da bexiga, anestesia do tipo em sela e não obrigatoriamente com déficit neurológico expressivo de membros inferiores, deve-se avaliar a patologia compressiva do tipo cauda equina.[2,4]

Diagnóstico por imagem

Na presença de dor lombar, a radiografia simples nas incidências de frente e perfil são indicadas, já que podem mostrar desde o grau de artrose existente no disco intervertebral, imagem muito frequente nas lombalgias de causa mecânica, até imagens de comprometimento ósseo de natureza infecciosa, neoplásica ou por fratura.[7]

As incidências oblíquas são úteis na suspeita de alterações no istmo do arco neural da vértebra, como é o caso das espondilolisteses com ou sem listese vertebral.[7]

A tomografia computadorizada tem um espaço particular no estudo complementar da coluna vertebral, já que é

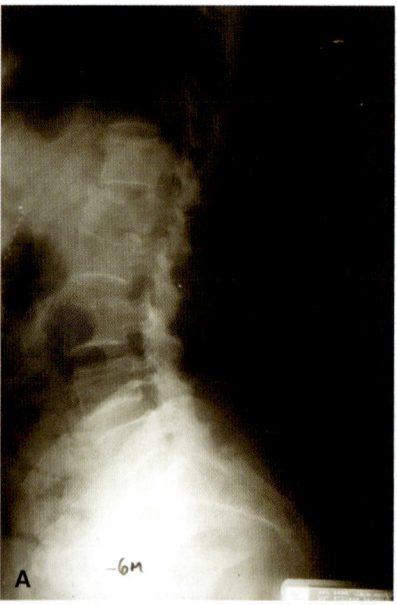

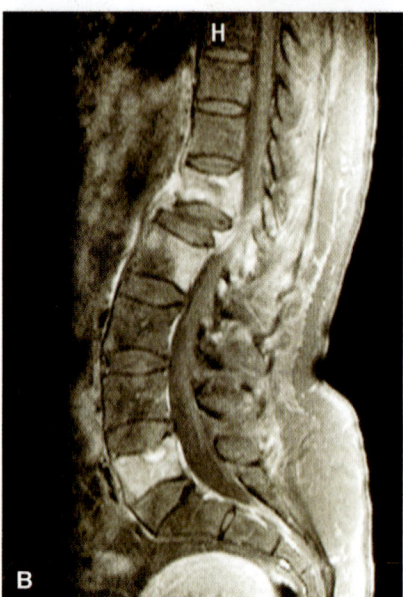

Figura 137.5 Radiografia (**A**) e ressonância magnética (**B**) mostram lesão extensa secundária a tumor (metástase de carcinoma de pulmão) na quarta vértebra lombar.

um exame que fornece imagens seguras sobre desarranjos discais e alterações degenerativas das articulações zigoapofisárias. Portanto, permite avaliar o canal vertebral e os forames intervertebrais. Por oferecer imagens de boa qualidade do ponto de vista ósseo, é muito utilizada em quase todas as afecções vertebrais.[4,7]

A ressonância nuclear magnética é o terceiro exame radiográfico usado no estudo da coluna vertebral, e é muito útil especialmente na avaliação de partes moles e, portanto, no estudo dos discos e do conteúdo do canal vertebral. Dentro das variações em que esse exame pode ser realizado, tem fundamental importância na interpretação da densidade dos tecidos estudados, em especial da medula óssea.[5,7]

Métodos invasivos de avaliação radiográfica, como o uso de contraste dentro do canal vertebral, mielografia e mielotomografia computadorizada, já tiveram a sua importância e

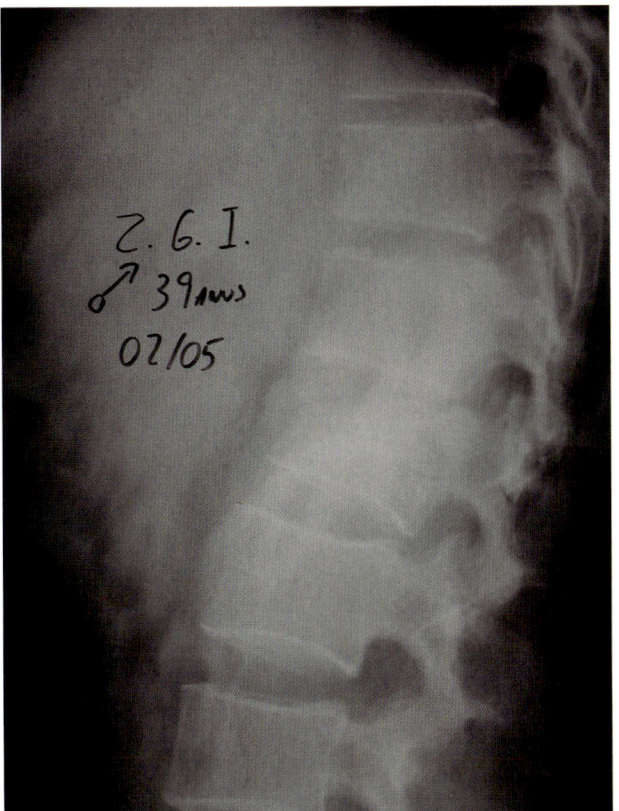

Figura 137.6 Paciente com queixa de lombalgia após queda. A radiografia evidencia fratura do corpo vertebral de L2.

hoje estão restritos para esclarecimentos eventuais de imagens ou situações clínicas em que a tomografia e a ressonância magnética foram insuficientes, como pode acontecer na estenose do canal radicular.[3,7]

A discografia vertebral, método no qual se introduz um contraste radiopaco no núcleo do disco intervertebral, pode estar indicado eventualmente na avaliação de rupturas discais.[7]

A cintilografia óssea tem particular interesse no estudo das patologias tumorais ou doenças ósseas difusas.[7]

A eletroneuromiografia não é um exame solicitado com frequência e a sua principal indicação é para a suspeita diagnóstica de moléstias do sistema nervoso periférico, como as doenças de natureza degenerativa do sistema nervoso central.[2]

Diagnóstico laboratorial

Os exames laboratoriais, em especial o hemograma, a velocidade de hemossedimentação, a eletroforese de proteínas, a fosfatase alcalina, o cálcio e o fósforo sanguíneos, o antígeno prostático específico e o mielograma são fundamentais no auxílio diagnóstico dos tumores ósseos primários ou metastáticos. É preciso lembrar que, com o aumento da incidência da tuberculose na população brasileira, o exame de Mantoux, o hemograma e a velocidade de hemossedimentação são importantes para auxiliar o diagnóstico, juntamente com as imagens radiográficas.[4,5]

TRATAMENTO

O primeiro tipo de tratamento para um paciente portador de lombalgia aguda ou crônica, que não seja de natureza tumoral ou infecciosa, é o tratamento não cirúrgico.[8]

Na fase aguda, o tratamento indicado consiste no repouso, no uso de medicamentos e na reabilitação física.[8]

O repouso deve ser, preferencialmente, em decúbito supino com joelhos e quadris fletidos, de forma que a coluna lombar se retifique, reduzindo a pressão sobre os discos intervertebrais. A duração é bem variada e depende da intensidade da dor e da resposta individual do paciente, juntamente com o uso de outras opções terapêuticas, e pode demorar de 2 a 6 dias.[9]

O uso de medicamentos é quase obrigatório, já que atualmente é muito difícil o paciente aceitar tratar um quadro agudo de dor lombar mantendo-se em repouso e inativo por vários dias.[10] Analgésicos como paracetamol, dipirona, cloridrato de tramadol, e outros, são usados constantemente. Os anti-inflamatórios não hormonais são quase obrigatórios, com o devido cuidado para não serem administrados a pacientes com sensibilidade, particularmente gástrica, e idosos.[10]

O uso de glicocorticoides pode ser indicado para as formas agudas ou crônicas de dor rebelde aos anti-inflamatórios não hormonais, já que inibem o processo inflamatório de forma mais completa. Porém, o uso prolongado deve ser evitado devido aos efeitos colaterais adversos.[8,10]

O uso de antidepressivos pode ser indicado mesmo na ausência do quadro clínico de depressão em pacientes portadores de lombalgia crônica sem melhora eficiente com os anti-inflamatórios, porque ajudam a baixar o limiar da dor.[10]

O uso de infiltração tópica com glicocorticoides nas partes moles correspondentes à região dolorida, assim como das articulações zigoapofisárias, pode ser tentado após se esgotarem as opções terapêuticas não invasivas, mas com uso moderado. O mesmo raciocínio também se aplica ao uso da infiltração peridural, realizada normalmente em casos extremos por especialistas experientes em pacientes internados no ambiente hospitalar.[10]

A reabilitação física na dor lombar de causa mecânica é utilizada de forma distinta nas fases aguda e crônica.[10]

Embora pouco discutido na literatura em relação aos efeitos dos meios físicos na melhora da dor aguda, do ponto de vista prático, com frequência observa-se que o calor, quer seja por meio do ultrassom e de ondas curtas, assim como o uso da estimulação elétrica transcutânea (TENS), melhora a dor lombar.[8,9]

O uso de baixa temperatura, ou seja, o uso de gelo, pode ser útil na analgesia da dor lombar aguda ou na reagudização da lombalgia crônica quando existe espasmo muscular. Da mesma forma, nessa situação, a acupuntura representa mais um elemento no combate em particular à dor aguda, atuando com ação analgésica pelo aumento de endorfinas e ACTH. Contudo, a acupuntura não é indicada para pacientes "impressionados" pelo desconforto da aplicação de agulhas cutâneas.[8,9]

O uso de órteses, ou seja, de dispositivos corpóreos para limitar a movimentação da coluna lombar, pode ter sua indicação em casos de lombalgia aguda rebelde a outras terapêuticas, diminuindo o estresse raquídeo e melhorando a dor com o repouso muscular. É fundamental entender que o uso de órteses deve estar limitado exclusivamente ao período de dor aguda, sob o risco de se instalar um quadro crônico de dor lombar por hipotonia muscular acentuada.[10]

A manipulação ou "massagem não fisioterápica" deve ser usada por especialistas capacitados, já que o mau uso ou indicação pode levar a consequências de compressões radiculares graves e que necessitem de descompressões cirúrgicas de urgência.[9]

Na dor crônica de causa mecânica, o início de exercícios é fundamental, não só fortalecendo a musculatura na proteção e estabilidade vertebral, mas também atuando positivamente na fisiologia do disco intervertebral, aumentando a difusão de oxigênio tecidual e na diminuição do pH discal, com melhora da dor lombar.[10]

Nas lombalgias de causa não mecânica ou mecânicas de ordem infecciosa, tumoral, congênita ou psicossomática, o tratamento deve ser direcionado para os fatores causais específicos.[6]

O tratamento cirúrgico nas algias lombares de causa mecânica está fundamentalmente indicado em situações em que o tratamento conservador não surte efeito satisfatório, e está indicado em especial nas instabilidades vertebrais, como é o caso das espondilolisteses ou em patologias com compressão radicular expressiva, como é o caso da hérnia de disco lombar.[2]

Nos pacientes em que é necessário estabilizar a unidade funcional comprometida, a cirurgia indicada, e padrão ouro, é a artrodese vertebral, ou seja, a fusão entre as vértebras acometidas, utilizando-se, para tanto, enxerto ósseo autógeno, isto é, do próprio organismo do paciente, da região do ilíaco. O uso de sínteses metálicas entre as vértebras cuja fusão óssea pretende-se obter pode estar indicado conforme a necessidade de se estabilizar esse segmento o quanto antes possível, mesmo antes do tempo de ocorrer a fusão óssea pretendida. Outras opções para o tratamento operatório da doença discal degenerativa são as próteses de disco e os estabilizadores dinâmicos. Em teoria, esses implantes são indicados para tratar cirurgicamente os pacientes portadores de disfunção do disco intervertebral sem a necessidade de artrodese. Hoje, estudos clínicos mais bem consistentes são realizados para comprovar a eficiência de implantes em comparação com a artrodese.[2,3]

Nos pacientes portadores de lombociatalgia considerável e por quadro compressivo sem resposta ao tratamento conservador, como acontece nas hérnias de disco, está indicado o tratamento cirúrgico através da laminectomia do segmento acometido e a retirada do núcleo pulposo que comprime a raiz nervosa.[2]

A laminectomia também é o tratamento de escolha nas compressões radiculares por estenose do canal e nas espondilolisteses, nas quais é feita a liberação do canal nas estruturas ósseas ou discais responsáveis pela compressão radicular. Nessa última, como também é uma instabilidade, deve-se associar a artrodese vertebral para estabilizar-se definitivamente a coluna vertebral.[5]

Nos pacientes portadores de lombalgia ou lombociatalgia por outras causas que não a puramente mecânica, deve-se cuidar não só de eventual compressão radicular, mas dos fatores causais específicos. Dessa forma, nos casos de destruição óssea, como na tuberculose vertebral com quadro de compressão nervosa causada pelo abscesso pótico, é indicado o tratamento cirúrgico com abordagem direta dos corpos vertebrais acometidos, que são curetados. Juntamente com a drenagem do abscesso, é realizada a artrodese vertebral no mesmo tempo cirúrgico, para se obter a estabilização vertebral concomitantemente.[3,9]

Se a queixa dolorosa for de origem tumoral, o mesmo procedimento de descompressão cirúrgica deve ser realizado, abordando-se o local comprometido por via anterior ou posterior, conforme o comprometimento, seja do corpo ou dos elementos posteriores, respectivamente.[2]

Tanto nos casos infecciosos como tumorais abordados anteriormente, o tratamento de combate à doença básica é obrigatório como complemento do tratamento cirúrgico.[9]

Em algumas situações cirúrgicas, particularmente na artrodese vertebral, para obter a fusão óssea sem sínteses metálicas e, assim, fixar os elementos ósseos comprometidos, é indicado o uso de coletes apropriados no pós-operatório para o alcançar êxito na intervenção.[2]

COMPLICAÇÕES

A principal complicação ligada ao tratamento cirúrgico da coluna vertebral é a do tipo iatrogênico. Devido ao desconhecimento da probabilidade ao descomprimir as estruturas nervosas comprimidas, pode-se desestabilizar a coluna vertebral, acarretando problemas de dor crônica, além do retorno das queixas dolorosas do pré-operatório.[2]

Outra complicação que requer atenção é a infecção vertebral de causa iatrogênica, resultado da não avaliação clínica pré-operatória, afastando-se quaisquer doenças que comprometam o estado geral do paciente, cirurgia vertebral com manobras agressivas e sangramento abundante e, eventualmente, o uso de antibioticoterapia profilática.[2]

CONSIDERAÇÕES FINAIS

A dor lombar é responsável por um grande número de queixas na população. A doença degenerativa do disco intervertebral está diretamente relacionada com essa sintomatologia. A mudança dos hábitos como o sedentarismo, obesidade e aumento das atividades físicas com impacto contribuíram para o aumento da incidência dessa afecção. Detalhes do exame físico e a análise minuciosa dos exames subsidiários permitem o diagnóstico das afecções que cursam com o sintoma. O tratamento conservador da dor lombar conta com várias ferramentas para analgesia e reabilitação. A indicação de tratamento cirúrgico deve ser considerada com critérios bem definidos, dependendo da patologia de base.

REFERÊNCIAS BIBLIOGRÁFICAS

1. Souza, IMB, et al: Prevalence of low back pain in the elderly population: a systematic review. Clinics (Sao Paulo). 2019 Oct 28;74:e789. DOI: 10.6061/clinics/2019/e789. eCollection 2019.
2. Cohen, KR. Management of Chronic Low Back Pain. JAMA Intern Med. 2022 Feb 1;182(2):222-223. DOI: 10.1001/jamainternmed.2021.7359.
3. Gibbs, D, et al. Back Pain: Differential Diagnosis and Management. Neurol Clin 2023 Feb;41(1):61-76. DOI: 10.1016/j.ncl.2022.07.002. Epub 2022 Oct 29.
4. Cook, CJ, et al. Systematic review of diagnostic accuracy of patient history, clinical findings, and physical tests in the diagnosis of lumbar spinal stenosis. Eur Spine J. 2020 Jan;29(1):93-112. DOI: 10.1007/s00586-019-06048-4. Epub 2019 Jul 16.
5. Darlow, M, et al. A Pathway for the Diagnosis and Treatment of Lumbar Spinal Stenosis. Orthop Clin North Am. 2022 Oct;53(4):523-534. DOI: 10.1016/j.ocl.2022.05.006. Epub 2022 Sep 14.

6. Silva, JP da, et al. Biopsychosocial factors associated with disability in older adults with acute low back pain: BACE-Brasil study. *Cien Saude Colet.* 2019 Jul 22;24(7):2679-2690. DOI: 10.1590/1413-81232018247.14172017.

7. Lacroix, M, et al. Degenerative Lumbar Spine Disease: Imaging and Biomechanics. *Semin Musculoskelet Radiol.* 2022 Aug;26(4): 424-438. DOI: 10.1055/s-0042-1748912.

8. Lariviére, C, et al. Derivation of clinical prediction rules for identifying patients with non-acute low back pain who respond best to a lumbar stabilization exercise program at post-treatment and six-month follow-up. *PLoS One.* 2022 Apr 27;17(4):e0265970. DOI: 10.1371/journal.pone.0265970.

9. Murphy, C, et al. Clinical pathways for the management of low back pain from primary to specialised care: a systematic review. *Eur Spine J.* 2022 Jul;31(7):1846-1865. DOI: 10.1007/s00586-022-07180-4.

10. Migliorini, F., Maffulli, N. Choosing the appropriate pharmacotherapy for nonspecific chronic low back pain. *J Orthop Surg Res.* 2022 Dec 21;17(1):556. DOI: 10.1186/s13018-022-03426-5.

138
Deformidades da Coluna

Tiago Ferreira Jorge • Gabriela Neves Vaz • Victor Schussel •
Maria Fernanda Caffaro • Renato Hiroshi Salvioni Ueta

INTRODUÇÃO

As queixas relacionadas com a coluna vertebral são extremamente comuns, e em um pronto-socorro ortopédico a lombalgia é a principal. Os sinais de alarme devem sempre ser pesquisados, evitando-se possíveis complicações futuras por uma doença não diagnosticada. Além disso, o tratamento inicial adequado e precoce melhora a qualidade de vida do paciente, evita cirurgias, além de minimizar os riscos de possíveis sequelas. Portanto, é essencial que todos os médicos, independentemente da especialidade, compreendam de forma geral as patologias da coluna, além de saberem guiar o tratamento básico adequado para cada caso.

ESCOLIOSE

A escoliose é uma deformidade tridimensional da coluna vertebral nos planos coronal, axial e sagital. Por definição, deve ter no mínimo 10° de desvio, medidos no plano coronal para caracterizar a doença (radiografia anteroposterior). A principal queixa dos pacientes é a deformidade do tronco, comprovada durante a inspeção clínica com a assimetria na altura dos ombros e escápulas, bem como pela presença de giba dorsal à inspeção e em manobras especiais rotineiras na avaliação clínica especializada (Figura 138.1).

A classificação etiológica da escoliose é dividida em quatro grandes grupos: escoliose idiopática, escoliose sindrômica, escoliose congênita e escoliose neuromuscular.

Escoliose idiopática

As deformidades idiopáticas mais comuns são divididas em quatro grupos de acordo com a faixa etária de aparecimento da doença:

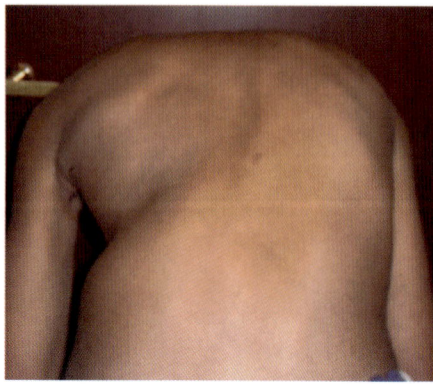

Figura 138.1 Giba dorsal evidenciada na manobra de Adams. Fonte: Azar et al., 2020.

- Escoliose idiopática infantil (de 0 até 3 anos)
- Escoliose idiopática juvenil (de 4 até 9 anos)
- Escoliose idiopática do adolescente (de 10 até 17 anos)
- Escoliose idiopática do adulto (após os 18 anos).

A forma idiopática do adolescente é a mais prevalente na prática clínica, com maior incidência no sexo feminino (9 meninas para cada menino).

Tratamento

O tratamento da escoliose idiopática leva em consideração diversos fatores, como idade do paciente, potencial de crescimento, maturidade esquelética e valor angular da curva. As opções terapêuticas clínicas iniciais incluem, após extensa orientação do paciente e familiares, as seguintes modalidades: observação e acompanhamento radiográfico, uso de gesso (Figura 138.2), uso de coletes e fisioterapia específica para escoliose.

Os principais fatores para a progressão da doença são o potencial de crescimento do paciente e o seu valor angular. Para os casos de atraso ou falha do tratamento clínico, em pacientes com curvas de valor angular acima de 40 a 45° e/ou deformidades progressivas, a cirurgia de correção da deformidade e artrodese da coluna por via posterior deve ser indicada, para evitar a progressão da doença e suas possíveis complicações associadas (Figura 138.3).

Escoliose congênita

A escoliose congênita é caracterizada por uma deformidade que aparece no período de desenvolvimento embrionário, levando a um defeito da coluna vertebral de segmentação e formação, ou de ambas. Por se tratar de alteração congênita, é muito comum sua associação com outras malformações, principalmente dos sistemas cardiovascular, geniturinário e gastrintestinal, e a investigação de eventuais anormalidades nessas localizações é obrigatória. Por estar associada a defeito estrutural da coluna, dependendo do tipo de malformação presente, na maioria das vezes a escoliose congênita apresenta tendência a progressão, necessitando de intervenções cirúrgicas.

Escoliose sindrômica

A escoliose sindrômica é um tipo de deformidade associada a síndromes genéticas preestabelecidas, como a neurofibromatose ou síndrome de Marfan. O seu quadro clínico, investigação diagnóstica e manejo terapêutico diferem em relação à doença de base do paciente, devendo ser individualizada em função da síndrome relacionada, com avaliação complementar multidisciplinar direcionada para outras alterações clínicas que acompanham a patologia genética dos pacientes.

Escoliose neuromuscular

A escoliose neuromuscular é caracterizada por uma deformidade vertebral secundária à patologia neuromuscular, como paralisia cerebral, mielomeningocele, entre outras. Sua fisiopatologia está associada ao desequilíbrio muscular, gerando, na maioria das vezes, uma deformidade progressiva. Devido à complexidade do *status* de saúde, quadro clínico, riscos e potenciais complicações associados, o tratamento racional desse tipo de deformidade é voltado não exclusivamente para a correção da deformidade, mas, sim, para a melhora de função física, motora, de cuidados diários e adaptação geral do doente no seu dia a dia.

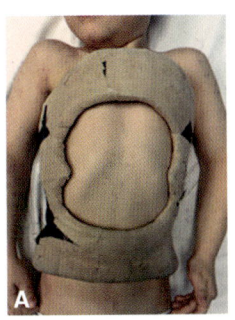
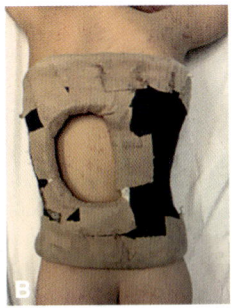
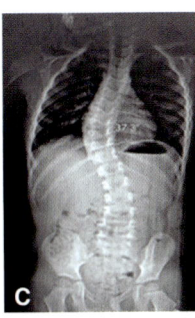
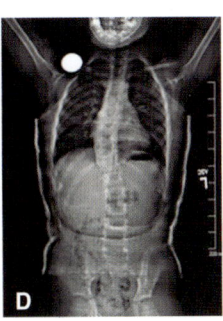

Figura 138.2 Imagem clínica de paciente com escoliose idiopática infantil em uso de gesso (**A** e **B**); radiografias de PA antes da confecção do gesso (**C**) e após o uso do gesso (**D**). Fonte: Azar et al., 2020.

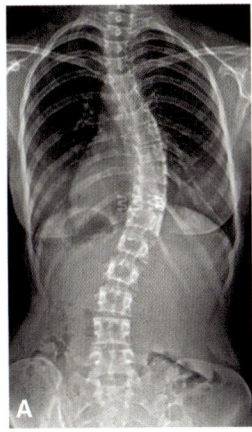
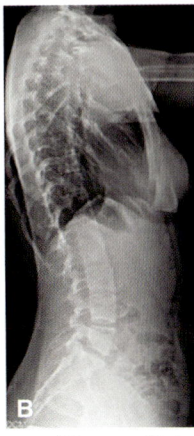
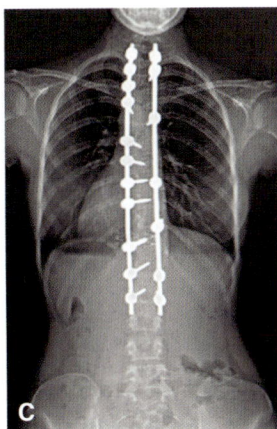
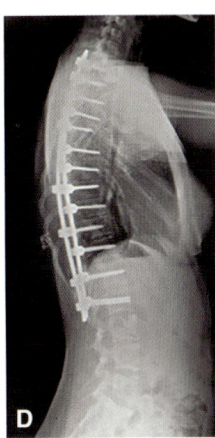

Figura 138.3 Radiografias pré-operatórias em PA e perfil de paciente com escoliose idiopática do adolescente (**A** e **B**); radiografias pós-operatórias em PA e perfil de paciente após correção da deformidade e artrodese da coluna por via posterior (**C** e **D**). Fonte: Azar et al., 2020.

CIFOSE

A cifose torácica é caracterizada pela curvatura desse segmento na coluna no plano sagital, e é considerada fisiológica com valores de 20 a 50º. Valores acima são considerados patológicos e definidos como hipercifose. Entre as principais causas de hipercifose estão as alterações posturais, a doença de Scheuermann, a hipercifose pós-traumática e as hipercifoses congênitas.

Cifose postural

A cifose postural é a forma mais comum de hipercifose, caracterizada por uma deformidade flexível que pode ser corrigida com a manipulação do paciente (Figura 138.4). A doença acomete geralmente crianças e adolescentes, e está intimamente associada a má postura. Esse tipo de deformidade apresenta uma curva bem distribuída, com ângulo longo. A avaliação complementar com radiografias é importante para excluir outras patologias.

O tratamento da cifose postural é expectante, com orientação e educação dos pais e pacientes, bem como reabilitação com programas de exercícios.

Doença de Scheuermann

A doença de Scheuermann é definida por hipercifose torácica, toracolombar ou lombar, rígida e estruturada, secundária ao acunhamento vertebral causado por distúrbio de crescimento nas placas terminais. Acomete de 0,4 a 10% da

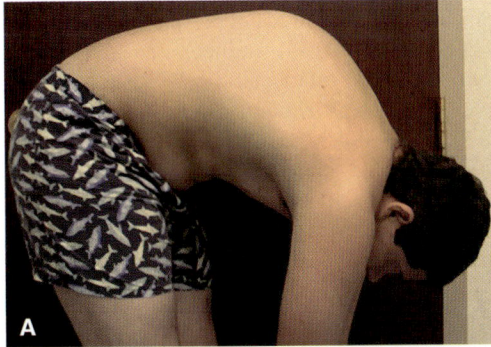
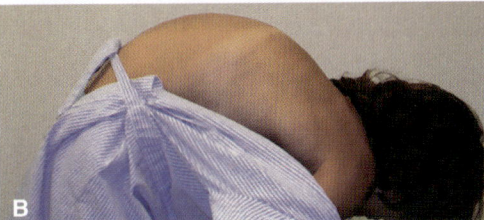

Figura 138.4 A. Paciente com doença de Scheuermann e deformidade rígida à manobra de correção; **B**. Paciente com cifose postural e deformidade flexível que é corrigida com a mesma manobra de flexão anterior do tronco. Fonte: Azar et al., 2020.

população, principalmente meninos em idade pré-puberal e durante o pico de crescimento. Sua etiologia é multifatorial, com fisiopatologia ainda controversa.

O quadro clínico é definido por cifose de ângulo agudo, que não é corrigível com manobras clínicas (Figura 138.4). Geralmente, o paciente se queixa de alteração estética e dorsalgia, e o quadro clínico é acompanhado de encurtamento da musculatura posterior da coxa, bem como de hipotrofia dos músculos peitorais e da musculatura da cintura escapular. O diagnóstico é obtido a partir das alterações clínicas associadas à presença de pelo menos três critérios radiográficos de Sorensen:

- Cifose > 50º
- Acunhamento > 5º em 3 ou mais vértebras consecutivas
- Irregularidades na placa terminal
- Nódulos de Schmorl.

A história natural dessa patologia associa-se à rápida progressão durante o estirão de crescimento, principalmente em pacientes que ainda têm muitos anos restantes de crescimento e com maior número de vértebras acometidas.

Tratamento

O tratamento clínico consiste em orientações, acompanhamento com radiografias periódicas e uso de coletes para casos com curvas entre 50 e 70 a 80º em pacientes com pelo menos 1 ano de potencial de crescimento. O tratamento com correção cirúrgica da deformidade é restrito aos casos com curvas de valor maior que 70 a 80º, curvas com rápida progressão, pacientes com alteração neurológica ou com dor refratária a medidas clínicas (Figura 138.5).

URGÊNCIAS DA COLUNA VERTEBRAL

O traumatismo raquimedular é caracterizado por lesão traumática, temporária ou permanente, da medula espinhal associado ou não a fraturas-luxações da coluna vertebral. Apresenta maior incidência na coluna cervical, com prevalência em homens economicamente ativos na faixa etária de 20 e 40 anos (5 homens × 1 mulher).

A medula espinal está localizada dentro do canal vertebral, estendendo-se proximalmente do forame magno até a região do cone medular, no nível de L1/L2, distalmente. Nas porções caudais ao cone medular, encontra-se a cauda equina, região específica composta de meninges e raízes nervosas lombares e sacrais (Figura 138.6).

Os principais mecanismos de trauma raquimedular são os acidentes automotivos, mergulho em água rasa, quedas de altura e ferimentos por arma de fogo ou arma branca. Principalmente na população pediátrica, devido à maior elasticidade óssea, a lesão medular pode ocorrer sem alterações osteoligamentares visíveis (SCIWORA; do inglês, *spinal cord injury without radiological abnormality*) (Figura 138.7). Nesses cenários, é preciso suspeitar de maus-tratos, fazendo uma busca ativa para outras alterações associadas em crianças vítimas de agressão.

O manejo inicial do paciente com trauma raquimedular objetiva garantir a sobrevivência, evitar novos traumas e/ou piora da lesão e interromper a cascata de lesão medular, otimizando a função neurológica e o prognóstico do doente. Essas competências devem ser dominadas por todos os médicos para a correta assistência ao paciente.

No atendimento pré-hospitalar, deve-se considerar que todo paciente politraumatizado apresente lesão medular, até que se prove o contrário. Dessa forma, no atendimento inicial deve-se fazer a mobilização em bloco, seguida da imobilização com colar cervical e prancha rígida (Figura 138.8).

A avaliação inicial do paciente deve seguir os preceitos do ATLS, a partir do mnemônico do XABCDE. Nos pacientes em estado de choque sistêmico, deve-se atentar para a possibilidade de choque neurogênico, por disautonomia associada à perda da regulação do sistema nervoso autônomo, presente em até 29% dos doentes com lesões cervicais. Na avaliação das extremidades ("E"), é mandatória a realização da inspeção e palpação das colunas cervical, torácica e lombossacra, bem como do exame neurológico de força (Tabela 138.1), sensibilidade (Figura 138.9) e reflexos no esqueleto apendicular.

As lesões medulares podem ser completas ou incompletas, e as incompletas são de melhor prognóstico. No atendimento inicial, diferenciam-se essas duas entidades a partir da avaliação da poupança sacral, com presença de sensibilidade perianal e/ou contração esfincteriana, indicando a integridade parcial dos tratos medulares ascendentes e/ou descendentes.

É importante salientar que os pacientes com lesão medular podem apresentar quadro de choque medular, caracterizado pela perda temporária fisiológica completa das funções medulares abaixo do nível da lesão. Essa alteração tem duração média de 24 a 48 horas, período em que não é possível definir o tipo de lesão instaurada. O retorno do reflexo bulbocavernoso (S2-S4) marca o fim do choque medular, quando é possível avaliar de forma mais fidedigna o exame neurológico.

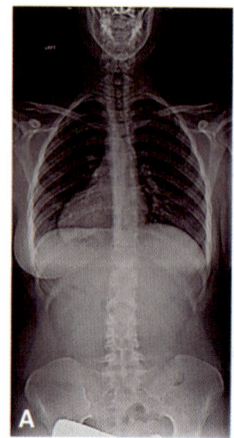 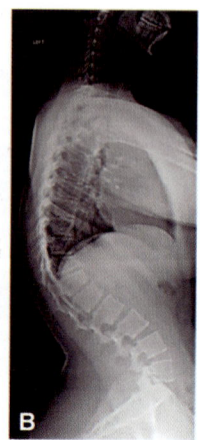 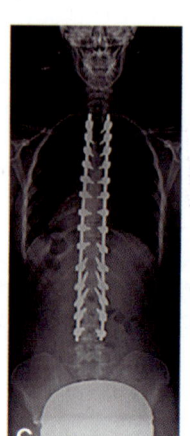 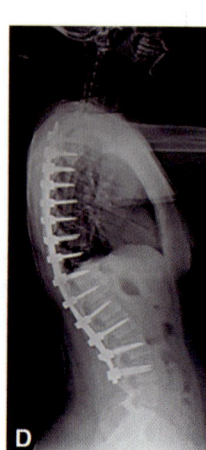

Figura 138.5 Radiografias PA e perfil de paciente com doença de Scheuermann (**A** e **B**). Radiografias pós-operatórias em PA e perfil do mesmo paciente, após correção cirúrgica da doença. Fonte: Azar et al., 2020.

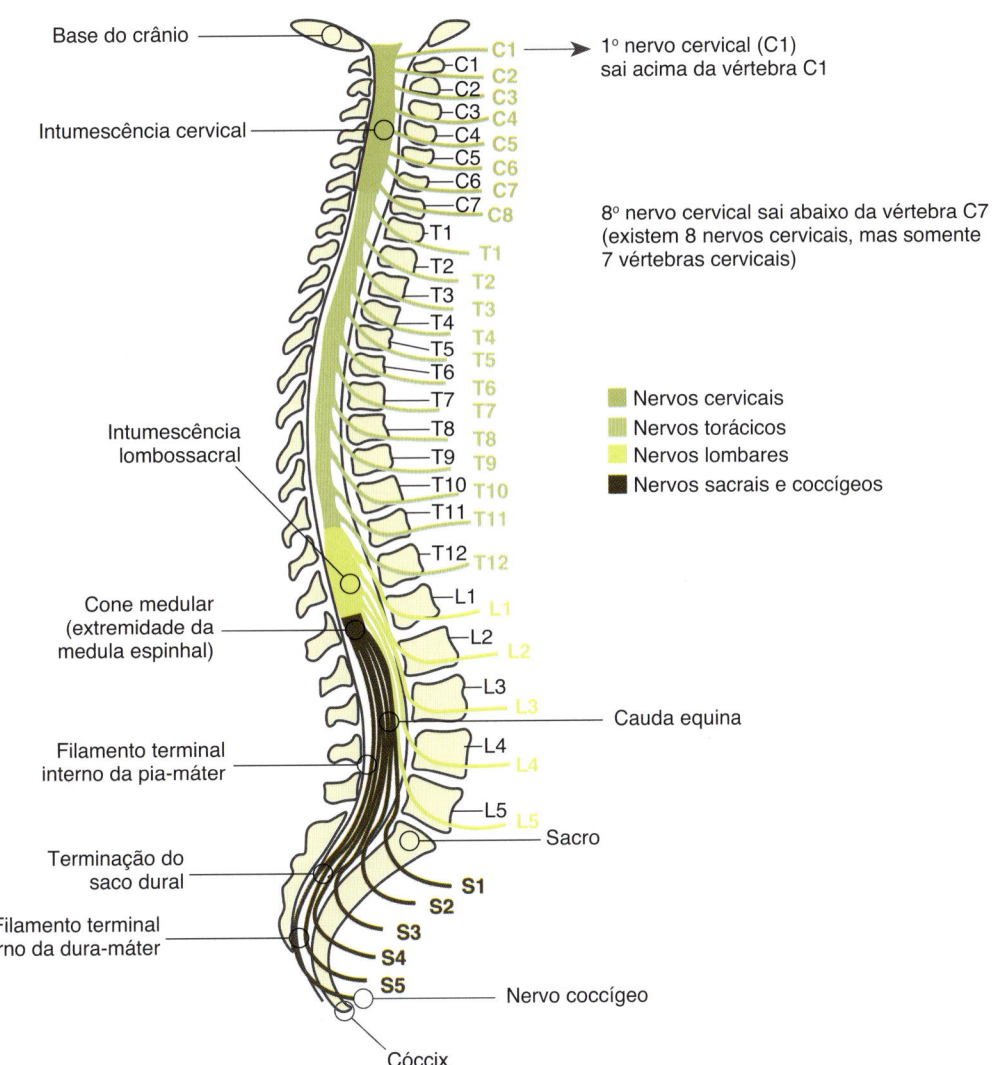

Figura 138.6 Representação da distribuição anatômica da medula espinhal e raízes nervosas, e sua correlação com os elementos da coluna vertebral. Fonte: *Atlas de Anatomia Ortopédica.*

Legend in figure:
- Nervos cervicais
- Nervos torácicos
- Nervos lombares
- Nervos sacrais e coccígeos

1º nervo cervical (C1) sai acima da vértebra C1

8º nervo cervical sai abaixo da vértebra C7 (existem 8 nervos cervicais, mas somente 7 vértebras cervicais)

Labels: Base do crânio; Intumescência cervical; Intumescência lombossacral; Cone medular (extremidade da medula espinhal); Filamento terminal interno da pia-máter; Terminação do saco dural; Filamento terminal externo da dura-máter; Cauda equina; Sacro; Nervo coccígeo; Cóccix

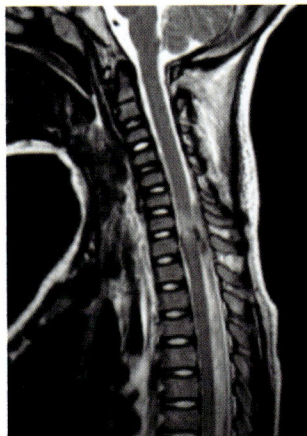

Figura 138.7 Ressonância nuclear magnética de paciente pediátrico com lesão medular por SCIWORA no nível da transição cervicotorácica. Fonte: *Rockwood and Green's: Fractures in Adults.*

Algumas medidas devem ser instituídas de imediato para todas as vítimas de trauma raquimedular, a fim de minimizar o dano neurológico secundário. Essas medidas incluem a manutenção, nos sete primeiros dias seguidos do trauma, da pressão arterial média de 85 a 90 mmHg, saturação de O_2 de 100% e manutenção de hemoglobina acima de 10 g/dℓ. Não é recomendada a utilização de altas doses de corticoide, uma vez que essa conduta proporciona diversos efeitos deletérios ao paciente, sem melhora do prognóstico neurológico do quadro.

A realização de exames de imagem deve seguir os protocolos previamente consagrados, como NEXUS ou o Canadian C-Spine Rule (Figura 138.10). Se houver alterações na avaliação complementar, o tratamento deve ser direcionado ao especialista para avaliação e seguimento do tratamento conforme a etiologia da lesão medular. Os critérios NEXUS são utilizados para a liberação de imobilização cervical sem a necessidade de avaliação de imagem. Portanto, o paciente deve apresentar todos os seguintes critérios:

- Sem dor ou sensibilidade na linha média vertebral
- Sem déficit neurológico focal
- Paciente alerta e consciente
- Sem sinais de intoxicação
- Sem lesões dolorosas potencialmente distrativas.

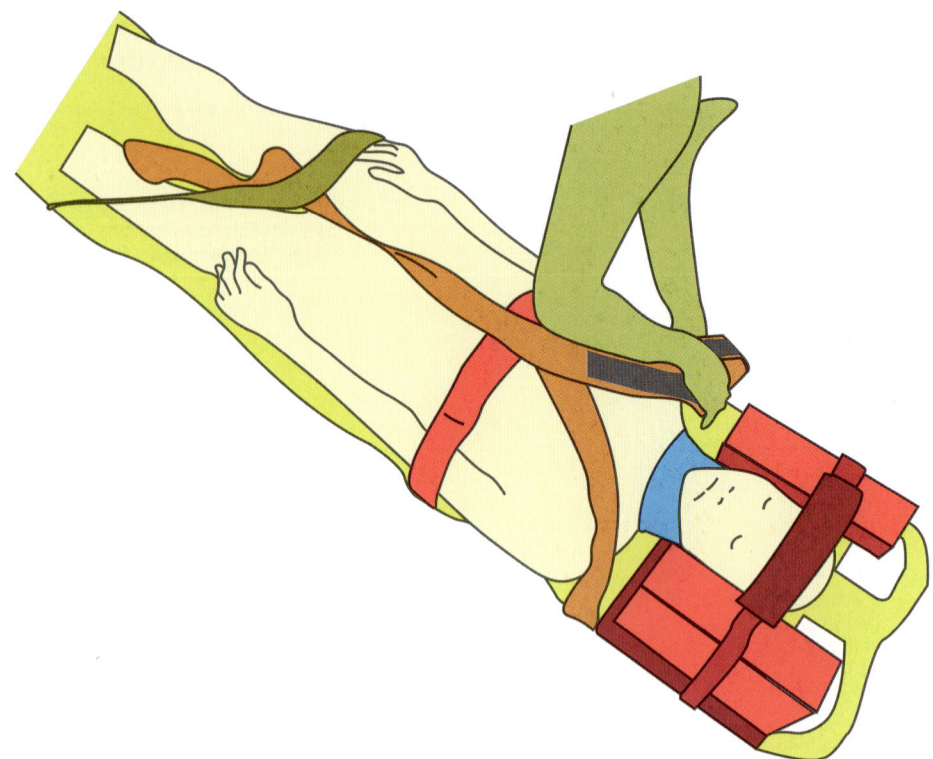

Figura 138.8 Forma de imobilização do paciente politraumatizado no ambiente pré-hospitalar, com prancha rígida e colar cervical.

Tabela 138.1 Avaliação dos graus diferentes de força motora.

Escala de Avaliação da Força Muscular (MRC-Medical Research Council)	
0	Não se percebe nenhuma contração
1	Traço de contração, sem produção de movimento
2	Contração fraca, produzindo movimento com a eliminação de gravidade
3	Executa movimento contra a gravidade; porém, sem resistência adicional
4	Executa movimento contra a resistência externa moderada e gravidade
5	É capaz de superar maior quantidade de resistência que o nível anterior

Fonte: *Rockwood and Green's: Fractures in Adults*.

LOMBALGIA

A lombalgia é caracterizada por dor entre os segmentos de T12 à crista ilíaca, e pode ser acompanhada de irradiação para região glútea, virilha e membros inferiores. É a segunda queixa associada à procura dos prontos atendimentos, depois da cefaleia. Estima-se que até 80% da população apresenta esse quadro ao longo de sua vida, o qual está associado a altos custos diretos (tratamento, medicações e procedimentos) e indiretos (dias de trabalho perdidos e diminuição de produtividade por disfunção associada).

Geralmente, a lombalgia se apresenta por um quadro autolimitado, com resolução em até 30 dias. Na avaliação inicial, é de extrema importância a busca ativa de sinais de alarme para doenças que possam estar associadas à queixa álgica, como idade abaixo de 20 anos ou acima de 55 anos; história de trauma; febre; perda de peso; história prévia de imunossupressão ou câncer; drogadição; alteração neurológica; alterações esfincterianas; dor persistente por mais de 4 semanas a despeito de tratamento adequado; e ganhos

trabalhistas secundários. Na presença de qualquer um desses sinais de alarme, deve-se prosseguir com o encaminhamento para o especialista para a realização de propedêutica complementar com exames de imagem e/ou laboratoriais, com o objetivo de investigar eventuais patologias desconhecidas relacionadas com o quadro álgico.

A lombalgia mecânica pode ser causada por espasmos musculares, sobrecarga mecânica de estruturas osteoligamentares, processos inflamatórios e degenerativos das articulações facetárias e degeneração discal. Paralelamente, a dor lombar com irradiação para os membros inferiores geralmente está relacionada com compressões radiculares por hérnias discais, estenose vertebral foraminal e/ou da região do recesso lateral.

Tratamento

O tratamento da fase aguda é baseado no repouso e na analgesia conforme intensidade álgica do paciente, a partir da escala visual analógica. Passada a fase aguda da doença, inicia-se a reabilitação física, com extensa orientação do paciente quanto ao quadro e evolução, mudança de hábitos de vida, perda de peso, controle de doenças crônicas, fisioterapia motora e prática de exercícios físicos regulares. No caso de falha do tratamento clínico inicial, o paciente deve ser encaminhado ao especialista para avaliação, investigação complementar e seguimento do quadro.

OUTRAS AFECÇÕES DA COLUNA VERTEBRAL

As lesões da coluna vertebral não traumáticas (ósseas e extraósseas) possuem etiologias diversas que, de forma geral, podem ser divididas em três grupos principais: tumores, infecções e doenças do metabolismo ósseo. É essencial que sejam

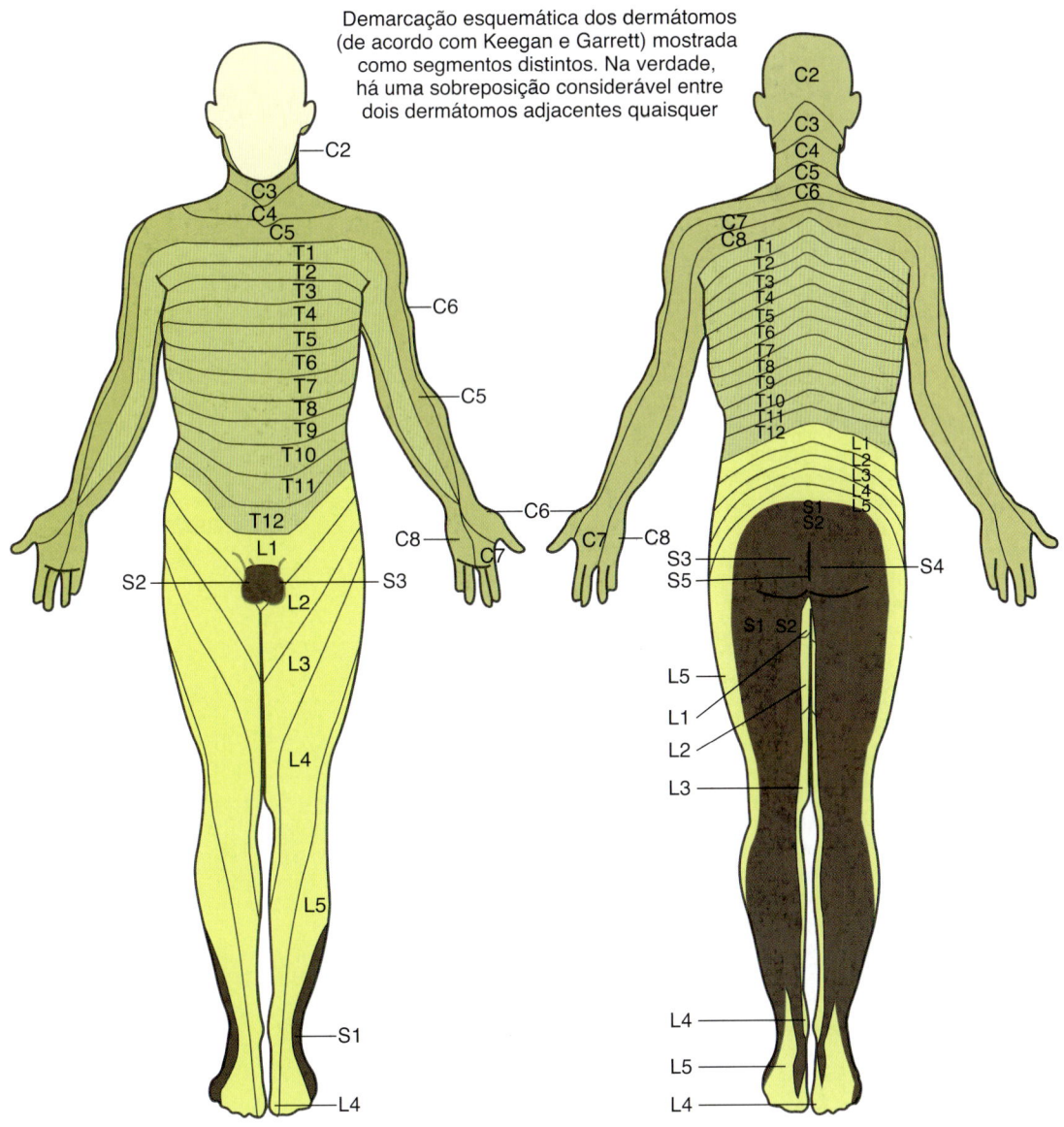

Demarcação esquemática dos dermátomos (de acordo com Keegan e Garrett) mostrada como segmentos distintos. Na verdade, há uma sobreposição considerável entre dois dermátomos adjacentes quaisquer

Figura 138.9 Dermátomos de raízes espinhais utilizados como parâmetros para avaliação do exame neurológico sensitivo. Fonte: *Atlas de Anatomia Ortopédica.*

reconhecidas características específicas para a identificação de urgências com prognóstico desfavorável, pois o diagnóstico precoce tem forte impacto no desfecho e tratamento.

Os diagnósticos dessas patologias podem ocorrer de forma incidental em paciente assintomático submetido a exames de imagem ou em casos de queixas específicas e exames de imagem. As queixas leves (geralmente álgicas) insidiosas, crônicas e refratárias ao tratamento conservador devem incluir uma propedêutica de imagem.

Embora indispensáveis para a avaliação inicial, as radiografias simples são limitadas na visualização de lesões em estágios precoces, pois, em geral, as alterações são visualizadas com uma perda mínima de 50% do osso trabecular e alterações de destruição discal, como no caso de discite, aparecem mais tardiamente, e é indicada a complementação com outras modalidades de imagem.

A tomografia computadorizada da coluna é útil na caracterização da matriz, localização exata e extensão da lesão óssea (Figura 138.11). A ressonância magnética (preferencialmente com contraste) é a melhor avaliação da massa de tecido mole associada, infiltração da medula óssea e extensão intracanal/dural (Figura 138.12). Nos casos que se apresentam com déficit neurológico (motor e/ou sensitivo), sinais de liberação piramidal que sugiram compressão medular (Hoffmann, Babinski, Oppenheim e/ou Clônus), dor intensa ou fraturas patológicas, é essencial que o neuroeixo seja avaliado com a ressonância nuclear magnética (RNM). Outros exames como a cintilografia óssea e PET-scan são úteis na avaliação das atividades das lesões e identificação de lesões em outros órgãos. Também incluem-se as tomografias computadorizadas com contraste para rastreio de lesões viscerais de tórax, abdome e pelve. Além disso, exames laboratoriais complementares auxiliam no processo diagnóstico.

Uma boa avaliação e anamnese devem incluir o questionamento de história de trauma atual ou pregresso, mesmo que de baixa energia; dor refratária a analgesia ou com padrão noturno; perda ponderal inexplicável; história de

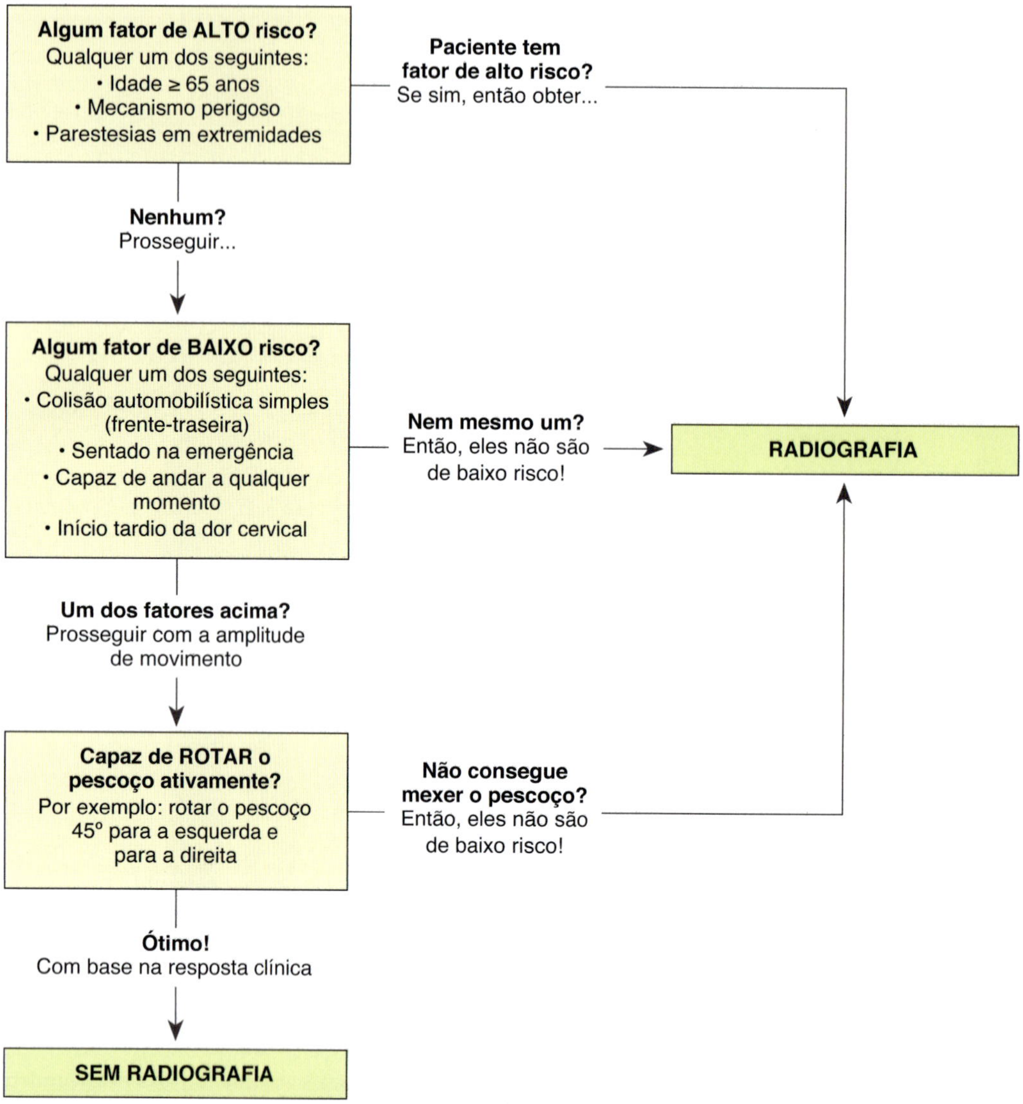

Algum fator de ALTO risco?
Qualquer um dos seguintes:
• Idade ≥ 65 anos
• Mecanismo perigoso
• Parestesias em extremidades

**Paciente tem
fator de alto risco?**
Se sim, então obter...

Nenhum?
Prosseguir...

Algum fator de BAIXO risco?
Qualquer um dos seguintes:
• Colisão automobilística simples
(frente-traseira)
• Sentado na emergência
• Capaz de andar a qualquer
momento
• Início tardio da dor cervical

Nem mesmo um?
Então, eles não são
de baixo risco!

RADIOGRAFIA

Um dos fatores acima?
Prosseguir com a amplitude
de movimento

**Capaz de ROTAR o
pescoço ativamente?**
Por exemplo: rotar o pescoço
45° para a esquerda e
para a direita

**Não consegue
mexer o pescoço?**
Então, eles não são
de baixo risco!

Ótimo!
Com base na resposta clínica

SEM RADIOGRAFIA

Figura 138.10 Fluxograma da Canadian C-Spine Rules para liberação de imobilização cervical sem a necessidade de avaliação de imagem. Para isso, o paciente deve apresentar todos os critérios descritos. Fonte: *Rockwood and Green's: Fractures in Adults.*

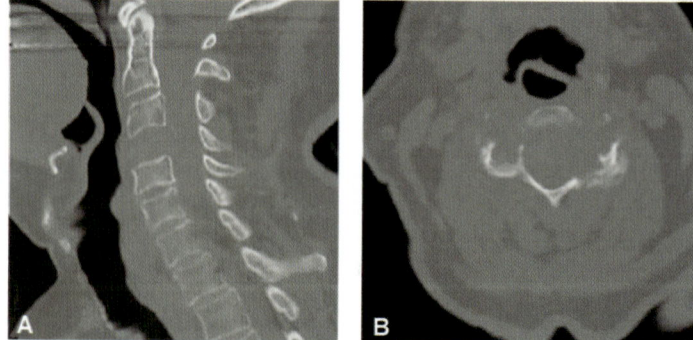

Figura 138.11 Lesão lítica extensa e multinível da coluna cervical com lesões líticas sem limites precisos e perda da cortical. **A.** Sagital com destruição significativa do corpo de C4; **B.** Axial com acometimento difuso anterior e posterior. Fonte: *Spine – Sessão XII: Afflictions of the Vertebrae.*

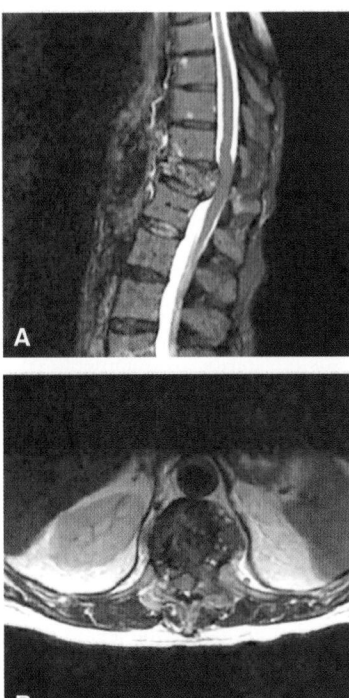

Figura 138.12 Lesão metastática. **A.** Ressonância nuclear magnética sagital T2, evidenciando retropulsão do corpo vertebral e lesão óssea com compressão medular; **B.** RNM axial T2 evidenciando compressão e acometimento de elementos posteriores (sugestivo de malignidade). Fonte: *Spine – Sessão XII: Afflictions of the Vertebrae.*

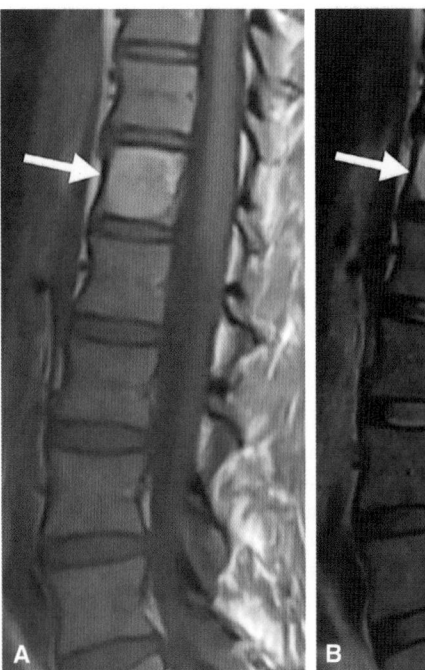
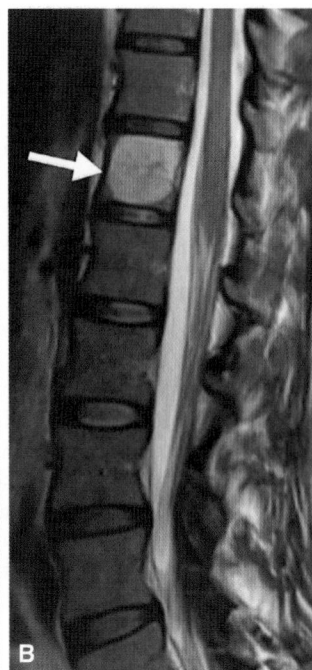

Figura 138.13 Tumor benigno: hemangioma no corpo de T12 **A.** Ressonância nuclear magnética sagital T1; **B.** T2: imagem hiperintensa em ambas as ponderações, circunscrita com trabeculado vascular interno. Fonte: *MRI of the Spine.*

neoplasias pessoais ou familiares; infecções recentes de outros locais que não a coluna; intervenções cirúrgicas prévias; febre e/ou outros sintomas associados. A partir dessa avaliação é possível direcionar a propedêutica e identificar as principais hipóteses diagnósticas.

Tumores da coluna vertebral

Os tumores podem ser de origem primária, quando ocorrem inicialmente na coluna vertebral, ou secundários, provenientes de locais primários extraespinhais ou metástases. Os tumores primários representam uma pequena parcela das lesões tumorais de incidência na coluna, e as metástases são os tumores de maior prevalência. Após a identificação do local primário e rastreios laboratoriais e de imagem, são identificadas as características específicas para reconhecimento de padrões benignos ou malignos. Os tumores metastáticos mais frequentes na coluna têm como origem os carcinomas de mama e próstata (geralmente, previamente sabidos) e pulmão, rim e tireoide (mais tardiamente diagnosticados). Para a propedêutica, além das tomografias de rastreio, devem ser incluídos os exames laboratoriais hemograma, coagulograma, albumina, funções hepática e renal, eletroforese de proteínas (mieloma múltiplo), marcadores oncológicos (CEA, CA 72-4, CA 19-9, CA 125, CA 15-3), urina e exames específicos como ultrassom de tireoide, mamografia e avaliação prostática (ultrassom e laboratorial).

Tumores benignos, em geral, têm menor tamanho e margens escleróticas bem definidas, que refletem a latência da lesão (Figura 138.13). No entanto, alguns tumores benignos podem ser localmente agressivos, com crescimento rápido, limites mal definidos e destruição cortical. Tumores malignos têm grande potencial de metástase, principalmente pulmonar.

O diagnóstico histológico é por meio da biopsia óssea, principalmente quando de origem primária óssea e ausência de local primário extraespinhal identificado no rastreio. O tratamento é determinado de acordo com a localização, malignidade, agressividade, estadiamento e quadro clínico do paciente. As opções terapêuticas incluem quimioterapia, radioterapia, embolização e ressecção cirúrgica. A abordagem cirúrgica fica a cargo do especialista e deve ser feita com base em diversos critérios, e pode incluir a instrumentação por meio de parafusos e hastes, descompressão com a retirada de elementos que estejam comprimindo estruturas neurológicas (medula ou raízes) ou a ressecção (parcial/completa) da lesão tumoral, lançando mão de *cages* de corpo (dispositivos que substituem o corpo vertebral retirado).

O prognóstico é pior em lesões malignas e é preciso diferenciar a lesão primária maligna mais comum (mieloma múltiplo) das lesões metastáticas. Para definir o tratamento, deve ser considerado o prognóstico oncológico do local primário, presença de outras metástases (em outros níveis da coluna ou esqueleto apendicular), metástases para outros órgãos e comorbidades do paciente.

Infecções da coluna vertebral

As infecções da coluna, em geral, têm um diagnóstico tardio que influenciam diretamente o prognóstico do tratamento. É essencial que seja otimizada a identificação dessas afecções para que o tratamento com o antimicrobiano adequado seja iniciado, com base na história clínica, sintomas, características da imagem e exames laboratoriais (incluindo exames de hemocultura, urocultura, hemograma completo, PCR e VHS) e a biopsia da lesão quando indicada para cultura e anatomopatológico.

Os agentes causadores englobam bactérias piogênicas (a maioria), micobactérias (tuberculose), fungos e sífilis. Além disso, podem ser divididas de acordo com a localização de acometimento primário: disco (discite), osso (osteomielite vertebral) ou epidurais (abcessos intracanais) (Figura 138.14). Também deve-se levar em consideração as fontes de infecção como sendo a principal de origem hematogênica, com locais frequentemente provenientes de infecções urinárias, respiratórias e cutâneas (nessa ordem de frequência). Outra fonte de infecção é a inoculação direta (pós-operatória ou traumática) e a disseminação por contiguidade (abscessos paravertebrais).

A avaliação do paciente deve incluir questões como idade, comorbidades (p. ex., diabetes e doenças imunossupressoras), uso de agentes imunossupressores e de medicações injetáveis, procedimentos prévios (da coluna ou outros que possam ser fonte de infecções), lesões cutâneas, patologias dentárias, dentre outras.

Clinicamente, os sintomas são determinados pela virulência do patógeno e características do hospedeiro. A apresentação pode ser aguda, subaguda ou crônica.

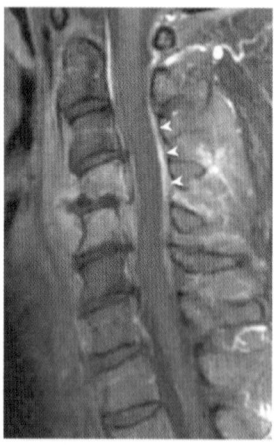

Figura 138.14 Abscesso epidural cervical e hipersinal dos corpos vertebrais com o uso de contraste na ressonância nuclear magnética. Adaptada de: *Spine – Sessão XII: Afflictions of the Vertebrae.*

A dor é o sintoma mais comum, e ocorre em até 90% dos casos, geralmente sem características específicas. Sintomas sistêmicos como a febre estão presentes em aproximadamente 52% dos casos. Outras queixas incluem espasmos, limitação do movimento e alterações neurológicas (17% de queixas radiculares). Sintomas atípicos como dor no peito, dor abdominal, dor no quadril, sintomas radiculares ou irritação meníngea podem estar presentes, mas são pouco comuns. O segmento mais acometido é o lombar, seguido do torácico e, menos frequentemente, cervical.

A cirurgia é reservada para os casos de presença de abscesso significativo, casos refratários ao tratamento conservador prolongado, principalmente se a dor persistir, compressão medular com déficit neurológico e deformidades significativas ou progressivas (Figura 138.15). Com ao avanço das tecnologias e recursos envolvidos no diagnóstico e tratamento atuais, o prognóstico tem sido otimizado significativamente, reduzindo as taxas dessas complicações e evoluções desfavoráveis.

Doenças do metabolismo ósseo

É o último grupo de patologias que levam a alterações do arcabouço ósseo e que apresentam-se com lesões características, dependendo da causa de base. As afecções metabólicas da coluna são frequentes, uma vez que a estrutura óssea representa a principal estrutura que a compõe e está em constante atividade, como reflexo de grande demanda de carga e estresse diários. Qualquer desequilíbrio das funções metabólicas do osso pode levar à fragilidade e predispor a lesões como fraturas por insuficiência, que ocorrem em um osso fragilizado submetido a uma carga de estresse normal, e as fraturas patológicas, quando cargas fisiológicas incidem em um osso doente (incluindo as lesões infecciosas e tumorais). A etiologia pode envolver o comprometimento da função bioquímica de equilíbrio mineral (hormonal, nutricional e eletrolítico) ou estrutural da remodelação e reparo (principalmente celular).

Dentre as doenças, podem ser destacadas as chamadas secundárias a transtornos da paratireoide e tireoide, osteoporose e a doença de Paget. Para o correto diagnóstico, é essencial que sejam realizados exames laboratoriais hormonais (PTH, TSH, T4 livre, hormônios gonadais), provas de funções hepática e renal, dosagem de 25-hidroxivitamina D, além de fatores envolvidos no metabolismo ósseo (cálcio total e ionizado, fósforo, potássio, fosfatase alcalina).

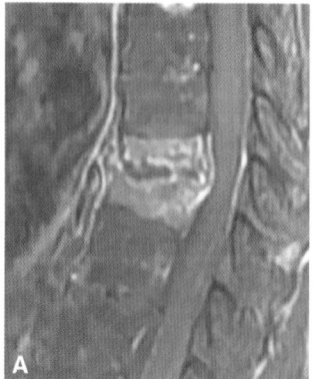 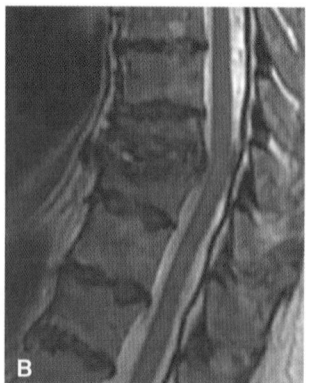 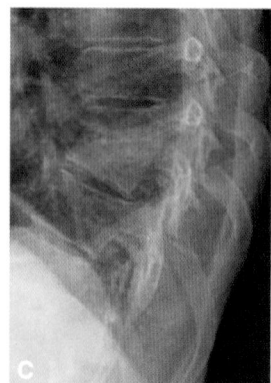 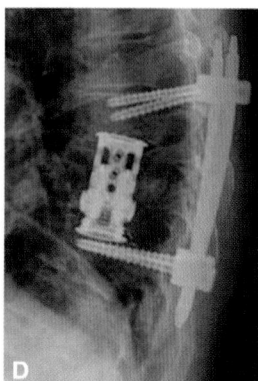

Figura 138.15 Discite T8T9 com osteomielite. **A.** Ressonância nuclear magnética sagital ponderada em T1 mostrando o hipersinal dos corpos vertebrais na captação de contraste (gadolíneo); **B.** RNM sagital ponderada em T2 com hipossinal dos corpos vertebrais; **C.** Radiografia em perfil com evidência da deformidade e cifotização local; **D.** Radiografia pós-operatória mostrando o *cage* de corpo (após corpectomia) e artrodese posterior. Fonte: *Spine – Sessão XII: Afflictions of the Vertebrae.*

O histórico do paciente que apresenta outras fraturas por insuficiência, como na extremidade distal do rádio, fêmur proximal ou fraturas recorrentes, deve ser levado em consideração durante a abordagem dessas lesões e são fortes indícios da doença de base (Figura 138.16). A complementação com densitometria óssea é recomendada.

A doença óssea de Paget acomete principalmente a pelve e geralmente é assintomática. Na coluna, quando sintomático, a principal queixa é a dor. Sua etiologia é desconhecida, mas existem evidências para causas virais e genéticas. O transtorno metabólico ocorre quando os osteoclastos apresentam atividade reabsortiva aumentada e o remodelamento pelos osteoblastos é desorganizado.

O tratamento das doenças do metabolismo ósseo envolve, de forma global, a abordagem das patologias primárias com fármacos de reposição (vitamina D e cálcio), bifosfonatos, imunomoduladores e reposição hormonal direcionada. A abordagem cirúrgica é direcionada para o tratamento de complicações como deformidades, compressões medulares ou dor refratária.

CONSIDERAÇÕES FINAIS

As queixas relacionadas com a coluna vertebral têm causas diversas, com diferentes sinais, sintomas, epidemiologias e tratamentos. É comum que o paciente demore para ter um diagnóstico adequado, o que pode resultar em complicações futuras, além de um pior resultado após o tratamento.

Sempre que um paciente apresenta queixas na coluna é importante uma avaliação adequada, com a coleta de dados relevantes, além de um exame físico minucioso. Dessa maneira, é possível o diagnóstico e o tratamento precoces dessas patologias.

BIBLIOGRAFIA

American Spinal Injury Association: International Standards for Neurological Classification of Spinal Cord Injury, revised 2019; Richmond, VA.

Azar, FM, Canale, ST, Beaty, JH, Campbell, WC. Campbell's operative orthopaedics. Amsterdam: Elsevier; 2020.

MRI OF THE SPINE: a guide for orthopedic surgeons. S.L.: Springer Nature; 2021.

Netter FH. Atlas of Human Anatomy. 7th ed. Philadelphia, Pa: Elsevier; 2019.

Rockwood and Greens Fractures in Adults. Lippincott, Williams & Wilkins; 2020.

Rothman, RH, Simeone, FA, Herkowitz, HN. Rothman-Simeone and Herkowitz's, the spine. Philadelphia, Pa: Elsevier; 2018.

Singh, K, Colman, M. Surgical spinal oncology: contemporary multidisciplinary strategies. Cham, Switzerland: Springer; 2020.

Weinstein, SL, Flynn, JM, Haemish, C. Lovell and Winter's pediatric orthopaedics. Editorial: Philadelphia: Wolters Kluwer; 2021.

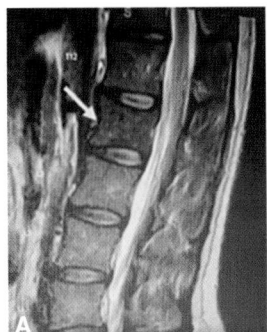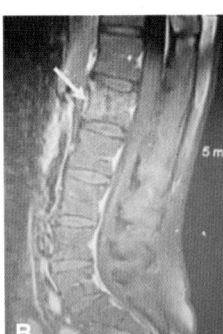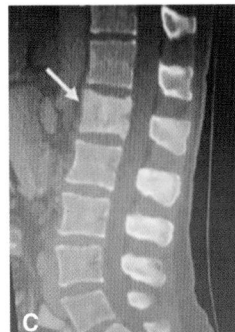

Figura 138.16 Doença de Paget no corpo de L1. **A.** Ressonância nuclear magnética sagital T2 hipointenso heterogêneo (seta); **B.** Ressonância nuclear magnética sagital T1 com contraste hiperintenso heterogêneo (seta); **C.** Tomografia computadorizada sagital esclerose difusa óssea (seta). Fonte: *Surgical Spinal Oncology*.

139
Deformidades Congênitas Ortopédicas

Lucas da S. Guerra Lages • Lais Gomes Lopes Terra Bagno • Bruno Souto Franco •
Lucas Henrique Araujo de Oliveira

NTRODUÇÃO

As deformidades congênitas são deformidades presentes no momento do nascimento. Qualquer tipo de deformidade torna-se um desafio à medida que as crianças crescem. As que afetam as mãos e o restante do braço são particularmente incapacitantes, uma vez que as crianças aprendem a interagir com o ambiente usando as mãos. Essas anomalias variam de simples a graves, e exemplos desse espectro são ter menos ou mais de 5 dedos, ter dedos que não dobram, que são muito curtos ou muito longos, que estão unidos uns aos outros, ter braços curvados, articulações que não são completamente formadas e que não se movem como o esperado ou ter partes do braço que não se formaram.

Algumas dessas deformidades estão associadas a outros problemas, mas outras surgem isoladamente.

MEMBROS SUPERIORES
Sindactilia

Anomalia congênita decorrente da falha da apoptose tecidual entre os dedos ou artelhos com a fusão variável deles. É a anomalia mais comum dos membros superiores, com frequência de 1:2.000 a 1:3.000 nascimentos vivos. Mais comum no sexo masculino, na raça branca e pode ser uni ou bilateral.[1,5]

Podem ser simples, quando a fusão é apenas de pele, ou complexas, com fusão óssea, e podem ser completas, da comissura até o leito ungueal, ou incompletas, sendo mais proximal e não cometendo o leito ungueal. A sindactilia pode ser de forma isolada ou associada a síndromes, com ênfase nas síndromes de Apert (Figura 139.1) e Poland.[1,3,5]

Tratamento

O tratamento das sindactilia deve ter ênfase na função. Casos incompletos, sem repercussão funcional, podem ser tratados de forma conservadora, se desconsiderados efeitos estéticos. Para casos completos e complexos, considera-se tratamento cirúrgico, principalmente entre dedos de tamanhos diferentes, uma vez que podem gerar deformidades angulares com o crescimento. A decisão do melhor tratamento deve ser individualizada e realizada por equipe especializada em conjunto com paciente e familiares.

Mão em fenda

Alteração de formação/diferenciação de eixo não especificado e complexo, pouco frequente, entre 1/8.500 e 1/90.000 nascidos vivos. É um quadro isolado ou associado a síndromes, como CHARGE, VACTERL e Cornelia de Lange.[1]

Tratamento

O tratamento depende da idade de identificação da lesão e da função das mãos. Com isso, o tratamento conservador é uma possibilidade em diagnósticos tardios e boa função, mas deve ser sempre auxiliado por acompanhamento psicológico. Em caso de necessidade de aprimoramento das funções, o tratamento cirúrgico pode ser indicado após planejamento detalhado e especializado com o principal objetivo de fechar a fenda e reconstruir a primeira comissura.[1-3]

Deficiência longitudinal

Essa deformidade é gerada pela falha de formação do eixo longitudinal do broto do membro superior, por erro na ZAP e CEA. A mais comum é a deficiência radial, conhecida como "mão torta radial", e acomete de 1:5.000 a 1:100.000 nascidos vivos. Mais comum no sexo masculino na proporção de 2:3, pode ser bilateral em 50% dos casos e, se unilateral, com preferência pelo lado direito.

A apresentação é variável, desde casos leves, com apenas encurtamento do rádio, até casos complexos, com sua ausência completa, envolvimento das estruturas radiais do membro do ombro ao polegar, com comprometimento ou ausência desse último. A etiologia é incerta, a maioria secundária a mutações espontâneas, mas pode estar relacionada com síndromes hereditárias como Holt-Oram, anemia de Fanconi, VACTERL, dentre outras.

Tratamento

O tratamento é desafiador e multidisciplinar, iniciando desde o nascimento com manipulações, alongamentos e órteses.[1-3]

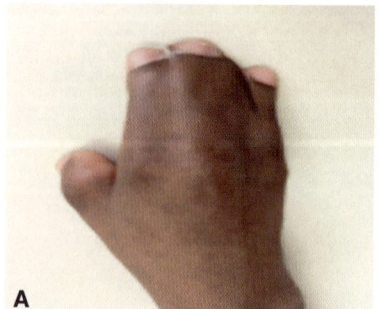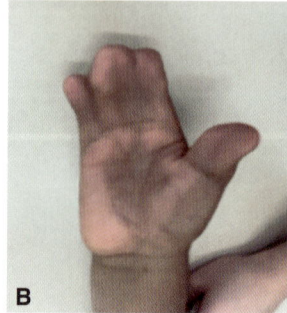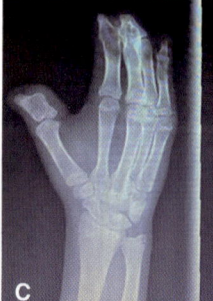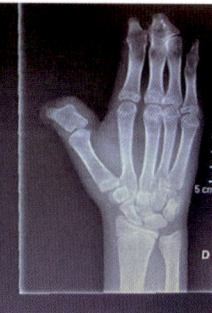

Figura 139.1 A e **B.** Paciente com síndrome de Apert: deformidades ósseas, sindactilias completas e complexas em dedos com fusão óssea e ungueal; **C.** Imagem radiológica evidencia a fusão óssea nas sindactilias e deformidade óssea na falange distal do polegar. Fotos cedidas pelo autor.

Polidactilia

Deformidade congênita caracterizada por dedos extranumerários nas mãos. O tipo mais comum é o pós-axial, na borda ulnar da mão. Pode ser isolada ou associada a síndromes, e é uma herança autossômica dominante, não ligada ao sexo, com penetrância variável. É dividida em dois tipos:

- Tipo A: bem desenvolvido, articulado, pediculado e funcional
- Tipo B: hipoplásico, pediculado e não funcional, e, muitas vezes, é uma protuberância cutânea.

A polidactilia do polegar, ou pré-axial, possui incidência estimada de 1:3.000 nascidos vivos e é a deformidade congênita que mais afeta o polegar.

Tratamento

Consiste em tratamento cirúrgico, no qual ao tipo B é necessário uma ressecção cirúrgica simples. Já no tipo A, há a necessidade de procedimento mais complexo, com processos reconstrutivos para preservação de função e estabilidade do dedo remanescente.[1,3]

Devido à complexidade e variedade de quadros, o tratamento cirúrgico da polidactilia do polegar é personalizado na tentativa de reconstruir um polegar funcionante. A decisão do momento da cirurgia é essencial para possibilitar melhor desenvolvimento motor da mão da criança, geralmente realizado entre o primeiro e segundo anos de vida.[1,3]

Bandas de constrição congênita

A síndrome da banda de constrição congênita, ou da banda amniótica, consiste na presença de pregas cutâneas anômalas, gerando aprisionamento de partes fetais nas membranas amnióticas, o que compromete a vascularização de retorno venoso e linfático. As apresentações são variadas, e podem levar até mesmo a amputações de membros.

A causa ainda é estudada, e há duas teorias consideradas: a intrínseca, associada a um agente teratogênico, infecção ou disfunção vascular, e a extrínseca, associada a rupturas amnióticas prematuras. É uma síndrome rara, sem predileção por sexo, e não é observado padrão de associação genética.

Macrodactilia

É uma anomalia na forma de organização dos tecidos, com sobrecrescimento de dedos ou membro. Com a prevalência de cerca de 1:100.000 nascimentos vivos, sem causa bem definida e, provavelmente, desencadeada por uma mutação genética, sem componente hereditário. Pode estar presente ao nascimento ou se desenvolver nos primeiros anos de vida. Sua apresentação pode ser sutil ou muito evidente, comprometendo a estética e função do membro.

Tratamento

O tratamento é muito desafiador, devido à constante evolução do caso mesmo com o tratamento. São comuns múltiplas cirurgias e, mesmo assim, costumam evoluir com necessidade de amputação.

MEMBROS INFERIORES

Coxa vara

"Coxa vara" é o termo empregado para as deformidades do fêmur proximal em que o ângulo cervicodiafisário (entre a diáfise e o colo do fêmur) é menor que 110°. É entidade rara, com incidência de 1/25.000 nascidos vivos. O acometimento unilateral é o mais comum.[6,7] A etiologia exata não é bem conhecida, mas tem sido atribuída a mutações autossômicas dominantes do cromossomo 6. Além do papel genético, pode haver influência de fatores ambientais.[8]

Comumente, o diagnóstico é tardio, após os 5 anos de vida. A principal característica radiográfica da coxa vara é a diminuição do ângulo cervicodiafisário (geralmente, menor que 100°). A placa fisária apresenta-se afilada e verticalizada.

Tratamento

O tratamento conservador é ineficaz. A abordagem cirúrgica está sempre indicada nos casos de ângulo cervicodiafisário menor que 100°, marcha em Trendelemburg, deformidade progressiva, dolorosa, unilateral e na presença de dismetria de membros inferiores. Baseia-se na osteotomia valgizante do fêmur proximal com fixação por placa-lâmina ou placa e parafuso. A correção visa alcançar um ângulo cervicodiafisário de 150 a 160°.

A cirurgia geralmente é adiada até que a criança tenha entre 4 e 5 anos, pois maior massa óssea facilita a fixação. A recidiva é frequente, e pode acontecer de 30 a 70% dos casos operados.

Deficiência congênita do fêmur

A deficiência congênita do fêmur (DCF) é uma má-formação congênita rara (1/50.000 nascidos vivos), não hereditária, e que acomete as fases iniciais do desenvolvimento embrionário. Em 25% dos casos, possui acometimento bilateral. É caracterizada por diminuição do comprimento ósseo do fêmur, que pode ou não estar associada a deformidade, deficiência e instabilidade do quadril e joelho ipsilateral.[6,7]

O fêmur proximal é o local mais comumente acometido. O grau de envolvimento femoral é variável e pode haver desde a hipoplasia do fêmur, pseudartrose do colo, ausência da cabeça e colo femoral e até mesmo a ausência completa do fêmur. As formas mais severas são conhecidas como deficiência focal femoral proximal (DFFP).[7]

A causa de acometimento isolado em um único membro é, muitas vezes, desconhecida. Exposição a drogas, medicamentos, radiação e algumas viroses são causas conhecidas de anormalidades congênitas em membros (p. ex., talidomida). Usualmente, não está associada a anormalidades genéticas, exceto na presença de deformidades em múltiplos membros.[9]

O fêmur proximal possui atitude em flexão, abdução e rotação externa em graus variados, com consequente perda da rotação interna do quadril. Pode haver contratura em flexão do joelho, hipoplasia do mecanismo extensor, hipoplasia da patela e ausência de ligamentos cruzados do joelho ipsilateral e instabilidade articular. Diante da hipoplasia do côndilo lateral, na maioria dos casos o fêmur distal é valgo.

O diagnóstico é obtido a partir da avaliação do comprimento femoral na ultrassonografia obstétrica (pré-natal) e a condição é clinicamente evidente ao nascimento. O exame radiográfico é utilizado para diagnóstico, classificação, planejamento de tratamento e, quando periódico, permite a avaliação de retardo de ossificação do fêmur e pseudartrose. A tomografia computadorizada com reconstrução tridimensional é complementar à radiografia no planejamento cirúrgico. A ressonância magnética tem seu valor na avaliação do tecido cartilaginoso, partes moles do quadril e do joelho.

Tratamento

O tratamento é individualizado e objetiva proporcionar a deambulação precoce e bípede, e varia desde amputação com protetização até procedimentos reconstrutivos e alongamento ósseo do membro acometido.

Os pacientes com acometimento unilateral, de menor grau de deformidade, e discrepância dos membros inferiores prevista de até 20 cm são elegíveis para alongamento ósseo na idade adulta. A abordagem inicial, entre 2 e 3 anos de vida, é a correção de deformidades ósseas e articulares. Pode ser indicada a epifisiodese contralateral para auxiliar no controle da discrepância. Em sua maioria, os casos mais graves não são candidatos a procedimentos de alongamento ósseo, mas, sim, a procedimentos de alinhamento do membro e correção de instabilidades e permitir o uso de próteses.

Hiperextensão congênita do joelho

A luxação congênita do joelho tem incidência relatada de 0,017 em 1.000 nascidos vivos com indistinguibilidade entre os joelhos direito e esquerdo, afetando principalmente meninas.[10] Pode ser uma deformidade isolada; no entanto, de 40 a 100% dos pacientes têm anormalidades musculoesqueléticas associadas, e as mais comuns são displasia do desenvolvimento do quadril (DDQ) e pé torto congênito.[8]

A deformidade gera uma flexão do quadril que o joelho pode ficar em contato com a boca ou ombro do paciente (Figura 139.2).

A luxação congênita do joelho (LCJ) inclui três entidades diferentes: hiperextensão simples, subluxação da tíbia em relação ao fêmur e luxação completa da tíbia e do fêmur. A LCJ verdadeira está associada a fibrose e encurtamento significativos do quadríceps. Alguns consideram essa principal

causa da deformidade. Uma radiografia lateral verdadeira do joelho (Figura 139.3) auxilia a diferenciar entre hiperextensão, subluxação e luxação do joelho.[10]

A LCJ bilateral é quase sempre sindrômica, mais comumente associada a síndromes de frouxidão, como a síndrome de Larsen, Beals ou Ehlers-Danlos. A luxação do quadril ipsilateral e o pé torto estão presentes em 70 e 50%, respectivamente.

Seja isolada ou sindrômica, acredita-se que a LCJ seja o resultado de um posicionamento fetal anormal.

Tratamento

O tratamento conservador deve começar o mais cedo possível na infância. O joelho com hiperextensão congênita geralmente pode ser corrigido com manipulação suave da tíbia em uma posição flexionada. Uma vez obtidos 90º de flexão, uma tala removível pode ser usada por alguns meses para manter a correção. A recorrência é incomum.[10]

Já o tratamento cirúrgico para joelhos que não respondem a manipulações seriadas pode ser feito a partir dos 6 meses até 1 ano de vida. A idade ideal para o tratamento depende da experiência do cirurgião e, muitas vezes, do tratamento planejado de outras anormalidades dos membros inferiores.

Luxação congênita da patela

Condição patológica na qual a patela permanece constantemente deslocada, mesmo quando a perna está estendida. É uma condição rara de incidência desconhecida, que geralmente é detectada na primeira década de vida. Geralmente, afeta ambas as pernas e na maioria dos casos está associada a síndromes como síndrome unha-patela, de Rubinstein-Taybi e de William-Beuren.[8]

As formas mais graves estão associadas a uma significativa contratura em flexão do joelho, que é facilmente aparente no nascimento. Com frequência, a patela não é palpável nesses pacientes porque é hipoplásica e quase aderida ao côndilo femoral lateral.

As formas mais graves apresentam contraturas significativas em flexão do joelho que tornam o diagnóstico evidente na infância. As radiografias podem ser difíceis de interpretar porque a patela normalmente não ossifica até cerca de 3 anos de vida, o que pode ser retardado ainda mais na presença de luxação congênita.

Tratamento

O único tratamento possível para a luxação congênita da patela é o cirúrgico. A operação deve ser realizada precocemente, assim que o diagnóstico for confirmado e preferencialmente antes de 1 ano de vida.[10]

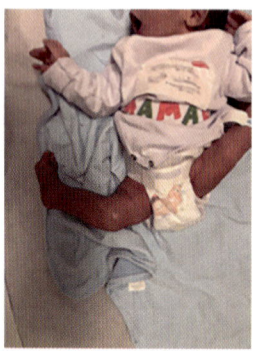

Figura 139.2 Paciente com quadro de hiperextesão dos joelhos. Foto cedida pelo autor.

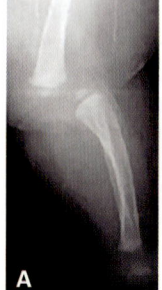
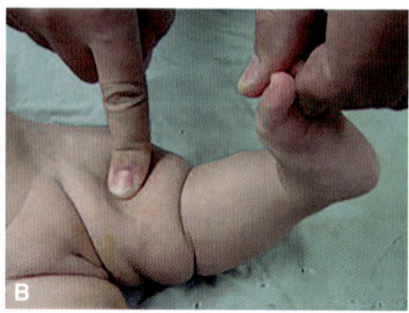
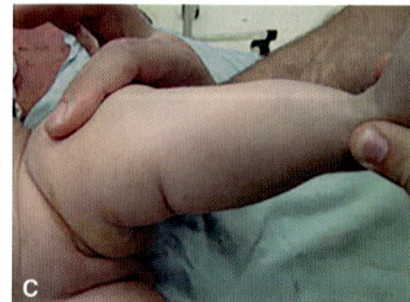

Figura 139.3 **A.** Radiografia mostrando luxação do joelho; **B.** Hiperextensão; **C.** Flexão passiva pré-operatória. Foto cedida pelo autor.

Pterígio

É uma malformação congênita que inclui anomalias orofaciais, cutâneas, musculoesqueléticas e genitais. Os critérios diagnósticos mínimos para a síndrome do pterígio poplíteo são quaisquer três dos seguintes: fenda labial/palatina, pterígio poplíteo (Figura 139.4), seios paramedianos do lábio inferior, genitais e anomalias nas unhas dos pés.

A fissura palatina é a anomalia mais frequente, e está presente em 91 a 97% dos casos. A fissura labial ocorre em 58% e as fossas ou seios do lábio inferior ocorrem em 45,6% dos casos. Não há distúrbio de crescimento e a inteligência geralmente é normal.[10]

A transmissão autossômica dominante é geralmente aceita nos casos familiares, com penetrância diminuída e variabilidade fenotípica intrafamiliar grande. A relação homem:mulher é de 1:1.[10] A patogênese da síndrome é parcialmente entendida. Estudos genéticos e histopatológicos são necessários para elucidar a natureza da síndrome.

O diagnóstico é clínico e envolve a identificação das características fenotípicas próprias da afecção, em especial o pterígio poplíteo. Por se tratar de um paciente com várias malformações, há necessidade de acompanhamento com equipe multidisciplinar.

Tratamento

A decisão do tratamento envolve uma avaliação cuidadosa de todas as deformidades dos membros inferiores e do estado de neurodesenvolvimento do paciente. Uma contraindicação ao tratamento é a ausência da função ativa do quadríceps, porque esses pacientes invariavelmente apresentarão uma recorrência da deformidade. Os pacientes que apresentam atraso global ou fraqueza significativa que impede a deambulação podem não justificar um tratamento agressivo.[8]

Os procedimentos cirúrgicos são realizados em etapas, respeitando os limites físicos do paciente e sua pouca idade, procurando adequar o cronograma de operações às necessidades da criança em cada momento.

Hemimelia tibial

Essa condição representa deformidades desde hipoplasia da tíbia até a sua total ausência. O lado direito é o afetado em 72% dos casos, com ocorrência bilateral em 30%. É uma doença extremamente rara, presente em 1/1.000.000 nascidos vivos. Estudos genéticos sugerem transmissão vertical da doença.[6,7]

Manifesta-se com discrepância de membros inferiores, apresentando a perna envolvida encurtada nos casos unilaterais. O grau e o tipo de displasia podem variar significativamente entre os lados. Pode haver deficiência distal ou ausência do quadríceps, e a patela pode ser displásica ou ausente. Os ligamentos cruzado e colateral do joelho podem estar presentes ou ausentes. O pé pode ser formado normalmente, deficiente ou duplicado, e o tornozelo, ter movimentação normal ou contratura em equinovaro.

A hemimelia tibial pode estar associada a outras anomalias congênitas, como a displasia radial, deformidade em garra de lagosta, sindactilia da mão, polidactilia, trifalangismo, falta de dedos das mãos ou dos pés, displasia de quadril, luxações do quadril, coxa valga, hemivértebras e mielomeningocele, dentre outras.[10]

O diagnóstico pode ser feito pela ultrassonografia obstétrica a partir da 16ª semana de gestação. O exame radiográfico após o nascimento é utilizado para diagnóstico, classificação e planejamento de tratamento. A tomografia computadorizada com reconstrução tridimensional oferece complementação à radiografia no planejamento pré-operatório. A ressonância magnética é útil para avaliação do tecido cartilaginoso, partes moles do quadril e do joelho.

Tratamento

O objetivo do tratamento é a obtenção de membro funcional, sem discrepância de comprimento em relação ao contralateral e pés plantígrados. A intervenção cirúrgica é guiada pela classificação da deformidade e na aparência clínica do membro.

Hemimelia fibular

A hemimelia fibular (HF) é a deficiência longitudinal congênita mais comum dos membros inferiores, ocorrendo entre 1:50.000 dos nascidos vivos. A maioria dos casos apresenta envolvimento unilateral e está associada a discrepância no comprimento das pernas originada da inibição do crescimento da tíbia e do pé. Essa condição não é hereditária e sua causa é desconhecida.[6-8]

A HF consiste em um espectro de anomalias do membro inferior, sendo o encurtamento leve da fíbula a forma branda, e a sua total ausência, a forma mais grave da doença. Além de ser hipoplásica, a tíbia frequentemente apresenta deformidade diafisária em valgo e antecurvo, com uma cova na pele sobre o ápice da angulação. Independentemente do valgo da diáfise tibial, a articulação do joelho com frequência apresenta também orientação em valgo, que pode ser originária da tíbia proximal, fêmur distal ou de ambos. Os ligamentos cruzados podem ser hipoplásicos ou aplásicos, repercutindo em instabilidade anterior e posterior do joelho. As deformidades do pé e tornozelo

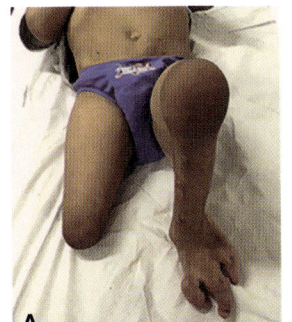
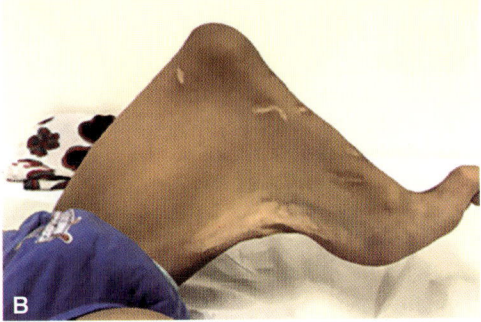

Figura 139.4 Paciente com quadro de pterígio poplíteo com deformidades no pé. Fotos cedidas pelo autor.

podem incluir a ausência dos raios laterais, sindactilia e deformidade equino valgo, todas desafiadoras e muitas vezes incapacitantes. Coexiste evidente discrepância de membros inferiores, chegando a 30 cm quando associada à deficiência congênita do fêmur.[7,8]

O exame clínico ortopédico e exame radiográfico simples são suficientes para diagnóstico. A ressonância magnética é útil no diagnóstico de coalisão tarsal (fusão óssea do tarso), de patologias articulares como a ausência de ligamentos, localização dos vasos tibiais posteriores em relação ao anlage fibular (resquício embrionário da fíbula quando ausente) e ausência de feixes vasculares. A tomografia computadorizada é útil para crianças com o processo de ossificação mais avançado.

Tratamento

O tratamento tem como objetivos equalizar o comprimento dos membros inferiores, aquisição e manutenção de um pé funcional, indolor e plantígrado, alinhamento do eixo mecânico dos membros, e ganho de estabilidade das articulações dos membros inferiores.

Pseudartrose congênita da tíbia

A pseudartrose congênita da tíbia (PCT) refere-se à não consolidação óssea de fratura da tíbia ou fíbula, que se desenvolve espontaneamente (fratura patológica) ou após um trauma de baixa magnitude. É comum se desenvolver nos primeiros dois anos de vida. Entidade rara (1/250.000 nascidos vivos), normalmente unilateral, com provável acometimento da junção do terço médio com o terço distal da tíbia. A fíbula encontra-se afetada em 50% dos casos.[6-8]

De causa desconhecida, possui forte associação com neurofibromatose tipo I (também conhecida como NF1, ou doença de von Recklinghausen) em 50 a 90% dos casos, e displasia fibrosa em 10%.[7] Manifesta-se clinicamente com o arqueamento em grau variável e encurtamento da perna visualizado no exame clínico ao nascimento ou nas primeiras semanas de vida. O exame físico completo, em especial os neurológico e dermatológico, associado à investigação da história familiar deve ser feito para diferenciar o diagnóstico de PCT isolado de uma das anomalias ósseas associadas a NF1.

A propedêutica imaginológica da PCT com radiografia evidencia lesões heterogêneas. A tíbia é estreita com aspecto de ampulheta e a cavidade medular, parcial ou totalmente obstruída. A fíbula é frequentemente afetada nesses tipos. A ressonância magnética fornece análise mais detalhada das lesões ósseas e especialmente dos tecidos moles, em particular o periósteo ao redor da pseudartrose.

Apesar de haver inúmeras teorias mecânica, vascular e genética, nenhuma delas fornece uma explicação satisfatória para a patogênese da doença ou sua localização.

Tratamento

O tratamento é influenciado pela idade do paciente e a presença ou não de fratura. Em lactentes não deambuladores, pouquíssima intervenção é necessária. Após o início da marcha, a perna deve ser imobilizada e protegida com órtese. Na ausência de fratura, a criança deve ser monitorada e mantida em tratamento conservador. Após surgimento de fratura e evolução para pseudartrose, o tratamento é sempre cirúrgico. Embora o melhor tratamento para a PCT permaneça controverso, o realinhamento do segmento tibial e a fixação estável são essenciais para a união óssea. Não há técnica cirúrgica que garanta união primária permanente, pernas bem alinhadas e sem discrepâncias de comprimento até que o crescimento ósseo esteja completo.

Pé torto congênito idiopático

Com ocorrência de 1 a 2 para cada mil nascidos vivos, é considerada a deformidade ortopédica congênita mais comum. Cerca de 50% são bilaterais. As deformidades primárias no pé torto congênito (PTC) são o varo, cavo, aduto e equino. Ainda não há uma causa definida e existem várias teorias.[8] O diagnóstico é clínico e, geralmente, feito logo ao nascimento, mas, mesmo antes e ainda na fase fetal, o ultrassom pode ser uma ferramenta para diagnóstico precoce.

Tratamento

O tratamento deve ser realizado logo que diagnosticado, uma vez que o PTC negligenciado ou diagnosticado tardiamente, principalmente após início da marcha, tem prognóstico e resultado piores. Ao longo da história, o tratamento do PTC foi alterado, transitando pelo tratamento conservador e pelo cirúrgico.[2,3] Com a introdução do método de Ponseti na metade do século passado, o qual mostrou resultados superiores e até 95% de sucesso na correção desde que seguidos os seus princípios, o tratamento conservador com manipulações e trocas gessadas semanalmente e posterior uso de órtese para manutenção passou a ser amplamente divulgado, aceito e realizado mundo afora.[8]

Pé talo vertical congênito

Dentro das várias formas de pé plano, o pé talo vertical é a mais grave, caracterizado pela posição vertical do talo em relação ao solo. Possui incidência estimada em 1 para cada 10 mil nascidos vivos. Enquanto forma isolada não tem etiologia conhecida, e pelo menos metade dos casos é associada a diferentes síndromes ou doenças neurológicas, como artrogripose, mielodisplasias e trissomias diversas, como a do cromossomo 21.[8]

O diagnóstico costuma ser feito ao nascimento, mas pode ocorrer tardiamente quando passa desapercebido, e deve ser diferenciado do pé plano fisiológico, que costuma ser flexível e não impactar no dia a dia e desenvolvimento da criança.

Tratamento

O tratamento deve ser iniciado assim que o diagnóstico é feito. Inicialmente, é feito com manipulações e trocas gessadas seriadas, seguidas do uso de órteses, que ajudam no alongamento das partes moles e preparam o pé até o momento da cirurgia em uma posição mais favorável. Em relação às cirurgias, alongamentos do tendão de Aquiles e demais estruturas encurtadas, além de capsulotomias e fixação da articulação talo-navicular, são preconizadas. Procedimentos como naviculectomia, talectomia ou artrodeses devem ser reservados para salvamento, e não devem ser adotados como tratamento primário.[10]

Pé metatarso aduto

É uma deformidade caracterizada por um desvio medial do antepé em relação ao retropé, e pode haver leve supinação do antepé. Sua incidência varia de 1 a 100 até 1 a 1.000 nascidos vivos, com etiologia imprecisa, mas alterações posturais e fatores genéticos podem estar relacionados. Acredita-se que há predileção pelo sexo feminino e gemelaridade, e a presença de outros casos na família aumentam a predisposição.[7]

Os casos de deformidades mais acentuadas costumam ser diagnosticados nos primeiros dias de vida, mas os mais leves podem ser vistos somente após o início da marcha, em que se vê a progressão interna dos membros com o hálux apontando medialmente.[7] O prognóstico é favorável e há chance de melhora espontânea até os 4 anos de vida, principalmente se for uma deformidade leve.

Tratamento

As cirurgias têm pouca indicação e são reservadas para os casos que não se resolvem até os 4 anos, ou não responderam ao tratamento conservador.

CONSIDERAÇÕES FINAIS

As malformações congênitas podem ser hereditárias ou esporádicas, e de manifestações muito ou pouco perceptíveis. Desse modo, qualquer profissional médico é o primeiro a identificar o paciente em várias fases da vida. Daí a importância de conhecer as principais anomalias para o encaminhamento correto e tratamentos especializados. Os tratamentos geralmente são realizados de forma complexa e multidisciplinar, por uma equipe de cirurgiões ortopedistas.

REFERÊNCIAS BIBLIOGRÁFICAS

1. Ribak, et al. Atualização em Cirurgia da Mão: Mão Pediátrica. Sociedade Brasileira de Cirurgia da Mão. Di Livros Editora, 2022.
2. França Bisneto, EM. Congenital deformities of the upper limbs. Part I: failure of formation. *Rev Bras Ortop.* 2012;47(5):545-52.
3. Wolfe, SW, Hotchkiss, RN, Pederson, WC, Kozin, SH, Cohen MS. Green's Operative Hand Surgery. Elsevier, 2016.
4. Tonkin, MA. Classification of congenital anomalies of the hand and upper limb. *J Hand Surg Eur*, Vol. 2017 Jun;42(5):448-56.
5. Sizínio, H, Barros Filho, TEP, Xavier, R, Pardini Júnior, A, et al. Ortopedia e Traumatologia: Princípios e Prática. 5ª ed. Porto Alegre, Artmed, 2017.
6. Azar, FM, Beaty, J H. Campbell's operative orthopaedics. 14ª ed. Philadelphia: Elsevier, 2021.
7. Herring, JA. Tachdjian's pediatric orthopaedics. 6ª ed. Philadelphia: Elsevier, 2022. Reports; 2020; 14:27. Disponível em: https://doi.org/10.1186/s13256-020-2350-y.
8. Palley, Dror. Tibial hemimelia: new classification and reconstructive options. *J Child Orthop*, 2016. Disponível em: https://doi.org/10.1007/s11832-016-0785-x.
9. Westberry, D, Carpenter, A, Prodoehl, J. Correction of Genu Valgum in Patients with Congenital Fibular Deficiency. *J Pediatr Orthop* V. 40, Nº 7, August 2020. Disponível em: https://doi.org/10.1097/BPO.0000000000001543.
10. Canale, ST, Azar, FM, & Beaty, J H. *Campbell's operative orthopaedics.* 13. ed. Elsevier; 2017.

140

Osteomielite e Pioartrite

Pedro Poggiali • Francisco Nogueira • Bruno de Mattos Campos

INTRODUÇÃO

As infecções osteoarticulares ainda são um desafio na prática médica apesar dos importantes avanços na medicina nas últimas décadas. Mesmo com a maior disponibilidade de métodos diagnósticos e do arsenal terapêutico, a artrite séptica e a osteomielite se mantêm como afecções de elevada morbidade. A identificação e a intervenção precoces, aliadas a uma abordagem multidisciplinar, são fundamentais para um melhor prognóstico. Mas a diversidade de suas apresentações, com epidemiologia e etiologia em constante evolução, dificulta a validação de algoritmos de diagnóstico e tratamento.

Neste capítulo, são abordados os princípios gerais da pioartrite e da osteomielite, e é importante conhecer a epidemiologia, os fatores de risco e os patógenos mais frequentes de acordo com cada faixa etária para definir o tratamento. O manejo das infecções tem evoluído junto com as novas tecnologias e o avanço da propedêutica. Novos patógenos têm sido identificados com auxílio de métodos como a reação em cadeia da polimerase (PCR). O diagnóstico em tempo hábil, especialmente com o auxílio da ressonância magnética (RM), contribui para quebra de paradigmas e permite, por exemplo, a transição precoce para a antibioticoterapia oral.

O tratamento exige uma abordagem multidisciplinar, e como a etiologia apresenta variações regionais, assim como o padrão de resistência aos antimicrobianos, é essencial a participação do infectologista na definição de protocolos para o tratamento empírico inicial e também na condução da antibioticoterapia direcionada após a identificação do patógeno. O papel do médico generalista, do clínico, do pediatra e do intensivista em todo o processo é de suma importância. Desde o primeiro atendimento, alto índice de suspeição é necessário diante de uma possível infecção osteoarticular, pois o diagnóstico precoce altera de forma significativa a história natural da doença.

Os sinais e sintomas podem variar e nem sempre a apresentação é clássica. Características individuais como idade, comorbidades e imunidade podem tornar desafiador o diagnóstico. Por isso, o médico deve ter especial atenção aos fatores de risco e às alterações do exame físico. É preciso saber interpretar corretamente o papel e as limitações das provas laboratoriais e dos exames de imagem na artrite séptica e na osteomielite. As complicações tardias geralmente estão relacionadas com o atraso no diagnóstico e no tratamento, e as agudas exigem manejo clínico adequado diante do risco real de evolução para sepse e, inclusive, óbito.

DEFINIÇÕES

Duas principais apresentações das infecções osteoarticulares são discutidas: osteomielite (inflamação óssea associada a infecção microbiana) e a artrite séptica (ou pioartrite – infeção da articulação). Embora as duas afecções coexistam no quadro agudo com relativa frequência, e uma pode levar à outra em praticamente todos os cenários, as diferenças no diagnóstico, no tratamento e nas complicações exigem do médico a compreensão de ambas as formas.

A osteomielite pode ser classificada de acordo com a sua etiologia (bacteriana, fúngica, por micobactéria ou vírus), via de infecção (hematogênica, inoculação direta, por trauma ou cirurgia, e por contiguidade, úlcera crônica ou infecção adjacente) e cronicidade (aguda, subaguda e crônica).[1,2] A sua forma mais comum, a osteomielite bacteriana hematogênica aguda, é o principal foco deste capítulo.

Quando o diagnóstico ocorre nos primeiros 14 dias de sintomas, a osteomielite é considerada aguda. As infecções são classificadas subagudas quando os sintomas estão presentes por mais de 2 semanas, e crônicas quando presentes há mais de 3 meses.[2] No entanto, existe um *continuum* entre a osteomielite subaguda e a crônica.[1] A diferenciação pela apresentação clínica pode fazer mais sentido do que por um critério simplesmente temporal. A osteomielite subaguda geralmente cursa com sintomas menos intensos, e as provas laboratoriais podem estar pouco alteradas e sem um quadro clínico prévio típico da osteomielite aguda. Um patógeno menos virulento pode ser o responsável por essa apresentação atípica. Já a osteomielite crônica normalmente decorre da falha do diagnóstico e do tratamento inadequado da osteomielite aguda. É definida pela presença do sequestro ósseo e tecido necrótico secundário à isquemia durante a fase aguda (Figura 140.1).[1,2] As infecções crônicas podem ser mais desafiadoras devido à presença de tecido desvitalizado, exigindo abordagem cirúrgica mais agressiva e antibioticoterapia prolongada. Felizmente, com os avanços no diagnóstico e tratamento, as osteomielites crônicas estão cada vez menos frequentes.[2] A osteomielite crônica multifocal recorrente, apesar do nome, não está relacionada com infecção por microrganismos. É, na verdade, uma osteíte crônica não bacteriana, e seu estudo, portanto, foge ao escopo deste capítulo.

A artrite séptica caracteriza-se pela colonização da articulação por microrganismos, resultando em inflamação da sinóvia e derrame piogênico. Pode ocorrer por disseminação hematogênica, contiguidade ou, menos comumente, por inoculação direta.[3,4] A artrite séptica bacteriana aguda é uma urgência ortopédica que requer diagnóstico e tratamento imediatos devido ao potencial elevado de morbidade e mortalidade.[3] As consequências podem ser graves, com destruição articular e sequelas permanentes, especialmente em crianças (Figura 140.2).[4]

EPIDEMIOLOGIA

A epidemiologia e microbiologia das infecções ósseas e articulares estão em constante evolução. Essas mudanças são, em grande parte, secundárias a fatores como vacinação, uso de antibióticos, variações da imunidade, comorbidades e migração populacional.[4,5]

Mais frequente na primeira década de vida e no sexo masculino, a osteomielite tem uma incidência estimada de 1 em cada 10 mil crianças nos países desenvolvidos.[1] Os ossos mais afetados são o fêmur (de 23 a 29%), tíbia (de 19 a 26%), úmero (de 5 a 13%), pelve (de 3 a 14%) e calcâneo (de 4 a 11%).[2] Do ponto de vista global, a osteomielite na infância

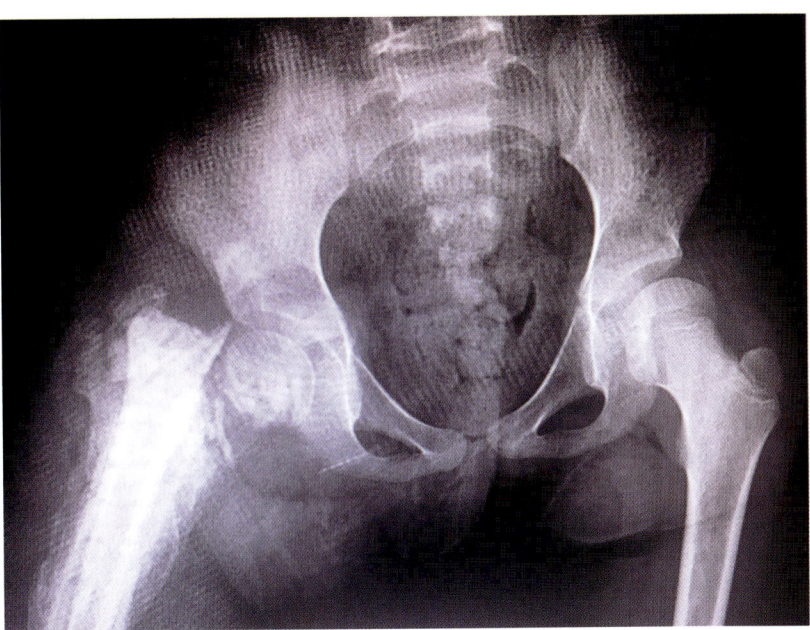

Figura 140.1 Paciente de 5 anos com osteomielite de fêmur direito negligenciada, com demora no diagnóstico e tratamento. A doença evoluiu com importante destruição óssea, exuberante reação periosteal, sequestro (área de esclerose óssea) e fratura patológica de colo do fêmur. Foto: arquivo pessoal do autor Pedro Poggiali.

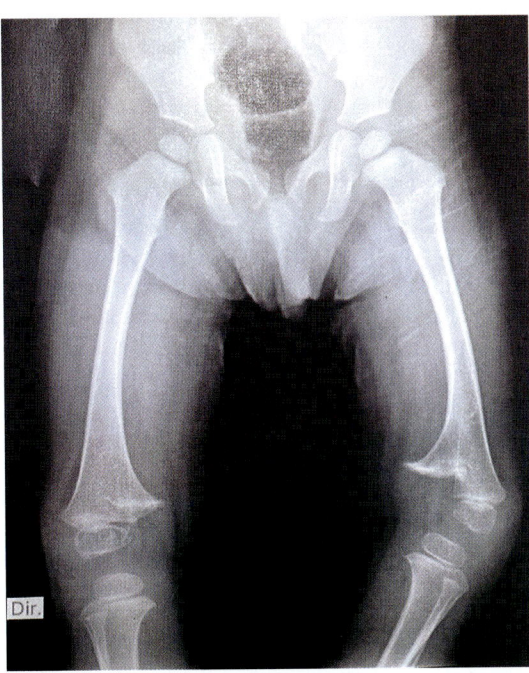

Figura 140.2 Paciente de 1 ano e 5 meses de vida com sequela de artrite séptica de joelhos no período neonatal. Observa-se lesão em fêmur distal bilateral, mais grave à esquerda, com lesão da fise distal do fêmur, gerando encurtamento e deformidade angular. Foto: arquivo pessoal do autor Pedro Poggiali.

tem uma importância ainda maior, com prevalência de 43 a 80 por 100 mil crianças, uma taxa quase 10 vezes maior em países em desenvolvimento.[2] Além disso, o acesso precário ao sistema de saúde e o consequente atraso no tratamento contribuem para uma maior frequência de osteomielite crônica e suas complicações.[2]

Com menor incidência que a osteomielite, a artrite séptica acomete de 4 a 5 casos por 100 mil crianças por ano em países desenvolvidos. É mais comum em meninos, com uma proporção variando de 2:1 a 3:1 em relação ao sexo feminino.[4,6,7] As grandes articulações dos membros inferiores, quadril, joelho e tornozelo, são os locais mais comumente afetados.[6] Aproximadamente de 32 a 40% de todos os casos de artrite séptica em crianças envolvem o quadril, e de 33 a 50% dos casos ocorrem em crianças com menos de 2 anos.[4]

Já na população adulta, a artrite séptica tem um incidência estimada em 2 a 10 casos para cada 100 mil pessoas/ano.[3] Nos adultos, são considerados fatores de risco para artrite séptica idade acima de 60 anos, diabetes, câncer, cirrose, doença renal, abuso de drogas ou álcool, artrite reumatoide, lúpus eritematoso sistêmico, uso de imunossupressores, tatuagens ou procedimentos dentários recentes, trauma genital, lesão ou procedimento cirúrgico envolvendo a articulação, especialmente artroplastia.[3]

O *Staphylococcus aureus* ainda é o patógeno mais frequente nas infecções osteoarticulares em qualquer faixa etária; no entanto, outros microrganismos ganham importância quando são considerados fatores como idade e comorbidades.[2,3,8] *Streptococcus* do grupo B e *Escherichia coli* são agentes importantes em neonatos.[2,4] A *Salmonella* é mais prevalente entre pacientes com anemia falciforme, a *Pseudomonas* deve ser considerada em casos de ferida puntiforme e a *Neisseria gonorrhoeae* é um agente importante em adolescentes sexualmente ativos. Embora infecções por *Haemophilus influenzae* tipo B tenham diminuído com a vacinação, ainda podem ocorrer em não vacinados.[2,4] As infecções bacterianas e fúngicas atípicas também devem ser consideradas em pacientes com história de abuso de drogas intravenosas,[3] e as micobacterianas ou fúngicas também podem ocorrer em pacientes imunossuprimidos.[2]

Mais recentemente, organismos como *Kingella kingae* (KK) e o *Staphylococcus aureus* resistente à meticilina (MRSA) têm aumentado em prevalência. Apesar desse aumento apresentar-se de forma regionalizada, merece atenção pelo impacto no diagnóstico e prognóstico das infecções.[2,4,5,8] Estudos sugerem que o MRSA, além da resistência antimicrobiana, geralmente apresenta um curso mais grave.[5] Já as infecções por KK cursam de forma mais insidiosa, as crianças apresentam sintomas mais leves, tendem a estar afebris na apresentação e com os marcadores inflamatórios normais ou pouco alterados.[4,5,7] O diagnóstico laboratorial do KK é dificultado pela baixa virulência do organismo, que é difícil de cultivar em métodos tradicionais de placa de ágar, motivo pelo qual pode ser responsável por grande parte dos resultados negativos das culturas. A PCR permite detectar o KK de forma confiável, mas a tecnologia não está amplamente difundida. Estudos sugerem que em algumas regiões o KK possa ser responsável por até 50% dos casos, especialmente entre crianças com idade entre 6 e 48 meses.[4,6,7,8]

FISIOPATOLOGIA

A osteomielite em crianças é geralmente resultado da disseminação hematogênica,[2] uma vez que são mais suscetíveis devido à arquitetura vascular dos ossos em desenvolvimento. A rica irrigação e o fluxo sanguíneo lento das regiões metafisárias dos ossos longos favorece a inoculação bacteriana e surgimento de um nidus de infecção.[1] A bacteremia causadora é muitas vezes subclínica, e provavelmente, comum, como em traumas menores ou até mesmo a escovação dos dentes, mas também pode ocorrer após doença bacteriana em outros locais.[1,2] Outras formas de disseminação, como inoculação direta ou por contiguidade, são menos frequentes.

Com a replicação bacteriana, há recrutamento de leucócitos, liberação de mediadores inflamatórios, com consequente edema e aumento da pressão intraóssea. O edema é a causa da dor, levando à isquemia tecidual e consequente necrose óssea, ativação de osteoclastos e desenvolvimento de exsudato inflamatório (pus).[1] À medida que o exsudato se acumula e a pressão aumenta, o dano tecidual progride e a infecção se dissemina. Ela pode seguir três caminhos: disseminar-se ao longo no canal medular, contaminar uma articulação adjacente ou, principalmente, atravessar a cortical óssea, o que descola o periósteo e forma o abscesso subperiosteal. Quando o suprimento sanguíneo é diminuído pelo descolamento do periósteo ou aumento da pressão intraóssea, forma-se uma ilha de osso necrótico (sequestro) e consequente reação periosteal com formação do invólucro. Esse processo pode ser interrompido pelo tratamento precoce.[1]

Em crianças de até 18 meses, existem vasos que atravessam a fise, conectando a metáfise à epífise, o que facilita a disseminação para o espaço articular. Portanto, deve-se presumir que pacientes com artrite séptica tenham osteomielite contígua, e vice versa, especialmente no período neonatal.[1]

Embora as infecções pediátricas possam ser muito graves, geralmente respondem bem ao tratamento. Assim como o maior fluxo sanguíneo favorece a instalação da infecção nas crianças, também contribui para melhor penetração dos antibióticos. A anatomia do osso e seu suprimento sanguíneo mudam com a idade, e essas mudanças se refletem nas manifestações clínicas da doença. Nos adultos, a diminuição do fluxo sanguíneo dificulta a penetração do antibiótico.[1]

A via hematogênica é, inclusive, a principal responsável quando a infecção se inicia na articulação, chamada artrite séptica primária.[4] Após a inoculação bacteriana, a inflamação da membrana sinovial resulta no aumento do fluxo sanguíneo e recrutamento de leucócitos, desencadeando a liberação de fatores pró-inflamatórios no espaço articular. Com isso, ocorre derrame articular (maior volume de líquido na articulação) e consequente distensão da cápsula, desencadeando o quadro álgico. À medida que a resposta imune continua, as células sinoviais secretam enzimas proteolíticas, responsáveis pela degradação articular. O dano à cartilagem inicia-se 8 horas após a infecção, e à medida que esse processo destrutivo avança, os proteoglicanos são decompostos e o colágeno é degradado. A progressão do quadro e o aumento da pressão intra-articular podem levar à compressão e trombose dos vasos sinoviais, maior destruição da cartilagem, osteomielite adjacente, luxação da articulação e descolamento epifisário (Figura 140.3).[3]

DIAGNÓSTICO

Uma história clínica completa é fundamental para estabelecer o início do quadro. A dor é o sintoma mais comum na apresentação inicial, presente em cerca de 80% dos casos.[2] Em recém-nascidos e crianças, a pseudoparalisia (recusa de mover ou usar uma extremidade) pode ser o único sinal observado pelos pais. Crianças podem evitar apoiar o membro acometido, voltar a engatinhar, claudicar ou mostrar desconforto durante os cuidados de rotina, como irritabilidade durante trocas de fraldas ou choro ao ser carregada.[1,2,4] Frequentemente, essas são as únicas alterações presentes na fase inicial. A ausência de febre, o que pode ocorrer em 25 a 38% dos casos, ou pouca dor podem levar o médico a negligenciar o risco de infecção osteoarticular.[1,2] O relato de trauma recente pode confundir o médico para o não diagnóstico. Uma forma de diferenciar é que a dor proveniente do trauma melhora com repouso. Nos casos de infecção, com a progressão do quadro, a piora da dor torna-se evidente, e outros sinais e sintomas, como febre, irritabilidade e perda de apetite, podem surgir.

Na osteomielite, dor à palpação óssea é o sinal clínico mais comum. Calor, rubor e edema surgem posteriormente e são mais perceptíveis em regiões em que o osso é superficial. Já na artrite séptica, dor à mobilização da articulação é o sinal mais marcante do exame físico, seguido da restrição da amplitude de movimento e incapacidade funcional de membro acometido.[4]

Os neonatos, idosos e imunosuprimidos podem evoluir rapidamente de um quadro oligossintomático para sepse. Embora as crianças geralmente não apresentem sinais de toxemia, eles são mais frequentes nas infecções por MRSA.[2,6] A presença de febre por mais de 7 dias e sintomas localizados por mais de 10 indicam um risco aumentado de complicações.[2] Destaca-se que em algumas regiões, como quadril e coluna, sinas como calor, rubor e edema só estão presentes quando o quadro estiver muito avançado e o diagnóstico for evidente. Na presença de quadros como celulite, abscesso subcutâneo ou fístula, deve-se considerar a possibilidade de osteomielite ou artrite séptica. No período neonatal, a disseminação para múltiplos focos é frequente e a presença de osteomielite e artrite séptica deve ser investigada em tratamento de sepse, com ou sem foco definido.

Diante da suspeita de infecção osteoarticular, deve-se solicitar hemograma, proteína C reativa, velocidade de hemossedimentação (VHS) e hemocultura. O valor global de leucócitos acima de 12.000 cel/mm³, VHS > 40 mm/h e

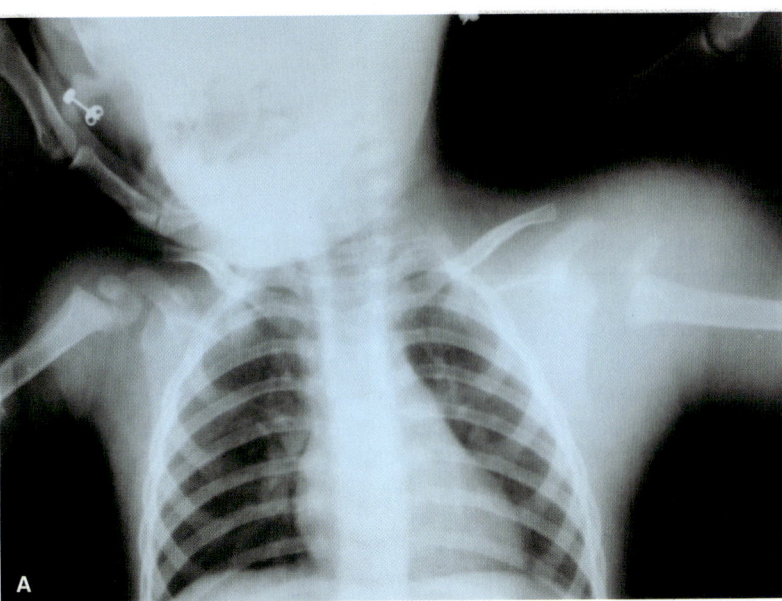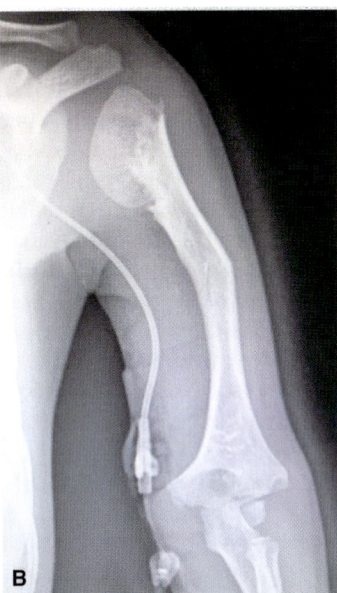

Figura 140.3 A. Paciente de 1 ano e 5 meses com relato de ter acordado com edema em ombro esquerdo e dor intensa à mobilização. Na radiografia, observa-se descolamento epifisário, com epífise umeral separada da diáfise, e importante edema de partes moles; **B.** Mesma paciente aos 5 anos. Observa-se fechamento da fise proximal do úmero e consequente encurtamento e deformidade. Foto: arquivo pessoal do autor Pedro Poggiali.

PCR > 20 mg/ℓ são considerados preditores independentes de artrite séptica. A contagem de leucócitos é um indicador pouco sensível, pois está elevada na fase inicial em apenas 35% dos pacientes com osteomielite aguda, e correlaciona-se mal com a resposta ao tratamento. A VHS está elevada em 91 a 95% das crianças no momento da apresentação; atinge o pico em 3 a 5 dias e normaliza em 3 semanas. A PCR está elevada em 81 a 98% dos pacientes e atinge o pico em cerca de 2 dias. Portanto, é o exame mais sensível para monitorar a resposta terapêutica, e a persistência de valores mais altos sugere um curso complicado.[2] A hemocultura identifica o patógeno em cerca 10 a 50% dos casos, e deve ser coletada antes de iniciar-se o antibiótico.[2,4]

Radiografias devem ser solicitadas rotineiramente, apesar de as alterações ósseas se tornarem evidentes apenas após 10 a 14 dias. Alterações de partes moles, como distensão da cápsula em caso de artrite séptica, podem ser percebidas ainda na fase inicial (Figura 140.4). O sequestro, sinal de isquemia óssea, indica progressão para osteomielite crônica. As radiografias têm um papel importante no acompanhamento tardio, especialmente na criança, pois permite identificar uma série de alterações, como o fechamento da placa de crescimento e consequente deformidade.

A ultrassonografia tem um papel relevante na avaliação da artrite séptica devido ao seu baixo custo, caráter não invasivo e ausência de radiação. É mais sensível e específico do que as radiografias para determinar a presença de derrame articular. No entanto, a taxa de falso-negativos para artrite séptica chega a 14%. Embora não confirme o diagnóstico de artrite séptica, a detecção de derrame em um contexto clínico e laboratorial sugestivos pode ajudar a orientar a tomada de decisão.[4] Embora tenha menor sensibilidade para diagnóstico de osteomielite, pode detectar o abscesso subperiosteal e outras alterações de partes moles adjacentes.

A RM é o padrão ouro na avaliação da osteomielite. Detecta precocemente o edema ósseo, permite identificar abscessos e

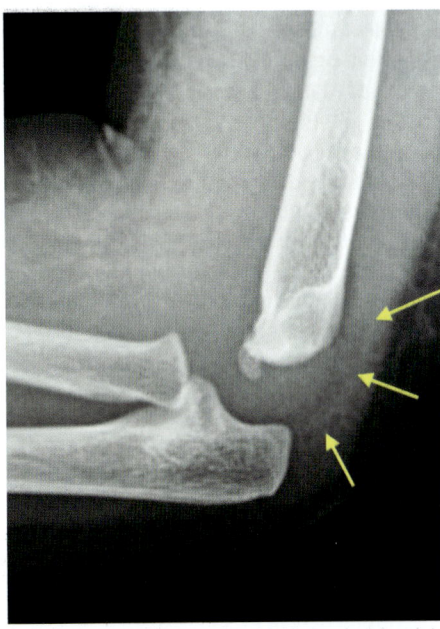

Figura 140.4 Paciente de 1 ano com histórico de febre há 5 dias sem foco identificado. No quinto dia, evoluiu com pseudoparalisia de membro superior esquerdo (parou de usar a mão esquerda). No exame físico, apresentava dor à mobilização de cotovelo esquerdo. Exames laboratoriais: global de leucócitos 17.000 cel/mm³ e PCR 190 mg/ℓ. A radiografia evidenciou distensão da cápsula articular (setas amarelas). Encaminhada para o centro cirúrgico com urgência, onde foi realizada artrotomia de cotovelo e descompressão de úmero distal, com confirmação de diagnóstico de artrite séptica e osteomielite. Foto: arquivo pessoal do autor Pedro Poggiali.

complicações como artrite séptica adjacente e trombose venosa profunda, o que influencia diretamente no tratamento. Tem como desvantagens a necessidade de sedação em crianças menores e a disponibilidade restrita em alguns serviços. A RM não é indicada rotineiramente para controle evolutivo, mas auxilia em casos com respostas terapêuticas desfavoráveis.[2] Apesar de ser útil na artrite séptica por permitir identificar o derrame articular, osteomielite adjacente e outras lesões de partes moles, o tratamento da artrite séptica não deve ser protelado para aguardar realização do exame.[4]

A tomografia tem um papel limitado na osteomielite aguda, envolve uma alta dose de radiação e tem baixa sensibilidade para identificação do edema ósseo e alterações de partes moles. No entanto, pode auxiliar a decisão do tratamento na osteomielite crônica.[2]

A cintilografia óssea tem sensibilidade semelhante à ressonância, mas com menor especificidade para osteomielite. Além da exposição à radiação, tem limitação para a diferenciação de artrite séptica, celulite e abscessos de partes moles.[1,2]

TRATAMENTO

A osteomielite e a artrite séptica exigem tomada de decisão imediata. O tratamento da pioartrite sempre requer abordagem cirúrgica em caráter de urgência. Não se deve protelar o procedimento enquanto se aguarda exames complementares. Se a RM ou o ultrassom não estiverem disponíveis, o recomendado é a punção articular para confirmar a suspeita clínica. A punção permite avaliar o aspecto do líquido sinovial e a coleta do material para análise (cultura, gram e citologia). O líquido sinovial normal tem uma contagem de leucócitos inferior a 200/mℓ. Valores acima de 50.000/mℓ sugerem infecção bacteriana. Já doenças reumáticas e algumas infecções (micobactérias e fungos) tendem a ter uma contagem de leucócitos de 5.000 a 50.000/mℓ. A sinovite transitória geralmente apresenta uma contagem de leucócitos inferior a 50.000/mℓ.[1,3,4,6]

Caso o aspecto macroscópico da punção sugira infecção, é mandatória a abordagem cirúrgica imediata com artrotomia, irrigação copiosa e amplo desbridamento da cavidade articular. A biopsia sinovial é indicada tanto para cultura como para anatomia patológica. A perfuração e coleta de material do osso metafisário adjacente são recomendadas devido à elevada associação com osteomielite, especialmente no fêmur e úmero proximais, locais em que o risco é aumentado.[4,7] O antibiótico venoso deve ser iniciado prontamente, em dose máxima.

Ao contrário da artrite séptica, que exige abordagem cirúrgica de urgência, a osteomielite pode ser tratada inicialmente com antibiótico. Porém, alguns critérios devem ser observados: exame clinico não sugestivo de artrite séptica, paciente estável, diagnóstico precoce e RM sem abscesso intraósseo ou subperiosteral (Figura 140.5). Nesses casos, após coleta de hemocultura, deve-se iniciar o antibiótico venoso.[1,2]

A escolha do antimicrobiano deve levar em conta a idade do paciente e os patógenos mais prováveis. Inicialmente empírico e de amplo espectro, deve ser ajustado de acordo com o resultado das culturas. Um curto período de antibiótico venoso seguido de transição para antibiótico oral é uma tendência atual, desde que ocorram boas respostas clínica e laboratorial. Com o diagnóstico e início precoce do tratamento, a maioria dos pacientes está apta para a transição da antibioticoterapia após 5 dias de uso venoso. São parâmetros para definir essa transição: ausência de febre por 48 horas, hemocultura negativa, queda da PCR em 50% ou valores abaixo de 20 a 30 mg/ℓ e melhora da dor. Sugere-se manter a internação por mais 24 horas após a transição para via oral para avaliar aceitação e estabilidade do quadro.

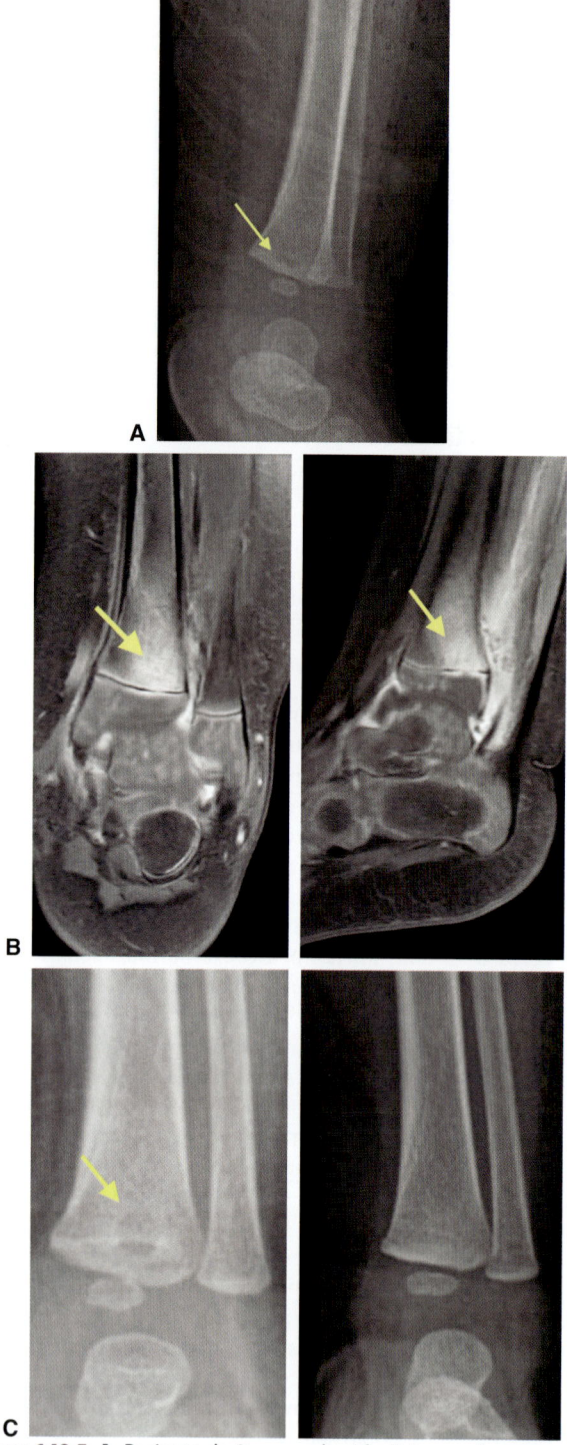

Figura 140.5 A. Paciente de 8 meses de vida. Pais perceberam que a criança estava evitando usar a perna durante tentativas de engatinhar ou ficar em pé. Início do quadro há 4 dias. Sem febre ou outras alterações. Hemograma e provas inflamatórias normais. Ao exame físico, apresentou dor à palpação de tíbia distal. A radiografia evidenciou discreta lesão lítica (seta); **B.** Ressonância magnética evidenciou edema ósseo em região metafisária de tíbia distal (setas) sem abscesso intraósseo. Iniciado antibiótico venoso, e depois de 5 dias realizou-se transição para antibiótico oral. Hemoculturas negativas; **C.** Radiografia após 2 semanas do início do antibiótico mostrava aumento da lesão lítica (seta). Paciente já assintomático. A radiografia realizada após 3 meses mostra resolução do quadro com aspecto radiográfico normal. Foto: arquivo pessoal do autor Pedro Poggiali.

Após a alta, é recomendado manter o antibiótico oral por pelo menos 3 semanas em caso de artrite séptica e por pelo menos 4 semanas em caso de osteomielite.[1-4,6]

Recomenda-se a abordagem cirúrgica quando a RM para avaliar a presença de abscessos não está disponível, quando o paciente se apresenta com mais de 72 horas de início do quadro ou em caso de uma evolução clínica desfavorável. O objetivo da cirurgia é fazer a drenagem de abscessos e a descompressão óssea, visando o melhor controle do foco infeccioso e restauração do fluxo sanguíneo, com alívio da pressão, diminuição da isquemia e aumento da penetração do antibiótico no tecido acometido. Além disso, a cirurgia permite coletar amostras para cultura e anatomia patológica.[1,2,7]

CONSIDERAÇÕES FINAIS

As situações clínicas que envolvem o paciente com infecções osteoarticulares são muito variadas. O primeiro contato do paciente, muitas vezes, será o medico generalista, e por isso o conhecimento das manifestações clínicas iniciais é essencial para uma abordagem diagnóstica adequada e o encaminhamento precoce ao especialista.

REFERÊNCIAS BIBLIOGRÁFICAS

1. Donaldson, N, Sanders, J, Child, J, Parker, S. Acute Hematogenous Bacterial Osteoarticular Infections in Children. *Pediatr Rev.* 2020 Mar;41(3):120-136. DOI: 10.1542/pir.2018-0201. PMID: 32123023.
2. Gornitzky, AL, Kim, AE, O'Donnell, JM, Swarup, I. Diagnosis and Management of Osteomyelitis in Children: A Critical Analysis Review. *JBJS Rev.* 2020 Jun;8(6):e1900202. DOI: 10.2106/JBJS.RVW.19.00202. PMID: 33006465.
3. Elsissy, JG, Liu, JN, Wilton, PJ, Nwachuku, I, Gowd, AK, Amin, NH. Bacterial Septic Arthritis of the Adult Native Knee Joint: A Review. *JBJS Rev.* 2020 Jan;8(1):e0059. DOI: 10.2106/JBJS.RVW.19.00059. PMID: 31899698.
4. Swarup, I, LaValva, S, Shah, R, Sanka,r WN. Septic Arthritis of the Hip in Children: A Critical Analysis Review. *JBJS Rev.* 2020 Feb;8(2):e0103. DOI: 10.2106/JBJS.RVW.19.00103. PMID: 32224630.
5. Hunter, S, Kioa, G, Baker, JF. Predictive Algorithms in the Diagnosis and Management of Pediatric Hip and Periarticular Infection. J Bone Joint Surg Am. 2022 Feb 15. DOI: 10.2106/JBJS.21.01040. Epub ahead of print. PMID: 35167503.
6. Pääkkönen, M. Septic arthritis in children: diagnosis and treatment. *Pediatric Health Med Ther.* 2017 May 18;8:65-68. DOI: 10.2147/PHMT.S115429. PMID: 29388627; PMCID: PMC5774603.
7. Siddiqui, AA, Andras, LM, Illingworth, KD, Skaggs, DL. Pain for Greater Than 4 Days Is Highly Predictive of Concomitant Osteomyelitis in Children With Septic Arthritis. *J Pediatr Orthop.* 2021 Apr 1;41(4):255-259. DOI: 10.1097/BPO.0000000000001771. PMID: 33577239.
8. Samara, E, Spyropoulou, V, Tabard-Fougère, A, Merlini, L, Valaikaite, R, Dhouib, A, Manzano, S, Juchler, C, Dayer, R, Ceroni, D. *Kingella kingae* and Osteoarticular Infections. *Pediatrics.* 2019 Dec;144(6):e20191509. DOI: 10.1542/peds.2019-1509. Epub 2019 Nov 13. PMID: 31722963.

CAPÍTULO 141

Osteoartrose

Rodrigo Guimarães • André Kuhn • Maria-Roxana Viamont-Guerra • Felipe Maciel Santos

INTRODUÇÃO

A osteoartrose ou artrose é uma das principais causas de dor e incapacidade funcional em adultos de meia-idade e idosos. A qualidade de vida dos pacientes é significativamente afetada pela dor, pois, além das limitações funcionais, prejudica a qualidade do sono, disposição, humor e independência para realizar atividades do dia a dia.

É difícil saber ao certo a prevalência de osteoartrose, mas estima-se que seja superior a 7% da população mundial (mais de 500 milhões de pessoas), com maior prevalência nos países onde o envelhecimento e obesidade têm aumentado, como nos EUA, e pode chegar a 14%.[1,2] Em 2019, foi considerada a 15ª condição de "anos de vida vividos com incapacidade" (*years lived with disability*).[3]

O impacto econômico da osteoartrose envolve tanto os custos diretamente relacionados com o sistema de saúde como com os indiretos do indivíduo que tem a doença. Os custos diretos incluem, por exemplo, os gastos com tratamentos não medicamentosos (reabilitação e fisioterapia), medicamentos, cirurgias e recursos hospitalares. Já os indiretos incluem os custos da perda de produtividade laborativa, da aposentadoria precoce, dos benefícios previdenciários e do potencial quadro de depressão ou ansiedade relacionados com a piora da qualidade de vida.[1,4]

O Brasil, assim como muitos países em desenvolvimento, tem apresentado envelhecimento populacional com aumento nas taxas de obesidade, elevando, assim, a osteoartrose a mais do que um problema puramente ortopédico, mas a um problema de saúde pública.

DEFINIÇÃO

A osteoartrose é uma doença crônica, degenerativa e inflamatória da articulação, que leva à destruição da cartilagem articular e consequente deformidade da superfície articular. Essas alterações provocam diferentes graus de dor e limitação de mobilidade (Figura 141.1).

ETIOLOGIA E FISIOPATOLOGIA

A fisiopatologia da osteoartrose é complexa, pois envolve o desequilíbrio dinâmico entre os sistemas de reparação e destruição dos tecidos da articulação, levando a alterações estruturais da cartilagem articular hialina, osso subcondral, sinóvia, cápsula, ligamentos e músculos periarticulares.[5] Inicialmente, as erosões na cartilagem articular são superficiais e aprofundam-se com a progressão da doença. Na tentativa de reparar a lesão, a atividade de síntese aumentada dos condrócitos e a proliferação dos sinoviócitos liberam mediadores

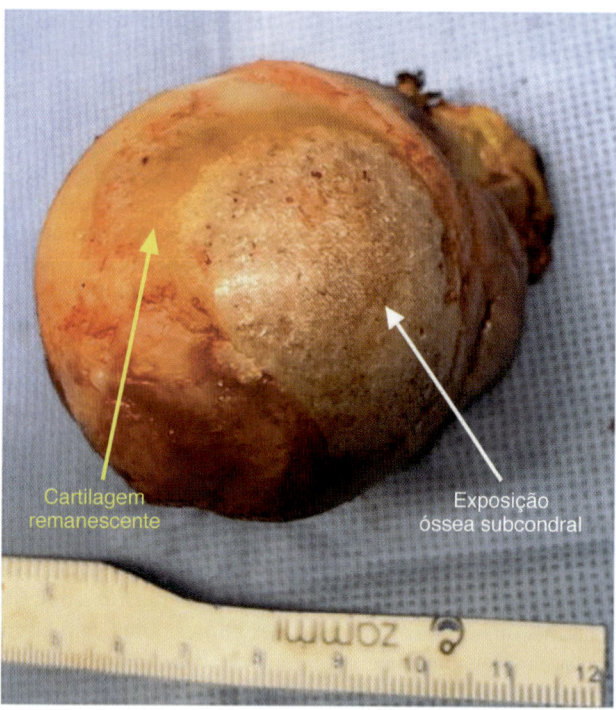

Figura 141.1 Fotografia da cabeça femoral retirada durante cirurgia de artroplastia do quadril. Observam-se as extensas áreas de exposição óssea subcondral, com ausência de cartilagem na superfície articular, bem como a deformidade óssea com perda da esfericidade da cabeça femoral. Foto acervo dos autores.

pró-inflamatórios. A cascata inflamatória instaurada, somada à sobrecarga mecânica, leva ao surgimento de alterações locais como hipertrofia tecidual, aumento da vascularização e produção de osteófitos.

Ela é classificada como primária quando a causa não é reconhecida e corresponde a menos de 20% dos casos, ou secundária quando há uma causa para o aparecimento da doença. A osteoartrose ocorre geralmente por um desequilíbrio decorrente de alterações mecânicas, inflamatórias e/ou metabólicas nas articulações. As causas mecânicas podem envolver deformidades ósseas, irregularidades na superfície articular, desequilíbrio de forças de carga, falta de congruência articular e/ou excesso de uso. São exemplos de artrose mecânica as sequelas de doenças na infância que alteram a forma das articulações, articulações dispásicas e sequelas de fraturas articulares, entre outras. As causas inflamatórias, as artrites, envolvem uma série de cascatas reacionais mediadas por enzimas, fatores bioquímicos e células inflamatórias. Já as causas metabólicas estão relacionadas com alterações sistêmicas ou extrínsecas às articulações. São exemplos de artrose inflamatória a artrite reumatoide, espondilite anquilosante e a pioartrite, entre outras.

PRINCIPAIS ARTICULAÇÕES ACOMETIDAS

Qualquer articulação sinovial pode ser acometida, mas a mais comum é a do joelho, seguida da mão, quadril, coluna e pés.[5,6] A osteoartrose geralmente é mono ou oligoarticular. Nos casos em que múltiplas articulações são acometidas, é importante lembrar de doenças reumatológicas, devido às manifestações inflamatórias sistêmicas associadas.

FATORES DE RISCO

Os fatores de risco, devido a sua prevalência, são mais investigados na artrose do joelho e quadril, e podem ser classificados em sistêmicos ou mecânicos. Os fatores de risco sistêmicos incluem idade mais avançada, sexo feminino e predisposição genética, e os mecânicos, alterações estruturais da articulação, mal alinhamento do membro, trauma local, alto nível de atividade física, fraqueza muscular e sobrecarga mecânica e repetitiva em algumas atividades laborais. Entretanto, existem fatores de risco que são sistêmicos e mecânicos, como, por exemplo, a obesidade, que sobrecarrega mecanicamente as articulações que suportam o peso, como joelhos e quadril, mas também gera quadro de inflamação sistêmica pela liberação de mediadores inflamatórios, atingindo inclusive articulações que não necessariamente suportam peso, como as mãos.[6]

SINAIS E SINTOMAS

O principal sintoma da osteoartrose é a dor articular que leva, na maioria das vezes, o paciente a buscar e usar os serviços de saúde, o que é decisivo na condução do tratamento. Geralmente, a dor piora com a mobilização articular e pode vir acompanhada de limitação da quantidade de movimento articular, limitando progressivamente a realização das atividades físicas e de hábitos do dia a dia. Além das alterações mais frequentes que afetam cartilagem articular, osso subcondral e sinóvia, as estruturas periarticulares, como ligamentos, tendões e músculos também podem ser acometidas, acarretando outros sinais e sintomas além do quadro doloroso. Dessa forma, crepitações, estalidos, deformidade e sensação de instabilidade articular podem estar presentes. Nas articulações mais superficiais, observa-se aumento de volume local, com edema e/ou derrame articular. Não são esperados sinais sistêmicos como febre, perda de peso ou alterações laboratoriais.[7]

DIAGNÓSTICO
Exame físico

O exame físico avalia e confirma a história clínica de modo a observar e reproduzir os sinais e sintomas relatados. Dependendo da articulação a ser avaliada, as etapas de inspeção, palpação, mobilidade articular e manobras especiais apresentam suas particularidades.

Inspeção estática

Na inspeção estática, em que observa-se o paciente parado, em pé (ortostatismo) ou deitado, busca-se aumento de volume da articulação, edema periarticular, deformidade do segmento ou membro acometido. Nas mãos, nódulos nas articulações interfalangeanas distais e proximais, denominados Heberden e Bouchard, respectivamente, podem ser identificados. Nos pés, a primeira articulação metatarsofalangeana pode apresentar deformidade em valgo (*hallux valgus*). Nos joelhos, por exemplo, a deformidade em varo ou em valgo é mais evidente.[7]

Inspeção dinâmica

Na inspeção dinâmica, com o paciente deambulando, observa-se durante a marcha a presença de claudicação, identificando-se em qual segmento ocorre, ou mesmo em posição antálgica do membro superior, quando está afetado. O uso de dispositivos acessórios, como bengala, andador, colete, tipoia ou algum tipo de imobilizador, também deve chamar a atenção.

Palpação

Na palpação, a linha articular pode ser dolorosa, bem como os pontos de inserção de tendões, quando há quadro de tendinites associadas a osteoartrose. Também avalia-se a presença de derrame articular, principalmente nas articulações mais superficiais, como joelhos.

Mobilidade articular

Na mobilidade articular, avalia-se o aparecimento ou aumento da dor, restrição ou bloqueio no arco de movimento, crepitação ou estalidos. No quadril, a dor geralmente é na região anterior ou inguinal, e existe uma ordem de perda de amplitude de movimento, com a rotação interna a primeira a ser comprometida, seguida da adução e, por último, a flexão.

Exames de imagem

Os exames de imagem complementam a investigação diagnóstica, e são úteis na confirmação da osteoatrose e à exclusão de outras doenças. O principal exame de imagem e de mais fácil acesso para visualização das alterações osteoarticulares é a radiografia simples da região acometida, com pelo menos duas incidências.

As principais alterações radiográficas que podem ser observadas na osteoartrose são (Figura 141.2):

- Osteófitos: proeminências ósseas que não pertencem à articulação original e que o leigo costuma chamar de "bico de papagaio"
- Redução do espaço articular: devido à degeneração da cartilagem articular
- Cistos subcondrais: caracterizados por nodulações radiotransparentes adjacentes à superfície óssea articular
- Esclerose subcondral: observa-se um aumento da radiopacidade no osso subcondral.

Além disso, outras alterações também podem ser observadas, como mal alinhamento dos ossos e aumento do sombreado de partes moles.

Em caso de dúvida diagnóstica, a ressonância magnética pode ser solicitada para auxiliar na identificação de alterações iniciais da cartilagem articular e do osso subcondral, ou no diagnóstico de lesões de estruturas periarticulares, como, por exemplo, ligamentos. A ultrassonografia, embora seja exame de baixo custo, útil em procedimentos intervencionistas e livre de radiação, tem seu uso mais restrito às articulações superficiais e doenças periarticulares.[7]

CLASSIFICAÇÃO

A osteoartrose pode ser classificada de acordo com o grau de acometimento e lesão articular. Na maioria das vezes, cada articulação tem uma classificação dedicada, tornando inviável o conhecimento de todas elas, restringindo o conhecimento mais específico ao ortopedista especialista. Existe, porém, a classificação de Kellgren e Lawrence,[8] que avaliaram radiografias de diferentes articulações do tipo diartrose e propuseram uma avaliação universal, embora

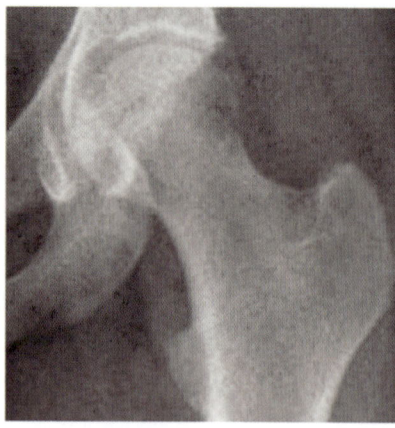
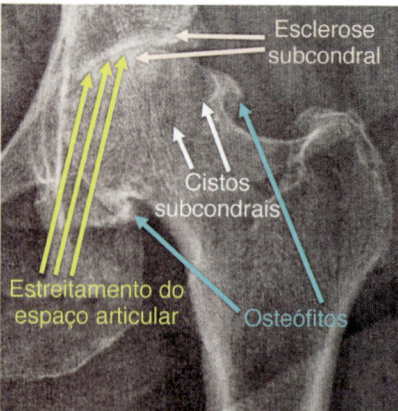

Figura 141.2 À esquerda, radiografia do quadril normal. À direita, sinais radiográficos de osteoartrose. Foto acervo dos autores.

não específica (Tabela 141.1) (Figuras 141.3 e 141.4). A osteoartrose é considerada presente a partir do grau 2, apesar das alterações serem mínimas.

Tabela 141.1 Classificação de Kellgren e Lawrence para osteoartrose.

Grau	Descrição
0 (ausente)	Normal, ausência de alterações de osteoartrose
1 (duvidosa)	Estreitamento do espaço articular duvidoso e possíveis osteófitos na borda
2 (mínima)	Possível estreitamento do espaço articular e osteófito definido
3 (moderada)	Definido estreitamento do espaço articular, múltiplos osteófitos moderados, alguma esclerose subcondral e possível deformidade do contorno ósseo
4 (avançada)	Notável estreitamento do espaço articular, grandes osteófitos, notável esclerose subcondral, marcada deformidade do contorno ósseo

TRATAMENTO

Atualmente, não há tratamento que ofereça cura biológica para osteoartrose, no sentido de regeneração da cartilagem articular. Independentemente da fase da doença em que o paciente se encontra, medidas educativas que informem sobre a patologia, sua progressão e prognóstico, além das modalidades possíveis de tratamento, são recomendados. Entre as modalidades de tratamento, existem as não farmacológicas, as farmacológicas, as invasivas e as cirúrgicas.[5]

O tratamento não farmacológico consiste na mudança dos fatores de risco modificáveis, principalmente obesidade e sedentarismo. Isso pode ser alcançado pela educação e incentivo a hábitos, exercícios e dieta saudáveis, especialmente nos casos de osteoartrose das articulações de carga como quadril, joelhos e pés. A fisioterapia também é uma boa opção não farmacológica na melhora da dor, estabilização articular a partir do fortalecimento muscular e no ganho de

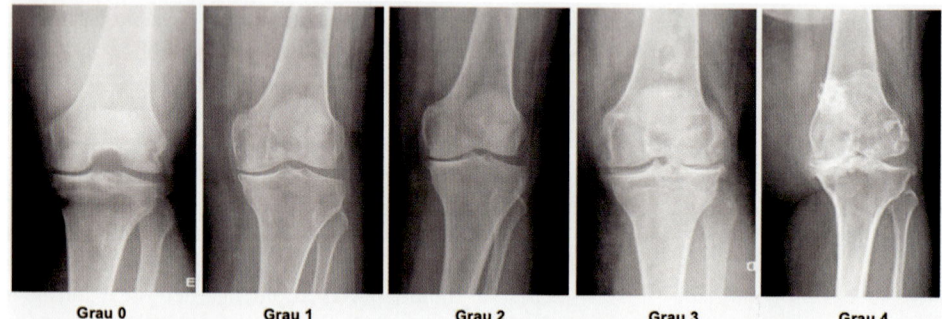

Figura 141.3 Radiografias dos diferentes graus de artrose nos joelhos, segundo a classificação de Kellgren e Lawrence. Foto acervo dos autores.

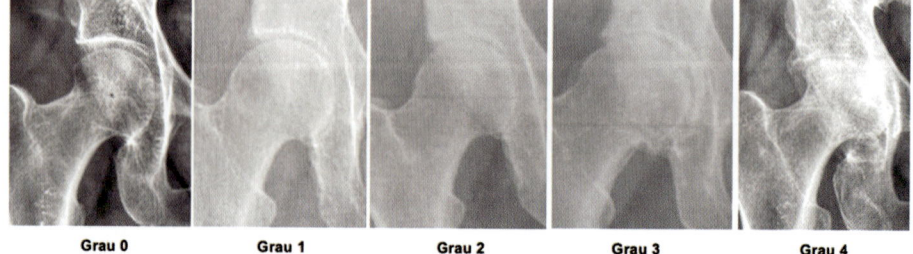

Figura 141.4 Radiografias dos diferentes graus de artrose no quadril, segundo a classificação de Kellgren e Lawrence. Foto acervo dos autores.

movimento. Somado a isso, exercícios aeróbios e anaeróbios são essenciais na manutenção dos benefícios trazidos pela atividade física regular, sempre sob supervisão de um preparador físico e quando indicado pelo médico.

O tratamento farmacológico inclui a administração via oral de medicações na tentativa de aliviar os sintomas. Analgésicos comuns e anti-inflamatórios não esteroidais (AINEs) compõem a primeira opção de tratamento para os pacientes que se apresentam com dor devido a osteoartrose. Uma limitação ao tratamento são os pacientes que apresentam patologias cardiovasculares, renais e/ou gastrintestinais, pois possuem restrição ao uso de AINEs. Medicações fitoterápicas, sulfato de condroitina ou glucosamina, diacereína, colágeno e/ou ácido hialurônico têm sido utilizados, mas dependem do grau de acometimento articular, e sua eficácia ainda necessita de comprovação com maior nível de evidência.[7]

As opções para a infiltração intra-articular são várias, incluindo anestésicos, anti-inflamatórios, corticoesteroides, biomoduladores, nutrientes antioxidantes, anabólicos, viscossuplementação e ortobiológicos. As mais utilizadas são corticoesteroides e viscossuplementos, indicados principalmente para os casos de artrose leve a moderada. Entretanto, ainda não há consenso sobre qual o melhor fármaco, dosagem e/ou periodicidade a ser utilizado para infiltrar cada articulação.[5,7]

Pacientes com falha do tratamento conservador executado por 6 meses, ou em estágios avançados de osteoartrose e que tenham redução considerável da qualidade de vida, devem ser encaminhados ao ortopedista especialista.[5] Cirurgias com realinhamentos articulares, como as osteotomias, podem ser realizadas nos joelhos e têm, por princípio, a transferência da carga para o compartimento articular não acometido. A artroplastia total do quadril ou joelhos é o padrão-ouro para pacientes em estágio avançado da osteoartrose que não tiveram sucesso com o tratamento conservador. A artroplastia atualmente permite recuperação rápida e reinserção dos pacientes nas atividades básicas diárias com poucas limitações.[7]

PREVENÇÃO

Na prevenção da osteoartrose, o foco são os fatores de risco modificáveis, entre eles:

- Controle do estado de obesidade

- Melhora da qualidade da estabilidade articular e da musculatura com atividade física
- Controle do quadro inflamatório.

Devido ao longo processo para o desenvolvimento da doença, os resultados de ensaios clínicos preventivos, ainda que iniciais ou intermediários, devem ser identificados e validados para viabilizar os estudos nessa área.[5]

CONSIDERAÇÕES FINAIS

As situações clínicas que envolvem o paciente com artrose são muito variadas. O primeiro contato do paciente, muitas vezes, será o médico generalista, e por isso o conhecimento das manifestações clínicas iniciais é essencial para se realizar uma abordagem diagnóstica adequada e o encaminhamento precoce ao especialista.

REFERÊNCIAS BIBLIOGRÁFICAS

1. Leifer, VP, Katz, JN, Losina, E. The burden of OA-health services and economics. *Osteoarthritis Cartilage.* 2022 Jan;30(1):10-16. DOI: 10.1016/j.joca.2021.05.007. Epub 2021 May 20. PMID: 34023527; PMCID: PMC8605034.
2. Global Burden of Disease Study 2019 (GBD 2019) results. Global Burden of Disease Collaborative Network 2019.
3. Hunter, DJ, March, L, Chew, M. Osteoarthritis in 2020 and beyond: a Lancet Commission. *Lancet.* 2020 Nov 28;396(10264):1711-1712. DOI: 10.1016/S0140-6736(20)32230-3. Epub 2020 Nov 4. PMID: 33159851.
4. Hawker, GA. Osteoarthritis is a serious disease. Clin Exp Rheumatol. 2019 Sep-Oct;37 Suppl 120(5):3-6. Epub 2019 Oct 14. PMID: 31621562.
5. Hunter, DJ, Bierma-Zeinstra, S. Osteoarthritis. *Lancet.* 2019 Apr 27;393(10182):1745-1759. DOI: 10.1016/S0140-6736(19)30417-9. PMID: 31034380.
6. O'Neill, TW, McCabe, PS, McBeth, J. Update on the epidemiology, risk factors and disease outcomes of osteoarthritis. *Best Pract Res Clin Rheumatol.* 2018 Apr;32(2):312-326. DOI: 10.1016/j.berh.2018.10.007. Epub 2018 Nov 22. PMID: 30527434.
7. Abramoff, B, Caldera, FE. Osteoarthritis: Pathology, Diagnosis, and Treatment Options. *Med Clin North Am.* 2020 Mar;104(2): 293-311. DOI: 10.1016/j.mcna.2019.10.007. Epub 2019 Dec 18. PMID: 32035570.
8. Kellgren, JH, Lawrence, JS. Radiological assessment of osteoarthrosis. *Ann Rheum Dis.* 1957 Dec;16(4):494-502. DOI: 10.1136/ard.16.4.494. PMID: 13498604; PMCID: PMC1006995.

142
Torção de Tornozelo

Roberto Zambelli • Hugo Bertani Dressler • Matheus Levy A. T. de Souza •
Gustavo Araujo Nunes

INTRODUÇÃO

A entorse do tornozelo caracteriza-se pelo estiramento ou ruptura dos ligamentos laterais e mediais do tornozelo após um trauma torcional, e é a lesão mais comum dos membros inferiores.[1,2] Apesar de ser muito frequente, apenas 50% dos pacientes procuram atendimento médico.[3]

A entorse de tornozelo exerce importante impacto na sociedade. Está associada a grandes custos, desde atendimentos de urgência, exames complementares, reabilitação e absenteísmo. No Reino Unido, estima-se que um paciente com entorse do tornozelo perca 6,9 dias de trabalho no tratamento dessa lesão, ocasionando uma perda produtiva de £ 805,00, além de £ 135,00 de custos diretos relacionados com o tratamento.[1]

Além disso, a entorse do tornozelo é considerada uma das lesões com maior potencial de recorrência, com um risco duas vezes maior de uma nova entorse no ano seguinte ao primeiro episódio.[1,4] A principal sequela é a instabilidade crônica do tornozelo, que ocorre provavelmente devido ao tratamento e/ou reabilitação inadequados ou ao retorno precoce às atividades esportivas/recreativas.[1]

A abordagem inicial inadequada da primeira lesão eleva o risco de recorrência e de piores pontuações nos escores funcionais.[5] Para minimizar a ocorrência de complicações relacionadas com entorse, como a instabilidade crônica, recomendações estruturadas são indicadas para a avaliação clínica, radiográfica e tratamento do paciente que sofreu uma torção do tornozelo.

INCIDÊNCIA

A prevalência de entorses laterais do tornozelo é substancial, com relatos de até 70% de pacientes com lesão no tornozelo durante a vida.[1] Nos EUA, estima-se que 2 milhões de entorses do tornozelo aconteçam por ano.[2]

A incidência em mulheres é de 13,6 por 1.000 exposições e de 6,9 por 1.000 nos homens.[2] A incidência diminui com a idade, sendo 2,9/1.000 nas crianças, 1,9/1.000 nos adolescentes e 0,7/1.000 nos adultos.[2] Além disso, corresponde a 40% de todas as lesões traumáticas do tornozelo durante a prática esportiva.[3] Para os esportes *indoor*, acredita-se que a incidência seja de 7 a cada 1.000 exposições.[3] A maior incidência de lesões acontece em esportes que incluem corrida, drible e salto, como basquete, futebol e voleibol.[2] Por exemplo, a incidência de entorses do tornozelo na NBA corresponde a 3,2-3,5/1.000 jogador-jogos.[2]

A principal complicação é a recidiva e evolução para instabilidade crônica. Alguns autores afirmam que aproximadamente de 12 e 47% das entorses do tornozelo recidivam e podem evoluir para o quadro crônico.[2]

DIAGNÓSTICO

As estratégias da abordagem inicial ao trauma torcional do tornozelo devem ser conhecidas pelo profissional médico generalista, uma vez que o manejo adequado reduz recidivas, cronificação de instabilidade e custo, fatores que justificam o treinamento do profissional médico não especialista.[3] A avaliação clínica inicial começa com uma anamnese adequada, por meio da coleta de informações como história de entorses prévias, tempo desde o evento traumático, mecanismo de lesão, idade do paciente, profissão, hábitos esportivos, capacidade de deambular após o trauma e sintomas associados.[3,6]

A lesão do complexo ligamentar lateral deve ser suspeitada quando o paciente descreve um trauma torcional em inversão com rotação interna do pé e tornozelo. As lesões do ligamento deltoide acontecem quando existe um movimento de rotação externa do pé e eversão do tálus dentro da mortalha. Na ocorrência de padrões associados a esses movimentos, é importante avaliar lesões ligamentares altas ou lesões da sindesmose tibiofibular distal.[1]

O paciente pode se apresentar para o atendimento inicial com um espectro muito amplo de sinais e sintomas após uma torção do tornozelo, desde um discreto edema lateral, até uma importante equimose e incapacidade de deambular após o trauma (Figura 142.1). Essa incapacidade deve alertar o médico assistente sobre a possibilidade de uma fratura na região do tornozelo ou uma entorse de maior gravidade.[1]

O exame físico inicial deve ser realizado de maneira gentil e é necessário considerar a palpação de estruturas ósseas principais em risco e dos complexos ligamentares lateral e medial à procura de pontos de dor (Figuras 142.2 a 142.4). Durante o exame físico, é importante apalpar o terço proximal da perna, especialmente quando o paciente relata um movimento de rotação externa da perna associado à inversão do retropé, uma vez que é o mesmo mecanismo das fraturas de Maisonneuve, que são fraturas do tornozelo, mas que muitas vezes o traço da fíbula está no terço proximal da fíbula e a radiografia do tornozelo pode ser aparentemente normal. A dor deve ser graduada com a Escala Analógica Visual da Dor (EVA) para acompanhar a evolução clínica do paciente.[1]

O complexo ligamentar lateral, frequentemente acometido nos casos de entorse, é composto de três estruturas: o ligamento fibulotalar anterior (LFTA), fibulocalcâneo (LFC) e mais raramente o fibulotalar posterior (LFTP).[6]

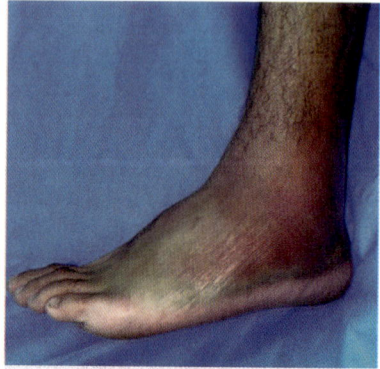

Figura 142.1 Quadro clínico inicial: edema e equimose.

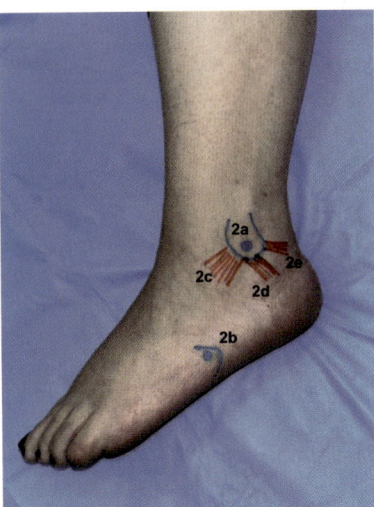

Figura 142.2 Visão lateral osteoligamentar (em azul): base do quinto metatarso e maléolo lateral, e complexo ligamentar lateral (em vermelho). 2a: maléolo lateral; 2b: base do quinto metatarso; 2c: ligamento fibulotalar anterior; 2d: ligamento fibulocalcâneo; 2e: ligamento fibulotalar posterior.

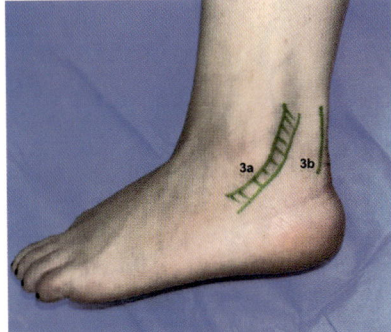

Figura 142.3 Visão lateral tendínea. 3a: topografia de tendões fibulares; 3b: topografia de tendão calcâneo.

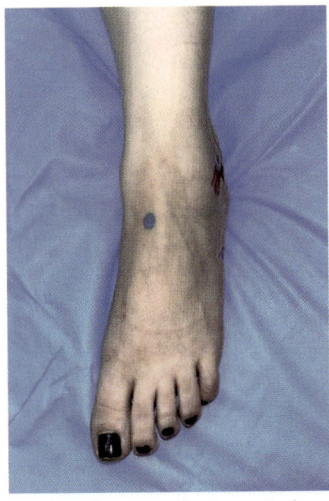

Figura 142.4 Visão dorsal: topografia do navicular e cabeça do tálus.

O LFTA é o principal estabilizador lateral do tornozelo e o mais comumente lesado nas entorses (ver Figura 142.2c). A reprodução da dor ao se palpar ou tensionar o ligamento em inversão e flexão plantar são indicativos da sua lesão.

O teste clínico que identifica a lesão do LFTA é o teste da gaveta anterior, realizado pelo examinador com uma das mãos estabilizando a tíbia enquanto a outra realiza um movimento de ântero-posteriorização do tornozelo (Figura 142.5). Uma reavaliação do paciente após 5 a 7 dias da avaliação inicial aumenta a sensibilidade e especificidade desse teste, uma vez que o paciente já apresenta uma melhora parcial da dor, facilitando o exame físico.[1] Caso não haja a identificação do sinal do sulco no ato do teste, pode-se considerar uma baixa probabilidade de lesão completa do ligamento.

O LFC está localizado um pouco mais inferiormente e em sentido posterior, quando comparado à posição do LFTA, apesar de ter sua origem no mesmo *footprint* (ver Figura 142.2d). Dor à palpação no trajeto do ligamento e nas manobras de dorsiflexão associadas à inversão passiva do retropé indicam lesão do LFC (Figura 142.6).[1,6]

Em casos de entorse do tornozelo associada à dor e edema na região mais anterior e superior à linha articular, o médico assistente deve suspeitar de lesão da sindesmose tibiofibular distal, que ocorre em 1 a cada 5 pacientes com entorses do tornozelo.[1] O teste clínico para a avaliação da sindesmose é o de aperto (*Squeeze test*) (Figura 142.7) realizado pelo examinador com compressão látero-lateral do terço médio da perna de maneira a estressar a sindesmose tibiofibular distal; se ocasionar dor no local, indica alta probabilidade de lesão da sindesmose tibiofibular distal.[1]

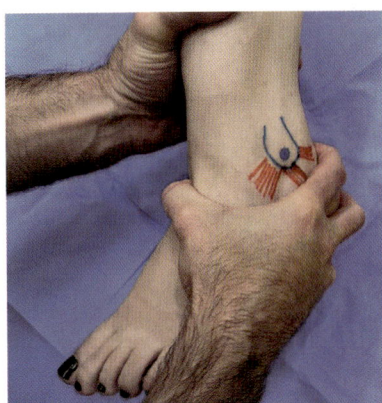

Figura 142.5 Teste de gaveta anterior do tornozelo.

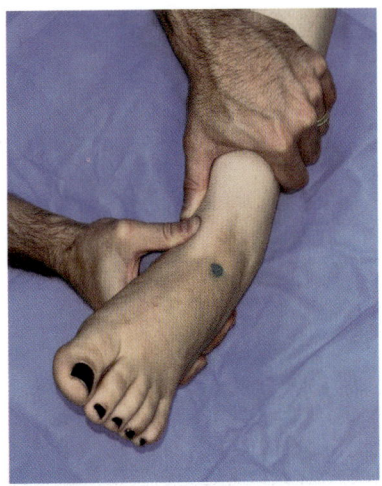

Figura 142.6 Teste de estresse em varo para ligamento fibulocalcâneo.

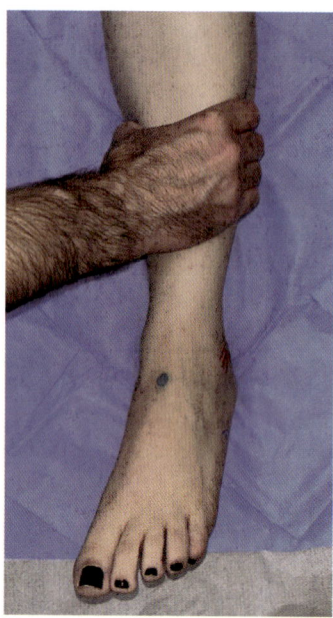

Figura 142.7 *Squeeze test* para sindesmose tibiofibular.

Após a avaliação clínica, são solicitados exames complementares, se indicados, como a radiografia simples do tornozelo quando há suspeita de fratura. É importante ressaltar que o mecanismo de trauma em inversão pode ocasionar diferentes fraturas associadas: da base do quinto metatarso, do processo anterior do calcâneo e do processo lateral do tálus. As incidências da radiografia do tornozelo que devem ser solicitadas são em anteroposterior (AP), perfil e AP com 20° de rotação interna (Figura 142.8). Caso exista suspeita de fraturas no pé, realizam-se radiografias do pé nas incidências AP, perfil e oblíqua. A tomografia computadorizada pode ser necessária nos casos em que existe uma alta suspeita clínica de fratura em uma radiografia inconclusiva.

A ressonância magnética (RM) é o exame mais confiável para identificar a presença de lesões ligamentares, lesões condrais e fraturas ocultas, alcançando elevada sensibilidade e especificidade para esses padrões de lesão.[3,7] No entanto, o exame deve ser solicitado após a avaliação inicial. A identificação de lesões ligamentares é possível apenas com o exame

físico e, muitas vezes, a RM pode gerar mais ansiedade do que contribuir com a decisão do tratamento, que será discutido posteriormente neste capítulo. Portanto, a RM deve ser solicitada quando a evolução clínica nos primeiros 15 a 20 dias não for satisfatória, ou se existir suspeita de fraturas ocultas, lesões da sindesmose ou lesões de cartilagem.[3]

Em geral, as entorses podem ser classificadas em três tipos diferentes (Tabela 142.1).[3]

Nos casos em que há hematoma, acompanhado de dor à palpação ao redor da fíbula distal e/ou teste de gaveta anterior positivo, é elevada a probabilidade de algum grau de lesão ligamentar lateral. O teste da gaveta anterior tem elevada sensibilidade (84%) e especificidade (96%).

Diagnósticos diferenciais

O entendimento da possível ocorrência de outros diagnósticos é condição fundamental para o diagnóstico diferencial. A suspeita de lesões associadas ou diagnósticos diferenciais guiará o estudo propedêutico complementar. Entre as mais frequentes, destacam-se: fratura de tornozelo, fratura do processo anterior do calcâneo, fratura da base do quinto metatarso, lesão da sindesmose tibiofibular, fratura de Maisonneuve, fratura por avulsão dorsal do navicular, lesão condral ou osteocondral do tálus e lesão do tendão calcâneo ou tendão de Aquiles, bem como lesão ou instabilidade de tendões fibulares.[8]

Apenas cerca de 15% dos pacientes com entorse de tornozelo podem apresentar um quadro de fratura do tornozelo,[3] e no sentido de se evitar a realização desnecessária de estudo radiográfico, sugere-se a aplicação das regras de Ottawa para definir quais pacientes se beneficiarão da realização de um exame de imagem na abordagem inicial,[9] regras validadas por *guidelines* internacionais que versam sobre o tema com sensibilidade (de 86 a 99%), especificidade (de 25 a 46%), valor preditivo negativo (de 97 a 99%) e reprodutibilidade de 45%.[3]

A avaliação deve considerar dor e/ou edema à palpação da região dos maléolos lateral e medial, base do quinto metatarso e navicular, além da incapacidade de realizar pelo menos 4 passos no membro lesado. Na presença de pelo menos um desses achados, a condução é feita com estudo radiográfico do tornozelo e/ou pé, a depender da região suspeitada.[9]

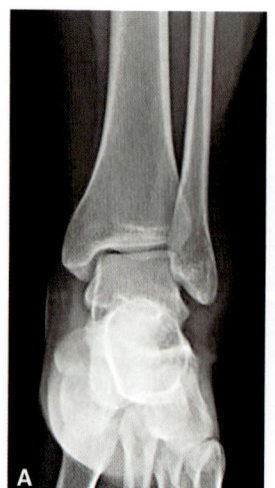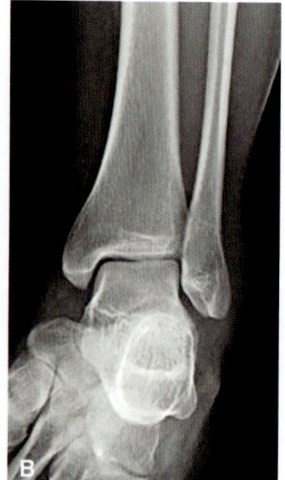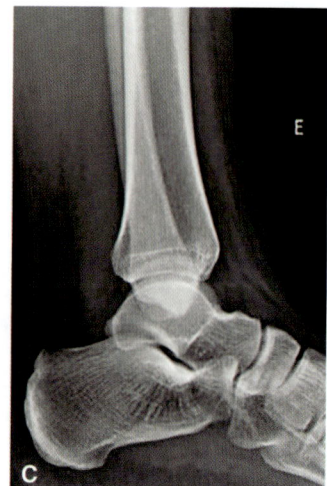

Figura 142.8 Incidências radiográficas do tornozelo. **A.** Anteroposterior; **B.** Anteroposterior com 20° de rotação interna; **C.** Perfil.

Tabela 142.1 Classificação das entorces.

Grau	Hematoma/dor/edema	Gaveta anterior	Tilt talar	Lesão anatômica	Estabilidade
I	+	–	–	Parcial LFTA	Estável
II	+	+	–	Total LFTA/parcial LFC	Instável
III	+	+	+	Total LFTA/total LFC	Instável

LFTA: ligamento fibulotalar anterior. LFC: ligamento fibulocalcâneo.

TRATAMENTO

Devido à elevada prevalência, é de extrema importância que o médico generalista tenha conhecimentos básicos do tratamento das lesões ligamentares agudas do tornozelo. O objetivo primário é a redução da dor e do edema, com retorno progressivo às atividades diárias, além de evitar possíveis complicações, como a instabilidade crônica.

Durante os primeiros dias (de 48 a 72 horas), o protocolo RICE, cuja sigla em inglês significa repouso (*rest*), gelo (*ice*), compressão (*compression*) e elevação (*elevation*), é a terapia mais utilizada. O repouso reduz as demandas metabólicas teciduais, diminuindo a circulação sanguínea na área lesionada. A aplicação de gelo induz a vasoconstrição e reduz a temperatura local, diminuindo o consumo energético celular local. Ela também é importante para minimizar a formação do exsudato e das hemorragias que são responsáveis pelo edema. Por fim, o gelo tem ainda uma função analgésica que pode ser utilizada na fase de reabilitação, facilitando a execução dos exercícios. A compressão reduz o edema e interrompe a hemorragia, enquanto a elevação aumenta a drenagem linfática e otimiza a circulação venosa no membro afetado.[10] No primeiro momento, um período curto de imobilização (inferior a 10 dias), a depender da gravidade da lesão, também pode ajudar a aliviar os sintomas, bem como a retirada do apoio no membro acometido, com o objetivo de analgesia.

A utilização de medicamentos anti-inflamatórios (AINEs) ajuda a reduzir a dor e o edema, além de minimizar o tempo necessário para o retorno ao trabalho. Os AINEs são capazes de reduzir a resposta inflamatória, processo fisiológico essencial para a cicatrização. Logo, sua utilização deve ser por um curto período, apenas na fase inicial para controlar a dor e o edema. Uma alternativa é o uso de analgésicos simples e opioides, os quais, apesar de não possuírem efeito anti-inflamatório, apresentam analgesia eficiente. Em resumo, a prescrição de medicamentos na fase aguda deve ser individualizada e levar em consideração os riscos e benefícios.

Com a diminuição dos sintomas, cujo tempo de duração depende da gravidade da lesão, inicia-se o protocolo de reabilitação funcional. Entende-se por tratamento funcional a combinação de uma órtese imobilizadora semirrígida removível de tornozelo (Figura 142.9) associada a um programa de mobilização articular controlada precoce,[10] preferencialmente sob a supervisão de um profissional de fisioterapia. Restaurar a dorsiflexão do tornozelo e prevenir a rigidez articular são pontos chave no processo de reabilitação, uma vez que a perda da amplitude de movimento é um fator de risco para recidiva das entorses e para a instabilidade crônica. O tempo médio para utilização da órtese varia de 4 a 6 semanas, de acordo com a evolução do paciente.[3] Existem diversos programas de reabilitação, nos quais as principais abordagens são baseadas no fortalecimento muscular, sobretudo dos estabilizadores laterais secundários, coordenação motora e mobilização manual. Exercícios neuromusculares e proprioceptivos têm eficácia comprovada na prevenção de recidivas e do desenvolvimento de instabilidade crônica.

O tratamento cirúrgico nas entorses agudas de tornozelo é reservado para situações especiais, e geralmente consiste no reparo primário dos ligamentos rompidos. Essa abordagem apresenta resultados semelhantes ao tratamento funcional,[10] e é reservada apenas para pacientes com instabilidade crônica e aos casos refratários à reabilitação fisioterápica. Deve-se avaliar também a intervenção cirúrgica para pacientes com lesões associadas e para atletas profissionais com o objetivo de garantir o retorno mais rápido à prática esportiva.

A prevenção de recidivas pode ser feita utilizando-se imobilizações funcionais. Esparadrapagem ou órtese durante a prática de atividades físicas atuam como fatores protetores e devem ser usados de acordo com a preferência do paciente.[3] Exercícios fisioterápicos com foco em equilíbrio e coordenação também funcionam como fatores preventivos e devem ser adotados para evitar recidivas e instabilidade crônica, principalmente em atletas.

CONSIDERAÇÕES FINAIS

As lesões ligamentares do tornozelo são extremamente frequentes no dia a dia do médico que atende emergências e, portanto, o médico generalista precisa estar familiarizado com a condução desse tipo de lesão. Normalmente, o diagnóstico é feito com exame clínico, com pouca necessidade de exames complementares de alto custo. O tratamento conservador, quando bem conduzido, é suficiente para, na maioria das vezes, prevenir desfechos indesejáveis como instabilidade crônica e suas repercussões negativas para o paciente e para o sistema de saúde.

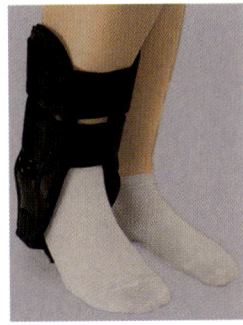

Figura 142.9 Órtese imobilizadora semirrígida removível de tornozelo. Adaptada de: https://salvape.com.br, 2023. Disponível em: https://salvape.com.br/produto-salvape/tornozeleira-softcast. Acesso em: 28 mar. 2023.

REFERÊNCIAS BIBLIOGRÁFICAS

1. Delahunt, E, Bleakley, CM, Bossard, DS, Caulfield, BM, Docherty, CL, Doherty, C, et al. Clinical assessment of acute lateral ankle sprain injuries (ROAST): 2019 consensus statement and recommendations of the International Ankle Consortium. *Br J Sports Med*. 2018 Jun 9;52(20):1304-10.

2. Herzog, MM, Kerr, ZY, Marshall, SW, Wikstrom, EA. Epidemiology of Ankle Sprains and Chronic Ankle Instability. *J Athl Train*. 2019 Jun;54(6):603–10.

3. Vuurberg, G, Hoorntje ,A, Wink, LM, van der Doelen, BFW, van den Bekerom, MP, Dekker, R, et al. Diagnosis, treatment and prevention of ankle sprains: update of an evidence-based clinical guideline. *Br J Sports Med*. 2018 Aug;52(15):956.

4. Tassignon, B, Verschueren, J, Delahunt, E, Smith, M, Vicenzino, B, Verhagen, E, et al. Criteria-Based Return to Sport Decision-Making Following Lateral Ankle Sprain Injury: a Systematic Review and Narrative Synthesis. *Sports Med*. 2019 Apr;49(4):601–19.

5. Wikstrom, EA, Cain, MS, Chandran, A, Song, K, Regan, T, Migel, K, et al. Lateral Ankle Sprain and Subsequent Ankle Sprain Risk: A Systematic Review. *J Athl Train*. 2021 Jun 1;56(6):578–85.

6. Cordier, G, Nunes, GA, Vega, J, Roure, F, Dalmau-Pastor, M. Connecting fibers between ATFL's inferior fascicle and CFL transmit tension between both ligaments. *Knee Surg Sports Traumatol Arthrosc*. 2021 Aug;29(8):2511–6.

7. Tan, DW, the, DJW, Chee, YH. Accuracy of magnetic resonance imaging in diagnosing lateral ankle ligament injuries: A comparative study with surgical findings and timings of scans. *Asia Pac J Sports Med Arthrosc Rehabil Technol*. 2017 Jan;7:15–20.

8. Sarcon, AK, Heyrani, N, Giza, E, Kreulen, C. Lateral ankle sprain and chronic ankle instability. *Foot Ankle Orthop*. 2019 Apr;4(2):2473011419846938.

9. Beckenkamp, PR, Lin, CWC, Macaskill, P, Michaleff, ZA, Maher, CG, Moseley, AM. Diagnostic accuracy of the Ottawa Ankle and Midfoot Rules: a systematic review with meta-analysis. *Br J Sports Med*. 2017 Mar;51(6):504–10.

10. Gaddi, D, Mosca, A, Piatti, M, Munegato, D, Catalano, M, Di Lorenzo, G, et al. Acute Ankle Sprain Management: An Umbrella Review of Systematic Reviews. *FrontMed*. 2022 Jul 7;9:868474.

143

Fratura no Idoso

José Carlos Souza Vilela • Henrique Elias Darmstadter • Paulo Feliciano Sarquis

INTRODUÇÃO

As fraturas em idosos se tornaram uma questão de saúde mundial. Muitas vezes, o tratamento desses pacientes não é simples e depende de uma boa assistência do sistema de saúde como um todo. Com o aumento da expectativa de vida, aumentou o número de fraturas em idosos e em todas as vertentes envolvidas, desde a prevenção dos traumas até a reabilitação, com consequente impacto econômico.[1]

As fraturas de fragilidade podem ocorrer em qualquer osso e acometem mais frequentemente a coluna vertebral, o fêmur proximal, o úmero proximal e o rádio distal. A principal causa dessas fraturas é a queda e, por menor que seja o trauma, deve-se sempre investigar os sintomas.[1,2]

Atualmente, o perfil epidemiológico das fraturas do idoso configura um grupo de pacientes completamente diferente de décadas passadas. Por eles serem hoje mais ativos nas suas atividades diárias e também na atividade física, houve maior demanda, muitas vezes, na exigência e na adaptação ao tratamento. Além disso, a pandemia de covid-19 mostrou alterações da incidência de algumas fraturas.[1,3]

As fraturas em idosos podem resultar em redução da qualidade de vida, aumento da morbidade e redução de expectativa de vida. A prevenção, o tratamento e a reabilitação não se restringem a uma área de atuação única, mas a um conjunto de profissionais de diversas áreas.[1,2]

EPIDEMIOLOGIA

Em 2010, 158 milhões de pessoas tinham alto risco de fratura por osteoporose, e a estimativa é dobrar até 2040.[2] O local anatômico mais comum de fraturas de fragilidade é a coluna vertebral. Apenas um terço das fraturas da coluna são clinicamente identificadas e poucas delas necessitam de tratamento cirúrgico. Em 52% ocorrem na coluna lombar, 40% na torácica e 8% na cervical.[1,4]

Ao avaliarem as fraturas em pacientes com mais de 65 anos, excluindo as que se referem à coluna vertebral, Court-Brown et al. dividiram em subgrupos e analisaram o padrão de distribuição de fraturas por faixa etária. Eles identificaram seis grupos de fraturas com padrões diferentes (Figura 143.1):[1,2]

- Grupo 1: fraturas que aumentam a incidência de acordo com o envelhecimento, tanto em homens como em mulheres (Figura 143.1A)
- Grupo 2: fraturas que aumentam de incidência com o envelhecimento apenas em mulheres (Figura 143.1B)
- Grupo 3: fraturas que aumentam de incidência com o envelhecimento apenas em homens (Figura 143.1C)
- Grupo 4: fraturas que diminuem de incidência em homens (Figura 143.1D)
- Grupo 5: fraturas que diminuem de incidência em mulheres (Figura 143.1E)
- Grupo 6: fraturas que não têm relação com envelhecimento (Figura 143.1F).

As fraturas múltiplas são mais comuns em idosos e acometem 5% de pacientes acima de 65 anos. Pacientes com múltiplas fraturas têm maior mortalidade e mais necessidade de cuidados após alta hospitalar, o que eleva o custo do tratamento. Em sua maioria, as fraturas múltiplas são pertencentes ao grupo 1 descrito por Court-Brown et al., sendo a principal combinação a fratura proximal do fêmur com fratura proximal do úmero (18,8%), seguida por fratura de fêmur proximal e radio distal (12,2%). No atendimento primário, deve-se levantar a suspeita de múltiplas fraturas.[2]

Já as fraturas expostas em idosos têm incidência de 20,3% naqueles com mais de 65 anos. Devido às alterações de envelhecimento da pele e a diminuição de sua espessura com a perda de tecido subcutâneo, as mulheres apresentam maior incidência de fratura exposta do que homens maiores de 65 anos. Além disso, os homens dessa faixa etária tendem a se expor menos a atividades de alta energia quando comparados a homens jovens.[2]

Após a pandemia de covid-19, o padrão de vida da população sofreu mudanças, especialmente entre os idosos. Esse grupo ficou mais restrito ainda ao retorno às atividades, e a maioria passou por um período de isolamento mais rígido, resultando em alteração nos dados de fraturas. Entre os abaixo de 65 anos, o número de fraturas totais diminuiu. Nos idosos, a incidência das fraturas de fragilidade, excluindo as de quadril, diminuiu provavelmente pelo fato dessas fraturas estarem relacionadas com eventos fora de casa. Já as fraturas de quadril permaneceram com uma incidência estável, e ocorrem principalmente em ambientes domiciliares.[3]

O grau de independência e a atividade dos idosos são fatores que devem ser considerados, pois atualmente essa população pode ser considerada mais ativa do que quando comparada com a mesma faixa etária de décadas passadas. Um exemplo é o aumento da incidência de fraturas em idosos ciclistas. Isso gera uma exigência de reabilitação rápida e retorno ao nível similar anterior.[1,2]

FATORES QUE INFLUENCIAM A INCIDÊNCIA DE FRATURAS

A patogenia da fratura é multifatorial. Devem ser considerados fatores que influenciam a força óssea, assim como a frequência e o tipo de trauma. É bem estabelecido que tanto o aumento da idade como ser do sexo feminino levam à diminuição da densidade mineral óssea. Outros fatores estão relacionados com problemas de saúde e à susceptibilidade a quedas. Fatores de risco como tabagismo, alcoolismo, diabetes, tipo de ocupação, estado socioeconômico, estado civil, disfunção psicológica e uso de medicações foram associados ao aumento de fraturas de fragilidade, especialmente de fêmur proximal.[1,2]

O diagnóstico de osteoporose e a avaliação do risco de fraturas por fragilidade pode ser baseado na história clínica, nos exames físicos, laboratoriais e outros.[1,2] O exame mais conhecido é a densitometria óssea, que avalia a densidade mineral óssea, sendo mais comum a avaliação do segmento da coluna lombar L1-L4, do fêmur total, do colo femoral isolado ou do terço médio do rádio. A densitometria óssea é indicada para mulheres com 65 anos ou mais, homens com

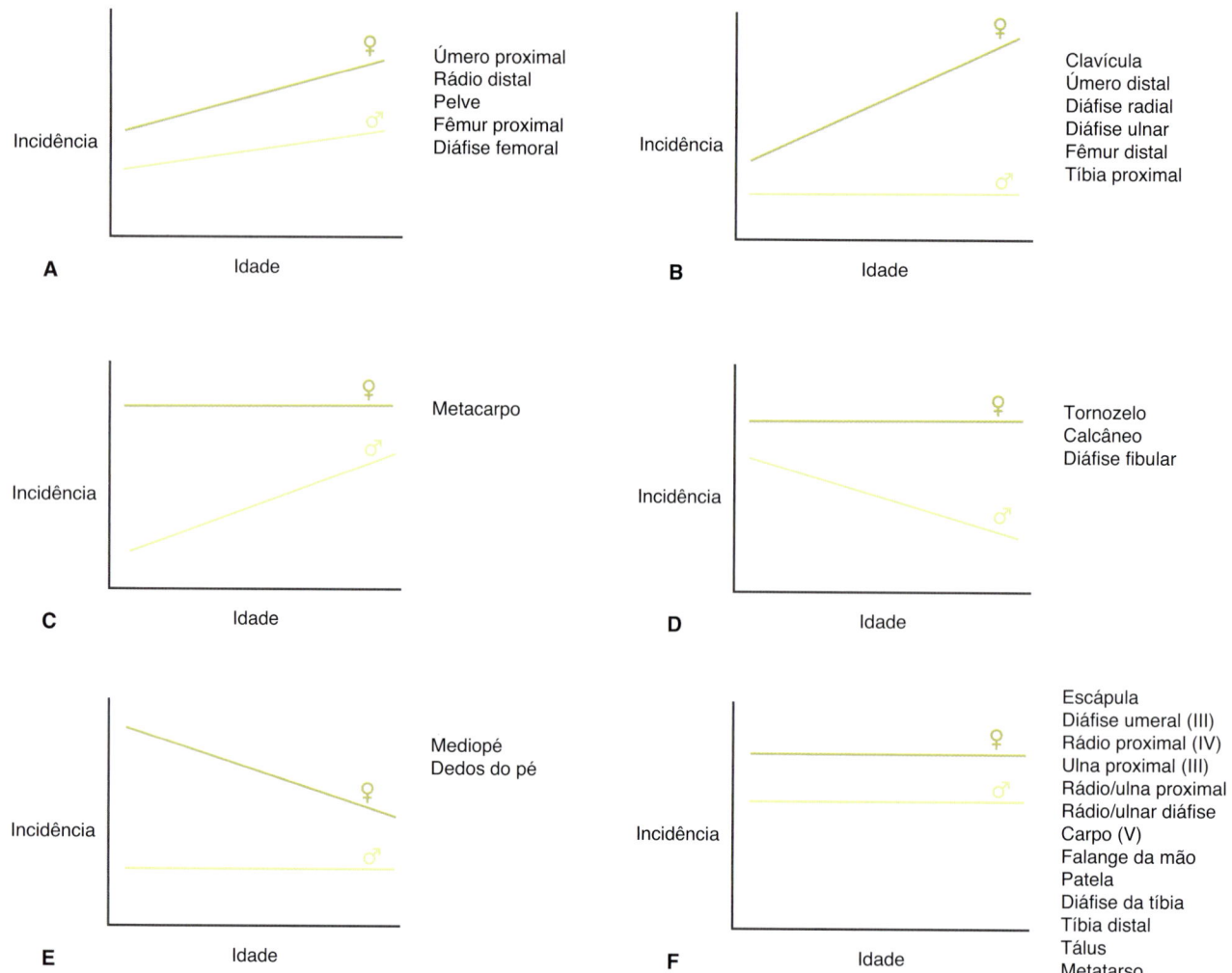

Figura 143.1 A-F. Incidência de fraturas em idosos. Adaptada de: Falaschi, Paolo, Marsh, David. *Orthogeriatrics: the management of older patients with fragility fractures.* 2ª ed. Padua: Springer, 2021. p. 355.

70 anos ou mais, ou na presença de fatores de risco, como baixo peso, fratura prévia, uso de medicamentos ou presença de comorbidades que afetam o metabolismo ósseo.[1,2]

O resultado é comparado com grupos da mesma idade e gênero (Z-score) ou grupo de pico de massa óssea (T-score), e avaliado o grau de mineralização óssea (Tabela 143.1).[1,2] Ressalta-se que se o paciente apresentar uma das fraturas de fragilidade, deve-se considerar que possui osteoporose grave.[1,2]

Outra importante ferramenta à disposição é o FRAX (Fracture Risk Assessement Tool), para avaliar o risco de fratura. O FRAX permite calcular a probabilidade de fraturas nos próximos 10 anos de acordo com algumas características do paciente e da densidade mineral óssea. Dessa maneira, os pacientes com médio e alto riscos de fraturas podem ser identificados e orientados.[1,2]

QUEDAS E PREVENÇÃO

As quedas são a principal causa de morbidade e mortalidade em idosos, e 10% delas resultam em lesões sérias. A queda da própria altura é a principal causa de fraturas, sendo responsável por mais de 90% nas pessoas acima de 65 anos. Outros mecanismos de trauma comuns são quedas de uma baixa altura ou de escadas.[1,2]

O risco de quedas pode ser avaliado de acordo com anamnese, histórico de quedas, medicações, questionários, exame de visão, capacidade cognitiva, calçados, testes de equilíbrio e avaliação de marcha. A prevenção de quedas é o principal tratamento de fraturas e deve ocorrer de diversas maneiras. Inicialmente, uma avaliação da moradia e adaptações devem ser feitas, como retirar tapetes, instalar barras de segurança, reduzir superfícies refletoras, pintar bordas nos degraus, arrumar a casa e melhorar a luminosidade. Essas modificações reduzem as quedas em até 77%.[1]

Tabela 143.1 Grau de mineralização óssea.

Classificação	T-score
Normal	≥ −1,0
Osteopenia	Entre −1,0 e −2,5
Osteoporose	≤ −2,5
Osteoporose severa ou estabelecida	≤ −2,5 com uma ou mais fraturas

Adaptada de: Torneta III, P, Ricci, WM, Ostrum, RF, McQueen, MM, McKee, MD, Court-Brown, CM. *Rockwood and Green's Fractures in adults.* 9ª ed. Philadelphia: Wolters Kluwer, 2020.

Além da prevenção de acidentes, devem ser estimulados exercícios físicos,[1] uma vez que estudos mostraram que exercícios isolados ou a combinação de intervenções foram relacionados com a prevenção de quedas, e o melhor resultado foi a associação de exercícios com tratamento da visão.[1]

FRATURAS DA COLUNA

As fraturas da coluna vertebral são as fraturas osteoporóticas mais comuns e ocorrem devido a trauma de baixa energia. Estima-se que de 59 a 78% dos pacientes admitidos no hospital com esse tipo de fratura devem-se a quedas ou traumas. A clínica desses pacientes é principalmente a dor que piora conforme a posição ou aumento da carga na coluna.[4,5]

Inicialmente, as radiografias da coluna são essenciais para a investigação (Figura 143.2). Normalmente, esse tipo de fratura acomete isoladamente um dos platôs vertebrais e são estáveis; porém, caso ocorra a perda da altura do corpo vertebral considerável e outros sintomas, outros exames como tomografia computadorizada e ressonância magnética serão necessários.[5]

A maioria das fraturas da coluna pode ser tratada de forma conservadora. O déficit neurológico é raro e muitas vezes não apresenta critérios de instabilidade. O tratamento se baseia no controle da dor com medicamentos e fisioterapia no momento ideal. O uso de imobilização é controverso e varia de acordo com dor e tipo de fratura. O seguimento é realizado com radiografias seriadas; quando não há complicações, a redução dos níveis de dor acontece entre a 4 e 6 semanas.[5]

As fraturas vertebrais osteoporóticas têm a tendência de levar a sua compressão progressiva e a gerar uma cifose, e em alguns casos podem ter indicação cirúrgica. Além disso, a incapacidade de controle da dor também é uma indicação. O objetivo da cirurgia é reduzir a dor precoce, conseguir uma rápida mobilidade e um resultado funcional melhor no longo prazo. Algumas técnicas cirúrgicas são vertebroplastia, cifoplastia, estabilização percutânea ou cirurgia aberta. Deve-se levar em consideração o risco de submeter esse grupo de pacientes a procedimentos invasivos e extensos.[4,5]

FRATURAS DE FÊMUR PROXIMAL

As fraturas de quadril são condições muito debilitantes nos idosos e afetam principalmente as mulheres. Globalmente, essa

patologia apresenta um risco ao longa da vida de 40 a 50% nas mulheres e de 13 a 22% nos homens e gera um impacto socioeconômico muito grande quando se avalia tempo de internação, reabilitação, institucionalização e outros custos.[3,6]

As fraturas do fêmur proximal podem ser classificadas anatomicamente em intracapsular (colo femoral) ou extracapsular (intertrocantérica ou subtrocantéricas) (Figura 143.3). A história natural das fraturas de quadril é de mau prognóstico caso não sejam tratadas. Os pacientes têm elevados riscos de complicações cardiovasculares, pulmonares, trombóticas, infecciosas e sangramentos.[1,2]

Nas fraturas extracapsulares, os pacientes apresentam o membro afetado encurtado e rodado externamente devido à força da musculatura inserida em cada segmento (Figura 143.4). Diferentemente, nas fraturas intracapsulares nem

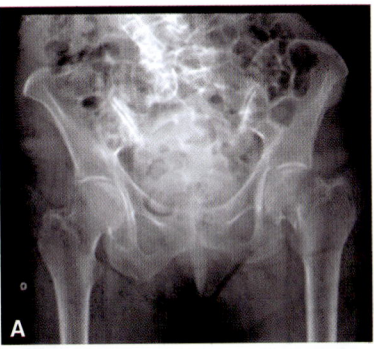
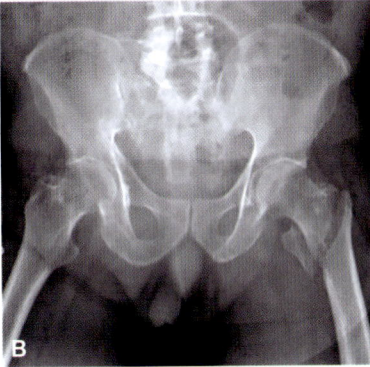

Figura 143.3 Fratura do colo do fêmur esquerdo (**A**) e fratura intertrocantérica do fêmur esquerdo (**B**).

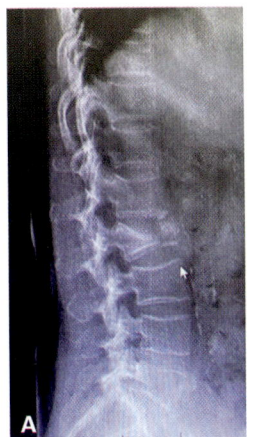
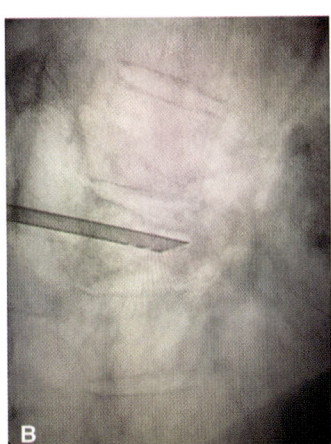
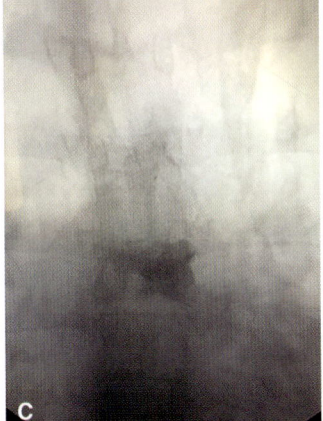

Figura 143.2 Paciente com fratura da vértebra L2, com achatamento, identificado por radiografia em perfil da coluna (**A**). Procedimento de vertebroplastia com recuperação de altura da vértebra (**B** e **C**).

sempre esse desvio ocorre. Em alguns casos de fraturas incompletas e sem desvio, os pacientes conseguem deambular, apesar da dificuldade, com o membro afetado.[1,2]

A investigação inicia-se com exame físico e radiográfico. Algumas fraturas podem ser ocultas e deve-se usar outros meios diagnósticos, como ressonância magnética, preferencialmente, ou tomografia computadorizada. Na impossibilidade desses exames, encaminhar o paciente para um serviço de referência é essencial.[2]

Fraturas de fêmur proximal estão associadas ao aumento de mortalidade especialmente em pacientes mais idosos, chegando a 22,5% em pacientes entre 60 e 69 anos e 46,3% em maiores que 90 anos. Outro estudo mostra que o atraso do procedimento cirúrgico de pacientes com morbidades tem um risco 2,5 vezes maior de morte dentro de 3 dias após o procedimento e também que a mortalidade aumenta se o procedimento for atrasado por mais de 4 dias em pacientes saudáveis. Portanto, a agilidade no diagnóstico e tratamento são essenciais.[2]

O principal mecanismo de trauma é uma queda da própria altura e para essas fraturas recomenda-se tratamento cirúrgico quando as condições clínicas permitirem. Recomenda-se operar nas primeiras 48 horas para melhores desfechos clínicos, e alguns estudos mostraram menores complicações quando operados dentro de 6 horas.[2]

As fraturas do colo do fêmur têm como opções cirúrgicas fixação interna ou artroplastia de quadril, a depender do desvio da fratura e condições do paciente. As fraturas intertrocantéricas são tratadas principalmente por meios de fixação interna, em geral uma haste cefalomedular.[2]

É preciso lembrar o aumento da incidência das fraturas de fêmur atípicas devido ao uso prolongado de bisfosfonatos, usados para tratamento de osteoporose. Quando comparado o risco de fratura atípica com o uso desse medicamento por menos de 3 meses com uso por mais de 8 anos, a chance de fratura aumenta 43,51 vezes. Apesar disso, as reduções de fraturas osteoporóticas e de quadril superam, em muito, o aumento do risco de fratura atípicas.[2]

Tão importante quanto o tratamento cirúrgico é a reabilitação do paciente. Um atendimento interdisciplinar é essencial. A fisioterapia para deambulação precoce deve ser estimulada, além de tratamento para prevenção de trombose e o início do tratamento da osteoporose.[1,2]

FRATURAS DE ÚMERO PROXIMAL

A incidência de fraturas do úmero proximal aumentou 28% de 1990 até 2010, conforme o envelhecimento da população. Nas idosas, 95% das fraturas de úmero proximal são devido à queda da própria altura. Essas fraturas têm um grande impacto no estado funcional e nível de atividade do idoso. A escolha do tratamento tem como base as características da fratura, experiência do cirurgião, condições e preferências do paciente (Figura 143.5). Mas alguns estudos relatam que não há benefício no tratamento cirúrgico comparado com o conservador nas fraturas de úmero proximal até com desvio moderado. O tratamento conservador se baseia na analgesia e conforto dos pacientes com uma tipoia americana.[6]

Embora 75% das fraturas de úmero proximal sejam tratadas conservadoramente, após o surgimento das placas bloqueadas ocorreu o aumento das taxas das cirurgias em algumas instituições. Consequentemente, houve aumento das complicações e reoperações. Recentemente, estudos questionam a opção de tratamento cirúrgico de fraturas do úmero proximal para pacientes acima de 65 anos, e mostram um melhor desfecho funcional e maior independência nos pacientes idosos tratados conservadoramente.[7]

Ao avaliar o procedimento de prótese reversa total de ombro para pacientes acima de 65 anos, uma revisão sistemática e metanálise não mostrou diferença em arco de movimento, escores de desfechos clínicos e riscos de reoperação ao realizar tanto primariamente como postergar o procedimento. Portanto, devido ao risco da cirurgia na população idosa, o tratamento conservador, com tipoia, inicialmente é indicado para essas fraturas.[8]

FRATURAS DO RÁDIO DISTAL

As fraturas do rádio distal representam 16% do total de fraturas na população adulta, com aumento progressivo da sua incidência após os 65 anos, e alguns estudos apontam ser a fratura mais comum em superidosos (acima de 80 anos). A principal causa dessa fratura na população idosa é um trauma de baixa energia, como a queda da própria altura sobre a mão espalmada, diferente da população adulta jovem, na qual é decorrente de traumas de alta energia. A suspeição clínica deve ser levantada em qualquer idoso que sofreu queda,

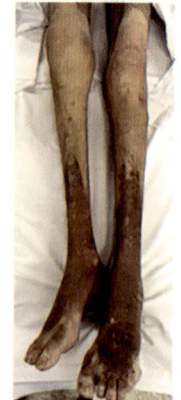

Figura 143.4 Paciente com fratura de fêmur intertrocantérica do lado direito apresentando membro fraturado encurtado e com rotação externa.

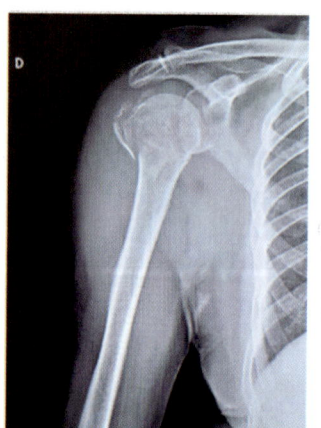
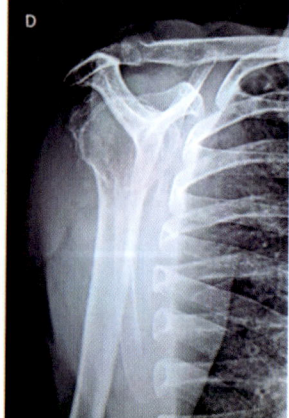

Figura 143.5 Fratura de úmero proximal passível de tratamento conservador em paciente idoso.

seguida de dor e/ou aumento de volume na região do punho associada a limitação para movimentação ativa da mão e do punho, e o diagnóstico é por meio de radiografias simples do punho em duas incidências (PA e perfil). É comum a associação de fratura do rádio distal com fratura do úmero proximal no mesmo membro ou fratura de fêmur proximal no membro inferior ipsilateral, e por isso é fundamental uma avaliação física adequada do paciente para investigar outras lesões ortopédicas e não ortopédicas associadas.[2]

De forma geral, as fraturas de rádio distal em idosos tendem a ocorrer aproximadamente 15 anos antes do que as fraturas do quadril. Sendo assim, essas fraturas podem ser utilizadas como um preditor para a ocorrência futura de fraturas de fêmur proximal e, principalmente, estabelecer o diagnóstico de osteoporose ou fragilidade óssea, permitindo a instituição de tratamento adequado precoce. Estudos indicaram não haver prejuízo para o tempo de consolidação e resultado funcional final da fratura de rádio distal com tratamento medicamentoso da osteoporose. Dessa forma, após diagnóstico de osteoporose, o tratamento deve ser iniciado o quanto antes, sem a necessidade de se esperar a consolidação da fratura.[2]

Em relação ao tratamento específico das fraturas de rádio distal na população idosa, estudo recente comparou resultados funcionais, após um ano de tratamento conservador (Figura 143.6), com tratamento cirúrgico e demonstram não haver diferenças significativas, principalmente em pacientes com baixa demanda funcional. Dessa forma, tende-se a optar pelo tratamento conservador com imobilização gessada por um período aproximado de 4 a 6 semanas, mesmo em casos com desvios maiores, pois a consolidação viciosa residual não leva a um prejuízo da qualidade de vida do paciente.

O tratamento cirúrgico demonstrou ter maiores riscos e complicações com aumento de morbidade pós-operatória, sendo reservado para casos específicos, como, por exemplo, pacientes com alta demanda funcional.[2,9]

CONSIDERAÇÕES FINAIS

O aumento da perspectiva de vida da população está diretamente relacionado com o aumento da incidência de fraturas em idosos. É extremamente importante entender o panorama epidemiológico desse grupo para saber conduzir a avaliação, criar hipóteses diagnosticas e iniciar um tratamento adequado.

Esses pacientes, muitas vezes, têm um perfil clínico mais complicado, e por isso deve-se explicar tanto para eles como para os familiares a perspectiva do tratamento, já que o bom entendimento do quadro é fundamental para a adequação do tratamento a fim de ter o melhor resultado possível.

O atendimento inicial deve ser feito com cautela e as queixas não devem ser minimizadas, e a associação de fraturas deve ser sempre pesquisada. O acompanhamento, mesmo de pequenos traumas, tem sua importância para esclarecer os casos duvidosos.

A prevenção de quedas deve ser a grande área de atuação dos profissionais de saúde, com o objetivo de minimizar os traumas e prover uma melhor qualidade de vida.

Portanto, a fratura do idoso é uma situação cada vez mais presente no atendimento médico e deve ser melhor compreendida por todos a fim de realizar um tratamento adequado, seguro e eficaz.

REFERÊNCIAS BIBLIOGRÁFICAS

1. Falashi, P, Marsh, D. Orthogeriatrics: the management of older patients with fragility fractures. 2ª ed. Padua: Springer, 2021. p-355.
2. Torneta III, P, Ricci, WM, Ostrum, RF, McQueen, MM, McKee, MD, Court-Brown, NC. M. Rockwood and Green's Fractures in adults. 9ª ed. Philadelphia: Wolters Kluwer, 2020.
3. Lim, MA, Ridia, KGM, Pranata, R. Epidemiological pattern of orthopaedic fracture during the COVID-19 pandemic: a systematic review and meta-analysis. *Journal Of Clinical Orthopaedics And Trauma*, [S.L.], v. 16, p. 16-23, maio 2021. Elsevier BV. Disponível em: http://dx.doi.org/10.1016/j.jcot.2020.12.028.
4. Robinson, WA, Carlson, BC, Poppendeck, H, Wanderman, NR, Bunta, AD, Murphy, S, Sietsemna, DL, Daffner, SD, Edwards, BJ, Watts, NB. Osteoporosis-related Vertebral Fragility Fractures. *Spine*, [S.L.], v. 45, n. 8, p. 430-438, 15 abr. 2020. Ovid Technologies (Wolters Kluwer Health). Disponível em: http://dx.doi.org/10.1097/brs.0000000000003324.
5. Chmielnicki, M, Prokop, A, Kandziora, F, Pingel, A. Surgical and Non-surgical Treatment of Vertebral Fractures in Elderly. *Zeitschrift Für Orthopädie Und Unfallchirurgie*, [S.L.], v. 157, n. 06, p. 654-667, 23 maio 2019. Georg Thieme Verlag KG. Disponível em: http://dx.doi.org/10.1055/a-0826-5180.
6. Avarro, CM, Brolund, A, Ekholm, CE, Ekström, EH, Josefsson, PO, Leander, L, Nordström, P, Zidén, L, Stenström, K. Treatment of humerus fractures in the elderly: a systematic review covering effectiveness, safety, economic aspects and evolution of practice. *Plos One*, [S.L.], v. 13, n. 12, p. 1-26, 13 dez. 2018. Public Library of Science (PLoS). Disponível em: http://dx.doi.org/10.1371/journal.pone.0207815.
7. Rikli, D, Feissli, S, M̈ller, AM, Steinitz, A, Suhm, N, Jakob, M, Audigé, L. High rate of maintaining self-dependence and low complication rate with a new treatment algorithm for proximal humeral fractures in the elderly population. *Journal Of Shoulder And Elbow Surgery*, [S.L.], v. 29, n. 6, p. 1127-1135, jun. 2020. Elsevier BV. Disponível em: http://dx.doi.org/10.1016/j.jse.2019.11.006.
8. Torchia, MT, Austin, DC, Cozzolino, N, Jacobowitz, L, Bell, JE. Acute versus delayed reverse total shoulder arthroplasty for the treatment of proximal humeral fractures in the elderly population: a systematic review and meta-analysis. *Journal Of Shoulder And Elbow Surgery*, [S.L.], v. 28, n. 4, p. 765-773, abr. 2019. Elsevier BV. Disponível em: http://dx.doi.org/10.1016/j.jse.2018.10.004.
9. Luokkala, T, Laitinen, MK, Hevonkorpi, TP, Raittio, L, Mattila, VM, Laudonen, AP. Distal radius fractures in the elderly population. *Efort Open Reviews*, [S.L.], v. 5, n. 6, p. 361-370, jun. 2020. Bioscientífica. Disponível em: http://dx.doi.org/10.1302/2058-5241.5.190060.

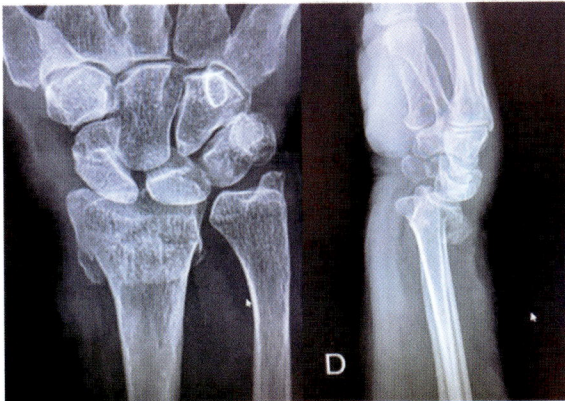

Figura 143.6 Fratura de rádio distal em posteroanterior e perfil, para a qual optou-se por tratamento conservador.

144

Tumores Ósseos

Luiz Eduardo Moreira Teixeira • Alex Guedes

INTRODUÇÃO

Os tumores ósseos representam um grupo heterogêneo de lesões ósseas benignas, malignas e pseudotumorais, oriundos geralmente do mesoderma, tecido embrionário que forma os tecidos de sustentação do corpo. Tecidos conjuntivo, adiposo, vascular, ósseo, cartilaginoso, fibroso e muscular são as origens desses tumores a partir de diferenciação de células pluripotentes mesenquimais.[1] Daí a grande diversidade de tipos e subtipos tumorais, que podem não apresentar agressividade, como o osteocondroma, ou serem de alto grau de malignidade, como o osteossarcoma. Isso torna a abordagem inicial muitas vezes difícil e pouco resolutiva. O objetivo deste capítulo é permitir que o médico generalista suspeite e saiba guiar uma abordagem inicial adequada para pacientes com tumores benignos, malignos ou metastáticos do sistema musculoesquelético.

ETIOLOGIA

As lesões ósseas podem ser divididas em três grandes grupos, os tumores benignos, malignos e os metastáticos. Os tumores benignos e malignos são originados e considerados primários do osso ou da cartilagem. Os tumores metastáticos são originados de outros órgãos e se disseminam para o tecido ósseo por meio de células implantadas por disseminação hematogênica.

Os tumores malignos primários são chamados sarcomas e, diferentemente dos carcinomas, poucos fatores de risco e etiológicos são conhecidos. Usualmente, os carcinomas apresentam um fator de risco evidente, iniciam-se com uma lesão pré-maligna, evoluem para carcinoma *in situ*, microinvasor, disseminação loco-regional e terminam em órgãos a distância. Os sarcomas são tumores sem um fator causal evidente, disseminam por via hematogênica e acometem órgãos-alvo, como o pulmão, antes mesmo do envolvimento loco-regional.

EPIDEMIOLOGIA

Os tumores ósseos surgem em qualquer idade, mas observa-se uma distribuição bimodal bem clara. Os tumores primários, sejam benignos ou malignos, acometem crianças e adolescentes durante as duas primeiras décadas.[2] As lesões metastáticas acometem de forma exponencial de acordo com o avançar da idade, e são o principal diagnóstico nos idosos. Tumores ósseos nos adultos jovens são menos comuns, e quando ocorrem deve-se suspeitar das doenças linfoproliferativas, como linfomas e leucemias (Figura 144.1).

SINAIS E SINTOMAS

Os sintomas dos tumores ósseos dependem de seu comportamento biológico. Pode ser desde um achado acidental durante a execução de algum exame e até uma lesão de evolução rápida acompanhada de dor intensa e crescimento acelerado com sintomas exuberantes. De uma maneira geral, apresentam-se com sintomas de dor, tumoração, fratura patológica ou um achado acidental. Dentre esses, a dor é o principal sintoma (Figura 144.2).

O primeiro passo para o diagnóstico é suspeitar. Duas características importantes são dor na criança e história prévia de câncer nos adultos e idosos.

A dor na criança tem três causas principais, a chamada dor do crescimento, as patologias do quadril e os tumores ósseos. A dor do crescimento apresenta-se como uma dor ao final do dia, que alivia com massagens e analgésicos comuns e não limitam as atividades durante o dia. A dor dos tumores ósseos é insidiosa e progressiva constante, e ocorre preferencialmente nos joelhos, o que leva as crianças a deixar suas atividades recreativas e esportivas. Além da dor, observa-se aumento de volume progressivo, tornando a pele distendida e brilhante, e associado a hipervascularização local (Figura 144.3).

Nos adultos e idosos, o principal fator a ser abordado é a história de câncer. As metástases ósseas são os tumores mais frequentes nessa faixa etária, e seis tumores são os que mais disseminam para os ossos: tumor de mama, próstata, pulmão, rim, tireoide e cólon, que representam mais de 90% das metástases e fraturas patológicas no adulto. Todos os pacientes com esses tumores devem ser estadiados para metástases ósseas.

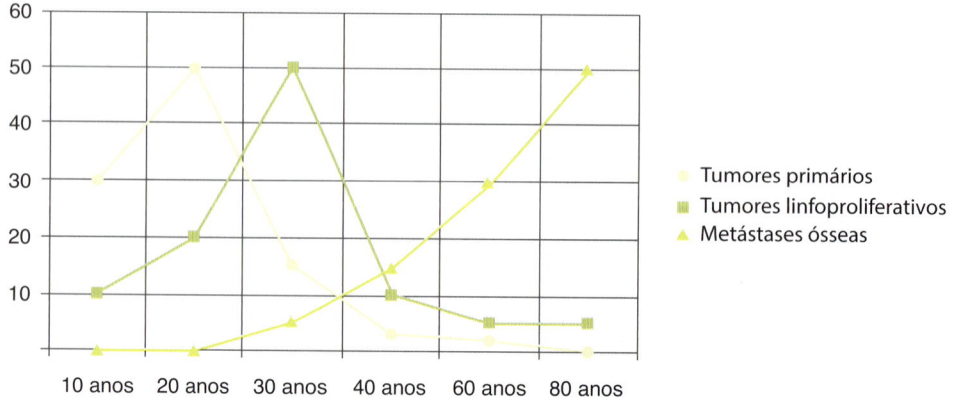

Figura 144.1 Distribuição etária dos tumores ósseos.

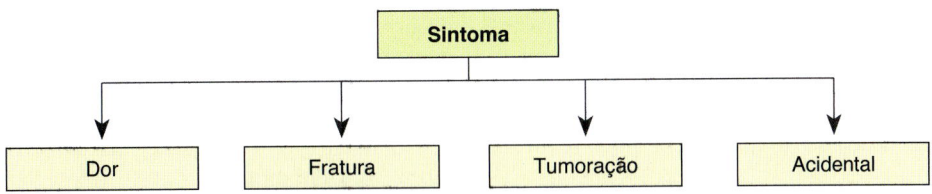

Figura 144.2 Sintomas iniciais dos tumores ósseos.

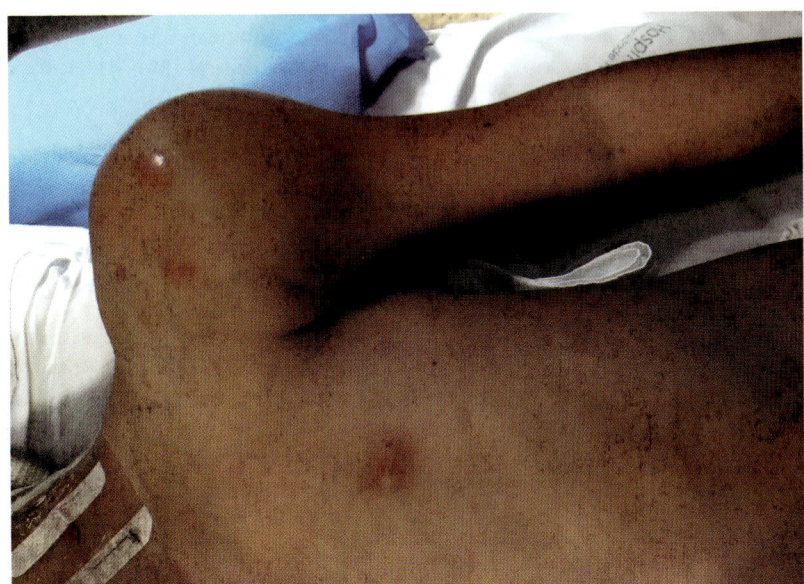

Figura 144.3 Aspectos clínicos de um tumor ósseo maligno (osteossarcoma).

PROPEDÊUTICA

Após a suspeita clínica, o exame inicial a ser solicitado é a radiografia convencional. Esse exame continua sendo o mais importante e é capaz de confirmar o diagnóstico em cerca de 70% dos casos. A característica mais significativa para avaliação é o limite da lesão. Lesões bem delimitadas, nas quais é possível definir de forma clara suas bordas, tendem a ser de baixa agressividade. Imagens pouco definidas, nas quais não se observa onde a lesão termina e onde começa o osso normal, indicam neoplasias agressivas e normalmente são acompanhadas de reação periosteal, destruição da cortical e extravasamento para tecidos moles. Após a radiografia, pode-se complementar a avaliação inicial com exames laboratoriais e de imagem.

Os exames laboratoriais incluem as provas do metabolismo do cálcio (cálcio, fósforo, fosfatase alcalina, paratormônio, vitamina D e função renal). O objetivo é descartar doenças osteometabólicas. Provas inflamatórias (hemograma, proteína C reativa e velocidade de hemossedimentação [VHS]) para descartar doenças reumáticas, revisão hematológica (hemograma, eletroforese de proteínas, imunofixação) e marcadores tumorais como PSA, CEA, alfafetoproteína, CA125, entre outros, são usados para avaliar possíveis metástases de tumores a distância.

Os exames de imagem incluem a ultrassonografia (US), tomografia computadorizada (TC), cintilografia óssea e a ressonância magnética (RM). Na abordagem dos tumores ósseos, a US agrega poucas informações e não é utilizada rotineiramente. A TC também tem uso restrito e é mais indicada para pesquisa de metástases pulmonares ou abdominais.

Os exames mais úteis são a cintilografia e a RM. É importante salientar que não são exames diagnósticos e não superam a radiografia convencional. São usados como auxiliares no diagnóstico e no planejamento do tratamento, em especial a RM. A cintilografia óssea é um exame que avalia a fisiologia de todo o esqueleto, mostrando áreas em que há alterações do fluxo sanguíneo e aumento da atividade osteoblástica. É um exame de alta sensibilidade e baixa especificidade, o que não permite ser um método diagnóstico isolado. A RM é o melhor método para determinar a extensão do tumor, suas características intrínsecas e suas relações com as estruturas vizinhas, como o feixe vasculonervoso. É mais importante para o tratamento do que para o diagnóstico.

Um método mais recente é o PET-CT, que, apesar de ter sua eficácia comprovada na pesquisa de metástases e recorrências de várias neoplasias, ainda é pouco aplicado aos tumores ósseos e suas vantagens ainda estão em estudo.

DIAGNÓSTICO

Após a suspeita clínica e a realização dos exames complementares pertinentes, define-se, então, o estadiamento da lesão. O estadiamento determina o comportamento biológico do tumor, o prognóstico esperado e indica o melhor tratamento. O último passo do estadiamento é a biopsia óssea. Apesar de ser um procedimento simples, se for realizada de forma incorreta pode alterar completamente o tratamento definitivo, transformando, inclusive, em amputação uma ressecção que poderia preservar o membro. Portanto, o ideal é que a biopsia seja realizada pela equipe que realizará o tratamento definitivo e em centros de referência acostumados com a abordagem de sarcomas e tumores ósseos. É comprovado que a condução de pacientes com sarcomas ósseos fora de centros especializados aumenta o risco de recidiva, a taxa de complicações e as amputações, que reduzem a sobrevida.

Sempre que se suspeitar de um tumor agressivo, a biopsia deve ser incisional, e os métodos mais utilizados são a biopsia aberta e a por agulha (Figura 144.4).

As metástases ósseas normalmente não necessitam de biopsia. Elas se apresentam como lesões múltiplas no esqueleto axial (coluna, crânio, costelas, escápula, pelve e fêmur e úmero) (Figura 144.5). O paciente apresenta história de câncer prévio ou em tratamento. No caso de a lesão óssea ser a primeira manifestação da doença, pode ser necessário a biopsia. Nas fraturas patológicas, que ocorrem espontaneamente, ou nas lesões observadas com achado inicial de doença, a biopsia deve ser realizada antes do tratamento da lesão ou da fixação cirúrgica da fratura.[3]

Diagnóstico diferencial

Na criança, o diagnóstico diferencial é amplo, e é importante ressaltar as infecções, especialmente as osteomielites agudas e subagudas, que podem simular em especial o tumor de Ewing, assim como as dores no membro inferior

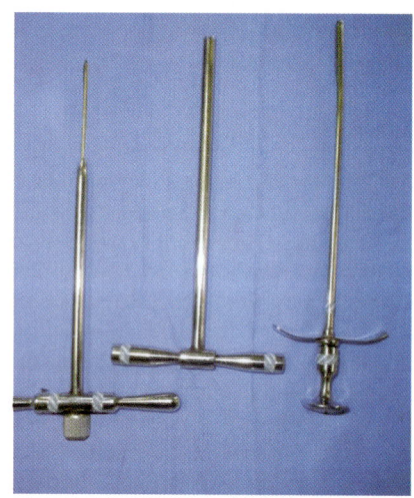

Figura 144.4 Agulhas utilizadas em biopsias ósseas.

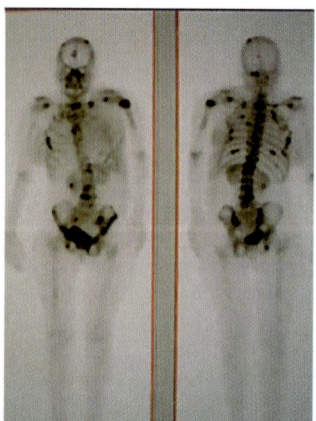

Figura 144.5 Padrão cintilográfico de metástases ósseas.

decorrentes de patologias do quadril, e pode-se sempre solicitar uma radiografia de bacia, no caso de dor em membros inferiores e a dor do crescimento que inclui apofisites, epifisites e dores musculares.

No adulto, os dois principais diagnósticos diferenciais são o mieloma múltiplo, que se apresenta por lesões ósseas numulares em esqueleto axial, nefropatia e alterações medulares decorrentes da proliferação dos plasmócitos. E em segundo lugar, a doença de Paget óssea, de evolução insidiosa, pouco sintomática e caracterizada por deformação progressiva dos ossos, fraturas e alterações cardíacas.

TRATAMENTO

O tratamento depende da agressividade do tumor e seu subtipo histológico. Lesões benignas consideradas latentes que não apresentam sintomas não têm crescimento evidente e achadas casualmente podem ser acompanhadas de modo expectante até a maturidade esquelética (fibroma, encondroma, osteocondroma). Nas lesões ativas, observadas com sinais de atividade na cintilografia ou RM, sugere-se tratamento cirúrgico por curetagem da lesão, com ou sem uso de enxertos, de acordo com o volume do tumor. No caso de tumores benignos que apresentam comportamento agressivo, pode ser necessária uma ressecção completa da lesão com algum tipo de reconstrução. A curetagem pode ser usada desde que acompanhada de algum método adjuvante, como a eletrocauterização da parede da lesão, para diminuir o risco de recidiva.

Os tumores ósseos malignos (osteossarcoma, tumor de Ewing) em geral são lesões de alto grau de malignidade, alta agressividade local e elevado risco de disseminação metastática, em especial para o pulmão. Até os anos de 1980, o tratamento consistia unicamente de amputação do membro acometido, mas com alta taxa de mortalidade, e a sobrevida não alcançava 10% dos casos. Na década seguinte, iniciou-se um esquema de tratamento que incluía quimioterapia, cirurgia seguida de nova etapa de quimioterapia adjuvante. Esse protocolo aumentou drasticamente a sobrevida dos pacientes, alcançando taxas de 60% em 5 anos.

O aumento da sobrevida e os efeitos da quimioterapia pré-operatória permitiram que fossem aplicados métodos cirúrgicos de preservação de membros, com baixo risco de recidiva local. Essas técnicas obtiveram êxito sem comprometer o paciente do ponto de vista oncológico, tornando-se o tratamento de escolha sempre que possível.

Inicia-se com uma quimioterapia neoadjuvante, que combate as micrometástases existentes, reduz o tumor, o processo inflamatório local e a neovascularização. Com isso, decide-se se é possível a preservação do membro ou se será necessária uma amputação. Atualmente, as taxas de preservação são de 80%. Uma vez decidida pela preservação, a cirurgia consiste em ressecção do tumor com margens amplas e um envoltório de tecido normal, seguida de reconstrução do defeito criado e cobertura da reconstrução. Há dois tipos de reconstrução, a biológica (que utiliza enxertos ósseos) e a não biológica (que usa próteses especiais)[4,5] (Figura 144.6).

Após a cicatrização cirúrgica, são retomados novos ciclos de quimioterapia adjuvante, que variam de acordo com o protocolo utilizado. Pacientes que apresentam metástases pulmonares podem, ainda, ser submetidos a metastatectomia pela equipe de cirurgia torácica.

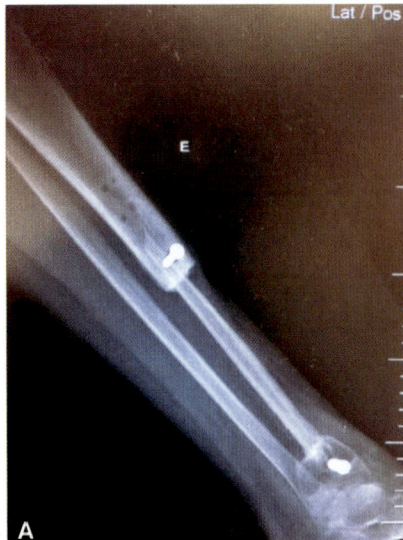

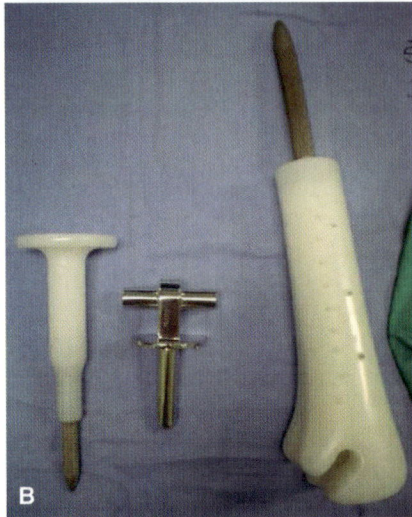

Figura 144.6 Tratamento realizado com enxerto (**A**) e com prótese (**B**).

Embora esse protocolo tenha avançado no tratamento dos sarcomas ósseos, não observa-se melhora na sobrevida, e não há novos medicamentos que melhorem os resultados desde o século passado. Acredita-se que os avanços moleculares e citogenéticos possam alcançar um novo patamar para a cura desses tumores. É importante ressaltar, mais uma vez, que pacientes tratados em centros oncológicos de sarcomas apresentam maior sobrevida e menor taxa de amputações; portanto, quando se desconfia de um tumor ósseo maligno, o melhor é encaminhar para o grupo de referência regional, acelerando o diagnóstico e tratamento.

No caso das metástases ósseas, o tratamento é de acordo com o local primário. Seguem-se duas frentes de tratamento, o oncológico e o ortopédico. O tratamento oncológico inclui quimioterapia, radioterapia, hormonioterapia, imunoterapia, entre outros. O tratamento ortopédico nesses casos não tem objetivo curativo, mas o de controlar a dor, tratar fraturas estabelecidas e fraturas iminentes e controle da calcemia, permitindo independência do paciente e melhora na sua qualidade de vida.

Quanto ao prognóstico, os principais fatores são a presença de metástases, resposta a quimioterapia e volume tumoral. Outros fatores são de menor impacto na sobrevida.[6]

CONSIDERAÇÕES FINAIS

Os tumores ósseos englobam um grupo heterogêneo de neoplasias mesenquimais em que o diagnóstico depende de suspeição por parte do médico da atenção primária, estadiamento adequado e encaminhamento precoce para centros de tratamento, otimizando a cadeia de atendimento e aumentando as chances de vida do paciente.

REFERÊNCIAS BIBLIOGRAFICAS

1. Flanagan, AM, Blay, JY, Bovée, JVMG, Bredella, MA, Cool, P, Nielsen, GP, Yoshida, A. Bone tumours: Introduction. *In*: WHO Classification of Tumours Editorial Board. Soft tissue and bone tumours, 5th ed. Lyon, France: International Agency for Research on Cancer, 2020.
2. Cole, S, Gianferante, DM, Zhu, B, Mirabello, L. Osteosarcoma: A Surveillance, Epidemiology, and End Results program-based analysis from 1975 to 2017. *Cancer.* 2022;128(11):2107-2118.
3. Torneta III, Ricci, WM, Ostrum, RF, McQueen, MM, McKee, MD,Court-Brown, CM,. *Rockwood and Green's Fractures in adults.* 9ª edição. Philadelphia: Lippincott, 2019.
4. Lawrenz, JM, Mesko, NW. General Principles of Wide Resection of Bone Tumors. *In*: Orthopaedic Knowledge Update Musculoskeletal Tumors 4. American Academy of Orthopaedic Surgeons; Wolters Kluwer 2021. p. 407-422.
5. Aponte-Tinao, LA, Ayerza, MA, Albergo, JI, Farfalli, GL. Do Massive Allograft Reconstructions for Tumors of the Femur and Tibia Survive 10 or More Years after Implantation? *Clin. Orthop. Relat. Res.* 2020; 478:517–524.
6. Ding, WZ, Liu, K, Li, Z, Chen, SR. A meta-analysis of prognostic factors of osteosarcoma. *Eur Ver Med Pharmacol Sci*, 2020; 24:4103-4112.

CAPÍTULO 145

Politrauma – Primeiro Atendimento

Pedro José Labronici • Fernanda Giordano • Robinson Esteves Pires • Vincenzo Giordano

INTRODUÇÃO

O manejo de pacientes politraumatizados passou por uma revolução nos últimos 80 anos. Em seu início na década de 1940, o tratamento ortopédico de pacientes politraumatizados envolvia predominantemente o uso de tração, gesso e talas. As décadas seguintes trouxeram mudanças fundamentais no cenário da abordagem inicial do paciente politraumatizado com lesões ortopédicas, em muito impulsionadas pelas evidências de que pacientes submetidos à estabilização definitiva de uma fratura do fêmur em até 24 horas apresentavam taxas menores de embolia gordurosa, síndrome da angústia respiratória do adulto (SARA) e sepse. Com esses avanços, gradual e progressivamente, o cirurgião ortopédico saiu de uma posição secundária quando se acreditava que o paciente "era muito grave para ser operado" (*too sick to be operated on*) para uma posição de destaque no cenário do atendimento inicial do politraumatizado, fruto de uma melhor compreensão das potenciais repercussões hemodinâmica e imunológica provocadas pela existência de lesões ósseas e de partes moles no paciente.[1] Atualmente, a abordagem inicial requer, além de um forte entendimento da fisiopatologia de sua resposta ao trauma, a identificação precoce de indicadores de má evolução do estado clínico do paciente e a apreciação da natureza dinâmica desses parâmetros.[1,2]

A existência de múltiplas fraturas com frequência leva o paciente a rapidamente entrar em choque hemorrágico, o que sobremaneira se agrava na vigência de lesões associadas em diferentes órgãos e sistemas não esqueléticos. Pacientes com lesões múltiplas invariavelmente apresentam uma resposta imunológica exacerbada, que inclui componentes próinflamatórios e anti-inflamatórios.[1-3] Nesse contexto, uma visão mais contemporânea dos distúrbios homeostáticos e fisiológicos apresentados por esse tipo de paciente permite afirmar que o politrauma deve ser encarado como uma doença, não como uma lesão.[3]

Este capítulo define o que é o paciente politraumatizado, revisa as respostas fisiológicas desses pacientes e descreve os objetivos iniciais e os princípios do manejo do paciente politraumatizado com lesões ortopédicas.

DEFINIÇÃO

O termo politrauma origina-se das palavras gregas *poly*, que significa múltiplo, e *trauma*, que quer dizer ferimento. No âmbito clínico, indica um padrão complexo de lesões traumáticas em diferentes regiões anatômicas, que produzem intensa reação em distintos órgãos e sistemas, a qual, em última análise, pode colocar a vida do paciente em risco de morte imediata ou precoce. Mesmo com a introdução de sistemas de atendimento padronizados e outras melhorias no atendimento ao paciente vítima de trauma, a taxa de mortalidade nessa população, particularmente em indivíduos mais jovens, é de cerca de 10 a 13%.[4] As principais causas são o sangramento agudo não controlado ou de difícil controle e os distúrbios de coagulação decorrentes tanto do sangramento massivo como de uma reanimação conduzida de modo inapropriado ou tardio, além do trauma cranioencefálico (TCE), considerado isoladamente um fator de mau prognóstico no cenário do trauma.[4,5] Estima-se que a melhora do resgate pré-hospitalar, com qualificação adequada dos profissionais que o realizam, rápida admissão hospitalar e cuidados intensos e organizados na correção dos distúrbios clínicos apresentados pelo paciente podem evitar mortes em até 80% dos casos.[4]

Uma das primeiras formas de estratificação de pacientes surgiu com a publicação do Escore de Gravidade de Lesão (Injury Severity Score [ISS]), um sistema de pontuação baseado em regiões anatômicas que fornece uma pontuação geral para pacientes com múltiplas lesões. O paciente é considerado politraumatizado quando o ISS ≥ 16 pontos, o que implica em uma taxa de mortalidade esperada de mais de 20%.[4] A maior desvantagem do ISS é considerar apenas a lesão mais grave em cada região do corpo, negligenciando outras lesões de gravidade maior na mesma região anatômica e valorizando lesões menos graves que ocorrem em outras regiões do corpo. Isso levou ao desenvolvimento de uma nova definição de politrauma, baseada menos no aspecto quantitativo e mais em evidências qualitativas associadas ao comprometimento hemodinâmico e à resposta inflamatória apresentados pelo paciente. Dessa forma, em uma leitura mais contemporânea, entende-se por politrauma aquele paciente que apresenta lesões diretas em múltiplas regiões do corpo, capazes de produzir intensa reação sistêmica com disfunção e falência de órgãos distantes não primariamente traumatizados.[3]

No entanto, diversos fatores individuais, como idade e perfil genético, e induzidos pelo trauma (primeiro ataque), como hipotensão refratária, acidose, coagulopatia e lesão de partes moles, podem modular padrões de resposta heterogêneos no sistema imunológico do hospedeiro[4,6,7] (Figura 145.1). Para compreender o significado da inflamação no paciente politraumatizado com lesões ortopédicas, é crucial o conhecimento preciso sobre as respostas fisiológicas observadas no paciente.

RESPOSTAS FISIOLÓGICAS DO PACIENTE POLITRAUMATIZADO

É fundamental que as equipes cirúrgicas envolvidas no atendimento inicial entendam que o politraumatizado é um paciente que sofre agudamente sobrecarga de suas reservas fisiológicas e, portanto, é um paciente de manejo clínico. Nesse sentido, todas as manobras cirúrgicas ou invasivas executadas em um primeiro momento visam, na maioria dos casos, não o reparo definitivo das lesões existentes, mas o controle delas para que o paciente possa responder adequadamente e melhorar sua condição clínica comprometida. Dependendo do padrão e da gravidade das lesões apresentadas pelo paciente politraumatizado, uma variedade de mecanismos de defesa nos níveis celular e humoral são ativados, levando a alterações específicas nas cascatas inflamatórias. Independentemente dos padrões específicos de lesão, os

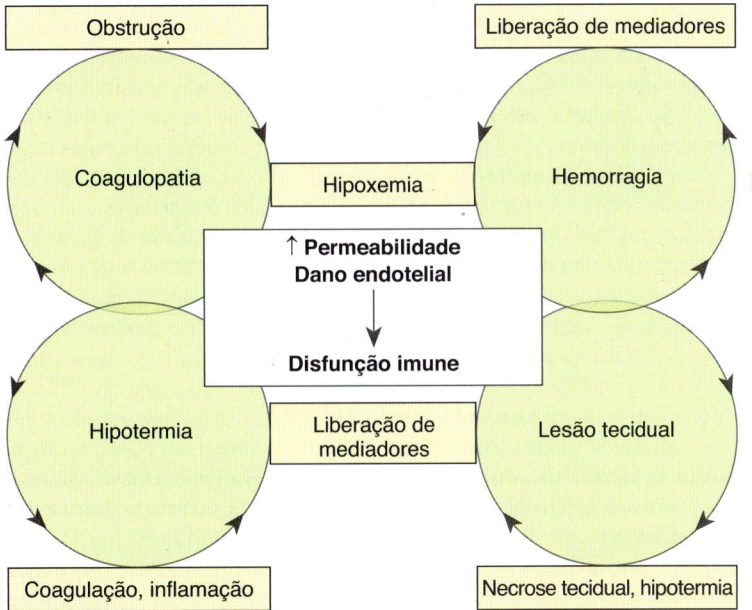

Figura 145.1 Quatro ciclos interativos do paciente politraumatizado. Observa-se que as quatro alterações patogênicas interagem entre si e podem interferir no curso clínico do paciente.

receptores *toll-like*, presentes nas células de defesa do hospedeiro, acionam o sistema imunológico inato e o sistema neuroendócrino, alterando profunda e precocemente a homeostase.[3] Rapidamente ocorrem edema intersticial difuso, infiltração celular polimorfonuclear e microtrombos capilares, mesmo em órgãos poupados do trauma direto, caracterizados clínica e laboratorialmente por hipotensão arterial (pressão arterial sistólica ≤ 90 mmHg), taquicardia, hiperventilação, hipotermia, hiperglicemia, hipocoagulabilidade (PTT > 40 s ou INR > 1,4), granulocitose, trombocitopenia, eosinopenia e acidose metabólica (déficit de base ≤ −6,0; lactato > 2,5 mmol/ℓ).[3,4,6]

Paralelamente à resposta hemodinâmica e à ativação do sistema imunológico inato, alterações inflamatórias sistêmicas modificam as reações dos neutrófilos e outras células imunologicamente ativas, ativando o sistema imune adaptativo[7] (Figura 145.2). No período inicial da lesão traumática, ocorrem aumento no nível de linfócitos B e supressão dos linfócitos T circulantes. Acredita-se que a diminuição no número de linfócitos T circulantes ocorra por seu deslocamento para áreas de tecido isquêmico danificado, como reação compensatória do hospedeiro.[8] Sabe-se que os linfócitos T desempenham um papel importante na restauração de áreas de tecido isquêmico e na polarização de monócitos em um fenótipo pró-angiogênico por meio de contato intercelular e mecanismos de sinalização parácrina. A neovascularização mediada pelo fator de crescimento endotelial vascular (VEGF) é iniciada

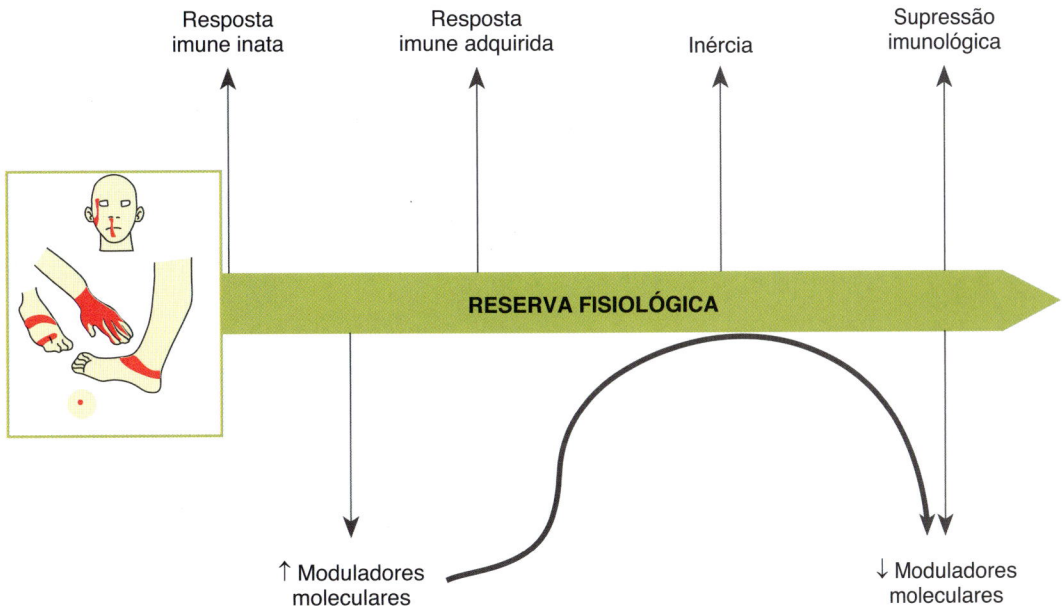

Figura 145.2 Representação da resposta temporal do sistema imunológico determinando alterações inflamatórias sistêmicas no paciente politraumatizado.

principalmente pelas células T CD4+, enquanto as células T CD8+ induzem o recrutamento de células T CD4+ pela interleucina-16 (IL-16).[8] A diminuição no nível total de linfócitos T circulantes deve-se principalmente às células T auxiliares (Th) e NK, a qual, em especial, desempenha importante papel na patogênese da lesão traumática e na síntese de citocinas que ativam novos participantes na defesa imunológica.[8] Observa-se elevação de citocinas pró-inflamatórias (IL-8 e IL-6) e redução de citocinas anti-inflamatórias (IL-4) logo após a ocorrência das lesões, clinicamente evidenciadas por febre, hiperventilação, taquicardia e leucocitose, o que costuma durar por 24 a 72 horas.[4,6] A duração e a intensidade da reação inflamatória dependem da gravidade do trauma. A manutenção de um estado de inflamação permanente, que pode ser provocada por novos estímulos inflamatórios ("segundo ataque"), leva o paciente politraumatizado ao completo esgotamento de suas reservas fisiológicas pela expressão de grandes quantidades de citocinas pró-inflamatórias e diminuição dos níveis de citocinas anti-inflamatórias, propiciando o desenvolvimento de síndrome de reação inflamatória sistêmica (SIRS) aguda, SARA, síndrome de falência de múltiplos órgãos (SFMO) e sepse, acarretando morbidade e mortalidade relativamente mais elevadas.[4,6]

Após o período inicial caracterizado pela exacerbação da resposta inflamatória sistêmica e sobrecarga hemodinâmica, o paciente politraumatizado passa por uma fase de resposta compensatória sistêmica, modulada positivamente pela expressão de citocinas anti-inflamatórias (IL-4) e reguladoras (TGF-beta e IL-10), que diminuem a gravidade da reação inflamatória. Gradualmente, o paciente politraumatizado vai reduzindo sua carga inflamatória, atingindo um momento de inércia, caracterizado pela melhora nos parâmetros clínicos e laboratoriais. Como consequência do esforço do organismo para atenuar a atividade inflamatória, a resposta anti-inflamatória compensatória pode favorecer a SFMO e a suscetibilidade à infecção[4,6] (Figura 145.2). Nesse sentido, é fundamental o envolvimento ativo da equipe médica, avaliando diária e regularmente a

resposta do paciente à reanimação e aos cuidados intensivos, a fim de definir o momento, a sequência e a técnica cirúrgica para que a fixação das fraturas existentes seja realizada o mais precocemente possível, o que encurta o período de internação hospitalar e reduz o risco de complicações.

Com base na compreensão da cinética da resposta imune do hospedeiro à progressão temporal dos mediadores e à orquestração associada da inflamação que ocorre após uma lesão traumática de maior energia, quatro graus clínicos diferentes e intervalos de parâmetros clínicos que determinam esses graus foram desenvolvidos para estratificar o paciente politraumatizado logo após sua admissão hospitalar e dinamicamente em suas respostas às manobras de reanimação.[7,9] De acordo com esse estadiamento clínico-laboratorial definido no Escore de Graduação do Politrauma (PolyTrauma Grading Score [PTGS]), os pacientes são classificados segundo a taxa de mortalidade em estáveis, limítrofes, instáveis ou in extremis (Tabela 145.1).[4,6,7,9] Em última análise, os princípios que norteiam o primeiro atendimento são baseados na estratificação do paciente politraumatizado.

TRATAMENTO[1]

Os princípios de tratamento do paciente politraumatizado com lesões ortopédicas incluem o rápido controle da hemorragia, seguido pela restauração efetiva do volume sanguíneo e do débito de oxigênio. Como mencionado anteriormente, o sangramento agudo não controlado ou de difícil controle é uma das principais causas de morte no paciente politraumatizado, e é a causa mais comum de morte evitável.[4,5] Embora atualmente várias técnicas venham sendo efetivamente utilizadas para controlar mecanicamente o sangramento agudo durante as manobras de reanimação, a estratégia ideal de ressuscitação volêmica permanece um tópico contínuo de debate. Um grande desafio na ressuscitação volêmica de pacientes politraumatizados é a coagulopatia induzida pelo trauma. Múltiplos fatores relacionados com o trauma (trauma de alta

Tabela 145.1 Classificação do paciente politraumatizado de acordo com a taxa de mortalidade.

	Parâmetro	Estável (grau I)	Limítrofe (grau II)	Instável (grau III)	In extremis (grau IV)
Choque	Pressão sanguínea (mmHg)	100 ou mais	80-100	60-90	< 50-60
	Concentrados de hemácias (2 h)	0-2	2-8	5-15	> 15
	Lactato sérico (mmol/ℓ)	Normal	Aproximadamente 2,5	> 2,5	Acidose grave
	Déficit de base (mmol/ℓ)	Normal	Sem dados	Sem dados	> 6-18
	Classificação ATLS	I	II-III	III-IV	IV
	Débito urinário (mℓ/h)	> 150	50-150	< 100	< 50
Coagulação	Contagem de plaquetas (µg/mℓ)	> 110.000	90.000-100.000	< 70.000-90.000	< 70.000
	Fatores II e V (%)	90-100	70-80	50-70	< 50
	Fibrinogênio (g/dℓ)	> 1	Aproximadamente 1	< 1,0	CID
	D-dímero	Normal	Anormal	Anormal	CID
Temperatura		> 34°C	33-35°C	30-32°C	30°C ou menos
Lesão de partes moles	Função pulmonar (PaO₂/FiO₂)	> 350	300	200-300	< 200
	Chest Trauma Score (AIS)	I ou II	II ou mais	II ou mais	III ou mais
	Thoracic Trauma Score (TTS)	0	I-II	II-III	IV
	Trauma abdominal (Moore)	≤ II	≤ III	III	III ou > III
	Trauma pélvico (AO)	Tipo A	Tipo B ou C	Tipo C	Tipo C (esmagamento)
	Trauma de extremidades (AIS)	I-II	II-III	III	III ou > III
Estratégia cirúrgica	Cirurgia definitiva imediata (CDI) Controle de danos ortopédicos (CDO)	CDI	CDO se limítrofe instável CDI se estável	CDO	CDO

CID: coagulação intravascular disseminada. Adaptada de: Roberts CS et al. Instr Course Lect. 2005.

energia com danos importantes a órgãos e tecidos, sangramento maciço e choque hemorrágico persistente) e fatores relacionados com transfusão (hemodiluição, acidose metabólica hiperclorêmica e trombocitopenia devido à ressuscitação de grande volume com cristaloide) desempenham um papel crítico para a coagulopatia induzida por trauma. Além disso, a ressuscitação agressiva com cristaloide pode levar a complicações potencialmente letais, como síndrome compartimental do abdome, SARA e SFMO.

O entendimento atual indica que a perda sanguínea aumenta com o aumento da pressão arterial média e a diluição dos fatores de coagulação. Tem sido altamente recomendado que no paciente politraumatizado sem TCE associado a pressão arterial sistólica deva ser mantida entre 80 e 90 mmHg até que o sangramento maior tenha sido controlado, o que demonstrou ser a pressão arterial mínima aceitável necessária para manter perfusão tecidual e oxigenação adequadas aos órgãos vitais. Dessa forma, controle da hemorragia, hipotensão permissiva e controle de danos na reanimação (*damage control resuscitation* [DCR]) representam a abordagem contemporânea no cenário agudo de pacientes politraumatizados com lesões ortopédicas.

Controle da hemorragia

Durante o atendimento inicial do paciente politraumatizado, qualquer sangramento ativo deve ser rapidamente interrompido ou pelo menos adequadamente controlado para restaurar a estabilidade fisiológica, evitar coagulopatia e prevenir danos adicionais aos órgãos vitais. Em geral, sangramentos externos importantes são controlados pela aplicação temporária de manobras compressivas, com o uso de compressas com ou sem agentes hemostáticos tópicos e/ou torniquetes. A administração de ácido tranexâmico, que inibe a degradação enzimática da fibrina, contribui para diminuir o sangramento e a necessidade de transfusão de sangue. O ácido tranexâmico deve ser administrado com uma dose de ataque de 1 g em 10 minutos, seguida de uma infusão de 1 g a cada 8 horas. É fortemente sugerido que a administração de ácido tranexâmico seja feita rotineiramente dentro de 3 horas após a lesão em pacientes com trauma hemorrágico.

A hemorragia não compressível do tronco (HNCT), definida como a presença de pelo menos uma lesão anatômica não compressível do tronco associada à pressão arterial sistólica < 90 mmHg, é uma causa significativa de hemorragia interna, com mortalidade de até 44%. As lesões anatômicas incluem hemotórax maciço, lesão vascular pulmonar, lesão de vasos do tronco, lesão de órgão sólido grau 4 (fígado, rim, baço) e fratura exposta do anel pélvico. O manejo atual da HNCT inclui laparotomia para hemorragia intra-abdominal contida, oclusão endovascular ressuscitativa da aorta (REBOA) e toracotomia aberta com pinçamento cruzado da aorta em pacientes apresentando choque hemorrágico refratário progressivo. Embora o uso da REBOA demonstre recuperação da pressão arterial sistólica média significativamente mais alta do que a toracotomia aberta, isquemia excessiva devido ao longo período de oclusão aórtica completa é a maior limitação associada à REBOA, podendo levar à mionecrose, insuficiência renal aguda e SFMO. Além disso, aumento suprafisiológico na pressão arterial proximal ao balão de oclusão durante a REBOA pode contribuir para insuficiência cardíaca e exacerbação de lesão cerebral traumática.

Lesões pélvicas instáveis e múltiplas fraturas de ossos longos estão associadas a hemorragia potencialmente maciça e devem ser inicialmente tratadas de acordo com o conceito de controle de danos ortopédico (CDO), que consiste na estabilização das fraturas com fixadores externos e cuidado imediato de todas as lesões de tecidos moles. A estabilização esquelética é a ação mecânica mais efetiva no controle da hemorragia, reduzindo fenômenos tromboembólicos, o efeito catabólico gerado pela dor, o estado de hiperinflamação e o fenômeno de translocação bacteriana. Evidências mostram que indicações potenciais para o CDO incluem a instabilidade hemodinâmica e a acidose metabólica persistente. A lesão instável do anel pélvico em um paciente hemodinamicamente instável deve ser inicialmente estabilizada com cintas pélvicas (lençol ou cintas pré-fabricadas) até que o paciente possa ser levado à sala de cirurgia para estabilização mais apropriada. A adoção de medidas de acordo com o conceito do CDO tem mostrado redução da resposta inflamatória sistêmica no cenário agudo do paciente hemodinamicamente instável e do paciente limítrofe não ressuscitado adequadamente[7,9] (Figura 145.3). O processo de decisão baseia-se nos princípios de "não causar mais danos ao paciente", intervindo prontamente e tendo como base uma medicina individualizada e personalizada.[10] O objetivo é alcançar o melhor resultado possível no paciente politraumatizado com os recursos hospitalares disponíveis. A reavaliação contínua dos pacientes de risco é obrigatória durante todo o tempo, para que as fraturas possam ser estabilizadas o mais precocemente possível, com base no estado fisiológico individual do paciente e em suas características genéticas. Nesse sentido, o ortopedista tem papel decisivo na tomada de ações no primeiro atendimento do politraumatizado, quebrando um paradigma histórico para a melhora clínica do paciente (Figura 145.4).

Hipotensão permissiva e DCR

Hipotensão permissiva e DCR representam o padrão de cuidados no atendimento inicial do paciente politraumatizado. A hipotensão permissiva envolve manter a pressão arterial suficientemente baixa para evitar a exsanguinação, restringindo a administração de fluidos até que a hemorragia seja controlada, o que parece intensificar e melhorar a formação de coágulos. Em termos práticos, a hipotensão permissiva aceita um curto período de perfusão subótima dos órgãos-alvo, mantendo o pulso radial palpável, o que demonstrou ter um efeito protetor em relação ao SFMO e SARA. É importante lembrar que a ressuscitação hipotensiva é contraindicada em pacientes com TCE grave.

O DCR é uma estratégia de tratamento caracterizada pela administração precoce de hemoderivados e restauração da volemia. O objetivo é corrigir agressivamente a coagulopatia e os distúrbios metabólicos durante o controle da hemorragia. Sabe-se que a ressuscitação volêmica agressiva contribui para o sangramento contínuo por aumentar a pressão hidrostática nos coágulos sanguíneos, diluir os fatores de coagulação e agravar a hipotermia. Nesse sentido, a pronta identificação dos pacientes de risco é fundamental para reduzir o aumento da taxa de complicações sistêmicas e a mortalidade geral nessa população. A tromboelastografia rápida de admissão (TEG-r) provou ser superior a outros testes de coagulação, incluindo contagem de plaquetas, para

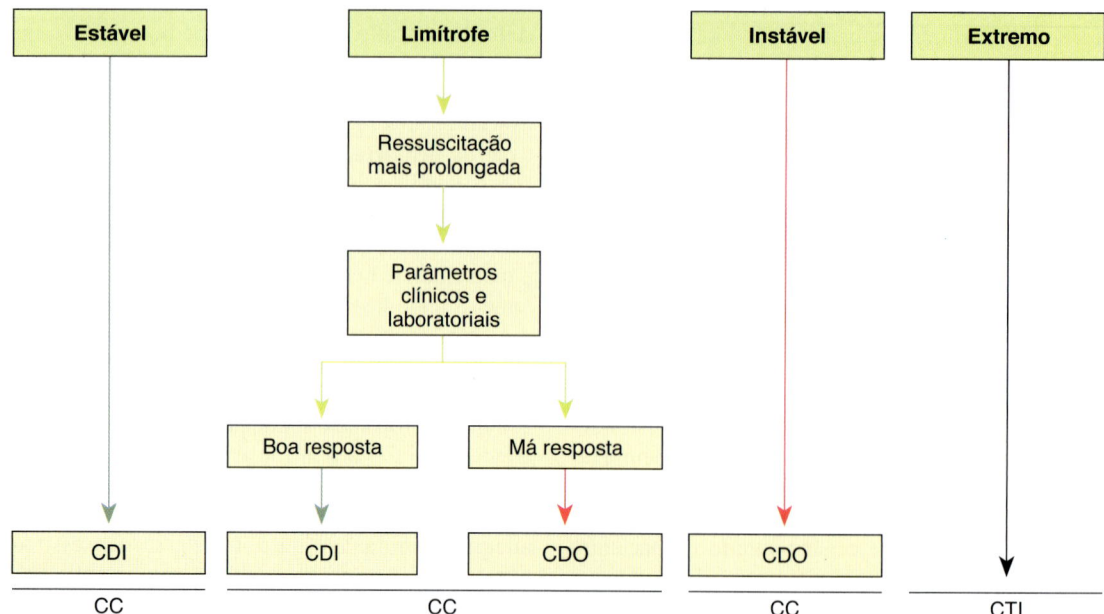

Figura 145.3 Aplicabilidade do PTGS na tomada de decisão entre fixação definitiva imediata e CDO. São utilizados parâmetros fisiológicos para avaliar as quatro cascatas fisiopatológicas observadas no politrauma: choque, anormalidades de coagulação, hipotermia e lesões de tecidos moles. CDI: cirurgia definitiva imediata; CDO: controle do dano ortopédico; CC: centro cirúrgico; CTI: centro de terapia intensiva.

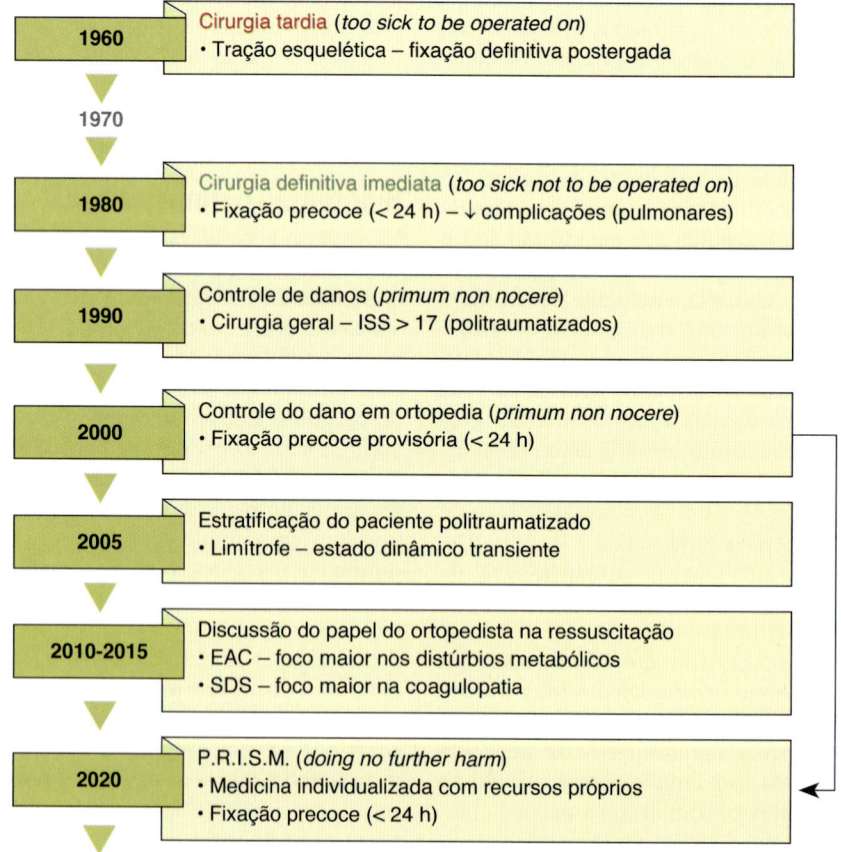

Figura 145.4 Evolução do papel do ortopedista no primeiro atendimento do paciente politraumatizado ao longo dos anos.

identificar rapidamente a coagulopatia traumática aguda. Em aproximadamente 20 minutos é possível ter uma visão geral da coagulação por meio da análise da função plaquetária, força pró-coagulante e fibrinólise.

As técnicas e os protocolos de transfusão maciça evoluíram nos últimos anos. Atualmente, o protocolo de intervenção transfusional mais comumente usado inclui plasma fresco congelado, glóbulos vermelhos, plaquetas e concentrado de fibrinogênio na proporção de 1:1:1:1 para todos os pacientes que necessitem receber uma transfusão maciça de componentes. A inclusão do fibrinogênio no protocolo de proporção 1:1:1 (hemácias, plasma e plaquetas) deve-se a evidências que demonstram uma forte correlação entre hemorragia maciça e fibrinogênio baixo. Além disso, foi demonstrado que a coagulopatia causada pela hipotermia pode ser revertida e corrigida com sucesso pelo concentrado de fibrinogênio. Limitações desse protocolo incluem a duração do armazenamento dos produtos individuais, que não deve exceder 8 dias nas hemácias e 5 dias nas plaquetas, e a inexistência de concentrado de fibrinogênio disponível no hospital em que o paciente está recebendo seu primeiro atendimento. Como mencionado anteriormente, o uso regular de ácido tranexâmico inibe a degradação enzimática da fibrina, devendo ser utilizado independentemente do uso do concentrado de fibrinogênio.

Tratamento definitivo

A expectativa é a realização de fixação definitiva das fraturas da coluna toracolombar, anel pélvico, acetábulo e fêmur proximal ou diafisário em até 36 horas, quando a acidose metabólica e os distúrbios de coagulação estiverem controlados. Os parâmetros clínicos de um paciente politraumatizado bem reanimado incluem pressão arterial média > 100 mmHg, sem necessidade de fármacos vasoativos ou inotrópicos, débito urinário > 1 mℓ/kg/h (50 mℓ em 30 min) e ausência de hipoxemia e hipercapnia. Laboratorialmente, as plaquetas devem estar acima de 100.000 μg/mℓ, o fibrinogênio > 1 g/dℓ, o lactato < 2,5 mmol/ℓ, o excesso de base > −5,5 mmol/ℓ e o bicarbonato sérico > 25 meq/ℓ (pH > 7,25).

Durante a cirurgia, os exames laboratoriais devem ser repetidos várias vezes para monitoramento da resposta do hospedeiro ao trauma cirúrgico e definir se procedimentos adicionais definitivos podem ser realizados ou devem ser escalonados em novas idas ao centro cirúrgico. Como nem todas as fraturas necessitam de estabilização definitiva em tempo único, é possível estabilizar sequencialmente os procedimentos cirúrgicos de osteossíntese definitiva levando em consideração os parâmetros clínicos e laboratoriais de estabilidade.[4]

CONSIDERAÇÕES FINAIS

O paciente politraumatizado é um paciente de manejo inicial clínico em que toda e qualquer medida invasiva e/ou cirúrgica visa a restituição de seu *status* hemodinâmico o mais prontamente possível. O sangramento agudo não controlado ou de difícil controle é uma das principais causas de morte de paciente politraumatizado, e é a causa mais comum de morte evitável. Juntamente com as melhorias dos procedimentos de reanimação, incluindo a redução da carga inflamatória e o manejo dos distúrbios de coagulação, a abordagem contemporânea para o primeiro atendimento ao paciente politraumatizado com lesões ortopédicas tornou-se mais modular, com foco na estabilização da lesão óssea com maior potencial de impacto sistêmico e sobrecarga da reserva fisiológica do hospedeiro. A definição entre realizar fixações ósseas definitivas ou o CDO deve levar em consideração a cinética da resposta imune do hospedeiro à progressão temporal dos mediadores e à orquestração associada da inflamação que ocorre após uma lesão traumática de maior energia, recomendando-se o uso de graus clínicos diferentes e intervalos de parâmetros clínicos que determinam esses graus para estratificar e diferenciar os pacientes com comportamentos de estabilidade daqueles instáveis ou limítrofes não ressuscitados adequadamente.

REFERÊNCIAS BIBLIOGRÁFICAS

1. Giordan,o V, Giannoudis, VP, Giannoudis, PV. Current trends in resuscitation for polytrauma patients with traumatic haemorrhagic shock. *Injury*. 2020;51(9):1945-8. Disponível em: https://doi.org/10.1016/j.injury.2020.08.008.

2. Nauth, A, Hildebrand, F, Vallier, H, Moore, T, Leenen, L, Mckinley, T, Pape, HC. Polytrauma: update on basic science and clinical evidence. *OTA Int*. 2021;4(1):e116. Disponível em: https://doi.org/10.1097/OI9.0000000000000116.

3. Balogh, ZJ. Polytrauma: It is a disease. *Injury*. 2022;53(6):1727-9. Disponível em: https://doi.org/10.1016/j.injury.2022.05.001.

4. Pape, HC, Moore, EE, McKinley, T, Sauaia, A. Pathophysiology in patients with polytrauma. *Injury*. 2022;53(7):2400-12. Disponível em: https://doi.org/10.1016/j.injury.2022.04.009.

5. Moore, EE, Moore, HB, Kornblith, LZ, Neal, MD, Hoffman, M, Mutch, NJ, et al. Trauma-induced coagulopathy. *Nat Rev Dis Primers* 2021;7(1):30–3. Disponível em: https://doi.org/10.1038/s41572-021-00264-3. Erratum in *Nat Rev Dis Primers*. 2022;8(1):25.

6. Volpi,n G, Pfeifer, R, Saveski, J, Hasan,i I, Cohen, M, Pape, HC. Damage control orthopaedics in polytraumatized patients – current concepts. *J Clin Orthop Trauma*. 2021;12(1):72-82. Disponível em: https://doi.org/10.1016/j.jcot.2020.10.018.

7. Pape, HC, Halvachizadeh, S, Leenen, L, Velmahos, GD, Buckley, R, Giannoudis, PV. Timing of major fracture care in polytrauma patients – An update on principles, parameters and strategies for 2020. *Injury*. 2019;50(10):1656-1670. Disponível em: https://doi.org/10.1016/j.injury.2019.09.021.

8. Mukhametov, U, Lyulin, S, Borzunov, D, Ilyasova, T, Gareev, I, Sufianov, A. Immunologic response in patients with polytrauma. *Noncoding RNA Res*. 2022;8(1):8-17. Disponível em: https://doi.org/10.1016/j.ncrna.2022.09.007.

9. Roberts, CS, Pape, HC, Jones, AL, Malkani, AL, Rodriguez, JL, Giannoudis, PV. Damage control orthopaedics: evolving concepts in the treatment of patients who have sustained orthopaedic trauma. *Instr Course Lect*. 2005;54:447-62.

10. Giannoudis, PV, Giannoudis, VP, Horwitz, DS. Time to think outside the box: 'Prompt-Individualised-Safe Management' (PR.I.S.M.) should prevail in patients with multiple injuries. *Injury*. 2017;48(7):1279-82. Disponível em: https://doi.org/10.1016/j.injury.2017.05.026.

Otorrinolaringologia

PARTE **27**

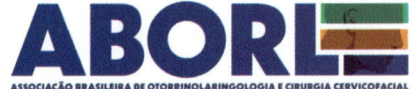

146
Rinite Alérgica

Thiago Carvalho • João Ferreira de Mello Júnior

INTRODUÇÃO

A rinite alérgica (RA) é uma condição frequente na rotina de atendimento de médicos de diversas especialidades, apresentando-se como doença principal ou associada a outras comorbidades. Existem diversas medicações que fazem parte do arsenal de tratamento da RA, com eficácia comprovada em inúmeros ensaios clínicos. No entanto, o principal desafio no tratamento dessa condição está relacionado com a dificuldade na adesão ao tratamento.[1]

A falta de adesão pode ocorrer porque o tratamento não considera as necessidades do paciente e porque a doença não é compreendida por ele.[1] Estratégias como a medicina de precisão e a iniciativa PRACTicing ALLergology (PRACTALL) buscam a avaliação individualizada, o diagnóstico preciso, a redefinição de controle da doença e o tratamento personalizado para estimular a adesão.[2,3]

O objetivo deste capítulo é abordar os conceitos mais recentes envolvidos na RA, os princípios da medicina de precisão, as noções sobre os principais exames complementares e suas indicações, os diagnósticos diferenciais, os medicamentos e suas caraterísticas mais importantes nas estratégias dos últimos consensos no tratamento da RA.

A RA é uma reação de hipersensibilidade tipo I caracterizada por inflamação com predomínio de eosinófilos, imunoglobulina E (IgE) e mediadores inflamatórios responsáveis pela sintomatologia. O indivíduo é exposto ao alérgeno, que é absorvido pelas células apresentadoras de antígenos, e apresentado às células T auxiliares, que se diferenciam em Th2. Dessa maneira, uma sequência de reações envolvendo células inflamatórias e mediadores inflamatórios (principalmente a histamina) resulta na sintomatologia.[4] O indivíduo sensibilizado apresenta sintomas muito rapidamente quando exposto ao alérgeno, mesmo em pequenas concentrações. Alterações neurológicas locais levam à hiper-reatividade a estímulos inespecíficos. Agentes como odores, mudanças climáticas e poluição são capazes de desencadear toda a sintomatologia da rinite sem atuarem diretamente como alérgenos.[5]

PREVALÊNCIA

A RA é uma doença crônica com grande prevalência, em torno de 10 a 40%[6] podendo chegar a 50% em alguns países, resultando em consideráveis ônus e incapacidades em todo o mundo.[7] Além de ocasionar a diminuição da produtividade no trabalho e na escola, os sintomas da RA acarretam problemas de sono e prejuízo na qualidade de vida.[5] O impacto econômico da doença é subestimado, já que os custos indiretos são substanciais. Na União Europeia, por exemplo, estima-se que o efeito da RA na queda da produtividade do trabalho seja de € 30 bilhões a € 50 bilhões por ano.[8]

DIAGNÓSTICO

O diagnóstico da RA é clínico, definido por relatos de obstrução nasal, rinorreia anterior e posterior, espirros, prurido nasal e hiposmia, ocorrendo durante 2 ou mais dias consecutivos por mais de 1 hora na maioria dos dias.[9] O início dos sintomas das RAs ocorre durante a infância, geralmente após os 2 anos. Normalmente, a rinorreia é clara ou aquosa, mas pode ser um pouco mais viscosa e esbranquiçada nos casos mais graves. O prurido nasal em muitos casos é associado ao prurido ocular, pouco frequente em outros tipos de rinites.[9]

A obstrução nasal muitas vezes é variada, alternando o lado congestionado, e o sintoma é o que mais incomoda o paciente por afetar sua qualidade de vida. Os espirros frequentemente são matinais e ocorrem em sequência, mas podem surgir após o contato com o alérgeno.[9] Sintomas como hiposmia ou anosmia, ronco ou respiração desordenada do sono, plenitude auricular, prurido e dor de garganta também podem ocorrer.[5,9]

Os principais alérgenos que desencadeiam os sintomas da RA são os ácaros da poeira doméstica, fungos, pólens e pelos de animais. Os pacientes também podem apresentar exacerbações com desencadeantes não alérgicos, como poluição, ar frio e/ou seco (ar-condicionado ou inverno), odores fortes, produtos químicos (irritantes) entre outros. Isso ocorre pelo aumento de alguns componentes neurais na mucosa nasal.[5] Frequentemente, encontram-se antecedentes pessoais e/ou familiares de outras doenças alérgicas na história do paciente.[5]

Apesar de inespecífico, o exame físico é essencial para os diagnósticos diferenciais e para avaliar comorbidades, como desvio de septo e hipertrofia de tonsila faríngeas, por exemplo.[9] Aumento e palidez (até o aspecto cianótico) das conchas inferiores, secreção hialina (ou até mucoide/espessa) e alterações sugestivas de respirador oral podem indicar maior gravidade do caso.[9]

EXAMES COMPLEMENTARES

A endoscopia nasal amplia a visão de rinoscopia anterior, permitindo melhor avaliação da cavidade nasal, contribuindo para o diagnóstico diferencial e para a detecção de comorbidades. A pesquisa de IgE específica pode ser solicitada nos casos em que o diagnóstico de RA precisa ser confirmado ou em pacientes cuja terapia médica empírica falhou.[5] Esse teste pode ser feito por meio de testes cutâneos, pesquisa sérica ou provocação nasal, dependendo do perfil do paciente (suspeita clínica, comorbidades, medicações em uso, preferência, acessibilidade aos exames) e disponibilidade na região.[3,5]

A sensibilidade média do teste cutâneo é um pouco maior do que a do teste de IgE específica sérica. Quando não é possível suspender os medicamentos que afetam o teste cutâneo, a pesquisa de IgE específica sérica pode ser solicitada.[5] Os principais medicamentos que afetam o resultado do teste cutâneo são os anti-histamínicos, os anti-IgE e os antidepressivos. Corticosteroides tópicos intranasais, corticosteroides sistêmicos e antagonistas dos receptores de leucotrieno não alteram os resultados do teste cutâneo.[5]

Por estar aumentado em diversas situações, além dos quadros alérgicos, a pesquisa de IgE total tem pouca utilidade na prática clínica. Portanto, não deve ser solicitada no manejo dos pacientes com RA.[5] A pesquisa de IgE específica nasal, usada para o diagnóstico de rinite alérgica local, consiste no teste de provocação nasal com alérgenos inalatórios padronizados. Apresenta sensibilidade e especificidade elevadas, sendo indicada nos casos em que a história e os resultados de IgE sistêmica não são concordantes e para monitorar o progresso da imunoterapia.[7] Pode ser usada também para diferenciar a RA local da rinite eosinofílica não alérgica, porém esse exame é mais realizado em centros de pesquisa.[5]

A citologia nasal consiste na identificação e contagem dos tipos de células e sua morfologia na mucosa nasal. Padrões citológicos podem ajudar a diferenciar as várias formas de rinite, principalmente a rinite eosinofílica não alérgica, entre outras. Os eosinófilos indicam mal prognóstico, sobretudo quando associados aos mastócitos.[5]

DIAGNÓSTICO DIFERENCIAL

Os principais diagnósticos diferenciais são os outros tipos de rinites, em especial as não alérgicas e as infecciosas. Nas crianças, a hipertrofia de tonsilas faríngeas pode levar a obstrução nasal, coriza e sinais de respirador oral. Pode ser diagnosticada pela endoscopia nasal ou pela radiografia de *cavum* ou rinofaringe. Nos adultos, desvio de septo, polipose nasal e outros tumores nasais podem levar a um quadro de obstrução nasal e rinorreia. A ausência de fatores desencadeantes e uma simples rinoscopia anterior podem esclarecer o diagnóstico.[9]

A conjuntivite frequentemente está associada a RA, em especial nas crianças, e tem impacto importante na qualidade de vida. Portanto, é importante investigar se existe rinoconjuntivite alérgica e avaliar um tratamento que proporcione alívio dos sintomas oculares também.[5] Muitas vezes, os diagnósticos se sobrepõem, isto é, o paciente com RA pode apresentar comorbidades nasais, o que dificulta o diagnóstico e/ou o tratamento. Sendo assim, a anamnese e o exame físico detalhados são essenciais em todos os pacientes e devem ser refeitos naqueles refratários ao tratamento.

TRATAMENTO

Diversos recursos terapêuticos com eficácia comprovada e bom nível de segurança estão disponíveis para o paciente com RA; no entanto, a adesão ao tratamento é o principal desafio.[1] Os últimos consensos, em especial a iniciativa PRACTALL, propõem recomendações mais práticas no tratamento da rinite e conceitos da medicina de precisão para melhorar a adesão. As recomendações começam pela nova definição de doença controlada, baseada nos parâmetros relacionados na Tabela 146.1, considerando as 4 semanas anteriores.

O tratamento é baseado em quatro passos descritos na Tabela 146.2. Originalmente, a recomendação é que o tratamento inicie nos primeiros passos para os seguintes (estratégia *step-up*) até chegar no controle da rinite. Contudo, para melhorar a adesão do paciente, é aceitável que o tratamento seja iniciado nos passos mais avançados para um alívio rápido e depois diminua as medicações, chegando nos primeiros passos (estratégia *step-down*).

O fluxograma da Figura 146.1 foi elaborado com base nas recomendações publicadas pela iniciativa ARIA, pela Academia Europeia de Alergia e Imunologia, pela Americana de Asma, Alergia e Imunologia e pela Academia Americana de Otorrinolaringologia.

Os princípios da Medicina de Precisão também devem ser considerados no tratamento da RA, a fim de buscar um diagnóstico preciso, o que possibilita avaliação preditiva, preventiva e estratégia terapêutica adaptada para cada paciente, promovendo sua participação ativa na tomada de decisões.

O tratamento personalizado (*personalized care*) respeita as características do indivíduo. A previsão de sucesso (*prediction of success*) considera os passos do tratamento (*step-down, step-up*), com maiores chances de melhora dos sintomas. As estratégias de prevenção (*prevention strategy*) visam interromper a progressão da doença e suas complicações e referem-se à higiene ambiental e ao tratamento da RA. E a participação (*participation*) do paciente nas decisões do tratamento deve considerar suas preferências e acessibilidade. A medicina de precisão é a individualização completa do manejo do paciente, desde o diagnóstico etiológico, endótipo envolvido até o planejamento terapêutico.[2,3]

O tratamento da RA é formado por medidas não farmacológicas (educação, prevenção de alérgenos e lavagem nasal) e medidas farmacológicas (farmacoterapia propriamente dita e imunoterapia específica). Nas doenças crônicas, a educação do paciente faz parte do tratamento.[7] Para melhorar a adesão ao tratamento, os pacientes devem receber orientações sobre como identificar os possíveis fatores desencadeantes, os tratamentos disponíveis, os possíveis efeitos das medicações, a forma de aplicação dos corticosteroides intranasais etc.[7]

Apesar das evidências sobre o efeito da prevenção de alérgenos não serem fortes, a higiene ambiental e o controle na exposição aos alérgenos é recomendada pelos principais Consensos como parte do tratamento da RA.[3,5,9] Diversas medidas adotadas simultaneamente proporcionam um resultado mais evidente,[9] porém os benefícios podem demorar de 3 a 6 meses para surgir, o que dificulta a adesão. Portanto, as orientações quanto à higiene ambiental devem ser avaliadas a cada caso e considerados os ambientes (domiciliar e profissional/escolar) em que o paciente vive.[10] Os destaques são a atenção ao quarto e sua limpeza, especialmente

Tabela 146.1 Critérios para a avaliação do controle da rinite.

Critério de controle da rinite	Controlada
Sintomas	Ausência de sintomas (congestão, rinorreia, espirros, prurido, gotejamento pós-nasal)
Qualidade de vida	Ausência de distúrbios do sono e de comprometimento das atividades diárias (escola/trabalho/lazer)
Medida objetiva	Pico de fluxo inspiratório nasal normal "Teste da boca fechada" normal*

*O paciente é solicitado a fechar a boca e respirar apenas pelo nariz por 30 segundos. Adaptada de: Papadopoulos, 2015.[3]

Tabela 146.2 Tratamento farmacológico escalonado da rinite alérgica.

Medicação de controle			
------------------>			Estratégia *step-up*
<------------------			Estratégia *step-down*
1	**2**	**3**	**4 (especialistas)**
Anti-histamínico oral ou nasal Cromoglicato dissódico Antagonista de receptor de leucotrieno*	Corticosteroide nasal como preferência Anti-histamínico oral ou nasal Antagonista de receptor de leucotrieno	Combinação de corticosteroide nasal com: - Anti-histamínico oral ou nasal - Antagonista de receptor de leucotrieno	Omalizumabe em rinite grave e com asma Não há indicação em RA isolada Considerar tratamento cirúrgico
Medicação de resgate			
Descongestionantes orais ou nasais Anticolinérgicos tópicos (não disponíveis no Brasil)			Corticosteroide oral
Controle ambiental			
Imunoterapia alérgeno específica			
No caso de falha terapêutica, antes de avançar para o passo seguinte, deve-se reavaliar o diagnóstico e a adesão ao tratamento, avaliar a presença de comorbidades e de alterações anatômicas			

*Pouca evidência como monoterapia no tratamento da RA isolada ou associada a asma.[5] Adaptada de: Papadopoulos, 2015.[3]

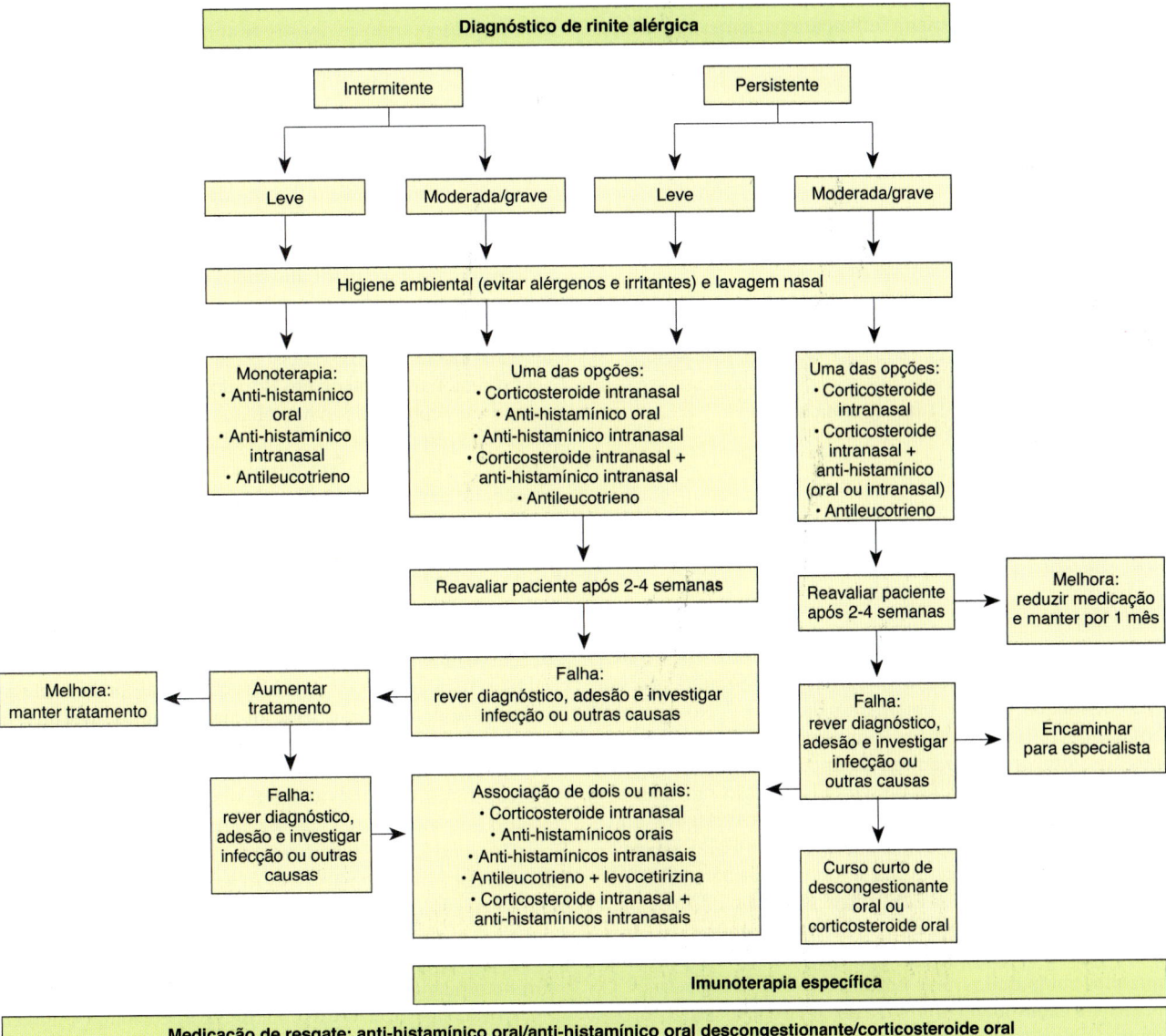

Figura 146.1 Fluxograma para tratamento da rinite alérgica. Adaptada de: Sakano et al., 2017.

a roupa de cama, evitar atividades externas na época da polinização, procurar focos de umidade/mofo, limpar a casa e evitar poluentes e fumaça de tabaco. O uso de máscara facial pode reduzir a gravidade dos sintomas de RA, pois filtra o ar e mantém a umidade da temperatura, podendo ser considerado uma medida preventiva em ambientes de alto risco.[9]

A lavagem nasal possui alto nível de evidência científica no tratamento de pacientes com RA. A solução salina nasal diminui os sintomas e melhora a qualidade de vida, seja usada isoladamente ou como adjuvante no tratamento da RA.[5] Melhores resultados e tolerância ocorrem com as soluções isotônicas, com leve alcalinidade (pH 7,2 a 7,4). A frequência recomendada é de duas a três vezes ao dia, mas pode ser adaptada para cada caso, em spray ou alto volume. Os efeitos adversos são raros, mas pode ocorrer irritação local, otalgia, sangramento, cefaleia, ardência e rinorreia.[5]

Os anti-histamínicos orais possuem sua eficácia e segurança bem estabelecidas. Os anti-histamínicos bloqueiam a ação da histamina agindo como antagonistas neutros do receptor ou agonistas inversos do receptor H1 da histamina. Disponíveis em apresentações orais, intranasais e oculares, são tratamentos de primeira linha para pacientes com sintomas leves ou que não desejam usar corticosteroides tópicos intranasais.[5,9]

Os anti-histamínicos são divididos em dois grupos:[9]

- Anti-histamínicos H1 de primeira geração:
  ◦ Difenidramina
  ◦ Clorfeniramina
  ◦ Bromofeniramina
  ◦ Hidroxizina
  ◦ Prometazina
  ◦ Cetotifeno
  ◦ Clemastina
  ◦ Dexclorfeniramina
  ◦ Azatadina
- Anti-histamínicos H1 de segunda geração:
  ◦ Cetirizina
  ◦ Desloratadina
  ◦ Fexofenadina
  ◦ Levocetirizina
  ◦ Loratadina
  ◦ Bilastina
  ◦ Ebastina
  ◦ Rupatadina.

Os de primeira geração apresentam maiores riscos de efeitos adversos e interações medicamentosas, portanto não são recomendados para o tratamento da RA.[3,5,9] No entanto, ainda podem ser comprados sem receitas, inclusive associados com descongestionantes sistêmicos e formulações para uso pediátrico. Os agentes de segunda geração são mais seguros e recomendados no tratamento da RA. Alguns anti-histamínicos H1 orais podem, com cautela, ser usados na gravidez ou lactantes (p. ex., cetirizina, levocetirizina e loratadina).[5,7]

Os anti-histamínicos intranasais são mais eficazes para os sintomas de prurido, espirros, coriza e sintomas oculares, mas menos eficazes no tratamento da obstrução nasal quando comparados aos corticosteroides intranasais.[5] O principal efeito adverso é o gosto amargo, mas não é comum. O cloridrato de azelastina é a única substância disponível no Brasil, e é encontrada na associação com o propionato de fluticasona, proporcionando um início de ação

rápido e eficaz no alívio dos sintomas da rinite superior às substâncias usadas isoladamente. Por isso é considerada uma opção quando os sintomas não são controlados com monoterapia. A azelastina também apresenta um efeito anticolinérgico, sendo liberada para o tratamento das rinites não alérgicas.

Os corticosteroides atuam de diversas formas no processo inflamatório e são eficazes no tratamento da RA. Os corticosteroides orais não são recomendados no tratamento de rotina, mas podem ser considerados como medicação de resgate, por curto período em casos selecionados.[3,5,9] Os corticosteroides de depósito, injetáveis, pelos riscos de efeitos colaterais, não são recomendados no tratamento da RA, especialmente se injetados nas conchas nasais.[5]

O corticosteroide intranasal é eficaz na redução dos sintomas, tem ótimo perfil de segurança e efeitos adversos pouco frequentes, sendo o tratamento de primeira linha para a RA. Além disso, quando usado antes da exposição ao antígeno, reduz a hiper-responsividade nasal. Por isso, pode ser usado de forma profilática em pacientes com RA sazonal.[5,9] O início da ação pode demorar de 3 a 5 horas até 60 horas, apresentando melhores resultados com uso diário e contínuo. A forma de aplicação é muito importante para o sucesso do tratamento.[5,9]

Apesar das diversas formulações existentes, não foi demonstrada diferença entre elas quanto à sua eficácia, sendo todas muito eficazes no tratamento dos sintomas da RA. O furoato de mometasona, o furoato de fluticasona e o propionato de fluticasona apresentam menor biodisponibilidade, o que representa maior segurança.[9] A budesonida é o único corticosteroide intranasal liberado em bula (categoria B) para gestantes, ainda assim devendo ser usado com cuidado.[5] A posologia dos principais corticosteroides intranasais está relacionada na Tabela 146.3.

O direcionamento correto do jato para a parede lateral e evitando o septo pode evitar efeitos adversos, como irritação local, epistaxes leves e perfuração septal. Apesar de não apresentar efeitos no eixo hipotálamo-hipofisário nem na pressão ocular ou formação de catarata, na presença de glaucoma é recomendada a liberação e o acompanhamento do oftalmologista.[5] O passo 3 de tratamento do Consenso PRACTALL sugere a combinação de anti-histamínico oral e corticosteroide intranasal, mas considera a limitação de que não apresenta benefício adicional, quando comparado ao corticosteroide intranasal isolado.[3,5]

Por seu rápido efeito na obstrução nasal, os descongestionantes podem ser usados com tratamento de resgate em pacientes com RA, mas com cautela. A pseudoefedrina, principal descongestionante oral, geralmente está associada a anti-histamínicos orais e age nos receptores adrenérgicos levando à vasoconstrição. A fenilefrina possui baixa eficácia, não sendo mais recomendada, entretanto ainda é comercializada em associações com anti-histamínicos de primeira geração, para uso pediátrico. Devido aos efeitos colaterais, seu uso deve ser evitado em crianças e pacientes com hipertensão arterial, cardiopatas, doença vascular cerebral e hipertireoidismo.[5]

Os descongestionantes tópicos, xilometazolina e a oximetazolina melhoram a congestão nasal por seu efeito alfa-adrenérgico e seu uso não deve ultrapassar 5 dias, para evitar os efeitos adversos e a congestão nasal rebote.[3,5]

Tabela 146.3 Corticosteroides intranasais.

Corticosteroide	Posologia	Dose	Idade
Beclometasona	1-2 jatos/narina 1-2x/dia	100-400 mcg/dia	> 6 anos
Budesonida	1-2 jatos/narina 1-2x/dia	64-400 mcg/dia	> 4 anos
Propionato de fluticasona	1-2 jatos/narina 1x/dia	100-200 mcg/dia	> 4 anos
Furoato de mometasona	1-2 jatos/narina 1x/dia	100-200 mcg/dia	> 2 anos
Triancinolona acetonida	1-2 jatos/narina 1-2x/dia	110-440 mcg/dia	> 2 anos*
Furoato de fluticasona	1-2 jatos/narina 1x ao dia	55-110 mcg ao dia	> 2 anos
Ciclesonida	2 jatos/narina 1x/dia	200 mcg ao dia	> 6 anos

*A liberação em bula para maiores de 2 anos ocorreu após a publicação da referência. Anteriomente, era autorizado apenas para maiores de 4 anos. Adaptada de: Sakano et al., 2017.[9]

As associações do anti-histamínico oral com descongestionante oral possuem potente ação nos sintomas de exacerbação aguda da RA. Entretanto, devem ser usadas com muita cautela devido ao risco dos efeitos colaterais dos descongestionantes orais.[3,5,9]

Os antagonistas dos receptores de leucotrienos são equivalentes ou inferiores ao anti-histamínico oral isoladamente e mais eficazes que o placebo no controle de sintomas da RA. As evidências não são suficientes para recomendar o seu uso como monoterapia de primeira linha na RA, mas podem ser considerados como segunda linha quando houver asma,[3,9] ou quando os corticosteroides intranasais são contraindicados.[5] A terapia combinada de antagonistas dos receptores de leucotrienos e anti-histamínico oral é uma alternativa para o tratamento da RA, especialmente quando os corticosteroides intranasais não são bem tolerados e na falha da monoterapia com anti-histamínico oral.[5,9]

O cromoglicato dissódico bloqueia a liberação de histamina pelos mastócitos, tendo a sua principal indicação na profilaxia da RA. Por ser menos eficiente que os corticosteroides intranasais e necessitar de várias doses diárias (3 a 6) seu uso na RA é limitado. Os efeitos adversos são raros e incluem irritação local, espirros, rinorreia e cefaleia. Pode ser uma alternativa aos corticosteroides intranasais, na prevenção dos sintomas à alérgenos conhecidos, por um período curto.[3,5,9]

O brometo de ipratrópio tem seu efeito sobre as glândulas seromucosas diminuindo a rinorreia. Deve ser usado várias vezes ao dia (até 6 vezes) e os efeitos adversos incluem irritação, ressecamento e epistaxe.[5] A formulação para uso nasal não está disponível no Brasil.

Os imunobiológicos são anticorpos que se ligam à IgE humana, diminuindo os sintomas e a necessidade de medicações de resgate. Além disso, reduzem o risco de anafilaxia associada à imunoterapia, mas seu alto custo limita seu uso. Não são recomendados no tratamento de rotina da RA, mas podem ser cogitados em conjunto com a imunoterapia, em indivíduos altamente sensíveis.[5,9]

Evidências recentes sugerem que o risco de atopia pode estar associado a uma disbiose do microbioma intestinal. Embora alguns estudos tenham mostrado os possíveis benefícios dos probióticos, são necessárias mais evidências para determinar sua eficácia, dosagem ideal e cepas necessárias para o tratamento.[5]

Os procedimentos cirúrgicos na RA podem ter como objetivo reduzir a obstrução nasal, nos casos de hipertrofia das conchas nasais refratária ao tratamento clínico, sendo indicada a cirurgia para sua redução volumétrica. Outras técnicas visam interromper a inervação parassimpática da cavidade nasal, envolvida na fisiopatologia da RA. A cirurgia do nervo vidiano (ou nervo do canal pterigóideo) e do nervo nasal posterior tem mostrado resultados satisfatórios para o tratamento dos casos refratários de rinites alérgicas e não alérgicas, com menores complicações quando feita via endonasal.[5]

A imunoterapia específica (ITE) tem como objetivo induzir tolerância aos alérgenos reduzindo os sintomas de doenças alérgicas. Deve ser feita por um período mínimo de 3 anos, de forma contínua ou pré-sazonal para um efeito sustentado.[7] Possui eficácia para grama, alguns tipos de pólen e para ácaros do pó doméstico, e menor eficácia para pelos de animais ou fungos.[7] A ITE pode levar à remissão da doença, prevenir sensibilizações a novos alérgenos e impedir o desenvolvimento da asma.[3] A imunoterapia deve ser feita por profissional treinado e habilitado, por via subcutânea ou sublingual, em comprimidos ou gotas, e com alérgenos naturais ou modificados quimicamente (alergoides).[7] As indicações de ITE são pacientes com quadros de RA moderada/grave, com sintomas persistentes ou uso frequente de medicações e associação com asma. Os efeitos adversos são raros, mas alguns são potencialmente graves se não forem conduzidos de forma adequada.[7]

CONSIDERAÇÕES FINAIS

A RA ainda é uma doença com grande prevalência e importante impacto socioeconômico. A adesão ao tratamento é a grande dificuldade no manejo dos pacientes com essa condição. A adaptação da medicina baseada em evidências para o tratamento individualizado ajustado para a realidade e preferências de cada paciente pode contribuir para a melhora na adesão.

A avaliação do controle da rinite alérgica possibilita o tratamento escalonado, aumentando-o ou diminuindo-o de acordo com a situação do paciente. A educação/orientação proporcionada ao paciente fará com que ele entenda melhor sobre a doença e permitirá que ele participe das decisões, podendo auxiliar na adesão ao tratamento.

O corticosteroide intranasal é o tratamento de primeira linha e as terapias combinadas são alternativas nos casos refratários. As medicações de resgate podem ser usadas para o alívio rápido dos sintomas nas crises, desde que usadas com cautela e orientando os possíveis efeitos adversos.

A imunoterapia específica é o único tratamento que pode mudar o curso da doença e deve ser considerada nos casos moderados/graves e/ou com asma associada.

REFERÊNCIAS BIBLIOGRÁFICAS

1. Menditto E, Costa E, Midão L, et al. Adherence to treatment in allergic rhinitis using mobile technology. The MASK Study. *Clin Exp Allergy.* 2019;49(4).

2. Muraro A, Lemanske RF, Hellings PW, et al. Precision medicine in patients with allergic diseases: Airway diseases and atopic dermatitis–PRACTALL document of the European Academy of Allergy and Clinical Immunology and the American Academy of Allergy, Asthma & Immunology. *J Allergy Clin Immunol.* 2016 ;137(5):1347-58.

3. Papadopoulos NG, Bernstein JA, Demoly P, et al. Phenotypes and endotypes of rhinitis and their impact on management: a PRACTALL report. *Allergy: European Journal of Allergy and Clinical Immunology.* 2015;70(5):474-94.

4. Bousquet J, Khaltaev N, Cruz AA, et al. Allergic Rhinitis and its Impact on Asthma (ARIA) 2008*. *Allergy.* 2008 Apr;63:8-160.

5. Wise SK, Lin SY, Toskala E, et al. International Consensus Statement on Allergy and Rhinology: Allergic Rhinitis. *Int Forum Allergy Rhinol.* 2018;8(2):108-352.

6. Mallol J, Crane J, von Mutius E, et al. The International Study of Asthma and Allergies in Childhood (ISAAC) Phase Three: A global synthesis. *Allergol Immunopathol* (Madr). 2013 Mar; 41(2):73-85.

7. Bousquet J, Anto JM, Bachert C, et al. Allergic rhinitis. *Nat Rev Dis Primers.* 2020 Dec 1;6(1).

8. Colás C, Brosa M, Antón E, et al. Estimate of the total costs of allergic rhinitis in specialized care based on real-world data: the FERIN Study. *Allergy: European Journal of Allergy and Clinical Immunology.* 2017;72(6):959-66.

9. Sakano E, Solé D, Cruz ÁA, Pastorino AC, et al. IV Consenso Brasileiro sobre Rinites 2017. Documento conjunto da Associação Brasileira de Alergia e Imunologia, Associação Brasileira de Otorrinolaringologia e Cirurgia Cérvico-Facial e Sociedade Brasileira de Pediatria [Internet]. 2017;1-43. Available from: http://www.aborlccf.org.br/secao.asp?s=3

10. Neffen H, Mello JF Jr, Sole D, et al. Nasal allergies in the Latin American population: Results from the Allergies in Latin America survey. *Allergy Asthma Proc.* 2010 May;31(Suppl. 1):S9-27.

Doenças da Faringe e da Laringe

Ricardo Dolci • Fernanda Martinho Dobrianskyj • Renata Nasser

INTRODUÇÃO

Neste capítulo serão abordadas as doenças da faringe e da laringe, cuja prevalência em prontos atendimentos é elevada, sendo de extrema importância para o médico generalista o conhecimento dessas morbidades para a realização do diagnóstico e tratamento.

A primeira parte do capítulo contempla as principais doenças da faringe que o médico generalista encontrará em sua prática clínica, como as faringotonsilites agudas virais e bacterianas, e complicações, como o abscesso periamigdaliano (ou peritonsilar). Realizar anamnese detalhada e exame físico focado podem reduzir a quantidade de exames complementares e direcionar o tratamento da maneira mais adequada tanto para prevenir complicações quanto para evitar o uso indiscriminado de antibióticos.

A segunda parte descreve as alterações da laringe, como laringites agudas, refluxo laringofaríngeo e corpo estranho.

FARINGE

A faringe consiste em um tubo musculofibroso dividido em três partes: nasal (nasofaringe), oral (orofaringe) e laríngea (hipofaringe). As doenças da faringe, como as faringotonsilites, são condições muito prevalentes no pronto atendimento médico com incidência maior no inverno e na primavera e podem acometer qualquer faixa etária. Sua apresentação pode ser bem variada, desde uma leve dor de garganta a uma disfagia importante, o que representa, portanto, um desafio etiológico.[1,2]

Faringotonsilites virais

A etiologia viral corresponde à maioria dos casos de faringotonsilites agudas (mais de 70%).[1] Os sintomas podem cursar com odinofagia difusa, tosse, rouquidão, febre baixa ou ausência desta, conjuntivite, diarreia, lesões ulceradas ou vesículas na mucosa oral, as quais podem ter uma evolução mais insidiosa e um quadro geral mais brando.

Diagnóstico

Os exames laboratoriais das faringotonsilites virais evidenciam geralmente linfocitose e níveis baixos de proteína C reativa (PCR).

Tratamento

O tratamento do quadro viral consiste em suporte clínico com hidratação e analgesia.[1,2]

Mononucleose infecciosa

A mononucleose infecciosa é uma síndrome viral que precisa ser considerada como diagnóstico diferencial e é caracterizada pela tríade febre, faringite e linfadenopatia cervical posterior,[2,3] sendo transmitida primariamente por saliva, por isso é conhecida como "doença do beijo". Comumente é causada pelo vírus Epstein-Barr (EBV) e afeta mais adultos jovens de 15 a 24 anos.[3]

Os sintomas mais comuns consistem em faringite, febre, mal-estar, fadiga, perda de apetite, odinofagia, dor abdominal e sintomas do trato respiratório superior como rinorreia e congestão nasal.[3] Durante exame físico podem ser observados exsudato tonsilar e petéquias no palato, que também ocorrem com frequência na faringite estreptocócica.[2,3] Dessa forma, a linfadenopatia cervical posterior, considerada por meta-análise como o sinal que prediz mais fortemente a doença, é capaz de diferenciar a mononucleose de outras infecções. Erupção cutânea ocorre em menos de 5% dos pacientes com mononucleose, mas é um forte sinal quando surge em pacientes com uso recente de amoxicilina. A esplenomegalia é quase universal na mononucleose, geralmente palpável em crianças e um sinal mais tardio em adultos.[3]

Diagnóstico

Para corroborar sua suspeita diagnóstica, um simples hemograma é considerado eficiente. O hemograma completo com contagem diferencial evidencia predomínio linfocítico (superior a 40%) e uma proporção de linfócitos atípicos (superior a 10% dos totais). As enzimas hepáticas podem estar elevadas e também contribuem para o diagnóstico. Outro método diagnóstico, e mais específico, é o teste rápido para pesquisa de anticorpos IgM e IgG contra antígenos do capsídeo viral, podendo ser falso-negativo em crianças menores de 5 anos ou em adultos durante a primeira semana do quadro.[3]

Tratamento

O tratamento da mononucleose infecciosa consiste em suporte clínico, hidratação e analgesia. É controversa a recomendação sobre uso de antivirais e corticosteroides. As diretrizes atuais recomendam que os pacientes com a síndrome não participem de atividades físicas por 3 semanas a partir do início dos sintomas devido ao risco de ruptura esplênica.[2,3]

Faringotonsilite bacteriana

A faringotonsilite bacteriana corresponde a uma menor porcentagem das faringotonsilites em todas as faixas etárias (menos de 30% dos casos) e habitualmente se apresenta com odinofagia mais intensa, febre alta (> 38,5°C), edema e exsudato tonsilar e faríngeo, petéquia palatal, *rash* escarlatiniforme, gânglios linfáticos maiores do que 1 cm e início mais abrupto dos sintomas.

O *Streptococcus pyogenes* ou *Streptococcus* beta-hemolítico do grupo A (SBHGA) é o patógeno mais comum, tendo maior prevalência ainda na faixa etária entre 3 e 15 anos. Geralmente, as infecções estreptocócicas se manifestam com febre, adenopatia cervical anterior e exsudato amigdaliano (Figura 147.1) e não apresentam sintomas como tosse, úlceras ou vesículas orais, diarreia, náuseas e vômitos.[1,2]

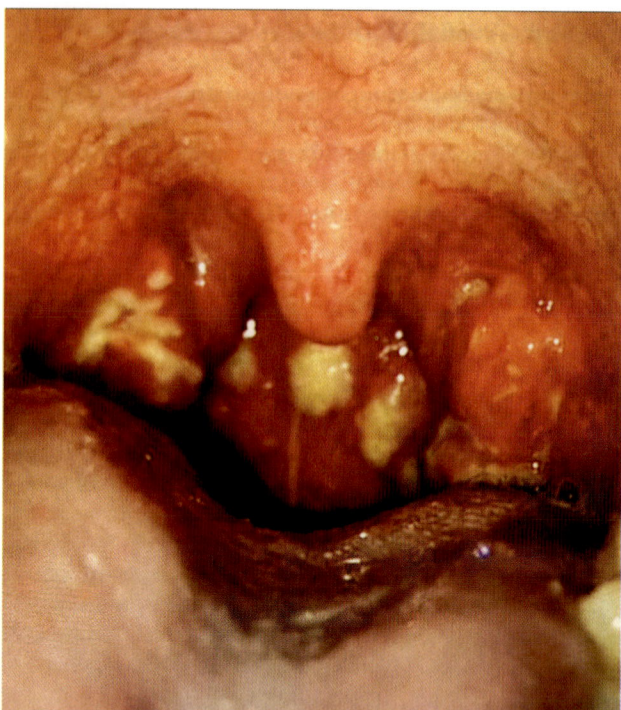

Figura 147.1 Presença de edema e eritema tonsilar bilateral com exsudato purulento em ambas as tonsilas palatinas, com predomínio à direita. Presença de secreção purulenta em orofaringe.

Diagnóstico

Exames laboratoriais podem evidenciar neutrofilia e níveis de PCR mais elevados se comparados aos quadros virais.[1]

Para diferenciação da infecção estreptocócica de outros agentes, foi desenvolvido o escore clínico de Centor modificado (por McIsaac) que inclui tanto história clínica como exame físico (Tabela 147.1).[1] O escore apresenta limitações, mas as extremidades de pontuação como ≤ 1 ponto ou ≥ 4 pontos são ferramentas importantes para considerar uma baixa ou alta probabilidade de infecção por *S. pyogenes*, respectivamente. Caso o escore apresente uma pontuação moderada (pontuação de 2 ou 3), recomenda-se a realização do teste complementar para identificação microbiana.[1,2]

Em pacientes pediátricos, a sensibilidade do teste rápido de detecção de antígeno varia de 86 a 88%, com uma especificidade de 86 a 92%. Nos adultos, a sensibilidade varia de 86 a 91%, com especificidade de 86 a 97%.[2] A cultura

isolada de orofaringe é positiva em 5 a 24% dos adultos e 24 a 36% das crianças com odinofagia.[4] Essa distinção de outros agentes se justifica pelo risco que *S. pyogenes* possui de desenvolver complicações como febre reumática.[1]

Tratamento

A etiologia estreptocócica do grupo A e os casos mais graves e complicados, como abscesso periamigdaliano ou cervical, toxemia, dispneia, estridor e desidratação, são indicações para tratamento com antibióticos. Os medicamentos de escolha são penicilina V ou benzatina, considerando o *S. pyogenes*. A amoxicilina também pode ser considerada como primeira escolha por algumas diretrizes, sendo dividida em três doses diárias com duração de 10 dias (para erradicar completamente o agente da orofaringe).[1]

Angina de Plaut-Vincent

Deve ser considerada como diagnóstico diferencial das faringotonsilites não características de *S. pyogenes*. É causada pela associação de *Fusobacterium + Borrelia vincentii*.

Diagnóstico

Ao exame físico, apresenta-se como uma lesão unilateral ulceronecrótica recoberta por um exsudato pseudomembranoso associado a odor fétido e disfagia.

Tratamento

Nessa situação mais atípica, assim como nas infecções por *H. influenzae*, *Moraxella catarrhalis*, *S. aureus* ou *Neisseria gonorrhoeae*, quando houver a necessidade de uso de antibióticos, deve-se optar por aqueles que tenham bom espectro de cobertura para agentes atípicos, como amoxicilina-clavulanato ou cefalosporinas de terceira geração.

Abscesso periamigdaliano

O abscesso periamigdaliano (ou peritonsilar) se caracteriza pela progressão da infecção amigdaliana, e isso ocorre pela coleção de material purulento localizado entre a cápsula amigdaliana e os músculos faríngeos posteriores. Outra possibilidade é a obstrução das glândulas salivares localizadas no palato mole, conhecidas como glândulas de Weber.[2,4]

Os principais sintomas são febre, mal-estar, trismo e disfagia, podendo também apresentar dificuldade em lateralizar o pescoço devido ao acometimento muscular, e voz abafada.

Diagnóstico

O exame físico do abscesso periamigdaliano é bem característico, pois o paciente apresentará sinal flogístico unilateral na região periamigdaliana, como edema, rubor e calor. Uma das principais características é o deslocamento da úvula para o lado contralateral, exceto em casos de abscesso periamigdaliano bilateral, que são bem mais raros.[4]

O diagnóstico é essencialmente clínico, apesar de sensibilidade de 78% e especificidade de 50%. Logo, a tomografia computadorizada (TC) do pescoço com contraste está bem indicada, sendo considerada superior à impressão clínica, com 100% de sensibilidade e 75% de especificidade. A TC ajuda a avaliar a extensão da lesão e a identificar complicações.[4]

As complicações desse quadro são graves, como obstrução das vias respiratórias, ruptura e aspiração de abscesso,

Tabela 147.1 Critérios de Centor e McIsaac.

Critério	Variável	Ponto
Centor	Febre > 38ºC	1+
	Ausência de tosse	1+
	Adenopatia cervical anterior	1+
	Exsudato ou edema amigdaliano	1+
McIsaac	Idade: 3 a 14 anos	1+
	Idade: 15 a 44 anos	0
	Idade: ≥ 45 anos	1−

Probabilidade de faringite por *Streptococcus* do grupo A: ≤ 0 ponto: 1-2,5%; 1 ponto: 5-10%; 2 pontos: 11-17%; 3 pontos: 28-35%; ≥ 4 pontos: 51-53%

Adaptada de: Piltcher et al., 2018.[1]

extensão para espaços profundos do pescoço e mediastino, e, em casos extremos, hemorragia por erosão na bainha carotídea. Portanto, o abscesso periamigdaliano caracteriza uma urgência médica com necessidade de iniciar o tratamento o mais precoce possível.[4]

Tratamento

O tratamento envolve uma das três abordagens: amigdalectomia, incisão e drenagem ou aspiração por agulha. Tanto a amigdalectomia quanto a incisão e drenagem geralmente requerem consulta com o otorrinolaringologista (Figura 147.2). Uma revisão sistemática da incisão e drenagem *versus* aspiração por agulha encontrou evidências de qualidade muito baixa para sugerir que a primeira pode estar associada a menor recorrência, o que justifica a aspiração por agulha ser comumente utilizada por médicos de emergência. Geralmente, utiliza-se anestesia local ou tópica, com uma agulha de calibre 18 conectada a uma seringa de 10 mℓ. A agulha é introduzida na loja amigdaliana para aspiração da secreção purulenta.[4]

Considerando os agentes etiológicos frequentemente polimicrobianos, com organismos aeróbicos e anaeróbicos, o tratamento medicamentoso deve ser realizado com antibióticos empíricos para cobertura abrangente. Esquemas comuns incluem clindamicina, amoxicilina com clavulanato e/ou ampicilina com sulbactam. Embora os dados sejam limitados, administração de esteroides intravenosos (IV) podem resultar na redução da dor e levar a uma recuperação mais

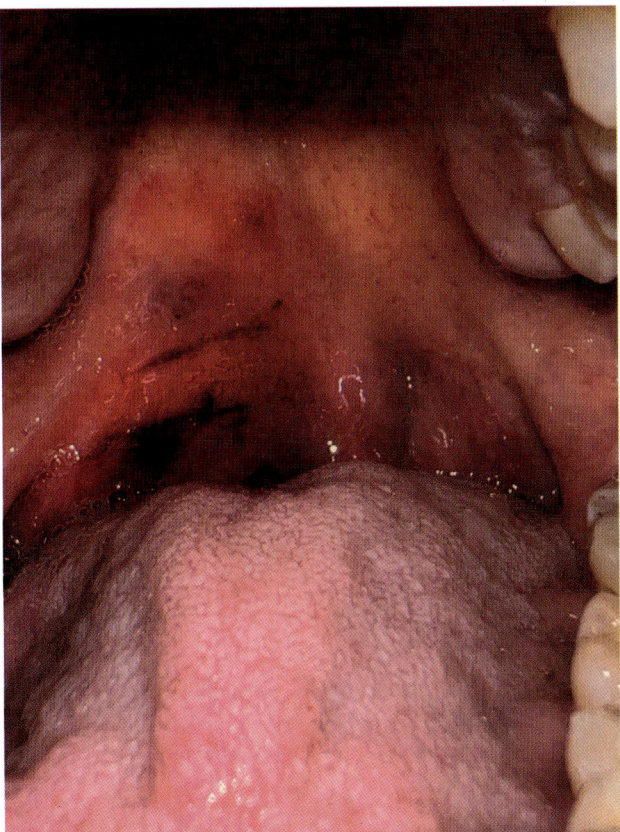

Figura 147.2 Desvio da úvula para a esquerda, com hiperemia e edema em região de palato mole periamigdaliano à direita. Na imagem, identifica-se uma incisão, local em que foi realizada a drenagem do abscesso periamigdaliano.

rápida, sem relato de efeitos colaterais adversos. Tanto a dexametasona 8 a 10 mg IV quanto a metilprednisolona 2 a 3 mg/kg IV foram estudadas.[4]

Pacientes em bom estado geral, sem comprometimento das vias respiratórias e que toleram ingestão oral, podem ser candidatos à alta do pronto-socorro após procedimento de drenagem. No entanto, pacientes com sinais sistêmicos de infecção, necessidade de monitoramento contínuo das vias respiratórias ou incapacidade de tolerar a ingestão oral requerem internação em observação ou internação hospitalar para antibioticoterapia endovenosa, analgesia adequada e acompanhamento do quadro clínico.[4]

Angina de Ludwig

Entre as infecções da cavidade oral e regiões adjacentes, a angina de Ludwig é uma das mais graves. Essa doença necessita de diagnóstico e início de tratamento precoces, pois é rapidamente progressiva, podendo ocasionar infecção necrosante das regiões submandibulares, submentonianas e espaços sublinguais, sendo descrita como uma doença potencialmente letal com mortalidade de 8%. Por isso, a importância do reconhecimento pelo médico generalista no pronto-socorro.[5,6]

Na maioria dos casos, a origem etiológica é odontogênica, resultante principalmente de infecções do segundo e terceiro molares. Outras alterações podem ocasionar a angina de Ludwig, como abscesso periamigdaliano ou abscesso faríngeo, fratura de mandíbula, lesão penetrante no assoalho da boca ou *piercing* na região da cavidade oral, sialadenite ou sialolitíase das glândulas submandibulares.[5,6]

Os fatores predisponentes são cárie dentária, tratamento dentário recente, doenças sistêmicas (diabetes melito, desnutrição, alcoolismo) e sistema imunológico comprometido (AIDS, pacientes transplantados, traumas).[5,6]

O quadro clínico é muito exuberante, caracterizado por febre, sintomas álgicos intensos sem melhora com analgésicos, disfagia e/ou odinofagia.

Diagnóstico

Ao exame físico, é possível observar edema de região cervical bilateral, musculatura supra-hióidea endurecida, região sublingual edemaciada e sensível à manipulação com elevação e deslocamento posterior da língua.[6]

Como a angina de Ludwig acomete os espaços submandibulares e sublinguais, e devido a sua proximidade com as vias respiratórias faríngeas e laríngeas, pode ocorrer disseminação da infecção do espaço sublingual para a epiglote, causando obstrução das vias respiratórias, assim como pela fáscia cervical profunda.[5]

Embora o diagnóstico geralmente seja clínico, a TC cervical com contraste pode ser realizada em pacientes estáveis ou naqueles com via respiratória instalada, pois ajuda a avaliar a extensão do processo infeccioso e a definir o tratamento.

O agente etiológico é comumente polimicrobiano, tendo em vista a flora normal da cavidade oral. Organismos comumente envolvidos são *Streptococcus viridans* e anaeróbios, como *Fusobacterium nucleatum*, espécies de *Peptostreptococcus* e espécies de *Actinomyces*.[6]

Tratamento

A proteção da via respiratória é o primeiro passo no manejo médico da angina de Ludwig, pois o comprometimento dessa via é a principal causa de óbito. A intubação desses pacientes é difícil, pois apresentam edema importante com redução do espaço para visualização mesmo com hiperextensão cervical.[6]

A utilização da fibra ótica na intubação para via respiratória difícil é o procedimento ideal a ser realizado, pois proporciona uma maior facilidade.[5] Muitos serviços não têm esse procedimento na rotina, assim, em casos mais severos da infecção, orienta-se a realização de traqueostomia ou cricotireoidostomia.[6]

Edetanlen et al. realizaram um estudo comparando, no estágio inicial da angina de Ludwig, o tratamento conservador, apenas antibiótico intravenoso *versus* tratamento cirúrgico e antibiótico IV, e concluíram que houve maior incidência de comprometimento das vias respiratórias nos indivíduos tratados apenas com antibiótico IV.[5]

Por esse motivo, recomenda-se intervenção cirúrgica precoce adequada e antibioticoterapia em pacientes com angina de Ludwig no estágio inicial em centros com poucos recursos, pois o menor risco de comprometimento da via respiratória superará o benefício da espera vigilante em caso de falha do antibiótico. A cirurgia indicada é a descompressão dos espaços submentoniano, submandibular e sublingual por incisão externa e drenagem.[5,6]

Sífilis

A sífilis é uma doença sexualmente transmissível causada pela espiroqueta *Treponema pallidum*; a principal via de transmissão é o contato orogenital. Outra forma de ocorrer a infecção é a sífilis congênita, na qual a doença é transmitida durante a gravidez. Em ambas as formas, seja congênita ou adquirida, a cavidade oral é o local mais frequente de manifestação extragenital da sífilis e deve ser suspeitada como diagnóstico diferencial no pronto atendimento.[7,8]

A sífilis adquirida se desenvolve em três etapas. Na fase primária, o complexo sifilítico é a principal característica, o qual engloba "cancrum" que aparece na inoculação local de *T. pallidum*, juntamente com linfadenopatia. Não importa qual o tratamento, essas lesões iniciais podem ter uma evolução favorável, porém o agente etiológico, *T. pallidum*, continua a apresentar disseminação.[7,8]

O estágio secundário é caracterizado por diversas lesões mucosas e cutâneas juntamente com linfadenopatia, ou seja, as lesões sifilíticas orais secundárias são geralmente múltiplas e mais diversificadas em comparação com o estágio primário, no entanto uma lesão isolada pode ser a única manifestação que aparece nesse estágio. Mais uma vez, essas lesões podem se resolver espontaneamente, e o *T. pallidum* permanecer como uma infecção latente. Contudo, cerca de um terço de todos os pacientes com sífilis secundária não tratada desenvolve a forma terciária.[7]

A mucosa oral do paciente pode ser acometida nos três estágios, mas é mais comum o acometimento no estágio secundário. Essas lesões orais incluem hiperemia na mucosa, mácula, pápula e forma nodular/ulcerativa (Figura 147.3). Lesões cutâneas maculopapulares, linfadenopatia e história médica geralmente orientam o clínico para o diagnóstico adequado da sífilis secundária.[8]

Diagnóstico

Os testes sorológicos usados para diagnosticar a sífilis são classificados como não treponêmicos e treponêmicos. Os

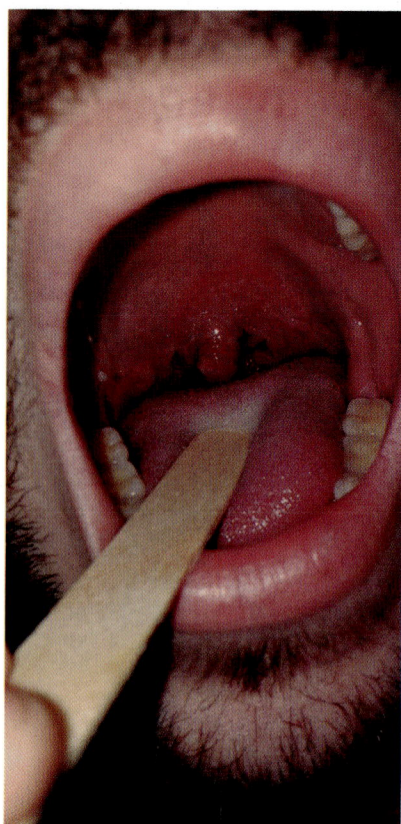

Figura 147.3 Paciente com lesão em região de úvula e palato mole. Ao quadro clínico, apresentava dor intensa sem melhora com uso de analgésicos, sendo realizado, portanto, o diagnóstico de sífilis secundária.

testes sorológicos não treponêmicos, *Venereal Disease Research Laboratory* (VDRL) e *Rapid Plasma Regain* (RPR), são inespecíficos, embora sejam mais rápidos e baratos e amplamente utilizados para triagem e detecção de doenças. Esses testes são reativos nas fases secundária e latente, porém são menos sensíveis em pacientes com sífilis primária. VDRL e RPR podem ser reativos em outras doenças.[7]

Os testes treponêmicos, *fluorescent treponemal antibody absorption* (FTA-ABS), *T. pallidum* hemaglutinação (TPHA) e ensaio de micro-hemaglutinação (MHA-TP), são mais específicos e sensíveis, assim, tornam-se positivos nos estágios iniciais da doença. A desvantagem desses testes é o custo mais elevado se comparados com os testes não treponêmicos.[7]

Apesar de os testes sorológicos terem suas limitações, quando analisados em conjunto com um exame clínico bem realizado, desempenham um papel importante no diagnóstico da sífilis.

Tratamento

O tratamento consiste no uso de penicilina G benzatina, que é a medicação de escolha, e a dosagem depende do estágio da sífilis. Em caso de alergia, pode ser usado doxiciclina, conforme a Tabela 147.2.

LARINGE

A laringe é um órgão musculocartilaginoso que tem função esfincteriana, protegendo a via aérea (função esfincteriana),

Tabela 147.2 Tratamento da sífilis.

Estadiamento	Esquema terapêutico	Alternativa	Seguimento
Sífilis primária, secundária e latente recente (com menos de 1 ano de evolução)	Penicilina G benzatina 2,4 milhões UI, IM, dose única (1,2 milhões UI em cada glúteo)	Doxiciclina 100 mg, VO, 2x/dia, por 15 dias (exceto gestantes) OU ceftriaxona 1 g, IV ou IM, 1x/dia, por 8 a 10 dias para gestantes e não gestantes	População em geral: trimestral (1º ano), semestral (2º ano) Gestante: mensal
Sífilis latente tardia (com mais de 1 ano de evolução) ou latente com duração ignorada e sífilis terciária	Penicilina G benzatina 2,4 milhões UI, IM, semanal, por 3 semanas. Dose total: 7,2 milhões UI, IM	Doxiciclina 100 mg, VO, 2x/dia, por 30 dias (exceto gestantes) OU ceftriaxona 1 g, IV ou IM, 1x/dia, por 8 a 10 dias para gestantes e não gestantes	População em geral: trimestral (1º ano), semestral (2º ano) Gestante: mensal
Neurossífilis	Penicilina G cristalina 18-24 milhões UI/dia, IV, doses de 3-4 milhões UI, a cada 4 horas ou por infusão contínua, por 14 dias	Ceftriaxona 1 g, IV, 1x/dia, por 10 a 14 dias	Exame de liquor de 6/6 meses até normalização

Adaptada de: Ministério da Saúde, 2015.[9]

função respiratória e fonatória. Por ser bastante inervado, permite uma regulação precisa das suas funções, assim como uma contratilidade rápida e precisa na movimentação devido a sua musculatura intrínseca. Por ter uma anatomia tubular, a laringe está sujeita a obstruções agudas, em quaisquer níveis anatômicos, por processos infecciosos, inflamatórios ou presença de corpo estranho.

Os processos de obstrução da via respiratória tendem a ocorrer principalmente no nível supraglótico (epiglote, pregas ariepiglóticas, aritenoides e pregas ventriculares). Quando atingem a glote (pregas vocais), apresentam uma tosse importante como reflexo de proteção da via respiratória; porém, junto com a subglote, são as partes mais estreitas do órgão e mais susceptíveis a quadros mais graves.[10]

Laringites agudas

A laringite aguda costuma ser uma condição leve e autolimitada que geralmente dura de 3 a 7 dias. A causa mais comum é a infecção viral do trato respiratório superior, e, na ausência de quadro infeccioso, refluxo gastresofágico, alergia, trauma vocal, asma ou poluição ambiental são as causas mais recorrentes. As causas infecciosas são crupe viral, falso crupe e epiglotite.

Crupe viral

Crupe viral ocorre em crianças entre 6 meses e 3 anos. Apresenta como sintomas tosse intensa (de início abrupto, similar a um latido de cachorro, à noite), estridor inspiratório, rouquidão e desconforto respiratório, geralmente precedida por infecção de via respiratória superior. O agente etiológico mais comum é o vírus parainfluenza tipo 1; porém, outros vírus como o sincicial respiratório, *influenza* A e B e coronavírus podem ocasionar a infecção.[11]

Devido à inflamação da mucosa laríngea, ocorrem edema e hiperemia da região subglótica, ocasionando seu estreitamento e piora do quadro de estridor. Esses quadros, se não rapidamente tratados, podem levar a hipoxemia. Ao realizar uma radiografia de região cervical, é possível verificar o "sinal da torre da igreja", devido ao estreitamento infraglótico. O tratamento consiste em oferta de oxigênio e corticosteroide por via oral (dexametasona 0,6 mg/kg). Em casos mais graves, a inalação com epinefrina racêmica é indicada como adjuvante.[10,11] O quadro tende a ter resolução em 48 horas e não gera sequelas ao paciente.

Falso crupe ou crupe espasmódico

O falso crupe é mais considerado um sintoma do que uma doença em si. Suas causas são multifatoriais, sendo doenças atópicas da via respiratória (como asma), refluxo gastresofágico e anormalidades das vias respiratórias, algumas das causas possíveis.

Epiglotite ou supraglotite

Com a introdução da vacinação para a bactéria *H. influenzae* tipo B, a incidência da epiglotite diminuiu nos últimos anos, porém outras causas podem levar aos sintomas como trauma por corpo estranho ou ingesta de substâncias cáusticas, assim como outras bactérias como *Streptococcus* e *Staphylococcus*. Acomete predominantemente o sexo masculino, dos 2 aos 7 anos.

Os sintomas são edema da epiglote (que pode ficar bem avermelhada, como uma cereja) ou de pregas ariepiglóticas, odinofagia, estridor, dispneia[10] e o paciente pode assumir a posição de hiperextensão da cabeça e com a boca aberta e queixo elevado, assim como o corpo inclinado para a frente (posição que se tem mais conforto para respirar, pois assim é possível abrir as vias respiratórias).

O diagnóstico é feito pelo quadro clínico. Ao realizar uma radiografia de região cervical, pode ser visualizado o "sinal do polegar" (resultado do edema da epiglote). O tratamento é oxigenioterapia, uso de antibiótico (cefalosporina de segunda geração), corticosteroide por via oral ou intramuscular e inalação com epinefrina.

Laringite alérgica

O quadro alérgico das vias respiratórias superiores pode ser ocasionado por inflamação direta ou por reação ao muco, edema laríngeo, tosse, pigarro e disfonia. No exame direto do órgão, verifica-se hiperemia e edema das pregas vocais, além de um muco espesso na região.[12]

Os sintomas da laringite alérgica não são específicos, podendo ser coexistentes a quadro de refluxo laringofaríngeo ou asma, os quais devem ser cogitados como diagnóstico diferencial.

Refluxo laringofaríngeo

O refluxo laringofaríngeo é definido como uma inflamação dos tecidos aerodigestivos superiores em decorrência do efeito direto ou indireto do refluxo gastroduodenal.[13] Os sintomas, como glóbus faríngeo (sensação de corpo estranho na garganta), pigarro e tosse, podem levar a esse diagnóstico. Contudo, esses sintomas também são multifatoriais e podem ser concomitantes com outras doenças, como o gotejamento posterior nasal de quadros sinusais, síndrome da apneia obstrutiva do sono e alterações anatômicas do paciente.

Não existe padrão-ouro para o diagnóstico dessa doença, mas pacientes com sintomas compatíveis e presença de um episódio de refluxo esofágico detectado pela pHmetria esofágica são indícios muito sugestivos de refluxo laringofaríngeo. Em caso de dúvidas, encaminhar o paciente ao otorrinolaringologista para diagnóstico. O tratamento inclui a mudança no estilo de vida, como na alimentação, nos hábitos de cessar o tabagismo, na redução do tamanho das refeições, assim como no comer lentamente e evitar deitar-se após as refeições. A terapia farmacológica é com inibidores de bomba de prótons.[13]

Corpo estranho

A presença de um corpo estranho pode ocasionar obstrução da via respiratória nos três níveis laríngeos: supraglote, glote e subglote.[10] De acordo com a localização, podem ter diferentes sintomas: na supraglote, há odinofagia, sensação de glóbus faríngeo e tosse; na glote, estridor, disfonia e dispneia; e, na subglote, sibilos, tosse e dispneia.

O diagnóstico é feito pela história e pelo exame físico, podendo o corpo estranho ser visualizado durante a inspeção da cavidade. Por vezes serão necessários exames complementares, como a laringoscopia indireta (com espelho de Garcia ou nasofibrolaringoscopia) ou até mesmo radiografia de região cervical. Se ainda não foi possível verificar o objeto, TC, broncoscopia ou endoscopia digestiva alta são exames indicados.

O tratamento é a remoção do corpo estranho e a garantia da patência da via respiratória. Como a remoção ou o próprio objeto podem levar à injúria do órgão, é recomendado o uso de antibioticoterapia para profilaxia e de corticoide para edema.

CONSIDERAÇÕES FINAIS

Neste capítulo foram expostas as doenças mais prevalentes das regiões da faringe e da laringe. A realização de uma anamnese detalhada associada a um exame clínico minucioso e dirigido podem ser suficientes para um diagnóstico rápido e preciso, valendo-se dos exames complementares, às vezes, apenas para quantificação da gravidade do caso. Conhecer as possíveis hipóteses diagnósticas e como diferenciá-las é imprescindível para o tratamento adequado para cada caso.

REFERÊNCIAS BIBLIOGRÁFICAS

1. Piltcher OB, Kosugi EM, Sakano E, et al. How to avoid the inappropriate use of antibiotics in upper respiratory tract infections? A position statement from an expert panel. *Braz J Otorhinolaryngol.* 2018;84(3):265-279.
2. Gottlieb M, Long B, Koyfman A. Clinical Mimics: An Emergency Medicine-Focused Review of Streptococcal Pharyngitis Mimics. *J Emerg Med.* 2018;54(5):619-629.
3. Sylvester JE, Buchanan BK, Silva TW. Infectious mononucleosis: rapid evidence review. *Am Fam Physician.* 2023;107(1):71-78.
4. Klein MR. Infections of the oropharynx. *Emerg Med Clin North Am.* 2019;37(1):69-80.
5. Edetanlen BE, Saheeb BD. Comparison of outcomes in conservative versus surgical treatments for Ludwig's angina. *Med Princ Pract.* 2018;27(4):362-366.
6. Pak S, Cha D, Meyer C, et al. Ludwig's Angina. *Cureus.* 2017;9(8):e1588.
7. Matias MDP, Jesus AO, Resende RG, et al. Diagnosing acquired syphilis through oral lesions: the 12 year experience of an Oral Medicine Center. *Braz J Otorhinolaryngol.* 2020;86(3):358-363.
8. de Andrade BAB, de Arruda JAA, Gilligan G, et al. Acquired oral syphilis: a multicenter study of 339 patients from South America. *Oral Dis.* 2022;28(6):1561-1572.
9. Ministério da Saúde. Secretaria de Vigilância em Saúde. Departamento de DST, Aids e Hepatites Virais. Protocolo Clínico e Diretrizes Terapêuticas para Atenção Integral às Pessoas com Infecções Sexualmente Transmissíveis. Brasília: Ministério da Saúde, 2015.
10. Eskander A, de Almeida JR, Irish JC. Acute upper airway obstruction. *N Engl J Med.* 2019;381(20):1940-1949. doi:10.1056/NEJMra1811697
11. Johnson DW. Croup. *BMJ Clin Evid.* 2014;2014:0321.
12. Campagnolo A, Benninger MS. Allergic laryngitis: chronic laryngitis and allergic sensitization. *Braz J Otorhinolaryngol.* 2019;85(3):263-266.
13. Lechien JR, Akst LM, Hamdan AL, et al. Evaluation and management of laryngopharyngeal reflux disease: state of the art review. *Otolaryngol Head Neck Surg.* 2019;160(5):762-782.

148

Antibioticoterapia para Infecções das Vias Respiratórias Superiores

Edwin Tamashiro • Wilma Terezinha Anselmo Lima • Renato Roithmann

INTRODUÇÃO

O uso de antibióticos nas infecções bacterianas de vias aéreas superiores (rinossinusites agudas, otite média aguda, faringotonsilites agudas) tem sido fundamental no controle das infecções mais graves ou dos quadros complicados supurativos, além da prevenção de sequelas não supurativas, como a febre reumática.

No entanto, o crescente uso indiscriminado de antibióticos nas infecções de vias aéreas superiores, especialmente nos quadros virais, tem causado salutar preocupação pelos efeitos colaterais desencadeados aos pacientes, pelos gastos desnecessários com medicamentos, pelas alterações da flora comensal e, especialmente, pelo desenvolvimento de bactérias resistentes. Recentemente, estudos mais robustos e bem controlados têm questionado o uso precoce de antibióticos em infecções bacterianas leves e não complicadas, nas quais a evolução natural benigna da maioria delas não justifica o uso mandatório dessas medicações.[1] A mudança do paradigma de que toda infecção bacteriana de vias aéreas superiores necessita de tratamento com antibiótico tem sido marcante nas últimas diretrizes da otorrinolaringologia, sobretudo as relacionadas às rinossinusites agudas, faringotonsilites e otite média aguda. Neste capítulo serão abordadas as atuais recomendações do uso de antibiótico nessas três principais afecções das vias aéreas superiores, assim como quais esquemas terapêuticos poderiam ser utilizados.

INCIDÊNCIA E PREVALÊNCIA

As infecções das vias aéreas superiores são as principais causas de prescrição de antibióticos em atendimentos ambulatoriais, correspondendo a cerca de 220 prescrições a cada 1.000 habitantes por ano. Dentre elas, rinossinusite aguda, otite média aguda supurada e faringotonsilite são as três principais causas dentre todos os diagnósticos registrados em unidades de pronto atendimento, correspondendo a cerca de 43 a 56 prescrições de antibiótico a cada 1.000 habitantes por ano.[2] É preocupante a estimativa de que cerca de 50% dessas prescrições aconteçam de maneira indevida ou até mesmo desnecessária, de acordo com as atuais diretrizes clínicas.[1,2]

De modo geral, o uso de antibióticos é necessário nas seguintes condições em infecções bacterianas de vias aéreas superiores:

- Pacientes imunossuprimidos ou sob maior risco de complicação
- Pacientes com complicações agudas supurativas
- Pacientes com sintomas mais intensos
- Pacientes com sintomas mais prolongados
- Processos infecciosos específicos (p. ex., *S. pyogenes*), para prevenção de complicações não supurativas.

RINOSSINUSITES AGUDAS BACTERIANAS

O diagnóstico das rinossinusites agudas (RSAs) é essencialmente clínico. A RSA é definida pela congestão/obstrução nasal e/ou rinorreia, e pode estar acompanhada de outros sintomas, como dor facial em peso (que piora com movimentação cefálica), alteração do olfato (hiposmia, cacosmia), plenitude auricular, halitose, febre e tosse. Para denominá-la quadro agudo, tais sintomas não devem se prolongar mais que 4 semanas de duração. A caracterização sintomática associada à confirmação de sinais inflamatórios no exame físico (rinoscopia anterior e/ou endoscopia nasal), como edema, hiperemia da mucosa ou secreção nasal mucoide ou mucopurulenta, é suficiente para o diagnóstico de RSA. A realização de radiografia simples de face não é indicada para o diagnóstico de RSA, tendo em vista que a maioria dos achados desse exame é inespecífica. Tomografia computadorizada e ressonância magnética de face são necessárias quando houver suspeita de envolvimento de estruturas adjacentes (órbita, base do crânio, cavidade oral).

As RSAs de etiologia bacteriana habitualmente são processos infecciosos secundários, ou seja, que aparecem após um problema anterior, como alterações dentárias, presença de tumores nasais/sinusais e, principalmente, após um quadro infeccioso viral. A grande maioria das RSAs bacterianas advém de um quadro tipicamente viral que, em algum momento de sua evolução, apresenta superinfecção bacteriana. Essa sobreposição infecciosa gera uma mudança do comportamento da doença, geralmente caracterizada por uma piora da quantidade ou mudança da viscosidade e coloração da secreção nasal, piora da dor ou início de febre. Essa piora geralmente ocorre nos primeiros 10 dias de evolução, mais comumente entre o quinto e o sétimo dias após o início do quadro viral. Outra evolução bastante comum que sugere RSA bacteriana é o prolongamento dos sintomas decorrentes de uma infecção viral além dos 10 dias de evolução.[3]

No entanto, a caracterização de RSA bacteriana não é o suficiente para justificar o uso de antibióticos. Diversas evidências têm demonstrado que, para os casos mais leves ou com declínio da intensidade dos sintomas apesar da evolução mais arrastada, o uso de antibióticos não traz benefício adicional aos pacientes além do controle sintomático com analgésicos, lavagem nasal e, eventualmente, corticoide nasal. Portanto, o uso de antibióticos nas RSAs bacterianas somente é recomendado nos pacientes com sintomas mais intensos, ou que apresentem complicação supurativa aguda (abscesso subperiosteal, abscesso orbitário ou complicações intracranianas).

O principal diagnóstico diferencial das RSAs bacterianas são as RSAs virais, que caracteristicamente apresentam sintomas nasossinusais mais brandos e duração habitual menor que 10 dias. É importante ressaltar que, em alguns casos virais, pode haver a persistência de alguns sintomas após 10 dias, especialmente rinorreia e tosse.

Quando houver sintomas em apenas um lado, é preciso avaliar potencial causa odontogênica, tumoral, ou ocasionalmente corpo estranho, essa última especialmente em crianças.

Epistaxe, alterações visuais e de motricidade ocular ou outras manifestações neurológicas são alterações que exigem avaliação médica de prontidão.

Tratamento

O tratamento das RSAs bacterianas envolve diversas opções para alívio sintomático, assim como antibióticos para as formas mais intensas ou mais graves.

Dentre as medicações sintomáticas, estão analgésicos/anti-inflamatórios não esteroidais, lavagens nasais, descongestionantes tópicos ou sistêmicos, assim como corticoides nasais. Para os casos bacterianos mais leves, inclusive, o uso de corticoides nasais em alta dosagem (p. ex., furoato de mometasona 400 mcg/dia, furoato de fluticasona 220 mcg/dia, propionato de fluticasona 400 mcg/dia, budesonida 400 mcg/dia) pode evitar o uso de antibiótico nessas situações.[3]

Para as RSAs bacterianas mais intensas, o tratamento antimicrobiano deve ser direcionado para cobrir os patógenos mais prevalentes, entre eles: *S. pneumoniae*, *H. influenzae* e *M. catarrhalis*. O tratamento de primeira escolha deve ser amoxicilina (45-90 mg/kg/dia para crianças) ou, a depender dos níveis de resistência local, amoxicilina-clavulanato (45-90 mg/kg/dia de amoxicilina). O tempo necessário de tratamento pode variar entre 7 e 14 dias de antibiótico. Outras alternativas são a cefuroxima (30 mg/kg/dia ou 500 mg 12/12 horas), claritromicina (15 mg/kg/dia ou 500 mg/dia), ceftriaxona (50 mg/kg/dia ou 1 g 12/12 horas intramuscular [IM] ou intravenosa [IV] ou sulfametoxazol-trimetoprima (150 mg/m² 2×/dia TMP ou 800 mg 12/12 horas). Em adultos e em casos específicos, pode-se utilizar quinolonas respiratórias, como levofloxacina (500 mg) ou moxifloxacina (400 mg).[4]

OTITE MÉDIA AGUDA

Otite média aguda (OMA) são afecções que acontecem majoritariamente secundárias a um quadro infeccioso viral/bacteriano nasossinusal, por ascensão do processo infeccioso através da tuba auditiva. As crianças são frequentemente mais acometidas por questões imunológicas e especialmente anatômicas (tuba auditiva mais curta, menos inclinada e mais aberta), com pico de incidência entre 6 meses e 2 anos de idade.

O diagnóstico da OMA é essencialmente clínico. A história prévia ou concomitante de uma rinossinusite aguda, além de queixas otológicas, como otalgia, plenitude auricular, hipoacusia, são altamente indicativos de acometimento da orelha média. Febre é um sintoma comum, especialmente em crianças. Crianças pequenas dificilmente conseguem expressar tais sensações de modo claro, sendo traduzidas muitas vezes como irritabilidade, inquietude, choro fácil e manipulação dolorosa do ouvido. Para confirmação do diagnóstico de OMA, é necessário que haja alterações na otoscopia, como hiperemia ou opacificação da membrana timpânica, nível líquido na orelha média, abaulamento ou até mesmo perfuração com saída de exsudato pela membrana timpânica. É importante ressaltar que apenas os sintomas otológicos não são suficientes para o diagnóstico de OMA, tendo em vista que em muitos quadros de IVAS, como nas faringites ou laringites, é comum a ocorrência de otalgia referida sem necessário envolvimento da orelha média.[5,6]

A distinção entre OMA viral e bacteriana é feita apenas de modo presumível, com base nos achados clínicos. De modo geral, a ocorrência de sintomas inflamatórios agudos (otalgia, febre) acompanhados de secreção na orelha média é altamente indicativo de infecção bacteriana.

Tratamento

De modo semelhante às rinossinusites agudas, nem todo quadro de OMA bacteriano necessita de antibióticos, tendo em vista que a cura espontânea acontece na maioria dos casos e que os antibióticos não previnem de maneira efetiva a ocorrência de complicações supurativas.

Analgésicos e antipiréticos por via oral são os medicamentos que devem ser utilizados de imediato, considerando-se a latência dos antibióticos para reduzir os sintomas de dor e febre nos casos mais acentuados.

O uso de antibióticos é fortemente recomendado nas seguintes situações:[4-6]

- Crianças pequenas, menores que 6 meses de idade
- Otite média aguda bilateral
- Otite média aguda supurada
- Pacientes com otalgia moderada a intensa
- Febre ≥ 39°C.

O antibiótico a ser escolhido deve cobrir os principais germes patogênicos envolvidos nessa condição, cujos agentes principais são os mesmos envolvidos nas RSAs (*S. pneumoniae*, *H. influenzae* e *M. catarrhalis*). Desse modo, os antibióticos de escolha se assemelham à lista indicada para tratar as RSAs, mas com especial ênfase à faixa etária pediátrica. Em caso de falha terapêutica após 48 a 72 horas de tratamento, deve-se considerar a potencial ocorrência de resistência bacteriana. Nessas situações, deve-se considerar:[4,5]

- Aumento da dose de amoxicilina para 90 mg/kg/dia
- Substituição da amoxicilina por amoxicilina-clavulanato (45-90 mg/kg/dia)
- Substituição por ceftriaxona (50-100 mg/kg/dia).

Em casos de complicação supurativa, como mastoidite, meningite, sepse, paralisia facial periférica, labirintite infecciosa, trombose de seio caverno e abscesso cervical, é importante a avaliação especializada otorrinolaringológica para realização de exames de imagem, internação e eventual timpanocentese ou mesmo abordagem cirúrgica.

FARINGOTONSILITES AGUDAS

As faringotonsilites agudas são a terceira principal causa que leva à prescrição de antibióticos nas unidades de pronto atendimento, e que infelizmente são utilizados de modo desnecessário em quase 60% dos casos. Estima-se que, dentre todos os agentes envolvidos nas faringotonsilites agudas, cerca de 20 a 30% apresentam participação bacteriana. Dentre todos os agentes bacterianos envolvidos, o principal destaque é o *S. pyogenes*, também conhecido como *Streptococcus* β-hemolítico do grupo A, presente em cerca de dois terços dos quadros bacterianos. A manifestação dos quadros de faringotonsilites bacterianas é bastante variável, a depender especialmente do agente etiológico e da idade do paciente. Curiosamente, o *S. pyogenes* possui uma apresentação clínica que ganha destaque em relação aos demais germes, pois normalmente tem características de maior viremia e reações locorregionais.

Dentre essas características, pode-se citar a ocorrência de febre mais elevada e recorrente, exsudato sobre as amígdalas, gânglios aumentados e com sinais flogísticos. Outra característica marcante é o início súbito e sem associação com outros sintomas de vias aéreas superiores, não cursando com tosse ou rouquidão. *S. pyogenes* acomete preferencialmente crianças pré-escolares a adolescentes (3 a 14 anos), sendo progressivamente menos comum em idades mais avançadas. A fim de facilitar a predição de infecção causada por *S. pyogenes* (e consequentemente o direcionamento do tratamento com antibióticos), existem alguns escores clínicos como o de Centor modificado e o FeverPAIN que apresentam razoável taxa de correspondência com resultados microbiológicos.[4,7,8] Apesar de prático, tais escores não consideram outros fatores importantes na avaliação clínica e que são importantes na diferenciação das faringotonsilites causadas por *S. pyogenes* das demais faringotonsilites. Entre eles, *S. pyogenes* não costuma causar úlceras ou vesículas orais, não é comum haver a simultaneidade de acometimento em contactantes próximos, geralmente não cursa com sintomas gastrintestinais (diarreia, vômito e náuseas) e nasais (tosse, congestão nasal, espirros), e pode causar a ocorrência de petéquias palatais (sinal com maior valor preditivo para *S. pyogenes*). Dessa maneira, é fundamental a distinção clínica entre as faringotonsilites causadas por *S. pyogenes* das outras demais causas virais e mesmo bacterianas.

Tratamento

O uso de antibióticos nas faringotonsilites bacterianas é recomendado nas seguintes situações:[4]

- Envolvimento por *S. pyogenes* (cuja finalidade primordial é prevenir a ocorrência primária de febre reumática e, concomitantemente, abreviar/aliviar a evolução sintomática)
- Quando a manifestação sintomática for muito intensa, para minimizar a evolução de quadros bacterianos não *S. pyogenes*
- Nas complicações supurativas (abscessos peritonsilares, parafaríngeo, retrofaríngeo)
- Em infecções específicas, como *C. diphtheriae* e *N. gonorrhoeae*.

A determinação clínica ou eventualmente microbiológica do envolvimento por *S. pyogenes* é importante pois define a escolha do antibiótico. Para tal agente, o antibiótico de escolha são as penicilinas naturais, como a penicilina G benzatina (1.200.000 UI, IM, dose única para > 27 kg, ou 600.000 UI, IM para menores que 27 kg) ou penicilina V, VO, por 10 dias. Outra opção para *S. pyogenes* é amoxicilina (50 mg/kg/dia), VO, por 10 dias.

Para os outros agentes bacterianos não *S. pyogenes*, outros antibióticos podem ser utilizados, como amoxicilina, amoxicilina-clavulanato (50 mg/kg/dia), cefuroxima (30 mg/kg/dia ou 500 mg 12/12 horas) ou ceftriaxona (50 mg/kg/dia ou 1-2 g, IV ou IM por 7 dias).

Para as complicações supurativas, é recomendável a drenagem do abscesso por especialista e internação nos casos mais graves. Além disso, utilizam-se antibióticos que tenham maior espectro de cobertura, especialmente contra germes gram-positivos e anaeróbios. Dessa forma, amoxicilina-clavulanato (50 mg/kg/dia), clindamicina (40 mg/kg/dia ou 600 mg 8/8 horas) ou associação de clindamicina com ceftriaxona (50 mg/kg/dia ou 1 a 2 g, IV ou IM) por 10 dias são considerados bons esquemas terapêuticos.[4,8]

CONSIDERAÇÕES FINAIS

A utilização de antibióticos em infecções de vias aéreas superiores deve ser criteriosamente avaliada, tendo em vista as elevadas taxas de prescrições inapropriadas e consequentes efeitos deletérios à saúde individual e mesmo à saúde coletiva.

As atuais evidências têm reforçado que os antibióticos são formalmente recomendados em infecções de vias aéreas superiores apenas em pacientes mais vulneráveis, nas formas sintomáticas mais intensas ou nas situações onde há a ocorrência de complicações supurativas.

REFERÊNCIAS BIBLIOGRÁFICAS

1. Chandra Deb L, McGrath BM, Schlosser L, et al. Antibiotic prescribing practices for upper respiratory tract infections among primary care providers: a descriptive study. *Open Forum Infect Dis.* 2022;9(7):ofac302.
2. Fleming-Dutra KE, Hersh AL, Shapiro DJ, et al. Prevalence of Inappropriate Antibiotic Prescriptions Among US Ambulatory Care Visits, 2010-2011. *JAMA.* 2016;315(17):1864-73.
3. Fokkens WJ, Lund VJ, Hopkins C, et al. European Position Paper on Rhinosinusitis and Nasal Polyps 2020. *Rhinology.* 2020;58(Suppl S29):1-464.
4. Piltcher OB, Kosugi EM, Sakano E, et al. How to avoid the inappropriate use of antibiotics in upper respiratory tract infections? A position statement from an expert panel. *Braz J Otorhinolaryngol.* 2018 ;84(3):265-79.
5. Suzuki HG, Dewez JE, Nijman RG, et al. Clinical practice guidelines for acute otitis media in children: a systematic review and appraisal of European national guidelines. *BMJ Open.* 2020;10(5):e035343.
6. Jamal A, Alsabea A, Tarakmeh M, et al. Etiology, diagnosis, complications, and management of acute otitis media in children. *Cureus.* 2022;14(8):e28019.
7. Homme JH. Acute otitis media and group A streptococcal pharyngitis: a review for the general pediatric practitioner. *Pediatr Ann.* 2019;48(9):e343-e348.
8. Yoon YK, Park CS, Kim JW, et al. Guidelines for the Antibiotic Use in Adults with Acute Upper Respiratory Tract Infections. *Infect Chemother.* 2017;49(4):326-52.

Patologia

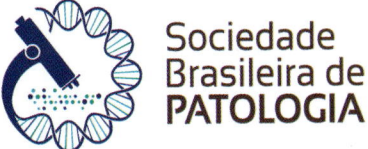

Sociedade
Brasileira de
PATOLOGIA

CAPÍTULO

149
Princípios da Patologia

Katia Ramos Moreira Leite • Clovis Klock

INTRODUÇÃO

Patologia, do grego *pathos*, estado de sofrimento e angústia, foi o termo utilizado por Galeno para definir distúrbios nos processos vitais. Giovanni Battista Morgagni, no século 18, traduziu a especialidade como a determinação dos fundamentos e das causas de doenças. Os estudos iniciais se baseavam em aspectos macroscópicos, principalmente provenientes de autópsias. Com o advento do uso do microscópio, intensificado por Rudolf Virchow, uma nova era da patologia se iniciou, com a histologia e a compreensão da doença baseada em alterações celulares. A partir da disseminação do uso do microscópico na Europa do século 19, criou-se uma nova especialidade nas escolas médicas e em hospitais. Primeiramente chamados *inspetores de morte* e *curadores de museus*, os profissionais da patologia também foram conhecidos como *oradores da anatomia mórbida* e, finalmente, *professores*.

Já no final do século 19 e início do século 20, as descobertas foram aceleradas com a introdução de grandes avanços nas técnicas de fixação, emblocamento, corte e coloração, que permitiram uma revisão dos conceitos das doenças e sua reclassificação. As descobertas revolucionárias ocasionadas pelo desenvolvimento de anticorpos e, mais recentemente, pelas técnicas moleculares, têm levado a um enorme avanço no entendimento das doenças, com impacto na sua classificação e, o mais importante, na determinação dos tratamentos.[1]

A denominação *anatomia patológica* é restritiva, considerando que o diagnóstico das doenças não se baseia mais em aspectos macroscópicos observados em espécimes cirúrgicos ou em necrópsias, mas nos achados histológicos, citológicos e nas alterações na expressão de proteínas e genes. O patologista é um especialista fundamental no cuidado do paciente e assim deve ser considerado.

DOENÇAS NOVAS

O surgimento de doenças novas, principalmente infecciosas, tem sido um desafio nos últimos 40 anos. Na década de 80 houve o aparecimento da síndrome de imunodeficiência adquirida (AIDS), e os primeiros relatos de autópsia foram fundamentais para a compreensão e para o estabelecimento de critérios para o diagnóstico da doença. Mais tarde foi identificado o vírus e sua ação, que leva à depleção de linfócitos e apresenta uma propensão ao desenvolvimento de infecções oportunistas e neoplasias.[2]

Recentemente, no surgimento da pandemia de covid-19, os achados de autópsia demonstraram a reação inflamatória exuberante e a trombose na microvasculatura pulmonar, proporcionando o desenho da estratégia terapêutica dos pacientes infectados baseada em corticosteroides e anticoagulantes.[3]

PAPEL DO PATOLOGISTA NA ONCOLOGIA

No âmbito da oncologia, o patologista está envolvido no rastreamento, no diagnóstico, na previsão do prognóstico e na determinação de fatores preditivos de resposta à terapia, sendo um elemento chave em todo o processo com grande impacto no tratamento do paciente.

O rastreamento de tumores é fundamental para a saúde pública, permite que agentes causais e/ou lesões precursoras sejam identificadas, interrompendo o processo carcinogênico. A prevenção do câncer do colo uterino é um exemplo. O patologista detecta, a partir da citologia cervicovaginal, anormalidades morfológicas das células escamosas e glandulares promovidas pela infecção pelo papilomavírus humano (HPV), agente causal de mais de 95% dessas neoplasias. A citologia em base líquida (meio líquido), introduzida nos anos de 1990, melhorou muito o diagnóstico, especialmente das lesões escamosas intraepiteliais de alto grau. Hoje, esse processo é mais eficiente, sensível e específico com a utilização da patologia molecular, que, a partir do mesmo espécime destinado ao exame citológico em base líquida, permite a detecção de sequências genéticas do HPV, classificando-o como de alto ou baixo risco na promoção do câncer cervical. A partir dessa identificação, traça-se a periodicidade do rastreamento ou promove-se o tratamento da lesão precursora antes de sua evolução a um estágio em que o tratamento é muito mais custoso ao sistema de saúde, sacrifica a qualidade de vida ou leva à morte mulheres jovens.

Em resumo, o patologista é o especialista responsável pelo diagnóstico primário de todos os tumores. Toda e qualquer conduta terapêutica necessita inicialmente do diagnóstico anatomopatológico. Os algoritmos de tratamento de tumores são baseados nos achados histológicos pormenorizados pelo patologista.

O câncer de próstata, que acomete um a cada seis homens, é graduado pelo escore de Gleason/ISUP (International Society of Urological Pathology), que varia de 6 a 10 (Gleason) ou 1 a 5 (ISUP). Tumores Gleason 6/ISUP 1 presentes em até três fragmentos de biopsia podem ser passíveis de acompanhamento, uma conduta denominada *vigilância ativa*. Como esses tumores têm um comportamento indolente, é possível acompanhar os pacientes, adiando ou evitando a cirurgia ou a radioterapia, poupando-os de efeitos colaterais e diminuindo os custos para os sistemas de saúde.[4]

A escolha do melhor tratamento pode eventualmente se basear em informações detalhadas da fisiopatologia específica dos tumores. As neoplasias hematológicas, por exemplo, necessitam de uma subclassificação que orientará o tratamento desde o seu início. A classificação dos linfomas é baseada em expressão de proteínas que caracterizam suas vias de desenvolvimento, sendo fundamental para o tratamento. Os carcinomas de mama, da mesma forma, necessitam de informações complementares fornecidas pelos exames imunohistoquímico e citogenético (FISH – *Fluorescent In Situ Hibridization*). Os tumores com expressão imunohistoquímica de receptores de estrógeno e progesterona e baixa atividade proliferativa serão tratados com inibidores do receptor estrogênico do tipo tamoxifeno, enquanto aqueles cuja via de tumorigênese é a superexpressão do receptor de fator de crescimento *HER2* serão tratados com drogas-alvo específicas que se ligam a esses receptores, bloqueando sua ação no desencadeamento de sinais de proliferação. A expressão de *HER2* é determinada pelo estudo imunohistoquímico e, em casos equívocos, requer a identificação do aumento do número de cópias do gene por meio do FISH.

Nos últimos anos, houve o desenvolvimento de medicamentos-alvo moleculares baseados no conhecimento crescente das vias moleculares envolvidas na iniciação, promoção e progressão de neoplasias. O patologista não caracteriza mais um tumor somente como de pulmão, transição esofagogástrica ou endométrio. Muitos tumores de sítios distintos possuem a mesma via de carcinogênese e o tratamento será baseado nos achados patológicos. Como já mencionado, os carcinomas de mama podem ser decorrência da amplificação e superexpressão de *HER2*. O mesmo acontece com alguns tumores da transição esofagogástrica, sendo o tratamento feito com um inibidor do receptor ou de sua via de sinalização.

Toda essa mudança no conhecimento foi disruptiva e resultou na aprovação de tratamentos agnósticos pelas agências sanitárias governamentais. Ou seja, o fármaco é aprovado para tumores que possuem determinada alteração genética, não importando seu tecido de origem. Um exemplo são os tumores que possuem mutações nos genes de reparo do DNA do tipo *mismatch*, mais especificamente *MLH1, MSH2, MSH6* e *PMS2*. A falta de reparo do DNA em uma situação de proliferação aumentada é responsável pela geração de grande quantidade de neoantígenos, o que é bastante conveniente para a introdução dos inibidores do *chekpoint* imunológico, anti-PD1, PD-L1 e CTLA4.

IMPLICAÇÕES PRÁTICAS DA NOVA ERA DA PATOLOGIA

A identificação de alterações moleculares específicas, fundamentais para a escolha do melhor tratamento, depende da quantidade de tecido e da integridade da célula, suas proteínas e seu material genético, que serão analisados por técnicas imunohistoquímicas e moleculares. Esses cuidados são denominados pré-analíticos e seu conhecimento é obrigatório para qualquer especialista envolvido na cadeia de cuidado do paciente com câncer.

Considerando que, durante a progressão dos tumores, existe seleção clonal e as anormalidades genéticas vão se alterando, principalmente por mecanismos de resistência a drogas, não só a biopsia do tumor primário, mas também biopsias nos sítios de metástases serão necessárias no curso da doença.

É preciso saber de antemão a quantidade de tecido necessária para as análises histológica, imunohistoquímica, citogenética e molecular. Durante um procedimento para obtenção de material, deve-se avaliar o volume adequado de tecido e sua integridade, levando-se em consideração a presença de necrose e hemorragia. A presença do patologista para avaliar a adequação do espécime no momento da biopsia seria ideal, mas isso nem sempre é possível, principalmente pelo número reduzido de especialistas.

Durante procedimentos cirúrgicos, a preservação do tecido deve ser máxima, evitando-se o uso de eletrocautério ou procedimentos de pinçamento, que são extremamente danosos ao tecido, dificultando muito a avaliação do patologista.

O próximo cuidado a ser tomado é o tempo de isquemia a frio, que se inicia no momento da retirada do espécime até o seu acondicionamento em fixador adequado. Esse tempo deve ser o mais curto possível, não superior a 1 hora, evitando-se o ressecamento do espécime e a degradação de proteínas e de material genético, fundamentais para sua avaliação. O melhor fixador é a formalina tamponada a 10%, considerando um volume no mínimo três vezes maior de formol do que a quantidade de tecido ressecado ou obtido.[5]

O tempo de fixação também é fundamental e não deve ser inferior a 6 horas ou superior a 72 horas. Por isso, não se deve programar biopsias diagnósticas em períodos que precedem feriados prolongados ou se a expectativa de se encaminhar o espécime ao laboratório for superior a esse intervalo (Figuras 149.1 e 149.2).

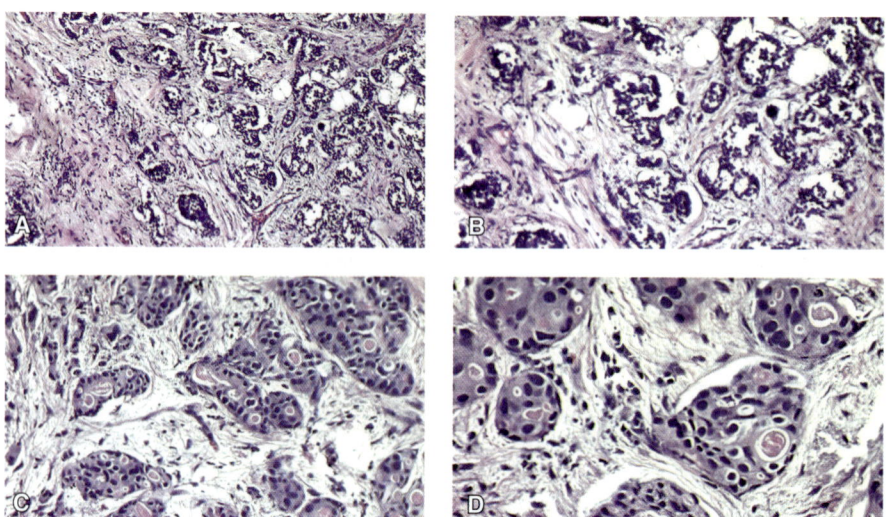

Figura 149.1 As microfotografias **A** e **B** mostram a consequência da má fixação dos espécimes, resultado de tempo prolongado de isquemia a frio e inadequação do fixador, considerando sua qualidade e quantidade. A autólise do tecido resulta na perda dos detalhes celulares, importantes para o diagnóstico histológico. A diferença pode ser notada com espécimes bem fixados expostos nas microfotografias **C** e **D**.

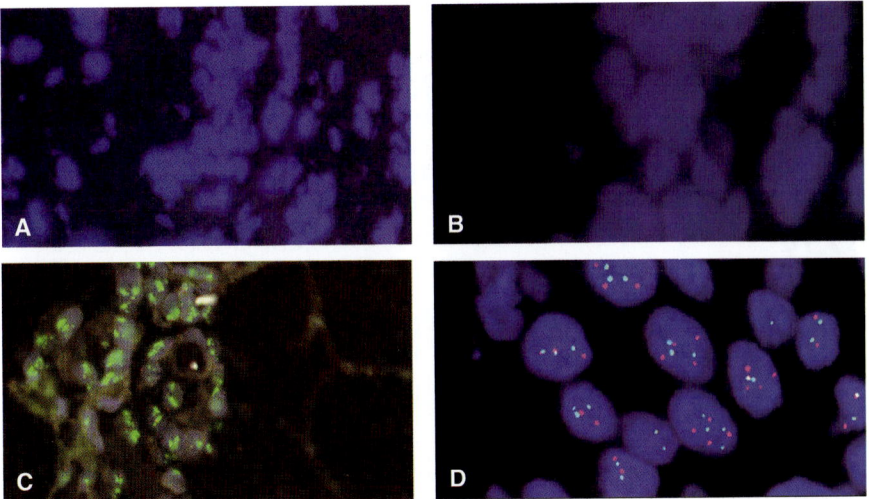

Figura 149.2 A fixação dos tecidos e de outros espécimes biológicos tem grande impacto nos exames imunohistoquímicos, citogenéticos e moleculares. As microfotografias **A** e **B** mostram a ausência de sinais no exame de FISH, enquanto a fotografia **C** mostra os sinais dos centrômeros em vermelho e o gene *HER2* amplificado em verde em um caso de câncer de mama. A microfotografia **D** ilustra uma pesquisa de alterações citogenéticas próprias do carcinoma urotelial de bexiga, realizado na urina fixada em álcool absoluto.

CONSIDERAÇÕES FINAIS

Diferente do que se pensa, o diagnóstico patológico necessita da maior quantidade possível de informações, pois elas são importantes na consideração de diagnósticos diferenciais. Dados epidemiológicos, história da doença, sinais, sintomas, localização, aspectos de imagem etc. são fundamentais e podem reforçar ou eliminar diagnósticos que muitas vezes têm comportamentos opostos, desde muito agressivos até benignos.

REFERÊNCIAS BIBLIOGRÁFICAS

1. Van den Tweel J.G., Taylor C.R. A brief history of pathology: Preface to a forthcoming series that highlights milestones in the evolution of pathology as a discipline. *Virchows Archiv.* 2010;45(1)7:3-10.
2. Reichert C.M., O'Leary T.J., Levens D.L., Simrell C.R.., Macher AM. Autopsy pathology in the acquired immune deficiency syndrome. *Am J Pathol.* 1983;112(3):357-382.
3. Dolhnikoff M., Duarte-Neto A.N., de Almeida Monteiro R.A. et al. Pathological evidence of pulmonary thrombotic phenomena in severe COVID-19. *J Thromb Haemost.* 2020;18(6):1517-1519.
4. Sathianathen N.J., Konety B.R., Alarid-Escudero F., Lawrentschuk N., Bolton D.M., Kuntz K.M. Cost-effectiveness Analysis of Active Surveillance Strategies for Men with Low-risk Prostate Cancer. *Eur Urol.* 2019;75(6):910-917.
5. Portier B.P., Wang Z., Downs-Kelly E. et al. Delay to formalin fixation 'cold ischemia time': effect on ERBB2 detection by in-situ hybridization and immunohistochemistry. *Mod Pathol.* 2013;26(1):1-9.

150

Punção Aspirativa e *Core Biopsy*

Rozany Mucha • Rafael Bispo Paschoalini • José Cândido C. Xavier-Junior • Arthur H. Cunha Volpato

INTRODUÇÃO

Desde sua introdução por Martin e Ellis, em 1930, a punção aspirativa por agulha fina (PAAF) tem sido usada na obtenção de amostras para o diagnóstico citológico em vários órgãos. O material obtido na punção é corado e as células são examinadas ao microscópico óptico, considerando-se suas características nucleares e citoplasmáticas. Assim descreveram, acertadamente, os dois autores em publicação original do Memorial Hospital em Nova York: "O real valor do método deriva do fato de que o diagnóstico pode ser feito sem perda de tempo e em casos que apresentem contraindicações definitivas ou obstáculos à obtenção do tecido por outro método". Essa constatação resume perfeitamente a aplicação da PAAF, cujo acrônimo, SAFE (Simple, Accurate, Fast and Economic), é a síntese de sua principal vantagem: a segurança. Trata-se de uma técnica não invasiva comparativamente a outras técnicas de biopsia de tecidos.

A *core biopsy* (CB), ou biopsia por agulha grossa, por sua vez, ganhou popularidade a partir da década de 1990 como método pouco invasivo. A CB possibilita a coleta de pequenos fragmentos de tecido e permite a análise arquitetural do tecido ao microscópico óptico, permitindo a distinção, por exemplo, de lesões *in situ* e lesões invasivas na mama.

Neste capítulo, são abordados os dois métodos diagnósticos, suas indicações e contraindicações, bem como os passos básicos para sua realização.

PUNÇÃO ASPIRATIVA POR AGULHA FINA
Indicações

Dentre as vantagens da PAAF, destacam-se o método diagnóstico rápido, de baixo custo (por não requerer anestesia e internação hospitalar) e envolve menor morbidade, por apresentar menos riscos de pós-procedimentos.

Quando guiada por ultrassonografia, os estudos mostram sensibilidade em torno de 90% e especificidade em torno de 100% em relação à PAAF não guiada por imagem. Ainda vale destacar, segundo alguns estudos, que quando a leitura da lâmina é realizada por citopatologista experiente, obtém-se melhor acurácia diagnóstica, com sensibilidade variando entre 60 e 93% e especificidade em torno de 100%.

A principal indicação da PAAF é o diagnóstico de neoplasias, porém o material obtido possibilita também a identificação de agentes infecciosos (vírus, protozoários, fungos e microbactérias), tipo de processo inflamatório e de acúmulo (reação agudizada, granulomatosa, sarcoidose e amiloidose), sendo realizada para massas ou nódulos em órgãos-alvo superficiais, como afecções de pele, tireoide, linfonodo, glândulas salivares, mama, ou profundamente situados, como pulmão, fígado, pâncreas, rins e retroperitônio.

As contraindicações absolutas da PAAF incluem pacientes de risco cardiológico que não possam desencadear tosse em punções cervicais ou transtorácicas sob risco de crise vagal irreversível, bem como algumas coagulopatias graves e lesão-alvo de origem vascular, devido ao risco de hemorragia. Demais contraindicações incluem deformidades acentuadas da anatomia que impossibilitem o acesso ao órgão, como em alguns casos de estenose acentuada por radiação local em traqueostomizados e distorção grave cervical em patologias osteomusculares.

As demais situações (Tabela 150.1), incluindo acesso a órgãos profundos, paciente pediátrico, pouco colaborativos ou que não suportam agulhas, mesmo com tranquilização e adequada orientação pré-procedimento, podem se submeter à PAAF com sedação com equipe de anestesiologia. Doenças pulmonares avançadas, como enfisema, hipertensão pulmonar grave, hipoxemia não corrigida com oxigenoterapia e ventilação mecânica são contraindicações à realização de PAAF transtorácica. Também não deve ser feita a PAAF de lesões suspeitas de parasitoses, por risco de anafilaxia.

Antes da realização da PAAF ecoguiada em órgãos profundos, é importante verificar a situação de anticoagulação do paciente, procedendo-se à interrupção supervisionada da medicação anticoagulante em período exigido pelo médico assistente. Recomenda-se também a realização de exame de imagem para caracterização morfológica detalhada do alvo a ser puncionado, o que possibilita o estudo prévio do tipo de acesso, desviando de estruturas de risco (traqueia, grandes vasos e estruturas neurais), bem como evitar lesões

Tabela 150.1 Indicações e contraindicações da PAAF.

Indicações	Contraindicações
Lesões sólidas e císticas (para diagnóstico e/ou tratamento)	Lesões vasculares (MAV, hemangiomas, angiossarcoma etc.) e parasitárias (risco de anafilaxia)
Lesões superficiais (guiadas ou não) e profundas com auxílio de imagem (USG, TC, RM)	Lesões profundas sem auxílio de profissional experiente em imagem (radiologia intervencionista)
Diagnóstico rápido de neoplasias sem necessidade de internação	Obstáculos intransponíveis de estruturas de risco (traqueia, grandes vasos e estruturas neurais)
Estadiamento de neoplasias (EBUS-TBNA de cadeias torácicas, PAAF de linfonodo sentinela mamário etc.)	Cardiopatias e coagulopatias graves (contraindicações absolutas)
Obtenção de material aspirado para avaliação laboratorial complementar (dosagem bioquímica hormonal, cultura, citometria de fluxo etc.)	Deformidade anatômica acentuada do sítio de punção (por estenose, fibrose, calcificação, radiação, doenças osteomusculares severas)
Obtenção de emblocado celular para testes imunohistoquímico e molecular (diagnóstico e tratamento)	Pacientes incapazes, não colaborativos, pediátricos e/ou intolerantes ao procedimento sem sedação
Material aspirado processado em meio líquido e exames complementares (imunocitoquímica e biologia molecular)	Punção torácica em pneumopatias graves com hipoxemia não corrigida com oxigenoterapia e ventilação mecânica

radiologicamente suspeitas de origem vascular, malformações arteriovenosas e angiosarcomas, cujo material hemorrágico não possibilita o diagnóstico pelo método da PAAF.

Com o avanço da medicina intervencionista e da medicina de precisão, a utilidade terapêutica da PAAF inclui o tratamento de lesões por meio de técnicas radioablativas e crioablativas com resultados surpreendentes.

Técnica

Ainda que existam variações na técnica de realização da PAAF, esse procedimento apresenta como princípio básico a aspiração de células por meio de uma agulha para a realização de esfregaços citológicos. Nos dias atuais, a realização da PAAF é guiada por exames de imagem (mais comumente ultrassonografia, mas, por vezes, tomografia), havendo melhores índices de qualidade quando realizada a quatro mãos, ou seja, conjuntamente pelo patologista e pelo radiologista. Nódulos superficiais podem eventualmente ser puncionados sem auxílio da imagem. No entanto, a realização de exame de imagem conjuntamente à PAAF apresenta como vantagens: identificação de possíveis vasos no trajeto da agulha, comprovação por foto de que a agulha foi de fato inserida no nódulo em questão e melhor compreensão das estruturas anatômicas relacionadas ao nódulo.

A técnica da PAAF se inicia com o acolhimento do paciente, seguida de uma breve explicação sobre o procedimento e esclarecimento de possíveis dúvidas. Não se deve dizer que o procedimento é indolor, uma vez que essa afirmação não é verdadeira. Esclarecer que se trata de um procedimento rápido, cujo desconforto é tolerável. Logo após as explicações iniciais, deve-se realizar o correto posicionamento do paciente (p. ex., usar almofadas para hiperextensão da região cervical, garantindo melhor visualização de nódulos profundos). Durante o procedimento o paciente não pode se movimentar. Se a PAAF for realizada em região de cabeça e pescoço, o paciente deve ser orientado a não falar e não realizar movimentos respiratórios profundos durante o exame. Nesse caso, o radiologista em geral fica à esquerda da maca, enquanto o patologista fica à direita, com o paciente deitado em posição supina. Para evitar vasos no trajeto da agulha, pode-se inclusive inverter a posição entre os dois profissionais. Considerando o exame por ultrassonografia, a inserção da agulha deve ser realizada no meio do transdutor. A extremidade lateral do transdutor, logo abaixo de onde se insere a agulha, deve estar preferencialmente em contato com a pele, formando um ângulo reto e garantindo visualização da agulha em todo o seu trajeto. Não há necessidade de utilização de anestésico local. Sua aplicação poderia prejudicar a qualidade do material aspirado e implicaria submeter o paciente a pelo menos duas intervenções.

O calibre da agulha utilizada pode variar de acordo com a profundidade da lesão. Medidas de posicionamento podem auxiliar para que as lesões se tornem mais superficiais, porém, comumente, não se realiza PAAF em nódulos cuja profundidade seja superior a 2,5 cm, após todas as manobras adequadas de posicionamento. As agulhas mais utilizadas são a de 20 mm x 0,55 mm e a de 2,5 mm x 0,6 mm, podendo-se utilizar agulhas de 22 a 27 *gauge*. Normalmente utiliza-se seringa de 10 mℓ; mas, a depender do volume a ser aspirado (p. ex., em grandes lesões císticas), seringas mais volumosas também podem ser usadas. Antes de inserir

a agulha, é importante que a pele esteja estendida, sendo que, em pacientes idosos, pode-se esticar de forma delicada a pele com o dedo médio e o indicador da outra mão enquanto promove-se a inserção da agulha com a mão dominante. Realizar a limpeza da pele com álcool e retirar o gel em excesso, que pode entupir a agulha, prejudicando o procedimento.

A aspiração do material pode ocorrer por capilaridade (sem realização de movimentos com a agulha) ou com o auxílio do citoaspirador, fazendo-se movimentos de vaivém. Nódulos mais sólidos e tecidos de aspiração mais difícil, como linfonodos, geralmente não são passíveis de aspiração por capilaridade. Para maior representatividade da lesão, se não houver muitos vasos no trajeto, realiza-se movimento de *leque* com a agulha, garantindo-se que células presentes em locais distintos do nódulo serão aspiradas.

Características como cor e viscosidade do material aspirado também são relevantes para a correlação citorradiológica e a realização do diagnóstico final. Para citar o exemplo da tireoide, o material aspirado de nódulos ricos em coloide apresenta consistência viscosa e coloração acastanhada, enquanto o material aspirado de nódulos tireoidianos com alterações degenerativas do tipo cística apresentam coloração *achocolatada* e aspecto mais fluido.

Mais do que o volume de material aspirado, o importante para o diagnóstico correto é a qualidade do material e a qualidade do esfregaço. Erroneamente, alguns profissionais acreditam que a visualização de uma seringa cheia é indicativo de um bom procedimento. No entanto, grandes volumes podem ser resultado de um procedimento realizado de forma não adequada, com grande quantidade de sangue ou até mesmo com baixa concentração de células, tal como ocorre nas lesões císticas. Duas ou no máximo três lâminas são suficientes para a adequada representação citológica de um tumor. Idealmente, cada lâmina será submetida a uma coloração distinta. Quando há visualização do conteúdo no canhão da agulha durante o procedimento, ela já pode ser retirada para a realização do esfregaço. De forma geral, deve-se evitar realizar PAAF de lesões menores que 0,5 cm, uma vez que as pequenas dimensões do nódulo podem influenciar na qualidade do material coletado, interferindo na sensibilidade e na especificidade do procedimento.

A realização do esfregaço deve ser cuidadosa para evitar artefatos de esmagamento das células, mas também firme para garantir que as células serão depositadas sobre a lâmina. Após a realização da aspiração, uma pequena gota do material aspirado deve ser depositada próxima à extremidade fosca da lâmina, que deve ser identificada com o número de registro e as iniciais do paciente (Figura 150.1). Com uma lâmina auxiliar faz-se o esfregaço, mantendo-se a primeira, com o material depositado, levemente inclinada. Raspa-se a lâmina auxiliar sobre o material de forma que ele se espalhe e reste o mínimo de resíduo nela. Um bom esfregaço apresenta a forma de uma *gota invertida* (Figura 150.2).

A técnica da PAAF engloba a extração do material, a qualidade do esfregaço e a preservação da amostra. Além desses fatores, há outro que influencia de forma direta o resultado citológico: as colorações. Há três principais para esfregaços citológicos: giemsa, papanicolau e hematoxilinaeosina (HE). Para as colorações de HE e papanicolau, logo após o esfregaço, é necessário usar fixador do tipo *spray* ou

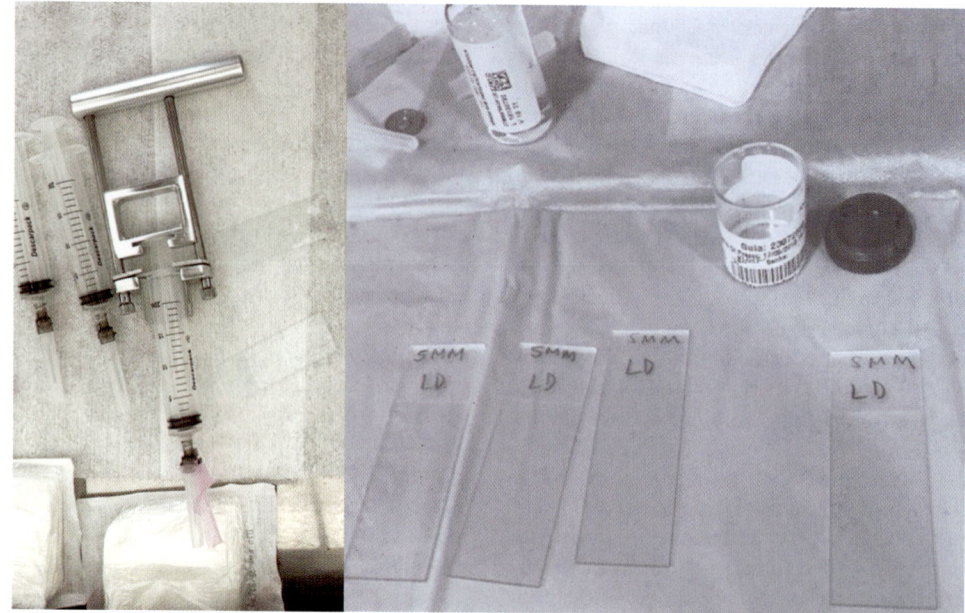

Figura 150.1 Montagem da mesa e das lâminas com iniciais e topografia identificadas a lápis. Fonte: arquivo pessoal do Dr. Rafael Bispo Paschoalini.

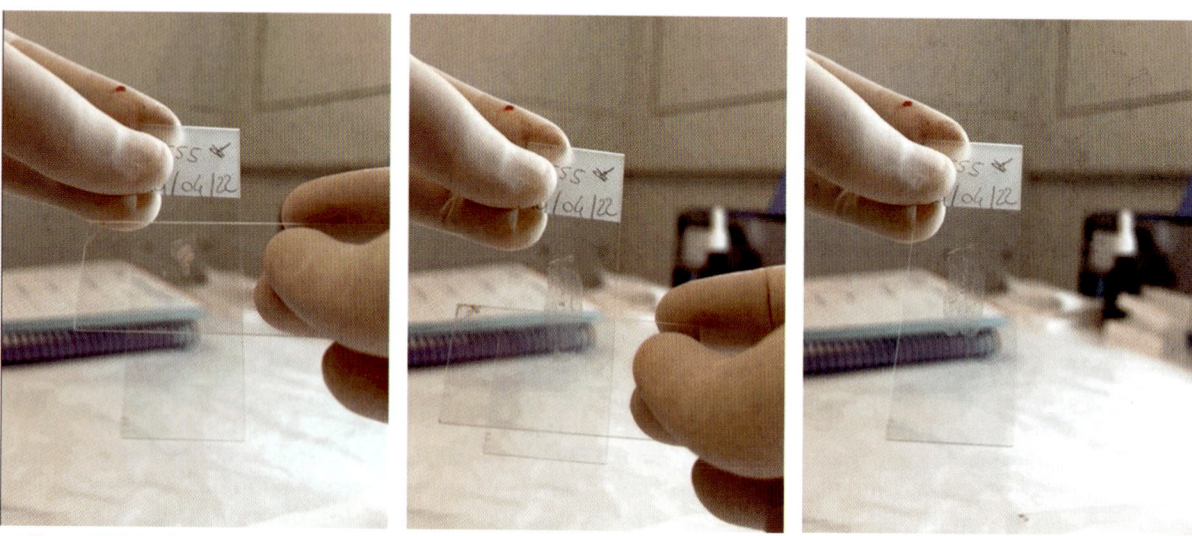

Figura 150.2 Técnica sequencial da realização do esfregaço citológico. Fonte: arquivo pessoal do Dr. Rafael Bispo Paschoalini.

manter as lâminas imersas em álcool. Para a coloração de Giemsa, a lâmina deve ser fixada a fresco, ou seja, não usar fixadores. Não há superioridade de uma coloração em relação a outra. Em linhas gerais, analisar um caso com duas colorações distintas é o ideal, porque cada uma apresenta uma determinada particularidade, seja para ressaltar características nucleares ou estromais. Em caso de dúvida em relação à qualidade do material aspirado, pode-se lançar mão do método *on-site* ROSE (*rapid on-site evaluation*), que consiste em analisar microscopicamente, de forma rápida, se o material aspirado contém o mínimo de células para ser considerado satisfatório. Em caso de material insatisfatório, nova PAAF poderá ser realizada.

Se ainda houver resíduo no canhão da agulha após a deposição do material nas duas lâminas, pode-se realizar dois procedimentos buscando maior representação do que foi aspirado. Quando o volume remanescente é pequeno, pode-se aspirar soro fisiológico, como se estivesse lavando o conteúdo da agulha. Esse líquido poderá ser submetido à citocentrifugação. Quando o conteúdo remanescente é volumoso, pode-se dispensar o material em solução formalina ou alcoólica (a depender do que foi retirado) para produção de bloco celular.

Para os materiais de PAAF, pode-se realizar citologia convencional (nesse caso, o esfregaço é realizado logo após a aspiração) ou citologia de meio líquido. Nesse segundo método, o material aspirado deve ser dispensado em frasco próprio contendo fixador adequado. Quando a PAAF não é realizada por patologistas, a melhor opção é a citologia de meio líquido, que não depende da habilidade de realização do esfregaço.

As complicações da PAAF são pouco frequentes e estão diretamente associadas à experiência dos profissionais envolvidos, ao tamanho do nódulo e à localização do mesmo.

Quanto mais superficial e quanto maior o nódulo, menor a chance de intercorrências. PAAFs de órgãos profundos, tais como pulmões e rins, estão mais associadas a complicações. Ainda que seja realizada com técnica adequada, nódulos muito vascularizados podem sofrer hemorragia pós-punção, que é facilmente controlada com compressão mecânica local, podendo-se também utilizar compressa de gelo. Devido ao posicionamento para PAAF de lesões cervicais, quando há necessidade de hiperextensão, alguns pacientes, principalmente idosos, podem apresentar vertigem ou até mesmo hipotensão postural caso se levantem muito rápido da maca. Muito raramente há necessidade de prescrição de analgésicos orais.

CORE BIOPSY
Indicações

O termo *core biopsy*, ou biopsia por agulha grossa, se refere a biopsia transcutânea, em geral guiada por imagem, utilizando agulhas com diâmetro entre 9 e 20 *gauge* com dispositivos de corte que permitem a coleta de fragmentos hemicilíndricos de tecido no seu interior (ou *core*). A opção pela CB decorre em grande parte da possibilidade de coletar amostras que permitam uma análise da arquitetura da lesão sem a necessidade de uma biopsia cirúrgica. A avaliação da arquitetura é fundamental para verificação de doenças difusas não neoplásicas (como hepatopatias e glomerulopatias), definição de invasão de um carcinoma (p. ex., distinguindo carcinoma invasivo de *in situ* em microcalcificações na mama), graduação histológica de neoplasias (como os grupos prognósticos e escore de Gleason nos adenocarcinomas de próstata) e outras situações específicas. As contraindicações da CB são poucas e incluem coagulopatias não resolvíveis, pacientes clinicamente instáveis ou não colaborativos.

A opção por uma modalidade de biopsia depende dos recursos disponíveis na instituição, da experiência da equipe, das características da lesão e dos objetivos do procedimento. A CB é adequada para a grande maioria das situações, especialmente quando são utilizadas agulhas introdutoras coaxiais, que possibilitam coletar, de maneira rápida e segura, múltiplos fragmentos da lesão com um risco mínimo de sua disseminação ao longo do trajeto. Uma amostra volumosa e celular da lesão (excluindo-se áreas de necrose, fibrose e tecido adjacente) permite a realização de painéis imunohistoquímicos amplos e testes moleculares, mesmo com testes monogênicos mais antigos, que requerem maior quantidade de DNA se comparados aos painéis multigênicos de nova geração que empregam sequenciamento.

No entanto, é preciso realçar que nem todas as agulhas de CB são iguais, cada procedimento demanda um tipo específico. O diâmetro delas tem um grande impacto no volume de amostra coletada, uma vez que esse volume não apresenta uma relação linear com o raio da agulha. Agulhas mais finas são mais seguras e mais toleráveis para o paciente, mas podem requerer mais fragmentos, para que todos os testes previstos sejam realizados.

Por conta desses fatores, uma avaliação rápida do patologista no momento da coleta do material (ROSE) é de grande valia para otimizar o procedimento e a triagem dos fragmentos, o que é particularmente importante quando a lesão é pequena ou de difícil acesso. No método ROSE, com base na análise microscópica preliminar, é possível avaliar se a amostra é representativa da lesão, com volume, celularidade e viabilidade adequados, de forma que o material pode ser encaminhado para as técnicas complementares mais apropriadas (p. ex., citometria de fluxo para avaliar linfomas ou cultura de microorganismos quando o aspecto for suspeito para infecção).

Técnica

A realização da CB depende de vários fatores, mas em todos os procedimentos deve haver uma rigorosa técnica asséptica.

Em alguns casos, pode ser conveniente a sedação, especialmente no exame de lesões profundas ou se o paciente é pouco colaborativo. Após o seu posicionamento na maca de acordo com o trajeto previsto para a biopsia, é realizada a assepsia da pele, a colocação do campo estéril e a anestesia da pele e do trajeto. Utilizando-se um bisturi, é realizada uma pequena incisão que permite a passagem da agulha. A agulha da biopsia é introduzida até a borda da lesão sob visualização do método de imagem de escolha, evitando-se vasos e outras estruturas relevantes. A ultrassonografia, quando aplicável, tem a vantagem de permitir o acompanhamento da introdução da agulha em tempo real. Quando são empregadas agulhas semiautomáticas, é necessário o avanço manual da gaveta de biopsia para o interior da lesão; o disparo do mecanismo faz avançar a cânula cortante, que aprisiona um fragmento de tecido no interior da gaveta. As agulhas automáticas, por sua vez, realizam o avanço da gaveta e da cânula cortante em rápida sucessão após o disparo; a agulha é, então, removida e a gaveta exposta para a remoção da amostra. Por último, é realizada a hemostasia e, possivelmente, um exame de imagem de controle.

Uma variação da técnica, frequentemente empregada, utiliza agulhas introdutoras coaxiais que permitem a passagem da agulha de biopsia pelo seu interior. Após a incisão na pele, a agulha introdutora é posicionada na borda da lesão, o estilete é removido e a agulha de biopsia introduzida pelo seu interior até a lesão, quantas vezes forem necessárias. A vantagem dessa técnica é a possibilidade de se obter múltiplos fragmentos de maneira rápida e segura. Para biopsias pulmonares, é importante manter a agulha introdutória sempre ocluída, seja com o estilete, a agulha de biopsia, solução salina ou mesmo um dedo, para evitar embolia gasosa se houver a perfuração inadvertida da veia pulmonar.

CONSIDERAÇÕES FINAIS

A utilização de procedimentos de biopsia menos invasivos, como PAAF e *core biopsy*, permite a aquisição de material da lesão de maneira rápida, segura, com menos custo e menos desconforto para o paciente. Isso possibilita a realização de diagnóstico e testes complementares, incluindo testes moleculares preditivos seriados.

O tamanho reduzido de amostras, em comparação com o material colhido em biopsias cirúrgicas, pode ser minimizado pela correta indicação da modalidade de exame, pelo diâmetro da agulha, pelo aprimoramento das metodologias dos laboratórios de patologia (incluindo o uso de sequenciamento de nova geração) e pela avaliação rápida do material durante o procedimento (ROSE).

BIBLIOGRAFIA

Abele J.S. Private practice outpatient fine needle aspiration clinic: A 2018 update. *Cancer Cytopathol.* 2018 Nov;126(11):902-923. doi: 10.1002/cncy.22041.

Dalquen P. Fast Facts: The Essentials of Cytopathology. Oxford: S. Karger Publishers Ltd. 2023.

Nassar A. Core needle biopsy versus fine needle aspiration biopsy in breast – a historical perspective and opportunities in the modern era. *Diagn Cytopathol.* 2011;39(5):380-388. DOI:10.1002/dc.21433.

Todsen T., Bennedbaek F.N., Kiss K., Hegedüs L. Ultrasound-guided fine-needle aspiration biopsy of thyroid nodules. *Head Neck.* 2021 Mar;43(3):1009-1013. doi: 10.1002/hed.26598.

WHO Reporting System for Lung Cytopathology. Lyon: International Agency for Research on Cancer. 2023.

WHO Reporting System for Pancreaticobiliary Cytopathology. Lyon: International Agency for Research on Cancer. 2023.

Zhang L., Shi L., Xiao Z., Qiu H., Peng P., Zhang M. Coaxial technique-promoted diagnostic accuracy of CT-guided percutaneous cutting needle biopsy for small and deep lung lesions. *PLoS One.* 2018;13(2):e0192920. DOI:10.1371/journal.pone.0192920.

151

Aplicação da Imuno-histoquímica no Diagnóstico Anatomopatológico

Roberto Falzoni

INTRODUÇÃO

Reação imuno-histoquímica pode ser definida como um conjunto de técnicas que usam a especificidade da ligação entre antígeno e anticorpo para detectar substâncias proteicas celulares ou extracelulares em cortes histológicos. As técnicas convencionais de coloração hematoxilina-eosina ou colorações histoquímicas específicas usualmente não detectam essas substâncias proteicas.

A partir da metade do século 20, surgiram técnicas usadas em cortes histológicos com o intuito de identificar ao microscópio a exata localização da substância no tecido (p. ex., no estroma, na membrana citoplasmática, no citoplasma ou no núcleo).

Nesse campo, por longo tempo, utilizaram-se moléculas florescentes ativadas por luz ultravioleta em microscópicos especialmente adaptados (imunofluorescência). Embora a imunofluorescência seja usada até hoje, essa técnica tem problemas com sensibilidade. Devido ao grande tamanho da molécula florescente, o anticorpo liga-se a poucas moléculas e a visualização de sinal positivo requer grande quantidade de antígeno, além de cortes histológicos com material a fresco, ou seja, sem prévio processamento histológico em parafina, limitando o uso e impedindo a estocagem dessas lâminas por mais do que alguns dias.

A revolução nessa metodologia ocorreu quando surgiram técnicas capazes de ligar um número muito grande de moléculas de corantes num só anticorpo sem prejudicar sua propriedade de ligação. Inicialmente, criaram-se corantes robustos ativados por reações enzimáticas capazes de durar muitos anos, especialmente diaminobenzidina ativada pela peroxidase. Em seguida, surgiram técnicas com emprego de um anticorpo primário não ligado a nenhuma molécula, portanto, mais eficiente, identificado por um anticorpo secundário produzido para se ligar especificamente ao anticorpo primário. O anticorpo secundário passou a ser acompanhado de redes complexas com muitas moléculas de corantes ligadas entre si por diversas substâncias como anticorpos terciários (peroxidase antiperoxidase [PAP]), avidina-biotina (complexo ABC) e, ultimamente, vários polímeros de última geração (Figura 151.1).

Paralelamente, houve desenvolvimento de modernas metodologias que melhoraram o reconhecimento dos antígenos pelos anticorpos, começando com pré-digestão com proteases e chegando a técnicas que submetem as lâminas histológicas à prévia recuperação antigênica pelo calor úmido.

A partir da década de 1980, essas inovações permitiram o uso de cortes histológicos obtidos de material previamente processado em parafina com microscópios convencionais, sem nenhuma adaptação adicional, viabilizando estudos retrospectivos de muitos anos, ou décadas, com casuísticas gigantescas e longa capacidade de estocagem. Isso ampliou muito o entendimento e o uso de novos anticorpos, que atualmente compõem um portfólio de cerca de três centenas disponíveis para uso no dia a dia do patologista, sem levar em conta milhares de outros em fase experimental.

Essa quantidade de anticorpos é produzida por modernas técnicas, que usam plasmócitos geneticamente modificados (células que fabricam os anticorpos, em geral de camundongos ou coelhos) com capacidade de produção ilimitada de anticorpos monoclonais, ou seja, idênticos entre si e purificados em soluções disponibilizadas pelos fabricantes.

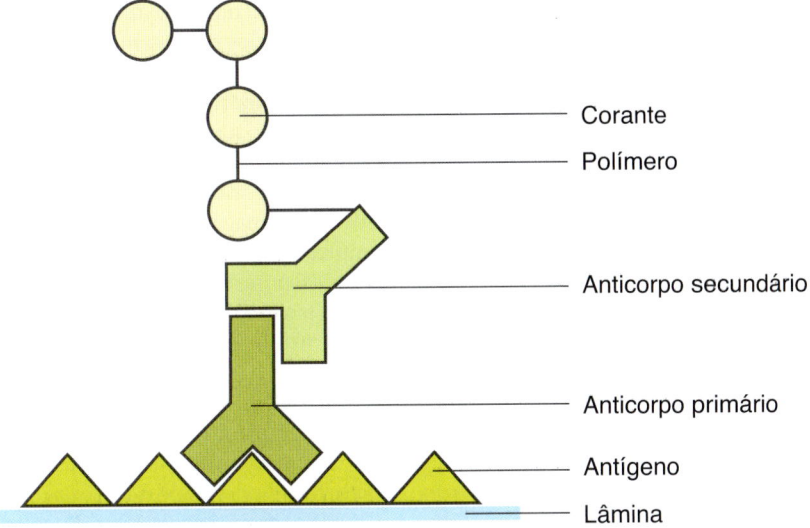

Figura 151.1 Representação esquemática da técnica imuno-histoquímica.

CATEGORIAS DE ANTÍGENOS IDENTIFICADOS PELOS ANTICORPOS

Antígenos pertencentes a agentes infecciosos

A maioria dos anticorpos disponíveis reconhece produtos proteicos de vírus, tanto para diagnosticar a etiologia de uma infecção, como, sobretudo, para identificar a participação viral na oncogênese de diversos tumores, permitindo subclassificações.

Entre os marcadores mais usados na associação com oncogênese destaca-se o herpes-vírus 8, para identificar proteínas nucleares produzidas por esse vírus em sarcoma de Kaposi; proteínas de membrana associadas ao vírus Epstein-Barr (LMP-EBV) identificado em subgrupo de carcinomas do trato aerodigestivo superior (carcinoma indiferenciado de tipo linfoepitelial) ou linfomas de diversos tipos e papilomavírus humano (HPV). A proteína p16 do HPV corresponde a uma hiperprodução celular causada pela infecção de diversos tipos de HPV ligados a carcinomas do trato genital feminino distal (colo e vulva) e subgrupo de carcinomas do trato aerodigestivo superior. Essa metodologia é complementada ou substituída por hibridização *in situ*, especialmente na pesquisa de EBV (EBER EBV encoded RNAs, pequenos RNAs codificados pelo vírus Epstein-Barr) e HPV, cujos resultados são usualmente mais sensíveis e/ou mais específicos.

Entre os produtos proteicos de vírus pesquisados para identificar etiologia de infecções destaca-se o citomegalovírus (CMV), identificado em vísceras, especialmente pulmão e tubo digestivo; herpes-vírus 1 e 2, identificado em geral em pele, mas também em vísceras; adenovírus, identificado em vísceras, especialmente pulmão; Ag HBS e Ag HBC (identificado em hepatites virais), entre outros. A identificação de HIV ou SARS-CoV-2 só existe no âmbito experimental. Uma parte desses marcadores são substituídos ou complementados por técnicas laboratoriais moleculares (sequenciamentos de DNA ou RNA em fluidos) ou sorológicas, que geralmente são mais sensíveis e específicas.

Entre os marcadores para identificação de bactérias, destacam-se micobactérias (BCG), em casos de tuberculose, hanseníase ou outras micobacterioses atípicas, e *Helicobacter pylori*, entre outros poucos marcadores. Nessa categoria de agentes infecciosos, técnicas moleculares ou bioquímicas em fluidos, culturas ou metodologia sorológica são mais frequentemente utilizadas.

Marcadores que identificam fungos ou protozoários só existem no âmbito experimental.

Filamentos intermediários

São polímeros proteicos existentes em todas as células do organismo com a finalidade de estruturar o citoesqueleto, produzir mobilidade com miocontração, além de servir de suporte para transporte de enzimas e demais proteínas do metabolismo. Os filamentos intermediários diferem entre si de acordo com a função celular e sua identificação por anticorpos específicos permite determinar a origem celular (histogênese) com ampla aplicação na classificação de tumores. Entre os principais filamentos intermediários destacam-se:

- Citoqueratinas (ou queratinas). Grupo de 20 polímeros proteicos, separados em 10 subtipos de alto peso molecular e 10 subtipos de baixo peso molecular, usualmente encontrados aos pares em células de histogênese epitelial. Os marcadores dessas estruturas permitem distinguir carcinomas (neoplasias de origem epitelial) de demais tumores provenientes de outras histogêneses. Além disso, as submarcações de alto peso molecular e baixo peso molecular auxiliam na identificação da origem de carcinomas em neoplasias metastáticas de origem indeterminada.
- Filamentos miocontráteis. São polímeros proteicos dotados de propriedade contrátil, usualmente encontrados em células musculares lisas (com localização visceral ou vasos) ou células musculares esqueléticas. Também estão presentes em miofibroblastos, encontrados em estroma de várias topografias, e no mioepitélio, encontrados em túbulos e ácinos glandulares. Os marcadores mais frequentes dessa categoria são actina (diversos clones) e desmina, e são usados especialmente para identificar tumores musculares lisos (leiomioma e leiomiossarcoma), inúmeros tumores com componente ou diferenciação miofibroblástica e tumores mioepiteliais tanto de partes moles como de glândulas (mioepitelioma e carcinoma mioepitelial).

Receptores de membrana celular

Receptores de membrana podem ser detectados por anticorpos, o que permite subclassificação de células com diferentes funções e origens histogênicas. Isso é útil na identificação de neoplasias susceptíveis a terapêuticas alvo que bloqueiem a ação desses receptores, além da determinação do sítio primário de tumores metastáticos de origem indeterminada (especialmente carcinomas).

Entre os receptores hormonais, destaca-se o receptor de estrógeno, além do receptor de progesterona, especialmente em tumor mamário, mas também em subgrupos de tumores do trato genital feminino e alguns outros (Figura 151.2). Podem ser bloqueados por fármacos específicos, com particular eficácia no câncer de mama (tamoxifeno, entre vários outros). O receptor de andrógeno também pode ser detectado, usualmente com relevância diagnóstica em alguns tumores, porém sem especial relevância na indicação terapêutica de bloqueios específicos.

O receptor do fator de crescimento epidérmico humano do tipo 2 (*HER2*/neu, c-erbB-2) pertence à família das tirosina-quinases. Encontra-se amplificado em 15 a 30% dos carcinomas mamários e em cerca de 7 a 34% dos carcinomas de estômago, além de carcinomas de ovário, pulmão e glândula salivar, entre outros. Diversos fármacos-alvo foram desenvolvidos para bloquear essa via. A detecção imuno-histoquímica de amplificação de c-erbB-2/*HER2* é prática determinante para indicar tratamento, principalmente no câncer de mama. Em carcinomas mamários intensamente amplificados (escore 3) emprega-se terapêutica bloqueadora, especialmente trastuzumabe (Figura 151.3). Em carcinomas com amplificação duvidosa (escore 2), o emprego da terapêutica requer comprovação por hibridização *in situ*, que pesquisa amplificação do gene correspondente. Para carcinomas com baixa amplificação, há recentemente opções promissoras de associações de quimioterápicos (deruxtecana) com trastuzumabe.

Entre os demais receptores da família das tirosina-quinases, destacam-se o receptor de fator de crescimento epidérmico (EGFR), o receptor de fator de crescimento derivado de plaquetas (PDGFR), o receptor de fator de crescimento endotelial

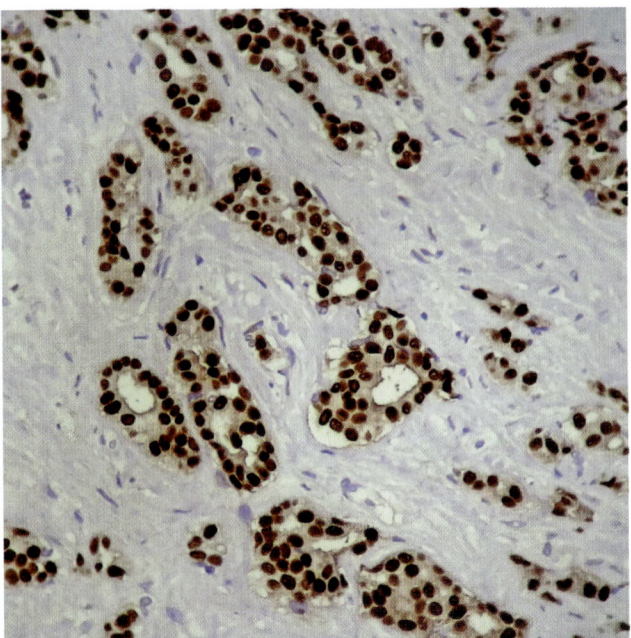

Figura 151.2 Expressão forte de receptor de estrógeno em carcinoma mamário (400x).

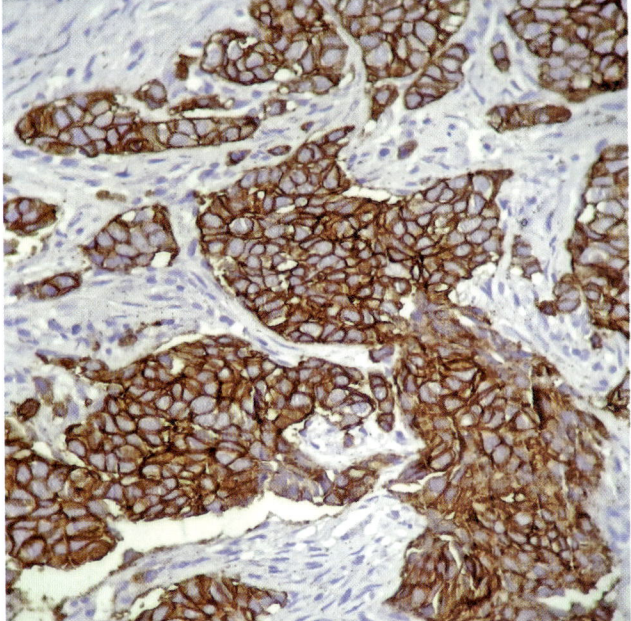

Figura 151.3 c-erbB-2/*HER2* com amplificação escore 3 em carcinoma mamário (400x).

vascular (VGFR), além de ROS1, ALK, MET (que não possuem ligantes), todos eles com terapêuticas alvo capazes de bloquear suas funções e cuja eficácia depende menos de detecções imuno-histoquímicas e mais de confirmações ou exclusões de mutações pesquisadas por métodos moleculares, incluindo hibridização *in situ* ou técnicas mais elaboradas de sequenciamento. São indicados especialmente em carcinomas de pulmão, entre vários outros.

O receptor de tirosina-quinase c-KIT (CD117) pode ser bloqueado por drogas específicas (especialmente imatinibe), particularmente em tumor estromal gastrintestinal e subtipos

de neoplasias mieloides. Tanto o CD117 como o DOG1 são detectáveis por técnicas imuno-histoquímicas em tumor estromal gastrintestinal (Figura 151.4).

Fatores de transcrição

São proteínas identificadas no núcleo celular que desempenham papel de ativação de transcrição e síntese de proteínas. Têm particular importância no desenvolvimento de grupos celulares e formações de tecidos em topografias específicas, tanto na embriogênese como na fase adulta. Essas proteínas são detectadas em determinadas células, e não em outras, com características pluriespecíficas. Como esses fatores de transcrição permanecem, ou são reativados, no processo de oncogênese, são úteis para classificar inúmeras neoplasias ou para comprovar a origem de tumores metastáticos. Entre eles destacam-se TTF-1 (em pulmão e tireoide), GATA3 (em mama, glândula salivar e mucosa urotelial, entre outras), CDX2 (em tubo digestivo), PAX8 (rim, tireoide, células da superfície ovariana), PAX5 (linfomas B, incluindo Hodgkin), OCT4 e SALL4 (alguns tumores germinativos gonadais ou extragonadais), SOX10 (melanoma e tumores neurais), ERG (neoplasias vasculares e cartilaginosas) e WT1 (tumores serosos e mesotelioma), entre outros.

Proteínas resultantes de transcrição de genes com anomalias

Há neoplasias que exibem hiperexpressão do produto proteico (quimérico ou alterado) resultante de genes defeituosos, possíveis de serem detectados por métodos imuno-histoquímicos. Entre eles destacam-se fatores de transcrição quiméricos, como ERG (subgrupo de sarcomas de Ewing, entre outros) e WT1 (sarcoma desmoplásico de células redondas), TFE3 (subgrupo de tumores renais e mesenquimais, entre outros), BCOR (tumores mesenquimais uterinos e de partes moles), SS18-SSX (em sarcoma sinovial), DDIT3 (lipossarcoma mixoide), c-Myc (sarcomas vasculares e linfomas),

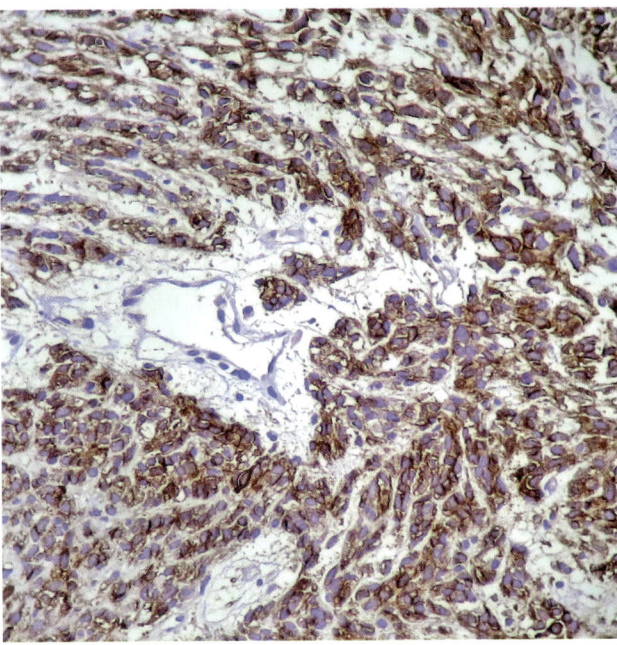

Figura 151.4 Expressão de DOG1 em tumor estromal gastrintestinal (400x).

IDH 1/2 (tumores cerebrais, cartilaginosos e vasculares), NUT (carcinomas de cabeça e pescoço e pulmão), STAT6 (em tumor fibroso solitário), CAMTA1 (hemangioendotelioma epitelioide), entre outros produtos proteicos de vários oncogenes mutados e proto-oncogenes. A proteína p53 é um importante exemplo dessa categoria, presente em grande parte dos tumores de todas as histogêneses, no entanto, com pouca utilidade na identificação de algum subtipo específico.

Há também o fenômeno oposto, ou seja, desaparecimento de expressões proteicas de genes usualmente existentes no tecido normal, resultantes de deleções desses genes ocorridas no processo de oncogênese. Nessa categoria destacam-se INI1/SMARCB1 (presente em vários carcinomas e sarcomas), SMARCA4 (presente em carcinomas e neoplasias pouco diferenciadas de cabeça e pescoço e intratorácicas), BAP1 (em mesotelioma e alguns melanomas), H3K27me3 (em tumores de bainha neural) e Rb (em alguns tumores mesenquimais), entre vários exemplos.

Enzimas

Várias enzimas (ou a falta delas) podem ser detectadas em células específicas do organismo. Anomalias genéticas podem ocasionar tanto hiperexpressão como ausência de expressão de determinadas enzimas (Figura 151.5). Esses distúrbios podem ser esporádicos (ocorrência somente nas células tumorais) ou evento congênito/familiar, e aumentam a incidência de diversas neoplasias.

O desaparecimento ou a disfunção de uma ou mais enzimas de reparo de DNA são os exemplos mais importantes dessa categoria. O estudo imuno-histoquímico se concentra em quatro enzimas cujo processo fisiológico requer encadeamento de dois pares: MLH1 ligando-se com PMS2 e MSH2 ligando-se com MSH6. Em circunstâncias normais, o conjunto dessas enzimas é responsável pela reparação de sequências dos nucleotídeos eventualmente desarranjados no

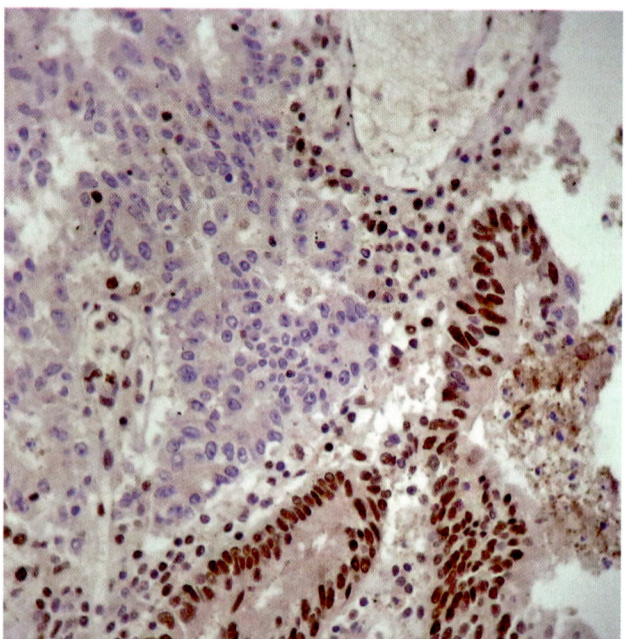

Figura 151.5 Ausência de expressão MLH1 em carcinoma de cólon com instabilidade de microssatélites. Há controle interno positivo no adenoma adjacente (400x).

processo de duplicação do DNA durante a divisão celular. A ausência de uma dessas enzimas acarreta disfunção das demais e progressiva alteração genética nas sucessivas células em divisão. Quando ocorrem no genoma de células tumorais, dá-se pareamento desigual de alelos cromossômicos, incluindo regiões denominadas microssatélites, ocasionando a conhecida instabilidade de microssatélites (que pode ser confirmada por técnicas moleculares). Essa condição é usualmente associada a alterações proteicas de membrana que desencadeiam reatividade inflamatória contra o tumor passíveis de serem potencializadas com imunoterapia específica em uma grande variedade de tumores de várias topografias, incluindo colorretal, trato urinário distal, trato genital feminino, entre muitas outras.

A síndrome de Lynch é uma condição hereditária determinada pela inativação germinativa (por mutação ou deleção) em um dos genes que codificam enzimas de reparo de DNA. Pacientes com síndrome de Lynch podem desenvolver cânceres sincrônicos e metacrônicos quando relativamente jovens, mais comumente de cólon (e restante do trato digestivo), mas também de endométrio e ovários, trato urinário distal, cérebro (glioblastomas) e subgrupo de tumores de pele (variante Muir-Torre).

Técnicas imuno-histoquímicas também podem detectar falta de outras enzimas (esporádicas ou germinativas) associadas ao subgrupo de alguns tumores, destacando-se fumarato, ou FH (leiomiomas uterinos e carcinoma de células renais); as quatro subunidades de succinato-desidrogenase, ou SDH, todas detectáveis pela perda imuno-histoquímica de SDHB (paraganglioma/feocromocitoma, tumor estromal gastrintestinal, carcinoma renal e adenomas de hipófise), entre outras.

Hormônios, secreções e proteínas ligadas ao metabolismo ou à síntese celular

Grande variedade de hormônios pode ser detectada por técnicas imuno-histoquímicas, destacando-se as produções de adenoma hipofisário. Outros hormônios incluem: tireoglobulina, paratormônio, insulina, glucagon, gastrina, entre vários outros hormônios ou sínteses correlatas presentes em células neuroendócrinas, como cromogranina e sinaptofisina (muito úteis para identificação de tumores relacionados com essas células).

Marcadores linfoides e demais células inflamatórias

Antígenos próprios de células inflamatórias são numerosos e constituem categoria separada e altamente especializada de marcadores que permitem distinções relacionadas à função dessas células (em condições normais ou processos inflamatórios), além de classificação de linfomas e demais neoplasias linfo-hematopoiéticas. A identificação desses antígenos permite classificar linfomas de células B (CD20, CD79a, PAX5, entre outros); linfomas de células T (CD3, CD5, CD4, CD8, entre muitos outros); linfomas de células precursoras (TdT); linfoma de Hodgkin (CD30 [representado na Figura 151.6], CD15, entre outros); neoplasias de plasmócitos (CD138) e histiócitos (CD68, CD1a); neoplasias de células hematopoiéticas mieloides (MPO, CD117 e CD34), de megacariócitos (fator VIII) e de células precursoras de hemácias (glicoforina).

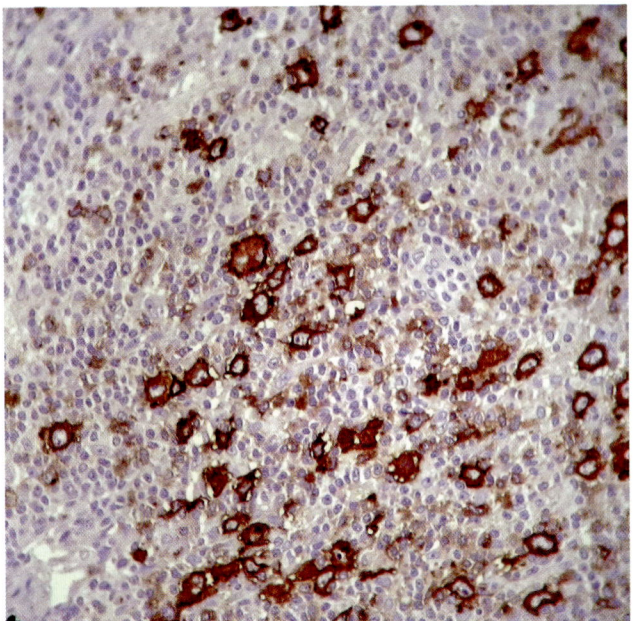

Figura 151.6 Expressão de CD30 em linfoma de Hodgkin (400x).

PD-1 (morte programada-1) é um receptor de superfície celular presente em linfócitos T que regula a atividade dessas células. Esse receptor se liga ao PD-L1 (ligante de morte programada-1) ativando vias que inibem as células T, mediando o processo inflamatório nas circunstâncias normais. No ambiente tumoral, a expressão alta de PD-L1 em células neoplásicas e nas células apresentadoras de antígenos acarretam inibição da reação imune de células T contra o tumor. Nesse sentido, a detecção imuno-histoquímica desses ligantes, tanto em linfócitos peritumorais, como em células neoplásicas, constitui informação necessária para imunoterapia que emprega anticorpos anti-PD-1/PD-L1 visando ativar as células T contra as células neoplásicas em um número cada vez maior de tumores, incluindo mama, pulmão e tubo digestivo, entre numerosos outros.

UTILIZAÇÃO CLÍNICA DOS MARCADORES IMUNO-HISTOQUÍMICOS

Tumores mamários

A pesquisa imuno-histoquímica de receptores hormonais e c-erbB-2/HER2, além da atividade proliferativa estimada pelo Ki-67, é indicada em todos os casos. Esse grupo de marcadores identifica carcinomas com oncogênese, prognóstico e tratamento distintos. Tumores reagentes para receptores de estrógeno e/ou progesterona, usualmente pertencentes ao grupo molecular luminal A ou B, têm tratamento complementado com bloqueadores de receptores (Figura 151.2). Tumores reagentes para c-erbB-2/*HER2*, usualmente pertencentes a grupo molecular HER2, são adicionalmente tratados com bloqueadores desses receptores (Figura 151.3).

Tumores do sistema digestório

A pesquisa de enzimas de reparo de DNA contribui para a separação de subtipos moleculares de carcinoma colorretais e gástricos. A ausência de expressão de um ou mais desses marcadores se associa a vias oncogênicas usualmente ligadas à instabilidade de microssatélites (esporádicas ou familiares), orientando condutas em tumores que apresentam maior possibilidade de resposta com imunoterapia (Figura 151.5).

Cromogranina, sinaptofisina e Ki-67 são alguns marcadores imuno-histoquímicos usados na distinção de carcinomas neuroendócrinos ou carcinomas com componente neuroendócrino, além da graduação dessas neoplasias.

Tumores pulmonares

A distinção entre carcinoma epidermoide e adenocarcinoma pulmonar utiliza marcadores imuno-histoquímicos e é essencial para o tratamento. Além disso, orienta investigação complementar de subtipo histológico relacionado com alterações moleculares recorrentes, sobretudo em adenocarcinomas. Essas anomalias moleculares são mutações ou fusões gênicas, orientam tratamentos para terapêutica-alvo e não são usualmente detectadas por métodos não imuno-histoquímicos, ainda que haja marcadores imuno-histoquímicos bem eficazes, especialmente ALK.

Cromogranina, sinaptofisina e Ki-67, entre outros marcadores, são empregados para diagnóstico e graduação de tumores neuroendócrinos de pulmão.

TTF1, entre outros marcadores, é usualmente empregado para confirmação da origem pulmonar em carcinomas metastáticos.

Tumores do trato genital feminino

Os diversos tipos de carcinoma com origem no colo uterino, endométrio e ovário expressam diferentes marcadores imuno-histoquímicos essenciais para a classificação anatomopatológica, tanto na definição de subgrupos histológicos de tumores primários, como na confirmação da origem de carcinomas metastáticos no trato genital.

Em subgrupos de carcinomas de endométrio é indicada pesquisa imuno-histoquímica de enzimas de reparo de DNA, à semelhança dos carcinomas colorretais.

Tumores geniturinários

Vários marcadores imuno-histoquímicos são úteis na classificação de tumores renais sólidos ou papilíferos, contribuindo na subclassificação histológica e na identificação de eventuais tumores ligados a alterações moleculares específicas, tanto de origem esporádica como familiar.

Os tumores do trato urinário distal, especialmente de origem urotelial, apresentam expressões imuno-histoquímicas particulares. Nessa categoria de tumores, é preconizada pesquisa de enzimas de reparo de DNA visando detecção de subgrupos com instabilidade de microssatélites.

Tumores testiculares, tanto derivados do estroma gonadal, como de origem germinativa, apresentam marcadores de imuno-histoquímicos bastante eficazes para classificação.

Tumores linfo-hematopoiéticos

Existe vasto portfólio de marcadores para a classificação de tumores linfo-hematopoiéticos usados em praticamente todos os casos na prática anatomopatológica dos hematopatologistas (Figura 151.6).

Outros tumores

Há considerável variedade de marcadores imuno-histoquímicos empregados na classificação de tumores cerebrais, endócrinos, com localização em cabeça e pescoço, mediastino (incluindo timo), fígado, pâncreas, além de tumores mesenquimais viscerais (Figura 151.4), ósseos e de partes moles, entre vários outros.

CONSIDERAÇÕES FINAIS

A técnica imuno-histoquímica possibilitou o reconhecimento de estruturas celulares em cortes histológicos, anteriormente não detectadas pelas técnicas convencionais. Esse avanço permitiu a definição de subclassificações de tumores, selecionando pacientes para diversas terapêuticas oncológicas alternativas, como bloqueio de receptores, inativação de enzimas e imunoterapia, entre outras. Passou a ser ferramenta indispensável no arsenal de biomarcadores usados no emergente campo da medicina personalizada de precisão no tratamento de câncer.

BIBLIOGRAFIA

Dabbs, DJ. Diagnostic Immunohistochemistry: Theranostic and Genomic Applications, 6. ed. Elsevier: Philadelphia, 2023.

PARTE 29

Patologia Clínica/ Medicina Laboratorial

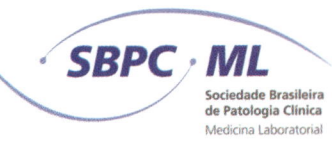

SBPC · ML
Sociedade Brasileira
de Patologia Clínica
Medicina Laboratorial

152

Hemograma

Nydia Strachman Bacal • Rosana Moreira Cosentino Penteado • Afonso Cardoso • Leonardo de Souza Vasconcellos

INTRODUÇÃO

O hemograma é o exame laboratorial mais solicitado na prática clínica para crianças, adultos e idosos devido a sua relevância, rapidez, custo baixo e disponibilidade. Compreende um conjunto de testes que fornecem informações quantitativas e qualitativas sobre os elementos celulares sanguíneos: eritrócitos, leucócitos e plaquetas. O *status* hematológico do indivíduo é influenciado por uma grande diversidade de condições, sendo o hemograma um importante teste no diagnóstico e no monitoramento de doenças, bem como na avaliação de toxicidades em resposta aos tratamentos.

Como qualquer outro exame laboratorial complementar, deve ser solicitado dentro de um contexto clínico adequado: exame certo, para o paciente certo, no momento certo, na quantidade certa e no local certo. Em 2023, a Associação Brasileira de Normas Técnicas (ABNT) atualizou regras e diretrizes técnicas em relação ao hemograma (ABNT/CB-36).

NOMENCLATURA

O termo *hemograma* é o recomendado. Não devem ser usados termos como *contagem de células no sangue*, *eritrograma* (que avalia apenas a série vermelha), *leucograma* (que se refere apenas à série dos leucócitos), *plaquetograma* (que se refere apenas à série das plaquetas). Termos como *hemograma completo* ou *hemograma completo com plaquetas* também são redundantes e incorretos.

INDICAÇÕES

O hemograma é útil em diversas situações clínicas, e suas indicações específicas são inúmeras. De forma geral, sua solicitação se enquadra em algum dos seguintes contextos:

- Investigação diagnóstica: fornece informações relevantes no diagnóstico diferencial de situações clínicas diversas, desde condições hematológicas, como síndromes anêmicas e distúrbios hemorrágicos, a doenças sistêmicas de caráter infeccioso, inflamatório, neoplásico, dentre outras
- Monitoramento de doença: a variação quantitativa de alguns parâmetros ou subtipos celulares no hemograma correlaciona-se com a atividade clínica de algumas doenças, como, por exemplo, o lúpus eritematoso sistêmico
- Avaliação de resposta terapêutica: utilizado na avaliação de resposta a tratamentos de anemias, quadros infecciosos, neoplásicos, dentre outros
- Avaliação de toxicidade a tratamentos: alguns medicamentos, como o metotrexato, e modalidades de terapia, como a radioterapia, estão associados ao risco de mielotoxicidade, devendo o hemograma ser realizado periodicamente nesses casos para avaliação de alterações hematológicas secundárias
- Avaliação de rotina (*screening* ou *check-up*): trata-se de um dos motivos mais comuns de solicitação. Alguns estudos demonstram que tal prática, se *abusiva*, poderia influenciar a realização de consultas e exames diversos, gerando custos financeiros desnecessários, com pouco impacto à saúde do indivíduo.

PREPARO PRÉVIO E COLETA

Embora as orientações para os clientes possam variar entre os laboratórios, o hemograma não requer jejum obrigatório ou preparos prévios específicos. Hemólise, presença de coágulos e transfusão sanguínea recente são interferentes que devem ser evitados. Em recém-nascidos, principalmente, agitação e choro prévios também podem falsear a elevação de leucócitos.

Quanto à coleta, deve ser obtida em amostra de sangue coletada em tubo com anticoagulante (EDTA bi ou tripotássico). Deve-se evitar garroteamento prolongado, com hemoconcentração e falsa elevação celular. Em pacientes com agregação plaquetária EDTA dependente, a coleta em citrato é uma alternativa para contagem mais precisa das plaquetas. É possível ter paciente com plaquetopenia EDTA e citrato dependente, sendo possível contar plaquetas em EDTA magnésio ou mesmo com o contador hematológico para evitar os agregados plaquetários. Importante ressaltar que essas particularidades da coleta devem estar bem claras na requisição laboratorial, bem como informações clínicas e sobre o uso de medicamentos, pois são úteis para o laboratório validar os resultados encontrados.

FASE ANALÍTICA

O hemograma é processado por meio de analisadores hematológicos automatizados, instrumentos que se baseiam em métodos como impedância e citometria de fluxo, para obter informações da amostra, e usam algoritmos altamente sofisticados para processar e analisar grandes quantidades de dados com precisão e rapidez. Com a expansão da automação e da tecnologia empregada nos analisadores atuais, o hemograma tornou-se um processo com menor necessidade de intervenção humana, permitindo a obtenção de resultados rápidos, consistentes e com baixo custo. Por este motivo, é um teste amplamente disponível em serviços de saúde, mesmo em regiões com menor acesso a exames complementares.

Apesar da tecnologia, alguns aspectos importantes, como a identificação de formas celulares atípicas ou a classificação de células imaturas, ainda não são realizados de forma inteiramente automatizada. Alguns achados do hemograma somente são identificáveis por meio da análise do esfregaço de sangue periférico (hematoscopia), que pode ser realizada tanto por microscopia óptica quanto com o auxílio de sistemas digitais de processamento de imagem.

A maioria dos laboratórios não realiza a hematoscopia em todos os exames de forma rotineira, mas a partir de critérios previamente estabelecidos pela instituição. Os critérios de revisão de lâminas se baseiam em alterações quantitativas dos parâmetros, na presença de alertas (*flags*) do analisador hematológico e, eventualmente, em informações clínicas. Portanto, nem todo hemograma é igual e dados importantes podem estar contidos em alguns e não em outros, a depender dos critérios da instituição.

INTERPRETAÇÃO DO HEMOGRAMA

O resultado do hemograma apresenta informações obtidas pelo analisador automatizado combinadas com os achados da hematoscopia (quando essa é realizada), reportados e comparados a intervalos de referência, que variam com sexo, idade e população avaliada. Trata-se de um laudo composto, que habitualmente é constituído por três partes: eritrograma (série eritrocítica ou série *vermelha*), leucograma (série leucocítica ou série *branca*) e plaquetas (série trombocítica ou série plaquetária).

Eritrograma

Os eritrócitos, também conhecidos como hemácias, são componentes celulares anucleados repletos de hemoglobina, útil na hematose. O hemograma avalia os eritrócitos medindo sua quantidade, seu tamanho e conteúdo de hemoglobina. Também é capaz de detectar a presença de formas anormais de eritrócitos pela hematoscopia. Essas informações, fundamentais na identificação e avaliação das anemias, e o reconhecimento de poliglobulias encontram-se de forma mais detalhada a seguir.

Parâmetros quantitativos

Contagem de eritrócitos (E, U/µℓ)

É útil para avaliar a presença de anemia (baixa contagem de eritrócitos) ou policitemia (alta contagem de eritrócitos), porém, não deve ser interpretada de forma isolada, uma vez que pode estar paradoxalmente normal ou elevada em algumas causas de anemia, como as talassemias.

Dosagem de hemoglobina (Hb, g/dℓ)

Medida por espectofotometria após a lise dos glóbulos vermelhos, a Hb é o parâmetro mais utilizado para definição de anemia, pois é o que menos sofre interferência de outras variáveis, como o *status* volêmico do indivíduo.

Hematócrito (Ht, %)

É a relação percentual entre a massa eritrocitária e o plasma. Pode ser determinado por centrifugação manual ou automatizada. Valores abaixo da referência são indicativos de anemia e valores elevados indicam policitemia.

O Ht sofre influência do componente plasmático e pode estar subestimado em situações de hemodiluição (p. ex., gestantes) ou superestimado em situações de hemoconcentração (p. ex., desidratação). Portanto, não é indicador confiável de anemia em um contexto de sangramento agudo ou imediatamente após hemotransfusão.

Eritroblastos (Eb, U/100 leucócitos)

A presença de precursores eritroides nucleados – eritroblastos – no sangue periférico, conhecida como reação leucoeritroblástica, pode ser encontrada em recém-nascidos e lactentes, porém, usualmente, está associada a condições patológicas em adultos. São observados em situações associadas a grandes estímulos à eritropoiese, como nas hemólises graves, nos sangramentos agudos e nas hipoxemias, sendo também tipicamente encontrados no envolvimento medular por fibrose ou neoplasias. Uma grande quantidade de eritroblastos circulantes em um adulto é situação grave que requer atenção.

Cabe observar que, em analisadores antigos, que não reportam a contagem diferencial de eritroblastos, é imprescindível fazer a microscopia com contagem manual e a respectiva correção dos valores de leucócitos em pacientes com grande quantidade de eritroblastos circulantes para evitar um falso resultado de leucocitose, já que os eritroblastos usualmente são identificados como linfócitos.

Índices hematimétricos

São fundamentais na avaliação do diagnóstico etiológico das anemias, fazendo parte da classificação morfológica dessas condições. Os índices hematimétricos são a principal estratégia usada na sua investigação. Podem ser determinados pelos analisadores utilizando impedância elétrica ou dispersão óptica, ou calculados pelos valores da contagem de eritrócitos, hematócrito e hemoglobinemia.

Volume corpuscular médio (VCM, fℓ)

É a estimativa do tamanho médio de uma população de hemácias. Útil para classificar as hemácias como normocíticas (VCM normal), microcíticas (VCM baixo) ou macrocíticas (VCM alto). A classificação das anemias de acordo com este parâmetro é apresentada na tabela 152.1. O VCM pode estar falsamente aumentado na presença de paraproteínas ou crioglobulinas, situações que provocam aglutinação das hemácias.

Hemoglobina corpuscular média (HCM, pg)

É a média do conteúdo (em peso) de Hb em uma população de eritrócitos. É um parâmetro pouco utilizado na prática, pois, de maneira geral, suas variações acompanham as alterações do VCM. É utilizado para classificar as hemácias, de acordo com sua cor, como normocrômicas (HCM normal), hipocrômicas (HCM baixo) ou hipercrômicas (HCM alto). As hipocromias usualmente acompanham as anemias microcíticas, já as hipercromias são incomuns e podem auxiliar na suspeita diagnóstica de esferocitose hereditária, anemia falciforme e hemoglobinopatias C.

Concentração de hemoglobina corpuscular média (CHCM, %)

A CHCM corresponde à média das concentrações internas de Hb de uma população de eritrócitos. Se houver

Tabela 152.1 Classificação da anemia de acordo com o VCM e condições associadas em adultos.

VCM (fℓ)	Classificação da anemia	Condições associadas
< 80	Anemia microcítica	Anemia ferropriva, anemia de doença crônica, talassemia, anemia sideroblástica hereditária
80-100	Anemia normocítica	Anemia ferropriva, anemia de doença crônica, insuficiência renal, doença hepática, endocrinopatias
> 100	Anemia macrocítica	Deficiência de B12, deficiência de folato, alcoolismo, medicamentos, hipotireoidismo, mielodisplasia

Os intervalos de referência do VCM variam com a faixa etária do paciente.
Adaptada de: Greer et al., 2019.[5]

hipocromia (HCM baixo) e se o VCM também estiver diminuído, essa hipocromia não é perceptível visualmente (CHCM normal).

Índice de anisocitose (RDW)

Derivado do termo em inglês *red cell distribution width*, o RDW é um coeficiente que revela numericamente a variação de volume das hemácias. Sua principal aplicação é no diagnóstico diferencial das anemias, pois se encontra alterado de forma precoce nas anemias carenciais, além de auxiliar na suspeita da presença de hemácias fragmentadas (esquizócitos) e de aglutinação. Valores abaixo da referência não possuem significado clínico.

Uma causa comum de anemia que cursa mesmo quando esse parâmetro está normal é a betatalassemia *minor*. Como as anemias ferroprivas caracteristicamente possuem RDW aumentado, esse parâmetro pode ser útil para diferenciar, diante de uma anemia microcítica, entre ferropriva e talassemia *minor*.

Hematoscopia

A análise do esfregaço de sangue periférico é uma ferramenta fundamental no diagnóstico etiológico das anemias. Nela, é possível avaliar a morfologia dos glóbulos vermelhos quanto à presença de anisocitose, variações de tamanho, cor e existência de policromasia (células maiores e de coloração azulada que sugerem a presença de reticulócitos). Hemácias empilhadas em *rouleaux* sugerem a presença de paraproteínas, e hemácias aglutinadas indicam a existência de crioaglutininas.

Alguns hematozoários, como *Plasmodium* sp (causador da Malária), *Trypanosoma* sp (doença de Chagas), *Babesia* sp (babesiose) e *Histoplasma* sp (histoplasmose) são passíveis de identificação. No entanto, sua principal aplicação é a identificação de poiquilocitose – hemácias com formatos atípicos. Algumas dessas formas atípicas possuem associação com condições clínicas específicas (Tabela 152.2).

Leucograma

Os leucócitos, também conhecidos como glóbulos brancos, são células sanguíneas que desempenham papel crucial no sistema imunológico. Originadas na medula óssea, suas formas maduras (neutrófilos, linfócitos, monócitos, eosinófilos e basófilos) são normalmente encontradas na circulação. Em geral são identificados por analisadores hematológicos automáticos com dispersão óptica que avaliam parâmetros de tamanho e granularidade, ou pela contagem manual durante análise do esfregaço.

Cada tipo de leucócito tem papel único no sistema imunológico e pode ser afetado de forma distinta por várias condições médicas. A presença de células imaturas, formas atípicas ou anômalas também são úteis clinicamente, conforme observado na Tabela 152.3.

Plaquetas

As plaquetas são pequenos elementos celulares anucleados derivados dos megacariócitos (célula gigante presente na medula óssea), de formato discoide, que desempenham um papel crucial na hemostasia. A contagem de plaquetas e seus índices são úteis na avaliação dos distúrbios de coagulação. Sua quantificação pode ser automatizada (preferível), por contagem direta (câmara de Neubauer) ou indireta (microscopia).

Tabela 152.2 Principais alterações na série eritrocítica à hematoscopia.

Forma	Condições associadas
Acantócito	Abetalipoproteinemia, doença hepática, pós-esplenectomia
Corpúsculo de Howell-Jolly	Pós-esplenectomia, anemia hemolítica, anemia megaloblástica
Corpúsculo de Pappenheimer	Anemia sideroblástica, pós-esplenectomia
Eliptócito (ovalócito)	Eliptocitose
Esferócito	Esferocitose hereditária, anemia hemolítica imune
Esquizócito	Anemia hemolítica microangiopática (coagulação intravascular disseminada, púrpura trombocitopênica trombótica, síndrome hemolítico-urêmica, próteses valvares cardíacas, queimaduras graves)
Estomatócito	Estomatocitose, anemia hemolítica imune, alcoolismo
Hemácia em alvo (codócito)	Doença hepática, pós-esplenectomia, talassemia, hemoglobinopatia C, anemia hemolítica imune
Hemácia em foice (drepanócito)	Doença falciforme
Hemácia em lágrima (dacriócito)	Mielofibrose, mieloftise
Pontilhado basofílico	Intoxicação por chumbo, talassemia

Adaptada de: Greer et al., 2019.[5]

Baixa contagem de plaquetas (plaquetopenia ou trombocitopenia) pode indicar trombocitopenia imune; coagulopatia de consumo; uso de agentes químicos ou fármacos, tanto por mecanismos imunes (quinidina, sulfas, clorotiazidas etc.) como por supressão medular (agentes quimioterápicos); microangiopatias trombóticas; doenças autoimunes; anemia aplástica; síndrome mielodisplásica; infecções virais; dentre outros. A plaquetopenia tem relevância clínica quanto ao risco de sangramento, que aumenta de forma inversamente proporcional à contagem de plaquetas.

Em toda investigação de plaquetopenia é fundamental afastar interferentes pré-analíticos e analíticos, tais como:

- Plaquetopenia espúria: formação de coágulos e/ou agregados de plaquetas por coleta traumática, lenta e/ou demora na homogeneização do tubo
- Pseudotrombocitopenia induzida por anticoagulante: o anticoagulante do tubo de coleta (especialmente o EDTA) pode induzir à formação de agrupamentos plaquetários que podem ser contados como hemácias ou leucócitos
- Satelitismo plaquetário: as plaquetas formam arranjos ao redor de células nucleadas, como os neutrófilos, tendo sua contagem subestimada.

Outros interferentes menos comuns são a presença de crioaglutinina plaquetária, paraproteinemias e grande quantidade de plaquetas gigantes.

Por outro lado, uma contagem de plaquetas elevada (plaquetose ou trombocitose) geralmente está presente em estados inflamatórios, infecções, traumas, deficiência de ferro e indivíduos esplenectomizados, doenças mieloproliferativas crônicas (trombocitemia essencial), dentre outros. As falsas plaquetoses são raras e decorrem, principalmente, da presença de fragmentos eritrocitários encontrados em microangiopatias (esquizócitos) ou microcitose extrema.

Tabela 152.3 Alterações do leucograma e associações clínicas.

Alteração	Condições associadas
Neutrofilia	Infecções bacterianas agudas, lesão tissular (cirurgia, trauma, pancreatite aguda, infarto do miocárdio), doença inflamatória aguda, neoplasia maligna, necrose, hemorragia aguda, exercício intenso, uso de corticosteroides
Desvio à esquerda	Acrescentam-se às causas de neutrofilia o uso de G-CSF e doenças mieloproliferativas (LMC, mielofibrose). Granulações tóxicas ou grosseiras podem ser observadas em processos infecciosos graves, assim como microvacuolizações em neutrófilos
Neutropenia	Infecções virais, constitucional, medicações citotóxicas, uso de medicações, irradiação, infiltração, síndrome mielodisplásica
Eosinofilia	Doenças alérgicas, hipersensibilidade a medicamentos, infestações parasitárias, doenças do colágeno, linfoma de Hodgkin, doenças mieloproliferativas, uso de medicações
Eosinopenia*	Estresse sistêmico agudo (trauma, cirurgia, infarto do miocárdio, inflamação aguda), síndrome de Cushing, parto, neutrofilia
Basofilia	Estado de hipersensibilidade, mixedema, doenças mieloproliferativas
Basopenia*	Estresse sistêmico agudo
Monocitose	Infecções crônicas, doença inflamatória crônica, neutropenia, doença mieloproliferativa crônica, leucemia aguda
Monocitopenia	Corticoide, tricoleucemia
Linfocitose	Infecção viral, coqueluche, reação de hipersensibilidade a medicamentos, doenças linfoproliferativas
Linfocitose atípica** (linfócitos reativos)	Mononucleose infecciosa, citomegalovirose, rubéola, sarampo, hepatite A, herpes, tuberculose, infecção por *Mycoplasma pneumoniae*, toxoplasmose
Linfocitopenia	Síndrome da imunodeficiência adquirida, estresse agudo, quimioterapia, aumento de perdas gastrintestinais, infecções
Blastos	Leucemias agudas, causas de desvio à esquerda
Blastos com bastonetes de Auer	Leucemia mieloide aguda, leucemia promielocítica aguda, síndrome mielodisplásica
Sombras nucleares	Doenças linfoproliferativas crônicas, leucemias

G-CSF: fator estimulador de colônia de granulócitos; LMC: leucemia mieloide crônica; desvio à esquerda: termo em desuso, indica elevação de neutrófilos imaturos – bastonetes, metamielócitos, mielócitos, promielócitos.

*Basopenia e eosinopenia nem sempre estão relacionados com distúrbios clínicos, pois se encontram em quantidade pequena no hemograma normal e podem estar ausentes nas contagens manuais, quando habitualmente são avaliados apenas 100 leucócitos.

**A presença de linfócitos reativos reflete estado de reatividade do sistema imunológico. Em quantidade pequena, pode não ter significado clínico.

Adaptada de: Greer et al., 2019.[5]

Os índices plaquetários mais comumente reportados são o VPM (volume plaquetário médio) e o PDW (índice de anisocitose plaquetário ou *platelet distribution width*). Nas plaquetopenias, o aumento do VPM (normal: 3 a 12 fℓ) sugere destruição periférica de plaquetas, como na trombocitopenia imune e na PTT (púrpura trombocitopênica trombótica). Uma outra causa de aumento do VPM é a síndrome de Bernard-Soulier, desordem genética da função plaquetária caracterizada por apresentar plaquetas gigantes. As trombocitopenias por disfunção da medula óssea, como a anemia aplásica, cursam com plaquetas de tamanho normal. As plaquetopenias com plaquetas de tamanho reduzido são extremamente incomuns, como a rara síndrome de Wiskott-Aldrich.

A fração imatura de plaquetas (FIP), ou contagem de plaquetas reticuladas, é um índice promissor relatado por alguns analisadores hematológicos. A identificação de plaquetas imaturas no sangue poderia diferenciar as trombocitopenias causadas por destruição periférica, que caracteristicamente têm níveis elevados desse índice, das originadas por falha de produção.

INTERVALOS DE REFERÊNCIA PARA O HEMOGRAMA

Intervalos de referência do hemograma variam com base na população de origem (idade, gênero, etnia, nível socioeconômico e cultural etc.), com a plataforma analítica adotada pelos laboratórios (equipamentos, *kits*, reagentes, calibração etc.), com os métodos estatísticos utilizados e outras condições.

Segundo a Organização Mundial da Saúde (OMS), os critérios de diagnóstico e a avaliação da gravidade da anemia em adultos levam em conta o nível de hemoglobina:

- Homens com nível de hemoglobina menor que 13 g/dℓ:
  - Entre 11 e 12,9 g/dℓ – indicação de anemia leve
  - Entre 8 e 10,9 g/dℓ – indicação de anemia moderada
  - Menor que 8 g/dℓ – indicação de anemia grave
- Mulheres com nível de hemoglobina menor que 12 g/dℓ:
  - Entre 11 e 11,9 g/dℓ – indicação de anemia leve
  - Entre 8 e 10,9 g/dℓ – indicação de anemia moderada
  - Menor que 8 g/dℓ – indicação de anemia grave.

Em 2019, Machado et al. descreveram a prevalência de anemia em 10% dos adultos e idosos no Brasil, segundo características sociodemográficas, utilizando dados laboratoriais da Pesquisa Nacional de Saúde (PNS).

Na literatura, há uma infinidade de intervalos de referência para o hemograma. As variações do hemograma em idosos, crianças e gestantes devem ser observadas em publicações específicas, mas essa variação é esperada e não tem significado patológico. Quanto à etnia, por exemplo, é comum observar leucopenia e neutropenia em africanos e asiáticos. As Tabelas 152.4 e 152.5 apresentam intervalos de referência do hemograma em estudos populacionais robustos no Brasil e no Canadá.

Tabela 152.4 Intervalos de referência do hemograma em população brasileira adulta – PNS (Pesquisa Nacional de Saúde). PROADI-SUS.

Parâmetro	Masculino					Feminino				
	Média	Limite inferior	Limite superior	Desvio padrão	Amostra	Média	Limite inferior	Limite superior	Desvio padrão	Amostra
Glóbulos vermelhos (milhões/mm³)	5,0	4,3	5,8	0,4	3.232	4,5	3,9	5,1	0,3	3.303
Hemoglobina (g/dℓ)	14,9	13	16,9	1	3.251	13,2	11,5	14,9	0,9	3.289
Hematócrito (%)	45,8	39,7	52	3,2	3.262	40,7	35,3	46,1	2,8	3.278
VCM – Volume corpuscular médio (fℓ)	91,2	81,8	100,6	4,8	3.239	90,6	81	100,2	4,9	3.264
HCM – Hemoglobina corpuscular média (pg)	29,8	26,9	32,6	1,5	3.251	29,4	26,3	32,4	1,5	3.280
CHCM – Concentrado de hemoglobina corpuscular média (g/dℓ)	32,6	30,6	34,6	1	3.218	32,4	30,5	34,3	1	3.278
RDW-Amplitude de distribuição dos eritrócitos (%)	13,6	12	15,3	0,8	3.324	13,7	11,9	15,5	0,9	3.337
Glóbulos brancos (mm³)	6.142	2.843	9.440	1.683	3.160	6.426	2.883	9.969	1.808	3.223
Neutrófilos absolutos (mm³)	3.273	576	5.971	1.376	3.136	3.543	612	6.474	1.495	3.208
Eosinófilos absolutos (mm³)	258	0	660	205	3.109	210	0	550	174	3.140
Basófilos absolutos (mm³)	29	0	62	17	2.928	31	0	72	21	3.059
Linfócitos absolutos (mm³)	2.045	720	3.370	676	3.124	2.105	796	3.414	668	3.151
Monócitos absolutos (mm³)	412	11	812	204	3.157	357	22	692	171	3.221
Plaquetas (mm³)	213.975	128.177	299.774	43.775	3.126	239.325	135.606	343.044	52.918	3.279
VPM – Volume plaquetário médio (fℓ)	10	8	12	1	2.560	10	8	13	1	2.761

Valores reportados no Sistema Convencional de Unidades.

Tabela 152.5 Intervalos de referência do hemograma específicos para idade e gênero*. Canadian Health Measures Survey.

Parâmetro	Masculino						Feminino					
	Idade	N*	Limite inferior	Limite superior	Limite inferior CI	Limite superior CI	Idade	N*	Limite inferior	Limite superior	Limite inferior CI	Limite superior CI
Hemoglobina (g/ℓ)	3-5	420	113,5	143,1	(111,1, 115,8)	(139,7, 146,5)	3-5	420	113,5	143,1	(111,1, 115,8)	(139,7, 146,5)
	6-8	670	114,7	143	(113,4, 116,1)	(141,9, 144,1)	6-8	670	114,7	143	(113,4, 116,1)	(141,9, 144,1)
	9-10	540	118,4	146,9	(117,5, 119,3)	(145,4, 148,4)	9-10	540	118,4	146,9	(117,5, 119,3)	(145,4, 148,4)
	11-14	480	124,2	156,5	(122, 126,3)	(153,8, 159,1)	11-79	2.450	119,3	148,4	(118,4, 120,1)	(147,5, 149,4)
	15-19	460	132,5	169	(129,4, 135,6)	(166,6, 171,4)						
	20-79	1.570	136	168,9	(134, 138)	(167,3, 170,4)						

(Continua)

Tabela 152.5 Intervalos de referência do hemograma específicos para idade e gênero*. Canadian Health Measures Survey. (*continuação*)

Parâmetro	Masculino						Feminino					
	Idade	N*	Limite inferior	Limite superior	Limite inferior CI	Limite superior CI	Idade	N*	Limite inferior	Limite superior	Limite inferior CI	Limite superior CI
Hematócrito (L/ℓ)	3-5	420	0,34	0,42	(0,33, 0,35)	(0,42, 0,43)	3-5	420	0,34	0,42	(0,33, 0,35)	(0,42, 0,43)
	6-7	420	0,34	0,42	(0,33, 0,35)	(0,41, 0,43)	6-7	420	0,34	0,42	(0,33, 0,35)	(0,41, 0,43)
	8-11	1.070	0,35	0,43	(0,35, 0,35)	(0,43, 0,44)	8-11	1.070	0,35	0,43	(0,35, 0,35)	(0,43, 0,44)
	12-15	**440**	**0,38**	**0,47**	**(0, 37, 0,38)**	**(0,46, 0,47)**	**12-79**	**2.330**	**0,35**	**0,43**	**(0,35, 0,36)**	**(0,43, 0,44)**
	16-79	1.950	0,4	0,5	(0,39, 0,41)	(0,5, 0,5)						
Hemácias (10¹²/ℓ)	3-5	420	4	5,1	(3,8, 4,1)	(4,9, 5,2)	3-5	420	4	5,1	(3,8, 4,1)	(4,9, 5,2)
	6-10	1.200	4,1	5,2	(4, 4,1)	(5,2, 5,3)	6-10	1.200	4,1	5,2	(4, 4,1)	(5,2, 5,3)
	11-14	470	4,2	5,3	(4,2, 4,3)	(5,3, 5,4)	11-14	470	4,2	5,3	(4, 4,1)	(5, 5,2)
	15-49	**1.630**	**4,3**	**5,7**	**(4,3, 4,4)**	**(5,7, 5,8)**	**15-79**	**2.110**	**3,8**	**5**	**(3,8, 3,9)**	(5,5)
	50-79	410	4,2	5,5	(4,1, 4,3)	(5,3, 5,6)						
RDC-*Red cell distribution width* (%)	3-5	400	11,3	13,4	(11,2, 11,5)	(13,2, 13,5)	3-5	400	11,3	13,4	(11,2, 11,5)	(13,2, 13,5)
	6-80	6.000	11,4	13,5	(11,3, 11,4)	(13,5, 13,5)	6-79	6.000	11,4	13,5	(11,3, 11,4)	(13,5, 13,5)
VCM-Volume Corpuscular Médio (fℓ)	3-5	410	77,2	89,5	(76,7, 77,7)	(88,5, 90,4)	3-5	410	77,2	89,5	(76,7, 77,7)	(88,5, 90,4)
	6-11	1.460	77,8	91,1	(77,4, 78,2)	(90,6, 91,5)	6-11	1.460	77,8	91,1	(77,4, 78,2)	(90,6, 91,5)
	12-14	610	79,9	93	(79,2, 80,7)	(92,3, 93,7)	12-14	610	79,9	93	(79,2, 80,7)	(92,3, 93,7)
	15-79	4.070	82,5	98	(82,2, 82,8)	(97,5, 98,5)	15-80	4.070	82,5	98	(82,2, 82,8)	(97,5, 98,5)
HCM-Hemoglobina Corpuscular Média (pg)	3-5	400	26,1	30,7	(25,8, 26,3)	(30,4, 31)	3-5	400	26,1	30,7	(25,8, 26,3)	(30,4, 31)
	6-15	2.250	26,3	31,7	(26,2, 26,5)	(31,6, 31,8)	6-15	2.250	26,3	31,7	(26,2, 26,5)	(31,6, 31,8)
	16-79	3.820	27,6	33,3	(27,5, 27,8)	(33,1, 33,4)	16-79	3.820	27,6	33,3	(27,5, 27,8)	(33,1, 33,4)
CHCM – Concentrado de Hemoglobina Corpuscular Média (g/ℓ)	3-5	410	324	348,8	(320,6, 327,3)	(346,5, 351,2)	3-5	410	324	348,8	(320,6, 327,3)	(346,5, 351,2)
	6-79	6.270	324,5	352,3	(323,8, 325,2)	(351,4, 353,2)	6-79	6.270	324,5	352,3	(323,8,325,2)	(351,4, 353,2)
Plaquetas (10⁹/ℓ)	3-5	420	187,4	444,6	(170,9, 203,9)	(429,7, 459,4)	3-5	420	187,4	444,6	(170,9,203,9)	(429,7, 459,4)
	6-9	910	186,7	400.4	(179,2, 194,2)	(387, 413,9)	6-9	910	186,7	400,4	(179,2,194,2)	(387, 413,9)
	10-13	1.010	176,9	381,3	(168,5, 185,2)	(370,7, 391,9)	10-13	1.010	176,9	381,3	(168,5,185,2)	(370,7, 391,9)
	14-26	**770**	**138,7**	**319,6**	**(128, 149,3)**	**(303,2, 336)**	**14-26**	**680**	**158,1**	**361,6**	**(153,1,163,2)**	**(347.6, 375,5)**
	27-79	**1.390**	**151,8**	**324**	**(144,2, 159,4)**	**(315, 333)**	**27-79**	**1.490**	**153,2**	**361,3**	**(137,9,168,5)**	**(348,1, 374,5)**

(*Continua*)

Tabela 152.5 Intervalos de referência do hemograma específicos para idade e gênero*. Canadian Health Measures Survey. (*continuação*)

Parâmetro	Masculino						Feminino					
	Idade	N*	Limite inferior	Limite superior	Limite inferior CI	Limite superior CI	Idade	N*	Limite inferior	Limite superior	Limite inferior CI	Limite superior CI
VPM – Volume Plaquetário Médio (fℓ)	3-5	420	6,4	9,5	(6,2, 6,6)	(9,2, 9,7)	3-5	420	6,4	9,5	(6,2, 6,6)	(9,2, 9,7)
	6-11	1.490	6,6	9,8	(6,5, 6,7)	(9,6, 9,9)	6-11	1.490	6,6	9,8	(6,5, 6,7)	(9,6, 9,9)
	12-79	4.730	7	10,3	(6,9, 7,1)	(10,2, 10,4)	12-79	4.730	7	10,3	(6,9, 7,1)	(10,2, 10,4)
Glóbulos brancos (10⁹/ℓ)	3-5	420	4,4	12,9	(3,9, 4,9)	(11,5, 14,2)	3-5	420	4,4	12,9	(3,9, 4,9)	(11,5, 14,2)
	6-79	6.280	3,8	10,4	(3,8, 3,9)	(10, 10,7)	6-79	6.280	3,8	10,4	(3,8, 3,9)	(10, 10,7)
Neutrófilos (10⁹/ℓ)	3-5	420	1,6	7,8	(1,3, 1,9)	(6,7, 8,9)	3-5	420	1,6	7,8	(1,3, 1,9)	(6,7, 8,9)
	6-16	**1.310**	**1,4**	**6,1**	**(1,3, 1,5)**	**(5,9, 6,3)**	**6-14**	**1.000**	**1,5**	**6,5**	**(1,4, 1,6)**	**(6,2, 6,7)**
	17-50	**1.420**	**1,8**	**7,2**	**(1,7, 1,9)**	**(6,7, 7,6)**	**15-50**	**1.660**	**2**	**7,4**	**(1,9, 2,1)**	**(6,9, 7,9)**
	51-79	820	2	6,4	(1,9, 2,1)	(6,1, 6,7)	51-79	820	2	6,4	(1,9, 2,1)	(6,1, 6,7)
Linfócitos (10⁹/ℓ)	3-5	410	1,6	5,3	(1,5, 1,8)	(4,9, 5,7)	3-5	410	1,6	5,3	(1,5, 1,8)	(4,9, 5,7)
	6-11	1.460	1,4	3,9	(1,3, 1,4)	(3,8, 4)	6-11	1.460	1,4	3,9	(1,3, 1,4)	(3,8, 4)
	12-79	4.710	1	3,2	(1, 1,1)	(3,1, 3,4)	12-79	4.710	1	3,2	(1,1,1)	(3,1, 3,4)
Monócitos (10⁹/ℓ)	3-5	400	0,3	0,9	(0,2, 0,3)	(0,8, 0,9)	3-5	400	0,3	0,9	(0,2, 0,3)	(0,8, 0,9)
	6-44	4.920	0,2	0,8	(0,2, 0,2)	(0,8, 0,8)	6-44	4.920	0,2	0,8	(0,2, 0,2)	(0,8, 0,8)
	45-79	**610**	**0,3**	**0,9**	**(0,3, 0,3)**	**(0,9, 0,9)**	**45-79**	**660**	**0,2**	**0,8**	**(0,2, 0,2)**	**(0,7, 0,8)**
Eosinófilos (10⁹/ℓ)	3-5	400	0	0,5	(0,0)	(0,5, 0,5)	3-5	400	0	0,5	(0,0)	(0,5, 0,5)
	6-11	1.400	0	0,5	(0,0)	(0,5, 0,5)	6-11	1.400	0	0,5	(0,0)	(0,5, 0,5)
	12-79	3.450	0,1	0,2	(0,1, 0,1)	(0,2, 0,2)	12-79	3.450	0,1	0,2	(0,1, 0,1)	(0,2, 0,2)
Basófilos (10⁹/ℓ)	3-5	420	0	0,1	(0,0)	(0,09, 0,1)	3-5	420	0	0,1	(0,0)	(0,09, 0,1)
	6-79	6.280	0	0,09	(0,0)	(0,09, 0,09)	6-79	6.280	0	0,09	(0,0)	(0,09, 0,09)

Valores reportados no Sistema Internacional de Unidades (SI). CI: intervalo de confiança.
*As diferenças entre gênero foram destacadas em negrito e sublinhadas.

CONSIDERAÇÕES FINAIS

O hemograma é um exame laboratorial importante, que fornece muitas informações úteis nos mais diversos contextos clínicos. Com sua disponibilidade, baixo custo e rapidez, o hemograma é uma ferramenta valiosa para os profissionais de saúde no diagnóstico e no tratamento de pacientes. Devido à variabilidade de execução e à complexidade de interpretação, a comunicação entre o profissional de Saúde e o laboratório clínico é crucial para que esse tipo de exame seja usado em benefício da qualidade de vida da população. Agradecemos ao Dr. Humberto Tibúrcio (ABNT) pela revisão do texto e ao Dr. Luiz Gastão Rosenfeld (*in memorian*).

REFERÊNCIAS BIBLIOGRÁFICAS

1. Adeli K., Raizman J.E., Chen Y., Higgins V., Nieuwesteeg M., Abdelhaleem M. et al. Complex biological profile of hematologic markers across pediatric, adult, and geriatric ages: establishment of robust pediatric and adult reference intervals on the basis of the Canadian Health Measures Survey. *Clin Chem.* 2015 61(8):1075-86. DOI: 10.1373/clinchem.2015.240531.
2. Associação Brasileira de Normas Técnicas (ABNT). ABNT/CB-36. Disponível em: https://cb36.org.br.
3. Bain J.B. *Blood Cells: A Practical Guide.* 6ª ed. Hoboken, NJ: Wiley Blackwell, 2022.
4. Bain J.B., Bates I. et al. *Dacie and Lewis Practical Haematology.* 12ª ed. Elsevier, 2016.
5. Greer J.P., Rodgers G.M., Glader B. et al. *Wintrobe's Clinical Hematology.* 14ª ed. Philadelphia, PA: Wolters Kluwer, 2019.
6. Kaushansky K. et al. *Williams Hematology.* 10ª ed. McGraw Hill, 2021. 2074 p.
7. Machado I.E., Malta D.C., Bacal N.S., Rosenfeld L.G. Prevalência de anemia em adultos e idosos brasileiros. *Rev. Bras. Epidemiol.* 2019 22 (Suppl 02). DOI: 10.1590/1980-549720190008.supl.2.
8. McPherson R.A., Pincus M.R. *Henry's clinical diagnosis and management by laboratory methods.* 24ª ed. Elsevier, 2021. 1618 p.
9. Palmer L., Briggs C. et al. ICSH recommendations for the standardization of nomenclature and grading of peripheral blood cell morphological features. *Int J Lab Hematol.* 2015 Jun;37(3):287-303.
10. Sociedade Brasileira de Patologia Clínica/Medicina Laboratorial (SBPC/ML). *Recomendações da Sociedade Brasileira de Patologia Clínica/Medicina Laboratorial (SBPC/ML): Fatores pré-analíticos e interferentes em ensaios laboratoriais.* Barueri: Manole, 2018. p. 464. Disponível em: https://so.controllab.com/pdf/livro_sbpc_interferentes_2018.pdf.

153

Exame de Urina de Rotina

Paula V. Bottini • Celia Regina Garlipp • Leonardo de Souza Vasconcellos

INTRODUÇÃO

A urina é um fluido biológico de fácil acesso formado pelos rins após filtração do plasma, do qual foram reabsorvidos componentes essenciais ao metabolismo, como água, glicose, aminoácidos etc. Ela é geralmente composta por ureia e algumas outras substâncias dissolvidas em água, cujas concentrações podem variar de acordo com metabolismo, ingesta alimentar, atividade física, função endócrina e até posição do corpo.

Historicamente, acredita-se que a prática da análise da urina deu início à especialidade médica patologia clínica/medicina laboratorial. Desde o período Paleolítico, inscrições em paredes de cavernas das primeiras civilizações humanas associam certas doenças a alterações urinárias. Alterações de cor, odor, sabor e até atração de insetos despertaram a curiosidade humana para possíveis correlações com doenças, conforme registros em placas de argila que datam de 4.000 anos antes da Era Cristã feitas por sumérios e babilônios. Hipócrates (460-370 a.C.) já havia escrito um livro sobre análise da urina. No século 17, a invenção do microscópio permitiu a incorporação do exame do sedimento urinário, que foi aprimorado por Thomas Addis, em 1926, introduzindo a quantificação dos elementos do sedimento urinário.

Com o avanço da tecnologia, o exame de urina de rotina pode ser automatizado, beneficiando-se de metodologias como a citometria de fluxo e a análise digital de imagens, conferindo maior acurácia aos resultados e reduzindo vieses de subjetividade dependentes do observador.

NOMENCLATURA

O *exame de urina de rotina* é o termo mais correto. Contudo, na prática assistencial, sinônimos inapropriados também são utilizados, como: *urina rotina, uroanálise, urinálise, urina do tipo I, sumário de urina*, dentre outros. Quanto às siglas, a mais utilizada é EUR (exame de urina de rotina), embora outras também sejam comuns, como EAS (elementos anormais e sedimento), EQU (exame químico da urina) e ECU (exame comum da urina).

INDICAÇÕES

O exame de urina de rotina deve ser entendido como um teste de triagem, capaz de fornecer informações importantes sobre o funcionamento do sistema urinário (como traumas, inflamações e infecções), bem como sobre doenças metabólicas (como diabetes, hepatopatias, anemias hemolíticas, desequilíbrios acidobásicos) para um diagnóstico ou monitoramento

terapêutico, de forma rápida e econômica. Quanto à frequência de solicitações, ela só perde para hemograma, coagulograma e algumas análises bioquímicas.

PREPARO PRÉVIO

Como qualquer outro exame laboratorial, cuidados préanalíticos são fundamentais para minimizar interferências nos resultados, garantir a representatividade da amostra e reduzir as necessidades de nova coleta. Portanto, cabe ao profissional solicitante saber orientar seu paciente quanto à indicação, preparo e coleta. Caso contrário, o paciente deve ser orientado a procurar informações em um laboratório clínico.

Teoricamente, não há necessidade de nenhum preparo especial do paciente, mas deve-se observar que algumas características da urina se modificam ao longo do dia, dependendo do tempo de jejum, da composição da dieta e do uso de determinados medicamentos e vitaminas. A ingesta de líquidos em excesso nos indivíduos sem vontade de urinar deve ser evitada, por diluir a amostra. A filtração renal e a formação da urina devem ser espontâneas.

A urina pode ser contaminada por secreções vaginais nas mulheres e por fluidos prostáticos nos homens. Nas mulheres, deve-se evitar a coleta de urina no período da menstruação ou se a paciente estiver usando pomadas ou cremes vaginais; nesse caso, recomenda-se esperar três dias após o término para fazer a coleta. Já a atividade sexual pode determinar aumento no número de células epiteliais e proteínas. Exercícios físicos intensos previamente à coleta também podem provocar proteinúria e hematúria. Em todos esses casos, recomenda-se, se possível, o adiamento da coleta. Adicionalmente, não se recomenda a coleta de amostras de urina se o paciente tiver feito uso de contraste radiológico nas 48 horas que antecedem o exame.

COLETA

A coleta da urina pode ser conduzida pelo próprio paciente, quando ele tem controle do esfíncter e diurese espontânea, conforme sua conveniência, em amostra isolada (randômica ou aleatória), de preferência a primeira urina da manhã ou após 2 a 4 horas da última micção.

As orientações devem ser repassadas verbalmente e por escrito, e compreendem os principais tópicos:

- Lavar bem as mãos com água e sabão
- Higienizar o genital previamente com água e sabão neutro ou lenço umedecido apropriado
- Utilizar frasco de coleta apropriado, de boca larga, limpo, seco, com tampa tipo rosca (recipiente estéril é o mais indicado para exames microbiológicos)
- Desprezar o jato inicial e colher o jato médio, sem interromper o fluxo miccional até completar a metade do frasco
- Desprezar o restante de urina no vaso sanitário
- Fechar bem o frasco e identificá-lo corretamente com nome, data e hora da coleta
- Entregar a amostra no laboratório, de preferência imediatamente ou até duas horas após a coleta.

Nos pacientes que necessitam de coleta assistida, como obesos, idosos, acamados e cadeirantes, por exemplo, a urina pode ser colhida via cateter ou sonda introduzida através da uretra até a bexiga sob condições estéreis e por profissional legalmente habilitado e treinado. Em recém-nascidos, lactentes e crianças sem controle da micção, é necessária a colocação de saco coletor autoaderente feita por profissional capacitado.

Em casos muito especiais, a urina pode ser coletada pela introdução de uma agulha através do abdome na bexiga. Esse procedimento, chamado de punção suprapúbica, só deve ser feito por profissional médico.

Quando a suspeita for infecção urinária, cuidados com assepsia de mãos e genitália, bem como uso de frascos estéreis são fundamentais. O tempo entre a coleta e a análise da amostra também é importante. Caso não seja possível a amostra ser analisada até 2 horas após a coleta, ela deve ser conservada em ambiente refrigerado (2 a 8°C) por no máximo seis horas até sua análise. A refrigeração pode, entretanto, aumentar a densidade da urina e precipitar alguns cristais. A urina nunca deverá ser congelada, pois haverá destruição dos elementos figurados presentes, inviabilizando o exame microscópico e falseando os dados bioquímicos da amostra).

Após 2 horas na temperatura ambiente, uma série de alterações na urina pode acontecer, como o crescimento bacteriano *in vitro*, conforme descrito na Tabela 153.1.

ANÁLISE DA URINA

O exame de urina de rotina compreende basicamente três etapas: análise física ou macroscópica (caracteres gerais), provas bioquímicas (tiras reagentes ou fita de urina) e exame dos elementos figurados (exame microscópico ou sedimentoscopia). Elas podem ser conduzidas de forma manual, em aparelhos semiautomatizados ou por automação total.

Primeira etapa: exame físico da urina (dados macroscópicos)

No exame físico da urina, o laboratório deve observar e relatar as características macroscópicas da urina, como cor, aspecto, odor e, ocasionalmente, o volume da amostra recebida.

Cor

A cor normal da urina varia do amarelo ao âmbar pela presença de um pigmento chamado urocromo, produto do metabolismo endógeno. A cor pode se alterar conforme a presença e a concentração de pigmentos de origem alimentar, medicamentosa e distúrbios endógenos, conforme a Tabela 153.2.

Aspecto/aparência

A urina normal tem aspecto claro e límpido (translúcido). Turvações leves, moderadas ou acentuadas podem ocorrer conforme a presença de células epiteliais, leucócitos, hemácias, bactérias, leveduras, filamentos de muco e de cristais. A presença de espuma, após agitação, também pode ser indicativa de moléstias: amarelada (bilirrubinúria), branca (proteinúria) e avermelhada (hematúria).

Odor

Esse parâmetro vem sendo subnotificado pelos laboratórios devido ao processo de automação. O termo *característico* ou *sui generis* é habitualmente empregado para informar o odor normal da urina, que apresenta ácidos orgânicos voláteis. Odor *pútrido* ou *amoniacal* são observados principalmente em casos de infecção bacteriana. O odor *adocicado* é relatado em presença de cetonúria.

Volume

A quantidade normal de urina produzida em 24 horas por adultos é de 1.200 a 1.500 mℓ e em crianças, 15 mℓ/kg de peso. O relato do volume de urina recebido pelo laboratório pode estar presente ou não no laudo, pois é um dado meramente informativo.

Já no caso de urinas coletadas após 12 ou 24 horas, por exemplo, esse parâmetro é importante.

Segunda etapa: exame bioquímico da urina (fita urinária)

O exame bioquímico da urina, também conhecido como pesquisa de elementos anormais, é conduzido por meio de tiras reativas/reagentes, conhecidas habitualmente por *fita urinária*. Trata-se de uma fita de plástico que contém áreas específicas (*almofadas*) impregnadas com reagentes para identificar determinados analitos. Uma vez em contato com a amostra de urina, reações colorimétricas ocorrem após 30 a 120 segundos. Habitualmente, são pesquisados os seguintes parâmetros: pH, densidade, proteínas, glicose, cetona, sangue (hemoglobina), bilirrubina, urobilinogênio, nitrito e leucócitos (esterase leucocitária).

Tabela 153.1 Alterações observadas em amostra de urina mantida à temperatura ambiente após 2 horas.

Constituinte	Alteração	Mecanismo
pH	Elevação	Alcalinização pela produção de amônia a partir de ureia por bactérias contaminantes
Glicose	Redução	Consumo pelo metabolismo celular
Nitrito	Elevação Redução	Produção por bactérias presentes Degradação a nitrogênio seguida de evaporação
Cetonas	Negativação	Conversão do ácido acetoacético à acetona e subsequente evaporação
Bilirrubina	Redução	Oxidação à biliverdina quando exposta à luz
Urobilinogênio	Redução	Oxidação por urobilina quando exposta à luz
Eritrócitos	Redução	Em consequência da lise celular
Leucócitos	Redução	Em decorrência da degeneração celular
Cilindros	Redução	Solubilização da matriz proteica
Bactérias	Elevação	Crescimento *in vitro* de bactérias eventualmente presentes

Adaptada de: SBPC/ML, 2016.[9]

Tabela 153.2 Cores da urina e seus respectivos fatores.

Cor	Fatores
Incolor	Hidratação excessiva, diabete melito, diabete insípido, diuréticos, insuficiência renal
Amarelo escuro	Febre, desidratação, queimaduras, bilirrubina
Vermelha	Hemácias, hemoglobina
Rosa/avermelhada	Hemácias, hemoglobina, porfirinas, mioglobina, difenilidantoína, metildopa, fenolftaleína, fenotiazina, alimentos (beterraba, amora ou corantes)
Laranja	Fenazopiridinas (*pyridium*), rifampicina, varfarina
Verde	Bilirrubina oxidada, azul de metileno
Azul	Azul de metileno, corantes
Cinza	Furazolidona, nitrofurantoína
Marrom	Bilirrubina, hemoglobina, meta-hemoglobina
Preta	Melanina, ácido homogentísico, bilirrubina, hemoglobina

Adaptada de: SBPC/ML, 2016.[9]

A nomenclatura desses parâmetros pode variar entre os laboratórios. O resultado pode ser qualitativo (presente ou ausente) ou semiquantitativo (em cruzes ou faixas de concentração), dependendo do tipo de tira (fabricante) utilizada pelo laboratório.

pH

Pode auxiliar no diagnóstico e no acompanhamento de distúrbios eletrolíticos de origem metabólica ou respiratória e na monitoração de tratamentos que exijam que o pH urinário se mantenha dentro de determinado intervalo. Urinas ácidas estão presentes em dietas ricas em proteínas de origem animal, uso de medicamentos acidificantes, cetoacidose diabética etc. Já as urinas alcalinas são encontradas no período pós-prandial, em dietas vegetarianas, uso de medicamentos alcalinizantes e em pacientes com infecção do trato urinário. Também se eleva se avaliada após 2 horas na temperatura ambiente. Intervalo de referência: entre 5,0 e 6,5, mas pode variar entre 4,5 e 8,0, dependendo do laboratório e da alimentação.

Densidade

Útil para avaliar a função de filtração e concentração renais e o estado de hidratação do paciente. Fica reduzida na administração de grandes volumes de líquidos, em ingesta hídrica excessiva, insuficiência renal, deficiência de secreção do hormônio antidiurético (ADH) e uso de diuréticos. Eleva-se na desidratação, em queimaduras e aumento da quantidade de proteínas e glicose urinária. Intervalo de referência: entre 1,010 e 1,025.

Proteínas

Normalmente as proteínas urinárias são constituídas pela albumina e por globulinas de baixo peso molecular, secretadas pelas células tubulares e pela alça de Henle, dentre elas a mucoproteína de Tamm-Horsfall (THP). Em concentrações fisiológicas, não são capazes de sensibilizar a fita urinária. A presença de proteinúria é o indicador mais importante de lesão renal. Encontram-se elevadas em lesão da membrana glomerular (distúrbios do complexo imune, agentes tóxicos), comprometimento da reabsorção tubular, mieloma múltiplo, nefropatia diabética e outras doenças. Úteis para constatar e definir a natureza da possível patologia renal,

para estabelecer o grau da disfunção renal, a evolução natural da doença e para monitorar a resposta ao tratamento. Também podem ser observadas em quadros de menor relevância clínica, como proteinúria ortostática ou postural e exercícios físicos intensos pré-coleta. Intervalo de referência: ausente (fita urinária) ou até 150 mg/24 horas ou até 0,15 g/ℓ em amostra isolada (quantitativo).

Glicose

Em termos fisiológicos, praticamente toda a glicose filtrada pelos glomérulos é reabsorvida no túbulo contornado proximal, e por isso a pesquisa de glicose na urina pelos métodos habituais não se justifica. Torna-se positiva na urina quando a glicemia ultrapassa o limiar de filtração renal (entre 160 e 180 mg/dℓ). Encontra-se elevada nas hiperglicemias, na gravidez, na doença renal avançada, em distúrbios endócrinos da hipófise, tireoide e suprarrenal. Intervalo de referência: ausente.

Cetonas (corpos cetônicos)

O termo *cetonas* envolve três produtos intermediários do metabolismo de gorduras: acetona, ácido acetoacético e ácido beta-hidroxibutírico. Toda vez que o organismo não consegue obter energia via carboidratos, haverá catabolismo de gorduras como forma alternativa de energia, produzindo os corpos cetônicos. Por isso as cetonúrias são observadas nas cetoacidoses diabéticas (incapacidade de metabolizar carboidratos), no jejum prolongado, em dietas para redução de peso (a fonte principal de fornecimento de energia, os carboidratos, fica prejudicada) ou na perda excessiva de carboidratos (como no caso de vômito).

Estados febris e exercícios físicos intensos também levam à cetonúria. Em amostras urinárias malconservadas podem ocorrer resultados falso-negativos devido à volatilização da acetona e à degradação do ácido acetoacético por bactérias. Intervalo de referência: ausente.

Hemoglobina (sangue)

A quantidade fisiológica de hemoglobina na urina é mínima, sendo incapaz de sensibilizar a fita urinária. Uma vez presente em quantidade significativa, a hemoglobina pode ser detectada na urina na forma de hemácias íntegras (hematúria) ou na forma de hemoglobina (produto da destruição de hemácias, chamado de hemoglobinúria). A presença de mioglobina (proteína encontrada no tecido muscular) também pode interferir nessa reação, tornando-a positiva. Portanto, a análise da fita em conjunto com o sedimento urinário é importante para melhor correlação diagnóstica.

As hematúrias estão relacionadas com lesões renais ou urogenitais, sendo o sangramento resultante de traumatismo ou irritação desses órgãos, como cálculos renais, glomerulonefrites, pielonefrites, tumores, trauma, exposição a produtos ou drogas tóxicas e exercícios físicos intensos. A hemoglobinúria relaciona-se às reações transfusionais, anemia hemolítica, queimaduras graves, infecções e exercício físico intenso. Já a mioglobinúria é indicativa de traumatismo muscular ou coma prolongado. Intervalo de referência: ausente.

Bilirrubina

As bilirrubinas são produtos do catabolismo das hemeproteínas, principalmente as hemoglobinas (hemocaterese de hemácias senis no baço). A presença de bilirrubina na urina (bilirrubinúria) é um achado patológico e merece investigação. Habitualmente ocorre nas doenças que cursam com hiperbilirrubinemia (icterícia) com predomínio da bilirrubina conjugada (ou direta), que é a fração hidrossolúvel. As principais causas são doenças hepáticas (infecções virais, medicamentosas, autoimunes) ou pós-hepáticas (colestases). Nesses casos, além da icterícia clínica, o paciente também apresenta colúria (urina escura pela presença da bilirrubina) e hipocolia fecal (redução de estercobilina e urobilina nos pigmentos fecais).

Como a bilirrubina é um composto muito instável, a exposição à luz por um período prolongado pode oxidá-la, formando biliverdina e bilirrubina livre, ambas pouco reativas aos testes colorimétricos da fita urinária. A presença de ácido ascórbico ou nitrito também pode prejudicar a precisão dos testes. Intervalo de referência: ausente.

Urobilinogênio

Trata-se de um metabólito incolor, oriundo do metabolismo da bilirrubina conjugada (direta) pela flora bacteriana do trato gastrintestinal. Parte do urobilinogênio é convertido em estercobilina e eliminado nas fezes. Outra parte retorna à corrente sanguínea e vai para o fígado (ciclo enterohepático das bilirrubinas) ou para os rins, sendo excretada na urina. Portanto, o urobilinogênio pode estar presente em pequenas concentrações na urina de forma fisiológica.

Por outro lado, se presente em concentrações elevadas, é indicativo de hiperbilirrubinemia (icterícia) com predomínio da fração indireta (não conjugada), principalmente nos quadros hemolíticos. Intervalo de referência: de 0 a 1+; ou < 1 mg/dℓ de urina; ou até a diluição 1:20.

Nitrito

O nitrito aparece na urina em razão de uma redução do nitrato ocasionada pela ação de algumas bactérias gram negativas. Sua presença pode estar relacionada com quadros de infecção urinária. Por outro lado, sua ausência não exclui infecção, pois nem todos os microrganismos convertem nitrato em nitrito, como as bactérias gram positivas e as leveduras, pouco tempo de estase vesical ou mesmo ausência de nitrato na urina. Também vale destacar que nem todo resultado positivo para nitrito confirma uma infecção, como no caso da presença de bactérias contaminantes. Portanto, o nitrito tem significado clínico reduzido quando avaliado isoladamente. Intervalo de referência: negativo ou ausente.

Esterase leucocitária (Leucócitos)

A presença de esterase leucocitária revela de forma indireta a presença de leucócitos íntegros ou lisados na urina e está associada a processos inflamatórios das vias urinárias, como é o caso da infecção urinária. Por outro lado, sua presença nem sempre confirma infecção, pois pode haver contaminação da urina com secreção prostática, vaginal ou uretral, por exemplo, além de eventuais resultados falso-positivos e falso-negativos. Intervalo de referência: ausente.

Ácido ascórbico (vitamina C)

Esse parâmetro pode ou não estar presente nos laudos, dependendo do modelo/fabricante da tira de urina utilizada pelo laboratório. A reposição de vitamina C é comum em boa parte da população. Geralmente, é consumida em níveis elevados, superiores às necessidades basais, sendo boa parte eliminada na urina. Teoricamente, a presença de altos níveis de ácido ascórbico na urina pode interferir nas reações colorimétricas das tiras reagentes, principalmente nas reações para hemoglobina, nitrito, esterase leucocitária, bilirrubina e urobilinogênio, causando resultados falso-negativos. Intervalo de referência: negativo ou ausente. Se presente, indica suplementação vitamínica pelo paciente.

Terceira etapa: exame dos elementos figurados (exame microscópico ou sedimentoscopia)

Essa etapa pode ser conduzida de forma tradicional (microscopia manual) ou totalmente automatizada (por citometria de fluxo, análise digital de imagens ou microscopia automatizada com imagem digitalizada). Na análise microscópica manual, a urina é centrifugada e seu sedimento é avaliado no microscópio, geralmente nos aumentos de 100x e 400x. A principal finalidade é detectar e quantificar os elementos insolúveis importantes, como hemácias, leucócitos, cilindros, cristais, células epiteliais, bactérias, leveduras, parasitas e artefatos.

Hemácias

A presença de hemácias na urina está relacionada com lesões na membrana glomerular ou nos vasos do sistema urogenital, pois, normalmente, as hemácias não atravessam os néfrons intactos. Podem aparecer no sedimento, normalmente como discos incolores. Podem aparecer crenadas (na urina concentrada) e até lisadas, apenas com membrana (nas urinas diluídas). O intervalo de referência varia entre os laboratórios e de acordo com a metodologia empregada, havendo, em geral, até 5 hemácias/campo.

A pesquisa do dismorfismo eritrocitário deve ser realizada quando a contagem de hemácias for superior a 5 hemácias por campo. No contraste de fase, deve-se relatar a presença de codócitos e/ou acantócitos, que são as únicas formas com significado clínico, sugerindo hematúria de origem glomerular. Nas glomerulopatias, ocorre alteração de permeabilidade da membrana basal do glomérulo, com consequente passagem de hemácias para o filtrado glomerular. As hemácias sofrem alterações morfológicas pela ruptura de sua membrana, perda de seu conteúdo hemoglobínico e extrusão citoplasmática. As hematúrias de causa não glomerular têm origem em doenças do trato urinário, como cálculos, tumores e cistites, apresentando uma morfologia normal no sedimento urinário.

Leucócitos

Os leucócitos também podem passar para a urina através de lesão glomerular. Eles são capazes de migrar de forma ameboide pelos tecidos, indo para locais de infecção ou inflamação.

Significado clínico: identificação de possíveis infecções ou processos inflamatórios presentes no indivíduo. O intervalo de referência varia entre laboratórios e com a metodologia empregada, havendo, em geral, até 5 células/campo.

Células epiteliais

As células epiteliais podem ser encontradas na urina, já que fazem parte do revestimento do sistema urogenital. São três tipos principais:

- Células pavimentosas: mais frequentes e menos significativas, provenientes de células da vagina e das porções inferiores da uretra, ou até mesmo do epitélio perineal. Essas células são muito grandes, possuem citoplasma abundante e irregular e núcleo central. Sua presença, quando em grande quantidade, é indicativo de contaminação de coleta, provavelmente por assepsia inadequada
- Células de transição: se originam principalmente na bexiga e na porção superior da uretra. São menores que as pavimentosas, esféricas, caudadas ou poliédricas, com núcleo central. Em quantidade normal, também não apresentam significado patológico importante
- Células do túbulo renal: clinicamente são as mais importantes, pois sua presença está associada a doenças causadoras de lesão tubular. Elas são redondas e ligeiramente maiores que os leucócitos, porém, possuem núcleo redondo e excêntrico característico.

Intervalo de referência: raras ou ausentes.

Cilindros

São elementos exclusivamente renais. Formam-se principalmente no interior do túbulo contornado distal e ducto coletor e têm matriz primariamente composta de mucoproteínas de Tamm-Horsfall. Os cilindros podem ser de vários tipos:

- Cilindros celulares:
  - Cilindros hemáticos: são geralmente encontrados na presença de doença renal, e também podem aparecer depois da prática de esportes violentos
  - Cilindros leucocitários: significam inflamação ou infecção no interior dos néfrons
  - Cilindros epiteliais: a matriz proteica prende-se a células tubulares. Podem indicar necrose tubular (ou lesões dos túbulos)
  - Cilindros mistos: contêm dois ou mais tipos celulares
- Cilindros acelulares:
  - Cilindros hialinos: são os mais frequentes, sendo que a presença de 0 a 2 por campo é considerada normal. Eles são incolores e de morfologia variável. A presença desses cilindros pode estar associada a atividades físicas intensas, desidratação e febre. Entretanto, podem ser observados em grande número em doenças renais moderadas a graves (glomerulonefrites e nefrites intersticiais, entre outras)
  - Cilindros granulosos: podem ser grosseiros ou finos, formados por grânulos. Esses cilindros podem indicar doença ou não. Nos casos não patológicos, parecem ter origem nos lisossomos excretados pelas células dos túbulos renais. Nos casos patológicos, os grânulos podem representar a desintegração dos cilindros celulares, das células tubulares ou mesmo de agregados proteicos
  - Cilindros céreos: são refringentes e de textura rígida. Estão geralmente relacionados com estase urinária extrema. Além disso, existem cilindros lipoídicos, hemoglobínicos e bilirrubínicos, estes últimos geralmente ligados a alterações hepáticas.

Intervalo de referência: ausentes, exceto cilindros hialinos: até 2 por campo.

Microbiota: bactérias, leveduras, parasitas

A presença de microrganismos na urina pode indicar infecção ou contaminação da amostra. As bactérias, além de serem agentes contaminantes da amostra, podem também estar relacionadas com infecções do trato urinário inferior (cistites) e superior (pielonefrites). As leveduras, geralmente *Candida albicans*, podem ser encontradas em pacientes com diabete melito que fazem uso de imunossupressores ou em mulheres com candidíase. O parasita mais comumente encontrado em amostras de urina é o *Trichomonas vaginalis*, geralmente devido à contaminação da amostra por secreções vaginais.

Muco

Trata-se de um parâmetro de baixo significado clínico, embora ainda presente nos laudos laboratoriais, provavelmente por significado histórico. O muco é um material proteico produzido pelas glândulas do sistema urogenital, geralmente encontrado na urina devido à contaminação por secreção vaginal. Pode ser também decorrente de processos inflamatórios do trato urinário inferior ou do trato genital.

Intervalo de referência: ausente. Os termos *não se aplica* e *sem significado clínico* também são comuns nos laudos laboratoriais.

Cristais – elementos sólidos

São frequentemente achados na análise do sedimento urinário. Boa parte tem ligação direta com o tipo de dieta e raramente possuem significado clínico. Eles são formados pela precipitação dos sais da urina submetidos a alterações de pH, temperatura e concentração, afetando sua solubilidade. A urina normal recém-eliminada pode conter cristais formados nos túbulos e até na bexiga. A principal importância da classificação dos cristais urinários é detectar cristais anormais, que possam indicar alguns distúrbios. Podem ser classificados como cristais patológicos e não patológicos:

- Cristais não patológicos em urina ácida:
  - Cristais de ácido úrico: o aumento no número desses cristais pode ser resultado de uma sobrecarga alimentar purínica, de um aumento no catabolismo de proteínas ou de um defeito funcional dos túbulos renais. Indivíduos com leucemia submetidos à quimioterapia e com gota têm níveis de cristais de ácido úrico elevados
  - Cristais de oxalato de cálcio: geralmente são encontrados na urina de indivíduos com dieta rica em ácido oxálico (tomate, aspargo, espinafre, chocolate, chá, alho, laranja)

- Cristais de urato amorfo: aparecem na urina nas mesmas condições que favorecem a formação de cristais de ácido úrico sob a forma de sais de urato (sódio, potássio, magnésio e cálcio). Não apresentam significado clínico
- Cristais não patológicos em urina alcalina:
  - Cristais de fosfato amorfo: os sais de fosfato com frequência estão presentes na urina de forma cristalina, como substâncias amorfas, isto é, sem forma definida. Não têm significado clínico
  - Cristais de carbonato de cálcio: não têm significado clínico
  - Cristais de fosfato de cálcio: não têm significado clínico
- Cristais patológicos:
  - Cristais de fosfato triplo (fosfato amoníaco-magnesiano ou estruvita): fortemente relacionados com a formação de cálculos coraliformes e a presença de infecção urinária causada por bactérias produtoras de urease (p. ex., *Proteus* sp, *Klebsiella* sp ou *Pseudomonas* sp). A urease dessas bactérias degrada a ureia em amônia, o que alcaliniza fortemente o meio, favorecendo a precipitação do fosfato e do magnésio presentes na urina
  - Cristais de leucina: sua presença pode indicar enfermidades hepáticas, como cirrose e hepatite viral. Nas doenças hepáticas, estão normalmente associados a cristais de tirosina
  - Cristais de tirosina: aparecem em enfermidades hepáticas graves
  - Cristais de cistina: a presença desses cristais tem sempre significado clínico, como na cistinose, cistinúria congênita, insuficiente reabsorção renal ou em hepatopatias tóxicas
  - Cristais de colesterol: podem aparecer em quadros nefróticos e neoplasias ou indicar uma excessiva destruição tissular
  - Cristais de bilirrubina: presentes nas hepatopatias
  - Cristais de hemossiderina: indicativo de hemólise grave tardia.

CONSIDERAÇÕES FINAIS

O exame de urina de rotina é um dos procedimentos laboratoriais mais solicitados e, sem dúvida alguma, o mais antigo. Como todo exame complementar, deve ser indicado para o paciente certo e no momento certo. Para garantir a qualidade do resultado, o paciente deve receber orientações adequadas quanto ao preparo e à coleta. Pela diversidade de fabricantes e modelos de tiras reagentes e de equipamentos de automação disponíveis no mercado, bem como pelos diferentes perfis de profissionais técnicos envolvidos, é plausível observar variações de laudos e de intervalos de referência.

Todos os parâmetros do exame de urina de rotina devem ser avaliados em conjunto e não de forma isolada, sempre à luz do contexto clínico do paciente. Cabe ao profissional de Saúde compreender as indicações e limitações do exame, os possíveis interferentes, as discrepâncias entre métodos e intervalos de referência. Em caso de dúvidas, consultar a assessoria científica dos laboratórios clínicos.

REFERÊNCIAS BIBLIOGRÁFICAS

1. Associação Brasileira de Normas Técnicas. ABNT NBR 15.268:2005: Laboratório clínico – Requisitos e recomendações para exame de urina. ABNT, 2005.
2. Clinical and Laboratory Standards Institute. GP16-A3: Urinalysis; Approved Guideline. 3ª ed. CLSI, 2009. Disponível em: https://clsi.org/standards/products/general-laboratory/documents/gp16/.
3. Delanghe J., Speeckaert M. Preanalytical requirements of urinalysis. *Biochem Med (Zagreb)*. 2014;24(1):89-104.
4. Kanaan, Salim. Laboratório com interpretações clínicas. Rio de Janeiro: Atheneu, 2019. p. 880.
5. Lee W., Kim Y., Chang S., Lee A.J., Jeon C.H. The influence of vitamin C on the urine dipstick tests in the clinical specimens: a multicenter study. *J Clin Lab Anal*. 2017 Sep; 31(5): e22080.
6. Marques A.G., Doi A.M., Pasternak J., Damascena M. dos S., França C.N., Martino M.D.V. Desempenho da fita de urina como resultado presuntivo para cultura de urina negativa. *Einstein*. 2017;15(1):34-9.
7. McPherson R.A., Pincus M.R. *Henry's clinical diagnosis and management by laboratory methods*. 24ª ed. Elsevier, 2021. P. 1618.
8. Sociedade Brasileira de Patologia Clínica/Medicina Laboratorial (SBPC/ML). *Recomendações da Sociedade Brasileira de Patologia Clínica/Medicina Laboratorial (SBPC/ML): Coleta e preparo da amostra biológica*. Barueri: Manole, 2014. p 468.
9. Sociedade Brasileira de Patologia Clínica/Medicina Laboratorial (SBPC/ML). *Recomendações da Sociedade Brasileira de Patologia Clínica/Medicina Laboratorial (SBPC/ML): Realização de exames de urina*. Barueri: Manole, 2016. p 306.
10. Sociedade Brasileira de Patologia Clínica/Medicina Laboratorial (SBPC/ML). *Recomendações da Sociedade Brasileira de Patologia Clínica/Medicina Laboratorial (SBPC/ML): Fatores pré-analíticos e interferentes em ensaios laboratoriais*. Barueri: Manole. 2018. p 464.

Pediatria

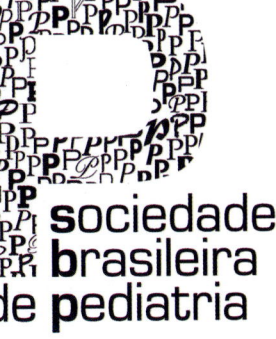

sociedade
brasileira
de pediatria

Abordagem Inicial em Neonatologia

Licia Maria Oliveira Moreira • Leila Denise Cesário Pereira •
Priscila Pinheiro Ribeiro Lyra

INTRODUÇÃO

A neonatologia é uma das áreas da pediatria que mais cresceu nos últimos 50 anos, mudando indicadores de saúde em todo o mundo. Segundo o Ministério da Saúde (MS) ocorrem cerca de 2,5 milhões nascimentos por ano no Brasil, dos quais, em torno de 10% são prematuros. O avanço da medicina tem permitido que a grande maioria consiga se desenvolver e crescer com saúde. A incidência da prematuridade nos países desenvolvidos varia entre 5 e 12%, e é mais elevada (40%) nas regiões menos desenvolvidas do mundo. A incidência tem aumentado nos países ocidentais, com o acréscimo dos tratamentos de fertilidade e o aumento da idade das grávidas.

A mortalidade neonatal precoce (até 6 dias de vida) no Brasil em 2019 foi de 6,9/1.000 nativivos, correspondendo a 52,6% dos óbitos infantis, o que torna-se um desafio para a saúde perinatal. A mortalidade neonatal tardia (de 7 a 27 dias de vida) naquele mesmo ano foi 2,3/1000 nativivos, e tem se mantido estável.

Entendendo que o cuidado começa desde a atenção pré-natal, passando pela gestação, parto, nascimento, cuidados iniciais, internação neonatal e seguimento compartilhado entre a atenção especializada e a atenção primária, o mesmo deve ser planejado e estruturado em toda a rede de saúde. Ações estratégicas para apoio à implementação das práticas baseadas em evidências e da legislação vigente vêm sendo implementadas com a disseminação da informação adequada à gestante e aos familiares, com o objetivo de fomentar os direitos da mulher e da criança, promoção do nascimento saudável, aleitamento materno e fortalecer os laços familiares e sociais.[1]

A vigilância à saúde do recém-nascido (RN) começa antes de seu nascimento, com a atenção à saúde da mulher. O nascimento com a utilização de tecnologia apropriada baseada em evidência, ação/intervenção oportuna e ambiência adequada propiciam conforto, respeito, dignidade e privacidade. Deve haver incentivo e garantia do direito a acompanhante de livre escolha de acordo com a Lei nº 11.108 de 7 de abril de 2005.

RISCO HABITUAL

No momento do nascimento, três perguntas devem ser respondidas:

- A gestação é a termo?
- O RN está respirando ou chorando?
- O tônus muscular é bom (em flexão)?

Se as respostas a essas perguntas forem sim, os cuidados devem ser de rotina. RN a termo e com boa vitalidade deve ser posicionado sobre o abdome da mãe ou no nível da placenta, secado e o cordão deve ser clampeado no mínimo 60 segundos após o nascimento. Colocar o RN em contato pele a pele com a mãe imediatamente após o parto e mantê-lo por no mínimo 1 hora, encorajando a mãe a reconhecer sinais de que o RN quer mamar e oferecendo a ajuda necessária constituem o quarto passo da Iniciativa Hospital Amigo da Criança (IHAC). Essa prática está associada a menor mortalidade neonatal, maior período de amamentação, melhor interação mãe-filho e menor risco de hemorragia materna. O exame físico, medidas antropométricas, prevenção da oftalmia gonocócica e administração da vitamina K devem ser feitos depois do período de interação entre mãe e RN.

ALTO RISCO

Se a gestação não é a termo, o RN não respirar ou chorar e apresentar tônus muscular sem flexão (hipotonia), deve ser reanimado seguindo as diretrizes do Programa de Reanimação Neonatal da Sociedade Brasileira de Pediatria (SBP).[1]

MÉTODO CANGURU – HUMANIZAÇÃO DA ASSISTÊNCIA

O cuidado neonatal está relacionado com o respeito e a qualidade da assistência promovida ao binômio RN e sua família. Desde que o RN permaneça internado em uma unidade de terapia intensiva neonatal (UTIN), ele estará exposto a estímulos nociceptivos como estresse, dor, ruídos de equipamentos e conversas, procedimentos invasivos dolorosos e necessidade de maior manuseio.

A prematuridade tem um universo amplo, composto de RN de 22 a 36,6 semanas de idade gestacional com indicadores e demandas bem diversas. RN com peso inferior a 2.500 g são considerados baixo peso (BP) ao nascer, e essa condição clínica constitui uma das principais causas de mortalidade infantil e neonatal, representando mais de 50% dos óbitos de crianças menores de 1 ano. A maioria dos RNs de alto risco pode ter deficiências fisiológicas no crescimento e desenvolvimento. Com base nessa evidência, o MS lançou, com a publicação da Portaria nº 693 de 05/07/2000, a norma de atenção humanizada do RN de baixo peso (método canguru), que possui como fundamentos básicos o acolhimento ao RN e sua família, respeito às singularidades, promoção do contato pele a pele (posição canguru) e o envolvimento da mãe nos cuidados com o filho (Brasil, 2002).

A continuidade do cuidado pós-natal precisa ser fortalecida antes do nascimento, no pré-natal e no decorrer do período neonatal, para manter os ganhos alcançados com o Programa de Reanimação Neonatal da SBP. As taxas de sobrevida vinculadas às complicações decorrentes da prematuridade, das infecções, anomalias congênitas e outras causas não se alteram de maneira significativa sem a integração do cuidado nas várias etapas da atenção perinatal.[2]

LOCAL DA ASSISTÊNCIA

Os partos eram inicialmente em domicílio, mas a partir de meados do século 19 começaram a ocorrer nos hospitais.

Desde os anos 1940, a hospitalização dos partos no Brasil vem aumentando progressivamente. Os partos domiciliares no país têm aumentado nos últimos 20 anos em uma população de extrato socioeconômico mais elevado, justificado por uma assistência mais humanizada e mais conforto, sem números expressivos e evidências científicas que atestem falta de risco ao binômio.

Segundo a literatura, há risco duas vezes maior de morte perinatal e três vezes maior de sequelas neurológicas graves no RN quando o parto não é hospitalar. Estudos mostraram que de 7,4 a 20% das gestantes em domicílio necessitaram de transferência para serviços hospitalares. A maioria das mulheres se sente mais segura no hospital, e dados do Instituto Euro-Peristat mostram que na Holanda, onde o parto doméstico é integralmente previsto no sistema de saúde, apenas 16,3% o escolhem (esse percentual chegou a 30% anos atrás, mas vem caindo). Em países onde a prática é recomendada (Reino Unido, Dinamarca e Islândia), não ultrapassam 2% das parturientes.

No Brasil, órgãos oficiais têm se posicionado sobre o local do parto. Segundo o Conselho Federal de Medicina:

> Parecer 7/2009: o obstetra obrigatoriamente deve estar na equipe de saúde, na assistência ao parto.

> Parecer 2/8/2012: recomenda parto hospitalar como forma preferencial de parto por ser mais seguro para o binômio.

> Resolução 2056/2013: todos os serviços cuja atividade básica ou em relação àquela pela qual prestem serviços a terceiros devem ser exercidos por médico legalmente capacitado.

> Parecer 7/2014: o funcionamento das casas de parto deve ter supervisão do médico obstetra, proximidade (até 200 metros) de hospital com toda a infraestrutura médica e técnica para o atendimento de intercorrências com o binômio.

Já de acordo com o MS:

> Nota Técnica nº 2/2021: a Pasta defende o ambiente hospitalar como o local de maior segurança para o nascimento, devido, principalmente, à disponibilidade de equipe assistencial completa, equipamentos para assistência emergencial, entre outros insumos tecnológicos. No Brasil, 98% dos nascimentos acontecem em ambientes hospitalares, sejam públicos ou privados.

Segundo a SBP, 1 em cada 10 neonatos precisa de ajuda para iniciar a respiração efetiva ao nascer e a ventilação pulmonar é o procedimento mais importante e efetivo na reanimação em sala de parto; e quando necessária, a ventilação deve ser iniciada nos primeiros 60 segundos de vida, o chamado "minuto de ouro", e, portanto, toda estrutura de recurso humano e tecnologia deve estar disponível. A SBP recomenda o parto hospitalar, uma vez que um atendimento rápido e efetivo deve ser prestado, o que não é a realidade no atendimento domiciliar pela própria estrutura do ambiente, considerando-se que os 20 minutos preconizados para o deslocamento não constituem realidade, propiciando risco de óbito e sequelas neurológicas graves ao concepto.[2,3]

IMPORTÂNCIA DA HISTÓRIA PERINATAL

O período que se estende desde a concepção até os 2 anos de vida (também chamado "os primeiros 1.000 dias de vida do bebê") são decisivos para a saúde da criança, não somente nessa fase, mas também no futuro. A consulta no pré-natal cria um canal de comunicação entre o obstetra, a família e o pediatra, com discussões importantes como, por exemplo, vias de parto (o que pode diminuir a realização de cesarianas) e amamentação. A família inicia a construção de vínculo com o pediatra, o que favorece a puericultura, fortalecendo as medidas de prevenção e promoção de saúde. O prontuário deverá ser registrado com o nome da gestante e depois substituído pelo nome da criança na primeira consulta pós-natal. A meta é orientar, dar apoio e envolver a família nos cuidados às crianças.

Cabe ao pediatra conversar sobre sua atuação na sala de parto, uso da vitamina K intramuscular para evitar a doença hemorrágica do RN e de colírio para prevenir conjuntivite infecciosa, assim como abordar o aleitamento materno, testes de triagem neonatal e o impacto do nascimento da criança para a família.[4]

Algumas situações levam ao aumento do risco de complicações para o feto e para o RN, como: [4]

- Gestação em adolescentes com menos de 16 anos
- Mulheres com idade acima de 35 anos
- Gestação gemelar
- Risco de prematuridade
- História de aborto espontâneo anterior, óbito fetal ou neonatal
- Diagnóstico pré-natal de malformações fetais e/ou de síndromes genéticas
- Condições maternas de risco para restrição de crescimento intrauterino (RCIU) e para aumento de morbimortalidade do feto e/ou RN, como alcoolismo, tabagismo, uso de drogas injetáveis, uso crônico de medicamentos
- Acidentes e traumas, exposição à radiação
- Sorologias maternas positivas para infecções de possível transmissão vertical
- Doenças maternas prévias ou intercorrentes, como cardiopatias, hipertensão arterial sistêmica, nefropatias, alterações neurológicas, hematológicas, nutricionais ou metabólicas
- Situações que envolvam riscos para o parto, como descolamento prematuro de placenta e posições anômalas.

EXAME FÍSICO IMEDIATO E CLASSIFICAÇÃO DO RECÉM-NASCIDO

O pediatra na sala de parto deve realizar exame físico sumário inicial. A partir dessa avaliação em sala de parto, encaminha-se o RN para alojamento conjunto ou internação na unidade neonatal.

O peso do RN e suas medidas (estatura, perímetro cefálico [PC], perímetros abdominal e torácico) devem ser colocados em curvas de crescimento intrauterino. A SBP recomenda a utilização dos gráficos Intergrowth, tanto para RN a termo como para prematuros. Essa classificação pode ser feita utilizando-se a idade gestacional correspondente ao primeiro dia da data da última menstruação (regra de Naegele), pela ultrassonografia de primeiro trimestre ou pelo exame físico realizado pelo pediatra após o nascimento (Tabelas 154.1 a 154.3) pelos métodos de New Ballard e Capurro.

Tabela 154.1 Classificação quanto à idade gestacional.

Classificação	Idade gestacional
RN pós termo	> 42 semanas
RN termo tardio	41 a 41 semanas e 6 dias
RN termo	39 a 40 semanas e 6 dias
RN termo precoce	37 a 38 semanas e 6 dias
RN pré-termo tardio	34 a 36 semanas e 6 dias
RN pré-termo moderado	32 a 33 semanas e 6 dias
RN muito prematuro	28 a 31 semanas e 6 dias
RN pré-termo extremo	< 28 semanas

Fonte: Pereira LDC et al., 2022.[5]

Tabela 154.2 Classificação quanto ao peso ao nascer.

Classificação	Peso ao nascer
RN com peso insuficiente	2.500 a 2.999 g
RN baixo peso	1.500 a 2.499 g
RN muito baixo peso	1.000 a 1.499 g
RN extremo baixo peso	< 1.000 g

Fonte: Pereira LDC et al., 2022.[5]

Tabela 154.3 Classificação quanto ao peso e idade gestacional ao nascer.

Classificação	Percentil
RN grande para idade gestacional (GIG)	> p90
RN adequado para idade gestacional (AIG)	Entre p10 e p90
RN pequeno para idade gestacional (PIG)	< p10

Fonte: Pereira LDC et al., 2022.[5]

O exame físico detalhado deve ser realizado nas primeiras 12 horas de vida e deve ser sistematizado, no sentido craniocaudal.

Aspecto geral

Observar características faciais, intensidade do choro, estado de hidratação, postura de semiflexão dos quatro membros, simetria de movimentos, lateralização da cabeça, tônus muscular, atividade espontânea, coloração da pele, padrão respiratório e presença de malformações externas.

Pele

A presença de vérnix caseoso, *milium* sebáceo, lanugo, hemangiomas capilares, manchas mongólicas e eritema tóxico faz parte do exame físico normal do RN. Equimoses e petéquias podem estar presentes e relacionadas com traumas durante o parto. Hemangiomas cavernosos possuem bordas elevadas e devem ser investigados. Icterícia, na maioria dos casos, é fisiológica (aparecimento após 24 horas de vida). Cianose periférica (acrocianose) faz parte do exame físico normal do RN, enquanto cianose central sempre dever ser considerada patológica.

Exame segmentar

Segmento cefálico

Avaliar face (verificar simetria, tamanho, formato e fácies típica de alguma síndrome), fontanelas (tamanho, tensão, abaulamentos ou depressões e pulsações). A fontanela anterior deve estar sempre aberta, e a posterior é geralmente pequena e às vezes pode não ser palpável.

Avaliar a bossa serossanguínea, ou *caput succedaneum* (edema de couro cabeludo com reabsorção em 24 a 48 horas), céfalo-hematoma (sangramento ósseo cuja reabsorção ocorre de maneira mais lenta, que pode durar semanas) e craniotabes.

Olhos

Avaliar edema periorbitário, hemorragia conjuntival, microftalmia, catarata, estrabismo.

Pavilhão auricular

Observar implantação, formato, posição, permeabilidade do canal auricular, apêndice pré-auricular e sínus pré-auricular.

Nariz

Verificar a integridade do septo nasal, permeabilidade das narinas, presença de desvios e malformações e obstrução nasal.

Cavidade oral

Avaliar integridade dos lábios, palato, língua e úvula. A presença de pérolas de Epstein em palato é normal, e rânula localizada no assoalho da cavidade oral, em geral, não precisa de intervenção. Observar salivação excessiva e presença de dentes. O frênulo lingual deve ser avaliado pelo pediatra.

Pescoço

Avaliar mobilidade, presença de massas, cistos, desvios e assimetrias.

Tórax

Observar forma cilíndrica e se a respiração é do tipo toracoabdominal. Palpar clavículas e avaliar mamas (tamanho da glândula mamária, mamilos, aréolas e ingurgitamento).

Sistema respiratório

A frequência respiratória varia de 40 a 60 incursões respiratórias por minuto, e pode haver variações durante o sono e estado de alerta. O murmúrio vesicular é audível em todo o tórax.

Aparelho cardiovascular

Avaliar ritmo, frequência e presença de sopros. A frequência cardíaca geralmente oscila entre 120 e 160 batimentos por minuto, e pode ser mais baixa durante o sono e aumentar durante o choro. Avaliar sopros para afastar cardiopatias congênitas. Palpar pulsos femorais.

Abdome

O fígado pode ser palpável de 1 a 2 cm do rebordo costal direito e apêndice xifoide, enquanto o baço habitualmente não é palpável. Os rins podem ser palpáveis nas primeiras 48 horas de vida. O coto umbilical é gelatinoso e possui duas artérias e uma veia. Podem existir defeitos de fechamento da parede abdominal: gastrosquise e onfalocele. Hérnia umbilical é frequente, e sua resolução espontânea pode ocorrer nos primeiros 2 anos de vida.

Genitália

Na genitália masculina, os testículos devem ser palpáveis na bolsa escrotal, mas podem se apresentar no canal inguinal.

Deve-se avaliar a consistência e coloração. Hidrocele e fimose são frequentes ao nascimento. Avaliar presença de hipospadia e epispádia e tamanho do pênis (quando menor que 2,5 cm, precisa ser avaliado por especialista).

Na genitália feminina, observar edema de grandes e pequenos lábios é normal. Pode existir secreção vaginal esbranquiçada e, posteriormente, sanguinolenta secundária à alteração hormonal. O hímen deve ser visualizado, com possibilidade de existir prolapso himenal, que é considerado normal.

Em genitália ambígua, quando existir suspeita clínica, deve ser realizado cariótipo.

Ânus

O orifício anal deve ser examinado quanto à sua permeabilidade, localização, tamanho, presença de pregas e fístulas.

Extremidades/pés

Avaliar pé torto postura e pé torto congênito.

Quadril

Afastar a presença de displasia do desenvolvimento do quadril; devem ser feitas as manobras de Ortolani e de Barlow. A pesquisa de assimetria de pregas de membros inferiores e região glútea deve ser feita. Verificar sempre o número dos dedos das mãos e dos pés, a presença de sindactilia e polidactilia.

Região dorsal

O RN deve ser avaliado em decúbito ventral, examinando-se a coluna para afastar defeitos de fechamento do túbulo neural (mielomeningocele). Verificar a região sacral para avaliar a presença de fossetas e cisto pilonidal.

Exame neurológico

Avaliar postura (lateralização de cabeça, semiflexão de extremidades), atividade, tônus, simetria de movimentos e força muscular. Pesquisar os reflexos primitivos de sucção, preensão palmar e plantar, busca, propulsão, reflexo cutâneo plantar, marcha reflexa, reflexo do esgrimista e Moro (Figura 154.1).

O exame físico do RN prematuro tem características peculiares em decorrência do grau de sua imaturidade, apresentando-se com pele fina e lisa, recoberta por vérnix caseoso, tecido adiposo escasso, musculatura pouco desenvolvida, presença de edema nas primeiras horas de vida, tônus muscular e reflexos diminuídos.[5]

ESTRATIFICAÇÃO DE RISCO E ABORDAGEM CLÍNICA
Hiperbilirrubinemia

A prevenção de hiperbilirrubinemia significante e suas sequelas depende da avaliação sistemática do risco antes da

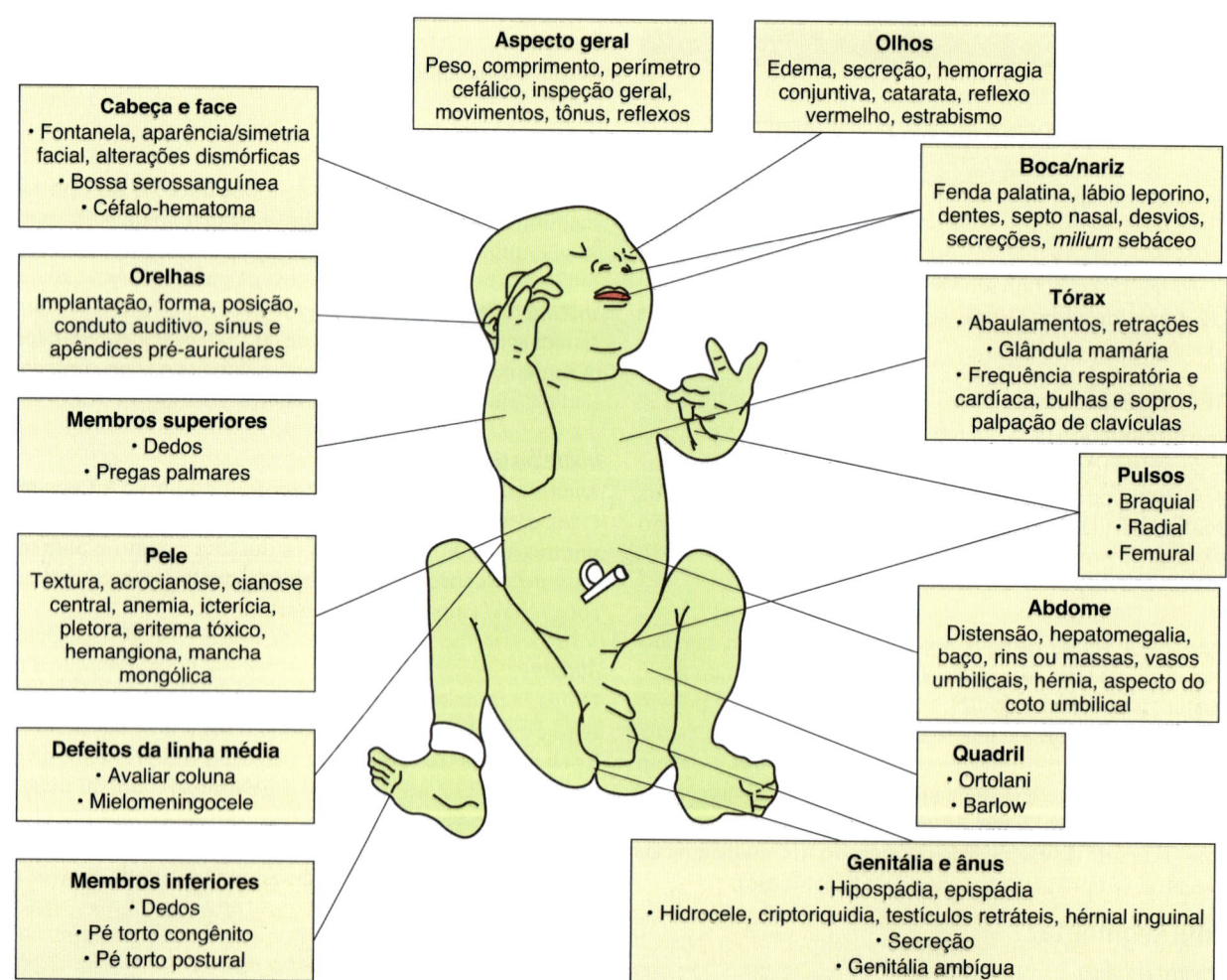

Figura 154.1 Principais aspectos do exame físico do RN. Adaptada de: Lissauer T. *Physical Examination of Newborn. In*: Fanaroff, AA, Martin, RJ (eds). *Neonatal-Perinatal Medicine. Disease of the Fetus and Infant*. 10ª ed. Philadelphia: Mosby, 2015. p. 391-406.

alta da maternidade, do acompanhamento da evolução clínica e da intervenção imediata, quando indicada. Todos os RNs devem ser avaliados visualmente para a detecção de icterícia, pelo menos a cada 12 horas após o nascimento até a alta hospitalar, e submetidos à triagem de bilirrubina total (BT) transcutânea ou sérica entre 24 e 48 horas após o nascimento. Os fatores de risco para hiperbilirrubinemia significante são:[6]

- Baixa idade gestacional (o risco aumenta a cada semana menor que 40 semanas)
- Icterícia nas primeiras 24 horas após o nascimento
- Bilirrubina transcutânea ou BT sérica pré-alta próxima ao nível indicativo de fototerapia
- Hemólise por qualquer causa, com taxa de aumento de BT > 0,3 mg/dℓ por hora nas primeiras 24 horas ou > 0,2 mg/dℓ por hora após 24 horas
- Fototerapia antes da alta
- Pais ou irmãos com história pregressa de fototerapia ou exsanguineotransfusão
- História familiar sugestiva de distúrbios genéticos hereditários dos glóbulos vermelhos, incluindo deficiência de glicose-6-fosfato desidrogenase (G6PD)
- Amamentação exclusiva com baixa ingesta
- Hematoma de couro cabeludo, cefalohematoma ou hematomas significativos
- Síndrome de Down
- RN macrossômico de mãe diabética.

Sepse neonatal precoce

O diagnóstico e a intervenção precoce dependem da identificação de fatores de risco obstétricos pré-natais e intraparto, da avaliação do RN por exame físico seriado e do rastreamento infeccioso, quando indicado. A condição clínica ao nascer e durante as primeiras 12 a 24 horas de vida são fortes preditores para o diagnóstico. As manifestações clínicas são inespecíficas, como hipoatividade/letargia, palidez, dificuldade respiratória, apneia, taquicardia/bradicardia, instabilidade térmica, instabilidade hemodinâmica e intolerância alimentar. A confirmação diagnóstica é feita por cultura positiva em sangue ou líquor. Anormalidades isoladas de hemograma e/ou proteína C reativa não têm valor diagnóstico. A Figura 154.2 apresenta a abordagem clínica do RN com idade gestacional ≥ 35 semanas com suspeita de sepse precoce.[1]

Hipoglicemia

A hipoglicemia (> 45 mg/dℓ medida com glicosímetro ou > 50 mg/dℓ medida em laboratório) é comum em RNs doentes e naqueles com fator de risco como prematuros tardios (PTT), pequenos para a idade gestacional (PIG), filhos de mãe diabética (FMD) e grandes para a idade gestacional (GIG). A medida da glicemia usando fita está indicada nos PTT e PIG com 2, 4, 6, 12, 24, 48 e 72 horas de vida, e nos FMD e GIG com a idade pós-natal de 1, 2, 4, 8, 12 e 24 horas. A abordagem diagnóstica deve considerar o contexto clínico, a existência ou não de sintomas, os fatores de risco e a idade pós-natal, como apresentado na Figura 154.3. RNs com hipoglicemia persistente devem ser investigados, preferencialmente, a partir do quarto dia de vida.[5]

MEDIDAS PREVENTIVAS

Profilaxia da oftalmia neonatal

O MS recomenda que a profilaxia da oftalmia neonatal seja realizada de rotina nos cuidados de todos os RNs até 4 horas após o nascimento. A primeira opção é a povidona a 2,5% (colírio), a segunda, a pomada de eritromicina a 0,5% e, como alternativa, a tetraciclina a 1%.[1,7]

Profilaxia da doença hemorrágica do recém-nascido

A profilaxia com vitamina K reduz a mortalidade e a morbidade associadas a doença hemorrágica do recém-nascido (DHRN). A recomendação é que todos os RNs recebam dose única de 1 mg via intramuscular ao nascer ou 3 doses de 2 mg via oral, sendo a primeira ao nascer, a segunda entre o quarto e o sétimo dias de vida e a terceira com 1 mês de vida em crianças amamentadas exclusivamente ao seio, tendo em vista os níveis variáveis e baixos de vitamina K no leite materno e a inadequada produção endógena.[1]

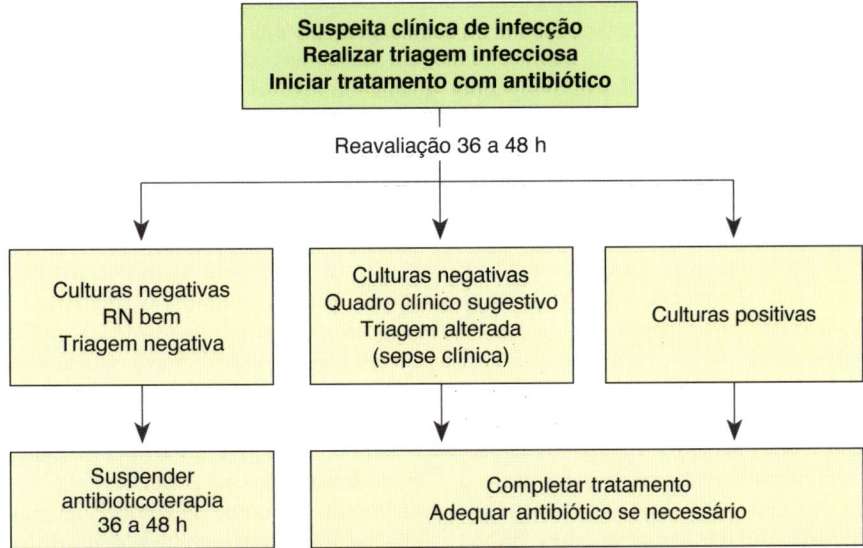

Figura 154.2 Abordagem clínica do RN com idade gestacional ≥ 35 semanas com suspeita de sepse precoce. Fonte: *Tratado de Pediatria*, SBP, 2022.[1]

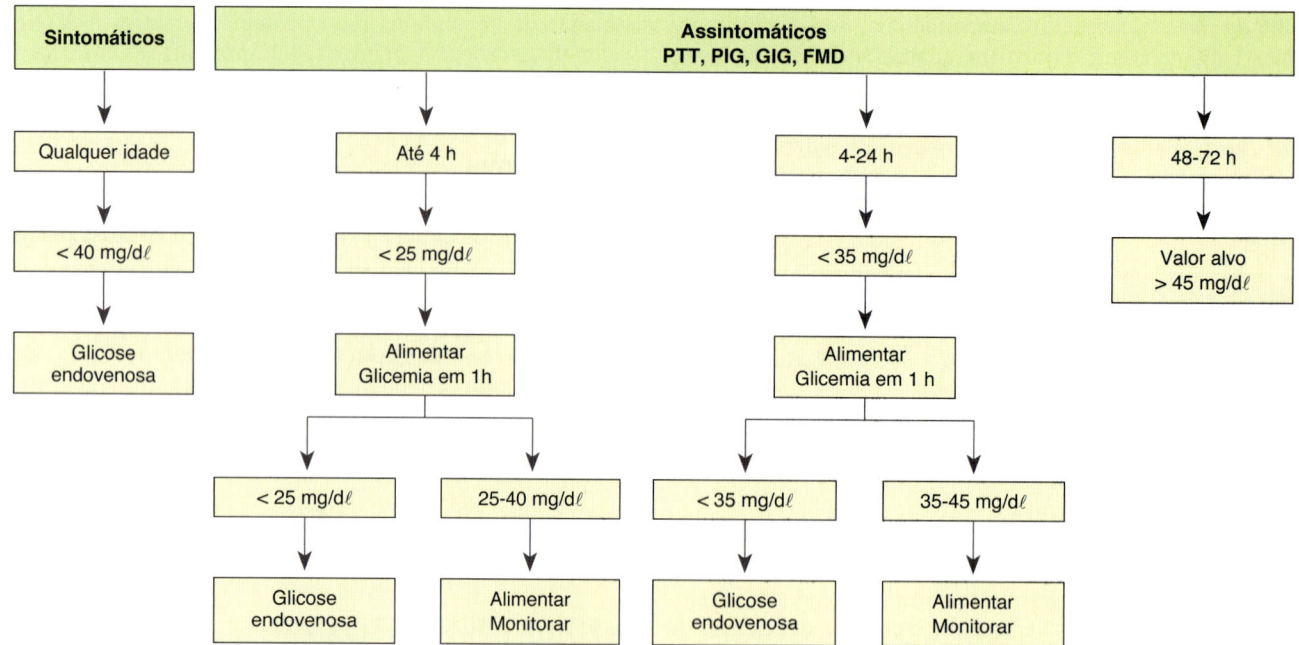

Figura 154.3 Abordagem diagnóstica e terapêutica da hipoglicemia segundo a condição clínica do recém-nascido e idade pós-natal. Fonte: *Tratado de Pediatria*, SBP, 2022.[5]

TRIAGENS NEONATAIS

Deve-se garantir a realização das triagens neonatais universais, se possível ainda durante o período de internação hospitalar no alojamento conjunto. Solicitar sempre teste do reflexo vermelho (TRV), oximetria de pulso, triagem auditiva e triagem metabólica, a qual pode ser realizada após a alta entre o terceiro e o quinto dias de vida.

Teste do reflexo vermelho

O TRV é de fácil execução, rápido, indolor e pode ser realizado pelo pediatra usando um oftalmoscópio simples. No exame normal, é observado o reflexo vermelho, cujas principais causas de TRV alterado são catarata congênita, glaucoma congênito, retinoblastoma, inflamações intraoculares da retina e vítreo. Em caso de TRV alterado ou duvidoso, o RN deve ser encaminhado para o oftalmologista.[5]

Teste da oximetria

O teste da oximetria ou teste do coraçãozinho deve ser feito a partir de 24 horas de vida e tem o objetivo de afastar cardiopatias críticas (Figura 154.4). Considera-se como normal a saturação de oxigênio (SpO$_2$) ≥ a 95% e uma diferença de SpO$_2$ entre o membro superior direito e um dos membros inferiores ≤ 3. Esse teste é feito rotineiramente em todos os RNs com idade gestacional ≥ 35 semanas. As medidas de oximetria devem ser feitas na mão direita (medida pré-ductal) e em um dos membros inferiores (medida pós-ductal).[8]

Triagem auditiva

A triagem auditiva neonatal universal (TANU), conhecida também como teste da orelhinha, deve ser realizada em todos os RNs antes da alta hospitalar, ou no máximo no seu primeiro mês de vida. Na maternidade, podem ser realizados os testes de emissões otoacústicas evocadas (EOA) em crianças sem indicadores de risco para a deficiência auditiva (IRDA) e do potencial evocado auditivo de tronco encefálico automático (PEATE-A) em crianças com indicadores de risco, em especial aquelas que permaneceram na UTIN por mais de 5 dias e com história familiar de perda auditiva. Caso ocorra falha na TANU antes da alta hospitalar, recomenda-se que seja realizado um reteste após 15 dias.[5]

Triagem metabólica

O teste de triagem neonatal biológica ("teste do pezinho") é realizado em sangue armazenado em papel filtro, colhido entre o terceiro e quinto dias de vida. Tem a finalidade de detectar, de forma precoce, doenças com o potencial de causar lesões irreversíveis. O teste básico disponibilizado pelo Sistema Único de Saúde (SUS) é capaz de detectar até 6 tipos de doenças (fenilcetonúria, hipotireoidismo congênito, fibrose cística, anemia falciforme, hiperplasia adrenal congênita e deficiência de biotinidase), com incorporação de outros testes dependendo do estado do país. Foi aprovada em maio de 2021 a ampliação do teste do pezinho em todo o território brasileiro pelo SUS, com o qual será possível detectar até 50 doenças raras.[5,9]

CUIDADOS NO ALOJAMENTO CONJUNTO

No Brasil, o MS publicou a Portaria nº 2.068, de 21 de outubro de 2016, instituindo as diretrizes para a organização da atenção integral e humanizada à mulher e ao RN no alojamento conjunto (AC), que é o local em que a mulher e o RN saudável, logo após o nascimento, permanecem juntos em tempo integral até a alta. No artigo 9º, parágrafo único, normatiza a permanência mínima da mãe e do RN em AC pelo período de 24 horas. A SBP orienta permanência mínima de 48 horas e recomenda assegurar algumas práticas clínicas pré-alta, assim como a continuidade do cuidado hospitalar na atenção ambulatorial:[10]

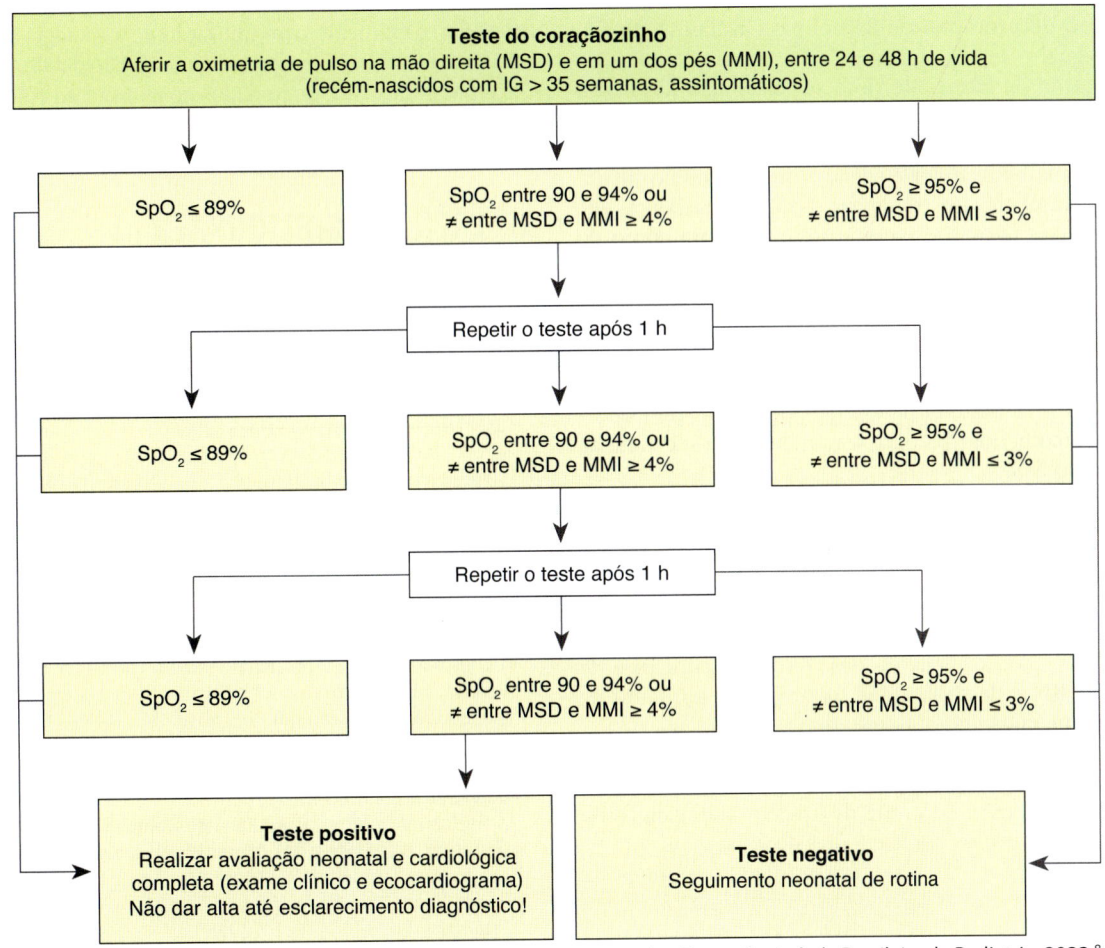

Figura 154.4 Fluxograma para interpretação do teste do coraçãozinho. Fonte: Sociedade Brasileira de Pediatria, 2022.[8]

- Garantir práticas de cuidado perinatal hospitalar efetivas, fundamentadas em protocolos clínicos consensuados e adequados regionalmente
- Promoção ao aleitamento materno desde a sala de parto, sob livre demanda
- Documentar os sinais vitais da criança nos intervalos das mamadas, a presença de diurese e eliminação de mecônio
- Assegurar as triagens neonatais universais durante a permanência hospitalar: regulamentadas em portarias ministeriais
- Definir o monitoramento clínico e/ou laboratorial do RN com risco ao nascer para desenvolvimento de sepse neonatal
- Verificar o cartão de vacinas da mãe e os resultados de exames sorológicos para infecções crônicas perinatais, do grupo TORSCH
- Avaliar a adequação nutricional ao nascimento e durante a evolução nos primeiros dias de vida: peso ao nascer, comprimento e perímetro craniano
- A recomendação da Organização Mundial da Saúde (OMS) é que o primeiro banho ocorra após 24 horas do nascimento, quando o bebê alcança estabilidade térmica, a não ser que o RN tenha sido exposto a HIV, HTLV, hepatites B e C e *monkey pox* (varíola dos macacos).

PLANO DE ALTA HOSPITALAR

Os critérios para a alta do binômio incluem estabilidade fisiológica do RN e de sua mãe, prontidão e aptidão familiar para continuar os cuidados neonatais, disponibilidade de redes de apoio social e acesso aos sistemas e recursos de saúde após a alta. O Departamento Científico de Neonatologia da SBP alerta para os riscos da permanência hospitalar mãe-filho inferior a 48 horas após o nascimento, mesmo para o RN a termo potencialmente saudável. É importante lembrar que os prematuros tardios (de 34 a 36 semanas de idade gestacional) representam uma população de risco e necessitam de um período maior de internação.[5,9]

Os cuidados necessários para garantir a alta segura incluem:[10]

- Estabilidade dos sinais vitais (FC, FR e temperatura corporal) durante as 12 horas que antecedem a alta, presença de diurese e eliminação de mecônio
- Revisão do exame físico do RN
- Verificação da perda de peso, que não deve ser superior a 7% do peso ao nascer nas primeiras 48 horas de vida
- Observação das mamadas (técnica e efetividade)
- Realização de profilaxia da oftalmia neonatal, administração de vitamina K e das vacinas hepatites B e BCG intradérmicas
- Adoção das medidas recomendadas diante de fatores de risco para sepse precoce, infecção congênita, hipoglicemia e hiperbilirrubinemia
- Realização das triagens neonatais universais: teste do reflexo vermelho, teste de oximetria de pulso, triagem auditiva e triagem biológica (para RNs que permanecem no hospital após 48 horas de vida)

- Aplicação do protocolo de Bristol para avaliação do frênulo lingual
- Investigação de fatores de risco social (abuso de drogas ilícitas, alcoolismo, fumo, antecedentes de negligência com irmãos, violência doméstica, doença mental, doenças transmissíveis, suporte social e/ou econômico insuficientes, ausência de residência fixa). Retardar a alta quando esses fatores estiverem presentes, com apoio do serviço social e da psicologia, até definir estratégias de integração com atenção primária à saúde e serviços de apoio comunitário
- Registro de informações perinatais, peso, comprimento e perímetro cefálico ao nascimento, peso na alta, tipagem sanguínea materna e do RN, dados perinatais de importância e recomendações para seguimento na caderneta da criança, do MS.

Além disso, deve-se orientar os pais ou cuidadores na alta:[10]

- Fornecer informações escritas e verbais
- Ressaltar a importância do aleitamento materno e esclarecer dúvidas
- Agendar a primeira consulta dentro de 24 a 48 horas após a alta, para reavaliação das condições clínicas e de saúde do RN e da mãe, e dar continuidade ao plano de cuidados na consulta do quinto dia
- Orientar a limpeza do cordão umbilical e os cuidados com a pele e região genital na troca das fraldas
- Providenciar a coleta do teste de triagem biológica (teste do pezinho) entre 48 horas e 5 dias de vida
- Monitorizar a cor das fezes nas primeiras semanas de vida, de acordo com as orientações contidas na caderneta da criança
- Reforçar sobre a importância da continuidade da imunização
- Orientar sobre aspectos de segurança infantil, como assento apropriado para o carro
- Reforçar medidas para a prevenção da síndrome da morte súbita do lactente (SMSL): posicionamento supino para dormir (barriga para cima), em local próximo dos pais, mas não compartilhando a mesma cama, e ambiente livre de fumo
- Evitar a exposição do RN a pessoas com infecções ativas do trato respiratório superior ou outras infecções virais
- Especificar os sinais de alerta a ser monitorados no acompanhamento ambulatorial.

CONSIDERAÇÕES FINAIS

Entendendo que o cuidado começa desde a atenção pré-natal, passando pela gestação, parto, nascimento, cuidados iniciais, internação neonatal e seguimento compartilhado entre a atenção especializada e a atenção primária, deve ser planejado e estruturado em toda a rede de saúde. Preconiza-se o parto hospitalar, nascimento com utilização de tecnologia apropriada com base no método canguru, exame clínico detalhado e específico para a faixa etária, cuidados no alojamento conjunto, discutindo-se abordagem nas condições mais frequentes, incentivo ao aleitamento, triagens neonatais e o plano de alta.

REFERÊNCIAS BIBLIOGRÁFICAS

1. Silva, LR, Solé, D, Silva, CAA, Constantino, CF, Liberal, EF, Lopes, FA. *Tratado de Pediatria. Sociedade Brasileira de Pediatria.* 5ª ed. São Paulo: Editora Manole, 2022.
2. Sociedade Brasileira de Pediatria. Departamento Científico de Neonatologia. Documento Científico: Nascimento Seguro, Abril 2018. Disponível em: https://www.sbp.com.br/fileadmin/user_upload/Neonatologia_-_20880b-DC_-_Nascimento_seguro__003_.pdf. Acesso em: 15 fev. 2023.
3. Grünebaum, A, McCullough, LB, Orosz, B, Chervenak, FA. Neonatal mortality in the United States is related to location of birth (hospital versus home) rather than the type of birth attendant. *Am J Obstet Gynecol.* 2020;223(2):254.e1-254.e8.
4. Sociedade Brasileira de Pediatria. A Consulta Pediátrica Pré-Natal, 2019-2021. Disponível em: https://www.sbp.com.br/imprensa/detalhe/nid/membro-da-diretoria-da-sbp-lanca-livro-inedito-sobre-a-consulta-pediatrica-pre-natal/. Acesso em: 14 fev. 2023.
5. Pereira, LDCP, Moreira, LMO, Lyra, PPR, Nader, SS. Semiologia no período neonatal. *In*: Silva, LR, Solé, D, Silva, CAA, Constantino, CF, Liberal, EF, Lopes, A. T*ratado de Pediatria Sociedade Brasileira de Pediatria.* 5ª ed. São Paulo: Editora Manole, 2022. p. 28-46.
6. American Academy of Pediatrics. Kemper, AR, Newman, TB, Slaughter, JL, Maisels, MJ, Watchko, JF, Downs, SM, et al. Clinical Practice Guideline Revision: Management of Hyperbilirubinemia in the Newborn Infant 35 or More Weeks of Gestation. *Pediatrics.* 2022;150(3):e2022058859.
7. Sociedade Brasileira de Pediatria. Departamento Científico de Neonatologia. Documento Científico: Profilaxia da Oftalmia Neonatal por Transmissão Vertical, dezembro 2020. Disponível em: https://www.sbp.com.br/fileadmin/user_upload/22851d-D-C-Profilaxia_da_Oftalmia_Neonatal_TransmVert.pdf. Acesso em: 13 fev. 2023.
8. Sociedade Brasileira de Pediatria. Departamento Científico de Cardiologia e Neonatologia (2019-2021). Manual de Orientação: Sistematização do atendimento ao recém-nascido com suspeita ou diagnóstico de cardiopatia congênita, agosto 2022. Disponível em: https://www.sbp.com.br/fileadmin/user_upload/23544c-MO_Sistemat_atend_RN_cSuspeita_CardCongenita.pdf. Acesso em: 9 fev. 2023.
9. Brasil. Ministério da Saúde. Indicadores da triagem neonatal no Brasil. Programa Nacional de Triagem Neonatal. Disponível em: https://www.gov.br/saude/pt-br/composicao/saes/sangue/programa-nacional-da-triagem-neonatal/indicadores-da-triagem-neonatal. Acesso em: 7 fev. 2023.
10. Sociedade Brasileira de Pediatria. Departamento Científico de Neonatologia. Documento Científico: Recomendações para alta hospitalar do Recém-Nascido Termo Potencialmente Saudável, agosto 2020. Disponível em: https://www.sbp.com.br/fileadmin/user_upload/22649c-. Acesso em: 8 fev. 2023.

Maria Fernanda Branco de Almeida • Ruth Guinsburg

INTRODUÇÃO

No Brasil, nasceram 2.730.145 crianças em 2020, das quais mais de 99% em hospitais ou estabelecimentos de saúde.[1] Sabe-se que a maioria delas nasce com boa vitalidade; entretanto, manobras de reanimação podem ser necessárias inesperadamente, e por isso é essencial o conhecimento e a habilidade em reanimação neonatal para todos os profissionais que atendem ao recém-nascido (RN) em sala de parto. A asfixia perinatal é um importante problema de saúde pública no Brasil, detectando-se 12 mortes evitáveis de RNs associadas a asfixia perinatal a cada dia, com 5 a 6 delas em RN com peso de nascimento ≥ 2.500 g.[2]

Ao nascimento, cerca de dois RNs em cada 10 não choram ou não respiram; 1 RN em cada 10 precisa de ventilação com pressão positiva; 1 a 2 em cada 100 requerem intubação traqueal; e 1 a 3 RNs em cada 1.000 necessitam de ventilação acompanhada de massagem cardíaca e/ou medicações.[3,4] A necessidade de procedimentos de reanimação é maior quanto menor for a idade gestacional e/ou peso ao nascer.[5] O parto cesárea, mesmo no RN a termo sem fatores de risco antenatais para asfixia, também eleva a chance de que a ventilação ao nascer seja necessária. Estima-se que a cada ano no Brasil, aproximadamente 500 mil crianças necessitem de ajuda para iniciar e manter a respiração ao nascer.

A ventilação pulmonar é o procedimento mais importante e efetivo na reanimação em sala de parto e, quando necessária, deve ser iniciada no primeiro minuto de vida, denominado minuto de ouro (*golden minute*). Ressalta-se que o risco de morte ou morbidade aumenta em 16% a cada 30 segundos de demora para iniciar a ventilação com pressão positiva (VPP) após o nascimento, independentemente do peso ao nascer, idade gestacional ou complicações na gravidez ou no parto.[3]

O texto a seguir, direcionado ao atendimento do RN com idade gestacional ≥ 34 semanas (ao redor de 2,6 milhões de nascidos vivos em 2020 no Brasil), foi construído com base nas diretrizes do Programa de Reanimação Neonatal da Sociedade Brasileira de Pediatria (PRN-SBP) atualizadas em 2022 de acordo com as recomendações publicadas pelo International Liaison Committee on Resuscitation Neonatal Life Support Task Force.[5,6]

O fluxograma da assistência ao RN ao nascimento com os procedimentos de reanimação neonatal está na Figura 155.1.

PREPARO PARA A ASSISTÊNCIA

O preparo para atender ao RN na sala de parto consiste na realização de anamnese materna, na disponibilização do material necessário e de equipe treinada em reanimação neonatal. Condições clínicas maternas, intercorrências na gravidez, no trabalho de parto ou parto e problemas com a vitalidade fetal chamam a atenção para a possibilidade de a reanimação ser necessária.

Todo material necessário para a reanimação deve ser preparado, testado e estar disponível em local de fácil acesso antes do nascimento. Cada mesa de reanimação deve dispor do material completo, mostrado na Tabela 155.1.

É fundamental que pelo menos um profissional capaz de iniciar de forma adequada a reanimação neonatal esteja presente em qualquer parto, de preferência o pediatra. A única responsabilidade desse profissional deve ser o atendimento ao RN. Quando se antecipa o nascimento de um concepto de alto risco, dois a três profissionais treinados e capacitados a reanimar o RN de maneira plena, rápida e efetiva, pelo menos um deles pediatra, devem estar presentes na sala de parto. A Sociedade Brasileira de Pediatria recomenda a presença do pediatra em todo nascimento.

A divisão de tarefas e responsabilidades de cada membro da equipe, com a definição de quem será o líder antes do nascimento, permite a atuação coordenada e a comunicação efetiva, o que confere um atendimento com qualidade e segurança ao RN.

Para a recepção do RN, utilizar as precauções-padrão que compreendem a higienização das mãos e o uso de luvas, aventais, máscaras ou proteção facial para evitar o contato do profissional com material biológico do paciente. No caso de assistência ao RN na sala de parto de mãe com covid-19 suspeita ou confirmada, as recomendações quanto ao uso de equipamentos de proteção individual encontram-se em documento específico do PRN-SBP.[8]

AVALIAÇÃO DA VITALIDADE DO RECÉM-NASCIDO

Logo após a extração completa do concepto da cavidade uterina, avalia-se se o RN começou a respirar ou chorar e se o tônus muscular está em flexão. Após essa avaliação inicial, a vitalidade passa a ser determinada simultaneamente com a frequência cardíaca (FC) e a respiração, sendo a FC o principal norteador da decisão de indicar as diversas manobras de reanimação. A FC deve ser avaliada inicialmente por meio da ausculta do precórdio com estetoscópio.

A Escala de Apgar não é indicada para determinar o início da reanimação, nem as manobras a ser instituídas no decorrer do procedimento.

ASSISTÊNCIA AO RECÉM-NASCIDO ≥ 34 SEMANAS COM BOA VITALIDADE

Se, ao nascimento, o RN é ≥ 34 semanas e tem boa vitalidade, ou seja, está respirando ou chorando, com tônus muscular em flexão e independentemente do aspecto do líquido amniótico, recomenda-se o clampeamento do cordão umbilical no mínimo 60 segundos após o nascimento. O clampeamento ≥ 60 segundos facilita a transição cardiorrespiratória após o parto e é benéfico em relação à concentração de hemoglobina nas primeiras 24 horas, embora possa elevar a frequência de policitemia, o que implica na necessidade de cuidado quanto ao aparecimento e acompanhamento da icterícia nos primeiros dias de vida.[6,9]

Nesse caso, o RN é colocado junto à parturiente, em contato pele com pele, com atenção à normotermia (de 36,5 a

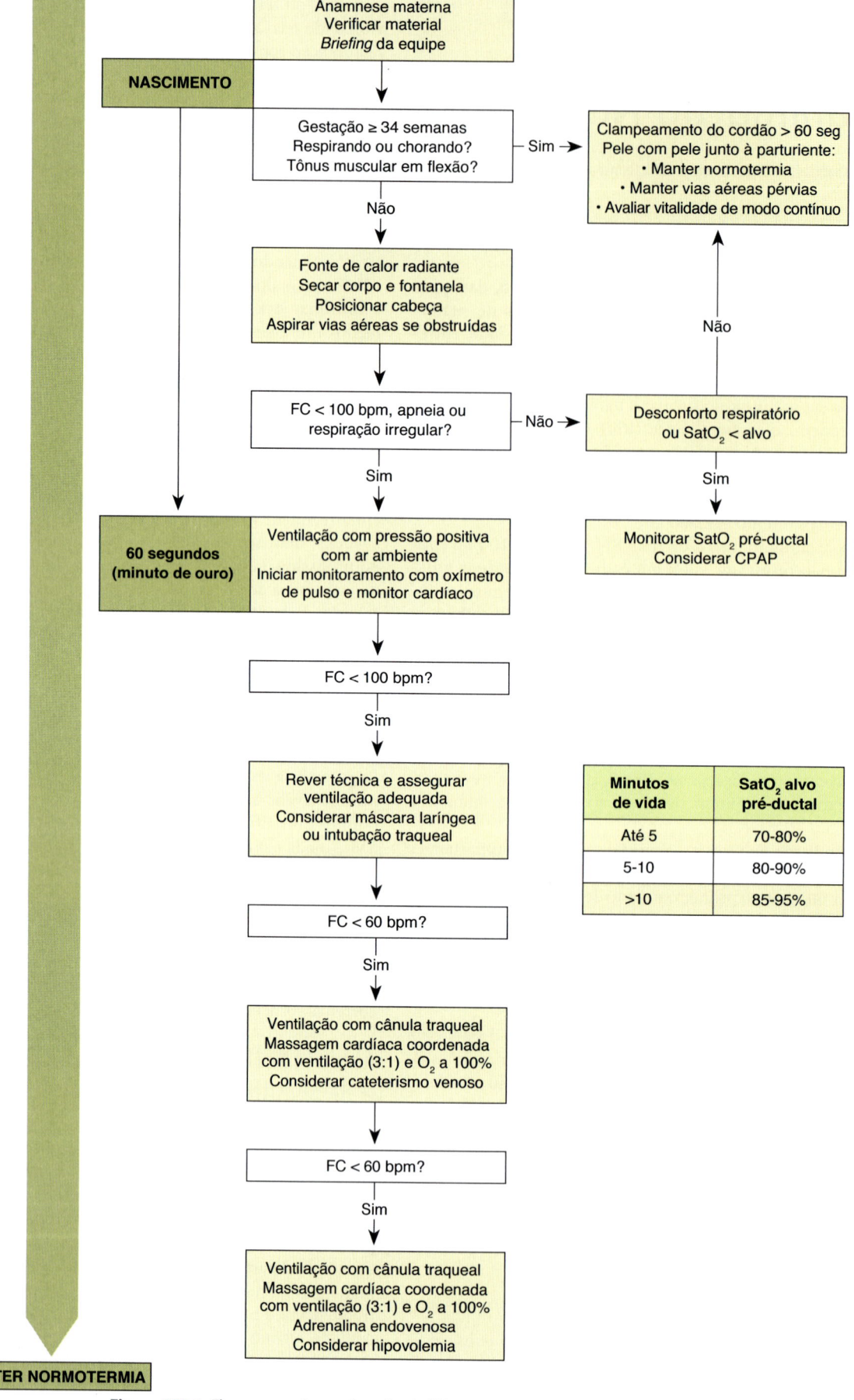

Figura 155.1 Fluxograma da reanimação do RN ≥ 34 semanas. Fonte: SBP, 2022.[6]

Tabela 155.1 Material necessário para reanimação neonatal na sala de parto.

Sala de parto e/ou de reanimação com temperatura ambiente de 23 a 25°C

- Mesa de reanimação com acesso por 3 lados
- Fonte de oxigênio umidificado com fluxômetro e fonte de ar comprimido
- *Blender* para mistura oxigênio/ar
- Aspirador a vácuo com manômetro
- Relógio de parede com ponteiro de segundos

Material para manutenção de temperatura

- Fonte de calor radiante
- Termômetro ambiente digital
- Campo cirúrgico e compressas de algodão estéreis
- Saco de polietileno de 30 × 50 cm para prematuro
- Touca de lã ou algodão
- Colchão térmico químico 25 × 40 cm para prematuro < 1.000 g
- Termômetro clínico digital

Material para avaliação

- Estetoscópio neonatal
- Oxímetro de pulso com sensor neonatal
- Monitor cardíaco de três vias com eletrodos
- Bandagem elástica para fixar o sensor do oxímetro e os eletrodos

Material para aspiração

- Sondas traqueais nos 6 e 8 e gástricas curtas nos 6 e 8
- Conexão de látex ou silicone para conectar sonda ao aspirador
- Dispositivo para aspiração de mecônio
- Seringas de 10 mℓ

Material para ventilação

- Reanimador manual neonatal (balão autoinflável com volume ao redor de 240 mℓ, reservatório de O_2 e válvula de escape com limite de 30 a 40 cmH$_2$O e/ou manômetro)
- Ventilador mecânico manual com peça T com circuitos próprios
- Máscaras redondas com coxim para RN de termo, prematuro e prematuro extremo
- Máscara laríngea para RN nº 1

Material para intubação traqueal

- Laringoscópio infantil com lâmina reta nos 00, 0 e 1
- Cânulas traqueais sem balonete, de diâmetro interno uniforme 2,5/3,0/3,5/4,0 mm
- Material para fixação da cânula: fita adesiva e algodão com soro fisiológico
- Pilhas e lâmpadas sobressalentes para laringoscópio
- Detector colorimétrico de CO_2 expirado

Medicações

- Adrenalina diluída a 1 mg/10 mℓ em seringa de 5,0 mℓ para administração única endotraqueal
- Adrenalina diluída a 1 mg/10 mℓ em seringa de 1,0 mℓ para administração endovenosa
- Expansor de volume (soro fisiológico) em 2 seringas de 20 mℓ

Material para cateterismo umbilical

- Campo esterilizado, cadarço de algodão e gaze
- Pinça tipo *Kelly* reta de 14 cm e cabo de bisturi com lâmina nº 21
- Porta-agulha de 11 cm e fio agulhado mononylon 4.0
- Cateter umbilical 3,5F e 5F de PVC ou poliuretano de lúmen único
- Torneira de 3 vias e seringa de 10 mℓ
- Soro fisiológico para preencher o cateter antes de sua inserção

Outros

- Luvas e óculos de proteção individual para os profissionais de saúde
- Gazes esterilizadas de algodão, álcool etílico/solução antisséptica
- Cabo e lâmina de bisturi
- Tesoura de ponta romba e clampeador de cordão umbilical
- Agulhas para preparo da medicação

Fontes: SBP, 2022;[6] Wyckoff et al., 2020.[7]

37,5°C), manutenção das vias respiratórias pérvias e avaliação da vitalidade de maneira continuada. Recomenda-se que a amamentação seja iniciada na primeira hora de vida, pois se associa a uma maior duração da amamentação, melhor interação mãe-bebê e menor risco de hemorragia materna.

Passos iniciais da estabilização/reanimação

Se, ao nascimento, o RN ≥ 34 semanas não está respirando ou chorando ou não inicia movimentos respiratórios regulares e/ou o tônus muscular está flácido, ele não apresenta boa vitalidade. Nessa situação, não existem evidências de benefícios do clampeamento tardio do cordão.[9] O RN deve ser conduzido à mesa de reanimação, indicando-se os passos iniciais da estabilização, que compreendem ações para manter a normotermia (temperatura corporal entre 36,5 e 37,5°C) e as vias respiratórias pérvias. Esses passos iniciais devem ser executados em, no máximo, 30 segundos, seguidos da avaliação da respiração e da FC do RN. Lembrar-se que os passos iniciais da estabilização/reanimação atuam como um estímulo sensorial para o início da respiração.

Para manter a normotermia, é importante preaquecer a sala de parto na temperatura de 23 a 25°C e recepcionar o RN em campos aquecidos. Levá-lo à mesa de reanimação sob calor radiante, secar o corpo e a região da fontanela, desprezar os campos úmidos e, se possível, colocar touca. Deve-se evitar a hipertermia, pois pode agravar a lesão cerebral em pacientes asfixiados.

A fim de manter a permeabilidade das vias respiratórias, posiciona-se a cabeça do RN com uma leve extensão do pescoço. A aspiração de boca e narinas não é recomendada de rotina para RN ≥ 34 semanas, independentemente do aspecto do líquido amniótico. A aspiração de orofaringe e nasofaringe está reservada apenas aos RNs em que há suspeita de obstrução de vias respiratórias por excesso de secreções. Nesses casos, aspirar delicadamente primeiro a boca e depois as narinas com sonda traqueal n°s 8 a 10 conectada ao aspirador a vácuo, sob pressão máxima de 100 mmHg.

Vale ressaltar que a conduta para o RN com líquido amniótico meconial de qualquer viscosidade segue os passos anteriormente descritos, sem necessidade de aspiração das vias respiratórias antes ou depois do nascimento, a não ser que haja sinais de obstrução das vias.

Depois dos passos iniciais da reanimação, avaliam-se a FC e a respiração. Se houver vitalidade adequada, com FC > 100 bpm e respiração rítmica e regular, o RN deverá receber os cuidados de rotina na sala de parto. Se o paciente, após os passos iniciais, não apresenta melhora, indica-se a VPP, a colocação dos eletrodos do monitor cardíaco e do sensor neonatal do oxímetro de pulso.

Ventilação com pressão positiva

O ponto crítico para o sucesso da reanimação neonatal é a ventilação pulmonar adequada, com a finalidade de inflar os pulmões do RN e, com isso, levar à dilatação da vasculatura pulmonar e à hematose apropriada. Assim, após os cuidados para manter a temperatura e a permeabilidade das vias respiratórias, se o RN está em apneia, apresenta respiração irregular e/ou FC < 100 bpm, a VPP está indicada. A ventilação pulmonar é o procedimento mais importante e efetivo na reanimação do RN, devendo ser iniciada nos primeiros 60 segundos após ao nascimento (Minuto de Ouro).

No RN ≥ 34 semanas, a VPP deve ser iniciada com ar ambiente (O_2 a 21%). Uma vez iniciada a VPP, a oximetria de pulso é necessária para monitorar a $SatO_2$ pré-ductal e decidir quanto à indicação de O_2 suplementar. Os valores de $SatO_2$ alvo variam de acordo com os minutos de vida e são mostrados na Figura 155.1. A concentração de O_2 oferecida deve ser ajustada por meio de um *blender*, de acordo com os valores da $SatO_2$-alvo. Quando o RN ≥ 34 semanas não melhora e/ou não atinge os valores-alvo com a VPP em ar ambiente, recomenda-se, em primeiro lugar, rever a técnica da ventilação. A necessidade de O_2 suplementar em RN ≥ 34 semanas é excepcional se a VPP é feita com a técnica adequada.

Os equipamentos empregados para ventilar o RN em sala de parto compreendem, na prática clínica, o balão autoinflável e o ventilador mecânico manual em T (peça-T), recomendando-se o uso da peça-T para todos os RNs, desde que a sala de parto/recepção tenha gás pressurizado disponível. Vale lembrar que o balão autoinflável não necessita de fonte de gás para funcionar, tratando-se de equipamento de baixo custo e devendo estar sempre disponível em todo nascimento.

Quanto à interface para VPP no RN ≥ 34 semanas, pode-se utilizar a máscara facial, a máscara laríngea ou a cânula traqueal. A máscara facial deve ser constituída de material maleável transparente ou semitransparente, borda acolchoada e planejada para possuir um espaço morto < 5mℓ. O emprego de máscara de tamanho adequado, de forma que cubra a ponta do queixo, a boca e o nariz, é fundamental para obter um ajuste correto entre face e máscara e garantir o sucesso da ventilação. A máscara facial é a interface de primeira escolha para a VPP ao nascimento. Já a máscara laríngea (dispositivo supraglótico) é constituída por uma máscara conectada a uma cânula, devendo ser inserida pela boca e avançada até que a máscara recubra a glote, sem necessidade de equipamentos adicionais. O menor tamanho da máscara laríngea é o neonatal, indicado para RN ≥ 34 semanas e/ou com peso estimado ≥ 2.000 g. A máscara laríngea pode ser considerada como interface para a VPP antes da intubação traqueal, a depender da disponibilidade do material e da capacitação do profissional para a inserção da máscara laríngea e para a intubação traqueal.

Já as cânulas traqueais devem ser de diâmetro uniforme sem balão, com linha radiopaca e marcador de corda vocal. O diâmetro da cânula traqueal a ser inserido depende da idade gestacional e do peso estimado, sendo indicado diâmetros de 3 mm, 3,5 mm ou 4 mm para RN ≥ 34 semanas e/ou peso estimado ≥ 2.000 g.

Quando a VPP com máscara facial é aplicada com balão autoinflável, ventilar na frequência de 40 a 60 movimentos/minutos, de acordo com a regra prática *"aperta/solta/solta"*. Quanto à pressão a ser aplicada, deve ser individualizada para que o RN alcance e mantenha FC > 100 bpm. De modo geral, iniciar com pressão inspiratória ao redor de 25 cmH_2O, sendo raramente necessário alcançar entre 30 a 40 cmH_2O em pacientes com pulmões doentes. É recomendável monitorar a pressão oferecida pelo balão com o manômetro. Lembrar-se que a válvula de escape deve estar funcionando durante a VPP.

Quando a VPP com máscara facial é aplicada com peça-T, fixar o fluxo gasoso inicialmente em 10 ℓ/min na concentração de O_2 de 21%, podendo ser necessário fazer pequenos ajustes. Limitar a pressão máxima do circuito em 30 a 40 cmH_2O, selecionar a pressão inspiratória a ser aplicada em cada ventilação, em geral ao redor de 25 cmH_2O, e ajustar a pressão expiratória final positiva (PEEP) ao redor de 5 cmH_2O. Ventilar com frequência de 40 a 60 movimentos/minutos, que pode ser obtida com a regra prática *"ocluuui/solta/solta"*, sendo o "ocluuui" relacionado com oclusão do orifício da peça T.

Durante a VPP com máscara facial, deve-se observar a adaptação dela à face do RN, a permeabilidade das vias respiratórias e a expansibilidade pulmonar. A ventilação efetiva produz a elevação da FC e, depois, o estabelecimento da respiração espontânea. Se após 30 segundos de VPP o paciente apresentar FC > 100 bpm e respiração espontânea e regular, suspender o procedimento. É importante ressaltar que de cada 10 RNs que recebem VPP com máscara facial ao nascer, 9 melhoram e não precisam de outros procedimentos de reanimação.

Considera-se como falha se após 30 segundos de VPP o RN mantém FC < 100 bpm, ou não retoma a respiração espontânea rítmica e regular. Nesse caso, verifica-se o ajuste entre a face e a máscara, a permeabilidade das vias respiratórias (posicionando a cabeça, aspirando secreções e mantendo a boca do RN aberta) e o funcionamento do balão ou da peça-T, corrigindo o que for necessário. Se o RN não melhorar após a correção da técnica da ventilação, está indicado o uso da via alternativa para a VPP (máscara laríngea ou cânula traqueal). Recomenda-se, durante períodos prolongados de ventilação, a inserção de uma sonda orogástrica para diminuir a distensão gástrica.

As indicações de ventilação por meio de cânula traqueal em sala de parto incluem: VPP com máscara não efetiva, ou seja, se após a correção de possíveis problemas técnicos, a FC permanece < 100 bpm; VPP com máscara prolongada, ou seja, se o RN não retoma a respiração espontânea, e aplicação de massagem cardíaca.

A indicação da intubação no processo de reanimação depende da habilidade e da experiência do profissional responsável pelo procedimento. Em mãos menos experientes, existe um elevado risco de complicações, como hipoxemia, apneia, bradicardia, pneumotórax, laceração de tecidos moles, perfuração de traqueia ou esôfago, além de maior risco de infecção. Vale lembrar que cada tentativa de intubação deve durar, no máximo, 30 segundos. Em caso de insucesso, o procedimento é interrompido e a VPP com máscara é iniciada, sendo realizada nova tentativa de intubação após a estabilização do paciente.

A confirmação da posição da cânula é obrigatória, e pode ser realizada pela inspeção do tórax, ausculta das regiões axilares e gástrica e observação da FC. Entretanto, o método preferencial para confirmar a posição da cânula é a detecção de dióxido de carbono (CO_2) exalado por técnica colorimétrica. Infelizmente, os detectores colorimétricos de CO_2 não são facilmente encontrados no mercado brasileiro.

Após a intubação, inicia-se a ventilação com cânula traqueal e balão autoinflável ou peça-T com os mesmos parâmetros anteriormente mencionados para a ventilação com máscara. Considera-se que houve melhora se o RN apresentar FC > 100 bpm e movimentos respiratórios espontâneos e regulares. Nessa situação, a VPP é suspensa e o RN extubado. Há falha se após 30 segundos de VPP com cânula traqueal, o RN mantém FC < 100 bpm ou não retoma a respiração espontânea. Nesse caso, verificar a posição da cânula, a permeabilidade das vias respiratórias e o funcionamento do dispositivo de ventilação, corrigindo o que for necessário. Se o RN mantém a FC < 60 bpm, está indicada a massagem cardíaca e a oferta de O_2 suplementar.

Massagem cardíaca

A asfixia pode desencadear vasoconstrição periférica, hipoxemia tecidual, diminuição da contratilidade miocárdica, bradicardia e, eventualmente, parada cardíaca. A ventilação adequada reverte esse quadro na maioria dos pacientes. A massagem cardíaca é iniciada se o RN persistir com FC < 60 bpm após 30 segundos de VPP com cânula traqueal e técnica adequada. Em geral, nessas condições, o RN já está sendo ventilado com concentração de O_2 elevada, que deve ser aumentada para 100%. O RN com indicação de massagem cardíaca deve estar com monitor cardíaco e oxímetro de pulso bem locados. Como a massagem cardíaca diminui a eficácia da ventilação, as compressões só devem ser iniciadas quando a expansão e a ventilação pulmonares estiverem bem estabelecidas.

A compressão cardíaca é realizada no terço inferior do esterno pela técnica dos dois polegares, com os polegares sobrepostos posicionados logo abaixo da linha intermamilar, poupando-se o apêndice xifoide. As palmas das mãos e os outros dedos devem circundar o tórax do RN. O profissional de saúde que executará a massagem cardíaca se posiciona atrás da cabeça do RN, enquanto aquele que ventila se desloca para um dos lados. Comprimir um terço da dimensão anteroposterior do tórax para produzir um pulso palpável. É importante permitir a expansão plena do tórax após a compressão para que ocorra o enchimento das câmaras ventriculares e das coronárias; no entanto, os dedos não devem ser retirados do terço inferior do tórax. As complicações da massagem cardíaca incluem a fratura de costelas, com pneumotórax e hemotórax, e a laceração de fígado.

No RN, a VPP e a massagem cardíaca são realizadas de forma sincrônica, mantendo-se uma relação de 3:1, ou seja, 3 movimentos de massagem cardíaca para 1 movimento de ventilação, com uma frequência de 120 eventos por minuto (90 compressões e 30 ventilações por minuto). A massagem deve continuar enquanto a FC estiver < 60 bpm. Deve-se manter a massagem cardíaca coordenada à ventilação por 60 segundos, antes de reavaliar a FC, pois esse é o tempo mínimo para que a massagem cardíaca efetiva possa restabelecer a pressão de perfusão coronariana.

A melhora é considerada quando, após a VPP acompanhada de massagem cardíaca, o RN apresenta FC > 60 bpm. Nesse momento, interrompe-se apenas a massagem cardíaca. Caso o paciente apresente respirações espontâneas regulares e a FC atinja valores > 100 bpm, a ventilação também é suspensa. A oferta de O_2 deve ser titulada de acordo com a oximetria de pulso.

Considera-se a falha do procedimento se após 60 segundos de VPP com cânula traqueal e O_2 a 100% acompanhada de massagem cardíaca, o RN mantém FC < 60 bpm. Nesse caso, verifica-se a posição da cânula traqueal, a permeabilidade das vias respiratórias e o funcionamento do dispositivo para a VPP, além da técnica da massagem cardíaca propriamente dita, corrigindo o que for necessário. Se após a correção da técnica da VPP e massagem não houver melhora, considera-se o cateterismo venoso umbilical de urgência e indica-se a adrenalina.

Administração de adrenalina e expansor de volume

A bradicardia neonatal é, em geral, resultado da insuflação pulmonar insuficiente e/ou de hipoxemia profunda. A VPP adequada é o passo mais importante para corrigir a bradicardia. Quando a FC permanece < 60 bpm, a despeito de VPP adequada por cânula traqueal com O_2 a 100% acompanhada de massagem cardíaca adequada por no mínimo 60 segundos, o uso de adrenalina e, eventualmente, do expansor de volume estão indicados. A diluição, o preparo, a dose e a via de administração estão descritos na Tabela 155.2. Bicarbonato de sódio, atropina, outras catecolaminas e naloxone, entre outras medicações, não são recomendadas na reanimação do RN ao nascimento.

O cateterismo venoso umbilical de urgência é o procedimento indicado para administrar adrenalina endovenosa por ser de acesso fácil e rápido. O cateter venoso umbilical deve ser inserido apenas a 1 ou 2 cm após o ânulo, mantendo-o periférico, de modo a evitar sua localização no nível hepático. Também é preciso cuidado na manipulação do cateter para que não ocorra embolia gasosa. Enquanto o acesso venoso é obtido, pode ser administrada a adrenalina por via traqueal, uma vez que a absorção da medicação por via pulmonar é lenta, imprevisível e com uma resposta, em geral, insatisfatória.

A adrenalina está indicada quando a ventilação adequada e a massagem cardíaca efetiva não elevaram a FC acima de 60 bpm. Recomenda-se sua administração como mostrado na Tabela 155.2. Doses elevadas de adrenalina (> 0,1 mg/kg) não devem ser empregadas, pois levam à hipertensão arterial grave, diminuição da função miocárdica e piora do quadro neurológico. Quando não há reversão da bradicardia com o uso da adrenalina, pode-se repeti-la a cada 3 a 5 minutos (sempre por via endovenosa) e considerar o uso do expansor de volume caso o paciente esteja pálido ou existem evidências de choque. A expansão de volume é feita como mostrado na Tabela 155.2, podendo ser repetida a critério clínico. Com o uso do expansor, espera-se o aumento da pressão arterial e a melhora dos pulsos e da palidez. Se não houver resposta, verificar a posição da cânula traqueal, a técnica da VPP e da massagem cardíaca e a permeabilidade do acesso vascular.

Vale lembrar que apenas 1 a 3 RNs em cada 1.000 requerem procedimentos avançados de reanimação (intubação traqueal, massagem cardíaca e/ou medicações), quando a VPP é aplicada adequadamente.

CONSIDERAÇÕES FINAIS

Estudo que buscou identificar as 10 prioridades até 2025 na agenda global em pesquisa para promover a saúde neonatal mostrou que o tema mais importante é a implementação e a disseminação em larga escala de intervenções para melhorar a qualidade da assistência durante o parto e o nascimento, sendo cinco delas relacionadas com reanimação neonatal. O nascimento seguro e um início de vida saudável são o coração do capital humano e do progresso econômico de um país.[10]

REFERÊNCIAS BIBLIOGRÁFICAS

1. Brasil. Ministério da Saúde. Portal da Saúde. *Datasus: Estatísticas vitais.* Disponível em: https://datasus.saude.gov.br/nascidos-vivos-desde-1994. Acesso em: 31 jan. 2023.
2. de Almeida, MFB, Kawakami, MD, Oliveira, LMO, dos Santos, RMV, Anchieta, LM, Guinsburg, R. Intrapartum-related early neonatal deaths of infants ≥ 2500 g in Brazil: 2005-2010. *J Pediatr* (Rio J). 2017;93:576-84.
3. Ersdal, HL, Mduma, E, Svensen, E, Perlman ,JM. Early initiation of basic resuscitation interventions including face mask ventilation may reduce birth asphyxia related mortality in low-income countries: a prospective descriptive observational study. *Resuscitation.* 2012;83(7):869-73.
4. Weiner, GM. Textbook of neonatal resuscitation. 8th ed. Itasca, IL: American Academy of Pediatrics; 2021.
5. de Almeida, MFB, Guinsburg, R, Weine, GM, Penido, MG, Ferreira, DMLM, Alve,s JMS, et al. Translating neonatal resuscitation guidelines into practice in Brazil. Pediatrics. 2022;149:e2021055469.
6. Sociedade Brasileira de Pediatria. Programa de Reanimação Neonatal. Reanimação do recém-nascido ≥ 34 semanas em sala de parto: Diretrizes 2022. Disponível em: http//www.sbp.com.br/reanimação. Acesso em: 31 jan. 2023.
7. Wyckoff, MH, Wyllie, J, Aziz, K, de Almeida, MF, Fabres, J, Fawke, J, et al. On behalf of the Neonatal Life Support Collaborators. Neonatal Life Support: 2020 International Consensus on Cardiopulmonary Resuscitation and Emergency Cardiovascular Care Science with Treatment Recommendations. Circulation. 2020;142(suppl 1):S185-S221.
8. Sociedade Brasileira de Pediatria. Programa de Reanimação Neonatal. Recomendações para assistência ao recém-nascido na sala de parto de mãe com COVID-19 suspeita ou confirmada. Atualização 2020. Disponível em: http//www.sbp.com.br/reanimação. Acesso em: 31 jan. 2023.
9. Rugolo, LMSS, Anchieta, LM, Oliveira, RCS. Recomendações sobre o clampeamento do cordão umbilical: PRN-SBP e Febrasgo 2022. Disponível em: www.sbp.com.br/reanimacao. Acesso em: 31 jan. 2023.
10. Lawn, JE, Blencowe, H, Oza, S, You, D, Lee, AC, Waiswa, P, et al. Every newborn: progress, priorities, and potential beyond survival. *Lancet.* 2014;3:189-205.

Tabela 155.2 Medicações para reanimação neonatal na sala de parto.

	Adrenalina endovenosa	Adrenalina endotraqueal	Expansor de volume
Apresentação comercial	1 mg/1mℓ		SF 0,9%
Diluição	1 mℓ da ampola de adrenalina 1 mg/mℓ em 9 mℓ de SF		–
Preparo	Seringa de 1 mℓ	Seringa de 5 mℓ	2 seringas de 20 mℓ
Dose	0,2 mℓ/kg	1 mℓ/kg	10 mℓ/kg EV
Peso ao nascer			
1 kg	0,2 mℓ	1 mℓ	10 mℓ
2 kg	0,4 mℓ	2 mℓ	20 mℓ
3 kg	0,6 mℓ	3 mℓ	30 mℓ
4 kg	0,8 mℓ	4 mℓ	40 mℓ
Velocidade e precauções	Infundir rápido seguido por *flush* de 3 mℓ de SF	Infundir no interior da cânula traqueal e ventilar USO ÚNICO	Infundir na veia umbilical lentamente, em 5 a 10 min

EV: endovenoso; SF: soro fisiológico.

156

Aleitamento Materno e Alimentação no Primeiro Ano de Vida

Rossiclei de Souza Pinheiro • Racire Sampaio Silva • Leandro Meirelles Nunes • Lelia Cardamone Gouvêa • Vanessa Macedo Silveira Fuck

INTRODUÇÃO

O leite materno (LM) não é apenas um aporte nutricional perfeitamente adaptado para o recém-nascido, mas também a mais sofisticada medicina personalizada que ele receberá durante toda sua vida.

A amamentação oferece inúmeras vantagens para a saúde das crianças, das mães e da sociedade. Desde o pré-natal na obstetrícia à pediatria, as díades de amamentação entram em contato com um amplo número de profissionais de saúde que têm a oportunidade de estimular a prática e orientar como a melhor forma de alimentação infantil.

A Organização Mundial da Saúde (OMS), a Academia Americana de Pediatria (AAP) e a Sociedade Brasileira de Pediatria (SBP) orientam que os pediatras apoiem fortemente a amamentação, recomendando que os lactentes sejam alimentados exclusivamente com LM até os 6 meses de vida. E que, mesmo após a introdução dos primeiros alimentos sólidos, sigam sendo amamentados até, pelo menos, os 2 anos.

No início do século 19, a maioria das mulheres amamentava por mais de um ano, pois o ato parecia simples e não havia tantas preocupações com a prática, porque o LM era reconhecido como padrão; porém, as mudanças nos âmbitos familiares e profissionais, além do acesso a fórmulas infantis, desencadearam mudanças socioeconômicas e culturais que levaram ao desmame.

A fim de recuperar a prática da amamentação, várias estratégias foram reconhecidas como importantes no estímulo à alimentação saudável. Identificam-se lacunas no conhecimento dos profissionais sobre amamentação, habilidades de aconselhamento e educação e treinamento profissional. As culturas e atitudes dos profissionais de saúde afetam a promoção, proteção e o apoio à amamentação. Algumas vezes, podem ocorrer desconexões de comunicação entre a família e o conhecimento sobre amamentação, o que pode influenciar no sucesso da amamentação e nas práticas que levam ao desmame.[1]

O conhecimento sobre anatomia e fisiologia são fundamentais, mas amamentar é um ato psicossomático complexo, que envolve mecanismos hormonais que podem ser fundamentais no sucesso da amamentação.

Durante a consulta pré-natal, a família deve ser esclarecida sobre os benefícios da amamentação, ter orientações sobre o minuto de ouro e quais procedimentos são benéficos, como contato pele a pele precoce. O pós-parto é um momento delicado de instabilidade física, hormonal e emocional, e nesse momento a família deve ser amparada para que amamentação se estabeleça de forma plena.

É importante oferecer informações às mães e seus familiares mais próximos, sua rede de apoio, para que tomem decisões conscientes de seus impactos sobre a vida da criança. Os profissionais de saúde hesitam em reconhecer a mãe que escolhe não amamentar, resultando em uma atitude passiva, possivelmente deixando as gestantes sem orientação durante todo o pré-natal.

Estudos científicos têm relatado várias justificativas das mães para introdução de outros líquidos além do LM e geralmente associam a "pouco leite" e a preocupação se "o leite está secando". Essas ansiedades são detectadas facilmente nos primeiros dias, quando o profissional está habilitado a ouvir ativamente e entender o que a mãe está sentindo.

Quando a mãe comenta com o profissional de saúde que "tem pouco leite" ou ela acha que "seu leite é fraco", a maioria ainda responde "não existe leite fraco". Será que realmente essa resposta é a melhor? De que forma é mais adequado responder a esses questionamentos?

Usar habilidades de aconselhamento nos permite agir de forma mais humana e buscar primeiramente o progresso da mãe e do bebê por um elogio sincero e ouvir as queixas da mãe e seus familiares, exercitando a empatia e utilizando técnicas que os ajudem a falar de seus sentimentos e percepções. Os profissionais de saúde podem oferecer informações conforme as queixas, fazer sugestões, sem imposições e prescrições.

A empatia é necessária em todos os contextos: com a mulher, com o companheiro, com os avós, vizinhos e outros profissionais de saúde que estão fazendo parte da rede de apoio, mas é preciso valorizar que a decisão sobre prosseguir amamentando ou não é sempre da mulher.

O conceito de aconselhamento é novo e a palavra pode ser mal interpretada, pois não significa dar conselhos. Aconselhamento é mais que dar opinião, mais que expressar suas individualidades. Aconselhar é apoiar a nutriz, ajudando a decidir o que é melhor para ela, construindo um pensamento e desenvolvendo a confiança. Para isso, é necessário estar atento e entender seus sentimentos, exercitando as habilidades de ouvir, construindo uma relação de cumplicidade e vínculo cuidador-paciente. Ajudar uma mãe nesse momento e estabelecer amamentação é um procedimento que exige técnica, mas é necessária uma postura empática, que transmita confiança pelas habilidades e atitudes de apoio. Esse é o verdadeiro aconselhamento.[2]

VANTAGENS DO ALEITAMENTO MATERNO

Na última década, a importância do alimento na vida do indivíduo, desde a infância até a vida adulta, vem sendo melhor entendida. O alimento atua como um modulador do genoma humano, de modo que erros alimentares ou consumo de alimentos não saudáveis podem afetar por três gerações após a sua. Nesse contexto, a nutrição dos primeiros mil dias, ou seja, o período entre a concepção e os dois primeiros anos de vida, é considerada uma janela de oportunidades tanto para o estabelecimento de hábitos alimentares saudáveis como para a prevenção das doenças crônicas não transmissíveis na vida adulta.[3]

O LM é o alimento padrão ouro pela sua excelência nutricional, e do ponto de vista epigenético é a fonte ideal de nutrição, permitindo que todo o potencial genético do indivíduo seja atingido. Isso é devido à sua composição nutricional e à presença de fatores bioativos, ocasionando efeitos benéficos na maturação gastrintestinal, no sistema imune, na diminuição do risco de processos infecciosos e riscos cardiovasculares, além de promover adequado desenvolvimento neurológico e contribuir para o bem-estar psicológico da mulher que amamenta.[4]

Os benefícios na saúde no curto e longo prazos atribuídos à amamentação são derivados de vários estudos clínicos e epidemiológicos. As principais vantagens que o LM proporciona para as crianças e para as mulheres que amamentam estão apresentadas na Tabela 156.1. Como benefícios de curto prazo para o lactente estão, entre outros, diminuição da mortalidade infantil, ao se associar com menos doenças infectocontagiosas, como diarreias, infecções respiratórias, otite média aguda e infecções do trato urinário; redução do risco de asma, alergias e diabetes melito tipos I e II. Além disso, o LM demonstrou ter efeitos protetores contra o desenvolvimento de doenças associadas a patogênese inflamatória, como obesidade e doença cardiovascular.

O ato de amamentar traz também importantes benefícios para a saúde da mulher. Maior duração da amamentação foi associada a menor incidência de diabetes melito tipo II entre mulheres sem história de diabetes melito gestacional; menor incidência de síndrome metabólica em mulheres com ou sem diabetes melito gestacional prévio; proteção contra o aparecimento do câncer de mama, inclusive com efeito protetor maior em determinados subtipos dessa neoplasia; e menor risco de cânceres de ovário e de endométrio, provavelmente pelo aumento do número de ciclos anovulatórios. Além disso, mulheres que amamentam seus filhos recuperam mais rapidamente o peso pré-gestacional, e possuem menor risco de hemorragias puerperais e consequente anemia por perda sanguínea.

Com relação ao aleitamento materno e os aspectos econômicos familiares, já está bem claro que não amamentar tem implicações financeiras, podendo onerar uma família de modo substancial. A criança que não é amamentada gerará custo com fórmulas infantis e mamadeiras, além de adicionalmente ter risco maior de adoecer, podendo necessitar de mais medicamentos e até mesmo internações hospitalares com maior frequência.[5]

ANATOMIA DA MAMA E FISIOLOGIA DA LACTAÇÃO

O conhecimento sobre as características básicas de anatomia e fisiologia da mama tornam-se fundamentais para que o médico generalista possa orientar de forma segura as lactantes que buscam esse suporte. Cada vez mais importante é a difusão de informações para que se evitem oportunidades que atrapalhem a fisiologia da lactação.

As mamas são dois órgãos localizados na região anterior da caixa torácica, à frente dos músculos peitorais (Figura 156.1). Existem igualmente em homens e mulheres, mas como sofrem ação de estrógenos, são mais desenvolvidas nas mulheres, mas estão envolvidas com a sexualidade e com a alimentação de seus filhos.

Ocupam cerca de dois a três espaços intercostais, à frente do músculo peitoral maior, composto majoritariamente de tecido gorduroso, com sua parte glandular composta de ácinos revestidos de tecido mioepitelial, reagente a hormônios. Os ácinos possuem forma de cachos e confluem para ductos lactíferos que se encontram nos seios lactíferos, localizados logo abaixo da aréola mamária. São irrigados por ramos perfurantes através da artéria mamária interna, ramos laterais das artérias intercostais posteriores e diversos ramos da artéria axilar, drenados pela rede de veias mamárias para veias torácicas interna, axilar e jugular interna. Elas se tornam mais visíveis durante a gestação, e é um dos sinais de desenvolvimento mamário em resposta ao estrogênio. O mamilo é inervado pelo quarto nervo intercostal, especialmente no local do provável estímulo de toque da boca do bebê. O complexo de papila e aréola é extremamente sensível, pois ao iniciar a sucção dá-se início a uma cascata de reações químicas que culminam na produção e liberação do leite.

A fisiologia da lactação envolve a necessidade do lactente e os estímulos hormonais envolvidos. O colostro é secretado desde o momento do parto, ou um pouco antes, até o sétimo dia do pós-parto em bebês a termo. A informação que chega à hipófise para a liberação de prolactina e consequente produção de colostro é dada pela expulsão placentária. Por isso, apesar da importância do contato pele a pele para a manutenção da lactação, o início da apojadura independe desse contato, mantendo a produção mesmo quando ocorre algum obstáculo no contato pele a pele na primeira hora de vida.[6]

Para que a lactação ocorra de forma segura e eficaz, estímulos neuroendócrinos são necessários. A sucção do mamilo e o contato visual ou auditivo com o lactente ou mesmo pensar nele levam à excreção da ocitocina pela neuro-hipófise, que ativa as células mioepiteliais que circundam os ácinos, de forma que o LM seja secretado pelas glândulas para o receptor final. A sucção pelo lactente também estimula a liberação pela adeno-hipófise da prolactina, que aumenta a produção do LM para a próxima mamada. A prolactina elevada também inibe o GNRH e as mamadas frequentes são a base do método de amenorreia lactacional, que funciona também como anticoncepcional.[7]

Tabela 156.1 Vantagens do aleitamento materno em curto, médio e longo prazos.

Vantagens para a mulher que amamenta
Menor incidência de diabetes melito tipo II
Menor incidência de síndrome metabólica
Proteção contra o aparecimento de câncer de mama, de ovário e corpo uterino
Menor incidência de hemorragias puerperais e de anemia pós-parto
Recuperação mais rápida do peso pré-gravidez
Necessidade de doses menores de insulina para mães com diabetes prévio à gestação

Vantagens para a criança
Redução da morbimortalidade infantil
Menor incidência de doenças infectocontagiosas
Proteção contra a morte súbita do lactente
Menor chance de doenças alérgicas, como asma, dermatite atópica em crianças menores de 5 anos e alergias alimentares
Melhor desenvolvimento físico, cognitivo e em resultados em teste de avaliação do quociente de inteligência (QI)
Melhor desenvolvimento craniofacial e motor-oral
Menor chance de distoclusão na dentição decídua
Melhor qualidade na mastigação em pré-escolares
Associação com menor risco de aparecimento de doenças crônicas, como diabetes melito tipos I e II e sobrepeso/obesidade

Fontes: Pauwels et al., 2019;[3] Zu & Dingess, 2019.[4]

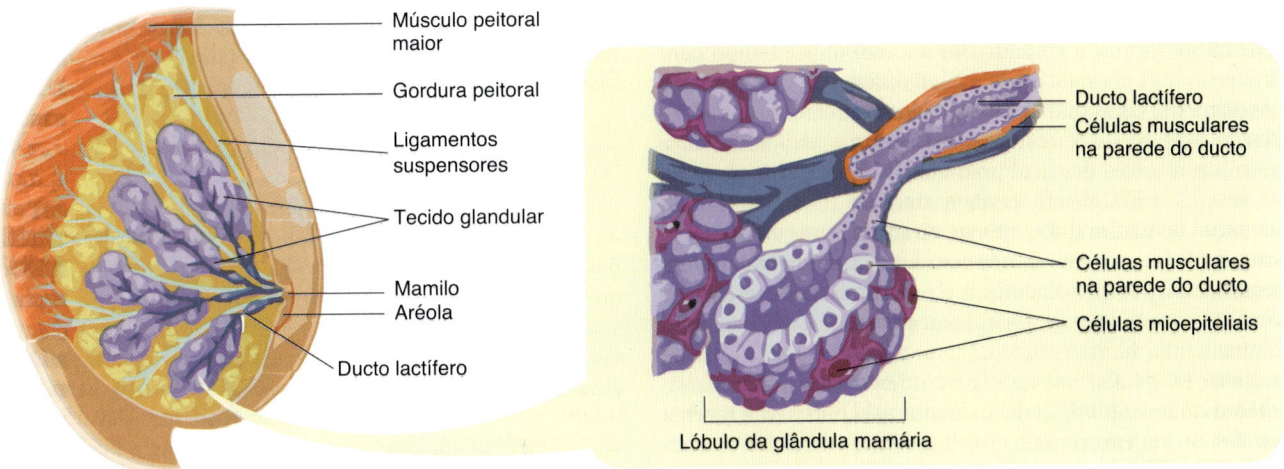

Figura 156.1 — labels:
- Músculo peitoral maior
- Gordura peitoral
- Ligamentos suspensores
- Tecido glandular
- Mamilo
- Aréola
- Ducto lactífero
- Ducto lactífero
- Células musculares na parede do ducto
- Células musculares na parede do ducto
- Células mioepiteliais
- Lóbulo da glândula mamária

Figura 156.1 Anatomia da glândula mamária. Fonte: Silverthorn, 2017.[6]

ABORDAGEM DA AMAMENTAÇÃO

Para o início da amamentação bem-sucedida, é primordial que o profissional observe uma mamada e auxilie a mãe se necessário, conforme a técnica de aconselhamento, aumentando a autoconfiança. Na arte da amamentação, algumas recomendações técnicas precisam ser ensinadas às mães para facilitar a superação das dificuldades do período inicial. Durante as primeiras mamadas, quando mãe e filho ainda estão se adaptando à prática da amamentação, surgem as principais dificuldades.

Posição e pega

Mãe e filho devem estar em uma posição confortável e o lactente, calmo. Se o corpo do lactente estiver distante do da mãe, a pega não será adequada. Se a cabeça do lactente ficar inclinada enquanto mama, pode resultar em torcicolo posicional pela acentuada flexão do pescoço para um dos lados. Sugar é um reflexo motor inato e ocorre de forma coordenada: sucção, deglutição e respiração. A criança estando sentada no colo da mãe de frente para a mama, barriga com barriga, facilita o contato visual direto com a mãe. Nessa posição, lábio inferior evertido, o nariz fica livre e o queixo colado na mama, o que permite uma ventilação mais eficiente com menor ingestão de ar, menos cólica e menor irritabilidade. A boa relação entre a posição da cabeça e da boca do lactente com a mama materna ajuda a prevenir ou reduzir danos ao mamilo. Com uma das mãos, a mãe apoia o pescoço e a cabeça do filho, e com a outra oferece a mama com a mão em C. A criança e a mãe devem estar em uma posição que lhes seja confortável durante a amamentação.

Geralmente, um lactente ativo é capaz de esvaziar rapidamente a mama com até 5 minutos de sucção eficiente. Uma mamada normalmente pode variar entre 10 e 20 minutos. O tempo de cada mamada depende não só da característica da criança, mas da interação mãe-filho, e cada dupla tem seu ritmo próprio.

Por sua composição, o LM é de fácil digestão; portanto, o intervalo de uma mamada a outra vai depender do tamanho do lactente e sua capacidade de sucção. Ele deve ser amamentado quando solicitar, sem horários fixos, o que explica a orientação de mamadas em esquema de livre demanda.

Dificuldades na amamentação

A dor mamilar é uma das queixas mais comuns das mães no início da lactação e uma das causas que podem ocasionar sua interrupção precoce. A má pega é a principal causa de remoção ineficiente do leite. Mamadas infrequentes, amamentação com horários predeterminados, ausência de mamadas noturnas, ingurgitamento mamário, uso de suplementos com fórmulas, protetores de mamilo e intermediários podem causar um esvaziamento inadequado das mamas e ter consequências indesejáveis.

Dentre os principais problemas relacionados com a mama que podem ocasionar o desmame precoce estão traumas mamilares de difícil manejo, candidíase mamária, fenômeno de Raynaud, ingurgitamento mamário, mastite e abscesso.

A nutriz pode apresentar ardência, prurido, "fisgada" e dor tipo queimação nos mamilos durante ou após a amamentação. A pele do mamilo pode estar com coloração rósea ou descamada, quadro clínico compatível com candidíase mamária, que pode ser decorrente de traumatismos mamilares persistentes que permaneceram úmidos. Orienta-se a mãe a manter os mamilos secos e arejados, evitar uso de absorventes ou conchas e se necessário fazer tratamento simultâneo no mamilo materno e mucosa oral do bebê. Se for observada palidez mamilar associada a dor, que é mais comum após as mamadas, considera-se o diagnóstico de fenômeno de Raynaud mamário, em resposta à exposição ao frio, trauma mamilar ou compressão anormal do mamilo pela boca do lactente.

No caso de ingurgitamento mamário, as compressas mornas devem ser evitadas pelo risco de queimadura, e orienta-se o esvaziamento oportuno da mama, com posição e pega adequadas e, inclusive, prescrição de analgésicos se necessário. As mamas ingurgitadas podem evoluir para mastite e a nutriz apresentar manifestações sistêmicas como calafrios, mialgia e febre alta, com calor, rubor e edema na área afetada. Além do esvaziamento da mama e o não uso de compressas, se houver evidência de abscesso mamário, está indicada a antibioticoterapia compatível com a amamentação. Não há indicação para suspender amamentação e ela deve ser mantida em livre demanda.[8]

Lactogestação e amamentação em *tandem*

É possível manter a amamentação durante uma nova gravidez se for o desejo da mulher e se não houver intercorrências gestacionais. A lactogestação, termo utilizado para a amamentação durante a gestação, foi durante muito tempo controversa, mas já existe evidência científica que os receptores de ocitocina estão inativados no primeiro semestre da gravidez e, portanto, a sucção ao seio materno não aumenta o risco de aborto e de parto prematuro.

A amamentação em *tandem* significa amamentar duas crianças de idades diferentes ao mesmo tempo. A composição do leite materno de mulheres que amamentavam em *tandem* e após o desmame foi examinado. Os resultados apoiam a promoção de amamentação prolongada, incluindo a amamentação *tandem*. Mantendo a amamentação durante a gestação (se não houver contraindicação) e após o nascimento do novo filho, a criança maior vai continuar a receber os benefícios emocionais, psicológicos, nutricionais e imunológicos da amamentação por mais tempo.[9]

ALIMENTAÇÃO SAUDÁVEL NO PRIMEIRO ANO DE VIDA

A alimentação tem papel fundamental em todas as etapas da vida, especialmente nos primeiros anos, que são decisivos para o crescimento e desenvolvimento, para a formação de hábitos e para a manutenção da saúde. Nas últimas décadas, ocorreram diversos avanços na instituição de políticas públicas de promoção, proteção e apoio ao aleitamento materno e à alimentação complementar saudável. Exemplos disso são a Política Nacional de Alimentação e Nutrição, a Política Nacional de Atenção Integral à Saúde da Criança, a implementação da Norma Brasileira de Comercialização de Alimentos para Lactentes e Crianças de Primeira Infância, Bicos, Chupetas e Mamadeiras (NBCAL), entre outras. No entanto, são muitos os desafios a ser superados para se garantir a prática de uma alimentação adequada e saudável no início da vida.

De acordo com o *Guia Alimentar para Crianças Brasileiras Menores de 2 Anos*, elaborado pelo Ministério da Saúde, a alimentação adequada e saudável deve ser feita com "comida de verdade" e começa com o aleitamento materno desde a sala de parto. Ela deve ter como base alimentos *in natura* ou minimamente processados (como arroz, feijão, frutas, legumes e verduras, mandioca, milho, carnes e ovos, entre outros). Os alimentos processados industrialmente (como enlatados, queijos e conservas) devem ser limitados e, se forem consumidos, utilizados em pequenas quantidades. Já os alimentos ultraprocessados (como biscoitos e bolachas, sucos artificiais, refrigerantes, salgadinhos de pacote, macarrão instantâneo, guloseimas) não devem fazer parte da alimentação da criança.[10]

CONSIDERAÇÕES FINAIS

A prevenção da doença aterosclerótica em crianças, a busca da qualidade de vida iniciada ainda na infância e que deve perdurar na vida adulta são objetivos perenes ao médico que lida com crianças. O aleitamento materno é uma prática simples e factível de promover saúde em diferentes ciclos da vida. É fundamental que o médico empodere-se do tema e atue como agente promotor e protetor da amamentação.

REFERÊNCIAS BIBLIOGRÁFICAS

1. Victora, CG, Bahl, R, Barros, AJ, França, GV, Horton, S, Krasevec, J, et al. Amamentação no século 21: epidemiologia, mecanismos e efeito ao longo da vida. *Lancet*. 2016;387(10017):475-90.
2. Bueno, LGS, Teruya, KM. Aconselhamento em amamentação e sua prática. *J Pediatr* (Rio de Janeiro). 2004;80(5):s126-s130.
3. Pauwels, S, Symons, L, Vanautgaerden, EL, Ghosh, M, Duca, RC, Bekaert, B, et al. The Influence of the Duration of Breastfeeding on the Infant's Metabolic Epigenome. *Nutrients*. 2019;11(6):1408.
4. Zhu, J, Dingess, KA. The Functional Power of the Human Milk Proteome. *Nutrients*. 2019;11(8):1834.
5. Nunes, LM. Uso do leite humano em unidades de tratamento intensivo neonatais. *In*: Procianoy, RS, Leone, C. (Org.). *PRORN – Programa de Atualização em Neonatologia*. 18ª ed., Porto Alegre: Secad/Artmed, 2020;1:1-10.
6. Silverthorn, DU. Fisiologia Humana: Uma abordagem integrada. 7ª ed., Porto Alegre, Artmed, 2017. p. 960.
7. Amor, MD, Silva, SNP, Pereira, LN, Baptista, SSG, Lopes, GS (Ed). A importância da enfermagem na orientação sobre o desmame precoce: uma revisão integrativa. *Rev Eletrônica Acervo Saúde*. 2022;15(2):e9482.
8. Berens, P, Eglash, A, Malloy, M, Alison, M. Steube, AM. Academy of Breastfeeding Medicine. ABM Clinical Protocol #26: Persistent Pain with Breastfeeding. *Breastfeeding Med*. 2016;11(2):1-8.
9. Nagel, EM, Howland, MA, Pando, C, Stang, J, Mason, SM, Fields, DA, et al. Maternal Psychological Distress and Lactation and Breastfeeding Outcomes: a Narrative Review. *Clin Ther*. 2022;44(2):215-227.
10. Brasil. Ministério da Saúde. Secretaria de Atenção Primária à Saúde. Guia alimentar para crianças brasileiras menores de 2 anos versão resumida 2021. Disponível em: https://bvsms.saude.gov.br/bvs/publicacoes/guia_alimentar_crianca_brasileira_versao_resumida.pdf. Acesso em: 14 agos. 2023.

CAPÍTULO 157

Doenças Respiratórias do Recém-Nascido

Lilian dos Santos Rodrigues Sadeck

INTRODUÇÃO

As doenças respiratórias em recém-nascidos (RNs), a termo e pré-termo, são responsáveis pelo maior número de internações em unidades de terapia intensiva neonatal, e são, inclusive, a principal causa de óbito, especialmente naqueles que ocorrem nos primeiros dias de vida. Um estudo relatou que 33,3% de todas as internações neonatais por RN com idade gestacional menor que 28 semanas, excluindo lactentes com síndromes e aqueles com condições congênitas ou cirúrgicas, tinham como principal motivo de internação problemas respiratórios.[1] Um estudo posterior estimou que 20,5% de todas as internações neonatais apresentaram sinais de desconforto respiratório.[2]

As condições respiratórias neonatais podem surgir por várias razões.[3] A Tabela 157.1 resume as doenças respiratórias no período neonatal, e as mais prevalentes em RN a termo e pré-termo serão abordadas neste capítulo.

DOENÇAS RESPIRATÓRIAS EM RECÉM-NASCIDOS PRÉ-TERMOS

Síndrome do desconforto respiratório

Epidemiologia e fatores de risco

A síndrome do desconforto respiratório (SDR) é observada em recém-nascidos pré-termos (RNPT) com idade gestacional (IG) ao nascer menor do que 34 semanas devido à imaturidade, levando a uma deficiência de surfactante nos pulmões. A incidência varia inversamente com a IG: quanto menor a IG, maior a incidência. O surfactante é produzido por pneumócitos tipo 2 a partir da 24ª semana de gestação e os níveis aumentam com a idade gestacional. O tamanho do *pool* alveolar de fosfolipídios em um RN saudável a termo foi estimado em 100 mg/kg, cerca de 10 vezes maior do que a quantidade observada nos pulmões de RNPT que desenvolvem SDR.[3]

Etiologia e fisiopatologia

A SDR é causada pela deficiência de surfactante, constituída por uma mistura de fosfolípides e proteínas, que reduz a tensão superficial alveolar, diminuindo a pressão necessária para manter os alvéolos inflados e mantendo a estabilidade alveolar.[3] Quando o surfactante é insuficiente, o lactente pode não ser capaz de gerar o aumento da pressão inspiratória necessária para inflar as unidades alveolares imaturas, resultando no desenvolvimento de microatelectasias progressivas e difusas.

A atelectasia difusa reduz a complacência e a capacidade residual funcional e associada à membrana alvéolo-capilar, que é muito permeável, favorece o extravasamento de

Tabela 157.1 Principais doenças respiratórias no período neonatal.

Patologia em pré-termo
• Síndrome do desconforto respiratório
• Pneumotórax
• Pneumonia
• Hemorragia pulmonar
• Aspiração
• Derrame pleural (quilotórax)
• Displasia broncopulmonar

Patologia em termo
• Taquipneia transitória do recém-nascido
• Aspiração de mecônio
• Hipertensão pulmonar persistente primária ou secundária do recém-nascido
• Pneumonia
• Pneumotórax
• Derrame pleural (quilotórax)
• Hemorragia pulmonar
• Síndromes de deficiência proteica de surfactante
• Displasia alvéolo-capilar

Anomalias congênitas/condições cirúrgicas
• Malformação congênita das vias respiratórias pulmonares
• Hérnia diafragmática congênita
• Fístula traqueoesofágica
• Atresia coanal
• Sequestro pulmonar
• Enfisema lobar congênito

Causas não respiratórias de insuficiências respiratórias
• Insuficiência cardíaca (devido a doença cardíaca congênita)
• Distúrbios neuromusculares
• Encefalopatia hipóxica isquêmica
• Acidose metabólica (devido a erro inato do metabolismo)

Fonte: Gallacher, et al., 2016.[3]

líquido e proteínas para o interstício e para a luz alveolar, provocando inativação do surfactante e contribuindo para hipoxemia, hipercapnia e acidose. A hipoxemia resulta principalmente do desbalanço de ventilação e perfusão, à medida que o sangue contorna os espaços aéreos atelectasiados (*shunt* intrapulmonar).

A hipoxemia é frequentemente acompanhada de acidose respiratória e/ou metabólica (Figura 157.1).[4] Embora a deficiência de surfactante desempenhe o principal papel etiológico da SDR neonatal, a incapacidade de limpar o líquido pulmonar dos espaços aéreos também pode contribuir para a SDR.[5] Além disso, um estudo demonstra uma suscetibilidade genética significativa à SDR.[5]

Quadro clínico/diagnóstico

O desconforto respiratório geralmente está presente logo após o nascimento, com piora progressiva nas primeiras horas de vida. Os sinais clínicos incluem gemido expiratório (que previne o colapso alveolar expiratório final), batimento da asa do nariz (que reduz a resistência nasal e reflete o aumento do uso de músculos acessórios da respiração) e retrações intercostais e subcostais (devido à diminuição da complacência pulmonar e à parede torácica altamente complacente).

A aplicação do boletim de Silverman-Andersen é uma das estratégias clínicas de monitoramento da evolução da SDR. Esse escore é instrumento valioso na orientação da tomada de decisão diante de RN com desconforto respiratório. A avaliação inicial e sequencial possibilita acompanhar

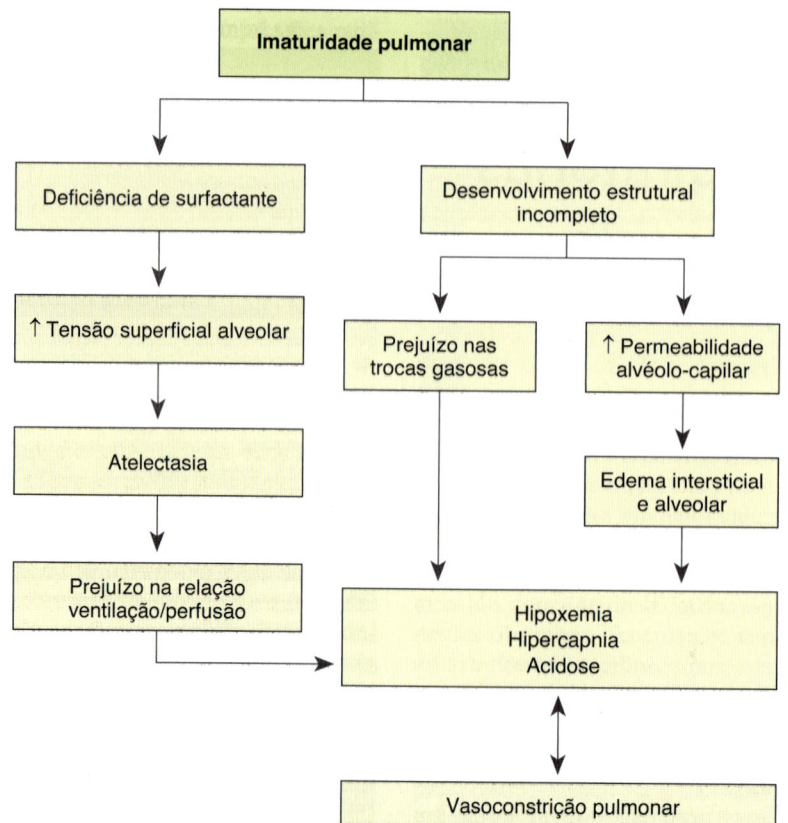

Imaturidade pulmonar

Deficiência de surfactante

↑ Tensão superficial alveolar

Atelectasia

Prejuízo na relação ventilação/perfusão

Desenvolvimento estrutural incompleto

Prejuízo nas trocas gasosas

↑ Permeabilidade alvéolo-capilar

Edema intersticial e alveolar

Hipoxemia
Hipercapnia
Acidose

Vasoconstrição pulmonar

Figura 157.1 Fisiopatologia da síndrome do desconforto respiratório. Adaptada de: Pereira, et al.[4]

a evolução do quadro e a resposta clínica às intervenções terapêuticas. O escore de Silverman-Andersen é feito a partir da soma dos valores atribuídos a cada um dos cinco parâmetros avaliados. Cada parâmetro recebe uma pontuação de 0 a 2, como apresentado na Figura 157.2.[6] Escore 0 indica ausência de sinais e 10, o grau máximo. Escore acima de 4 indica dificuldade respiratória moderada/grave. A pontuação superior a 8 indica insuficiência respiratória grave, necessitando de conduta urgente devido à iminência de falência respiratória.[4]

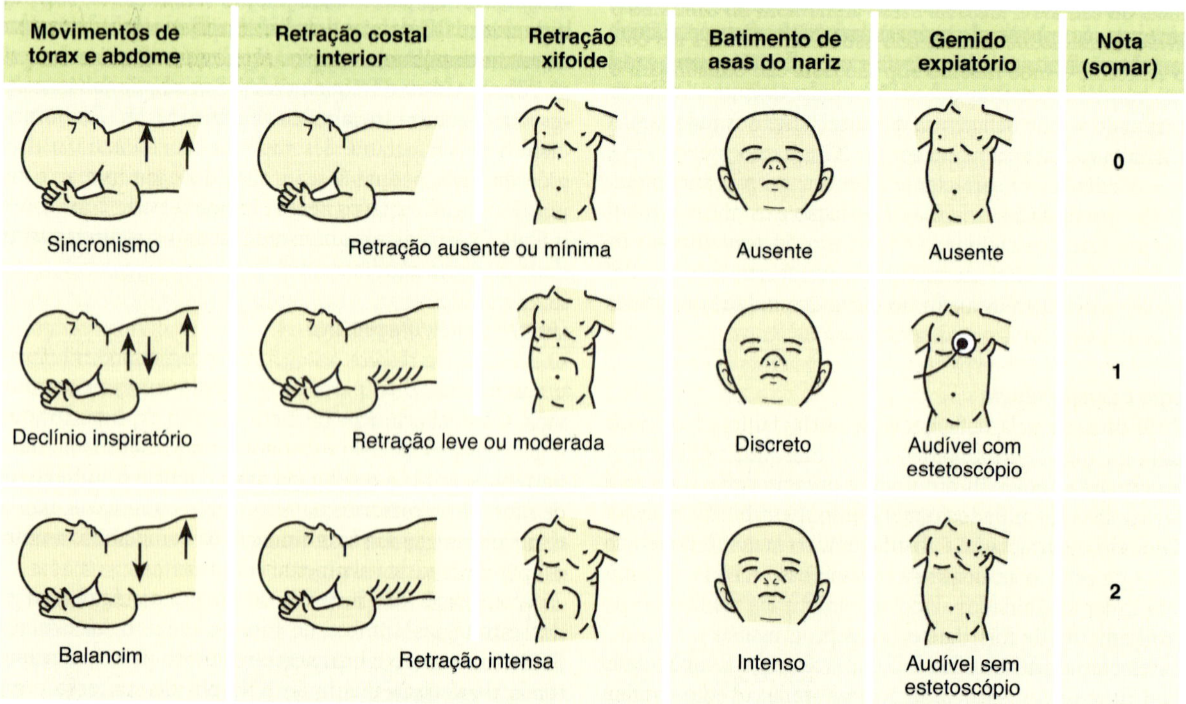

Movimentos de tórax e abdome	Retração costal interior	Retração xifoide	Batimento de asas do nariz	Gemido expiratório	Nota (somar)
Sincronismo	Retração ausente ou mínima		Ausente	Ausente	0
Declínio inspiratório	Retração leve ou moderada		Discreto	Audível com estetoscópio	1
Balancim	Retração intensa		Intenso	Audível sem estetoscópio	2

Figura 157.2 Boletim de Silverman-Andersen. Adaptada de: Sadeck e Leone, 2002.[6]

A gasometria arterial mostra hipercapnia, hipóxia e, eventualmente, acidose metabólica. A radiografia de tórax caracteriza-se por infiltrado reticulogranular difuso, em geral homogêneo e simétrico, com aparência de "vidro fosco" e presença de broncogramas aéreos, resultante de atelectasia alveolar e componente de edema pulmonar associado (Figura 157.3). Na SDR grave, as bordas cardíaca e do diafragma não são visíveis.[4,5,7]

Mais recentemente, ampliou-se o uso da ultrassonografia pulmonar, principalmente como ferramenta evolutiva à beira do leito para diferenciar a SDR da taquipneia transitória do recém-nascido (TTRN) e de outros distúrbios respiratórios neonatais que se apresentam ao nascimento.[5]

Tratamento

À luz das evidências científicas atuais, o manejo da SDR, com o objetivo de prevenir ou minimizar a gravidade da evolução da doença, se baseia em cinco pilares:[5] corticosteroide antenatal, monitoramento da oxigenação e ventilação, suporte ventilatório não invasivo e invasivo, terapia de surfactante exógeno e cuidados gerais.

Corticosteroide antenatal

Os corticosteroides pré-natais aceleram a maturação do pulmão fetal, promovendo a produção de surfactantes, e o preparam para respirar e prevenir ou reduzir a gravidade da SDR.[3,4,7] O corticosteroide antenatal está indicado rotineiramente para gestantes com risco de parto prematuro, com IG entre 24 a 34 semanas. O corticosteroide antenatal utilizado é a betametasona (12 mg por via intramuscular, a cada 24 horas, com duas doses) ou a dexametasona (6 mg via intramuscular, a cada 12 horas, com quatro doses). O ciclo completo deve ser concluído pelo menos 24 horas antes do parto, mas o incompleto já tem benefícios. As metanálises não demonstraram superioridade de uma medicação sobre a outra. Não existem contraindicações para o tratamento. Caso o parto não tenha ocorrido, se apresentar novo risco de parto prematuro, repetir no máximo um ciclo, após duas semanas do primeiro.[7]

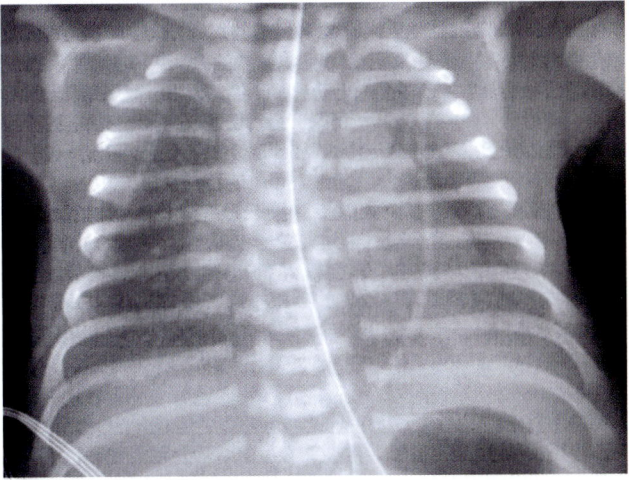

Figura 157.3 Radiografia de tórax que demonstra síndrome do desconforto respiratório neonatal moderado. Apresenta baixos volumes pulmonares característicos e a aparência difusa de "vidro fosco" com infiltrado reticulogranular difuso e broncogramas aéreos. Adaptada de: Yadav, et al.[5]

Monitoramento da oxigenação e ventilação

Idealmente, os RNPTs são submetidos à monitorização da gasometria utilizando cateter arterial umbilical colocado por técnica estéril. A pressão parcial de oxigênio arterial (PaO_2) deve ser mantida entre 50 e 80 mmHg, e a pressão parcial de dióxido de carbono arterial ($PaCO_2$) mantida entre 40 e 55 mmHg, com pH superior a 7,25.[7] A oximetria de pulso não invasiva é o padrão de cuidados para monitorar a saturação de oxigênio (SaO_2). A faixa-alvo de saturação recomendada para evitar hipoxemia e hiperóxia é de 90 a 95%,[7] para prevenir a DBP e retinopatia da prematuridade (ROP).

A capnografia não invasiva e o monitoramento transcutâneo de dióxido de carbono, quando disponível, são usados como adjuvantes para ajudar a monitoração.[7]

Suporte ventilatório não invasivo e invasivo

Os objetivos do suporte ventilatório são reduzir as atelectasias, fornecendo uma pressão positiva constante de distensão nas vias aéreas (CPAP). As modalidades não invasivas são preferidas à ventilação invasiva, pois diminuem o risco de mortalidade e DBP em comparação com a ventilação invasiva com ou sem surfactante.[3] O início precoce da CPAP, desde a sala de parto, em RNPT com sinais de desconforto respiratório que respiram espontaneamente, pode evitar a necessidade de ventilação mecânica e terapia com surfactante em muitos lactentes, mesmo em idades gestacionais precoces.[3-5,7]

O CPAP é iniciado com 5 mmHg e aumentado para um máximo de 7 a 8 mmHg. O risco de pneumotórax pode aumentar em níveis mais elevados de pressão de CPAP, que é titulado pela avaliação clínica das retrações e frequência respiratória (FR) e pela observação da saturação de O_2. Alguns RNs, contudo, principalmente os mais imaturos e os de extremo baixo peso, apresentam falha terapêutica com a CPAP, sendo a ventilação com pressão positiva intermitente nasal (VPPIn) uma abordagem alternativa ao CPAP nesse cenário. Os estudos demonstram que os RNs nessa modalidade apresentam maior volume-corrente, maior volume-minuto e menor FR, resultando em menor esforço respiratório, quando comparado aos RNs em CPAP nasal e, portanto, oferecendo benefício adicional. O sucesso da ventilação não invasiva (CPAP/VPPIn) para tratar a SDR depende de uma respiração espontânea adequada, que é facilitada pelo uso precoce de cafeína.[7,8]

Os RNPTs que não respondem ao CPAP/VPPIn e à administração de surfactante, desenvolvem acidose respiratória (pH < 7,2 e $PaCo_2$ > 60 a 65 mmHg), hipoxemia (PaO_2 < 50 mmHg ou FiO_2 > 0,40 em CPAP/VPPIn) ou apneia grave são tratados com intubação endotraqueal e ventilação mecânica. Os objetivos da ventilação mecânica incluem fornecer suporte respiratório adequado, equilibrando os riscos de barotrauma, volutrauma e toxicidade de oxigênio. Para a maioria dos RNs que necessita de suporte ventilatório invasivo, os recursos da ventilação mecânica convencional são suficientes. A ventilação oscilatória de alta frequência (VOAF) e a ventilação a jato de alta frequência (VJAF) são usadas como modalidades de resgate nas situações de falha da ventilação convencional ou na suspeita ou presença de síndrome de escape de ar pulmonar.[7-9]

O desmame da ventilação invasiva deve ser iniciado o mais cedo possível, assim que o paciente melhorar, com redução da FiO_2 e Pinsp ou VC, alternando com a FR, em resposta à avaliação da excursão torácica, saturação de oxigênio e resultados de gasometria. A extubação geralmente é bem-sucedida quando a FR do ventilador é de 20 a 25 respirações por minuto, ou a PIP é de 14 a 16 cm H_2O para entregar o VC desejado. Muitas vezes, os neonatos melhoram rapidamente após o surfactante e podem ser extubados para CPAP em 15 a 30 minutos (INSURE). Antes da extubação, a terapia com citrato de cafeína deve ser iniciada para facilitar a respiração espontânea. A cafeína aumenta a taxa de sucesso da extubação em RNPT.[8,9]

Terapia com surfactante exógeno

O tratamento direcionado para a deficiência de surfactante é a terapia de reposição, administrado de preferência dentro de 30 a 60 minutos após o nascimento em RNPT. O surfactante acelera a recuperação e diminui o risco de pneumotórax, enfisema intersticial, hemorragia peri-intraventricular (HPIV), DBP e mortalidade neonatal e infantil. De acordo com as diretrizes do censo europeu,[10] o surfactante é administrado a RNPT com IG < 30 semanas quando estão necessitando de FiO_2 > 0,3 e os com IG ≥ 30 semanas com FiO_2 > 0,4 em CPAP/VIPPn ou a pontuação Silverman-Andersen for > 4. O surfactante pode ser administrado por cânula traqueal após intubação, seguido de extubação de volta ao CPAP ou VIPPn (técnica INSURE). Ou a administração por técnica minimamente invasiva (LISA ou MIST) através de um cateter introduzido na traqueia, sob visualização direta, mantendo a ventilação não invasiva (CPAP/VIPPn).[7] Evidências mostram que essas técnicas estão associadas a menor taxa de DBP, morte e necessidade de ventilação mecânica em comparação com a administração de surfactante através da intubação endotraqueal.[5,7]

Os surfactantes disponíveis incluem uma variedade de produtos derivados de animais (bovinos e suínos) e surfactantes sintéticos sem proteínas ou modificados pelas proteínas B e C.[7] A dose depende do produto utilizado, sendo 200 mg/kg de Poractante (surfactante natural modificado derivado do extrato de pulmão suíno) e 100 mg/kg de Beractante (surfactante natural modificado derivado do extrato de pulmão bovino).[10] Uma segunda e, ocasionalmente, uma terceira doses de surfactante podem ser administradas se houver evidências de SDR, com necessidade persistente de oxigênio e se outros problemas tiverem sido excluídos.[7,10]

Cuidados gerais

Os cuidados gerais e a manipulação mínima são importantes para atender a esses RNs. Deve-se salientar a manutenção da temperatura corporal entre 36,5 e 37,5°C em todos os momentos. Iniciar a nutrição parenteral imediatamente com aminoácidos e lipídios em volumes iniciais de fluidos em torno de 80 a 90 mℓ/kg/dia para a maioria dos RNPTs e restringir o sódio durante o período de transição inicial. A alimentação enteral com leite materno deve ser iniciada o mais precocemente possível, de preferência no primeiro dia de vida, se o RN estiver estável.[7] Além disso, incluir o tratamento para persistência do canal arterial (PCA) hemodinamicamente significativa e antibioticoterapia, conforme necessário. A cafeína pode ser administrada para aumentar o estímulo respiratório e otimizar o uso de CPAP. Houve uma baixa incidência de DBP e extubação precoce em RNPTs que receberam cafeína em comparação com placebo.[5]

Prognóstico

Com o uso generalizado de corticosteroide antenatal e com o uso precoce de CPAP e surfactante exógeno, a evolução da SDR tornou-se muito mais curta, muitas vezes de apenas algumas horas. A SDR em lactentes nascidos com ≥ 32 semanas de idade gestacional e sem outras complicações geralmente se resolve totalmente sem sequelas pulmonares de longo prazo; no entanto, os RNPTs extremos (IG < 28 semanas) apresentam maior risco de evoluírem com DBP.

Taquipneia transitória do RN e síndrome de pulmão úmido
Epidemiologia e fatores de risco

A TTRN é a condição respiratória mais comumente diagnosticada em RNPT tardio (IG de 34 a 36 semanas e 6 dias) e a termo precoce (IG 37 a 38 semanas e 6 dias).[3] Quando descrito em 1966, foi sugerido pela primeira vez que o desconforto respiratório autolimitado, observado mais frequentemente após o parto cesáreo, era devido a um atraso na reabsorção do líquido pulmonar.[3] O parto por cesariana é o maior fator de risco para o desenvolvimento de TTRN, particularmente as cesarianas eletivas quando os mecanismos de trabalho de parto não ocorreram.[3] Acredita-se que o trabalho de parto induza a liberação de catecolaminas maternas, resultando em regulação positiva da produção de surfactante e transporte transepitelial de sódio, acelerando a reabsorção de fluidos intrapulmonares.[3] Outros fatores de risco bem estabelecidos para TTRN incluem diabetes materna, asma, sexo masculino, baixo peso ao nascer e macrossomia.[3]

Nos casos de síndrome de pulmão úmido (SPU), os sinais de insuficiência respiratória também aparecem logo após o nascimento, e também são decorrentes da demora da reabsorção do líquido intra-alveolar, nesses casos mais intensa, pois ocorre em idades gestacionais menores, entre 30 a 33 semanas e, portanto, com maior quantidade de líquido intra-alveolar. Muitas vezes, o quadro clínico e radiológico dessa patologia confunde-se com o da SDR, e a diferenciação entre as duas patologias é a evolução clínica, porque os casos com líquido intra-alveolar evoluem com melhora dos sinais em 24 horas, ao contrário da SDR, que se intensifica nesse período.

Quadro clínico/diagnóstico

Nos casos de TTRN e de SPU, os sinais clínicos já estão presentes desde o nascimento, pois são decorrentes de uma demora na reabsorção do líquido intra-alveolar. Inicialmente, apresentam taquipneia, com FR de 80 a 100 mpm, tiragem intercostal, retração esternal, cianose e necessidade de oxigenoterapia. Nas primeiras 24 a 48 horas de vida, evoluem com melhora do quadro clínico, mantendo apenas a taquipneia por até 48 a 72 horas.[6]

Uma radiografia de tórax demonstra classicamente uma silhueta "congesta" ao redor do coração e fluido na fissura horizontal.

Tratamento

A história natural da TTRN/SPU é de resolução espontânea, de modo que a maioria dos casos é tratada de forma conservadora, com suporte de ventilação não invasiva e oferta de oxigênio por cânula nasal de baixo fluxo ou CPAP, conforme necessário.

Prognóstico

A maioria dos RN com TTRN/SPU evolui com melhora clínica, e o fim da suplementação de oxigênio ocorre dentro de 2 a 3 dias de vida. O prognóstico é bom.

DOENÇAS RESPIRATÓRIAS EM RECÉM-NASCIDOS TERMOS

Síndrome de aspiração meconial

Epidemiologia e fatores de risco

O sofrimento fetal pode fazer com que o feto elimine mecônio para o líquido amniótico antes do parto. Uma resposta fisiológica ao agravamento do sofrimento fetal é que o feto tente um esforço respiratório (*gasping*). A aspiração de mecônio antes ou durante o nascimento pode obstruir as vias respiratórias, interferir nas trocas gasosas e causar desconforto respiratório grave.[3] O líquido amniótico corado com mecônio complica aproximadamente entre 10 a 15% dos partos. Aproximadamente de 3 a 4% desses RNs desenvolvem síndrome de aspiração de mecônio (SAM) nos países ocidentais, mas uma incidência maior, de cerca de 11 a 28%, é relatada nos países em desenvolvimento. Aproximadamente de 30 a 50% desses lactentes necessitam de CPAP ou ventilação mecânica.[11]

Os fatores de risco para a SAM são: idade gestacional pós-termo, restrição do crescimento intrauterino, redução do índice de Apgar, oligodrâmnio e sexo masculino.[3,11] A etnia também pode afetar o risco de coloração de mecônio do líquido amniótico.[3,11]

Fisiopatologia

O mecônio inalado afeta negativamente o pulmão, com obstrução mecânica das vias respiratórias levando ao desbalanço ventilação/perfusão, microatelectasias, pneumonite química e infecção. A fisiopatologia está esquematizada na Figura 157.4.[4]

Quadro clínico/diagnóstico

O desconforto respiratório geralmente estará presente desde o nascimento ou logo após. Os RNs podem sofrer os efeitos do comprometimento *in utero* e apresentar sinais concomitantes de encefalopatia hipóxica isquêmica, incluindo convulsões e sinais de SHPP.

Os achados radiográficos clássicos são infiltrados difusos e assimétricos, irregulares, áreas de consolidação, muitas vezes piores à direita, e hiperinsuflação.[3,11]

Tratamento

De acordo com as Diretrizes de Reanimação Neonatal de 2022,[12] a ênfase deve ser colocada em intervenções apropriadas para apoiar a ventilação e a oxigenação, conforme necessário. Se o RN não melhorar com a ventilação com pressão positiva, a traqueia pode estar obstruída por mecônio, devendo ser diretamente aspirada através do tubo, usando-se um aspirador de mecônio ligado a uma fonte de sucção, com pressão negativa no máximo de 100 mmHg.[12]

A abordagem de RN com SAM é, em grande parte, a terapia de suporte enquanto a inflamação pulmonar se resolve. O suporte respiratório depende da gravidade, mas a

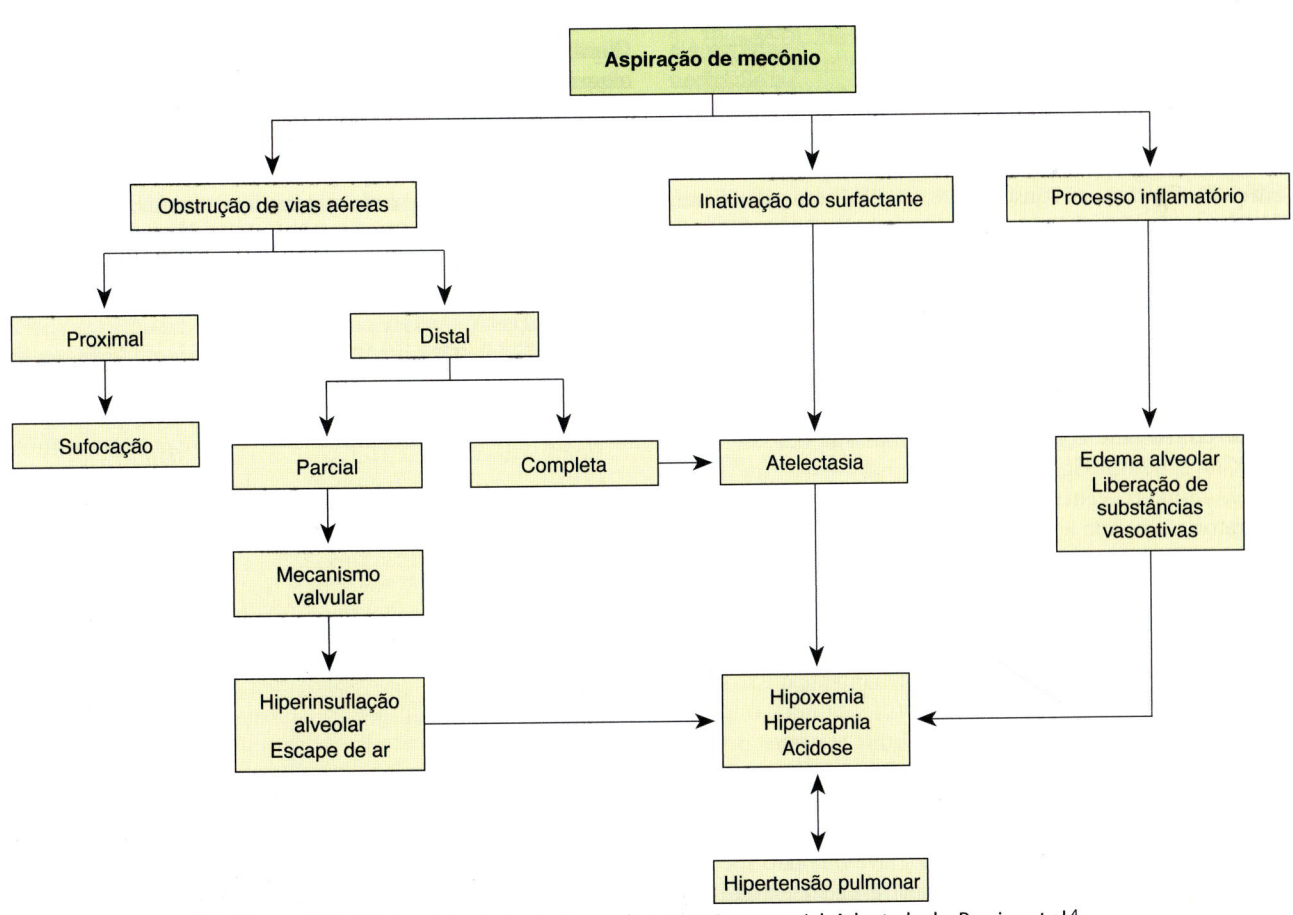

Figura 157.4 Fisiopatologia da síndrome de aspiração meconial. Adaptada de: Pereira, et al.[4]

ventilação oscilatória de alta frequência ou mesmo a oxigenação por membrana extracorpórea (ECMO) podem ser necessárias em casos graves. O surfactante pode ser indicado, assim como a antibioticoterapia deve ser administrada rotineiramente devido ao aumento do risco de infecção.[11]

Os cuidados gerais são:

- Manter em ambiente de neutralidade térmica e minimizar a estimulação tátil
- Avaliar a glicemia, calcemia e acidemia no sangue e corrigir, se necessário. RNs gravemente deprimidos podem ter acidose metabólica grave que pode precisar ser corrigida
- Avaliar a pressão arterial e iniciar terapia específica para hipotensão e baixo débito cardíaco, incluindo medicamentos cardiotônicos, como a dopamina
- Fornecer suporte circulatório com solução salina normal ou concentrado de glóbulos vermelhos em doentes com oxigenação marginal
- Monitorar a função renal continuamente
- Evitar a fisioterapia torácica devido ao potencial efeito adverso da exacerbação da SHPP.

Aspiração das vias respiratórias e oral pode ser necessária para facilitar a depuração das vias aéreas, mas os benefícios potenciais devem ser equilibrados contra o risco de episódios hipóxicos e subsequente agravamento da SHPP.

Oxigenoterapia

O manejo da hipoxemia deve ser realizado aumentando-se a concentração inspirada de oxigênio e monitorando a gasometria e o pH. É crucial fornecer oxigênio suficiente porque insultos hipóxicos repetidos podem resultar em vasoconstrição pulmonar contínua e contribuir para o desenvolvimento de SHPP.

Suporte ventilatório

- CPAP: se os requisitos de FiO_2 excederem 0,40, um teste de CPAP pode ser considerado. O CPAP é muitas vezes útil, e as pressões apropriadas devem ser individualizadas para cada RN. No entanto, o CPAP pode, por vezes, agravar o aprisionamento do ar e deve ser instituído com precaução se a hiperinsuflação for aparente clínica ou radiograficamente[11]
- Ventilação mecânica invasiva: lactentes com doença grave podem ter anormalidades substanciais nas trocas gasosas. A ventilação mecânica é indicada nos casos de $PaCO_2 > 60$ mmHg ou com hipoxemia persistente ($PaO_2 < 50$ mmHg). Ventilação convencional com pressão inspiratória limitada a pressões que resultem em movimentos torácicos suaves, volumes correntes de 5 a 6 mℓ/kg e pressão expiratória final de 4 a 6 mmHg, observando-se a resposta individual. Deve-se permitir um tempo expiratório adequado para evitar o aprisionamento do ar decorrente das vias respiratórias parcialmente obstruídas. Iniciar com tempo inspiratório de 0,4 segundos e FR de 30 a 40 respirações por minuto. Alguns lactentes podem responder melhor à ventilação convencional com FR mais rápidas[9,11]
- Ventilação de alta frequência a jato ou oscilatório: pode ser eficaz em lactentes com SAM grave que não melhoram com a ventilação convencional e naqueles que desenvolvem síndrome de vazamento de ar. Não existem ensaios clínicos prospectivos, randomizados e controlados comparando a eficácia dos vários modos de ventilação mecânica na SAM[9,11]
- Óxido nítrico inalado (iNO) e ECMO: podem ser necessários para lactentes com insuficiência respiratória refratária.

Surfactante exógeno

Como o surfactante endógeno é inativado pelo mecônio aspirado, há algumas evidências de benefício da terapia com surfactante exógeno para lactentes com SAM.[3,11]

Antibioticoterapia

A diferenciação entre pneumonia bacteriana e aspiração de mecônio por evolução clínica e achados de radiografia de tórax podem ser difíceis. Embora poucos lactentes com SAM tenham infecções documentadas, o uso de antibióticos de amplo espectro (p. ex., ampicilina e gentamicina) geralmente é indicado em lactentes quando um infiltrado é visto na radiografia de tórax. Hemoculturas devem ser obtidas para identificar a doença bacteriana, se presente, e para determinar a duração do curso do antibiótico.[11]

Prognóstico

Para lactentes com SAM que necessitam de ventilação mecânica, a mortalidade é 2,5 a 6,6%, atribuída à insuficiência respiratória.[3] Quando todos os nascidos vivos são estudados, as taxas de mortalidade variam entre 0,96 a 2 por 100 mil nascidos vivos.[3]

CONSIDERAÇÕES FINAIS

Um diagnóstico diferencial deve ser buscado nos casos que requerem suporte respiratório prolongado ou suplementação de oxigênio.[3,6] Existem evidências de uma tendência de melhora na mortalidade, em consonância com a queda da incidência de SAM.[3] Portanto, o conhecimento das manifestações clínicas iniciais é essencial para o médico generalista realizar a abordagem diagnóstica e o encaminhamento precoce para o especialista.

REFERÊNCIAS BIBLIOGRÁFICAS

1. Parkash, A, Haider, N, Khoso, ZA, Shaikh, AS. Frequency, causes and outcome of neonates with respiratory distress admitted to Neonatal Intensive Care Unit, National Institute of Child Health, Karachi. *J Pak Med Assoc*, 2015; 65: 771–775.
2. Qian, L, Liu, C, Guo, Y, Jiang, Y-J, Ni, L-M, Xia, S-W, et al. Current status of neonatal acute respiratory disorders: a one-year prospective survey from a Chinese neonatal network. *Chin Med J* (Engl), 2010; 123: 2769–2775.
3. Gallacher, DJ, Hart, K, Kotecha, S. Common respiratory conditions of the newborn. *Breathe* 2016; 12: 30-42.
4. Pereira, LDC, Ramos, JRM, Moura, JHS. Distúrbios respiratórios do recém-nascido. *In*: Silva, LR, Sole, D, Silva, CAA, Constantino, CF, Liberal, EF, Lopes, FA. *Tratado de Pediatria*. Sociedade Brasileira de Pediatria. 5ª ed. Editora Manole. 2022.
5. Yadav, S, Lee, B, Kamity, R. Neonatal Respiratory Distress Syndrome. *In*: StatPearls [Internet]. Treasure Island (FL): StatPearls Publishing; 2022 Jan. Disponível em: https://www.ncbi.nlm.nih.gov/books/NBK560779/. Acesso em: 14 agos. de 2023.
6. Sadeck, LSR, Leone, CR. Diagnóstico diferencial da insuficiência respiratória no período neonatal. *In*: Marcondes, E, Vaz, FAC, Ramos, JLA, Okay, Y. *Pediatria Básica*. 9ª ed. São Paulo: Savier; 2002.

7. Guttent, S. Respiratory Distress Syndrome. *In*: Eichenwald, EC, Hansen, AR, Martin, CR, Stark, AR. *Cloherty and Stark's Manual of Neonatal Care*, 8th ed. Wolters Kluwer Health (India); 2021.

8. Eichenwald, EC. Mechanical Ventilation. *In*: Eichenwald, EC, Hansen, AR, Martin CR, Stark AR. *Cloherty and Stark's Manual of Neonatal Care*, 8th ed. Wolters Kluwer Health (India); 2021.

9. Meneses, J, Miyoshi, MH, Gonçalves-Ferri, WAG, Rugolo, LMSS. Suporte respiratório e hemodinâmico no recém-nascido termo e pré-termo. *In*: Silva, LR, Sole, D, Silva, CAA, Constantino, CF, Liberal, EF, Lopes, FA. *Tratado de Pediatria*. Sociedade Brasileira de Pediatria. 5ª ed. Editora Manole; 2022.

10. Sweet, DG, Carnielli, V, Greisen, G, Hallman, M, Ozek, E, Te Pas A, et al. European consensus guidelines on the management of respiratory distress syndrome 2019 update. *Neonatology* 2019;115(4):432-450.

11. Plosa, EJ. Meconium Aspiration. *In*: Eichenwald, EC, Hansen, AR, Martin, CR, Stark, AR. *Cloherty and Stark's Manual of Neonatal Care*, 8th ed. Wolters Kluwer Health (India); 2021.

12. Almeida, MFB, Guinsburg, R. Coordenadores Estaduais e Grupo Executivo PRN-SBP, Conselho Científico Departamento Neonatologia SBP. Reanimação do recém-nascido ≥ 34 semanas em sala de parto: diretrizes 2022 da Sociedade Brasileira de Pediatria. Rio de Janeiro: Sociedade Brasileira de Pediatria; 2022. Disponível em: https://www.sbp.com.br/fileadmin/user_upload/sbp/2022/maio/20/DiretrizesSBP-Reanimacao-RNigualMaior34semanas-MAIO2022.pdf. Acesso em: 14 agos. 2023.

158

Crescimento e Desenvolvimento Normais e Estimulação Precoce

Tadeu Fernando Fernandes • Liubiana Arantes de Araujo

INTRODUÇÃO

O acompanhamento ambulatorial de crianças saudáveis, ou simplesmente puericultura, é um marco de transformação na pediatria. Atualmente, há um novo e grande desafio: cuidar do crescimento, desenvolvimento, da saúde física e mental de crianças que vislumbram uma expectativa de vida de quase 100 anos ou mais, e, obviamente, o desejo é que elas vivam essa quantidade de anos com qualidade de vida.[1]

A vigilância do crescimento e desenvolvimento desde a vida intrauterina é fundamental para atingir o objetivo de saúde plena para as crianças. Desvios detectados precocemente podem funcionar como sinal de alerta aos agravos que podem ocasionar problemas futuros à vida da criança e do adolescente.[2]

CRESCIMENTO NORMAL

Crescimento é a expressão fenotípica da interação dos fatores genéticos com o meio ambiente. É um processo complexo que se inicia na vida intrauterina, envolve fatores hormonais, herança genética e aporte nutricional, e está relacionado com os ambientes socioeconômico e emocional.[1]

A avaliação sistemática e periódica do crescimento contribui para o diagnóstico não só de problemas específicos de crescimento, mas também de outros capazes de comprometê-lo, em particular os distúrbios nutricionais e as doenças crônicas.[1,2]

O crescimento é um processo e não uma qualidade ou medida estática. O padrão mais utilizado para avaliar o crescimento infantil no Brasil são as curvas de crescimento da Organização Mundial da Saúde (OMS) publicadas em 2006 e que estão incluídas na Caderneta de Saúde da Criança, um documento importante para acompanhar a saúde, o crescimento e o desenvolvimento da criança, do nascimento até os 9 anos. A partir dos 10 anos, a caderneta a ser utilizada é a Caderneta de Saúde do Adolescente.[3,4]

Curvas de crescimento

As curvas de crescimento são os instrumentos que, na prática diária, contribuem para a avaliação e o acompanhamento do crescimento e do estado nutricional de crianças e adolescentes, com base na comparação com seus pares, isto é, de mesmo sexo e idade, normal e saudável.[4]

Fatores que influenciam o crescimento

Os fatores que atuam no crescimento podem ser divididos em extrínsecos (nutricionais, socioeconômicos, ambientais) e intrínsecos (genéticos, sistema neuroendócrino, órgãos efetores, psicológicos), os quais atuam no crescimento pré-natal e/ou pós-natal, e alguns marcam um padrão inicial que se prolonga por toda a vida, interferindo na herança genética (Tabela 158.1).[5]

Padrões normais e anormais de crescimento

Entender os padrões normais de crescimento é importante para diagnosticar precocemente quando houver algum desvio e impedir o progresso de agravos, além de contribuir para que não ocorra investigação desnecessária nos casos de variações dentro do padrão de normalidade. Deve-se salientar que a velocidade de crescimento é o índice mais sensível do que a avaliação de um ponto isolado da curva de crescimento. Vale notar que deve-se realizar a correção para vários fatores na representação e interpretação dos gráficos de crescimento, incluindo as crianças prematuras e aquelas com restrição do crescimento intrauterino (RCIU).[3,5]

Há diferenças nas fases de crescimento do lactente, na infância e na puberdade, em alguns momentos com picos de crescimentos e outros com estabilização. Essas fases são similares entre meninos e meninas, mas o tempo e o padrão de crescimento diferem principalmente na puberdade (Tabela 158.2).[3,5]

Quando o crescimento da criança é menor do que o esperado, doenças agudas ou crônicas e causas hormonais podem ser investigadas. Com relação ao ganho estatural, a baixa estatura é definida como altura que está 2 desvios padrões (DP) ou mais abaixo da média de altura de indivíduos do mesmo sexo e com a mesma idade cronológica, o que representa também uma altura que está abaixo do percentil 3 na curva da OMS.[3,5]

Tabela 158.1 Fatores determinantes do crescimento: pré-natais, gestacionais e pós-natais.

Pré-natais
• Herança genética e etnia:
◦ Materna: características antropométricas e metabólicas
◦ Fetal: sexo, doenças hereditárias, malformações

Gestacionais
• Duração, multiplicidade, paridade
• Atividade placentária (hormonal, de transporte, metabólica)
• Doenças maternas (infecções, diabetes, hipertensão, hemoglobinopatias)
• Uso de substâncias (teratógenos, fumo, álcool, drogas)
• Ambiente físico e condições socioeconômicas
• Estado nutricional pré-concepcional e na gestação
• Atenção pré-natal e ao parto

Pós-natais
• Características antropométricas ao nascer:
• Herança genética
◦ Potencial familiar
◦ Características metabólicas
◦ Regulação neuroendócrina
◦ Doenças hereditárias
• Aporte nutricional: macro e micronutrientes
• Fatores ambientais, emocionais e condições socioeconômicas
• Atividade física
• Desenvolvimento neuropsicomotor
• Morbidade e acesso a serviços de atenção médica

Tabela 158.2 Ganho de peso, altura e perímetro cefálico (PC) esperados de acordo com a faixa etária.

Idade	Ganho de peso diário (g)	Ganho de peso mensal (g)	Aumento de altura (cm/mês)	Aumento de PC (cm/mês)
0-3 meses	30	880	3,5	2
3-6 meses	20	550	2,0	1
6-9 meses	15	440	1,5	0,50
9-12 meses	12	390	1,2	0,50
1-3 anos	8	240	1,0	0,25
4-9 anos	6	180	4-6 cm/ano	1 cm/ano

Primeiro estirão (de 0 a 2 anos de vida)

Nos dois primeiros anos de vida, há uma grande velocidade de crescimento, de ganho ponderoestatural, conhecida como primeiro estirão, predominando os fatores ambientais como determinantes do processo, associados aos fatores pré e perinatais.[3,5] Durante esse período, a criança busca adequar seu potencial genético às condições prévias de gestação e adaptação pós-natal, podendo variar sua velocidade de crescimento até atingir seu canal de crescimento.[1,3,5] Além disso, o lactente pode apresentar, com frequência, situações transitórias de doenças que interferem no processo normal de ganho de peso e/ou estatura, com uma aceleração compensatória ao término do agravo.[3,5,6]

No primeiro trimestre de vida o cálculo do ganho de peso diário pode traduzir informações mais acuradas devido ao rápido aumento ponderal esperado para essa faixa etária. Vale ressaltar que o cálculo do ganho ponderal nos primeiros 15 dias de vida deve considerar o peso de alta que sofre menor influência das perdas fisiológicas (eliminação do mecônio, perdas hídricas, dificuldade de amamentação efetiva).[3,5] Essas perdas não devem exceder 10%, que é recuperado dos 7 a 10 dias de vida. Para as crianças nascidas prematuras (menos que 37 semanas de gestação), deve-se corrigir a idade gestacional para 40 semanas para colocar os dados na curva de crescimento até os 2 anos de vida.[3,5]

No primeiro ano de vida da criança ocorre diminuição do acúmulo de gordura, tornando gradativamente o *habitus* mais linear e mais muscular. Em geral, os meninos ganham mais estatura e peso no primeiro ano. É também importante acompanhar o crescimento do perímetro cefálico (PC), considerado um bom indicador da adequação do crescimento do sistema nervoso central (SNC).[3,5]

As informações sobre o peso ao nascer e prematuridade são importantes na avaliação do crescimento, pois para os nascidos pequenos para a idade gestacional, a recuperação do canal de crescimento (*catch up*) pode ocorrer até os 2 anos, ou até os 4 anos em crianças nascidas prematuramente.[3,5]

Apesar disso, cerca de 10 a 15% dessas crianças continuarão a apresentar um comprometimento da estatura durante a infância e mesmo na vida adulta.[3,5]

Crescimento de 2 a 10 anos

Após os 2 anos e até o início do estirão pubertário, a criança mantém seu crescimento relativamente constante (de 5 a 6 cm/ano), caracterizando o chamado "canal de crescimento" até a adolescência, quando irá redefinir seu processo em direção ao potencial genético.[2,3] A herança genética e os fatores neuro-hormonais passam a representar papel preponderante dentre os mecanismos envolvidos nessa fase do crescimento, na qual há uma lentificação do crescimento linear e da incorporação de massa gordurosa, tornando mais difícil a detecção de problemas ou doenças que se manifestam por meio da desaceleração ou parada do crescimento.[3,5]

Nessa faixa etária também é frequente que as alterações do crescimento possam refletir agravos nutricionais ou à saúde que ocorreram previamente, dificultando a diferenciação com processos atuais e a distinção entre a criança com desnutrição e/ou doente daquela que é normalmente magra ou baixa.[3,5] Dessa forma, mudanças de canal de crescimento indicariam a necessidade de avaliação mais detalhada diante da possibilidade de ocorrência de doenças, principalmente em relação ao crescimento estatural.[3,5]

Nessa fase, as meninas crescem mais, principalmente de 1 a 4 anos, e o ganho ponderal para ambos os sexos é de 1,5 a 2 kg/ano.[3,5]

Cálculo do canal de crescimento

Para melhor caracterização da estatura de uma criança e se o crescimento corresponde ao potencial genético herdado, uma das abordagens de previsão da estatura mais utilizadas é a estatura-alvo de acordo com a média de estatura dos pais, de acordo com a fórmula de Tanner. A seguir, é apresentada a fórmula de cálculo da estatura-alvo, a partir da qual se pode projetar o "canal familiar", que será composto pela soma de 9 cm (2 desvios padrões ou DP) à estatura-alvo para cima e 9 cm para baixo. No entanto, essa forma da previsão de estatura apresenta limitações especialmente para crianças com grandes diferenças de estatura entre os pais.[3,5,6]

Sexo feminino:
$$\frac{\text{estatura da mãe} + (\text{estatura do pai} - 13\text{ cm})}{2}$$

Sexo masculino:
$$\frac{\text{estatura do pai} + (\text{estatura da mãe} + 13\text{ cm})}{2}$$

Canal familiar:
$$\text{previsão estatura} \pm 9\text{ cm}$$

Velocidade de crescimento

É importante conhecer o canal de crescimento e a velocidade de crescimento de cada criança. Em geral, calcula-se a velocidade de crescimento após 6 meses de seguimento, pois o crescimento é um processo contínuo, dinâmico, mas não é linear ao longo do tempo; é caracterizado por saltos curtos e

Tabela 158.3 Velocidade de crescimento anual durante a infância.

Idade	Crescimento (cm/ano)
Até 1 ano 1º semestre 2º semestre	25 cm/ano 15 cm/ano 10 cm/ano
1 a 2 anos	12 a 13 cm/ano
2 a 3 anos	8 cm/ano
3 a 4 anos	7 cm/ano
4 a 9 anos (pré-púberes)	4 a 6 cm/ano

períodos de parada. A Tabela 158.3 reúne a velocidade de crescimento anual esperada para crianças pré-púberes, considerando-se uma velocidade inferior a 4 cm/ano como inadequada em qualquer faixa etária.[3,5,6]

Para os adolescentes, a velocidade de crescimento varia de acordo com o sexo e o início do aparecimento dos caracteres sexuais secundários (estadiamento puberal). Considerando-se que o pico da velocidade de crescimento e estirão puberal ocorre em diferentes idades, existem curvas específicas de velocidade de crescimento para essa faixa etária.[3,5,6]

De forma simplificada, o pico do estirão da puberdade nas meninas atinge 8 a 9 cm/ano e para os meninos, 10 a 11 cm/ano.[3,5]

Maturação esquelética

Outro instrumento que contribui para melhor elaboração da avaliação do crescimento é a análise da maturação óssea, característica para uma determinada idade cronológica e sexo. É também denominada idade óssea (IO).[3,5,6]

A radiografia de mãos e punhos (mão esquerda), região com grande diversidade de núcleos epifisários, permite a observação evolutiva desse processo de maturação.[3,5] Devido à atuação de vários hormônios (hormônio do crescimento [GH], hormônios tireoidianos e sexuais) nesse processo de ossificação endocondral, o atraso na IO menor que 2 DPs para a idade cronológica sugere um direcionamento para a investigação de deficiências hormonais.[3,5]

Investigação de alterações do crescimento

Alguns sinais apontam para a necessidade de investigação de alterações do crescimento. São eles:[3,5,6]

- Velocidade de crescimento abaixo do esperado para idade e estadiamento puberal
- Achatamento da curva de estatura
- Estatura abaixo da previsão de estatura dos pais
- Atraso de IO inferior a 2 DPs
- Presença de desvios fenotípicos ou alteração na proporção corporal.

DESENVOLVIMENTO NORMAL

O desenvolvimento neuropsicomotor da criança ocorre de acordo com o seu potencial genético, em uma sequência fixa de etapas, e depende da integridade do SNC acrescido de estímulos múltiplos (afetivos, ambientais, sociais e psicológicos).[7] Assim, a carga genética, influenciada pelos diferentes determinantes, propicia a cada criança que ela tenha o seu próprio desenvolvimento, mesmo sendo irmãos gêmeos.[7]

No primeiro semestre de vida o cérebro do recém-nascido (RN) ainda está em crescimento, iniciado no período intrauterino, e sua velocidade diminui a partir do 24º mês de vida, até os 5 anos.[2,7]

Para que o pediatra possa observar e acompanhar o desenvolvimento infantil, é de fundamental importância uma abordagem integral, considerando e envolvendo toda a família e o ambiente no qual ela está inserida.[2,7,8]

Importância da monitoração do desenvolvimento

Segundo dados da OMS, nos países em desenvolvimento, cerca de 200 milhões de crianças com menos de 5 anos apresentam desenvolvimento inferior ao seu potencial.[7,9] Estima-se que aproximadamente 1 em cada 8 crianças tenha alterações do desenvolvimento que podem interferir de forma significativa em sua qualidade de vida e inclusão na sociedade.[7,9]

O prognóstico das crianças com distúrbios de desenvolvimento depende da identificação e intervenção oportunas dessas alterações. No entanto, ainda é frequente a realização de diagnósticos tardios, mesmo em crianças cujos familiares já suspeitavam de alguma alteração no seu desenvolvimento e que estavam em acompanhamento pediátrico regular.[7,8,9]

Na maioria das situações o pediatra é o primeiro e único profissional de saúde a ter contato com as crianças e suas famílias, e uma de suas atribuições é a avaliação, o diagnóstico do desenvolvimento, o encaminhamento para intervenções multidisciplinares e a promoção do desenvolvimento das crianças sob seus cuidados.[9]

Nas últimas décadas, o desenvolvimento inicial da criança tem sido alvo de preocupação crescente, particularmente em decorrência dos estudos sobre plasticidade cerebral, que pode ser definida como a propriedade do SNC de modificar seu funcionamento e reorganizar-se de acordo com modificações ambientais ou lesões.[7,9] O enfoque especial dado à criança até os 6 anos decorre das características do desenvolvimento cerebral que, nessa época, encontra-se em franco processo de maturação, o que lhe confere grande vulnerabilidade, mas também de intensa plasticidade, o que favorece sua recuperação e reorganização estrutural e funcional, fatores que decrescem nos anos posteriores.[7-9]

A intensa neuroplasticidade nos primeiros anos é responsável pela plasticidade fisiológica ou adaptativa, que facilita a recuperação e a aquisição de funções afetadas, e também, em algumas situações, pela plasticidade patológica ou mal adaptativa que surge em consequência da reorganização a favor de algumas funções, dificultando o desenvolvimento de outras.[7-9]

A evolução das crianças com alterações do desenvolvimento depende, portanto, em grande parte do momento da detecção e do início da intervenção. Quanto menor o tempo de privação dos estímulos, maior será o aproveitamento da plasticidade cerebral, e potencialmente menores serão as consequências das alterações apresentadas.[7-9]

Avaliação do desenvolvimento

Nas últimas décadas, o conceito de avaliação tem sido substituído pelo de vigilância e, mais recentemente, pelo de atenção ao desenvolvimento.[9] O conceito de vigilância, embora avance por sugerir um acompanhamento contínuo, pode ser compreendido como uma observação passiva, em que o objetivo é apenas a identificação dos desvios da normalidade.[9]

O termo atenção ao desenvolvimento tem um caráter mais amplo, pois engloba, além da detecção de possíveis alterações, a prevenção de problemas e a promoção do desenvolvimento da criança.[9] Além disso, também foca nos fatores e condições de maior vulnerabilidade. Trata-se de um processo que não deve se ater apenas à investigação da idade de início de alguns marcos, mas também compartilhar com as famílias os conhecimentos atuais sobre o desenvolvimento infantil, antecipar questões relacionadas com esse processo e promover atitudes que possam favorecê-lo.[9]

Em geral, há uma tendência a realizar a avaliação de forma mecânica, centrada apenas nos ganhos de habilidades motoras, que geralmente são descritas quando a criança sustenta a cabeça, rola, senta sem apoio e anda. Se a avaliação é realizada em uma criança com mais de 3 anos, costuma se ater aos marcos do passado e passa a se centrar na escolaridade.[7,9]

Essa forma de avaliação não contém a noção de processo, pois são consideradas apenas as habilidades finais, ou seja, aquelas que já podem ser observadas. Dificilmente são descritos comportamentos da criança que indicam que ela está em processo de aprendizagem de uma habilidade.[7,9] Portanto, ao avaliar o desenvolvimento de uma criança, analisam-se os marcos conquistados, mas também os marcos em fase de conquista.[7,9]

Novidades nos marcos do desenvolvimento

Em março de 2022, foi publicada uma revisão dos marcos do desenvolvimento baseada em estudos recentes que estabelecem as habilidades alcançadas por idades específicas, bem como as suas faixas de normalidade.[9] Essa revisão teve como principal objetivo reduzir o tempo de início de terapias das crianças com atraso do desenvolvimento.[9]

Como os marcos podem representar habilidades em mais de um domínio, escolheu-se colocar na área em que se acredita que os pais provavelmente conseguem identificar.[9]

A atualização dos marcos do desenvolvimento está dividida em quatro categorias:[9]

- Socioemocionais: capacidade de expressar emoções de forma eficaz, seguir regras e instruções e formar relacionamentos positivos e saudáveis
- Linguagem/comunicação: capacidade de absorver e aprender a usar a linguagem
- Cognição: capacidade de pensar, aprender e resolver problemas
- Motores: capacidade de aprender habilidades motoras grossas e finas, como sentar, engatinhar e andar.

São sinais de alerta ao desenvolvimento:[9]

- 2 meses: não consegue levantar a cabeça quando propenso
- 4 meses: não traz as mãos para a linha média
- 6 meses: não passa objetos de uma mão para outra
- 9 meses: não senta e/ou não rola
- 12 meses: não fica em pé ou não suporta o peso nas pernas quando apoiado
- 15 meses: não faz movimento de pinça
- 18 meses: não anda sozinho
- 24 meses: não anda bem.

Há importantes marcos para sua avaliação por faixa etária, que são:[9]

- 2 a 6 meses: o lactente com 2 meses é um pouco mais ativo que o recém-nascido, mas ainda interage pouco com as pessoas e precisa dormir a maior parte do dia. Após completar 6 meses, já consegue reconhecer visualmente pais e familiares, assim como sabe identificar uma pessoa estranha
- 7 a 12 meses: nessa fase, o lactente começa a manter um bom contato com outras pessoas pelo olhar e passa a entender o significado de alguns gestos feitos pelos pais. É nessa fase que ele começa a se apoiar e dar os primeiros passos
- 13 a 18 meses: a criança está descobrindo o mundo de uma forma diferente, seus sentidos se desenvolvem cada vez mais e sua percepção do mundo ao seu redor ganha novos horizontes. Os pais e cuidadores devem vê-la começar a formar as primeiras sílabas e palavras
- 18 a 30 meses: é uma idade em que a criança começa a copiar comportamentos e gestos de outras crianças e dos adultos com quem convive. É quando a fala ganha ritmo, com a criança mais atenta à pronúncia e experimenta frases curtas
- 3 anos: fase de procura de independência, e os marcos que surgem a partir dessa idade mostram muito da personalidade e individualidade de cada criança analisada.

ESTIMULAÇÃO PRECOCE

A neurociência tem difundido novos conceitos sobre como o cérebro é formado e quais são os fatores que interferem positiva e negativamente no alcance do potencial neurológico de cada indivíduo. Nesse sentido, informações sobre novos achados devem ser aprendidas e traduzidas em um saber prático a fim de se otimizar o desenvolvimento das crianças e adolescentes.

Ao nascimento, o cérebro já apresenta um número substancial de neurônios, mas as conexões entre eles, chamadas sinapses, ainda são incompletas. No primeiro ano de vida estima-se que são formadas um trilhão de conexões sinápticas, o que depende do potencial genético ativado pelos estímulos ambientais. Cada conexão sináptica formada resulta em um aprendizado. Se essa conexão é ativada de forma repetida e prazerosa, ela se torna mais forte e duradoura e tem-se a consolidação de uma habilidade. A sinaptogênese continua, assim como ocorre a poda neuronal dos circuitos pouco usados.[10]

A arquitetura básica do cérebro é formada nos primeiros anos de vida e ainda há pouco investimento para que os ambientes em que as crianças crescem sejam estimulantes e adequados. Por isso, o papel do médico é fundamental, pois ele está presente no pré-natal, quando já deve iniciar a discussão desses princípios de forma a orientar as famílias. Na sala de parto, na puericultura e nas consultas ao longo da infância e da adolescência, as habilidades devem ser avaliadas, assim como as orientações sobre como estimular adequadamente em cada fase torna-se fundamental e traz um novo conceito de consulta médica na assistência da criança e adolescente.[11,12]

A avaliação apenas quando há queixa de atraso não cabe mais no cenário atual, e as frases como "cada um tem o seu tempo" ou "vamos esperar o tempo dele" não devem ser utilizadas. Existem escalas com limites bem claros e estabelecidos para o alcance de cada marco e não se deve aguardar o ultrapassar a idade máxima para se iniciar a estimulação.[13] Inclusive, tem-se proposto o termo estimulação a tempo, ao invés de estimulação precoce. Esse novo conceito baseia-se nos princípios da neuroplasticidade e nas janelas de oportunidade. Estimular uma habilidade no período sensitivo quando a janela está aberta resulta em maior formação de conexões sinápticas e efetividade das redes neurais.

Por exemplo, um lactente pode aprender a andar sem apoio aos 10 meses, aos 12 meses ou aos 15 meses, dentro do período esperado nas escalas de desenvolvimento. Se ele ainda não alcançou a marcha aos 19 meses, há um atraso evidente e a intervenção deve ser imediata. Porém, o médico que o acompanha pode orientar a família ao observar o risco de atraso para que possam ser iniciadas as atividades de estimulação, auxiliando a formação de redes neurais a tempo de adquirir a habilidade ou minimizando o atraso. Essa regra é válida para todas as áreas do desenvolvimento, seja social, linguagem/comunicação, motora e comportamental.[13]

Várias pesquisas mostram a efetividade do treinamento parental na estimulação adequada das crianças e dos adolescentes. Os efeitos são visíveis a curto, médio e longo prazos.[14]

Dialogar com os pais sobre a relevância do brincar, da reciprocidade nas relações, das atividades ao ar livre, da leitura, da adequação do uso de tela de acordo com cada faixa de idade, dos esportes, do tempo de qualidade com os pais, do ócio criativo, da música, dentre outros, pode transformar o resultado de cada criança, fazendo com que ela alcance o seu potencial cerebral.

Por outro lado, a abordagem sobre os efeitos do estresse e a prevenção do estresse tóxico pode evitar agravos. O estresse é considerado positivo na infância e na adolescência quando o indivíduo é exposto a uma adversidade ou frustração que gera capacidade de resiliência e adaptação. Aqui cabe o exemplo das vacinas e da inserção escolar, nas quais a criança reconfigura o estresse em habilidades importantes para o avançar na vida.[14] Quando o estresse é elevado ou contínuo ele pode ser considerado tolerável ou tóxico.

Na situação que considera-se tolerável, a criança possui suporte familiar e ambiental suficiente para desativar os efeitos deletérios do estresse, como as crianças que enfrentam doenças crônicas ou que perdem um ente querido, mas ao mesmo tempo encontram na família suporte de afeto, brincadeira e cuidados que evitam que possa haver prejuízos maiores a longo prazo.

O estresse tóxico acontece quando as adversidades são acima do que a criança é capaz de elaborar e não há suporte familiar ou ambiental suficiente para desativar os efeitos deletérios. Há elevação de hormônios do estresse, como cortisol e adrenalina, com sobrecarga de sistemas, como o suprarrenal, cardiovascular e neurológico. No nível cerebral, pesquisas demonstram perdas de conexões sinápticas, alterações na neurogênese e na formação de redes neurais, com limitações para a aquisição de habilidades e hiperatividade ao estresse. Quanto maior o número de adversidades, como violência verbal, física, falta de afeto, pais usuários de drogas ou com doenças psiquiátricas, lar desarmonioso, divórcio conturbado, dentre outros, maior o risco de desfechos desfavoráveis em relação à capacidade intelectual e também de predisposição à depressão, uso de drogas e doenças não comunicáveis.[14]

O papel do médico na prevenção do estresse tóxico e no incentivo de atitudes que corroborem para o pleno desenvolvimento tem impacto no nível individual, melhorando as possibilidades de sucesso pessoal, e também no nível coletivo, com resultado de adultos mais capazes e saudáveis para melhorar o índice de desenvolvimento social do todo.

Em coerência com a relevância da aplicação prática desses conhecimentos foi implementada no Brasil a Lei nº 13.438 de 26 de abril de 2017, que regulamenta: "É obrigatória a aplicação a todas as crianças, nos seus primeiros dezoito meses de vida, de protocolo ou outro instrumento construído com a finalidade de facilitar a detecção, em consulta pediátrica de acompanhamento da criança, de risco para o seu desenvolvimento psíquico".[15]

O instrumento escolhido para a avaliação obrigatória formal do desenvolvimento foi a Caderneta da Criança. Portanto, é dever do médico garantir que a parte da caderneta que avalia os marcos do desenvolvimento esteja devidamente preenchida. Além disso, esse instrumento facilita a orientação familiar quanto ao que se é esperado e o que pode ser feito para alcançar os próximos marcos.

CONSIDERAÇÕES FINAIS

É imprescindível avaliar o crescimento durante as consultas de rotina de puericultura, para que possa ser identificada qualquer alteração em momento oportuno.[2]

Quanto ao desenvolvimento, o entendimento e a condução de um atraso no desenvolvimento na criança requerem vários conhecimentos, como dos fatores de risco ambientais, culturais, de seus vínculos familiares, seus aspectos afetivos, condições e intercorrências intrauterinas e ao nascimento.[2,7-9]

Devem considerar, também, a singularidade da criança, tendo em conta o substrato biológico da maturação na sua normalidade e de suas modificações determinadas por fatores ambientais, genéticos ou multifatoriais.[2,7-9]

A busca do (re)conhecimento das causas é importante na definição das condutas clínicas; ao mesmo tempo, ao ser propostas estratégias adequadas de prevenção e de estimulação oportuna, evitam-se exames e encaminhamentos desnecessários.[2]

Quando os marcos do desenvolvimento não são atingidos, considerando-se, portanto, um atraso no desenvolvimento da criança, é importante, no contexto integral da assistência, identificar quais são os fatores que podem estar envolvidos nessa situação.[9]

É importante sempre considerar que a demora em atingir determinado marco do desenvolvimento nunca deve ser negligenciada. Isso é verdade para pequenas variações, mas adiar muito uma suspeita de atraso pode ter como consequência a perda do período de ouro do primeiro ano de vida da criança para iniciar a reabilitação.[2,7-9]

REFERÊNCIAS BIBLIOGRÁFICAS

1. Fernandes, TF, França, NPS. Puericultura Contemporânea: do prenatal à adolescência. *In*: Silva, LR, Solé, D, Silva, CAA, Constantino, CF, Liberal, EF, Lopez, FA (Ed.). *Tratado de Pediatria*, 2022, 5ª ed. Barueri, Editora Manole, p.80-86.
2. Fernandes, TF, Assad, RR. Puericultura Passo a Passo. *In*: Fonseca CRB,Fernandes TF (Ed.). *Puericultura Passo a Passo*. 2018. Rio de Janeiro, Editora Atheneu, cap. 8 a 10.

3. Strufaldi, MWL, Fonseca, CRB, Barros, Filho AA. Avaliação do Crescimento. *In*: Fernandes, TF (Ed.). *Pediatria Ambulatorial da Teoria à Pratica*. 2016, Rio de Janeiro, Editora Atheneu 2016, cap. 5.

4. Leone, C. Curvas de crescimento: para que e como utilizar? Disponível em: https://brazil.nestlenutrition-institute.org/publicacoes/publication-series/publicacoes/details/curvas-de-crescimento-para-que-e-como-utilizar. Acesso em: 14 agos. 2023.

5. Strufaldi, MWL, Domingues, NT. Crescimento. *In*: Pires, AMB, Fernandes, TF (Ed.). *O Dia a Dia do Pediatra*. 2021, Rio de Janeiro, Editora Atheneu, p. 312.

6. Kassar, SB. Vigilância do Crescimento. *In*: Silva, LR, Solé, D, Silva, CAA, Constantino, CF, Liberal, EF, Lopez, FA (Ed.) *Tratado de Pediatria*, 2022, 5ª ed. Barueri, Editora Manole, p. 87-90.

7. Fonseca, CRB. Desenvolvimento. *In*: Pires, AMB, Fernandes, TF (Ed.). *O Dia a Dia do Pediatra*. 2021, Rio de Janeiro, Editora Atheneu, p. 312.

8. Pires, AMB, Ballester, D, da Silva, RRF. Avaliação do Desenvolvimento. *In*: Fernandes TF (Ed.). *Pediatria Ambulatorial da Teoria à Pratica*. 2016, Rio de Janeiro, Editora Atheneu 2016, cap. 6, p. 268.

9. Aniceto, RR, Assad, RR. Vigilância do Desenvolvimento. *In*: Silva, LR, Sol,é D, Silva, CAA, Constantino, CF, Liberal, EF, Lopez, FA (Ed.). *Tratado de Pediatria*, 5ª ed, 2022, Rio de Janeiro, Editora Manole 2022, p. 91-99.

10. Cunha, AJ, Leite, AJ, Almeida, IS. The pediatrician's role in the first thousand days of the child: the pursuit of healthy nutrition and development. *J Pediatr* (Rio J). 2015;91(6 Suppl 1):S44-51.

11. Darling, JC, Bamidis, PD, Burberry, J, Rudolf ,MCJ. The First Thousand Days: early, integrated and evidence-based approaches to improving child health: coming to a population near you? *ArchDisChild*. 2020;105(9):837-841.

12. Giedd, JN, Blumenthal, J, Jeffries, NO, Castellanos, FX, Liu, H, Zijdenbos A, et al. Brain development during childhood and adolescence: a longitudinal MRI study. *Nat Neurosci*. 1999;2(10):861-3.

13. Bruer, JT. Points of view: on the implications of neuroscience research for science teaching and learning: are there any? A skeptical theme and variations: the primacy of psychology in the science of learning. *CBE Life Sci Educ*. 2006;5(2):104-10.

14. Boyce, WT, Levitt, P, Martinez, FD, McEwen, BS, Shonkoff, JP. Genes, Environments, and Time: The Biology of Adversity and Resilience. *Pediatrics*. 2021;147(2):e20201651.

15. Lei nº 13.438, de 26 de abril de 2017. Disponível em: www.planalto.gov.br/ccivil_03/_ato2015-2018/2017/lei/l13438.htm. Acesso em: 14 agos. 2023.

CAPÍTULO 159

Distúrbios do Crescimento e Desenvolvimento

Julia Constança C. Souza Fernandes • Liubiana Arantes de Araujo • Crésio de Aragão Dantas Alves

INTRODUÇÃO

Crescimento e desenvolvimento são processos contínuos que devem ser monitorados pelo pediatra desde o nascimento até o final da adolescência. Distúrbios desses processos são indicadores precoces de que a saúde da criança não está bem e requer intervenção precoce para identificação de sua etiologia e instituição de medidas terapêuticas adequadas.

Neste capítulo, são abordados a baixa estatura, principal manifestação dos distúrbios do crescimento nas crianças, e a avaliação, causas e tratamento dos distúrbios do desenvolvimento neuropsicomotor.

DISTÚRBIOS DO CRESCIMENTO

Os distúrbios do crescimento são condições que afetam o crescimento da criança e classificam-se em dois grandes grupos: baixa estatura e alta estatura. Como a alta estatura é uma queixa incomum nos consultórios pediátricos, este capítulo abordará a baixa estatura.

A baixa estatura é definida como a altura inferior a 2 desvios-padrões (2 DPs) em relação à média de um indivíduo da mesma idade, sexo e população. Na prática, isso significa estar abaixo do percentil 2,5 (P 2,5) para altura.[1] Outras definições são: altura < −2 DP em relação à altura-alvo, e diminuição da velocidade de crescimento de pelo menos 0,3 DP/ano, após os 2 anos de vida.

Etiologia

As principais causas de baixa estatura estão descritas na Tabela 159.1.[2]

Manifestações clínicas

A baixa estatura constitucional, ou retardo constitucional do crescimento e desenvolvimento, mais comum em meninos, é uma variação normal do crescimento, na qual a história clínica, exame físico, velocidade de crescimento e ganho ponderal não indicam uma causa patológica. Os pais têm altura normal e eles ou seus outros filhos tiveram problema semelhante. Os pacientes têm baixa estatura, atraso da idade óssea, atraso puberal e aparentam ser mais jovens do que sua idade. Entretanto, a maioria dessas crianças irá atingir uma altura final adequada para sua altura-alvo.[2]

A baixa estatura familiar é uma variação do crescimento causada pela herança genética que limita a previsão de

Tabela 159.1 Principais causas de baixa estatura.

Baixa estatura idiopática e variações normais do crescimento
• Familiar
• Constitucional
• Familiar + constitucional

Distúrbios primários do crescimento
• Pequenos para idade gestacional
• Síndromes genéticas (p. ex., Turner, Down, Noonan)
• Displasias esqueléticas (p. ex., acondroplasia, osteogênese imperfeita)
• Distúrbios genéticos da cartilagem de crescimento

Distúrbios secundários do crescimento
• Desnutrição primária (subalimentação)
• Doenças crônicas sistêmicas: gastrintestinais, cardíacas, renais, respiratórias, neurológicas, reumatológicas, oncológicas
• Doenças endócrinas: hipopituitarismo, deficiência do hormônio de crescimento, hipercortisolismo, hipotireoidismo, raquitismo, diabetes melito não controlado, puberdade precoce
• Doenças metabólicas
• Distúrbios psicossociais
• Iatrogênica: corticoterapia, irradiação de coluna ou corpo inteiro, tratamento de neoplasias malignas

altura final, e na qual a história clínica, exame físico, velocidade de crescimento e ganho ponderal não indicam uma causa patológica. Os pais têm baixa estatura e os pacientes têm baixa estatura, crescem dentro dos percentis de sua altura-alvo, a idade óssea é compatível com a cronológica e a puberdade tem início em idade normal. A maioria atinge uma altura final adequada para sua altura-alvo, ou seja, serão pequenos quando adultos.[2]

A baixa estatura constitucional + familiar é causada pela combinação de características da baixa estatura constitucional e familiar, ou seja, os pacientes têm pais de baixa estatura, mas têm idade óssea atrasada, o que melhora seu prognóstico de altura final em relação àqueles com apenas baixa estatura genética. A história e o exame físico são normais, a puberdade tem início tardio em relação à idade cronológica e a previsão de altura final situa-se entre a normal e baixa.[2]

As crianças nascidas pequenas para a idade gestacional (PIG) são aquelas que nascem com comprimento e/ou peso ≤ −2 DP para sexo e idade gestacional, usando os gráficos do *Projeto Intergrowth-21st* (idade gestacional entre 33 e 42 semanas) e/ou Fenton & Kim (idade gestacional < 33 semanas). A prevalência de crianças PIG no Brasil é de 12,5%.[3] Entre 80 e 90% das crianças nascidas PIG recuperam o crescimento, atingindo um peso e altura normais nos primeiros 2 anos. A recuperação do crescimento (ou *catch-up*) é definida pelo aumento do escore Z de peso e/ou comprimento igual ou superior a 0,67 DP, o que corresponde à ascensão de um canal na curva de percentis ou recuperação acima do −2,0 DP para curvas de referência.

A desnutrição, primária ou secundária a doenças crônicas, é a causa mais comum de baixa estatura. Embora marasmo e *kwashiokor* sejam atualmente incomuns, formas leves a moderadas de desnutrição proteico-calórica podem comprometer o crescimento, que são agravadas pela deficiência de macro ou micronutrientes presente em cada caso.[4]

As doenças crônicas não endócrinas podem causar baixa estatura tanto por suas repercussões sistêmicas como pelo seu tratamento. Os sinais e sintomas da doença de base levam ao seu diagnóstico. Na ausência de sintomas clínicos da doença crônica, a apresentação de baixa estatura isolada ou associada ao baixo peso é a alteração clínica que levará ao diagnóstico.[4]

As síndromes genéticas e as displasias ósseas são suspeitadas pelas dismorfias e confirmadas pelos exames complementares em consulta com o geneticista. As síndromes genéticas mais frequentemente associadas à baixa estatura são a síndrome de Turner, causada pela ausência parcial ou total de um dos cromossomos X, se manifestando por baixa estatura, pescoço alado, palato ogival, *cubitus valgus*, tórax em barril, hipertelorismo mamário, encurtamento do quarto metacarpo, malformação cardíaca e/ou renal e atraso puberal; e a síndrome de Down, causada pela trissomia do cromossomo 21 e caracterizada por baixa estatura, nariz curto, base nasal achatada, hipertelorismo ocular, prega epicântica, occipital plano, pescoço curto, linha simiesca nas mãos, malformação cardíaca e déficit cognitivo de grau variado.[2]

A acondroplasia é a displasia esquelética mais comum e é causada por mutação ativadora do *FGFR3*, e caracterizada por baixa estatura desproporcional com encurtamento rizomélico das extremidades, macrocefalia, bossa frontal, "mão em tridente", cifose ou lordose.[2]

As doenças endócrinas são uma causa infrequente de baixa estatura, mas de grande importância devido à maior morbimortalidade (p. ex., craniofaringioma causando hipopituitarismo), hipercortisolismo (p. ex., tumores hipofisários ou adrenais) e a possibilidade de serem tratáveis (p. ex., hipotireoidismo, deficiência do hormônio do crescimento, raquitismo), com recuperação da previsão de altura final caso sejam diagnosticadas precocemente.[2]

Diagnóstico

O diagnóstico da baixa estatura pode ser identificado logo ao nascimento nas crianças PIG ou com dismorfias sugestivas de síndromes genéticas.[4] Outras vezes, são os pais, familiares ou professores que percebem que a criança não está crescendo adequadamente quando comparada a outras da mesma idade. Essa suspeita pode ser aventada a partir de observações como: ele é o menor da sala, estão colocando apelidos por causa de seu tamanho, ele não trocou número de roupas ou calçados nos últimos meses. Também é comum que a criança seja trazida para consulta não por ter baixa estatura, mas porque está desacelerando o crescimento, isto é, "ficando" proporcionalmente mais baixo.[5] Nesse caso, ao avaliar os dados prévios de altura de uma criança que hoje está no P 50 para altura, observa-se que ela vem decrescendo em percentis de altura nos últimos anos.[5]

A abordagem diagnóstica da baixa estatura inclui história clínica, exame físico e exames complementares direcionados pela avaliação clínica. Outras vezes, será necessária a solicitação de exames de triagem quando a avaliação clínica não indicar a provável etiologia, como, por exemplo, no caso de doenças subclínicas como a acidose tubular renal.[3] A idade óssea é solicitada em todos os pacientes, permitindo avaliar o quanto a criança já cresceu e estimar a sua altura final. O padrão mais usado é o do método de desenvolvimento esquelético de mãos e punhos de Greulich-Pyle.[6]

A Tabela 159.2 mostra os principais pontos a serem investigados na história clínica e exame físico da baixa estatura.[4,5]

Tabela 159.2 História clínica e exame físico da baixa estatura.

História clínica
• História gestacional e perinatal
• Idade de início da baixa estatura
• Dados prévios de peso e altura
• Desenvolvimento neuropsicomotor
• Desenvolvimento puberal
• Altura dos pais e irmãos
• Puberdade dos pais
• História familiar de baixa estatura
• Consanguinidade parental
• História alimentar
• Atividade física
• Padrão do sono
• Doenças crônicas não endócrinas
• Doenças endócrinas
• Medicamentos
• Distúrbios do SNC
• Síndromes genéticas
• Questionário sistemático para sintomas respiratórios, gastrintestinais, urinários, cardíacos, hematológicos e infecciosos
• Escolaridade
• Distúrbios da dinâmica familiar

Exame físico
• Inspeção: crescimento proporcional *versus* desproporcional
• Altura: crianças menores de 2 anos (medir deitada = comprimento), crianças entre 2 e 3 anos (medir deitada ou em pé) e crianças maiores de 3 anos (medir em pé)
• Peso
• Índice de massa corpórea
• Perímetro cefálico
• Medidas adicionais se baixa estatura desproporcional (p. ex., altura sentada, envergadura, segmento superior/segmento inferior)
• Desenvolvimento dentário
• Estadiamento puberal
• Exame da tireoide
• Alterações do SNC
• Sinais de doença crônica subjacente
• Sinais dismórficos
• Exame físico geral: respiratório, cardiovascular, abdominal, musculoesquelético

Os exames complementares são solicitados a partir da suspeita diagnóstica obtida pela história clínica e exame físico. Se a baixa estatura for desproporcional e/ou com dismorfias, deve-se pensar em displasia óssea, doença de depósito, raquitismo ou uma síndrome genética. Se a baixa estatura for proporcional e associada ao baixo peso, considerar a possibilidade de uma doença crônica não endócrina (exceto hipertireoidismo e diabetes melito mal controlado). Se a baixa estatura for proporcional e associada a peso normal ou aumentado, pensar na possibilidade de uma doença endócrina.[5] A Tabela 159.3 resume a investigação inicial da baixa estatura.[4,5] Caso os exames sejam normais e a criança for do sexo feminino, deve-se solicitar um cariótipo com bandeamento G. Se ainda assim, não se chegar a um diagnóstico, a criança deve ser encaminhada para avaliação conjunta com um endocrinologista pediátrico.

Tratamento

O tratamento da baixa estatura depende da causa específica desse distúrbio, e pode ser orientado pelo pediatra (p. ex., orientação nutricional, uso de suplementos vitamínicos, estímulo à atividade física, recomendações sobre a higiene do sono) ou pelo pediatra em colaboração com um especialista

Tabela 159.3 Investigação complementar inicial da baixa estatura.

Baixa estatura + baixo peso
• Hemograma
• Velocidade de hemossedimentação
• Glicemia
• AST, ALT, GGT
• Proteína total e frações
• Ferritina
• Ureia, creatinina
• Sódio, cloro, potássio, reserva alcalina
• Cálcio, fósforo, magnésio, fosfatase alcalina
• T4 livre, TSH
• IgA total, anticorpo antitransglutaminase IgA
• Dosagem de cloro no suor
• Sumário de urina
• Parasitológico de fezes
• Radiografia de mãos e punhos para idade óssea

Baixa estatura + peso normal ou aumentado
• Hemograma
• Velocidade de hemossedimentação
• Glicemia
• AST, ALT, GGT
• Proteína total e frações
• Ureia, creatinina
• Perfil lipídico
• Cálcio, fósforo, magnésio, fosfatase alcalina
• T4 Livre, TSH
• IGF-1, IGFBP-3
• LH, FSH, estradiol (meninas) e testosterona (meninos), se estiverem em idade puberal
• Cortisol sérico matinal, prolactina
• Sumário de urina
• Parasitológico de fezes
• Radiografia de mãos e punhos para idade óssea

(p. ex., hipopituitarismo, cardiopatia congênita, doença celíaca). O diagnóstico precoce é fundamental, uma vez que pacientes com idade óssea acima de 14 anos, se meninas, e acima de 16 anos, se meninos, não se beneficiam com o tratamento.[7]

Doenças até recentemente sem tratamento podem ser tratadas para baixa estatura e outras manifestações clínicas, a exemplo da acondroplasia tratada com vosoritida, a hipofosfatasia tratada com asfotase-alfa e o raquitismo hipofosfatêmico ligado ao X tratado com burosumabe.[5]

O tratamento das doenças crônicas não endócrinas (p. ex., doença celíaca, fibrose cística, doença inflamatória intestinal, artrite reumatoide, acidose tubular renal, asma brônquica, cardiopatia congênita) é feito de acordo com as recomendações vigentes para cada uma delas.

A mesma abordagem, direcionada à causa do problema, se aplica às doenças endócrinas crônicas. Por exemplo: hipotireoidismo (reposição de levotiroxina), deficiência de vitamina D (reposição de colecalciferol), diabetes melito tipo I (reposição de insulina). O tratamento da deficiência do hormônio de crescimento, devido ao seu custo elevado, deve seguir as normas do Protocolo Clínico e Diretrizes Terapêuticas (PCDT) do Ministério da Saúde, que normatiza os critérios diagnósticos, de inclusão e exclusão, a dose e a duração da terapia.[7]

O uso de análogos do GnRH com objetivo de suprimir as gonadotrofinas e a secreção de esteroides gonadais, com diminuição do avanço da maturação óssea e aumento da previsão da altura final tem indicação formal para pacientes com puberdade precoce central. Seu uso para atrasar progressão puberal em crianças com baixa estatura isolada não tem indicação consensual.[5]

O uso de inibidores da aromatase para atrasar o fechamento da idade óssea e prolongar o crescimento de meninos com baixa estatura também não tem indicação consensual, devendo ser considerado como *off-label*.[5]

ATRASO DO DESENVOLVIMENTO NEUROPSICOMOTOR

No Brasil, a avaliação do desenvolvimento neuropsicomotor (DNPM) infantil é regulamentada pela Lei nº 13.438/2017, que regulamenta o direito de toda criança de ter o seu DNPM formalmente avaliado e registrado.[8] Isso é de grande relevância diante da necessidade de se identificar precocemente qualquer atraso do DNPM e iniciar-se a intervenção efetiva a tempo e melhorar os resultados e a qualidade de vida da criança no longo prazo.

As estatísticas sobre a prevalência de atraso no neurodesenvolvimento em crianças variam dependendo do país, idade e método de avaliação. No entanto, no Brasil estima-se que cerca de 20% das crianças apresentem algum tipo de atraso no neurodesenvolvimento.[9]

O diagnóstico precoce e a intervenção ágil são fundamentais para o tratamento do atraso no neurodesenvolvimento e para ajudar a minimizar o impacto de longo prazo sobre o desenvolvimento cognitivo e emocional da criança. É importante que o médico faça uma avaliação completa para determinar a causa subjacente do atraso e, em seguida, desenvolva um plano de tratamento personalizado.

A anamnese completa, buscando a presença dos fatores de risco nos dados gestacionais, ambientais e familiares, deve ser a regra. O exame físico detalhado para realizar a avaliação formal do DNPM e a busca de qualquer tipo de sinal que possa estar relacionado são papéis do médico em toda a consulta de puericultura. Avaliam-se os marcos do DNPM para cada idade, sinais de desnutrição, de déficit visual ou auditivo, de alterações de tônus, na coordenação, na força e no equilíbrio, manchas na pele relacionadas com facomatoses, estigmas cutâneos, dismorfias, alterações no tamanho ou formato do crânio, alterações sensoriais, diferenças comportamentais, movimentos repetitivos, dentre outros.[10]

Testes de avaliação

Existem diversos testes que podem ser utilizados para avaliar o desenvolvimento de uma criança, e a escolha de qual utilizar pode depender da idade da criança e das habilidades específicas que se deseja avaliar. O recomendado é que toda criança possua a parte da Caderneta da Criança relativa aos marcos do DNPM preenchida adequadamente e que o médico avalie as áreas do DNPM: motor amplo, motor fino, cognição, comportamento, social, comunicação e linguagem. Alguns exemplos de testes incluem:[11]

- Teste de Denver: teste de triagem que avalia o DNPM em crianças de 0 a 6 anos, incluindo habilidades motoras, linguagem e resolução de problemas
- Escala Bayley de Desenvolvimento Infantil: permite a avaliação detalhada do desenvolvimento cognitivo, motor e socioemocional de crianças de 1 a 42 meses de vida

- Teste de Avaliação do Comportamento Infantil (ABC): avalia o comportamento e a capacidade adaptativa em crianças de 6 meses a 6 anos
- Teste de Desenvolvimento Infantil de Griffiths: avalia habilidades de desenvolvimento motor, cognitivo, perceptivo e socioemocional em crianças de 0 a 6 anos
- M-CHAT-R/F (Modified Checklist for Autism in Toddlers, Revised): ferramenta de triagem que ajuda a identificar possíveis sinais de autismo em crianças pequenas, com idades entre 16 e 30 meses.

Esses são apenas alguns exemplos de testes que podem ser utilizados para avaliar o desenvolvimento de uma criança. É importante que o médico se familiarize com as escalas e que os resultados sejam interpretados de forma individualizada, levando em consideração a idade da criança, seu histórico de desenvolvimento e outras informações relevantes.

Causas

As causas de atraso no DNPM podem variar e incluem fatores genéticos, doenças pré-natais ou pós-natais, complicações durante a gravidez ou parto, exposição a toxinas ou substâncias nocivas, infecções, problemas nutricionais, falta de estimulação e interação social, estresse tóxico e lesões cerebrais.

Há várias causas possíveis de atraso motor, que incluem:[10]

- Problemas genéticos ou hereditários: algumas condições genéticas podem afetar o desenvolvimento motor da criança, como a síndrome de Down, a malformação cerebral, miopatias, neuropatias, doenças do metabolismo
- Problemas neurológicos: condições neurológicas como paralisia cerebral, convulsões, traumatismos cranianos, lesões cerebrais, meningites/encefalites, acidente vascular encefálico
- Prematuridade: crianças nascidas prematuramente podem ter atraso motor devido a uma variedade de fatores, incluindo predisposição a leucomalácia periventricular associada a problemas respiratórios, infecções e problemas cardíacos
- Problemas musculoesqueléticos: como displasia do quadril, torcicolo congênito e outras condições ortopédicas
- Problemas sensoriais: problemas de audição, visão ou equilíbrio
- Fatores ambientais: como exposição a substâncias tóxicas, infecções congênitas, má nutrição, falta de estimulação, estresse tóxico, entre outros.

Em relação às causas de atraso na linguagem, as mais comuns incluem:[10]

- Fatores genéticos: síndromes genéticas, apraxia da fala ou histórico familiar de atraso na linguagem, deficiência intelectual ou transtorno do espectro autista
- Problemas de audição: secundário à otite de repetição, infecção congênita ou genético
- Problemas neurológicos: crianças com lesões cerebrais, epilepsia, paralisia cerebral ou outras condições neurológicas
- Fatores ambientais e sociais: crianças que crescem em ambientes com pouca estimulação, falta de interação social ou exposição a situações de estresse tóxico.

O diagnóstico diferencial do atraso no DNPM deve levar em consideração o histórico de desenvolvimento da criança, seu ambiente familiar e social, bem como outros aspectos clínicos e neurológicos. Deve ser realizado por uma equipe multiprofissional, incluindo pediatra, fonoaudiólogo, psicólogo, fisioterapeuta, terapeuta ocupacional, neurologista/psiquiatra e equipe pedagógica que acompanham as crianças.

Tratamento

Quando o médico identifica um atraso no desenvolvimento de uma criança durante uma consulta de rotina, é recomendado:

- Fornecer informações e orientações para os pais sobre como estimular o desenvolvimento da criança em casa e como monitorar seu progresso ao longo do tempo
- Acompanhar regularmente a criança para avaliar seu desenvolvimento e ajustar as intervenções conforme necessário
- Solicitar exames adicionais, como avaliação visual, auditiva, laboratorial e EEG, para avaliar possíveis problemas de saúde que possam afetar o desenvolvimento da criança, como problemas de audição ou visão, anemia, hipotireoidismo, epilepsia ou outras condições médicas
- Solicitar relatórios da creche/escola
- Encaminhar a criança para uma avaliação mais detalhada com um especialista em desenvolvimento infantil, como um pediatra especializado em neurodesenvolvimento ou um neuropediatra. Esses profissionais são treinados para avaliar o desenvolvimento da criança em todas as áreas, incluindo a linguagem, a coordenação motora e as habilidades sociais
- Recomendar avaliação formal e intervenções a tempo interdisciplinar de forma individualizada, a depender da área do atraso, com psicologia (cognição e comportamento), fisioterapia (motor), terapia ocupacional (integração sensorial, motricidade manual, AVDs), fonoaudiologia (comunicação) ou intervenção comportamental, para ajudar a criança a desenvolver habilidades específicas.

É importante que o médico não deixe o atraso no desenvolvimento infantil passar despercebido, pois intervenções precoces podem ter um impacto significativo no futuro da criança, melhorando suas habilidades cognitivas, emocionais e sociais, além de promover o sucesso escolar e pessoal.

EVOLUÇÃO

O cérebro da criança responde aos estímulos desde muito cedo. Desde o nascimento, o cérebro começa a processar informações sensoriais e a responder a estímulos do ambiente. A estimulação é fundamental para o desenvolvimento cerebral e pode afetar a forma como as conexões neurais são formadas e fortalecidas.

As frases "cada criança tem o seu tempo" ou "vamos esperar o tempo dela" devem respeitar os conceitos atuais que a neurociência preconiza. É importante que a estimulação seja oferecida dentro do período de janelas de oportunidade do cérebro da criança, o qual passa por um período de desenvolvimento rápido durante os primeiros anos de vida, e as experiências que ela tem nesse período podem afetar permanentemente o seu desenvolvimento.

Durante esse período, o cérebro da criança é mais sensível e responsivo a experiências ambientais. Estimulação adequada e oportunidades de aprendizado podem ajudar a fortalecer as conexões cerebrais e a criar uma base sólida para o desenvolvimento futuro.[12]

Por outro lado, a falta de estimulação adequada nesse período pode levar a um desenvolvimento atrasado ou comprometido do cérebro. Portanto, é importante que os pais, cuidadores e profissionais de saúde ofereçam uma variedade de experiências e estímulos adequados à idade para apoiar o desenvolvimento saudável da criança.

As janelas de oportunidade do cérebro da criança variam de acordo com a habilidade ou área de desenvolvimento, mas algumas das janelas mais importantes ocorrem nos primeiros anos de vida, especialmente antes dos 3 anos. Por esse motivo, atraso detectado é igual à intervenção imediata.

Estudos mostram que a estimulação precoce, como interação social, brincadeiras, leitura de livros e exposição a diferentes estímulos sensoriais, pode ter um impacto significativo no desenvolvimento cerebral e no desempenho cognitivo da criança no longo prazo, mesmo daquelas que apresentam algum fator de risco para um transtorno do DNPM. Por outro lado, a falta de estímulos e interação social e o estresse tóxico podem levar a um atraso no DNPM e a problemas de saúde mental.

Portanto, é importante proporcionar um ambiente estimulante e enriquecedor para as crianças desde muito cedo, para que possam desenvolver suas habilidades cognitivas e emocionais de maneira saudável e adequada, e, assim, alcançar o máximo de seu potencial cerebral.

CONSIDERAÇÕES FINAIS

A avaliação, prevenção e diagnóstico precoce de distúrbios do crescimento e do desenvolvimento neuropsicomotor fazem parte da rotina da consulta pediátrica. Neste capítulo são descritas informações práticas de como fazer essa monitoração e investigação.

REFERÊNCIAS BIBLIOGRÁFICAS

1. Ranke, MB, Wit, JM. Growth hormone – past, present and future. *Nat Rev Endocrinol.* 2018;14(5):285-300. DOI: 10.1038/nrendo.2018.22.
2. Alves, C, Arruti, R, Lima, R, Constança, J, Braid, Z. O crescimento da criança e do adolescente. *In*: Silva, LR, Solé, D. *Diagnóstico em pediatria*. 2ª ed, Barueri, Manole, 2022. cap. 16, p. 176-197.
3. Fenton TR, Kim JH. A systematic review and meta-analysis to revise the Fenton growth chart for preterm infants. *BMC Pediatr.* (2013) 13:59. 10.1186/1471-2431-13-59.
4. Alves, C, Constança, J, Arruti, R, Lima, R, Braid, Z. Semiologia endócrina da criança e do adolescente. *In*: Silva, LR, Solé, D. *Diagnóstico em pediatria*. 2ª ed, Barueri, Manole, 2022. cap. 56, p. 811-39.
5. Alves, C. *Endocrinologia Pediátrica*. 1ª ed., Barueri: Editora Manole, 2019.
6. Greulich WW, Pyle SI: Radiographic Atlas of Skeletal Development of the Hand and Wrist. Stanford University Press, Stanford, CA; 1959. 10.1002/ar.1091080211.
7. Brasil. Ministério da Saúde. Secretaria de Atenção à Saúde. Protocolo Clínico e Diretrizes Terapêuticas da Deficiência do Hormônio do crescimento - Hipopituitarismo. Portaria Conjunta nº 28, de 30 de novembro de 2018. Disponível em: https://www.gov.br/conitec/pt-br/midias/relatorios/2018/recomendacao/relatorio_pcdt_deficienciadohormoniodocrescimento_351.pdf Acesso: 12 fev. 2023.
8. Lei nº 13.438, de 26 de Abril de 2017. Disponível em: www.planalto.gov.br/ccivil_03/_ato2015-2018/2017/lei/l13438.htm. Acesso em: 15 agos. 2023.
9. Silva, LRF, Leite, AJM, Alves, MTSSB, Alves, GS, Santos, DN. Prevalência de atraso no desenvolvimento neuropsicomotor em crianças brasileiras. *Rev Saúde Públ.* 2016;50:1-9.
10. Khan, I, Leventhal, BL. Developmental Delay. *In*: StatPearls Treasure Island (FL): StatPearls Publishing; 2022. Disponível em: https://www.ncbi.nlm.nih.gov/books/NBK562231. Acesso em: 15 agos. 2023.
11. Mendonça, B, Sargent, B, Fetters, L. Cross-cultural validity of standardized motor development screening and assessment tools: a systematic review. *Dev Med Child Neurol.* 2016;58(12):1213-1222. DOI 10.1111/dmcn.13263.
12. Dubois, J, Dehaene-Lambertz, G, Kulikova, S, Poupon, C, Hüppi, PS, Hertz-Pannier, L. The early development of brain white matter: a review of imaging studies in fetuses, newborns and infants. *Neuroscience.* 2014;276:48-71. DOI: 10.1016/j.neuroscience.2013.12.044.

160
Otite e Sinusite

Renata C. Di Francesco

INTRODUÇÃO

As crianças são susceptíveis às infecções das vias aéreas superiores (IVAS), principalmente entre 6 meses e 2 anos de vida, por ainda estarem com o sistema imunológico em desenvolvimento.

São comuns de 7 a 10 episódios de infecções virais nessa faixa etária, o dobro que em adultos. A maioria das IVAS são autolimitadas, uma vez que são quadros virais não complicados e, portanto, não é recomendado o uso de antibióticos como rotina.[1] Entretanto, sabe-se que, ainda hoje, acontece a prescrição de antibióticos para as IVAS e os motivos incluem atender às expectativas dos pais e às preocupações do provedor sobre a satisfação do paciente e da família. Apesar das orientações das diretrizes de observar a evolução do quadro, o que em inglês demonina-se *watchful waiting*, a relutância dos pacientes e a dificuldade de seguimento também são barreias para o não uso dos antibióticos.[2]

Eventualmente, as IVAS podem levar a infecções bacterianas secundárias como otites e rinossinusites, e apesar disso, nem sempre o tratamento inicial é a antibioticoterapia. Dessa forma, a avaliação e o diagnóstico preciso podem direcionar o médico à melhor opção de tratamento.

OTITE MÉDIA AGUDA (OMA)

As infecções da orelha média são uma grande preocupação de saúde em crianças pequenas, principalmente entre 6 e 24 meses de idade, que devem ter pelo menos um episódio, e muitas crianças também podem apresentar recorrências.[3]

Etiologia

As OMAs são, em sua maioria, causadas pelo *Streptococcus pneumoniae*. Entretanto, desde a ampla utilização das vacinas conjugadas pneumocócicas 7, 10 e 13-valente, o que resultou não apenas em redução dos episódios de otites, assim como da colonização da nasofaringe em crianças, mas também na mudança dos principais patógenos para uma maior proporção de *Haemophilus influenzae* e *Moraxella catarhallis*.[2]

A mudança na distribuição apresentou significativas implicações na prescrição de antibióticos, uma vez que a metade dos casos de *Haemophilus* e 75% dos casos de *Moraxella* não precisariam de antibióticos.[2] A OMA é a indicação mais comum de antibióticos em crianças; entretanto, estima-se que cerca de 85% das infecções poderiam ser autolimitadas.[4]

A OMA recorrente é uma das indicações de instalação de tubo de ventilação e prescrição de antibióticos com impressionante impacto nos custos da resistência antibiótica. Sem contar o fardo da perda auditiva que impacta no comportamento, desenvolvimento da fala e desempenho escolar, podendo evoluir para as otites crônicas.

Durante a pandemia de covid-19, houve impressionante redução das OMAs no mundo todo, com a implementação do distanciamento social. Essa observação é um lembrete de que intervenções de saúde pública podem evitar a contaminação dos patógenos respiratórios, reduzindo a incidência da OMA. Por outro lado, ainda é desconhecido o impacto da pandemia de covid-19 na microbiologia da OMA.[3]

Quadro clínico/diagnóstico

Crianças mais velhas apresentam história súbita de forte dor no ouvido. Entretanto, em crianças pequenas, a otalgia é sugerida por elas levarem a mão ao ouvido, desconforto, choro excessivo. Frequentemente, as crianças apresentam febre e muitas podem ter alterações de comportamento e sono.[5]

A otoscopia é fundamental e deve ser sempre realizada com otoscópio com boa iluminação e os espéculos adequados para o tamanho do conduto do meato acústico externo. Os sinais que precisam ser valorizados são cor, mobilidade e abaulamento da membrana, assim como a posição do cabo do martelo. Hiperemia intensa e abaulamento são sinais sugestivos de otite média aguda bacteriana.[5]

O diagnóstico preciso de OMA é crítico para a intervenção terapêutica, a otoscopia e os sintomas clínicos descritos anteriormente são os que direcionam para a instituição de tratamento com antibióticos.

Tratamento

O tratamento deve ser iniciado sempre com a analgesia, e os mais comumente prescritos são dipirona, acetaminofeno (paracetamol) ou ibuprofeno.[6]

O benefício do uso de antibióticos de grande espectro deve sempre ser bem pesado em relação aos riscos, como infecção por *Clostridium difficile*, resistência bacteriana e até doenças autoimunes. O uso de antibióticos para OMA compreende 25% do uso de antibióticos em crianças, contribuindo intensamente para a resistência bacteriana global.[4] A prescrição atrasada, ou seja, a prescrição deixada para o cuidador em caso de piora dos sintomas entre 48 e 72 horas, pode reduzir significativamente seu uso.

De acordo com a última diretriz de tratamento para OMA da Academia Americana de Pediatria (American Academy of Pediatrics [AAP]), o tratamento com antibióticos deve ser indicado apenas nas seguintes situações:

- Menores de 6 meses com quadro sugestivo de otite bacteriana uni ou bilateral
- Crianças entre 6 e 24 meses com sintomas intensos de otalgia por mais de 48 horas, febre superior a 39°C e sinais intensos
- Crianças maiores de 24 meses com OMA bilateral e otalgia moderada por mais de 48 horas
- Todas as crianças na presença de otorreia.[5]

A intensidade do abaulamento da membrana timpânica é o principal sinal de indicação para tratamento com antibiótico, juntamente com a gravidade dos sintomas.

O tratamento recomendado para casos não complicados é a amoxicilina (45 mg/kg/dia administrada em duas ou três doses diárias), e pode ser associada a inibidores de beta-lactamase em casos de pacientes com comorbidades agravantes ou suspeita de infecções resistentes.

A AAP recomenda o uso de amoxicilina (90 mg/kg/dia) associada ou não ao clavulanato de potássio. No Brasil, a resistência intermediária do pneumococo é pequena e, portanto, não se justifica essa medida como primeira opção.

Para os pacientes com alergia a penicilina, podem ser usadas cefalosporinas de segunda ou terceira gerações, clindamicina e macrolídeos, especialmente a claritromicina. Azitromicina e cefaclor não devem ser usados pelo alto índice de resistência que apresentam. Sulfas devem ser evitadas devido à baixa eficácia terapêutica em crianças.[6]

RINOSSINUSITE AGUDA BACTERIANA (RSAB)

A RSAB ou inflamação da cavidade nasal e seios paranasais é uma causa frequente de morbidade na população pediátrica, resultando em perda de dias de escola e qualidade de vida. É uma condição classificada como aguda quando a duração é de menos de 1 mês, subaguda de 1 a 3 meses e crônica em mais de 3 meses.

As RSABs são consequência de rinossinusites virais, as quais, em sua maioria, são autolimitadas em um intervalo de 10 dias.[7]

A rinossinusite bacteriana acomete cerca de 6,5% das crianças com infecção das vias respiratórias superiores, principalmente entre 5 e 15 anos, e são responsáveis por cerca de 20% das prescrições de antibioticoterapia.[8] Houve grande redução dos casos durante a pandemia de covid-19.[9]

Etiologia

A RSAB decorre de infecção bacteriana do nariz e cavidades paranasais após uma infecção viral. Dentre os principais agentes etiológicos estão *S. aureus, H. influenzae, S. pneumoniae, S. viridans* e *M. catarrhalis*. Entretanto, deve ter havido mudanças desde o advento das vacinas pneumocócicas, assim como por conta da resistência bacteriana.[8]

Quadro clínico/diagnóstico

Os principais sintomas da RSAB na infância são tosse, rinorreia purulenta, sensação de pressão ou dor na cabeça, com febre ou não. Esses sintomas aparecem, em geral, de 7 a 10 dias do início de um quadro viral que não melhora, ou quando há piora dos sintomas.[7] Ao exame físico, pode-se observar rinorreia purulenta ou rinorreia retronasal ao exame da orofaringe.

O diagnóstico da RSAB exige pelo menos dois dos seguintes sintomas: tosse, rinorreia purulenta, obstrução nasal e dor ou pressão na face. O diagnóstico deve ser considerado quando os sintomas cardinais persistirem por mais de 10 dias, sem evidência de melhora em curto prazo, ou quando pioram após um período de melhora inicial, além do aparecimento de febre superior a 38°C.

Os achados objetivos são a presença de secreção à rinoscopia anterior. Não há indicação de radiografia de seios da face, já que os seios paranasais ainda não são bem desenvolvidos, nem tomografia computadorizada em crianças, porque implica em irradiação ionizante.[7]

Um importante diagnóstico diferencial é o de adenoidite, cujos sintomas principais são obstrução nasal intensa e tosse.

Complicações

As complicações da RSAB são muito raras e ocorrem quando o processo infeccioso se estende para além dos seios paranasais, cuja incidência estimada é de 1:12.000 episódios de RSAB em crianças.[6] Abscessos peri e intraorbitários são as complicações mais frequentes. Os principais sinais de alerta são edema ou eritema periorbitário, deslocamento do globo ocular, diplopia, oftalmoplegia, redução da acuidade visual, edema frontal ou sinais meníngeos.[7]

Tratamento

Analgésicos, anti-inflamatórios não esteroidais e descongestionantes tópicos ou sistêmicos são as opções iniciais de tratamento, pois conseguem amenizar grande parte do incômodo e mal-estar da dor e obstrução nasal. Corticosteroides tópicos e lavagem nasal também podem contribuir para a melhora do quadro.

O antibiótico de escolha é a amoxicilina, associada ou não a inibidores da beta-lactamase, como o clavulanato, e para pacientes com alergia pode-se indicar cefalosporinas ou macrolídeos.[6]

CONSIDERAÇÕES FINAIS

As IVAS são muito comuns na faixa etária pediátrica, e uma mesma criança pode apresentar muitos episódios em um ano. Por se tratarem de quadro virais, não necessitam de tratamento com antibióticos, exceto em suas complicações mais graves, e as mais frequentes são a otite média aguda e a rinossinusite aguda bacteriana. O diagnóstico da otite média aguda e da rinossinusite aguda bacteriana deve ser muito criterioso, como descrito anteriormente, levando-se em consideração os sinais e sintomas relevantes para a indicação de tratamento com antibióticos. O objetivo é evitar não apenas os efeitos adversos dos antibióticos, mas também a resistência bacteriana.

REFERÊNCIAS BIBLIOGRÁFICAS

1. Troullos, E, Baird, L, Jayawardena, S. Common Cold Symptoms in Children: Results of an Internet-Based Surveillance Program. *J Med Internet Res*. 2014; 16(6):e144.
2. Frost, HM, Bizune, D, Gerber, J, Hersh, AL, Hicks, LA, Tsay, SV. Amoxicillin Versus Other Antibiotic Agents for the Treatment of Acute Otitis Media in Children. *J Pediatr*. 2022;251:98-104.
3. Mason, KM, Marsh, RL, Pelton, SI, Harvill, ET. Editorial: Otitis media. *Front Cell Infect Microbiol*. 2022;12:1063153.
4. Frost, HM, Monti, JD, Andersen, LM, Norlin, C, Bizune, DJ, Fleming-Dutra, KE, et al. Improving Delayed Antibiotic Prescribing for Acute Otitis Media. *Pediatrics*. 2021;147(6): e2020026062.
5. Lieberthal ,AS, Carroll, AE, Chonmaitree, T, Ganiats, TG, Hoberman, A, Jackson, MA, et al. The Diagnosis and Management of Acute Otitis Media. *Pediatrics*. 2013;131(3):e964–e999.
6. Piltcher, OB, Kosugi, EM, Sakano, E, Mion, O, Testa, JR, Romano, FR, et al. How to avoid the inappropriate use of antibiotics in upper respiratory tract infections? A position statement from an expert panel. *Braz J Otorhinolaryngol*. 2018;84:265-79.
7. Fokkens, WJ, Lund, VJ, Hopkins, C, Hellings, PW, Kern, R, Reitsma, S, et al. European Position Paper on Rhinosinusitis and Nasal Polyps 2020. *Rhinology*. 2020;58(Supp 29):1-464.
8. Torretta, S, Drago, L, Marchisio, P, Gaini, L, Guastella, C, Moffa, A, et al. Review of Systemic Antibiotic Treatments in Children with Rhinosinusitis. *J Clin Med*. 2019;8(8):1162.
9. Hazan, I, Ziv, O, Marom, T, Zloczower, E, Pitaro, J, Warman, M. Has COVID-19 Changed Pediatric Acute Rhinosinusitis Epidemiology During the First 2 Pandemic Years? *Pediatr Infect Dis J*. 2023 Feb 14.

161

Asma

Gustavo Falbo Wandalsen • Dirceu Solé

INTRODUÇÃO

A asma é uma doença heterogênea, normalmente caracterizada por inflamação crônica das vias respiratórias, e pode ser definida por seus sintomas respiratórios recorrentes (tosse, sibilos, dispneia e aperto no peito) e variáveis ao longo do tempo, associados à limitação variável ao fluxo aéreo, reversível espontaneamente ou com tratamento.[1]

A asma é uma doença crônica comum na infância, que determina importante morbidade e prejuízo na qualidade de vida das crianças acometidas e de seus familiares, associando-se com maior absenteísmo escolar, visitas ao serviço de emergência e hospitalizações.

EPIDEMIOLOGIA

Dados do estudo *International Study of Asthma and Allergies in Childhood* (ISAAC) apontam que a prevalência de asma ativa (sibilos nos últimos 12 meses) na população brasileira variou de 16 a 27% (média de 21%) entre os escolares de 6 e 7 anos e de 10 a 27% (média de 21%) entre os adolescentes de 13 e 14 anos.[2] É interessante observar que a prevalência do diagnóstico médico de asma é consistentemente muito inferior à da prevalência de sibilos, indicando importante subdiagnóstico da doença. Em algumas regiões do Brasil, o termo "asma" ainda é estigmatizado na infância e comumente substituído por falsos sinônimos, como "bronquite", confundindo os pais e contribuindo negativamente para a educação sobre a asma.

O início da asma é comum na infância precoce, especialmente em meninos, e estima-se que cerca de um terço dos asmáticos já apresente sintomas nos primeiros anos de vida. Dados nacionais do estudo multicêntrico internacional *Estudio Internacional de Sibilância em Lactentes* (EISL) sobre sibilância e asma no primeiro ano de vida apontam que cerca de 50% dos lactentes apresentam algum episódio de sibilância no primeiro ano de vida e que entre 22 e 36% já apresentam sibilância recorrente (três ou mais episódios).[3]

DIAGNÓSTICO

O diagnóstico de asma em crianças é eminentemente clínico, baseado nos sintomas típicos. A anamnese é a principal ferramenta para o diagnóstico de asma e os seguintes relatos são sugestivos da doença: presença de tosse noturna na ausência de quadros infecciosos, tosse e sibilos desencadeados por exercícios físicos, tosse após risadas, melhora dos sintomas após uso de agente β_2-agonista, sintomas após contato com animais, irritantes e mudanças de temperatura.

O exame físico de crianças asmáticas muitas vezes é normal com achados de sibilos, taquipneia e sinais de dispneia nas exacerbações. Nessas ocasiões, os sibilos usualmente são difusos e expiratórios, e pode-se encontrar retração supraclavicular e/ou subcostal, além de contração dos músculos cervicais.

Nos escolares e adolescentes o diagnóstico é auxiliado, principalmente, pelos achados típicos nas provas de função pulmonar (sinais de obstrução ao fluxo aéreo e reversibilidade após broncodilatador) e na pesquisa de sensibilização alérgica positiva para aeroalérgenos.

Entre todas as provas de função pulmonar existentes, a espirometria é a mais empregada porque é capaz de determinar fluxos e volumes expiratórios forçados. Apesar de necessitar da colaboração e compreensão da criança, é um teste de realização simples, que pacientes maiores de 6 anos normalmente são capazes de realizar de forma aceitável e reprodutível.

Boa parte das crianças com asma pode apresentar espirometria normal quando assintomáticas, e se anormal, espera-se encontrar alterações de padrão obstrutivo, caracterizadas pela redução do VEF_1 (volume expiratório forçado no primeiro segundo) ou da relação do VEF_1 com a capacidade vital forçada (VEF_1/CVF). Em casos de obstrução leve, apenas o fluxo expiratório forçado (FEF) entre 25 e 75% da CVF (FEF 25-75%) pode estar alterado.

A obstrução reversível ao fluxo aéreo faz parte da própria definição da asma e seu achado auxilia o diagnóstico da doença. A avaliação da resposta aos broncodilatadores é realizada pela observação na variação do VEF_1 após 15 minutos da administração de agente β_2-agonista. Aumento igual ou superior a 12% do VEF_1 basal e superior a 200 mℓ indica resposta positiva.

Asma e atopia apresentam uma forte ligação e a presença de sensibilização alérgica aumenta as chances do diagnóstico de asma em uma criança com sintomas respiratórios. A atopia é um conhecido fator de risco para o desenvolvimento de asma, assim como um marcador de persistência e gravidade dos sintomas. A pesquisa de sensibilização alérgica pode ser feita pelos testes cutâneos de leitura imediata ou pela dosagem sérica de IgE específica. Sensibilização aos alérgenos dos ácaros (*Dermatophagoides pteronyssinus* e *Blomia tropicalis*) é a mais comum, seguida de pelos animais domésticos (cão e gato) e alérgenos da barata.

Nas crianças menores o diagnóstico é mais complexo, tanto pela dificuldade e limitação das provas funcionais e alérgicas como pelo maior número de possíveis diagnósticos alternativos. Diferentes fenótipos de lactentes com sibilância viral se sobrepõem nos primeiros anos de vida, e a avaliação dos sintomas característicos dessa faixa etária e dos fatores de risco para asma são fundamentais para o diagnóstico precoce da doença (Tabela 161.1).[1]

Devido à dificuldade diagnóstica da asma nas crianças, vários escores preditivos de doença nos primeiros anos de vida foram propostos, e o Asthma Predictive Index (API), em sua versão original ou modificada, é o mais utilizado (Tabela 161.2).[4,5]

Uma lista desses possíveis diagnósticos diferenciais da asma em crianças e adolescentes é apresentada na Tabela 161.3.[6]

AVALIAÇÃO

As crianças com asma devem ter seu nível de controle avaliado em todas as consultas, e esse é o principal fator que norteará mudanças no tratamento. Tanto o domínio de

Tabela 161.1 Características clínicas da asma em crianças pequenas.

	Característica sugestiva de asma
Tosse	Recorrente ou persistente, não produtiva, pode piorar à noite Desencadeantes: exercícios, risadas, choro ou exposição à fumaça de cigarro (na ausência de infecção respiratória aparente) Tosses prolongada e/ou sem sintomas de IVAS são associadas ao diagnóstico médico de asma, mesmo na ausência de sibilos
Sibilos	Recorrentes, durante o sono ou após desencadeantes, como exercícios, risadas, choro ou exposição à fumaça de cigarro e poluição
Dispneia	Desencadeantes: exercícios, risadas ou choro
Redução de atividades	Não corre, brinca ou ri na mesma intensidade que outras crianças, e cansa-se rápido durante caminhadas (requer colo)
Antecedentes	Outras doenças alérgicas (dermatite atópica ou rinite alérgica) Familiares em primeiro grau com asma
Teste terapêutico com CI (dose baixa) + SABA, se necessário	Melhora clínica durante 2 a 3 meses de tratamento e piora quando o tratamento é suspenso

IVAS: infecção de vias aéreas superiores; CI: corticosteroide inalado; SABA: broncodilatador de curta ação.
Adaptada de: Global Initiative for Asthma (GINA).[1]

Tabela 161.2 Critérios maiores e menores para o índice preditivo de asma (API) e para o índice preditivo de asma modificado (API modificado)[4,5].

	API	API modificado
Critérios maiores	Asma no pai ou mãe Dermatite atópica	Asma no pai ou mãe Dermatite atópica Sensibilização a aeroalérgenos
Critérios menores	Eosinofilia (> 4%) Sibilos na ausência de IVAS Rinite	Eosinofilia (> 4%) Sibilos na ausência de IVAS Sensibilização a alimentos
Positivo	1 critério maior ou 2 critérios menores	

IVAS: infecção de vias aéreas superiores.

Tabela 161.3 Principais diagnósticos diferenciais para asma na criança.[6]

Disfunção respiratória
- Disfunção de corda vocal
- Ataques de pânico

Causas anatômicas
- Traqueomalácia e broncomalácia
- Malformação broncopulmonar
- Anéis vasculares

Doenças pulmonares supurativas
- Fibrose cística
- Discinesia ciliar primária
- Bronquiectasia
- Bronquite bacteriana prolongada

Doença pulmonar intersticial
- Bronquiolite obliterante
- Displasia broncopulmonar

Disfunção imunológica/reumatológica
- Hipogamaglobulinemia
- Granulomatose eosinofílica com poliangeíte
- Doença do tecido conjuntivo

Síndromes aspirativas
- Fístulas traqueoesofágica
- Distúrbios de deglutição
- Doença por refluxo gastresofágico

Outros
- Aspiração de corpo estranho
- Doença cardíaca congênita

Tabela 161.4 Avaliação do controle da asma (domínio de sintomas) em crianças menores de 6 anos de acordo com a Global Initiative for Asthma (GINA).[1]

	Controlada	Parcialmente controlada	Não controlada
Sintomas diurnos mais de uma vez por semana	Nenhum item	1 ou 2 itens	3 ou 4 itens
Alguma limitação de atividades			
Uso de medicação de resgate mais de uma vez por semana			
Despertar noturno por asma ou tosse noturna			

sintomas como o de risco devem ser avaliados. No domínio de risco, deve-se avaliar fatores para exacerbações, eventos adversos das medicações e de limitação fixa ao fluxo aéreo. De acordo com a Global Initiative for Asthma (GINA), os sintomas devem ser avaliados das últimas 4 semanas, como mostrado na Tabela 161.4 (crianças < 6 anos).[1]

Além da avaliação de controle, outros fatores como a adesão ao tratamento e a técnica de uso dos medicamentos inalatórios também são fundamentais no sucesso do tratamento e devem ser rotineiramente avaliados. Na Tabela 161.5 estão seis itens que devem ser considerados na avaliação da criança com asma.[6]

TRATAMENTO

O tratamento da asma nas crianças segue conceitos e objetivos semelhantes ao dos adultos, e pode ser dividido no tratamento de controle e no tratamento das exacerbações. O tratamento de controle visa a redução do processo inflamatório, controle dos sintomas, prevenção das exacerbações e da função pulmonar. Nas crianças, atenção especial é dada aos possíveis eventos adversos do tratamento, em especial do corticosteroide inalado, e na redução do uso de corticosteroide sistêmico por conta das exacerbações.[1]

A via inalatória é a principal via utilizada na farmacoterapia da asma em crianças de qualquer idade com o propósito de se obter rápido alívio dos sintomas com efeitos colaterais mínimos. A escolha do dispositivo inalatório deve ser individualizada, baseando-se na experiência da família, custo e facilidade de uso. A Tabela 161.6 mostra as recomendações da GINA para a escolha do dispositivo inalatório de acordo com a idade.[1]

Os corticosteroides inalados são as principais medicações empregadas no tratamento da asma em crianças de qualquer idade. São fármacos potentes que apresentam comprovada

Tabela 161.5 Regra do abecedário para o acompanhamento da criança com asma.

A	Adesão	Verificação rotineira da adesão ao tratamento e do controle da asma
B	Boa qualidade de vida	Aplicação de questionários específicos de qualidade de vida
C	Comorbidades	Investigar e controlar comorbidades que possam afetar o controle da asma
D	Diagnóstico	Comprovar o diagnóstico de asma nos casos refratários ao tratamento
E	Erro na utilização dos medicamentos	Checagem em todas as consultas do uso adequado dos medicamentos, especialmente da técnica inalatória
F	Fatores de risco modificáveis	Investigação e atuação na prevenção e correção de fatores de risco modificáveis

Tabela 161.6 Recomendações para escolha de dispositivos inalatórios para crianças com asma segundo a faixa etária.[1]

Faixa etária	Preferência	Alternativa
< 4 anos	Aerossol dosimetrado com espaçador e máscara facial	Nebulização com máscara facial
4 a 6 anos	Aerossol dosimetrado com espaçador	Nebulização
> 6 anos	Inalador de pó ou aerossol dosimetrado com espaçador	Nebulização

Tabela 161.7 Doses diárias de corticosteroide inalado para crianças entre 6 e 11 anos (em µg).

Corticosteroide	Dose baixa	Dose média	Dose alta
Beclometasona (MDI-HFA, partícula padrão)	100 a 200	> 200 a 400	> 400
Budesonida (DPI)	100 a 200	> 200 a 400	> 400
Ciclesonida (MDI-HFA)	80	> 80 a 160	> 160
Propionato de fluticasona (DPI e MDI-HFA)	50 a 100	> 100 a 200	> 200
Mometasona (MDI-HFA)	100	100	200
Budesonida (nebulização)	250 a 500	> 500 a 1.000	> 1.000

MDI: aerossol dosimetrado; HFA: hidrofluoralcano; DPI: inalador de pó.

Tabela 161.8 Doses diárias de corticosteroides inalados (doses baixas) em crianças ≤ 5 anos.

Corticosteroide	Dose mínima diária (µg)
Beclometasona (MDI-HFA, partícula padrão)	100
Budesonida (nebulização)	500
Ciclesonida (MDI-HFA)	Sem estudos
Propionato de fluticasona (MDI-HFA)	50
Mometasona (MDI-HFA)	100

MDI: aerossol dosimetrado; HFA: hidrofluoralcano.

ação no controle da inflamação pulmonar e na redução dos sintomas. O controle dos sintomas e a melhora da função pulmonar tendem a ocorrer em 1 a 2 semanas, mas frequentemente há necessidade de tratamento prolongado e os sintomas tendem a reaparecer em semanas ou meses se o tratamento é interrompido. A dose diária preconizada de corticosteroides inalados depende da gravidade e do nível de controle da asma.

A Tabela 161.7[1] apresenta as doses consideradas baixas, médias e altas para diferentes corticosteroides inalados para as crianças entre 6 e 11 anos. Para os adolescentes, as doses são as mesmas dos adultos. Para as crianças pequenas (≤ 5 anos), há apenas a indicação de dose baixa de corticosteroide (Tabela 161.8).[1]

Os principais efeitos colaterais locais dos corticosteroides inalados são a candidíase oral e a rouquidão, pouco frequentes em crianças e que podem ser evitados com medidas simples, como o uso de espaçadores e a lavagem da cavidade oral após a administração do fármaco. Entre os eventos adversos sistêmicos, observa-se redução na função do eixo hipotálamo-hipófise-adrenal, quando administrados em doses altas ou médias, e redução do crescimento (principalmente no primeiro ano de uso).

O tratamento farmacológico da asma é categorizado em etapas de acordo com a faixa etária (Tabelas 161.9 e 161.10).[1] Para os adolescentes (≥ 12 anos; Tabela 161.11),[1] as orientações de tratamento são semelhantes às dos adultos. Recomenda-se que o tratamento seja escalonado até a obtenção do controle da asma. Uma vez alcançado, pode-se tentar reduzir gradualmente a medicação, após um período de 3 meses, até a suspensão total da medicação de controle ou alcance de um esquema mínimo necessário para a manutenção do controle dos sintomas.

A maioria das crianças maiores de 5 anos deve iniciar o tratamento pelas etapas 2 ou 3. A combinação de corticosteroide inalado com β2-agonista de ação prolongada é a principal opção para crianças maiores de 5 anos não controladas com doses baixas ou médias de corticosteroide inalado.

Nas últimas décadas, vários anticorpos monoclonais humanizados dirigidos contra moléculas específicas ou receptores foram introduzidos no tratamento da asma de crianças e adolescentes. Desses, o omalizumabe, anticorpo monoclonal humanizado anti-IgE, é o mais estudado e com maior experiência clínica, e é recomendado para asma alérgica em crianças a partir dos 6 anos.[6]

A imunoterapia alérgeno-específica visa diminuir a sensibilidade do paciente alérgico e reduzir ou controlar os sintomas. Na asma, a imunoterapia está indicada nas crianças com evidências clínicas e laboratoriais (testes cutâneos ou séricos) de alergia mediada por IgE com sintomas persistentes (> 1 ano) e que se mantenham sintomáticas mesmo com controle ambiental adequado. A imunoterapia deve ser prescrita e acompanhada por médico especialista, e pode ser realizada por via subcutânea ou sublingual. De modo geral, não é recomendada na asma grave nos lactentes e pré-escolares.

CONSIDERAÇÕES FINAIS

A asma é a doença pulmonar crônica mais comum na infância. Determina importante morbidade e prejuízo na qualidade de

Tabela 161.9 Etapas do tratamento farmacológico da asma em crianças < 6 anos.

SABA quando sintomático		
Controlada com uso de SABA, quando necessário	Parcialmente controlada com uso de SABA quando necessário	Não controlada ou somente parcialmente controlada com uso de CI em baixa dose
Opções para o controle		
Continuar com uso de SABA, quando necessário	CI em baixa dose	Dobrar a dose do CI
	ARL	Associar ARL ao CI

CI: corticosteroide inalado; SABA: β_2.agonista de curta ação; ARL: antagonista de receptor de leucotrieno.

Tabela 161.10 Etapas do tratamento farmacológico da asma em crianças de 6 a 11 anos com SABA ou associação CI e LABA (formoterol) [MART].

Etapa 1	Etapa 2	Etapa 3	Etapa 4	Etapa 5[#]
Baixa dose CI + SABA, quando necessário	Baixa dose CI	Baixa dose CI + LABA	Média dose CI + LABA	Alta dose CI + LABA
	ARL	Média dose CI	Baixa dose CI + LABA (MART)*	Adicionar anti-IgE
Considerar baixa dose CI	Baixa dose CI + SABA, quando necessário	Muito baixa dose CI + LABA (MART)*	Adicionar tiotrópio	Adicionar anti-IL4R
		Baixa dose CI + ARL	Adicionar ARL	Corticosteroide oral

CI: corticosteroide inalado; SABA: β_2.agonista de curta ação; LABA: β2 agonista de longa duração; ARL: antagonista de receptor de leucotrieno; anti-IgE: anticorpo monoclonal anti-IgE; anti-IL4R: anticorpo monoclonal antirreceptor de IL4.
*MART: terapia de manutenção e resgate com o mesmo medicamento (CI + formoterol).
[#]Realizar avaliação de fenótipo.

Tabela 161.11 Etapas do tratamento farmacológico da asma nos adolescentes.

Opções	Etapa 1	Etapa 2	Etapa 3	Etapa 4	Etapa 5[#]
Opção preferencial	CI + formoterol, quando necessário	Baixa dose CI + formoterol	Média dose CI + formoterol	Alta dose CI + formoterol Adicionar tiotrópio, anti-IgE, anti-IL4R, anti-IL5, anti-TSLP	
	Alívio: CI + formoterol, quando necessário				
Opção alternativa	CI + SABA, quando necessário	Baixa dose CI	Baixa dose CI + formoterol	Média ou alta dose CI + formoterol	Alta dose CI + formoterol Adicionar tiotrópio, anti-IgE, anti-L4R, anti-IL5, anti-TSLP
	Alívio: SABA, quando necessário				
Outras opções		ARL	Média dose CI	Adicionar tiotrópio ou ARL	Adicionar ARL, CO dose baixa

CI: corticosteroide inalado; SABA: β_2.agonista de curta ação; ARL: antagonista de receptor de leucotrieno; anti-IgE: anticorpo monoclonal anti-IgE; anti-IL4R: anticorpo monoclonal antirreceptor de IL4; anti-IL5: anticorpo monoclonal anti-IL5; anti-TSLP: anticorpo monoclonal antilipoetina do estrona tímico; CO: corticosteroide oral.
[#]Realizar avaliação de fenótipo.

vida das crianças acometidas e de seus familiares, associando-se com maior absenteísmo escolar, visitas aos serviços de emergência e hospitalizações. O seu diagnóstico é primordialmente clínico. A identificação dos agentes desencadeantes/precipitantes das exacerbações é de vital importância. A instituição de tratamento medicamentoso, segundo o preconizado pelas guias internacionais e nacionais[1,6] de tratamento é um passo fundamental para que a doença, na maioria das vezes, seja controlada e o paciente e seus familiares tenham melhora da qualidade de vida.

REFERÊNCIAS BIBLIOGRÁFICAS

1. Global Initiative for Asthma (GINA). Update 2022. Disponível em: http://www.ginasthma.org. Acesso em: 15 agos. 2023.
2. Solé, D, Wandalsen, G, Camelo-Nunes, I, Naspitz, C. Prevalência de sintomas de asma, rinite e eczema atópico entre crianças e adolescentes brasileiros identificados pelo International Study of Asthma and Allergies (ISAAC) – Fase 3. *J Pediatr* (Rio J). 2006;82(5):341-6.
3. Garcia-Marcos, L, Mallol, J, Solé, D, Brand, P, EISL group. International study of wheezing in infants: risk factors in affluent and non-affluent countries during the first year of life. *Pediatr Allergy Immunol.* 2010:21:878–88.
4. Castro-Rodríguez, J, Holberg, C, Wright, A, Martine,z F. A clinical index to define risk of asthma in young children with recurrent wheezing. *Am J Respir Crit Care Med.* 2000;162:1403-6.
5. Guilbert, T, Morgan, W, Zeiger, R, Bacharier, L, Boehmer, S, Krawiec, M. Atopic characteristics of children with recurrent wheezing at high risk for the development of childhood asthma. *J Allergy Clin Immunol.* 2004;114:1282-7.
6. Chong-Neto, H, Wandalsen, G, Pastorino, A, Dela Bianca, C, Chong-Silva, D, Riedi, C, et al. Guia prático de abordagem da criança e do adolescente com asma grave: Documento conjunto da Associação Brasileira de Alergia e Imunologia e da Sociedade Brasileira de Pediatria. *Arq Asma Alerg Imunol.* 2020;4:3-34.

162

Pneumonia Adquirida na Comunidade

Lais Meirelles Nicoliello Vieira • Regina Terse Ramos • Débora Carla Chong-Silva • Maria de Fátima Pombo Sant Anna

INTRODUÇÃO

A pneumonia é um processo inflamatório do parênquima pulmonar, cuja principal causa é infecciosa. Embora bem menos comum, também pode ser ocasionada por fatores não infecciosos, como radiação, reações de hipersensibilidade e aspiração de alimentos e corpo estranho. Define-se pneumonia adquirida na comunidade (PAC) aquela que acomete crianças até 48 horas da hospitalização, ocasionada por germes provenientes da comunidade.[1]

Trata-se de doença comum e potencialmente grave, especialmente em crianças menores de 5 anos e em países de baixa e média rendas. Seu diagnóstico deve ser realizado de forma adequada e precisa, para evitar-se a mortalidade.[2] A definição da Organização Mundial de Saúde (OMS) para países em desenvolvimento baseia-se em doença febril com taquipneia para a qual não existe outra causa aparente.[3] Deve-se também evitar a prescrição indiscriminada de antibióticos para doenças virais do trato respiratório, fator contribuinte para taxas de resistência antimicrobiana.

Características anatômicas e fisiológicas das vias respiratórias na infância, bem como medidas comportamentais (como frequentar creches e escolas), favorecem a maior incidência de doenças respiratórias agudas nessa faixa etária, assim como suas formas mais graves. Durante os períodos mais críticos da pandemia de covid-19, em 2020 e 2021, foi necessário, de forma abrupta, o distanciamento social, restringindo o contato entre crianças, o que apresentou impacto positivo na redução de doenças respiratórias, assim como em hospitalizações.[4]

Medidas preventivas, como vacinação contra *Haemophilus influenzae* tipo B (Hib) e pneumococo, e estratégias diagnósticas e terapêuticas, como as diretrizes da OMS, e Atenção Integrada às Doenças Prevalentes na Infância (AIDPI), permitiram declínio na mortalidade por pneumonia.[1] Porém, ainda é causa considerável de morbimortalidade mundial, e é essencial seu diagnóstico precoce e terapêutica adequada.[2]

INCIDÊNCIA E PREVALÊNCIA

A PAC ainda representa a principal causa de mortalidade em crianças menores de 5 anos, e impõe alta carga ao sistema de saúde, representando importante taxa de internação.[2] A OMS estima que haja cerca de 156 milhões de casos de pneumonia por ano em crianças menores de 5 anos e cerca de 20 milhões de internações. Em países em desenvolvimento, há maior incidência dessa patologia, assim como um número maior de casos graves, chegando a cerca de 20 milhões de óbitos por ano.[3]

A implementação da vacinação contra pneumococo trouxe impactos positivos na evolução da doença.[5,6] Atualmente, há duas vacinas pneumocócicas conjugadas disponíveis no Brasil: a vacina conjugada 10-valente, que inclui 10 sorotipos – 1, 4, 5, 6B, 7F, 9V, 14, 18C, 19F e 23F – (VPC10), e a vacina conjugada 13-valente, que inclui os sorotipos da VPC10 adicionados aos sorotipos 3, 6A e 19A (VPC13). A partir de 2010, foi disponíibilizada pelo Programa Nacional de Imunizações (PNI) a VPC10 no calendário vacinal infantil.[6,7] A VPC13 está disponível no Sistema Único de Saúde (SUS) desde 2019, nos Centros de Referência para Imunobiológicos Especiais (CRIEs) para grupos selecionados com idade acima de 5 anos, que são: pacientes oncológicos, transplantados de células-tronco hematopoiéticas e órgãos sólidos e HIV/AIDS.[7]

Dados disponíveis revelam o efeito direto da vacinação VPC10, com redução em torno de 95% dos sorotipos vacinais em menores de 5 anos, comparando-se ao período pré-VPC10 (2006-2009) ao período pós-VPC10 (2017-2020). Por outro lado, observou-se mudança dos sorotipos identificados em doenças invasivas, tornando mais prevalente os sorotipos não incluídos na VPC10, especialmente 19A e 3. Dados nacionais mais recentes apontam que o sorotipo 19A tem sido o mais identificado e caracteriza-se por resistência intermediária à penicilina no Brasil. O sorotipo 3 mostra-se mais virulento, mas sem resistência importante à penicilina.[8]

A pandemia de covid-19 também trouxe impacto na evolução das pneumonias em crianças. Medidas de higiene e distanciamento social promoveram redução da transmissão e contágio de vírus e bactérias das vias respiratórias, incluindo o pneumococo.[4] A colonização da nasofaringe, que ocorre geralmente nos primeiros anos de vida e estimula as respostas celular e humoral, ficou comprometida. Dessa forma, em crianças vacinadas, pode ter ocorrido declínio da imunidade natural em razão da baixa colonização.[9] A partir da retomada das atividades presenciais e contágio entre crianças, há novamente contato com germes causadores de doenças respiratórias, e pode ter elevado o risco de doença pneumocócica invasiva.

ETIOLOGIA

Os agentes etiológicos envolvidos na pneumonia variam de acordo com a idade, comorbidades associadas, condição do sistema imunológico e sazonalidade. Atualmente, a principal causa de pneumonia em todas as faixas etárias é a infecção viral, especialmente em menores de 2 anos de vida.[1,2] A utilização do teste de identificação viral por meio da reação em cadeia de polimerase (PCR) permitiu a identificação dos vírus atrelados a essa doença. Dentre eles, destaca-se o vírus sincicial respiratório (VSR), o mais frequente em menores de 5 anos. Outras causas virais incluem o vírus *influenza* A e B, adenovírus, metapneumovírus, parainfluenza, rinovírus, bocavírus e coronavírus.[2]

Dentre os agentes bacterianos, o principal agente envolvido é o *Streptococcus pneumoniae*.[1,2] O *Staphylococcus aureus* também é uma etiologia possível, principalmente em casos graves. Diante do advento da vacinação, o Hib tornou-se menos comum em países com imunização infantil universal,[1,2] mas deve-se atentar para essa etiologia principalmente em casos graves, menores de 2 anos e pacientes com esquema vacinal incompleto (Tabela 162.1).[1,2]

Tabela 162.1 Etiologia da PAC na infância.

Idade	Agente etiológico
Recém-nascidos menores de 3 dias de vida	*Streptococcus* do grupo B, bacilos gram negativos (sobretudo, *E. coli*) e *Listeria monocytogenes*
Recém-nascidos maiores de 3 dias de vida	*S. aureus, S. epidermitis* e gram negativos
1 a 3 meses	Vírus, *C. trachomatis* (pneumonia afebril do lactente), *U. urealyticum, S. pneumoniae* e *S. aureus*
4 meses a 5 anos	Vírus, *S. pneumoniae, S. aureus, H. influenzae* (tipo b*), H. influenzae* não tipável, *Moraxella catarrhalis, Mycoplasma pneumoniae* e *Chlamydia pneumoniae*
Acima de 5 anos	*S. pneumoniae, S. aureus, Mycoplasma pneumoniae* e *Chlamydophila pneumoniae*

DIAGNÓSTICO

O diagnóstico de pneumonia na infância é clínico, e a taquipneia é um sintoma bastante comum. Habitualmente, há história de acometimento viral prévio e os sinais e sintomas variam conforme a idade, sendo menos específicos quanto mais jovem for a criança. Uma revisão sistemática evidenciou que a presença de hipoxemia moderada (saturação de oxigênio ≤ 96%) e o aumento do esforço respiratório (grunhidos, abertura das narinas e retrações torácicas) foram os sinais mais associados à PAC em menores de 5 anos. Por outro lado, saturação de oxigênio > 96% diminuiu sua probabilidade.[2] Doenças como asma, bronquiolite e sibilância induzida por vírus podem causar taquipneia e devem ser tratadas com broncodilatador antes da classificação do paciente em relação à PAC. Dessa forma, evita-se superprescrição de antibióticos e subdiagnóstico da doença obstrutiva da via aérea inferior.[1]

Recém-nascidos apresentam sintomas muito inespecíficos, como irritabilidade, letargia, toxemia, hiper ou hipotermia, gemência, vômitos, distensão abdominal, icterícia e hepatoesplenomegalia. Ao exame, observa-se taquipneia, sinais de esforço respiratório, cianose, crepitações ou sibilos e até mesmo apneia em casos graves.[3,10]

Os lactentes jovens, entre 1 e 3 meses de vida, com quadro de taquipneia e tosse seca, devem ser avaliados para a possibilidade de pneumonia afebril do lactente. Nessa situação, o paciente apresenta bom estado geral, sem sinais de toxemia e ausculta ruidosa, com crepitações grosseiras.[3,10]

Em crianças, principalmente menores de 3 anos, com quadro insidioso, febre baixa, taquipneia e sibilos à ausculta, a principal hipótese é de pneumonia viral e/ou bronquiolite. Documento atual da Sociedade Brasileira de Pediatria (SBP) sugere um fluxograma para conduta em relação às crianças de 2 meses a 5 anos de vida com tosse e dificuldade para respirar, que reforça o manejo da sibilância com a avaliação da resposta a broncodilatadores (Figura 162.1).[1]

Por outro lado, crianças acima de 5 anos que apresentam quadro clínico arrastado, mantendo bom estado geral e tosse persistente, avalia-se a possibilidade de pneumonia atípica. Geralmente, em quadros de infecção pelo *Mycoplasma pneumoniae* há história de acometimento respiratório de vários membros familiares e, caracteristicamente, inicia-se com dor de garganta, otalgia, febre baixa, bom estado geral, evoluindo com intensa tosse seca e irritativa. A presença de coriza é rara e nessas situações deve-se estar atento a outras etiologias. À ausculta, observam-se crepitações, muitas vezes com sibilos. Nos quadros causados por *Chlamydophila pneumoniae* (anteriormente conhecida como *Chlamydia pneumoniae*), a apresentação clínica é similar à observada nas outras pneumonias atípicas, com doença leve ou mesmo assintomática.[1,2]

Pacientes com quadro de início abrupto, geralmente seguindo a um quadro viral, com febre alta, prostração, tosse, taquipneia, esforço respiratório, crepitações finas e localizadas, som bronquial ou redução do murmúrio, a principal hipótese é de pneumonia bacteriana.[1,2,10] Naqueles com ausculta reduzida, deve-se atentar para a possibilidade de derrame pleural, principal complicação de PAC, com necessidade de realização de radiografia de tórax. Ressalta-se que a PAC complicada é caracterizada como doença grave de curso e hospitalização prolongados.[5]

Exames complementares

Habitualmente, são reservados para casos selecionados, não sendo realizados, necessariamente, de rotina para todos.

Métodos de imagem

Segundo diretrizes internacionais, a radiografia de tórax permanece reservada a casos selecionados.[2] Por outro lado, tem-se hoje fácil acesso a esse método de imagem, permitindo seu uso para confirmação diagnóstica e avaliação da extensão da doença. Entretanto, trata-se de exame que não é isento de radiação, apresenta custo para o sistema de saúde e pode levar a resultados falso-negativos, aumentando a chance de prescrição de antimicrobianos.[1] Dessa forma, ressalta-se que sua realização deve ocorrer em pacientes graves, internados, pneumonias complicadas, falha terapêutica, quadros recorrentes ou em casos de dúvida diagnóstica. Além disso, seu uso não deve postergar o início do tratamento.[1,5]

Os achados radiográficos não definem a etiologia, mas alguns padrões radiológicos apontam para prováveis agentes. Opacidades alveolares são mais comumente causadas por bactérias e caracterizam-se por consolidações lobares ou alveolares, com possível presença de broncograma aéreo. O padrão intersticial, geralmente associado a vírus ou germes atípicos (*M. pneumoniae* e *C. pneumoniae*), caracteriza-se como espessamento peribrônquico e presença de hiperinsuflação. Já o padrão broncopneumônico apresenta-se com padrão difuso bilateral, muito associado às infecções causadas pelo *S. aureus*.[1,2]

A ultrassonografia de tórax vem apresentando papel crescente no diagnóstico e acompanhamento de pacientes com pneumonia. Trata-se de método não invasivo, de baixo custo, sem radiação e que pode ser realizado à beira do leito. Por outro lado, apresenta uma curva de aprendizado, e deve ser realizada por médico experiente. Apresenta papel de destaque

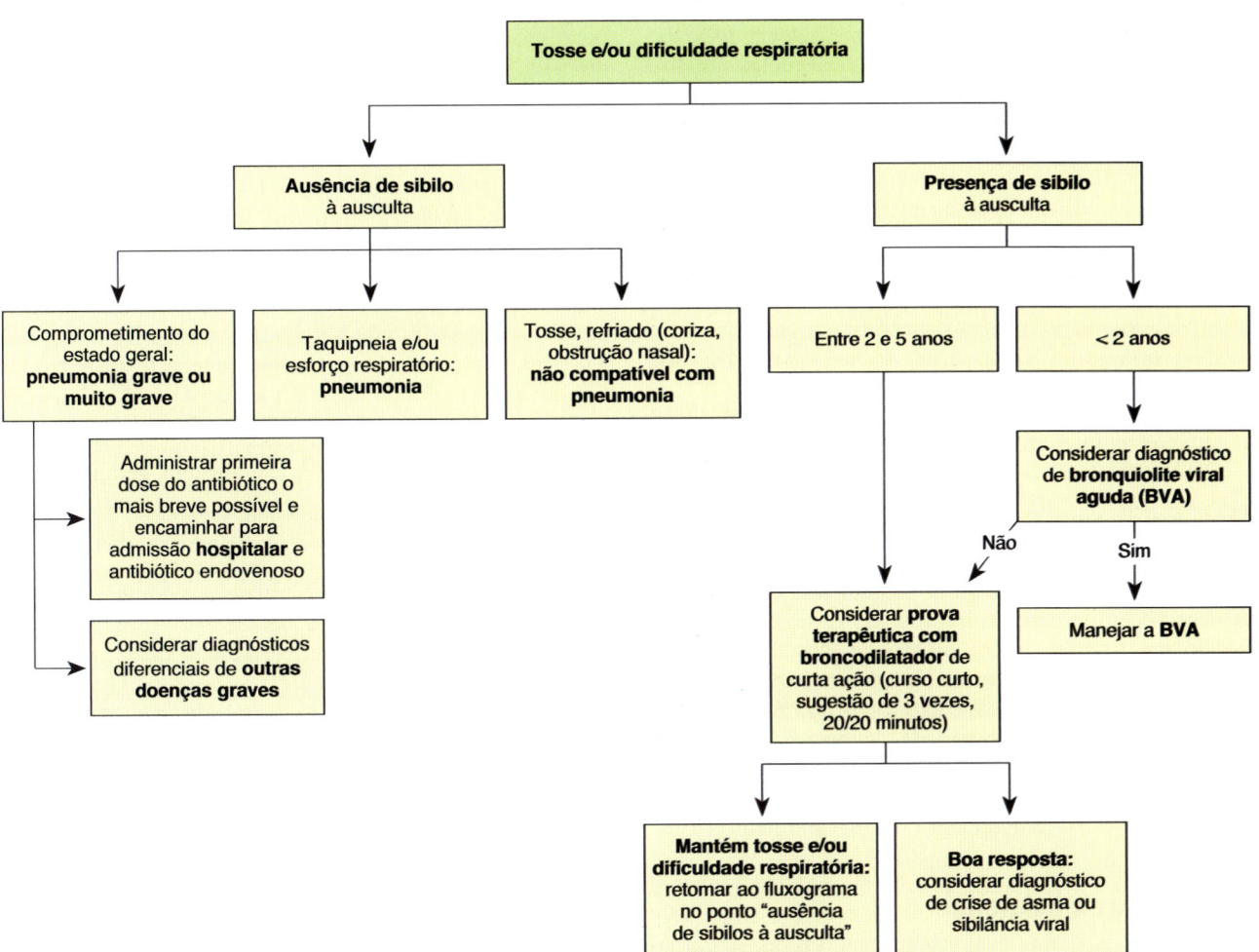

Figura 162.1 Conduta em crianças de 2 meses a 5 anos com tosse e dificuldade para respirar. Adaptada de: *Abordagem Diagnóstica e Terapêutica das Pneumonias Adquiridas na Comunidade não Complicada*s.[1]

em pneumonias complicadas com derrame pleural, permitindo a visualização de volume, localização, presença de debris ou septações.[5]

Já a tomografia computadorizada de tórax não está indicada de rotina, e é reservada para casos extremamente selecionados, com suspeita de complicações como abscesso e necrose de parênquima.[5]

Exames laboratoriais

Aplicam-se principalmente aos pacientes internados e devem ser, preferencialmente, não invasivos.[1,2] O hemograma é pouco específico para o diagnóstico de PAC, e não é usado na tentativa de diferenciar etiologia viral e bacteriana. Sua realização, sem indicações precisas, pode influenciar a decisão do uso de antimicrobianos. Da mesma forma, provas de atividade inflamatória, como proteína C reativa (CRP), velocidade de hemossedimentação (VHS) e procalcitonina não devem ser realizadas com objetivo de diferenciar etiologia viral e bacteriana. Dentre esses, a procalcitonina é considerada marcador mais sensível para infecção bacteriana, e valores elevados em que há identificação viral podem sugerir coinfecção bacteriana. Inclusive, a redução expressiva em seus valores durante o tratamento de PAC pode ser marcador objetivo de melhora, principalmente em casos complicados. Níveis séricos abaixo de 0,25 ng/dℓ em pacientes

hospitalizados apresentaram alto valor preditivo negativo para infecção pneumocócica, mesmo com alterações radiológicas, o que pode ser útil para evitar a prescrição abusiva de antibióticos.[2]

A hemocultura deve ser solicitada em todos os pacientes internados e, sempre que possível, colhida previamente à instituição da antibioticoterapia. Devem ser colhidas duas amostras, de maneira asséptica e em locais diferentes, e sua coleta não deve atrasar o início do tratamento.[1,2,5]

Testes de detecção virais em secreção nasal, quando disponíveis, tornam-se ferramentas importantes em relação a paciente com infecção respiratória aguda do trato respiratório inferior, para se evitar prescrição indevida de antimicrobianos. Existem alguns métodos diagnósticos disponíveis, como o enzima-imunoensaio, detecção de anticorpos por fluorescência indireta, PCR e cultura de vírus. Já as sorologias para agentes como *M. pneumoniae*, *C. pneumoniae* e pneumococo apresentam pouca aplicabilidade clínica, uma vez que, devido ao tempo de execução do exame, o diagnóstico é realizado de forma retrospectiva.[2]

Diagnóstico diferencial

Deve-se lembrar que nem toda taquipneia corresponde ao diagnóstico de pneumonia. É importante a realização de anamnese adequada e detalhada, além de exame físico minucioso para o correto diagnóstico. A Tabela 162.2 resume os principais diagnósticos diferenciais de pneumonia na criança e suas características.

TRATAMENTO

Diante de um paciente com diagnóstico de pneumonia, alguns questionamentos são importantes e devem ser revisados antes da proposta terapêutica:

- O paciente apresenta critérios robustos para pneumonia bacteriana e necessidade de antibioticoterapia?
- Deve-se internar esse paciente ou manejá-lo para nível ambulatorial?
- Há possibilidade de reavaliação dentro de 24 a 48 horas?
- Qual o estado vacinal e nutricional desse paciente?
- Qual antibioticoterapia utilizar?

Medidas de suporte

Deve-se promover o controle da dor e da febre, com analgésicos e sintomáticos. Manter hidratação e alimentação de acordo com tolerância do paciente. Pais e responsáveis devem ser prontamente orientados quanto aos sinais de alarme e necessidade de avaliação médica imediata, como piora do estado geral, sinais de esforço respiratório, febre persistente, além da necessidade de reavaliação do paciente dentro de 48 horas do início do tratamento. Pacientes que apresentam saturação de oxigênio menor que 92% devem receber oxigenioterapia e ser encaminhados à internação.[1]

Tratamento ambulatorial

Em pacientes que apresentam bom estado geral, saturação de oxigênio adequada, taquipneia leve, sem sinais de esforço respiratório ou gravidade e família bem orientada, deve-se optar pelo tratamento ambulatorial. A antibioticoterapia deve ser iniciada empiricamente (ver Tabela 162.1). Além disso, deve-se reavaliar o paciente dentro de 24 a 48 horas para garantir tratamento adequado e intervenção em caso de complicações ou piora clínica.[1]

A amoxicilina é o fármaco de escolha para o tratamento ambulatorial da PAC em crianças, uma vez que o pneumococo corresponde à principal etiologia bacteriana nessa faixa etária.[1,2] Diretrizes brasileiras recomendam a dose de 50 mg/kg/dia, com intervalos de 8 em 8 horas ou de 12 em 12 horas, no máximo de 4 g/dia, mostrando haver equivalência na resposta clínica entre os esquemas terapêuticos.[1,2]

Outra questão importante é o tempo de uso da amoxicilina. Estudos recentes em crianças menores de 5 anos com diagnóstico de PAC não complicada mostram que o tratamento com 5 ou 10 dias de duração tem igual eficiência.[2] Por outro lado, diretrizes nacionais sugerem o tratamento de 7 a 10 dias.[1] Destaca-se que a possibilidade de esquemas mais curtos devem ser em pacientes com PAC não complicada e sem gravidade, além da necessidade de acompanhamento adequado desses pacientes.

O tratamento de PAC em maiores de 5 anos com uso de macrolídeos de forma isolada não é recomendado rotineiramente, uma vez que não tem se mostrado eficaz.[1] Em pacientes com diagnóstico de pneumonia atípica, causada por *M. pneumoniae* ou *C. pneumoniae*, o fármaco de escolha são os macrolídeos. Recomenda-se a azitromicina 10 mg/kg/dia, em dose única, durante 5 dias, ou claritromicina 7,5 mg/kg em 12 em 12 horas, durante 10 dias. Pacientes com diagnóstico de pneumonia atípica pela *C. trachomatis* também devem ser tratados com macrolídeos.[1,2]

Crianças que não apresentam melhora clínica com o tratamento instituído devem ser reavaliadas e o médico deve estar atento à possibilidade de complicações, sendo o derrame pleural a mais comum.

Tratamento hospitalar

Para o adequado tratamento de pneumonia, deve-se inicialmente identificar os pacientes que serão conduzidos à internação. Dessa forma, para lactentes menores de 6 meses, pacientes com hipoxemia, intolerância ao tratamento por via oral, falha terapêutica, vulnerabilidade social, pacientes graves ou com comorbidades indica-se a hospitalização.[1]

A medicação de escolha é a ampicilina na dose de 150 a 200 mg/kg/dia, de 6 em 6 horas, ou a penicilina cristalina na dose de 150.000 a 200.000 UI/kg/dia, de 6 em 6 horas.[1] A associação de amoxicilina com inibidores de beta-lactamase, como o clavulanato e o sulbactam ou a cefuroxima, podem ser utilizados como segunda opção por via intravenosa, em doses habituais. Outras opções são ceftriaxona ou a cefotaxima para crianças gravemente doentes ou infectadas pelo HIV.[1] A Tabela 162.3 resume os antibióticos endovenosos e suas respectivas doses. No entanto, nos pacientes com resposta inadequada ao tratamento inicial, é importante estar atento à possibilidade de complicações, principalmente o derrame pleural, complicação mais comum.

As causas frequentes de falha terapêutica no tratamento das PACs são:[1]

- Presença de derrame/empiema pleural, pneumonia necrosante e abscesso pulmonar

Tabela 162.2 Diagnósticos diferenciais de pneumonia na infância.

Diagnóstico diferencial	Características
Asma	Doença crônica, paciente com história de atopia Desencadeada por infecções virais e alérgenos Quadro agudo de tosse, dispneia, pode haver febre associada na vigência de infecção viral. À ausculta, identificam-se sibilos difusos, que melhoram com uso de broncodilatadores
Aspiração de corpo estranho	Comum em pacientes menores de 3 anos, quadro súbito, sem sinais de infecção viral prévios A sibilância pode ser unilateral
Bronquiolite viral aguda	Pacientes menores de 2 anos, com relato de pródromos virais que antecedem o quadro. À ausculta, sibilos difusos ou crepitações grosseiras
Tuberculose	História de febre prolongada, perda de peso e adinamia. Quadro arrastado, que pode cursar com perda de peso. Investigar contactantes com sintomas semelhantes ou diagnóstico de tuberculose. Deve-se atentar à possibilidade de tuberculose nos pacientes em tratamento de pneumonia que não respondem adequadamente à antibioticoterapia
Fibrose cística	Pacientes com retardo na eliminação de mecônio Desnutrição, diarreia. Quadros pulmonares recorrentes, com uso de antibioticoterapia frequente

Tabela 162.3 Doses e intervalos de antibióticos por via intravenosa.

Antibiótico	Dose	Intervalo da via IV
Ampicilina	150 a 200 mg/kg/dia	6/6 h
Amicacina	15 mg/kg/dia	12/12 h
Amoxicilina + clavulanato	50 a 90 mg/kg/dia de amoxicilina	8/8 h
Amoxicilina + sulbactam	50 a 90 mg/kg/dia (máximo 2 g/dose)	8/8 h
Azitromicina	10 mg/kg/dia	24/24 h
Cetotaxima	100 a 200 mg/kg/dia	6/6 ou 8/8 h
Ceftriaxona	100 mg/kg/dia	12/12 h
Cefuroxima	100 a 150 mg/kg/dia	8/8 ou 12/12 h
Cefepima	50 mg/kg/dose	8/8 h
Clidamicina	30 a 40 mg/kg/dia	6/6 ou 8/8 h
Claritromicina	15 mg/kg/dia	12/12 h
Gentamicina	3 a 7,5 mg/kg/dia	4/4 ou 6/6 h
Penicilina cristalina	150.000 a 200.000 UI/kg/dia	4/4 ou 6/6 h
Vancomicina	40 a 60 mg/kg/dia	6/6 h
Metronidazol	7,5 mg/kg/dose ou 500 mg/dose (em maiores de 12 anos)	8/8 h

IV: intravenosa.
Fonte: *Pneumonias Adquiridas na Comunidade Complicadas.*[5]

- Outros agentes que não os esperados (vírus, bactérias atípicas); considerar possibilidade de primeira manifestação da tuberculose
- Não cumprimento do tratamento antibiótico proposto (doses, intervalos e tempo de uso)
- Doença de base do paciente (imunossupressão, fibrose cística [FC], asma, desnutrição, bronquiectasias não FC)
- Ocorrência de quadros diferenciais (aspiração de corpo estranho, malformações pulmonares, como sequestro pulmonar, hérnia diafragmática).

Em lactentes menores de 2 meses de vida, o fármaco de escolha é a gentamicina na dose 7,5 mg/kg/dia, de 12 em 12 horas, associada a penicilina cristalina ou ampicilina. As cefalosporinas também podem ser indicadas como substituição. Tem-se como escolha a cefotaxima, já que a ceftriaxona pode ligar-se à albumina sérica, disponibilizando a bilirrubina e aumentando a chance de kernicterus.[1,2]

CONSIDERAÇÕES FINAIS

A PAC ainda é uma das principais causas de morbimortalidade em crianças menores de 5 anos no Brasil e no mundo. Sua principal etiologia é viral, e dentre as pneumonias bacterianas, o pneumoco é o principal agente. Seu diagnóstico deve ser realizado de forma clínica e, quando necessário, complementado com exames de imagem e laboratoriais. A implementação de programa de vacinação universal, associada às medidas preventivas e terapêuticas, promoveu redução da mortalidade mundial, mas essa patologia ainda representa grandes impactos no sistema de saúde em todo o mundo. É necessário o diagnóstico precoce e preciso, com instituição de antibioticoterapia adequada de forma ágil, mas evitando-se a prescrição indiscriminada de antimicrobianos.

REFERÊNCIAS BIBLIOGRÁFICAS

1. Abordagem Diagnóstica e Terapêutica das Pneumonias Adquiridas na Comunidade não Complicadas. Documento Científico. Departamento Científico de Pneumologia (2019-2021), nº 8. Fevereiro 2022. Sociedade Brasileira de Pediatria.
2. Nascimento-Carvalho, CM. Community-acquired pneumonia among children: the latest evidence for an updated management. *J Pediatr* (Rio de Janeiro). 2020;96(S1):29-38.
3. Revised WHO classification and treatment of childhood pneumonia at health facilities: evidence summaries. WHO, 2014. Disponível em: https://apps.who.int/iris/bitstream/handle/10665/137319/9789241507813_eng.pdf.
4. Friedrich, F, Garcia, E, de Castro, L, Petry, LM, Pieta, MP, Carvalho, GE, Zocche, G, et al. Impact of nonpharmacological COVID-19 interventions in hospitalizations for childhood pneumonia in Brazil. *Pediatr Pulmonol.* 2021;56(9):2818-24.
5. Pneumonias Adquiridas na Comunidade Complicadas. Documento Científico. Departamento Científico de Pneumologia (2019-2021), nº 7. Fevereiro 2022. Sociedade Brasileira de Pediatria.
6. Schuck-Paim, C, Taylor, R, Alonso, W, Weinberger, D, Simonsen, L. Effect of pneumococcal conjugate vaccine introduction on childhood pneumonia mortality in Brazil: a retrospective observational study. *Lancet Glob Health* 2019; 7: e249–56
7. Ministério da Saúde. Informe Técnico para Implantação da Vacina Pneumocócica conjugada 13-valente em pacientes de risco ≥ de 5 anos de idade. Julho 2019.
8. Informação de vigilância das pneumonias e meningites bacterianas. SIREVA, 2021. Secretaria de Estado de Saúde de São Paulo. Coordenadoria de Controle de Doenças. Instituto Adolfo Lutz. Disponível em: http://www.ial.sp.gov.br/resources/insituto-adolfo-lutz/publicacoes/sireva_2021_4.pdf.
9. Ramos-Sevillano, E, Ercoli, G, Brown, JS. Mechanisms of Naturally Acquired Immunity to Streptococcus pneumoniae. *Frontiers in Immunology,* março 2019, vol. 10, artigo 358.
10. Rambaud-Althaus, C, Althaus, F, Genton, B, D'Acremont, V. Clinical features for diagnosis of pneumonia in children younger than 5 years: a systematic review and meta-analysis. *Lancet Infect Dis.* 2015;15(4):439-50.

163

Doença do Refluxo Gastresofágico

Elisa de Carvalho • Cristina Targa Ferreira

INTRODUÇÃO

O refluxo gastresofágico (RGE) consiste na passagem do conteúdo gástrico para o esôfago, com ou sem regurgitação e/ou vômito. Pode ser um processo fisiológico quando ocasiona poucos ou nenhum sintoma. Por outro lado, quando ocasiona sintomas ou complicações, passa a ser considerado uma doença, chamada doença do refluxo gastresofágico (DRGE), que pode se associar a morbidade importante.[1]

O RGE e a DRGE estão entre as queixas mais frequentes em consultórios de pediatria e de gastrenterologia pediátrica e, muitas vezes, não está clara a distinção entre essas condições. Estimativas epidemiológicas de prevalência de DRGE em pediatria são baseadas primariamente em questionários de sintomas e variam entre 2 e 15%, e têm aumentado nos últimos anos.[2]

Tendo em vista a alta prevalência, os desafios na prática clínica e as complicações que pode ocasionar, a DRGE é um tema importante em pediatria, abordado neste capítulo em relação ao diagnóstico e tratamento.

DIAGNÓSTICO

Apesar da ampla variedade de exames diagnósticos disponíveis, nenhum deles é considerado padrão ouro para o diagnóstico da DRGE, e por isso é fundamental a valorização da história clínica e do exame físico. Na faixa etária pediátrica, especialmente nos lactentes, o diagnóstico é clínico na maioria das vezes.[3]

Manifestações clínicas

O quadro clínico da DRGE é heterogêneo, os sinais e sintomas são inespecíficos e com gravidade variável, incluindo desde simples regurgitações até condições que ameaçam a vida do paciente. As manifestações podem ser decorrentes do simples refluxo (regurgitações e vômitos) ou das complicações esofágicas (esofagite, estenose esofágica e esôfago de Barrett) e extraesofágicas (respiratórias, otorrinolaringológicas, neurocomportamentais, orais, entre outras), e incluem:

- Manifestações gastrintestinais:
  ○ Regurgitação
  ○ Vômito
  ○ Disfagia
  ○ Hematêmese
  ○ Melena
  ○ Odinofagia
  ○ Dor retroesternal
  ○ Epigastralgia
  ○ Azia/Pirose

- Manifestações respiratórias/otorrinolaringológicas:
  ○ Broncoespasmo
  ○ Estridor
  ○ Laringite
  ○ Tosse
  ○ Pneumonia/aspiração
  ○ Rouquidão
  ○ Sinusite
  ○ BRUES (do inglês Brief Resolved Unexplained Events)
  ○ Otite recorrente
  ○ Apneia
  ○ Asma

- Gerais:
  ○ Anorexia
  ○ Alterações do sono
  ○ Desconforto
  ○ Síndrome de Sandifer (postura anormal do pescoço, caracterizada por hiperextensão cervical ou lateralização da cabeça)
  ○ Desaceleração no ganho de peso
  ○ Perda de peso
  ○ Insuficiência do crescimento
  ○ Erosões dentárias
  ○ Recusa alimentar
  ○ Anemia.

Quanto ao quadro clínico, existem três grupos distintos: lactentes, crianças maiores e aqueles que fazem parte do grupo de risco.[4]

Lactentes

Nos lactentes, o RGE é comum e, na maioria das vezes, fisiológico. Em geral, as regurgitações tornam-se mais evidentes por volta do segundo até o quarto mês de vida, com pico de incidência entre o quarto e o quinto meses. Apesar da elevada frequência, apresenta resolução espontânea entre 12 e 24 meses de vida, na maioria dos casos. Sendo assim, a evolução do RGE fisiológico é benigna e autolimitada, não sendo necessários exames diagnósticos, bem como o uso de medicamentos, na grande maioria dos casos.[1,4]

Os vômitos e as regurgitações são as manifestações clínicas mais comuns e típicas da DRGE em lactentes, e são, em geral, pós-prandiais. Entretanto, podem decorrer horas após a alimentação e, dependendo do volume e da frequência, podem ocasionar alteração no crescimento e até desnutrição. O diagnóstico diferencial deve ser realizado especialmente para alergia à proteína do leite de vaca e com as anomalias anatômicas congênitas, como a estenose hipertrófica de piloro e a má rotação intestinal.[1,4]

Aos 4 meses de vida, até 67% dos lactentes regurgitam. Da totalidade desses lactentes, apenas 2% necessitam de cuidados especializados e intervenções médicas. Com 1 ano de vida, somente 1% das crianças persistem com regurgitações. Apesar disso, aproximadamente 70% dos pais de lactentes até 6 meses que procuram auxílio médico porque seus filhos regurgitam muito, consideram esse um problema importante para a criança. Além disso, 20% dos pais de lactentes normais percebem as regurgitações como um problema para o neonato. Entretanto, apesar dos sintomas poderem resultar em desconforto para a criança e ansiedade para os pais, sabe-se que a maioria dos lactentes não apresenta problemas em longo prazo. Nesses casos, se a criança apresenta ganho de peso satisfatório e ausência de sinais de alarme, o pediatra deve esclarecer os pais e tranquilizá-los.[4]

Nos lactentes com DRGE, a irritabilidade e a recusa alimentar podem ser correspondentes não verbais da queimação retroesternal. Muitas vezes, é difícil diferenciar entre os sintomas da DRGE e alergia alimentar ou cólica infantil, pois ambos podem se manifestar por choro e irritabilidade. Os consensos aconselham tentar, nas crianças amamentadas, a dieta de exclusão da proteína do leite de vaca para a mãe nutriz, e para as que estão com fórmulas, um teste terapêutico com fórmulas hidrolisadas ou de aminoácidos, antes de orientar o uso de fármacos.[2]

Os sinais de alarme que podem sugerir outras doenças nas crianças com regurgitações ou vômitos são:

- Febre
- Letargia
- Irritabilidade
- Evolução ponderoestatural inadequada
- Disúria
- Dor retroesternal intensa
- Dor abdominal intensa
- Neurológicos:
  ◦ Fontanela tensa
  ◦ Macro ou microcefalia
  ◦ Convulsões
- Gastrintestinais:
  ◦ Vômitos persistentes
  ◦ Vômitos noturnos
  ◦ Vômitos biliosos
  ◦ Hematêmese/melena/enterorragia
  ◦ Regurgitações com início após os 6 meses ou que persistem após os 12 meses
  ◦ Diarreia crônica
  ◦ Distensão abdominal.

Crianças maiores

Nas crianças maiores, como nos adultos, a evolução para a cronicidade ocorre com maior frequência. Pode haver períodos de remissão e de recidiva durante anos, o que justifica a maior prevalência e a maior gravidade das complicações esofágicas da DRGE nessa faixa etária, quando comparadas às dos lactentes. As semelhanças importantes com a DRGE do adulto e também o seu curso mais crônico fazem com que as crianças maiores sejam consideradas portadoras de DRGE "tipo adulto".[1,4]

Com foco em definições baseadas em sintomas, houve um grande aumento de pacientes usando inibidores de bomba de prótons (IBPs) para tratar sintomas mediados pelo ácido gástrico. Com o tempo, surgiram muitos pacientes que não respondem à supressão ácida, sugerindo que o ácido não é o único responsável pelos sintomas de refluxo. Outros fatores foram contemplados, como refluxo alcalino ou fracamente ácido, desordens da motilidade, hipersensibilidade esofágica e distúrbios funcionais. Dessa forma, a DRGE mudou de um simples diagnóstico para um espectro fenotípico, que inclui a esofagite erosiva, a doença do refluxo não erosiva (NERD, do inglês *non-erosive reflux disease* – endoscopia normal e exposição ácida anormal na pHmetria), a hipersensibilidade esofágica (endoscopia e exposição ácida normais, com correlação do refluxo com sintomas) e a azia funcional (endoscopia e exposição ácida normais, sem correlação do refluxo com sintomas),[5] ilustradas na Figura 163.1.

Grupos de risco para DRGE

Os grupos de risco para DRGE são os neuropatas, crianças operadas de atresia de esôfago, pacientes com hérnia hiatal, com doenças respiratórias crônicas, principalmente com fibrose cística, os submetidos ao transplante pulmonar, pacientes em uso de quimioterapia e os prematuros. A obesidade, que constitui epidemia mundial nos dias atuais,

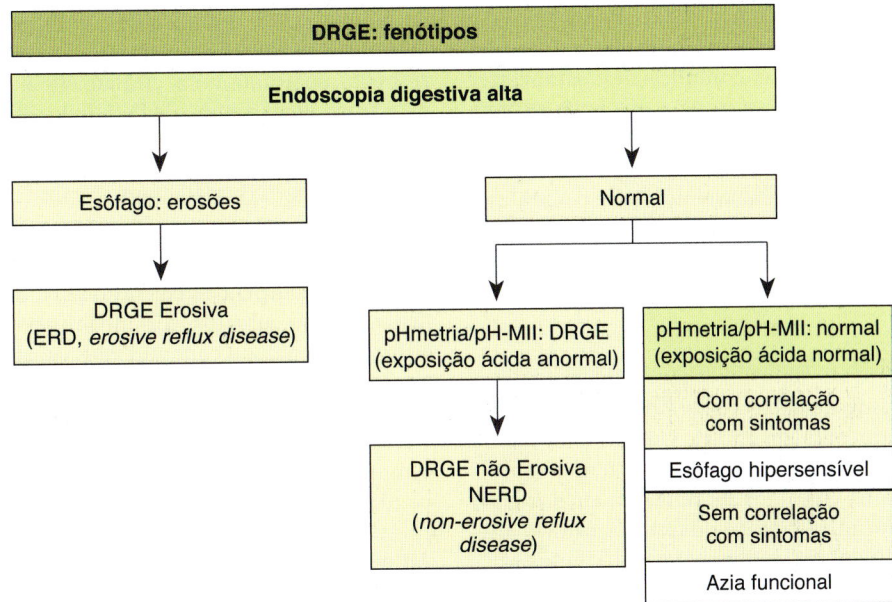

Figura 163.1 Fenótipos da doença do refluxo gastresofágico. DRGE: doença do refluxo gastresofágico; pH-MII: pHmetria com impedânciometria. Modificada de: Rosen R, et al.[2]

também é fator de risco para a DRGE. Essas crianças apresentam uma probabilidade bem maior de necessitar de tratamento por mais tempo ou até por toda a vida.[1,4]

De modo geral, os pacientes dos grupos de risco para DRGE apresentam maior prevalência das complicações esofágicas do refluxo. É importante lembrar que, independentemente da faixa etária e do grupo de risco, a DRGE pode apresentar curso clínico silencioso.[1,4]

Manifestações das complicações da DRGE

A esofagite de refluxo pode se manifestar por dor epigástrica, dor precordial, queimação retroesternal, choro excessivo, irritabilidade, sono agitado, hematêmese, melena, sangue oculto positivo nas fezes, anemia, disfagia, odinofagia, recusa alimentar e, consequentemente, desnutrição. A extensão e a gravidade da esofagite de refluxo, encontrada nos exames diagnósticos, pode não se correlacionar com a intensidade dos sintomas.[1,4,6]

Do ponto de vista respiratório, a DRGE pode estar associada a rouquidão, estridor intermitente, laringite, tosse, broncoespasmo, pneumonia, apneia obstrutiva com hipoxemia e bradicardia. Várias manifestações otorrinolaringológicas, como sinusite, laringite e otite média, são descritas associadas a DRGE e poderiam ser potencializadas pelo refluxo gastresofágico.[1,4,6]

As principais alterações neurocomportamentais associadas a DRGE descritas são as alterações do sono, a irritabilidade e a síndrome de Sandifer, que se caracteriza por postura anormal da cabeça, com torcicolo, em crianças neurologicamente normais, na presença de esofagite de refluxo. A halitose e as erosões dentárias são alterações orais que podem fazer parte do quadro clínico da DRGE.[1,4,6]

No diagnóstico diferencial, deve-se avaliar a possibilidade de alterações anatômicas do sistema digestório, como estenose hipertrófica de piloro, doenças infecciosas, neurológicas, entre outros. O pediatra deve estar atento aos sinais de alarme nos lactentes e nas crianças com regurgitações ou vômitos apresentados anteriormente.[1,4,6]

Exames complementares

Com os exames complementares, procura-se documentar a presença de RGE ou de suas complicações, estabelecer uma relação entre o RGE e os sintomas, avaliar a eficácia do tratamento, além de excluir outras condições. Como nenhum método diagnóstico pode responder a todas essas questões, para a adequada avaliação do paciente, é fundamental que se compreenda as capacidades e as limitações de cada exame diagnóstico, discutidos a seguir, para evitar submeter os pacientes a testes invasivos, caros e inapropriados.[1,3,4]

Radiografia contrastada de esôfago, estômago e duodeno (RxEED)

O RxEED é um exame de baixo custo e de fácil execução, mas não é adequado para diagnóstico de DRGE. Avalia apenas o RGE pós-prandial imediato, e não tem a capacidade de quantificar os episódios de refluxo. Seu principal papel é fazer a avaliação anatômica do trato digestório alto, e deve ser solicitado com esse objetivo em pacientes selecionados.[1-4]

Dessa forma, o RxEED não deve ser usado para diagnosticar DRGE ou assessorar sua gravidade, mas deve ser indicado quando há suspeita de anormalidade anatômica, especialmente se o paciente apresentar disfagia, vômitos biliosos ou suspeita de volvo, obstrução, estenose e membranas.[1,2,3,4]

Cintilografia gastresofágica

Assim como o RxEED, a cintilografia gastresofágica avalia o RGE pós-prandial e não deve ser usada para diagnóstico de DRGE em lactentes e crianças. Suas vantagens são: identificar o RGE, mesmo após dieta com pH neutro, e avaliar a aspiração pulmonar, para a qual é importante a realização de imagem tardia (24 horas). Para os pacientes com quadro de DRGE associado a gastroparesia, a cintilografia com protocolo para esvaziamento gástrico pode ser indicada com essa finalidade.[1-4]

Ultrassonografia esofagogástrica

A ultrassonografia (US) esofagogástrica não é recomendada para avaliação clínica de rotina da DRGE, no lactente nem em criança maior, de acordo com as recomendações de consenso. Quando se comparam os resultados da US esofagogástrica com os da pHmetria esofágica de 24 horas, a sensibilidade é de 95%, mas a especificidade é de apenas 11% para o diagnóstico da DRGE, não havendo correlação entre a frequência de refluxo, detectada pela US com Doppler a cores e o índice de refluxo, detectado pela pHmetria. A US esofagogástrica tem papel importante no diagnóstico diferencial com a estenose hipertrófica de piloro.[1-4]

pHmetria esofágica

As grandes vantagens da pHmetria são: avaliar o paciente em condições mais fisiológicas e por longos períodos, quantificar o RGE e relacionar os episódios de refluxo com os sinais e sintomas. A sua principal limitação é não detectar episódios de refluxo não ácidos ou fracamente ácidos. Portanto, especialmente em lactentes com dieta exclusiva ou predominantemente láctea, o RGE pós-prandial pode não ser detectado pela neutralização do refluxo ácido provocado pelo leite.[1-4]

As principais indicações da pesquisa de RGE por meio da pHmetria são: avaliação de sintomas atípicos ou extradigestivos da DRGE, pesquisa de RGE oculto, avaliação da resposta ao tratamento clínico em pacientes portadores de esôfago de Barrett ou de DRGE de difícil controle, além de avaliação pré e pós-operatória do paciente com DRGE.[1-4]

Impedanciometria esofágica intraluminal

Método que detecta o movimento retrógrado de fluidos, de sólidos e de ar no esôfago, para qualquer nível, em qualquer quantidade, independentemente do pH, ou seja, das características físicas ou químicas, pois mede as alterações de resistência elétrica e é realizado com múltiplos canais. Por isso, essa nova técnica pode ter maior valor do que a pHmetria para monitorar a quantidade e a qualidade do material refluído.[1-4]

Atualmente, ela é mais frequentemente utilizada em conjunto com a monitorização do pH, chamada pH-impedanciometria ou pH-MII (do inglês, *multichannel intraluminal impedance*). A pH-MII é superior à monitorização do pH isolada para avaliar a relação temporal entre sintomas e RGE. Segundo guia internacional (2018),[2] a pH-MII deve ser indicada para relacionar sintomas com refluxo ácido e não ácido, para esclarecer o papel do refluxo ácido e do não ácido na etiologia da esofagite, para determinar a eficácia da terapia ácida e, principalmente, para diferenciar NERD de esôfago hipersensível e de azia funcional em pacientes com endoscopias normais.[2]

Manometria esofágica

A manometria esofágica avalia a motilidade do esôfago, e é indicada para pacientes que apresentam quadro sugestivo de dismotilidade esofágica, cujos principais sintomas são a disfagia e a odinofagia. Pode ser útil nos pacientes que não responderam à supressão ácida e que têm endoscopia que não justificam o quadro clínico, no sentido de buscar uma possível alteração da motilidade, como a acalásia ou outras condições que mimetizam a DRGE.[1-4]

Endoscopia digestiva alta com biopsia

A endoscopia digestiva alta permite a avaliação macroscópica da mucosa esofágica e a coleta de material para estudo histopatológico. Sendo assim, possibilita o diagnóstico das complicações esofágicas da DRGE (esofagite, estenose péptica ou esôfago de Barrett), tão importantes para a orientação da terapêutica adequada e do prognóstico do paciente. Além disso, tem papel fundamental no diagnóstico diferencial com outras doenças pépticas e não pépticas, como a esofagite eosinofílica (EoE), a esofagite fúngica, a úlcera duodenal, a gastrite por *H. pylori*, a gastroenteropatia eosinofílica, as más formações e neoplasias, capazes de produzir sintomas semelhantes aos da DRGE.[1-4]

Atualmente, não se valoriza a esofagite de refluxo apenas histológica ou microscópica. Considera-se esofagite endoscópica quando há lesões à macroscopia (erosões ou úlceras). Entretanto, as biopsias endoscópicas continuam fundamentais nesse grupo de pacientes, para diagnóstico diferencial com outras doenças, como a EoE.[1,3,4]

Deve-se também considerar que a ausência de esofagite na endoscopia não exclui a DRGE, pois alguns pacientes apresentam a doença do refluxo endoscópico negativa ou NERD.[5]

Teste terapêutico empírico com supressão ácida

As crianças maiores e os adolescentes, com sintomas típicos de DRGE, sem sinais de alerta, podem ser submetidos a um teste empírico terapêutico com os IBPs, durante 4 semanas, que pode ser estendido para 12 semanas, se houver melhora clínica. Os sintomas típicos são azia, dor epigástrica em queimação, tosse crônica, principalmente relacionada com alimentação, náuseas e regurgitações, dor torácica e dispepsia. Em crianças menores, nas quais os sintomas são bem menos específicos, não há evidências para indicar um teste terapêutico.[2]

O guia de DRGE de 2018 diz que não há base científica para indicar teste terapêutico para diagnóstico de DRGE em lactentes e sugere teste terapêutico, de 4 a 8 semanas, apenas para diagnóstico em crianças maiores com sintomas típicos. Afirma, ainda, que esse teste não deve ser utilizado para sintomas extraesofágicos.[2]

TRATAMENTO

Os principais objetivos do tratamento da DRGE são a promoção do crescimento e do ganho de peso adequados, o alívio dos sintomas, a cicatrização das lesões teciduais, a prevenção da recorrência e das complicações associadas a DRGE. A terapêutica inclui medidas conservadoras e de medicamentos.

Tratamento conservador (não medicamentoso)

Preconizadas para todos os pacientes com DRGE, independentemente da gravidade, as mudanças dos hábitos de vida em pediatria incluem não usar roupas apertadas, sugerir a troca das fraldas antes das mamadas, evitar o uso de fármacos que exacerbam o RGE, orientar infusões lentas nas crianças com sondas nasogástricas, evitar o tabagismo (ativo ou passivo), pois a exposição ao tabaco induz o relaxamento do esfíncter esofágico inferior (EEI), além das orientações dietéticas, da postura anti-RGE e da redução de peso nos obesos.[1,3,4,6]

Em relação à dieta para os lactentes, as fórmulas AR (antirregurgitação e não anti-RGE) podem diminuir a regurgitação visível, mas não resultam em diminuição mensurável na frequência dos episódios de refluxo, e devem ser indicadas para pacientes em uso de fórmula e quadro de RGE fisiológico. O guia de 2018 recomenda, após excluir os sinais de alerta, um teste com dieta de exclusão da proteína do leite de vaca, para a mãe nutriz ou para aqueles em uso de fórmula, a hidrolisada ou de aminoácidos, pela possibilidade de alergia à proteína do leite de vaca (APLV), com sintomas de DRGE.[2]

Em adolescentes, as refeições volumosas e altamente calóricas devem ser evitadas. Os alimentos gordurosos não são recomendados, pois podem tornar mais lento o esvaziamento gástrico, além de diminuir a pressão do EEI. Alguns alimentos como chocolates, refrigerantes, chá e café não são aconselháveis. Deve-se evitar se alimentar algumas horas antes de dormir.[1,3,4]

Em relação à postura, recomenda-se, para os lactentes, de modo geral, a posição supina para dormir, porque o risco de morte súbita é mais importante do que o benefício propiciado pelas posições anti-RGE (prona e decúbito lateral esquerdo). Para os adolescentes, assim como para os adultos, recomenda-se decúbito lateral esquerdo, com a cabeceira elevada.[1,3,4]

As Figuras 163.2 e 163.3 ilustram os algoritmos do manejo dos lactentes com regurgitações e das crianças maiores com suspeita de DRGE, respectivamente.

Tratamento medicamentoso

Os fármacos recomendados são:

- Antiácidos de contato ou citoprotetores de mucosa, recomendados como sintomáticos, para sintomas esporádicos, diminuição da acidez noturna ou mesmo como primeiro estágio, antes de receitar IBPs
- Procinéticos, que ajudam a controlar os sintomas, principalmente de vômitos e regurgitação
- IBPs, inibidores da secreção ácida, quando os sintomas, como dor retroesternal e azia, e/ou complicações, como a esofagite, estão associados a ação do ácido no esôfago ou em outros órgãos, como os sintomas respiratórios.

Antiácidos e citoprotetores

Antiácidos e alginatos são utilizados para neutralizar o ácido gástrico, contêm bicarbonato de sódio ou de potássio, magnésio, alumínio ou sais de cálcio. Não há estudos adequados para verificar sua ação na DRGE em pediatria.[2]

Os alginatos, segundo o National Institute for Health and Care Excellence (NICE), do Reino Unido, podem ser indicados

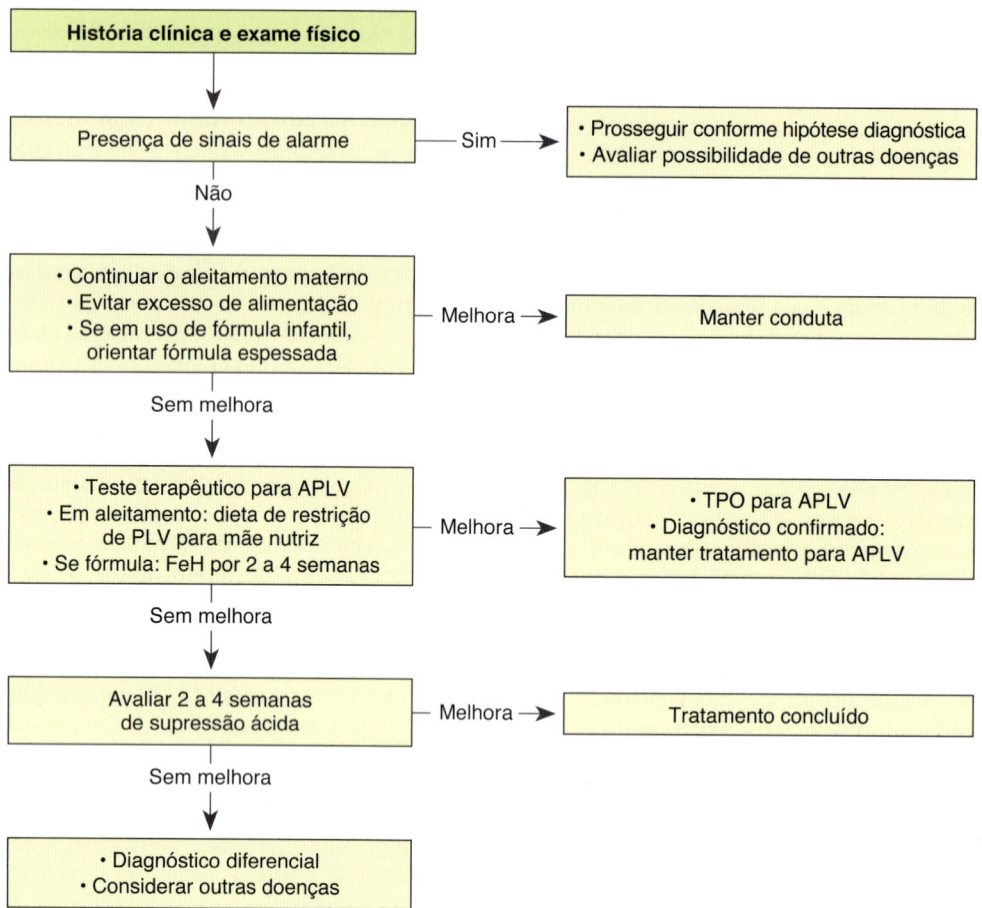

Figura 163.2 Manejo do lactente com regurgitação. APLV: alergia à proteína do leite de vaca; TPO: teste de provocação oral; FeH: fórmula extensamente hidrolisada. Modificada de: Rosen R, et al.[2]

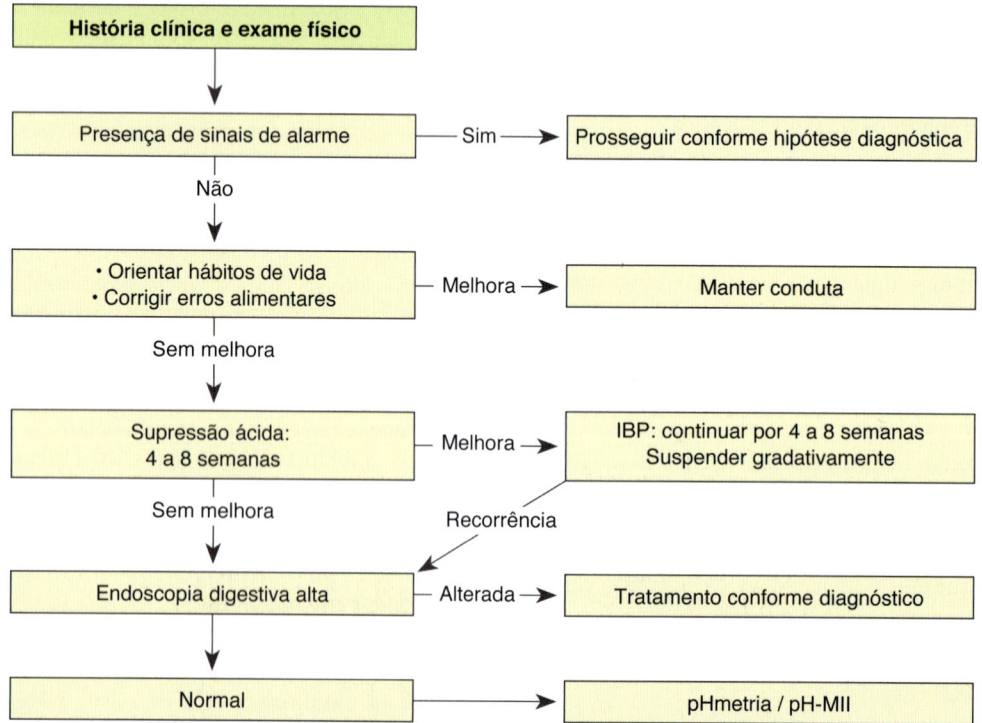

Figura 163.3 Manejo da criança maior com clínica sugestiva de doença do refluxo gastresofágico. pH-MII: pHmetria com impedânciometria; IBP: inibidores de bomba de prótons. Modificada de: Rosen R, et al.[2]

para lactentes pequenos, antes de orientar medicamentos como os IBPs, pois podem melhorar os sintomas de regurgitação e vômitos.[3]

O sucralfato, considerado um citoprotetor, também pode ser usado na tentativa de proteger a mucosa e melhorar os sintomas. O sucralfato não modifica o pH, ao contrário dos antiácidos, mas cobre as mucosas gástrica, duodenal e esofágica (especialmente quando estão ulceradas), evitando o contato do suco gástrico, aumentando o fluxo sanguíneo, estimulando a produção de bicarbonato, secreção de muco e angiogênese. Um estudo realizado em crianças não observou efeitos colaterais com uso do sucralfato.[3]

Agentes procinéticos

O uso dos procinéticos baseia-se no fato de aumentarem o tônus do EEI, melhorarem a depuração esofágica e o esvaziamento gástrico. Entretanto, nenhuma dessas medicações mostrou-se eficaz para diminuir a frequência dos relaxamentos transitórios do EEI, principal mecanismo fisiopatológico do RGE. Não são eficazes em induzir a cicatrização das lesões esofágicas e não apresentam efeito anti-RGE comprovado. Atualmente, não há evidência suficiente para o uso rotineiro dos procinéticos para tratamento da DRGE. Além disso, os potenciais efeitos colaterais dessas medicações são mais importantes do que os benefícios por eles alcançados no tratamento. O último consenso de 2018 aconselha a não usar procinéticos para DRGE em pediatria, como metoclopramida, bromoprida e domperidona, que aumenta a pressão no EEI e melhora a motilidade, mas pode ocasionar alterações extrapiramidais. Um dos efeitos colaterais importantes é a agitação e o aumento das cólicas nos lactentes, que muitas vezes pioram o quadro clínico. Há demonstrações de ocorrência de manifestações cardiovasculares, incluindo prolongamento do intervalo QT e arritmias ventriculares.[2]

Inibidores da secreção ácida
Antagonistas do receptor H2 da histamina

Os antagonistas dos receptores H_2 da histamina são fármacos que diminuem a acidez gástrica, porque inibem os receptores H_2 de histamina nas células parietais gástricas. A eficácia dos bloqueadores H_2 na cicatrização das lesões erosivas é maior nos casos leves e moderados. Os IBPs são superiores nas lesões mais graves, mesmo quando comparados às altas doses de ranitidina.[2]

Em 2019, o uso da ranitidina foi suspenso pela FDA (Food and Drug Administration, dos EUA) e, logo após, foi suspensa no Brasil, e por isso esse fármaco não está disponível para tratamento da DRGE.

Inibidores da bomba de prótons

Os IBPs estão indicados nos casos de esofagite erosiva, estenose péptica ou esôfago de Barrett, bem como nas crianças que necessitam de um bloqueio mais efetivo da secreção ácida, como, por exemplo, nas portadoras de DRGE e doença respiratória crônica grave ou problemas neurológicos. Em contraste aos bloqueadores H_2, o efeito dos IBPs não diminuem com seu uso crônico. Mantêm o pH gástrico acima de 4 por períodos mais longos e inibem a secreção ácida provocada pela alimentação, características não apresentadas pelos bloqueadores H_2. A sua potente supressão ácida acarreta diminuição do volume intragástrico nas 24 horas, o que facilita o esvaziamento gástrico e diminui o volume do refluxo.[2,4,7]

Os IBPs disponíveis atualmente são omeprazol, pantoprazol, esomeprazol, lansoprazol, rabeprazol, dexlansoprazol e inzelm. As Tabelas 163.1 e 163.2 descrevem as doses das medicações utilizadas para tratamento da DRGE em crianças e adolescentes.

Os IBPs podem ocasionar reações idiossincráticas, hipergastrinemia e hipocloridria, além de ter interação com outras medicações. Os efeitos idiossincráticos ocorrem em cerca de 14% dos pacientes pediátricos que utilizam IBPs. Os mais comuns são cefaleia, diarreia, constipação e náuseas, cada um deles ocorrem em cerca de 2 a 7% dos pacientes. A hiperplasia das células parietais e os pólipos hiperplásicos de fundo gástrico são alterações benignas ocasionadas pelo bloqueio ácido e pela hipergastrinemia. Deve-se levar em consideração que vários estudos associam a hipocloridria do IBP às pneumonias adquiridas na comunidade, gastrenterites, candidíases e até enterocolite em prematuros. Nos adultos, podem ocasionar nefrite intersticial aguda. Além disso, é possível que alterem a microbiota intestinal, e alguns estudos sugerem que a supressão ácida pode predispor ao desenvolvimento de alergias alimentares.[7]

É importante enfatizar que os IBPs podem influenciar negativamente na formação da microbiota, principalmente nos lactentes que estão nos primeiros mil dias de vida, período durante o qual se forma o microbioma, que será determinante para a saúde ou para a doença.[7]

Os IBPs devem ser usados antes da primeira refeição e protegidos do ácido gástrico pela cobertura entérica. Um dos maiores problemas dos IBP é que, no Brasil, não existe formulação líquida. As fórmulas manipuladas não são testadas e, portanto, não se sabe o quanto são eficazes. Abrir o comprimido

Tabela 163.1 Antiácidos e citoprotetores utilizados no tratamento da DRGE em pediatria.

Fármaco	Dose
Antiácido com magnésio ou alumínio	< 5 kg: 2,5 mℓ, 3x ao dia $\geq$ 5 kg: 5 mℓ, 3x ao dia
Alginato	Crianças > 12 anos Sachês: 10 mℓ, até 4x ao dia Comprimidos mastigáveis
Sucralfato	Flaconetes de 10 mℓ = 2 g Lactentes e crianças (3 meses a 6 anos) 2,5 mℓ (0,5 g), 4x ao dia Crianças > 6 anos 5 mℓ (1 g), 4x ao dia

Modificada de: Rosen R, et al.[2]

Tabela 163.2 Inibidores da bomba de prótons utilizados no tratamento da DRGE em pediatria.

Fármaco	Dose	Dose máxima
Omeprazol	0,7 a 3,5 mg/kg/dia	80 mg
Lansoprazol	Lactentes: 2 mg/kg/dia Maiores de 30 kg: 30 mg/dia	60 mg
Esomeprazol	Lactentes: 10 mg/dia Até 20 kg: 20 mg/dia > 20 kg: 40 mg/dia	40 mg
Pantoprazol	1 a 2 mg/kg/dia	40 mg
Dexlansoprazol	30 mg/dia (adolescentes)	60 mg

Modificada de: Rosen R, et al.[2]

ou desmanchá-lo pode inativar a medicação. Quebrar, esmagar ou amassar os comprimidos retira a proteção ácida gástrica, pois os IBPs necessitam chegar intactos ao duodeno para serem absorvidos. As formulações MUPS (do inglês, *multiunit pellets system*), por serem solúveis e por conterem um grande número de microesferas com proteção entérica individual, permitem o uso do omeprazol e do esomeprazol por sonda, pois tornam possível a diluição do medicamento.[3]

O omeprazol pode ser utilizado na dose de 0,7 a 3,5 mg/kg/dia. A dose máxima utilizada em crianças nos estudos existentes foi de 80 mg/dia, baseada em melhora dos sintomas ou em pHmetria esofágica. A administração de um IBP no longo prazo não é aconselhável, sem investigação prévia e adequada. Nos casos em que supressão ácida é necessária, deve-se utilizar a mínima dose possível. A maioria dos pacientes requer uma dose única diária.[1,3,4]

Após o uso prolongado, deve-se diminuir gradativamente a dose do IBP, e em alguns pacientes, a descontinuação abrupta do tratamento pode ocasionar um efeito rebote na produção de ácido, requerendo o retorno da medicação.[7]

Uma alerta atual consiste no uso abusivo de IBPs em pacientes pediátricos. O aumento de prescrições de IBP nessa faixa etária foi de 11 vezes entre os anos de 2002 e 2009.[7] Portanto, deve-se ficar claro que lactentes normais, com sintomas de RGE, devem ser tratados, inicialmente, com medidas conservadoras e avaliados para possibilidade de APLV. A maioria desses lactentes melhora com o tempo e não apresenta doença induzida pelo ácido, e por isso não se beneficiam com os IBPs. Não se aconselha tratar lactentes que choram ou regurgitam com IBPs.[2,7]

Para crianças maiores com sintomas típicos de DRGE, pode ser feito um teste terapêutico por 4 a 8 semanas[2,7] (ver Figura 163.3).

TRATAMENTO CIRÚRGICO

O tratamento cirúrgico pode ser necessário nos casos graves e refratários ao tratamento clínico, nos pacientes que necessitam tratamento medicamentoso contínuo, em condições crônicas, como fibrose cística e neuropatas, com risco importante de complicações, nos casos de grande hérnia hiatal ou complicações como esôfago de Barrett. Antes da decisão cirúrgica, deve-se excluir outras doenças.[2]

CONSIDERAÇÕES FINAIS

A DRGE abrange um espectro fenótipo heterogêneo, que inclui a esofagite erosiva, a DRGE não erosiva, o esôfago hipersensível e a azia funcional. Esses fenótipos apresentam diferenças na apresentação clínica, achados endoscópicos, pHmetria e na resposta aos inibidores da secreção ácida. A prevalência varia conforme a faixa etária pediátrica e são os distúrbios funcionais mais comuns nos lactentes, enquanto a doença erosiva tem maior frequência em crianças maiores e adolescentes.

O consenso de 2018[2] recomenda para a supressão ácida no tratamento da DRGE:

- Não usar bloqueador H_2 ou IBP em lactentes normais com choro e irritabilidade
- Não usar bloqueador H_2 ou IBP como tratamento de regurgitações em lactentes normais
- Nos lactentes e crianças com sintomas leves e moderados, indicar tratamento conservador, como evitar *overfeeding*, espessar fórmula e usar citoprotetor de mucosa ou antiácidos, antes de iniciar um tratamento mais agressivo, como IBP
- Excluir APLV antes de usar IBP nos lactentes com sintomas múltiplos e inespecíficos
- Curso de 4 a 8 semanas de IBP para sintomas típicos (azia, dor retroesternal, pirose, dor epigástrica) em crianças maiores
- Não usar IBP em sintomas extraesofágicos (tosse, broncoespasmo, asma), exceto na presença de sintomas típicos e/ou exame sugestivo de DRGE, endossado pelas diretrizes CHEST[8]
- Avaliar a eficácia do tratamento e excluir outras causas de sintomas em crianças que não respondem ao teste terapêutico com IBPs, utilizado de modo adequado por 4 a 8 semanas
- Ter critérios rígidos para o uso crônico de IBPs na faixa etária pediátrica.[2]

REFERÊNCIAS BIBLIOGRÁFICAS

1. Ferreira, CT, Carvalho, E. Doença do Refluxo Gastroesofágico. *In*: Silva, L, Ferreira, CT, Carvalho, E. *Manual de Gastroenterologia Pediátrica*. 1ª edição, Barueri, SP, Manole 2018,121-140.
2. Rosen, R, Vandenplas, Y, Singendonk, M, Cabana, M, Di Lorenzo, C, Gottrand, F, et al. Pediatric Gastroesophageal Reflux Clinical Practice Guidelines: Joint recommendations of NASPGHAN and the ESPGHAN. *J Pediatr Gastroenterol Nutr*. 2018; 66:516-54.
3. Sociedade Brasileira de Pediatria. Departamento Científico de Gastroenterologia Pediátrica. Refluxo e Doença do Refluxo Gastroesofágico em Pediatria: Guia Prático de Orientação. Outubro, 2021. Disponível em: https://www.sbp.com.br/fileadmin/user_upload/23224c-GPO-Refluxo_e_Doenca_RefluxoGastroesof_em_Pediatria.pdf. Acesso em: 15 agos. 2023.
4. Ferreira, CT, Carvalho, E, Silva, L. Doença do Refluxo Gastroesofágico. *In*: Sociedade Brasileira de Pediatria. *Tratado de Pediatria*. 5ª ed., Barueri, Editora Manole, SP, 2022. p.1266-1275.
5. Mahoney, LB, Rosen, R. The spectrum of reflux phenotypes. *Gastroenterol Hepatol*. 2019; 15(12):646 –654.
6. Singendonk, MMJ, Tabbers, MM, Benninga, MA, Langendam, MW. Pediatric Gastroesophageal Reflux Disease: Systematic Review on Prognosis and Prognostic Factors. *J Pediatr Gastroenterol Nutr*. 2018;66(2):239-243.
7. Orel, R, Benninga, M, Broekaert, IJ, Gottrand, F, Papadopoulou, A, Ribes-Koninckx, C, et al. Drugs in focus: Proton Pump Innhibitors. *J Pediatr Gastroenetrol Nutr*. 2021;72:645 – 653.
8. Chang, AB, Oppenheimer, JJ, Kahrilas, PJ, Kantar, A, Rubin, BK, Weinberger, M, et al. Chronic Cough and Gastroesophageal Reflux in Children: CHEST Guideline and Expert Panel Report. CHEST. 2019;156(1): 131-40.

164

Diarreia Aguda

Maria do Carmo Barros de Melo • Priscila M. Ferri • Luciano A. Péret Filho

INTRODUÇÃO

A mortalidade por diarreia aguda em crianças tem declinado consideravelmente nas últimas décadas em todo o mundo, mas ainda é uma importante causa de morte por infecções em crianças menores de 5 anos. A desnutrição infantil, o fornecimento inadequado de água tratada e a falta de saneamento são os principais fatores de risco.[1] Episódios recorrentes de diarreia levam ao atraso no crescimento com importante impacto nutricional.[2]

A diarreia aguda ocorre em países pobres e ricos, com taxa de hospitalização ainda relevante e alto custo para o sistema de saúde.[1] Em países onde a taxa de diarreia é maior, a pobreza também contribui para consequências devastadoras no longo prazo devido ao ciclo vicioso das infecções, diarreia e desnutrição.[2]

O grupo de trabalho da Federation of the International Societies for Paediatric Gastroenterology, Hepatology and Nutrition (FISPGHAN) delimitou algumas ações necessárias para o combate da diarreia aguda em países em desenvolvimento. Foi considerada prioritária a ampla cobertura da vacinação para rotavírus e enfatizada a importância de implementação de medidas educativas para a comunidade, como lavagem de mãos com sabão e higiene dos alimentos e do domicílio, disponibilização de saneamento básico, oferta de água potável, educação familiar e promoção da oferta da solução de reidratação oral (SRO), além do estímulo à amamentação. Como segunda prioridade, a promoção do uso precoce do SRO.

Como medidas educativas frisou-se a importância da divulgação e implementação de diretrizes para o manejo da doença e a educação de mulheres sobre a saúde das crianças. E como terceira prioridade, definiu-se promoção de educação continuada dos médicos para evitar intervenções inapropriadas, além de promoção de educação a distância, em especial para mulheres, sobre o tema. Foi enfatizada também a necessidade de pesquisas abordando microbioma e metaboloma durante os episódios de diarreia aguda, investigações dos fatores ambientais e do hospedeiro, e novas abordagens terapêuticas.[4,5]

O Ministério da Saúde do Brasil (MS) estabeleceu um grupo de trabalho para rever o documento e o fluxograma sobre a abordagem do paciente com diarreia aguda, com publicação de nova versão em 2023. Algumas mudanças ocorreram, em especial à qualidade do pulso no plano B, ênfase na avaliação da perda de peso, alteração de faixa etária e volume para os pacientes relativos ao plano C, uso de antieméticos e antibióticos.[6]

PREVALÊNCIA E INCIDÊNCIA

A maioria das mortes por diarreia aguda mundialmente é atribuída ao rotavírus e outras etiologias infecciosas.[3] As mortes por diarreia infantil diminuíram mais de 80% no período de 1980 a 2015. Em 2016, a diarreia foi a quinta causa de morte em crianças menores de 5 anos no mundo, com taxa de 70,6 mortes por 100 mil. África e sudoeste da Ásia respondem por 78% de todas as mortes por diarreia que ocorrem entre crianças no mundo em desenvolvimento, e 73% dessas mortes estão concentradas em 15 países em desenvolvimento.[2] As infecções por *Clostridium difficile* são as responsáveis pela maioria das mortes em países de alta renda.[3] Em crianças menores de 5 anos, a mortalidade e a incidência de diarreia aguda diminuíram em mais de 50% entre 2000 e 2016.[2]

Nos EUA, estima-se que a diarreia seja responsável por aproximadamente 130 mil hospitalizações por ano em crianças menores de 5 anos.[3] Nos países em desenvolvimento, ocorre uma média de 3 episódios por ano em crianças nessa faixa etária, mas em alguns países e regiões podem ocorrer de 6 a 8 episódios por ano por criança.[2]

A principal complicação é a desidratação, e por isso é importante que o paciente e/ou seu responsável sejam orientados quanto à presença dos sinais de desidratação e para retornar à unidade de saúde caso ocorram vômitos repetidos, diminuição da diurese, polidipsia, piora da diarreia, recusa de alimentos e piora clínica.[7]

DIAGNÓSTICO

Na prática clínica, e de acordo com Organização Mundial da Saúde (OMS), a diarreia aguda é definida como "a mudança do hábito intestinal pela passagem de três ou mais evacuações menos consistentes ou líquidas" por dia. O termo agudo refere-se a um episódio que dura menos de 14 dias, e para além disso passa a ser referida como persistente, que pode ser classificada em leve, moderada e grave, exigindo cuidado redobrado. Caso a duração seja maior que 30 dias, é denominada crônica.[2] Por outro lado, existe recomendação de se considerar como diarreia aguda prolongada aquela com duração entre 7 e 14 dias, podendo indicar necessidade de investigações.[4]

O MS define como uma síndrome em que ocorrem no mínimo 3 episódios de diarreia aguda em 24 horas, ou seja, diminuição da consistência das fezes e aumento do número de evacuações, de forma autolimitada e com duração de até 14 dias. Podem ocorrer náusea, vômitos, febre e dor abdominal, e em alguns casos a presença de muco e sangue (disenteria). A desidratação pode variar de leve a grave, e ser de origem não infecciosa, tendo como causas: medicamentos, como antibióticos, laxantes e quimioterápicos, ingestão de grandes quantidades de adoçantes, gorduras não absorvidas, bebidas alcoólicas e outras. Como diagnóstico diferencial, devem ser considerados quadros iniciais de doenças não infecciosas, como doença de Crohn, colites ulcerosas, doença celíaca, síndrome do intestino irritável e intolerâncias alimentares como à lactose e ao glúten,[7] as quais geralmente causam diarreia crônica.

É importante considerar o lactente que faz uso de leite materno, pois pode evacuar mais vezes ao dia (em geral, após as mamadas), apresentar fezes semilíquidas e, às vezes, com pouco muco; no entanto, o lactente evolui clinicamente bem e com ganho de peso adequado. Outra situação a ser considerada é a "diarreia de fome", com eliminação de fezes amolecidas, esverdeadas, de pequeno volume, resultado de descamação celular e muco intestinal em pacientes desnutridos.[7]

Exames laboratoriais

O diagnóstico das causas etiológicas pode ser feito por exame laboratorial parasitológico de fezes, coprocultura e pesquisa de vírus. As fezes devem ser coletadas antes da administração de antibióticos ou outros medicamentos. Recomenda-se a coleta de 2 a 3 amostras de fezes por paciente. Não é recomendado em todos os pacientes, mas pode ser importante para determinar o perfil de agentes etiológicos circulantes em determinado local e, na vigência de surtos, para orientar as medidas de controle. Em casos de surto, os profissionais de saúde são orientados a solicitar orientação da equipe de vigilância epidemiológica do município para coleta de amostras.[7]

O rotavírus é a principal causa de gastrenterite aguda, e é o agente mais frequente de diarreia grave em crianças menores de 5 anos em todo o mundo. A vacinação contra rotavírus contribuiu muito para o declínio da diarreia aguda em alguns países.[1] O Global Rotavirus Surveillance Network registrou o impacto da vacinação nas internações hospitalares por gastrenterite aguda em crianças menores de 5 anos em diferentes países; naqueles que não introduziram vacina específica em seus programas nacionais de imunização, o rotavírus foi detectado em 38% das internações por gastrenterite aguda (anualmente), enquanto que em países que introduziram a vacina, o rotavírus foi detectado em 23%, mostrando um declínio relativo de 39,6% após a implementação da vacina. Resultados semelhantes foram registrados na Europa.[1] Com a redução da incidência de rotavírus, aumentaram os casos de diarreia aguda por norovírus.

De Jesus et al. (2020) avaliaram internações e óbitos por diarreia de 2006 a 2018 no Brasil, relacionando-as com a cobertura vacinal contra rotavírus. Eles concluíram que a cobertura da vacina contra o rotavírus permaneceu estável entre 2006 e 2018 e que as taxas de hospitalização reduziram em 52,5% em crianças menores de 5 anos, com redução significativa da mortalidade por diarreia, em especial na Região Nordeste. A cobertura vacinal e a mortalidade por diarreia foram inversamente relacionadas com o índice de vulnerabilidade social.[8]

Nos casos leves e moderados, geralmente os exames laboratoriais são dispensáveis, mas nos quadros graves, podem ser úteis. O leucograma pode mostrar leucocitose com desvio à esquerda. Em alguns dos pacientes, principalmente se houver desidratação, podem ser necessários ionograma, gasometria,[8] pesquisa de leucócitos, sangue, parasitos e substâncias redutoras nas fezes.

TRATAMENTO

O uso dos sais de reidratação oral contribuiu de forma relevante para a redução das internações e da mortalidade.[2] Desde 2005, a OMS passou a recomendar o uso da solução de reidratação oral com 75 mmol/ℓ de sódio, no lugar da solução com 90 mmol/ℓ. As soluções são equivalentes na prevenção e tratamento da desidratação; porém, estudos mostraram menor duração da diarreia e menor frequência de vômitos com a solução de menor osmolaridade.

O diagnóstico adequado do estado de hidratação é primordial para o planejamento da reidratação.[7] O MS do Brasil, em 2023, enfatiza a importância da avaliação e do acompanhamento da perda de peso, em especial no paciente hospitalizado

e que evolui com diarreia e vômito. O quadro de avaliação do estado de hidratação está melhor apresentado com etapas de: observe, explore, decida e trate. A OMS e o MS propuseram três planos de reidratação (A, B e C) a ser seguidos de acordo com o grau de desidratação.

O paciente que não apresenta sinais de desidratação deve ser manuseado pelo plano A. A perda de peso deve ser sempre avaliada.[6] O paciente considerado desidratado será alocado no plano B e deve apresentar pelo menos dois dos seguintes sinais: olhos fundos, sede, ingestão rápida e ávida de líquidos, boca seca, ausência de lágrimas, sinal da prega que desaparece lentamente, mas pulso periférico cheio. A perda de peso é de até 10%, a perfusão de extremidades é de até 3 segundos na desidratação leve e moderada, e maior que 3 segundos na desidratação grave. Para avaliar o fluxo de extremidades, é necessário realizar a compressão da mão ou dos pés por 15 segundos e depois verificar o retorno à coloração normal da pele. O paciente com desidratação grave apresenta perda de peso maior que 10% e para o diagnóstico deve apresentar pelo menos dois dos seguintes sinais, sendo ao menos um destacado com asterisco: sinais de coma*, hipotonia*, letargia* ou inconsciência*; olhos fundos; incapacidade de ingerir líquidos; lágrimas ausentes; boca muito seca; sinal da prega abdominal desaparece muito lentamente (mais que 2 segundos); pulsos periféricos fracos ou ausentes.

Se existir dúvida quanto à classificação, deve-se considerar o pior cenário, e o paciente é tratado com o plano C (explicado a seguir).[6] Sinais de choque hipovolêmico, como perfusão lentificada e taquicardia importante, são aparentes nessa fase. A acidose metabólica e outros distúrbios hidroeletrolíticos podem acompanhar os episódios de desidratação grave.[7]

O MS[6] indica o plano A para pacientes sem desidratação, mas com diarreia e perdas, e recomenda aumento da oferta de líquidos (evitando bebidas açucaradas, refrigerantes e isotônicos) e manutenção da dieta habitual, desde que essa seja saudável. Manter também o aleitamento materno. Água ou SRO após cada evacuação líquida (50 a 100 mℓ em menores de 1 ano; 100 a 200 mℓ de 1 a 10 anos; o que tolerar acima de 10 anos). Orientar sobre sinais de alerta que justificam o retorno à unidade de saúde: não melhora em 2 dias; presença de sinais de alerta, como piora da diarreia (p. ex., aumento da frequência ou do volume), vômitos repetidos, sangue nas fezes, diminuição da diurese, sede excessiva, recusa de alimentos. Além disso, o zinco passou a ser indicado durante 10 a 14 dias, na dose de 10 mg/dia para menores de 6 meses de vida, e 20 mg/dia para pacientes maiores de 6 meses e até 5 anos.[6]

É importante que em todos os casos ocorra a orientação para o paciente e/ou o cuidador em reconhecer os sinais de desidratação e sinais de alerta, preparar e administrar a solução de sais de reidratação oral e praticar medidas de higiene pessoal e domiciliar (lavagem adequada das mãos, tratamento da água intradomiciliar e higienização dos alimentos).

O plano B é adequado para pacientes com desidratação não grave. Na unidade de saúde, ele deve receber pequenas quantidades de SRO até a reidratação estar completa. Avaliação do estado geral, de sinais de desidratação e da diurese são importantes.[7] O MS atualmente recomenda que a quantidade de solução ingerida depende da sede do paciente; a solução de SRO deve ser administrada continuamente, até que desapareçam os sinais de desidratação; se o paciente desidratado, durante o manejo do plano B, apresentar vômitos persistentes, administrar uma dose de antiemético ondansetrona.[6] A metoclopramida teve seu uso proibido para menores de 18 anos pela Agência Nacional de Vigilância Sanitária (Anvisa).[7] Se desaparecerem os sinais de desidratação, utiliza-se o plano A. Se continuar desidratado, indica-se a sonda nasogástrica (gastróclise). Se o paciente evoluir para desidratação grave, segue-se para o plano C. Se após 6 horas de tratamento não houver melhora da desidratação, encaminha-se o paciente ao hospital de referência para internação,[6] mas na prática considera-se ser mais prudente encaminhar, se não ocorrer melhora, após 3 a 4 horas. No plano B, como uma orientação geral, estima-se que sejam necessários de 50 a 100 mℓ/kg de SRO em 4 a 6 horas. O aleitamento materno pode ser mantido, se for tolerado. A alimentação habitual deve ser reiniciada após a fase de reidratação.[7] Pacientes que evoluam com piora ou não resposta ou ainda apresentem doenças graves associadas, principalmente com alteração do sensório, devem receber hidratação venosa de imediato.[7] Avaliar a necessidade de adequações nutricionais para os pacientes desnutridos moderados e graves.

Por último, o plano C fica reservado para os pacientes com desidratação grave ou não resposta ao plano B, e possui duas fases: de expansão e de reposição ou manutenção, com mudanças na proposta de manejo atual do MS. A primeira fase tem diferentes recomendações de acordo com a idade do paciente. Em menores de 1 ano, deve ser administrada solução fisiológica (SF) 0,9% ou ringer lactato iniciando com 30 mℓ/kg em 1 hora e, a seguir, 70 mℓ/kg em 5 horas. A partir de 1 ano de vida, iniciar com 10 mℓ/kg em 30 minutos e, a seguir, administrar 70 mℓ/kg em 2 horas e 30 minutos. Avaliar os sinais clínicos e monitorizar o paciente. Cuidados importantes na administração: em recém-nascidos e cardiopatas graves, iniciar com 10 mℓ/kg de SF 0,9% ou ringer lactato e monitorar a resposta do paciente, tendo o cuidado de reduzir e/ou aumentar a taxa de infusão de acordo com a avaliação hemodinâmica do mesmo.[6] Se não houver melhora, é importante avaliar a necessidade de aumentar a velocidade de infusão/gotejamento[6] e, se necessário, iniciar medicações com efeito vasopressor.[7]

A fase de reposição/manutenção varia com a idade do paciente. Deve ser realizada com soro glicosado (SG) a 5% + SF 0,9% na proporção de 4:1 de acordo com o peso e a faixa etária do paciente:

- 100 mℓ/kg até 10 kg
- 1.000 mℓ + 50 mℓ/kg de peso que exceder 10 kg, em pacientes entre 10 e 20 kg
- 1.500 mℓ + 20 mℓ/kg de peso que exceder 20 kg (no máximo 2.000 mℓ).

O KCL a 10% deve ser adicionado nessa solução no volume de 2 mℓ para cada 100 mℓ de solução da fase de manutenção. Além disso, deve ser administrado concomitantemente ao soro para repor as perdas, em 24 horas (soroterapia em "Y"), no seguinte formato: soro glicosado a 5% + SF 0,9% na proporção de 1:1, iniciando com 50 mℓ/kg/dia. Reavaliar a quantidade de acordo com as perdas do paciente. É importante iniciar a reidratação por via oral com SRO quando o paciente for capaz de ingerir líquidos, geralmente de 2 a 3 horas após o início da reidratação endovenosa, concomitantemente, interrompendo a reidratação por

via endovenosa somente quando o paciente puder ingerir a solução de SRO em volume variável de acordo com a aceitação e em quantidade suficiente para se manter hidratado. É importante avaliar o volume e consistência das fezes e observar o paciente por pelo menos 6 horas. Reavaliar o estado de hidratação e orientar quanto ao tratamento apropriado a ser seguido: planos A e B ou continuar com o C.[6] A alimentação e o aleitamento podem ser reintroduzidos quando houver melhora da desidratação com o paciente hemodinamicamente estável.[7]

Pacientes com desnutrição grave, com ou sem edema, a solução de reidratação oral recomendada pela OMS apresenta concentrações menores de sódio (45 mmol/ℓ), e maiores de potássio (40 mmol/ℓ) e de glicose (125 mmol/ℓ). A solução original também contém oligoelementos, e não é disponível, devendo ser preparada pelos profissionais de saúde, diluindo o sachê do SRO (contendo 90 mEq/ℓ) em 2 ℓ de água e, a seguir, acrescentando cloreto de potássio e glicose até atingir a concentração de 40 mEq de potássio e 30 g de glicose por litro.

O diagnóstico de desidratação no desnutrido grave é difícil, pois alguns sinais da desnutrição dificultam o reconhecimento dos sinais de desidratação, sendo importante avaliar a atividade geral do paciente, características do pulso, frequência cardíaca e fluxo de extremidades. Na hidratação venosa, deve-se tomar cuidado para não superestimar a desidratação, fornecendo volumes maiores de soluções endovenosas. Administrar 10 mℓ/kg de SF 0,9% e avaliar o paciente a cada hora.

O tratamento medicamentoso pode estar indicado em casos selecionados, de acordo com a Tabela 164.1. Os antipiréticos são indicados nos casos de febre e dor, e as opções mais indicadas são a dipirona e o paracetamol.[7] Quanto à antibioticoterapia, está indicada nos pacientes que apresentarem sangue nas fezes e comprometimento do estado geral, conforme o quadro de avaliação do estado de hidratação do paciente e/ou febre alta persistente, dor abdominal, tenesmo ou comprometimento sistêmico. Para crianças com até 30 kg (ou até 10 anos) existem duas opções de tratamento: azitromicina (por 5 dias) ou ceftriaxona (por 3 a 5 dias). Crianças menores de 3 meses ou criança com imunodeficiência devem receber ceftriaxona (50 a 100 mg/kg, via endovenosa, 1 vez ao dia). Crianças maiores de 10 anos ou com mais de 30 kg devem receber ciprofloxacino (por 3 dias) ou ceftriaxona (por 3 a 5 dias). Se persistir a presença de sangue nas fezes após 48 horas do início do tratamento:

- Se criança até 10 anos, encaminhar para internação hospitalar
- Se adolescente ou crianças com mais de 10 anos, avaliar o estado geral, se estiver bem, seguir os planos A, B ou C, conforme estado de hidratação – não modificar antibioticoterapia
- Se paciente maior de 10 anos com condições gerais comprometidas, administrar ceftriaxona de 50 a 100 mg/kg, via intramuscular, 1 vez ao dia, por 3 a 5 dias, ou encaminhar para internação hospitalar. Orientar o paciente ou acompanhante para aumento da ingestão de líquidos e manter a alimentação habitual. Reavaliar o paciente após dois dias.

Crianças com quadro de desnutrição devem ter o primeiro atendimento em qualquer estabelecimento de saúde, devendo-se iniciar hidratação e antibioticoterapia de forma

Tabela 164.1 Classe de medicamentos utilizados na diarreia aguda, ação, benefícios e dose.[1,2,3,6,7]

Classe de medicamentos	Ação e benefícios*	Medicamento e dose
Antiemético	Utilizado nos casos de vômitos frequentes e persistentes após medidas iniciais adequadas de reidratação e se descartadas outras causas de vômito. Pode ocasionar sonolência	Ondansetrona: em crianças de 6 meses a 2 anos, administrar 2 mg (0,2 a 0,4 mg/kg); maiores de 2 a 10 anos, 4 mg (até 30 kg); crianças com mais de 10 anos e mais de 30 kg, 8 mg. *Nota: a Anvisa alerta para não usar em gestantes. Avaliar cautelosamente uso em lactentes*
Racecadotril	Reduz secreção de água e eletrólitos. Pode ser utilizado como coadjuvante no tratamento da diarreia aguda	Dose: 1,5 mg/kg de peso corporal, 3 vezes ao dia. Contraindicado para menores de 3 meses de vida
Zinco	Pode reduzir a duração do quadro e a ocorrência de novos episódios nos 3 meses subsequentes, com uso principal em crianças menores de 5 anos com risco de deficiência desse oligoelemento	Para ≤ 6 meses de vida, 10 mg/dia por 10 a 14 dias Para > 6 meses de vida até 5 anos, 20 mg/dia por 10 a 14 dias
Vitamina A	Reduz mortalidade e internações em populações com alto risco de deficiência, como os desnutridos	Variável de acordo com o quadro nutricional do paciente Em crianças menores de 6 meses, 50.000 UI; de 6 a 12 meses, 100.000 UI; de 1 a 5 anos ou mais 200.000 UI
Probióticos	Atuam de forma benéfica no sistema digestório, e algumas cepas podem reduzir o tempo de duração do quadro de diarreia aguda viral. São úteis na diarreia relacionada com uso de antibióticos e na "diarreia do viajante"	Probióticos com comprovação de ação (uso por 3 a 5-7 dias): *Saccharomyces boulardii*: 200-400 mg/dia, por 3 dias *Lactobacillus* GG: ≥ 1.010 CFU/dia *L. reuteri*: 2×10^{10} UFC por 5 dia *L. acidophhilus* LB: mínimo 5 doses de 1.010 UFC > 48 h; máximo 9 doses de 1.010 UFC por 4 a 5 dias
Antibióticos	Uso indicado para casos selecionados em que existam disenteria, cólera, imunossupressão grave, em quadros de sepse associada a quadro abdominal e na infecção aguda comprovada por *Giardia lamblia* ou *Entamoeba histolytica*	Crianças até 30 kg: azitromicina na dose de 10 mg/kg no primeiro dia, e 5 mg/kg por mais 4 dias, via oral ou Ceftriaxona na dose de 50 a 100 mg/kg, via intramuscular, 1 vez ao dia, por 3 a 5 dias[6] Crianças com mais de 30 kg: Ceftriaxona na dose de 50 a 100 mg/kg, via intramuscular, 1 vez ao dia, por 3 a 5 dias[6] ou Ciproflaxacino na dose de 1 comprimido de 500 mg de 12/12 h, via oral, por 3 dias[6] Nos casos graves, ceftriaxona na dose de 50 a 100 mg/kg, via endovenosa, por dia, por 3 a 5 dias nos casos graves que requerem hospitalização ou Cefotaxima na dose de 100 mg/kg divididos em 4 doses[7] Se giardíase: metronidazol na dose de 15 mg/kg/dia, 3 vezes ao dia, por 5 dias Se amebíase: metronidazol, na dose de 50 mg/kg/dia, 3 vezes ao dia, por 10 dias

imediata, até que chegue ao hospital. Se não estiver hospitalizada, administrar a primeira dose do antibiótico intramuscular e referenciar ao hospital.[6]

Além disso, está indicado metronidazol para casos de amebíase e giardíase, antiemético de acordo com o prescrito para o plano B, e o zinco para crianças menores de 5 anos. O MS não indica o uso de antidiarreicos,[6] mas existe publicação orientando o uso de racecadotril.[4] Se o paciente estiver com a temperatura de 39ºC ou mais, além do quadro diarreico, investigar e tratar outras possíveis causas, por exemplo, pneumonia, otite, amigdalite, faringite, infecção urinária.[6]

Se a diarreia persistir por mais de 14 dias e a criança for menor de 6 meses de vida ou apresentar sinais de desidratação, é necessário hidratá-la e encaminhar para uma unidade hospitalar[6] ou para um especialista (pediatra ou gastrenterologista pediátrico).

CONSIDERAÇÕES FINAIS

A diarreia aguda é um grave problema de saúde pública, em especial para os grupos populacionais em condições socioeconômicas mais vulneráveis. O SRO, a vacinação ampla contra o rotavírus, melhores condições de saneamento e de água, melhoria dos índices de educação em saúde, estímulo ao aleitamento materno e combate à desnutrição são fundamentais para a redução da incidência, prevalência e das complicações. Diante do quadro, é necessário iniciar avaliação e acompanhamento com início do SRO, avaliando a necessidade de terapêutica complementar e evitar medicações desnecessárias.

REFERÊNCIAS BIBLIOGRÁFICAS

1. Guarino, A, Bruzzese, E. Viral Diarrhea. *In*: Guandaline, S, Dhawan, A, Branski, D. Textbook of Pediatric Gastroenterology, Hepatology and Nutrition (A Comprehensive Guide to Practice). Springer; 2021. p. 189-202

2. Guandalini, S, Young, SY. Diarrhea Acute. *In*: Kleinman, RE, Goulet, OJ, Mieli-Vergani, G, Sanderson, IR, Sherman, PM, Shneider, BL. *Walker's Pediatric Gastrointestinal Disease*. 6th ed. 2 v. Decker; 2018. p. 1028-1079.

3. Wyllie, R, Hyam,s JS, Kay, M. *Pediatric Gastrointestinal and Liver disease*. 6ª th ed. Elsevier; New York, 2021.

4. Guarino, A, Aguilar, J, Berkley, J, Broekaert, I, Vazquez-Frias, R, Holtz, L, et al. Acute Gastroenteritis in Children of the World: What Needs to Be Done?. *J Pediatr Gastroenterol Nutr*. 2020;70(5):694-701.

5. Guarino, A, Lo Vecchio, A, Dias, JA, Berkley, JA, Boey, C, Bruzzese, D, et al. Universal recommendations for the management of acute diarrhea in non-malnourished children. *J Pediatr Gastroenterol Nutr*. 2018;67:586–93.

6. BRASIL. Ministério da Saúde. Secretaria de Vigilância em Saúde e Ambiente. Departamento de Doenças Transmissíveis. Manejo do paciente com diarreia. Brasília, DF: Ministério da Saúde, 2023. Disponível em: https://www.gov.br/saude/pt-br/assuntos/saude-de-a-a-z/d/dda/publicacoes/manejo-do-paciente-com-diarreia-cartaz/view. Acesso em: 10 fev. 2023.

7. Penna, FJ, Perét Filho, LA, Liu, PMF. Diarreia aguda e desidratação e reidratação. *In*: Vasconcellos, MC, Ferreira, AR, Oliveira, BM, Alves, CRL, Alvim, CG. *Pediatria Ambulatorial*. 6ª ed. Manole, Barueri, 2022. p. 709-720.

8. De Jesus, MCS, Santos, VS, Storti-Melo, LM, De Souza, CDF, Barreto, IDC, Paes, MVC, et al. Impact of a twelve-year rotavirus vaccine program on acute diarrhea mortality and hospitalization in Brazil: 2006-2018. *Expert Rev Vaccines*. 2020;19(6):585-593.

165

Constipação Intestinal Crônica

Mauro Batista de Morais

INTRODUÇÃO

Na prática assistencial, a constipação intestinal pode ser definida como a eliminação de fezes endurecidas com dor, dificuldade ou esforço, associada ou não a comportamento de retenção, aumento no intervalo entre as evacuações (menos que 3 evacuações por semana) e incontinência fecal secundária à retenção (fecaloma). Podem ocorrer dor abdominal crônica e laivos de sangue na superfície das fezes em consequência de fissura anal, de forma esporádica e durante curtos períodos, especialmente quando há uma mudança na rotina, como uma viagem, e também em doença infecciosa acompanhada de mudança na alimentação e no pós-operatório. Nesses episódios, pode ser necessário usar terapêutica específica de curta duração até a normalização do hábito intestinal.[1]

Por outro lado, em geral, a constipação intestinal pode se estender por longos períodos (meses a anos). Se com duração superior a 30 dias, caracteriza a cronicidade do processo. Na infância e adolescência, mais de 90% dos casos de constipação intestinal crônica são de natureza funcional.[1-6] Portanto, constipação intestinal funcional constitui a grande maioria dos casos com evolução crônica e ocorre em todas as faixas etárias. Ela pode comprometer contundentemente a qualidade de vida, especialmente quando ocasiona incontinência fecal por retenção. Destacam-se duas manifestações clínicas típicas da faixa etária pediátrica:

- Comportamento de retenção: caracteriza-se por tentativas de evitar a eliminação das fezes que chegam ao reto, impedindo o processo normal de evacuação. Observa-se contração dos músculos voluntários do assoalho pélvico, incluindo do esfíncter externo do ânus e, também, dos glúteos. A criança fica em posições típicas que são facilmente reconhecíveis
- Incontinência fecal retentiva: perda involuntária de material fecaloide, em geral amolecido, decorrente do acúmulo de fezes impactada no reto e/ou cólon. No passado, era denominada escape fecal ou "soiling".[1,2,4]

Apesar de não serem enquadradas na constipação intestinal, é importante para o atendimento pediátrico definir pseudoconstipação intestinal, disquesia do lactente, encoprese e incontinência fecal não retentiva. A pseudoconstipação intestinal ocorre na vigência do aleitamento natural exclusivo ou predominante nos primeiros meses de vida. Caracteriza-se pela eliminação de fezes amolecidas em intervalos superiores a 3 dias. Raramente, o lactente pode permanecer até 2 semanas sem evacuar, o que preocupa a família, mas não requer o uso de laxativos. Evidentemente, o aleitamento natural deve ser mantido, preferencialmente de forma exclusiva.[1,3,6]

A disquesia do lactente é caracterizada pela ocorrência de pelo menos 10 minutos de esforço e choro que antecede a eliminação de fezes moles. Aceita-se que pode ocorrer até os 9 meses de vida. É um quadro transitório que desaparece espontaneamente quando o lactente adquire a coordenação do relaxamento esfincteriano com a contração da prensa abdominal, que fazem parte do processo fisiológico da evacuação. O exame físico é normal. Não requer tratamento e não é manifestação da constipação intestinal funcional.[1,3]

Já a encoprese é caracterizada por evacuações plenas em locais inapropriados com o contexto social, pelo menos 1 vez ao mês, por crianças com mais de 4 anos. Considera-se que tenha causa psicogênica e/ou psiquiátrica. Na prática, é frequente a confusão e falta de distinção entre encoprese e incontinência fecal retentiva por constipação intestinal funcional, motivando a adoção de condutas terapêuticas inadequadas.[1,4,6] Nesse contexto, a incontinência fecal não retentiva inclui não somente a encoprese, mas também a incontinência fecal associada à falta de capacidade para o desenvolvimento do controle esfincteriano após os 4 anos de vida, nas lesões nervosas e nas lesões da musculatura esfincteriana. São exemplos as doenças que acometem o sistema nervoso central, lesões nervosas como as observadas na mielomeningocele e sequelas das correções das malformações anorretais. Esses cenários clínicos podem complicar-se do ponto de vista diagnóstico e terapêutico quando ocorre simultaneamente constipação intestinal secundária a essas doenças crônicas.[1]

A exemplo de outros distúrbios gastrintestinais funcionais, os critérios de Roma são utilizados para o diagnóstico da constipação intestinal funcional.[3,4] Vale lembrar que os critérios de Roma representam uma inciativa internacional periodicamente revisada para a padronização do diagnóstico dos distúrbios gastrintestinais funcionais, e considera as manifestações clínicas e a inexistência de outras doenças após investigação diagnóstica individualizada. A última versão, denominada critério de Roma IV, foi publicada em 2016. Na Tabela 165.1 são apresentados os critérios de Roma IV para o diagnóstico de constipação intestinal funcional.[5,6]

PREVALÊNCIA E FISIOPATOLOGIA

Estima-se que a constipação intestinal crônica represente 3% das queixas principais das consultas de pediatria, e 20% nas clínicas de gastrenterologia pediátrica.

Na população, de acordo com diferentes estudos epidemiológicos, a prevalência varia entre 3 e 25%,[4] provavelmente por diferenças no estilo de vida, mas principalmente por heterogeneidade nos critérios diagnósticos. Outra questão está vinculada ao amplo espectro da apresentação clínica da constipação intestinal funcional, assunto explorado em pesquisa recentemente publicada no Brasil, envolvendo alunos de uma escola com idade entre os 6 e 12 anos.[7] Alguns resultados levam à reflexão:

- Prevalência de 22,3% segundo o critério de Roma IV, sendo que apenas um quinto havia realizado algum tipo de tratamento nos últimos 2 meses
- Realização de tratamento se associou a incontinência fecal retentiva
- A escala de Bristol para definir a forma e a consistência das fezes, apesar de representar uma importante ferramenta de avaliação, não permite o estabelecimento do diagnóstico

Tabela 165.1 Critérios de Roma IV para o diagnóstico de constipação intestinal funcional.

Lactentes e crianças com menos de 4 anos devem apresentar duas ou mais das seguintes manifestações por mais de 1 mês
• Duas ou menos evacuações por semana
• Histórico de retenção excessiva de fezes
• Histórico de evacuações com dor e dificuldade
• Histórico de fezes com grande calibre
• Presença de grande massa fecal no reto
Considerar nas crianças que já completaram o treinamento esfincteriano
• Pelo menos 1 episódio de incontinência fecal por semana após aquisição do controle esfincteriano
• Histórico de eliminação de fezes de grande calibre que podem entupir o vaso sanitário
Crianças com mais de 4 anos e adolescentes devem apresentar duas ou mais das seguintes características (pelo menos 1 vez por semana) durante o período mínimo de 1 mês, desde que não preencham o critério diagnóstico de síndrome do intestino irritável
• Duas ou menos evacuações no vaso sanitário por semana, quando o desenvolvimento for compatível com a idade de 4 anos
• Pelo menos 1 episódio de incontinência fecal por semana
• Histórico de evacuações com dor ou dificuldade
• Presença de grande massa fecal no reto
• Histórico de eliminação de fezes de grande calibre que podem entupir o vaso sanitário
Critério de Roma IV para o diagnóstico da síndrome do intestino irritável
Deve incluir TODOS os seguintes durante 2 meses:
• Dor abdominal em pelo menos 4 dias do mês associado com mudança nas evacuações (frequência ou formato das fezes)
• Se o tratamento da constipação intestinal proporcionar normalização do hábito intestinal e desaparecimento da dor abdominal deve prevalecer o diagnóstico de constipação intestinal funcional
Após avaliação médica apropriada, as manifestações clínicas não podem ser plenamente explicadas por outra condição médica

- As manifestações clínicas eram diferentes das observadas nos ambulatórios especializados, onde prevalece a incontinência fecal retentiva, dor abdominal e longos intervalos entre as evacuações
- Um número expressivo dos lactentes que não preencheram os critérios de Roma (duas ou mais características listadas na Tabela 165.1) apresentava uma das características.

Outro estudo, também realizado no Brasil, mostrou que a prevalência de constipação intestinal (Roma IV) em lactentes era de 6% no primeiro e 9% no segundo semestre de vida. Vários lactentes que não preenchiam os critérios de Roma IV apresentavam desvios do hábito intestinal.[8] Esses dados ilustram a importância da identificação de medidas que previnam o estabelecimento e o agravamento da constipação intestinal. É possível que o aleitamento natural exclusivo e complementado, dieta rica em fibra alimentar, ingestão apropriada de líquidos, evitar o comportamento retentivo e nível apropriado de atividade física sejam úteis não somente para prevenir a constipação intestinal, mas também para a promoção da saúde geral.

A exemplo dos demais distúrbios gastrintestinais funcionais, a constipação intestinal funcional resulta das interações de vários fatores biopsicossociais:

- Fatores constitucionais
- Dieta (interrupção prematura do aleitamento natural, dieta pobre em fibra e líquidos)
- Comportamento de retenção predispondo à cronicidade do processo
- Anormalidade na motilidade digestiva.[1-6]

Pesquisas existentes até o momento não mostraram um perfil específico de anormalidades na microbiota intestinal ou o papel de alguma cepa probiótica na prevenção ou tratamento da constipação intestinal funcional na faixa etária pediátrica.[9,10]

DIAGNÓSTICO

A avaliação do paciente pediátrico com constipação intestinal deve ser iniciada por anamnese detalhada que contemple não somente o hábito intestinal e manifestações clínicas, mas também as terapêuticas anteriores (incluindo doses). É importante questionar se houve resposta clínica favorável a um tratamento específico por um determinado período. É preciso lembrar que o tratamento da constipação intestinal é prolongado e pode representar um custo expressivo, o que sobrecarrega o orçamento familiar. Muitas vezes é interrompido de forma prematura, ocasionando a recorrência da constipação intestinal. Em todos os pacientes, deve-se avaliar as repercussões que a doença provoca na vida da criança no contexto familiar e social, principalmente na escola. As repercussões negativas, em geral, são mais evidentes e contundentes nas crianças com incontinência fecal por retenção.[1,2]

A constipação intestinal funcional ocorre igualmente nos sexos masculino e feminino até a adolescência, quando a prevalência no sexo feminino passa a ser maior, a exemplo do que ocorre na idade adulta. Por outro lado, a incontinência fecal retentiva é mais comum no sexo masculino.[1,2,4,7]

Para o diagnóstico clínico da constipação intestinal funcional deve ser utilizado o critério de Roma IV.[3,4] A escala de Bristol (facilmente obtida no Google Imagem e desenvolvida originalmente para adultos) é útil para análise do formato e consistência das fezes; no entanto, não substitui o critério de Roma nem dispensa a realização de anamnese detalhada sobre o hábito intestinal.[7] Fecaloma ou retenção fecal podem ser identificados na palpação abdominal ou no toque retal. A caracterização da impactação fecal é muito importante nos pacientes com incontinência fecal retentiva. A radiografia simples de abdome pode contribuir na identificação de impactação fecal/fecaloma. Na ausência de sinais de alarme ou indicativos de determinadas doenças, deve prevalecer o diagnóstico de constipação intestinal funcional.

Os sinais de alarme em pacientes pediátricos com constipação intestinal são:[1-4]

- Constipação com início no primeiro mês de vida
- Eliminação de mecônio após 48 horas de vida
- Antecedente familiar de doença de Hirschsprung
- Fezes com formato de fita
- Sangue nas fezes na ausência de fissura anal
- Déficit de crescimento
- Febre
- Vômitos biliosos
- Anormalidade na tireoide
- Distensão abdominal grave
- Fístula perianal
- Posição anal anormal
- Ausência do reflexo cremastérico
- Anormalidades na motricidade de membros inferiores

- Tufo de pelo na região espinhal
- Depressão (*dimple*) sacral
- Assimetria entre os glúteos
- Medo excessivo durante a inspeção anal
- Cicatrizes anais.

Além da etiologia funcional, na avaliação do paciente com constipação intestinal crônica devem ser consideradas outras possibilidades de diagnóstico diferencial:[1,2]

- Causas anatômicas:
  - Ânus imperfurado
  - Estenose anal
  - Ânus anteriorizado
- Causa metabólicas e intestinais:
  - Hipotiroidismo
  - Hipercalcemia
  - Hipocalemia
  - Fibrose cística
  - Diabetes melito
  - Doença celíaca
- Causas neurológicas:
  - Anormalidades medulares
  - Trauma da medula
  - Medula presa
  - Encefalopatia crônica não progresssiva
- Desordens da musculatura e do sistema nervoso entérico:
  - Doença de Hirschsprung
  - Displasia neuronal
  - Miopatias viscerais
  - Neuropatias viscerais
- Anormalidades da musculatura abdominal:
  - Síndrome de Prune Belly
  - Gastrosquise
  - Síndrome de Down
- Doenças do tecido conectivo:
  - Esclerodermia
  - Lúpus eritematoso sistêmico
  - Síndrome de Ehlers-Danlos
- Medicamentos:
  - Opiáceos
  - Fenobarbital
  - Sucralfate
  - Antiácidos
  - Anti-hipertensivos
  - Anticolinérgicos
  - Antidepressivos
  - Simpatomiméticos
- Outras
  - Ingestão de chumbo
  - Intoxicação por vitamina D
  - Botulismo
  - Alergia à proteína do leite de vaca.

Caso a avaliação individualizada aponte a possibilidade de a constipação intestinal ser secundária, as investigações específicas para cada doença devem ser realizadas.[1-4]

Portanto, no final da avaliação clínica inicial deve-se ter a hipótese diagnóstica de constipação intestinal funcional com ou sem fecaloma.[1,4]

TRATAMENTO

Os princípios do tratamento da constipação intestinal funcional estão bem estabelecidos há várias décadas. Em síntese, o tratamento consiste nas medidas descritas a seguir.

Desimpactação ou esvaziamento de fecaloma no reto e/ou cólon

É imprescindível a plena desimpactação na etapa inicial do tratamento para assegurar que as demais condutas da fase de manutenção sejam efetivas. Por esse motivo, a definição da presença ou não de impactação fecal/fecaloma na avaliação inicial e nas consultas de acompanhamento é muito importante. Lembrar, também, que inadequações na terapêutica de manutenção frequentemente ocasionam recorrência de impactação fecal ou fecaloma que exigem a repetição do esvaziamento retal e colônico. Portanto, um dos objetivos primordiais do tratamento de manutenção é impedir a recorrência de impactação, a qual, com reaparecimento de incontinência fecal, é muito danosa para o paciente, para a família e para o médico.

Deve ser realizada conjuntamente com as medidas educacionais obrigatórias, que devem ser iniciadas junto à desimpactação e depois continuada.

Na maioria dos casos, para se obter plena desimpactação são necessários de 3 a 5 dias, e pode ser realizada por via oral ou através de enemas. A desimpactação por via oral é realizada com polietilenoglicol (PEG, macrogol) 3350 ou 4000 (Tabela 165.2). No Brasil, PEG 4000 sem eletrólitos pode ser preparado em farmácias de manipulação. Outra opção é o enema fosfatado (ver Tabela 165.2), que não deve ser usado em lactentes. Nos lactentes podem ser usados minienemas com sorbitol e laurilsulfato de sódio.[1,2]

Alguns casos raros necessitam de internação hospitalar para que a completa desimpactação seja obtida.

Educação e orientação sobre a constipação intestinal funcional e seu tratamento

Orientar a criança quanto ao treinamento esfincteriano e ao uso do vaso sanitário sempre que houver o desejo de evacuação. Deve-se enfatizar que, quando presente, a incontinência fecal retentiva é involuntária e que o paciente não deve ser criticado ou punido. Sempre que possível, deve haver conscientização da família e do próprio paciente sobre a importância da desimpactação para que haja efetividade do tratamento de manutenção.

Caso o paciente esteja na fase de treinamento esfincteriano, deverá ser postergado. Deve-se aguardar que o paciente permaneça por 2 meses com o hábito intestinal normal antes de reiniciar o treinamento esfincteriano.

Para os pacientes com controle esfincteriano, deve-se recomendar que atendam prontamente o desejo de evacuar. Quando não se observa evacuação espontânea, deve-se sugerir que permaneça no vaso sanitário durante alguns minutos após a refeição. A família e o paciente devem ser informados sobre as expectativas de cada etapa do tratamento.

Tratamento de manutenção com medicamentos laxantes

O objetivo primordial é a prevenção da recorrência de fecaloma e permitir o restabelecimento perene da função

Tabela 165.2 Súmula dos laxantes para desimpactação e tratamento de manutenção da constipação crônica funcional.

Laxante	Dose	Efeitos colaterais	Observação
Desimpactação			
Polietilenoglicol 3350 e 4000	1-1,5 g/kg/dia, via oral, máximo por 6 dias. Dose máxima, 80 g/dia em adolescentes	–	Mais adequado para crianças.
Enema fosfatado	2,5 mℓ/kg/dia, dose máxima de 133 mℓ/dose, via retal. Duração máxima da desimpactação: 6 dias. Não usar antes dos 2 anos de idade	Risco de trauma mecânico no reto, distensão abdominal e vômitos. Pode provocar quadro grave e letal de hiperfosfatemia hipocalcemia com tetania	Parcela dos eletrólitos é absorvida, mas se a função renal é normal não ocorre toxicidade. A maioria dos efeitos colaterais é observada em pacientes com insuficiência renal ou doença de Hirschsprung
Tratamento de manutenção			
Polietilenoglicol 3350 e 4000	0,2-0,8 g/kg/dia, via oral	Apresentação com eletrólitos tem menor aceitação e pode provocar náuseas e vômitos	Bem tolerado, mas não há evidências sobre a segurança em lactentes
Lactulose	1-3 mℓ/kg/dia, via oral	Efeitos colaterais: flatulência e dor abdominal	Bem tolerado em longo prazo
Leite de magnésia (hidróxido de magnésia)	1-3 mℓ/kg/dia, via oral	Pode causar intoxicação por magnésio em lactentes. Sobredosagem pode ocasionar hipermagnesemia, hipofosfatemia e hipocalemia. Não usar em pacientes com insuficiência renal	Efeito osmótico. Libera colecistoquinina que estimula secreção e motilidade intestinal
Óleo mineral	1-3 mℓ/kg/dia, via oral. Dose máxima: 60-90 mℓ/dia. Não prescrever para lactentes, portadores de neuropatias, refluxo gastresofágico	Se aspirado provoca pneumonia lipoídica. Teoricamente pode diminuir a absorção de vitaminas lipossolúveis, mas não existe comprovação em estudos clínicos. Perda anal indica dose superior do que a necessária	–

Adaptada de: Tabbers MM, Dilorenzo C, Berger MY, Faure C, Langendam MW, Nurko S, et al. *Evaluation and treatment of functional constipation in infants and children: Evidence-based recommendations from ESPGHAN and NASPGHAN.*

motora colônica. Existem evidências de reversibilidade da dismotilidade colônica mesmo em pacientes que desenvolveram megacólon funcional. A duração do tratamento pode se estender por meses ou anos. A interrupção do tratamento de manutenção deve ser feita de maneira gradual com atento acompanhamento clínico, que permita a detecção precoce de eventuais recorrências da impactação fecal e fecaloma. Muitas vezes é necessário voltar para a dose anterior para manter o hábito intestinal normal sem a ocorrência de incontinência fecal retentiva.[1,2]

Atualmente, o polietilenoglicol (PEG) 3350 ou 4000 é considerado a melhor opção para o tratamento da constipação intestinal. Moléculas de PEG com esse peso molecular não são absorvidas pelo intestino. O efeito osmótico define o mecanismo de ação. O PEG não é fermentado, razão pela qual não gera a produção de gazes, flatulência e distensão abdominal. Atentar para produtos industrializados que podem ter aromatizantes que interferem na aceitação pelo paciente. Nesse caso, a opção é solicitar que a farmácia de manipulação o prepare sem sabor. O produto pode ser adicionado em qualquer tipo de líquido ou alimento de acordo com a preferência individual (ver Tabela 165.2).[1,2]

Quando o PEG 3350 ou 4000 não está disponível, a segunda opção é a lactulose, que pode ser fermentada e provocar flatulência. Uma opção com menor custo é o leite de magnésia. Apesar de ser eficaz, em função do risco de aspiração, a prescrição do óleo mineral vem sendo abandonada. Destaca-se que o óleo mineral é contraindicado para lactentes e pacientes com paralisia cerebral. Na Tabela 165.2 são apresentadas as principais informações sobre os medicamentos utilizados no tratamento da constipação intestinal.

O laxante prescrito deve proporcionar uma evacuação amolecida, sem dor ou dificuldade, uma vez ao dia. Alguns pacientes podem evacuar 2 vezes ao dia e outros 1 vez a cada 2 dias. Muitos pacientes precisam de mais de 3 meses de tratamento. A redução da dose deve ser lenta e gradual. Diminuir a dose diária é a maneira correta e preferível para o processo de diminuição do tratamento medicamentoso. Deve-se evitar a administração do laxante em dias intercalados ou somente quando o paciente não evacua durante um determinado período de dias.

Ressalta-se a importância de seguir as doses adequadas e a continuidade do tratamento de manutenção mesmo que se obtenha controle do hábito intestinal e desaparecimento da incontinência fecal e/ou dor abdominal.

Medidas promotoras da saúde

O aumento na ingestão de fibra alimentar e de líquidos e estímulo à prática de atividade física são medidas importantes, mas que não dispensam o tratamento de manutenção com o uso contínuo de laxantes.[1,2,6] É frequente a ingestão de fibra alimentar e líquidos abaixo das recomendações e, portanto, é recomendável a utilização de dieta com alimentos ricos em fibra alimentar e incentivar o aumento no consumo de líquidos. Exemplos de alimentos ricos em fibra alimentar são: cereal integral, farelo de trigo, grãos e frutas, preferencialmente as ingeridas com casca, milho cozido, pipoca, azeitonas, trigo para quibe, sementes de linhaça, girassol e gergelim, goiabada cascão, doce de abóbora, arroz-doce com uva-passa, chocolate com coco.[1] Em paciente com constipação secundária a anormalidades orgânicas, a administração excessiva de fibra alimentar pode se associar com piora do quadro clínico.

CONSTIPAÇÃO INTESTINAL INTRATÁVEL

Em 2014, o termo constipação intestinal funcional intratável foi recomendado quando ocorre falta de resposta ao tratamento ótimo pelo período de 3 meses.[2] Algumas vezes, é utilizada a denominação constipação intestinal refratária, e por isso haver reavaliação do diagnóstico inicial, com consequente reformulação do diagnóstico porque a constipação ser secundária a outra doença (p. ex., doença de Hirschsprung, alergia à proteína do leite de vaca, entre outras).

Na prática, observa-se que a principal causa de fracasso terapêutico é o tratamento inadequado por falta de adesão ou, mesmo, prescrição de doses baixas, assim como pode ocorrer o uso de laxantes de forma não contínua. Outra situação é a resposta ao tratamento seguida de recorrências nas tentativas de interrupção do tratamento medicamentoso. Existem evidências que mostram que metade dos pacientes graves necessita de tratamento medicamentoso por mais de 1 ano.[2]

Na avaliação laboratorial inicial, deve-se pesquisar hipotiroidismo (apesar de ser raro com manifestação exclusiva de constipação intestinal), doença celíaca, hipocalcemia e doenças renais. Alguns pacientes podem se beneficiar de dieta de exclusão das proteínas do leite de vaca, mas é obrigatório, após a recuperação clínica sem laxantes, fazer teste de desencadeamento oral para confirmar o diagnóstico.[1,2,6] Deve ser descartado o diagnóstico de doença de Hirschsprung, o qual deve ser estabelecido pela presença de aganglionose em avaliação anatomopatológica. A manometria anorretal permite, com boa segurança, a exclusão do diagnóstico quando é identificada a presença do reflexo inibitório reto-anal.

Preferencialmente, os pacientes com evolução não satisfatória ou que necessitem de outras medidas diagnósticas e terapêuticas com maior complexidade devem ser avaliados por profissionais especializados em serviços de referência. Outras modalidades terapêuticas, como estimulação nervosa sacral, transcutânea abdominal ou tibial, são investigadas para o tratamento da constipação intestinal funcional, mas ainda sem uma conclusão, e por isso são restritas a protocolos de pesquisa em serviços especializados. A irrigação colônica anterógrada ou transanal pode proporcionar controle da constipação intestinal, mas é um procedimento invasivo que deve ser prescrito e acompanhado em serviços onde haja estrutura e equipe habilitada, na maioria das vezes, no âmbito de projetos de pesquisa.[2]

É importante lembrar que o tratamento convencional proporciona bons resultados para a esmagadora maioria dos pacientes.[1,2,6] Revisões no diagnóstico diferencial e do tratamento podem ser úteis para muitos pacientes e, sempre que necessário, deve ser encaminhado para avaliação especializada.

PROGNÓSTICO

A longa duração da sintomatologia precedendo o tratamento associa-se com pior prognóstico, assim como diagnóstico e terapêutica precoce associam-se com melhor evolução. Cerca de 80% dos pacientes tratados com precocidade apresentam recuperação e estão livres de laxantes após 6 meses. Por outro lado, essa taxa é de apenas cerca de 30% naqueles com diagnóstico mais tardio.

Não foram identificados outros preditores de bom prognóstico além da duração pregressa da doença. Após 1 ano de tratamento, cerca da metade dos pacientes tratados com constipação intestinal funcional em serviços especializados estão controlados e sem a necessidade de prescrição de laxante.[1,2]

CONSIDERAÇÕES FINAIS

A constipação intestinal é frequente na população pediátrica e ocorre em todas as faixas etárias. A maioria dos casos é de natureza funcional, apresenta amplo espectro clínico e nos casos mais graves, em geral, com evolução prolongada. Pode ocorrer incontinência fecal retentiva que se associa com expressiva redução na qualidade de vida. O tratamento é prolongado e, se não for realizado de forma apropriada, se associa a um maior risco de refratariedade ou recorrência. Na presença de sinais de alarme e falta de resposta ao tratamento convencional apropriado, deve ser realizada avaliação especializada e investigação individualizada.

REFERÊNCIAS BIBLIOGRÁFICAS

1. Morais, MB. Constipação Intestinal. *In: Sociedade Brasileira de Pediatria.* 5ª ed. Barueri, Manole, 2022.
2. Tabbers, MM, Dilorenzo, C, Berger, MY, Faure, C, Langendam, MW, Nurko, S, et al. Evaluation and treatment of functional constipation in infants and children: Evidence-based recommendations from ESPGHAN and NASPGHAN. *J Pediatr Gastroenterol Nutr.* 2014;58:258–74.
3. Benninga, MA, Nurko, S, Faure, C, Hyman, PE, St James, Roberts I, Schechter, NL. Childhood functional gastrointestinal disorders: Neonate/toddler. *Gastroenterology.* 2016;150(6):1443-1455.e2.
4. Hyams, JS, Di Lorenzo, C, Saps, M, Shulman, RJ, Staiano, A, Van Tilburg, M. Childhood functional gastrointestinal disorders: Child/adolescent. *Gastroenterology.* 2016;150(6):1456-1468.
5. Vriesman, MH, Koppen, IJN, Camilleri, M, Di Lorenzo, C, Benninga, MA. Management of functional constipation in children and adults. *Nat Rev Gastroenterol Hepatol.* 2020;17:21–39.
6. Rajindrajith, S, Devanarayana, NM, Thapar, N, Benninga, MA. Myths and misconceptions about childhood constipation. *Eur J Pediatr.* 2023. https://doi.org/10.1007/s00431-023-04821-8.
7. Silva, LBD, Dias, FC, Melli, LCM, Tahan, S, Morais, MB. Clinical spectrum of functional constipation and bowel-habit patterns of schoolchildren recruited from two elementary schools and a specialized outpatient clinic. *Arq Gastroenterol.* 2022;59:263-7.
8. Morais, MB, Toporovski, MS, Tofoli, M, Barros, K, Silva, LR, Ferreira, CT. Prevalence of Functional Gastrointestinal Disorders in Brazilian Infants Seen in Private Pediatric Practices and Their Associated Factors. *J Pediatr Gastroenetol Nutr.* 2022;75:17-23.
9. Gomes, DOV, Morais, MB. Gut microbiota and the use of probiotics in constipation in children and adolescents: systematic review. *Rev Paul Pediatr.* 2020;38:e2018123.
10. Szajewska, H, Berni Canani, R, Domellöf, M, Guarino, A, Hojsak, I, Indrio, F, et al. Probiotics for the Management of Pediatric Gastrointestinal Disorders: Position Paper of the ESPGHAN Special Interest Group on Gut Microbiota and Modifications. *J Pediatr Gastroenterol Nutr.* 2023;76:232-247.

CAPÍTULO 166

Alergia Alimentar – Alergia às Proteínas do Leite de Vaca

Jackeline Motta Franco • Cristina Targa Ferreira

INTRODUÇÃO

A alergia alimentar (AA) é um capítulo importante em pediatria não só pelo impacto nutricional que provoca, como pelo emocional e socioeconômico.[1,2]

A alergia às proteínas do leite de vaca (APLV), definida como uma reação adversa de caráter imunológico que ocorre, de modo reprodutível, cada vez que o indivíduo suscetível se expõe às diferentes proteínas do leite de vaca (LV),[3] é uma das alergias alimentares mais frequentes na primeira infância.[4]

As AAs podem ser classificadas em mediadas por imunoglobulina da classe E (IgE), por células ou, ocasionalmente, por ambas.[4] As reações alérgicas alimentares mediadas por IgE em comparação às não IgE mediadas são mais facilmente diagnosticadas e seu mecanismo imunológico é melhor compreendido.[5]

Em indivíduos geneticamente predispostos, a exposição a antígenos alimentares (geralmente glicoproteínas) favorece a produção de anticorpos IgE-específicos por interações moleculares e celulares, envolvendo células apresentadoras de antígenos, células T e células B. Após a sensibilização, os anticorpos circulantes se ligam a receptores de alta afinidade nas superfícies dos mastócitos e basófilos e a receptores de baixa afinidade nos mastócitos, linfócitos, eosinófilos e plaquetas. Em uma reexposição ao antígeno alimentar, a ligação com moléculas próximas de IgE resulta em uma cascata de eventos intracelulares, que culminam com a liberação de mediadores pré-formados e neoformados, responsáveis pelas diferentes manifestações alérgicas.[5]

A resposta normal aos antígenos alimentares é a tolerância oral, definida como supressão ativa das respostas imunes específicas ao antígeno, induzidas no trato gastrintestinal.[6] É iniciada pelas células dendríticas (CD) CD103+, que capturam o antígeno na lâmina própria do trato gastrintestinal e migram para os linfonodos mesentéricos. Em resposta à apresentação do antígeno pelas CD103+, as células T imaturas diferenciam-se em células T reguladoras (Treg). A geração ativa de células Treg específicas ao antígeno, provavelmente influenciadas pelo microbioma residente, levam à indução e à manutenção da tolerância.[6]

Alérgenos alimentares sensibilizam o indivíduo através do trato gastrintestinal, da pele e, menos comumente, do trato respiratório, presumivelmente em conjunto com a função de barreira prejudicada e/ou inflamada.[6] Na alergia alimentar, acredita-se que a indução de células Treg seja comprometida e substituída pela geração de células T *helper* 2 (Th$_2$) específicas para antígenos, que impulsionam a produção da IgE e a expansão de células efetoras alérgicas.[6]

O LV é composto por mais de 25 proteínas (totalizando 3 g de proteína/100 mℓ): as caseínas (α-(s1), α-(s2), β e κ-caseína) e as proteínas do soro (α-lactoalbumina, β-lactoglobulina, soralbumina bovina, lactoferrina bovina e imunoglobulinas da espécie bovina), em proporções de 80% e 20%, respectivamente. Qualquer uma dessas proteínas pode atuar como um alérgeno devido a suas características físico-químicas, destacando-se o peso molecular entre 10 e 70 kDa e o fato de serem glicoproteínas hidrossolúveis, termoestáveis e resistentes ao processamento digestivo.[8]

Os alérgenos predominantes no LV são as caseínas, que constituem a parte sólida do leite, a β-lactoglobulina (sem proteína homóloga no leite humano) e a α-lactoalbumina. Sensibilização para soralbumina bovina pode ser responsável pela alergia à carne bovina por reatividade cruzada. Ocorre em raros pacientes, pois, uma vez que a proteína é sensível ao calor, a carne de vaca, quando bem cozida, é bem tolerada.[8]

Os mecanismos imunopatogênicos subjacentes às alergias alimentares não mediadas por IgE, apesar das pesquisas em andamento, ainda continuam pouco compreendidos. Reações de hipersensibilidade tipos II, III e IV da classificação de Gell e Coombs têm sido relacionadas com AA.[8]

EPIDEMIOLOGIA

Nas últimas décadas, tem sido observado um aumento na ocorrência das doenças alérgicas. Fatores ambientais, interferindo desde o período intrauterino, e mudanças no estilo de vida da população, notadamente nos hábitos alimentares, com maior industrialização e manipulação genética dos alimentos, têm contribuído, por meio de mecanismos ainda não totalmente esclarecidos, para o inegável aumento da AA.[9]

A AA acomete pessoas de todas as idades, raças/etnias e estratos socioeconômicos e tem se tornado um importante problema de saúde pública.[9] De acordo com a base de dados de nomenclaturas da Organização Mundial de Saúde (OMS) e da União Internacional de Sociedades de Imunologia, até 2021 foram registrados mais de 160 alérgenos alimentares,[10] sendo os predominantes: leite de vaca, ovo, trigo, amendoim, castanhas, peixes, frutos do mar e sementes.[9]

A prevalência da alergia alimentar é difícil de ser estabelecida, pois os estudos publicados aplicam diferentes critérios de inclusão, definições e métodos diagnósticos. Apesar das dificuldades diagnósticas, sabe-se que a prevalência da AA é maior em lactentes e crianças (6 a 8%) e decresce com a idade, acometendo 4% dos adultos.[9]

Crianças são expostas precocemente às proteínas do LV pela dieta materna (se amamentadas), pela ingestão de fórmula infantil ou durante a introdução dos alimentos sólidos. Portanto, não é de surpreender que o LV seja considerado um dos principais alérgenos na infância, com prevalência estimada em 2,7%, embora isso não tenha sido confirmado ao se empregar o teste de provocação oral (TPO), mas em resultados de testes cutâneos e história clínica convincente.[9] No Brasil, Gonçalves et al. (2016) verificaram que 23,5% dos pais relataram alergias alimentares em seus lactentes, mas apenas 1,9% foi confirmada pelos TPOs, sendo o LV a principal causa desse tipo de alergia.[10]

A tolerância espontânea ao LV é adquirida por 80% dos pacientes, geralmente, até os 4 a 6 anos .[11] A persistência da APLV é associada a altos valores de IgE específica para LV, assim como para o seu principal componente, a caseína (Bos d 8).[11] A tolerância à β-lactoglobulina (Bos d 5) e à α-lactoalbumina (Bos d 4), proteínas do soro, termolábeis, está associada à tolerância às formas termicamente tratadas do LV.

DIAGNÓSTICO

A abordagem diagnóstica da alergia alimentar inicia-se com anamnese detalhada. Informações sobre idade de início, assim como natureza e frequência dos sintomas, tempo entre ingestão e início dos sintomas, quantidade necessária, método de preparação, reprodutibilidade, influência de fatores externos na manifestação (p. ex., exercício, alterações hormonais, fatores emocionais), diário alimentar, registros prévios de peso e de comprimento, detalhes da alimentação prévia (duração da amamentação, idade de introdução da fórmula infantil e dos sólidos e tipo de fórmula introduzida), respostas às dietas de restrição e intervenções terapêuticas instituídas devem estar relatadas. História pessoal e/ou familiar (pais ou irmãos) de doença atópica, como dermatite atópica, asma e rinite alérgica também devem ser referenciadas.[12]

Nas reações de hipersensibilidade mediadas por anticorpos IgE, os sinais e sintomas podem ocorrer minutos ou até 2 horas após a ingestão do alérgeno. Os sintomas variam de quadros leves, na maioria das vezes, aos potencialmente fatais, no caso da anafilaxia. Envolvem pele (prurido, urticária, angioedema e exacerbação da dermatite atópica), trato respiratório (congestão nasal, rinite, estridor laríngeo, rouquidão, tosse, sibilância e dispneia), trato gastrintestinal (vômitos, reações periorais, dor abdominal, refluxo gastresofágico e diarreia) e sistema cardiovascular (arritmias, hipotonia, prostração e síncope).[5]

Nas AAs mediadas por células, os sintomas habitualmente são subagudos ou crônicos e a reação ocorre em 24 horas ou mais após a exposição ao alérgeno.[5] As principais manifestações são gastrintestinais e representadas geralmente por sintomas inespecíficos, quadros de proctocolite alérgica, síndrome da enterocolite induzida por proteína alimentar (FPIES, do inglês *food protein-induced enterocolites syndrome*) e enteropatia induzida pela proteína alimentar. A esofagite eosinofílica, assim como outros quadros mais raros de doenças eosinofílicas (gastrite eosinofílica, enterite eosinofílica e colite eosinofílica), é considerada alergia mista, pois pode ter componente IgE e não IgE mediado.[7]

Proctocolite induzida por proteína alimentar

A proctocolite induzida pela proteína alimentar acomete, especialmente, recém-nascidos e lactentes nos primeiros 3 meses de vida, estando 50% deles em aleitamento materno exclusivo. Nesse caso, a sensibilização é induzida pelas proteínas do LV ingeridas pela mãe nutriz e, consequentemente, presentes no leite materno. Deve-se enfatizar que não se trata de alergia ao leite materno.[9]

Os pacientes que têm proctite ou proctocolite alérgicas apresentam, em geral, enterorragia, com estado geral satisfatório e ganho de peso adequado. O sangramento, na maioria das vezes, é de pequena monta, sendo referido apenas raias

de sangue nas fezes. O lactente pode apresentar cólica, irritabilidade e choro excessivo. Do ponto de vista histológico, a colite alérgica caracteriza-se por ocorrência de infiltrado inflamatório, predominantemente eosinofílico, com erosões no epitélio, microabscessos e fibrose. No entanto, a colonoscopia muito raramente está indicada. Só há indicação de exames endoscópicos quando se quer fazer diagnóstico diferencial com outras doenças.[7,12]

Enteropatia induzida por proteína alimentar

A enteropatia induzida por proteína alimentar ocorre mais frequentemente nos primeiros meses de vida, após o desmame e o início das fórmulas com LV ou soja. Após a introdução desses alimentos, o paciente pode apresentar um quadro temporário de ganho de peso satisfatório e boa evolução clínica, pois as manifestações clínicas se tornam evidentes dias, semanas ou até mais que 1 mês após a introdução do alimento, por decorrer de reação tardia, mediada por células.[7,12]

Trata-se de um quadro de má absorção, de início insidioso, que pode se apresentar com diarreia crônica (fezes aquosas e ácidas), eritema perianal, distensão abdominal, vômitos, anemia, perda de peso e insuficiência do crescimento.[7,12]

Quanto ao diagnóstico, raramente estão indicados endoscopia ou outros exames. O diagnóstico, como nas outras alergias não IgE mediadas, se faz por exclusão e TPO.[7,12]

Enterocolite induzida por proteína alimentar

A FPIES é uma alergia alimentar não IgE mediada. De modo diferente da proctocolite e da enteropatia induzidas pelas proteínas alimentares, a FPIES aguda determina, além dos sintomas digestivos, alterações sistêmicas, com apatia, acidose, cianose e choque, que ocorrem dentro de 1 a 4 horas após a ingestão do alimento alergênico. Por esse motivo, muitas vezes esses pacientes ficam com o diagnóstico de sepse. Além do LV e soja, alimentos com baixo grau de suspeição, como arroz, banana e aveia, podem desencadear a FPIES. Nos lactentes mais jovens (menores de 6 meses), o LV e a soja são os alimentos desencadeantes mais frequentes; enquanto os sólidos (cereais, frutas, peixes) são mais comumente envolvidos nas reações das crianças maiores (maiores de 9 meses).[7,12]

Existem duas formas de FPIES, definidas por quadros agudos e crônicos, sendo os vômitos o sinal mais característico. Na FPIES aguda, os vômitos agudos e repetitivos constituem a manifestação mais característica. Ademais, os pacientes apresentam palidez, letargia e apatia. Diarreia e desidratação com hipotensão e choque podem ocorrer. Em comparação com os quadros mediados por IgE, a anafilaxia e outros sinais cutâneos ou respiratórios da AA não são vistos. Em geral, a FPIES aguda ocorre quando o alérgeno é ingerido de modo intermitente ou após um período de restrição. Nesses casos, os pacientes melhoram em 24 horas e permanecem bem entre as crises.

A FPIES crônica é mais frequentemente observada em bebês mais novos, quando o alimento ofensivo é ingerido de modo regular e repetidamente. Os sintomas incluem vômitos crônicos ou intermitentes, diarreia e diminuição do ganho de peso e/ou insuficiência no crescimento.[7,12]

Doenças gastrintestinais eosinofílicas

As doenças gastrintestinais associadas aos eosinófilos constituem um grupo de sinais e sintomas do trato gastrintestinal que se associam ao infiltrado eosinofílico patológico em diferentes segmentos do trato gastrintestinal. Elas podem ser subdivididas em: esofagite eosinofílica, proctocolite eosinofílica e gastrenterocolite eosinofílica. A esofagite eosinofílica é uma doença de definição clínica e histológica, com sintomas semelhantes à doença do refluxo (náuseas, vômitos, regurgitação, dor epigástrica, alimentação em pequenas quantidades), além da recusa alimentar em lactentes e pré-escolares e impactação e/ou disfagia em adolescentes.[13]

A AA também pode provocar dismotilidades no trato gastrintestinal. Por apresentar um espectro amplo de manifestações clínicas, deve sempre ser diferenciada de outras situações clínicas com sintomatologias semelhantes (Tabela 166.1).

Na elaboração diagnóstica, a história clínica é fundamental na tentativa de se estabelecer uma relação causal entre o alimento e os sintomas apresentados e na definição etiológica do mecanismo imunológico envolvido. No entanto, pode ser imprecisa, devendo ser complementada com exame físico e testes diagnósticos.[15]

Para estabelecer o diagnóstico nas alergias mediadas por IgE, é necessário confirmar a presença de IgE específica para alérgenos específicos. A pesquisa da IgE específica pode ser feita *in vivo* pelos testes cutâneos de leitura imediata (TCLI) ou *in vitro*, pela determinação da IgE sérica específica. A detecção da IgE específica indica sensibilização ao alimento, mas não confirma o diagnóstico de AA. A seleção e o número de alérgenos utilizados devem sempre ser respaldados pela história clínica.[4]

Existe uma relação entre o aumento dos níveis de IgE sérica específica ao LV e a probabilidade de reatividade clínica. A diminuição da sua concentração ao longo do tempo, por sua vez, está associada à maior probabilidade de resolução da alergia. No entanto, vale salientar que indivíduos com IgE positiva para o LV podem não apresentar sintomas

clínicos, e sua negatividade, ocasionalmente, pode ocorrer mesmo na vigência de reações mediadas por IgE.[4,5] Devido a esse fato, o TPO é recomendado para a confirmação do diagnóstico nos casos de história muito sugestiva. Esse teste consiste na oferta progressiva do alimento suspeito e/ou placebo, em intervalos regulares, sob supervisão médica para monitoramento de possíveis reações clínicas, após um período de exclusão dietética necessário para resolução dos sintomas clínicos.[16]

A eliminação do antígeno da dieta fornece, além de alívio dos sintomas, informações diagnósticas. Se a dieta proporciona melhora clínica, o TPO está indicado, a fim de se estabelecer a confirmação diagnóstica.

TRATAMENTO

O tratamento da AA fundamenta-se na exclusão dietética.[15] Para que a exclusão de alérgenos seja estabelecida e o tratamento instituído em sua integridade, médico e nutricionista em conjunto com o paciente e seus familiares devem elaborar um plano terapêutico, que inclua tratamento dietético, medidas de como evitar o alérgeno e ações em casos de contato acidental e/ou reações provocadas pelo alérgeno.

Devido aos vários benefícios do leite materno, o lactente não deve ser desmamado, mas a mãe nutriz deve ser orientada quanto à dieta de restrição. Esses pacientes, habitualmente, são alérgicos apenas ao LV e apresentam evolução satisfatória. Excepcionalmente, em alguns casos, podem ser necessárias outras restrições, como soja, ovo, trigo, peixes, castanhas e outros alimentos.

Para o lactente com APLV sintomático, em aleitamento materno exclusivo, é recomendável que a mãe inicie dieta de eliminação do LV e derivados, por período estabelecido (2 a 4 semanas), e faça suplementação de cálcio (1.000 mg/dia) associado à vitamina D (600-1.000 UI/dia).[1,12,15] Com a

Tabela 166.1 Diferentes apresentações clínicas e diagnóstico diferencial da APLV não IgE mediada.

APLV não IgE mediada	Achados clínicos	Diagnóstico diferencial
Proctite alérgica induzida por proteína alimentar (em inglês *food protein-induced allergic proctocolitis* [FPIAP])	Sangue nas fezes ocasional, com ou sem muco, flatulência, escoriação anal	Infecções gastrintestinais, fissuras anais, pólipos intestinais, enterocolite necrotizante, divertículo de Meckel, intussuscepção intestinal, doença inflamatória intestinal
Síndrome da enterocolite induzida por proteína alimentar (do inglês, *food protein-induced enterocolitis syndrome* [FPIES])	FPIES aguda: vômitos 1 a 4 h após a ingestão, palidez, letargia, hipovolemia, hipotensão, colapso e diarreia seguindo a reintrodução da proteína após dieta de eliminação FPIES crônica: vômito intermitente e progressivo, seguido por diarreia	DRGE, sepse, erros inatos do metabolismo, estenose hipertrófica do piloro, má-rotação, intussuscepção intestinal, gastrenterite com vômitos
Enteropatia induzida pela proteína alimentar (em inglês *food protein-induced enteropathy* [FPE])	Dor abdominal, diarreia, muco e sangue nas fezes, hipoalbuminemia, *faltering growth*	Sepse, deficiência congênita de dissacarídeos, doenças metabólicas, doença renal crônica, FPIES, enteropatia autoimune, síndrome da displasia epitelial, fibrose cística, imunodeficiência e/ou infecção crônica, doença celíaca
Esofagite eosinofílica (EEo)	Regurgitações, vômitos intermitentes, arqueamento das costas, dificuldade alimentar e *faltering growth*	DRGE, doença inflamatória intestinal
Doença do refluxo gastresofágico induzida pela proteína alimentar	Vômitos dolorosos intermitentes, regurgitações, arqueamento das costas, dificuldade alimentar e *faltering growth*	DRGE, gastrenterite aguda, envenenamento
Constipação induzida pela proteína alimentar	Impactação fecal, dor abdominal	Constipação idiopática, doença de Hirschsprung

Adaptada de: Meyer et al., 2019.

adequada dieta de restrição materna, observa-se, em média, melhora dos sintomas no lactente nas formas IgE entre 3 e 6 dias e nas não IgE mediadas em até 14 dias. Após melhora clínica, deve-se proceder à reintrodução do LV na dieta materna para confirmação ou exclusão do diagnóstico.[12] Caso a criança esteja assintomática, amamentando e apresentar sintomas apenas após a primeira mamadeira com fórmula, recomenda-se a suspensão da fórmula e a nutriz não precisa fazer dieta de exclusão do LV.[12]

Nas sintomáticas com fórmulas infantis, orienta-se uso de fórmulas extensamente hidrolisadas (FeH) como primeira escolha. Segundo recomendações nacionais e internacionais, o uso da fórmula de aminoácidos está indicado nas seguintes situações: (1) sintomas não totalmente resolvidos com a fórmula extensamente hidrolisada; (2) falha do crescimento (criança abaixo do percentil 3 ou do *Z-score*: −2 de peso/estatura, ou com declínio do traçado da curva após três pesagens sucessivas); (3) múltiplas eliminações dietéticas; (4) doenças gastrintestinais graves; (5) esofagite eosinofílica; (6) FPIES; (7) dermatite atópica grave, quando criança em aleitamento materno exclusivo; e (8) histórico de anafilaxia.[15]

Fórmulas hidrolisadas de arroz surgem como uma possibilidade pela segurança alergológica, já que são constituídas a partir do arroz, proteína pouco alergênica.[15]

Fórmulas parcialmente hidrolisadas não são consideradas hipoalergênicas, portanto, não devem ser utilizadas para o tratamento da alergia ao LV. Fórmulas isentas de lactose contêm proteínas intactas de LV, sendo assim, não devem ser utilizadas no tratamento da alergia ao LV. Não se recomenda também o uso de bebidas de arroz, nozes, aveia ou similares, como substituto da fórmula não alergênica no tratamento de crianças menores de 1 ano, haja vista as inadequações nutricionais para a faixa etária e o alto risco de desnutrição grave ao se utilizar essas bebidas como substitutos de fórmulas infantis na dieta de exclusão de lactentes.[4,5]

Como nas outras formas de AAs, o tratamento baseia-se na dieta de restrição dos alérgenos, mas de modo diferente, no FPIES, pelo choque hipovolêmico pode ser necessária a restauração de hemodinâmica. Nas formas leves, a terapia de reidratação oral pode ser suficiente. Nas crises moderadas a graves, pode ser necessário internação, acesso venoso, reposição volêmica (10 a 20 mℓ/kg de solução salina), ondansetrona (0,15 mg/kg/dose, máximo de 16 mg/dose, nos maiores de 6 meses), metilprednisolona (em casos graves, 1 mg/kg EV, com máximo de 60 a 80 mg/dose) e/ou fármacos vasoativos. A epinefrina parece ter pouca eficácia no tratamento da FPIES, mas é imprescindível na condução da anafilaxia, que, por ser uma condição aguda e potencialmente fatal, exige tratamento emergencial.[5]

Os pacientes devem receber prescrições para epinefrina autoinjetável e treinamento sobre como os dispositivos devem ser utilizados. Além disso, devem ser fornecidos planos escritos de emergência sobre alergia e anafilaxia que descrevam sinais e sintomas de reações alérgicas e indicações para o uso de medicamentos de emergência e atualizados pelo menos anualmente ou sempre que ocorrerem alterações médicas.

CONSIDERAÇÕES FINAIS

A AA é uma doença crescente, que deve ser considerada, particularmente, em crianças com história familiar de atopia, com sintomas persistentes, em diferentes órgãos e nas que foram tratadas para dermatite atópica, doença do refluxo gastresofágico, cólica e constipação intestinal, mas que não responderam à terapêutica usual. O único tratamento de eficácia comprovada é a dieta de eliminação, devendo ser mantido o aleitamento materno sempre que possível.

Como desafios futuros, ressalta-se a necessidade de identificar mecanismos de prevenção mais eficazes para diminuir a prevalência da AA e estimular os mecanismos de tolerância para evitar o risco de vida em exposições acidentais.

REFERÊNCIAS BIBLIOGRÁFICAS

1. Meyer R. Nutritional disorders resulting from food allergy in children. *Pediatr Allergy Immunol.* 2018;29 (7):689-704.
2. Patel N, Herbert L, Green TD. The emotional, social, and financial burden of food allergies on children and their families. *Allergy Asthma Proc.* 2017; 38(2):88-91.
3. De Martinis M, Sirufo MM, Suppa M, et al. New perspectives in food allergy. *Int J Mol Sci.* 2020; 21:1474.
4. Fiocchi A, Schunemann H, Ansotegui I, et al. The global impact of the DRACMA guidelines cow's milk allergy clinical practice. *World Allergy Organ J.* 2018;11(1):2.
5. Solé D, Silva LR, Cocco RR, et al. Consenso Brasileiro sobre Alergia Alimentar: 2018 – Parte 1 – Etiopatogenia, clínica e diagnóstico. Documento conjunto elaborado pela Sociedade Brasileira de Pediatria e Associação Brasileira de Alergia e Imunologia. *Arq Asma Alerg Imunol.* 2018;2(1):7-38.
6. Lozan-Ojalvo D, Berin C, Tordesillas L. Immune basis of food allergic reactions. *J Investig Allergol Clin Immunol.* 2019;29(1): 1-14.
7. Sicherer SH, Sampson HA: Food allergy: a review and update on epidemiology, pathogenesis, diagnosis, prevention, and management. *J Allergy Clin Immunol.* 2018; 141:41-58.
8. Warren CM, Jiang J, Gupta RS. Epidemiology and burden of food allergy. *Curr Allergy Asthma Rep.* 2020; 20(2):6.
9. Sudharson S, Kalic T, Hafner C, et al. Newly defined allergens in the WHO/IUIS Allergen Nomenclature Database during 01/2019-03/2021. *Allergy.* 2021;76(11):3359-73.
10. Gonçalves LC, Guimarães TC, Silva RM, et al. Prevalence of food allergy infants and pre-schoolers in Brazil. *Allergol Immunopathol.* 2016;44(6):497-503.
11. Koike Y, Sato S, Yanagida N, et al. Predictors of Persistent Milk Allergy in Children: a Retrospective Cohort Study. *Int Arch Allergy Immunol.* 2018;175(3):177-80.
12. Lapa Filho CT, Lapa HF, Franco JM, et al. Alergia às proteínas do leite de vaca e a atenção primária à saúde: uma revisão narrativa das diretrizes atuais. *Rev Resid Pediatr.* 2020; 526.
13. Carvalho E, Ferreira CT. Alergia Alimentar. In: Silva LR, Ferreira CT, Carvalho E. *Manual de Residência em Gastroenterologia Pediátrica*. Barueri, Brasil: Editora Manole.2018. p. 234-64.
14. Egan M, Furuta GT. Eosinophilic gastrointestinal diseases beyond eosinophilic esophagitis. *Ann Allergy Asthma Immunol.* 2018;121(2):162-7.
15. Meyer R, Chebar Lozinsky A, Fleischer DMet al. Diagnosis and management of Non-IgE gastrointestinal allergies in breastfed infants - An EAACI Position Paper. *Allergy.* 2020;75:14-32.
16. Andrew Bird J, Leonard S, Groetch M, et al. Conducting an Oral Food Challenge: An Update to the 2009 Adverse Reactions to Foods Committee Work Group Report. *J Allergy Clin Immunol Pract.* 2020;8:75-90.

CAPÍTULO 167

Infecção do Trato Urinário

Káthia Liliane da Cunha Ribeiro Zuntini

INTRODUÇÃO

A infecção do trato urinário (ITU) é definida como bacteriúria significativa de um uropatógeno clinicamente relevante em paciente sintomático. É uma das infecções mais frequentes em crianças de todas as idades, especialmente em lactentes e crianças mais jovens, e representa a maior causa de internações e de uso de antibiótico na faixa pediátrica.[1] A ITU alta, denominada pielonefrite (PN), pode causar cicatriz renal (CR) e contribuir para significativa morbidade, como hipertensão arterial (HAS), proteinúria ou doença renal crônica (DRC). As PNs *per si*, entretanto, respondem por apenas uma pequena parcela dessa morbidade futura, sendo determinante para essas sequelas a presença de anomalias congênitas dos rins e do trato urinário (ACRTU) e/ou de disfunção vesical e intestinal (DVI), como demonstrado nas últimas décadas.[1,2]

Decorrente desse conhecimento, as novas diretrizes de manejo da ITU em Pediatria vêm adotando uma abordagem de investigação e terapêutica menos invasiva e mais individualizada.[3] A ITU deve ser considerada em toda criança com febre sem um foco evidente. Embora as crianças com PN tendam a apresentar febre, muitas vezes é difícil, em termos clínicos, distinguir cistite de PN, particularmente em crianças com menos de 2 anos; nesse grupo, toda ITU febril deve ser considerada PN.[4] O diagnóstico de ITU requer um exame de urina tipo 1 ou EAS sugestivo de infecção, e uma cultura de urina positiva. O tratamento da ITU deve ser baseado em considerações como idade, apresentação clínica e fatores de risco para ITU complicada.

Estudos atuais têm registrado o aumento alarmante das taxas de resistência bacteriana na ITU pediátrica adquirida na comunidade, o que tem dificultado determinar qual é a melhor antibioticoterapia empírica recomendada para as crianças nas várias idades, e sugerem a necessidade de uma abordagem diferenciada baseada em fatores de risco para ITU causada por bactérias resistentes.[1,5]

PREVALÊNCIA E EPIDEMIOLOGIA

A ITU acomete cerca de 8% das crianças entre 1 mês de vida e 11 anos, com alta taxa de recorrência, de até 30%, com a segunda infecção ocorrendo entre 6 e 12 meses subsequentes à ITU anterior.[3] É estimado que 11,3% das meninas e 3,6% dos meninos tenham pelo menos um episódio de ITU até os 16 anos.[4] A prevalência de ITU na Pediatria tem uma distribuição bimodal, com um pico no primeiro ano de vida, correspondendo à ITU associada a ACRTU, mais prevalente nos meninos, e outro pico entre 2 e 4 anos, associado à DVI, mais prevalente nas meninas. Após o primeiro ano de vida ocorre uma inversão com risco maior para as meninas, permanecendo assim até a idade adulta.[3,4]

Bactérias gram-negativas, da família das enterobactérias, são os patógenos etiológicos mais comuns na ITU pediátrica, com a *Escherichia coli* sendo responsável por mais de 80 a 90% de todos os casos, independentemente do sexo, idade ou etnia, assim como de ser a primeira ITU ou ITU recorrente. *Klebsiella* ssp., *Enterobacter* ssp. e *Proteus* ssp. são os mais frequentes após a *E. coli*, sendo *Pseudomonas aeruginosa* incomum na ITU pediátrica adquirida na comunidade, ocorrendo geralmente em infecções mais graves e associadas a ACRTU obstrutiva ou procedimentos do trato urinário (TU).[1,4] Bactérias gram-positivas são infrequentes e incluem *Staphylococcus* saprofíticos, *Enterococcus* e, raramente, *Staphylococcus aureus*. Vírus (adenovírus, enterovírus, Coxsackievirus, echovirus) e fungos (*Candida* spp., *Aspergillus* spp., *Cryptococcus neoformans*) são causas incomuns. As ITUs virais são geralmente limitadas ao TU inferior, podendo se manifestar com cistite hemorrágica. Os fatores de risco para ITU fúngica incluem imunossupressão, uso prolongado de antibiótico de amplo espectro e sonda vesical de demora.

Fatores de risco para ITU não *E. coli* são: meninos menores de 6 meses, ITU recorrente, ACRTU uso anterior de antibióticos, uso de cateteres ou procedimentos invasivos do TU. A infecção por um organismo diferente de *E. coli* está associada a um maior risco de formação de CR.[1,6] Prevalência de bactérias resistentes varia amplamente nas diferentes regiões geográficas, mas diferentes estudos têm evidenciado a tendência de aumento progressivo, em todo o mundo, principalmente de enterobactérias produtoras de betalactamases de amplo espectro (ESBL)[7] e consequente aumento de resistência bacteriana a antibióticos comumente usados na ITU pediátrica, como amoxicilina e cefalosporinas de primeira geração (p. ex., cefalexina) e, mais recentemente, às cefalosporinas de terceira geração; e ainda, menos comumente, o aumento de bactérias produtoras de cefalosporinases AmpC, resistentes a amoxicilina-clavulanato e ampicilina-sulbactam.[1,5,7]

Já os fatores de risco para ITU febril, causada por bactérias resistentes, são refluxo vesicoureteral (RVU), uropatias obstrutivas, anormalidades funcionais do TU (DVI, bexiga neurogênica); ITU recorrente; antibioticoterapia profilática prolongada; e exposição a antibióticos e/ou hospitalização nos 30 dias anteriores ao episódio de ITU.[1,5,7,8]

DIAGNÓSTICO
Apresentação clínica

Varia a depender da idade e pode ser inespecífica, devendo sempre se considerar ITU no diagnóstico diferencial da criança com febre sem foco aparente.[9,10] Nos lactentes e crianças menores de 4 anos, a ITU geralmente se apresenta com sintomas e sinais inespecíficos, como febre, irritabilidade, letargia, recusa alimentar, vômitos e ausência de sintomas urinários. A febre pode ser a única manifestação de ITU em lactentes e crianças menores de 2 anos.[2,4,9,10]

Nos recém-nascidos menores de 3 meses, ITU pode ocorrer somente com sinais inespecíficos, mesmo sem febre, e, às vezes, com hipotermia. Nesses casos, a ausência da febre não se correlaciona com menor gravidade da infecção.[1,4,6] O recém-nascido apresenta sintomas sistêmicos como apneia, letargia, icterícia, recusa da mama, palidez, cianose, toxemia ou sepse.

Já as crianças maiores de 4 anos apresentam sintomas urinários baixos (disúria, urgência, polaciúria, incontinência de início recente), dor abdominal, sensibilidade suprapúbica e/ou sensibilidade no ângulo costovertebral, com ou sem febre. A constelação de febre, calafrios e dor lombar é muito característica de PN em crianças mais velhas.[1,10] Clinicamente, se há febre de 38°C ou mais elevada, o diagnóstico de PN deve se sobrepor ao de cistite, uma vez que a distinção diagnóstica entre essas duas condições não é possível com os dados clínicos e laboratoriais.

Avaliação clínica

A avaliação clínica deve incluir, além da história atual, história pregressa e exame físico, para investigar fatores de risco para ITU recorrente ou DRC. Na avaliação da história da doença atual, deve-se analisar intensidade e duração da febre, sintomas gerais (letargia, irritabilidade, vômitos etc.), sintomas urinários (disúria, frequência, urgência, incontinência), dor abdominal, desconforto suprapúbico, dor nas costas, doenças recentes, uso de antibióticos nos últimos 30 dias. Quanto à história pregressa, deve-se abordar fatores de risco para ITU recorrente, incluindo:

- Sintomas urinários crônicos: incontinência, frequência das micções aumentada (mais de 8 micções/dia) ou diminuída (menos de 4 micções/dia), jato urinário fraco ou entrecortado, urgência miccional, manobras de retenção (sugestivo de disfunção da bexiga)
- Disfunção intestinal persistente (constipação, incontinência fecal)
- ITU anterior ou doenças febris anteriores sem urinocultura solicitada
- RVU ou outras malformações dos rins e trato urinário (ACRTU) conhecidas
- História familiar de ITU, RVU e outras anormalidades geniturinárias
- Anomalia renal diagnosticada na ultrassonografia (US) pré-natal
- Atividade sexual, caso se aplique.

Ao exame físico, aspectos importantes na suspeita de ITU incluem:

- Avaliação da pressão arterial (PA) e temperatura: PN com temperatura ≥ 39°C está associada a maior risco para cicatriz renal;[14] HAS pode evidenciar cicatriz renal ou ACRTU
- Avaliação pôndero-estatural: déficit pôndero-estatural pode ser consequência de DRC
- Exame abdominal e de flancos: dor à palpação suprapúbica e à percussão do ângulo costovertebral está associada ao diagnóstico de ITU; bexiga ou rim aumentados podem indicar obstrução do TU (p. ex., VUP); e fezes palpáveis no cólon podem indicar constipação, sendo que ambos predispõem à ITU
- Exame da genitália externa em busca de anormalidades anatômicas associadas à ACRTU (p. ex., hipospádia, criptorquidia) ou a ITU (fimose, sinéquias de pequenos lábios)

- Avaliação das costas na linha média a nível lombossacral quanto a sinais sugestivos de disrafismo oculto (fenda, lipoma, hemangioma, nevo pilonidal)
- Investigar outros focos de febre (diminui o risco de ITU, mas não o elimina totalmente).

Avaliação laboratorial

Para obter a amostra de urina de crianças sem controle esfincteriano, realiza-se cateterismo ou aspiração suprapúbica, sendo esse o método preferido de coleta de amostra de urina para EAS e cultura.[1,4] A bolsa coletora pode ser usada para uma análise inicial, mas se o resultado for sugestivo de ITU na fita reagente e/ou na microscopia do sedimento, uma nova amostra de urina deve ser coletada por cateterismo ou punção suprapúbica para EAS e, principalmente, para cultura. A urina obtida em bolsa coletora estéril não deve ser utilizada para cultura, devido ao percentual elevado de falso-positivo (> 63%).[1,2] Outro método possível, apesar da taxa de contaminação ser acima de 26% é o *clean catch* descrito por Fernandes; após 25 minutos de ingestão de líquidos (25 mℓ/kg), o lactente é segurado pelas axilas e recebe massagem na região sacral e suprapúbica para estimular a micção e possibilitar a coleta do jato intermediário.[1,3]

Já para crianças com controle esfincteriano, uma amostra de urina coletada no jato médio é o método preferido para análise de fita reagente e microscopia do sedimento, e cultura da urina.[09,10,11]

Exame de urina tipo 1 ou EAS

Tem resultado rápido, e inclui a análise da fita reagente de urina (*dipstick*) e a análise microscópica do sedimento urinário. Esses resultados devem ser combinados com características clínicas e, a partir disso, estimar a probabilidade de ITU para orientar a decisão de iniciar o antibiótico empírico, uma vez que o resultado da cultura de urina só estará disponível após 48 horas. Para crianças de 2 a 23 meses, o UTICalc (disponível em: https://uticalc.pitt.edu/)[12] pode ser usado para fazer essa estimativa.

Análise da fita reagente

Esterase leucocitária e/ou nitrito positivos são sugestivos de ITU. A esterase leucocitária é inespecífica e pode estar presente na urina em outras condições. Nitrito positivo indica que a ITU é provável. O teste do nitrito é altamente específico, com baixo índice de falso-positivos, entretanto, pode ser positivo na bacteriúria assintomática e na urina contaminada. Resultados falso-negativos são comuns porque a urina deve permanecer na bexiga por pelo menos 4 horas para acumular uma quantidade detectável de nitrito. Assim, um teste de nitrito negativo não exclui uma ITU.[4,6]

Análise do exame microscópico da urina

Leucocitúria (≥ 5 leucócitos/campo de alta potência [hpf] ou ≥ 10 leucócitos/mm³) e bacteriúria pela bacterioscopia (qualquer bactéria por hpf ou qualquer bactéria por 10 campos de imersão em óleo de um esfregaço com coloração de Gram) são os achados indicativos de ITU.

A piúria (esterase leucocitária positiva e leucocitúria) está presente na maioria dos casos. Entretanto, em aproximadamente 10 a 20% das crianças com ITU, a piúria pode estar ausente.

Cultura de urina quantitativa

É necessária para confirmar o diagnóstico de ITU.

Urinocultura positiva ou bacteriúria significativa

Essa definição depende do método de coleta da urina e da identificação do organismo isolado:[2,4,10]

- Amostra de jato médio: crescimento de ≥ 100.000 unidades formadoras de colônias (UFC)/ml de uma única bactéria, ou ≥ 100.000 UFC/ml de uma bactéria e < 50.000 UFC/ml de outra bactéria
- Amostra de cateterismo: crescimento ≥ 50.000 UFC/ml de uma única bactéria, ou ≥ 50.000 UFC/ml de uma bactéria e < 10.000 UFC/ml de uma outra bactéria. O crescimento de ≥ 10.000 UFC/ml de uma única bactéria pode ser considerado suficiente para confirmar uma ITU nos casos em que a probabilidade pré-teste de ITU é alta
- Amostra suprapúbica: crescimento de qualquer número de uma única bactéria.

Diagnóstico diferencial

A história e exame físico, assim como, interrogatório e antecedentes e resultados do exame de urina são decisivos no diagnóstico diferencial nas várias situações:

- Febre sem foco: embora a ITU seja a principal consideração em crianças de 3 a 36 meses, outras considerações incluem pneumonia oculta e bacteremia oculta
- Febre, dor abdominal e piúria: considerar infecção estreptocócica do grupo A, apendicite, doença inflamatória pélvica, doença de Kawasaki
- Sintomas urinários baixos com bacteriúria (com ou sem piúria): considerar vulvovaginite, balanopostite, corpo estranho vaginal, uretrite secundária a infecção sexualmente transmissível, particularmente clamídia; cálculos urinários
- Sintomas urinários baixos sem bacteriúria: DVI deve ser lembrada e investigada
- Bacteriúria assintomática: a bacteriúria assintomática (colonização do TU por bactérias na ausência de sintomas de ITU) em uma criança com sintomas inespecíficos (p. ex., febre, dor abdominal) causados por uma condição diferente de ITU (p. ex., gastrenterite viral) é uma consideração no diagnóstico diferencial de ITU em crianças. Na bacteriúria assintomática, é comum a resolução espontânea. O tratamento antibiótico não é indicado. Deve-se orientar aumento da ingestão de líquidos e do número de micções diárias, e descartar DVI.[2, 6,9]

TRATAMENTO

A abordagem terapêutica da criança com ITU inclui eliminação da infecção e prevenção da urossepse, por antibioticoterapia; alívio de sintomas agudos (p. ex., febre) e, muito importante, a prevenção de recorrência da ITU e das complicações em longo prazo, incluindo CR, HAS e DRC, por meio da investigação e do tratamento das condições predisponentes da ITU recorrente, particularmente ACRTU (RVU, uropatias obstrutivas) e DVI.

Tratamento ambulatorial × hospitalização

A maioria das crianças com mais de 3 meses com ITU febril pode ser tratada por via oral e ambulatorialmente, desde que seja possível um seguimento próximo e um cuidador comprometido e capaz.[7,9,10] Vários estudos clínicos têm evidenciado que os esquemas de antibioticoterapia exclusivamente oral têm mostrado eficácia semelhante aos esquemas parenterais ou parenterais completados com o oral.[6,11]

Devido ao risco de urossepse, a hospitalização e a antibioticoterapia intravenosa são indicadas em recém-nascidos menores de 3 meses. Em pacientes maiores, a hospitalização e a terapia endovenosa são necessárias, particularmente, em crianças criticamente doentes (adinâmicas, taquicárdicas) e/ou com suspeita clínica de sepse e/ou desidratadas ou imunocomprometidas.[1,6,11]

Terapia com antibióticos

A terapia antibiótica inicial para ITU é sempre empírica, uma vez que a urinocultura, exame que confirma o diagnóstico e identifica a bactéria envolvida, assim como sua sensibilidade antimicrobiana, somente tem resultado disponível após 72 horas, e, a demora para iniciar a antibioticoterapia aumenta o risco de urossepse, principalmente nos lactentes, assim como aumenta progressivamente o risco de CR e suas complicações.[1,4,11]

Escolha do antibiótico

A escolha da terapia antimicrobiana empírica para crianças com ITU presumida depende da idade da criança, gravidade da doença, se há vômitos, duração da febre antes da apresentação, problemas médicos e/ou urológicos associados, padrões de resistência antimicrobiana na comunidade, e a existência de fatores de risco para ITU por bactérias resistentes.[7,8]

É recomendado que a terapia empírica para ITU em bebês e crianças inclua um antibiótico que forneça cobertura adequada para E. coli. O agente de escolha deve ser guiado por padrões locais de resistência da E. coli. Para crianças sem anormalidades urinárias conhecidas, prefere-se tratamento por via oral e ambulatorial com antibióticos de primeira linha. A terapia antimicrobiana para crianças com anormalidades urinárias é individualizada.[1,4,5,6]

ITU febril, pielonefrite
- Cefalosporina de segunda geração:[1,8]
  - Cefuroxima: 30 mg/kg/dia, via oral (VO) de 12/12 horas
  - Cefaclor: 40 mg/kg/dia, VO de 8/8 horas.

Para crianças com baixo risco de cicatriz renal (febre < 39°C), maiores de 2 anos e sem fatores de risco conhecido para ITU por bactéria resistente, também podem ter como opções:

- Cefalosporina de primeira geração[9,11] (desde que a resistência local da E. coli às cefalosporinas de primeira geração na comunidade específica não seja alta, isto é, seja inferior a 15%):
  - Cefalexina: 50 a 100 mg/kg/dia, VO de 6/6 horas
  - Cefadroxila: 30 a 50 mg/kg/dia, VO de 12/12 horas
- Ampicilina-sulbactam: 50 mg/kg/dia, VO de 12/12 hora
- Amoxicilina-clavulanato:[6] 50 mg/kg/dia, VO de 8/8 horas.

ITU afebril
Cistite em crianças maiores de 2 anos, sem febre, apenas com sintomas urinários baixos e sem fatores de risco conhecido para ITU por bactéria resistente pode ser tratada com:

- Nitrofurantoína: 5 a 7 mg/kg/dia, VO de 6/6 horas
- Sulfametoxazol-trimetoprim: 6 a 12 mg TMP/kg/dia, VO de 12/12 horas.

Terapia parenteral

Os antibióticos parenterais devem ser administrados até que o paciente esteja clinicamente melhor, afebril por mais de 24 horas e capaz de tolerar líquidos orais e medicamentos, quando se deve trocar para antibiótico por via oral com base no resultado da urinocultura e antibiograma.[1,2,4] Não há duração mínima para trocar a terapia parenteral para oral.[1,4,6]

Tratamento parenteral hospitalar com antibióticos de primeira linha[1,4,11]

- Cefalosporinas de segunda, terceira e quarta gerações:
  ◦ Cefuroxima: 100 a 150 mg/kg/dia, via intravenosa (IV) de 8/8 horas
  ◦ Cefotaxima: 150 mg/kg/dia, IV de 6/6 ou 8/8 horas
  ◦ Ceftriaxona: 50 a 75 mg/kg/dia, IV de 24/24 ou 12/12 horas
  ◦ Cefepima: 100 mg/kg/dia, IV de 12/12 horas; dose máxima diária de 4 g
- Piperacilina/tazobactam: 300 mg/kg/dia, IV de 6/6 ou 8/8 horas
- Aminoglicosídeos, se a função renal for normal e não houver alteração do parênquima renal bilateral (importante monitorar a função renal e manter hidratação adequada durante o uso dos aminoglicosídeos devido a nefrotoxicidade):
  ◦ Gentamicina: 7,5 mg/kg/dia, IV de 8/8 horas
  ◦ Amicacina: 15 mg/kg/dia, IV de 8/8 ou 12/12 ou 24/24 horas
  ◦ Ampicilina: 100 mg/kg/dia, IV de 6/6 horas (se suspeita de enterococo).

A terapia parenteral ambulatorial inicial pode evitar a necessidade de internação hospitalar em pacientes que não aceitam medicação por via oral sem outras indicações de hospitalização, e cujos cuidadores possam aderir ao regime ambulatorial.

- Ceftriaxona: 50 a 75 mg/kg/dia, intramuscular (IM) de 24/24 horas
- Amicacina: 15 mg/kg/dia, IM de 24/24 horas ou
- Gentamicina: 5 a 7,5 mg/kg/dia, IM de 24/24 horas.

Duração da terapia

Poucas evidências estão disponíveis para orientar a duração da terapia antimicrobiana em crianças com ITUs febris. O consenso até o momento é fazer 10 dias, de acordo com as diretrizes inglesa (NICE), italiana (ISPN) e australiana (KHA-Cari).[6,10] As diretrizes canadense e americana sugerem 7 a 14 dias e a Colaboração Cochrane afirma serem necessários novos estudos para definir tempo de terapia.[9,10] No caso de crianças com suspeita de ITU baixa (cistite) não complicada, ou seja, crianças com ITU afebris, maiores de 2 anos, sem sintomas sistêmicos, sem anormalidades do TU e sem imunodeficiência, a terapia antimicrobiana de curta duração (2 a 4 dias) é tão eficaz quanto a terapia de duração padrão (7 a 14 dias) na erradicação da ITU.[11]

Resposta à terapia

Em crianças cuja condição clínica piora ou não melhora dentro de 48 a 72 horas após o início do antibiótico, a ampliação da antibioticoterapia pode ser indicada se os resultados de cultura ainda não estiverem disponíveis, assim como US do aparelho urinário deve ser realizada de urgência (investigar abscesso renal ou uropatias obstrutivas).

Antibioticoprofilaxia

A diretriz da Academia Americana de Pediatria (AAP) de 2011, reafirmada em 2016, e a diretriz do Instituto Nacional de Excelência em Saúde e Cuidados do Reino Unido (NICE) para ITU em crianças não recomendam antibiótico profilático após a primeira ITU febril em crianças maiores de 3 meses com US do aparelho urinário normal.[9,10] A profilaxia antibiótica pode ser considerada até que seja realizado US e/ou uretrocistografia miccional (UCM), quando indicadas; ou em crianças com ITU recorrente, ou portadoras de RVU IV-V.[1,4,6] Nitrofurantoína ou sulfametoxazol-trimetoprima são opções, no nosso meio, para crianças maiores de 2 meses, e cefalexina para as menores de 2 meses.[8] As doses variam de um terço a metade da dose terapêutica, 1 vez ao dia, à noite, ou de 12/12 horas, no caso de lactentes pequenos.

INVESTIGAÇÃO DOS FATORES PREDISPONENTES DE ITU RECORRENTE E CICATRIZ RENAL

Disfunção vesical e intestinal

É a associação da disfunção do TU inferior, com a constipação funcional, na ausência de uma causa neurológica ou anatômica, em crianças que estão desenvolvendo ou já adquiriram controle esfincteriano. Embora a DVI tenha uma prevalência de 20% nos escolares, muitas vezes é subdiagnosticada e subtratada.[13] É fator importante na patogenia da ITU em crianças, ocasionando ITU recorrente e suas complicações. A DVI está presente em cerca de 40% das crianças (com controle esfincteriano) com sua primeira ITU, em 80% das crianças com ITU recorrente e em 50% daquelas com RVU.[11,13] A DVI é um fator de risco para RVU persistente, CR e ITU recorrente.[1,3,11,13] As manifestações clínicas incluem perda diurna de urina, urgência miccional, aumento ou diminuição da frequência de micções diárias (mais de 8 ou menos de 5 vezes/dia, respectivamente), manobras de retenção e constipação. É imprescindível que se interrogue sobre os hábitos miccionais (frequências miccionais diárias, perdas de urina diurnas, urgência miccional, manobras de retenção) e hábitos de evacuação (consistência das fezes e frequência, utilizando a escala de Bristol e os critérios de Roma IV) de todas as crianças com ITU que estão desenvolvendo ou já adquiriram controle esfincteriano. A utilização de questionários facilita o diagnóstico clínico, e o sistema de pontuação de micção disfuncional é uma ferramenta de triagem útil para detectar a DVI. Anamnese e exame físico detalhados (genitália, estigmas nas costas a nível lombossacral, ambos indicativos de disrafismo oculto) e US do aparelho urinário são necessários para excluir causa neurológica ou malformações do TU. O tratamento da DVI (tratamento da constipação, medidas educacionais e treinamento miccional e da uroterapia especializada quando necessária) diminui a ocorrência da ITU recorrente e predispõe à resolução mais rápida do RVU.[11,14]

Malformações do trato urinário

As malformações do TU na criança de 2 a 24 meses com sua primeira ITU ocorrem em apenas 2 a 4% dos casos, sendo ainda menos frequentes em crianças maiores. A justificativa da investigação por exames de imagem em crianças pequenas com ITU é a detecção de ACRTU que requeiram avaliação ou tratamento adicional, como uropatias obstrutivas, RVU, bexiga neurogênica, e que essa intervenção tenha eficácia para prevenir ITU recorrente e CRs, modificando o risco de lesão renal subsequente, como intervenção cirúrgica ou profilaxia antibiótica, ou cateterismo intermitente, respectivamente.[1,4] Ainda não há consenso sobre a estratégia ideal de investigação por imagem para a criança que apresenta sua primeira ITU, sendo os exames apresentados a seguir utilizados para essa finalidade.

Ultrassonografia do aparelho urinário

Útil na investigação de ACRTU na criança que apresenta ITU febril, principalmente nas menores de 1 ano. A US não é confiável no diagnóstico de cicatriz renal ou RVU.[1,4,11]

A AAP recomenda US para todas as crianças menores de 2 anos após a primeira ITU febril.[9] A diretriz do NICE sobre ITU em crianças recomenda US para recém-nascidos com menos de 6 meses e para crianças com mais de 6 meses que apresentam ITU atípica (ou seja, crianças com ITU grave, jato urinário fraco, massa abdominal ou vesical; creatinina elevada, septicemia, infecção por bactéria diferente de E. coli ou falha em responder a antibióticos em 48 horas) ou ITU recorrente (ou seja, dois ou mais episódios de ITU febril, um episódio de ITU febril mais um ou mais episódios de ITU baixa ou três ou mais episódios de ITU baixa).[10] E, ainda, alguns guias indicam a realização de US para crianças de qualquer idade que apresentem ITU febril.[1]

Uretrocistografia miccional

Exame de escolha para diagnóstico e identificação do grau de RVU, das uropatias obstrutivas baixas (como VUP) e anormalidades da bexiga. É indicada para:[9,10]

- Crianças de qualquer idade com dois ou mais episódios de ITU febril
- Crianças de qualquer idade com primeira ITU febril e qualquer anormalidade na US do aparelho urinário ou combinação de temperatura ≥ 39°C e bactéria diferente de E. coli.

Pode ser realizada quando o paciente estiver assintomático, com urinocultura negativa.[1,6]

Cintilografia renal

A cintilografia renal com ácido dimercaptossuccínico (DMSA) para detectar formação de CR é indicada 4 a 12 meses após a ITU febril.[1,2,4] As diretrizes AAP e NICE recomendam não utilizar DMSA na avaliação de rotina de crianças com primeira ITU febril.[9,10] As diretrizes do NICE recomendam DMSA 4 a 6 meses após a ITU aguda apenas para crianças menores de 3 anos com ITU atípica ou recorrente e para crianças com mais de 3 anos com ITU recorrente ou com alteração na US do aparelho urinário.[10]

CONSIDERAÇÕES FINAIS

A ITU tem um bom prognóstico quando a doença aguda é diagnosticada e tratada precocemente, assim como quando é realizada a investigação e tratamento adequados das condições que predispõem a recorrência da ITU, como a DVI, em crianças maiores de 2 anos, e RVU e uropatias obstrutivas,

particularmente em crianças menores de 1 ano.[1,3,4] O aumento da resistência bacteriana da E. coli na ITU pediátrica é preocupante e alerta para a necessidade do uso criterioso de antibióticos no tratamento empírico e na profilaxia.[5,7] As crianças com maior probabilidade de sequelas como DRC, HAS e proteinúria são aquelas com anormalidade renal congênita (displasia renal, hipoplasia e rim único), e/ou uropatias obstrutivas, e/ou RVU de alto grau, e/ou DVI. Portanto, esses pacientes devem ser acompanhados de perto para reconhecimento precoce e tratamento da ITU recorrente e monitorização da pressão arterial, função renal e albuminúria.[1,4,6]

REFERÊNCIAS BIBLIOGRÁFICAS

1. Autore G, Bernardi L, La Scola C, Ghidini F, Marchhetti F, The UTI-Ped-ER Study Group. Management of Pediatric Urinary Tract Infections: A Delphi Study. *Antibiotics*. 2022; 11(8):1122.
2. 't Hoen LA, Bogaert G, Radmayr C, et al. Update of EAU/ESPU guidelines on urinary tract infections in children. *J Pediatr Urol*. 2021; 17(2):200-7.
3. Simões ESAC, Oliveira EA, Mak RH. Urinary tract infection in pediatrics: an overview. *J Pediatr* (Rio Janeiro). 2020;96(Suppl 1):65-79.
4. Tullus K, Shaikh N. Urinary tract infections in children. *Lancet*. 2020;395(10237):1659-68.
5. Vazouras K, Velali K, Tassiou I, et al. Antibiotic treatment and antimicrobiolresistance in children with urinary tract infections. *J Glob Antimicrob Resist*. 2020; 20:4-10.
6. Ammenti A, Alberici I, Brugnara M, et al. Updated Italian recommendations for the diagnosis, treatment and follow-up of the first febrile urinary tract infection in young children. *Acta Paediatr*. 2020;109(2):236-47.
7. Hain G, Goldbart A, Sagi O, Ben-Shimol S. High Rates of Antibiotic Nonsusceptibility in Gram-Negative Urinary Tract Infection in Children with Risk Factors Occurring in the Preceding Month: Considerations for Choosing Empiric Treatment. *Pediatr Infect Dis J*. 2021;40(7):639-44.
8. Esposito S, Biasucci G, Pasini A, Predieri B, et al. Antibiotic Resistance in Paediatric Febrile Urinary Tract Infections. *J Global Antimicro Res*. 2022; 29:499-506.
9. Subcommittee on Urinary Tract Infection. Reaffirmation of AAP Clinical Practice Guideline: The Diagnosis and Management of the Initial Urinary Tract Infection in Febrile Infants and Young Children 2-24 Months of Age. *Pediatrics*. 2016;138(6):e20163026.
10. National Institute for Health and Care Excellence (2007) Urinary tract infection: Diagnosis and Management. Disponível em: https: //www.nice.org.uk/cg54/chapter/Recommendations. Acesso em: 16 agos. 2023.
11. Nader Shaikh, Alejandro Hoberman. Urinary tract infections in infants and children older than one month: Clinical features and diagnosis. *UptoDate 2023*. Disponível em: https://www.uptodate.com/contents/urinary-tract-infections-in-infants-and-children-older-than-one-month-clinical-features-and-diagnosis. Acesso em: 16 agos. 2023.
12. Shaikh N, Hoberman A, Hum SW, et al. Development and Validation of a Calculator for Estimating the Probability of Urinary Tract Infection in Young Febrile Children. *JAMA Pediatr*. 2018;172(6):550-6.
13. Santos JD, Lopes RI, Koyle MA. Bladder and bowel dysfunction in children: An update on the diagnosis and treatment of a common, but underdiagnosed pediatric problem. *Can Urol Assoc J*. 2017;11(1-2Suppl1):S64-S72.
14. Thergaonkar RW, Hari P. Current Management of Urinary Tract Infection and Vesicoureteral Reflux. *Indian J Pediatr*. 2020;87(8):625-32.

168

Síndrome Nefrótica Idiopática

Clotilde Druck Garcia • Vandréa de Souza

INTRODUÇÃO

A síndrome nefrótica idiopática (SNI) é a doença glomerular mais comum na infância, caracterizada por uma proteinúria maciça, hipoalbuminemia (< 3 g/dℓ) edema e hiperlipidemia. Oitenta e cinco por cento dos acometidos apresentam remissão completa após 4 a 6 semanas de corticoterapia sistêmica, embora mais de 70% tenham pelo menos uma recidiva durante o seguimento.[1] A causa mais comum de SNI primária na criança é a doença de lesão mínima (80% das biopsias), seguida pela glomeruloesclerose segmentar e focal (GESF) e pela glomerulonefrite mesangioproliferativa. Outras causas frequentes são:

- Primárias:
  - Lesão mínima
  - Glomeruloesclerose segmentar e focal
  - Nefropatia por IgA/púrpura de Henoch-Schönlein
- Secundárias:
  - Infecciosas: sífilis, toxoplasmose, hepatite B e C, HIV, malária, citomegalovírus e tuberculose
  - Sistêmicas: lúpus eritematoso sistêmico, síndrome hemolítico urêmica e doença falciforme
  - Drogas: AINEs, metais pesados (mercúrio e ouro) e sulfasalazina
  - Malignidade relacionada com células T
  - Linfoma de Hodgkin, leucemia.

A SNI tipicamente se manifesta nos menores de 10 anos, na ausência de hipertensão ou hematúria e com função renal normal, e é responsiva ao corticoide em 90% dos casos. No primeiro ano de vida, suas ocorrências, especialmente se nos menores de 3 meses, têm maior associação a mutações genéticas, e tendem a ser resistentes ao corticosteroide.[2]

INCIDÊNCIA E PREVALÊNCIA

A incidência estimada de SNI na infância é de 2 a 3 por 100 mil crianças/ano, com predominância do sexo masculino em relação ao feminino (2:1).[3]

DIAGNÓSTICO

O diagnóstico é baseado em achados clínicos e laboratoriais. O edema periorbitário é o principal achado inicial, e muitas vezes é confundido com alergia. Na SNI, o edema é dependente de gravidade, com localização facial e dorsal ao acordar, e nos membros inferiores na posição ortostática.[1,2,4]

Avaliação clínica

A anamnese deve ser detalhada, incluindo o histórico familiar de glomerulopatia, doença renal crônica ou consanguinidade, a história pregressa da criança, infecções recentes, alterações articulares, lesões cutâneas e de fâneros, fotossensibilidade, aftas em cavidade oral, uso de medicamentos. O exame físico deve incluir peso, estatura, aferição da pressão arterial, avaliação da situação dentária, pesquisa de sinais sugestivos de síndrome genética e de infecção ativa.[4]

Avaliação laboratorial

A proteinúria maciça (nefrótica) é definida pela relação proteína/creatinina urinária (UPC) superior ou igual a 2 mg/m^2 na amostra aleatória de urina matinal ou superior ou igual a 40 mg/m^2/h ou 1.000 mg/m^2/dia na coleta de 24 horas.[1] Devido à praticidade e menor custo, a UPC em amostra matinal costuma ser suficiente para a avaliação inicial da proteinúria.[2]

Causas secundárias devem ser descartadas pela história clínica e por exames laboratoriais para toxoplasmose, sífilis, doença falciforme, vírus da imunodeficiência humana (HIV), lúpus eritematoso sistêmico, hepatite B, malária, parvovírus B-19 e tuberculose, especialmente em áreas endêmicas.[1]

Outros exames solicitados no manejo inicial incluem:

- Proteína e creatinina urinária em amostra aleatória (coleta matinal)
- Exame qualitativo de urina (urina tipo 1)
- Análise do sedimento urinário
- Hemograma completo
- Ureia, creatinina (estimar a taxa de filtração glomerular), eletrólitos, albumina e colesterol
- Sorologia para toxoplasmose, VDRL, hepatite B e C, HIV, CMV e teste de Mantoux.

Em casos de hematúria, incluir:

- Raio X do tórax, se Mantoux reator
- Frações C3 e C4 do complemento
- FAN, ASLO e ANCA se hematúria macroscópica, hipertensão sustentada ou suspeita de causa secundária (LES, vasculite por IgA)
- Ecografia renal: se hematúria, suspeita de trombose renal ou prévio a biopsia renal.

A biopsia renal é indicada para casos atípicos, com manifestação inicial antes de 1 ano ou após os 12 anos de vida, e nos casos resistentes ao corticoide. A investigação genética é indicada em pacientes com manifestação anterior aos 12 meses de vida, com manifestação extrarrenal ou história familiar de síndrome nefrótica (Figura 168.1).[1,5]

Sempre encaminhar ao nefrologista pediátrico casos em que as características clínicas forem atípicas, se houver histórico familiar de doença glomerular, surgimento da doença antes dos 12 meses de vida ou após os 12 anos, síndrome nefrótica secundária, casos resistentes ao corticosteroide ou que demorem a responder à terapia, e recidivantes frequentes e dependentes de corticosteroide (Tabela 168.1).[1,2]

TRATAMENTO
Episódio inicial

Antes de iniciar a terapia imunossupressora com corticosteroide, é prudente descartar infecções agudas e administrar um vermífugo para prevenção de estrongiloidíase disseminada.

No primeiro episódio de síndrome nefrótica, deve ser iniciada a dose plena de corticosteroide sistêmico (prednisona ou prednisolona 2 mg/kg/dia ou 60 mg/m^2/dia, no máximo de 60 mg em dose única diária), por 4 ou 6

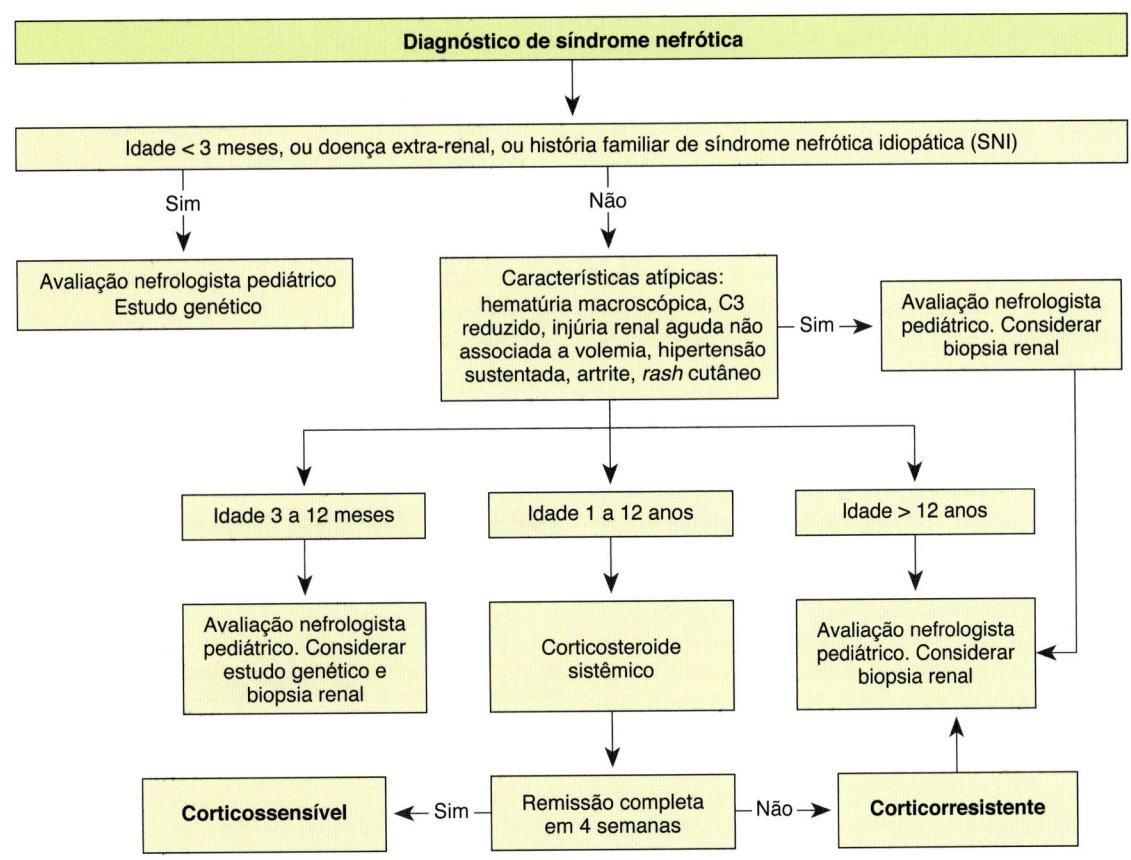

Figura 168.1 Abordagem inicial da síndrome nefrótica idiopática. Adaptada de: Trautmann A, Boyer O, Hodson E, Bagga A, Gipson DS, Samuel S, et al. *IPNA clinical practice recommendations for the diagnosis and management of children with steroid-sensitive nephrotic syndrome. Pediatr Nephrol.*

Tabela 168.1 Conceitos básicos em síndrome nefrótica.

Termo	Definição
Remissão completa	UPC < 0,2 mg/m² ou teste ASS ou fita reagente negativa por pelo menos 3 dias consecutivos
Remissão parcial	UPC > 0,2 mg/m², mas < 2,0 mg/m² e albumina sérica ≥ 3,0 mg/dℓ
Síndrome nefrótica córtico-sensível (SNCS)	Remissão completa dentro de 4 semanas do início da prednisona em dose padrão (60 mg/m²/dia ou 2 mg/kg/dia – máximo 60 mg)
Síndrome nefrótica córtico-resistente (SNCR)	Sem remissão completa dentro de 4 semanas do início da prednisona em dose padrão
Recidiva	UPC ≥ 2,0 mg/m² ou fita reagente ≥ 3+ por 3 dias consecutivos com ou sem edema, após ter sido atingida a remissão completa
Síndrome nefrótica recidivante infrequente	Mais de 2 recidivas em 6 meses seguindo a remissão inicial ou < 3 recidivas em 12 meses
Síndrome nefrótica recidivante frequente	Duas ou mais recidivas em 6 meses seguindo a remissão inicial ou 3 ou mais recidivas em 12 meses
Síndrome nefrótica córtico-dependente	SNCS com 2 recidivas consecutivas na primeira apresentação ou recidiva dentro de 2 semanas da descontinuação da terapia
Toxicidade do corticosteroide	Surgimento ou piora da obesidade ou sobrepeso, hipertensão sustentada, hiperglicemia, desordens psiquiátricas ou de comportamento, distúrbios do sono, piora da curva de crescimento, características cushingoides, estrias, glaucoma, catarata, dor óssea, necrose vascular
Recidiva complicada	Recidiva com necessidade de hospitalização por edema grave, hipovolemia sintomática, injúria renal aguda com necessidade de albumina, trombose, ou infecção grave (sepse, peritonite, celulite, pneumonia)

Adaptada de: Trautmann A, Boyer O, Hodson E, Bagga A, Gipson DS, Samuel S, et al. *IPNA clinical practice recommendations for the diagnosis and management of children with steroid-sensitive nephrotic syndrome. Pediatr Nephrol.*

semanas, seguido por 40 mg/m² ou 1,5 mg/kg, em dias alternados por 4 ou 6 semanas. Se não houver qualquer resposta em 15 dias, a terapia deve ser mantida por 6 semanas.[1,2] Ainda existem controvérsias quanto ao tempo ideal de terapia (8 *versus* 12 semanas). O curso de 8 semanas implica em menor dose cumulativa de corticosteroide, com resultados semelhantes no longo prazo, que é

o esquema preferido. Estudos recentes sugerem que crianças menores de 4 anos parecem se beneficiar de uma terapia mais prolongada.[6,7]

Os efeitos adversos do corticosteroide são comuns e devem ser monitorados durante a terapia. Entre os mais frequentes estão hipertensão arterial, aparência cushingoide, distúrbios de comportamento e infecções.[1]

O monitoramento da terapia deve ser orientado aos pais ou responsáveis, e pode ser utilizado o teste diário da urina matinal com ácido sulfossalicílico até a remissão ou o teste da fita reagente urinária. Posteriormente, o teste pode ser realizado 2 vezes por semana, por pelo menos 1 ano. Em períodos de infecções ou febre, o teste deve ser monitorado diariamente.[1]

Recidivas

A recidiva deve ser tratada com dose única diária de prednisona ou prednisolona (2 mg/kg ou 60 mg/m², no máximo de 60 mg) até a remissão completa (sem proteinúria por 3 dias) e, então, reduzir para 1,5 mg/kg ou 40 mg/m², em dias alternados, por 4 semanas. Se não houver resposta em 15 dias, prolongar a terapia diária por 6 semanas.

Não há consenso quanto ao tempo de terapia das recidivas. Em caso de persistência da proteinúria, a terapia diária com corticosteroide pode ser mantida por, no máximo, 6 semanas, o que indica uma resistência tardia ao corticosteroide e é necessária avaliação do paciente por um nefrologista.[1,2]

Em caso de recidivantes infrequentes, deve-se tratar os episódios de recidivas, conforme descrito anteriormente. Já nas recidivas frequentes, recomenda-se que a terapia seja prolongada e com dose reduzida de 6 a 12 meses. Se não houver toxicidade pelo corticosteroide nem recidivas complicadas, considerar a manutenção com uma baixa dose de corticoide (< 0,5 mg/kg em dias alternados, com no máximo 20 mg). A dose na qual a recidiva ocorre é determinante da gravidade da doença. Deve-se considerar a introdução de um agente poupador de corticoide, com o controle do nefrologista pediátrico.[2]

Em pacientes dependentes de corticoide, deve-se introduzir um agente poupador de corticosteroide e indicar o acompanhamento com nefrologista.

Cuidados gerais

- Restringir o sódio na dieta durante os episódios de recidiva com edema moderado ou grave (2 a 3 mEq/kg/dia)[8]
- Orientar consumo de 1 a 2 g/kg/dia de proteína, não ultrapassando 130 a 140% da necessidade proteica diária durante períodos de recidiva[8]
- Se houver hipertensão ou corticorresistência, prescrever um inibidor de enzima conversora de angiotensina ou de um bloqueador de receptor de angiotensina[2]
- Restringir a infusão de albumina se houver hipovolemia grave. Nesses casos, infundir albumina em 4 a 6 horas associada à furosemida na metade da infusão[2]
- Evitar diurético em casos de edema não complicado, pelo risco de trombose nos pacientes hipovolêmicos, e atentar aos sinais clínicos sugestivos de hipovolemia (Tabela 168.2).[2] O edema é classificado de acordo com a variação de peso corporal:
  - Leve: inferior a 7%
  - Moderado: 7% a 15%
  - Grave: superior a 15%
- Evitar imobilização e contração do volume extracelular nos episódios agudos
- Garantir a ingesta adequada de cálcio e suplementá-lo nos casos necessários
- Monitorar os níveis de 25 OH vitamina D anualmente, mantendo os níveis acima de 20 mg/mℓ[8]

- Atentar para imunizações. Os pacientes em imunossupressão devem receber vacinas para a idade com agentes atenuados ou mortos. Vacinar para *influenza* anualmente. Observar os sinais de recidiva que podem estar associados às imunizações (Tabela 168.3).[9]

As vacinas vivas atenuadas estão contraindicadas: BCG, rotavírus, pólio oral (VOP), febre amarela, sarampo-caxumba-rubéola (SCR), varicela e dengue. Se o paciente for moderadamente imunocomprometido, avaliar parâmetros clínicos e risco epidemiológico para tomada de decisão. A VOP também está contraindicada para conviventes de pessoas imunodeprimidas – quando recomendada proteção para essa doença,

Tabela 168.2 Sinais sugestivos de hipovolemia durante a recidiva de síndrome nefrótica.

Clínica
• Dor abdominal, vômito e letargia
• Tempo de enchimento capilar prolongado e extremidades frias
• Taquicardia e pulsos fracos
• Pressão arterial reduzida e hipotensão postural

Exames complementares
• Hematócrito elevado
• Relação ureia (mg/dℓ)/creatinina (mg/dℓ) > 100
• Excreção fracionada de sódio < 0,5%
• Índice de potássio urinário > 0,6 [potássio urinário/(Na urinário + potássio urinário)]
• Ecografia com diâmetro da veia cava inferior com aumento do índice de colapso

Adaptada de: Sinha A, Bagga A, Banerjee S, Mishra K, Mehta A, Agarwal I, et al. *Steroid sensitive nephrotic syndrome: revised guidelines. Indian Pediatr.*

Tabela 168.3 Imunizações na síndrome nefrótica.

Vacinas	Conduta
Vacinas com agentes vivos	
Recebendo prednisona ≥ 2 mg/kg/dia por < 14 dias	Vacinar imediatamente após a suspensão
Recebendo prednisona ≥ 2 mg/kg/dia por ≥ 14 dias	Vacinar 1 mês após a suspensão
Recebendo prednisona < 2 mg/kg/dia	Vacinar após a suspensão
Baixas doses em dias alternados	A vacina pode ser administrada
Vacinas específicas	
6 a 72 meses	
Pneumococo valente (VPC 13/10) com imunização completa*	VPC 13/10: 1 dose em > 2 anos VPP 23: 1 dose em > 2 anos, 8 semanas após última dose de VPC 13/10
Pneumococo valente (VPC 13/10) com imunização incompleta ou ausente	Duas doses com intervalo de 8 semanas
> 72 meses	
Imunização completa*	VPP 23: 1 dose
Imunização incompleta ou ausente	VPC 10/13: 1 dose ou VPP 23: 1 dose, 8 semanas após última dose
Influenza > 6 meses	Anualmente
Hepatite B (não imunizado ou anti-HBs < 10 mUI/mℓ)	Três doses (0, 1, 6 meses)

VPC: vacina pneumocócica; VPC 13: vacina pneumocócica 13-valente; VPC 10: vacina pneumocócica 10-valente; VPP 23: vacina pneumocócica polissacarídica 23-valente.

deve ser substituída pela vacina pólio inativada (VIP). (mais informação disponível em: https://sbim.org.br/images/calendarios/calend-sbim-pacientes-especiais.pdf).[9]

Em caso de contato com varicela por pacientes não imunizados e em vigência de imunossupressão, administrar imunoglobulina específica ou aciclovir oral por 5 a 7 dias, desde que até 7 dias da exposição.[2]

SEGUIMENTO

O acompanhamento do paciente nefrótico deve ocorrer trimestralmente no primeiro ano, e com mais frequência se houver recidiva. As consultas devem contemplar a aferição da pressão arterial, a avaliação de crescimento e massa corporal, o estado vacinal e a avaliação de sinais de toxicidade pelo corticoide (hirsutismo, acne, hiperplasia gengival, sinais de Cushing e necrose avascular). A avaliação oftalmológica deve ocorrer anualmente.

Como essas crianças podem recidivar, o diagnóstico precoce é importante para início imediato do tratamento, antes que o paciente entre em anasarca. A família deve ser orientada a testar a urina semanalmente e/ou quando a criança tiver alguma infecção.

Para as crianças que não obtiverem o controle da doença com a terapia, que apresentarem uma recidiva complicada (ver Tabela 168.1) ou que demonstrarem dependência do corticosteroide é recomendada a associação de medicação poupadora de corticosteroide, como levamisole, ciclofosfamida, inibidores de calcineurina (ciclosporina, tacrolimo), micofenolato de sódio ou micofenolatomofetil.

COMPLICAÇÕES

Infecções

As complicações são comuns e ocasionadas pela perda urinária de imunoglobulinas e fatores do complemento, pela piora da função dos linfócitos e pela terapia imunossupressora. Há maior suscetibilidade aos agentes encapsulados, como *Streptococcus pneumoniae*, incluindo pneumonia, peritonite e celulite.

Injúria renal aguda

Ocorre por depleção de volume intravascular, exacerbado pelo uso de diuréticos.

Tromboembolismo

O estado de hipercoagulabilidade é multifatorial, por aumento da agregação plaquetária, aumento de fatores protrombóticos e perda urinária de antitrombina III, proteína C e proteína S. A depleção de volume intravascular e uso de cateter venoso aumentam o seu risco.[4] É recomendado não puncionar ou manter o acesso em membros inferiores. Recomenda-se inclusive que a criança não fique muito restrita ao leito.

Não há indicação de anticoagulação de rotina, exceto se situações especiais como trombofilia e episódios prévios de tromboembolismo.

CONSIDERAÇÕES FINAIS

A SNI tem o prognóstico determinado pela resposta ao corticoide, com ocorrência de corticossensibilidade em mais de 80% dos casos. O monitoramento da toxicidade pelo corticosteroide é essencial no seguimento dos casos. Crianças menores de 12 meses ou maiores de 12 anos com resistência à terapia, recidivantes frequentes ou com dependência ao corticosteroide devem ser acompanhadas por nefrologista pediátrico.

REFERÊNCIAS BIBLIOGRÁFICAS

1. Trautmann, A, Boyer, O, Hodson, E, Bagga ,A, Gipson, DS, Samuel, S, et al. IPNA clinical practice recommendations for the diagnosis and management of children with steroid-sensitive nephrotic syndrome. *Pediatr Nephrol.* 2023;38(3):877-919.
2. Sinha, A, Bagga, A, Banerjee, S, Mishra, K, Mehta, A, Agarwal, I, et al. Steroid sensitive nephrotic syndrome: revised guidelines. *Indian Pediatr.* 2021;58(5):461-81.
3. Veltkamp, F, Rensma, LR, Bouts, AHM, Consortium, L. Incidence and relapse of idiopathic nephrotic syndrome: meta-analysis. *Pediatrics.* 2021;148(1):e2020029249.
4. Wang, CS, Greenbaum, LA. Nephrotic Syndrome. *Pediatr Clin North Am.* 2019;66(1):73-85.
5. Rovin, BH, Caster, DJ, Cattran, DC, Gibson, KL, Hogan, JJ, Moeller, MJ, et al. Management and treatment of glomerular diseases (part 2): conclusions from a kidney disease: improving global outcomes (KDIGO) Controversies Conference. *Kidney Int.* 2019;95(2):281-95.
6. Sinha, A, Saha, A, Kumar, M, Sharma, S, Afzal, K, Mehta, A, et al. Extending initial prednisolone treatment in a randomized control trial from 3 to 6 months did not significantly influence the course of illness in children with steroid-sensitive nephrotic syndrome. *Kidney Int.* 2015;87(1):217-24.
7. Webb, NJA, Woolley, RL, Lambe, T, Frew, E, Brettell EA, Barsoum EN, et al. Long term tapering versus standard prednisolone treatment for first episode of childhood nephrotic syndrome: phase III randomised controlled trial and economic evaluation. *BMJ.* 2019;365:1800.
8. Hampson, KJ, Gay, ML, Band, ME. Pediatric nephrotic syndrome: pharmacologic and nutrition management. *Nutr Clin Pract.* 2021;36(2):331-43.

169
Síndrome Nefrítica

Roberta Mendes Lima Sobral

INTRODUÇÃO

Edema e hematúria são queixas frequentes em consultórios de pediatria e em serviços de emergência, e são sintomas de alarme que motivam a procura por atendimento médico. Algumas doenças renais podem causar esses sintomas, e o quadro súbito de edema, hematúria e hipertensão arterial sistêmica é denominado *síndrome* nefrítica, que é a manifestação clínica de uma glomerulonefrite aguda (GNA), e muitas vezes esses termos são usados indistintamente. A apresentação dessa síndrome pode variar de subclínica a um quadro de insuficiência renal aguda (IRA) de intensidade variável, ocasionalmente com necessidade de terapia renal substitutiva (TRS). É essencial que o pediatra reconheça a síndrome nefrítica precocemente para instituir tratamento adequado e preservar a função renal no longo prazo.

A síndrome nefrítica em crianças pode ser causada por GNAs primárias (de causa desconhecida) ou secundárias, que são as mais comuns, associadas principalmente a uma infecção recente, ou a uma doença imunomediada. As causas de síndrome nefrítica em crianças são:

- Mais frequentes:
  - Glomerulonefrite aguda relacionada com infecção (GNARI)
  - Glomerulonefrite aguda pós-estreptocócica (GNAPE)
  - Lúpus eritematoso sistêmico (LES) e nefrite lúpica (NL)
- Pouco frequentes:
  - Nefropatia por IgA (NIgA)
  - GNA da púrpura de Henoch-Schönlein (PHS)
  - Glomerulonefrite membranoproliferativa (GNMP) e glomerulonefrite do C3 (C3G)
  - Outras GNAs primárias
- Infrequentes:
  - GNA relacionada com infecção de causa bacteriana não estreptocócica: GNARI com IgA dominante, endocardite infecciosa e nefrite do *shunt*
  - GNA antimembrana basal glomerular (GNA anti-MBG) e síndrome de Goodpasture
  - Vasculites ANCA-associadas: poliangeíte microscópica (PAM), granulomatose com poliangeíte (GPA), granulomatose eosinofílica com poliangeíte (GEPA) e vasculite limitada ao rim.

A GNA "relacionada com infecção" (GNARI, anteriormente denominada GNA pós-infecciosa) é a principal (mais de 90% dos casos), e a GNAPE é a mais frequente, a mais estudada e referida como o protótipo das síndromes nefríticas na infância. Por esse motivo, este capítulo aborda especialmente o diagnóstico e tratamento da GNAPE.

INCIDÊNCIA E PREVALÊNCIA

A epidemiologia da síndrome nefrítica em crianças varia de acordo com a glomerulopatia que a causa. A incidência é pouco conhecida, pois muitos casos são pouco sintomáticos e somente são diagnosticados durante investigação de uma hematúria descoberta ao exame de urina de rotina, ou na avaliação de contactantes de um caso índice de GNARI. Devido à baixa incidência de GNARI não estreptocócica, existem poucos dados sobre a sua epidemiologia, patogênese e evolução clínica.

Existem evidências de redução na prevalência global de GNAPE, ocorrendo raramente em países desenvolvidos, possivelmente devido à melhoria das condições socioeconômicas e nutricionais da população e ao diagnóstico e tratamento precoces dos processos infecciosos. Estima-se que anualmente 470 mil novos casos de GNAPE ocorram no mundo, a maioria (cerca de 86%) em crianças, e quase a totalidade em países menos desenvolvidos, com incidência anual de 24/100 mil habitantes.[1-3] Pode acometer qualquer faixa etária, e é mais frequente em crianças de 6 a 12 anos (rara em menores de 2 anos), com predomínio de casos em meninos. A mortalidade é baixa nos países desenvolvidos e maior em países em desenvolvimento, nos quais são mais comuns as complicações cardiovasculares e encefalopatia hipertensiva.

FISIOPATOLOGIA

Independentemente da doença que cause a síndrome nefrítica, a lesão glomerular resulta principalmente de imunocomplexos (ICs) que se formam a partir de antígenos intrínsecos ou plantados no glomérulo, ou com o aprisionamento no filtro glomerular de ICs circulantes compostos de antígenos nefritogênicos (p. ex., antígenos de microrganismos) e anticorpos da classe IgG. Essa reação antígeno-anticorpo ativa o sistema de complemento, estimula a liberação de mediadores quimiotáticos e citocinas, o que resulta em infiltração de células inflamatórias (neutrófilos, linfócitos, monócitos) no espaço de Bowman, e proliferação das células glomerulares (endocapilares e mesangiais).[1]

A redução do lúmen capilar prejudica a filtração glomerular e causa retenção hidrossalina, que, agravada por aumento na reabsorção tubular distal de sódio e água, levando à hipervolemia, congestão venosa, edema e hipertensão arterial sistêmica (HAS), além de outras possíveis complicações, como IRA e distúrbios hidroeletrolíticos (DHE). Os eventos inflamatórios produzem afinamento da membrana basal glomerular e formação de pequenos poros, o que permite a passagem de células sanguíneas e proteínas para o espaço urinário, justificando a hematúria, proteinúria e leucocitúria encontradas no exame de urina.[4]

DIAGNÓSTICO

O diagnóstico de síndrome nefrítica baseia-se em critérios clínicos e laboratoriais, como história de edema e aferição de níveis pressóricos elevados, e o achado de hematúria no exame de urina, além de poder ser observada oligúria e sinais de IRA. Dessa forma, são necessários história clínica detalhada, exame físico atento e solicitação de exames complementares adequados, que levem ao diagnóstico da doença, para, então, proceder à investigação de sua possível causa e o tratamento imediato das complicações existentes.

Manifestações clínicas

A principal queixa na história clínica é o edema progressivo, que se inicia na face e nos membros inferiores, e pode evoluir para anasarca. O relato de hematúria macroscópica é encontrado em metade dos casos.[1] O paciente pode apresentar redução do volume de diurese, mas raramente evolui com anúria. Indícios de doenças sistêmicas como febre, púrpura, artralgia, perda de peso, úlceras orais, serosites e distúrbios pulmonares devem ser investigados. Sintomas de infecção recente ou atual devem ser questionados. No exame físico, além da confirmação e graduação do edema, é indispensável a aferição da pressão arterial sistêmica, que estará elevada na maioria dos casos,[1] e análise de sinais de encefalopatia hipertensiva ou de sobrecarga hídrica (insuficiência cardíaca e edema agudo do pulmão).

Exames complementares

O exame de urina é indispensável para o diagnóstico de síndrome nefrítica, pois confirma a presença de hematúria. Exames de bioquímica e sorologias séricas são importantes na investigação de enfermidades sistêmicas ou de possíveis complicações

Exame de urina

A hematúria é observada no sedimento urinário na quase totalidade dos pacientes, e é importante parâmetro para o diagnóstico. O trauma mecânico das hemácias ao atravessarem a membrana basal glomerular e sua passagem pelos túbulos renais de osmolaridades diferentes são os possíveis determinantes do dismorfismo eritrocitário observado em mais de 10% da amostra examinada. A presença de cilindros hemáticos é patognomônica de GNA. A proteinúria em grau leve pode estar presente, mas raramente em nível nefrótico.[1] Leucocitúria no sedimento urinário é um achado frequente.

Bioquímica sérica

Os níveis séricos de ureia e creatinina podem estar aumentados, mas a elevação aguda e importante das escórias nitrogenadas é rara. Se IRA estiver presente, os eletrólitos séricos e a hemogasometria podem estar alterados.

Sorologias

Os níveis séricos de complemento C3 e CH50 geralmente estão reduzidos, e alguns pacientes apresentam ativação da via clássica do complemento, com diminuição também de C4 e C1q.[1-3] A associação entre causas de GNA e nível sérico de complemento é a seguinte:

- GNA com redução de C3, mas com C4 normal:
  ○ GNARI
  ○ GNAPE
  ○ GNA membranoproliferativas ou glomerulopatia do C3
- GNA com níveis reduzidos de C3 e C4:
  ○ LES
  ○ Bacteremia crônica (GNARI com IgA dominante, endocardite infecciosa e nefrite do *shunt*)
  ○ Glomerulonefrite crioglobulinêmica
- GNA com complemento normal:
  ○ Nefropatia por IgA (NIgA)
  ○ Síndrome de Alport
  ○ Púrpura de Henoch-Schönlein
  ○ Vasculites ANCA-associadas
  ○ GNA antimembrana basal glomerular (síndrome de Goodpasture).

Outras sorologias podem ser solicitadas de acordo com a suspeita clínica, como antiestreptolisina O (GNAPE), fator antinúcleo (FAN), antiDNA, anti-SM (LES), imunoglobulina IgA total (NIgA), ANCA-p, ANCA-c, anti-MPO, anti-PR3 (vasculites ANCA-associadas), ou anticorpo antimembrana basal glomerular (síndrome de Goodpasture).

Histopatologia renal

As crianças com síndrome nefrítica e quadro sugestivo de GNAPE usualmente não precisam se submeter à biopsia renal, indicada apenas no contexto de uma perda progressiva da função renal, na presença de doença sistêmica, ou quando a evolução for atípica e sugerir outra causa para a síndrome nefrítica além da GNAPE, de acordo com os seguintes critérios: oligoanúria por mais de 48 a 72 horas, hematúria macroscópica, HAS e proteinúria nefrótica mantidos por mais de 4 semanas, além de hipocomplementenemia por mais de 8 semanas, e/ou níveis de complemento normais na fase inicial.[1,2]

A análise do tecido renal geralmente apresentará, à microscopia óptica (MO), uma glomerulonefrite proliferativa difusa e global, caracterizada por hipercelularidade de células mesangiais e endoteliais, e infiltração de células inflamatórias no tufo glomerular, no início com predominância de neutrófilos e, posteriormente, linfócitos e monócitos. Esses achados estão associados a inflamação intersticial e a lesão vascular é pouco comum, mas, se presente, pode sugerir uma vasculite como causa subjacente.[4]

A proliferação de células epiteliais da cápsula de Bowman com formação de crescentes e necrose fibrinoide podem ser observadas em casos graves de GNA. Quando o processo envolve mais de 50% dos glomérulos é frequentemente associado à rápida deterioração da função renal e, portanto, referida como glomerulonefrite rapidamente progressiva (GNRP), que tem prognóstico mais reservado.[1,5] As doenças mais frequentemente relacionadas com GNRP são LES, NIgA, PHS e vasculites ANCA-associadas, mas é raro na GNAPE.[5]

O estudo do tecido renal com imunofluorescência (IF) apresenta padrões diferentes dependendo do agente causador da nefrite, e pode ser elucidativa para o diagnóstico de glomerulonefrites primárias ou secundárias. A IF na GNAPE apresenta depósitos granulares de IgG e C3 no mesângio e alças capilares, enquanto que na nefrite lúpica o padrão é de depósitos de imunoglobulinas e complemento C1q, C3, IgG, IgM, IgA (padrão *full house*). Na NIgA e PHS, encontra-se predomínio de depósitos de IgA.

O achado patológico característico à microscopia eletrônica (ME) da GNARI são os depósitos subepiteliais em forma de corcunda, os *humps*, que são estruturas formadas por ICs observadas no lado epitelial da membrana basal glomerular. A Figura 169.1 apresenta achados na MO, IF e ME na biopsia renal de uma criança com GNAPE.

Diagnóstico diferencial

As principais causas de síndrome nefrítica em crianças são as glomerulonefrites secundárias. Muitos agentes infecciosos são apontados como fatores etiológicos, além das GNAs por doenças imunomediadas.[5] Algumas doenças não glomerulares têm curso similar à síndrome nefrítica, e devem ser lembradas para diagnóstico diferencial, como síndrome

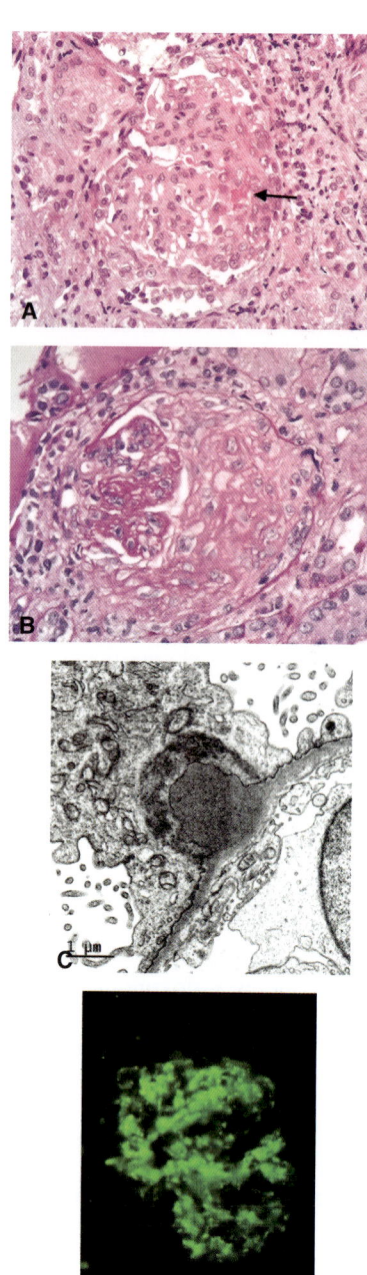

Figura 169.1 Biopsia renal de uma criança com glomerulonefrite aguda pós-estreptocócica. **A.** Glomérulo com proliferação difusa e foco de necrose fibrinóide (*seta*) (HE 200x); **B.** Glomérulo com crescente fibrocelular circunferencial. Observe a alça capilar com hipercelularidade endocapilar (HE 200x); **C.** Alças de capilares glomerulares com depósito eletrodenso subepitelial em *hump* recoberto por podócito; **D.** Microscopia de imunofluorescência mostrando depósitos de C3 em região predominantemente mesangial. Cortesia de: Dr Washington Luiz Conrado dos Santos. Pesquisador Titular, IGM-Fiocruz. Professor Adjunto, FMB-UFBA.

hemolítico-urêmica, nefrite intersticial aguda, doença renal ateroembólica e HAS maligna, e por isso precisam ser diferenciadas porque têm tratamento e evolução distintos.

Glomerulonefrite aguda relacionada com infecção

Embora a infecção pelos estreptococos seja a causa mais frequente das GNARIs, outras causas infecciosas têm sido associadas à síndrome nefrítica, como bactérias (estafilococos, pneumococos, meningococos, micobactérias atípicas e bacilos gram negativos), vírus (varicela, caxumba, sarampo, dengue, parvovírus, Coxsackie, citomegalovírus, Epstein-Barr, hepatites B e C), fungos (cândida), protozoários (*Plasmodium falciparum, Toxoplasma gondii,* Leishmania) e helmintos (*Schistosoma mansoni*).[1,3,6] Nesses casos, o tratamento inclui medidas de suporte e controle da infecção subjacente.[2]

GNA pós-estreptocócica

Os estreptococos beta-hemolíticos do grupo A (*S. pyogenes*) possuem cepas nefritogênicas que causam principalmente infecções cutâneas ou de orofaringe. Recentemente, foram identificados dois antígenos estreptocócicos com atividade nefritogênica: a enzima gliceraldeído fosfato desidrogenase estreptocócica (GAPDH), também conhecida como *Nephritis-associated plasmin receptor* (NAPLr), e a exotoxina B proteinase catiônica (SpeB).[1,3,7] Ambos antígenos estão presentes no *S. pyogenes* e foram identificados em biopsias renais, possuem afinidade com a plasmina e proteínas glomerulares e podem ativar a via alternativa do complemento, induzindo uma reação inflamatória.[3]

A maioria das GNAPEs acontece entre 3 e 6 semanas após uma piodermite (mais frequente), ou de 1 a 3 semanas após uma amigdalite. O tempo curto entre a infecção e o início dos sintomas leva à suspeita de outra GNA, como a NIgA. Para confirmar a infecção estreptocócica prévia, é necessária a elevação sérica de anticorpos antiestreptocócicos, como o anti-estreptolisina O (ASLO), que pode se elevar após 2 semanas da infecção (coincidindo com o período de manifestações clínicas), os quais mantêm-se elevados por alguns meses. Os títulos podem não se elevar após piodermites, porque o ASLO produzido pela bactéria liga-se aos lipídios cutâneos, diminuindo sua antigenicidade e reduzindo a formação de anticorpo. Nesses casos, pode-se solicitar a dosagem sérica de anti-DNAse B ou anti-hialuronidase.

Portanto, diante de uma criança com quadro de hematúria, edema e hipertensão arterial, se houver história recente de uma doença estreptocócica, níveis aumentados de anticorpos aos antígenos do estreptococo na fase aguda, confirmação de consumo de complemento e na ausência de enfermidade sistêmica que explique o quadro, o diagnóstico de GNAPE é bastante provável.

Os tópicos para o diagnóstico de GNAPE em crianças incluem:

- Quadro clínico típico (edema, HAS, hematúria), sem achados sugestivos de outras doenças sistêmicas ou autoimunes
- Evidência de infecção estreptocócica prévia; cultura de faringe ou lesão de pele positivas
- Títulos de anticorpos para estreptococo (ASLO, anti-DNAse B ou anti-hialuronidase) em ascensão na fase aguda, e normalização no convalescente
- Alterações do complemento típicas: diminuição de C3 e CH50, C4 usualmente normal; níveis decrescem e retornam ao habitual em até 8 semanas
- Ausência de insuficiência renal com anúria, ou necessidade de TRS
- Recuperação clínica gradual, com melhora do volume da diurese, hematúria macroscópica, níveis tensionais e função renal em até 4 semanas
- Normalização do sedimento urinário: resolução da proteinúria em até 3 meses, e da hematúria microscópica em até 1 ano

- Ausência de progressão para doença renal crônica no longo prazo.

GNA relacionada com infecção de causa bacteriana não estreptocócica

Enquanto a GNAPE vem diminuindo no mundo todo, correspondendo atualmente a cerca de 28% a 47% dos casos, a frequência de GNA por *Staphylococcus* e bactérias gram negativas tem aumentado (cerca de 24% e 22% dos casos, respectivamente).[3,8] A nefrite dominante por IgA, a nefrite associada a endocardite e a nefrite de *shunt* são outros tipos de GNARI de causa bacteriana.

A GNARI com IgA dominante é uma GNA imunomediada causada principalmente por *Staphylococcus aureus* e outras bactérias gram negativas; é rara em crianças e ocorre principalmente em pacientes com fatores de risco, como diabetes, doença cardíaca, pós-transplante renal, uso prolongado de cateteres venosos, uso de dispositivos cardíacos, além de estar relacionada com diversas infecções nosocomiais, como celulites, artrites e pneumonias. A glomerulonefrite por endocardite infecciosa é causada comumente pela infecção por *Staphylococcus aureus* resistente à meticilina (MRSA) e *Staphylococcus epidermidis*, associada ao uso de drogas ilícitas intravenosas, cateteres vasculares ou uso de próteses valvares. A nefrite do *shunt* é uma GNA imunomediada rara que se desenvolve como complicação de infecção crônica de *shunt* ventrículo-atrial, ventrículo-jugular, e, menos frequentemente, ventrículo-peritoneal implantados para tratamento de hidrocefalia, associada a *Staphylococcus* (*S. epidermidis*, *S. albus* ou *S. aureus*). Não existem estudos randomizados controlados que definam o tratamento dessas doenças, mas admite-se que a antibioticoterapia adequada para a infecção subjacente seja eficaz para melhorar a glomerulopatia.[3,8]

Outras glomerulonefrites agudas

A observação de sinais extrarrenais, como lesões cutâneas, febre, artralgia, artrites, serosites, ou disfunção pulmonar hemorrágica podem direcionar para o diagnóstico de GNA secundária a uma doença sistêmica, sendo necessário realizar a biopsia renal para determinar o diagnóstico.[1]

A apresentação clínica da nefropatia por IgA (NIgA) é variável, e usualmente se manifesta com hematúria microscópica assintomática e episódios recorrentes de hematúria macroscópica durante uma infecção do trato respiratório superior, e menos de 10% dos doentes desenvolve a síndrome nefrítica e raramente a GNA rapidamente progressiva (GNRP).[4]

O LES é frequente e quase metade dos pacientes acometidos tem nefrite lúpica. O achado mais comum é de proteinúria, mas síndrome nefrítica e IRA podem estar presentes.

A GNMP é um grupo raro de GNA, e atualmente a imunofluorescência é usada para classificá-la em GNMP mediada por imunocomplexo ou por complemento (glomerulopatia do C3). É mais comum em crianças de localidades subdesenvolvidas.

As vasculites ANCA-associadas são vasculites de pequenos vasos com manifestações sistêmicas que impactam principalmente o subcutâneo, pulmão, rins e cérebro, e são raras em crianças. As manifestações podem variar desde hematúria microscópica e proteinúria não nefrótica até insuficiência renal por GNRP.

Em todos os casos, a apresentação clínica, o tratamento e o prognóstico estão intimamente ligados aos achados histopatológicos da biopsia renal.[4]

TRATAMENTO

A maioria das crianças afetadas por uma síndrome nefrítica necessita apenas de tratamento de suporte e para os sintomas, e se recupera em pouco tempo. O potencial para complicações graves ressalta a necessidade de o pediatra clínico estar familiarizado com sua apresentação, avaliação diagnóstica e manejo.

O tratamento objetiva inicialmente a resolução do edema e da HAS. A maioria dos pacientes pode ser acompanhada ambulatorialmente, desde que tenha função renal normal, sem evidências de hipervolemia ou congestão cardiocirculatória. As principais indicações de internamento hospitalar são HAS moderada a grave, encefalopatia hipertensiva, oligúria, insuficiência cardíaca, IRA e DHE, como hiperpotassemia. Os casos com curso clínico grave, associado a insuficiência renal e anúria, que sugere glomerulonefrite aguda crescêntica, podem necessitar de imunossupressão.

Orientações dietéticas

Orienta-se dieta com redução de ingesta de sódio (2 g/dia) para controle de HAS, edema e estado hipervolêmico. A maioria dos pacientes não requer restrição hídrica, mas se houver oligúria, recomenda-se 20 mℓ/kg/dia ou 400 mℓ/m²/dia, objetivando-se balanço hídrico negativo. À medida que houver melhora do estado edematoso, e na ausência de congestão sistêmica e insuficiência renal, adiciona-se ao volume a diurese mensurada a cada controle. Os pacientes com insuficiência renal aguda moderada a grave devem ser orientados a restringir a ingestão de proteínas e potássio.

Diuréticos

Recomenda-se o uso de furosemida na dose de 1 a 2 mg/kg/dia. Em casos com acentuada perda de função renal, pode-se aumentar a dose para até 2 mg/kg/dose a cada 6 horas. Outros diuréticos, como os tiazídicos, podem ser utilizados. Nos casos associados a insuficiência cardíaca congestiva devido à sobrecarga de fluidos, o tratamento é feito à base de diuréticos, mas nos casos graves e não responsivos à terapia diurética pode ser necessária a realização de diálise.

Anti-hipertensivos

A maioria dos pacientes tem seus níveis pressóricos controlados com a dieta restrita em sal e uso de diuréticos. Quando necessário, pode-se prescrever vasodilatadores como bloqueadores dos canais de cálcio (anlodipino) ou hidralazina, além de inibidores da enzima de conversão (enalapril e captopril) se não houver disfunção renal ou hiperpotassemia.

A hipertensão grave pode resultar em vasoconstrição cerebral que, provavelmente, causa os sintomas da encefalopatia hipertensiva. É designada urgência hipertensiva quando não há lesão de órgãos-alvo e o quadro predominante é de sintomas leves, como cefaleia, náuseas e vômitos. Usualmente, o tratamento consiste em medicação de uso enteral, e os sintomas regridem em poucos dias sem deixar sequelas. A emergência hipertensiva, com evidência de disfunção de órgãos-alvo, e sintomas mais graves, como distúrbios visuais, alteração do sensório e convulsão, requer tratamento em unidade de terapia intensiva com uso de medicações por via parenteral (hidralazina, nitroprussiato de sódio ou labetalol). O tratamento das crises convulsivas pode ser feito com diazepam ou hidantoína por via endovenosa.[4]

Antibióticos

Nos casos de GNAPE, que representa uma sequela tardia de estreptocócica, o emprego de antibióticos não modifica a evolução da doença. Porém, o uso de penicilinas ou derivados, ou macrolídeos nos casos de alergia, deve ser feito para erradicar a cepa nefritogênica, reduzindo o estado de portador e impedindo a propagação da bactéria na comunidade.[2,8]

INSUFICIÊNCIA RENAL AGUDA

A IRA acontece em cerca de 30 a 45% dos casos,[1] sendo de curta duração. Raramente, pode evoluir com oligúria ou anúria, edema pulmonar, uremia e DHE, com necessidade de TRS. O tratamento da IRA baseia-se na restrição de ingesta hídrica e de sódio, proteínas e potássio. O uso de diuréticos visa aumentar o volume urinário. A diálise está indicada para pacientes com hipervolemia sistêmica e congestão circulatória, sintomas urêmicos e na presença de emergência hipertensiva refratária ou hiperpotassemia não responsiva às medidas terapêuticas usuais.

Algumas crianças com GNA podem cursar com uma GNRP com perda da função renal em curto período de tempo (dias a semanas), que está associada a maior mortalidade e pior prognóstico, e por isso deve ser tratada de forma agressiva objetivando a proteção do tecido renal a longo prazo. O tratamento da GNRP depende da doença de base, e geralmente se respalda na pulsoterapia com metilprednisolona, seguida de outros imunossupressores, como ciclofosfamida e, mais recentemente, rituximabe, micofenolato ou ciclosporina.[5] A GNRP como resultado da GNAPE é rara, e normalmente tem melhor prognóstico do que as outras causas. Alguns autores sugerem pulsoterapia com corticosteroides para uma melhor evolução, mas outros imunossupressores, como corticosteroide em uso prolongado ou ciclofosfamida, não demonstraram benefícios. A Kidney Disease Improving Global Outcomes (KDIGO)[8] recomenda uso de metilprednisolona intravenosa se houver crescentes glomerulares agudos extensos na biopsia; no entanto, salienta que não há ensaios clínicos randomizados de tratamento com esteroides nos casos de GNRP associada a GNAPE. Devido à falta de estudos na faixa pediátrica, constantemente as recomendações de tratamento para adultos de indução precoce com esteroides e/ou ciclofosfamida endovenosos, às vezes associados a plasmaferese, são empregados em crianças para terapia empírica em casos graves.[5]

Uma nova abordagem terapêutica para tratar casos graves e selecionados de GNAPE tem sido relatada na literatura, utilizando um agente de bloqueio da via terminal do complemento com um anti-C5 (eculizumabe), sugerindo que essa medicação permitiu a recuperação total da função renal e evitou a diálise. Os autores concluíram que a ativação das vias alternativa e terminal do complemento pode ser comum na GNARI e, em casos graves, o eculizumabe pode ser útil.[9]

PROGNÓSTICO

O prognóstico da síndrome nefrítica na infância depende da doença que a causou. A glomerulonefrite aguda pós-estreptocócica é uma enfermidade geralmente benigna, que evolui com melhora clínica em 7 a 10 dias. Apesar da maioria dos casos evoluir com cura completa, alguns pacientes desenvolvem HAS, hematúria ou proteinúria persistentes na idade adulta, e cerca de 10% progridem para doença renal crônica após vários anos de acompanhamento,[4,6] o que pode ser decorrente de diversos fatores, como infecção persistente (detecção persistente de NAPlr em glomérulos), alterações genéticas do sistema de complemento, alterações túbulo-intersticiais e danos histológicos renais preexistentes.[10]

CONSIDERAÇÕES FINAIS

O diagnóstico de síndrome nefrítica baseia-se em critérios clínicos e laboratoriais como edema, hematúria e HAS, tendo como principal causa em crianças as GNARIs, sendo a GNAPE a mais frequente. Toda criança com síndrome nefrítica tem diagnóstico de GNAPE se houver história recente de enfermidade estreptocócica, níveis aumentados de anticorpos aos antígenos do estreptococo na fase aguda, confirmação de consumo de complemento e ausência de doença sistêmica que justifique o quadro. O tratamento consiste em dieta com redução de ingesta de sódio, restrição hídrica se houver oligúria e uso de diuréticos como furosemida ou tiazídicos. Quando necessário, pode-se utilizar um anti-hipertensivo oral, e é imprescindível a medicação parenteral se houver encefalopatia hipertensiva. A GNAPE é uma enfermidade usualmente benigna, mas alguns casos podem progredir para doença renal crônica, e é essencial que o pediatra esteja preparado para avaliar, diagnosticar e tratar essa patologia, encaminhando para o nefropediatra os casos mais graves e atípicos.

REFERÊNCIAS BIBLIOGRÁFICAS

1. Exantus, J. Glomérulonéphrite aiguë. *J Pédiatr Puér*. 2023;36(1):17-26.
2. Hunt, EAK, Somers, MJG. Infection-Related Glomerulonephritis. *Pediatr Clin N Amer*. 2019;66(1):59-72.
3. Prasad, N, Patel, MR. Infection-Induced Kidney Diseases. *Front Med (Lausanne)*. 2018;5:327.
4. Lamba, P, Nam, KH, Contractor, J, Kim, A. Nephritic Syndrome. *Prim Care Clin Offic Pract*. 2020;47(4):615-629,
5. Mayer, U, Schmitz, J, Bräsen, JH, Pape, L. Crescentic glomerulonephritis in children. *Pediatr Nephrol*. 2020;35(5):829-842.
6. Troche, A, Samudio, M. Acute post-infectious glomerulonephritis as a risk for developing chronic kidney failure in a pediatric cohort at a reference hospital in Paraguay. *Rev Colomb Nefrol*. 2023 Jan 12 Disponível em: https://doi.org/10.22265/acnef.10.1.632. Acesso em: 10 fev. 2023.
7. Yoshizawa, N, Yamada, M, Fujino, M, Oda, T. Nephritis-Associated Plasmin Receptor (NAPlr): An Essential Inducer of C3-Dominant Glomerular Injury and a Potential Key Diagnostic Biomarker of Infection-Related Glomerulonephritis (IRGN). *Int J Mol Sci*. 2022;23(17):9974.
8. Kidney Disease Improving Global Outcomes (KDIGO) Glomerular Diseases Work Group. KDIGO 2021 Clinical Practice Guideline for the Management of Glomerular Diseases. *Kidney Int*. 2021;100(4S):S1-S276.
9. Chehade, H, Guzzo, G, Cachat, F, Rotman, S, Teta, D, Pantaleo, G, et al. Eculizumab as a New Treatment for Severe Acute Post-infectious Glomerulonephritis: Two Case Reports. *Front Med (Lausanne)*. 2021;8:663258.
10. Oda, T, Yoshizawa, N. Factors Affecting the Progression of Infection-Related Glomerulonephritis to Chronic Kidney Disease. *Int J Mol Sci*. 2021;22(2):905.

CAPÍTULO 170

Dermatite Atópica

Jandrei Rogério Markus

INTRODUÇÃO

A dermatite atópica (DA) é uma dermatose crônica recidivante que acomete principalmente a faixa etária pediátrica. É a doença eczematosa mais frequente nas crianças, e é também denominada eczema atópico. Quase metade dos pacientes tem início da doença nos primeiros 6 meses de vida, e em 85% dos casos os sintomas iniciam antes dos 5 anos. Um importante dado refere-se à gravidade, na qual a maioria, 67%, apresenta doença leve, 26% doença moderada e 7% doença grave, o que indica que a maioria dos pacientes pode ser conduzida ao atendimento básico de saúde.[1]

INCIDÊNCIA E PREVALÊNCIA

A DA tem distribuição em todos os continentes, mas com prevalências variáveis conforme a região do globo, e acredita-se que de 10 a 13% das crianças americanas tenham DA. As maiores taxas observadas da doença são em centros urbanos da África, Austrália e região norte e oeste da Europa, onde se observam prevalências maiores que 15%. Por outro lado, o leste europeu, China e Ásia central apresentam prevalências menores que 5%.[1,2]

Em estudos brasileiros, utilizando o protocolo do International Study of Asthma and Allergies in Childhood (ISAAC), a prevalência estimada foi entre 8,9 e 11,5%.[2]

É importante notar que a prevalência da doença é maior em lactentes e pré-escolares, e há um crescimento no número de casos graves com o aumento da idade. O protocolo ISAAC conduzido no Brasil também observou um aumento da gravidade das formas de DA com o avanço da idade.[2]

DIAGNÓSTICO

O sintoma primordial para o diagnóstico da DA é o prurido, o qual costuma ser persistente e há piora em momentos de estresse ou agitação. Em associação ao prurido ocorrem lesões eczematosas com distribuição típica e variável conforme a idade do paciente. O eczema se caracteriza por uma área com eritema que pode apresentar pápulas, seropápulas, vesículas, escamas, crostas e, nos casos mais crônicos, liquenificação. Esse eczema surge em diferentes locais do corpo, de acordo com a idade do paciente.[1,2]

Na fase infantil, há o predomínio pela face, onde o centro dela raramente apresenta alterações da doença, o que é uma característica diagnóstica importante. A doença pode se estender para regiões extensoras e por todo o tronco, apresentando-se como placas eritematosas exsudativas e muito pruriginosas. A doença raramente desaparece nessa fase, e é comum a persistência até a fase seguinte,[1,2] denominada pré-puberal. Nessa fase, as lesões apresentam a conformação mais clássica,

localizadas nas flexuras de joelhos e cotovelos, além do pescoço, pulsos e flexura dos tornozelos. Como a doença apresenta um curso crônico nessa fase, inicia-se o processo de liquenificação dessas mesmas áreas, devido às repetidas lesões, e a doença pode apresentar melhora importante e mesmo remissão completa (Figura 170.1).[1,2]

Na fase adulta, pelo caráter crônico e anos de recorrência de lesões, apresenta a liquenificação como o sinal mais importante. Sua ocorrência é principalmente em flexuras de braços e pernas, mas podem surgir no pescoço e nas mãos. Os casos mais graves na infância tendem a ter a persistência de sintomas na idade adulta, e o controle da doença na infância é indicado na tentativa de evitar a progressão.

Os estudos clínicos ainda hoje utilizam os critérios clínicos de Hanifin e Rajka; contudo, na prática diária, costuma-se utilizar os de Willians et al., que já foram validados para esse propósito. Dentro desses critérios, o paciente deve apresentar prurido cutâneo associado a pelo menos três dos seguintes achados:[1,2]

- História de dermatite flexural
- História de alergia respiratória no paciente ou em parente de primeiro grau
- Xerose
- Eczema com início antes de 2 anos de vida
- Eczema presente ao exame do paciente.

Diagnóstico diferencial

Os principais diagnósticos diferenciais da DA incluem as outras dermatites eczematosas, como a dermatite de contato, a dermatite seborreica e a escabiose.

A dermatite seborreica acomete lactentes e adultos, e raramente pré-escolares e escolares, sendo a faixa etária um diferencial. Além disso, localiza-se justamente no maciço centro-facial, poupado pela DA e couro cabeludo com crostas lácteas bem aderidas. A doença pode surgir em axilas e períneo, com aspecto untuoso, bem diferente do aspecto ressecado da DA.[1]

A dermatite de contato ocorre em qualquer idade e pode ser alérgica ou irritativa, e tem distribuição nos locais de contato com a substância causadora. Uma consulta bem dirigida e a percepção dessa distribuição associada ao contato são primordiais para realizar o diagnóstico. Pode-se utilizar o teste de contato para esclarecer a substância em questão.[1]

A escabiose é uma doença frequente no Brasil, e comum nos lactentes. O principal sintoma é o prurido, mas as lesões são papulares, diferindo-se da DA, que é em placa, e a sua distribuição em lactentes atinge a palma das mãos e a planta dos pés, o que não ocorre na DA. Outro ponto importante é a presença de lesões nos contatos domiciliares, com prurido noturno nos adolescentes e adultos.[1]

TRATAMENTO

A adesão ao tratamento é importante para que obtenha-se o sucesso terapêutico, o que é possível quando o paciente compreende a necessidade de tratamento de longo prazo.

O tratamento objetiva manter o paciente sem crises pelo maior tempo possível com o uso das medidas de controle.[3] A remissão ocorre na ausência de lesões e de uso dos medicamentos por pelo menos 2 meses.[4] As orientações fornecidas

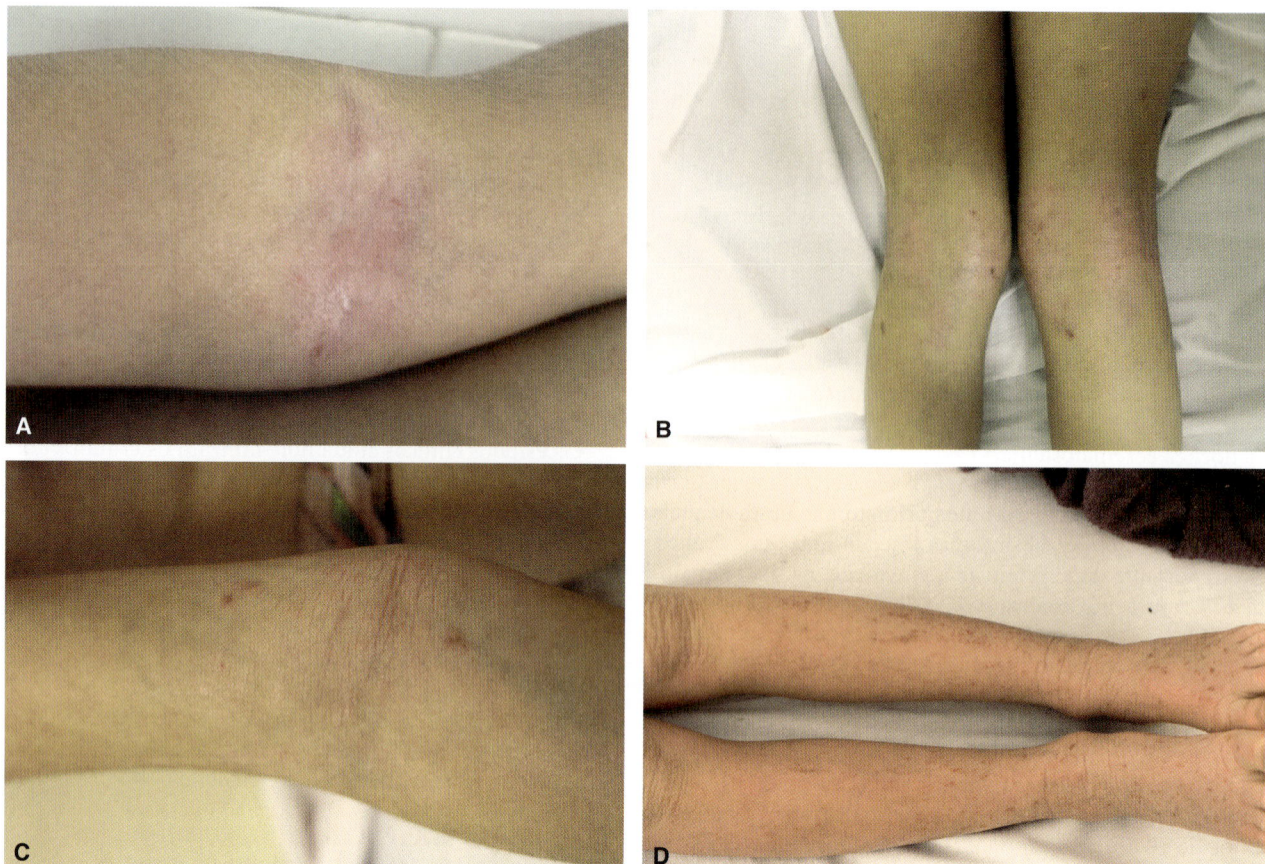

Figura 170.1 A. Lesão flexural no cotovelo com eritema; **B.** Lesão flexural na região poplítea com liquenificação; **C.** Liquenificação mais evidente; **D.** Caso grave com eritema em todo o membro associado a escoriações e importante liquenificação.

ao paciente devem ser entregues por escrito e incluir alterações na sua rotina para evitar os fatores desencadeantes, quando e como utilizar os medicamentos. Além disso, é necessário instruir o paciente a reconhecer os sinais de agudização e possíveis complicações, além de esclarecer sobre a natureza crônica e recidivante da DA, para que não haja expectativas de cura.[4]

Educação terapêutica do paciente

Informar sobre o caráter crônico ou com recidivas evita a busca por tratamentos milagrosos e peregrinação em consultas a diversos especialistas. Quando os responsáveis e o paciente compreendem os fatores desencadeantes e as medidas terapêuticas são evitadas as crises da doença.

Quando possível, a abordagem deve ser multidisciplinar, com equipe formada por alergologista, dermatologista, nutricionista, pediatra e psicólogo. A visão holística proporciona maior controle da doença e aderência ao tratamento, e consequentemente há melhora substancial na qualidade de vida do paciente e de seus familiares.

A importância das orientações na DA foi demonstrada pela melhora do controle da doença e da qualidade de vida das crianças que frequentam atividades educacionais. A qualidade da informação sobre a DA fornecida durante a consulta, deve enfatizar a importância do tratamento nos períodos intercrises.[4] Em uma revisão sistemática demonstrou-se

que fornecer um plano de ação por escrito para o paciente, com as medidas de controle e de tratamento das exacerbações, melhoram a adesão e controle da doença.[5]

Medidas de controle
Evitar fatores desencadeantes

As medidas gerais para evitar ou minimizar exposições aos fatores desencadeantes devem ser administradas precocemente e para todos os pacientes. Identificar os fatores desencadeantes, de forma individualizada, é fundamental para o controle da doença.[5] São potenciais desencadeantes de crises na DA: roupas sintéticas e justas, etiquetas de roupas, condições extremas de temperatura e umidade, cloro de piscina, materiais abrasivos, fumaça de cigarro, poluentes, produtos químicos, emolientes e sabonetes inadequados (com fragrâncias, corantes e conservantes inapropriados), detergentes, alvejantes, sabões, amaciantes, fricção e estresse emocional.[6]

A lavagem das roupas deve ser feita com sabão líquido e com pH neutro. Roupas novas devem ser lavadas previamente ao uso para reduzir a concentração de formaldeído e outros irritantes. O vestuário deve ser leve, evitar o atrito, e recomenda-se que as roupas em contato com a pele não sejam de fibras sintéticas. A temperatura no domicílio deve ser amena para reduzir a sudorese.[1]

Alérgenos alimentares

Há poucas evidências do efeito de intervenção dietética no curso da DA, mas a alergia alimentar pode estar associada entre 20 a 30% dos pacientes. Para o diagnóstico, é necessária uma anamnese minuciosa com o objetivo de detectar sinais clínicos de exacerbação da DA desencadeada por alérgenos alimentares.[6] A restrição alimentar só deve ser indicada mediante história clínica compatível, confirmada por desafio alimentar e/ou exames laboratoriais fidedignos. A alergia alimentar é mais observada nos pacientes com DA de início precoce, moderada a grave, ou quando o controle não for obtido mesmo com aderência ao tratamento.[5]

Alérgenos ambientais

Poluição ambiental e fumaça de cigarro são reconhecidos como fatores desencadeantes de crise de DA, assim como os aeroalérgenos, principalmente o *Dermatophagoides pteronyssinus* e o *D. farinae*, sobretudo nas crianças com positividade do teste cutâneo alérgico. É necessário instituir medidas visando o controle de alérgenos ambientais aos quais o paciente está sensibilizado, e recomenda-se a utilização de medidas antiácaros no quarto de dormir e colchões, edredons e travesseiros de espuma e com capas impermeáveis.[4]

É aconselhável evitar a exposição a animais domésticos. Em lares de pacientes em que a alergia a animais for detectada por história clínica e teste cutâneo alérgico positivo é necessária a exclusão do animal do seu convívio.[4]

Devido à maior exposição a potenciais sensibilizantes, a associação de dermatite de contato com a DA é descrita em decorrência do tratamento e das alterações na barreira cutânea. O diagnóstico de dermatite de contato deve ser afastado pela realização de teste de contato, principalmente nas crianças com DA grave, de difícil controle e longa duração, assim como naquelas com lesões localizadas em regiões atípicas de DA, como abdome, ou ainda lesões resistentes ao tratamento nas pálpebras, mãos e pés.[4]

Banho e hidratação cutânea

O banho ajuda a remover crostas e a eliminar contaminantes bacterianos, e por isso a pele deve ser limpa diariamente, mas com suavidade e sem panos ou esponjas. O tempo de 10 minutos é ideal. Banhos de longa duração podem piorar os sintomas.[7] Os sabonetes devem ser hipoalergênicos, e os mais indicados são os sabonetes *syndets* (sabonetes sintéticos) e os com pH semelhante ao da pele (entre 5 e 5,5). Os sabonetes líquidos apresentam pH mais ácido do que os em barra e permitem manter a função de barreira cutânea.[4]

Os hidratantes permitem melhora da xerose cutânea e são a base do tratamento de manutenção da DA. A pele fica hidratada com no mínimo duas aplicações ao dia de hidratantes com base hidrofílica,[5] sem alérgenos proteicos ou haptenos que causam alergia de contato, como lanolina/álcool ou conservantes ativos, como metilisotiazolinona.[4] Os hidratantes devem ser aplicados em quantidades generosas, nos primeiros 3 minutos após o banho, quando a pele ainda está úmida. A técnica de "embeber e selar", ou *soak-and-seal*, que consiste no banho de imersão, seguido de secagem, deixa a pele úmida e a imediata aplicação de grande quantidade de emoliente demonstrou efetividade em potencializar a hidratação da pele.[4]

Os hidratantes devem ser utilizados diariamente em quantidades suficientes em toda a superfície cutânea, e nas crises devem ser associados aos corticosteroides tópicos e aplicados apenas nas áreas com lesões. O uso de hidratantes diminui a penetração de antígenos e permite reduzir o uso de corticoesteroides. Nos meses de inverno, as condições climáticas pioram o ressecamento cutâneo e recomenda-se aumentar o número de hidratações ao dia.[4]

Tratamento das crises

Nos pacientes com formas leves e até mesmo em alguns com formas moderadas, os surtos da DA são controlados apenas com os medicamentos tópicos.[1] Os corticosteroides tópicos (CET) são a primeira linha, e os inibidores tópicos da calcineurina (ITC), como pimecrolimus e tacrolimus, são a segunda escolha, exceto nas áreas de pele fina, como face e pregas, nas quais deve-se utilizar os ITCs por não induzirem atrofia.[3]

As formas reativa ou pró-ativa de uso dos medicamentos tópicos estão na Figura 170.2.

O tratamento reativo é indicado para os pacientes que apresentam DA leve e o tratamento pró-ativo é necessário nos pacientes com formas graves e pode ser mantido de forma segura por até 3 meses com corticosteroides e até 1 ano com imunomoduladores.[4]

Medicamentos de uso tópico
Corticosteroides tópicos

Os CETs são utilizados 1 ou 2 vezes ao dia nas áreas com sinais de inflamação aguda (eritema, pápulas e escoriação). Devem ser utilizados no início do prurido e a terapia de base com hidratantes é de uso contínuo.[4] Os CETs classificados

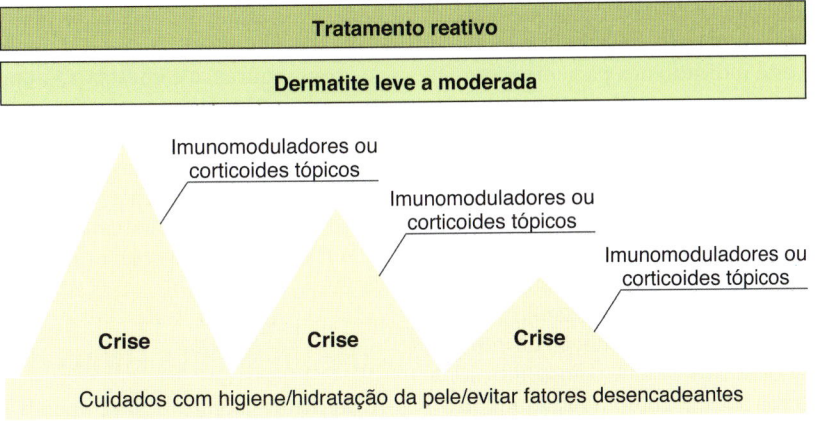

Figura 170.2 Tratamento reativo da dermatite leve a moderada.

como de baixa potência, como a hidrocortisona, estão indicados para pacientes DA leve e nas lesões em áreas de pele fina, como a face. Os CETs de média potência, como a mometasona, estão indicados para pacientes com DA moderada e para lesões no corpo.[6]

Os CETs tópicos têm ação anti-inflamatória local e são absorvidos em graus diferentes. O uso indevido dos CETs, como a aplicação na área coberta pelas fraldas ou por tempo prolongado e em áreas extensas da pele, resulta em efeitos colaterais devido à maior absorção e potencial supressão do eixo hipotálamo-hipófise. As áreas de pele mais fina têm maior risco de atrofia, telangiectasia e pilificação.

A escolha da potência do CET deve levar em conta a fase da doença e a espessura da pele. Nos lactentes, nos quais a pele é mais fina, os CETs menos potentes devem ser preferidos. No eczema crônico com liquenificação, os CETs em veículo pomada são os preferíveis, e nas lesões de eczema agudo, a aplicação é em forma de cremes.[6]

A técnica denominada *wet wrap therapy* (bandagens úmidas) é indicada para os pacientes com lesões agudas, erosivas e exsudativas que não toleraram o tratamento tópico. Consiste na aplicação de compressas úmidas, com o CET nas áreas com lesões e hidratantes em camadas generosas em todo o corpo. É indicada durante um período de até 14 dias, com a medicação aplicada após o banho, seguida de uma camada de hidratantes e coberta por uma bandagem úmida e outra seca. Pode permanecer por períodos de 2 a 10 horas.[4] Essa técnica melhora as crises agudas, mas deve ser orientada por profissional treinado e não deve ser utilizada se houver infecção secundária. Também podem ser utilizados apenas hidratantes, mas a eficácia é menor.[5]

Os inibidores tópicos da calcineurina inibem seletivamente os canais de cálcio dos linfócitos T, impedem a apresentação de antígenos, com menor produção de citocinas pró-inflamatórias, permitindo o controle da inflamação. Promovem menor número de crises agudas e diminuem o prurido sem os efeitos colaterais locais dos CETs.[4] São aplicados 2 vezes ao dia nas áreas com lesão ativa, sendo indicados como primeira escolha nas áreas da pele em que os CETs apresentam maior risco de absorção.[4] Diferentemente dos CETs, não provocam atrofia da pele, telangiectasias e pilificação, e são preferidos nas áreas com pele fina, como pálpebra, região perioral, axila e região inguinal. A presença de infecções virais é contraindicação relativa para o uso dessas medicações.[5]

O pimecrolimus creme 1% é efetivo para os pacientes com DA leve e é liberado para crianças maiores de 3 meses de vida. O tacrolimus pomada a 0,03% é liberado para crianças maiores de 2 anos e está indicado nos pacientes com DA moderada e grave. O tacrolimus pomada 0,1% é liberado para maiores de 16 anos e está indicado para os pacientes com DA grave.[5]

Anti-histamínicos

Os anti-histamínicos sedativos devem ser evitados, pois induzem falta de concentração e cansaço. Os não sedativos, como a cetirizina ou a loratadina, podem ser úteis quando há rinoconjuntivite alérgica concomitante. Para redução do prurido, é necessário o controle dos surtos de DA com aplicação de emolientes e tratamento das lesões. Como a histamina não é o principal mediador do prurido na DA, os anti-histamínicos não são indicados para tratar esse sintoma. É preferível aplicar as técnicas de distração, como contação de histórias, atividades manuais ou mentais, jogos e música.[5]

Novas terapias tópicas estão disponíveis ou em fase de estudo, como o crisaborol, um inibidor da fosfodiesterase 4 (PDE4), e o upadacitinibe, um inibidor da Janus Kinase;[4] contudo, esses produtos não foram aprovados para uso no Brasil.

Tratamento sistêmico

Para pacientes com formas leves e mesmo moderadas, o tratamento tópico permite o controle adequado da DA. Antes de iniciar o tratamento sistêmico é necessário se certificar se há aderência ao tratamento, além de afastar a possibilidade de erro no diagnóstico.

O tratamento sistêmico é indicado para pacientes com uma pontuação alta utilizando-se a ferramenta SCORing Atopic Dermatitis (SCORAD) acima de 50, ou aqueles que não respondem clinicamente ao tratamento tópico e são aderentes, ou ainda pacientes incapazes de participar de atividades diárias normais mesmo com um regime de tratamento adequado.[7]

Os corticosteroides sistêmicos não devem ser utilizados por longos períodos em decorrência da elevada possibilidade de efeitos colaterais, como a supressão do eixo hipotálamo-pituitária-adrenal, e de rebote após a suspensão. Dessa forma, utilizar somente nas exacerbações graves e por curtos períodos. A necessidade de uso em curto espaço de tempo é indicativo da necessidade de outras modalidades terapêuticas.[1]

A prednisona ou prednisolona podem ser usadas na dose de 0,5 mg/kg/dia por 5 a 15 dias, com diminuição gradativa na segunda semana. Como na retirada ocorre piora rápida dos sintomas, a reavaliação do paciente deve ser realizada na redução da dose e indica-se o uso do CET assim que iniciem as lesões.[5]

Nos pacientes com formas graves estão indicados a ciclosporina e o metotrexato. A ciclosporina tem início de ação em 2 semanas e é usada para tratar surtos de DA com lesões disseminadas, e seu uso não deve ultrapassar 12 meses.[5,7] A fototerapia é uma opção para maiores de 12 anos em razão dos riscos decorrentes das doses cumulativas de radiação em crianças. É a primeira opção para casos de moderados a graves e não controlados pelo tratamento tópico, mas seu uso pode ser difícil em razão das dificuldades logísticas para retornos de 2 a 3 vezes por semana; além disso, existem aparelhos apenas nos grandes centros. O metotrexato está indicado nas formas crônicas e não controladas com tratamento tópico, e seu efeito pode demorar até 3 meses, mas é efetivo e pode ser utilizado por períodos mais longos.[8]

Os imunobiológicos têm sido utilizados em estudos clínicos com segurança e eficácia. O dupilumabe é um anticorpo monoclonal humano que se liga ao receptor da IL-4Ra, bloqueando a sinalização de IL-4 e IL-13. É indicado para uso em DA moderada e grave.[4] Essa medicação está liberada pela Agência Nacional de Vigilância Sanitária (Anvisa) no Brasil para uso em maiores de 6 anos.[8]

A Tabela 170.1 apresenta o organograma de tratamento da DA.[7]

CONSIDERAÇÕES FINAIS

A dermatite atópica é uma doença frequente na população pediátrica e requer atenção devido a sua morbidade e

Tabela 170.1 Esquema de tratamento da DA conforme a gravidade.

Grave SCORAD > 50	Hospitalização/dupilumabe/upadacitinibe/cursos de ciclosporina/metotrexate
Moderado SCORAD 25-50	Tratamento pró-ativo • Corticosteroides de média potência ou tacrolimus • psicoterapia/fototerapia
Leve SCORAD < 25	Tratamento reativo • Corticosteroides de baixa potência ou pimecrolimus • *Wet wrap therapy*
Terapia de base	Programas educacionais • Emolientes/óleos de banho • Evitar fatores desencadeantes

Adaptada de: Wollenberg, et al., parte 1, 2022.

impacto na qualidade de vida das crianças e das famílias. A maioria dos casos de DA pode ser atendida nas unidades de atenção básica à saúde, e é importante o conhecimento dos critérios para diagnóstico e da conduta inicial nesses pacientes. O encaminhamento para serviços especializados deve ocorrer em qualquer situação de dificuldade de controle, com as orientações e condutas descritas.

REFERÊNCIAS BIBLIOGRÁFICAS

1. Paller, AS, Mancini, AJ. Paller and Mancini - Hurwitz Clinical Pediatric Dermatology: A Textbook of Skin Disorders of Childhood and Adolescence: Elsevier; New York, 6th, 2021, p. 688.

2. Carvalho, VO, Solé, D, Antunes, AA, Bau, AEK, Kuschnir, FC, Mallozi, MC, et al. Guia prático de atualização em dermatite atópica - Parte I: etiopatogenia, clínica e diagnóstico. Posicionamento conjunto da Associação Brasileira de Alergia e Imunologia e da Sociedade Brasileira de Pediatria. *Rev Arq Asma Alerg Imunol.* 2017;1(2):131-156.

3. Boguniewicz, M, Fonacier, L, Guttman-Yassky, E, Ong, PY, Silverberg, J, Farrar, JR. Atopic dermatitis yardstick: Practical recommendations for an evolving therapeutic landscape. *Ann Allergy Asthma Immunol.* 2018;120(1):10-22 e2.

4. Wollenberg, A, Kinberger, M, Arents, B, Aszodi, N, Avila Valle, G, Barbarot ,S, et al. European guideline (EuroGuiDerm) on atopic eczema - part II: non-systemic treatments and treatment recommendations for special AE patient populations. J *Eur Acad Dermatol Venereol.* 2022;36(11):1904-26.

5. Brar, KK, Nicol, NH, Boguniewicz, M. Strategies for Successful Management of Severe Atopic Dermatitis. J *Allergy Clin Immunol Pract.* 2019;7(1):1-16.

6. Kinsler, V, Yan, AC, Harper, J, Oranje AP, Bodemer, C, Luk, D, Mendiratta, V, Purviset, D. *Harper's Textbook of Pediatric Dermatology.* Wiley; 2019, 4th. p. 2696.

7. Wollenberg, A, Kinberger, M, Arents, B, Aszodi, N, Avila Valle, G, Barbarot, S, et al. European guideline (EuroGuiDerm) on atopic eczema: part I - systemic therapy. *J Eur Acad Dermatol Venereol.* 2022;36(9):1409-31.

8. Prado, E, Pastorino, AC, Harari, DK, Mello, MC, Chong-Neto, H, Carvalho, VO, et al. Dermatite atópica grave: guia prático de tratamento da Associação Brasileira de Alergia e Imunologia e Sociedade Brasileira de Pediatria. *Arq Asma Alerg Imunol.* 2022;6(4):432-467.

CAPÍTULO 171

Urticária Aguda e Crônica

Ana Caroline Cavalcanti Dela Bianca Melo • Jackeline Motta Franco • Renan Augusto Pereira

INTRODUÇÃO

A urticária é definida como uma condição clínica caracterizada pelo aparecimento de urticas, que são lesões sobrelevadas com edema central, de tamanho variável, quase sempre circundadas por eritema, de natureza fugaz, com retorno da pele ao seu aspecto normal entre 30 minutos e 24 horas, no máximo. As lesões podem ocorrer em qualquer região da pele e das mucosas como consequência da vasodilatação e do edema da derme superficial, e estão geralmente associadas a prurido intenso, embora a sensação de queimação possa ocorrer.

A urticária pode ou não estar associada a angioedema, que se apresenta como edema súbito e pronunciado da derme profunda e do subcutâneo ou das mucosas, com sensação de dor mais frequente do que prurido local. O angioedema tem resolução mais lenta, e pode durar até 72 horas.[1]

O mecanismo fisiopatológico das urticárias é complexo, e envolve a liberação de histamina e outros mediadores inflamatórios dos mastócitos cutâneos e células. Nas urticárias agudas (UAs) por alimentos e picadas de insetos, na maioria das vezes, ocorre uma reação de hipersensibilidade tipo I, mediada por anticorpo do tipo IgE específico, que se liga ao mastócito e estimula sua degranulação. Já nas urticárias crônicas (UCs), múltiplos fatores estão implicados em sua etiologia e patologia, e ainda não estão totalmente esclarecidos. A hipótese principal é o envolvimento de autoanticorpos que se ligam aos receptores de IgE nos mastócitos, desencadeando a liberação de histamina, prostaglandinas, triptase, além da participação de basófilos, eosinófilos e linfócitos com estímulo da produção de citocinas inflamatórias. Outros mecanismos também podem estar presentes, como o envolvimento da cascata de coagulação, complemento e inflamação neurogênica.[2]

INCIDÊNCIA E PREVALÊNCIA

A incidência cumulativa de todos os tipos de urticária é estimada em 3,5 a 8% em crianças, atingindo de 16 a 24% em adolescentes.[1] A UA é a mais frequente e pode estar associada a angioedema em 8,8% das crianças. Poucos dados estão disponíveis sobre a epidemiologia da UC em crianças, mas estudos de outros países indicam prevalência que varia de 0,1 a 0,3%.[3]

DIAGNÓSTICO

A história clínica e o exame físico são essenciais para a caracterização do quadro e o estabelecimento de provável etiologia. Clinicamente, a urticária pode ser classificada de acordo com o tempo decorrido desde o início das manifestações clínicas em aguda e crônica; essa classificação ajuda na investigação etiológica da doença.

A UA ocorre quando os sinais e sintomas persistem por menos de 6 semanas, e na UC há manifestações diárias ou quase diárias por mais de 6 semanas (Tabela 171.1).[1]

O exame físico deve incluir sinais vitais, identificação e caracterização das lesões atuais e sua extensão, teste para dermografismo (urticária que aparece pela pressão localizada na pele provocada pelo toque com a ponta romba de uma caneta ou abaixador de língua) e exame cardiopulmonar (para ajudar a identificar anafilaxia ou causas infecciosas). O exame dos olhos, ouvidos, nariz, garganta, linfonodos, abdome e sistema musculoesquelético pode ajudar a identificar causas subjacentes.

Na UA, não é recomendado realizar investigação diagnóstica de rotina, uma vez que, na maioria das vezes, ela não é de origem alérgica, tem seu curso autolimitado e sem complicações. As infecções são consideradas a causa mais frequente de UA em crianças, seguidas por medicamentos e alimentos. Uma variedade de vírus causadores de infecções dos tratos respiratórios superior e inferior, incluindo adenovírus, enterovírus, rotavírus e vírus sincicial respiratório, podem ser responsáveis pelo quadro. Infecções bacterianas de diversos sítios (respiratório, gastrintestinal, trato urinário, pele ou sepse) também podem estar associadas a diferentes tipos de urticária.[4]

Apenas nos casos em que há suspeita de alergia mediada por IgE os testes alérgicos cutâneos ou de dosagem sérica de IgE específica devem ser considerados. Sabe-se que alimentos e veneno de insetos himenópteros são causas relevantes de urticária IgE mediada, assim como a UA pode ser um dos sintomas de uma reação anafilática.[1,4]

O diagnóstico de UC é essencialmente clínico, em sua maioria, e o diagnóstico etiológico não é definido. A recomendação atual é a realização de exames complementares guiados pela história clínica, de acordo com o subtipo da urticária. Por exemplo, em caso de suspeita de UCE, recomendam-se hemograma, VHS ou PCR e também considerar a substituição

Tabela 171.1 Classificação das urticárias e suas principais causas.

Classificação	Causas
Urticária aguda (duração < 6 semanas)	Infecciosas (virais, bacterianas fúngicas e parasitárias) Alimentos Medicamentos Alérgenos inalatórios Picadas de inseto Idiopática
Urticária crônica (duração > 6 semanas)	Urticária crônica espontânea (UCE) Urticárias crônicas induzidas Dermografismo sintomático Urticária ao frio Urticária ao calor Urticária de pressão tardia Urticária solar Urticária colinérgica Urticária vibratória Urticária aquagênica Urticária de contato

Adaptada de: Zuberbier, et al., 2022.[1]

de fármacos de uso contínuo suspeitos. A realização de *screening* geral intensivo é fortemente contraindicada. Em pacientes em acompanhamento com especialista, indica-se avaliação da IgE total e Igg-anti tireoperoxidase (anti-TPO). Na presença de sintomas induzidos, atentar para os diferentes tipos de urticária crônica induzida (ver Tabela 171.1) para realização de testes de provocação padronizados para cada subtipo.[4]

Biomarcadores têm sido estudados em adultos para prever a evolução da doença e seu prognóstico (eosinófilos e basófilos em sangue periférico, teste do soro autólogo, D-dímero e IgE sérica). Entretanto, esses possíveis biomarcadores da UCE necessitam ser mais bem avaliados na população pediátrica.[5]

Diagnóstico diferencial

Com base na história clínica e exame das lesões, os principais diagnósticos diferenciais são apresentados na Tabela 171.2.[3,4]

Em geral, os quadros de urticária crônica que surgem associados a febre recorrente de origem indeterminada, dor articular, mal-estar, doença autoinflamatória e/ou pápulas que duram mais de 24 horas devem ser avaliados quanto à sua etiologia. Entre os principais diagnósticos diferenciais, a vasculite urticariforme deve ser considerada quando as lesões persistem no mesmo local por mais de 24 horas.[3,4] Quando a manifestação única é o angioedema, deve-se suspeitar de angioedema hereditário, mediado por bradicinina, não responsivo aos anti-histamínicos e corticoide.

Os diagnósticos diferenciais da UC e angioedema na infância são:[3,4]

- Mastocitose cutânea maculopapular
- Vasculite urticariforme
- Angioedema mediado por bradicinina
- Síndrome de Schnitzler
- Síndrome de Gleich
- Síndrome de Well
- Penfigoide bolhoso (estágio pré-bolhoso)
- Síndromes febris periódicas associadas a criopirina (CAPS).

TRATAMENTO

Urticária aguda

O tratamento objetiva o controle completo da doença, considerando a segurança e a qualidade de vida do paciente. O passo inicial no tratamento da UA é identificar se ela faz parte de um quadro de anafilaxia. Nesse caso, além do surgimento das urticas, ocorre ao menos um dos seguintes sintomas: dificuldade respiratória (por edema laríngeo ou broncoespasmo) e/ou sintomas gastrintestinais persistentes e/ou redução da pressão arterial (PA) (lipotímia, síncope ou choque). Redução da PA: em crianças, PA baixa para a idade ou queda de 30% na PA sistólica; em adolescentes e adultos, PA < 90 mmHg ou queda > 30% na PA sistólica.

Nessa condição, a medicação a ser utilizada é a adrenalina intramuscular, solução injetável 1:1.000 (1 mg/mℓ). Em crianças, 0,01 mg/kg até o máximo de 0,3 mg na face anterolateral da coxa. Adolescentes e adultos devem receber de 0,2 a 0,5 mg (dose máxima) em injeção intramuscular na face anterolateral da coxa. Em seguida, o histórico detalhado mostra se fatores desencadeantes identificados (alimentos ou fármacos) devem ser eliminados e qual tratamento medicamentoso é instituído (Figura 171.1).[1]

No entanto, a maioria dos casos de UA na infância não pertence a um quadro anafilático, acometendo apenas a pele. Recomenda-se o uso dos anti-histamínicos de segunda geração como primeira linha para o tratamento da UA, pois além da eficácia comprovada, apresentam um excelente perfil de segurança.[1,3] Muitos pediatras utilizam anti-histamínicos de primeira geração como tratamento de escolha na urticária; no entanto, alguns anti-histamínicos de segunda geração são licenciados para crianças a partir dos 6 meses de vida em muitos países, enquanto a recomendação para os anti-histamínicos de primeira geração é menos clara, uma vez que foram licenciados em uma época em que o código de boas práticas clínicas para a indústria farmacêutica era menos rigoroso. Os anti-histamínicos de primeira geração apresentam mais efeitos adversos em comparação com os de

Tabela 171.2 Principais condições que mimetizam urticária aguda.

Condições	Características
Reação local à picada de insetos ou estrófulos	Pápula localizada, duração de dias e história de exposição à picada de insetos
Eritema multiforme ou polimorfo	Lesão com duração de vários dias, pápulas em formato de íris com aparência em alvo; pode haver febre
Dermatite atópica	Lesão eczematosa, maculopapular, localização típica por faixa etária
Penfigoide bolhoso	Lesão bolhosa, com duração dura de > 24 h, sinal de Nikolsky (atrito leve causa erosão ou vesícula)
Dermatite de contato	Lesões papulares persistentes, de contorno irregular e eczematosas
Eritema fixo a medicações	Exposição a medicamentos, lesão não pruriginosa, muitas vezes bolhosa, hiperpigmentação residual
Púrpura de Henoch-Schönlein	Lesões purpúricas, distribuídas nos membros inferiores; sintomas sistêmicos
Reação morbiliforme a medicamentos	Lesão maculopapular, associação com uso de medicamentos
Pitiríase rósea	Dura semanas, lesão primária oval de cor salmão, distribuição em padrão de árvore de Natal, geralmente não pruriginosa
Mastocitoma cutâneo	Lesão de coloração amarela ao alaranjado, sinal de Darier (urtica após fricção da lesão), *flushing*, lesões bolhosas
Mastocitose cutânea difusa	Coloração normal a marrom-amarronzada, espessamento cutâneo difuso, lesões bolhosas
Urticária pigmentosa	Lesões pequenas (1 a 3 mm), coloração acastanhada, sinal de Darier (urtica após fricção da lesão)
Exantema viral	Não pruriginoso, lesões maculopapulosas persistentes (dias), pródromos, febre associada

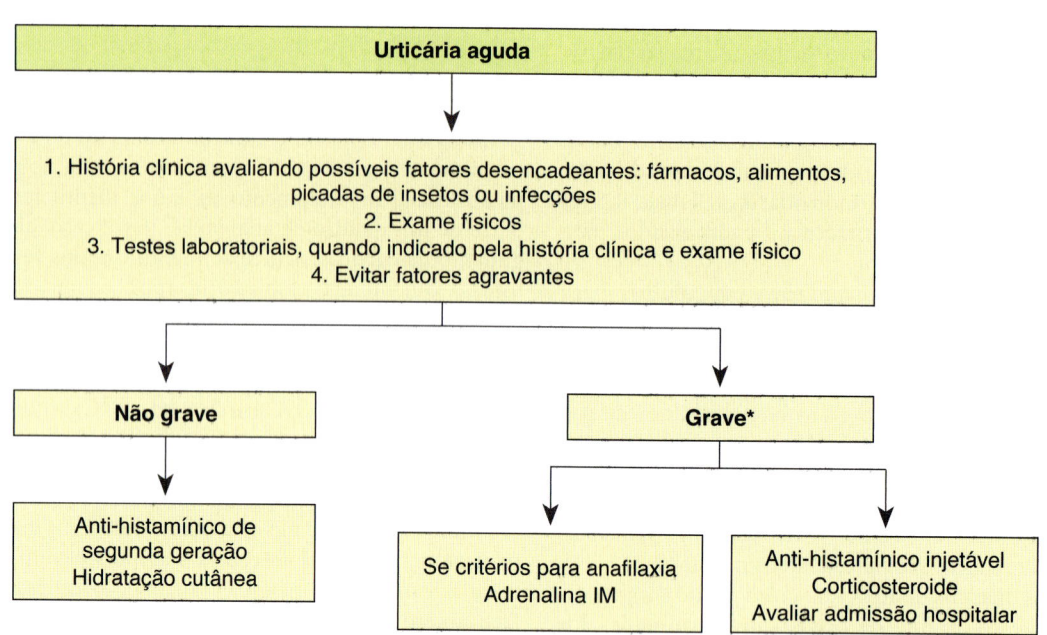

Notas:
Para pacientes com urticária generalizada pode ser prescrito corticosteroide (prednisolona 1 mg/kg/dia) por não mais que 10 dias.
Fármacos ou substâncias que podem agravar a urticária, como aspirina, AINEs, codeína e morfina, devem ser evitadas.
*Edema e eritema de face e pescoço, urticária generalizada, desconforto respiratório e/ou sintomas cardiovasculares.

Figura 171.1 Abordagem da urticária aguda na criança.

segunda geração, impactam negativamente no sono durante a fase REM e aprendizado escolar, podem causar excitabilidade paradoxal, além de constipação e ganho de peso, e por isso sua recomendação deve ser desencorajada.[1] A cetirizina, desloratadina, fexofenadina, levocetirizina, rupatadina, bilastina e loratadina foram bem estudadas em crianças e sua segurança no longo prazo foi bem estabelecida na população pediátrica.[1] As dosagens e idade em bula estão representadas na Tabela 171.3.

Aos pacientes que não respondem a doses padrão de anti-histamínico de segunda geração, elas podem ser aumentadas para até 4 vezes (descrita em bula), como a desloratadina, bilastina, levocetirizina, cetirizina, fexofenadina e rupatadina. Não

recomenda-se utilizar doses mais altas de anti-histamínicos do que 4 vezes as doses habituais ou combinar anti-histamínicos diferentes ao mesmo tempo. Em casos mais graves (com angioedema ou urticária generalizada), corticosteroides como prednisona ou prednisolona (0,5 a 1 mg/kg por dia) podem ser adicionados por 3 a 10 dias para controlar os sintomas.[1]

Urticária crônica

É consenso que o mesmo algoritmo de tratamento do adulto seja utilizado com cautela na faixa etária pediátrica, respeitando-se a segurança, eficácia e idade licenciada para cada medicação (Figura 171.2). Nesse algoritmo, o tratamento recomendado consiste no uso diário de anti-histamínico H1 (anti-H1)

Tabela 171.3 Anti-histamínico de segunda geração.

Fármaco	Dosagem pediátrica	Idade aprovada
Cetirizina	2 a 6 anos: 2,5 mg de 12/12 h ou 5,0 mg ao dia > 6 anos: 10 mg uma vez ao dia	> 2 anos
Desloratadina	6 a 11 meses: 1 mg uma vez ao dia 1 a 5 anos: 1,25 mg uma vez ao dia 6 a 11 anos: 2,5 mg uma vez ao dia > 12 anos: 5 mg uma vez ao dia	> 6 meses
Fexofenadina	6 meses a < de 2 anos: 15 mg duas vezes ao dia 2 a 11 anos: 30 mg duas vezes ao dia > 12 anos: 60 mg duas vezes ao dia ou 180 mg ao dia	> 6 meses
Levocetirizina	> 6 anos: 5 mg uma vez ao dia	> 6 anos
Loratadina	2 a 12 anos: 5 mg uma vez ao dia > 12 anos (ou > 30 kg): 10 mg uma vez ao dia	> 2 anos
Rupatadina	6 a 11 anos (> 25 kg): 5 mg uma vez ao dia	> 6 anos
Bilastina	> 12 anos: 20 mg uma vez ao dia 6 a 12 anos: 10 mg uma vez ao dia	> 6 anos

Adaptada de: Kanokvalai, K, et al., 2016.

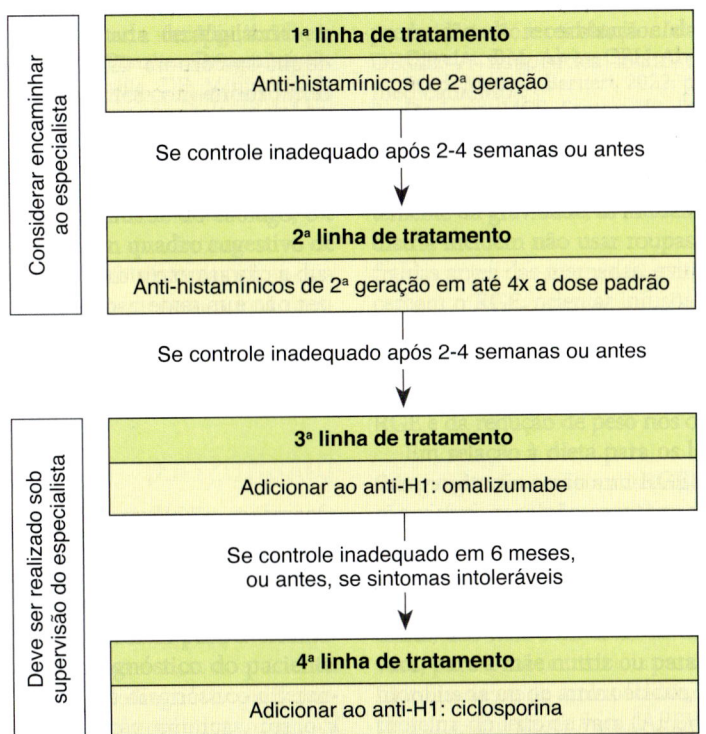

1ª linha de tratamento

Anti-histamínicos de 2ª geração

Se controle inadequado após 2-4 semanas ou antes

2ª linha de tratamento

Anti-histamínicos de 2ª geração em até 4x a dose padrão

Se controle inadequado após 2-4 semanas ou antes

3ª linha de tratamento

Adicionar ao anti-H1: omalizumabe

Se controle inadequado em 6 meses, ou antes, se sintomas intoleráveis

4ª linha de tratamento

Adicionar ao anti-H1: ciclosporina

Considerar encaminhar ao especialista

Deve ser realizado sob supervisão do especialista

Figura 171.2 Algoritmo para tratamento da urticária crônica. Adaptada de: Ensina LF e Agondi R, *In:* Manual Prático de Alergia e Imunologia, 2022.

de segunda geração e, caso não haja controle adequado dos sintomas em 2 a 4 semanas, a dose deve ser aumentada até 4 vezes a dose licenciada.[1]

Os anti-histamínicos de primeira geração não são indicados na UC. Para os pacientes que não atingiram o controle dos sintomas em 2 a 4 semanas após dose quadruplicada de anti-H1 de segunda geração, está indicada a associação de tratamento com omalizumabe (imunobiológico anti-IgE). A ciclosporina é indicada para pacientes que não obtiveram controle dos sintomas após 6 meses de tratamento com omalizumabe. O uso da ciclosporina deve ser monitorado, pois está associado a alta incidência de efeitos adversos (ver Figura 171.2).[1]

CONSIDERAÇÕES FINAIS

A urticária e o angioedema são doenças frequentes na infância e adolescência, de fácil diagnóstico clínico, cujo tratamento depende do tempo dos sintomas e sua gravidade. O uso de anti-histamínicos H1 de segunda geração é a opção mais indicada pelos consensos atuais para o alívio dos sintomas em adultos e crianças. A possibilidade da evolução para uma reação anafilática deve ser considerada na UA grave e avaliada pelo médico, com o tratamento rápido e correto no serviço de emergência com adrenalina intramuscular e demais medidas terapêuticas, além do encaminhamento para investigação diagnóstica e acompanhamento especializado.

Atualmente, existem lacunas significativas no conhecimento relacionadas com o diagnóstico, biomarcadores e tratamento de casos pediátricos de UCE. Avanços no conhecimento sobre a fisiopatologia e tratamento dessas condições são importantes para o seu adequado manejo na infância.

REFERÊNCIAS BIBLIOGRÁFICAS

1. Zuberbier, T, Abdul Latiff, AH, Abuzakouk, M, Aquilina, S, Asero, R, Baker, D, et al. The international EAACI/GA2LEN/EuroGuiDerm/APAAACI guideline for the definition, classification, diagnosis, and management of urticaria. *Allergy.* 2022;77:734–766.
2. Kolkhir, P, Church, MK, Altrichter, S, Skov, PS, Hawro, T, Frischbutter, S, et al. Eosinopenia. *In*: Chronic Spontaneous Urticaria, Is Associated with High Disease Activity, Autoimmunity, and Poor Response to Treatment. *J Allergy Clin Immunol Pract.* 2020;8(1):318-325.e5.
3. Caffarelli, C, Paravati, F, El Hachem, M, Duse, M, Bergamini, M, Simeone, G, et al. Management of chronic urticaria in children: A clinical guideline. *Ital J Pediatr.* 2019;45(1):1–25.
4. Sánchez-Borges, M, Ansotegui, IJ, Baiardini, I, Bernstein, J, Canonica, GW, Ebisawa M, et al. The challenges of chronic urticaria part 2: Pharmacological treatment, chronic inducible urticaria, urticaria in special situations. *World Allergy Organ J.* 2021;14(6):100546.
5. Ensina, LF, Agondi, R. Urticária Fernandes FR. *Manual prático de Alergia e Imunologia.* 2023, Atheneu, Rio de Janeiro.

CAPÍTULO 172

Hipertensão Arterial Sistêmica

Nilzete Liberato Bresolin • Maria Cristina de Andrade

INTRODUÇÃO

A hipertensão arterial sistêmica (HAS), definida como uma síndrome cardiovascular progressiva decorrente de etiologias complexas e inter-relacionadas, é um dos maiores problemas de saúde pública no mundo.[1] Evidências atuais sugerem que a HAS pediátrica é influenciada por diversos fatores, como hereditariedade, dieta com alto conteúdo de sódio, carboidratos e gorduras, obesidade, uso de medicamentos que elevem a pressão arterial (PA), doenças de base (anormalidades renais, coartação de aorta, doenças endocrinológicas, neoplasias), e também de influência materna e da vida intrauterina durante o desenvolvimento da criança, peso ao nascer, condições gestacionais e nutrição nos primeiros anos de vida.

Esse período é considerado fundamental e atua como modulador do crescimento e desenvolvimento anatômico e funcional do organismo e determina a programação metabólica que exerce efeitos na saúde e em fatores de risco para o desenvolvimento de doenças em fases posteriores da vida, dentre elas a HAS. Um terço das crianças hipertensas demonstram, precocemente, dano significativo de órgão-alvo (p. ex., hipertrofia de ventrículo esquerdo). Além disso, há o fenômeno conhecido como *blood pressure tracking* que sugere que crianças com PA elevada apresentam maior risco de serem adultos hipertensos. Esses dados agregam extrema importância ao diagnóstico correto e precoce e ao tratamento da HAS na faixa etária pediátrica objetivando melhor prognóstico evolutivo.[2,3]

INCIDÊNCIA E PREVALÊNCIA

Em publicação de agosto de 2021, a Organização Mundial da Saúde (OMS) estimou que 1,28 bilhão de adultos com idade entre 30 e 79 anos são hipertensos, dos quais dois terços vivem em países de baixa e média rendas. Apenas 21% têm a hipertensão sob controle, e a HAS é uma das principais causas de morte prematura em todo o mundo.

Na faixa etária pediátrica, até há poucas décadas, a HAS era considerada um evento incomum; contudo, estudos recentes demonstram aumento progressivo em crianças e adolescentes. Segundo a última publicação da American Academy of Pediatrics (AAP), de 2017, sobre avaliação e manuseio de HAS, a prevalência em crianças e adolescentes é de aproximadamente 3,5%, e a de PA elevada (PA entre os percentis p90 e p94 ou PA entre 120/80 e 130/80 mmHg em adolescentes) entre 2,2 e 3,5%.[2]

Portanto, ressalta-se o impacto profundo do aumento da obesidade infantil epidêmica mundial sobre a prevalência da HAS pediátrica. Há um paralelo entre aumento no índice de massa corporal (IMC) e aumento da PA. Com um percentil de IMC < 85, a adiposidade tem pouco impacto na PA. No entanto, o risco de desenvolver PA alta ou HAS é aumentada por um fator de 4 em crianças com sobrepeso, antes mesmo da fase de obesidade (IMC entre p85 e p94), independentemente da idade da criança. Na publicação da AAP, as medidas de PA de crianças com sobrepeso ou obesidade foram excluídas devido à estreita relação entre sobrepeso e obesidade e pressão normal alta e HAS. A recente pandemia de covid-19 e as políticas de isolamento contribuíram para o aumento da obesidade e, consequentemente, elevaram o risco de HAS.[3]

DIAGNÓSTICO

Considera-se HAS na infância e adolescência os valores de PA sistólica e/ou diastólica iguais ou superiores a p95, para sexo e idade, e percentil de altura em 3 ou mais ocasiões distintas.[2]

Para o diagnóstico correto de HAS, é necessário utilizar técnica adequada de aferição e referências validadas.[2] Em relação à técnica, a escolha do manguito (balão inflável) é crucial. É necessário aferir o diâmetro do braço, no ponto médio, entre acrômio e olecrano. A largura do manguito deverá ser de 40% do diâmetro, e o comprimento, de 80 a 100%. O manguito deve ser colocado entre 2 e 3 cm acima da fossa cubital, permitindo a colocação do estetoscópio. Caso o manguito não tenha o tamanho adequado, utiliza-se um maior porque os menores resultam em maior erro por superestimativa do que os maiores resultam em erro por subestimativados valores da PA.

Em relação ao método de aferição, as normativas recomendam que se a medida inicial estiver elevada com aferição por método oscilométrico, deve ser confirmada por método auscultatório com esfigmomanômetro aneroide. Deve-se palpar o pulso da artéria radial e auscultar a fossa antecubital. Para se obter a medida, a criança deve estar tranquila, em ambiente agradável e em repouso por 5 minutos. Os lactentes devem estar deitados e as crianças maiores, sentadas com pés e costas apoiados e com o membro superior direito apoiado no nível do coração. O braço direito é o preferencial para ser comparável com as tabelas padrão e evitar medidas falsamente baixas no braço esquerdo em caso de coartação de aorta. Recomenda-se não conversar durante a aferição e minimizar o efeito de fatores externos, checando se o paciente dormiu adequadamente, se consumiu alimentos com muito sal ou bebidas com alto teor de cafeína, ou até mesmo tabaco, no período de 24 horas antes da aferição.[3]

As medidas em membros inferiores devem ser realizadas com manguito de tamanho adequado, preferencialmente em posição prona. Deve-se considerar que a pressão sistólica (PS) apresenta valores de 10 a 20% maiores em membros inferiores em comparação com membros superiores.

Após a aferição da PS e da pressão diastólica (PD), deve-se comparar os valores medidos com as referências validadas para a faixa etária pediátrica, de acordo com a idade e percentil de altura segundo as curvas dos Centers for Disease Control and Prevention (CDC 2000). As tabelas de referência incluem crianças de 1 a 17 anos, e as utilizadas atualmente são as do Clinical Practice Guideline for Screening and Management of High Blood Pressure in Children and Adolescents, da AAP, publicadas em 2017.[2] Nessa nova tabela, além do percentil de estatura, há também a medida da estatura em centímetros e polegadas. Após comparar as medidas aferidas com as referências, deve-se classificar o paciente em normotenso, com PA elevada, hipertensão arterial estágio 1 e estágio 2 de gravidade. De acordo com as definições da AAP classificam-se as crianças de 1 a 13 anos conforme apresentado na Tabela 172.1.[2]

Para as crianças maiores de 13 anos, objetivando alinhar as diretrizes pediátricas com as de adultos para facilitar a transição e as condutas terapêuticas, pode-se utilizar os níveis de PA de adultos (ver Tabela 172.1).[2]

Um ponto importante a ser considerado para o diagnóstico de HAS é que, em caso de PA elevada na primeira consulta em pacientes assintomáticos, as medições devem ser repetidas em duas ou mais ocasiões com intervalo de 1 mês, ou menor em casos de alto risco.[3] Em casos de hipertensão grave, urgência ou emergência hipertensiva (hipertensão associada a catecolaminas, leucoencefalopatia posterior reversiva, lesão renal aguda, hemorragia intracraniana, neuroblastoma etc.), os pacientes devem ser internados e medicados.

Após realizar o diagnóstico de HAS pela aferição adequada da PA e utilização de referências validadas, é necessário investigar as causas da HAS. Embora dados recentes demonstrem que a HAS primária seja o principal diagnóstico para crianças e adolescentes atendidos em centros de referência dos EUA, estudos de centros únicos fora dos EUA ainda relatam que a HAS primária é incomum. De qualquer forma, a incidência de HAS secundária é mais comumente observada na faixa etária pediátrica em comparação com adultos, o que justifica uma avaliação pediátrica mais vigorosa, ainda que, passo a passo, para evitar sobrecarga de exames desnecessários.

As crianças com HAS primária ou essencial apresentam, na maioria das vezes, um perfil característico: idade menor que 6 anos, antecedentes mórbidos negativos, história de HAS e eventos cardiovasculares na família e associação com sobrepeso/obesidade. Dados de publicações recentes têm permitido concluir que a hipertensão primária em crianças e adolescentes não é apenas um fenômeno hemodinâmico e, sim, uma síndrome imunometabólica associada com elevado impulso simpático. O estágio inicial da doença é potencialmente tratável e

reversível, mas a persistência da superatividade do sistema nervoso simpático e alterações imunometabólicas podem resultar em estágio irreversível de doença cardiovascular.[4]

Por outro lado, a doença renal e a doença renovascular estão entre as causas mais comuns de HAS secundária em crianças. Doenças renais constituem de 34 a 79% das causas secundárias, e a doença renovascular entre 12 e 13%. A possibilidade de HAS secundária deve ser considerada em crianças menores de 6 anos, e nos casos de HAS grave acompanhados por lesão de órgão-alvo.[2] Causas endocrinológicas estão envolvidas na etiologia da HAS em uma taxa baixa (de 0,05 a 6%); contudo, o diagnóstico e o tratamento podem resultar em resolução da HAS. Além das causas renais, renovasculares e endocrinológicas, há a coartação de aorta caracterizada por níveis tensionais mais elevados (≥ 20 mmHg) em membros superiores do que em membros inferiores. Há ainda as intoxicações ambientais (como chumbo, cádmio e mercúrio), os casos de neurofibromatose tipo 1 (manchas café com leite e neurofibromas) e a HAS monogênica, que devem ser suspeitadas em crianças hipertensas com atividade de renina plasmática reduzida ou relação aldosterona-renina elevada, especialmente quando há história familiar de HAS de início precoce.

Há, inclusive, a HAS do "jaleco branco" definida por níveis tensionais ≥ p95 no consultório ou ambiente clínico, mas < p95 fora do consultório e do ambiente clínico. Esses pacientes devem ser submetidos à monitorização ambulatorial da pressão arterial (MAPA). O diagnóstico é baseado na presença de média de PS e média de PD < p95, e carga de PS e PD inferiores a p25. E há a HAS mascarada que ocorre quando os níveis tensionais são normais no consultório/ambiente clínico, e elevados fora desses ambientes. Tem sido observada em 5,8% das crianças não selecionadas estudadas por MAPA.[2] Esses pacientes têm risco de dano hipertensivo de órgãos-alvo. Os pacientes com maior risco de HAS mascarada são os com obesidade, com formas secundárias de HAS, como renais crônicos, e submetidos à correção de coartação de aorta. Por ser particularmente prevalente em renais crônicos, esses pacientes devem ter a inclusão da MAPA como parte do acompanhamento de rotina.[2]

Diagnóstico diferencial

Habitualmente, as crianças e adolescentes hipertensos são assintomáticos. A presença de alguns sinais e sintomas podem sugerir envolvimento de algum órgão ou sistemas específicos, como rins (hematúria macroscópica, edema etc.) e coração (dor torácica, dispneia aos esforços etc.).

Na investigação das causas da HAS, é muito importante ter história clínica e exame físico detalhados, na tentativa de identificar aspectos que possam sugerir uma causa secundária para HAS (Tabela 172.2).

A avaliação laboratorial inicial em todas as crianças com HAS objetiva determinar a etiologia da hipertensão e identificar outros fatores de risco para doença cardiovascular, especialmente em crianças obesas. Se a história, o exame físico e a avaliação laboratorial inicial sugerirem uma causa secundária de hipertensão, uma avaliação adicional para determinar a etiologia subjacente é necessária (Tabela 172.3).

Os principais órgãos-alvo envolvidos na HAS são os rins, coração e retina (sistema nervoso central).

Embora a última diretriz de HAS da AAP não haja recomendação de avaliação de rotina de microalbuminúria em

Tabela 172.1 Classificação da pressão arterial de acordo com as diretrizes de 2017 da American Academy of Pediatrics (AAP).

Crianças de 1 a 13 anos	Crianças ≥ 13 anos
Normotensão: PA < p90 para sexo, idade e altura	Normotensão: PA < 120-80 mmHg
Pressão arterial elevada: PA ≥ p90 e < p95 para sexo, idade e altura ou PA 120-80 mmHg, mas < p95 (o que for menor)	Pressão arterial elevada: PA 120-80 mmHg a PA 129/< 85 mmHg
HAS estágio 1: PA ≥ p95 para sexo, idade e altura até < p95 + 12 mmHg ou PA entre 130-80 mmHg até 139-89 mmHg (o que for menor)	HAS estágio 1: PA 130-80 mmHg ou até 139/89 mmHg
HAS estágio 2: PA ≥ p95 + 12 mmHg para sexo, idade e percentil de estatura ou PA ≥ 140-90 mmHg (o que for menor)	HAS estágio 2: PA ≥ 140-90 mmHg

Tabela 172.2 Achados de exame físico e história clínica associados a possíveis etiologias de HAS.

Achados	Possíveis etiologias
Taquicardia	Hipertireoidismo, feocromocitoma, neuroblastoma
Diminuição dos pulsos em membros inferiores, queda na PA entre a medida em membros superiores e inferiores	Coartação de aorta
Alterações na retina	HAS grave, provável associação com HAS secundária
Hipertrofia adenoamigdaliana e roncos	Sugere associação com distúrbios do sono (síndrome da apneia obstrutiva do sono)
Atraso de crescimento	Doença renal crônica
Obesidade (IMC elevado)	HAS primária
Obesidade do tronco	Síndrome de Cushing, resistência insulínica
Fácies de lua cheia	Síndrome de Cushing
Fácies de elfo	Síndrome de Williams
Pescoço alado	Síndrome de Turner
Aumento da tireoide	Hipertireoidismo, hipotireoidismo
Palidez, rubor, diaforese	Feocromocitoma
Acne, hirsutismo, estrias	Síndrome de Cushing, abuso de anabolizantes
Manchas café com leite	Neurofibromatose
Adenoma sebáceo	Esclerose tuberosa
Rash malar	Lúpus eritematoso sistêmico
Acantose *nigricans*	Diabetes melito tipo II, resistência insulínica
Hipertelorismo mamário	Síndrome de Turner
Atrito pericárdico	Lúpus eritematoso sistêmico, doenças do colágeno, doença renal crônica
Sopro cardíaco	Coartação de aorta
Impulso apical	Hipertrofia de ventrículo esquerdo, HAS crônica
Massa palpável	Tumor de Wilms (neuroblastoma), feocromocitoma
Sopro abdominal	Estenose de artéria renal
Rins palpáveis	Doença renal policística, hidronefrose, displasia renal multicística
Genitália ambígua/virilizante	Hiperplasia de suprarrenal
Fraqueza muscular	Hiperaldosteronismo, HAS monogênica (síndrome de Liddle, aldosteronismo remediável com corticoide, excesso aparente de mineralocorticoide)
Hipocalemia, cefaleia, tontura, poliúria, noctúria	Reninona

Adaptada de: Diretrizes para Hipertensão Arterial na Infância.[2]

Tabela 172.3 Exames preconizados para avaliação de crianças e adolescentes com HAS.

Tipo de paciente	Exames solicitados
Todos os pacientes	Urina 1 e urocultura Sangue: bioquímica, incluindo eletrólitos, ureia e creatinina, perfil lipídico, ácido úrico, hemograma completo Imagem: ultrassonografia renal
Crianças ou adolescentes obesos (IMC > p95)	Além dos realizados para todos os pacientes Sangue: hemoglobina glicada (para triagem de diabetes melito), transaminases (triagem de esteatose hepática), perfil lipídico em jejum (triagem para dislipidemia)
Testes opcionais, de acordo com os achados da história clínica, exame físico e resultados de exames iniciais	Além dos realizados para todos os pacientes Glicemia em jejum (nos que tenham risco de desenvolver diabetes melito), TSH, hemograma completo, principalmente pacientes com atraso de crescimento ou alteração da função renal Outros: *screening* para drogas, polissonografia (se roncos, sonolência diurna ou relato de apneia do sono), ultrassonografia com Doppler de artérias renais, ecocardiograma. Exames adicionais podem ser solicitados de acordo com a hipótese diagnóstica, como atividade da renina e aldosterona plasmática, catecolaminas plasmática e urinária (feocromocitoma, neuroblastoma) etc.

Adaptada de: Diretrizes para Hipertensão Arterial na Infância.[2]

O controle adequado da PA e da proteinúria está relacionado com o retardo na progressão para doença renal crônica terminal.

Embora na última diretriz não haja referência sobre a realização do exame de fundo de olho no paciente hipertenso, essa avaliação deve ser rotineira na prática clínica, como parte do exame físico do paciente pediátrico hipertenso.

O ecocardiograma é o único exame que tem sido consenso como investigação de órgãos-alvo. A hipertrofia ventricular esquerda (HVE) é a manifestação mais proeminente da lesão de órgãos-alvo da hipertensão. A HVE está associada a desfechos adversos de DCV e um número significativo de crianças e adolescentes com hipertensão tem HVE.

As diretrizes de HAS da AAP de 2017 recomendam que a ecocardiografia para avaliar lesão cardíaca em órgãos-alvo seja realizada no momento em que a terapia farmacológica está sendo considerada.

As diretrizes da European Society of Hypertension (ESH), de 2016, para o tratamento da hipertensão arterial em crianças e adolescentes incluem uma avaliação inicial mais extensa.[5]

Habitualmente, realiza-se ultrassonografia renal como parte da avaliação inicial de todos os pacientes pediátricos com HAS. Outros centros realizam a ultrassonografia de forma mais seletiva. As diretrizes de HAS da AAP de 2017 recomendam uma ultrassonografia renal inicialmente para crianças menores de 6 anos com hipertensão e aquelas com achados laboratoriais relacionados com doença renal (p. ex., testes de função renal ou exame de urina alterados).[2] A ultrassonografia é útil para determinar a presença de ambos os rins, a presença de qualquer anomalia congênita ou assimetria de tamanho renal, o que pode sugerir presença de cicatrizes.

pacientes com doença primária, essa avaliação é uma prática usual.[2] Em adultos, existe associação entre microalbuminúria e hipertensão essencial, e a presença da microalbuminúria é um marcador precoce de comprometimento renal.

A MAPA é uma excelente ferramenta na condução da HAS, destacando-se sua importância tanto para confirmação diagnóstica como para avaliação da eficácia terapêutica.

TRATAMENTO

O tratamento para hipertensão crônica inclui intervenções não farmacológicas e farmacológicas. As decisões de manejo dependem da gravidade da hipertensão, da causa subjacente e da presença de outros fatores de risco para DCV.

O tratamento da HAS em pacientes pediátricos, em geral, deve ter como alvo atingir pressão arterial abaixo do p90 ou menor que 130/80 mmHg, o que for menor entre elas. Para crianças com doença renal crônica, tanto a ESH como a AAP têm metas-alvo mais rigorosas porque o controle agressivo da PA demonstrou retardar a progressão da doença renal crônica. A diretriz da AAP de 2017 sugere uma meta arterial média menor que p50 com base na MAPA.[2,5]

A terapêutica inicial, na maioria dos casos, é não medicamentosa, prezando, principalmente, pela atividade física e dieta. Mesmo para pacientes em que o tratamento medicamentoso é iniciado, preconiza-se a manutenção das recomendações para mudanças do estilo de vida. A terapia não farmacológica é fornecida para todas as crianças com hipertensão arterial. Na prática, as seguintes medidas não farmacológicas são usadas para tratar crianças hipertensas e com PA elevada:

- Redução de peso para crianças com sobrepeso com PA elevada ou hipertensão
- Exercício regular e restrição de atividades sedentárias
- Modificação da dieta (DASH, do inglês *dietary approach to stop hypertension*, que preconiza aumento da ingestão de frutas frescas, vegetais e laticínios com baixo teor de gordura), incluindo restrição de sal
- Medidas não farmacológicas para reduzir outros fatores de risco de DCV, como prevenir ou tratar a dislipidemia e evitar cigarro, álcool, cafeína e bebidas energéticas.

Com base em fortes evidências indiretas da associação entre hipertensão pediátrica e DCV, a terapia medicamentosa anti-hipertensiva é usada para crianças e adolescentes nas seguintes situações: falta de resposta ao tratamento não medicamentoso, presença de HVE, HAS em paciente com doença renal crônica, hipertensão arterial sintomática, HAS estágio 2 sem fator modificável identificado e HAS em paciente com diabetes melito tipos I e II.

Os princípios da terapia medicamentosa anti-hipertensiva são baseados na seguinte abordagem:

- A terapia medicamentosa de primeira linha deve combinar eficácia com efeitos colaterais mínimos. As doses iniciais devem ser as mais baixas com eficácia conhecida
- Se a PA alvo ainda não for atingida, um segundo medicamento de uma classe diferente é adicionado quando a dose inicial do medicamento atingir o nível mais alto recomendado ou se o paciente começar a apresentar efeitos colaterais do medicamento inicial.

As recomendações sobre a escolha do agente para terapia inicial são baseadas na causa subjacente da hipertensão, distúrbios concomitantes e na preferência e experiência do médico responsável.[6] Normalmente, o tratamento inicial é realizado com inibidor da enzima conversora da angiotensina (IECA), bloqueador do receptor de angiotensina 2 (BRA), bloqueador de canal de cálcio (BCC) e diurético tiazídico. Muitas medicações podem ter contraindicações ou efeitos colaterais que devem ser levados em consideração antes da escolha, como os IECA e os BRA que são contraindicados na gravidez devido aos conhecidos efeitos adversos sobre o feto. Dessa forma, em pacientes do sexo feminino sexualmente ativas, usualmente inicia-se o tratamento com um BCC. Além disso, quando em uso de agentes IECA e BRA, os responsáveis devem ser orientados sobre os cuidados em caso de desidratação/hipovolemia e o risco de desenvolvimento de lesão renal aguda. Para os pacientes com doença renal crônica é necessário checar o nível sérico de potássio.

Os diuréticos tiazídicos devem ser prescritos com cautela em pacientes hipertensos e desportistas, devido ao risco de complicações metabólicas, e em obesos, porque podem resultar em aumento da resistência à insulina, do colesterol e da uricemia.

Os fármacos anti-hipertensivos mais utilizados na faixa etária pediátrica são apresentados na Tabela 172.4.

Os beta-bloqueadores, os alfa-bloqueadores, os agentes de ação central, os diuréticos poupadores de potássio e os vasodilatadores devem ser reservados para pacientes que não responderam a dois ou mais agentes preferenciais (Tabela 172.5).[7]

CONSIDERAÇÕES FINAIS

A hipertensão pediátrica está associada a um risco aumentado a longo prazo para DCV e progressão de doença renal crônica e doença renal terminal, que necessitam de diálise ou transplante renal em adultos. Há evidências indiretas de que a hipertensão na infância e adolescência contribui para a aterosclerose prematura e aumenta o risco de DCV. Esses dados sugerem que a redução da PA em crianças hipertensas reduziria o risco de aterosclerose acelerada e, subsequentemente, DCV prematura em adultos. O primeiro passo para evitar esse desfecho desfavorável é o diagnóstico da HAS, que só pode ser feito a partir da mensuração adequada da PA, que deve ser anual e de rotina em toda criança maior de 3 anos. As crianças maiores de 3 anos e adolescentes que sejam obesos, tomem medicamentos que possam elevar a PA, tenham doença renal ou sejam diabéticos ou tenham história de obstrução de arco aórtico/coartação de aorta devem ter sua pressão arterial aferida em toda consulta médica.

Existem condições que requerem aferição da PA antes dos 3 anos, como prematuros < 32 semanas, muito baixo peso ao nascer, cateterismo umbilical, outras complicações no período neonatal que requerem internação em UTI, crianças com cardiopatia congênita (corrigida ou não), infecção do trato urinário (ITU) de repetição, hematúria ou proteinúria, doença renal conhecida, malformação urológica, história familiar de doença renal congênita, transplante de órgãos sólidos e transplante de medula óssea (TMO), neoplasias, tratamento com medicamentos que sabidamente aumentam a PA, doenças associadas a HAS (neurofibromatose, esclerose tuberosa, anemia falciforme etc.), evidência de aumento da pressão intracraniana.

Com base nessas observações, a identificação de crianças com hipertensão e o tratamento bem-sucedido de hipertensão devem ter um impacto importante nos resultados de DCV no longo prazo, com diminuição da morbimortalidade e melhora da qualidade de vida.

Tabela 172.4 Fármacos anti-hipertensivos mais utilizados na faixa etária pediátrica.[7]

Fármaco	Idade	Dose inicial	Dose máxima	Intervalo	Apresentação disponível
Inibidores da enzima conversora da angiotensina					
Benazepril	≥ 6 anos	0,2 mg/kg/dia	0,6 mg/kg/dia (máx. 40 mg/dia)	1x/dia	Cp = 5 ou 10 mg
Captopril	Neonatos	0,05 mg/kg/dia	6 mg/kg/dia	1x/dia até 6/6 h	Cp = 12,5 ou 25 ou 50 mg
Captopril	≥ 1 mês	0,05 mg/kg/dia	6 mg/kg/dia	8/8 h	Cp = 12,5 ou 25 ou 50 mg
Enalapril	≥ 1 mês	0,08 mg/kg/dia	0,6 mg/kg/dia (máx. 40 mg/dia)	1-2x/dia	Cp = 5 ou 10 ou 20 mg
Lisinopril	≥ 6 anos	0,07 mg/kg/dia	0,6 mg/kg/dia (máx 40 mg/dia)	1x/dia	Cp = 5 ou 10 ou 20 mg
Ramipril	–	1,6 mg/m^2/dia	6 mg/m^2/dia	1x/dia	Cp = 10 mg
Bloqueadores do receptor de angiotensina					
Candesartan	1-5 anos	0,02 mg/kg/dia	0,6 mg/kg/dia (máx. 40 mg/dia)	1-2x/dia	Cp = 8 ou 16 ou 32 mg
Candesartan	≥ 6 anos e < 50 kg	4 mg/dia	16 mg/dia	1-2x/dia	Cp = 8 ou 16 ou 32 mg
Candesartan	≥ 50 kg	8 mg/dia	32 mg/dia	1-2x/dia	Cp = 8 ou 16 ou 32 mg
Irbesartan	6-12 anos	75 mg/dia	150 mg/dia	1x/dia	Cp = 150 ou 300 mg
Irbesartan	≥ 13 anos	150 mg/dia	300 mg/dia	1x dia	Cp = 150 ou 300 mg
Losartan	≥ 6 anos	0,7 mg/kg/dia	1,4 mg/kg/dia (máx. 100 mg/dia)	1x/dia	Cp = 12,5 ou 25 ou 50 ou 100 mg
Olmesartan	≥ 6 anos e < 35 kg	10 mg/dia	20 mg/dia	1x/dia	Cp = 20 ou 40 mg
Olmesartan	≥ 35 kg	20 mg/dia	40 mg/dia	1x/dia	Cp = 20 ou 40 mg
Valsartana	≥ 6 anos	1,3 mg/kg/dia	2,7 mg/kg/dia (máx. 160 mg/dia)	1x/dia	Cp = 40 ou 80 ou 160 ou 320 mg
Diuréticos tiazídicos					
Clortalidona	≥ 1 mês	0,3 mg/kg/dia	2 mg/kg/dia (máx. 50 mg/dia)	1x/dia	Cp = 12,5 ou 25 ou 50 mg
Hidroclorotiazida	≥ 1 mês	1 mg/kg/dia	2 mg/kg/dia (máx. 37,5 mg/dia)	1-2x/dia	Cp = 25 ou 50 mg
Bloqueadores de canais de cálcio					
Anlodipino	1-5 anos	0,1 mg/kg/dia	0,6 mg/kg/dia (máx. 5 mg/dia)	1x/dia	Cp = 2,5 ou 5 ou 10 mg
Anlodipino	≥ 6 anos	2,5 mg/dia	10 mg/dia	1x/dia	Cp = 2,5 ou 5 ou 10 mg
Felodipine	≥ 6 anos	2,5 mg/dia	10 mg/dia	1x/dia	Cp = 2,5 ou 5 ou 10 mg
Nifedipino LP	≥ 1 mês	0,2-0,5 mg/kg/dia	3 mg/kg/dia (máx. 120 mg/dia)	1-2x/dia	Cp = 20 ou 30 ou 60 mg

Tabela 172.5 Medicamentos utilizados como segunda linha no tratamento da HAS.

Fármaco	Classe	Dose inicial (mg/kg/dose)	Dose máxima (mg/kg/dia)	Intervalo
Propranolol	Beta-bloqueador	1-2	4 (máx. 640 mg/dia)	8-12 h
Atenolol	Beta-bloqueador	1	3,3 (máx. 100 mg/dia)	12-24 h
Clonidina (> 12 anos)	Alfa-agonista central	0,2 mg/dia	2,4 mg/dia	12 h
Prazosina	Bloqueador seletivo α$_1$	0,05-0,1	0,5	8 h
Hidralazina	Vasodilatador	0,75	7,5 (máx 200 mg)	6 h
Minoxidil	Vasodilatador	< 12 anos-0,2 mg/kg/dia	50 mg/dia	6-8 h
Minoxidil	Vasodilatador	≥ 12 anos-5 mg/dia	100 mg/dia	6-8 h

REFERÊNCIAS BIBLIOGRÁFICAS

1. Roffey, E, Bhurawala, H. The hypertensive child. *Aust J Gen Pract.* 2019;48(12):850-851.
2. Flynn, JT, Kaelber, DC, Baker-Smith, CM, Blowey, D, Carroll, AE, Daniels, SR, et al. Clinical Practice Guideline for Screening and Management of High Blood Pressure in Children and Adolescents. *Pediatrics.* 2017;140(3):e20171904.
3. Bouhanick, B, Sosner, P, Brochard, K, Mounier-Véhier, C, Plu-Bureau, G, Hascoet, S, et al. Hypertension in Children and Adolescents: A Position Statement From a Panel of Multidisciplinary Experts Coordinated by the French Society of Hypertension. *Front Pediatr.* 2021;9:680803.
4. Litwin, M, Feber, J, Niemirska, A, Michałkiewicz, J. Primary hypertension is a disease of premature vascular aging associated with neuro-immuno-metabolic abnormalities. *Pediatr Nephrol.* 2016;31(2):185-94.
5. Lurbe, E, Agabiti-Rosei, E, Cruickshank, JK, Dominiczak, A, Erdine, S, Hirth, A, et al. 2016 European Society of Hypertension guidelines for the management of high blood pressure in children and adolescents. *J Hypertens.* 2016;34(10):1887.
6. Burrello, J, Erhardt, EM, Saint-Hilary, G, Veglio, F, Rabbia, F, Mulatero, P, et al. Pharmacological Treatment of Arterial Hypertension in Children and Adolescents: A Network Meta-Analysis. *Hypertension.* 2018;72(2):306.

173

Epilepsia

Magda Lahorgue Nunes

INTRODUÇÃO

A epilepsia é uma doença cerebral crônica associada a crises recorrentes espontâneas (não provocadas) decorrentes de atividade neuronal síncrona excessiva. É caracterizada por uma das seguintes condições:

- Ter no mínimo duas crises não provocadas (ou reflexas) ocorrendo em intervalo superior a 24 horas
- Ter uma crise não provocada (ou reflexa) com probabilidade de recorrência
- Diagnóstico de uma síndrome epiléptica.[1,2]

A epilepsia não é uma doença única, mas uma variedade de transtornos que refletem uma disfunção cerebral que pode estar associada a diversas causas.

A International League Against Epilepsy (ILAE) lançou, em 2017, uma nova classificação das síndromes epilépticas. Essa proposta é baseada em uma estrutura com múltiplos níveis de complexidade para que possa ser utilizada em centros com diferentes capacidades técnicas. A nova classificação também tem como objetivo tornar homogênea a linguagem utilizada não somente na assistência, mas também nas publicações científicas.[1]

Neste capítulo, são apresentadas as características das epilepsias mais prevalentes na infância e adolescência baseadas na nova classificação.

INCIDÊNCIA E PREVALÊNCIA

A Organização Mundial da Saúde (OMS) estima globalmente que em torno de 50 milhões de pessoas tenham epilepsia, o que a torna a doença neurológica mais comum. Em torno de 80% das pessoas com epilepsia vivem em países de baixa e média rendas, que podem ter dificuldade de acesso a serviços de diagnóstico e tratamento. É importante ressaltar a carga, em termos de saúde pública, das dificuldades diagnósticas e de tratamento, pois em torno de 70% poderiam ficar livres de crises se adequadamente diagnosticadas e tratadas. A cada ano, 5 milhões de pessoas são diagnosticadas com epilepsia. Em países de alta renda, estima-se que haja 49 pessoas diagnosticadas com epilepsia para cada 100 mil habitantes a cada ano, e em países de baixa e média rendas, esse número pode chegar a 139 por 100 mil.[3]

Tanto a incidência como a prevalência também podem variar de acordo com o tipo de síndrome epiléptica. Como exemplos, a incidência da epilepsia neonatal autolimitada familiar é de 5,3/100 mil nascidos vivos, a da encefalopatia epiléptica e do desenvolvimento infantil precoce é de 10:100 mil e a da epilepsia autolimitada do lactente é de 14,2 para 100 mil. Adicionalmente, estima-se que a incidência de espasmos epilépticos seja de 0,249 casos/1.000 nascidos vivos com uma prevalência de 1/10 mil crianças até os 10 anos. Na epilepsia do tipo ausência da infância (EAI), a incidência é de 4,7 a 8 por 100 mil crianças com idade entre 1 e 15 anos.[4-8]

DIAGNÓSTICO

A nova classificação da ILAE apresenta três níveis de complexidade, iniciando com o tipo de crise (semiologia da crise), o tipo de epilepsia (focal, generalizada ou combinada) e o diagnóstico da síndrome epiléptica propriamente dita. Acompanham esses níveis a definição da etiologia (estrutural, genética, infecciosa, metabólica, autoimune ou desconhecida), que pode também ser considerada como o quarto nível (epilepsia com etiologia definida) e as comorbidades (distúrbio de aprendizagem, problemas cognitivos ou comportamentais, depressão, transtorno do espectro autista, distúrbios psiquiátricos, déficit motor e paralisia cerebral, distúrbios do sono, entre outros) (Figura 173.1).[1]

As epilepsias podem ser classificadas em três grandes grupos, de acordo com o seu prognóstico:

- Epilepsias focais autolimitadas
- Epilepsias generalizadas idiopáticas (epilepsias genéticas generalizadas)
- Encefalopatias epilépticas e do desenvolvimento (encefalopatia epiléptica quando a atividade epiléptica *per se* contribui para os déficits cognitivos e comportamentais além do esperado pela doença de base, e encefalopatia do desenvolvimento quando existe acentuado atraso ou regressão do desenvolvimento previamente ao quadro epiléptico).[1]

Como o diagnóstico da epilepsia se inicia pela descrição semiológica do tipo de crise epiléptica, é de fundamental importância que o médico responsável pela assistência primária e/ou o pediatra dominem a terminologia semiológica atualizada (Figura 173.2).

O primeiro passo é definir se a crise teve início generalizado ou focal, ressaltando-se que muitas vezes a testemunha do evento descreve com mais exatidão o final do que o início, e por isso essa informação pode não ser confirmada. Se o início foi focal, é importante definir se a criança/adolescente estava ou não com a percepção intacta (algo difícil de identificar em neonatos e lactentes). Nas crises generalizadas, em função do rápido comprometimento dos dois hemisférios, acredita-se que a percepção esteja sempre comprometida. O segundo passo é definir se a crise foi motora ou não motora, para em seguida refinar a descrição do evento. O terceiro passo é a definição da síndrome epiléptica propriamente dita.

A seguir, são descritas caraterísticas clínicas e eletroencefalográficas das principais síndromes epilépticas de acordo com sua caracterização por faixa etária.

Período neonatal

A maioria dos eventos convulsivos que ocorrem no período neonatal está relacionada com uma doença de base ou condição patológica, ou seja, são eventos provocados e devem ser consideradas como "crises sintomáticas agudas".[4,5]

As síndromes epilépticas do período neonatal apresentam prognóstico variável e podem estar relacionadas com anomalias do desenvolvimento cortical (distúrbios da migração neuronal ou malformações), a defeitos metabólicos (epilepsia piridoxina-dependente, entre outras) ou causas genéticas que podem levar à disfunção cortical (hiperexcitabilidade), como, por exemplo, as canalopatias.[5]

Epilepsia autolimitada neonatal (familiar ou não)

Tanto os casos familiares como os não familiares têm curso clínico e características eletroencefalográficas semelhantes, e são

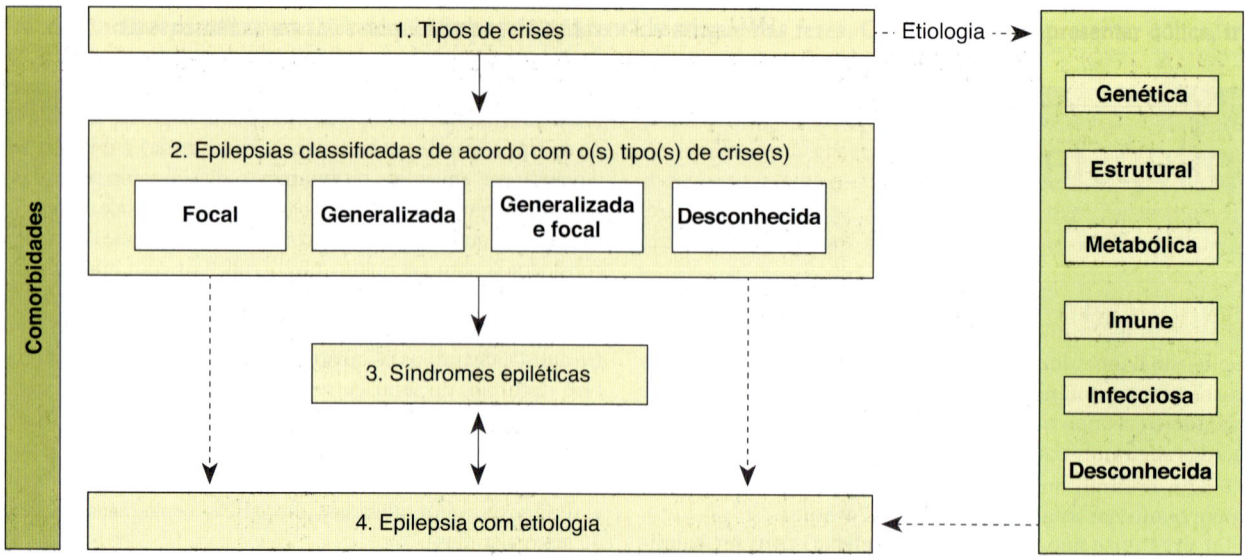

Figura 173.1 Classificação das epilepsias segundo a *International League Against Epilepsy.* Modificada de: Scheffer, et al., 2017.[1]

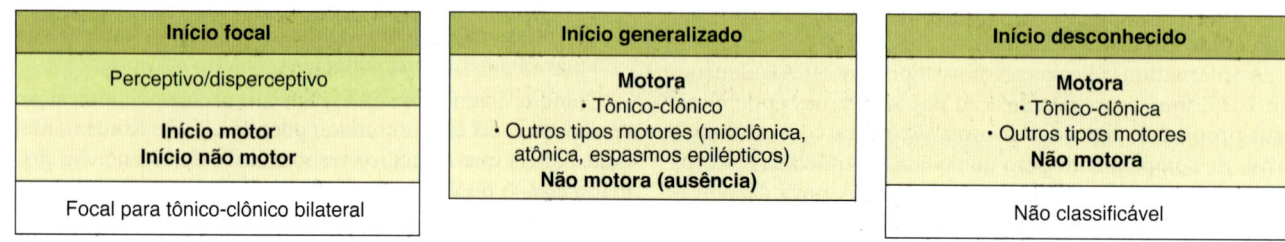

Figura 173.2 Classificação dos tipos de crises (versão simplificada) segundo a International League Against Epilepsy. Modificada de: Fischer, et al., 2017.[2]

diferenciados pela presença de história familiar positiva. As crises iniciam-se entre o segundo e o sétimo dias de vida e geralmente são do tipo tônico ou clônico focal. Podem alternar de dimídio e recorrem no mesmo dia ou em dias subsequentes.

O exame neurológico é normal entre as crises e o desenvolvimento neuropsicomotor não é afetado; não existe predominância por sexo.

As crises entram em remissão até o sexto mês de vida. Entretanto, em torno de um terço dos afetados desenvolvem outras crises ao longo da vida. O eletroencefalograma (EEG) apresenta ritmo de base normal, eventualmente são registrados paroxismos focais interictais.

Exames de neuroimagem são normais. Variações patogênicas do gene *KCNQ2* ocorrem em torno de 80% dos casos e mutações dos genes *KCNQ3* ou *SCNA2* são menos frequentes.[5,6]

Encefalopatia epiléptica e do desenvolvimento infantil precoce

Caracterizada pelo início das crises entre o período neonatal até o terceiro de mês de vida. As crises são frequentes e refratárias ao tratamento farmacológico. O exame neurológico é anormal (alterações de tônus muscular e postura) e o desenvolvimento neuropsicomotor é profundamente afetado. Eventualmente, essas alterações já são observadas até antes do início das crises. O EEG interictal é alterado, apresentando padrão de surto-supressão, alentecimento difuso e descargas multifocais. Exames de neuroimagem, investigação metabólica e genética levam à etiologia precisa em torno de 80% dos casos.

Vários tipos de crises podem ocorrer, como crises focais tônicas ou clônicas, mioclônicas e espasmos epilépticos, tanto isolados como em combinação. O prognóstico é desfavorável, com alta morbimortalidade.[6]

Lactentes

Epilepsia autolimitada do lactente (familiar ou não)

Caracterizada pelo início das crises durante os dois primeiros anos de vida (entre o terceiro e o vigésimo mês, e pico no sexto mês). A história perinatal é normal. O exame neurológico e o perímetro cefálico são normais. As crises podem ser frequentes e inicialmente de difícil controle, mas terminam em remissão espontânea após 1 ano de seu início, e não recorrem posteriormente. O desenvolvimento neuropsicomotor não é afetado.

Variantes patogênicas do gene *PRRT2* são a causa genética mais frequente e a transmissão familiar é por herança autossômica dominante com penetrância incompleta.

As crises são de curta duração (< 3 minutos), focais, disperceptivas, iniciam com parada comportamental, seguida de automatismos, versão dos olhos e/ou cabeça e clonias (que alternam entre os dimídios progredindo para padrão hemiclônico e até tônico-clônico bilateral). O EEG interictal é normal e o ictal evidencia descargas focais. A neuroimagem é normal.[6]

Síndrome de espasmos epilépticos infantis – síndrome de West

As crises iniciam em aproximadamente 80 a 90% dos casos, durante o primeiro ano de vida (do quarto ao nono mês). Os espasmos epilépticos são caracterizados por contrações abruptas, seguidas por contração tônica com duração de segundos, envolvendo o tronco e o pescoço com adução ou abdução dos braços, podem ser bilaterais e simétricos ou assimétricos. Espasmos assimétricos sugerem etiologia lesional estrutural.

As crises ocorrem com mais frequência na fase N1 do sono (sono superficial) ou ao despertar. Nos fenótipos ictais mais graves, as crises podem ocorrer durante o sono. A síndrome de West é caracterizada por uma tríade: espasmos, hipsarritmia e parada ou regressão do desenvolvimento neuropsicomotor. A principal característica ao EEG, a hipsarritmia, é caracterizada por ondas lentas de amplitude elevada a muito elevada, mescladas com a atividade epileptiforme, variando em amplitude, duração, morfologia e localização.

Na maioria dos casos, a etiologia é conhecida com causas estruturais (adquiridas ou congênitas), infecciosas, metabólicas, imunológicas, anomalias genéticas e encefalopatia hipóxico-isquêmica.

Em aproximadamente 35% dos casos, a etiologia é desconhecida. Acredita-se que nesses casos, o prognóstico seja mais favorável, e pode ocorrer desenvolvimento normal após o cessar dos espasmos em até 15% dos pacientes, se o tratamento for precoce. O atraso de desenvolvimento é variável e geralmente está presente antes do início dos espasmos, com agravamento após a instalação dos espasmos. A deficiência intelectual e o transtorno do espectro autista, com gravidades variáveis, são frequentemente relatados após a remissão das crises (que ocorre por volta dos 3 aos 4 anos). A transição de espasmos para a síndrome de Lennox-Gastaut (SLG) é relatada em 18% dos casos.[6]

Infância

Epilepsia com ausência da infância
A EAI é definida por crises de ausência diárias e frequentes na idade escolar. Representa de 8 a 15% de todas as epilepsias da infância. A média da idade de início das crises é de aproximadamente 6 anos (de 2 a 10 anos).

As crises de ausência são breves (de 4 a 20 segundos) e ocorrem inúmeras vezes ao dia. São desencadeadas pela hiperventilação em 90% das crianças. Durante o episódio ictal, a criança frequentemente para ou executa de forma mais lenta sua atividade.

Apesar de a frequência das crises ser alta, geralmente não se observa regressão do desenvolvimento neuropsicomotor. O EEG ictal é característico com o complexo espícula-onda generalizada na frequência de 3 Hz (41% durante vigília; 100% durante o sono). É uma epilepsia generalizada, geneticamente determinada, não havendo indicação de exame genético pelo seu caráter poligênico. A maioria das crianças afetadas tem remissão total das crises aos 12 anos, com uma média de duração da epilepsia de 3,6 anos.[7]

Epilepsia autolimitada com espículas centrotemporais
A epilepsia da infância com paroxismos centrotemporais (anteriormente denominada epilepsia rolândica ou benigna) é uma das síndromes mais comuns da infância, representando de 15 a 25% das síndromes epilépticas que ocorrem dos 4 aos 12 anos. A idade de início varia de 4 a 10 anos em 90% dos pacientes, com um pico aos 7 anos. As crises ocorrem somente durante o sono em 80 a 90% dos pacientes, com duração variável (de 1 a 3 minutos). A frequência das crises é geralmente muito baixa.

A semiologia é característica e ocorrem sinais motores orofaciais, com clonias em um dos lados do rosto (predominantemente, na comissura labial), alteração da fala (disartria), sialorreia e sintomas sensoriais com dormência e parestesia da língua, lábios, gengiva e porção inferior da bochecha. As crises generalizadas são infrequentes.

O EEG interictal é caracterizado por ondas agudas bifásicas, com alta amplitude, seguidas de ondas lentas com projeção nas regiões centrotemporais ou centro temporoparietais que se exacerbam durante o sono. A etiologia é indeterminada, e não ocorre atraso ou regressão do desenvolvimento neuropsicomotor.[7]

Síndrome de Lennox-Gastaut
A SLG é uma encefalopatia epiléptica grave caracterizada por crises refratárias e declínio cognitivo. Os pacientes com SLG representam de 5 a 10% das crianças com epilepsia.

Os critérios diagnósticos clássicos consistem de uma tríade com múltiplos tipos de crises, EEG anormal e regressão cognitiva, e os tipos de crises são documentados como tônica, ausência atípica, atônicas e, mais raramente, mioclônicas. O estado de mal não convulsivo (crises de ausência atípica) tem duração de dias a semanas e ocorre em metade dos pacientes. Aproximadamente 50% dos pacientes com SLG apresentam crises atônicas com queda súbita ao solo.

O declínio cognitivo é frequentemente acompanhado por distúrbios comportamentais (hiperatividade, agressão e transtorno do espectro autista), que ocorrem em metade dos casos. O padrão eletroencefalográfico mais comum é o complexo espícula-onda lenta (< 3 Hz) durante vigília. Durante o sono NREM, o ritmo recrutante caracterizado por um ritmo rápido de 10 a 20 Hz é considerado essencial para o diagnóstico.

A maioria dos casos tem etiologia bem definida decorrente de lesões estruturais graves (p. ex., leucomalácea periventricular). Os pacientes sem etiologia definida, mas com deterioração global, devem ser investigados para SLC2A1 (deficiência do transportador da glicose), CLN2 (lipofuscinose ceroide infantil tardia) e TSC 1 e 2 (esclerose tuberosa).

O prognóstico é desfavorável, com 5% das crianças evoluindo para óbito, e de 80 a 90% continuam a ter crises na vida adulta; quase todos apresentam problemas cognitivos e comportamentais.[7]

Adolescência

Epilepsia mioclônica juvenil
A epilepsia mioclônica juvenil (EMJ) é classificada entre as epilepsias generalizadas geneticamente determinadas do adolescente, e em 10% de todas as epilepsias. A herança é poligênica.

As crises têm início entre os 12 e 18 anos (média de 14 anos) e a semiologia predominante são as crises mioclônicas, que ocorrem ao despertar, em especial após privação de sono. A percepção do meio é preservada ou brevemente diminuída. Adicionalmente, em 90% dos pacientes ocorrem, inclusive, crises tônico-clônicas generalizadas G, ou mioclônica-tônico-clônicas generalizadas, normalmente precedidas por crises mioclônicas. As ausências ocorrem em 30% dos pacientes.

Os fatores precipitantes são a privação de sono, fadiga, estresse e álcool. A fotoestimulação intermitente é um fator precipitante em 30% dos pacientes. O EEG interictal é caracterizado por complexos de espículas e multiespícula onda (3,5 a 6,0 Hz), com amplitude elevada e projeção generalizada presentes predominantemente ao despertar.

O prognóstico é favorável com controle total das crises em 80% dos pacientes. Entretanto, a retirada da medicação leva à recidiva das crises em 80 a 100% dos pacientes, caracterizando a EMJ como uma forma de epilepsia farmacodependente, na qual, a despeito do controle das crises, o tratamento medicamentoso e evitar fatores precipitantes são mandatórios para toda a vida.

TRATAMENTO

O tratamento das epilepsias é feito com fármacos anticrise (FAC), e deve ser individualizado após a determinação do diagnóstico sindrômico. O tratamento é iniciado em regime de monoterapia com titulação das doses para evitar efeitos colaterais. Dentre as medicações de primeira linha, a carbamazepina e oxcarbazepina são a primeira escolha para síndromes epilépticas com crises focais, e o valproato de sódio, para pacientes com crises generalizadas.[9]

Epilepsias do período neonatal

O tratamento inicial de escolha é o fenobarbital. Entretanto, após determinação da etiologia, a escolha do FAC pode ser modulada.

Epilepsia rolândica

Muitos autores sugerem o não tratamento, pois as crises são infrequentes na maioria dos casos. O tratamento farmacológico deve ser considerado para os pacientes com mais de 3 crises, um pequeno intervalo entre as crises, idade precoce de início, crise tônico-clônica generalizada, crises durante os dias e queixas cognitivas. Nesses casos, a indicação é a carbamazepina ou oxcarbazepina.

Epilepsia tipo ausência da infância

A primeira linha de tratamento medicamentoso é a etossuximida e o valproato, ambos com eficácia similar. O valproato pode ter mais efeitos adversos cognitivos e comportamentais. Como a EAI é uma epilepsia autolimitada, o tratamento ocorre por tempo limitado (de 1 a 3 anos).

Síndrome de West

O hormônio adrenocorticotrófico (ACTH), a vigabatrina e os corticosteroides, em especial a prednisolona, são eficazes. A associação da vigabatrina com a prednisolona parece ser mais eficaz do que a prednisolona usada isoladamente. Os fatores determinantes do sucesso terapêutico parecem ser a precocidade do tratamento e a etiologia dos espasmos.[10]

Síndrome de Lennox-Gastaut

O objetivo do tratamento é a diminuição da frequência e gravidade das crises para melhorar a qualidade de vida e o prognóstico, reconhecendo que o controle total das crises não é possível. Não há um consenso sobre o tratamento farmacológico ideal e inúmeros fármacos são utilizadas, como: valproato, lamotrigina, topiramato, rufinamida, clobazam, felbamato, levetiracetam, zonisamida e canabidiol. A dieta cetogênica e a neuromodulação podem diminuir as crises, e a calosotomia, uma cirurgia paliativa, com o objetivo de diminuir as crises de queda (crises atônicas).

Epilepsia mioclônica juvenil

Deve-se realizar uma associação entre tratamento farmacológico e a esquiva dos fatores precipitantes. Os fármacos de primeira linha são o valproato de sódio e o levetiracetam. O ácido valproico controla os três tipos de crises, mas não deve ser usado nas adolescentes em idade fértil pelo risco de teratogenia dose-relacionado (> 750 mg/dia). O levetiracetam é eficaz nas crises mioclônicas e tônico-clônicas generalizadas, e é o fármaco de escolha para meninas, levando-se em consideração a possibilidade de agravamento de sintomas depressivos e ansiosos previamente existentes e não tratados.

CONSIDERAÇÕES FINAIS

A epilepsia é uma doença neurológica prevalente na infância e adolescência e sua correta abordagem terapêutica depende da identificação da síndrome epiléptica e de sua etiologia. A história clínica e a semiologia dos eventos são o passo inicial na abordagem dos pacientes. O EEG auxilia na confirmação do tipo de epilepsia, e os demais exames (neuroimagem, estudo de genética e/ou metabólico) auxiliam na definição da etiologia.

REFERÊNCIAS BIBLIOGRÁFICAS

1. Scheffer, IE, Berkovic, S, Capovilla, G, Connolly, MB, French, J, Guilhoto, L, et al. ILAE classification of the epilepsies: Position paper of the ILAE Commission for Classification and Terminology. *Epilepsia*. 2017;58(4):512-521.
2. Fisher, RS, Cross, JH, French, JA, Higurashi, N, Hirsch, E, Jansen, FE, et al. Operational classification of seizure types by the International League Against Epilepsy: Position Paper of the ILAE Commission for Classification and Terminology. *Epilepsia*. 2017;58(4):522-30.
3. World Health Organization. Epilepsy. Disponível em: https://www.who.int/news-room/fact-sheets/detail/epilepsy. Acesso em: 20 mar. 2023.
4. Nunes, ML, Yozawitz, EG, Zuberi, S, Mizrahi, EM, Cilio, MR, Moshé, SL, et al. Neonatal seizures: Is there a relationship between ictal electroclinical features and etiology? A critical appraisal based on a systematic literature review. *Epilepsia Open*. 2019;4(1):10-29.
5. Pressler, RM, Cilio, MR, Mizrahi, EM, Moshé, SL, Nunes, ML, Plouin, P, et al. The ILAE classification of seizures and the epilepsies: Modification for seizures in the neonate. Position paper by the ILAE Task Force on Neonatal Seizures. *Epilepsia*. 2021;62(3):615-628.
6. Zuberi, SM, Wirrell, E, Yozawitz, E, Wilmshurst, JM, Specchio, N, Riney, K, et al. ILAE classification and definition of epilepsy syndromes with onset in neonates and infants: Position statement by the ILAE Task Force on Nosology and Definitions. *Epilepsia*. 2022;63(6):1349-1397.
7. Specchio, N, Wirrell, EC, Scheffer, IE, Nabbout, R, Riney, K, Samia, P, et al. International League Against Epilepsy classification anddefinition of epilepsy syndromes with onset in childhood: Position paper by the ILAE Task Force on Nosology and Definitions. *Epilepsia*. 2022;63(6):1398-1442.
8. Hirsch, E, French, J, Scheffer, IE, Bogacz, A, Alsaadi, T, Sperling, MR, et al. ILAE definition of the Idiopathic Generalized Epilepsy Syndromes: Position statement by the ILAE Task Force on Nosology and Definitions. *Epilepsia*. 2022; 63(6):1475-1499.

9. Wilmshurst, JM, Gaillard, WD, Vinayan, KP, Tsuchida, TN, Plouin, P, Bogaert, PV, et al. Summary of recommendations for the management of infantile seizures: Task Force Report for the ILAE Commission of Pediatrics. *Epilepsia*. 2015; 56(8):1185–1197.

10. O'Callaghan, FJ, Edwards, SW, Alber, FD, Hancock, E, Johnson, AL, Kennedy, CR, et al. Safety and effectiveness of hormonal treatment versus hormonal treatment with vigabatrin for infantile spasms (ICISS): a randomised, multicentre, open-label trial. *Lancet Neurol*. 2017;16(1):33-42.

CAPÍTULO 174

Sífilis Congênita

Lilian dos Santos Rodrigues Sadeck

INTRODUÇÃO

A sífilis congênita (SC) é uma doença de notificação compulsória, decorrente da disseminação hematogênica do *Treponema pallidum* por via transplacentária, da gestante não tratada ou inadequadamente tratada para o concepto. É um agravo evitável; entretanto, ainda representa um grave problema de saúde pública e sua ocorrência evidencia falhas principalmente da atenção pré-natal. O diagnóstico precoce da infecção materna e o tratamento adequado e oportuno são medidas simples e efetivas para a prevenção. O diagnóstico e o tratamento da gestante são essenciais, uma vez que a SC pode ter consequências graves para o feto e o recém-nascido (RN), incluindo morte perinatal, parto prematuro, baixo peso ao nascer, anomalias congênitas, sífilis congênita ativa e/ou sequelas no longo prazo.

A gestante é considerada adequadamente tratada quando a terapia for compatível ao estágio da doença, com administração exclusiva de penicilina benzatina iniciada no mínimo 30 dias antes do parto, de preferência com tratamento simultâneo do parceiro sexual ou com uso regular de preservativos nas relações sexuais. O prognóstico da SC está relacionado com a gravidade da infecção intrauterina e à época em que o tratamento foi instituído e, portanto, quanto mais precocemente tratar a gestante, menor será o prejuízo para o RN.[1,2]

Neste capítulo, são abordados os dados epidemiológicos, formas de transmissão, quadro clínico e o algoritmo atualizado para condução dos RNs de risco para sífilis congênita, enfatizando o diagnóstico de criança exposta e de sífilis congênita, assim como a terapêutica e seguimento ambulatorial.

EPIDEMIOLOGIA

No Brasil, a notificação compulsória de SC foi instituída pela Portaria nº 542, de 22 de dezembro de 1986; a de sífilis em gestantes, pela Portaria nº 33, de 14 de julho de 2005; e, por último, a de sífilis adquirida, pela Portaria nº 2.472, de 31 de agosto de 2010. Em 2017, com a publicação da Nota Informativa nº 02-SEI/2017 – DIAHV/SVS/MS, os critérios para definição de caso da sífilis adquirida, sífilis em gestantes e sífilis congênita foram revisados e atualizados. No período de 2011 a 2021, foram notificados no país 1.035.942 casos de sífilis adquirida, 466.584 casos de sífilis em gestantes, 221.600 casos de sífilis congênita e 2.064 óbitos por SC.[1,3]

O Brasil é um dos países que aderiu à iniciativa regional da Organização Mundial da Saúde e Organização Pan-Americana da Saúde (OMS/OPAS) para a eliminação da SC na América Latina e Caribe. A SC será considerada eliminada quando atingir a taxa de incidência de 0,5 caso a cada mil nascidos vivos.[5] Para alcançar essa meta, várias estratégias e ações são desenvolvidas, principalmente na atenção pré-natal, com ênfase no diagnóstico, assistência e vigilância da doença na gestante. Essas estratégias e ações são importantes para a obtenção do melhor acesso da gestante e da criança ao diagnóstico precoce, bem como para a prevenção dos casos, mas ainda não estão sendo suficientes para o alcance da meta de eliminação, como mostrado nas Figuras 174.1 e 174.2.[3]

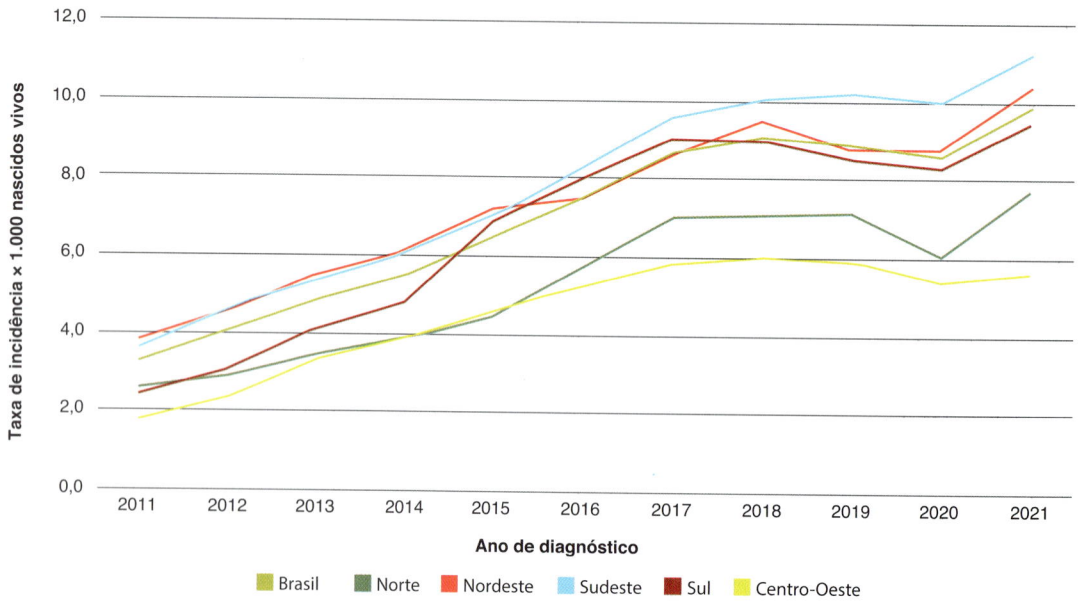

Figura 174.1 Taxa de incidência de sífilis congênita (por 1.000 nascidos vivos) segundo o ano de diagnóstico. Brasil e regiões, 2011 a 2021. Fonte: Sistema de Informação de Agravos de Notificação (Sinan), atualizado em 30/06/2022.

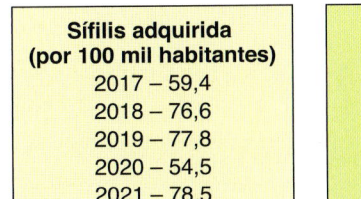 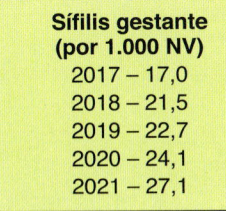 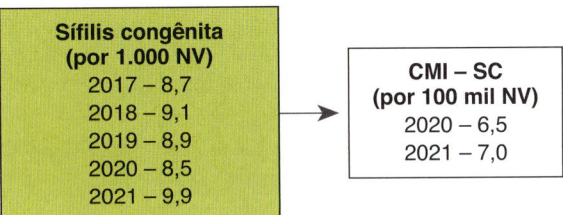

Sífilis adquirida (por 100 mil habitantes)	Sífilis gestante (por 1.000 NV)	Sífilis congênita (por 1.000 NV)	CMI – SC (por 100 mil NV)
2017 – 59,4	2017 – 17,0	2017 – 8,7	2020 – 6,5
2018 – 76,6	2018 – 21,5	2018 – 9,1	2021 – 7,0
2019 – 77,8	2019 – 22,7	2019 – 8,9	
2020 – 54,5	2020 – 24,1	2020 – 8,5	
2021 – 78,5	2021 – 27,1	2021 – 9,9	

Figura 174.2 Taxa de detecção de sífilis adquirida (por 100 mil habitantes), taxa de detecção de sífilis em gestantes e taxa de incidência de sífilis congênita (por 1.000 nascidos vivos [NV]), segundo o ano de diagnóstico. Brasil, 2017 a 2021. Fonte: Sistema de Informação de Agravos de Notificação (Sinan), atualizado em 30/06/2022.

As taxas de detecção de gestantes com sífilis mantêm-se em crescimento, mas com menor intensidade a partir de 2018. A incidência de SC, entre 2011 e 2017, apresentou crescimento médio de 17,6%, seguida de estabilidade nos anos subsequentes e aumento de 16,7% em 2021. O incremento na taxa de incidência de SC pode ter sido influenciado pelo impacto da pandemia de covid-19, provavelmente em decorrência do comprometimento de ações preventivas na assistência pré-natal.[3]

Em 2021, o percentual de tratamento adequado da sífilis na gestação foi apenas de 81,4%; entretanto, para eliminar a SC, faz-se necessário enviar esforços para alcançar 95% ou mais de cobertura de tratamento materno adequado, de acordo com recomendações da OPAS/OMS.[3]

As medidas de controle da SC consistem em oferecer a toda gestante uma assistência pré-natal adequada, com captação precoce e vinculação nos serviços de assistência pré-natal, oferta de testagem para sífilis no primeiro trimestre (idealmente na primeira consulta) e no terceiro trimestre de gestação (em torno da 28ª semana), instituição de tratamento oportuno e adequado para as gestantes e suas parcerias sexuais, seguimento após o tratamento, busca ativa de faltosas, documentação dos resultados das sorologias e tratamento da sífilis na caderneta da gestante, além da notificação dos casos de sífilis na gestação e de SC, cujas estratégias de prevenção são:

- Assistência pré-natal a todas as gestantes, com no mínimo 6 consultas com atenção integral qualificada
- Realizar teste sorológico VDRL ou RPR na primeira consulta de pré-natal e repetir no início do 3º trimestre de gestação, com ações direcionadas para busca ativa a partir dos testes reagentes
- Diagnóstico e tratamento adequados para as gestantes infectadas e seus parceiros; abordagem do caso de forma clínico-epidemiológica
- Documentação dos resultados da sorologia e tratamento da sífilis na carteira da gestante
- Notificação dos casos de SC, incluindo os casos de aborto e natimorto.

Ações articuladas de programas materno-infantis e de infecções sexualmente transmissíveis, como a Atenção Primária à Saúde e a instituição de Comitês de Investigação de casos de transmissão vertical de HIV e sífilis, contribuem para melhorar a resposta brasileira no enfrentamento da sífilis.[1,3,4]

Portanto, ainda é necessário aplicar mais esforços na qualidade dessa assistência, com ampla cobertura na oferta de testes para sífilis em gestantes, retorno dos resultados em tempo hábil, tratamento adequado, inclusão do parceiro sexual, orientação para prática sexual segura e planejamento reprodutivo para eliminar a sífilis congênita.

TRANSMISSÃO

A doença é transmitida por via transplacentária (transmissão vertical) e, em casos mais raros, durante o nascimento por contato direto com lesões de sífilis no canal de parto. A passagem transplacentária do treponema pode ocorrer durante toda a gestação e em qualquer estágio clínico da sífilis materna, sendo mais frequente na sífilis recente (lesões primárias, lesões secundárias e sífilis latente recente até 1 ano) e se reduz com a evolução da doença para as fases tardias (latente tardia após 1 ano e tardia, na sífilis terciária).

A redução na probabilidade de transmissão está diretamente relacionada com a diminuição de treponemas circulantes, passando de 70 a 100% na sífilis com lesões primárias ou secundárias para 30% na latência recente ou tardia da sífilis[1,6] (Figura 174.3).[1] Além de se caracterizar pela maior transmissibilidade, a fase recente da sífilis materna pode afetar mais gravemente o feto. A carga de treponema circulante diminui, mas não desaparece se não houver tratamento apropriado. Além dos estágios clínicos da sífilis, a ocorrência de transmissão vertical também é influenciada pelo tempo que o feto foi exposto.

Entre os desfechos adversos resultantes da sífilis materna recente não tratada, 40% resultarão em perdas gestacionais precoces, 11% em morte fetal a termo e de 12 a 13% em partos pré-termo ou baixo peso ao nascer. Pelo menos 20% dos RNs apresentam sinais sugestivos de sífilis congênita.[1]

QUADRO CLÍNICO

A SC é uma doença com amplo espectro clínico e pode se manifestar desde as formas assintomáticas ou oligossintomáticas até as formas graves, com quadros sépticos, óbitos fetais e neonatais. Ao nascimento, cerca de 60 a 90% dos RNs com SC são assintomáticos e, por isso, a triagem sorológica da gestante na maternidade é importante.[1,6]

A síndrome clínica da SC pode manifestar-se precocemente, com sintomas observados nos primeiros meses de vida, ou de forma tardia, com surgimento de sinais após os 2 anos de vida.

Na forma precoce, as manifestações clínicas das crianças com SC podem se apresentar a qualquer momento antes dos 2 anos. Cerca de dois terços das crianças desenvolvem sintomas em 3 a 8 semanas, e raramente surgem manifestações clínicas após 3 a 4 meses. Entre os sintomas da SC precoce estão anemia, aumento do fígado ou do baço, icterícia, lesões descamativas nas palmas das mãos e plantas dos pés, secreção nasal serosanguinolenta, fissuras labiais, exantema maculopapular, alterações radiológicas, como lesões líticas em ossos

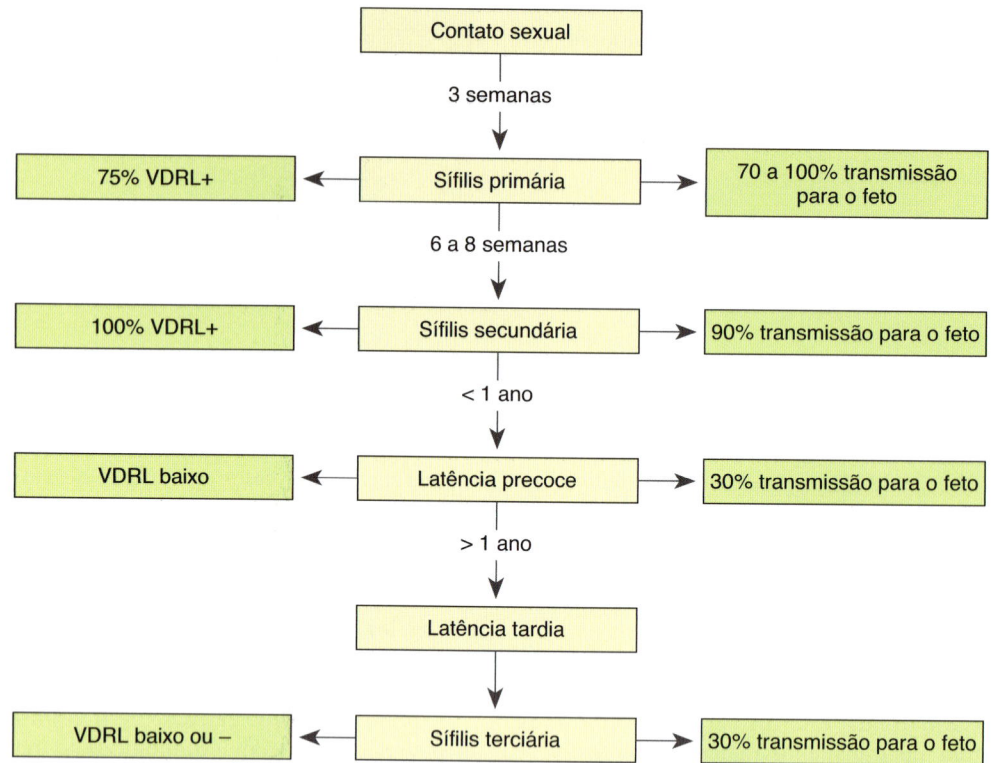

Figura 174.3 Transmissão vertical da sífilis congênita, de acordo com o estágio da sífilis materna.

(lesão em saca-bocado), pseudoparalisia de Parrot, sinal de Wegener, caracterizada por osteocondrite metafisária, visível nas extremidades principalmente do fêmur e do úmero e formação "em taça" da epífise, e sinal de Wimberger, com desmineralização e destruição óssea da parte superior medial tibial.

No período neonatal, consideram-se neurossífilis as seguintes situações: VDRL reagente no líquido cefalorraquidiano (LCR) ou leucócitos superiores a 25 cel/mm³ ou proteína superior a 150 mg/dℓ, e, no período pós-neonatal, VDRL reagente no LCR ou leucócitos superiores a 5 cel/mm³ ou proteína superior a 40 mg/dℓ. Para a adequada avaliação desses valores, o LCR deve estar livre de qualquer contaminação por sangue que possa ocorrer em casos de acidente de punção (Tabela 174.1).[1,2,6]

Na SC tardia, as manifestações são irreversíveis e incluem a tríade de Hutchinson caracterizado por ceratite intersticial, dentes incisivos medianos superiores deformados (dentes de Hutchinson) e surdez (lesão do oitavo par craniano). As outras manifestações são: fronte olímpica, nariz em sela, a tíbia em "lâmina de sabre", mandíbula curta, arco palatino elevado, ceratite intersticial, hidrocefalia, além de alterações oftalmológicas e dificuldade de desenvolvimento e aprendizado (Tabela 174.2).[1,2,6]

DIAGNÓSTICO E TRATAMENTO
Gestante

O diagnóstico etiológico de sífilis na gestante exige correlação entre dados clínicos, resultados de testes laboratoriais, histórico de infecções passadas devidamente registradas em prontuário e investigação de exposição recente. Apenas o conjunto de todas essas informações permite a correta avaliação diagnóstica de cada caso e o tratamento adequado.

Tabela 174.1 Manifestações clínicas da sífilis congênita de aparecimento precoce e da placenta.

Sistema	Manifestações
Mucocutânea	Coriza mucossanguinolenta *Rash* cutâneo Lesões descamativas nas palmas das mãos e plantas dos pés Condilomas
Osteoarticulares	Metafisite Osteocondrite Periostite Pseudoparalisia de Parrot
Sistema nervoso central	Alterações do líquor cefalorraquidiano
Hematológico	Anemia hemolítica Coagulação intravascular disseminada Trombocitopenia
Sistêmica	Hepatoesplenomegalia Icterícia Hidropisia Linfadenopatia generalizada Pneumonite Síndrome nefrótica Baixo peso ao nascer
Placenta	Vasculite Vilosite

Modificada de: Kolmann & Dobson, 2016.[7]

Os testes sorológicos utilizados para o diagnóstico de sífilis são divididos em dois grupos: testes treponêmicos (TT) e testes não treponêmicos (TNT). Caracterizam-se pela pesquisa de anticorpos em amostras de sangue total, soro, plasma ou LCR. Os TTs detectam anticorpos específicos

Tabela 174.2 Manifestações clínicas da sífilis congênita de aparecimento tardio.

Sistema	Manifestações
Dentição	Dentes de Hutchison Molares de Mulberry
Osteoarticulares	Tíbia em sabre Articulação de Clutton
Sistema nervoso central	Retardo mental Surdez por lesão do oitavo par craniano Hidrocefalia Convulsões Atrofia do nervo óptico Paresia juvenil generalizada
Olhos	Ceratite intersticial Coriorretinite Glaucoma secundário (uveíte) Lesão de córnea
Nariz	Nariz em sela Mandíbula protuberante
Pele	Rágades

Modificada de: Kolmann & Dobson, 2016.[7]

produzidos contra os antígenos do *T. pallidum*, e os TNTs detectam anticorpos não específicos para os antígenos do *T. pallidum* (anticardiolipina). Ressalta-se que os testes rápidos são TTs. Os testes imunológicos utilizados para o diagnóstico de sífilis são apresentados na Tabela 174.3.[1,4]

Atualmente, com a disponibilidade do teste rápido para sífilis, recomenda-se iniciar a investigação com TT, sempre que possível. A combinação de testes sequenciais aumenta o valor preditivo positivo do resultado reagente no teste inicial. Gestantes com testes rápidos reagentes para sífilis devem ser consideradas como portadoras de sífilis até prova em contrário, e na ausência de tratamento adequado e documentado previamente, devem ser tratadas na ocasião da consulta pré-natal, no parto ou em situação de abortamento. Ainda nesse momento, deve ser solicitado e coletado teste confirmatório, no caso um TNT (linha de base) para monitoramento posterior da resposta ao

tratamento. O atraso do tratamento em função da espera do resultado de teste complementar faz com que o profissional perca tempo e oportunidade de evitar um caso de SC. Ressalta-se a importância de boa documentação da história clínica, exames laboratoriais e tratamentos realizados nos prontuários dessas mulheres, para a adequada condução da gestante e do RN.[1]

É considerado tratamento materno adequado todo tratamento completo, adaptado ao estágio da doença (Tabela 174.4), feito com penicilina e iniciado pelo menos 30 dias antes do parto e finalizado antes do parto. O tratamento do parceiro atualmente não é considerado critério para definir se o tratamento materno foi adequado, mas lembrar que ele também deve ser medicado.[1,4]

É considerado tratamento inadequado para sífilis materna quando:

- É realizado com outro medicamento que não a penicilina
- É incompleto para o estágio da doença, mesmo tendo sido feito com penicilina
- O início do tratamento ocorreu com menos de 30 dias do parto
- Ausência de queda ou elevação dos títulos do VDRL após o tratamento adequado.

Recém-nascido

Como a maioria das crianças com SC são assintomáticas ao nascimento, é muito importante a triagem sorológica da mãe e do RN ainda na maternidade. Todas as gestantes devem realizar o teste rápido para sífilis e deve ser coletado sangue periférico de todos os RNs cujas mães apresentaram teste rápido ou TNT reagente na gestação, no parto ou na suspeita clínica de sífilis. A associação de critérios epidemiológicos, clínicos e laboratoriais deve ser a base para o diagnóstico assertivo da sífilis na criança. Outros exames, como hemograma, radiografia de ossos longos e coleta de LCR, podem ser solicitados para confirmação e tratamento.[1,4,6]

A avaliação inicial da criança exposta à sífilis ou com SC é realizada especialmente na maternidade/casa de parto, considerando os seguintes aspectos:

Tabela 174.3 Testes imunológicos disponíveis para o diagnóstico de sífilis.

Testes imunológicos	Tipos	Observações
Não treponêmicos	Venereal Disease Research Laboratory (VDRL)	Quantificáveis (p. ex., 1:2, 1:4, 1:8) Importantes para o diagnóstico e monitoramento da resposta ao tratamento
	Rapid Plasma Reagin (RPR)	
	Toluidine Red Unheated Serum Test (TRUST)	
	Unheated Serum Reagin (USR)	
Treponêmicos	Testes rápidos	São os primeiros a se tornarem reagentes Na maioria das vezes, permanecem reagentes por toda a vida, mesmo após o tratamento São importantes para o diagnóstico, mas não estão indicados para monitoramento da resposta ao tratamento
	Teste de imunofluorescência indireta – Fluorescent Treponemal Antibody -Absorption (FTA-Abs)	
	Ensaios imunoenzimáticos – Enzyme-Linked Immunossorbent Assay (ELISA)	
	Ensaio imunológico com revelação quimioluminescente e suas derivações – Electrochemiluminescence (EQL) e Chemiluminescent magnetic immunoassay (CMIA)	
	Teste de hemaglutinação – *T. pallidum* haemagglutination Test (TPHA)	
	Teste de aglutinação de partículas – *T. pallidum* particle agglutination assay (TPPA)	
	Ensaios de micro-hemaglutinação – Micro-Haemagglutination Assay (MHA-TP)	

Fonte: Domingues, et al.[1]

Tabela 174.4 Tratamento e monitoramento da sífilis na gestação, de acordo com o estágio da doença.

Estadiamento	Esquema terapêutico	Seguimento (teste não treponêmico)
Sífilis recente: lesões primárias, lesões secundárias e latente recente – com até 1 ano de evolução	Benzilpenicilina 2,4 milhões UI, intramuscular, dose única (1,2 milhão UI em cada glúteo)	Teste não treponêmico mensal
Sífilis tardia: sífilis latente tardia – com mais de 1 ano de evolução ou latente com duração ignorada e sífilis tardia, com lesões terciárias	Benzilpenicilina benzatina 2,4 milhões UI, intramuscular, 1x/semana (1,2 milhão UI em cada glúteo) por 3 semanas[a]	Teste não treponêmico mensal
Neurossífilis	Benzilpenicilina potássica/cristalina, 18-24 milhões UI, 1x/dia, intravenosa, administrada em doses de 3-4 milhões UI, a cada 4 h, ou por infusão contínua, por 14 dias	Exame de líquor de 6 em 6 meses até normalização

[a]O intervalo entre as doses deve ser de 7 dias para completar o tratamento.
Fonte: Ministério da Saúde.[4]

- Histórico materno de sífilis quanto ao tratamento e seguimento na gestação
- Sinais e sintomas clínicos da criança (na maioria das vezes, ausentes ou inespecíficos)
- Teste não treponêmico de sangue periférico da criança comparado com o da mãe.

Não existe uma avaliação complementar que determine com precisão o diagnóstico da infecção na criança. Dessa forma, esse diagnóstico exige uma combinação de avaliação clínica, epidemiológica e laboratorial.[1,4]

As recomendações para avaliação e o tratamento, na maternidade, das crianças nascidas de mães com diagnóstico de sífilis na gestação atual, de acordo com a categoria que se encaixa, devem seguir a normatização do Ministério da Saúde,[4] conforme algoritmo mostrado na Figura 174.4.

O tratamento da SC no período neonatal é realizado com benzilpenicilina (cristalina, procaína ou benzatina), a depender do tratamento materno durante a gestação ou da titulação de TNT do RN comparado ao materno e dos exames clínicos e laboratoriais da criança. Os casos diagnosticados com SC após 1 mês de vida (período pós-neonatal) e aqueles com sífilis adquirida devem ser tratados com benzilpenicilina cristalina (Tabela 174.5).[1,4]

ACOMPANHAMENTO DE CRIANÇAS EXPOSTAS E COM SÍFILIS CONGÊNITA

O cuidado à criança exposta à sífilis e com SC envolve diferentes pontos de atenção à saúde. O seguimento é fundamental para crianças expostas à sífilis e com diagnóstico de SC. Ressalta-se que é importante também realizar o seguimento do tratamento de sífilis nas puérperas, mães das crianças expostas à sífilis e com SC, com monitoramento das titulações de testes não treponêmicos até o momento da alta por cura.[4]

No momento da alta hospitalar, compete à maternidade referenciar todas as crianças expostas à sífilis e com SC, tratadas ou não, às unidades de saúde, preferencialmente com consulta pré-agendada. O seguimento pode ser realizado durante consultas de puericultura na atenção primária, com vigilância e monitoramento cuidadoso de sinais e sintomas sugestivos de SC, além dos testes de sífilis e exames complementares, como descrito nas Tabelas 174.6 (criança exposta à sífilis) e 174.7 (criança com SC). Destaca-se que o seguimento ambulatorial deve ser garantido a todas as crianças expostas à sífilis ou com SC até 18 meses de vida, e nenhuma mãe ou RN deve deixar a maternidade sem o conhecimento do resultado do teste para sífilis, realizado na admissão para o parto.[1,4,8]

CONSIDERAÇÕES FINAIS

No que diz respeito à assistência e prevenção, a medida de controle da SC mais efetiva é toda gestante ter uma assistência pré-natal adequada. Para isso, é essencial a realização de, no mínimo, seis consultas com atenção integral qualificada; realização do exame VDRL no primeiro trimestre da gestação (idealmente na primeira consulta) e segundo teste em torno da 28ª semana, com ações direcionadas para busca ativa a partir dos testes reagentes (recém-diagnosticados ou em seguimento); uso de preservativo nas relações sexuais durante a gestação; e tratamento adequado da gestante e do parceiro, abordando os casos de forma clínico-epidemiológica. Só com a atenção pré-natal qualificada e estendida a todas as gestantes será possível reduzir os índices de sífilis materna e, consequentemente, os casos de SC.

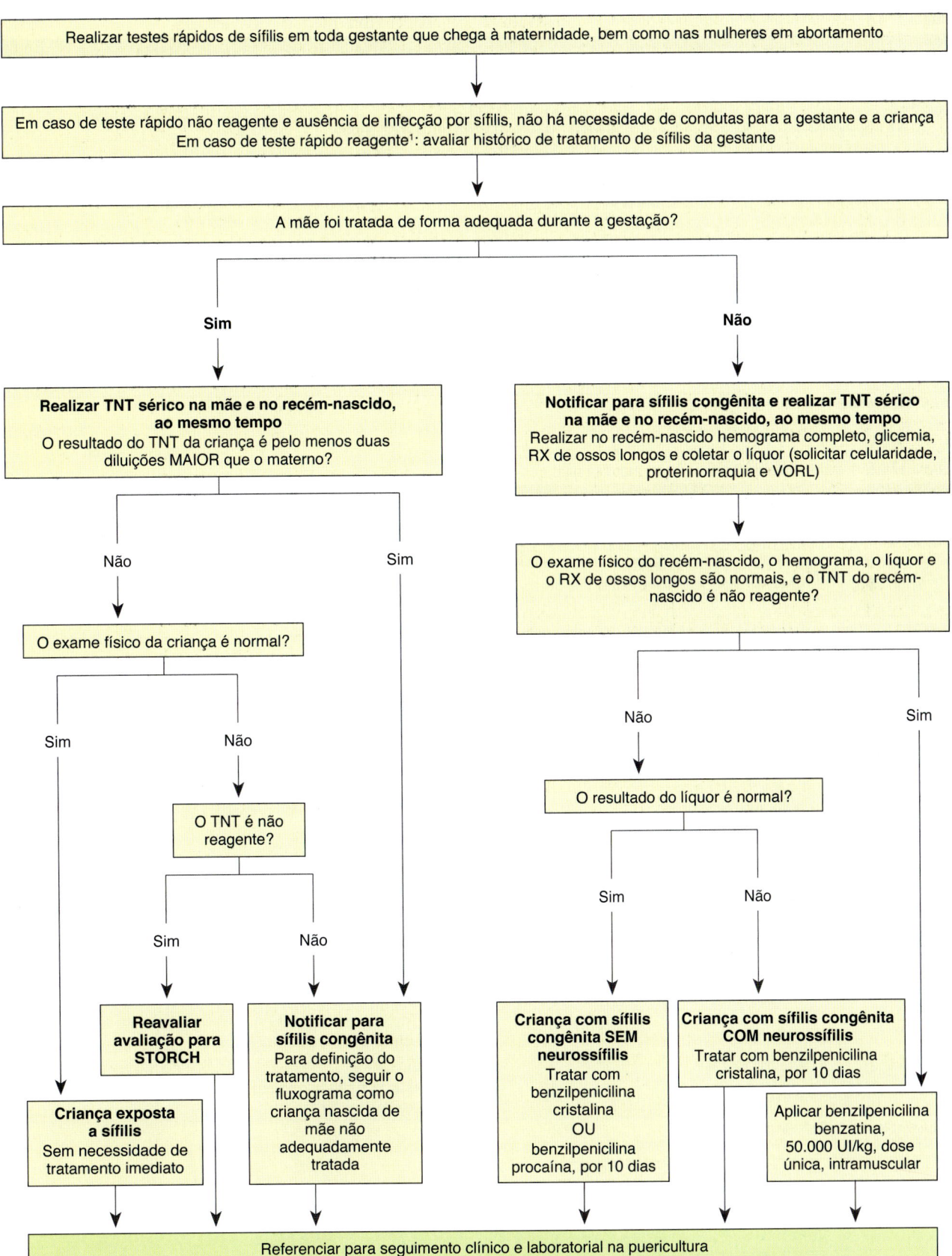

Figura 174.4 Recomendações para avaliação e manejo na maternidade das crianças nascidas de mães com diagnóstico de sífilis na gestação atual ou no momento do parto. Fonte: Ministério da Saúde.[4]

Tabela 174.5 Esquema terapêutico para a sífilis congênita no período neonatal, pós-neonatal e para crianças com sífilis adquirida.

Esquema terapêutico	Quem pode receber o esquema	Seguimento
Tratamento no período neonatal		
Benzilpenicilina cristalina 50.000 UI/kg, intravenosa, de 12/12 h na primeira semana de vida, e de 8/8 h após a primeira semana de vida, por 10 dias	Criança com ou sem neurossífilis É necessário reiniciar o tratamento se houver atraso de mais de 24 h na dose	Referenciar para seguimento clínico e laboratorial na puericultura Seguimento obrigatório
Benzilpenicilina procaína 50.000 UI/kg, intramuscular, 1x/dia, por 10 dias	Criança sem neurossífilis É necessário reiniciar o tratamento se houver atraso de mais de 24 h na dose	Referenciar para seguimento clínico e laboratorial na puericultura Seguimento obrigatório
Benzilpenicilina benzatina 50.000 UI/kg, intramuscular, dose única	Crianças nascidas de mães não tratadas ou tratadas de forma não adequada, com exame físico normal, exames complementares normais e teste não treponêmico não reagente ao nascimento	Referenciar para seguimento clínico e laboratorial na puericultura Seguimento obrigatório
Tratamento no período pós-neonatal e na criança com sífilis adquirida		
Benzilpenicilina cristalina 50.000 UI/kg, intravenosa, de 4/4 h a 6/6 h, por 10 dias	Crianças diagnosticadas com sífilis congênita após 1 mês de vida e aquelas com sífilis adquirida	Referenciar para seguimento clínico e laboratorial na atenção primária à saúde

Fonte: Ministério da Saúde.[4]

Tabela 174.6 Seguimento ambulatorial da criança exposta a sífilis.

Local	Periodicidade	Observações
Atenção básica	Consultas: 1ª < 7 dias de vida e com 1, 2, 4, 6, 9,12 e 18 meses TNT: 1, 3, 6, 12 e 18 meses de vida Interromper após 2 testes consecutivos não reagentes	Criança exposta a sífilis pode apresentar sinais e sintomas compatíveis com a doença ao longo do seu desenvolvimento. Busca ativa de sinais e sintomas precoces de SC e DNPM TNT: queda aos 3 meses e não reagentes aos 6 meses – criança não infectada Se elevação do título em 2 diluições (SC), investigar, coleta de LCR, tratar com penicilina cristalina por 10 dias e notificação à vigilância epidemiológica

TNT: teste não treponêmico, SC: sífilis congênita, DNPM: desenvolvimento neuropsicomotor; LCR: líquido cefalorraquidiano.
Fonte: Ministério da Saúde.[4]

Tabela 174.7 Seguimento ambulatorial da criança com sífilis congênita.

Local	Periodicidade	Observações
Atenção básica	Consultas: 1ª < 7 dias de vida 1, 2, 4, 6, 9,12 e 18 meses TNT: 1, 3, 6, 12 e 18 meses Interromper após 2 testes consecutivos não reagentes Neurossífilis	TNT: queda aos 3 meses e não reagentes aos 6 meses – criança não infectada Diante da elevação de títulos em 2 diluições em TNT ou sua não negativação até 18 meses ou persistência de títulos baixos, reavaliar a criança e proceder ao retratamento Repetir LCR a cada 6 meses até normalização
Neurologia	Semestrais por 2 anos	Avaliar o desenvolvimento neuropsicomotor No caso de neurossífilis, repetir punção lombar a cada 6 meses, até normalização bioquímica, citológica e sorológica. Se o VDRL liquórico permanecer reagente ou a celularidade e/ou proteína no líquor se mantiverem alterados, realizar nova investigação clínico-laboratorial e retratar. Exames de imagem também podem ser considerados nesse cenário
Oftalmologia	Semestrais por 2 anos	Buscar anomalias oftalmológicas. As mais comuns são ceratite intersticial, coriorretinite, glaucoma secundário, cicatriz córnea e atrofia óptica. A faixa etária de acometimento de ceratite intersticial costuma ser dos 2 aos 20 anos
Audiológico	Semestrais por 2 anos	Buscar anomalias auditivas A perda auditiva sensorial pode ter ocorrência mais tardia, entre 10 e 40 anos, por acometimento do oitavo par craniano

TNT: teste não treponêmico; LCR: líquido cefalorraquidiano.
Fonte: Ministério da Saúde.[4]

REFERÊNCIAS BIBLIOGRÁFICAS

1. Domingues, CSB, Duarte, G, Passos, MRL, Sztajnbok, DCN, Menezes, MLB. Protocolo Brasileiro para Infecções Sexualmente Transmissíveis 2020: sífilis congênita e criança exposta à sífilis. *Epidemiol Serv Saude*. Brasília, 30(Esp.1):e2020597, 2021

2. Heresi, G, Abhishek, S. Syphilis. *In*: Eichenwald, EC, Hansen, AR, Martin, CR, Stark, AR. *Cloherty and Stark's Manual of Neonatal Care*, 8th ed. Editora Wolters Kluwer Health, India. 2021

3. Ministério da Saúde. *Boletim Epidemiológico de Sífilis. Número Especial*. Outubro. 2022 Ano 6, nº 01. Disponível em: https://www.gov.br/saude/pt-br/centrais-de-conteudo/publicacoes/boletins/epidemiologicos/especiais/2022/boletim-epidemiologico-de-sifilis-numero-especial-out-2022/view. Acesso em: 17 agos. 2023.

4. Brasil. Ministério da Saúde, Secretaria de Vigilância em Saúde, Departamento de Doenças de Condições Crônicas e Infecções Sexualmente Transmissíveis. Protocolo Clínico e Diretrizes Terapêuticas para Atenção Integral às Pessoas com Infecções Sexualmente Transmissíveis – IST (Internet.) Ministério da Saúde, Secretaria de Vigilância em Saúde, Departamento de Doenças de Condições Crônicas e Infecções Sexualmente Transmissíveis. Brasília: Ministério da Saúde, 2022. p. 211. Disponível em: http://bvsms.saude.gov.br/bvs/publicacoes/protocolo_clinico_atecao_integral_ist.pdf ISBN 978-65-5993-276-4. Acesso em: 12 fev. 2023.

5. World Health Organization. Global guidance on criteria and processes for validation: elimination of mother-to-child transmission (EMTCT) of HIV and syphilis. Geneve: WHO; 2014. Disponível em: http://www. who.int/reproductivehealth/publications/rtis/9789241505888/en/. Acesso em: 12 fev. 2023.

6. Sadeck, LSR. Sífilis Congênita: Dificuldades no diagnóstico e tratamento. Atualize-se SPSP. Ano 2, nº 5, setembro 2017. Disponível em: https://www.spsp.org.br/2017/09/19/pediatra-atualize-se-de-setembro-trata-da-sifilis-congenita/. Acesso em: 12 fev. 2023.

7. Kolmann, TR, Dobson, SR. Syphilis. *In*: Wilson, C, Nizet, V, Maldonado, Y, Remington, JS, Klein, JO. *Infectious diseases of the fetus and newborn infant. Remington and Klein's infectious diseases of the fetus and newborn infant*. 8th ed. Philadelphia: Saunders; 2016. p. 512-43.

8. Bentlin, MR. Importância do seguimento no tratamento da sífilis congênita. *Atualize-se SPSP*. Ano 2. nº 5. Setembro 2017. Disponível em: https://www.spsp.org.br/2017/09/19/pediatra-atualize-se-de-setembro-trata-da-sifilis-congenita/. Acesso em: 12 fev. 2023.

175
Câncer Infantojuvenil

Denise Bousfield da Silva • José Henrique Silva Barreto • Mara Albonei Dudeque Pianovski

INTRODUÇÃO

O câncer é uma doença causada pela combinação de alterações genéticas e adquiridas no genoma, que determinam distúrbios no crescimento celular, falha na diferenciação ou redução da apoptose.[1,2]

Na criança e no adolescente, o câncer difere daquele que ocorre no adulto em decorrência do tipo de célula progenitora envolvida e dos mecanismos de transformação maligna.[1] A maioria das neoplasias pediátricas apresenta achados histológicos que se assemelham aos tecidos fetais nos diferentes estágios de desenvolvimento, e são consideradas embrionárias. Possuem curto período de latência e, em geral, apresentam crescimento rápido, são mais agressivas e invasivas, mas respondem melhor ao tratamento e apresentam usualmente melhor prognóstico que o câncer do adulto. Os tipos histológicos mais frequentes são as leucemias, os tumores do sistema nervoso central (SNC) e os linfomas, embora possa ser observada considerável variação mundial nessa ocorrência, geralmente relacionada com fatores demográficos e socioeconômicos da área analisada.[1,2,3]

Nos lactentes menores de 1 ano, as neoplasias malignas diferem, do ponto de vista clínico e biológico, das que acometem as crianças maiores. Nessa faixa etária, o câncer mais frequente é o neuroblastoma, seguido das leucemias agudas, dos tumores do SNC e do retinoblastoma.[4]

EPIDEMIOLOGIA E INCIDÊNCIA

No Brasil, estima-se a ocorrência de 704 mil casos novos de câncer para cada ano do triênio 2023-2025. Segundo o Instituto Nacional do Câncer (INCA), para o câncer infantojuvenil (até a idade de 19 anos) a estimativa para esse triênio é de 7.930 casos novos/ano, com discreto predomínio no sexo masculino.[5]

Na maioria das populações, o câncer infantojuvenil representa entre 1 e 4% de todas as neoplasias malignas.[1] Segundo a International Agency for Research on Cancer (IARC), estima-se que, no mundo, todos os anos, 215 mil casos são diagnosticados em crianças menores de 15 anos, e cerca de 85 mil em adolescentes entre 15 e 19 anos.[3]

Os óbitos por câncer nas crianças, adolescentes e adultos jovens no Brasil correspondem à segunda causa de morte, embora esse padrão se diferencie de acordo com a região geográfica.[4] É importante lembrar que as tendências nas taxas de mortalidade por câncer estão vinculadas à capacidade do sistema de saúde de realizar o diagnóstico precoce e à facilidade de acesso ao tratamento especializado.[3]

FATORES DE RISCO

O câncer pode ser determinado por alterações no DNA que mantêm os oncogenes ativados ou que desativam os genes supressores de tumor. Algumas crianças herdam mutações de um dos pais, que estão presentes em todas as células do corpo da criança, aumentando o risco de certos tipos de câncer. Entretanto, a maioria dos cânceres infantis não é determinada por alterações hereditárias no DNA, mas é resultante de mudanças no DNA que acontecem no início da vida da criança, às vezes antes do nascimento. Essas mutações são adquiridas e estão presentes apenas nas células neoplásicas e não são transmitidas aos filhos.[1,2,6]

Na criança, o processo carcinogênico é diferente do adulto, pois apresenta um período muito mais curto de evolução. É razoável assumir que muitos cânceres que ocorrem nas crianças e nos adolescentes resultam de aberrações que acontecem precocemente no processo de desenvolvimento. Na maioria dos estudos hoje disponíveis, não há evidências que suportem papel etiológico maior para os fatores ambientais ou outros fatores exógenos no câncer infantojuvenil; entretanto, a radiação ionizante em altas doses e a quimioterapia prévia são causas aceitas.[2,6]

Nesse contexto, o aparecimento do câncer na criança está diretamente vinculado a uma multiplicidade de causas, e em alguns tipos histológicos a suscetibilidade genética tem papel importante. Entre os fatores de risco estão os familiares (retinoblastoma), as síndromes genéticas, a radiação ionizante e não ionizante, as medicações citotóxicas (ciclofosfamida, etoposídeo), o vírus Epstein-Barr, entre outros.[1,2,6] Embora as crianças com síndromes de predisposição genética a neoplasias, como as doenças ligadas à instabilidade cromossômica, ao defeito de replicação e/ou no reparo do DNA, correspondam a cerca de 3% dos casos de câncer diagnosticados, elas devem ser constantemente supervisionadas e avaliadas pelos pediatras, visando o diagnóstico precoce da doença neoplásica, bem como o aconselhamento genético, considerando que apresentam risco elevado de desenvolvimento de neoplasias ao longo da vida.[1]

Na criança e no adolescente, portanto, raramente é possível a prevenção primária do câncer, e por isso é fundamental a atuação na prevenção secundária pelo diagnóstico precoce da doença, objetivando detectar o câncer em seu estágio inicial de desenvolvimento. Outra estratégia preventiva importante nessa faixa etária é a aquisição de hábitos de vida saudáveis, que ajudam os indivíduos a se manterem saudáveis por mais tempo, evitando, assim, as doenças crônicas na idade adulta.[1,5,6]

DIAGNÓSTICO

Considerando que o médico será, provavelmente, o primeiro profissional a ser procurado pela família da criança e um dos responsáveis pelo diagnóstico precoce, é fundamental a realização de história clínica detalhada, bem como exame físico minucioso para identificar a doença ainda incipiente. Informações referentes a síndromes genéticas são relevantes, pois algumas dessas síndromes podem estar associadas a maior susceptibilidade de desenvolver o câncer, como as imunodeficiências, as doenças metabólicas, as doenças com instabilidade cromossômica, a exemplo da anemia de Fanconi, facomatoses, doenças autoimunes, polipose familiar e neurofibromatose (NF1).[6]

Pacientes com anomalias renais e urogenitais (hipospádia, ptose renal, duplicação pielocalicial) e síndrome de WAGR (tumor de Wilms, aniridia, anomalias genitourinárias e retardo de desenvolvimento), síndrome de Denys-Drash e síndrome de Beckwith-Wiedemann, entre outras, possuem maior risco de incidência de tumor de Wilms.[6]

A presença de imunossupressão prévia, seja constitucional, ou pela infecção pelo vírus da imunodeficiência humana (HIV) ou imunossupressão induzida pós-transplantes, também aumenta o risco para desenvolvimento de malignidade. Algumas crianças que tiveram alguns tipos de câncer têm chance de desenvolver uma segunda neoplasia, tanto por portarem alterações genéticas que predispõem a essa situação como por serem expostas a quimioterápicos ou à radioterapia.[6]

Os sinais e sintomas do câncer infantojuvenil são geralmente inespecíficos e, não raras vezes, a criança ou o adolescente pode ter seu estado geral de saúde ainda não comprometido no início da doença. Portanto, é fundamental que o médico assistente considere a possibilidade diagnóstica da doença diante de alguns sinais e sintomas que possam sugerir determinadas neoplasias, principalmente se persistentes.[1,2] Os atrasos no diagnóstico do câncer podem estar relacionados com diversos fatores, como idade do paciente, tipo histológico, sinais/sintomas de apresentação, local do tumor, e acesso aos cuidados de saúde. Os sinais e sintomas abordados neste capítulo podem ocorrer em pelo menos 85% dos cânceres infantojuvenis (Tabela 175.1).[1,2]

Tabela 175.1 Sinais/sintomas mais frequentes, relação anatômica e possíveis neoplasias malignas associadas.

Sinais e sintomas/relação anatômica	Possíveis neoplasias malignas
Sintomas gerais	
Mal-estar generalizado, febre, linfonodomegalia	Linfoma, leucemia, sarcoma de Ewing, neuroblastoma
Pele	
Dermatite seborreica	Histiocitose das células de Langerhans
Equimoses, petéquias, hematomas	Leucemia, linfoma, histiocitose das células de Langerhans, falência medular secundária à invasão da medula óssea por células malignas (tumores sólidos)
Nevos com modificação de características prévias	Carcinoma basocelular, carcinoma epidermoide e melanoma
Cabeça e pescoço	
Cefaleia, náuseas e vômitos	Tumor do sistema nervoso central, leucemia
Convulsão	Tumor do sistema nervoso central
Otalgia	Sarcoma de partes moles
Proptose	Neuroblastoma, retinoblastoma, leucemia mieloide aguda, histiocitose das células de Langerhans
Reflexo do "olho do gato"	Retinoblastoma
Rinite	Sarcoma de partes moles
Epistaxe	Leucemia, sarcoma de partes moles, carcinoma da nasofaringe
Faringite	Sarcoma de partes moles
Amigdalite	Linfoma, leucemia
Voz anasalada	Carcinoma de nasofaringe
Linfonodomegalia	Leucemia, linfoma, sarcoma de partes moles, neuroblastoma, tumor da tireoide, metástases de tumores sólidos
Tumores em ossos do crânio	Histiocitose das células de Langerhans, metástases de tumores sólidos
Alterações de mandíbula e em arcada dentária	Histiocitose das células de Langerhans, linfoma não Hodgkin
Tórax	
Síndrome mediastinal superior/síndrome de veia cava superior	Linfomas não Hodgkin e Hodgkin, leucemia e tumores de células germinativas, mais raramente
Parede torácica	
Tumor de partes moles	Sarcoma de partes moles, tumor de Askin
Tumor ósseo	Sarcoma de Ewing
Intratorácico	Neuroblastoma
Mediastino	
Anterior	Linfoma, sarcoma, teratoma, tumor de células germinativas
Médio	Tumor cardíaco, linfodonomegalia secundária a metástase, linfoma, leucemia
Posterior	Tumores neurogênicos
Pleura	Linfoma, leucemia, metástases de tumores sólidos

(Continua)

Tabela 175.1 Sinais/sintomas mais frequentes, relação anatômica e possíveis neoplasias malignas associadas. (*continuação*)

Sinais e sintomas/relação anatômica	Possíveis neoplasias malignas
Abdome	
Extra-abdominal	Sarcoma de partes moles
Intra-abdominal	Leucemia, linfoma, tumor hepático
Retroperitoneal	Tumor de Wilms, neuroblastoma, tumor pancreático
Pélvico	Sarcoma de partes moles, tumor de células germinativas
Geniturinário	
Hematúria	Tumor de Wilms, sarcoma de partes moles
Dificuldade para evacuar	Sarcoma de partes moles (bexiga, próstata, pélvico)
Vulvovaginite	Sarcoma de partes moles
Tumor paratesticular e do testículo	Sarcoma de partes moles, tumor de células germinativas
Aumento do volume testicular	Leucemia, linfoma, tumores primários dos testículos
Musculoesquelético	
Tumor de partes moles	Sarcoma de partes moles, tumor neuroectodérmico primitivo
Tumor ósseo/dor óssea	Linfoma, leucemia, sarcoma de Ewing, neuroblastoma, osteossarcoma, histiocitose das células de Langerhans
Sistema nervoso central	
Sinais de localização (hemiparesia, perda hemissensorial, hiperreflexia, convulsões e queixas visuais)	Tumor do sistema nervoso central (tumores supratentoriais – cérebro, núcleos da base, tálamo, hipotálamo e quiasma óptico), compressão medular por tumores sólidos ou por doenças linfoproliferativas
Anormalidades na marcha (atetósica) e alterações do equilíbrio	Tumor do sistema nervoso central (fossa posterior)
Mudança de comportamento, alterações da personalidade e na forma de pensar; alterações da fala, como dificuldade de expressão e apraxia	Tumor do sistema nervoso central (lobo frontal)
Alterações de linguagem (principalmente dificuldade em processar o que ouve) e distúrbios cognitivos (déficits de memória recente)	Tumor no lobo temporal
Dificuldade para falar ou entender o que é falado (problemas de expressão e de compreensão da linguagem oral) e com as habilidades de leitura e escrita	Tumor no lobo parietal
Paralisia de nervos periféricos	Tumor do sistema nervoso central (infratentoriais), infiltração do sistema nervoso central por hemopatias malignas
Nistagmo	Tumor do sistema nervoso central (suprasselares, como gliomas de vias ópticas e de hipotálamo), retinoblastoma
Amaurose	Tumor do sistema nervoso central (linha média, vias ópticas), retinoblastoma, infiltração do sistema nervoso central por hemopatias malignas
Compressão medular espinhal	Comprometimento de vértebra, tumor paravertebral, tumor intrínseco ao cordão espinhal ou lesões infiltrativas
Manifestações endócrinas	
Síndrome de Cushing	Tumor da adrenal, tumor do sistema nervoso central (linha média)
Virilização e feminilização	Tumor da adrenal, tumor do sistema nervoso central (linha média)
Diabetes insípido	Tumor do sistema nervoso central (linha média), histiocitose das células de Langerhans, craniofaringioma
Obesidade	Tumor do sistema nervoso central (linha média)
Síndrome diencefálica (*failure to thrive*)	Tumor do sistema nervoso central (hipotálamo)
Hipertensão arterial sistêmica	Tumor de Wilms, neuroblastoma, feocromocitoma, carcinoma de córtex adernal
Alterações no sangue periférico	
Leucocitose ou leucopenia, associada a neutropenia, plaquetopenia ou pancitopenia	Leucemia, linfoma, neuroblastoma, outros tumores de pequenas células azuis e redondas
Blastos	Leucemia
Trombocitose	Leucemia mieloide crônica, hepatoblastoma, neuroblastoma

(Continua)

Tabela 175.1 Sinais/sintomas mais frequentes, relação anatômica e possíveis neoplasias malignas associadas. (*continuação*)

Sinais e sintomas/relação anatômica	Possíveis neoplasias malignas
Eritrocitose	Tumor de Wilms e de sistema nervoso central
Distúrbios de coagulação	Mais intensamente associado a leucemia promielocítica aguda
Alterações em exames radiológicos	
Reação periosteal em aspecto de "casca de cebola"	Sarcoma de Ewing
Imagem em "raio de sol" ou "refulgência"	Osteossarcoma
Osteopenia, lesões líticas, bandas metafisárias e lesões escleróticas	Leucemia

Adaptada de: Blaney SM, Adamson PC, Helman LJ ed., 2021[2] e de Silva DB, Barreto JHS, Pianovski MA, 2022.[1]

Sinais e sintomas sistêmicos

Febre, anorexia, perda de peso e astenia podem estar presentes no paciente com câncer e representam o estado consumptivo da doença. A febre pode ser secundária à própria doença, ou traduzir um processo infeccioso em curso associado à imunossupressão determinada pelo câncer.[2,3]

Usualmente no câncer infanto-juvenil, a febre está associada a outros sinais e sintomas que conduzem ao diagnóstico. Nos pacientes que apresentam febre prolongada, uma malignidade de base deve ser considerada no diagnóstico diferencial, pois pode estar associada à doença em cerca de 5 a 10% dos casos, sendo as leucemias e linfomas as neoplasias mais frequentemente observadas.[1,2] A febre persistente pode, inclusive, ser observada nos pacientes com sarcoma de Ewing e histiocitose de células de Langerhans.[2] Nos pacientes com linfoma Hodgkin, febre, perda de peso e sudorese noturna são classificados como "sintomas B" e estão associados à evolução desfavorável da doença.[2,3]

A palidez frequentemente decorrente de anemia é preocupante, em especial se houver outros sinais e sintomas concomitantes, como petéquias, equimoses, linfonodomegalias, hepatoesplenomegalia e dor óssea.[2]

Linfonodomegalias

Os linfonodos são estruturas dinâmicas, que apresentam grande flutuação no seu tamanho, especialmente nas crianças, uma vez que estão expostas a diversos vírus e bactérias. A linfonodomegalia periférica representa uma situação comum na prática pediátrica, e na maioria das vezes constitui uma etapa de crescimento normal do tecido linfoide ou reação secundária às doenças benignas da infância. No atendimento da criança e adolescente com linfonodomegalia, é relevante considerar a idade, bem como o tamanho, as características e a localização do linfonodo, sua evolução e a presença de sinais e sintomas inflamatórios ou sistêmicos associados.[2,7] Linfonodos de localização supraclavicular, epitroclear, auricular posterior, cervical baixa e poplítea são considerados patológicos e devem ser investigados.[2,7] A presença de linfonodomegalia profunda (mesentéricas, ilíacas, pélvicas) deve também alertar para a necessidade de investigação de neoplasia.[2,3,7]

Petéquias, equimoses, febre e hepatoesplenomegalia podem ser observadas em associação às linfonodomegalias nas leucemias agudas.[3]

Neutropenia com ou sem blastos, bicitopenia e pancitopenia podem sugerir o diagnóstico de leucemia. A presença de bicitopenia ou anemia normocrômica e normocítica inexplicada e alterações leucoeritroblásticas podem sugerir infiltração de medula óssea.[1,2]

Sinais e sintomas endócrinos

O diabetes insípido está associado a tumores cerebrais da linha média, como o craniofaringioma e a histiocitose das células de Langerhans com comprometimento hipotalâmico.[3]

Os tumores de córtex adrenal usualmente se manifestam como síndrome de Cushing, síndrome virilizante ou com a forma mista (síndrome de virilização e síndrome de Cushing ou síndrome de Cushing e hiperaldoteronismo).[3]

Os tumores tireoidianos são diagnosticados pela palpação de massa ou nódulos na região cervical anterior, de tamanho variado, podendo ou não se estender para o mediastino. Os adolescentes têm um risco 10 vezes maior de desenvolver neoplasia de tireoide comparados com as crianças pré-púberes. Geralmente, nas crianças com neoplasias se observa a presença de um nódulo de tireoide (se > 1,5 cm usualmente são palpáveis) e testes de função tireoidiana normais.[8]

Manifestações oculares

Algumas crianças que possuem massa cervical ou torácica podem apresentar a síndrome de Claude Bernard-Horner, que é consequência de um bloqueio da inervação simpática do olho e da face em qualquer ponto do seu trajeto. Cursa clinicamente com ptose discreta a moderada da pálpebra superior, devido à paresia do músculo elevador palpebral superior ou de Müller. A pupila apresenta miose variável.[3]

Leucocoria, que corresponde ao reflexo esbranquiçado visível através da pupila, está comumente associada a retinoblastoma e corresponde à presença de massa originária da membrana neuroectodérmica da retina embrionária. Geralmente, é observada pelos pais ao fotografar a criança nos primeiros anos de vida. O *flash* revela uma mancha branca no olho comumente chamada reflexo do "olho de gato".[1,3]

A heterocromia da íris (íris de cores diferentes uma da outra) está associada a neuroblastoma por comprometimento do simpático.[1,3]

Dermatite seborreica resistente ao tratamento

Na histiocitose das células de Langerhans, a pele é um dos locais mais acometidos no lactente. Muitas vezes, um quadro de dermatite seborreica resistente ao tratamento pode conduzir ao diagnóstico da doença. A manifestação característica é de *rash* purpúrico eczematoide com aspecto maculopapuloso.[3]

Massa abdominal, hepatoesplenomegalia e dor abdominal

A presença de massa abdominal na criança deve ser considerada uma emergência médica. A etiologia dos tumores abdominais é variada e seu comportamento depende da histogênese, localização e relações com órgãos vizinhos. A idade é um fator importante para nortear a linha de raciocínio diagnóstico. Tumores ou massas que são detectados no período neonatal são, na grande maioria, de natureza benigna, correspondendo na sua quase totalidade a malformações e defeitos do desenvolvimento embrionário. À medida em que se afasta do período neonatal, aumenta probabilidade de ser um tumor maligno.[2,3]

O tumor de Wilms e o neuroblastoma ocorrem mais comumente em lactentes e pré-escolares.[2,3] Algumas doenças oncológicas acometem o fígado, e são primárias (hepatoblastoma, hepatocarcinoma, sarcomas hepáticos, malformações vasculares – hemangioma) ou secundárias às infiltrações por leucemias e linfomas (hepatoesplenomegalia) ou por metástases (nódulos tumorais), como ocorre com o neuroblastoma. A hepatomegalia ou a palpação de massa abdominal podem ser a única manifestação de um tumor primário hepático.[2,3]

Sinais e sintomas respiratórios (síndrome mediastinal superior)

A síndrome mediastinal superior na criança decorre da maior maleabilidade da traqueia e do brônquio fonte, ambos mais vulneráveis à compressão extrínseca. Geralmente, as crianças com massa mediastinal anterior se apresentam com sintomas sugestivos de infecção respiratória, como tosse, febre e sibilância. É necessário que o médico tenha alto índice de suspeição frente ao primeiro quadro de asma em crianças maiores, sobretudo a partir do final da primeira década.[2,9]

Nesses pacientes, a comprovação diagnóstica deve ser realizada de modo rápido e menos invasivo possível. Anestesia geral deve ser evitada, pois causa o relaxamento da musculatura abdominal, torácica e lisa dos brônquios, e consequentemente redução no volume pulmonar.[2,9]

Edema de face/pescoço (síndrome da veia cava superior)

A síndrome da veia cava superior (SVCS) se caracteriza por obstrução do fluxo sanguíneo nesse vaso, seja intrínseca ou extrinsecamente. Nas crianças, a veia cava superior (VCS) possui paredes finas, baixa pressão intraluminal e é cercada por linfonodos, que, quando comprometidos por neoplasias, apresentam aumento de volume e causam compressão local. As massas tumorais que ocorrem no mediastino anterior são as que mais frequentemente causam compressão da VCS, destacando-se os linfomas de não Hodgkin e de Hodgkin, além dos tumores de células germinativas, em menor frequência. As leucemias também podem ser causa de compressão, secundariamente à infiltração de linfonodos mediastinais, acompanhada de derrames serosos. Os sinais resultantes da compressão da VCS são edema facial, pletora, edema cervical e da parte superior do tórax, taquicardia, sufusão e edema conjuntivais. Esses pacientes podem evoluir com sinais e sintomas neurológicos, como cefaleia, alteração de consciência e síncope.[2,9]

Sinais e sintomas neurológicos

Deve ser valorizada a cefaleia persistente e progressiva que desperta a criança, podendo ser associada a vômitos, alterações visuais, dificuldades na coordenação, convulsão e anormalidades motoras, principalmente se assimétricas.[2,3,9]

Aproximadamente 50% dos tumores do sistema nervoso central são infratentoriais (fossa posterior), com 70% localizados no cerebelo e IV ventrículo. Habitualmente, o quadro clínico é dependente da localização do tumor. Existe uma ampla gama de sinais e sintomas, variando desde quadros vagos, com queixas comuns a outras doenças infanto-juvenis, até aqueles com exuberantes manifestações que denotam sinais de localização e hipertensão craniana.[1,2] Os sinais e sintomas variam desde cefaleia, apatia, irritabilidade, dificuldade em escrever até distúrbios visuais e confusão mental, entre outros. Alguns sinais e sintomas denotam doença avançada, como os distúrbios da marcha, ataxia, convulsões, distúrbios do comportamento e alterações visuais.[2,3,9]

Para crianças mais jovens, em função da flexibilidade da caixa craniana, há uma adaptação do conteúdo craniano a grandes massas sem apresentar muitos sintomas. Em lactentes, os ossos do crânio ainda não estão fechados, e a hidrocefalia pode ser evidente. Há aumento no tamanho da cabeça, e as fontanelas podem ficar tensas e abauladas. A presença de midríase com anisocoria, ptose palpebral e oftalmoplegia são indícios de comprometimento do nervo oculomotor.[2,3,9]

Os tumores hipotalâmicos geralmente se apresentam com anormalidades endócrinas e/ou distúrbio do comportamento.[2,3]

Sinais e sintomas musculoesqueléticos

A dor nos membros, associada a mais de um parâmetro alterado no hemograma, sugere neoplasia maligna e não doença reumatoide, mesmo na ausência de blastos no sangue periférico. Deve ser valorizada a dor progressiva em intensidade, que desperta a criança ou que a faz parar de brincar. A dor óssea, como sintoma inicial, pode estar presente em aproximadamente 20 a 30% das crianças com leucemia aguda.[1,2,3] Dor óssea noturna e a dor não articular são mais comumente associadas a leucemias, enquanto a rigidez matinal e as erupções cutâneas ocorrem mais comumente em condições reumatológicas. É importante evitar o uso de corticosteroides nesses pacientes antes do estabelecimento do diagnóstico definitivo, já que esses medicamentos podem mascarar o quadro clínico, selecionar células leucêmicas resistentes e piorar o prognóstico.[1,2,3]

Os tumores malignos ósseos têm crescimento rápido e progressivo, manifestando-se geralmente com aumento de volume doloroso, sem alívio com analgésicos comuns. O sarcoma de Ewing e o osteossarcoma são os dois tumores ósseos malignos mais comuns em pediatria.[1,2,3]

O rabdomiossarcoma é um tumor originário da musculatura estriada, e representa o mais frequente sarcoma entre crianças e adolescentes até 14 anos. A presença de tumoração local é a manifestação mais frequente da doença.[1,2,3]

Hipertensão arterial sistêmica/hematúria

O paciente com câncer pode desenvolver hipertensão arterial por aumento da renina ou por compressão da artéria renal, como acontece no tumor de Wilms, e pode estar associado a hematúria.[1,2,3] A hipertensão pode ser observada também quando há aumento das catecolaminas séricas (epinefrina, norepinefrina e dopamina) resultantes do metabolismo do ácido vanilmandélico e do homovanílico, como ocorre com o neuroblastoma e feocromocitoma, ou por elevação do cortisol, aldosterona e metabólicos androgênicos, como no carcinoma adrenal.[2,3]

Sinais e sintomas hemorrágicos

Equimoses, petéquias e sangramentos decorrentes de plaquetopenia podem ser observados em pacientes com leucemia, linfoma e tumores que acometem secundariamente a medula óssea, como neuroblastoma, sarcoma de Ewing e outros tumores de pequenas células redondas.[2,3]

A coagulopatia é menos comum, mas está intensamente associada a leucemia promielocítica aguda.[2,3]

"Dor de dente" rebelde ao tratamento

As alterações mandibulares e na arcada dentária estão associadas a tumores como adamantinoma, histiocitose das células de Langerhans e linfoma de Burkitt, associado a Epstein Barr.[2,3]

Aumento do volume testicular

Os tumores primários de testículo são exemplos de neoplasias que apresentam padrão bimodal de incidência, com um pico em crianças e outro em adolescentes. Embora raros, esses tumores possuem características clínicas, epidemiológicas, histológicas e comportamento biológico distintos nas diferentes faixas etárias. Os testículos ainda podem estar comprometidos por infiltração pela leucemia e linfoma.[2,3]

Compressão medular espinhal

A compressão medular espinhal (CME) ocorre em 3 a 5% dos pacientes pediátricos oncológicos e em 8% das crianças e dos adolescentes com tumores sólidos. É uma complicação grave, e o atraso no manejo pode resultar em perda definitiva de função, com paralisias motoras dos membros e esfincterianas. A CME pode se originar do comprometimento de uma vértebra, de tumores intrínsecos ao cordão espinhal ou de lesões infiltrativas. Na criança, a maioria dos casos resulta de um tumor paravertebral, que se estende através do forame intervertebral.[2,9]

Nevos com modificação de características prévias

O acometimento primário das estruturas da pele é incomum em doenças oncológicas na criança e no adolescente. Quando presente, pode estar associado a tumores como carcinoma basocelular, carcinoma epidermoide e melanoma, principalmente em áreas de exposição solar ou de atrito. O câncer de pele em crianças representa de 1 a 3% de todos os casos de câncer infantil. Os sintomas de melanoma infantil mais comuns são as saliências na pele que coçam ou sangram, lesão similar a uma verruga (de cor amarelada, esbranquiçada ou rosada) e sinais de aparência estranha e tamanho grande, diferentes de outras "pintas" existentes no corpo da criança.[3]

Alterações em sangue periférico

Alterações no hemograma, como leucocitose ou leucopenia, associada principalmente a neutropenia, plaquetopenia ou ainda pancitopenia, podem refletir infiltração da medula óssea por neoplasias, geralmente presente na leucemia, linfoma e neuroblastoma.[1,2]

A presença de blastos circulantes, neutropenia ou trombocitopenia pode sugerir o diagnóstico de leucemia.[1,2] Anemia pode ocorrer por espoliação (doença consumptiva), por perda (sangramentos) ou por problemas de produção, quando há comprometimento medular pela neoplasia.[2,3] A trombocitose é comumente observada na leucemia mieloide crônica e também pode ser observada no hepatoblastoma e neuroblastoma.[1,2]

A eritrocitose tem sido descrita nos tumores de Wilms e de sistema nervoso central.[1,2]

Alterações em exames radiológicos

Os tumores ósseos primários malignos mais frequentes em pediatria são osteossarcoma e sarcoma de Ewing. Apresentam crescimento rápido e progressivo, manifestando-se geralmente com aumento de volume doloroso, sem alívio com analgésicos comuns. A presença de fratura patológica deve levantar a suspeita de um tumor ósseo.[2]

No sarcoma de Ewing, a radiografia simples revela destruição óssea com margens pouco definidas, associada a descolamento do periósteo, com aspecto de "casca de cebola". A reação periosteal de casca de cebola é mais comum no sarcoma de Ewing, mas pode ocorrer em outras condições e pode estar ausente nessa neoplasia. O sarcoma de Ewing primário ósseo apresenta idade mediana ao diagnóstico de 15 anos, e pode acometer ossos longos, chatos e planos, com mais frequência em membros inferiores.[2]

No osteossarcoma, a radiografia simples do osso afetado mostra destruição óssea permeativa, com perda da trabeculação normal e surgimento de áreas radiolucentes. A neoformação óssea ocorre tanto na própria área óssea como nas partes moles. A imagem descrita como em "raio de sol" ou "refulgência" é clássica, mas não é um achado específico desse tumor. Como sinal de agressividade, ocorre a elevação do periósteo, determinando a formação do triângulo de Codman. O osteossarcoma é mais comumente observado em adolescentes, na fase mais rápida de crescimento (estirão de crescimento), com pico de incidência entre 10 e 19 anos.[2]

Na leucemia, os achados radiológicos incluem osteopenia, lesões líticas, bandas metafisárias e lesões escleróticas.[2]

TRATAMENTO

O seguimento clínico dos pacientes com sinais e sintomas inexplicados e persistentes e o encaminhamento imediato para uma avaliação minuciosa em centros de referência são fundamentais para o diagnóstico precoce do câncer. O tratamento inicia-se com o diagnóstico e o estadiamento (extensão clínica da doença) corretos, e são realizados em centro especializado pediátrico, por equipe multiprofissional. Compreende diversas modalidades terapêuticas aplicadas de forma racional, individualizada e de acordo com o tipo histológico e a extensão clínica da doença.[1,2,3]

Dados de um estudo sobre o panorama do câncer infantojuvenil divulgados pelo INCA e Ministério da Saúde identificaram que a sobrevida estimada no Brasil por câncer na faixa etária até 19 anos é de 64%, variando nas diversas regiões do país, o que reflete possíveis desigualdaddes no acesso ao diagnóstico e ao tratamento.[1] Atualmente, cerca de 80% das crianças e adolescentes com câncer podem ser curados, se diagnosticados precocemente e tratados em centros especializados pediátricos com protocolos cooperativos.[6]

CONSIDERAÇÕES FINAIS

É importante lembrar que a cura da doença envolve não somente a recuperação biológica, mas o bem-estar, a qualidade de vida do paciente e da família, bem como sua reintegração social.[1]

Em países de baixa e média rendas, as mortes evitáveis por câncer infantil ocorrem como resultado de subdiagnóstico, diagnósticos tardios ou incorretos, dificuldades de acesso a cuidados de saúde, abandono de tratamento, morte por toxicidade e maiores taxas de recorrência.[6]

REFERÊNCIAS BIBLIOGRÁFICAS

1. Silva, DB, Barreto, JHS, Pianovski, MA. Epidemiologia e diagnóstico precoce do câncer na criança. *In*: Silva, LR, Solé, D, Silva, CAA, Constantino, CF, Liberal, EF, Lopez, FA. *Tratado de pediatria: Sociedade Brasileira de Pediatri*a. 5ª ed. Barueri: Manole, 2022. p. 447-53.
2. Blaney, SM, Adamson, PC, Helman, LJ. *Pizzo & Poplack's Pediatric Oncology*. 8th ed. Philadelphia: Wolters Kluwer Health, 2021. p. 3782 p.
3. Silva, DB, Barreto, JHS, Pianovski, MA. Semiologia do paciente com neoplasias. *In*: Silva, LR, Solé D. *Diagnóstico em pediatria*. Luciana Rodrigues Silva. 2ª ed. Tamboré: Manole, 2022. p. 1141-54.
4. Instituto Nacional de Câncer José Alencar Gomes da Silva. Coordenação de Prevenção e Vigilância. Incidência, mortalidade e morbidade hospitalar por câncer em crianças, adolescentes e adultos jovens no Brasil: informações dos registros de câncer e do sistema de mortalidade. Rio de Janeiro: INCA, 2016. p. 412.
5. Instituto Nacional de Câncer (Brasil). Estimativa 2023: incidência de câncer no Brasil/Instituto Nacional de Câncer. Rio de Janeiro: INCA, 2022. 160 p.
6. Silva, DB, Barreto, JHS, Pianovski, MA. Câncer infantojuvenil e fatores de risco. *In*: Silva, LR, Solé, .*Diagnóstico em Pediatria*. 2ª ed. Tamboré: Manole, 2022. p. 1128-40.
7. Silva, DB, Daudt, LE, Lee, MLM. Linfonodomegalias. *In*: Silva, LR, Solé, D, Silva, CAA, Constantino, CF, Liberal, EF, Lopez, FA. *Tratado de pediatria: Sociedade Brasileira de Pediatria*. 5ª ed. Barueri: Manole, 2022. p. 568-73.
8. Departamento Científico de Endocrinologia da Sociedade Brasileira de Pediatria (2019-2021). *Nódulos da tireoide em crianças e adolescentes*. nº 17, junho de 2022. Disponível em: https://www.sbp.com.br/fileadmin/user_upload/23489b-DC_Nodulos_tireoide_em_crc_e_adl.pdfp. 1-11. Acesso em: 17 agos. 2023.
9. Silva, DB, Barreto, JHS, Pianovski, MA, Lins, AGN. Emergências oncológicas. *In*: Silva, LR, Solé, D, Silva, CAA, Constantino, CF, Liberal, EF, Lopez, FA. *Tratado de pediatria*: Sociedade Brasileira de Pediatria. 5ª ed. Barueri: Manole, 2022. p. 509-16.

CAPÍTULO 176

Síndrome Metabólica

Fabíola Isabel Suano de Souza • Cristiane Kochi • Fernanda Luisa Ceragioli Oliveira

INTRODUÇÃO

O sobrepeso e a obesidade estão aumentando em países de baixa e média rendas, especialmente em áreas urbanas. O crescimento na prevalência de excesso de peso em crianças tem contribuído para o incremento da carga global de doenças crônicas, como obesidade na idade adulta, problemas de saúde mental, diabetes, doenças cardiovasculares e alguns tipos de câncer. Estudos epidemiológicos colocam a obesidade em um contexto socioecológico amplo e complexo, em que o ambiente desempenha um papel primordial na formação de comportamentos individuais, enfatizando a importância de ações intersetoriais.[1,2]

No Brasil, a portaria GM/MS nº 1862, de 10 de agosto de 2021, instituiu a Estratégia Nacional para Prevenção e Atenção à Obesidade Infantil com o objetivo de deter o avanço da obesidade e contribuir para a melhoria da saúde e da nutrição das crianças. Entre as ações, o Ministério da Saúde (MS) lançou uma campanha de prevenção à obesidade infantil, com o lema: "Vamos prevenir a obesidade infantil: 1,2,3 e já!". A ação reforça a necessidade de incentivar crianças a adotarem uma alimentação saudável, conforme descrito no *Guia Alimentar para População Brasileira e para Crianças Menores de 2 anos*,[2] publicado pelo Ministério da Saúde em 2019, aliada à prática de atividades físicas e redução do sedentarismo. Foi lançado também o *Guia de Atividade Física para a População Brasileira*, em 2021, para apoiar os gestores e profissionais de saúde no estímulo à prática de exercício.[3,4]

A prática do aleitamento materno relaciona-se com a proteção de obesidade para mãe e filho. Uma revisão sistemática descreveu que a amamentação se associa à redução de aproximadamente 25% no risco do excesso de peso na vida adulta.[15] Alguns dos mecanismos propostos que explicam essa relação são a composição do leite materno que se adapta às necessidades do lactente, inclusive em aspectos relacionados com quantidade de nutrientes; a presença de adipocinas, como leptina, que influenciam no centro de fome/saciedade hipotalâmico; à forma como o lactente esvazia a mama (mais lentamente em comparação à oferta de leite na mamadeira); autorregulação do apetite e, mais recentemente, também foram descritos fatores epigenéticos nesse processo.

O consumo crescente de alimentos ultraprocessados (AUP), inclusive nos países de baixa e média rendas, refletiu em aumento paralelo na prevalência de obesidade em todo o mundo, sugerindo que o consumo excessivo pode ser um impulsionador fundamental da epidemia de obesidade e de outras doenças crônicas não transmissíveis relacionadas com a dieta.[5] Ações de saúde pública mais rápidas e eficazes que reduzam o consumo e a exposição à publicidade de AUPs também são importantes para lidar com a obesidade infantil.

Nessa perspectiva e frente ao conhecimento atual, a promoção à saúde e o cuidado integrado da mulher e da criança envolvendo alimentação saudável, atividade física, vigilância da condição nutricional e o estímulo à promoção do aleitamento materno tornam-se pontos centrais para redução do risco de excesso de peso para essa e às próximas gerações.

EPIDEMIOLOGIA

Na década de 1980, Gerald Reaven denominou de síndrome X um aglomerado de alterações metabólicas associadas a obesidade, que aumentam o risco de doença cardiovascular. Posteriormente, essa síndrome foi chamada de síndrome da resistência à insulina, por sua importância na patofisiologia das alterações metabólicas.

No entanto, na faixa etária pediátrica, não há consenso internacional para definição da síndrome metabólica (MetS). Desde 2003, várias definições foram publicadas, e muitas adaptadas das definições para população adulta.[4] Estudo de revisão publicado por Ford et al. em 2007 encontrou 46 definições diferentes de MetS em crianças e adolescentes.[6] Além das diferenças em relação aos critérios adotados, também há diferenças em relação aos pontos de corte de cada variável.

A definição mais utilizada é a da International Diabetes Federation (IDF),[8] que utiliza para o diagnóstico a obesidade abdominal associada a pelo menos mais dois critérios dentre hipertensão, dislipidemia e alteração do metabolismo da glicose (Tabela 176.1).

No entanto, as definições para MetS têm algumas limitações. Alguns critérios como doença gordurosa hepática não alcoólica ou hiperuricemia, que sabidamente estão associados a maior risco de diabetes melito tipo II (DM2) e doença cardiovascular, não estão contemplados; crianças jovens também não estão contempladas pela maioria das definições; há variação dos pontos de corte dos critérios utilizados, o que pode subestimar a prevalência de MetS. A Tabela 176.2 compara diferentes definições de MetS utilizadas na infância.

COMPONENTES DA SÍNDROME METABÓLICA

Apesar da diferença entre as definições de MetS, a maioria considera a presença de obesidade, alteração de metabolismo de carboidratos, hipertensão e dislipidemia como componentes importantes.

Tabela 176.1 Definição de síndrome metabólica de acordo com os critérios da International Diabetes Federation.

Entre 6 e 10 anos	Obesidade abdominal (circunferência abdominal acima do percentil 90) Não é feito o diagnóstico de MetS, mas é suspeito se houver história familiar positiva para diabetes tipo II, hipertensão arterial, obesidade, dislipidemia e doença cardiovascular
Entre 10 e 16 anos	Obesidade abdominal (circunferência abdominal acima do percentil 90) + 2 dos seguintes critérios: • Glicemia de jejum alterada (> 100 mg/dia) ou diabetes tipo II • Hipertensão arterial sistólica (> 130 mmHg) e/ou diastólica (> 85 mmHg) • Triglicerídeos acima de 150 mg/dia • HDL-colesterol < 40 mg/dia
Acima de 16 anos	Seguem os critérios da IDF para adultos

HDL: lipoproteína de alta densidade.

Tabela 176.2 Diferentes definições de síndrome metabólica na infância e adolescência.

Definição	Obesidade abdominal	Hipertensão	Dislipidemia	Glicemia de jejum
Cook et al. (3 de 5 critérios)[9]	CA ≥ p90	≥ p90	TG ≥ 110 mg/dℓ HDL ≤ 40 mg/dℓ	≥ 110 mg/dℓ
Ford et al. (3 de 5 critérios)	CA ≥ p90	≥ p90	TG ≥ 110 mg/dℓ HDL ≤ 40 mg/dℓ	≥ 110 mg/dℓ; análise adicional quando TG ≥ 100 mg/dℓ
De Ferranti et al. (3 de 5 critérios)[10]	CA ≥ p75	≥ p90	TG ≥ 100 mg/dℓ HDL ≤ 50 mg/dL	≥ 110 mg/dℓ

CA: circunferência abdominal; p: percentil; TG: triglicérides; HDL: lipoproteína de alta densidade.
Modificada de: Hampl, 2023.[4]

Índice de massa corporal

Como dito anteriormente, a prevalência de MetS aumenta de acordo com o IMC, sugerindo que IMC é um bom marcador de risco para MetS em crianças e adolescentes. O diagnóstico de sobrepeso e obesidade em crianças e adolescentes era feito com base no IMC acima dos percentis 85 e 95, respectivamente, do gráfico do NCHS 2000.

Apesar do IMC ser um índice altamente reprodutível, fácil e de ampla utilização e representar um índice de adiposidade, não reflete o percentual de massa gorda de um indivíduo e também não é capaz de regionalizar a gordura. Portanto, indivíduos com IMC normal e com aumento da adiposidade abdominal também apresentam risco para MetS e DCV.

Circunferência abdominal

A circunferência abdominal (CA) está relacionada com gordura visceral e resistência insulínica (RI). Porém, na faixa etária pediátrica, ainda não há um consenso na medida de CA e valores de corte. Segundo dados do terceiro National Health and Nutrition Examination Survey (NHANES III), houve aumento da gordura abdominal em 65,4% nos meninos e em 69,4% nas meninas em comparação aos dados do NHANES II. A CA pode ser medida na altura da cicatriz umbilical ou no ponto médio entre a última costela e a crista ilíaca. Em adultos, essa última medida tem melhor correlação com a gordura visceral e RI.

Maffeis et al. avaliaram a relação CA/estatura e sugeriram um valor de corte de 0,5, independentemente da idade ou sexo, e as crianças com valores acima desse valor teriam maior risco para MetS.

Resistência insulínica

A RI pode ser descrita como transdução de sinal e ações biológicas da insulina prejudicadas em resposta a quantidades crescentes de insulina no sangue. A RI está associada à redução da utilização induzida por insulina de glicose, principalmente no músculo esquelético e tecido adiposo.

A patogênese da RI tem sido estudada por muitos anos e, atualmente, sugere-se que o acúmulo de ácidos graxos livres (AGL) no fígado, nos adipócitos, no pâncreas e no músculo esquelético de pacientes com excesso de peso interfere com a cascata de sinalização da insulina, e é o principal determinante da RI.

O fenótipo associado a RI inclui: acantose *nigricans*, obesidade troncular, estrias brancas, alta estatura, hiperandrogenismo (hirsutismo, acne e irregularidade menstrual). Porém, do ponto de vista clínico, as duas condições mais associadas a RI são a puberdade e a etnia.

Laboratorialmente, pode ser identificada pela dosagem sérica de insulinemia basal, pelo cálculo do *homeostatic model*

assessment insulin resistance (HOMA-IR), da área sob a curva ou pela fórmula de Matsuda. O *clamp* euglicêmico-hiperinsulinêmico é um exame considerado padrão ouro para detecção de hiperinsulinismo, mas só é utilizado em estudos clínicos. É inviável para prática clínica porque é um método invasivo, caro e trabalhoso, com coletas de sangue muito frequentes. No entanto, as correlações entre o *clamp* e outros métodos de avaliação de RI na pediatria ainda são limitadas.

O principal problema é a falta de valores de corte bem estabelecidos para a população pediátrica, o que acaba dificultando a avaliação da prevalência da RI nos diferentes estudos.

Estudos com *clamp* euglicêmico mostram que a insulina aumenta no início da puberdade, alcança o pico no meio da puberdade, voltando a valores próximos aos da fase pré-puberal ao final dela. Os principais fatores responsáveis pela RI transitória parecem ser o hormônio de crescimento, fator de crescimento 1 semelhante à insulina (IGF-1), e os esteroides sexuais, que aumentam durante a puberdade. Contudo, estudos com adolescentes com obesidade mostram que nesses pacientes as concentrações de insulina permanecem elevadas ao final da puberdade.

Outros autores definem diferentes valores de corte para o HOMA-IR, como 2,5, 3,16 e 4,9. Todavia, o valor de corte de 2,5, normalmente utilizado para adultos, não é indicado para a população pediátrica. Estudo nacional recente descreveu o ponto de corte de HOMA em adolescentes > 3,22 e para pós-púberes > 2,91 para definir RI.

A glicemia de jejum (GJ) isoladamente não é um bom parâmetro para identificar crianças e adolescentes com obesidade com alteração da homeostase da glicose. Além disso, em adultos, os fatores de risco para desenvolvimento de DM2 e DCV parecem ter melhor correlação com os valores de glicemia 2 horas após a sobrecarga oral de glicose do que com valores basais de glicemia.

Apesar da importância da RI no papel da MetS, várias definições não utilizam esse critério. Além disso, ainda não há um consenso para a definição laboratorial de RI na faixa etária pediátrica.

Hipertensão arterial sistêmica

Em crianças e adolescentes com sobrepeso e obesidade, a prevalência de hipertensão arterial varia de 3,8 a 24,8%. Além disso, os pacientes com obesidade têm alteração no ciclo circadiano da pressão arterial (PA), e cerca de 50% deles não apresentam a esperada queda noturna na pressão arterial. Com o aumento da prevalência de obesidade, observou-se também aumento do número de crianças e adolescentes hipertensos, e o risco de hipertensão arterial sistêmica (HAS) é maior quanto mais grave for a obesidade. A HAS na MetS pode ser multifatorial, mas o hiperinsulinismo tem papel importante por meio do estímulo do sistema nervoso simpático (SNS), alterando a reatividade vascular, e do aumento da retenção de sal e água pelos rins.

Em 2004, a American Academy of Pediatrics (AAP)[11] determinou os valores normais de PA. Em 2017, novo consenso foi publicado, com mudanças em algumas definições (p. ex., pré-hipertensão para valores elevados de PA). Por definição, considera-se normal quando os valores de PA sistólica e/ou diastólica estiverem abaixo do percentil 90. Em adolescentes, sempre que a PA for de 120 × 80 mmHg, deve-se considerá-lo pré-hipertenso, independentemente do percentil.[4]

Dislipidemia

Na MetS, as alterações lipídicas mais frequentes são o aumento dos triglicerídes (TG) e a redução do HDL-colesterol. De acordo com a I Diretriz Brasileira de Prevenção de Aterosclerose na Infância e Adolescência, os valores de corte são fixos durante toda a faixa etária pediátrica (Tabela 176.3).

No entanto, a AAP, em 2008, discutiu esses valores fixos durante toda a faixa etária pediátrica, uma vez que os pré-púberes se comportam de maneira diferente dos púberes. Um exemplo disso é o colesterol total, cujos valores são maiores durante a fase pré-puberal, e reduzem durante a fase puberal, para depois aumentarem novamente. Portanto, a AAP sugere que os valores sejam corrigidos para a idade e o sexo e sejam considerados alterados quando os valores de LDL-colesterol estiverem acima do percentil 95 e os do HDL-colesterol abaixo do percentil 5.

O problema dos valores de corte dos lipídios na infância e adolescência é que não há um escore semelhante ao utilizado em adultos (escore de Framingham [ERG]) para avaliar fatores de risco cardiovascular (RCV).

Doença hepática gordurosa não alcóolica e hiperuricemia

Além dos componentes tradicionais, outros fatores têm sido associados a MetS, como esteatose hepática, hiperuricemia e apneia do sono. A doença hepática gordurosa não alcoólica (DHGNA) é frequente em adolescentes com obesidade, e atualmente, é a doença hepática mais comum em crianças e adolescentes, e sua prevalência mais do que dobrou nos últimos 20 anos: globalmente, em crianças é de cerca de 10%, com aumento com a idade, e de 40% em crianças e adolescentes com obesidade. O desenvolvimento da DHGNA é influenciado pela idade, gênero e etnia, e é duas vezes mais comum no gênero masculino e em hispânicos.

O conteúdo lipídico normal no fígado é de 5% e, portanto, conteúdo maior do que esse valor confirmado histologicamente e na ausência de consumo excessivo de álcool,

doença hepática viral, autoimune ou induzida por medicamento é definido como DHGNA. A alteração hepática pode evoluir de uma simples esteatose hepática, ao longo do tempo, para esteato-hepatite, com ou sem fibrose. A esteato-hepatite pode progredir para cirrose, insuficiência hepática ou carcinoma hepatocelular, e seus portadores são possíveis candidatos ao transplante hepático. No entanto, somente a minoria de pacientes com DHGNA evolui para cirrose, sugerindo também uma interação entre predisposição genética e fatores ambientais.

A RI parece ser responsável pelas alterações no estoque de lipídeos e pela lipólise em tecidos-alvo, levando ao aumento do fluxo de ácidos graxos dos adipócitos para o fígado, com acúmulo subsequente de TG nos hepatócitos.

Porém, atualmente, acredita-se que outros fatores podem estar envolvidos, como estresse oxidativo, disfunção mitocondrial, alteração da microbiota, algumas adipocitocinas e hepatocitocinas, apneia do sono e metabolismo da vitamina D.

Em geral, crianças e adolescentes com doença gordurosa do fígado não alcoólica são assintomáticos. Na fase de esteato-hepatite avançada, podem apresentar náuseas, desconforto no quadrante superior direito do abdome e hepatomegalia, além de alterar as dosagens das enzimas hepáticas (aspartato aminotransferase [AST] e gama-glutamil transferase [GGT]). Elevação dos valores da enzima hepática alanina aminotransferase (ALT) está associada à evolução de esteatose para esteato-hepatite e maior gravidade histológica hepática da doença.

O fígado com esteatose hepática apresenta aumento difuso da ecogenicidade comparada com a dos rins. A ultrassonografia (US) tem sensibilidade de 89% e especificidade de 93% na detecção de esteatose, e sensibilidade e especificidade de 77 e 89%, respectivamente, para o diagnóstico de fibrose. Achados ultrassonográficos sugestivos de esteatose não possibilitam diferenciar entre a esteatose simples e a esteato-hepatite. A biopsia hepática é considerada padrão ouro para diagnóstico da doença hepática. Outros exames de imagem também podem ser realizados, como tomografia e ressonância de fígado, apresentando boa correlação entre eles.

A hiperuricemia também é achado frequente em pacientes com MetS, e está relacionada com RI e intolerância à glicose. O ácido úrico é produto final do metabolismo das purinas. Alta ingestão de fontes de purina e de frutose está associada à alta concentração sérica de urato. A hiperuricemia também está associada à fisiopatologia da hipertensão arterial, doença renal crônica, diabetes tipo II, insuficiência cardíaca congestiva e aterosclerose. Atualmente, observa-se alto consumo de açúcar de adição, que contém grande quantidade de frutose. Esse consumo elevado de frutose está associado a lipogênese hepática de novo, dislipidemia, resistência à insulina e aumento da produção de ácido úrico. Muitos estudos mostram associação entre alta concentração sérica de ácido úrico e componentes da MetS. É descrito que cada aumento de 1 kg/m² do IMC está associado ao aumento de 5,74 micromol/ℓ de ácido úrico sérico. Além disso, alguns estudos mostram que a hiperuricemia também está relacionada com o aumento da espessura da camada íntima média carotídea, que é um marcador de risco cardiovascular bem estabelecido.

A concentração sérica de ácido úrico ainda não faz parte dos critérios diagnósticos de MetS, mas devido à sua importância na fisiopatologia, deveria ser considerada como parâmetro diagnóstico adicional.

Tabela 176.3 Valores dos lipídios em crianças e adolescentes (mg/dℓ).

	Desejáveis	Limítrofes	Aumentados
Colesterol total	< 150	150 a 169	≥ 170
LDL-c	< 100	100 a 129	≥ 130
HDL-c	> 45		
Triglicerídeos	< 100	100 a 129	≥ 130

Modificada de: Hampl, 2023.[4]

Atualmente, alterações dos parâmetros do sono têm sido relacionadas ao risco cardiometabólico. Estudos sugerem que crianças com curta duração do sono (abaixo de 8 horas) cronicamente ou qualidade pobre/insuficiente de sono têm maior risco de aumento de PA e resistência à insulina, independentemente da obesidade. Os mecanismos para essa associação ainda não são conhecidos, mas a leptina e o tipo de dieta podem ter influência. Com relação à apneia obstrutiva do sono (AOS), é condição comum em crianças e adultos obesos.

Na RI e no DM2, existe aumento dos marcadores inflamatórios como a proteína C reativa (PCR), velocidade de hemossedimentação (VHS) e TNF-alfa. Outros marcadores poderiam ser adicionados na investigação de MetS, como os marcadores inflamatórios (PCR, interleucina-6 [IL-6]) e microalbuminúria (marcador de lesão endotelial), pois podem estar elevados em pacientes com obesidade e MetS.

TRATAMENTO

O tratamento da obesidade em pediatria consiste em mudança do estilo de vida da família, além da terapia dietética e medicamentosa para tratar as comorbidades. Sempre tentar instituir estilo de vida saudável da família, priorizando uma intervenção transdisciplinar motivacional para o paciente com excesso de peso (pediatra, nutricionista, educador físico, psicólogo, psiquiatra, assistente social, sociedade e governo). É necessário tratar o excesso de peso de crianças e adolescentes com princípios de doença crônica e doméstica, sempre incluindo a família, e não estigmatizar o paciente por causas genéticas, sociais ou fatores de risco. O tratamento da obesidade inclui integração e coordenação das etapas de redução de peso, que necessita da orientação alimentar, atividade física, formação de hábitos saudáveis, medicamentos, terapia das comorbidades e a realização de cirurgia bariátrica. Em crianças de 2 a 5 anos, o excesso de peso deve ser tratado com intensa e precoce mudança de hábitos e estilo de vida saudável. Esses dois objetivos citados serão possíveis com programa de treinamento contínuo por 26 ou mais horas, a criança deve ser intensamente supervisionada por profissional com experiência, família coesa com readequação e terapia transdisciplinar realizada por período de 3 a 12 meses. Adolescentes acima de 12 anos com obesidade podem utilizar medicações para redução de peso, previamente avaliando-se o risco e o benefício, incluindo mudança de hábitos e estilo de vida saudável.

No caso de obesidade grave, adolescentes acima de 13 anos podem ser encaminhados para centros especializados para avaliação das comorbidades e dos riscos, além do tratamento adequado para a redução do peso corporal. O tratamento da obesidade em adolescentes apresenta características peculiares e devem ser acompanhados em centros especializados devido ao comprometimento de maturação sexual, crescimento, estado emocional e social. As comorbidades da obesidade no adolescente estão associadas ao alto risco de doenças cardiovasculares.

Artigo publicado pela AAP, em 2023,[4] conclui que apesar da diversidade das intervenções, a metade dos estudos randomizados controlados com crianças consegue reduzir massa gorda com orientação dietética e estilo de vida em período curto. Apesar do maior custo econômico, os estudos de intervenção intensiva com as crianças, presença de atividades controladas e maior tempo presencial dos profissionais resultam em redução do IMC.

A redução de 0,5 ponto, até mesmo de 0,25 do escore Z de IMC, está associada à melhora da composição corporal e redução do risco cardiovascular.[11] A circunferência abdominal ou a relação circunferência abdominal com estatura indicam adiposidade central. A monitoração dessa medida antropométrica indica aumento ou redução da adipogênese visceral, que implica em risco cardiovascular.

Orientação dietética

O consenso italiano[12] para tratamento de obesidade na faixa pediátrica orienta a modificação da dieta e estilo de vida para negativar o balanço calórico e reduzir IMC. Deve-se manter o crescimento, reduzir a massa gorda, manter e promover a saúde mental (autoestima, imagem corporal, qualidade de vida), tratar as comorbidades e não desistir. Reforça a necessidade de aderir à dieta balanceada e variada. A faixa etária pediátrica implica em fundamental apoio e empenho familiar.

A educação nutricional inicia-se com avaliação dos hábitos e estilo de vida da família e da criança ou adolescente: composição das refeições, porções, frequência de consumo, aversões e preferências alimentares, uso de tempero, modo de cozinhar e apresentação dos alimentos. Algumas regras devem ser seguidas: alimentar-se 5 vezes ao dia (desjejum, duas refeições e dois lanches), não se alimentar nos horários entre as refeições, evitar alimentos com maior densidade energética, aumentar consumo de frutas, vegetais e cereais com alto teor de fibra, além do preparo de porções com quantidade adequada.

Atividade física

A atividade física estimula a prática regular de exercícios para reduzir massa gorda corporal e reduzir risco cardiovascular. Não existe atividade específica para criança e adolescentes obesos, e a combinação exercícios aeróbios de intensidade moderada e de resistência corroboram para redução de tecido adiposo. O tempo de atividade física pode ser de 2 a 3 vezes por semana, com duração de 40 a 60 minutos e com supervisão de profissional habilitado (Tabela 176.4). A prática de atividade recreativa (futebol, natação, voleibol, judô) deve ser estimulada, pois auxilia a utilização de vários grupos musculares, além de promover o convívio social. Sempre levar em conta a habilidade muscular e corporal, além das condições ortopédicas do obeso. Atenção ao obeso grave, que pode lesionar as pernas, os pés e os quadris com exercícios repetitivos de impacto ou alta intensidade devido ao excesso de peso corporal. Redução de tempo (2 horas por dia) de uso de telas (televisão, celular, *tablet*, computador) auxilia a reduzir o sedentarismo diário.

Observa-se forte associação com a melhora dos índices antropométricos nos pacientes com moderada a vigorosa

Tabela 176.4 Atividade física para crianças e adolescentes obesos.

Exercícios	Atividades
Aeróbico	Bicicleta, elíptico, caminhar, natação, hidroginástica
Resistência	Musculação, elásticos, treino com circuito, treinamento com aparelhos (movimentos repetitivos)

Modificada de: Ozalp, 2019.[11]

atividade física regular. As intervenções com atividade física regular parecem apresentar resultados nas medidas antropométricas independentemente da orientação dietética. O benefício de realizar atividades físicas regulares contribui para saúde cardiometabólica e vascular, assim como adequado estado cardiorrespiratório.

O tratamento de todas as comorbidades da obesidade compreende:

- Reduzir oferta energética
- Prática obrigatória de atividade física moderada diariamente
- Não consumir bebidas alcoólicas e energéticos.

Um estudo de revisão sistemática em relação à atividade física de crianças obesas sem mudança dietética e estilo de vida associou o aumento de adiponectina e redução de leptina e IL-6 plasmáticas. A atividade física durante 12 semanas, de 40 a 60 minutos e 3 vezes por semana pode modular o estado inflamatório sistêmico decorrente da obesidade.

Intervenção psicológica/psiquiátrica

A psicoterapia auxilia nas mudanças de hábitos e estilo de vida, além de intervir na distorção de imagem corporal, modulação do humor e estímulo para autocontrole. A terapia reforça a necessidade de mudança de hábitos alimentares, melhora a saúde psicossocial, a autoconfiança e a qualidade de vida, um estímulo para adequar a cognição, os sentimentos e favorecer as mudanças do estilo de vida.

Terapia medicamentosa

O orlistat (tetrahidrolipstinato) é o único medicamento para crianças e adolescentes com obesidade grave. A medicação é muito efetiva com significante perda de peso, e é necessário prevenir a deficiência de vitaminas lipossolúveis. Como é um medicamento que inibe a absorção de gordura, os adolescentes ficam incomodados com o aumento das evacuações lipídicas (Tabela 176.5).

Para adolescentes entre 12 a 18 anos, pode-se optar por liraglutide, um receptor agonista do *glucagon-like* peptídeo-1 que atua no hipotálamo reduzindo o apetite e a motilidade gástrica, além de atuar no centro de saciedade. Estudos randomizados controlados relatam 5% de redução do IMC com um ano de tratamento.[13]

Vários medicamentos apresentam estudos com redução de peso corporal e IMC, embora os resultados não evidenciem forte associação. Uma revisão sistemática demonstrou que as intervenções farmacológicas (metformina, sibutramina, orlistat e fluoxetina) para obesidade em crianças e adolescentes apresentam efeitos pequenos na redução do IMC e peso corporal.[13]

Cirurgia bariátrica

É considerada a última alternativa em adolescentes com obesidade grave refratária a todos outros tratamentos, principalmente com a presença de comorbidades graves. A indicação sugerida é de IMC > 40 kg/m² com uma comorbidade

Tabela 176.5 Síndrome metabólica e tratamento dietético e medicamentoso.

Comorbidades	Dieta	Medicação
Dislipidemia	Abolir açúcares simples (sacarose, glicose, frutose) exceto frutose da fruta e a lactose do derivado lácteo (leite, iogurtes) com controle da quantidade de ingestão diária Consumir leite semidesnatado Reduzir ingestão de gorduras (< 30% do valor energético total) Ingerir peixes ricos em ácidos graxos poli-insaturados ricos em ômega 3 (EPA, DHA) (sardinha, atum, porquinho, salmão) pelo menos 2 a 3 vezes por semana	Estatina: se o LDL colesterol for maior ou igual a 160 mg/dℓ na obesidade Fibrato: indicado para maiores de 10 anos se a concentração de triglicérides for igual ou maior que 500 mg/dℓ (risco de pancreatite). Não é liberado pela FDA para crianças e adolescentes
Doença gordurosa não alcoólica do fígado	Reduzir ingestão diária de gorduras (< 30% valor energético total) Abolir açúcares simples (sacarose, glicose, frutose) exceto frutose da fruta e a lactose do derivado lácteo (leite, iogurtes) com controle da quantidade de ingestão diária Ingerir peixes ricos em ácidos graxos poli-insaturados ômega 3 (EPA e DHA) (sardinha, atum, porquinho, salmão) pelo menos 2 a 3 vezes por semana Ingerir alimentos que são fontes de antioxidantes (vitaminas e oligoelementos): Vitamina A (carotenoides: manga, mamão, abóbora, cenoura) Vitamina C (frutas: laranja, mexerica, acerola) Vitamina E (peixes, óleos, abacate, sementes e grãos) Zinco (carnes, peixes e aves) Selênio (castanha-do-pará, carne, peixe, aves e feijão)	Metformina: 500 mg a 2 g/dia (sem indicação pela FDA) Hepatoprotetores celulares (ácido ursodesoxicólico), de 3 a 15 mg/kg/dia Ácido docohexanóico DHA (EPA/DHA), de 250 a 500 mg/dia
Hipertensão arterial	Dieta hipossódica Abolir alimentos industrializados (pó, enlatados, empacotados e líquidos) por conter alto teor de sódio Estimular alimentos ricos em potássio (banana, espinafre, laranja) e magnésio (grãos, castanhas, sementes e vegetais folhosos)	Inibidores da enzima conversora da angiotensina Bloqueador do receptor da angiotensina
Pré-diabetes Diabetes tipo II	Abolir sacarose e glicose Controlar o consumo de açúcares simples como frutose e lactose	Metformina: de 500 mg a 2 g /dia no diagnóstico de diabetes tipo II a partir de 10 anos
Hiperurecemia	Reduzir a ingestão de frutose e fontes de purina (extrato de carne, consumo de carne, frango, coração, fígado, rins, miolos, vitela, carneiro, cabrito, *bacon*, frios, embutidos, peixes e frutos do mar, como arenque, anchovas, bacalhau, salmão, sardinha, mexilhão, camarão, ostras, lagosta, caranguejo, ovas de peixe)	

FDA: Food and Drug Administration, dos EUA.
Fonte: SBP, DC Nutrologia, 2019.[15]

grave ou IMC > 50 kg/m² sem comorbidade grave. Antes de realizar a cirurgia bariátrica, deve-se avaliar o apoio e disponibilidade da família, avaliação neurológica e psiquiátrica.[14]

CONSIDERAÇÕES FINAIS

Apesar da quantidade de estudos randomizados e controlados sobre o tratamento da obesidade em crianças e adolescentes, as intervenções dietéticas, atividade física e medicamentosas não apresentam forte evidência de redução efetiva do IMC e peso corporal. É necessário prevenir a obesidade na infância e adolescência.

REFERÊNCIAS BIBLIOGRÁFICAS

1. Ministério da Saúde do Brasil. Guia de Atividade Física para a População Brasileira. Brasília – Distrito Federal, 2021: 50p. Disponível em: http://bvsms.saude.gov.br/bvs/publicacoes/guia_atividade_fisica_populacao_brasileira_material_suplementar.pdf. Acesso em: 5 de set. 2022..

2. Brasil. Ministério da Saúde. Secretaria de Atenção à Saúde. Departamento de Atenção Básica. Guia alimentar para a população brasileira. Ministério da Saúde, Secretaria de Atenção à Saúde, Departamento de Atenção Básica. Departamento de Promoção da Saúde, 2014. Disponível em: https://bvsms.saude.gov.br/bvs/publicacoes/guia_alimentar_populacao_brasileira_2ed.pdf. Acesso em: 20 nov. 2022.

3. Brasil. Ministério da Saúde. Secretaria de Atenção Primaria à Saúde. Departamento de Promoção da Saúde. Ministério da Saúde, Secretaria de Atenção Primaria à Saúde, Departamento de Promoção da Saúde. 2019. Disponível em: http://189.28.128.100/dab/docs/portaldab/publicacoes/guia_da_crianca_2019.pdf. Acesso em: 20 nov. 2022..

4. Hampl, SE, Hassink, SG, Skinner, AC, Armstrong, SC, Barlow, SE, Bolling, CF, et al. Clinical Practice Guideline for the Evaluation and Treatment of Children and Adolescents With Obesity. *Pediatrics.* 2023;151(2):e2022060640.

5. Chang, K, Khandpur, N, Neri, D, Touvier, M, Huybrechts, I, Christopher Millett, C, et al. Ultraprocessed Food and Adiposity Trajectories in the Avon Longitudinal Study of Parents and Children Birth Cohort. *JAMA Pediatr.* 2021. DOI:10.1001/jamapediatrics.2021.1573.

6. Cook, S, Weitzman, M, Auinger, P, Nguyen, M, Dietz, WH. Prevalence of a metabolic syndrome phenotype in adolescents: Findings from the third National Health and Nutrition Examination Survey, 1988-1994. *Arch Pediatr Adolesc Med.* 2003;157:821-7.

7. De Ferranti, SD, Gauvreau, K, Ludwig, DS, Neufeld, EJ, Newburger, JW, Rifai, N. Prevalence of the metabolic syndrome in American adolescents: Findings from the Third National Health and Nutrition Examination Survey. Circulation. 2004;110:2494-7.

8. Tagi, VM, Samvelyan, S, Chiarelli, F. An update of the consensus statement on insulin resistance in children 2010. *Front Endocrinol (Lausanne).* 2022;13:1061524.

9. Flynn, JT, Kaelber, DC, Baker-Smith, CM, Blowey, D, Carroll, AE, Daniels, SR, et al. Clinical Practice Guideline for Screening and Management of High Blood Pressure in Children and Adolescents. *Pediatrics.* 2017;140(3):e20171904.

10. Barbieri, E, Santoro, N, Umano, GR. Clinical features and metabolic complications for non-alcoholic fatty liver disease (NAFLD) in youth with obesity. Front. *Endocrinol.* 2023; 14:1062341.

11. Özalp, Kızılay, D, Şen, S, Ersoy ,B. Associations Between Serum Uric Acid Concentrations and Cardiometabolic Risk and Renal Injury in Obese and Overweight Children. *J Clin Res Pediatr Endocrinol.* 2019;11(3):262-269.

12. Jebeile, H, Kelly, AS, O'Malley, G, Bauer, J. Obesity in children and adolescents: epidemiology, causes, assessment, and management. *Lancet Diabetes Endocrinol.* 2022;10(5): 351-365.

13. Kelly, AS, Barlow, SE, Rao, G, Inge, TH, Hayman, LL, Steinberger, J, et al. Severe obesity in children and adolescents: identification, associated health risks, and treatment approaches: a scientific statement from the American Heart Association. *Circulation.* 2013;128(15):1689-712.

14. Axon, E, Atkinson, G, Richter, B. Drug interventions for the treatment of obesity in children and adolescents. *Cochrane Database of Systematic Reviews* 2016, Issue 11. Art. nº CD012436.

15. Sociedade Brasileira de Pediatria – Departamento de Nutrologia. Obesidade na infância e adolescência - Manual de Orientações/Sociedade Brasileira de Pediatria. Departamento Científico de Nutrologia. 3ª ed. São Paulo: SBP, 2019. p. 236.

CAPÍTULO 177

Imunização em Pediatria

Renato de Ávila Kfouri

INTRODUÇÃO

As imunizações têm sido uma das principais ferramentas, nas últimas décadas, para controle, eliminação e erradicação de doenças, especialmente na infância.

Foi por meio de extensos programas de vacinação, com altas coberturas vacinais, que erradicaram a varíola, eliminaram-se a pólio, o sarampo, a rubéola e a síndrome da rubéola congênita, o tétano materno neonatal, e que a coqueluche, difteria e meningites foram controladas, entre tantas outras doenças imunopreveníveis.[1]

O impacto dessas conquistas foi demonstrado pela expressiva queda nas taxas de mortalidade infantil e no aumento significativo da expectativa de vida. Outros aspectos que devem sempre ser considerados no sucesso dos programas de vacinação são redução no número de visitas a serviços de emergência, no uso de antimicrobianos, nas taxas de hospitalização e nas sequelas permanentes.

Manter as taxas de cobertura vacinais elevadas e homogêneas é um grande desafio, especialmente em um momento de controle dessas enfermidades, já que a percepção reduzida do risco atribuído a essas doenças é menor e manter a motivação dos pais pela vacinação das crianças exige estratégias eficazes de comunicação.

O conhecimento e a capacitação dos médicos sobre as doenças imunopreveníveis, as vacinas existentes, suas recomendações e esquemas, assim como os diferentes calendários vacinais, é fundamental para o sucesso dessa que é considerada uma das principais estratégias de prevenção e promoção da saúde.

O documento vacinal deve ser sempre exigido em todas as consultas da criança e do adolescente, e a avaliação da situação vacinal deve ser realizada periodicamente.

VACINAS RECOMENDADAS PARA CRIANÇAS
Vacina BCG

A vacina BCG é preparada com bacilos vivos de Calmette-Guérin, a partir de cepas atenuadas por sucessivas passagens em meios de cultura do *Mycobacterium bovis*. A vacina apresenta, no primeiro ano de vida, eficácia de 84,5 a 99,5% para a proteção das formas de tuberculose, que dependem da disseminação hematogênica, e suas manifestações mais graves, como a meningoencefalite e a tuberculose miliar. É aplicada em dose única, por via intradérmica, na inserção do músculo deltoide do braço direito, preferencialmente ainda na maternidade ao nascimento, desde que o recém-nascido (RN) tenha pelo menos 2.000 g.[2]

Em casos de histórico familiar ou suspeita de imunodeficiência, ou RNs cujas mães usaram biológicos durante a gestação, a vacinação pode ser postergada ou contraindicada.[3]

A vacina está disponível nos postos de saúde e clínicas privadas.

Vacina hepatite B

A hepatite B é uma doença cujo único reservatório do vírus é o ser humano e, portanto, com potencial de erradicação. A aquisição do vírus no período neonatal eleva consideravelmente o risco de cronificação. A vacinação do neonato tem como principal objetivo impedir a transmissão materno-fetal do vírus e deve ser realizada ao nascimento, ainda na maternidade, nas primeiras 24 horas de vida.

O esquema é de 3 doses aos 0, 2 e 6 meses. Quando utilizada a vacina pentavalente na rede pública (que contém o componente hepatite B na vacina), o esquema de 4 doses é administrado sem prejuízos (0, 2, 4 e 6 meses). A terceira dose deve ser aplicada após os seis meses de vida.[4]

Vacinas rotavírus

São vacinas de uso oral, compostas por vírus vivos atenuados. Duas vacinas estão licenciadas no Brasil: vacina monovalente – RV1 (G1P),[8] utilizada pelo Programa Nacional de Imunizações (PNI), e a vacina pentavalente - RV5 (G1, G2, G3, G4 e P1A),[8] utilizada na rede privada. Elas protegem contra a diarreia causada pelo rotavírus, principalmente suas formas graves. Tem eficácia para gastrenterite grave de 68,5 a 90% com a RV1, e de 74 a 98% com a RV5.

A vacina monovalente é administrada em 2 doses, aos 2 e 4 meses de vida. O limite de idade para administrar a primeira dose é de 3 meses e 15 dias, e para a segunda, de 7 meses e 29 dias. A vacina rotavírus pentavalente é administrada em 3 doses aos 2, 4 e 6 meses de vida. A idade máxima para iniciar a vacinação é de 3 meses e 15 dias, e a terceira dose deve ser aplicada no máximo até 8 meses e 0 dia de vida. O intervalo mínimo entre doses de ambas as vacinas é de 4 semanas.

Vacinas pneumocócicas

Existem três vacinas licenciadas no Brasil para a prevenção das infecções pneumocócicas (Tabela 177.1).[2-4]

As vacinas são indicadas para a prevenção das infecções pneumocócicas causadas pelos sorotipos incluídos nas vacinas em lactentes, crianças e adolescentes. Têm potencial de prevenir doenças invasivas (DPI), como meningite, bacteremia e outras, além de doenças pneumocócicas não invasivas, como pneumonias não bacterêmicas e otite média, causadas pelo *Streptococcus pneumoniae*.

Crianças saudáveis devem receber vacinas conjugadas no primeiro ano de vida, a partir de 2 meses. O PNI utiliza a VPC10 no esquema de 2 doses, administradas aos 2 e 4 meses, seguidas de um reforço aos 12 meses, podendo ser aplicada até os 4 anos e 11 meses de vida.

A Sociedade Brasileira de Pediatria (SBP) recomenda, sempre que possível, o uso da VPC13 devido ao seu maior espectro de proteção, no esquema de 3 doses no primeiro ano de vida (2, 4, e 6 meses) e uma dose de reforço entre 12 e 15 meses.[3,4]

Nos Centros de Referência para Imunobiológicos Especiais (CRIE), as crianças e adolescentes com risco aumentado para doença pneumocócica invasiva devem receber também, acima de 2 anos de vida, a VPP23, com intervalo mínimo de 2 meses da última dose de VPC recebida.[5]

Vacinas meningocócicas

Existem distintas vacinas para a prevenção da doença meningocócica, todas são inativadas e administradas por via

Tabela 177.1 Vacinas contra pneumococos disponíveis no Brasil.

Vacina pneumocócica	Conjugada 10-valente (VPC10)	Conjugada 13-valente (VPC13)	Polissacarídica 23-valente (VPP23)
Laboratório	Biomanguinhos/Fiocruz*, parceria público-privada – transferência tecnológica com GSK	Pfizer	MSD
Constituinte ativo por dose	Polissacarídeos capsulares conjugados à proteína carreadora dos sorotipos: 1, 4, 5, 6B, 7F, 9V, 14, 18C, 19F e 23F	Polissacarídeos capsulares conjugados à proteína carreadora dos sorotipos: 1,3, 4, 5, 6A, 6B, 7F, 9V, 14, 18C, 19A, 19F e 23F	Polissacarídeos capsulares simples dos sorotipos 1, 2, 3, 4, 5, 6B, 7F, 8, 9N, 9V, 10A, 11A, 12F, 14, 15B, 17F, 18C, 19A, 19F, 20, 22F, 23F e 33F

intramuscular. As vacinas meningocócicas previnem a doença invasiva causada pela *Neisseria meningitidis* dos sorogrupos ao qual estão contempladas em sua formulação em crianças e adolescentes.

As vacinas conjugadas (C e ACWY) possuem a capacidade de induzir a produção de níveis elevados de anticorpos, inclusive em lactentes jovens, com maior avidez e maior atividade bacteriana sérica. Induzem, ainda, a formação de populações de linfócitos B de memória de duração prolongada, proporcionando uma resposta anamnéstica (efeito *booster*) à reexposição. Além disso, essas vacinas têm a capacidade de reduzir a colonização em nasofaringe, diminuindo o número de portadores entre os vacinados e a transmissão da doença na população (proteção indireta).

Já a vacina proteica contra o meningococo B apresenta excelentes resultados de efetividade após sua implantação em programas de imunização em massa. A Itália apresentou uma efetividade da vacina meningocócica B de 93,6% (IC 95%: 55,4; 99,1) após 4 anos usando um esquema 3+1 na Toscana, e de 91% (IC 95%: 59,9; 97,9) após 3 anos usando um esquema 2+1 no Vêneto.[6]

A SBP recomenda o uso rotineiro das vacinas meningocócicas conjugadas para lactentes maiores de 2 meses, crianças e adolescentes. Sempre que possível, utilizar preferencialmente a vacina MenACWY devido ao maior espectro de proteção, inclusive para os reforços de crianças previamente vacinadas com MenC.[4]

O PNI fornece a vacina MenC aos 3 e 5 meses com um reforço aos 12 meses, e para adolescentes entre 11 a 12 anos a vacina MenACWY.

Já a vacina MenB não está disponível no PNI e é recomendada pela SBP no esquema de 2 doses aos 3 e 5 meses, com reforço aos 12 meses. Crianças maiores e adolescentes não vacinados devem receber duas doses com intervalo entre 1 a 2 meses. Não se sabe, até o momento, a duração da proteção conferida pela vacina e a eventual necessidade de doses adicionais de reforço.

Vacinas combinadas com o componente coqueluche

As vacinas combinadas difteria, tétano e coqueluche (tríplice bacteriana) devem ser administradas no calendário da criança no esquema de 5 doses, aos 2, 4 e 6 meses com reforços aos 15 meses e 4 anos de vida. O componente *pertussis* da vacina está associado a uma maior reatogenicidade, especialmente febre, irritabilidade, sonolência e eventos adversos locais. Eventos graves como a síndrome hipotônica hiporresponsiva, convulsão febril e choro persistente podem ocorrer. As vacinas coqueluche acelulares têm risco reduzido de eventos adversos e eficácia semelhante às de células inteiras, e por isso, sempre que possível, devem ser preferíveis.[3]

Vacina *Haemophilus* e *influenza* tipo B (Hib)

O Hib foi o principal agente etiológico das meningites bacterianas na era pré-vacinal. Após a introdução da vacinação no calendário infantil, hoje são raros os casos de doença invasiva por esse agente. A vacina conjugada foi capaz de prevenir a doença entre os vacinados, e ao eliminar o estado de portador assintomático da bactéria em nasofaringe, foi capaz de reduzir a circulação do agente na comunidade em países que implantaram programas de vacinação com altas coberturas vacinais.

A vacina Hib, em geral, é combinada à vacina tríplice bacteriana na formulação penta ou hexavalente. Extremamente segura, é administrada no esquema de três doses aos 2, 4 e 6 meses. A SBP recomenda uma dose de reforço aos 15 meses de vida, especialmente se no esquema primário forem utilizadas em combinação com vacinas tríplice bacterianas acelulares.

Vacina poliomielite

Existem duas vacinas contra a poliomielite licenciadas no Brasil. Vacina de vírus vivo, oral (VOP), bivalente, contendo os poliovírus tipo 1 e 3, e a vacina inativada, injetável (VIP), trivalente, contendo os tipos 1, 2 e 3.

O esquema vacinal no Brasil é de 5 doses, administradas aos 2, 4 e 6 meses (esquema primário), com reforços aos 15 meses e aos 4 anos.[3]

As três primeiras doses aos 2, 4 e 6 meses devem ser feitas obrigatoriamente com a VIP. Pelo potencial de reversão da virulência da vacina oral atenuada, causando surtos de pólio derivado da vacina, a Organização Mundial da Saúde (OMS) recomenda aos países que substituam, na medida do possível, a VOP pela VIP. Portanto, a recomendação para as doses de reforço é que sejam feitas preferencialmente também com a vacina inativada VIP. Nessa fase de transição da vacina pólio oral atenuada (VOP) para a vacina pólio inativada (VIP) é aceitável o esquema atual recomendado pelo PNI, que oferece 3 doses iniciais de VIP (2, 4 e 6 meses), seguidas de 2 doses de VOP (15 meses e 4 anos).

Vacina *influenza*

São vacinas subunitárias, compostas de fragmentos de vírus inativados. Como os subtipos virais circulantes mudam, a vacina é atualizada a cada ano conforme orientação da OMS.

No Brasil, existem vacinas trivalentes, com um subtipo A/H1N1, um A/H3N2 e um B (linhagem Yamagata ou Victoria) e vacinas tetravalentes, que contemplam, além desses três subtipos, uma segunda linhagem B, ampliando a possibilidade de proteção.[7]

A vacinação contra a gripe é o método mais efetivo de prevenir a infecção e suas complicações potencialmente graves. A eficácia e a efetividade da vacina dependem principalmente da idade e da imunocompetência dos vacinados e do grau de similaridade entre os vírus vacinais e os circulantes. Em menores de 9 anos, no primeiro ano de vacinação, devem ser administradas 2 doses com 30 dias de intervalo. Nos anos posteriores, dose única anual, aplicada por via intramuscular.

A vacina trivalente é a utilizada pelo PNI e disponibilizada nos postos de saúde durante a campanha anual da gripe para crianças entre 6 meses e 6 anos incompletos e outros grupos de crianças e adolescentes com fatores de risco. A SBP recomenda o uso da vacina de forma universal, a partir dos 6 meses, sempre que possível com a formulação quadrivalente.

Vacina tríplice viral

A vacina combinada tríplice (sarampo, rubéola e caxumba) ou tetraviral (sarampo, rubéola, caxumba e varicela) é composta de vírus vivos atenuados. A tetraviral também contém o componente varicela. Devem ser aplicadas por via subcutânea.

Em relação ao sarampo e rubéola, com as 2 doses recomendadas e aplicadas após 1 ano de vida, a eficácia chega a 99%. Para a caxumba, a eficácia é de aproximadamente 86% com as 2 doses.[8]

O PNI recomenda a vacinação de rotina da infância com 2 doses, com a primeira aos 12 meses junto com a tríplice viral e a segunda aos 15 meses com a tetraviral. Para crianças, adolescentes e adultos com até 29 anos suscetíveis, são recomendadas 2 doses da vacina tríplice viral, com intervalo mínimo de 30 dias entre elas; dos 30 aos 59 anos, em dose única. Pessoas com mais de 60 anos não necessitam ser vacinadas, pois são consideradas imunes pela alta possibilidade de ter tido a doença no passado. Profissionais da saúde devem receber 2 doses, independentemente da idade. A SBP e a Sociedade Brasileira de Imunizações (SBIm) recomendam a vacina tetraviral (ou separadamente tríplice viral e varicela) em 2 doses aos 12 e 15 meses de vida.

Vacina varicela

A varicela é uma infecção aguda, altamente contagiosa, causada pelo vírus varicela-zóster (VVZ), da família Herpetoviridae. Clinicamente, caracteriza-se pelo surgimento de lesões de pele maculopapulares, que em algumas horas tornam-se vesículas, das quais algumas se rompem e evoluem para formação de pústulas e, posteriormente, crostas; todo o processo é acompanhado por prurido. Frequentemente, os diferentes estágios evolutivos das lesões cutâneas (pápulas, vesículas, pústulas e crostas) ocorrem simultaneamente.[9]

A evolução para a cura geralmente ocorre em até 1 semana. O quadro clínico pode vir acompanhado de febre moderada, prostração, cefaleia, anorexia e dor de garganta.

A vacinação é a forma mais eficiente de prevenir a ocorrência da doença na população. No Brasil, a vacina está disponível no PNI em 2 doses: aos 15 meses na formulação tetraviral (sarampo, rubéola, caxumba e varicela) e aos 4 anos, na apresentação monovalente.

A eficácia global da vacina é de aproximadamente 70% contra a infecção e de mais de 95% contra as formas graves da doença. A SBP recomenda que a segunda dose seja aplicada ainda no segundo ano de vida, com intervalo mínimo de 3 meses após a primeira dose, idealmente aos 12 e 15 meses, prevenindo, assim, falhas primárias.

Vacina hepatite A

A hepatite A é uma doença habitualmente benigna, e raramente pode evoluir para a forma grave (aguda e fulminante), levando à hospitalização e ao óbito em 2 a 7% dos casos. As crianças menores de 13 anos eram responsáveis, na era pré-vacinal, por 68,7% dos casos confirmados e constituíam o grupo etário com as maiores taxas de incidência da doença. A prevenção por meio da vacinação continua a ser a arma mais importante para seu controle, pois não existem medicamentos antivirais específicos contra a doença.[10]

As diferentes vacinas licenciadas no Brasil são inativadas, de vírus inteiros purificados. O esquema vacinal é de duas doses, a partir de 1 ano de vida, com intervalo de 6 meses entre elas. Pode ser aplicada simultaneamente com qualquer outra vacina do calendário infantil. Em função de sua alta imunogenicidade, após a primeira dose, o PNI oferece a vacina, até o momento, em dose única, aos 12 meses.

Vacina febre amarela

A vacina febre amarela é composta de vírus vivos atenuados, derivados das cepas 17-D ou 17-DD, cultivados em embrião de galinha. Deve ser aplicada por via subcutânea e está indicada para a prevenção da febre amarela, doença causada por um arbovírus da família *Flaviviridae*, do gênero *Flavivírus*. A vacina é altamente eficaz na proteção contra a doença, com imunogenicidade de 90 a 98%. Os anticorpos protetores aparecem entre o sétimo e o décimo dias após a aplicação da vacina, razão pela qual a vacinação deve ocorrer ao menos 10 dias antes do indivíduo ingressar em área de risco da doença.[11]

No Brasil, são indicadas 2 doses da vacina para crianças menores de 5 anos, aos 9 meses e aos 4 anos. Acima de 5 anos, o esquema preconizado é de dose única no PNI.[9] Entretanto, a aplicação de uma segunda dose para crianças e adolescentes que iniciaram o esquema acima dessa idade é desejável, com o objetivo de prevenir eventuais falhas vacinais.

São contraindicações para o uso da vacina:

- Crianças menores de 6 meses
- Imunodeficiência congênita ou secundária por doença (neoplasias, AIDS e infecção pelo HIV com comprometimento da imunidade) ou por tratamento (medicamentos imunossupressores, radioterapia, pacientes submetidos a transplante de órgãos etc.)
- Pacientes que tenham apresentado doença neurológica desmielinizante no período de 6 semanas após a aplicação de dose anterior da vacina
- Gestantes, salvo em situações de alto risco de infecção, que deve ser avaliado pelo médico
- Mulheres amamentando bebês com até 6 meses. Se a vacinação não puder ser evitada, suspender o aleitamento materno por 10 dias
- Pessoas com história de reação anafilática relacionada com substâncias presentes na vacina (ovo de galinha e seus derivados, gelatina bovina ou outras)
- Pacientes com história pregressa de doenças do timo (miastenia *gravis*, timoma, casos de ausência de timo ou remoção cirúrgica).

Vacinas covid-19

As vacinas covid-19 demonstraram, na pediatria, excelente perfil de segurança e eficácia. Estão licenciadas no Brasil duas vacinas para uso em crianças e adolescentes: do laboratório Pfizer (plataforma de RNA mensageiro) a partir de 6 meses, e Coronavac, do laboratório Sinovac (plataforma de vírus inativado), aprovada para crianças acima de 3 anos. Para todas as idades o esquema preconizado é de 3 doses, com diferentes intervalos de acordo com o fabricante.[12]

CALENDÁRIO VACINAL DA CRIANÇA

A Tabela 177.2 apresenta o calendário vacinal recomendado pela SBP.

VACINAS RECOMENDADAS PARA O ADOLESCENTE

As estratégias de imunizações tornam-se especialmente desafiadoras na população jovem, seja pela necessidade de comunicação, informação e abordagem individualizada, como pelo impacto das coberturas vacinais em relação ao controle de doenças imunopreveníveis nessa faixa etária.[13]

Trata-se de um período de grande vulnerabilidade. A resposta imune dos adolescentes às vacinas é adequada, principalmente considerando-se indivíduos hígidos, com boas condições nutricionais e hábitos saudáveis. A imunização na adolescência representa um grande desafio em todos os níveis: individual, familiar e social. Assim como existe dificuldade de adesão a tratamentos longos, esquemas vacinais compostos de várias doses podem dificultar o cumprimento do calendário vacinal, tornando um jovem saudável suscetível a uma doença imunoprevenível, assim como um potencial portador de disseminação de doenças.

Na avaliação da situação vacinal do adolescente, é preciso reconhecer as vacinas do calendário infantil já recebidas, o número de doses já administradas, recuperar atrasos vacinais e atualizar as vacinas próprias para a faixa etária.

Vacina HPV (papilomavírus humano)

Embora a vacina HPV tenha sido introduzida com o objetivo principal da prevenção do câncer do colo do útero e das verrugas genitais, sabe-se hoje que atua como preventivo de vários outros tipos de câncer nos quais o HPV tem papel causal. Os subtipos atualmente preveníveis pela vacinação (HPV 16 e 18) são responsáveis por aproximadamente 70% dos casos de câncer cervical. O HPV pode ainda ser detectado em 40% dos cânceres vulvares, 70% dos cânceres vaginais, 50% dos cânceres de pênis, 85% dos cânceres anais e 65% dos casos de câncer orofaríngeo.[14] Os tipos 6 e 11, também contidos na vacina quadrivalente, protegem contra

Tabela 177.2 Calendário vacinal recomendado pela Sociedade Brasileira de Pediatria para crianças e adolescentes.[4]

	Ao nascer	Meses									Anos					
		2	3	4	5	6	7-11	12	15	18	4 a 6	10	11-12	13-15	16	17-19
BCG ID	●															
Hepatite B	●	●		●		●					Adolecentes não vacinados deverão receber 3 doses					
Rotavírus		●		●												
DTP/DTPa		●		●		●			●		●					
dT/dTpa														●		
Hib		●		●		●			●							
VOP/VIP		●		●		●			●		●					
Pneumocócica conjugada		●		●		●		●								
Meningocócica conjugada C e ACWY			●		●			●			●		●		●	
Meningocócica B recombinante			●		●			●			Adolescentes não vacinados deverão receber 2 doses					
Influenza						A partir dos 6 meses de vida										
SCR/varicela/ SCRV								●	Segunda dose entre 15 meses e 4 anos		Adolescentes não vacinados deverão receber 2 doses					
Hepatite A								●		●	Adolescentes não vacinados deverão receber 2 doses					
HPV											Meninos e meninas a partir dos 9 anos					
Febre amarela						A partir de 9 meses de vida e segunda dose aos 4 anos					1 dose não vacinados previamente					
Covid-9 a partir dos 6 meses						Vacinação recomendada para crianças e adolescentes segundo recomendações vigentes										
Dengue											Crianças e adolescentes a partir dos 9 anos com infecção prévia comprovada					

cerca de 90% das verrugas genitais. A vacinação na adolescência, antes do início da vida sexual, prevê um esquema vacinal de 2 doses, com intervalo de 6 meses entre elas em menores de 15 anos. A vacina está disponível no PNI, para meninos e meninas de 9 a 14 anos.

Vacinas meningocócicas

As crianças constituem o grupo etário mais afetado pela doença meningocócica no Brasil; entretanto, os adolescentes são considerados os principais reservatórios da bactéria *Neisseria meningitidis*.[15] Como portadores assintomáticos, são os principais transmissores da doença para as demais faixas etárias. As vacinas conjugadas são capazes, além de prevenir a doença entre os adolescentes vacinados, de reduzir o estado de portador da bactéria em nasofaringe. A SBP recomenda a administração de duas vacinas meningocócicas para adolescentes: meningocócica conjugada ACWY (1 dose com reforço após 5 anos) e a vacina proteica contra o meningococo B (2 doses com intervalo de 1 a 2 meses).

O PNI disponibiliza somente a vacina ACWY para adolescentes de 11 a 13 anos.

VACINAÇÃO DO RECÉM-NASCIDO PREMATURO

O sistema imunológico do RN apresenta capacidade reduzida de resposta imune efetiva contra patógenos invasivos, ocasionando maior vulnerabilidade a processos infecciosos. Quanto menor a idade gestacional, menos desenvolvido estará o sistema imunológico ao nascer. Os recém-nascidos prematuros (RNPT), nascidos antes de 28 semanas, têm risco de 5 a 10 vezes maior de adquirir uma infecção comparado ao RN de termo.

De uma maneira geral, o RNPT apresenta concentrações séricas de anticorpos ao nascimento inferiores às encontradas em RN de termo. Isso ocorre porque a taxa de transferência de anticorpos maternos da classe IgG por via placentária é maior no terceiro trimestre da gravidez.

Mesmo ainda hospitalizado, já deve-se iniciar o calendário vacinal do RNPT, respeitando a sua idade cronológica. Coqueluche, *influenza*, vírus sincicial respiratório e infecções pneumocócicas merecem especial atenção em sua profilaxia, além da imunização daqueles que convivem com o prematuro.

BCG

A vacina BCG confere proteção contra as formas graves da doença em crianças (meningite tuberculosa e tuberculose disseminada). No Brasil, a vacina é administrada via intradérmica na dose de 0,1 mℓ, preferencialmente no braço direito, na altura da inserção inferior do músculo deltoide. O PNI e a SBP recomendam a aplicação da vacina intradérmica contra a tuberculose (BCG-ID) somente em RNPT com peso superior a 2.000 g.

Vacina hepatite B

A aplicação dessa vacina logo ao nascimento, em RNPT com peso inferior a 2.000 g, pode levar à menor taxa de soroconversão, com níveis de anticorpos protetores menores.[3] Após 30 dias de vida, todo RN, independentemente de seu peso e idade gestacional, responde adequadamente à imunização com a vacina hepatite B.

Por essa razão, recomenda-se a aplicação de uma quarta dose em todo RN com menos de 2.000 g ou menor de 33 semanas de idade gestacional ao nascer que recebeu a vacina imediatamente após o nascimento, ou seja, vacinar com 0, 1, 2 e 6 meses de vida.

Prevenção da infecção pelo vírus sincicial respiratório (VSR), com anticorpo monoclonal humanizado

O VSR é o principal agente das infecções respiratórias agudas que acometem o trato respiratório inferior em crianças menores de 1 ano. O VSR apresenta uma sazonalidade definida, causando epidemias anuais nos meses do outono e do inverno. A infecção assume fundamental importância quando acomete RNPT, apresentando risco de evolução mais grave.

A prevenção é feita pela imunização passiva, com o uso de um anticorpo monoclonal humanizado (palivizumabe), dirigido contra a glicoproteína F do VSR.[16]

O palivizumabe é capaz de reduzir em até 70% as hospitalizações pelo VSR nos prematuros imunizados, além de reduzir a morbidade nos hospitalizados, com diminuição no número de dias de oxigenioterapia e das admissões e permanência em Unidade de Terapia Intensiva (UTI). O palivizumabe deve ser aplicado por via intramuscular em até 5 doses mensais consecutivas de 15 mg/kg durante o período de maior circulação do VSR.

A SBP recomenda o uso de palivizumabe para os seguintes grupos de crianças:

- Prematuros até 28 semanas gestacionais, no primeiro ano de vida
- Prematuros de 28 até 32 semanas gestacionais, nos primeiros 6 meses de vida
- RNs com doença pulmonar crônica da prematuridade e/ou cardiopatia congênita, até o segundo ano de vida, desde que estejam em tratamento dessas condições nos últimos 6 meses
- Palivizumabe deve ser usado inclusive em RNs hospitalizados.

O Ministério da Saúde disponibiliza o palivizumabe gratuitamente para:

- Prematuros até 28 semanas gestacionais, no primeiro ano de vida
- RNs com doença pulmonar crônica da prematuridade e/ou cardiopatia congênita, até o segundo ano de vida, independentemente da idade gestacional ao nascer.

Coqueluche

Doença respiratória aguda causada pela *Bordetella pertussis*. Os RNs e os RNPTs são especialmente suscetíveis à doença em sua forma mais grave, e nessa faixa etária a letalidade é alta. A vacinação de gestantes, introduzida no Brasil pelo PNI, reduziu significativamente o número de casos em RNs menores de 6 meses, especialmente os menores de 2 meses. No entanto, muitas crianças prematuras podem não estar protegidas porque a mãe não teve oportunidade de ser vacinada ou pela baixa transferência de anticorpos em função do parto prematuro.

As vacinas tríplices de células inteiras (DTPw) contêm diversos antígenos da *B. pertussis* e são mais reatogênicas. Por essa razão, sempre que possível, deve-se utilizar vacinas acelulares para os prematuros com o intuito de minimizar os eventos adversos.[17]

CONSIDERAÇÕES FINAIS

O cumprimento do calendário vacinal da criança, do adolescente e do prematuro é fundamental para o crescimento e o desenvolvimento saudáveis da população pediátrica. Todas as vacinas indicadas para cada faixa etária devem ser correta e oportunamente administradas a todos, mantendo, individualmente, as crianças e adolescentes livres de doenças imunopreveníveis, além de, em relação à saúde pública, controlar e eliminar essas doenças.

REFERÊNCIAS BIBLIOGRÁFICAS

1. Brasil. Ministério da Saúde. Lista Nacional de Notificação Compulsória de Doenças, Agravos e Eventos de Saúde Pública. Disponível em: http://bvsms.saude.gov.br/bvs/saudelegis/gm/2017/prc0004_03_10_2017.html. Acesso em: 28 fev. 2023.
2. Brasil. Ministério da Saúde (BR). Secretaria de Vigilância em Saúde. Vigilância em saúde no Brasil. Calendário de vacinação. Disponível em: http://antigo.saude.gov.br/saude-de-a-z/vacinacao/vacine-se#calendario. Acesso em: 28 fev. 2023.
3. Sociedade Brasileira de Imunizações (SBIm). Calendários de Vacinação SBIm 2022/2023. Disponível em: https://sbim.org.br/images/calendarios/calend-sbim-crianca.pdf. Acesso em: 28 fev. 2023.
4. Sociedade Brasileira de Pediatria (SBP). Calendário de Vacinação da SBP 2022. Disponível em: https://www.sbp.com.br/fileadmin/user_upload/sbp/2022/setembro/23/23625e-DC_Calendario_Vacinacao_-_Atualizacao_2022.pdf. Acesso em: 28 fev. 2023.
5. Brasil. Ministério da Saúde. Secretaria de Vigilância em Saúde. Departamento de Imunização e Doenças Transmissíveis. Manual dos Centros de Referência para Imunobiológicos Especiais. Ministério da Saúde, Secretaria de Vigilância em Saúde, Departamento de Imunização e Doenças Transmissíveis, Coordenação-Geral do Programa Nacional de Imunizações. 5. ed. Brasília: Ministério da Saúde, 2019.Disponível em: https://bvsms.saude.gov.br/bvs/publicacoes/manual_centros_imunobiologicos_especiais_5ed.pdf. Acesso em: 21. fev. 2023.
6. Azzari, C, Moriondo, M, Nieddu, F. Effectiveness and Impact of the 4CMenB Vaccine against Group B Meningococcal Disease in Two Italian Regions Using Different Vaccination Schedules: A Five-Year Retrospective Observational Study (2014–2018). *Vaccines.* 2020;8:469.
7. Brasil. Ministério da Saúde (BR). Secretaria de Vigilância em Saúde. Vigilância em saúde no Brasil. Calendário de vacinação. Disponível em: http://antigo.saude.gov.br/saude-de-a-z/vacinacao/vacine-se#calendario. Acesso em: 28 fev. /2023.
8. Governo do Estado de São Paulo. Medidas de Controle: Sarampo/Rubéola Atualização, julho de 2017. Disponível em: https://www.saude.sp.gov.br/resources/cve-centro-de-vigilancia-epidemiologica/areas-de-vigilancia/doencas-de-transmissao-respiratoria/sindrome-da-rubeola-congenita-src/doc/sararub17_medidas_controle.pdf. Acesso em: 21 fev. 2023.
9. Gershon, AA, Breuer, J, Cohen, JI. Varicella zoster virus infection. *Nat Rev Dis Primers.* 2015;1:15016.
10. Koenig, KL, Shastry, S, Burns, MJ. Hepatitis A Virus: Essential Knowledge and a Novel Identify-Isolate-Inform Tool for Frontline Healthcare Providers. *West J Emerg Med.* 2017;18(6):1000-1007.
11. Chen, LH, Wilson, ME. Yellow fever control: current epidemiology and vaccination strategies. *Trop Dis Travel Med Vaccines.* 2020;6:1.
12. Thompson, LA, Rasmussen, SA. Children and COVID-19 Vaccines. *JAMA Pediatr.* 2021;175(8):876.
13. Sociedade Brasileira de Pediatria. Consulta do adolescente: abordagem clínica, orientações éticas e legais como instrumentos ao Pediatra. Disponível em: https://www.sbp.com.br/fileadmin/user_upload/21512c-MO_-_ConsultaAdolescente_-_abordClinica_orientEticas.pdf. Acesso em: 22 fev. 2023.
14. Grulich, AE, Jin F, Conway, EL, Stein, AN, Hocking, J. Cancers attributable to human papillomavirus infection. *Sex Health.* 2010;7(3):244-52.
15. Christensen, H, May, M, Bowen, L, Hickman, M, Trotter, CL. Meningococcal carriage by age: a systematic review and meta-analysis. *Lancet Infect Dis.* 2010;10(12):853-61. DOI: 10.1016/S1473-3099(10)70251-6. Erratum in: *Lancet Infect Dis.* 2011;11(8):584.
16. Calendário de Imunização SBIm do Prematuro 2022/2023. Disponível em: https://sbim.org.br/images/calendarios/calend-sbim-prematuro.pdf. Acesso em: 22 fev. 2023.
17. Kfouri, RA. Controvérsias em Imunizações-2018/Coordenadores Renato de Ávila Kfouri e Guido Carlos Levi. São Paulo: Segmento Farma, 2018. p.65.

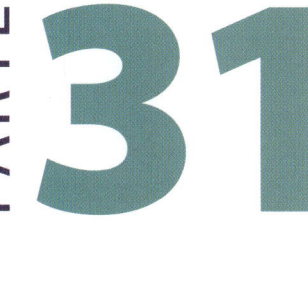

PARTE

31

Pneumologia

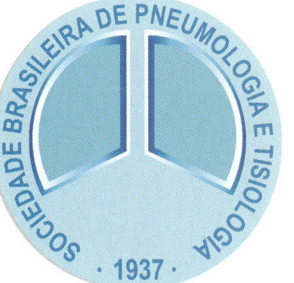

178

Doença Pulmonar Obstrutiva Crônica

Marli Maria Knorst • Luiz Fernando Ferreira Pereira • Rosemeri Maurici da Silva • Frederico Leon Arrabal Fernandes

INTRODUÇÃO

A doença pulmonar obstrutiva crônica (DPOC) é uma enfermidade comum, tratável e que pode ser prevenida. Ela acomete milhões de pessoas ao redor do mundo e tem alta morbimortalidade, sendo responsável por mais da metade dos custos com o manejo de todas as doenças respiratórias.[1]

A DPOC decorre de interação complexa, cumulativa e dinâmica entre a genética e fatores ambientais que resulta fundamentalmente em inflamação (traqueobrônquica, bronquiolar e sistêmica), enfisema e lesões vasculares pulmonares. O fator genético mais relevante e bem documentado, e com baixa prevalência, é a deficiência de alfa-1 antitripsina. Embora o principal fator de risco da DPOC ainda seja o tabagismo, nas últimas décadas acumularam-se evidências sobre o papel crescente da poluição ambiental, da fumaça da queima de biomassa, especialmente intradomiciliar nos países mais pobres, e das exposições ocupacionais.[1]

Outros fatores de risco relevantes para o surgimento da doença são: desenvolvimento pulmonar intrauterino e na primeira infância anormal; asma, que pode aumentar o risco em até 12 vezes; bronquite crônica; infecções broncopulmonares na infância e o baixo nível socioeconômico.[1]

Os indivíduos com crescimento anormal dos pulmões, mesmo com perda de função pulmonar habitual, e aqueles com crescimento normal, mas com perdas aceleradas devido a diversos fatores, serão diagnosticados mais precocemente com a DPOC. Por esses motivos, a Global Initiative for Chronic Obstructive Lung Disease (GOLD), em sua atualização de 2023, propôs uma nova taxonomia baseada nos tipos etiológicos da doença, descrita na Tabela 178.1.[1]

EPIDEMIOLOGIA

A prevalência da DPOC varia amplamente devido as diferenças nos métodos da pesquisa, critérios diagnósticos e abordagem analítica. A relação fixa do volume expiratório forçado no primeiro segundo (VEF_1) dividido pela capacidade vital forçada (CVF) < 0,70 após o uso de broncodilatador persiste como critério espirométrico mais utilizado, embora superestime a prevalência em indivíduos acima de 65 anos e subestime em indivíduos mais jovens.

Baseado em grandes estudos epidemiológicos, a GOLD estima que a prevalência da DPOC varie entre 8,1 e 12,8%, com média de 10,3%. O estudo PLATINO avaliou a prevalência de DPOC em indivíduos com idade acima de 40 anos em cinco grandes cidades da América do Sul. Na amostra, entre os 964 indivíduos que viviam na cidade de São Paulo, a média foi de 11,3%, considerando-se como diagnóstico a relação VEF_1/CVF < 1 LIN (limite inferior da normalidade).

A DPOC é uma das grandes causas de atendimentos de emergência e de internações e, apesar das dificuldades devido à acurácia do diagnóstico e habilidade de reconhecer a doença como causa primária ou associada de morte, nos países mais ricos já é a terceira causa de mortalidade.[1] Em um grande estudo recente, com base nos dados do Sistema de Informações sobre Mortalidade (SIM) do Departamento de Informática do Sistema Único de Saúde (DATASUS), constatou-se que a DPOC responde por 5% de todas das mortes do Brasil.[2]

DIAGNÓSTICO

DPOC é uma condição pulmonar heterogênea, caracterizada pela presença de sintomas respiratórios crônicos (dispneia, tosse, expectoração) devido a anormalidades das vias aéreas (bronquite, bronquiolite) e/ou alvéolos (enfisema), que causa obstrução persistente do fluxo aéreo, não completamente reversível e frequentemente progressiva.[1] A doença pode cursar com exacerbações e complicações.

Na presença de um quadro clínico compatível e de fator de risco conhecido para a doença, a identificação de obstrução ao fluxo aéreo não totalmente reversível, isto é, VEF_1/CVF < 0,70 após uso de broncodilatador, confirma o diagnóstico de DPOC. A obstrução ao fluxo aéreo persiste ao longo do tempo. Os indivíduos com DPOC e predomínio de enfisema, nas suas fases iniciais, podem ser assintomáticos. A estratificação da gravidade espirométrica da DPOC está descrita na Tabela 178.2.

Tabela 178.1 Taxonomia baseada nos tipos etiológicos da DPOC.

Tipo de DPOC	Causa	Fator ou tipo de exposição
DPOC G	Genético	Deficiência de alfa-1 antitripsina
DPOC D	Desenvolvimento anormal dos pulmões	Eventos precoces na vida, incluindo nascimento prematuro e/ou de baixo peso
DPOC C	Cigarro	Exposição à fumaça de tabaco ou de cigarros eletrônicos
DPOC P	Biomassa e poluição	Exposição à poluição domiciliar, ambiental ou ocupacional
DPOC I	Infecção	Infecções na infância, tuberculose ou HIV
DPOC A	Combinação com asma	Especialmente asma na infância
DPOC de causa não conhecida		

DPOC: doença pulmonar obstrutiva crônica. Adaptada de: Gold, 2023.[1]

Tabela 178.2 Classificação da gravidade espirométrica da DPOC.

VEF₁ após BD (% do Previsto)	Grau de DPOC	Estádio
≥ 80%	Leve	1
≥ 50% e < 80%	Moderada	2
≥ 30% e < 50%	Grave	3
< 30%	Muito grave	4

DPOC: doença pulmonar obstrutiva crônica; VEF₁: volume expiratório forçado no primeiro segundo; BD: broncodilatador. Adaptada de: Gold, 2023.[1]

Indivíduos com sintomas respiratórios e/ou enfisema identificados em exames de imagem e/ou anormalidades em testes de função pulmonar (CVF ou VEF₁ abaixo do limite inferior da normalidade, alçaponamento aéreo, hiperinsuflação, redução da capacidade de difusão ou declínio rápido do VEF₁), porém sem obstrução do fluxo aéreo (VEF₁/CVF ≥ 0,70) são classificados como *pré-DPOC*. O termo PRISm (Preserved Ratio Impaired Spirometry) foi proposto para denominar o grupo com razão VEF₁/CVF preservada e espirometria anormal.[1] Ambos os grupos têm maior risco de evoluir para DPOC.

O exame físico do tórax pode ser normal nos casos mais leves de DPOC. Achados como aumento de diâmetro anteroposterior do tórax, rebaixamento do diafragma, tiragem intercostal e supraesternal, uso do ponto de ancoragem, respiração com lábios semicerrados, cianose ou sinais de *cor pulmonale* são achados tardios da doença.

Exames de imagem podem identificar a presença de espessamento brônquico, de enfisema ou bolhas parenquimatosas, ou de comorbidades como câncer de pulmão, bronquiectasias ou insuficiência cardíaca. Do mesmo modo, a medida dos volumes pulmonares identifica hiperinsuflação ou aprisionamento aéreo, a difusão pulmonar permite estimar o grau de enfisema e a gasometria avalia a presença de hipoxemia. Entretanto, nenhum desses testes é necessário para diagnosticar DPOC, porém são úteis para avaliar a gravidade da doença.

A deficiência de alfa1 antitripsina, que ocorre em 1 a 3% dos casos de DPOC, pode ser diagnosticada pela determinação do nível sérico. Níveis baixos (< 20% do normal) são altamente sugestivos de homozigose.

O maior desafio clínico é a diferenciação entre DPOC e asma. Pacientes com DPOC, principalmente com doença mais grave, podem apresentar hiperresponsividade brônquica e resposta positiva ao broncodilatador. O diagnóstico de DPOC em um indivíduo com asma pode resultar em tratamento inadequado, sem uso do corticoide inalatório, o que está associado a maior morbimortalidade. Alguns asmáticos que fumaram, ou tiveram exposição ambiental ou ocupacional, podem ter a sobreposição das duas doenças, asma e DPOC (descrito pelo acrônimo ACOS – Asthma-COPD Overlap Syndrome).

Os principais diagnósticos diferenciais estão descritos na Tabela 178.3.

Na avaliação do paciente, é preciso considerar que a origem dos sintomas pode ser multifatorial, por exemplo, associação de DPOC e insuficiência cardíaca ou síndrome das apneias e hipopneias obstrutivas do sono, dispneia desproporcional ao grau de DPOC pela coexistência de fibrose pulmonar e enfisema (CFPE) ou hipertensão pulmonar. O teste de exercício cardiopulmonar (TECP) pode ser útil para investigar a dispneia desproporcional. Além disso, os indivíduos

Tabela 178.3 Diagnóstico diferencial da DPOC.

Diagnóstico diferencial	Achados
DPOC	• História de exposição a fator de risco para DPOC • Geralmente é diagnosticada após a quarta década de vida • Os principais sintomas são tosse, expectoração e dispneia que aumentam progressivamente ao longo do tempo • A doença pode cursar com exacerbações
Asma	• Os sintomas podem piorar à noite ou cedo pela manhã • Pode haver crises de dispneia e chiado intercaladas com períodos assintomáticos • História de sintomas na infância, presença de rinite alérgica ou atopia • História familiar de asma • A espirometria pode mostrar resposta significativa ao broncodilatador ou é normal no período entre as crises • Pacientes com remodelamento podem apresentar obstrução persistente ao fluxo aéreo
Bronquiectasias	• Presença de expectoração purulenta contínua em grande volume por infecção bacteriana persistente • A tomografia de tórax mostra dilatações brônquicas • A espirometria pode evidenciar distúrbio ventilatório obstrutivo
Insuficiência cardíaca	• A radiografia de tórax pode mostrar aumento da área cardíaca, congestão vascular e derrame pleural, e os achados são confirmados pela ecocardiografia • Não há obstrução do fluxo aéreo na espirometria; ela pode ser sugestiva de restrição
Tuberculose	• Sintomas respiratórios crônicos como tosse e expectoração, podendo haver hemoptise • Pode haver sintomas sistêmicos como anorexia, emagrecimento, febrícula vespertina e sudorese noturna • História de contato com tuberculose • A radiografia de tórax pode mostrar infiltrados ou cavidades nos ápices pulmonares
Bronquiolite obliterante	• Pode ocorrer na infância • Pode ocorrer após inalações tóxicas, doenças autoimunes, transplante de pulmão ou de medula óssea • A tomografia de tórax em expiração mostra áreas de aprisionamento aéreo (mosaico)

Adaptada de: Gold, 2023.[1]

com DPOC têm risco aumentado para câncer de pulmão. A detecção de hemoptise, baqueteamento digital ou sintomas sistêmicos são sinais de alerta para o câncer de pulmão.

TRATAMENTO

Os objetivos do tratamento da DPOC são identificar e reduzir a exposição aos fatores de risco, reduzir os sintomas, prevenir exacerbações e melhorar a qualidade de vida. Algumas intervenções têm como benefício o aumento da sobrevida. Vários tópicos do tratamento são detalhados a seguir. Informações sobre abordagem nutricional e manejo de comorbidades em pacientes com DPOC podem ser encontradas na GOLD.[1]

Cessação do tabagismo e de outras exposições

Os fumantes têm maior prevalência de sintomas respiratórios, maior perda funcional pulmonar anual e maior mortalidade quando comparados com indivíduos não fumantes. Aproximadamente 40% dos indivíduos com DPOC são fumantes ativos. O abandono do tabagismo é primordial para o tratamento da doença.[3] Estratégias farmacológicas ou não farmacológicas devem ser utilizadas, como terapias de reposição de nicotina e prescrição de bupropiona, além de participação em grupos de apoio à cessação do tabagismo. O uso dessas estratégias melhora substancialmente o índice de abandono. Salienta-se que não há evidência para uso de cigarro eletrônico como apoio ao tratamento.[1] Parar de fumar muda a história natural da DPOC.

A exposição a outras substâncias inaláveis nocivas deve ser descontinuada ou controlada com o uso de equipamentos de proteção individual e outras medidas de controle de poluição do ar.

Vacinação

Os agentes infecciosos, bacterianos ou virais, são os principais responsáveis por exacerbações nos portadores de DPOC. A vacinação contra o vírus *influenza* e a bactéria pneumococo diminui substancialmente o índice de infecções do trato respiratório inferior.[3] Além disso, sabe-se que idosos e pessoas com comorbidades apresentam risco aumentado para coqueluche, além de estarem predispostos a quadros mais graves, com hospitalização e maior mortalidade.[4]

Recomenda-se a vacinação para covid-19 de acordo com o calendário preconizado em cada país, além das vacinas para *influenza*, pneumocócica, *pertussis* e, para aqueles com mais de 50 anos, a vacina recombinante para herpes-zóster. Os esquemas de vacinação estão descritos na Tabela 178.4.

Tratamento de manutenção

A DPOC é uma enfermidade irreversível por definição, mas o tratamento farmacológico evoluiu muito nas últimas duas décadas, possibilitando atingir seus dois principais objetivos: alívio sintomático e prevenção das exacerbações.

Para alívio de sintomas, especialmente a dispneia e a limitação ao exercício, os medicamentos utilizados como primeira linha são as duas classes de broncodilatadores inalatórios: beta2-agonistas de ação prolongada (LABA) e anticolinérgicos de ação prolongada (LAMA).

A prevenção das exacerbações deve ser objetivada nos pacientes com histórico de exacerbações frequentes caracterizado por duas exacerbações moderadas (tratadas em ambulatório com corticoide oral e/ou antibióticos) ou uma exacerbação grave (com necessidade de hospitalização) nos últimos 12 meses. Esses pacientes são caracterizados como exacerbadores. Os broncodilatadores também são usados na prevenção de exacerbações. O corticoide inalatório (CI), quando usado em combinação com broncodilatadores, tem efeito na prevenção de exacerbações de pacientes selecionados. Outras medicações como macrolídeos, N-acetilcisteína e inibidores de fosfodiesterase-4 são opções para o paciente com risco de exacerbações e sem resposta ao tratamento inalatório.

Para selecionar o melhor tratamento de forma personalizada é fundamental classificar o paciente com DPOC de acordo com a função pulmonar, os sintomas medidos pela escala Modified Medical Research Council (mMRC) e o escore COPD Assessment Test (CAT) e a frequência de exacerbações.

A gravidade espirométrica da DPOC depende do valor de VEF_1 após broncodilatador, conforme proposto pelo documento GOLD (Tabela 178.1).[1]

A dispneia é o sintoma mais frequente na DPOC, e sua avaliação deve ser feita em toda consulta de forma objetiva com o uso de escalas. A escala mMRC é de fácil aplicação e se correlaciona com a saúde global do paciente e seu desempenho no teste de caminhada de 6 minutos (TC6), mostrado na Tabela 178.5.

O escore de sintomas CAT avalia a intensidade de 8 sintomas, que são pontuados de 0 a 5. A sua variação é mais sensível para detectar mudanças no quando clínico da DPOC do que a escala mMRC e a pontuação acima de 10 caracteriza o paciente como muito sintomático (Figura 178.1).

A classificação ABE sugerida na GOLD-2023 separa os pacientes de acordo com a intensidade de sintomas e exacerbações[1]:

- A: poucos sintomas e não exacerbador
- B: muitos sintomas e não exacerbador
- E: exacerbadores, independentemente dos sintomas.

Para prevenir exacerbações é muito importante conhecer o perfil de riscos do paciente. O melhor marcador para risco de exacerbação futura é o número de ocorrências nos últimos 12 meses. Duas ou mais exacerbações no período predizem novos episódios com especificidade de 83%. Quando o paciente teve, nesse período, uma exacerbação com necessidade de internação, também se considera um risco futuro elevado.

Tabela 178.4 Vacinas recomendadas e esquemas de vacinação.

Vacinas	Quando indicar	Esquemas e recomendações
Influenza (gripe)	Rotina	Dose única anual Tetravalente (4V) é a mais indicada (na impossibilidade, usar trivalente [3V])
Pneumocócicas (VPC13) e (VPP23)	Rotina	Iniciar com uma dose de VPC13 seguida de uma dose de VPP23, 6 a 12 meses depois, e uma segunda dose de VPP23 5 anos após a primeira
Herpes-zóster	Rotina	Uma dose
Tríplice bacteriana acelular do tipo adulto (difteria, tétano e coqueluche) – dTpa ou dTpa-VIP Dupla adulto (difteria e tétano) – dT	Rotina	Atualizar dTpa independentemente de intervalo prévio com dT ou TT **Com esquema de vacinação básico completo:** reforço com dTpa a cada 10 anos **Com esquema de vacinação básico incompleto:** uma dose de dTpa a qualquer momento e completar a vacinação básica com uma ou duas doses de dT (dupla bacteriana do tipo adulto) **Não vacinados e/ou histórico vacinal desconhecido:** uma dose de dTpa e duas doses de dT no esquema 0, 2, 4 a 8 meses

Adaptada de: Calendário SBIm – SBPT. Disponível em: https://sbim.org.br/images/files/guia-pneumologia-sbim-2018-2019.pdf.

Tratamento farmacológico

A Figura 178.2 foi elaborada em 2017 por especialistas da Sociedade Brasileira de Pneumologia e Tisiologia e apresenta as opções de tratamento da DPOC de acordo com perfil de exacerbações, sintomas e função pulmonar.[5]

Os pacientes com baixo risco de exacerbações são tratados com LABA e/ou LAMA. Existe crescente evidência de que a associação de LABA + LAMA tem benefícios na função pulmonar, melhora de dispneia e menor número de hospitalizações por exacerbação em relação aos monocomponentes. No entanto, os estudos que sustentam a superioridade da dupla broncodilatação foram realizados em pacientes sintomáticos e com VEF_1 < 60%. Em pacientes com DPOC mais leve ou com menos sintomas, sem exacerbações frequentes, a monoterapia ainda é uma boa opção.[5] A monoterapia com LAMA pode ser a opção de tratamento inicial em paciente exacerbador com pouca dispneia.

Em pacientes com exacerbações frequentes, deve ser avaliada a resposta ao CI. As evidências recentes mostram que o uso de CI na DPOC beneficia pacientes com eosinófilos periféricos > 300 cel/mm³ ou com ACOS. Em pacientes com eosinófilos periféricos < 100 cel/mm³ não é esperada resposta ao CI. O CI nunca deve ser usado em monoterapia para tratamento da DPOC, devendo ser combinado com broncodilatadores de longa ação.[5]

Em pacientes que persistem sintomáticos, ou mantém uma ou mais exacerbações no ano anterior, com qualquer das combinações, o uso da terapia tripla (LABA + LAMA + CI) deve ser indicado. Já pacientes em uso de terapia tripla que estejam estáveis sem exacerbações em 12 meses e possuam contagem de eosinófilos periféricos < 100 cel/mm³, a retirada do CI é segura com monitorização do aumento de exacerbações e do ritmo de declínio de função pulmonar.[6]

O inibidor da fosfodiesterase-4 (roflumilaste) é um anti-inflamatório não esteroide específico para DPOC. Seu uso é considerado de segunda linha, complementando o tratamento

Tabela 178.5 Escala mMRC.

mMRC	Descrição
0	Falta de ar apenas durante exercícios intensos
1	Falta de ar quando andando apressadamente ou subindo uma rampa leve
2	Anda mais devagar do que pessoas da mesma idade por causa de falta de ar ou tem que parar para tomar fôlego mesmo quando anda devagar
3	Faz pausa para respirar depois de andar menos de 100 m ou após alguns minutos
4	Falta de ar impede que saia de casa; falta de ar ao se vestir ou tomar banho

mMRC: Modified Medical Research Council. Adaptada de: Gold, 2023.[1]

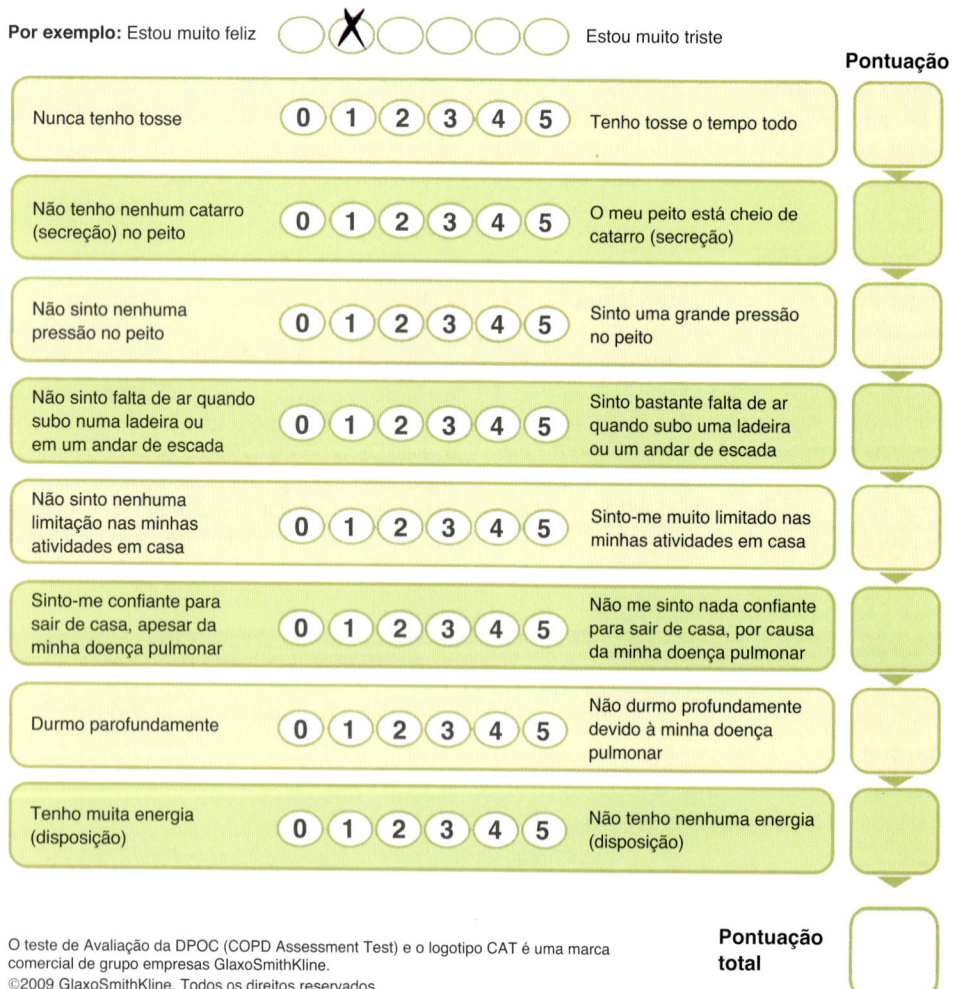

Figura 178.1 COPD Assessment Test (CAT). Adaptada de: Gold, 2023.[1]

Não exacerbador	Monoterapia broncodilatadora (LABA ou LAMA)			Terapia dupla broncodilatadora (LABA + LAMA)
Gravidade	Leve	Moderada	Grave	Muito grave
Dispneia (escala mMRC)	0-1	2	3	4
Sintomas (CAT)	< 10			
Obstrução (VEF$_1$% Pós-BD)	≥ 80	< 80 ≥ 50	< 50 ≥ 30	< 30
Exacerbações frequentes (último ano) ≥ 2 exacerbações ou ≥ 1 hospitalização	Terapia dupla (LABA + LAMA)[#] Terapia combinada (LABA + CI) Monoterapia (LAMA) Terapia tripla* Associar roflumilaste* Considerar macrolídeo* ou NAC*			
[#]Primeira linha de tratamento *Caso persistir exacerbando após o tratamento de primeira linha *Indicado em pacientes com DPOC e bronquite crônica				

LABA: beta2-agonista de longa duração; LAMA: anticolinérgico de longa duração; mMRC: escala de dispneia do Medical Research Council modificada; CAT: teste de avaliação de DPOC; VEF$_1$%: VEF$_1$ em % do predito; BD: broncodilatador; CI: corticosteroide inalatório; NAC: N-acetilcisteína.

Figura 178.2 Como escolher o tratamento farmacológico da DPOC. O paciente deve ser classificado quanto ao risco de exacerbações depois de avaliada a gravidade da doença de acordo com sintomas e função pulmonar. Adaptada de: Fernandes, et al.[5]

inalatório e visando a redução de exacerbações moderadas ou graves. Esse medicamento não é broncodilatador, porém mostra boa atividade na melhora da função pulmonar. Sua eficácia é maior em pacientes obesos com DPOC grave (VEF$_1$ < 50%), exacerbadores e com bronquite crônica.

Os macrolídeos também são usados como segunda linha no tratamento do paciente exacerbador. O benefício é maior em pacientes com associação de DPOC e bronquiectasias ou em pacientes com colonização das vias aéreas com pseudomonas. Seu uso prolongado está associado a aumento do risco de eventos adversos, como prolongamento do intervalo QT, perda auditiva e desenvolvimento de resistência bacteriana. Cardiopatia associada, taquicardia em repouso ou história de arritmias são contraindicações relativas. É indicado o uso de azitromicina 250 mg diariamente ou 500 mg três vezes por semana para pacientes com DPOC grave ou muito grave e exacerbadores, a despeito do tratamento inalatório, por um período de um ano.[7] Uma análise *post-hoc* sugere menor benefício em tabagistas ativos.

A N-acetilcisteína tem ação de redução do estresse oxidativo nas vias aéreas. O benefício na DPOC ainda é controverso. Estudos utilizando dose alta (1.200 mg por dia ou mais) mostraram eficácia na redução de exacerbações. A medicação é bastante segura e o benefício parece ser mais importante nos pacientes com DPOC e bronquite crônica.[8]

O corticoide oral não é recomendado no tratamento de manutenção da DPOC.

Escolha do dispositivo inalatório
A escolha compartilhada do dispositivo inalatório, aliada ao ensino e à checagem periódica da correta técnica de uso, são fundamentais para a boa adesão e o sucesso do tratamento do paciente com DPOC. Além de garantir que o fármaco atinja adequadamente o sítio de ação, proporciona também uma redução de eventos adversos associados à deposição do fármaco na cavidade oral e/ou absorção sistêmica.

Existem quatro tipos básicos de dispositivos inalatórios: nebulizadores (jato, ultrassônicos e MESH), inaladores pressurizados (gás propelente hidrofluoralcano), inalador de pó e de névoa suave (respimat).

Os inaladores pressurizados necessitam de coordenação entre o disparo e inspiração, e por esses motivos podem ser mais difíceis de serem usados em pacientes idosos ou graves. O uso desse tipo de dispositivo com espaçadores de grande volume reduz essas dificuldades, mesmo em pacientes graves e/ou debilitados.

Os inaladores de pó são mais fáceis de usar, uma vez que os aerossóis são gerados após a inspiração profunda. Entretanto, à medida que a DPOC progride, a capacidade inspiratória se torna progressivamente menor e, com isso, a pressão e o fluxo gerados na inspiração ficam limitados. Essa dificuldade é ainda mais pronunciada durante e logo após a exacerbação da DPOC, e é um dos motivos pelos quais, nas exacerbações, o paciente precisa usar medicação inalatória em forma de nebulização ou inalador pressurizado acoplado ao espaçador.

Os inaladores de névoa suave liberam aerossóis menores, mais homogêneos e com menor velocidade, e por esse motivo são uma boa opção para uso em pacientes mais graves.

Existem muitas opções de dispositivos únicos para terapia combinada (LABA + CI, LABA + LAMA ou tripla). O uso do dispositivo único facilita a aderência e simplifica o tratamento. Caso se opte pelo uso de múltiplos dispositivos, sempre que possível, devem ser escolhidos aqueles que tenham técnica de uso similar. Usar dois ou mais dispositivos com técnicas inalatórias distintas é conduta associada a maior taxa de exacerbações e maior uso de medicação de resgate.[9]

Tratamento das exacerbações
A DPOC pode evoluir com exacerbações, que são eventos de risco para o paciente. Elas se caracterizam pelo aparecimento

ou piora de dois dos três sintomas (tosse, expectoração ou dispneia) nos últimos 14 dias. As causas mais comuns de exacerbações são infecções (bacterianas e virais), exposições ambientais e piora de hiperresponsividade brônquica.

Na avaliação inicial do paciente, é necessário excluir outras causas de piora dos sintomas. Uma causa simples, e muitas vezes negligenciada, é a descontinuação do tratamento inalatório. A piora da dispneia pode estar associada a uma outra doença pulmonar ou cardiovascular. Pneumonia, tromboembolismo pulmonar, pneumotórax, isquemia cardíaca, arritmia e insuficiência cardíaca congestiva devem ser diagnosticados e tratados quando presentes.

A estratégia de tratamento da exacerbação da DPOC envolve melhorar a oxigenação do paciente: manter SpO_2 entre 89 e 92% e evitar a hiperóxia. A oferta de oxigênio em altos fluxos pode levar à piora da hipercapnia, acidose respiratória e rebaixamento de consciência.

Outro pilar do tratamento é diminuir a resistência das vias aéreas e, consequentemente, o trabalho respiratório. Para isso devem ser utilizados broncodilatadores inalatórios, corticoides sistêmicos e fisioterapia respiratória. O corticoide sistêmico deve ser prescrito por tempo curto (p. ex., prednisona 40 mg por 5 dias), não apenas para reduzir os efeitos adversos, mas também pela falta de benefício do uso mais prolongado.

O antibiótico deve ser administrado na suspeita de infecção bacteriana, baseado na gravidade, na frequência de exacerbações e de acordo com a bactéria identificada em culturas prévias, quando disponível.

Nos quadros graves com acidose respiratória aguda, desconforto respiratório intenso e taquipneia com FR > 25 rpm, deve ser considerada a ventilação não invasiva (VNI) precoce e, na falência da VNI ou em situações de instabilidade hemodinâmica ou redução do nível da consciência, deve-se optar pela ventilação mecânica invasiva.

Outros tratamentos

Oxigenoterapia

O uso de oxigenoterapia domiciliar prolongada (ODP), quando indicada, melhora a sobrevida de indivíduos portadores de DPOC. A coleta de gasometria arterial está indicada quando o paciente apresentar saturação de O_2 medida pela oximetria de pulso ≤ que 92% em ar ambiente.

Naqueles pacientes com DPOC estável e dessaturação moderada em repouso não há indicação de ODP. A ODP é indicada nas seguintes situações por pelo menos 15 horas, preferencialmente:

1. Hipoxemia grave (PaO_2 menor ou igual a 55 mmHg ou saturação de O_2 menor do que 88%), com ou sem hipercapnia.
2. PaO_2 maior do que 55 e menor do que 60 mmHg ou saturação de O_2 de 88% se há evidência de hipertensão pulmonar, edema periférico sugerindo falência cardíaca ou policitemia (hematócrito maior do que 55%).

Após a introdução da ODP, o paciente deve ser reavaliado a cada 60 a 90 dias com o objetivo de verificar o benefício do uso de O_2 e a sua continuidade.[10]

Reabilitação pulmonar

A reabilitação consiste em um processo multidisciplinar que envolve treinamento físico, educação do paciente, cuidado com a saúde mental e intervenção nutricional. O principal objetivo da reabilitação é auxiliar no controle da dispneia e incrementar a capacidade de realizar atividade física, exercício e tarefas da vida diária. Com esse incremento, ocorre a melhora da funcionalidade do paciente e, por consequência, sua qualidade de vida.

A atividade física deve ser estimulada em todos os níveis de gravidade da DPOC, porém a reabilitação alcança resultados melhores quando indicada em quadros moderados a graves de pacientes exacerbadores e sintomáticos (GOLD B e E). Um estudo com 90 mil pacientes do Medicare (EUA) demonstrou que reabilitar pacientes que são internados por exacerbação nos 90 dias após a alta hospitalar reduz a mortalidade em 12 meses de seguimento.[1]

A reabilitação é realizada de maneira presencial por profissionais fisioterapeutas, porém o modelo à distância (telereabilitação) pode e deve ser uma alternativa aos modelos tradicionais, principalmente para pacientes com dificuldade de acesso ou em locais onde a modalidade presencial não é factível.[1]

Ventilação não invasiva

A ventilação não invasiva (VNI) é uma modalidade de intervenção não farmacológica indicada para pacientes com hipercapnia grave ($PaCO_2$ maior do que 53 mmHg) e histórico de internação por falência respiratória aguda. Pacientes com hospitalização recente por exacerbação também podem se beneficiar do uso, permitindo controle domiciliar após a alta. Sua indicação em indivíduos com superposição de DPOC e apneia do sono é mandatória. O maior benefício do uso, quando a VNI é indicada, está na prevenção de novas hospitalizações.[1]

Terapias intervencionistas e cirúrgicas

Redução de volume pulmonar

A terapia com válvulas endobrônquicas pode ser uma opção terapêutica para pacientes com VEF_1 entre 15 e 45% do previsto e evidência de hiperinsuflação. É uma intervenção para reduzir volume pulmonar menos invasiva que a cirurgia.[1]

A cirurgia de redução de volume pulmonar pode ser indicada em alguns casos de pacientes com hiperinsuflação, enfisema grave predominando em lobos superiores e baixa capacidade de exercício após reabilitação pulmonar.

Transplante de pulmão

Os pacientes com DPOC muito grave cuja doença progrida apesar do tratamento clínico otimizado, com VEF_1 < 25%, com hipercapnia e/ou hipoxemia, podem ser encaminhados para triagem em centro especializado em transplante pulmonar.

CONSIDERAÇÕES FINAIS

A DPOC é uma enfermidade que ocorre em cerca de 10% da população com mais de 40 anos e responde por cerca de 5% das mortes no Brasil. A doença ainda é subdiagnosticada. A exposição a fatores de risco, especialmente o tabaco, e a presença de sintomas respiratórios crônicos levanta a suspeita clínica da doença e o diagnóstico é confirmado pela presença persistente de obstrução ao fluxo aéreo na espirometria. Os tratamentos farmacológico e não farmacológico visam alívio dos sintomas, prevenção de exacerbações e melhora da qualidade de vida do paciente. Com o diagnóstico e a intervenção mais precoces é possível mudar a história natural da doença.

REFERÊNCIAS BIBLIOGRÁFICAS

1. Global Initiative for Chronic Obstructive Lung Disease (GOLD). Global strategy for prevention, diagnosis and management of COPD: 2023 Report. Disponível em: https://gold-copd.org/2023-gold-report-2/. Acesso em: 2 ago. 2023.
2. Santo A.H., Fernandes F.L.A. Chronic Obstructive Pulmonary Disease – Related Mortality in Brazil, 2000-2019: A Multiple-Cause-of Death Study. *COPD*. 2022; 19 (1):216-225.
3. Oca M.M. Smoking Cessation/Vaccinations. *Clin Chest Med*. 2020;41(3):495-512.
4. Macina D., Evans K.E. Pertussis in Individuals with Co-morbidities: A Systematic Review. *Infec Dis Ther*. 2021;10(3):1141-1170.
5. Fernandes F.L.A., Cukier A., Camelier A.A. et al. Recommendations for the pharmacological treatment of COPD: questions and answers. *J Bras Pneumol*. 2017;43(4):290-301.
6. Liu T., Xiang Z.J., Hou X.M., Chai J.J., Yang Y.L., Zhang X.T. Blood eosinophil count-guided corticosteroid therapy and as a prognostic biomarker of exacerbations of chronic obstructive pulmonary disease: a systematic review and meta-analysis. *Ther Adv Chronic Dis*. 2021;12:20406223211028768.
7. Janjua S., Mathioudakis A.G., Fortescue R. et al. Prophylactic antibiotics for adults with chronic obstructive pulmonary disease: a network meta-analysis. *Cochrane Database Syst Rev*. 2021;15;1(1):CD013198.
8. Calverley P., Rogliani P., Papi A. Safety of N-Acetylcysteine at High Doses in Chronic Respiratory Diseases: A Review. *Drug Saf*. 2021;44(3):273-290.
9. Usmani O.S., Hickey A.J., Guranlioglu D. et al. The Impact of Inhaler Device Regimen in Patients with Asthma or COPD. *J Allergy Clin Immunol Pract*. 2021;9(8):3033-3040.e1.
10. Castellano M.V.C.O, Pereira L.F.F., Feitosa P.H.R, et al. 2022 Brazilian Thoracic Association recommendations for long-term home oxygen therapy. *J Bras Pneumol*. 2022;4;48(5):e20220179.

179

Asma

Lilian S. Ballini Caetano • Daniela Cavalet Blanco • Ricardo G. Figueiredo • Thiago Bartholo

INTRODUÇÃO

Asma é uma das doenças crônicas não transmissíveis mais comuns no mundo. É uma doença heterogênea, mas, de forma geral, caracteriza-se por obstrução dependente do fluxo aéreo, com inflamação e hiperresponsividade da via aérea, além de hipersecreção de muco, ocasionando sintomas respiratórios de intensidade variável. Na maioria das vezes os sintomas são intermitentes, sendo usualmente sibilos, dispneia, tosse e até opressão torácica. Esses sintomas podem ser desencadeados por diversos fatores, incluindo exposição a alérgenos ou agentes irritantes, mudanças de temperatura, exercício físico e infecções respiratórias. Os sintomas podem ser resolvidos com o uso de medicação broncodilatadora ou, eventualmente, de forma espontânea.[1]

O tratamento medicamentoso da asma evoluiu muito ao longo dos últimos anos, especialmente a partir do maior entendimento da heterogeneidade dos seus mecanismos e das especificidades dos seus distintos fenótipos e endótipos.[2] Existem atualmente tratamentos altamente eficazes para a asma, que vêm sendo capazes de proporcionar aos asmáticos importante redução na morbimortalidade e ganhos em qualidade de vida. Ainda assim, é uma doença subdiagnosticada e subtratada, o que faz com que muitos asmáticos sejam privados de controlar seus sintomas por não terem acesso às estratégias de tratamento corretas.[3] Para o controle da asma é fundamental que tanto o paciente quanto a equipe assistente, médica e de saúde, compreendam a necessidade e a importância do cuidado e do monitoramento contínuo de sintomas, para que o ajuste do tratamento e o manejo dos fatores de risco possam ser feitos de forma rápida e proativa, evitando as crises e as exacerbações da doença.

EPIDEMIOLOGIA

A asma acomete aproximadamente 300 milhões de pessoas no mundo, mas, depois de um aumento expressivo na prevalência global nas últimas décadas, parece estar ocorrendo uma certa estabilidade nos casos, especialmente nos países desenvolvidos. Em diversos países em desenvolvimento ou de baixa renda essa estabilidade ainda não vem sendo observada. Dados dos últimos 5 anos sugerem uma prevalência mundial da asma de 10% entre crianças e adolescentes e de 6 a 7% em adultos.[3]

Diversos fatores de risco estão associados à prevalência da asma, incluindo hereditariedade, exposições virais e a alérgenos (especialmente ácaro), poluição, exposição ao tabagismo, obesidade, estresse, urbanização, *status* socioeconômico, exposições ocupacionais e até mesmo a falta de exposição microbiana benéfica.[3] Vários desses fatores associados podem

ser evitados ou eliminados, especialmente de forma individualizada, por isso o conhecimento e a identificação são importantes para que a prevalência da asma possa ser reduzida.

Episódios de sibilância na infância são muito comuns, de modo que, aos 6 anos, até 50% das crianças podem ter apresentado esse quadro, a maioria sendo leve e associada a infecções virais. Nem toda criança que apresenta histórico de sibilos chega a desenvolver asma e, mesmo que desenvolva a doença durante a infância, as taxas de remissão são altas, chegando a 60% nas crianças com início da asma antes dos 10 anos. Já quando a asma tem início na vida adulta, as taxas de remissão são de apenas 5 a 15%. Alguns fatores de risco estão relacionados com a persistência da asma desde a infância até a vida adulta, e incluem, além dos já citados, infecções respiratórias de repetição, função pulmonar limitada e eosinofilia sérica. Antes da puberdade a asma é mais comum entre meninos, mas depois a prevalência tende a se equalizar e, em casos de asma grave, parece que pode até mesmo se inverter, passando a ser mais comum entre as mulheres.[3]

Em relação aos dados disponíveis para a população brasileira, sabe-se que a prevalência de sintomas de asma em adolescentes é elevada, atingindo até 20%. Entre adultos, a taxa de diagnóstico prévio de asma no país é de 12%. Quanto às taxas de hospitalização e mortalidade, vem sendo observada uma redução na maioria dos estados de forma concomitante a um melhor acesso aos recursos para tratamento da asma.[2]

DIAGNÓSTICO

A apresentação clínica da asma é caracterizada por presença de sintomas intermitentes e variáveis que refletem broncoconstrição e inflamação, podendo estar ou não relacionadas a exposição ambiental.[3]

Dessa forma, o diagnóstico de asma deve ser baseado na combinação de história clínica compatível e demonstração de obstrução variável do fluxo aéreo (Figura 179.1). A confirmação diagnóstica é fundamental para evitar pacientes sub ou excessivamente tratados, além de confirmar ou descartar diagnósticos diferenciais importantes. O diagnóstico de asma muitas vezes é desafiador, pois os sintomas variam no decorrer do tempo, podendo não estar presentes durante as consultas. Além disso, asma é uma doença que pode iniciar sua apresentação clínica em todas as faixas etárias e pode muitas vezes não ter componente atópico.[1-3]

A anamnese é uma ferramenta importante para estabelecer a probabilidade de os sintomas apresentados serem decorrentes de asma. Seus sintomas respiratórios característicos são sibilância, tosse, opressão torácica retroesternal e dispneia. Dados que reforçam o diagnóstico de asma são: presença de dois ou mais sintomas entre os descritos anteriormente; piora dos sintomas à noite e/ou no início da manhã; sintomas que ficam mais presentes e intensos ao longo do tempo; além de sintomas desencadeados por infecção viral, exercício, exposição a alérgenos, mudanças bruscas de temperatura, exposições a cheiro forte, cigarro e outros poluentes. História patológica pregressa de dermatite atópica, rinite alérgica, alergia alimentar e/ou outras comorbidades atópicas, assim como história familiar positiva para asma e/ou atopia, também indicam aumento de probabilidade para asma.[2,3]

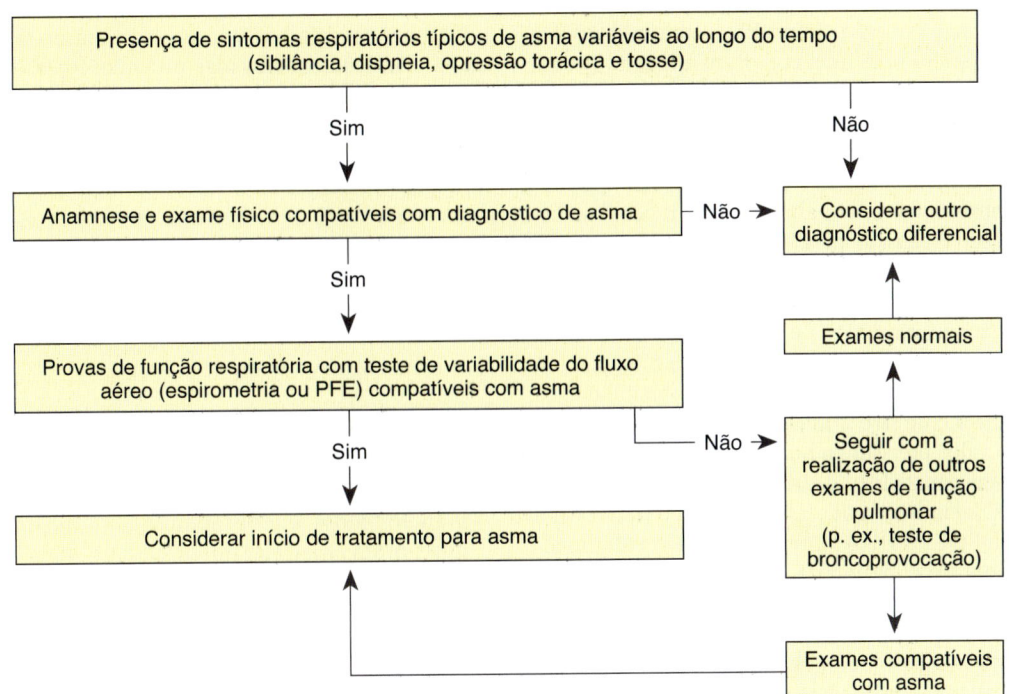

Figura 179.1 Fluxograma diagnóstico da asma. Adaptada de: Gina, 2022.

Outros dados, porém, reduzem a probabilidade de ser asma, como: tosse isolada sem qualquer outro sintoma respiratório, presença de estridor, produção crônica de escarro e dor torácica típica.[3]

O exame físico respiratório em pacientes com asma geralmente é normal. As principais alterações encontradas são sibilos expiratórios. Outros dados relevantes são exame da cavidade nasal na busca de sinais de rinite alérgica e/ou polipose nasal, além do exame dermatológico na busca de sinais de dermatite atópica.[1,3]

Idealmente, os exames de prova de função respiratória que avaliam variabilidade do fluxo aéreo devem ser sempre realizados na suspeita de asma para confirmar o diagnóstico. Espirometria demonstrando distúrbio ventilatório obstrutivo com prova broncodilatadora positiva (variação de volume expiratório forçado no primeiro segundo (VEF_1) e/ou capacidade vital forçada (CVF) em 12% e 200 mℓ) auxilia na confirmação da asma. Na ausência de espirometria, uma avaliação diária do pico de fluxo expiratório (PFE), com variação de 20% entre máximo e mínimo em 2 semanas, também auxilia na confirmação diagnóstica. Em casos específicos, outros testes, como o de hiperreatividade brônquica, podem ser solicitados.[1]

Em situações em que esses testes não estiverem disponíveis, caso o paciente apresente urgência clínica e nenhum outro diagnóstico seja mais provável que asma, deve-se iniciar o tratamento de forma empírica. Esse paciente deve ser acompanhado de perto, com reavaliação periódica e realização de espirometria em 1 a 3 meses.[1]

É muito comum na prática encontrar com pacientes já em uso de medicação inalatória, porém ainda sem diagnóstico de asma confirmado. Nesse caso, é preciso insistir na determinação diagnóstica, avaliando história clínica e realizando avaliação da função pulmonar.[1]

Outros exames complementares fazem parte da propedêutica do paciente com asma, porém não são ferramentas diagnósticas. Dentre eles destacam-se exames importantes para a definição do fenótipo do paciente. São eles: hemograma com contagem de eosinófilo sérico absoluto, testes alérgicos como o *prick test* ou a dosagem sérica de IgE total e IgE para aeroalérgenos (ácaros, fungos, epitélio de animal, gramíneas e outros), além de avaliação da fração exalada de óxido nítrico (FeNO) e avaliação do percentual de eosinófilos no escarro. Exames de imagem devem ser solicitados principalmente na avaliação inicial, para descartar outros diagnósticos diferenciais, nas exacerbações e em pacientes com asma grave.[1-3]

Diagnósticos diferenciais

Muitas condições podem se assemelhar à asma, algumas das quais também podem coexistir com ela como comorbidade, contribuindo para o mau controle da doença, caso não sejam diagnosticadas e tratadas corretamente.[3]

Doença pulmonar obstrutiva crônica

A DPOC é comum em fumantes adultos. Enfisema e bronquite crônica são os dois fenótipos clássicos da doença, e qualquer um deles pode ser erroneamente diagnosticado como asma. Como a DPOC e a asma são comuns, alguns pacientes têm ambas enfermidades. A DPOC é encontrada em geral em idosos, embora o enfisema possa se tornar sintomático no jovem adulto com deficiência de alfa-1 antitripsina. Tanto a DPOC quanto a asma geralmente se apresentam com dispneia, sibilância ou tosse. O padrão esperado desses sintomas, e seus fatores desencadeantes, no entanto, diferem. Por exemplo, a DPOC tende a se desenvolver gradualmente ao longo de anos em um subconjunto de indivíduos com uma extensa história de tabagismo, e os acometidos geralmente apresentam pouca variabilidade diária em seus sintomas basais. Os pacientes com asma muitas vezes podem ser assintomáticos ou pouco sintomáticos, mas podem se tornar agudamente sintomáticos minutos após a exposição a um gatilho relevante, como um alérgeno (p. ex., gato) ou um irritante (p. ex., perfume).

O teste de função pulmonar também pode ajudar a diferenciar asma de DPOC. Ambas as doenças resultam em obstrução ao fluxo aéreo intratorácico e hiperinsuflação pulmonar com aumento dos volumes pulmonares. Em geral, a obstrução ao fluxo aéreo causada pela DPOC é pouco reversível, e a forma mais comum de avaliá-la é documentar o VEF_1 antes e depois da administração de broncodilatador. Um aumento no VEF_1 superior a 200 mℓ e 12% do valor basal é um critério comumente utilizado para identificar a asma, embora muitos pacientes com asma não apresentem reversibilidade a esse grau, especialmente se o VEF_1 pré-broncodilatador estiver próximo do valor previsto na hora do teste.

A medição da capacidade de difusão do monóxido de carbono (DLCO) também pode ajudar a diferenciar asma de DPOC. Na DPOC, a DLCO corrigida para o volume alveolar geralmente está diminuída, refletindo troca gasosa prejudicada. Na asma, a DLCO corrigida para o volume alveolar é normal ou aumentada.

Os estudos de imagem radiográfica podem revelar anormalidades que diferenciam a asma da DPOC. Embora a hiperinsuflação pulmonar esteja presente em ambas as doenças, alterações bolhosas e presença de enfisema na tomografia computadorizada de tórax são características de DPOC.[1-4]

Discinesia de cordas vocais

A discinesia de cordas vocais (DCV) é uma adução anormal das cordas vocais com consequente obstrução ao fluxo aéreo. Os sintomas mais frequentes são dispneia inspiratória, sibilância e/ou estridor na região cervical, disfonia e rouquidão. Os principais fatores desencadeantes são estresse emocional, irritantes das vias aéreas, alterações abruptas de temperatura, infecções e exercício físico. O diagnóstico é confirmado por laringoscopia (padrão ouro), que deve ser realizada no momento da crise, demonstrando movimento anormal das pregas vocais durante a inspiração. A alça inspiratória achatada observada na curva fluxo-volume da espirometria sugere a possibilidade de diagnóstico de DCV. A tomografia dinâmica cervical, questionários e laringoscopia durante o exercício podem auxiliar na identificação dos casos. Não há tratamento específico. As alternativas consistem em fonoterapia (treinamento respiratório e terapia da voz), psicoterapia e resolução de fatores desencadeantes.[1,3,5]

Aspiração e refluxo gastresofágico

O refluxo ácido gastresofágico (RGE) é uma causa comum de sintomas respiratórios em adultos. Paciente com queixa primária de tosse crônica é o cenário mais comum em que o RGE pode ser confundido com asma. Estudos que investigam as causas da tosse crônica sugerem que o RGE é um fator contribuinte em cerca de metade dos casos, e é a única causa em aproximadamente 20%. Na literatura existem boas evidências de sintomas extragastrintestinais associados ao RGE. Caso os sintomas respiratórios sejam proeminentes ao se deitar (o que geralmente ocorre à noite), o RGE precisa ser considerado. No entanto, o RGE costuma ser silencioso e diferenciar a *asma variante* da tosse causada pelo RGE pode ser difícil, porque ambas tendem a ocorrer de forma intermitente durante o dia e a noite.

O diagnóstico é baseado na combinação de sintomas clínicos, alterações observadas na endoscopia digestiva alta e pHmetria esofagiana de 24 horas, associada ou não à manometria e impedanciopHmetria esofagiana.

O tratamento clínico do RGE associado à ADC é indicado para pacientes com sintomas digestivos e inclui medidas comportamentais, tratamento farmacológico e, eventualmente, cirúrgico.[1,3,5]

Outras

Além das doenças anteriormente apresentadas, outras também mimetizam a asma:[1-3,5]

- Asma cardíaca
- Embolia pulmonar
- Bronquiectasia
- Obstrução intratorácica de vias aéreas centrais (doença granulomatosa endobrônquica, *M. tuberculosis*, sarcoidose, broncomalácia, tumor endobrônquico)
- Policondrite recidivante, compressão extrínseca da via respiratória
- Obstrução extratorácica de VA (angioedema, espasmo laríngeo, disfunção das cordas vocais, paresia das cordas vocais, aumento dos gânglios linfáticos, tumor, traqueomalácia, estenose traqueal, compressão extrínseca).

TRATAMENTO

O tratamento farmacológico da asma objetiva atingir o controle da doença, reduzir o risco futuro de exacerbações e hospitalizações e minimizar efeitos adversos indesejados. De acordo com a gravidade, pacientes que nunca fizeram tratamento são alocados inicialmente em etapas terapêuticas, que variam de 1 a 5 (Gina, 2022). Preconiza-se avaliações trimestrais ou semestrais para aferição do controle e da técnica de uso do dispositivo inalatório, educação sobre a doença, controle de fatores modificáveis e eventuais ajustes do tratamento.

Medidas não farmacológicas

Educar o paciente sobre a asma é essencial para construir uma relação de cumplicidade e responsabilidade com a equipe de saúde. Programas educacionais podem melhorar substancialmente o reconhecimento de sintomas respiratórios, evitar gatilhos ambientais e ocupacionais de exacerbações, melhorar aderência à terapia de manutenção e contribuir para a construção de um plano de ação para crises asmáticas.

O tratamento adequado das comorbidades e o registro atualizado de todos os medicamentos prescritos são elementos críticos do manejo da asma. Recomenda-se ainda imunização para pneumococo, *influenza* e covid-19 nessa população.

O tabagismo aumenta o risco de exacerbações da asma, reduz a eficácia dos corticoesteroides inalatórios (ICS) e aumenta a mortalidade. A equipe de saúde deve incentivar a cessação tabágica com intervenções periódicas de aconselhamento. Para aumentar as taxas de sucesso, os pacientes em fase contemplativa também devem receber terapia cognitivo-comportamental e tratamento farmacológico.

A reabilitação pulmonar (RP) proporciona melhor controle da asma e tolerância ao exercício. Os programas de RP devem idealmente envolver uma abordagem multidisciplinar, incluindo aconselhamento nutricional. Como o exercício também é um gatilho para a asma em alguns pacientes, o monitoramento cuidadoso da broncoconstrição induzida pelo exercício é altamente recomendado.

Tratamento farmacológico

Corticosteroides inalatórios

A asma é uma doença crônica eminentemente inflamatória das vias aéreas inferiores. Assim, os ICS destacam-se como o pilar terapêutico na asma. Essa classe terapêutica é indicada como primeira linha de tratamento em pacientes com sintomas persistentes, de forma isolada ou associada a outras classes farmacológicas.

A terapia contínua à base de ICS mostrou-se segura em estudos prospectivos. Entretanto, é prudente evitar seu uso prolongado em doses elevadas devido ao risco potencial de supressão adrenal, moniliíase oral, glaucoma, redução da massa óssea e disglicemia. Doses diárias de beclometasona acima de 400 mcg, budesonida acima de 800 mcg, propionato de fluticasona acima de 500 mcg, mometasona acima de 440 mcg e fuorato de fluticasona em dose igual ou superior a 200 mcg aumentam de forma significativa a incidência de efeitos colaterais sistêmicos. Na Tabela 179.1 encontram-se os principais agentes e a estratificação de doses dos ICS para uso em adultos e adolescentes acima de 12 anos, conforme recomendações da estratégia global para manejo e prevenção da asma.[1]

Broncodilatadores beta2-agonistas de longa duração (LABA)

Contraindicados em monoterapia na asma, a associação de um LABA a um ICS é a escolha preferencial no tratamento de pacientes que não atingiram controle com dose baixa/moderada de ICS. Também são preconizados como terapia de resgate associados a ICS (ICS/LABA) na asma com sintomas intermitentes.

Amplamente utilizados na asma pelo seu efeito broncodilatador prolongado e sua ação sinérgica com ICS, a eficácia e a segurança dessa classe terapêutica já está bem estabelecida. Entretanto, convém a adequada monitorização de efeitos adversos conhecidos, como prolongamento do intervalo QT, tremores, taquicardia, hipoglicemia e hipocalemia. De forma análoga aos ICS, a resposta terapêutica aos broncodilatadores também varia em grupos populacionais em consequência da variabilidade genética e pode diminuir com o envelhecimento devido à disfunção beta-adrenérgica.[6]

Antagonistas de receptores de leucotrienos (LTRA)

Antagonistas de receptores de leucotrieno agem sob o receptor LT-1 e são uma opção terapêutica aos ICS como monoterapia de pacientes portadores de asma persistente, ou podem ser adicionados de forma combinada a ICS + LABA para proporcionar melhor controle e redução da dose de corticosteroide na doença mais grave. No Brasil, o único fármaco disponível atualmente é o montelucaste sódico por via oral com posologia recomendada em adultos de 10 mg ao dia. Devido a sua administração oral e ação sistêmica, pode proporcionar maior aderência e benefício adicional em pacientes com outras manifestações atópicas, como a rinite alérgica. Cabe salientar a infrequente associação entre uso de montelucaste e distúrbios psiquiátricos, incluindo ideação suicida, em adultos e crianças.

Xantinas de liberação prolongada

O conhecimento da atividade broncodilatadora das xantinas data do início do século passado e historicamente foram muito utilizadas no tratamento de broncoespasmos e doenças pulmonares obstrutivas. Apesar de serem drogas de baixo custo e amplamente disponíveis, seu uso tornou-se restrito na atualidade devido ao estreito índice terapêutico e potencial toxicidade. A teofilina infelizmente necessita de dose elevada para proporcionar efeito broncodilatador relevante, entretanto, doses mais baixas podem prover atividade anti-inflamatória. Na asma, preconiza-se seu uso em apresentações de liberação prolongada, como a teofilina ou a bamifilina e, particularmente nas formas mais graves da doença, associada a ICS/LABA em casos de resistência a corticosteroides e em tabagistas.[1,5]

Broncodilatadores antimuscarínicos de longa duração (LAMA)

Nas formas mais graves, pacientes asmáticos não controlados sob tratamento combinado de ICS/LABA podem se beneficiar da associação com LAMA. O uso do brometo de tiotrópio está aprovado no Brasil para asmáticos, por via inalatória, na dose de 5 mcg ao dia. Evidências sugerem que a associação de tiotrópio no tratamento dos portadores de asma proporciona melhor controle, substancial ganho funcional e reduz exacerbações.[1,5]

Imunobiológicos

Indicados na terapia individualizada da asma grave, em pacientes refratários na etapa 5, geralmente em tratamento em centros de referência para asma grave. A terapia de precisão à base de anticorpos monoclonais específicos pode modificar a história natural da asma ao atuar diretamente na via fisiopatogênica envolvida. O uso de omalizumabe (anti-IgE), mepolizumabe (anti-IL5), benralizumabe (anti-IL5R), dupilumabe (anti-IL4R) e tezepelumabe (anti-TSLP) está aprovado no Brasil. A terapia imunobiológica contribui para a redução de exacerbações e da dose de manutenção de corticoterapia oral.[1,3,5]

Tabela 179.1 ICS disponíveis no Brasil e estratificação da potência das doses.

Corticosteroide	Dose baixa*	Dose média*	Dose alta*
Beclometasona	200-500	> 500-1.000	> 1.000
Beclometasona extrafina	100-200	> 200-400	> 400
Budesonida	200-400	> 400-800	> 800
Ciclesonida	80-160	> 160-320	> 320
Fuorato de fluticasona	100	100	200
Propionato de fluticasona	100-250	> 250-500	> 500
Mometasona	200-400	200-400	> 400

*Doses em microgramas (mcg). Adaptada de: Gina, 2021.

CONSIDERAÇÕES FINAIS

A asma é uma doença prevalente na população. O médico generalista deve conhecer todos os aspectos de seu atendimento na emergência e também as orientações preventivas e de manutenção do tratamento para evitar as crises que ameaçam a vida do paciente.

REFERÊNCIAS BIBLIOGRÁFICAS

1. Global Initiative for Asthma. 2022 GINA Global Strategy for Asthma Management and Prevention. Disponível em: https://ginasthma.org/gina-reports/. Acesso em: 17 agos. 2023.
2. Pizzichini M.M.M. et al. Recomendações para o manejo da asma da Sociedade Brasileira de Pneumologia e Tisiologia – 2020. *J Bras Pneumol.* 2020;46(1):e20190307..
3. Porsbjerg C., Melén E., Lehtimäki L., Shaw D. Asthma. *Lancet.* 2023 Mar 11;401(10379):858-873.
4. Global Initiative for Chronic Obstructive Lung Disease (GOLD). Disponível em: https://goldcopd.org. Acesso em: 17 agos. 2023.
5. Carvalho-Pinto R. et al. Recomendações para o manejo da asma da Sociedade Brasileira de Pneumologia e Tisiologia, 2021. *J Bras Pneumol.* 2021;47(6):e20210273.
6. Figueiredo, R.G. et al. Genetic Determinants of Poor Response to Treatment in Severe Asthma. *Int J Mol Sci.* 2021 Apr; 22(8): 4251.

Pneumonias Adquiridas na Comunidade

José Tadeu Colares Monteiro • Rosemeri Maurici Da Silva • André Nathan Costa

INTRODUÇÃO

O termo *pneumonia adquirida na comunidade* (PAC) designa as doenças inflamatórias agudas de causa infecciosa que acometem os espaços aéreos e são causadas por vírus, bactérias ou fungos. A PAC se refere a doença adquirida fora do ambiente hospitalar ou que se manifesta em até 48 horas após a admissão na unidade assistencial. Constitui problema de saúde mundial e, segundo a Organização Mundial de Saúde (OMS) em 2019, foi, juntamente com outras infecções respiratórias inferiores, a quarta principal causa de morte entre as doenças transmissíveis. É causa comum de hospitalização, principalmente entre crianças e idosos, com alta mortalidade e sequelas no longo prazo.[1]

Entre os agentes etiológicos mais importantes da pneumonia comunitária estão os vírus. E o coronavírus SARS-CoV-2, responsável pela pandemia da covid-19, ratificou isso, com suas altas taxas de morbimortalidade e seu impacto na saúde mundial. Entre os agentes bacterianos, o pneumococo (*Streptococcus pneumoniae*) é o agente etiológico mais importante, seguido de agentes atípicos (*Mycoplasma pneumoniae* e *Clamydia pneumoniae*). Entre pacientes com alterações estruturais pulmonares e comorbidades, é comum a incidência de pneumonia por agentes gram-negativos (*Haemophilus influenza* e *Pseudomonas aeruginosas).*[2]

O tratamento das formas bacterianas deve ser feito com antibióticos, o que tem aumentado a resistência a elas no mundo todo. Daí a necessidade de revisitar o tema, na tentativa de oferecer aos pacientes a melhor assistência baseada em evidências.[2,3]

EPIDEMIOLOGIA

Dados da OMS mostram que cerca de 14% de todas as mortes do mundo são decorrentes de doenças infecciosas do sistema respiratório, e as pneumonias têm causado entre 31 e 91 mortes a cada 100 mil habitantes, dependendo do nível de desenvolvimento do país. A PAC é mais frequente nos primeiros anos de vida e nos idosos com mais de 65 anos, pela imaturidade ou senescência do sistema imune, causando 14% das mortes de crianças abaixo de 5 anos, cerca de 740.180 óbitos nesse grupo em 2019 em todo o mundo. Muitas condições clínicas individuais aumentam o risco da doença, como tabagismo, diabetes, pneumopatias crônicas, alcoolismo, neoplasias, uso de imunossupressores e transplantes de órgãos sólidos e medula óssea.[1,2]

Segundo o DATASUS, o Brasil contou 8.160.505 casos de pneumonia de 2008 a 2019, sendo a causa mais comum de internação hospitalar, cerca de 600 mil hospitalizações por ano, e representando a terceira causa de morte no país – a primeira decorrente de doença infecciosa. No Brasil, como em outros países, excetuando-se a covid-19 como causa de pneumonia, houve uma redução significativa nas taxas de mortalidade por PAC, embora o número absoluto de mortes no Brasil tenha crescido devido ao aumento da população e ao seu envelhecimento. Observou-se uma queda de 25,5% no período compreendido entre 1990 e 2015, quando a taxa de mortalidade por PAC é padronizada por idade. A melhora da situação socioeconômica, o maior acesso a cuidados de saúde, a disponibilidade nacional de antibióticos e as políticas de vacinação explicam, em parte, a redução das taxas de mortalidade em nosso meio.[3,4]

DIAGNÓSTICO

O diagnóstico da pneumonia adquirida na comunidade é feito a partir de critérios bem estabelecidos, que envolvem as manifestações clínicas e as imagens radiológicas.[2]

São considerados quatro aspectos principais:

- Presença de sintomas de doença aguda do trato respiratório inferior, como, por exemplo, tosse, expectoração, dispneia ou dor torácica de caráter ventilatório dependente
- Achados focais no exame físico do tórax, ou seja, alterações que configurem comprometimento do parênquima pulmonar, tais como estertores (finos ou grossos), alteração do frêmito toracovocal, macicez ou submacicez à percussão
- O encontro de pelo menos um achado sistêmico, como confusão mental, cefaleia, sudorese, calafrios, mialgias ou hipertermia
- Alteração na radiografia de tórax realizada nas incidências póstero-anterior e perfil.

Levantados os quatro critérios e afastadas outras causas mais prováveis, o diagnóstico de pneumonia deve ser considerado e o tratamento, iniciado com a maior brevidade possível.

O diagnóstico clínico de PAC, ou seja, sem a realização de radiografia de tórax, é possível, mas não é desejável, uma vez que o exame de imagem auxilia também no diagnóstico diferencial e na avaliação da extensão da doença e suas possíveis complicações (destruição do parênquima e derrame pleural), além de etiologias alternativas (como tuberculose pulmonar). Porém, não deve-se retardar o início do tratamento com antimicrobianos pela falta ou impossibilidade de realizar radiografia de tórax no momento do diagnóstico.[5]

A tomografia computadorizada de tórax deve ser reservada para casos de dúvida diagnóstica, ou no caso de diagnóstico diferencial, principalmente com neoplasia pulmonar.[2]

Pacientes selecionados para tratamento ambulatorial não precisam realizar exames complementares além do radiológico.

Quanto à identificação do agente etiológico, não há estudos que demonstrem que a comprovação da etiologia resulte em menor mortalidade quando comparada à terapia empírica precoce com antimicrobianos.[2]

Diagnóstico diferencial

Possíveis diagnósticos diferenciais ou concomitantes precisam ser considerados, como a neoplasia pulmonar, principalmente em indivíduos fumantes ou ex-fumantes, além de tuberculose pulmonar, abscesso pulmonar e doenças fúngicas do pulmão. Cada uma dessas condições apresenta quadro clínico, radiológico e laboratorial específicos; porém, em fases iniciais da doença, podem sugerir quadros de pneumonia. No caso da neoplasia pulmonar, a pneumonia pode ser a primeira manifestação da doença de base.

Importante lembrar que, para indivíduos fumantes ou ex-fumantes, ou que apresentem sintomas residuais após 4 a 6 semanas do tratamento inicial, uma reavaliação deverá ser feita no sentido de afastar a possibilidade de doenças concomitantes.[2]

TRATAMENTO

As recomendações para o tratamento inicial empírico da PAC se baseiam em agentes efetivos contra as bactérias mais comumente causadoras da infecção. Tradicionalmente, incluem-se nesse grupo *Streptococcus pneumoniae, Haemophilus influenzae, Mycoplasma pneumoniae, Staphylococcus aureus, Legionella* sp, *Chlamydia pneumoniae* e *Moraxella catarrhalis*. Há que se reconhecer, no entanto, que a microbiologia da PAC vem se alterando, particularmente pela vacinação antipneumocócica e pelo reconhecimento do papel cada vez mais preponderante dos vírus respiratórios na gênese dessa patologia. Contudo, como os patógenos bacterianos geralmente coexistem com vírus e não há ainda um teste diagnóstico preciso ou rápido o suficiente para determinar que a PAC é devida exclusivamente a um vírus no momento da apresentação, recomenda-se inicialmente tratar empiricamente para possível infecção bacteriana ou coinfecção.[2]

Pacientes com diagnóstico de PAC devem ser sempre avaliados quanto à gravidade da doença. A escolha da classe da medicação e do local de tratamento (ambulatorial ou hospitalar) deve levar em conta dados epidemiológicos, presença de comorbidades, uso prévio de antibióticos, padrão radiológico e exames laboratoriais. Para isso, os escores de prognóstico mais amplamente utilizados são o PSI (Pneumonia Severity Index), com 20 itens que incluem características demográficas, comorbidades, alterações laboratoriais, alterações radiológicas e achados do exame físico e o CURB-65 (*confusion, urea, respiratory rate, blood pressure*). Ainda, fatores como a viabilidade do uso de medicação por via oral, comorbidades descompensadas, fatores psicossociais e características socioeconômicas que indiquem vulnerabilidade do indivíduo devem ser individualmente avaliadas, e valores de SpO_2 inferiores a 92% idealmente devem indicar internação.[2,6,7]

As principais diretrizes mundiais sugerem um beta-lactâmico, doxiciclina ou um macrolídeo (somente em áreas com < 25% de pneumocócica resistente a macrolídeos) para pacientes ambulatoriais sem comorbidades e sem fatores de risco para microrganismos resistentes. A diretriz brasileira ainda mantém a recomendação do uso do macrolídeo isoladamente; porém, dados mais recentes mostram crescente resistência do pneumococo a essa classe de antibiótico, portanto, seu uso isolado deve ser desencorajado em nosso meio (Tabela 180.1).[2,6,7]

Para pacientes ambulatoriais com comorbidades, as opções de tratamento incluem monoterapia com fluoroquinolona respiratória ou uma terapia combinada de amoxicilina + clavulanato ou cefalosporina associada a um macrolídeo ou doxiciclina (Tabela 180.2).[2,6,7]

Gravidade da doença, fatores de risco para estafilococo resistente a meticilina (MRSA) e fatores de risco para *Pseudomonas aeruginosa* são pontos a ser avaliados em pacientes hospitalizados por PAC. Monoterapia com fluoroquinolonas respiratórias ou β-lactâmicos em associação a macrolídeos são recomendações para adultos internados sem fatores de risco para MRSA ou *P. aeruginosa* (Tabela 180.3).[2,6,7]

A cobertura empírica para esses agentes se impõe na presença dos fatores de risco somados a dados microbiológicos locais. A duração ideal da antibioticoterapia não está ainda

Tabela 180.2 Tratamento para pacientes adultos ambulatoriais com comorbidades.

Medicamento		Via de administração	Posologia
Acetil cefuroxima	500 mg	VO	12/12 h por 5 a 7 dias
Amoxicilina + clavulanato	500/125 mg	VO	8/8 h por 5 a 7 dias
Amoxicilina + clavulanato	875/125 mg	VO	12/12 h por 5 a 7 dias
Amoxicilina	500 mg	VO	8/8 h por 5 a 7 dias
Associado a:			
Azitromicina	500 mg	VO	1x/dia por 3 a 5 dias
Claritromicina	500 mg	VO	12/12 h por 5 a 7 dias
Levofloxacina	500 mg	VO	1x/dia por 5 a 7 dias
Moxifloxacina	400 mg	VO	1x/dia por 5 a 7 dias

Adaptada de: Corrêa et al., 2018.[2]

Tabela 180.3 Tratamento para pacientes adultos internados sem fatores de risco para MRSA ou P. aeruginosa.

Medicamento		Via de administração	Posologia
Ceftriaxona	1 g	EV	12/12 h
Ceftarolina	600 mg	EV	12/12 h
Ampicilina + sulbactam	1,5/3 g	EV	6/6 h
Amoxicilina + clavulanato	500/100 mg	EV	8/8 h
Associado a:			
Azitromicina	500 mg		1x/dia
Claritromicina	500 mg		12/12 h
Ou monoterapia com:			
Levofloxacina	500 mg	EV	1x/dia
Moxifloxacina	400 mg	EV	1x/dia

Adaptada de: Corrêa et al., 2018.[2]

Tabela 180.1 Tratamento antibiótico empírico para pneumonia adquirida na comunidade.

Medicamento		Via de administração	Posologia
Amoxicilina-clavulanato	500/125 mg	VO	8/8 h por 5-7 dias
Amoxicilina-clavulanato	875/125 mg	VO	12/12 h por 5-7 dias
Acetil cefuroxima	500 mg	VO	12/12 h por 5-7 dias
Amoxicilina	500 mg	VO	8/8 h por 5-7 dias
Levofloxacina	500 mg	VO	1x/dia por 5-7 dias
Moxifloxacina	400 mg	VO	1x/dia por 5-7 dias

Adaptada de: Corrêa et al., 2018.[2]

definitivamente estabelecida, contudo existe uma tendência de cursos mais curtos pela menor exposição do paciente ao medicamento, redução da ocorrência de efeitos adversos, diminuição do desenvolvimento de resistência, melhora da adesão, redução do tempo de internação e dos custos financeiros. Tratamentos de 5 a 7 dias são efetivos na maior parte das pneumonias adquiridas na comunidade.[6-8]

Finalmente, quanto ao tratamento da PAC, existe a discussão sobre a indicação de corticoterapia associada ao antibiótico. Como regra, corticosteroides não devem ser indicados na rotina do tratamento de pacientes com PAC, salvo quando há choque séptico refratário. Há que se considerar, entretanto, que em PAC grave eles se mostraram tanto seguros como benéficos. Atenção para efeitos adversos como hiperglicemia e confusão mental.[6,7,8]

PREVENÇÃO

A vacina como estratégia de proteção deve ser estimulada em todos os grupos elegíveis. Entre aquelas com vetores virais destacam-se a anti-*influenza* (contra *influenza* A e B) e, nos últimos dois anos, a vacina contra a covid-19. Ambas são indicadas para todos, exceto quando houver contraindicações. As prioridades por grupos de risco devem obedecer ao calendário do Ministério da Saúde.

Importante lembrar que a associação entre infecções virais e pneumonia bacteriana pioram o prognóstico dos pacientes.[2,10]

Com relação à vacinação antipneumocócica, dois tipos de vacinas estão disponíveis: a polissacarídica 23-valente (VPP23), não conjugada a proteína, que possui antígenos da parede de 23 sorotipos pneumocócicos; e a vacina antipneumocócica conjugada (PCV), que utiliza um carreador proteico para antígenos polissacarídeos gerando proteção mais duradoura. Duas formulações conjugadas com antígenos (PCV10 e PCV13) estão disponíveis no Brasil para a prevenção de doença pneumocócica invasiva em crianças.[9,10]

CONSIDERAÇÕES FINAIS

Devido a sua grande prevalência, a pneumonia gera prejuízos para a qualidade de vida dos pacientes e um alto custo para os serviços de saúde. É muito importante estabelecer o diagnóstico precoce e empregar os antibióticos adequados, pois a seleção de cepas resistentes é uma realidade em todo o mundo, resultando muitas vezes em desfechos insatisfatórios.

A prevenção da PAC por meio da vacinação e do controle de comorbidades deve ser preconizada na tentativa de minimizar o impacto da doença na vida das pessoas e nos sistemas de saúde pública. O cuidado com o paciente que apresenta pneumonia comunitária é de competência de qualquer médico, independentemente de sua área de atuação.

REFERÊNCIAS BIBLIOGRÁFICAS

1. WHO. Pneumonia. Disponível em: https://www.who.int/health-topics/pneumonia#tab=tab_1.
2. Corrêa R.A., Costa A.N., Lundgren F, et al. Recomendações para o manejo da Pneumonia Adquirida na Comunidade 2018, *J Bras Pneumol*. 2018;44(5):405-425.
3. Ministério da Saúde, Brasil. Datasus (https://datasus.saude.gov.br).
4. OPS - Organización Panamericana de la Salud. Informe regional de SIREVA II, 2018. Disponível em: https://www.paho.org/es/documentos/informe-regional-sireva-ii-2018.
5. Moberg A.B., Taléus U., Garvin P., Fransson S.G., Falk M. Community-acquired pneumonia in primary care: clinical assessment and the usability of chest radiography. *Scand J Prim Health Care*. 2016;34(1):21-7.
6. Metlay J.P., Waterer G.W., Long A.C., et al. Diagnosis and Treatment of Adults with Community-acquired Pneumonia. An Official Clinical Practice Guideline of the American Thoracic Society andInfectious Diseases Society of America. Disponível em: https://www.atsjournals.org/doi/epdf/10.1164/rccm.201908-1581ST?role=tab. Acesso em: 17 agos. 2023. .
7. Guideline of the American Thoracic Society and Infectious Diseases Society of America. *Am J Respir Crit Care Med*. 2019 Oct 1;200(7):e45–e67.
8. Aliberti S., Dela Cruz C.S., Amati F. et al. 2021. Community-acquired pneumonia. *Lancet*. 2021 4;398(10303):906–919.
9. Aliberti S., Mantero M., Mirsaeidi M., Blasi F. The role of vaccination in preventing pneumococcal disease in adults. *Clin Microbiol Infect*. 2014;20 Suppl 5(0 5):52-8. https://doi.org/10.1111/1469-0691.12518.
10. Sociedade Brasileira de Imunizações (SBIm). Calendário de Vacinação SBIm Adulto - 2022/2023. Disponível em: https://sbim.org.br/images/calendarios/calend-sbim-adulto.pdf.

181

Pneumotórax e Pneumomediastino

Darcy Ribeiro Pinto Filho • Spencer Marcantonio Camargo • Bruno Maineri Pinto • Vitor Maineri Pinto

INTRODUÇÃO

A presença de ar no espaço pleural (pneumotórax) é definida como espontâneo na ausência de trauma, e divide-se em primário, quando diagnosticado em pacientes sem doença pulmonar subjacente, e secundário, se associado a uma doença pulmonar preexistente, na maioria das vezes doença pulmonar obstrutiva crônica.

PNEUMOTÓRAX ESPONTÂNEO PRIMÁRIO

Como afeta tipicamente pacientes jovens, o pneumotórax espontâneo primário (PEP) apresenta baixas taxas de morbimortalidade; no entanto, os índices de recidiva após o primeiro episódio podem variar de 20 a 60%, aumentando para 70 a 80% após o segundo. Esses índices e sua prevenção representam o grande desafio do manejo terapêutico da doença.[1]

Quadro clínico e diagnóstico

O sintoma clínico mais frequente é a dor torácica de início súbito, de intensidade variada, que pode irradiar para o ombro e ocorre em repouso na subtotalidade dos casos, com ou sem dispneia associada. Ao exame físico, a ausculta pulmonar pode identificar redução ou mesmo ausência do murmúrio vesicular ipsilateral. A ausculta simétrica, por si só, não afasta o diagnóstico, pois pequenas câmaras de pneumotórax podem ser imperceptíveis ao estetoscópio. Alterações hemodinâmicas ou eletrocardiográficas são menos frequentes e estão associadas a grandes volumes de ar no espaço pleural com hipertensão da cavidade. Frente às variações do exame físico, é imprescindível a realização de métodos de imagem como complemento da avaliação clínica. Os raios X de tórax nas incidências de frente e perfil permanecem o exame de primeira linha na elucidação, e os achados característicos da visualização da pleura visceral definem o diagnóstico do pneumotórax. Nos casos de dúvida na interpretação dos raios X, manobras de expiração forçada (valsava) são indicadas.

A realização de tomografia computadorizada como primeiro exame para todos os casos suspeitos de PEP não está indicada. No entanto, quer seja na definição de eventual suspeita de doença pulmonar subjacente ou no planejamento da terapêutica cirúrgica, o método tem maior sensibilidade diagnóstica do que o radiograma de tórax.[2]

Manejo terapêutico

O manejo terapêutico do PEP orbita por muitas variáveis, o que por si só antecipa dificuldades de consenso e desafio aos paradigmas. Dentre as variáveis contemporâneas são inegáveis os avanços da cirurgia torácica minimamente invasiva, a melhora na qualidade dos métodos de imagem e, poucas vezes lembrado, o olhar do paciente sobre os índices de recidiva. Centrar as decisões terapêuticas na atenção dessas circunstâncias representa a postura terapêutica mais coerente.

Os dois principais objetivos terapêuticos no manejo dos pacientes portadores de PEP são restabelecer a pressão negativa do espaço pleural e reduzir a possibilidade de recidiva.

A estratégia de tratamento não invasivo, conservador, apenas com observação da evolução, está reservada apenas para pacientes assintomáticos e com pneumotórax de pequeno volume, inferior a 15% (distância ápice/cúpula < 3 cm). Considerando que a comunicação entre o alvéolo e o espaço pleural tenha sido eliminada, em uma previsão de reabsorção de 1,25% do volume por dia, ao final de 12 dias o pneumotórax estará totalmente absorvido. Se o paciente estiver hospitalizado, o uso de oxigênio suplementar pode acelerar esta reabsorção.

Os índices de recidiva podem alcançar 50% e aproximadamente 40% dos pacientes necessitará de drenagem pleural. Embora seja um tratamento não invasivo, não é simples o monitoramento da evolução da câmera de pneumotórax, e exige exames radiológicos sequenciais além de não incluir qualquer ação preventiva.[3,4]

Tratamento

A pleurodese química, através do dreno torácico, representa o método que delimita as opções não cirúrgicas disponíveis para o manejo de PEP. As alternativas previstas envolvem métodos invasivos, com ressecção pulmonar das áreas bolhosas associada a procedimentos sobre a pleura parietal, pleurodese abrasiva ou pleurectomia, sob anestesia geral na subtotalidade dos casos. São alternativas que caracterizam o que se convencionou chamar tratamento cirúrgico de PEP e tem por objetivo ser o tratamento definitivo, retirando o fator causal e impondo efetiva terapêutica preventiva das recidivas.[5]

As indicações clássicas para o tratamento cirúrgico de PEP são:

- Segundo episódio
- Persistência do escape aéreo por mais de 3 a 5 dias
- Hemopneumotórax
- Pneumotórax bilateral
- Profissões de risco (aviadores, mergulhadores).

Tratamento cirúrgico no primeiro episódio sem complicações

Mesmo os recentes avanços tecnológicos e o crescente número de publicações indicando a necessidade de reflexões sobre a abordagem cirúrgica definitiva do PEP não foram capazes de alterar as clássicas indicações. No entanto, trouxeram, sem dúvida, questionamentos sobre a necessidade de agregar novos itens à lista.

O surgimento da cirurgia minimamente invasiva, disponível para todos os cirurgiões, em um crescente aperfeiçoamento, encontra-se estabelecida como método de escolha no manejo cirúrgico desses pacientes. A redução no tempo de hospitalização, impacto sobre os custos assistenciais, menos dor pós-operatória, alta resolução terapêutica pela extinção da causa e prevenção da recidiva, redução do impacto emocional imposto pela informação de que após o primeiro episódio as chances de recorrência giram em torno de 30%, e a promoção do retorno precoce às atividades habituais de uma população predominantemente jovem são variáveis atribuídas ao método que impõem a reflexão sobre sua indicação já no primeiro episódio do PEP.

As primeiras manifestações sobre essa indicação ocorreram em trabalhos do final dos anos 1990 e início dos anos 2000. Um painel de especialistas que procurou estabelecer um consenso sobre o manejo do PEP considerou a indicação da terapia cirúrgica definitiva no primeiro episódio e 15% dos participantes admitiram que, considerando a discussão com o paciente, a decisão sobre o momento da intervenção poderia ser considerada no primeiro episódio, desde que a partir da toracoscopia videoassistida.

Mesmo sem a utilização de videocirurgia, a indicação de tratamento através de toracotomia axilar e pleurodese abrasiva no primeiro episódio do PEP mostrou-se efetiva. Em uma série de 23 pacientes operados no primeiro episódio, nenhuma recidiva ocorreu em 3 anos de acompanhamento, além de ter reduzido o tempo de permanência dos drenos pleurais (2 dias) e da hospitalização (5 dias). Ao concluir o estudo, os autores sugerem a possibilidade de que a abordagem cirúrgica no primeiro episódio do PEP deva ser considerada.[11]

Os estudos que compararam a estratégia proposta para o primeiro episódio drenagem pleural *versus* videocirurgia são eloquentes em mostrar as vantagens da videochamada quando analisados o tempo de permanência do dreno pleural, a hospitalização, os custos assistenciais e a satisfação do paciente.[6]

PNEUMOTÓRAX ESPONTÂNEO SECUNDÁRIO

Definido como o acúmulo de ar no espaço pleural que ocorre espontaneamente em pacientes portadores de doença pulmonar radiologicamente evidente, o pneumotórax espontâneo secundário (PES) representa uma situação clínica mais grave do que o PEP. Essa observação baseia-se na inerente perda da função pulmonar em decorrência da pneumopatia subjacente potencializada, por mínima que seja, pela redução da expansibilidade pulmonar decorrente do pneumotórax e manifesta, na subtotalidade dos casos, por piora súbita ou aumento da dispneia. Portanto, é possível antecipar que no seu manejo terapêutico tem-se muito pouco espaço para medidas conservadoras.

O PES pode ocorrer, rigorosamente, em qualquer doença que comprometa o parênquima pulmonar. A doença pulmonar obstrutiva crônica (DPOC) com predomínio do componente enfisematoso está associada à maioria dos casos. Outras doenças com menor frequência que podem cursar com PES são a síndrome da imunodeficiência adquirida (AIDS), fibrose cística, tuberculose, linfangioleiomiomatose e a histiocitose de células de Langerhans.[7]

Manejo terapêutico

Somada à gravidade da doença, as taxas de recidiva pós-drenagem pleural do primeiro episódio, sem pleurodese ou bulectomia associadas, superam 40% e são superiores a muitas séries de pacientes portadores de PEP.

Os objetivos terapêuticos do PES são os mesmos do PEP: drenar o ar da cavidade pleural com restabelecimento da pressão negativa fisiológica e reduzir a possibilidade de recidiva.

Para esses pacientes não estão indicados métodos conservadores de manejo, como observação, analgesia e oxigenioterapia ou mesmo a punção aspirativa do pneumotórax, e a internação hospitalar e a drenagem pleural de pronto, independentemente do tamanho do pneumotórax, são inevitáveis.

A drenagem do pneumotórax é salvadora, com melhora da gasometria e controle da dispneia. No entanto, também em contraste com o PEP, a reexpansão pulmonar pode ser mais demorada, consequente à redução da elasticidade pulmonar e à persistência do escape aéreo prolongado. Em aproximadamente 20% dos pacientes com PES, o pulmão permanece sem expandir ou com escape aéreo por mais de 7 dias.

As estratégias adotadas para o manejo pós-drenagem, que visam fundamentalmente a estabilidade do paciente e a prevenção da recidiva, variam na dependência de alguns fatores: condições clínicas do paciente, expansibilidade pós-drenagem, achados da tomografia de tórax e desempenho cardiopulmonar. A imprevisibilidade dos achados clínicos e radiológicos é melhor manejada se os pacientes forem separados segundo a apresentação descrita a seguir.

Pacientes em que a drenagem pleural permitiu a reexpansão pulmonar total, sem escape aéreo e achados tomográficos sem evidência de bolhas

Independentemente da capacidade clínica, podem ser manejados com instilação de substância esclerosante pelo próprio dreno.

Pacientes com persistência do escape aéreo e expansão pulmonar total

Nesse grupo, os achados tomográficos também norteiam a conduta. Na ausência de bolhas ou *blebs*, é recomendada a instilação de substância esclerosante para controlar a fístula bronquíolo pleural. Intervenções cirúrgicas para pleurodese abrasiva ou mesmo pleurectomia representam a opção para o insucesso dessa estratégia.

Pacientes com persistência de escape aéreo sem expansão pulmonar

Sem dúvida, é o grupo mais desafiador no manejo cirúrgico. Afastados os problemas com o sistema de drenagem (conexões, fixação cutânea) e já tendo sido instalado sem sucesso o sistema de drenagem ativa (aspiração contínua) para aumentar a pressão negativa no espaço pleural e induzir a expansão pulmonar, enfrenta-se, na subtotalidade dos casos, a ruptura de bolha de enfisema de grande monta ou fístula bronquíolo pleural de grande calibre, em um pulmão com expressiva perda da sua elasticidade. Nessa situação, a indicação de intervenção para o controle da fístula é mandatória, e a abordagem por meio de cirurgia videoassistida é a mais recomendada, com ressecção da área bolhosa ou pneumorrafia. Essa estratégia é capaz de reduzir para menos de 5% os índices de recidiva.[8]

PNEUMOMEDIASTINO

Caracteriza-se pela presença de ar no mediastino, e divide-se em espontâneo ou traumático.

Pneumomediastino espontâneo

O pneumomediastino espontâneo (PME) é definido pela presença de ar no mediastino em paciente sem doença de base conhecida. Devido à raridade do achado, pouco se sabe sobre a verdadeira incidência do PME; no entanto, estima-se que seja de 1 para 7 a 12 mil admissões hospitalares, afetando principalmente homens jovens.

Etiopatogenia

O PME está associado ao aumento súbito da pressão intra-alveolar, resultando no rompimento da via respiratória e dissecção do ar em direção ao interstício ao longo dos planos peribrônquicos e perivasculares até o mediastino. Essa fisiopatologia é conhecida como efeito Macklin e foi descrita em 1944. Uma vez ocorrida a ruptura da via respiratória, o ar pode dissecar outros tecidos e se espalhar em direção ao pescoço, tecido subcutâneo, retroperitônio e espaço epidural.

Dentre as causas relacionadas com o PME estão as associadas ao aumento súbito da pressão intratorácica devido à ventilação artificial, valsava intensa, vômitos, tosse intensa, asma brônquica, cetoacidose diabética, uso de instrumentos de sopro, mergulhos profundos, trabalho de parto, além do uso de drogas ilícitas (maconha, *crack*, cocaína e *ecstasy*) e exercícios físicos exaustivos.

Quadro clínico

A maioria dos pacientes é assintomática; no entanto, podem apresentar dor pleurítica descrita como retroesternal, a qual irradia para o pescoço e costas, associada à falta de ar. Enfisema subcutâneo pode ser observado em 40 a 100% dos casos. Um sinal clínico característico que pode estar presente em aproximadamente 50% dos pacientes com pneumomediastino é a síndrome de Hamman, a qual é definida pela presença de crepitações sincronizadas com os batimentos cardíacos durante a ausculta cardíaca.[9]

Diagnóstico

O diagnóstico é realizado a partir de exames de imagem. Na radiografia de tórax, observa-se uma fina linha separando lateralmente a pleura mediastinal do mediastino contendo ar, principalmente acima do coração à esquerda, que por vezes é melhor visto na incidência lateral. A tomografia de tórax apresenta uma maior sensibilidade quando comparada à radiografia de tórax. Como diagnóstico diferencial, há causas cardíacas, pulmonares, musculoesqueléticas e esofágicas, e a maioria pode ser excluída após uma anamnese e exame físicos completos, eletrocardiograma e outros exames.

Pneumomediastino traumático

O pneumomediastino traumático (PMT) em geral está relacionado com trauma torácico contuso ou penetrante, intervenções do esôfago e árvore brônquica, dissecção de tecidos originários de um pneumotórax espontâneo, trauma iatrogênico (intubação orotraqueal e endoscopia) e traumas automotivos, que é uma das principais causas de PMT. Em adultos, aproximadamente 10% irão apresentar pneumomediastino nos traumas torácicos contusos e traumas cervicais.

Nos casos de PMT, deve haver uma alta suspeição para as ocorrências de lesões em estruturas localizadas no mediastino, esôfago e traqueia, e muitas vezes são necessários estudos adicionais. Embora raro, a ruptura esofágica pode estar presente tanto em traumas contusos como em perfurantes. A ocorrência de enfisema subcutâneo após uma intubação orotraqueal difícil deve levantar a possibilidade de lesão de via respiratória. No entanto, a presença ou ausência de pneumomediastino não altera a necessidade mandatória de exames adicionais como endoscopia digestiva alta ou broncoscopia.

Pneumomediastino hipertensivo

É diagnosticado pela grande quantidade de ar no pulmão e no mediastino, causando compressão dos vasos pulmonares e mediastinais, com consequente restrição respiratória pelo enfisema intersticial. Está associado a pacientes em ventilação mecânica que necessitam de pressões inspiratórias ou volume de ar corrente elevados para manter adequada oxigenação. Dentre as características clínicas estão dispneia, cianose, turgência de vasos cervicais, taquicardia e hipotensão. Esse quadro pode simular o tamponamento cardíaco.

Tratamento

O tratamento do pneumomediastino varia de acordo com a causa e sintomas associados. Na subtotalidade dos casos de PME, não será necessária intervenção, apenas a observação e monitorações clínica e radiológica em ambiente hospitalar. Já nos casos de PMT, a identificação e tratamento da causa da enfermidade (p. ex., ruptura esofágica, lesões da via respiratória ou pneumotórax) são a principal recomendação de manejo.

Do ponto de vista técnico, nos casos de pneumomediastino hipertensivo, a drenagem do espaço mediastinal é necessária e pode ser feita através de drenos tubulares, utilização de mediastonoscopia cervical ou esternotomia.[10]

CONSIDERAÇÕES FINAIS

Os aspectos do diagnóstico e tratamento do pneumomediastino e do pneumotórax devem fazer parte das competências do médico generalista. Muitas vezes, essas situações podem surgir na emergência e a abordagem adequada pode ser essencial para a preservação da vida

REFERÊNCIAS BIBLIOGRÁFICAS

1. Hallifax, RJ, Goldacre, R, Landray, MJ, Rahman, NM, Goldacre, MJ. Trends in the Incidence and Recurrence of Inpatient-Treated Spontaneous Pneumothorax, 1968-2016. *JAMA*. 2018 Oct 09;320(14):1471-1480.
2. Wong, A, Galiabovitch, E, Bhagwat, K. Management of primary spontaneous pneumothorax: a review. *ANZ J Surg*. 2019 Apr;89(4):303-308.
3. Savitsky, E, Oh, SS, Lee, JM. The Evolving Epidemiology and Management of Spontaneous Pneumothorax. *JAMA*. 2018 Oct 09;320(14):1441-1443.
4. Gardillo, G, et al. ERS force statement: diagnosis and treatment of primary spontaneous pneumothorax. *Eur Respir J*. 2015; 46: 321-335.
5. Tschopp, JM, Rami, Porta, R, Noppen, M. Management of spontaneous pneumothorax: state of the art. *Eur Respir J*. 2006; 26: 637-650.
6. Pinto Filho, DR, Pinto, VM, Pinto, BM, Pneumotorax - Tratamento Cirúrgico. *In*: Camargo e Pinto, Cirurgia Torácica Contemporânea, Thieme Revinter Rio De Janeiro 2019. p. 211-222.
7. Onuki, T, Ueda, S, Yamaoka, M, et al. Primary and Secondary Spontaneous Pneumothorax: Prevalence, Clinical Features, and In-Hospital Mortality. *Canadian Respiratory Journal*. 2017;2017:601-610.

8. Nava, GW, Walker, SP Management of the Secondary Spontaneous Pneumothorax: Current Guidance, Controversies, and Recent Advances. *J. Clin. Med.* 2022, 11(5), 1173

9. Alemu, BN, Yeheyis, ET, TirunehI, AG. Spontaneous primary pneumomediastinum: is it always benign? *J Med Case Rep*, v. 15, nº 1, p. 157, Mar 25 2021. ISSN 1752-1947.

10. Matthees, NG, et al. Pneumomediastinum in blunt trauma: If aerodigestive injury is not seen on CT, invasive workup is not indicated. *Am J Surg*, v. 217, nº 6, p. 1047-1050, Jun 2019. ISSN 0002-9610.

182
Tuberculose

Denise Rossato Silva • Fernanda Carvalho de Queiroz Mello •
Marcelo Fouad Rabahi • Tatiana Senna Galvão N. Alves

INTRODUÇÃO

A tuberculose (TB), enfermidade também chamada de tísica pulmonar, é uma doença infectocontagiosa que, no século 19, chegou a ser chamada de peste branca, ao dizimar centenas de milhares de pessoas em todo o mundo. A TB pode ser causada por qualquer uma das espécies que integram o complexo *Mycobacterium tuberculosis,* composto por micobactérias distintas entre si que apresentam semelhanças genotípicas. Na saúde pública, a espécie mais importante é a *M. tuberculosis,* conhecida também como *bacilo de Koch* (BK). As micobactérias pertencem à ordem dos *Actinomycetales,* família das *Mycobacteriaceae* e gênero *Mycobacterium.* As micobactérias do complexo *M. tuberculosis* são da mesma espécie e, aparentemente, apenas a *M. tuberculosis* tipo *hominis,* a *M. bovis* e a *M. bovis*-BCG são patogênicas para o homem.

Embora possa ocorrer em qualquer órgão, a maior parte dos casos (85%) de TB ocorre nos pulmões.[1-3]

A doença por *M. bovis* é considerada uma zoonose que acomete mais comumente amígdalas, linfonodos e intestino. Quando causa doença pulmonar, a *M. bovis* não é transmissível facilmente para o homem e, por isso, tende a desaparecer.

INCIDÊNCIA E PREVALÊNCIA

Globalmente, houve uma queda no número de casos diagnosticados e um aumento no número de óbitos por TB, reflexo da pandemia de covid-19. Em 2019, eram 7,1 milhões de casos confirmados, baixando para 5,8 milhões em 2020 (−18%), nível visto pela última vez em 2012. Em 2021, houve um aumento de diagnósticos para 6,4 milhões (nível de 2016-2017). Além disso, o número estimado de mortes por TB aumentou entre 2019 e 2021, revertendo anos de declínio (2005-2019). Em 2021, o número estimado de mortes chegou a 1,4 milhão entre pessoas HIV negativas e 187 mil entre pessoas soropositivas, totalizando quase 1,6 milhões. Esse número foi acima das estimativas de 1,5 milhão em 2020 e 1,4 milhão em 2019, voltando ao patamar de 2017.[4]

O Brasil atualmente está entre os 30 países com mais alta incidência de TB e coinfecção TB-HIV, considerados prioritários pela Organização Mundial da Saúde (OMS) para o controle da doença no mundo. Em 2021, foram notificados 68.271 casos novos de TB, o que equivale a um coeficiente de incidência de 32 casos por 100 mil habitantes. O número de óbitos registrados em 2020 foi de 4.543, o que corresponde a um coeficiente de mortalidade de 2,1 óbitos por 100 mil habitantes.[5]

DIAGNÓSTICO

A TB pós-primária ou secundária, em geral, se manifesta em adultos por uma síndrome infecciosa, normalmente de curso crônico, e a maioria dos pacientes apresenta febre, adinamia, anorexia, emagrecimento e sudorese noturna, além dos sintomas específicos do local acometido. Em torno de 85% dos pacientes têm a forma pulmonar e 15%, extrapulmonar. A tosse é um dos principais sintomas do paciente com tuberculose pulmonar, e o tempo da tosse deve ser considerado dependendo da população. Assim, deve-se investigar TB, com qualquer tempo de tosse, em pessoas em contato com pacientes com tuberculose, pessoas vivendo com o HIV (PVHIV), população privada de liberdade, população em situação de rua, indivíduos que vivem em albergues ou instituições de longa permanência, indígenas, profissionais de saúde, imigrantes e refugiados (quando houver maior vulnerabilidade).

No caso de tosse por duas semanas ou mais, deve-se investigar tuberculose na população geral que procura atendimento em qualquer serviço de saúde e em pacientes com diabetes melito. No caso de tosse por três semanas ou mais, profissionais de saúde devem fazer a busca ativa na população geral. A tosse pode ser inicialmente seca e posteriormente apresentar-se com expectoração, hemoptoicos (raias de sangue) ou mesmo hemoptise, e podem surgir dor torácica e dispneia com a evolução da doença.[1,6]

Radiologicamente, as alterações mais comuns são pequenas opacidades nodulares agrupadas, de limites imprecisos, localizadas principalmente nos segmentos dorsais dos lobos superiores e os apicais dos lobos inferiores. O arquétipo das alterações radiológicas da TB pulmonar pós-primária é a cavidade, única ou múltipla, em média com dois centímetros de diâmetro, na maioria das vezes sem nível líquido e com disseminação broncogênica pericavitária. A tomografia computadorizada (TC) de tórax deve ser considerada nas situações atípicas da TB pulmonar, como no caso de pseudotumores e alterações nos segmentos pulmonares anteriores, além de formas miliares. Nas formas miliares, a TC possibilita caracterizar com mais precisão o infiltrado micronodular e avaliar o mediastino. É indicada também nos sintomáticos respiratórios com baciloscopia direta e/ou com teste molecular para TB negativos no escarro, casos nos quais a radiografia é insuficiente para o diagnóstico.[1,6]

As alterações mais comuns na radiografia de tórax em pacientes com tuberculose pós-primária ou secundária são:

- Envolvimento bilateral frequente, comprometendo mais de um lobo, e multiplicidade de lesões
- Tênues opacidades nodulares agrupadas, de difícil visualização, localizadas com mais frequência nas regiões apicais, inter-cleido-hilares e axilares (Figura 182.1)
- Opacidade lobar associada a linhas que convergem para o hilo (convergência hilar)
- Nódulos medindo entre 1 e 3 cm de diâmetro com limites bem definidos (Figura 182.2)
- Cavidade(s) de tamanho variado com espessura de parede acima de 3 mm, associada(s) ou não a opacidades parenquimatosas e nódulos satélites
- Distorção arquitetural consequente a áreas de fibrose e fibroatelectasias predominando em lobos superiores
- Micronódulos entre 2 e 3 mm de diâmetro difusamente distribuídos (padrão miliar).

As Figuras 182.1 e 182.2 mostram alterações radiológicas da TB.

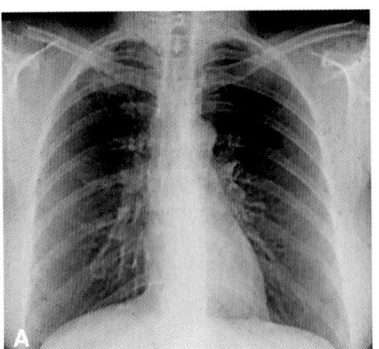 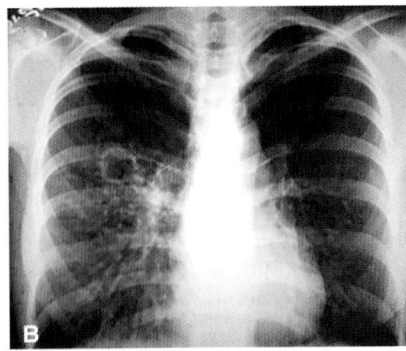

Figura 182.1 Aspectos radiográficos da tuberculose. **A:** pequenas opacidades agrupadas localizadas na região infraclavicular direita; **B:** cavidade de paredes espessadas localizada no terço médio do pulmão direito associada a pequenos nódulos do espaço aéreo, também designados como lesões satélites, que documentam o aspecto clássico de disseminação broncogênica da doença.⁶

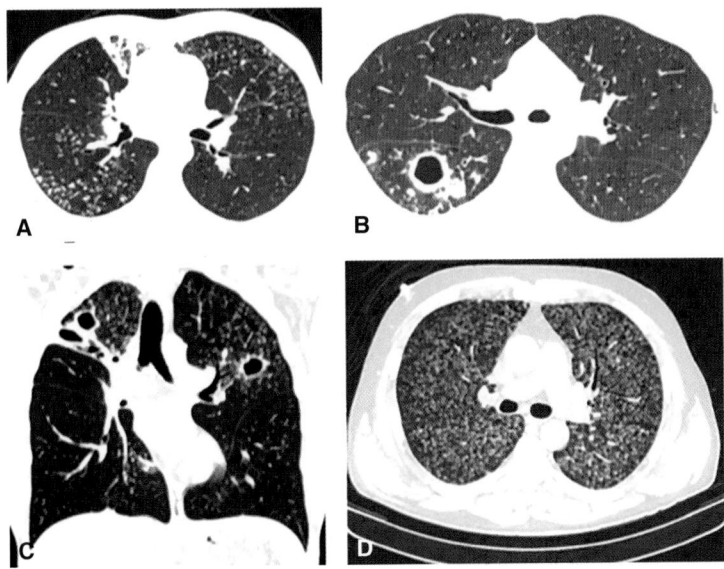

Figura 182.2 Aspectos tomográficos da tuberculose. **A:** nódulos do espaço aéreo, difusos, alguns dicotômicos, configurando o padrão de árvore em brotamento. Há ainda opacidades de aspecto retrátil no lobo médio; **B:** mesmo caso da Figura 182.1B, cavidade de paredes espessadas associada a nódulos satélites e espessamento acentuado das paredes brônquicas localizados no segmento apical do lobo inferior direito; **C:** reformatação coronal exibindo cavidades de paredes espessadas e nódulos satélites, bilateralmente; **D:** padrão miliar com diminutos micronódulos de distribuição difusa.⁶

O diagnóstico da TB pulmonar doença ativa é feito por meio da análise de material respiratório. Os principais testes realizados são baciloscopia, cultura e teste rápido molecular. No Brasil, a técnica utilizada para a baciloscopia é a de Ziehl-Neelsen e tem sensibilidade de até 80% em pacientes com lesão pulmonar cavitada ou extensa e de 20% em indivíduos com doença mínima. A cultura de material respiratório para micobactérias apresenta sensibilidade em torno de 80% e especificidade de 98%. Nos casos de TB pulmonar com baciloscopia negativa, a cultura aumenta a detecção da doença em 20 a 40%. Os métodos para cultura que utilizam a semeadura em meios sólidos, como o Löwenstein Jensen e o Ogawa-Kudoh, são os mais comumente utilizados por apresentarem a vantagem de ter menor custo e um baixo índice de contaminação. Contudo, os meios sólidos demandam de 2 até 8 semanas para a detecção do crescimento micobacteriano. Por isso, se for acessível, deve ser utilizado o meio líquido dos sistemas automatizados não radiométricos, como o Mycobacteria Growth Indicator Tube (MGIT; Becton Dickinson, Sparks, MD, EUA), para maior rapidez no resultado (10 a 42 dias).

A partir do crescimento de micobactérias, é necessária uma complementação com teste de identificação e teste de sensibilidade a antimicrobianos. O teste tuberculínico (PPD RT23), os Interferon Gamma Release Assay (IGRAs) e os testes sorológicos não têm valor para o diagnóstico de TB pulmonar doença ativa. O teste molecular Xpert MTB/RIF (Cepheid, Sunnyvale, CA, EUA) é baseado na amplificação de ácidos nucleicos para a detecção de DNA dos bacilos do complexo *M. tuberculosis* e triagem de cepas resistentes à rifampicina pela técnica de reação em cadeia da polimerase (RCP) em tempo real, com resultados em aproximadamente 2 horas, sendo necessária somente uma amostra de escarro. Em 2011, a OMS recomendou o uso do Xpert MTB/RIF para o diagnóstico rápido da tuberculose e da resistência à rifampicina em indivíduos com suspeita de tuberculose, mesmo naqueles infectados pelo HIV. A sensibilidade do teste em amostras de escarro de adultos é em torno de 90%. Em relação à resistência à rifampicina, a sensibilidade é de 95%.

No Brasil, o Xpert MTB/RIF recebeu a denominação de teste rápido molecular para TB (TRM-TB) e é o indicado para o diagnóstico de casos novos de TB pulmonar em adultos e adolescentes, podendo ser utilizado com amostras de escarro espontâneo, escarro induzido, lavado broncoalveolar (LBA) e lavado gástrico; para o diagnóstico de tuberculose extrapulmonar em materiais biológicos já validados (líquor, gânglios linfáticos e macerado de tecidos); para a triagem de resistência à rifampicina em casos de retratamento, e para a triagem de resistência à rifampicina nos casos com suspeita de falência do tratamento (Figuras 182.3 e 182.4). Para aprimorar o diagnóstico molecular da tuberculose, foi desenvolvido o Xpert MTB/RIF Ultra (Cepheid), que possui maior sensibilidade na detecção da tuberculose, principalmente em amostras paucibacilares. Sua sensibilidade é comparável à da cultura líquida e já está disponível no Brasil. Na versão Ultra, os resultados são descritos como *M. tuberculosis* não detectado (negativo), *M. tuberculosis* detectado (positivo) e *M. tuberculosis* traços detectados (interpretado como positivo apenas em pessoas vivendo com HIV, menores de 10 anos e naqueles com suspeita de TB extrapulmonar; nos demais casos é considerado inconclusivo).

Em pacientes sem expectoração espontânea, a amostra respiratória pode ser obtida por LBA por meio de broncoscopia ou pela indução de escarro (IE) com salina a 3%. Já foi demonstrado que a IE tem rendimento semelhante ao do LBA no diagnóstico de TB tanto em pacientes HIV positivos quanto negativos. Dessa maneira, quando não está disponível, a pesquisa de bacilos álcool-ácido resistentes (BAAR) e o TRM-TB com resultados negativos, ou a IE, os casos recebem o diagnóstico de presunção. Tal diagnóstico, que tem como base o aspecto radiológico e clínico do paciente, pode estar equivocado em até 30% dos casos.[1,6,7]

O diagnóstico diferencial da TB pulmonar deve ser feito principalmente com neoplasias (câncer de pulmão, linfomas), silicose, infecções fúngicas (histoplasmose, paracoccidioidomicose, aspergiloma, criptococose), infecções bacterianas (abscesso pulmonar, pneumonias necrotizantes), micobacterioses não tuberculosas, doenças autoimunes, embolia pulmonar, entre outras.[1]

TRATAMENTO

O tratamento da TB objetiva tanto a cura quanto o controle da transmissibilidade da doença. Para atingir essas metas, os fármacos anti-TB possuem atividade bactericida, esterilizante e de prevenção de resistência. Por meio da primeira, é possível reduzir rapidamente a população bacilar, produzindo rápida melhora clínica, redução da mortalidade e da capacidade infectante. Por meio da segunda, eliminam-se completamente os bacilos, mesmo em cavidades, dentro dos macrófagos ou no interior de lesões caseosas, prevenindo recidivas. Por meio da última, ao interferir no metabolismo bacilar em diferentes níveis e com a combinação de vários fármacos no mesmo esquema, previne-se a resistência, uma vez que bacilos resistentes a um dos fármacos podem ser sensíveis a outros.[1,8]

Embora a eficácia do esquema anti-TB seja de até 95%, a efetividade do tratamento varia muito de acordo com o

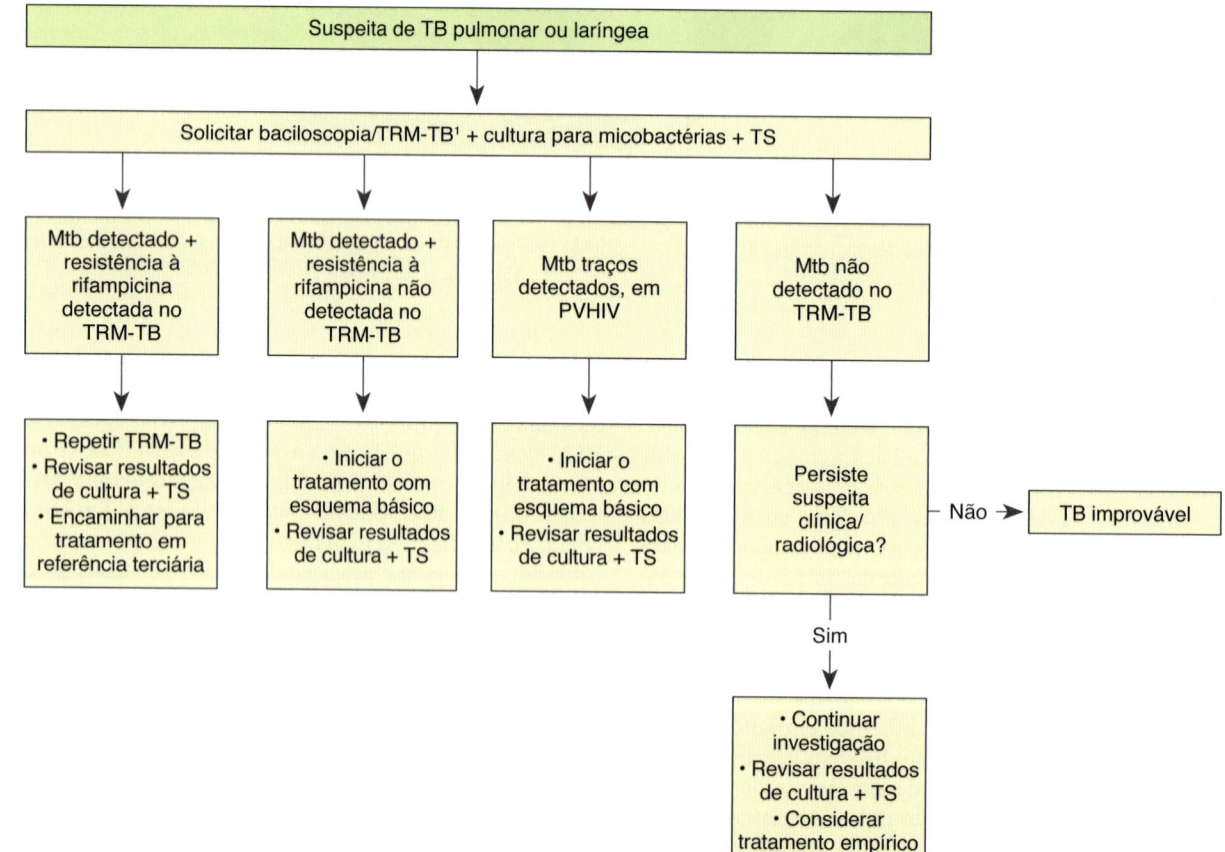

Figura 182.3 Algoritmo diagnóstico para os casos novos de tuberculose pulmonar e laríngea em adultos. [1]De acordo com a disponibilidade. TB: tuberculose; TRM-TB: teste rápido molecular para tuberculose; TS: teste de sensibilidade; Mtb: *Mycobacterium tuberculosis*; PVHIV: pessoas vivendo com HIV.[1]

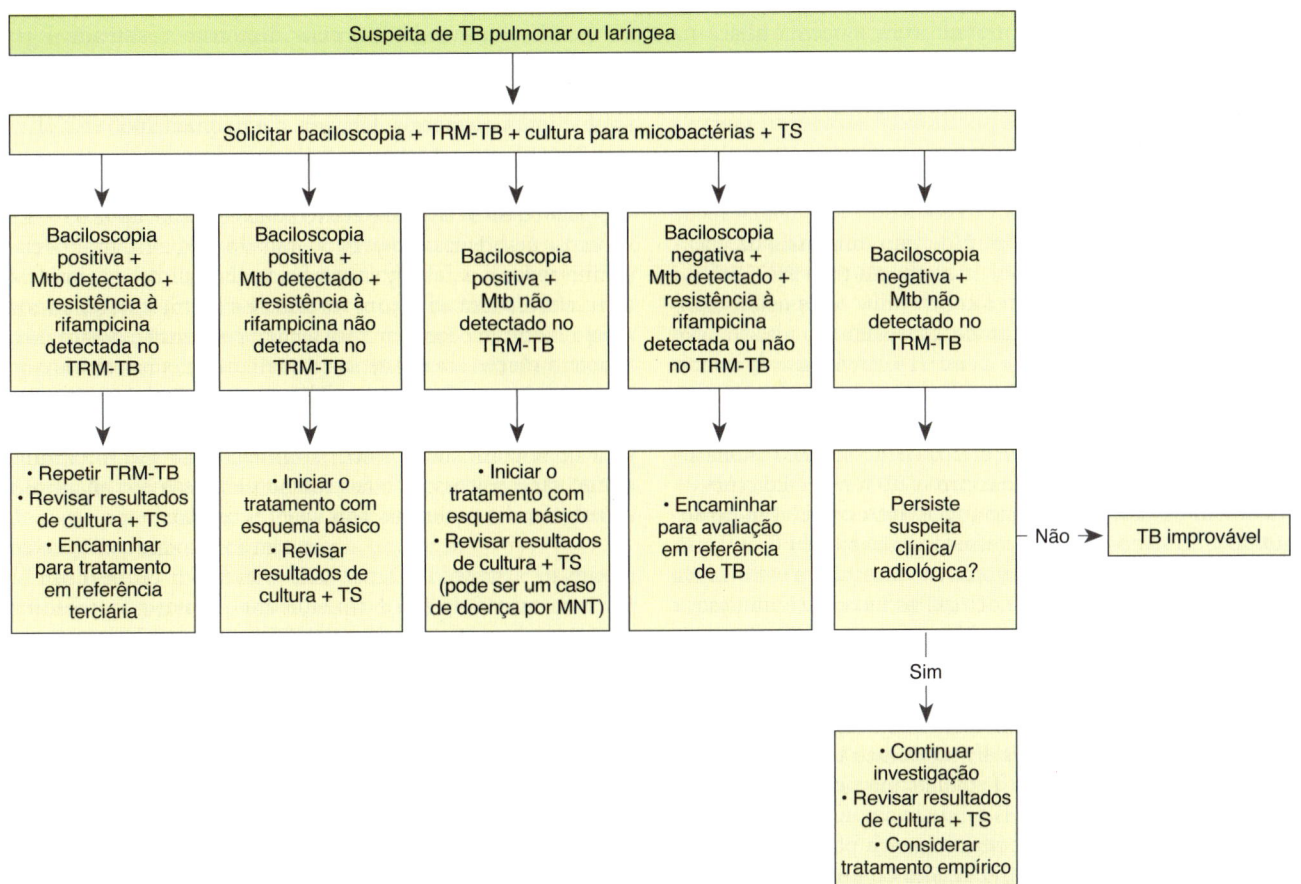

Figura 182.4 Algoritmo diagnóstico para os casos de retratamento de tuberculose pulmonar e laríngea em adultos. TB: tuberculose; TRM-TB: teste rápido molecular para tuberculose; TS: teste de sensibilidade; Mtb: *Mycobacterium tuberculosis*; MNT: micobactérias não tuberculosas.[1]

local. A principal causa de baixa efetividade é a falta de adesão, que pode se dar em três níveis: a) abandono do tratamento (paciente que interrompeu o tratamento por 30 dias consecutivos ou mais); b) uso errado dos medicamentos (paciente toma a medicação fora do horário preconizado ou divide a dose no decorrer do dia); e c) uso irregular dos medicamentos (paciente toma os medicamentos alguns dias da semana, mas não todos os dias). Os fármacos só agem durante o metabolismo ativo dos bacilos, quando em divisão bacilar, que ocorre segundo o ritmo circadiano por influência do cortisol endógeno. Dessa forma, é desejável que se alcance o pico de concentração de todos os medicamentos no momento de maior intensidade metabólica dos bacilos, nas primeiras horas da manhã, quando são mais suscetíveis à ação dos fármacos.[1,8]

Os problemas de adesão são responsáveis tanto pela falência terapêutica quanto pela seleção de germes resistentes e pela recidiva da doença. Visando aumentar a adesão ao tratamento da TB e reestruturar serviços de saúde, desde o início da década de 1990 a OMS recomenda a adoção da estratégia do tratamento diretamente observado de curta duração (Directly Observed Treatment, Short Course, DOTS Strategy [DOTS]). A estratégia DOTS inclui cinco elementos:[9]

- Compromisso político e apoio financeiro para manutenção das atividades de controle da TB
- Identificação dos casos de TB por meio da baciloscopia do escarro de sintomáticos respiratórios

- Esquema de fármacos anti-TB padronizado e administrado por meio do programa de tratamento pelo menos nos dois primeiros meses
- Garantia do suprimento regular de medicamentos anti-TB
- Sistema de notificação e avaliação dos resultados do tratamento de cada paciente e do programa de controle da TB como um todo.

No Brasil, todos os casos de TB devem ser encaminhados à unidade de saúde mais próxima para notificação, prescrição e fornecimento gratuito dos medicamentos. Eles não podem ser comprados em farmácias, e a obrigatoriedade da matrícula do paciente na unidade de saúde é uma valiosa ferramenta de saúde pública ao garantir a notificação do caso.[1]

O esquema de tratamento da TB é dividido em duas fases: intensiva e manutenção. A primeira tem o intuito de reduzir rapidamente a população bacilar e eliminar bacilos com resistência natural a algum medicamento. A segunda tem como objetivo eliminar os bacilos latentes e prevenir a recidiva da doença. O esquema básico para tratamento de adultos e adolescentes com 10 anos ou mais é realizado com doses fixas combinadas de quatro medicamentos (RHZE: rifampicina, isoniazida, pirazinamida e etambutol) na fase intensiva e dois medicamentos (RH: rifampicina e isoniazida) na fase de manutenção. Todo caso novo de TB pulmonar (paciente nunca submetido ao tratamento anti-TB ou que usou medicação para TB por menos de 30 dias) e de retratamento (paciente que já fez tratamento anti-TB por mais de 30 dias, que necessita de novo tratamento após abandono ou por recidiva da doença após cura) deve ser tratado com esquema básico na atenção primária (Tabela 182.1).[1,10] A piridoxina (vitamina B6) deve ser dada para pacientes alcoolistas atuais ou antigos, diabéticos, grávidas e pacientes portadores do HIV na dose de 40 a 50 mg/dia para evitar neurite periférica e convulsões, devido ao efeito adverso da isoniazida e do etambutol.[8]

No início do tratamento é recomendada a avaliação de função renal, hepática, dosagem de transaminases, da glicemia em jejum e a realização da sorologia para HIV, pois o diagnóstico precoce de infecção pelo HIV em pessoas com TB tem importante impacto no curso clínico da doença. Portanto, o teste diagnóstico para HIV, preferencialmente o rápido, deve ser oferecido, o mais cedo possível, a toda pessoa com diagnóstico estabelecido de TB.[1] O acompanhamento do paciente deve ser realizado no mínimo mensalmente, com baciloscopias de controle no fim de cada mês de tratamento e radiografia de tórax, no mínimo no fim do segundo e do sexto mês de tratamento. É habitual negativação da baciloscopia e melhora clínica até o fim do primeiro mês de tratamento, e a presença de bacilos nessa fase não causa suspeita de falha terapêutica. No entanto, espera-se que a baciloscopia seja negativa, que ocorra melhora clínica substancial e que a radiografia de tórax mostre regressão das lesões pulmonares no final do segundo mês de tratamento. Se isso não ocorrer, deve-se solicitar teste rápido molecular para pesquisa de resistência à rifampicina e cultura para micobactéria com teste de sensibilidade aos fármacos de primeira linha, prolongando a fase intensiva por mais um mês para avaliar como ficará o tratamento com base no teste de sensibilidade.[1]

Caso o teste rápido molecular não demonstre resistência à rifampicina, aguardar o resultado da cultura e o teste de sensibilidade, mantendo o esquema intensivo por 30 dias. No fim do prazo, se ocorrer melhora clínica/radiológica com teste demonstrando sensibilidade a todos os fármacos, ou melhora clínica/radiológica, mas com o teste de sensibilidade ainda em andamento (sem resultado), passar para a fase de manutenção. Verificando a existência de alguma resistência aos fármacos anti-TB de primeira linha, realiza-se encaminhamento para referência terciária, para modificação do esquema e abordagem multidisciplinar.[1]

Caso o teste rápido molecular demonstre resistência à rifampicina, deve-se repetir o teste para confirmar esse achado. Na confirmação, ou na impossibilidade de repetir o teste, encaminhar para referência terciária para tratamento, enquanto aguarda-se o teste de sensibilidade para descartar outras resistências. Caso o segundo teste molecular seja discordante (negativo para resistência), um terceiro poderá ser solicitado. Permanecendo negativo, considerar o uso do esquema básico enquanto aguarda-se a cultura e teste de sensibilidade. A maioria dos casos identificados com resistência a rifampicina pelo teste rápido molecular também apresentam resistência à isoniazida. Na confirmação da resistência à rifampicina, a referência terciária irá iniciar esquema para TB multidroga resistente (MDR) supondo resistência à rifampicina e isoniazida. A referência para atenção terciária é essencial para uma abordagem multidisciplinar e psicossocial, favorecendo a adesão ao tratamento e, dessa forma, aumentando as chances de cura.[1]

A ocorrência de reação adversa leve varia de 5 a 26%, e de moderada a grave, de 3 a 8%. São fatores de risco: idade (a partir da quarta década), dependência química ao álcool (ingestão diária > 80 g), desnutrição (perda de mais de 15% do peso corporal), história de doença hepática prévia e coinfecção pelo HIV. As reações adversas mais frequentes do esquema com RHZE são mudança da coloração da urina (ocorre universalmente), intolerância gástrica (40%), alterações cutâneas (20%), icterícias (15%) e dores articulares (4%). Na Tabela 182.2 são apresentadas as condutas sugeridas no caso de aparecimento de reações adversas. Quando o efeito adverso for muito grave (p. ex.: anemia hemolítica, insuficiência renal, plaquetopenia severa etc.), o fármaco suspeito não deve ser reiniciado após suspensão, pois na reintrodução a reação adversa pode ser ainda mais intensa e grave.[1]

CONSIDERAÇÕES FINAIS

O diagnóstico adequado da TB pulmonar é um dos pilares mais importantes no controle da doença. Além disso, o tratamento da TB pulmonar iniciado da maneira mais precoce possível é fator fundamental para a redução da transmissibilidade, melhora dos desfechos, redução da gravidade e diminuição das possíveis sequelas da doença.

Tabela 182.1 Esquema básico para o tratamento da TB em adultos e adolescentes (≥ 10 anos).

Esquema	Peso	Número de comprimidos	Tempo de tratamento
RHZE 150/75/400/275 mg (combinados em cada comprimido)	20 a 35 kg	2 comprimidos	2 meses
	36 a 50 kg	3 comprimidos	
	51 a 70 kg	4 comprimidos	
	Acima de 70 kg	5 comprimidos	
RH 300/150 mg ou 150/75 mg (combinados em cada comprimido ou em cápsula)	20 a 35 kg	1 cp de 300/150 mg ou 2 cps de 150/75 mg	4 meses
	36 a 50 kg	1 cp de 300/150 mg + 1 cp de 150/75 mg, ou 3 cps de 150/75 mg	
	51 a 70 kg	2 cps de 300/150 mg, ou 4 cps de 150/75 mg	
	Acima de 70 kg	2 cps de 300/150 mg + 1 cp de 150/75 mg, ou 5 cps de 150/75 mg	

Cp: comprimido; E: etambutol; H: isoniazida; R: rifampicina; Z: pirazinamida.[1]

Tabela 182.2 Reações adversas aos fármacos do esquema básico anti-TB.

Efeito adverso	Provável(eis) fármaco(s) responsável(eis)	Conduta
Reações adversas menores		
Anorexia, vômito, náuseas, dor abdominal	R, H, Z	Administrar medicamentos anti-TB em horário adequado, prescrever sintomáticos e rever a necessidade de dosar enzimas hepáticas
Suor/urina cor laranja ou vermelha	R	Orientação
Prurido	R	Anti-histamínico
Dor articular	Z	Analgésico ou anti-inflamatório não hormonal
Parestesia	H (comum) ou E (incomum)	Piridoxina 50 mg por dia
Hiperuricemia assintomática	Z	Acompanhamento e dieta
Hiperuricemia sintomática (artralgia)	E	Acompanhamento, dieta. Sintomáticos: medicar, se necessário, com alopurinol ou colchicina
Artrite/artralgia	H, Z	Analgésico ou anti-inflamatório não hormonal
Cefaleia, ansiedade, euforia, insônia	H	Orientação
Reações adversas maiores		
Exantema/prurido intenso	R, E, H	Suspender o tratamento. Reintroduzir fármaco por fármaco para identificar e substituir o fármaco identificado como causador Substituir: • Rifampicina por 2HZELfx/10HELfx • Isoniazida por 2RZELfx/4RELfx • Pirazinamida por 2RHE/7RH • Etambutol por 2RHZ/4RH
Febre, oligúria, exantema (nefrite intersticial, rabdomiólise e mioglobinúria)	Z	Suspender Z. Fazer 2RHE/7RH
Nefrite intersticial	R	Fazer 2HZELfx/10HELfx
Crises convulsivas, encefalopatia, psicoses	H	Substituir por 2RZELfx/4RELfx
Vômito e confusão mental (hepatite pré-icterícia?)	Qualquer fármaco	Suspender esquema, solicitar dosagem de enzimas hepáticas. Caso a TGP esteja alterada, seguir orientação para hepatopatia (ver tratamento em condições especiais, hepatopatia)
Icterícia/hepatotoxicidade	Qualquer fármaco	Suspender esquema, solicitar dosagem de enzimas hepáticas. Caso a TGP esteja alterada, seguir orientação para hepatopatia (ver tratamento em condições especiais, hepatopatia)
Neurite óptica	E (comum) e H (incomum)	Se E: 2RHZ/4RH Se H: 2RZELfx/4RELfx
Choque, púrpura, trombocitopenia, leucopenia, eosinofilia, anemia hemolítica, agranulocitose, vasculite	R	Fazer 2HZELfx/10HELfx

E: etambutol; H: isoniazida; Lfx: levofloxacina; R: rifampicina; Z: pirazinamida; TGP: transaminase glutâmico pirúvica. O número antes do esquema indica a quantidade de meses de tratamento.[1,8]

REFERÊNCIAS BIBLIOGRÁFICAS

1. BRASIL. Ministério da Saúde. Manual de recomendações para o controle da tuberculose. 2019. Disponível em: https://bvsms.saude.gov.br/bvs/publicacoes/manual_recomendacoes_controle_tuberculose_brasil_2_ed.pdf.
2. Lyon S.M., Rossman M.D. Pulmonary Tuberculosis. *Microbiol Spectr.* 2017;5(1). DOI: 10.1128/microbiolspec.tnmi7-0032-2016.
3. Sotgiu G., Migliori G.B. Pulmonary Tuberculosis. In: Palange P, Rohde G, editors. ERS Handbook of Respiratory Medicine. 3ª ed. Lausanne: ERS, 2019.
4. World Health Organization. *Global Tuberculosis Report 2022.* Disponível em: https://www.who.int/teams/global-tuberculosis-programme/tb-reports/global-tuberculosis-report-2022.
5. Ministério da Saúde. *Boletim Epidemiológico de Tuberculose 2022.* Disponível em: http://antigo.aids.gov.br/pt-br/pub/2022/boletim-epidemiologico-de-tuberculose-2022.
6. Silva D.R., Rabahi M.F., Sant'Anna C.C., et al. Consenso sobre o diagnóstico da tuberculose da Sociedade Brasileira de Pneumologia e Tisiologia. *J Bras Pneumol.* 2021;47(2):e20210054.
7. World Health Organization. WHO consolidated guidelines on tuberculosis: module 3: diagnosis: rapid diagnostics for tuberculosis detection, 2021 update. Disponível em: https://www.who.int/publications/i/item/978924002941.
8. Rabahi M.F., Silva Júnior J.L.R.D., Ferreira A.C.G., Tannus-Silva D.G.S., Conde M.B. Tuberculosis treatment. *J Bras Pneumol.* 2017;43(6):472-486.
9. World Health Organization. WHO consolidated guidelines on tuberculosis: module 4: treatment: tuberculosis care and support. 2022. Disponível em: https://www.who.int/publications/i/item/9789240047716.
10. World Health Organization. WHO consolidated guidelines on tuberculosis: module 4: treatment: drug-susceptible tuberculosis treatment. Disponível em: https://www.who.int/publications/i/item/9789240048126.

CAPÍTULO 183

Câncer de Pulmão

Gustavo Faibischew Prado • Bianca Coutinho Pina Ferreira • Juliane Penalva Costa Serra • Livia Bissoli Pradella • Thiago Lins Fagundes de Sousa • Daniel Bonomi

INTRODUÇÃO

O câncer de pulmão é um grande problema de saúde pública mundial. Dados da Organização Mundial da Saúde (OMS) de 2020 mostram que é o segundo tipo mais comum de câncer no mundo, e a principal causa de mortes por neoplasia, responsável por 1,8 milhão de óbitos.[1]

EPIDEMIOLOGIA

No Brasil, a estimativa do Instituto Nacional de Câncer (INCA) para o triênio de 2023 a 2025 aponta que ocorrerão 32 mil casos novos de câncer de pulmão, sendo o terceiro tipo mais comum em homens e o quarto em mulheres, excluindo o câncer de pele não melanoma.[2] Dados de 2020 mostram que a taxa de mortalidade por câncer de pulmão foi de 13,6% em homens (1° lugar) e 11,6% em mulheres (2º lugar).[3]

FATORES DE RISCO

O principal fator de risco para o câncer de pulmão é o tabagismo, responsável por cerca de 85% dos casos diagnosticados.[2] Outros fatores de risco importantes são exposições ambientais e ocupacionais, como o amianto, sílica, cádmio, cromo hexavalente, produtos da exaustão da combustão do diesel, berílio, hidrocarbonetos policíclicos aromáticos, entre outros listados nas monografias da International Agency for Research on Cancer (IARC).[4]

O risco potencial da indução e promoção do câncer de pulmão pela fumaça inalada do ambiente pelos não fumantes tem causado grande preocupação. A fumaça inalada pelo não fumante tem composição química similar à inalada pelo tabagista, mas com maior concentração de nitrosaminas e partículas menores que penetram mais facilmente na árvore brônquica. A exposição à poluição tabágica ambiental ou aos seus constituintes é conhecida por desencadear uma cascata de eventos no processo multiestágio da carcinogênese pulmonar.[5]

Ainda sobre exposições ambientais involuntárias, e especificamente sobre a poluição do ar, estimativas de 2015 atribuem cerca de 283 mil mortes (taxa de mortalidade de 4,4 óbitos em cada 100 mil habitantes/ano) por câncer de pulmão à exposição ao material particulado da poluição atmosférica, o que o torna o responsável por aproximadamente 16% dos óbitos por câncer de pulmão.[6]

Além do material particulado advindo da poluição atmosférica antropogênica, a inalação do radônio também constitui um reconhecido fator de risco para o câncer de pulmão. O radônio é um gás inerte que é produzido naturalmente a partir do rádio na série de decaimento do urânio. Concentrações de radônio em ambientes internos geralmente advêm da emanação direta do solo.

DIAGNÓSTICO

O câncer de pulmão é classicamente dividido quanto ao seu tipo histológico em carcinoma de pulmão de células não pequenas (CPCNP), responsável por cerca de 80% dos casos, e carcinoma de pulmão de células pequenas (CPCP), responsável pelos demais 20% dos casos. Dentre os CPCNPs encontram-se o adenocarcinoma, que é o tipo histológico mais comum de câncer de pulmão atualmente, o carcinoma de células escamosas e o carcinoma de células grandes.[7] Com o tempo, os avanços científicos trouxeram novos conhecimentos em relação ao comportamento biológico dos tumores, permitindo que a classificação ficasse mais detalhada, com base em dados de imuno-histoquímica e de patologia molecular. Isso levou à necessidade de atualizações na forma de classificar os tipos de câncer de pulmão, e a última atualização da OMS é de 2021.[8]

As neoplasias pulmonares costumam ser assintomáticas nos estágios iniciais da doença. Quando há sintomas, eles costumam ser inespecíficos ou se confundem com sintomas de outra pneumopatia de base, como doença pulmonar obstrutiva crônica (DPOC), e com o próprio hábito de tabagismo. Essas características acabam levando ao diagnóstico tardio, já com doença considerada localmente avançada ou disseminada, o que tem impacto direto na piora das sobrevidas desses pacientes. Os sintomas mais comuns estão elencados na Tabela 183.1.

A investigação diagnóstica do paciente com suspeita de câncer de pulmão costuma iniciar com um achado de exame

Tabela 183.1 Sintomas relacionados com o câncer de pulmão.

Tipos	Sintomas
Respiratórios	Tosse
	Escarro hemoptoico/hemoptise (tumores centrais)
	Infecções de repetição
	Sibilância
	Dispneia
	Dor torácica (acometimento pleural)
Constitucionais	Anorexia/astenia
	Perda de peso
Síndromes paraneoplásicas	Osteoartropatia hipertrófica
	Hipercalcemia
	Síndrome de secreção inapropriada de hormônio antidiurético
	Hiponatremia
	Síndrome de Cushing
	Síndrome de Eaton-Lambert
Outros	Rouquidão e paralisia da corda vocal (comprometimento do nervo recorrente laríngeo)
	Paralisia diafragmática (comprometimento do nervo frênico)
	Disfagia obstrutiva (compressão extrínseca do esôfago)
	Síndrome de Horner
	Síndrome da veia cava
	Sintomas relacionados com metástases (p. ex., convulsão na metástase de sistema nervoso central)

de imagem do tórax, feito por algum outro motivo ou pelo rastreamento dos pacientes considerados de risco para essa neoplasia. A tomografia computadorizada do tórax traz dados do tamanho e características da lesão, de imagens suspeitas para acometimento linfonodal, especialmente os exames contrastados, e, em alguns casos, de metástases a distância.

A confirmação diagnóstica é a partir de exame histopatológico. As amostras teciduais podem ser coletadas por diversos métodos: broncoscopia com biopsia transbrônquica, ultrassonografia endobrônquica, biopsia transtorácica guiada por tomografia (lesões mais periféricas), mediastinoscopia, toracoscopia e cirurgia aberta.[9]

ESTADIAMENTO E PLANEJAMENTO TERAPÊUTICO

O sistema atual de estadiamento desenvolvido pela International Association for the Study of Lung Cancer (IASLC) está em sua oitava edição e foi elaborado a partir de um robusto banco de dados multi-institucional internacional, validado interna e externamente a partir de curvas de sobrevida[10] de pacientes tratados com diversas abordagens terapêuticas. Assim como no estadiamento da maioria dos tumores sólidos, utiliza-se a metodologia TNM, em que o descritor T classifica a extensão do tumor primário, o descritor N reflete a extensão do envolvimento dos linfonodos e o descritor M define a disseminação para outros sítios.

Para efeito de organização, são descritos separadamente o estadiamento dos CPCNPs e o CPCP. Por conferirem individualmente impacto prognóstico, os descritores T, N e M do estadiamento dos CPCNPs estão apresentados e detalhados na Tabela 183.2.

De acordo com a semelhança na curva de sobrevida, a combinação dos descritores T, N e M dos carcinomas pulmonares de células não pequenas pode ser expressa nos estádios I a IV, como detalhado na Tabela 183.3.

O estadiamento dos CPCPs, embora também passível de classificação pelo sistema TNM (o que é aconselhável em tumores bem precoces, quando da proposta de ressecção cirúrgica ou tratamento multimodal), é habitualmente estadiado a partir do sistema proposto pelo Veterans' Administration Lung Study Group (VALSG). Segundo esse sistema, pacientes com doença chamada "limitada" são aqueles cujas lesões (primária e linfonodos) estão restritas a um hemitórax, ou quando contemplam acometimento contralateral ainda estão contidas em um único campo de radioterapia. Em 1989, a IASLC propôs uma modificação do sistema VALSG, na qual o estádio limitado foi expandido para incluir metástases mediastinais ou supraclaviculares contralaterais em linfonodos e derrames pleurais ipsilaterais independentes da citologia.[13] Por doença "extensa" classificam-se tumores que não são passíveis de inclusão em um campo de radioterapia e aqueles com acometimento extratorácico. Trata-se de uma doença mais agressiva, com prognóstico pior e menos opções terapêuticas; pacientes com CPCP com doença limitada têm sobrevida mediana de 18 a 23 meses, comparados aos 8 a 10 meses de sobrevida global na doença extensa.[14]

Para a avaliação do estadiamento clínico, não havendo suspeita ou confirmação de acometimento metastático, recomenda-se a realização de exames de imagem como a tomografia computadorizada de tórax, a tomografia por emissão

Tabela 183.2 Descritores T, N e M do estadiamento dos CPCNPs.

T: tumor primário
TX: tumor primário não pode ser avaliado ou tumor comprovado pela presença de células malignas em escarro ou lavado brônquico, mas não visualizado por imagem ou broncoscopia
T0: sem evidência do tumor primário
Tis: tumor *in situ*, ou seja, adenocarcinoma padrão lepídico puro, com até 3 cm
T1: tumor de até 3 cm em sua maior dimensão, circundado por parênquima pulmonar ou pleura visceral, sem evidência de extensão para o brônquio principal
T1mi: adenocarcinoma minimamente invasivo (lesão única de até 3 cm, padrão predominantemente lepídico, com componente invasivo de até 5 mm)
T1a: tumor de até 1 cm em seu maior eixo
T1b: tumor maior que 1 cm, com até 2 cm em seu maior eixo
T1c: tumor maior que 2 cm, mas de até 3 cm em seu maior eixo
T2: tumor > 3 cm, mas com até 5 cm, ou tumor com qualquer uma das seguintes características: envolvendo o brônquio, mas sem extensão para a carina; invasão da pleura visceral; associado a atelectasia ou pneumonite obstrutiva
T2a: tumor com mais de 3 cm, mas com até 4 cm em seu maior eixo
T2b: tumor com mais de 4 cm, mas com até 5 cm em seu maior eixo
T3: tumor > 5 cm, mas com até 7 cm em seu maior eixo, ou associado a nódulo(s) satélite(s) no mesmo lobo ou com invasão direta da parede torácica (incluindo a pleura parietal e sulco superior), nervo frênico ou pericárdio
T4: tumor > 7 cm em seu maior eixo ou associado a nódulo(s) satélite(s) em lobo diferente do mesmo pulmão, ou que invade qualquer uma das seguintes estruturas: diafragma, mediastino, coração, grandes vasos, traqueia, carina, nervo laríngeo recorrente, esôfago e corpo vertebral
N: envolvimento linfonodal regional
NX: linfonodos regionais não podem ser avaliados
N0: sem metástase em linfonodo regional
N1: metástase em linfonodos peribrônquicos ipsilaterais e/ou hilares ipsilaterais e linfonodos intrapulmonares, incluindo envolvimento por extensão direta
N2: metástase em linfonodo(s) mediastinal e/ou subcarinal ipsilateral
N3: metástase no mediastino contralateral, hilar contralateral, ipsilateral ou contralateral escaleno ou linfonodo(s) supraclavicular(es)
M: metástase a distância
M0: sem metástase a distância
M1: metástase a distância presente
M1a: nódulos tumorais em lobo pulmonar contralateral, presença de tumor(es) ou derrame maligno na pleura ou pericárdio
M1b: metástase extratorácica única
M1c: múltiplas metástases extratorácicas em um ou mais órgãos

Adaptada de: Kutob e Schneider, 2020.[11]

de pósitrons com 18F-fluordeoxiglicose (PET-TC) e a ressonância magnética de encéfalo (especialmente em pacientes com sintomas neurológicos ou aqueles em que a sequência de tratamento da doença avançada pode ser modificada pelo diagnóstico de metástases assintomáticas no sistema nervoso central). Métodos diagnósticos invasivos para avaliação do mediastino, como a videomediastinoscopia, a ecobroncoscopia (EBUS), a ecoendoscopia (EUS) e a cirurgia videoassistida (reservada para abordagem de linfonodos suspeitos nas cadeias para-aórtica e subaórtica) estão indicados quando da sugestão por imagem (linfonodos com mais de 10 mm em seu menor

Tabela 183.3 Estádios dos CPCNPs, conforme agrupamento dos descritores.

Descritores	Subcategoria	N0	N1	N2	N3
T1 M0	T1a	IA1	IIB	IIIA	IIIB
	T1b	IA2	IIB	IIIA	IIIB
	T1c	IA3	IIB	IIIA	IIIB
T2 M0	T2a	IB	IIB	IIIA	IIIB
	T2b	IIA	IIB	IIIA	IIIB
T3 M0	T3	IIB	IIIA	IIIB	IIIC
T4 M0	T4	IIIA	IIIA	IIIB	IIIC
Qualquer T M1	M1a	IVA	IVA	IVA	IVA
	M1b	IVA	IVA	IVA	IVA
	M1c	IVB	IVB	IVB	IVB

Adaptada de: Detterbeck, 2018.[12]

eixo transverso na tomografia computadorizada ou hipermetabólicos ao PET-TC) ou da possibilidade de acometimento N2 ou N3 insuspeito, que pode ser evocada em cenários de tumores primários maiores de 3 cm, lesões centrais ou presença de linfonodos hilares suspeitos.[15]

Cada um desses métodos diagnósticos possui suas vantagens e limitações inerentes, como mostrado a seguir.

As indicações de avaliação invasiva do mediastino são:

- Hipermetabolismo identificado no PET-CT (níveis N1 ou N2)
- Linfonodos > 1cm no menor eixo na tomografia (níveis N1 ou N2)
- Tumores centrais (localizados no terço mais medial do pulmão)
- Tumores T2, T3 e T4 potencialmente ressecáveis.

A escolha da melhor técnica para o estudo dos linfonodos mediastinais deve levar em consideração a posição do(s) linfonodo(s) suspeito(s) e a história prévia de cirurgia cervical ou mediastinal, além, é claro, da disponibilidade do método.[16] As técnicas disponíveis são:

- Mediastinoscopia/videomediastinoscopia: com a mediastinoscopia convencional ou videoassistida é possível acessar as cadeias de linfonodos paratraqueais superiores (2R, 2L) e inferiores (4R, 4L), subcarinal (cadeia 7) e hilares bilaterais (10R, 10L)
- Mediastinotomia anterior (procedimento de Chamberlain): utilizada para acessar os linfonodos da cadeia subaórtica (5) e para-aórtica (6), também fornece acesso para a biopsia de massas do mediastino anterior
- Toracoscopia: a toracoscopia ou *video assisted thoracoscopic surgery* (VATS) permite ao cirurgião um amplo acesso à cavidade e a possibilidade de estudo da cavidade pleural para exclusão do acometimento pleural metastático, além de se obter material para o diagnóstico histopatológico quando outros métodos falharam. É geralmente o acesso cirúrgico preferido para o acesso às cadeias 5 (subaórtica) e 6 (para-aórtica), além de fornecer acesso também às cadeias ipsilaterais: 2 (paratraqueal superior), 4 (paratraqueal inferior), 7 (subcarinal), 8 (paraesofágica), 9 (ligamento pulmonar), 10 (hilar) e cadeias intrapulmonares
- Ultrassom EBUS: associação de um *probe* de ultrassom ao aparelho de broncoscopia, permite a biopsia dos linfonodos das cadeias 1, 2, 3p, 4, 7 e 10 a 12 com o auxílio da aspiração por agulha fina através da traqueia ou brônquio
- Ultrassom endoscópico esofágico: de forma semelhante ao EBUS, só que realizado através do esôfago e utilizando

um aparelho próprio de endoscopia digestiva alta associado ao ultrassom, também utiliza a biopsia de aspiração por agulha fina e permite acessar os linfonodos das cadeias 2, 3p, 4, 7, 8 e 9, e, em alguns casos, 5. Outro uso é a possibilidade de biopsia também da glândula adrenal esquerda, um dos principais sítios de metástase no câncer de pulmão, e a confirmação de doença estágio IV.

A sistematização da rotina diagnóstica de estadiamento mediastinal é sumarizada na Figura 183.1.

Partindo-se do estadiamento, times multidisciplinares compostos de pneumologistas, cirurgiões torácicos, radioterapeutas, radiologistas e patologistas podem discutir as propostas de tratamento segundo as melhores evidências disponíveis. A composição e participação ativa de times multiciplinares na condução da jornada dos pacientes oncológicos confere diversos benefícios, como maior observância a condutas recomendadas por diretrizes internacionais, maior consistência das decisões, menor tempo entre o diagnóstico e o início do tratamento e melhores desfechos oncológicos para os pacientes.[17,18]

AVALIAÇÃO PRÉ-OPERATÓRIA DO PACIENTE CANDIDATO A RESSECÇÕES PULMONARES

Nos pacientes CPCNP estádios I e II, as melhores opções terapêuticas envolvem a ressecção cirúrgica oncológica (lobectomia, segmentectomias anatômicas e, em casos específicos, pneumonectomias ou ressecções sublobares não anatômicas). Nesse cenário, a presença de comorbidades cardiopulmonares, muitas das quais relacionadas com tabagismo, fator responsável por cerca de 80% dos casos de câncer de pulmão, constitui o principal fator determinante sobre a morbimortalidade cirúrgica[19] e ocorrência de disfunções e incapacidade crônicas.

Diversas variáveis já foram investigadas como desfechos das ressecções pulmonares; de maneira geral, é possível separá-las em variáveis de desfecho clínico (mortalidade, sobrevida, qualidade de vida, ocorrência de complicações como infecções, atelectasia, insuficiência respiratória, arritmias, disfunções hemodinâmicas etc.) e variáveis fisiológicas (variáveis espirométricas, capacidade de difusão, consumo máximo de oxigênio no esforço, entre outras), em última instância avaliadas para se predizer a ocorrência de complicações clínicas maiores.

Uma cuidadosa avaliação da condição respiratória deve atender não apenas à necessidade de se viabilizar a indicação

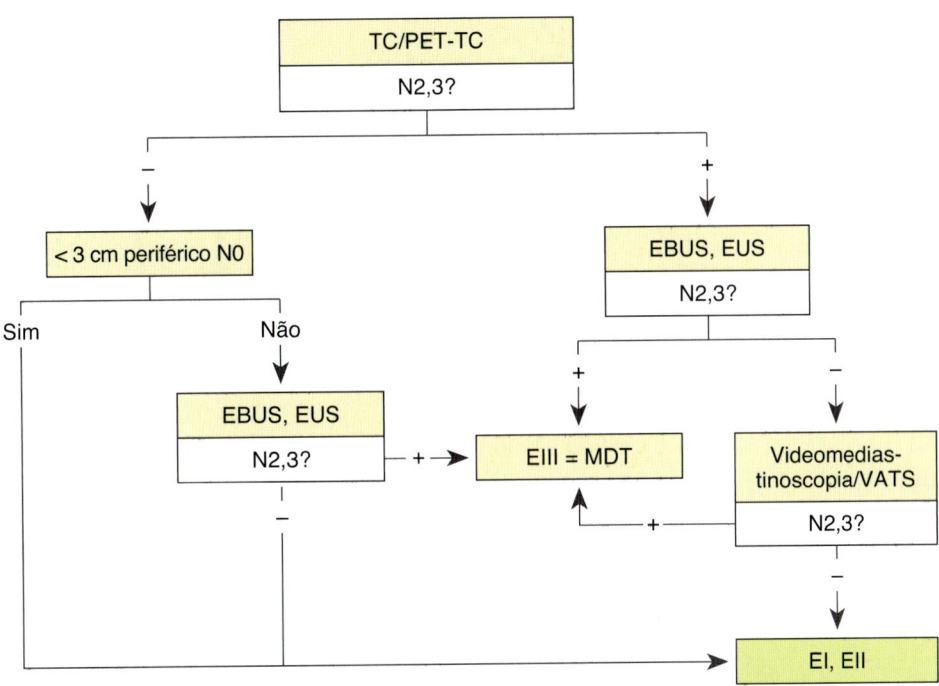

Figura 183.1 Fluxograma de sugestão do estadiamento mediastinal. TC: tomografia computadorizada de tórax; PET-TC: tomografia por emissão de pósitrons com 18F-FDG; EBUS: ecobroncoscopia; EUS: ecoendoscopia, MDT: time multidisciplinar; VATS: cirurgia torácica videoassistida; EI: estádio I; EII: estádio II; EIII: estádio III. Adaptada de: Diretrizes da European Society Of Thoracic Surgery.[10]

cirúrgica de um paciente com CPCNP precoce, mas também pesar os potenciais riscos de complicações clínicas graves, disfunção e incapacidade crônica.

Pacientes com câncer de pulmão estão muito frequentemente predispostos a doenças cardiovasculares (23%),[20] devido à faixa etária e à alta prevalência de tabagismo nessa população. A prevalência de doença arterial coronariana subjacente é de cerca de 11 a 17%. O risco de complicações cardiocirculatórias maiores no período pós-operatório, incluindo síndromes coronarianas agudas, edema agudo de pulmão, fibrilação ventricular, bloqueio atrioventricular completo e morte súbita de origem cardíaca relacionada com as ressecções pulmonares de pacientes oncológicos é descrito entre 2 e 3%.[21-23]

Pacientes considerados como de alto risco (pela presença de fatores preditores, como diabetes, disfunção renal, alterações eletrocardiográficas sugestivas de isquemia, entre outros), ou com sintomas cardiovasculares (síncopes, palpitações, dor torácica típica) recentes e não investigados, ou com relevante limitação da tolerância ao exercício (p. ex., incapacidade de subir dois lances de escadas) devem ser encaminhados para uma avaliação mais aprofundada, frequentemente respaldada por testes não invasivos, como recomendado pelas diretrizes da American Heart Association, European Society of Cardiology e American College of Cardiology.[24-27]

O American College os Chest Physicians recomenda a avaliação do risco de complicações respiratórias guiada principalmente pela espirometria e pela medida de difusão do monóxido de carbono (Figura 183.2). Pacientes de alto risco para morbidade e mortalidade pós-operatória devem ter suas avaliações aprofundadas com um estudo fisiológico mais completo e detalhado, o teste cardiopulmonar de exercício (TCPE, ou ergoespirometria).

As variáveis mais fortemente relacionadas com taxas de complicações e óbito por causas respiratórias são o volume expiratório forçado em um segundo (VEF_1) e a capacidade de difusão do monóxido de carbono (DLCO).

Em razão da ampla demonstração de baixos índices de complicações em pacientes com função pulmonar preservada ou pouco alterada (acima de 80% dos valores preditos para a DLCO, e VEF_1 superior a 2 ℓ para pneumonectomia, ou superior a 1,5 ℓ para lobectomia), esses pacientes são considerados de baixo risco (mortalidade pós-operatória inferior a 5%),[28] prescindindo de avaliações ulteriores.[29]

Pacientes que não atinjam esses valores devem ser avaliados por meio do cálculo dos valores preditos pré-operatórios (do VEF_1 e da DLCO), que podem ser estimados, ou com a técnica de contagem de segmentos,[30] quando do planejamento de ressecções lobares, ou com a realização de cintilografia de perfusão pulmonar, para o caso de pneumonectomias. Pacientes com pneumopatias de acometimento muito heterogêneo (ou que apresentem sobreposição de fibrose e enfisema) podem ter o cálculo dos valores preditos pós-operatórios melhor estimado a partir de estudos de cintilografia pulmonar por emissão de fóton único combinada à tomografia computadorizada de tórax (SPECT-TC).[31]

O TCPE fornece importantes informações sobre o desempenho cardiocirculatório, respiratório, metabólico e, sobretudo, do acoplamento das funções desses sistemas na situação de estresse do exercício físico em esteira ou cicloergômetro. A variável mais estudada para efeito de predição do risco de complicações e óbito pós-operatório em ressecções pulmonares é o consumo de oxigênio no pico do esforço (VO2 pico). Pequenas séries cirúrgicas com pacientes limítrofes demonstraram mortalidade demasiadamente elevada em ressecções pulmonares de pacientes com VO2 pico inferior a 10 mℓ/kg.min^{-1}, assumindo-se, portanto, esse valor de corte

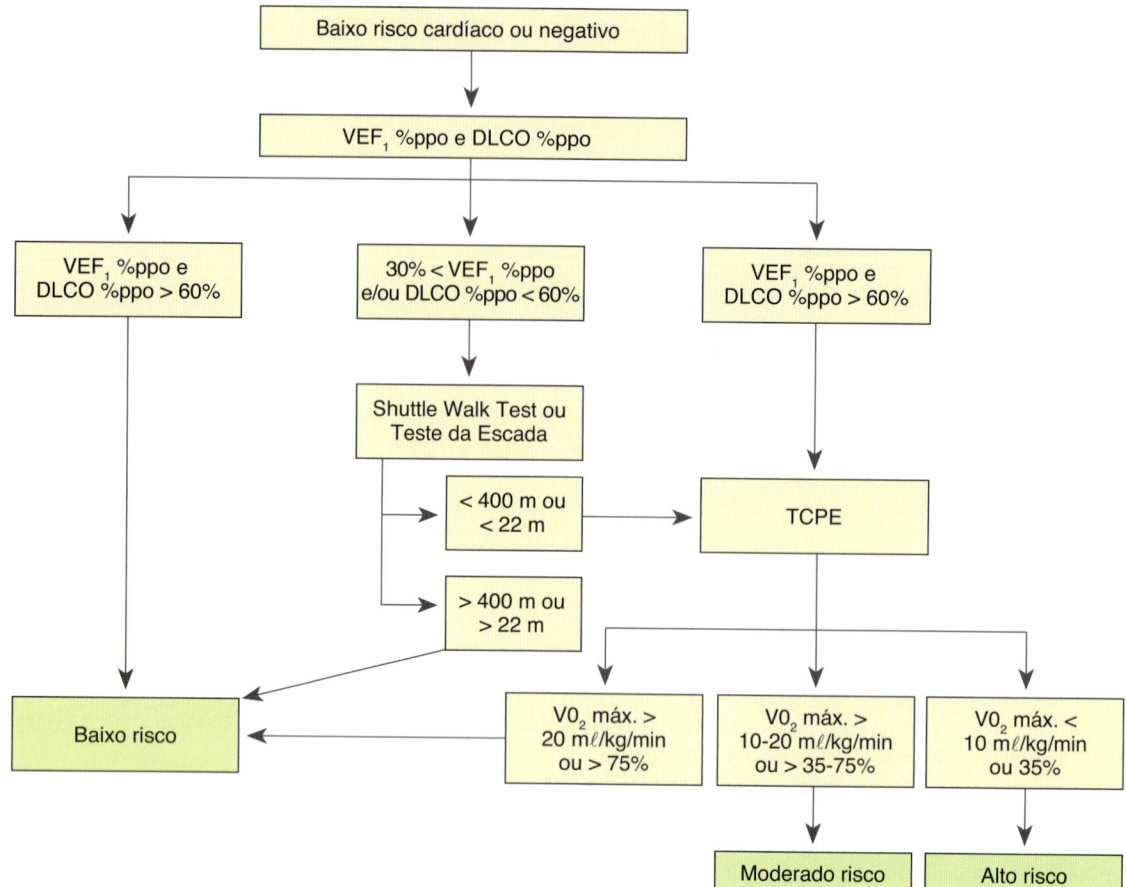

Figura 183.2 Fluxograma de avaliação pré-operatória dos candidatos a ressecções pulmonares maiores (pneumonectomias e lobectomias) conforme recomendação do American College of Chest Physicians modificado. TCPE: teste cardiopulmonar de exercício; VO_2 máx.: consumo de oxigênio máximo. VEF_1: volume expiratório forçado em um segundo; DLCO: difusão do monóxido de carbono; ppo: predito pós-operatório.

com uma faixa proibitiva abaixo da qual os riscos superam em muito os benefícios.[32-35] Nesses casos, alternativas terapêuticas devem ser consideradas, como ressecções sublobares ou terapias ablativas (sobretudo a radiocirurgia estereotáxica). Pacientes com VO2 máximo superior a 20 mℓ/kg.min⁻¹ apresentam baixo risco de complicações, e podem ser liberados para o procedimento proposto sem necessidade de estratificação adicional. Pacientes com valores de VO2 pico entre 10 e 20 mℓ/kg.min⁻¹, e principalmente aqueles abaixo de 15 mℓ/kg.min⁻¹ devem ter, pelo risco já não negligenciável de complicações pós-operatórias, uma avaliação mais extensa e individualizada.

A redução dos riscos de mortalidade e complicações pós-operatórias diversas no fumante tem especial destaque no cenário de cuidados perioperatórios, devido aos significativos impactos do tabagismo sobre a cicatrização pós-operatória, taxas de infecção, complicações respiratórias, cardiocirculatórias, entre outras.

Reconhecer o momento de uma avaliação de riscos cirúrgicos para abordar a questão do tabagismo e iniciar o tratamento o mais precocemente possível pode traduzir-se em significativas reduções de complicações clínicas e cirúrgicas, além de diminuir custos ao sistema de saúde.

A peculiaridade de se objetivar nos pacientes candidatos à cirurgia a cessação do tabagismo e o controle dos sintomas de abstinência nicotínica no menor intervalo de tempo possível leva mais frequentemente à terapia de reposição de nicotina (TRN), embora o emprego de outros fármacos, como a bupropiona e a vareniclina, seja também comprovadamente efetivo.[36,37]

TRATAMENTO
Tratamento cirúrgico do paciente com carcinoma de células não pequenas
Câncer de pulmão de células não pequenas – estádios I e II

A ressecção cirúrgica é o tratamento padrão para o câncer de pulmão nos estádios I e II.[1] Para pacientes cujas comorbidades tornam o risco cirúrgico proibitivo ou, ainda, que não desejam ser submetidos ao tratamento cirúrgico, a radioterapia em suas diversas modalidades é uma opção.

Até muito recentemente, a lobectomia pulmonar associada à linfadenectomia era considerada a ressecção pulmonar de escolha para o câncer de pulmão em estágio inicial. O único estudo clínico randomizado que comparou a lobectomia pulmonar com outras ressecções menores (sublobares), publicado em 1995 por Ginsberg,[2] indicava maiores taxas de recidiva local e menor sobrevida nos pacientes submetidos à ressecção sublobar, o que tornou a lobectomia o tratamento cirúrgico padrão pelas décadas seguintes.

Recentemente, um grupo japonês e outro americano (JCOG 0802 e CALGB 140503)[3,4] realizaram novos estudos clínicos randomizados para averiguar a não inferioridade da segmentectomia anatômica para o tratamento do câncer de pulmão inicial em um grupo selecionado de pacientes com tumores menores que 2 cm.

JCOG 0802 comparou a segmentectomia anatômica à lobectomia pulmonar, em pacientes com tumores de até 2 cm, localizados no terço mais periférico do parênquima pulmonar e com doença N0 comprovada por exame de congelação intraoperatório. Nesse estudo, o grupo submetido à segmentectomia mostrou melhor sobrevida global, e a sobrevida livre de doença foi semelhante ao grupo da lobectomia, mas com maiores taxas de recidiva local e função pulmonar pós-operatória semelhante. Destaca-se que nesse estudo a menor sobrevida global no grupo submetido à lobectomia ocorreu principalmente por mortes não relacionadas com câncer de pulmão, o que foi atribuído à maior probabilidade ou tendência de oferecer tratamentos mais agressivos para outras doenças potencialmente letais nos pacientes submetidos às ressecções pulmonares menores.

Em resumo, o que esses dois estudos recentes e os que os precederam parecem nos mostrar é que pacientes com tumores de até 2 cm, periféricos e com doença comprovadamente N0 (e, principalmente, aqueles com histologia de adenocarcinoma lepídico) são os candidatos ideais às ressecções menores ou poupadoras de parênquima. Nos demais casos, a lobectomia pulmonar é o tratamento de escolha. Entretanto, sabe-se que esse é ainda um grupo pequeno dentre os diagnósticos de câncer de pulmão, e o diagnóstico precoce permanece um desafio em grande parte do mundo.

Para paciente com câncer de pulmão estádios I e II que não têm condições de ser submetido à cirurgia por suas comorbidades, mesmo que a sublobar, ou que não deseja a cirurgia, a radioterapia, seja na forma de *stereotactic body radiation therapy* (SBRT) ou da radioterapia fracionada convencional ou hipofracionada, é uma opção de tratamento que pode ser oferecida.

Câncer de pulmão de células não pequenas – estádio III

O câncer de pulmão estádio III é um grupo heterogêneo da doença. Caracterizado como localmente avançado, engloba desde tumores de grande volume (> 7 cm) ou que invadem estruturas adjacentes, mas sem comprometimento linfonodal (N0), até tumores pequenos (T1), mas já com metástases linfonodais distantes (doença N2 e N3).

Enquanto um grande volume local de doença (T3-4) sem comprometimento linfonodal a distância (doença N0-1) pode ser passível de ressecção cirúrgica potencialmente curativa, a presença de metástases em linfonodos mediastinais ou mais distantes na cadeia de drenagem linfática (N2-3), mesmo que com tumores primários pequenos e facilmente ressecáveis, tem comprovadamente pior prognóstico.

De forma geral, o paciente com doença estádio III sem evidência de doença mediastinal na avaliação pré-operatória (T3-4, N0-1) é um candidato à ressecção cirúrgica e tem uma linha de tratamento semelhante ao do estádio IIB, com indicação de quimioterapia adjuvante seguida de imunoterapia ou terapia alvo, quando indicado. Caso as margens cirúrgicas venham comprometidas (ressecção R1/R2), nova ressecção seguida de quimioterapia adjuvante é uma possibilidade. Do contrário, a quimiorradioterapia está indicada.

Pacientes que têm doença N2 descoberta apenas no peri ou pós-operatório devem receber quimioterapia adjuvante associada à imunoterapia ou terapia alvo (quando indicado), e a quimiorradioterapia adjuvante também é uma opção, especialmente se houver comprometimento das margens cirúrgicas (ressecção R1/R2).

Adjuvância e neoadjuvância no tratamento do carcinoma de células não pequenas inicial e localmente avançado ressecável

Aproximadamente entre 25 e 30% dos pacientes com CPCNP apresentam doença localizada no momento do diagnóstico e são submetidos à cirurgia com intenção curativa. Apesar da ressecção completa do tumor, muitos pacientes desenvolverão recidiva da doença e eventualmente morrerão de neoplasia. Assim, a quimioterapia adjuvante foi estudada como uma estratégia para aumentar a sobrevida de pacientes com CPCNP completamente ressecado.[38]

Até o início de 2020, o tratamento sistêmico perioperatório (neoadjuvância ou adjuvância) era indicado nos CPCNP estádios II e III ressecáveis, após adequado estadiamento mediastinal invasivo e discussão em time multidisciplinar. Ainda assim, a magnitude do benefício em sobrevida global das intervenções ainda é limitada a aproximadamente 5% em 5 anos.

Estudos recentes têm demonstrado benefício de inibidores de *checkpoint* (ICIs) imune e um inibidor de tirosina quinase no cenário perioperatório.[39] O estudo *IMpower010*[40] demonstrou benefício da associação de atezolizumabe ao tratamento adjuvante de pacientes estádios II e III com expressão de proteína ligante de morte celular-1 (PDL-1) > 1% em aumentar a sobrevida livre de doença. Ganho semelhante foi observado na análise interina do estudo *PEARLS/KEYNOTE-091*,[41] que avaliou a adição de pembrolizumabe no tratamento adjuvante de pacientes com CPCNP estádios IB (> 4 cm) a III completamente ressecados com qualquer expressão de PDL-1. No cenário neoadjuvante, o estudo *CheckMate-816*[42] demonstrou benefício em prolongar a sobrevida livre de eventos e aumentar a frequência de resposta patológica maior em pacientes estádios IB a III.

Em pacientes com adenocarcinomas estádios IB a III completamente ressecados que apresentam mutações de sensibilidade do gene *EGFR*, o estudo *ADAURA*[43] demonstrou ganho de sobrevida livre de doença quando iniciado na adjuvância. Gradualmente, os resultados desses estudos vão se incorporando em diretrizes e nas rotinas de cuidado dos pacientes, ainda que pairem questionamentos sobre resultados de longo prazo na sobrevida global e barreiras de custeio e acesso.

Tratamento do carcinoma de pulmão de células não pequenas localmente avançado irressecável

O padrão de tratamento recomendado por painéis de especialistas[44] e diretrizes internacionais[45,46] para pacientes com CPCNP estádio III não ressecável e performance *status* 0-1 envolve a avaliação multidisciplinar para a proposta de quimiorradioterapia (QRDT) concomitante à base de platina (mais frequentemente cisplatina ou carboplatina associada a etoposídeo, pemetrexede ou paclitaxel, com dose de radioterapia de 55 a 64Gy) e reestadiamento precocemente (idealmente nas primeiras 2 semanas após o término da QRDT) para, quando não havendo progressão de doença ou toxicidades graus 2 ou maiores persistentes, seguirem um regime de consolidação com durvalumabe, um inibidor de *checkpoint* imune anti-PDL-1, conforme o protocolo do estudo fase III Pacific.[47,48]

Tratamento do carcinoma de células não pequenas avançado (metastático)

O tratamento do CPCNP estádio IV é determinado de acordo com seu tipo histológico. Adenocarcinomas devem inicialmente ter uma adequada investigação de alterações genotípicas guiadoras potencialmente acionáveis; quando presentes, determinam ainda nas linhas iniciais o tratamento por fármacos dirigidos aos seus alvos moleculares específicos, como os inibidores da tirosina quinase do receptor para fator de crescimento epidérmico e da quinase do linfoma anaplásico, por exemplo. Adenocarcinomas que não expressam mutações ou fusões acionáveis devem ser testados por imuno-histoquímica para a PDL-1, cuja expressão guia a escolha de ICIs a ser prescritos de forma isolada ou em conjunto com quimioterapia citotóxica baseada em um *doublet* de platina.[49,50]

Carcinomas de células escamosas, à exceção de situações bem específicas, como tumores de ocorrência esporádica em jovens e não fumantes, ou diagnosticados por espécimes escassos ou em que se suspeite de histologia mista ou pouco diferenciada,[51] não exigem diagnóstico molecular de alterações genômicas, sendo necessária apenas a realização da imuno-histoquímica para PDL-1 como biomarcador de apoio à decisão sobre prescrição de ICIs e quimioterapia citotóxica.

Em linhas subsequentes de tratamento após eventuais progressões de doença, é desejável a investigação molecular de vias de resistência em pacientes com adenocarcinomas previamente expostos a terapias alvo dirigidas. Para pacientes que não apresentam alvos tratáveis e aos previamente expostos à primeira linha baseada em platina concomitante ou sequencial ao ICI, reservam-se opções como os taxanos (especialmente o docetaxel), passíveis de associação com medicações antiangiogênicas (apenas para os adenocarcinomas), como o ramucirumabe ou o nintedanibe.[52,53]

Tratamento do carcinoma de pequenas células

Tratamento cirúrgico[54]

O CPCP é um tipo de tumor neuroendócrino do pulmão de comportamento muito mais agressivo que o CPNPC. Os tumores neuroendócrinos respondem por cerca de 20% dos casos de câncer de pulmão, dos quais 14% são do tipo pequenas células. O aparecimento de metástases hematogênicas costuma ser precoce na doença e apenas um terço dos casos se apresenta com doença restrita limitada ao tórax. A cirurgia está indicada apenas para um pequeno grupo de pacientes com doença ressecável no estágio inicial e geralmente de achado ocasional.

A maioria dos estudos que avaliam o tratamento cirúrgico no CPCP é retrospectiva, e mostra taxas de sobrevida em 5 anos de 40 a 60% em paciente com doença estádio I. Com o surgimento de metástases linfonodais, a sobrevida cai significativamente, o que levou à recomendação atual de que a cirurgia só deveria ser considerada para pacientes com doença T1-2 N0 M0 (estádio clínico I e IIA), e o estadiamento cirúrgico do mediastino é obrigatório. A lobectomia associada à linfadenectomia mediastinal é a ressecção anatômica de escolha, não cabendo espaço para as ressecções sublobares. Aos que não são candidatos cirúrgicos, SBRT ou quimiorradioterapia definitiva são opções de tratamento.

Todos os pacientes devem ser submetidos à quimioterapia adjuvante. No caso de descoberta de doença N2 ou N3 no pós-operatório, a radioterapia mediastinal concomitante ou sequencial à quimioterapia é indicada. Em caso de doença N1, a RT mediastinal pode ser considerada.

Tratamento sistêmico

O CPCP se caracteriza, do ponto de vista patológico, pelo crescimento heterogêneo de células pequenas contendo citoplasma escasso, cromatina granular e pela ausência de nucléolo. Devido à alta taxa de replicação celular, o que confere sua agressividade, apresentam muitas mitoses por campo e o Ki67 frequentemente elevado (80 a 100%). Essa replicação confere a sua quimiossensibilidade ao tratamento inicial; porém, a resistência ao tratamento costuma ser a regra e ocorre progressão da doença em poucos meses. Apesar de haver poucos avanços terapêuticos nas últimas décadas, novas terapias, como a imunoterapia, parecem ter efeito em seu tratamento; contudo, não proporcional ao observado no tratamento do CPNPC.

Nos pacientes com doença limitada (estádio I a III), o tratamento padrão é com quimiorradioterapia concomitante (EP = cisplatina/carboplatina e etoposídeo). Apesar de haver dados conflitantes, a indicação é de início precoce da radioterapia. Os estudos clássicos apontam melhor papel da radioterapia hiperfracionada (1,5Gy, 2 vezes ao dia, em 30 sessões = 45Gy/3 semanas) ao invés da convencional (1,8Gy/dia em 25 sessões = 45Gy/5 semanas).

Naqueles com doença extensa, o tratamento padrão é a quimioterapia com esquema EP. Nenhum outro fármaco ou combinação apresentou resultado superior e a associação de mais medicamentos (CAV, EP + bevacizumabe, EP + ifosfamida, ifosfamida + cisplatina) acaba agregando em toxicidade. Já nos pacientes com baixa performance (PS > 2), os estudos não apontaram inferioridade do esquema EP *versus* topotecano por via oral e carboplatina + gencitabina; e há um estudo escandinavo que mostrou discreta superioridade da carboplatina + irinotecano em relação ao EP. Outro ponto de desencontro em relação ao tratamento do CPNPC é que não há recomendação de manutenção de quimioterapia além de 4 a 6 ciclos, o que poderia aumentar a toxicidade sem agregar resposta em sobrevida global.

Os principais estudos que apontaram o papel da imunoterapia datam de 2018 e 2019: o *IMpower 133* e o *CASPIAN*. Foram estudos com mais de 400 e 800 pacientes, respectivamente, que avaliaram o papel do atezolizumabe e durvalumabe como terapia concomitante ao esquema EP. Houve ganho de sobrevida global, livre de progressão e ainda em taxa de resposta. O atezolizumabe combinado com a quimioterapia melhorou a taxa de sobrevida em 18 meses de 20 para 33%, e a taxa de sobrevida em 3 anos para durvalumabe combinado com quimioterapia melhorou de 6 para 18%.

A radioterapia tem papel de consolidação nos pacientes com doença extensa, e é indicado para pacientes que apresentaram resposta parcial ou completa ao tratamento de primeira linha. Sua aplicação é em fração única diária em duas semanas, e deve ser iniciada de 6 a 8 semanas após o término do tratamento sistêmico e antes da imunoterapia de manutenção, quando indicada.

PREVENÇÃO

A prevenção do câncer de pulmão pode ser entendida como um conjunto de medidas individuais e coletivas para a redução da exposição aos fatores de risco. Políticas de controle do tabagismo como elevação dos impostos e tributos, restrição de publicidade, ações educativas, adoção de ambientes livres de tabaco e oferta de tratamento de cessação do tabagismo, entre outras, são as intervenções de maior impacto na iniciação e prevalência do tabagismo e, portanto, da incidência do câncer de pulmão. O controle e a redução da exposição a alguns carcinógenos como metais pesados, sílica e arsênico e o banimento da extração, processamento, manufatura e manipulação do amianto também são ações necessárias à redução do câncer de pulmão ocupacional. Coletivamente, a redução na emissão de poluentes advindos da queima de combustíveis fósseis utilizados nas frotas automotivas, equipamentos motorizados de mineração e geração de energia termoelétrica também trariam impacto sobre exposições involuntárias e pouco modificáveis com medidas individuais.

O monitoramento das concentrações de radônio e a adoção de medidas de proteção (lajes de fundação concretadas e ventilação dos ambientes) em plantas baixas e subterrâneas também pode minimizar as exposições inalatórias a esse gás, especialmente em regiões em que sabidamente é encontrado. De maneira geral, a adoção de dietas sem ultraprocessados e com conteúdo reduzido de carnes vermelhas e gorduras saturadas, além do controle do peso e da prática de atividade física, também são recomendados para a redução do risco do desenvolvimento de diversas neoplasias, incluindo o câncer de pulmão.[55]

RASTREAMENTO

No sentido de antecipar o diagnóstico para ampliar as possibilidades de oferta de tratamentos mais impactantes e modificar o perfil de mortalidade por câncer de pulmão, nas últimas décadas diversos estudos avaliaram estratégias de rastreamento da doença. Protocolos baseados em citologia no escarro e radiografia de tórax mostraram-se inócuos, e a resposta definitiva ocorreu com a publicação do estudo *PLCO*[56] em 2011. Nesse período, estudos como o *ELCAP*[57] e *IELCAP*[58] confirmaram a tomografia computadorizada de baixa dose (TCBD) como um método sensível, seguro e factível para o diagnóstico precoce do câncer de pulmão, abrindo o horizonte para grandes estudos controlados delineados a avaliar o impacto da estratégia de rastreamento com TCBD na redução da mortalidade por câncer.

O *National Lung Screening Trial* (NLST),[59] publicado em 2011, avaliou uma amostra de 53.454 voluntários de alto risco (homens e mulheres de 55 a 74 anos, tabagistas ou ex-tabagistas há até 15 anos, com carga tabágica igual ou superior a 30 anos-maços) o impacto da realização de TCBD anual (comparada à radiografia simples), demonstrando uma redução de 20% na mortalidade por câncer.

No Brasil, o cenário em que a prevalência mais alta de doenças granulomatosas infecciosas, sobretudo a tuberculose, poderia, em teoria, diluir os potenciais efeitos do rastreamento do câncer de pulmão, um estudo não controlado avaliando 790 voluntários com critérios de elegibilidade semelhantes ao NLST (*BRELT*)[60] apontou, na primeira avaliação, para uma ocorrência 46% maior (39,5% *vs* 27%) de achados positivos, mas por meio de biopsias em uma pequena parcela dos pacientes (3,1%, comparados a 2,8% no NLST) e confirmação do diagnóstico de câncer em cerca de 1,3% dos pacientes.

Em fevereiro de 2020, foram publicados os resultados do estudo belgo-holandês *NELSON*,[61] com uma amostra de 15.792 voluntários ente 50 e 74 anos com histórico de tabagismo (consumo superior a 10 cigarros/dia por 30 anos ou maior que 15 cigarros/dia por 25 anos) ou ex-fumantes há até 10 anos. Com a pequena representação de mulheres entre os voluntários, as análises finais se ativeram apenas ao contingente dos 13.195 voluntários do sexo masculino. Esse estudo evidenciou em 10 anos uma redução no risco de óbito por câncer de 24% (RR 0,76; IC 95% 0,61- 0,94; P = 0,01) nos homens. Após a publicação desse trabalho, diversas sociedades internacionais e painéis de especialistas passaram a recomendar a realização de rastreamento do câncer e pulmão por meio de tomografia de baixa dose, mas questionamentos quanto à exequibilidade, custo-efetividade e acesso ainda se interpõem entre as recomendações, principalmente sua implementação prática, sobretudo em sistemas de saúde públicos e com investimentos *per capita* baixos, como no Brasil. Além disso, é fundamental reiterar o papel cardinal das políticas de controle do tabagismo na redução da mortalidade por câncer de pulmão, sem que esse posicionamento necessariamente se oponha ao início de um programa estruturado de rastreamento. Dados agrupados de dois estudos italiano de rastreamento de câncer de pulmão com TCBD apontam para um provável efeito sinérgico da cessação do tabagismo durante o rastreamento, mortalidade por câncer de 35 a 43% menor entre voluntários que cessaram o tabagismo durante o seguimento, comparados aos que mantiveram o consumo de tabaco.[62]

CONSIDERAÇÕES FINAIS

O câncer de pulmão é a neoplasia com maior número de óbitos no mundo a cada ano. Conhecermos sua natureza, sua relação com o tabagismo, poluição ambiental e exposições ocupacionais é fundamental para implementarmos ações voltadas à prevenção deste agravo. O diagnóstico rápido de pacientes com sintomas suspeitos, o manejo ágil e assertivo de achados incidentais em exames de imagem e a realização do rastreamento através da tomografia computadorizada de baixa dose de radiação são estratégias de enfrentamento comprovadamente efetivas na antecipação do diagnóstico e oferta de tratamentos com maiores chances de cura da doença. O referenciamento de pacientes com diagnóstico ou suspeita de carcinomas pulmonares a grupos multidisciplinares especializados pode conferir maior velocidade no diagnóstico e no estadiamento e maior observância a diretrizes internacionais nas condutas terapêuticas, o que se traduz, em última instância, em melhor qualidade do cuidado ao paciente e desfechos clínicos superiores.

REFERÊNCIAS BIBLIOGRÁFICAS

1. World Health Organization. *Cancer.* [internet] (acesso em 26 de fevereiro de 2023). Disponível em: http://www.who.int/newsroom/fact-sheets/detail/cancer.
2. Instituto Nacional de Câncer (Brasil). Estimativa 2023: incidência de câncer no Brasil / Instituto Nacional de Câncer. [livro

online]. Rio de Janeiro: INCA, 2022. Disponível em: http://www.inca.gov.br. Acesso em: 26 fev. 2023.

3. Ministério da Saúde. Instituto Nacional de Câncer – INCA. Estatísticas de câncer. [Internet] Disponível em: http://www.gov.br/inca/pt-br/assuntos/cancer/numeros. Acesso em: 26 fev. 2023.

4. International Agency for Research on Cancer (IARC). List of classifications by cancer sites with sufficient or limited evidence in humans, IARC Monographs Volumes 1–132a [Internet]. Disponível em: http://monographs.iarc.who.int/wp-content/uploads/2019/07/Classifications_by_cancer_site.pdf. Acesso em: 26 fev. de 2023.

5. Hecht SS. Cigarette smoking: cancer risks, carcinogens, and mechanisms. *Langenbecks Arch Surg.* 2006;391(6):603-613.

6. Cohen AJ, Brauer M, Burnett R et al. *Lancet.* 2017 May 13;389(10082):1907-1918. DOI: 10.1016/S0140-6736(17)30505-6. Epub 2017 Apr 10.

7. Zheng M. Classification and Pathology of Lung Cancer. *Surg Oncol Clin N Am.* 2016;25:447-468.

8. Nicholson AG et al. The 2021 WHO Classification of Lung Tumors: Impact of Advances Since 2015. *J Thorac Oncol.* 2022;17(3):362-387.

9. Nooreldeen R; Bach H. Current and Future in Lung Cancer Diagnosis. *Int J Mol Sci.* 2021;22:8661. https://doi.org/10.3390/ijms22168661.

10. Woodard GA, Jones KD, Jablons DM. Lung Cancer Staging and Prognosis. *Cancer Treat Res.* 2016;170:47-75.

11. Kutob L, Schneider F. Lung Cancer Staging. *Surg Pathol Clin.* 2020 Mar;13(1):57-71.

12. Detterbeck FC. The Eighth Edition TNM Stage Classification for Lung Cancer:What does it Mean on Main Street? *Thorac Cardiovasc Surg.* 2018; 155:356-9.

13. Kalemkerian GP. Staging and imaging of small cell lung cancer. *Cancer Imaging.* 2012 Jan 12;11(1):253-8.

14. Dayen C, Debieuvre D, Molinier O, Raffy O, Paganin F, Virally J, Larive S, Desurmont-Salasc B, Perrichon M, Martin F, Grivaux M. New insights into stage and prognosis in small cell lung cancer: an analysis of 968 cases. *J Thorac Dis.* 2017 Dec;9(12):5101-5111.

15. De Leyn P, Dooms C, Kuzdzal J, Lardinois D, Passlick B, Rami-Porta R, Turna A, Van Schil P, Venuta F, Waller D, Weder W, Zielinski M. Preoperative mediastinal lymph node staging for non-small cell lung cancer: 2014 update of the 2007 ESTS guidelines. *Transl Lung Cancer Res.* 2014 Aug;3(4):225-33.

16. Thomas KW, Gould MK. Procedures for tissue biopsy in patients with suspected non-small cell lung cancer. In: Post TW. UpToDate. Waltham: UpToDate. Acesso em: 29 jan. 2023.

17. Powell HA, Baldwin DR. Multidisciplinary team management in thoracic oncology: more than just a concept? *Eur Respir J.* 2014 Jun;43(6):1776-86.

18. Ray MA, Faris NR, Fehnel C, Derrick A, Smeltzer MP, Meadows-Taylor MB, Ariganjoye F, Pacheco A, Optican R, Tonkin K, Wright J, Fox R, Callahan T, Robbins ET, Walsh W, Lammers P, Satpute S, Osarogiagbon RU. Survival Impact of an Enhanced Multidisciplinary Thoracic Oncology Conference in a Regional Community Health Care System. *JTO Clin Res Rep.* 2021 Jul 3;2(8):100203.

19. Mazzone P. Preoperative evaluation of the lung resection candidate. *Cleve Clin J Med.* 2012;79 Electronic Suppl 1:eS17-22.

20. Kravchenko J, Berry M, Arbeev K, Lyerly HK, Yashin A, Akushevich I. Cardiovascular comorbidities and survival of lung cancer patients: Medicare data based analysis. *Lung Cancer.* 2015 Apr;88(1):85-93. DOI: 10.1016/j.lungcan.2015.01.006. Epub 2015 Jan 17.

21. Brunelli A, Varela G, Salati M, Jimenez MF, Pompili C, Novoa N, et al. Recalibration of the revised cardiac risk index in lung resection candidates. *Ann Thorac Surg.* 2010;90(1):199-203.

22. Brunelli A, Cassivi SD, Fibla J, Halgren LA, Wigle DA, Allen MS, et al. External validation of the recalibrated thoracic revised cardiac risk index for predicting the risk of major cardiac complication after lung resection. Ann Thorac Surg. 2011 Aug;92(2):445-8.

23. Lee TH, Marcantonio ER, Mangione CM, Thomas EJ, Polanczyk CA, Cook EF, et al. Derivation and prospective validation of a simple index for prediction of cardiac risk of major noncardiac surgery. *Circulation.* 1999;100(10):1043-9.

24. Fleisher LA, Beckman JA, Brown KA, Calkins H, Chaikof E, Fleischmann KE et al. ACC/AHA 2007 guidelines on perioperative cardiovascular evaluation and care for noncardiac surgery: a report of the American College of Cardiology/American Heart Association Task Force on Practice Guidelines (Writing Committee to Revise the 2002 Guidelines on Perioperative Cardiovascular Evaluation for Noncardiac Surgery): developed in collaboration with the American Society of Echocardiography, American Society of Nuclear Cardiology, Heart Rhythm Society, Society of Cardiovascular Anesthesiologists, Society for Cardiovascular Angiography and Interventions, Society for Vascular Medicine and Biology, and Society for Vascular Surgery. *Circulation.* 2007;116(17):e418-99.

25. Task Force for Preoperative Cardiac Risk Assessment and Perioperative Cardiac Management in Non-cardiac Surgery; European Society of Cardiology (ESC), Poldermans D, Bax JJ, Boersma E, De Hert S, Eeckhout E, Fowkes G, et al. Guidelines for pre-operative cardiac risk assessment and perioperative cardiac management in non-cardiac surgery. *Eur Heart J.* 2009;30(22):2769-812.

26. Ferguson MK, Celauro AD , Vigneswaran WT . Validation of a modified scoring system for cardiovascular risk associated with major lung resection. *Eur J Cardiothorac Surg.* 2012;41(3):598-602.

27. Eagle KA, Berger PB, Calkins H, Chaitman BR, Ewy GA, Fleischmann KE, et al. ACC/AHA guideline update for perioperative cardiovascular evaluation for noncardiac surgery-executive summary a report of the American College of Cardiology/American Heart Association Task Force on Practice Guidelines (Committee to Update the 1996 Guidelines on Perioperative Cardiovascular Evaluation for Noncardiac Surgery). *Circulation.* 2002;105(10):1257-67.

28. Sawabata N, Nagayasu T, Kadota Y, Goto T, Horio H, Mori T, Yamashita S, Iwasaki A. Risk assessment of lung resection for lung cancer according to pulmonary function: republication of systematic review and proposals by guideline committee of the Japanese association for chest surgery 2014. *Gen Thorac Cardiovasc Surg.* 2015 Jan;63(1):14-21. DOI: 10.1007/s11748-014-0475-x. Epub 2014 Sep 27.

29. Mazzone PJ, Arroliga AC. Lung cancer: Preoperative pulmonary evaluation of the lung resection candidate. *Am J Med.* 2005;118(6):578-83.

30. Juhl B, Frost N. A comparison between measured and calculated changes in the lung function after operation for pulmonary cancer. *Acta Anaesthesiol Scand Suppl.* 1975;57:39-45.

31. Salati M, Brunelli A. Preoperative assessment of patients for lung cancer surgery. Curr Opin Pulm Med. 2012;18(4):289-94.

32. Bechard D, Wetstein L. Assessment of exercise oxygen consumption as preoperative criterion for lung resection. *Ann Thorac Surg.* 1987;44(4):344-9.

33. Richter Larsen K, Svendsen UG, Milman N, Brenøe J, Petersen BN. Exercise testing in the preoperative evaluation of patients with bronchogenic carcinoma. *Eur Respir J.* 1997;10(7):1559-65.

34. Bolliger CT, Wyser C, Roser H, Solèr M, Perruchoud AP. Lung scanning and exercise testing for the prediction of postoperative performance in lung resection candidates at increased risk for complications. *Chest.* 1995;108(2):341-8.

35. Brutsche MH, Spiliopoulos A, Bolliger CT, Licker M, Frey JG, Tschopp JM. Exercise capacity and extent of resection as predictors of surgical risk in lung cancer. *Eur Respir J.* 2000;15(5):828-32.

36. Eisenberg MJ, Grandi SM, Gervais A, O'Loughlin J, Paradis G, Rinfret S, et al. Bupropion for smoking cessation in patients hospitalized with acute myocardial infarction: a randomized, placebo-controlled trial. *J Am Coll Cardiol.* 2013;61(5):524-32.

37. Smith BJ, Carson KV, Brinn MP, Labiszewski NA, Peters MJ, Fitridge R, et al. Smoking Termination Opportunity for inPatients (STOP): superiority of a course of varenicline tartrate plus counselling over counselling alone for smoking cessation: a 12-month randomised controlled trial for inpatients. *Thorax*. 2013;68(5):485-6.

38. McElnay P, Lim E. Adjuvant or neoadjuvant chemotherapy for NSCLC. *J Thorac Dis*. 2014 May;6 Suppl 2(Suppl 2):S224-7. DOI: 10.3978/j.issn.2072-1439.2014.04.26. PMID: 24868440; PMCID: PMC4032958.

39. Isaacs J, Stinchcombe TE. Neoadjuvant and Adjuvant Systemic Therapy for Early-Stage Non-small-Cell Lung Cancer. Drugs. 2022 Jun;82(8):855-863. DOI: 10.1007/s40265-022-01721-3. Epub 2022 May 21. PMID: 35596880.

40. Felip E, Altorki N, Zhou C, Csőszi T, Vynnychenko I, Goloborodko O, Luft A, Akopov A, Martinez-Marti A, Kenmotsu H, Chen YM, Chella A, Sugawara S, Voong D, Wu F, Yi J, Deng Y, McCleland M, Bennett E, Gitlitz B, Wakelee H; IMpower010 Investigators. Adjuvant atezolizumab after adjuvant chemotherapy in resected stage IB-IIIA non-small-cell lung cancer (IMpower010): a randomised, multicentre, open-label, phase 3 trial. *Lancet*. 2021 Oct 9;398(10308):1344-1357. DOI: 10.1016/S0140-6736(21)02098-5. Epub 2021 Sep 20. Erratum in: *Lancet*. 2021 Sep 23;: PMID: 34555333.

41. O'Brien M, Paz-Ares L, Marreaud S, Dafni U, Oselin K, Havel L, Esteban E, Isla D, Martinez-Marti A, Faehling M, Tsuboi M, Lee JS, Nakagawa K, Yang J, Samkari A, Keller SM, Mauer M, Jha N, Stahel R, Besse B, Peters S; EORTC-1416-LCG/ETOP 8-15 – PEARLS/KEYNOTE-091 Investigators. Pembrolizumab versus placebo as adjuvant therapy for completely resected stage IB-IIIA non-small-cell lung cancer (PEARLS/KEYNOTE-091): an interim analysis of a randomised, triple-blind, phase 3 trial. *Lancet Oncol*. 2022 Oct;23(10):1274-1286. DOI: 10.1016/S1470-2045(22)00518-6. Epub 2022 Sep 12. PMID: 36108662.

42. Forde PM, Spicer J, Lu S, Provencio M, Mitsudomi T, Awad MM, Felip E, Broderick SR, Brahmer JR, Swanson SJ, Kerr K, Wang C, Ciuleanu TE, Saylors GB, Tanaka F, Ito H, Chen KN, Liberman M, Vokes EE, Taube JM, Dorange C, Cai J, Fiore J, Jarkowski A, Balli D, Sausen M, Pandya D, Calvet CY, Girard N; CheckMate 816 Investigators. Neoadjuvant Nivolumab plus Chemotherapy in Resectable Lung Cancer. *N Engl J Med*. 2022 May 26;386(21):1973-1985. DOI: 10.1056/NEJMoa2202170. Epub 2022 Apr 11. PMID: 35403841; PMCID: PMC9844511.

43. Wu YL, Tsuboi M, He J, John T, Grohe C, Majem M, Goldman JW, Laktionov K, Kim SW, Kato T, Vu HV, Lu S, Lee KY, Akewanlop C, Yu CJ, de Marinis F, Bonanno L, Domine M, Shepherd FA, Zeng L, Hodge R, Atasoy A, Rukazenkov Y, Herbst RS; ADAURA Investigators. Osimertinib in Resected *GFR*-Mutated Non-Small-Cell Lung Cancer. *N Engl J Med*. 2020 Oct 29;383(18):1711-1723. DOI: 10.1056/NEJMoa2027071. Epub 2020 Sep 19. PMID: 32955177.

44. National Comprehensive Cancer Network. NCCN Guidelines Version 2.2023 Non-Small Cell Lung Cancer. Available at https://www.nccn.org/guidelines/guidelines=-detail?category-1&id=1450.

45. Remon J, Soria JC, Peters S; ESMO Guidelines Committee. Electronic address: clinicalguidelines@esmo.org. Early and locally advanced non-small-cell lung cancer: an update of the ESMO Clinical Practice Guidelines focusing on diagnosis, staging, systemic and local therapy. *Ann Oncol*. 2021 Dec;32(12):1637-1642. DOI: 10.1016/j.annonc.2021.08.1994. Epub 2021 Sep 1. PMID: 34481037.

46. Daly ME, Singh N, Ismaila N, Antonoff MB, Arenberg DA, Bradley J, David E, Detterbeck F, Früh M, Gubens MA, Moore AC, Padda SK, Patel JD, Phillips T, Qin A, Robinson C, Simone CB 2nd. Management of Stage III Non-Small-Cell Lung Cancer: ASCO Guideline. *J Clin Oncol*. 2022 Apr 20;40(12):1356-1384. DOI: 10.1200/JCO.21.02528. Epub 2021 Dec 22. PMID: 34936470.

47. Antonia SJ, Villegas A, Daniel D, Vicente D, Murakami S, Hui R, Yokoi T, Chiappori A, Lee KH, de Wit M, Cho BC, Bourhaba M, Quantin X, Tokito T, Mekhail T, Planchard D, Kim YC, Karapetis CS, Hiret S, Ostoros G, Kubota K, Gray JE, Paz-Ares L, de Castro Carpeño J, Wadsworth C, Melillo G, Jiang H, Huang Y, Dennis PA, Özgüroğlu M; PACIFIC Investigators. Durvalumab after Chemoradiotherapy in Stage III Non-Small-Cell Lung Cancer. *N Engl J Med*. 2017 Nov 16;377(20):1919-1929. DOI: 10.1056/NEJMoa1709937. Epub 2017 Sep 8. PMID: 28885881.

48. Spigel DR, Faivre-Finn C, Gray JE, Vicente D, Planchard D, Paz-Ares L, Vansteenkiste JF, Garassino MC, Hui R, Quantin X, Rimner A, Wu YL, Özgüroğlu M, Lee KH, Kato T, de Wit M, Kurata T, Reck M, Cho BC, Senan S, Naidoo J, Mann H, Newton M, Thiyagarajah P, Antonia SJ. Five-Year Survival Outcomes From the PACIFIC Trial: Durvalumab After Chemoradiotherapy in Stage III Non-Small-Cell Lung Cancer. *J Clin Oncol*. 2022 Apr 20;40(12):1301-1311. DOI: 10.1200/JCO.21.01308. Epub 2022 Feb 2. Erratum in: *J Clin Oncol*. 2022 Jun 10;40(17):1965. PMID: 35108059; PMCID: PMC9015199.

49. Vecchiarelli S, Bennati C. Oncogene addicted non-small-cell lung cancer: current standard and hot topics. *Future Oncol*. 2018 Jun;14(13s):3-17. DOI: 10.2217/fon-2018-0095. PMID: 29989448.

50. Hendriks LE, Kerr KM, Menis J, Mok TS, Nestle U, Passaro A, Peters S, Planchard D, Smit EF, Solomon BJ, Veronesi G, Reck M; ESMO Guidelines Committee. Non-oncogene addicted metastatic non-small-cell lung cancer: ESMO Clinical Practice Guideline for diagnosis, treatment and follow-up†. *Ann Oncol*. 2023 Jan 3:S0923-7534(22)04785-8. DOI: 10.1016/j.annonc.2022.12.013. Epub ahead of print. PMID: 36669645.

51. Kerr KM, Bibeau F, Thunnissen E, Botling J, Ryška A, Wolf J, Öhrling K, Burdon P, Malapelle U, Büttner R. The evolving landscape of biomarker testing for non-small cell lung cancer in Europe. *Lung Cancer*. 2021 Apr;154:161-175. DOI: 10.1016/j.lungcan.2021.02.026. Epub 2021 Feb 22. PMID: 33690091.

52. Garon EB, Ciuleanu TE, Arrieta O, Prabhash K, Syrigos KN, Goksel T, Park K, Gorbunova V, Kowalyszyn RD, Pikiel J, Czyzewicz G, Orlov SV, Lewanski CR, Thomas M, Bidoli P, Dakhil S, Gans S, Kim JH, Grigorescu A, Karaseva N, Reck M, Cappuzzo F, Alexandris E, Sashegyi A, Yurasov S, Pérol M. Ramucirumab plus docetaxel versus placebo plus docetaxel for second-line treatment of stage IV non-small-cell lung cancer after disease progression on platinum-based therapy (REVEL): a multicentre, double-blind, randomised phase 3 trial. *Lancet*. 2014 Aug 23;384(9944):665-73. DOI: 10.1016/S0140-6736(14)60845-X. Epub 2014 Jun 2. PMID: 24933332.

53. Reck M, Kaiser R, Mellemgaard A, Douillard JY, Orlov S, Krzakowski M, et al. Docetaxel plus nintedanib versus docetaxel plus placebo in patients with previously treated non-small-cell lung cancer (LUME-Lung 1): a phase 3, double-blind, randomized controlled trial. *Lancet Oncol*. 2014; 15:143–55.

54. Baldini EH, Kalemkerian GP. Limited-stage small cell lung cancer: Initial management. In: Post TW. UpToDate. Waltham: UpToDate. Acesso em: 29 jan. 2023.

55. Bade BC, Dela Cruz CS. Lung Cancer 2020: Epidemiology, Etiology, and Prevention. *Clin Chest Med*. 2020 Mar;41(1):1-24. DOI: 10.1016/j.ccm.2019.10.001. PMID: 32008623.

56. Oken MM, Hocking WG, Kvale PA, Andriole GL, Buys SS, Church TR, et al. *JAMA*. 2011 Nov 2;306(17):1865-73. DOI: 10.1001/jama.2011.1591. Epub 2011 Oct 26.

57. Henschke CI, McCauley DI, Yankelevitz DF, Naidich DP, McGuinness G, Miettinen OS, et al. *Lancet*. 1999 Jul 10;354(9173):99-105.

58. Henschke CI, Yankelevitz DF, Libby DM, Pasmantier MW, Smith JP, Miettinen OS. *N Engl J Med*. 2006 Oct 26;355(17):1763-71.

59. Aberle DR, Adams AM, Berg CD, Black WC, Clapp JD, Fagerstrom RM et al. *N Engl J Med*. 2011 Aug 4;365(5):395-409. DOI: 10.1056/NEJMoa1102873. Epub 2011 Jun 29.

60. dos Santos RS, Franceschini JP, Chate RC, Ghefter MC, Kay F, Trajano AL et al. *Ann Thorac Surg*. 2016 Feb;101(2):481-6; discussion 487-8. DOI: 10.1016/j.athoracsur.2015.07.013. Epub 2015 Sep 26.

61. de Koning HJ, van der Aalst CM, de Jong PA, Scholten ET, Nackaerts K, Heuvelmans MA, Lammers JJ, Weenink C, Yousaf-Khan U, Horeweg N, van't Westeinde S, Prokop M, Mali WP,

Mohamed Hoesein FAA, van Ooijen PMA, Aerts JGJV, den Bakker MA, Thunnissen E, Verschakelen J, Vliegenthart R, Walter JE, Ten Haaf K, Groen HJM, Oudkerk M. Reduced Lung-Cancer Mortality with Volume CT Screening in a Randomized Trial. *N Engl J Med.* 2020 Feb 6;382(6):503-513.

62. Pastorino U, Boffi R, Marchianò A, Sestini S, Munarini E, Calareso G, et al. *J Thorac Oncol.* 2016 May;11(5):693-699. DOI: 10.1016/j.jtho.2016.02.011. Epub 201.

PARTE **32**

Psiquiatria

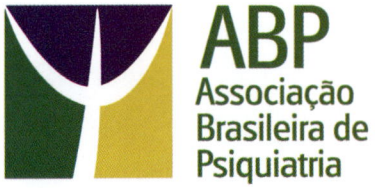

ABP
Associação
Brasileira de
Psiquiatria

Depressão

Renata Figueiredo • Karine da Silva Figueiredo

INTRODUÇÃO

O transtorno depressivo maior (TDM), mais conhecido como depressão, é uma doença de alta prevalência, curso crônico e recorrente. É uma condição de saúde mental caracterizada por persistentes sentimentos de tristeza e/ou perda de interesse ou prazer em atividades que antes eram agradáveis (anedonia). Difere das flutuações de humor habituais e das respostas emocionais de curta duração aos desafios da vida cotidiana.

Sua neurobiologia é complexa e ainda não é completamente compreendida. Estudos mostram que a depressão pode ser resultado de uma combinação de fatores genéticos, desequilíbrios químicos no cérebro, estresse, trauma e eventos de vida significativos, assim como pode ser influenciada por fatores psicológicos, como baixa autoestima, pensamentos negativos e crenças limitantes. Esses fatores podem contribuir para o desenvolvimento da depressão e/ou para perpetuar os sintomas, acarretando comprometimentos cognitivos, emocionais e sociais, além de problemas em diversas áreas do funcionamento diário, incluindo educação, emprego, sucesso financeiro, estabilidade de relacionamentos e função sexual.[1]

Embora existam tratamentos conhecidos e eficazes para transtornos mentais, mais de 75% das pessoas em países de baixa e média renda não os recebem.[2] As barreiras para o atendimento eficaz incluem a falta de recursos, a falta de profissionais de saúde treinados e o estigma social associado a esses transtornos.[2] Em países de todos os níveis de renda, pessoas que sofrem de depressão muitas vezes não são diagnosticadas corretamente e não recebem o tratamento adequado.[2]

É importante que os profissionais de saúde avaliem e tratem a depressão adequadamente para melhorar a qualidade de vida dos indivíduos. Para além disso, a eficaz abordagem do transtorno tem como consequência direta a redução do risco de suicídio. Nesse aspecto, é importante pontuar que a prevenção de risco de suicídio demanda a adoção de medidas preventivas, como supervisão 24 horas e, em alguns casos, hospitalização.

INCIDÊNCIA E PREVALÊNCIA

A depressão é uma doença comum; estima-se que 322 milhões[3] de pessoas vivam com ela, o que equivale a 4,4% da população mundial.[3] A prevalência média ao longo da vida varia em torno de 12 a 16%.[4] No Brasil, especificamente, a incidência é de 10,4% nos últimos 12 meses e 18,4% ao longo da vida.[4] É mais comum entre mulheres (5,1%) do que homens (3,6%).[3] Os sintomas geralmente ocorrem no início da idade adulta, entre 24 e 25 anos.[4] Embora essa seja a faixa etária de maior incidência do primeiro episódio, este pode ocorrer em qualquer faixa etária, desde a infância até a velhice.[4]

As taxas de prevalência variam de acordo com a idade, atingindo o pico na idade adulta avançada (acima de 7,5% entre as mulheres de 55 a 74 anos e acima de 5,5% entre os homens).[3] Em crianças de 3 a 5 anos, a incidência estimada é de 0,5%, que aumenta para 2%[5] em crianças de 6 a 11 anos e até 12% em crianças de 12 a 17 anos.[5] Em adolescentes, a depressão é menos diagnosticada do que em adultos, possivelmente devido a fatores como oscilações dos sintomas, reatividade do humor e irritabilidade excessiva.[5]

Quanto à incapacidade laboral e à perda de anos produtivos ao longo da vida, a depressão é a maior contribuinte individual (7,5% de todos os anos vividos com incapacidade),[3] segundo a Organização Mundial de Saúde (OMS).

É, ainda, o transtorno psiquiátrico mais associado ao suicídio, principalmente devido a sua alta prevalência, responsável por 800 mil óbitos por ano, figurando como a segunda principal causa de morte entre jovens de 15 a 29 anos.[3]

NEUROBIOLOGIA

A neurobiologia da depressão tem sido amplamente estudada em razão da sua complexidade e ainda não é completamente compreendida. No entanto, há muitas teorias e pesquisas em andamento que tentam entender os processos biológicos subjacentes ao transtorno depressivo.

Alguns exemplos de processos biológicos supostamente envolvidos na depressão serão apresentados a seguir. No entanto, a neurobiologia da depressão é um campo de pesquisa em constante evolução e ainda há muito a ser descoberto.

Teoria da monoaminas

De acordo com alguns estudos, a principal teoria é a monoaminérgica, em que a diminuição da atividade dos neurotransmissores serotonina, norepinefrina e dopamina na fenda sináptica possa estar envolvida na depressão. Os antidepressivos agem aumentando a disponibilidade de monoaminas na fenda, corrigindo essa disfunção, porém nem todos os pacientes alcançam a remissão com o tratamento.[6] Fato que abre a possibilidade para outras teorias, novos tratamentos e abordagens.

Eixo hipotálamo-hipófise-adrenal

Há evidências de hiperativação do eixo hipotálamo-hipófise-adrenal (HPA), implicando uma resposta inflamatória exacerbada a estressores fisiológicos e psicológicos. A teoria recebe suporte devido a alta comorbidade com doenças inflamatórias, bem como a alta prevalência de sintomas depressivos nos indivíduos em uso de imunossupressores. Sabe-se que até 60% dos pacientes deprimidos apresentam alteração no eixo HPA com hipercortisolemia.[6] Inflamação crônica pode contribuir para a depressão em consequência de seus efeitos sobre neurotransmissores e neuroplasticidade.

Neuroplasticidade

A exposição ao estresse crônico pode levar a mudanças estruturais e funcionais no cérebro que podem contribuir para a depressão. Exposição crônica a estressores reduziria o fator neurotrófico derivado do cérebro (BDNF, do inglês *brain-derived neurotrophic factor*) no córtex pré-frontal (CPF) e no hipocampo, resultando em redução das sinapses e atrofia neuronal nessas regiões.[4]

Neuroimagem

Existem outras teorias que propõem alterações funcionais em regiões cerebrais específicas, áreas classicamente envolvidas nas emoções como a amígdala, o CPF e o hipocampo. Estudos de ressonância magnética demonstram redução global do volume cerebral em comparação a controles. Estudos de tomografia por emissão de prótons (PET) também revelam anomalias no fluxo sanguíneo cerebral em repouso e no metabolismo de glicose em múltiplas áreas do CPF e outras áreas límbicas.[6]

Genética

A herdabilidade da depressão foi estimada em 40 a 50%, sobrando espaço para interferência de fatores socioambientais, como eventos estressantes da vida – pobreza, desemprego, morte de um ente querido, rompimento de relacionamento, trauma na infância, doenças crônicas e uso de certos medicamentos, de álcool e de outras drogas.[2]

PSICOPATOLOGIA

A psicopatologia da depressão envolve uma série de sintomas que afetam o humor, a cognição e o comportamento. As características psicopatológicas associadas à depressão são:

- Humor: o sintoma central é um humor triste ou deprimido, o que pode incluir sentimento de tristeza, vazio, desesperança e desamparo. Em alguns casos, pode ser experimentado como falta de emoção, sensação de entorpecimento, apatia ou vazio emocional
- Anedonia: refere-se à incapacidade de sentir prazer ou interesse em atividades que normalmente seriam agradáveis. A anedonia é um sintoma comum e pode levar a uma perda de motivação e interesse
- Cognição: a cognição costuma se alterar. Os indivíduos podem experimentar dificuldades de concentração, atenção e memória. Além disso, a depressão pode afetar a capacidade de tomar decisões e resolver problemas
- Comportamento: alguns indivíduos podem ficar inativos e desistir de atividades que costumavam desfrutar; outros, ter insônia ou sono excessivo, mudanças no apetite ou perda de peso
- Personalidade: diminuição da autoestima e autoconfiança, sentimentos de inutilidade e culpa, e dificuldades no relacionamento interpessoal
- Pensamento: pensamentos negativos recorrentes, ruminação e, em casos mais graves, ideação suicida.

DIAGNÓSTICO

O diagnóstico do transtorno depressivo maior é feito por meio da avaliação clínica (anamnese e exame físico) do paciente. Embora exista ampla literatura que descreva correlatos neuroanatômicos, neuroendócrinos e neurofisiológicos desse transtorno, nenhum teste laboratorial produziu resultados de sensibilidade e especificidade suficientes para serem usados como ferramenta diagnóstica. Muitas vezes, exames complementares são necessários para excluir outras causas de sintomas depressivos.

Os critérios diagnósticos do *Manual Diagnóstico e Estatístico de Transtornos Mentais* (DSM-5)[7] são apresentados na Tabela 184.1.

Tabela 184.1 Critérios diagnósticos do DSM-5.[7]

A. Cinco (ou mais) dos seguintes sintomas estiveram presentes durante o mesmo período de 2 semanas e representam uma mudança em relação ao funcionamento anterior; pelo menos um dos sintomas é (1) humor deprimido ou (2) perda de interesse ou prazer
Nota: não incluir sintomas nitidamente correlacionados com outra condição médica

1. Humor deprimido na maior parte do dia, quase todos os dias, conforme indicado por relato subjetivo (p. ex., sente-se triste, vazio, sem esperança) ou por observação feita por outras pessoas (p. ex., parece choroso)
Nota: em crianças e adolescentes, pode ser humor irritável
2. Acentuada diminuição do interesse ou prazer em todas ou quase todas as atividades na maior parte do dia, quase todos os dias (indicada por relato subjetivo ou observação feita por outras pessoas)
Perda ou ganho significativo de peso sem fazer dieta (p. ex., uma alteração de mais de 5% do peso corporal em 1 mês), ou redução ou aumento do apetite quase todos os dias
Nota: em crianças, considerar o insucesso em obter o ganho de peso esperado
3. Insônia ou hipersonia quase todos os dias
4. Agitação ou retardo psicomotor quase todos os dias (observáveis por outras pessoas, não meramente sensações subjetivas de inquietação ou de estar mais lento
5. Fadiga ou perda de energia quase todos os dias
6. Sentimentos de inutilidade ou culpa excessiva ou inapropriada (que podem ser delirantes) quase todos os dias (não meramente autorrecriminação ou culpa por estar doente
7. Capacidade diminuída para pensar ou se concentrar, ou indecisão, quase todos os dias (por relato subjetivo ou observação feita por outras pessoas).
8. Pensamentos recorrentes de morte (não somente medo de morrer), ideação suicida recorrente sem um plano específico, uma tentativa de suicídio ou plano específico para cometer suicídio

B. Os sintomas causam sofrimento clinicamente significativo ou prejuízo no funcionamento social, profissional ou em outras áreas importantes da vida do indivíduo

C. O episódio não é atribuível aos efeitos fisiológicos de uma substância ou a outra condição médica
Nota: os critérios A-C representam um episódio depressivo maior
Nota: respostas a uma perda significativa (p. ex., luto, ruína financeira, perdas por um desastre natural, uma doença médica grave ou incapacidade) podem incluir os sentimentos de tristeza intensos, ruminação acerca da perda, insônia, falta de apetite e perda de peso observados no critério A, que podem se assemelhar a um episódio depressivo. Embora esses sintomas possam ser entendidos ou considerados apropriados à perda, a presença de um episódio depressivo maior, além da resposta normal a uma perda significativa, também deve ser cuidadosamente considerada. Essa decisão requer inevitavelmente o exercício do julgamento clínico baseado na história do indivíduo e nas normas culturais para a expressão de sofrimento no contexto de uma perda

D. A ocorrência do episódio depressivo maior não é mais bem explicada por transtorno esquizoafetivo, esquizofrenia, transtorno esquizofreniforme, transtorno delirante, outro transtorno do espectro da esquizofrenia e outro transtorno psicótico especificado ou transtorno da esquizofrenia e outro transtorno psicótico não especificado

E. Nunca houve um episódio maníaco ou um episódio hipomaníaco
Nota: essa exclusão não se aplica se todos os episódios do tipo maníaco ou do tipo hipomaníaco são induzidos por substância ou são atribuíveis aos efeitos psicológicos de outra condição médica

Diagnósticos diferenciais

Os diagnósticos diferenciais devem ser pesquisados em todas as consultas e também quando o paciente não responder ao tratamento proposto. Para isso, é preciso realizar uma avaliação clínica abrangente e considerar os seguintes fatores:

- Histórico clínico: avaliar a história da doença atual, bem como a história médica e psiquiátrica do paciente

- Sintomas: avaliar a natureza, frequência, gravidade e duração
- Exame físico: realizar um exame físico completo para avaliar possíveis causas orgânicas que possam contribuir para os sintomas depressivos
- Exame psiquiátrico: realizar uma avaliação psiquiátrica completa para avaliar outros transtornos psiquiátricos que possam estar presentes, como transtorno bipolar, transtorno de ansiedade, transtornos de personalidade e transtornos psicóticos
- Exames complementares: realizar exames complementares, como testes laboratoriais, exames de imagem ou avaliação neuropsicológica, para descartar outras causas de sintomas depressivos, como doenças médicas ou lesões cerebrais.

É importante lembrar que é comum o diagnóstico comórbido de transtornos de ansiedade, de transtornos de personalidade, uso de substâncias e outras condições psiquiátricas com o diagnóstico de transtorno depressivo maior.

Algumas condições clínicas que fazem diagnóstico diferencial com depressão são:

- Neurológicas (p. ex., demências, encefalites, epilepsias, esclerose múltipla, doença cerebrovascular, neoplasias)
- Endocrinológicas (p. ex., hipo ou hipertireoidismo, diabetes, deficiências vitamínicas, hipo ou hiperparatireoidismo, doença de Addison, síndrome de Cushing)
- Reumatológicas (p. ex., vasculites, artrite reumatoide, doenças autoimunes, doenças inflamatórias)
- Hematológicas (p. ex., anemias, linfomas, leucemias ou outras neoplasias hematológicas)
- Oncológicas (p. ex., síndromes paraneoplásicas, neoplasias de ovário, pâncreas, pulmão, mama)
- Infectológicas (p. ex., hepatites virais crônicas, síndrome da imunodeficiência adquirida (AIDS), neurossífilis, toxoplasmose, tuberculose, encefalites, mononucleose)
- Cardiológicas (p. ex., insuficiência cardíaca, cardiomiopatias, cardiopatia isquêmica)
- Respiratórias (p. ex., apneia do sono, asma, doença pulmonar obstrutiva crônica (DPOC), pneumopatias inflamatórias e fúngicas)
- Fármacos para o sistema nervoso central (p. ex., benzodiazepínicos, barbitúricos, clonidina, amantadina, bromocriptina, levodopa, fenotiazinas, fenitoína, metilfenidato)
- Fármacos com uso sistêmico (p. ex., corticoides, digoxina, diltiazem, enalapril, etionamida, cimetidina, isotretinoína, metildopa, metoclopramida, quinolonas, reserpina, estatinas, tiazidas, interferon, imunobiológicos)
- Intoxicações (p. ex., inseticidas, metais pesados, anfetaminas, álcool, cocaína, cânabis).

TRATAMENTO

O tratamento da depressão em pessoas com condições médicas subjacentes pode ser desafiador, mas é importante realizá-lo para melhorar a qualidade de vida e prevenir complicações de saúde.

Tratamento medicamentoso

Atualmente, o tratamento farmacológico de primeira linha envolve, em regra, o uso de medicamentos da classe dos inibidores de recaptação de serotonina (IRSRs); por exemplo, fluoxetina, sertralina, paroxetina, fluvoxamina, citalopram e escitalopram; inibidores de recaptação de serotonina e noradrenalina (venlafaxina, desvenlafaxina e duloxetina); além de bupropiona, agomelatina, mirtazapina, trazodona, vortioxetina, brexpiprazol, entre outros.[9] Embora ainda utilizados em algumas situações específicas, como em casos mais graves ou refratários, os inibidores da monoamina oxidade (IMAOs), tranilcipromina, e antidepressivos tricíclicos (ADTs), amitriptilina, nortriptilina, imipramina, clomipramina, perderam relevância nos últimos anos,[8,9] principalmente devido aos efeitos colaterais.

Não há evidência inequívoca da superioridade de um medicamento sobre os outros que possa orientar o clínico em sua decisão.[4] A escolha de um antidepressivo deve ser personalizada e estar baseada em critérios, como possíveis efeitos adversos, interações medicamentosas, possibilidade de realização de outras intervenções e preferências individuais.

A introdução da medicação deve ser lenta e progressiva para melhorar a tolerabilidade. Caso o paciente tolere bem o medicamento e tenha resposta parcial, se pode aguardar até 6 a 8 semanas (não esperar muito!) para observar se ele atinge a remissão completa. A troca está indicada principalmente em três situações: (a) falta de resposta apesar de doses e tempo otimizados; (b) efeitos colaterais não suportáveis; e (c) custo que impossibilite a continuação/manutenção do tratamento.[4]

Destaca-se aqui a necessidade, cada vez mais presente, de difusão do conhecimento sobre a psicofarmacologia, de modo que o profissional médico opte pelas melhores escolhas dentre os fármacos, tendo em vista a necessidade específica de cada paciente, objetivando o retorno completo da funcionalidade e da qualidade de vida e a prevenção de recorrência de novos episódios.

Abordagem psicoterápica

A terapia medicamentosa é geralmente combinada com terapia psicológica para obter resultados mais eficazes. Entre os diferentes tratamentos psicológicos que podem ser considerados estão as sessões de terapia presenciais ou a distância, individuais ou em grupo.

Estimulação magnética transcraniana

A estimulação magnética transcraniana (EMT) trata-se de um procedimento não invasivo que utiliza campos magnéticos para estimular a atividade em áreas específicas do cérebro que estão associadas à depressão.

Eletroconvulsoterapia

A eletroconvulsoterapia (ECT) é um procedimento seguro, permanecendo como a mais eficaz estratégia antidepressiva disponível.[4] Utiliza corrente elétrica para induzir uma convulsão controlada no cérebro e aliviar os sintomas da depressão.

Exercício físico

A prática regular de atividade física pode prevenir a depressão, à medida que ajuda na melhora do humor e na redução dos sintomas da depressão.[4]

Mudanças no estilo de vida

Mudanças positivas no estilo de vida, como dieta saudável, dormir o suficiente, abstinência de drogas e álcool e estabelecer rotinas diárias regulares, podem ajudar a melhorar o humor e a reduzir os sintomas da depressão.

Psicoeducação

Envolve a educação do paciente e dos familiares sobre a natureza da doença, seus sintomas, causas e opções de tratamento. O objetivo da psicoeducação é ajudar o paciente a entender o que é e como se trata a depressão, já que sem aliança terapêutica bem estabelecida, a taxa de adesão ao tratamento é baixa.

CONSIDERAÇÕES FINAIS

O tratamento da depressão deve ser abordado de forma holística, considerando as necessidades individuais de cada pessoa. A conscientização, o apoio social e o tratamento adequado são fundamentais para recuperação da funcionalidade e da qualidade de vida e prevenção de recaídas.

REFERÊNCIAS BIBLIOGRÁFICAS

1. Abdo CHN, Abdo JA. Transtornos da sexualidade. *In*: Humes E de C, Cardoso F, Fernandes FG, et al. *Clínica Psiquiátrica: Guia Prático*. Barueri: Manole, 2019. p. 261-80.
2. Evans-Lacko S, Aguilar-Gaxiola S, Al-Hamzawi A, et al. Socioeconomic variations in the mental health treatment gap for people with anxiety, mood, and substance use disorders: results from the WHO World Mental Health (WMH) surveys. *Psychol Med*. 2018;48(9):1560-71.
3. World Health Organization. Depression and other common mental disorders: global health estimates. World Health Organization, 2017. Disponível em: https://apps.who.int/iris/handle/10665/254610. Acesso em: 18 agos. 2023.
4. Caldieraro MA, Mosqueiro BP, Fleck MPA. Transtornos depressivos. In: In: Nardi AE, Silva AG, Quevedo J. Tratado de Psiquiatria da Associação Brasileira de Psiquiatria. Porto Alegre: Artmed, 2022. p. 341-64.
5. Quesada AA. Cartilha para prevenção da automutilação e do suicídio: orientações para educadores e profissionais da saúde/ Andrea Amaro Quesada, Carlos Guilherme da Silva Figueiredo, Antônio Geraldo da Silva, Renata Nayara da Silva Figueiredo, Karine da Silva Figueiredo e Isabella Sallum Guimarães; ilustrações: Rafael Limaverde. Fortaleza: Fundação Demócrito Rocha, 2020.
6. Oliveira RD. Depressão e condições médicas. *In*: Quevedo J, Silva AG. Depressão: Teoria e Clínica. Porto Alegre: Artmed, 2013. p. 133-43.
7. American Psychiatric Association. Diagnostic and Statistical Manual of Mental Disorders. 5th ed. Washington, DC: American Psychiatric Association; 2013.
8. Maia EBK, Lafer Beny, Almeida KM. Depressão e distimia. *In*: Humes E de C, Cardoso F, Fernandes FG, et al. Clínica Psiquiátrica: Guia Prático. Barueri: Manole, 2019. p. 138-53.
9. Sadock BJ, Sadock VA, Ruiz P. Kaplan & Sadock. Compêndio de Psiquiatria: Ciência do comportamento e psiquiatria clínica. 11ª ed, Porto Alegre: Artmed; 2017. p. 374.

Letícia Mª Akel Mameri-Trés • Antônio Geraldo da Silva

185

Transtornos da Ansiedade

INTRODUÇÃO

O medo é um estado neurofisiológico automático de alarme caracterizado por uma resposta de luta ou fuga a uma avaliação cognitiva de perigo presente ou iminente (real ou percebido). A ansiedade está ligada ao medo e se manifesta como um estado de humor orientado para o futuro que consiste em um complexo sistema de resposta cognitiva, afetiva, fisiológica e comportamental associado à preparação para eventos antecipados ou circunstâncias percebidas como ameaçadoras. A ansiedade patológica é desencadeada quando há uma superestimação da ameaça percebida ou uma avaliação errônea do perigo de uma situação que leva a respostas excessivas e inadequadas.[1-3]

A ansiedade é um dos transtornos psiquiátricos mais comuns, mas a prevalência é subestimada, em grande parte pelo estigma que dificulta a procura pelo tratamento especializado.

ETIOLOGIA

Os transtornos de ansiedade parecem ser causados por uma interação de fatores biopsicossociais. A vulnerabilidade genética interage com situações estressantes ou traumáticas para produzir síndromes clinicamente significativas.

A ansiedade pode ser causada pelas seguintes condições: medicamentos, medicamentos fitoterápicos, uso abusivo de substâncias, trauma, experiências de infância, entre outras.

EPIDEMIOLOGIA

Transtornos de ansiedade são os transtornos psiquiátricos mais prevalentes e estão associados a uma alta carga de doença, sofrimento e impacto funcional. As mulheres são duas vezes mais afetadas que os homens. Com uma prevalência de 10,3% em 12 meses, as fobias específicas são os transtornos de ansiedade mais comuns, no entanto, os indivíduos que sofrem de fobias isoladas raramente procuram tratamento.

O segundo tipo mais comum é o transtorno do pânico com ou sem agorafobia (PDA; 6%), seguido pelo transtorno de ansiedade social (TAS; 2,7%) e pelo transtorno de ansiedade generalizada (TAG; 2,2%).

Não há evidências de que os transtornos de ansiedade tenham ocorrido com mais frequência nos últimos anos ou décadas. Esses transtornos muitas vezes ocorrem concomitante com outros transtornos de ansiedade, depressão, transtorno somatoforme, de personalidade e de uso abusivo de substâncias.

Os transtornos de ansiedade são mais comuns na faixa etária entre 30 e 50 anos. A idade média em estudos clínicos foi de 37 anos para PDA, 41 para TAG e 35 para TAS. Portanto, os transtornos de ansiedade são menos comuns em pacientes com mais de 65 anos, com exceção do TAG, que pode ser comum em idosos. Vale frisar o aumento crescente dos transtornos de ansiedade em crianças.

FISIOPATOLOGIA

Acredita-se que os mediadores significativos da ansiedade no sistema nervoso central sejam a norepinefrina, a serotonina, a dopamina e o ácido gama-aminobutírico (GABA). O sistema nervoso autônomo, especialmente o sistema nervoso simpático, media a maioria dos sintomas.

A amígdala desempenha um papel importante na moderação do medo e da ansiedade. Verificou-se que pacientes com transtornos de ansiedade apresentam resposta aumentada da amígdala aos sinais de ansiedade. As estruturas da amígdala e do sistema límbico estão conectadas às regiões do córtex pré-frontal, e as anormalidades da ativação pré-frontal-límbica podem ser revertidas com intervenções psicológicas ou farmacológicas.

Quadro clínico

Os sintomas característicos da ansiedade patológica podem ser:

- Cognitivos: medo de perder o controle; medo de ferimentos físicos ou morte; medo de "enlouquecer"; medo da avaliação negativa dos outros; pensamentos assustadores, imagens mentais ou memórias; percepção de irrealidade ou distanciamento; falta de concentração, confusão, distração; estreitamento da atenção, hipervigilância para ameaças; memória fraca; dificuldade para falar
- Fisiológicos: aumento da frequência cardíaca, palpitações; falta de ar, respiração rápida; dor ou pressão no peito; sensação de asfixia; tontura, atordoado; sudorese, ondas de calor, calafrios; náusea, dor de estômago, diarreia; tremores; formigamento ou dormência nos braços e pernas; fraqueza, instabilidade, desmaio; músculos tensos, rigidez; boca seca
- Comportamentais: evitação de sinais ou situações de ameaça; fuga; busca de segurança, tranquilidade; inquietação, agitação, andar de um lado para o outro; hiperventilação; congelando, imóvel; dificuldade para falar
- Afetivos: tenso, nervoso; assustado, com medo, apavorado; impaciente, frustrado.

Tipos de transtornos de ansiedade

Transtorno de ansiedade de separação

Um indivíduo com esse transtorno apresenta ansiedade e medo atípicos para sua idade e nível de desenvolvimento de separação de figuras de apego. Os sintomas incluem pesadelos e sintomas físicos. Embora os sintomas se desenvolvam na infância, eles também podem se manifestar na idade adulta.

Mutismo seletivo

Esse distúrbio é caracterizado por uma incapacidade consistente de falar em situações sociais quando há uma expectativa de o indivíduo falar, mesmo que ele fale em outras circunstâncias e compreenda a linguagem falada. O distúrbio é mais provável de ser observado em crianças pequenas do que em adolescentes e adultos.

Fobia específica

Caracteriza-se pelo medo exagerado ou ansiedade em relação a objetos ou situações específicas. O medo, a ansiedade e a evitação são quase sempre imediatos e tendem a ser persistentemente desproporcionais ao perigo real representado pelo objeto ou situação específica. Existem diferentes tipos de fobias: animal, sangue-injeção-lesão e situacional.

Transtorno de ansiedade social

Esse transtorno é caracterizado por medo ou ansiedade acentuada ou intensa de situações sociais nas quais a pessoa pode ser objeto de escrutínio. O indivíduo teme ser avaliado negativamente em tais circunstâncias, assim como teme ser constrangido, rejeitado, humilhado ou ofender os outros. Essas situações sempre provocam medo ou ansiedade e são evitadas ou suportadas com intenso sofrimento.

Transtorno do pânico

Indivíduos com esse transtorno experimentam ataques de pânico recorrentes e inesperados e experimentam preocupação persistente de ter outro ataque. Eles também têm mudanças em seu comportamento ligadas a ataques de pânico que são mal adaptativos, como evitação de atividades e situações para prevenir a recorrência desses ataques. Os ataques de pânico são surtos abruptos de medo intenso ou desconforto extremo que atingem um pico em minutos, acompanhados de sintomas físicos e cognitivos, como palpitações, sudorese, falta de ar, medo de enlouquecer ou de morrer. Podem ocorrer inesperadamente sem nenhum gatilho óbvio ou podem ser esperados, como em resposta a um objeto ou situação temida.

Agorafobia

Indivíduos com esse transtorno ficam com medo e ansiosos em duas ou mais das seguintes circunstâncias: usar transporte público, estar em espaços abertos, estar em espaços fechados, como lojas e teatros, ficar na fila ou no meio da multidão, ou estar fora de casa sozinho. O indivíduo teme e evita essas situações porque receia que a fuga seja difícil ou a ajuda não esteja disponível no caso de sintomas semelhantes ao pânico ou outros que sejam incapacitantes ou embaraçosos (p. ex., queda ou incontinência).

Transtorno de ansiedade generalizada

A principal característica desse transtorno é a preocupação persistente e excessiva com vários domínios que o indivíduo acha difícil de controlar, incluindo trabalho e desempenho escolar. Ele também pode sentir-se inquieto, tenso ou nervoso; ser facilmente fatigado; ter dificuldade de concentração ou perceber a mente em branco; apresentar irritabilidade, tensão muscular e distúrbios do sono.

Transtorno de ansiedade induzido por substância/medicamento

Esse transtorno envolve sintomas de ansiedade devido à intoxicação ou abstinência de substância ou a tratamento médico.

Transtorno de ansiedade devido a outras condições médicas

Os sintomas de ansiedade são a consequência fisiológica de outra condição médica. Os exemplos incluem doenças endócrinas: hipotireoidismo, hipoglicemia e hipercortisolismo; distúrbios cardiovasculares: insuficiência cardíaca congestiva, arritmia e embolia pulmonar; doenças respiratórias: asma e pneumonia; distúrbios metabólicos: deficiência de B12 ou porfiria; doenças neurológicas: neoplasias, encefalites e distúrbios convulsivos.

DIAGNÓSTICO

Os transtornos relacionados com ansiedade e ao medo são caracterizados por medo e ansiedade excessivos e distúrbios comportamentais relacionados, com sintomas suficientemente graves para resultar em sofrimento significativo ou prejuízo expressivo no funcionamento pessoal, familiar, social, educacional, ocupacional ou em outras áreas importantes da vida. Medo e ansiedade são fenômenos intimamente relacionados; o medo representa uma reação à ameaça iminente percebida no presente, enquanto a ansiedade é mais voltada para o futuro, referindo-se à ameaça antecipada percebida. Uma característica fundamental de diferenciação entre os transtornos relacionados com ansiedade e ao medo são os focos de apreensão específicos do transtorno, ou seja, o estímulo ou a situação que desencadeia o medo ou a ansiedade.

Requisitos diagnósticos

De acordo com a Classificação Internacional de Doenças (CID-11), ansiedade ou transtornos relacionados com medo recebem os seguintes códigos:

- 6B00 Transtorno de ansiedade generalizada
- 6B01 Transtorno do pânico
- 6B02 Agorafobia
- 6B03 Fobia específica
- 6B04 Transtorno de ansiedade social
- 6B05 Transtorno de ansiedade de separação
- 6B06 Mutismo seletivo
- 6B0Y Outros transtornos especificados relacionados à ansiedade ou ao medo.

Quanto às considerações culturais gerais para ansiedade ou transtornos relacionados ao medo, observa-se que, para muitos grupos culturais, queixas somáticas em vez de sintomas cognitivos podem predominar na apresentação clínica. Em alguns contextos culturais, os sintomas de medo e ansiedade podem ser descritos principalmente em termos de forças ou fatores externos (p. ex., bruxaria, feitiçaria, magia maligna ou inveja) e não como uma experiência interna ou estado psicológico.

Para apresentações caracterizadas por sintomas de ansiedade que não preenchem os requisitos diagnósticos para qualquer outro transtorno do grupo de transtornos relacionados à ansiedade ou ao medo, o diagnóstico "6B0Y Outros transtornos especificados relacionados à ansiedade ou ao medo" pode ser apropriado, e para tanto são recursos essenciais (obrigatórios):

- A apresentação é caracterizada por sintomas de ansiedade que compartilham características clínicas primárias com outros transtornos relacionados à ansiedade ou ao medo (p. ex., sintomas fisiológicos de excitação excessiva, apreensão e comportamento de evitação)
- Os sintomas não preenchem os requisitos diagnósticos para nenhum outro transtorno do grupo de Transtornos relacionados à ansiedade ou ao medo
- Os sintomas não são mais bem explicados por outro transtorno mental, comportamental ou do neurodesenvolvimento (p. ex., um transtorno do humor, um transtorno obsessivo-compulsivo ou transtorno relacionado)

- Os sintomas ou comportamentos não são apropriados ao desenvolvimento ou culturalmente sancionados
- Os sintomas ou comportamentos não são uma manifestação de outra condição médica e não são devidos aos efeitos de uma substância ou medicamento no sistema nervoso central, incluindo efeitos de abstinência
- Os sintomas resultam em sofrimento significativo ou prejuízo significativo no funcionamento pessoal, familiar, social, educacional, ocupacional ou em outras áreas importantes da vida. Se o funcionamento for mantido, é apenas por meio de um esforço adicional importante.

Diagnóstico diferencial

Quando a história e o exame não sugerem que os sintomas sejam decorrentes de qualquer outro distúrbio médico, os estudos laboratoriais iniciais podem ser limitados ao seguinte: hemograma completo, perfil químico, testes de função da tireoide, exame de urina e triagem de drogas ilícitas na urina.[5-7]

Se os sintomas de ansiedade forem atípicos ou houver algumas anormalidades observadas no exame físico, avaliações mais detalhadas podem ser indicadas para identificar ou excluir condições médicas subjacentes. Isso inclui o seguinte: eletroencefalografia, tomografia computadorizada (TC) do cérebro, eletrocardiografia, testes para infecção, gasometria arterial, radiografia de tórax e testes de função da tireoide.

Deve-se investigar:

- Feocromocitoma
- Asma
- Fibrilação atrial
- Hipertireoidismo
- Alcoolismo
- Delírio
- Cetoacidose diabética
- Uso abusivo de substâncias.

TRATAMENTO

O tratamento é indicado quando o paciente preenche os critérios para um transtorno de ansiedade, conforme definido pela Classificação Estatística Internacional de Doenças e Problemas Relacionados à Saúde (CID) ou pelo *Manual Diagnóstico e Estatístico de Transtornos Mentais* (DSM-5), e demonstra sofrimento acentuado ou sofre sequelas resultantes do transtorno (p. ex., tendências suicidas, depressão secundária ou uso abusivo de substâncias). É essencial que haja psicoeducação dos pacientes, devendo ser instruídos sobre seu diagnóstico, os possíveis antecedentes e os princípios de ação das abordagens de tratamento disponíveis.

Os transtornos de ansiedade podem ser tratados com psicoterapia, tratamento medicamentoso e outras intervenções. O plano de tratamento deve ser escolhido após consideração cuidadosa de fatores individuais, preferência do paciente, gravidade da doença, comorbidades, incluindo uso abusivo de substâncias ou risco de suicídio, disponibilidade de métodos de tratamento, custos, períodos de espera e outros. A ansiedade aguda pode requerer tratamento com um benzodiazepínico. O tratamento da ansiedade crônica consiste em psicoterapia, farmacoterapia ou uma combinação de ambas.

Farmacoterapia

Inibidores seletivos da recaptação da serotonina (ISRSs), inibidores da recaptação da serotonina-norepinefrina (IRSNs), benzodiazepínicos, antidepressivos tricíclicos, tranquilizantes leves e betabloqueadores tratam transtornos de ansiedade.[3,8,9] Os ISRSs (fluoxetina, sertralina, paroxetina, escitalopram e citalopram) são um tratamento eficaz para todos os transtornos de ansiedade e são considerados tratamento de primeira linha. Os IRSNs (venlafaxina e duloxetina) são considerados tão eficazes quanto os ISRSs e também são considerados tratamento de primeira linha, particularmente para TAG.

Os antidepressivos tricíclicos (amitriptilina, imipramina e nortriptilina) são úteis no tratamento de transtornos de ansiedade, mas causam efeitos adversos significativos.

Os benzodiazepínicos (alprazolam, clonazepam, diazepam e lorazepam) são usados para o controle de curto prazo da ansiedade. Eles são de ação rápida e trazem alívio dentro de 30 minutos a 1 hora. Eles são eficazes em promover o relaxamento e reduzir a tensão muscular e outros sintomas de ansiedade. Como funcionam rapidamente, são eficazes quando tomados para ataques de pânico ou episódios avassaladores. O uso a longo prazo pode exigir doses aumentadas para atingir o mesmo efeito, o que pode resultar em problemas relacionados à tolerância e dependência.

A buspirona é um tranquilizante suave de ação lenta em comparação com os benzodiazepínicos e leva cerca de 2 semanas para começar a fazer efeito. Tem a vantagem de ser menos sedativo e não viciar, com efeitos mínimos de abstinência. Funciona para TAG.

Os betabloqueadores (propranolol e atenolol) controlam os sintomas físicos da ansiedade, como batimentos cardíacos acelerados, voz trêmula, sudorese, tontura e mãos trêmulas. Eles são mais úteis para fobias, particularmente fobia social.

Psicoterapia

Uma das formas mais eficazes de psicoterapia é a terapia cognitivo-comportamental. É uma forma de terapia estruturada, orientada para objetivos e didática, que se concentra em ajudar os indivíduos a identificar e modificar padrões de pensamento e crenças desadaptativos característicos que desencadeiam e mantêm os sintomas. Essa forma de terapia se concentra na construção de habilidades comportamentais para que os pacientes possam se comportar e reagir de forma mais adaptativa às situações que produzem ansiedade.

A terapia de exposição leva os indivíduos a enfrentar as situações e os estímulos que provocam ansiedade e que normalmente evitam. Essa exposição resulta em uma redução dos sintomas de ansiedade, pois eles aprendem que esta os está levando a experimentar falsos alarmes e, portanto, eles não precisam temer a situação ou os estímulos e podem lidar efetivamente com essa situação.

PROGNÓSTICO

Os transtornos de ansiedade têm morbidade muito alta, incluindo uso abusivo de substâncias, alcoolismo e depressão maior. Em outros, a ansiedade prejudica a capacidade de desenvolver relacionamentos sociais e piora a qualidade de vida.

A perspectiva para pacientes com ansiedade é cautelosa. Dados indicam que as altas taxas de mortalidade estão associadas a eventos cardíacos adversos. Naqueles com fobia social, a condição leva a um comprometimento funcional significativo e a uma qualidade de vida muito ruim.

O risco de suicídios também é alto nessa população. Pacientes com ansiedade precisam de acompanhamento vitalício porque, apesar da terapia medicamentosa, as taxas de recaída são altas.[10]

CONSIDERAÇÕES FINAIS

Os transtornos de ansiedade são muito prevalentes na população e exigem o conhecimento do médico generalista para adequada abordagem e oportuno encaminhamento ao especialista.

REFERÊNCIAS BIBLIOGRÁFICAS

1. Hawken T, Turner-Cobb J, Barnett J. Coping and adjustment in caregivers: A systematic review. *Health Psychol Open*. 2018; 5(2):2055102918810659.
2. Domhardt M, Geßlein H, von Rezori RE, et al. Internet- and mobile-based interventions for anxiety disorders: A meta-analytic review of intervention components. *Depress Anxiety*. 2019;36(3):213-24.
3. Lahousen T, Kapfhammer HP. [Anxiety disorders - clinical and neurobiological aspects]. *Psychiatr Danub*. 2018;30(4):479-90.
4. World Health Organization. ICD-11 implementation or transition guide. Geneva: WHO; 2019 [acesso versão01/2023]. License: CC BY-NC-SA 3.0 IGO. Disponível em: https://icd.who.int/docs/ICD.
5. Remes O, Wainwright N, Surtees P, et al. Generalised anxiety disorder and hospital admissions: findings from a large, population cohort study. *BMJ Open*. 2018;8(10):e018539.
6. Durazzo M, Gargiulo G, Pellicano R. Non-cardiac chest pain: a 2018 update. *Minerva Cardioangiol*. 2018;66(6):770-83.
7. Cosci F, Fava GA, Sonino N. Mood and anxiety disorders as early manifestations of medical illness: a systematic review. *Psychother Psychosom*. 2015;84(1):22-9.
8. Chapdelaine A, Carrier JD, Fournier L, et al. Treatment adequacy for social anxiety disorder in primary care patients. *PLoS One*. 2018;13(11):e0206357.
9. Rickels K, Moeller HJ. Benzodiazepines in anxiety disorders: Reassessment of usefulness and safety. *World J Biol Psychiatry*. 2019;20(7):514-18.
10. Chand SP, Marwaha R. Anxiety. [Updated 2022 May 8]. In: StatPearls [Internet]. Treasure Island (FL): StatPearls Publishing; 2022 Jan.

186

Transtornos por Uso de Álcool

Carla Bicca • Carlos Alberto Iglesias Salgado

INTRODUÇÃO

O uso do álcool é um fenômeno mundial significativo, que se inicia cedo na vida. No entanto, os danos físicos, psicológicos ou sociais decorrentes desse fenômeno são ainda muito minimizados ou subdiagnosticados. Esses problemas implicam em sobrecarga tanto em termos econômicos quanto em relação à promoção e preservação da saúde.[1] Os reflexos do uso e abuso de álcool atingem todos os sistemas orgânicos, o que leva ao envolvimento de todas as áreas e especialidades médicas que cuidam da saúde física e mental. O uso de álcool está implicado em mais de 200 condições de morbidade, incluindo vários transtornos mentais e comportamentais, contribuindo para mais de 3 milhões de mortes anualmente, sendo 13,5% delas entre 20 e 39 anos.[2] Uma relevante revisão sistemática[3] confirma o impacto causal do uso do álcool em muitos desfechos de morbidade e mortalidade, na maioria das vezes acelerados pelo efeito dose-resposta. É necessário atentar para qualquer uso de álcool, pois pode ser um fator de risco à saúde; entretanto, deve-se considerar os diferentes tipos de uso, uma vez que a dose ingerida está relacionada com a variação de gravidade. Outros fatores que interferem no risco são idade, gênero, região, prevalência de doenças de base na comunidade, calamidades, epidemias e época do ano.[4]

Em algumas situações específicas, o beber está relacionado com prejuízos de largo espectro. O uso de álcool, com seus metabólitos teratogênicos, durante a gestação é associado aos danos estruturais e funcionais da síndrome alcoólica fetal (SAF), ou transtornos do espectro alcoólico fetal (TEAFs). Os TEAFs incluem desde problemas sutis da conduta do concepto até anomalias anatômicas, com graves impactos no desenvolvimento, os quais podem provocar abortamentos precoces ou morte infantil.[5] A maior ou menor gravidade dos TEAFs depende da dose utilizada e do tempo de exposição ao álcool na gestação. Portanto, não há dose segura de uso de álcool durante a gestação e a amamentação.

O uso de álcool na infância ou adolescência é outra preocupação para planejadores de prevenção em todos os seus aspectos. Tal uso está fortemente associado a prejuízos sociofamiliares, a psicopatologia e ao desenvolvimento precoce de uso nocivo ou dependência do álcool e de outras drogas, embasando todo e qualquer esforço médico e social capaz de retardar a iniciação em bebidas alcoólicas.[4,6] O evidente descompromisso da indústria do álcool e da sociedade em geral com tal realidade segue desafiando legisladores e governantes.[7] Além disso, o consumo de álcool é considerado fator de risco para morte prematura e envolvimento com auto e heteroagressão. As políticas de controle do álcool podem alterar as taxas de mortalidade, principalmente entre adultos jovens.[8] Cabe considerar que as políticas correntes de controle de álcool, além de pouco efetivas, atingem apenas as bebidas vendidas sob controle dos órgãos reguladores. As taxas de morbidade e mortalidade atribuídas ao álcool concentram somente os dados diretamente relacionados com o uso do etanol, não incluindo as taxas de uso de bebidas obtidas informalmente, envenenamentos, contaminações ou mortes por outros tipos de álcool. Os dados de morbimortalidade de doenças causadas, agravadas ou potencializadas pelo consumo de álcool são pouco atribuídos ao álcool. O prejuízo causado por seu uso parece ser ainda maior do que as evidências mostram. O álcool é fator de risco direto e indireto à saúde, fato que aumenta a importância de uma abordagem clínica cuidadosa e comprometida com a prevenção de agravos à saúde.

INCIDÊNCIA E PREVALÊNCIA

Em 2020, 1,03 bilhão de homens e 312 milhões de mulheres com 15 anos ou mais no mundo beberam álcool em quantidades superiores ao nível de equivalência ao não bebedor (ENB), ou seja, acima do nível de consumo em que o risco de perda de saúde para quem bebe é equivalente ao de um abstêmio. O consumo nocivo de álcool aumentou de 983 milhões em 1990 para 1,34 bilhão de pessoas em 2020. Ainda em 2020, dos que consumiram quantidades prejudiciais de álcool, 76,9% eram homens.[4] O consumo global foi equivalente a 6,18 litros de álcool puro, por pessoa maior de 15 anos, em 2018. Os homens são mais propensos a beber do que as mulheres; entretanto a diferença entre gêneros depende da prevalência geral de consumo de álcool.

Em países de alta prevalência, a diferença é menor; nos de baixa ou média prevalência, o consumo das mulheres é menor ou até menos da metade do consumo dos homens.[9] O uso do álcool pelas mulheres é maior (55,3%) na fase reprodutiva (18 a 44 anos) e com crises de ingestão excessiva (entre 19,2 e 35,6%).[10] Durante a gravidez, o consumo de álcool tem prevalência global estimada de 9,8%, com variações de 4,1 a 28,5%, dependendo das condições demográficas. Estima-se que em torno de 1,4% da população mundial tenha um transtorno por uso de álcool em algum momento da vida, com maior prevalência entre 25 e 34 anos (2,5%), sendo 70% homens.[9].

No Brasil, a prevalência de uso do álcool na vida é estimada em 86,6% e a de transtornos pelo uso de álcool, em 9,8%. Segue ainda relevante a diferença de prevalência na vida entre homens (16,4%) e mulheres (4%). Já a prevalência no último ano para os transtornos por uso de álcool é de 3,1%, indicativo de relevância corrente de tal condição.[11] O uso de álcool por crianças e adolescentes segue sendo prevalente e demandando mudanças culturais significativas. No Brasil, a Lei não permite que menores de 18 anos bebam; no entanto, as evidências demonstram que a lei não está protegendo esses menores. Informações de estudo, com 5.213 alunos da 8ª série de escolas públicas brasileiras sobre uso de álcool entre adolescentes, são extremamente preocupantes.[6] Esses estudantes tinham 13,24 anos em média, eram de classe socioeconômica C, apresentaram escore médio de problemas relacionados com o uso de álcool de 0,07 (em um intervalo de 0 a 7), e 24,1% deles apresentavam sintomas psiquiátricos. Um percentual de 19,3% dos estudantes relataram episódios de consumo excessivo, 17,2% frequentaram festas *open bar* e 89,2% foram expostos, no último ano, a propagandas de bebidas alcóolicas. Nas festas *open bar*, a prevalência maior foi de meninas e estudantes das classes B e C, com média de 13,5 anos. Nessas festas, a frequência de episódios de excesso foi de 53,9%.

O álcool é a substância mais utilizada entre estudantes de Medicina (80,2%) com idades entre 18 e 29 anos.[12] Eles relataram que o uso foi motivado por desejo ou fissura por álcool (36,6%). Em estudo com médicos e estudantes de Medicina, constatou-se que 75% consomem álcool uma ou mais vezes na semana. Na comparação da prevalência de uso de álcool, os estudantes (25,77 g/d) consomem mais que o dobro da média dos médicos (10,88 g/d).[13]

DIAGNÓSTICO

A 11ª edição da Classificação Internacional das Doenças (CID-11)[3,14] apresenta os transtornos decorrentes do uso do álcool (TUAs) sob o código geral 6C40, incluindo Uso Nocivo (6C40.1), Dependência (6C40.2), Abstinência alcoólica (6C40.4) e demais condições clínicas relacionadas ao uso de álcool (Tabela 186.1).

ESCALAS PARA PRÁTICA CLÍNICA

Há escalas bastante úteis para a abordagem do alcoolismo. Vale destacar duas delas, em particular.[15] Para rastreio de grandes amostras, o CAGE (*cut down, annoyed by criticism, guilty e eye-opener*) é especialmente útil, pois é composto por apenas 4 questões e mostra-se com elevada sensibilidade[16,17] (Tabela 186.2). Basta uma questão positiva para rastreio de suspeição de problemas pelo uso de álcool.

Para a prática clínica, o Alcohol Use Disorders Identification Test (AUDIT);[18] SAUNDERS et al., 1993[19]) (Tabela 186.3) é de grande utilidade, contribuindo para dar objetividade à investigação em anamnese. Para o manejo da síndrome de abstinência, a escala Clinical Institute Withdrawal Assessment for Alcohol, Revised (CIWA-AR) é bastante efetiva[20,21] (Tabela 186.4).

Uma versão amistosa do CAGE foi adaptada para uso em ambiente clínico.[16] Ela facilita romper a resistência eventual do paciente referente ao relato de uso de álcool (Tabela 186.5).

O AUDIT é de reprodução livre e permite autotestagem, disponível no *site* oficial do teste (auditscreen.org). Os escores do AUDIT estimam risco clínico: baixo risco – 0-7; uso nocivo – 8-17; dependência – 15 ou mais.

TRATAMENTO

Indivíduos com transtornos devidos ao uso de álcool representam um desafio técnico significativo para si mesmos, sua família, a sociedade como um todo e para o sistema de saúde, em particular. Tendo em vista a natureza tipicamente crônica das várias condições clínicas resultantes, é preciso pensar sempre a longo prazo e planejar o atendimento com tal perspectiva. Abordagens psicossociais e biológicas devem ser personalizadas para o melhor resultado. O algoritmo da Figura 186.1 resume e organiza a abordagem dos TUAs.

Recursos psicossociais

Partindo do mais acessível, cabe destacar a efetividade da participação em grupos de mútua ajuda, em especial Alcoólicos Anônimos (AA).[22] Todo indivíduo que evidencia problemas pelo uso de álcool deve receber a indicação de procurar o AA. Além disso, seus familiares também podem dispor da ajuda nos grupos Al-Anon[23] e Alateen.

A rede pública de assistência à saúde mental conta com rede hierarquizada, desde Unidade Básica de Saúde (UBS), passando pelo Centro de Atenção Psicossocial (CAPS) até leitos em hospitais gerais, psiquiátricos e comunidades terapêuticas credenciadas junto ao poder público. Os serviços privados seguem hierarquia semelhante, chegando aos profissionais e ambientes de tratamento especializados.

A intensidade de envolvimento será naturalmente regulada pela gravidade do quadro específico. Técnicas do espectro cognitivo-comportamental contam com as melhores evidências, e, frequentemente, é necessário combinar os vários recursos psicossociais com psicofármacos.[24]

Recursos psicofarmacológicos

Dentre as alternativas terapêuticas farmacológicas específicas que contam com boas evidências para TUA, tiamina, diazepam e dissulfiram seguem sendo de grande valor clínico.[25] Tiamina e diazepam são especialmente úteis no manejo da síndrome de privação, e dissulfiram, no seguimento, assim como na prevenção de recaídas. Eventualmente, para pacientes com função hepática crítica, o lorazepam é alternativa com menor sobrecarga metabólica hepática. As doses de diazepam devem ser ajustadas com vigilância de sinais de privação. O uso sistemático da escala CIWA-AR garante o uso judicioso de diazepam e o conforto do paciente.[20,21] De forma prática, administra-se 10 mg de diazepam a cada hora até controle da síndrome de privação, e divide-se em 3 ou mais tomadas o total para as próximas 24 horas, ajustando-se sempre pela escala CIWA. Tiamina (vitamina B1) deve ser sempre oferecida, mesmo para pacientes com nutrição adequada, pois sua disponibilidade no tecido cerebral é marcadamente prejudicada pela presença do álcool, amplificando danos cognitivos, em especial em uso intenso e de longo prazo.

A condição clínica geral guia a via de administração, desde 300 mg por via oral até uso parenteral intensivo. Em emergências, a tiamina deve sempre acompanhar a eventual administração de soro glicosado, reduzindo o risco de quadros neurológicos como a síndrome de Wernicke-Korsakoff. Para um paciente desintoxicado e motivado a mudar sua relação com o álcool, seja em atendimento ambulatorial ou egresso de internação, um desafio recorrente é a compulsão, fissura ou uso impulsivo do álcool.

Uma barreira farmacológica como o dissulfiram pode propiciar espaço mental para postergar a decisão impulsiva de beber, pois seu efeito de bloqueio enzimático da degradação de acetaldeído, metabólito tóxico do álcool, persiste por 72 horas ou mais, impondo uma decisão consciente de beber e a chance de buscar conduta alternativa e ajuda clínica. A combinação de dissulfiram com naltrexona pode aumentar significativamente tal proteção, mas acarreta complexidade desproporcional ao esquema farmacológico.

Considerando a frequente ocorrência de comorbidades, é relevante lembrar de que outros psicofármacos e medicações clínicas poderão ser usados, em especial em períodos iniciais de tratamento. Assim como hipertensão,

Tabela 186.1   6C40 – Transtornos devido ao uso de álcool.

6C40.0 Episódio único de uso nocivo de álcool

6C40.1 Padrão nocivo de uso de álcool

Um padrão de uso de álcool que causou danos à saúde física ou mental de uma pessoa ou resultou em comportamento que prejudique à saúde de outras pessoas. O padrão de uso é evidente durante um período de pelo menos 12 meses, se o uso é episódico ou por pelo menos 1 mês, se o uso for contínuo. Danos à saúde do indivíduo ocorrem devido a um ou mais dos seguintes: (1) comportamento relacionado com intoxicação; (2) efeitos tóxicos diretos ou secundários em órgãos e sistemas do corpo; ou (3) uma via de administração prejudicial. Danos à saúde de terceiros abrangem qualquer forma de dano físico, incluindo trauma ou transtorno mental que seja diretamente atribuível a comportamento relacionado com intoxicação alcoólica por parte da pessoa

    6C40.10 Padrão prejudicial de uso de álcool, episódico

    6C40.11 Padrão nocivo de uso de álcool, contínuo

    6C40.1Z Padrão nocivo de uso de álcool, não especificado

6C40.2 Dependência de álcool

É um transtorno da regulação do uso de álcool decorrente de uso repetido ou contínuo. O traço característico é um forte impulso interno para uso de álcool, que se manifesta por capacidade prejudicada de controlar o uso, aumentando a prioridade dada ao uso sobre outras atividades, e persistência do uso, apesar das consequências negativas. Essas experiências são muitas vezes acompanhadas por um sentimento subjetivo ou sensação de desejo de usar álcool. Características fisiológicas da dependência também podem estar presentes, incluindo tolerância aos efeitos do álcool, sintomas de abstinência após a cessação ou redução do uso de álcool, uso repetido de álcool, ou de substâncias farmacologicamente semelhantes, para prevenir ou aliviar sintomas da abstinência. As características de dependência são evidentes durante um período de pelo menos 12 meses, mas o diagnóstico pode ser feito se o uso de álcool for contínuo (diário ou quase diário) por pelo menos 1 mês

    6C40.20 Dependência de álcool, uso atual, contínuo

    6C40.21 Dependência de álcool, uso atual, episódico

    6C40.22 Dependência de álcool, remissão completa precoce

    6C40.23 Dependência de álcool, remissão parcial sustentada

    6C40.24 Dependência de álcool, remissão completa sustentada

    6C40.2Z Dependência de álcool, não especificada

6C40.3 Intoxicação alcoólica

6C40.4 Abstinência alcoólica

É um conjunto clinicamente significativo de sintomas, comportamentos ou características fisiológicas, variando em grau de gravidade e duração, ocorrendo após cessação ou redução do uso de álcool em indivíduos que desenvolveram dependência ou uso de álcool por um período prolongado ou em grandes quantidades. As características da abstinência alcoólica podem incluir hiperatividade autonômica, aumento do tremor nas mãos, náusea, vômito, insônia, ansiedade, agitação psicomotora, alucinações visuais, táteis ou auditivas transitórias e distração. Menos comumente, o estado de abstinência é complicado por convulsões. O estado de abstinência pode progredir para uma forma muito grave de *delirium* caracterizada por confusão, desorientação, delírios, alucinações visuais, táteis ou auditivas

    6C40.40 Abstinência alcoólica, não complicada

    6C40.41 Abstinência alcoólica com distúrbios perceptivos

    6C40.42 Abstinência alcoólica com convulsões

    6C40.43 Abstinência alcoólica com distúrbios da percepção e convulsões

    6C40.4Z Abstinência alcoólica, não especificada

6C40.5 *Delirium* induzido por álcool

É caracterizado por um estado agudo de perturbação da atenção e consciência com características específicas de *delirium* que se desenvolve durante ou logo após intoxicação, abstinência ou durante o uso de álcool. A quantidade e duração do uso de álcool deve ser capaz de produzir *delirium*

    Inclui: *delirium tremens* (induzido por álcool)

           delirium induzido pela abstinência alcoólica

6C40.6 Transtorno psicótico induzido por álcool

    6C40.60 Transtorno psicótico induzido por álcool com alucinações

    6C40.61 Transtorno psicótico induzido por álcool com delírios

    6C40.62 Transtorno psicótico induzido por álcool com sintomas psicóticos mistos visuais

    6C40.6Z Transtorno psicótico induzido por álcool, não especificado

6C40.7 Outros transtornos induzidos pelo álcool

    6C40.70 Transtorno de humor induzido por álcool

    6C40.71 Transtorno de ansiedade induzido por álcool

6C40.Y Outros transtornos especificados devidos ao uso de álcool

6C40.Z Transtornos devidos ao uso de álcool, não especificados

6D72.10 Transtorno amnésico devido ao uso de álcool

É caracterizado pelo desenvolvimento de sintomas amnésicos que compartilham características clínicas primárias com transtorno amnésico, mas que são considerados consequência direta do uso de álcool. Sintomas de transtorno amnésico devido ao uso de álcool se desenvolvem durante ou logo após intoxicação ou abstinência, mas sua intensidade e duração são excessivas aos distúrbios de memória normalmente associados a essas condições. A intensidade e a duração do uso de álcool devem ser capazes de produzir prejuízos de memória. Os sintomas não são mais bem explicados pelo transtorno amnésico, como pode ser o caso se os sintomas amnésicos precederam o início do uso da substância ou se os sintomas persistirem por um período substancial após a cessação do uso de substâncias

    Nota: essa categoria não deve ser usada para descrever alterações cognitivas devido à deficiência de tiamina

    Exclusões: síndrome de Korsakoff (5B5A.11)

           síndrome de Wernicke-Korsakoff (5B5A.1)

6D84.0 Demência devido ao uso de álcool

É caracterizada pelo desenvolvimento de deficiências cognitivas (p. ex., problemas de memória, deficiência de linguagem e incapacidade de realizar tarefas motoras complexas) que atendem aos requisitos de definição de demência, considerada uma consequência direta do uso de álcool e que persiste além da duração normal de intoxicação alcoólica ou abstinência aguda. A intensidade e a duração do uso de álcool devem ter sido suficientes para produzir o efeito cognitivo. O comprometimento cognitivo não é explicado por um transtorno ou doença e não é induzido pelo álcool

    Nota: essa categoria não deve ser usada para descrever alterações cognitivas devido à deficiência de tiamina

    Inclui: demência induzida por álcool

    Exclusões: síndrome de Wernicke-Korsakoff (5B5A.1)

           síndrome de Korsakoff (5B5A.11)

Fonte: World Health Organization (WHO), 2022.[14]

Tabela 186.2 Questionário CAGE.

C (*cut down*): alguma vez sentiu que deveria diminuir a quantidade de bebida ou parar de beber?

    0 – ( ) não   1 – ( ) sim

A (*annoyed*): as pessoas o(a) aborrecem porque criticam o seu modo de beber?

    0 – ( ) não   1 – ( ) sim

G (*guilty*): sente-se culpado(a) pela maneira com que costuma beber?

    0 – ( ) não   1 – ( ) sim

E (*eye-opener*): costuma beber pela manhã (ao acordar), para diminuir o nervosismo ou a ressaca?

    0 – ( ) não   1 – ( ) sim

Resultado: se 2 ou mais questões foram respondidas afirmativamente, procure um profissional de saúde para conversar sobre seu modo de consumo

Fonte: Mansur & Monteiro, 1983.[16]

Tabela 186.3 Questionário AUDIT.

1. **Com que frequência consome bebidas que contêm álcool?** *(Escreva o número que melhor corresponde à sua situação.)*
   0 = nunca
   1 = uma vez por mês ou menos
   2 = duas a quatro vezes por mês
   3 = duas a três vezes por semana
   4 = quatro ou mais vezes por semana

2. **Quando bebe, quantas bebidas contendo álcool consome em um dia normal?**
   0 = uma ou duas
   1 = três ou quatro
   2 = cinco ou seis
   3 = de sete a nove
   4 = dez ou mais

3. **Com que frequência consome seis bebidas ou mais em uma única ocasião?**
   0 = nunca
   1 = menos de uma vez por mês
   2 = pelo menos uma vez por mês
   3 = pelo menos uma vez por semana
   4 = diariamente ou quase diariamente

4. **Nos últimos 12 meses, com que frequência se apercebeu de que não conseguia parar de beber depois de começar?**
   0 = nunca
   1 = menos de uma vez por mês
   2 = pelo menos uma vez por mês
   3 = pelo menos uma vez por semana
   4 = diariamente ou quase diariamente

5. **Nos últimos 12 meses, com que frequência não conseguiu cumprir as tarefas que habitualmente lhe exigem por ter bebido?**
   0 = nunca
   1 = menos de uma vez por mês
   2 = pelo menos uma vez por mês
   3 = pelo menos uma vez por semana
   4 = diariamente ou quase diariamente

6. **Nos últimos 12 meses, com que frequência precisou beber logo de manhã para "curar" uma ressaca?**
   0 = nunca
   1 = menos de uma vez por mês
   2 = pelo menos uma vez por mês
   3 = pelo menos uma vez por semana
   4 = diariamente ou quase diariamente

7. **Nos últimos 12 meses, com que frequência teve sentimentos de culpa ou de remorso por ter bebido?**
   0 = nunca
   1 = menos de uma vez por mês
   2 = pelo menos uma vez por mês
   3 = pelo menos uma vez por semana
   4 = diariamente ou quase diariamente

8. **Nos últimos 12 meses, com que frequência não se lembrou do que aconteceu na noite anterior por ter bebido?**
   0 = nunca
   1 = menos de uma vez por mês
   2 = pelo menos uma vez por mês
   3 = pelo menos uma vez por semana
   4 = diariamente ou quase diariamente

(Continua)

Tabela 186.3 Questionário AUDIT. (*continuação*)

9. Alguma vez já ficou ferido ou alguém ficou ferido por **você** ter bebido?
   0 = não
   1 = sim, mas não **nos últimos 12 meses**
   2 = sim, aconteceu **nos últimos 12 meses**

10. Alguma vez um familiar, amigo, médico ou profissional de saúde já manifestou preocupação pelo seu consumo de álcool ou sugeriu que deixasse de beber?
   0 = não
   1 = sim, mas não **nos últimos 12 meses**
   2 = sim, aconteceu **nos últimos 12 meses**

Fonte: auditscreen.org.[18]

Tabela 186.4 Escala CIWA-Ar.

Escala CIWA-Ar			
Nome:		Data:	
Pulso ou FC:		PA:	Hora:
1. Você sente um mal estar no estômago (enjoô)? Você tem vomitado?			
(0) Não	(1) Náusea leve e sem vômito	(4) Náusea recorrente com ânsia de vômito	(7) Náusea constante, ânsia de vômito e vômito
2. Tremor com os braços estendidos e os dedos separados:			
(0) Não	(1) Não visível, mas sente	(4) Moderado, com os braços estendidos	(7) Grave, mesmo com os braços estendidos
3. Sudorese:			
(0) Não	(4) Facial	(7) Profunda	
4. Tem sentido coceiras, sensação de insetos andando no corpo, formigamentos, pinicações?			
(0) Não	(1) Muito leve	(2) Leve	(3) Moderado
(4) Moderado/grave	(5) Grave	(6) Muito grave	(7) Extremamente grave
5. Você tem ouvido sons à sua volta? Algo perturbador, sem detectar nada por perto?			
(0) Não	(1) Muito leve	(2) Leve	(3) Moderado
(4) Moderado/grave	(5) Grave	(6) Muito grave	(7) Extremamente grave
6. As luzes têm parecido muito brilhantes? De cores diferentes? Incomodam os olhos? Você tem visto algo que tem lhe perturbado? Você tem visto coisas que não estão presentes?			
(0) Não	(1) Muito leve	(2) Leve	(3) Moderado
(4) Alucinações moderadas	(5) Alucinações graves	(6) Alucinações extremamente graves	(7) Contínua
7. Você se sente nervoso(a)? (observações)			
(0) Não	(1) Muito leve	(4) Leve	(7) Ansiedade grave, um estado de pânico, semelhante a um episódio psicótico agudo?
8. Você sente algo na cabeça? Tontura, dor, apagamento?			
(0) Não	(1) Muito leve	(2) Leve	(3) Moderado
(4) Moderado/grave	(5) Grave	(6) Muito grave	(7) Extremamente grave
9. Agitação: (observação)			
(0) Não	(1) Um pouco mais que a atividade normal	(4) Moderadamente	(7) Constante
10. Que dia é hoje? Onde você está? Quem sou eu? (observação)			
(0) Orientado	(1) Incerto sobre a data, não responde seguramente	(2) desorientado com a data, mas não mais do que 2 dias	
(3) Desorientado com a data, com mais de 2 dias		(4) Desorientado com o lugar e pessoa	
ESCORE: _____			
Critérios diagnósticos: 0-9 SAA leve; 10-18 SAA moderada; > 18 SAA grave			

Fonte: subpav.org.[21]

Tabela 186.5 Questionário CAGE adaptado para amostras de pacientes brasileiros.

- Você tem um bom apetite?
- Que tipos de alimentos você costuma comer em suas refeições principais?
- Qual é a sua bebida de preferência?

1. **Você já sentiu que deveria reduzir a quantidade que bebe ou parar de beber completamente?**
   ◦ Você faz amigos facilmente?
   ◦ Você tem um bom relacionamento com seus familiares?

2. **Você fica aborrecido quando as pessoas criticam seu modo de beber?**
   ◦ Você dorme bem à noite?
   ◦ A que horas você costuma acordar?

3. **Você costuma beber pela manhã para se acalmar ou como remédio para ressaca?**
   ◦ Você muda de emprego com frequência?

4. **Você se sente culpado por seus hábitos de bebida?**

Adicione 1 ponto para cada resposta positiva

1: _____
2: _____
3: _____
4: _____

Pontuação CAGE: _____

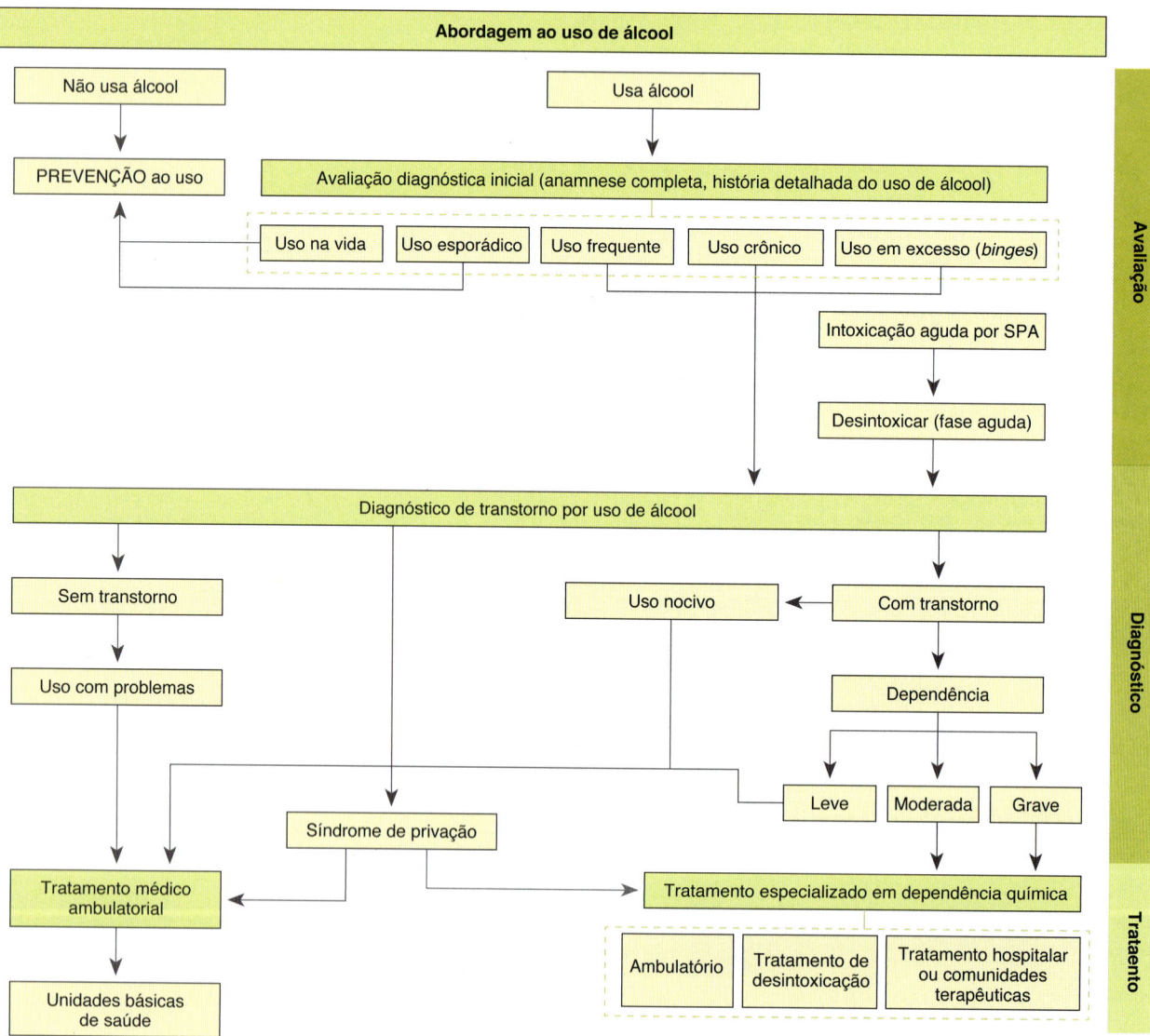

Figura 186.1 Fluxograma da abordagem ao uso de álcool no atendimento médico.

hiperglicemia, sintomas depressivos e de ansiedade podem remitir, à medida em que o paciente estabiliza a desintoxicação e se envolve em ações em prol de mudança de estilo de vida.

CONSIDERAÇÕES FINAIS

Os problemas relacionados com o uso de álcool têm alta prevalência no Brasil, como em todo o mundo. O médico, independentemente da área de atuação, deve estar capacitado para prevenção, detecção do problema, tratamento inicial e encaminhamento adequado nos casos indicados. A questão do uso de álcool faz parte da vida profissional e pessoal de todo médico. O uso de álcool e os abusos estão presentes ao longo da vida, na família, na escola, na festa dos calouros, ao longo do curso e no dia a dia do trabalho médico. Os médicos terão contato com problemas de saúde relacionados com o uso ou abuso de álcool. O incremento no conhecimento do desenvolvimento da história natural da adição ao álcool possibilita ao médico exercer uma das funções mais importantes da medicina, a ação de prevenção ao agravo de saúde.

O médico é um replicador da informação sobre os riscos do uso de álcool com grande credibilidade. Muitos usuários procuram atendimento médico em decorrência de problemas relacionados com o início do uso ou aos primeiros abusos de álcool. Alguns, por conta de problemas clínicos relacionados indiretamente com o álcool e outros, ainda, por problemas não relacionados com beber, mas o problema com uso indevido de álcool surge durante o atendimento. O simples questionamento sobre o uso de álcool, realizado durante a anamnese, é significativamente eficaz para produzir mudanças na maioria dos pacientes É um momento crucial para prevenção do uso, abuso, dependência de álcool e suas inúmeras consequências.

Sempre recomendar amplamente que se quantifique o hábito de beber. Caso necessário, deve-se encaminhar o paciente a atendimento especializado em comportamentos aditivos. Ademais, merece destaque a indicação dos Alcoólicos Anônimos, grupo de fácil acesso, presencial ou virtual. É um recurso gratuito que conta com excelentes evidências de eficácia e efetividade (Kelly et al., 2020).[26]

REFERÊNCIAS BIBLIOGRÁFICAS

1. GBD 2016 Alcohol Collaborators. Alcohol use and burden for 195 countries and territories, 1990-2016: a systematic analysis for the Global Burden of Disease Study 2016. *Lancet.* 2018;392(10152):1015-35.
2. WHO.World Health Organization. (n.d.). Alcohol. Retrieved February 24, 2023, Disponível em: https://www.who.int/news-room/fact-sheets/detail/alcohol.
3. Rehm J, Gmel GE Sr, Gmel G, et al. The relationship between different dimensions of alcohol use and the burden of disease-an update. Addiction. 2017;112(6):968-1001.
4. GBD 2020 Alcohol Collaborators. Population-level risks of alcohol consumption by amount, geography, age, sex, and year: a systematic analysis for the Global Burden of Disease Study 2020. *Lancet.* 2022 ;400(10347):185-235.
5. Popova S, Charness ME, Burd L, et al. Fetal alcohol spectrum disorders. *Nat Rev Dis Primers.* 2023;9(1):11.
6. Santos MGR, Valente JY, Wagner GA, et al. Factors associated with attending "open bar" parties amongst early adolescents. *Int J Drug Policy.* 2023;112:103947.
7. Jankhotkaew J, Casswell S, Huckle T, et al. Barriers and Facilitators to the Implementation of Effective Alcohol Control Policies: A Scoping Review. *Int J Environ Res Public Health.* 2022;19(11):6742.
8. Tran A, Manthey J, Lange S, et al. Alcohol control policies add to secular trends in all-cause mortality rates in young adults. *Sci Rep.* 2021;11(1):15127.
9. Ritchie H, Roser M. Alcohol Consumption. Our World in Data. 2018. Disponível em: https://ourworldindata.org/alcohol-consumption.
10. Centers for Disease Control and Prevention. Monitoring Alcohol Use Among Women of Childbearing Age. 2022. Disponível em: https://www.cdc.gov/ncbddd/fasd/research-monitoring.html.
11. Glantz MD, Bharat C, Degenhardt L, et al. The epidemiology of alcohol use disorders cross-nationally: Findings from the World Mental Health Surveys. *Addict Behav.* 2020;102:106128.
12. Batista RSC, Freitas TBC de, Nascimento EGC, et al. Uso de substâncias psicoativas entre estudantes de medicina em uma universidade do semiárido brasileiro. Medicina (Ribeirão Preto) [Internet]. 4 de maio de 2022 [citado 10 de agosto de 2023];55(1):e-184136. Disponível em: https://www.revistas.usp.br/rmrp/article/view/184136.
13. Arruda TV, Serafim AP. Abuso e dependência de álcool em profissionais da saúde. *Revista Acadêmica | Oswaldo Cruz,* 2017: 4(13). Disponível em: https://oswaldocruz.br/revista_academica/content/pdf/Edicao_13_ARRUDA_Thais_Volpiano_-_SERAFIM_Antonio_de_Padua.pdf.
14. World Health Organization (WHO). International Classification of Diseases, Eleventh Revision (ICD-11). 2022. Disponível em: https://icd.who.int/browse11. Licensed under Creative Commons Attribution-NoDerivatives 3.0 IGO licence (CC BY-ND 3.0 IGO).
15. de Oliveira JB, Kerr-Corrêa F, Lima MC, et al. Validity of alcohol screening instruments in general population gender studies: an analytical review. *Curr Drug Abuse Rev.* 2014;7(1):59-65.
16. Masur J, Monteiro MG. Validation of the "CAGE" alcoholism screening test in a Brazilian psychiatric inpatient hospital setting. *Braz J Med Biol Res.* 1983;16(3):215-8.
17. Mayfield D, McLeod G, Hall P. The CAGE questionnaire: validation of a new alcoholism screening instrument. *Am J Psychiatry.* 1974;131(10):1121-3.
18. AUDIT (Alcohol Use Disorders Identification Test). (n.d.). Retrieved February 24, 2023. Disponível em: https://audit-screen.org/.
19. Saunders JB, Aasland OG, Babor TF, de la Fuente JR, Grant M. Development of the Alcohol Use Disorders Identification Test (AUDIT): WHO Collaborative Project on Early Detection of Persons with Harmful Alcohol Consumption--II. Addiction. 1993 Jun;88(6):791-804. doi: 10.1111/j.1360-0443.1993.tb02093.x. PMID: 8329970.
20. Pribék IK, Kovács I, Kádár BK, et al. Evaluation of the course and treatment of Alcohol Withdrawal Syndrome with the Clinical Institute Withdrawal Assessment for Alcohol - Revised: A systematic review-based meta-analysis. *Drug Alcohol Depend.* 2021;220:108536.
21. SUBPAV - Subsecretaria de Promoção da Saude Atenção Primaria e Vigilancia de Saúde. (n.d.). Escala CIWA-AR. Retrieved February 26, 2023. Disponível em: https://subpav.org/download/prot/Questionário%20CIWA%20Ar.
22. Alcoólicos Anônimos. (n.d.). Alcoólicos Anônimos. Citado: February 23, 2023. Disponível em: https://www.aa.org.br.
23. Grupos Familiares Al-Anon do Brasil. (n.d.). Grupos Familiares Al-Anon Do Brasil. [cited 2023 February 26]. Disponível em: https://al-anon.org.br.
24. Ray LA, Meredith LR, Kiluk BD, et al. Combined Pharmacotherapy and Cognitive Behavioral Therapy for Adults With Alcohol or Substance Use Disorders: A Systematic Review and Meta-analysis. *JAMA Netw Open.* 2020 ;3(6):e208279.

25. Heikkinen M, Taipale H, Tanskanen A, Mittendorfer-Rutz E, Lähteenvuo M, Tiihonen J. Real-world effectiveness of pharmacological treatments of alcohol use disorders in a Swedish nation-wide cohort of 125 556 patients. Addiction. 2021;116(8):1990-1998.

26. Kelly JF, Abry A, Ferri M, Humphreys K. Alcoholics Anonymous and 12-Step Facilitation Treatments for Alcohol Use Disorder: A Distillation of a 2020 Cochrane Review for Clinicians and Policy Makers. Alcohol Alcohol. 2020 Oct 20;55(6):641-651. doi: 10.1093/alcalc/agaa050. PMID: 32628263; PMCID: PMC8060988.

Radiologia e Diagnóstico por Imagem

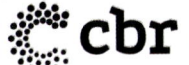

cbr | Colégio Brasileiro de Radiologia e Diagnóstico por Imagem

187

Radiologia Básica do Abdome

Mayra Veloso Ayrimoraes Soares • Daniel Lahan-Martins • Viviane Amorim • Daniella Braz Parente

INTRODUÇÃO

Os exames de imagem têm papel fundamental na avaliação de órgãos e estruturas abdominais. Merecem destaque a radiografia simples e contrastada, a ultrassonografia (US) a tomografia computadorizada (TC) e a ressonância magnética (RM), apresentadas neste capítulo.

RADIOGRAFIA SIMPLES E CONTRASTADA

A radiografia simples vem perdendo espaço para os demais métodos de imagem, sobretudo os multiplanares, sendo sua utilização atual reservada a casos de suspeita de abdome agudo obstrutivo e perfurativo, sobretudo em cenários de urgência de recursos limitados, quando a TC não está disponível (Figura 187.1).

Igualmente, a radiografia contrastada tem sido cada vez menos utilizada. São exemplos o esofagograma, a seriografia esôfago-estômago-duodeno (SEED) (Figura 187.2), o trânsito delgado (Figura 187.3), o clister opaco, a urografia excretora, a uretrocistografia miccional e a histerossalpingografia. A TC com distensão luminal utilizando contraste oral neutro vem substituindo os métodos de avaliação gastrintestinal com a vantagem da avaliação seccional. Colonoscopia virtual por TC é uma opção válida para substituir o clister opaco. A avaliação do sistema genitourinário tem sido realizada principalmente pela TC com estudo dinâmico e pela RM. Dos métodos de imagem com contraste convencionais, apenas o estudo dinâmico do esôfago por esofagograma e a histerossalpingografia ainda têm papel atualmente.

ULTRASSONOGRAFIA (US)

A ultrassonografia tem um papel muito importante na avaliação abdominal. São indicações de US de abdome: diferenciação de lesões císticas ou sólidas nos órgãos abdominais (Figura 187.4), litíase urinária (Figuras 187.5 e 187.6), colelitíase e coledocolitíase, avaliação das vias biliares, colecistite aguda (Figura 187.7), apendicite aguda (Figura 187.8), avaliação de dor pélvica com detecção de leiomiomas uterinos e lesões anexiais, lesões vesicais, avaliação da próstata, avaliação de ascite, rastreamento de lesões hepáticas focais no paciente com cirrose hepática e para guiar procedimentos.

A US apresenta diversas vantagens: não utiliza radiação ionizante, é amplamente disponível, de baixo custo, acessível, rápida, efetiva e bastante resolutiva. O estudo adicional com dopplervelocimetria permite acessar dados funcionais, como avaliação vascular e perfusional, especialmente relevantes na avaliação de hipertensão portal e em enxertos hepático e renal pós-transplante, assim como avaliação das lesões anexiais.

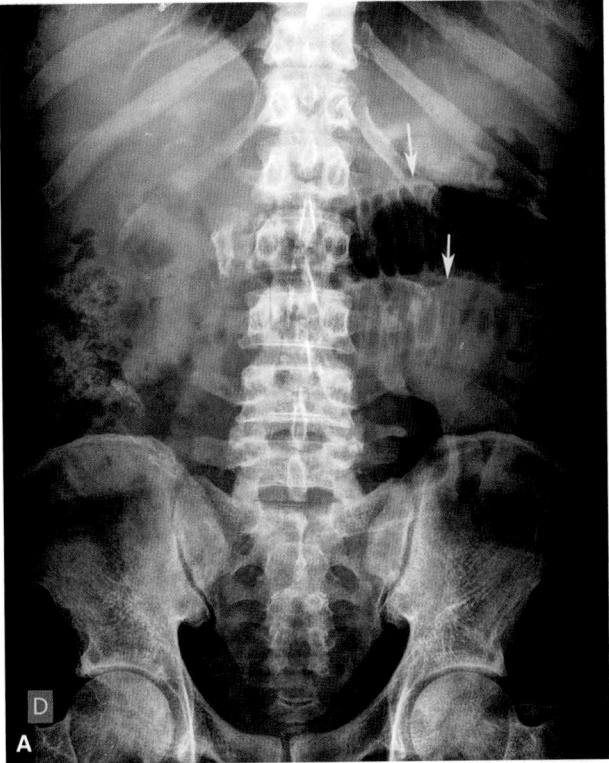
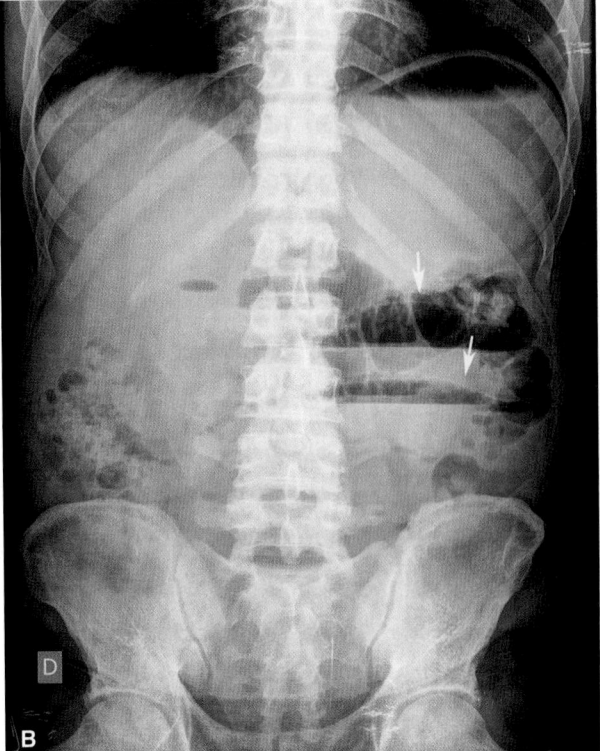

Figura 187.1 Radiografia de abdome em decúbito (**A**) e ortostase (**B**). Distensão difusa de alças de delgado com níveis líquido-gás (setas) compatíveis com obstrução intestinal alta.

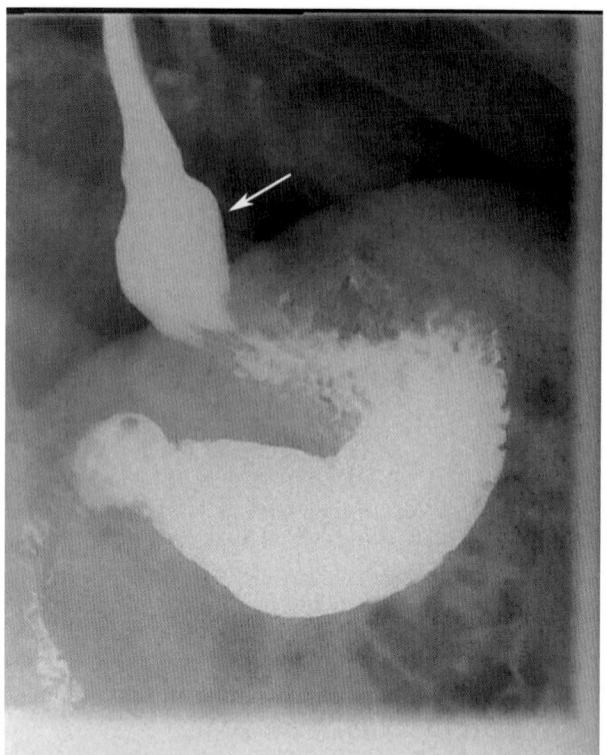

Figura 187.2 Radiografia contrastada (seriografias de esôfago, estômago e duodeno). Hérnia gástrica hiatal por deslizamento (seta).

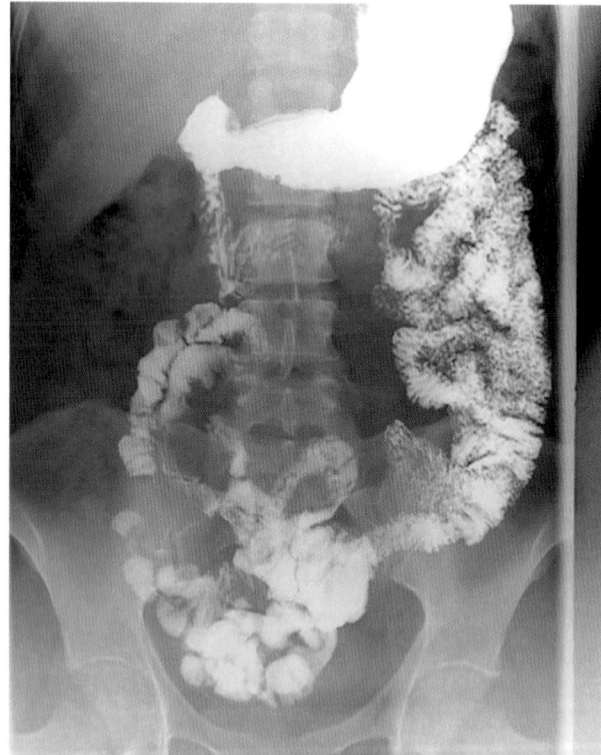

Figura 187.3 Radiografia contrastada (trânsito intestinal). Duodeno, jejuno e íleo tópicos com calibre e superfície mucosa preservados e distensibilidade normal.

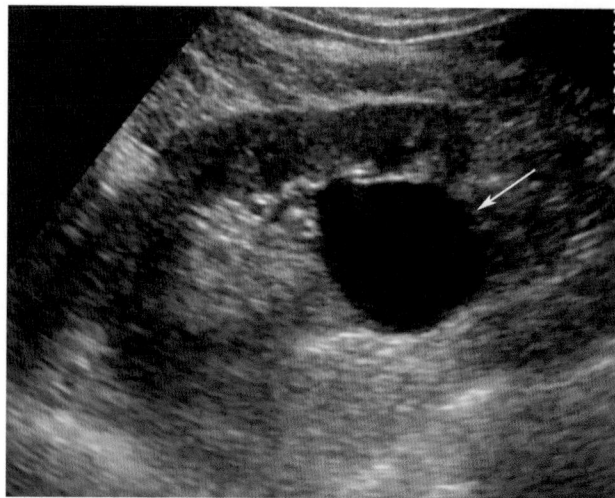

Figura 187.4 Paciente do sexo masculino, 63 anos, em US de rotina. US demonstra imagem hipoecoica no terço inferior do rim esquerdo (seta) que corresponde a cisto cortical simples.

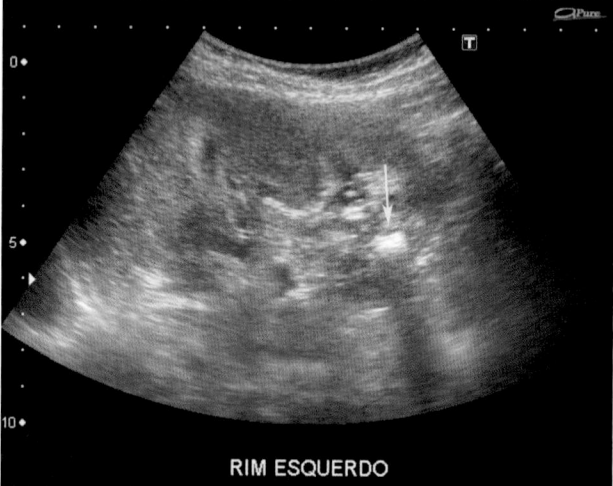

Figura 187.5 Paciente do sexo feminino, 50 anos, em US de rotina. US demonstra imagem hiperecogênica em topografia calicinal inferior (seta) com sobra acústica que corresponde a cálculo.

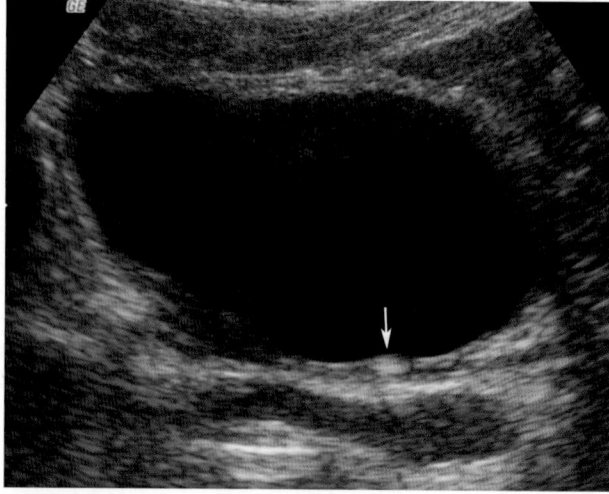

Figura 187.6 Paciente do sexo masculino, 29 anos, com dor lombar esquerda há 1 dia. US demonstra cálculo na junção ureteropiélica esquerda (seta) com leve dilatação ureteral a montante.

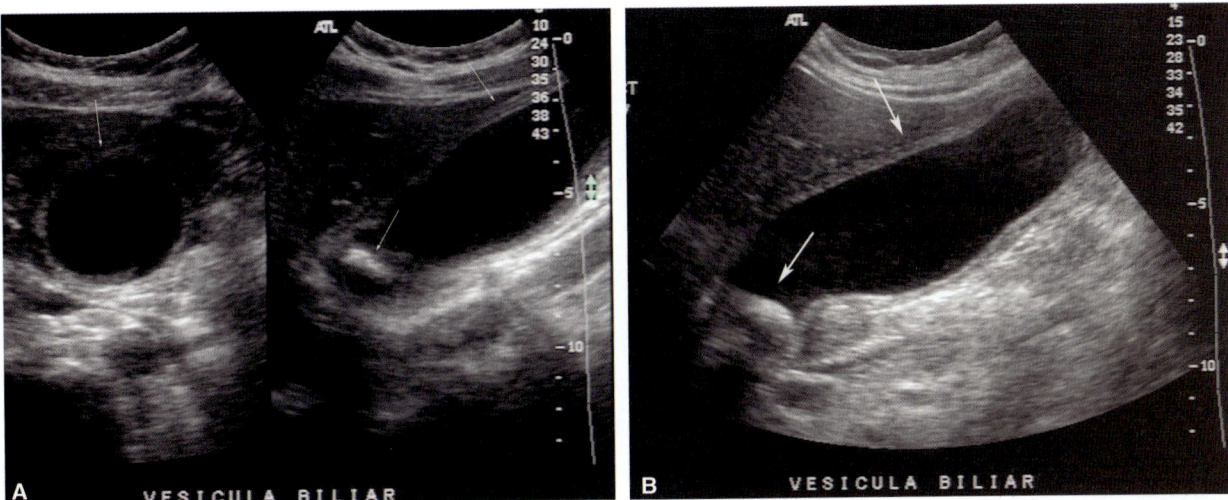

Figura 187.7 Paciente do sexo feminino, 45 anos, com dor no hipocôndrio direito. **A.** Corte axial e longitudinal; **B.** Corte longitudinal. US demonstra cálculo impactado no infundíbulo da vesícula biliar (cabeça de seta). Vesícula biliar sobredistendida de paredes espessadas, compatível com colecistite aguda (seta).

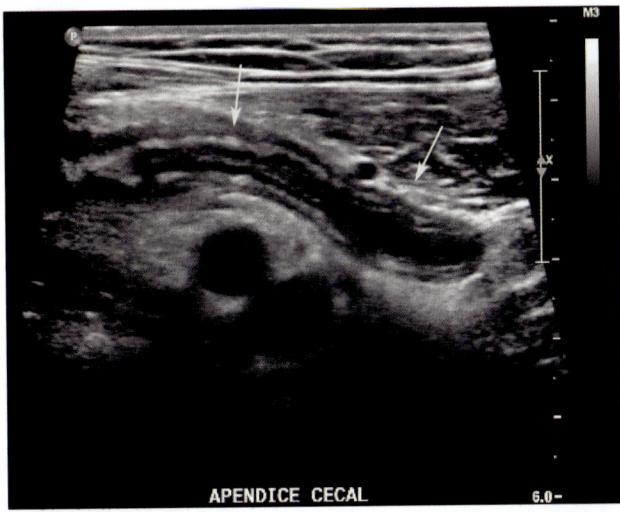

Figura 187.8 Paciente do sexo masculino, 16 anos, com dor na fossa ilíaca direita. US demonstra apêndice de calibre aumentado, paredes espessadas, com aumento da ecogenicidade dos tecidos adjacentes (setas), compatível com apendicite aguda.

Pacientes obesos ou com gases abdominais em excesso podem representar um desafio na avaliação ultrassonográfica por aumento da atenuação do feixe sonoro, que reduz a sensibilidade do método.

TOMOGRAFIA COMPUTADORIZADA (TC)

A tomografia computadorizada, com ou sem meio de contraste venoso, é o método de imagem mais importante na avaliação abdominal por sua alta sensibilidade, especificidade e acurácia diagnóstica nos diversos cenários clínicos. A TC é indicada para caracterização das lesões sólidas nos diversos órgãos (Figuras 187.9 a 187.11). É o padrão ouro para investigação de cálculos urinários. É também o principal método de imagem para avaliação de dor abdominal na emergência, fazendo diagnóstico diferencial entre colecistite, pancreatite (Figura 187.12), diverticulite, apendicite (Figura 187.13), pielonefrite e suas complicações; síndromes

isquêmicas abdominais; obstruções intestinais (Figura 187.14); perfurações de vísceras ocas. Apresenta baixa sensibilidade para detecção de colelitíase e coledocolitíase.

Para avaliação do estômago e intestino delgado, há necessidade de distensão com contraste oral neutro. A TC tem baixa capacidade de diferenciação tecidual na pelve, estando a US e a RM mais indicadas para estudo dessas estruturas.

No contexto de trauma, a realização da TC permite diagnosticar cenários de maior gravidade, auxiliando na estratificação de risco dos pacientes (Figura 187.15). Na imagem oncológica, tem papel fundamental no diagnóstico e estadiamento tumoral, bem como na avaliação da resposta ao tratamento (Figuras 187.16 e 187.17). Cabe destacar que, por se tratar de um exame com radiação ionizante, os cuidados com o uso racional da dose de radiação devem ser sempre contemplados. Quanto mais jovem, maior a susceptibilidade do indivíduo à dose de radiação. São vantagens da TC sua ampla disponibilidade, o custo moderado, a rapidez de aquisição da imagem, podendo ser utilizada mesmo em pacientes instáveis no contexto da emergência, pacientes claustrofóbicos e com dificuldade de apneia.

RESSONÂNCIA MAGNÉTICA (RM)

A ressonância magnética não utiliza radiação ionizante. A imagem de RM é formada a partir de um aparelho com intenso campo magnético, um poderoso ímã, que modifica o alinhamento dos prótons de água do nosso corpo. O aparelho de RM é menos disponível, mais caro e o exame é mais demorado, exigindo radiologista com mais formação e experiência. Além disso, é mais susceptível a artefatos de movimento respiratório, de movimento em geral, de peristalse, e a próteses metálicas. A RM do abdome e pelve dura em média 40 minutos, contra menos de 10 minutos de uma TC nessas regiões.

A RM apresenta como vantagem a melhor capacidade de caracterização tecidual e a avaliação metabólica e funcional, multiparamétrica. A sequência ponderada em difusão aumenta a sensibilidade para detecção de lesões de alta celularidade, como lesões neoplásicas e lesões com viscosidade

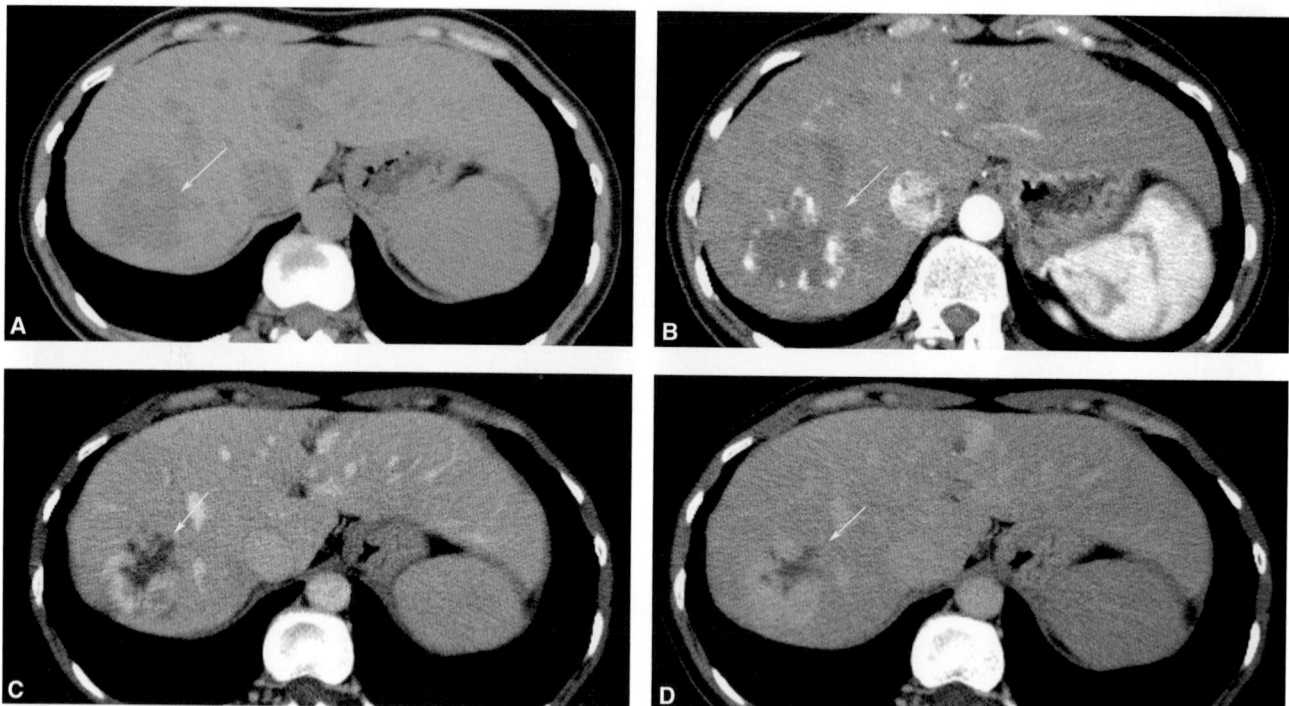

Figura 187.9 Paciente do sexo feminino, 35 anos, para caracterização de nódulo hepático visto na US. TC com cortes das aquisições pré-contraste (**A**), arterial (**B**), portal (**C**) e equilíbrio (**D**) demonstram nódulo hepático com realce globuliforme, periférico e progressivo por meio de contraste, com início na fase arterial, com tendência ao preenchimento progressivo, compatível com hemangioma (setas).

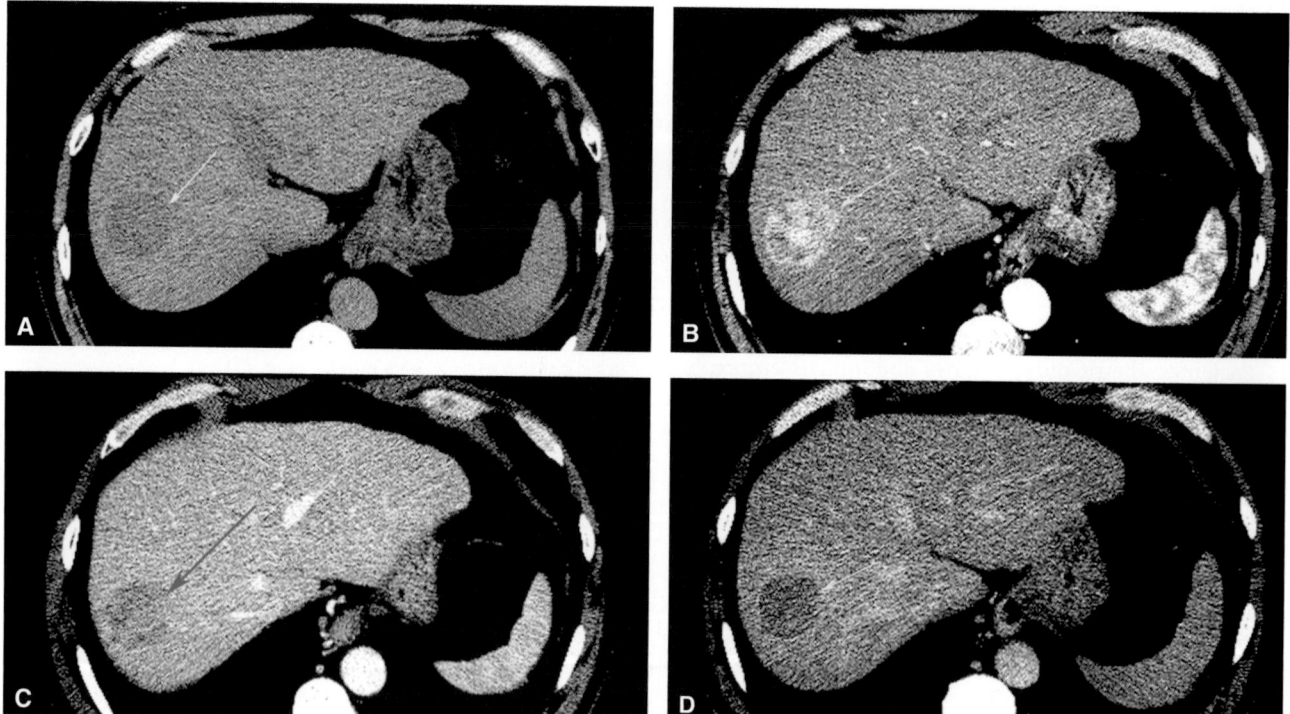

Figura 187.10 Paciente do sexo masculino, 53 anos, portador de hepatite C, em avaliação de nódulo identificado em US de rastreamento. TC com cortes das aquisições pré-contraste (**A**), arterial (**B**), portal (**C**) e equilíbrio (**D**) demonstram nódulo hepático (setas) com hiperrealce na fase arterial, com lavagem nas fases portal e tardia e cápsula na fase tardia no lobo direito, compatível com carcinoma hepatocelular (CHC).

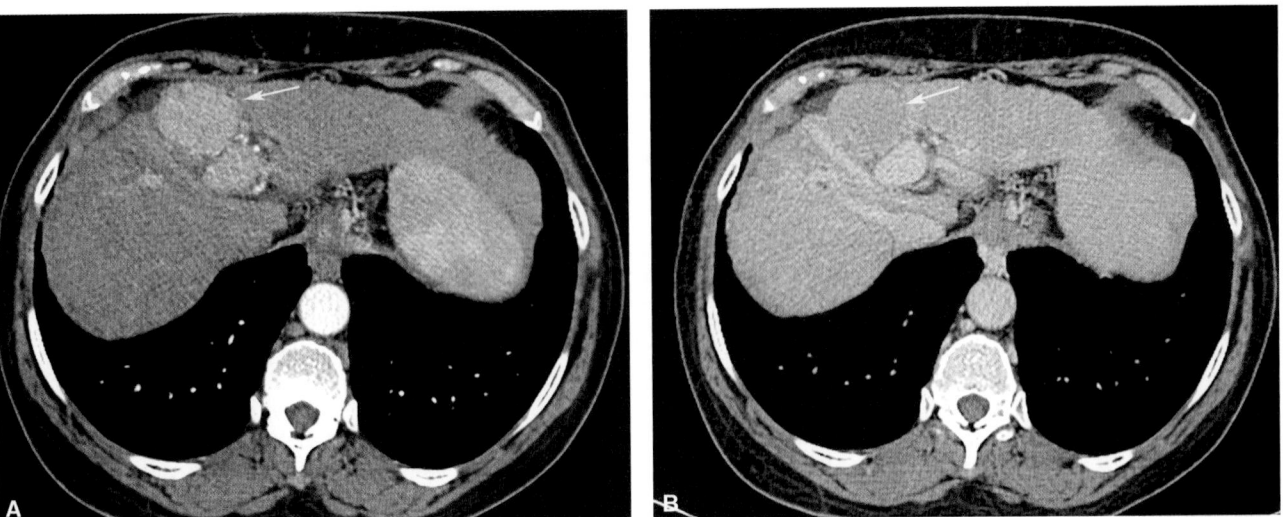

Figura 187.11 Paciente do sexo masculino, 57 anos, com cirrose por vírus C. TC nas fases arterial (**A**) e portal (**B**) demonstra sinais de hepatopatia crônica e nódulo hipervascular com lavagem e cápsula no segmento IV (seta), consistente com carcinoma hepatocelular (CHC).

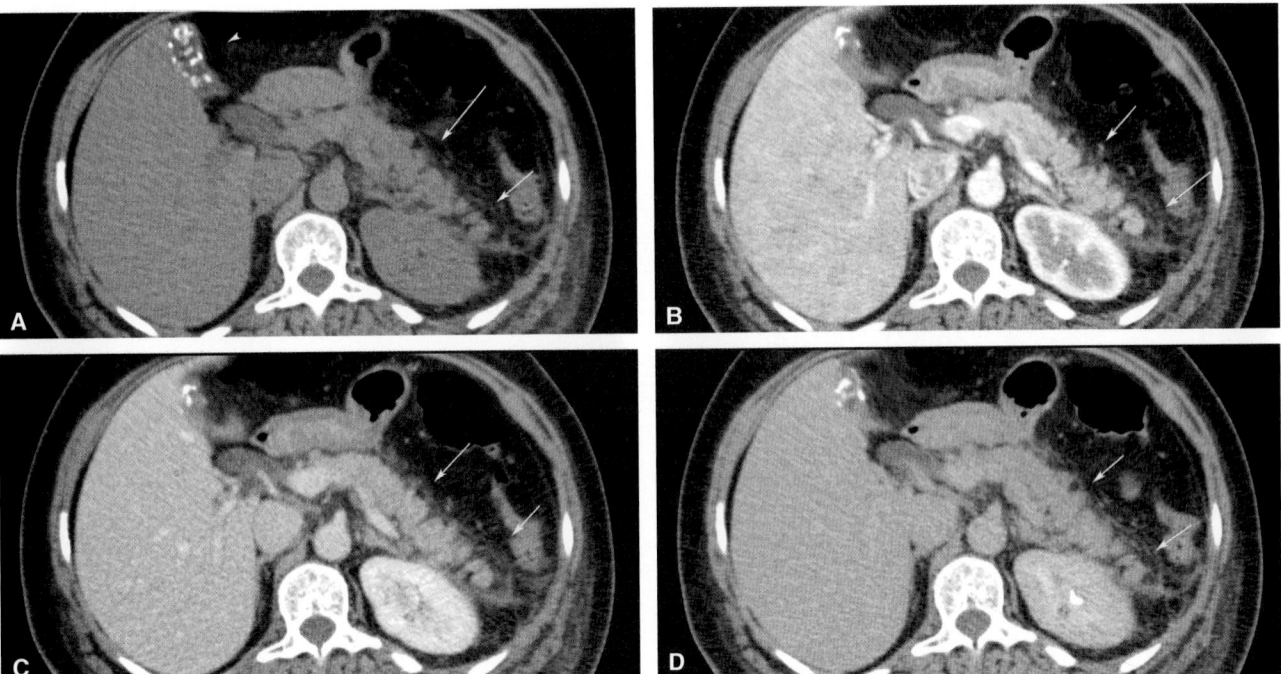

Figura 187.12 Paciente do sexo masculino, 48 anos, com dor abdominal em barra. TC com cortes das aquisições pré-contraste (**A**), arterial (**B**), portal (**C**) e equilíbrio (**D**) demonstra densificação da gordura peripancreática no nível do corpo e cauda (setas), compatível com pancreatite aguda. Microcálculos são vistos na vesícula biliar (cabeça de seta – **A**).

aumentada, como abscessos. A RM detecta e quantifica precisamente a esteatose hepática e doenças de depósito de ferro no fígado, como as hemocromatoses (Figura 187.18). É um método de solução de dúvidas que surgem na TC, como caracterização de lesões hepáticas focais no fígado cirrótico e não cirrótico (Figura 187.19) ou no contexto oncológico. Também é melhor para caracterizar lesões das vias biliares, como estadiamento de colangiocarcinomas (Figura 187.20) e para caracterizar e fazer o seguimento de lesões císticas pancreáticas.

A RM tem excelente capacidade de caracterização tecidual na pelve e é o exame de escolha para estadiamento das neoplasias de colo de útero (Figura 187.21), endométrio, próstata (Figura 187.22), bexiga, reto (Figura 187.23) e canal anal. Também é o exame de escolha para avaliação de fístula perianal, adenomiose, endometriose (Figura 187.24) e leiomiomatose uterina volumosa.

Na RM, há a possibilidade de usar o contraste hepatoespecífico, que ajuda na diferenciação entre hiperplasia nodular focal (Figura 187.25) e adenoma, na detecção de metástases hepáticas pequenas, de hepatocarcinoma precoce, assim como na avaliação de fístulas biliares e na avaliação da função hepática em fígados cirróticos e não cirróticos. Outra possibilidade é o uso da elastografia por RM, um método

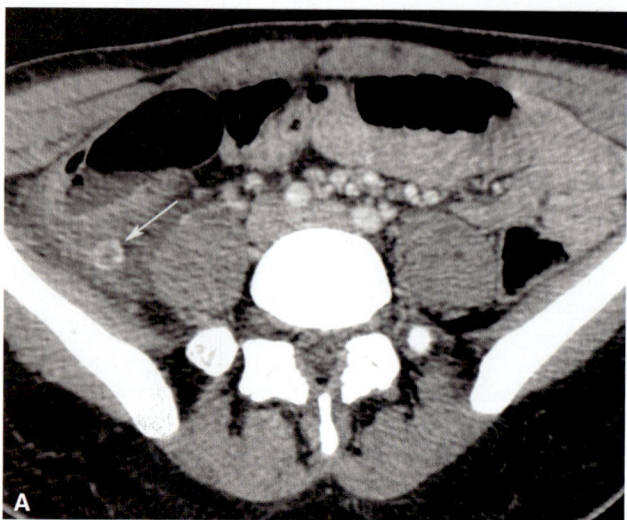

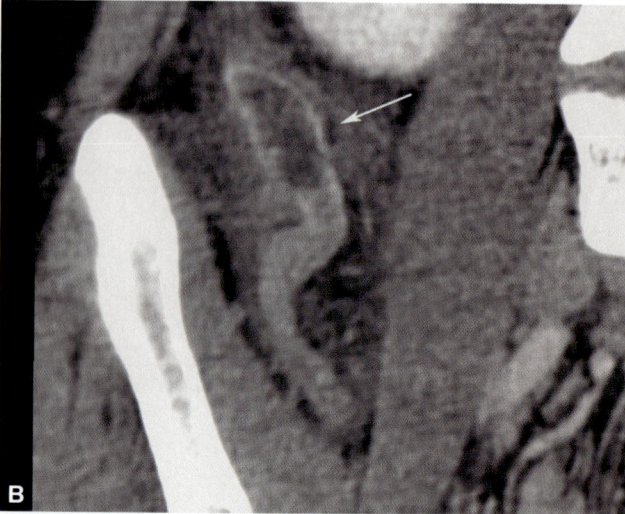

Figura 187.13 Paciente do sexo masculino, 20 anos, com dor na fossa ilíaca direita. TC, corte axial (**A**) e zoom da reformatação coronal (**B**) da fase venosa do exame demonstram apêndice de calibre aumentado no terço distal, com paredes espessadas, associado à densificação dos tecidos adjacentes (setas), compatível com apendicite aguda.

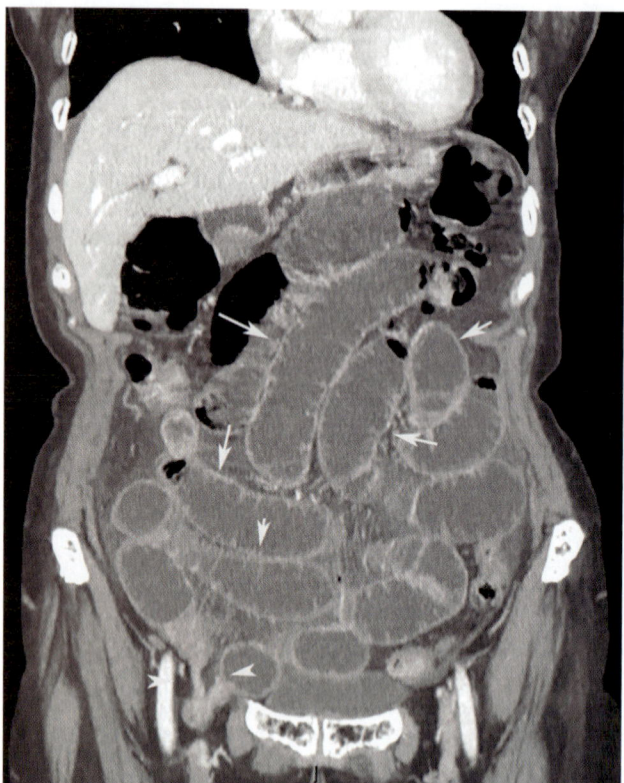

Figura 187.14 Paciente do sexo feminino, 65 anos, dor e distensão abdominal. Reformatação coronal da TC de abdome na fase venosa demonstra hérnia inguinal direita (cabeças de seta) determinando acentuada distensão líquida e gasosa das alças intestinais delgadas (setas), indicando oclusão.

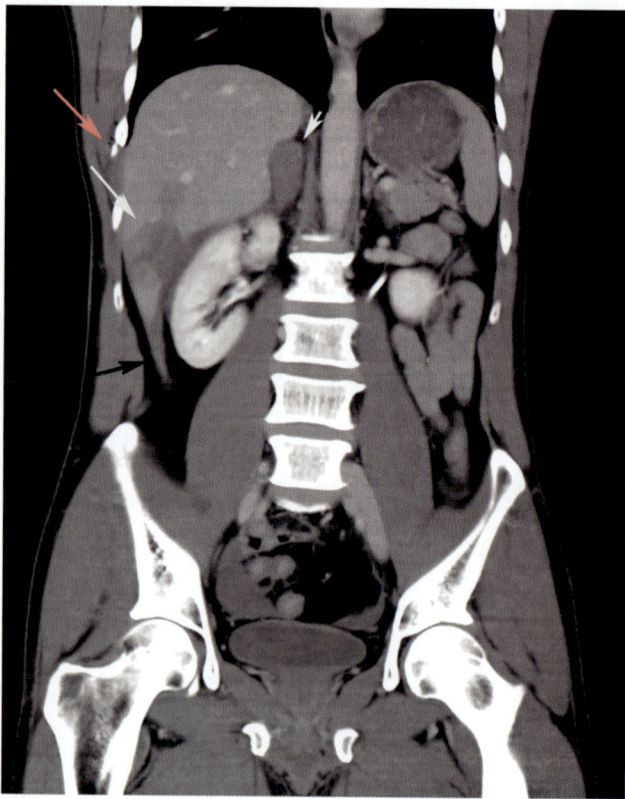

Figura 187.15 Paciente do sexo masculino, 37 anos, vítima de trauma automobilístico. Reformatação coronal de TC de abdome total na fase venosa. Laceração profunda no lobo hepático direito (seta branca), hematoma na adrenal direita (cabeça de seta branca), líquido livre peri-hepático (cabeça de seta vermelha) e fratura no 10º arco costal direito (seta preta).

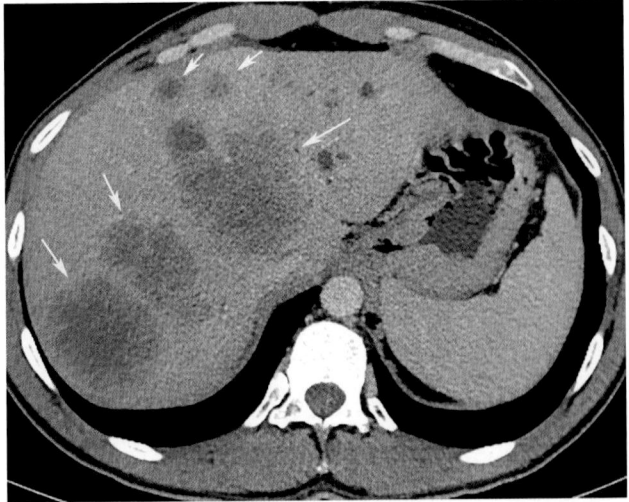

Figura 187.16 Paciente do sexo feminino, 69 anos, com diagnóstico de neoplasia de cólon em estadiamento. Corte axial da TC de abdome na fase venosa demonstra múltiplos nódulos hipovasculares amplamente distribuídos em ambos os lobos consistentes com metástases (setas).

que avalia a rigidez hepática, que traduz inflamação e fibrose, diretamente relacionadas com o prognóstico da doença hepática difusa (Figura 187.26).

INVESTIGAÇÃO POR IMAGEM
Abdome agudo
Abdome agudo é todo estado de dor abdominal aguda, súbita, na ausência de eventos traumáticos, para o qual é necessária avaliação e intervenção, clínica ou cirúrgica.

Incidência e prevalência
É uma condição bastante prevalente, correspondendo a 10% dos atendimentos de urgência/emergência.

Diagnóstico
A rotina de abdome agudo (radiografia frontal do tórax e radiografias simples do abdome em decúbito dorsal e ortostase) foi tradicionalmente utilizada como exame inicial para investigação diagnóstica pelo baixo custo e disponibilidade. No entanto, mesmo no cenário de melhor *performance* do método,

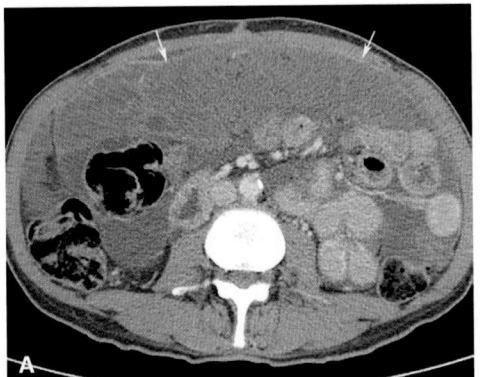
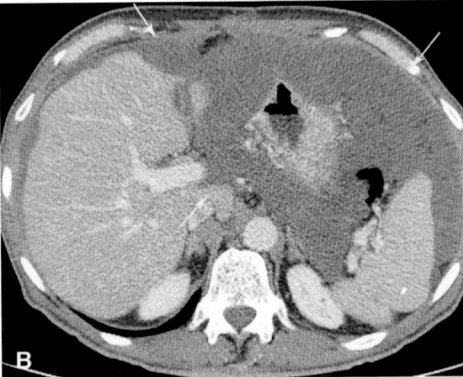
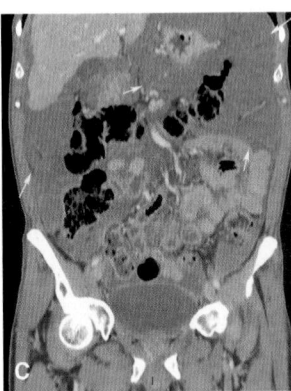

Figura 187.17 Paciente do sexo masculino, 40 anos, com pseudomixoma peritoneal. TC de abdome com cortes axiais da fase venosa (**A, B**) e reformatação no plano coronal (**C**) demonstra líquido livre intraperitoneal e múltiplas lesões hipovasculares peritoneais amplamente distribuídas (setas), que exercem compressão extrínseca nos órgãos, com deslocamento das alças e lobulações dos contornos hepático e esplênico.

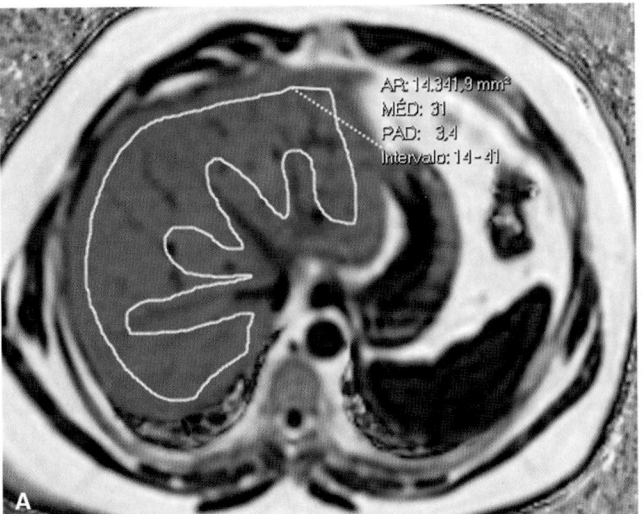
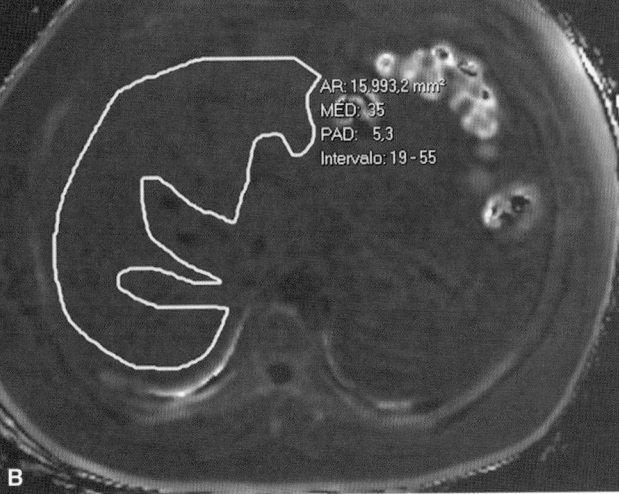

Figura 187.18 Paciente do sexo feminino, 39 anos, em investigação de doença hepática gordurosa não alcoólica. Mapas de fração de gordura (**A**) e de R2* (**B**) hepáticos para quantificação de esteatose e depósito de ferro hepático. Fração de gordura hepática de 31%, compatível com esteatose acentuada (**A**) e R2* 35 Hz (**B**) compatível com ausência de depósito de ferro.

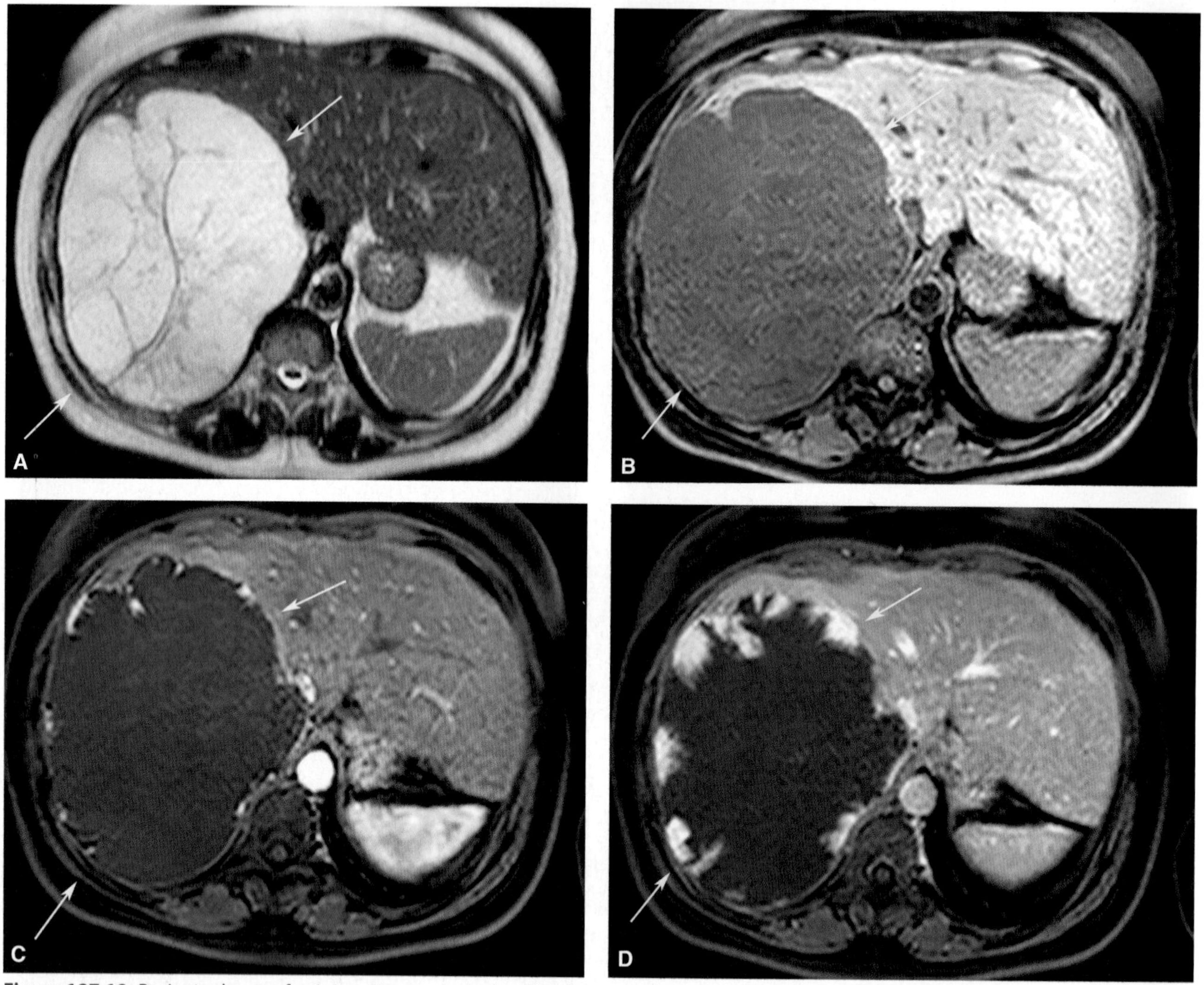

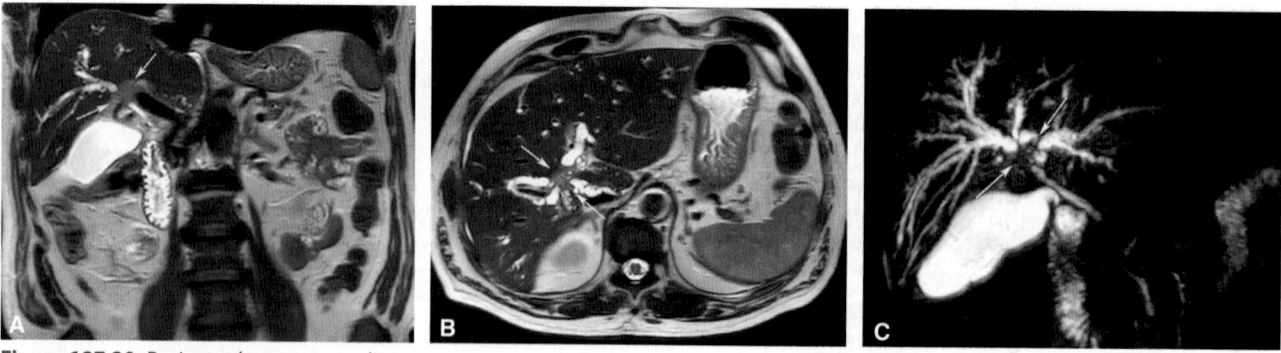

Figura 187.19 Paciente do sexo feminino, 53 anos, lesão focal hepática a esclarecer na US. RM na ponderação T2 (**A**), T1 pré-contraste (**B**), T1 fase arterial (**C**) e T1 fase tardia (**D**) demonstra volumosa lesão (setas) com hipersinal em T2, realce globuliforme, periférico e progressivo, pelo meio de contraste, compatível com hemangioma.

Figura 187.20 Paciente do sexo masculino, 73 anos, com síndrome ictérica. RM na ponderação T2 coronal (**A**), axial (**B**) e colangio RM (**C**) demonstram lesão neoplásica na confluência das vias biliares (setas), determinando dilatação das vias biliares a montante, achado compatível com colangiocarcinoma peri-hilar (Klatskin).

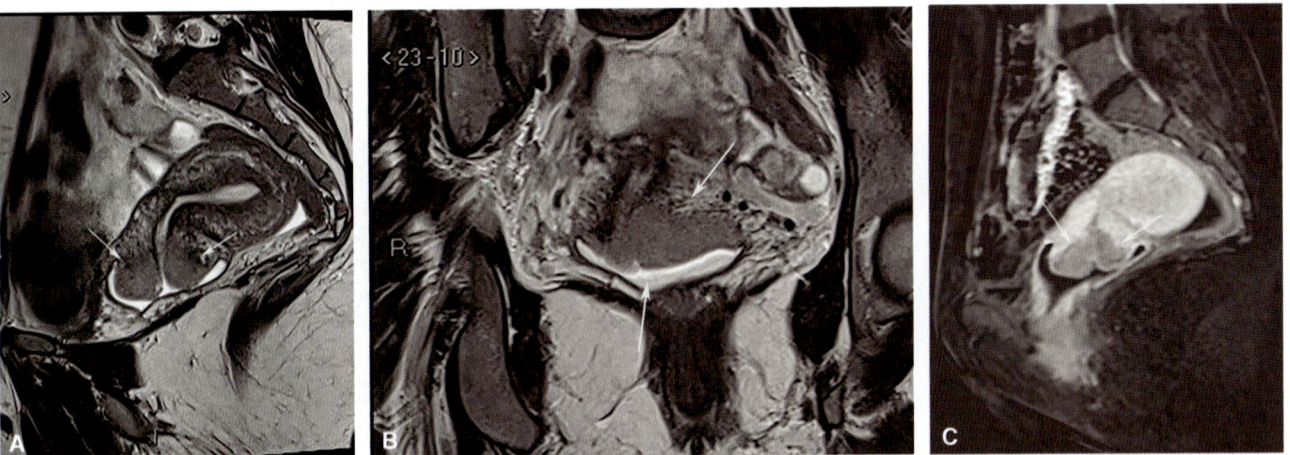

Figura 187.21 Paciente do sexo feminino, 27 anos, com neoplasia de colo uterino. RM de estadiamento nas ponderações T2 sagital (**A**), coronal (**B**) e T1 pós-contraste sagital (**C**). Lesão infiltrativa no colo uterino (setas) com extensão lateral esquerda para o paramétrio/paracolpo.

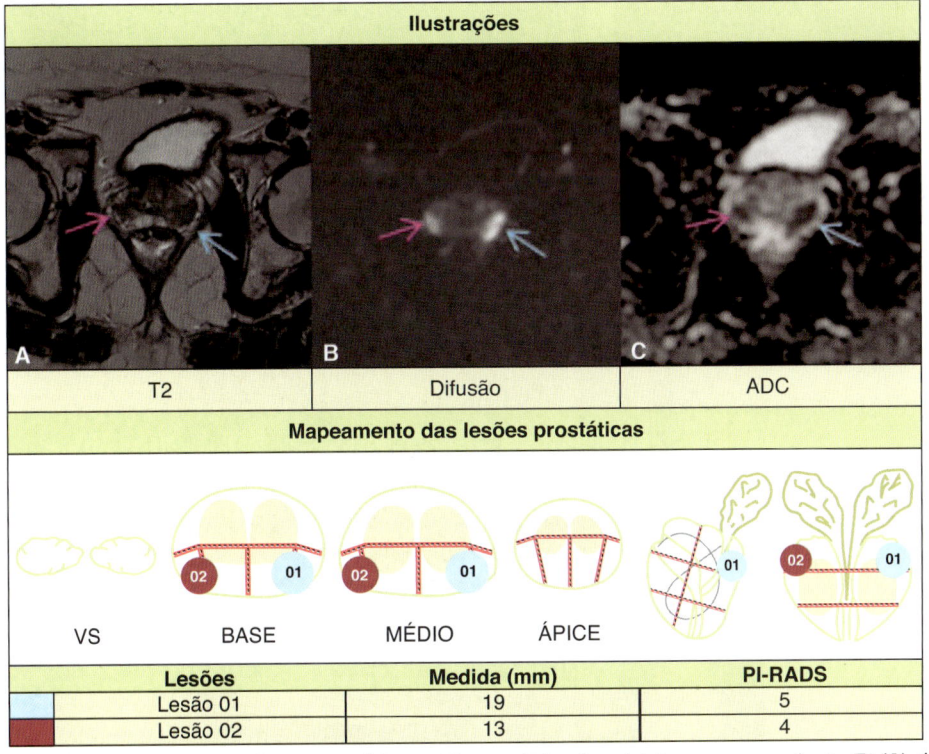

Figura 187.22 Ilustração que compõe a ressonância magnética multiparamétrica da próstata, com as sequências T2 (**A**), difusão (**B**) e ADC (**C**). Duas lesões com hipossinal em T2, alto sinal na difusão e baixo sinal no mapa de ADC (restrição à difusão), com alta probabilidade de neoplasia prostática clinicamente significante na zona periférica, demonstradas pelas setas rosa (PI-RADS 4) e azul (PI-RADS 5).

como em quadros de abdome agudo obstrutivo e perfurativo, há baixa concordância interobservador e sensibilidade baixa, em torno dos 49% para detecção de obstrução intestinal e de 51% para identificação de pneumoperitôneo.[1]

Considerando que o atraso diagnóstico pode implicar maior índice de complicações clínicas e operatórias, sugere-se que a TC seja o método de eleição no abdome agudo. A utilização de contraste pode ser dispensada em alguns diagnósticos, como na avaliação de ureterolitíase. Por outro lado, na investigação de abdome agudo inflamatório, como na diverticulite aguda, pancreatite aguda e apendicite aguda, o uso de contraste pode trazer informações adicionais, como na detecção de complicações.[2]

A ultrassonografia tem papel de destaque na avaliação de dor no quadrante superior direito, pela alta acurácia no diagnóstico de colecistite aguda, complicações relacionadas à impactação de cálculo biliar, como na síndrome de Mirizzi e na coledocolitíase. Ainda, permite a confirmação de condições inflamatórias no paciente pediátrico, auxiliando em diagnósticos diferenciais muitas vezes clinicamente desafiadores, como na adenite mesentérica, apendicite aguda e gastrenterites.

A ressonância magnética é reservada para casos em que há contraindicação para a realização do estudo tomográfico ou quando se privilegia a realização de exames sem o uso de radiação ionizante, como em gestantes ou nos pacientes

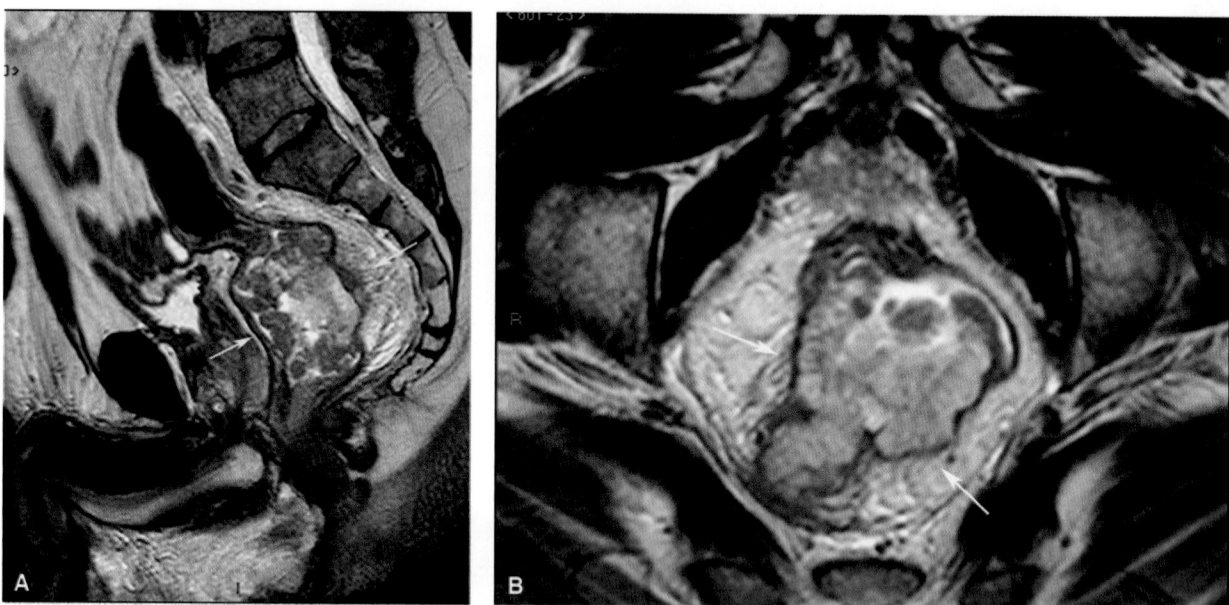

Figura 187.23 Paciente do sexo masculino, 63 anos, com neoplasia de reto recentemente diagnosticada, para estadiamento local por RM. RM da pelve na ponderação T2 nos planos sagital (**A**) e axial (**B**) demonstram espessamento parietal semicircunferencial do reto nos terços médio e distal (setas). Nesse caso, há invasão da gordura perirretal e invasão da fáscia mesorretal posterior direita (topografia de 7 horas).

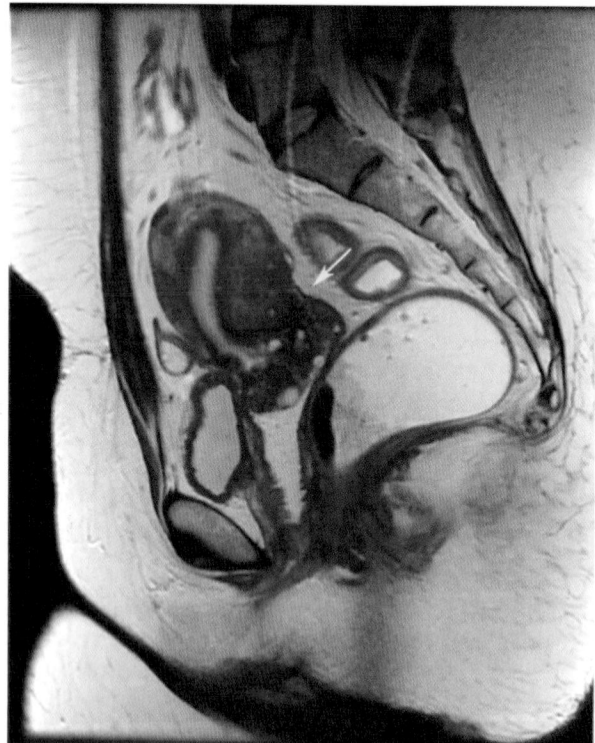

Figura 187.24 Paciente do sexo feminino, 35 anos, com dor pélvica crônica. RM na ponderação T2 (sagital). Lesão endometriótica profunda infiltrativa na região retrocervical, com baixo sinal em T2, com glândulas endometriais ectópicas de permeio se estendendo até o miométrio, o fórnix vaginal posterior e os ligamentos uterossacros.

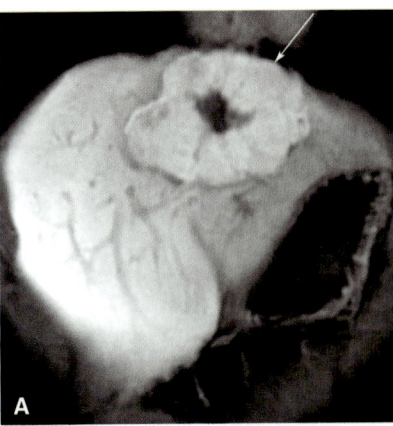
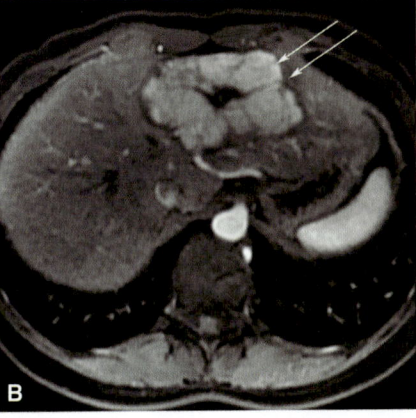
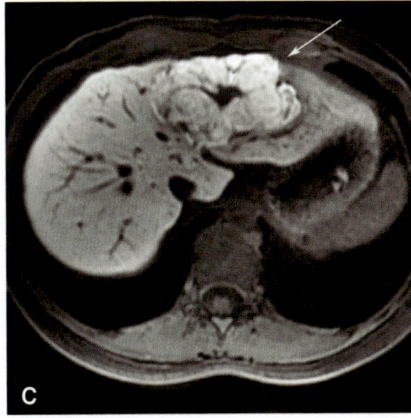

Figura 187.25 Paciente do sexo feminino, 40 anos, fez RM com contraste hepatobiliar para esclarecer lesão hepática. RM do abdome com fase hepatobiliar (**A**, **C**) e fase arterial (**B**). Lesão bem definida com hiper-realce arterial homogêneo (seta dupla), com hiper-realce na fase hepatobiliar (seta) e com cicatriz central não realçada pelo contraste (seta), compatível com hiperplasia nodular focal.

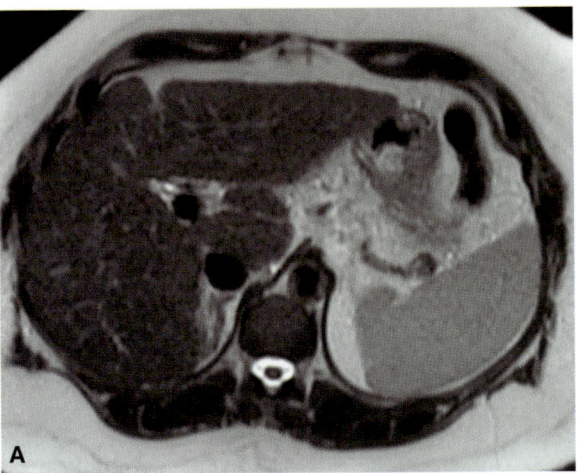
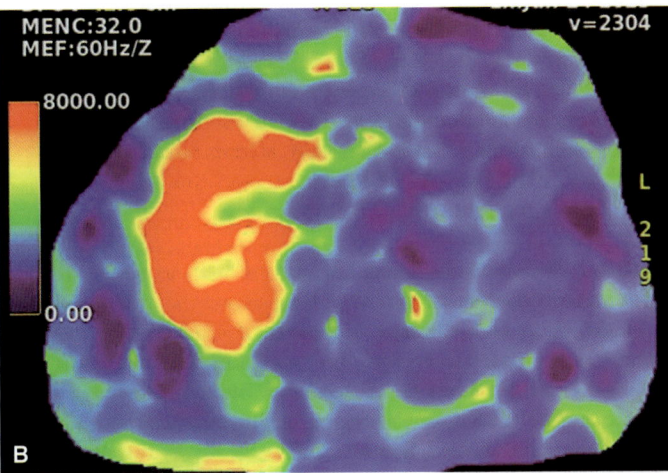

Figura 187.26 RM-elastografia de paciente de 51 anos portadora de esteatohepatite não alcoólica. Imagem ponderada em T2 (**A**) evidenciando sinais de hepatopatia crônica, caracterizados por redução volumétrica do parênquima hepático, contorno microlobulado e sinal heterogêneo. A presença de esplenomegalia homogênea sugere hipertensão portal associada. Mapa multiparamétrico (**B**) mostrando em escala de cores o aumento difuso da rigidez hepática, caracterizado pelo predomínio de áreas em vermelho no parênquima hepático, e cuja quantificação favorece a presença de fibrose hepática, compatível com F4.

pediátricos. A avaliação de condições inflamatórias agudas, como apendicite aguda (Figura 187.27), diverticulite aguda ou pielonefrite aguda pode ser realizada pela RM de forma segura para o feto. A RM também auxilia na avaliação de lesões agudas relacionadas ao trato biliar, em que a avaliação ultrassonográfica foi limitada ou duvidosa (Figura 187.28).

Diagnóstico diferencial

Diferentes etiologias podem estar associadas ao abdome agudo: vasculares, inflamatórias, infecciosas, tumorais. A setorização abdominal por quadrantes é um recurso bastante utilizado para uma avaliação mais sistemática do diagnóstico diferencial do abdome agudo (Figura 187.29).

Trauma

Pacientes com trauma abdominal precisam ser avaliados inicialmente com muita rapidez para exclusão de hemorragias ameaçadoras à vida por meio de exame físico direcionado, avaliação do mecanismo do trauma e exame ultrassonográfico à beira do leito.[3] A rapidez e uma ótima coordenação de

equipe tem repercussão favorável e impacto prognóstico positivo. Os demais exames de imagem têm um papel importante nas urgências, auxiliando na conduta rápida e assertiva.

Incidência e prevalência

O trauma é um problema relevante de saúde pública. Mais de um milhão de acidentes são registrados por ano no Brasil, estimando-se pelo menos 40 mil óbitos e 370 mil feridos. É a principal causa de morte de indivíduos com menos de 45 anos. Considerando-se que a maior parte das mortes decorre por choque hipovolêmico, a avaliação abdominal por imagem é central na detecção rápida e confiável de sangramento intracavitário.

Diagnóstico

Para a vítima de traumatismo clinicamente instável e sem condições de remoção para o ambiente de TC, deve-se optar pela rota mais segura. Inicialmente deve ser realizada avaliação no leito de urgência, com ênfase na exclusão de hemorragia intracavitária abdominal. O uso do POCUS (Point of Care Ultrasound) é opção para a aquisição, interpretação e

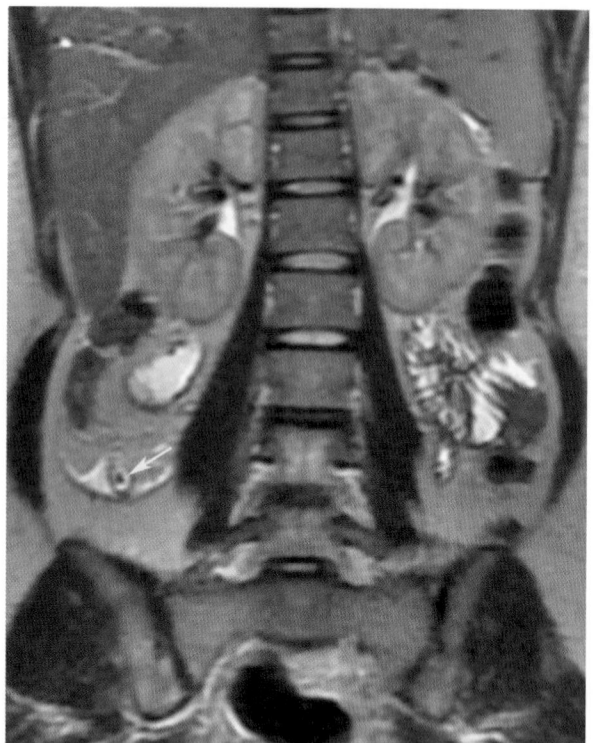

Figura 187.27 Paciente do sexo feminino, 20 anos, gestante de 20 semanas com dor na fossa ilíaca direita. RM, corte coronal ponderado em T2 demonstra apêndice de calibre aumentado (seta), com paredes espessadas e apendicolito na sua luz, além de líquido adjacente, indicando apendicite aguda.

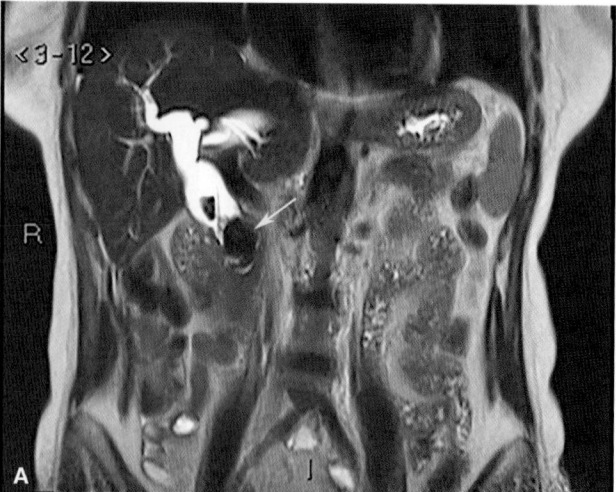

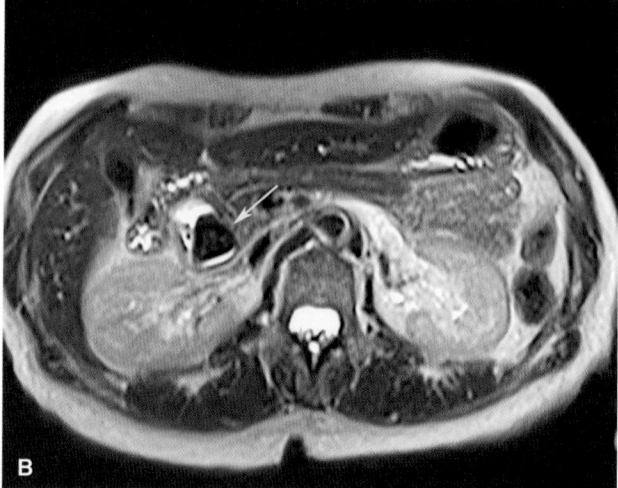

Figura 187.28 Paciente do sexo feminino, 53 anos, com síndrome ictérica. RM na ponderação T2 coronal (**A**) e axial (**B**) demonstra cálculo no colédoco distal (seta), determinando acentuada dilatação das vias biliares a montante.

integração clínica imediata de informações à beira do leito de forma não limitada à especialidade, protocolo ou órgão.[3] É um conceito que se aplica no cenário de urgência para avaliação de condições pontuais e tomada rápida de conduta.

O protocolo FAST (focused assessment with sonography in trauma) foi desenhado para detecção de hemoperitônio e hemopericárdio com alta sensibilidade e especificidade, ainda maior em pacientes instáveis e, portanto, com maior probabilidade de pré-teste positivo. Em mãos experientes, esse protocolo é realizado em menos de 5 minutos. Seu uso reduz o tempo para intervenção cirúrgica, tempo de internação e necessidade de TC e de punção intracavitária.[4] Em caso de rastreio negativo ou indeterminado, e se houver alta suspeita clínica de hemorragia intracavitária, procede-se à aspiração peritoneal diagnóstica.[5] Uma outra estratégia para redução dos falso-negativos é a realização seriada do exame, sem prejuízo ao paciente por se tratar de método de imagem sem radiação ionizante.

O protocolo FAST, caso positivo em pacientes estáveis, pode antecipar uma piora clínica, favorecendo a instituição precoce de condutas relevantes, como transfusão sanguínea e expansão volêmica mais agressiva.

Para pacientes candidatos a TC, no entanto, algumas *guidelines* sugerem que o FAST não precisa ser realizado. A TC tem alta sensibilidade e especificidade para detecção de lesões intra-abdominais, permitindo a detecção de pequenos volumes de líquido intraperitoneal com menor tempo de investigação e diagnóstico em um único exame. No trauma, deve-se realizar TC com contraste venoso para avaliação de rupturas de vísceras e lesões vasculares. O tratamento cirúrgico não deve ser retardado para a realização de exames de imagem, considerando que, nesse tipo de paciente, o tempo de sangramento aumentará sem modificação dos achados positivos.

A TC com contraste venoso traz ainda o benefício de permitir a avaliação da gravidade da lesão de vísceras sólidas e ocas, auxiliando no planejamento do tratamento e na condução clínica, separando os pacientes candidatos a tratamento conservador, com lesões menores, daqueles que demandam tratamento cirúrgico.

Diagnóstico diferencial

O principal desafio da caracterização de hemoperitônio pelo FAST é sua sensibilidade, pois é necessário um volume intracavitário significativo para a detecção por esse protocolo. Pacientes com hemorragia e coágulos intracavitários podem ter uma avaliação limitada, com resultados falso-negativos. Além disso, o exame não é acurado para avaliação de sangramento retroperitoneal.

Lesões focais e difusas no fígado

A caracterização por imagem de lesões hepáticas focais e difusas no fígado é essencial para a condução clínica, posto

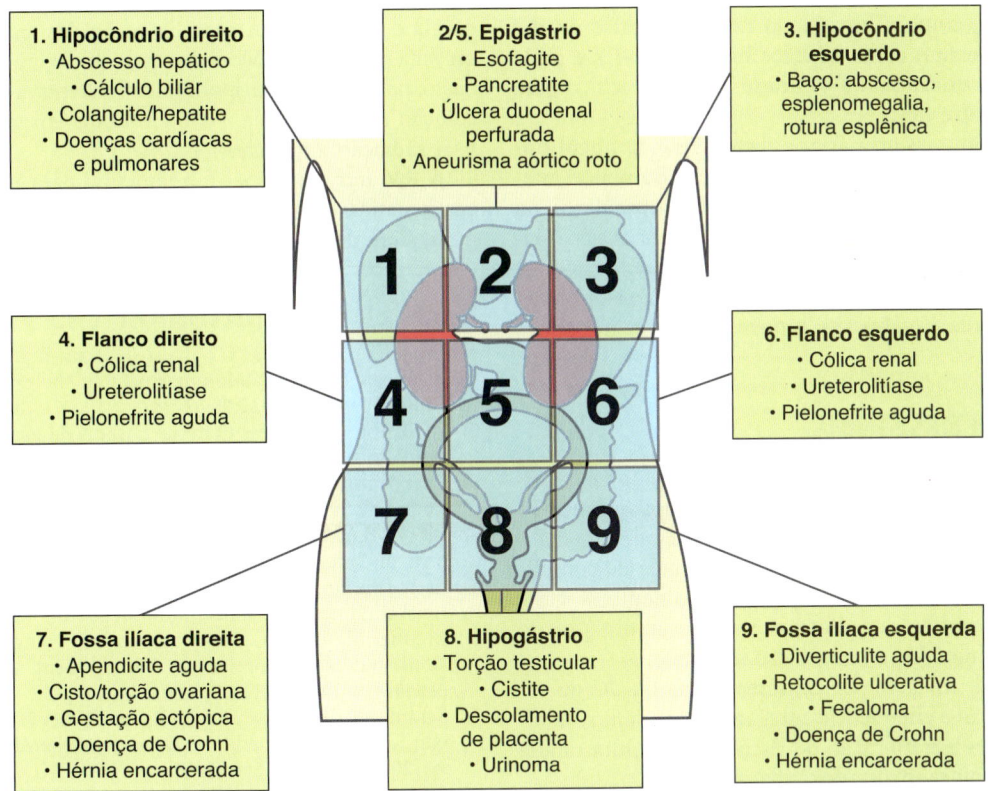

1. Hipocôndrio direito
• Abscesso hepático
• Cálculo biliar
• Colangite/hepatite
• Doenças cardíacas e pulmonares

2/5. Epigástrio
• Esofagite
• Pancreatite
• Úlcera duodenal perfurada
• Aneurisma aórtico roto

3. Hipocôndrio esquerdo
• Baço: abscesso, esplenomegalia, rotura esplênica

4. Flanco direito
• Cólica renal
• Ureterolitíase
• Pielonefrite aguda

6. Flanco esquerdo
• Cólica renal
• Ureterolitíase
• Pielonefrite aguda

7. Fossa ilíaca direita
• Apendicite aguda
• Cisto/torção ovariana
• Gestação ectópica
• Doença de Crohn
• Hérnia encarcerada

8. Hipogástrio
• Torção testicular
• Cistite
• Descolamento de placenta
• Urinoma

9. Fossa ilíaca esquerda
• Diverticulite aguda
• Retocolite ulcerativa
• Fecaloma
• Doença de Crohn
• Hérnia encarcerada

Figura 187.29 Divisão didática das regiões abdominais por quadrantes.

que lesões focais incidentais podem representar achados benignos, muito prevalentes e sem relevância clínica, como os hemangiomas hepáticos, até lesões significativas, como abscessos e metástases. Pacientes com doenças hepáticas difusas também têm indicação de imagem para quantificação de esteatose e de depósito de ferro, que podem estar presentes nos pacientes com síndrome metabólica, doença hepática gordurosa não alcoólica do fígado (DHGNA) e nas hemocromatoses.

Incidência e prevalência

As lesões hepáticas focais benignas têm alta prevalência: os cistos hepáticos ocorrem em 5 a 14% da população. O hemangioma hepático é o tumor benigno mais comum no sexo feminino. Outras lesões hepatocelulares também apresentam alta prevalência, como hiperplasia nodular focal e adenoma hepático. Diagnósticos diferenciais mais raros também podem ser avaliados por métodos de imagem seccionais. As lesões hepáticas focais podem ser primárias ou secundárias. As metástases hepáticas são as lesões mais frequentes no fígado, como, por exemplo, por disseminação hematogênica de neoplasias de cólon, mama ou pâncreas.

Em relação às lesões hepáticas difusas, os exames de imagem permitem a caracterização de depósito de gordura e ferro no parênquima hepático. A DHGNA é considerada uma epidemia mundial, afetando mais de 25% da população adulta, e está relacionada a diabetes e obesidade. Contribui de forma crescente para o aumento de doenças hepáticas difusas com necessidade de transplante, pela associação com inflamação crônica e fibrose, nos casos de esteato-hepatite não alcoólica (NASH) e na hepatopatia crônica, com aumento potencial do risco para hepatocarcinoma.

Diagnóstico

A US usualmente é a porta de entrada dos pacientes que têm lesões hepáticas focais detectadas em investigações de rotina, porém, é um método de baixa especificidade para caracterização dessas lesões. Portanto, são necessários exames adicionais, seja US com contraste de microbolhas, exame ainda pouco disponível, ou métodos seccionais como TC e RM com contraste.

A TC e a RM com contraste demonstram alta sensibilidade e especificidade na caracterização de lesões focais e na diferenciação entre etiologia benigna e maligna, com um desempenho levemente melhor da RM, por conta de sua maior resolução tecidual, das diversas sequências, com destaque para a sequência funcional ponderada em difusão, que apresenta alta sensibilidade para detecção de lesões de alta celularidade, principalmente malignas.

Outro benefício da RM é a avaliação multiparamétrica nas hepatopatias difusas. É possível quantificar o grau de fibrose no parênquima hepático de forma não invasiva usando a elastografia por RM, com a vantagem de se avaliar grande parte do parênquima, minimizando possíveis vieses de amostra.

A TC e a RM com contraste venoso também são os métodos de escolha para detecção, caracterização e seguimento evolutivo das lesões hepáticas malignas, primárias ou secundárias.

Diagnóstico diferencial

A TC e a RM contrastadas permitem diferenciar lesões hepáticas benignas e lesões malignas primárias e secundárias. Cada lesão hepática apresenta um padrão de realce distinto no estudo dinâmico. As lesões hepáticas císticas não apresentam realce. O hemangioma hepático apresenta realce típico periférico globular e centrípeto. Outros tumores benignos hepatocelulares, como a hiperplasia nodular focal e o adenoma, se apresentam como nódulos hipervasculares e pode ser necessária a utilização do contraste hepatoespecífico para diferenciação entre eles.

As lesões malignas primárias e secundárias também podem ser diferenciadas por meio do padrão de realce: metástases hepáticas podem ser hiper ou hipovasculares ou apresentar halo de realce, a depender do sítio primário. Hepatocarcinomas caracteristicamente exibem hiper-realce em fase arterial e lavagem tardia. Colangiocarcinomas, por sua vez, são tumores usualmente hipovasculares, com realce progressivo.

CONSIDERAÇÕES FINAIS

O abdome agudo apresenta etiologias distintas, que necessitam de avaliação por imagem. Os dois métodos de imagem que merecem destaque são a TC e a US. A TC permite diagnóstico rápido e assertivo, diminuindo a chance de complicações por retardo no diagnóstico e no tratamento. A US é importante nos pacientes pediátricos e nas gestantes, quando são preferidos métodos sem radiação ionizante.

Procotolos de imagem por US direcionada ou TC no cenário de urgência e emergência agregam valor e têm resultados positivos na estratificação de risco e na conduta rápida em pacientes politraumatizados.

A avaliação de lesões hepáticas focais e difusas por imagem é parte imprescindível na caracterização e no seguimento de pacientes. O exame inicial deve ser a US mais barata e disponível. A caracterização das lesões focais pode ser feita por TC ou RM, devendo-se preferir a TC pelo menor custo, pela rapidez e disponibilidade. Reserva-se a RM para a solução de dúvidas da TC e em casos em que não se deve usar radiação ionizante.

A RM tem um papel fundamental para investigar doenças hepáticas difusas, como sobrecarga de ferro e de gordura, além de detectar fibrose.

REFERÊNCIAS BIBLIOGRÁFICAS

1. Fruauff A., Trepanier C., Shaish H., Luk L. Delays in imaging diagnosis of acute abdominal pain in the emergency setting. *Clinical Imaging.* 2022;90:32-38.
2. ACR Appropriateness Criteria. Disponível em https://www.acr.org/Clinical-Resources/ACR-Appropriateness-Criteria.
3. Díaz-Gómez J.L., Mayo P.H., Koenig S.J. Point-of-care ultrasonography. *N Engl J Med.* 2021;385:1593-1602.
4. Bloom B.A., Gibbons R.C. Focused Assessment with Sonography for Trauma. [Updated 2022 Jul 25]. In: StatPearls [Internet]. Treasure Island (FL): StatPearls Publishing; 2023. Disponível em: https://www.ncbi.nlm.nih.gov/books/NBK470479/.
5. Brenner M., Hicks C. Major Abdominal Trauma: Critical Decisions and New Frontiers in Management. *Emerg Med Clin North Am.* 2018;36(1):149-160.
6. Schima W., Koh D.M., Baron R. In: Hodler J, Kubik-Huch RA, von Schulthess GK, editors. Diseases of the Abdomen and Pelvis 2018-2021: Diagnostic Imaging - IDKD Book [Internet]. Chapter 17. Springer; 2018.
7. Sanyal A.J., M.D., Van Natta M.L et al. Prospective Study of Outcomes in Adults with Nonalcoholic Fatty Liver Disease. *N Engl J Med.* 2021;21;385(17):1559-1569.

Radiologia Básica do Tórax

Isabela Silva Muller • Danny Warszawiak • Marcel Koenigkam Santos •
Pedro Paulo Teixeira e Silva Torres

INTRODUÇÃO

A avaliação imagenológica do tórax pode ser realizada utilizando-se diversas metodologias, em especial radiografia (RX) (com múltiplas incidências possíveis), ultrassonografia (US), tomografia computadorizada (TC), angiotomografia computadorizada (AngioTC), ressonância magnética (RM), angiorressonância magnética (AngioRM) e tomografia por emissão de prótons acoplada à tomografia computadorizada (PET-TC). Cada um desses métodos apresenta acurácia variável para a resolução de dúvidas clínicas específicas, sendo que outros fatores (p. ex., a condição clínica do paciente e o contexto epidemiológico em que ele está inserido) também serão determinantes em sua escolha.

Usualmente, não há necessidade de usar métodos de imagem para avaliação do tórax em pacientes assintomáticos.[1] Na tabela 188.1 estão listadas algumas situações clínicas comuns e as indicações de métodos de imagem para sua avaliação.

A seguir encontram-se detalhados os principais aspectos anatômicos e as doenças mais frequentes referentes a parênquima pulmonar, cavidade pleural, compartimento mediastinal, vias aéreas centrais (traqueia e brônquios fonte), vasos da base, diafragma e parede torácica.

PARÊNQUIMA PULMONAR

O entendimento de vários dos padrões imagenológicos observados nas doenças do parênquima pulmonar está associado ao conhecimento da anatomia microscópica e macroscópica do parênquima pulmonar.[2] No nível microscópico, a menor unidade anatômica pulmonar envolvida por tecido conjuntivo é denominada *lóbulo pulmonar secundário* (LPS) (Figura 188.1). Didaticamente pode ser representado como uma caixa cujas paredes contêm tecido conjuntivo (septos interlobulares), vasos linfáticos e ramificações venosas, cujo centro contém uma arteríola centrolobular acompanhada de um bronquíolo envolvidos por ramificações linfáticas e interstício circunjacente, sendo preenchida pelos septos alveolares. A TC realizada com cortes finos proporciona a interpretação dos achados anormais, em especial das doenças difusas, sob a perspectiva de sua relação com o LPS. Macroscopicamente, na maioria dos indivíduos observam-se 3 lobos pulmonares à direita (lobo superior, lobo médio e lobo inferior) e 2 lobos pulmonares à esquerda (lobo superior, incluindo os segmentos lingulares, e o lobo inferior) envolvidos pela pleura parietal, sendo que estes lobos se organizam ainda em segmentos, estando esta configuração sujeita a variações.

Tradicionalmente, para fins de diagnóstico diferencial, dividem-se as doenças pulmonares segundo os seguintes padrões (ver Figura 188.1):

- Aumento da densidade pulmonar (incluindo opacidades em vidro fosco e consolidações) observado, por exemplo, nas doenças que determinam preenchimento alveolar (infecções, edema e disseminação de algumas neoplasias) e alterações inflamatórias intersticiais (como as relacionadas com colagenoses, exposições ambientais e reações medicamentosas)
- Redução da densidade pulmonar (enfisema, cistos, bolhas), que inclui os padrões de enfisema associados a tabagismo e doenças císticas, como linfangioleiomiomatose, histiocitose de células de Langerhans, pneumonia intersticial linfocítica (sendo que as doenças císticas citadas são infrequentes na prática clínica)
- Padrão reticular (espessamento septal interlobular, anormalidades reticulares fibróticas ou não fibróticas, faveolamento) que se associa em especial às doenças intersticiais pulmonares, em especial pneumopatias fibróticas (fibrose pulmonar idiopática, secundário a colagenoses, pneumonite por hipersensibilidade, dentre outras) e também outras alterações intersticiais não fibróticas (alterações intersticiais relacionadas com tabaco, edema hidrostático, linfangite carcinomatosa)
- Padrão micronodular, que compreende aqueles de distribuição no centro do LPS (centrolobulares), incluindo bronquiolite infecciosa, bronquiolite respiratória tabaco-relacionada e pneumonite por hipersensibilidade, distribuição associada às estruturas linfáticas no centro e periferia do LPS (perilinfáticos), por exemplo sarcoidose e linfangite carcinomatosa, e aqueles de distribuição aleatória (miliares), nos quais se observam doenças de disseminação hematogênica (infecciosas variadas e neoplásicas).

Destaca-se ainda o papel da TC no diagnóstico e manejo dos nódulos pulmonares incidentais (frequentemente observados na prática clínica), com *guidelines* específicos para esse fim, merecendo nota ainda seu papel nos programas de rastreamento de nódulos pulmonares (Tabela 188.1).[3]

PLEURA

A pleura e a cavidade pleural podem ser acometidas por uma variedade de condições, cada uma com diferentes causas, sintomas e tratamentos, sendo necessária uma abordagem sistematizada para a investigação e manejo, muitas vezes em contexto multidisciplinar. As condições mais frequentes que acometem a pleura incluem derrame pleural benigno ou maligno, pneumotórax, hemotórax, empiema, pleurisia e tumores pleurais.[4]

Diversos métodos de imagem podem ser utilizados na avaliação das doenças da pleura, incluindo RX, US, TC, RM PET-TC. Na avaliação de pneumotórax, o RX de tórax em posição ortostática pode ser suficiente para diagnóstico e definição de conduta em vários casos (Figura 188.2). O aspecto do derrame pleural livre ao RX depende do volume de líquido acumulado e se a incidência foi obtida em ortostase ou em decúbito dorsal. Na radiografia ortostática é caracterizado como obliteração do seio costofrênico lateral na incidência frontal (a partir de 200 mℓ) e como obliteração do seio costofrênico posterior na incidência em perfil (a partir de 50 mℓ) (Figura 188.3).

Tabela 188.1 Principais métodos de imagem indicados para situações clínicas comuns.

Indicação clínica		Métodos de imagem	Alternativas de métodos de imagem
Nódulo pulmonar sólido incidental*	< 6 mm	Geralmente sem necessidade de controle	Pode ser feito controle com TC em 12 meses em paciente de alto risco
	6-8 mm	Nova TC em 6 a 12 meses e, se persistente, em 18 a 24 meses	_____
	> 8 mm	Nova TC em 3 meses ou PET-CT ou biopsia	A RM pode ser utilizada em casos específicos
Tosse crônica**	Tosse com mais de 8 semanas. Avaliação de imagem inicial	RX ou TC de tórax	_____
Dispneia crônica de origem não cardiovascular**	Etiologia incerta clinicamente. Avaliação de imagem inicial	RX de tórax	TC de tórax
	Suspeita de DPOC. Avaliação de imagem inicial	RX de tórax	TC de tórax
	Suspeita de doença de vias aéreas centrais. Avaliação de imagem inicial	RX ou TC de tórax	RM de tórax
	Suspeita de doença intersticial pulmonar. Avaliação de imagem inicial	TC de tórax	RX de tórax
	Suspeita de doença pleural ou da parede torácica. Avaliação de imagem inicial	RX de tórax ou TC de tórax	RM de tórax ou ultrassonografia de tórax
	Suspeita de disfunção do diafragma. Avaliação de imagem inicial	RX de tórax, fluoroscopia do tórax, RM de tórax ou US do tórax	TC de tórax dinâmica com baixa dose em casos específicos
Doença respiratória aguda em imunocompetente**	Sinais vitais normais e sem fator de risco. Avaliação de imagem inicial	RX de tórax	
	Exame físico anormal, sinais vitais anormais ou fatores de risco. Avaliação de imagem inicial	RX de tórax	Ultrassonografia de tórax (em paciente acamado)
	Paciente com radiografia de tórax inconclusiva. Próximo exame de imagem	TC de tórax	Ultrassonografia de tórax (em paciente acamado)
	Exacerbação aguda de asma (sem suspeita de pneumonia ou pneumotórax). Avaliação de imagem inicial	RX de tórax (se necessário algum exame de imagem)	
	Exacerbação aguda de DPOC. Avaliação de imagem inicial	RX de tórax	TC de tórax
Suspeita de tromboembolismo pulmonar**	Probabilidade pré-teste baixa a intermediária. D-dímero negativo. Avaliação de imagem inicial	Geralmente sem necessidade de exame de imagem	
	Probabilidade pré-teste baixa a intermediária. D-dímero positivo. Avaliação de imagem inicial	AngioTC de tórax ou cintilografia de ventilação e perfusão pulmonar	AngioRM de tórax
	Alta probabilidade pré-teste. Avaliação de imagem inicial	AngioTC de tórax ou cintilografia de ventilação e perfusão pulmonar	Doppler de membros inferiores, ecocardiografia ou AngioRM de tórax
Dor torácica não traumática**	Avaliação de imagem inicial	RX de tórax	RX de arcos costais
	Avaliação após radiografia normal ou inconclusiva	TC de tórax	Cintilografia óssea (se neoplasia suspeita ou conhecida), RM de tórax (se suspeita de condição inflamatória ou infecciosa)

*Modificado a partir das recomendações da Sociedade Fleischner de 2017.[3] Nódulos com atenuação em vidro fosco ou parcialmente sólidos demandam manejo diferente.
**Modificado a partir de recomendações do Colégio Americano de Radiologia.[1]

A US tem sido usada com frequência na avaliação de derrame pleural e pneumotórax com a vantagem de não utilizar radiação ionizante. Apresenta fácil portabilidade, sendo usada com frequência à beira do leito em pacientes internados em unidade de terapia intensiva ou em ambiente cirúrgico. As características do derrame pleural na US dependem do conteúdo (transudato ou exsudato). A US apresenta maior sensibilidade que a TC na caracterização de líquido pleural livre (Figura 188.4), loculado, puro ou complexo, pode identificar áreas de espessamento ou nodularidade da superfície pleural, além de ser uma importante ferramenta de apoio, assim como a TC, para a realização de procedimentos de drenagem ou de biopsia.

Muitas vezes a TC é empregada na avaliação complementar de achados caracterizados ao RX ou à US, sendo superior à radiografia na diferenciação entre doenças da pleura e do parênquima pulmonar e na detecção de pequeno pneumotórax. Na prática clínica, entretanto, a TC é muito usada na avaliação das doenças da pleura tanto para identificar quanto localizar, quantificar e definir causas de pneumotórax

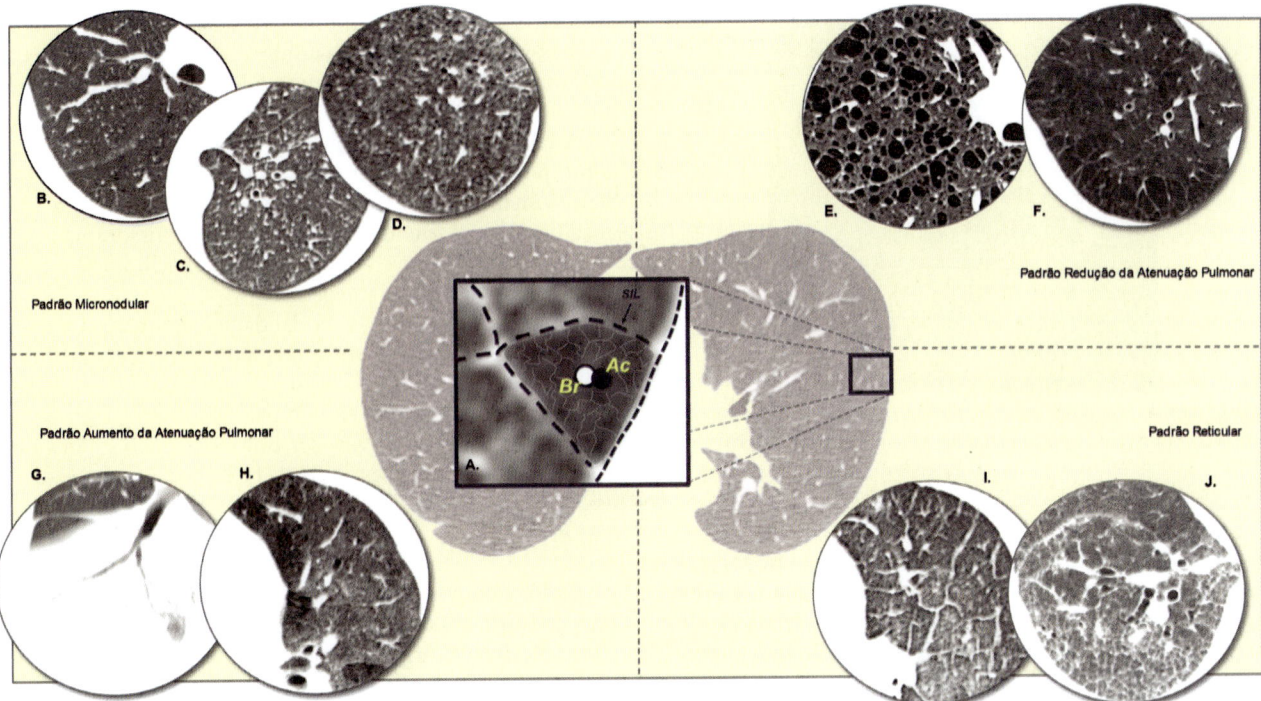

Figura 188.1 Esquema demonstrando o lóbulo pulmonar secundário e os principais padrões de anormalidades tomográficas. **A.** Representação esquemática do lóbulo pulmonar secundário (LPS: lóbulo pulmonar secundário; Br: bronquíolo; Ac: arteríola centrolobular; SIL: septo interlobular); **B.** Micronódulos perilinfáticos, sarcoidose pulmonar; **C.** Micronódulos centrolobulares, bronquiolite infecciosa; **D.** Micronódulos aleatórios, tuberculose miliar; **E.** Cistos pulmonares difusos, linfangioleiomiomatose; **F.** Enfisema pulmonar tabaco-associado; **G.** Consolidação, pneumonia lobar; **H.** Opacidades em vidro fosco, pneumonia viral; **I.** Espessamento septal, edema hidrostático; **J.** Anormalidade reticular fibrótica, pneumopatia fibrosante.

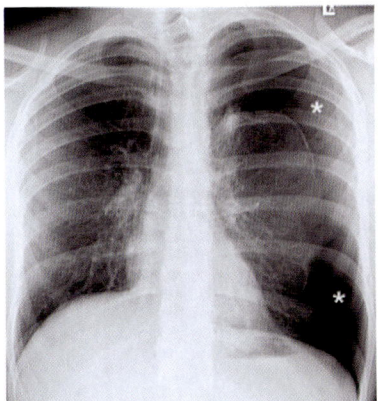

Figura 188.2 Radiografia de tórax em PA evidencia moderado volume de pneumotórax à esquerda (asteriscos).

e hemotórax, assim como para caracterizar aderências, avaliar complicações de derrame pleural, empiema e loculações. A TC também é uma modalidade diagnóstica importante na investigação de neoplasias pleurais, e é empregada com frequência na caracterização de fístulas broncopleurais ao demonstrar comunicação entre o brônquio e a cavidade pleural e permitir identificar eventual causa. Muitas das patologias pleurais podem ser facilmente caracterizadas na TC sem uso de contraste iodado intravenoso, tais como pneumotórax e derrame pleural. Entretanto, para investigação, por exemplo, de empiema, derrames pleurais volumosos, pleura maligna ou na suspeita de tumores pleurais, o uso do contraste é recomendado, preferencialmente na fase venosa,

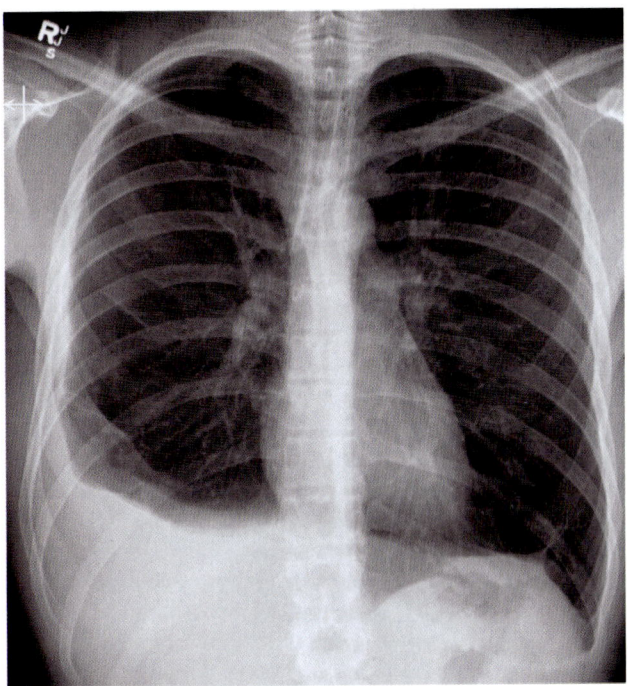

Figura 188.3 Radiografia de tórax em PA evidencia pequeno derrame pleural obscurecendo o seio costofrênico direito (sinal do menisco).

para avaliação de realce pleural, além de ajudar na diferenciação entre lesão pleural e parenquimatosa e na avaliação de infiltração da parede torácica e do diafragma. Dentre os achados em pacientes com doença pleural maligna examinados

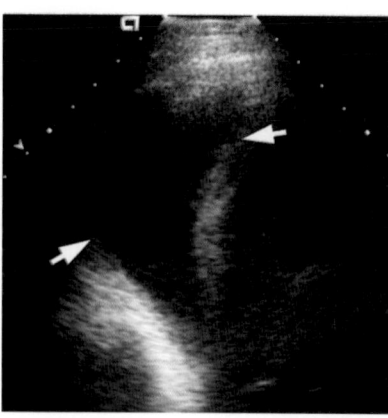

Figura 188.4 Pequeno volume de derrame pleural homogêneo anecoico (setas) no hemitórax direito avaliado por ultrassom.

com a TC destacam-se o espessamento da pleura parietal > 10 mm, o espessamento pleural nodular, irregular e circunferencial, espessamento da pleura mediastinal e espessamento nodular das fissuras lobares (Figura 188.5). Salienta-se que, apesar de suspeitos, esses achados podem dizer respeito a acometimento não neoplásico, sobretudo de natureza infecciosa granulomatosa (incluindo tuberculose e fungos).

A PET-TC tem papel importante na investigação de pleura maligna, porém a acurácia moderada desse exame, que usa o radiofármaco 18F-Fluordeoxiglicose (FDG), impede sua recomendação rotineira na diferenciação entre derrame pleural maligno e benigno. Achados falso-positivos de hipermetabolismo do radiofármaco podem ser encontrados sobretudo em contexto de pleurodese prévia e infecção, tais como tuberculose. Falso-negativos podem ser encontrados em pacientes com lesão de baixo grau ou lesões muito

pequenas abaixo da sensibilidade do método, porém por vezes passíveis de detecção anatômica na TC com contraste iodado intravenoso e, sobretudo, na RM com técnica de difusão.

A RM é pouco empregada na avaliação da pleura, entretanto pode ser usada em casos bem selecionados para avaliar acometimento pleural neoplásico, sobretudo com a técnica de difusão, que tem se mostrado promissora na avaliação de pleura maligna, com potencial de melhorar o estadiamento oncológico por imagem.

A indicação e o tipo de modalidade diagnóstica a ser utilizada na avaliação das doenças da pleura dependerá dos sintomas e de contexto clínico, custo e disponibilidade. Em alguns casos, sobretudo na suspeita de pleura maligna, mais de um método de imagem poderá ser utilizado, muitas vezes também associado a análises citológica e histológica da pleura.

MEDIASTINO

O mediastino corresponde a um espaço no tórax que contém estruturas vitais – vasculares e não vasculares – e órgãos.[5] Lesões de origem e natureza variadas são frequentemente detectadas pelos métodos de imagem. Dada a complexidade desse sítio, desenvolveram-se sistemas de compartimentalização didática mediastinal visando a descrição padronizada e a elaboração de diagnósticos diferenciais. A classificação mais atual é a sugerida pelo International Thymic Malignancy Interest Group (ITMIG), que se baseia em métodos de imagem seccionais, dividindo o mediastino nos compartimentos *pré-vascular* (contendo o timo, linfonodos, gordura e a veia braquicefálica esquerda), *visceral* (traqueia, carina, esôfago, linfonodos, coração, segmentos aórticos, veia cava superior, segmento pericárdico das artérias pulmonares e ducto torácico) e *paravertebral* (coluna vertebral e tecidos moles paravertebrais) (Figura 188.6).

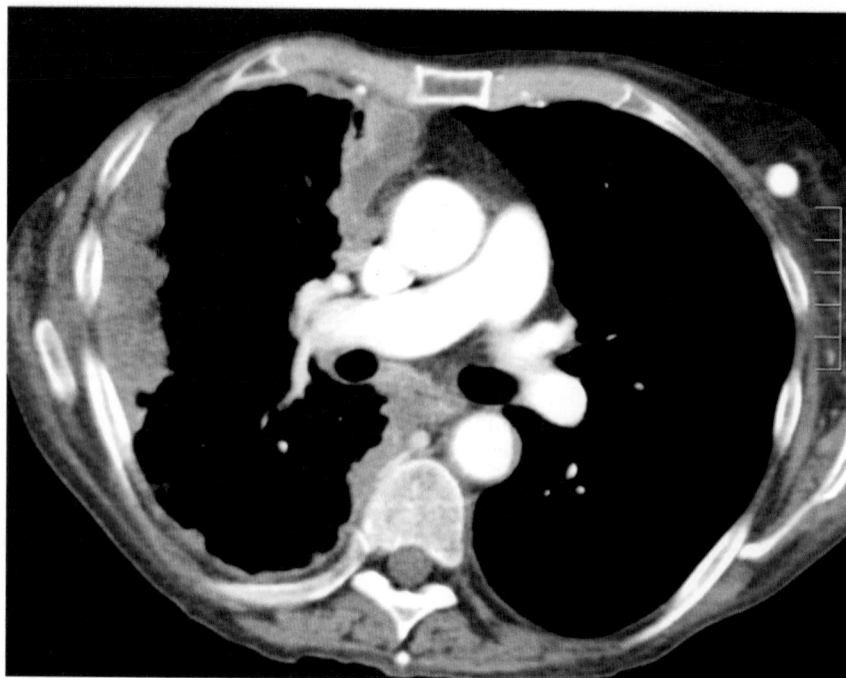

Figura 188.5 TC de tórax com contraste destaca espessamento pleural maligno circunferencial e nodular no hemitórax direito em paciente com câncer de mama.

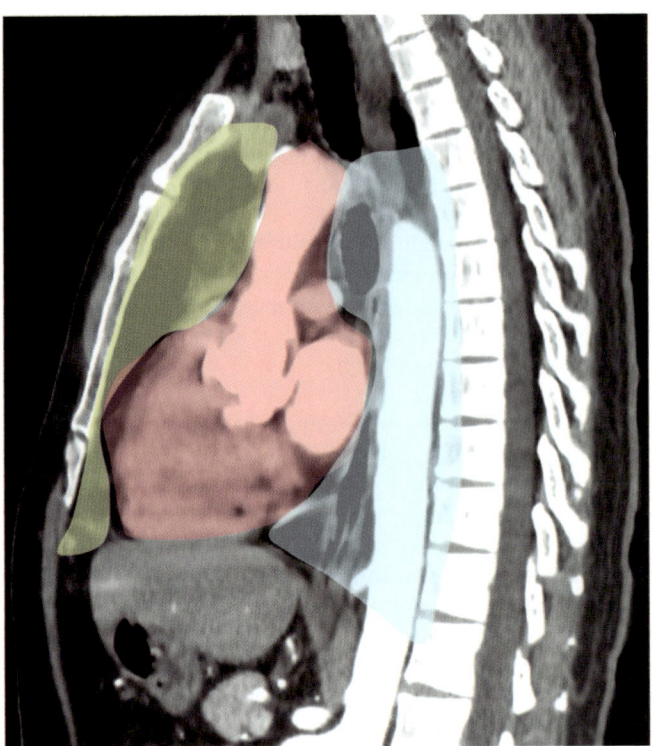

Compartimentalização mediastinal: principais diagnósticos diferenciais

A. Compartimento pré-vascular
Lesões tímicas (cistos, hiperplasia e neoplasias tímicas)
Neoplasias germinativas
Linfoma
Linfonodomegalias metastáticas
Bócio tireoideano mergulhante

B. Compartimento visceral
Linfonodopatias (linfoma ou doença metastática)
Cistos de duplicação
Lesões traqueais e esofágicas
Lesões vasculares oriundas do coração,
    mediastino e grandes vasos

C. Compartimento paravertebral
Neoplasias neurogênicas
Lesões infecciosas (discite, osteomielite)
Lesões traumáticas (hematoma)

Figura 188.6 Reformatação sagital de tomografia computadorizada do tórax em janela de mediastino ilustra a compartimentalização mediastinal segundo a proposta da ITMIG – em azul o compartimento pré-vascular, em amarelo o compartimento visceral e em roxo o compartimento paravertebral. Principais lesões observadas em cada um desses compartimentos descritas no quadro à direita.

Massas mediastinais são incomuns na prática, por isso os métodos de imagem são fundamentais para detecção, elaboração de diagnósticos diferenciais, estadiamento, planejamento de intervenções diagnósticas ou terapêuticas, bem como para seguimento evolutivo. O RX de tórax, embora frequentemente não seja capaz de detectar pequenas lesões, pode oferecer sinais que identificam imagens maiores, por exemplo, determinando aumento na densidade ou nos contornos anormais em compartimentos mediastinais específicos, além de proporcionar apagamento de linhas mediastinais. Entretanto, de maneira geral, para a detecção e o detalhamento dessas lesões usa-se especialmente a TC e, em algumas situações, complementa-se com a RM do tórax. Indicações típicas da RM na avaliação dessas lesões incluem o diagnóstico diferencial entre lesões de natureza sólida *versus* cística, detalhamento das características internas de lesões císticas e diferenciação entre hiperplasia e neoplasias tímicas. Outros métodos, como, por exemplo, a tomografia computadorizada por emissão de fóton único (SPECT) empregando o tecnécio-99m (^{99m}Tc) sestamibi, podem ser utilizados na avaliação de possíveis adenomas paratireoidianos ectópicos mediastinais.

Alguns parâmetros são úteis para a localização de lesões multicompartimentais, como a determinação do epicentro da lesão e a avaliação do padrão de deslocamento das estruturas adjacentes. O realce obtido pelo contraste também pode ser útil no estreitamento dos diagnósticos diferenciais, sendo que algumas lesões apresentam hiper-realce característico aos meios de contraste, como paragangliomas, doença de Castleman e algumas linfonodomegalias mediastinais metastáticas (p. ex., secundárias a neoplasias renais, tireoidianas e melanoma).

AVALIAÇÃO DA TRAQUEIA E DAS GRANDES VIAS AÉREAS CENTRAIS

A traqueia é uma estrutura mediana que deve ter paredes lisas e paralelas, medindo no mínimo 10 mm de diâmetro e no máximo 27 mm (com pequenas variações entre homens e mulheres e diâmetro anteroposterior pouco maior que o laterolateral).[6] Discreto desvio da traqueia para a direita é comum em pacientes idosos devido ao aumento do diâmetro da aorta.

Determinadas anormalidades congênitas da ramificação da árvore brônquica podem ser visualizadas com alguma frequência, sendo as mais comuns o brônquio traqueal e o brônquio cardíaco. Divertículos traqueais são frequentes, principalmente em pacientes com doença pulmonar obstrutiva crônica (DPOC), sendo mais comuns na parede posterolateral direita na transição cervicotorácica.

O aumento do calibre traqueal e dos brônquios principais é comum quando associado a doenças intersticiais com fibrose (secundária à tração), contudo, outras situações (como traqueobroncomegalia) são menos comuns. A redução do calibre traqueal pode acontecer de forma aguda ou crônica, sendo as causas agudas incomuns em adultos. As causas mais comuns de estenose traqueal compreendem: compressão extrínseca (sendo a causa mais comum bócio tireoidiano), invasão por neoplasia adjacente, estenose traqueal pós-intubação (Figura 188.7), traqueia em *bainha de sabre* (relacionada com DPOC, assim chamada quando há redução das dimensões do diâmetro laterolateral sem redução significativa do diâmetro anteroposterior), causas inflamatórias (p. ex., poliangeíte granulomatosa, policondrite recorrente, traqueobroncopatia osteocondroplástica, sarcoidose e amiloidose) e causas infecciosas (em nosso meio, as mais comuns são a tuberculose e a paracoccidioidomicose).

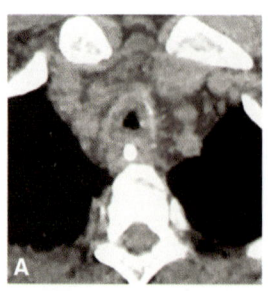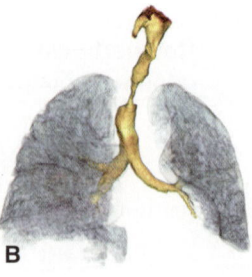

Figura 188.7 Tomografia computadorizada do tórax sem contraste em janela de mediastino (**A**) e em reformatação 3D (**B**) em paciente com estenose traqueal pós-intubação, sendo possível evidenciar espessamento parietal traqueal determinando redução em seu calibre luminal. As reformatações tridimensionais proporcionam visão panorâmica da localização e extensão do acometimento, sendo útil para eventual planejamento cirúrgico terapêutico.

A traqueobroncomalácia é caracterizada tomograficamente quando se identifica colapso parcial acima de 50% da área traqueal e dos brônquios principais nas aquisições expiratórias em comparação com as imagens em inspiração máxima. Idealmente, na suspeita dessa condição, o protocolo de estudo deve incluir a aquisição em expiração contínua e não após o final da expiração forçada (como feito habitualmente para avaliação dos pulmões), já que ao final da expiração forçada a pressão intraluminal é semelhante à pressão pleural, podendo mascarar um eventual colapso.

Neoplasias traqueais primárias são incomuns, podendo se apresentar como lesões vegetantes ou estenosantes, compreendendo entidades com comportamento benigno (papiloma de células escamosas, papilomatose traqueobrônquica e hamartomas) e lesões agressivas (carcinoma escamoso, carcinoma adenoide cístico e carcinoma mucoepidermoide). Eventualmente, aquisição complementar após tosse ou mudança de decúbito pode ser utilizada para auxílio no diagnóstico diferencial entre secreção luminal e lesão parietal verdadeira.

Vasos da base

O termo *vasos da base* em geral é utilizado para designar os grandes vasos torácicos identificados no RX de tórax, representados principalmente pela aorta torácica e as artérias pulmonares. No estudo desses vasos, apesar de o RX representar na maioria das vezes o exame de imagem inicial para avaliação, quando da suspeição de alterações ou lesões, é indicada a complementação com outros métodos, representados principalmente pela angioTC e angioRM. A US tem papel limitado no estudo da aorta e das artérias pulmonares, assim como a angiografia convencional por cateter, que, no cenário atual, é praticamente restrita às intervenções terapêuticas.

Além das placas calcificadas de ateromatose aórtica, achado muito comum no RX de tórax de pacientes mais velhos, as principais lesões da aorta torácica são representadas pelo aneurisma e pela dissecção.[7] O aneurisma é definido como uma dilatação permanente localizada da artéria, tendo ao menos 50% de aumento do diâmetro quando comparado ao esperado do vaso normal. É importante lembrar que no pseudoaneurisma, diferentemente do aneurisma verdadeiro, há descontinuidade de ao menos uma das 3 camadas da parede vascular. Em relação à nomenclatura, a Sociedade Americana de Cardiologia (AHA) descreve que a aorta ascendente ≥ 4 cm é dilatada, e pode ser designada como

aneurismática quando tem calibre ≥ 4,5 cm. A dissecção é diagnosticada quando se identifica a presença do *flap* intimal (imagem linear hipodensa ou hipointensa no interior do vaso), sendo a principal causa da síndrome aórtica aguda (Figura 188.8). Os principais diagnósticos diferenciais para essa entidade são o hematoma intramural e a úlcera aterosclerótica penetrante. Todas essas condições podem ser diagnosticadas pela angioTC, que também fornece informações importantes de prognóstico e para a escolha do tratamento.

No estudo das artérias pulmonares, as principais indicações para o uso dos exames de imagem são avaliação do tromboembolismo pulmonar (agudo ou crônico) e da hipertensão pulmonar.[8] No dia a dia, é também a angioTC a principal ferramenta para estudo dessas condições, tendo, porém, papéis diferentes. Enquanto no tromboembolismo pulmonar é o exame mais específico para o diagnóstico, identificando as imagens de falha de enchimento no interior das artérias pulmonares e seus ramos, na avaliação da hipertensão pulmonar tem função principalmente de auxiliar na investigação da etiologia. A RM cardíaca também pode ajudar, principalmente por permitir avaliar a morfologia e a função do coração direito de maneira acurada.

Diafragma

O diafragma é uma estrutura musculotendínea complexa que desempenha papel fundamental na respiração e serve como uma barreira anatômica entre as cavidades torácica e abdominal.[9] Também tem outras funções não respiratórias, auxiliando na êmese, micção e defecação pelo aumento da pressão intra-abdominal, além de ajudar a prevenir refluxo gastroesofágico, exercendo pressão externa no hiato esofágico.

Diversas condições patológicas afetam o diafragma e podem ser divididas em primárias e secundárias. As condições primárias incluem defeitos congênitos do diafragma, lesões adquiridas, tais como as causadas por trauma, infecção e cirurgia e, mais raramente, tumores diafragmáticos (lipoma, cistos broncogênicos e mesenquimais, sarcoma etc.). Dentre as condições secundárias, destacam-se paralisia diafragmática, fraqueza diafragmática causada por desordens neuromusculares ou ventilação prolongada, além de tumores torácicos ou abdominais que invadem o diafragma, tais como carcinoma broncogênico, mesotelioma, tumor hepático etc.

As reconstruções multiplanares da TC helicoidal com múltiplos detectores e as imagens estáticas de RM possibilitam a identificação detalhada de toda a extensão do diafragma, suas aberturas e inserções, além de avaliar defeitos diafragmáticos congênitos, roturas e tumores. Também é possível, em alguns casos, reconhecer a causa de paralisia diafragmática ou fraqueza, como por exemplo na identificação de invasão/infiltração do nervo frênico. Para avaliação de hérnia traumática adquirida ou congênita em paciente adulto, a TC é o método de escolha (Figura 188.9). A US é uma importante ferramenta para o diagnóstico pré-natal e pós-natal de hérnia diafragmática congênita da infância, sobretudo por não utilizar radiação ionizante. Cada vez mais a RM estática tem sido usada no período pré-natal para planejamento corretivo do feto com hérnia diafragmática congênita, assim como para avaliação de hipoplasia pulmonar e defeitos associados. Salienta-se que a radiografia de tórax tem sensibilidade relativamente baixa no diagnóstico de hérnia diafragmática traumática, sendo ainda menor para o diagnóstico de injúrias diafragmáticas penetrantes.

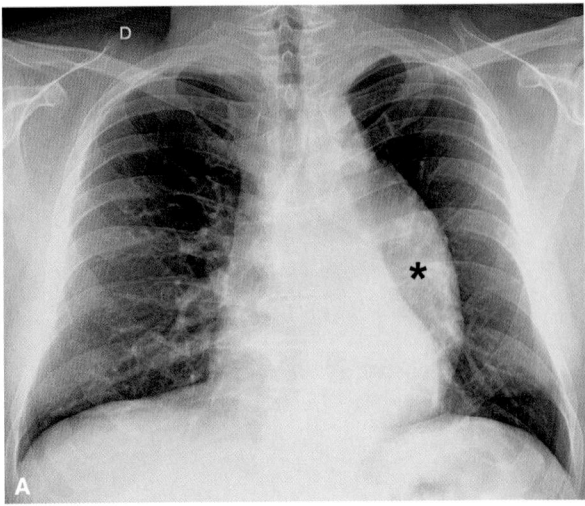
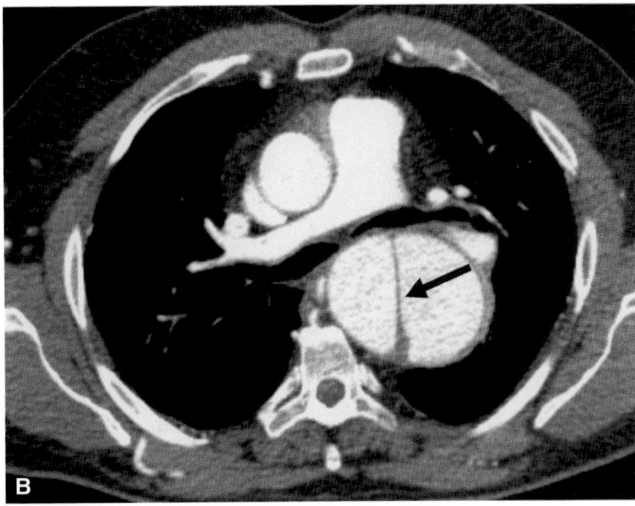

Figura 188.8 Radiografia de tórax em incidência PA (**A**) evidenciando alargamento mediastinal (asterisco), principalmente à esquerda, com desaparecimento dos contornos da aorta. Angiotomografia computadorizada do tórax do mesmo paciente (**B**) demonstra aneurisma dissecante de aorta torácica (Stanford B), caracterizado por acentuada dilatação da aorta descendente e presença do flap intimal (seta) com início após a origem da subclávia esquerda (não evidenciada na figura).

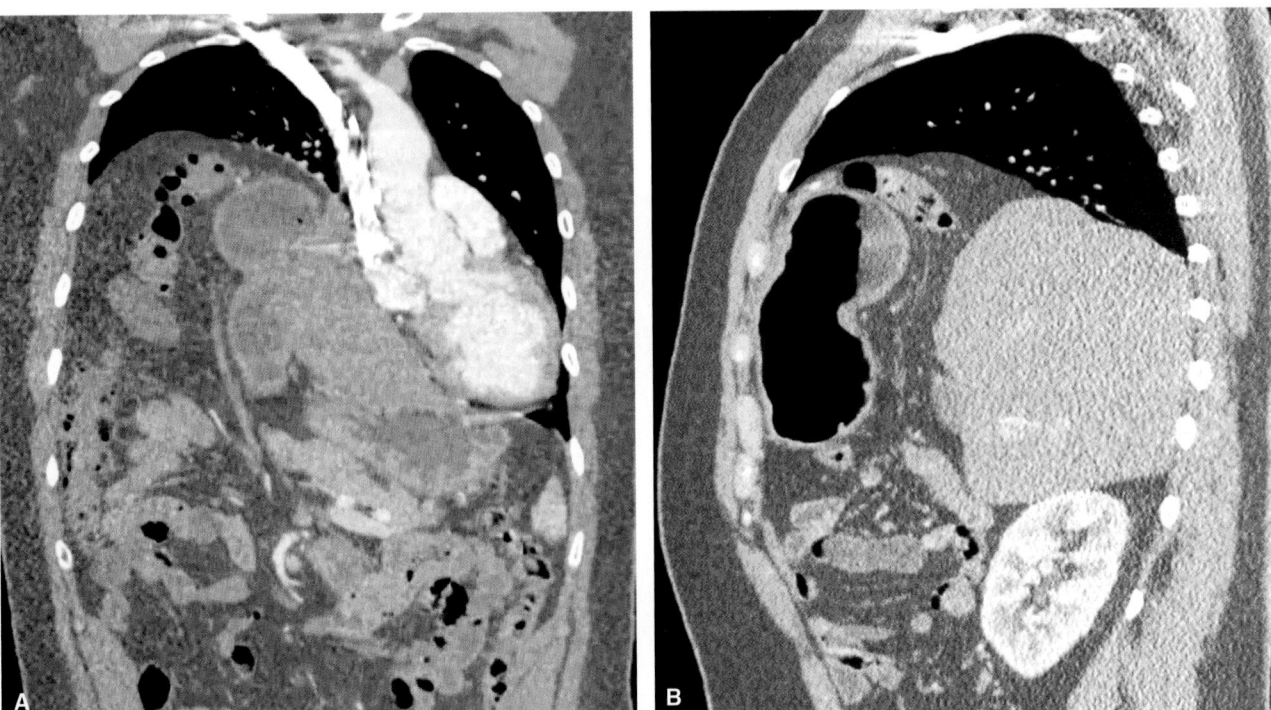

Figura 188.9 Tomografia computadorizada do tórax com contraste endovenoso nas reformatações coronal (**A**) e sagital (**B**) em paciente com história de trauma evidencia hérnia diafragmática à direita, com insinuação anterior de estômago, fígado, baço, cólon e alças do intestino delgado na cavidade torácica.

A radiografia de tórax de pacientes com disfunção diafragmática (paralisia ou fraqueza) demonstrará elevação da cúpula diafragmática, geralmente unilateral e tipicamente envolvendo todo o diafragma (Figura 188.10). Na eventração diafragmática, o músculo contrátil estará substituído por uma fina membrana fibrosa, sendo a elevação da cúpula diafragmática identificada na radiografia, TC e RM tipicamente como uma elevação focal do diafragma, geralmente anteromedial à direita (Figura 188.11). Os pacientes com eventração costumam ser assintomáticos, todavia, sintomas podem estar presentes em pacientes obesos. A paralisia diafragmática bilateral é menos comum, pode ser encontrada em casos de lesão da medula espinhal ou de distrofias musculares.

Exames como fluoroscopia, US e RM dinâmica do tórax (Figura 188.12) são frequentemente utilizados na avaliação funcional de paralisia e fraqueza diafragmática, em combinação com história clínica, achados de exame físico e outros testes, tais como função pulmonar, eletromiografia e medidas de pressão diafragmática. A US, diferente da fluoroscopia, tem a vantagem de não utilizar radiação ionizante, possuir menor custo e, pela fácil portabilidade, pode ser usada

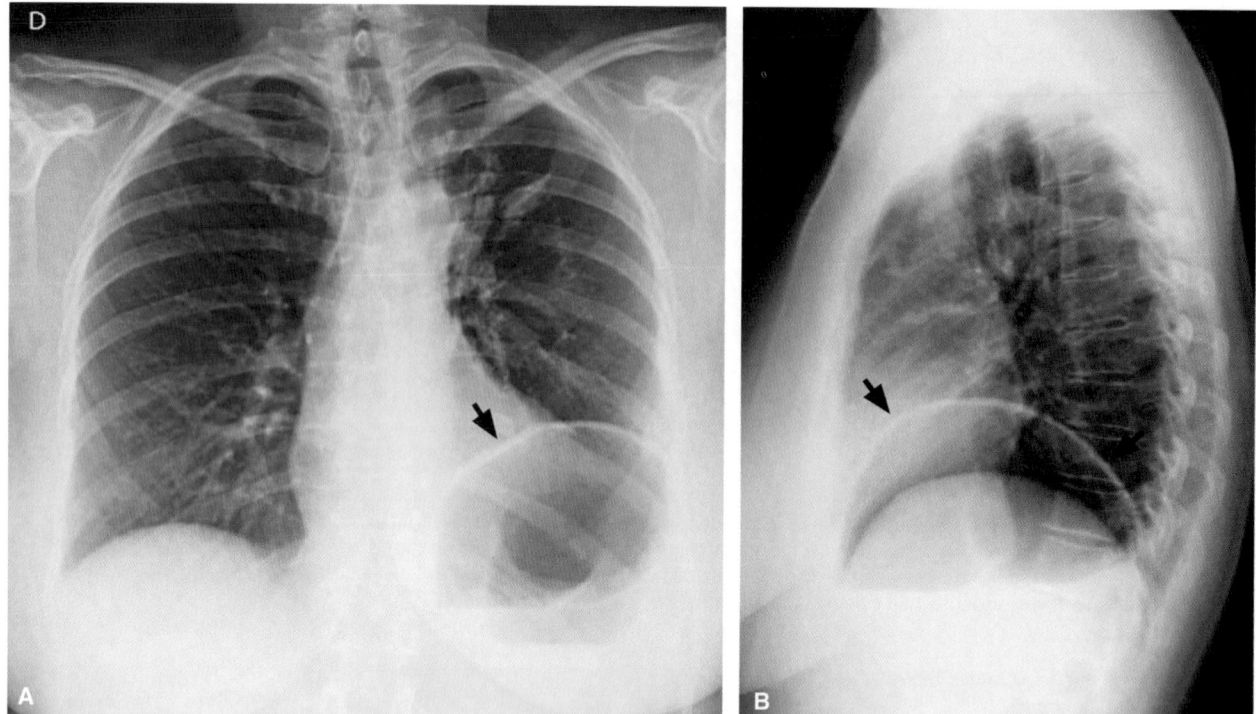

Figura 188.10 Radiografia de tórax em PA (**A**) e perfil (**B**) demonstra elevação da cúpula diafragmática esquerda em paciente com paralisia diafragmática secundária à lesão de nervo frênico após cirurgia sublobar para ressecção de adenocarcinoma de pulmão no lobo superior esquerdo.

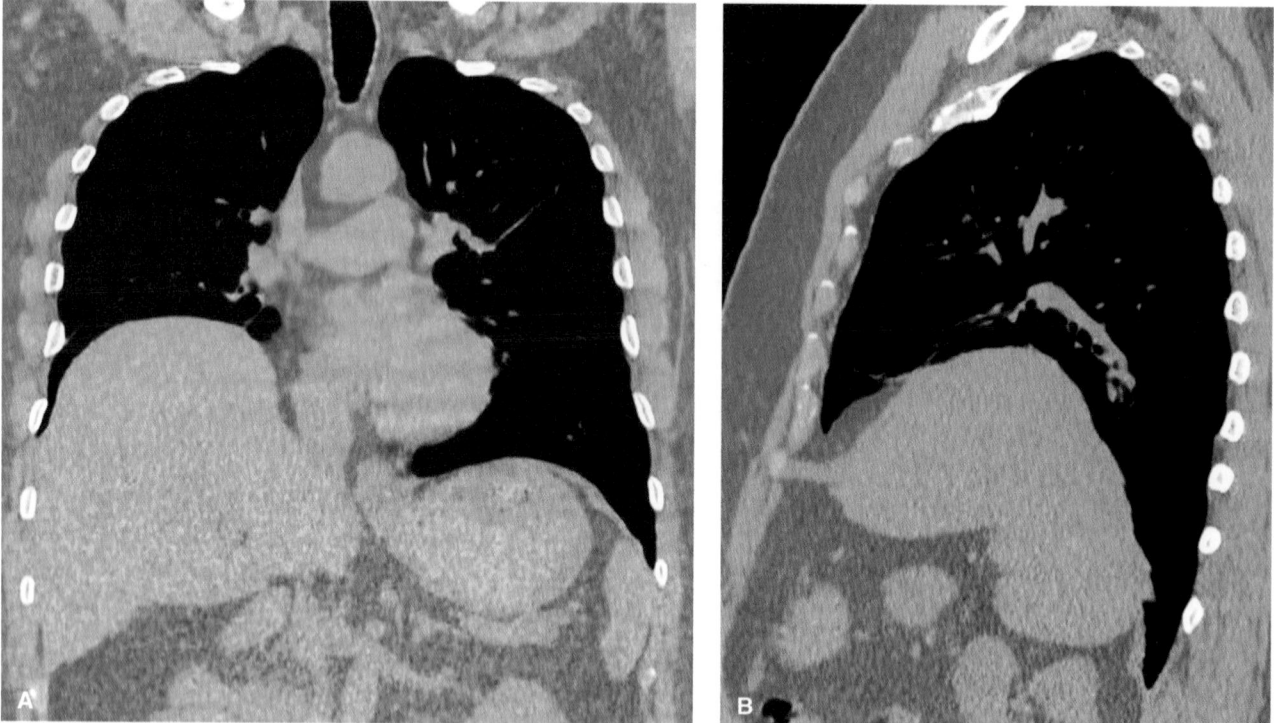

Figura 188.11 Tomografia computadorizada do tórax sem contraste nas reformatações coronal (**A**) e sagital (**B**) demonstra elevação da cúpula diafragmática direita em paciente com eventração diafragmática.

em pacientes debilitados ou internados em unidades de terapia intensiva ou com disfunção neuromuscular. Ressalta-se, entretanto, que a US tem avaliação mais limitada da cúpula diafragmática esquerda em função da menor janela acústica do baço e a interposição de gás no estômago, além

de exigir operador experiente. A RM dinâmica também não utiliza radiação ionizante e compartilha das vantagens da RM estática para avaliação de certas patologias do diafragma, incluindo endometriose. Mais recentemente, alguns centros têm utilizado a TC dinâmica com técnica *helical*

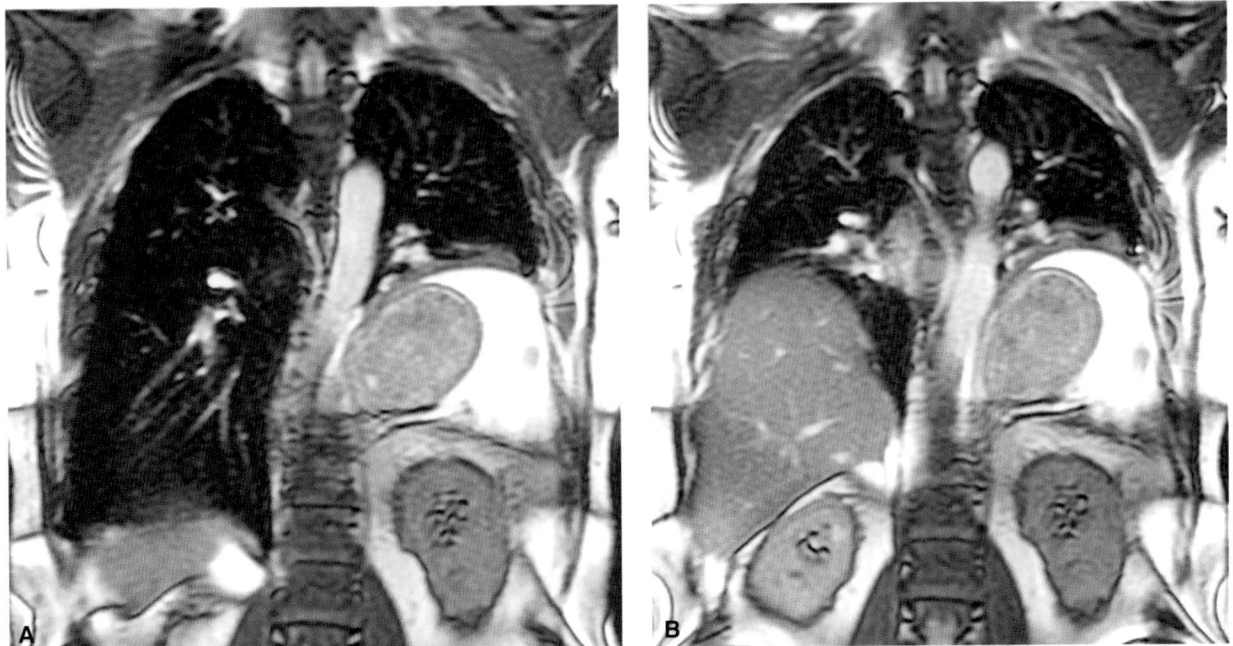

Figura 188.12 Imagens de ressonância magnética do tórax no plano coronal. Sequência cine em inspiração profunda forçada (**A**) e em expiração (**B**) mostram movimentação normal da cúpula diafragmática direita e ausência de movimentação na cúpula esquerda consistente com paralisia diafragmática.

shuttle e baixa dose de radiação para avaliação de casos selecionados de disfunção diafragmática, sobretudo para pacientes que apresentam contraindicação ao exame de RM ou são claustrofóbicos.

A indicação do método de imagem para avaliação de desordens do diafragma dependerá sobretudo da história clínica, achados de exame físico, disponibilidade dos métodos de imagem e inclui RX, fluoroscopia, US, TC e RM, podendo ser empregados isoladamente ou em combinação. Os métodos de imagem podem ser utilizados tanto na avaliação de patologias primárias do diafragma quanto secundárias.

Parede torácica

Diferentes tipos de doenças e lesões podem envolver a parede torácica, podendo ser congênitas, inflamatórias e infecciosas, além das neoplasias de tecidos moles e óssea.[10] Os exames de imagem têm papel muito importante no diagnóstico e no planejamento terapêutico desses processos, podendo ser utilizados RX, US, TC ou RM, a depender da localização, da profundidade e do tipo de alteração (Figura 188.13).

As deformidades da caixa torácica podem ser identificadas no RX, e o planejamento do tratamento cirúrgico, quando indicado, realizado com TC ou RM. São exemplos as escolioses e outras deformidades da coluna, a costela cervical, o *pectus excavatum* e o *pectus carinatum*. A TC com reconstruções tridimensionais pode demonstrar detalhes anatômicos relevantes e a relação entre a deformidade óssea e estruturas vasculares ou órgãos internos. No *pectus excavatum*, tanto a TC quanto a RM permitem calcular a gravidade por meio do índice de Haller, assim como a assimetria dos hemitórax.

As lesões de natureza inflamatória podem se iniciar na parede torácica ou se estender do interior da cavidade torácica para a parede, sendo mais comuns em pacientes

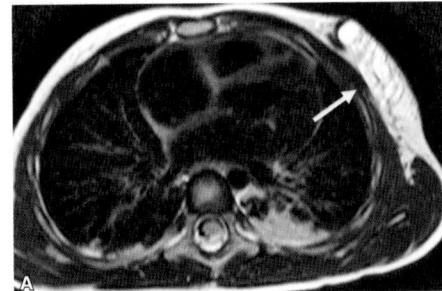 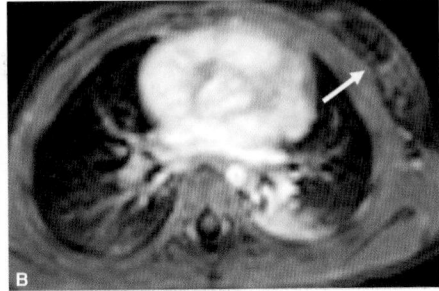

Figura 188.13 Imagens de ressonância magnética do tórax no plano axial. Sequência T2 (**A**) e T1 com saturação de gordura após administração de contraste endovenoso (**B**) realizada para avaliação de nodulação em região mamária esquerda evidencia lesão cística complexa nos planos teciduais da parede torácica esquerda (seta em A), sem componente profundo, com focos de realce pós-contraste (seta em B) compatível com malformação arteriovenosa de baixo fluxo confirmada por ressecção cirúrgica.

imunossuprimidos ou relacionadas com traumas e abordagens cirúrgicas. A infecção piogênica da ferida cirúrgica é complicação comum, podendo envolver o osso, como a osteomielite de esterno após esternotomia, ou até mesmo se estender para o interior da caixa torácica, na forma da grave mediastinite. Nesses casos, a investigação inicial é feita com RX e US, porém o diagnóstico definitivo é obtido com TC ou RM. A tuberculose geralmente se manifesta como destruição óssea e cartilaginosa associada a lesões de tecidos moles com calcificações. Nos exames seccionais utilizando meio de contraste, é mais comum haver realce tipo capsular da lesão, com centro necrótico. Aspergilose e outras infecções fúngicas, além da actinomicose (infecção bacteriana rara), podem simular a tuberculose, inclusive como extensão de um processo pulmonar ou pleural que invade a parede torácica.

As neoplasias da parede torácica podem ser benignas ou malignas, primárias ou metastáticas, tendo origem nos diferentes tecidos, como osso, cartilagem, musculatura, nervos e gordura. Cabe aos exames de imagem confirmar a suspeição, mas também a adequada localização e caracterização tecidual, que fornecem não somente informações diagnósticas, mas guiam a abordagem para biopsia, quando necessário, e o tratamento cirúrgico, quando indicado. Os lipomas são exemplos de tumores benignos comuns em que, geralmente, o diagnóstico é firmado com US, identificando a lesão encapsulada e homogênea com ecogenicidade semelhante ao tecido adiposo. O tumor desmoide é incomum, mas bastante característico pela localização, envolvendo a musculatura intercostal e nas proximidades do ombro, com características de sinal bem específicas no exame de RM, tendendo a ser localmente agressivos e recorrentes. As neoplasias ósseas da parede torácica mais comumente representam metástases, mas há tumores primários, como o osteossarcoma. A parede torácica também pode ser sítio para desenvolvimento de outras neoplasias malignas, como outros sarcomas, além do plasmocitoma e linfoma.

CONSIDERAÇÕES FINAIS

As radiografias de tórax podem ser úteis como avaliação inicial na rotina pré-operatória em pacientes com história de doença cardiopulmonar crônica ou cirurgias cardiotorácicas prévias. Portanto, é essencial o conhecimento do médico generalista ao realizar a abordagem diagnóstica e o encaminhamento precoce para o especialista.

REFERÊNCIAS BIBLIOGRÁFICAS

1. American College of Radiology. ACR Appropriateness Criteria®. Disponível em: https://www.acr.org/Clinical-Resources/ACR-Appropriateness-Criteria. Acesso em: 29 jan. 2023.
2. Hochhegger B., Marchiori E., Rodrigues R et al. Consenso de terminologia de radiologia torácica em português do Brasil e de Portugal. *J Bras Pneumol.* 2021; 47(5):e20200595.
3. Bueno J., Landeras L., Chung J.H. Updated Fleischner Society Guidelines for Managing Incidental Pulmonary Nodules: Common Questions and Challenging Scenarios. *Radiographics.* 2018;38(5):1337-1350.
4. Eibschutz L.S., Flors L., Taravat F. et al. Imaging Approach to Disease of the Pleura. *Semin Nucl Med.* 2022;52(6):797-805. Epub 2022 Jun 20.
5. Nakazono T., Yamaguchi K., Egashira R. et al. CT-based mediastinal compartment classifications and differential diagnosis of mediastinal tumors. *Jpn J Radiol.* 2019;37(2):117-134.
6. Shepard J.A.O., Flores E.J., Abbott G.F. Imaging of the Trachea. *Ann Cardiothorac Surg.* 2018;7(2):197-209.
7. Isselbacher E.M., Preventza O., Black J.H. 3rd et al. 2022 ACC/AHA Guideline for the Diagnosis and Management of Aortic Disease: A Report of the American Heart Association/American College of Cardiology Joint Committee on Clinical Practice Guidelines. Circulation. 2022;13;146(24):e334–e482.
8. Marini T.J., He K., Hobbs S.K. et al. Pictorial review of the pulmonary vasculature: from arteries to veins. *Insights Imaging.* 2018;9(6):971–987.
9. Laghi F.A. Jr, Saad M., Shaikh H. Ultrasound and non-ultrasound imaging techniques in the assessment of diaphragmatic dysfunction. *BMC Pulm Med.* 2021 Mar 15;21(1):85.
10. Mansour J, Raptis D, Bhalla S et al. Diagnostic and Imaging Approaches to Chest Wall Lesions. *Radiographics.* 2022;42(2):359-378.

189

Radiologia Básica do Sistema Nervoso Central

Breno Assunção Matos • Leonardo Lopes de Macedo • Marcelo Ricardo Canuto Natal • Pablo Coimbra

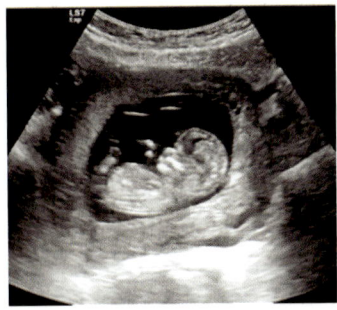

Figura 189.1 Ultrassonografia fetal demonstrando desenvolvimento normal do SNC em gestante de 12 semanas.

INTRODUÇÃO

Durante o século 20, os exames de raios X foram amplamente utilizados para a avaliação do crânio e coluna. No entanto, o desenvolvimento de novas técnicas de imagem para a avaliação do sistema nervoso central (SNC) progrediu significativamente nas últimas décadas e a utilização de radiografias convencionais passou a ter uso muito limitado.

Dependendo da idade, da condição clínica do paciente e da patologia a ser estudada, diferentes métodos de imagem podem ser utilizados, cada um com suas particularidades e visualizando o SNC de uma maneira diferente. Três modalidades que desempenham papel crucial na avaliação do SNC são a ultrassonografia (US), a tomografia computadorizada (TC) e ressonância magnética (RM).

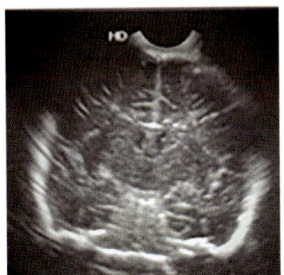

Figura 189.2 Ultrassonografia transfontanela em recém-nascido pré-termo no plano coronal do encéfalo.

ULTRASSONOGRAFIA (US)

A US é o método de escolha para a identificação de malformações do SNC fetal devido ao seu baixo custo, maior disponibilidade, segurança e capacidade de obtenção de imagens em tempo real e à beira do leito (Figura 189.1). Também fornece uma avaliação morfológica precoce do desenvolvimento do cérebro e do feto como um todo, juntamente com outros parâmetros, como a dinâmica fetal (tônus, movimento respiratório e batimentos cardíacos).

No recém-nascido, principalmente no pré-termo, a US transfontanela (Figura 189.2) é bem eficaz na avaliação da injúria hipóxico-isquêmica, de lesões hemorrágicas e da hidrocefalia.

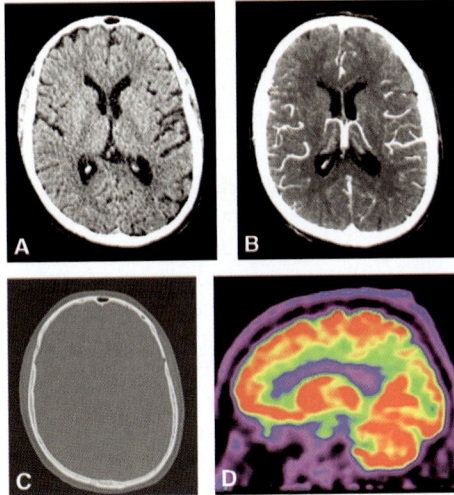

Figura 189.3 A. TC de crânio sem contraste; **B.** TC de crânio após a infusão endovenosa do meio de contraste; **C.** TC de crânio com janela óssea; **D.** PET-CT: imagem do encéfalo no plano sagital.

TOMOGRAFIA COMPUTADORIZADA (TC)

A TC foi introduzida na década de 1970 e rapidamente tornou-se um dos métodos de imagem mais amplamente utilizados na avaliação do SNC. Na TC, o contraste que permite gerar as imagens é resultante da diferença na absorção do feixe de raios X em razão das características dos tecidos. Por utilizar feixes de raios X, existe uma preocupação constante em relação à dose de radiação utilizada e acumulada durante a vida.

Atualmente, uma TC pode ser realizada em poucos segundos, o que permite resultados rápidos. Por isso, é amplamente utilizada nos atendimentos de emergência, principalmente na caracterização dos acidentes vasculares cerebrais e das hemorragias intracranianas. O exame pode ser realizado sem contraste ou após a utilização endovenosa de contraste iodado. A obtenção de janela óssea é excelente técnica para a avaliação do crânio e coluna (Figura 189.3).

A TC por emissão de pósitrons (PET-CT) é uma modalidade de exame que utiliza substâncias químicas metabolicamente ativas, marcadas radioativamente e injetadas na corrente sanguínea (ver Figura 189.3D). Tem uso limitado devido ao alto custo, mas é particularmente útil na avaliação das demências, especialmente nos casos de declínio cognitivo leve, quando as imagens convencionais de TC e RM podem não mostrar alterações relevantes.

RESSONÂNCIA MAGNÉTICA (RM)

A RM usa campos magnéticos para produzir imagens de alta qualidade de estruturas do SNC sem o uso de radiação ionizante (raios X) ou marcadores radioativos. Atualmente, é o método de escolha na avaliação do SNC, principalmente devido a sua excelente capacidade intrínseca de diferenciar as características do tecido. Em particular, as técnicas de RM fornecem informações relevantes sobre a anatomia do cérebro e medula, assim como técnicas específicas podem fornecer informações sobre a função cerebral.

Diferentes sequências adquiridas durante a realização do exame trazem informações particulares, aumentando a acurácia diagnóstica. O exame pode ser realizado sem contraste ou após a utilização endovenosa do gadolínio. Em média, um exame de RM dura cerca de 15 a 20 minutos (Figura 189.4).

Os principais objetivos são a caracterização e topografia das lesões, assim como o estabelecimento de um diagnóstico e possíveis diagnósticos diferenciais.

AVALIAÇÃO POR IMAGEM
Traumatismo cranioencefálico

O traumatismo cranioencefálico (TCE) tem como definição qualquer agressão de ordem traumática que ocasione lesão anatômica ou comprometimento funcional do couro cabeludo, crânio, encéfalo ou de seus vasos. A imagem desempenha um papel importante na avaliação, diagnóstico e triagem de pacientes com TCE.

Incidência e prevalência

O TCE é um grave problema de saúde pública devido à incidência elevada, e no Brasil é a maior causa de morte e incapacidade em adultos.

Diagnóstico

No passado, radiografias de crânio eram realizadas como estudo de primeira linha para avaliar fraturas do crânio. Atualmente estão em desuso, principalmente pela baixa sensibilidade para a detecção de lesões intracranianas.

A TC sem contraste tornou-se o método de escolha para a avaliação inicial do TCE de moderado a grave. Tem como vantagens a rapidez (exame realizado em poucos segundos), e é muito sensível para detectar fraturas, lesões hemorrágicas, contusões parenquimatosas e coleções extra-axiais.

A RM normalmente não é indicada para a avaliação inicial do TCE, pois é menos sensível para fraturas, leva mais tempo para ser adquirida, geralmente está menos disponível e é relativamente cara como modalidade de triagem. Em geral, desempenha um papel complementar à TC e é mais indicada no cenário agudo de TCE, quando os sintomas e/ou exame neurológico do paciente não são explicados pelos achados da TC. Comparada com a TC, a RM é muito mais sensível para detecção de contusão não hemorrágica e lesão axonal difusa. Existindo suspeita de comprometimento vascular, pode ser necessária a adição de angio-TC ou angio-RM.

O TCE pode gerar diferentes tipos de comprometimento cerebral, e os principais são:

- Fraturas da calota craniana e base do crânio (Figura 189.5)
- Hemorragia subaracnóidea traumática (Figura 189.6)
- Contusão parenquimatosa hemorrágica (Figura 189.7)
- Hematoma subdural (Figura 189.7)
- Hematoma epidural (Figura 189.8)
- Lesão axonal difusa (Figura 189.9).

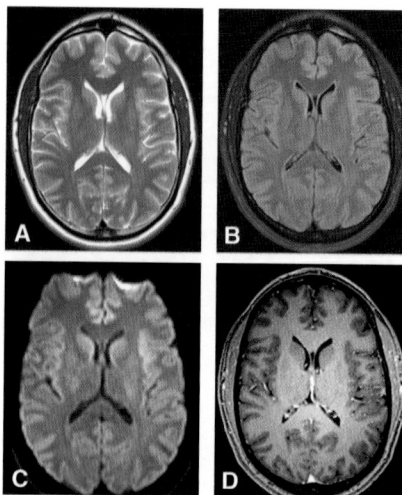

Figura 189.4 Sequências de RM ponderadas respectivamente em T2 (**A**), FLAIR (**B**), difusão (**C**) e T1 pós-contraste endovenoso (**D**).

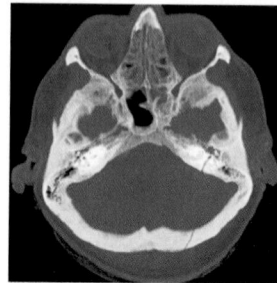

Figura 189.5 Corte axial de TC com janela óssea: fratura do osso occipital esquerdo com extensão à parte petrosa do osso temporal.

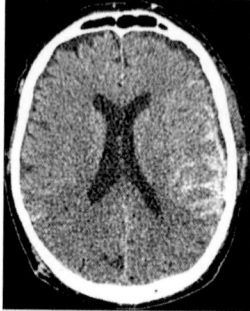

Figura 189.6 Corte axial de TC sem contraste: hemorragia subaracnóide (espontaneamente densa) na convexidade fronto-parietal esquerda.

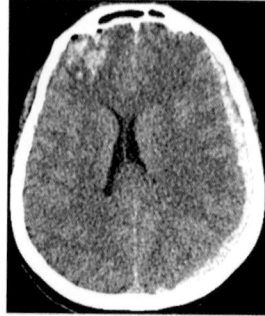

Figura 189.7 Corte axial de TC sem contraste: contusão parenquimatosa hemorrágica frontal à direita e hematoma subdural (forma de lua crescente) na convexidade fronto-parietal esquerda.

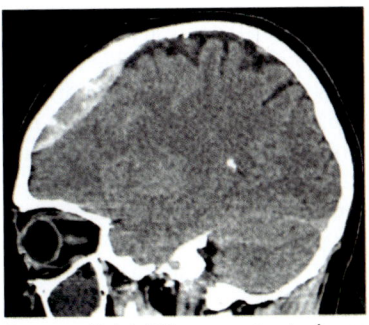

Figura 189.8 Corte sagital de TC sem contraste: hematoma epidural (forma de lente biconvexa) na região frontal.

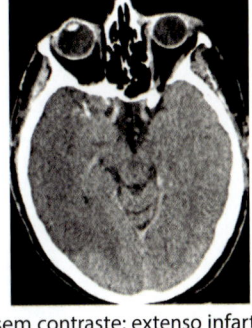

Figura 189.10 TC sem contraste: extenso infarto recente no território da artéria cerebral média direita caracterizado por extensa área hipodensa.

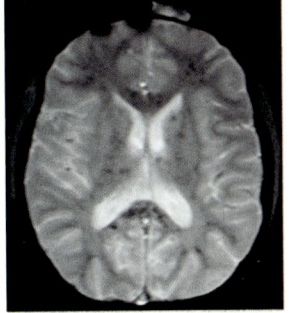

Figura 189.9 RM com sequência axial T2 gradiente: lesão axonal difusa caracterizada por múltiplos focos milimétricos hipointensos esparsos bilateralmente.

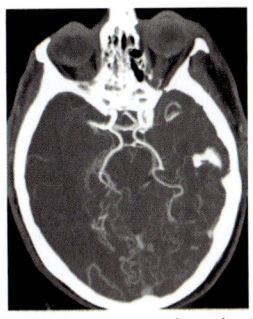

Figura 189.11 Angio-TC demonstrando oclusão do segmento M1 da artéria cerebral média direita.

Acidente vascular encefálico

O acidente vascular encefálico (AVC) é uma síndrome clínica de déficit neurológico focal ou global de instalação súbita com duração de mais de 24 horas e de causa vascular. Subdivide-se em isquêmico (obstrução de vasos que irrigam o encéfalo) e hemorrágico (não traumático).

Incidência e prevalência

O AVC isquêmico tem incidência de 85% e o hemorrágico, 15%, acometendo mais idosos, e é uma das principais causas de morbimortalidade no Brasil e no mundo.

Diagnóstico

Em geral, a avaliação por imagem inicia-se com TC e angio-TC, seguida de RM e angio-RM se existirem dúvidas ou para avaliação mais detalhada. Em janela terapêutica convencional (6 horas ou menos do início dos sintomas), realiza-se TC (Figura 189.10) e angio-TC (Figura 189.11) ou RM e angio-RM. Em janela estendida (de 6 a 24 horas), tempo incerto de instalação ou AVC ao acordar, acrescenta-se estudo de perfusão por TC ou RM.

AVC isquêmico

O diagnóstico é feito da seguinte maneira, mostrado na Figura 189.12:

- Infarto recente na TC sem contraste: área hipodensa encefálica com efeito expansivo. Assimetria de sulcos corticais e perda da diferenciação da substância branca e cinzenta são achados iniciais de edema/isquemia
- Infarto recente na RM: área de restrição à difusão (hipersinal na sequência difusão). Focos de hipossinal na sequência T2 gradiente inferem transformação hemorrágica.

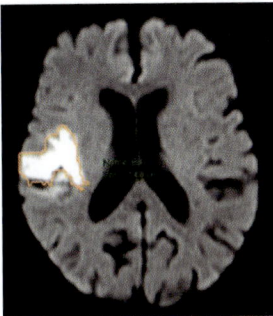

Figura 189.12 Sequência axial de difusão de RM: AVC isquêmico caracterizado por área com restrição à difusão (alto sinal) no território da artéria cerebral média direita.

AVC hemorrágico

O AVC hemorrágico é diagnosticado da seguinte forma, mostrado na Figura 189.13:

- Hemorragia recente na TC: aparece como imagem intraparenquimatosa hiperdensa e com efeito expansivo.

Hemorragia na RM

O sangue, em seus diferentes estágios de evolução, se apresenta com sinal diferente nas diversas sequências de RM. Na fase subaguda, aparece com hipersinal em T1 e T2 e na fase crônica com marcado hipossinal em T2*.

Diagnóstico diferencial

- AVC isquêmico:
  - Tumor: pico alto de colina na espectroscopia; pode ter necrose/liquefação, cisto, calcificação, sangue; realce pós-contraste nodular

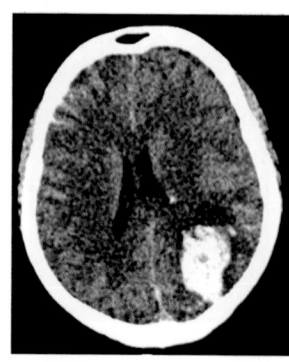

Figura 189.13 TC sem contraste: hemorragia intraparenquimatosa recente (espontaneamente densa) parieto-occipital à esquerda.

- ◦ Lesão desmielinizante: distribuição perivenular, sinal da veia central, interface calososeptal; realce anelar incompleto; lesões na medula e nervo óptico
- ◦ Lesão infecciosa: espessamento e realce meníngeo; efusão/empiema; ventriculite; restrição à difusão central e realce linear periférico
- AVC hemorrágico:
  - ◦ Tumor: mais heterogêneo (porção sólida, necrose, cisto, calcificação e sangue), edema desproporcional/persistente. Outras lesões com realce.

Tumores do sistema nervoso central

A suspeita de uma neoplasia do SNC em um exame avançado de imagem como a TC e a RM parte da percepção que existe uma lesão expansiva, ou seja, que tenha efeito de massa e, consequentemente, provoque compressão e/ou desvio das estruturas anatômicas intracranianas, como o próprio parênquima encefálico, sulcos, cisternas, ventrículos, meninges e vasos.

Uma vez caracterizada uma lesão neoplásica intracraniana, a próxima etapa é diferenciar sua origem, se no tecido componente do SNC (quando é considerada intraparenquimatosa ou intra-axial) ou se é proveniente de fora do parênquima encefálico (extraparenquimatosa ou extra-axial), como são as lesões originárias das meninges e do interior do sistema ventricular, com critérios de imagem bem definidos (principalmente pela RM) que permitem, na maioria das vezes, estabelecer com segurança a estrutura anatômica primária.

Incidência e prevalência

De acordo com dados de 2020 do Instituto Nacional de Câncer (INCA), estimam-se 5.870 casos novos de câncer do SNC em homens e 5.220 em mulheres para cada ano do triênio 2020-2022. Esse valor corresponde a um risco estimado de 5,61 casos novos a cada 100 mil homens e de 4,85 casos novos a cada 100 mil mulheres.[3]

Diagnóstico

As neoplasias do SNC são classificadas anatomopatologicamente pela mais recente classificação da Organização Mundial da Saúde (OMS), de 2021, principalmente como de origem neuroepitelial, das meninges, da hipófise, dos nervos cranianos, dos tecidos hematopoiéticos e as metástases.[4]

A semiologia imaginológica das neoplasias cerebrais leva em consideração a modificação causada no aspecto morfoestrutural normal das estruturas intracranianas: na TC, se há hipo, iso ou hiperdensidade tomográfica (usando o tecido cerebral como parâmetro de normalidade; Figuras 189.14 e 189.15). Na RM, se há hipo, iso ou hiperintensidade de sinal nas diversas ponderações de imagem; T1, DP, T2, FLAIR, T2*, SWI.

Outras alterações importantes para os dois métodos de imagem são a presença de um ou mais desses achados, como edema vasogênico (presença e extensão), captação de contraste, presença de calcificações, componente cístico, hemorragia, necrose tecidual, invasão de outras estruturas, herniação encefálica e hidrocefalia (Figura 189.16).

Diagnósticos diferenciais

As lesões que simulam uma neoplasia cerebral, do ponto de vista de imagem isoladamente, são as que também produzem efeito de massa, como cerebrites, encefalites, abscesso, lesão granulomatosa parasitária ou fúngica (Figura 189.17) placa

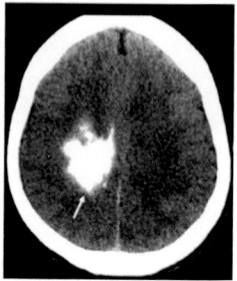

Figura 189.14 TC de crânio sem contraste. Imagem no plano axial com lesão exibindo calcificação grosseira em um oligodendroglioma.

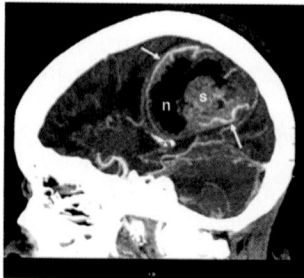

Figura 189.15 TC de crânio com contraste. Imagem no plano sagital demonstrando lesão expansiva com componente sólido (s), necrótico (n), vasos neoformados (setas) em um glioblastoma*; calcificação em plexo coroide.

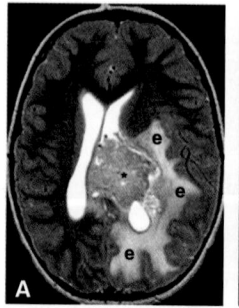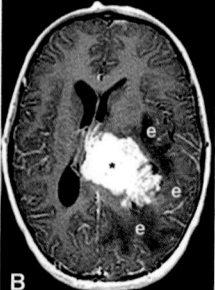

Figura 186.16 RM de crânio. Imagens no plano axial (**A**) ponderada em T2 e (**B**) ponderada em T1 com contraste venoso, demonstrando lesão expansiva intraventricular* com intenso realce de contraste e sinais de invasão do parênquima cerebral pelas margens indistintas e edema vasogênico; (e) carcinoma do plexo coroide em criança de 10 anos.

desmielinizante pseudotumoral (Figura 189.18), e eventualmente de etiologia vascular (como aneurisma gigante e malformações vasculares com sangramento agudo/subagudo).

Doenças infecciosas cerebrais

As doenças infecciosas surgem e ressurgem, de forma frequente ao longo do tempo, e inúmeras delas podem acarretar doenças neurológicas. Apesar dos avanços em relação à prevenção, diagnóstico e tratamento de doenças infecciosas ao longo da história médica, essas enfermidades ainda estão entre as principais causas de morbidade e mortalidade, e são mais frequentes nos países em desenvolvimento.

Os dois principais métodos de imagem do SNC são a TC e a RM. Cada método possui vantagens e desvantagens, devendo-se realizar o exame de forma individualizada.

A epidemiologia de três diagnósticos relevantes de infecções do SNC é abordada a seguir: neurotoxoplasmose, neurocisticercose e tuberculose cerebral.

Incidência e prevalência

Em relação à neurotoxoplasmose, é considerada a principal etiologia de lesão com efeito de massa no SNC em pacientes com HIV, correspondendo a aproximadamente 50 a 70% dos casos. Estima-se que 50 milhões de indivíduos estejam infectados pelo complexo teníase/cisticercose no mundo e que 50 mil morrem a cada ano. As manifestações clínicas incluem crises epilépticas, hipertensão intracraniana, meningite, distúrbios psíquicos, forma endarterítica e síndrome medular.

O acometimento do SNC pela tuberculose é uma relevante manifestação clínica da tuberculose extrapulmonar. Estima-se uma incidência em torno de 10% de todos os pacientes com tuberculose.

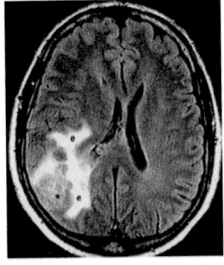

Figura 189.17 RM de crânio, imagens no plano axial ponderada em FLAIR, demonstrando lesão* periférica em lobo temporal com intensidade de sinal heterogênea e edema vasogênico ao redor (e). Criptococoma em homem de 40 anos imunocompetente.

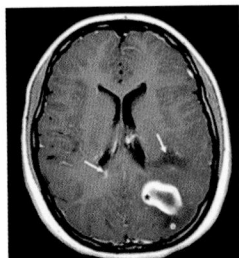

Figura 189.18 RM de crânio com contraste. Imagens no plano axial ponderada em T1, demonstrando lesão em substância branca com padrão de realce periférico incompleto de contraste* com edema vasogênico ao redor (e) e outras lesões associadas (setas). Placa desmielinizante pseudotumoral em mulher de 16 anos.

Diagnóstico

Tipicamente, a toxoplasmose cerebral se apresenta na TC como múltiplas lesões de baixa atenuação que predominam nos gânglios da base e na junção corticomedular. Todavia, elas podem ser encontradas também na fossa posterior. O tamanho varia de 1 a mais de 3 cm, e podem gerar efeito de massa. Com o uso de contraste, há realce nodular ou anelar, que geralmente é fino e liso.

Nos achados na RM, em T1 há, geralmente, isossinal ou hiposinal. Já em T2, a intensidade de sinal é variável. Há também uma zona alternada concêntrica de sinal hipo-hiper-isointenso, denominado "sinal de alvo concêntrico" e sinal do "alvo excêntrico" (Figura 189.19).

No que concerne aos achados da tuberculose (TB), os tuberculomas intracranianos podem surgir de forma isolada ou combinados com infecção extra-axial por TB. Eles, em geral, se apresentam como lesões com realce em anel e com edema vasogênico ao redor (Figura 189.20A). Centralmente, eles tendem a ter apenas sinal intermediário ou mesmo baixo nas imagens ponderadas em T2 (Figura 189.20B). Eles podem estar associados a um extenso realce leptomeníngeo adjacente e/ou paquimeníngeo, sobretudo nas cisternas basais (Figura 189.20C).

Sob o viés da neurocisticercose, os achados de imagem dependem da localização e do estágio da infecção. A presença de calcificações intracranianas reveladas pela TC e lesões de baixa atenuação (cistos), reveladas pela TC (ver Figura 189.21A) ou pela RM (ver Figura 189.21B). Quando no espaço subaracnóideo/interventricular, os cistos normalmente não apresentam escólex visível (Figura 189.21C).

CONSIDERAÇÕES FINAIS

Das condições apresentadas neste capítulo, o TCE é uma das principais causas de morbimortalidade no Brasil e a imagem desempenha um papel importante na avaliação inicial, no diagnóstico e prognóstico dos pacientes.

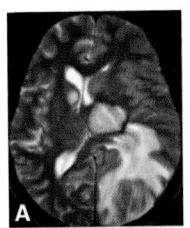
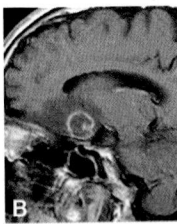

Figura 189.19 Neurotoxoplasmose. **A.** Imagem axial T2 de RM demonstrando lesão com sinal do concêntrico; **B.** Imagem sagital T1 pós-contraste demonstrando lesão com sinal do alvo excêntrico.

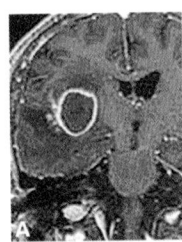
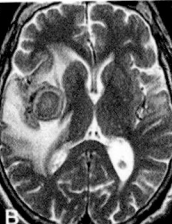
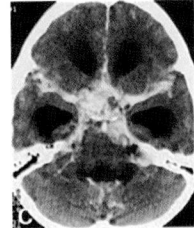

Figura 189.20 Neurotuberculose. **A.** Exame de RM coronal T1 pós-contraste; lesão com realce em anel; **B.** Exame de RM axial T2; lesão com área central hipointensa; **C.** Exame de TC; extenso realce leptomeníngeo.

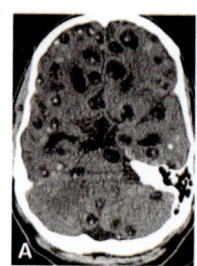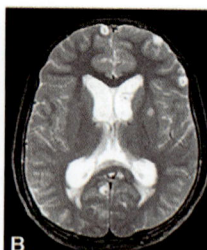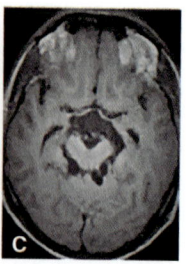

Figura 189.21 Neurocisticercose. **A**. TC com múltiplos cistos com escólex central; **B**. RM axial T2 com alguns cistos com escólex central; **C**. RM axial T1 com cistos em cisternas da base sem escólex central.

No AVC, a imagem tem o papel de detectar, localizar e caracterizar o tipo hemorrágico e suas consequências, e auxiliar na detecção da etiologia. No AVC isquêmico, deve-se excluir hemorragia e se atentar aos diagnósticos diferenciais. Diagnóstico rápido e preciso, assim como tratamento imediato são fatores cruciais para desfecho clínico favorável.

Quanto às neoplasias cerebrais, o exame de imagem tem papel primordial para determinar o efeito de massa sobre as estruturas anatômicas. Em seguida, diante do método em questão (TC e/ou RM), as alterações intrínsecas de cada exame são observadas, permitindo, inclusive, ter correlação com comportamento da neoplasia, se de baixo ou de alto grau. O quadro de imagem deve sempre ser associado à localização da lesão (infra ou supratentorial, intra ou extraparenquimatosa) e faixa etária do paciente. O número de lesões também tem importância, uma vez que neoplasias secundárias (as metástases) múltiplas são mais comuns.

O estado atual da imagem neuro-oncológica vai além da avaliação estrutural e anatômica dos tumores cerebrais, e por isso o uso de técnicas avançadas, como a difusão, perfusão e espectroscopia, permitem avançar na caracterização do estado celular, hemodinâmico, metabólico e funcional de uma neoplasia cerebral, informações importantes que, se usadas adequadamente, são úteis para estreitar o diagnóstico diferencial, avaliar a extensão e o grau histológico do tumor e monitorar a resposta terapêutica.[5]

Em síntese, é de suma importância que os médicos generalistas tenham mais conhecimento sobre a importância dos achados radiológicos dessas enfermidades, para que mais pacientes sejam diagnosticados de forma correta, melhorando o prognóstico e tratamento desses indivíduos.

REFERÊNCIAS BIBLIOGRÁFICAS

1. Smith AG, Rowland HC. Imaging assessment of acute ischaemic stroke: a review of radiological methods. *Br J Radiol.* 2018 Feb;91(1083):20170573.
2. Zamora, C., Castillo, M. (2021). Imaging of Spontaneous Intracranial Hemorrhage. *In*: Patlas, M.N., Katz, D.S., Scaglione, M. *Atlas of Emergency Imaging from Head-to-Toe.* Springer, Cham.
3. Instituto Nacional de Câncer José Alencar Gomes da Silva. Estimativa 2020: incidência de câncer no Brasil. Rio de Janeiro: INCA, 2019.
4. Louis DN, Perry A, Wesseling P, Brat DJ, Cree IA, Figarella-Branger D, Hawkins C, Ng HK, Pfister SM, Reifenberger G, Soffietti R, von Deimling A, Ellison DW. The 2021 WHO Classification of Tumors of the Central Nervous System: a summary. *Neuro Oncol.* 2021 Aug 2;23(8):1231-1251.
5. Iv M, Yoon BC, Heit JJ, Fischbein N, Wintermark M. Current Clinical State of Advanced Magnetic Resonance Imaging for Brain Tumor Diagnosis and Follow Up. *Semin Roentgenol.* 2018 Jan;53(1):45-61.
6. Carmo RLD, Alves Simão AK, Amaral LLFD, Inada BSY, Silveira CF, Campos CMS, Freitas LF, Bonadio V, Marussi VHR. Neuroimaging of Emergent and Reemergent Infections. *Radiographics.* 2019 Oct;39(6):1649-1671.

190

Radiologia Pélvica e Sistema Genital Urinário

Fernando Morbeck Almeida Coelho • Mauricio Zapparoli • Bruna Serpa • Alice Schuch

INTRODUÇÃO

Neste capítulo, são abordadas inicialmente as características dos principais métodos de imagem e como usá-los na investigação das patologias mais comuns do aparelho geniturinário, que são: infecção do trato urinário (ITU), litíase urinária, hematúria, lesões renais focais, incidentaloma de adrenal, próstata, útero e anexos.

MÉTODOS DE IMAGEM

A radiografia simples do abdome é um método de menor custo e amplamente disponível, mas que apresenta baixa sensibilidade e especificidade na investigação de patologias do aparelho urinário, e pode ser realizado com preparo intestinal prévio para reduzir a sobreposição de estruturas. Atualmente, ainda tem um papel no acompanhamento de cálculos previamente diagnosticados, após litotripsia extracorpórea ou passagem de cateter renovesical. Técnicas de radiografia contrastada com injeção retrógrada de meios de contraste iodados podem ser úteis na investigação de patologias da uretra e bexiga (uretrocistografia miccional), bem como para auxiliar em procedimentos do trato urinário superior (pielografia ascendente). A urografia excretora, feita com injeção endovenosa de contraste iodado, foi amplamente substituída por técnicas de tomografia computadorizada (TC), que apresentam acurácia muito superior e riscos semelhantes.

A ultrassonografia (USG) é um método dinâmico, sem exposição à radiação ionizante, que possibilita a avaliação da morfologia e identificação de lesões nos rins, bexiga, próstata, útero e anexos, bem como o estudo de estruturas vasculares com o modo Doppler. É também um método muito útil para orientar procedimentos percutâneos, como punções e biopsias.[1]

A TC é um dos métodos de imagem mais precisos para avaliação do aparelho urinário, com ou sem utilização de contraste iodado endovenoso, dependendo da indicação clínica. A urotomografia (URO-TC) é uma técnica que usa contraste endovenoso, incluindo uma fase excretora para investigação do sistema coletor. Apresenta baixa resolução de contraste para investigação de patologias na próstata, útero e anexos, e não é um método indicado para investigação inicial desses órgãos. Devido aos riscos relacionados com a radiação ionizante, devem ser utilizadas técnicas com menor dose e sempre avaliando a relação risco-benefício da sua utilização.

A ressonância magnética (RM) é o método de imagem que apresenta maior capacidade de caracterização tecidual, muito utilizado para investigação de malformações, lesões inflamatórias e neoplásicas do aparelho geniturinário. Meios de contraste à base de gadolínio são utilizados rotineiramente, e é possível incluir sequências dirigidas para avaliação do sistema coletor e uma fase excretora, método denominado urorressonância (URO-RM) (Figura 190.1). Apresenta, entretanto, baixa sensibilidade para identificação de pequenos cálculos urinários.[2]

INVESTIGAÇÃO
Infecção do trato urinário

Mundialmente, a ITU é considerada o problema urológico mais comum, afetando cerca de 150 milhões de indivíduos anualmente.

A pielonefrite aguda não detectada e não tratada pode levar à hipertensão, cicatriz e até insuficiência renal.

O diagnóstico por imagem para avaliação de ITU é recomendado nas seguintes condições: sintomas inespecíficos,

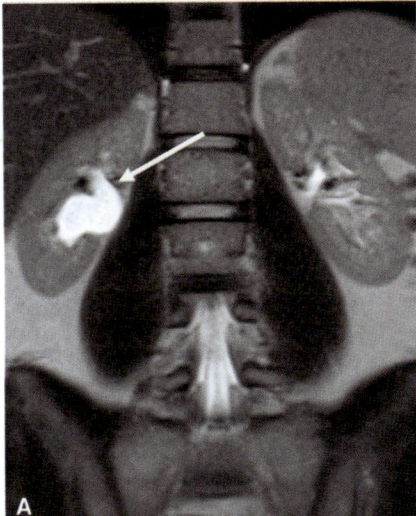
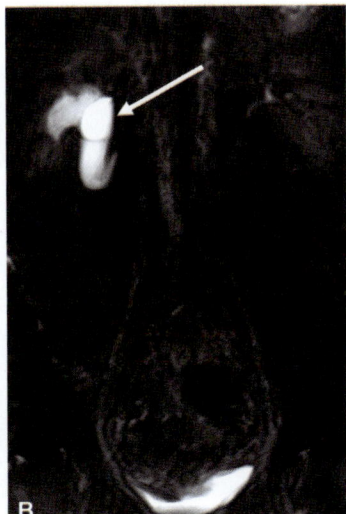
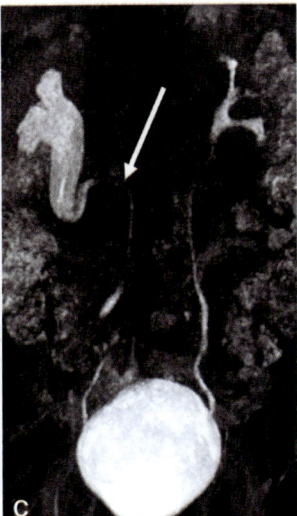

Figura 190.1 Estudo por URO-RM com sequências no plano coronal ponderadas em T2 (**A** e **B**) e T1 na fase excretora pós-gadolínio, demonstrando dilatação pielocalicinal à direita (setas em **A** e **B**) ocasionada por ureter com trajeto retrocava desse lado (seta em **C**).

avaliação das causas complicadas de ITU, como tumores e estenoses, sintomas persistentes e recorrentes apesar do tratamento adequado, e avaliação de complicações que necessitam de intervenção e manejo urgente, como abscesso renal.[3]

A TC é a modalidade de escolha na avaliação da maioria dos casos de ITU, pois é uma técnica rápida que fornece detalhes anatômicos e fisiológicos, identifica patologias renais e extrarrenais e fornece diferentes fases a ser avaliadas após a injeção de contraste intravenoso (Figura 190.2). Outras vantagens da TC incluem o uso de reconstrução multiplanar (MPR), imagens reformatadas planares curvas, projeção de intensidade máxima (MIP) e reconstrução tridimensional (3D).

A RM também fornece alta qualidade de imagem, e permite avaliação abrangente do parênquima renal, estruturas e espaços circundantes e da parede urotelial. No entanto, não é usada rotineiramente na avaliação de ITUs e é reservada para casos de exceção quando a TC não pode ser realizada, como em gestantes e em indivíduos com contraindicação ao meio de contraste. Há ainda outras limitações: alto custo, disponibilidade limitada e longa duração do exame.

As características de imagem dos diferentes tipos de infecção dos tratos urinários superior e inferior pelos métodos multiseccionais estão resumidas na Tabela 190.1.

Litíase urinária

A ureterolitíase é a causa mais frequente de dor lombar aguda em uma emergência urológica, que melhora significativamente após a passagem do cálculo para a bexiga.

A USG é geralmente o primeiro método de imagem realizado, devido à disponibilidade e ao baixo custo e por detectar cerca de 50 a 60% dos cálculos ureterais; é indicada principalmente para a avaliação dos rins e das porções proximais dos sistemas coletores renais, assim como das porções distais dos ureteres e a bexiga urinária. A sensibilidade para cálculos menores de 0,3 cm é baixa, assim como para o terço médio dos ureteres. Os cálculos apresentam-se como focos hiperecogênicos, às vezes com presença de sombra acústica posterior e artefato de reverberação posterior ao modo Doppler (*twinkle effect*), achados que aumentam a sua especificidade.

O papel da radiologia convencional para a avaliação de cálculos urinários é limitado quando utilizada isoladamente, devido à baixa sensibilidade (varia entre 45 e 85%) e especificidade (76%), que podem ser explicados por diversos fatores, incluindo composição e tamanho do cálculo, presença de gás em alças intestinais, calcificações extrarrenais e biotipo do paciente. Existe custo-efetividade do método para controle de dimensões e posicionamento de cálculos previamente diagnosticados.[4]

A TC sem contraste fornece maior acurácia diagnóstica, com sensibilidade estimada entre 95 e 99% e especificidade de até 98%. Possui grande valor em obesos, uma vez que a técnica da USG é prejudicada em pacientes com elevados índices de massa corporal.

Além de detectar os cálculos, a TC permite fornecer dados sobre a composição dos cálculos a partir de medidas de atenuação em unidades Hounsfield (UH). Cálculos de ácido úrico tipicamente apresentam coeficientes de atenuação entre 200 e 400 UH, enquanto os cálculos de oxalato de cálcio variam entre 600 e 1.200 UH. A atenuação dos cálculos também prediz resposta à litotripsia por ondas de choque, quando acima de 1.000 UH quase não fragmentam (de 0 a 26% dos casos).

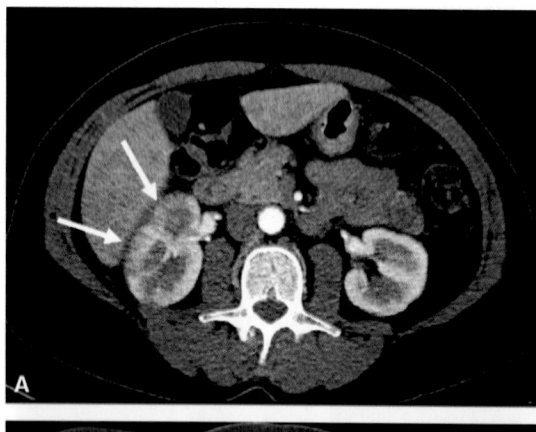

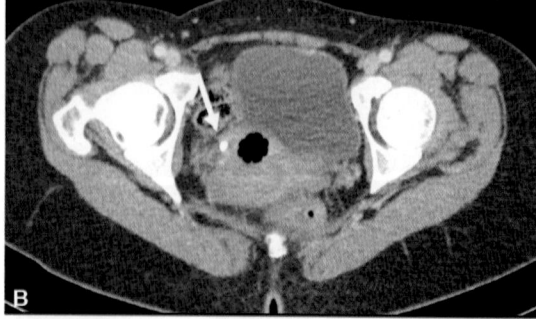

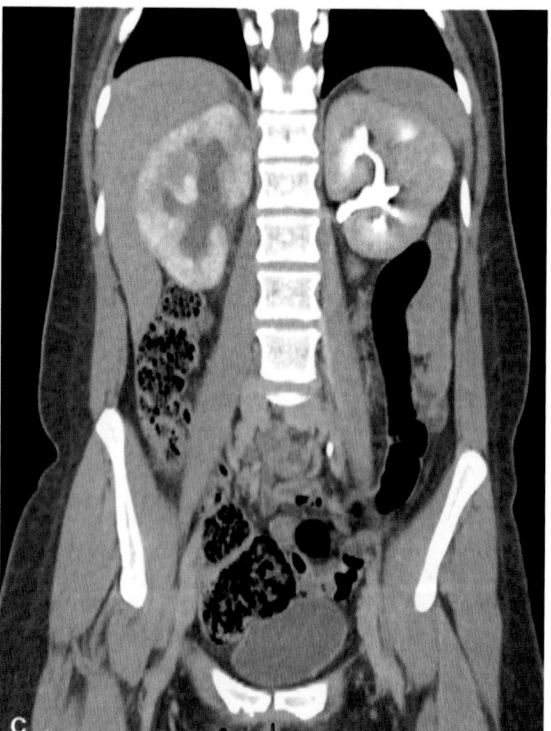

Figura 190.2 Tomografia computadorizada com contraste endovenoso. **A.** TC axial pós-contraste do abdome superior, demonstrando alteração da contrastação em cunha do parênquima, com aspecto inflamatório; **B.** TC axial pós-contraste da pelve, cálculo obstrutivo no ureter distal direito do mesmo paciente (seta); **C.** Reconstrução coronal pós-contraste tardio, demonstrando a uropatia obstrutiva inflamatória à direita.

Tabela 190.1 Características de imagem em TC e RM dos diferentes tipos de infecção dos tratos urinários superior e inferior.

Condição infecciosa	Achados de imagem em métodos multisseccionais (TC e RM)
Pielonefrite aguda	Áreas de hiporrealce em forma de cunha ou padrão de nefrograma estriado. Densificação da gordura e espessamento das fáscias perirrenais
Abscessos renais	Coleção liquefeita com paredes espessadas e contrastantes. Densificação da gordura e espessamento das fáscias perirrenais
ITUs enfisematosas	Gás no parênquima renal, sistema coletor, luz da bexiga e algumas vezes no tecido perirrenal e perivesical
Pionefrose	Sistema coletor dilatado de paredes espessas com hiper-realce, distendido com líquido de alta atenuação, estratificação líquido-líquido em T2 e adelgaçamento da cortical renal
Pielonefrite crônica	Cicatriz renal, atrofia cortical, baqueteamento calicial, espessamento e dilatação do sistema calicial e assimetria renal
Pielonefrite xantogranulomatosa	Rim aumentado não funcionante, cálculo obstrutivo dentro de uma pelve renal não dilatada, expansão dos cálices e alterações inflamatórias na gordura perinefrética
Tuberculose urinária	Caliectasias irregulares. Estenoses multifocais que podem afetar qualquer parte do sistema coletor. Ureter com aparência de colar de contas, bexiga contraída de paredes espessas
Uretrite	Espessamento difuso do urotélio, frequentemente com densificação da gordura periureteral associada
Cistite infecciosa aguda	Espessamento difuso da parede da bexiga, especialmente se edematosa na imagem ponderada em T2, hiper-realce urotelial, densificação da gordura perivesical
Abscesso vesical	Coleção liquefeita com paredes espessadas e contrastantes, geralmente afetando o aspecto superior da bexiga
Prostatite	Próstata aumentada, com densificação dos planos adiposos periprostáticos e das vesículas seminais
Abscesso prostático	Coleção liquefeita com paredes espessadas e contrastantes com possível extensão extraprostática

Adaptada de: El-Ghar MA, Farg H, Sharaf DE and El-Diasty T. *CT and MRI in Urinary Tract Infections: A Spectrum of Different Imaging Findings*. Medicina (Kaunas), 2021.

Protocolos de TC com reconstruções interativas e baixa dose de radiação ionizante (dose efetiva de radiação ionizante < 3 mSv, enquanto a TC convencional possui dose estimada em 10 mSv) apresentam acurácia semelhante aos protocolos convencionais, e são considerados como rotina em alguns serviços, especialmente pelo fato da urolitíase comumente acometer jovens e recorrer ao longo da vida, necessitando de inúmeras avaliações por imagem (Figura 190.3). Até um terço dos pacientes com dor em flancos terá outra patologia, e esse protocolo também poderá detectar os diagnósticos diferenciais. Já os protocolos de ultrabaixa dose (< 1 mSv) apresentam aplicabilidade em pacientes com diagnóstico prévio de urolitíase.[5]

A utilização de meio de contraste iodado intravenoso no estudo por TC para investigação de urolitíase é raramente necessária, mas pode ser útil no diagnóstico diferencial entre cálculos e flebólitos pélvicos, na avaliação de complicações (pielonefrite e suspeita de ruptura do sistema coletor), detecção incidental de lesões tumorais ou na avaliação de outros diagnósticos diferenciais.

A RM tem sensibilidade variável para detecção de cálculos, superando a US e a radiografia, mas menos do que a TC. A principal indicação atual da RM na avaliação da urolitíase é em gestantes, se a USG inicial for negativa. A TC deve ser evitada na gravidez devido à radiação ionizante, mas se a suspeita persistir, uma única TC com baixa dose nas fases finais da gestação é segura, insuficiente para causar dano ao feto.

Hematúria

A hematúria tem taxa de prevalência de 2 a 31% na população adulta e pode ser classificada como macroscópica (visível pelo paciente) ou microscópica (identificada somente na análise microscópica do sedimento urinário – ≥ 3 hemácias/campo de grande aumento), com origem em qualquer segmento do aparelho urinário.

As causas geralmente são divididas em nefrogênicas (p. ex., doença parenquimatosa ou neoplasia renal) e urogênicas (p. ex., urolitíase, infecção, hiperplasia prostática benigna e neoplasias do urotélio).

Os métodos de imagem têm como principal papel determinar a causa de hematúria, principalmente se a origem é neoplásica, e, dessa forma, definir a melhor conduta a ser adotada. A indicação de investigação e a técnica utilizada dependem do contexto clínico.

Pacientes que apresentam hematúria macroscópica, ou hematúria microscópica, com outros fatores de risco para neoplasia (sendo os principais idade > 35 anos, tabagismo e inflamações crônicas) têm indicação para um estudo completo por URO-TC (com utilização de contraste endovenoso, incluindo uma fase excretora), que pode ser complementado ou substituído em alguns casos pela URO-RM.[2]

Já em pacientes com microhematúria e sem fatores de risco para neoplasia, devem ser pesquisadas primeiro as causas comuns, como exercício vigoroso recente, infecção, ou contaminação da amostra durante o período menstrual. Se nenhuma causa for identificada, pode ser apropriado o acompanhamento clínico e laboratorial, ou prosseguir a investigação com estudo por TC de baixa dose, sem utilização de contraste endovenoso, especialmente se houver a possibilidade de urolitíase.

A neoplasia primária do urotélio pode ter origem em qualquer segmento do sistema coletor, e é demonstrada nos estudos por URO-TC ou URO-RM como lesão polipoide, que apresenta impregnação pelo meio de contraste e se manifesta como falha de enchimento na fase excretora (Figura 190.4). Esses exames também permitem seu estadiamento, por meio da avaliação de comprometimento linfonodal e rastreamento de lesões metastáticas.[2]

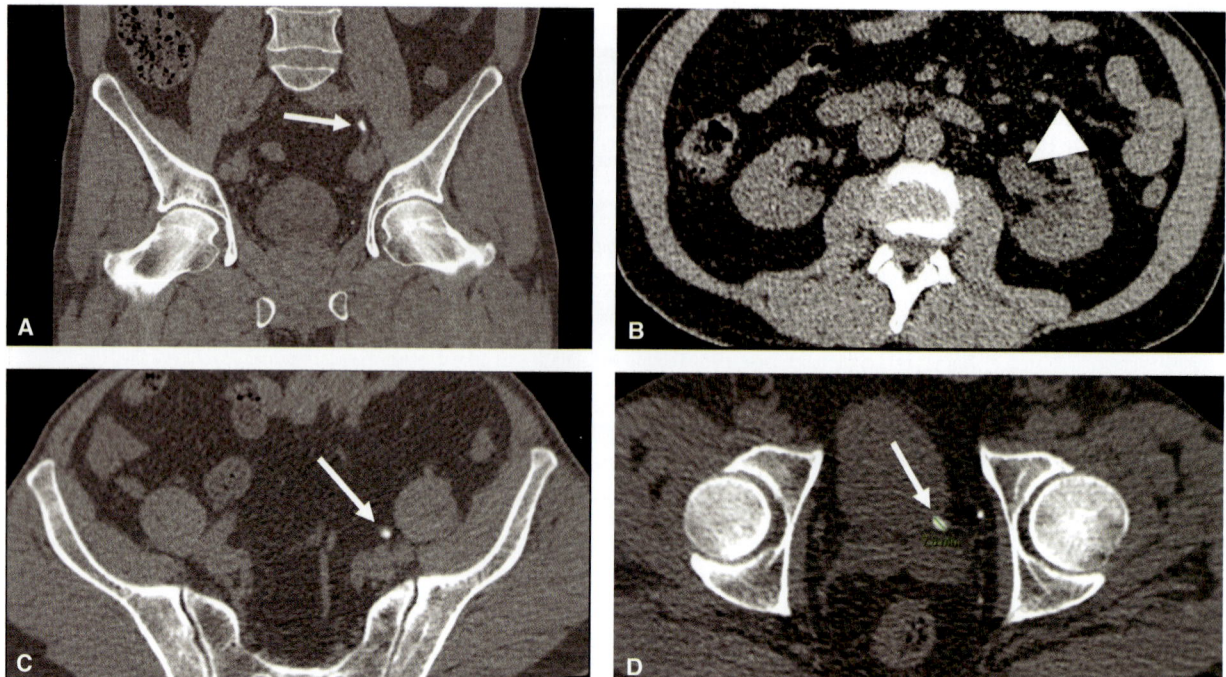

Figura 190.3 TC com baixa dose de radiação para avaliação de litíase urinária. **A**, **B**. Nota-se cálculo no terço médio do ureter esquerdo, cranial ao cruzamento com os vasos ilíacos (ao nível de L5-S1), medindo 0,8 cm no maior eixo, com densidade média de 560 UH (setas brancas); **C**. determinando leve dilatação do sistema coletor a montante (cabeça de seta); **D**. Controle evolutivo após 5 dias, com migração caudal do cálculo para a junção ureterovesical.

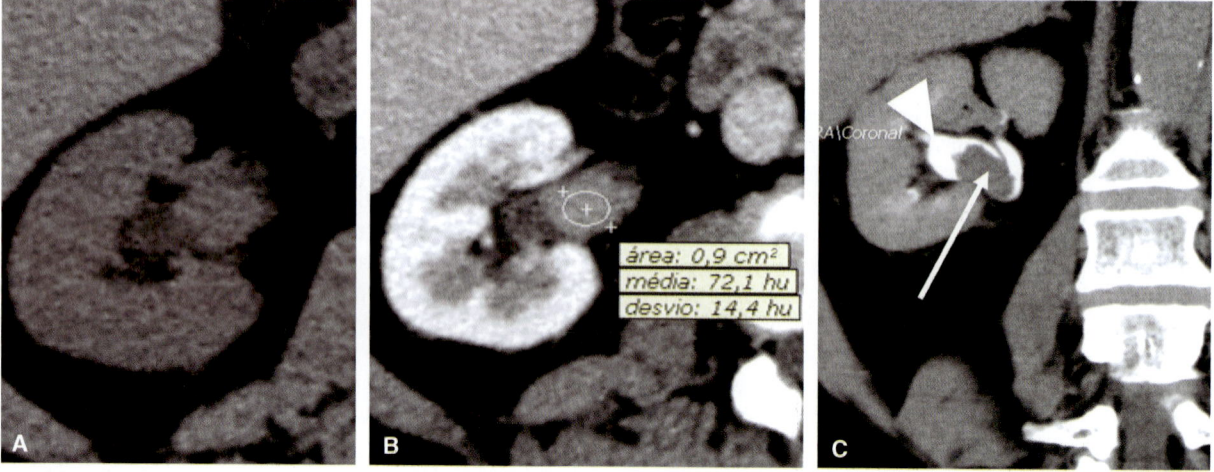

Figura 190.4 Estudo por URO-TC com imagens obtidas nas fases axial (**A**) pré-contraste, (**B**) axial córtico-medular pós-contraste e (**C**) reconstrução no plano coronal da fase excretora pós-contraste, demonstrando lesão polipoide na pelve renal direita, com impregnação pelo meio de contraste (região de interesse em **B**), demonstrada como falha de enchimento na fase excretora (seta branca em **C**), circundada por material de contraste de alta densidade (cabeça de seta em **C**).

Lesões focais renais

A caracterização de lesões focais renais está evolutivamente mais frequente, em parte pela maior disponibilidade dos métodos de imagem seccionais, especialmente TC e RM.

O primeiro passo na avaliação de uma lesão focal renal é determinar se o tumor é cístico ou sólido. Os cistos renais são os tumores benignos mais comuns e, quando malignos, apresentam baixa agressividade e comportamento indolente. Com intuito de padronizar a avaliação entre os radiologistas e melhorar a comunicação com os médicos assistentes, os cistos renais são enquadrados na classificação Bosniak (pela TC e RM), que foi atualizada em 2019.[6] Em resumo, cistos Bosniak 1 e 2 não precisam de seguimento; Bosniak 2F deve ser seguido e Bosniak 3 e 4 devem ser avaliados pelo urologista para definição da melhor conduta.

Por outro lado, as lesões sólidas são comumente malignas (cerca de 90%), apresentando melhor prognóstico quando descobertas acidentalmente e com pequenas dimensões. O tumor renal maligno mais comum é o carcinoma de células renais (CCR), representando cerca de 90% dos casos, com destaque para o subtipo células claras (Figura 190.5). Dentre as lesões benignas sólidas, destacam-se os angiomiolipomas e oncocitomas.

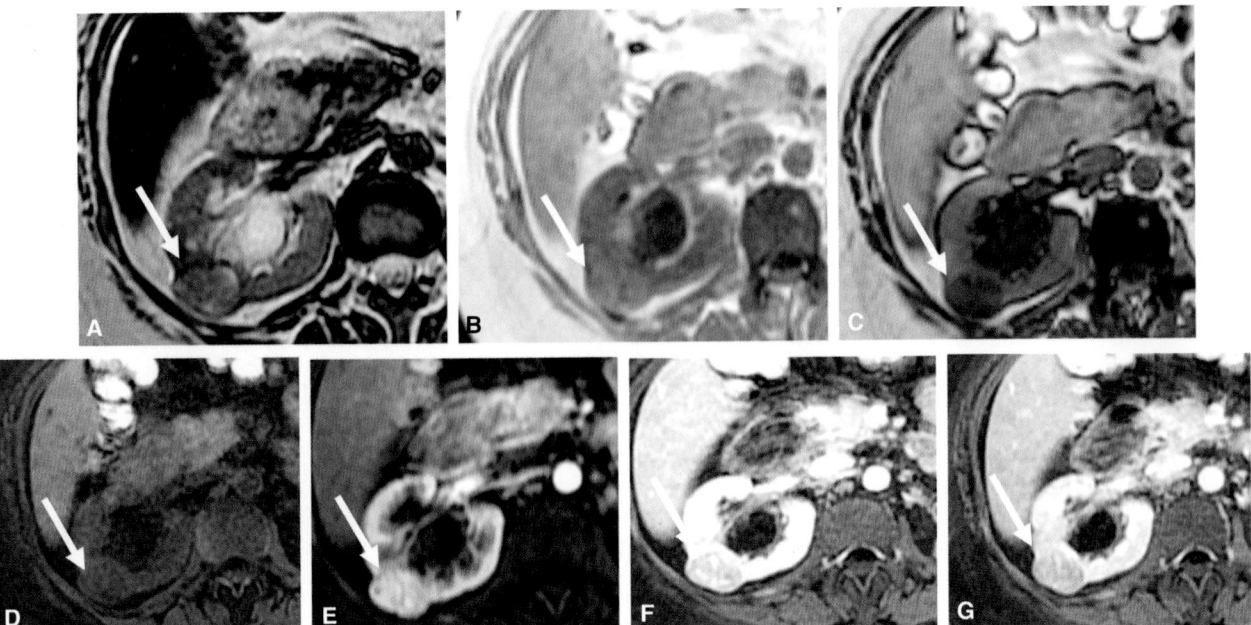

Figura 190.5 RM dirigida para avaliação de lesão focal no rim direito. **A.** Imagem axial ponderada em T2 demonstrando lesão com sinal intermediário/alto; **B** e **C.** Imagens em axial da sequência T1 *dual-echo* "em fase" (**B**) e "fora de fase" mostrando queda de sinal intralesional, aspecto condizente com presença de gordura microscópica; **D** a **G.** Imagens no plano axial na sequência T1 com saturação de gordura para avaliação dinâmica do contraste nas fases (**D**) pré-contraste, (**E**) corticomedular, (**F**) nefrográfica e (**G**) tardia, caracterizando padrão de hiper-realce arterial com *washout*. A predição histológica pela RM favorece a hipótese de carcinoma de células renais subtipo células claras (confirmado histologicamente no espécime cirúrgico).

Em ambos os cenários das lesões focais renais, os exames de imagem apresentam importante papel na definição da conduta.[7] Particularmente, o prognóstico dos CCRs depende do estadiamento, histologia do subtipo e grau nuclear. A TC e RM auxiliam na decisão terapêutica, atuando no estadiamento local e sistêmico, predição histológica, seguimento, avaliação de resposta e recorrência. A TC é o método padrão ouro no estadiamento e caracterização das lesões sólidas. Já a RM fornece informações diagnósticas adicionais, especialmente na predição histológica das pequenas lesões renais. A USG tem alta acurácia na definição das lesões císticas; contudo, tem avaliação limitada no detalhamento dos tumores sólidos.

Incidentaloma adrenal

O incidentaloma adrenal é uma lesão > 1 cm detectada em indivíduos que realizaram exames de imagem sem a suspeita de patologia na adrenal. Os incidentalomas adrenais incluem patologias benignas e malignas com origem no córtex ou medula, sendo o adenoma cortical o mais prevalente (aproximadamente 80%) e de predominância não funcionante. Outras lesões adrenais são os feocromocitomas, mielolipomas, cistos, tumores de origem neural, carcinomas adrenocorticais e metástases. Estudos de autopsia sugerem a prevalência dos incidentalomas adrenais em torno de 2%, e são extremamente raros na infância.

A avaliação dos incidentalomas adrenais é feita de forma pareada com investigação hormonal e estudo de imagem. O estudo de imagem realizado inicialmente é a TC, com RM, TC com contraste (protocolo *washout*) e PET-CT com radiofármaco 18F-Fluordeoxiglicose (FDG) nos casos considerados indeterminados. Existem marcadores de imagem que favorecem benignidade e malignidade.[8] Os principais preditores de benignidade pela imagem são tamanho < 4 cm, atenuação ≤ 10 UH na TC, presença de gordura macroscópica, *washout* absoluto > 60% e relativo > 40%, presença de gordura microscópica na RM e estabilidade nos controles. As principais características de agressividade são tamanho ≥ 4 a 6 cm, heterogeneidade com presença de necrose, margens irregulares/infiltrativas, vascularização acentuada e crescimento nos controles.

A TC sem contraste é o exame mais realizado na investigação inicial. Nódulos com baixa atenuação (≤ 10 UH), homogêneos e < 4 cm favorecem o diagnóstico de adenoma rico em gordura e não precisam ser seguidos. Destaca-se que cerca de 20 a 30% dos adenomas podem ser pobres em gordura, e apresentam características indeterminadas na TC sem contraste.

Dessa forma, outro cenário possível é o de lesões adrenais com atenuação > 10 UH, consideradas indeterminadas. Nesses casos, dependendo do contexto clínico e de outros parâmetros de imagem (como tamanho e heterogeneidade da lesão), os indivíduos podem ser seguidos imediatamente com outro método de imagem, como TC com contraste venoso (protocolo *washout*) ou RM com *chemical shift* (Figura 190.6), seguidos por 6 a 12 meses ou operados. A biopsia é realizada usualmente em indivíduos com história de neoplasia adrenal/extra-adrenal, linfoma ou processo infeccioso.

Portanto, os exames de imagem, em conjunto com estudo hormonal, são cruciais na decisão do manejo dos pacientes com incidentalomas adrenais, variando desde a não necessidade de seguimento até adrenalectomia sem necessidade de biopsia.

Próstata

Os métodos diagnósticos mais utilizados para avaliação da próstata são a USG, transabdominal e transretal, e RM com protocolo específico de avaliação multiparamétrica (RMmp),

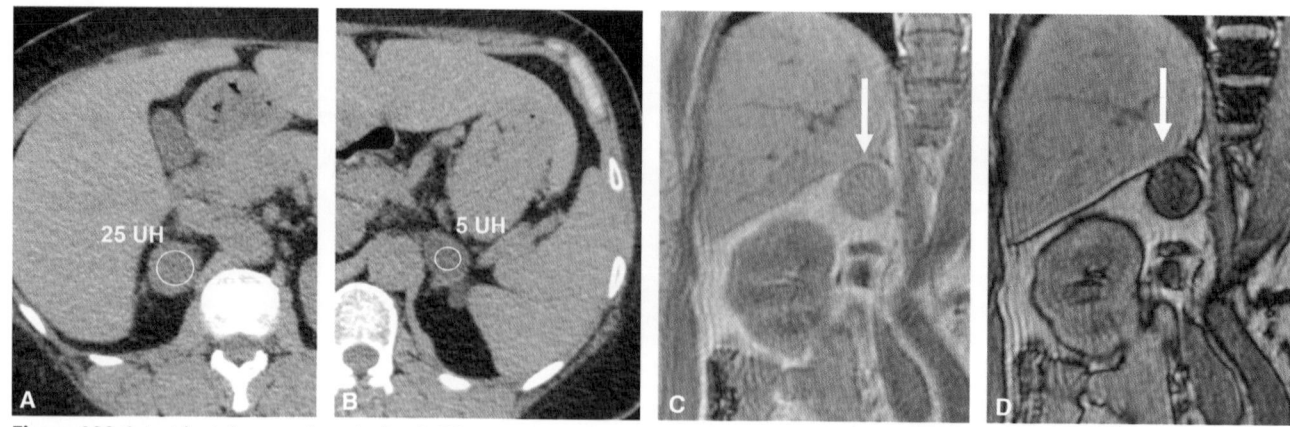

Figura 190.6 Incidentalomas adrenais. **A.** e **B.** TC sem contraste no plano axial mostrando nódulos homogêneos e menores < 4 cm em ambas adrenais, destacando-se atenuação < 10 UH à esquerda, aspecto compatível com adenoma rico em gordura. O nódulo da adrenal direita apresenta atenuação de 25 UH, considerado indeterminado ao método; **C.** e **D.** Seguimento com imagens de RM no plano coronal com avaliação do *chemical shif*t pelas sequências ponderadas em T1 "em fase" (**C**) e "fora de fase" (**D**) demonstra a queda de sinal da sequência "em fase" para a "fora de fase" (setas), achado indicativo de presença de gordura microscópica intralesional, favorecendo o diagnóstico de adenoma pobre em gordura.

especialmente para as principais patologias prostáticas: hiperplasia prostática benigna (HPB) e neoplasia clinicamente significativa (CaPcs).

A USG transabdominal é o método de escolha para a avaliação de HPB, sendo possível mensurar o volume da próstata, identificar o aumento do lobo mediado e o grau de protrusão prostática intravesical (IPP), achado que apresenta uma correlação positiva com obstrução vesical. Também é possível avaliar e graduar hidronefrose e a espessura das paredes da bexiga urinária, com a mensuração do músculo detrusor após distensão vesical adequada, assim como o volume do resíduo urinário pós-miccional (Figura 190.7).

A USG transretal apresenta melhor diferenciação anatômica entre as zonas periférica e de transição da próstata; entretanto, apresenta baixa sensibilidade e especificidade para detecção de CaPcs, apenas cerca de 30 a 40% dos cânceres são detectáveis na USG em escala de cinza (lesões hipoecogênicas). Uma tentativa de melhorar a detecção é adicionar outras técnicas, como Doppler colorido, contraste endovenoso com microbolhas e elastografia, o que pode ser chamada de avaliação multiparamétrica por US (mpUS),[9] ainda embora esteja pouco disponível.

A USG é o método de imagem que guia o procedimento de biopsia de próstata, a qual, atualmente, pode ser realizada

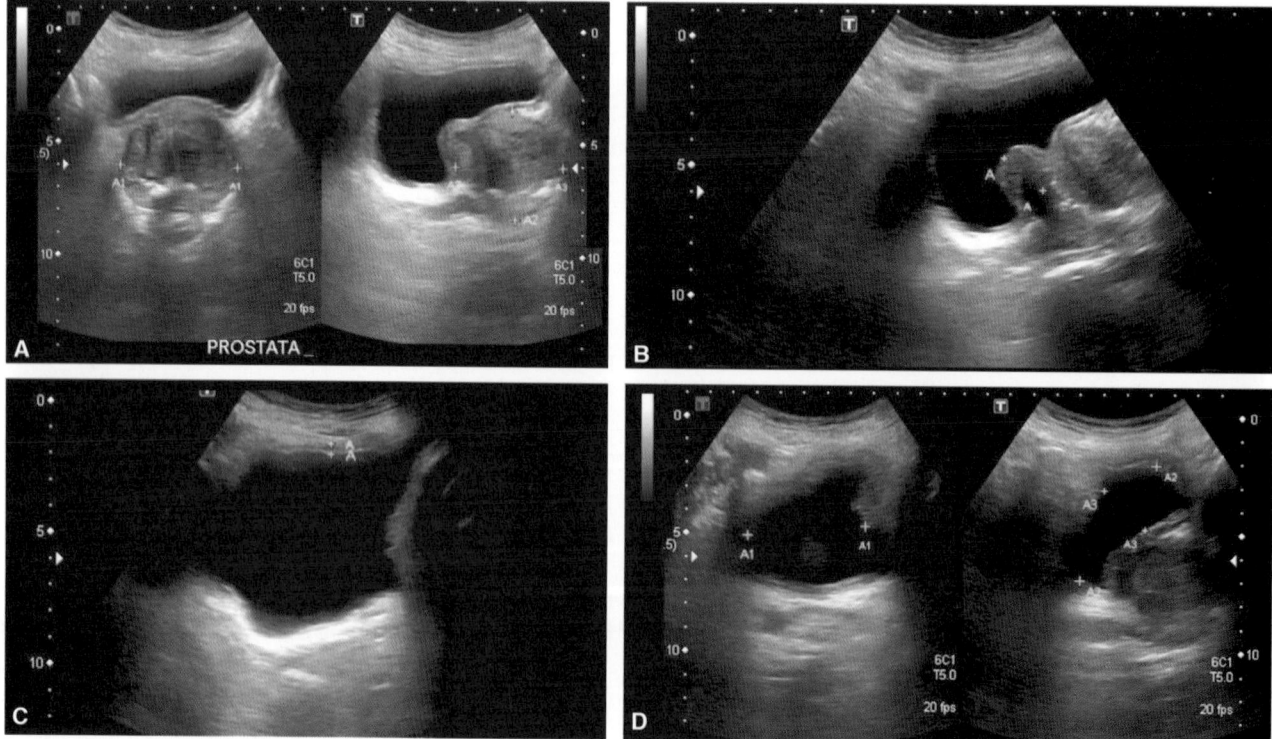

Figura 190.7 US transabdominal para avaliação da próstata e da bexiga urinária. **A.** Medidas dos diâmetros dos três eixos da próstata para o cálculo do volume; **B.** Grau de protrusão prostática intravesical (IPP), medindo 1,9 cm nesse paciente (quanto maior o grau de protrusão, maior a incidência de obstrução vesical); **C.** Espessura parietal da bexiga urinária com distensão adequada; **D.** Mensuração do volume do resíduo pós-miccional.

por via transretal ou transperineal, de forma aleatória ou "biopsia alvo", após a avaliação da RMmp (biopsias cognitivas ou com fusão de imagens de RMmp e US). A biopsia-alvo aumenta a detecção de CaPcs em cerca de 30%.

A RMmp de próstata consiste em imagens focadas na glândula com avaliação da anatomia (imagens ponderadas em T2 de alta resolução) e dois parâmetros funcionais, incluindo imagens ponderadas em difusão das moléculas de água (sigla em inglês, DWI) para mostrar a densidade celular e o estudo contrastado dinâmico (sigla em inglês, DCE) para mostrar a vascularização.

A RMmp é avaliada pelo PI-RADS (Prostate Imaging Reporting & Data System), uma ferramenta de padronização da aquisição e da interpretação das imagens, assim como dos relatórios. Essa classificação foi criada por especialistas das principais sociedades de radiologia para prever a probabilidade do risco para CaPcs (Tabela 190.2).[10]

A RMmp da próstata apresenta as seguintes indicações clínicas: detecção e localização de CaPcs para orientar biopsia-alvo por RM (antes da primeira biopsia ou mesmo após biopsia negativa em paciente com alta suspeição), estadiamento local, avaliação de suspeita de recidiva de CaP, vigilância ativa e tratamento local (Figura 190.8).

A RMmp da próstata usada como método de triagem antes da primeira biopsia pode reduzir o número de biopsias desnecessárias em 21 a 49%, bem como reduzir a detecção de tumores clinicamente insignificantes (ISUP 1) e aumentar a detecção de tumores clinicamente significantes (ISUP 2 ou mais).[10]

Útero e anexos

As características de imagem dos órgãos reprodutivos mudam ao longo da vida da paciente, em grande parte como resultado da influência de hormônios nesses órgãos, especialmente no útero e nos ovários. As modificações fisiológicas e

Tabela 190.2 Categorias de avaliação da classificação PI-RADS V2.1 e o risco de CaP e CaPcs, definido como Gleason > 7 (incluindo 3+4 com proeminante, mas não dominante componente Gleason 4) e/ou volume > 0,5 cc e/ou extensão extraprostática (EPE).

Categorias	Descrição da categoria do PI-RADS v2.1	% CaP	% CaPcs
PI-RADS 1	Muito baixa (neoplasia clinicamente significativa é altamente improvável)		
PI-RADS 2	Baixa (neoplasia clinicamente significativa é improvável)	13-24	3-12
PI-RADS 3	Intermediária (presença de neoplasia clinicamente significativa é indeterminada)	34-50	4-27
PI-RADS 4	Alta (neoplasia clinicamente significativa é provável)	60-77	32-60
PI-RADS 5	Muito alta (neoplasia clinicamente significativa é altamente provável)	91-97	67-83

Adaptada de: Israel L, van der Leest M, Sedelaar M et al. *Multiparametric Magnetic Resonance Imaging for the Detection of Clinically Significant Prostate Cancer: What Urologists Need to Know.*

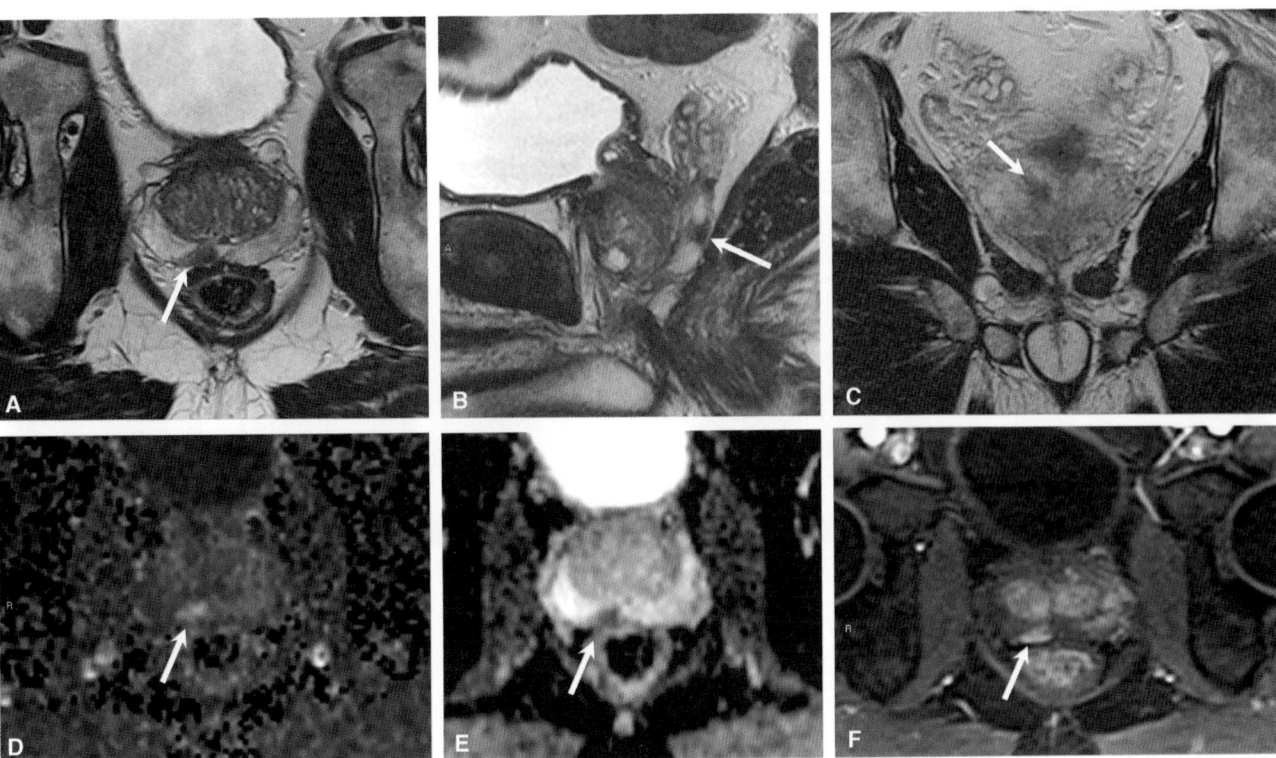

Figura 190.8 RMmp da próstata. Avaliação anatômica nos três planos (**A**) axial, (**B**) sagital e (**C**) coronal ponderadas em T2 de alta resolução. **D.** Difusão com valor de b mais alto (1.500 s/mm²); **E.** Mapa de ADC; **F.** DCE, estudo contrastado dinâmico aquisição precoce. As setas exemplificam uma lesão focal PI-RADS 4, com marcado baixo sinal em T2, acentuada restrição à difusão e realce precoce pelo contraste. A biopsia alvo da lesão suspeita confirmou adenocarcinoma acinar ISUP 3.

patológicas relacionadas com idade, fase do ciclo reprodutivo e presença ou não de gestações anteriores, torna o estudo da pelve feminina desafiador.

Os principais métodos diagnósticos para a avaliação são a USG e a RM, que podem ser utilizadas para detecção de malformações geniturinárias, disfunção do assoalho pélvico, patologias benignas, como endometriose, e patologias malignas, como a probabilidade de neoplasias primárias ginecológicas e seu estadiamento.[4]

A US pélvica é o exame de imagem mais utilizado para a avaliação inicial e avaliação de possíveis anormalidades ginecológicas em pacientes de todas as idades. Oferece as vantagens de ampla disponibilidade, baixo custo e sem exposição à radiação ionizante. Nas pacientes apropriadas, a USG endovaginal costuma oferecer imagem de resolução mais alta do que a abdominal e pélvica, e pode ser o único exame necessário para avaliação diagnóstica do útero, ovários e anexos (Figura 190.9).

A RM permite a reconstrução de imagens multiplanares com um grande campo de visão e excelente resolução de contraste, e é altamente eficaz em demonstrar estruturas uterinas e ovarianas normais. A RM é, portanto, um excelente método de imagem na avaliação quando a USG não é viável ou os achados são inconclusivos (Figura 190.10).

A TC geralmente não é considerada modalidade de imagem primária para a avaliação de suspeita de doença ginecológica, mas é comumente realizada em pacientes com sintomas abdominais e pélvicos agudos.

CONSIDERAÇÕES FINAIS

O conhecimento da avaliação do sistema geniturinário a partir dos diferentes métodos diagnósticos por imagem é de suma importância para a investigação correta dos principais diagnósticos diferenciais, melhorando a detecção das patologias e determinando condutas adequadas, com melhores desfechos clínicos.

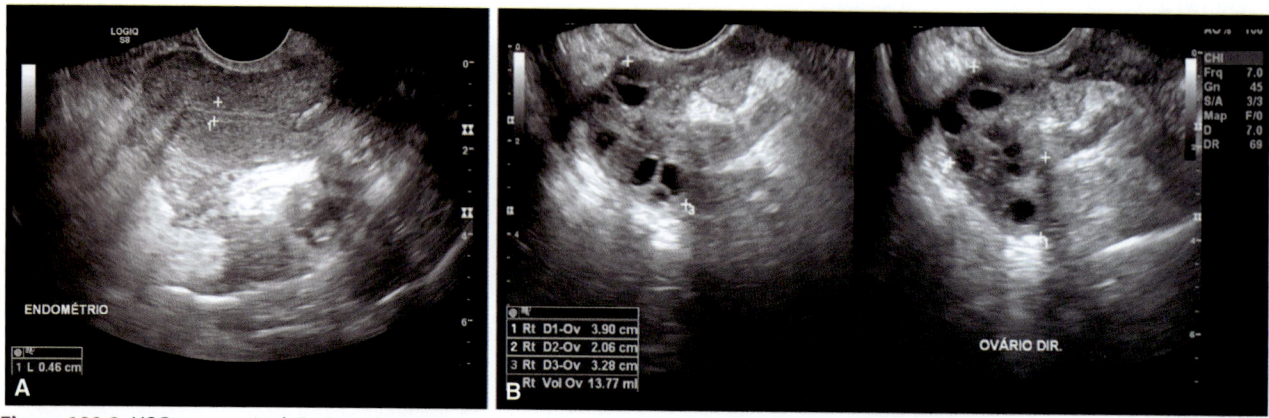

Figura 190.9 USG transvaginal. **A.** Corte longitudinal do útero para medir endométrio; **B.** Ovário direito em dois planos em paciente jovem.

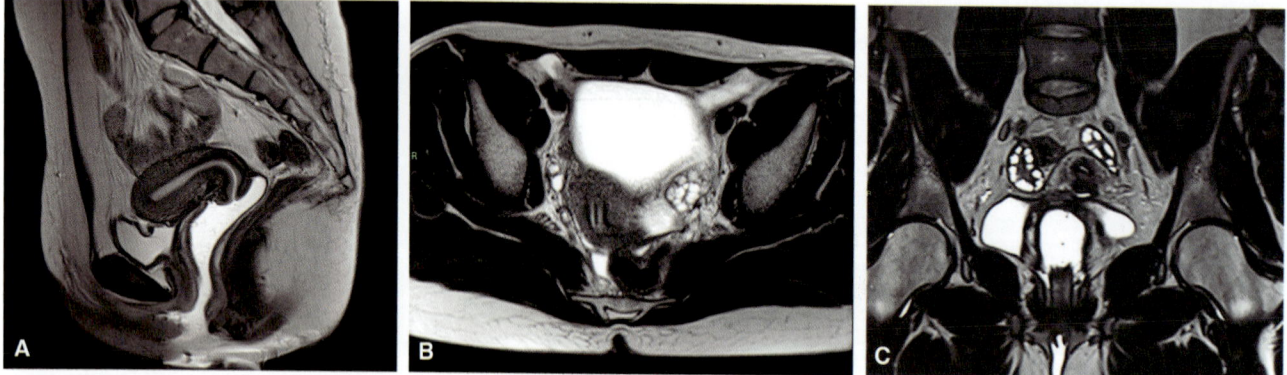

Figura 190.10 RM de pelve feminina demonstrando útero e ovários normais para a faixa etária. **A.** Plano sagital; **B.** Plano axial; **C.** Plano coronal.

REFERÊNCIAS BIBLIOGRÁFICAS

1. Al-Shawi MM, Aljama NA, Aljedani R, et al. The Role of Radiological Imaging in the Diagnosis and Treatment of Urolithiasis: A Narrative Review. *Cureus*. 2022 Dec 28;14(12):e33041. DOI: 10.7759/cureus.33041. PMID: 36589703; PMCID: PMC9795962.

2. Wolfman DJ, Marko J, Nikolaidis P, et al. ACR Appropriateness Criteria® Hematuria. Disponível em: https://acsearch.acr.org/docs/69490/Narrative/. American College of Radiology. Acesso em: 29 jan. 2023.

3. El-Ghar MA, Farg H, Sharaf DE and El-Diasty T. CT and MRI in Urinary Tract Infections: A Spectrum of Different Imaging Findings. *Medicina* (Kaunas). 2021 Jan; 57(1): 32. DOI: 10.3390/medicina57010032.

4. Prando, A e Baroni RH. Livro Aparelho Urinário – Série Colégio Brasileiro de Radiologia e Diagnóstico por Imagem. Editora Elsevier, 2013.

5. Weinrich JM, Bannas P, Regier M, Keller S, Kluth L, Adam G, and Henes FO. Low-Dose CT for Evaluation of Suspected Urolithiasis: Diagnostic Yield for Assessment of Alternative Diagnoses. *American Journal of Roentgenology* 2018; 210:3, 557-563.

6. Silverman SG, Pedrosa I, Ellis JH, Hindman NM, Schieda N, Smith AD, et al. Bosniak Classification of Cystic Renal Masses, Version 2019: An Update Proposal and Needs Assessment. Radiology. (Internet.) 2019 Aug;292(2):475–88. Disponível em: http://pubs.rsna.org/doi/10.1148/radiol.2019182646.

7. Tsili AC, Andriotis E, Gkeli MG, Krokidis M, Stasinopoulou M, Varkarakis IM, et al. The role of imaging in the management of renal masses. *Eur J Radiol*. (Internet.) 2021 Aug 1 [cited 2023 Jan 29];141. Disponível em: https://pubmed.ncbi.nlm.nih.gov/34020173/.

8. Kebebew E. Adrenal Incidentaloma. Solomon CG, editor. https://doi.org/101056/NEJMcp2031112. (Internet.) 2021 Apr 21 (cited 2023 Jan 29];384(16):1542–51). Disponível em: https://www.nejm.org/doi/full/10.1056/NEJMcp2031112.

9. Mannaerts CK, Wildeboer RR, Postema AW, Hagemann J, Budäus L, Tilki D, Mischi M, Wijkstra H, Salomon G. Multiparametric ultrasound: evaluation of greyscale, shear wave elastography and contrast-enhanced ultrasound for prostate cancer detection and localization in correlation to radical prostatectomy specimens. *BMC Urol*. 2018 Nov 8;18(1):98. DOI: 10.1186/s12894-018-0409-5.

10. Israel L, van der Leest M, Sedelaar M et al. Multiparametric Magnetic Resonance Imaging for the Detection of Clinically Significant Prostate Cancer: What Urologists Need to Know. Part 2: Interpretation. *Eur Urol*. 2020 Apr;77(4):469-480. Disponível em: https://www.sciencedirect.com/science/article/pii/S0302283819308231.

Point of Care Ultrasound (POCUS)

Harley De Nicola • Antonio Carlos Matteoni de Athayde • Wagner Iared • Miguel J. Francisco Neto

INTRODUÇÃO

O Point of Care Ultrasound (POCUS), inicialmente conhecido como ultrassom à beira do leito, é um exame ultrassonográfico utilizado como atividade-meio por médicos de diversas especialidades durante a prática diária, diferentemente da realizada como atividade-fim pelo radiologista e ultrassonografista. O POCUS não substitui e nem é equivalente a um exame diagnóstico realizado por um especialista em imagem qualificado (ou seja, um médico que tenha concluído um programa de residência aprovado ou possua título de especialista que inclua treinamento estruturado). O objetivo do POCUS é sempre responder a uma pergunta específica, *uma dúvida clínica.*

O uso do POCUS não se limita a uma especialidade, protocolo ou sistema de órgãos. Quando o ultrassom é realizado como atividade-fim, após o exame é elaborado laudo com descrição dos achados e relação de hipóteses diagnósticas, bem como, se necessário, sugestão de exames para prosseguir com a propedêutica. O POCUS é usualmente realizado como atividade-meio, e por isso os achados são usados pelo próprio médico que o utiliza para decidir a conduta. Em alguns casos, os achados podem ser descritos no prontuário médico ou anotados na ficha do paciente, mas sem a geração de um laudo. A impressão das fotos não é realizada nesses casos.

TREINAMENTO DO MÉDICO EXECUTOR

Um treinamento específico é necessário para que um médico não radiologista se torne competente em POCUS. O objetivo do aprendizado, baseado em competências, é garantir que os alunos adquiram o conhecimento e as habilidades consideradas essenciais para a implementação bem-sucedida do ultrassom. Isso requer um forte conhecimento em quatro áreas principais:

- Relacionado com as indicações para o exame
- Aquisição de imagem
- Interpretação da imagem
- Integração de descobertas no gerenciamento de pacientes.

O POCUS pode ser realizado com diversos tipos de aparelhos ultrassonográficos. À medida que a tecnologia evoluiu, as opções de equipamentos POCUS aumentaram. Esses aparelhos podem ter dimensões reduzidas, variando desde um transdutor que pode ser acoplado a *smartphone* ou *tablet* até aparelhos com dimensões semelhantes a de um *laptop*.

INDICAÇÕES

POCUS em abdome

Nos departamentos de emergência, a dor abdominal é a terceira indicação mais comum de POCUS para auxiliar na diferenciação de pacientes que necessitem de exames complementares de diagnóstico ou tratamento hospitalar, o que acaba por reduzir os custos globais dos cuidados de saúde. As principais utilizações são para diagnóstico das seguintes patologias: líquido livre intraperitoneal, pneumoperitônio, líquido livre intraperitoneal, gestação ectópica, colecistite (litiásica e não litiásica; Figura 191.1 e 191.2), urolitíase e hidronefrose (Figura 191.3), aneurisma de aorta abdominal, obstrução intestinal (Figura 191.4), diverticulite, apendicite (Figuras 191.5 e 191.6) e apendagite.

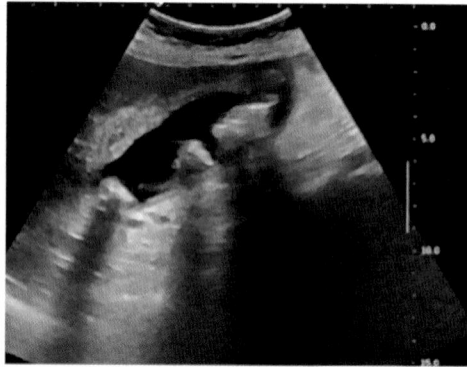

Figura 191.1 Cálculos no interior da vesícula biliar com espessamento de parede (colecistite).

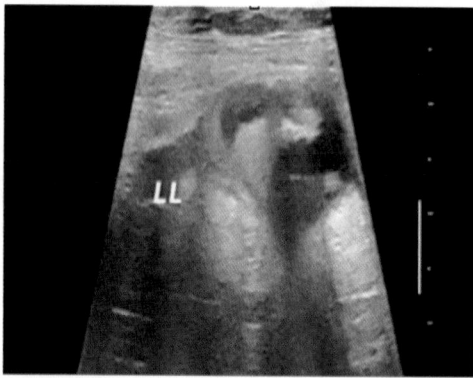

Figura 191.2 Vesícula biliar com cálculos, espessamento de paredes e do tecido adjacente, e com pequena coleção líquida.

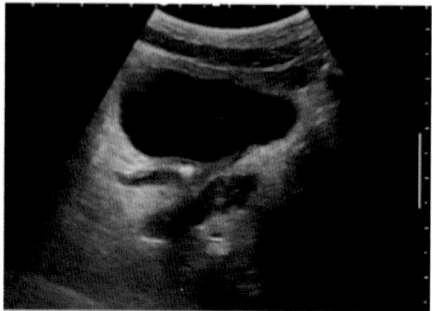

Figura 191.3 Ureter dilatado com presença de cálculo na porção terminal.

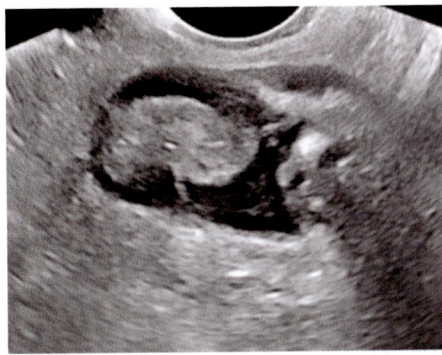

Figura 191.4 Espessamento assimétrico da parede do cólon com gás no interior. Geralmente é a causa da dor abdominal, bem como a causa mais comum de perfuração não traumática do cólon e ressecção eletiva.

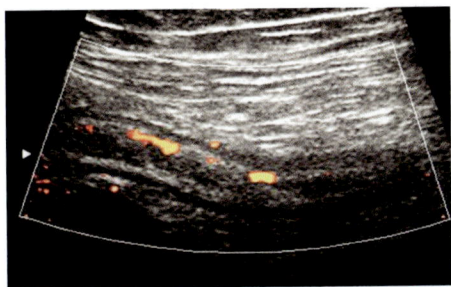

Figura 191.5 Apêndice com paredes espessadas e apresentando fluxo ao Doppler colorido.

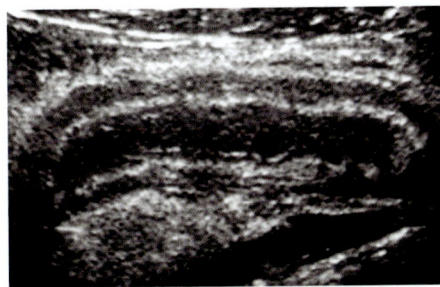

Figura 191.6 Apêndice com paredes espessadas e com grande aumento de tamanho.

FAST/e-FAST

A avaliação focada com ultrassonografia no trauma, tradução livre para *focused assessment with sonography in trauma*, cujo acrônimo em inglês é FAST, inferindo ser um exame rápido, é um protocolo de avaliação ultrassonográfica que foi inicialmente focado no trauma abdominal (fechado ou penetrante). Subsequentemente, foi incluída a avaliação do tórax, acrescentando a letra "e" de *extended* (estendido), resultando no acrônimo e-FAST.

Hoje, além do trauma abdominal, penetrante ou fechado, as indicações incluem dor ou trauma abdominal em gestantes e hipotensão sem causa aparente em qualquer paciente. Ou seja, sua indicação não se restringe às situações de trauma.

Embora menos detalhado que a tomografia computadorizada (TC), é um exame muito mais sensível e específico do que o exame clínico, e mais rápido do que a tomografia, o que é particularmente desejável na condução de pacientes com instabilidade hemodinâmica. O e-FAST e a TC praticamente

aboliram a necessidade do lavado peritoneal em pacientes com trauma abdominal. Entre suas vantagens estão o fato de poder ser realizado à beira do leito, é exame não invasivo, reprodutível, rápido e praticamente isento de contraindicações. A única contraindicação para sua realização é uma clara indicação de necessidade de cirurgia emergencial.

A proposta do e-FAST é responder se há ou não sinais de hemopericárdio, hemoperitônio, hemotórax e pneumotórax. As janelas avaliadas nesse exame são (Figura 191.7):

- Quadrante superior direito, para avaliação de líquido no espaço hepatorrenal (espaço de Morrison; Figuras 191.8 e 191.9), peri-hepático, subdiafragmático, e para verificar se há líquido no espaço pleural à direita
- Quadrante superior esquerdo, para avaliação de líquido periesplênico, subdiafragmático ou no espaço esplenorrenal, e para verificar se há líquido no espaço pleural à esquerda(Figura 191.10)
- Região suprapúbica, para verificar se há líquido retrovesical
- Espaço subxifóide e para-esternal (eixo longo) para avaliar a presença de líquido no pericárdio
- Espaços intercostais anteriores para verificar se há pneumotórax.

A avaliação da região suprapúbica deve ser feita com o transdutor posicionado tanto transversalmente, com o marcador voltado para a direita do paciente, como longitudinalmente, com o marcador voltado cranialmente. Nos homens, é no recesso retovesical e nas mulheres, no recesso reto-uterino (fundo de saco de Douglas), onde pequenas quantidades de líquido livre tendem a se depositar.

Para avaliar o espaço subxifóide, o transdutor deve ser posicionado transversalmente, com o marcador voltado para a direita do paciente e fortemente inclinado para que o feixe sonoro possa varrer o coração, visualizando-se os ventrículos direito e esquerdo (Figura 191.11).

A pesquisa de pneumotórax é realizada com o transdutor no sentido longitudinal e o marcador voltado cranialmente, iniciando-se nos primeiros espaços intercostais, ao redor da linha hemiclavicular, à direita e à esquerda, procurando encontrar o deslizamento pleural, que é o padrão normal esperado. A ausência de deslizamento pleural é um sinal de que pode haver pneumotórax.

São limitações ao exame: pacientes muito obesos, com íleo paralítico, e enfisema subcutâneo extenso. Hemorragias retroperitoneais podem passar despercebidas ao método.

Também deve-se ter em mente que o US não diferencia fluidos. Às vezes, sangue, urina, bile e líquido de ascite apresentam aspectos muito semelhantes. O contexto clínico é fundamental para interpretar as imagens.

Devido à sua praticidade e boa acurácia, o e-FAST é considerado o melhor exame para o *screening* inicial no trauma.

Trombose venosa profunda

A trombose venosa profunda (TVP) de membros inferiores é a principal razão pela qual o estudo ultrassonográfico venoso é realizado nos serviços de urgência. O padrão ouro para diagnóstico da TVP é o exame ultrassonográfico completo do sistema venoso profundo dos membros inferiores, com Duplex Scan, comumente realizado por especialista, e inclui o US modo B para avaliar alterações morfológicas e compressibilidade das veias às manobras de compressão, o Doppler colorido e a análise espectral.

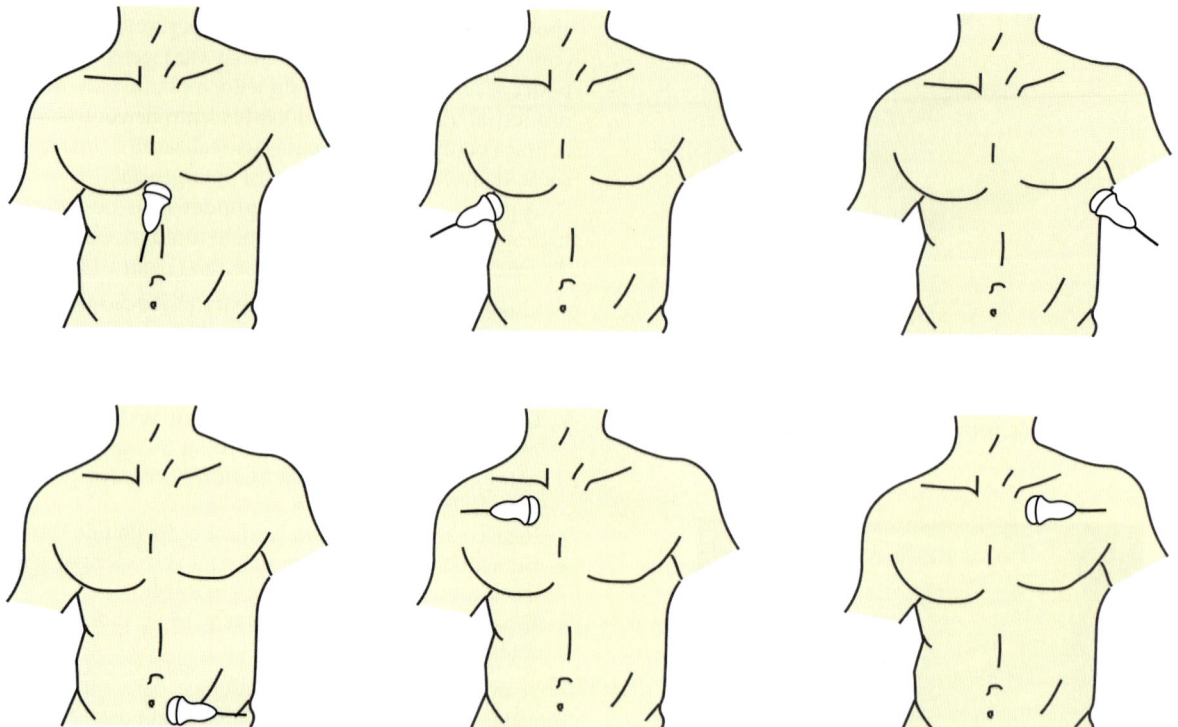

Figura 191.7 Janelas avaliadas no exame e-FAST. Imagem: arquivo pessoal dos autores.

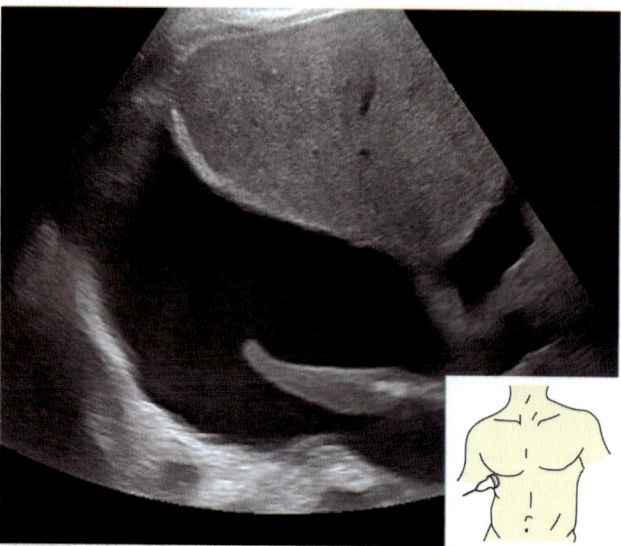

Figura 191.8 Presença de líquido compatível com hemotórax. Imagem: arquivo pessoal dos autores.

Como a avaliação completa do sistema venoso é um exame relativamente demorado e o especialista nem sempre está disponível no momento da urgência, foram desenvolvidos protocolos mais rápidos, que podem ser realizados por médicos não especialistas.

Os protocolos de POCUS para avaliação da TVP, na maioria dos serviços, utiliza basicamente o US modo B com manobras de compressão, avaliando as veias profundas da coxa, estendendo-se até a trifurcação da veia poplítea.

As manobras de compressão devem ser realizadas contra a superfície óssea para que seja efetiva, e são feitas a cada 2 cm.

As veias normais têm paredes finas, conteúdo anecoico e são completamente compressíveis sob uma pressão efetiva do transdutor, ou seja, suas paredes anterior e posterior devem se tocar, colapsando totalmente sua luz (Figura 191.12). A presença do trombo impede que a veia seja completamente comprimida, que é o sinal principal para o diagnóstico da TVP (Figuras 191.13 a 191.16).

O POCUS com US modo B e manobras de compressão têm sensibilidade e especificidade superiores a 90 e 98%, respectivamente, na avaliação do território fêmoro-poplíteo (TVP proximal). Por outro lado, as manobras de compressão, sem o uso dos recursos de Doppler, têm sensibilidade reduzida, cerca de 56%, para a avaliação das veias da perna (TVP distal). A especificidade, no entanto, é superior a 97%.

POCUS pulmonar

Pode ser feito à beira do leito e nos locais avançados, otimizando o diagnóstico no paciente crítico ao possibilitar a avaliação rápida de alterações da parede torácica, dos espaços pleurais, do diafragma e do parênquima pulmonar, com adequada sensibilidade e especificidade. O exame segue protocolo nas zonas de triagem, e orienta-se a realização de uma varredura ao longo dos espaços intercostais para definir a extensão das alterações identificadas.

Um transdutor linear de alta frequência (7,5 a 10 MHz) é adequado para o exame da parede torácica e da pleura, com avaliação do parênquima pulmonar periférico, no qual avaliam-se linhas subpleurais, sinais de consolidação e a vascularização do parênquima nas consolidações (Figura 191.17 e 191.18). O transdutor linear ainda consegue fornecer mais detalhes sobre as características do derrame pleural, como presença de debris e septações. A técnica inclui a avaliação complementar do parênquima mais profundo, bem como

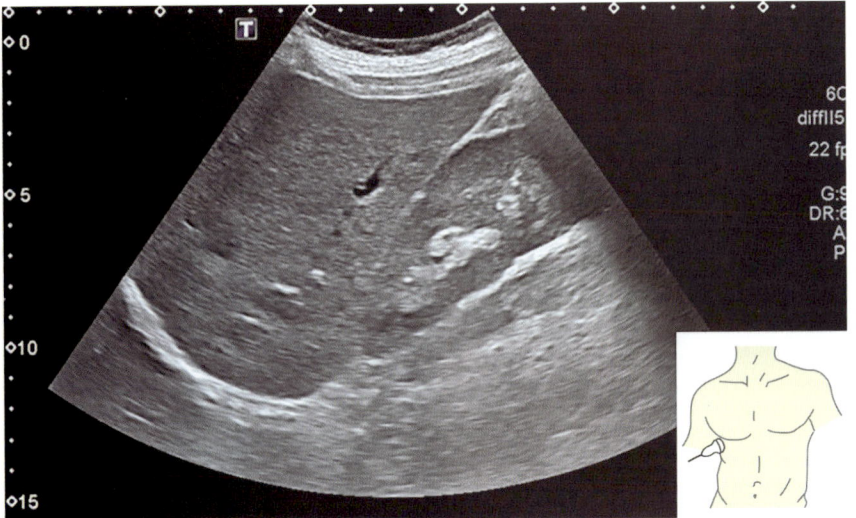

Figura 191.9 Espaço de Morrison: diafragma, fígado e espaço hepatorrenal. Imagem: arquivo pessoal dos autores.

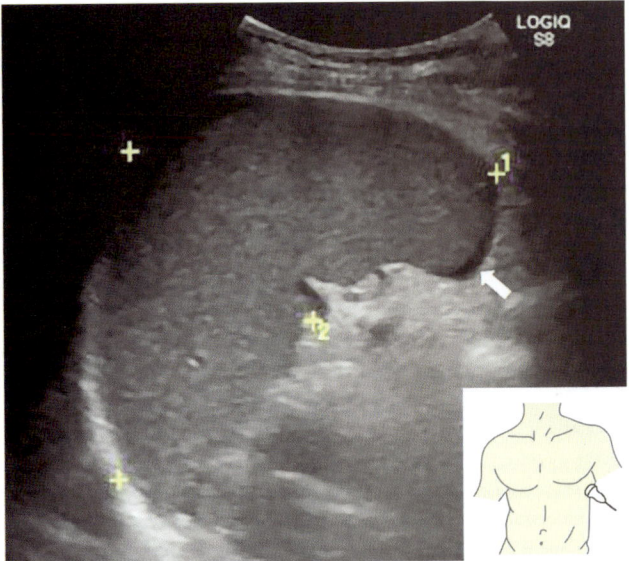

Figura 191.10 Presença de fina lâmina líquida periesplênica (seta). Imagem: arquivo pessoal dos autores.

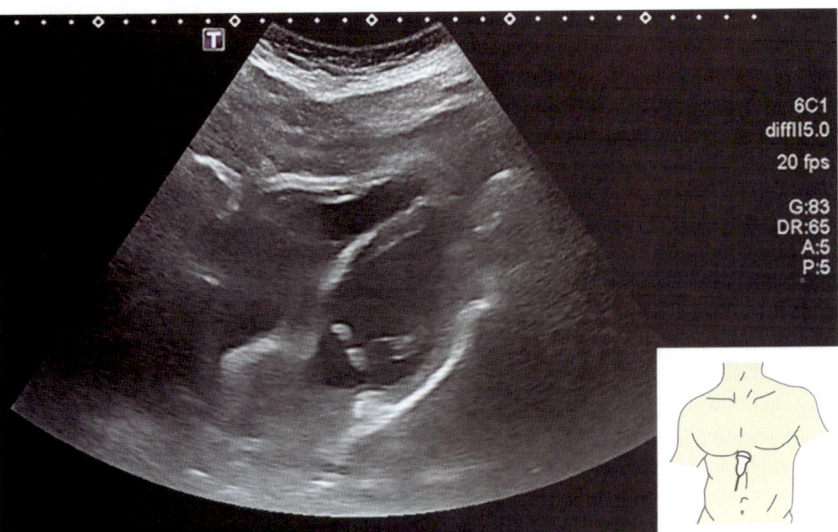

Figura 191.11 Avaliação de janela cardíaca para verificação de tamponamento. Imagem: arquivo pessoal dos autores.

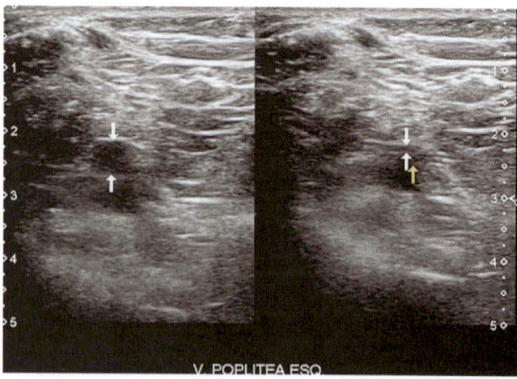

Figura 191.12 Veia poplítea totalmente compressível indicando ausência de trombo em seu interior.

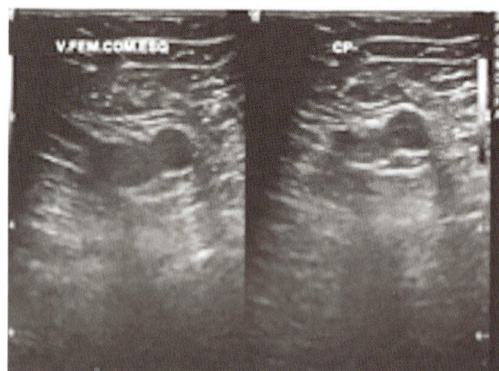

Figura 191.13 Veia femoral comum esquerda incompressível devido à presença de um trombo.

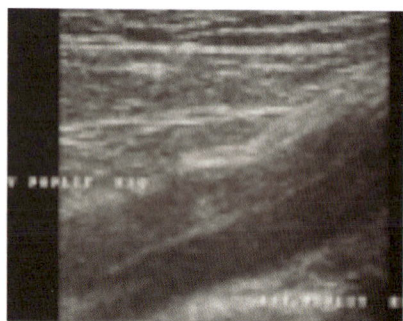

Figura 191.14 Trombo que se apresenta como conteúdo ecogênico no interior da veia poplítea esquerda. Observa-se a diferença da eco-genicidade com a luz da artéria.

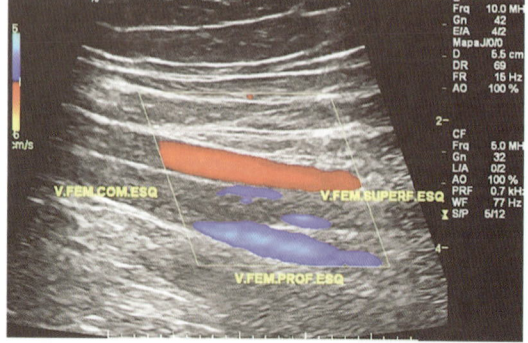

Figura 191.15 Trombo preenchendo a veia femoral comum e veia femoral superficial, sem fluxo ao Doppler colorido. Fluxo presente na veia femoral profunda (azul) e na artéria femoral superficial (vermelho).

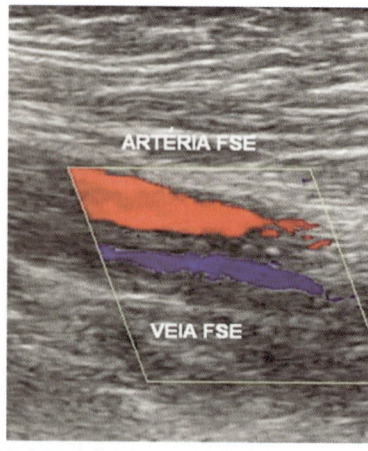

Figura 191.16 Recanalização parcial da veia femoral esquerda. Observa-se o fluxo preenchendo parcialmente a luz do vaso, em meio ao conteúdo ecogênico, que é o trombo remanescente. O fluxo da artéria, mapeado em vermelho preenche toda a luz do vaso.

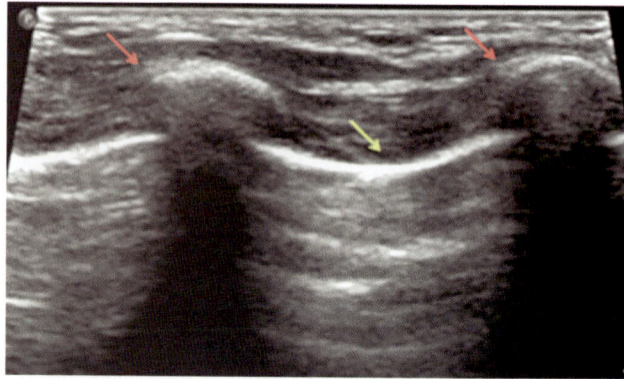

Figura 191.17 Visualização do parênquima pulmonar entre dois arcos costais (setas vermelhas) e o eco pleural (seta amarela).

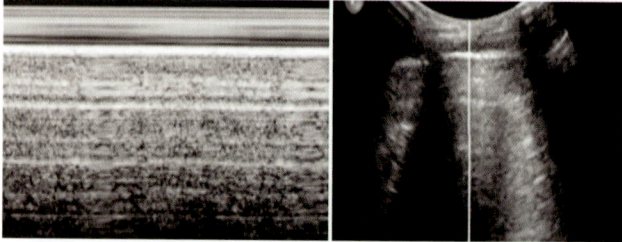

Figura 191.18 Modo M. Deslizamento do pulmão é representado pela imagem sinal da praia: padrão linear de tecido relativamente imóvel acima da linha pleural, e padrão granular de tecido pulmonar em movimento abaixo da linha pleural.

avaliação de volumes maiores de derrame pleural ou pericárdico com o transdutor curvilíneo de baixa frequência (3,5 a 5 MHz).

Linhas A

Verificadas abaixo do eco pleural, as linhas A são linhas horizontais paralelas e equidistantes ao mesmo tempo, e representam artefatos de reverberação (Figuras 191.19 e 191.20). São encontradas habitualmente em indivíduos saudáveis, e podem ser apagadas (pelas linhas B) ou mesmo realçadas (quando houver pneumotórax).

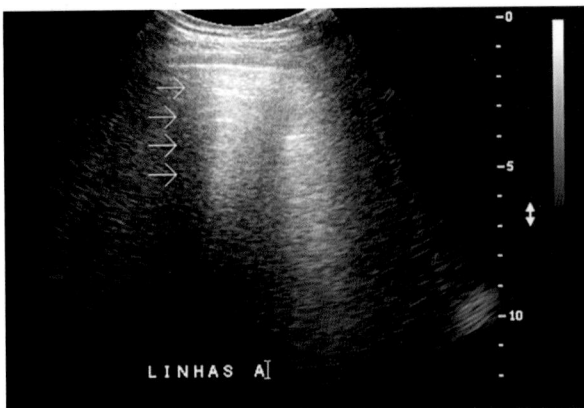

Figura 191.19 Linhas A: imagens lineares subpleurais, hiperecoicas, horizontais e equidistantes (setas), paralelas à pleura. Indica a reverberação do eco pleural.

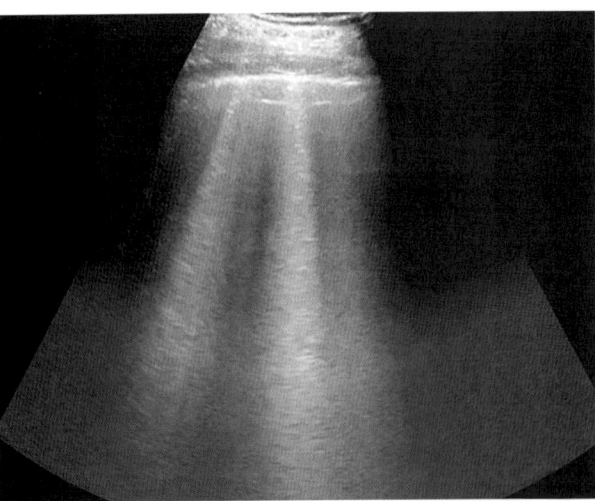

Figura 191.21 Linhas B. Movem-se sincronicamente com o deslizamento pleural das linhas B1.

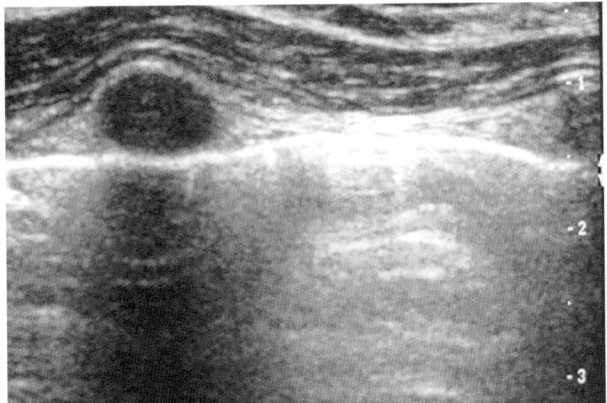

Figura 191.20 Reverberações verticais, partindo de superfície pleural regular, hiperecoicas, bem definidas, originadas na pleura e denominadas caudas de cometa, representando reverberação entre duas interfaces sonoras.

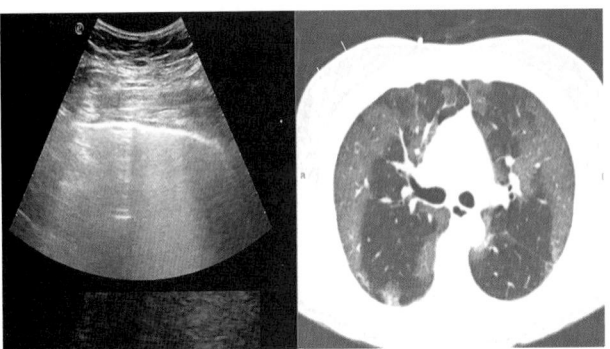

Figura 191.22 Linha B2. Linhas B coalescentes com padrão correspondente ao vidro fosco na TC (pneumonia viral por covid-19).

A técnica de exame inclui, em geral, exame em decúbito dorsal e em pelo menos 6 regiões pulmonares de cada pulmão.

Linhas B

Os artefatos verticais subpleurais, genericamente chamados linhas B (artefatos em *ring-down*), são perpendiculares ao eco pleural e com origem nele. A linhas B são bem definidas, movendo-se juntamente da linha pleural (Figura 191.21), por meio da respiração, e apagando as linhas A.

A presença de três ou mais linhas B entre duas costelas sugere alterações pulmonares intersticiais. Quando a linha B fica espessa, formando um feixe de várias linhas agrupadas e contíguas, é chamada de linha B coalescente ou linha B2 e representa achado de vidro fosco encontrado na periferia dos pulmões em TC de alta resolução (Figura 191.22).

Linhas C

As linhas C não são propriamente linhas, e representam áreas de consolidação pulmonar com aspecto de hepatização do parênquima pulmonar, assim designadas para manter unidade de nomenclatura, podendo-se identificar os sinais do padrão alveolar (Figura 191.23): parênquima consolidado, sonogramas aéreos ou fluidos, margens mal definidas e interrupção do eco pleural.

Linhas E

São linhas verticais que aparecem quando há gás no subcutâneo, não emergem da linha pleural, mas do subcutâneo, e não são sincronizadas com a respiração, pois o gás está parado (Figura 191.24). Podem ser confundidas com as linhas B verdadeiras, pois, a exemplo delas, são bem definidas e também apagam as linhas A.

Pneumotórax

Há três sinais claros para o diagnóstico de pneumotórax:

- Ausência do sinal de deslizamento pulmonar, porque o gás no espaço pleural não permite que a linha pleural parietal deslizando seja observada (Figura 191.25)
- Ausência de visibilização de linhas B, que são formadas e emergem a partir da linha pleural, representando a visualização dos septos interlobulares; a presença de linhas B descarta pneumotórax
- Presença do "ponto pulmonar" (*lung point*), que representa a visualização do pulmão aerado, expandindo-se na região do pneumotórax

Derrames pleurais

Os derrames pleurais representam uma condição clínica muito frequente, na qual a US tem papel muito destacado na avaliação de suas características e classificação, achados pleurais e pulmonares coexistentes, contribuindo no diagnóstico

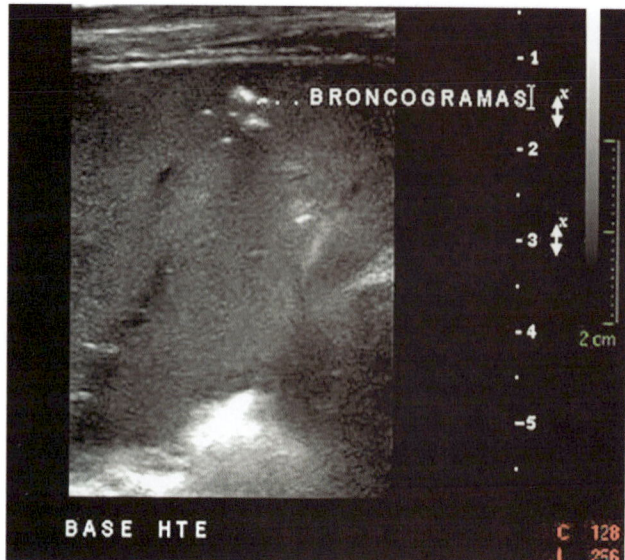

Figura 191.23 Linha C: áreas de consolidação pulmonar com broncogramas (sonogramas aéreos), assim designadas para padronização.

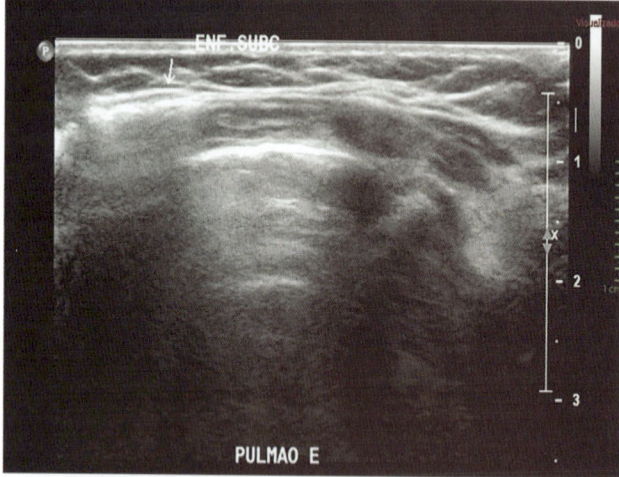

Figura 191.24 Linhas E. Enfisema subcutâneo limitando a avaliação do pulmão pela presença de gás, e intensa reflexão sonora impedindo a progressão sonora.

diferencial transudato e exsudato (Figura 191.26). A US também tem importante papel para guiar procedimentos de biopsias e toracocenteses.

Consolidações

As consolidações pulmonares são processos que fazem o parênquima pulmonar tornar-se semelhante ao parênquima hepático. Tem, em sua maioria, etiologias infecciosas, substituindo o conteúdo aéreo normal por conteúdo mais denso, tornando-se caracterizável à US, desde que não haja parênquima normal entre a linha pleural e a consolidação (Figura 191.27). Elas se apresentam como estruturas com ecogenicidade de tecidos sólidos, podem ser diminutas, periféricas ou maiores, destacando-se focos hiperecogênicos de permeio, que são os broncogramas aéreos.

O uso do Doppler pode ser útil para a identificação de fluxo no interior da consolidação, ajudando a diferenciar das atelectasias e pode auxiliar na avaliação evolutiva, uma vez que as consolidações por pneumonias agressivas e de má evolução apresentam-se com redução de vascularização e áreas de necrose.

A US tem sido utilizada para o controle de recrutamento pulmonar em pacientes de unidade de terapia intensiva, visando a avaliação de ventilação assistida.

PROTOCOLOS DE ESTUDO

Para empregar a US como exame de entrada nos pontos de atendimento em medicina de urgência, foram desenvolvidos protocolos rápidos de utilização da US no ambiente de emergência, destacando-se os listados a seguir.

Protocolo BLUE

No protocolo BLUE (do inglês, *bedside lung ultrasonography in emergency*), perfis com achados específicos foram traçados para as principais doenças:

- Pneumonia
- Insuficiência cardíaca congestiva
- Doença pulmonar obstrutiva crônica
- Asma

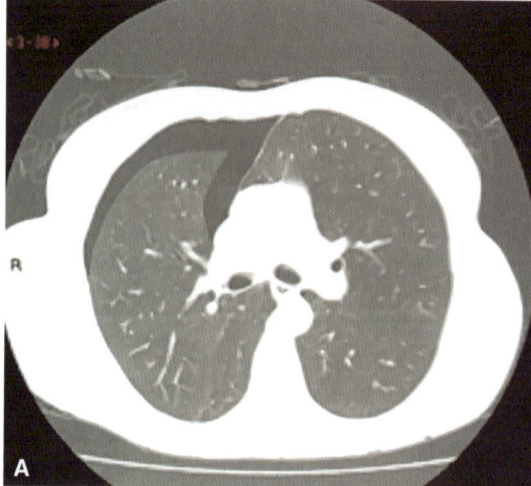
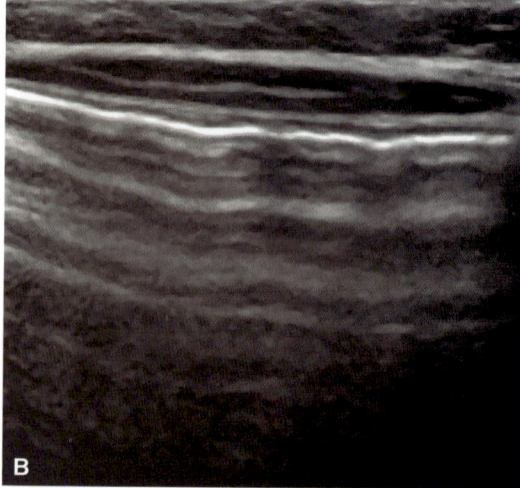

Figura 191.25 Pneumotórax à direita. **A.** TC demonstrando ar no espaço pleural; **B.** Ausência de artefatos em cauda de cometa e sem deslizamento do parênquima pulmonar.

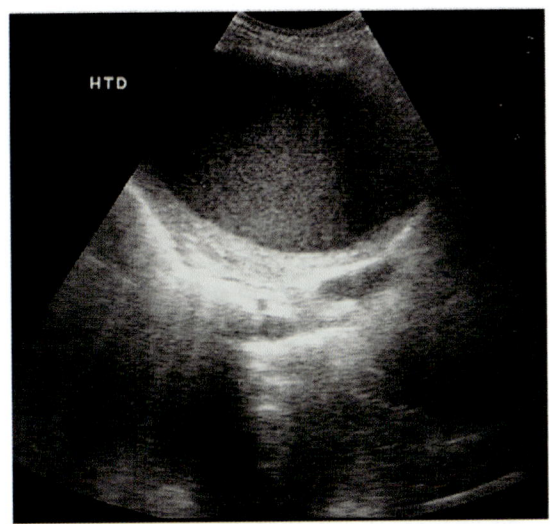

Figura 191.26 Derrame pleural com debris em seu interior (empiema).

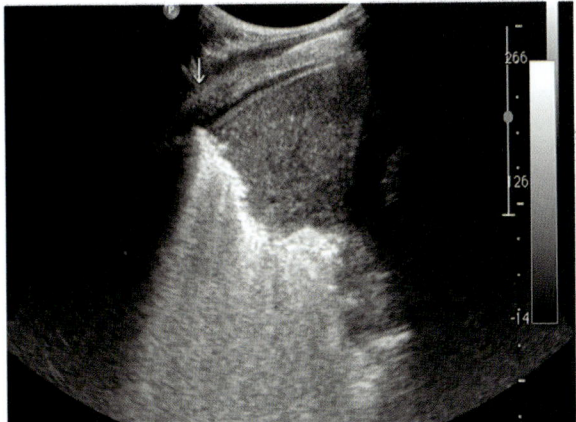

Figura 191.27 Consolidação de padrão alveolar (pneumonia bacteriana). Observa-se a interrupção do eco pleural e os limites imprecisos entre a consolidação e o pulmão aerado. Hepatização pulmonar.

- Embolia pulmonar
- Pneumotórax.

Com elevada precisão, o uso desses perfis fornecem um diagnóstico correto em 90,5% dos casos. Dessa forma, utilizando-se apenas a US pulmonar, foi sugerido um algoritmo conhecido como protocolo BLUE (Figura 191.28). Destaca-se o diagnóstico do perfil pneumotórax caraterizado pela ausência do deslizamento pulmonar, desaparecimento das linhas B, exacerbação das linhas A, e no modo M (ver Figura 191.18), o sinal do código de barras.

Protocolo C.A.U.S.E.

O protocolo C.A.U.S.E. (do inglês, *cardiac arrest ultrasound exam*) normatiza, de forma definitiva, a utilização da US no atendimento à parada cardíaca, demonstrando sua utilização nessa condição e contribuindo para a condução na dissociação eletromecânica.

Protocolo FALLS

A sequência do protocolo FALLS (do inglês, *fluid administration limited by lung sonography*) inclui a exclusão dos diagnósticos diferenciais de choque cardiogênico e hipovolêmico, e acelera o diagnóstico de choque séptico, possibilitando conduta rápida no sentido de manipulação da volemia do paciente.

CONSIDERAÇÕES FINAIS

As aplicações do POCUS no diagnóstico médico estão se expandindo progressivamente em quase todas as especialidades. As principais vantagens incluem diagnósticos rápidos, custo-efetividade e redução de procedimentos desnecessários. Nas mãos de profissionais bem treinados, é uma ferramenta extremamente útil e necessária na avaliação de pacientes à beira do leito, tanto na sala de emergência como em ambiente de terapia intensiva.

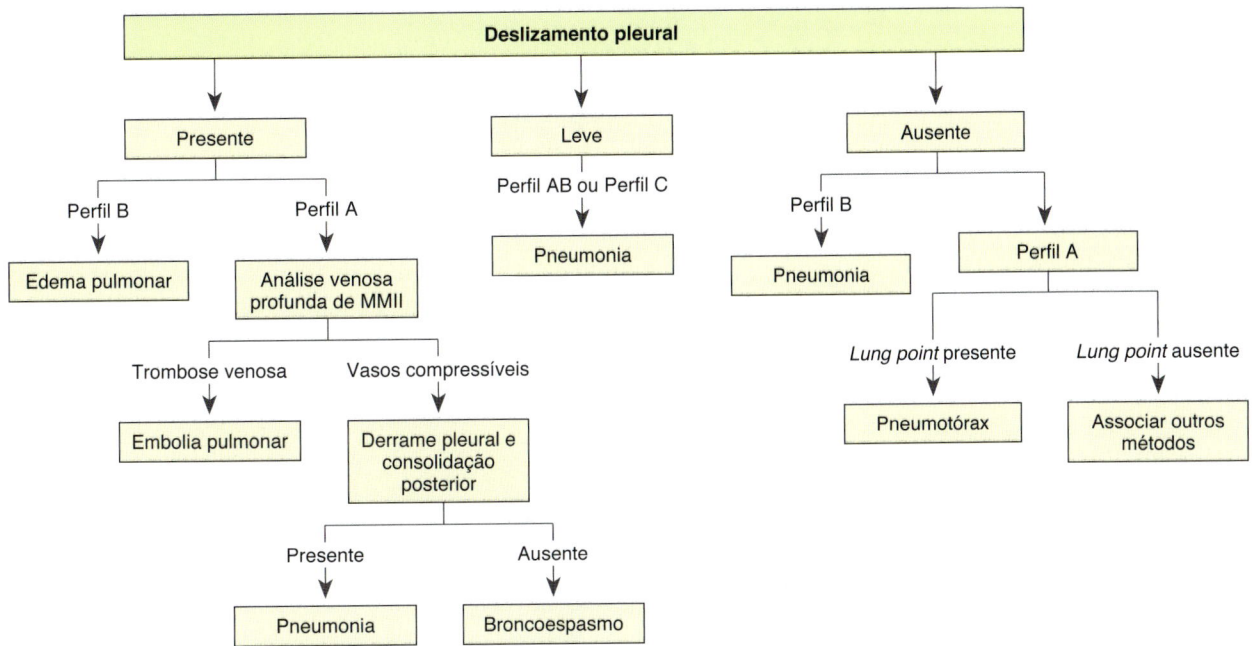

Figura 191.28 Protocolo BLUE. Imagem: arquivo pessoal dos autores.

BIBLIOGRAFIA

6-Stone, B.S.; Muruganandan, K.M.; Tonelli, M.M.; Dugas, J.N.; Verriet, I.E.; Pare, J.R. Impact of Point-of-Care Ultrasound on Treatment Time for Ectopic Pregnancy. *Am. J. Emerg. Med.* 2021, *49*, 226–232. [CrossRef].

AIUM Practice Parameter for the Performance of Point-of-Care Ultrasound Examinations. [Internet]. Disponível em: https://www.aium.org/resources/guidelines/pointofcare.pdf.

Demi L, Wolfram F, Klersy C, de Silvestri A, Ferretti VV, Muller M, et al. New International Guidelines and Consensus on the Use of Lung Ultrasound. *J Ultrasound Med* 2023 42(2):309-344.

Francisco Neto MJ; Queiroz MRG. Uso racional da ultrassonografia no enfrentamento da COVID-19. *Radiol Brasil* 2020;53:(5) IX-X.

Lee L, DeCara JM. Point-of-Care Ultrasound. Curr Cardiol Rep. 2020 Sep 17;22(11):149. DOI: 10.1007/s11886-020-01394-y. PMID: 32944835; PMCID: PMC7498117.

Osterwalder J, Mathis G, Hoffmann B. New Perspectives for Modern Trauma Management – Lessons Learned from 25 Years FAST and 15 Years E-FAST. *Ultraschall Med.* 2019 Oct;40(5):560-583. English. DOI: 10.1055/a-0924-5455. Epub 2019 Oct 9. PMID: 31597173.

POCUS Help Students Prepare for Delivery of Better Patient Care [Internet]. [citado 26 de junho de 2021]. Disponível em: https://www.pocus.org/pocus-guide/. Acessado em 31/08/2023.

Socea, B.; Bogaciu, C.; Carâp, A.; Nica, A.; Smaranda, A.; Băleanu, V.; Davitoiu, D.V.; Bratu, O.; Constantin, V. Pneumoperitoneum Diagnosed Using Ultrasonography-A Narrative Review of the Literature. *RST* 2019, *1*, 219-223.

Taylor, M.A.; Merritt, C.H.; Riddle, P.J., Jr.; Barron, C.J.D.R. Diagnosis at Gut Point: Rapid Identification of Pneumoperitoneum via Point-of-Care Ultrasound. *Ultrasound J.* 2020, *12*, 52. [CrossRef.]

Varrias D, Palaiodimos L, Balasubramanian P, Barrera CA, Nauka P, Melainis AA, Zamora C, Zavras P, Napolitano M, Gulani P, Ntaios G, Faillace RT, Galen B. The Use of Point-of-Care Ultrasound (POCUS) in the Diagnosis of Deep Vein Thrombosis. *J Clin Med.* 2021 Aug 30;10(17):3903. DOI: 10.3390/jcm10173903. PMID: 34501350; PMCID: PMC8432124.

Radioterapia

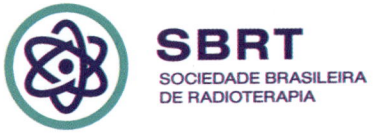

SBRT
SOCIEDADE BRASILEIRA
DE RADIOTERAPIA

192
Princípios de Radioterapia

Arthur Accioly Rosa • Gustavo Nader Marta

INTRODUÇÃO

A radioterapia é um dos três pilares do tratamento oncológico, junto com a cirurgia e o tratamento farmacológico (quimioterapia, imunoterapia, terapias alvo etc.). Cerca de 60% de todos os pacientes oncológicos terão indicação de radioterapia em alguma fase do seu tratamento, seja de intenção radical ou paliativa. A radioterapia também é uma modalidade terapêutica utilizada em lesões benignas, como malformações arteriovenosas, queloides e condições inflamatórias.

Este capítulo tem o objetivo de apresentar conceitos da especialidade para o médico generalista, abordando aspectos importantes de conhecimento de uma estratégia terapêutica em uma doença cada vez mais prevalente como o câncer.

PRINCÍPIOS DE FÍSICA E RADIOBIOLOGIA

A radioterapia utiliza radiação qualificada como ionizante, que é uma energia com capacidade de causar ionização em átomos ou moléculas. Esse processo físico promove um efeito biológico no ciclo celular induzindo perda de capacidade reprodutiva. A célula danificada pode entrar em apoptose (morte celular programada) ao ter sua síntese proteica prejudicada, ou perder a capacidade de divisão por mitose (indiretamente pela quantidade de DNA biologicamente inviável para replicação). Assim, o efeito da radiação (exceto em elevadíssimas doses, não utilizadas na prática clínica) não ocorre de imediato, podendo levar dias, semanas ou até anos para ocorrer. A unidade de medida de radiação absorvida utilizada na prática clínica é o Gray (Gy), definido como a quantidade de energia em joules de radiação ionizante absorvida por uma quantidade de massa em quilogramas (J/kg).

Didaticamente, pode-se diferenciar dois grandes grupos de radiação ionizante: as radiações particuladas, formadas por feixe de partículas com massa e/ou carga elétrica (p. ex., elétrons, prótons, nêutrons, íons de carbono etc.), e radiação eletromagnética, que não possui carga ou massa. É importante ressaltar que, no espectro eletromagnético, apenas as radiações com energia maior (ou seja, comprimento de onda menor) que o ultravioleta têm capacidade de ionização. Na prática clínica, são utilizados principalmente raios X de alta energia, e eventualmente de baixa energia, e feixe de elétrons, sendo os demais tipos restritos a centros de pesquisa.

Todas as células possuem a habilidade de reparar parte do dano ao DNA causado pela radiação. O tratamento com radioterapia baseia-se na capacidade de recuperação das células normais ao dano subletal ao DNA de maneira mais efetiva do que as células tumorais (nessas últimas, observa-se comprometimento dos mecanismos de reparo). Como a habilidade de reparo celular ao DNA superior das células normais pode ser perdida com o aumento de dose por fração (maior quantidade de danos letais, a partir de duplas quebras nas fitas do DNA), entra em cena o conceito do fracionamento. Doses de radiação por fração na faixa de 1,8 a 2 Gy/dia (conceitualmente consideradas como fracionamento convencional) exploram justamente o limiar entre as falhas nos mecanismos de reparo das tumorais, e a capacidade de regeneração das células normais. Esquemas de tratamento com dose/dia menores que 1,8 Gy/dia são chamados hiperfracionados, enquanto maiores que 2 Gy/dia são hipofracionados (que estão se tornando cada vez mais utilizados nos últimos anos).

O fracionamento da dose de radiação baseia-se nos seguintes princípios:

- Reparo do dano subletal: capacidade que as células possuem de reparar o dano causado pela radiação
- Repopulação: permitir que as células se repopulem para recompor o tecido, com maior capacidade por parte dos tecidos normais em comparação aos tumorais
- Reoxigenação: tecidos hipóxicos são mais resistentes ao dano causado pela radiação. Então, o fracionamento pode permitir que tecidos hipóxicos, normalmente mais profundos, sejam reoxigenados no decorrer do período de tratamento, à medida que camadas superficiais sofrem seu dano
- Redistribuição no ciclo celular: a radiossensibilidade celular é maior durante a fase de mitose do que durante a interfase. Ao eliminar clones em fases mais sensíveis (M e G2), ocorre um recrutamento de células que se encontram em fases resistentes à radiação (S e G1). Na redistribuição do ciclo, as células recrutadas novamente à mitose estarão mais sensíveis ao tratamento durante a próxima fração.

O efeito da radioterapia é cumulativo, ou seja, as células possuem um período de latência para demonstrar o efeito biológico da radiação e, a cada dose aplicada, mais células demonstram os efeitos. De modo geral, tumores com proliferação rápida apresentam o efeito mais rapidamente, em horas ou dias, e em tumores com proliferação lenta, o efeito ocorre após tempo mais prolongado, de semanas, meses ou até anos.

Os órgãos sadios adjacentes apresentam doses de tolerância à radiação que variam a cada tecido, e devem ser respeitadas para evitar toxicidade aguda ou tardia permanente. A dose total e a técnica de irradiação levam em consideração, além da capacidade de tratamento do tumor alvo, também o risco de o tecido desenvolver complicações agudas e tardias relacionadas com o tratamento.

EQUIPAMENTOS DE RADIOTERAPIA

Dentro das modalidades de radioterapia as técnicas são divididas em dois grandes grupos. A teleterapia (ou radioterapia externa), em que a fonte emissora de radiação está distante do alvo, e a braquiterapia, cuja fonte emissora está próxima ao alvo.

Os equipamentos de teleterapia mais disponíveis são os aceleradores lineares, que produzem radiação de forma artificial. Com a grande evolução tecnológica das últimas décadas, e principalmente a incorporação de sistemas computadorizados e de imagem, os aceleradores lineares contemporâneos têm embarcado diversos recursos que incrementam a segurança e permitem tratamentos cada vez mais personalizados. Hoje, constituem a base dos equipamentos de radioterapia nacional, com diferenças entre si apenas nas tecnologias embarcadas. As unidades de telecobaltoterapia foram os primeiros equipamentos de teletarapia com capacidade de tratamento de tecidos profundos e datam da década de 1950, os quais revolucionaram a radioterapia na época. Contemporaneamente, são equipamentos de baixa tecnologia e têm limitações terapêuticas, devido à energia média do seu feixe de 1,25 Mv, além de ter questões de radioprotecção por usar uma fonte radioativa contínua de Cobalto 60.

A braquiterapia tem uma maior amplitude de alternativas de tratamento e não necessariamente com fontes radioativas vinculadas a equipamentos para entrega de dose. Outros detalhes seão apresentados neste capítulo.

TÉCNICAS E FERRAMENTAS DE RADIOTERAPIA

Radioterapia bidimensional (2D)

São tratamentos que usam no planejamento imagens bidimensionais ou mesmo anatomia topográfica para definição de alvos. Habitualmente, são campos grandes de radiação com pouca personalização de entrega de dose.

Radioterapia conformada (3D)

Utiliza, para definição de volumes de tratamento, uma tomografia computadorizada dedicada. São tratamentos que pressupõem personalização de entrega de dose, pois contemplam aspectos anatômicos individuais para qualificação tanto dos volumes alvo da radioterapia como dos tecidos sadios de cada paciente.

Eletronterapia

É um tratamento que utiliza radiação particulada de elétron, que tem como principal característica um alcance limitado de penetração. É ideal para tratamento de patologias superficiais, como tumores de pele.

Radioterapia com modulação da intensidade de feixes (IMRT e VMAT)

São técnicas tridimensionais contemporâneas que, com a modulação do feixe de radiação, permitem que se esculpe a dose em volumes heterogêneos e complexos. Essencialmente, podem entregar doses diferentes em tecidos contíguos, reduzindo doses elevadas e tecidos sadios, incrementando a dose em volumes alvo.

O VMAT (*volumetric modulated arc therapy*) é uma evolução do IMRT (do inglês, *intensity-modulated radiation therapy*, radioterapia de intensidade modulada) em que a dose é entregue em um movimento de arco do acelerador linear.

Radioterapia guiada por imagem (IGRT)

É um recurso em que se incorpora a radioterapia por imagens para garantir a adequada entrega de dose no volume planejado. Dentre as modalidades de IGRT (do inglês, *image-guided radiation therapy*) são utilizados desde radiografias ortogonais até imagens tomográficas, e mais recentemente imagens de ressonância em equipamentos híbridos dedicados.

Radiocirurgia

Técnica que utiliza elevadas doses de radiação que são entregues em volumes pequenos com altíssima precisão. São regimes de tratamento de 1 a 5 aplicações, e habitualmente usados para tratar patologias do sistema nervoso central.

Radioterapia estereotática extracraniana (SBRT)

A radioterapia estereotática extracraniana é uma modalidade de tratamento ablativo derivada da radiocirurgia e recebe essa definição quando é utilizada fora do sistema nervoso central. Tem características ablativas e vem crescendo em indicações com o avanço do IGRT.

Radioterapia intraoperatória (IORT)

Radioterapia intraoperatoria é uma técnica de entrega de radiação durante procedimentos cirúrgicos. Pode ser feita com equipamentos dedicados ou adaptados, com energia de elétrons, com radiação de ortovoltagem ou até com braquiterapia. Tem espectro de indicação mais habitual em câncer de mama, em tumores recidivados de reto e pâncreas, além de sarcomas.

Braquiterapia

A braquiterapia é uma técnica de radioterapia que consiste na inserção de fontes radioativas diretamente no tecido tumoral ou em sua proximidade, visando destruir as células cancerígenas com precisão e minimizando os efeitos colaterais em tecidos saudáveis adjacentes. Essa técnica permite a entrega de uma alta dose de radiação no local do tumor, enquanto as doses em outros órgãos e tecidos são reduzidas.

No início, a braquiterapia era realizada com fontes radioativas de baixa atividade, como o rádio e o césio, que eram inseridos diretamente no tecido tumoral por meio de agulhas. Essa técnica era limitada pelo baixo poder de penetração das fontes e pela dificuldade em controlar a distribuição das mesmas. Com o tempo, foram desenvolvidas fontes de maior atividade, como o iodo-125 e o paládio-103, que permitiram a realização de braquiterapia de próstata com alta taxa de dose. Essas fontes radioativas são inseridas na próstata usando agulhas guiadas por ultrassom, e liberam a dose de radiação ao longo do tempo, o que permite uma entrega de dose mais precisa ao tecido tumoral.

Além disso, técnicas de imagem avançadas, como a tomografia computadorizada (TC) e a ressonância magnética (RM), são usadas para planejar a distribuição das fontes radioativas e monitorar o tratamento em tempo real. Isso permite uma maior precisão na administração da dose e reduz a exposição de tecidos saudáveis à radiação.

Outra evolução importante na braquiterapia foi a introdução de fontes de braquiterapia permanentes, como as sementes de iodo-125 e paládio-103, as quais são colocadas na próstata ou no tecido tumoral permanentemente, liberando lentamente a dose de radiação ao longo do tempo. Isso elimina a necessidade de remoção de fontes radioativas após o tratamento e reduz a exposição de equipe e pacientes à radiação.

Dentre as principais indicações de braquiterapia há o tratamento complementar de neoplasia de colo uterino e endométrio, além do tratamento exclusivo ou combinado de neoplasia de próstata. Mais recentemente, aumentou-se o uso da modalidade para tratamento de neoplasias epiteliais de pele. Além disso, existem indicações consolidadas, porém menos frequentes pela prevalência dessas patologias, no melanoma de coroide, sarcomas de partes moles, e também recidivas com capacidade de instalação de agulhas ou aplicadores, necessidade de dose alta e preservação de dose em tecidos sadios próximos.

CLASSIFICAÇÃO DO TRATAMENTO DE RADIOTERAPIA

Quanto ao objetivo

A radioterapia pode ter intenção radical curativa nos casos em que a doença está confinada ao seu sítio de origem, na ausência de metástases a distância. Por exemplo, pode ser empregada em pacientes com diagnóstico de câncer de próstata, câncer de mama, linfoma de Hodgkin, câncer de cabeça e pescoço, câncer de pele, entre outros.

Pacientes com diagnóstico de doença metastática não são candidatos ao tratamento curativo. Dessa forma, a radioterapia é utilizada com objetivo paliativo para minimizar sintomas, como reduzir ou interromper o sangramento em pacientes com câncer de estômago, controle da dor em pacientes com câncer de próstata com metástase óssea, ou melhorar a dispneia em um paciente com câncer de pulmão e obstrução de via respiratória.

Quanto ao tempo

A radioterapia pode ser classificada em neoadjuvante, adjuvante e concomitante. A neoadjuvante é realizada antes do tratamento oncológico considerado como principal. Por exemplo, pacientes com câncer de esôfago podem receber radioterapia antes da cirurgia com o objetivo de eliminar as células tumorais e reduzir a chance de recorrência local. O câncer de reto médio e baixo é uma patologia em que o papel da radioterapia está consolidado.

A radioterapia adjuvante é realizada após o tratamento oncológico considerado como principal. Por exemplo, pacientes com câncer de próstata submetidos à prostatectomia radical com doença de alto risco são candidatos a receberem radioterapia adjuvante com objetivo de aumentar o controle local pélvico, diminuindo as taxas de recorrência local. Pacientes com câncer de mama submetidos à cirurgia conservadora têm indicação de radioterapia adjuvante com resultados dessa combinação proporcionais ao de uma mastectomia.

A radioterapia também pode ser realizada de forma concomitante nas situações em que é realizada juntamente com tratamento sistêmico. Por exemplo, pacientes com diagnóstico de carcinoma espinocelular, localmente avançado de cabeça e pescoço, ou mesmo tumores localmente avançados de pulmão que podem ser tratados com radioterapia concomitante à quimioterapia.

ROTINA DA RADIOTERAPIA

O fluxo de atendimento na radioterapia inicia-se com uma avaliação médica, quando é definida a indicação do tratamento, sua intenção, se paliativa ou radical, contextualizando a combinação com outras modalidades oncológicas, como quimioterapia e cirurgia, se pertinentes. O médico avalia e esclarece aos pacientes sobre os riscos e benefícios do tratamento, bem como potenciais efeitos colaterais. Uma vez indicada a radioterapia, é realizada uma TC em

que os alvos do tratamento são definidos, bem como os tecidos sadios circunjacentes. Com essa matriz definida, inicia-se o planejamento do tratamento em um sistema computadorizado, por um físico médico. Nessa fase, a dose prescrita pelo médico é distribuída nos volumes previamente qualificados, buscando-se a melhor técnica possível para otimizar a entrega de dose, com a mínima dose espalhada nos tecidos sadios próximos. O plano é, então, avaliado, ajustado, se necessário, e finalmente aprovado pelo médico. O tratamento começa no equipamento com a validação dos parâmetros estabelecidos no planejamento, com controles de qualidade e dosimétricos realizados previamente, também pelo físico médico. As sessões de radioterapia seguem regime prescrito pelo médico e podem variar de uma a diversas sessões consecutivas em dias úteis, a depender da doença, estadiamento e técnica prescrita. Exames de imagem e validação são conduzidos para garantir o posicionamento adequado do paciente e a entrega correta de dose.

Durante o tratamento, são realizadas consultas de revisão e monitoramento de toxicidade. Uma vez concluída a radioterapia, um relatório de tratamento é emitido e o paciente entra em um esquema de acompanhamento com revisões para avaliação de resposta e monitoramento de toxicidade.

CONSIDERAÇÕES FINAIS

A radioterapia é uma modalidade de tratamento oncológico bastante efetiva, com indicações em uma proporção considerável de pacientes oncológicos em algum momento de seu tratamento. Com o aumento da incidência do câncer, acompanhado do envelhecimento da população brasileira, é cada vez mais importante que o médico generalista entenda o papel da radioterapia, e também saiba como e quando encaminhar os pacientes para avaliação especializada. O Brasil contava no último censo da SBRT com 409 aceleradores lineares em 263 serviços espalhados de forma heterogênea. Nesses serviços, 646 médicos estavam envolvidos no cuidado dos pacientes de radioterapia.

Pelas características da especialidade e também pela falta de treinamento específico durante o curso de medicina, ainda existem dificuldades na popularização da radioterapia na comunidade médica. Entendendo que até 2030 o câncer se tornará a principal causa de morte na população brasileira, um maior esforço da comunidade médica, principalmente das associações de classe e escolas de medicina, deve ser priorizado. Quanto maior for a interação do profissional médico generalista ou mesmo de outra especialidade com a comunidade da radioterapia, mais os pacientes serão beneficiados com tratamentos efetivos, tanto em contextos de radicalidade como de paliação e controle sintomático.

BIBLIOGRAFIA

DeVita VT, Lawrence TS, Rosenberg SA, editors. *DeVita, Hellman, and Rosenberg's cancer: principles & practice of oncology.* 11th edition. Philadelphia: Wolters Kluwer; 2019. p. 2390.

Halperin EC. *Perez & Brady's principles and practice of radiation oncology.* Philadelphia: Wolters Kluwer; 2019.

Khan FM. *The physics of radiation therapy.* 3rd ed. Philadelphia: Lippincott Williams & Wilkins; 2003. p. 1.

Relatório do Projeto RT2030 da Sociedade Brasileira de Radioterapia. 2021. Disponível em: https://sbradioterapia.com.br/wp-content/uploads/2021/08/Relatorio_Projeto_RT2030.pdf.

Teoh M, Clark CH, Wood K, Whitaker S, Nisbet A. Volumetric modulated arc therapy: a review of current literature and clinical use in practice. *Br J Radiol*. 2011 Nov;84(1007):967-96.

Tepper JE, Foote RL, Michalski J, editors. *Gunderson & tepper's clinical radiation oncology*. 5th ed. Philadelphia: Elsevier; 2020.

Webb S. The physical basis of IMRT and inverse planning. *Br J Radiol*. 2003 Oct;76(910):678–89.

PARTE 35

Reumatologia

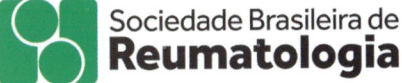
Sociedade Brasileira de
Reumatologia

193
Artralgias/Artrites

Elaine Lira Medeiros • Rina Dalva Neubarth Giorgi • Simone Appenzeller • Sueli Carneiro

INTRODUÇÃO

As queixas relacionadas com o sistema musculoesquelético são extremamente prevalentes na prática diária do médico generalista. O diagnóstico e manejo adequado das doenças mais frequentes na atenção primária podem reduzir a alta demanda de consultas reumatológicas em serviços de atenção secundária e terciária, que têm o papel de cuidar das doenças do tecido conjuntivo e inflamatórias sistêmicas.[1-7]

A dor é a principal queixa em reumatologia, e por isso é fundamental que primeiro seja identificada a sua localização correta: na articulação ou nas partes moles adjacentes. Após identificada a dor articular, faz-se a diferenciação entre artralgia e artrite. A artralgia é apenas a dor e é mais inespecífica. A artrite refere-se à presença de sinais inflamatórios na articulação (dor + edema e/ou calor e/ou rubor) e demanda raciocínio clínico para um grande leque de diagnósticos diferenciais. Portanto, a história clínica e o exame físico formam o principal alicerce.[1,2]

INCIDÊNCIA E PREVALÊNCIA

A frequência de dor articular é alta na população e difere de acordo com a etiologia. Estudos epidemiológicos de incidência e prevalência envolvendo as doenças reumatológicas são escassos no Brasil; contudo, uma prevalência de 26,9% de queixas relacionadas com o sistema musculoesquelético tem sido reportada. Na Tabela 193.1 estão resumidas as principais doenças que apresentam dor articular, a característica da dor, sua distribuição e frequência na população mundial.[3-8]

DIAGNÓSTICO

O diagnóstico em reumatologia é um processo eminentemente clínico, feito a partir da história clínica e de exames físico, geral e específico do sistema musculoesquelético. Os exames complementares auxiliam a confirmar ou descartar as hipóteses diagnósticas elaboradas.[5-8]

História clínica

Na história clínica, a dor deve ser investigada em relação aos seguintes aspectos:

- Localização (articulação ou partes moles)/irradiação
- Presença de sinais flogísticos (artralgia ou artrite)
- Tempo de instalação: aguda, crônica ou agudização de uma dor crônica
- Característica: mecânica ou inflamatória
- Número de articulações envolvidas: monoarticular (uma articulação), oligoarticular (duas a quatro), poliarticular (mais que 4)
- Distribuição: simétrica ou assimétrica
- Padrão evolutivo da dor: migratório, aditivo, intermitente
- Presença de rigidez matinal: mais ou menos que 30 minutos
- Comprometimento da função articular
- Manifestações extra-articulares associadas: uveíte, psoríase, síndrome de Raynaud, alteração do hábito intestinal, lesões cutâneas, alopecia, úlceras orais, febre, perda de peso, fadiga.

As doenças que acometem as estruturas periarticulares envolvem, por exemplo, tendões, bursa e músculo. A dor é focal, piora com movimentos ativo e passivo. Pode haver edema, mas é menos frequente e, em geral, localizado. A dor articular acomete sinóvia e cápsula articular. Na ocorrência de dor difusa, é importante identificar o padrão: mecânica ou inflamatória. A dor mecânica é caracterizada por dor que piora com o movimento, com rigidez matinal fugaz. A dor inflamatória, ao contrário, piora com o repouso, melhora com o movimento e tem rigidez matinal prolongada (mais que 30 minutos) associada. A presença de edema articular diferencia artralgia de artrite.

As características clínicas que diferenciam dor mecânica de dor inflamatória estão resumidas na Tabela 193.2.[1-8]

Tabela 193.1 Prevalência, característica e distribuição do comprometimento articular das principais doenças reumatológicas.

Doença	Prevalência	Características da dor	Distribuição
Osteoartrite	Homens: 0,95-2,4 Mulheres: 4,46-6,59	Mecânica	Monoarticular/poliarticular Não acomete punhos
Artrite reumatoide	Homens: 0,0-0,26 Mulheres: 0,32-1,04	Inflamatória	Poliartrite simétrica, não acomete interfalangianas distais
Artrite psoriásica	Homens: 0,5-1,5 Mulheres: 0,5-1,5	Inflamatória	Oligo/poliartrite assimétrica
Espondiloartrite	Homens: 0,1-1,4 Mulheres: 0,025-0,05	Inflamatória	Oligoartrite assimétrica
Gota	Homens: 1,0-4,0 Mulheres: 0,2-1,3	Inflamatória	Monoartrite, pode evoluir para poliartrite
Fibromialgia	Homens: 0,0-0.26 Mulheres: 3,03-4,75	Periarticular	Generalizada
Lúpus eritematoso sistêmico	Homens: 0,0-0,26 Mulheres: 0,0-0,24	Inflamatória	Poliartrite de pequenas articulações

Fonte: El Miedany, 2019;[1] Vieira & Santos, 2021;[2] Ellis, 2019;[5] Fernández-Ávila, 2020.[7]

Tabela 193.2 Pontos importantes para diferenciar dor mecânica de dor inflamatória.

	Dor mecânica/não inflamatória	Dor inflamatória
Dor	Apenas em movimento	Em repouso e em movimento
Horário	Piora no final do dia	Piora pela manhã
Rigidez matinal	< 30 min	> 30 min
Sintomas gerais	Frequentemente ausentes	Comumente presentes
Aumento de volume	Ósseo (consistência endurecida)	Partes moles (consistência borrachoide)
Crepitação	Palpável	Ausente

Adaptada de: El Miedany, 2019.[1]

Exame físico

O exame específico do sistema musculoesquelético deve incluir a exploração morfológica e funcional, seguindo os seguintes passos: inspeção, palpação e movimentação.

O exame físico deve ser iniciado pela inspeção para avaliar a presença de deformidades, assimetrias, desvios e presença de edema. A impressão visual obtida deve ser complementada pela exploração tátil do aparelho, feita com a palpação. A pesquisa de pontos dolorosos, em conjunto com a identificação de calor, rubor, inchaço, rigidez e crepitações auxilia na separação entre os distúrbios inflamatórios e os mecânico-posturais. A pesquisa de sinovite em interfalangeanas deve ser realizada com os dois polegares e os dois indicadores do examinador, com uma das mãos fazendo a fixação laterolateral e, com a outra, movimento de "pinça" no sentido anteroposterior (Figura 193.1). O calor articular deve ser pesquisado utilizando-se o dorso da mão (Figura 193.2), sempre comparando-se com o lado contralateral e com a musculatura adjacente (que é mais quente que a articulação normal devido à maior vascularização).

A avaliação da mobilidade articular deve ser feita mediante a testagem dos movimentos ativos (realizados pelo paciente), passivos (realizados pelo examinador) (Figura 193.3) e contra resistência (realizados pelo paciente contra oposição imposta pelo examinador). As articulações devem ser avaliadas em todos os seus eixos, como movimentos de flexão, extensão, rotação e lateralidade, para identificar limitações pela dor ou alterações estruturais. A suspeita de um

diagnóstico específico deve guiar a seleção e realização de uma ou mais manobras especiais, que serão abordadas em capítulos posteriores.[1-7]

Quando o paciente, além das queixas de artralgia/artrite, apresenta sintomas de doença sistêmica, é necessário um exame físico geral e minucioso.

Exames complementares

Os exames complementares devem ser realizados de acordo com o quadro clínico do paciente. Quadros mecânicos beneficiam-se de exames de imagem para confirmar as alterações e determinar o prognóstico. Quadros inflamatórios agudos necessitam ser afastados de quadros infecciosos e neoplásicos (sorologias, LDH, eletroforese de proteínas séricas). Se negativos, a investigação complementar ocorre de acordo com o número de articulações. Provas inflamatórias são indicadas para todos os pacientes com artrite. Nos quadros monoarticulares, a necessidade de análise do líquido sinovial está indicada para pesquisa de bactérias, fungos e cristais. Na Tabela 193.3,[3] os diferentes achados no líquido sinovial são comparados. Nas suspeitas de artrites oligoarticulares e espondiloartrites, deve-se pesquisar o HLA B27. Nos quadros de poliartrites e doenças reumáticas sistêmicas, investiga-se o fator antinúcleo (FAN) e fator reumatoide (FR), dentre outros (Tabela 193.4).[1-8]

O diagnóstico diferencial, além de ser feito entre as inúmeras doenças reumatológicas entre si, deve excluir várias

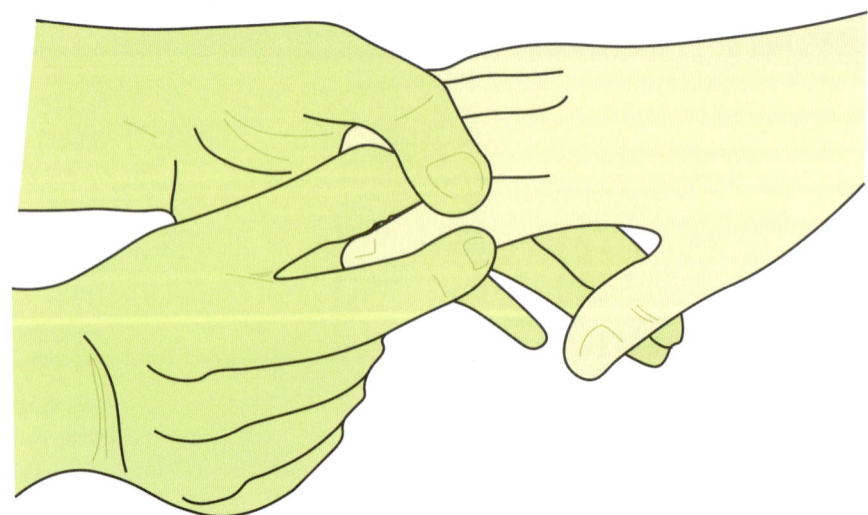

Figura 193.1 Pesquisa de sinovite (consistência "borrachoide") em segunda interfalangeana proximal.

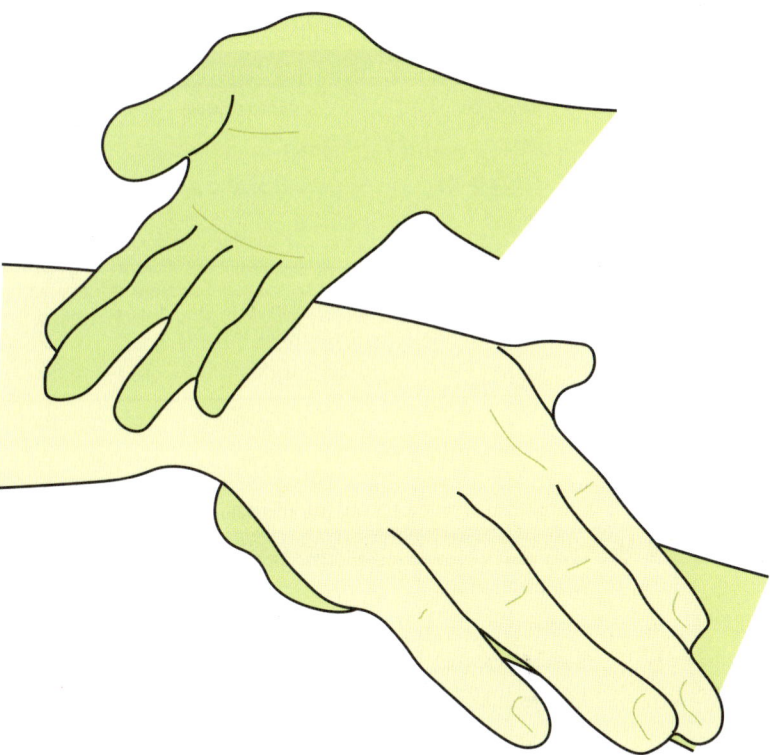

Figura 193.2 Pesquisa de calor articular em punho.

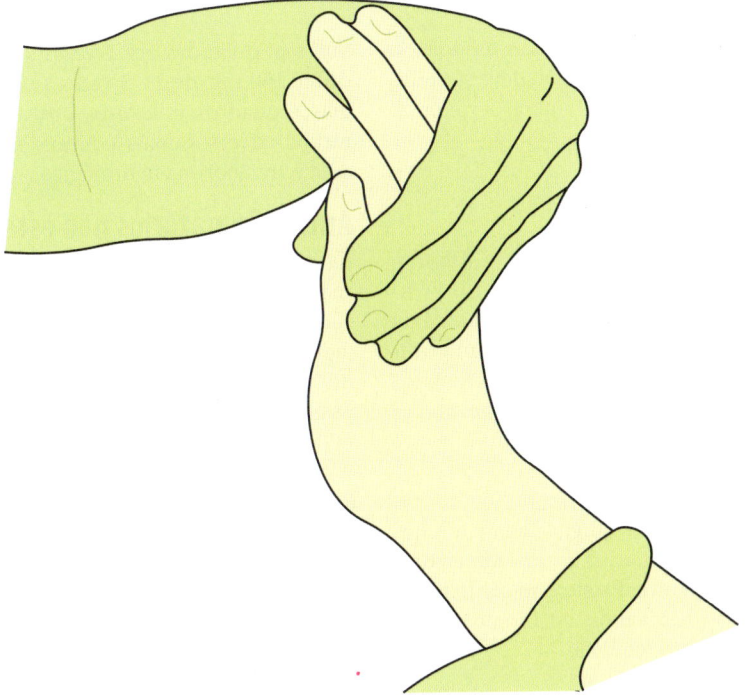

Figura 193.3 Pesquisa de movimentação passiva em punho.

outras doenças a depender do quadro clínico. Os principais diagnósticos diferenciais com as patologias de origem não reumatológica incluem hipotireoidismo, atividade física extenuante, infecções virais e bacterianas, hanseníase e reação hansênica, sífilis, traumas (hemartrose ou sinovite traumática), neoplasias, transtornos do humor, ansiedade e depressão.

TRATAMENTO

O tratamento inicial é feito para minimizar as queixas álgicas dos pacientes.[1-8,9] A dor e o processo inflamatório podem ser controlados com analgésicos, anti-inflamatórios não esteroidais (AINEs) e anti-inflamatórios esteroidais (corticosteroides). As escolhas devem ser adequadas à apresentação clínica,

Tabela 193.3 Análise do líquido sinovial e características.

	Artropatia não inflamatória	Artropatia inflamatória	Artrite por cristais	Artrite infecciosa
Aparência	Transparente	Translúcido	Translúcido a viscoso	Viscoso
Viscosidade	Elevada	Baixa	Baixa	Variável
Leucócitos (cel/mm³)	200 a 2.000	2.000 a 50.000	Variável de 200 a > 50.000	Variável de 2.000 a > 50.000
PMN (%)	< 10	Variável	> 90	> 90
Cristais (luz polarizada)	Ocasionalmente pirofosfato de cálcio e hidroxiapatita	Ausentes	Negativamente birrefringentes de urato monossódico em forma de agulha, ou romboidais positivamente birrefringentes de pirofostato de cálcio	Ausentes
Cultura	Negativa	Negativa	Negativa	Positiva

Adaptada de: El-Gabalawy & Tanner, 2021.[3]

Tabela 193.4 Exames complementares para diagnóstico diferencial entre artropatia não inflamatória e artrite.

Laboratório/imagem	Artropatia não inflamatória	Artrite
Marcadores inflamatórios (VHS, PCR)	Geralmente normais	Comumente elevados
Marcadores imunológicos (FR, anti-CCP, FAN)	Negativos	Positivos
Doenças sistêmicas (diabetes, tireoidopatias)	Podem estar presentes	Geralmente ausentes
Formação de osteófitos	Frequente formação de osso novo	Não há formação de osso novo
Articulações comprometidas	As que suportam peso	Qualquer articulação (é comum a simetria)
Erosões	Ausentes	Presentes com frequência

Adaptada de: El Miedany, 2019.[1]

utilizadas de maneira a não mascarar a evolução da doença, quando sem um diagnóstico preciso. A atenção deve ser individualizada às comorbidades, à idade e às interações com as medicações que cada paciente já utiliza.

Analgésicos

Dipirona monoidratada

Nas doses de 500 mg a 1,0 g, via oral, a cada 6 a 8 horas, confere uma analgesia rápida, em até 30 minutos. Os principais eventos adversos são hipersensibilidade, anafilaxia e agranulocitose. Não administrar em indivíduos com porfiria hepática aguda, com deficiência de glicose-6-fosfato-desidrogenase (G6PD), na gravidez ou aleitamento e em pacientes com alterações do sistema hematopoiético.

Paracetamol (acetaminofeno)

Confere alívio nas doses de 750 mg a 1,0 g, a cada 6 a 8 horas. A dose não deve exceder 4,0 g diários. É uma alternativa segura na gravidez e no aleitamento. Existe o risco de hepatotoxicidade com doses elevadas, aguda ou cronicamente, ou quando ingerido com bebidas alcoólicas.

Opioides fracos

A analgesia com codeína (90 mg/dia) ou cloridrato de tramadol (150 mg/dia) pode ser considerada em casos agudos com escala visual analógica (EVA) de dor elevada, mas com atenção especial aos pacientes idosos. Os efeitos adversos mais comuns são vômitos, constipação, tontura e sonolência.

Anticonvulsivantes com efeitos analgésicos

Utilizados em situações de pacientes com contraindicação a outras analgesias. A gabapentina (iniciar com doses de até 900 mg, divididas em 3 vezes ao dia) e a pregabalina (doses de até 150 mg, de 2 a 3 vezes ao dia) podem ajudar nas artralgias e quadros dolorosos difusos, como a fibromialgia. Os efeitos adversos mais comuns são sonolência, fadiga, boca seca e transtornos neurológicos.

Anti-inflamatórios não esteroidais

Os AINEs são efetivos no tratamento da dor de origem inflamatória. Suas ações envolvem a inibição da ciclo-oxigenase (COX), enzima que converte o ácido araquidônico em prostaglandinas (PGs). Existem dois isômeros da COX: a COX 1, que está expressa continuamente em diferentes células e é responsável pelos efeitos homeostáticos das PGs, e a COX 2, que é induzida por citocinas e é expressa nos tecidos inflamados. A maioria dos AINEs age inibindo os 2 isômeros. Celecoxibe e etoricoxibe são os inibidores mais seletivos para COX 2 em uso no Brasil. Na prática clínica, sua utilização, por um curto período, mostrou-se eficaz em reduzir e aliviar a dor e a inflamação articular e periarticular, com uso de 3 a 5 dias até 3 a 4 semanas. É necessário ter cuidado redobrado nos pacientes idosos e, caso seja necessário o tratamento com AINEs, deve-se utilizar doses menores por um período de tempo curto. As doses terapêuticas para adultos e os principais grupos de AINEs estão descritos na Tabela 193.5.

As formulações tópicas de AINEs, à base de gel ou pomadas, têm efeito analgésico e anti-inflamatório, e podem ser uma alternativa de tratamento mais segura.

Os riscos para efeitos adversos gastrintestinais (dispepsia, ulceração, perfuração, diarreia, constipação), toxicidade renal (nefrite intersticial, azotemia pré-renal, agravamento de hipertensão arterial) ocorrem, eventualmente, com o uso crônico e pode ser exacerbado nos pacientes idosos com

Tabela 193.5 Principais AINEs disponíveis no Brasil.

Medicação	Posologia e particularidades
Diclofenaco sódico	50 mg 3x/dia ou 100 mg em dose única
Nimesulida	50 mg 2x/dia ou 100 mg em dose única
Meloxicam* Piroxicam Tenoxicam*	7,5 ou 15 mg em dose única/dia 20 mg em dose única/dia 20 a 40 mg em dose única/dia
Cetoprofeno* Ibuprofeno Naproxeno Loxoprofeno	50 mg 3x/dia ou 100 mg em dose única 300 a 600 mg 3x/dia 500 mg 2x/dia 60 mg 2x/dia (indicado para população asiática)
Celecoxibe# Etoricoxibe#	100 a 200 mg 2x/dia 90 mg em dose única/dia Seletividade para COX 2

*Também formulação injetável.
#Necessita de receituário especial.
Adaptada de: Machado et al., 2021.[9]

comorbidades. Os AINEs interferem na função plaquetária e podem prolongar o tempo de sangramento. Alterações hepáticas com elevação das enzimas hepatocíticas e/ou canaliculares não são infrequentes.

As principais contraindicações para o uso de AINEs são:

- História de hipersensibilidade aguda a AINEs ou salicilatos e reações alérgicas (urticária, asma etc.) em uso anterior
- História de isquemia, infarto, *stents* (*bypass*)
- Terceiro trimestre de gravidez
- Passado de úlcera gástrica ou sangramento agudo após uso de AINEs
- Insuficiência renal
- Insuficiência hepática.

Anti-inflamatórios esteroidais (corticosteroides)

Prednisona ou prednisolona devem ser o sal escolhido nos quadros articulares inflamatórios para pacientes que não possam utilizar AINEs. As doses devem ser baixas, até que o diagnóstico seja realizado, para não mascarar o quadro clínico, como, por exemplo, nas doenças linfoproliferativas ou infecciosas.

As doses a ser consideradas não devem ultrapassar 5 a 7,5 mg diários de prednisona ou prednisolona oral, de preferência no período matinal. Nas doses baixas, há mais segurança em relação aos possíveis efeitos adversos dos corticosteroides, que são diabetes melito, hiperlipidemia, catarata, glaucoma, osteoporose, síndrome de Cushing, entre outros.

No algoritmo para o tratamento das artralgias e artrites, caso não se consiga fazer um diagnóstico, a associação de analgésicos com AINEs e/ou com corticoides, em doses baixas, são alternativas seguras até o referenciamento do caso ao especialista.

Dicas importantes para o tratamento inicial:

- Não utilizar fórmulas manipuladas com diferentes propriedades, pois caso existam efeitos adversos, ficará difícil retirar a medicação mais provável
- Não utilizar doses elevadas de corticosteroides ou as conhecidas "cascatas", na ânsia de tratar os sintomas, porque mascaram o diagnóstico e o tratamento adequados.

CONSIDERAÇÕES FINAIS

A história e o exame físico são fundamentais para estabelecer um diagnóstico etiológico adequado de dor acometendo o sistema musculoesquelético. A diferenciação entre artralgia e artrite é o primeiro passo para a diferenciação entre a patologia mecânica e a inflamatória, que possuem abordagens diferentes, de acordo com o padrão de acometimento articular.

O médico generalista deve ser capacitado, tanto na graduação em medicina, como em sua pós-graduação, para o adequado manejo das doenças reumatológicas mecânicas e/ou não inflamatórias. Entretanto, é de fundamental importância que também reconheça as doenças do tecido conjuntivo e inflamatórias sistêmicas ao pronto encaminhamento ao reumatologista, para que o cuidado especializado e precoce reduza o sofrimento e a incapacidade dos pacientes.

REFERÊNCIAS BIBLIOGRÁFICAS

1. El Miedany Y. Rheumatology Teaching. The Art and Science of Medical Education. Switzerland: Springer Nature Switzerland AG, 2019. Chapter 8, The Art of Teaching Primary Care Physicians, 117-130.
2. Vieira, WP, Santos WFS. Exame físico. *In*: Shinjo SK, Moreira, editors. *Livro da Sociedade Brasileira de Reumatologia*. 2ª ed. Barueri (SP). Manole, 2021. 19-25.
3. El-Gabalawy HS & Tanner S. Synovial Fluid Analysis, Synovial Biopsy, and Synovial Pathology. *In*: Firestein GS, Budd RC, Gabriel SE, Koretzky GA, McInnes IB, O'Dell JR. *Firestein & Kelley's Textbook of Rheumatology*. Philadelphia. Elsevier. 11th ed. 2021: 846-58.
4. Keenan RT, Toprover M, Pillinger MH. Etiology and Pathogenesis of Hyperuricemia and Gout. *In*: Firestein GS, Budd RC, Gabriel SE, Koretzky GA, McInnes IB, O'Dell JR. *Firestein & Kelley's Textbook of Rheumatology*. Philadelphia. Elsevier. 11th ed. 2021: 1687-1709.
5. Ellis JM. Acute monoarthritis. *JAAPA*. 2019;32(3):25-3.
6. Fernández-Ávila DG, Rojas MX, Mora SA, et al. Design of an algorithm for the diagnostic approach of patients with joint pain. *Clin Rheumatol*. 2021;40(4):1581-1591.
7. Fernández-Ávila DG, Rojas MX, Ramírez C, Rodelo L, Soriano E. Effectiveness of the use of an algorithm in the diagnostic approach of joint pain patients by primary care physicians. *Rheumatol Int*. 2020;40(11):1857-1864.
8. Sturrock RD. Gout. Easy to misdiagnose. *BMJ*. 2000; 320(7228):132-3.
9. Machado GC, et al. Non-steroidal anti-inflammatory drugs (NSAIDs) for musculoskeletal pain. *BMJ*. 2021;372:104.

CAPÍTULO 194

Artrite Reumatoide

Karina R. Bonfiglioli • Ana Cristina de Medeiros Ribeiro • Luciana Muniz • Mariana Peixoto G. U. S. Souza

INTRODUÇÃO[1,2]

A artrite reumatoide (AR) é uma doença inflamatória crônica, sistêmica e autoimune. Manifesta-se como uma poliartrite de acometimento periférico, simétrico, aditivo, com predileção por pequenas articulações de mãos e pés. A persistência da inflamação promove destruição articular, limitação funcional e comprometimento da qualidade de vida.

Apesar do marcante envolvimento de articulações diartrodiais, a AR é considerada uma doença sistêmica, e pode apresentar sintomas constitucionais (febre, astenia, emagrecimento, queda do estado geral) e manifestações extra-articulares incluindo nódulos reumatoides, pneumopatia intersticial, vasculites, entre outras.

INCIDÊNCIA E PREVALÊNCIA[1,2]

A AR acomete cerca de 0,5 a 1% da população. É mais prevalente em mulheres (3:1) em torno dos 30 a 50 anos.

ETIOPATOGENIA[2,3]

O envolvimento do sistema imunológico está bem definido, caracterizado pela presença de autoanticorpos como o fator reumatoide (FR) e os anticorpos antipeptídeos cíclicos citrulinados (ACPAs, do inglês, *autoantibodies against citrullinated peptides)*. Fatores genéticos também estão implicados: a história familiar positiva aumenta o risco de ocorrência da doença de 3 a 5 vezes. Centenas de *loci* gênicos já foram identificados como predisponentes para AR. O sistema HLA (Human Leukocyte Antigen), particularmente o HLA-DRB1, desempenha papel fundamental na fisiopatogenia da AR.

Fatores ambientais como tabagismo, doença periodontal e, provavelmente, o microbioma intestinal também estão consistentemente implicados no desenvolvimento da AR. Essas situações clínicas possivelmente estimulam a citrulinação de peptídeos e a consequente formação de imunocomplexos associados a ACPAs; porém, esse mecanismo não está completamente elucidado. No indivíduo geneticamente predisposto, elementos ambientais associados a fenômenos epigenéticos podem ocasionar a perda de tolerância imune, com o desenvolvimento subsequente de sinovite assintomática seguida por artrite clinicamente detectável (Figura 194.1).

DIAGNÓSTICO
Critérios de classificação[4]

Em 2010, foram propostos pela European League Against Rheumatism (EULAR) e pelo American College of Rheumatology (ACR) critérios que devem ser aplicados em pacientes que apresentam ao menos uma artrite avaliada pelo médico, sem outra etiologia aparente. Uma soma de pontos maior ou igual a 6 sugere o diagnóstico de artrite reumatoide (Tabela 194.1).[4]

Diagnósticos diferenciais[5]

Várias doenças podem cursar com artrite na sua evolução e são diagnósticos diferenciais da AR, como mostrado na Tabela 194.2. O início do quadro pode ser um desafio diagnóstico e é necessária uma avaliação cuidadosa para excluir outras doenças. Quando a AR se apresenta em sua forma bem definida, com todos os achados típicos, seu diagnóstico é facilitado, mas deve-se lembrar que há possibilidade de sobreposição de doenças, como artrite reumatoide e osteoartrite.

TRATAMENTO[6-9]

O objetivo do tratamento da AR é o controle da atividade inflamatória precocemente para evitar a evolução a dano articular e consequente incapacidade funcional. Para tanto, retornos frequentes são necessários visando o ajuste de medicação de acordo com sintomas e parâmetros laboratoriais. A avaliação clínica consiste na contagem sistemática das articulações edemaciadas (AE) e dolorosas (AD) pelo médico e é considerada a principal medida da atividade da doença na AR. O número de AE e AD são componentes dos índices de atividades de doença, sendo os mais consolidados na prática os seguintes: DAS 28 (Disease Activity Score, em

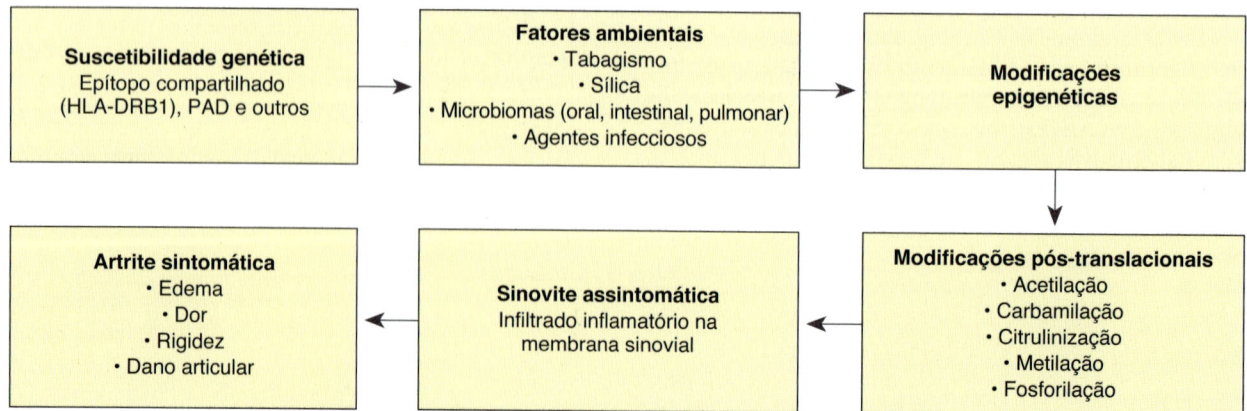

Figura 194.1 Fatores implicados na fisiopatogenia da AR. ACPAs: anticorpos antipeptídeos cíclicos citrulinados; FR: fator reumatoide; PAD: peptidil-arginina deaminase. Adaptada de: Smolen JS, Aletaha D, McInnes IB. Rheumatoid Arthritis. *Lancet.* 2016;388:2023-38.

Tabela 194.1 Critérios de classificação da artrite reumatoide de 2010, propostos pelo EULAR e ACR.

Critérios	Pontos
Articulações[a] (0-5)	
1 grande articulação	0
2-10 grandes articulações	1
1-3 pequenas articulações	2
4-10 pequenas articulações	3
> 10 articulações (ao menos 1 pequena)	5
Autoanticorpos (0-3)	
FR negativo e ACPA negativo[b]	0
FR positivo baixo ou ACPA positivo baixo[c]	2
FR positivo alto ou ACPA positivo alto[c]	3
Duração dos sintomas (0-1)	
< 6 semanas	0
≥ 6 semanas	1
Provas inflamatórias[d] (0-1)	
PCR normal e VHS normal	0
PCR anormal ou VHS anormal	1

[a]O envolvimento articular refere-se a qualquer articulação edemaciada e dolorosa ao exame físico e podem ser confirmados sinais de sinovite observados em um método de imagem. As articulações interfalangeanas distais (IFDs), primeira carpometacarpiana (CMTC) e primeira metatarsofalangeana (MTF) são excluídas da avaliação. A pontuação na categoria mais alta possível é baseada no padrão de envolvimento articular. São consideradas grandes articulações: ombros, cotovelos, quadris, joelhos e tornozelos. São consideradas pequenas articulações: punhos, metacarpofalangeanas (MCF), interfalangeanas proximais (IFP), interfalangeanas do primeiro quirodáctilo e metatarsofalangeanas (MTF).
[b]Negativo refere-se a valores (unidade internacional [UI]) menores ou iguais ao limite superior normal (LSN) para o método e laboratório.
[c]Título positivo baixo corresponde aos valores (UI) maiores que o LSN, mas menores ou iguais a 3 vezes o LSN para o método e laboratório. Título positivo alto: valores maiores que 3 vezes o LSN para o método e laboratório. Quando o FR só estiver disponível como positivo ou negativo, um resultado positivo deve ser marcado como "positivo em título baixo".
[d]Normal/anormal é determinado por padrões laboratoriais locais. Outras causas de elevação das provas de fase aguda devem ser excluídas.
FR: fator reumatoide; ACPA: anticorpos antipeptídeos cíclicos citrulinados; VHS: velocidade de hemossedimentação; PCR: proteína C reativa.

Tabela 194.2 Diagnóstico diferencial da artrite reumatoide.

Grupo de doenças	Doenças
Infecções	Virais (p. ex., chikungunya, covid-19, dengue, HIV, parvovírus, citomegalovírus, vírus da hepatite), bacterianas (p. ex., *N. gonorrhoeae, S. aureus*), micobacterianas (p. ex., tuberculose), fúngicas e outras
Espondiloartrites	Artrites reativas (Chlamydia, Salmonella, Shigella, Yersinia), espondilite anquilosante, artrite psoriásica, artrites enteropáticas
Doenças reumáticas imunomediadas	Lúpus eritematoso sistêmico, miopatia autoimune sistêmica, esclerose sistêmica, síndrome de Sjögren, doença de Behçet, polimialgia reumática, vasculites sistêmicas e outras
Artrites microcristalinas	Gota, doenças por depósito de cristal de pirofosfato de cálcio e outros
Doenças endócrinas	Hipotireoidismo, hipertireoidismo
Doenças neoplásicas	Doença neoplásica metastática, linfoma, síndromes paraneoplásicas e outras
Outras	Osteoartrite, fibromialgia, hemocromatose, amiloidose, sarcoidose, doença do soro, angioedema, síndrome ASIA

28 articulações), índice de atividade de doença simplificada (Simplified Disease Activity Index [SDAI]) e índice de atividade clínica de doença (Clinical Disease Activity Index [CDAI]). Esses índices são utilizados em ensaios clínicos e na prática diária para avaliar a atividade da doença.[6] O DAS 28 é uma medida composta de base em uma equação complexa que incorpora valores ponderados da contagem de 28 articulações dolorosas e edemaciadas, avaliação global da doença pelo paciente (AVGp) e proteína C reativa (PCR) ou velocidade de hemossedimentação (VHS). A necessidade de escores ainda mais práticos levou ao desenvolvimento do SDAI e do CDAI. O SDAI é a soma simples das variáveis, e inclui AE (0-28), AD (0-28), AVGp (0-10), avaliação médica global da doença (AVGm, 0-10) e PCR (em mg/dℓ). O CDAI é semelhante ao SDAI, mas exclui a PCR para permitir a avaliação de atividade da doença mesmo nos casos em que exames laboratoriais não estão disponíveis.

O seguimento clínico sugerido para pacientes portadores de AR está sumarizado na Tabela 194.3.

Tratamento não medicamentoso[10-12,13]

O tratamento da AR engloba intervenções não farmacológicas, incluindo atividade física/exercícios, fisioterapia, terapia ocupacional, intervenções psicológicas, orientação dietética/nutricional e educação do paciente. A avaliação multidisciplinar pode ajudar na função e qualidade de vida dos pacientes.

A atividade física e o exercício podem melhorar os sintomas da AR e reduzir o impacto das manifestações sistêmicas, ao mesmo tempo em que reduzem o custo geral associado à doença. Exercícios aeróbicos e de resistência reduzem a atividade de doença, fadiga, dor e promovem o bem-estar. O programa de exercícios deve incluir exercícios aeróbicos, de alongamento e fortalecimento. Os Centers for Disease Control and Prevention (CDC) recomendam 150 minutos de exercícios por semana, que podem ser divididos em sessões de três vezes na semana. Mas mesmo pequenos acréscimos na atividade física já podem ajudar no controle dos sintomas.

Os objetivos da fisioterapia são alívio da dor, garantir manutenção, restauração ou ganho da amplitude de movimento articular, fortalecimento e alongamento muscular, capacidade aeróbica e desempenho para habilidades específicas. A cinesioterapia pode incluir exercícios passivos, nas fases iniciais, e exercícios ativos, isométricos e/ou isotônicos. Os meios físicos (calor e frio) podem ser utilizados como adjuvantes no controle da dor, da contratura muscular e da rigidez da articulação.

A terapia ocupacional (TO) objetiva a melhora do desempenho de atividades do cotidiano do paciente, com proteção articular e conservação de energia. A adaptação de utensílios domésticos engloba uso de cabos engrossados para facilitar/substituir a preensão. Tiras elásticas ou em neoprene favorecem o manuseio de talheres, instrumentos de escrita e materiais de higiene pessoal, como escovas de dentes e cabelos. A substituição de copos por canecas, uso de dispensadores de sabonete/detergente e adaptações para colocar sapatos são exemplos de dispositivos simples que promovem alterações funcionais importantes para o paciente. Alguns estudos sugerem que o uso de órteses para posicionamento das mãos e do punho durante fases inflamatórias promove melhoria da dor e rigidez matinal nos pacientes.

Tabela 194.3 Seguimento clínico em pacientes portadores de artrite reumatoide.

Avaliação clínica (a cada 1 a 3 meses) Avaliar atividade e sequelas	Avaliação de queixas, tolerância/toxicidade medicamentosa, intercorrências clínicas Seguimento infeccioso contínuo/atualização vacinal Contagem de articulações dolorosas, edemaciadas e com sequelas Avaliação global da doença pelo paciente Avaliação global da doença pelo médico Avaliação de causas associadas de dor Avaliação de comorbidades: cardiovascular e osteoporose
Avaliação laboratorial (a cada 1 a 3 meses)	Provas de fase aguda: VHS e PCR Seguimento da toxicidade dos imunossupressores: hemograma, função renal, enzimas hepáticas etc.
Índices compostos para avaliação da atividade da doença	DAS 28 (Disease Activity Score) VHS ou PCR SDAI (Simplified Disease Activity Index) CDAI (Clinical Disease Activity Index) Escolher um dos índices para avaliar longitudinalmente cada paciente. Registrar sempre em caso de troca ou ajuste medicamentoso. Avaliar resposta com 12 e 24 semanas após cada curso/etapa de tratamento. Manter avaliações a cada 12 semanas
Seguimento radiológico	Seguimento com radiografias de mãos e pés para avaliar progressão radiográfica anual, se necessário Ultrassom Doppler de mãos, punhos ou outras articulações afetadas para avaliar atividade em casos de dúvidas clínicas ou atividade subclínica

Intervenções psicológicas, incluindo terapia cognitivo-comportamental e *mindfulness,* podem ajudar na fadiga, sono e no controle do estresse dos pacientes. A orientação nutricional inclui uma dieta balanceada e saudável, como a dieta do Mediterrâneo, que é rica em vegetais e frutas e está associada à redução do risco cardiovascular. Não há evidências científicas atuais para recomendar dietas restritivas em glúten para o controle da AR. Pacientes em uso de corticoide ou com osteoporose necessitam de uma dieta rica em cálcio.

Não há evidência científica para recomendar uma terapia específica da medicina alternativa, que deve ter seu risco cuidadosamente avaliado pelo médico.

Na educação do paciente, é importante orientar o planejamento familiar, uso de vacinas de vírus morto e cessar o tabagismo. Vale ressaltar que a principal causa de mortalidade nos pacientes com AR é cardiovascular, e modificações do estilo de vida que contribuam para a redução do risco são recomendadas.

Tratamento medicamentoso[7-9]

O tratamento medicamentoso visa o controle da dor e da inflamação articular e sistêmica, com prevenção do dano articular e recuperação da qualidade de vida e função física. Podem ser usados analgésicos simples, anti-inflamatórios não esteroidais (AINEs) e glicocorticoides (Tabela 194.4). Tanto os AINEs como os glicocorticoides são associados a efeitos colaterais indesejáveis no longo prazo e utilizados como terapia ponte, apenas durante a atividade de doença, devendo sempre ser usados com protetores gástricos, e pelo menor período de tempo possível.

Já os medicamentos modificadores do curso da doença (MMCD), que agem controlando a atividade inflamatória no longo prazo e prevenindo dano articular e acúmulo de comorbidades, são usados cronicamente, sozinhos ou em combinação. Eles podem ser:

- MMCD sintéticos convencionais (MMCDsc)
- MMCD biológicos (MMCDb): proteínas produzidas por organismos vivos, que são anticorpos monoclonais ou proteínas de fusão contra citocinas ou receptores de citocinas. Agem bloqueando a comunicação intercelular e o processo inflamatório

- MMCD sintéticos alvo específicos (MMCDsae): pequenas moléculas com ação intracelular e que atingem várias vias e alvos celulares inespecíficos. De desenvolvimento mais recente, são voltadas contra alvos específicos da maquinaria intracelular pró-inflamatória, como a proteína JAK. Os MMCDsae e os MMCDb são conhecidos como "terapia avançada em reumatologia".

Os MMCD podem ser usados em monoterapia ou em terapia combinada. As combinações podem ser de MMCDsc entre si, como metotrexato e leflunomida, ou a tripla terapia (metotrexato, hidroxicloroquina e sulfassalazina ou leflunomida), de MMCDsae com MMCDsc, ou de MMCDb com MMCDsc. Preferencialmente, o metotrexato é usado na associação com alguma terapia avançada ou como pivô na associação de MMCDsc. Já os MMCDsae e os MMCDb não podem ser associados entre si, por terem ação imunossupressora mais potente, intensificando riscos sem benefício na eficácia. De uma forma geral, o tratamento da artrite reumatoide é guiado pelas manifestações articulares. Entretanto, manifestações extra-articulares (pulmonares, oculares, neuropatia periférica) podem estar presentes e ser mais importantes, impactando na escolha terapêutica.

O esquema atual de tratamento da Sociedade Brasileira de Reumatologia (SBR)[9] recomenda a abordagem terapêutica em etapas. A primeira linha preconiza o uso de MMCDsc, preferencialmente o metotrexato (em monoterapia ou associação com outros MMCDsc), seguido por MMCDb/sae (preferencialmente, mantendo associação com MTX ou outro MMCDsc) em caso de persistência da atividade inflamatória. A conduta deve levar em conta comorbidades do paciente, toxicidades potenciais da medicação, tolerabilidade a MMCDsc, disponibilidade e acesso, entre outras variáveis.

CONSIDERAÇÕES FINAIS

A AR é uma doença inflamatória crônica, predominante em mulheres, que acomete até 1% da população. Apesar do caráter sistêmico, sua principal manifestação é a poliartrite simétrica de pequenas articulações. Fatores imunológicos,

Tabela 194.4 Medicamentos usados para o tratamento da artrite reumatoide.

Classe	Medicamentos
AINEs	Naproxeno, meloxican, diclofenaco, celecoxibe etc. Usar por curto período de tempo durante franca atividade de doença
Glicocorticoides	Intra-articulares (triancinolona, dexametasona, metilprednisolona) Sistêmicos (menor dose possível, em geral de 5 a 15 mg/dia de prednisona ou equivalente, durante franca atividade, pelo mínimo período possível). Glicocorticoides de depósito intramuscular eventualmente podem ser usados durante franca atividade de doença. Evitar o uso frequente e cuidado com uso não controlado
MMCDsc (medicamentos modificadores do curso da doença sintéticos convencionais)	Metotrexato: 7,5 a 25 mg/semana VO, IM ou SC (o uso parenteral pode aumentar a eficácia) Leflunomida: 20 mg/d VO (1 dose/dia) Sulfassalazina: 2 a 3 g/dia VO (em 2 a 4 doses/dia) Hidroxicloroquina: 5 mg/kg/dia até 400 mg/dia VO (1 dose/dia) Segunda linha e/ou tratamento de manifestações extra-articulares: • Ciclosporina: em média, de 2 a 3 mg/kg/dia VO (máximo 5 mg/dia) (em 2 doses/dia) • Azatioprina: 1 a 3 mg/kg/dia VO (1 dose/dia) • Micofenolato de mofetila: 1 a 3g/dia VO (em 2 doses/dia) • Ciclofosfamida: 0,5 a 1 g/m^2 EV 1x/mês, por 6 meses
MMCDsae (medicamentos modificadores do curso da doença sintéticos alvo específicos)	Inibidores de JAK: • Tofacitinibe: 5 mg VO 12/12 h • Baricitinibe: 4 mg VO 1 x/dia • Upadacitinibe: 15 mg VO 1 x/dia

MMCDb (medicamentos modificadores do curso da doença biológicos)	Anti-TNF (TNFi):
	• Adalimumabe: 40 mg a cada 14 dias, SC, sem dose de ataque
	• Certolizumabe: dose de ataque de 400 mg, SC, nos dias 0, 14 e 28. Manutenção: 400 mg de 28/28 dias ou 200 mg de 14/14 dias
	• Etanercepte: 50 mg/semana, SC, sem dose de ataque
	• Golimumabe: 50 mg, SC, a cada 28 dias, sem dose de ataque
	• Infliximabe: 3 a 5 mg/kg por dose IV. Ataque: 0, 2, 6 semanas. Manutenção: doses de 6 a 8 semanas
	
	Anti-CTLA4 (anti-coestimulação de linfócitos):
	• Abatacepte:
	  ◦ IV: ataque nos dias 0, 14 e 28. Manutenção: a cada 28 dias. Dose de acordo com o peso (< 60 kg: 500 mg; 60 a 100 kg: 750 mg; ≥ 100 kg: 1 g)
	  ◦ SC: 125 mg de 7/7 dias
	
	Anti-CD20 (ação anti-linfócito B):
	• Rituximabe: 2 g IV a cada 6 meses (1 g nos dias 0 e 14)
	
	Anti-receptor IL-6:
	• Tocilizumabe:
	  ◦ IV: 8 mg/kg/dose a cada 28 dias (dose máxima 800 mg)
	  ◦ SC: 162 mg de 7/7 dias

genéticos e ambientais já foram identificados em sua fisiopatogenia. Os critérios de classificação EULAR e ACR, de 2010, visam sistematizar o diagnóstico e contabilizam, com pesos diferentes, número e distribuição de artrites, sorologia (anticorpos), tempo de duração dos sintomas e provas de atividade inflamatória. Uma pontuação igual ou superior a 6 é sugestiva de AR.

Várias doenças podem cursar com sinovite clínica, mimetizando a AR. Durante a investigação, é importante considerar diagnósticos diferenciais, como infecções, outras doenças reumáticas imunomediadas, artrites microcristalinas/degenerativas, doenças endócrinas e manifestações paraneoplásicas.

O tratamento da AR exige um acompanhamento regular com especialista e utilização de índices compostos de atividade de doença para avaliação da resposta terapêutica. A abordagem multidisciplinar tem importância fundamental no manejo do paciente, melhorando os desfechos físicos e psíquicos.

Os MMCD são os protagonistas do tratamento farmacológico, e devem ser iniciados tão logo se estabeleça o diagnóstico. Os MMCDsc (particularmente MTX) devem ser adotados como primeira linha de tratamento e os MMCDb/sae são opções para segunda ou terceira linhas. Terapias adjuvantes como AINEs e glicocorticoides devem ser usadas pelo menor tempo possível, visando o controle dos sintomas. A estratégia terapêutica deve seguir as recomendações da SBR para o tratamento farmacológico da artrite reumatoide, que estão em constante revisão devido ao desenvolvimento de novos medicamentos.

REFERÊNCIAS BIBLIOGRÁFICAS

1. Alamanos Y, Drosos AA. Epidemiology of adult rheumatoid arthritis. *Autoimmun Rev,* 2005; 4: 130-6.
2. Smolen JS, Aletaha D, McInnes IB. Rheumatoid arthritis. *Lancet,* 2016; 388: 2023-38.
3. Machold KP, Stamm TA, Nell VP, et al. Very recent onset rheumatoid arthritis: clinical and serological patient characteristics associated with radiographic progression over the first years of disease. *Rheumatology* (Oxford), 2007; 46: 342-9.
4. Aletaha D, Neogi T, Silman AJ, et al. 2010 Rheumatoid arthritis classification criteria: an American College of Rheumatology/European League Against Rheumatism collaborative initiative. *Arthritis Rheum,* 2010; 62: 2569-81.

5. Mota LM, Cruz BA, Brenol CV, et al. Consenso da Sociedade Brasileira de Reumatologia 2011 para o diagnóstico e avaliação inicial da artrite reumatoide. *Rev Bras Reumatol*, 2011; 51(3):199-219.

6. Anderson JK, Zimmerman L, Caplan L, Michaud K. Measures of rheumatoid arthritis disease activity: Patient (PtGA) and Provider (PrGA) Global Assessment of Disease Activity, Disease Activity Score (DAS) and Disease Activity Score with 28-Joint Counts (DAS28), Simplified Disease Activity Index (SDAI), Clinical Disease Activity Index (CDAI), Patient Activity Score (PAS) and Patient Activity Score-II (PASII), Routine Assessment of Patient Index Data (RAPID), Rheumatoid Arthritis Disease Activity Index (RADAI) and Rheumatoid Arthritis Disease Activity Index-5 (RADAI-5), Chronic Arthritis Systemic Index (CASI), Patient-Based Disease Activity Score With ESR (PDAS1) and Patient-Based Disease Activity Score without ESR (PDAS2), and Mean Overall Index for Rheumatoid Arthritis (MOI-RA). *Arthritis Care Res* (Hoboken), 2011; 63: S14-36.

7. Grigor C, Capell H, Stirling A, McMahon AD, et al. Effect of a treatment strategy of tight control for rheumatoid arthritis (the TICORA study): a single-blind randomised controlled trial. *Lancet*, 2004; 364:263-9.

8. Smolen JS, Landewé RBM, Bergstra SA et al. EULAR recommendations for the management of rheumatoid arthritis with synthetic and biological disease-modifying antirheumatic drugs: 2022 update. *Ann Rheum Dis*, 2023 Jan;82(1):3-18.

9. Bonfiglioli KR, da Mota LMH, de Medeiros Ribeiro AC, et al. Recommendations of the Brazilian Society of Rheumatology for the use of JAK inhibitors in the management of rheumatoid arthritis. *Adv Rheumatol*, 2021 Nov 24;61(1):70.

10. Roodenrijs NM, Hamar A, Kedves M, et al. Pharmacological and non-pharmacological therapeutic strategies in difficult-to-treat rheumatoid arthritis: a systematic literature review informing the EULAR recommendations for the management of difficult-to-treat rheumatoid arthritis. *RMD Open*, 2021; 7(1)e001512.

11. Metsios GS, Kitas GD. Physical activity, exercise and rheumatoid arthritis: Effectiveness, mechanisms and implementation. *Best Pract Res Clin Rheumatol*, 2018;32(5):669-682.

12. Katz P, Andonian BJ, Huffman KM. Benefits and promotion of physycal activity in rheumatoid arthritis. *Curr Opin Rheumatol*, 2020; 32: 307.

13. Almeida PHTQ, Pontes TB, Matheus JPC, et al. Terapia ocupacional na artrite reumatoide: o que o reumatologista precisa saber? *Rev Bras Reumatol*, 2015;5 5(3):272–280.

Gota e Outras Artrites Microcristalinas

Roberta de Almeida Pernambuco • Rosa Weiss Telles • Renata F. Rosa •
Jose Carlos de A. Pernambuco

INTRODUÇÃO

As artropatias microcristalinas são processos inflamatórios articulares deflagrados pelo depósito de cristais nas cartilagens, tendões e regiões subcutâneas. Os três grupos de maior relevância clínica são: o depósito de cristais de urato monossódico (UMS), determinando o quadro clínico da gota, o depósito de cristais de pirofosfato dihidratado de cálcio (CPPD) e os cristais de fosfato básico de cálcio (hidroxiapatita).

GOTA

A gota é uma doença milenar, e a podagra, termo utilizado para a artrite de hálux, foi descrita pela primeira vez no Egito (2640 a.C.). A gota está presente nos aforismos de Hipócrates (século 5 a.C.), é famosa pelas personalidades históricas que foram acometidas pela doença, como o rei da Inglaterra Henrique VIII, e foi a primeira doença descrita como um "erro inato do metabolismo". No entanto, apesar do conhecimento antigo de suas manifestações, seu diagnóstico e manejo clínico terapêutico ainda são um desafio. Gota é a artrite microcristalina resultante do depósito de cristais de UMS nas articulações e tecidos de pacientes hiperuricêmicos, ou seja, com elevação dos níveis séricos de urato acima de 6 a 6,8 mg/dℓ, considerado o ponto de saturação da solubilidade extracelular.

Incidência e prevalência

A gota possui prevalência variável de acordo com o continente, variando em torno de 1 a 4% nos países industrializados. Há um gradativo aumento mundial da prevalência acompanhado por elevação das taxas de obesidade, sedentarismo e industrialização alimentícia. É a artrite mais frequente no homem adulto jovem, com maior incidência dos 30 aos 60 anos. A relação da prevalência entre o sexo masculino e o feminino é de 7:1 até 65 anos, com redução para 3:1 quando as mulheres, na pós-menopausa, perdem o efeito uricorredutor do estrógeno.

A gota e a hiperuricemia são fatores de risco para a ocorrência de doença cardiovascular, estando correlacionadas com a presença de diversas condições cardiometabólicas e com o aumento do risco de morte. Dessa forma, para melhora da sobrevida desses pacientes, tanto o reconhecimento dessas associações como o controle da gota são fundamentais.

Quadro clínico

Na avaliação inicial de pacientes com suspeita de gota, é fundamental a avaliação global com especial atenção às morbidades metabólicas, como obesidade, síndrome metabólica, diabetes, dislipidemia e hipertrigliceridemia, e também cardiovasculares, como hipertensão arterial sistêmica, infarto agudo do miocárdio e acidente vascular encefálico, além de doença renal crônica e de nefrolitíase.

Todas essas condições são mais comuns em pacientes com gota do que na população geral.[1] Essas morbidades, além de definirem maior risco de complicações e morte, também são importantes para a definição do plano terapêutico. A avaliação laboratorial deve incluir, além da dosagem sérica de urato, a realização de hemograma, proteína C reativa, glicemia, colesterol total e frações, triglicérides, provas de função hepática e renal (com exame de urina), importantes para definir o plano terapêutico.

Considerando a história natural da gota e da hiperuricemia, identificam-se as seguintes fases:[2,3]

- Fase assintomática com hiperuricemia isolada e, evolutivamente, deposição assintomática de cristais de UMS
- Doença sintomática, com episódios recorrentes de artrite aguda
- Doença sintomática com complicação, apresentando-se como artrite gotosa crônica e gota tofácea.

A evolução da gota de um estágio para outro varia de indivíduo para indivíduo, dependendo de fatores endógenos e exógenos e, principalmente, do nível sérico de urato. Portanto, a fase assintomática pode prolongar-se por décadas, e pode ser mais curta especialmente quando o urato sérico se apresenta muito elevado, como ocorre nos indivíduos com erros inatos do metabolismo de purinas e em usuários de ciclosporina.

A doença sintomática inicia-se com episódio típico de gota aguda, caracterizada como artrite de início súbito (geralmente, no período noturno), com dor intensa e pico em menos de 24 horas, geralmente em até 12 horas, associada a calor, eritema e edema articular. O paciente apresenta incapacidade para movimentar a articulação, dificuldade para deambular e medo de mínimo contato físico sobre a articulação acometida.

Localiza-se inicialmente em articulações de membros inferiores, especialmente a primeira metatarsofalângica (hálux), que é acometida na primeira crise em 50% dos pacientes e apresenta prevalência geral estimada de acometimento, em algum momento da doença, de 73% (IC 95-40-92%). Outras localizações comuns incluem tarso, tornozelo, joelho e, em casos de longa evolução e mal controlados, mãos, punhos e cotovelos. A gota aguda pode, ainda, apresentar-se como inflamação em tecidos periarticulares, como bursas, tendões e enteses.

Geralmente, os episódios agudos são monoarticulares, e podem ocorrer de formas oligo ou poliarticulares, especialmente em pacientes com gota de longa duração e mal controladas. Nos casos poliarticulares, a presença de sintomas sistêmicos como febre, mal-estar geral, tremor e, até mesmo, *delirium* podem ocorrer. A resolução espontânea nas fases iniciais da doença ocorrem em 5 a 10 dias, e podem cursar com descamação cutânea na área da articulação acometida.

Fatores que desencadeiam episódios agudos de gota são elevado consumo de alimentos ricos em purinas e álcool, trauma articular e doenças agudas (incluindo internações hospitalares e cirurgias). Após resolução do ataque de gota aguda, a recorrência é variável e diretamente relacionada com o nível de urato sérico. Períodos assintomáticos entre os episódios agudos (período intercrítico) podem durar inicialmente de meses a anos. No entanto, na presença de hiperuricemia persistente e gota não controlada, pode haver diminuição da duração do período intercrítico, com ataques agudos recorrentes de gota mais intensos e prolongados, em intervalos mais curtos e acometimento oligo ou poliarticular.

Ao longo de tempo variável, com frequência após décadas de hiperuricemia e gota sem controle, o paciente evolui para a fase de doença sintomática com complicação, apresentando artrite gotosa crônica e gota tofácea. A artrite gotosa crônica é caracterizada por inflamação persistente desencadeada pela presença dos cristais de UMS na articulação, dor e erosão articular, além de possíveis deformidades. Caracteristicamente, desenvolvem-se tofos, localizados em tecidos cutâneos, articulações e ossos, e que podem ser identificados ao exame clínico indicando o diagnóstico de gota tofácea.

Os tofos são nódulos subcutâneos de tamanhos variados, com conteúdo amarelo-brancacento semelhante a giz, cobertos por pele transparente e ricamente vascularizada, que podem drenar espontaneamente, formar úlceras, por vezes infectadas, e determinar a limitação de movimento articular e deformidades. Tipicamente localizados nas articulações, orelhas, olecrano, tendões (p. ex., Aquiles), podem aparecer em qualquer tecido.

Manifestações atípicas incluem aparecimento de tofos em pacientes sem história de gota recorrente, geralmente associado ao uso de corticoide cronicamente para outra condição clínica, e apresentação inicial com artrite poliarticular, muitas vezes simétrica, mais comum em mulheres e idosos. Além disso, localizações atípicas podem ser acometidas como interfalângicas distais nos pacientes com osteoartrite de mãos, grandes articulações (exceto joelhos) e esqueleto axial.

Episódios de gota aguda e de artrite gotosa crônica provocam incapacidade e determinam piora da qualidade de vida, além de absenteísmo, com elevado custo financeiro, familiar e social.

Diagnóstico

O diagnóstico da gota é baseado na identificação de cristais de UMS em líquido sinovial e tofos associado à presença de quadro clínico compatível (padrão ouro).[1,4] Cristais de UMS são pontiagudos e apresentam birrefringência negativa à microscopia de luz polarizada. No entanto, a artrocentese e a pesquisa de cristais não estão disponíveis na rotina em todas as localidades e serviços de saúde.

Dessa forma, o diagnóstico da gota muitas vezes é baseado na história clínica detalhada e exame físico cuidadoso, especialmente em pacientes hiperuricêmicos. A pesquisa de hiperuricemia deve ser realizada em todos os pacientes com suspeita clínica de gota, pois quanto maior o valor do urato sérico maior a chance de ocorrência da artrite aguda, especialmente com valores acima de 8 mg/dℓ. No entanto, é importante lembrar que a concentração de urato sérico pode diminuir na gota aguda devido ao aumento da sua excreção renal durante a inflamação.

Dessa maneira, a dosagem do urato sérico deve ser repetida após pelo menos 2 semanas da resolução do quadro agudo, se valor da dosagem inicial for menor que 6 mg/dℓ durante artrite aguda em paciente com suspeita clínica forte de gota.[5,6]

Métodos de imagem como ultrassonografia e tomografia computadorizada de dupla energia (DECT) podem auxiliar na identificação de cristais de UMS, mas também não estão disponíveis na prática clínica. Por sua vez, radiografia simples de articulações acometidas apresentam-se normais nas fases iniciais, não auxiliando no diagnóstico de gota aguda no início da doença. Quando alteradas, é possível identificar a presença de erosões justa-articulares em saca-bocados, com esclerose e bordas em *overhanging*. O espaço articular geralmente encontra-se preservado, exceto em gota crônica e tofácea avançada, em que pode ocorrer aumento ou diminuição do EA.[1]

Desenvolvido para fins de pesquisa, os critérios diagnósticos para gota do American College of Rheumatology (ACR) e European League Against Rheumatism (EULAR)[6] apresentam as características típicas da gota, auxiliando no diagnóstico clínico. A Tabela 195.1 apresenta o escore para diagnóstico de gota aguda, com acurácia testada em torno de 85% na atenção primária e secundária.[7]

Diagnóstico diferencial[1]

Nos casos agudos, o diagnóstico diferencial da gota inclui:

- Infecção: artrite séptica, bursite séptica, celulite ou osteomielite. A febre e a leucocitose podem ocorrer na gota aguda e as infeções e gota podem coexistir. Análise do líquido sinovial pode ser fundamental para diferenciação entre gota aguda de artrite de bursite séptica
- Artrites por outros cristais: artrite aguda por deposição de CPPD e periartrite associada à deposição de cristais de fosfato básicos de cálcio (localização preferencial em ombros, raramente acometido na gota). A presença de condrocalcinose identificada em radiografias simples e, quando disponível, na ultrassonografia articular, sugere doença por CPPD. No entanto, identificação no líquido sinovial dos cristais de CPPD (rombos e com birrefringência positiva à luz polarizada) é fundamental para o diagnóstico definitivo. É importante também considerar que gota e artrite por CPPD podem coexistir
- Artrite psoriásica e artite reativa: ambas possuem padrão de acometimento mono ou oligoarticular em articulações de membros inferiores, de padrão assimétrico. Pacientes com artrite psoriásica apresentam perfil epidemiológico semelhante ao da gota, com frequência alta de síndrome metabólica e hiperuricemia, com possibilidade de coexistência
- Doença de Lyme.

Por sua vez, a artrite gotosa crônica deve ser diferenciada principalmente de:

- Doenças articulares inflamatórias poliarticulares, como artrite reumatoide (quando o nódulo reumatoide precisa ser diferenciado de tofo) e reumatismo palindrômico
- Osteoartrite de mãos e pés, com acometimento poliarticular que pode mimetizar acometimento da gota crônica. A deposição de cristais de UMS é mais frequente em articulações que apresentam osteoartrite, com possibilidade de coexistência.

Tratamento

A gota é uma doença potencialmente reversível por meio de tratamento medicamentoso corretamente instituído, cujo sucesso está diretamente relacionado com a redução do nível sérico de urato abaixo de seu limiar de saturação.

Tabela 195.1 Escore para diagnóstico ambulatorial de gota aguda na atenção primária.

Paciente com monoartrite aguda	Pontuação
Sexo masculino	2 pontos
História de artrite aguda prévia	2 pontos
Início do quadro há 1 dia	0,5 ponto
Eritema articular	1 ponto
Envolvimento da primeira metatarsofalângica	2,5 pontos
Hipertensão arterial sistêmica ou ≥ 1 fator de risco cardiovascular**	1,5 ponto
Nível sérico de ácido úrico > 6 mg/dℓ	3,5 pontos

Escore total		
≤ 4 pontos	> 4/< 8 pontos	≥ 8 pontos
Ausência de gota em 95%. Considerar diagnóstico diferencial	Diagnóstico incerto. Realizar artrocentese e pesquisa de cristais de UMS	Gota em 87%. Tratar o paciente como tendo gota

**Indica angina pectoris, infarto do miocárdio, insuficiência cardíaca, acidente vascular cerebral, ataque isquêmico transitório ou doença vascular periférica.
UMS: urato monossódico.
Adaptada de: Kienhorst, L. B., et al.[7]

A estratégia *treat-to-target*, com aumento gradativo da dose de medicamentos uratorredutores até alvo terapêutico, além de reduzir a chance de novas crises de gota aguda no início do tratamento, tem se mostrado mais eficaz no controle da doença. É importante evitar a "inércia do tratamento", utilizando doses fixas de uratorredutores não capazes de reduzir o urato sérico até o alvo terapêutico. O alvo terapêutico na gota é a manutenção do nível de urato sérico para menos de 6 mg/dℓ. Em pacientes com artrite gotosa crônica, tofos ou episódios de gota aguda recorrente apesar de nível de urato (< 6 mg/dℓ), um alvo terapêutico mais estrito (< 5 mg/dℓ) pode ser indicado.

Medidas não farmacológicas
Orientações gerais e educação do paciente

Todo paciente com gota deve ser orientado adequadamente sobre sua doença, incluindo a fisiopatologia, a existência de tratamentos eficazes e a associação com comorbidades cardiometabólicas. É importante não perpetuar a estigmatização do paciente com gota: ele não é o culpado por sua condição metabólica. Incentive-o a um estilo de vida saudável, incluindo hidratação e atividade física regular, perda de peso, se sobrepeso/obeso, e interrupção de tabagismo. Crie um forte vínculo médico-paciente para encontrar a melhor associação medicamentosa ao controle e equilíbrio do nível sérico de urato, mantendo o alvo terapêutico.

Orientações dietéticas

Atualmente, sabe-se que não há vantagens em realizar dietas restritivas de purinas, pois a redução de urato sérico esperada é menor que 1 mg/dℓ, não sendo efetivo para o controle da hiperuricemia. No entanto, evidências sugerem que o consumo de determinados alimentos e padrões dietéticos modificam o nível sérico de urato e o risco de gota incidente. Assim, deve-se orientar o paciente à redução do consumo de alimentos ultraprocessados, restrição do uso de bebidas altamente calóricas, como refrigerantes e sucos industrializados,

além de evitar o consumo excessivo de carnes, frutos do mar e bebidas alcoólicas (especialmente cervejas e destilados). Deve ser incentivado o consumo de alimentos *in natura*, vegetais, grãos e laticínios com baixo teor de gordura.

Medidas farmacológicas

Os fármacos utilizados no tratamento de gota devem ser otimizados para cada fase da doença, com o objetivo de controlar o processo inflamatório e reduzir a taxa sérica do urato.

São utilizadas as classes de anti-inflamatórios não hormonais (AINHs), corticosteroides via oral ou intramuscular e colchicina para controle do processo inflamatório agudo e preventivo. Os medicamentos uratorredutores são divididos em três categorias:

- Agentes uricostáticos: inibidores da enzima xantina oxidase (alopurinol, febuxostato)
- Agentes uricosúricos: benzbromarona, probenecida, lesinurade, sulfinpirazona
- Agentes urolíticos: rasburicase, plegoticase.

No Brasil, são comercializados apenas os uratorredutores alopurinol e benzbromarona.

Colchicina

Derivada da planta *Colchicum Autumnale*, a colchicina é conhecida há milênios por sua ação anti-inflamatória por ser um potente fármaco que age na inibição da polimerização da tubulina, levando a diversas ações controladoras sobre as moléculas de adesão, citocinas inflamatórias e inflamossomo. Deve ser utilizada sempre em baixa dosagem pelo seu potencial de toxicidade intestinal. Se usada em pacientes com insuficiência renal crônica (IRC), deve ter sua posologia ajustada. A colchicina é comercializada na dosagem de 0,5 e 1 mg, e é usada para tratamento e prevenção de crises de gota, e não modifica os níveis séricos de urato.

Alopurinol

O alopurinol é um inibidor competitivo da enzima xantina oxidase que reduz a síntese de urato a partir da inibição da conversão da hipoxantina em xantina. O alopurinol sofre conversão hepática para a sua forma metabólica ativa, o oxipurinol, e sua eliminação primariamente renal.

A dose comercial é de 100 e 300 mg, e o tratamento deve ser iniciado com dose de 100 mg/dia, ou menor, especialmente em pacientes com IRC, e seguir escalonando o ajuste posológico a cada 4 semanas até atingir o alvo terapêutico. Sua dosagem máxima é 800 mg/dia. Efeitos colaterais mais comuns ocorrem em torno de 3 a 5% dos pacientes e incluem reações cutâneas, febre medicamentosa, intolerância gástrica e alterações em exames laboratoriais, como leucopenia, trombocitopenia e elevações de enzimas hepáticas.

A síndrome de hipersensibilidade ao alopurinol (SHA) é um efeito colateral grave, no qual o paciente apresenta exantema, febre, hepatite, eosinofilia e insuficiência renal aguda, e pode levar ao quadro de síndrome de Stevens-Johnson. Esses quadros estão relacionados com a dose inicial do alopurinol, ocorrendo mais frequentemente em pacientes com IRC e em uso de diuréticos. A dose inicial mais baixa (≤ 50 mg) ou ajustada conforme taxa de filtração glomerular (1,5 mg de alopurinol por mℓ/min de TFG), diminui o risco de SHA em pacientes com IRC.

Benzbromarona

É um potente uricosúrico capaz de bloquear de forma efetiva a reabsorção de ácido úrico mediada pela URAT1. A dosagem comercial é de 100 mg, porém, deve ser iniciada em dose baixa de 25 a 50 mg/dia, com dose máxima de 200 mg/dia.

A benzbromarona é metabolizada no fígado e excretada, primariamente, pela bile, não necessitando, por essa razão, de correção de dose em pacientes com insuficiência renal. Mantém sua atividade hipouricemiante mesmo em pacientes com TFG entre 20 e 40 mℓ/min. O efeito colateral descrito mais comum é a diarreia, em torno de 3% dos pacientes. Os uricosúricos devem ser administrados com cautela pelo risco de nefrolitíase, principalmente nos pacientes que já apresentam essa condição ou com sobrecarga renal de ácido úrico (hiperprodutores ou hipoexcretores extrarrenais). A benzbromarona não é comercializada nos EUA e alguns países europeus, após descrições de casos de hepatotoxicidade. Embora esse efeito colateral seja raro, deve-se monitorar a função hepática dos pacientes.

Tratamento nas fases clínicas da gota
Hiperuricemia assintomática

Não deve ser tratada de imediato, e clinicamente segue-se o paciente porque apenas 30% dos doentes desenvolvem gota ao longo dos 5 anos subsequentes. As exceções são pacientes hiperuricêmicos com taxas elevadas acima de urato sérico (> 9 mg/dℓ), jovens (< 40 anos), nefrolitíase, presença de doença coronariana e IRC. Apesar de não haver uma forte evidência, o início da terapia uratorredutora pode ser recomendada de acordo com o perfil do paciente.

Artrite aguda

Deve-se iniciar o tratamento ao início dos sintomas, porque quanto mais precocemente o paciente bloquear a ação inflamatória, mais branda será a crise. Utilizar AINH em dose plena, associado a doses baixas de colchicina (0,5 a 1,5 mg/dia) pelo período de 3 a 5 dias. Caso o paciente apresente contraindicação ao uso de AINHs, podem ser substituídos por corticosteroides via oral, intramuscular ou intra-articular. Medidas locais, como bolsa de gelo, podem contribuir para o alívio da dor.

Hiperuricemia e prevenção de crises

Sabe-se que o principal efeito colateral das drogas uratorredutoras é a deflagração de gota aguda. Por outro lado, recomendações recentes não contraindicam o início do medicamento uratorredutor durante a gota aguda, pois evidências sugerem que o início não prolonga a duração da crise ou piora a intensidade da dor. Dessa forma, o início da droga uratorredutora durante a artrite aguda ou logo após a sua resolução deve ser individualizada, considerando a oportunidade de início do tratamento no momento em que o paciente está mais motivado a controlar a doença para livrar-se da dor.

Deve-se levar em consideração que a mobilização de cristais ou a rápida queda das taxas de urato sérico podem levar a crises subentrantes. Assim, para minimizar esse efeito, inicia-se sempre o uratorredutor em baixas doses, fazendo o escalonamento a cada 4 semanas, até atingir o alvo terapêutico, considerando-se a associação com medicações profiláticas de crise.[8]

Por exemplo, alopurinol em doses baixas (100 mg/dia), associado a colchicina 0,5 a 1 mg/dia, com ajuste posológico do alopurinol a cada 4 semanas, até atingir urato sérico < 6mg/dℓ (ou dose máxima). No caso da benzbromarona, inicia-se com dose de 50 mg/dia, escalonando também a cada 4 semanas, associado a colchicina no mesmo esquema descrito anteriormente. Deve-se manter o uso profilático da colchicina por 3 a 6 meses para o controle das crises durante a redução sérica do urato e ajustar a dose em pacientes com IRC.

Gota crônica

Pacientes com gota crônica possuem erosões e deformidades articulares que podem determinar incapacidades permanentes e necessidade de uso de órteses, próteses e cirurgias, além do controle estrito do urato sérico. O tratamento de artrite aguda sobreposta ao quadro crônico, o controle do nível de urato e a dissolução dos tofos gotosos são desafios terapêuticos, pois os pacientes apresentam-se frequentemente com múltiplas comorbidades.

Além disso, a completa dissolução de depósitos tofáceos podem levar anos. Nesses casos, o paciente deve ser esclarecido de sua condição e sempre incentivado a manter a aderência ao tratamento. A terapia combinada de inibidor da xantina oxidase e uricosúricos deve ser considerada, com possibilidade de reversão completa dos depósitos (Figura 195.1).

OUTRAS ARTROPATIAS MICROCRISTALINAS
Doença por deposição de pirofosfato de cálcio (CPPD)

A doença por depósito de pirofosfato de cálcio (CPPD) na fibrocartilagem e na cartilagem hialina articular pode ocorrer de forma assintomática ou estar associada a outras síndromes clínicas. A prevalência de condrocalcinose varia de 5 a 10%, com um evidente aumento associado ao envelhecimento, sendo em torno de 15% nos indivíduos acima dos 60 anos e de 30% naqueles acima de 80 anos.

O quadro clínico é espectral, desde assintomático até o mimetismo de diversas doenças reumatológicas potencialmente incapacitantes. Para uniformizar sua nomenclatura, uma nova recomendação para a classificação desses pacientes foi recentemente publicada, dividindo a doença em quatro apresentações principais:

- CPPD assintomática
- Artrite aguda por cristais de CPP (antiga pseudogota; Figura 195.2)
- Osteoartrite com CPPD
- Artrite inflamatória crônica por cristais de CPP (semelhante à artrite reumatoide). Apresentações clínicas raras incluem a artropatia destrutiva semelhante à artropatia de Charcot, quadro envolvendo depósitos de cristais no eixo axial com calcificações ligamentares, assemelhando-se a espondilite anquilosante, *crowned dens syndrome*,[9] caracterizada pela deposição de cristais de CPP em torno da vértebra C2, com radiculopatia e importante inflamação.

Os principais fatores de risco associados à deposição dos cristais CPP que devem ser investigados são: lesão articular prévia, meniscectomia, gota e os "5 h" – *h*ereditariedade, *h*emocromatose, *h*iperparatireoidismo primário, *h*ipomagnesemia, *h*ipofosfatemia.

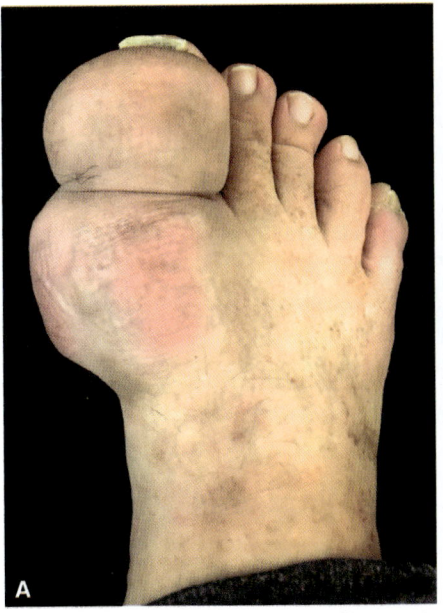
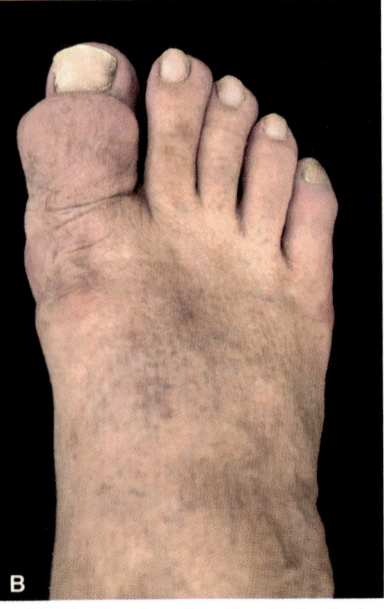
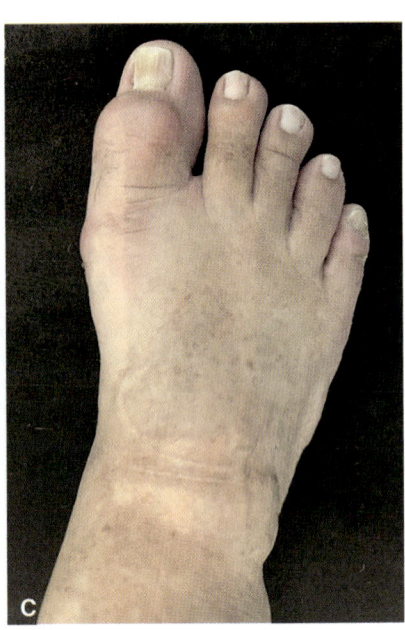

Figura 195.1 Gota tofácea, redução significativa do tofo e dissolução do depósito em 5 anos de tratamento.

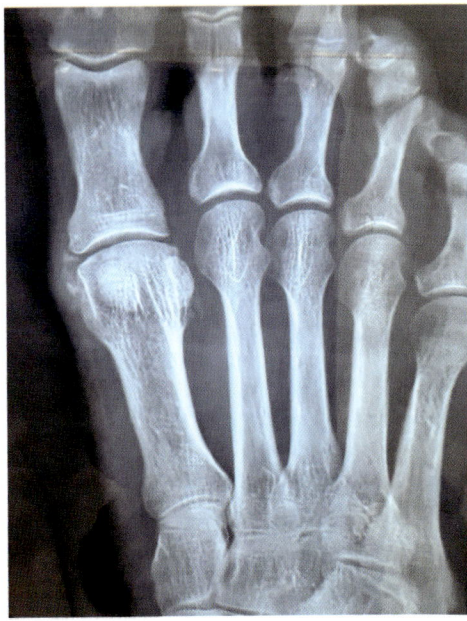

Figura 195.2 Depósito de cristal de pirofosfato de cálcio (antiga pseudogota).

O diagnóstico da doença é feito pela identificação dos cristais de CPP no aspirado do líquido sinovial. Os cristais aparecem sob a forma de paralelepípedo ou são romboides à microscopia de luz polarizada, e têm birrefringência positiva fraca. Aparecem na cor azul quando paralelos ao polarizador e amarelos quando perpendiculares.

O tratamento da CPPD é sintomático, pois não há evidências de nenhum fármaco que previna ou dissolva os depósitos de CPP na cartilagem. Dessa forma, especialistas utilizam medicamentos de acordo com a forma clínica apresentada, utilizando AINHs, colchicina, corticosteroides, hidroxicloroquina, metotrexato e, dependendo da refratariedade e gravidade da doença, inibidores de interleucina 1β.

Doença por deposição de cristais de fosfato básico de cálcio

Os cristais de fosfato básico de cálcio (BCP) são constituídos, predominantemente, pela hidroxiapatita carbonatada, mas também pelos cristais de octacálcio-fosfato e tricálcio-fosfato. A deposição patológica de cristais de BCP pode causar inflamação e estar associada a osteoartrite e calcificação de estruturas periarticulares. O ombro de Milwaukee é característico desse tipo de depósito, caracterizando-se por artropatia destrutiva de articulação glenoumeral, com grande derrame e incapacidade articular, acometendo mulheres acima dos 70 anos.

O tratamento inclui uso de AINHs, colchicina, corticosteroides orais e intra-articular, fisioterapia e correções cirúrgicas (artroplastia).[10]

CONSIDERAÇÕES FINAIS

A gota é uma doença que pode ser controlada utilizando-se tratamento efetivo e os depósitos de ácido úrico podem ser dissolvidos, restituindo o equilíbrio metabólico. A gota está associada a maior risco de morte por doenças cardiovasculares, atrelada à síndrome metabólica, e deve ser tratada adequadamente. Embora seja mais prevalente no sexo masculino, nos últimos anos observa-se aumento importante na prevalência do sexo feminino após menopausa, associado a alto risco cardiovascular e mortalidade.

O paciente com gota enfrenta uma alta estigmatização, frequentemente é culpabilizado por sua condição metabólica e negligenciado, o que dificulta a compreensão de sua patologia e adesão ao tratamento. Esse cenário pode e deve ser modificado.

REFERÊNCIAS BIBLIOGRÁFICAS

1. Dalbeth N, Gosling AL, Gaffo A, Abhishek A. Gout. *Lancet*, 2021; 397: 1843–55. https://doi.org/10.1016/S0140-6736(21)00569-92.
2. Neilson J, Bonnon A, Dickson A, Roddy E, on behalf of the

Guideline Committee. Gout: diagnosis and management-summary of NICE guidance. *BMJ.* 2022;378:o1754. Disponível em: http://dx.doi.org/10.1136/bmj.o1754.

3. Dalbeth, N., Choi, H.K., Joosten, L.A.B., et al. *Gout. Nat Rev Dis Primers* 5, 69 (2019). Disponível em: https://doi.org/10.1038/s41572-019-0115-y).

4. Ashiq K, Bajwa MA, Tanveer S, Qayyum M, Ashiq S, Khokhar R, Abid F. A comprehensive review on gout: The epidemiological trends, pathophysiology, clinical presentation, diagnosis and treatment. *J Pak Med Assoc.* 2021 Apr;71(4):1234-1238. DOI: 10.47391/JPMA.313.

5. Richette P, Doherty M, Pascual E, et al. 2018 updated European League Against Rheumatism evidence-based recommendations for the diagnosis of gout. *Ann Rheum Dis.* 2020 Jan;79(1):31-38. DOI: 10.1136/annrheumdis-2019-215315.

6. Neogi T, Jansen TL, Dalbeth N, et al. 2015 Gout Classification Criteria: an American College of Rheumatology/European League Against Rheumatism collaborative initiative. *Arthritis Rheumatol.* 2015;67(10):2557-68.

7. Kienhorst LB, Janssens HJ, Fransen J, et al. The validation of a diagnostic rule for gout without joint fluid analysis: a prospective study. *Rheumatology* (Oxford). 2015;54(4):609-14

8. FitzGerald JD, Dalbeth N, Mikuls T, et al. 2020 American College of Rheumatology guideline for the management of gout. *Arthritis Care Res.* 2020; DOI: 10.1002/acr.24180.

9. Haikal A, Everist BM, Jetanalin P, Maz M. Cervical CT-Dependent Diagnosis of Crowned Dens Syndrome in Calcium Pyrophosphate Dihydrate Crystal Deposition Disease. *Am J Med.* 2020 Feb;133(2):e32-e37.

10. McCarthy, GM, Dunne, A. Doenças de deposição de cristais de cálcio - além da gota. *Nat ver Rheumatol* 14, 592–602 (2018). doi.org/10.1038/s41584-018-0078-5.

CAPÍTULO 196

Osteoartrite

Murillo Dório • Nestor Barreto Neto • Ricardo Fuller

INTRODUÇÃO

A osteoartrite (OA) é uma doença articular caracterizada clinicamente por dor e limitação funcional, decorrente das alterações anatomopatológicas típicas, como a perda da integridade da cartilagem, sinovite e remodelamento defeituoso do osso subcondral. As articulações mais frequentemente envolvidas são os joelhos, quadris e mãos.

Sua etiologia não é totalmente esclarecida, mas sabe-se que é uma doença de toda a articulação como um órgão, com remodelamento anormal dos tecidos articulares impulsionada por mediadores inflamatórios e fatores biomecânicos, correlacionados com fatores sistêmicos, como idade avançada, obesidade, sexo feminino e fatores genéticos.

Existe um equilíbrio entre os danos ocorridos durante as atividades da vida diária e a capacidade de reparo das estruturas articulares, o qual reduz com o envelhecimento. O impacto mecânico excede a capacidade de resposta da cartilagem e a matriz rica em colágeno e proteoglicanos se deteriora. Os condrócitos liberam enzimas catabólicas, resultando na perda da cartilagem hialina que suporta o peso. As enzimas e os mediadores de inflamação provocam sinovite, que acelera o dano das estruturas articulares e está associada à dor.

INCIDÊNCIA E PREVALÊNCIA

A incidência anual global da OA, segundo o *Global Burden of Disease Study,* de 2019, é de 492 casos por 100 mil pessoas, com uma estimativa de 528 milhões de pessoas acometidas.[1] É, portanto, a forma de artropatia mais comum da espécie humana, sendo responsável por aproximadamente 60% de todas as afecções articulares. No Brasil, um dos únicos estudos populacionais sobre o tema, de 2004, estima em 4,14% a prevalência da OA na população adulta do país, o que correspondia, à época, a aproximadamente 7,6 milhões de pessoas.[2] Dentre os sítios mais afetados pela OA estão os joelhos, mãos e quadris, com incidências de 350, 80 e 19 casos por 100 mil pessoas, respectivamente.[1,3]

A idade é um dos principais fatores de risco para a OA, com a incidência dessa condição aumentando rapidamente após os 50 anos e estabilizando-se após os 70.[1] Portanto, com o envelhecimento da população, espera-se um aumento global do número de casos nos próximos anos. A obesidade também é um importante fator de risco para OA, não só em articulações de carga como joelho e quadril, mas também em mãos, por fatores inflamatórios relacionados com o aumento do tecido adiposo. O impacto desse fator de risco é tão grande que, nos EUA, estima-se que 50% dos casos de OA poderiam ser evitados se não houvesse obesidade.[4] Outros importantes fatores de risco incluem sexo feminino, lesões articulares (como rotura do ligamento cruzado anterior do joelho), condições anatômicas (como joelho varo e valgo) e fatores genéticos.[3]

DIAGNÓSTICO

Pacientes com OA referem caracteristicamente uma dor de ritmo mecânico, isto é, que piora com o movimento e melhora com o repouso. Aparece no início do movimento (protocinética) ou no movimento prolongado ou com carga. Tem início insidioso, com aparecimento intermitente e, com a progressão da doença, torna-se contínua e até noturna, o que pode dificultar o sono (Figura 196.1). Exacerbações da dor (*flares*) por alguns dias ou semanas são comuns e o inchaço ou derrame articular podem ocorrer. A dor está associada ao sono ruim, fadiga, alteração de humor e diminuição da qualidade de vida.

Nas mãos também são característicos os nódulos de consistência óssea nas articulações interfalângicas distais (nódulos de Heberden) e interfalângicas proximais (nódulos de Bouchard), particularmente em mulheres com forte histórico familiar.[3]

A dor articular é o sintoma cardinal da OA. Sua origem é multifatorial, mas os principais fatores envolvidos são a sinovite e a pressão intraóssea elevada na região subcondral.

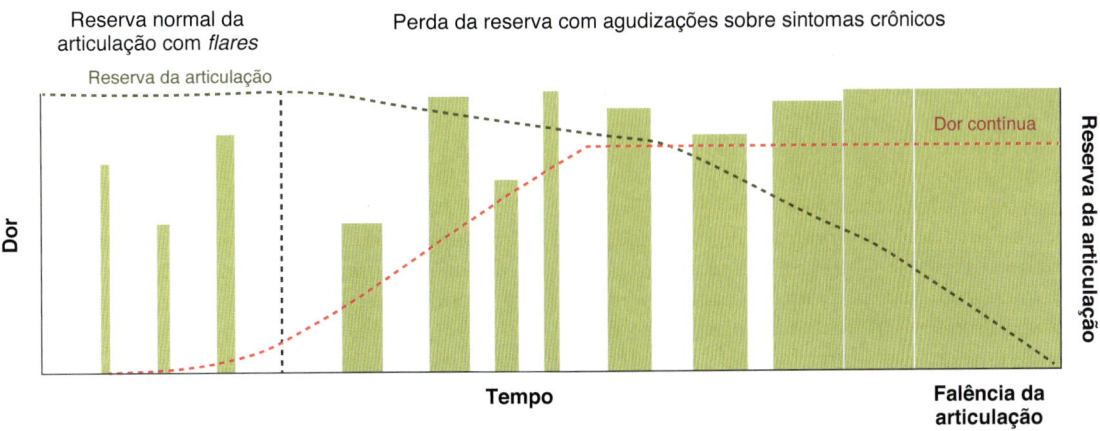

Figura 196.1 História natural da progressão da dor na osteoartrite. Adaptada de: Thomas MJ, Neogi T. Flare-ups of osteoarthritis: what do they mean in the short-term and the long-term? *Osteoarthritis Cartilage.* 2020, jul;28(7):870-873.

Esse aumento da pressão decorre do edema da medula óssea, que pode ser identificado na ressonância magnética. Outros mecanismos incluem a instabilidade articular, levando ao estiramento de ligamentos e da cápsula; presença de osteófitos, que causam elevação periosteal e compressão de nervos; dor muscular decorrente de hipertonia reflexa; síndromes periarticulares secundárias (bursites, tendinopatias); dor neuropática e amplificação central. Fatores étnicos e culturais, experiências de dor prévias, ganho secundário, habilidades de enfrentamento (*coping*), depressão, ansiedade e distúrbios do sono têm grande influência da percepção da dor. A cartilagem em si não é inervada e, portanto, não é fonte de dor.[3]

Ao exame físico, os pacientes apresentam crepitações aos movimentos, aumento de volume articular e, em estágios avançados, deformidades (flexo, varo, valgo). Os achados radiográficos (osteófitos, esclerose do osso subcondral e redução do espaço articular) podem corroborar com o diagnóstico (Figura 196.2), mas como a dissociação clínico-radiográfica é uma característica marcante da OA, a imagem não é essencial para o diagnóstico, principalmente nos estágios iniciais da doença.

O diagnóstico da OA é clínico e deve ser considerado em indivíduos com mais de 50 anos e dor mecânica em articulação típica, como os joelhos, mãos e quadris. Radiografia ou ressonância e exames laboratoriais devem ser reservados aos casos de dúvida diagnóstica ou na avaliação cirúrgica.[3,5]

Algumas condições inflamatórias e não inflamatórias podem se manifestar de forma semelhante à OA. A artrite reumatoide (AR) apresenta-se tipicamente como um quadro poliarticular de pequenas e grandes articulações, acometendo muitas das mesmas articulações que a OA, incluindo interfalângicas proximais, e joelhos; no entanto, ao contrário da OA, tende a não afetar as interfalângicas distais. Também pode apresentar-se com um quadro marcadamente inflamatório, com aumento de volume articular, rigidez matinal prolongada (mais de 30 minutos) e elevação de provas inflamatórias, bem como ter a presença de fator reumatoide e anticorpo do peptídeo citrulinado cíclico.

A artrite psoriásica também pode ter apresentação poliarticular e, semelhante à OA, pode atingir as interfalângicas distais. A presença de outras manifestações clínicas, como a dor lombar inflamatória, psoríase, alterações ungueais, dactilite e entesites, auxilia a diferenciação.

Por fim, uma grande mimetizadora da OA é a doença por deposição de cristais de pirofosfato de cálcio (DDPC). Também mais prevalente em pacientes idosos, a DDPC atinge principalmente as articulações do joelho, punhos, metacarpofalângicas, quadris e ombros. O diagnóstico dessa condição exige demonstração da deposição do cristal de pirofosfato no tecido ou evidência radiológica da doença. Ressalte-se que a DDPC pode ser secundária ao envolvimento osteoartrítico (principalmente nos casos mais avançados) de uma articulação.

TRATAMENTO

Até o momento, não existe tratamento que reduza de forma incontestável a progressão do processo fisiopatológico da OA. Com isso, o tratamento baseia-se em medidas que buscam a melhora da qualidade de vida a partir do alívio da dor e manutenção da funcionalidade dos pacientes, na maioria das vezes idosos. Deve-se levar em conta o estágio da doença e as comorbidades clinicamente relevantes, como as gastrintestinais, cardiovasculares, fragilidade e transtorno de humor.

O tratamento pode ser dividido em não farmacológico, farmacológico e cirúrgico. Essas três classes não são mutuamente exclusivas e a combinação de tratamentos deve ser sempre estimulada.

Tratamento não farmacológico

São medidas reiteradamente negligenciadas tanto pelos pacientes como pelos médicos. Elas proporcionam benefício no tratamento sintomático da OA e podem ser prescritas para todos os pacientes. Um dos princípios básicos do tratamento na OA é a orientação e educação sobre a doença. O paciente deve entender que a OA não é uma mera consequência da idade e que deve ser o protagonista das medidas que irão auxiliá-lo. Ele deve ser orientado sobre os princípios de proteção articular, que consiste na melhor forma de utilizar a articulação nos quesitos carga, repetição, ângulos e exposição a

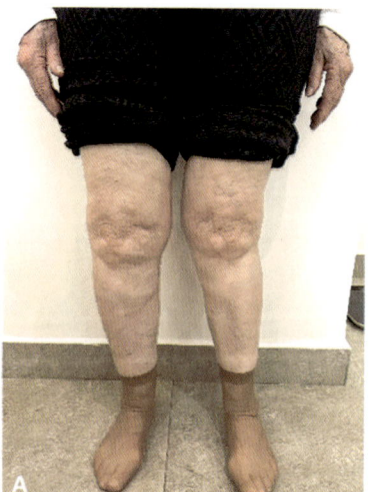
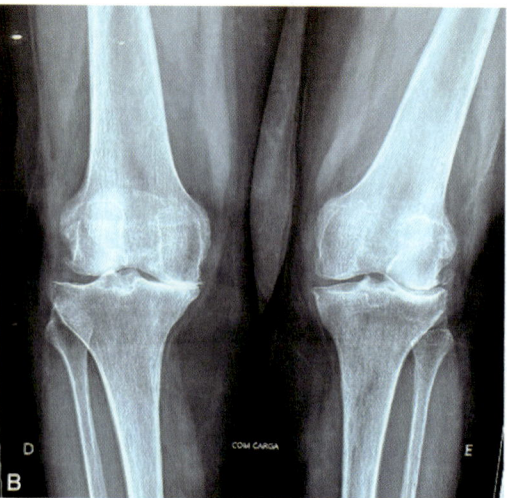

Figura 196.2 A. Paciente do sexo feminino, idosa, com OA bilateral de joelhos. À inspeção (**A**), nota-se aumento de volume dos joelhos, bem como postura em valgo do joelho esquerdo; **B.** Na radiografia simples dos joelhos (**B**), percebe-se redução do espaço articular, osteófitos marginais e esclerose subcondral. Fonte: arquivo pessoal do autor, com permissão da paciente.

atividades de risco. Os exercícios e a redução de peso para os pacientes obesos são fundamentais para a OA em articulações de carga. Preconiza-se o uso de dispositivos auxiliares de marcha (DAM), rede social e de suporte (terapeuta ocupacional, fisioterapeuta, nutrição, psicologia), terapia cognitivo comportamental, acupuntura, entre outros.[6,7]

Os exercícios, como o fortalecimento muscular, os aeróbicos, os aquáticos, os de equilíbrio, corpo-mente como ioga e tai chi chuan, além do estímulo à atividade física diária, são considerados apropriados para a maioria dos pacientes em qualquer estágio da doença. Têm forte indicação pelas diferentes diretrizes. O tratamento fisioterápico assistido por fisioterapeuta tem papel central para pacientes com dor intensa ou que não têm condições físicas ou sociais para fazer exercícios sem supervisão.

No caso da OA de mãos, também são recomendados exercícios específicos para trabalhar a amplitude de movimento e fortalecimento da musculatura intrínseca da mão.[6,7] De igual forma, são também fortemente recomendadas estratégias de proteção articular, isto é, práticas que evitem o uso excessivo de articulações acometidas pela OA, e inclui medidas como utilizar as duas mãos, em vez de apenas uma, para segurar objetos pesados, e transferir a carga de articulações menores para as maiores (p. ex,. segurar um prato apoiando-o nas mãos, ao invés de realizar movimento de pinça com os polegares). A OA da primeira articulação carpometacárpica (rizartrose) é muito frequente e está associada ao uso intensivo das mãos, principalmente em atividades que requeiram preensão e pinça, e a proteção articular é fundamental, assim como o uso de órteses imobilizadoras de polegar e punho acarretam excelentes resultados.

O uso correto de DAM (o mais comum é a bengala) também pode ajudar a diminuir a carga no joelho e quadril (diminuindo a dor) e ajudar no equilíbrio. Seu uso deve ser sempre avaliado pelo médico ou fisioterapeuta, pois o uso incorreto aumenta o risco de quedas. A altura adequada da bengala deve corresponder à do cotovelo em 20 a 30° de flexão quando a bengala está apoiada 20 cm à frente dos pés, e o lado usado deve ser aquele com menor dor ou limitação funcional.

Já a perda ponderal pode prevenir a doença e diminuir os sintomas quando já estabelecida. Reduz o efeito da carga sobre a articulação e o estado inflamatório de baixo grau decorrente da obesidade, diminuindo a dor. Em média, a perda de 10% do peso associada a exercícios proporciona uma redução de 50% na intensidade da dor e estima-se que de 30 a 40% dos pacientes fiquem assintomáticos.

Outras modalidades de tratamento não farmacológico incluem calor local e crioterapia, terapia cognitivo comportamental, acupuntura, *braces* para os joelhos, palmilhas, joelheiras, entre outros.

Tratamento farmacológico

A primeira estratégia de tratamento deve preferencialmente incluir os analgésicos simples e anti-inflamatórios não esteroidais (AINEs) tópicos na OA de joelhos e mãos, em especial nos pacientes mais idosos. Os principais analgésicos utilizados são o paracetamol e a dipirona, isolados ou combinados em caso de falência da monoterapia. O uso do paracetamol na OA perdeu força nas últimas recomendações internacionais pela baixa magnitude de efeito e potencial

de hepatotoxicidade. Os AINEs tópicos são recomendados para uso em pacientes com OA de joelho e mãos com ou sem comorbidades gastrintestinal ou cardiovascular e para pacientes com fragilidade. Oferecem alta concentração nos tecidos, com menor índice de efeitos colaterais sistêmicos. Estão disponíveis produtos tópicos de diclofenaco, cetoprofeno e aceclofenaco.[7,8]

Os AINEs orais são os medicamentos que melhor controlam a dor em pacientes com OA. No entanto, seu uso é restrito devido aos seus graves efeitos colaterais potenciais quando utilizados com frequência. Como regra geral, nos pacientes idosos, quando necessário, seu uso deve ter curta duração, com papel mais relevante no tratamento dos *flares* da doença.

A administração intra-articular (IA) de corticoide (infiltração) é uma boa opção de tratamento utilizada por especialistas treinados, com respostas moderadas e comparáveis aos AINEs orais. São prováveis preditores de resposta a dor intensa e a presença de derrame articular e sinovite, como ocorre nos *flares* da doença. A grande limitação para seu uso rotineiro é a curta duração média do efeito, de 4 a 6 semanas. Os corticoides mais utilizados são a triancinolona (40 a 60 mg) e a metilprednisolona (20 a 40 mg) no joelho ou quadril. Sugere-se evitar infiltrações muito frequentes nos estágios iniciais da doença pelo possível efeito deletério na cartilagem articular.

A duloxetina, embora tenha magnitude de efeito pequena, pode ser útil em pacientes com OA de joelho ou poliarticular, dor difusa/fibromialgia ou depressão. Com a evidência indireta da duloxetina, outros medicamentos para dor crônica podem ser tentados, como a pregabalina, a gabapentina e a amitriptilina.

Existe recomendação condicional para opioides como o tramadol e a codeína, com preferência pelo tramadol (ação central). Contudo, devido aos seus efeitos colaterais, devem ser utilizados em sua menor dose e pelo menor tempo possível em pacientes com quadros avançados da doença (com indicação de prótese).

Por fim, não é incomum o paciente com osteoartrite se apresentar em serviços de urgência por conta de um *flare* de dor articular. Nesses casos, realiza-se tratamento com foco nos sintomas álgicos, iniciando-se por crioterapia, analgésicos simples, AINEs e, eventualmente, opioides, devendo-se considerar, se necessário, a via intravenosa para ação mais rápida dos fármacos. É importante saber que muitos pacientes podem ter idade avançada ou comorbidades, e por isso deve-se escolher de forma racional o fármaco a ser utilizado.[3]

O tratamento cirúrgico para a OA de joelhos e quadris leva à melhora da dor e funcionalidade na maioria dos pacientes. Sua principal modalidade é a artroplastia total e deve ser sugerida de forma individualizada para pacientes com dor intensa ou contínua, refratários ao tratamento clínico, com alterações radiográficas avançadas e com condição clínica para a cirurgia e à reabilitação. A Tabela 196.1 apresenta o resumo do tratamento da OA de joelhos, quadris e mãos.[7,8]

Diversos outros fármacos são comercializados e utilizados de forma ampla para o tratamento de OA, mas não são endossados pelas principais diretrizes médicas, uma vez que seus estudos são de qualidade menor e suas magnitudes de efeito são variáveis. Estão incluídos nesse grupo o ácido

Tabela 196.1 Resumo dos tratamentos com melhor evidência para a OA de joelhos, quadris e mãos.

OA de joelhos	OA de quadris	OA de mãos
Combinação de tratamentos		
Tratamento não farmacológico: **maior impacto** • Educação • Perder peso, se necessário • Exercícios • Auxiliares de marcha Tratamento farmacológico: • AINE tópico, dipirona • AINEs VO: ↓ tempo, ↓ dose • Infiltração com corticoide • Duloxetina • Uso condicional caso a caso: tramadol, paracetamol Tratamento cirúrgico: • Cirurgia: ATJ	Tratamento não farmacológico: **menor impacto** • Educação • Exercícios • Auxiliares de marcha • Perder peso, se necessário Tratamento farmacológico: **menor resposta** • Dipirona • AINEs VO: ↓ tempo, ↓ dose • Infiltração com corticoide • Uso condicional caso a caso: tramadol, paracetamol Tratamento cirúrgico: **mais precoce** • Cirurgia - ATQ	Tratamento não farmacológico: **maior impacto** • Educação • Proteção articular • Exercícios • Órteses (rizartrose, interfalângicas) Tratamento farmacológico: • AINE tópico, dipirona • AINEs VO: ↓ tempo, ↓ dose • Infiltração com corticoide • Uso condicional caso a caso: tramadol, paracetamol

OA: osteoartrite; AINE: anti-inflamatórios não esteroides; VO: via oral; ATJ: artroplastia total de joelho; ATQ: artroplastia total de quadril.
Adaptada de: Kolasinski et al., 2020.[7]

hialurônico intra-articular, curcuma longa, *Boswellia serrata*, picnogenol, metilsulfonilmetano, extratos insaponificáveis da soja e abacate, diacereína, glicosamina, condroitina, colágeno, *Harpagophytum procumbens* e plasma rico em plaquetas. A indicação deve ser individualizada e levar em consideração o desejo e as crenças dos pacientes, resposta prévia, situação financeira, comorbidades, efeito placebo, polifarmácia e adesão medicamentosa.[9]

CONSIDERAÇÕES FINAIS

O manejo da OA faz parte do dia a dia do médico clínico geral e, portanto, o reconhecimento clínico e o domínio das principais estratégias de tratamento são fundamentais. Seu diagnóstico é eminentemente clínico e, por vezes, complementado por imagem, dispensando-se exames laboratoriais. O tratamento deve ser multidisciplinar e envolver combinação de estratégias, e ser individualizado, priorizando-se as estratégias com melhor evidência.

REFERÊNCIAS BIBLIOGRÁFICAS

1. GBD Compare. Institute for Health Metrics and Evaluation. [cited 2023 Jan 30]. [Internet] Disponível em: http://vizhub.healthdata.org/gbd-compare.

2. Senna, ER, De Barros, ALP, Silva, EO, Costa, IF, Pereira, LVB, Ciconelli, RM, et al. Prevalence of rheumatic diseases in Brazil: a study using the COPCORD approach. *J Rheumatol*. 2004 Mar;31(3):594-7.

3. Hunter, DJ, Bierma-Zeinstra, S. Osteoarthritis. *Lancet*. 2019 Apr 27;393(10182):1745-59.

4. Muthuri, SG, Hui, M, Doherty, M, Zhang, W. What if we prevent obesity? Risk reduction in knee osteoarthritis estimated through a meta-analysis of observational studies. *Arthritis Care Res*. 2011 Jul;63(7):982-90.

5. Katz, JN, Arant, KR, Loeser, RF. Diagnosis and Treatment of Hip and Knee Osteoarthritis: A Review. *JAMA*. 2021 Feb 9;325(6):568-78.

6. Bowden, JL, Hunter, DJ, Deveza, LA, Duong, V, Dziedzic, KS, Allen, KD, et al. Core and adjunctive interventions for osteoarthritis: efficacy and models for implementation. *Nat Rev Rheumatol*. 2020 Aug;16(8):434-47.

7. Kolasinski, SL, Neogi, T, Hochberg, MC, Oatis, C, Guyatt, G, Block, J, et al. 2019 American College of Rheumatology/Arthritis Foundation Guideline for the Management of Osteoarthritis of the Hand, Hip, and Knee. *Arthritis Rheumatol*. 2020 Feb;72(2):220-33.

8. Yu, SP, Hunter, DJ. What is the selection process for osteoarthritis pharmacotherapy? *Expert Opin Pharmacother*. 2020 Aug;21(12):1393-7.

9. Liu, X, Eyles, J, McLachlan, AJ, Mobasheri, A. Which supplements can I recommend to my osteoarthritis patients? *Rheumatology*. 2018 May 1;57(suppl_4):iv75-87.

Espondiloartrites

Carla Gonçalves Schahin Saad • Natalia Pereira Machado •
Thays Zanon Casagrande • Tatiana Karerini Muller

INTRODUÇÃO

Espondiloartrites (EpA) são doenças inflamatórias da coluna que afetam ligamentos e tendões. Caracterizam-se por dor e rigidez lombar, comprometendo a coluna e articulações. Também pode apresentar manifestações na pele, nas mucosas e nos tratos genitourinário e gastrintestinal. Fatores genéticos, ambientais e infecciosos contribuem para seu surgimento. Neste capítulo serão apresentadas as espondiloartrites axiais e a artrite psoriásica.

ESPONDILOARTRITES AXIAIS

As espondiloartrites axiais (EpA-ax) constituem um grupo de doenças reumáticas imunomediadas que compartilham aspectos clínicos, genéticos e fisiopatogênicos, afetando predominantemente o esqueleto axial (como a coluna vertebral e as articulações sacroilíacas), mas também as articulações periféricas, ênteses e órgãos como olhos, pele e intestino. Acometem principalmente adultos jovens, durante sua idade produtiva, e estão associadas a sintomas crônicos de dor, rigidez e fadiga, podendo levar a sério comprometimento da qualidade de vida e à incapacidade.[1]

De acordo com o grau de acometimento das articulações sacroilíacas (sacroiliíte) na radiografia de bacia, elas podem ser classificadas como espondiloartrite axial radiográfica ou não radiográfica e, apesar dessa diferenciação, são consideradas espectros da mesma doença.[1]

Pode-se ainda classificá-las por outras características fenotípicas em espondilite anquilosante (forma radiográfica mais prevalente), enteropática (associada a doenças inflamatórias intestinais), psoriásica (associada a psoríase), reativa (associada a certas infecções bacterianas) e indiferenciada (que apresenta um padrão clínico de EpA-ax; porém, não se encaixa nas demais categorias).[1]

Incidência e prevalência

A EpA-ax geralmente surge por volta da terceira década de vida, com uma proporção de homens para mulheres de 2:1 para as formas radiográficas e distribuição igualitária entre os sexos nas formas não radiográficas. Estimativas da incidência e prevalência globais da sua forma mais comum, a espondilite anquilosante, variam entre 0,05 e 1,4/10.000 pessoas por ano e 0,1 a 1,4%, respectivamente.[2]

A prevalência é influenciada diretamente pela positividade para o antígeno leucocitário humano, HLA-B27, na população estudada, sendo esse o maior determinante genético da doença. Populações com alta prevalência de HLA-B27 mostram taxas mais altas de EpA-ax, como no norte da Europa e entre os povos nativos das regiões árticas e subárticas da Eurásia e América do Norte. Nesses locais, pacientes com EpA axial chegam a ter cerca de 90% de positividade para esse alelo.[2]

No Brasil não existem dados de incidência e prevalência da doença mas a positividade para o HLA-B27 na população geral é de 4,35%,[3] inferior a países da Europa ocidental e América do Norte. Além disso, sabe-se que o antígeno foi encontrado em cerca de 69,5% dos pacientes testados em razão da maior miscigenação da população brasileira (alta prevalência de afrodescendentes).[4]

Quadro clínico

A dor lombar inflamatória é o sintoma mais frequente, pode ser de forte intensidade, localizada na região glútea (dor alternante nas nádegas, em geral unilateral). A dor tem a característica de ser pior durante a noite, podendo levar ao despertar noturno. A rigidez matinal é outra característica importante, com duração maior do que uma hora. Tanto a rigidez como a dor lombar tendem a melhorar com atividade física, mas não melhoram com o repouso. A fadiga, resultado da dor lombar e da rigidez, pode ser um problema importante e ser acentuada pelo distúrbio do sono decorrente desses sintomas. As manifestações periféricas se caracterizam por artrite periférica com padrão oligoarticular assimétrico, predominante em membros inferiores, entesite, mais frequentemente na região da inserção da fáscia plantar e do tendão do calcâneo, podendo também ocorrer em outros locais.[5]

As manifestações extra-articulares mais frequentes da EpA-ax são: uveíte anterior, psoríase, doença inflamatória intestinal.[5]

Diagnóstico

A EpA-ax, tanto a radiográfica quanto a não radiográfica, pode ser diagnosticada por meio de achados clínicos, laboratoriais e de imagem característicos e após a avaliação do reumatologista. Entretanto, não existe uma única característica clínica, achado de exame físico, laboratorial ou estudo de imagem com especificidade suficiente para definir o diagnóstico sem a presença de anormalidades adicionais. A combinação de características, juntamente com a exclusão de outros diagnósticos que possam explicar os sintomas ou achados dos exames complementares, é necessária para se chegar a uma avaliação precisa.[1,5]

Nas últimas décadas, houve significativo avanço no diagnóstico da EpA-ax com a reavaliação dos sinais e sintomas e dos exames de imagem. Os critérios de classificação das EpA têm sido amplamente modificados desde 1961, quando foram criados os critérios de Roma para o diagnóstico da espondilite anquilosante (EA). Desde então surgiram outros critérios classificatórios, como o de Nova York modificado (NYm) para EA em 1984; o Amor em 1990; e o do European Spondylarthropathy Study Group para EpAs em 1991, com o objetivo de englobar as manifestações articulares (axiais e periféricas) e extra-articulares. Em 1995, François et al. propuseram a troca do nome espondiloartropatias soronegativas para espondiloartrites, enfatizando o componente inflamatório axial e periférico das doenças do grupo, e em 2009 foram propostos novos critérios classificatórios para as EpA-ax pelo grupo Assessment of SpondyloArthritis International Society (ASAS).[1,5]

O critério ASAS para acometimento axial das EpA pode ser aplicado em pacientes que apresentem dor nas costas com mais de três meses de duração e de início antes dos 45 anos. A manifestação mais característica do envolvimento axial é a lombalgia inflamatória e/ou a dor alternante nas nádegas, cujo início é insidioso e, em geral, com melhora durante exercícios e piora com o repouso, acentuando-se à noite e ao despertar pela manhã, associada à rigidez matinal prolongada, com boa resposta ao uso de anti-inflamatórios não esteroidais (AINEs). Os critérios ASAS para EpA-ax apresentam dois braços de classificação, sendo um que considera a imagem das articulações sacroilíacas (SI) e outro, a presença do *human leukocyte antigen* (HLA-B27) (braço clínico). O paciente pode ser classificado como EpA-ax não radiográfica quando apresentar alterações na ressonância nuclear magnética de SI (RNM SI) compatíveis com EpA em contexto de radiografia de SI (RX SI) normal, além de pelo menos mais uma manifestação clínica ou laboratorial, ou, no caso de RNM SI normal, quando houver a presença do HLA-B27 e pelo menos duas manifestações clínicas e/ou laboratoriais de EpA. É importante ressaltar que a radiografia simples de sacroilíacas também pode ser usada para classificar esses pacientes como EpA-ax radiográfica, conforme os critérios radiográficos de Nova York. Além disso, o novo critério contempla a dor em qualquer ponto das costas, incluindo coluna torácica e cervical, e não obrigatoriamente o ritmo precisa ser inflamatório.[1,5]

Diagnóstico diferencial

As condições que causam dor no esqueleto axial, principalmente dor lombar crônica, podem apresentar características clínicas semelhantes às da EpA-ax. As principais doenças que devem ser consideradas no diagnóstico diferencial da EpA-ax incluem: dor lombar mecânica inespecífica aguda ou crônica, fibromialgia, hiperostose esquelética idiopática difusa, fratura vertebral, infecção da articulação sacroilíaca, osteíte condensante, fratura de estresse, osteoartrite e tumores ósseos que acometem o esqueleto axial.[5]

Tratamento

Os principais objetivos do tratamento para pacientes com EpA-ax são otimização da qualidade de vida com alívio dos sintomas, manutenção da função, prevenção de complicações, redução ou tratamento das manifestações extra-articulares e comorbidades, preservação das atividades social e laboral.[6,7]

Os princípios gerais de manejo e abordagem terapêutica na EpA-ax, que beneficia a maioria dos pacientes, incluem: atendimento de um especialista em doenças reumatológicas coordenado com um dermatologista para auxílio no tratamento da psoríase, um gastrenterologista para o tratamento da doença inflamatória intestinal (DII) e um oftalmologista para o tratamento da uveíte; a atividade da doença deve ser medida regularmente e a terapia, ajustada de acordo com a atividade de doença.[6,7]

Todos os pacientes devem receber orientação sobre medidas não farmacológicas, incluindo educação sobre a doença, fisioterapia e exercícios, incentivo para participar de grupos de apoio e incentivo e apoio para parar de fumar. O tratamento farmacológico das manifestações axiais e periféricas é muito útil na redução dos sintomas e na prevenção das limitações funcionais que podem resultar diretamente da atividade da doença. A tratamento farmacológico inclui o uso de AINEs, analgésicos não AINEs, medicamentos modificadores do curso da doença (MMCDs) não biológicos (sintéticos convencionais) e MMCDs biológicos. Os glicocorticoides orais (baixas doses) não são recomendados para o tratamento da EpA-ax, mas infiltrações intra-articulares podem ser úteis para alguns pacientes. Além do controle da atividade da doença, os sintomas que requerem reconhecimento e tratamento adequado incluem ansiedade, depressão, fadiga e distúrbios do sono, que também contribuem para limitações funcionais em alguns pacientes.[6,7]

O paciente deverá fazer uso de AINEs em dose plena durante ao menos quatro semanas consecutivas. Se apresentar resposta inadequada ao primeiro AINE, poderá haver substituição por um segundo AINE. A princípio, não há um AINE preferencial, devendo-se escolher a posologia de acordo com o paciente e aspectos de segurança (gastrintestinal, cardiovascular, renal, hepático, farmacodérmico, entre outros). Deve-se evitar o uso de AINEs por pacientes com colite em atividade e com comorbidades cardiovasculares e renais.[6,7]

Quando a doença se mantém ativa no paciente, sem melhora do quadro axial após o uso de AINE, são indicados os MMCDs. O uso de medicações sintéticas, como a sulfassalazina e o metotrexato, para o tratamento da EpA-ax deve ser indicado se o paciente também apresentar manifestações extra-articulares, como psoríase, colite e uveíte, ou outras manifestações articulares periféricas concomitantes ao quadro axial.[6,7]

Em pacientes que apresentem apenas manifestações axiais em atividade, na resposta parcial ou inadequada aos AINEs ou na incapacidade de usá-los por questões de toxicidade ou segurança, deve ser indicada terapia imunobiológica com MMCDs biológicos. Opções de tratamento, particularmente de MMCDs biológicos, tais como inibidores do fator de necrose tumoral (anti-TNF) e da interleucina-17, também podem ser influenciadas pela presença de achados de outra doença associada à EpA-ax, como a presença de psoríase, doença inflamatória intestinal e uveíte.[6,7]

No caso de falha de um anti-TNF, a primeira conduta deve ser reavaliar o paciente e confirmar o diagnóstico. Recomenda-se considerar outros fatores que possam contribuir para a persistência de atividade da doença, como comorbidades, quadros mecânicos concomitantes ou superposição com fibromialgia. Por fim, excluídos esses fatores que possam estar interferindo na resposta terapêutica, sugere-se a troca dentro da classe de agentes imunobiológicos.[6,7]

Prognóstico

A EpA-ax é uma doença crônica, embora uma minoria de pacientes possa apresentar remissão espontânea. As consequências musculoesqueléticas mais graves são dor persistente e fusão da coluna vertebral e acometimento grave do quadril. O prognóstico da EpA-ax melhorou nas últimas duas décadas, o que pode estar relacionado com disponibilidade das medicações imunobiológicas. Estudos demonstraram redução da taxa de progressão radiográfica de 20% em pacientes usando inibidores de TNF. As medicações imunobiológicas se tornaram uma opção importante para pacientes não responsivos ao uso de AINE associado ou não aos MMCDs convencionais, e se mostraram eficazes no controle da inflamação. Assim, esses aspectos podem nos ajudar a identificar quais são os pacientes com maior risco e que devem ser tratados de maneira mais agressiva. Adicionalmente, não se sabe por quanto tempo a medicação deve ser mantida após o paciente atingir a remissão, particularmente naqueles com menor risco para progressão.[7]

ARTRITE PSORIÁSICA

A artrite psoriásica (APs) é uma doença musculoesquelética inflamatória associada a psoríase que afeta igualmente homens e mulheres em qualquer faixa etária, com predomínio entre 40 e 50 anos. Além das articulações periféricas e axiais, afeta as enteses, a pele e as unhas.[8]

As manifestações cutâneas da APs incluem psoríase em placas ou vulgar, que é a forma mais comum, e a ungueal. Além disso, a APs pode cursar com fadiga, limitações físicas, distúrbios do sono, bem como ter impacto na capacidade laboral e na participação social dos indivíduos acometidos. As manifestações extra-articulares podem ser uveíte anterior e DII. A APs está associada a comorbidades como osteoporose, depressão, doenças cardiovasculares, obesidade, doenças metabólicas, doença hepática gordurosa não alcoólica e ansiedade.[9]

O acometimento cutâneo costuma preceder a artrite em 75% dos casos, havendo início simultâneo em 10% dos pacientes. Não é comum haver correlação entre o tipo ou a gravidade da lesão cutânea e a presença, tipo ou extensão do quadro articular.[10]

Incidência e prevalência

A prevalência de APs entre pacientes com psoríase varia entre 30 e 40%, conforme a população estudada, sendo que a doença pode se manifestar em até seis domínios clínicos diferentes, incluindo artrite periférica, dactilite, entesite, psoríase, doença ungueal psoriásica e doença axial. A dactilite ou "dedo de salsicha" é uma característica da APs, se caracterizando por inchaço uniforme de todo o dedo, ocorrendo em até 48% dos pacientes. A entesite está presente em 35% dos pacientes e é definida como inflamação em que o tendão, o ligamento ou a cápsula articular se insere no osso.[8,10,11]

A doença acomete de 2 a 3% da população mundial, e no Brasil a prevalência estimada é de 1,33%.[5]

Diagnóstico

Dada a heterogeneidade de apresentação da doença, o diagnóstico de APs pode ser difícil. O diagnóstico é clínico, baseado na anamnese e no exame físico, sendo que os exames laboratoriais e de imagem são complementares. São considerados fatores preditivos para o surgimento das manifestações articulares: maior duração da psoríase, envolvimento cutâneo extenso, lesões no couro cabeludo e na linha interglútea, psoríase ungueal.[11]

Os critérios de classificação são utilizados em estudos clínicos, sendo o de CASPAR o mais utilizado (Tabela 197.1).[12]

Para classificar a doença como APs, segundo os critérios CASPAR, é necessário haver inflamação articular (artrite periférica, axial ou nas enteses) e uma pontuação igual ou superior a 3 nas demais categorias.[12]

Em geral, as características clínicas da APs incluem rigidez articular prolongada, dor e edema nas articulações, dor

Tabela 197.1 Critérios de classificação para artrite psoriásica.

Critérios	Pontos
Psoríase	
Atual	2
Histórico anterior	1
Antecedente familiar	1
Distrofia ungueal	1
Fator reumatoide negativo	1
Dactilite	
Atual	1
Histórico anterior	1
Radiografia (mãos e pés) com evidência radiológica de proliferação óssea	1

Adaptada de: Carneiro, 2021.[12]

nas enteses, dactilite e piora da dor axial (lombar, cervical e bacia) durante o repouso. Em até 50% dos pacientes com APs, os marcadores inflamatórios podem estar normais e o envolvimento das articulações interfalangeanas distais pode ser confundido com osteoartrite na radiografia simples.[12]

Classicamente, a APs apresenta cinco formas clínicas:[12]

- Oligoartrite assimétrica (70%): é a forma clínica mais frequente, acometendo grandes e/ou pequenas articulações
- Poliartrite simétrica (15%): apresenta quadro articular muito semelhante a artrite reumatoide, podendo acometer as articulações interfalangeanas distais, não afetadas na artrite reumatoide; é a forma mais comum nas mulheres
- Distal (5%): acomete exclusivamente as articulações interfalangeanas distais, geralmente associada a lesões ungueais (*unha em dedal*)
- Artrite mutilante (< 5%): é a forma clínica menos frequente e a mais grave, afeta as pequenas articulações das mãos e dos pés, evoluindo para deformidades importantes
- Espondilítica (5%): os sintomas clínicos costumam ser indistinguíveis daqueles apresentados pela espondilite anquilosante; é a mais comum nos homens.

Diagnóstico diferencial

As manifestações periféricas da APs podem se assemelhar aos quadros de osteoartrite de mãos devido ao acometimento assimétrico incluindo a articulação interfalângica distal (IFD), o que difere da artrite reumatoide (AR), em que classicamente ocorre poliartrite simétrica poupando as IFDs.[11]

Na AR também é frequente a presença do fator reumatoide e/ou anticorpos citrulinados, além de tenossinovite associada e erosões ósseas com redução do espaço articular.[11]

As manifestações axiais, em especial cervicalgia e lombalgia, são muito prevalentes na população, podendo ser de ritmo mecânico ou inflamatório, fazendo diagnóstico diferencial com osteoartrite axial, fibromialgia, quadros infecciosos e neoplásicos, além das demais doenças do grupo das espondiloartrites.[11]

Tratamento

É preciso identificar todas as manifestações articulares e extra-articulares para definir o tratamento adequado devido às respostas distintas de cada domínio às diferentes terapias. As doenças metabólicas e cardiovasculares devem ser rastreadas e tratadas concomitantemente, assim como as comorbidades psiquiátricas.[11]

Recomenda-se decisão compartilhada com o paciente, otimizando a aderência, almejando remissão ou a mínima atividade de doença.[12]

As medidas não farmacológicas incluem fisioterapia, atividade física aeróbica e de fortalecimento, perda ponderal, terapia ocupacional, uso de órteses e a educação do paciente a respeito da doença.[9,11,12] O tratamento farmacológico deve ser direcionado conforme o tipo de acometimento articular.

Doença periférica

O uso de AINEs e infiltração intra-articular de corticosteroides levam a um alívio sintomático em casos mono ou oligoarticulares. Em caso de falha ou contraindicação aos AINEs, utilizam-se MMCDs sintéticos, sendo o metotrexato a primeira escolha em uma dosagem de 15 a 25 mg/semana, e tendo como opções a leflunomida, 20 mg/dia, a ciclosporina, 3 a 5 mg/kg/dia, e a sulfassalazina, 2 a 3 g/dia, em monoterapia ou associação. Após 3 meses de dose otimizada de MMCDs, se houver falha terapêutica ou mau prognóstico, recomenda-se o início de MMCDs biológicos (MMCDbio), podendo ser um anticorpo inibidor de fator de necrose tumoral (iTNFs como adalimumabe, infliximabe, etanercepte, certolizumabe pegol, golimumabe), inibidor da interleucina-17 (IL-17) (como secuquinumabe e ixequizumabe), anti-IL-12/23 (ustequinumabe) ou anti-IL-23 (guselcumabe), sem preferência entre eles. O inibidor de tirosina quinase (iJak), tofacitinibe, é opção como tratamento via oral ou em caso de contraindicações aos MMCDbio. O abatacepte, inibidor da coestimulação dos linfócitos T, pode ser usado em pacientes com acometimento periférico que falharam ao receber as demais terapias ou não podem recebê-las.[8,11,12]

São considerados fatores de mau prognóstico: doença poliarticular, provas de atividade inflamatória elevadas, destruição radiográfica e presença de manifestações extra-articulares.[8,9,10]

É mandatório realizar o rastreio e tratamento para infecção ativa ou latente para tuberculose antes do início de um MMCDbio ou iJak. Os iTNFs são contraindicados na presença de neoplasias, doença desmielinizante e insuficiência cardíaca classe III ou IV.[11,12]

Nos casos de entesite leve, são indicados os AINEs; para casos refratários utiliza-se iTNF, anti-IL-17, anti-IL-12/23 ou anti-IL-23, sendo os MMCDs sintéticos ineficazes.[8,12]

Doença axial

As formas leves, com sintomas que não geram incapacidade funcional, podem ser tratadas com AINE e medidas não farmacológicas.[11]

Em pacientes cujas manifestações axiais não respondem a AINE, recomenda-se o início de MMCDbio, preferencialmente um iTNF ou anti-IL-17.[8,12]

Quando há associação de uveíte recorrente, utiliza-se preferencialmente um anticorpo monoclonal iTNF (infliximabe, adalimumabe, certolizumabe pegol e golimumabe).[12] Em caso de doença de Crohn ativa, os MMCDbio recomendados são infliximabe, adalimumabe, certolizumabe pegol ou ustequinumabe, e na retocolite ulcerativa, além dos demais, também se pode utilizar o tofacitinibe.[10,12] Em casos de psoríase grave associada, o uso de anti-interleucinas (anti-IL-17, anti-IL-12/23, anti-IL-23) é preferível ao iTNF, devido a melhor resposta cutânea.[12]

CONSIDERAÇÕES FINAIS

A espondiloartrite axial é uma doença inflamatória crônica com predileção pelo esqueleto axial. Os sintomas de apresentação mais comuns são dores crônicas nas costas e rigidez da coluna, mas podem ocorrer manifestações periféricas e extra-musculoesqueléticas com frequência. O diagnóstico baseia-se no reconhecimento de um padrão da doença, baseado em características clínicas, laboratoriais e de imagem. A atividade sustentada da doença, medida por ferramentas validadas, leva a danos estruturais irreversíveis e deve ser evitada. Anti-inflamatórios permanecem como primeira linha de tratamento farmacológico, além de fisioterapia. Como segunda linha, inibidores do fator de necrose tumoral e da interleucina-17 estão disponíveis e, mais recentemente, inibidores da Janus quinase (iJak) também demonstraram eficácia na melhora dos sintomas da doença.

Em relação a APs, o diagnóstico ainda pode ser um desafio. Usualmente, a APs ocorre após o desenvolvimento da psoríase; portanto, a triagem dos pacientes com psoríase para o desenvolvimento da artrite é fundamental para que possam ser identificados e tratados precocemente, com diminuição do impacto da doença na qualidade de vida.[7]

As diretrizes de tratamento para APs disponíveis têm limitações, não havendo uma que seja melhor e recomendada para todos os pacientes. Sendo assim, o tratamento da doença deve ser individualizado e de acordo com as comorbidades apresentadas.[8,12]

Felizmente, nos últimos anos, a patogênese da artrite psoriásica tem sido mais bem compreendida e novos agentes terapêuticos têm sido introduzidos, como os anti-TNFs, anti-IL-12/23, anti-IL-17 e anti-IL-23, além de outras medicações em investigação. Portanto, é provável que o tratamento da APs se torne mais efetivo no combate aos danos articulares, minimizando as comorbidades, reduzindo a mortalidade e melhorando a qualidade de vida dos pacientes.[8,9]

REFERÊNCIAS BIBLIOGRÁFICAS

1. Navarro-Compán V., Sepriano A., El-Zorkany B., van der Heijde D. Axial spondyloarthritis. *Ann Rheum Dis.* 2021 Dec; 80(12):1511-1521.
2. Crossfield S.S.R., Marzo-Ortega H., Kingsbury S.R., Pujades-Rodriguez M., Conaghan P.G. Changes in ankylosing spondylitis incidence, prevalence and time to diagnosis over two decades. *RMD Open.* 2021 Dec;7(3):e001888.
3. Resende GG, Saad CGS, de Oliveira DCM, de Sousa Bueno Filho JS, Sampaio-Barros PD, de Medeiros Pinheiro M. HLA-B27 positivity in a large miscegenated population of 5,389,143 healthy blood marrow donors in Brazil. Adv Rheumatol. 2023 Apr 20;63(1):16.
4. Sampaio-Barros P.D. Epidemiology of spondyloarthritis in Brazil. *Am J Med Sci.* 2011 Apr;341(4):287-8.
5. Shinjo S.K., Moreira C., Marques Neto J.F., Vasconcelos J.T.S., Radominsk S.C. Livro da Sociedade Brasileira de Reumatologia. 2. ed. Barueri: Manole, 2021. 920p.
6. Resende G.G., Meirelles E.S., Marques C.D.L., Chiereghin A., Lyrio A.M., Ximenes A.C. et al. The Brazilian Society of

Rheumatology guidelines for axial spondyloarthritis - 2019. *Adv Rheumatol.* 2020 Feb 21;60(1):19.

7. Ramiro S., Nikiphorou E., Sepriano A., Ortolan A., Webers C., Baraliakos X. et al. ASAS-EULAR recommendations for the management of axial spondyloarthritis: 2022 update. *Ann Rheum Dis.* 2023 Jan;82(1):19-34.

8. Ocampo D.V., Gladman D. Psoriatic arthritis. *F1000Res.* 2019 Sep 20;8:F1000 Faculty Rev-1665.

9. Ogdie A., Coates L.C., Gladman D.D. Treatment guidelines in psoriatic arthritis. *Rheumatology (Oxford).* 2020 Mar 1;59(Suppl 1):i37-i46.

10. Singh J.A., Guyatt G., Ogdie A., Gladman D.D., Deal C., Deodhar A. et al. Special Article: 2018 American College of Rheumatology/National Psoriasis Foundation Guideline for the Treatment of Psoriatic Arthritis. *Arthritis Rheumatol.* 2019 Jan;71(1):5-32.

11. Gottlieb A., Merola J.F. Psoriatic arthritis for dermatologists. *J Dermatolog Treat.* 2020 Nov;31(7):662-679.

12. Carneiro S., Palominos P.E., Anti S.M.A., Assad R.L., Gonçalves R.S.G., Chiereghin A. et al. Brazilian Society of Rheumatology 2020 guidelines for psoriatic arthritis. *Adv Rheumatol.* 2021 Nov 24;61(1):69.

198

Fibromialgia

Marcelo Cruz Rezende • José Eduardo Martinez • José Roberto Provenza • Marcos Aurélio de Freitas Machado

INTRODUÇÃO

A fibromialgia (FM) é uma síndrome musculoesquelética dolorosa, generalizada e crônica, de causa desconhecida, e costuma estar associada a outras condições que podem causar dor musculoesquelética e frequentemente está associada à fadiga (cansaço), distúrbio do sono (insônia), distúrbios cognitivos (diminuição da memória, dificuldade de atenção, concentração, compreensão, entendimento, dificuldade na execução de várias tarefas e habilidades prejudicadas), sintomas psiquiátricos (ansiedade e depressão) e múltiplos sintomas somáticos (enxaqueca, bruxismo, intestino irritável).[1]

Vários estudos têm descrito o impacto da FM na funcionalidade, incapacidade e qualidade de vida dos pacientes. Outros estudos relataram a carga para os pacientes, as operadoras de saúde e a sociedade.[2]

EPIDEMIOLOGIA

A FM é uma causa muito frequente de dor crônica, sendo a mais comum das dores musculoesqueléticas generalizadas crônicas em mulheres entre 20 e 55 anos. Sua prevalência na literatura internacional é de cerca de 0,2 a 5%, e no Brasil é de 2 a 2,5%.[3,4]

ETIOLOGIA E FISIOPATOLOGIA

A etiologia e a fisiopatologia da fibromialgia ainda são pouco conhecidas. As pesquisas em andamento sugerem que a fibromialgia é um distúrbio na modulação da dor, frequentemente classificada como uma forma de sensibilização central, resultando em uma hipersensibilidade à dor.[5]

QUADRO CLÍNICO

O quadro clínico da síndrome da FM costuma ser bastante rico, habitualmente apresentando múltiplas queixas. Nessa complexidade de informações, a consulta tende a ser demorada, exigindo anamnese cuidadosa e exame físico detalhado, com fornecimento de explicações a respeito dessa síndrome dolorosa crônica e dos diversos fatores concomitantes. O paciente típico seria uma mulher, que diz "eu tenho dor no corpo inteiro" acompanhada de outros sintomas somáticos, particularmente cansaço e distúrbio do sono. Alguns distúrbios são observados mais frequentemente em pacientes com fibromialgia do que na população em geral, como a enxaqueca, bruxismo, síndrome do intestino irritável, cistite intersticial, apneia do sono, depressão, ansiedade, sensação de inchaço nas articulações, parestesias e síndrome das pernas inquietas. Geralmente, o paciente apresenta o seu estado de saúde física preservado na FM.[6]

DIAGNÓSTICO

O exame físico revela sensibilidade à palpação em vários locais de tecidos moles do seu corpo e os exames laboratoriais e de imagem são normais, quando na ausência de outras doenças.[6]

O diagnóstico da FM é eminentemente clínico, sem exames complementares para auxiliar ou confirmar o diagnóstico, e deve ser suspeitado em paciente com dores musculoesqueléticas em vários locais há mais de 3 meses, sem outra causa identificável, geralmente acompanhadas de alterações do sono e cansaço, além de exagero e catastrofismo de suas queixas e ausência de correlação com os sintomas e sinais.[7]

Vários critérios diagnósticos já foram propostos para a FM embora, em geral, eles não estejam validados para pacientes individuais. Em 2010, foram propostos novos critérios diagnósticos para FM, os quais foram revistos em 2016. O objetivo desses critérios foi reconhecer que a FM é uma condição de dor generalizada e frequentemente associada a outras manifestações de aumento da sensibilidade a muitos estímulos, especialmente os dolorosos, e hipersensibilidade central à dor. Os critérios envolvem dois índices: dor generalizada (0 a 19) e gravidade dos sintomas (0 a 12).

Para preencher os critérios para diagnóstico, os pacientes necessitam ter 3 condições atendidas:
- Índice de dor generalizada maior que 7 e índice de gravidade dos sintomas maior que 5, ou índice de dor generalizada entre 4 e 6 e índice de gravidade dos sintomas maior que 9 (Tabelas 198.1 a 198.3)
- Dor generalizada definida como dor em pelo menos 4 a 5 regiões do corpo
- Duração dos sintomas de pelo menos 3 meses.[8]

O diagnóstico é válido independentemente da presença de outro diagnóstico.

Alguns sintomas estão normalmente associados e devem ser levados em conta na avaliação do paciente, pois a falta de tratamento específico pode levar à falha terapêutica:
- Fadiga (90%)
- Sono não reparador (75%)
- Artralgias/mialgias/rigidez (80%)
- Disfunção cognitiva (20% a 30%)
- Espasmos musculares/parestesias (20% a 30%)
- Instabilidade do humor (75%).

Outras condições que são consideradas síndromes dolorosas de sensibilização central que comumente coexistem em pacientes com FM:
- Cefaleia tensional/enxaqueca (50% a 60%).
- Síndrome do intestino irritável (SII) (40%)
- Síndrome das pernas inquietas/movimento periódico dos membros (15%)
- Dismenorreia primária/dor pélvica crônica/síndrome uretral
- Dor miofascial da ATM
- Síndrome da bexiga irritável ou cistite intersticial.

TRATAMENTO[9]

O tratamento da FM visa reduzir os principais sintomas da síndrome, recuperar as atividades regulares do paciente e melhorar sua qualidade de vida, devendo incorporar estratégias farmacológicas e não farmacológicas, preferencialmente em abordagem individual, multimodal, multidisciplinar

Tabela 198.1 Índice de dor generalizada. Anotar o número de regiões em que o paciente teve dor na última semana.

Região superior esquerda
Mandíbula esquerda
Ombro esquerdo
Braço esquerdo
Antebraço esquerdo
Região superior direita
Mandíbula direita
Ombro direito
Braço direito
Antebraço direito
Região inferior esquerda
Quadril esquerdo
Coxa esquerda
Perna esquerda
Região inferior direita
Quadril direito
Coxa direita
Perna direita
Região axial
Pescoço
Dorso
Região lombar
Tórax
Abdome

Tabela 198.2 Escala de gravidade dos sintomas.

Marcar a intensidade dos sintomas conforme o paciente está sentindo nos últimos 7 dias (0 = ausente; 1 = presente)		
Cefaleia	0	1
Dores ou cólicas abdominais	0	1
Depressão	0	1

Tabela 198.3 Escala de gravidade dos sintomas.

Marcar a intensidade dos sintomas conforme o paciente está se sentindo nos últimos 6 meses (0 = ausente; 1 = leve; 2 = moderado; 3 = grave)				
Fadiga (cansaço ao executar atividades)	0	1	2	3
Sono não reparador (acordar cansado)	0	1	2	3
Sintomas cognitivos (dificuldade de memória, concentração etc.)	0	1	2	3

e interdisciplinar, sempre com a participação ativa do paciente. O uso de medicamentos isoladamente pode não controlar os sintomas a médio e longo prazos, mas são úteis para o paciente iniciar o tratamento não farmacológico, considerado como o melhor nível de evidência.

Há estudos que demonstram mais ganhos com associação de exercícios aeróbios e resistidos. A associação de modalidades de exercícios é particularmente interessante, porque permite que o treino de força melhore a capacidade muscular para tolerar um treino aeróbio mais vigoroso. Modalidades de treinamento com combinação de atividade física e combate ao estresse têm apresentado boas evidências científicas como o tai chi chuan, yoga, dança etc.

Pacientes com FM parecem necessitar de um período maior de adaptação a um programa de exercício. Por isso, a progressão da carga deve ser mais lenta que o habitual. As revisões sistemáticas dos últimos anos reforçam e sintetizam a conclusão de que os exercícios aeróbios, resistidos e de alongamento são seguros e têm nível de evidência A na redução da dor, depressão, melhora da qualidade de vida e da função física. Exercícios devem ser prescritos para todos os pacientes com FM. A escolha do tipo dependerá da preferência, adesão e considerando contraindicações temporárias ou definitivas.

Terapias psicológicas, como a cognitivocomportamental, intervenções de realidade virtual, técnicas de meditação, hipnose, terapias de comprometimento e aceitação e interpessoal breve, *biofeedback* e terapia do espelho são eficazes para redução da dor em doenças musculoesqueléticas e FM entre outras várias condições, inclusive neurológicas.

Estratégias de autocuidado combinadas com hábitos de vida saudável são fundamentais no tratamento da FM, com o objetivo de devolver a função para uma vida normal, desencorajando a cultura de sentir-se ou ficar incapacitado.

A acupuntura pode oferecer alívio da dor por períodos de curta duração, e, individualmente, pode ser um recurso terapêutico, mas há pouco nível de evidência que subsidie sua recomendação.

Algumas publicações mostram que a massagem e quiropraxia são recursos utilizados para reduzir os níveis de dor e depressão, além de uma redução no uso de analgésicos pelos pacientes, em estudos não controlados e, portanto, com baixo nível de evidência.

O tratamento ideal da fibromialgia se baseia no tripé:

* Medicamentos
* Atividade física
* Terapia psicológica.

Dentre os sintomas que costumam responder melhor à farmacoterapia estão a dor, os distúrbios do sono, os distúrbios do humor, a fadiga e algumas comorbidades. Vários sintomas podem estar presentes simultaneamente, e por isso o foco deve ser colocado em 1 ou 2 dos sintomas mais prementes ou deficiências funcionais. Para alguns pacientes, o alívio da dor é, na maioria das vezes, a queixa mais urgente a ser combatida, mas, em outros pacientes, os distúrbios de humor, cansaço ou sono não reparador são os mais incômodos.

Deve ser reforçado ao paciente que ele tem responsabilidades importantes no manejo da doença e seu papel deve ser claramente delineado por meio de expectativas específicas em relação à atividade, higiene do sono, e autocuidado. Considerar escrever recomendações como "receitas" para enfatizar suas importâncias em relação à terapia farmacológica.

A terapia contínua frequentemente requer esforços repetidos na educação do paciente, bem como discussão sobre como mudar seus objetivos e gerenciar suas expectativas. Listar pontos importantes sobre o processo da doença que devem ser enfatizados, o que oferece alívio para pacientes cujos sintomas crônicos são rotulados como puramente psicológicos ou imaginários. Compreender as comorbidades da doença e a fisiopatologia da FM são importantes para os pacientes, podendo tranquilizá-los e fornecer entendimento e estratégias para o controle dos sintomas e melhora de sua funcionalidade, incluindo a dor crônica generalizada, sono não restaurador, insônia e a disfunção cognitiva.

Medicamentos

Os medicamentos são uma via de tratamento para a FM que deve ser usada como parte de um plano mais amplo, que inclui também estratégias psicológicas e terapias físicas.

Vários medicamentos podem auxiliar no tratamento da FM e, em geral, devem ser iniciados em doses baixas que são aumentadas lentamente, de acordo com a necessidade e a tolerabilidade do paciente. Isso é necessário porque os fibromiálgicos têm alta predisposição a efeitos adversos e catastrofização, o que dificulta a aceitação e a manutenção do tratamento.

Os principais medicamentos que podem ser utilizados para o tratamento da FM são apresentados a seguir.

Inibidores da recaptação de serotonina-norepinefrina (duais)

Pode-se iniciar com duloxetina 30 mg em dose única ao dia e pela manhã, mas a dose terapêutica pode ser conseguida somente com 60 mg, único com registro na Agência Nacional de Vigilância Sanitária (Anvisa) para FM.

A venlafaxina deve ser acima de 150 mg ao dia, e pode chegar a 300 mg ao dia.

Antidepressivos tricíclicos

Na maioria dos pacientes, é recomendado iniciar a terapia com doses baixas de um antidepressivo tricíclico no sentido de evitar os seus efeitos colaterais, especialmente em pacientes mais sensíveis ao medicamento, idosos ou pacientes propensos a apresentar efeitos adversos. Há evidências disponíveis com doses baixas (de 5 a 10 mg) de amitriptilina, administradas de 1 a 3 horas antes de dormir, pois além de barato, demonstraram objetivamente melhorar o sono, a dor e os pontos dolorosos em uma proporção importante de pacientes. A dose pode ser aumentada progressivamente, dependendo do resultado e dos parefeitos observados, e mantida sempre a dose mais baixa possível. As aminas secundárias (nortriptilina e imipramina) podem ser mais bem toleradas, mas são menos eficazes do que a amitriptilina.

Ciclobenzaprina

Usada como medicação inicial alternativa e com sintomas leves ou moderados, na dose de 5 a 10 mg perto da hora de dormir, também é eficaz em pacientes com FM, mas não é usada para tratar a depressão. Uma tomada diurna pode ser adicionada. A dose diária máxima é de 30 mg.

Anticonvulsivantes

Anticonvulsivantes (alfa-2-delta ligantes) que diminuem a liberação de neurotransmissores excitatórios (glutamato e substância P):

- Pregabalina: pode chegar a 450 mg/dia, segundo estudos, em dose única noturna ou dividida em 2 vezes ao dia diárias

- Gabapentina: dose mínima para ação na dor é de 1.800 mg/dia, dividida em 3 vezes ao dia, e pode chegar a 2.400 mg/dia.

Deve-se ter cuidado no uso de combinações de medicamentos ou dose altas devido às reações adversas, sobretudo em pacientes idosos e com comorbidades.

Tramadol

Demonstrou aliviar a dor em pacientes com FM. O efeito analgésico do tramadol é provavelmente devido ao seu efeito antidepressivo e não à sua fraca ligação ao receptor opioide mu. Os opioides são pouco eficazes na FM e devem ser evitados. Da mesma forma, o acetaminofeno e os anti-inflamatórios não esteroidais (AINEs) não são eficazes para analgesia, a menos que o paciente também tenha dor associada a outras causas nociceptivas, como a osteoartrite.

As injeções de ponto-gatilho com lidocaína com ou sem corticosteroide devem ser usadas com moderação e apenas em pacientes com um ponto-gatilho miofascial (e não em *tender points*).

Outros

Outras terapias que devem avaliadas para o tratamento das comorbidades incluem:

- Inibidores seletivos da recaptação da serotonina: podem ser usados para tratar a depressão associada
- Modafinil: foi descrito em séries retrospectivas não controladas para o tratamento da fadiga. A dose varia entre 50 a 200 mg
- Trazodona: pode ajudar nos distúrbios do sono. Iniciar com 25 mg, e a dose máxima é de 200 mg
- Pramipexole: pode ajudar na síndrome das pernas inquietas. Iniciar com 0,25 mg de 1 a 3 horas antes de dormir até a dose máxima de 2 mg
- Naltrexona: estudos demonstraram que a naltrexona em dose baixa (máximo 4,5 mg/dia) melhora a dor e o humor em 30% dos pacientes com FM. Não melhora a fadiga ou o sono.

CONSIDERAÇÕES FINAIS

A FM é uma síndrome musculoesquelética dolorosa, generalizada e crônica, de causa desconhecida, acompanhada frequentemente por fadiga, distúrbios cognitivos e do sono, transtornos psiquiátricos e múltiplos sintomas somáticos.

O diagnóstico é sempre clínico, e não existem exames complementares específicos.

O tratamento é multidisciplinar e não deve buscar somente o controle da dor, mas proporcionar boa qualidade de vida aos pacientes, melhorando sua funcionalidade. Deve priorizar a terapêutica não farmacológica, especialmente exercício físico, suporte emocional e educação em saúde. O uso de medicamentos tem objetivo de modulação da dor e tratar as comorbidades.

REFERÊNCIAS BIBLIOGRÁFICAS

1. Paiva, ES, JR, Martinez, JE Provenza, JR. *Fibromialgia*. Sociedade Brasileira de Reumatologia. 1ª ed. Vasconcelos, JTS. Ed. Manole Ed. 2019, p. 566-73.
2. Siracusa, R, Paola, RD, Cuzzocrea, S, Impellizzeri, D. Fibromyalgia: Pathogenesis, Mechanisms, Diagnosis and Treatment Options Update. *Int J Mol Sci*. 2021 Apr 9;22(8):3891. DOI: 10.3390/ijms22083891. PMID: 33918736; PMCID: PMC8068842.

3. Paiva, ES, JR, Martinez, JE, Provenza, JR, *Fibromialgia*. Sociedade Brasileira de Reumatologia. 2ª ed. Shinjo, SK, Moreira, C. Ed. Manole Ed. 2021. Cap. 96, p. 648-655.

4. Ben-Yosef, M, Tanai, G, Buskila, D, Amital, D, Amita,l H. Fibromyalgia and Its Consequent Disability. *Isr Med Assoc J.* 2020 Jul;22(7):446-450. PMID: 33236571.

5. Mezhov, V, Guymer, E, Littlejohn, G. Central sensitivity and fibromyalgia. *Intern Med J.* 2021 Dec;51(12):1990-1998. DOI: 10.1111/imj.15430. PMID: 34139045.

6. de Souza Braz, A, Ranzolin, A, Heymann, RE. *Dores musculoesqueléticas localizadas e difusas*. 3ª ed. São Paulo. Manole Editora 2022. p. 23-137.

7. Ranzolin, A, Chiuchetta, FA, Heymann, RE. *Dores musculoesqueléticas localizadas e difusas*. 2ª ed. São Paulo. Planmark Editora Ltda 2017. p. 40-113.

8. Wolfe, F, Clauw, DJ, Fitzcharles, MA, Goldenberg, DL, Häuser, W, Katz, RL, Walitt, B. 2016 Revisions to the 2010/2011 fibromyalgia diagnostic criteria. *In*: *Seminars in arthritis and rheumatism* (Vol. 46, nº 3, p. 319-329). (2016, December.) WB Saunders.

9. Paiva, ES, JR, Martinez, JE, Provenza, JR. *Fibromialgia*. Sociedade Brasileira de Reumatologia. 2ª ed. Shinjo, SK; Moreira, C. Ed. Manole Ed. 2021. Cap. 96, p. 648-655.

199

CAPÍTULO

Reumatismos de Partes Moles

Marcelo Cruz Rezende • José Roberto Provenza • Marcos Aurélio de Freitas Machado • Marco Antonio Gonçalves Pontes Filho

Tabela 199.1 Classificação dos reumatismos de partes moles.

Localizados	Regionais	Difusos
Tendinopatias	Síndrome da dor miofascial	Fibromialgia
Tenossinovites	Neuropatias por compressão	Doença da hipermobilidade articular
Bursites	Síndrome da dor regional complexa	
Entesites e fascites	Síndromes dolorosas regionais	

Fonte: Pontes Filho MAG. Atualização em reumatismo de partes moles. *Rev Paul Reumatol.* 2017 jul-set;16(3):29-34.

INTRODUÇÃO

Os reumatismos de partes moles, periartrites ou reumatismos extra-articulares focais são síndromes patológicas dolorosas não sistêmicas extremamente comuns, envolvendo os tecidos periarticulares, dentre eles as enteses, bursas, bainhas sinoviais, fáscias, aponeuroses, retináculos, tendões, ligamentos, músculos e tecido celular subcutâneo.[1-5] Um desempenho adequado de todos esses componentes depende da sua integridade e da biomecânica adequada para se ter um movimento pleno, indolor e harmônico.[2,6]

Os reumatismos de partes moles são um dos principais motivos de atendimento ambulatorial tanto em unidades de atendimento primário como secundário e terciário, seja pelo clínico ou pelo especialista.[1,2,4]

Embora sem muita gravidade, os reumatismos de partes moles reduzem a funcionalidade e a qualidade de vida dos pacientes que os apresentam.[1,2,4,6]

Apesar de os reumatismos de partes moles se referirem à dor não articular, os pacientes geralmente atribuem seus sintomas nas articulações próximas à região dolorosa. Dessa forma, quando os pacientes se queixam de dor no quadril, a causa, muitas vezes, não é dor na articulação em si, mas, sim, na região do quadril. Portanto, nem sempre uma dor no ombro é uma dor do ombro, por exemplo. Isso vale também para o quadril e as mãos, e o exame físico é extremamente importante para a diferenciação do local e origem real da dor.[1,2-6]

Destaca-se que o diagnóstico será sempre clínico. A resposta ao tratamento costuma ser excelente, especialmente quando o diagnóstico e a reabilitação são precoces.[2-6]

CLASSIFICAÇÃO

Os reumatismos de partes moles podem ser divididos em várias categorias amplas e incluem:[2,4,6]

- Tendinopatias
- Tenossinovites
- Bursites
- Entesites
- Fascites
- Neuropatias por compressão
- Síndrome da dor regional complexa
- Síndrome da dor miofascial
- Doença da hipermobilidade articular
- Fibromialgia.

A Tabela 199.1 mostra a classificação dos reumatismos de partes moles. Neste capítulo, são abordados apenas os reumatismos de partes moles localizados.[2]

Essas alterações podem acometer qualquer articulação e as mais frequentes são:[2-6]

- Ombros: bursite e tendinopatia do manguito rotador, e capsulite adesiva
- Cotovelos: epicondilite lateral e medial, e bursite olecraniana
- Punhos: tenossinovite de De Quervain e síndrome do túnel do carpo
- Mãos: tendinite em gatilho e fasciite palmar (Dupuytren)
- Quadril: tendinites e bursites trocantérica e isquiática
- Joelhos: bursite ou tendinite anserina (também chamada tendinite de pata de ganso) e tendinite patelar
- Pés e tornozelos: fascite plantar, esporão do calcâneo, bursite e tendinite do calcâneo.

A maioria das causas desses distúrbios ocorre na ausência de doença sistêmica (disfunção mecânica e/ou "uso excessivo" [*overuse*] do segmento afetado), é autolimitada e responde a medidas conservadoras e no tempo para recuperação do paciente.[2-4]

DIAGNÓSTICO

O diagnóstico das periartrites é essencialmente clínico e deve incluir, no exame físico, a avaliação da limitação do movimento da articulação envolvida e sua consequente impotência funcional. Distúrbios musculoesqueléticos regionais são frequentemente atribuídos a movimentos repetitivos ou "uso excessivo". Identificar e modificar os movimentos ou atividades precipitantes é a manobra terapêutica mais importante. Assim, o estabelecimento de fatores causais e perpetuantes é essencial para um sucesso terapêutico.[2-6]

Nos reumatismos de partes moles, os exames laboratoriais são pouco elucidativos, mas importantes para alguns diagnósticos etiológicos e para diagnóstico diferencial. Algumas doenças do tecido conjuntivo e outras doenças sistêmicas, como diabetes melito (DM), insuficiência renal, disfunção da tireoide, artrites microcristalinas, neoplasias e reações medicamentosas, devem ser consideradas em casos pertinentes e, então, excluídas.[2-6]

Para os exames de imagem, há sempre a necessidade de correlação com a clínica para um diagnóstico acurado. Todos os exames têm sua importância relativa, mas a ultrassonografia (US) é o exame de escolha nessas patologias especialmente pelo custo-benefício, embora o exame da ressonância nuclear magnética (RNM) seja mais completo por avaliar mais detalhadamente todos os tecidos de partes moles.[2-5]

Nos casos agudos, a descrição das características da dor e sua associação com a função da estrutura lesionada facilita o diagnóstico da sede da lesão. Porém, nos casos crônicos, outras características próprias de dor crônica se somam à dor propriamente dita, e essa perde sua especificidade. A síndrome da dor miofascial, distúrbios afetivos, alteração do sono e fadiga muitas vezes dominam o quadro crônico.[2]

Os pacientes devem ser questionados sobre fatores psicossociais que possam influenciar o resultado da terapia, incluindo uso/dependência de drogas, relações interpessoais em casa e no trabalho, e outros fatores estressores.[2,4,5]

Os principais reumatismos de partes moles são apresentados a seguir, de acordo com sua localização.

Ombros: tendinopatia do manguito rotador

É a causa mais comum de dor nos ombros. A atividade repetitiva, seja no esporte ou no trabalho, é o fator desencadeante mais importante. Outros fatores também são a síndrome do impacto do manguito rotador, a instabilidade escapular e a idade mais avançada.[2-7]

Os pacientes se queixam de dor mecânica no ombro afetado, mas principalmente no braço, na região do deltoide lateral. Ela piora ao movimentar o braço acima da linha do ombro, e é mais intensa à noite e especialmente quando estão deitados sobre o ombro afetado.[2-7]

Outras avaliações importantes no exame físico, em um paciente com ombro doloroso, devem incluir o exame do pescoço e coluna cervical, teste de força do manguito rotador, avaliação da amplitude de movimento do ombro acometido, teste do arco doloroso de Simmonds e outros testes importantes no diagnóstico diferencial, como os testes de Neer e de Hawkins-Kennedy (investigar e avaliar a síndrome do impacto).[2-7]

Exames de imagem, como US e RNM, são padrão ouro para a avaliação da lesão do manguito rotador, verificando a presença de roturas parciais e/ou outras alterações. As radiografias simples (p. ex., raios X) geralmente não são indicadas.[2-7]

Cotovelos: epicondilite lateral

É a condição conhecida como "cotovelo do tenista". Ocorre devido a uma sobrecarga na origem dos músculos extensores do punho (epicôndilo lateral), especialmente o tendão do músculo extensor radial curto do carpo. Na verdade, essa condição é uma tendinose crônica, envolvendo tecido desorganizado e neovascularizado, e não um processo inflamatório como se imaginava; entretanto, apesar dessas evidências, ainda não houve mudança em sua nomenclatura. O paciente com essa patologia costuma referir dor no cotovelo em sua parte lateral, geralmente no membro dominante. Essa dor é exacerbada pela palpação do epicôndilo lateral e/ou pela contração dos músculos extensores do punho (que quando realizada sob resistência é conhecida como teste de Cozen).[2-7]

Os principais fatores de risco incluem idade avançada, movimento repetitivo e atividades vigorosas com o punho. O diagnóstico é essencialmente clínico. Em casos crônicos ou refratários, pode-se solicitar raios X, US e/ou RNM, bem como uma eletroneuromiografia (ENMG) para auxiliar no diagnóstico diferencial. O uso de órteses específicas pode reduzir a tensão do tendão e do músculo no epicôndilo lateral, aliviando a dor e melhorando a função.[2-7]

Mãos: tendinopatia de De Quervain

Essa entidade afeta os tendões dos músculos abdutor longo e extensor curto do polegar, no local em que passam através de um túnel fibro-ósseo (conhecido como primeiro compartimento dorsal), no processo estiloide do rádio onde ocorre um espessamento não inflamatório de ambos os tendões e do túnel (ou bainha) através do qual eles passam. É a patologia por lesão repetitiva mais comum do punho.[2-7]

Os pacientes referem dor no lado radial do punho, exacerbada pelo movimento do polegar e do punho, sem história de trauma local, e nos seguintes achados do exame físico: dor no processo estiloide do rádio ao alongamento (ativo ou passivo) dos tendões do polegar sobre o processo estiloide do rádio e na flexão do polegar (conhecido como teste de Finkelstein).[2-7] É considerada uma desordem dolorosa não progressiva e tipicamente autolimitada na maioria dos pacientes.[2-7]

Quadril: bursite trocantérica

A "síndrome da dor trocantérica maior" é a causa mais comum de dor no quadril em adultos. Essa condição é quase sempre autolimitada e ocorre devido a uma tendinopatia dos músculos glúteos médio e/ou mínimo, com envolvimento das bursas trocantéricas. O termo bursite trocantérica não deve ser mais usado devido à falta de evidências em estudos com exames de imagem e análises histopatológicas de acometimento isolado apenas da bursa.[2-5,8]

Os fatores de risco mais associados são: sexo feminino, obesidade, sensibilidade na palpação da banda iliotibial, lombalgia, escoliose, discrepância no comprimento entre os membros inferiores, artrite de quadril e de joelho, e distúrbios dolorosos do pé, como a fascite plantar.[2,4,5,8] O exame físico mostra dor à palpação sobre o trocânter maior, com dor máxima sobre a face súpero-posterior dele. O diagnóstico pode ser feito em pacientes com os seguintes sintomas: presença de dor no quadril lateral, dor ao deitar-se no lado afetado e sensibilidade local à palpação do trocânter maior.[2-5,8]

Joelhos: tendinopatia da pata de ganso (bursite anserina)

O paciente com a tendinopatia da pata de ganso, condição anteriormente conhecida como bursite anserina, apresenta dor em torno da região medial do joelho e na parte superior medial da tíbia. Esse é o local da inserção da pata de ganso, união dos tendões dos músculos sartório, grácil e semitendinoso e não deve mais ser classificada como uma bursite embora casos raros de bursite possam existir. Os principais fatores de risco associados são osteoartrose (OA) de joelho, obesidade, sexo feminino, malignidade do joelho e DM.[2-5,8]

Essa entidade deve ser suspeitada em pacientes com uma das 3 seguintes queixas:

- Dor medial no joelho em atividades, como levantar-se de uma cadeira e subir ou descer escadas
- Deitar-se na cama com um joelho pressionado no outro
- Dor de início abrupto no joelho medial em paciente com OA de joelho.[2-5,8]

O raios X de joelhos devem ser obtidos na maioria dos pacientes, para detectar OA subjacente e, se houver edema ou enduração local, a US ou RM deve ser obtida para excluir diagnósticos alternativos, em especial os quadros infecciosos.[2] Outros tipos de bursite do joelho também existem e podem estar presentes. São eles: bursites pré-patelar, infra-patelar, do bíceps femoral e do ligamento colateral tibial-músculo semimembranoso.[2-5,8]

Pés: fascite plantar

Os pacientes com fasciite plantar apresentam dor na região medial plantar do pé que piora ao começar a caminhar, principalmente pela manhã ao se levantar. A dor diminui gradualmente com a atividade e o andar, mas volta a piorar no final do dia (devido à sobrecarga). Pode ser bilateral em até 30% dos casos.[2-5,8]

Os principais fatores de risco associados são a obesidade, ficar em pé muito tempo, atividades físicas com saltos, pés planos e dorsiflexão do tornozelo diminuída.[14] O diagnóstico se baseia em história de dor no calcanhar medial, pior ao iniciar a caminhada ou após um período de inatividade, além do achado de dor à palpação local.[2-5,8]

TRATAMENTO

O tratamento é conservador, com orientações ao paciente sobre a doença e o prognóstico benigno. Deve-se identificar, modificar e evitar os movimentos ou ações precipitantes, pois bursites e tendinites podem frequentemente ser causadas por movimentos ou movimentos repetitivos (p. ex., tendinite do bíceps causada por carregar uma maleta pesada diariamente).

Descanso da área afetada é necessário, mas a amplitude de movimento intermitente precisa ser mantida, ou a cápsula articular pode contrair ou "congelar". Medicamentos anti-inflamatórios ou analgésicos podem ser utilizados, mas os anti-inflamatórios não esteroidais (AINEs) têm papel mais importante do que apenas a analgesia. Tala da área afetada (p. ex., uma faixa no antebraço na epicondilite lateral) deve ser utilizada somente na fase aguda.

Calor e frio superficiais promovem analgesia e ganho de amplitude de movimento (ADM). Exercícios de ADM/flexibilidade e fortalecimento muscular também são úteis – a fisioterapia supervisionada pode ser instrumento para garantir a educação e adesão adequada do paciente. Órteses de locomoção (bengala, muletas ou andador) podem ser utilizadas.

As injeções locais de corticosteroides podem proporcionar alívio no curto prazo, mas também podem predispor à ruptura do tendão, especialmente no tendão de Aquiles.

A cirurgia é reservada aos casos refratários ao tratamento conservador, compreendendo bursectomia, tenossinovectomia ou reinserção de tendões rompidos.

PREVENÇÃO

Recomenda-se evitar atividades que possam sobrecarregar os tendões, particularmente por tempo prolongado. Se algum exercício provocar dor persistente, deve ser evitado ou adaptado. Em atividades profissionais, aperfeiçoar a técnica de trabalho para evitar sobrecarga aplicando uma melhor ergonomia no dia a dia. Também é útil realizar exercícios de alongamento antes de atividades repetidas para evitar a ruptura parcial ou completa do tendão.[2-5,9]

CONSIDERAÇÕES FINAIS

Os reumatismos de partes moles são um conjunto de síndromes dolorosas que resultam de alterações de estruturas periarticulares, de origem extra-articular e extraóssea. Esse grupo de doenças pode resultar de uma patologia bem definida de um sítio periarticular único e localizado, de uma síndrome dolorosa regional ou difusa.

O diagnóstico dessas condições clínicas é possível, na maioria das vezes, tendo apenas como base a história clínica e um exame físico cuidadoso e detalhado. O tratamento se baseia em repouso da região acometida, termoterapia, curso rápido de analgésicos comuns e AINEs, seguidos de exercícios de fortalecimento muscular, com cinesioterapia.

Orientações quanto à prevenção de novas crises, adequação nas atividades profissionais e o reestabelecimento do equilíbrio fisiológico e biomecânico também são importantes e devem fazer parte da abordagem terapêutica.

REFERÊNCIAS BIBLIOGRÁFICAS

1. West, S. Rheumatology Secrets. 4th Edition. Philadelphia: 2019. p. 481-489.
2. Pontes Filho, MAG. Atualização em reumatismo de partes moles. *Rev Paul Reumatol.* 2017 jul-set;16(3):29-34.
3. Cooper, G, Herrera, JE. *Manual de medicina musculoesquelética.* Porto Alegre: Artmed; 2009.
4. Pontes Filho, MAG, Augusto, KL, Fulle,r R. Reumatismo de partes moles. *In*: Garcia MLB. *Manual de saúde da família.* 1ª ed. Rio de Janeiro: Guanabara Koogan; 2015.
5. Reumatismo de partes moles. Sociedade Brasileira de Reumatologia. Disponível em: www.reumatologia.org.br./doenças reumáticas/reumatismo-de-partes-moles/. Acesso em: 8 nov. 2022.
6. Pinto, ALS, Lima, FR. Tendinopatias, bursopatias e alterações estruturais do aparelho locomotor. *In*: Martins, MA, Carrilho, FJ, Alves, VAF, Castilho, EA, Cerri, GG. *Clínica médica, volume 5: doenças endócrinas e metabólicas, doenças ósseas, doenças reumatológicas.* 2ª ed. Barueri: Manole, 2016.
7. Helfenstein Junior, M. Reumatismos extra articulares dos membros superiores. *In*: Ranzolin, A, Chiuchetta, FA. Heymann, RE. *Dores musculoesqueléticas localizadas e difusas.* 2ª dd. Planmart; (16)140-56.
8. Rezende, MC. Reumatismos extra articulares de membros inferiores. *In*: Ranzolin, A, Chiuchetta, FA. Heymann, RE. *Dores musculoesqueléticas localizadas e difusas.* 2ª ed. Planmart;(17) 157-65.
9. Kushner, I, Meleger, AL. Disponível em: https://www.uptodate.com/contents/overview-of-soft-tissue-musculoskeletal-disorders. Acesso em: 9 jan. 2022.

CAPÍTULO 200

Osteoporose

Mariana Ortega Perez • André Silva Franco • Felipe Merchan Ferraz Grizzo • Laura Christina Martinez

INTRODUÇÃO

A osteoporose é uma doença esquelética caracterizada por comprometimento da densidade mineral óssea (DMO) e resistência óssea, resultando em fragilidade óssea e maior risco de fraturas.[1] A fratura é o pior desfecho do paciente com osteoporose, uma vez que aumenta a morbimortalidade, além de elevar o risco de novas fraturas subsequentes. A principal causa de osteoporose em mulheres é a deficiência de estrógeno secundária à menopausa. Já em homens, a osteoporose parece ter um componente multifatorial, incluindo uso abusivo de álcool, tabagismo, uso de glicocorticoide e hipogonadismo.[2]

Embora a DMO seja um forte preditor de risco de fratura, há pacientes que podem fraturar mesmo sem apresentar osteoporose pelo exame da densitometria óssea, sendo necessária a avaliação de outros fatores de risco além da densidade óssea. Nesse contexto, a ferramenta FRAX (Fracture Risk Assessment Tool) congrega outros fatores de risco para predição de fratura independentes da DMO, como a presença de fratura por fragilidade prévia, fratura por fragilidade de quadril nos pais, tabagismo atual, uso de glicocorticoide, artrite reumatoide, osteoporose secundária e uso de três ou mais unidades de bebida alcoólica por dia. O FRAX é um algoritmo que analisa todos os fatores de risco clínicos no seu conjunto e, por fim, calcula o risco absoluto de fratura em 10 anos para homens e mulheres entre 40 a 90 anos.[3]

Pacientes com o diagnóstico de osteoporose ou aqueles que apresentam alto risco de fratura pelo FRAX merecem tratamento medicamentoso, tendo como alvo o ganho de massa óssea e prevenção de fraturas. Dentre as estratégias medicamentosas estão os antirreabsortivos (bisfosfonatos e denosumabe) e os agentes anabólicos (teriparatida e romosozumabe), que devem estar associados a outras medidas, como atividade física, ingesta de cálcio preferencialmente na dieta e suplementação de vitamina D.[2]

EPIDEMIOLOGIA

A osteoporose apresenta prevalência elevada e um grande impacto social e financeiro. Os dados epidemiológicos brasileiros são escassos, de modo que não há informações precisas de toda a população sobre a prevalência de osteopenia e osteoporose. A prevalência do diagnóstico de osteopenia nas mulheres pós-menopausa apresentou-se entre 30 a 56,5% da população e de osteoporose entre 14,7 a 43,4%.[4]

A osteoporose é uma doença silenciosa e sua principal complicação são as fraturas por fragilidade. Em 2001, cerca de 1,5 milhão de fraturas foram relatadas em todo mundo, especialmente nas mulheres, e com relação aos homens de 12,1 *versus* 4,6%. A incidência anual de fraturas para cada 100 mil indivíduos ajustada para a idade variou de 5,59-13 em mulheres e entre 12,4-27,7 em homens.[5]

Em relação aos locais de fraturas não vertebrais por baixo impacto, o estudo *Brazilian Osteoporosis Study* (BRAZOS) mostrou que as mais comuns foram em antebraço (30%), fêmur (12%), úmero (8%), costelas (6%) e vértebra (4%).[4] Particularmente, as fraturas de quadril por fragilidade apresentaram uma incidência maior em mulheres mais idosas (quase o dobro entre 80 a 85 anos), ao passo que nos homens a incidência de fratura de quadril foi maior na população mais jovem, abaixo de 50 anos.[3] Em relação às fraturas vertebrais, o estudo *São Paulo Ageing and Health Study* (SPAH) de coorte de 707 idosos da comunidade Domiciano et al. encontraram incidência de fraturas vertebrais em 17,1% (40,3/1.000 habitantes) em mulheres e de 13,2% (30,6/1.000 habitantes) nos homens.[6]

DIAGNÓSTICO

O diagnóstico de osteoporose pode ser realizado nas seguintes situações:[1]

- Clinicamente, pela ocorrência de uma fratura por fragilidade, isto é, uma fratura de baixo impacto periférica ou vertebral
- Pela avaliação da DMO a partir da densitometria de dupla emissão de raios X (DXA). A Organização Mundial da Saúde (OMS) define densitometricamente a osteoporose como a densidade óssea abaixo de −2,5 desvios padrões (DP) em relação a mulheres jovens brancas saudáveis (T-score menor ou igual a −2,5). Os sítios geralmente avaliados pela densitometria óssea são a coluna e fêmur.

O grau de comprometimento da DMO, segundo a OMS, é classificado conforme a Tabela 200.1. Esses critérios podem ser aplicados em mulheres na pós-menopausa e homens com idade superior a 50 anos. Em mulheres na pré-menopausa e em homens jovens, utiliza-se o Z-score, que compara a DMO à curva de mesma idade e sexo. Na população mais jovem, estabelece o diagnóstico de "baixa massa óssea para a idade" quando o Z-score é menor que −2,0 DP.[1]

Na osteoporose, exames laboratoriais são solicitados para identificar causas secundárias (Tabela 200.2), excluir outros diagnósticos diferenciais (Tabela 200.3) e determinar se há contraindicações ao tratamento. Estima-se que 30% das mulheres na pós-menopausa e 50% dos homens apresentam fatores que contribuem para a osteoporose, quando submetidos a uma avaliação das causas subjacentes da doença. Desse modo, uma triagem laboratorial mínima é indicada em todos os pacientes que apresentam massa óssea diminuída e inclui

Tabela 200.1 Classificação densitométrica de acordo com a Organização Mundial da Saúde.[1]

T-*score* (em DP)	Diagnóstico
≥ −1,0	Normal
< −1,1 e > −2,5	Osteopenia
≤ −2,5	Osteoporose
≤ −2,5 associado à fratura	Osteoporose estabelecida

hemograma, dosagem sérica de 25-hidroxivitamina D (25OHD), cálcio, paratormônio (PTH), creatinina, função tireoidiana e fosfatase alcalina (FA).[7]

TRATAMENTO

O tratamento da osteoporose deve basear-se na gravidade do quadro. De modo geral, pacientes com osteoporose estabelecida, osteoporose densitométrica ou FRAX de alto risco se beneficiam de tratamento farmacológico específico para osteoporose e medidas gerais não farmacológicas. Pacientes com osteopenia (sem FRAX de alto risco e sem fraturas osteoporóticas) e indivíduos com fator de risco e história familiar de osteoporose devem ser aconselhados para correção dos fatores de risco e medidas não farmacológicas para evitar a rápida progressão de massa óssea.[2,7]

Tratamento não farmacológico

O tratamento não farmacológico engloba estratégias como prática de atividade física, ingesta de cálcio preferencialmente na dieta e suplementação de vitamina D. Aliado a isso, recomenda-se a abordagem de fatores de risco modificáveis, como cessação do tabagismo, redução da ingesta diária de álcool e desmame de medicações prejudiciais ao osso, como o uso de glicocorticoide. Desse modo, restringir o tratamento da osteoporose apenas ao uso de fármacos é minimizar os efeitos benéficos de várias estratégias com comprovação na literatura.[2,7]

Atividade física

Programas de exercícios que foquem em equilíbrio e fortalecimento muscular devem ser encorajados a todos os pacientes. Atividades como yoga, tai chi chuan e exercícios que melhoram a propriocepção com consequente redução do risco de quedas são benéficas. Fortalecimento muscular, principalmente do quadríceps e core, também são benéficos para a redução do risco de queda.[2,7]

Atividades de impacto melhoram a massa óssea devido ao efeito piezoelétrico sobre o osso. Entretanto, em pacientes com densidade mineral óssea muito baixa, exercícios de alto impacto podem promover fraturas, de forma que devem ser contraindicados.[2,7]

Exercícios de flexão e rotação de coluna também devem ser contraindicados aos pacientes, pelo elevado risco de fratura vertebral de acunhamento. Situações do dia a dia, como pegar objetos pesados no chão, devem ser orientados a ser feitos de forma segura, sem realizar flexão anterior da coluna.[2,7]

Cálcio e vitamina D

Recomenda-se que o aporte de cálcio seja obtido especialmente na dieta, a partir da ingesta de leite e derivados. De forma geral, são necessários ao redor de 1.000 mg de cálcio elementar por dia, mas pode variar dependendo de outros fatores, como idade, gestação e lactação. Como regra prática, 3 porções de leite e derivados (1 copo de leite de 200 mℓ, 1 copo de iogurte e 1 fatia de queijo de 30 g) são suficientes para atingir a meta de 1.000 mg de cálcio elementar (Tabela 200.4). Pacientes com intolerância à lactose devem ser orientados a usar fontes de cálcio sem lactose, como leite vegetal, verduras escuras e grão-de-bico. Em situações em que a ingesta de cálcio na dieta é insuficiente, o uso de suplementos de cálcio deve ser orientado, entre eles o mais disponível é o carbonato de cálcio, usualmente com 500 mg de cálcio elementar. Pacientes bariátricos ou com litíase renal podem utilizar o citrato de cálcio, usualmente com 250 mg de cálcio elementar.[2,7]

A vitamina D apresenta um papel determinante na absorção intestinal de cálcio e fósforo e pode ser sintetizada na pele por meio da exposição a raios ultravioletas B e obtida pela alimentação. O maior *pool* de vitamina D presente no organismo está na forma de 25OHD, sendo a forma dosada habitualmente. Para indivíduos jovens e saudáveis, valores séricos de 25OHD acima de 20 ng/mℓ são considerados adequados ao osteometabolismo. Em pacientes idosos, na pós-menopausa, ou naqueles com osteoporose, doenças autoimunes, doenças disabsortivas, uso de glicocorticoides e uso de anticonvulsivantes, valores entre 30 a 60 ng/mℓ são os preconizados (Tabela 200.4).[2,7]

Quando a exposição solar não é suficiente, ou há contraindicação (p. ex., no lúpus eritematoso sistêmico e em pacientes com risco de câncer de pele), deve-se suplementar via oral com doses de 400 a 2.000 UI/dia. Para pacientes com valores iniciais muito baixos (< 20 ng/mℓ) pode-se prescrever dose de ataque: 50.000 UI/semana, por 6 a 8 semanas seguida de manutenção de 1.000 a 2.000 UI/dia ou 7.000 a 14.000 UI/semana. Em populações de risco para comprometimento da massa óssea, como por exemplo, cirurgia bariátrica, obesidade e doenças disabsortivas, podem ser necessárias doses maiores para se atingir os níveis séricos adequados. Ressalta-se que níveis superiores a 100 ng/mℓ aumentam o risco de efeitos adversos, como hipercalcemia, nefrolitíase, arritmia e insuficiência renal.[2,7]

Tabela 200.2 Avaliação de causas secundárias de osteoporose.[2]

Condições clínicas associadas	Exames laboratoriais
Hipercalciúria idiopática familiar	Calciúria em urina de 24 h
Hiperparatireoidismo	PTH, cálcio, fósforo, calciúria 24 h
Mieloma múltiplo	Eletroforese de proteínas/imunofixação
Doença celíaca	Antiendomísio e antitransglutaminase
Hipogonadismo em homens	Testosterona total e livre, SHBG, FSH, LH
Síndrome de Cushing	Dosagem de cortisol urinário livre e testes funcionais da glândula adrenal

Tabela 200.3 Análise laboratorial da osteoporose primária e diagnósticos diferenciais.[2]

Condições clínicas	25OHD	Cálcio	Fósforo	PTH	FA
Osteoporose primária	Normal ou baixa	Normal	Normal	Normal	Normal
Osteomalácia	Baixa	Baixo ou normal	Baixo ou normal	Elevado	Elevada
Hiperparatireoidismo primário	Normal ou baixa	Elevado	Baixo	Elevado	Normal

Tabela 200.4 Necessidades diárias de cálcio e vitamina D.[2,7]

Grupo	Ingesta diária de cálcio (mg)	Alvo de 25OHD ng/mℓ	Suplementação se entre 20-30 ng/mℓ	Dose de ataque (se < 20 ng/mℓ)	Dose de manutenção
Jovens saudáveis	1.000	≥ 20	–	50.000 UI/semana, por 6 a 8 semanas	1.000 a 2.000 UI/dia ou 7.000 a 14.000 UI/dia UI/semana
Idosos	1.200	≥ 30	400 a 2.000 UI/dia		
Osteoporose, menopausa, doenças autoimunes, doenças disabsortivas, uso de glicocorticoides e anticonvulsivantes	1.200	≥ 30	400 a 2.000 UI/dia		

Indivíduos com maior tendência a quedas têm maior risco de fraturas. Por isso, é importante avaliar, em cada consulta, os fatores que propiciem as quedas, como tapetes, calçados inadequados, iluminação precária, falta de barras de apoio em banheiros, hipotensão postural, incontinência urinária, vertigem/tontura, redução da acuidade visual e sarcopenia. Particularmente, a sarcopenia é um fator importante que merece atenção e uma abordagem com dieta e fortalecimento muscular. A identificação de idosos caidores é importante e, em casos mais complexos, uma avaliação conjunta com geriatra e equipe multidisciplinar é fundamental para reduzir o risco de quedas e, consequentemente, de fraturas.[7]

Tratamento farmacológico

Estrogênios e moduladores seletivos de receptor estrogênico

Os estrogênios têm efeito sobre os osteoblastos regulando a via do RANK-RANKL que é responsável pela ativação de osteoclastos, responsáveis pela reabsorção óssea. Dessa forma, com a redução dos estrogênios com a menopausa, há um aumento da perda óssea nas mulheres. O mesmo pode ocorrer em homens em situações variadas, como hipogonadismo hipogonadotrófico, castração química ou orquiectomia para tratamento de neoplasias de próstata ou de testículo.[2]

A terapia de reposição hormonal tem efeito sobre a massa óssea, reduzindo a taxa de perda óssea. De forma usual, ela deve ser indicada em conjunto com a paciente e seu ginecologista em caso de sintomas climatéricos, visto que o efeito sobre o osso é pequeno em comparação às novas terapias para osteoporose. Atenção especial em pacientes com risco de trombose elevado (p. ex., síndrome antifosfolípide) e histórico pessoal ou familiar de neoplasia de mama ou endométrio. Pode ser uma opção em mulheres com osteopenia que estejam evoluindo com perda de massa óssea acelerada.[2]

Os moduladores seletivos de receptor estrogênico (SERMs) são fármacos que, em alguns tecidos/órgãos, têm efeito agonista e em outros têm efeito antagonista. Tratando-se de osteoporose, para efeito benéfico, há necessidade de ação agonista no osso. O principal exemplo dessa classe é o raloxifeno, utilizado na dose de 60 mg via oral diário. Tem efeito preventivo de perda de massa óssea e é eficaz na redução de risco de fratura vertebral.[2]

Bisfosfonatos

Os bisfosfonatos são os fármacos mais utilizados no tratamento da osteoporose devido a sua acessibilidade. O mecanismo de ação geral se dá pela inibição da enzima farnesil pirofosfato sintase, essencial para o ciclo vital dos osteoclastos, resultando na apoptose dessas células. Os bisfosfonatos são, portanto, agentes antirreabsortivos, na redução de fraturas vertebrais, não vertebrais e de quadril, com exceção do ibandronato que não demonstrou reduzir fratura de quadril.[2,7]

Os principais bisfosfonatos atualmente são alendronato, risedronato, ibandronato e ácido zoledrônico (Tabela 200.5). O alendronato é de administração via oral, na dose de 70 mg por semana, em jejum com água. Não se deve ingerir alimentos nem se deitar por 40 a 60 minutos, pelo risco de esofagite química. O risedronato possui duas apresentações, uma semanal de 35 mg e outra mensal de 150 mg. Já o ibandronato é usado na dose de 150 mg uma vez por mês. Os cuidados são similares aos do alendronato. O ácido zoledrônico é de uso intravenoso, na dose de 5 mg anual. Os bisfosfonatos não devem ser utilizados em pacientes com doença renal crônica estádios IV e V (*clearance* de creatinina < 30 mℓ/min).[2,7]

De forma geral, os bisfosfonatos orais são utilizados por cerca de 5 anos e o intravenoso por 3 anos. Após esse período, deve-se avaliar o paciente e, havendo ganho de DMO, bem como redução do risco de fratura, pode-se considerar férias do bisfosfonato, uma vez que todos os membros dessa classe tenham efeito residual no osso (impregnação) com duração de meses a anos. Se o risco de novas fraturas ainda for elevado, pode-se manter o uso do bisfosfonato por mais tempo, reavaliando-se ano a ano. É importante considerar que quanto mais tempo o uso dessas medicações, maior a chance de ter complicações, como a osteonecrose de mandíbula e a fratura atípica de fêmur.[2,7]

Denosumabe

O denosumabe é um anticorpo monoclonal IgG2 anti-RANKL que age inibindo a ativação de osteoclastos, sendo um fármaco antirreabsortivo para tratamento da osteoporose. A dose é de 60 mg (1 seringa-ampola) subcutânea a cada 6 meses. Seu efeito é rápido, tanto sobre o osso cortical como trabecular, com eficácia na redução de fraturas vertebrais, não vertebrais e de quadril (ver Tabela 200.5).[2,7]

Diferentemente dos bisfosfonatos, o denosumabe não tem efeito residual. Nesse contexto, é de extrema importância orientar os pacientes sobre não atrasar a aplicação do denosumabe, pois a parada da inibição dos osteoclastos sem ação residual leva a um efeito rebote do *turnover* ósseo com aumento do risco de fraturas, sobretudo as vertebrais. Em caso de necessidade de suspensão do fármaco, deve ser substituído por bisfosfonato, para evitar o efeito rebote.[2,7]

O denosumabe pode ser utilizado em pacientes com doença renal crônica estádios IV e V, diferentemente dos bisfosfonatos. Em relação aos efeitos adversos, o denosumabe

Tabela 200.5 Comparativo entre agentes antirreabsortivos, bisfosfonatos e denosumabe.[2,7]

Antirreabsortivo	Dose	Via de administração	Redução de risco de fratura
Alendronato	70 mg semanal	Oral	Vertebrais, não vertebrais e de quadril
Risedronato	35 mg semanal 150 mg mensal	Oral	Vertebrais, não vertebrais e de quadril
Ibandronato	150 mg mensal	Oral	Vertebrais, não vertebrais
Ácido zoledrônico	5 mg anual	Intravenoso	Vertebrais, não vertebrais e de quadril
Denosumabe	60 mg semestral	Subcutâneo	Vertebrais, não vertebrais e de quadril

pode levar à hipocalcemia e hipofosfatemia, e é importante assegurar que, antes da aplicação, os níveis séricos de cálcio, fósforo e vitamina D estejam maior do que 30 ng/mℓ. Efeitos no local da aplicação podem ocorrer, como eritema e dor. O uso prolongado do denosumabe foi associado a osteonecrose de mandíbula, principalmente em pacientes com neoplasia e com histórico de radiação em cabeça e pescoço. A inibição prolongada do *turnover* ósseo pelo denosumabe também pode levar à ocorrência de fratura atípica de fêmur.[2,7]

Agentes anabólicos

Dados recentes mostraram maior e mais rápida eficácia antifratura dos agentes anabólicos em comparação com os antirreabsortivos. Por esse motivo, os anabólicos são as medicações de escolha em pacientes com risco muito alto de fraturas, especialmente aqueles com fraturas clínicas recentes (últimos 12 meses) ou múltiplas fraturas.[8]

O PTH e a proteína relacionada com o paratormônio (PTHrp) são hormônios que, em condições fisiológicas, estimulam a reabsorção óssea. Entretanto, os análogos do PTH, como a teriparatida e a abaloparatida, quando administrados em baixas concentrações e de maneira intermitente, ativam as linhagens osteoblásticas, com efeito pró-formador. Até o presente momento, somente a teriparatida está aprovada para uso no Brasil, na dose de 20 µg/dia por via subcutânea diária, por 18 a 24 meses. A teriparatida apresenta eficácia na prevenção de fraturas vertebrais e não vertebrais, e é indicada especialmente para pacientes com osteoporose com alto risco de fratura, comprometimento da coluna e fraturas vertebrais (Tabela 200.6).[8]

Estudos em roedores demonstraram risco aumentado de osteossarcoma com o uso teriparatida; no entanto, não se confirmou em primatas ou humanos. Mesmo assim, a teriparatida não é recomendada para indivíduos com histórico pessoal ou familiar de osteossarcoma, para aqueles que tiveram radiação envolvendo o esqueleto e para pacientes com doença de Paget. A teriparatida também deve ser evitada em pacientes com hipercalcemia, especialmente em casos de hiperparatireoidismo primário.[8]

Já o romosozumabe, um anticorpo monoclonal antiesclerostina, é considerado um agente anabólico com efeito dual, pois estimula a formação óssea e inibe a reabsorção óssea (ver Tabela 200.6). O romosozumabe foi aprovado para uso na osteoporose pós-menopausa na dose de 210 mg (2 seringas de 105 mg) uma vez por mês por via subcutânea, por um período de 1 ano. O romosozumabe foi associado a um expressivo ganho de massa óssea e redução de fraturas vertebrais, não vertebrais e de quadril em mulheres com osteoporose na pós-menopausa.[9,10]

No estudo pivotal *ARCH*, o romosozumabe, em comparação com alendronato, foi associado a eventos cardíacos importantes (infarto agudo do miocárdio, acidente vascular encefálico e morte súbita).[10] A ocorrência de eventos cardiovasculares em pacientes com romosozumabe não se confirmou no estudo *FRAME*, que comparou romosozumabe e placebo.[9] Nesse contexto, algumas hipóteses são levantadas, como uma possível protetora do alendronato contra eventos cardiovasculares, além de a população do estudo *ARCH* ser mais idosa e apresentar mais comorbidades.[10] De todo modo, é recomendado em bula que romosozumabe não seja administrado em pacientes que tiveram um infarto agudo do miocárdio ou acidente vascular encefálico no último ano.

Após o término do tratamento com um agente anabólico, seja teriparatida ou romosozumabe, é preconizada a realização de terapia sequencial com antirreabsortivo, para evitar perda de toda a massa óssea adquirida com o anabólico.[8-10]

CONSIDERAÇÕES FINAIS

A osteoporose é um problema de saúde pública. Sua principal complicação são as fraturas por fragilidade, que apresentam elevada prevalência e incidência em associação com maior mortalidade e pior incapacidade. A identificação e prevenção dos fatores de risco, o diagnóstico precoce e o tratamento imediato e multidisciplinar reduzem o risco das fraturas e de suas complicações, além de reduzir os custos para o sistema de saúde.

Tabela 200.6 Comparativo entre agentes anabólicos, teriparatida e romosozumabe.[8-10]

Agente anabólico	Dose	Tempo de uso	Modo de ação	Prevenção de fraturas	Contraindicação
Teriparatida	20 µg/dia subcutâneo	18-24 meses	Anabólico	Vertebrais e não vertebrais	Hipercalcemia, osteossarcoma, doença de Paget, radiação no esqueleto
Romosozumabe	210 mg/mês subcutâneo (2 seringas de 105 mg)	12 meses	Anabólico e antirreabsortivo	Vertebrais, não vertebrais e de quadril	Infarto agudo do miocárdio ou acidente vascular encefálico nos últimos 12 meses

REFERÊNCIAS BIBLIOGRÁFICAS

1. Assessment of fracture risk and its application to screening for postmenopausal osteoporosis. Report of a WHO Study Group. World Health Organ Tech Rep Ser. 1994;843:1-129.

2. LeBoff, MS, Greenspan, SL, Insogna, KL, Lewiecki, EM, Saag, KG, Singer, AJ, Siris, ES. The clinician's guide to prevention and treatment of osteoporosis. *Osteoporos Int*. 2022;33(10): 2049-2102.

3. Zerbini, CA, Szejnfeld, VL, Abergaria, BH, McCloskey, EV, Johansson, H, Kanis, JA. Incidence of hip fracture in Brazil and the development of a FRAX model. *Arch Osteoporos*. 2015; 10:224.

4. Pinheiro, MM, Ciconelli, RM, Martini, LA, Ferraz, MB. Clinical Risk Factors for Osteoporotic Fractures in Brazilian Women and Men: The Brazilian Osteoporosis Study (BRAZOS). *Osteoporos Int*. 2009; 20 (3): 399-408.

5. Marinho, BC, Guerra, LP, Drummond, JB, Silva, BC, Soares, MM. The burden of steoporosis in Brazil. *Arq Bras Endocrinol Metabol*. 2014;58(5):434-43.

6. Domiciano, DS, Machado, LG, Lopes, JB, Figueiredo, CP, Caparbo, VF, Takayama, L, Oliveira, RM, Menezes, PR, Pereira, RM. Incidence and risk factors for osteoporotic vertebral fracture in low-income community-dwelling elderly: a population-based prospective cohort study in Brazil. The São Paulo Ageing & Health (SPAH) Study. *Osteoporos Int*. 2014;25(12):2805-15.

7. Compston, JE, McClung, MR, Leslie, WD. Osteoporosis. *Lancet*. 2019;393(10169):364-376.

8. Neer, RM, Arnaud, CD, Zanchetta, JR, Prince, R, Gaich, GA, Reginster, JY, Hodsman, AB, Eriksen, EF, Ish-Shalom, S, Genant, HK, Wang, O, Mitlak, BH. Effect of parathyroid hormone (1-34) on fractures and bone mineral density in postmenopausal women with osteoporosis. *N Engl J Med*. 2001;344(19):1434-41.

9. Cosman, F, Crittenden, DB, Adachi, JD, Binkley, N, Czerwinski, E, Ferrari, S, Hofbauer, LC, Lau, E, Lewiecki, EM, Miyauchi, A, Zerbini, CA, Milmont, CE, Chen, L, Maddox, J, Meisner, PD, Libanati, C, Grauer, A. Romosozumab Treatment in Postmenopausal Women with Osteoporosis. *N Engl J Med*. 2016;375(16):1532-1543.

10. Saag, KG, Petersen, J, Brandi, ML, Karaplis, AC, Lorentzon, M, Thomas, T, Maddox, J, Fan, M, Meisner, PD, Grauer ,A. Romosozumab or Alendronate for Fracture Prevention in Women with Osteoporosis. *N Engl J Med*. 2017 Oct 12;377(15):1417-1427.

Esclerose Sistêmica

Cristiane Kayser • Andrea Tavares Dantas • Carolina de S. Müller •
Sheila Márcia de Araújo Fontenele

INTRODUÇÃO

A esclerose sistêmica (ES) é uma doença autoimune sistêmica rara, caracterizada por alterações do sistema imune, vasculopatia e fibrose da pele e órgãos internos. Apesar de ter curso e manifestações heterogêneas, é uma doença com elevadas taxas de mortalidade. A expressão heterogênea da doença faz com que o seu diagnóstico em fases precoces seja muitas vezes um desafio. Afeta mais mulheres do que homens, em uma proporção de 3-14:1, causando elevado impacto sobre a qualidade de vida desses pacientes.[2]

A ES tem etiologia desconhecida, mas fatores ambientais e genéticos parecem estar envolvidos no desenvolvimento da doença. A patogênese da ES é complexa e não totalmente compreendida. Envolve principalmente ativação da imunidade inata e adaptativa e injúria vascular, que ocorrem em fases precoces da doença. Ativação endotelial e alterações estruturais da microcirculação, com redução do lúmen vascular e hipóxia, contribuem para a ativação de fibroblastos e deposição de colágeno e outros componentes da matriz extracelular em diversos órgãos.[3]

Divide-se em dois grupos principais de acordo com a extensão do acometimento cutâneo, que é característico da doença: forma cutânea difusa e limitada. Na forma cutânea limitada, o envolvimento cutâneo limita-se às extremidades distais e face, e há menor risco de acometimento visceral e, geralmente, melhor prognóstico. Já a forma cutânea difusa se caracteriza por espessamento cutâneo difuso e rapidamente progressivo, com envolvimento de extremidades proximais, tronco, abdome e face, maior risco de acometimento visceral e pior prognóstico. Mais raramente, apresenta-se sem o espessamento cutâneo, e é chamada de *sine scleroderma* (ES).[4]

INCIDÊNCIA E PREVALÊNCIA

As taxas de incidência e prevalência da ES variam de acordo com a localização geográfica e método utilizado no estudo. Sua prevalência varia de 30 a 580 casos por 1 milhão e a incidência de 1,96 a 46 casos por 1 milhão, com pico de incidência entre a quarta e quinta décadas de vida. Um estudo que avaliou a população brasileira na cidade de Campo Grande (MS), em 2014, encontrou uma prevalência e incidência semelhantes ao resto do mundo, de 105,6 e 11,9 casos por 1 milhão de habitantes, respectivamente.

DIAGNÓSTICO

A ES, como a maioria as doenças autoimunes sistêmicas, é espectral em suas manifestações e evolução clínica, com uma miríade de combinações de comprometimentos e apresentações, dificultando uma abordagem diagnóstica e estratificação de risco, o que pode aumentar os gastos em saúde com exames complementares para diagnóstico diferencial. Reitera-se a importância do reconhecimento precoce da doença, quando os pacientes são mais propensos a responderem a tratamento imunossupressor e há maior chance de prevenção de dano no longo prazo. Nesse contexto, os critérios para a classificação da ES propostos pelo Comitê do American College of Rheumatology (ACR) e da European Alliance of Associations for Rheumatology (EULAR) em 2013 são utilizados para auxiliar na sua identificação e diagnóstico (Tabela 201.1). Os itens incluem manifestações frequentes da ES e têm boa sensibilidade e especificidade para o diagnóstico.[2]

Manifestações iniciais como mialgia, poliartralgia, adinamia e fadiga podem estar presentes, principalmente nas formas difusas da doença. Mas como manifestação inicial mais frequente destaca-se o fenômeno de Raynaud, que ocorre como manifestação inicial em 70 a 75% dos pacientes. O fenômeno de Raynaud, inicialmente descrito por Maurice

Tabela 201.1 Critérios de 2013 do ACR/EULAR para a classificação de esclerose sistêmica.*

Item	Subitem	Valor
Espessamento cutâneo dos dedos das duas mãos, proximal às articulações metacarpofalangeanas		9
Espessamento cutâneo dos dedos (*só computar o maior escore*)	Edema de dedos (*puffy fingers*)	2
	Distal às metacarpofalangeanas (esclerodactilia)	4
Lesões de polpa digital (*só computar o maior escore*)	Úlceras digitais	2
	Microcicatrizes	3
Telangiectasias		2
Capilaroscopia periungueal alterada		2
Hipertensão arterial pulmonar ou doença pulmonar intersticial		2
Fenômeno de Raynaud		3
Autoanticorpos específicos para ES	Anticentrômero, anti-RNA polimerase III, anti-topoisomerase I (anti-Scl70)	3

*Os critérios não são aplicáveis a pacientes com espessamento cutâneo poupando os dedos ou pacientes que tenham uma desordem semelhante a esclerodermia que melhor explique suas manifestações. Pacientes com um escore total de 9 ou mais pontos são classificados como ES definida.
Adaptada de: Van den Hoogen, 2013.[1]

Raynaud em 1862, ocorre em 95% dos pacientes ao longo de sua evolução, podendo anteceder a ES difusa em até 2 anos e a forma limitada em até 10 anos.

Visando o diagnóstico precoce da doença, dois critérios que incluem a presença do fenômeno de Raynaud podem ser utilizados:: a pesquisa de autoanticorpos específicos para ES e alterações na capilaroscopia periungueal (Tabela 201.2).[4] Tais pacientes devem realizar seguimento regular, devido ao elevado risco para desenvolvimento de ES definida.

No entanto, é importante lembrar que o fenômeno de Raynaud na maioria das vezes é primário ou idiopático, quando não está associado a nenhuma doença, e pode também ocorrer em outras condições, como outras doenças autoimunes, patologias endócrinas, neoplásicas e ocupacionais, além de mecânico-obstrutivas ou induzida por medicamentos. O fenômeno de Raynaud primário, ocorre mais em mulheres jovens, com antecedentes familiares, associado a outros eventos vasculares espasmódicos (migrânea), geralmente poupa os polegares, sendo que não ocorrem mudanças tróficas no local acometido.

A pesquisa de autoanticorpos por imunofluorescência indireta em células HEp-2 (FAN) demonstra a positividade para antígenos intracelular em aproximadamente 95% dos pacientes com ES. Alguns padrões são considerados bastante específicos da ES, como os padrões centromérico e nucleolar, que é associado a um prognóstico mais grave da doença. O FAN com padrão centromérico está associado à presença de anticorpos anticentrômeros, é mais frequente na ES limitada e confere risco maior para desenvolvimento de hipertensão arterial pulmonar. Outros anticorpos considerados específicos da ES incluem os anticorpos antitopoisomerase I (ou anti-Scl70), que ocorrem principalmente na ES difusa e estão associados à maior frequência de doença pulmonar intersticial, e o anti-RNA polimerase III, mais frequente também na ES difusa e associado a maior risco de crise renal esclerodérmica e malignidade.[4,5]

A capilaroscopia periungueal é um exame não invasivo, que permite a avaliação das alças capilares da região periungueal das mãos. A presença de anormalidades capilares típicas ocorre em 90 a 95% da ES estabelecida e são denominadas de padrão SD (*scleroderma*), caracterizadas por dilatação das alças capilares, associada à perda e desvascularização capilar e presença de micro-hemorragias. Essas alterações não são exclusivas da ES e podem ser encontradas na doença mista do tecido conjuntivo, na dermatomiosite, menos frequentemente no lúpus eritematoso sistêmico e em síndromes de superposição.

Diagnóstico diferencial

O diagnóstico diferencial da ES inclui algumas condições raras que podem simular a ES, como a fasciíte eosinofílica,

morfeia generalizada, escleromixedema, fibrose sistêmica nefrogênica, paraproteinemias, doenças enxerto *versus* hospedeiro, progeria, porfiria cutânea tarda, escleredema de Buschke, líquen escleroso, doenças induzidas por substâncias tóxicas, entre outras. Contudo, não costumam comprometer a face ou extremidades, cursar com fenômeno de Raynaud ou autoanticorpos específicos, tão pouco com capilaroscopia alterada, e nesses casos o paciente deve manter seguimento com médicos generalistas ou dermatologistas.[6]

Destaca-se que, assim que houver a suspeição de diagnóstico de ES, o encaminhamento do paciente para um reumatologista é recomendado, o qual avaliará a solicitação de exames complementares específicos para rastreamento e diagnóstico.

Manifestações clínicas

Na ES, as manifestações clínicas são variadas e heterogêneas. Seu reconhecimento precoce é de grande importância e visa possibilitar o tratamento apropriado e/ou o não agravamento. As manifestações clínicas mais prevalentes na ES são descritas a seguir.

Fenômeno de Raynaud

Como descrito anteriormente, o fenômeno de Raynaud é uma manifestação altamente prevalente na ES e pode estar presente vários anos antes do surgimento das demais manifestações da doença. A presença do fenômeno de Raynaud, portanto, deve levar à suspeição de uma doença autoimune sistêmica, principalmente a ES. Esse fenômeno caracteriza-se por uma reatividade anormal da vasculatura principalmente ao frio e ao estresse emocional, com episódios recorrentes de vasoespasmo. Afeta predominantemente as extremidades, como dedos das mãos e dos pés, que apresentam uma mudança de coloração que ocorre classicamente em três fases sucessivas: palidez, cianose e eritema reativo. Para a caracterização correta, as fases de palidez e cianose devem estar presentes (Figura 201.1). Na ES, o fenômeno de Raynaud pode apresentar-se de forma grave e com complicações, como a presença de cicatrizes estelares (*pitting scars*), úlceras digitais, reabsorção das falanges distais (acrosteólise) e até gangrena e amputação.[2,4]

Acometimento cutâneo

O espessamento cutâneo é a manifestação clínica mais característica e evidente da doença e está associado a impacto

Tabela 201.2 Critérios para o diagnóstico precoce ou muito precoce da ES.

Critérios de LeRoy e Medsger (2001)	Presença de fenômeno de Raynaud associado à presença de capilaroscopia com padrão SD e/ou presença de anticorpos específicos para a ES
Critérios VEDOSS para o diagnóstico muito precoce da ES	Presença de fenômeno de Raynaud, *puffy fingers* ou FAN positivo → investigação complementar ↓ Capilaroscopia com padrão SD ou pesquisa de anticorpos específicos para a ES: diagnóstico de ES muito precoce

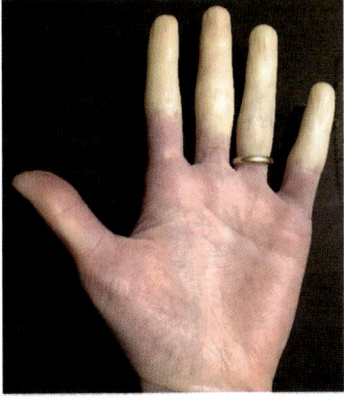

Figura 201.1 Fenômeno de Raynaud. Fase de palidez.

funcional e emocional significativos. Na ES, a deposição excessiva de colágeno leva ao espessamento e fibrose cutânea, que geralmente iniciam-se nos dedos das mãos, com sensação de edema e inflamação. Com a evolução da doença, observa-se o característico espessamento, com endurecimento da pele, que progride de forma proximal. Podem estar presentes inclusive alterações de pigmentação, com o aspecto em "sal e pimenta" (leucomelanodermia), perda de tecido adiposo subcutâneo e afilamento nasal e labial, com redução de abertura oral (microstomia). Em alguns pacientes, após alguns anos de evolução, a pele pode tornar-se atrófica e mais fina.[4]

A extensão do acometimento cutâneo define se a doença é classificada nas suas formas cutânea limitada ou cutânea difusa. A extensão e a gravidade do espessamento cutâneo podem ser avaliadas pelo escore cutâneo modificado de Rodnan, no qual são atribuídos valores conforme o grau de espessamento cutâneo em 17 áreas predefinidas ao exame físico. Podem também ocorrer outras alterações, como calcinose e telangiectasias. A primeira ocorre devido ao depósito de sais de hidroxiapatita no subcutâneo, possivelmente relacionado com o dano isquêmico tecidual, e é mais presente em áreas de traumas, como cotovelos e face extensora das mãos. Já as telangiectasias correspondem à dilatação de pequenos vasos capilares, podem estar presentes tanto na pele (mãos, face, tórax anterior) como em órgãos internos, consistindo em focos de potencial sangramento.

Manifestações pulmonares

As manifestações pulmonares na ES devem ser foco de especial atenção uma vez que o acometimento pulmonar, seja a doença pulmonar intersticial (DPI) ou a hipertensão pulmonar (HP), constitui hoje a principal causa de morte dos pacientes. Dependendo do método de investigação, a prevalência de DPI na ES é bastante elevada, chegando a 70 a 90% dos casos em exames de tomografia de tórax de alta resolução (TCAR). O padrão de acometimento intersticial mais comum na ES é a pneumonia intersticial não específica (PINE), caracterizada por graus variáveis de opacidades em vidro fosco e opacidades reticulares e bronquiectasias e bronquioloectasias de tração na TCAR.

O padrão histológico de pneumonia intersticial usual (PIU), com faveolamento e distorção da arquitetura pulmonar, é o segundo mais comum. Fatores de mau prognóstico incluem etnia afrodescendente, idade avançada ao diagnóstico, doença cutânea difusa, menor tempo de duração de doença e anticorpo anti-topoisomerase I. Dispneia, fadiga e tosse podem estar presentes, assim como estertores em velcro ao exame físico, mas muitos pacientes são assintomáticos em fases iniciais. Para rastreamento e diagnóstico precoce, prova de função pulmonar e TCAR devem ser solicitadas para todos os pacientes ao diagnóstico. A TCAR é o método mais sensível e considerado o padrão ouro para diagnóstico de DPI. Já a prova de função pulmonar com medida da capacidade vital forçada (CVF) e difusão de monóxido de carbono (DLco) são fundamentais para monitoramento e seguimento da DPI.[4,5]

Em relação ao acometimento vascular pulmonar, a hipertensão arterial pulmonar (HAP) pode ocorrer em até 12% dos pacientes com ES. É uma manifestação grave e com elevadas taxas de mortalidade. Ocorre geralmente em fases tardias da doença, com sintomas inespecíficos, como dispneia, que pode permanecer assintomática até estádios avançados, com a instalação de um quadro grave e irreversível, associado à falência do coração direito. O padrão ouro para o diagnóstico é o cateterismo cardíaco direito, mas o ecocardiograma, com medida indireta da pressão arterial pulmonar associada a outros métodos de rastreamento, como declínio da DLco ou declínio desproporcional da DLco em relação a CVF, sugerem hipertensão pulmonar e indicam investigação complementar. Fatores associados a maior risco de HAP incluem presença de forma limitada, telangiectasias, presença de anticorpo anticentrômero e longo tempo de doença.[4,5]

Envolvimento gastrintestinal

O trato gastrintestinal é afetado em pelo menos 90% dos pacientes com ES, com possibilidade de acometer toda a sua extensão. Na cavidade oral, a microstomia e o ressecamento das mucosas podem comprometer o estado de conservação dos dentes e a mastigação adequada, com interferência no estado nutricional. O esôfago é o órgão mais acometido, com sintomas de disfagia, pirose e regurgitação. À manometria esofágica, devido ao acometimento da musculatura lisa distal do esôfago, observa-se peristalse diminuída ou ausente e diminuição da pressão do esfíncter esofágico inferior.

O comprometimento gástrico e do intestino delgado manifesta-se comumente por queixas de desconforto e plenitude abdominal, saciedade precoce, flatulência, náuseas e vômitos. A motilidade comprometida dos intestinos pode também levar ao supercrescimento bacteriano a partir da estagnação de fluidos, ocasionando quadros crônicos de diarreia e desnutrição.

O envolvimento do intestino grosso na ES manifesta-se principalmente com constipação e sensação de distensão abdominal, podendo ocorrer impactação fecal. O envolvimento anorretal nem sempre é devidamente investigado na ES. Pode haver comprometimento esfincteriano, com incontinência e prolapso retal, ou, inversamente, constipação grave.

Manifestações renais

A crise esclerodérmica renal constitui a principal manifestação do envolvimento renal na ES, ocorrendo em 2 a 10% dos casos. Corresponde à instalação de hipertensão acelerada e/ou rápida falência renal, e é mais comum em pacientes com forma difusa. Em 80%, surge nos primeiros 4 anos de doença, e o monitoramento da pressão arterial em pacientes com fatores de risco é fundamental. Dentre outros fatores de risco para a crise renal esclerodérmica estão a rápida progressão do acometimento cutâneo, presença de fricção tendínea e de contraturas articulares, presença de anti-RNA polimerase III e o uso prévio de corticosteroides.

A crise renal apresenta-se com os sinais típicos de hipertensão maligna (cefaleia, sinais de insuficiência cardíaca, alterações visuais e neurológicas) na vigência de pressão arterial elevada (acima de 140 × 90 mmHg), embora níveis pressóricos normais não excluam o seu diagnóstico.

A avaliação laboratorial revela creatinina sérica em níveis normais ou elevados, proteinúria e/ou hematúria microscópica. Podem estar presentes anemia hemolítica microangiopática e trombocitopenia, especialmente nos pacientes com crise renal esclerodérmica e níveis normais de pressão arterial.

Manifestações musculoesqueléticas

Pacientes com ES podem apresentar, no início do quadro, sintomas vagos, como mialgia e dores articulares difusas. No paciente com doença mais grave, o acometimento musculoesquelético tende a ser mais acentuado. Devido ao espessamento, perda da elasticidade da pele e existência de contraturas articulares, o movimento torna-se restrito, resultando em atrofia muscular e perda de função. Dor aos movimentos dos tornozelos, punhos, joelhos e cotovelos pode ser acompanhada pela percepção de crepitação devido ao depósito de fibrina na bainha do tendão, caracterizando o atrito de fricção tendínea, o qual é preditor de doença de pior evolução e está associado a escores cutâneos mais elevados, maior comprometimento renal e cardíaco. A miopatia inflamatória na ES pode resultar de um quadro de sobreposição com polimiosite ou dermatomiosite, ou ser decorrente da própria ES. Além da dosagem sérica da enzima creatinofosfoquinase, que se encontra comumente elevada, a eletroneuromiografia e biopsia muscular contribuem na avaliação do paciente esclerodérmico com sinais de miopatia.

Acometimento cardíaco

Manifestação muitas vezes subdiagnosticada, o acometimento cardíaco é uma manifestação grave da ES e pode ocorrer como primário ou secundário a outras manifestações da ES, como HP, ou a condições não associadas a ES, como doença arterial coronariana e hipertensão arterial sistêmica. As alterações primárias mais frequentes são alteração de contratilidade e relaxamento decorrentes da fibrose do miocárdio, acometimento pericárdico, miocardite e arritmias. A cardiomiopatia dilatada apresenta-se mais frequentemente como disfunção diastólica de ventrículo esquerdo ou direito, decorrente de fibrose do miocárdio, que leva à redução da complacência cardíaca. Ecocardiograma com Doppler e ressonância magnética cardíaca são exames sensíveis para detecção de alterações estruturais e funcionais relacionadas com ES. As arritmias podem ser decorrentes da fibrose das vias de condução e estão associadas a mau prognóstico.[4]

TRATAMENTO

O tratamento da ES representa um grande desafio em função da complexidade da fisiopatologia, da diversidade de manifestações clínicas, do curso clínico variável e da eficácia limitada das opções terapêuticas para algumas manifestações. A escolha da melhor abordagem depende da apresentação clínica do paciente, avaliando-se a presença de manifestações vasculares, inflamatórias e/ou fibróticas. Por se tratar de doença potencialmente grave e complexa, pacientes com diagnóstico suspeito ou confirmado devem ser encaminhados para o reumatologista e o acompanhamento deve incluir uma abordagem interdisciplinar. Medidas gerais não farmacológicas são aconselhadas para todos os pacientes e incluem a proteção contra a exposição ao frio, vacinação, suspensão do tabagismo, medidas antirrefluxo, suporte nutricional, atividade física e reabilitação motora e cardiopulmonar.[7]

Com relação às manifestações vasculares, o tratamento é baseado no uso de medicações vasodilatadoras. Bloqueadores de canais de cálcio diidropiridínicos, como nifedipina e anlodipina, representam o tratamento de primeira linha para o fenômeno de Raynaud. Os inibidores da 5-fosfodiesterase (i5-PDE) sildenafila e tadalafila demonstram benefício na cicatrização das úlceras digitais, enquanto o antagonista do receptor de endotelina (ERA) bosentana é eficaz em prevenir o aparecimento de novas úlceras. Nos casos mais graves, recomenda-se o tratamento com análogos de prostaciclina endovenosos, embora o único disponível no Brasil seja o alprostadil. Estudos observacionais retrospectivos evidenciaram efeito dos inibidores da enzima conversora de angiotensina na diminuição da mortalidade em pacientes que evoluem com crise renal esclerodérmica, sendo esse o tratamento preconizado para essa manifestação. O manejo da hipertensão arterial pulmonar deve ser conduzido por profissionais com experiência na área e utiliza protocolos de terapia escalonada ou, preferencialmente, combinada com medicamentos que agem na via do óxido nítrico (i5-PDE ou riociguate), da endotelina (ERA) e da prostaciclina (análogos da prostaciclina ou agonista do receptor IP).[7-9]

O tratamento da fibrose cutânea e da DPI baseia-se no uso de imunossupressores, sobretudo em fases mais iniciais da doença, quando há um componente inflamatório mais importante. O metotrexato pode ser utilizado para melhora do espessamento cutâneo, principalmente nas formas limitadas da doença, embora não tenha benefício nas manifestações pulmonares. O micofenolato (de mofetila ou de sódio) é recomendado nos principais *guidelines* de tratamento da ES como opção no tratamento do comprometimento cutâneo e pulmonar. A ciclofosfamida, apesar de apresentar um maior perfil de toxicidade, também pode ser considerada no tratamento da fibrose cutânea rapidamente progressiva e da DPI. Mais recentemente, estudos observacionais e ensaios clínicos têm demonstrado o benefício de imunobiológicos como o tocilizumabe (antirreceptor de interleucina-6) para o tratamento da DPI e do rituximabe (anti-CD20) no tratamento do espessamento cutâneo e DPI. Outro grande avanço no tratamento da DPI com perfil fibrosante foi a aprovação recente de um agente antifibrótico, o nintedanibe, que demonstrou benefício ao diminuir a velocidade de perda da função pulmonar. Em casos bem selecionados, o transplante autólogo de células-tronco apresentou resultados bem relevantes, com melhora da fibrose cutânea, melhora/estabilização da função pulmonar e da qualidade de vida.[8,9]

Para as manifestações gastrintestinais, nenhuma terapêutica tem se mostrado modificadora do curso da doença, e atualmente o tratamento baseia-se no uso de sintomáticos, como inibidores da bomba de prótons e agentes procinéticos. O uso de antibióticos é recomendado nos casos de diarreia associada a supercrescimento bacteriano. No tratamento das manifestações musculoesqueléticas utilizam-se como medicações de primeira linha os corticosteroides, em baixas doses, e o metotrexato, com possibilidade de imunossupressores mais potentes e imunobiológicos a depender da resposta clínica.

Os principais medicamentos utilizados para a ES estão sumarizados na Tabela 201.3.

CONSIDERAÇÕES FINAIS

A ES é uma doença potencialmente grave, cujo diagnóstico precoce é fundamental para a melhora da qualidade de vida e sobrevida dos pacientes acometidos. A presença de fenômeno

Tabela 201.3 Principais medicamentos disponíveis no Brasil utilizados no tratamento da esclerose sistêmica de acordo com as manifestações clínicas.

Manifestação clínica	Mecanismo de ação	Principais medicamentos
Fenômeno de Raynaud	Bloqueador de canal de cálcio	Nifedipina, anlodipina
	Inibidores da fosfodiesterase-5	Sildenafila, tadalafila
Úlceras digitais	Bloqueador de canal de cálcio	Nifedipina, anlodipina
	Inibidores da fosfodiesterase-5	Sildenafila, tadalafila
	Antagonistas do receptor da endotelina 1	Bosentana
Hipertensão arterial pulmonar	Inibidores da fosfodiesterase-5	Sildenafila, tadalafila
	Estimulador da guanilato ciclase solúvel	Riociguate
	Antagonistas do receptor da endotelina	Bosentana, ambrisentana
	Análogos da prostaciclina	Iloprosta inalatório
	Agonista do receptor da prostaciclina	Selexipague
Crise renal esclerodérmica	Inibidor da enzima conversora de angiotensina	Enalapril, captopril
Comprometimento cutâneo difuso	Imunossupressores	Metotrexato, micofenolato, ciclofosfamida
	Transplante autólogo de células-tronco	–
Doença pulmonar intersticial	Imunossupressores	Micofenolato de mofetila, ciclofosfamida
	Imunobiológicos	Tocilizumabe, rituximabe
	Antifibrótico	Nintedanibe
	Transplante autólogo de células tronco	–
Comprometimento gastresofágico	Inibidores de bomba de prótons	Omeprazol, pantoprazol, lansoprazol, esomeprazol
	Procinéticos	Domperidona, bromoprida
Supercrescimento bacteriano	Antibióticos	Ciprofloxacino, metronidazol, sulfametoxazol-trimetoprima
Comprometimento musculoesquelético	Corticosteroide	Prednisona em baixas doses Pulsoterapia em casos de comprometimento muscular grave
	Imunossupressor	Metotrexato, azatioprina, micofenolato
	Imunobiológicos	Rituximabe, tocilizumabe

Adaptada de: Denton & Khanna, 2017;[2] Thoreau et al., 2021;[8] Kowal-Bielecka et al., 2017.[9]

de Raynaud, principalmente se associado a sinais e sintomas de alerta ou de maior gravidade, como início em uma idade mais tardia ou presença de *puffy fingers*, indica a necessidade de investigação complementar com exames laboratoriais, pesquisa de FAN e, se disponível, pesquisa de autoanticorpos específicos e capilaroscopia periungueal. Ao diagnóstico, avaliação da extensão do acometimento cutâneo e rastreamento das manifestações viscerais mais frequentes auxiliam no manejo e melhor conduta terapêutica para o paciente.

REFERÊNCIAS BIBLIOGRÁFICAS

1. Van den Hoogen F, Khanna D, Fransen J, Johnson SR, Baron M, Tyndall A, et al. 2013 classification criteria for systemic sclerosis: An american college of rheumatology/European league against rheumatism collaborative initiative. Arthritis Rheum. 2013;65(11):2737–47.
2. Denton, CP, Khanna, D. Systemic sclerosis. *Lancet.* 2017; 390(10103):1685-1699. DOI: 10.1016/S0140-6736(17)30933-9.
3. Varga, J, Trojanowska, M, Kuwana, M. Pathogenesis of systemic sclerosis: recent insights of molecular and cellular mechanisms and therapeutic opportunities. *J Scleroderma Relat Disord.* 2017; 2(3):137-152. DOI: 10.5301/jsrd.5000
4. Volkmann, ER, Andréasson, K, Smith, V. Systemic sclerosis. *Lancet.* 2023;401(10373):304-318. DOI: 10.1016/S0140-6736 (22)01692-0.
5. Roofeh, D, Khanna, D. Management of systemic sclerosis: the first five years. *Curr Opin Rheumatol.* 2020; 32(3):228-237. DOI: 10.1097/BOR.0000000000000711.
6. Ferreli, C, Gasparini, G, Parodi, A, et al. Cutaneous Manifestations of Scleroderma and Scleroderma-Like Disorders: a Comprehensive Review. *Clinic Rev Allerg Immunol*; 2017;53:306-336. DOI:10.1007/s12016-017-8625-4.
7. Bukiri, H, Volkmann, ER. Current advances in the treatment of systemic sclerosis. *Curr Opin Pharmacol.* 2022;64:102211. DOI: 10.1016/j.coph.2022.102211.
8. Thoreau, B, Chaigne ,B, Renaud, A, Mouthon L. Treatment of systemic sclerosis. *Presse Med.* 2021;50(1):104088. DOI: 10.1016/j.lpm.2021.104088.
9. Kowal-Bielecka, O, Fransen, J, Avouac, J, et al. Update of EULAR recommendations for the treatment of systemic sclerosis. *Ann Rheum Dis.* 2017; 76(8):1327-1339. DOI: 10.1136/annrheumdis-2016-209909.

202
Lúpus Eritematoso Sistêmico

Edgard Torres dos Reis Neto • Henrique de Ataíde Mariz • Luciana Parente Costa Seguro • Odirlei André Monticielo

INTRODUÇÃO

O lúpus eritematoso sistêmico (LES) é uma doença inflamatória, crônica e de caráter autoimune que apresenta períodos de exacerbação e remissão. A apresentação clínica e a gravidade são heterogêneas, o que torna o LES uma doença desafiadora para o clínico.[1]

EPIDEMIOLOGIA

O LES apresenta distribuição geográfica universal. Acomete mais frequentemente mulheres na segunda e terceira décadas de vida, chegando a uma proporção de 9 a 14 mulheres para 1 homem. Parece ser mais prevalente e grave em afrodescendentes e no sexo masculino. A prevalência mundial estimada é de 43,7 a 100 casos/100 mil pessoas. A incidência varia de 0,3 a 31,5 casos/100 mil indivíduos/ano; no Brasil, a estimativa é de 4,8 a 8,7 casos por 100 mil indivíduos/ano, o que o torna um dos países com maior prevalência da doença, com aumento de casos nos últimos 40 anos.[1,2]

DIAGNÓSTICO

O diagnóstico do LES é baseado na anamnese, exame físico e exames complementares. Como apresenta manifestações pleomórficas e heterogêneas, é muito importante individualizar e reconhecer os principais fenótipos da doença, especialmente os graves, em que o diagnóstico precoce e a instituição do tratamento no momento adequado têm impacto no prognóstico do paciente.

O LES pode evoluir com períodos de atividade de doença e remissão, em que os pacientes podem permanecer com poucos sintomas ou mesmo assintomáticos por longos períodos. O comprometimento de diversos órgãos ou sistemas pode ocorrer simultânea ou sequencialmente.

Manifestações clínicas

Constitucionais (41 a 84%)

Frequentes, especialmente no início da doença ativa: adinamia, fadiga, mal-estar, perda de peso e febre. A fadiga é comum e deve ser distinguida da fibromialgia.

Cutâneo-mucosas (até 80%)

Podem ser divididas em lesões agudas (fotossensibilidade, eritema malar), subagudas (psoriasiforme, anular-policíclica) e crônicas (discoide, bolhoso, *profundus*, *tumidus*, hipertrófico e pérnio). A lesão em asa de borboleta é fotossensível, geralmente poupa o sulco nasolabial, e deve ser diferenciada principalmente da rosácea e dermatite seborreica. Alopecia difusa ocorre em até 60% dos pacientes, e úlceras orais ou nasofaríngeas, habitualmente indolores, em 15 a 20%.

Musculoesqueléticas (61 a 93%)

O quadro articular geralmente se inicia como poliartralgia inflamatória de pequenas, médias e grandes articulações, podendo evoluir com artrite, habitualmente não erosiva, que se torna crônica em menos de 15% dos casos. O comprometimento de tendões e cápsulas pode causar deformidades articulares redutíveis (síndrome de Jaccoud). Osteonecrose pode ocorrer (10%) pela doença, pelo uso de corticoide ou pela síndrome antifosfolípide. Mialgias são frequentes, embora miopatia inflamatória pela doença seja rara (3%).

Hematológicas (até 72%)

Anemia de doença crônica é mais frequente. A anemia hemolítica autoimune é rara (<15%), porém, apresenta geralmente menores níveis de hemoglobina e maior gravidade. A leucopenia e a linfopenia ocorrem em 50 a 60% em fase ativa da doença, e a plaquetopenia grave (< 30.000/mm³) em menos de 10%. Plaquetopenia ao diagnóstico tem sido associada a pior prognóstico. Tanto a plaquetopenia como a anemia hemolítica no LES tem sido associados à presença de anticorpos antifosfolípides. É importante diferenciar se essas manifestações são da própria doença ou secundárias a medicamentos, infecções ou mesmo como manifestação de outras doenças hematológicas. A linfadenopatia ocorre em até 35% de adultos e 70% de crianças.

Neuropsiquiátricas (24 a 59%)

São 19 síndromes descritas, incluindo meningite asséptica, acidente vascular encefálico, síndromes desmielinizantes, cefaleia (geralmente, refratária a opioides e com melhora com corticoides), distúrbios de movimentos, mielite transversa, convulsões, *delirium*, transtornos de humor/ansiedade, disfunção cognitiva e psicose, síndrome de Guillain-Barré, mono ou polineuropatia, neuropatia craniana, plexopatia, miastenia *gravis* e alterações autonômicas. Cerca de 2/3 das manifestações neurológicas no LES têm etiologia secundária (infecções, alterações metabólicas/hidroeletrolíticas, doenças neurológicas primárias etc.), que devem sempre ser pesquisadas.

Serosite (10 a 36%)

Incluem pleurite (24 a 36%), pericardite (12 a 23%) ou peritonite (< 10%). Tamponamento pericárdico é raro (< 5%).

Pulmonares (7 a 14%)

As manifestações incluem pneumonite lúpica, hipertensão pulmonar, hemorragia alveolar, síndrome do pulmão encolhido e pneumopatia intersticial. Febre, dispneia e tosse, com ou sem cianose, ou escarro hemoptoico podem resultar de pneumonite lúpica. A hemorragia alveolar é uma complicação rara, mas extremamente grave, com mortalidade superior a 50%, e é mais frequente em pacientes com acometimento renal. A queda de hemoglobina/hematócrito pode ser sinal precoce da doença e a ausência de hemoptise não exclui hemorragia alveolar. A hipertensão pulmonar ocorre em até 15% dos pacientes e pode ter etiologia multifatorial, com associação com anti-RNP, fenômeno de Raynaud e capilaroscopia periungueal padrão SD. A síndrome do pulmão encolhido é uma manifestação rara, descrita em 1 a 6% dos pacientes, manifestando-se com dispneia e dor pleurítica, cuja tomografia de tórax revela ausência de serosite e doença intersticial pulmonar, com presença de elevação do diafragma e provas de função pulmonar demonstrando diminuição dos volumes pulmonares e da capacidade de difusão do monóxido de carbono.

Cardíacas (< 10%)

Miocardite clínica é rara (10%), e a endocardite de Libman-Sacks está associada à presença de anticorpos antifosfolípides, comprometendo válvulas cardíacas e raramente necessita de intervenção cirúrgica.

Sistema digestório (25 a 30%)

São manifestações do sistema digestório dor abdominal, hepatomegalia (10 a 30%), pancreatite, vasculite abdominal, hepatite autoimune (2,4 a 20%) e cirrose biliar primária (2,7 a 15%).

Vasculares (20 a 56%)

São manifestações a vasculite palmar (56%), o fenômeno de Raynaud (24 a 40%), as úlceras digitais e o livedo reticular. A vasculite costuma afetar vasos de pequeno calibre, principalmente da mucosa oral ou nasal e polpas digitais. Vasculite de artérias de médio calibre é rara e pode causar úlceras cutâneas e necroses digitais. Isquemias cutâneas ou viscerais também podem ser decorrentes de trombose por anticorpos antifosfolípides.

Oculares (2 a 10%)

Incluem conjuntivite (10%), uveíte (2%) e vasculite retiniana (9%). Trombose de vasos da retina pode decorrer em associação com anticorpos antifosfolípides.

Manifestações renais

A nefrite lúpica tem importante impacto na morbimortalidade do LES e acontece em até 60% dos adultos e em 80% das crianças. Pode acometer os glomérulos, o compartimento túbulo-intersticial e os vasos renais:

- Glomerulonefrite: as manifestações renais podem não ser evidentes até que ocorra síndrome nefrótica ou insuficiência renal. Portanto, é importante realizar exames complementares, principalmente o sedimento urinário, proteinúria de 24 horas ou relação proteína/creatinina (P/C) em amostra isolada de urina e dosagem sérica de creatinina. A redução nos níveis de complemento e/ou positividade do anticorpo anti-dsDNA podem ser indícios de atividade renal[1,3]
- Nefrite túbulo-intersticial: quase sempre é diagnosticada juntamente com a glomerulonefrite. A gravidade é um importante fator prognóstico, com associação com hipertensão e aumento de creatinina[3]
- Doença vascular: principalmente depósitos de imunocomplexos nos vasos associados a glomerulonefrite. Outras manifestações incluem microangiopatia trombótica e trombose de veias renais (principalmente na síndrome nefrótica). Podem ter associação com os anticorpos antifosfolípides.[3]

Geralmente, ocorre nos primeiros anos da doença, e é mais grave no LES de início juvenil, etnia não caucasiana e no sexo masculino.[1]

O padrão ouro para o diagnóstico da nefrite lúpica é a biopsia renal, que deve ser indicada quando há proteinúria ≥ 0,5 g/24 horas (ou relação P/C ≥ 0,5), especialmente quando presente hematúria glomerular ou cilindrúria, aumento de creatinina sem outra causa que a justifique e proteinúria ≥ 1 g/ 24 horas. É importante ressaltar que a impossibilidade de realização da biopsia não deve retardar o início do tratamento, pois o atraso é um dos fatores associados à pior resposta terapêutica e maior evolução para danos. A classificação da biopsia renal segundo a International Society of Nephrology é apresentada na Tabela 202.1. As classes I e II representam o envolvimento mesangial que, geralmente, levam a poucos sintomas clínicos e alterações laboratoriais, com possibilidade de ocorrer proteinúria discreta e hematúria com dismorfismo eritrocitário positivo. As classes III e IV são denominadas proliferativas e manifestam-se habitualmente com elevação da proteinúria acima de 500 mg/24 horas, hematúria com dismorfismo ou presença de cilindros hemáticos, e, nos casos mais graves, podem provocar hipertensão e perda de função renal, evoluindo com glomerulonefrite rapidamente progressiva. A classe V (membranosa) geralmente manifesta-se com síndrome nefrótica sem leucocitúria ou hematúria. A classe VI representa esclerose avançada.[3]

Critérios de classificação LES

Em 2019, foi proposto um novo critério de classificação para o LES pela European League Against Rheumatism (EULAR) e pelo American College of Rheumatology (ACR). Nessa proposta, é obrigatório o fator antinúcleo (FAN) positivo como critério de entrada e as manifestações clínicas e laboratoriais foram agrupadas em 7 domínios clínicos e 3 domínios imunológicos, com pesos variando de 2 a 10, devendo-se considerar apenas o critério com maior pontuação dentro do domínio (Tabela 202.2). Pacientes com 10 ou mais pontos, na presença de FAN positivo, são classificados como tendo LES, com sensibilidade de 96,1% e especificidade de 93,4%.[4]

Exames complementares

Os exames laboratoriais são fundamentais na avaliação de lesões de órgãos e na identificação de inflamação sistêmica, o que auxilia no diagnóstico e monitorização da doença. As alterações no hemograma como leucopenia, linfopenia e

Tabela 202.1 Classificação da nefrite lúpica de acordo com a International Society of Nephrology / Renal Pathology Society (ISN / RPS), 2003.

Classe I	Mesangial mínima
Classe II	Mesangial proliferativa
Classe III	Focal Glomerulonefrite (GN) focal ativa ou inativa, segmentar ou global, endo ou extracapilar envolvendo < 50% de todos os glomérulos
Classe IV	Difusa GN difusa ativa ou inativa, segmentar ou global, endo ou extracapilar envolvendo ≥ 50% de todos os glomérulos
Classe V	Membranosa Pode ocorrer em combinação com as classes III ou IV
Classe VI	Com esclerose avançada Esclerose glomerular global em ≥ 90% sem atividade residual

Adaptada de: Almaani S, et al, 2017.[3]

Tabela 202.2 Critérios de 2019 do ACR/EULAR para classificação do lúpus eritematoso sistêmico.

Domínios e critérios clínicos	Pontuação
Constitucional	
Febre	2
Mucocutâneo	
Alopecia não cicatricial	2
Úlceras orais	2
Lúpus cutâneo subagudo ou discoide	4
Lúpus cutâneo agudo	6
Articular	
Sinovite ≥ 2 articulações ou Dor à palpação ≥ 2 articulações e rigidez matinal ≥ 30 min	6
Neuropsiquiátrico	
Delirium	2
Psicose	3
Convulsão	5
Serosas	
Derrame pleural ou pericárdico	5
Pericardite aguda	6
Hematológico	
Leucopenia	3
Plaquetopenia	4
Anemia hemolítica autoimune	4
Renal	
Proteinúria > 0,5 g/24 h	4
Nefrite lúpica biopsia classe II ou V	8
Nefrite lúpica biopsia classe III ou IV	10
Domínios e critérios imunológicos	**Pontuação**
Anticorpos antifosfolípides	
Anticardiolipina em títulos moderados ou altos ou Anti-B2GPI ou Anticoagulante lúpico	2
Complemento	
C3 ou C4 baixos	3
C3 e C4 baixos	4
Anticorpos altamente específicos do LES	
Anti-dsDNA	6
Anti-Sm	6

CRITÉRIO DE ENTRADA OBRIGATÓRIO: FAN com título ≥ 1:80 nas células HEp-2 ou teste equivalente*

CRITÉRIOS ADICIONAIS: dentro de cada domínio, considerar apenas o critério com maior pontuação. Os critérios não precisam ocorrer simultaneamente. Não considerar um critério se houver outra explicação mais provável que o LES. O paciente pode ser classificado como LES se pontuação ≥ 10

*Não aplicar critérios se FAN negativo. Adaptada de: Aringer M, et al, 2019.[4]

plaquetopenia são características comuns em pacientes com LES. A anemia hemolítica autoimune ocorre em 10 a 15% dos casos, e a anemia por doença crônica e ferropriva são as formas mais encontradas. A velocidade de hemossedimentação (VHS) está caracteristicamente elevada na doença, mas a proteína C reativa (PCR) geralmente é baixa, exceto em situações de serosite e poliartrite. A pesquisa das proteínas do sistema complemento (total, C3 e C4) é útil tanto para o diagnóstico como para avaliação de atividade da doença, especialmente renal, na qual podem apresentar valores abaixo do normal.[1]

É fundamental a pesquisa do FAN na suspeita do LES, pois a sua positividade na doença é alta (em 98 a 99% dos pacientes). Recomenda-se uma avaliação criteriosa do título e padrão do FAN para que se obtenha a correta interpretação, uma vez que sugere de maneira indireta a presença dos autoanticorpos. A identificação dos diferentes autoanticorpos auxilia no diagnóstico de monitorização da doença. A frequência e a associação com manifestações clínicas do LES está descrita na Tabela 202.3.[5]

Diagnóstico diferencial

O diagnóstico diferencial é amplo e inclui:[1]

- Outras doenças imunomediadas: artrite reumatoide, doença de Sjögren, doença de Behçet, miopatias autoimunes sistêmicas e vasculites sistêmicas
- Infecções: vírus da imunodeficiência humana (HIV), hepatites B e C, endocardite infecciosa, tuberculose, sífilis, hanseníase etc.
- Doenças hematológicas: linfomas, leucemia, púrpura trombocitopênica idiopática ou trombótica, síndrome mielodisplásica etc.

TRATAMENTO

O manejo do LES depende das manifestações clínicas e da gravidade da doença. Os objetivos principais são o controle da atividade da doença, prevenção de dano e melhora da qualidade de vida da pessoa com LES. Deve-se ter como alvo preferencial atingir a remissão da doença ou, quando não é possível, a baixa atividade da doença, caracterizada por doença controlada em uso de antimalárico, baixa dose de corticoide (prednisona 5 a 7,5 mg/dia ou equivalente), e/ou dose estável de imunossupressores

Tabela 202.3 Autoanticorpos, frequência e associações clínicas no LES.

Autoanticorpo	Frequência	Associações clínicas
Anti-dsDNA	43 a 92%	Nefrite e atividade da doença
Anti-Sm	10 a 55%	Específico
Anti-nucleossomo	59 a 61%	Nefrite e atividade da doença
Anti-P-ribossomal	12 a 60%	Neuropsiquiátrico, nefrite membranosa e hepatite
Anti-Ro/SSA	36 a 64%	Lúpus cutâneo e lúpus neonatal
Anti-RNP	23 a 49%	Fenômeno de Raynaud

Adaptada de: Didier K, et al, 2018.[5]

(incluindo imunobiológicos). As Tabelas 202.4 202.5 e 202.6 mostram, respectivamente, um resumo do tratamento do LES não renal, as medidas complementares a ser instituídas e as principais medicações utilizadas no tratamento.[6]

Os antimaláricos (hidroxicloroquina ou cloroquina) são recomendados para todos os pacientes com LES, exceto para aqueles com doença ocular prévia que impeça a avaliação oftalmológica adequada de rotina ou história de farmacodermia. Deve-se dar preferência ao uso da hidroxicloroquina *versus* cloroquina, devido ao seu melhor perfil de segurança e eventos adversos. Os benefícios desses agentes já foram amplamente demonstrados, incluindo melhora clínica, redução da atividade de doença e de exacerbações, redução nas doses cumulativas de corticoide, redução de danos permanentes, melhora dos fatores de risco cardiovasculares e diminuição da mortalidade. É importante o ajuste da dose pelo peso do paciente e avaliação oftalmológica periódica, em especial em situações de alto risco, como uso do fármaco por mais de 5 anos, alteração ocular prévia, extremos de idade, nefropatia, hepatopatia ou uso concomitante do tamoxifeno.[7]

Tabela 202.4 Tratamento medicamentoso do lúpus eritematoso sistêmico não renal.

Medicamentos*	Leve Sintomas constitucionais, artrite, pele, plaquetopenia $50\text{-}100 \times 10^3/\text{mm}^3$	Moderado Pele extensa, vasculite cutânea, plaquetopenia $20\text{-}50 \times 10^3/\text{mm}^3$, serosite	Grave Doença com risco de lesão em órgão (nefrite, cerebrite, mielite, pneumonite, vasculite mesentérica, PTT símile), plaquetopenia com plaquetas $< 20 \times 10^3/\text{mm}^3$, síndrome hemofagocítica
Hidroxicloroquina	Para todos os pacientes, exceto se contraindicado		
Corticoide	Dose e via de administração de acordo com a gravidade do caso Pulso metilprednisolona 500 mg (ou de 125 a 1.000 mg), via endovenosa, por 3 dias, dependendo da gravidade da doença Prednisona 5 a 10 mg/dia (atividade leve) até 0,5 a 1 mg/kg/dia (atividade grave) ou outro corticoide equivalente		
Imunossupressores* para controle de atividade de doença e para retirada do corticoide	Metotrexato, azatioprina, leflunomida, micofenolato, mofetil, belimumabe, anifrolumabe	Metotrexato, azatioprina, leflunomida; micofenolato mofetil, belimumabe, anifrolumabe, ciclosporina, tacrolimus	Micofenolato mofetil, ciclofosfamida, ciclosporina, tacrolimus, rituximabe
Imunoglobulina humana, plasmaférese	Avaliar para casos graves específicos		

*Outros: dapsona (lúpus cutâneo bolhoso), talidomida (lúpus cutâneo refratário).

Tabela 202.5 Medidas complementares (para todos os pacientes).

Medidas complementares	Orientações
Aconselhamento, suporte e educação	Sobre a doença, tratamentos disponíveis e cuidados
Manejo multidisciplinar	Preservação da saúde física e mental, com abordagem multiprofissional, incluindo odontologia, fisioterapia, terapia ocupacional, psicologia e nutricionista. Auxílio de especialistas para acometimentos orgânicos graves
Orientação dietética para a prevenção e o controle de osteoporose, dislipidemia, obesidade e HAS	Dieta rica em cálcio (em especial se uso de corticoide), pobre em gordura e pobre em sal (especialmente se nefrite ou hipertensão)
Tratamento dos fatores de risco cardiovascular	Diabetes, hipertensão (alvo PA 130 x 80 mmHg), dislipidemia (alvo LDL 100 mg/dℓ) e obesidade Cessar o tabagismo (além de aumentar o risco cardiovascular, piora as atividades cutânea, vascular e renal e diminui a ação da hidroxicloroquina)
Uso de antiagregante plaquetário ou anticoagulantes	Aspirina 100 mg/dia para pacientes com anticorpos antifosfolípides positivos, ou com antecedente de evento cardiovascular e nas gestantes Anticoagulação plena, se evento trombótico Heparina profilática em gestantes e puérperas com SAF gestacional
Prevenção de osteoporose induzida por glicocorticoide	Suplementação de cálcio (preferencialmente pela dieta) e vitamina D. Predição do risco de fratura (ferramenta FRAX – https://abrasso.org.br/calculadora/calculadora) e avaliação de uso de medicamento antirreabsortivo (bisfosfonatos ou denosumabe) ou formador
Avaliação ginecológica anual	Em especial se imunossupressão ou presença HPV
Avaliação oftalmológica	Em especial se sintomas oculares ou visuais, ou se uso de antimalárico
Exercícios físicos regulares	Devem ser estimulados e individualizados conforme acometimento sistêmico e atividade de doença
Proteção solar e de radiação UVB	Usar protetor com FPS 30, no mínimo
Prevenção de infecções	Atualização do calendário vacinal (contraindicadas vacinas com vírus vivos se imunossupressão) Rastreamento e manejo da tuberculose latente. Investigação para hepatites B e C e HIV Tratamento empírico com anti-helmíntico para estrongiloidíase antes de doses altas de corticoide
Anticoncepção adequada	Anticoncepção altamente eficaz (DIU, pílula) para pacientes com doença ativa ou em uso de medicamentos teratogênicos Contraindicado estrógeno se LES de moderado a grave, antecedente de evento trombótico ou presença de anticorpos antifosfolípides

Tabela 202.6 Medicações mais utilizadas no tratamento de pacientes com lúpus eritematoso sistêmico.

Medicação	Dose e via de administração	Cuidados	Compatibilidade com gestação/ amamentação
Glicocorticoides			
Metilprednisolona	Pulso 125 mg a 1.000 mg (preferencialmente até 500 mg), via endovenosa, por 3 dias	Diabetes, osteoporose, ganho de peso, *cushing*	Sim
Prednisona	Dose de acordo com gravidade, até 1 mg/kg/dia, via oral		Sim
Dexametasona	De acordo com gravidade até 40 mg/dia, via oral ou endovenosa		Sim (atravessa mais a barreira placentária)
Antimaláricos			
Hidroxicloroquina	Até 5 mg/kg/dia (máx. 400 mg/dia), via oral	Avaliação oftalmológica de retina com fundo de olho (ou similar) e tomografia de coerência óptica (OCT) conforme fatores de risco	Sim
Cloroquina	Até 4 mg/kg/dia (máx 250 mg/dia), via oral		Sim
Imunossupressores (medicações modificadoras do curso de doença [MMCDs])			
Metotrexato	7,5 a 25 mg/semana, via oral ou subcutânea	Toxicidade medular e hepática; sugere-se o uso de ácido fólico 5 mg/semana (dia diferente do MTX)	Contraindicado na gestação e amamentação
Azatioprina	2 mg/kg/dia (manutenção) a 3 mg/kg/dia (indução), via oral	Toxicidade medular e hepática	Sim
Micofenolato mofetil	1,5 g a 2 g/dia (manutenção) a 3 g/dia (indução), via oral (dividido em 2 doses)	Toxicidade hepática; intolerância do trato gastrintestinal é comum	Contraindicado na gestação e amamentação
Ciclofosfamida	500 mg a cada 2 semanas por 3 meses (Eurolupus) ou 0,5 a 0,75 mg/m^2 por até 6 meses, via endovenosa	Toxicidade medular e hepática, falência ovariana prematura	Contraindicado na gestação e amamentação
Ciclosporina	2 mg/kg/dia (manutenção) a 3 mg/kg/dia (indução), via oral (dividido em 2 doses)	Hipertensão arterial sistêmica, dislipidemia, diabetes Checar nível sérico a partir de 3 dias de dose estável	Sim
Tacrolimus	4 mg/dia (associado a mofetil 1 g/dia) a 6 mg/dia (monoterapia) (dividido em 2 doses)	Diabetes, hipertensão arterial sistêmica, dislipidemia Checar nível sérico a partir de 3 dias de dose estável	Sim
Leflunomida	20 mg/dia, via oral	Toxicidade medular e hepática	Contraindicado na gestação e amamentação
Talidomida	50 a 100 mg/dia, via oral	Neuropatia periférica muito frequente (usar por curto período para controle de doença cutânea refratária)	Contraindicado na gestação e amamentação
Biológicos			
Belimumabe	10 mg/kg/mês, via endovenosa, ou 200 mg/semana, via subcutânea	Contraindicado se episódio depressivo grave ou risco de suicídio	Desconhecida
Rituximabe	1 g dia 1 e dia 14 a cada 6 meses, via endovenosa	Checar IgG, risco infeccioso (atualizar vacinas antes do medicamento)	Contraindicado na gestação e amamentação
Anifrolumabe	300 mg a cada 4 semanas, via endovenosa	Risco infeccioso (atualizar vacinas antes do medicamento, em especial contra herpes-zóster, *influenza* e covid-19)	Desconhecida

Para sintomas constitucionais, artrite e serosites, pode-se utilizar analgésicos, anti-inflamatórios não esteroidais (AINEs), corticoides, antimaláricos, metotrexato, leflunomida, azatioprina e imunobiológicos (belimumabe ou anifrolumabe).

No lúpus cutâneo, são muito importantes os cuidados com fotoproteção e cessação do tabagismo. Lesões localizadas podem ser tratadas com corticoides e imunossupressores tópicos. O tratamento sistêmico inicial é a hidroxicloroquina e, em casos não responsivos, pode ser indicado o metotrexato ou o micofenolato de mofetil. A dapsona pode ser usada em casos de lúpus bolhoso. A talidomida pode ser usada para manifestações cutâneas refratárias, especialmente lúpus discoide, por curto período devido ao alto risco de neuropatia. Pode-se avaliar o uso de biológicos para casos de lúpus cutâneo refratários.[8]

Em situações de maior gravidade, como acometimento neurológico, nefrite lúpica, anemia hemolítica, trombocitopenia, vasculite, miocardite e pneumonite, é necessário uso de altas doses de corticoide, azatioprina, ciclofosfamida, micofenolato de mofetil ou de sódio, inibidores da calcineurina, plasmaférese, imunoglobulina endovenosa e medicamentos imunobiológicos (rituximabe).[6]

O tratamento da nefrite lúpica (Figura 202.1), conforme recomendação da Sociedade Brasileira de Reumatologia, inclui uma fase de indução com duração de 3 a 6 meses (preferencialmente, com micofenolato ou ciclofosfamida), seguida de uma fase de manutenção (de preferência, com micofenolato ou azatioprina, com duração mínima de 3 anos). Também são imprescindíveis as medidas nefroprotetoras: controle da pressão com antiproteinúricos, evitar uso de

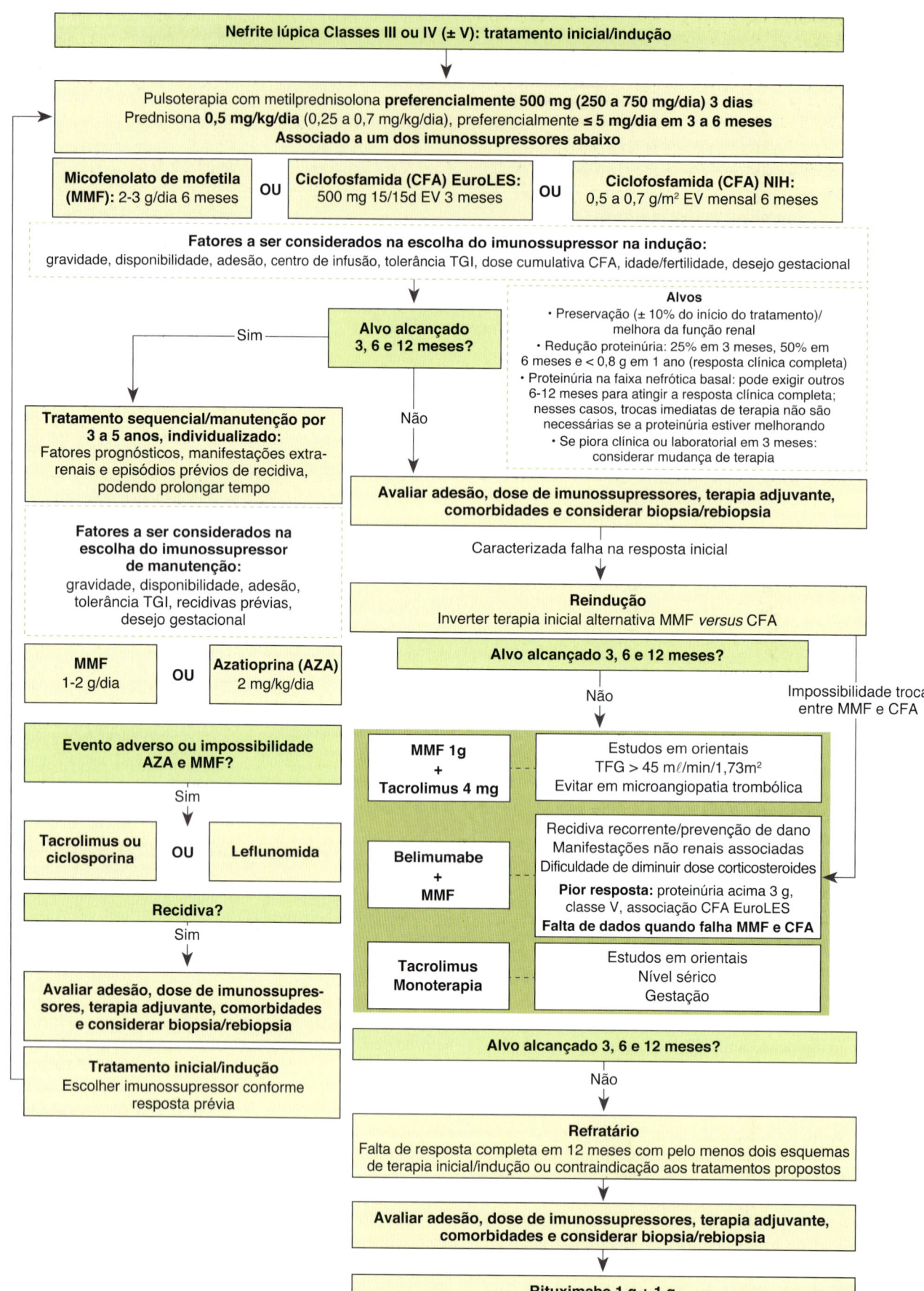

Figura 202.1 Tratamento da nefrite lúpica classe III ou IV associada ou não à classe V.

medicações nefrotóxicas, como anti-inflamatórios não hormonais, cessação do tabagismo e reforço constante da adesão ao tratamento. Para nefrite lúpica classe V pura, podem ser utilizados na indução ciclofosfamida, micofenolato, inibidor de calcineurina, com uso de terapia multialvo, ou rituximabe para os casos refratários.

Em relação as medicações (ver Tabela 202.5), o corticoide, devido a sua rápida ação, é fundamental em atividade de doença grave. No entanto, pelos eventos adversos (catarata, osteoporose, osteonecrose, hipertensão, diabetes, dislipidemia, aterosclerose acelerada e aumento significativo de infecções), por ser o principal determinante de dano cumulativo ao longo do tempo e um dos fatores relacionados com mortalidade, seu uso deve ser na menor dose possível e pelo menor tempo necessário. A recomendação de pulsoterapia para as condições agudas com risco de lesão grave a órgãos ou sistemas pode requerer metilprednisolona com doses que variam de 125 a 1.000 mg, por via endovenosa, durante 3 dias. É importante ressaltar a escassez de evidências científicas que possam orientar a melhor dose a ser usada nos diferentes cenários clínicos. O objetivo deve ser sempre a suspensão completa desse agente desde que a atividade clínica de doença seja controlada. Para as manifestações leves e/ou moderadas, além dos antimaláricos, o corticoide pode ser utilizado (prednisona em doses entre 0,125 a 0,5 mg/kg/dia), com redução subsequente após 2 a 3 semanas para a menor dose possível, em associação ou não com imunossupressores.

Como os pacientes com LES apresentam maior frequência de fatores de risco cardiovasculares tradicionais e maior mortalidade por doença cardiovascular, além do controle da atividade da doença, é preciso estar atento para o controle e tratamento do diabetes, hipertensão arterial sistêmica, tabagismo, obesidade e dislipidemia. Nos pacientes em uso de imunossupressores, deve-se também ter atenção para a possibilidade de infecções, especialmente a tuberculose, pneumonias, infecções do trato urinário, além do uso profilático de anti-helmínticos periodicamente para diminuir possibilidade de estrongiloidíase disseminada, atualização de vacinas e realização de exames preventivos para rastreamento de neoplasias. Medidas para prevenção de osteoporose também devem ser orientadas, principalmente nos pacientes em uso crônico de corticosteroides.

É importante lembrar do uso de anticoncepcional para pacientes com doença ativa ou em uso de medicamentos teratogênicos. A gestação deve ser planejada com a paciente há pelo menos 6 meses em remissão de doença e em uso de medicamentos compatíveis com a gestação. A hidroxicloroquina não deve ser suspensa durante a gestação. Se necessário, são compatíveis com a gestação prednisona, azatioprina, ciclosporina e tacrolimus. A paciente deve fazer seguimento pré-natal de alto risco. Estudos mostram redução de risco de pré-eclâmpsia com o uso de aspirina dose baixa e dieta rica em cálcio.[9]

CONSIDERAÇÕES FINAIS

O LES é uma doença autoimune sistêmica que pode afetar a qualidade de vida dos pacientes. Seu diagnóstico e tratamento precoces e adequados são fundamentais para o rápido controle da atividade da doença e prevenção de dano. Estudos em andamento, tanto para melhor caracterização fenotípica como para novos tratamentos, incluindo terapias multialvo, permitirão proporcionar tratamentos mais eficazes e personalizados, dirigidos aos órgãos acometidos e manifestações específicas com menos eventos adversos.

REFERÊNCIAS BIBLIOGRÁFICAS

1. Fanouriakis A, Tziolos N, Bertsias G, Boumpas D. Update on the diagnosis and management of systemic lupus erythematosus. *Annals of the Rheumatic Diseases*. 2021;80(1).
2. Tian J, Zhang D, Yao X, Huang Y, Lu Q. Global epidemiology of systemic lupus erythematosus: a comprehensive systematic analysis and modelling study. *Annals of the Rheumatic Diseases*. 2023;82(3).
3. Almaani S, Meara A, Rovin BH. Update on Lupus Nephritis. *Clin J Am Soc Nephrol*. 2017;12(5):825-35.
4. Aringer M, Costenbader K, Daikh D, Brinks R, Mosca M, Ramsey-Goldman R, et al. 2019 European League Against Rheumatism/American College of Rheumatology classification criteria for systemic lupus erythematosus. *Annals of the Rheumatic Diseases*. 2019;78(9):1151-9.
5. Didier K, Bolko L, Giusti D, Toquet S, Robbins A, Antonicelli F, et al. Autoantibodies Associated With Connective Tissue Diseases: What Meaning for Clinicians? *Frontiers in Immunology*. 2018;9.
6. Fanouriakis A, Kostopoulou M, Alunno A, Aringer M, Bajema I, Boletis JN, et al. 2019 update of the EULAR recommendations for the management of systemic lupus erythematosus. *Annals of the Rheumatic Diseases*. 2019;78(6):736-45.
7. Reis-Neto E, Kakehasi A, Medeiros Pinheiro M, Ferreira G, Marques C, da Mota L, et al. Revisiting hydroxychloroquine and chloroquine for patients with chronic immunity-mediated inflammatory rheumatic diseases. *Advances in Rheumatology* (London, England). 2020;60(1).
8. Kuhn A, Aberer E, Bata-Csörgő Z, Caproni M, Dreher A, Frances C, et al. S2k guideline for treatment of cutaneous lupus erythematosus - guided by the European Dermatology Forum (EDF) in cooperation with the European Academy of Dermatology and Venereology (EADV). *Journal of the European Academy of Dermatology and Venereology*: JEADV. 2017;31(3).
9. Sammaritano L, Bermas B, Chakravarty E, Chambers C, Clowse M, Lockshin M, et al. 2020 American College of Rheumatology Guideline for the Management of Reproductive Health in Rheumatic and Musculoskeletal Diseases. *Arthritis & Rheumatology* (Hoboken, NJ). 2020;72(4).

Miopatias Autoimunes Sistêmicas

Fernando H. S. de Souza • Daniel Brito de Araujo • Leonardo Santos Hoff • Samuel Katsuyuki Shinjo

INTRODUÇÃO

Miopatias inflamatórias idiopáticas, miopatias inflamatórias autoimunes ou, ainda, miopatias autoimunes sistêmicas (MAS) são um grupo heterogêneo de enfermidades autoimunes caracterizadas clinicamente por fraqueza muscular em consequência à inflamação dos músculos esqueléticos estriados. Dependendo dos dados demográficos, clínicos, laboratoriais, histológicos e evolutivos, subdividem-se em dermatomiosite (DM), polimiosite (PM), miosite por corpos de inclusão (MCI), miopatia necrosante imunomediada (MNIM), síndrome antissintetase (SAS), entre outras.[1]

INCIDÊNCIA E PREVALÊNCIA

São doenças raras e estima-se que a incidência mundial seja de 0,5 a 8,4 casos por milhão de habitantes. No caso da DM, a idade no início da doença segue uma distribuição bimodal, com um pico observado aos 10 a 15 anos e outro aos 40 a 55 anos. No caso de PM, MNIM e SAS, o pico é entre os 40 e 55 anos, enquanto na MCI, geralmente com mais de 50 anos. As mulheres são mais afetadas do que os homens (2:1), exceto na MCI (2 homens:1 mulher).[1,2]

DIAGNÓSTICO

Após quatro décadas dos critérios classificatórios de Bohan e Peter,[1] que incluíam apenas a DM e PM, os novos critérios de 2017 propostos pela European League Against Rheumatism (EULAR) e pelo American College of Rheumatology (ACR) em 2017[3] (Tabela 203.1) têm como finalidade inicial avaliar, por meio de pontuações, a probabilidade de um

Tabela 203.1 Critérios* classificatórios de miopatias autoimunes sistêmicas segundo EULAR/ACR (2017).

Variável	Pontuação	
	Sem biopsia	Com biopsia
Idade		
Início dos sintomas relacionados com a doença: ≥ 18 e < 40 anos	1,3	1,5
Início dos sintomas relacionados com a doença: ≥ 40 anos	2,1	2,2
Fraqueza muscular		
Objetiva, simétrica, geralmente progressiva, proximal dos MMSS	0,7	0,7
Objetiva, simétrica, geralmente progressiva, proximal dos MMII	0,8	0,5
Fraqueza muscular: flexor > extensor cervical	1,9	1,6
Fraqueza muscular das pernas: proximal > distal	0,9	1,2
Manifestações cutâneas		
Heliótropo	3,1	3,2
Pápulas de Gottron	2,1	2,7
Sinal de Gottron	3,3	3,7
Outras manifestações		
Disfagia ou dismotilidade esofágica	0,7	0,6
Exames laboratoriais		
Autoanticorpo anti-Jo-1 (anti-histidil-tRNA sintetase)	3,9	3,8
Elevação do nível sérico de CPK, DHL, AST ou ALT	1,3	1,4
Características das biopsias musculares		
Infiltrado de células mononucleares na região endomisial circundando (mas sem invadir) as miofibras		1,7
Infiltrado de células mononucleares na região perimisial e/ou perivascular		1,2
Atrofia perifascicular		1,9
Vacúolos subsarcolemais marginados (*rimmed vacuoles*)		3,1

*Os critérios podem ser utilizados nos pacientes com suspeita de miopatia autoimune sistêmica quando não há outra explicação mais plausível para os sinais e sintomas.
ALT: alanina aminotransferase; AST: aspartato aminotransferase; CPK: creatinofosfoquinase; DHL: desidrogenase láctica; MMII: membros inferiores; MMSS: membros superiores.
Miopatia autoimune sistêmica provável: pontuação ≥ 5,5 sem biopsia ou ≥ 6,7 com biopsia muscular.
Miopatia autoimune sistêmica definida: pontuação ≥ 7,5 sem biopsia ou ≥ 8,7 com biopsia muscular.
Calculadora *online*: www.imm.ki.se/biostatistics/calculators/iim.

paciente ser classificado como tendo MAS. É possível realizar esses cálculos no site www.imm.ki.se/biostatistics/calculators/iim. Posteriormente, os pacientes são subclassificados em subtipos de MAS (Figura 203.1).

A fraqueza muscular pode se apresentar de forma relativamente aguda ao longo de dias a semanas, ou mais lenta ao longo de alguns meses. Fraqueza simétrica de musculatura proximal dos membros superiores e inferiores é a apresentação mais frequente, e também pode ocorrer o envolvimento da musculatura flexora cervical. Cerca de um terço dos pacientes apresenta disfagia pelo envolvimento dos músculos orofaríngeos e esofágicos.[2,4]

As MAS apresentam como denominador comum a fraqueza muscular das musculaturas esqueléticas estriadas. Entretanto, podem ter acometimento de outros órgãos e sistemas, o que leva à formação de diferentes subtipos da doença.[5]

Na DM, por exemplo, existem lesões cutâneas características que habitualmente acompanham ou antecedem o início da fraqueza muscular: lesão arroxeada periorbital (heliótropo), erupção eritematosa papular sobre as articulações interfalangeanas e metacarpofalangeanas (pápulas de Gottron) e uma erupção macular eritematosa no pescoço e tórax anterior (sinal do "V do decote") e nos ombros e na parte superior das costas (sinal do "xale"), bem como nas superfícies extensoras dos cotovelos, nós dos dedos e joelhos (sinal de Gottron). Essas lesões cutâneas são fotossensíveis, piorando com exposição solar.[2,4]

A tríade clássica da SAS é a presença de doença pulmonar intersticial (DPI), fraqueza muscular e artrite; no entanto, apenas uma minoria apresenta inicialmente essa tríade. Sintomas constitucionais como febre e perda de peso, fenômeno de Raynaud e alterações na pele, incluindo as "mãos de mecânico", podem ocorrer com relativa frequência.

A MNIM é um subtipo raro e grave de miopatia caracterizada por necrose muscular sem os característicos infiltrados inflamatórios, que são predominantes à biopsia nas demais MAS, resultando em importante fraqueza muscular proximal. Pode ser idiopática, ocorrer após infecções virais, estar associada ao uso de estatinas ou malignidade. A MNIM associada à estatina tem como principal marcador a presença de autoanticorpos direcionados à HMGCR (3-hidroxi-3-metilglutaril-coenzima A redutase), e caracteristicamente não ocorre melhora com a suspensão da estatina, ao contrário dos quadros de mialgia associados a esses fármacos. Nos quadros associados a câncer, o tratamento da malignidade pode levar à resolução da miopatia.[2]

A PM pode ser definida como uma miopatia inflamatória sem envolvimento cutâneo, e o desafio diagnóstico de sua diferenciação de outras causas de fraqueza muscular é um desafio. Sua ocorrência é cada vez mais rara, já que nos últimos anos a maioria dos pacientes diagnosticados com essa entidade na realidade foi reclassificada como portadores de outras MASs.[2]

A MCI, a miopatia mais comum em indivíduos com idade superior a 50 anos, ocorre com maior frequência em homens. Apresenta um início lento de fraqueza assimétrica progressiva, levando à atrofia, principalmente no quadríceps femoral, flexores do punho e dedos e dorsiflexores do tornozelo, com presença de disfagia em mais da metade dos pacientes, e muitas vezes é o sintoma inicial.[2,4]

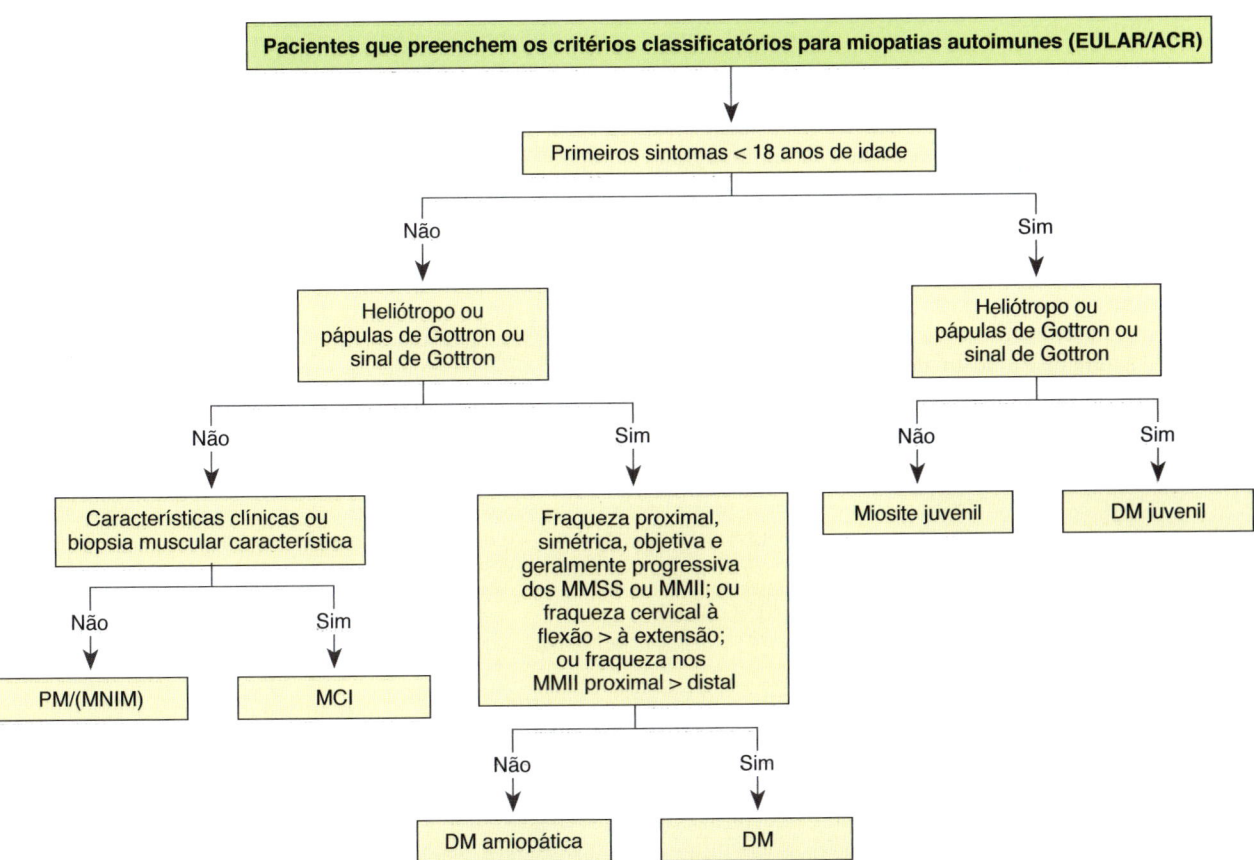

Figura 203.1 Subdivisão das miopatias autoimunes sistêmicas. DM: dermatomiosite; MCI: miosite por corpos de inclusão; MMII: membros inferiores; MMSS: membros superiores; MNIM: miopatia necrosante imunomediada; PM: polimiosite. Adaptada de: Lundberg et al., 2017.[3]

Em decorrência da raridade das MAS, da variedade de apresentações clínicas, faixas etárias acometidas e das possibilidades de envolvimento sistêmico, deve-se sempre ter em mente os diagnósticos diferenciais possíveis, já que diversas condições nosológicas levam ao quadro de fraqueza muscular e/ou aumento das concentrações séricas de enzimas musculares. Dessa forma, é extremamente importante avaliar os pacientes na íntegra, antes de defini-los como portadores de MAS. A Tabela 203.2 mostra algumas condições mimetizadoras de MAS.

Do ponto de vista laboratorial, é possível encontrar aumento das concentrações séricas de enzimas musculares, creatinofosfoquinase (CPK) e aldolase, assim como desidrogenase láctica, aspartato aminotransferase e alanina aminotransferase. As enzimas musculares encontram-se elevadas em mais de 70% dos pacientes com DM, e em todos os pacientes com PM e MNIM; já a MCI habitualmente não cursa com alteração de enzimas musculares.

A exemplo de lúpus eritematoso sistêmico, as MAS apresentam diversos autoanticorpos denominados miosite-específicos (anti-Mi-2, -NXP-2, -TIF1g, -MDA-5, -SAE, -SRP, - HMGCR, -Jo-1, -OJ, -EJ, -PL-7, -PL-12, -KS, -Zo) e miosite-associados (anti-Ro-52, -PM/Scl, -RNP, -Ku). Entretanto, eles não devem ser solicitados rotineiramente na prática clínica por diversos motivos: indisponibilidade em diversos laboratórios, reatividade variável de acordo com o método laboratorial empregado, falta de dados da literatura etc. Entretanto, três desses autoanticorpos merecem a atenção: anti-Jo-1, que além de marcador de MAS, prediz prognóstico pulmonar e sua positividade está relacionada com maior recidiva das MAS, além de definir o diagnóstico de SAS; anti-SRP e -HMGCR, que estão relacionados com a MNIM, sendo também definidores de diagnóstico.

A eletroneuromiografia permite diferenciar doenças de origem neurológica ou muscular. Entretanto, não permite distinguir se a doença muscular é de causa autoimune, genética ou paraneoplásica. Além disso, é importante salientar que trata-se de um exame operador dependente, a exemplo da ultrassonografia. Portanto, a interpretação dos resultados desse exame precisa ser feita com cautela.

A ressonância magnética dos músculos, embora não tenha sido contemplada nos critérios classificatórios de EULAR/ACR 2017, é um instrumento de grande valia na prática clínica. Quando bem indicada, pode corroborar na confirmação de uma doença muscular (autoimune ou não autoimune), sua cronicidade (a partir da presença e do grau de substituição gordurosa), presença e grau de inflamação muscular, além de guiar ao local da biopsia muscular.

Em relação à biopsia muscular, embora haja grandes limitações na solicitação da prática clínica, é um instrumento extremamente importante para a confirmação de uma doença muscular e com potencial contribuição para o diagnóstico dessa doença. Seus resultados necessitam ser interpretados em conjunto com os achados clínicos, laboratoriais e evolutivos dos pacientes, salientando-se que em 10 a 20% dos casos as biopsias musculares podem vir com alterações inespecíficas ou mesmo dentro da normalidade.

Existe uma associação entre o diagnóstico de MAS no adulto e de neoplasias, as quais costumam surgir no primeiro ano antes ou depois do diagnóstico da doença. Entre as MAS, a DM é a que possui o risco mais alto, enquanto que na SAS e na MCI o risco é menor.[2] Portanto, o rastreio de neoplasias é recomendado nos primeiros anos após o diagnóstico da MAS.[5]

TRATAMENTO

O tratamento das MAS envolve medidas farmacológicas e não farmacológicas, resumidas na Tabela 203.3. Exercícios aeróbicos e/ou de fortalecimento sob supervisão são indicados em todos os estágios da doença para melhorar a capacidade funcional, dor, fadiga e qualidade de vida. Além disso, podem minimizar os eventos adversos causados pelos corticoides, como atrofia muscular e osteoporose.[6,7] A educação dos pacientes e de seus familiares sobre o caráter crônico e incurável das MAS é importante para aumentar a aderência e otimizar os resultados do tratamento.[7]

Com exceção da MCI, que não responde ao tratamento farmacológico, as demais MAS são tratadas com imunossupressores.[2,4,8] Os glicocorticoides, como a prednisona via oral, são o fármaco de primeira linha. A dose utilizada é de 0,5 a 1 mg/kg/dia de prednisona via oral ou equivalente, com dose máxima inicial de 60 a 80 mg/dia. Se houver uma resposta favorável, com normalização da CPK e melhora da força muscular, é realizada uma retirada gradual de 10 mg/mês até a dose de 20 mg/dia, seguido de 5 mg/mês até a dose de 5 mg/dia;

Tabela 203.2 Diagnóstico diferencial das miopatias autoimunes sistêmicas.

Fraqueza muscular	Doenças neurológicas: esclerose múltipla, esclerose lateral amiotrófica, Guillain-Barré, doença de Parkinson etc.
	Outras doenças musculares: miopatias metabólicas (glicogenose, lipidose, mitocondriais), doenças neuromusculares (distrofias musculares, distrofias musculares congênitas, miopatias congênitas, distrofias miotônicas etc.)
	Doenças vasculares: acidente vasculoencefálico, arteriosclerose periférica
	Distúrbios endócrinos descompensados: diabetes melito, hipotireoidismo
	Distúrbios hematológicos: anemia
	Distúrbios metabólicos: hiper/hipocalemia, hiper/hipocalcemia
	Infecções: sepse
Elevação de enzimas musculares	Rabdomiólise, trauma, convulsões, exercícios físicos extenuantes
	Medicamentos: estatinas
	Infecções: leptospirose
Alterações cutâneas (heliótropo/Gottron)	Eczema, dermatite de contato, dermatite seborreica, psoríase
Acometimento pulmonar	Esclerodermia, lúpus eritematoso sistêmico, síndrome de Sjögren
Acometimento articular	Artrite reumatoide, lúpus eritematoso sistêmico, síndrome de Sjögren, esclerodermia
	Infecções virais

Adaptada de: Lundberg et al., 2021;[2] De Souza et al., 2019.[5]

Tabela 203.3 Tratamento das miopatias autoimunes sistêmicas.

Intervenção	Recomendação
Medidas não farmacológicas (indicadas a todos os pacientes)	
Exercício físico, reabilitação	Exercícios aeróbicos e/ou de fortalecimento para melhora da capacidade funcional, dor, fadiga e qualidade de vida
Medidas farmacológicas (indicadas a todos os pacientes, exceto miosite por corpo de inclusão, que não responde aos imunossupressores)	
Primeira linha	Glicocorticoides (prednisona 0,5 a 1 mg/kg/dia ou equivalente), com redução gradual da dose Metotrexato (15 a 25 mg/semana) ou azatioprina (2 a 3 mg/kg/dia), utilizados para acelerar a resposta clínica e a redução da dose do glicocorticoide
Segunda linha	Combinação de imunossupressores (metotrexato, azatioprina ou outros) Micofenolato de mofetila (2 a 3 g/dia), ciclosporina (2 a 5 mg/kg/dia) ou tacrolimo (0,1 a 0,2 mg/kg/dia)
Terceira linha (refratários)	Rituximabe (2 g a cada 6 meses), especialmente em SAS e DPI Ciclofosfamida (0,5 a 1 g/m^2, dose mensal intravenosa, se DPI refratária)
Casos graves: disfagia, DPI-RP, úlceras cutâneas, vasculite	Pulsoterapia com metilprednisolona, intravenosa (0,5 a 1 g/dia por 3 a 5 dias) Imunoglobulina intravenosa humana (2 g/kg ao longo de 2 a 5 dias), especialmente se infecção concomitante ou contraindicação ao glicocorticoide
Não recomendados	Metotrexato em caso de DPI (risco de pneumonite) Anti-TNF (risco de pneumonite e miosite autoimune)

DPI: doença pulmonar intersticial; RP: rapidamente progressiva; SAS: síndrome antissintetase; TNF: fator de necrose tumoral.
Adaptada de: Lundberg et al., 2021;[2] De Souza et al., 2019;[7] Barsotti & Lundberg, 2018.[8]

e por fim, uma diminuição de 1 a 2,5 mg/mês até a suspensão do fármaco.[4] Para acelerar a retirada do glicocorticoide e a resposta clínica, é comum iniciar o metotrexato e/ou azatioprina concomitantemente. Contudo, em pacientes com DPI, o metotrexato deve ser usado com cautela devido ao risco de pneumonite induzida pelo fármaco, a qual poderia se sobrepor à DPI e piorar a função pulmonar do paciente.[8]

Para pacientes que não toleram ou não respondem de forma satisfatória ao tratamento inicial, é possível utilizar micofenolato de mofetila, ciclosporina, tacrolimo ou associar imunossupressores.[2] Em casos refratários, rituximabe é o biológico de primeira escolha, principalmente em pacientes com SAS e DPI. Ciclofosfamida também é utilizada em casos de miosite e DPI graves e refratários, com preferência pela via intravenosa ao invés da via oral, para diminuir o risco de cistite hemorrágica e de neoplasia induzida pelo medicamento.[4] Hidroxicloroquina pode ser usada para quadros cutâneos; contudo, com eficácia limitada.[8] Fármacos com potencial terapêutico baseado em relatos de casos incluem tocilizumabe, abatacepte, tofacitinibe, anakinra e basiliximabe.[8] Biológicos anti-TNF não são recomendados pelo risco de miosite e de pneumonite induzida pelo medicamento, além de estudos que não mostraram eficácia nas MAS.[2,7,8]

Pacientes com disfagia, DPI rapidamente progressiva, fraqueza muscular intensa, vasculite ou acometimento cutâneo extenso são considerados graves e precisam de tratamento mais agressivo, como pulsoterapia com metilprednisolona e/ou imunoglobulina humana intravenosa.[2,4,7,8] Esse tratamento de indução pode ser repetido a cada 21 a 28 dias até a melhora adequada. O uso precoce de imunossupressores como a metilprednisolona e de imunoglobulina humana intravenosa para evitar as sequelas da doença e diminuir a dose cumulativa de glicocorticoide parece estar associado com melhores resultados no longo prazo.[8,9]

Não há um consenso sobre a duração do tratamento farmacológico, que deve ser individualizado baseado em avaliações regulares da força muscular, dosagem de CPK e das manifestações extramusculares.[7]

O óbito no curto prazo costuma ocorrer em decorrência de complicações da doença, como insuficiência respiratória por DPI-RP e pneumonia aspirativa pela disfagia, enquanto no longo prazo costuma ser relacionado com infecções em geral, doenças cardiovasculares e neoplasias.[4]

CONSIDERAÇÕES FINAIS

As MAS são um grupo de enfermidades autoimunes raras que apresentam como denominador comum a presença de acometimento muscular. São doenças que podem também acometer diversos órgãos e sistemas. Deve-se sempre considerar os diagnósticos diferenciais de MAS.

O tratamento é similar às demais doenças autoimunes sistêmicas, ou seja, à base de glicocorticoides e imunossupressores/imunomoduladores/imunobiológicos.

REFERÊNCIAS BIBLIOGRÁFICAS

1. Bohan A, Peter JB. Polymyositis and dermatomyositis (first of two parts). *N Engl J Med*. 1975;292:344-347.
2. Lundberg IE, Fujimoto M, Vencovsky J, Aggarwal R, Holmqvist M, Christopher-Stine L, et al. Idiopathic inflammatory myopathies. *Nat Rev Dis Primers*. 2021;7:86.
3. Lundberg IE, Tjämlund A, Bottai M, Werth VP, Pilkington C, Visser M, et al. 2017 European League Against Rheumatism/American College of Rheumatology classification criteria for adult and juvenile idiopathic inflammatory myopathies and their major subgroups. *Ann Rheum Dis*. 2017;76:1955-1964.
4. McGrath ER, Doughty CT, Amato AA. Autoimmune Myopathies: Updates on Evaluation and Treatment. *Neurotherapeutics*. 2018;15:976-994.
5. De Souza FHC, De Araújo DB, Vilela VS, Simões RS, Bernardo WM, et al. The Brazilian Society of Rheumatology recommendations on investigation and diagnosis of systemic autoimmune myopathies. *Adv Rheumatol*. 2019;59:42.
6. Dos Santos AM, Misse RG, Borges IBP, Perandini LAB, Shinjo SK. Physical exercise for the management of systemic autoimmune myopathies: recent findings, and future perspectives. *Curr Opin Rheumatol*. 2021;33:563-569.

7. De Souza FHC, De Araújo DB, Vilela VS, Bezerra MC, Simões RS, et al. Guidelines of the Brazilian Society of Rheumatology for the treatment of systemic autoimmune myopathies. *Adv Rheumatol.* 2019:59:6.

8. Barsotti S, Lundberg IE. Current Treatment for Myositis. *Curr Treatm Opt Rheumatol.* 2018;4:299-315.

9. Hoff LS, de Souza FHC, Miossi R, Shinjo SK. Long-term effects of early pulse methylprednisolone and intravenous immunoglobulin in patients with dermatomyositis and polymyositis. *Rheumatology* (Oxford). 2022;61:1579-1588.

Síndrome Antifosfolípide

Andreas Funke • Bruno Fontes • Guilherme Guimarães Moreira Balbi •
Priscila Dias Cardoso Ribeiro

INTRODUÇÃO

A síndrome antifosfolípide (SAF) é um distúrbio de hiper-coagulabilidade imunomediado cuja principal característica é a presença persistente de anticorpos antifosfolípides (AAF) associada a manifestações trombóticas, que podem atingir vasos de qualquer calibre dos leitos venosos e arteriais, e morbidade obstétrica. A depender do fenótipo das manifestações clássicas da doença, ela pode ser classificada como SAF trombótica ou gestacional.[1,2]

Por ser uma doença autoimune sistêmica, outras manifestações clínicas podem estar presentes, como plaquetopenia, doença cardíaca valvar, livedo reticular, entre outras.[1,2] A forma mais grave da doença, caracterizada por múltiplas tromboses de pequenos vasos e disfunções orgânicas, é denominada SAF catastrófica.[1] Além disso, essa síndrome pode associar-se ou não a outras doenças autoimunes, devendo ser classificada como primária, quando não há doenças associadas, ou secundária. Estimativas sugerem a presença de SAF em 7 a 15% dos pacientes com lúpus eritematoso sistêmico (LES), tornando-a a doença mais frequentemente relacionada com SAF secundária.[3]

INCIDÊNCIA E PREVALÊNCIA

Ainda que seja uma das formas mais comuns de trombofilia adquirida,[4] é uma doença rara, com prevalência estimada de 40 a 50 casos por 100 mil pessoas[1,3] e incidência global de 2,1 a 5 casos por 100 mil pessoas por ano.[5] Há uma preponderância do sexo feminino, com um predomínio em adultos jovens e de meia-idade.[1]

QUADRO CLÍNICO

As principais manifestações clínicas da SAF são os eventos trombóticos venosos e/ou arteriais, como trombose venosa profunda de membros inferiores, tromboembolismo pulmonar (TEP) ou acidente vascular encefálico (AVE), além das manifestações obstétricas (abortamentos de repetição, perdas fetais, pré-eclâmpsia ou eclâmpsia, sofrimento fetal, retardo do crescimento intrauterino ou parto prematuro). Entretanto, há uma ampla gama de manifestações associadas à presença de AAF consideradas "não clássicas" ou "não critério", como: livedo reticular, trombocitopenia, nefropatia por SAF, doença valvar cardíaca, isquemia miocárdica silenciosa, hemorragia alveolar, e manifestações neurológicas, como mielite ou disfunção cognitiva (Figura 204.1).[5] Embora não tenham sido incluídas nos critérios de classificação da SAF de Sydney, algumas dessas manifestações não clássicas serão incorporadas nos novos critérios de classificação atualmente em desenvolvimento.[5]

Livedo reticular (LR) é um padrão persistente e não reversível de descoloração cianótica ou eritemato-cianótica da pele, que assume um aspecto rendilhado, reticular ou mosqueado, que pode ocorrer na pele do tronco e/ou de membros, superiores ou inferiores, e pode conter círculos fechados (LR regular) ou círculos irregulares/incompletos (forma racemosa). O LR é o achado cutâneo mais comum da SAF, e é mais prevalente em indivíduos do sexo feminino. O LR foi correlacionado, segundo estudo retrospectivo, com a positividade de anticardiolipina (aCL) e trombose arterial, mas não a anti-β2-GPI, trombose venosa ou morbidade gestacional.[6] Associada a LR, outra possível manifestação cutânea é a vasculopatia livedoide, caracterizada por lesões purpúricas recorrentes ou crônicas em membros inferiores distais, que evoluem como úlceras irregulares e dolorosas e posteriormente como cicatrizes atróficas de centro hipocrômico. A causa da vasculopatia livedoide é desconhecida, mas um infiltrado inflamatório na parede vascular sugestivo de vasculite está ausente, e defende-se que seja provável etiopatogenia trombótica.[7] Outras manifestações cutâneas da SAF incluem ulcerações cutâneas, lesões pseudovasculíticas, gangrena digital, flebite superficial, lesões malignas semelhantes à papulose atrófica ou hemorragias subungueais.[6]

O principal envolvimento cardíaco na SAF é o acometimento valvar por meio do espessamento dos folhetos (endocardite asséptica de Libman-Sacks), com ou sem disfunção valvar. A valva mitral é a mais acometida e a maior parte dos indivíduos acometidos é assintomática.[7] Esse acometimento é caracterizado por espessamento valvar maior do que 3 mm, espessamento localizado na porção proximal ou média das cúspides valvares e nódulos irregulares na face vascular da valva aórtica e/ou na face atrial da valva mitral. A ocorrência de infarto agudo do miocárdio em pacientes com idade inferior a 45 anos, especialmente em indivíduos com história de trombose venosa ou arterial ou morbidade gestacional, deve levar à investigação de SAF.[6]

Os rins são alguns dos principais alvos para danos na SAF, e eventos trombóticos podem ocorrer em quaisquer vasos na vasculatura renal. As manifestações clínicas variam de acordo com a localização e o tamanho dos vasos envolvidos. A nefropatia da SAF tem como principais manifestações a instalação de hipertensão arterial secundária (70% dos pacientes), proteinúria (mais comumente subnefrótica) e disfunção renal discreta.[7] A trombose arterial com infarto renal apresenta-se com dor lombar intensa, hematúria e elevação aguda dos níveis de creatinina. À biopsia, as lesões agudas geralmente se apresentam como microangiopatia trombótica, enquanto as lesões crônicas podem se apresentar como arteriolosclerose, hiperplasia fibrosa da íntima, atrofia cortical focal ou obliteração fibrosa de artérias e arteríolas.[6]

A SAF pode estar associada a uma ampla gama de condições neuropsiquiátricas, incluindo cefaleia, enxaqueca, transtorno bipolar, mielite transversa, demência, coreia, convulsões epilépticas, lesões semelhantes à esclerose múltipla, psicose, distúrbios cognitivos, deficiência, síndrome de Tourette, parkinsonismo, distonia, amnésia global transitória, transtorno obsessivo-compulsivo e leucoencefalopatia. A pronta avaliação e identificação da presença de AAF diante de pacientes com manifestações neurológicas como mielite, convulsões e coreia pode ser crucial para a definição etiológica e terapêutica precoces, a fim de minimizar complicações.[7]

Manifestações não clássicas da síndrome antifosfolípide

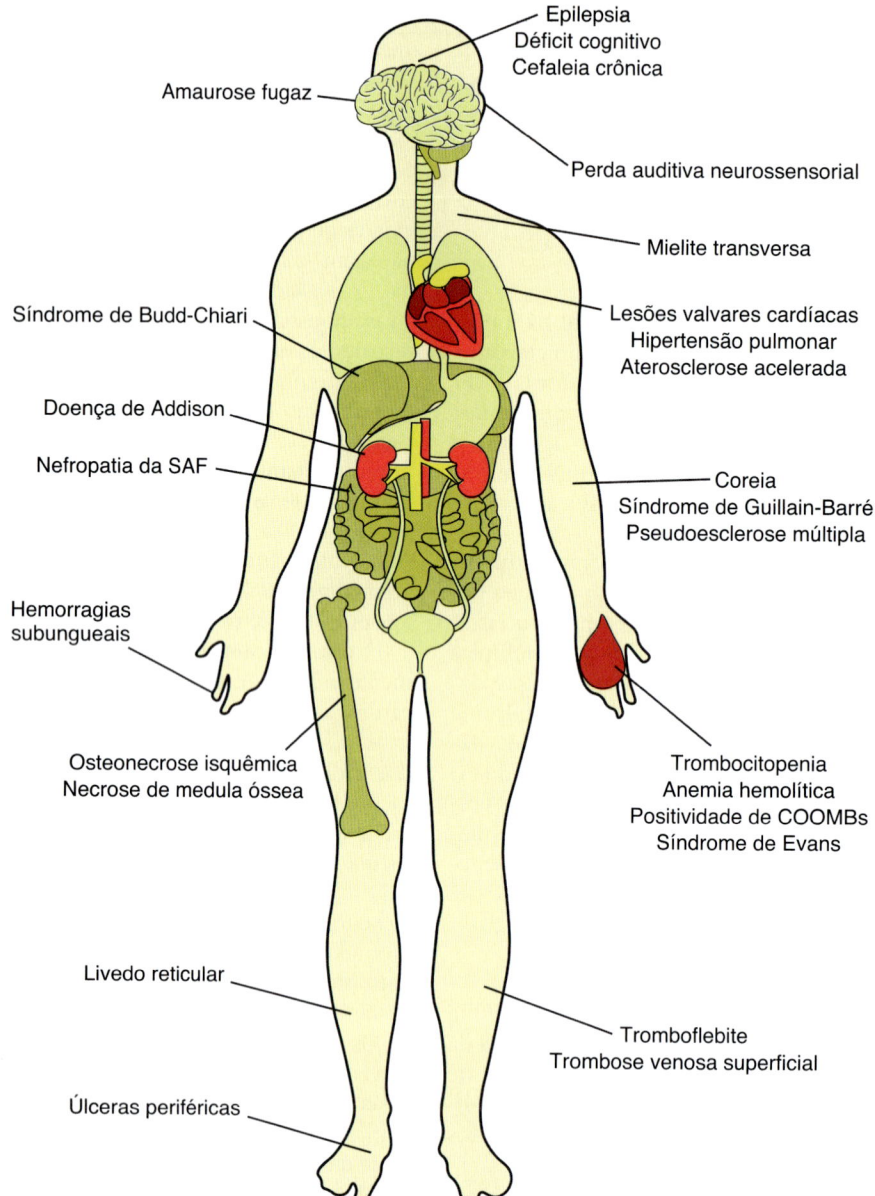

Figura 204.1 Manifestações não clássicas da síndrome antifosfolípide. Adaptada de: Sciascia, S. et al. *Nat Rev Rheumatol* 13, 548-560 (2017).

A trombocitopenia é a manifestação hematológica mais comum da SAF, ocorrendo em 25% dos casos, e não costuma estar associada a hemorragia. Geralmente moderada (> 50.000), é mais comum em pacientes com SAF e LES do que em pacientes com SAF primária. Anticorpos direcionados contra glicoproteínas plaquetárias estão associados a trombocitopenia, mas não a trombose, em pacientes com SAF, à semelhança da púrpura trombocitopênica idiopática. No entanto, a trombocitopenia que ocorre em pacientes com AAF persistentes, na ausência de manifestações clínicas de SAF, é marcador de gravidade e de risco trombótico aumentado. A anemia hemolítica autoimune (presente em até 30% dos casos) se correlaciona com a presença de aCL IgM, ao passo que a maioria das demais manifestações da SAF se correlaciona com isotipo IgG.[3,7]

A SAF catastrófica é uma apresentação aguda e disseminada da SAF, assim denominada por promover o acometimento trombótico de múltiplos órgãos (tipicamente três ou mais) em curto período de tempo (caracteristicamente dentro de uma semana), apresentando trombose microvascular em pelo menos um dos órgãos envolvidos. Pode estar relacionada com fatores desencadeantes como processos infecciosos, atividade do LES, puerpério, suspensão de anticoagulação, trauma ou cirurgias, e tem uma mortalidade estimada em até 40%.[3,7]

DIAGNÓSTICO

A investigação laboratorial para SAF deve ser considerada no contexto de trombose venosa e/ou arterial em indivíduos jovens, AVE ou ataque isquêmico transitório antes dos 50 anos, tromboses múltiplas ou em locais atípicos, trombose em pacientes com LES ou outras doenças autoimunes sistêmicas, múltiplos abortamentos no primeiro trimestre, perda fetal ou complicações gestacionais relacionadas com a síndrome. A presença de livedo, particularmente na forma racemosa, trombocitopenia, doença cardíaca valvar (espessamento, vegetações e/ou disfunção valvar), prolongamento de provas de coagulação sem causa aparente ou sorologia falso-positiva para sífilis também podem sugerir a presença de SAF.

Critérios de classificação

Segundo os critérios de classificação de Sydney publicados em 2006 (Tabela 204.1), a SAF está presente se houver trombose e/ou morbidade gestacional em combinação com a presença persistente (≥ 12 semanas) de um ou mais AAF em título moderado a alto.[6] Novos critérios internacionais de classificação da SAF estão em desenvolvimento a partir de uma iniciativa apoiada pela European League Against Rheumatism (EULAR) e pelo American College of Rheumatology (ACR).[5]

Investigação laboratorial

Em pacientes com suspeita de SAF deve-se pesquisar os seguintes AAF: anticoagulante lúpico (AL), aCL IgG e IgM e anti-β2-glicoproteína I (anti-β2-GPI) IgG e IgM. A International Society on Thrombosis and Haemostasis (ISTH) recomenda que a pesquisa do AL seja feita empregando-se dois métodos distintos, um deles usualmente o tempo do veneno de víbora de Russell diluído (dRVVT) e o outro um tempo de tromboplastina parcial ativada (TTPa) sensível ao AL empregando sílica ou ácido elágico como ativadores, ou o tempo de coagulação de sílica (SCT). Classicamente, cada método de pesquisa do AL é avaliado em três etapas: a etapa de triagem com baixa concentração de antifosfólipides, a etapa de mistura da amostra do paciente com *pool* de plasma normal para confirmar a presença de um inibidor e corrigir eventuais deficiências de fatores de coagulação, e a etapa confirmatória, com fosfolípides em excesso. A avaliação para aCL IgG e IgM e anti-β2-GPI IgG e IgM é feita por métodos de fase sólida, tradicionalmente por ELISA e, mais recentemente, por técnicas de quimioluminescência, fluoroenzimaimunoensaio e imunoensaios de fluxo multiplex.[8]

Fatores que podem interferir nos resultados dos testes para AAF

A testagem dos AAFs, incluindo o AL, aCL e anti-β2-GPI, durante ou pouco tempo após a ocorrência de eventos trombóticos, inflamação sistêmica, infecções ou gestação pode resultar em falso-negativos, falso-positivos ou positividade transitória (não persistente), sendo, portanto, recomendada a repetição depois de pelo menos 12 semanas para confirmação dos resultados negativos e verificação da persistência dos resultados positivos.[8]

Investigação laboratorial da SAF em pacientes anticoagulados

Os testes de fase sólida para aCL e anti-β2-GPI IgG e IgM (p. ex.,. ELISA) podem ser feitos normalmente em pacientes anticoagulados, pois não são afetados pela medicação anticoagulante. Os testes usuais para o AL devem idealmente ser realizados na ausência de anticoagulação porque podem apresentar resultados falso-positivos e falso-negativos devido ao tratamento.

Caso seja necessária a testagem do AL durante tratamento com heparina de baixo peso molecular (HBPM), recomenda-se a coleta da amostra no mínimo 12 horas após a última aplicação da HBPM e o uso de agentes neutralizadores de heparina. Em pacientes tratados com anticoagulantes orais diretos (DOAC), como inibidores do fator Xa (rivaroxabana, apixabana, edoxabana) ou do fator II (dabigatrana), a pesquisa do AL somente poderá ser feita após interrupção temporária do DOAC por no mínimo 48 horas, com quantificação na amostra testada. Se a interrupção temporária do DOAC não for viável, a literatura menciona a testagem do AL após a adsorção do DOAC da amostra com produtos à base de carvão ativado (p. ex., DOAC-Stop ou DOAC-Remove) ou, em usuários de inibidores de fator Xa, mas não de dabigatrana, a testagem para AL por meio da combinação do tempo da cobra de Taipan e tempo de Ecarina (TSVT/ET). Essas opções, entretanto, aguardam melhor validação e não estão disponíveis no Brasil. Em caso de anticoagulação oral com varfarina ou outros antagonistas da vitamina K (AVK), recomendava-se, no passado, a possibilidade de testagem para o AL em uma mistura do plasma do

Tabela 204.1 Critérios de Sydney para classificação da síndrome antifosfolípide.

Critérios clínicos
Trombose venosa*, arterial ou de pequenos vasos, confirmada objetivamente (imagem ou histopatologia**)
• Morbidade gestacional:
• Uma ou mais ocorrências inexplicadas de morte de feto morfologicamente normal na ou após a 10ª semana de gestação, confirmada por ultrassom ou exame do feto; ou
• Um ou mais nascimentos prematuros (antes da 34ª semana de gestação) de neonato morfologicamente normal devido a eclâmpsia, pré-eclâmpsia severa ou insuficiência placentária; ou
• Três ou mais abortamentos espontâneos consecutivos inexplicados antes da 10ª semana de gravidez, excluídas causas anatômicas ou hormonais maternas e causas cromossômicas paternas e maternas

Critérios laboratoriais
• Anticoagulante lúpico (LA) detectado conforme as diretrizes da ISTH[§] em duas ou mais ocasiões separadas por pelo menos 12 semanas; ou
• Anticorpo anticardiolipina (aCL) IgG ou IgM detectado no soro ou no plasma em título médio a alto (> 40 unidades GPL ou MPL ou > 99º percentil) em duas ou mais ocasiões separadas por no mínimo 12 semanas, mensurado por ELISA padronizado; ou
• Anticorpo anti-b2-glicoproteína I (anti-b2-GPI) detectado no soro ou no plasma (> 99º percentil) em duas ou mais ocasiões separadas por pelo menos 12 semanas, mensurado por ELISA padronizado

*Não inclui trombose venosa superficial.
**Sem inflamação significativa na parede vascular (vasculite).
Nota: a síndrome antifosfolípide (SAF) está presente se pelo menos um critério clínico e um critério laboratorial forem atendidos. Deve-se evitar a classificação como SAF se o teste positivo para anticorpos antifosfolípides (AAF) e a manifestação clínica estiverem separados por menos de 12 semanas ou mais de 5 anos. Fatores pró-trombóticos adquiridos ou hereditários concomitantes não são motivo para se excluir pacientes dos estudos.
[§]International Society on Thrombosis and Haemostasis (ISTH).
Adaptada de: Miyakis et al.[6]

paciente com *pool* de plasma normal, mas esse procedimento passou a ser desaconselhado pela ISTH devido ao risco de falso-negativos e falso-positivos. Nesses pacientes, pode-se considerar a testagem do AL durante a interrupção temporária da anticoagulação oral com auxílio de uma ponte terapêutica de HBPM, embora esse procedimento possa aumentar o risco de trombose e de hemorragia. Outra opção mencionada na literatura médica é a testagem do AL utilizando-se a combinação TSVT/ET sem necessidade de interrupção da anticoagulação.[8]

Anticorpos não critério

A testagem de AAF do isotipo IgA (aCL e anti-β2-GPI) não é suficientemente padronizada e sua positividade isolada é infrequente. A pesquisa dos anticorpos IgG contra o domínio I da β2-glicoproteína I, teoricamente mais específicos, não melhora a sensibilidade diagnóstica frente aos anticorpos que integram os critérios de classificação. Os anticorpos IgG e IgM dirigidos contra o complexo fosfatidilserina/protrombina (anti-PS/PT) correlacionam-se com as manifestações da SAF e com o AL, mas ainda não foram suficientemente validados para uso clínico. Testes para outros AAF não critério, como antifosfatidilserina, antianexina A5, antifosfatidiletanolamina, antifosfatidilinositol, anticomplexo vimentina/cardiolipina e antiácido fosfatídico têm sido sugeridos na avaliação da assim chamada "SAF soronegativa" (i.e., manifestações clínicas sugestivas de SAF, mas exames negativos para AAF critério); contudo, os mesmos são pouco padronizados e têm validade clínica incerta.[8]

Identificação de gatilhos e estratificação de risco para trombose

Em pacientes com trombose, é importante a identificação de potenciais gatilhos do evento trombótico, como anticoncepcional hormonal (estrogênio), cirurgia, imobilização, câncer, tabagismo, gravidez e puerpério. Fatores de risco trombótico adicionais incluem LES, trombofilias hereditárias, hipertensão, dislipidemia e outros fatores de risco cardiovascular.[2] Cerca de metade dos pacientes com CAPS têm gatilhos identificáveis: infecção, trauma, cirurgia, câncer, gravidez e puerpério, LES ativo e suspensão da anticoagulação.[2,4]

Recomenda-se uma avaliação completa do perfil de AAF para fins de estratificação do risco trombótico. Considera-se um perfil de alto risco a presença persistente (≥ 12 semanas) do AL, a positividade tripla para o AL, aCL e anti-β2-GPI, a positividade dupla (combinação de dois dos três testes) e a positividade persistente em altos títulos de aCL ou de anti-β2-GPI. Considera-se de um perfil de baixo risco a positividade isolada em título baixo ou transitória de aCL ou anti-β2-GPI.[2,5] O aGAPSS, um escore de risco computado a partir do resultado dos testes de rotina para AAF e da presença de hipertensão e/ou dislipidemia, é uma ferramenta adicional na estratificação de risco trombótico ou gestacional.[5]

Diagnóstico diferencial

O diagnóstico diferencial de SAF é amplo e inclui causas de trombose arterial, venosa, microangiopatias trombóticas e perdas gestacionais recorrentes. Com relação aos eventos trombóticos, especialmente venosos, deve-se considerar as trombofilias hereditárias: fator V de Leiden (causa mais comum), mutação do gene da protrombina G20210A, deficiência

de proteína C, proteína S e antitrombina III. Com relação aos eventos arteriais, a presença de fatores de risco cardiovascular clássicos (p. ex., hipertensão arterial sistêmica, tabagismo, diabetes melito, dislipidemia) sugere a possibilidade de aterosclerose como etiologia para o quadro trombótico. Entretanto, vale ressaltar que a existência desses fatores de risco não afastam necessariamente a possibilidade de SAF, uma vez que os dois cenários frequentemente coexistem. Polimorfismo homozigótico da metilenotetrahidrofolato redutase (MTHFR) está relacionado com eventos arteriais e venosos.

A SAF catastrófica faz parte do grupo de doenças que cursam com microangiopatia trombótica, marcada por fenômenos trombóticos microvasculares e, portanto, necessita ser diferenciada de púrpura trombocitopênica trombótica, síndrome hemolítico-urêmica, síndrome HELLP (hemólise, elevação de enzimas hepáticas e plaquetopenia), coagulação intravascular disseminada e trombocitopenia induzida por heparina.

Além da SAF, os principais fatores que podem estar relacionados com perdas gestacionais recorrentes são idade materna avançada, malformações uterinas (congênitas ou adquiridas), endometrite crônica, hipotireoidismo, alterações cromossômicas e obesidade.

TRATAMENTO
SAF trombótica

Nos casos de pacientes ainda sem o diagnóstico de SAF com primeiro episódio de tromboembolismo venoso, deve-se fazer o tratamento conforme as recomendações padrão, com uso de anticoagulantes orais diretos (DOACs) ou heparina (não fracionada ou de baixo peso molecular), seguidos por DOACs ou antagonistas da vitamina K.[9]

De forma geral, o manejo das manifestações trombóticas agudas em pacientes com diagnóstico de SAF é semelhante ao de pacientes sem a doença. Deve-se iniciar o tratamento com heparina, preferencialmente de baixo peso molecular, seguido pela adição de varfarina. A heparina deve ser mantida até o paciente atingir o alvo terapêutico de razão normatizada internacional (RNI) definido.[3,5]

Para prevenção de novos eventos (tromboprofilaxia secundária), pacientes com SAF trombótica devem ser tratados com anticoagulação perene, e a varfarina ou outros antagonistas da vitamina K são o tratamento padrão.[1,3,5] A intensidade da anticoagulação vai depender do tipo de vaso acometido e da presença de recorrência. Fatores de risco convencionais para eventos trombóticos, como hipertensão arterial sistêmica, dislipidemia, excesso de peso, tabagismo, diabetes ou descontrole glicêmico, devem ser abordados e otimizados em todos os pacientes.[3]

Para pacientes com primeiro evento venoso, a intensidade da anticoagulação deve garantir um RNI alvo entre 2 e 3. Os DOACs não devem ser utilizados de forma rotineira em pacientes com SAF. O seu uso pode ser considerado em alguns casos de pacientes com trombose venosa e perfil de baixo risco (um ou dois anticorpos positivos), que não conseguem atingir o alvo de RNI ou tem contraindicação ao uso dos antagonistas da vitamina K. Pacientes com positividade tripla ou com trombose arterial não devem fazer o uso dessas medicações.[1,3,5,9]

Para pacientes com primeira trombose arterial, o alvo terapêutico recomendado é variável, sendo possível um RNI alvo entre 2 e 3 com ou sem baixa dose de ácido acetilsalicílico ou ainda um RNI alvo entre 3 e 4. Como mencionado, os DOACs não devem ser empregados para tratamento de eventos trombóticos arteriais.[1,3,5,9]

Pacientes com eventos trombóticos recorrentes devem ser avaliados quanto à adesão terapêutica. Para aqueles em que é confirmada a adesão e o evento ocorreu dentro da faixa terapêutica proposta, algumas alternativas podem ser consideradas, como adição de baixas doses de ácido acetilsalicílico, aumento do alvo terapêutico para 3 e 4 ou troca para heparina de baixo peso molecular em dose terapêutica (p. ex., enoxaparina 1 mg/kg 12/12 horas). Nesses casos, terapias adjuvantes podem ser consideradas, como o uso de estatinas e/ou hidroxicloroquina.[3,5]

Apesar de ser uma doença imunomediada, de forma geral não é utilizada a terapia imunossupressora, sendo reservada para casos específicos de SAF de difícil tratamento, como SAF catastrófica, SAF microvascular (p. ex., hemorragia alveolar difusa, nefropatia por AAF ou vasculopatia livedoide) e/ou manifestações hematológicas da SAF.[10]

Em caso de SAF catastrófica, deve-se avaliar e tratar possíveis fatores desencadeantes (p. ex., infecção, neoplasia, atividade de LES), além do manejo específico com a terapia tripla (combinada), que envolve o uso de corticoide em altas doses (pulsoterapia intravenosa com metilprednisolona 500 a 1.000 mg ao dia, por 3 dias, seguido de prednisona 1 mg/kg/dia ou equivalente), anticoagulação com heparina e plasmaférese ou imunoglobulina intravenosa (IVIG) (tipicamente 400 mg/kg/dia, por 5 dias).[2,3,10] O tratamento com agentes isolados (monoterapia) está associado a pior prognóstico (menor sobrevida) e, portanto, não é recomendado.[10] Em casos refratários, pode-se considerar o uso de rituximabe (anticorpo monoclonal anti-CD20) ou eculizumabe (anticorpo monoclonal anti-C5).[1,10] Rituximabe é, geralmente, recomendado para pacientes com quadro de doença microvascular mais evidente, enquanto o eculizumabe para pacientes com microangiopatia trombótica proeminente.[10]

SAF obstétrica

Mulheres portadoras de SAF devem receber aconselhamento gestacional e acompanhamento rigoroso durante a gravidez, em virtude das complicações obstétricas da doença e de eventos trombóticos. O histórico gestacional prévio, perfil de AAF, presença de eventos trombóticos prévios e coexistência de LES devem ser avaliados para estratificação de risco.

O manejo farmacológico da SAF obstétrica deve ser feito a partir da estratificação de risco e da história pregressa. Em mulheres com perfil de AAF de alto risco, mas sem história de trombose ou de complicações obstétricas, deve ser considerada profilaxia primária com ácido acetilsalicílico durante a gestação, na dose de 100mg/dia. As mulheres com eventos obstétricos prévios (três ou mais abortamentos espontâneos antes da 10ª semana de gestação, ou uma ou mais perdas fetais a partir da 10ª semana) e sem história de trombose devem receber terapia com ácido acetilsalicílico 100 mg/dia e heparina de baixo peso molecular (HBPM), em dose profilática.

Gestantes com passado de parto prematuro (antes da 34ª semana) por pré-eclâmpsia ou insuficiência placentária, sem eventos trombóticos prévios, devem ser tratadas com ácido acetilsalicílico 100 mg/dia e HBPM em dose profilática habitual. Nas pacientes que apresentam histórico gestacional, mas que não preenchem critérios para SAF gestacional (um ou dois abortamentos antes da 10ª semana, perda gestacional por pré-eclâmpsia ou insuficiência placentária a partir da 34ª semana), deve ser considerado uso de ácido acetilsalicílico, com ou sem heparina, a depender do perfil individual de risco. Ressalta-se que a profilaxia com heparina deve ser mantida nas primeiras 6 semanas de puerpério, período relacionado com maior risco de eventos trombóticos.

Para pacientes com complicações obstétricas recorrentes a despeito do uso de ácido acetilsalicílico e HBPM em dose profilática, deve-se considerar aumento da dose de heparina para faixa terapêutica, associação com hidroxicloroquina ou baixa dose de prednisona no primeiro trimestre. Uso de imunoglobulina humana pode ser considerado em casos selecionados.

Gestantes com SAF trombótica em uso de varfarina devem receber ácido acetilsalicílico 100 mg/dia e substituir o antagonista de vitamina K por HBPM em dose terapêutica (enoxaparina 1 mg/kg, 12/12 horas), assim que a gestação for confirmada, pois a varfarina é sabidamente teratogênica. A substituição deve ser feita antes da sexta semana, momento de maior risco de desenvolvimento de embriopatia cumarínica (hipoplasia nasal e de membros, displasia de linha média). Mulheres com SAF trombótica que estejam em uso de DOACs também devem substituir a medicação durante a gestação, uma vez que há passagem placentária e as gestantes foram excluídas dos principais ensaios clínicos com anticoagulantes diretos.

Durante a amamentação, ácido acetilsalicílico, HBPM e varfarina podem ser utilizados, uma vez que há mínima excreção no leite materno. Os DOACs devem ser evitados durante o período de lactação.

Manifestações não clássicas

O tratamento de manifestações não clássicas da SAF não está bem definido, e algumas delas não apresentam melhora satisfatória independentemente da terapêutica utilizada. As abordagens terapêuticas atuais incluem antiplaquetários, anticoagulantes, corticosteroides, agentes imunossupressores tradicionais ou IVIG, e a indicação de cada modalidade terapêutica ainda se apoia em evidências de baixa qualidade. O rituximabe mostrou algum benefício no controle de nefropatia da SAF, anemia hemolítica, trombocitopenia e ulcerações cutâneas, as quais geralmente são tratadas com anticoagulação e terapia antiplaquetária. Azatioprina, micofenolato de mofetila e/ou IVIG são outras opções de tratamento para trombocitopenia grave ou anemia hemolítica. Manifestações cardíacas e outras manifestações não trombóticas não mostram benefício claro com a anticoagulação, embora a anticoagulação seja recomendada para valvulopatias com risco de embolização.[2,3,5,10]

CONSIDERAÇÕES FINAIS

Desde o reconhecimento da SAF nos anos 1980, houve um importante progresso na abordagem da síndrome. A avaliação clínica criteriosa, com plena caracterização dos eventos clínicos, e a solicitação e interpretação adequadas dos testes laboratoriais são cruciais para o diagnóstico correto e a conduta terapêutica adequada. Cuidados na interpretação dos exames de AAF incluem a identificação de fatores que possam causar falso-positivos e falso-negativos e a confirmação da positividade persistente. Novos testes para AAF, como os testes para anti-PS/PT IgG e IgM e outros testes "não critério", embora promissores, não farão parte dos novos critérios internacionais de classificação da SAF e permanecem com utilidade clínica indeterminada.

A estratificação de risco, identificação de gatilhos reversíveis e de fatores de risco concomitantes auxilia na decisão terapêutica e abordagem terapêutica complementar. A anticoagulação com AVK permanece sendo a primeira escolha na profilaxia secundária da SAF trombótica, e é admissível o uso de DOAC em circunstâncias específicas, como em pacientes sem história de eventos arteriais e sem tripla positividade dos AAFs. Não houve grandes avanços no tratamento da SAF gestacional, e apesar do tratamento padrão (aspirina e heparina) apresentar uma taxa razoável de sucesso (~75%), novos tratamentos vêm sendo investigados, como as estatinas (pravastatina) e os inibidores do TNF-α (certolizumabe).[1,2] A terapia tripla é fortemente recomendada em pacientes com CAPS, aguardando-se mais estudos do uso do rituximabe e do eculizumabe no tratamento dessa variante.[2]

REFERÊNCIAS BIBLIOGRÁFICAS

1. Cohen H, Cuadrado MJ, Erkan D, Duarte-Garcia A, Isenberg DA, Knight JS, et al. 16th International Congress on Antiphospholipid Antibodies Task Force Report on Antiphospholipid Syndrome Treatment Trends. *Lupus*. outubro de 2020;29(12):1571-93.

2. Sammaritano LR. Antiphospholipid syndrome. *Best Practice & Research Clinical Rheumatology*. Fevereiro de 2020;34(1):101463.

3. Sayar Z, Moll R, Isenberg D, Cohen H. Thrombotic antiphospholipid syndrome: A practical guide to diagnosis and management. *Thrombosis Research*. Fevereiro de 2021;198:213-21.

4. Petri M. Antiphospholipid syndrome. *Translational Research*. Novembro de 2020;225:70-81.

5. Xourgia E, Tektonidou MG. An Update on Antiphospholipid Syndrome. *Curr Rheumatol Rep*. Dezembro de 2021;23(12):84.

6. Miyakis S, Lockshin MD, Atsumi T, Branch DW, Brey RL, Cervera R, et al. International consensus statement on an update of the classification criteria for definite antiphospholipid syndrome (APS). *J Thromb Haemost*. Fevereiro de 2006;4(2):295-306.

7. Sciascia S, Amigo MC, Roccatello D, Khamashta M. Diagnosing antiphospholipid syndrome: "extra-criteria" manifestations and technical advances. *Nat Rev Rheumatol*. Setembro de 2017;13(9):548-60.

8. Vandevelde A, Devreese KMJ. Laboratory Diagnosis of Antiphospholipid Syndrome: Insights and Hindrances. *JCM*. 13 de abril de 2022;11(8):2164.

9. Balbi GGM, Pacheco M de S, Monticielo OA, Funke A, Danowski A, Santiago MB, et al. Antiphospholipid Syndrome Committee of the Brazilian Society of Rheumatology position statement on the use of direct oral anticoagulants (DOACs) in antiphospholipid syndrome (APS). *Adv Rheumatol*. 27 de maio de 2020;60(1):29.

10. Erton ZB, Erkan D. Treatment advances in antiphospholipid syndrome: 2022 update. *Curr Opin Pharmacol*. Agosto de 2022;65:102212.

205
Lombalgia Aguda

Fábio Jennings • Luiza Helena Ribeiro • Maria Roberta Melo P. Soares • Rafael Alves Cordeiro

INTRODUÇÃO

A lombalgia é definida como dor localizada entre a última costela e as cristas ilíacas. A lombociatalgia ocorre quando há dor lombar com irradiação radicular em trajeto do nervo ciático. A lombalgia é definida como aguda quando apresenta duração menor que 4 semanas; subaguda quando a duração é entre 4 e 12 semanas; e crônica quando a dor persiste por mais de 12 semanas.[1]

A lombalgia aguda é uma síndrome dolorosa regional extremamente comum que afeta pelo menos 80% de todos os indivíduos em algum momento de suas vidas. A dor lombar é uma das principais causas de afastamento do mercado de trabalho e anos vividos com incapacidade, o que gera grande impacto social e econômico e torna a lombalgia um problema de saúde pública no mundo.[1] A incidência e a prevalência precisas da dor lombar são difíceis de caracterizar devido à significativa heterogeneidade nos estudos epidemiológicos. Na maioria dos estudos, aproximadamente 80% dos participantes relatam ter experimentado pelo menos um episódio de dor nas costas em sua vida. Um estudo de entrevista de saúde dos EUA de 2002 descobriu que 26,4% dos 30 mil participantes tiveram pelo menos um dia inteiro de dor nas costas nos últimos 3 meses.[2] Em estudo mais recente, a prevalência mundial de dor lombar (aguda, subaguda e crônica) foi de 7,83% em 2017, com 577 milhões de pessoas afetadas a qualquer hora.[3]

Fatores que desempenham um papel no desenvolvimento da dor nas costas incluem idade, nível educacional, fatores psicossociais, insatisfação no trabalho, fatores ocupacionais e obesidade.[2]

Na maioria dos estudos, a maior incidência de lombalgia aguda é na terceira década de vida, com prevalência geral aumentando até 60 a 65 anos. No entanto, há evidências recentes de que a prevalência continua a aumentar com a idade e com formas mais graves de dor lombar. Outras evidências mostram que a dor nas costas na população adolescente tornou-se cada vez mais comum.[3]

Pacientes com baixo nível educacional apresentam maior prevalência de dor lombar, além de persistência e piores resultados ao tratamento. Fatores psicossociais como estresse, ansiedade, depressão e alguns tipos de comportamento de dor estão associados a maiores taxas de dor lombar. A presença dessas condições também aumenta o risco de cronificação da dor. Da mesma forma, pacientes insatisfeitos com sua situação ou demandas físicas no trabalho apresentam maior risco de evoluir para lombalgia crônica. Por fim, índice de massa corporal superior a 30 kg/m² foi relacionado com um aumento da incidência desse tipo de dor.[4]

DIAGNÓSTICO

A lombalgia mecano-postural ou mecano-degenerativa é a causa mais comum de lombalgia aguda. É decorrente de alterações na biomecânica da coluna vertebral, determinadas por fatores internos (alterações no disco intervertebral, corpo vertebral, musculatura paravertebral e articulações apofisárias) e fatores externos (obesidade, sedentarismo, má postura, tabagismo). Desse modo, como inexiste um sítio específico de origem da dor, o termo lombalgia inespecífica passou a ser adotado para denominar tais lombalgias mecânicas.[5] As demais causas de lombalgia (traumáticas, infecciosas, neoplásicas, inflamatórias, metabólicas, entre outras) correspondem à minoria dos casos (10 a 20%). A pesquisa dos sinais de alerta (*red flags*) na história clínica detalhada e exame físico são fundamentais para afastar causas mais graves de lombalgia, que requerem investigação complementar:[6]

- Neoplasia: febre, dor noturna, perda de peso, antecedente pessoal de câncer
- Fratura: trauma, antecedente pessoal de osteoporose, uso de corticoide, idade acima de 50 anos
- Infecção: febre, uso de imunossupressores, uso de drogas injetáveis, dor noturna
- Neurológico: alteração neurológica progressiva.

Os exames complementares têm papel limitado na avaliação de pacientes com dor lombar, quando os sinais de alerta estão ausentes.[5,6] Quando um ou mais sinais de alerta estão presentes, os exames laboratoriais e de imagem são fundamentais na investigação.

Diferentes guias de conduta, como os da North American Spine Society (NASS) e do American Pain Society e o *American College of Physicians clinical practice guideline*, não recomendam a realização de exames diagnósticos para avaliação da lombalgia aguda na ausência de sinais de alerta ou história de trauma.[5,6,7] Essa conduta é justificada pela ausência de correlação clínica entre achados dos exames de imagem e os sintomas de dor apresentados pelos pacientes.

Além disso, estudos não demonstraram efeitos positivos na realização dos exames de imagem; ou seja, os pacientes que realizaram os exames de imagem não apresentaram melhora quando avaliados dor, capacidade funcional e qualidade de vida.

Outro fator importante a ser observado é que, em determinadas situações, a realização de exames pode não somente não trazer benefícios, como também ser maléfica. Malefícios físicos e/ou emocionais como o excesso de irradiação durante a realização de raios X e da tomografia computadorizada ou pacientes com claustrofobia que realizam ressonância magnética. Assim, é importante que o paciente seja informado quanto à falta de indicação para realização de investigação adicional.[8]

Diagnóstico diferencial

Em relação à etiologia, as lombalgias agudas não traumáticas podem ser didaticamente divididas em 3 grupos:

- Condições musculoesqueléticas
- Condições com potencial de dano neurológico grave (musculoesqueléticas ou não)
- Condições viscerais (abdominais/retroperitoneais).

As causas mais comuns pertencentes a cada grupo são brevemente discutidas a seguir.[9]

Condições musculoesqueléticas
Lombalgia inespecífica

A principal etiologia de lombalgia aguda é a lombalgia inespecífica (mais de 80% de todos os casos), e em geral ocorre por sobrecarga músculo-ligamentar e apresenta evolução favorável na maioria dos casos.[10]

Fratura vertebral por fragilidade óssea

As fraturas vertebrais são as fraturas osteoporóticas mais frequentes. Entretanto, apenas um terço dos pacientes com fratura vertebral por osteoporose apresentam dor aguda, o que contribui para o subdiagnóstico. Na avaliação do paciente lombálgico, é importante considerar a idade e a presença de demais fatores de risco para osteoporose, como, por exemplo, o uso crônico de glicocorticoides. Raramente (menos de 1% dos casos), a fratura osteoporótica pode provocar dano neurológico devido à retropulsão de fragmento do corpo vertebral e envolvimento do canal medular.[11]

Hérnia de disco lombar

A hérnia de disco lombar é a principal causa de lombociatalgia aguda (dor lombar com irradiação para o membro inferior em trajeto do nervo ciático) e ocorre quando há conflito disco-radicular e inflamação local da raiz nervosa de L5 ou S1. Apesar da dor, que pode ser limitante, e da monoradiculopatia identificada ao exame clínico, pacientes com lombociatalgia aguda por hérnia de disco apresentam evolução favorável com recuperação completa em até 8 a 12 semanas na maioria dos casos.[12]

Condições com potencial de dano neurológico grave

Nesse grupo encontram-se principalmente neoplasias, infecções, hematoma epidural e hérnia de disco volumosa com extrusão central. Além da pesquisa minuciosa por *red flags* na história clínica, os pacientes devem ser submetidos a exame neurológico cuidadoso. Indivíduos com dor lombar e alterações neurológicas novas devem ser submetidos a exame de imagem, preferencialmente ressonância nuclear magnética. Nesses casos, quando há suspeita de câncer ou infecção, recomenda-se realizar imagem de toda a extensão da coluna devido à possibilidade de múltiplos focos de doença.[9,13]

Neoplasias

Dentre as causas neoplásicas mais comuns para dor lombar e compressão neural extradural estão as metástases vertebrais e o mieloma múltiplo. A coluna vertebral é o sítio musculoesquelético mais comum de metástases ósseas. Apesar de a história pessoal de câncer ser um importante *red flag*, as metástases vertebrais podem representar as primeiras evidências clínicas de uma neoplasia ainda desconhecida. Os cânceres de mama, próstata e pulmão são as neoplasias que mais frequentemente cursam com metástases ósseas, podendo provocar dorsalgia e, em casos avançados, compressão medular. Já as lesões ósseas do mieloma múltiplo podem levar à lombalgia, fraturas vertebrais patológicas e compressão medular.[9,13]

Abscesso epidural espinhal

Abscesso que se forma por infecção do espaço epidural espinhal, localizado entre a dura-máter e o periósteo da vértebra. Trata-se de condição relativamente rara e de elevada morbidade. A infecção do espaço epidural pode ocorrer por disseminação hematogênica, invasão por contiguidade (a partir de osteomielite/discite infecciosa) ou inoculação iatrogênica. Apesar de a origem da infecção nem sempre ser aparente, deve-se atentar para os fatores de risco, que incluem imunossupressão, uso de drogas endovenosas, episódios de bacteremia e procedimentos invasivos na coluna. O tratamento consiste em antibioticoterapia endovenosa associada à descompressão cirúrgica na maioria dos casos.[9,13]

Hematoma epidural espinhal

Cirurgia e procedimentos na coluna, incluindo a punção lombar, são os fatores de risco não traumáticos mais conhecidos para o surgimento de hematoma epidural. O hematoma epidural espontâneo é menos frequente, mas deve ser lembrado diante de lombalgia e alteração neurológica nova em pacientes em uso de anticoagulantes ou com distúrbios de coagulação conhecidos.[9,13]

Hérnia de disco volumosa com compressão nervosa

Uma complicação pouco frequente da hérnia de disco lombar é a síndrome da cauda equina, que ocorre quando uma hérnia volumosa com extrusão central comprime o conjunto de raízes nervosas distal ao cone medular. Além de dor lombar, a síndrome da cauda equina pode incluir as seguintes alterações: ciatalgia uni ou bilateral, fraqueza dos membros inferiores, retenção urinária (pode ocorrer incontinência por transbordamento) e anestesia em sela. Trata-se de uma emergência médica com elevada morbidade, que deve ser reconhecida precocemente e tratada com cirurgia descompressiva.[8,12,13]

Condições viscerais (abdominais/retroperitoneais)
Doenças renais e das vias urinárias

As doenças renais e das vias urinárias estão entre as causas mais comuns de dor lombar aguda de origem visceral. O paciente com pielonefrite aguda pode se apresentar com lombalgia aguda, febre, náuseas e vômitos.

Outra condição muito frequente é a nefrolitíase obstrutiva, que deve estar entre os diagnósticos diferenciais da lombalgia aguda de origem visceral.

Outras condições abdominais ou retroperitoneais

Aneurisma de aorta abdominal, colangite, colecistite, pancreatite, endometriose e hemorragia retroperitoneal também podem provocar dor referida na região lombar.[9,13] Cada uma dessas doenças apresenta quadro clínico próprio, cuja discussão está além dos objetivos deste capítulo.

TRATAMENTO

Uma vez afastadas as causas graves e específicas da lombalgia aguda por meio da identificação e investigação dos sinais de alerta, o tratamento dessa condição tem como base intervenções medicamentosas e não medicamentosas. O objetivo é a melhora da dor e da capacidade funcional, lembrando que na maioria dos casos a melhora acontece em aproximadamente 6 semanas.[1] No tratamento medicamentoso, destacam-se os analgésicos, os anti-inflamatórios não esteroidais (AINEs), os opioides e os relaxantes musculares.[14] Os medicamentos mais utilizados e que têm demonstrado maior eficácia no tratamento da lombalgia aguda são os AINEs. Podem ser usados nas formas tópicas e via oral por curtos períodos e as evidências mostram melhora na dor e capacidade funcional imediatamente e a curto prazo, sem diferenças entre os vários tipos de AINEs. Contudo, deve-se atentar aos efeitos adversos gastrintestinais e cardiovasculares, especialmente nos mais idosos.[14] Dentre os analgésicos indicados para o tratamento da dor lombar aguda, o acetaminofeno ou paracetamol demonstra efeitos moderados nos estudos de curto prazo, apesar de menos eficazes que os AINEs. Já os opioides, apesar de eficazes na melhora da dor, não são considerados medicamentos de primeira escolha pelos efeitos neurológicos frequentes e potencialmente graves.[7] Os relaxantes musculares também podem ser prescritos e o mais conhecido é a ciclobenzaprina. Apesar do amplo uso, a eficácia dos relaxantes é baixa nas metanálises recentes, além dos eventos adversos neurológicos frequentes como a sonolência.[7] O tratamento não medicamentoso da lombalgia aguda engloba inúmeras intervenções; contudo, os exercícios físicos são uma das mais eficazes no controle da dor e da limitação funcional. As revisões sistemáticas não diferenciam quais os programas de exercícios são os mais adequados, mas os estudos utilizam exercícios fisioterápicos e de baixo impacto que não sobrecarregam a coluna vertebral. Recente metanálise mostrou que os exercícios físicos são os mais eficazes em melhorar a dor lombar no período imediato após a crise.[14] Os meios físicos fisioterápicos também são indicados, como o calor local (compressas ou bolsas mornas), com evidências de melhora na dor e capacidade funcional imediatamente e de curto prazo. A estimulação elétrica de nervo transcutânea (TENS) também tem demonstrado eficácia no tratamento da lombalgia aguda relacionada com estiramentos musculares. Já as terapias manuais e técnicas de manipulação, de forma generalizada, são efetivas no controle sintomático da lombalgia aguda. Ressalta-se que existem várias técnicas manuais e o médico deve estar atento em recomendar a mais segura.[7,14] Acupuntura e educação do paciente (escolas de coluna) são outras terapias não medicamentosas com benefícios no alívio da dor lombar aguda e sem relatos de eventos adversos associados.[14]

A terapia cognitiva comportamental (TCC) tem sido recomendada para pacientes com lombalgia crônica. Evidências atuais têm demonstrado efeito positivo da TCC em pacientes com lombalgia aguda na melhora da dor e capacidade funcional no longo prazo (12 meses).[14] Porém, há a necessidade de identificar o perfil de pacientes com dor lombar aguda que podem se beneficiar da TCC por meio da identificação dos fatores de risco de cronificação, também chamados *yellow flags*, como os sintomas depressivos, a catastrofização e a cinesiofobia.[15]

CONSIDERAÇÕES FINAIS

No tratamento da lombalgia aguda há um grande número de intervenções e neste capítulo foram citados as com melhores evidências científicas. Sabendo-se que a maioria dos pacientes tende a melhorar em poucas semanas, cabe ao médico indicar o tratamento que será mais seguro para o perfil de cada paciente.

REFERÊNCIAS BIBLIOGRÁFICAS

1. Knezevic NN, Candido KD, Vlaeyen JWS, et al. Low Back Pain. *Lancet.* 2021; 398: 78-92.
2. Golob AL, Wipf JE. Low back pain. *Med Clin North Am.* 2014;98(3):405-28.
3. Institute for health metrics and evaluation, 2018. Disponível em:http://www.healthdata.org/data-visualization/gbd-compare. Patrick N, Emanski E, Knaub MA. Acute and chronic low back pain. *Med Clin North Am.* 2014;98(4):777-89.
4. Kreiner DS, Matz P, Bono CM, et al. Guideline summary review: an evidence-based clinical guideline for the diagnosis and treatment of low back pain. *Spine J.* 2020;20(7):998-1024.
5. Oliveira CB, Maher CG, Pinto RZ, et al. Clinical practice guidelines for the management of nonspecifc low back pain in primary care: an updated overview. *Eur Spine J.* 2018;27(11):2791-2803.
6. Busse JW, Sadeghirad B, Oparin Y, et al. Management of acute pain from non-low back, musculoskeletal injuries: a systematic review and network meta-analysis of randomized trials. *Ann Intern Med.* 2020;173:730-8.
7. Hiranandani R, Mackenzie MJ, Wang D, et al. Emergency physicians choose wisely when ordering plain radiographs for low back pain patients. *Cureus.* 2018;10(8):e3126.
8. Singleton J, Edlow JA. Acute nontraumatic back pain: risk stratification, emergency department management, and review of serious pathologies. *Emerg Med Clin North Am.* 2016;34(4):743-57.
9. Chiarotto A, Koes BW. Nonspecific low back pain. *N Engl J Med.* 2022;386(18):1732-40.
10. Capdevila-Reniu A, Navarro-López M, López-Soto A. Osteoporotic vertebral fractures: A diagnostic challenge in the 21st century. *Rev Clin Esp* (Barc). 2021;221(2):118-24.
11. Deyo RA, Mirza SK. CLINICAL PRACTICE. Herniated Lumbar Intervertebral Disk. *N Engl J Med.* 2016;374(18):1763-72.
12. Della-Giustina D. Evaluation and treatment of acute back pain in the emergency department. *Emerg Med Clin North Am.* 2015;33(2):311-26.
13. Gianola S, Bergeri S, Del Castillo G, et al. Effectiveness of treatments for acute and subacute mechanical non-specific low back pain: a systematic review with network meta-analysis. *Br J Sports Med.* 2022;56:41-50.
14. Knoop J, Rutten G, Lever C, et al. Lack of Consensus Across Clinical Guidelines Regarding the Role of Psychosocial Factors Within Low Back Pain Care: A Systematic Review. *J Pain.* 2021;22:1545-59.

CAPÍTULO 206

Vasculites de Pequenos Vasos

Alexandre Wagner S. de Souza • Guilherme Leví Tres • Ana Luiza Souza Pedreira •
Nathalia de Carvalho Sacilotto • Jozelia Rêgo

INTRODUÇÃO

As vasculites de pequenos vasos acometem as artérias intraparenquimatosas e veias análogas, arteríolas, capilares e vênulas. Nesse grupo, destacam-se as vasculites associadas aos anticorpos anticitoplasma de neutrófilos (ANCAs): granulomatose com poliangeíte (granulomatose de Wegener), poliangeíte microscópica e granulomatose eosinofílica com poliangeíte (síndrome de Churg-Strauss).

GRANULOMATOSE COM POLIANGEÍTE

A granulomatose com poliangeíte (GPA), previamente denominada "granulomatose de Wegener", é uma vasculite sistêmica necrosante que evolui com inflamação granulomatosa crônica, associada aos ANCAs, que afeta predominantemente vasos de pequeno e médio calibres.

A GPA costuma afetar ambos os sexos na mesma proporção e a idade do diagnóstico costuma ser entre 45 e 65 anos, mas pode iniciar desde a infância até idades mais avançadas.

A doença tem envolvimento multissistêmico, sendo caracterizada por vasculite e inflamação necrosante granulomatosa.

Incidência e prevalência

A GPA é uma doença rara, apresentando uma incidência anual de 0,4 a 11,9 casos/milhão e uma prevalência de 2,3 a 146 casos/milhão de indivíduos. Entretanto, essa incidência e prevalência variam de acordo com a distribuição geográfica.

Manifestações clínicas

A GPA classicamente afeta as vias respiratórias superiores em 70 a 100% dos pacientes e os acometimentos otológico, pulmonar, neurológico e renal também são frequentes; porém, pode ocorrer uma gama de diversas outras manifestações em diferentes sistemas. A Tabela 206.1 apresenta as principais manifestações da GPA.

Diagnóstico

A caracterização da GPA é baseada em história clínica e exame físico compatíveis com um quadro de vasculite de pequenos vasos e por exames complementares. É importante sempre afastar doenças que possam mimetizar o quadro de vasculite de pequenos vasos.

Laboratorialmente, observa-se positividade do ANCA, de padrão citoplasmático (C-ANCA) à imunofluorescência indireta, associado a anticorpo anti-proteinase 3 (anti-PR3) em 70 a 90% dos casos. Uma minoria de pacientes apresenta o padrão perinuclear (P-ANCA), associado a anticorpo anti-mieloperoxidase (anti-MPO). Ocorre, ainda, aumento de reagentes de fase aguda da inflamação (PCR e VHS), nas fases de atividade da doença.

Exames de imagem podem auxiliar na demonstração de processos inflamatórios das vias respiratórias superiores e inferiores.

A avaliação histológica dos tecidos afetados é o padrão ouro para o diagnóstico, demonstrando vasculite de pequenos vasos, associado a inflamação granulomatosa e necrose extravascular. Nos casos de envolvimento renal, a biopsia costuma apresentar glomerulonefrite pauci-imune.

Tabela 206.1 Manifestações clínicas da granulomatose com poliangeíte.

Órgão/sistema	Manifestações clínicas
Geral	Febre, mal-estar, anorexia, perda de peso
Pele	Vasculite leucocitoclástica, púrpura, úlceras, gangrena, fenômeno de Raynaud, infarto digital
Boca	Úlceras orais, lesões granulomatosas orais, hiperplasia gengival, gengivas de morango
Olhos	Episclerite, esclerite, conjuntivite, ceratite, uveíte, vasculite retiniana, trombose retiniana, hemorragia retiniana, redução da acuidade visual, cegueira, proptose palpebral, massas periorbitárias, epífora
Nariz e seios paranasais	Rinorreia crônica ou recorrente, epistaxe, crostas, obstrução, congestão, úlceras, lesões granulomatosas nasais, perfuração de septo, nariz em sela, inflamação de seios paranasais
Orelhas	Perda auditiva condutiva ou neurossensorial, mastoidite
Vias respiratórias	Estenose traqueal, subglótica ou endobrônquica
Pulmão	Tosse, dispneia, estridor, sibilância, obstrução de pequenas vias respiratórias, nódulos pulmonares, cavitações, pleurite, derrame pleural, infiltrados pulmonares, hemorragia alveolar, capilarite alveolar, insuficiência respiratória
Cardiovascular	Doença vascular oclusiva, pericardite, derrame pericárdico, cardiomiopatia, doença valvar cardíaca, cardiopatia isquêmica, insuficiência cardíaca
Gastrintestinal	Peritonite, vasculite mesentérica, isquemia intestinal
Rins	Glomerulonefrite segmentar e focal necrosante, pauci-imune, podendo ser crescêntica difusa, hematúria, proteinúria, cilindros celulares, insuficiência renal aguda, doença renal crônica
Sistema nervoso central e periférico	Cefaleia, paquimeningite, crises convulsivas, acidente vascular cerebral, lesões medulares, paralisia de nervos cranianos, neuropatia periférica sensitiva ou motora, mononeurite múltipla, massas cerebrais
Musculoesquelético	Mialgia, artralgia, artrite inflamatória

Adaptada de: Greco et al., 2016.

Diagnóstico diferencial

Outras doenças podem mimetizar a GPA, como:

- Processos infecciosos, principalmente infecções fúngicas e por micobactérias
- Processos neoplásicos e paraneoplásicos
- Inflamações não vasculíticas
- Outras vasculites de pequenos e médios vasos.

Tratamento

Sempre que possível, o manejo terapêutico da GPA deve ser realizado em centro de referência e com experiência no tratamento de vasculites.

Os glicocorticoides (GCs) são recomendados no tratamento inicial de indução de remissão da doença, associados aos imunossupressores. Para pacientes graves, com risco de morte, ou com acometimento de órgão essencial, o tratamento inicial de indução da remissão baseia-se no uso de GC, podendo-se considerar pulsoterapia associada a ciclofosfamida ou rituximabe. Para os casos não graves, o tratamento de indução da remissão pode ser feito com metotrexato (25 mg/semana), associado a GC.

Na fase de manutenção da remissão, os GCs podem ser totalmente suspensos ou mantidos em doses baixas, associados a azatioprina, metotrexato ou rituximabe. O tratamento de manutenção deve ser mantido por, pelo menos, 24 meses depois de atingida a remissão da doença.

Nos casos de reativação da doença, segue-se o mesmo princípio de indução à remissão, conforme a gravidade do acometimento.

Pacientes em uso de ciclofosfamida ou rituximabe devem receber profilaxia contra *P. jirovecii,* com sulfametoxazol-trimetoprima.

POLIANGEÍTE MICROSCÓPICA

A poliangeíte microscópica (PAM) é uma vasculite necrosante de pequenos vasos, associada a ANCA, com padrão P-ANCA mais frequente e maior especificidade para o antígeno mieloperoxidase (MPO).

A PAM pode acometer os pequenos vasos de vários órgãos e sistemas, embora sua apresentação mais comum se dê pelo envolvimento renal e pulmonar, podendo levar à disfunção orgânica grave.

Seu início é mais comum entre os 55 a 75 anos, e não há diferença de prevalência entre os gêneros.

Incidência e prevalência

A PAM é uma doença rara que dispõe de poucos estudos epidemiológicos. As taxas de incidência variam de 0,24 a 24 por milhão de indivíduos ao ano, e as de prevalência variam de 9 a 94 por milhão de indivíduos.

Manifestações clínicas

Sintomas gerais, como febre, artralgia, mialgia, anorexia, perda ponderal e fadiga são comuns na abertura do quadro e podem ter curso indolente de semanas a meses.

O envolvimento renal é a característica mais marcante da doença, e caracteriza-se por glomerulonefrite necrosante segmentar e focal, com hematúria (micro ou macroscópica), proteinúria e insuficiência renal progressiva. A proteinúria pode ser superior a 1 a 2 g/dia ou mesmo na faixa nefrótica, mas a apresentação como síndrome nefrótica, com anasarca, não é comum.

Nos pulmões, a manifestação clássica é a hemorragia alveolar, localizada ou difusa, causando dispneia, tosse, hemoptise, dor pleurítica e também insuficiência respiratória aguda. Apresentação mais lenta e progressiva, com dispneia aos esforços e tosse seca, pode representar uma doença intersticial mais indolente, que pode progredir com fibrose pulmonar.

Na pele, a presença de púrpura palpável, decorrente de vasculite cutânea, especialmente nos membros inferiores, pode ser observada, além de infartos ungueais e isquemia digital, em menor frequência.

O envolvimento do sistema nervoso periférico ocasiona dor neuropática, decorrente de polineuropatia simétrica, ou de quadro sensitivo-motor assimétrico, como mononeurite múltipla.

Acometimento oftalmológico está presente em menor frequência, sendo descritos quadros de episclerite, esclerite ou ceratite ulcerativa.

Apesar de menos comuns e menos graves, quando comparados à GPA, sintomas como congestão nasal, rinossinusite e epistaxe podem estar presentes.

Diagnóstico

O diagnóstico da PAM é realizado no contexto de uma doença sistêmica com manifestações de vasculite de pequenos vasos, auxiliado por exames complementares.

Nos exames laboratoriais, pode-se encontrar anemia normocítica de doença crônica, leucocitose e aumento dos reagentes de fase aguda (VHS e PCR). Nos casos de hemorragia alveolar, a queda da hemoglobina pode ser abrupta.

A presença de ANCA é descrita na maioria dos pacientes, especialmente com padrão P-ANCA à imunofluorescência indireta. O principal antígeno é a MPO, observado em 55 a 65% dos casos.

Avaliação do *clearance* de creatinina e achados de hematúria dismórfica, cilindrúria e proteinúria são parâmetros essenciais para o diagnóstico e acompanhamento do acometimento renal. Na biopsia renal, observa-se glomerulonefrite segmentar e focal necrosante, em alguns casos com proliferação extracapilar, e presença de crescentes glomerulares. Nos casos crônicos, crescentes fibrosos e glomérulos totalmente esclerosados são descritos. Por se tratar de uma vasculite pauci-imune, os depósitos de imunocomplexos são escassos ou ausentes à imunofluorescência, e não há inflamação granulomatosa, como nas demais vasculites associadas ao ANCA (VAAs).

Outros exames complementares, como tomografia computadorizada do tórax e eletroneuromiografia dos membros, podem ser úteis para avaliação do envolvimento pulmonar e do sistema nervoso periférico, respectivamente.

Diagnóstico diferencial

Os principais diagnósticos diferenciais são:

- Outras VAAs, como GPA e granulomatose eosinofílica com poliangeíte (GEPA)
- Lúpus eritematoso sistêmico
- Doença antimembrana basal glomerular (doença de Goodpasture)

- Vasculite por IgA (púrpura de Henoch-Schönlein)
- Endocardite infecciosa
- Doença ateroembólica.

Tratamento

Em geral, o tratamento segue as recomendações do manejo das VAAs, que é o mesmo realizado para GPA, com uma fase de indução da remissão seguida de uma fase de manutenção da remissão.

Nos casos graves de doença ativa, ou seja, com manifestações sistêmicas ameaçadoras à vida, como hemorragia alveolar, glomerulonefrite, vasculite do sistema nervoso central, mononeurite múltipla, envolvimento cardíaco, isquemia mesentérica e isquemia de extremidades, a terapia de indução deve ser realizada com pulsoterapia com metilprednisolona via intravenosas (1 g/dia, por 3 dias), seguida de prednisona 1 mg/kg/dia, associada a ciclofosfamida (15 mg/kg, via intravenosa) nas semanas 0, 2 e 4, e depois a cada 3 semanas, por 3 a 6 meses; ou com rituximabe (2 doses quinzenais de 1 g). O esquema de redução mais acelerada da prednisona, a partir da segunda semana do início da terapia de indução, deve ser feito, sempre que possível, para reduzir a incidência de infecções.

O papel da plasmaférese nos casos de insuficiência renal grave é controverso, e não é indicada de rotina por não aumentar a sobrevida geral.

Profilaxia para pneumocistose, com sulfametoxazol-trimetoprima, durante a terapia de indução por pelo menos 3 a 6 meses seguintes é recomendada.

Para a terapia de manutenção, se disponível, recomenda-se o rituximabe (500 mg a cada 6 meses), por 2 a 4 anos, principalmente nos casos de recidivas. Como alternativas, as opções são o metotrexato (até 25 mg/semana) ou a azatioprina (até 200 mg/dia), por pelo menos 4 anos. Em casos selecionados, a imunoglobulina humana ou o micofenolato de mofetil podem ser considerados.

Durante o primeiro ano da doença, a mortalidade ocorre principalmente devido a vasculite ativa ou a complicações infecciosas; nos anos seguintes as infecções, as doenças cardiovasculares e as neoplasias são as maiores responsáveis pelos óbitos. Danos consequentes da corticoterapia prolongada (hipertensão arterial, osteoporose e diabetes melito) são comuns. As taxas estimadas de sobrevida em 5 anos variam entre 45 a 76%.

GRANULOMATOSE EOSINOFÍLICA COM POLIANGEÍTE

A GEPA, anteriormente denominada síndrome de Churg-Strauss, é uma vasculite rara que afeta vasos de pequeno e médio calibres, caracterizada por inflamação granulomatosa necrosante rica em eosinófilos, principalmente do sistema respiratório.

Incidência e prevalência

Apresenta incidência anual reportada entre 0,5 a 4,2 casos por milhão de pessoas, com prevalência variando entre 7,3 a 17,8 casos/milhão de pessoas. Acomete indivíduos na faixa de idade de 50 anos. Não há predominância entre os sexos.

Manifestações clínicas

Geralmente, a GEPA se desenvolve em três fases sequenciais, nem sempre facilmente distinguíveis: uma fase prodrômica, frequente na segunda e terceira décadas de vida, caracterizada por doença atópica, rinite alérgica e asma, que pode preceder a fase vasculítica em 8 a 10 anos; uma fase eosinofílica, caracterizada por eosinofilia sérica e tecidual; e uma fase vasculítica, caracterizada por vasculite sistêmica de vasos de pequeno e médio calibres, frequentemente associada à presença de granulomas.

Sintomas constitucionais, como mialgias, artralgias e perda de peso, são frequentes e antecedem as manifestações sistêmicas.

A asma é a principal manifestação clínica da GEPA, e é encontrada em mais de 90% dos pacientes. Frequentemente, tem início entre 30 e 40 anos, é grave e dependente de corticoterapia. Tende a piorar de 3 a 6 meses antes do aparecimento das manifestações sistêmicas.

O envolvimento do trato gastrintestinal é um fator de mau prognóstico na doença, e pode se manifestar por gastrenterite eosinofílica ou vasculite intestinal, sendo a perfuração intestinal associada a elevadas taxas de mortalidade.

O envolvimento cardíaco também é um sinal de mau prognóstico e está associado à mortalidade. É mais frequente nos pacientes com ANCA negativo e maior número de eosinófilos no sangue periférico.

O envolvimento renal é descrito em menor frequência do que nas outras VAAs, atingindo de 16 a 22% dos pacientes. A glomerulonefrite, quando presente, está associada à positividade do ANCA.

A Tabela 206.2 apresenta as principais manifestações da GEPA.

Diagnóstico

Na prática, o diagnóstico de GEPA é baseado em uma combinação de eosinofilia, asma de difícil controle e rinossinusite crônica. A confirmação histológica é desejável, mas nem sempre possível. O local da biopsia deve ser a opção menos invasiva (p. ex., pele, rins, nervo periférico, glândula lacrimal, conjuntiva).

Tabela 206.2 Manifestações da granulomatose eosinofílica com poliangeíte.

Órgão	Manifestações
Pulmão	Asma, pleurite, hemorragia alveolar, nódulos, opacidades pulmonares
Vias respiratórias superiores	Otite média, rinite alérgica, sinusite recorrente, polipose nasal
Trato gastrintestinal	Dor abdominal, diarreia, náuseas, vômitos, gastrenterite eosinofílica, hemorragia intestina
Rins	Glomerulonefrite necrosante pauci-imune, insuficiência renal
Sistema nervoso	Neuropatia periférica, hemorragia subaracnóidea, paralisia de nervos cranianos, tonturas, hemiplegia, coma
Coração	Pericardite, hipertensão arterial, valvopatia, miocardite eosinofílica, insuficiência cardíaca
Pele	Púrpura, nódulos subcutâneos, fenômeno de Raynaud, livedo reticular, urticária, necrose de extremidades
Olhos	Vasculite isquêmica, uveíte, episclerite, pseudotumor orbital inflamatório

Adaptada de: White & Dubey, 2023.

Uma vez que a doença tenha sido diagnosticada, os pacientes devem ser avaliados quanto ao envolvimento renal, cardíaco, gastrintestinal ou de nervos periféricos, quadros associados a um prognóstico ruim.

Embora não existam exames laboratoriais específicos, a eosinofilia é a característica mais comum, e a contagem absoluta de eosinófilos de ≥ 1.500 cels/micromol, ou mais de 10% da contagem total de leucócitos, deve levar à suspeita de GEPA.

ANCA positivo é observado em 30 a 60% dos casos, e cerca de 70 a 75% têm anticorpos direcionados contra a MPO (anti-MPO), com padrão P-ANCA à imunofluorescência indireta. Anticorpos contra proteinase-3 (anti-PR3) são incomuns.

Outros achados laboratoriais são aumento dos reagentes de fase aguda, anemia normocrômica e normocítica, leucocitose, elevação de IgE sérica e hipergamaglobulinemia.

As anormalidades na radiografia ou tomografia computadorizada de tórax são diversas e incluem opacidades irregulares transitórias (75% dos pacientes), opacidades simétricas em uma distribuição axilar e periférica, opacidades difusas ou miliares e doença nodular bilateral sem cavitação. Os derrames pleurais são encontrados em aproximadamente 30% dos pacientes e geralmente são exsudativos e eosinofílicos, bem como o lavado broncoalveolar, que normalmente tem uma alta porcentagem de eosinófilos (geralmente maior que 30%). As anormalidades da tomografia computadorizada dos seios da face incluem espessamento dos seios e da mucosa nasal, pólipos nasais e ausência de erosão óssea.

Diagnóstico diferencial

As principais doenças a ser consideradas no diagnóstico diferencial da GEPA são:

- Outras VAAs, como a GPA e a PAM
- Pneumonia eosinofílica idiopática crônica
- Síndrome hipereosinofílica (primária, mieloide ou linfocítica)
- Infecções parasitárias, como estrongiloidíase e toxocaríase
- Aspergilose
- Doença relacionada com IgG4.

Tratamento

A escolha do tratamento inicial é estratificada pelo risco de mortalidade, por meio do Five Factor Score (FFS), e gravidade da doença. O FFS é um escore prognóstico e inclui os seguintes parâmetros: acima de 65 anos, presença de sintomas cardíacos, envolvimento do trato gastrintestinal, presença de insuficiência renal e ausência de manifestações das vias respiratórias superiores.

Pacientes com FFS maior ou igual a 1 ou com manifestações ameaçadoras à vida devem ser tratados com pulsoterapia combinada de metilprednisolona e ciclofosfamida. O rituximabe pode ser uma opção nos casos de contraindicação à ciclofosfamida.

Pacientes com FFS igual a 0 recebem apenas GC associado a imunossupressor, como azatioprina (2 mg/kg/dia) ou metotrexato (10 a 30 mg/semana) com suplementação de ácido fólico.

A profilaxia para pneumocistose com sulfametoxazol-trimetoprima também é recomendada.

CONSIDERAÇÕES FINAIS

A GPA é a vasculite associada ao ANCA mais prevalente, apresentando uma grande gama de manifestações clínicas e potenciais complicações.

A presença de uma síndrome pulmão-rim, na qual ocorre uma combinação de insuficiência respiratória aguda por hemorragia alveolar e insuficiência renal aguda por glomerulonefrite necrosante rapidamente progressiva, deve alertar para a possibilidade de PAM.

A GEPA é uma doença rara, mas potencialmente grave, com uma taxa de mortalidade atingindo entre 25 e 45% nos primeiros 5 anos, caso o paciente apresente 1 ou 2 fatores do FFS, respectivamente, estando também associada a várias morbidades, como a doença renal crônica.

A suspeição e identificação pelo clínico, além da avaliação precoce pelo reumatologista, são de suma importância para o diagnóstico rápido e tratamento assertivo dessas vasculites.

BIBLIOGRAFIA

Almaani S, Fussner LA, Brodsky S, Meara AS, Jayne D. ANCA-associated vasculitis: An update. *J Clin Med*. 2021; 10(7): 1446.

Balbi GGM, Ochtrop MLG, Bacchiega ABS. Vasculites associadas ao ANCA. *In*: Shinjo SK, Moreira C, Vasconcelos JTS, Neto JFM, Radominski SC (eds.). Sociedade Brasileira de Reumatologia. 2ª ed. Barueri (SP): Manole. 2021. p. 324-28.

Bataille PM, Durel CA, Chauveau D, Panes A, Thervet ES, Terrier B. Epidemiology of granulomatosis with polyangiitis and microscopic polyangiitis in adults in France. *J Autoimmun*. 2022; 133: 102910.

Chung SA, Langford CA, Mas M, April A, Gorelik M, Guyatt G, et al. 2021 American College of Rheumatology/Vasculitis Foundation guideline for the management of antineutrophil cytoplasmic antibody-associated vasculitis. *Arthritis Rheumatol*. 2021; 73(8): 1366-83.

Greco A, Marinelli C, Fusconi M, Macri MF, Gallo A, De Virgilio A et al. Clinic manifestations in granulomatosis with polyangiitis. Int J Immunopathol Pharmacol. 2016; 29(2): 151-9.

Kitching AR, Anders HJ, Basu N, Brouwer E, Gordon J, Jayne DR, et al. ANCA-associated vasculitis. *Nat Rev Dis Primers*. 2020; 6(1): 71.

Nguyen Y, Guillevin L. Eosinophilic granulomatosis with polyangiitis (Churg-Strauss). Semin Respir Crit Care Med 2018; 39: 471-81.

Ochtrop MLG, Bacchiega ABS. Vasculites associadas ao ANCA. *In*: Souza AWS, Rêgo J (eds.). *Manual de Vasculites*. São Paulo: Segmento Farma. 2018. p. 45-58.

White JPE, Dubey S. Eosinophilic granulomatosis with polyangiitis: A review. *Autoimmun Rev*. 2023; 22(1): 103219.

CAPÍTULO 207

Vasculites de Grandes e Médios Vasos

Jozelia Rêgo • Samuel Katsuyuki Shinjo • Eduarda Bonelli Zarur • Andrea Rocha de Saboia Mont'Alverne • Alexandre Wagner S. de Souza

INTRODUÇÃO

As vasculites compreendem um grupo de doenças que afetam os vasos sanguíneos e são classificadas de acordo com o tamanho do vaso preferencialmente afetado. Dentre as vasculites que acometem os grandes vasos, destacam-se a arterite de células gigantes (ACG) e a arterite de Takayasu (AT), e entre os vasos de médio calibre destaca-se a poliarterite nodosa (PAN).

ARTERITE DE CÉLULAS GIGANTES

A ACG é uma vasculite granulomatosa imunomediada crônica que afeta vasos de grande e médio calibres, incluindo sobretudo as artérias extracranianas, conhecida como "arterite temporal".

A doença afeta, predominantemente, indivíduos acima de 50 anos, e a sua prevalência aumenta com a idade, atingindo o pico entre 70 e 80 anos. A ACG acomete, principalmente, indivíduos da cor branca, na razão de 2 a 3 mulheres para 1 homem.

Incidência e prevalência

A incidência anual é de 15 a 30 casos/100 mil indivíduos com idade acima de 50 anos, com prevalência de 25 a 275 casos/100 mil indivíduos. Tanto a incidência como a prevalência variam de acordo com a distribuição geográfica, que são maiores na Europa e nos EUA.

Manifestações clínicas

A ACG pode se manifestar com quadro insidioso de febre, fadiga e perda ponderal não intencional, seguido de quadro clínico mais sugestivo da própria doença, com os sintomas e sinais relacionados com as artérias acometidas.

O quadro clássico, observado em 80% dos casos, caracteriza-se pela presença de cefaleia (nova) e alodínia na região temporal, acompanhada de anormalidade da artéria temporal (p. ex., tortuosidade, espessamento e diminuição dessa artéria). Além do acometimento da artéria temporal, as artérias ciliares posteriores da artéria oftálmica podem ser envolvidas, ocasionando uma neuropatia óptica isquêmica aguda (NOIA) em 5 a 15% dos casos, manifestada clinicamente por borramento da visão, diplopia, escotomas, ptose, amaurose fugaz e até mesmo amaurose irreversível, uni ou bilateral, uma das complicações mais graves da doença.

Em até 50% dos casos, pode-se observar claudicação da mandíbula, decorrente do acometimento da artéria maxilar/masseter.

Em 10% dos pacientes, observa-se o envolvimento de vasos de grande calibre (p. ex., aorta e seus ramos principais, como as artérias axilares e subclávias) isolado e sem manifestações cranianas, ocasionando claudicação dos membros, assimetria, redução ou ausência de pulsos arteriais periféricos, hipertensão arterial, síndrome de roubo de subclávia, aneurisma da aorta e regurgitação da valva aórtica. Essas manifestações mimetizam a AT; contudo, alterações inflamatórias vasculares são observadas na aorta torácica e em outras grandes artérias em até 70% dos casos.

Pacientes com ACG podem apresentar polimialgia reumática, que se caracteriza clinicamente por quadro insidioso de sintomas constitucionais, rigidez matinal e dor da musculatura da região cervical, escapular e/ou pélvica. A polimialgia reumática é descrita em 50% dos pacientes com ACG, enquanto 20% dos pacientes com a enfermidade podem evoluir com ACG durante o curso de sua doença.

Diagnóstico

O diagnóstico da ACG deve basear-se na história clínica, no exame físico e nos achados dos exames complementares. Laboratorialmente, encontra-se aumento dos reagentes de fase aguda da inflamação, como velocidade de hemossedimentação (VHS) e proteína C reativa (PCR).

O padrão ouro para o diagnóstico é a biopsia da artéria temporal, que evidencia vasculite com infiltrado de células mononucleares e células gigantes multinucleadas.

Exames de imagem, como a ultrassonográfica com Doppler, o PET-FDG, a angiorressonância e a angiotomografia computadorizada também podem confirmar o diagnóstico de ACG como alternativa à biopsia da artéria temporal.

Diagnóstico diferencial

Neoplasias, síndromes paraneoplásicas, doenças infecciosas, outras vasculites sistêmicas, como a AT e NOIA não arterítica, podem ser encontradas.

Tratamento

Os glicocorticoides (GCs) são considerados como tratamento de primeira linha, atuando rapidamente para melhorar e controlar os sintomas da doença, assim como para prevenir a perda visual. Nos casos mais leves de ACG, recomenda-se dose inicial de prednisona ou equivalente de 40 a 60 mg/dia, até que os sintomas desapareçam e os marcadores inflamatórios normalizem, com desmame progressivo até 15 a 20 mg/dia por 2 a 3 meses e, em seguida, redução para menos de 5 mg/dia no primeiro ano. A interrupção do GC, em 1 a 2 anos, depende da resposta clínica e da normalização dos reagentes de fase aguda.

Nos casos de acometimento oftálmico ou de grandes vasos, recomenda-se o uso de doses maiores de GC, ou pulsoterapia com metilprednisolona (250 a 1.000 mg) por 3 dias.

Deve-se levar em consideração a alta taxa de recidiva (35 a 75%) da doença com a redução posterior de GC, quando em esquema de monoterapia, e orienta-se a redução progressiva.

O metotrexato, apesar de testado na dose de 7,5 a 15 mg/semana, pode ser utilizado como terapia de segunda linha, em doses maiores (15 a 20 mg/semana), nos casos de recidiva da doença com a redução do GC, ou como poupador de GC nos pacientes com alto risco de toxicidade por esse agente.

Entre os agentes imunobiológicos, o tocilizumabe subcutâneo ou intravenoso tem eficácia na redução da necessidade de GC e na prevenção de recidivas da ACG.

A terapia antiplaquetária pode ser adicionada, com objetivo de prevenção de complicações isquêmicas cardiovasculares; entretanto, há evidências conflitantes sobre os benefícios da aspirina na isquemia relacionada com a ACG. Os potenciais benefícios precisam ser equilibrados com os riscos de efeitos adversos hemorrágicos.

ARTERITE DE TAKAYASU

A AT é uma vasculite sistêmica que se apresenta como uma panarterite das artérias de grande calibre, acometendo a aorta, seus ramos proximais e as artérias pulmonares. Está associada a importante morbidade, com 74% dos pacientes apresentando comprometimento de suas atividades diárias. A mortalidade em 10 anos é descrita em 5% dos casos, e pode chegar a 27% nos casos graves.

Atualmente, com o avanço da compreensão sobre a doença e a disponibilidade de um maior arsenal terapêutico, sobretudo com os agentes imunobiológicos, observa-se melhora no prognóstico dos pacientes. Entretanto, o atraso no diagnóstico e a escassez de instrumentos para definição de atividade e de estudos clínicos randomizados ainda são um desafio para o manejo da AT.

Incidência e prevalência

A AT é uma doença rara, de distribuição global, com a maior incidência observada na Ásia. O pico de incidência é observado entre a segunda e a terceira décadas de vida, atingindo caracteristicamente indivíduos com idade menor que 40 anos, um fator importante que a distingue da ACG.

Acomete predominantemente o sexo feminino, e a proporção entre os sexos varia de acordo com a população estudada, com registros de 1,6-8,4 mulheres:1 homem. A frequência de AT também varia de acordo com as regiões. No Japão, a incidência anual é de 1 a 2 casos/milhão de pessoas, na Europa é de 0,4 a 3,4 casos/milhão e nos EUA é de 2 a 3 casos/milhão. No Japão e no extremo oriente da Ásia, a prevalência é de 40 casos/milhão de pessoas, enquanto nos EUA é de 0,9 caso/milhão de pessoas. No Brasil, estudo epidemiológico (ainda não publicado), realizado na cidade do Rio de Janeiro, mostra uma prevalência de 16,9 casos/milhão de habitantes.

Manifestações clínicas

A AT é classicamente dividida em três fases: uma fase inicial com sintomas inflamatórios sistêmicos constitucionais inespecíficos, uma de inflamação vascular, caracterizada por hipertrofia concêntrica da parede das artérias acometidas, e a fase tardia, com desenvolvimento de estenoses e oclusões, aneurismas e dilatações dos territórios vasculares acometidos. Na prática clínica, dificilmente consegue-se identificar essas fases de forma distinta.

Os principais sintomas constitucionais são febre, emagrecimento, astenia e mialgia. Artralgia, eritema nodoso, pioderma gangrenoso e acometimento oftalmológico com episclerite ou esclerite também podem ser observados.

Os sintomas vasculares dependem do território acometido e da fase inflamatória. Na fase inflamatória inicial, o paciente pode apresentar carotidínia, pelo acometimento das carótidas, e dor torácica ou dorsal, secundária à aortite. Nas fases de estenose e oclusão, os sintomas são decorrentes do baixo fluxo nos respectivos leitos arteriais, manifestando-se como claudicação intermitente dos membros (mais frequente nos membros superiores), síndrome do roubo da subclávia, síncope, cefaleia, angina mesentérica, hipertensão arterial renovascular, perda visual, redução de pulsos periféricos e diferença da pressão arterial entre os membros. A perda visual pode ocorrer secundariamente à retinopatia isquêmica da AT, por acometimento da artéria carótida interna, ou à retinopatia hipertensiva, por hipertensão renovascular mal controlada.

Acidente vascular encefálico e acidente isquêmico transitório estão presentes em 10 a 20% dos pacientes e estão associados a pior prognóstico. Falência cardíaca, hipertensão pulmonar, infarto do miocárdio e rotura de aneurisma de aorta são as principais causas de morbimortalidade da doença.

Diagnóstico

Para o diagnóstico da AT, deve-se levar em consideração a epidemiologia, as características clínicas e os resultados dos exames complementares de imagem e laboratoriais; a histopatologia é raramente disponível.

VHS e PCR encontram-se elevadas em 80 e 50% dos casos, respectivamente, e ainda não há biomarcadores específicos.

Os principais exames de imagem utilizados são a angiotomografia computadorizada e a angioressonância magnética, as quais detectam tanto alteração luminal como alteração de parede, e são menos invasivas do que a angiografia, que é reservada atualmente para os casos de intervenção cirúrgica. A ultrassonografia com Doppler pode ser útil na avaliação e seguimento do acometimento das artérias carótidas e vertebrais, permitindo a aferição da espessura da parede vascular e avaliação da presença de estenoses ou aneurismas. A PET-CT é um método de alta sensibilidade para detecção da inflamação vascular, mas o seu uso é reservado, em virtude do custo elevado.

Diagnóstico diferencial

Os principais diagnósticos diferenciais a ser considerados são:

- Doenças que podem cursar com aortite, como ACG, doença relacionada com IgG4, doença de Behçet, policondrite recidivante, granulomatose com poliangiite e infecções (tuberculose, sífilis e HIV)
- Doenças do tecido conjuntivo, como síndrome de Ehlers-Danlos, síndrome de Marfan, displasia fibromuscular e síndrome de Loeys-Dietz
- Neoplasias
- Efeitos adversos de imunoterapia
- Aterosclerose.

Tratamento

Na fase ativa da doença, o tratamento deve ser realizado com GC na dose de 0,5 a 1 mg/kg/dia de prednisona ou correspondente, durante 3 a 6 meses, com redução progressiva. Doses menores (25 a 30 mg/dia) podem ser usadas nos casos sem sinais de complicações da doença. Medidas de prevenção contra osteoporose, diabetes melito, glaucoma e catarata devem ser adotadas durante a corticoterapia.

Agentes de segunda linha ou imunossupressores convencionais, como metotrexato (dose máxima de 15 a 25 mg/semana), azatioprina (2 mg/kg/dia), micofenolato de mofetila (2 g/dia) ou leflunomida (20 mg/dia), estão indicados em associação com GC. O uso da ciclofosfamida deve ser reservado para os casos graves com risco de morte ou durante as recidivas.

Nos casos de doença refratária, apesar do uso dos imunossupressores, os imunobiológicos devem ser considerados, e a primeira escolha é o anti-TNF, seguido do tocilizumabe.

O uso de antiagregantes plaquetários é controverso, e é orientado pela European Alliance of Associations for Rheumatology (EULAR) para os pacientes com doenças cardiovasculares, e pelo American College of Rheumatology (ACR) para os pacientes com AT ativa e envolvimento vascular craniano importante ou vertebrobasilar.

O tratamento endovascular eletivo ou de reconstrução deve ser realizado na fase de remissão da atividade da doença, com manutenção da imunossupressão durante e após a cirurgia.

Acompanhamento regular e monitorização frequente do paciente, a partir da avaliação clínica, exames laboratoriais (VHS e PCR) e exames de imagem, são recomendados.

POLIARTERITE NODOSA

A PAN é uma vasculite sistêmica necrosante que afeta, preferencialmente, os vasos de médio calibre, ou seja, as artérias e veias viscerais principais e seus ramos iniciais.

Além da forma sistêmica, pode apresentar-se como forma localizada de vasculite, principalmente a PAN cutânea, mas também pode ser observada como vasculite de órgão único, descoberta acidentalmente, por exemplo, em cirurgias de apendicectomia ou colecistectomia.

Essa vasculite pode ser primária (idiopática) ou secundária a alguma infecção ou neoplasias, principalmente hematológicas. Dentre as infecções, a associação com o vírus B da hepatite (HBV) é a mais frequente. Recentemente, foi descrita uma forma monogênica, ligada a mutações que levam à deficiência da adenosina desaminase 2 (ADA-2).

Incidência e prevalência

A PAN é uma doença rara, com prevalência estimada em torno de 30 casos/milhão de pessoas, e uma incidência anual de 0 a 9 casos/milhão de pessoas nos países europeus. É mais comum em homens (razão de 1,5 homem para 1 mulher) e pode ocorrer em qualquer idade, inclusive na infância, mas com maior frequência em indivíduos na faixa etária entre 40 e 60 anos.

Nas últimas décadas, as campanhas de vacinação contra o HBV e as medidas de segurança mais rígidas para transfusões de sangue proporcionaram uma diminuição acentuada dessa vasculite.

Manifestações clínicas

Mais de 90% dos pacientes apresentam sintomas de febre, perda de peso, artralgia, mialgia e fadiga, que podem preceder em meses as demais manifestações clínicas. Estenose, oclusão e/ou a ruptura das artérias viscerais inflamadas, com consequente isquemia, dano e disfunção ou sangramento nos tecidos acometidos levam aos sintomas mais específicos da PAN. Qualquer órgão ou sistema pode ser afetado pela doença, embora o envolvimento pulmonar seja incomum.

O sistema nervoso periférico e a pele são frequentemente envolvidos. Manifestações cutâneas são relatadas em metade dos pacientes, incluindo livedo reticular, nódulos subcutâneos, infartos, úlceras, fenômeno de Raynaud, gangrena digital e púrpura. O envolvimento do sistema nervoso periférico está presente em 75% dos pacientes e é o primeiro sintoma em 20 a 30% dos casos. Mononeurite múltipla é a manifestação neurológica mais comum, seguida de polineuropatia. Na maioria dos casos, a mononeurite múltipla melhora lentamente com o tratamento, mas o grau de recuperação varia muito de um paciente para outro, podendo persistir uma parestesia e paresia residuais. O envolvimento do sistema nervoso central é raro na PAN, com apresentação variável, mas de origem isquêmica.

A nefropatia afeta metade dos pacientes, secundária à vasculite dos ramos das artérias renais, como as artérias segmentares e interlobares e, menos frequentemente, das artérias arqueadas e interlobulares. Ocorre infarto tecidual e ruptura de microaneurismas, manifestados por hematúria micro ou macroscópica e proteinúria leve a moderada. A hipertensão arterial sistêmica aparece em um terço dos pacientes, e pode ser grave ou até mesmo fatal. Alguns pacientes têm doença renal que melhora após um período de diálise. Em outros, ocorre evolução para estágio terminal e necessidade de terapia substitutiva contínua.

O acometimento do trato gastrintestinal, descrito em até um terço dos pacientes, é uma das manifestações mais graves e a principal causa de morte no primeiro ano de doença. A apresentação clínica pode variar de dor abdominal isolada à hemorragia digestiva e perfuração intestinal, por vasculite e microaneurismas em ramos das artérias mesentéricas, muitas vezes necessitando de cirurgia no momento do diagnóstico.

A PAN pode causar lesão do músculo cardíaco, decorrente de vasculite das artérias coronárias e seus ramos ou de hipertensão arterial descontrolada. Envolvimento cardíaco, caracterizado por arterite coronária, pericardite e miocardite, resultando em cardiomiopatia, ocorre em 5 a 20% dos casos.

Dor testicular e orquite são achados muito característicos, presentes em cerca de um quarto dos pacientes, e mais comum quando associadas a infecção pelo HBV.

Diagnóstico

O diagnóstico de PAN é baseado na combinação de manifestações clínicas, achados de imagem (angiográficos) e histopatológicos. Não existem exames laboratoriais específicos para a doença. Os reagentes de fase aguda elevados estão presentes em 75% dos pacientes, assim como são frequentes anemia de doença crônica, leucocitose e plaquetose. Triagem para infecção por HBV deve sempre ser realizada. A pesquisa de anticorpos anticitoplasma de neutrófilos (ANCA) é tipicamente negativa, e sua positividade indica outros diagnósticos.

A biopsia deve ser realizada em locais sintomáticos e de mais fácil acesso. Uma biopsia de músculo e/ou nervo fornece um diagnóstico histológico em 75% dos casos. Histologicamente, pode-se evidenciar a presença de inflamação transmural necrosante segmentar de artérias de tamanho médio ou pequeno, com predileção pelas áreas de bifurcações. Arteríolas, capilares e vênulas são poupados. Granulomas e células gigantes normalmente estão ausentes. A biopsia de pele evidencia vasculite na metade dos casos, geralmente leucocitoclástica e, às vezes, necrosante. A biopsia renal não é recomendada, devido ao risco de sangramento pela presença de microaneurismas.

Quando a realização da biopsia não é possível, o diagnóstico pode ser confirmado por angiografia. Embora não patognomônica, a presença de microaneurismas e estenoses de artérias de médio calibre na angiografia renal, mesentérica e celíaca é altamente sugestiva de PAN. Essas alterações, que são focais, segmentares e flutuantes ao longo do tempo, estão presentes em 90 e 40 a 60% dos casos, respectivamente, quando há presença ou ausência de sintomas gastrintestinais. Os microaneurismas são saculares ou fusiformes, com diâmetro de 1 a 5 mm, e também podem estar presentes em artérias musculares esqueléticas. A angiografia convencional é o melhor exame para identificar anormalidades vasculares, com sensibilidade e especificidade em torno de 90%. Angiotomografia computadorizada e angiorressonância também podem ser utilizadas, embora com sensibilidade menor. A visualização de infartos renais ou espessamento de parede intestinal pode contribuir para o diagnóstico. Os exames de imagem também permitem estabelecer a extensão da doença, acompanhar seu curso e a resposta ao tratamento.

Diagnóstico diferencial

Dentre as doenças que podem mimetizar o quadro de PAN, as mais relevantes são:

- Infecções, em especial hanseníase e endocardite infecciosa
- Trombofilias primárias
- Síndrome antifosfolípide
- Displasia fibromuscular e mediólise arterial segmentar
- Doenças reumáticas imunomediadas
- Outras vasculites.

Tratamento

Nos pacientes com PAN grave, ou seja, com manifestações que envolvam risco de morte ou disfunção orgânica, a terapia de indução deve ser realizada com pulsoterapia endovenosa combinada de metilprednisolona (500 a 1.000 mg/dia) por 3 a 5 dias, seguida de GC por via oral, e ciclofosfamida por 3 a 6 meses. Não há definição quanto à velocidade de redução do corticoide.

A terapia de manutenção pode ser realizada com metotrexato ou azatioprina, com suspensão após 18 meses, pois a doença costuma ser monofásica na maioria dos pacientes.

Em pacientes com doença leve (sintomas sistêmicos brandos, doença cutânea não complicada, artrite inflamatória discreta), o metotrexato ou azatioprina podem ser usados

em associação com o GC desde a fase inicial, como efeito poupador de GC, reduzindo sua dose cumulativa e, portanto, sua toxicidade.

Nos casos de PAN secundária à infecção pelo HBV, recomenda-se a associação de plasmaférese ao tratamento antiviral. Os GCs só devem ser usados inicialmente, e por um curto período de tempo, para controle rápido das manifestações graves.

CONSIDERAÇÕES FINAIS

A ACG é uma vasculite que acomete, principalmente, indivíduos de origem europeia e com idade a partir de 50 anos. Apresenta uma variedade de manifestações clínicas, e a amaurose irreversível é a mais grave e temível. Em metade dos casos, pode cursar com polimialgia reumática, que, por sua vez, apresenta uma variedade de diagnósticos diferenciais.

A AT é uma vasculite sistêmica, que acomete os vasos de grande calibre e compromete as atividades diárias do paciente, devendo ser investigada na presença de manifestações de carotidínia, claudicação de membros e, principalmente, diferença de pressão entre os membros.

A PAN é uma vasculite sistêmica necrotizante rara, que afeta os vasos de médio calibre. Pode ser primária ou secundária a outras condições, sendo a principal a infecção pelo HBV. Os sintomas são variados e causados por isquemia ou sangramento por ruptura de microaneurismas.

BIBLIOGRAFIA

Chung SA, Gorelik M, Langford CA, Maz M, Abril A, Guyatt G, et al. 2021 American College of Rheumatology/Vasculitis Foundation Guideline for the management of polyarteritis nodosa. *Arthritis Rheumatol*. 2021; 73(8): 1384-93.

Esatoglu SN, Hatemi G. Takayasu arteritis. *Curr Opin Rheumatol*. 2022; 34: 18-24.

Hočevar A, Tomšič M, Pirkmajer KP. Clinical approach to diagnosis and therapy of polyarteritis nodosa. *Curr Rheumatol Rep*. 2021; 23(3): 14.

Kaushik M, Ponte C, Mollan S. Current advances in giant cell arteritis. *Curr Opin Rheumatol*. 2021; 34: 133-141.

Puéchal X. Polyarteritis nodosa: state of the art. *Joint Bone Spine*. 2022; 89(4): 105320.

Pugh D, Karabayas M, Basu N, Cid MC, Goel R, Goodyear CS, et al. Large-vessel vasculitis. *Nat Rev Dis Primers*. 2022; 7(1): 93.

Saadoun D, Vautier M, Cacoub P. Medium- and large-vessel vasculitis. *Circulation*. 2021; 143(3): 267-282.

Scolnik M, Brance ML, Fernández-Ávila DG, Sato EI, Souza AWS, Margi SJ, et al. Pan American League of Associations for Rheumatology guidelines for the treatment of giant cell arteritis. *Lancet Rheumatol*. 2022; 4(12): E864-E872.

Tombetti E, Mason JC. Takayasu arteritis: advanced understanding is leading to new horizons. *Rheumatology*. 2019; 58: 206-19.

Villon MLFZ, Leon de la Rocha JA, Espinoza LR. Takayasu Arteritis: recent developments. *Curr Rheumatol Reports*. 2019; 21(9): 45.

Toxicologia

208

Intoxicações Exógenas

Alvaro Pulchinelli Jr • Carlos Augusto Mello da Silva • Sérgio E. Graff

INTRODUÇÃO

A toxicologia é a ciência que estuda os efeitos nocivos decorrentes das interações de substâncias químicas (agentes tóxicos ou venenos) com os organismos e sistemas biológicos com o objetivo de determinar, quantitativamente, o potencial desses agentes químicos em produzir danos que resultem em efeitos adversos em organismos vivos, em todos seus aspectos.

Alguns conceitos importantes são:

- Agente tóxico ou toxicante: é a substância química de estrutura definida que, interagindo com um organismo, produz um efeito nocivo. O termo "veneno", de uso popular, é empregado para designar a substância química, ou mistura de substâncias químicas, que provoca a intoxicação
- Toxicidade: é a propriedade dos agentes tóxicos de promoverem danos às estruturas biológicas
- Dose letal 50 (DL50): é a dose obtida estatisticamente, em mg/kg, de uma determinada substância, necessária para matar 50% de uma população de animais. As substâncias tóxicas possuem diferentes graduações quanto ao seu potencial tóxico, conforme sua DL50, e são classificadas em:
  - Extremamente tóxica: DL50 abaixo de 1 mg/kg
  - Altamente tóxica: DL50 de 1 a 50 mg/kg
  - Moderadamente tóxica: DL50 de 50 a 500 mg/kg
  - Levemente tóxica: DL50 de 0,5 a 5 g/kg
  - Relativamente não tóxica: DL50 acima de 5 g/kg
- Ação tóxica: é a maneira pela qual um agente tóxico exerce sua ação sobre as estruturas biológicas. Pode ser caracterizada por uma ação local ou sistêmica: o processo de exposição a um agente tóxico pode levar à intoxicação, que é o conjunto de sinais e sintomas observados quando o agente tóxico interage com o organismo vivo.

A toxicologia pode se dividir em vários ramos específicos: ambiental, ocupacional, alimentos, medicamentos e a social. Toxicologia clínica é a parte da toxicologia que estuda os fenômenos de interação das substâncias tóxicas com os organismos e que resultam no quadro clínico de intoxicação.

FASES DA INTOXICAÇÃO

Há quatro fases da intoxicação:

- Fase de exposição: implica que, para causar um efeito adverso, um produto tóxico deve primeiro entrar em contato com um organismo. O meio pelo qual um organismo entra em contato com a substância é a via de exposição para esse produto químico
- Fase toxicocinética: inclui a absorção, a distribuição e a eliminação da substância; isto é, o movimento que a substância fará no organismo, por qual via será absorvida, como e com que intensidade ela se distribui e qual será a via de eliminação
- Fase toxicodinâmica: estuda o mecanismo de ação da substância; isto é, o mecanismo pelo qual ela produz uma lesão ou danos no organismo
- Fase clínica: enfoca a intoxicação, seus sinais e sintomas. O médico deve ter as seguintes perspectivas ao atender um caso de intoxicação:
  - Caracterizar as condições de exposição ao agente
  - Identificar os processos envolvidos na absorção, distribuição, biotransformação e exceção do agente tóxico (toxicocinética)
  - Reconhecer os principais mecanismos de interação dos toxicantes com o organismo (toxicodinâmica) e, por fim, reconhecer o quadro clínico.

O risco de intoxicação proporcionado por um agente tóxico é diretamente proporcional à toxicidade do agente e pelo número de ocasiões de exposição. Para um agente extremamente tóxico, basta uma única exposição para haver um quadro de intoxicação; já para um agente de muito baixa toxicidade, pode ser necessário um grande número de exposições até se estabelecer um quadro de intoxicação, ou seja: risco = toxicidade exposição.

Vários fatores, entretanto, podem influenciar a toxicidade, fazendo com que o indivíduo seja mais suscetível a determinada substância: forma e atividade química intrínseca, dose, via de exposição, etnia, idade, sexo, habilidade para absorção, metabolismo, distribuição no organismo, excreção, e presença concomitante de outras substâncias.

SÍNDROMES TÓXICAS

As exposições a substâncias tóxicas nem sempre têm o diagnóstico simples, pois em um grande número de casos o agente tóxico é desconhecido ou o paciente não colabora com a história clínica. Dessa forma, o diagnóstico sindrômico das intoxicações, ou seja, por meio dos sinais e dos sintomas apresentados, é a forma de se fazer o diagnóstico.

Algumas intoxicações por substâncias químicas apresentam sinais e sintomas comuns, o que permite que sejam agrupadas em "síndromes", facilitando a identificação de possíveis agentes causais, como apresentado a seguir.

Síndrome anticolinérgica

Compreende sinais como midríase, visão turva, febre, pele seca, diminuição do peristaltismo intestinal (íleo), retenção urinária, taquicardia, hipertensão, agitação psicomotora, psicose, coma, convulsões e mioclonias. Nas intoxicações por anti-histamínicos pode ocorrer por exposição à atropina, baclofeno, benzotropina, antidepressivos tricíclicos, fenotiazínicos, propantelina, escopolamina e tri-hexafenidil (artane).

Síndrome colinérgica

O paciente pode apresentar sialorreia, lacrimejamento, incontinência urinária, diarreia, cólicas, vômitos, fraqueza muscular, aumento da secreção brônquica, bradicardia e miose. É comum nas intoxicações por pesticidas inibidores das colinesterases, como carbamatos e organofosforados, e nas superdosagens por fisostigmina e pilocarpina.

Síndrome beta-adrenérgica

Caracteriza-se pela presença de taquicardia, hipertensão e tremores, presentes nas superdosagens de albuterol, cafeína, terbutalina e teofilina.

Síndrome alfa-adrenérgica

O paciente pode apresentar sinais como hipertensão, bradicardia e midríase. Pode ocorrer nas exposições a doses elevadas de fenilpropanolamina e fenilefrina.

Síndrome beta e alfa-adrenérgicas

Algumas substâncias podem atuar nos dois receptores, produzindo uma miscelânea dos sinais descritos anteriormente, como hipertensão, taquicardia, midríase e ressecamento de mucosas. As principais substâncias incluem anfetaminas, cocaína, efedrina, fenciclidina e pseudoefedrina.

Síndrome sedativo-hipnótica

Inclui sinais como sonolência variável e coma, confusão mental, fala "pastosa" e distúrbios respiratórios com apneia. Vários agentes depressores do sistema nervoso central (SNC), como anticonvulsivantes, antipsicóticos, barbitúricos, benzodiazepínicos, etanol e opiáceos, podem ser os responsáveis.

Síndrome alucinógena

Apresenta alucinações, psicoses, pânico, febre, midríase, hipertermia e sinestesias que podem ser causados por intoxicações por anfetaminas, maconha, cocaína, ácido lisérgico (LSD) e fenciclidina (pode apresentar miose).

Síndrome extrapiramidal

O paciente apresenta rigidez generalizada e tremores, opistótono, trismo, hiper-reflexia e coreoatetose. Geralmente, é causada por haloperidol, fenotiazínicos, risperidona e metoclopramida.

Síndrome narcótica

Inclui alteração mental, respiração lenta, miose, bradicardia, hipotensão, hipotermia e diminuição do peristaltismo intestinal e é mais frequente nas intoxicações por opiáceos e opioides, dextrometorfano e propoxifeno.

Síndrome da serotoninérgica

Caracterizada por irritabilidade, hiper-reflexia, diarreia, sudorese, hiperemia, febre, trismo, tremores e mioclonias. Os principais agentes envolvidos incluem fluoxetina, meperidina, paroxetina, sertralina, trazodone e clomipramina.

Síndrome epileptogênica

O paciente pode apresentar hipertermia, hiper-reflexia, tremores, convulsões. Geralmente, é associada a intoxicações por estricnina, nicotina, organoclorados, lidocaína, cocaína, xantinas, isoniazida, hidrocarbonetos clorados, anticolinérgicos, cânfora e fenciclidina.

Síndrome por solventes

Caracteriza-se por letargia, confusão, cefaleia, inquietação, incoordenação e despersonalização. Os agentes envolvidos são principalmente hidrocarbonetos, acetona, tolueno, naftaleno, tricloroetano e hidrocarbonetos clorados.

Síndrome da desacoplação da fosforilação oxidativa

Apresenta sinais como hipertermia, taquicardia e acidose metabólica. É mais frequente nas intoxicações por fosfeto de alumínio (fosfina), salicilatos, 2,4-diclorofenol, dinitrofenol, glifosato, fósforo, pentaclorofenol e fosfato de zinco.

AVALIAÇÃO INICIAL

O primeiro passo no atendimento de um paciente com suspeita de intoxicação é a realização inicial de exame físico para identificar as medidas imediatas necessárias para estabilizar o paciente e evitar a piora do quadro. Se possível, nesse momento, também deve-se coletar uma breve história que auxilie na condução do raciocínio clínico, e é importante verificar:

- Sinais vitais
- Nível de consciência
- Pupilas (diâmetro e reatividade à luz)
- Saturação de O_2
- Glicemia capilar
- Monitorização cardíaca
- Manutenção de vias respiratórias
- Acesso venoso calibroso.

Histórico da exposição

Todo quadro de intoxicação necessariamente inicia-se com a exposição. Portanto, deve-se investigar as circunstâncias do ocorrido e tentar estabelecer a possível origem do quadro. Deve-se obter os dados relacionados com o paciente, substância utilizada, horário da exposição, local da ocorrência e possíveis motivos da exposição.

Atentar para o fato de que muitas informações podem ser distorcidas ou omitidas, principalmente quando há tentativas de suicídio ou homicídio envolvidas, uso de drogas ilícitas, abortamento ou maus-tratos.

É importante obter o histórico de doenças (principalmente psiquiátricas), as medicações em uso, se há histórico de tentativas de suicídio ocupação, acesso a substâncias, uso de drogas e gravidez. Deve-se tentar identificar ou caracterizar o agente tóxico procurando saber qual foi a substância utilizada e a quantidade. Sempre que possível, solicitar para os acompanhantes trazerem os frascos ou embalagens e questionar se pode ser um produto clandestino.

É necessário estimar o tempo de exposição, ou seja, verificar qual foi o horário, por quanto tempo a substância esteve em contato e o número de vezes nos casos de exposições repetidas.

Os principais sinais e sintomas a ser observados são:

- Odores característicos: hálito etílico (uso de álcool), odor de alho (organofosforados)
- Achados de pele e mucosas: sudorese, secura de mucosas, vermelhidão, palidez, cianose, desidratação, edema
- Temperatura: hipo ou hipertermia
- Alterações de pupilas: miose, midríase, anisocoria, alterações de reflexo pupilar
- Alterações da consciência: agitação, sedação, confusão mental, alucinação, delírio, desorientação
- Alterações neurológicas: convulsão, síncope, alteração de reflexos, alteração de tônus muscular, fasciculados, movimentos anormais
- Alterações cardiovasculares: bradicardia, taquicardia, hipertensão, hipotensão, arritmias

- Alterações respiratórias: bradipneia ou taquipneia, presença de ruídos adventícios
- Achados do sistema digestório: sialorreia, vômitos, hematêmese, diarreia, rigidez abdominal, aumento ou diminuição de ruídos hidroaéreos.

EXAMES LABORATORIAIS

Inúmeras metodologias podem ser utilizadas no laboratório de toxicologia. Os principais métodos são os imunoensaios, os cromatográficos, a espectrometria de massa e os testes rápidos (*point of care*).

A urina é a amostra de escolha para a maioria dos dispositivos. A janela de detecção, via de regra, é de aproximadamente de 2 a 3 dias. O volume necessário varia de algumas gotas a 30 mℓ, dependendo do dispositivo.

Para os testes de uso abusivo de drogas, a urina tornou-se o material preferido, pois as drogas mais comuns podem ser detectadas por períodos de tempo mais longos do que no sangue. Além disso, a coleta de urina não exige flebotomia e é uma amostra estável. Isso facilita a triagem para uso abusivo de drogas.

Uma observação em relação ao teste de urina é que os médicos devem estar cientes das técnicas de adulteração e possíveis variações pré-analíticas, como as envolvendo variações de pH, da gravidade específica, do aroma e da aparência. Esses achados são indícios que podem sugerir tentativa de adulteração da urina.

Fluido oral (saliva) é fácil de coletar, não é invasivo e é improvável que seja adulterado. O teste de saliva ainda evita o constrangimento de observar os pacientes que fornecem uma amostra de urina.

As drogas mãe, e não os seus metabólitos, estão presentes na saliva e a janela de detecção é diferente para a urina. Por isso, as drogas podem ser detectadas mais rapidamente na saliva do que na urina. Portanto, os resultados obtidos a partir de saliva podem refletir melhor o comprometimento atual do paciente.

Outros tipos de amostras potenciais para testes de uso abusivo de drogas incluem suor, cabelo, unha e mecônio.

Imunoensaios

Os imunoensaios são baseados no reconhecimento da droga, ou de seus metabólitos, por anticorpos específicos. Esses anticorpos são de linhagem monoclonal e com pretensão de serem altamente específicos. Porém, nem sempre na prática há essa especificidade tão precisa. A dificuldade observada é que na forma como são testados os grupos de drogas e metabólitos, os sistemas são projetados para tentar identificar o maior número de drogas possível. Assim, imagina-se que haja algum prejuízo na especificidade dos mesmos, ou seja, os imunoensaios em toxicologia têm a virtude de serem muito sensíveis, mas devido a sua especificidade prejudicada, são direcionados como testes de triagem. Por outro lado, um resultado negativo nesse tipo de teste dá razoável certeza da ausência de substância na amostra, ao passo que um teste positivo deve ser analisado em metodologia complementar para a confirmação diagnóstica.

Cromatografia

A cromatografia é uma técnica de separação e purificação de compostos de uso amplo e consagrado. São os métodos de referência empregados em toxicologia e em dosagem de medicações terapêuticas. A técnica é baseada nas características físico-químicas das substâncias e a sua interação entre duas fases: a móvel e a estacionária. Pode ser líquida, líquida de alta pressão, a gás e em camada delgada.

Nos sistemas de cromatografia a gás ou líquida pode ser acoplado um espectrômetro de massas, método capaz de fragmentar as moléculas sempre em pontos específicos. As moléculas são energizadas como por um canhão de elétrons, por exemplo, se os seus fragmentos forem capturados por uma câmara de vácuo, onde são expostos a um campo elétrico magnético. A relação entre massa e carga elétrica desses fragmentos fazem com que sejam impactadas em um detector. Esses fragmentos, em condições bem padronizadas, apresentam-se sempre com as mesmas relações de tamanho e carga, permitindo que sejam identificadas e quantificadas de forma precisa.

TERAPIA INTENSIVA

De forma geral, é possível dizer que nem toda exposição a substâncias químicas necessita de tratamento intensivo, mas aquelas que necessitarem somente terão um desfecho favorável se as medidas adequadas forem instituídas de forma rápida e criteriosa. Os critérios para indicação de internação em unidade de terapia intensiva (UTI) têm sido bastante discutidos, sobretudo para exposições a substâncias tóxicas.

Em um trabalho retrospectivo, foram identificados 7 fatores de risco clínico que podem predizer a necessidade de intervenção em UTI:

- Pressão arterial de dióxido de carbono ($PaCO_2$) acima de 45 mmHg
- Necessidade de intubação endotraqueal
- Convulsões induzidas por toxicante
- Arritmias cardíacas
- Intervalo QRS com duração de 0,12 segundo
- Pressão sistólica inferior a 80 mmHg
- Falta de resposta ao estímulo verbal.

As conclusões desse estudo sugerem que, se um paciente intoxicado não apresentar nenhuma das 7 características, nenhuma intervenção em UTI (como intubação orotraqueal, administração de vasopressores ou antiarrítmicos, diálise ou hemoperfusão) é necessária.

Além dessas, outras indicações para admissão em UTI incluem:

- Escore na Escala de Coma de Glasgow inferior a 12
- Necessidade de diálise ou hemoperfusão
- Acidose metabólica progressiva
- Superdosagem de antidepressivo tricíclico ou fenotiazina com sinais de toxicidade cardíaca
- Hiperpotassemia severa
- Alteração na temperatura corpórea
- Necessidade de infusão contínua de naloxona.

ASPECTOS ÉTICOS E LEGAIS

Em processos de coleta de exame, por exigência de norma legal, é exigida a coleta sob procedimentos de cadeia de custódia. A cadeia de custódia é constituída de um conjunto de procedimentos que visam manter a integridade e a inviolabilidade da amostra durante todo seu processo de análise. Começa na coleta e termina na liberação dos laudos e armazenamento de dados.

CONSIDERAÇÕES FINAIS

O tratamento do paciente intoxicado requer uma boa formação clínica, além do conhecimento das principais substâncias capazes de produzir intoxicações, sua toxicocinética, seu mecanismo de ação e sintomatologia clínica, primordiais para a escolha da terapêutica mais adequada a cada caso.

A inclusão do diagnóstico de intoxicação exógena na lista de diagnósticos diferenciais é quase obrigatória. O reconhecimento das principais síndromes toxicológicas auxilia o clínico quando a substância não é conhecida. Por fim, uma vez que existem poucos antídotos e antagonistas conhecidos, o tratamento clínico do paciente é possivelmente a etapa mais importante do tratamento das intoxicações exógenas.

BIBLIOGRAFIA

Caravatti, EM, Mégarbane, B. Update of position papers on gastrointestinal decontamination foracute overdose. *Clinical toxicology*, v. 51, p. 127, 2013.

Graff, S. Noções de Toxicologia Clinica *In*: Prado, C, Ramos, J, Valle, R. (eds.) *Atualização Terapêutica*. São Paulo: Artes Médicas, 2007.

Hernandes, EMM, Rodrigues, RMR, Torres, TM. Atendimento inicial das intoxicações agudas. *In: Manual de Toxicologia Clínica – Orientações para assistência e vigilância das intoxicações agudas*. São Paulo: Secretaria Municipal da Saúde, 2017. 465p3.

Hristova, EM, Henry, JB. Intermediários Metabólicos, Íons Inorgânicos e Marcadores Bioquímicos do Metabolismo Ósseo. *In*: Henry, JB. *Diagnósticos Clínicos e Tratamento por Métodos Laboratoriais*. 20ª ed. Barueri: Manole. 2008.

Klaassem, CD, Watkins, JB. *Fundamentos em Toxicologia de Cassarett e Doull*. 2ª ed., Lange, 2012.

Lopes, AC, Graff, S. *Fundamentos da Toxicologia Clínica*. São Paulo: Atheneu, 2006.

Moyer, TP, Burrit, MF, Butz, JA Metais tóxicos. *In*: Burtis, CA, Ashwood, ER, Bruns, DE, Tietz. *Fundamentos de Química Clínica*. 6ª ed. Rio de Janeiro: Elsevier, 2008.

Olson, KR. Emergency evaluation and treatment. *In: Olson, KR Poisoning & Drug Overdose*, v. 1, 6ª ed., San Francisco: McGraw-Hill, 2012.

Porter, WH. Toxicologia Clínica. *In*: Burtis, CA, Ashwood, ER, Bruns, DE, Tietz. *Fundamentos de Química Clínica*. 6ª ed. Rio de Janeiro: Elsevier, 2008.

Pulchinelli Jr, A, Andriolo, A. *Toxicologia. Medicina laboratorial*. 2ª ed. São Paulo: Manole, 2008.

Thanacoody, R, Caravati, EM. Position paper update: gastric lavage for gastrointestinal decon- tamination. *Clinical toxicology*, v. 51, p. 140-146, 2013.9.

PARTE 37

Urologia

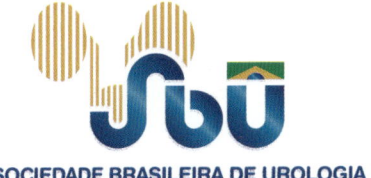

SOCIEDADE BRASILEIRA DE UROLOGIA

Infecções do Trato Urinário

José Carlos Truzzi • André Avarese Figueiredo • Karin Marise Jaeger Anzolch • Antonio Peixoto L. Cunha

INTRODUÇÃO

As infecções do trato urinário (ITU) estão entre as infecções mais comuns no ser humano, atingindo, anualmente, ao menos 150 milhões de pessoas. É muito mais comum nas mulheres, sendo que pelo menos a metade apresentará ao menos uma ITU ao longo da vida. Os primeiros relatos vieram dos egípcios, datam de 1550 a.C., e estão contidos no Papiro de Ebers, que se encontra no museu da Universidade de Leipzig, na Alemanha. Na época, para amenizar os sintomas e o sofrimento que ocasionavam, aconselhavam-se infusões herbais quentes e frias, bem como oferendas. Já Hipócrates acreditava que as ITUs teriam origem na desarmonia dos quatro humores; na medicina romana, preconizavam-se repouso, ervas e narcóticos. Foi somente depois do conhecimento da microbiologia e da descoberta dos antibióticos que o tratamento passou a ser realmente eficaz.[1]

As classificações das ITUs variam, mas atualmente a mais empregada as divide em alta (pielonefrite) e baixa (cistite), complicada e não complicada.

Apesar de os antibióticos representarem um inquestionável divisor de águas e um grande avanço na medicina, o cenário de resistência bacteriana crescente tem sido uma grande preocupação mundial e, assim, o seu uso deve ser cada vez mais criterioso, incluindo a identificação da bacteriúria assintomática e de suas restritas indicações de tratamento.[2]

BACTERIÚRIA ASSINTOMÁTICA

É definida como a presença de quantidade significativa de bactérias na cultura da urina sem a presença de sintomas relacionados com ITU. Considera-se quantidade significativa, nesses casos, se na urina coletada de jato médio há crescimento bacteriano > ou = a 10^5 UFC/mℓ, confirmado em pelo menos duas amostras no caso de mulheres e uma no caso de homens.

A bacteriúria assintomática (BA) não deve ser rastreada, tampouco tratada, exceto em gestantes e antes de procedimentos urológicos em que se prevê lesão de mucosa.[2] Hoje, entende-se que a BA se trata, mais provavelmente, de uma relação de comensalismo entre as bactérias e o hospedeiro, e que pode exercer um efeito protetor para o trato urinário contra o crescimento de bactérias patogênicas.

Tratar rotineiramente a BA não só não traz benefícios, como também pode implicar riscos pela seleção de germes mais virulentos e resistentes, e pela exposição aos efeitos adversos dos medicamentos.[2]

CISTITE AGUDA NÃO COMPLICADA

É definida como uma ITU aguda, baixa, esporádica ou recorrente, limitada a mulheres não grávidas, e sem uma alteração anatômica ou funcional do trato urinário ou comorbidade.

Diagnóstico

O diagnóstico é essencialmente clínico, por meio da anamnese focada em sintomas do trato urinário inferior (disúria, frequência e urgência urinária) na ausência de corrimento ou irritação vaginal. Pode auxiliar no diagnóstico o exame comum de urina e a urocultura, que podem ser suprimidos em mulheres com quadros típicos e episódios isolados. Exames de imagem devem ser solicitados para excluir obstrução, por exemplo na litíase urinária, quando houver suspeita clínica.

As principais indicações da coleta e da cultura da urina são[2]:

- Sintomas que recorram ou não se resolvam em até quatro semanas após o tratamento
- Mulheres com sintomas atípicos
- Infecção urinária recorrente
- Suspeita de pielonefrite
- Mulheres grávidas
- Sexo masculino.

Os principais diagnósticos diferenciais são as vulvovaginites, uretrites e infecções sexualmente transmissíveis (IST), urolitíase, e, em casos mais arrastados, cistite intersticial, tuberculose urinária e neoplasias, especialmente o carcinoma urotelial *in situ*. Importante também ter em mente que a diferenciação entre uma ITU baixa e alta é de suma importância, não só pela diferente gravidade potencial, mas pela tomada de decisão terapêutica.

Tratamento

No tratamento, a recomendação é não utilizar aminopenicilinas e fluoroquinolonas em casos de ITU baixa não complicada, e os antibióticos preferenciais são aqueles de utilização exclusivamente urinária, como fosfomicina trometamol ou nitrofurantoína. Quando a resistência bacteriana local for favorável, sulfametoxazol + trimetoprima (SMX + TMP) também poderá ser indicado (Tabela 209.1).[2,3]

Com relação ao uso empírico, o antibiótico ideal deve ter menos de 10% de resistência bacteriana local; se tiver mais de 20%, não deve ser utilizado. O tratamento empírico pode ser iniciado mesmo antes do resultado da urocultura em casos agudos em função do quadro clínico e do incômodo ocasionado pelos sintomas.

Tabela 209.1 Regimes de tratamento antimicrobiano para a cistite não complicada.

Antimicrobiano	Dose diária	Duração do tratamento
Fosfomicina trometamol	3 g dose única	1 dia
Nitrofurantoína	100 mg 1 cápsula 6/6 h	5 a 7 dias
Sulfametoxazol + trimetoprima (SMX+TMP)*	800 mg/160 mg 1 cp 12/12 h	7 dias
Cefalosporinas (p. ex., cefadroxil, cefuroxima)	500 mg 1 cápsula 12/12 h	3 dias

*Conforme resistência bacteriana local.

ITU RECORRENTE

Chama-se de ITU recorrente (ITUr) quando ocorrer pelo menos duas vezes em seis meses ou três vezes em um ano, documentadas por urocultura.[3,4] Essa seção se dedicará à abordagem da ITUr baixa não complicada em mulheres.

As ITUrs representam um desafio no manejo clínico tanto por sua etiologia, muitas vezes não totalmente clara – e, portanto, com prevenção limitada –, como pela resistência bacteriana, que é maior nesse grupo.

Diagnóstico

No manejo, a urina deve ser sempre coletada antes de se iniciar o antibiótico. Como na maioria dos casos não há uma causa claramente identificável, a investigação ostensiva não é indicada como rotina para mulheres abaixo de 40 anos sem complicações ou sintomas que justifiquem.

O exame físico, em busca de alterações como hipotrofia vulvovaginal, prolapsos, divertículo uretral, dermatites, vulvovaginites e incontinência urinária, pode fornecer elementos a mais e deve ser realizado. Exames complementares, como hemograma, função renal e pesquisa de IST, especialmente para agentes como clamídia, micoplasma e ureaplasma, podem ser incluídos na propedêutica. Exames de imagem, como a ultrassonografia, são solicitados em casos selecionados para excluir urolitíase, obstrução urinária, resíduo pós-miccional, bem como outras doenças e causas para os sintomas.

Tratamento

O tratamento dos episódios agudos de ITUr não complicada é semelhante ao da cistite aguda não complicada isolada ou esporádica. Se os sintomas forem intensos, o tratamento empírico poderá ser iniciado; caso contrário, a escolha do antibiótico se baseará na urocultura.

Quanto à profilaxia, uma conversa clara e uma escuta atenta da paciente são importantes, assim como entender seus hábitos e receios e discutir as opções existentes.[4,5] Mulheres na peri ou pós-menopausa podem se beneficiar do uso de estrogênio vaginal, e isso pode ser discutido com a participação do ginecologista. Também podem ser indicadas medidas gerais, como hiper-hidratação, orientação e reforço dos hábitos de higiene, micção frequente e após as relações sexuais, tratamento da constipação, modificação de método anticoncepcional, como diafragma e gel espermicida, que sabidamente predispõem a ITU. Medidas não antibióticas, como uso de probióticos, imunoterapia via oral (no mercado há o lisado de *Escherichia coli*), *cranberry* e d-Mannose podem ser úteis.

Procedimentos como cistoscopia com cauterização e ácido hialurônico intravesical são medidas de exceção e devem ser avaliados caso a caso. Os resultados dessas medidas, porém, são bastante variáveis e as recomendações não são fortes, exceto para o estrogênio tópico, a imunoterapia via oral e a antibioticoprofilaxia, outra modalidade de tratamento abordada a seguir.[2,3,4]

A antibioticoprofilaxia pode ser contínua, pós-coito ou, para pacientes confiáveis, terapia autoiniciada. Independentemente da opção por esse tratamento, em época de resistência bacteriana crescente, todas as medidas não antibióticas devem ser sempre estimuladas, pois podem beneficiar um grupo de pacientes.[4,5] A Tabela 209.2 traz os principais antimicrobianos usados na profilaxia.[2,3]

Tabela 209.2 Antibioticoprofilaxia. Tempo médio de duração: 3 a 6 meses.

Antibiótico	Dose	Intervalo
Fosfomicina trometamol	3 g	10 em 10 dias
Nitrofurantoína	100 mg	1 cápsula à noite, diariamente ou pós-coito
SMX + TMP	400 mg / 80 mg	1 cápsula à noite, continuamente ou pós-coito
Cefalexina	250 mg	1 cápsula à noite, continuamente ou pós-coito

Algumas observações importantes sobre antibioticoprofilaxia são:

- Quinolonas só devem ser utilizadas quando outras opções não foram viáveis
- Nitrofurantoína requer controle da função hepática a cada 2 a 3 meses. Atentar para riscos de hepatite medicamentosa, neurite periférica e pneumonite/fibrose pulmonar, sobretudo em casos de uso prolongado, em idosos e em déficit de função renal ou hepática[4]
- SMX + TMP pode requerer suplementação de ácido fólico para prevenir mielotoxicidade devido à supressão sinérgica dessa substância.[3]

PIELONEFRITE AGUDA

A pielonefrite aguda (PNA) corresponde a um processo inflamatório infeccioso que compromete o parênquima e o sistema coletor renal (pelve renal). É caracterizada, na sua apresentação mais usual, por dor lombar, punho-percussão dolorosa (usualmente unilateral), febre, calafrios e mal-estar geral, podendo ser precedida de sintomas como inflamação vesical, disúria, urgência miccional e polaciúria, ou cursar com esses sintomas de modo concomitante. A intensidade da manifestação clínica inicial é muito variável, podendo oscilar de dor lombar e febre de pequena magnitude a sepse, sendo que alguns sintomas descritos anteriormente podem até mesmo não ocorrer. É o caso de febre, dor lombar e sintomas do trato urinário inferior, esses últimos ausentes em até 20% das vezes.[6]

Ainda que apenas 3% dos casos de cistite progridam para PNA, condições que predisponham à infecção do trato urinário inferior contribuem para um risco aumentado de desenvolvimento de PNA[6], como atividade sexual, antecedentes pessoais e maternos de infecção urinária, além de gestação, diabetes, predisposição genética (baixa expressão de CXCR1), virulência bacteriana e carga infecciosa.

Fatores clínicos do paciente interferem diretamente na gravidade das manifestações, entre os quais faixa etária, estado de saúde geral, capacidade de resposta imune e presença de processo obstrutivo no trato urinário (litíase urinária, tumores), fazendo com que a bacteremia apresente ampla margem de ocorrência, de menos de 10% a mais de 50% dos casos.[6,7]

Entre os diagnósticos diferenciais de PNA estão colecistite aguda, apendicite, doença inflamatória pélvica, litíase obstrutiva do trato urinário, distúrbios musculoesqueléticos paravertebrais, trombose de veia renal, pancreatite e colite.

Homens com queda do estado geral, febre, piúria, bacteriúria, mas sem dor lombar, possivelmente são portadores de prostatite aguda.[6]

Não há dados epidemiológicos de pielonefrite no Brasil. A incidência de PNA nos EUA varia de 459 mil a mais de 1,1 milhão de casos por ano, o que corresponde a uma estimativa de cerca de 26 milhões de casos no mundo. Ainda nos EUA, a PNA foi responsável por 712 mil mortes, de acordo com levantamento realizado em 2014, sendo que aproximadamente 5% delas foram decorrentes de complicações de sepse.[6,8]

A fisiopatologia da PNA tem início na maioria das vezes a partir da entrada na bexiga de uma enterobactéria que ascende ao trato urinário superior. Enterobactérias, entre as quais *E. coli*, *Proteus* spp., *Klebsiella* spp., *Pseudomonas* spp., *Serratia* spp. e *Enterococcus* spp., respondem pela maioria dos casos de PNA, sendo que *E. coli* representa o agente etiológico predominante (superior a 90%). Em populações específicas, como a de pacientes com idade superior a 65 anos, do gênero masculino, indivíduos institucionalizados e com distúrbios do trato urinário, outras bactérias ocorrem com maior frequência proporcional, ainda assim inferior a *E. coli*.

Diagnóstico

O diagnóstico de PNA é estabelecido com base na presença de sintomas e alterações nos exames laboratoriais. Dor lombar, com ou sem febre, punho-percussão dolorosa, piúria ou bacteriúria são indicativos fortes de PNA. O exame de análise de urina e a urocultura com antibiograma devem ser solicitados para todo paciente com suspeita de PNA. A urocultura possibilita a confirmação de bacteriúria significante, sendo considerada positiva quando o crescimento bacteriano for igual ou superior a 10 mil unidades formadoras de colônia por mililitro (UFC/mℓ) de urina coletada no jato médio. O antibiograma auxilia na decisão da escolha inicial, ou manutenção, do antibiótico. Em pacientes submetidos a tratamento inicial com antibiótico, com obstrução da via urinária ou urina muito acidificada, a contagem de bactérias pode ser menor.

Hemograma e outros analitos para avaliação e seguimento de quadros sépticos são usualmente solicitados na dependência do estado clínico geral e dos fatores de prognóstico previamente descritos. A hemocultura pode ser útil em casos de alta prevalência de bacteriúria assintomática e em pacientes usando antibióticos, no entanto, demanda mais tempo para o resultado e usualmente não interfere na adoção da conduta inicial.[2,6]

Exames de imagem, principalmente a ultrassonografia do trato urinário, devem ser solicitados para avaliação do potencial desenvolvimento de abscessos renais ou perirrenais, em casos de suspeita de processo obstrutivo das vias urinárias (principalmente se houver antecedente de litíase urinária), portadores de urina com pH acima de 7,0 e queda da função renal com taxa de filtração glomerular inferior a 40 mℓ/min. A tomografia computadorizada de abdome deve ser solicitada quando não há melhora clínica, com febre persistente após 72 horas do início do tratamento, ou ainda antes, em situações de rápida deterioração do quadro clínico. A tomografia com contraste apresenta maior sensibilidade para diagnóstico de abscessos, mas sua realização é condicionada à função renal e eventual existência de alergia ao contraste iodado.[2,6]

A European Association of Urology (EAU) considera a pielonefrite aguda como *não-complicada* se limitada a mulher, não-grávida, no período pré-menopausa, na ausência de anormalidades ou comorbidades do trato urinário. Todas as demais condições que não se enquadram nesses critérios são consideradas pielonefrites *complicadas*, ou seja, de resolutividade mais difícil e com maior risco de evoluir para sepse.[2] Essa classificação possibilita a adoção de medidas terapêuticas mais conservadoras para os casos não complicados. Nesse grupo, com estado geral pouco comprometido, sem comorbidades, ou com estabilidade clínica, com náuseas de pequena intensidade ou ausentes, sem vômitos e em condições de receber tratamento antibiótico sintomático via oral, há possibilidade de tratamento domiciliar, sem a necessidade de realização de exames de imagem, podendo ser administrada dose inicial do antimicrobiano por via endovenosa.

Pacientes com vômitos e limitação para terapia oral, maior comprometimento clínico geral, sinais de hipovolemia significante e ausência de condições para tratamento inicial domiciliar devem permanecer na unidade de emergência, ou de observação, para que sejam tomadas medidas de ressuscitação mais extensas e antibioticoterapia endovenosa inicial. Após o restabelecimento dos parâmetros clínicos, o paciente poderá ser dispensado para concluir o tratamento em regime ambulatorial.[2,6]

A internação imediata deve ser realizada quando há grave comprometimento do estado geral, instabilidade de comorbidades e ausência de condições para terapia medicamentosa oral.[2,6]

A hidratação endovenosa inicial em bolo é benéfica mesmo para pacientes em condições de manter o tratamento domiciliar. Sintomáticos, tais como analgésicos, antitérmicos e antieméticos, são usualmente prescritos.[6]

A antibioticoterapia é mandatória e deve ser iniciada prontamente de modo empírico com medicação que alcance boa concentração hemática e renal, de acordo com o espectro de ação, o perfil de susceptibilidade epidemiológico local, a existência de alergias e eventuais contraindicações. É importante ressaltar que o limite preconizado de resistência bacteriana para indicação empírica de determinado antibiótico é 10%.[2]

De acordo com as Diretrizes 2023 da EAU, a antibioticoterapia oral para PNA não complicada deve ser realizada com fluoroquinolonas (ciprofloxacino ou levofloxacino), cefalosporinas ou SMX + TMP. Cabe ressaltar que a concentração plasmática e tecidual renal das cefalosporinas administradas por via oral é menor do que por via parenteral. Nitrofurantoína e fosfomicina não devem ser utilizados para tratamento da PNA, uma vez que não apresentam boa concentração tecidual renal. Para administração parenteral na primeira linha de antibióticos há as fluoroquinolonas (ciprofloxacino e levofloxacino) e cefalosporinas (ceftriaxona e cefotaxima).

A segunda linha de antibióticos é representada por cefepima, aminoglicosídeos (gentamicina e amicacina) e piperacilina/tazobactam. Carbapenêmicos isolados ou em associação a outros antibióticos ficam restritos à presença de bactéria multirresistente na urocultura inicial. A escolha do antibiótico deve ser pautada pelo perfil de resistência bacteriano local e pelas eventuais limitações clínicas e alergias. O tratamento de curta duração (5 a 7 dias) apresenta resolutividade clínica e microbiológica semelhante a tratamento de longa duração, apesar da maior probabilidade de recidiva em um intervalo de 4 a 6 semanas.[2]

Para PNA complicada, a terapia antibiótica empírica inicial deve ser feita com aminoglicosídeo, associado ou não à amoxicilina, ou uma cefalosporina de segunda linha com aminoglicosídeo, ou cefalosporina de terceira geração. Se houver suspeita da presença de bactéria multirresistente, a escolha do antibiótico deve contemplar essa condição. Ciprofloxacino e levofloxacino podem ser usados somente se a taxa de resistência bacteriana local for inferior a 10%, quando não se tratar de paciente com seguimento urológico e quando fluoroquinolonas não tiverem sido utilizadas nos últimos seis meses. O tempo de tratamento para PNA complicada é de 7 a 14 dias, dependendo da resposta clínica ao tratamento. Se há possibilidade de troca da via de administração injetável para oral, esta deve ser priorizada.[2]

A evolução da PNA é usualmente favorável, uma vez adotadas condutas apropriadas, com remissão progressiva dos sintomas e melhora laboratorial em um intervalo de até cinco dias. A falta de resposta adequada ao tratamento após 24 a 48 horas implica necessidade de investigação complementar para eventuais complicações, entre elas formação de abscesso perirrenal, abscesso renal e pielonefrite enfisematosa. O dano renal secundário ao processo inflamatório da PNA, em geral, é de pequena magnitude e evolui com boa recuperação. A perda de função renal decorrente da PNA é rara e ocorre usualmente associada à existência de processo obstrutivo do trato urinário.[6,7]

Monitorar o tratamento é etapa fundamental. Diante de uma evolução clínica desfavorável, é indicada a realização de exame de imagem, como descrito previamente, com potencial necessidade de readmissão hospitalar nos casos de tratamento ambulatorial. A confirmação da susceptibilidade bacteriana no antibiograma define a manutenção ou não do antibiótico prescrito inicialmente, podendo ser necessária a troca da via de administração para parenteral, caso não haja disponibilidade de medicação oral. Se a evolução clínica foi favorável, não há indicação da realização de exames laboratoriais ou de imagem para controle após o tratamento.[2,6,7]

Para situações urológicas específicas, tratamentos direcionados, como a drenagem da via urinária obstruída com passagem de cateter duplo J, remoção de cálculo obstrutivo, ou drenagem percutânea, devem ser definidos de acordo com as condições clínicas do paciente. A drenagem de abscessos renais e perirrenais é dependente do tamanho do abscesso e da resposta clínica e laboratorial à antibioticoterapia.[2,6]

PROSTATITES[2]

A prostatite é uma síndrome clínica, aguda ou crônica (mais de 3 meses), classificada como ITU complicada, que tem como sintoma principal a presença de dor de origem prostática, que pode ser pélvica, genital (pênis ou escroto), perineal, durante a micção (disúria terminal, mais comumente) ou na ejaculação. Na avaliação da prostatite, dois aspectos são importantes: a sua correta classificação (Tabela 209.3) e a identificação do agente etiológico.

Na prostatite aguda há a presença de dor (mais comumente disúria terminal), febre e aparecimento ou piora aguda de sintomas do trato urinário inferior (jato fraco, polaciúria,

Tabela 209.3 Classificação da prostatite de acordo com o National Institute of Health e National Institute of Diabetes and Digestive and Kidney Diseases.

Tipos		Definição
I	Prostatite aguda bacteriana	Infecção aguda
II	Prostatite crônica bacteriana	Infecção crônica (> 3 meses) ou recorrente
III	Prostatite crônica/síndrome dor pélvica crônica	Sem infecção demonstrada
IIIa	Inflamatória	Presença de leucócitos*
IIIb	Não inflamatória	Sem presença de leucócitos*
IV	Prostatite inflamatória assintomática	Sem sintomas; achado de biopsia ou leucócitos*

*Leucócitos no esperma, na secreção prostática ou na urina após massagem prostática.

noctúria e urgência). Nas prostatites crônicas, há ou recorrência de episódios agudos ou sintomas com duração maior que 3 meses, com períodos de melhora e piora. A diferença entre os tipos de prostatite crônica ocorre pela presença (tipo II) ou ausência (tipo III) de crescimento bacteriano em urocultura convencional; no tipo III, presença (tipo IIIa) ou ausência (tipo IIIb) de leucócitos no esperma ou na urina.

Prostatite aguda bacteriana

É causada por *E. coli*; *Klebsiella* sp.; *Proteus mirabilis*; *Enterococcus faecalis*; *Pseudomonas aeruginosa*.

Diagnóstico

EAS e urocultura (com antibiograma) de jato médio da urina. A presença de nitrito positivo e leucocitúria tem valor preditivo positivo de 95% e negativo de 70%.

Tratamento

Nos pacientes com sinais sistêmicos (febre, queda do estado geral e vômitos) e/ou sinais de sepse (taquipneia, hipotensão e taquicardia), deve-se realizar tratamento empírico endovenoso em regime hospitalar com o uso de: cefalosporina de terceira geração, ou amoxicilina, ou fluoroquinolona em associação com aminoglicosídeo. Após melhora clínica e estabilização, pode-se substituir para antibiótico por via oral num total de 2 a 4 semanas de tratamento. Na ocorrência de retenção urinária (10% dos casos de prostatite aguda) deve-se realizar preferencialmente cistostomia por punção.

Nos pacientes em bom estado e que podem ser tratados ambulatorialmente com medicação via oral, deve-se utilizar por 2 a 4 semanas: fluoroquinolonas (levofloxacina ou ciprofloxacina) ou os beta-lactâmicos de via oral, sendo os mais usados a associação de amoxicilina e clavulanato, cefalexina ou cefuroxima. Novamente, o uso de fluoroquinolonas deve ser evitado quando a resistência bacteriana local for maior que 10% ou quando este antibiótico tiver sido utilizado há menos de 6 meses.

Prostatite crônica

Nas prostatites crônicas, encontramos dois tipos de agentes:

- Prostatite crônica bacteriana (tipo II): presença de bactérias convencionais, as mesmas que causam a prostatite aguda bacteriana: *E. coli*; *Klebsiella sp*; *Proteus mirabilis*; *Enterococcus faecalis*; *Pseudomonas aeruginosa*

- Prostatite crônica/síndrome da dor pélvica crônica (tipo III): presença de bactérias não convencionais, principalmente *Chlamydia trachomatis, Trichomonas vaginalis, Ureaplasma urealyticum, Mycoplasma hominis* e *Mycobacterium tuberculosis.*

O maior desafio na prostatite crônica é a identificação do agente etiológico. Em um estudo com 1.442 pacientes com prostatite crônica, em 25% não houve identificação de bactérias; em 50% houve presença de *Chlamydia trachomatis, Trichomonas vaginalis* ou *Ureaplasma urealyticum;* e em menos de 20%, bactérias convencionais.[9] A presença dessas bactérias não mostrou relação com a presença ou não de leucócitos na urina. Não foi avaliado, nesse estudo, o bacilo da tuberculose, que representa importante causa de prostatite crônica.

Diagnóstico

Para a investigação de prostatite crônica, deve-se realizar o teste de quatro frascos de Meares e Stamey, com pesquisa de leucócitos e cultura bacteriana em quatro amostras:

- Urina de primeiro jato
- Urina de jato médio
- Secreção uretral após massagem prostática
- Urina após massagem prostática.

O diagnóstico de prostatite é feito pela presença de leucócitos e/ou presença de crescimento bacteriano nas amostras 3 e 4.

Pela maior frequência de bactérias não convencionais nas prostatites crônicas, recomenda-se realizar rotineiramente:

- Cultura específica de urina para *Trichomonas vaginalis, Ureaplasma urealyticum, Mycoplasma hominis* e *Mycobacterium tuberculosis* (para este, no mínimo 3 amostras em dias diferentes)
- Detecção de DNA por PCR para *Chlamydia trachomatis* na urina e *swab* uretral
- Pesquisa de PCR (Xpert MTB/RIF) para *Mycobacterium tuberculosis* na urina.

O ideal para essa pesquisa é a avaliação da urina ou secreção uretral após massagem prostática (amostras 3 e 4 do teste de Meares e Stamey).

Tratamento

- Fluoroquinolonas (levofloxacina, 500 mg por dia; ciprofloxacina, 500 mg duas vezes ao dia) por 4 a 6 semanas: para prostatite bacterina ou tratamento empírico (sem crescimento bacteriano)

- Doxiciclina (100 mg, duas vezes ao dia) por 10 dias: para *Chlamydia trachomatis, Ureaplasma urealyticum* e *Mycoplasma hominis*
- Azitromicina (500 mg ao dia) por 3 semanas: somente para *Chlamydia trachomatis*
- Metronidazol (500 mg, três vezes ao dia) por 2 semanas: para *Trichomonas vaginalis*
- Tratamento específico para tuberculose por 6 meses nos casos de prostatite por tuberculose.

CONSIDERAÇÕES FINAIS

Em tempo de crescente e alarmante aumento global da resistência bacteriana aos antimicrobianos, o correto uso dos recursos antibióticos deve ser fortemente difundido. *Guidelines* e orientações como essas são extremamente úteis e muito bem-vindas como instrumentos para tal conscientização.

REFERÊNCIAS BIBLIOGRÁFICAS

1. Nickel J.C. Management of urinary tract infections: historical perspective and current strategies: Part 1 – Before antibiotics. *J Urol.* 2005;Jan;173(1):21-6.
2. EAU Guidelines: Urological Infections. In: Presented. Milan: Italy. 2023 Acesso em: 18 mar. 2023. Disponível em: https://uroweb.org/guidelines/urological-infections/chapter/the-guideline
3. American Urological Association. Recurrent Uncomplicated Urinary Tract Infections in Women: AUA/CUA/SUFU Guideline (2022). Disponível em: https://www.auanet.org/guidelines-and-quality/guidelines/recurrent-uti
4. de Rossi P., Cimerman S., Truzzi J.C. et al. Joint report of SBI (Brazilian Society of Infectious Diseases), FEBRASGO (Brazilian Federation of Gynecology and Obstetrics Associations), SBU (Brazilian Society of Urology) and SBPC/ML (Brazilian Society of Clinical Pathology/Laboratory Medicine): recommendations for the clinical management of lower urinary tract infections in pregnant and non-pregnant women. *Braz J Infect Dis.* 2020 Mar-Apr;24(2):110-119.
5. Abbo L.M., Hooton T.M. Antimicrobial Stewardship and Urinary Tract Infections. *Antibiotics (Basel).* 2014 Jun;3(2):174-92.
6. Johnson J.R., Russo T.A. Acute Pyelonephritis in Adults. *N Engl J Med.* 2018 Jan 4;378(1):48-59.
7. Kim Y., Seo M.R., Kim S.J., Kim J., Wie S.H., Cho Y.K. et al. Usefulness of Blood Cultures and Radiologic Imaging Studies in the Management of Patients with Community-Acquired Acute Pyelonephritis. *Infect Chemother.* 2017;49(1):22-30.
8. Kochanek K.D., Murphy S.L., Xu J., Tejada-Vera B. Deaths: Final Data for 2014. *Natl Vital Stat Rep.* 2016 Jun;65(4):1-122.
9. Skerk V., Krhen I., Schonwald S., Cajic V., Markovinovic L., Roglic S., Zekan S., Andracevic A.T., Kruzic V. The role of unusual pathogens in prostatitis syndrome. *Int J Antimicrob Agents.* 2004 Sep;24 Suppl 1:S53-6.

CAPÍTULO 210

Litíase Urinária

Marcelo Esteves Chaves Campos

INTRODUÇÃO

A urina contém diversos minerais e sais dissolvidos, e quando apresenta uma quantidade excessiva de minerais e sais, ou seja, quando se torna supersaturada, pode-se iniciar um processo de cristalização; primeiro com a nucleação e depois com a agregação e retenção de cristais, o que permite condições para o crescimento do cálculo urinário, também chamado de urolitíase ou litíase urinária.[1] Em contrapartida, existem moléculas inibidoras da cristalização, como o citrato e o magnésio, que quando estão presentes em concentrações adequadas na urina podem evitar essa formação do cálculo.[1]

A predisposição para uma urina supersaturada e formação dos cálculos urinários é um processo multifatorial,[2] que depende de fatores genéticos e ambientais, como a hereditariedade, clima, profissão, nutrição, estilo de vida do paciente, distúrbios metabólicos e até possíveis alterações anatômicas do trato urinário.[2] Os pacientes são divididos em baixo e alto riscos para formação de cálculos urinários:[3]

- Pacientes de baixo risco:
  - Primeira recorrência ou episódio eventual
  - Sem doenças predisponentes
  - Sem história familiar
- Pacientes de alto risco:
  - História de múltiplos cálculos e recorrência, principalmente os mais jovens e os que já foram submetidos à cirurgia
  - História de litíase urinária em familiares
  - História de distúrbios metabólicos e/ou comorbidades, como síndrome metabólica
  - Alterações anatômicas do trato urinário que favorecem a estase da urina
  - Obesos, o que predispõe um pH urinário mais baixo
  - História de má absorção intestinal, como os que fizeram alguns tipos de cirurgia bariátrica
  - Pacientes monorrenos (possuir um único rim não acarreta maior risco para formar o cálculo, mas a prevenção nesses casos é mais importante).

Os cálculos urinários podem estar localizados nos rins (nefrolitíase), nos ureteres (ureterolitíase), na bexiga (cistolitíase) ou na uretra (uretrolitíase).[1] Depois de formados, os cálculos renais (nefrolitíase) começam pequenos e podem não causar muito problema.[4] Entretanto, quando crescem e preenchem as estruturas internas do rim ou quando se deslocam ao ureter (ureterolitíase) podem causar obstrução ao fluxo urinário, com consequências graves ao paciente, como dores intensas, infecções e até mesmo danos irreversíveis ao rim.[4]

Este capítulo tem como objetivo abordar a nefrolitíase e a ureterolitíase de forma simplificada e didática, com foco no médico generalista, para que os profissionais sejam capazes de:

- Definir urolitíase, nefrolitíase e ureterolitíase
- Identificar os principais tipos de cálculos urinários e incidência e prevalência da litíase urinária
- Explicar a fisiopatologia da cólica nefrética
- Avaliar sintomatologia e propedêutica para diagnóstico da litíase urinária
- Apresentar os possíveis tratamentos dos cálculos urinários e suas indicações
- Descrever a importância e os principais cuidados para prevenção da litíase urinária.

INCIDÊNCIA E PREVALÊNCIA

A litíase urinária é uma doença altamente prevalente, com incidência crescente que varia de 5 a 12% na população mundial. É mais comum em homens (10,6%), e em mulheres é menos incidente (7,1%), mas essa margem está cada vez mais estreita.[5] As pessoas brancas têm maior probabilidade de formar cálculos e o pico de incidência acontece dos 40 aos 60 anos.[1] Além disso, a prevalência e incidência da litíase urinária está diretamente correlacionada com o índice de massa corporal.[1,5]

A cólica renal ou cólica nefrética afeta aproximadamente 1,2 milhão de pessoas anualmente e é responsável por cerca de 1% do atendimento médico emergencial. O risco de recorrência após o primeiro episódio sintomático é de 14% em 1 ano, 35% em 5 anos e 52% em 10 anos.[5] Além de causar sofrimento aos pacientes, a litíase urinária pode se tornar um problema dispendioso, em termos de tempo e dinheiro. Estima-se que nos EUA, diagnóstico, tratamento e prevenção de cálculos urinários, considerando também o tempo perdido de trabalho, custam aproximadamente US$ 5,3 bilhões a cada ano.[5]

Os distúrbios metabólicos mais comuns são a hipercalciúria (cálcio urinário > 4 mg/kg/dia), seguido da hipocitratúria (citrato urinário < 320 mg/dia), hiperoxalúria (oxalato urinário > 40 mg/dia) e hiperuricosúria (ácido úrico urinário > 600 mg/dia) e os cálculos são compostos, em sua maioria, por sais de cálcio.[1,3,5,6] Porém, existem cálculos que se formam a partir de outras substâncias não-cálcicas, como ácido úrico, estruvita e cistina.

Cálculos de cálcio (80%)

São formados por oxalato de cálcio monohidratado (wewelita) e dihidratado (wedelita) (65%) ou fosfato de cálcio (apatita e brushita, 15%). Ocorrem devido a diversos desarranjos metabólicos, como hipercalciúria, hipocitratúria, hiperoxalúria, hiperuricosúria (o ácido úrico pode servir como ponto de nidação para o oxalato de cálcio – nucleação heterogênea) e outros (p. ex., acidose tubular renal tipo 1).

Cálculos de ácido úrico (8 a 10%)

Ocorrem devido ao pH urinário baixo, volume urinário baixo e hiperuricosúria.

Cálculos de fosfato de amônio magnesiano (estruvita, 10%)

Ocorrem devido a bactérias produtoras de urease, como *Proteus*, *Klebsiella*, *Pseudomonas* e *Staphylococccus aureus*, ou seja, são cálculos de infecção. O paciente pode ter cálculo misto e coexistirem alterações metabólicas, como hipercalciúria.

Cálculos de cistina (menos de 1%)

Ocorrem devido a cistinúria (caracterizada pelo excesso de cistina na urina), que é um distúrbio metabólico hereditário (doença autossômica recessiva).

Outros (menos de 1%)

Ocorrem devido ao uso de medicamentos (p. ex., indinavir).

DIAGNÓSTICO

Na avaliação de pacientes com litíase urinária, deve-se colher histórias clínicas e dietéticas detalhadas, realizar estudos de imagem para verificar a quantidade, a localização e o tamanho dos cálculos e solicitar exames laboratoriais para descartar complicações.[5] A análise cristalográfica do cálculo eliminado espontaneamente ou removido por operação e a investigação metabólica com exame de urina 24 horas (pelo menos 2 amostras) são importantes para prevenir a formação de novos cálculos, identificar e corrigir os desequilíbrios entre a supersaturação da urina e a ação dos inibidores da cristalização.[3,5,6]

A sintomatologia da cólica nefrética caracteriza-se por uma dor intermitente, geralmente de forte intensidade, sem fatores atenuantes e agravantes, localizada em flancos, mas que pode irradiar ao abdome anterior e genitália.[1] Muitas vezes, a dor vem acompanhada de náuseas e vômitos, além de sintomas miccionais, como desconforto ao urinar e sensação de que a bexiga não esvazia completamente. O que causa essa dor não é o cálculo e, sim, a obstrução renal, que proporciona uma dilatação do rim (hidronefrose) e, consequentemente, uma distensão da cápsula renal com liberação de prostaglandinas e outras substâncias inflamatórias.[1] A fisiopatologia da dor do rim (dor visceral) é diferente da dor cutânea (p. ex., dor causada por um corte na pele). Portanto, apesar de muitos pensarem que a dor da cólica nefrética é devido ao cálculo que desce machucando o ureter, podendo até gerar um sangramento na urina, o motivo da dor é o entupimento que esse cálculo pode causar no rim, e não pelo

traumatismo do ureter. Pode-se fazer uma analogia do rim com uma pia (Figura 210.1): quando uma pequena pedra está dentro da pia (rim), ela provavelmente não causará nenhuma dor. Entretanto, quando essa pedra escorrega pelo ralo (junção ureteropélvica) e entope o cano (ureter), a água acumulará no interior da pia (rim) e esse acúmulo é o que causa a dor intensa.

Cálculos renais geralmente não são obstrutivos, não causam sintomas e podem passar despercebidos.[4] Muitas vezes, são descobertos por acaso, quando o paciente realiza um exame de imagem de controle, como o ultrassom, exame operador dependente e tem baixa acurácia para o diagnóstico de litíase urinária, com uma sensibilidade menor que 50%, mas tem uma especificidade de quase 90%. Sua grande vantagem é não emitir radiação ionizante, e pode ser realizado quantas vezes for necessário, sendo o exame padrão para investigação de cálculos urinários em gestantes e acompanhamento de pacientes portadores de cálculos assintomáticos.[2]

Nos casos de pacientes com dor abdominal/lombar aguda (cólica nefrética), o método propedêutico mais eficaz para o diagnóstico definitivo de litíase urinária é a tomografia computadorizada do abdome.[2] Além de detectar a maioria dos cálculos e permitir ao médico saber sua localização e tamanho, a tomografia computadorizada também pode revelar outras causas de dor abdominal. Alguns diagnósticos diferenciais de cólica nefrética são:

- Apendicite
- Colecistite
- Pielonefrite
- Dor musculoesquelética
- Estenose da junção ureteropélvica
- Estenose de ureter
- Fibrose retroperitoneal
- Herpes-zóster
- Gravidez ectópica
- Cisto de ovário roto
- Endometriose
- Síndrome da veia ovariana

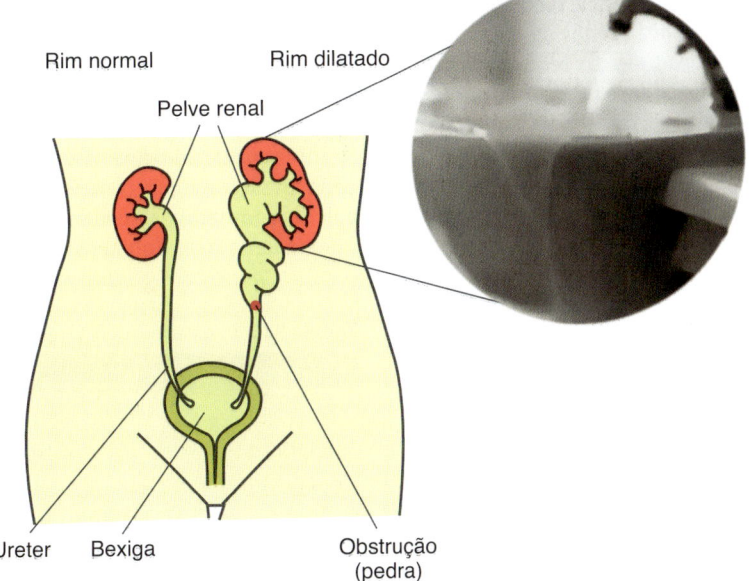

Figura 210.1 Rim dilatado comparado com uma pia entupida.

- Pneumonia
- Diverticulite
- Radiculite
- Neoplasias abdominais.

Quando a tomografia computadorizada não estiver disponível ou em caso de contraindicações, o ultrassom junto com a radiografia simples do abdome também podem auxiliar no diagnóstico da urgência. Além disso, nos pacientes sintomáticos devem ser feitos exames de sangue e urina para descartar a hipótese de uma infecção do trato urinário. Hematúria microscópica, observada no exame de urina de rotina, muitas vezes está presente no paciente com cálculo urinário sintomático, mesmo na ausência de infecção urinária associada.[2]

TRATAMENTO

Na cólica nefrética, o alívio da dor é usualmente o passo terapêutico mais importante e os analgésicos anti-inflamatórios não esteroidais (AINEs) são a primeira escolha.[7] Nos casos mais graves e/ou naqueles em que o uso de AINEs poderia resultar em piora da função renal, opioides, como a morfina, podem ser utilizados. A intervenção cirúrgica imediata para desobstrução renal pode ser necessária quando a dor é refratária, na presença de infecção, em pacientes com uropatia obstrutiva bilateral, com rim único ou piora da função renal, e naqueles que não eliminaram espontaneamente o cálculo.[2,8]

De maneira geral, a maioria dos pacientes com cálculo no ureter pode ser tratada com segurança de forma conservadora em até 4 a 6 semanas do início do quadro de dor aguda.[8,9] Nesse período, grande parte de cálculos menores que 1 cm são eliminados espontaneamente na urina. Entretanto, diferentemente do que muitos acreditam, durante os episódios de cólica nefrética, deve-se evitar a hiper-hidratação.

Voltando à analogia do rim obstruído como uma pia entupida (ver Figura 210.1), se abrir mais a torneira, a pia desentope? A resposta provavelmente é não, e nesse caso a água da pia pode até transbordar! Situação parecida acontece com o rim se o paciente com uropatia obstrutiva beber muita água durante um episódio agudo de dor. O rim não "desentope", mas sua cápsula pode distender ainda mais, piorando a cólica nefrética. A terapia médica expulsiva (TME) da ureterolitíase é feita com analgésicos e bloqueadores do receptor adrenérgico alfa-1, como a tansulosina na dose de 0,4 mg/dia.[9] Embora seja uma indicação *off-label* e controversa na literatura, esse medicamento tem a capacidade de relaxar a musculatura ureteral lisa e pode ajudar na saída espontânea de cálculos ureterais distais maiores de 5 mm.[2,8,9]

Durante a TME, o controle urológico rigoroso com exames de imagem é fundamental para verificar a eliminação espontânea do cálculo. Mesmo que o paciente não apresente mais queixas álgicas, se houver persistência da obstrução renal (hidronefrose) após 4 a 6 semanas do início do quadro de dor aguda, a intervenção cirúrgica torna-se obrigatória.[2,8,10] A melhora da cólica não necessariamente significa que o cálculo foi eliminado e o rim (pia) desentupiu. Pode simplesmente indicar que a distensão da cápsula renal cessou. Se o cano (ureter) ficar muito tempo entupido, para não transbordar a pia (rim), o organismo começa progressivamente a fechar a "torneira". Ou seja, se não houver desobstrução renal por intervenção cirúrgica ou eliminação

espontânea do cálculo (pedra), o rim pode ficar com sua função prejudicada ou, até mesmo, completamente excluso após alguns meses.

Atenção especial deve ser dada ao paciente com rim obstruído com infecção do trato urinário associada. Essa situação deve ser considerada uma emergência urológica e seria como se a "pia" estivesse entupida de pus (hidronefrose infectada). Nesse caso, o risco de sepse é iminente, e a drenagem da via urinária é mandatória ou com cateter Duplo J, ou com nefrostomia, além da antibioticoterapia de início imediato.[1,2]

Pacientes com nefrolitíase não obstrutiva podem ser tratados de forma conservadora expectante ou com cirurgia renal eletiva para se evitar episódios de cólicas nefréticas e complicações futuras.[4,8] A escolha do melhor tratamento deve ser individualizada, quando se leva em consideração as características do paciente (comorbidades, medicamentos, índice de massa corporal, sintomatologia, anatomia e função renal, expectativas, desejo em operar ou não), as do cálculo (quantidade, tamanho, localização, densidade, composição, aspecto radiológico) e as da abordagem terapêutica (experiência da equipe cirúrgica, materiais e estruturas disponíveis).[10]

Tratamento cirúrgico

O tratamento cirúrgico da litíase urinária sofreu uma grande evolução nas últimas décadas com a litotripsia por ondas de choque e a endourologia. Entretanto, o tratamento clínico preventivo quase nada mudou e muitas vezes é subvalorizado pelos médicos,[2,3] o que não deveria acontecer, afinal, o tratamento clínico preventivo é o que muda a história natural da doença e sempre deve ser ofertado aos pacientes com litíase urinária. Aos pacientes de baixo risco de formação de cálculos urinários, pode-se oferecer tratamento empírico para prevenção, que consiste em:

- Aumento da ingesta hídrica (débito urinário > 2,5 ℓ/dia)
- Redução de sal (2 a 3 g/dia) e proteínas na dieta (0,8 g/kg/dia)
- Sucos de frutas cítricas (limão, laranja, maracujá)
- Atividade física (40 minutos pelo menos 3 vezes por semana)
- Ingerir de 1 a 1,2 g de cálcio ao dia (dieta normocálcica).

Para pacientes de alto risco e aos interessados, deve-se oferecer um tratamento seletivo baseado no estudo metabólico. O tratamento é semelhante ao de baixo risco, acrescido de dieta e medicação direcionada/específica ao distúrbio metabólico, como apresentado na Tabela 210.1.[3,5,6]

Litotripsia por ondas de choque

A litotripsia por ondas de choque (Figura 210.2) é indicada para tratamento menos invasivo (extracorpóreo) de cálculos ureterais e renais menores que 1,5 cm, quando a distância da pele do paciente ao cálculo for de até 10 cm e

Tabela 210.1 Tratamento seletivo para pacientes de alto risco.

Distúrbio metabólico	Dieta	Medicação
Hipercalciúria	Diminuir sal e purinas	Tiazídicos e citrato de potássio
Hipocitratúria	Preferir frutas e vegetais	Citrato de potássio
Hiperoxalúria	Diminuir oxalato e gorduras	Suplemento de cálcio e citrato de potássio
Hiperuricosúria	Diminuir purinas	Alopurinol e citrato de potássio

Adaptada de: Skolarikos A, et al (2022), Traxer O, et al (2022), Pearl SM, et al (2019) e Zeng G, et al. (2022).

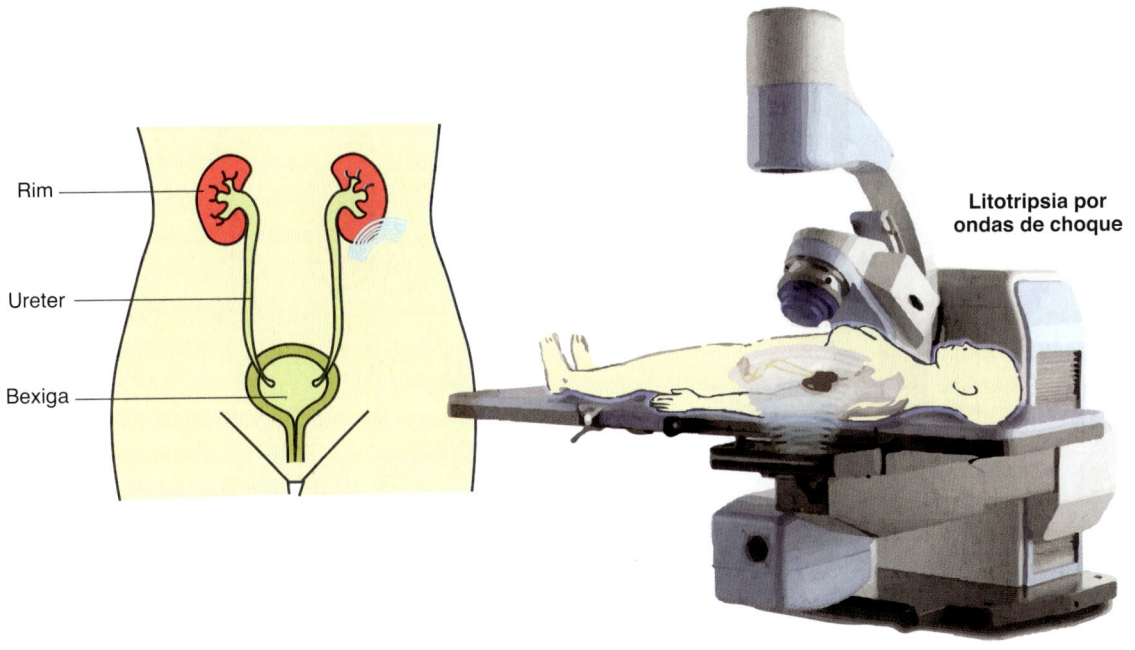

Rim

Ureter

Bexiga

Litotripsia por ondas de choque

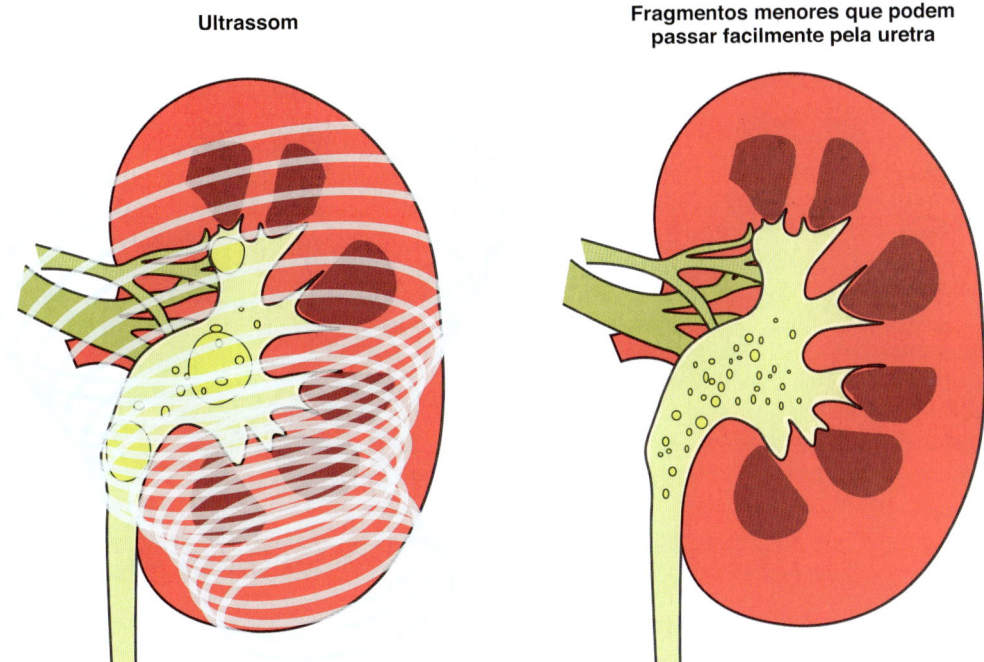

Ultrassom

Fragmentos menores que podem passar facilmente pela uretra

Figura 210.2 Litotripsia por ondas de choque.

a dureza do cálculo for menor ou igual que 1.000 UH. As principais contraindicações são pacientes com infecção urinária, gestantes, hipertensos descompensados e pacientes anticoagulados.

Ureteroscopia (semirrígida ou flexível)

A ureteroscopia (Figura 210.3) é indicada para tratamento operatório de cálculos ureterais e renais, e é o tratamento preferencial para nefrolitíase, calicial ou piélica, de até 2 cm (principalmente se paciente de alto risco para acesso percutâneo, como anticoagulados, ou falha prévia de litotripsia por ondas de choque), ou para cálculos urinários

em casos especiais, como em gestantes, rins em ferradura ou pélvicos. A fonte de energia a *laser* é o padrão para fragmentação dos cálculos por meio da ureteroscopia semirrígida e flexível.

Cirurgia renal percutânea

Esse tipo de cirurgia (Figura 210.4) é indicada para tratamento operatório de cálculos renais e para alguns casos de cálculos ureterais proximais maiores. É o tratamento preferencial para nefrolitíase maior que 2 cm.

Com o avanço tecnológico, há uma miniaturização dos instrumentos para acesso percutâneo, o que permite um

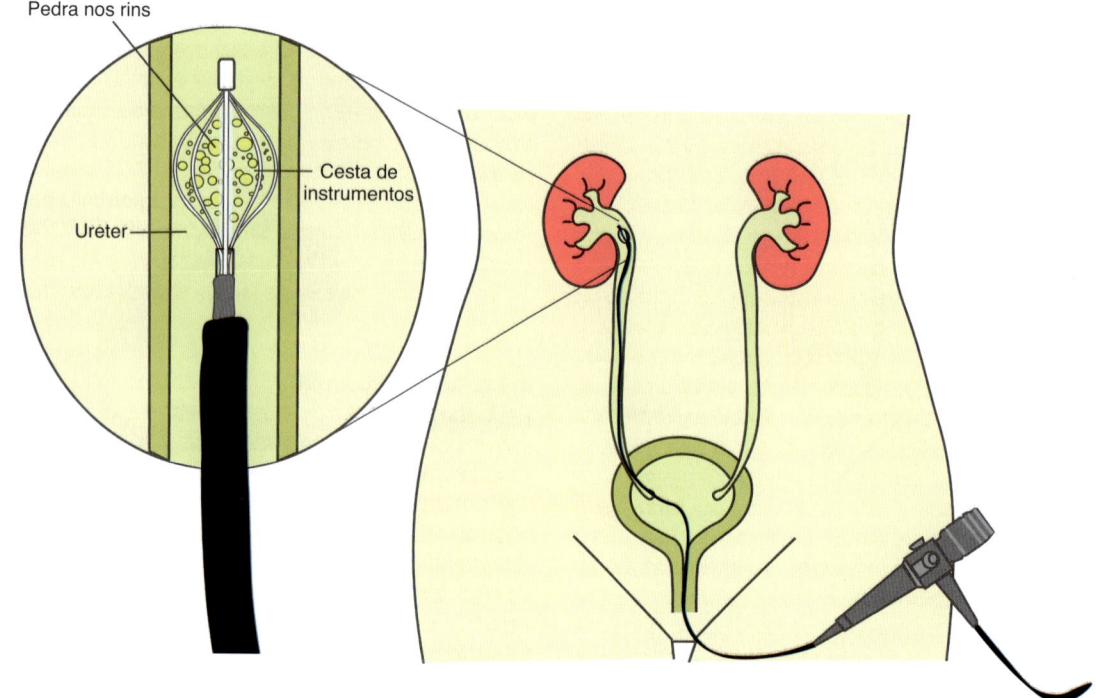

Figura 210.3 Ureteroscopia (semirrígida ou flexível).

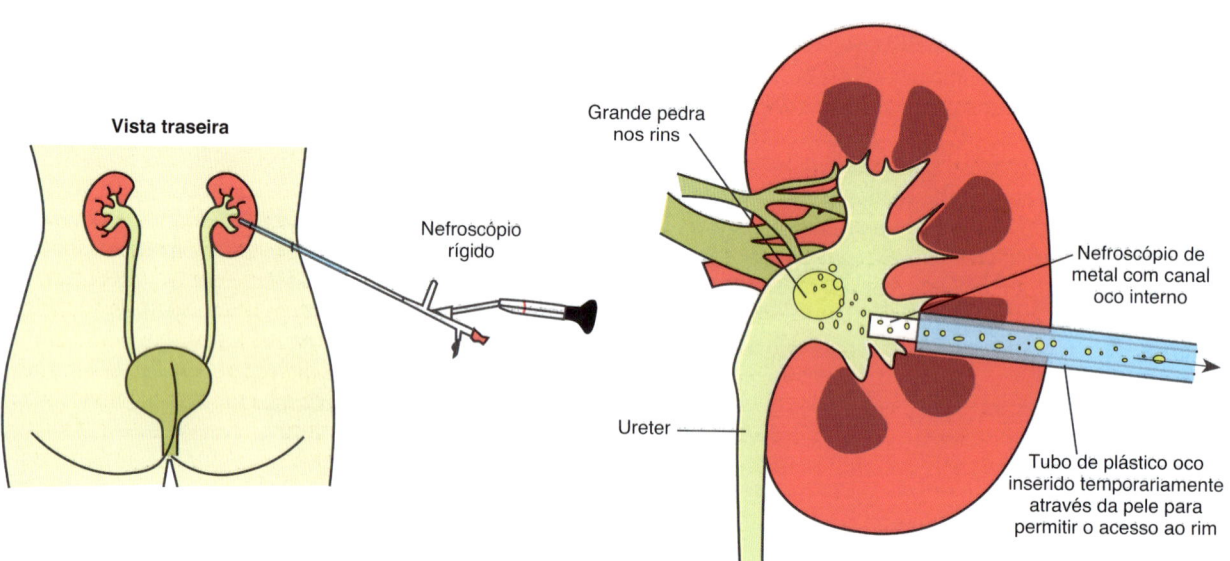

Figura 210.4 Cirurgia renal percutânea.

menor risco de sangramento, apesar de aumentar o tempo operatório. Trata-se de um procedimento mais invasivo que a ureteroscopia, porém mais resolutivo.

Para a fragmentação de cálculos renais menores que 2 cm, a fonte de energia a *laser* é uma ótima opção. Nos casos de cálculos maiores que 2 cm, o litotridor balístico e/ou ultrassônico são os mais escolhidos para a fragmentação.

Cirurgia renal combinada

A cirurgia renal combinada (Figura 210.5) é indicada para o tratamento operatório de cálculos renais complexos, quando o acesso ureteral é combinado com o acesso percutâneo, para diminuir as complicações cirúrgicas e aumentar a taxa livre de cálculos.

CONSIDERAÇÕES FINAIS

Urolitíase é uma condição em que se forma cálculo no trato urinário. Ocasionalmente, promove obstrução do fluxo urinário e, consequentemente, a cólica nefrética, que pode ser considerada uma das piores dores que o paciente pode sentir. Por ser uma doença altamente prevalente, o médico generalista deve ter competência no manejo inicial da litíase urinária (Figura 210.6).

Portanto, é fundamental que o médico, ao se deparar com um diagnóstico de urolitíase, conheça os possíveis tratamentos e suas indicações. Além disso, saber orientar sobre a prevenção na formação de novos cálculos urinários e quando encaminhar o paciente para avaliação especializada de um urologista também devem fazer parte das competências do médico generalista.

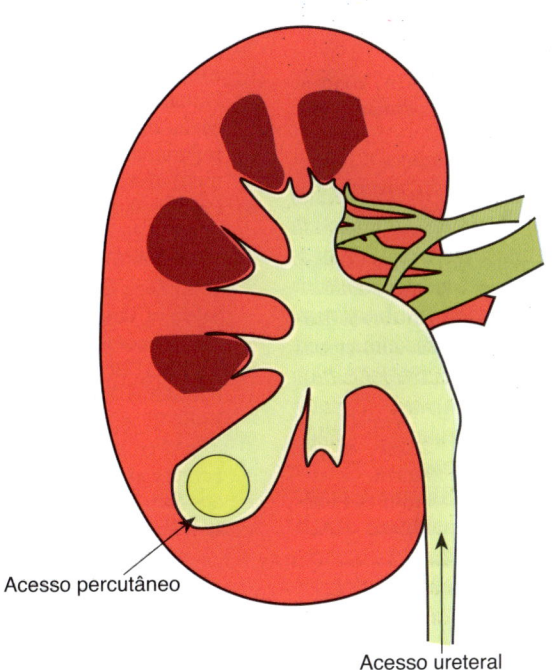

Acesso percutâneo

Acesso ureteral

Figura 210.5 Cirurgia renal combinada.

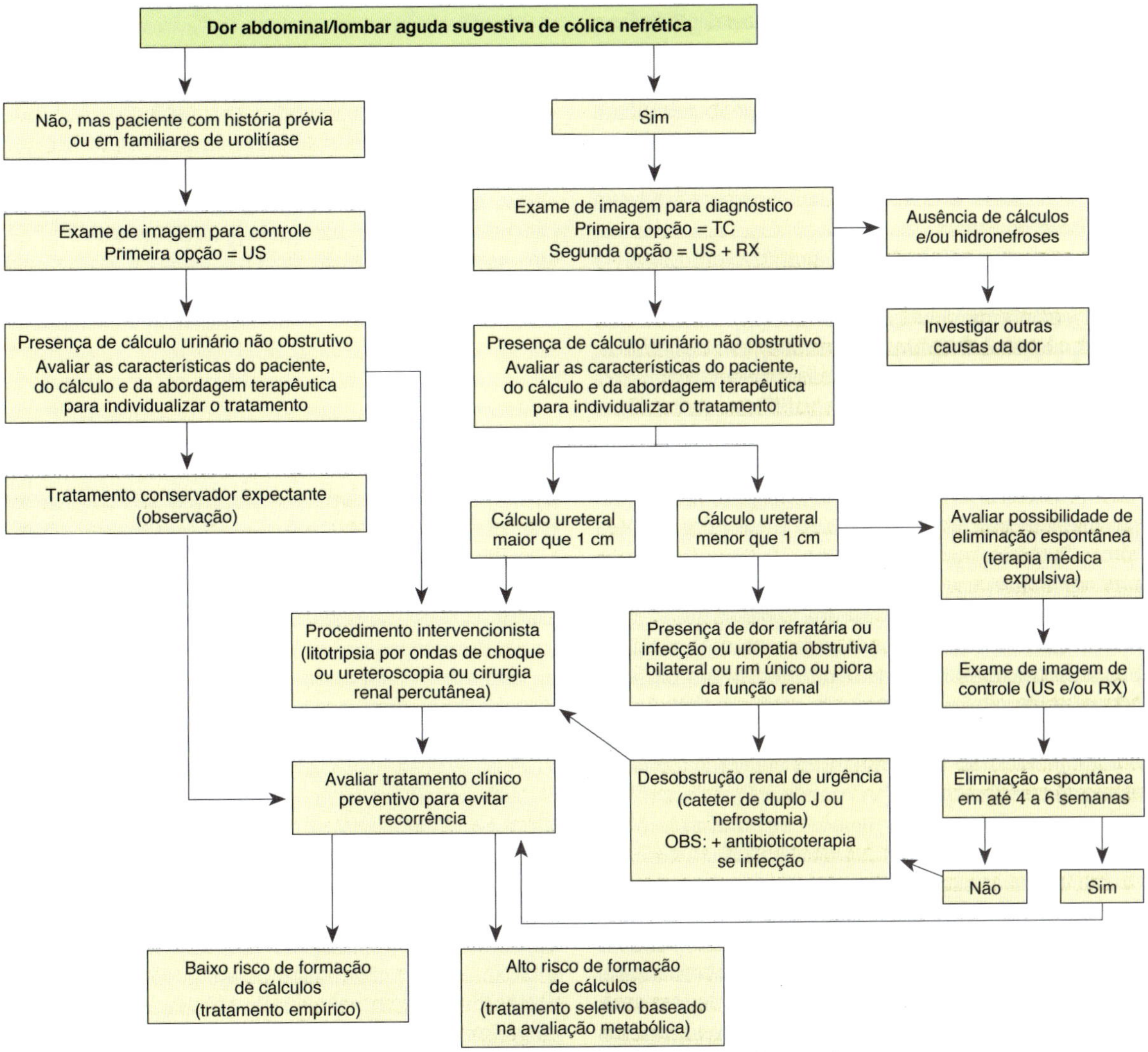

Dor abdominal/lombar aguda sugestiva de cólica nefrética

Não, mas paciente com história prévia ou em familiares de urolitíase

Sim

Exame de imagem para controle
Primeira opção = US

Exame de imagem para diagnóstico
Primeira opção = TC
Segunda opção = US + RX

Ausência de cálculos e/ou hidronefroses

Investigar outras causas da dor

Presença de cálculo urinário não obstrutivo
Avaliar as características do paciente, do cálculo e da abordagem terapêutica para individualizar o tratamento

Presença de cálculo urinário não obstrutivo
Avaliar as características do paciente, do cálculo e da abordagem terapêutica para individualizar o tratamento

Tratamento conservador expectante (observação)

Cálculo ureteral maior que 1 cm

Cálculo ureteral menor que 1 cm

Avaliar possibilidade de eliminação espontânea (terapia médica expulsiva)

Procedimento intervencionista (litotripsia por ondas de choque ou ureteroscopia ou cirurgia renal percutânea)

Presença de dor refratária ou infecção ou uropatia obstrutiva bilateral ou rim único ou piora da função renal

Exame de imagem de controle (US e/ou RX)

Avaliar tratamento clínico preventivo para evitar recorrência

Desobstrução renal de urgência (cateter de duplo J ou nefrostomia)
OBS: + antibioticoterapia se infecção

Eliminação espontânea em até 4 a 6 semanas

Não

Sim

Baixo risco de formação de cálculos (tratamento empírico)

Alto risco de formação de cálculos (tratamento seletivo baseado na avaliação metabólica)

Figura 210.6 Organograma do manejo inicial da litíase urinária.

REFERÊNCIAS BIBLIOGRÁFICAS

1. Partin AW, Dmochowski RR, Kavoussi LR, Peters CA, Wein A. *Campbell-Walsh-Wein Urology*. 12th Edition. Philadelphia: Saunders, 2020.

2. Skolarikos A, Neisius A, Petřík A, Somani B, Thomas K, Gambaro G, et al. EAU Guidelines on Urolithiasis. Edn. presented at the EAU Annual Congress Amsterdam 2022. Arnhem: EAU Guidelines Office, 2022.

3. Traxer O, Corrales M, Sierra A. Metabolic evaluation: is there really a future? *Curr Opin Urol*. 2022; 32(4):373-378.

4. Lovegrove CE, Geraghty RM, Yang B, Brain E, Howles S, Turney B, et al. Natural history of small asymptomatic kidney and residual stones over a long-term follow-up: systematic review over 25 years. *BJU Int*. 2022; 129(4):442-456.

5. Pearle MS, Goldfarb DS, Assimos DG, Curhan G, Denu-Ciocca CJ, Matlaga BR, et al. Medical management of kidney stones: AUA guideline. *J Urol*. 2014 (Update in 2019); 192:316.

6. Zeng G, Zhu W, Robertson WG, Penniston KL, Smith D, Pozdzik A, et al. International Alliance of Urolithiasis (IAU) guidelines on the metabolic evaluation and medical management of urolithiasis. *Urolithiasis*. 2022. 51(1):4.

7. Pathan SA, Mitra B, Cameron PA. A Systematic Review and Meta-analysis Comparing the Efficacy of Nonsteroidal Anti-inflammatory Drugs, Opioids, and Paracetamol in the Treatment of Acute Renal Colic. *Eur Urol*. 2018. 73: 583.

8. Pradère B, Doizi S, Proietti S, Brachlow J, Traxer O. Evaluation of Guidelines for Surgical Management of Urolithiasis. *J Urol*. 2018; 199(5):1267-1271.

9. Ye Z, Zeng G, Yang H, Tang K, Zhang X, Li H, et al. Efficacy and Safety of Tamsulosin in Medical Expulsive Therapy for Distal Ureteral Stones with Renal Colic: A Multicenter, Randomized, Double-blind, Placebo-controlled Trial. *Eur Urol*. 2018. 73(3):385-391.

10. Kallidonis P, Ntasiotis P, Somani B, Adamou C, Emiliani E, Knoll T, et al. Systematic Review and Meta-Analysis Comparing Percutaneous Nephrolithotomy, Retrograde Intrarenal Surgery and Shock Wave Lithotripsy for Lower Pole Renal Stones Less Than 2 cm in Maximum Diameter. *J Urol*. 2020; 204(3):427-433.

CAPÍTULO 211

Disfunções Miccionais

André Costa Matos • Ailton Fernandes • José Carlos Cezar Ibanhez Truzzi •
Luís Gustavo Morato de Toledo

INTRODUÇÃO

O adequado funcionamento do trato urinário inferior depende da integridade dos órgãos que o compõem (bexiga e uretra), do esfíncter uretral, da musculatura e fáscias do assoalho pélvico e do sistema neurológico que o supre.[1] A fisiologia da micção compreende duas etapas: armazenamento urinário e esvaziamento vesical.

Na fase de armazenamento de urina, a inervação aferente envia impulsos continuamente a partir do urotélio e plexo miovesical, via nervos pélvicos, até a medula. Esses impulsos nervosos ascendem pelo trato espinotalâmico até o centro pontino da continência e sistema límbico. Isso desencadeia a ativação descendente de vias que ativam o plexo simpático hipogástrico, que libera noradrenalina para estimular os receptores beta-adrenérgicos no detrusor, promovendo o relaxamento da musculatura lisa. A noradrenalina também ativa receptores alfa1-adrenérgicos no colo vesical e uretra, promovendo contração e aumento da resistência uretral. Os nervos somáticos (de controle voluntário) liberam acetilcolina, que agem sobre receptores nicotínicos na uretra e contribuem para o aumento da resistência uretral.[1]

Uma vez que o enchimento vesical atinge um volume adequado e o indivíduo quer urinar, os centros cerebrais enviam informações para a PAG, que desbloqueia o centro pontino da micção e uma sequência de estímulos são veiculados via medula e, subsequentemente, aos nervos hipogástricos, plexo pélvico e nervo pudendo para que ocorra, de modo sincrônico, o relaxamento do esfíncter uretral e contração do detrusor. O principal neurotransmissor envolvido no processo de contração vesical é a acetilcolina, que interage com receptores muscarínicos presentes na parede da bexiga.[1]

A integração e a integridade do sistema nervoso aferente, tronco cerebral, núcleos da base, córtex cerebral, sistema límbico e sistema nervoso eferente são fundamentais para que a micção ocorra em um sistema de baixa pressão, de modo efetivo para proporcionar o completo esvaziamento vesical (Figura 211.1).

Quando há interferência nos mecanismos de armazenamento ou esvaziamento vesical, podem surgir sintomas denominados sintomas do trato urinário inferior (LUTS, do inglês *lower urinary tract symptoms*).

Os sintomas miccionais são divididos de acordo com a fase do ciclo miccional:

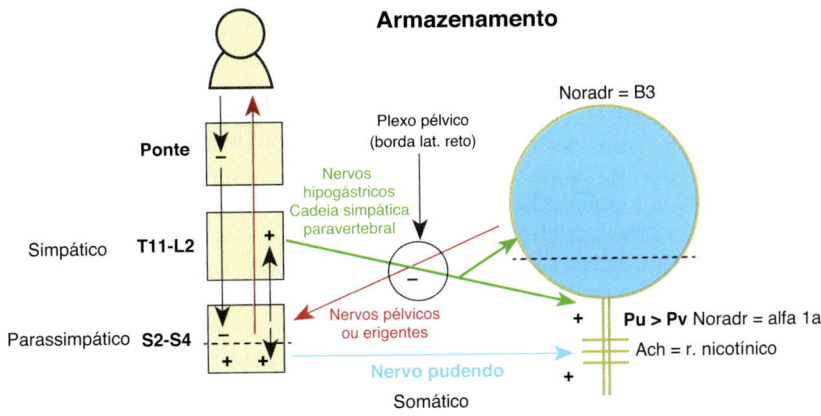

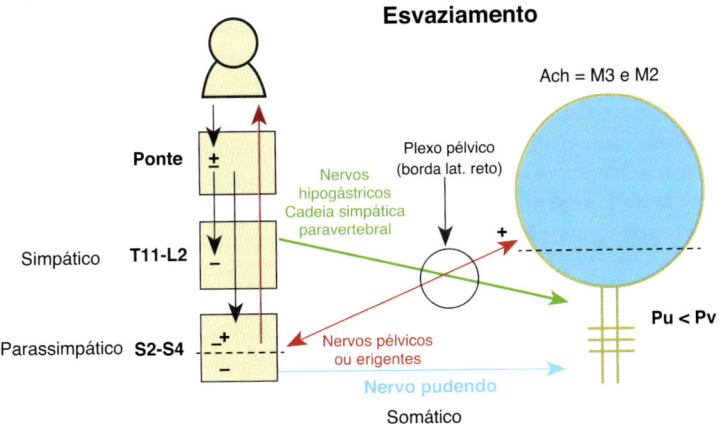

Figura 211.1 Neurofisiologia das fases de armazenamento e esvaziamento vesical. Pu: pressão uretral; Pv: pressão vesical; B3: receptor beta 3; Ach: acetilcolina; M2: receptor muscarínico 2; M3: receptor muscarínico 3; Nooradr: noradrenalina. Figura cedida pelo Dr. Júlio Martins.

- Armazenamento ou enchimento: polaciúria, urgência, noctúria, incontinência
- Esvaziamento: jato urinário fraco, esforço miccional, jato entrecortado, hesitação, gotejamento terminal, sensação de esvaziamento incompleto.

As causas de LUTS são:

- LUTS de armazenamento:
  - Bexiga hiperativa
  - Incontinência urinária
  - Litíase vesical ou ureteral distal
  - Tumores vesicais
  - Tuberculose vesical
  - Radioterapia
  - Doenças neurológicas
  - Obstrução uretral
- LUTS de esvaziamento:
  - Estenose de uretra
  - Hiperplasia prostática benigna
  - Tumor de próstata e uretra
  - Cálculo uretral
  - Prostatite
  - Válvula de uretra posterior
  - Obstrução funcional (no colo vesical, no esfíncter uretral)
  - Doenças neurológicas.

As principais disfunções miccionais são abordadas a seguir.

INCONTINÊNCIA URINÁRIA

Incontinência urinária de esforço na mulher

A incontinência urinária de esforço (IUE) ocorre após situações que aumentam a pressão intra-abdominal (tossir, espirrar, pegar peso, pular). A continência depende do posicionamento, suporte da uretra e do esfíncter uretral, integridade e funcionamento adequado dos músculos, fáscias e nervos do assoalho pélvico. O correto posicionamento da uretra e suporte é dado pelo músculo elevador do ânus, fáscia endopélvica e seus ligamentos (pubo uretral e uretro pélvico).[2] Fatores intrínsecos também atuam no mecanismo da continência. A musculatura lisa e estriada da parede uretral, a congestão dos vasos sanguíneos da submucosa e a coaptação das dobras do epitélio contribuem para a continência. Esse mecanismo pode estar comprometido por fibrose (cirurgias prévias ou traumas), hipoestrogenismo ou lesões neurológicas, caracterizando uma insuficiência esfincteriana intrínseca.[2]

Diagnóstico

Deve-se avaliar a história clínica, incluindo início dos sintomas, perda aos esforços, não perde sentada ou deitada, e número de absorventes, além de fatores de risco, como genética (caucasiana), obesidade, paridade, tabagismo, uso de medicamentos que atuam no sistema nervoso central e no trato urinário, hipoestrogenismo e cirurgia pélvica prévia. É importante fazer o diagnóstico diferencial com infecções do trato urinário, neoplasia vesical, litíase vesical, obstrução infravesical, fatores emocionais e sinais que podem sugerir doenças neurológicas.

O exame físico deve ser feito em posição ginecológica e ortostática, com a bexiga em média repleção. A integridade do períneo e a força muscular são pesquisadas. Teste de esforço (tosse) em busca objetiva da IUE, avaliação de prolapso (valsalva), e depois o exame especular para avaliar a parede vaginal e o colo uterino. É importante investigar a presença de sinais de atrofia vaginal, fístula e cicatrizes. A parede vaginal anterior deve ser inspecionada para identificar a presença de cistocele e, na parede vaginal posterior, a retocele. Nesse momento, é pesquisado o reflexo bulbocavernoso. O fundo de saco vaginal, o colo uterino e os anexos devem ser palpados para verificar presença de tumores ou outras alterações. Na presença de cistocele de alto grau e prolapso uterino, a redução para sua posição anatômica pode revelar incontinência urinária de esforço oculta.

Como exames complementares, solicita-se urina tipo 1 e urocultura para afastar causas inflamatórias ou infecciosas. O teste do absorvente (pad test) avalia o peso dos absorventes usados. O número de absorventes usados por dia ajuda, de forma prática e fácil, a graduar a gravidade da IUE. O teste do cotonete, por sua vez, é usado para medir a mobilidade uretral, que é um fator prognóstico para o tratamento.

Estudo urodinâmico pode ser realizado com o objetivo de determinar a causa dos sintomas, avaliar a função do detrusor e dos esfíncteres. Está indicado em situações que podem mudar a abordagem. É aconselhado antes do tratamento cirúrgico da IUE.

Tratamento

O padrão ouro é o sling sintético de uretra média, transobturatório ou retropúbico. Trata-se de uma fita de polipropileno suburetral que restabelece o suporte e provoca o colabamento uretral durante o esforço. Outras alternativas utilizadas menos frequentemente, e que podem ter sua indicação individualizada, são o sling aponeurótico, a colpossuspensão de Burch, os mini-slings e os agentes de preenchimento. Muito raramente o esfíncter artificial é indicado em mulheres.

Incontinência urinária pós-prostatectomia

Homens com doenças na próstata e os com antecedente de prostatectomia radical (PTR) têm chances de 5,2 e 3,3 vezes maiores de apresentar incontinência urinária (IU), respectivamente. Dentre os métodos de tratamento do câncer de próstata (CaP), a PTR é o principal fator de risco para IU.[3]

No Brasil, o CaP corresponde a 29,2% das neoplasias que acometem o sexo masculino (excluindo tumor de pele não melanoma). Em 2020, ocorreram 1,4 milhão de diagnósticos de CaP no mundo. No Brasil, foram 65.840 novos casos e 15.841 homens morreram devido à doença nesse mesmo ano, ficando atrás apenas da neoplasia de pulmão e à frente de todos outros tumores.

A PTR afeta diversas estruturas do mecanismo de continência masculino, como as de suporte e o complexo esfincteriano propriamente dito. As abordagens cirúrgicas evoluíram de procedimentos pela técnica aberta por via perineal e retropúbica para técnicas laparoscópicas e assistidas por robô. Quanto o uso da tecnologia robótica impacta nos desfechos funcionais ainda é um ponto de debate. Os resultados dos estudos são divergentes, alguns deles mostram valores semelhantes à incontinência urinária pós-prostatectomia (IPP) entre as técnicas aberta e assistida por robô (PTRAR). Quando se aborda o tema PTRAR, diversas formas de realização da cirurgia vêm sendo descritas. Entretanto, mesmo para as técnicas que preservam ao máximo os tecidos adjacentes à próstata, as taxas de IPP variam de 22% em 2 meses a 5% em 1 ano de pós-operatório.[4]

Fatores de risco para o desenvolvimento de IPP são cirurgia não poupadora de feixe neurovascular, idade acima 65 anos, comprimento da uretra membranosa (menor que 1,5 cm), radioterapia prévia (na próstata), obesidade, volume prostático grande (maior que 70 g), sintomas urinários prévios (LUTS).

Tratamento

A maioria dos pacientes recupera a continência rápida e espontaneamente. A fisioterapia do assoalho pélvico acelera a recuperação. O uso de absorventes e, eventualmente, o clampe peniano são medidas paliativas iniciais. O tratamento medicamentoso com o objetivo de melhorar o tônus esfincteriano pode aliviar o sintoma em alguns pacientes durante a recuperação da função uretral. O mais utilizado *off-label* no Brasil é a duloxetina (de 30 a 60 mg/dia), mas os tricíclicos também podem ser testados. Se a IPP persiste após 1 ano da PTR, o tratamento cirúrgico passa a ser indicado.

O esfíncter urinário artificial é tratamento referência, que utiliza um dispositivo com 3 compartimentos, o *cuff* inflável ao redor da uretra, o *pump* no escroto e o balão regulador de pressão no abdome. Quando o paciente quer urinar, ele comprime o *pump* escrotal e com isso esvazia o *cuff*, abrindo a uretra. O *cuff* enche passivamente por conta da pressão exercida pelo balão e leva em torno de 1 minuto para a uretra fechar novamente (Figura 211.2).

Outra alternativa são os *slings* uretrais masculinos, dispositivos que comprimem a uretra e aumentam sua resistência de forma permanente, e a bexiga precisa vencer essa resistência para que ocorra a micção (Figura 211.3). As taxas de pacientes satisfeitos variam de 60 a 80%. No entanto, metade dos pacientes considerados satisfeitos ainda usará um absorvente de segurança.[5]

Síndrome da bexiga hiperativa idiopática

A síndrome da bexiga hiperativa é definida como urgência, com ou sem incontinência, geralmente com aumento da frequência miccional e noctúria, na ausência de uma outra condição metabólica ou patológica subjacente. Estima-se que a síndrome da bexiga hiperativa afeta de 16 a 25% da

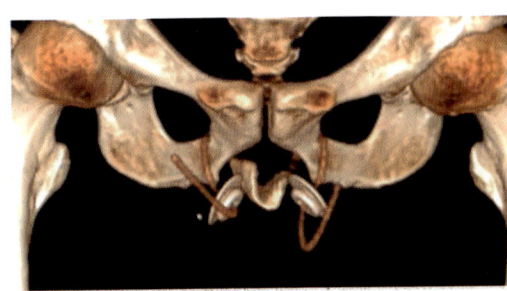

Figura 211.3 *Sling* masculino (Argus T, Promedon, AG).

população mundial, masculina e feminina, com aumento progressivo da prevalência de acordo com aumento da faixa etária.[6]

A bexiga é o único órgão visceral com inervação autônoma que sofre controle cortical voluntário. Em situações patológicas, entretanto, o indivíduo perde a capacidade de inibir a micção.

Diagnóstico

Na história clínica, a urgência e aumento da frequência miccional são obrigatórios. É fundamental a obtenção de dados que caracterizem o início dos sintomas, o modo de progressão, a presença de fatores agravantes, o sucesso com tratamentos prévios, períodos de remissão, a necessidade de uso de absorventes e o consequente impacto dos sintomas na qualidade de vida. O exame físico permite identificar condições que possam ter favorecido o desenvolvimento da bexiga hiperativa, ou que são consequências da disfunção miccional, como massas pélvicas, distensão vesical (bexigoma) ou intestinal (fecaloma), prolapso genital, alterações cutâneas na região genital e o aumento do volume prostático, úteis no diagnóstico diferencial de bexiga hiperativa. O exame físico deve incluir, ainda, uma propedêutica neurológica sumária, com avaliação da sensibilidade superficial e profunda, da motricidade e pesquisa de reflexos pélvicos.[6]

É extremamente importante lembrar que sintomas semelhantes podem ocorrer em condições como diabetes, insuficiência cardíaca, uso de medicamentos, obstipação intestinal, ingesta hídrica exagerada, nefropatias, hipotireoidismo, doenças neurológicas que cursam com sintomas urinários, radioterapia prévia, traumas, tumores pélvicos, distúrbios neurológicos e cirurgias envolvendo o trato urogenital.[6]

O diário miccional de 3 dias é uma das ferramentas mais importantes para avaliação dos sintomas do trato urinário inferior. Urina tipo 1 e urocultura são indispensáveis para se afastar infecções do trato urinário. Já o estudo urodinâmico está indicado em casos que não apresentam resposta favorável às medidas terapêuticas mais conservadoras não medicamentosas e medicamentosas, afecções neurogênicas e antes de procedimentos invasivos.[6]

Tratamento
Não farmacológico

Inclui o tratamento comportamental, *biofeedback* e fisioterapia pélvica. Dentre as medidas gerais, é importante orientar a adequada hidratação, evitar álcool, cafeína, nicotina e cítricos. Alguns fármacos têm efeitos colaterais sobre o trato urinário, como, por exemplo, os diuréticos, psicotrópicos e os alfa-bloqueadores, e podem interferir no resultado do

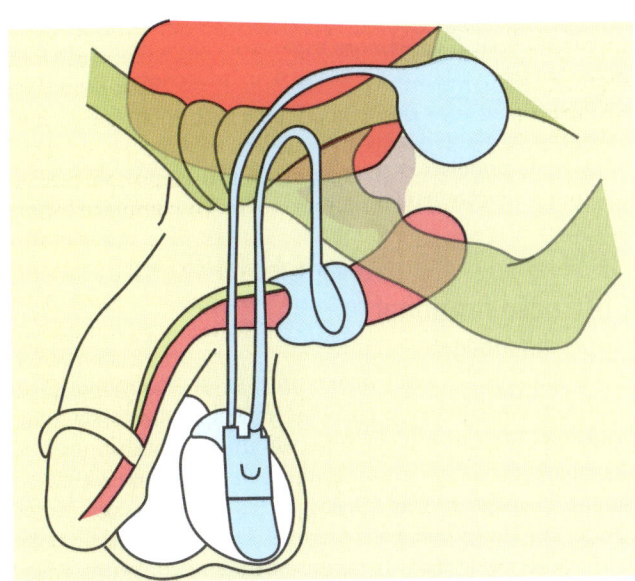

Figura 211.2 Esfíncter artificial AMS 800TM (BSC, USA).

tratamento.[6] A reversão da obesidade e ansiedade melhoram e podem até resolver completamente os sintomas de bexiga hiperativa idiopática.

Farmacológico

Duas classes de medicamentos são utilizadas no tratamento da bexiga hiperativa e hiperatividade detrusora neurogênica no sentido de relaxar o detrusor: os anticolinérgicos ou antimuscarínicos e os agonistas beta3-adrenérgicos. Os principais fármacos disponíveis atualmente no Brasil são oxibutinina, tolterodina, solifenacina, darifenacina e tróspio. As formulações de liberação prolongada são recomendadas.

A mirabegrona, único beta3-agonista disponível no Brasil, apresenta poucos efeitos colaterais, e os mais frequentes são hipertensão e taquicardia, mas em níveis sem relevância clínica.

Toxina botulínica

Recomenda-se a injeção de toxina botulínica tipo A, na parede da bexiga, em adultos com bexiga hiperativa idiopática ou hiperatividade detrusora neurogênica refratária quando as medidas terapêuticas mais conservadoras (terapias comportamentais, fisioterápicas e medicamentosas) mostraram-se ineficazes ou mal toleradas. Na bexiga, a toxina botulínica tipo A bloqueia a liberação de vesículas de acetilcolina e outros neurotransmissores na junção neuromuscular, o que promove bloqueio na transmissão nervosa eferente e aferente.

Neuromodulação sacral

A neuromodulação sacral (NMS) é uma modalidade de tratamento fortemente indicada para IU de urgência não neurogênica, síndrome de urgência-frequência, duas condições vinculadas à síndrome da bexiga hiperativa, e para retenção urinária não obstrutiva, com aprovação pela Food and Drug Administration (FDA), dos EUA, no final da década de 1990 e disponibilizada no Brasil a partir de 2007. A NMS consiste na estimulação da raiz nervosa S3 por meio de um dispositivo implantável via percutânea sob controle radioscópico, o qual gera impulsos elétricos de baixa frequência para modular o funcionamento vesical.

Bexiga hipoativa

A contração detrusora é considerada efetiva quando apresenta força e duração suficientes para gerar um fluxo urinário normal. A falha na contração do detrusor é a condição biológica definida como *déficit contrátil do detrusor*. *Hipocontratilidade* ou *hipoatividade detrusora* são uma definição urodinâmica e correspondem à "contração detrusora de reduzida força e/ou duração, resultando em esvaziamento vesical prolongado e/ou falha em atingir o completo esvaziamento vesical no intervalo de tempo normal". Os sintomas decorrentes dessa contração ineficaz foram agrupados no termo *síndrome da bexiga hipoativa,* ou seja, um complexo de sintomas sugestivo de hipoatividade detrusora e usualmente caracterizada por tempo de micção prolongado, com ou sem sensação de esvaziamento vesical incompleto, usualmente com hesitação, diminuição da sensação de enchimento, jato fraco, e, em casos mais avançados, bexiga palpável, esforço ao urinar (sempre), enurese e/ou IUE.

O envelhecimento vesical é o principal fator causal de bexiga hipocontrátil. Esse fato pôde ser comprovado em estudos que observaram prevalência de hipoatividade detrusora

de 9 a 28% em pacientes não neurológicos com idade até 50 anos, e em 48% entre homens e até 45% nas mulheres com mais de 70 anos.[7]

A hipoatividade detrusora ainda pode ser a manifestação vesical em diversas neuropatias: cerca de 20% em portadores de esclerose múltipla, 16% na doença de Parkinson, aproximadamente 40% na fase precoce do acidente vascular encefálico (choque cerebral) e entre 50 e 80% dos diabéticos.[7]

Diagnóstico

O estudo urodinâmico corresponde ao único método de avaliação objetiva da função contrátil do detrusor e que possibilita diferenciar hipocontratilidade de processos obstrutivos infravesicais. No sexo feminino, a medida do volume residual assume um papel de relevância na avaliação da hipocontratilidade detrusora, uma vez que frequentemente urinam bem apenas com relaxamento uretral, sem contração detrusora mensurável.[7]

A obstrução infravesical e hipocontratilidade podem coexistir. É o caso dos sintomas decorrentes do aumento do volume prostático, em que a obstrução infravesical pode coexistir com hipocontratilidade detrusora e os sintomas de ambas as condições serem praticamente indistinguíveis.[7]

Tratamento

Como o risco de deterioração do trato urinário superior não é alto, a conduta conservadora vigilante pode ser oferecida para pacientes pouco sintomáticos, ou aqueles que não desejam tratamento ativo. A fisioterapia do assoalho pélvico pode ser útil para promover o relaxamento do assoalho pélvico, com subsequente diminuição da resistência à saída da urina e maior eficiência no esvaziamento da bexiga.[10]

Não há medicamento para melhorar a contratilidade vesical. Os alfa-bloqueadores podem ser usados para reduzir a resistência uretral a partir do relaxamento da musculatura lisa, permitindo, assim, uma micção por manobra de valsalva mais efetiva.

O cateterismo vesical intermitente limpo (CIL) é o método mais recomendado de esvaziamento vesical nos casos de bexiga hipoativa com elevado volume residual e infecções recorrentes do trato urinário ou IU paradoxal. O uso de cateter vesical de demora está associado a maior risco de lesão uretral (estenose e erosão) e infecções urinárias se comparado ao CIL. A cistostomia ou a realização de estoma cateterizável são potenciais alternativas.

A NMS pode ser oferecida a um grupo seleto de pacientes com retenção urinária não obstrutiva.

OBSTRUÇÃO INFRAVESICAL (URETRAL)
Obstrução funcional
Micção disfuncional

A micção disfuncional ocorre devido ao relaxamento incompleto e oscilante do esfíncter uretral estriado e/ou músculos do assoalho pélvico durante a micção, que levam à incoordenação do processo miccional, contração detrusora sem o relaxamento adequado do esfíncter uretral, resultando em fluxo baixo e oscilante. Em casos mais graves, pode associar-se a IU (enurese ou urgência), obstipação e encoprese, infecção urinária e até refluxo vesicoureteral, bexiga distendida, semelhante a uma disfunção neurogênica, na ausência de lesão neurológica ou elemento obstrutivo orgânico.

Esses casos mais graves, por semelhança ao quadro de bexiga neurogênica, Frank Hinman, em 1971, denominou bexiga neurogênica não neurogênica. Hinman introduziu o novo conceito de que essa perturbação miccional era de natureza comportamental.

Os padrões urodinâmicos da micção disfuncional são evidenciados por altas pressões detrusoras durante a micção, com fluxo baixo e oscilante, e resíduo pós-miccional (RPM) variável. A incoordenação entre detrusor e a musculatura estriada pélvica pode ser evidenciada por eletromiografia e/ou fluoroscopia associados ao estudo urodinâmico. Quando a micção disfuncional se associa a obstipação e encoprese, recebe a denominação de síndrome de eliminação.

O tratamento envolve psicoterapia, reabilitação do assoalho pélvico (fisioterapia e *biofeedback*), relaxantes da musculatura estriada (baclofeno), alfa-bloqueadores e anticolinérgicos, de acordo com os sintomas. Em casos mais graves, pode ser necessário, além das medidas descritas, o CIL, vesicostomia ou ampliação vesical, de acordo com o caso.[8]

Síndrome de Fowler

É um tipo de disfunção miccional em mulheres jovens, foi descrita em 1988 e representa um quadro de retenção urinária crônica sem comemorativos neurogênicos. A sua fisiopatologia não está completamente esclarecida, mas postula-se que resulte da contração mantida do esfíncter e da sua incapacidade de relaxamento, resultando na inibição da contração detrusora como resposta. Em 64% das mulheres foi identificada a presença de ovários policísticos. O estudo urodinâmico, eletromiografia e a videourodinâmica auxiliam no diagnóstico. Nesde caso, não há contração detrusora, ou seja, atonia, não caracterizando obstrução infravesical urodinâmica.[8]

O manejo clínico envolve fisioterapia, cateterismo intermitente limpo ou neuromodulação sacral.

Obstrução primária do colo vesical

É uma obstrução funcional do colo vesical causada por abertura inadequada durante a fase miccional, na ausência de outras causas anatômicas de obstrução ou aumento da atividade do esfíncter estriado. Essa disfunção foi primeiramente descrita por Marion, em 1933.[11]

A prevalência é incerta e sua apresentação em homens e mulheres é cercada de uma grande variedade de sintomas do trato urinário inferior, incluindo sintomas de enchimento (frequência, urgência, urge-incontinência e noctúria), esvaziamento (jato fraco, jato interrompido e esvaziamento incompleto), dor pélvica e/ou desconforto perineal. A dor pélvica parece ser mais frequentemente relatada por homens, nos quais a dor pélvica crônica é a manifestação predominante, e são equivocadamente diagnosticados como tendo dor pélvica inespecífica ou prostatite crônica não bacteriana.

A ultrassonografia com sinais de "bexiga de esforço" na mulher ou no homem com próstata pequena devem lembrar o diagnóstico. A urofluxometria (diminuída) e o volume residual pós-miccional (aumentado) são testes de triagem que devem ser utilizados na avaliação inicial dos pacientes.

O diagnóstico de obstrução primária do colo vesical é feito por meio da videourodinâmica ou do estudo urodinâmico somado à uretrocistografia miccional. Na fase miccional, a pressão intravesical é alta e com fluxo baixo, e a fluoroscopia (ou cistografia miccional) permite a identificação do ponto de obstrução (Figura 211.4).

As opções de tratamento incluem manejo conservador, tratamento farmacológico e intervenção cirúrgica.[8] O tratamento farmacológico de primeira linha são os alfa-bloqueadores, pois melhoram de 45 a 70% dos sintomas, a taxa de fluxo e o RPM. A abordagem cirúrgica tradicional é a incisão endoscópica do colo vesical. (Figura 211.5).

Obstrução infravesical não funcional (mecânica)
POP, sling (correção IUE), divertículo uretral

A obstrução infravesical (OIV) é caracterizada pelo aumento da pressão detrusora durante a micção associada à redução do fluxo urinário. Em pacientes portadoras de OIV, são descritos desde sintomas de esvaziamento como hesitação e esforço miccional, sintomas isolados de armarzenamento a sintomas mistos (armazenamento e esvaziamento).[8] A prevalência estimada de OIV na mulher varia amplamente de 2,7 a 23% e associa-se diretamente à idade, paridade, prolapso e antecedentes de cirurgia de continência.

A OIV não funcional (mecânica) pode ter causas extrínsecas e intrínsecas. Das causas extrínsecas destacam-se os prolapsos de órgãos pélvicos (POPs) e a obstrução iatrogênica decorrente de cirurgias para correção de IUE (*sling*). As causas intrínsecas são representadas principalmente pela estenose de uretra e divertículo uretral.

Para o diagnóstico nas pacientes com LUTS, deve-se descartar ITU com exame de urina e em seguida realizar a urofluxometria com avaliação do RPM. Se a fluxometria for diminuída, padrão de fluxo anormal ou RPM aumentado, o estudo urodinâmico deve ser considerado.[8]

Uma vez estabelecido o diagnóstico de OIV, a causa deve ser identificada e tratada.

Prolapso de órgãos pélvicos

A presença de LUTS em mulheres com POP excede a daquelas sem POP e a observação de que LUTS geralmente melhoraram após o tratamento dos POPs sugere uma ligação entre essas duas entidades. A maioria das mulheres (72%) com POP significativo pode ter OIV.[8]

Dentre as opções de tratamento existem os pessários, que aliviam os sintomas miccionais e melhoram o esvaziamento vesical ao conter a obstrução física causada por um POP.[8] O tratamento cirúrgico do POP pode ser realizado por via vaginal, abdominal ou laparoscópica e a escolha do método é determinada pelas características de cada caso. As taxas relatadas de resolução de OIV após redução de POP foram entre 62 e 86,4%, independentemente do tipo de cirurgia.[8]

OIV iatrogênica após cirurgia anti-incontinência

A OIV após cirurgia anti-incontinência (*sling*) ocorre em 5 a 20% dos pacientes. Uma diminuição do fluxo, RPM significativamente aumentado, ITU recorrente ou surgimento de sintomas de armazenamento (urgência, frequência ou incontinência de urgência) podem estar relacionados com OIV iatrogênica.

O tratamento cirúrgico consiste na incisão da fita suburetral. A incontinência urinária de esforço recorre em uma pequena proporção de pacientes e frequentemente em menor

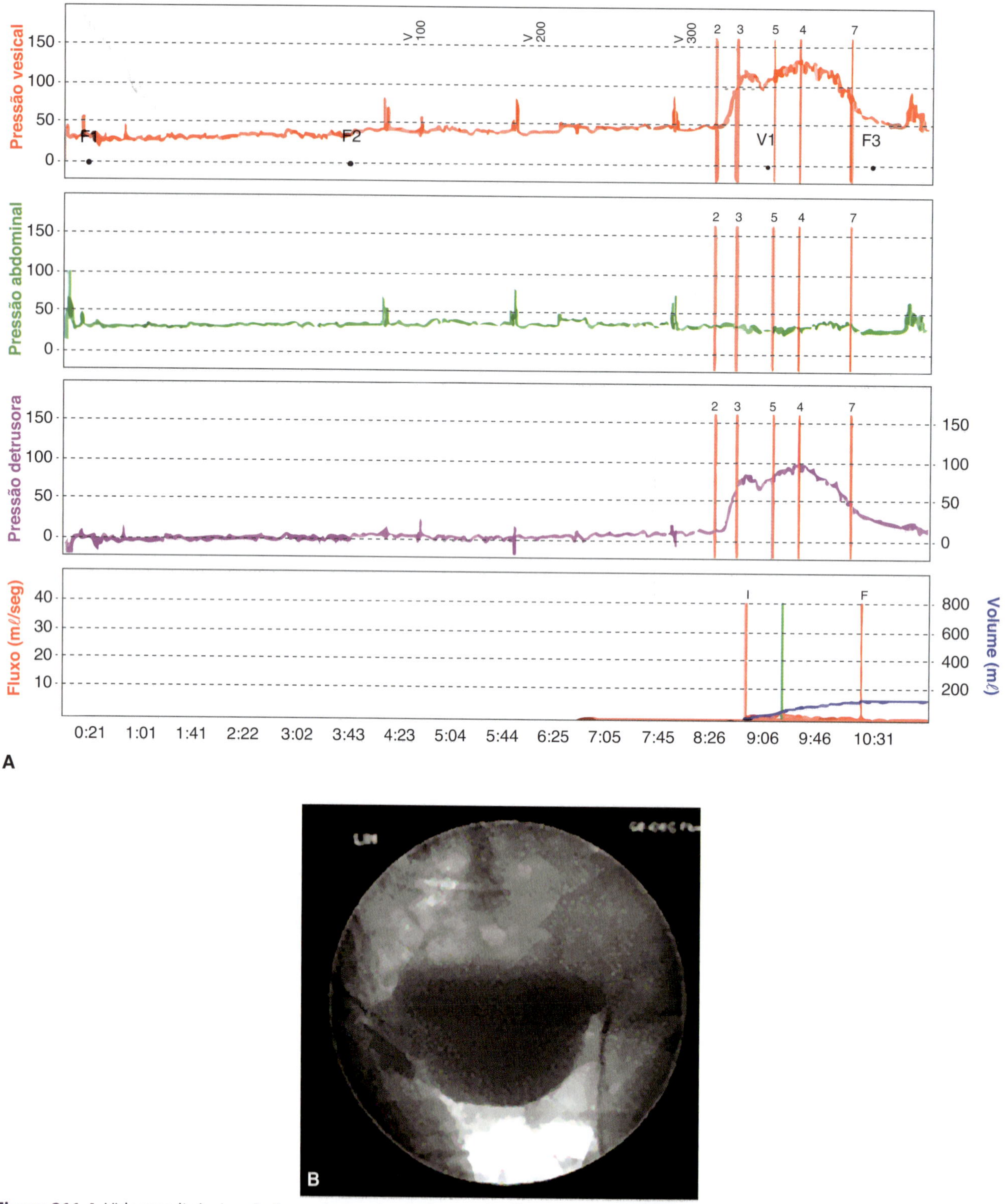

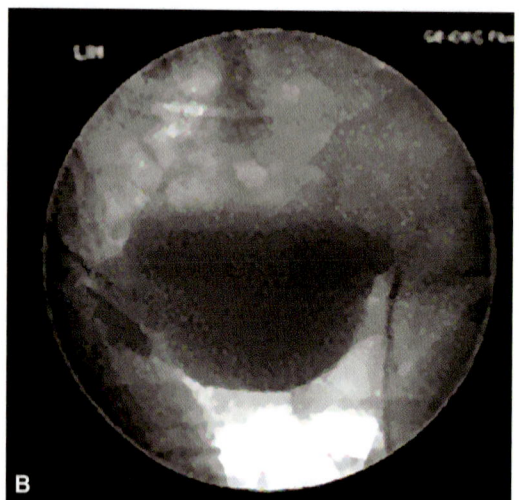

Figura 211.4 Videourodinâmica. **A.** Fase miccional, estudo pressão-fluxo mostrando fluxo baixo e alta pressão detrusora de micção; **B.** Imagem de fluoroscopia evidencia obstrução no nível do colo vesical.

grau do que antes do procedimento de *sling*. Quanto mais tempo a paciente ficar obstruída, pior será o resultado da incisão cirúrgica, mesmo após a realização da uretrólise completa.[8]

Divertículo uretral

O divertículo uretral feminino é uma condição incomum com prevalência estimada de 1 a 6%. Até 20% das mulheres acometidas apresentam histórico de cirurgia uretral, dilatação ou parto traumático. Mas a maioria dos casos surge de forma silenciosa por microabscessos em glândulas periuretrais que drenam para a uretra e se dilatam progressivamente.

Muitas pacientes com divertículo uretral são assintomáticas e sua apresentação clínica é inespecífica. Pode cursar com dor, urgência, aumento de frequência, ITUs recorrentes,

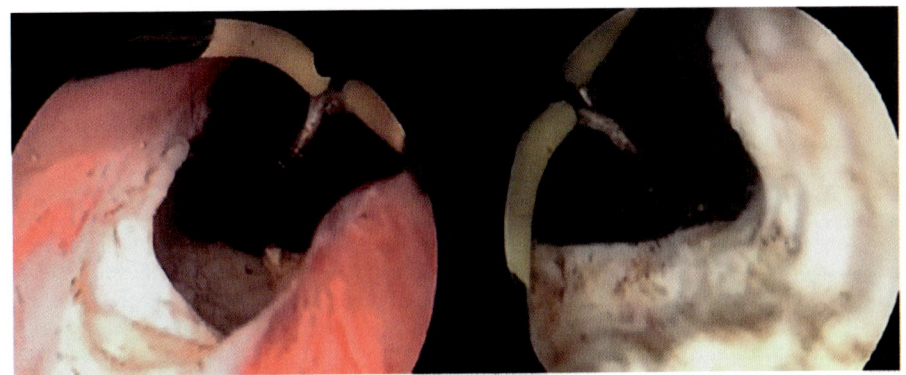

Figura 211.5 Incisão do colo vesical às 5 e 7 horas, ressectoscópio 24Fr, faca de Collins.

corrimento vaginal, dispareunia, dificuldades miccionais ou incontinência urinária. Ao exame, geralmente apresenta-se como uma massa uretral palpável que pode expelir exsudato purulento da uretra e, ocasionalmente, desenvolver cálculo em seu interior. A ressonância magnética é o melhor exame diagnóstico.

Para mulheres com poucos sintomas, o manejo conservador pode ser considerado; todavia, devem ser alertadas sobre o pequeno risco de câncer (1 a 6%) dentro do divertículo. A diverticulectomia uretral transvaginal tem uma alta taxa de sucesso e boa resolução dos sintomas.

Estenose uretral

Estenose de uretra feminina corresponde ao estreitamento da luz uretral causado por tecido cicatricial, com uma incidência de 0,1 a 1% das mulheres com sintomas miccionais. A etiologia da estenose de uretra em mulheres pode ser traumática (trabalho de parto obstrutivo, fratura pélvica), iatrogênica (*sling* uretral, cirurgia vaginal, cateterismo vesical prolongado, radioterapia), inflamatória, infecciosa ou neoplásica. A faixa etária média em que é realizado o diagnóstico de estenose de uretra é 50 anos.[9]

A fluxometria prolongada, com baixo fluxo e em platô sugere o diagnóstico. Um simples cateterismo uretral 12Fr sem resistência afasta o diagnóstico. A uretroscopia confirma o diagnóstico.

O principal diagnóstico diferencial é com micção disfuncional, obstrução causada pelo esfíncter uretral ou assoalho pélvico, que gera imagem muito semelhante a estenose na uretrocistografia. O diagnóstico diferencial se dá pela capacidade de sondagem uretral e uretroscopia, especialmente com a paciente anestesiada quando a musculatura está relaxada.

Na vigência de acometimento cutâneo-mucoso por líquen escleroatrófico, o uso de corticoide tópico promove melhora expressiva no trofismo vaginal.

A dilatação uretral usualmente é oferecida como terapia inicial. A taxa de sucesso é próximo a 70% no primeiro ano e de 41% após 3 anos. A incisão endoscópica tem sido abandonada.

Os melhores resultados no tratamento são obtidos com cirurgia. Retalho de parede vaginal, ou mucosa bucal são posicionados para ganho no diâmetro uretral após incisão da parede da uretra na sua face ventral ou dorsal. Taxas de sucesso variam de 82 a 100% com retalho vaginal e de 63 a 100% quando utilizada mucosa oral.[9]

A estenose de uretra no homem ocorre pós-trauma, inflamação ou infecção, porém até metade dos pacientes não

não é possível determinar uma causa. Os sintomas de LUTS normalmente ocorrem quando a luz uretral está menor do que 10Fr.[9] Na suspeita cínica, pode-se introduzir um cateter de 16Fr até a bexiga, e se essa manobra for bem-sucedida, afasta-se a possibilidade de estenose uretral como causa dos sintomas. Se o cateter não progredir, a propedêutica deve ser complementada com uretrocistografia retrógrada e miccional. A uretroscopia também pode ser útil. O tratamento depende da porção da uretra acometida e do comprimento da estenose, e pode variar desde procedimentos endoscópicos (dilatação, uretrotomia interna) até uretroplastias com exérese da área de estenose e anastomose término-terminal ou utilização de retalhos ou enxertos, como a mucosa oral.[9]

Hiperplasia prostática benigna (aumento benigno da próstata)

O crescimento benigno da próstata é natural com a idade, e quase todos os homens terão alguma hiperplasia da glândula, afinal, o adenoma prostático é o tumor benigno mais frequente no homem. Atinge de 15 a 20% dos indivíduos com 40 anos, aumentando progressivamente com o envelhecimento, e aos 80 anos, 90% dos homens terão hiperplasia prostática benigna (HPB).[10] O simples aumento da próstata não representa doença alguma se não vier acompanhado de sintomas. Existem pacientes assintomáticos com próstatas grandes e outros com glândulas menores que sofrem com a doença.

O tratamento é indicado para homens com sintomas que interferem na qualidade de vida, que podem ser medidos por IPSS (International Prostate Symptoms Score). Pode-se utilizar alfa-bloqueadores, como doxazosina e tansulosina, ou inibidores de fosfodiesterase-5, como a tadalafila 5 mg, ou medicações modificadoras de doença, que inibem o crescimento e podem reduzir o tamanho da próstata em até 30% (inibidores de 5-alfa-redutase, finasterida e dutasterida). Se os sintomas não melhorarem o suficiente ou o paciente apresentar complicações como sangramento, infecções recorrentes, litíase vesical, hipertrofia vesical, retenção urinária crônica ou insuficiência renal, a desobstrução cirúrgica é necessária.[10]

CONSIDERAÇÕES FINAIS

As disfunções miccionais abrangem amplo espectro de afecções, em ambos os sexos, em diferentes cenários, e exigem conhecimento e experiência clínica para suspeição e diagnóstico diferencial, exames complementares, em especial o estudo urodinâmico, com abordagem individualizada e multiprofissional.

REFERÊNCIAS BIBLIOGRÁFICAS

1. Griffiths D. Neural control of micturition in humans: a working model. *Nat Rev Urol.* 2015;12(12):695-705. DOI:10.1038/nrurol.2015.266.

2. Costa-Matos A, Toledo LGM. Incontinência Urinária Feminina. *In*: Toledo LGM, ed. *Diretrizes Clínicas do Serviço de Uroginecologia.* 3ª ed. São Paulo: HMMEVN Cachoeirinha; 2021:7-24. ISBN 978-65-995449-0-3

3. Shamliyan TA, Wyman JF, Ping R, Wilt TJ, Kane RL. Male urinary incontinence: prevalence, risk factors, and preventive interventions. *Rev Urol.* 2009;11(3):145-165.

4. Nelson M, Dornbier R, Kirshenbaum E, et al. Use of Surgery for Post-Prostatectomy Incontinence. *J Urol.* 2020;203(4):786-791. DOI:10.1097/JU.0000000000000618.

5. Averbeck MA, Woodhouse C, Comiter C, et al. Surgical treatment of post-prostatectomy stress urinary incontinence in adult men: Report from the 6th International Consultation on Incontinence. *Neurourol Urodyn.* 2019;38(1):398-406. doi:10.1002/nau.23845.

6. Diagnosis and Treatment of Non-Neurogenic Overactive Bladder (OAB) in Adults: an AUA/SUFU Guideline (2019). 2019. Disponível em: https://www.auanet.org/guidelines/guidelines/overactive-bladder-(oab)-guideline.

7. Truzzi JC, Hamid R. Detrusor underactivity. *In*: Rios LA, Averbeck MA MH, ed. *Neuro-Urology: A Manual For Clinical Practice.* SBU. 2017:188p.

8. Harding CK, Lapitan MC, Arlandis S, et al. EAU Guidelines on Management of Non-eurogenic Female Lower Urinary Tract Symptoms. EAU Guidelines. *In: Edn. EAU Annual Congress Milan,* 2023.

9. Campos-Juanatey F, Osman NI, Greenwell T, et al. European Association of Urology Guidelines on Urethral Stricture Disease (Part 2): Diagnosis, Perioperative Management, and Follow-up in Males. *Eur Urol.* 2021;80(2):201-212. DOI:10.1016/j.eururo.2021.05.032.

10. Langan RC. Benign Prostatic Hyperplasia. *Prim Care Clin Off Pract.* 2019;46(2):223-232.

11. Marion G. Surgery of the neck of the bladder. *Br J Urol.* 1933;5:351-57.

212

Hiperplasia Prostática Benigna

Bruno Lebani

INTRODUÇÃO

As doenças da próstata compreendem desde patologias congênitas a acometimentos decorrentes da idade dos pacientes. Tipicamente, são doenças que ocorrem a partir de 50 anos, com grande impacto na saúde e qualidade de vida masculina. São estimados custos de cerca de US$ 4 bilhões por ano nos EUA.[1,2]

ANATOMIA

A anatomia da próstata é classicamente dividida pelas zonas de McNeal.[1] Apresenta 1 face anterior, 2 faces inferolaterais, 1 base superiormente e 1 ápice inferiormente. A base é contínua com o colo vesical, e o ápice repousa sobre a fáscia superior do diafragma urogenital. Posteriormente, é separada da face anterior do reto pelo segmento de peritônio obliterado (ou fáscia de Denonvilliers). Didaticamente é dividida em 4 zonas:

- Central: tecido glandular que circunda ductos ejaculatórios (20% volume da massa)
- Periférica: maior região prostática (70%), de localização posterolateral
- Transição: localiza-se ao redor da uretra (10%)
- Anterior: tecido fibromuscular.

Algumas definições são importantes para compreensão do tema:[2]

- LUTS (do inglês *lower urinary tract symptoms*): tradicionalmente, é associado a BOO (do inglês, *bladder outlet obstrucion*), mas pode ser oriundo de diversas outras doenças, como hipoatividade detrusora[4] e estenose de uretra, dentre outras
- Retenção urinária aguda: definida como bexiga dolorosa, palpável ou percutível, com incapacidade de eliminação de urina
- Retenção urinária crônica: definida como bexiga indolor, que permanece palpável ou percutível mesmo após micção. Alguns pacientes podem ser incontinentes. Segundo diretriz da American Urological Association (AUA), é definida por resíduo pós-miccional (RPM) elevado persistente nos últimos 6 meses, documentado em duas ou mais ocasiões
- Obstrução ao fluxo urinário: termo genérico para obstrução, caracterizado por aumento da pressão detrusora e redução do fluxo urinário, avaliado no estudo urodinâmico. Ou seja, nem todo paciente com aumento de volume prostático desenvolverá obstrução ao fluxo urinário
- Hiperplasia prostática benigna: é um diagnóstico histológico e se refere à proliferação de tecido glandular epitelial, célula muscular lisa e tecido conectivo dentro da zona de transição (hiperplasia estrômato-glandular)

- Obstrução benigna prostática: é uma forma de obstrução ao fluxo urinário e pode ser diagnosticada quando a causa da obstrução é a hiperplasia prostática benigna (HPB)
- Hiperatividade detrusora: é um diagnóstico urodinâmico caracterizado por contrações involuntárias do detrusor, durante a fase de enchimento, provocado ou espontâneo.

EPIDEMIOLOGIA E FISIOPATOLOGIA

Acomete até 60% dos homens acima de 60 anos e até 80% dos homens aos 70 a 80 anos.[2] Do ponto de vista histológico, caracteriza-se por aumento de número de células epiteliais e estromais da área periuretral prostática. Hoje, entende-se que a cápsula, por efeito restritivo, pode transmitir a pressão tecidual que ocorre na hiperplasia prostática benigna, levando à dificuldade de esvaziamento vesical. Existem dois componentes celulares principais na próstata:

- Estromal: consiste de tecido conectivo, células musculares lisas e fibroblastos. A musculatura lisa, por sua vez corresponde a 40% do volume da próstata, e é mediada por receptores alfa1-adrenérgicos
- Epitelial: consiste de células basais, intermitentes e neuroendócrinas.

A fisiopatologia ainda não é bem estabelecida, mas sabe-se que a zona de transição da próstata, que corresponde a 4% em um órgão de volume normal, é o principal sítio de hiperplasia, havendo crescimento de estroma fibromuscular, que passa a representar 70% da glândula. O tônus desse órgão é regulado pelo sistema nervoso autônomo simpático. Receptores alfa-1-adrenérgicos são encontrados em abundância no estroma e no nível do colo vesical. O componente glandular é formado por células sensíveis às ações da testosterona. No nível da próstata, testosterona é transformada em DHT por ação da 5-alfa-reductase, e ambas estimulam a divisão e crescimento celular.[1,2]

QUADRO CLÍNICO E DIAGNÓSTICO

O quadro clínico é pautado em tipos de sintomas que podem ser classificados como de armazenamento[2,3] (anteriormente denominado sintomas irritativos) e de esvaziamento (anteriormente denominado sintomas obstrutivos). Urgência, polaciúria, noctúria, urgeincontinência e pequenos volumes de micção remetem a sintomas de armazenamento. Esforço miccional, hesitação, gotejamento terminal, jato fraco, sensação de esvaziamento incompleto são sintomas de esvaziamento.

Para estratificar a gravidade desses sintomas, existem questionários padronizados, e o mais conhecido é o International Prostate Symptom Score (IPSS),[2] em que são aplicadas 7 questões, pontuando-se de 0 a 5 pontos em cada uma. A partir do somatório, o paciente é classificado com sintomas:

- Leves (1 a 7 pontos)
- Moderados (8 a 19 pontos)
- Graves (20 a 35 pontos).

O exame físico é essencial não só na avaliação do paciente com HPB mas também no rastreamento do câncer de próstata. O toque retal subestima o tamanho da próstata quando o volume ao ultrassom transrretal é maior que 30 mℓ.

Exames complementares

A avaliação do tamanho da próstata por ultrassom é importante antes do tratamento intervencionista e/ou uso de inibidor de 5-alfa-reductase. O ultrassom de rins e vias urinárias é indicado na presença de hematúria, infecção do trato urinário, insuficiência renal, histórico de urolitíase ou de cirurgias do trato urinário, RPM elevado.

O exame de urina tipo 1 é recomendado para avaliar pacientes com história de infecção do trato urinário, micro-hematúria e diabetes melito.

O PSA é um preditor do volume prostático, mantendo especificidade de 70% e sensibilidade de 65 a 70%: 1,6 ng/mℓ para homens com 50 anos, 2 ng/mℓ para 60 anos, 2,3 ng/mℓ para 70 anos e para volumes acima de 40 mℓ. A avaliação preditiva de obstrução infravesical pelo PSA também é marcante. O exame está relacionado com a gravidade de sintomas, qualidade de vida e fluxo urinário comprometido. O risco de necessidade de tratamento é maior quando o PSA inicial for maior que 1,4 ng/mℓ, com valor preditivo positivo de 68%.[5]

O RPM elevado não é contraindicação para observação clínica do paciente ou proposta de terapia conservadora, mas pode indicar baixa resposta a esses tratamentos. Está associado a alto risco de progressão da doença. Deve-se ter cuidado ao iniciar antimuscarínicos em pacientes com RPM elevados. Entretanto, apesar dessas evidências, não há valor de RPM que seja indicador de tratamento.

A urofluxometria e o estudo urodinâmico são preconizados como anterior ao tratamento medicamentoso ou cirúrgico e na avaliação inicial do homem com sintomas relevantes. São dados interessantes a ser conhecidos:

- Fluxo urinário máximo (Qmax) = 10 mℓ/s tem especificidade de 70%, sensibilidade de 47% e valor preditivo positivo (VPP) de 70% para obstrução infravesical (OIV)
- Qmax = 15 mℓ/s tem especificidade de 38%, sensibilidade de 82% e VPP de 67% para OIV
- Qmax < 10 mℓ/s: 88% dos homens são obstruídos e 12% são não obstruídos
- Qmax = 10 a 15 mℓ/s: 66% dos homens são obstruídos e 34% são não obstruídos
- Qmax > 15 mℓ/s: 32% dos homens são obstruídos e 68% são não obstruídos.

Ou seja, há falta de especificidade mesmo quando usado um limite mais alto.[6] Não há consenso sobre a indicação de urodinâmico, mas preconiza-se a sua realização em homens com LUTS de esvaziamento e Qmax > 10 mℓ/s (se Qmax < 10 mℓ/s, geralmente há obstrução e, portanto, o urodinâmico é dispensável). O estudo fluxo-pressão ainda deve ser considerado em homens com incapacidade de micção > 150 mℓ, menores de 50 anos e maiores de 80 anos, RPM > 300 mℓ ou na falha de tratamento invasivo prévio.[2,6,7]

TRATAMENTO

O tratamento é pautado em três pilares: observação, terapia medicamentosa e tratamento cirúrgico.

Observação clínica

A observação clínica pode ser proposta para pacientes com IPSS ≤ 7, sintomas discretos, resíduo ausente e fluxo > 15 mℓ/min.

Tratamento medicamentoso

Pacientes com IPSS 8 a 19, RPM presente < 60 mℓ, fluxo 10 a 15 mℓ/min são candidatos ao tratamento farmacológico com bloqueadores alfa-adrenérgicos, inibidores de 5-alfa-redutase.[8,9]

Os receptores alfa-adrenérgicos, alfa-1a (específico para tecido muscular prostático) e alfa-2a (específico para vasos sanguíneos), reduzem o tônus da musculatura lisa do colo vesical e estroma fibromuscular da próstata. São considerados primeira linha de tratamento para LUTS de moderado a grave. As contraindicações incluem: injúria renal aguda (IRA) pós-renal, hipotensão postural, doença cerebrovascular, retenção urinária aguda (RUA) de repetição. Pacientes e médicos precisam estar cientes da "síndrome da íris frouxa", que acomete a íris e pode complicar cirurgias oftalmológicas.

Entre os inibidores de 5-alfa-reductase, a finasterida é um inibidor potente e reversível da 5-alfa-reductase-2, o que impede a transformação, no nível intraprostático, da testosterona em 5DHT, levando à redução do volume da próstata, principalmente em órgãos maiores que 40 g. É a medicação indicada para pacientes que não têm perda importante da qualidade de vida, bem como para prevenção de evolução da HPB. Promove melhora do IPSS com redução do risco de RUA, mas apresenta como efeitos colaterais redução da libido, do volume ejaculado e da capacidade erétil. A dutasterida é o mais novo medicamento dessa classe, administrado na dose 0,5 mg/dia e indicada para LUTS de moderada a grave, próstata > 40 mℓ e PSA > 1,4 a 1,6 ng/mℓ.

Segundo estudos clássicos de literatura, as indicações de terapia combinada são:

- Idade > 62 anos
- IPSS > 12
- Qmáx (fluxometria) < 12 mℓ/s
- RPM > 300 ml
- Próstata > 40 g.

Outras medicações atualmente utilizadas no arsenal de tratamento da HPB são:

- Inibidores de PDE-5: melhoram escores urinários e a fluxometria, se associados a alfa-bloqueadores
- Anticolinérgicos: são eficazes para controle de LUTS de armazenamento, mas exigem cuidados na administração se RPM for maior que 150 mℓ
- Agonista de beta-3-adrenérgicos (mirabegrona): relaxa a musculatura detrusora, aumentando a capacidade vesical na fase de enchimento, sem prejuízo da micção.

Tratamento cirúrgico

Indicado na presença de escore de sintomas prostáticos (IPSS) ≥ 20, ITU de repetição, hematúria, cálculo vesical, RUA, IRA ou IRC.

Incisão transuretral da próstata[9]

Indicado para sintomatologia leve e próstata < 30 g, realizada por duas incisões posteriores (4 e 8 horas), do colo vesical até o veromontano, com faca de Sachse, alça de Collins ou ressector. Ocorre melhora do quadro por 2 anos em média.

Ressecção transuretral de próstata[9]

A ressecção transuretral de próstata (RTUp) é considerada a cirurgia padrão ouro para próstatas de até 80 g. Se utilizado aparelho monopolar, a principal complicação intraoperatória é a síndrome de intoxicação hídrica por absorção excessiva de solução salina hipotônica pelo leito prostático cruento. Caracteriza-se por confusão, náuseas, vômitos, hiponatremia, HAS, bradicardia e distúrbios visuais. São eventos adversos da RTUp a ejaculação retrógrada (50 a 70%) e a disfunção erétil, além de esclerose de colo vesical (4%) e incontinência urinária (2%).

Enucleação prostática

Está indicada para próstatas > 80 g. Pode ser realizada por via aberta, laparoscópica, endoscópica e robótica, a depender da experiência do cirurgião e disponibilidade de equipamentos.

PROSTATITES

A prostatite bacteriana aguda é uma doença febril com início repentino e que apresenta sintomas gerais e do sistema urinário bastante marcantes. A prostatite bacteriana crônica evolui de modo mais lento e é caracterizada por infecção urinária de difícil tratamento; a infecção é causada pela permanência da bactéria causadora da doença no líquido produzido pela próstata, apesar do tratamento com antibióticos.[1]

Em relação à etiologia, sabe-se que a *Escherichia coli* é a principal causadora. Outras bactérias menos comuns são *Proteus*, *Klebsiella*, *Enterobacter*, *Pseudomonas* e *Serratia*. Pacientes com imunodeficiência ou HIV têm prostatite por *M. tuberculosis*, *Candida* ssp, *Blastomyces*, *Histoplasma capsulatum*. Acredita-se que a *Enterococcus faecalis* possa causar a prostatite bacteriana crônica. Essa infecção se dá por diferentes vias:

- Ascensão de infecção localizada na uretra distal
- Translocações de bactérias que habitam o reto ou migram através dos ductos linfáticos
- Via hematogênica.

Classificação

Recomenda-se que o urologista use a classificação sugerida pelo National Institute of Diabetes, Digestive and Kidney Diseases (NIDDK), dos EUA, que diferencia prostatite de síndrome de dor pélvica crônica:

- I: prostatite bacteriana aguda (PBA)
- II: prostatite bacteriana crônica (PBC)
- III: síndrome da dor pélvica crônica (SDPC)
  - SDPC inflamatória: leucócitos em secreção prostática expressa (SPE)/urina obtida após massagem prostática (VB3)/esperma
  - SDPC não inflamatória: nenhum leucócito em EPS/VB3/esperma
- IV: prostatite inflamatória assintomática (prostatite histológica).

Diagnóstico

O diagnóstico é baseado em avaliação clínica e exames complementares. A prostatite bacteriana se apresenta com sintomas de esvaziamento, disúria, além de dor perineal mal localizada e dor ejaculatória. O principal fator de risco é a biopsia transretal. Próstata dolorosa e amolecida ao toque retal é achado típico no exame físico. Urina de jato médio é o principal exame a ser solicitado.

A síndrome de dor pélvica crônica deve ser lembrada em homem com dor perineal severa e sintomas de armazenamento e esvaziamento do trato urinário inferior que não melhoram com ATB, alfa-bloqueador e AINH. A secreção prostática é estéril, e

pode haver leucocitúria na urina após massagem prostática. Na videourodinâmica pode haver dificuldade de abertura do esfíncter estriado, com atividade anormal do esfíncter

A prostatite crônica é caracterizada por dor mal localizada em períneo, escroto, pênis, parte interna da perna, com LUTS associado por pelo menos 3 meses.

O PSA aumenta em 60% nos casos de prostatite bacteriana aguda (PBA) e 20% na prostatite bacteriana crônica (PBC); após tratamento com ATB, 40% dos pacientes têm queda importante do PSA, denotando melhora clínica e microbiológica.

A diferenciação entre dor pélvica crônica e prostatite bacteriana é, por vezes, árdua e a investigação envolve o teste dos 4 copos (*four glass test*), de acordo com Meares & Stamey. Três amostras de urina e uma de secreção prostática pós-massagem são colhidas nessa ordem: urina de primeiro jato, urina de jato médio, secreção prostática e urina pós-massagem prostática. Segundo o resultado, tem-se:

- Prostatite: presença de bactérias na secreção prostática e na amostra de urina pós massagem
- Prostatite crônica: aumento de 10 vezes o número de microrganismos em relação à contagem obtida na cultura de primeiro jato.

Tratamento

Prostatite bacteriana aguda deve ser tratada conforme protocolo de ITU complicada, isto é, com cefalosporinas de terceira geração, fluorquinolonas ou penicilinas, que podem ser combinados com aminoglicosídeo. Medidas auxiliares incluem ingesta hídrica e drenagem adequada da via urinária. Após melhora, continuar a terapia por 2 a 4 semanas. Cerca de 10% dos pacientes terão RUA, devendo ser manejada com drenagem da via urinária:

- Se abscesso prostático < 1 cm e bactéria sensível: manter esquema antibiótico
- Se abscesso ≥ 1 cm: drenagem imposta.

Deve-se tratar a prostatite crônica com fluorquinolona por pelo menos 14 dias, idealmente por 4 a 6 semanas, com ciprofloxacino ou levofloxacino como primeira linha.

CONSIDERAÇÕES FINAIS

O manejo de doenças benignas da próstata é de suma importância uma vez que são doenças de muita prevalência e com grande impacto na saúde masculina, principalmente na população adulta com mais de 40 a 50 anos. O reconhecimento e tratamento adequados são essenciais. Além disso, o seguimento regular com realização de PSA e toque retal anuais são imprescindíveis para o rastreamento do câncer de próstata nessa população.

REFERÊNCIAS BIBLIOGRÁFICAS

1. Wein AJ, et al. *Campbell-Walsh Urology*. 11th edition. Elsevier. 1600 John F. Kennedy Blvd. Ste 1800 Philadelphia.
2. Gravas S et al. Summary Paper on the 2023 European Association of Urology Guidelines on the Management of Non-neurogenic Male Lower Urinary Tract Symptoms. Eur Urol. 2023 Aug;84(2):207-222.
3. Martin, SA, et al. Prevalence and factors associated with uncomplicated storage and voiding lower urinary tract symptoms in community-dwelling Australian men. *World J Urol*. 2011. 29: 179. Disponível em: https://pubmed.ncbi.nlm.nih.gov/20963421/.

4. Thomas AW, Cannon A, Bartlett E, et al. The natural history of lower urinary tract dysfunction in men: minimum 10-year urodynamic follow-up of untreated bladder outlet obstruction. *BJU Int.* 2005a;96:1301–6.

5. Patel, DN, et al. PSA predicts development of incident lower urinary tract symptoms: Results from the REDUCE study. *Prostate Cancer Prostatic Dis.* 2018. 21: 238.

6. Drake, MJ, et al. Diagnostic Assessment of Lower Urinary Tract Symptoms in Men Considering Prostate Surgery: A Noninferiority Randomised Controlled Trial of Urodynamics in 26 Hospitals. *Eur J.* 2020. 78: 701.

7. Wada, N, Watanabe, M, Ishikawa, M, Takeuchi, K, Miyauchi, K, Abe, N, Banjo, H, Kita, M, Kakizaki, H. Uroflowmetry pattern in detrusor underactivity and bladder outlet obstruction in male patients with lower urinary tract symptoms. Low Urinary Tract Symptoms. 2021 Jul;13(3):361-365.

8. Roehrborn, CG. BPH progression: concept and key learning from MTOPS, ALTESS, COMBAT, and ALF-ONE. *BJU Int.* 2008. 101 Suppl 3: 17.

9. Chapple, CR, et al. A shifted paradigm for the further understanding, evaluation, and treatment of lower urinary tract symptoms in men: focus on the bladder. *Eur Urol.* 2006. 49: 651.

Câncer Urológico

Wilson Busato Jr • Francisco Hidelbrando A. Mota Filho •
Rafael Neuppmann Feres

INTRODUÇÃO

A incidência dos cânceres urológicos tem aumentado nas últimas décadas, em parte pela melhoria dos métodos diagnósticos e pela maior expectativa de vida. O reconhecimento precoce do risco dessas neoplasias pelos médicos não especialistas nas unidades básicas de saúde permite um diagnóstico precoce e maiores taxas de cura e melhor gerenciamento dos recursos em saúde. Neste capítulo, é apresentada uma visão geral dos tumores urológicos com ênfase na suspeita clínica e abordagem inicial.

CÂNCER DE PRÓSTATA

O câncer de próstata (CaP) é o segundo mais frequente em homens, com cerca de 1,4 milhão de casos no mundo em 2020. Segundo o Instituto Nacional de Câncer (INCA),[1,2] no Brasil, ocorreram aproximadamente 72 mil casos/ano no triênio 2020-2022, com 16 mil mortes. Sua incidência aumenta com a idade e 60% dos homens com 80 anos ou mais têm esse tumor, conforme mostram estudos de autópsia. Como se trata de uma doença com baixa taxa de mortalidade (aproximadamente 3%) e longa sobrevida, estima-se que a prevalência de homens com CaP situa-se entre 3 a 3,5 milhões de portadores, muitos em tratamento ativo, outros em acompanhamento de vigilância ativa (VA). Com o aumento da expectativa de vida da população, esses números tendem a aumentar.

Etiologia e fatores de risco

O CaP hereditário ocorre em apenas 9% dos casos, em cerca de 6 a 7 anos mais precocemente, e homens com mutação nos genes *BRCA* e *HOXB13* têm maior risco. São fatores de risco história familiar de CaP e etnia afrodescendente. Esses grupos requerem uma atenção especial na detecção do CaP a partir dos 45 anos. A obesidade correlaciona-se com tumores mais avançados e maior risco de morte, mas sem aumento claro na incidência da doença.[2]

Quadro clínico

Pacientes com CaP geralmente apresentam-se com sintomas ao primeiro atendimento, como sintomas do trato urinário inferior, hematúria, disfunção erétil, entre outros. Porém, há intersecção desses sintomas com os da hiperplasia prostática benigna.[3] Nos casos de doença avançada, o paciente pode apresentar sintomas constitutivos, dor e fraturas ósseas, doença renal crônica ou agudizada (obstrução ureteral), fatores neurológicos (compressão medular) e perda ponderal.

Detecção precoce

O diagnóstico precoce é feito basicamente utilizando-se exame de antígeno prostático específico (PSA) e exame digital retal. A diretriz fixada pela Sociedade Brasileira de Urologia (SBU) recomenda o seguinte:[4]

> A Sociedade Brasileira de Urologia mantém sua recomendação de que os homens, a partir de 50 anos e mesmo sem apresentar sintomas, devem procurar um profissional especializado, para avaliação individualizada tendo como objetivo o diagnóstico precoce do câncer de próstata. Os homens que integrarem o grupo de risco (raça negra ou com parentes de primeiro grau com câncer de próstata) devem começar seus exames mais precocemente, a partir dos 45 anos. Após os 75 anos, somente homens com perspectiva de vida maior do que 10 anos poderão fazer essa avaliação.

> O rastreamento ativo populacional não deve ser realizado. O que é preconizado é o oferecimento de avaliação prostática após ampla discussão de riscos e potenciais benefícios, em decisão compartilhada com o paciente.

Diagnóstico

É feito a partir da biopsia da próstata por via transretal ou transperineal, guiada por ultrassom. No contexto da primeira biopsia, é indicada quando o exame digital retal está alterado (nodulações/próstata endurada) e/ou PSA anormal.

O PSA é uma glicoproteína produzida especificamente pelas células epiteliais da próstata. Tem seus níveis aumentados nos casos de CaP, hiperplasia prostática benigna (HPB), prostatites e manipulações rostáticas. Não há um valor limite absoluto para o PSA e sua interpretação deve levar em conta a idade do paciente, suas comorbidades e expectativa de vida. Em alguns casos, justifica-se a solicitação anual de PSA, embora a periodicidade ainda seja motivo de controvérsias.[4,5] De maneira simplificada, adota-se o limite superior de 2,5 ng/mℓ para pacientes até 59 anos e de 4 ng/mℓ a partir de 60 anos.[6]

Se houver suspeita clínica, uma RNM multiparamétrica da próstata (RNMmp) auxilia na identificação de doença clinicamente significativa, além da localização de lesões suspeitas. Atualmente, deve ser feita previamente à biospia, pois pode ser realizada de maneira guiada (fusão de imagens).

Estratificação de risco e estadiamento

Uma vez diagnosticado o CaP, o paciente é classificado em grupos de risco utilizando o PSA inicial, estádio clínico T e a patologia da biopsia diagnóstica, como mostrado na Tabela 213.1.[7]

Após a classificação de risco, realiza-se estadiamento radiológico completo da doença para definir-se a conduta terapêutica. Fazem parte do arsenal propedêutico clássico a

Tabela 213.1 Estratificação de risco do câncer de próstata.

	PSA ng/mℓ	Escore de Gleason	Estágio clínico
Risco baixo	≤ 10	≤ 6	≤ T2a
Risco moderado	10-20	7	T2b
Riso alto	≥ 20	8-10	≥T2c

Fonte: Estratificação de Risco D'Amico.[7]

tomografia computadorizada de abdome e pelve com contraste, cintilografia óssea e RNMmp de próstata. Atualmente, tornou-se mais comum o uso do PET-PSMA (Ga), principalmente em pacientes de alto risco e com maior probabilidade para presença de metástases. Os demais exames também são preconizados nos casos de altro risco. Não há obrigação formal de serem realizados nos pacientes com riscos baixo e intermediário.[8]

Tratamento

O tratamento é baseado na estratificação do risco e estadiamento; essas proposições encaixam-se em contextos clínicos de pacientes com bom *status*, performance e expectativa de vida superior a 10 anos.

Baixo risco

Na VA, o paciente é acompanhado rigorosamente com RNMmp, exames clínicos, dosagem de PSA e novas biopsias. Outros exames são prostatectomia radical (acesso aberto, laparoscópico ou laparoscópico auxiliado por robô), radioterapia ou terapias focais (HIFU, crioterapia).

Risco intermediário

Embora a VA possa ser considerada em casos selecionados, há preferência pelo tratamento ativo. Pode-se propor prostatectomia radical (associada ou não a linfadenectomia) ou radioterapia com 6 meses de terapia de deprivação androgênica (TDA).

Alto risco

Prostatectomia radical (com linfadenectomia), radioterapia (associar de 24 a 36 meses de TDA).

Doença metastática

TDA (agonistas e antagonistas LHRH), antiandrogênicos com ou sem QT (docetaxel), orquiectomia cirúrgica.

CÂNCER DE BEXIGA[9,10]

O câncer de bexiga ocupa o décimo lugar em frequência no mundo. Tem maior ocorrência na população masculina e a incidência e a mortalidade da doença aumentam com a idade.

É um dos tumores com maior custo de tratamento por paciente, e sua incidência vem aumentando, possivelmente em decorrência do efeito latente do tabagismo dos anos 1960 a 1980. Cerca de 90% dos tumores de bexiga são carcinomas de células transicionais ou uroteliais (CCT), de 3 a 8% são carcinomas de células escamosas e de 1 a 2% são adenocarcinomas.

Etiologia

O tabagismo é o principal fator de risco, respondendo por 50 a 65% dos casos, sendo tempo e dose dependente e com período de latência que pode chegar até 40 anos. Fumantes passivos também estão em risco, e o segundo principal fator de risco é a exposição às aminas aromáticas (fator ocupacional ~ 10%) nas indústrias de tinta, corantes, derivados de petróleo e borracha. Outro fator importante é a irritação crônica da bexiga, que pode ser por cálculo, cateter permanente, infecção urinária e extrofia de bexiga. Nesses casos, os principais tipos histológicos são carcinoma de células escamosas e adenocarcinoma. Existem outros fatores, como

radiação ionizante, ciclofosfamida e infecção pelo *Schistosoma haematobium*. Dieta rica em frutas e vegetais é protetora contra a formação do câncer de bexiga.

Diagnóstico

O sinal clínico mais frequente é a hematúria macroscópica, indolor e intermitente, presente em até 70% dos casos. Mas apenas 4% dos pacientes com hematúria microscópica e 16,5% macroscópica terão tumor de bexiga. A maioria dos pacientes apresenta-se com doença localizada. Em até 25% dos casos surgem sintomas urinários de armazenamento, como disúria, aumento da frequência miccional e urgência, que sugerem infiltração na parede vesical. Nesses casos, principalmente nos grupos de risco, uma cistoscopia (com ou sem biopsia) e um exame de imagem do trato urinário (ultrassom, tomografia ou ressonância) devem ser solicitados.

Estadiamento

O estadiamento patológico é baseado na profundidade do comprometimento da parede vesical. Tumores que não atingem o músculo detrusor são não músculo invasivos. Aqueles que invadem são considerados músculo invasivos. Cerca de 75% serão não músculo invasivos no momento do diagnóstico, e podem ter três formas distintas:

- Carcinoma *in situ*: representa lesão plana, intraepitelial e macroscopicamente caracteriza-se por áreas hiperemiadas ou algumas vezes elevadas. Estágio CIS
- Carcinoma papilífero não músculo invasivo, que é um tumor vegetante, polipoide de base estreita que não ultrapassa a camada mucosa. Estágio Ta e T1
- Carcinoma sólido com invasão muscular: apresenta-se como lesão séssil de base larga, infiltrando a musculatura. Estágio T2, T3 e T4.

Além disso, o grau de diferenciação histológico, segundo dados da Organização Mundial da Saúde (OMS) de 2022, é muito importante. Mais de 80% dos pacientes com tumores de baixo grau sobrevivem por 5 anos, enquanto apenas 24% em pacientes com neoplasia de alto grau.

Tratamento

Uma vez identificada a lesão tumoral na bexiga, a ressecção transuretral (RTU) do tumor e de sua base está indicada. Ela é diagnóstica, estagiadora e terapêutica. A partir dos achados da patologia da RTU, a abordagem pode ser resumida como apresentado a seguir.

Tumores não músculo invasivos: (Ta e T1)

RTU da lesão, seguida ou não de quimioterapia intravesical imediata. Nos casos de tumor único e de baixo grau, apenas seguir com cistoscopias periódicas. Em pacientes com tumores maiores que 3 cm, múltiplos e de alto grau, recomenda-se quimioterapia intravesical imediata (gencitabine, mitomicina C) e/ou imunoterapia intravesical (onco-BCG).

Tumores músculo-invasivos: (T2, T3 e T4)

Cistectomia radical com linfadenectomia e reconstrução do trato urinário inferior, com ou sem quimioterapia neoadjuvante baseada em cisplatina. Alternativamente, existem protocolos para preservação vesical, com RTU máxima, associada à radioterapia e quimioterapia. A cistectomia pode ser feita por via aberta, laparoscópica ou robótica.

Tumores metastáticos: TX M+

Quimioterapia baseada em cisplatina (M-VAC, GC); em seguida, se a doença estiver estável ou com melhora, pode-se instituir tratamento de manutenção com avelumabe (inibidor PD-L1). Em paciente com sangramentos importantes pode-se indicar uma radioterapia hemostática.

CÂNCER RENAL[11,12]

O carcinoma de células renais (CCR) representa aproximadamente 3% de todos os cânceres e tem havido um aumento anual no mundo de 2% nas últimas duas décadas. O CCR é o tumor sólido mais comum do rim e representa cerca de 90% de todas as lesões malignas nesse órgão. É mais comum em homens do que em mulheres (1,5:1,0) e tem um pico de incidência entre 60 a 70 anos.[6] Dados do Global Cancer Observatory (Globocan)[12] demonstram mortalidade de 24% nos EUA, 37% na Austrália e 54% no Brasil, possivelmente refletindo uma maior taxa de diagnóstico de doenças avançadas e as limitações de acesso ao tratamento no país.

Etiologia

Obesidade, hipertensão arterial, tabagismo e história familiar de CCR são fatores que aumentam o risco de desenvolver a doença. O CCR pode estar ligado a várias síndromes genéticas, e as principais são síndrome de von Hippel-Lindau (VHL), carcinoma renal papilar hereditário, síndrome de Birt-Hogg-Dubé (BHD) e leiomiomatose hereditária. Atividade física regular e consumo moderado de álcool parecem ter um efeito protetivo.

Quadro clínico e diagnóstico

A maioria das lesões permanece assintomática até estágios avançados da doença. Cerca de 60% dos diagnósticos são feitos de forma incidental em exames de imagem realizados por outras causas. A tríade clássica (massa abdominal palpável, dor em flanco e hematúria macroscópica) traduz doença avançada, histologia agressiva e pior prognóstico, e atualmente representa a minoria dos diagnósticos de forma geral. O tumor renal pode apresentar-se com diferentes sinais e sintomas quando está associado a síndromes paraneoplásicas, e é conhecido como "o grande mimetizador". A mais conhecida é a síndrome de Stauffer, uma disfunção hepática não metastática e não obstrutiva com elevação das provas de função hepática.

O nódulo renal identificado de forma incidental deve ser avaliado com tomografia ou ressonância de abdome com contraste. Esses exames, quando realizados de forma adequada, permitem a identificação e caracterização dos tumores renais. Tomografia de tórax deve ser omitida em tumores maiores que 4 cm. A tomografia de crânio é recomendada quando houver sintomas ou em estágio metastático. Biopsia renal percutânea tem sido mais usada para evitar cirurgia em lesões benignas, para selecionar pacientes para vigilância ativa e antes de terapias ablativas ou de tratamento sistêmico primário.

Cistos renais podem ser classificados pela classificação de Bosniak na tomografia ou na ressonância, que pode predizer o risco de malignidade e guiar a conduta. Bosniak 1 e 2 são cistos simples e devem ser apenas observados. Bosniak 2F são malignos em aproximadamente 10% dos casos e devem ser seguidos com repetição do exame de imagem periodicamente por até 5 anos. Bosniak 3 são malignos em aproximadamente 50% dos casos e podem ser conduzidos com vigilância ativa ou cirurgia. Bosniak 4 são malignos em aproximadamente 90% dos casos e devem ser tratados com cirurgia.

Tratamento

Tratamento do CCR localizado

Para tumores localizados, a cirurgia permanece como tratamento curativo. Tumores T1a (< 4 cm) devem ser tratados com nefrectomia parcial (laparoscópica/robótica ou aberta). Tumores T1b (de 4 a 7 cm) devem ser tratados preferencialmente com nefrectomia parcial (laparoscópica/robótica ou aberta), mas em alguns casos, devido às condições locais, pode ser necessário a nefrectomia radical. Tumores T2 (> 7 cm), confinados ao rim, são tratados geralmente com nefrectomia radical (laparoscópica/robótica ou aberta), mas em casos de rim único ou doença renal crônica pode ser considerada a nefrectomia parcial, caso seja tecnicamente factível. Paciente idosos (> 75 anos), frágeis e com múltiplas comorbidades podem ser acompanhados com seguimento. Outra opção terapêutica para os tumores menores do que 3 cm é a terapia ablativa por crioterapia ou radiofrequência.

Tratamento do CCR localmente avançado

Para os tumores T3 (invasão da veia renal/cava, seio renal ou gordura perirenal) e T4 (ultrapassa a fáscia Gerota) a nefrectomia radical (aberta, laparoscópica/robótica) é o tratamento mais adequado. Nos casos com trombo tumoral na veia renal ou na cava, mesmo que supradiafragmática, a remoção cirúrgica traz benefícios ao paciente. A linfadenectomia está recomendada quando identificados linfonodos clinicamente suspeitos.

Após a cirurgia, em paciente considerados de alto risco para recidiva (pT2 G4, pT3, pT4, pN+) o pembrolizumabe (*KEYNOTE-564*)[13] pode ser usado com terapia adjuvante, já aprovado pela Agência Nacional de Vigilância Sanitária (Anvisa).

Tratamento do CCR avançado/metastático (M+)

Situação que costuma ser desafiadora porque em muitos casos o tratamento baseia-se tanto na nefrectomia radical como na terapia sistêmica, e ainda debate-se com qual tratamento iniciar, uma vez que a cirurgia pode atrasar a terapia sistêmica, permitindo o avanço das metástases. Entretanto, a terapia sistêmica pode comprometer o estado geral, impossibilitando a nefrectomia citoredutora. De forma geral, para ajudar a definir a melhor estratégia, esses pacientes são classificados quanto ao risco prognóstico em favorável, intermediário e alto risco (IMDC ou MSKCC). Pacientes de alto risco iniciam com a terapia sistêmica, os de risco intermediário com muitas metástases, geralmente, inicia-se com terapia sistêmica e, se houver resposta, complementa-se com nefrectomia citoredutora. Nos casos mais favoráveis com oligometástases, pode-se iniciar pela nefrectomia citoredutora, com ou sem metastasectomia, ou tratamento direcionado para as metástases com radioterapia.

A terapia sistêmica passou por enorme avanço nas últimas duas décadas, e atualmente pacientes de risco favorável, intermediário e alto podem ser tratados com nivolumabe+cabozantinibe, pembrolizumabe+axitinibe ou pembro+lenvatinibe. Em pacientes de risco intermediário ou alto risco, o uso de ipililumabe+nivolumabe (ensaio clínico *CheckMate-214*) tem sido recomendado. Nos pacientes que não toleram inibidores do *checkpoint* imune, pode-se usar sunitinibe ou pazopanibe.

CÂNCER DE TESTÍCULO

O câncer de testículo (CaT) não é frequente (de 3 a 10 casos/100 mil homens/ano) mas é importante para o generalista por três razões: ocorre em jovens, terceira década não seminoma (TNST) e quarta para seminoma (TST) e raro acima dos 50 anos, o que pode levar a pensar em orquites; rápido crescimento, em que a demora na identificação e conduta adequada podem levar à doença disseminada; altas taxas de cura com QT baseada em cisplatina, justificando a necessidade do diagnóstico precoce para não ocorrer óbito a partir de uma doença altamente curável.

São fatores de risco criptorquidia, síndromes urogenitais, síndrome de Klinefelter, HIV, exposição materna a estrógenos, atrofia testicular, infertilidade, parentes de primeiro grau e tumor contralateral, população escandinava e uso de maconha.

Classificação

Os tumores de testículo podem se iniciar (de 90 a 95%) na linhagem de células germinativas (TCGT), ou tumores do estroma e cordão e outros mais raros. Os TGCT são divididos clinicamente em seminomas e não seminomas (carcinoma embrionário, tumor de saco vitelínico do testículo, teratoma, coriocarcinoma). Essa diferenciação clínica é importante na definição do risco, terapêutica e do seguimento.

Quadro clínico e diagnóstico

A principal forma de apresentação é como uma massa escrotal endurecida e não dolorosa unilateral, com transluminação negativa. Cerca de 25% dos casos podem ter dor associada, levando a atraso no diagnóstico. Nos casos de doença metastática, desconforto abdominal, perda de peso, desconforto respiratório e alterações neurológicas podem estar presentes. Vale salientar que em 10 a 20% dos casos pode haver hidrocele associada, dificultando a palpação. Na suspeita clínica, uma ultrassonografia escrotal bilateral pode fazer o diagnóstico, avaliar o testículo contralateral e a infiltração local. Marcadores tumorais pré-operatórios devem ser solicitados, uma vez que auxiliam no diagnóstico, na identificação da histologia, na estratificação do risco e no seguimento -fetoproteína (AFP) e β-HCG e LDH.

O TNST apresenta níveis elevados de AFP em 65% e β-HCG em 60%, mas em 90% dos casos um dos dois está elevado. Já no TST, não há elevação da AFP e β-HCG pode elevar-se modestamente em até 30%. Mas é importante salientar que marcadores presentes confirmam o diagnóstico, mas quando normais não excluem malignidade. No estadiamento, deve ser feito com uma tomografia computadorizada de tórax e abdome, já que as metástases linfáticas ocorrem no retroperitônio na altura do hilo renal ipsilateral e as hematogênicas principalmente no pulmão e fígado. A tomografia computadorizada de crânio pode ser solicitada para pacientes sintomáticos, TNST com múltiplas metástases pulmonares e β-HCG > 5.000 UI/ℓ.

Tratamento

Todos os pacientes com diagnóstico ou suspeita de CaT, localizado ou metastático, são submetidos à orquiectomia radical com abordagem inguinal alta, com ligadura precoce do cordão espermático. A abordagem escrotal pode culminar em violação tumoral com risco de implantes locais. Em situações de exceção (tumor bilateral, testículo único ou tumor indefinido e de pequenas dimensões) pode estar indicada apenas a retirada da lesão (*sparing surgery*). Uma prótese testicular pode ser implantada no momento da orquiectomia, ou mesmo posteriormente. É importante ressaltar que a recomendação é realizar a orquiectomia em até 7 dias após o diagnótico. Nesse período, deve-se orientar sobre congelamento de espermatozoides.

Após a orquiectomia, os pacientes com TST ou TNST no estádio clínico I (EC I) podem permanecer em VA ou quimioterapia (um ciclo, principalmente em pacientes com baixa aderência). Em alguns casos, pacientes com TNST podem ser submetidos à linfadadenectomia retroperitoneal.

Seminoma

Os EC 2A/2B podem ter tratamento complementar com QT (BEP) ou radioterapia. E a doença metastática, com quimioterapia.

Não seminomas

EC 2A apenas vigilância, se paciente com marcadores normais e com linfonodos até 2 cm. EC 2A/2B com marcadores elevados devem se submeter à quimioterapia. Aqueles com lesão retroperitoneal persistentes após QT também devem ser operados (linfadenectomia retoperitoneal). Doença metastática necessita de QT segundo risco adaptado.

CÂNCER DE PÊNIS

O câncer de pênis (CaPe) representa aproximadamente 2% dos cânceres nos homens e está vinculado ao baixo nível socioeconômico e má higiene local. No Brasil, a incidência é de 8,3 casos/100 mil pacientes, e é mais frequente nas regiões Norte e Nordeste (5 vezes). A incidência aumenta com a idade, atingindo o pico na sexta década, e um terço dos casos está associado a infecção por HPV. Cerca de 95% são carcinoma de células escamosas (CCE).

A fimose aumenta o risco entre 11 e 16 vezes, e está associada a CaPe invasivo, residência em área rural, baixo nível socioeconômico e educacional, má higiene íntima, tabagismo, infecção pelo HPV (tipos 16 e 18) e líquen esclerótico.

A detecção de lesões pré-malignas permite o emprego de modalidades terapêuticas mais efetivas e menos mórbidas. Podem ser lesões esporadicamente associadas a CCE, como papulose bowenoide, eritroplasia de Queyrat e líquem esclerótico, ou lesões pré-malignas propriamente ditas, como doença de Bowen, tumor de Buschke-Löwenstein, doença de Paget e lesão intraepitelial peniana.

Diagnóstico

Toda lesão suspeita que não tenha melhorado com o tratamento instituído ou mesmo lesões aparentes devem ser biopsiadas. Algumas lesões podem estar ocultas pela fimose e retardar seu diagnóstico. Exame clínico cuidadoso do pênis e da região inguinal e ultrassonográfica com ou sem Doppler são importantes para o diagnóstico. O estadiamento tumoral é feito mediante tomografia computadorizada de pelve e abdome e raios X de tórax, e ocasionalmente PET-TC.

Tratamento

Tumor primário

Pode variar de fulguração (*laser*, 5-fluoracil, imiquimode) e/ou exérese da lesão, radioterapia (< 4 cm), *resurfacing* da glande, cirurgia de Mohs, glandectomias, postectomia, penectomia parcial, total ou radical. Métodos para maior preservação peniana são justificados, pois a recidiva local tem muito pouco impacto na sobrevida.

Linfadenectomia inguinal

Nos pacientes cN0, é realizada se a lesão primária for pT1 de risco intermediário ou alto, além das lesões pT2, pT3 ou pT4. Se o paciente apresentar linfonodos palpáveis (cN1/cN2), a linfadentcomia também é realizada. Se há uma massa linfonodal inguinal coalescente, procede-se a QT neoadjuvante.

Linfadenectomia pélvica

Quando houver dois linfonodos inguinais acometidos ou extensão extracapsular, indica-se a linfadenectomia pélvica ipsilateral. Se positivo, o prognóstico é pior que o comprometimento inguinal.

Doença metastática

Indica-se a QT baseada em cisplatina.

CONSIDERAÇÕES FINAIS

A incidência de câncer urológico tem aumentado nas últimas décadas, e o papel dos médicos da atenção básica de saúde é fundamental no diagnóstico precoce para aumentar as taxas de cura.

REFERÊNCIAS BIBLIOGRÁFICAS

1. INCA. Estimativas de casos de câncer por ano no Brasil até 2025. Disponível em: https://www.gov.br/inca/pt-br/assuntos/noticias/2022/inca-estima-704-mil-casos-de-cancer-por-ano-no-brasil-ate-2025. Acesso em: 4 fev. 2023.
2. Merriel, SWD, Funston, G, Hamilton, W. Prostate Cancer in Primary Care. *Adv Ther*. 2018 Sep;35(9):1285-1294. DOI: 10.1007/s12325-018-0766-1. Epub 2018 Aug 10. PMID: 30097885; PMCID: PMC6133140.
3. Silverman, SG, Pedrosa, I, Ellis, JH. Bosniak Classification of Cystic Renal Masses, Version 2019: An Update Proposal and Needs Assessment. *Radiology*. August 2019; 292(2): 475-488.
4. Rastreamento do cancer de próstata – Nota Oficial. Disponível em: https://portaldaurologia.org.br/publico/noticias/nota-oficial-2018-rastreamento-do-cancer-de-prostata/. Acesso em: 4 fev. 2023.
5. Busato Jr, WFS, Almeida, GA. Prostate cancer screening in Brazil: should it be done or not? *Int Braz J Urol*, 42(9):1069-80, 2016.
6. Prostate Cancer: age-specific screening guidelines. Prostate Cancer: Age-Specific Screening Guidelines | Johns Hopkins Medicine. Acesso em: 4 fev. 2023.
7. Risk stratification of prostate cancer. Disponível em: https://www.mdcalc.com/calc/2049/damico-risk-classification-prostate-cancer. Acesso em: 4 fev. 2023..
8. Eastham JA, Boorjian SA, Kirkby E. Clinically Localized Prostate Cancer: AUA/ASTRO Guideline. J Urol. 2022 Sep;208(3):505-507. doi: 10.1097/JU.0000000000002854. Epub 2022 Jul 5. PMID: 35830561.
9. Babjuk, M, Burger, M, Capoun, O, et al. European Association of Urology Guidelines on Non–muscle-invasive Bladder Cancer (Ta, T1, and Carcinoma in Situ). *Eur Urol*, 81:75-94, 2022.
10. Campbell-Walsh Urology, 11th ed. Philadelphia, Elsevier, 2016.
11. Ljungberg, B, Albiges L, Abu-Ghanem, Y. European Association of Urology Guidelines on Renal Cell Carcinoma: The 2022 Update. Disponível em: https://doi.org/10.1016/j.eururo.2022.03.006. Acesso em: 4 fev. 2023.
12. Globocan 2020 – Kidney cancer statistics. Disponível em: https://gco.iarc.fr/today/data/factsheets/cancers/29-Kidney-fact-sheet.pdf. Acesso em: 4 fev. 2023.
13. Powles, T, Tomczak, P, Park, SH, et al. Pembrolizumab versus placebo as post-nephrectomy adjuvant therapy for clear cell renal cell carcinoma (KEYNOTE 564): 30-month follow-up analisys of multicentre, randomized, double-blind, placebo-controlled, phase 3 trial. Disponível em: https://doi.org/10.1016/S1470-2045(22)00487-9.

CAPÍTULO 214

Sexualidade Masculina

Tiago Magalhães Freire • Bruno Hállan Meneses Dias • Eduardo de Paula Miranda

INTRODUÇÃO

Segundo a Organização Mundial de Saúde (OMS), a sexualidade é um aspecto central do ser humano ao longo da vida, abrangendo sexo, identidades e papéis de gênero, orientação sexual, erotismo, prazer, intimidade e reprodução. Ela pode ser expressa em pensamentos, fantasias, desejos, crenças, comportamentos, valores e relacionamentos. Portanto, a sexualidade é influenciada pela interação de fatores biológicos, psicológicos, sociais, econômicos, políticos, culturais, legais, históricos, religiosos e espirituais.[1]

O ciclo da resposta sexual é uma sequência linear de eventos relacionados com o ato sexual em si: desejo, excitação, orgasmo e resolução. O desejo inclui as fantasias sexuais e o interesse na atividade sexual. A excitação é caracterizada pelo prazer e pelas mudanças fisiológicas a ela associadas. Os centros de resposta sexual do sistema nervoso central recebem múltiplas aferências, tanto centros corticais, sensibilizados pela visão, audição e outros órgãos sensoriais, quanto centros reflexos na medula, estimulados pelo tato. A excitação é seguida pelo orgasmo e o ciclo termina com a resolução, sensação de bem-estar geral, relaxamento e retorno às condições fisiológicas anteriores ao início da atividade sexual.[2,3]

Quanto à fisiologia sexual masculina, a ereção é o resultado de uma resposta neurovascular. Neurotransmissores como noradrenalina, serotonina e prolactina são bloqueadores, enquanto a dopamina é estimulante. Quando ativado, o sistema nervoso autônomo libera óxido nítrico nos corpos cavernosos, ativando a enzima guanilato ciclase, que promove o aumento do GMP cíclico. Esse processo gera um relaxamento do tecido erétil cavernoso, levando a um maior influxo de sangue por vasodilatação, que por sua vez ativa o mecanismo veno-oclusivo por compressão da rede venosa logo abaixo da túnica albugínea. Apesar de ocorrerem na mesma fase do ciclo, orgasmo e ejaculação são processos distintos. O orgasmo, clímax da sensação de prazer, é uma experiência de comando cortical, enquanto a ejaculação é resultado reflexo do estímulo genital, que provoca peristaltismo do ducto deferente (via parassimpática) e contração do colo da bexiga e dos músculos da pelve (via simpática).[4]

Alterações em uma ou mais das fases desse ciclo podem desencadear as disfunções, quando há incapacidade do indivíduo de realizar o ato sexual de forma satisfatória, seja para si, para sua parceria ou para ambos. Pela própria definição de sexualidade e pelas definições das fases do ciclo sexual, fica clara a natureza multifatorial das causas que podem levar a essas alterações, envolvendo elementos não apenas somáticos e fisiológicos, mas também psicológicos. Por definição, as disfunções sexuais consistem em desarranjos persistentes no funcionamento normal do ciclo de resposta social que estão associados a algum grau de insatisfação por parte do indivíduo e da parceria. As principais disfunções sexuais masculinas são a disfunção erétil, os distúrbios da ejaculação e o desejo sexual hipoativo.

DISFUNÇÃO ERÉTIL
Epidemiologia

A disfunção erétil (DE) pode ser caracterizada como alteração que ocorre na fase de excitação do ciclo da resposta sexual, sendo definida como a incapacidade consistente ou recorrente de atingir ou manter uma ereção peniana suficiente para a realização das relações sexuais.[2]

Estudo recente envolvendo 8 países e 97 mil homens adultos entrevistados teve uma prevalência total de disfunção erétil autorreferida de 40,5%. Os dados desse estudo sugerem que a prevalência aumentou em um período relativamente curto. Na União Europeia, por exemplo, houve aumento de quase 2,5 vezes desde 2011.[5] Como a idade avançada está associada à disfunção erétil, a maior prevalência em determinados países pode refletir o envelhecimento da população. No entanto, uma recente revisão sistemática da literatura mostrou que a prevalência global de disfunção erétil entre homens com menos de 40 anos pode chegar a 30%.[6]

Deve-se desmistificar, portanto, o conceito de que a DE acomete apenas os pacientes mais idosos, devendo ser uma preocupação da saúde masculina da população adulta em geral. A Tabela 214.1 contém os principais fatores de risco associados a DE.[6]

A associação e coexistência com fatores de risco cardiovasculares, principalmente a doença arterial coronariana, aumenta substancialmente o risco desses eventos. A manifestação de DE deve ser considerada um marcador, um sinal de alerta para a doença arterial coronariana oculta, com probabilidade significativa de eventos cardiovasculares maiores posteriores.[2] Portanto, os pacientes com queixa de DE devem ter seu risco cardiovascular estratificado e, quando for alto, devem ser estabilizados antes da liberação para o tratamento e a realização do ato sexual.

Diagnóstico

A anamnese adequada é importante para dar indícios da etiologia e para sua caracterização como primária ou secundária a outras doenças. Quanto à possibilidade de DE primária, é importante questionar: se ocorre desde as primeiras experiencias sexuais; se houve eventos familiares que possam ter impactado o desenvolvimento sexual; qual a idade da primeira relação; se a primeira relação foi uma experiência positiva; qual a quantidade de parcerias e qualidade das relações; se o paciente teve alguma cirurgia ou trauma que possam ter impactado na função sexual; qual a orientação sexual e se existe alguma dificuldade quanto à aceitação.

Quanto a DE secundária, é importante caracterizar: qual a duração; se está presente há mais de 6 meses (crônica); se é situacional, a depender da parceria; se existem problemas familiares, conjugais ou financeiros; se existem sintomas de depressão; se a disfunção ocorre também na masturbação; se existe ejaculação precoce associada e quais as condições gerais de saúde do paciente.

O exame físico é importante para avaliar o tamanho dos testículos, a presença de varicocele, calcificações penianas

Tabela 214.1 Principais fatores de risco para disfunção erétil.

Causas vasculares
Oclusão arterial focal
Disfunção endotelial subclínica
Doença de Peyronie
Causas endocrinológicas
Diabetes
Distúrbios da tireoide
Síndrome de Klinefelter
Criptorquidia
Hipogonadismo
Causas neurológicas
Esclerose múltipla
Epilepsia
Pós-procedimentos na coluna lombar
Lesão medular
Causas medicamentosas
Antidepressivos
Anti-hipertensivos, principalmente beta-bloqueadores e tiazídicos
Neurolépticos
Antiepilépticos
Finasterida
Causas psiquiátricas
Depressão
Ansiedade
Causas psicogênicas

ou sinais da doença de Peyronie e fimose. A depender da idade do paciente e dos sintomas do trato urinário inferior, considerar toque retal e avaliação do tamanho da próstata. Muitas vezes, o aumento prostático benigno e a disfunção erétil coexistem.[2]

Investigação laboratorial básica inicial com testosterona total, glicemia de jejum e hemoglobina glicada deve ser realizada, sendo o perfil hormonal completo ou outros exames laboratoriais indicados a depender das alterações iniciais.

Investigação adicional com teste de ereção fármaco-induzida combinado com ultrassonografia peniana com Doppler pode ser necessária na suspeição de causas vasculares, principalmente em pacientes jovens com disfunção erétil primária ou pós-trauma. Da mesma forma, pode ser necessária investigação neurofisiológica.

Tratamento

Se foi identificada etiologia tratável, esta deve ser a primeira medida. Entretanto, na maioria das vezes, o tratamento independe da causa etiológica da DE. Classicamente, o tratamento é escalonado a depender da resposta do paciente, sempre começando com a terapia farmacológica oral, seguida da terapia intracavernosa, sendo o implante de prótese peniana a última linha.

Tratamento farmacológico

A primeira linha de tratamento para DE é o farmacológico oral com o uso de inibidores da fosfodiesterase-5 (iF5).[2] Tais medicamentos por inibirem a enzima fosfodiesterase, mantêm os níveis de GMP cíclico elevados, promovendo o relaxamento das células musculares do tecido cavernoso, melhorando o influxo sanguíneo e a ereção.

Atualmente, os principais fármacos dessa classe são tadalafila, sildenafila e vardenafila. Seu uso deve ser orientado, a princípio, sob demanda, sabendo-se que o início da ação se dá em 60 a 120 minutos e depende do estímulo sexual. O resultado esperado é uma ereção suficiente para que ocorra a penetração. Os principais efeitos colaterais são cefaleia (12,8 a 16%), rubor facial (4,1 a 12%), dispepsia (4 a 12,3%) e congestão nasal (1,1 a 10%).[2]

A principal contraindicação dos iF5 é o uso concomitante com nitratos, podendo gerar hipotensão severa. Uma dose inicial reduzida deve ser considerada em pacientes que usam alfa-bloqueadores, pelo efeito hipotensor cumulativo quando há insuficiência renal crônica ou uso de medicações que inibem a via metabólica CYP3A4 hepática (eritromicina, cimetidina, cetoconazol), pois podem aumentar a concentração dos iF5.[2]

Terapia intracavernosa

Os fármacos intracavernosos têm papel tanto em exames diagnósticos como no tratamento da DE. O principal impedimento ao seu uso é a própria aplicação e a fobia de agulha, mas se trata de uma opção terapêutica eficaz em até 85% dos casos.[2]

Os principais medicamentos para tratamento são a prostaglandina E1 e a fentolamina em monoterapia, as combinações de fentolamina com papaverina ou prostaglandina E1, ou fentolamina e papaverina. Os principais riscos são o desenvolvimento de priapismo no início do tratamento e, no longo prazo, o desenvolvimento de fibrose de corpos cavernosos.

Prótese peniana

O tratamento cirúrgico com implante de prótese peniana maleável ou inflável deve ser considerado última linha de tratamento, quando não há resposta ao tratamento medicamentoso ou se o paciente desejar um tratamento definitivo. É uma excelente opção, desde que o paciente e parceria estejam com expectativas ajustadas quanto ao resultado do procedimento.[2]

Outros tratamentos

Ainda podem ser usados como opções terapêuticas o alprostadil tópico intra-uretral; ondas de choque de baixa intensidade em pacientes com DE vasculogênica leve e que responderam mal ao uso de iF5; dispositivos de ereção a vácuo em pacientes com relações sexuais pouco frequentes e comorbidades que requerem tratamento não invasivo e o uso de medicações esteja contraindicado.[2]

EJACULAÇÃO PRECOCE
Epidemiologia

A ejaculação precoce (EP) pode ser diferenciada em primária ou secundária. A primária é definida como controle ejaculatório deficiente, incômodo associado e ejaculação dentro de cerca de 2 minutos após o início do sexo com penetração que estão presentes desde o início da atividade sexual. Já a ejaculação precoce secundária, adquirida, pode ser caracterizada como um controle ejaculatório consistentemente deficiente, incômodo associado e latência da ejaculação, que seja marcadamente reduzida em relação à experiência sexual anterior e que ocorra durante o sexo com penetração.[3]

É importante lembrar que casos pontuais, não persistentes, de ejaculação rápida podem representar uma variação normal do desempenho sexual. Outra situação que pode ocorrer é a EP subjetiva, em que o paciente tem a percepção da ejaculação rápida, mas o tempo de latência está normal.

A EP tem prevalência significativa na população mundial. Um estudo de 2006 com um grupo de mais de 12 mil homens em três países (EUA, Alemanha e Itália) apresentou uma prevalência de ejaculação precoce de 20 a 22,7%.[7] Em estudo chinês mais recente, de 2017, com população de mais de 3.500 homens, a prevalência foi de 34,62%.[8]

A fisiopatologia exata não está definida, mas fatores como ansiedade, hipersensibilidade peniana e disfunção de receptores de serotonina 5HT podem estar presentes. A EP secundária pode ocorrer devido a problemas psicológicos, como ansiedade pelo desempenho sexual e problemas de relacionamento, mas também pode ocorrer devido a comorbidades, como disfunção erétil, prostatite e hipertireoidismo.[3]

Diagnóstico

Anamnese adequada deve ser realizada a fim de caracterizar a EP como primária ou secundária e determinar se é situacional, sob circunstâncias específicas ou com parceria específica.

É importante lembrar que muitos pacientes com DE podem apresentar ansiedade pela dificuldade em conseguir uma ereção e acabam desenvolvendo EP. Outros pacientes apresentam EP mas não estão cientes de que a perda da ereção ocorre pela ejaculação, e acabam se queixando de dificuldade em manter a ereção, queixando-se de DE quando na verdade o quadro é de EP. Portanto, é importante uma anamnese adequada para caracterizar tais situações e para que a abordagem seja mais assertiva.

Tratamento

O tratamento farmacológico deve ser considerado como primeira linha para os casos de EP primária. Na secundária, é importante identificar e tratar a causa: disfunção erétil, prostatite, sintomas do trato urinário inferior (LUTS, do inglês *lower urinary tract symptoms*), ansiedade ou hipertireoidismo.[3] É importante ressaltar ainda o papel da psicoterapia em combinação com o tratamento farmacológico, principalmente nos casos de EP secundária.

Quanto às classes de medicamentos, a dapoxetina, um inibidor seletivo da recaptação da serotonina (ISRS), foi o primeiro medicamento oral sob demanda aprovado para EP. Uma formulação tópica combinando lidocaína e prilocaína também já foi aprovada para tratamento sob demanda. As demais medicações são *off-label*, ainda assim o uso diário ou sob demanda de ISRSs, com destaque para a paroxetina e para a clomipramina (antidepressivo tricíclico), têm demonstrado eficácia satisfatória e são amplamente utilizados na prática clínica.[3]

ORGASMO RETARDADO
Epidemiologia

Pode ser definido como dificuldade persistente ou recorrente, atraso em atingir o orgasmo ou até mesmo ausência do orgasmo, mesmo após estimulação sexual suficiente, o que pode causar sofrimento pessoal. Não há um limite de tempo definido que o caracterize, apesar de alguns manuais sugerirem tempo superior a 25-30 minutos em pelo menos 75% dos encontros sexuais com estimulação adequada. O sofrimento gerado depende dos parceiros envolvidos. Alguns homens atingem o orgasmo sem desconforto com determinada parceria, outros com o mesmo tempo podem ter sofrimento grave. Assim como a ejaculação precoce, também pode ser classificado como primário, secundário ou situacional.[9]

A prevalência tende a aumentar com a idade, provavelmente por causas multifatoriais: alterações na sensibilidade peniana, deficiência de testosterona, aumento do uso de medicamentos relacionados, diminuição da tolerância ao exercício e redução da tolerância da parceria para relações sexuais prolongadas. As principais causas são endocrinológicas, como deficiência de testosterona, hipotireoidismo e hiperprolactinemia; medicamentosa, com o uso de antidepressivos, antipsicóticos e opioides; psicológicas; hiperestimulação e perda da sensibilidade peniana.[2,9]

Em relação à hiperestimulação, alguns homens obtêm maior prazer com a masturbação do que com a relação sexual, e podem manter hábitos como a masturbação frequente, técnicas não habituais de masturbação ou vício em pornografia. A relação sexual vaginal ou a estimulação oral podem não ser capazes de replicar a estimulação obtida por meio da masturbação, resultando na estimulação peniana reduzida, levando à dificuldade de atingir o orgasmo. Com o aumento da frequência da masturbação, a sensibilidade do pênis pode diminuir, levando o paciente a aumentar a força da masturbação, gerando, portanto, o agravamento do orgasmo retardado na relação sexual com a parceria.[9]

É importante lembrar que, embora costumem ocorrer simultaneamente, o orgasmo e ejaculação são processos diferentes. A maioria dos homens com falha na ejaculação, seja ejaculação retrógrada ou ausência de ejaculação (como, por exemplo, pacientes diabéticos ou pacientes submetidos à prostatectomia radical ou grandes cirurgias retroperitoneais) experimenta o orgasmo. No entanto, homens com ausência de orgasmo não ejaculam. Uma das maiores preocupações com o orgasmo retardado, e em particular com a ausência de orgasmo, é a infertilidade masculina quando há desejo reprodutivo. Nesse caso, o quadro pode levar à ansiedade, frustração e ao desenvolvimento de outras disfunções sexuais, como perda do desejo sexual e disfunção erétil.[2,9]

Diagnóstico

A anamnese deve ser centrada na história médica, psicossexual e social. Deve ser questionada também a lista de medicamentos de uso habitual, principalmente IRSS e outros psicotrópicos, e se há relação causal com o início da medicação. É importante questionar ainda sobre a sensibilidade peniana, estilo masturbatório e uso de pornografia, além de definir o *status* do relacionamento, a satisfação pessoal e o papel de fatores psicológicos e culturais.

O exame físico e a solicitação de exames complementares devem ser direcionados para os principais fatores endocrinológicos: sinais de deficiência de testosterona, hipotireoidismo e hiperprolactinemia.

Tratamento

Causas orgânicas devem ser excluídas. Se identificadas, seu tratamento específico deve ser estabelecido inicialmente. Quanto ao tratamento medicamentoso para o orgasmo retardado em si, a farmacoterapia para indução do orgasmo é pouco eficaz, não existem medicamentos aprovados para essa finalidade.[9]

A psicoterapia acaba tendo papel importante. Existem vários tipos de técnicas relatadas: retreinamento/dessensibilização da masturbação; ajustes de fantasias sexuais; mudanças nos métodos de excitação; educação sexual; redução da ansiedade sexual; aumento da estimulação genital e representação de um orgasmo exagerado. Devem ser orientadas ainda mudanças no estilo de vida, como medidas para melhorar a intimidade com a parceria, reduzir a frequência da masturbação, mudar o estilo de masturbação e diminuir o consumo de álcool.[9]

DESEJO SEXUAL HIPOATIVO

Epidemiologia

O desejo sexual hipoativo masculino pode ser definido como redução persistente, recorrente ou até mesmo ausência de pensamentos ou fantasias sexuais e de desejo de atividade sexual.[2] A prevalência exata do desejo sexual hipoativo não é conhecida. Uma prevalência de 4,7% foi relatada em uma pesquisa com amostra populacional de 12.646 homens alemães de meia-idade.[10]

Pode ser desencadeado por causas fisiológicas, psicológicas e culturais, tais como: deficiência de testosterona, hipogonadismo, hiperprolactinemia, ansiedade, acidente vascular cerebral, epilepsia, insuficiência renal, disfunção erétil, prostatite e dor pélvica crônica, depressão, tratamento com antidepressivos, conflitos de relacionamento, entre outros.[2]

Tratamento

A psicoterapia tem papel fundamental nas causas psicológicas e culturais. Quanto às causas fisiológicas, quando secundário aos baixos níveis de testosterona, pode ser tratado com reposição exógena. Endocrinopatias como hiperprolactinemia, diabetes e distúrbios da tireoide devem ser tratadas de acordo. No caso da depressão, é importante lembrar que as próprias medicações podem levar à redução do desejo sexual, sendo necessário escolher aquelas com menor efeito sobre a função sexual.[2]

CONSIDERAÇÕES FINAIS

No caso do homem, dada a forma como a sociedade se organizou, histórica e culturalmente, os conceitos de sexualidade estão intrinsecamente relacionados à própria definição de masculinidade e ao imaginário de sua função social e a características como virilidade e invulnerabilidade.

Cada vez mais esses conceitos são discutidos, o que se entendia como *papel do homem* vem se adaptando, mas ainda é uma realidade que a conduta sexual acaba tendo uma função de autoafirmação da própria masculinidade, gerando impacto nas relações interpessoais e na saúde como um todo, por vezes dificultando que o paciente assuma um problema sexual. De maneira geral, as disfunções sexuais masculinas são amplamente prevalentes e há inúmeras estratégias disponíveis para tratar essas condições com potencial benefício. Portanto, uma vez estabelecida uma relação de confiança entre médico e paciente, é importante que as queixas sexuais sejam abordadas ativamente na consulta, visando o bem-estar e a qualidade de vida do paciente como um todo.

REFERÊNCIAS BIBLIOGRÁFICAS

1. World Health Organization. International Classification of Diseases 11th Revision: The global standard for diagnostic health information. Geneva, Switzerland: World Health Organization; 2019. Disponível em: https://icd.who.int/. Acesso em: 10 jan. 2023.
2. Salonia A., Bettocchi C., Boeri L., Capogrosso P., Carvalho J., Cilesiz N.C. et al. European Association of Urology Guidelines on Sexual and Reproductive Health – 2021 Update: Male Sexual Dysfunction. *Eur Urol.* 2021;80(3):333-357.
3. Shindel A.W., Althof S.E., Carrier S., Chou R., McMahon C.G., Mulhall J.P. et al. Disorders of Ejaculation: An AUA/SMSNA Guideline. *J Urol.* 2022 Mar;207(3):504-512.
4. Azadzoi K.M., Yang J., Siroky M.B. Neural regulation of sexual function in men. *World J Clin Urol.* 2013;24;2(3):32-41.
5. Jannini E.A., Sternbach N., Limoncin E., Ciocca G., Gravina G.L., Tripodi F. et al. Health-related characteristics and unmet needs of men with erectile dysfunction: a survey in five European countries. *J Sex Med.* 2014 Jan;11(1):40-50.
6. Nguyen H.M.T., Gabrielson A.T., Hellstrom W.J.G. Erectile Dysfunction in Young Men- A Review of the Prevalence and Risk Factors. *Sex Med Rev.* 2017 Oct;5(4):508-520.
7. Porst H., Montorsi F., Rosen R.C., Gaynor L., Grupe S., Alexander J. The Premature Ejaculation Prevalence and Attitudes (PEPA) survey: prevalence, comorbidities, and professional help-seeking. *Eur Urol.* 2007 Mar;51(3):816-23.
8. Gao J., Peng D., Zhang X., Hao Z., Zhou J., Fan S. et al. Prevalence and Associated Factors of Premature Ejaculation in the Anhui Male Population in China: Evidence-Based Unified Definition of Lifelong and Acquired Premature Ejaculation. *Sex Med.* 2017 Mar 1;5(1):e37-e43.
9. Jenkins L.C., Mulhall J.P. Delayed orgasm and anorgasmia. *Fertil Steril.* 2015 Nov;104(5):1082-8.
10. Meissner V.H., Schroeter L., Köhn F.M., Kron M., Zitzmann M., Arsov C. et al. Factors Associated with Low Sexual Desire in 45-Year-Old Men: Findings from the German Male Sex-Study. *J Sex Med.* 2019 Jul;16(7):981-991.

PARTE

38

Cirurgia Cardiovascular

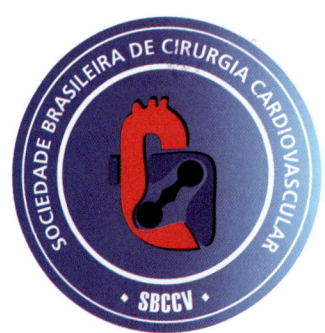

Princípios da Cirurgia Cardiovascular

Carlos Manuel de Almeida Brandão • Vinicius José da Silva Nina •
João Carlos F. Leal • Rui M. S. Almeida

INTRODUÇÃO

Atualmente um grande número de médicos generalistas atuam nas diferentes frentes de atendimento básico à saúde, sendo peças importantes na rede suplementar e pública. Esses profissionais se deparam com diagnósticos muito variados e devem aprimorar seus conhecimentos e seu desempenho no atendimento aos pacientes, buscando uma redução da mortalidade e uma melhora no custo-efetividade.

As emergências cardiovasculares têm alta prevalência nos prontos atendimentos médicos e alta morbimortalidade. Fazer uma análise clínica criteriosa, solicitar e interpretar exames laboratoriais e de imagem de forma adequada trazem rapidez no diagnóstico e maior sucesso no tratamento, ampliando as condições de sobrevivência e sobrevida dos pacientes.

O conhecimento dos princípios da cirurgia cardiovascular vai nesse sentido e pode aprimorar ainda mais os atendimentos feitos pelos profissionais.

CIRURGIA DE VALVOPATIAS

O tratamento das valvopatias vem sofrendo contínuas transformações, mais rapidamente nas últimas duas décadas. A introdução das próteses percutâneas e seu aperfeiçoamento, as evoluções no desenho e métodos de preservação das próteses biológicas e o aprimoramento e reprodutibilidade das técnicas de plásticas valvares têm incorporado na prática novas formas de tratamento com significativos benefícios clínicos. Fatores sociais, como o aumento da expectativa de vida da população, vêm aumentando a prevalência de determinadas doenças valvares, dentre elas a estenose aórtica e a regurgitação mitral degenerativa, fato que, ao lado de melhor controle da doença reumática em algumas regiões, têm implicação direta no quadro epidemiológico e nos resultados cirúrgicos dos pacientes. Alguns autores consideram a doença valvar aórtica como a *próxima epidemia*, devido a sua alta prevalência. Isso explica o aumento no número de procedimentos valvares em vários registros. No Brasil, em levantamento com 1.722 pacientes do Bypass Registry, da Sociedade Brasileira de Cirurgia Cardiovascular, a cirurgia valvar correspondeu a 31,5% dos procedimentos realizados.[1]

O correto momento de indicação e o tipo de tratamento intervencionista estão atrelados ao preciso diagnóstico anatômico e funcional da valvopatia e a uma minuciosa avaliação global do paciente. De acordo com a Diretriz Brasileira de Valvopatias de 2020,[2] a indicação deve ser pautada em cinco passos: certificar-se de que a valvopatia é anatomicamente importante; avaliar a etiologia; avaliar os sintomas; avaliar os complicadores anatômicos e funcionais (hipertensão pulmonar, remodelamento ventricular, disfunção sistólica, dilatação aneurismática de aorta, fibrilação atrial); definir o tipo de intervenção (com indicação individualizada dependendo do risco operatório, das comorbidades e da decisão do *heart team)*.

Plástica valvar

São aceitas como vantagens da plástica valvar em relação à substituição valvar: menor morbimortalidade operatória, menores taxas de tromboembolismo, hemólise e endocardite, melhores índices de sobrevida, preservação da função ventricular esquerda, necessidades reduzidas de anticoagulação e menores custos.

O prolapso da valva mitral apresenta como mecanismo mais frequente de insuficiência o alongamento ou a rotura de cordas, e hoje tem indicação precisa de plástica valvar como a primeira opção, mesmo em pacientes assintomáticos, quando o segmento acometido é o segmento médio (P2) da cúspide posterior. Em pacientes portadores de degeneração mixomatosa com rotura ou alongamento de cordas tendíneas da cúspide posterior, é realizada ressecção quadrangular dela. Na doença reumática, apesar de resultados tardios menos satisfatórios, a plástica mitral deve ser realizada quando existe boa mobilidade da cúspide anterior, principalmente nos pacientes jovens.

A plástica da valva aórtica pode ser realizada em algumas situações específicas. Quando existe prolapso das válvulas, geralmente associado à comunicação interventricular, pode-se fixá-las junto às comissuras, ou plicar sua parte central. Nos pacientes com retração das válvulas, geralmente reumáticos, é possível alongá-las com remendos de pericárdio bovino ou autólogo. Essas técnicas são bastante úteis em crianças, nas quais o anel aórtico é pequeno, fator que limita o implante de uma prótese convencional.

Substituição valvar

Os substitutos valvares biológicos se caracterizam pela baixa trombogenicidade, baixa turbulência decorrente do seu fluxo central, boa hemodinâmica, facilidade de implante e ausência de ruído. A disfunção estrutural (calcificação e/ou rotura) é a principal complicação tardia e está diretamente relacionada com a idade do paciente no momento do implante. Os avanços na confecção das bioproteses, principalmente com os tratamentos dos tecidos, levaram a sua maior durabilidade, com resultados publicados de 15 anos de seguimento com baixas taxas de reoperação por disfunção estrutural.

Os resultados tardios das próteses mecânicas estão bem sedimentados na literatura, com excelente sobrevida em longo prazo e com baixas taxas de eventos como tromboembolismo e sangramento relacionado com anticoagulação, no entanto, ainda requerem o uso de anticoagulação com varfarínicos.

Outras próteses utilizadas atualmente são as chamadas próteses de liberação rápida, ou *sutureless*, que apresentam a vantagem de reduzir o tempo de implante, sendo indicadas principalmente para pacientes submetidos a cirurgias combinadas, pacientes com anel aórtico pequeno e em cirurgias minimamente invasivas, com o intuito de diminuir o tempo de circulação extracorpórea. Também apresentam menores gradientes transvalvares no pós-operatório devido ao seu desenho.

Implante valvar transcateter

Esse procedimento foi proposto inicialmente para grupo de pacientes com alto risco cirúrgico (EuroSCORE ≥ 15% ou escore da Society of Thoracic Surgery (STS) ≥ 10%) ou considerados inoperáveis pela presença de comorbidades, tais como aorta em porcelana, radiação torácica prévia, cirrose hepática ou em pacientes idosos frágeis. Atualmente, é permitida em pacientes com menor risco cirúrgico, após recentes publicações. O acesso transfemoral é o mais frequentemente utilizado hoje em dia. Segundo metanálise publicada em 2019,[3] compreendendo 4.014 pacientes submetidos a implante transcateter de válvula aórtica TAVI (do inglês *transcatheter aortic valve implantion*), o acesso transfemoral correspondeu a aproximadamente 90% das vias de acesso utilizadas. O fator limitante para esse acesso é principalmente o calibre do sistema arterial ilíaco-femoral, bem como o seu grau de calcificação e tortuosidade. O acesso transapical tem sido uma alternativa para pacientes com doenças ilíaco-femorais e/ou vasos femorais pequenos. Além do implante em valvas nativas, outros estudos propõem o implante sobre uma bioprótese (*valve-in-valve*), oferecendo uma alternativa à reoperação em pacientes com degeneração estrutural de bioprótese.

CIRURGIA DAS CORONARIOPATIAS

No tratamento da doença arterial coronariana (DAC), a revascularização miocárdica (RM) tem se mostrado a opção preferencial por seus melhores resultados em longo prazo, livres de eventos e de novas intervenções. Para decidir entre o tratamento cirúrgico ou a intervenção coronária percutânea, utiliza-se um sistema de pontuação denominado *SYNTAX score*,[4] que permite avaliar e classificar a complexidade anatômica da DAC em baixa (0 a 22 pontos), intermediária (23 a 32 pontos) e alta (> 32 pontos). Pacientes com DAC multiarterial e pontuação ≥ 23 têm benefício significativo com a revascularização cirúrgica do miocárdio.

A RM tem como objetivos: aliviar os sintomas anginosos, prevenir o infarto e prolongar a vida com qualidade. De acordo com as diretrizes mais recentes,[5] as principais indicações da cirurgia de revascularização do miocárdio são:

- Doença do tronco da coronária esquerda com estenose > 50% (IA)
- Estenose proximal da artéria descendente anterior (DA) > 50% (IA)
- Doença de dois ou três vasos com estenose > 50% com comprometimento da função VE (FEVE ≤ 35%) (IA)
- Grande área de isquemia detectada por teste funcional (> 10% VE) (IB)
- Sintomas de estenose coronariana hemodinamicamente significativa na presença de angina limitante ou angina equivalente com resposta insuficiente à terapia clínica otimizada (IA).

A RM pode ser realizada com ou sem auxílio da circulação extracorpórea (CEC). A RM com CEC é realizada utilizando-se uma máquina coração-pulmão, permitindo que o sangue no coração seja interrompido e esvaziado para maximizar a exposição cirúrgica e facilitar a anastomose dos vasos. Nessa técnica, associa-se a hipotermia leve à moderada e a proteção miocárdica mediante a infusão de solução cardioplégica na raiz da aorta para parar o coração e diminuir a demanda de oxigênio pelo miocárdio.

Já a RM sem CEC é realizada revascularizando-se o miocárdio com o coração batendo mediante a utilização de diversos dispositivos (estabilizadores/posicionadores) e métodos que estabilizam uma porção do órgão, fazendo com que o sítio cirúrgico permaneça relativamente imóvel. Aproximadamente 20% das RMs são feitas por essa técnica, que é especialmente útil em pacientes com alto risco operatório e aterosclerose significativa da aorta ascendente, pois durante a CEC o clampeamento pode liberar material trombogênico e causar um acidente vascular encefálico. Essa técnica também está associada à menor necessidade de transfusão pós-operatória de hemoderivados. Além disso, no subgrupo de pacientes em estágio terminal da doença renal crônica, há alguma evidência de que a cirurgia sem CEC está associada a menor mortalidade intra-hospitalar e menor necessidade de nova terapia renal substitutiva.

A qualidade dos enxertos é importante para o resultado da cirurgia de revascularização miocárdica. A artéria mamária interna esquerda é classicamente utilizada como enxerto pediculado para artéria coronária descendente anterior esquerda, assegurando uma perviedade de 96% em 10 anos. Outros enxertos consistem em segmentos de veias safenas. Pode-se utilizar também a artéria mamária interna direita ou a radial de braço não dominante. A utilização rotineira da mamária esquerda na cirurgia de revascularização do miocárdio confere vantagem na sobrevida no longo prazo em comparação com os demais enxertos.

CIRURGIA DA AORTA

As doenças da aorta apresentam elevada morbimortalidade. Geralmente, é o clínico geral ou o cardiologista o responsável por fazer o diagnóstico em um paciente que, na maioria das vezes, é assintomático. Nos últimos anos, devido ao desenvolvimento dos métodos de diagnóstico complementares, houve aumento na identificação das diversas doenças da aorta, o que possibilitou maior número de diagnósticos.

Aneurisma

Define-se por aneurisma de aorta uma dilatação irreversível que supera em 50% o diâmetro normal esperado. Com o aumento gradual, a parede do vaso se enfraquece, possibilitando a ocorrência de dissecção e/ou ruptura. A incidência dessa doença é estimada em 5,9 casos por 100 mil habitantes a cada ano. Vários são os fatores predisponentes para os aneurismas da aorta: tabagismo, hipertensão, aterosclerose, desordens genéticas (síndrome de Marfan), infecciosas (sífilis) e congênitas (valva aórtica bivalvulada). Cerca de 50 a 60% dos aneurismas de aorta torácica comprometem a aorta ascendente; 30 a 40% a descendente; 10% o arco; e 10% apresentam comprometimento da porção toracoabdominal. A maioria dos pacientes com aneurisma de aorta torácica é assintomática e o diagnóstico ocorre, muitas vezes, durante investigação clínica de outras doenças. Os sintomas relacionados com aneurisma geralmente se desenvolvem tardiamente, no curso do aumento do diâmetro da aorta, como dor torácica, dor no pescoço e mandíbula; estridor, dispneia, dentre outros.

O aneurisma da aorta torácica é uma doença que exige tratamento cirúrgico, devido ao risco de dissecção e/ou ruptura (principais causas de óbito). Em pacientes assintomáticos, a cirurgia para correção do aneurisma da aorta ascendente é indicada quando o maior diâmetro atinge 5,5 cm ou quando a velocidade de crescimento é maior ou igual a 0,5 cm por ano. Nos pacientes portadores da síndrome de Marfan e valva aórtica bivalvulada, a abordagem deve ser mais precoce e o acompanhamento, mais rigoroso, sendo a cirurgia indicada para diâmetros maiores que 5,0 cm. Quando houver história familiar de complicação (dissecção ou ruptura da aorta torácica), a cirurgia estará indicada em diâmetros iguais ou maiores do que 4,5 cm.

Dissecção

Dissecção da aorta é um evento agudo caracterizado por delaminação do vaso por uma extensão variada a partir de um orifício de entrada. As dissecções agudas da aorta torácica são doenças com risco elevado e que necessitarão de intervenção imediata conforme a localização anatômica do segmento da aorta acometido, das complicações associadas e do tempo de início da doença. O diagnóstico pode não ser imediato, principalmente pela variedade de apresentações clínicas, principalmente quando associadas a complicações como infarto agudo do miocárdio, acidente vascular cerebral, alterações de consciência até o coma, isquemias viscerais, entre outras. A demora no diagnóstico para as dissecções proximais está relacionada com risco de morte de 1 a 2% por hora nas primeiras 24 a 48 horas e, ao fim do primeiro mês, de 60 a 90% dos pacientes. Já as dissecções distais apresentam mortalidade por volta de 10% ao fim do primeiro mês do evento.

A classificação das dissecções da aorta é importante porque é ela que determina a necessidade ou não de intervenção imediata. É uma classificação que leva em conta o tempo de início do evento e sua localização anatômica. É considerada dissecção aguda quando o evento ocorreu há menos de 14 dias. É considerada como proximal quando houver comprometimento da aorta ascendente, e distal quando não houver comprometimento da aorta ascendente. A classificação mais utilizada é a de Stanford: tipo A quando houver comprometimento da aorta ascendente, independentemente da extensão do comprometimento distal, e tipo B quando começar após a artéria subclávia esquerda.

Cirurgia para dissecção aguda tipo A de Stanford

Os objetivos principais do tratamento cirúrgico são ressecção do orifício de entrada, estabilização da lâmina de dissecção, prevenção da ruptura da aorta e prevenção ou recuperação da má perfusão distal (seja ela cerebral ou visceral). Principal procedimento: interposição de tubo supracoronariano com fixação dos pilares comissurais da valva aórtica, com hipotermia pelo menos moderada (de 25 até 32ºC) para avaliação do arco aórtico e porção proximal da aorta descendente em perfusão cerebral seletiva.

Cirurgia para a dissecção aguda tipo B de Stanford

É reconhecida a importância de identificar possíveis complicações associadas a essa apresentação anatômica de comprometimento da aorta, uma vez que apresentam significativa diferença de evolução. As dissecções distais complicadas podem ser tratadas de forma convencional, porém com resultados bastante insatisfatórios. A abordagem endovascular com a colocação do *stent* de aorta ocluindo o orifício de entrada, normalmente situado após a artéria subclávia esquerda, é a opção preferencialmente utilizada. Também são descritas fenestrações da aorta, assim como a colocação de *stent* para tentar perfundir órgãos ou vísceras cujos vasos foram

desinseridos da luz verdadeira e apresentam má perfusão, comunicando a luz verdadeira, passando pela falsa luz e perfundindo essa artéria desinserida. Já nas apresentações não complicadas, impera o tratamento endovascular com a colocação dos *stents* de aorta para oclusão do orifício de entrada, trombose da falsa luz e remodelamento da aorta.

Os diagnósticos têm melhorado muito com a disseminação da angiotomografia, a familiarização do cirurgião com diversas técnicas de tratamento da raiz da aorta e preservação valvar, monitoramento e proteção cerebral e avanços no monitoramento da coagulação e da transfusão dirigida. Tudo isso é fundamental na condução dos pacientes, permitindo redução da mortalidade e das complicações. No consenso de especialistas da American Association for Thoracic Surgery (AATS), de 2021,[6] pela primeira vez ressaltou-se a possibilidade de transferência de pacientes de centros com baixo volume de cirurgias da aorta para centros com alto volume, com o objetivo de obter melhores resultados cirúrgicos. O aprimoramento das endopróteses para o tratamento totalmente endovascular dos pacientes é uma possibilidade em desenvolvimento, mas que necessita de apresentação anatômica favorável.

CIRURGIA DAS PERICARDIOPATIAS

O pericárdio é uma estrutura fibrosserosa que envolve o coração e a porção inicial dos vasos da base por meio de seus dois folhetos, um mais interno (pericárdio visceral ou seroso, ou epicárdio) e outro mais externo (pericárdio fibroso ou parietal). Essas duas camadas acham-se separadas por um espaço, a cavidade pericárdica, e são lubrificadas por aproximadamente 50 mℓ de um líquido de composição igual à do soro, o líquido pericárdico.

A pericardite é um processo inflamatório do pericárdio que tem múltiplas causas e se apresenta tanto como doença primária quanto secundária. Geralmente benigna e autolimitada, pode cursar com derrame ou constrição pericárdica, o que aumenta sua morbidade. As pericardites são classificadas de acordo com a evolução e forma de apresentação clínica: pericardite aguda; pericardite crônica; derrame pericárdico e tamponamento cardíaco; pericardite constritiva; pericardite recorrente.

O derrame pericárdico pode ou não levar ao aparecimento de sintomas, dependendo do volume e da velocidade de instalação. Esses podem ser dispneia, sensação de opressão, tosse ou rouquidão. O tamponamento cardíaco é a fase avançada desse processo, levando a estase jugular, pulso paradoxal, hipotensão arterial e hipofonese de bulhas cardíacas. Os achados ecocardiográficos usuais na presença de síndrome clínica de tamponamento são: dilatação das cavas com pouca variação respiratória, colapso diastólico da parede livre do ventrículo direito, do átrio direito, do átrio esquerdo e raramente do ventrículo esquerdo. Nessa situação, indica-se a pericardiocentese (punção pericárdica) ou a drenagem pericárdica. A pericardiocentese pode ser de alívio ou diagnóstica, e ser realizada à beira do leito com a punção de Marfan, procedimento em que uma agulha é introduzida à esquerda do apêndice xifoide, com orientação de 45º no plano sagital, até atingir a cavidade pericárdica, de preferência guiada por ecocardiograma. A drenagem pericárdica habitualmente é realizada através da via subxifóidea, com uma incisão longitudinal imediatamente abaixo do apêndice xifoide que atinge o mediastino anterior, onde se realiza uma janela no pericárdio parietal de aproximadamente 1 cm de diâmetro para permitir a drenagem da cavidade pericárdica e a biopsia para exame anatomopatológico. Atualmente, outra técnica que vem sendo empregada é a videotoracoscopia, que além da biopsia e drenagem do pericárdio, permite sua visualização, o que pode ser de grande valia para o diagnóstico etiológico, pois o cirurgião pode escolher a porção mais acometida do pericárdio, além de permitir a lise de aderências pericárdicas.

Em casos de derrames de repetição ou pericardites crônicas, a pericardiectomia é indicada, e pode ser parcial, ou seja, no espaço compreendido entre os dois nervos frênicos, ou total, quando a ressecção abrange o espaço compreendido entre o nervo frênico direito e as veias pulmonares esquerdas, e entre os grandes vasos e a base ao diafragma. Processos de pericardite crônica podem evoluir para a formação de um tecido cicatricial espesso, endurecido, até mesmo calcificado, que provoca restrição do enchimento diastólico dos ventrículos, reduzindo a função cardíaca. Nos casos de derrames de repetição, a conduta mais aceita pela literatura é a pericardiectomia parcial, ficando a pericardiectomia total reservada aos casos de pericardite crônica constritiva.[7]

ASSISTÊNCIA CIRCULATÓRIA MECÂNICA: OXIGENAÇÃO POR MEMBRANA EXTRACORPÓREA

A oxigenação por membrana extracorpórea (ECMO), um sistema de suporte à vida, é uma terapia valiosa para tratar adultos e crianças com disfunção cardíaca e pulmonar com risco de vida, refratária ao tratamento convencional ou quando as medidas de ressuscitação cardiopulmonar não são bem-sucedidas em alcançar o retorno da circulação espontânea. A máquina de ECMO consiste em uma bomba com um oxigenador que substitui a função do coração e do pulmão. O objetivo principal da ECMO é substituir a função do coração e dos pulmões, permitindo a esses órgãos um tempo para recuperação.

O circuito de ECMO consiste basicamente em cânula de drenagem e retorno, bomba e trocador de calor/gás. Existem dois tipos básicos: a ECMO venovenosa (ECMO VV) e a ECMO venoarterial (ECMO VA). A ECMO VV fornece apenas suporte respiratório e a ECMO VA dá suporte ao coração e os pulmões; portanto, é uma escolha no caso de pacientes com choque cardiogênico ou pacientes com parada cardíaca e que não se beneficiaram com terapias convencionais de ressuscitação.[8]

A ECMO VV é usada para suporte respiratório em pacientes que não respondem à ventilação mecânica ou em situações de insuficiência respiratória aguda potencialmente reversível. As principais indicações da ECMO VV são:

- Síndrome do desconforto respiratório agudo secundário à pneumonia bacteriana ou viral grave, incluindo covid-19 ou pneumonia por aspiração
- Obstrução das vias aéreas, contusão pulmonar, inalação de fumaça, afogamento, síndrome de vazamento de ar, hipercapnia ou insuficiência respiratória hipóxica
- Estado asmático
- Hemoptise maciça ou hemorragia pulmonar
- Ponte para transplante de pulmão
- Suporte para ressecções pulmonares em pacientes instáveis.

A ECMO VA é usada para fornecer suporte respiratório e cardíaco. Suas principais indicações são:

- Condições cardíacas com baixo débito cardíaco (índice cardíaco < 2 ℓ/min/m^2) e hipotensão (pressão arterial sistólica < 90 mmHg) apesar do suporte inotrópico e do uso de balão intra-aórtico
- Choque cardiogênico secundário à síndrome coronariana aguda, arritmia cardíaca refratária, miocardite, embolia pulmonar, toxicidade medicamentosa, trauma cardíaco, anafilaxia, insuficiência cardíaca descompensada aguda, choque séptico
- Periprocedimento para intervenções cardíacas de alto risco
- Insuficiência cardíaca pós-operatória por incapacidade de desmame da circulação extracorpórea
- Após transplante de coração ou pulmão-coração, em casos de falha primária do enxerto
- Ponte para suporte circulatório de longo prazo ou ponte para transplante de coração/pulmão.

CONSIDERAÇÕES FINAIS

Neste capítulo, foram apresentados temas de grande importância, com valor educacional e prático, em relação às cirurgias cardiovasculares. O objetivo foi descrever de forma clara as noções básicas sobre as cirurgias das doenças valvares, coronarianas, da aorta e do pericárdio, completando com a assistência circulatória mecânica, em especial a ECMO.

REFERÊNCIAS BIBLIOGRÁFICAS

1. Gomes W.J., Moreira R.S., Zilli A.C., et al. The Brazilian Registry of Adult Patient Undergoing Cardiovascular Surgery, the BYPASS Project: Results of the First 1,722 Patients. *Braz J Cardiovasc Surg.* 2017;32(2):71-76.
2. Tarasoutchi F., Montera M.W., Ramos A.I.O., Sampaio R.O., Rosa V.E.E., Accorsi T.A.D., et al. Atualização das Diretrizes Brasileiras de Valvopatias – 2020. *Arq Bras Cardiol.* 2020;115(4): 720-775.
3. Siontis G.C.M., Overtchouk P., Cahill T.J., Modine T, et al. Transcatheter aortic valve implantation vs. surgical aortic valve replacement for treatment of symptomatic severe aortic stenosis: an updated meta-analysis. *Eur Heart J.* 2019;7; 40(38):3143-3153.
4. Takahashi K., Serruys P.W., Fuster V., et al. Redevelopment and validation of the SYNTAX score II to individualise decision making between percutaneous and surgical revascularisation in patients with complex coronary artery disease: secondary analysis of the multicentre randomised controlled SYNTAXES trial with external cohort validation. *Lancet.* 2020;31;396(10260):1399-1412.
5. Lawton J.S., Tamis-Holland J.E., et al. 2021 ACC/AHA/SCAI Guideline for Coronary Artery Revascularization: Executive Summary: A Report of the American College of Cardiology/ American Heart Association Joint Committee on Clinical Practice Guidelines. Circulation. 2022;18;145(3):e4-e17. .
6. Malaisrie S.C., Szeto W.Y., Halas M., et al. 2021 The American Association for Thoracic Surgery expert consensus document: Surgical treatment of acute type A aortic dissection. *J Thorac Cardiovasc Surg.* 2021;162(3):735-758.e2. Disponível em: https:// doi.org/10.1016/j.jtcvs.2021.04.053. Acesso em: 28 agos. 2023.
7. Hemmati P., Greason K.L., Schaff H.V. Contemporary Techniques of Pericardiectomy for Pericardial Disease. *Cardiov Sur.* 2017 Nov;35(4):559-566. DOI: 10.1016/j.ccl.2017.07.009.
8. Vyas A., Bishop M.A. Extracorporeal Membrane Oxygenation in Adults. In: StatPearls [Internet]. Treasure Island (FL): *StatPearls Publishing.* 2023 Jan. Disponível em: https://www.ncbi. nlm.nih.gov/books/NBK576426/. Acesso em: 28 agos. 2023.

PARTE

39

Cirurgia da Mão

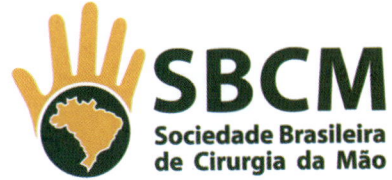

SBCM
Sociedade Brasileira
de Cirurgia da Mão

216

Princípios da Cirurgia da Mão

Samuel Ribak • Antonio Tufi Neder Filho • Antonio Carlos da Costa • Rui Sérgio Monteiro de Barros

INTRODUÇÃO

A especialidade de cirurgia da mão nasceu da necessidade de resposta aos agravos à sua funcionalidade e do restabelecimento de sua desenvoltura plena. O cirurgião da mão é o profissional que precisa ter, como pré-requisito, formação em ortopedia e traumatologia ou em cirurgia plástica.

Considerando que 30% dos traumatismos atendidos no pronto-socorro de um hospital geral acometem as mãos, é preciso entender a importância do atendimento primário e a necessidade dessa compreensão por parte das equipes assistenciais.[1] A alta incidência de lesões de mão constitui um grande problema socioeconômico, principalmente quando se leva em consideração o tempo de afastamento do trabalho e também o custo com pensões e indenizações previdenciárias.[2]

O principal objetivo do tratamento dos traumatismos da mão é restaurar sua função. O procedimento inadequado pode levar a sequelas irreversíveis.

O objetivo deste capítulo é fornecer informações para que o médico generalista faça uma abordagem segura e sistematizada das principais lesões traumáticas da mão para um melhor seguimento.

EXAME CLÍNICO

A anamnese é a primeira etapa do exame clínico.[3] Um interrogatório bem conduzido é fundamental para o diagnóstico preciso e para a seleção do tratamento mais indicado nos traumatismos da mão. Deve-se questionar:

- Há quanto tempo ocorreu a lesão? Feridas com mais de 6 horas são consideradas infectadas, independentemente do grau de contaminação, e o uso de antibiótico é mandatório nesse caso
- Houve algum tratamento prévio? Qual e por quem?
- Qual o agente causador e qual o local do acidente? Lesões por faca ou lâminas causam feridas menos graves que as provocadas por serra circular ou esmagamentos. Lesões por vidro podem ser mais graves que o sugerido pela ferida da pele. Máquinas como cilindro podem provocar síndromes de compartimento da mão e levar a retrações graves (*contratura de Volkmann da mão*). O ambiente onde ocorre a lesão pode indicar certos tipos de infecção (tétano, gangrena) e lesões ocorridas na terra estão mais sujeitas a infecção
- Qual a posição da mão no momento da lesão? Essa pergunta é muito importante no caso da lesão de tendões flexores, pois, se os dedos estiverem fletidos (em posição de empunhadura), como alguém que segura com força a lâmina de uma faca, os tendões lesados podem retrair-se vários centímetros, e isso orienta o cirurgião sobre quanto deve ampliar a incisão.

O exame físico inicia-se pela inspeção estática, de onde conseguimos informações sobre o tipo de lesão: cortante, contusa, perfurante, corto-contusa, por explosão, esmagamento, dentre outras. Na inspeção dinâmica, a mobilidade articular ativa deve ser comparada com a do lado contralateral, quando normal.

A postura dos dedos pode indicar se existem lesões de tendões ou fraturas. A coloração informa o estado vascular da extremidade. A palpação permite conferir a temperatura baixa nos casos de lesão arterial, e fornece informações como pulso e crepitação.

No exame da sensibilidade cutânea, verifica-se a inervação de todo o membro superior, derivado do plexo braquial e formado pelas raízes dos nervos espinhais C5, C6, C7, C8 e T1 (Figura 216.1). A sensibilidade deve ser pesquisada em todos os dedos lesados, dos lados radial e ulnar de cada um, para avaliar todos os nervos digitais.[3]

Em crianças, que não conseguem informar a sensibilidade com precisão, o exame pode ser feito colocando-se os dedos em contato com gelo ou água fria. O enrugamento da pele na polpa dos dedos indica a presença de inervação normal.

Para avaliação de lesão nervosa, os testes diagnósticos dependem de cada nervo a ser pesquisado.[4] Para avaliação do nervo radial e do interósseo posterior, coloca-se o paciente com o cotovelo fletido e a mão em repouso sobre um apoio, pedindo para que estenda o punho. A incapacidade de extensão do punho e a queda do punho com a retirada do apoio denotam lesão alta do nervo radial. A extensão do punho com desvio radial denota lesão do nervo interósseo posterior (ramo motor do nervo radial). Considere que a extensão do punho é proporcionada apenas pelo músculo extensor radial longo do carpo, inervado pelo nervo radial antes da sua divisão; a ausência de força nos músculos extensor radial curto do carpo e extensor ulnar do carpo leva à extensão do punho com desvio radial (Figura 216.2).

Para avaliar lesão do nervo ulnar, observar o sinal de Duchenne/André-Thomas: mão em posição de repouso da mão com deformidade em garra e hiperextensão das articulações metacarpofalângicas e flexão das interfalângicas do 4º e 5º

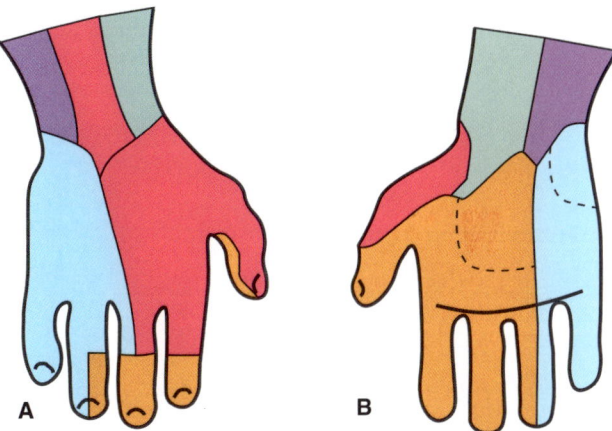

Figura 216.1 Territórios de sensibilidade dos nervos na mão: azul para o nervo ulnar, laranja para o nervo mediano e rosa para o nervo radial. **A.** Vista dorsal; **B.** Vista palmar.

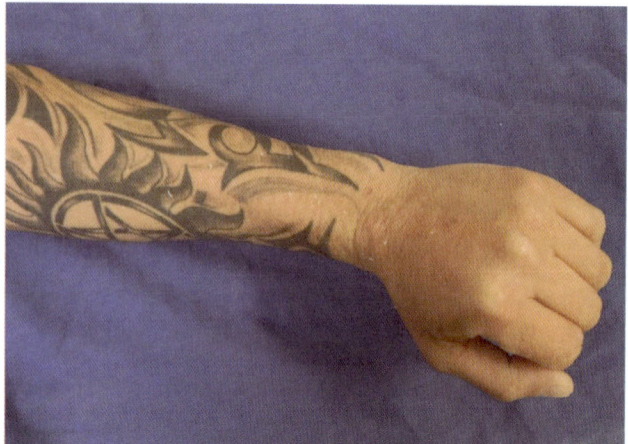

Figura 216.2 Extensão do punho com desvio radial. Nota-se que os dedos e o polegar estão paralisados.

Para avaliar lesão tendinosa, os tendões flexores devem ser testados um a um. Os tendões flexores superficiais são testados bloqueando-se os outros dedos em extensão e solicitando que o paciente faça a flexão do dedo que está sendo examinado (Figura 216.5).

Os tendões flexores profundos são testados bloqueando-se a articulação interfalângica proximal em extensão e solicitando ao paciente que faça a flexão da interfalângica distal (Figura 216.6). O tendão flexor longo do polegar é testado bloqueando-se a metacarpofalangeana em extensão e solicitando que o paciente faça a flexão da interfalangeana.

Os tendões extensores são examinados um a um, solicitando ao paciente que faça extensão de cada dedo, lembrando que os dedos indicador e mínimo, que possuem tendões extensores próprios, poderão apresentar extensão normal na vigência de lesão dos extensores comuns (Figura 216.7).

dedos. Isso acontece devido à paralisia dos músculos lumbricais e interósseos dos dedos anular e mínimo (sinal de Duchenne) (Figura 216.3). Há aumento da garra quando o paciente tenta realizar a extensão dos dedos fletindo o punho (sinal de André-Thomas).

Para avaliar lesão do nervo interósseo anterior, procede-se ao teste de Benediction ou Kiloh-Nevin para verificar se o paciente consegue ou não realizar a flexão das articulações interfalângicas do polegar e a distal do dedo indicador pela paralisia dos músculos flexor longo do polegar e flexor profundo do indicador (Figura 216.4).

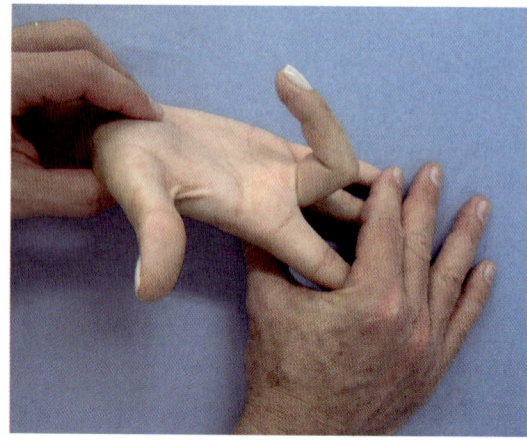

Figura 216.5 Teste para avaliação do músculo flexor superficial dos dedos.

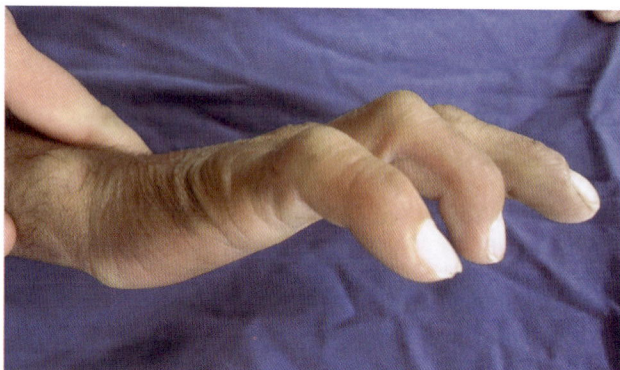

Figura 216.3 Lesão do nervo ulnar, com mão em garra (sinal de Duchenne).

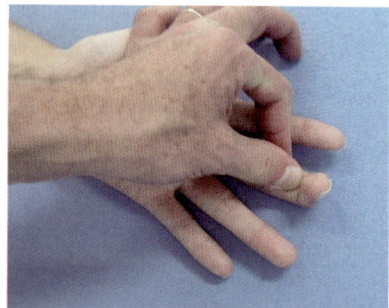

Figura 216.6 Exame do tendão flexor profundo do dedo médio.

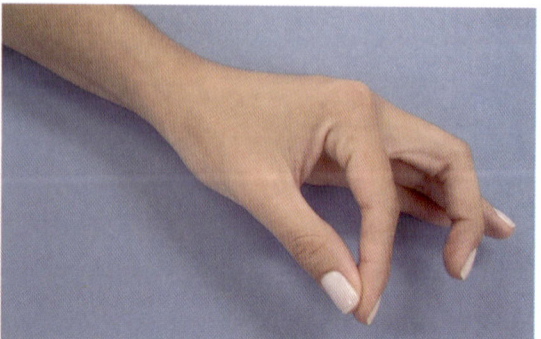

Figura 216.4 Teste de Benediction: nota-se a impossibilidade de flexão das articulações do polegar e indicador.

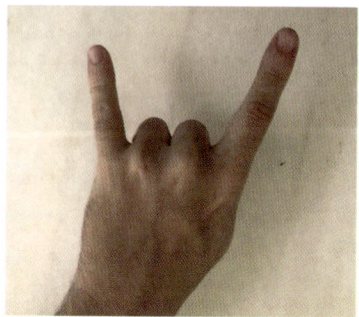

Figura 216.7 Exame dos tendões extensores próprios do indicador e mínimo.

Lembrar que as junções intertendíneas podem proporcionar a extensão de um dedo pelo tendão do dedo vizinho.

A avaliação das estruturas ósseas é feita na inspeção e palpação. Com o paciente sentado, cotovelo apoiado na mesa, fletido e com antebraço supinado, é solicitado que ele realize a flexão ativa dos dedos. Na mão normal, o eixo longitudinal dos quatro dedos mediais converge sobre o tubérculo do escafoide ou próximo dele e apresenta uma cascata normal de dedos em semiflexão. A cascata é perdida se qualquer um dos dedos apresentar desvio rotacional (Figura 216.8).

Para avaliar lesão ligamentar, deve-se testar o ligamento colateral ulnar da articulação metacarpofalângica (MTCF) do polegar com o examinador realizando um estresse em valgo na articulação metacarpofalângica do polegar. Para o teste isolado do ligamento colateral ulnar, é feito o estresse em valgo com o polegar com flexão de 40º da articulação MTCF. O teste é positivo quando a abertura em valgo for superior a 30 até 35º (indicando lesão completa dos ligamentos colateral ulnar e colateral acessório) e inferior a 30 até 35º quando a lesão for parcial. Denomina-se lesão de Stener a lesão total do ligamento colateral e a interposição da aponeurose do músculo adutor do polegar entre a lesão e sua inserção na base da falange proximal do polegar (Figura 216.9).

O teste de Watson avalia lesão ligamentar ou dissociação escafolunar. O examinador coloca seus quatro dedos atrás do rádio. Seu polegar é colocado na tuberosidade (polo distal do escafoide) e a outra mão é usada para mover passivamente o punho de ulnar para radial. Em desvio ulnar, o escafoide está em flexão e assume uma posição mais alinhada com o antebraço, enquanto em desvio radial está fletido. A pressão na tuberosidade, enquanto o punho se move de ulnar para radial, evita que o escafoide se flexione. Nessa circunstância, se o ligamento escafossemilunar estiver rompido, o polo proximal do escafoide estará subluxado

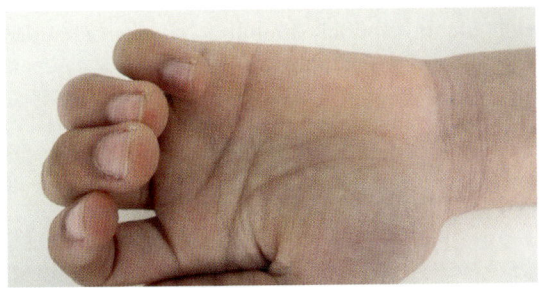

Figura 216.8 Nota-se desvio rotacional do dedo indicador.

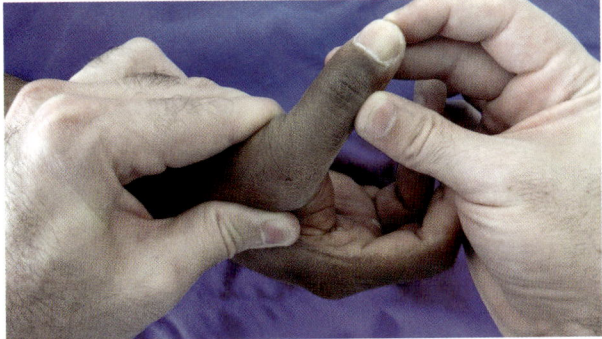

Figura 216.9 Manobra de estresse do polegar, visibilização de grande abertura em valgo.

dorsalmente, para fora do rádio, induzindo dor no aspecto dorsorradial do punho. Quando a pressão na tuberosidade é relaxada, um típico estalido ocorre, indicando a redução do escafoide pela borda dorsal do rádio.[4]

EXAMES COMPLEMENTARES

Concluído o exame físico, exames complementares podem ser necessários. As radiografias são comumente solicitadas. Na suspeita de trauma na mão ou no punho, solicitar as incidências PA, perfil e oblíqua. No caso dos dedos, solicitar PA e perfil de cada dedo acometido.

Eventualmente, podem ser solicitados outros exames complementares, como os de tomografia computadorizada ou ressonância nuclear magnética, em casos de suspeita de fraturas ocultas ou lesões ligamentares.

Após o diagnóstico, o paciente deve ser encaminhado ao centro cirúrgico para o tratamento adequado.

ANESTESIA

Somente após a conclusão do diagnóstico é que o paciente deve ser anestesiado. A anestesia escolhida deve ser aquela que permite o conforto suficiente para o tratamento de todas as lesões. Nenhuma lesão aberta da mão pode ser submetida a tratamento cirúrgico seguro sem anestesia adequada.

Em geral, os pacientes com traumatismos agudos da mão chegam ao pronto-socorro com o estômago cheio, sendo esse um dos motivos para priorizar as anestesias locais ou regionais. A técnica Walant, que utiliza cloridrato de lidocaína associada a epinefrina, tem sido cada vez mais adotada ultimamente, permitindo que o paciente possa realizar movimentos da mão traumatizada sem a utilização de torniquete.[5]

A anestesia local é a indicada nas pequenas lesões que acometem somente a pele. Não se deve injetar o anestésico no interior da ferida, mas na sua periferia, para não aumentar a agressão ao tecido lesado. O bloqueio digital pode ser feito quando a lesão estiver em um dedo. Deve-se evitar injetar o anestésico no dedo, devido ao risco de aumentar seu volume (*tubo digital*) e provocar espasmo arterial, de consequências danosas.

A principal desvantagem dos bloqueios citados anteriormente é a dificuldade de se usar um torniquete pneumático por tempo superior a 20 minutos. O paciente pode não tolerar. Quando isso é necessário, ou se as lesões forem mais extensas, a anestesia mais indicada é o bloqueio do plexo braquial.

CUIDADOS COM A FERIDA E PREPARO DO CAMPO CIRÚRGICO

A melhor profilaxia contra infecção é a lavagem exaustiva da ferida, de sua periferia e de todo o membro, até o local do torniquete. Não se deve esfregar a ferida nem usar adstringente; nesses casos, é recomendado o uso abundante de soro fisiológico aplicado com uma seringa, para fazer a lavagem da lesão com o soro sob pressão.

Nessa fase do tratamento, se algum vaso mais calibroso estiver sangrando, ele pode ser pinçado e ligado. O tempo que o torniquete permanece insuflado deve ser constantemente observado pelo cirurgião. É permitido o período de até 2 horas de uso contínuo; caso a cirurgia não tenha terminado após esse período, o torniquete deve ser desinsuflado e o membro, elevado, protegendo-se a ferida com uma compressa. Após 15 minutos de circulação sanguínea no membro, o torniquete pode ser novamente insuflado. Da segunda vez, o torniquete não deve permanecer por mais de 90 minutos insuflado. O torniquete digital, com um dreno de Penrose na raiz do dedo, pode ser usado com cautela, evitando-se grande pressão e utilizando-se um dreno mais largo para evitar complicações vasculares graves.

TÉCNICA OPERATÓRIA

Na cirurgia da mão, os mais rígidos princípios da técnica atraumática devem ser seguidos. É necessário manipular os tecidos com delicadeza, pois os menores traumatismos causam a formação de tecido fibroso e aderências ou retrações.

Ao atender um caso de traumatismo aberto de mão, o objetivo imediato do cirurgião é obter a cura primária da ferida, sem infecção, para em um segundo momento realizar a cirurgia definitiva de síntese de ossos, tendões e nervos em melhores condições técnicas pelo médico especialista. Caso o cirurgião tenha treinamento, experiência, condições técnicas e a ferida e o paciente estejam em condições favoráveis, o ideal é tratar de imediato todas as lesões, da pele ao osso.

Nas lesões de mão, do ponto de vista cirúrgico, a ordem das prioridades deve ser:

- Assepsia e antissepsia
- Limpeza exaustiva com soro fisiológico
- Desbridamento de tecidos desvitalizados
- Estabilização do esqueleto
- Arteriorrafia
- Tratamento das lesões vasculares, quando a viabilidade do segmento estiver comprometida
- Cobertura com pele (fechamento da ferida)
- Prevenção de deformidades (imobilização em posição funcional)
- Sutura de tendões
- Sutura de nervos.

Ainda com base nas considerações anteriores, as prioridades de reconstrução em casos de lesão grave ou esmagamento de mão são: um polegar oponente e estável, comprimento adequado (pelo menos até a articulação interfalângica), pelo menos um e de preferência dois dígitos para se opor ao polegar. Os dedos devem ter comprimento e mobilidade adequados para alcançar o polegar, e a mão reconstruída deve ter boa sensibilidade, boa cobertura de pele e partes moles que sejam bem estabelecidas, facilitando a reconstrução posterior.[6]

FECHAMENTO DE PELE E COBERTURA CUTÂNEA

Existem três métodos para se fechar uma ferida na mão: por aproximação das bordas (sutura), por enxerto ou retalho de pele. A seguir serão relatadas apenas as indicações e os princípios gerais de cada método.

O método ideal para o tratamento primário de uma ferida é por aproximação das bordas (sutura). Já o enxerto de pele é indicado nos casos de perda de substâncias mais superficiais, mas contraindicado em regiões com leito pouco vascularizado, por exemplo, sobre cartilagem, osso cortical ou tendão desprovido de paratendão.

Pelo fato de não se retrair (ou se retrair pouco) e de ser mais maleável (elástico), o enxerto de pele total (Wolfe) oferece os melhores resultados funcionais, principalmente na face palmar da mão e no dorso das articulações. Para essas áreas, o melhor enxerto de pele total é obtido da borda ulnar da mão e da região do arco plantar (Figura 216.10).

Os enxertos de pele parciais têm a vantagem de aderir mais facilmente pela revascularização mais rápida, mas têm maior tendência à retração.

Retalhos de pele têm indicação quando existe exposição de estruturas nobres, ou em áreas pouco vascularizadas, onde não é possível fechar a ferida por aproximação das bordas ou por enxerto de pele. Pode ser retalho livre, removido da área com seu pedículo vascular (usando-se ou não outras estruturas, como músculo, nervo e osso), que é anastomosado no pedículo próximo ao leito receptor. Para se usar um retalho, é necessária técnica microcirúrgica. Os retalhos podem ser pediculados locais (retirados da própria mão) ou à distância.

Os retalhos locais mais frequentemente usados na mão são (Figura 216.11):[6]

- *Cross-finger*
- Retalhos neurovasculares (*ilha neurovascular*)
- Retalhos para a ponta de dedos.

Os retalhos a distância são, principalmente, retalho inguinal e retalho anterolateral do antebraço (chinês).

LESÕES TENDINOSAS

A indicação, nesses casos, deve ser a sutura imediata dos tendões, desde que as condições da ferida o permitam. Caso não seja possível, é necessário tratá-la conforme os princípios expostos anteriormente e realizar o reparo tendinoso em um segundo tempo.

A sutura dos tendões deve sempre obedecer aos seguintes princípios: ser suficientemente forte (mas sem tensão), podendo até possibilitar imobilização passiva cuidadosa; evitar lesão à sua vascularização; manter lisa sua superfície; preservar as estruturas anatômicas vizinhas (bainhas, polias); ser rigorosamente atraumática; utilizar material cirúrgico e fios de sutura apropriados (recomendam-se fios de

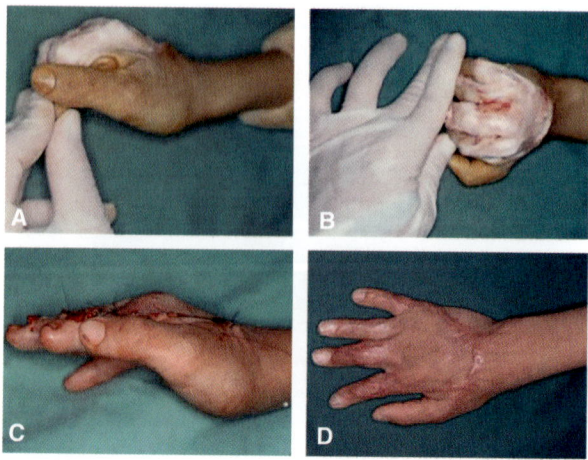

Figura 216.10 Enxerto de pele total. **A** e **B.** Área cruenta no dorso da mão; **C.** Colocação do enxerto; **D.** Resultado final após 6 meses.

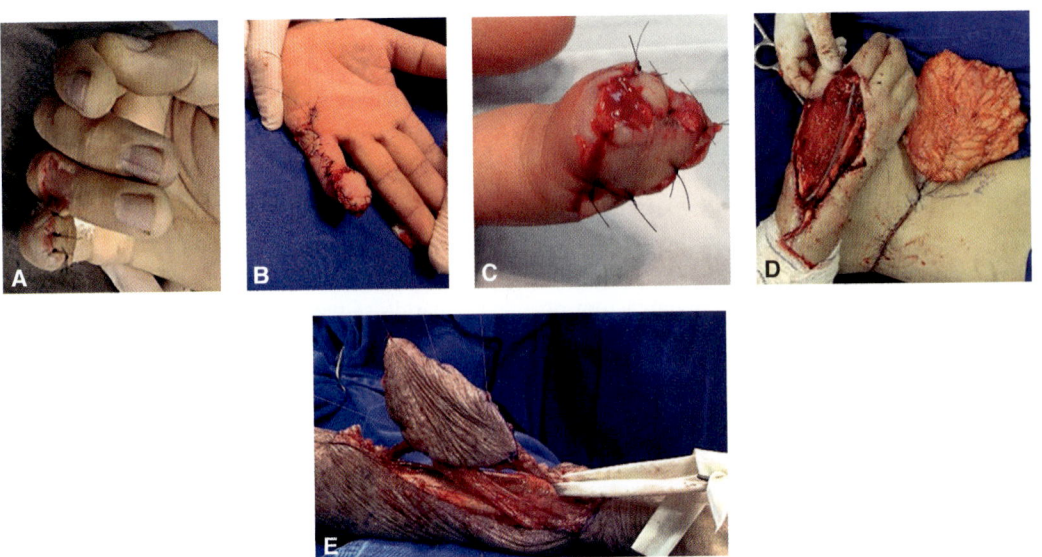

Figura 216.11 **A.** *Cross-finger*; **B.** Retalhos em ilha neurovascular; **C.** Retalhos para a ponta de dedos (Kutler); **D.** Retalho inguinal; **E.** Retalho chinês.

polipropileno, Prolene® 4-0 ou náilon monofilamentado 4-0 e, para a sutura contínua periférica, náilon monofilamentado 6-0.

As técnicas mais usadas atualmente são a de Cruciate, Strickland e Winters-Gelberman para os tendões flexores, que são arredondados.[7] A Figura 216.12 mostra alguns desses métodos. Para os tendões extensores, que são mais achatados, usam-se pontos em U ou pontos simples.

Princípios gerais do tratamento da lesão de tendões flexores conforme a zona anatômica (Figura 216.12).

LESÕES NERVOSAS

No tratamento das lesões nervosas, são vários os fatores que influenciam na decisão de se repará-las cirurgicamente por ocasião do primeiro atendimento ou na emergência.[8] Quanto mais precoce a neurorrafia, melhor o resultado; por isso,

sempre que possível, a sutura nervosa deve ser feita imediatamente após a lesão. No entanto, a neurorrafia secundária, feita em condições ideais, possibilita melhores resultados que a neurorrafia primária feita em condições desfavoráveis.

Quanto às técnicas da sutura nervosa, ela deve ser feita em condições ideais, com algum aumento de imagem, seja por microscópio ou por lupas cirúrgicas, e o material cirúrgico deve ser o mais delicado possível.

A sutura não deve ser feita sob tensão. É permitido algum deslocamento proximal e distal do nervo e uma flexão de 30° do punho e dos dedos, e de 90° do cotovelo, para melhor aproximação dos cotos. Caso não seja possível, indica-se enxerto de nervo. A orientação dos cotos deve ser correta, se possível aproximando-se os fascículos correspondentes do nervo. A técnica, como em toda cirurgia de mão, deve ser a mais atraumática possível. O material de sutura aconselhado é o náilon 8-0.

Existem três tipos de sutura: a interfascicular, que sutura os fascículos entre si e penetra no perineuro (é a mais utilizada nos enxertos de nervos); a epiperineural, a mais recomendada até alguns anos atrás, e que inclui o epineuro e o perineuro; e a epineural, que inclui apenas o epineuro, devendo o fio penetrar no epineuro externo e interno. Essa sutura pode ser usada nos cortes limpos e regulares e é a mais simples das técnicas (Figura 216.13).

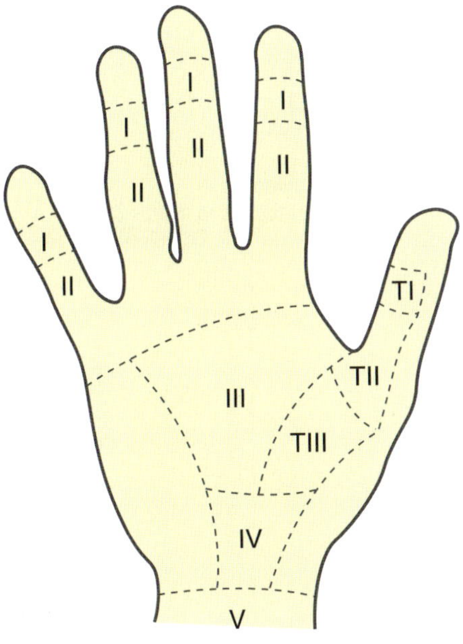

Figura 216.12 Ilustração de zonas dos tendões flexores.

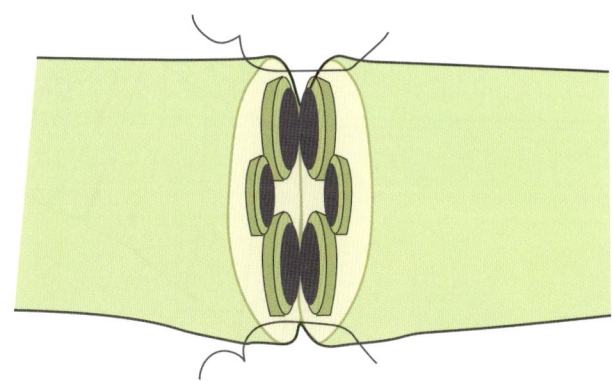

Figura 216.13 Sutura nervosa epineural.

Após a neurorrafia, o membro ou o segmento deve ser imobilizado por 3 semanas. É necessário informar ao paciente que a recuperação do nervo é lenta; o crescimento do axônio dentro da bainha é, em média, de 1 mm por dia.

FRATURAS DA MÃO

De modo geral, a imobilização no tratamento das fraturas da mão é a chamada *posição segura*, com o punho em 30° de extensão, metacarpofalângicas e interfalângicas em extensão, polegar em abdução palmar e em oposição (Figura 216.14).

O tempo de consolidação das fraturas da mão é, em geral, de 3 a 4 semanas (excetuando-se fraturas dos ossos do carpo); o diagnóstico de consolidação é clínico (ausência de dor no foco da fratura), pois radiografias raramente mostram calo ósseo em 4 semanas.

Se, no exame direto da fratura, a redução não se mantém estável, deve-se indicar a fixação com fios de Kirschner, parafusos ou placa e parafusos. Tratamento por meio de tração contínua deve ser evitado, devido às complicações frequentes desse método.[9]

Um resumo dos princípios básicos do tratamento de traumatismo dos dedos:

- Imobilizar apenas o dedo lesado
- Exercitar ativamente os dedos não imobilizados
- Não realizar exercícios passivos forçados com os dedos
- Tratar o edema mantendo o membro superior elevado
- Reduzir anatomicamente as fraturas das falanges
- Saber reconhecer uma luxação ou subluxação momentânea interfalângica
- Tratar imediatamente as fraturas expostas de falanges e seguir com rigor os preceitos de tratamento desse tipo de lesão
- Identificar a ocasião oportuna para amputação do dedo, no intuito de salvar a função global da mão
- Evitar a todo custo amputar o polegar.

AMPUTAÇÕES E REIMPLANTES

As amputações são causadas por diversos tipos de trauma, geralmente no ambiente de trabalho ou doméstico. Nos adultos, as lesões ocorrem por acidentes com serra, faca e uma grande variedade de máquinas industriais, principalmente tornos, prensas e guilhotinas. Já nas crianças, as amputações em geral ocorrem por acidentes nas portas do carro, portas de casa e em alguns tipos de brinquedo.

Quando se trata de amputações, é imprescindível conhecer as diferenças entre revascularização e reimplante. A revascularização é a reconstrução de todas as estruturas, inclusive vasos, de um segmento que foi amputado parcialmente. Já o reimplante é a reconstrução de todas as estruturas de um segmento amputado completamente. Em qualquer dos casos, a meta é a restauração da função. O simples retorno da vascularização não pode ser definido como sucesso do procedimento. Em muitas situações, um dedo rígido e sem sensibilidade prejudica a função dos demais, e o resultado seria melhor com a amputação desse dedo.

O tempo limite para a reperfusão depende do nível da lesão e da temperatura de armazenamento do membro amputado. A estrutura mais sensível à isquemia é o músculo, que suporta, no máximo, 6 a 8 horas em temperatura ambiente ou 8 a 12 horas se estiver esfriado. Entretanto, os dedos, por não apresentarem tecido muscular, suportam até 12 horas em temperatura ambiente e até 24 horas esfriado.[10]

Nem todas as amputações são passíveis de reimplante. Uma das contraindicações relativas é a amputação digital proximal à inserção tendínea do músculo flexor superficial dos dedos, já que o resultado funcional tende a ser ruim. Consideram-se contraindicações absolutas grandes esmagamentos, grandes avulsões, lesões segmentares, lesões concomitantes graves e isquemia prolongada, sendo, nesses casos, indicada a regularização do coto. Ela deve ser realizada segundo os princípios cirúrgicos das amputações, que propõem mitigar o surgimento de sequelas funcionais, tais

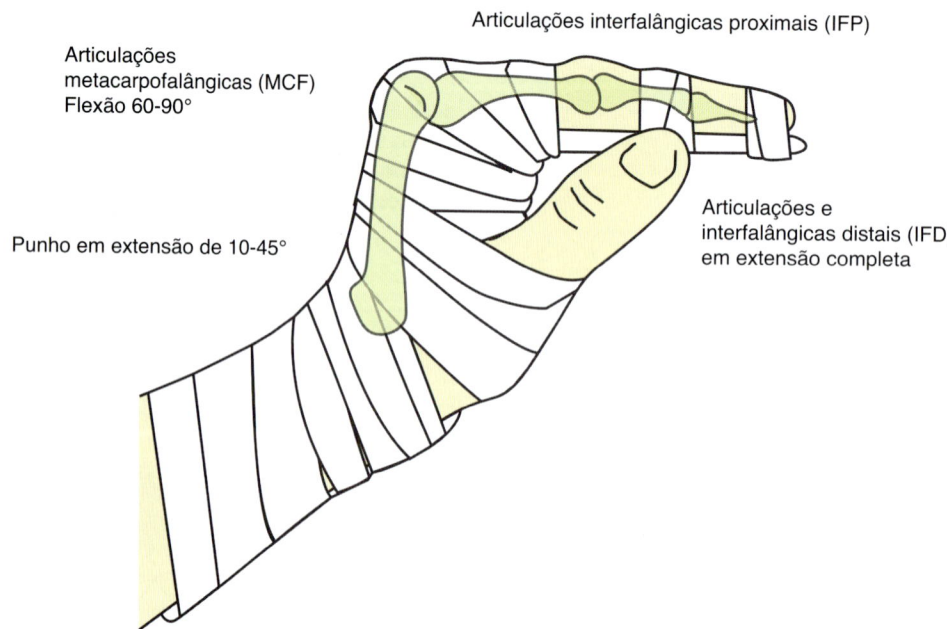

Articulações metacarpofalângicas (MCF) Flexão 60-90°

Articulações interfalângicas proximais (IFP)

Punho em extensão de 10-45°

Articulações e interfalângicas distais (IFD) em extensão completa

Figura 216.14 Mão imobilizada em posição segura.

como: manter o comprimento do segmento afetado, restaurar a sensibilidade, proporcionar cobertura estável de tecidos moles, prevenir o desenvolvimento de neuromas sintomáticos, prevenir contraturas articulares adjacentes, permitir a adaptação protética precoce (quando aplicável) e possibilitar o retorno precoce às atividades da vida diária.

CUIDADOS PRÉ-HOSPITALARES

No local do acidente, deve-se coletar e preservar todas as partes amputadas, mesmo os segmentos mais comprometidos, que podem servir de *banco de tecidos* para os outros dedos. Eventualmente, nas amputações de múltiplos dedos, pode-se realizar o reimplante heterodigital, com o melhor coto distal reimplantado no melhor coto proximal (Figura 216.15).

CUIDADOS HOSPITALARES

Manter os membros amputados em temperatura de aproximadamente 4°C. Envolver o membro amputado em gaze com solução salina, se disponível, e colocá-lo em saco plástico dentro da caixa de isopor com gelo. Estimar a perda sanguínea no local do acidente e controlar o sangramento no coto (Figura 216.16).

No ambiente hospitalar, o segmento amputado deve ser mantido em ambiente frio (4°C) e colocado dentro de recipiente plástico estéril contendo soro fisiológico (SF). Esse recipiente precisa ser colocado dentro de caixa de isopor com gelo, sempre tomando cuidado para que o segmento não entre em contato direto com o gelo, o que provocaria queimadura térmica. Na prática clínica, para acondicionar o segmento distal, utilizam-se coletores ou, eventualmente, quando o segmento for pequeno, luvas estéreis (Figura 216.17).

Nas amputações proximais, diferentemente das amputações digitais, o paciente apresenta grande perda sanguínea e deve ser compensado. Em geral, o paciente chega ao pronto-socorro

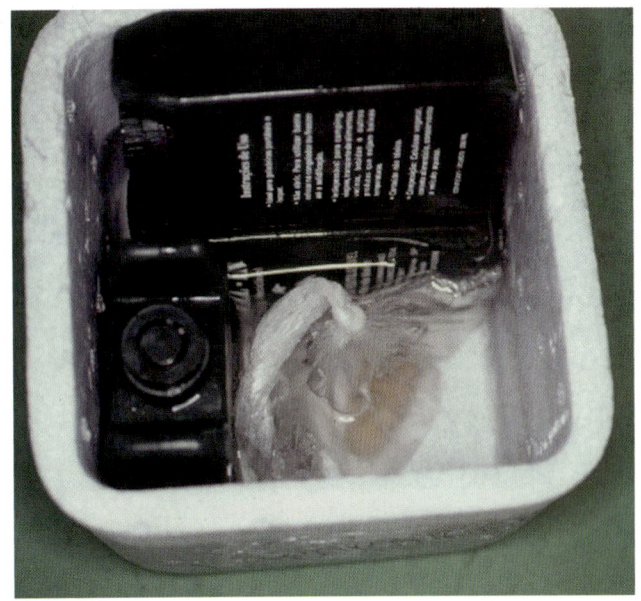

Figura 216.16 Acondicionamento do dedo em coletor, mantido em ambiente hipotérmico.

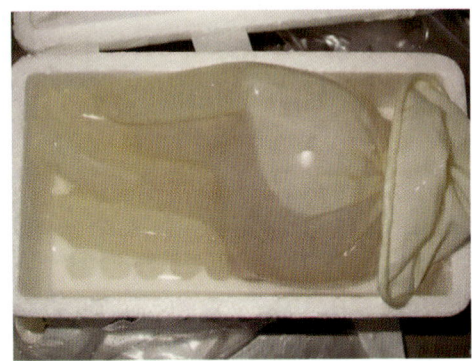

Figura 216.17 Acondicionamento do dedo em luva estéril.

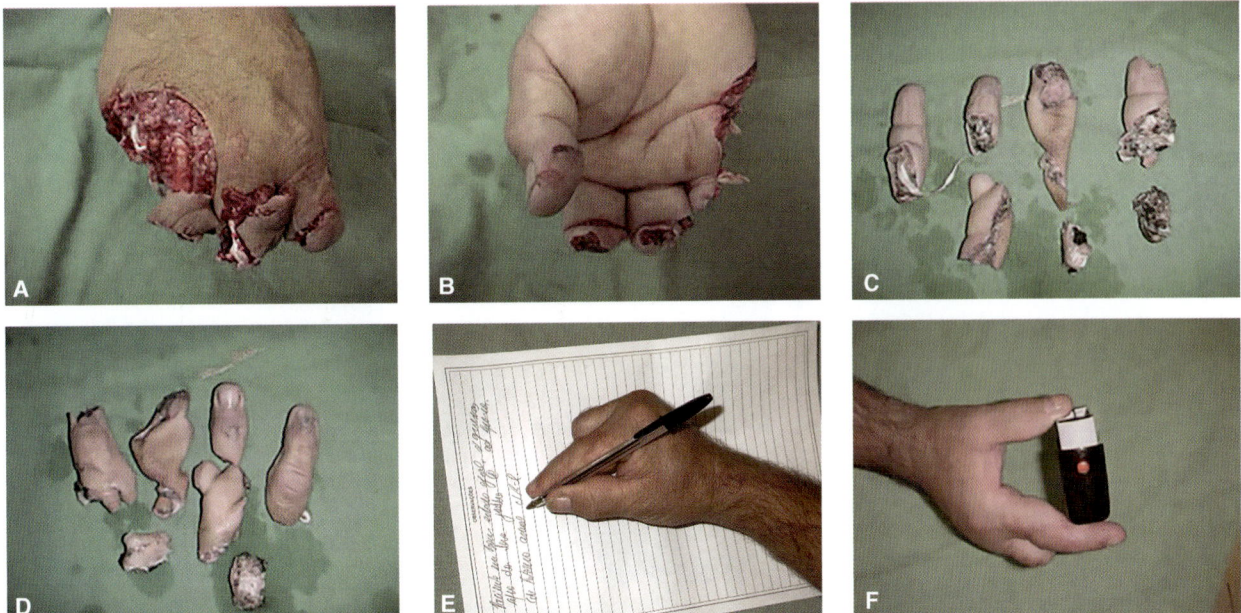

Figura 216.15 Paciente de 46 anos, sexo masculino, técnico em ar-condicionado. Foi vítima de acidente e procurou o hospital após 30 minutos (**A** e **B**). Os cotos de cada dedo em vista volar e dorsal, sendo que o coto proximal do segundo dedo (**C** e **D**) recebeu o coto distal do quinto dedo. Após 6 meses de cirurgia, apresentava mão funcional, com movimento de pinça satisfatório (**E** e **F**).

com sangramento no coto proximal, que cessa com curativo compressivo e elevação do membro. Deve-se evitar o clampeamento dos vasos, pois esse procedimento dificultaria a reconstrução e, consequentemente, o reimplante do membro. Administra-se SF e inicia-se a antibioticoterapia adequada e a profilaxia do tétano o mais breve possível. O paciente deve ficar em jejum e não deve fumar para não provocar espasmo vascular.

A limpeza dos cotos no pronto-socorro é realizada de maneira superficial, para não agredir, nem física, nem quimicamente, as estruturas vitais ao procedimento, principalmente o endotélio vascular. A orientação é lavar os segmentos com água corrente ou SF e, em seguida, cobrir a face cruenta com compressas e lavar a pele. Nas amputações de dedos, é possível reimplantá-los após, aproximadamente, dez horas de isquemia. Já nas amputações mais proximais, após seis horas. Quando o membro for mantido em ambiente hipotérmico, esse tempo é duplicado.[11]

Se o socorrista segue esses cuidados essenciais, é possível, quando indicado, o reimplante do membro, o que traz grande contribuição para a qualidade de vida do paciente (Figuras 216.18 e 19).

CONSIDERAÇÕES FINAIS

O real valor da mão é imensurável, mas facilmente percebido quando uma restrição funcional está presente ou há perda de um segmento anatômico. Tais situações geram consideráveis reflexos na destreza do membro, com impacto mesmo na realização de tarefas de mínima dificuldade. Devido à sua complexa anatomia, a mão, quando traumatizada, deve ser abordada com conhecimento, cuidado e atenção, observando-se todos os detalhes de cada estrutura, bem como o conjunto delas. Neste capítulo foram detalhadas as principais ocorrências traumáticas que podem levar a uma cirurgia da mão, bem com suas possibilidades de tratamento.

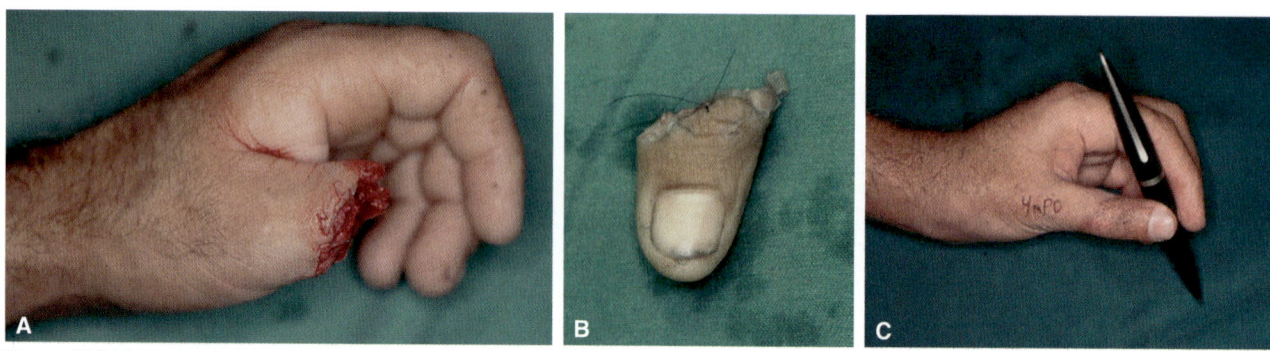

Figura 216.18 Paciente de 24 anos, sexo masculino, teve o polegar amputado por serra. **A.** Coto proximal; **B.** Coto distal; **C.** Seis meses após o reimplante.

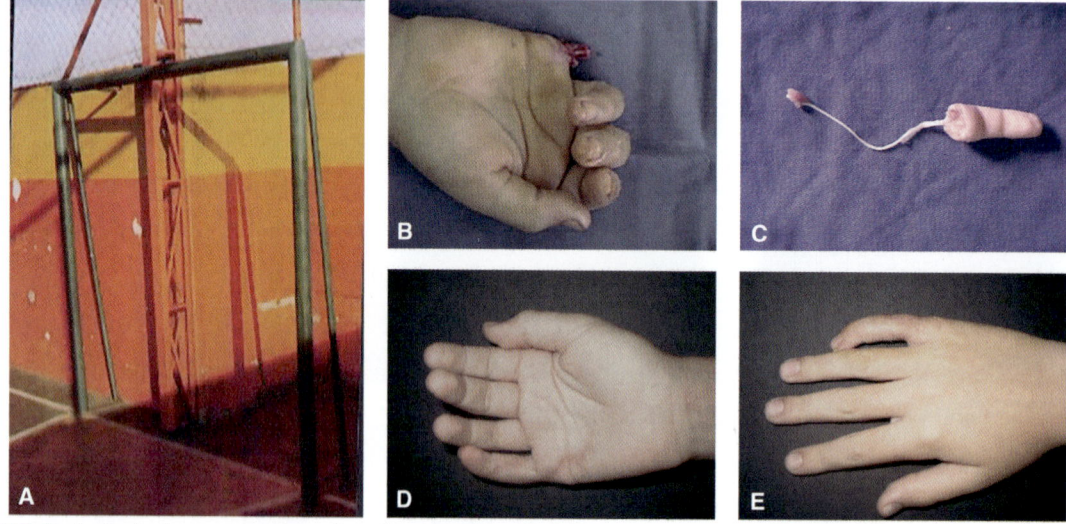

Figura 216.19 Paciente de 5 anos, sexo masculino, foi vítima de acidente na escola, quando o quinto dedo ficou preso em uma estrutura metálica (**A**) e sofreu avulsão (**B** e **C**). Foi submetido ao reimplante com bom resultado estético (**D** e **E**) e funcional.

REFERÊNCIAS BIBLIOGRÁFICAS

1. Chung K.C., Spilson S.V. The frequency and epidemiology of hand and forearm fractures in the United States. *J Hand Surg Am.* 2001;26(5):908-15.

2. Ribak S., de Oliveira E.J.N., Rosolino G.P., Neto P.O., Tietzmann A. Epidemiologu of Traumatic Injuries of the Upper Limbs in a University Hospital. *Acta Ortop Bras.* 2018;26(6):370-373.

3. Barros T.E.P., Lech O. Exame físico em ortopedia. 3. ed; São Paulo: Sarvier, 2017. 409p.

4. Ribak S., Paccola A.M., Tonoli C. Avaliação física ilustrada em ortopedia. São Paulo: Di Livros, 2015, 366p.

5. Lalonde D.H. Latest Advances in Wide Awake Hand Surgery. *Hand Clin.* 2019 Feb;35(1):1-6.

6. Wolfe S.W., Pederson W.C., Kozin S.H., Cohen M.S. Green's Operative Hand Surgery: 2-Volume Set, Edition 8. Elsevier, 2021. 2.400p.

7. Tang J.B., Zhou X., Pan Z.J., Qing J., Gong K.T., Chen J. Strong Digital Flexor Tendon Repair, Extension-Flexion Test, and Early Active Flexion: Experience in 300 Tendons. *Hand Clin.* 2017 Aug;33(3):455-463.

8. Ducic I., Fu R., Fu R., Iorio M.L. Innovative treatment of peripheral nerve injuries. *Ann Plast Surg.* 2012;68(2):180-7.

9. Cheah A.E.J., Yao J. Hand Fractures: Indications, the Tried and True and New Innovations. *J Hand Surg.* 2016;41(6):712-722.

10. Ono S., Chung K.C. Efficiency in Digital and Hand Replantation. *Clin Plast Surg.* 2019 Jul;46(3):359-70.

11. Ribak S., Rezende M.R., Pignataro M.B., Santos J.B.G., Neder Filho A.T., Costa A.C. Atualização em Cirurgia da Mão – Traumatologia. Dilivros: São Paulo, 2021. 494p.

Cirurgia de Cabeça e Pescoço

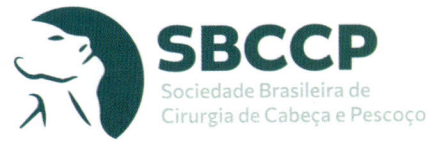

SBCCP
Sociedade Brasileira de
Cirurgia de Cabeça e Pescoço

217

Carcinoma de Células Escamosas das Vias Aerodigestórias Superiores

Fábio de Aquino Capelli • Bruno Albuquerque Sousa • Wellington Alves Filho • André V. Guimarães

INTRODUÇÃO

O carcinoma de células escamosas, também denominado carcinoma epidermoide ou carcinoma espinocelular (CEC), das vias aerodigestórias superiores, representa um tipo de neoplasia com características anatomopatológicas semelhantes, mas com apresentações clínicas diversas, de acordo com o sítio primário e a localização anatômica. Essas diferenças podem ser verificadas em relação à epidemiologia, fatores de risco, sintomatologia, diagnóstico, tratamento e prognóstico.

Dessa maneira, este capítulo aborda uma divisão baseada nas regiões anatômicas das vias aerodigestórias superiores, o que proporciona um melhor entendimento das peculiaridades de um mesmo tipo de neoplasia nas suas diversas apresentações segundo sua localização.

CAVIDADE NASAL E SEIOS PARANASAIS

O carcinoma da cavidade nasal e seios paranasais (CNSP) é relativamente raro e responsável por cerca de 3% dos que acometem a região da cabeça e pescoço. Por ser uma região anatomicamente aerada, circundada por limites ósseos, há pouca manifestação clínica inicial e o diagnóstico ocorre tardiamente. Isso implica em tratamento em estádio localmente avançado (T3 e T4). Além disso, a relação anatômica com a órbita, sistema nervoso central (SNC) e artéria carótida interna requer tratamento multidisciplinar, complexo e personalizado.

Diagnóstico

O CEC é o tipo histopatológico mais prevalente, mas os de origem glandular, carcinoma pouco diferenciado, linfomas e neuroendócrinos podem ocorrer. A incidência do carcinoma originário do papiloma é aproximadamente 5%.

Os sinais e sintomas podem ser semelhantes a doenças inflamatórias, infecciosas e por tumores benignos dos seios paranasais. As queixas de obstrução nasal crônica seja uni ou bilateral, dor facial, hipoestesia hemifacial pelo acometimento de ramos do nervo trigêmeo (nervo infraorbitário principalmente), epistaxe, plenitude auricular (por obstrução tubária), diplopia, proptose,

amolecimento dentário da arcada superior (tumor ocupando o seio maxilar com erosão do assoalho) e trismo geralmente com duração de meses são as mais apontadas. O tumor pode invadir a pele ou a cavidade oral, apresentando-se clinicamente como lesão ulcerada. A queixa de dor é mais presente nos estádios T3 e T4.

O exame endoscópico das fossas nasais e faringolaríngeo são fundamentais para identificação da lesão e coleta de biopsia.

A tomografia computadorizada com contraste auxilia na identificação topográfica do CNSP das lesões que não se exteriorizam para a mucosa e no estadiamento. O uso de ressonância magnética é útil para avaliação de invasão da órbita e SNC.

A prevalência de doenças benignas é muito maior que o CNSP e a clínica é muito semelhante, fazendo com que um tumor inicial seja subdiagnosticado. As doenças inflamatórias (polipose, pólipo de Killian, mucocele), doença do IgG4, nasoangiofibroma, displasia óssea, doenças granulomatosas, plasmocitoma, ameloblastoma, tumor marrom (relacionado com hiperparatireodismo), hemangiopericitomas, hemangiomas, linfoma, neoplasias benignas (adenoma pleomórfico) e malignas (carcinoma adenoide cístico, carcinoma mucoepidermoide) das glândulas salivares menores são possibilidades etiológicas e cabem como diagnóstico diferencial dos tumores que ocupam a fossa nasal e seios paranasais. Lembrar-se que as queixas de obstrução nasal e epistaxe são as mais prevalentes e ocorrem em quase todas as entidades descritas.

Tratamento

O tratamento cirúrgico com margem oncológica negativa é preferencialmente recomendado.[1] Exames de imagem como tomografia e, em alguns casos, ressonância magnética são fundamentais para uma avaliação tridimensional e planejamento de acesso, ressecção do tumor e reconstrução. Destaca-se que, por não haver a possibilidade de realização de exame de congelação de margem óssea, é crucial a compreensão dos limites do tumor primário nos exames de imagem.

O uso de material complementar para osteotomias, placas e parafusos, retalhos (na maioria dos casos, microcirúrgicos) e uso de material para reparo da dura-máter geralmente são necessários. Quando há suspeita de invasão da órbita, o exame de congelação da periórbita define se há necessidade da exenteração. As vias de acesso mais utilizadas são as transfaciais, dentre as quais a incisão paralateronasal que pode ser estendida para a região fronto-etmoidal (técnica de Lynch). Os sítios mais acometidos são seio maxilar e etmoide. A ressecção da maxila pode ser com ou sem exenteração da órbita. Todavia, o carcinoma do etmoide, pela relação anatômica com lâmina papirácea que possui orifícios de passagem das artérias etmoidais, facilmente invade a órbita e a dura-máter através da lâmina cribriforme.

A radioterapia adjuvante é indicada na maioria dos casos, pois os estádios T3 e T4 são a regra, além de apresentar fatores histopatológicos de agressividade como infiltração perineural, embolização linfática e vascular, grau de diferenciação celular e comprometimento de margem. Há trabalhos utilizando quimioterapia neoadjuvante como tentativa de preservação da órbita, mas as séries são ainda limitadas. Por fim, o tratamento multimodal é a regra.[2]

NASOFARINGE, OROFARINGE E HIPOFARINGE

A faringe é um órgão tubular localizado à frente das vértebras cervicais, sendo dividida em três regiões anatômicas: a nasofaringe, orofaringe e hipofaringe. Tem como função principal a passagem do ar e dos alimentos, pertencendo, assim, aos sistemas digestório e respiratório simultaneamente. A neoplasia maligna mais comumente encontrada é o carcinoma espinocelular (CEC), tendo o álcool e o tabaco como principais agentes etiológicos, embora a exposição viral pelos vírus Epstein-Barr (EBV) e papilomavírus humano (HPV) seja frequentemente associada a câncer de nasofaringe e orofaringe, respectivamente.[3,4]

Incidência e prevalência

Os aspectos epidemiológicos do câncer de faringe variam de acordo com a sua localização, sobretudo por conta dos diferentes aspectos etiológicos envolvendo o câncer de cada um dos seus subsítios anatômicos. Aspectos etiológicos e socioeconômicos estão intimamente relacionados com as diferentes distribuições geográficas dessa doença, bem como sua incidência.

O câncer de nasofaringe tem na sua patogênese a infecção pelo vírus EBV, o que o faz apresentar uma distribuição geográfica peculiar, com maior incidência nas populações do sul da China e no Mediterrâneo. Ainda assim, é considerado um câncer raro, com incidência mundial menor do que 1:100 mil habitantes.[5] É classificado histologicamente de acordo com o seu grau de diferenciação celular/queratinização, sendo os tumores indiferenciados não queratinizados (tipo III) os mais comuns. O câncer de faringe é associado à infecção pelo EBV, acomete mais homens do que mulheres (2:1), com maior incidência em adultos entre 35 e 39 anos, e é também observado em populações mais jovens.

O câncer de orofaringe, por outro lado, tem uma incidência de 11,5:100 mil habitantes, com taxa de mortalidade de 2,5:100 mil no mundo por ano. Somente em 2022 foram diagnosticados 54 mil casos novos, representando 2,8% de todos os novos cânceres diagnosticados.[5,6] Nos últimos 20 anos tem se observado uma transição etiológica importante no câncer de orofaringe, sendo atualmente a infecção pelo HPV o fator etiológico mais importante na patogênese dessa neoplasia, quando comparado com a exposição ao álcool e tabaco. Essa mudança de perfil de pacientes passou a concentrar os casos na faixa etária mais jovem (40 a 50 anos), com perfil socioeconômico mais elevado, sobretudo em países mais desenvolvidos.[4]

O câncer de hipofaringe se aproxima mais do câncer de laringe em termos epidemiológicos, sobretudo por conta da sua proximidade com esse órgão. Sua incidência, por outro lado, é menor, com 0,8:100 mil casos por ano, apresentando pior prognóstico, com taxas de sobrevida em 5 anos entre 25 e 35%.[5]

Diagnóstico

O câncer de faringe pode apresentar uma miríade de sinais e sintomas, a depender da sua localização anatômica. Tumores de nasofaringe podem evoluir assintomáticos por longos períodos, e nos casos localmente avançados podem cursar com obstrução nasal, rinorreia, epistaxe e sensação de odor fétido.

Linfonodomegalia cervical pode estar presente na primeira avaliação, o que contribui para um pior prognóstico.

Já os tumores de orofaringe podem se apresentar de forma semelhante a lesões de cavidade oral, e a presença de úlceras na região da garganta é o sinal mais comum. Assimetria amigdaliana, dor ao engolir (odinofagia) e alterações de voz também são sintomas frequentes, enquanto otalgia reflexa, trismo e obstrução respiratória normalmente apontam doença mais avançada.

A linfonodomegalia cervical é outro achado frequente, sendo os tumores HPV positivos comumente associados ao surgimento de massas cervicais volumosas e císticas. As manifestações do câncer de hipofaringe normalmente são mais tardias, e são semelhantes ao câncer avançado de laringe (disfonia, disfagia, otalgia reflexa, além de obstrução respiratória).[3,6]

O diagnóstico deve ser obtido por meio de uma anamnese direcionada, devendo-se anotar informações quanto à carga tabágica, etilismo, exposição ao EBV e comportamento sexual. O exame físico também deve ser direcionado à inspeção e palpação da cavidade oral e do pescoço, realização de exames endoscópicos ambulatoriais, como laringoscopia com óptica rígida e nasofibroscopia com óptica flexível. A confirmação histológica deve ser obtida por meio de biopsia aberta do sítio primário, muitas vezes realizada no ambiente do consultório com anestesia local. Para lesões de nasofaringe e hipofaringe, o uso de endoscopia pode ser de grande valia, assim como a laringoscopia cirúrgica de suspensão.[3]

Os exames de imagem são essenciais para melhor caracterização da doença, bem como para realização do estadiamento e planejamento terapêutico. A tomografia computadorizada do pescoço com uso de contraste venoso é talvez o exame complementar mais utilizado, embora a ressonância magnética possa ser utilizada para a mesma finalidade. A obtenção de imagens do tórax e a endoscopia digestiva alta devem ser encorajados, principalmente para o diagnóstico de segundos tumores primários, condição frequentemente associada devido à etiologia semelhante dessas lesões.[3]

O diagnóstico diferencial inclui lesões infecciosas e cânceres de outros sítios, como câncer de boca, de laringe e de esôfago.

Tratamento

O tratamento do câncer de faringe também varia de acordo com o subsítio primário, bem como com a etiologia principal. Para o câncer de nasofaringe, a radioterapia ou associação da radioterapia com quimioterapia costuma ser o tratamento padrão, principalmente nos carcinomas epidermoides e indiferenciados. A cirurgia, por sua vez, é empregada como resgate em casos selecionados.[5,6] A escolha pelo tratamento inicial não cirúrgico na abordagem desses tumores está relacionada com a localização anatômica e com a relativa inacessibilidade para uma ressecção curativa.[3] Da mesma forma, a abordagem do pescoço através do esvaziamento cervical somente deve ser considerada no cenário de doença residual ou quando há recidiva linfonodal não responsiva ao tratamento não cirúrgico.

Embora haja proximidade anatômica com a cavidade oral, o câncer de orofaringe, diferentemente do câncer de boca, costuma ter uma boa taxa de reposta ao tratamento quimiorradioterápico nas lesões localmente avançadas, sobretudo naquelas relacionadas com infecção pelo HPV. Para lesões iniciais, a radioterapia isolada ou a ressecção cirúrgica transoral (com ou sem o esvaziamento cervical) são o suficiente na maioria dos casos. O uso de cirurgia robótica transoral (TORS) tem permitino a ressecção de lesões maiores, sem comprometer o resultado oncológico do tratamento.

O câncer de hipofaringe, por outro lado, pode ser conduzido de maneira similar ao câncer de laringe, embora o tratamento apresente taxas de sucesso inferiores. Para lesões ressecáveis, a faringolaringectomia com esvaziamento cervical é o tratamento de escolha; porém, sempre que possível deve-se tentar protocolos de preservação de órgão com uso da quimiorradiação concomitantes.[5] Casos refratários podem ser conduzidos com quimioterapia paliativa, além do uso de terapia alvo ou imunoterapia.[6]

CAVIDADE ORAL

Uma vasta gama de doenças malignas e benignas pode afetar a cavidade oral. Entre as neoplasias malignas destaca-se o carcinoma de células escamosas como a mais comum dessa topografia, embora outros tipos de tumores possam ocorrer, como os tumores de glândulas salivares (das glândulas salivares menores e da sublingual), os sarcomas (de origem vascular, muscular e ósseo) e o melanoma de mucosa. A cavidade oral é dividida em diferentes sítios anatômicos. Cada sítio possui suas peculiaridades e diferem-se em relação ao tratamento. Sendo assim, a cavidade oral está dividida nas seguintes áreas: lábios, dois terços anteriores da língua, mucosa jugal, assoalho da boca anterior e lateral, gengiva inferior e superior, área retromolar e palato duro. Todas essas áreas apresentam drenagem linfática para o pescoço, e por esse motivo podem apresentar metástases cervicais.[3,7]

Historicamente, o câncer da cavidade oral é associado aos seus principais fatores de risco: sexo masculino, idade superior a 60 anos, tabagismo e etilismo crônico. Porém, o mesmo também pode ocorrer na ausência desses fatores. Os pacientes podem apresentar diversos sinais e sintomas a depender da localização primária do tumor e do estadiamento. Geralmente, as lesões orais que persistem por período superior a 3 semanas devem ser avaliadas. O retardo no diagnóstico associado ao comportamento biológico agressivo do câncer da cavidade oral faz com que o número de pacientes diagnosticados em estágio avançado seja elevado no Brasil.[8]

Incidência e prevalência

O câncer da cavidade oral é responsável por 2 a 3% de todas as neoplasias malignas no mundo. No Brasil, esse tipo de câncer está entre os mais incidentes. Segundo estimativas do Instituto Nacional de Câncer (INCA), o número previsto de casos novos de câncer da cavidade oral para cada ano do triênio de 2023-2025 no país é de 15.100 casos, com um risco estimado de 10,30 casos novos a cada 100 mil homens e 3,83 a cada 100 mil mulheres. Sem considerar os tumores de pele não melanoma, o câncer da cavidade oral ocupa a oitava posição entre os tipos de câncer mais frequentes.[8]

Diagnóstico

Os pacientes podem ser assintomáticos, principalmente em fases iniciais, apresentando apenas uma úlcera oral que não cicatriza e, nessa fase, podem ser diagnosticados em triagem de rotina. Quando sintomáticos, entre as características mais comuns estão dor, sangramento, disartria, disfagia, odinofagia, massa em cavidade oral e/ou linfonodomegalia cervical uni ou bilateral.

Geralmente, o câncer da cavidade oral desenvolve-se a partir de lesões pré-malignas e que causam alterações clínicas e histológicas na mucosa notáveis ao exame clínico. A maioria das lesões pré-malignas se apresenta clinicamente como leucoplasia ou eritroplasia ou até mesmo em uma combinação de ambas (Figura 217.1). Processos infecciosos e alterações da mucosa oral decorrentes de doença sistêmicas (p. ex., manifestações de distúrbios imunológicos) também se apresentam como diagnósticos diferenciais do câncer de cavidade oral.

A biopsia incisional da lesão suspeita é o método diagnóstico mais efetivo, e pode ser realizada ainda em ambiente ambulatorial por acesso direto ou com auxílio de aparelho de vídeo. Dependendo da facilidade de acesso, utiliza-se pinça de saca-bocado ou lâmina de bisturi sob anestesia local. A punção aspirativa por agulha fina (PAAF) pode ser realizada em lesões infiltrativas, sem expressão na mucosa, ou ainda em linfonodos cervicais.

Ao se identificar o tumor, é importante registrar suas dimensões e características: se é ulcerado, infiltrativo, necrosado, com infecção secundária, se ultrapassa a linha média, se há indícios de invasão óssea e/ou da musculatura profunda (Figura 217.2). Os exames de imagem, como tomografia computadorizada ou a ressonância magnética, são

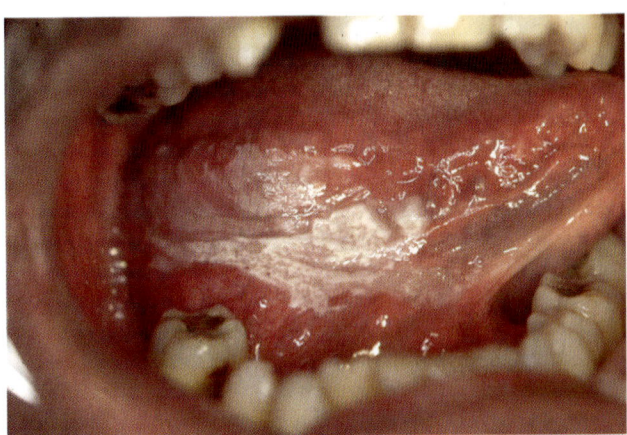

Figura 217.1 Lesão leucoplásica em borda lateral direita da língua com áreas de displasia de alto grau.

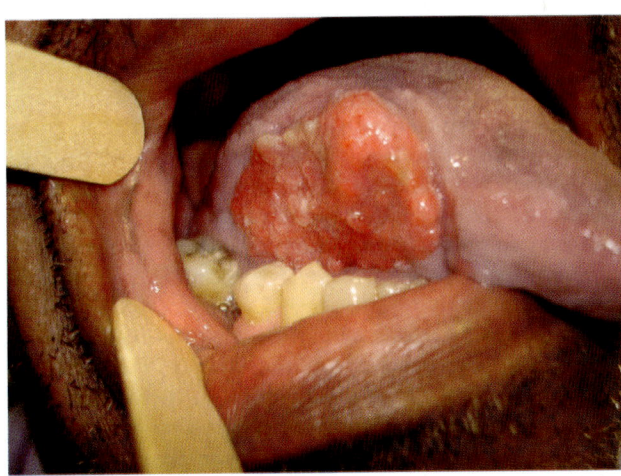

Figura 217.2 Lesão ulcerovegetante em borda lateral direita da língua com diagnóstico de carcinoma de células escamosas.

importantes para a análise, mas, às vezes, só o exame sob narcose no centro cirúrgico esclarece a verdadeira dimensão da lesão.[8]

Tratamento

O tratamento inicial do câncer da cavidade oral é cirúrgico, com ressecção da lesão com margem tridimensional de pelo menos 1 cm e sempre que possível confirmada por exame de congelação transoperatória. A extensão da ressecção depende do local do tumor e estruturas invadidas. Uma vez que a cavidade oral é criticamente importante para funções fisiológicas como fala, deglutição e mastigação, a ressecção cirúrgica com margens oncológicas pode comprometer gravemente a função oral e afetar negativamente a qualidade de vida do paciente. Dessa forma, nas cirurgias, em especial naquelas com necessidade de grandes ressecções e reconstrução, a preservação da função deve ser sempre levada em consideração. No entanto, o objetivo principal da cirurgia oncológica curativa deve ser a ressecção completa e amplas margens livres de tumor.

A metástase linfonodal é o fator isolado de pior prognóstico para os pacientes portadores do câncer da cavidade oral. Por esse motivo, o tratamento adequado do pescoço é essencial para aumentar a chance de cura e sobrevida desses pacientes. Nos casos em que clínica e radiologicamente o pescoço apresenta-se negativo (cN0), a dissecção profilática do pescoço pode ser indicada. Todos os pacientes com tumores em estágio T2 (2 a 4 cm), T3 (> 4 cm) ou T4 (invasão em estruturas críticas, como osso) e cN0 devem ser submetidos a esvaziamento cervical profilático, assim como os tumores com invasão profunda (DOI) a partir de 5 mm, porque também possuem risco elevado de metástases cervicais ocultas. O esvaziamento profilático pode ser considerado mesmo nos tumores T1 (tumor primário ≤ 2 cm e DOI ≤ 5 mm), em especial nos tumores de língua e assoalho bucal. Nesses casos, pode-se optar pela pesquisa de linfonodo sentinela ou até mesmo com tratamento conservador, acompanhando o paciente com consultas médicas mais frequentes. Para os pacientes com metástases cervicais já diagnosticadas, o tratamento do pescoço com esvaziamento cervical radical é o mais adequado.

No pré-operatório o paciente deve ser preparado para diversos tipos de retalhos para a reconstrução dos defeitos oncológicos orais. Porém, a cirurgia com retalho livre e anastomose microvascular apresenta melhores resultados estéticos e funcionais, e para esses pacientes deve sempre que possível ser considerada. A abordagem terapêutica com quimioterapia e/ou radioterapia como tratamento primário para pacientes com câncer da cavidade oral deve ser reservada para pacientes com contraindicação ao tratamento cirúrgico. Nesse tipo de câncer, a quimioterapia e a radioterapia têm seu uso principal como terapia complementar à cirurgia, seja como tratamento adjuvante, neoadjuvante ou paliativo.[7,8]

LARINGE

A laringe faz parte das vias aerodigestórias superiores e tem como funções principais a coordenação da respiração, fala e deglutição, e é o segundo sítio mais comum para o carcinoma epidermoide de cabeça e pescoço, que está relacionado com o consumo de tabaco, álcool[3] e também pode estar associado à infecção pelo HPV.[9]

É subdividida em três regiões anatômicas:

- Supraglote (face laríngea da epiglote, aritenoides, pregas ariepiglóticas, falsas pregas vocais ou bandas ventriculares e os ventrículos)
- Glote (pregas vocais verdadeiras e comissura anterior)
- Subglote.

O carcinoma epidermoide constitui 95% das neoplasias malignas primárias da laringe, sendo a glote o sítio acometido mais frequentemente (51%), seguido da supraglote (32%).[3]

Incidência e prevalência

O câncer de laringe tem incidência predominante em homens acima de 40 anos e representa cerca de 25% dos tumores malignos da cabeça e pescoço.[8] A estimativa de incidência anual de casos novos no Brasil para o período 2023-2025 é de 7.790 casos (3,59/100 mil habitantes), sendo 6.570 casos em homens e 1.220 em mulheres. No mundo, a estimativa é de 185 mil casos novos ao ano.[8]

Diagnóstico

Os sintomas associados aos tumores da laringe são rouquidão, dor/desconforto e sensação de corpo estranho na garganta, disfagia, odinofagia, além de dispneia, hemoptise e otalgia referida ipsilateral.[3] A presença de linfonodo cervical metastático, apresentando-se como nódulo endurecido, indolor e às vezes fixo a estruturas adjacentes, também pode ser muitas vezes notada ao exame físico.[9]

A etapa crucial para a investigação diagnóstica é o exame para acesso e visualização indireta (laringoscopia com espelho de Garcia) ou direta da laringe (laringoscópio rígido ou flexível), proporcionando dados sobre a extensão do tumor, funcionalidade da laringe (mobilidade das pregas vocais), além de permitir a realização de biopsia tumoral.[9] Informações adicionais sobre a relação do tumor com estruturas adjacentes e presença de linfonodos metastáticos são melhor avaliadas com exame de tomografia computadorizada.

Os principais diagnósticos diferenciais dos tumores malignos da laringe são laringite crônica, granulomas, pólipos e algumas doenças infectocontagiosas (papilomas relacionados com o HPV e tuberculose).

Tratamento

Tumores em estágio precoce são tratados com uma única modalidade terapêutica, seja cirurgia ou radioterapia. Para os casos de tumores de glote, as possibilidades de abordagens cirúrgicas incluem a ressecção transoral por laringoscopia de suspensão (com auxílio de *laser* ou não) e algumas técnicas de laringectomia parcial por acesso cirúrgico cervical. Para os casos de tumores de supraglote, a abordagem é semelhante, mas deve-se realizar o tratamento do pescoço (esvaziamento cervical), devido ao risco de metástases linfonodais pela maior rede linfática de drenagem dessa região anatômica.[5,8]

Tumores em estágio localmente avançados são tratados por terapia combinada, seja cirurgia (laringectomia parcial ou total + esvaziamento cervical) seguida de radioterapia (associada ou não à quimioterapia) ou tratamento com radioterapia e quimioterapia concomitantes.[5,8]

CONSIDERAÇÕES FINAIS

O carcinoma de células escamosas representa 60% do tipo histopatológico dos tumores que acometem os seios maxilar e etmoide. As manifestações clínicas podem proporcionar diagnóstico diferencial com sinusite crônica dentre outras entidades benignas. Dessa forma, o diagnóstico em estádio avançado corrobora pior prognóstico mesmo com tratamento multimodal e multidisciplinar. Os casos submetidos à cirurgia apresentam melhor sobrevida global e livre de doença.

O câncer de faringe traz desafios importantes ao cirurgião e ao oncologista. A heterogeneidade das lesões, bem como os diferentes fatores etiológicos envolvidos, traz diferentes perspectivas quanto ao tratamento e ao prognóstico desses cânceres. Avanços na área cirúrgica com o uso de robótica, bem como o emprego de imunoterapia, ganham força no tratamento dessas malignidades. A mudança no perfil dos pacientes, sobretudo no câncer de orofaringe, trouxe um novo impulso para mais estudos serem desenvolvidos sobre o tema.

O diagnóstico precoce e o tratamento oncológico adequado são essenciais para melhorar o prognóstico dos pacientes com câncer de cavidade oral. O tratamento cirúrgico é prioritário na abordagem desse tipo de câncer. Todos os pacientes devem ser avaliados por equipes multiprofissionais, a fim de minimizar as morbidades associadas ao tratamento e para auxiliar no processo de recuperação.

O grande desafio do tratamento do câncer de laringe é a busca do melhor resultado em termos curativos e o menor grau de sequela funcional, já que a laringectomia total implica em traqueostomia definitiva e perda da voz laríngea, e os protocolos de preservação da laringe, com quimioterapia e radioterapia, muitas vezes causam disfagia importante e desfuncionalização do órgão.

Nesse contexto, a prevenção de exposição aos fatores de risco (p. ex., campanhas antitabagismo) e a capacitação médica para o diagnóstico precoce têm papel fundamental na perspectiva de uma diminuição de incidência e melhores resultados terapêuticos.

REFERÊNCIAS BIBLIOGRÁFICAS

1. Issa K, Teitelbaum J, Smith BD, Wang F, Ackall F, Sargi Z, et al. Nasal Cavity Squamous Cell Carcinoma: Factors Associated With Treatment Outcomes and Potential Organ Preservation. *Am J Rhinol Allergy*. 1 de janeiro de 2023;37(1):35-42.
2. Wang Z, Zhang J, Yang B, Zhang Y, Chen X, Wang J, et al. T4b Sinonasal Squamous Cell Carcinoma: Surgery Plus Radiotherapy May Contribute to Prolonged Survival. *Laryngoscope*. 2022;
3. Shah JP, Patel SG, Singh B. *Jatin Shah's Head and Neck Surgery and Oncology*. 5th Edition. Elsevier; 2019.
4. Ang KK, Harris J, Wheeler R, et al. Human Papillomavirus and Survival of Patients with Oropharyngeal Cancer. *New England Journal of Medicine*. 2010;363(1):24-35.
5. National Comprehensive Cancer Network. Head and Neck Cancer (Version 1.2023). NCCN Guidelines. Published January 2023. Disponível em: https://www.nccn.org/guidelines/guidelines-detail?category=1&id=1437. Acesso em: 7 fev. 2023.
6. Kowalski LP, de Carvalho AY, de Matos LL, Kulcsar MA. Tratamento Cirúrgico dos Tumores de Cabeça e Pescoço. In: *Tratado de Oncologia*. Vol 2. 2ª ed. Atheneu; 2023:11-27.
7. Ansarin M, Bruschini R, Navach V, et al. Classification of GLOSSECTOMIES: Proposal for tongue cancer resections. *Head Neck*. 2019;41:821-827.
8. Instituto Nacional de Câncer. Estimativa 2023: Incidência do Câncer no Brasil. Rio de Janeiro: INCA, 2022. Disponível em: https://www.inca.gov.br/publicacoes/livros/estimativa-2023-incidencia-de-cancer-no-brasil.
9. Koroulakis A, Agarwal M. Laryngeal Cancer. 2022 Mar 15. *In*: StatPearls [Internet]. Treasure Island (FL): StatPearls Publishing; 2022 Jan. PMID: 30252332.

218

Tumores Cervicais

Fatima C. M. Matos • Flavio Hojaij • Luis Eduardo Barbalho de Mello •
Aline de Oliveira Ribeiro Viana

INTRODUÇÃO

A condução dos tumores cervicais é algo desafiador em virtude da complexidade anatômica da região e de sua proximidade com outras estruturas anatômicas. Esses tumores podem ser manifestação de doenças diversas, como processos inflamatórios e infecciosos, além de doenças congênitas e processos neoplásicos, sejam eles benignos ou malignos, confundindo o examinador, e que requer conhecimento para um desfecho adequado. Conhecer as principais patologias dessa região se faz necessário para um bom médico, independentemente de sua área, seja para identificar os casos que necessitam de maior urgência e breve encaminhamento para o cirurgião de cabeça e pescoço, seja para solicitar exames e acompanhar os casos suspeitos de inflamação/infecção.

Para um bom entendimento deste capítulo, é pertinente relembrar os conhecimentos da anatomia cervical.

O pescoço é território de passagem de diversas e importantes estruturas que transitam da cabeça para o tronco e vice-versa, e entre elas estão as vias respiratórias e digestivas, nervos cranianos e espinhais e vasos (artérias, veias e linfáticos) (Figura 218.1).

Ele pode ser dividido em triângulos descritos por Henri Rouvière, professor francês de antomia, e em *níveis*, como usados na oncologia cirúrgica. O conhecimento dos triângulos agrega a possibilidade de conhecer os conteúdos cervicais e seu uso na distribuição dos níveis cervicais.[1] Nas figuras a seguir encontram-se os limites e triângulos de Rouvière, além dos seus conteúdos (Figura 218.2; Tabela 218.1).[1,2] Todas essas divisões são muito importantes para que haja conhecimento das estruturas que estão contidas nos triângulos, e para avaliar as possíveis afecções e tipo de tratamento a ser realizado, incluindo o tipo de esvaziamento no caso dos tumores

malignos metastáticos. Em todos os triângulos, além das estruturas citadas, são encontrados vasos linfáticos e linfonodos. É descrita a existência de cerca de 300 linfonodos no pescoço, a maior concentração do corpo humano.[1]

A divisão em níveis cervicais como usa-se na oncologia e na cirurgia de cabeça e pescoço está descrita a seguir (Figura 218.3):[1]

- Nível I: entre o osso hioide e o músculo milo-hioideo. Subdividido em IA (entre os ventres anteriores do músculo digástrico) e IB (póstero-lateral ao IA)
- Nível II: da base do crânio à borda inferior do osso hioide, posteriormente à glândula submandibular, anteriormente ao músculo esternocleidomastoideo e acima do bulbo carotídeo. Subdividido em IIA e IIB pelo nervo acessório
- Nível III: da margem inferior do osso hioide à margem inferior da cartilagem cricoide, anteriormente ao músculo esternocleidomastoideo, ou seja, do bulbo carotídeo ao istmo da tireoide, e anterior ao músculo esternocleidomastoideo
- Nível IV: da margem inferior da cartilagem cricoide à clavícula, lateralmente às artérias carótidas
- Nível V: posteriormente ao músculo esternocleidomastoideo, da base do crânio à clavícula. Subdividido em VA e VB pelo nervo acessório
- Nível VI: entre as artérias carótidas, do osso hioide ao manúbrio esternal (regiões pré e paratraqueais)
- Nível VII: compreende o conteúdo mediastinal alto, entre as artérias carótidas, abaixo do topo do manúbrio (esse nivel é considerado uma região de transição entre a cabeça e pescoço e o tórax).

INCIDÊNCIA

A idade é um fator determinante na etiologia dos tumores cervicais. Mais de 90% de todas as tumorações pediátricas cervicais são inflamatórias (infecciosas) ou congênitas. Em adultos jovens (16 a 40 anos), a incidência é semelhante à pediátrica. O risco de malignidade aumenta após 40 anos. Nessa faixa etária, 80% dos tumores de origem não tireoidiana são neoplásicos. Desses tumores neoplásicos, 80% são malignos.[3]

DIAGNÓSTICO

Os tumores cervicais podem ser divididos em não neoplásicos e neoplásicos.[4] Os tumores não neoplásicos podem ser congênitos ou infecciosos (Figura 218.4). Os fatores etiológicos relacionados com linfadenomegalias cervicais infecciosas são variados.[4,5] Na Figura 218.4, estão enumerados os mais frequentes.

Os tumores neplásicos podem ser benignos ou malignos (Figura 218.5). Há a possibilidade de que alguns tumores neoplásicos benignos transformem-se em malignos.[4]

A avaliação inicial é feita com anamnese e exame físico completos, e a partir de então, são solicitados exames complementares para elucidação diagnóstica. Durante a anamnese, questões como idade, histórico vacinal, viagens recentes, hábitos de vida (tabagismo, etilismo, sintomas associados como febre, perda de peso, sudorese) sempre devem ser levantados. O exame físico da região da cabeça e pescoço deve ser feito por completo, com avaliação da cavidade oral,

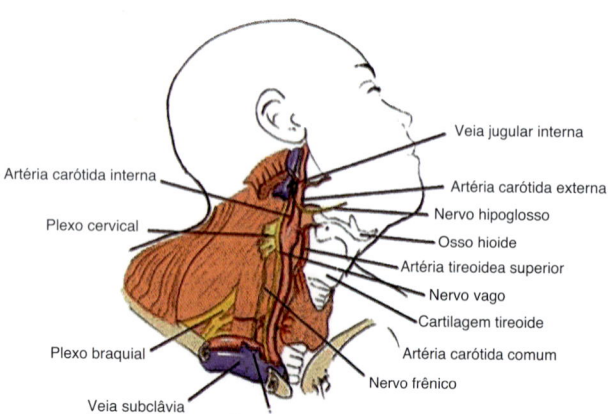

Figura 218.1 Relações anatômicas do pescoço. Imagem cedida pelo Dr. Sergio Luiz Coelho Negri.

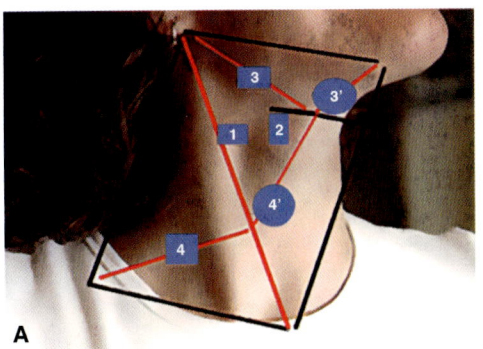 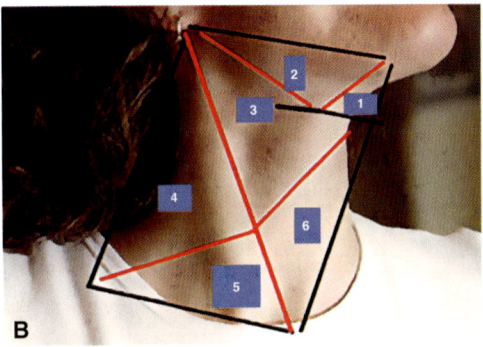

A   B

Figura 218.2 A. Triângulos de Rouvière e delimitações musculares. 1. Músculo esternocleidomastoideo; 2. Osso hioide; 3. Músculo digástrico; 4. Músculo omohioideo. Estruturas que delimitam os triângulos de Rouvière: 3' ventre medial do digástrico e 4' ventre superior do omohioideo. **B.** Triângulos do pescoço. 1. Mentual; 2. Submandibular; 3. Carótico; 4. Occipital; 5. Subclávia; 6. Muscular. Fotos do coautor Flavio Hojaij.

Tabela 218.1 Triângulos cervicais e seus conteúdos.

Triângulo	Vasos	Nervos	Órgãos
Mentual	–	–	–
Submandibular	Artéria + veia Facial e lingual	Hipoglosso (XII) Mandibular Lingual	Glândula submandibular
Carótico	Artéria carótida comum e sua divisão Veia jugular interna	Vago (X) Acessório (XI) Glossofaríngeo (IX) Hipoglosso (XII)	Corpo carotídeo
Occipital	Artéria occipital	Acessório (XI) Plexo cervical	–
Subclávio	Artéria e veia subclávia Ducto torácico	Nervo frênico Plexo braquial	–
Muscular	Vasos tireoidianos	Nervos laríngeos (superior, inferior e recorrente)	Laringe Faringe Traqueia Esôfago Tireoide Paratireoide

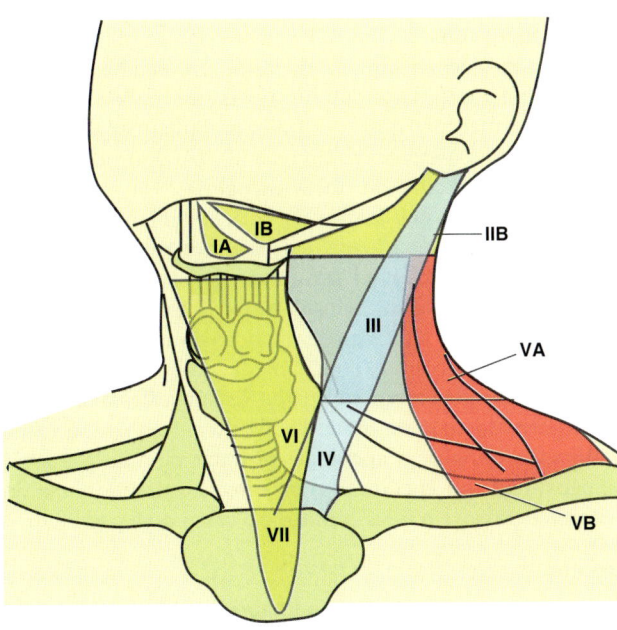

Figura 218.3 Níveis do pescoço I a VII.

fossas nasais, face e pescoço. No pescoço, devem ser observadas as características da tumoração (tamanho, localização, consistência, mobilidade, se liso ou bocelado, se existe comprometimento de pele que a recobre ou se tem pulsação). A nasofibroscopia e/ou videolaringoscopia são importantes para visualizar as estruturas mais internas, não avaliáveis no exame físico por via direta, como nasofaringe, laringe e hipofaringe, e determinar se há tumores malignos primários que possam ocasionar metástases cervicais.[6]

A ultrassonografia é um excelente exame de imagem para avaliar as estruturas cervicais superficiais e profundas. É de fácil acesso e baixo custo, além de conseguir diferenciar estruturas císticas das sólidas, avaliação de fluxo sanguíneo, mensuração e quantificação de nódulos tireoidianos e de glândulas salivares. Portanto, pode ser considerada o exame de escolha para iniciar a investigação por imagem dos tumores cervicais.[6,7] A punção guiada por ultrassom (PAAF) é um exame muito importante para que seja feita a avaliação da etiologia da tumoração e diferenciação em benigno ou maligno. A tomografia com contraste deve ser solicitada no estadiamento das neoplasias de cabeça e pescoço, bem como

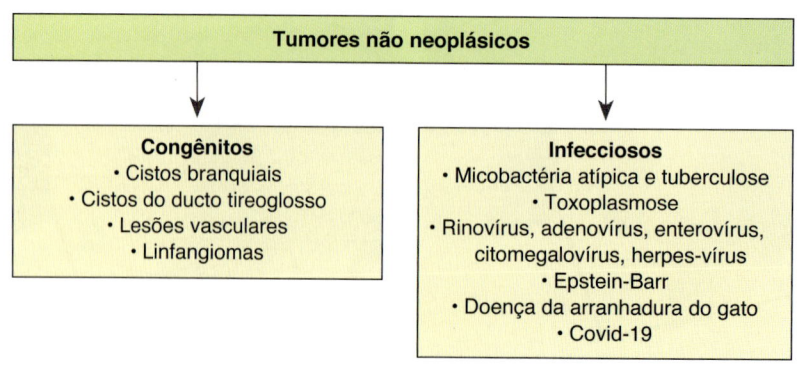

Figura 218.4 Tumores não neoplásicos.

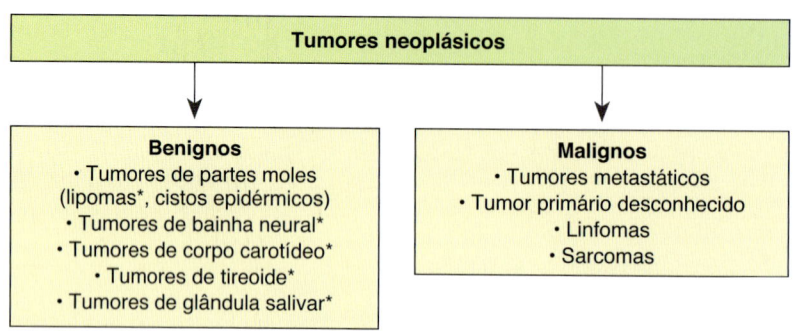

Figura 218.5 Tumores neoplásicos. *Esses tumores neoplásicos também podem ser malignos.

no preparo para uma abordagem cirúrgica dos tumores. É útil para avaliar a relação com os músculos, grandes vasos, traqueia, laringe e demais estruturas cervicais.[7]

A ressonância magnética deve ser solicitada para avaliar lesões muito próximas da base de crânio e envolvimento neural.[7]

O diagnóstico diferencial deve ser feito levando-se em consideração a faixa etária e a localização da tumoração na região do pescoço, além das características da lesão.

Tumores não neoplásicos

Congênitos

É a segunda causa mais frequente de massas cervicais na infância. Esses tumores podem apresentar sintomas desde o nascimento ou permanecerem silentes e ser descobertos apenas na idade adulta, em geral após o processo infeccioso. São causados por anomalias no desenvolvimento embriológico dos vasos sanguíneos e linfáticos ou dos arcos e fendas branquiais.[7,8] Os principais tumores congênitos cervicais estão descritos a seguir.

Cistos branquiais

O cisto de segundo arco, mais conhecido como cisto branquial, é a mais comum das anomalias cervicais localizadas na porção lateral do pescoço e que podem ser de segundo, terceiro ou quarto arcos, a depender de sua localização. Os cistos branquiais localizam-se na região cervical alta (nível II), lateral à veia jugular interna, na altura da bifurcação carotídea. Clinicamente, apresenta-se como uma tumoração de consistência cística ou fibroelástica, indolor e anterior ao músculo esternocleidomastoide. Pode surgir após aumento brusco por infecção de vias respiratórias, apresentando-se em um

processo inflamatório intenso, no qual pode evoluir para um abscesso cervical. O tratamento é sempre cirúrgico devido ao risco de infecções de repetição e abscessos cervicais. Na vigência de infecção aguda, deve-se tratar com antibióticos e anti-inflamatórios e programar cirurgia posteriormente.[8]

Cisto do ducto tireoglosso

A glândula tireoide inicia a sua formação nas primeiras semanas de vida na base da língua e migra para a porção anterior, a partir do ducto tireoglosso. Após estabilizar em sua posição final, o ducto começa a se fechar e desaparece por completo por volta da décima semana de vida. Em algumas pessoas, não há obliteração desse ducto e a persistência dele resultará em uma formação cística localizada na linha média cervical anterior (eventualmente, paramediana), na altura do hioide, conhecida como cisto do ducto tireoglosso. Na maioria das vezes, surge antes dos 5 anos de vida; no entanto, pode ser percebido em qualquer idade, inclusive com relatos de descoberta em idosos. Pode ser fistulizado para a pele, em geral, devido aos processos infecciosos locais. O tratamento é sempre cirúrgico, com a técnica de remoção do cisto com todo o seu trajeto e ressecção da porção média do osso hioide, intervenção conhecida como cirurgia de Sistrunk. Ressalta-se que o cisto tireoglosso pode conter tecido tireoideano, sendo sede de tireoide ectópica e, apesar de se tratar de uma patologia benigna, pode ser encontrado, em raros casos, carcinoma do cisto tireoglosso, e o mais comum é o carcinoma papilífero.[7,8]

Lesões vasculares

Os hemangiomas congênitos são tumores benignos que se apresentam desde o nascimento, e são compostos de uma formação anormal de células endoteliais e estruturas vasculares. Na maioria das vezes, são encontrados nas superfícies cutâneas, mas também podem ser observados em mucosas ou vísceras. Em geral, crescem no primeiro ano de vida e, em seguida, começam a diminuir, com pico de involução entre 18 a 24 meses, e podem desaparecer até os 5 a 7 anos. Aproximadamente 90% dos casos não necessitam de tratamento devido à involução completa. Existem diversas modalidades para o tratamento do hemangioma, que é definido de acordo com a idade, localização, extensão e sintomas do paciente. Pode ser cirúrgico, medicamentoso, embolização ou com aplicações de *laser*.[5,7,8]

Linfangiomas

Também conhecidos como higromas císticos, são uma malformação congênita rara composta de formações císticas originárias do sistema linfático, e ocorrem frequentemente no pescoço, cujo diagnóstico é feito nos primeiros anos de vida. O diagnóstico é clínico, pela presença de uma tumoração de consistência amolecida, indolor e pode ter o sinal da transiluminação presente, uma característica patognomônica para os linfangiomas. O tratamento é preferencialmente cirúrgico, mas agentes esclerosantes podem ser usados em alternativa à cirurgia.[8]

Infecciosos

Os tumores infecciosos são a principal causa de adenomegalia cervical. Em geral, são mais frequentes na primeira e segunda décadas de vida devido à imaturidade do sistema imunológico. Podem ser causados por vírus (rinovírus, adenovírus, Epstein-Barr [EBV], citomegalovírus, covid-19), bactérias (secundárias à infecção de vias respiratórias superiores), infecções dentárias, parasitas ou secundários a processos inflamatórios reacionais. Normalmente, a adenopatia infecciosa se resolve em 5 a 7 dias, mas pode ser duradoura, principalmente nas doenças granulomatosas (p. ex., tuberculose, histoplasmose, doença da arranhadura do gato). Podem evoluir para grandes abscessos cervicais nos casos de infecções bacterianas não tratadas. O diagnóstico é feito clinicamente.

Testes sorológicos devem ser feitos para comprovar ou afastar hipóteses levantadas e na suspeita de abscesso cervical, e a tomografia de pescoço com contraste deve ser feita para avaliação do comprometimento da coleção.

Na maioria das vezes, as adenopatias cervicais reacionais se resolvem espontaneamente em poucos dias. Se não houver melhora clínica, a suspeita de doença granulomatosa ou neoplásica deve ser levantada, com necessidade de biopsia excisional para confirmação diagnóstica.[8]

Tumores neoplásicos

Benignos

São muito frequentes na região cervical e devem levantar a suspeita nos casos de tumorações indolores, persistentes, sem sintomas associados, sem comprometimento de pele que a recobre na maior parte das vezes. A localização e a consistência orientam o médico na suspeita entre as hipóteses, juntamente com o aspecto do exame de imagem.[3,4,8] A seguir, são abordados os mais comuns.

Tumores de partes moles

Os lipomas são uma tumoração cervical de consistência fibroelástica, localizada entre a pele e o subcutâneo de qualquer região do corpo, que podem estar nos planos profundos cervicais ou intracavitários. Caracterizam-se por crescimento das células adiposas ordenadamente, em geral envoltos por uma cápsula fibrosa. O tratamento é cirúrgico, na maioria das vezes por questões estéticas.

Cistos epidérmicos, também chamados cistos sebáceos, são lesões benignas nodulares, localizadas na derme, e surgem por obstrução de algum folículo piloso, de consistência firme; normalmente, são assintomáticas, mas podem inflamar ou infeccionar, apresentando rompimento do cisto, com a saída de secreção de aspecto esbranquiçado e com odor fétido característico.[4,5,8]

Tumores de bainha neural

São neoplasias primárias dos nervos periféricos, com crescimento indolente, pouco frequentes, divididos em schwannomas e neurofibromas. Os schwannomas, também chamados neurinomas, são oriundos das células de Schwann. Na cabeça e no pescoço é frequente o acometimento do VIII par craniano (neurinoma do acústico). São lesões firmes e oligossintomáticas. A dor é o sintoma mais comum, e podem ocorrer sintomas relacionados com compressão local.

Os neurofibromas podem ter forma isolada ou sistêmica (doença de von Recklinghausen, que em geral manifesta-se na infância) e são tumores não encapsulados, de consistência amolecida, de difícil delimitação e ressecção cirúrgica completa.[3,4,8]

Tumor de corpo carotídeo

Também chamados paragangliomas ou tumores glômicos, originam-se de células paraganglionares da crista neural. São tumores localizados no trígono anterior do pescoço, na bifurcação da artéria carótida em sua camada adventícia. São extremamente raros e apresentam crescimento lento. À palpação, apresentam-se móveis no plano horizontal, mas fixos verticalmente, e também a pulsação é percebida. O diagnóstico é feito com angiografia e tomografia computadorizada e a punção é contraindicada pelo risco de sangramento. O tratamento de escolha é o cirúrgico, mas pode ser tratado com radioterapia em casos selecionados, em geral nos pacientes idosos.[4,8]

Tumores tireoideanos

Os tumores de tireoide, benignos ou malignos, são uma importante causa de tumoração cervical anterior, e por isso sempre devem estar entre o diagnóstico diferencial das massas cervicais independentemente da faixa etária ou sexo. Habitualmente, são lesões indolores, de consistência fibroelástica, na maioria das vezes pequenas; contudo, em 4 a 7% dos pacientes são palpáveis e motivo de procura sobre o diagnóstico. Esses nódulos são benignos em 90% dos casos e a maioria não necessita de tratamento.[3,4,8]

Tumores de glândula salivar

Sempre devem ser considerados quando houver abaulamento inferior e anterior à orelha, no ângulo da mandíbula ou no espaço submandibular. Os nódulos possuem consistência endurecida na maioria das vezes, e podem apresentar-se como lesões císticas. As lesões benignas são usualmente assintomáticas e a presença de dor, paralisia facial e fixação na pele sugerem processo maligno. O tratamento é sempre cirúrgico.[3,4,6,8]

Malignos

A presença de alguma tumoração cervical persistente deve sempre levantar a hipótese para malignidade, principalmente se acontece em adultos, tabagistas e etilistas, que são os principais fatores de risco para as neoplasias de cabeça e pescoço. Doenças linfoproliferativas, tumores do trato aerodigestivo e o câncer de tireoide também podem ser causas de massas cervicais palpáveis, apresentadas a seguir.[8]

Tumores metastáticos

Com frequência, os tumores de cavidade oral, laringe e faringe (naso, oro e hipo) cursam com metástase regional, e por vezes são descobertos após a investigação da tumoração cervical, e por isso devem ser suspeitados em todos os casos de tumor persistente, uma vez que podem acometer pacientes idosos, tabagistas e etilistas e mesmo pacientes jovens, não tabagistas e não etilistas; nesses casos, em geral, estão relacionados com o papiloma vírus humano (HPV).

Tumores do trato aerodigestivo alto podem cursar com metástase supraclavicular esquerda (linfonodo de Virchow), bem como tumores malignos de tireoide que podem evoluir com metástases cervicais, principalmente quando ocorrem nos extremos de idade (crianças e idosos). Os linfonodos metastáticos normalmente estão aumentados no tamanho e em número, são indolores, possuem consistência endurecida, podem estar isolados ou em conglomerados. Estão presentes nos diversos níveis cervicais, e sua localização sugere ao examinador o sítio primário.[4,6,7]

Tumor primário desconhecido

Em pacientes com nódulo metastático em pescoço cujo sítio tumoral primário não é determinado, um exame físico minucioso na região de cabeça e pescoço deve ser realizado. Caso permaneça oculto, a recomendação é ser avaliado novamente por outro examinador experiente. Aproximadamente de 30 a 50% dos pacientes com nódulo cervical diagnosticado como metástase em biopsia prévia apresentam um foco primário reconhecido em exame físico, na base de língua, amígdala e nasofaringe na maioria das vezes. Esses são os sítios primários mais frequentemente relacionados com as lesões ocultas. As características são semelhantes aos dos tumores metastáticos, e a localização das metástases orientam o examinador na direção do diagnóstico.[6,7]

Linfomas

As doenças linfoproliferativas podem ocorrer em qualquer faixa etária e devem ser suspeitadas na presença de tumorações cervicais persistentes, principalmente se associadas a sintomas sistêmicos como astenia, anemia, febre, sudorese noturna. É um dos tumores mais frequentes em crianças, e em 80% dos casos apresentam tumoração cervical ao diagnóstico. Em geral, são lesões com crescimento progressivo e indolores, e as tumorações supraclaviculares são sempre suspeitas. A biopsia cirúrgica deve ser feita o quanto antes para análise histopatológica e de imuno-histoquímica.[6,7,8]

Sarcomas

São tumores extremamente raros, pouco frequentes na região da cabeça e pescoço, com incidência em cerca de 15% dos casos; apresentam grande variedade histológica devido a sua origem mesodérmica. Os sarcomas são tumores com comportamento agressivo, com crescimento rápido e com tendência a metástases a distância, principalmente para os pulmões. O rabdomiosarcoma é o subtipo mais comum na população pediátrica; outros exemplos de sarcomas nessa região são os condrossarcomas, osteossarcomas, angiosarcomas e dermatofibrosarcoma protuberans. O tratamento é principalmente cirúrgico, com ressecção ampla da lesão.[6,7,8]

A Tabela 218.2 apresenta um resumo dos tipos de tumorações e suas localizações mais frequentes.

TRATAMENTO

O tratamento dos tumores cervicais sólidos é primordialmente cirúrgico por meio de ressecção, levando em consideração as informações diagnósticas obtidas previamente sobre apresentação clínica, dimensões, localização, etiologia e análises radiológicas e citológicas, que balizam a ressecabilidade. As estratégias cirúrgicas adotadas são influenciadas pelas variáveis e particularidades de cada tipo de tumor. Resumidamente, o tratamento da massa cervical é direcionado para a causa.

As doenças inflamatórias e tumores associados a traumas geralmente são tratados, a princípio, conservadoramente, reservando a cirurgia para situações evolutivas e específicas, não responsivas ao tratamento clínico. Nos casos de infecção bacteriana, é importante a instituição de antibioticoterapia e o espectro depende do germe envolvido.

Em relação aos tumores malignos cervicais, é importante destacar a necessidade da definição do estadiamento da doença para a indicação do tipo de tratamento. Cirurgia e radioterapia são as principais, e podem ser usadas isoladamente, combinadas e com ou sem quimioterapia associada. Alguns tumores da região da cabeça e pescoço são muito radiossensíveis e a decisão da escolha terapêutica, seja por radioterapia ou cirurgia, é determinada pelo sítio primário e tipo histológico. Para alguns tipos de tumores iniciais sem comprometimento linfonodal, associa-se o esvaziamento profilático, retirando os níveis com maior risco para o desenvolvimento de metástases. Para os tumores com metástases linfonodais, é indicado o esvaziamento cervical radical, modificado ou não. Tumores de linha média ou que a cruzam devem ter o pescoço contralateral tratado devido à rica drenagem de vasos linfáticos (p. ex., orofaringe, supraglote laríngea).[9]

O tratamento da linfoadenopatia cervical, seja por radioterapia ou cirurgia, é determinado pelo sítio primário e critério histológico. Lesões em estágio inicial muitas vezes não requerem tratamento dos linfonodos, ao contrário das lesões mais avançadas. Localização cervical rica em vasos linfáticos (p. ex., orofaringe, supraglote laríngea) geralmente requer radiação dos linfonodos, independentemente do estágio do tumor, enquanto locais com menos vasos linfáticos (p. ex., região glótica laríngea) normalmente não exigem radiação linfática para doença em estágio inicial. Radioterapia de intensidade modulada (IMRT) fornece radiação para uma área específica, reduzindo potencialmente os efeitos adversos sem comprometer o controle do tumor.[9]

A doença em estádios avançados (estádios III e IV) geralmente requer terapia combinada, incluindo quimioterapia, radioterapia e cirurgia. A invasão óssea ou de cartilagem requer a ressecção cirúrgica do local primário e quase sempre

Tabela 218.2 Classificação, tipos e localização das tumorações mais frequentes.

Classificação	Tipos de tumorações	Localização
Doenças congênitas	Cisto tireoglosso	Anterior
	Cisto dermoide	Anterior
	Laringocele	Anterior
	Cisto branquial	Lateral
	Cisto tímico	Lateral
	Linfangioma, hemangioma, linfohemangioma	Anterior, lateral ou posterior
Doenças inflamatórias	Linfadenites virais, bacterianas ou granulomatosas	Anterior, lateral ou posterior
	Sialoadenites	Anterior e lateral (NI, NII)
Neoplasias benignas	Bócios tireoidianos	Anterior (NVI)
	Tumores de glândulas salivares	Anterior e lateral (NI, NII)
	Paragangliomas	Lateral (NII e NIII)
	Tumores de bainha neural	Lateral (NII, NIII, NIV)
Neoplasias malignas	Tumores de tireoide com ou sem metástase	Anterior e lateral (NII, NIII, NIV, NV, NVI)
	Tumores de glândulas salivares com ou sem metástase	Anterior e lateral (NI, NII, NIII)
	Metástases de tumores de pele	Depende da localização do tumor primário
	Metástases de tumores do trato aerodigestivo superior	Depende da localização do tumor primário: **Cavidade oral:** anterior ou lateral, geralmente NIA, NIB, NII e/ou NIII **Nasofaringe:** lateral; NII, NIII, NIV e/ou NV **Orofaringe:** lateral; geralmente NII, NIII e/ou NIV **Hipofaringe:** lateral; geralmente NII, NIII, NIV e/ou NV **Laringe:** lateral; NII, NIII e/ou NIV
	Metástases de tumores infraclaviculares (pulmão, mama, estômago, ovário, entre outros)	Lateral: NIV e NV
	Tumor primário desconhecido	Cervical anterior e lateral (mais frequente NII e NIII)
	Linfomas	Lateral: NII, NIII, NIV e/ou NV
	Sarcomas	Anterior ou lateral: NI, NII, NIII, NIV e/ou NV
Tumores associados a traumas	Hematomas Pseudoaneurismas Neuromas	Cervical anterior, lateral ou posterior

dos linfonodos regionais, em consequência do risco de invasão linfonodal. Se o local primário é tratado cirurgicamente, preconiza-se irradiação cervical pós-operatória se houver fatores de risco, como múltiplos linfonodos acometidos ou extensão extracapsular. Tem sido descrito que a quimioterapia adicional à radioterapia cervical adjuvante melhora o controle locorregional da doença e aumenta a sobrevida dos pacientes.[9]

Destaca-se a conduta nos casos de carcinomas metastáticos cervicais com tumor primário desconhecido. Inicialmente, desde 2017, deve-se proceder à triagem para associação com HPV ou EBV, como parte do procedimento de investigação do carcinoma primário desconhecido (CPD).[10] Marcadores imuno-histoquímicos para HPV e EBV influenciam a decisão terapêutica.[9,11]

O esvaziamento cervical geralmente está indicado após o diagnóstico histopatológico na análise de biopsia de congelação transoperatória, se não houver metástases infraclaviculares e se o linfonodo for ressecável.[11]

A sequência diagnóstica para massa cervical com CPD de células escamosas operável inclui dissecção dos níveis I a IV do pescoço. O procedimento é o tratamento adequado para carcinoma de células escamosas com metástase de linfonodo N1 sem ruptura macroscópica da cápsula, com ou sem associação com HPV, pois a radioterapia adjuvante parece não melhorar o controle local ou a sobrevida global.[9,11] Para os estágios N2b, N2c e N3 e metástases linfonodais com ruptura da cápsula, a radioterapia adjuvante proporciona melhor sobrevida global e específica do que cirurgia isolada ou radioterapia isolada.[9,11]

CONSIDERAÇÕES FINAIS

É muito importante o conhecimento da anatomia, além da história e do exame clínico detalhados para que seja feito o diagnóstico e posterior tratamento adequado.

REFERÊNCIAS BIBLIOGRÁFICAS

1. Drake, Richard L; Vogl, AW, Mitchell, AWM. *Anatomia Clínica para Estudantes*. 3ª ed. Elsevier, 2015. p. 837-1129.
2. Hoolinshead, W.H. Anatomy for Surgeons – The Head and Neck. Lippincott Raven, 1982. p. 269-526.
3. Alvi A, Johnson JT. The neck mass. A challenging differential diagnosis. *Postgrad Med*. 1995; 97(5):87-97.

4. Lee, J, Fernandes, R. Neck masses: evaluation and diagnostic approach. Oral and Maxillofacial Surgery Clinics of North America. 2008; 20 (3): 321-337.

5. Laskin, DM, Giglio, JA; Rippert, ET. Differential diagnosis of neck lesions. *Quintessence International*, v. 34, nº 5, 2003.

6. Chorath, K, Prasad, A, Luu, N, Go, B, Moreira, A, Rajasekaran, K. Critical review of clinical practice guidelines for evaluation of neck mass in adults. *Braz J Otorhinolaryngol*. 2022;88:625-32.

7. Fowler, JC, Marovich, R, Johnson, JT. Evaluating a neck mass: narrowing the differential diagnosis. *JAAPA*, v. 25, nº 3, 2012. p.30-35.

8. Matos, FCM, et al. *Diagnóstico diferencial dos tumores cervicais na infância*. 1ª ed. São Paulo: Editora Atheneu, 2022.

9. National Comprehensive Cancer Network. NCCN Guidelines Version 2. 2022 Head and Neck Cancer n.d. Disponível em:https://jnccn.org/view/journals/jnccn/18/7/article-p873.xml. Acesso em: 14 set. 2023.

10. MB Amin, SB Edge, FL Greene, et al, eds. AJCC Cancer Staging Manual. 8th ed. New York: Springer; 2017.

11. Strojan, P, Ferlito, A, Langendijk, JA, Corry, J, Woolgar, JA, Rinaldo, A, Silver, CE, Paleri, V, Fagan, JJ, Pellitteri, PK, Haigentz, M, Suarez, C, Robbins, KT, Rodrigo, JP, Olsen, KD, Hinni, ML, Werner, J A, Mondin, V, Kowalski, LP, Barnes, L. Contemporary management of lymph node metastases from an unknown primary to the neck: II. A review of therapeutic options. *Head and Neck: Journal of the Sciences and Specialties of the Head and Neck*, 2013. 35(2), 286-293.

219
Câncer da Tireoide

Beatriz G. Cavalheiro • Rafael De Cicco • José Guilherme Vartanian • Gilberto Vaz Teixeira

INTRODUÇÃO

São estimados 16.600 novos casos de câncer da glândula tireoide no Brasil para cada ano do triênio 2023-2025, correspondendo a 7,68 casos para cada 100 mil habitantes em uma proporção de 5,6 mulheres para cada homem acometido. Estimam-se, portanto, 2,33 novos casos para cada 100 mil homens e 12,79 novos casos para cada 100 mil mulheres. Excluindo-se os tumores de pele não melanoma, o câncer da tireoide representa o sétimo tipo mais prevalente. Apesar de diferenças regionais em sua frequência, seu crescimento foi mundialmente observado nas últimas décadas.[1] A partir da década de 1980, a difusão da ultrassonografia e biopsia por aspiração com agulha fina, juntamente com outras modalidades de diagnóstico por imagem, como tomografia computadorizada, ressonância magnética e tomografia por emissão de pósitrons (PET), levaram ao aumento da detecção de pequenos nódulos tireoidianos, bem como de cânceres de tireoide em estágio inicial.[2] Atualmente, 39% dos tumores malignos da tireoide contam com menos de 1 cm no diagnóstico.[3]

A progressão etária associa-se ao desenvolvimento de nódulos tireoidianos, especialmente após a exposição à radiação ionizante, mas a proporção de cânceres é pequena. Eles podem ser agrupados em lesões originárias das células foliculares (de origem endodérmica), classificadas como neoplasias bem diferenciadas, pouco diferenciadas e indiferenciadas/anaplásicas e originárias das células "C" (de origem neuroectodérmica), representada pelo carcinoma medular, o qual conta com apresentações clínicas e prognósticos próprios aos seus subtipos e alterações genéticas específicas. Linfomas e metástases de tumores sólidos podem ter a tireoide como alvo, mas são situações raras.

Em 2020, foram contabilizados 837 óbitos por tumores malignos de tireoide no Brasil, representando 0,4 caso por 100 mil habitantes.[1] A mortalidade associada é, portanto, baixa, mas depende, especialmente, do tipo histológico da lesão e de seu estádio ao diagnóstico. Enquanto a sobrevivência doença-específica pode ser superior a 95% em 10 anos para portadores de carcinomas bem diferenciados, o carcinoma anaplásico é altamente letal. Como mais de 95% dos casos é composto por neoplasias diferenciadas, os óbitos decorrentes dos tipos mais agressivos diluem-se.[1]

DIAGNÓSTICO

Nódulos tireoideos de rápido crescimento, aderentes a planos adjacentes, endurecidos, associados a adenomegalias cervicais e sintomas como disfonia e desconforto à deglutição são suspeitos para a neoplasia maligna da tireoide. Entretanto, na maioria dos casos, o diagnóstico decorre da investigação de lesões pouco ou não sintomáticas. Histórico familiar e exposição à radiação ionizante são elementos que aumentam a suspeição para a doença.

A ultrassonografia é o método de imagem de escolha para o estudo dos nódulos da tireoide, cujas características ultrassonográficas, relação com estruturas adjacentes e padrões de vascularização auxiliam na definição do risco de neoplasia e na indicação da continuidade da investigação. O sistema de classificação ultrassonográfica mais frequentemente empregado é o Thyroid Imagining, Reporting and Data System (TI-RADS), no qual o nódulo é caracterizado em categorias de 1 a 5, sendo maior a suspeição para malignidade quanto maior a classificação.[4]

O estudo citológico[5] complementa a propedêutica, e é realizado por meio da punção aspirativa com agulha fina guiada por ultrassonografia. A punção aspirativa é recomendada para portadores de nódulos maiores ou iguais a 1 cm e que sejam classificados como de intermediária ou alta suspeita de malignidade pela ultrassonografia (TI-RADS 4 e 5, respectivamente). A punção de nódulos com menor risco pela ultrassonografia é sugerida a partir de 1,5 a 2 cm de diâmetro.[6] O sistema Bethesda de classificação citológica é o mais utilizado ao caracterizar as lesões entre as categorias I a VI, novamente por critérios que aumentam a suspeição de malignidade à progressão da categoria.[4-6] Nem sempre, entretanto, as bases citológicas são determinantes para o diagnóstico definitivo, que somente é fornecido pelo exame anatomopatológico da lesão. Estudos genéticos podem ser empregados nas amostras indeterminadas, mas seu uso tem sido restrito a casos individuais.

A presença de uma neoplasia maligna da tireoide independe do funcionamento glandular, de tal forma que disfunções hormonais podem ou não estar presentes. Entretanto, a dosagem dos títulos séricos de hormônio tireoestimulante (TSH) e tiroxina livre (T4 livre) fazem parte da propedêutica inicial.[6]

ESTADIAMENTO

O estadiamento clínico, pré-terapêutico, pode ser complementado por exames seccionais de imagem, como tomografia computadorizada e ressonância magnética, definidos caso a caso. Após o diagnóstico citológico de neoplasia maligna da glândula tireoide, está indicado o estadiamento com exame de ultrassonografia para avaliação de extensão extratireoidiana e pesquisa de adenomegalias cervicais. Na sua presença, o diagnóstico citológico por meio de punção aspirativa com agulha fina do linfonodo suspeito deve confirmar a presença de doença metastática, acrescentando-se o esvaziamento cervical terapêutico à programação cirúrgica. Em casos de acometimento de estruturas como laringe, faringe, artéria carótida e outros, os exames seccionais de imagem conferem informações mais precisas em relação à ultrassonografia, e devem ser realizados para definição do planejamento cirúrgico, riscos e consentimento do paciente.[7,8]

O sistema AJCC/UICC TNM de estadiamento do câncer[9] (Tabelas 219.1 a 219.4) é um recurso robusto para a avaliação prognóstica a ser empregado em conjunto com considerações individuais. Para os portadores de carcinomas bem e pouco diferenciados de origem folicular, são utilizados critérios que levam em conta a idade do paciente ao diagnóstico,

Tabela 219.1 Classificação T (tumor) das neoplasias tireoidianas.[9]

Categoria T	Critérios
Tx	Tumor primário não pode ser acessado
T0	Sem evidências de tumor primário
T1a	Tumor ≤ 1 cm na maior dimensão, limitado à tireoide
T1b	Tumor > 1 e ≤ 2 cm na maior dimensão, limitado à tireoide
T2	Tumor > 2 e ≤ 4 cm, na maior dimensão, limitado à tireoide
T3a	Tumor > 4 cm limitado à tireoide
T3b	Extensão tireoidiana grosseira, mas invadindo somente a musculatura adjacente (esterno-hioideo, esternotireoideo, tireo-hioideo ou omo-hioideo), tumor de qualquer tamanho
T4a	Invasão subcutânea, de tecidos moles, laringe, traqueia, esôfago ou nervo laríngeo recorrente, tumor de qualquer tamanho
T4b	Invasão da fáscia paravertebral, encapsulamento de artéria carótida ou vasos do mediastino, tumor de qualquer tamanho

Tabela 219.2 Classificação N (linfonodos) das neoplasias tireoidianas.[9]

Categoria N	Critérios
Nx	Linfonodos regionais não podem ser acessados
N0	Sem evidências de metástase locorregional para linfonodos
N0a	Um ou mais linfonodos benignos confirmados por citologia ou histologia
N0b	Sem evidências clínica ou radiológica de metástase locorregional linfonodal
N1	Metástase para linfonodos regionais
N1a	Metástase para nível VI ou VII, unilateral ou bilateral
N1b	Metástase unilateral, bilateral ou contralateral para linfonodos cervicais laterais (nível I, II, III, IV ou V) ou linfonodo retrofaríngeo

Tabela 219.3 Classificação M (metástases distantes) das neoplasias tireoidianas.[9]

Categoria M	Critérios
M0	Ausência de metástase a distância
M1	Presença de metástase a distância

tendo-se como corte a idade de 55 anos. É a única classe de neoplasias malignas a considerar essa variável para o estadiamento. Particularmente para esses tumores, os pacientes com até 55 anos ao diagnóstico são estadiados somente como classe I se ausência de metástases distantes, ou II, se doença metastática distante. Não existem estádios III e IV para esse grupo de pacientes, demonstrando a possibilidade de indolência desse câncer nesse segmento etário.

Para os portadores do carcinoma medular, outros critérios classificatórios são propostos, bem como para aqueles com carcinoma indiferenciado, quando todos os pacientes são classificados como estádio IV, em função da gravidade da doença.[9] O estadiamento deve nortear a continuidade da terapia e do seguimento do paciente.[6,8]

TRATAMENTO

O tratamento de escolha para as neoplasias malignas da tireoide é cirúrgico, ressecando-se todo o tecido tumoral com margens oncológicas de segurança. A extensão da operação, inclusive no que se refere ao tratamento das cadeias linfonodais cervicais (esvaziamento cervical eletivo) quando não acometidas por doença metastática aos exames pré e intraoperatório, depende do tipo histológico e estadiamento inicial. À identificação de doença metastática linfonodal cervical, procede-se o esvaziamento cervical terapêutico de compartimento central (níveis VI e VII) e/ou lateral (níveis II a V).[6-8]

Neoplasias de origem folicular, especialmente se bem diferenciadas, devem captar iodo e, a depender dos achados intraoperatórios e caracterização anatomopatológica da lesão, complementa-se o tratamento por meio da administração de iodo 131. O tratamento adjuvante é normalmente indicado em casos com riscos intermediário e alto para recidiva.[6,8] A radioiodoterapia é classificada em ablação dos remanescentes tireoidianos, terapia adjuvante para doenças residuais ou metastáticas presumidas ou tratamento para doenças residual ou metastática conhecidas.[6]

Para a adjuvância com iodo 131, o paciente deve submeter-se a um preparo dietético e ao estímulo de TSH, seja endógeno, pela interrupção da suplementação de levotiroxina, ou exógeno, por meio da administração de TSH recombinante humano. Essa é uma oportunidade, por sua vez, de complementação

Tabela 219.4 Estádio AJCC/UICC para tumores diferenciados e pouco diferenciados de tireoide.[9]

Idade	T	N	M	Estádio
< 55 anos	Qualquer T	Qualquer N	M0	I
< 55 anos	Qualquer T	Qualquer N	M1	II
≥ 55 anos	T1	N0/NX	M0	I
≥ 55 anos	T1	N1	M0	II
≥ 55 anos	T2	N0/NX	M0	II
≥ 55 anos	T2	N1	M0	II
≥ 55 anos	T3a/T3b	Qualquer N	M0	II
≥ 55 anos	T4a	Qualquer N	M0	III
≥ 55 anos	T4b	Qualquer N	M0	IVA
≥ 55 anos	Qualquer T	Qualquer N	M1	IVB

do estadiamento por meio das imagens realizadas após o tratamento (pesquisa de corpo inteiro, ou cintilografia) e a dosagem de tireoglobulina sérica sob estímulo de TSH, inclusive com informações sobre o *status* da doença.[6]

Os portadores de tumores de origem folicular e submetidos à tireoidectomia devem ser submetidos à reposição oral de levotiroxina em doses supressivas de TSH em função da sua categoria de risco.[6,8] Se carcinoma medular, a supressão do TSH não é necessária, e seus títulos séricos podem ser mantidos dentro dos limites das referências laboratoriais.[8]

SEGUIMENTO

Estadiamento inicial, classificação inicial de risco e reavaliações periódicas da resposta do paciente ao tratamento instituído são analisados ao longo do seguimento clínico em relação à necessidade de emprego de terapias adicionais e da intensidade do acompanhamento oncológico.[6,8,10]

TIPOS E SUBTIPOS TUMORAIS

Bem diferenciados

Carcinoma papilífero

O carcinoma papilífero é a neoplasia maligna tireoidiana mais frequente (85%) e que habitualmente cursa com melhor prognóstico, quando adequadamente tratada. Seu diagnóstico baseia-se em características nucleares celulares que incluem a presença de núcleos vazios ou vacuolizados, fendas, pseudoinclusões, nucléolos excêntricos, sobreposição nuclear e corpos psamomatosos. Seus subtipos mais frequentes são os denominados clássico, folicular e oncocítico, com tendência à agressividade tumoral crescente nessa ordem. A organização celular em forma de papilas caracteriza a variante clássica, enquanto a variante folicular é composta por folículos, mas com a manutenção das características nucleares clássicas do carcinoma papilífero. Se células de Hürthle (caracterizadas pela presença de citoplasma amplo, eosinofílico e granular) compuserem a maior parte da lesão, a neoplasia é denominada oncocítica. As variantes são células altas, células colunares, *hobnail*, sólida e esclerosante difusa, e que contam com comportamentos biológicos menos favoráveis. Já a neoplasia folicular não invasiva com características nucleares papilíferas (NIFTP, do inglês *non-invasive follicular thyroid neoplasm with papillary-like nuclear features*) caracteriza uma neoplasia de potencial maligno incerto.[11]

Sua principal via de disseminação é a linfática, para os linfonodos dos compartimentos central e laterais do pescoço. Foram relatadas taxas de metástases linfonodais cervicais em 20 a 50% dos pacientes, mas alcançando números superiores a 90% se contabilizadas as micrometástases (menores do que 2 mm em seu maior diâmetro). São frequentes mesmo em carcinomas de pequenas dimensões e sem sinais de extensão extratireoidiana.[6]

Após algumas semanas do tratamento cirúrgico, a dosagem sérica de tireoglobulina (Tg), estimulada por TSH (endógeno ou exógeno) ou basal, auxilia a estratificação de risco e as decisões quanto à complementação terapêutica, sendo um marcador tumoral sensível. Seus ensaios de mensuração devem ser calibrados por sistemas internacionalmente estabelecidos e acompanhados pela dosagem sérica de anticorpos antitireoglobulina (ATg) em frequências definidas pela categoria de risco do paciente. A presença de ATg, entretanto, pode levar à redução da sensibilidade da Tg sérica como um marcador tumoral. A doença somente bioquímica, por sua vez, é caracterizada por títulos séricos detectáveis de Tg e/ou pela elevação dos níveis de ATg, na ausência de doença estrutural evidente, e carrega menor impacto clínico. Exame físico, dosagens séricas de Tg e ATg e ultrassonografias cervicais fazem parte do seguimento de rotina.[6,8,10]

Dois terços dos acometidos por recidivas locais e/ou a distância o fazem na primeira década de seguimento. Ao diagnóstico de metástases linfonodais cervicais, há indicação do esvaziamento ou re-esvaziamento linfonodal com intuito curativo. Se sintomáticas, metástases a distância também podem ser cirurgicamente ressecadas após avaliação individual. A radioiodoterapia é o tratamento complementar de escolha nessas situações, com possibilidade de emprego de radioterapia externa e quimioterapia citotóxica sistêmica, determinado caso a caso, embora as respostas possam ser restritas. As terapias alvo com inibidores da tirosina quinase (TK), como o sorafenibe e o lenvatinibe, foram liberadas para uso em casos refratários às demais modalidades terapêuticas, com doença sintomática e em progressão. Devem seguir condutas individualizadas, definidas por encontros multidisciplinares de especialistas e lembrando-se que há associação de seu emprego com sobrevivência, mas sem impacto curativo.[6,8]

Carcinoma folicular

O carcinoma folicular representa menos de 10% das neoplasias malignas diferenciadas da glândula tireoide, com o pico de incidência entre a quinta e sexta décadas de vida e com tendência ao diagnóstico em estágio mais avançado, quando comparado aos portadores do carcinoma papilífero. Há também a predominância de mulheres. Seu diagnóstico histológico depende de evidências de invasão vascular, do envolvimento de vasos da cápsula fibrosa tumoral ou da transgressão completa ou incompleta da cápsula pelas células neoplásicas. A caracterização como mínimo ou extensamente invasivo é definida por tais graus de acometimento e não compartilha das características nucleares celulares que definem o carcinoma papilífero.[11]

A disseminação vascular é preponderante à linfática e com maiores riscos de desenvolvimento de metástases distantes, em comparação ao carcinoma papilífero, especialmente para ossos e pulmões. Como neoplasia constituída por células foliculares diferenciadas, compartilha dos mesmos raciocínios terapêuticos e de vigilância oncológica que o carcinoma papilífero, embora com tendência prognóstica menos favorável.[6-8]

A variante oncocítica do carcinoma folicular foi caracterizada como uma entidade independente do carcinoma folicular (uma vez que está associada a mecanismos moleculares distintos) e caracterizada pela presença de mais de 75% de células de Hürthle na composição tumoral, ausência de caracteres nucleares do carcinoma papilífero e características de alto grau (necrose e ≥ 5 mitoses por 2 mm^2).[11] Em relação ao carcinoma folicular, indivíduos do sexo masculino são mais afetados em proporção, embora mulheres ainda sejam mais afetadas em números absolutos. Observa-se tendência ao acometimento de indivíduos mais velhos, tendência ao diagnóstico de neoplasias em estádios mais avançados, maiores propensão ao desenvolvimento de metástases linfonodais e potenciais de persistência, recidiva e óbito pela doença.

Pouco diferenciado

Recentes critérios da Organização Mundial da Saúde agruparam o carcinoma pouco diferenciado e o carcinoma diferenciado de alto grau como "neoplasias malignas derivadas de células foliculares e de alto grau", e ambos compartilham de atividade mitótica elevada e necrose tumoral, sem aspectos histológicos anaplásicos.[11]

É um tipo intermediário no espectro da diferenciação neoplásica tireóidea e seu diagnóstico diferencial se faz com o carcinoma indiferenciado e a variante sólida do carcinoma papilífero. São descritas as formas com arquiteturas insular, sólida e trabecular (padrões de crescimento que devem representar mais de 50% da amostra tumoral) para seu diagnóstico. Em relação à neoplasia anaplásica, há menor polimorfismo celular, menor atividade mitótica, necrose tumoral mais restrita e preservação dos marcadores imuno-histoquímicos de diferenciação epitelial tireóidea.[11]

São descritos, porém, diferentes padrões de comportamento na literatura, o que talvez decorra de variações na padronização dos critérios diagnósticos, bem como de diferenças epidemiológicas regionais e casuísticas restritas e não uniformes. A média etária ao diagnóstico é caracterizada entre 50 e 60 anos e são observadas altas incidências de extensão tumoral extratireoidiana, recidiva locorregional e desenvolvimento precoce de metástases linfonodais cervicais e distantes, com propensão para pulmões e ossos. Eventos metastáticos locorregionais e a distância já foram descritos em até 80% dos casos.

Seguem-se os mesmos princípios terapêuticos dos carcinomas de origem folicular citados. Embora a capacidade para captação de iodo seja variável, a complementação com radioiodoterapia é indicada. As taxas de sobrevivência global em 5 anos são calculadas entre 60 e 80%.

Indiferenciado (anaplásico)

O carcinoma indiferenciado pode apresentar-se por meio de diferentes padrões morfológicos, bem como uma mesma neoplasia pode abrigar uma arquitetura mista e com mais de um subtipo celular. São descritos 5 padrões citológicos principais: *spindle cells*, escamoide, epitelioide, células gigantes e pleomórfico. São lesões altamente proliferativas, com figuras atípicas de mitose, extensas áreas de necrose e diversas anormalidades cromossômicas.[11,12] Cerca de 50% dos pacientes contam com um carcinoma diferenciado prévio ou concomitante e 80%, histórico prévio de bócio.[12]

A média etária entre os acometidos é 70 anos, com uma leve predominância do sexo feminino. Apresenta-se como uma massa cervical anterior de rápido crescimento com invasão de estruturas adjacentes e consequentes queixas álgicas, disfagia, disfonia, síndrome de Horner e insuficiência respiratória. Metástases linfonodais cervicais e distantes são precoces e frequentes à apresentação inicial, especialmente para pulmões, seguidos de ossos e sistema nervoso central. A maioria dos pacientes conta com doença local e a distância avançadas e irressecáveis, de tal forma que o tratamento muitas vezes é somente sintomático, apesar de multimodal. Em geral, a ressecção cirúrgica não é suficiente para o controle da doença, com a indicação de radioterapia e/ou quimioterapia adjuvantes. A administração de agentes citotóxicos ou terapia alvo não conta com potencial curativo e sua indicação deve ser individualizada.[8,12] Um avanço recente no manejo desses tumores é o emprego de fármacos-alvo inibidores do gene *BRAF* (dabrafenibe e trametinibe) em pacientes que apresentam a mutação no gene *BRAF v600E*, com excelentes taxas de resposta baseadas em estudos de fase II. Recomenda-se pesquisa molecular dessa mutação, sempre que possível.[12]

Responde por até 40% dos óbitos atribuídos às neoplasias malignas da tireoide e com altíssimas taxas de letalidade, embora seja a neoplasia menos prevalente dessa glândula. O tumor é agressivo e com prognóstico reservado, cuja sobrevida média é de 5 a 6 meses após o diagnóstico. Calcula-se em 20% a sobrevida em 1 ano e os pacientes raramente sobrevivem mais de 2 anos após o diagnóstico.[12]

Medular (moderadamente diferenciado)[13]

O carcinoma medular da tireoide corresponde de 3 a 4% das neoplasias malignas dessa glândula. Apresenta-se sob as formas esporádica ou hereditária.

Quando hereditário, está relacionado com mutações germinativas do proto-oncogene *RET*, podendo apresentar-se como neoplasia isolada ou associada à síndrome das neoplasias endócrinas múltiplas (NEM tipos A e B). São alterações genéticas com alta penetrância e associadas a fenótipos distintos quanto às possibilidades de desenvolvimento de outras neoplasias, bem como graus de agressividade tumoral e idade preferencial de manifestação. Contam, em geral, com risco de 95% de desenvolvimento do carcinoma medular, 50% de feocromocitoma e 20% de hiperparatireoidismo primário que não corre na NEM 2B, mas fenótipos como ganglioneuromatose mucosa, *habitus* marfanoide e anormalidades oculares, entre outras. Trata-se de uma variante agressiva do carcinoma medular e de manifestação precoce, embora pouco prevalente. Na forma esporádica, o diagnóstico é geralmente feito na faixa etária entre a quinta e sexta décadas de vida, enquanto na forma familiar o diagnóstico é realizado em pacientes mais jovens, inclusive na infância.

À suspeita do carcinoma medular, preconiza-se a pesquisa de mutações germinativas (realizadas por meio da análise plasmática periférica), mesmo se neoplasia presumidamente esporádica, uma vez que de 1 a 7% desses pacientes contam com alterações germinativas no proto-oncogene *RET*. O painel genético estabelece critérios prognósticos que podem ser utilizados na determinação da intensidade do tratamento e do seguimento clínico, bem como da necessidade de *screening* em familiares próximos ao acometido, mesmo que assintomáticos.

A propedêutica segue os mesmos princípios terapêuticos no que tange a ressecção de todo o tecido tumoral. Frente às altas taxas de doença metastática linfonodal ao diagnóstico, o mínimo tratamento preconizado é a tireoidectomia total e o esvaziamento cervical bilateral do compartimento central cervical.

O tratamento cirúrgico do carcinoma medular é realizado em dois contextos distintos: para o tratamento de doença clinicamente evidente ou para a prevenção do desenvolvimento da neoplasia em portador de mutação do proto-oncogene *RET*, mesmo que sem evidências clínicas da doença (operação profilática). Como derivado das células "C", não capta iodo e o estadiamento ou adjuvância com iodo radioativo não estão indicados. A doença anatômica, persistente ou recidivada, deve ser também cirurgicamente tratada, se possível. Respostas à radioterapia e quimioterapia citotóxica são frustrantes. O inibidor tirosina quinase aprovado para uso no carcinoma medular refratário à terapia padrão é o vandetanibe. Outras medicações têm sido utilizadas, como o selpercatinibe, se neoplasias com mutações somáticas do *RET*, mas seguindo as mesmas considerações traçadas anteriormente quanto à efetividade dessa modalidade terapêutica.

CONSIDERAÇÕES FINAIS

A glândula tireoide pode abrigar tumores malignos primários contemplando extremos do espectro de diferenciação e agressividade. Sua grande maioria é representada pelo carcinoma bem diferenciado, especialmente o carcinoma papilífero, que conta com excelente prognóstico quando diagnosticado em estádio inicial e adequadamente tratado. Os princípios fundamentais de seu tratamento incluem a tireoidectomia, acrescida do esvaziamento cervical, se evidências de doença metastática linfonodal regional, e adjuvância com iodo radioativo, em casos selecionados. Para os demais tipos tumorais, também preconiza-se um seguimento individualizado e baseado em critérios de risco.

REFERÊNCIAS BIBLIOGRÁFICAS

1. Incidência de Câncer no Brasil – Instituto Nacional de Câncer. Disponível em: https://www.inca.gov.br/publicacoes/livros/estimativa-2023-incidencia-de-cancer-no-brasil. Acesso em: 7 fev. 2023.
2. Siegel RL, Miller KD, Fuchs HE, Jemal A. Cancer statistics, 2022. *CA Cancer J Clin*. 2022;72: 7-33. Disponível em: https://www.ncbi.nlm.nih.gov/pubmed/35020204. Acesso em: 17 fev. 2023.
3. Davies L, Welch HG. Increasing incidence of thyroid cancer in the United States, 1973-2002. *JAMA*. 2006;295:2164-7.
4. Horvath E, Silva CF, Majlis S, Rodriguez I, Skoknic V, Castro A, Rojas H, Niedmann JP, Madrid A, Capdeville F, Whittle C, Rossi R, Domínguez M, Tala H. Prospective validation of the ultrasound based TIRADS (Thyroid Imaging Reporting and Data System) classification: results in surgically resected thyroid nodules. *Eur Radiol*. 2017 Jun;27(6):2619-2628.
5. Cibas ES, Ali SZ. The 2017 Bethesda System for Reporting Thyroid Cytopathology. *Thyroid*. 2017 Nov;27(11):1341-1346.
6. Haugen BR, Alexander EK, Bible KC, Doherty GM, Mandel SJ, Nikiforov YE, Pacini F, Randolph GW, Sawka AM, Schlumberger M, Schuff KG, Sherman SI, Sosa JA, Steward DL, Tuttle RM, Wartofsky L. 2015 American Thyroid Association management guidelines for adult patients with thyroid nodules and differentiated thyroid cancer: The American Thyroid Association guidelines task force on thyroid nodules and differentiated thyroid cancer. *Thyroid*. 2016;26(1):1-133.
7. Patel, K, N, Yip, L, Lubitz, CC. Executive Summary of the American Association of Endocrine Surgeons Guidelines for the Definitive Surgical Management of Thyroid Disease in Adults. *Annals of Surgery*. 2020;271(3):e1-e73.
8. NCCN Clinical Practice Guidelines in Oncology. Thyroid Carcinoma. *Natl Compr Cancer Netw*. Version 3.2022. Disponível em: https://www.nccn.org/store/login/login.aspx?ReturnURL=https://www.nccn.org/professionals/physician_gls/pdf/thyroid.pdf. Acesso em: 7 fev. 2023.
9. Brierly JD, Gospodarowics MK, Wittekind C., O'Sullivan B, Mason M, Asamura H, Lee A, Van Eycken E, Denny L, Amin MB, Grupta S. eds. Union for International Cancer Control (UICC). *TNM Classification of Malignant Tumours*, 8th ed. Oxford, UK; Hoboken, NJ: John Wiley & Sons, 2017.
10. Tuttle RM, Tala H, Shah J, Leboeuf R, Ghossein R, Gonen M, Brokhin M, Omry G, Fagin JA, Shaha A. Estimating risk of recurrence in differentiated thyroid cancer after total thyroidectomy and radioactive iodine remnant ablation: using response to therapy variables to modify the initial risk estimates predicted by the new American Thyroid Association staging system. *Thyroid*. 2010 Dec;20(12):1341-9.
11. Baloch ZW, Asa SL, Barletta JA, Ghossein RA, Juhlin CC, Jung CK, LiVolsi VA, Papotti MG, Sobrinho-Simões M, Tallini G, Mete O. Overview of the 2022 WHO Classification of Thyroid Neoplasms. *Endocr Pathol*. 2022 Mar;33(1):27-63.
12. Bible KC, Kebebew E, Brierley J, Brito JP, Cabanillas ME, Clark TJ Jr, Di Cristofano A, Foote R, Giordano T, Kasperbauer J, Newbold K, Nikiforov YE, Randolph G, Rosenthal MS, Sawka AM, Shah M, Shaha A, Smallridge R, Wong-Clark CK. 2021 American Thyroid Association Guidelines for Management of Patients with Anaplastic Thyroid Cancer. *Thyroid*. 2021 Mar;31(3):337-386.
13. Wells SA Jr, Asa SL, Dralle H, Elisei R, Evans DB, Gagel RF, Lee N, Machens A, Moley JF, Pacini F, Raue F, Frank-Raue K, Robinson B, Rosenthal MS, Santoro M, Schlumberger M, Shah M, Waguespack SG. American Thyroid Association Guidelines Task Force on Medullary Thyroid Carcinoma. Revised American Thyroid Association guidelines for the management of medullary thyroid carcinoma. *Thyroid*. 2015 Jun;25(6):567-610.

220

Doenças Nodulares da Tireoide

Gustavo Philippi de Los Santos • Christiana Maria Ribeiro Salles Vanni • Giovanna Perantoni Pereira

INTRODUÇÃO

As doenças nodulares da tireoide são muito comuns, e aproximadamente 6% da população têm nódulo palpável na tireoide. A ultrassonografia consegue identificar um número ainda maior de nódulos na tireoide. Mais da metade da população apresenta nódulo na tireoide quando é submetida à ultrassonografia, mesmo na ausência de qualquer sintoma relacionado com a glândula

A grande maioria desses nódulos é de natureza benigna. O mais importante é possuir conhecimento para diferenciar os nódulos que merecem cuidado daqueles que não apresentam risco para o paciente, e concentrar os esforços nos pacientes que realmente merecem a investigação e terapêutica.[1]

FISIOPATOLOGIA

Quando uma célula epitelial escapa do mecanismo padrão de controle de crescimento, um nódulo tireoidiano tem potencial para surgir. Essa perda de regulação pode ocorrer tanto em oncogenes como em genes supressores de tumor.

Nos adenomas autônomos, a mutação somática acontece em genes que codificam proteínas que participam na cascata de estimulação pelo hormônio tireoestimulante (TSH). As alterações genéticas relacionadas com o aparecimento dos nódulos coloides ou adenomatosos não funcionantes ainda não estão bem esclarecidas.

São diversas as mutações relacionadas com o aparecimento das neoplasias malignas de tireoide, como também são variados os subtipos histopatológicos. Em relação ao carcinoma papilífero, que representa quase 90% desses tumores, as mutações somáticas estão principalmente relacionadas com ativação da via da MAP quinase que promove a divisão celular. A mutação somática do proto-oncogene *RET* está presente em mais da metade dos carcinomas medulares de tireoide esporádicos. Em todos os carcinomas medulares familiares de tireoide, presentes nas neoplasias endócrinas múltiplas tipo 2, há presença de mutação germinativa no proto-oncogene *RET*, o que possibilita a identificação precoce do gene mutado e cirurgias profiláticas nos indivíduos portadores da mutação.[2]

Alguns fatores que aumentam a incidência de nódulos já foram identificados. Os nódulos tireoidianos são muito mais comuns nas mulheres e nos adultos, e quando aparecem em homens e em crianças o risco de malignidade é maior. História de exposição à radiação, principalmente na infância, tem relação com o surgimento de nódulos em tireoide, nos quais a prevalência de neoplasia maligna é maior.[3] A deficiência de iodo na dieta também é fator de risco para o aparecimento de nódulos na tireoide, e o mecanismo está relacionado com o aumento do TSH. Obesidade, síndrome metabólica e resistência à insulina também estão associadas ao aparecimento de nódulos na tireoide.

Alguns estudos relacionam o uso de estatinas e de anticoncepcionais orais com uma menor incidência de doença nodular da tireoide.

TIPOS DE NÓDULOS TIREOIDIANOS

Define-se por nódulo áreas de crescimento exagerado, circunscrito, sólido, formando "caroços", que se diferenciam do restante do tecido tireoidiano (Figura 220.1). É uma das alterações mais frequentes da tireoide, e são mais comuns em mulheres e idosos. Podem ser palpáveis em 4 a 7% das mulheres e em 1,6% dos homens. Nódulos incidentais são ainda mais prevalentes à avaliação de espécimes de autópsia (10,7 a 57%), ou por meio de ultrassonografia cervical (67%).[4]

O risco de malignidade é baixo, variando de 3,9 a 6,5%.[5] Os nódulos não palpáveis (incidentalomas) têm o mesmo risco de malignidade dos nódulos palpáveis com mesmo tamanho. A frequência de câncer em bócio multinodular com um ou mais nódulos dominantes é comparável à encontrada em nódulos solitários. Estima-se que 60% da população possa apresentar nódulos na tireoide em algum momento da vida.

Os nódulos da tireoide podem ser únicos ou múltiplos. Quando isolados, são denominados nódulos únicos (ou bócios uninodulares). Quando múltiplos (bócios multinodulares), os nódulos são em geral decorrentes de bócio (aumento benigno da tireoide), coloide (tumores benignos formados por tecido tireoidiano idêntico) ou de processos inflamatórios (tireoidites, que consiste na inflamação tireoidiana). Apenas 5% dos nódulos da tireoide são malignos (câncer), o que significa que 19 entre 20 nódulos são benignos (não cancerosos).

O tipo mais comum de nódulo tireoidiano benigno é o nódulo coloide ou adenomas não funcionantes. Caso um nódulo produza hormônios da tireoide, sem considerar a necessidade do corpo, ele é chamado nódulo autônomo (na cintilografia apresenta atividade metabólica e, portanto, considerado

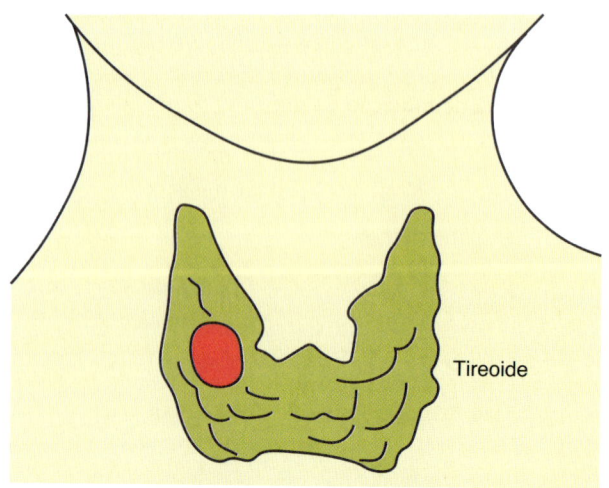

Figura 220.1 Nódulo tireoidiano.

nódulo quente), e pode ocasionalmente levar ao hipertireoidismo (doença de Plummer ou bócio uninodular tóxico). Se o nódulo é preenchido com fluido ou sangue, é chamado cisto da tireoide. Ainda não se sabe exatamente o que causa o desenvolvimento dos nódulos de tireoide.[6,7]

DIAGNÓSTICO

No momento da detecção de um nódulo tireoidiano, seja ele palpável ou um achado de exame de imagem, a história clínica e o exame físico devem ser realizados. Existem alguns sintomas e/ou sinais que sugerem um maior risco para malignidade, como crescimento rápido, fixação de estruturas adjacentes, nódulo pétreo, paralisia de prega vocal, adenomegalia, história de radiação prévia e história familiar.

Esse diagnóstico é encontrado em 6,4% das mulheres e 1,5% dos homens em exames físicos de rotina. Se avaliada por ultrassonografia, a prevalência aumenta para 20 a 76%.[8] A principal preocupação é a possibilidade de neoplasia maligna, mas apenas cerca de 5 a 15% são malignos.[8,9] Além disso, a maioria dos pacientes com o diagnóstico de câncer de tireoide costuma ter um bom prognóstico, uma vez que mais de 90% das neoplasias são tumores bem diferenciados, papilares ou foliculares, e apresentam comportamento indolente.[8-10]

A maioria das pessoas com doença estrutural da tireoide é assintomática (90%), mas uma pequena parcela pode apresentar sintomas decorrentes de disfunção tireoidiana, como hipotireoidismo ou hipertireoidismo (5%), ou sintomas compressivos (5%),[8-11] os quais dependem do tamanho e localização do nódulo e podem incluir disfagia, rouquidão, tosse e dispneia.[8-11] Como manifestação clínica mais comum, geralmente o paciente percebe apenas um aumento da região cervical anterior.

O diagnóstico pode ser clínico, por meio da palpação da região cervical (tanto da tireoide como dos linfonodos), e se um nódulo for identificado, está indicada a solicitação da ultrassonografia para definir suas características, como ecogenicidade, presença de calcificações, tamanho, margens, além da avaliação de estruturas adjacentes.[8-11]

A avaliação inicial do paciente envolve alguns aspectos:

- Pesquisar hiperfunção tireoidiana com a medida de TSH, pois se estiver baixo, o paciente deve seguir investigação de um possível nódulo com a cintilografia de tireoide com iodo 131[8-11]
- Avaliar a presença de sintomas compressivos atribuíveis ao aumento de volume da tireoide[8]
- Avaliar fatores de risco para malignidade:[8-11]
  - História de radiação da região cervical
  - História familiar de câncer de tireoide
  - Crescimento rápido do nódulo
  - Presença de linfonodo cervical aumentado
  - Rouquidão
- Definir indicação de punção aspirativa por agulha fina (PAAF) a partir de suas características ecográficas e tamanho.[9-11]

A ultrassonografia da tireoide é o exame de escolha para a detecção de nódulos, com sensibilidade de aproximadamente 95%, superior a outros métodos mais sofisticados, como a tomografia computadorizada e a ressonância nuclear magnética.[11] O método permite uma avaliação adequada do tamanho do nódulo, suas características, além de diferenciar cistos simples de nódulos sólidos ou mistos. Pode também servir como guia para procedimentos diagnósticos, como a PAAF dirigida, e terapêuticos, como a aspiração de cistos e injeção de etanol ou terapia de ablação.

Os achados na ultrassonografia de maior risco de malignidade são nódulo hipoecoico, com microcalcificações, margens irregulares, mais alto do que largo na visão transversal e evidência de comprometimento extratireoidiano.

Destaca-se que nenhum achado isolado é diagnóstico de malignidade, mas sua associação aumenta a probabilidade de neoplasia. Nos casos de linfonodomegalia cervical suspeita e nódulo de tireoide, existe indicação de realizar biopsia do linfonodo alterado.[8-11]

Como regra, não está indicada a PAAF de nódulos menores do que 1 cm, mesmo que altamente suspeitos.[9-11] Exceções a essa regra são nódulos classificados como altamente suspeitos e tamanho entre 5 e 9 mm, podendo ser considerada PAAF quando houver proximidade com a traqueia, linfonodomegalia cervical suspeita ou impossibilidade de seguimento ecográfico.[8-11]

Cistos não devem ser puncionados para objetivo de diagnóstico, pois apresentam baixo risco para malignidade. Se o cisto for volumoso e acompanhado de sintomas compressivos ou prejuízo estético, a punção aspirativa, com ou sem injeção de etanol, pode ser considerada, assim como o tratamento cirúrgico definitivo. A citologia do cisto deve ser realizada caso a punção aspirativa seja feita.[8-11]

A punção por agulha fina é o método mais acurado disponível no momento para distinguir nódulos benignos dos malignos. A análise citológica dos nódulos deve incluir a classificação de Bethesda para definição de conduta (Tabela 220.1).[9-11]

TRATAMENTO

Após a correta avaliação clínica e por exames complementares com imagens e biopsias, obtém-se a definição da natureza

Tabela 220.1 Classificação de Bethesda.

Classificação	Conduta
I. Insatisfatória ou não diagnóstica	Repetir exame
II. Benigno	Tratamento indicado depende dos sinais e sintomas locais; caso contrário, não há necessidade
III. Atipia ou significado indeterminado ou lesão folicular de significado indeterminado	Considerar repetir PAAF. Se persistir a categoria III, a decisão de cirurgia ou acompanhamento varia conforme características ecográficas e risco de malignidade, devendo ser compartilhada com o paciente
IV. Neoplasia folicular ou suspeito para neoplasia folicular	Acompanhamento pode ser realizado em alguns casos ou indica-se a cirurgia
V. Suspeito de malignidade	Encaminhar para tratamento cirúrgico por alta suspeita de malignidade. Acompanhamento pode ser realizado em casos selecionados
VI. Maligno	Indica-se tireoidectomia total na maioria dos casos. Acompanhamento pode ser realizado em casos selecionados

dos nódulos tireoidianos. Nódulos benignos e maiores que 1 cm devem ser acompanhados de exame de ultrassom em intervalos de 12 a 24 meses. Caso apresente menos de 1 cm e com sinais de alerta, deve-se manter o seguimento da lesão com exames ultrassonográficos.[1]

A importância no manejo dos nódulos tireoidianos baseia-se no fato de que, apesar de a grande maioria representar lesões benignas, é necessário excluir o câncer da tireoide, que ocorre em 5 a 10% dos casos. Os carcinomas diferenciados respondem por 90% dos casos de todas as neoplasias malignas da tireoide.[1,2]

Inicialmente, define-se se esses nódulos são hipersecretores de hormônio tireoidiano, tóxicos ou não. Na presença de bócios tóxicos sintomáticos, o tratamento medicamentoso deve ser iniciado. O hipertireoidismo pode ser por produção difusa pelo parênquima tireoidiano (tireoidite, doença de Graves) ou devido a um nódulo tóxico autônomo (doença de Plummer). O tratamento do hipertireoidismo é abordado no Capítulo 44 (Parte 9, Endocrinologia e Metabologia).

Quando os exames, ultrassonografia e PAAF, demonstrarem tratar-se de um nódulo benigno, nenhum outro procedimento diagnóstico é indicado. Vários estudos mostram que a taxa de falso-negativos no exame citológico (PAAF) quando a amostra é retirada através de punção guiada por ultrassonografia fica em torno de 0,6%. Desse modo, considera-se que os pacientes com nódulos com citologia benigna devam ser seguidos pelo exame físico e ultrassonográfico em intervalos regulares, inicialmente anual, e que podem ser ampliados com o passar do tempo.[12]

No entanto, quando os nódulos tireoidianos benignos são volumosos a ponto de se tornarem sintomáticos devem ser tratados. Entre os sintomas estão a compressão dos tecidos adjacentes, principalmente a traqueia e o esôfago, e sintomas estéticos com a presença de abaulamentos cervicais. Para o tratamento desses nódulos benignos volumosos existem a alcoolização, ablação térmica e a cirurgia.[7]

Em relação aos tumores malignos, inicialmente define-se qual o subtipo e o tamanho, maior ou menor que 1 cm. Nos carcinomas medulares e anaplásicos, o tratamento é sempre cirúrgico e mais amplo do que nos carcinomas bem diferenciados (papilífero e folicular), e avaliados pelo especialista com urgência.[7]

Evidências sugerem que os microcarcinomas papilíferos (definidos como carcinomas de até 1 cm de diâmetro) sejam, na maioria dos casos, tumores assintomáticos indolentes que, diferentemente de tumores maiores, não evoluem clinicamente.[4] Esses tumores apresentam epidemiologia diferente dos tumores "clínicos".[9] Microcarcinomas são detectados em 7 a 36% das glândulas tireoidianas em pacientes submetidos à autópsia.[14] Embora alguns microcarcinomas possam evoluir agressivamente, ainda não existem marcadores capazes de identificar totalmente esses casos.[2]

Em relação ao tratamento medicamentoso com a levotiroxina para a supressão do TSH, dados de diferentes estudos sugerem que o uso da levotiroxina possa ter efeito supressor no crescimento do nódulo em populações com deficiência ou baixa ingesta de iodo, o que na atualidade é muito raro devido ao sal de cozinha ser iodado. Entretanto, os efeitos adversos sobre o sistema cardiovascular, causando o aumento da incidência de fibrilação auricular no longo prazo, e no sistema ósseo, promovendo osteoporose, principalmente em mulheres pós-menopausa, colocam sérias restrições ao seu uso. Sendo assim, não é recomendado o tratamento supressivo com levotiroxina na doença nodular benigna da tireoide.

Nos carcinomas tireoidianos acima de 1 cm, o tratamento cirúrgico é sempre indicado, exceção são os pacientes idosos com alto risco anestésico.[4,9] As opções cirúrgicas incluem lobectomia com istmectomia para nódulos tireoidianos benignos solitários e para carcinomas bem diferenciados menores que 2 cm e em casos selecionados de 2 a 4 cm, e tireoidectomia total para bócios multinodulares, nódulos malignos maiores que 4 cm e nos menores que 4 cm com sinais de agressividade.[12,16]

A linfadenectomia cervical lateral é reservada para os casos que se tenha linfonodos comprovadamente metastáticos na ultrassonografia e PAAF.[12]

Atualmente, a principal dificuldade em relação à conduta em relação aos nódulos tireoidianos é quando a PAAF não é conclusiva, também chamada indeterminada. Na classificação de Bethesda da PAAF são os tipos III e IV. Nesses casos, a avaliação cuidadosa pelo médico especialista, endocrinologista ou cirurgião de cabeça e pescoço, é fundamental para definir a conduta em cada caso. Resumidamente, nos casos indeterminados, a conduta é individualizada e pode ser o simples acompanhamento clínico com ultrassonografia seriada, uma nova PAAF, biopsia por agulha grossa (core-biopsia), exame molecular ou cirurgia.[4,9,12]

Vigilância ativa

Microcarcinomas papilíferos que estejam em posição favorável, sem aspectos de agressividade, em pacientes acima de 40 anos (idealmente acima de 60 anos) e que concordem com o tratamento expectante, pode-se fazer o acompanhamento para evitar procedimentos invasivos no início. Trabalhos científicos demonstram uma taxa de necessidade de tratamento invasivo nesses pacientes em 10 a 30 %.[16] Porém, esses casos devem ser avaliados e acompanhados por especialista acostumado com essa conduta expectante.

Injeção percutânea de etanol (escleroterapia/alcoolização)

Nos cistos e nódulos tireoidianos benignos mistos em que a parte líquida é preponderante (maior que 50%), o tratamento com alcoolização é o mais indicado. Trata-se de um tratamento percutâneo, agulha guiada por ultrassom, em que se injeta álcool absoluto dentro do nódulo após o seu "esvaziamento". A literatura mostra redução volumétrica de até 90%, a depender da porcentagem de líquido.[17]

Tratamento com radioiodo do bócio nodular volumoso

A radioiodoterapia tem sido utilizada para o tratamento de bócio multinodular em pacientes não indicados para cirurgia. Segundo estudos, a diminuição induzida pelo radioiodo do tamanho do bócio pode atingir até 40%.[18] É considerada uma terapia alternativa para pacientes idosos com bócios grandes e alto risco de cirurgia. Também é indicado nos casos de hipertireoidismo refratário ao tratamento clínico e com uma glândula sem aumento de volume.

Cirurgia

A cirurgia é recomendada em pacientes com nódulos malignos ou clinicamente preocupantes com suspeita ou citologia indeterminada, quando há sintomas estéticos, compressivos ou preocupações de acompanhamento, e nos casos de hipertireoidismo refratários ao tratamento clínico. As opções cirúrgicas incluem lobectomia com istmectomia para nódulos tireoidianos benignos solitários ou malignos com até 2 cm e tireoidectomia total para bócios multinodulares, nódulos suspeitos e malignos maiores que 2 cm.[4,12]

Ablação térmica (radiofrequência, micro-ondas, entre outros)

São novos métodos não cirúrgicos em que uma agulha é introduzida no nódulo guiada por ultrassom. A extremidade da agulha gera uma onda de calor que induz a morte celular por hipertermia. Essas células mortas são absorvidas pelo organismo. A principal indicação terapêutica da ablação é para os nódulos tireoidianos benignos volumosos, com ampla comprovação científica de sua segurança e eficiência. A ablação induz o encolhimento do nódulo em torno de 80% de seu volume e melhora os sintomas locais.[19] Outra utilização da ablação que ainda está em desenvolvimento e necessita de maior comprovação científica é para o tratamento dos microcarcinomas. Nesses casos, a ablação leva a uma destruição completa do nódulo tumoral e resolução em uma taxa de até 99%.[19] Nos dois casos, o tratamento geralmente não leva ao hipotireoidismo. O seguimento dos pacientes submetidos ao tratamento térmico deve ser feito com exames laboratoriais de função tireoidiana e ultrassonografias seriadas e com intervalos definidos.

CONSIDERAÇÕES FINAIS

As situações clínicas que envolvem as doenças nodulares da tireoide são muito variadas. O primeiro contato do paciente, muitas vezes, será com o médico generalista. Portanto, o conhecimento de suas manifestações clínicas iniciais é essencial para o médico fazer a abordagem diagnóstica e o encaminhamento precoce para o especialista.

REFERÊNCIAS BIBLIOGRÁFICAS

1. Burman KD, Wartofsky L. Clinical Practice. Thyroid Nodules. *N Engl J Med.* 2015;373(24):2347-56.
2. Nikiforov YE, Nikiforova MN. Molecular genetics and diagnosis of thyroid cancer. *Nat Rev Endocrinol.* 2011 Aug 30;7(10):569-80.
3. Yildirim Simsir I, Cetinkalp S, Kabalak T. Review of Factors Contributing to Nodular Goiter and Thyroid Carcinoma. *Med Princ Pract.* 2020;29(1):1-5.1.
4. Seza A. Gulec, et al. A Joint Statement from the American Thyroid Association, the European Association of Nuclear Medicine, the European Thyroid Association, the Society of Nuclear Medicine and Molecular Imaging on Current Diagnostic and Theranostic Approaches in the Management of Thyroid Cancer. *Thyroid* Vol. 31, nº 7, 2021. doi.org/10.1089/thy.2020.0826.
5. Keith C. Bible, et al. American Thyroid Association Guidelines for Management of Patients With Anaplastic Thyroid Cancer. *Thyroid.* Mar 2021.337-386. Disponível em: http://doi.org/10.1089/thy.2020.09442021
6. Ross, DS. Overview of thyroid nodule formation. Waltham (MA): UpToDate, 15 June, 2021. Disponível em: https://www.uptodate.com/contents/overview-of-thyroid-nodule-formation.
7. Ross, DS. Diagnostic approach to and treatment of thyroid nodules. Waltham (MA): UpToDate, 3 Apr. 2020.
8. Durante, C, et al. The diagnosis and management of thyroid nodules: a review. *JAMA,* Chicago, v. 319, n. 9, p. 914-924, Mar. 2018. Errata: v, 319, n. 15, p. 1622, Apr. 2018. DOI: 10.1001/jama.2018.0898.
9. Welch, HG, Doherty, GM. Saving thyroids: overtreatment of small papillary cancers. *New England Journal of Medicine,* Boston, v. 379, n. 4, p. 310-312, July 2018. DOI:10.1056/NEJMp1804426.
10. Blum, M, Sipos, JA. Overview of the clinical utility of ultrasonography in thyroid disease. Waltham (MA): UpToDate, 7 Oct. 2021. Disponível em: https://www.uptodate.com/contents/overview-of-theclinical-utility-of-ultrasonography-in-thyroid-disease.
11. Ross, DS. Cystic thyroid nodules. Waltham (MA): UpToDate, 28 Oct. 2021. Disponível em: https://www.uptodate.com/contents/cystic-thyroid-nodules.
12. Camargo, R, Corigliano, S, Friguglietti, C, Gauna, A, Harach, R, Munizaga, F, Tomimori, E. (2009). Latin American Thyroid Society recommendations for the management of thyroid nodules. *Arquivos Brasileiros de Endocrinologia & Metabologia,* 53, 1167-1175.
13. de Matos, PS, Ferreira, AP, Ward, LS. Prevalence of papillary microcarcinoma of the thyroid in Brazilian autopsy and surgical series. *Endocr Pathol* 2006;17:165-73.
14. Ward, LS, Scheffel, RS, Hoff, AO, Ferraz, C, Vaisman, F. (2022). Treatment strategies for low-risk papillary thyroid carcinoma: a position statement from the Thyroid Department of the Brazilian Society of Endocrinology and Metabolism (SBEM). *Archives of Endocrinology and Metabolism,* 66, 522-532.
15. Castro MR, Caraballo PJ, Morris JC. Effectiveness of thyroid hormone suppressive therapy in benign solitary thyroid nodules: a meta-analysis. *J Clin Endocrinol Metab* 2002;87:4154-9.
16. Surks, MI, Ortiz, E, Daniels, GH, Sawin, CT, Col, NF, Cobin, RH, et al. Subclinical thyroid disease: scientific review and guidelines for diagnosis and management. *JAMA.* 2004;291:228-38.
17. Hahn, SY, Shin, JH, Na, DG, Ha, EJ, Ahn, HS, Lim, HK, et al. Ethanol ablation of the thyroid nodules: 2018 consensus statement by the Korean Society of thyroid radiology. *Korean J Radiol.* 2019;20(4):609-620.
18. Ygaard, B, Hegedus, L, Ulriksen, P, Nielsen, KG, Hansen, JM. Radioiodine therapy for multinodular toxic goiter. *Arch Intern Med.* 1999;159(12):1364-8.
19. Gharib, H, Hegedus, L, Pacella, CM, Baek, JH, Papini, E. Nonsurgical, image-guided, minimally invasive therapy for thyroid nodules. *J Clin Endocrin Metab.* DOI: 10.1210/jc.2013-1860.

221

Hiperparatireoidismo

Ana Karenina Nobre F. De Souza • Paulo G. Mettig Rocha • Murilo Catafesta das Neves • Rodrigo Oliveira Santos

INTRODUÇÃO

O hiperparatireoidismo é causado pelo excesso de produção de paratormônio, o que pode afetar tecidos importantes ao organismo. Pode ser primário, isto é, causado por uma glândula paratireoide, ou relacionado com doença renal crônica (DRC), como apresentado neste capítulo.

HIPERPARATIREOIDISMO PRIMÁRIO

Hiperparatireoidismo primário (HPTp) é uma desordem hipercalcêmica que decorre da produção excessiva de paratormônio (PTH). Entre 85 e 90% são causados por um único adenoma, e o restante decorre de doença multiglandular (DMG), quando duas ou mais glândulas estão doentes. Destaca-se que os casos de DMG podem estar relacionados com síndromes genéticas, como por exemplo a neoplasia endócrina múltipla. O carcinoma de paratireoide é um evento muito raro, com incidência inferior a 1% dos casos.

O diagnóstico de HPTp é estabelecido exclusivamente por exames laboratoriais; hipercalcemia acompanhada por concentrações elevadas de PTH fecham o diagnóstico na maioria das vezes.

Incidência e prevalência

O HPTp tem uma incidência média no mundo de 1 a 7 casos por 1.000 adultos, e perde em incidência apenas para as doenças da tireoide e diabetes, o que o coloca entre as endocrinopatias prevalentes.

Idade e sexo têm grande relevância na incidência: abaixo de 45 anos é bastante incomum e acomete homens e mulheres de forma equivalente. A partir dessa faixa etária, ocorre mais em mulheres, e em pacientes com mais de 70 anos atinge incidência de 1 caso para cada 100 adultos.[1]

Manifestações clínicas

Manifestações clínicas clássicas

Os sintomas clássicos estão relacionados com lesões que ocorrem em órgãos alvo diretamente ligados ao metabolismo do cálcio (Ca), em especial os ossos e os rins, os quais apresentam maior correlação e causalidade com HPTp e dados mais robustos em literatura científica.[2]

Manifestações ósseas

As alterações ósseas são as mais típicas no cenário do HPTp. Como o remodelamento ósseo está aumentado, há crescimento da porosidade (osteopenia e osteoporose) e afinamento de sua superfície endocortical, e consequente aumento da fragilidade. A densitometria óssea demonstra uma redução da densidade mineral mais importante em ossos corticais (p. ex., fêmur e rádio), e a osteoporose tem uma prevalência em até 65% dos pacientes.

Diversos estudos demonstram risco aumentado para fraturas, mesmo em pacientes assintomáticos. Há indicação de avaliação da presença de fraturas vertebrais e da densidade do osso trabecular por densitometria ou outro método de imagem, como raios X, mesmo em assintomáticos. Em pacientes sintomáticos, o risco de fraturas é até 2 vezes maior.[2]

Manifestações renais

O rim tem atuação central na expressão clínica do HPTp. Hipercalcemia e hipofosfatemia ocorrem por ação direta do PTH no túbulo renal. No parênquima renal, o PTH também aumenta a síntese de vitamina D ativa, que indiretamente aumenta a absorção intestinal de Ca e fósforo (P). A manifestação renal mais comum do HPTp é a litíase renal, com prevalência que varia entre 5 a 55%.

Há indicação formal de investigação renal para todos os pacientes com HPTp, mesmo nos assintomáticos (exames de imagem e análise de urina). Além da elevada incidência de nefrolitíase, há aumento do risco de nefrocalcinose e de redução da taxa de filtração glomerular, que podem ocorrer em até 20% dos pacientes.[2]

Manifestações clínicas não clássicas

Os sintomas não clássicos referem-se a alterações que estão correlacionadas com HPTp; no entanto, ainda faltam evidências definitivas para se determinar a causalidade entre eles.

Sintomas neuromusculares, como fraqueza muscular, fadiga, cãibras, parestesias e atrofia muscular proximal, são descritos em até 63% dos pacientes.

Os sintomas neurocognitivos incluem depressão, ansiedade, irritabilidade, psicose, *delirium*, alteração de personalidade, alterações do sono, demência etc., e são mais frequentemente descritos em pacientes sintomáticos e graves, o que pode atingir prevalência de até 50%.

Sintoma cardiovascular (risco aumentado para hipertensão) e a ocorrência de síndrome metabólica (maior resistência à insulina e maior glicemia de jejum) não tem seus mecanismos fisiológicos de associação com HPTp totalmente elucidados, mas diversos estudos observacionais demonstraram melhoria dessas condições após a cirurgia.

Alterações gastrintestinais como dor abdominal, obstipação, náusea, vômitos, úlcera gástrica, colelitíase e pancreatite também são descritas e acometem 10% dos pacientes.

A qualidade de vida é frequentemente impactada em pacientes com HPTp, mesmo nos considerados assintomáticos, e em pacientes com sintomas graves há aumento da mortalidade.[2]

Tratamento

A cirurgia é a única opção de cura de HPTp e deve ser oferecida para todos os pacientes, pois melhora os sintomas clínicos e os padrões de qualidade de vida.[3] A paratireoidectomia (PTx) tem altas taxas de sucesso e baixas taxas de complicação. O último consenso publicado em 2022 recomenda cirurgia para todos os pacientes que apresentarem:

- Calcemia > 1 mg/dℓ acima do limite superior do método
- Sintomas ósseos
  - Fratura óssea clínica ou diagnosticada por exames de imagem
  - Densitometria óssea com T-escore < −2,5 DP em qualquer sítio

- Sintomas renais
  - Taxa de filtração glomerular < 60 mℓ/min
  - Nefrolitíase ou nefrocalcinose
  - Calciúria de 24 horas aumentada
- Idade < 50 anos.

Exames localizatórios[4]

O objetivo é evidenciar a alteração funcional e/ou estrutural em glândulas paratireoides (GPT) doentes e, portanto, devem ser realizados somente após o diagnóstico de HPTp ter sido estabelecido pelos exames laboratoriais.

Os exames de imagem não confirmam ou afastam o diagnóstico de HPTp e também não definem a necessidade de tratamento cirúrgico. Dessa forma, pacientes com HPTp e exames de imagem negativos ainda devem ser tratados com cirurgia.

Múltiplas são as possibilidades de exames, e a melhor sequência deve ser determinada por características do paciente e preferência do cirurgião. Em última análise, os exames de imagem são um mapa para o procedimento cirúrgico, e ninguém melhor que o cirurgião para definir a melhor opção para cada caso.

O ultrassom é o exame mais realizado, e tem uma acurácia média de 76%. Suas vantagens são baixo custo, facilidade de execução e capacidade de avaliar a glândula tireoide ao mesmo tempo.

A cintilografia de paratireoide com sestamibi-Tc (MIBI) é o método de escolha para avaliar hipersecreção da(s) GPT(s). Uma metanálise de 23 estudos mostrou uma acurácia de 88%. A associação do ultrassom com MIBI é a estratégia mais usada pelos diferentes serviços, e quando ambos são positivos e concordantes há mais de 97% de valor preditivo positivo.

A tomografia computadorizada com protocolo específico para identificação de GPT (TC4D) tem mostrado acurácia superior a 75%. A ressonância magnética e a tomografia associada à emissão de pósitrons (PET/CT) também são opções, mas o acesso restrito a esses exames infere em opções com pior custo-benefício quando comparados com ultrassom, MIBI e TC4D.

Paratireoidectomia

A retirada de todo tecido de GPT hiperfuncionante é o único tratamento definitivo para HPTp. Uma cirurgia bem-sucedida leva a uma rápida e duradoura normalização da calcemia, reduz o risco de nefrolitíase e de fraturas ósseas e possibilita ganho de massa óssea. Há também melhora dos sintomas não clássicos, o que tem menor evidência em literatura.

Existem muitas opções de técnicas cirúrgicas para tratamento das diferentes apresentações do HPTp. No entanto, as duas mais comuns são as explorações bilateral e focal.

A exploração bilateral consiste na identificação de todas as quatro GPTs e depende da experiência do cirurgião em definir qual glândula está doente. A taxa de sucesso é superior a 95%, com baixa complicação. É a técnica de escolha diante de pacientes com exames localizatórios negativos ou conflitantes, para pacientes com suspeita clínica (ou confirmada) de DMG e para pacientes que têm necessidade de tireoidectomia total associada ao procedimento. Atualmente, entre 25 e 30% dos pacientes com HPTp têm indicação de exploração bilateral inicial.

A exploração focal tem por objetivo restringir a dissecção apenas na região onde o adenoma da GPT está localizado,

preservando as demais estruturas cervicais, assim como diminui o tempo cirúrgico e otimiza a recuperação. Essa técnica é totalmente guiada pelos exames localizatórios, e por isso a condição ideal é que ultrassom e MIBI sejam positivos e concordantes. Os exames de imagem indicam por onde deve-se iniciar o procedimento, e após a retirada da glândula doente, o PTH intraoperatório confirma o término da cirurgia.

Destaca-se que o PTH intraoperatório é um método que compara valores de PTH antes e 10 minutos após a retirada do adenoma. Uma queda superior a 50% entre esses valores confirma que todo tecido doente foi retirado, possibilita o término da exploração cirúrgica e está relacionada com cura do HPTp.

Atualmente, cerca de 60 a 70% dos pacientes são inicialmente candidatos a uma exploração focal. No entanto, a exploração focal não deve ser indicada para pacientes com suspeita de DMG, quer pela história clínica ou pelos achados dos exames de imagem. A exploração focal tem taxa de sucesso entre 95 e 98% e tem menos complicações descritas que a exploração bilateral.

É necessário entender que a exploração focal e a bilateral não são técnicas para se comparar, mas que ambas são altamente eficientes e complementares. A diferença entre elas deve-se ao fato de terem critérios distintos de seleção e que os casos mais complexos e duvidosos normalmente são manejados com exploração bilateral. Todos os cirurgiões de paratireoide devem estar acostumados a realizar as duas com a mesma capacidade. Como disse Robert Udelsman, eminente autor na área, "mesmo o paciente ideal para adenoma único pode ter uma DMG oculta".

A conversão de uma exploração focal para uma cirurgia bilateral é sempre uma possibilidade. Falha do decaimento do PTH intraoperatório, erro dos exames localizatórios em identificar o adenoma e reoperações são as maiores causas de conversão de cirurgia, que chega a ocorrer em até 15% dos pacientes indicados inicialmente para cirurgia focal.

HIPERPARATIREOIDISMO RELACIONADO COM DOENÇA RENAL CRÔNICA (HPT-DRC)

A doença renal crônica (DRC) engloba um conjunto heterogêneo de desordens que determinam a progressiva perda da função renal. É considerada uma enfermidade de importância mundial, uma vez que até 10% da população apresentam algum grau de DRC. Com a progressiva evolução dessa doença, surge o distúrbio mineral ósseo, que representa um conjunto de alterações sistêmicas caracterizadas por anormalidades metabólicas, por intensa remodelação óssea (osteodistrofia renal), calcificações extraesqueléticas e aumento importante da morbimortalidade.

O hiperparatireoidismo é o principal espectro desse processo. Com a progressão da DRC, o paciente desenvolve hipocalcemia, hiperfosfatemia e hipovitaminose D. Essas alterações metabólicas estimulam a hiperplasia tecidual de todas as GPTs, que se não forem adequadamente manejadas, resultam no funcionamento autônomo, denominado hiperparatireoidismo relacionado com doença renal crônica (HPT-DRC)

O HPT-DRC é responsável por importante queda da qualidade de vida e por importante aumento da morbimortalidade dos pacientes com DRC.[5]

Incidência e prevalência

No Brasil, o número total de pacientes em terapia substitutiva (diálise) aumenta progressivamente e constantemente ao longo dos anos. Em 2001, o primeiro censo realizado estimou que 46.557 pacientes estavam em diálise, enquanto que o ultimo censo de 2021 estimou esse número em 148.363. Cerca de 44% deles (aproximadamente 71 mil) tem HPT-DRC.[6]

Fisiopatologia

Papel do fósforo

A retenção de P causa redução do calcitriol, hipocalcemia, resistência óssea ao PTH e hiperplasia das GPTs. A retenção de P e a hiperfosfatemia são muito frequentes em indivíduos com DRC em estágio 5 ou diálise. Nas fases iniciais, a retenção de P é um fator importante na redução da capacidade renal de produzir 1,25 dihidroxicolecalciferol (calcitriol) devido à inibição da 1α-hidroxilase renal. Como consequência, ocorre uma redução da absorção intestinal e da reabsorção óssea de Ca, hipocalcemia e aumento da secreção de PTH. O P possui um efeito direto na secreção do PTH e no desenvolvimento da hiperplasia das GPT.

Papel do Ca e do receptor sensor de Ca (CaSR)

O Ca extracelular é o estímulo fisiológico primário que regula a secreção do PTH. A hipocalcemia é o principal fator determinante da hipersecreção do PTH e da proliferação das células paratireoideanas.

O CaSR da glândula paratireoide é o principal regulador da secreção do PTH. Quando o Ca sérico diminui, o CaSR não é ativado e há liberação do PTH na circulação. Quando o Ca sérico aumenta, o receptor é ativado, inibindo a liberação do PTH. O CaSR tem um papel importante na proliferação e na hiperplasia das células das paratireoides, e à medida que o HPT-DRC progride, a hiperplasia torna-se mais avançada, a expressão do receptor é reduzida, aumentando a refratariedade do paciente ao tratamento clínico.

Papel da vitamina D

O rim é o principal local em que ocorre a conversação de 25-hidroxicolecalciferol em calcitriol, forma biologicamente ativa da vitamina, por meio da ação da 1α-hidroxilase presente no túbulo proximal. Portanto, a redução da massa renal observada na DRC leva a uma menor capacidade de produção de calcitriol. A deficiência de calcitriol na DRC afeta diretamente a função da GPT, contribuindo para o desenvolvimento do HPT-DRC.

Resistência óssea ao PTH

Mesmo em estágios iniciais da DRC, os pacientes desenvolvem uma resistência óssea à ação do PTH. Portanto, níveis mais altos de PTH são necessários para manter a calcemia e a remodelação óssea normal. Devido a essas alterações no metabolismo do Ca, o HPT-DRC leva à doença mineral óssea, determinando um estado de desequilíbrio e modificações das estruturas ósseas, caracterizado no nível celular por uma alta atividade osteoblástica e osteoclástica.

Manifestações clínicas

Os principais sintomas do HPT-DRC são dores ósseas e articulares, mialgia e fraqueza muscular. Fraturas, prurido, deformidades ósseas, tumor marrom, calcificações de partes moles e ruptura de tendões estão presentes especialmente nos pacientes com doença de longa duração. Calcifilaxia, uma microangiopatia do tecido adiposo e da derme, é um acometimento raro, mas de extrema gravidade.

As dores ósseas são habitualmente difusas, insidiosas, com evolução flutuante ao longo de meses a anos. Em situações de HPT-DRC muito severo e não tratado, observam-se graves alterações dos ossos da face e do crânio, com hiperostose e dismorfias, que contribuem para o designado aspecto de "leontíase facial".

Outra complicação importante do HPT-DRC é a doença cardiovascular (DCV), que se manifesta pela presença de calcificações de vasos, valvas cardíacas e miocárdio, contribuindo para a alta taxa de mortalidade na DRC.

Diagnóstico

O diagnóstico laboratorial do HPT-DRC é feito pela dosagem do PTH intacto, e valores acima de 300 pg/mℓ em pacientes em diálise confirmam o diagnóstico. Além do PTH intacto, as dosagens de Ca, P, fosfatase alcalina (FA) e vitamina D são de extrema importância não só para o diagnóstico da gravidade do HPT-DRC, mas também para seu seguimento.

Radiografias simples (de ossos ou partes moles) são empregadas no diagnóstico de HPT-DRC, na avaliação do acometimento ósseo e na detecção de calcificações extraósseas. O ecocardiograma pode identificar calcificações cardíacas e miocárdicas.

O ultrassom e MIBI são os exames de imagem usados no preparo pré-operatório de cirurgias com o objetivo de localizar as GPTs hiperplasiadas. A impossibilidade de realização dos exames de imagem, por motivos econômicos ou técnicos, não constitui objeção ou impedimento ao procedimento cirúrgico.

A biopsia óssea realizada na crista ilíaca é o padrão ouro para o diagnóstico de doença óssea, seja ela de alta remodelação (HPT-DRC e doença mista) ou baixa remodelação (doença adinâmica e osteomalácia). Esse exame invasivo é recomendado somente em algumas situações especiais, como em fraturas sem explicação, dor óssea persistente, dentre outros desafios clínicos.

Tratamento

Tratamento clínico

O tratamento clínico do HPT-DRC é voltado para o controle dos distúrbios metabólicos originados pela DRC.

Tratamento não farmacológico

- Dieta: o acúmulo do P em pacientes com DRC é multifatorial, e o excesso na ingestão na dieta é um dos principais motivos, o que justifica a recomendação para que os pacientes sigam uma dieta com controle da ingestão de proteína e de alimentos ricos em P
- Adequação da diálise: o tratamento do HPT-DRC é mais uma ferramenta utilizada para o controle do P e Ca.

Tratamento farmacológico

- Quelantes à base de Ca: carbonato ou acetato de Ca geralmente são os de primeira escolha, por serem mais acessíveis e de menor custo. O principal problema é que frequentemente resultam em episódios transitórios de hipercalcemia, exigindo redução da dose
- Cloridrato de sevelâmer: polímero quelante de P que não contém Ca nem alumínio, indicado para o controle da

hiperfosfatemia em pacientes com DRC em estágios avançados ou mesmo mais precoces, em que haja contraindicação aos quelantes de P à base de Ca

- Reposição de vitamina D: a prevenção e o tratamento da hipovitaminose D nos pacientes com DRC estágios 3 e 4 têm sido preconizados, visando reduzir a frequência e a gravidade do HPT-DRC
- Calcitriol e análogos da vitamina D: nos pacientes em que o PTH intacto não é corrigido ou apresentam aumento progressivo apesar da dieta, da diálise adequada e do uso apropriado de quelantes, pode-se lançar mão do uso do calcitriol e análogos da vitamina D.
- Ativadores seletivos dos receptores de vitamina D: o paricalcitol é empregado no tratamento de pacientes com HPT-DRC desde 1998, e é considerado um ativador mais seletivo do receptor da vitamina D (VDR) que o calcitriol, pois diminui a secreção de PTH intacto com menor taxa de incidência de hipercalcemia e hiperfosfatemia
- Calcimiméticos: atualmente, o cloridrato de cinacalcete é o único produto que atua no CaSR das células GPTs, o principal regulador da secreção do PTH, reduzindo a liberação do hormônio e controlando simultaneamente os níveis de Ca e P.

Tratamento cirúrgico
Transplante renal

Um transplante renal bem-sucedido, ao corrigir os distúrbios metabólicos relacionados com DRC, pode mitigar e até, em alguns casos, reverter completamente a evolução do HPT-DRC. Apesar disso, a depender da evolução do HPT e do grau de hiperplasia das GPTs, o paciente pode desenvolver um HPT que se mantém mesmo após o transplante renal (ocorre em até 30% dos casos). Esse cenário, chamado hiperparatireoidismo pós-transplante, é grave e resulta em valores elevados de Ca, colocando o enxerto renal em risco de nefrocalcinose. Pacientes que persistem com HPT mesmo após 1 ano de transplante ou que apresentem valores muito elevados de calcemia, devem ser tratados cirurgicamente.[7]

Paratireoidectomia (PTx)

Realizado apenas diante da falência do tratamento clínico. As indicações de PTx são:

- Níveis séricos de PTH persistentemente acima de 800 pg/mℓ, acompanhado de hipercalcemia e/ou hiperfosfatemia refratárias ao tratamento clínico
- Presença de glândulas maiores que 1 cm³ ao ultrassom
- Calcificações extraósseas ou arteriolopatia urêmica calcificante (calcifilaxia)
- Doença óssea avançada, progressiva e debilitante que não responde ao tratamento clínico
- Persistência do HPT após o transplante renal bem-sucedido, associado com hipercalcemia persistente.

A PTx é tratamento efetivo e seguro, realizado em portadores de HPT-DRC, promove melhora importante das dores ósseas e da qualidade de vida e reduz as taxas de mortalidade

Atualmente, as técnicas de PTx mais usadas são:

- PTx total com autoenxerto. Remove todas as GPTs e seleciona uma fração de tecido para enxerto no plano muscular. O local de enxerto varia, com preferência pelo músculo braquiorradial do membro superior não dominante ou região pré-esternal. O enxerto passa a funcionar de 10 a 30 dias após a cirurgia. Após 60 dias, a maioria dos pacientes apresenta nível detectável de PTH
- PTx subtotal. Remove quase a totalidade das GPTs, preservando 1 glândula inteira ou parte de 1 glândula (equivalente ao volume de 2 GPTs normais) em seu leito de origem. Essa última é realizada, na maioria das vezes, em pacientes que foram submetidos a transplante renal e persistiram com níveis altos de PTH e hipercalcemia.

CONSIDERAÇÕES FINAIS

As técnicas variam conforme a condição clínica, aspecto intraoperatório e perspectivas futuras do paciente a ser submetido a um transplante renal. Cabe ao cirurgião e ao nefrologista determinarem a técnica mais indicada para cada paciente.

REFERÊNCIAS BIBLIOGRÁFICAS

1. Minisola S, Arnold A, Belaya Z, Brandi ML, Clarke B, Hannan FM, et al. Epidemiology, pathophysiology and genetics of primary hyperparathyroidism. *Journal of Bone and Mineral Research*. 2022 Oct 17.
2. El-Hajj Fuleihan G, Chakhtoura M, Cipriani C, Eastell R, Karonova T, Liu J, et al. Classical and non-Classical Manifestations of Primary Hyperparathyroidism. *Journal of Bone and Mineral Research*. 2022 Oct 17.
3. Bilezikian JP, Silverberg SJ, Bandeira F, Cetani F, Chandran M, Cusano NE, et al. Task Force #8: Management of Primary Hyperparathyroidism. *Journal of Bone and Mineral Research*. 2022 Oct 17.
4. das Neves MC, Santos RO, Ohe MN. Surgery for primary hyperparathyroidism. *Archives of Endocrinology and Metabolism*, vol. 66. Sociedade Brasileira de Endocrinologia e Metabologia; 2022. p. 678-88.
5. Hernandes FR, Goldenstein P, Custódio MR. Treatment of Hyperparathyroidism (SHPT). *Brazilian Journal of Nephrology* [Internet]. 2021 Dec 3 [cited 2022 Nov 7];43(4 suppl 1):645-9. Disponível em: http://www.scielo.br/scielo.php?script=sci_arttext&pid=S0101-28002021000500645&tlng=e. Acesso em: 29 agos. 2023.
6. Nerbass FB, Lima H do N, Thomé FS, Vieira Neto OM, Lugon JR, Sesso R. Brazilian Dialysis Survey 2020. *Brazilian Journal of Nephrology* [Internet]. 2022 Jul 1 [cited 2023 Mar 12];44(3):349-57.
7. Rocha LA da, Neves MC das, Montenegro FL de M. Parathyroidectomy in chronic kidney disease. *Brazilian Journal of Nephrology* [Internet]. 2021 Jan 1 [cited 2022 Dec 11];43(4 Suppl 1):669-73.

CAPÍTULO 222

Traqueostomias e Cricotireoidostomias

Dorival de Carlucci Jr. • Flavio Hojaij

INTRODUÇÃO

A traqueostomia é um dos procedimentos cirúrgicos mais antigos e foi mencionada pela primeira vez por Asclepíades, no século 2 a.C., ao ser utilizada para restabelecer o fluxo aéreo em caráter de emergência.[1] Por longo tempo, foi considerada como procedimento perigoso, e sua realização era reservada para os quadros extremos. Somente a partir do século 18 passou novamente a ser mencionada com frequência.

Chevalier Jackson, no fim do século 19, padronizou a técnica operatória, reduzindo a mortalidade das traqueostomias de 25 para 2%. Seu trabalho, entretanto, só foi publicado em 1926.[2]

O atendimento ao politraumatizado foi normatizado pelo curso de suporte avançado ao trauma (ATLS) e seu livro texto, atualmente na 10ª edição, define o conceito de "via aérea definitiva" como sendo um tubo com um balonete insuflado na traqueia conectado a uma fonte de oxigênio e ventilação. O mesmo livro descreve 3 modalidades de via aérea definitiva: o tubo orotraqueal, o tubo nasotraqueal e a via aérea cirúrgica que inclui, portanto, a cricotireoidostomia e a traqueostomia, temas deste capítulo.[3] Esse conceito, portanto, facilita o entendimento e a indicação das chamadas vias aéreas cirúrgicas.

A traqueostomia passou de um procedimento realizado como último recurso em pacientes com insuficiência respiratória, quase sempre como um prenúncio de morte, para uma técnica cirúrgica difundida e praticada de maneira eletiva com o objetivo de proteção das vias aéreas.

CRICOTIREOIDOSTOMIA

A cricotireoidostomia é um procedimento cirúrgico de obtenção de uma via aérea que consiste na realização de uma abertura na membrana cricotireóidea permitindo o acesso à traqueia e comunicando-a com o meio externo.

É um procedimento tecnicamente simples e rápido para acesso emergencial à via aérea em situações de ameaça iminente à vida por uma obstrução da via aérea superior.

Indicações

Permeabilizar a via aérea de caráter temporário e emergencial em casos de insuficiência respiratória grave por quadros obstrutivos.

Por não requerer manipulação da coluna cervical, a cricotireoidostomia também é indicada em situações de suspeita ou risco de lesão da medula espinal cervical.

Possui indicação evidente em:

- Traumas cervicais
- Traumas de face que dificultam a obtenção de uma via aérea definitiva através do tubo orotraqueal ou nasotraqueal
- Anafilaxia com edema de glote
- Tumores obstrutivos acima da membrana cricotireoidea, que envolvam a faringe ou a laringe
- Infecções laríngeas obstrutivas.

Contraindicações

A cricotireoidostomia não é recomentada quando:

- Existe a impossibilidade de encontrar pontos de referência anatômicos, além de tornar o procedimento mais difícil, e pode aumentar o risco de lesões de estruturas cervicais importantes
- Pacientes menores de 12 anos. Crianças possuem maior risco de estenoses da região
- Trauma laríngeo. Essa condição pode ser agravada com a cricotireoidostomia e, portanto, nessas situações a traqueostomia de urgência é mandatória.

Técnica operatória

A despeito de ser um procedimento de emergência, devem ser considerados os preceitos técnicos adequados para obter o sucesso esperado. O conhecimento da anatomia é fundamental, reconhecendo a cartilagem tireoide por inspeção e palpação. Deve-se localizar a proeminência laríngea da cartilagem, e em seguida a cartilagem tireoide. Entre o término da cartilagem tireoide e a cartilagem cricoide identifica-se uma depressão que determina a localização da membrana cricotireoide. É recomendado o uso de paramentação completa, realização de degermação e antissepsia local, seguido de bloqueio anestésico superficial. Deixar o paciente em decúbito dorsal, e se for permitido, com uma hiperextensão cervical. Palpa-se a proeminência laríngea, desliza-se o dedo inferiormente até a borda da cartilagem tireoide, localizando a depressão correspondente à membrana cricotireóidea. Fixa-se a laringe com a mão não dominante e realiza-se uma incisão longitudinal desde a cartilagem tireoide até o término da cartilagem cricoide. Essa incisão permite sua ampliação com segurança, se necessário.

Segue-se da divulsão rápida com pinça Kelly ou Halstead do tecido celular subcutâneo do músculo platisma até a membrana cricotireóidea, seguido da incisão da membrana com bisturi, promovendo uma abertura suficiente para a passagem de uma cânula, que pode ser de traqueostomia ou até mesmo uma cânula de intubação (Figura 222.1).

Certificar-se que o paciente apresenta expansibilidade torácica e ventilação pulmonar simétricas, conferindo com a presença de curva de CO_2 em capnografia.

Seguimento

É importante ressaltar que a cricotireoidostomia é um procedimento emergencial e temporário. Ela pode ser mantida por período de 48 a 72 horas, devendo ser convertida em uma traqueostomia após esse período.

Complicações

- Enfisema de subcutâneo por colocação inadequada da cânula
- Perfuração do esôfago cervical; a proximidade e realização em caráter de emergência podem levar a descuidos no momento da incisão da membrana

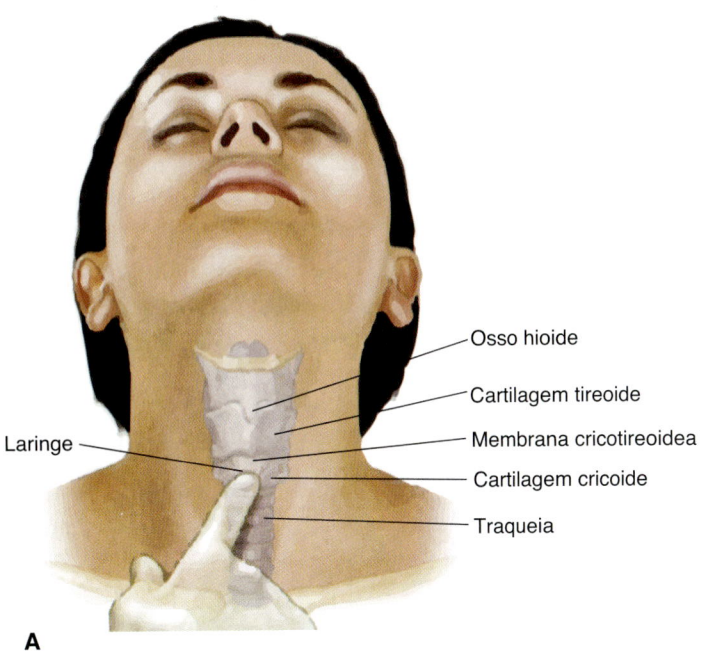

Osso hioide

Cartilagem tireoide

Membrana cricotireoidea

Laringe

Cartilagem cricoide

Traqueia

A

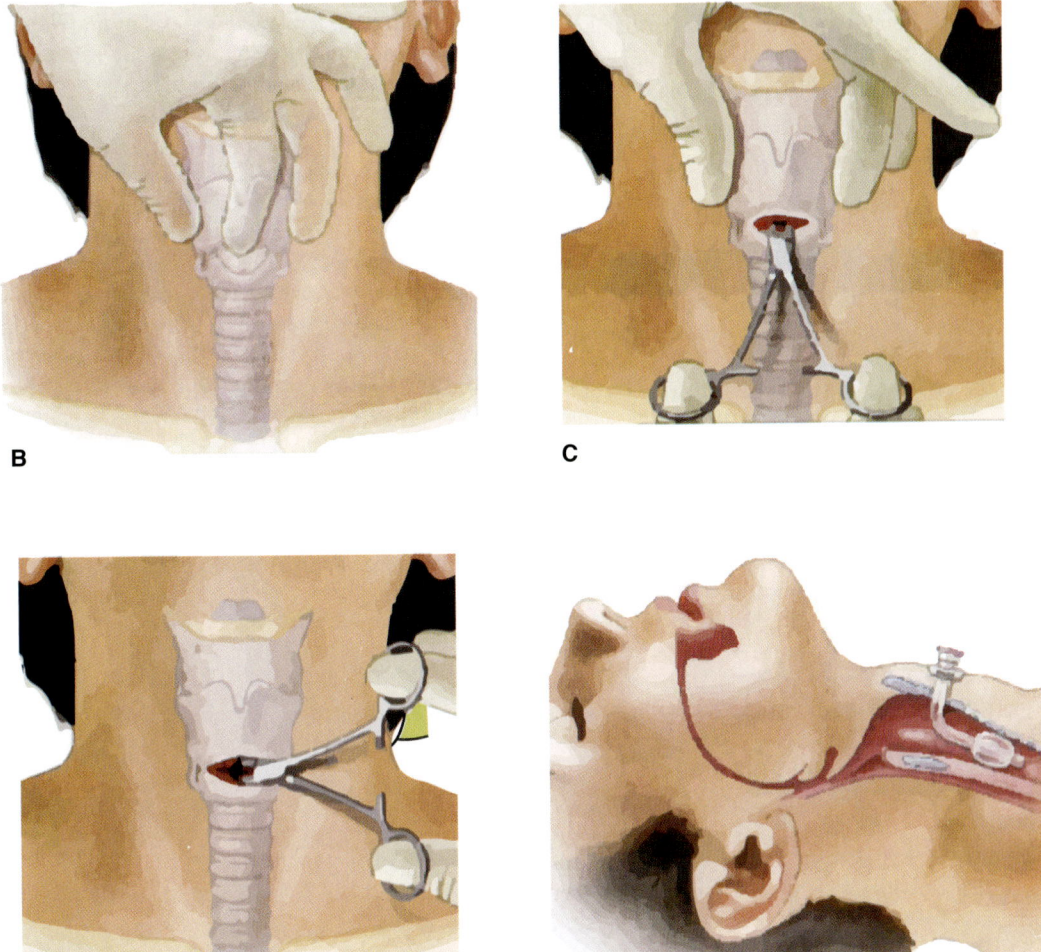

B

C

D

E

Figura 222.1 Técnica para realização da cricotireoidostomia. **A.** Localização da membrana cricotireoidea; **B.** Imobilização da laringe com a mão não dominante, mantendo localizada a membrana cricotireoidea; **C** e **D.** Abertura por divulsão da membrana cricotireoidea com instrumento de dissecção (pinça Kelly); **E.** Passagem da cânula com cuff e posicionada na traqueia pela membrana cricotireoidea.

- Hemorragia por lesão de estruturas vasculares da região
- Estenose da laringe, principalmente se for mantida por tempo superior a 72 horas.

TRAQUEOSTOMIA

A traqueostomia caracteriza-se pela confecção de um orifício na traqueia comunicando a luz traqueal com o meio externo, criando-se um estoma. As traqueostomias podem ser divididas em eletivas e de urgência.

A traqueostomia de urgência está indicada na impossibilidade de realizar uma intubação orotraqueal em decorrência de obstruções das vias aéreas, como edemas ou tumores, além de traumas na face ou laringe.

Indicações de traqueostomia de emergência:

- Traumas: na face, laringe ou coluna cervical que impeçam a realização segura de uma intubação orotraqueal ou nasotraqueal
- Queimaduras ou corrosivos: levando a edema das vias aéreas
- Corpos estranhos: obstrução aguda da via aérea superior
- Infecções: redução da via aérea por infecções ou abscessos cervicofaciais
- Neoplasias: processos expansivos que levam à obstrução faríngea ou laríngea
- Complicações pós-operatórias: hematomas cervicais que causam edema e obstrução das vias aéreas.

Indicações de traqueostomias eletivas:

- Acesso à via aérea: portadores de patologias neuromusculares para retirada de secreções traqueobrônquicas e melhor higienização
- Desconexão faringo-laríngea: proteção da via aérea em pacientes com quadros de broncoaspiração de repetição
- Intubação endotraqueal prolongada: uso de cânula endotraqueal por tempo prolongado pode ocasionar complicações como estenose de traqueia, além de dificuldade de higienização da cavidade oral e das secreções traqueobrônquicas. Períodos de intubação superiores a 7 dias, sem previsão de reversão, devem ser considerados para uma traqueostomia eletiva
- Após procedimentos cirúrgicos: alguns procedimentos cirúrgicos realizados no seguimento cérvico facial podem causar edema das vias aéreas, ou obstrução pela presença de reconstruções complexas e volumosas.

Técnica operatória

A avaliação respiratória do paciente é fundamental para medidas de suporte que levem a um procedimento sem complicações indesejáveis, como asfixia, aspiração de sangue e secreções ou hemorragias. Com o paciente intubado, a traqueostomia pode ser feita em total programação eletiva. Já em situações em que o paciente possui obstrução parcial das vias aéreas, a operação exige maior experiência e adequações.

Nas duas situações, são necessários materiais adequados e suficientes, bom foco de luz, bisturi elétrico para hemostasia, aspirador cirúrgico e assistência pessoal para ventilação (anestesista e médico intensivista). O posicionamento do paciente com coxim sob o dorso é essencial. No entanto, o coxim em pacientes com obstrução das vias aéreas e não intubado pode trazer piora da ventilação. Se todas essas exigências forem atendidas, também pode ser realizado no ambiente da terapia intensiva sem acréscimo de complicações. Nos pacientes intubados, a anestesia pode ser geral, mas nos pacientes com obstrução das vias aéreas a anestesia deve ser local.

A incisão em colar ou a longitudinal apresentam resultados estéticos semelhantes, embora a segunda permita acesso com uma dissecção menor de tecidos.

Após a abertura da linha média, sempre com rigorosa técnica hemostática, afasta-se a musculatura pré-tireoidea atingindo a loja visceral, quando se avalia o posicionamento istmo da glândula tireoide, que pode ser seccionado, ressecado parcialmente ou afastado cranial ou caudalmente.

A Figura 222.2 ilustra alguns dos passos do procedimento.

A abertura da traqueia deve ser feita na parede anterior do segundo ao quarto anel traqueal, preferencialmente com incisão a bisturi frio, longitudinal, transversal em "H" ou "U invertido" (Figura 222.3). Nunca deve-se abrir a traqueia com uso de bisturi elétrico, pois a presença de ventilação com ar rico em oxigênio pode gerar uma queimadura da via aérea.

O uso de reparos das bordas da livres da traqueia com fios (pontos) não é obrigatório, mas é sugerido como uma precaução na eventualidade de perda da cânula ou necessidade de troca precoce.

Com a traqueia aberta, faz-se a passagem da cânula de traqueostomia, que deve ter seu tamanho correto observado antes da abertura traqueal, bem como necessidade do *cuff*, que deve ser testado antes do procedimento.

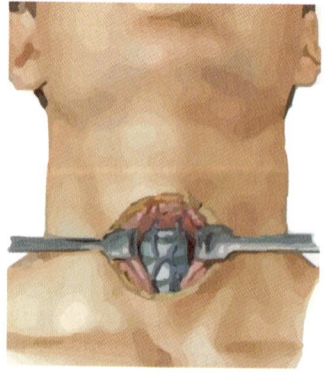
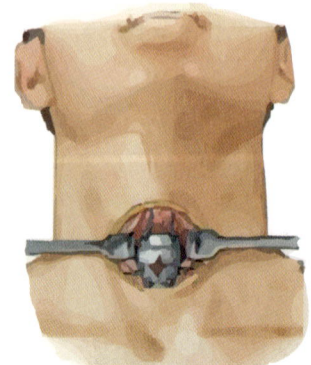
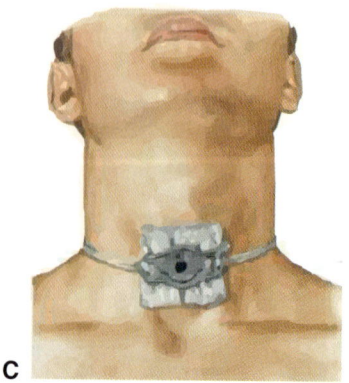

A **B** **C**

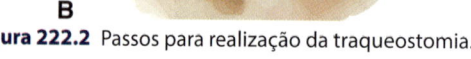

Figura 222.2 Passos para realização da traqueostomia.

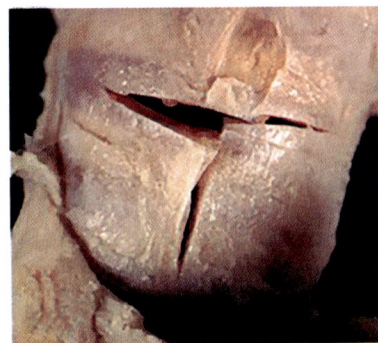

Figura 222.3 Exemplo de incisão na traqueia realizado em estudo anatômico.

Após a passagem da cânula e insuflação do *cuff* com pressão correta, garante-se que existe ventilação pulmonar simétrica com expansibilidade torácica simétrica e curva de capnografia adequada.

Traqueostomia definitiva ou permanente

Essa categoria de traqueostomia é realizada em procedimentos em que foi necessária a remoção completa da laringe, na maioria das vezes por neoplasias malignas da laringe ou faringe. Nesses casos, a traqueia é seccionada e implantada diretamente na pele da região cervical.

Traqueostomia percutânea

Existem variações de técnicas e equipamentos, mas todas têm como objetivo uma punção traqueal que permita a passagem de uma cânula dentro da traqueia.

O preparo é realizado como em um procedimento aberto, mantendo os materiais disponíveis em caso de necessidade.

É feita uma incisão na pele de cerca de 2 cm na altura do segundo anel traqueal, seguido da punção traqueal com um cateter e uma seringa com solução fisiológica mantendo o êmbolo em sucção. Assim que houver aspiração de ar na seringa, confirmando a entrada na traqueia, é passado um fio guia, seguido da passagem de dilatadores progressivamente maiores até se obter uma abertura suficiente para a introdução da cânula.

Esse procedimento tem sido realizado com mais segurança atualmente quando associado a uma traqueoscopia, quando é possível garantir que o cateter foi introduzido na traqueia com segurança e sem lesão da parede posterior.

Complicações

Como todo procedimento cirúrgico, existem complicações que precisam ser previstas e, quando presentes, reconhecidas e tratadas imediatamente:

- Hemorragias: decorrente de lesão de pequenos vasos cervicais ou tireoidianos
- Infecção
- Enfisema de subcutâneo
- Pneumomediastino
- Pneumotórax
- Obstrução da cânula
- Deslocamento da cânula.

CONSIDERAÇÕES FINAIS

As situações clínicas que envolvem a necessidade de uma traqueostomia ou cricotireoidectomia são muito variadas. O primeiro contato do paciente, muitas vezes, será o médico generalista, e por isso o conhecimento das indicações iniciais é essencial para se realizar uma abordagem diagnóstica adequada e o encaminhamento precoce ao especialista.

REFERÊNCIAS BIBLIOGRÁFICAS

1. Cummings CW, Esclamado RM. Management of the impaired airway in adults. *In*: Cummings CW, editor. *Otolaryngology head and neck surgery.* St Louis: Mosby; 1998. p.2037-53.
2. Yoon HS. Traqueostomias. *In*: Araujo F. VJF, et al. (ed.) *Manual do Residente de Cirurgia de Cabeça e Pescoço*, 2ª ed. Manole, 2013. p. 338-346.
3. American College of Surgeons. Advanced Trauma Life Support® Student Course Manual– Airway and Ventilatory Management. 10th.ed. Chicago: American College of Surgeons, 2018.
4. Tierno PFGM, Hojaij, FC. Cricotireoidostomias. *In: Manual Básico de Procedimentos Médicos Hospitalares.* FMUSP, 2016. p. 47-60.
5. Smith RB, Brescia MDG. Traqueostomias. *In*: Brandão LG, Brescia MDG, *Cirurgia de Cabeça e Pescoço, Fundamentos para a Graduação Médica*, Editora Savier, 2011. p. 202-210.

Cirurgia Digestiva

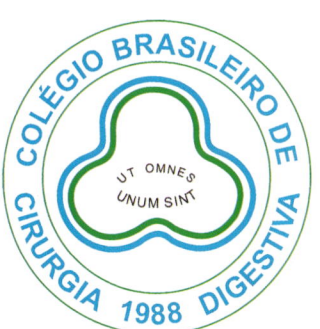

223

Doença do Refluxo Gastresofágico

Ary Nasi

INTRODUÇÃO

A doença do refluxo gastresofágico (DRGE) é uma das afecções mais frequentes na prática clínica em gastrenterologia. Há vários e diversificados fatores envolvidos na sua fisiopatogênese; e suas manifestações clínicas são bastante variadas. Por vezes, é necessário mais de um método de propedêutica armada para confirmação diagnóstica. O objetivo do presente texto é apresentar uma atualização sobre o tema.

PREVALÊNCIA

A prevalência da DRGE é estimada baseando-se em inquéritos populacionais, questionando-se sobre a ocorrência de queixas consideradas típicas. Ou seja, queimação retroesternal e regurgitação. Desse modo, a prevalência mundial estimada varia de 8 a 33%, com diferenças regionais expressivas. A prevalência estimada na América do Sul é ao redor de 23%, e de 12% no Brasil.

A presença de sobrepeso e/ou obesidade é fator bastante importante no desencadeamento do refluxo. A prevalência da DRGE em obesos é estimada em cifras variáveis de 50 a 100%.

DIAGNÓSTICO

As queixas típicas da DRGE são pirose retroesternal e regurgitação. Várias outras, contudo, também podem ser decorrentes do refluxo, dentre elas tosse, asma, disfonia, pigarro, dor torácica e sensação de *globus* faríngeo. A avaliação clínica meticulosa é fundamental. É necessário inquirir de modo sistemático e interpretar as queixas potencialmente relacionadas ao refluxo.

Nem sempre é preciso confirmar o diagnóstico de DRGE. Na prática clínica, diante de um paciente com queixas típicas predominantes, pode-se fazer a hipótese diagnóstica da doença e iniciar o tratamento específico. Em algumas situações, contudo, tais como insucesso do tratamento clínico, dúvida diagnóstica, presença de sintomas ou sinais de alarme e indecisão sobre a modalidade terapêutica a ser empregada, é necessário comprovar o diagnóstico e entender se as queixas clínicas são efetivamente causadas pelo refluxo.

A DRGE apresenta as seguintes formas de apresentação clínica: não erosiva, erosiva e complicada. Para caracterização da forma não erosiva, é necessária a confirmação de refluxo patológico por meio de um monitoramento prolongado. Na conceituação vigente, na presença de sintomas típicos e de erosões da mucosa esofágica, caracteriza-se a forma erosiva. Essa postura, no entanto, começa a ser contestada. A forma complicada da doença é caracterizada pela presença de esôfago de Barrett e/ou ulceração da mucosa esofágica e/ou redução do calibre da luz esofágica; ou seja, subestenoses ou estenoses.

O esôfago de Barrett (EB) representa tema amplo, com muita margem para interpretações equivocadas. A própria definição dessa complicação é polêmica.[1] Para a escola americana e boa parte das escolas ocidentais, além da presença de metaplasia (substituição de um epitélio adulto por outro), é necessária a confirmação de metaplasia tipo intestinal. Para as escolas japonesa e britânica; contudo, não é necessária a presença de metaplasia intestinal para caracterização da afecção. Nos consensos mais recentes sobre Barrett, recomenda-se que as epitelizações colunares do esôfago distal menores que 1 cm não sejam caracterizadas como Barrett, mas sim com *epitelização colunar de esôfago distal* (ECED). Na presença de epitelizações entre 1 e 3 cm de extensão, caracteriza-se Barrett curto, e nas maiores que 3 cm, Barrett longo ou clássico.

O EB longo é indicador confiável de DRGE. No curto, contudo, é conveniente monitorar o refluxo para confirmação ou não de DRGE. Na presença de ECED, não é necessário biopsiar a área, pois, se houver detecção de metaplasia do tipo intestinal, continua não havendo embasamento para o diagnóstico de EB.

É importante salientar que a intensidade da pirose não se relaciona bem com a intensidade do refluxo. Na principal complicação da doença, o EB, a intensidade da pirose costuma ser menor do que nas formas não complicadas. Por outro lado, na pirose funcional, situação na qual a queixa não é decorrente de refluxo, a pirose pode ser de grande intensidade. Há também a possibilidade de haver hipersensibilidade ao refluxo. Nessa situação, o monitoramento prolongado evidencia refluxo em níveis fisiológicos, porém, com relação significante com a queixa. Ou seja, o refluxo é normal, e a sensibilidade a ele está exacerbada.

Depois da análise clínica sistemática, a próxima etapa diagnóstica é a endoscopia digestiva alta (EDA), que possibilita avaliar a presença ou não de esofagite e classificar sua intensidade. A identificação de esofagite à endoscopia tem alta especificidade, em torno de 90 a 95%, e sensibilidade de, aproximadamente, 50%. A EDA permite a identificação de alterações anatômicas e/ou afecções associadas, tais como hérnia hiatal, neoplasias, infecções e doenças gastroduodenais, além de possibilitar a realização de biopsias.

Há várias propostas de classificação endoscópica das lesões decorrentes do refluxo. Cabe ao endoscopista analisar e descrever detalhadamente os achados encontrados e caracterizá-los, especificando a classificação adotada. Se a EDA caracterizar alterações sugestivas de DRGE em pacientes com sintomas compatíveis, firma-se o diagnóstico da afecção. Contudo, se não houver alterações específicas, não se pode excluir o diagnóstico. Nesses casos, parte-se para a próxima etapa diagnóstica: o monitoramento prolongado do refluxo por pHmetria ou por impedâncio-pHmetria.

Em consenso sobre a DRGE (consenso de Lyon), recentemente atualizado,[2] considera-se que a presença dos graus B, C e D de esofagite erosiva (classificação de Los Angeles) e o EB longo são marcadores confiáveis da DRGE. A esofagite grau A e o EB curto são indicadores menos específicos da DRGE. Em função disso, requerem monitoramento prolongado do refluxo para confirmação diagnóstica.

Monitoramento prolongado do refluxo

A pHmetria avalia adequadamente o refluxo líquido ácido-gastresofágico. A impedâncio-pHmetria esofágica, que associa à pHmetria clássica a detecção do refluxo gastresofágico por impedanciometria, caracteriza o refluxo gastresofágico em líquido, gasoso, ácido e não ácido. Portanto, apresenta vantagens em relação à pHmetria convencional. Contudo, apresenta custos mais elevados e necessita de profissionais bastante qualificados para realização e análise adequadas.

Quando houver predomínio de queixas típicas da doença, a pHmetria representa boa opção. Por outro lado, se houver predomínio de manifestações atípicas e confirmando-se a causa da refratariedade ao tratamento clínico do refluxo, a impedâncio-pHmetria representa a melhor opção.[3]

Manometria esofágica

Não é necessária para o diagnóstico da DRGE. A maior parte dos portadores da afecção não apresenta alterações características no exame manométrico. Entretanto, tem utilidade clínica nas seguintes situações: presença de achados clínicos ou de exames que sugiram distúrbios motores do esôfago ou afecções associadas, e avaliação pré-operatória da DRGE. Na avaliação pré-operatória, é bastante importante para diagnosticar distúrbios motores graves, que possam contraindicar o tratamento cirúrgico. É importante também para estabelecer o padrão motor referencial pré-operatório, auxiliando bastante na condução dos casos que evoluírem com disfagia no período pós-operatório. Sem exame referencial pré-operatório, é difícil saber se eventuais alterações motoras encontradas são decorrentes da operação ou se já existiam anteriormente. A manometria também é necessária para localização dos esfíncteres do esôfago e para posicionamento adequado dos sensores de monitoramento prolongado do refluxo.

Há duas modalidades de manometria: a convencional, com 8 sensores de pressão, e a de alta resolução (MAR), com mais de 24 sensores. Do ponto de vista prático, ambas conseguem avaliar os parâmetros da DRGE com relevância clínica. Gradualmente, contudo, a MAR substituirá a convencional. Com o advento da MAR, que utiliza novas ferramentas de medida da atividade motora esofágica, foi desenvolvida nova conceituação dos distúrbios motores do esôfago.[4] Salienta-se, no entanto, que a classificação vigente, baseada na manometria convencional, segue válida para aqueles que ainda utilizam o método.

No consenso de Lyon, destaca-se que, apesar de a manometria não contribuir para o diagnóstico da DRGE, fornece informações importantes sobre a barreira pressórica da junção esofagogástrica (JEG) e sobre a atividade motora do corpo esofágico. Em relação ao estudo do corpo esofágico, adotando-se o estudo integral da contração esofágica (DCI) e a peristalse, classifica-se a motilidade esofágica em normal, inefetiva (> 70% dos complexos com DCI < 450 ou mais de 50% dos complexos com DCI < 100) e ausente (100% dos complexos não conduzidos ou com conduzidos com DCI < 100). Na presença de atividade motora ineficaz de corpo esofágico, é recomendável realizar estímulo esofágico, por meio de três séries consecutivas de cinco deglutições rápidas de 2 mℓ de água. Quando o estímulo desencadeia incremento pressórico expressivo no corpo esofágico, sugere-se que há boa reserva peristáltica; ou seja, boa resposta contrátil do esôfago ao estímulo.

Diagnóstico diferencial

Não é raro que pacientes com acalasia sejam, erroneamente, diagnosticados como tendo DRGE. Muitas vezes, interpretam a regurgitação do material estagnado no esôfago como *refluxo*. Por vezes, há erosões localizadas no estudo endoscópico que podem confundir o diagnóstico. O monitoramento prolongado do refluxo, nesses casos, pode representar armadilha adicional. A acidificação intraesofágica decorrente de estase e fermentação pode ser confundida com refluxo ácido.

Na presença de queixas sugestivas (disfagia esporádica e intermitente e/ou antecedente de impactação alimentar no esôfago), de alguns achados endoscópicos (fissuras longitudinais, pontilhados esbranquiçados, traquealização da mucosa esofágica) e antecedentes de atopia e eosinofilia no sangue periférico, deve-se suspeitar de esofagite eosinofílica. Nesses casos, indica-se a realização de biopsias nos segmentos proximal e distal do esôfago, para contagem do número de eosinófilos. Para confirmação diagnóstica, é necessário encontrar 15 ou mais eosinófilos por campo de grande aumento nos dois segmentos (proximal e distal).

TRATAMENTO

Há muitos e diversificados fatores fisiopatológicos envolvidos na DRGE; quanto mais detalhes sobre eles, mais adequada será a seleção da modalidade terapêutica a ser utilizada. É necessário ponderar: idade, gênero, condições clínicas do paciente, presença de comorbidades e distúrbios motores do esôfago associados, relação entre as queixas clínicas com os diversos tipos de refluxo, presença e tamanho de eventual hérnia hiatal associada e uso de medicamentos para outras afecções.

Pacientes com pirose funcional e com *hipersensibilidade ao refluxo* merecem abordagem terapêutica específica. Nesses casos, utilizam-se medicamentos que reduzam a sensibilidade visceral.

O tratamento inicial da DRGE baseia-se em orientações dietéticas e comportamentais. Quanto mais restritivas forem, maior será o comprometimento da qualidade de vida do paciente. Não há publicações com forte grau de evidência científica quanto a esse tema. É bastante razoável, contudo, que o paciente seja orientado a comer lentamente, mastigando bem, evitar deitar-se no período pós-prandial imediato, evitar os alimentos com os quais nota piora dos sintomas e substâncias que potencialmente favoreçam o refluxo. Há evidências que sugerem o benefício da elevação da cabeceira da cama, sobretudo no subgrupo de pacientes que apresenta refluxo patológico durante o período supino. Também há evidências expressivas da relação entre sobrepeso e obesidade, e maior ocorrência de sintomas decorrentes de refluxo.

Tratamento farmacológico

Antissecretores

Inibidores de bomba de prótons (IBP)

São os medicamentos mais utilizados no tratamento da DRGE. Apesar de não reduzirem o número de episódios de refluxo, propiciam mudança significativa na acidez dos mesmos. Dessa forma, consegue-se reduzir bastante a ocorrência de sintomas, sobretudo das queixas dependentes da acidez do material refluído.

Os IBPs disponíveis são omeprazol, pantoprazol, lansoprazol, rabeprazol, esomeprazol e dexlansoprazol. Promovem cicatrização da esofagite em taxas variáveis de 72 a 86% e alívio expressivo de pirose em 56 a 77% dos casos. Em relação à queixa de regurgitação, contudo, as taxas de alívio expressivo variam de 26 a 64%. Somente 17% a mais que as taxas de melhora obtidas com placebo.

Estima-se que 20 a 40% dos pacientes com sintomas de DRGE não respondem bem ao tratamento com IBP. Há várias causas da refratariedade, e dentre elas destacam-se uso inadequado do fármaco, supressão ácida inadequada, sintomas decorrentes de refluxo não ácido, pirose funcional e diagnóstico equivocado de DRGE.

Em função da eficiência terapêutica, os IBPs representam o tratamento farmacológico inicial mais indicado. Contudo, um dilema importante é o tratamento de manutenção após o período de terapêutica inicial. Muitos pacientes conseguem manter-se bem sem o uso continuado de IBP. Alguns, no entanto, precisam manter o medicamento para sustentarem o alívio dos sintomas. Nesses, tenta-se manter a menor dose possível, ou então o uso de antissecretores menos potentes (antagonistas H_2 [AH_2]), ou até o uso por demanda de alcalinos e/ou alginatos.

Há pertinente preocupação em relação aos eventuais riscos do uso no longo prazo dos IBPs. Pode haver redução da absorção de vitamina B12, de cálcio e magnésio; usualmente, no entanto, não há impacto clínico relevante. Há maior ocorrência de diarreia por *Clostridium difficile,* por isso, em pacientes que fazem uso crônico de IBP, essa possibilidade deve ser lembrada e investigada. Há algumas publicações relacionando o uso crônico de IBP com maior risco de câncer de estômago e cólon; no entanto, são publicações de caráter retrospectivo, que não consideram outros fatores de risco, impossibilitando conclusões definitivas. Outra preocupação é o eventual incremento do risco de demência e doença de Alzheimer, embora estudos recentes não demonstrem relação causal entre o uso crônico de IBP e esses quadros.[5]

Antagonistas H2

São menos efetivos que os IBPs; porém, ainda representam opção terapêutica válida na DRGE. Produzem cicatrização da esofagite em cerca de 41% dos pacientes e alívio expressivo de sintomas em taxas variáveis entre 48 a 56%. Na DRGE, são usualmente receitados após tratamento inicial com IBPs, na tentativa de manter o paciente livre de sintomas com antissecretores menos potentes. Cerca de 30% dos pacientes que respondem bem aos IBPs conseguem se manter oligossintomáticos com antagonistas H_2. Outro uso dos antagonistas H_2 na DRGE é em associação aos IBPs, para melhor controle do bloqueio da secreção ácida noturna. Essa associação promove maior tempo de neutralização ácida gástrica. Em função da rápida taquifilaxia, contudo, perde o efeito benéfico no médio prazo.

Bloqueadores competitivos com o potássio (P-CABs)

A vonoprazana é o único fármaco dessa categoria disponível. Os P-CABs (*potassium-competitive acid blockers*) apresentam algumas vantagens teóricas sobre os demais antissecretores. Não requerem meio ácido para ativação e não precisam ser ingeridos antes das refeições. Além disso, aparentam ter efeito mais rápido e prolongado. Há publicações apontando que os P-CABs podem ser úteis nos casos que não respondem bem aos IBPs. Apesar de não haver descrições de efeitos colaterais expressivos, parece causar elevação expressiva da gastrinemia e efeitos, no longo prazo, ainda incertos.[6] Como todos os antissecretores, não tratam de fato o refluxo, reduzem apenas a acidez do refluxato.

Moduladores da ação do esfíncter inferior do esôfago: agonistas Gaba B

São medicamentos que, efetivamente, reduzem a ocorrência de refluxo, por diminuírem os relaxamentos transitórios do esfíncter inferior do esôfago. Contudo, pelo grande número de efeitos colaterais que usualmente determinam, têm uso clínico bastante restrito.

Alcalinos, alginatos e protetores de mucosa

Os compostos alcalinos de alumínio, cálcio, magnésio ou sódio podem ser utilizados no manejo de sintomas intermitentes, principalmente a pirose. Quando usados isoladamente, no entanto, não proporcionam alívio prolongado dos sintomas e não são efetivos na cicatrização da esofagite erosiva. Aliviam rapidamente a pirose por ação local no esôfago e não por redução substancial do pH intragástrico. Apesar das suas limitações como monoterapia, os alcalinos podem ser úteis em pacientes com sintomas ocasionais apesar do uso de antissecretores.

Um detalhe importante da fisiopatogênese da DRGE abre espaço para mais uma opção terapêutica: os alginatos. Podem ocorrer refluxos ácidos no período pós-prandial, apesar do usual tamponamento da secreção ácida gástrica promovida pela refeição. Esse aparente paradoxo é explicado pela existência de uma pequena região do estômago proximal que tem sido chamada *bolsão ácido*, que não se neutraliza com as refeições, mantendo-se com elevada acidez.

Os alginatos são polímeros polissacarídeos que, quando em contato com o meio ácido intragástrico, se precipitam na superfície do bolo alimentar na região proximal do estômago na consistência de gel viscoso de baixa densidade e pH neutro. Ou seja, podem atuar de modo rápido, neutralizando o bolsão ácido. Formulações de alcalinos com alginatos são mais eficientes que os alcalinos isoladamente no controle dos sintomas de refluxo. Porém, são bem menos efetivas que os antissecretores. Portanto, têm utilidade prática considerável, principalmente nos casos de pirose pósprandial e em associação com antissecretores quando esses, isoladamente, não controlam totalmente os sintomas.

O sucralfato (um complexo de sulfato de sacarose e hidróxido de alumínio) tem capacidade de adesão com eventual proteção à mucosa desnuda no trato digestivo superior. Tem eficácia superior ao placebo em pacientes com esofagite erosiva; porém, não tem benefício comprovado na doença de refluxo não erosiva. Além disso, apresenta posologia incômoda: deve ser tomado até 4 vezes ao dia. Em função disso, sua utilidade prática é limitada.

Fármacos procinéticos (metoclopramida, domperidona, bromoprida)

São bastante usados em pacientes com sintomas de DRGE. No entanto, ampla metanálise sobre a eficácia desses medicamentos na DRGE aponta que há apenas modesta redução de sintomas quando associados ao tratamento com antissecretores.[7] Essa associação não eleva as taxas de cicatrização da esofagite erosiva e nem proporciona melhora efetiva da motilidade esofágica. Eleva, porém, o risco de eventos adversos. Em função disso, recomenda-se seu uso na DRGE apenas em pacientes com sintomas de retardo do esvaziamento gástrico.

Tratamento cirúrgico

Os candidatos ao tratamento cirúrgico devem ser meticulosamente avaliados. Além da avaliação clínica adequada do risco cirúrgico, de eventuais comorbidades, devem ser considerados a atividade motora do esôfago e, em alguns casos, o padrão de refluxo. Além do estudo endoscópico, recomenda-se estudo radiológico contrastado do esôfago e estudo manométrico, para diagnóstico de eventuais distúrbios motores que contraindiquem o tratamento cirúrgico ou modifiquem o tipo de fundoplicatura a ser empregada. O monitoramento prolongado do refluxo deve ser realizado nos casos em que o diagnóstico da DRGE não é embasado com segurança pelo estudo endoscópico.

A ocorrência de grandes herniações hiatais pode representar um desafio; apenas os casos bastante sintomáticos ou com complicações decorrentes da hérnia devem ser cogitados para o tratamento cirúrgico, o qual tem taxas de complicações e recidiva expressivas. Em função disso, a opção cirúrgica deve ser reservada a casos bem selecionados.

Por muito tempo, preconizou-se que o tratamento cirúrgico da DRGE estaria indicado nos casos de *intratabilidade clínica* e nas formas complicadas da doença. Com o significativo aumento da eficiência dos fármacos disponíveis, pode-se dizer que, atualmente, é menos frequente a observação de *intratabilidade clínica*. O que se observa na prática é que a maioria dos pacientes tem boa resposta às medidas clínicas usualmente empregadas. Entretanto, muitos (cerca de 50%) têm necessidade de tratamento clínico prolongado (comportamental e/ou medicamentoso) para se manterem assintomáticos.

Atualmente, boa parte dos pacientes prefere manter restrições comportamentais por períodos prolongados e, com frequência, escolhem o uso de medicamentos em vez de serem operados. Alguns, contudo, preferem o contrário. Cabe ao médico apresentar, com imparcialidade, as opções terapêuticas, ponderando vantagens e desvantagens. A decisão sobre a modalidade de tratamento deve ser compartilhada com o paciente e seus familiares.

A fundoplicatura associada à hiatoplastia por videolaparoscopia representa a melhor modalidade de tratamento cirúrgico do refluxo. A cirurgia robótica não é necessária na maior parte dos casos. No entanto, por proporcionar dissecção mais segura para o paciente e ser mais confortável para o cirurgião, passa a ser excelente opção nos pacientes submetidos a tratamento cirúrgico prévio do refluxo. Nesses casos, o auxílio robótico é bastante conveniente.

Estudo recentemente publicado, avaliando pacientes com DRGE e pirose refratária ao IBP, evidencia superioridade do tratamento cirúrgico em relação ao clínico em um subgrupo de pacientes muito bem selecionados.[8] Os pacientes foram randomizados para serem submetidos a tratamento cirúrgico (fundoplicatura laparoscópica de Nissen), tratamento médico ativo (omeprazol mais baclofeno) ou tratamento médico de controle (omeprazol mais placebo). Observou-se que pacientes que têm sintomas refratários, comprovadamente desencadeados por refluxo gastresofágico, apresentam melhor resposta ao tratamento cirúrgico em relação ao clínico. Portanto, é lícito afirmar que os melhores resultados do tratamento cirúrgico são obtidos nos pacientes que respondem bem ao tratamento clínico. Pacientes que não respondem bem ao tratamento medicamentoso, contudo, também podem ser bons candidatos ao tratamento cirúrgico, desde que seus sintomas sejam de fato decorrentes de refluxo. Para caracterizar esse subgrupo, recomenda-se impedâncio-pHmetria quando estão em uso os antissecretores.

Potencialização magnética do esfíncter

É obtida pelo posicionamento cirúrgico de um bracelete de esferas magnetizadas de titânio na junção esofagogástrica para minimizar o refluxo gastresofágico. Há publicações reportando normalização da exposição ácida em 58% dos casos, com redução da dose de IBP em 93%. Apesar da elevada taxa de disfagia inicial (68%), é descrito que há redução substancial da queixa no decorrer do tempo. Publicações avaliando o seguimento desses pacientes por um longo prazo apontam necessidade de remoção dos dispositivos em 3,4 a 7% dos casos, por conta de disfagia, dor torácica ou extrusão para o interior do esôfago.[9]

Em metanálise recente comparando o procedimento com a fundoplicatura, são apontadas taxas comparáveis de redução do uso de antissecretores e de melhora da qualidade de vida. Com vantagens, no entanto, para a potencialização magnética em relação a maior manutenção da capacidade de eructação e vômitos.

Há, contudo, restrições importantes a essa modalidade de tratamento; dentre elas custo do equipamento, riscos não desprezíveis e incerteza quanto à tolerância do organismo ao implante. Essa técnica só pode ser cogitada em casos sem herniações gástricas expressivas. Seu uso tem sido estimulado em pacientes com refluxo de difícil controle desencadeado ou agravado por cirurgia bariátrica.

Tratamento endoscópico

Várias modalidades de tratamento endoscópico da DRGE (plicatura endoscópica, aplicação de radiofrequência e injeção de polímeros na transição esofagogástrica) têm sido desenvolvidas. Contudo, a maior parte dos estudos avalia os resultados dessas intervenções em um curto prazo. Algumas complicações, incluindo óbitos, têm sido relatadas. Os estudos relativos ao tema devem continuar restritos a centros de pesquisa e investigação, até que se produzam resultados mais consistentes.[10]

Estudo baseado em revisão sistemática da literatura, avaliando o tratamento endoscópico da DRGE, conclui que, apesar de haver resultados favoráveis, não há estudos bem controlados suficientes que justifiquem a aplicação clínica do tratamento endoscópico do refluxo. No entanto, revisão recentemente publicada avaliando quatro técnicas endoscópicas com seguimento de até 48 meses demonstrou melhora da qualidade de vida e dos sintomas, com perfil de segurança favorável.

CONSIDERAÇÕES FINAIS

Como exposto neste capítulo, há muitos fatores envolvidos na fisiopatogênese na DRGE; quanto mais detalhes de cada caso forem conhecidos, mais fácil será eleger a melhor opção terapêutica a ser empregada.

Não há uma opção terapêutica empregável com sucesso em todos os casos. Há pacientes para os quais a melhor opção é o tratamento clínico, outros se beneficiarão do tratamento cirúrgico. É preciso ponderar todas as possibilidades, de maneira individualizada, com imparcialidade e embasamento científico, para escolher a melhor abordagem diagnóstica e terapêutica juntamente com o paciente.

REFERÊNCIAS BIBLIOGRÁFICAS

1. Shaheen NJ, et al. ACG Clinical Guideline: Diagnosis and Management of Barrett's Esophagus. *Am J Gastroenterol.* 2016;111(1):30-50.
2. Katz PO, et al. ACG Clinical Guideline for the Diagnosis and Management of Gastroesophageal Reflux Disease. *Am J Gastroenterol.* 2022;1;117(1):27-56.
3. Nasi A, et al. Prolonged gastroesophageal reflux monitoring by impendance-pHmetry: a review of the subject pondered with our experience with 1,200 cases. *Arq Gastroenterol.* 2018;55(Suppl 1):76-84.
4. Yadlapati R, et al. Esophageal motility disorders on high-resolution manometry: Chicago classification version 4.0©. *Neurogastroenterol Motil.* 2021; 33(1):e14058.
5. Wod M, et al. Lack of Association Between Proton Pump Inhibitor Use and Cognitive Decline. *Clin Gastroenterol Hepatol.* 2018 May;16(5):681-689.
6. Inatomi N, et al. Potassium-competitive acid blockers: Advanced therapeutic option for acid-related diseases. *Pharmacol Ther.* 2016;168:12-22.
7. Ren LH, et al. Addition of prokinetics to PPI therapy in gastroesophageal reflux disease: a meta-analysis. *World J Gastroenterol.* 2014;7;20(9):2412-9.
8. Spechler SJ, et al. Randomized Trial of Medical versus Surgical Treatment for Refractory Heartburn. *N Engl J Med.* 2019;17;381(16):1513.
9. Skubleny D, et al. LINX® magnetic esophageal sphincter augmentation versus Nissen fundoplication for gastroesophageal reflux disease: a systematic review and meta-analysis. *Surg Endosc.* 2017;31(8):3078-3084.
10. Genere JR, Wang KK. Endoscopic techniques for treating gastroesophageal reflux. *Curr Opin Gastroenterol.* 2018;34(5):288-294.

CAPÍTULO 224

Apendicite Aguda

Bárbara Nadaleto • Alexandre Borgheresi • Ramiro Colleoni Neto

INTRODUÇÃO

A apendicite aguda é a inflamação do apêndice vermiforme, geralmente desencadeada pela obstrução de seu lúmen por fecalito (apendicolito), hiperplasia do tecido linfoide, neoplasias, corpos estranhos, parasitas e doenças inflamatórias intestinais, entre outros (Figura 224.1). É uma das causas mais comuns de dor abdominal em pacientes admitidos em pronto-socorro, principalmente adultos jovens. Ela pode se apresentar como quadros leves de dor abdominal e hiporexia, em suas fases mais precoces, até peritonite difusa com choque séptico, em casos mais avançados. Muitas vezes, o diagnóstico é desafiador, pois pode confundir com afecções urinárias e ginecológicas, e os exames de imagem têm sido aliados para uma conduta mais assertiva, reduzindo as altas taxas de apendicectomias negativas, que eram aceitas no passado.

INCIDÊNCIA

Aproximadamente 30% dos pacientes jovens internados em prontos-socorros com dor abdominal são diagnosticados com apendicite aguda. Essa taxa cai para cerca de 15% acima de 50 anos. A incidência varia entre 5,7 a 50 casos por 100 mil habitantes por ano em países desenvolvidos; no entanto, globalmente essa taxa pode chegar a 100 casos para cada 100 mil habitantes, e o risco acumulado durante a vida é de 7 a 9%. O pico de incidência ocorre entre os 10 e 30 anos, e é discretamente mais comum no sexo masculino (1,4:1 mulher). A taxa de perfuração ao diagnóstico varia entre 16 e 40%, e é maior em crianças e em maiores de 50 anos, assim como está associada a quadros mais complicados. Nem todo paciente com apendicite aguda evoluirá obrigatoriamente com perfuração se não tratado a tempo; contudo, a mortalidade aumenta de 0,1 a 0,7% para 0,5 a 2,4% nesses casos. Os fatores associados de mal prognóstico com maior índice de mortalidade da apendicite aguda são pacientes com múltiplas comorbidades (Charlson Comorbidity Score > 5) e grau de complicação da apendicite (Gomes/WSES 4 ou 5). A incidência de neoplasia de apêndice em pacientes maiores de 40 anos que se apresentam com apendicite aguda é alta, e varia de 3 a 17%.

DIAGNÓSTICO

O diagnóstico da apendicite aguda é uma associação entre dados clínicos, laboratoriais e de imagem, embora variações anatômicas da posição do apêndice bem como as diferentes evoluções da doença possam tornar o diagnóstico muitas vezes desafiador. Os sintomas clássicos de apendicite são dor abdominal inicialmente difusa ou periumbilical, com posterior localização em fossa ilíaca direita após 24 horas, associada a hiporexia, náuseas, vômitos e febre. Ao exame clínico,

Início da apendicite aguda, com obstrução do lúmen e acúmulo de muco

Progressão, com aumento da pressão no lúmen, obstrução e inflamação

Rotura da parede necrosada e subsequente extravasamento de bactérias e pus

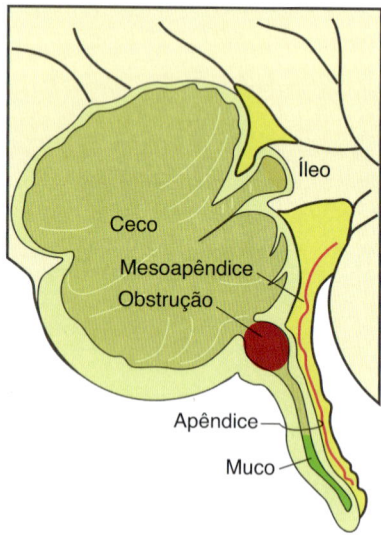

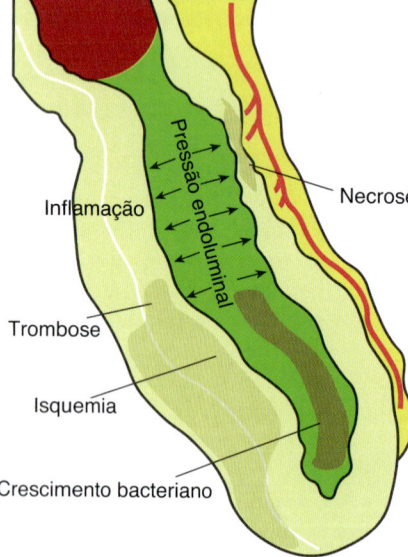

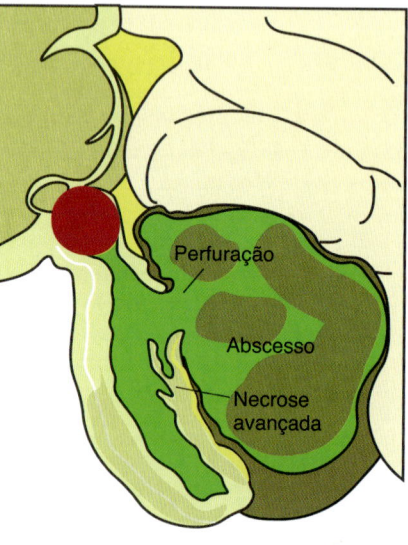

Potenciais causas de obstrução:
- Apendicolito
- Hiperplasia linfoide
- Tumores benignos ou malignos
- Outras

O aumento da pressão endoluminal causa trombose de pequenos vasos e estase linfática, causando isquemia e crescimento bacteriano

Perfuração do apêndice e contaminação bacteriana na cavidade peritoneal leva à formação de abscesso, flegmão ou peritonite generalizada

A   B   C

Figura 224.1 Fisiopatologia da apendicite aguda. Fonte: Moris D, Paulson EK, Pappas TN. *Diagnosis and Management of Acute Appendicitis in Adults: A Review.*

observam-se distensão abdominal e dor à palpação da fossa ilíaca direita, com defesa muscular ou dor à descompressão brusca nessa topografia (sinal de Blumberg), e também dor referida em fossa ilíaca direita à palpação da fossa ilíaca esquerda (sinal de Rovsing). Outros sinais podem surgir, a depender da posição do apêndice, como disúria e polaciúria (topografia pélvica), dor lombar ou dor à mobilização do membro inferior direito (topografia retrocecal, sinal do psoas e sinal do obturador) (Figura 224.2). Essas apresentações variadas muitas vezes podem fazer com que a apendicite aguda se confunda com infecções do trato urinário (cistite, pielonefrite), por exemplo, e é fundamental prosseguir com a investigação diagnóstica. Entre outros diagnósticos diferenciais encontram-se enterocolites, diverticulites, ureterolitíase, neoplasias, tromboses abdominais, doenças inflamatórias intestinais, úlcera gástrica perfurada (síndrome de Valentino) e, em pacientes do sexo feminino, dor da ovulação, torção ovariana, abscesso túbulo-ovariano, doença inflamatória pélvica e gestação ectópica, entre outros.

Os exames laboratoriais solicitados devem incluir obrigatoriamente hemograma completo, no qual encontra-se leucocitose com desvio à esquerda, e marcadores de inflamação, em especial a proteína C reativa (PCR). A análise da urina e o teste de beta-HCG são úteis para o diagnóstico diferencial.

A investigação com exames de imagem deve ser feita com ultrassonografia (USG), a qual pode ser complementada com tomografia computadorizada (TC) com contraste endovenoso, caso haja dúvida diagnóstica, ou em idosos, para os quais esse é o exame de escolha. A ressonância magnética (RM) tem resultados similares à tomografia, contudo há maior custo e menor disponibilidade, sendo o exame de escolha em gestantes com USG inconclusiva (o que ocorre em 35 a 71% dos casos, dependendo da fase da gestação). Em crianças, os exames TC ou RM podem ser utilizados, dependendo da disponibilidade, possibilidade de uso de radiação/contraste e *expertise* do profissional para interpretar o resultado. Achados compatíveis com apendicite aguda nos exames de imagem são apêndice dilatado (> 7 mm), com paredes espessadas e hiper-realçadas pelo contraste (Figura 224.3), borramento da gordura periapendicular, aumento de linfonodos regionais e presença de apendicolito. Suspeita-se de apendicite complicada quando há presença de abscesso cavitário, gás ou apendicolito extraluminal e líquido livre peritoneal.

Nos exames de imagem negativos, é adequado o tratamento conservador, embora a cirurgia deve ser indicada em casos de dor persistente ou progressiva, de preferência por via laparoscópica. A evolução dos métodos diagnósticos derrubou as taxas de apendicectomias negativas de aproximadamente 25% para em torno de 10% nas últimas décadas. A identificação de pacientes com apendicite aguda complicada previamente à cirurgia pode não ser simples, contudo, a temperatura, PCR e a presença de líquido livre e diâmetro do apêndice em exames de imagem costumam dar indícios. A ausência de sinais típicos (p. ex., dor generalizada e ausência de leucocitose) pode confundir o médico, mas a associação dos métodos permite o diagnóstico correto em mais de 90% dos casos.

Os escores clínicos para apendicite aguda são de grande auxílio para identificar pacientes de baixo risco e reduzir a taxa de exames de imagem desnecessários ou explorações cirúrgicas. Entre os vários escores descritos, não há um que seja comprovadamente melhor, sendo os mais utilizados o AIR (Appendicitis Inflammatory Response; Tabela 224.1) e o Alvarado (Tabela 224.2). Eles estratificam pacientes de alto e médio riscos, os quais devem ser investigados com exames de imagem e avaliação cirúrgica por especialista, e de baixo risco, que permite observação domiciliar e seguimento dos sintomas. O diagnóstico baseado unicamente em escores clínicos não deve ser utilizado em pacientes de grupos especiais, como crianças, gestantes e imunodeficientes, e a complementação com imagem sempre é necessária.

TRATAMENTO

A cirurgia é o tratamento de escolha para a apendicite aguda desde 1735. A apendicectomia videolaparoscópica tem ganhado

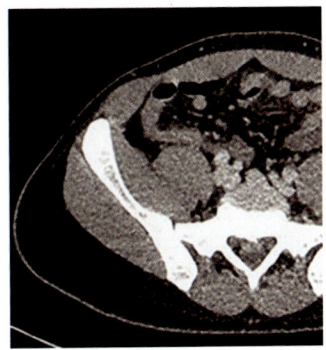

Figura 224.3 Tomografia evidenciando apendicite aguda não complicada.

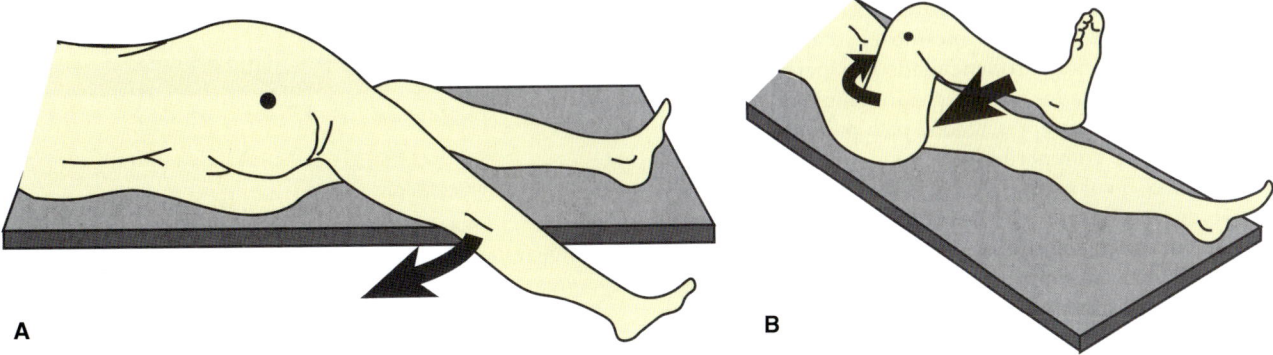

A   **B**

Figura 224.2 Sinais de psoas e de obturador (respectivamente). Fonte: Snyder MJ, Guthrie M, Cagle S. *Acute Appendicitis: Efficient Diagnosis and Management.*

Tabela 224.1 Escore AIR.

Item		Pontuação
Vômitos		1
Dor na fossa ilíaca direita		1
Descompressão brusca ou defesa à palpação	Leve	1
	Moderada	2
	Forte	3
Temperatura > 38,5°C		1
Leucograma	10.000 a 14.900/mm³	1
	> 15.000/mm³	2
% polimorfonucleares	70 a 84%	1
	> 85%	2
Proteína C reativa	10 a 49 mg/ℓ	1
	50	2

Pontuação > 8: alto risco; 4 a 8: médio risco; < 4: baixo risco.
Adaptada de: Andersson et al., 2021.

Tabela 224.2 Escore de Alvarado.

Item	Pontuação
Dor abdominal que migra para a fossa ilíaca direita	1
Hiporexia	1
Náuseas ou vômitos	1
Defesa à palpação da fossa ilíaca direita	2
Descompressão brusca na fossa ilíaca direita	1
Febre	1
Leucocitose > 10.000	2
Leucograma com desvio à esquerda	1

Pontuação > 8: alto risco; 3 a 7: risco moderado; < 2: baixo risco.
Adaptada de: Alvarado, 1986.

preferência em relação à convencional nos últimos 40 anos, devido à menor taxa de complicações, menos dor pós-operatória, duração de internação, maior qualidade de vida e ganho estético. A videolaparoscopia pode ser utilizada tanto na população adulta como na pediátrica, e também em gestantes, a depender da *expertise* da equipe cirúrgica. O melhor momento para a realização da cirurgia é em até 24 horas, não sendo recomendado postergar a cirurgia devido ao maior risco de complicações. Na apendicite aguda complicada, a cirurgia deve ser realizada o mais breve possível. Em casos de achado intraoperatório de apêndice sem sinais inflamatórios, é obrigatória a ressecção do mesmo em caso de cirurgia aberta, o que é também recomendada na laparoscopia, caso não sejam identificados outros achados patológicos que justifiquem os sintomas apresentados pelo paciente. Em casos mais avançados, com perfuração da base ou necrose secundária do ceco e cólon ascendente, pode ser necessária a realização de ileotiflectomia ou colectomia direita, com anastomose primária ou ileostomia, a depender de condições locais da cavidade ou sistêmicas do paciente (choque, necessidade de medicação vasoativa etc.).

As principais complicações pós-operatórias são infecção de ferida operatória (6%), abscesso peritoneal (2%) e íleo adinâmico (0,2%), sendo menores na videolaparoscopia em

comparação com a cirurgia convencional, com taxa de mortalidade em média de 0,28%. A lavagem peritoneal intraoperatória não apresenta vantagens quando comparada com a simples aspiração, e o tipo de tratamento do coto ou mesoapêndice não interfere na taxa de complicações pós-operatórias. O uso de drenos, mesmo na apendicite complicada, deve ser racionalizado e não de rotina, pois não previne abscessos e aumenta o tempo de internação e a morbidade pós-operatória. O tipo de sutura para fechamento da pele não interfere na taxa de infecção de ferida operatória, e recomenda-se o uso de protetores na hora da extração da peça.

A antibioticoterapia na apendicite aguda deve ser realizada com fármacos de amplo espectro no período pré-operatório e não há necessidade de manutenção no pós-operatório em casos não complicados. O esquema mais utilizado é o de cefalosporina de terceira geração (ceftriaxona ou cefotaxima) associada a metronidazol, podendo-se utilizar também quinolonas (ciprofloxacino ou moxifloxacino) se alergia ou mudança para tratamento via oral. Em casos de resistência, pode-se escalonar para carbapenêmicos ou tigeciclina. Quando há achado operatório de perfuração ou abscesso peritoneal, deve-se manter a antibioticoterapia por 3 a 5 dias após a cirurgia, caso ocorra um bom controle infeccioso. Em crianças, a transição para antibioticoterapia oral após as primeiras 48 horas é segura e pode ser suspensa após 7 dias de tratamento. A graduação intraoperatória da apendicite aguda é de grande importância para o manejo do paciente no pós-operatório, e a maioria dos casos (65%) é classificada como não complicada (Tabela 224.3).

O tratamento não operatório da apendicite aguda não complicada pode ser aplicado em casos selecionados, com risco cirúrgico muito elevado, desde que comprovada ausência de apendicolito e excluída a possibilidade de apendicite gangrenosa; e é baseado em antibioticoterapia parenteral por pelo menos 48 horas, com possibilidade de alterar para via oral com a melhora dos sintomas. A taxa de falha é entre 8 e 12% no mesmo episódio, e a recorrência é de quase 20% em um ano, e não deve ser proposto para pacientes gestantes. Na apendicite aguda complicada, o tratamento não operatório também pode ser uma opção em casos selecionados, de preferência associado à drenagem percutânea de abscessos peritoneais, quando não há *expertise* da equipe para tratamento cirúrgico; contudo, há maior duração de internação hospitalar, maior taxa de complicações e taxa de readmissão de até 24%. O tratamento não operatório é

Tabela 224.3 Classificação de Gomes/WSES para achados intraoperatórios da apendicite aguda.

Grau		Achado
0		Apêndice normal
1		Hiperemia e edema
2		Exudato fibrinoso
3	A	Necrose segmentar
	B	Necrose da base do apêndice
4	A	Abscesso
	B	Peritonite regional
5		Peritonite difusa

Adaptada de: Gomes et al., 2015

proscrito na suspeita de perfuração livre e peritonite generalizada. A realização de apendicectomia eletiva após tratamento não operatório em pacientes assintomáticos ("apendicectomia de intervalo") não é recomendada. Em pacientes maiores de 40 anos submetidos a tratamento não operatório, deve-se realizar colonoscopia e tomografia periodicamente devido ao alto risco de neoplasias de apêndice associadas nessa faixa etária.

CONSIDERAÇÕES FINAIS

A apendicite aguda é uma causa frequente de dor abdominal em crianças e adultos jovens, cujos sintomas podem ser sistêmicos, como febre e hiporexia, e locais, como dor em fossa ilíaca direita, sendo a peritonite (sinal de Blumberg) o sinal mais característico. Exames laboratoriais devem conter leucograma e PCR e os escores clínicos são úteis para afastar o diagnóstico em pacientes de baixo risco. O exame de imagem de preferência é a ultrassonografia, que pode ser complementada com tomografia computadorizada ou ressonância magnética. A apendicite raramente se apresenta na forma complicada e o tratamento de escolha é a apendicectomia, preferencialmente videolaparoscópica, em caráter de urgência. O tratamento não operatório pode ser utilizado em pacientes selecionados, mas com taxas de readmissão consideráveis.

BIBLIOGRAFIA

Alvarado A. A practical score for the early diagnosis of acute appendicitis. Ann Emerg Med. 1986 May;15(5):557-64. doi: 10.1016/s0196-0644(86)80993-3. PMID: 3963537.

Andersson M, Kolodziej B, Andersson RE. Validation of the Appendicitis Inflammatory Response (AIR) Score. *World J Emerg Surg.* 2021 Jul;45(7):2081-2091. DOI: 10.1007/s00268-021-06042-2. Epub 2021 Apr 6. PMID: 33825049; PMCID: PMC8154764.

Coleman JJ, Carr BW, Rogers T, Field MS, Zarzaur BL, Savage SA, Hammer PM, Brewer BL, Feliciano DV, Rozycki GS. The Alvarado score should be used to reduce emergency department length of stay and radiation exposure in select patients with abdominal pain. *J Trauma Acute Care Surg.* 2018 Jun;84(6):946-950. DOI: 10.1097/TA.0000000000001885. PMID: 29521805.

Di Saverio S, Podda M, De Simone B, Ceresoli M, Augustin G, Gori A, Boermeester M, Sartelli M, Coccolini F, Tarasconi A, De' Angelis N, Weber DG, Tolonen M, Birindelli A, Biffl W, Moore EE, Kelly M, Soreide K, Kashuk J, Ten Broek R, Gomes CA, Sugrue M, Davies RJ, Damaskos D, Leppäniemi A, Kirkpatrick A, Peitzman AB, Fraga GP, Maier RV, Coimbra R, Chiarugi M, Sganga G, Pisanu A, De' Angelis GL, Tan E, Van Goor H, Pata F, Di Carlo I, Chiara O, Litvin A, Campanile FC, Sakakushev B, Tomadze G, Demetrashvili Z, Latifi R, Abu-Zidan F, Romeo O, Segovia-Lohse H, Baiocchi G, Costa D, Rizoli S, Balogh ZJ, Bendinelli C, Scalea T, Ivatury R, Velmahos G, Andersson R, Kluger Y, Ansaloni L, Catena F. Diagnosis and treatment of acute appendicitis: 2020 update of the WSES Jerusalem guidelines. *World J Emerg Surg.* 2020 Apr 15;15(1):27. DOI: 10.1186/s13017-020-00306-3. PMID: 32295644; PMCID: PMC7386163.

Fugazzola P, Ceresoli M, Agnoletti V, Agresta F, Amato B, Carcoforo P, Catena F, Chiara O, Chiarugi M, Cobianchi L, Coccolini F, De Troia A, Di Saverio S, Fabbri A, Feo C, Gabrielli F, Gurrado A, Gutadauro A, Leone L, Marrelli D, Petruzzelli L, Portolani N, Prete FP, Puzziello A, Sartelli M, Soliani G, Testini M, Tolone S, Tomasoni M, Tugnoli G, Viale P, Zese M, Ishay OB, Kluger Y, Kirkpatrick A, Ansaloni L. The SIFIPAC/WSES/SICG/SIMEU guidelines for diagnosis and treatment of acute appendicitis in the elderly (2019 edition). *World J Emerg Surg.* 2020 Mar 10;15(1):19. DOI: 10.1186/s13017-020-00298-0. PMID: 32156296; PMCID: PMC7063712.

Gaitán HG, Reveiz L, Farquhar C, Elias VM. Laparoscopy for the management of acute lower abdominal pain in women of childbearing age. Cochrane Database of Systematic Reviews 2014, Issue 5. Art. nº: CD007683. DOI: 10.1002/14651858.CD007683.pub3. Acesso em: 20 fev. 2023.

Gomes CA, Sartelli M, Di Saverio S, Ansaloni L, Catena F, Coccolini F, Inaba K, Demetriades D, Gomes FC, Gomes CC. Acute appendicitis: proposal of a new comprehensive grading system based on clinical, imaging and laparoscopic findings. World J Emerg Surg. 2015 Dec 3;10:60. doi: 10.1186/s13017-015-0053-2. PMID: 26640515; PMCID: PMC4669630.

Moris D, Paulson EK, Pappas TN. Diagnosis and Management of Acute Appendicitis in Adults: A Review. *JAMA.* 2021 Dec 14;326(22):2299-2311. DOI: 10.1001/jama.2021.20502. PMID: 34905026.

Sartelli M, Baiocchi GL, Di Saverio S, Ferrara F, Labricciosa FM, Ansaloni L, Coccolini F, Vijayan D, Abbas A, Abongwa HK, Agboola J, Ahmed A, Akhmeteli L, Akkapulu N, Akkucuk S, Altintoprak F, Andreiev AL, Anyfantakis D, Atanasov B, Bala M, Balalis D, Baraket O, Bellanova G, Beltran M, Melo RB, Bini R, Bouliaris K, Brunelli D, Castillo A, Catani M, Che Jusoh A, Chichom-Mefire A, Cocorullo G, Coimbra R, Colak E, Costa S, Das K, Delibegovic S, Demetrashvili Z, Di Carlo I, Kiseleva N, El Zalabany T, Faro M, Ferreira M, Fraga GP, Gachabayov M, Ghnnam WM, Giménez Maurel T, Gkiokas G, Gomes CA, Griffiths E, Guner A, Gupta S, Hecker A, Hirano ES, Hodonou A, Hutan M, Ioannidis O, Isik A, Ivakhov G, Jain S, Jokubauskas M, Karamarkovic A, Kauhanen S, Kaushik R, Kavalakat A, Kenig J, Khokha V, Khor D, Kim D, Kim JI, Kong V, Lasithiotakis K, Leão P, Leon M, Litvin A, Lohsiriwat V, López-Tomassetti Fernandez E, Lostoridis E, Maciel J, Major P, Dimova A, Manatakis D, Marinis A, Martinez-Perez A, Marwah S, McFarlane M, Mesina C, Pędziwiatr M, Michalopoulos N, Misiakos E, Mohamedahmed A, Moldovanu R, Montori G, Mysore Narayana R, Negoi I, Nikolopoulos I, Novelli G, Novikovs V, Olaoye I, Omari A, Ordoñez CA, Ouadii M, Ozkan Z, Pal A, Palini GM, Partecke LI, Pata F, Pędziwiatr M, Pereira Júnior GA, Pintar T, Pisarska M, Ploneda-Valencia CF, Pouggouras K, Prabhu V, Ramakrishnapillai P, Regimbeau JM, Reitz M, Rios-Cruz D, Saar S, Sakakushev B, Seretis C, Sazhin A, Shelat V, Skrovina M, Smirnov D, Spyropoulos C, Strzałka M, Talving P, Teixeira Gonsaga RA, Theobald G, Tomadze G, Torba M, Tranà C, Ulrych J, Uzunoğlu MY, Vasilescu A, Occhionorelli S, Venara A, Vereczkei A, Vettoretto N, Vlad N, Walędziak M, Yilmaz TU, Yuan KC, Yunfeng C, Zilinskas J, Grelpois G, Catena F. Prospective Observational Study on acute Appendicitis Worldwide (POSAW). *World J Emerg Surg.* 2018 Apr 16;13:19. DOI: 10.1186/s13017-018-0179-0. PMID: 29686725; PMCID: PMC5902943.

Snyder MJ, Guthrie M, Cagle S. Acute Appendicitis: Efficient Diagnosis and Management. *Am Fam Physician.* 2018 Jul 1;98(1):25-33. PMID: 30215950.

CAPÍTULO 225

Colelitíase

Daniel de Paiva Magalhães • Thiago Nogueira Costa • Jose Jukemura

INTRODUÇÃO

A colelitíase, definida como a presença de cálculos na vesícula biliar, é uma doença muito comum e com prevalência de 15 a 20% em estudos da população americana. Países da África e Ásia têm uma prevalência baixa, enquanto em outras regiões, como o Chile e demais países no litoral do Oceano Pacífico, apresentam números bem mais elevados. Em nativos americanos, por exemplo, a prevalência pode chegar até a 70%.[1]

Estudos europeus de análise populacional demonstram aumento na incidência de novos casos na população geral. Os pacientes foram acompanhados com consultas médicas e ultrassonografias abdominais periódicas e mostrou-se que de 0,6 a 1,39% dessa população desenvolve colelitíase a cada ano, incluindo casos assintomáticos ou sintomáticos. Quando incluídos pacientes com comorbidades específicas, cirróticos ou pacientes com diabetes tipo II, as incidências são mais elevadas.

Apesar de estudos indicarem que somente cerca de 10 a 20% dos pacientes desenvolverão sintomas em 5 anos, a colelitíase mantém-se como uma das principais causas de admissão hospitalar (mais de 1 milhão por ano).[2] Essas admissões estão relacionadas com suas principais complicações: colecistite aguda, coledocolitíase e pancreatite biliar.[1]

Embora seja uma doença de etiologia multifatorial, é muito importante salientar alguns fatores de risco associados, entre eles os bem conhecidos 4 "F": sexo feminino (*female*), obesidade (*fatty*), idade a partir de 40 anos (*forty*) e multiparidade (*fertility*). Outras situações que merecem destaque por sua fisiopatologia são as condições que levam ao aumento de hemólise (anemias hemolíticas e prótese cardíacas), uso de medicações (antibióticos como ceftriaxona ou hormônios como a somatostatina) e situações pós-cirúrgicas, como a gastrectomia e a cirurgia de obesidade, todas muito bem estudadas e validadas ao longo dos anos.[1]

Não obstante, outros fatores começaram a ser levantados mais recentemente, como a associação de cálculos biliares com a dieta (principalmente a ocidental, rica em gorduras), dislipidemia, hiperinsulinemia, diabetes tipo II e a própria síndrome metabólica. Nesse contexto, a prevenção de colelitíase é mais um benefício da manutenção de hábitos saudáveis. Vale destacar, ainda, o componente genético, a etnicidade (já mostrada nas diferentes prevalências regionais) e terapias como reposição de estrogênio e nutrição parenteral total.[1,3]

DIAGNÓSTICO

A maioria dos pacientes com colelitíase é assintomática. Nos pacientes que apresentam dor abdominal e colelitíase, é fundamental detalhar a anamnese para identificar se o cálculo na vesícula biliar é, de fato, a justificativa do sintoma, devido à alta prevalência dessa doença. Por isso, é muito importante um diagnóstico correto para oferecer ao paciente o melhor tratamento. O julgamento inadequado leva a um paciente submetido a tratamento cirúrgico desnecessário, associado à manutenção dos sintomas que levaram o paciente a procurar o médico.[7]

Nesse sentido, diversos grupos internacionais criaram critérios para ajudar no diagnóstico clínico. A Tabela 225.1 mostra os critérios das diferentes sociedades.[4] A maioria dos gastroenterologistas segue os critérios de Roma que caracterizam a dor como: (1) de forte intensidade, (2) com duração de ao menos 15 a 30 minutos e (3) localizada em quadrante superior direito do abdome ou epigástrio. Alguns elencam, ainda, relação com alimentação, náuseas ou vômitos.

É interessante salientar que os estudos SECURE e SUCCESS são tentativas mais elaboradas de predizer quais pacientes portadores de colelitíase teriam benefício na resolução dos sintomas com a colecistectomia. O estudo SUCCESS, inclusive, sugere uma fórmula para quantificar esse benefício.[2,4] O SUCCESS é uma coorte holandesa multicêntrica com intuito de selecionar os pacientes sintomáticos que mais se beneficiariam da colecistectomia. Os indivíduos com colelitíase sintomática com indicação cirúrgica responderam a questionários de qualidade de vida antes e depois da intervenção. Foram excluídos pacientes com colelitíase complicada. O estudo identificou fatores que aumentam a probabilidade de resolução de sintomas com a cirurgia, que são idade, dor irradiada para as costas, náusea como sintoma associado e alívio da dor com analgésicos simples. A referência da dor como epigastralgia em queimação, antecedente de cirurgia abdominal, e uma dor abdominal de alta intensidade, aumentam a chance de persistência de dor, mesmo que de menor intensidade, após a colecistectomia.[8]

Além do quadro clínico, é importante lembrar do papel dos exames laboratoriais no diagnóstico da colelitíase e suas complicações. Nesses pacientes, alguns exames devem ser solicitados principalmente para o diagnóstico de complicações associadas. Normalmente, pacientes com colelitíase não complicada irão apresentar exames laboratoriais normais, e ainda assim, alguns pacientes podem se beneficiar dessas análises. Exames gerais como hemograma, velocidade de hemossedimentação (VHS) e proteína C reativa (PCR) podem mostrar a presença de infecção associada e mensurar o impacto sistêmico dessa complicação. Outros exames como enzimas hepáticas (AST, ALT), enzimas caniculares (fosfatase alcalina e gama-GT), bilirrubinas totais e frações, amilase e lipase podem flagrar a ocorrência de alguma das complicações citadas a seguir. Além disso, a avaliação de dislipidemia, metabolismo da glicose, função renal, eletrólitos e coagulação podem mostrar comorbidades do paciente e são importantes para estimar o risco anestésico em casos cogitados para o tratamento cirúrgico.[4,5]

Uma vez realizada a investigação inicial da colelitíase, é importante conhecer e eventualmente identificar se é uma cólica biliar mais exuberante ou alguma complicação decorrente. A Tabela 225.2 resume as principais complicações com sua definição, incidência e diagnóstico.

Colecistite aguda

A colecistite aguda é a inflamação da vesícula biliar. Sua principal causa é a obstrução no ducto cístico causada por

Tabela 225.1 Lista de *guidelines* e sintomas.

Guideline/critérios	Sintomas
Association Of Upper Gastrointestinal Surgeons Of Great Britain And Ireland: Commissioning Guide Gallstone Disease (2016)	• Dor epigástrica ou em andar superior direito do abdome • Dor irradiada para as costas • Duração de vários minutos ou horas (geralmente ocorre inclusive à noite)
Society For Surgery Of The Alimentary Tract: Treatment Of Gallstone And Gallbladder Disease (2007)	• Dor temporária epigástrica ou em andar superior direito do abdome • Dor irradiada para flanco direito ou costas • Náuseas associadas
American Academy Of Family Physicians: Management Of Gallstones (2005)	• Dor constante, não paroxística • A intensidade da dor aumenta rapidamente e depois atinge um platô • A dor dura de 4 a 6 h • Dor ocasionalmente irradia para a área subescapular direita
European Association For The Study Of The Liver: Clinical Practice Guidelines On The Prevention, Diagnosis And Treatment Of Gallstones (2016)	• Cólica biliar/dor irradiada • Uso de analgésicos • Náusea e vômito • A dor é intensa e começa abruptamente ou aumenta progressivamente • Periodicidade irregular da dor • Início aproximadamente 1 h após as refeições • Início durante a noite/pode despertar paciente do sono • Duração de mais de 1 h
German Society For Digestive And Metabolic Diseases: Guidelines For Diagnosis And Treatment Of Gallstones (2007)	• Ataques de dor intensa • Dor com duração de 15 a 30 min ou mais • Dor localizada no epigástrio ou quadrante superior direito • Náusea/vômito
Dutch Association Of Surgery: Gallstone Disease (2016)	• Ataques de dor intensa • Dor com duração de 15 a 30 min ou mais • Dor localizada no epigástrio ou quadrante superior direito
Roma	• Ataques de dor intensa • Dor com duração de 15 a 30 min ou mais • Dor localizada no epigástrio ou quadrante superior direito
Secure	• Ataques de dor intensa • Dor com duração de 15 a 30 min ou mais • Dor localizada no epigástrio ou quadrante superior direito • Dor irradiando para as costas • Resposta positiva da dor a analgésicos simples
Success	• Pacientes mais velhos • Sem história de cirurgia abdominal • Aumento do escore basal de dor na escala visual de dor (VAS) • Dor irradiando para as costas • Resposta positiva da dor a injúrias simples • Náusea • Sem azia/queimação

Adaptada de: Latenstein CSS, et al. *British Journal of Surgery,* Setembro 2022.[4]

Tabela 225.2 Complicações da colelitíase e detalhes do quadro clínico e diagnóstico.

Complicações	Definição	Incidência	Quadro clínico	Diagnóstico
Colecistite	Inflamação crônica de vesícula biliar	10 a 20%	Dor abdominal	US
Colecistite aguda	Inflamação aguda de vesícula biliar	1 a 3%	Dor abdominal, febre	US, TC, RM, cintilografia
Coledocolitíase	Cálculo biliar presente na via biliar principal	1 a 15%	Dor abdominal, icterícia	US, RM, EUS, CPRE
Pancreatite	Inflamação aguda da glândula pancreática	3 a 8%	Dor abdominal em faixa, náusea, vômito	Laboratorial (amilase, lipase), TC
Síndrome de Mirizzi	Cálculo biliar impactado no infundíbulo, causando inflamação crônica da vesícula biliar e pressão sobre o ducto biliar comum. Pode levar à erosão do ducto biliar comum, criando uma fístula colecistobiliar	0,5 a 1,4%	Dor abdominal, icterícia	US, TC, RM, EUS, CPRE
Síndrome de Bouveret	Forma rara de íleo biliar, em que o cálculo impactado leva a uma obstrução da saída gástrica no duodeno	1 a 4% (dos íleos biliares)	Náusea, vômitos e dor abdominal	TC e RM
Íleo biliar	Cálculos biliares entram no intestino através de um trato fistuloso entre a vesícula biliar e o duodeno, estômago ou cólon. Mais comumente, os cálculos são impactados no íleo distal e na válvula ileocecal (60 a 75%)	0,3 a 0,5%	Dor abdominal, abdome agudo obstrutivo	TC e RM

Adaptada de: Alemi et al., 2019.[6]

um cálculo biliar. O quadro clínico inclui uma dor epigástrica ou em hipocôndrio direito de alta intensidade e ininterrupta; é associada a sintomas sistêmicos como febre e astenia. O quadro envolve, frequentemente, sintomas gastrintestinais como náuseas e vômitos.

Ao exame físico a colecistite aguda pode apresentar, além da vesícula ou plastrão palpável, um sinal semiológico clássico (sinal de Murphy), que consiste na interrupção antálgica de uma inspiração profunda ao tentar realizar a palpação da vesícula biliar. Ainda no exame físico, deve-se extrair sinais de sepse, como taquicardia, taquipneia, nível de consciência e hipotensão.

Na ultrassonografia de abdome, são achados indicativos de colecistite aguda a parede vesicular espessada e delaminada, material heterogêneo em seu interior e dor à compressão do probe ultrassonográfico. Em razão da sua obstrução, a vesícula apresenta-se distendida e, por vezes, o radiologista é capaz de identificar um cálculo impactado no infundíbulo. Em exames axiais com contraste (tomografia e ressonância), o distúrbio perfusional hepático, a presença de líquido perivesicular e realce da vesícula biliar com contraste endovenoso, se utilizado, são informações sugestivas de colecistite aguda.

O critério diagnóstico de Tokyo apresenta sensibilidade de 91% e especificidade de 97% no diagnóstico de colecistite aguda. São considerados casos suspeitos os que apresentam um item A e um item B, e são considerados diagnósticos definitivos os casos que apresentarem um item A e itens B + C:[9]

- Critérios A: locais:
  - Sinal de Murphy
  - Volume palpável ou dor em hipocôndrio direito
- Critérios B: sistêmicos
  - Febre
  - Elevação de PCR
  - Leucograma aumentado
- Critérios C: radiológicos
  - Exame de imagem compatível com colecistite aguda (USG, TC ou RM).

Coledocolitíase

A coledocolitíase é caracterizada pela presença de cálculo biliar na via biliar principal, mais especificamente no ducto colédoco. A presença desse cálculo pode causar dor abdominal em cólica de característica intermitente e pode associar-se a náuseas e vômitos. O sinal mais importante para identificar essa condição é a icterícia, uma vez que a presença desse cálculo induz a estase biliar intra-hepática e aumento de bilirrubina predominante direta para o sangue. Nos exames de sangue, as enzimas canaliculares e hepáticas também estão aumentadas. Diante de uma suspeita de coledocolitíase, é importante que se proceda com exames diagnósticos e tratamento breve devido ao risco de colangite aguda, uma complicação com alto potencial de gravidade.

Colangite aguda

A colangite aguda ocorre devido à infecção ascendente da árvore biliar principal associada a estase de bile que pode acontecer em decorrência de uma coledocolitíase. Quadro clínico frequentemente grave é bem descrito por duas síndromes semiológicas: a tríade de Charcot e pêntade de Reynolds. A tríade de Charcot se resume ao sinal de icterícia somada a febre e dor abdominal em hipocôndrio direito. Já a pêntade de Reynolds adiciona hipotensão e rebaixamento de nível de consciência, condições que indicam um quadro mais avançado e grave do ponto de vista infeccioso.

A suspeita de colangite aguda deve motivar um estado de alerta na equipe que presta atendimento ao paciente, que muitas vezes necessitará de cuidados intensivos. Os cuidados desses pacientes devem ser feitos nos moldes do protocolo de sepse da instituição. A antibioticoterapia com cobertura de gram-negativos e anaeróbios associada à desobstrução biliar precoce são as chaves para a reversão do quadro clínico potencialmente fatal.

Pancreatite aguda biliar

Ocorre em consequência da obstrução do ducto pancreático principal por um cálculo biliar migrado para o ducto colédoco. A dor de forte intensidade incide tipicamente em faixa no andar superior do abdome, e é associada a uma intolerância alimentar com náuseas e vômitos como sintomas igualmente marcantes. Diante da suspeita, o diagnóstico é estabelecido com a soma de 2 dentre 3 critérios: clínico, radiológico (utilizado preferencialmente um método axial, TC ou RM, com contraste) e laboratorial (aumento do valor sérico em 3 vezes do valor de referência de amilase e lipase).[11]

O quadro possui intensidade variável e a estratificação de sua gravidade é proposta pelos critérios de Atlanta revisados em 2012. Os pacientes devem ser classificados conforme a presença e evolução de disfunção orgânica em três sistemas: cardiovascular, respiratório e renal. A Tabela 225.3 expõe o escore de Marshall modificado para poder mensurar as disfunções orgânicas de forma simples e aplicável. Um score maior ou igual a 2 define disfunção orgânica daquele sistema. É necessária reavaliação em 48 horas para determinar se a disfunção é persistente ou transitória.[11]

Merecem citação outras complicações da colelitíase, como a fístula colecistoduodenal (Bouveret), íleo biliar e a síndrome de Mirizzi (Figura 225.1). Essas complicações decorrem de inflamação crônica por cálculos na vesícula biliar que pode, como uma forma de drenagem espontânea, se comunicar com os órgãos adjacentes.

Nos casos de comunicação com o intestino, o cálculo biliar migrado pode causar obstrução intestinal, precipitando

Tabela 225.3 Estratificação de gravidade da pancreatite aguda de acordo com o escore Marshall de disfunção.

	Parâmetro	0	1	2	3	4
Respiratória	PaO_2/FiO_2	> 400	301 a 400	201 a 300	101 a 200	< 101
Renal	Cr (mg/dℓ)	< 1,4	1,4 a 1,8	1,9 a 3,6	3,6 a 4,9	> 4,9
Cardiovascular	PAS (mmHg)	> 90	< 90, com resposta ao volume	< 90, sem resposta ao volume	< 90 pH < 7,3	< 90 pH < 7,2

Adaptada de: Banks et al., 2016.[11]

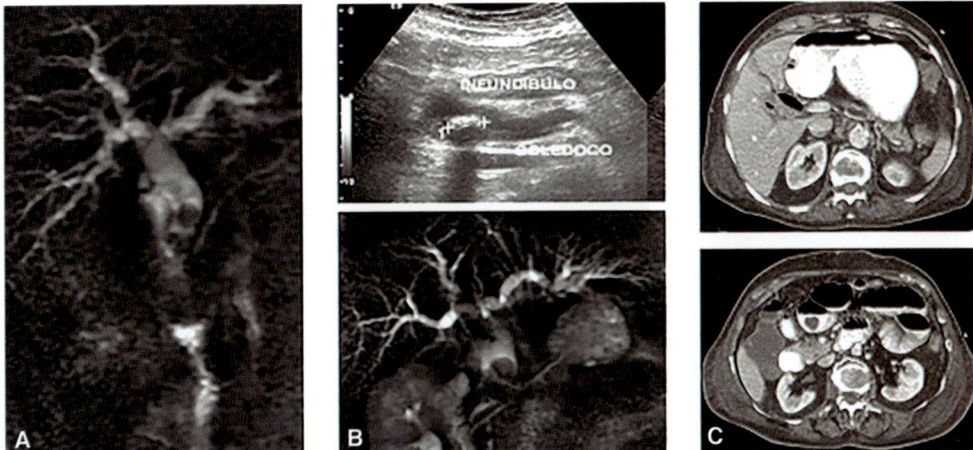

Figura 225.1 Complicações da colelitíase; **A.** Coledocolitíase em RM; **B.** Síndrome de Mirizzi em USG e RM; **C.** Íleo biliar: notar aerobilia com obstrução intestinal e cálculo ectópico em TC.

um quadro de abdome agudo obstrutivo. Já na síndrome de Mirizzi, o quadro envolve icterícia obstrutiva por uma compressão extrínseca da via biliar principal. Essa suspeita pode ser confirmada por ressonância magnética e colangioressonância, e aumenta a complexidade do tratamento cirúrgico.

Na suspeita do quadro clínico do paciente, o principal exame a ser realizado é a ultrassonografia do abdome. Por ser um exame de baixo custo e apresentar sensibilidade elevada (96%), é o primeiro exame de imagem a ser solicitado.[7] A Figura 225.2 mostra a ultrassonografia para paciente com colelitíase, com imagens hiperecogênicas com sombra acústica posterior e móveis ao decúbito.

Outros exames de imagem podem ser utilizados na suspeita de complicações associadas. A tomografia computadorizada, comumente disponível na emergência, pode ajudar no diagnóstico de colecistite aguda, perfurações, pancreatite

e outras complicações. A ressonância magnética com colangioressonância pode ajudar no estudo da via biliar, quando necessário. Na suspeita de coledocolitíase, por exemplo, apresenta sensibilidade de 93% e especificidade de 96%, contra 14 a 20% do ultrassom.[4,5] Exames de imagem com uso de isótopos radioativos podem ser usados no diagnóstico diferencial, mas caíram em desuso com o desenvolvimento de novas tecnologias.

Os exames endoscópicos, como a ecoendoscopia (EUS) e a colangiopancreatografia retrógrada endoscópica (CPRE), possuem indicação específica nesse contexto. A primeira é um exame de alto custo e pouco disponível, possui sensibilidade semelhante à ressonância magnética para o diagnóstico de coledocolitíase e tem sido utilizada, principalmente, no diagnóstico de microlitíase.[7] Já a segunda, por ser um procedimento invasivo, é reservada para o tratamento de complicações da colelitíase.[5]

Diagnósticos diferenciais

Os principais diagnósticos diferenciais estão relacionados com os sintomas ou achados dos exames de imagem. Dor abdominal na região do andar superior do abdome pode se relacionar com síndromes dispépticas, úlceras gástricas ou mesmo neoplasias. Por isso, são muito importantes a anamnese adequada e a utilização criteriosa de exames. Em relação à imagem, alterações não relacionadas com litíase podem aparecer na ultrassonografia e demandar a realização dos demais exames. Exemplos dessas alterações são neoplasia de vesícula, adenomiose e pólipo de vesícula (Figura 225.3).[1,5,6]

TRATAMENTO

O tratamento da colelitíase sintomática e de suas complicações é essencialmente cirúrgico. A colecistectomia (retirada da vesícula em conjunto com os cálculos já formados) é a melhor forma de solucionar o quadro clínico e prevenir recorrência dos cálculos. A via laparoscópica (cirurgia realizada por vídeo), quando disponível, é a via preferencial de abordagem por proporcionar menor tempo operatório, menor tempo de internação e menos dor pós-operatória com a mesma segurança que a cirurgia convencional.[7]

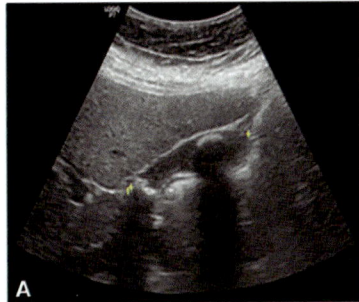
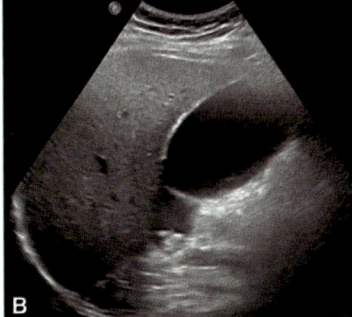

Figura 225.2 Ultrassonografias na colelitíase não complicada (**A**) e complicada (colecistite aguda) (**B**).

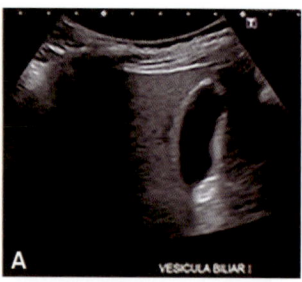
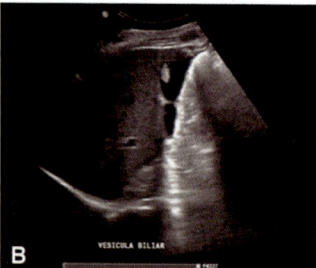
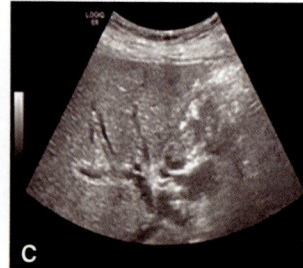

Figura 225.3 Diagnósticos diferenciais da colelitíase e suas complicações. Adenomiose com imagem cística em fundo vesicular (**A**), pólipo de vesícula biliar (**B**) e neoplasia de vesícula biliar (**C**).

A colangiografia intraoperatória (Figura 225.4) não é exigida como rotina, mas é fundamental nos pacientes com exames laboratoriais hepáticos alterados, ou histórico de complicações biliares como coledocolitíase e pancreatite aguda. Destaca-se, ainda, a segurança que a colangiografia pode trazer nos casos de dúvida sobre a anatomia da via biliar (principalmente nos casos de colecistite aguda).[7]

Tratamento das complicações de colelitíase

Colecistite aguda

O tratamento da colecistite aguda envolve, sempre que possível, a colecistectomia videolaparoscópica, preferencialmente nas primeiras 72 horas desde o início dos sintomas. Durante o período que antecede a cirurgia, é necessário o tratamento da dor e sinais sistêmicos, além da introdução de antibioticoterapia.[9]

Durante a investigação diagnóstica, é recomendado estratificar pacientes dentro dos critérios de Tokyo para identificar os indivíduos com morbidade importante que se beneficiariam de tratamento clínico e uma colecistectomia mais tardia, ou de uma drenagem da vesícula biliar por via percutânea trans-hepática (colecistostomia), seja por via cirúrgica ou por radiointervenção (Figura 225.5).

A Tabela 225.4 apresenta os critérios de Tokyo, que estratificam a colecistite aguda conforme sua severidade e demonstram a relação com o tempo de internação e maior risco de complicações dos pacientes de acordo com a severidade.[9] A tomada de decisão sobre o tratamento deve sempre contar com a opinião de um cirurgião habilitado.

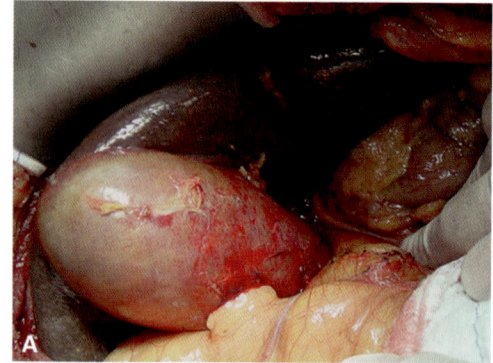
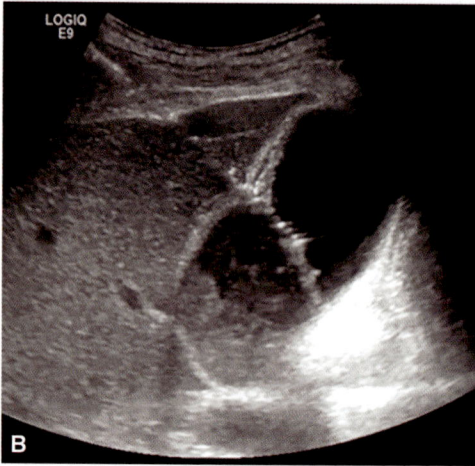

Figura 225.5 Aspecto *in vivo* de uma colecistite aguda e drenagem percutânea (colecistostomia) de paciente grave com colecistite aguda.

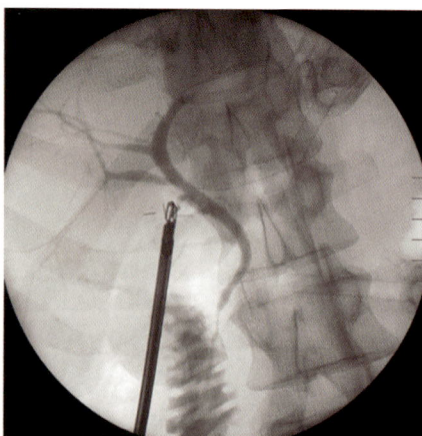

Figura 225.4 Colangiografia intraoperatória demonstrando via biliar pérvia, sem falhas de enchimento e bom escoamento para o duodeno.

Tabela 225.4 Critérios de Tokyo para estratificação da gravidade da colecistite aguda.

Gravidade	Características
Grau III (severa)	Disfunção orgânica: hipotensão com uso de medicação vasoativa, rebaixamento do nível de consciência, oligúria, INR >1,5, plaquetas < 100.000; Rel. PaO_2/FiO_2 < 300
Grau II (moderada)	Leucograma > 18.000, tempo de sintomas > 72 h, massa palpável em HCD ou achado de complicações locais (abscesso, gangrena, perfuração, colecistite enfisematosa)
Grau I (leve)	Sem critérios para graus II ou III

Coledocolitíase

Nos casos em que houver obstrução biliar, como a coledocolitíase, colangite aguda e pancreatite aguda, o tratamento envolve a desobstrução da via biliar principal que, atualmente, é feita por meio da CPRE. É recomendado que se realize a colecistectomia na mesma internação do evento, preferencialmente dentro das 72 horas que sucedam a CPRE, caso o paciente não apresente severidade clínica. Nos casos de pancreatite aguda grave e colangite, é prudente aguardar a recuperação clínica do paciente antes de submetê-lo ao procedimento cirúrgico.[7]

Pancreatite aguda

O tratamento inicial da pancreatite aguda biliar envolve suporte clínico do paciente em leito de internação, sendo um regime de terapia intensiva adequado para pacientes com múltiplas comorbidades e/ou com disfunções orgânicas que não respondem às medidas iniciais. Nesse manejo, é importante destacar três decisões: dieta, reposição de fluidos e analgesia.

A via de dieta preferencial é a enteral. Pacientes submetidos à dieta parenteral apresentam maior risco de infecção e maior mortalidade. Quando tolerado pelo paciente, a dieta oral nos primeiros dias não é contraindicada; entretanto, em casos de sintomas mais intensos, a ingesta alimentar é limitada por dor e vômitos. Dessa forma, são pacientes que podem se beneficiar de dieta via sonda nasoenteral.[11]

Não há um consenso sobre a melhor estratégia para administração de fluidos. Diversos estudos demonstraram a possibilidade de evitar quadros mais severos com a expansão volêmica precoce (< 24 horas) e agressiva. Estima-se que um volume de cristaloides de 2,5 a 4 ℓ nas primeiras 24 horas seja adequado para a maioria dos pacientes. Entretanto, em razão do risco da administração de grande volume de fluidos em poucas horas, essa reposição deve ocorrer idealmente segundo parâmetros como débito urinário, valor sérico da ureia e hematócrito.[10,12]

A pancreatite aguda é um quadro que envolve estado inflamatório importante para o paciente, fator que motiva dor de forte intensidade. Não há restrição quanto ao uso de medicações opioides, mas evita-se o uso de anti-inflamatórios não esteroidais, considerando-se que, frequentemente, esses pacientes apresentam ou apresentarão disfunção renal concomitante ao quadro.[10,11]

Caso não realizada ao diagnóstico, a avaliação com método de imagem axial contrastado (RM ou TC) é oportuna para os pacientes com pancreatite aguda severa a partir de 72 horas do início dos sintomas. O objetivo dessa imagem é a avaliação e diagnóstico de coleções e necrose pancreática (Figura 225.6). O tratamento cirúrgico ou intervencionista é reservado para as complicações que podem evoluir (p. ex., necrose infectada e abscessos) e para tratamento da etiologia biliar, comumente realizada nos casos leves, ainda na mesma internação, em média, de 3 a 5 dias depois da instalação do quadro.[10]

CONSIDERAÇÕES FINAIS

Devido a sua alta prevalência na população, é fundamental que se conheça a colelitíase para o manejo adequado desses pacientes. Seja em situação ambulatorial ou nos

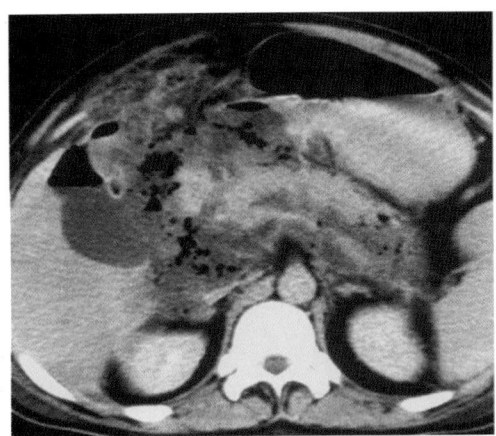

Figura 225.6 Pancreatite aguda com coleções pancreáticas infectadas.

prontos-socorros, o diagnóstico preciso e encaminhamento para o tratamento correto abreviam o impacto dessa doença na população.

Atenção especial com as complicações e diagnósticos diferenciais evitam riscos de agravamento rápido da saúde dos portadores de colelitíase. Nesses casos, a opinião do cirurgião é fundamental para definir o momento ideal do tratamento cirúrgico.

REFERÊNCIAS BIBLIOGRÁFICAS

1. Pak M, Lindseth G. Risk Factors for Cholelithiasis. *Gastroenterol Nurs*. 2016 Jul-Aug;39(4):297-309.
2. Shenoy R, Kirkland P, Hadaya JE, et al. Management of symptomatic cholelithiasis: a systematic review. *Syst ver* 11, 267 (2022).
3. Shabanzadeh DM. Incidence of gallstone disease and complications. *Curr Opin Gastroenterol*. 2018
4. Latenstein CSS, Reuver PR. Tailoring diagnosis and treatment in symptomatic gallstone disease, *British Journal of Surgery*, Vol. 109, ed. 9, 2022. p. 832-838.
5. Cianci P, Restini E. Management of cholelithiasis with choledocholithiasis: Endoscopic and surgical approaches. *World J Gastroenterol*. 2021 Jul 28;27(28):4536-4554.
6. Alemi F, Seiser N, Ayloo S. Gallstone Disease: Cholecystitis, Mirizzi Syndrome, Bouveret Syndrome, Gallstone Ileus. *Surg Clin North Am*. 2019 Apr;99(2):231-244.
7. Lammert F, et al. EASL Clinical Practice Guidelines on the prevention, diagnosis and treatment of gallstones. *J. Hepatol*. 2016. 65: 146-181
8. Latenstein CSS, et al. A Clinical Decision Tool for Selection of Patients With Symptomatic Cholelithiasis for Cholecystectomy Based on Reduction of Pain and a Pain-Free State Following Surgery. *JAMA surgery*. 2021. Vol. 156,10.
9. Gomi H, Solomkin JS, Yamamoto M, et al. Tokyo Guidelines 2018: antimicrobial therapy for acute cholangitis and cholecystitis. *J Hepatobiliary Pancreat Sci*. 2018. 25: 3-16
10. Leppäniemi A, Tolonen M, Tarasconi A, et al. 2019 WSES guidelines for the management of severe acute pancreatitis. *World J Emerg Surg*. 2019;14:27. Published 2019 Jun 13.
11. Banks PA, Bollen TL, Dervenis C, et al. Classification of acute pancreatitis -2012: revision of the Atlanta classification and definitions by international consensus. *Gut*. 2013;62(1):102-111.
12. Crosignani A, Spina S, Marrazzo F, et al. Intravenous fluid therapy in patients with severe acute pancreatitis admitted to the intensive care unit: a narrative review. *Ann. Intensive Care* 12, 98 (2022).

CAPÍTULO 226

Pancreatite Aguda

André de Moricz

INTRODUÇÃO

Um dos maiores desafios na condução da pancreatite aguda grave, que pode evoluir com necrose extensa, síndrome da resposta inflamatória sistêmica (SIRS) e infecção, é definir qual doente deverá ser operado e o melhor momento para o tratamento cirúrgico.

A principal indicação de intervenção cirúrgica na pancreatite aguda é a presença de necrose infectada, que ocorre a partir da segunda semana do início do surto e afeta principalmente doentes com mais de 30 a 50% de necrose glandular e peripancreática (classificação radiológica tomográfica de Baltazar D e E), que apresentam coleções fluidas ou pseudocistos retroperitoneais que se infectam, ou mesmo abscessos pancreáticos. A principal fonte de infecção é a translocação bacteriana intestinal por germes gram negativos e anaeróbios, ou secundária a cateteres que invadem o doente crítico por germes gram positivos. A infecção fúngica pode aparecer no doente com antibioticoterapia de amplo espectro e longa duração.

Neste capítulo, são abordados a indicação, o diagnóstico e as formas de tratamento da necrose pancreática infectada da pancreatite aguda grave.

INCIDÊNCIA E PREVALÊNCIA

Existem várias etiologias de pancreatite aguda relacionadas com o mecanismo causal, como biliar, alcoólica, genética (pancreatite aguda familiar), iatrogênica (pós-colangiopancreatografia retrógrada endoscópica [CPRE]), metabólica (dislipidemias), anatômica (pâncreas *divisum*), infecciosa (viral), traumática, autoimune e vasculites. Sem dúvida, a causa mais comum é a biliar (60%) seguida pela alcoólica (mais comum em países do norte da Europa).

DIAGNÓSTICO

Cerca de 15 a 20% dos doentes com pancreatite podem apresentar a forma grave da doença, que costuma evoluir em duas fases classicamente. Na primeira, de resposta inflamatória sistêmica a partir das primeiras 48 a 72 horas, durante a qual o tratamento consiste em suporte clínico, para evitar falências orgânicas, renal, respiratória com suporte ventilatório, se necessário, e circulatória, com hidratação vigorosa de cristaloides para repor o sequestro de líquido perdido para o retroperitônio, sedação da dor e nutrição, de preferência enteral para diminuir a chance de translocação bacteriana.

Na segunda fase da doença, pode ocorrer o próximo pico de mortalidade, na qual o risco de infecção se eleva a partir da segunda semana do início do quadro. Nesse momento, é importante realizar o diagnóstico diferencial entre necrose

estéril e necrose infectada. A piora clínica é detectada por provas inflamatórias, como elevação do leucograma e piora do PCR e da pró-calcitonina. O aparecimento de insuficiência orgânica, indica necessidade de exame de imagem para saber se há sinais de infecção, como a presença de gás permeando a necrose (Figura 226.1).

TRATAMENTO

Nos casos de pancreatite aguda biliar, etiologia responsável por cerca de 60% dos quadros de pancreatite aguda, quando leve com resolução clínica em 5 a 7 dias do início do surto, os doentes devem ser submetidos à colecistectomia na internação para evitar a recorrência dos sintomas, que, estatisticamente, pode ocorrer em até 30% dos casos em 2 meses do surto. Nos casos de pancreatite localmente mais grave, em que há coleções fluidas ou presença de necrose, a colecistectomia deve ser postergada até ocorrer a melhora clínica, e pelo menos após 6 semanas a 2 meses para a organização do processo inflamatório intracavitário, pois pode haver necessidade de intervenção nos casos de formação de pseudocisto com ou sem complicação que necessite de tratamento conjunto.

Discute-se muito a indicação da papilotomia endoscópica nos casos de pancreatite biliar pensando-se na fisiopatologia da doença, pela migração de cálculos ou barro biliar para o colédoco ou papilite na eliminação dos mesmos, que ocorrem nos primeiros dias da doença. Mas a CPRE com esfincterotomia só é indicada na piora da colestase com icterícia progressiva ou evidência de colangite associada e coledocolitíase como causa da obstrução

Nem todos os doentes necessitam de tratamento quando da presença de infecção, e podem ser tratados em casos selecionados somente com antibioticoterapia e suporte clínico. Nos casos que desenvolvem uma ou mais falências orgânicas, se não drenados ou submetidos à necrosectomia, há alta taxa de mortalidade.

Existe hoje o conceito de "quanto mais tarde melhor" quando se discute o momento da indicação operatória. Isso decorre do fato de que, a partir de 21 a 30 dias da doença, a necrose do tecido pancreático e peripancreático está mais organizada e delimitada, fora da fase inflamatória subaguda, quando

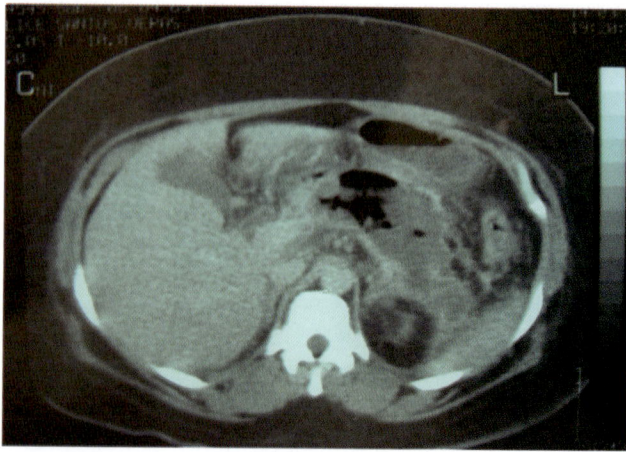

Figura 226.1 Tomografia de paciente no 18º dia de pancreatite aguda com coleção fluida infectada na retrocavidade dos epíploos, com gás no seu interior. Fonte: Serviço de Emergência da FCMSCSP, 2013.

há mais neovascularização, edema e exsudato inflamatório. As coleções associadas a necrose ou absorveram ou estão mais organizadas (encapsuladas). Nessa fase, há menos risco de sangramento, menos chances de retirada de tecido viável durante a necrosectomia, menores índices de fístula pancreática e intestinal pós-operatória precoce e menos chances teóricas de insuficiência exócrina e endócrina devido à preservação de parênquima glandular.

O tratamento operatório pode ser realizado de forma convencional, por meio da necrosectomia combinada com tamponamento aberto, com relaparotomias programadas e lavagens repetidas até não haver mais tecido necrótico e ocorrer a redução dos espaços ocupados pelas coleções bloqueadas, ou laparotomia com remoção da necrose e drenagem do retroperitôneo e flancos para permitir a lavagem contínua com tamponamento fechado. As relaparotomias programadas com cavidade fechada ou tamponamento aberto, muito utilizadas no passado, estão praticamente em desuso devido à alta morbidade (95%) e mortalidade (10 a 40%) associada aos procedimentos repetidos.

No conceito de cirurgia tardia e controle da infecção, a Santa Casa de São Paulo tem proposto uma técnica alternativa para o controle cirúrgico da infecção com realização simultânea de laparotomia exploradora, seguida de punção do abaulamento do mesocólon transverso para localizar a infecção e fazer a drenagem e necrosectomia transmesocólica com pinças delicadas (Figura 226.2).

Os modernos conceitos da abordagem passo a passo na pancreatite necrosante infectada (*step-up approach*), iniciaram-se na década de 1990 e estabeleceram-se na literatura com as publicações grupo holandês em 2010 com o estudo *PANTER*, estudo controlado e randomizado que comparou a necrosectomia aberta com o *step-up approach* minimamente invasivo. O procedimento consiste em iniciar o tratamento da necrose pancreática infectada como um abscesso intracavitário e drená-lo por punção guiada por ultrassonografia sob anestesia local, tomografia, drenagem percutânea por cateter (DPC) ou mesmo por endoscopia (ecoendoscopia, abordagem passo a passo endoscópica com drenagem transgástrica) a depender da localização da coleção perinecrótica, junto à parede abdominal, inframesocólica ou flancos, na retrocavidade dos epíploos, na bolsa omental perigástrica (Figura 226.3).

Normalmente, nas fases mais precoces, quando é diagnosticada a infecção, após a segunda semana, o líquido purulento contaminado sob pressão pode ser escoado permitindo ao sistema imunológico do paciente "lidar" com a necrose que está se delimitando, o que favorece em cerca de 35% dos casos

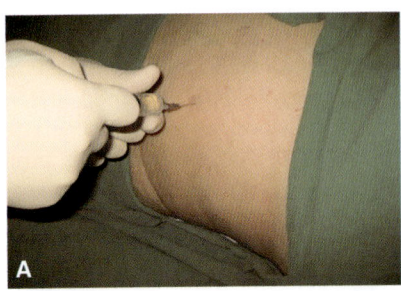
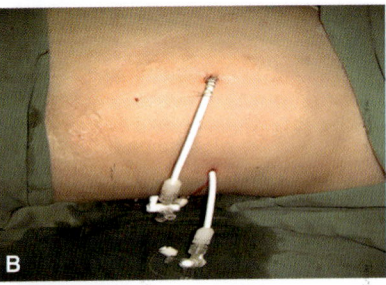
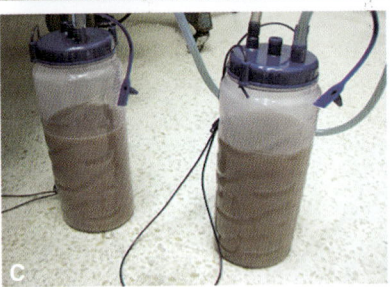

Figura 226.3 Drenagem percutânea por cateter. Fonte: Serviço de Emergência da FCMSCSP, 2013.

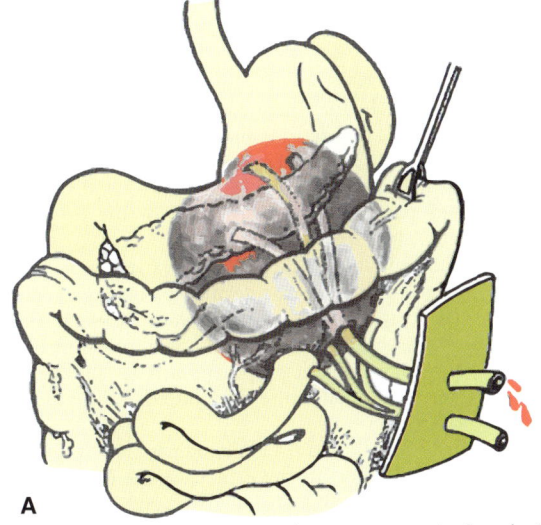
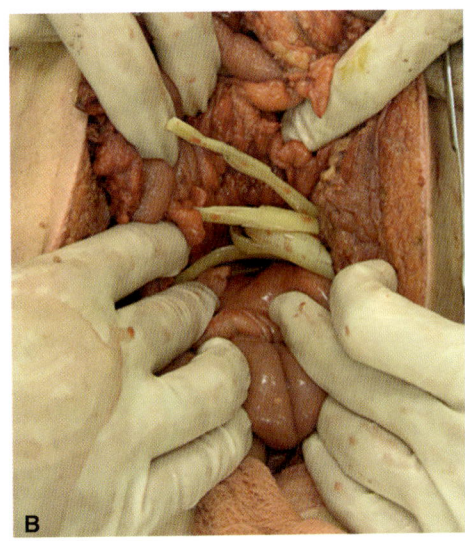

Figura 226.2 Ilustração original demonstrando necrosectomia de coleção retroperitoneal peripancreática através do mesocólon transverso com exteriorização de dois drenos. Fonte: Serviço de Emergência FCMSCSP, 2013.

a resolução do quadro inflamatório. O cateter deve ser lavado com cristaloide cerca de 3 vezes ao dia para evitar obstrução por material necrótico, e pode ser substituído. Caso a infecção persista, em uma fase mais tardia, a partir da quarta semana, está indicada a necrosectomia, que pode ser feita de forma minimamente invasiva por desbridamento retroperitoneal videoassistido (do inglês, *video-assisted retroperitoneal debridement*, ou VARD), descrito por Carter em 2000 e simplificado por Horvath em 2001 (Figura 226.4).

Através de uma pequena incisão transversa na linha axilar média esquerda, guiada pelo cateter de DPC, sob anestesia geral, acessa-se a cavidade com necrose e removem-se os tecidos desvitalizados frouxos, evitando-se sangramentos. Com auxílio de uma óptica de laparoscopia iluminada, é possível realizar uma necrosectomia mais profunda, lavagem da cavidade bloqueada e drenagem externa com 2 drenos, permitindo a lavagem posterior. Coleções à direita ou inframesocólicas são anatomicamente mais arriscadas de realizar pela presença do fígado, duodeno e da veia porta e pedículo hepático. Nesses casos, também são descritas abordagens minimamente invasivas através de laparoscopia para alcançar coleções intraperitoneais e, inclusive, lavagem e drenagem retroperitoneal em casos com ascite pancreática como complicação da doença.

Diversos estudos recentes, retrospectivos controlados, randomizados e prospectivos, como *PENGUIN Trial*, que estudou a drenagem endoscópica transgástrica *vs.* necrosectomia clássica, *TENSION trial* (*step-up* endoscópico *vs. step-up* cirúrgico), de 2013, e *POINTER*, que estudou o momento da drenagem, em 2015. Demonstram evidências de melhores resultados do tratamento minimamente invasivo em relação ao convencional quanto a mais ou menos complicações, insuficiência exócrina e endócrina. Há uma tendência a melhores índices de tempo de internação hospitalar, insuficiência endócrina, fístula e sangramento quando comparados ao tratamento endoscópico com o VARD. Mais recentemente, o *ExTENSION*, trabalho prospectivo sequencial do Dutch Pancreatitis Study Group de 2022, estuda o seguimento a longo prazo dos doentes com necrose infectada tratados por cirurgia comparados com o tratamento endoscópico no que concerne à insuficiência endócrina e exócrina, novos surtos de pancreatite, presença da chamada síndrome da desconexão ductal pancreática. O resultado deste trabalho poderá trazer as primeiras evidências da evolução desses pacientes após a necrosectomia.

CONSIDERAÇÕES FINAIS

Tanto o momento como a forma de tratamento da necrose pancreática infectada têm mudado nos últimos 20 anos. A abordagem tardia estabeleceu-se como a mais segura em relação aos resultados de morbidade e mortalidade dos doentes. Há espaço para o tratamento clínico exclusivo em casos selecionados, com bom estado geral sem insuficiências orgânicas e em doentes com nutrição enteral adequada. Cada vez mais, a abordagem passo a passo com a drenagem percutânea seguida da necrosectomia de necessidade por cirurgia minimamente invasiva videoassistida ou endoscópica têm predominado como tratamento em relação às laparotomias. A escolha da forma de tratar está relacionada com a forma de apresentação da doença, da *expertise* da equipe multidisciplinar e da estrutura logística onde o paciente é tratado.

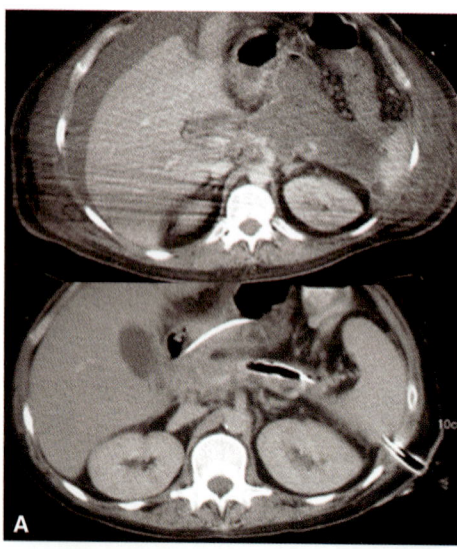

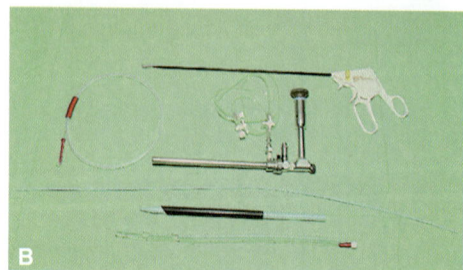

Figura 226.4 VARD realizada através de incisão pequena em flanco esquerdo próximo à coleção retroperitoneal corpocaudal. Fonte: Serviço de Emergência FCMSCSP, 2013.

BIBLIOGRAFIA

Mallick B, Dhaka N, Gupta P, et al. An audit of percutaneous drainage for acute necrotic collections and walled off necrosis in patients with acute pancreatitis. *Pancreatology*. 2018;18:727-733.

Mowbray NG, Ben-Ismaeil B, Hammoda M, et al. The microbiology of infected pancreatic necrosis. *Hepatobiliary Pancreat Dis Int*. 2018;17:456-460.

Onnekink AM, et al. Endoscopic Versus Surgical Step-up Approach for Infected Necrotizing Pancreatitis (EXTENSION): Long-term Follow-up a Randomized Trial. *Gastroenterology*. 2022;163:712-722.

Rasslan R, Ferreira Novo FC, Bitran A, et al. Management of infected pancreatic necrosis: state of the art. *Ver Col Bras Cir*. 2017;44(05):521-529.

Trikudanathan G, Wolbrink DRJ, van Santvoort HC, et al. Current concepts in severe acute and necrotising pancreatitis: evidence-based approach. *Gastroenterology*. 2019;156:1997-2007.e3.

van Brunschof S, van Grinsuen J, van Santvoort HC, et al. Endoscopic or Surgical step-up approach for infected necrotising pancreatitis: a multicentre randomised trial. *Lancet*. 2018;391(10115): 51-58.

Xiao J, Quan X, Liu F, Li W. Comparision of different Surgical Methods for necrotizing Pancreatitis: A Meta-Analysis. *Front Surg*. 2021;8:2-15. DOI:10.3389/fsurg.2021.723605.

CAPÍTULO 227

Cirrose Hepática

Michel Ribeiro Fernandes • Luiz Augusto Carneiro D'Albuquerque • Wellington Andraus

INTRODUÇÃO

Cirrose hepática é um processo patológico irreversível do parênquima hepático caracterizado por dois componentes: fibrose hepática "em ponte", com formação de *shunts* vasculares no interior dessas traves fibróticas, e rearranjo da arquitetura lobular nos chamados nódulos de regeneração, desprovidos de comunicação com uma veia centrolobular. É a resposta comum do parênquima hepático a qualquer estímulo lesivo persistente, representado geralmente por inflamação e necrose hepatocitária.

Os portadores de cirrose hepática podem se apresentar de diversas maneiras:

- Hemorragia digestiva alta ou baixa
- Ascite
- Hepatomegalia e/ou esplenomegalia
- Detecção de estigmas periféricos de insuficiência hepatocelular crônica
- Assintomático, cujo diagnóstico é a partir do achado acidental de anormalidades laboratoriais ou radiológicas sugestivas da doença
- Sinais incipientes ou manifestos de encefalopatia hepática
- Sinais e sintomas sugestivos de carcinoma hepatocelular (CHC).

DIAGNÓSTICO

Exames laboratoriais

Embora as alterações laboratoriais possam variar de acordo com a etiologia da cirrose hepática, existem anormalidades que sugerem a presença dessa condição, independentemente da causa subjacente.

Aminotransferases

Na cirrose compensada, as aminotransferases podem estar completamente normais. Portanto, é importante compreender que as aminotransferases não possuem acurácia suficiente para estimar a gravidade da doença hepática.

No entanto, em uma hepatopatia sem cirrose, os níveis de ALT (TGP) costumam ser maiores que os de AST (TGO), dando uma relação ALT/AST > 1. A partir do momento em que a cirrose se instala, é típica uma inversão desse padrão, com o paciente apresentando ALT/AST < 1. Exceção deve ser feita aos casos de doença hepática alcoólica, e nesse contexto, a relação ALT/AST costuma ser < 1 mesmo nas fases pré-cirróticas.

Fosfatase alcalina e gama-glutamil transpeptidase (gama-GT)

Elevam-se de maneira mais significativa nas hepatopatias colestáticas, apresentando elevações menos pronunciadas nas lesões predominantemente hepatocelulares. Dessa forma, diante da suspeita de cirrose hepática, o encontro de elevados níveis de FAL e GGT sugere etiologias como cirrose biliar primária e colangite esclerosante.

Bilirrubinas

A hiperbilirrubinemia é um fator de mau prognóstico na cirrose hepática, ocorrendo principalmente devido a sua fração direta. Na cirrose biliar primária, por exemplo, bilirrubina total superior a 10 mg/dℓ é um indício para indicar transplante de fígado.

Hipoalbuminemia

Representa insuficiência crônica de síntese hepatocelular. O déficit de síntese costuma associar-se à desnutrição proteicocalórica, comum no paciente cirrótico, o que piora ainda mais a hipoalbuminemia. Isso é particularmente frequente nos etilistas crônicos portadores de cirrose alcoólica.

Alargamento do tempo de protrombina e diminuição da atividade de protrombina

Considerando que o fígado é a principal sede da síntese de fatores de coagulação, incluindo a síntese dos fatores vitamina K-dependentes (II, VII, IX e X), é compreensível que uma redução significativa da função hepática resulte em coagulopatia.

Hipergamaglobulinemia

O cirrótico apresenta tendência aumentada à ocorrência do fenômeno de translocação intestinal bacteriana. A redução do *clearance* hepático de bactérias presentes no sangue portal, bem como a "fuga" dessas bactérias pelos *shunts* portossistêmicos, explicam a ocorrência. Assim, o sistema imunológico humoral (linfócitos B) sofre um grau de hiperestimulação constante na cirrose hepática, o que pode resultar em hipergamaglobulinemia policlonal quando da presença de cirrose hepática avançada e hipertensão porta grave. Esse fator é marcante na doença hepática alcoólica, em que há aumento da fração IgA; na cirrose biliar primária, há aumento característico da fração IgM e na hepatite autoimune, elevação de IgG.

Sódio sérico

A hiponatremia é um marcador de péssimo prognóstico na cirrose avançada com ascite. Seu mecanismo é a incapacidade de excretar água livre, decorrente do excesso de hormônio antidiurético (ADH). Esse excesso, por sua vez, é estimulado pela redução do volume circulante efetivo (secreção "não osmótica" de ADH).

Radiologia

O papel da radiologia na avaliação da cirrose hepática inclui determinar as alterações morfológicas da doença; avaliar a vascularização hepática e extra-hepática; detectar e estimar os efeitos da hipertensão portal; e identificar tumores hepáticos. Com esses objetivos em mente, várias técnicas de imagem podem ser utilizadas:

- Ultrassonografia convencional do abdome (USG)
- Ultrassonografia do abdome com Doppler
- Tomografia computadorizada do abdome (TC)
- Ressonância magnética (RM)
- Angiorressonância magnética.

Quando a suspeita é de cirrose em fases iniciais, mesmo os métodos radiológicos mais modernos, como a ressonância magnética nuclear (RMN), não têm resolução suficiente para detectar graus menores de fibrose. As alterações mais encontradas na cirrose hepática bem estabelecida incluem:

- Nodularidade da superfície hepática
- Heterogeneidade do parênquima hepático
- Aumento do calibre da veia porta hepática e alargamento da fissura interlobar
- Redução volumétrica do lobo hepático direito e do segmento médio do lobo hepático esquerdo
- Aumento volumétrico do lobo caudado e do segmento lateral do lobo hepático esquerdo
- Identificação de nódulos regenerativos. Nesse caso, a RM constitui método superior aos demais.

Além disso, o CHC pode ser identificado pelos exames de imagem, algumas vezes de maneira tão precoce que permite sua ressecção curativa ou transplante hepático. Nesse sentido, a USG (e com menor frequência, a TC) é utilizada no rastreamento semestral de CHC em pacientes sabidamente cirróticos, juntamente com a dosagem sérica da alfa-fetoproteína (AFP).

A USG com Doppler, a TC e a RM também podem ser usadas para o estudo do sistema porta e identificação de possíveis *shunts* portossistêmicos secundários à hipertensão portal.

Biopsia hepática

O padrão ouro para o diagnóstico de cirrose hepática é a histopatologia, com base no achado de espessos e completos septos fibrosos porta-centro e porta-porta, os quais delimitam nódulos, resultando em uma completa desorganização da arquitetura lobular e vascular.

A biopsia hepática, além de confirmar o diagnóstico de cirrose, também pode contribuir na sua etiologia. Vale lembrar que a biopsia hepática percutânea não deve ser realizada em pacientes com atividade de protrombina < 50% ou INR > 1,30 ou plaquetas < 80.000/mm³. Caso a biopsia seja estritamente necessária nesses indivíduos, deve-se corrigir previamente os distúrbios da coagulação, com transfusão de plasma e/ou plaquetas, ou por coleta de tecido pela via transjugular.

CLASSIFICAÇÃO FUNCIONAL

Embora a presença individual de complicações da cirrose hepática (hipertensão portal, ascite, encefalopatia etc.) não seja capaz de predizer com precisão a sobrevida de um paciente cirrótico, vários autores têm proposto classificações funcionais e índices preditivos de sobrevida baseados em múltiplas variáveis clínicas e laboratoriais. A classificação funcional de Child-Turcotte-Pugh é a mais utilizada (Tabela 227.1).

COMPLICAÇÕES
Encefalopatia hepática

O termo encefalopatia hepática (EH) se refere a uma síndrome neuropsiquiátrica potencialmente reversível que pode surgir em pacientes portadores de hepatopatia crônica avançada ou mesmo na insuficiência hepática aguda. A encefalopatia é causada pela passagem de substâncias tóxicas (provenientes do intestino) para o cérebro, que em uma pessoa normal seriam depuradas pelo fígado. A disfunção hepatocelular grave é um elemento primordial para o desenvolvimento da síndrome, mas na cirrose hepática avançada, outro fator também deve ser considerado: a hipertensão portal, que desvia o sangue mesentérico para a circulação sistêmica "bypassando" os sinusoides hepáticos.

Uma das substâncias mais implicadas na gênese da encefalopatia hepática é a amônia (NH_3). As principais fontes de amônia intestinal são enterócitos (metabolismo do aminoácido glutamina) e bactérias colônicas (catabolismo de proteínas alimentares e da ureia secretada no lúmen intestinal). É importante ressaltar que o fígado normal depura quase toda a amônia presente no sistema porta. Os hepatócitos transformam esse composto de alta toxicidade no aminoácido glutamina ou em uma substância bem menos tóxica para o organismo, a ureia.

A encefalopatia é classificada em vários grupos, de acordo com a apresentação clínica (Tabela 227.2).

Tratamento

O tratamento da encefalopatia hepática baseia-se primariamente no controle dos fatores precipitantes e na redução da

Tabela 227.1 Classificação funcional de Child-Turcotte-Pugh.

Parâmetro	Pontos		
	1	2	3
Ascite	Ausente	Facilmente controlável	Mal controlada
Bilirrubina (mg/dℓ)	< 2	2 a 3	> 3
Albumina (g/dℓ)	> 3,5	3,5 a 3	< 3
Tempo de protrombina			
Segundos prolongados	0 a 4	4 a 6	> 6
INR	< 1,7	1,7 a 2,3	> 2,3
Encefalopatia	Ausente	Graus I a II (mínima)	Graus III a IV (avançada)

Pontuação	Gravidade		Sobrevida em 1 e 2 anos
5 a 6 pontos	Grau A	Cirrose compensada	100 a 85%
7 a 9 pontos	Grau B	Dano funcional significativo	80 a 60%
10 a 15 pontos	Grau C	Cirrose descompensada	45 a 35%

Fonte: American Association for the Study of Liver Diseases, 2014.

Tabela 227.2 Classificação da encefalopatia hepática de acordo com sua apresentação clínica.

Grau	Estado mental	Sinais neurológicos
I	Confusão leve, euforia ou depressão; diminuição da atenção, raciocínio bradipsíquico, irritabilidade, inversão do ciclo sono-vigília	Incoordenção motora, tremor leve, escrita irregular
II	Letargia, déficit de habilidade analítica, alterações de personalidade e comportamento inapropriado, desorientação intermitente	Asterix (*flapping*), ataxia; disartria
III	Sonolência ou torpor, incapacidade de executar tarefas mentais, desorientação temporoespacial, confusão mental acentuada, amnésia, ataques violentos de ira imotivada, discurso incoerente	Hiperreflexia, rigidez muscular; fasciculações, sinal de Babinski, *flapping*
IV	Coma	Perda dos reflexos oculovestibulares, perda de resposta a estímulos dolorosos, postura de descerebração

Fonte: Angeli et al., 2018.

produção e absorção de amônia pelo cólon – a constipação aumenta a proliferação bacteriana no cólon. Para combatê-la, o laxante mais utilizado é a lactulose oral, mas nos casos refratários, recomenda-se que a lactulose seja feita sob a forma de clister (com lactulose a 20%) e a resposta costuma ser satisfatória.

O principal mecanismo de ação da lactulose vem do fato de ser metabolizada pelas bactérias colônicas em ácidos graxos de cadeia curta (ácido lático e ácido acético), reduzindo o pH do lúmen colônico para em torno de 5. Com o pH mais ácido, o NH_3 é convertido em NH_4^+ (amônio), que é inabsorvível pela mucosa intestinal. O resultado é a menor absorção de amônia e a melhora do quadro da EH. A lactulose também age pelo seu efeito catártico (laxante). Uma opção à lactulose é o lactilol, com efeitos semelhantes, mas com sabor mais palatável.

Antibióticos

Alguns antibióticos orais podem ser administrados com o objetivo de reduzir a flora bacteriana colônica produtora de amônia. O mais tradicional é a neomicina, na dose 2 a 8 g/dia, via oral, em quatro doses (6/6 horas). Ou seja, uma dose inicial de 500 mg, via oral, a cada 6/6 horas e máxima de 2 g, via oral, a cada 6/6 horas.

A encefalopatia hepática recorrente é definida pela permanência dos sintomas neuropsiquiátricos por longo período, com certo grau de variabilidade. Esse quadro é presente em cirróticos em estado muito avançado e têm uma sobrevida curta, caso não sejam transplantados. O tratamento deve basear-se na troca de proteínas de origem animal para vegetal, com a menor restrição proteica possível, no tratamento da constipação intestinal e na administração crônica de lactulose, com ou sem antibiótico associado.

As consequências clínicas mais importantes da hipertensão portal estão associadas à formação de colaterais portossistêmicos. A dilatação de canais embrionários preexistentes consiste no mecanismo principal na formação de vasos colaterais. A importância clínica do fenômeno depende de sua localização e a frequência com que ocorre.

Varizes esofagogástricas

A prevalência de varizes esofagogástricas em pacientes recém-diagnosticados com cirrose hepática encontra-se em torno de 50%, sendo de 40% em pacientes na classificação Child-Turcotte-Pugh A e 85% em C.

As varizes esofagianas evoluem para sangramento em pelo menos 30 a 40% dos casos e são a causa mais comum de hemorragia digestiva alta em pacientes com hipertensão porta. Para os pacientes que sobrevivem à hemorragia inicial, cerca de 70% voltam a sangrar novamente em um período de 1 ano, com uma letalidade de 30%. A mortalidade decorrente de um primeiro episódio de sangramento é entre 25 a 30%. A mortalidade está principalmente relacionada com o grau de disfunção hepática. Pacientes com classificação Child-Turcotte-Pugh C possuem mortalidade precoce de 50% (*versus* 15% nos pacientes grau A) e de até 90% em 1 ano após um episódio de hemorragia. Mesmo os pacientes com classificação A possuem uma sobrevida de apenas 50% em 5 anos. Os índices prognósticos de ressangramento incluem o grau de disfunção hepática e o tamanho, as características (presença ou não de *red spots*) e a espessura da parede das varizes.

Hemorragia digestiva varicosa

A estabilização hemodinâmica é a primeira medida em qualquer hemorragia digestiva. A reposição de solução cristaloide e mesmo sangue é recomendada. O emprego de plasma fresco congelado está indicado quando o INR está acima de 1,7, e a transfusão de plaquetas quando a plaquetometria for inferior a 50.000/mm³. Os pacientes que se apresentam confusos ou com rebaixamento do nível de consciência merecem ser intubados, para proteção da via respiratória durante a realização de endoscopia digestiva alta (EDA), que deve ser realizada o mais rapidamente possível, embora com o paciente estabilizado do ponto de vista respiratório e hemodinâmico.

TRATAMENTO
Terapia endoscópica

Uma vez estabilizada a hemodinâmica, uma lavagem gástrica vigorosa e uma EDA realizada, de preferência, dentro das primeiras 12 horas são os procedimentos que permitem a localização adequada do sítio de sangramento, confirmando ou afastando o sangramento por varizes esofagogástricas rotas. Entretanto, cerca de 30 a 40% dos pacientes com hipertensão porta possuem sangramentos decorrentes de outras lesões, como a síndrome de Mallory-Weiss e esofagite ou gastrite erosiva.

A escleroterapia tem como princípio a injeção de substâncias esclerosantes no interior das varizes ou na região paravariceal, provocando irritação na parede vascular e subsequente trombose. Na ligadura elástica ou na ligadura endoscópica de varizes (LEV) ocorre estrangulamento do vaso varicoso, e o sangramento cessa. A ligadura elástica encontra-se associada a uma obliteração mais rápida das varizes. Os dispositivos atuais permitem o posicionamento de 5 a 6 faixas elásticas por vez. A ligadura elástica apresenta menor potencial de complicações que a escleroterapia.

Terapia farmacológica

É realizada com vasoconstritores esplâncnicos intravenosos, que reduzem o fluxo sanguíneo porta e, portanto, a pressão portal. A terlipressina (análogo da vasopressina) é atualmente considerada o fármaco de escolha, atuando na inibição vasodilatadora esplâncnica promovida pelo glucagon. A terapia farmacológica deve ser iniciada logo após o diagnóstico de sangramento por varizes, que é considerada adjuvante à terapia endoscópica ou terapia isolada nas varizes gástricas e na gastropatia hipertensiva portal sangrante. O potencial de controle da hemorragia é de 80%, quando em terapia isolada. A terapia farmacológica é a conduta de primeira linha para a hemorragia das varizes gástricas ou da gastropatia hipertensiva portal.

A antibioticoterapia profilática também mostrou benefícios na hemorragia varicosa aguda. Ela deve ser instituída já na admissão, idealmente antes mesmo da endoscopia digestiva. Seu uso mostrou diminuição na mortalidade, baseado principalmente na diminuição da incidência de infecções (p. ex., peritonite bacteriana espontânea). Estudos mostraram também uma redução na taxa de ressangramento pelas varizes. Tradicionalmente, o antibiótico de escolha tem sido a norfloxacina. Casos graves em que o paciente esteja impossibilitado de utilizar a via oral podem ser manejados com ceftriaxona, trocando-se posteriormente para norfloxacina oral até completar 7 dias.

Dispositivo TIPS

O TIPS (*transjugular intrahepatic portosystemic shunt*) é um dispositivo colocado por via percutânea (transjugular) por radiologia intervencionista, criando uma conexão intra-hepática entre a veia hepática (sistema cava) e a veia porta, o que descomprime subitamente o sistema e alivia de imediato a hipertensão porta. A taxa de sucesso no controle dos episódios agudos de sangramento por varizes esofagogástricas rotas "refratárias" ao tratamento convencional (ligadura elástica + farmacoterapia) supera 95%. Portanto, o TIPS tem sido indicado nos casos de hemorragia refratária, substituindo, na prática, as cirurgias descompressivas de emergência.

Profilaxia secundária do sangramento

A profilaxia secundária é realizada após o primeiro episódio de hemorragia controlada. Em 1 ano, sem a profilaxia, 25% dos pacientes classificados no Child-Turcotte-Pugh A, 50% dos B e 75% dos C terão um novo sangramento varicoso. Idealmente, a prevenção de novos sangramentos é feita pela combinação de terapia endoscópica e beta-bloqueadores.

Os beta-bloqueadores não seletivos (propranolol) são comprovadamente benéficos em reduzir a incidência de ressangramento, com uma queda de 25 a 40% da taxa, além de uma tendência na redução da mortalidade em torno de 20%. O bloqueio dos receptores beta-2 é o responsável pela vasoconstricção esplâncnica, e o bloqueio beta-1, pela diminuição do débito cardíaco e fluxo portal. O objetivo é reduzir a frequência cardíaca em 25%, atingindo níveis entre 55 e 60 bpm (quando diz-se que o paciente está "beta-bloqueado").

A terapia endoscópica erradicadora de varizes, como profilaxia secundária, consiste na ligadura elástica. Os procedimentos devem ser realizados a cada 1 a 2 semanas até a erradicação das varizes (geralmente, em 3 a 5 sessões), com sucesso obtido em 2/3 dos casos.

Assim, a associação de terapia endoscópica com ligadura elástica + terapia beta-bloqueadora apresenta resultados superiores aos do uso isolado de ambas as terapias. Após a erradicação, revisões endoscópicas a cada 6 meses são recomendadas.

Profilaxia primária do sangramento

É a prevenção do primeiro episódio de hemorragia em pacientes com varizes esofagogástricas. Como cerca de 30 a 40% das varizes esofágicas na hipertensão porta evoluem para sangramento, e como esse episódio possui letalidade de 25 a 30% (chegando a 50% ou mais nos pacientes Child-Turcotte-Pugh C), a profilaxia primária deve ser considerada. Portanto, todo paciente com cirrose hepática deve ser submetido à EDA para rastrear as varizes esofagogástricas. Nos pacientes sem varizes, a EDA deve ser realizada a cada 2 e 3 anos e nos pacientes com varizes de pequeno calibre, mas sem sinais de alto risco, a EDA deve ser repetida anualmente. Na presença de varizes de médio ou grosso calibres ou pequeno calibre com sinais de alto risco (p. ex., pontos vermelhos, Child-Turcotte-Pugh B ou C) a profilaxia primária está indicada.

Tratamento da ascite

O aumento da pressão no sistema venoso porta-hepático gera sabidamente ascite. Todo quadro de hipertensão porta deve obrigatoriamente ser classificado em pré-sinusoidal, pós-sinusoidal e intrassinusoidal.

As obstruções pré-sinusoidais dificilmente geram ascite porque não envolvem os sinusoides hepáticos (é o caso da esquistossomose, em que a obstrução ocorre nos espaços porta). Como não há "válvulas de escape", os pacientes acabam desenvolvendo um quadro clínico marcado por manifestações graves de HP, como circulação colateral, varizes de esôfago sangrantes e esplenomegalia severa, mas sem ascite. É menos comum surgir ascite nos pacientes que desenvolvem concomitantemente hipoalbuminemia grave ou cirrose.

As obstruções pós-sinusoidais, como a síndrome de Budd-Chiari, produzem um quadro de hipertensão porta completamente diferente, marcado principalmente pela ascite, que é grave e de difícil controle. É menos frequente encontrar nesses pacientes varizes de esôfago sangrantes, esplenomegalia grave ou circulação colateral abundante.

Em 85% dos casos de hipertensão porta são resultantes de cirrose hepática, que origina ambos os mecanismos patogênicos (pré e pós-sinusoidal), e por isso alguns especialistas classificam o mecanismo da cirrose como "intrassinusoidal". Nos cirróticos, em geral, encontra-se em conjunto tanto a ascite como todos os outros sinais clínicos de HP grave.

Restrição de sal e de água

Uma restrição de sódio é aconselhável (2 g de sódio ao dia = equivalente a 4 g de sal [NaCl], ou 2 colheres de chá rasas).

A restrição salina é mandatória para induzir o balanço negativo de sódio (sódio urinário maior que sódio ingerido) e é a única maneira de controlar a ascite na terapia conservadora. Pacientes que excretam mais de 80 mEq/dia de Na na urina podem controlar a ascite apenas com restrição de sal na dieta. Somente na presença de hiponatremia importante (Na < 120-125 mEq/ℓ), uma restrição hídrica é recomendada, em torno de 1.000 a 1.500 mℓ/dia.

Diuréticos

A terapia diurética (em conjunto com a restrição salina) produz balanço negativo de sódio na maioria dos pacientes com cirrose e ascite. O importante é oferecer a dose de diurético capaz de reduzir ascite sem provocar hipovolemia acentuada. Para isso, deve-se controlar a perda ponderal diária do paciente. Pacientes com ascite sem edema de membros inferiores não devem ultrapassar o limite de 0,5 kg/dia de perda, e acima desse limite, a hipovolemia é provável. Já em pacientes que possuem edema de membros inferiores, pode-se perder 1 kg/dia sem problemas. Nesse caso, o líquido é mobilizado mais prontamente do tecido celular subcutâneo, evitando a espoliação intravascular. A consequência mais temida da hipovolemia aguda no cirrótico é a síndrome hepatorrenal.

A espironolactona, um antagonista da aldosterona, é o diurético de escolha para a terapia inicial, porque tem um efeito especial na ascite da hipertensão porta, devido a sua importante relação com o hiperaldosteronismo secundário. A furosemida, ao contrário da espironolactona, precisar ser secretada pelo túbulo proximal para chegar ao lúmen do néfron, onde o fármaco age. Na cirrose, essa secreção está prejudicada pela competição com os ácidos biliares retidos. A dose inicial da espironolactona é de 100 mg/dia, mas pode variar entre 100 a 400 mg/dia. Deve-se ter cuidado com a hipercalemia, pois esse diurético é poupador de potássio.

A furosemida deve ser acrescentada ao esquema terapêutico em indivíduos não responsivos às doses iniciais de espironolactona. Geralmente, observa-se uma maior absorção de sódio nas porções proximais do néfron (em geral, alça de Henle), daí a utilidade do diurético de alça em combinação com a espironolactona.

Terapia da ascite refratária

Considera-se uma ascite como refratária quando é observada resistência à associação diurética com 160 mg de furosemida e 400 mg de espironolactona. Nesses casos, um período de observação de pelo menos 12 semanas é recomendado antes de diagnosticar o paciente como "não responsivo". A ascite refratária deve ser diferenciada da má adesão terapêutica, especialmente à dieta de restrição salina. É necessário dosar o sódio na urina de 24 horas e se estiver acima de 60 mEq/dia, e o paciente não estiver perdendo peso, provavelmente trata-se de má adesão. A ascite refratária é observada em 10% dos pacientes cirróticos ascíticos.

Paracentese de grande volume

A paracentese de grandes volumes, cerca de 5 a 15 ℓ, pode ser realizada de maneira eficaz e segura, sendo apenas necessária uma infusão de coloides para a manutenção do volume intravascular. Além de ser uma opção terapêutica para a ascite refratária, a paracentese de grande volume pode ser realizada como medida inicial na ascite tensa (seguida do uso do diurético + restrição salina), visando uma estabilização mais rápida do quadro clínico e da resposta à terapia conservadora.

Para evitar a instabilidade hemodinâmica e renal associada a paracentese, é necessária a infusão de coloides em paracenteses superiores a 5 ℓ. Recomenda-se a infusão de 6 a 8 g de albumina para cada litro retirado, quando a paracentese é superior a 5 ℓ.

TRANSPLANTE HEPÁTICO

O paciente candidato ao transplante deve ter uma doença hepática avançada, progressiva e irreversível. Deve ter uma qualidade de vida bastante comprometida pela hepatopatia, com expectativa de vida inferior a 1 ano.

Critérios de seleção

O critério de seleção não é dado simplesmente por ordem cronológica de inscrição, mas, sim, pela gravidade da doença: quanto menor a expectativa de sobrevida, mais rapidamente o indivíduo é alocado para receber o transplante. A indicação de transplante hepático deve ser decidida por uma junta multidisciplinar, em conjunto com o paciente e sua família. Os riscos do procedimento e a necessidade de imunossupressão para o resto da vida são dados que devem ser ponderados.

O critério atualmente adotado para alocar pacientes na fila do transplante hepático é o escore MELD (Model for End-Stage Liver Disease), mais simples e com melhor capacidade de prever a sobrevida dos hepatopatas. Esse escore se baseia em apenas 4 variáveis: bilirrubina, INR, creatinina e sódio. O paciente adulto poderá ser inscrito na lista nacional de transplante de fígado quando seu MELD for maior ou igual a 15.

Os pacientes com diagnóstico de hepatocarcinoma recebem inicialmente 20 pontos no MELD, com elevação progressiva com o passar do tempo. Os portadores de hepatocarcinoma podem receber um transplante hepático somente se obedecerem aos critérios de Milão: lesão única ≤ 5 cm; lesões múltiplas (até 3) todas menores que 3 cm; ausência de metástases a distância ou invasão vascular hepática.

Indicações e contraindicações

Quanto à etiologia da hepatopatia, teoricamente qualquer causa de cirrose hepática pode ser incluída na lista das indicações de transplante. De uma forma geral, os resultados são melhores na cirrose alcoólica, na colangite biliar primária e na cirrose secundária à colangite esclerosante. Contraindicações absolutas ao transplante incluem tumores aparentemente incuráveis pelo transplante (doença hepática metastática, colangicarcinoma), não adesão à abstinência alcoólica, infecções não controladas, doenças extra-hepáticas limitadoras de vida, entre outras.

Fatores que influenciam no resultado do transplante, mas não o inviabilizam, são considerados contraindicações relativas, como idade acima de 70 anos, cirurgia hepatobiliar complexa prévia, trombose complexa da veia porta, retransplante, transplante de múltiplos órgãos, insuficiência renal, obesidade, HIV positivo ainda não na fase AIDS, entre outros.

CONSIDERAÇÕES FINAIS

Houve inúmeros avanços no manejo da doença hepática crônica com o surgimento de terapias específicas para diversas condições, notadamente a hepatite viral, e avanços nas técnicas utilizadas para o manejo das complicações da cirrose, bem como no transplante de fígado.

BIBLIOGRAFIA

American Association for the Study of Liver Diseases. Hepatic encephalopathy in chronic liver disease: 2014 practice guideline by the European Association for the Study of the Liver and the American Association for the Study of Liver Diseases. *J Hepatol.* 2014; 61: 642-659.

Angeli P, Bernardi M, Villanueva C, et al. EASL Clinical Practice Guidelines for the management of patients with decompensated cirrhosis. *J Hepatol.* 2018; 69: 406-460.

Bureau C, Thabut D, Oberti F, et al. Transjugular intrahepatic portosystemic shunts with covered stents increase transplant-free survival of patients with cirrhosis and recurrent ascites. *Gastroenterology.* 2017; 152: 157-163.

D'Amico G, Garcia-Tsao G,cPagliaro L. Natural history and prognostic indicators of survival in cirrhosis: a systematic review of 118 studies. *J Hepatol.* 2006; 44: 217-231.

D'Amico G, Morabito A, D'Amico M et al. Clinical states of cirrhosis and competing risks. *J Hepatol.* 2018; 68: 563-576.

Dunne PDJ, Sinha R, Stanley AJ et al. Randomised clinical trial: standard of care versus early-transjugular intrahepatic porto-systemic shunt (TIPSS) in patients with cirrhosis and oesophageal variceal bleeding. *Aliment Pharmacol Ther.* 2020; 52: 98-106.

Fabrellas N, Moreira R, Carol M et al. Psychological burden of hepatic encephalopathy on patients and caregivers. *Clin Transl Gastroenterol.* 2020; 11e00159.

Fox AN, Brown jr RS. Is the patient a candidate for liver transplantation? *Clin Liver Dis.* 2012;16(2):435-448.

Llovet JM, Kelley RK, Villanueva A, et al. Hepatocellular carcinoma. *Nat Rev Dis Primers.* 2021; 7: 6.

Mazzaferro V, Bhoori S, Sposito C, Bongini M, Langer M, Miceli R, et al. Milan criteria in liver transplantation for hepatocellular carcinoma: an evidence-based analysis of 15 years of experience. *Liver Transpl.* 2011;17(Suppl 2):S44-S57.

Mokdad AA, Lopez AD, Shahraz S, et al. Liver cirrhosis mortality in 187 countries between 1980 and 2010: a systematic analysis. *BMC Med* 2014;12:145.

Solà E, Watson H, Graupera I, et al. Factors related to quality of life in patients with cirrhosis and ascites: relevance of serum sodium concentration and leg edema. *J Hepatol.* 2012; 57: 1199-1206.

Rose CF, Amodio P, Bajaj JS, et al. Hepatic encephalopathy: novel insights into classification, pathophysiology and therapy. *J Hepatol.* 2020; 73: 1526-1547.

Cirurgia Geral

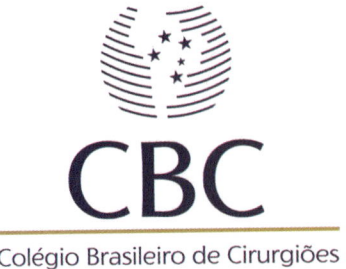

CBC
Colégio Brasileiro de Cirurgiões

CAPÍTULO 228

Diérese e Síntese

Paulo Roberto Corsi • Luiz Carlos Von Bahten • Flávio Daniel Saavedra Tomasich

INTRODUÇÃO

Para realizar um procedimento cirúrgico eficaz e seguro, é fundamental que o cirurgião conheça as manobras básicas de diérese e síntese. A diérese refere-se ao ato de seccionar tecidos para permitir a visualização e o acesso à área de interesse. A síntese envolve a aproximação e união dos tecidos para restaurar a continuidade anatômica e funcional.

Este capítulo aborda os princípios fundamentais dessas manobras básicas em cirurgia.

DIÉRESE

A diérese é essencial para que o cirurgião possa visualizar claramente a área a ser tratada, e assim executar as manobras cirúrgicas com segurança e precisão. Pode ser realizada por diferentes técnicas, incluindo incisão, secção, divulsão, serração e punção. A escolha da técnica depende da área do corpo a ser tratada, da natureza dos tecidos envolvidos e das preferências do cirurgião. Essa manobra cria a solução de continuidade dos tecidos para dar acesso a áreas mais profundas.

Entre as diferentes técnicas de diérese, a incisão é a mais clássica. É uma manobra cirúrgica que consiste na abertura da pele e dos tecidos subjacentes para acessar o local da cirurgia, na maioria das vezes realizada com a lâmina do bisturi. A escolha da incisão adequada é importante para permitir um acesso seguro e apropriado ao local da cirurgia, minimizar o trauma tecidual, facilitar a cicatrização e, finalmente, obter bons resultados funcionais e estéticos. Dependerá da natureza da cirurgia, do tipo de tecido que será acessado, da visibilidade do campo cirúrgico, da preferência do cirurgião e da expectativa do paciente em relação à cicatriz resultante. Cada incisão apresenta vantagens e desvantagens, e o cirurgião deve avaliar cuidadosamente todas as opções disponíveis para escolher a mais adequada.

Tipos

Alguns dos tipos de incisões mais comuns são:

- Incisão com bisturi: realizada com um bisturi afiado, que permite seccionar tecidos mais densos e resistentes (Figura 228.1). É frequentemente usada em procedimentos que envolvem abertura de cavidades para acesso a órgãos como o fígado, o baço ou os rins, e também em operações na pele e tecidos fibrosos
- Incisão com eletrocautério: realizada com instrumento que produz uma corrente elétrica para cortar os tecidos e controlar o sangramento. É frequentemente usada em procedimentos que envolvem tecidos vasculares, como a cirurgia de varizes, ou a remoção de tumores (Figura 228.2)
- Incisão ultrassônica: realizada com um instrumento que emite ondas ultrassônicas, que seccionam os tecidos com precisão sem causar danos aos tecidos circundantes. É uma técnica cada vez mais usada em cirurgias laparoscópicas e em procedimentos que envolvem tecidos moles e delicados
- Incisão com *laser*: realizada com *laser* cirúrgico, que emite uma luz intensa e concentrada para cortar os tecidos. É frequentemente usada em procedimentos que envolvem tecidos delicados, como a cirurgia ocular ou a remoção de tumores.

Incisão

A incisão com bisturi é realizada com uma lâmina de corte afiada e precisa, sendo útil para a secção de tecidos densos, como o tecido fibroso encontrado em órgãos como o fígado ou o baço. A incisão com eletrocautério envolve o uso de uma corrente elétrica para cortar os tecidos e controlar o sangramento. Essa técnica é útil em áreas onde o sangramento é um problema.

Cada tipo de incisão possui vantagens e desvantagens, e a escolha da técnica depende da área do corpo a ser tratada, da natureza dos tecidos envolvidos e das preferências do cirurgião. O importante é realizar a incisão com cautela e precisão para evitar danos aos tecidos e órgãos circundantes.

Dissecção

A dissecção em cirurgia é o processo de separar ou dividir tecidos visando acessar e visualizar as estruturas subjacentes. A dissecção é uma técnica importante e utilizada em quase todos os tipos de cirurgias, desde as simples até procedimentos complexos. Cria uma via de acesso até a estrutura orgânica a ser manipulada, preservando-a e expondo-a de maneira delicada. Sua adequada realização é essencial para garantir a precisão e a segurança da cirurgia.

A dissecção é realizada com instrumentos cirúrgicos, como bisturis, tesouras, pinças e afastadores, usados para separar e expor os tecidos (Figura 228.3). Durante a dissecção,

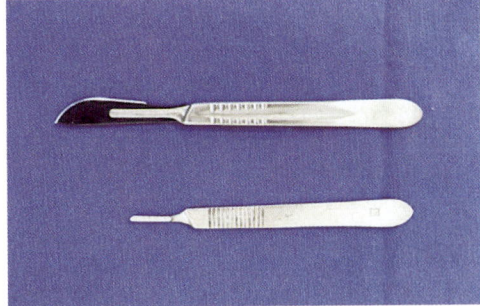

Figura 228.1 Exemplo de um bisturi com lâmina e um cabo de bisturi sem lâmina.

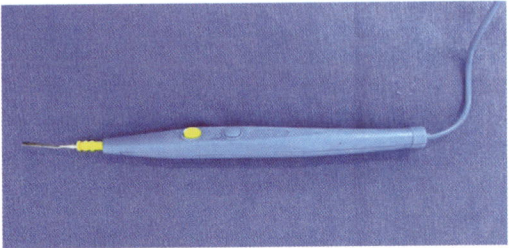

Figura 228.2 Exemplo de um eletrocautério.

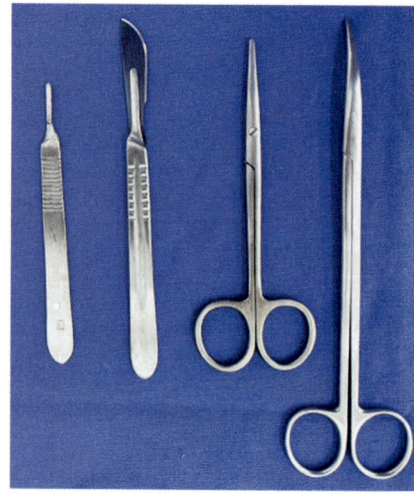

Figura 228.3 Exemplo de instrumentos utilizados na dissecção.

o cirurgião deve ter cuidado para evitar danos a estruturas importantes, como nervos, vasos sanguíneos e órgãos vitais. Isso requer habilidade e precisão. Um bom conhecimento da anatomia e da fisiologia do local onde será realizado o ato operatório é essencial para minimizar o risco de complicações. É importante que o cirurgião tenha uma visão clara e desobstruída do campo cirúrgico durante a dissecção para garantir a precisão e a segurança do procedimento.

A dissecção pode ser realizada em diferentes níveis de profundidade, dependendo da natureza do ato operatório. Por exemplo, em uma cirurgia cardíaca, a dissecção é realizada em níveis mais profundos, enquanto em uma cirurgia de pele, a dissecção é realizada em níveis mais superficiais.

Divulsão

A divulsão é um termo utilizado em cirurgia para descrever a separação de tecidos ou estruturas anatômicas, permitindo o acesso à área de interesse para a realização de uma intervenção cirúrgica. A divulsão envolve o uso de instrumentos manuais para separar os tecidos. É uma técnica lenta e delicada, geralmente usando instrumentos cirúrgicos como pinças, afastadores e ganchos, para permitir que o cirurgião visualize e manipule os órgãos e tecidos com segurança e precisão.

Pode ser realizada em diferentes partes do corpo, dependendo do ato cirúrgico em questão. Por exemplo, durante uma cirurgia abdominal, o cirurgião pode realizar uma divulsão para separar os músculos abdominais e expor os órgãos internos. Embora a divulsão seja uma técnica comum, ela deve ser realizada com cuidado para evitar danos aos tecidos circundantes. O cirurgião deve ter habilidade e experiência para realizar o procedimento com segurança e minimizar o risco de complicações.

Secção

Fazer um secção cirúrgica significa dividir ou cortar os tecidos com o uso de material cortante para abrir o plano anatômico. É mais comumente realizada com tesoura.

Serração

Na serração, o cirurgião usa a serra para cortar um osso, geralmente durante uma cirurgia ortopédica, maxilofacial, cardíaca ou craniana. A serra pode ser manual ou elétrica,

sendo projetada para cortar o osso de maneira controlada e precisa, geralmente para permitir o acesso a uma área de tratamento ou para corrigir uma deformidade óssea. Por exemplo, em uma cirurgia de artroplastia do quadril, o cirurgião pode usar uma serra para remover a cabeça do fêmur danificada e substituí-la por uma prótese. Em uma cirurgia de correção de mandíbula, a serra pode ser usada para cortar a mandíbula superior ou inferior e realinhar a posição dos dentes.

Trata-se de um procedimento delicado, que requer muita habilidade e precisão por parte do cirurgião. O uso inadequado da serra pode resultar em danos ao tecido mole adjacente, hemorragia, infecção e complicações neurológicas. Por isso, é importante que a equipe cirúrgica seja altamente qualificada e experiente para sua realização.

Após a serração, o osso é geralmente fixado com pinos, placas ou parafusos para permitir a cura adequada. O paciente pode precisar de fisioterapia ou terapia ocupacional para ajudar na recuperação após a cirurgia.

Punção

A punção é mais uma maneira de criar solução de continuidade nos tecidos. O procedimento é feito com a introdução de agulha ou instrumento pontiagudo através da pele em órgão ou cavidade do corpo para retirar fluidos ou tecidos para análise ou para realizar procedimentos terapêuticos.

A punção pode ser feita em diversas áreas do corpo, dependendo do objetivo. Por exemplo, uma punção lombar é realizada para retirar líquido cerebroespinhal da coluna vertebral para análise, enquanto uma punção de tórax pode ser realizada para retirar fluido ou ar acumulado na cavidade torácica.

Na videocirurgia, utiliza-se a punção com os trocáteres para acessar as cavidades que serão manipuladas. Embora a punção possa ser um procedimento relativamente simples, ainda existem riscos envolvidos, incluindo sangramento, infecção e lesão de órgãos adjacentes. Por isso, é geralmente realizada por um profissional treinado e em um ambiente estéril, para minimizar os riscos.

Papel da diérese durante o ato operatório

O corte em cirurgia, também conhecido como incisão, é um procedimento em que o cirurgião faz uma abertura na pele e/ou nos tecidos subjacentes para acessar a área que precisa ser tratada. A incisão pode ser feita com uma lâmina cirúrgica afiada, um bisturi elétrico ou outros instrumentos cirúrgicos.

A depender do tipo de cirurgia, o tamanho e a localização da diérese podem variar. Em cirurgias cardíacas, por exemplo, uma incisão mediana esternal pode ser feita para acessar o coração. Em cirurgias laparoscópicas, são necessárias várias pequenas incisões para inserir os instrumentos cirúrgicos e uma câmera de vídeo na área de tratamento.

É importante lembrar que a incisão é apenas o primeiro passo da cirurgia, e outras manobras cirúrgicas, como a divulsão e a hemostasia, são usadas para completar a operação. Ao término da intervenção cirúrgica, a incisão é fechada com suturas ou grampos, e é possível que o paciente sinta dor ou desconforto na área por algum tempo até que a cicatrização esteja completa.

As manobras de diérese acarretam riscos e possibilidade de complicações, incluindo infecção, sangramento excessivo, dano a órgãos ou tecidos adjacentes, dor e desconforto pós-operatório, entre outros. No entanto, esses riscos são geralmente gerenciados pela equipe cirúrgica para garantir a segurança do paciente.

Independentemente da técnica utilizada, a diérese deve ser realizada com cautela e precisão para evitar danos aos tecidos e órgãos circundantes. O cirurgião deve ter habilidades e conhecimentos avançados sobre anatomia para realizar a diérese de forma eficaz e segura.

SÍNTESE

Após a diérese, é necessário realizar a síntese, etapa em que os tecidos são unidos novamente para restaurar a continuidade anatômica e funcional. A síntese também é uma etapa crítica em cirurgia, que exige técnica e precisão por parte do cirurgião. Combinada com a diérese, a síntese é uma das manobras fundamentais em cirurgia, permitindo a realização de procedimentos complexos com sucesso e segurança (Figura 228.4).

Tipos

Existem vários tipos de síntese em cirurgia, classificados segundo o material utilizado e o método de fixação. Algumas das principais técnicas de síntese são descritas a seguir.

Sutura

Método mais comum em cirurgia, a sutura une tecidos que foram cortados ou danificados durante o ato operatório. É realizada manualmente com a ajuda de dispositivos como agulhas e pinças, e une os tecidos com fios ou linhas cirúrgicas (Figura 228.5). Essa técnica permite que os tecidos cicatrizem adequadamente. Existem vários tipos de suturas, que variam em tamanho, forma e material usado. De acordo com o fio cirúrgico empregado, as suturas podem ser absorvíveis (o fio é absorvido naturalmente pelo organismo ao longo do tempo) ou não absorvíveis (o fio precisa ser removido).

Grampeamento

Técnica de síntese que utiliza pequenos grampos metálicos para realizar a união dos tecidos. Os grampeadores cirúrgicos são frequentemente utilizados em cirurgias gastrintestinais ou para fechar incisões cirúrgicas maiores. São especialmente úteis em áreas onde os fios podem ser difíceis de serem manuseados (Figura 228.6).

Adesivos cirúrgicos

Colas especiais aplicadas nos locais onde é necessária uma solução de continuidade dos tecidos em pequenas incisões ou feridas superficiais. Elas não são adequadas para feridas profundas ou grandes incisões. Frequentemente usadas em cirurgias minimamente invasivas ou em áreas onde o acesso é limitado.

Placas e parafusos

São frequentemente utilizados em cirurgias ortopédicas para fixar ossos que foram fraturados ou quebrados. Geralmente, são feitos de metal ou materiais biocompatíveis.

Fios de cerclagem

São fios cirúrgicos enrolados ao redor dos ossos para fixá-los, frequentemente em cirurgias ortopédicas.

Considerações sobre a síntese

A sutura é sempre realizada por um profissional de saúde treinado e experiente, geralmente um cirurgião ou um enfermeiro cirúrgico. A técnica de sutura varia conforme o tipo de tecido que está sendo unido e o tipo de sutura que está sendo usado. É importante estabelecer uma série de cuidados e instruções pós-operatórias para possibilitar a melhor cicatrização da ferida.

Existem dois tipos principais de suturas: contínua e em pontos separados. A sutura contínua, também conhecida como sutura em *ponto zigue-zague*, é realizada pela passagem contínua, sem cortes do fio de sutura ao longo da ferida. É mais usada para fechar incisões longas e retas, como incisões abdominais. Já a sutura em pontos separados, também conhecida como sutura em *ponto simples*, é realizada inserindo-se o fio em pontos individuais ao longo da ferida. O fio é cortado a cada ponto e amarrado separadamente. É frequentemente usada para fechar feridas em tecidos delicados, como o rosto e as mãos, ou para fechar incisões em ângulos ou curvas.

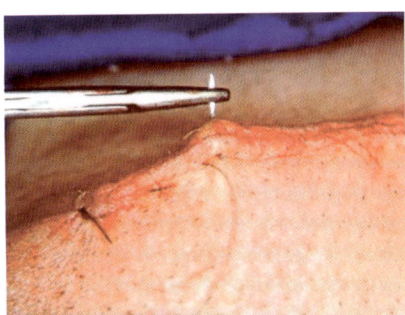

Figura 228.4 Exemplo de sutura da pele.

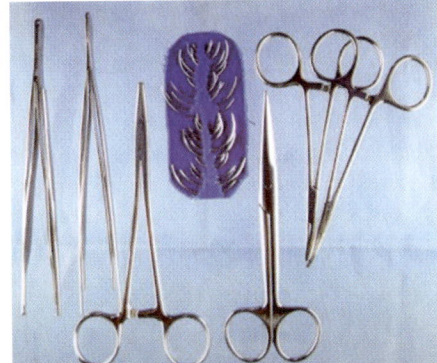

Figura 228.5 Exemplos de instrumentos utilizados na sutura.

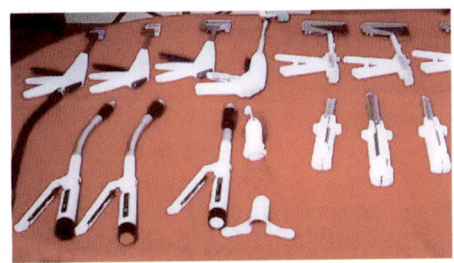

Figura 228.6 Diferentes grampeadores cirúrgicos utilizados em anastomoses intestinais.

Ambos os tipos apresentam vantagens e desvantagens, dependendo da ferida e da preferência do cirurgião. A sutura contínua é mais rápida e eficiente, mas pode ser difícil de ajustar se o fio se soltar ou se houver um problema de cicatrização. A sutura em pontos separados é mais precisa e flexível, permitindo que o cirurgião ajuste e aperte cada ponto individualmente. No entanto, pode levar mais tempo para ser realizada.

Os pontos cirúrgicos são geralmente removidos após uma ou duas semanas, dependendo do tipo de sutura e da localização da ferida. A remoção dos pontos é importante para prevenir a formação de cicatrizes excessivas e garantir uma cicatrização adequada.

O grampeamento é uma técnica mais rápida e pode ser usada em tecidos mais densos. Os adesivos teciduais são uma técnica menos invasiva, que não envolve a penetração da pele, indicada para feridas superficiais.

É importante ressaltar que a escolha do método de síntese dependerá do tipo de tecido que está sendo unido, da localização da incisão e da gravidade da lesão. O cirurgião irá avaliar cada caso individualmente para decidir qual técnica de síntese é a mais apropriada.

Materiais utilizados

Existem diferentes materiais para a síntese, cada um com características específicas e indicações de uso:

- Fios absorvíveis: são metabolizados pelo organismo e, com o tempo, se degradam. Frequentemente usados para suturas internas e para fechar tecidos que não podem ser removidos posteriormente. Os tipos mais comuns incluem ácido poliglicólico, ácido polilático, policaprolactona, poliglecaprona e catgut cromado
- Fios não absorvíveis: permanecem no local após a cicatrização. Usados para fechar feridas na pele e em tecidos que podem ser facilmente acessados para remoção posterior. Os tipos mais comuns incluem náilon, poliéster, polipropileno, seda e aço inoxidável
- Grampos: frequentemente usados em procedimentos cirúrgicos que requerem rapidez e precisão, como cirurgias cardíacas.

O material de síntese escolhido dependerá do tipo de tecido, da localização e da extensão da incisão, bem como das preferências do cirurgião e do paciente. Independentemente da técnica utilizada, é importante que a síntese seja realizada com precisão para garantir a cicatrização adequada dos tecidos e a restauração da função.

TENDÊNCIAS

A cirurgia minimamente invasiva (CMI) tem se tornado cada vez mais popular nos últimos anos. Na CMI, são feitas pequenas incisões e instrumentos especiais são usados para realizar a cirurgia. Isso pode resultar em menos dor, cicatrizes menores e tempo de recuperação mais rápido para o paciente. Além disso, a robótica tem sido usada em cirurgias cada vez mais complexas, permitindo maior precisão e controle para o cirurgião.

A CMI é frequentemente usada como alternativa à cirurgia aberta tradicional, que requer uma incisão maior e mais invasiva. Durante um procedimento minimamente invasivo, um pequeno endoscópio com câmera é inserido na incisão para permitir que o cirurgião visualize o local da cirurgia em um monitor de vídeo. Isso permite realizar o procedimento com instrumentos de precisão, como pinças e tesouras, através de pequenas incisões. As vantagens incluem menor dor pós-operatória, cicatrizes menores, menor perda de sangue, tempo de recuperação mais rápido e menor tempo de internação hospitalar.

Alguns exemplos de procedimentos que podem ser realizados por meio da CMI incluem remoção da vesícula biliar, reparo de hérnias, cirurgia de refluxo gastresofágico, cirurgia bariátrica, entre outros.

A escolha da técnica cirúrgica dependerá das necessidades individuais do paciente e das habilidades e experiência do cirurgião. A cirurgia robótica é um tipo de procedimento cirúrgico minimamente invasivo realizado por um cirurgião usando um sistema robótico com um console para mover os instrumentos. Os procedimentos realizados são mais precisos e menos invasivos do que os métodos tradicionais de cirurgia. Isso pode levar a uma recuperação mais rápida e a uma redução na dor e no tempo de internação hospitalar para os pacientes.

Os sistemas de cirurgia robótica são geralmente usados para procedimentos complexos e delicados, como cirurgia cardíaca, urologia, cirurgia ginecológica, cirurgia torácica, cirurgia de cabeça e pescoço e cirurgia colorretal. No entanto, é importante notar que o sistema robótico é apenas uma ferramenta, e o sucesso do procedimento depende da habilidade e experiência do cirurgião. Além disso, a cirurgia robótica pode ser mais cara do que a cirurgia tradicional, sendo um fator a ser considerado pelos pacientes e pelos sistemas de saúde.

Vale destacar que as manobras cirúrgicas básicas são parte de todos atos operatórios, independentemente da via de acesso escolhida. Por isso, o domínio das técnicas de diérese e síntese é de suma importância, tanto para a cirurgia convencional como para a cirurgia minimamente invasiva.

CONSIDERAÇÕES FINAIS

Diérese é o processo de incisão cirúrgica para acessar o local de interesse. Essa etapa é fundamental para muitos tipos de cirurgia, pois permite ao cirurgião alcançar o tecido ou órgão que precisa ser tratado. A diérese pode ser realizada com diferentes instrumentos, como bisturis, tesouras e *laser*.

Já a síntese é a etapa em que os tecidos são unidos após a intervenção. Pode ser realizada por meio de suturas, grampos, adesivos ou outros materiais. O objetivo da síntese é garantir que os tecidos se unam de maneira segura e correta, permitindo uma recuperação adequada do paciente.

As manobras básicas de diérese e síntese são fundamentais em cirurgia e exigem precisão e cautela para garantir a eficácia e segurança do procedimento. A escolha da técnica de diérese e síntese depende da localização, tipo de tecido e da finalidade da cirurgia. O conhecimento das técnicas de diérese e síntese é fundamental para o cirurgião e pode contribuir para o sucesso do procedimento e a recuperação adequada do paciente.

BIBLIOGRAFIA

Auler Jr, JOC, Yu L, Utyiama, EM, Otoch, JP, Rengel, LC, Ghaffar, SA. *Cirurgia geral*. Rio de Janeiro: Atheneu, 2019.

Carreiro, MC. *Manual Prático de Técnica Operatória e Cirurgia Experimental*. Curitiba: Appris, 2019.

Daoud, FC, Gonçalves, R, Moore, N. How Long Do Implanted Triclosan Sutures Inhibit *Staphylococcus aureus* in Surgical Conditions? A Pharmacological Model. *Pharmaceutics*. 2022;28;14(3):539. DOI: 10.3390/pharmaceutics14030539.

Gonzalez-Cely, AM, Miranda-Diaz, A, Alviar, JD. Principios en técnicas de suturas de piel: una guía para estudiantes. *Med. UIS*. 2018;31(2):65-76. DOI: 10.18273/revmed.v31n2-2018008.

Guimarães, G. *Cirurgia robótica - Princípios e fundamentos*. Belo Horizonte: FELUMA, 2021.

Kantor, J. *Atlas of Suturing Techniques: Approaches to Surgical Wound, Laceration, and Cosmetic Repair*, Second Edition. McGraw-Hill Education: St. Augustine, Florida, 2016.

Saad Jr, R, Von Bahten, LC. *Manual do Residente do Colégio Brasileiro de Cirurgiões*. São Paulo: Editora dos Editores, 2022.

Schindler Jr, E, Lemke, AG, Arenas, F., Ceni, C, Daniel, MB, Zanetti, ACM. *Cirurgia geral e técnica operatória: bases e aplicações*. São Paulo: CRV, 2020.

Townsend C, et al. *Sabiston Tratado de Cirurgia: A Base Biológica da Prática Cirúrgica Moderna*. 20ª ed. Rio de Janeiro: Guanabara Koogan, 2021.

Utrabo, CAL, Busato, CR, Montemor-Netto, MR, Lipinski, LC, Celinski, VR, Ferronato, MF, Malafaia, O, Koga, AY. O uso de cola cirúrgica e sutura na fixação de tela em parede abdominal: estudo experimental em ratos. ABCD *Arq Bras Cir Dig*. 2022. Disponível em: https://doi.org/10.1590/0102-672020210 002e1649.

Fernando Ponce Leon • Pedro Eder Portari Filho • Ramiro Colleoni

INTRODUÇÃO

Hemorragia gastrintestinal (HGI) é um termo que descreve a perda de sangue ao longo do canal alimentar. A HGI é classificada de acordo com sua localização anatômica em relação ao ligamento de Treitz. A definição de HGI alta refere-se à sua localização proximal ao ligamento de Treitz. A hemorragia digestiva alta é a apresentação mais comum da HGI, sendo os quadros mais graves os decorrentes de doença ulcerosa péptica (DUP) ou de varizes esofágicas. Esse termo também pode abranger as origens pancreáticas, hepáticas e outras fontes biliares de perda sanguínea.

A HGI baixa é responsável por 30 a 40% de todos os sangramentos, e é definida como distal ao ligamento de Treitz; com mais frequência, origina-se do cólon por doença diverticular ou angiodisplasias.

A incidência de pico diminui de maneira uniforme em 1% ao ano, desde meados da década de 1990, com o advento dos inibidores da bomba de prótons (IBPs), com o melhor tratamento da *Helicobacter pylori* e evitando-se o uso de anti-inflamatórios não esteroidais (AINEs). Seguindo essa tendência, a mortalidade diminuiu dramaticamente das taxas históricas de 6 a 12% de HGI alta para taxas mais contemporâneas inferiores a 2%.[1-3] Embora esses avanços tenham diminuído uniformemente as hospitalizações por HGI alta, aquelas relacionadas com a HGI baixa aumentaram.[4]

Como apresentado a seguir, em razão da divergência entre as manobras diagnósticas e terapêuticas, a HGI alta é muitas vezes subdividida em hemorragia não varicosa ou varicosa.

HEMORRAGIA DIGESTIVA NÃO VARICOSA
Doença ulcerosa péptica

A doença ulcerosa péptica (DUP) é responsável por até dois terços das HGI altas e pode se desenvolver no estômago ou duodeno.[5] Aproximadamente 10 a 15% dos pacientes com DUP desenvolvem sangramento em algum momento no curso da doença.[6] A DUP resulta do desequilíbrio entre as barreiras mucosas e outros fatores agravantes. Seus principais fatores etiológicos são *Helicobacter pylori* e AINEs. Em alguns pacientes, ambos podem agir sinergeticamente no desenvolvimento de úlceras, causando lesões adicionais à mucosa gastroduodenal. No mundo todo, estima-se que até 77% das úlceras duodenais estejam associadas à infecção por *H. pylori*.

A bactéria causa uma reação inflamatória dentro da mucosa que compromete a defesa dessa e permite a formação de úlceras. Os AINEs também rompem a barreira mucosa, mas por meio de um mecanismo diferente. Os AINEs inibem as ciclo-oxigenases (i.e., COX-1 e COX-2), que comprometem a síntese de prostaglandina, aumentando assim a adesão do neutrófilo e seguindo-se lesão à mucosa. Além disso, os AINEs inibem a liberação de óxido nítrico (NO) e de sulfeto de hidrogênio (H_2S), inibindo também os mecanismos protetores da mucosa. Naqueles pacientes em uso regular de AINEs, a prevalência da DUP é de 15 a 20%.[5]

A erosão da superfície mucosa leva a lesão, ulceração e perda sanguínea crônica, que podem ainda ser exacerbadas por agentes antiplaquetários, anticoagulantes e inibidores seletivos da recaptação de serotonina. O sangramento significativo não ocorre até a erosão alcançar uma artéria da submucosa ou mesmo um vaso maior, no caso de uma úlcera penetrante. A hemorragia mais significativa ocorre quando úlceras duodenais ou gástricas penetram nos ramos da artéria gastroduodenal ou da artéria gástrica esquerda, respectivamente.[5]

O tratamento de DUP começa com uma profilaxia eficaz. O tratamento agressivo de *H. pylori*, a redução de AINEs e o uso de preparações alternativas de AINEs, como inibidores da COX-2 para a terapia crônica, reduziram a incidência de DUP. Entretanto, foi a marcante descoberta dos IBPs, que impactou de forma mais drástica o tratamento da DUP. Desde sua introdução, em 1989, os IBPs tornaram-se o fundamento do tratamento dos distúrbios relacionados com ácido gástrico. Múltiplos estudos controlados randomizados provaram a sua eficácia na cura de úlceras, em comparação com o placebo, assim como sua superioridade sobre os inibidores de H_2. Os IBPs inibem a via comum final da secreção de ácido, tendo por alvo a H^+/K^+-ATPase das células parietais. O ácido é suprimido até que as bombas de substituição sejam sintetizadas (em até 36 horas), bem além das necessárias 18 a 20 horas de um pH maior que 3 exigido para a cicatrização eficaz da úlcera.

Tratamento

Após a reanimação inicial, os pacientes devem ser submetidos à esofagogastroduodenoscopia (EGD) em até 24 horas da admissão. Aqueles identificados como de alto risco podem se beneficiar da EGD o mais cedo possível, com evidência de apoio à intervenção dentro de 12 horas da apresentação.[7] Enquanto aguardam a EGD, os pacientes devem ser tratados com um IBP.[8] Os procinéticos devem ser considerados, pois uma metanálise apoiou a eritromicina antes da endoscopia para reduzir a necessidade de uma segunda endoscopia, a quantidade de hemotransfusão e o tempo de hospitalização. Uma sonda NG pode ser útil para o diagnóstico, mas é improvável que elimine coágulos o suficiente para melhorar a visualização endoscópica da mucosa gástrica.

Os passos subsequentes após a endoscopia dependem dos achados. A classificação de Forrest foi desenvolvida para avaliar o risco de ressangramento baseada em achados endoscópicos e em grupos de pacientes de riscos alto, intermediário e baixo de ressangramento. A terapia endoscópica é recomendada para úlceras com sangramento ativo, assim como para os pacientes com coto vascular visível (Forrest I–IIa). Em casos com um coágulo aderente (Forrest IIb), ele é removido e a úlcera, avaliada. As úlceras com uma base limpa ou uma mancha negra secundária à deposição de hematina (Forrest IIc e III) não necessitam de tratamento endoscópico e são tratadas clinicamente (Tabela 229.1). Aproximadamente 25% dos pacientes submetidos à EGD para HGI alta irão necessitar de uma intervenção endoscópica.[6] Se a

Tabela 229.1 Classificação de Forrest.

Graus	Classificação	Risco de ressangramento
Grau Ia	Sangramento ativo, pulsátil	Alto
Grau Ib	Sangramento ativo, não pulsátil	Alto
Grau IIa	Vaso visível não sangrante	Alto
Grau IIb	Coágulo aderente	Intermediário
Grau IIc	Úlcera com manchas pretas	Baixo
Grau III	Leito da úlcera não sangrante, limpo	Baixo

endoscopia não conseguir promover a hemostasia, a angiografia deverá ser realizada. A cirurgia é o próximo passo, se a angiografia falhar ou não estiver disponível.

Tratamento endoscópico

Múltiplas terapias endoscópicas têm sido usadas para tratar DUP, incluindo injeção, coagulação térmica, coagulação por plasma de argônio, clipes mecânicos e cola de fibrina. A abordagem recomendada consiste no uso de coagulação térmica ou clipes, com ou sem injeção de epinefrina. Ela se baseia em metanálise, mostrando que a monoterapia com epinefrina apresenta maior risco de sangramento, comparada à aplicação de clipes ou coagulação térmica. A terapia com injeção deve ser combinada com outras modalidades, como a coagulação térmica ou a aplicação de clipes.[9] A epinefrina é diluída a 1:10.000 ou 1:20.000 e é injetada nos quatro quadrantes de uma lesão sangrante. A taxa de hemostasia inicial na monoterapia com epinefrina chega a 100%. No entanto, o risco de ressangramento permanece elevado, o que requer o uso de outra modalidade para garantir a segurança e eficácia do procedimento. O volume ideal de injeção é desconhecido, embora geralmente sejam injetados de 0,2 a 2 mℓ em cada quadrante. A injeção de grande volume (> 13 mℓ) está associada a melhor hemostasia, sugerindo que parte do mecanismo se deve ao tamponamento e à compressão do vaso sangrante. Além da injeção, normalmente são adicionados calor ou terapia mecânica e, juntos, podem alcançar hemostasia inicial em até 90% das úlceras sangrantes. O calor pode ser aplicado na forma de cautério monopolar ou bipolar, sonda térmica ou coagulação por plasma de argônio. Todas as modalidades térmicas apresentam eficácia semelhante e são eficientes em alcançar hemostasia inicial, reduzindo o sangramento recorrente, a cirurgia e a mortalidade.[10]

Os hemoclipes são menos eficazes que a terapia térmica, embora possam ter a vantagem de lidar com um vaso sangrante controlando imediatamente a hemorragia. As limitações dos hemoclipes são a dificuldade de sua aplicação em lesões fibróticas e o tempo prolongado do procedimento, pois é possível aplicar apenas um clipe por vez. É importante que o primeiro clipe seja aplicado de maneira adequada, uma vez que sua colocação inadequada poderá impedir a aplicação de clipes subsequentes.[11] Eles podem ser úteis na localização do sangramento, para, em seguida, ser realizada a intervenção angiográfica.

Uma terapia hemostática de uso menos comum é a injeção esclerosante, com álcool absoluto, por exemplo. Essa modalidade é eficaz, mas há risco de dano tecidual, sendo por isso menos atraente.

O ressangramento de uma úlcera está associado a aumento significativo da mortalidade. Os pacientes com alto risco de ressangramento devem ser identificados precocemente, usando-se os critérios anteriormente descritos, e observados em níveis mais altos de cuidados, por exemplo em uma unidade de terapia intensiva. Com o ressangramento, uma segunda tentativa de controle endoscópico é recomendada e tem sucesso em 75% dos pacientes.

Tratamento angiográfico

A angiografia é tanto diagnóstica quanto terapêutica e deve ser considerada se o tratamento endoscópico falhar ou se a hemorragia não for localizada. O acesso é obtido através da artéria femoral comum. Para localizar o sangramento, o primeiro vaso a ser examinado é definido baseando-se na suspeita clínica. No caso de suspeita de HGI alta, a artéria celíaca e seus ramos são examinados primeiro, pois a maioria das HGI altas provém de úlceras gástricas ou duodenais supridas pelos ramos dessa artéria. As artérias mesentéricas superior e inferior também podem ser avaliadas se não for identificado um sangramento. A presença de clipes ou imagens obtidas anteriormente podem ajudar a guiar uma cateterização subseletiva adicional. Em pacientes com exames completos repetitivos, não diagnósticos, as manobras provocativas com anticoagulação sistêmica devem ser contrabalançadas com o risco de hemorragia descontrolada.

A embolização arterial transcateter é eficaz no controle da hemorragia quando uma fonte de sangramento é encontrada. A embolização superseletiva permite o controle do sangramento e ao mesmo tempo mantém o fluxo colateral adequado para prevenir o infarto intestinal. Dentre os exemplos de utilização estão a embolização da artéria gástrica esquerda ou da artéria gastroduodenal para as úlceras sangrantes, ou dos vasos retos e dos ramos terminais da artéria mesentérica inferior para HGI baixa. Existem vários agentes embólicos, como espirais, partículas de álcool polivinílico, esponja gelatinosa Gelfoam*, cola e tampões. As espirais e as partículas de álcool polivinílico são usadas com mais frequência. Gelfoam* é um agente único, pois é temporário, feito de tecido adiposo suíno que se recanaliza durante semanas a meses, mas o real período de tempo dessa ocorrência geralmente é imprevisível. São citadas taxas de sucesso para a embolização de HGI alta de 44 a 100% e de 88 a 93% para HGI baixa.[12]

A infusão de vasopressina é usada com menos frequência na atualidade, pois há métodos melhores de embolização transcateter disponíveis. O mecanismo de ação da vasopressina consiste em contrair as artérias para reduzir o fluxo sanguíneo para o local da hemorragia. As desvantagens de seu uso são os efeitos colaterais cardíacos e as altas taxas de ressangramento após a interrupção da infusão, além da necessidade de manter o acesso vascular *in situ* por 24 a 48 horas para continuar a infusão. Os efeitos cardíacos podem ser atenuados até certo ponto, com uma infusão de nitroglicerina para manter a perfusão coronariana. A infusão de vasopressina pode ser útil se houver sangramento difuso ou como uma etapa de transição para a intervenção cirúrgica, se não for possível alcançar a canulação superseletiva.

Tratamento cirúrgico

Apesar dos significativos avanços na terapia endoscópica, aproximadamente 10% dos pacientes com úlceras sangrantes ainda necessitam de intervenção cirúrgica para obter uma hemostasia eficaz.[6] Para ajudar nessa tomada de decisão, foram propostos vários parâmetros clínicos e endoscópicos que supostamente identificam os pacientes com alto risco de falha na terapia endoscópica. A classificação de Forrest é o melhor preditor de ressangramento. Outros fatores endoscópicos associados a maior risco de ressangramento são sangramento ativo no momento da endoscopia, úlcera de grande tamanho (p. ex., > 2 cm), úlcera de parede duodenal posterior e úlcera de curva gástrica menor.[14] Os pacientes com essas características necessitam de rigoroso monitoramento e, possivelmente, de intervenção cirúrgica mais precoce. É necessário, porém, que o julgamento clínico e o conhecimento local tenham um papel crítico nessa decisão.

As indicações para cirurgia são tradicionalmente baseadas em necessidade de hemotransfusão, sucesso da terapia endoscópica e sangramento recorrente após repetição da endoscopia. O aumento das hemotransfusões está claramente associado a maior mortalidade. A maioria dos cirurgiões ainda considera como indicação para uma intervenção cirúrgica a necessidade contínua de hemotransfusão superior a 6 unidades, particularmente em idosos, e uma perda de 8 a 10 unidades na população mais jovem. As indicações atuais para cirurgia no caso de hemorragia por úlcera péptica são instabilidade hemodinâmica apesar de vigorosa reanimação (mais de 6 unidades de concentrados de hemácias transfundidos), falha das técnicas endoscópicas em interromper a hemorragia, hemorragia recorrente após estabilização prévia (com até duas tentativas de manejo endoscópico), choque hemorrágico refratário e sangramento contínuo e lento, com necessidade de transfusões superiores a três unidades/dia. As indicações secundárias ou relativas incluem tipo sanguíneo raro ou prova cruzada difícil, recusa em realizar a transfusão, choque à apresentação, idade avançada, doença comórbida grave e úlcera gástrica crônica sangrante que seja objeto de preocupação em relação à malignidade.

Tratamento cirúrgico de úlceras duodenais

O primeiro passo no tratamento cirúrgico de uma úlcera duodenal é a exposição do local do sangramento. A maioria dessas lesões ocorre no bulbo duodenal; suturas temporárias de suporte são aplicadas em ambos os lados de uma duodenotomia longitudinal ou uma duodenopiloromiotomia. A hemorragia, em geral, pode ser controlada com pressão e, em seguida, com ligadura direta e sutura com fio não absorvível. As úlceras anteriores podem ser ligadas diretamente. Com mais frequência, a erosão de uma úlcera posterior ocorre dentro da artéria pancreaticoduodenal ou da artéria gastroduodenal. A ligadura com sutura do vaso é feita tanto proximal como distalmente, em geral em orientações superior e

inferior, pois a aplicação medial de pontos para controlar os ramos pancreáticos normalmente interrompe o sangramento. A duodenotomia é fechada transversalmente com uma sonda NG acima e uma sonda nasojejunal colocada além do reparo para acesso enteral distal. O reforço omental da linha de sutura pode auxiliar na cicatrização. Um dreno cirúrgico pode ser deixado em posição, se houver significativa preocupação com um extravasamento potencial.

Por muito tempo se considerou que uma cirurgia definitiva de redução de ácido seria indicada se o paciente estivesse hemodinamicamente estável. Essa prática foi em grande parte abandonada em razão da erradicação da *H. pylori* e da terapia com IBP, de modo que houve uma drástica redução nas taxas de terapia definitiva de úlcera (gastrectomia ou vagotomia). A escolha entre várias cirurgias de redução de ácido era guiada pela condição hemodinâmica do paciente e pela presença ou ausência de um histórico de doença ulcerosa refratária de longa duração. Piloroplastia combinada com vagotomia troncular é a cirurgia de redução de ácido realizada com mais frequência no quadro de úlcera duodenal sangrante.

Existe alguma evidência sugerindo que a vagotomia de célula parietal representa uma terapia melhor para a úlcera duodenal sangrante no paciente estável, embora parte desse benefício possa ser eliminada se o piloro foi seccionado. Em um paciente com histórico conhecido de doença ulcerosa duodenal refratária ou que não respondeu à cirurgia mais conservadora, antrectomia com vagotomia troncular pode ser mais apropriada. Entretanto, esse procedimento é mais complexo e geralmente não deve ser realizado em um paciente hemodinamicamente instável.

Tratamento cirúrgico da úlcera gástrica

O controle cirúrgico de uma úlcera gástrica sangrante inicia-se com uma gastrotomia e ligadura com sutura. Esse procedimento, isoladamente, está associado a um risco de 30% de ressangramento. A ressecção da úlcera gástrica em geral é indicada em razão de incidência de 10% de malignidade. A excisão simples, isoladamente, está associada a ressangramento em cerca de 20% dos pacientes, portanto, a gastrectomia distal normalmente é preferida.

Como alternativa, a excisão da úlcera combinada com vagotomia e piloroplastia pode ser considerada em pacientes de alto risco. As úlceras sangrantes do estômago proximal à junção gastresofágica são mais difíceis de controlar. As gastrectomias proximais ou quase totais estão associadas particularmente a alta mortalidade no quadro de hemorragia aguda. Outras opções incluem gastrectomia distal combinada com a ressecção de uma faixa do estômago proximal, inclusive da úlcera.

A vagotomia e a piloroplastia combinada com a ressecção em cunha ou uma sutura de reforço da úlcera também podem ser apropriadas. Novamente, a possibilidade de malignidade deve ser lembrada, em especial no caso de úlceras gástricas distantes do piloro.

HEMORRAGIA VARICOSA

A hipertensão dentro do sistema venoso do trato gastrintestinal pode ocorrer em razão de patologias pré-hepáticas (trombo em veia porta ou esplênica), intra-hepáticas (cirrose) ou pós-hepáticas (Budd-Chiari).

O cenário clínico mais comum para uma hemorragia varicosa é, de longe, a hipertensão portal resultante de fibrose sinusoidal associada à cirrose. A hipertensão portal é definida como um gradiente de pressão venosa hepática superior a 5 mmHg; porém, uma pressão superior a 12 mmHg geralmente é necessária para o desenvolvimento de varizes. O aumento da resistência ao fluxo da veia porta e de suas tributárias leva ao ingurgitamento dos vasos portacavais colaterais no esôfago, estômago e no plexo hemorroidário. Esse estado é exacerbado por hiperaldosteronismo e expansão do volume plasmático, assim como por vasodilatação esplâncnica que congestiona a circulação intestinal.

Pela grande capacitância do sistema venoso, as veias podem se dilatar patologicamente até diâmetros acima de 1 a 2 cm, com aumento da tensão de parede causando estresse da mucosa sobrejacente. Pode ocorrer sangramento catastrófico com a ruptura da mucosa sobrejacente, que, apesar do avanço médico na área, ainda acarreta mortalidade associada após 6 semanas em 10 a 20% dos casos.[15]

Tratamento

O tratamento da hemorragia varicosa começa com a prevenção. A identificação da população em risco é auxiliada pela introdução da elastografia transitória. Valores de mais de 15 a 20 kPa de rigidez hepática aferidos por elastografia transitória sugerem doença hepática crônica avançada compensada. Devem, portanto, induzir a realização de EGD para avaliação de varizes gástricas e aferição do gradiente da pressão venosa hepática. Os achados da EGD ditam, então, a profilaxia apropriada.

Os pacientes sem varizes devem ser pesquisados a cada dois anos, enquanto aqueles com varizes finas devem ser submetidos à endoscopia anualmente. Se forem encontradas pequenas varizes com características de alto risco, como marcas de vergão vermelho (estrias vermelhas longitudinais), os pacientes podem se beneficiar com o uso de um beta-bloqueador não seletivo. Os pacientes com varizes médias ou grossas beneficiam-se do tratamento com beta-bloqueador não seletivo (propranolol, nadolol e carvedilol) ou ligadura elástica profilática.[15]

Na hemorragia aguda, é da maior importância a atenção a reposição volêmica adequada com cristaloides e a avaliação criteriosa da necessidade de hemoderivados. O sangramento de varizes pode ser vivo e, muitas vezes, é complicado por coagulopatia e trombocitopenia. O objetivo da reanimação é manter a perfusão tecidual. As transfusões devem ser baseadas no estado hemodinâmico e na avaliação da perfusão tecidual, mas um alvo de hemoglobina entre 7 e 8 g/dℓ geralmente é recomendado para minimizar o gradiente aumentado de pressão venosa hepática.[13] A melhor evidência para a reversão da coagulopatia ainda não foi estabelecida; porém, a relação normalizada internacional (INR, do inglês, *international normalized ratio*) pode contradizer o grau de disfunção hemostática e o tempo de tromboplastina parcial. Geralmente, devem ser feitas tentativas a uma INR inferior a 2 e a uma contagem de plaquetas acima de 50.000.

Medicamentos vasoativos, como terlipressina, somatostatina, octreotida e vapreotida, devem ser usados antes da avaliação endoscópica e continuados por até 5 dias. Esses medicamentos diminuem o fluxo para a mucosa e podem reduzir a pressão venosa. É importante ressaltar que os antibióticos devem ser administrados a qualquer paciente com HGI alta e com cirrose para proteger contra infecção e peritonite bacteriana espontânea. As recomendações atuais consistem no uso de fluoroquinolonas orais ou ceftriaxona IV (1 g a cada 24 horas) para pacientes com doença avançada ou em estado de *nada por via oral.*

Em raras circunstâncias, os pacientes podem apresentar instabilidade tão grave que um dispositivo de tamponamento mecânico das varizes esofágicas deve ser colocado para prevenir exsanguinação iminente. A sonda de Sengstaken-Blakemore é equipada com dois balões infláveis para produzir pressão mecânica. O primeiro é um balão gástrico. Com a confirmação da colocação de uma sonda não inflada no estômago, o portal gástrico é inflado e posto sob tensão, que é aplicada à junção gastresofágica para interromper a hemorragia. Entretanto, se o sangramento continuar, o segundo balão (o portal esofágico) poderá ser inflado para tamponar mais o plexo venoso esofágico inferior. Essas sondas são medidas temporárias reservadas para a instabilidade hemodinâmica, como uma etapa de transição para uma terapia mais definitiva. Estima-se que mais de 50% dos pacientes apresentem ressangramento à desinflação. Além disso, em virtude do tamponamento por balão, podem ocorrer traumatismo esofágico local e isquemia decorrentes da prolongada inflação.

Estudos recentes com o uso de *stents* esofágicos autoexpansivos para controlar hemorragia varicosa massiva têm sido encorajadores e um estudo controlado randomizado está examinando a falha na hemostasia e as taxas de ressangramento com essa abordagem, mas por ora seu uso clínico continua a ser experimental.[16]

A endoscopia é o primeiro passo recomendado em qualquer paciente com cirrose e HGI alta. A ligadura elástica endoscópica é preferida à escleroterapia para o sangramento esofágico agudo. O tratamento definitivo no longo prazo com *shunt* portossistêmico intra-hepático transjugular (TIPS, do inglês, *transjugular intrahepatic portosystemic shunt*) precoce tem sido recomendado, devendo ser realizado dentro de 24 horas para os pacientes de alto risco e dentro de 72 horas para outras populações de pacientes. O TIPS é um procedimento que conecta a veia hepática com a veia porta via implantação guiada por imagem de um *stent* metálico através do parênquima hepático. Isso diminui efetivamente a pressão venosa e obtém hemostasia definitiva em mais de 90% dos pacientes.

A terapia de resgate com essa modalidade pode ser necessária em pacientes clinicamente refratários ou agonizantes, pois isso diminuirá imediatamente o gradiente venoso do portal. A incidência de encefalopatia aumenta com o TIPS, e podem ocorrer complicações técnicas, como sangramento, arritmia e estenose. O TIPS é contraindicado em pacientes com carcinoma hepatocelular (relativo), insuficiência cardíaca, hipertensão pulmonar ou regurgitação tricúspide. A falha no controle da hemorragia é predita por pressões venosas acima de 20 mmHg, para escore MELD (*Model for End-Stage Liver Disease*) superior a 20, por cirrose classe C de Child-Pugh e por sangramento ativo no momento da intervenção.

A descompressão cirúrgica do sistema portal é realizada mediante a criação de uma anastomose do sistema portal em uma tributária da veia cava. A intervenção cirúrgica é uma terapia eficaz, muitas vezes superior, no longo prazo, para a hemorragia varicosa, mas está associada a uma taxa de mortalidade que excede 50%. Os *shunts* são caracterizados pelo grau de desvio de fluxo. Os *shunts* que descomprimem toda a árvore portal são considerados não seletivos. Outros *shunts* cirúrgicos, como o *shunt* esplenorrenal distal, descomprime seletivamente as varizes gastresofágicas e ao mesmo tempo deixa intactas as veias mesentérica superior e porta.

As cirurgias sem *shunt* são reservadas aos pacientes muito graves, em que as outras tentativas de reanimação falharam. Esses procedimentos incluem a transecção esofágica, ou seja, o esôfago distal é transeccionado, e em seguida é realizada uma reconstrução do trânsito. A ligadura endoscópica de varizes ou de um procedimento de Sugiura, que requer a desvascularização da junção gastroesofágica e a esplenectomia se reserva para condições de exceção, onde ocorreu falha das tentativas minimamente invasivas porém o paciente apresenta comorbidades severas que não permitem que o mesmo seja submetido a uma esofagectomia. Desde o advento do TIPS, que também descomprime o sistema portal com um risco menos direto de mortalidade, intervenções cirúrgicas para o tratamento de varizes nos cirróticos são muito menos comuns e as cirurgias sem *shunt* são extremamente raras.

CONSIDERAÇÕES FINAIS

O manejo das mais variadas hemorragias digestivas é complexo e exige entendimento e treinamento multidisciplinar. Com as muitas possibilidades de conduta desde o atendimento pré-hospitalar até um provável ato cirúrgico, o médico que maneja esse paciente deve ter capacidade de definir a condução do atendimento e uma equipe com diversos especialistas capacitados para intervir de maneira adequada e no momento certo.

O ato cirúrgico, sempre como uma opção definitiva, amplia a morbimortalidade e só deve ser oferecido ao paciente quando há uma correta indicação.

REFERÊNCIAS BIBLIOGRÁFICAS

1. Peery A.F., Crockett S.D., Barritt A.S., et al. Burden of Gastrointestinal, Liver, and Pancreatic Diseases in the United States. *Gastroenterology.* 2015;149:1731-1741.e3.
2. Nguyen N.H., Khera R., Ohno-Machado L., et al. Annual Burden and Costs of Hospitalization for High-Need, High-Cost Patients With Chronic Gastrointestinal and Liver Diseases. *Clin Gastroenterol Hepatol.* 2018;16:1284-1292.e30.
3. Abougergi M.S., Travis A.C., Saltzman J.R. The in-hospital mortality rate for upper GI hemorrhage has decreased over 2 decades in the United States: a nationwide analysis. *Gastrointest Endosc.* 2015;81(4):882-8.e1.
4. Lanas A., Garcia-Rodriguez L.A., Polo-Tomas M., et al. Time trends and impact of upper and lower gastrointestinal bleeding and perforation in clinical practice. *Am J Gastroenterol.* 2009;104(7):1633-41.
5. Tielleman T., Bujanda D., Cryer B. Epidemiology and Risk Factors for Upper Gastrointestinal Bleeding. *Gastrointest Endosc Clin N Am.* 2015;25(3):415-28.
6. Wang Y.R., Richter J.E, Dempsey D.T. Trends and outcomes of hospitalizations for peptic ulcer disease in the United States, 1993 to 2006. *Ann Surg.* 2010;25(1):51-8.
7. Laine L. Clinical Practice. Upper Gastrointestinal Bleeding Due to a Peptic Ulcer. *N Engl J Med.* 2016;16;374(24):2367-76.
8. Sreedharan A., Martin J., Leontiadis G.I., et al. Proton pump inhibitor treatment initiated prior to endoscopic diagnosis in upper gastrointestinal bleeding. *Cochrane Database Syst Rev.* 2010;7,2010(7):CD005415.
9. Laine L., McQuaid K.R. Endoscopic therapy for bleeding ulcers: an evidence-based approach based on meta-analyses of randomized controlled trials. *Clin Gastroenterol Hepatol.* 2009;7(1):33-47; quiz 31-32.
10. Lau J.Y., Sung J.J., Lam Y.H., et al. Endoscopic retreatment compared with surgery in patients with recurrent bleeding after initial endoscopic control of bleeding ulcers. *N Engl J Med.* 1999;11;340(10):751-6.
11. Kim J.S., Park S.M., Kim B.W. Endoscopic Management of Peptic Ulcer Bleeding. *Clin Endosc.* 2015;48(2):106-111.
12. Ramaswamy R.S., Choi H.W., Mouser H.C., et al. Role of interventional radiology in the management of acute gastrointestinal bleeding. *World J Radiol.* 2014;28;6(4):82-92.
13. Villanueva C., Colomo A., Bosch A., et al. Transfusion strategies for acute upper gastrointestinal bleeding. *N Engl J Med.* 2013;3;368(1):11-21.
14. Elmunzer B.J., Young S.D., Inadomi J.M. et al. Systematic review of the predictors of recurrent hemorrhage after endoscopic hemostatic therapy for bleeding peptic ulcers. *Am J Gastroenterol.* 2008;103(10):2625-32; quiz 2633.
15. de Franchis R. Expanding consensus in portal hypertension: Report of the Baveno VI Consensus Workshop: Stratifying risk and individualizing care for portal hypertension. *J Hepatol.* 2015;63(3):743-52.
16. Zehetner J., Shamiyeh A., Wayand W., et al. Results of a new method to stop acute bleeding from esophageal varices: implantation of a self-expanding stent. *Surg Endosc.* 2008;22(10):2149-52.

BIBLIOGRAFIA

Berry R., Han J., Girotra M. et al. Hemobilia: Perspective and Role of the Advanced Endoscopist. *Gastroenterol Res Pract.* 2018;12;2018:3670739.

Cannon J.W. Hemorrhagic shock. *N Engl J Med.* 2018;25;378(4):370-379.

Cappell M.S., Friedel D. Initial management of acute upper gastrointestinal bleeding: from initial evaluation up to gastrointestinal endoscopy. *Med Clin North Am.* 2008;92(3):491-509, xi.

Chan F.K., Wong V.W., Suen B.Y., et al. Combination of a cyclo-oxygenase-2 inhibitor and a proton-pump inhibitor for prevention of recurrent ulcer bleeding in patients at very high risk: a double-blind, randomised trial. *Lancet.* 2007;12;369(9573):1621-6.

Deijen C.L., Smulders Y.M., Coveliers H.M.E., et al. The Importance of Early Diagnosis and Treatment of Patients with Aortoenteric Fistulas Presenting with Herald Bleeds. *Ann Vasc Surg.* 2016;36:28-34.

Etchill E.W., Myers S.P., McDaniel L.M., et al. Should All Massively Transfused Patients Be Treated Equally? An Analysis of Massive Transfusion Ratios in the Nontrauma Setting. *Crit Care Med.* 2017;45(8):1311-1316.

Fabricius R., Svenningsen P., Hillingso J., et al. Effect of Transfusion Strategy in Acute Non-Variceal Upper Gastrointestinal Bleeding: A Nationwide Study of 5861 Hospital Admissions in Denmark. *World J Surg.* 2016;40(5):1129-36.

Ferreira J., Tavares A.B., Costa E., et al. Hemosuccus pancreaticus: a rare complication of chronic pancreatitis. *BMJ Case Rep.* 2015;25;2015:bcr2015209872.

Gisbert J.P., Khorrami S., Carballo F. H. pylori eradication therapy vs. antisecretory non-eradication therapy (with or without long-term maintenance antisecretory therapy) for the prevention of recurrent bleeding from peptic ulcer. *Cochrane Database Syst Rev.* 2004;(2):CD004062.

Gonzalez E., Moore E.E., Moore H.B., et al. Goal-Directed Hemostatic Resuscitation of Trauma-Induced Coagulopathy: A Pragmatic Randomized Clinical Viscoelastic Assay to Conventional Coagulation Assays. *Ann Surg.* 2016;263(6):1051-9.

Gralnek I.M., Neeman Z., Strate L.L. Acute Lower Gastrointestinal Bleeding. *N Engl J Med.* 2017;16;376(11):1054-1063.

Gurudu S.R., Bruining D.H., Acosta R.D., et al. The role of endoscopy in the management of suspected small-bowel bleeding. *Gastrointest Endosc.* 2017;85(1):22-31.

Jacovides C.L., Nadolski G., Allen S.R., et al. Arteriography for Lower Gastrointestinal Hemorrhage: Role of Preceding Abdominal Computed Tomographic Angiogram In Diagnosis and Localization. *JAMA Surg.* 2015;150(7):650-6.

Marti M., Artigas J.M., Garzon G., et al. Acute lower intestinal bleeding: feasibility and diagnostic performance of CT angiography. *Radiology.* 2012;262(1):109-16.

McNeil J.J., Wolfe R., Woods R.L., et al. Effect of Aspirin on Cardiovascular Events and Bleeding in the Healthy Elderly. *N Engl J Med.* 2018;18,379(16):1509-1518.

Nguyen D.C., Jackson C.S. The Dieulafoy's Lesion: An Update on Evaluation, Diagnosis, and Management. *J Clin Gastroenterol.* 2015;49(7):541-9.

Pasha S.F., Leighton J.A. Evidence-Based Guide on Capsule Endoscopy for Small Bowel Bleeding. *Gastroenterol Hepatol (N Y).* 2017;13(2):88-93.

17. Silecchia G., Iossa A. Complications of staple line and anastomoses following laparoscopic bariatric surgery. *Ann Gastroenterol.* 2018;31(1):56-64.

Strate L.L., Gralnek I.M. ACG Clinical Guideline: Management of Patients With Acute Lower Gastrointestinal Bleeding. *Am J Gastroenterol.* 2016;111(4):459-74.

Sung J.J., Lau J.Y., Ching J.Y., et al. Continuation of low-dose aspirin therapy in peptic ulcer bleeding: a randomized trial. *Ann Intern Med.* 2010;5;152(1):1-9.

230

Abdome Agudo

Luiz Carlos Von Bahten • Pedro Eder Portari Filho • Helio Machado Vieira Jr.

INTRODUÇÃO

O abdome agudo pode ser definido como uma síndrome dolorosa abdominal que leva o doente a procurar o médico ou o serviço de emergência e que requer tratamento imediato, seja ele clínico ou cirúrgico. Uma vez não tratado, pode evoluir com piora progressiva dos sinais e sintomas e deterioração do estado geral do paciente.

Qualquer órgão abdominal pode resultar nessa síndrome e até mesmo patologias extra-abdominais podem simular a clínica de abdome agudo; portanto, no seu diagnóstico diferencial, encontram-se pneumonia, cetoacidose diabética, infecção urinária, intoxicações (saturnismo) e outras.

O abdome agudo pode ser classificado em cinco grupos:
- Abdome agudo inflamatório
- Abdome agudo perfurativo
- Abdome agudo obstrutivo
- Abdome agudo vascular
- Abdome agudo hemorrágico.

Existe ainda um outro subtipo de abdome agudo denominado traumático, que não é abordado neste capítulo por ser desencadeado por mecanismos diferentes e por possuir avaliação diagnóstica e terapêutica específicas.

MECANISMO DA DOR ABDOMINAL

Para compreensão do abdome agudo, é importante entender o mecanismo da dor abdominal. Ela é didaticamente dividida em visceral e parietal.

Dor visceral

O estímulo necessário pra desencadeá-la é a distensão e contração das vísceras. O sistema nervoso autônomo, principalmente o simpático, é responsável pela inervação sensitiva das vísceras ocas intraperitoniais. A dor resultante é do tipo cólica e de localização mal definida. Como não há participação de nervos espinhais, não há defesa muscular. A Tabela 230.1 relaciona a reprentação anatômica dos tipos de dor visceral e a região de referência da dor.

Dor parietal

Ocorre devido ao acometimento do peritônio parietal, seja pela inflamação visceral ou por extravasamento de líquido na cavidade peritonial. A manifestação de dor é localizada e intensa. O peritônio parietal é inervado por fibras somáticas ou cerebroespinhais da musculatura adjacente e, portanto, há defesa abdominal involuntária.

QUADRO CLÍNICO
História clínica

Existem alguns sintomas comuns nas afecções abdominais agudas que devem ser questionados, como dor, náuseas e/ou vômitos e alterações de hábito intestinal, urinárias e ginecológicas. Pacientes diabéticos, desnutridos, idosos ou imunodeprimidos possuem manifestações clínicas mais brandas e exigem um cuidado maior do examinador, para não passarem despercebidas.

Dor

Considerada o "sintoma guia", é necessário sua caracterização em relação ao início, tipo, localização, evolução e irradiação.

Início e evolução

Se paciente relata dor iniciada insidiosamente há alguns dias que tem evoluído progressivamente, pode indicar infecções inflamatórias de evolução mais ou menos lenta, como colecistite aguda, apendicite aguda ou abscessos hepáticos. Quando o paciente refere que foi acordado pela dor ou que ela iniciou súbita e intensamente, é indicativo de perfurações

Tabela 230.1 Representação anatômica da dor visceral abdominal.

Órgão de origem da dor	Região de referência da dor
Estômago	Epigástrio, face anterior do tórax, hipocôndrio esquerdo
Duodeno	Epigástrio
Jejuno e íleo	Periumbilical
Ceco, cólons ascendente e transverso	Quadrante inferior direito
Cólons descendente e sigmoide	Quadrante inferior esquerdo, suprapúbico
Reto	Sacral
Fígado	Epigástrio, hipocôndrio direito
Vias biliares	Hipocôndrio direito, escapular direita, epigástrio, interescapulovertebral
Pâncreas	Epigástrio, hipocôndrios, dorso
Pelve renal e ureter	Lombar, com irradiação para o testículo ou grande lábio homolateral
Útero e tubas uterinas	Hipogástrio
Bexiga	Suprapúbica
Próstata e vesículas seminais	Períneo, lombar inferior

Fonte: *Clínica Cirúrgica do Colégio Brasileiro de Cirurgiões*, ed. Atheneu, 2010.

de víscera oca (mais comum úlcera péptica perfurada), lesão vascular aguda (aneurisma de aorta roto) ou ainda obstrução com torção de mesentério (volvo de intestino). O agravamento da dor à movimentação ou a inscursões respiratórias é quase constante na peritonite.

Localização

A dor no epigástrio geralmente está presente nas afecções gastroduodenais e a dor no hipocôndrio direito nas afecções bileopancreáticas e renais. Em geral, apendicite aguda apresenta dor iniciada em epigástrio que progride para fossa ilíaca direita. A diverticulite aguda manifesta-se em fossa ilíaca esquerda. Na cólica nefrética, a dor inicia-se em região lombar e flanco, e a pancreatite aguda apresenta dor em todo abdome superior. É importante lembrar que a dor visceral é mal localizada.

Tipo

A dor em cólica é comum nos processos de obstrução intestinal, e está presente também em gastrenterite e colecistite. A dor é lancinante nas rupturas de grandes vasos abdominais, e é contínua nas pancreatites agudas.

Náuseas e vômitos

Deve-se pesquisar os seguintes aspectos: relação com o início da dor, caráter do vômito, frequência e volume do vômito.

Na maioria dos casos de abdome agudo, a dor precede o vômito. Nas obstruções intestinais, a frequência e o volume são dependentes do grau de estase intraluminal do tubo digestivo. Ou seja, quanto mais distal a obstrução, maior o tempo para início dos episódios de vômito, o qual progride de aquoso e bilioso a fecaloide nas obstruções distais do intestino delgado.

Também pode ser reflexo da irritação víscero-peritoneal, como na apendicite aguda, sendo usualmente bilioso. Quanto mais intensa a dor, mais precoce será o vômito.

Alterações do hábito intestinal

Um paciente com parada da eliminação de gases e fezes (quadro de oclusão intestinal) pode apresentar uma causa mecânica que impede a progressão gasosa e fecal (tumores, fecaloma, volvo). Em quadros inflamatórios (pancreatite, colecistite aguda, hemorragias intraperitoneais), pode ocorrer uma adinamia ou paralisia intestinal (íleo paralítico) pela irritação peritoneal.

A diarreia está presente em casos de intoxicação alimentar e infecções gastrintestinais, ocorrendo em abdome agudo inflamatório. Pode estar relacionada com complicações de doenças inflamatórias intestinais (DII), como retocolite ulcerativa e doença de Crohn. Deve-se averiguar a presença de muco, sangue ou pus nas fezes, frequentes em DII ou em tumores do cólon distal.

Alterações urinárias

O paciente pode apresentar polaciúria e disúria associadas a cólicas nefréticas. Deve-se lembrar que a apendicite aguda, principalmente em posição retrocecal, devido a sua localização, pode simular irritação do trajeto ureteral direito.

Alterações ginecológicas

Na mulher, é importante pesquisar a história ginecológica, pois afecções desse sistema entram no diagnóstico diferencial de abdome agudo. Por exemplo, uma paciente com dor em fossa ilíaca direita deve fazer o examinador pensar em apendicite aguda, mas não pode descartar doenças como piossalpingite, cisto de ovário roto, gravidez ectópica. Dor abdominal, hipotensão, palidez e amenorreia podem indicar um diagnóstico de prenhez ectópica rota.

Deve ser pesquisado sua história menstrual e queixas ginecológicas, como corrimento vaginal, endometriose, cisto de ovário e mioma uterino, para estabelecer-se o diagnóstico diferencial.

História prévia

O abdome agudo pode ser decorrente de uma doença prévia como, por exemplo, a colecistite aguda em um portador de calculose vesicular sintomática ou paciente com perfuração de úlcera gastroduodenal crônica. Em paciente com obstrução intestinal, é importante questionar se ele já sofreu alguma operação abdominal, pois a obstrução pode ser decorrente de bridas aderenciais.

O uso de medicamentos como anti-inflamatórios por longos períodos pode ajudar no diagnóstico de uma úlcera perfurada. Já anticoagulantes podem provocar um sangramento intracavitário ou anticoncepcional e trombose mesentérica.

Os pacientes alcoolistas podem estar reagudizando uma pancreatite crônica ou iniciando uma pancreatite aguda. Um doente com oclusão intestinal proveniente de uma região endêmica para doença de Chagas deve fazer o examinador pensar em um megacólon chagásico em que ocorreu volvo (torção).

DIAGNÓSTICO

Exame físico

Exame geral

O exame inicia-se com a inspeção geral do paciente. Observar a tez e coloração das mucosas (cianose e palidez), o psiquismo do indivíduo, as atitudes posturais antálgicas, fáscia, batimentos de asa do nariz, edemas, varizes, ou a presença de qualquer outra anormalidade. Como exemplos de diagnósticos realizados nessa etapa, é um caso de cólica nefrética em que o doente se encontra agitado e hiperdinâmico; ao contrário do doente com úlcera péptica perfurada que não se mexe, há incursões respiratórias rápidas e superficiais devido à dor abdominal e rigidez de parede.

Embora seja um abdome agudo, é importante um exame sucinto do tórax com ausculta de murmúrio vesicular para detectar a presença de ruídos adventícios e bulhas cardíacas. Pode-se detectar uma pneumonia de base, por exemplo, que é um falso abdome agudo.

Os dados vitais como pressão arterial, temperatura, pulso e incursões respiratórias devem ser aferidos.

Exame do abdome

Inspeção

Deve-se observar:

- Existência ou não de movimentos respiratórios (quadros de peritonite impedem, pela dor, a movimentação abdominal normal durante a respiração)
- Abdome distendido nos quadros de oclusão
- Presença de cicatrizes cirúrgicas anteriores
- Presença de circulação colateral, ou mais raramente, sinais de equimose periumbilical (sinal de Cullen) ou nos flancos (sinal de Grey-Turner), consequentes à hemorragia retroperitoneal em graves pancreatites agudas.

Ausculta

Deve-se ater aos ruídos hidroaéreos (RHA), que normalmente estão presentes, o que requer experiência para diferenciar aumento ou diminuição de RHA.

Na peritonite, geralmente os ruídos estão ausentes, enquanto nas obstruções do intestino delgado, os ruídos ocorrem com mais frequência e adquirem uma tonalidade mais alta (som metálico). Em oclusões da artéria mesentérica, os RHAs podem estar aumentados ou não, dependendo do grau de oclusão.

Percussão

Tem um valor limitado, uma vez que, frequentemente, em casos de abdome agudo, a distensão abdominal prejudica um pouco o valor semiótico da mesma. Mas pode ser útil para identificar áreas de maior sensibilidade dolorosa. Caso não haja macicez hepática associada a hipertimpanismo na região subfrênica direita, pode ser decorrente de perfuração gastrintestinal e é designada de sinal de Jobert.

Palpação

A palpação superficial é útil para se avaliar as diferenças de densidade da parede abdominal. O abdome agudo perfurativo cursa usualmente com rigidez da parede abdominal (abdome em tábua).

Pede-se ao paciente que aponte o local de maior dor abdominal. Inicia-se a palpação profunda nos quatro quadrantes abdominais, em um quadrante de menor dor no sentido do ponto máximo de dor. A palpação profunda localiza inclusive massas, vísceras e define a área mais acometida.

A manobra do rechaço, que é sinal importante da presença de irritação peritoneal, consiste em retirar bruscamente a mão que está palpando profundamente o abdome, ou seja, uma descompressão brusca. Esse movimento provoca um estiramento rápido do peritônio e se estiver inflamado, despertará dor aguda e intensa. A descompressão brusca pode ser aplicada em qualquer região da parede abdominal e seu significado é sempre o mesmo: peritonite localizada. Se a peritonite for generalizada, está positiva em qualquer ponto do abdome que for executada a descompressão. O sinal de Blumberg ocorre quando essa manobra é positiva se executada no ponto apendicular (ponto de McBurney). O sinal de Blumberg é sugestivo de apendicite aguda.

Se palpação do quadrante inferior esquerdo em sentido retrógrado intestinal em direção ao quadrante inferior direito ocasionar pela distensão gasosa dor em FID há o sinal de Rovsing, que é mais um sinal sugestivo de apendicite aguda.

Outra manobra utilizada é feita após a compressão do ângulo formado pelo rebordo costal esquerdo e a borda externa do músculo reto abdominal (ponto biliar ou ponto cístico), solicitando ao paciente que inspire profundamente. Assim, o diafragma abaixará o fígado, fazendo com que a vesícula biliar alcance o dedo do examinador. Na colecistite aguda, essa manobra provoca dor que obriga o paciente a interromper subitamente a inspiração, o que é denominado sinal de Murphy.

A punho-percussão dolorosa na região lombar, sinal de Giordano, está frequentemente relacionada com cólica nefrética, hidronefrose ou pielonefrite.

Toque retal e vaginal

O exame físico deve ser completado com um toque retal para inspecionar a presença de tumores, fezes na ampola ou sangue na luva do examinador. Na mulher, deve ser realizado toque vaginal que pode apresentar dor; esse exame é útil para tentar localizar afecções ginecológicas (anexite, prenhez ectópica ou pus em fundo de saco).

Exames complementares

Hemograma

Pode mostrar alterações das séries vermelha e branca. Afecções que cursam com hemorragia mostram baixa do hematócrito, de hemoglobina e do número de eritrócitos. As afecções inflamatórias cursam, na maioria das vezes, com leucocitose e desvio nuclear dos neutrófilos à esquerda, ou bastonetose. Pode-se também observar eosinofilia em quadros suspeitos de oclusão intestinal por *Ascaris*.

Exame de urina

No exame microscópico, é possível detectar a presença de leucócitos ou hemáceas, que sugerem alteração inflamatória do trato urinário (cálculos, infecções). Outros dados de interesse são a cetonúria, a proteinúria, a densidade e a glicosúria.

Amilasemia

É detectada a partir da alta nas afecções pancreáticas agudas, com valores iniciais acima de 1 mil UA. Pode também estar presente, embora com valores menores, entre 400 e 500, na colecistite aguda, na úlcera péptica perfurada e na trombose mesentérica.

Radiografias

A rotina radiológica para abdome agudo consta de 5 incidências: radiografia de tórax PA, abdome em ortostatismo, radiografia de abdome em decúbito dorsal e em perfil em decúbito dorsal com raios horizontais e perfil de reto (ampola retal).

A radiografia de tórax revela a existência ou não de uma condensação nos casos de pneumonia lobar inferior que simulam um abdome agudo, além da presença de nível aéreo extraluminal e subdiafragmático, que traduz um pneumoperitôneo devido à perfuração de víscera oca dentro da cavidade peritoneal.

Nas incidências abdominais também pode ser observado o pneumoperitôneo, apagamento da sombra do psoas maior que constitui afecção com coleção retroperitoneal (p. ex., presença de líquido), presença de cálculos em projeção de trato biliar ou urinário e sombra de uma alça "sentinela" em epigástrio (pancreatite) ou em FID (apendicite) e nos quadros oclusivos, níveis hidroaéreos escalonados, dilatação das alças por fezes com edema jejunal (sinal do empilhamento de moedas) e ausência de ar no reto (em quadros oclusivos).

Ultrasonografia

O estudo de "varredura" abdominal pode mostrar a presença de líquido intraperitoneal, ausência de peristalse, coleções purulentas, cálculos de vias biliares ou urinárias, massas inflamatórias, alterações ginecológicas e outros dados.

Tomografia computadorizada de abdome

É mais utilizada na urgência abdominal traumática. Sua indicação no abdome agudo tem sido proposta com mais frequência, e é padrão ouro para diverticulite aguda e apendicite aguda (quando há dúvida diagnóstica). Nas obstruções intestinais, faz o diagnóstico topográfico com muita precisão e elucida a etiologia na maioria dos casos. Particularmente na pancreatite aguda, após o quinto dia, define ou confirma o diagnóstico, avaliando o grau de comprometimento pancreático.

Outros exames

Para estabelecer-se diagnóstico diferencial, podem ser realizados gasometria arterial (para detectar acidose metabólica), eletrólitos, creatinina, perfil da coagulação e testes de função hepática.

Deve-se ter em mente que muitos casos de abdome agudo, sobretudo os classificados como abdome agudo cirúrgico, necessitam de diagnóstico extremamente rápido e tratamento cirúrgico imediato, o que muitas vezes não permite solicitar todos os exames complementares indicados para o quadro clínico, e, sim, apenas os indispensáveis para a realização de um procedimento de emergência.

TRATAMENTO

Após levantamento de histórico clínico, exame físico e complementares, é possível raciocinar em termos de um diagnóstico sindrômico.

O abdome agudo pode ser classificado da seguinte maneira:

- Abdome agudo clínico
- Abdome agudo cirúrgico:
  ◦ Inflamatório
  ◦ Perfurativo
  ◦ Oclusivo
  ◦ Hemorrágico
  ◦ Vascular.

O tratamento é basicamente cirúrgico, embora algumas afecções sejam passíveis de tratamento clínico. A preparação para intervenção depende das condições clínicas do doente, assim como da gravidade da situação.

Quando há dúvida diagnóstica, a conduta expectante em pacientes estáveis é uma opção. Deve-se manter o paciente em observação contínua, com repetição do exame físico, aferição dos dados vitais e exames de sangue frequentes. Evita-se o uso de analgésicos e narcóticos até que o diagnóstico seja confirmado, pois podem mascarar um sintoma abdominal importante para o diagnóstico.

A laparoscopia tem se tornado um procedimento de rotina na condução do abdome agudo e tem papel diagnóstico e terapêutico em alguns casos. Experiência com o método é fundamental em casos de emergência. As contraindicações relativas são a instabilidade hemodinâmica, distensão abdominal importante, peritonite fecal e perfurações por neoplasias. Na apendicite aguda, colecistite aguda e úlcera péptica perfurada tem seu uso seguro e mais eficaz consagrado. São vantagens da laparoscopia para diagnósticos de algumas afecções no abdome agudo não traumático:

- Alta acurácia diagnóstica e de exclusão de afecções não cirúrgicas
- Possibilidade terapêutica elevada (75 a 94%)
- Esclarecimento diagnóstico de afecções concorrentes/situações difíceis (pacientes na UTI)
- Não agrava o prognóstico se a conversão for necessária.

Abdome agudo clínico

Existem características clínicas de gravidade, mas de resolução clínica inicial, como:

- Cólicas nefrética (pielonefrite ou cálculo), uterina, ovariana, intestinal ou biliar
- Pancreatite aguda
- Gastrite aguda
- Úlcera péptica em atividade
- Colite
- Parasitoses intestinais
- Isquemia intestinal transitória (angina)
- Íleo paralítico (alças intestinais sem movimento peristáltico)
- Peritonite tuberculosa
- Acidose metabólica ou diabética
- *Tabes dorsalis.*

Abdome agudo cirúrgico
Inflamatório ou infeccioso

É o abdome agudo mais comum. O intervalo entre o início dos sintomas e a procura de atendimento geralmente é longo. A dor é de início agudo e insidiosa, que se acentua progressivamente. A febre pode ser em picos diários em abscesso, contínua e baixa ou até inexistente em imunodeprimidos. Também pode apresentar anorexia, náuseas e vômitos e sinais de infecção e sepse.

O quadro abdominal de peritonite é evidente, com sinais de irritação peritoneal e hemograma infeccioso. À radiologia, notam-se opacidade, velamento do psoas, nível líquido na cavidade; em quadros difusos, íleo adinâmico (paralítico) e edema de alça.

As causas mais comuns são apendicite aguda, colecistite aguda, pancreatite aguda, diverticulite de sigmoide e doença inflamatória pélvica.

O tratamento é feito com controle da fonte de infecção (sutura, ressecção ou exclusão), limpeza da cavidade e drenagem abdominal, se necessário.

Perfurativo

O intervalo entre o início dos sintomas e a procura de atendimento é geralmente curto. A dor tem início súbito e com forte intensidade, com difusão para todo o abdome. O paciente pode apresentar sinais de infecção e hipotensão. À palpação abdominal, há sinais evidentes de peritonite e abdome em tábua, e a percussão mostra ausência de macicez hepática.

A radiografia de abdome mostra pneumoperitônio. Sua ausência pode ser falso-negativo por aderências ou tamponamento com epíploo ou estruturas vizinhas.

As causas mais comuns são úlcera perfurada, doença inflamatória intestinal (complicada com perfuração), diverticulite aguda com perfuração e corpo estranho. O tratamento é feito com sutura da perfuração, ressecção da víscera (em alguns casos) e anastomose primária ou ostomias.

Obstrutivo

O intervalo entre o início dos sintomas e o atendimento é variável. O paciente apresenta dores em cólica, e também:

- Náuseas/vômitos
  ◦ Obstrução alta: vômito precoce
  ◦ Obstrução baixa: vômito tardio

- Parada de eliminação de gases e fezes
- Distensão abdominal
- Eventualmente peristaltismo visível
- Palpação flácida, mas dolorosa difusamente
- Sinais de peritonite = sofrimento de alça
- RHAs aumentados
- Ausência de fezes na ampola vazia ou presença de sangue ao toque retal.

À radiografia, notam-se distensão de alças, nível líquido e ausência de ar em cólon.

As causas mais comuns são:

- Bolo de *Ascaris* e bezoares
- Intestino delgado:
  - Bridas aderenciais (cirurgia prévia)
  - Hérnia interna
  - Hérnia de parede abdominal
  - Intussuscepção (invaginação)
- Intestino grosso:
  - Tumores
  - Volvo de sigmoide
  - Fecaloma.

O tratamento é feito com remoção da causa da obstrução, derivação interna e descompressão. Em caso de remoção da causa da obstrução com ressecção, pode-se realizar anastomose primária e ostomia.

Vascular

O intervalo entre início dos sintomas e a procura por atendimento é geralmente curto. A dor é de início súbito, com aumento progressivo de intensidade, secundária a espasmo intestinal e do tipo cólica, difusa por todo abdome, mas também pode pode estar ausente. Há tendência à hipotensão e choque e notam-se sinais de irritação peritoneal e ausência de RHAs.

As causas mais comuns são insuficiência arterial não oclusiva, trombose/embolia de artéria mesentérica superior e trombose venosa mesentérica. O tratamento é feito com ressecção intestinal com ou sem anastomose primária, revascularização intestinal e reoperação programada.

Hemorrágico

O intervalo de tempo entre o início dos sintomas e a procura por atendimento é geralmente curto. A dor é de início súbito, com difusão precoce, e há quadro de choque hemorrágico com hipotensão, taquicardia, sudorese fria e palidez cutaneomucosa. O abdome apresenta-se doloroso difusamente, com dor à descompressão e diminuição dos RHAs, com hematócrito e hemoglobinas baixos.

As causas mais comuns são gravidez tubária rota, cisto de ovário roto, aneurisma roto, rotura espontânea de baço, rotura de tumor hepático, rotura de hemangioma intra-abdominal e pancreatite aguda necrohemorrágica. O tratamento é feito com hemostasia com ou sem remoção da causa.

PRINCIPAIS AFECÇÕES DO ABDOME AGUDO

Alguns dos dados encontrados em entidades do abdome agudo são abordados a seguir. Salienta-se que a clínica pode ser variável e que em pacientes imunodeprimidos pode ser branda, dificultando o diagnóstico diferencial.

Apendicite aguda

- Início insidioso com dor epigástrica passando para a FID
- Náuseas, vômitos e anorexia
- Febre aparece mais tardiamente
- Diarreia reflexa
- Sinais de Blumberg, Rovsing e obturador positivos (não é obrigatório que todos ocorram)
- Hemograma infeccioso.

Diverticulite aguda

- Quadro sindrômico inflamatório
- Dor em fossa ilíaca esquerda (mais comum em sigmoide)
- Febre de 38 a 39°C
- Distensão abdominal
- Massa palpável em fossa ilíaca esquerda
- Exames: tomografia computadorizada abdominal.

Colecistite aguda

- Normalmente ocorre devido à presença de cálculo em vias biliares
- Dor em quadrante superior direito, sinal de Murphy positivo
- Náuseas, vômitos e anorexia
- História de cólica biliar
- Febre
- Hemograma infeccioso
- A radiografia mostra cálculo em 5% dos casos; ecografia é o exame de eleição.

Úlcera perfurada (peritonite química)

- Dor de início súbito (acorda o paciente), com dor intensa do tipo pontada em epigástrio
- Inspeção: paciente em fáscias de sofrimento, pálido e taquipneico
- Dificilmente ocorrem vômitos
- Exame abdominal: rigidez abdominal (abdome em tábua), sinal de Jobert
- Exame de eleição: radiografia do abdome ou tórax (pneumoperitôneo).

Pancreatite aguda

- Dor intensa em epigástrio com irradiação para o dorso (dor em faixa)
- Em 70% dos casos, devido à calculose biliar
- Náuseas e vômitos
- Íleo paralítico
- Manchas equimóticas: sinais de Cullen e Grey-Turner
- Abdome pode estar flácido com dor em região epigástrica ou com defesa generalizada
- Exames: amilasemia (acima de 1.000 UI), lipase (aumenta mais tardiamente)
- À radiografia: alça em sentinela (distensão segmentar de jejuno), distensão gástrica, velamento ou opacidade no andar superior do abdome
- Ultrassonografia abdominal identifica obstrução por cálculo biliar
- Tomografia computadorizada é o melhor exame após o quinto dia.

Hérnia inguinal estrangulada

- Quadro sindrômico obstrutivo
- Presença de tumor inguinal
- História de hérnia.

Oclusão por bridas
- Quadro sindrômico obstrutivo
- Presença de cicatriz cirúrgica anterior.

Volvo intestinal
- Quadro sindrômico obstrutivo
- Rotação do cólon sigmoide
- História pregressa de obstipação
- Relacionado com megacólon.

Gravidez tubária rota
- Geralmente, de 6 a 12 semanas após o início da gravidez
- Dor de início súbito
- Alteração ou atraso menstrual
- Quadro de choque hipovolêmico (taquicardia, sudorese e hipotensão)
- Toques retal e vaginal dolorosos.

Aneurisma roto de aorta
- Dor súbita em abdome ou dorso do tipo lancinante
- Rápida deterioração do estado geral
- Choque hipovolêmico
- Massa pulsátil abdominal
- Diminuição ou ausência de pulsos distais.

Doença inflamatória pélvica
- Quadro sindrômico inflamatório
- Dor no hipogástrio e fossas ilíacas
- História de corrimento vaginal, dispareunia
- Dor no toque vaginal, mobilização da cérvice uterina
- Ecografia: aumento anexial e presença de líquido em fundo de saco.

CONSIDERAÇÕES FINAIS

As situações clínicas que envolvem o abdome agudo são muito variadas. O primeiro contato do paciente muitas vezes ocorre com o médico generalista. Portanto, o conhecimento de suas manifestações clínicas iniciais é essencial para o médico generalista realizar a abordagem diagnóstica e o encaminhamento precoce para o especialista.

BIBLIOGRAFIA

Acute mesenteric ischemia: updated guidelines of the World Society of Emergency Surgery World Society of Emergency Surgery (WSES). *World Journal of Emergency Surgery* 17(1):54: 2022.

Boccatonda, A, D'Ardes, D, Tallarico, V, Vicari, S, Bartoli, E, Vidili, G, Guagnano, MT, Cocco, G, Cipollone, F, Schiavone, C, Accogli, E. Gastrointestinal Ultrasound in Emergency Setting. *Journal of Clinical Medicine* Vol. 12, nº 3, 2023.

Castro, GRA, Zwierzikowski, TA, Lemes, JGDS, Yuki, VMG, Gouveia, KO, Roginski-Guetter, C. Clinical-epidemiological changes in patients with non-traumatic acute abdomen during the COVID-19 pandemic: a retrospective study. *Revista do Colégio Brasileiro de Cirurgiões* Vol. 49, nº 5, 2022.

Coelho, JCU. *Aparelho Digestivo Clínica e Cirurgia*, 3ª ed. São Paulo, Editora Atheneu, 2009.

European Association of Endoscopic Surgery (EAES). EAES rapid guideline: systematic review, meta-analysis, GRADE assessment, and evidence-informed *Surgical Endoscopy*, 36(12):8699-8712:2022.

Guidelines for Perioperative Care in Elective Abdominal and Pelvic Surgery at Primary and Secondary Hospitals in Low-Middle-Income Countries (LMIC's): Enhanced Recovery After Surgery (ERAS) Society Recommendation. Grupo internacional de expertos. *World Journal of Surgery*, 2022. DOI: 10.1007/s00268-022-06587-w.

Guidelines for Reasonable and Appropriate Care in the Emergency Department 2 (GRACE-2). *Academic Emergency Medicine*, 29(5):526-560: 2022.

Ilgar, M, Akçiçek, M, Ekmekyapar, M. Causes of acute abdomen, preferred imaging methods, and prognoses in geriatric patients presenting to the emergency department with abdominal pain. *Revista da Associação Médica Brasileira*, Vol. 68, nº 12, 2022. p. 1726-1729.

Postoperative pain management in non-traumatic emergency general surgery: WSES-GAIS-SIAARTI-AAST guidelines World Society of Emergency Surgery (WSES); Global Alliance for Infection in Surgery (GAIS); Società Italiana di Anestesia, Analgesia, Rianimazione e Terapia Intensiva (SIAARTI); American Association for the Surgery of Trauma (AAST). *World Journal of Emergency Surgery*,17(1):50: 2022.

Saad Jr, R, Von Bahten, LC. (eds). *Manual do Residente do Colégio Brasileiro de Cirurgiões*. Editora dos Editores 1, 2022.

Saad Jr, R, Von Bahten, LC (eds). *Tratado de Cirurgia do Colégio Brasileiro de Cirurgiões*, Editora Atheneu 3ª ed., 2022.

Townsend CM, Sabiston Sabiston. *Tratado de Cirurgia: A Base Biológica da Prática Cirúrgica Moderna*, 20ª ed. Rio de Janeiro: Guanabara Koogan. 2021.

Utiyama EM, Rasslana S, Birolini D (eds). *Atualização em Cirurgia Geral, Emergências e Trauma. Cirurgião*, Ano 12: Manole: 2022.

Yu, H, Kirkpatrick, IDC. An Update on Acute Mesenteric Ischemia. *Canadian Association of Radiologists Journal*, Vol. 74, nº 1, 2023. p. 160-171.

231

Atendimento ao Paciente Traumatizado

Edivaldo M. Utiyama • Luiz Carlos Von Bahten • Alessandra Lima Santos • Helio Machado Vieira

INTRODUÇÃO

O trauma na faixa etária abaixo de 45 anos é a principal causa de óbito em vários países. Estudo epidemiológico realizado pela Organização Mundial da Saúde (OMS) estima que até 2030 permanecerá entre as quatro primeiras causas de morte no mundo.

As análises e auditorias da qualidade do atendimento ao traumatizado grave (ISS > 16) em centros de trauma mostram que de 12 a 15% dos óbitos são considerados evitáveis ou potencialmente evitáveis. As falhas no atendimento ocorrem durante o atendimento pré-hospitalar, na sala de trauma, no centro cirúrgico e na terapia intensiva. As inadequações mais frequentes ocorrem durante o atendimento inicial no pré-hospitalar e na sala de emergência, e são identificadas em triagem inadequada, gravidade subestimada, falha diagnóstica e retardo do tratamento. A assistência inicial (pré-hospitalar e sala de emergência) ao traumatizado grave ocorre em ambiente inadequado e os profissionais de saúde atuam pressionados pelo tempo: em poucos minutos, devem realizar a avaliação, o diagnóstico e estabelecer as prioridades terapêuticas na presença de lesões em vários segmentos corpóreos.

Para se obter a assistência com qualidade, são necessários estrutura, organização, equipamentos e materiais adequados e suficientes. Além disso, são essenciais o treinamento e a capacitação específica dos profissionais de saúde. Portanto, neste capítulo, é abordada a sistematização do atendimento inicial do traumatizado.

AVALIAÇÃO PRIMÁRIA NO TRAUMA

A avaliação primária do trauma é essencial e a abordagem ideal para um paciente traumatizado deve ser universal, independentemente do local do atendimento. Como o objetivo geral do atendimento ao trauma é minimizar a mortalidade e melhorar os resultados, a avaliação primária é projetada para permitir sistematicamente que a equipe alcance esse objetivo.

A avaliação primária abrange o ABCDE do atendimento ao trauma, o qual identifica as condições que ameaçam a vida. O curso Advanced Trauma Life Support (ATLS), do Comitê de Trauma do Colégio Americano de Cirurgiões, tem capacitado os médicos para o atendimento inicial. Na avaliação primária, prioriza-se a seguinte sequência:

A. Via respiratória com proteção da coluna cervical
B. Ventilação e respiração
C. Circulação com controle de hemorragia
D. Disfunção, estado neurológico
E. Exposição/controle do ambiente.

Pode-se obter rapidamente um quadro geral da condição do paciente simplesmente fazendo uma ou duas perguntas. Respostas apropriadas para "Qual é o seu nome?" e "Você pode me dizer o que aconteceu?" Sugerem que não há comprometimento grave das vias respiratórias, da ventilação e do nível de consciência. Por outro lado, quando o doente responde com rouquidão de voz ou não consegue completar uma frase sem inspirar ou mesmo se mostra desorientado, há grande possibilidade de vias respiratórias obstruídas.

A. Manutenção de via respiratória com proteção da coluna cervical

Durante a avaliação inicial do doente traumatizado, as vias respiratórias devem ser avaliadas em primeiro lugar para assegurar a permeabilidade. Para a identificação imediata de sinais de obstrução, deve-se inspecionar a cavidade orofaríngea em busca da presença de corpos estranhos, de sangramento maxilo-facial significativo nas vias respiratórias, e destruição na orofaringe ou no pescoço. A suspeita ou comprovação de obstrução deve levar ao estabelecimento da via respiratória definitiva (i.e., tubo com balão insuflado na traqueia).

No paciente com alteração significativa no estado mental (escala de coma de Glasgow [ECG] ≤ 8) também deve ser assegurada via respiratória definitiva. Ocasionalmente, pacientes combativos devido à intoxicação e/ou traumatismo craniano, podem necessitar de intubação traqueal para facilitar ou completar as avaliações preconizadas no atendimento do traumatizado.

Em todo doente politraumatizado, deve-se considerar a existência da lesão de coluna cervical. Portanto, todos aqueles que necessitam de uma via respiratória definitiva devem receber a estabilização manual da coluna cervical. Um dos membros da equipe estabiliza a cabeça e o pescoço sem imobilizar a mandíbula. Após a estabilização devidamente aplicada, pode ocorrer alguma dificuldade nas tentativas fracassadas e tempo prolongado para a intubação. Esse cenário é facilmente gerenciado aplicando-se manipulação laríngea externa ou usando-se um *bougie*. A presença de uma via respiratória potencialmente difícil é muito frequente no trauma devido às características anatômicas e lesões na cabeça, face e região cervical. Além da intubação orotraqueal com laringoscópio, a equipe sempre deve estar capacitada com outros métodos, como a videolaringoscopia, intubação com fibra óptica flexível e acesso cirúrgico à via respiratória.

B. Ventilação e respiração

A permeabilidade da via respiratória por si só não garante ventilação adequada. Para a troca adequada de gases, são necessárias a oxigenação e a eliminação do dióxido de carbono em um grau máximo. Para avaliar adequadamente a distensão venosa jugular, a posição da traqueia e a movimentação da parede torácica, expõe-se o pescoço e o tórax do paciente. A ausculta rápida de cada hemitórax deve focar na ausência ou presença de sons respiratórios. Embora a presença de sons respiratórios não exclua doença clinicamente significativa, a ausência de sons respiratórios geralmente indica hemotórax ou pneumotórax que requer tratamento urgente. A oximetria de pulso contínua pode revelar hipoxemia oculta, mas não fornece informações sobre o estado da ventilação. No paciente intubado, a ausência de sons respiratórios, especialmente à esquerda, deve levar à avaliação da profundidade do tubo endotraqueal. É possível que a introdução foi demasiada, levando à intubação seletiva do lado direito. A medida inicial é tracionar 1 ou 2 cm o tubo endotraqueal antes de outras intervenções.

Lesões que prejudicam significativamente a ventilação a curto prazo incluem pneumotórax hipertensivo, hemotórax maciço, pneumotórax aberto e lesão traqueal ou brônquica. Essas lesões devem ser identificadas durante a avaliação primária e geralmente requerem atenção imediata para garantir uma ventilação eficaz. Como o pneumotórax hipertensivo compromete a ventilação e a circulação de forma dramática e aguda, a descompressão torácica deve ocorrer imediatamente quando suspeitada por avaliação clínica.

O pneumotórax simples pode ser convertido em pneumotórax hipertensivo quando o paciente é intubado e ventilado com pressão positiva antes da descompressão do pneumotórax com um dreno torácico.

C. Circulação com controle de hemorragia

O comprometimento circulatório em pacientes traumatizados pode resultar de uma variedade de lesões. O volume sanguíneo, o débito cardíaco e o sangramento são os principais problemas circulatórios a ser considerados.

Uma vez que o pneumotórax hipertensivo tenha sido excluído como causa do choque, considera-se que a hipotensão após a lesão se deve à perda de sangue até que se prove o contrário. A avaliação rápida e precisa do estado hemodinâmico de um paciente traumatizado é essencial. Os elementos da observação clínica que fornecem informações importantes em segundos são o nível de consciência, palidez cutânea, sudorese fria, perfusão da pele, frequência cardíaca e pulso. Quanto ao pulso, destaca-se que, apesar de pouco estudado, o pulso de cada local está associado a um limiar mínimo de pressão sistólica diferente: pulsos carotídeos (60 a 70 mmHg), femorais (70 a 80 mmHg) e radiais (90 a 100 mmHg).

Identifica-se a origem do sangramento como externa ou interna. A hemorragia externa é identificada e controlada durante a avaliação primária. A perda sanguínea rápida e externa é controlada pela pressão manual direta na ferida. Os torniquetes são eficazes na exsanguinação maciça devido à lesão na extremidade, mas apresentam risco de lesão isquêmica se mantidos por tempo prolongado. Usa-se um torniquete somente quando a pressão direta não for eficaz e a vida do paciente estiver em risco. A hemostasia com pinças em feridas profundas é desencorajada devido à proximidade dos nervos ou à possibilidade de criar mais trauma e hemorragia.

As principais áreas de hemorragia interna são o tórax, abdome, retroperitônio, pelve e ossos longos. A origem do sangramento geralmente é identificada por exames físico e de imagem (p. ex., radiografia de tórax, radiografia pélvica, E-FAST ou tomografia computadorizada [TC]).

O E-FAST (do inglês, *extended – focused assessment with sonography for trauma*) inclui quatro visualizações ultrassonográficas básicas (os quatro "Ps"): pericárdico, peri-hepática, periesplênico e pélvica, e adiciona-se o exame do tórax para avaliar a presença de pneumotórax e nos flancos para avaliar

hemotórax. As abordagens baseadas em ultrassom facilitam avaliações repetidas à beira do leito quando essas seriam proibitivas usando a TC ou outras imagens avançadas.

O acesso vascular deve ser estabelecido. Normalmente, dois cateteres venosos periféricos de grande calibre são colocados para administrar fluido, sangue, plasma e plaquetas. Amostras de sangue para estudos hematológicos são obtidas, incluindo um teste de gravidez para todas as mulheres em idade reprodutiva, tipo sanguíneo e comparação cruzada. Para avaliar a presença e o grau de choque, são obtidos gasometria arterial e o nível de lactato. Quando os locais periféricos não podem ser acessados, infusão intraóssea, acesso venoso central ou dissecção venosa podem ser usados.

A ressuscitação volêmica agressiva e contínua não substitui o controle definitivo da hemorragia. Pacientes traumatizados gravemente correm o risco de desenvolver coagulopatia, que pode ser agravada por medidas de ressuscitação. Nos pacientes com trauma hemorrágico, é importante lembrar de usar o ácido tranexâmico, que deve ser administrado o mais cedo possível com dose de ataque de 1 g em 10 minutos, seguida de infusão de 1 g em 8 horas.

Existem sistemas de pontuação que ajudam a equipe médica a ativar o protocolo de transfusão maciça (PTM); um dos sistemas de pontuação validado é o Assessment of Blood Consumption (ABC) Score, no qual os critérios utilizados são frequência cardíaca > 120 bpm, pressão arterial sistólica < 90 mmHg, E-FAST positivo e ferimento penetrante de torso. Uma pontuação de 2 ou mais critérios indicaria a ativação do PTM, mas o ABC Score superestima a necessidade de transfusão. Visando diminuir a superestimação, pode-se utilizá-lo associado ao Shock Index, que avalia a relação da frequência cardíaca e pressão arterial sistólica (SI = FC/PAs); se maior que 1,3, indica o PTM.

D. Disfunção neurológica

A avaliação neurológica rápida é realizada com o estabelecimento do nível de consciência do paciente, do tamanho e da reatividade das pupilas, sinais de lateralização e o nível da lesão da medula espinhal.

A ECG é um método rápido, simples e objetivo de determinar o nível de consciência. O nível de consciência alterado indica a necessidade de reavaliar imediatamente o estado de oxigenação, ventilação e perfusão do paciente. Hipoglicemia, álcool, narcóticos e outras drogas também podem alterar o nível de consciência do paciente. Até que se prove o contrário, sempre presume-se que as alterações do nível de consciência são decorrentes de lesão do sistema nervoso central.

A lesão cerebral primária resulta do efeito estrutural da lesão no cérebro. A prevenção da lesão cerebral secundária é o principal objetivo do tratamento inicial, mantendo a cabeceira elevada, sedoanalgesia, glicemia capilar entre 140 e 180, PCO_2 entre 35 e 40 mmHg, temperatura corporal entre 35 e 37°C, pressão arterial média > 90 mmHg, saturação > 94%, hemoglobina > 7 g/dℓ e normonatremia.

O uso do ácido tranexâmico nos doentes com TCE leve a moderado, em até 3 horas após o evento, reduz a morte relacionada com o trauma.

E. Exposição e controle do ambiente

A chave para um exame completo é a exposição adequada. Todas as roupas devem ser removidas para facilitar o exame completo de 360º. Isso é recomendado para todos os casos de trauma, pois contribui para a padronização. Igualmente importante, a preocupação em manter o paciente aquecido deve ser primordial; após concluir a avaliação, cobre-se o paciente com cobertores quentes ou um dispositivo de aquecimento externo para evitar que ele desenvolva hipotermia. Aquece-se os fluidos intravenosos antes de infundi-los e mantém-se um ambiente aquecido.

A hipotermia pode estar presente quando o paciente chega, ou pode se desenvolver rapidamente no pronto-socorro se o paciente estiver descoberto e for submetido à administração rápida de fluidos em temperatura ambiente ou sangue refrigerado. Como a hipotermia é uma complicação potencialmente letal em pacientes feridos, deve-se tomar medidas agressivas para evitar a perda de calor corporal e restaurar a temperatura ao normal.

AVALIAÇÃO SECUNDÁRIA NO TRAUMA

A avaliação secundária não começa até que a avaliação primária (ABCDE) seja concluída, porque é nela que são realizados diagnósticos de lesões que se não resolvidas levam o doente à morte, e procedimentos de reanimação são executados imediatamente. É uma avaliação da cabeça aos pés do paciente traumatizado, isto é, uma história completa e exame físico, incluindo a reavaliação de todos os sinais vitais.

Toda avaliação médica completa inclui o histórico do mecanismo da lesão. Frequentemente, a história não pode ser obtida de um paciente que sofreu trauma; portanto, a equipe pré-hospitalar e a família devem fornecer essas informações. O histórico AMPLA é um mnemônico útil para esse propósito:

- **A**lergias
- **M**edicamentos de uso habitual
- **P**assado médico/gravidez
- **L**íquidos e alimentos ingeridos recentemente
- **A**mbiente e eventos relacionados ao trauma.

Durante a avaliação secundária, o exame físico segue a sequência da cabeça, estruturas bucomaxilofaciais, coluna cervical e pescoço, tórax, abdome e pelve, períneo/reto/vagina, sistema musculoesquelético e sistema neurológico.

No exame da cabeça, todo o couro cabeludo e a cabeça devem ser examinados em busca de lacerações, contusões e evidências de fraturas. Os olhos devem ser avaliados em relação à acuidade visual, tamanho pupilar, hemorragia da conjuntiva e/ou fundo de olho e lesões penetrantes.

Nas estruturas bucomaxilofaciais, incluem-se palpação de todas as estruturas ósseas, avaliação de oclusão, exame intraoral e avaliação de tecidos moles.

O exame do pescoço inclui inspeção, palpação e ausculta. Sensibilidade da coluna cervical, enfisema subcutâneo, desvio traqueal e fratura laríngea podem ser descobertos em um exame detalhado. As artérias carótidas devem ser palpadas e auscultadas em busca de sopros.

Uma avaliação completa da parede torácica requer a palpação de toda a caixa torácica, incluindo as clavículas, costelas e esterno. Contusões e hematomas da parede torácica alertam o clínico para a possibilidade de lesão oculta. A avaliação inclui inspeção, palpação, ausculta e percussão do tórax.

A observação cuidadosa e a reavaliação frequente do abdome, de preferência pelo mesmo observador, são importantes no manejo do trauma abdominal contuso, pois, com o tempo, os achados abdominais do paciente podem mudar. As fraturas pélvicas podem ser suspeitadas pela identificação de equimose nas asas ilíacas, púbis, lábios vaginais ou escroto.

O períneo deve ser examinado em busca de contusões, hematomas, lacerações e sangramento uretral. Um exame retal pode ser realizado para avaliar a presença de sangue dentro do lúmen intestinal, integridade da parede retal e qualidade do tônus do esfíncter. O exame vaginal deve ser realizado em pacientes com risco de lesão vaginal.

As extremidades devem ser inspecionadas para detectar contusões e deformidades. Palpação dos ossos e exame para sensibilidade e movimento anormal auxiliam na identificação de fraturas ocultas. O exame musculoesquelético não está completo sem um exame do dorso do paciente.

O exame neurológico abrangente inclui avaliação motora e sensorial das extremidades, bem como reavaliação do nível de consciência do paciente e tamanho e resposta pupilar. A pontuação da ECG facilita a detecção de mudanças precoces e tendências no estado neurológico do paciente.

A proteção da medula espinhal é necessária em todos os momentos até que uma lesão na coluna seja excluída. Uma consulta precoce com um neurocirurgião ou cirurgião ortopédico é necessária se uma lesão na coluna vertebral é detectada.

CONSIDERAÇÕES FINAIS

A sistematização do atendimento inicial do politraumatizado contribui para a redução da mortalidade, complicações e sequelas. Na avaliação primária, o foco é na identificação de possíveis lesões que ameaçam a vida do doente e na realização dos procedimentos de reanimação: assegurar via respiratória pérvia e estabilização da coluna, ventilação pulmonar e respiração, estabilização hemodinâmica e controle do sangramento. Na avaliação secundária, o objetivo é reavaliar as condições analisadas anteriormente, examinar todo segmento corpóreo da cabeça aos pés e da região frontal, dorsal e laterais. Ao final das duas avaliações, o médico terá condições de determinar a necessidade de exames complementares e estabelecer as prioridades dos procedimentos terapêuticos.

BIBLIOGRAFIA

CRASH-2 trial collaborators. Effects of tranexamic acid on death, vascular occlusive events, and blood transfusion in trauma patients with significant haemorrhage (CRASH-2): a randomized, placebo-controlled trial. *Lancet.* 2010;376(9734):23-32.

CRASH-3 trial collaborators. Effects of tranexamic acid on death, disability, vascular occlusive events and other morbidities in patients with acute traumatic brain injury (CRASH-3): a randomised, placebo-controlled trial. *Lancet.* 2019 Nov 9;394(10210):1713-1723.

Kovacs, G, Sowers, N. Airway Management in Trauma. *Emergency Medicine Clinics of North America*, Vol. 36, Issue 1, february 2018. p. 61-84.

Marson AC, Grion CMC, Ferreira Filho, F, Thomson JC. Preventable deaths in trauma patients associated with non adherence to management guidelines. *Rev Bras Ter Intensiva.* 2010; 22(3):220-228.

Mathers CD, Loncar D. Projections of global mortality and burden of disease from 2002 to 2030. American College of Surgeons Committee on Trauma. Advanced Trauma Life Suport - ATLS. 10ª ed. 2018. PLoS Med. 2006; 3(11):e442.

Mattox, KL, Feliciano, DV, Moore, EE, (eds). *Trauma*. 9ª ed. New York: MacGrawHill, 2021.

Montoya, J, Stawicki, SP, Evans, DC, et al. From FAST to E-FAST: an overview of the evolution of ultrasound-based traumatic injury assessment. *Eur J Trauma Emerg Surg*, 42, 119-126; 2016.

Schroll, R, Swift, D, Tatum, D. Accuracy of shock index versus ABC score to predict need for massive transfusion in trauma patients. *Injury International Journal of the Care of the Injured*. Jan, 01, 2018. p15-19.

Cirurgia Oncológica

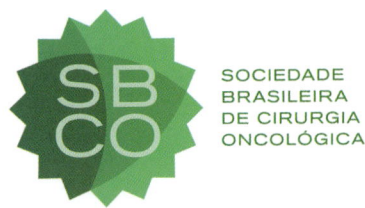

SOCIEDADE
BRASILEIRA
DE CIRURGIA
ONCOLÓGICA

232

Princípios Básicos da Cirurgia Oncológica

Eid Gonçalves Coelho • Marcus Valadão • Rodrigo Nascimento Pinheiro • Héber Salvador de Castro Ribeiro

INTRODUÇÃO

A cirurgia é a primeira modalidade de tratamento que alterou o curso da evolução das doenças neoplásicas de maneira impactante. O primeiro relato de intervenção cirúrgica oncológica data de 1809, quando Ephraim McDowell realizou a ressecção de um tumor benigno de ovário, tornando-se o primeiro passo para a evolução da cirurgia oncológica eletiva. Esse procedimento rompeu conceitos, até então vigentes, de que a abertura do abdome era incompatível com a sobrevida dos pacientes.[1] Naquela época, as intervenções cirúrgicas limitavam-se a amputações, drenagem e cauterizações. Desafios posteriores, como o controle da dor e as altas taxas de infecção, foram superados com o desenvolvimento da anestesia e das técnicas de assepsia e antissepsia, tornando as cirurgias mais seguras e, progressivamente, com menor morbimortalidade.

As primeiras cirurgias oncológicas com fins curativos baseavam-se apenas na ressecção da lesão, o que se mostrou pouco efetivo pelas altas taxas de recidivas e posterior morte dos pacientes. Somente no final do século 19 o princípio da cirurgia oncológica curativa com ressecções em bloco e amputações ganharam espaço, e as taxas de cura mostraram-se mais otimistas. Nesse período, destacam-se procedimentos até hoje padronizados no tratamento cirúrgico de diversas neoplasias sólidas, como os de Albert Billroth (gastrectomia, em 1850); William Stewart Halsted (mastectomia, em 1883),[2] Ernst Wertheim (histerectomia radical, em 1906) e Allen Whipple (pancreatoduodenectomia, em 1935).

Os princípios oncológicos defendidos por Halsted (ressecção ampla da lesão com margem em monobloco dos sítios linfonodais adjacentes)[2] foram a base da cirurgia oncológica por quase um século, até que a evolução da radioterapia (década de 1920) e da quimioterapia (meados de 1940), associadas a conceitos modernos de cirurgias menos mutilantes em combinação com princípios de neoadjuvância modificaram os dogmas de cirurgias extensas e, atualmente, procedimentos preservadores de órgãos e tecidos são o pilar estrutural dos fundamentos em cirurgia oncológica.[3-5]

Nos dias atuais, a cirurgia faz parte, direta ou indiretamente, de cerca de 90% dos tratamentos de pacientes portadores de tumores sólidos, seja em procedimentos diagnósticos, cirurgias com fins curativos ou paliativos, controle de dor e acesso para tratamentos adjuvantes (quimioterapia).

A evolução das terapias neoadjuvantes e a consolidação dos princípios de multidisciplinaridade no tratamento dos pacientes oncológicos têm fortalecido o papel do cirurgião como um dos pilares fundamentais no suporte ao paciente com câncer.

ESTRATÉGIAS PARA O TRATAMENTO

Os princípios fundamentais que norteiam a cirurgia oncológica têm como base a avaliação de:

- Fatores relacionados com o paciente (condição clínica, avaliação nutricional e psicológica)
- Fatores relacionados com o tumor (confirmação microscópica do tipo de neoplasia, estadiamento da doença – local, linfonodal e a distância).

Ao se estabelecer o diagnóstico de câncer, algumas informações são úteis para o correto planejamento terapêutico:

- Se a neoplasia é bem, moderadamente, pouco ou indiferenciada
- Se existe ou não invasão de tecidos circunvizinhos
- Se estão presentes ao diagnóstico metástases linfonodais ou para órgãos distantes (metástases).

Cada um desses fatores tem efeito prognóstico e pode alterar a programação terapêutica. A associação desses fatores permite à equipe multidisciplinar determinar o estadiamento, parte fundamental e imprescindível na definição da melhor sequência do tratamento.

Estadiamento

Antes de definir o tratamento ideal de um paciente com neoplasia é fundamental realizar o estadiamento da doença. O sistema TNM para classificação de tumores malignos é o mais utilizado e tem como principais objetivos:

- Planejar o melhor tratamento
- Fornecer indicação do prognóstico (tumores iniciais com melhor sobrevida)
- Avaliar os resultados dos tratamentos
- Facilitar a linguagem e a comparação de resultados entre diferentes centros
- Auxiliar nas pesquisas.

Esse sistema visa descrever a extensão da doença baseado nos critérios anatômicos descritos a seguir:

- T: extensão do tumor primário (localizado só no órgão de origem ou se infiltra órgãos vizinhos)
- N: presença ou ausência de metástases em linfonodos regionais
- M: ausência ou presença de metástases a distância.

Alguns símbolos adicionais devem ser do conhecimento do cirurgião e do médico generalista para facilitar a interpretação e a comunicação:

- Símbolo c: colocado antes do TNM significa um estadiamento clínico baseado em exame físico ou exames de radiologia complementares
- Símbolo p: colocado antes do TNM significa um estadiamento definido após estudo histopatológico de peça cirúrgica
- Símbolo m: significa tumores primários múltiplos em uma única localização primária
- Símbolo y: a classificação é realizada durante ou após uma terapêutica multimodal.

Por exemplo, paciente com tumor de mama de 7 cm e múltiplos linfonodos axilares clinicamente suspeitos. Estádio cT3 cN2. Paciente foi encaminhada para quimioterapia neoadjuvante (antes da cirurgia) e retorna com um tumor de 3 cm e com axilas clinicamente negativas. Estádio ycT2 ycN0. Após a cirurgia, o histopatológico demonstrou que o tumor possuía 1,6 cm e 2 linfonodos axilares estavam comprometidos. Estádio ypT1c ypN1.

- *Símbolo r:* prefixo para determinar a recidiva da doença
- *Símbolo a:* a classificação foi determinada por autópsia.

TÉCNICAS CIRÚRGICAS PARA DIAGNÓSTICO

O diagnóstico preciso do câncer é fundamental para o tratamento adequado, tornando necessária a obtenção de tecidos ou células para o exame histopatológico. O ideal é que se obtenham fragmentos apropriados e representativos da lesão para que o patologista estabeleça o diagnóstico da melhor forma possível.

A evolução dos métodos de imagem e endoscópicos e o desenvolvimento de técnicas radiológicas para intervenção e biopsias guiadas têm permitido a obtenção de material em locais anteriormente considerados de difícil acesso, com morbidade e agressão mínima aos pacientes. Lesões impalpáveis ou profundas, anteriormente consideradas de difícil obtenção de material para estudo histopatológico, atualmente têm sido facilmente acessadas por esses métodos.

O cirurgião deve estar ciente, quando for realizar uma biopsia, da necessidade de se obter uma quantidade razoável de tecido para que estudos complementares histopatológicos (imunoistoquímica) possam ser realizados quando se julgar necessário para correto diagnóstico.

Mesmo com a evolução dos métodos radiológicos e endoscópicos, em algumas situações é necessária uma exploração cirúrgica para um diagnóstico preciso.

Os principais métodos para obtenção de amostras teciduais para análise diagnóstica são as descritas a seguir.

Punção aspirativa por agulha fina (PAAF)

Método simples que permite obtenção rápida de material em qualquer anormalidade palpável. Em situações de lesões mais profundas pode ser utilizada com auxílio de método de imagem.

Técnica fácil, simples e rápida com taxas mínimas de complicações, dispensando incisões cirúrgicas. A desvantagem é que em algumas situações não se obtêm células suficientes para um diagnóstico definitivo, necessitando de procedimentos mais invasivos.[6] Além disso, dependendo das características da neoplasia, pode ocorrer uma taxa alta de falso-negativos (paciente tem a doença, mas o exame dá negativo). Nesses casos, deve-se insistir com outros métodos para obtenção de material.

A PAAF é muito utilizada atualmente quando há suspeita de nódulos tireoidianos ou linfonodos suspeitos de comprometimento secundário.

Biopsia por agulha grossa (*core biopsy*)

Esse método utiliza agulhas de calibre mais grosso, o que permite a retirada de fragmentos maiores do tumor (geralmente, de 6 a 12 fragmentos) dependendo do tamanho e localização. É um método vantajoso em que se consegue coletar tecido suficiente sem grandes complicações.

Assim como na PAAF, pode ser utilizado sem e com auxílio de métodos de imagem, dependendo da profundidade da lesão.[6]

A negatividade do resultado, quando há uma grande suspeição de neoplasia maligna, deve ser encarada com dúvida pelo cirurgião e nova biopsia ou utilização de outro método para obtenção de maior quantidade de tecido deve ser realizado.

Por se obter grande quantidade de material, as taxas de falso-negativo são bem menores que a punção por agulha fina.[6]

Esse método é muito utilizado na obtenção de material quando há suspeita de neoplasia maligna das mamas, próstata, ossos, fígado e outros órgãos que possam ser acessados por método de imagem.

Biopsias incisionais e excisionais (biopsias abertas)

Os métodos de biopsias abertas são realizados em situações em que os procedimentos por agulha não esclareceram o diagnóstico ou quando não há indicação para realização dos mesmos.

Na biopsia incisional retira-se um pequeno fragmento do tumor, enquanto na excisional é retirada toda a lesão.

Nas lesões superficiais, ulceradas ou de grandes dimensões em que se faz necessário um diagnóstico preciso para correta programação cirúrgica (p. ex., sarcomas e melanomas), a biopsia incisional permite a obtenção de material. Ela também pode ser feita por via endoscópica (p. ex., em câncer gástrico, esofágico, duodenal, pancreático), via colonoscópica (p. ex., em tumor de reto e cólon), via histeroscópica (p. ex., em colo uterino e endométrio) e via laparoscópica (p. ex., ovário).

A biopsia excisional é indicada em tumores pequenos (geralmente, menores que 1 a 2 cm) que podem ser ressecados por completo sem interferência no planejamento cirúrgico posterior, caso haja necessidade de obtenção de margens oncológicas maiores. É muito útil em carcinomas superficiais de células escamosas, carcinomas basocelulares, melanomas e nódulos mamários.

No planejamento do procedimento excisional, é fundamental que a incisão seja realizada de uma forma que possa ser ressecada posteriormente, caso haja necessidade de ampliação. Em extremidades, essa incisão deve ser feita no sentido longitudinal ao maior eixo da incisão, facilitando a remoção quando da ressecção definitiva.

CIRURGIA ONCOLÓGICA CURATIVA

O princípio fundamental da cirurgia oncológica com objetivo curativo é a ressecção completa de todo tecido tumoral com margens livres de neoplasia.

Os aspectos mais importantes que o cirurgião deve ter em mente ao propor uma cirurgia com fins curativos são:

- Avaliar e assegurar-se que o tumor está restrito ao órgão de origem
- Avaliar a possibilidade de ressecção completa da lesão com margens satisfatórias de segurança com morbidade e mortalidade aceitáveis
- Avaliar as condições clínicas do paciente e se o mesmo se encontra apto a se submeter ao procedimento proposto
- Assegurar que a cirurgia seja a opção com melhores resultados de sobrevida e qualidade de vida quando comparado a outros métodos terapêuticos.

Alguns aspectos técnicos são fundamentais para se oferecer uma boa cirurgia oncológica curativa:

- Minimizar a disseminação de células neoplásicas ressecando-se o tumor em bloco, junto com órgãos e linfonodos adjacentes comprometidos

- Em lesões ulceradas ou com comprometimento da serosa dos órgãos, proteger o local ao máximo e evitar o manuseio desnecessário sobre eles (o manuseio delicado da lesão reduz a chance de disseminação tumoral)
- Evitar compressão de tumores endoluminais, evitando a disseminação
- Evitar a rotura tumoral durante o procedimento cirúrgico, pois a rotura tumoral intraoperatória ocasiona disseminação da doença
- Não violar lesões císticas suspeitas de neoplasia maligna, principalmente nas lesões de ovário. Ou seja, diante de um tumor cístico de ovário está contraindicada a aspiração do cisto para retirada da peça, pois a violação da cápsula pode ocasionar disseminação peritoneal caso a lesão se confirme como maligna
- Desprezar instrumentais que foram acidentalmente contaminados e de preferência utilizar material separado para o fechamento das incisões
- Obter margens adequadas de ressecção confirmando, após a remoção, se as margens estão livres de células neoplásicas, e sempre que possível a partir de exame de congelação intraoperatório
- Na presença de aderência do tumor aos órgãos vizinhos, deve ser feita a ressecção em bloco do órgão comprometido para que não haja violação tumoral e, consequentemente, aumento das chances de disseminação tumoral (Figura 232.1).

CIRURGIA ONCOLÓGICA PALIATIVA

As cirurgias com caráter paliativo em oncologia visam melhorar a qualidade de vida dos pacientes sem possibilidade de cura e remover causas que possam comprometer as funções vitais.

São exemplos de cirurgias paliativas:

- Remoção de tumores obstrutivos de vísceras ocas
- Ressecção de lesões para controle de hemorragia

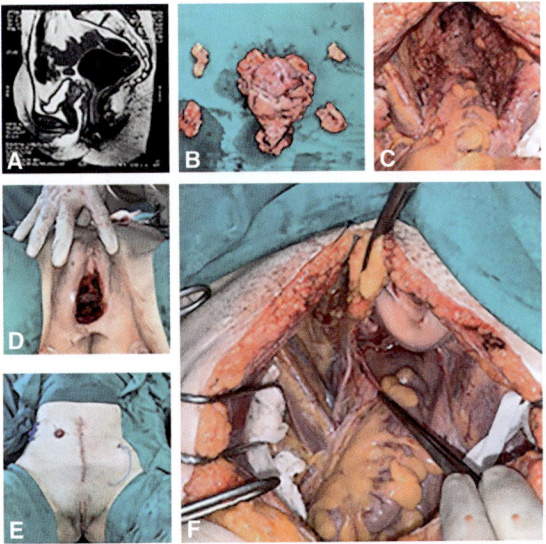

Figura 232.1 Cirurgia oncológica curativa com ressecção multivisceral. Exenteração pélvica anterior com reconstrução do trato urinário a Bricker. **A.** Imagem de ressonância de lesão recidivada; **B.** Peça de exenteração pélvica anterior com linfadenectomia regional; **C.** Oco pélvico; **D.** Visão inferior de exenteração infraelevadora; **E.** Aspecto final de reconstrução de trato urinário a Bricker.

- Procedimentos para controle de tumores perfurados
- Cirurgias para suporte nutricional (gastrostomias, jejunostomias)
- Cirurgias descompressivas para controle de dor ou de massas volumosas
- Procedimentos para supressão hormonal, em tumores hormônio-dependentes (orquiectomias em tumores de próstata e ooforectomias em tumores de mama)
- Cirurgias preventivas de tumores com potencial para futuras complicações (gastroenteroanastomoses em tumores de cabeça de pâncreas sem possibilidade de ressecção com risco de obstrução duodenal).

Nessas situações, a análise multidisciplinar para definir se a cirurgia é a melhor opção a ser oferecida aos pacientes é fundamental. Deve-se discutir a possibilidade de paliação endoscópica, além de radioterapia ou quimioterapia antes (neoadjuvantes) ou após (adjuvantes) o procedimento proposto.

CIRURGIA ONCOLÓGICA PROFILÁTICA

O avanço da genética na descoberta de genes associados a neoplasias identificou um grupo de pacientes com alto risco de desenvolvimento de tumores malignos. A cirurgia oncológica profilática tem como objetivo remover órgãos sadios em pacientes com risco elevado de desenvolver câncer.

O cirurgião oncológico deve ter conhecimento sobre as indicações, limitações e as implicações éticas dessas informações, assim como discutir com os pacientes e familiares a importância do aconselhamento genético, bem como as opções não cirúrgicas de profilaxia e os riscos e benefícios do procedimento profilático proposto.

Um dos procedimentos profiláticos mais realizados é a mastectomia e a salpingo-ooforectomia profilática. Pacientes jovens que apresentam uma forte história familiar de câncer de mama com mutação nos genes *BRCA1* e *BRCA2* (genes supressores de tumor) têm um risco elevado de desenvolvimento de câncer de mama e de ovário. Estima-se que pacientes com mutação no *BRCA1* e *BRCA2* apresentem mais de 80% de chance de desenvolver câncer de mama ao longo da vida. A mastectomia profilática permite diminuir esse risco na ordem de 90%.[7] Ao se indicar esse procedimento, deve-se discutir com as pacientes as opções não cirúrgicas de profilaxia, como a realização de ressonância magnética de mamas. Pacientes portadoras dessas mutações têm risco de desenvolver câncer de ovário na ordem de 40%. A salpingo-ooforectomia bilateral videolaparoscópica tem se mostrado um método seguro e com baixa morbidade na profilaxia.

Outros genes estão associados ao risco elevado de neoplasias de mama e ovário (*TP53*, *CDH1*, *STK11*, *PTEN* e *PALB2*) e a indicação de cirurgias profiláticas nesse contexto vem sendo cada vez mais discutida.

A colectomia profilática também é um procedimento bastante realizado em pacientes portadores de polipose adenomatosa familiar (FAP), síndrome hereditária de alta penetrância, com risco de desenvolvimento de neoplasia de 25% aos 40 anos e de 100% até os 70 anos.[7]

A tireoidectomia profilática pode ser realizada em pacientes com história familiar de câncer medular de tireoide ou de neoplasia endócrina múltipla 2A e 2B.

CIRURGIA ONCOLÓGICA NA DOENÇA METASTÁTICA

Em algumas situações, a cirurgia da doença metastática é indicada seja com intuito curativo, seja com objetivo de melhorar a qualidade de vida.

Pacientes portadores de metástases hepáticas de câncer colorretal podem apresentar sobrevida de até 60% em 5 anos quando são ressecadas. Os casos precisam ser bem avaliados quanto à presença de carcinomatose peritoneal ou outros focos de doença metastática.

Outra situação em que a cirurgia da metástase pode ter fins curativos é em pacientes com sarcomas ósseos ou de partes moles com doença pulmonar secundária controlada. Cirurgia pulmonar bilateral também está indicada. O controle do primário sempre é ponto fundamental na estratégia cirúrgica e quanto maior o intervalo livre de doença entre o tratamento do primário e o surgimento da metástase melhor o prognóstico.

Situações de cirurgia da metástase com objetivo paliativo:

- Metástase óssea com risco de fratura devem ser fixadas quando a condição do paciente permitir
- Metástase cerebral de alguns tumores podem ser ressecadas determinando paliação e em alguns casos sobrevida considerável.

CIRURGIA ONCOLÓGICA DE SUPORTE

São procedimentos realizados com intuito de auxiliar e diminuir o desconforto de pacientes em tratamento oncológico. O representante mais comum desse tipo de cirurgia é a inserção de cateteres permanentes para infusão de quimioterápicos, nutrição parenteral ou para retirada de sangue. São muito úteis em pacientes com infusões constantes de ciclos de quimioterapia com fármacos irritantes do endotélio vascular e que podem levar a uma fibroesclerose do sistema venoso periférico.

Os cateteres totalmente implantáveis são em geral colocados na parede torácica conectados a um sistema que permite acesso ao sistema venoso central. O acesso pode ser feito pela veia jugular externa, cefálica, subclávia, jugular interna (Figura 232.2) e até mesmo na safena.

Complicações como infecção, obstrução do dispositivo, rotação e trombose não são raras e devem ser motivo de monitorização e cuidados contínuos. Os pacientes devem ser orientados sobre a necessidade de heparinização do cateter.

AVANÇOS EM CIRURGIA ONCOLÓGICA

Linfonodo sentinela

A linfadenectomia dos sítios de drenagem relacionados com os órgãos que albergam os tumores primários constitui um dos pilares dos princípios da cirurgia oncológica.

A ressecção dos linfonodos regionais tem objetivo curativo (ressecar doença macroscopicamente comprometida), prognóstico (promover o estadiamento adequado e estimar a sobrevida) e definidor de tratamento (ressecar linfonodos aparentemente sadios, mas com possibilidade de doença microscópica com impacto direto na definição do tratamento adjuvante).

Esses procedimentos estão diretamente associados à morbidade com impacto direto na qualidade de vida de pacientes, principalmente quando realizadas linfadenectomia axilares ou inguinais. A complicação com maior impacto é o linfedema, acarretando, em muitos casos, piora considerável na capacidade de mobilidade do membro e retorno às atividades laborais, além de aumentar o risco de erisipela de repetição e lesões nervosas. Não menos importante são as linfoceles, comuns após linfadenectomias pélvicas.

Em muitos casos, os linfonodos ressecados não apresentavam doença, ou apenas um linfonodo macroscopicamente suspeito estava comprometido, enquanto os demais gânglios da base linfonodal estavam sadios. Visando diminuir as complicações inerentes às linfadenectomias surgiu na década de 1970 o conceito do linfonodo sentinela, definido por Cabanas,[8] que seria o primeiro gânglio a receber as células neoplásicas regionais. Esse(s) linfonodo(s) por ser(em) o primeiro(s) a receber(em) a drenagem linfática representaria(iam) o *status* linfonodal da base ganglionar. Portanto, se o linfonodo sentinela não estiver comprometido pela doença, os outros também não estarão. Se esse linfonodo estiver comprometido, existe o risco de outros linfonodos também estarem.

A pesquisa do linfonodo é feita pela injeção de corantes ao redor do tumor (azul patente; Figura 232.3C) ou por substâncias radioativas (tecnécio; Figura 232.3B). A utilização dos dois métodos aumenta a taxa de detecção do linfonodo. Após a identificação do linfonodo sentinela, é feito o exame de congelação. Se ele estiver negativo, não é necessário ressecar os demais gânglios. Se estiver positivo, complementa-se o procedimento com o esvaziamento linfonodal.

Esse procedimento já é padrão em melanoma[9] (Figuras 232.3A e B), câncer de mama e câncer de vulva. Em diversas outras neoplasias, também vem ganhando importância, como no câncer de pênis, neoplasias de cabeça e pescoço, câncer de endométrio (Figura 232.3C) e câncer de colo uterino.

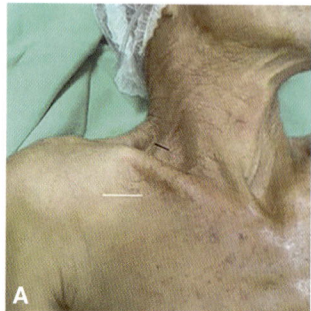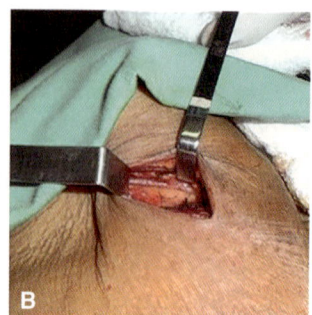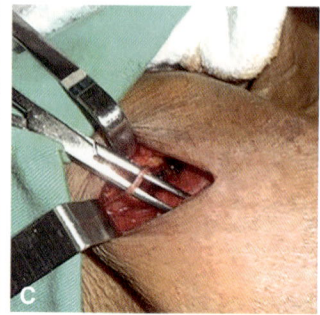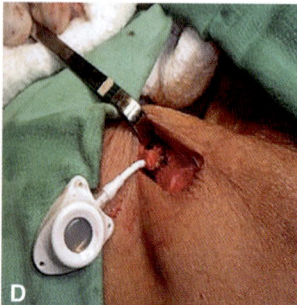

Figura 232.2 Cateter totalmente implantável. **A.** Opções de acesso: veia jugular externa ou veia cefálica; **B.** e **C.** Veia cefálica dissecada e isolada; **D.** Cateter posicionado na veia cefálica.

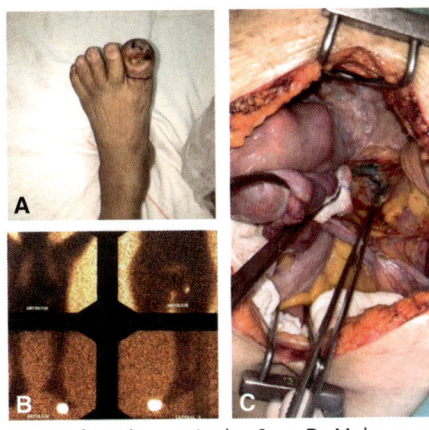

Figura 232.3 Linfonodo sentinela. **A.** e **B.** Melanoma em hálux submetido à pesquisa de linfonodo sentinela com utilização de tecnécio e linfocintilografia mostrando migração do marcador; **C.** Técnica do linfonodo sentinela para neoplasia de endométrio utilizando azul patente.

EXPERTISE CIRÚRGICA COMO FATOR PROGNÓSTICO EM CÂNCER

A literatura tem demonstrado o papel do cirurgião como importante fator prognóstico relacionado com desfechos oncológicos. Em outras palavras, pacientes oncológicos operados por cirurgiões que durante sua formação receberam treinamento específico para tratamento de câncer evoluem com melhor prognóstico, determinando sobrevida maior e menores taxas de recidiva.[10]

Grandes ressecções craniofaciais, cirurgias multiviscerais, citorreduções para neoplasias de ovários, preservação esfincteriana em câncer de reto, exenterações pélvicas, hemipelvectomias, entre outros procedimentos complexos realizados por equipes treinadas, têm maior probabilidade de terem menor morbidade.

CONSIDERAÇÕES FINAIS

O desenvolvimento e o avanço nas técnicas cirúrgicas, de maneira geral, e o crescimento das cirurgias minimamente invasivas (laparoscopia, robótica) e a melhoria dos cuidados pré e pós-operatórios, permitem a realização de cirurgias de grande porte com morbimortalidade cada vez menor e procedimentos menos mutilantes.

A constante evolução e a percepção da importância do tratamento multidisciplinar, permitindo, por exemplo, a partir da neoadjuvância, a preservação de órgãos, a realização de procedimentos complexos com menor morbidade, bem como a melhoria dos resultados estéticos, impactam positivamente na qualidade de vida dos pacientes oncológicos.

REFERÊNCIAS BIBLIOGRÁFICAS

1. Hill GJ 2nd. Historic milestones in cancer surgery. *Semin Oncol*. 1979. Dec;6(4):409-27.
2. Zurrida S, Veronesi U. Milestones in breast cancer treatment. *Breast J*. 2015.Jan-Feb;21(1):3-12.
3. Spencer RMSSB, et al. Challenges in surgical oncology training in Brazil: From history to a board-certified specialization. *J Surg Oncol*. 2020 Apr;121(5):707-717.
4. Ohtani H, et al. A meta-analysis of the short- and long-term results of randomized controlled trials that compared laparoscopy-assisted and conventional open surgery for colorectal cancer. *J Cancer*.2:425-34,2011.
5. Benjamin RS. Adjuvant and Neoadjuvant Chemotherapy for Osteosarcoma: A Historical Perspective. Adv Exp Med Biol. 2020;1257:1-10.
6. Nagar S, Iacco A, Riggs T, Kestenberg W, Keidan R. An analysis of fine needle aspiration versus core needle biopsy in clinically palpable breast lesions: a report on the predictive values and a cost comparison. *Am J Surg*. 2012 Aug;204(2):193-8.
7. Lynch HT, Drescher K, Knezetic J, Lanspa S. Genetics, biomarkers, hereditary cancer syndrome diagnosis, heterogeneity and treatment: a review. *Curr Treat Options Oncol*. 2014 Sep;15(3):429-42.
8. Cabanas RM. An aproach for the treatment of penile carcinoma. *ACS Journal*. Cancer 1977; 39:456-66.
9. Rathod D, et al. Critical Review of the Sentinel Lymph Node Surgery in Malignant Melanoma. *J Drugs Dermatol*. 2022 May 1;21(5):510-516.
10. Markar SR, Lagergren J. Surgical and surgeon-related factors related to long-term survival in esophageal cancer: A review. *Ann Surg Oncol*. 2020; 27(3): 718-723.

Cirurgia Pediátrica

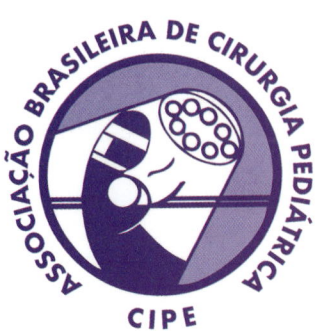

PARTE 44

ASSOCIAÇÃO BRASILEIRA DE CIRURGIA PEDIÁTRICA

CIPE

233

Principais Afecções Cirúrgicas no Recém-Nascido

Vilani Kremer • Lourenço Sbragia • Heloisa G. A. Campos • Marianne Weber Arnold

INTRODUÇÃO

As patologias que afetam o recém-nascido podem ter início na fase embriológica, quando fatores internos, externos e alterações genéticas muitas vezes interferem na formação do feto, ocasionando alterações que podem ser diagnosticadas desde a fase intrauterina, bem como após o nascimento. Algumas malformações podem causar desde alterações de desenvolvimento até o sofrimento e morte intrauterino. No entanto, a maioria dessas alterações pode ser tratada após o nascimento; em casos mais graves, pode ser necessária a intervenção cirúrgica intrauterina.

Para aumentar as chances de tratamento efetivo, o diagnóstico e acompanhamento precoce pré-natal ou logo após o nascimento feitos por especialistas é primordial. Neste capítulo, são apresentadas algumas das principais afecções cirúrgicas do recém-nascido.

DIAGNÓSTICO PRÉ-NATAL DE DOENÇAS CONGÊNITAS

As anomalias fetais ocorrem em 1 a 3% das gestações, e acometem o sistema nervoso central (60%), o trato genitourinário (20%), o sistema digestório (15%) e o sistema cardiovascular (5%) – que é o que mais causa óbito fetal. A avaliação e o risco de malformação podem ser feitos por meio da idade e sorologia maternas e ecografia morfológica fetal; dependendo do diagnóstico, pode ainda ser feita por meio de punção do líquido amniótico, cordão umbilical (cordocentese) e amostra da vilosidade coriônica (especialmente no primeiro trimestre da gestação).

Além do diagnóstico, procedimentos invasivos fetais podem ser terapêuticos por meio da colocação de drenos (shunts) tóracoamniótico, para defeitos pulmonares como derrames e malformação congênita das vias pulmonares (CPAM), e shunt vésico-amniótico para fetos com diagnóstico de válvula de uretra posterior. Pode-se, ainda, utilizar laser com o objetivo de queimar as comunicações arteriovenosas nas placentas de fetos com diagnóstico de transfusão feto-fetal, radioablação para fetos acárdicos, fetoscopia para colocação de balão traqueal fetal na hérnia diafragmática congênita grave e a realização de cirurgias fetais abertas para meningomieloceles e tumores que levam a hidropsia não imune como teratoma sacrococcígeo e CPAM.[1]

A seleção para cirurgia fetal depende do diagnóstico correto, da presença de anomalias associadas presentes, do risco-benefício materno-fetal e de considerações ético-legais. As considerações para a realização de cirurgia fetal dependem da existência de um grupo multidisciplinar de medicina fetal, de pesquisa básica experimental e de recursos político-econômicos.[2]

A presença de polidrâmnio é muito comum em fetos com obstrução do trato gastrintestinal, tendo uma correlação entre proximidade da atresia e relação com a quantidade do líquido, sendo as atresias mais altas com esôfago, duodeno e jejuno apresentando mais líquido que as baixas, como anomalias anorretais.

Atresia de esôfago

Atresia de esôfago (AE) é um defeito de septação da formação do endoderma, entre a traqueia e o esôfago, que ocorre ao redor da quinta semana de vida embrionária. No Brasil, ocorre entre 1 a 3 casos por 10 mil nascidos vivos. As anomalias associadas ocorrem em cerca de 50% dos fetos, com 37% delas sendo malformações cardíacas: PCA, CIV, CIA e coarctação de aorta; 21% gastrintestinais, seguidas de anomalias anorretais, atresia de duodeno, má-rotação e associação VATER (anomalia vertebral, atresia anal, fístula traqueoesofágica e anomalias renais ou displasia do rádio).[2]

O diagnóstico ecográfico pré-natal de AE pode ser orientado pela presença de polidrâmnio e varia de 24 a 32%, ausência de bolha gástrica e/ou microgastria e alterações cardíacas. O diagnóstico pré-natal de AE continua desafiador, e recentemente, o emprego da ressonância magnética fetal e análise do líquido amniótico (LA) têm complementado o diagnóstico do defeito.[2]

Atresia de duodeno

Atresia de duodeno (AD) é um defeito que ocorre pela alteração da rotação da formação do duodeno intrínseca ou extrinsecamente, ou ainda devido a um quadro isquêmico. Ocorre em 2,5 a 10 por 100 mil nascidos vivos. Anomalias associadas ocorrem em 53% dos fetos e 46% apresentam defeitos cromossômicos, especialmente síndrome de Down (SD), que acontece em 30%.[3]

O diagnóstico ecográfico pré-natal de AD pode ser orientado pela presença de polidrâmnio e o sinal da "dupla bolha" é um achado ultrassonográfico que significa a presença de duas estruturas ecolúcidas adjacentes cheias de líquido dentro do abdome do feto. O diagnóstico pré-natal de AD deve ser sempre seguido da investigação de SD.

Atresia de jejuno e íleo

Atresias jejunal e ileal (AJI) são geralmente causadas por um acidente vascular fetal. Atresias e estenoses intestinais congênitas têm uma incidência de 0,7 a 0,8 por 10 mil nascidos vivos e geralmente são achados de dilatação e alça intestinal e polidrâmnio que variam de 24 a 90%.[4]

Gastrosquise

Gastrosquise (GS), termo de origem grega que significa "abdome fendido", que por definição constitui o defeito de fechamento da espessura total da parede abdominal, com herniação das alças intestinais na parte lateral direita do cordão umbilical. No Brasil, a incidência da GS é de aproximadamente 1,7 a 2,2 neonatos acometidos para cada 10 mil nascidos vivos, não apresentando herança mendeliana.

Nos últimos anos, devido ao uso cada vez maior de tabaco e drogas ilícitas, a incidência de GS parece estar aumentando em muitos países.

O aumento da espessura das alças intestinais, diminuição do fluxo sanguíneo intestinal das alças expostas detectadas pelo ultrassom com Doppler e presença de atresias associadas que demonstram dilatação do intestino fetal e polidrâmnio são achados relacionados com pior evolução neonatal.[5]

Onfalocele

Onfalocele (OC) é um defeito de formação da parede abdominal caracterizado pela herniação de vísceras dentro da membrana que recobre o cordão umbilical. Tipicamente, apresenta a membrana amniótica recobrindo as alças e os vasos do cordão umbilical. O defeito embriológico é decorrente da falência do retorno intestinal à cavidade celomática. A incidência de OC observada na ultrassonografia é de 1 para 4.000 nascidos vivos. O diagnóstico pré-natal é feito pela visualização ecográfica de vísceras intra-abdominais dentro do cordão umbilical, sem contato com o líquido amniótico e sempre deve ser acompanhado de ecocardiografia, pois a incidência de cardiopatia associada pode chegar a 24%.

O prognóstico fetal da OC está relacionado com a presença de anomalias cromossômicas e estruturais associadas, e tamanho do defeito. Portanto, é importante obter o máximo de informação possível usando análise de cariótipo e alta sonografia de nível. Anomalias cromossômicas são frequentes e ocorrem em até 49% dos fetos com OC, especialmente as trissomias nos pares de cromossomos 13, 18 e 21. Dos fetos com cariótipos normais, quase 80% têm várias outras anomalias e parece ser mais comum nas OCs de tamanho menor que 4 cm de diâmetro do que nas OCs gigantes, nas quais a hipoplasia pulmonar é comumente encontrada e o desconforto respiratório precoce pode ocorrer na sala de parto.[5]

Malformação congênita das vias pulmonares

Malformações congênitas das vias respiratórias pulmonares (CPAM) (anteriormente, malformação adenomatoide cística congênita [CCAM]) são raras e correspondem de 30 a 40% de todas as malformações pulmonares, cuja prevalência é de aproximadamente de 1 para 10 mil fetos nascidos vivos. São caracterizadas por um padrão de desenvolvimento anormal das estruturas brônquico-alveolares distais que ocorre durante a morfogênese da ramificação pulmonar, e resultam em áreas pulmonares císticas e/ou adenomatosas.

Na ecografia de rotina pré-natal, podem ser classificadas de acordo com o tamanho dos cistos em lesões micro (cistos < 5 mm) e macro císticas (cistos > 5 mm). O prognóstico da CPAM e o risco de desenvolver hidropsia fetal podem ser calculados no pré-natal baseados no volume do cisto denominado CVR, que é medido em três dimensões da lesão pulmonar usando a fórmula comprimento × largura × altura × 0,52, e dividindo-se pela circunferência craniana para corrigir diferenças na idade gestacional. Um CVR de ≥ 1,6 no diagnóstico inicial há risco de hidropsia fetal.[5]

Hérnia diafragmática congênita

Hérnia diafragmática congênita (HDC) é um defeito que ocorre na formação do músculo diafragma, em sua porção pleuroperitoneal, entre a oitava e a décima semanas de vida embrionária, que pode apresentar-se como agenesia parcial ou total do músculo. No Brasil, incide em aproximadamente 1 para cada 5.000 nascimentos e ocorre seis vezes mais à esquerda que à direita.

Na ecografia pré-natal, a HDC pode ser demonstrada pela presença de fígado e estômago no tórax, desvio do coração e polidrâmnio. O cariótipo é fundamental para o diagnóstico de HDC, pois pode estar associada a muitas malformações cromossômicas, como as trissomias do 13, 18 e 21, e alterações cardíacas. O prognóstico pode ser calculado pela razão da medida pulmão-cabeça (LHR, do inglês *lung to head ratio*) aferida entre 20 e 25 semanas de idade gestacional e pela posição do fígado fetal. Quando os valores de LHR são < 1 ou quando são medidos acima de 25 semanas, a LHR deve ser ajustada pela medida observada/esperada para a idade gestacional (O/E LHR < 23% para a HDC à esquerda e < 32% para a HDC à direita na 33ª semana de vida fetal). Nessa condição, a LHR associada ao fígado dentro do tórax (*liver up*) apresenta prognóstico muito ruim para a sobrevivência do feto.[5]

ABORDAGEM CIRÚRGICA DAS PATOLOGIAS CONGÊNITAS

Atresia duodenal

O diagnóstico pré-natal baseia-se em polidrâmnio e ultrassom para identificar o sinal da dupla bolha (duas estruturas preenchidas por líquido) (Figura 233.1). Após o nascimento, ocorre a presença de vômitos biliosos ou um resíduo gástrico acima de 20 mℓ, bilioso. Distensão abdominal não é frequente, pois trata-se de uma obstrução alta, mas pode-se identificar distensão no epigástrio. Os raios X do abdome confirmam o diagnóstico, com o sinal da dupla bolha (Figura 233.2).

Uma vez feito o diagnóstico, deve-se colocar uma sonda gástrica e correção dos distúrbios hidroeletrolíticos que porventura existam devido aos vômitos e/ou resíduo gástrico bilioso. Após a correção desses distúrbios, programa-se a correção cirúrgica do defeito por via aberta ou laparoscópica, através de uma anastomose duodeno duodenal entre as áreas pré e pós-defeito.

No pós-operatório, a dieta é iniciada após diminuição e clareamento do débito da sonda gástrica. O prognóstico é bom, com sobrevida geral em torno de 90%. A mortalidade na maioria das vezes ocorre por malformações associadas.[3]

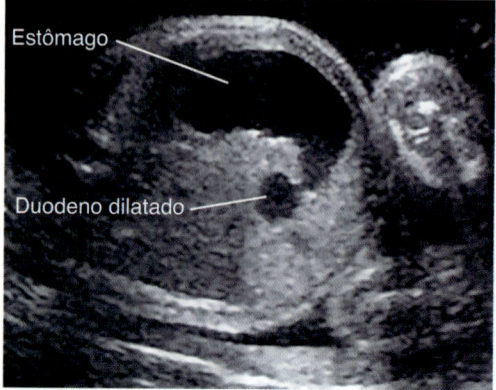

Estômago

Duodeno dilatado

Figura 233.1 Sinal da dupla bolha no ultrassom pré-natal.

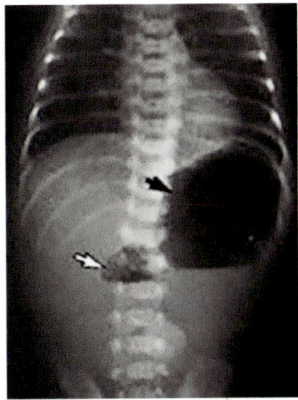

Figura 233.2 Raios X com sinal da dupla bolha.

de intestino saudável, evitando problemas relacionados com alça com mal funcionamento e/ou intestino curto e suas implicações.[4]

No pós-operatório, a nutrição parenteral total deverá ser iniciada imediatamente e mantida até a dieta oral ser plena para a idade, quando o resíduo gástrico for claro e em pequeno volume. Disfunção gastrintestinal transitória pode ocorrer nesses pacientes.

Enterocolite necrosante

Enterocolite necrosante (ECN) tem uma incidência de 1:1.000 nascidos vivos, é mais frequente e mais grave quanto mais prematuro e baixo peso for o bebê. Várias pesquisas têm sido feitas em busca do completo entendimento de sua

Atresia jejunoileal

O diagnóstico pré-natal baseia-se no achado de alças dilatadas no feto e polidrâmnio. Após o nascimento, a distensão abdominal e os vômitos biliosos sugerem o diagnóstico. Há diversos tipos de atresias intestinais (Figura 233.3), podendo apresentar sintomatologias diferentes, e dificuldade alimentar e vômitos são os mais comuns. Pode haver eliminação de mecônio, que geralmente tem aspecto não habitual. O exame de raios X do abdome revela sinal de múltiplas bolas com distensão das alças, e pobreza de gás em abdome inferior (Figura 233.4). Eventualmente, quando a atresia é distal, faz-se necessário um enema opaco para diagnóstico diferencial com megacólon congênito.

Após a suspeita diagnóstica, deve-se colocar sonda gástrica, fazer a correção de distúrbios hidroeletrolíticos e programar a cirurgia. A correção cirúrgica deve levar em consideração a manutenção do maior segmento possível

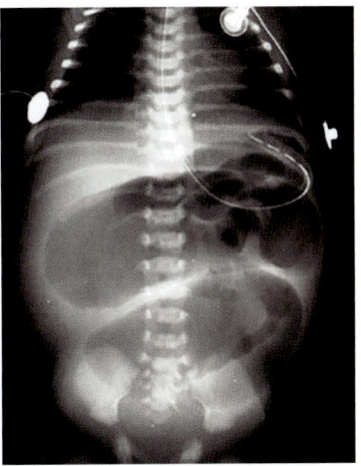

Figura 233.4 Raios X com alças dilatadas.

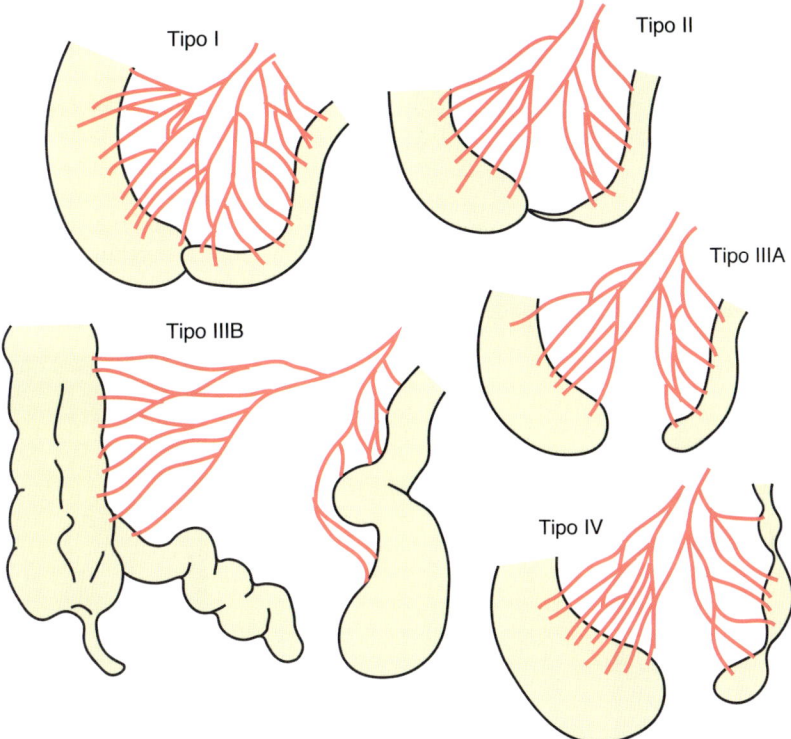

Figura 233.3 Tipos de atresia jejunoileal.

fisiopatologia, que ainda não está bem definida. Estudos sugerem que, dentre outros fatores, a falha na barreira intestinal é a causa ou o resultado da progressão da doença.

O diagnóstico baseia-se em intolerância alimentar (aumento do volume residual gástrico ou se o resíduo tornar-se bilioso), distensão e dor abdominal, piora clínica, aumento dos parâmetros do suporte ventilatório, dentre outros sinais inespecíficos. Também é possível encontrar massa palpável no abdome e hiperemia da parede abdominal, que são sinais preditivos de necrose intestinal. Exames laboratoriais compatíveis com processo inflamatório/infeccioso como leucocitose, trombocitopenia e acidose metabólica são comuns. Rápida plaquetopenia é indicativo de mau prognóstico. O exame de raios X é importante tanto para o diagnóstico como para o acompanhamento da evolução da doença, bem como auxilia na necessidade de intervenção cirúrgica (20 a 40% dos casos), o que aumenta a taxa de mortalidade para 50%.

A indicação cirúrgica precoce continua sendo um grande desafio no tratamento da ECN, na tentativa de diminuir a mortalidade/morbidade desses pacientes. Há indicação cirúrgica absoluta quando existe perfuração intestinal, seja com pneumoperitônio ao exame de raios X (Figura 233.5) ou paracentese com presença de fezes ou bile. Indicação relativa, por alguns autores considerada precoce, são sinais que sugerem necrose intestinal ainda sem perfuração, como massa palpável e hiperemia de parede abdominal (Figura 233.6), presença de alça fixa no exame de raios X seriado, ou gás em veia porta.

Eventualmente, quando o neonato está com instabilidade clínica que impeça o procedimento cirúrgico, pode-se realizar uma drenagem da cavidade abdominal e programar a laparotomia para quando houver condição clínica. Quando há perfuração intestinal com contaminação da cavidade abdominal, deve-se priorizar a ressecção da área comprometida com a confecção de um estoma. Se houver apenas necrose da alça e estabilidade clínica, faz-se a ressecção do segmento necrótico e a anastomose intestinal. Se o comprometimento é difuso, avalia-se se a ressecção terá como consequência um intestino curto ou não. Reintervenções cirúrgicas têm sido propostas na tentativa de diminuir a extensão da ressecção intestinal.[6]

ANOMALIAS VASCULARES

As anomalias vasculares (AV) apresentam considerável diversidade clínica. Algumas são congênitas, enquanto outras são detectadas após o nascimento. Segundo a International Society for the Study of Vascular Anomalies (ISSVA), as AVs podem ser classificadas em dois grupos: tumores e malformações.[7] Os tumores mais frequentes no período neonatal são os hemangiomas da infância, os congênitos RICH (*rapidly involuting congenital hemangioma*) e NICH (*non-involuting congenital hemangioma*). As malformações mais frequentes são as capilares e as linfáticas.

O diagnóstico é clínico em cerca de 90% dos casos. Exames hematológicos, de imagem, anatomopatológico e genômico podem complementar o estudo. Estabelecido o diagnóstico, o tratamento deve ser programado caso a caso. A conduta "esperar para ver" (do inglês, *wait-and-see*), deixou de ser consenso diante do benefício da intervenção, uma vez que algumas AVs podem afetar a saúde, a qualidade de vida e a socialização.

Tumores vasculares

Os hemangiomas da infância (HI) são tumores vinhosos formados por células endoteliais positivas para o marcador GLUT1, padrão imunoistoquímico único dentre as AVs (Figura 233.7). Ocorrem em cerca de 10% dos nascidos vivos, mais frequentemente em meninas, em uma proporção de 3:1. Aparecem no período pós-natal, pioram durante o primeiro ano de vida e sofrem regressão natural lenta durante a infância. Podem sofrer complicações como ferimento, sangramento, obstruções e deixar sequelas permanentes (Figura 233.8). A manifestação segmentar apresenta maior risco de complicações (Figura 233.9).

Os HIs localizados no terço inferior da face, com distribuição em "barba", podem evoluir com distúrbios respiratórios. Na síndrome de PHACE, a distribuição segmentar de face está associada a malformações arteriais, cardíacas, oculares e defeitos na parede anterior do tórax.

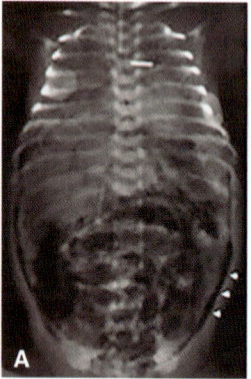
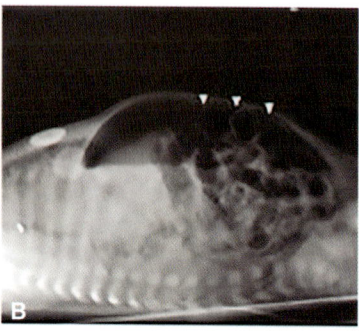

Figura 233.5 Raios X com pneumoperitônio.

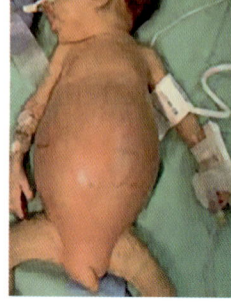

Figura 233.6 Distensão e hiperemia abdominal.

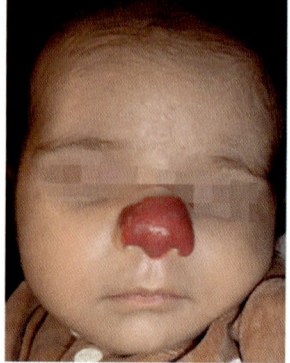

Figura 233.7 Hemangioma da infância nasal com progressão aos 30 dias de vida.

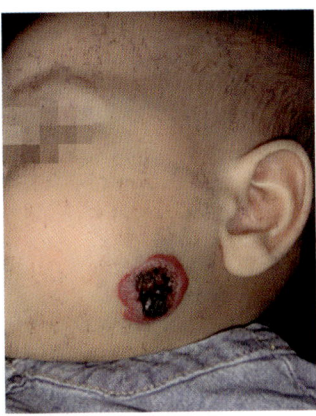

Figura 233.8 Hemangioma da infância facial com ferimento aos 6 meses de vida.

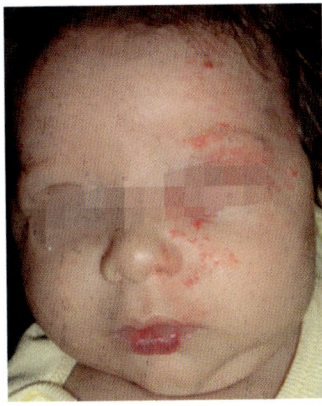

Figura 233.9 Hemangioma da infância facial com distribuição segmentar aos 2 meses de vida.

O propranolol oral é a primeira opção de tratamento para os HIs, e a possibilidade de resolução completa depende do início precoce do uso da medicação. Alternativas de tratamento são corticoide, *dye laser* e cirurgia.

Os hemangiomas congênitos (HC) são tumores já instalados ao nascimento. Não respondem ao tratamento medicamentoso, seja propranolol ou corticoide. Os rapidamente involutivos (RICH) alcançam resolução espontânea durante o primeiro ano de vida (Figura 233.10). No período da involução, algumas lesões cursam com alterações hematológicas e hemodinâmicas que demandam suporte clínico. Os não involutivos (NICH) não regridem naturalmente e podem ser tratados com cirurgia ou *dye laser*.

Destaca-se outro tumor vascular, o hemangioendotelioma kaposiforme (HEK), classificado como localmente agressivo. Os pacientes evoluem com distúrbio hematológico grave, denominado síndrome de Kasabach-Merritt, cuja mortalidade, de acordo com a literatura, chega a 50%. O tratamento do HEK deve ser precoce e pode incluir corticoide, sirolimo e vincristina. Transfusão de sangue e hemocomponentes devem ser evitados devido ao risco de desencadear um consumo desenfreado de plaquetas.

Malformações vasculares

As malformações vasculares são decorrentes de erros estruturais na formação dos vasos sanguíneos e linfáticos durante

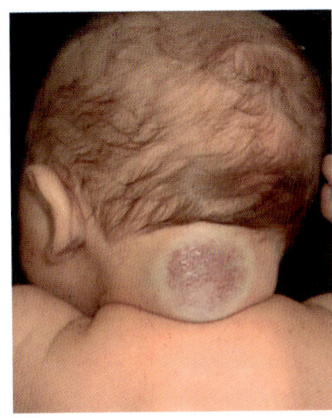

Figura 233.10 Hemangioma congênito rapidamente involutivo aos 2 meses de vida.

o período embrionário. São classificadas de acordo com o componente vascular malformado: capilar, linfático, venoso e arteriovenoso.

Malformações capilares

São manchas de pele e mucosa, de cor rósea, vermelha ou vinho, visualizadas ao nascimento (Figura 233.11). Podem ocorrer de forma isolada ou combinada a outros componentes vasculares. Participam de síndromes complexas, como as de CLAPO, CLOVES, Klippel-Trenaunay e Sturge-Weber (malformação capilar de face/pálpebras com malformações oculares e de sistema nervoso central). O comprometimento estético causa morbidade precoce, pois impacta negativamente na socialização da criança.

A laserterapia com o equipamento Flashlamp-pumped Pulsed Dye Laser (595 nm) é considerada segura e efetiva desde os primeiros meses de vida.[8] O *dye laser* é aplicado em sessões periódicas, em regime ambulatorial ou sob anestesia geral.

Malformações linfáticas

São anomalias estruturais da rede vascular linfática, em geral multicísticas, com componentes macro e microcísticos (Figura 233.12). Provocam deformidade, assimetria, obstruções e sofrem surtos de infecção. As lesões cervicais extensas, com envolvimento de cavidade oral e vias respiratórias, podem causar obstrução respiratória precoce, sendo a

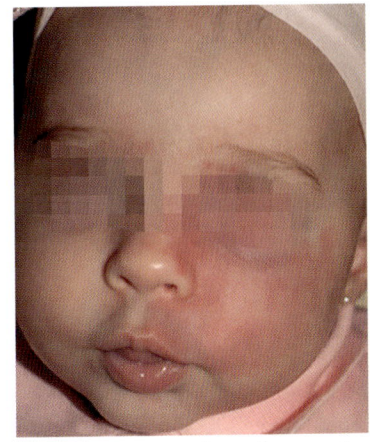

Figura 233.11 Malformação capilar na face aos 6 meses de vida.

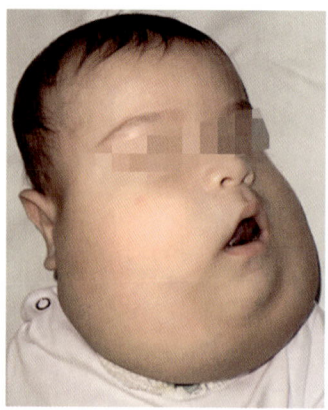

Figura 233.12 Malformação linfática extensa de terço inferior da face, cavidade oral e cervical aos 7 meses de vida.

infecção a complicação mais frequente. A ultrassonografia com Doppler identifica estruturas císticas multiloculadas e anecoicas. A ressonância magnética confirma a característica cística das lesões, e o componente microcístico pode apresentar-se com aspecto infiltrativo difuso.

A mutação no gene *PIK3CA* foi identificada em síndromes complexas com componente linfático como CLAPO, CLOVES e Klippel-Trenaunay – quadro denominado como PROS (do inglês, **P**IK3CA-**R**elated **O**vergrowth **S**pectrum). O componente linfático pode compor entidades raras, com padrão generalizado ou disseminado (vísceras, cavidades e ósseo). As malformações linfáticas devem ser tratadas devido a sua progressão ao longo da vida.

Os macrocistos são preferencialmente tratados com aplicação intralesional de medicamentos como a bleomicina e o OK-432 (Picibanil). A cirurgia radical não é recomendada e deve ser evitada, em decorrência do alto índice de morbidade e mortalidade. Alguns recém-nascidos com comprometimento cervical e obstrução das vias respiratórias necessitam de traqueostomia e gastrostomia. Os surtos de linfangite são tratados clinicamente, com administração de antibiótico e anti-inflamatório. O sirolimo, por sua vez, é um recurso terapêutico efetivo para portadores de lesões extensas e infiltrativas.[8]

ACESSO VENOSO

O acesso venoso no recém-nascido é o procedimento mais comum realizado em neonatos que apresentam alguma enfermidade no período neonatal. A maior parte dos recém-nascidos que estão sob cuidados em unidade de terapia intensiva neonatal são por prematuridade ou por doenças congênitas, aumentando o desafio na inserção e cuidados com acesso vascular.

Apesar de ser bastante comum, requer treinamento e habilidade para sua realização, que não está isenta de complicações, como dor, infeções, trombose e tamponamento cardíaco. Uma equipe treinada para o implante e manutenção desses dispositivos vasculares é essencial para a qualidade no atendimento e para aumentar a sobrevida do paciente. A seleção de um cateter adequado deve levar em consideração a idade gestacional ao nascimento, condições clínicas, discrasias sanguíneas, malformações e infusões, que são realizadas no acesso vascular, e viabilidade vascular tanto periférica como de vasos centrais.[9]

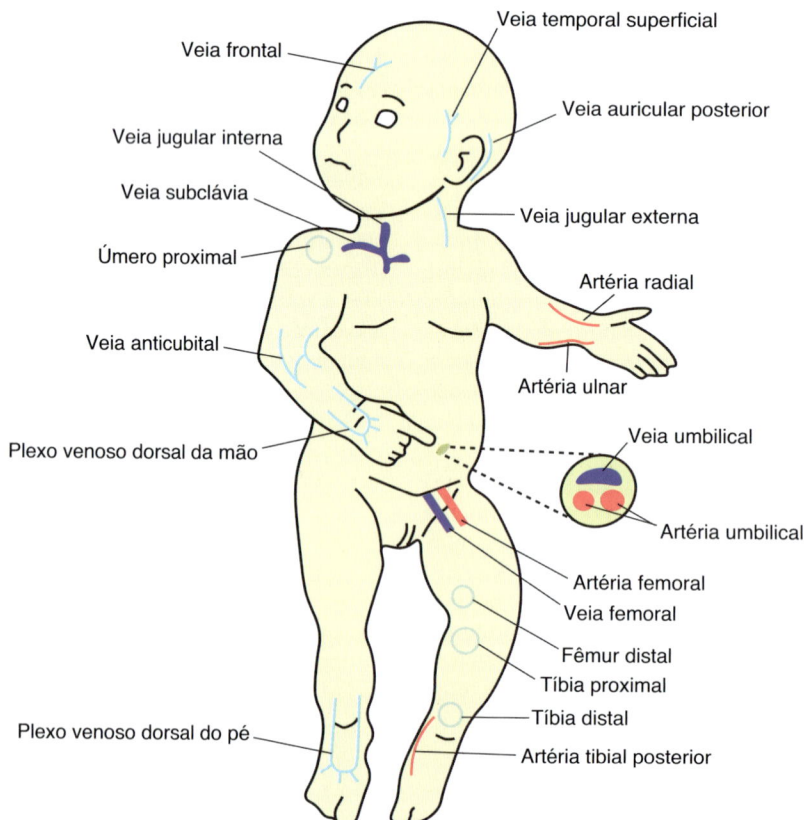

Figura 233.13 Locais comuns de acessos vasculares. Vermelho: arteriais; azul-claro: venosos periféricos; azul-escuro: venosos centrais; verdes: intraósseos.

A disponibilidade de acessos venosos no recém-nascido é demonstrada na Figura 233.13.

O acesso venoso periférico é o procedimento mais comum tanto para a infusão de fluidos como para a coleta de amostras sanguíneas para análise. Apesar de ser considerado um procedimento simples, enfrenta a fragilidade vascular e, portanto, deve-se atentar ao pH e osmolaridade dos fluidos utilizados na impossibilidade nesse acesso pelo risco de extravasamento e complicações maiores.[9] Em suas primeiras horas de vida, se o recém-nascido precisar de um cateter central de urgência, o cateter umbilical é de grande utilidade, mas sua manutenção como dispositivo deve ser curta devido ao risco de trombose de veias porta e cava com uso prolongado.

O cateter central de punção periférica, conhecido com cateter de PICC, é o de maior permanência e de escolha sempre que possível por reduzir os riscos, permanecer por mais tempo e ter um índice de infecção menor. Esse cateter é um grande marco na neonatologia, contribuindo diretamente para o aumento da sobrevida nesse grupo de pacientes.

O acesso venoso central por punção central é outra opção, e deve ser considerado quando há dificuldade de acesso por punção periférica; no entanto, é importante salientar que o ultrassom deve ser usado para guiar a punção vascular como padrão de segurança em todos os acessos vasculares, principalmente nos acessos de punção central para minimizar complicações como hemotórax e pneumotórax. Em última estância, ainda pode-se lançar mão dos acessos venosos por flebotomia, em que é necessário um acesso cirúrgico por dissecção do vaso para o implante do cateter. Muito usado antes da disponibilidade de dispositivos vasculares de melhor qualidade e utilização do ultrassom, tem como desvantagem a perda do vaso para futuras utilizações na maioria dos casos, e quando utilizado de forma rotineira pode levar ao esgotamento vascular com comprometimento direto na sobrevida do paciente.[10]

A utilização do ultrassom na neonatologia vem aumentando gradativamente, permitindo que o esgotamento vascular seja cada vez menos frequente, assim como possibilita a punção de vasos centrais na neonatologia, incluindo prematuros extremos (Figuras 233.14 a 233.16).

O acesso venoso no recém-nascido deve fazer parte do planejamento de cuidados terapêuticos para preservar a saúde vascular, levando em consideração a expectativa de vida do neonato. Complicações, perdas e esgotamento

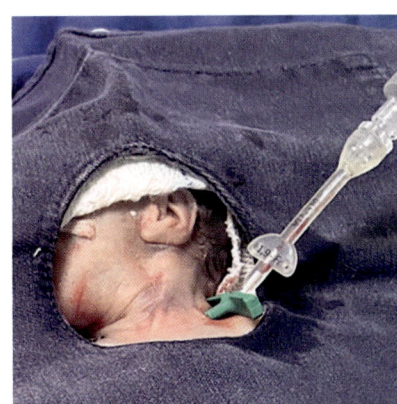

Figura 233.14 Punção de tronco braquiocefálico guiado por ultrassom em prematuro extremo com 470 g.

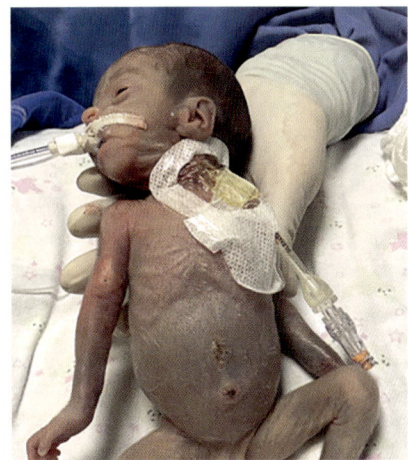

Figura 233.15 Acesso venoso central em prematuro extremo.

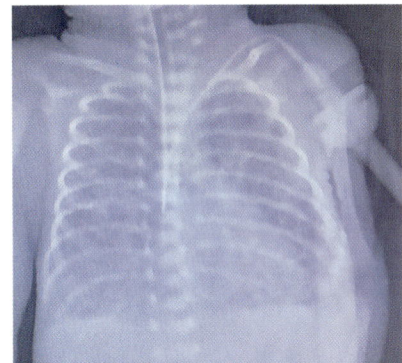

Figura 233.16 Controle radiológico pós-punção.

vasculares são sequelas que podem comprometer não só o tratamento de início de vida, como a possibilidade de tratamento de patologias futuras que necessitem de terapia venosa.

CONSIDERAÇÕES FINAIS

O diagnóstico precoce e tratamento correto do recém-nascido desde o período intrauterino pode proporcionar a redução de morbidades, sequelas e mortalidade relacionadas com patologias que afetam esse período de vida. Um melhor entendimento dessas enfermidades, tanto em relação às necessidades cirúrgicas consequentes como com o cuidado neonatal, melhoraram consideravelmente a sobrevida desses pacientes.

O diagnóstico das AVs deve ser estabelecido de acordo com a classificação da ISSVA. A curva de aprendizado é longa no manuseio dos fármacos e na habilidade técnica para exames e procedimentos. Nos centros de referência, os portadores de AV encontram atendimento especializado, com equipe multidisciplinar e abordagem integrada para todas as necessidades do paciente.

REFERÊNCIAS BIBLIOGRÁFICAS

1. Sbragia L. Tratamento das malformações fetais intraútero [Intrauterine fetal abnormalities therapy]. *Rev Bras Ginecol Obstet*. 2010 Jan;32(1):47-54. Portuguese. DOI: 10.1590/s0100-72032010000100008. PMID: 20209262.

2. Spaggiari E, Faure G, Rousseau V, Sonigo P, Millischer-Bellaiche AE, Kermorvant-Duchemin E, Muller F, Czerkiewicz I, Ville Y, Salomon LJ. Performance of prenatal diagnosis in esophageal atresia. *Prenat Diagn*. 2015 Sep;35(9):888-93. DOI: 10.1002/pd.4630. Epub 2015 Jul 6. PMID: 26058746.

3. Bishop JC, McCormick B, Johnson CT, Miller J, Jelin E, Blakemore K, Jelin AC. The Double Bubble Sign: Duodenal Atresia and Associated Genetic Etiologies. *Fetal Diagn Ther*. 2020;47(2):98-103. DOI: 10.1159/000500471. Epub 2019 Jun 5. PMID: 31167209; PMCID: PMC6893095.

4. Rich BS, Bornstein E, Dolgin SE. Intestinal Atresias. *Pediatr Rev*. 2022 May 1;43(5): 266-274. DOI: 10.1542/pir.2021-005177. PMID: 35490204.

5. Holcomb GW, Murphy JP, ST Peter SD. *Aschcraft Pediatric Surgery*. 8ª ed. Ed. Elservier, 2019.

6. Calvert W, Sampat K, Jones M, Baillie C, Lamont G, Losty PD. Necrotising enterocolitis-A 15-year outcome report from a UK specialist centre. *Acta Paediatr*. 2021 Feb;110(2):495-502. DOI:10.1111/apa.15510. Epub 2020 Oct 13. PMID: 32740983.

7. Wassef M, Blei F, Adams D, Alomari A, Baselga E, Berenstein A, et al. Classification: Recommendations From the International Society for the Study of Vascular Anomalies. *Pediatrics*. 2015 Jul;136(1):203-14.

8. Mulliken JB, Burrows PE, Fishman SJ. Mulliken and Young's Vascular Anomalies: Hemangiomas and Malformations. Oxford: Oxford University Press; 2013.

9. Davis MBH, Takashima M, Girgenti C, Ullman AJ. An international survey of pediatric and neonatal clinicians' vascular access practice: PediSIG assessment of vascular access, education, and support (PAVES) catheter selection. *Br J Nurs*. 2020 Jul 23;29(14): S40-S48. DOI: 10.12968/bjon.2020.29.14. S40. PMID: 32697633.

10. Osmond E, Williams N. Fifteen-minute consultation: Decision-making pathway for neonatal vascular access. *BMJ Arch Dis Child Educ Pract Ed*. 2022 Aug;107(4):242-245. DOI: 10.1136/archdischild-2020-320136. Epub 2021 May 14. PMID: 33990374.

CAPÍTULO 234

Doenças Comuns em Cirurgia Pediátrica

Lisieux Eyer de Jesus • Samuel Dekermacher • Kleber Moreira Anderson • Átila Magalhães Victoria

INTRODUÇÃO

Neste capítulo, são apresentados ao médico generalista, de forma sintética, as principais características clínicas de três doenças pediátricas cirúrgicas comuns no dia a dia do ambulatório de puericultura e crianças saudáveis: hérnias inguinais e umbilicais, criptorquias e fimoses. Também é abordada a conduta moderna diante de duas complicações comuns das pneumonias em crianças, os derrames parapneumônicos e as empiemas pleurais.

HÉRNIAS INGUINAIS E UMBILICAIS

As hérnias inguinais (HI) afetam de 1 a 3% da população pediátrica, com incidência maior em prematuros e do sexo masculino. Nas crianças, as HIs são causadas pela persistência total ou parcial do conduto peritônio-vaginal, uma evaginação do peritônio que se estende desde a cavidade abdominal até a bolsa escrotal ou até os grandes lábios, e normalmente oblitera-se no final da gestação. Não há uma expectativa de resolução espontânea das HIs, que são sempre tratadas com cirurgia.[1]

As duas expressões clínicas mais comuns das HIs são apresentadas a seguir.

Hérnia inguinal não complicada

Abaulamento inguinal redutível de forma espontânea ou com manobras de redução, imediatamente distal ao anel inguinal externo, podendo se estender de forma variável através do trajeto do cordão espermático ou do ligamento redondo, até o escroto ou grande lábio (o conteúdo de uma HI pode não chegar a atingir o fundo da bolsa escrotal). São observadas mais facilmente quando a criança executa uma manobra de Valsalva (p. ex., durante o choro ou evacuação) e em posição ortostática.

O tratamento da HI não complicada é eletivo. No exame físico, o examinador verifica um cordão inguinal correspondente ao lado doente mais espesso, uma sensação tátil da presença de um elemento que "escorrega" sobre o cordão inguinal (sinal "da seda", que precisa de uma palpação cuidadosa e com pouca pressão sobre o cordão espermático, com a polpa digital do dedo indicador para ser evidenciado) ou a extrusão do conteúdo herniário (mais frequentemente alças intestinais), que é facilmente redutível (levado de volta à cavidade abdominal) espontaneamente ou quando comprimido na direção do trajeto do canal inguinal.

Os dados do exame físico das HIs podem ser bastante sutis em criança pequena. Uma boa história clínica detalhada pelos pais e fotos feitas pelos cuidadores no momento em que o conteúdo herniário é observado bastam para o encaminhamento a um especialista para confirmação diagnóstica e tratamento. Na maioria dos casos, não há indicação de exames de imagem, pois o diagnóstico é clínico.

Hérnia inguinal complicada (episódios de estrangulamento)

Neste caso, o abaulamento inguinal é irredutível sem manobras específicas, tenso e doloroso. Pode estar associado a sinais inflamatórios locais nos casos tardios e/ou com sinais clínicos de obstrução intestinal (Figura 234.1). É uma situação de emergência e precisa ser resolvida imediatamente a partir de redução (manobra de taxis) ou cirurgia. A redução deve ser tentada em todos os casos, exceto quando há sinais evidentes de complicações isquêmicas (sinais inflamatórios locais).

Uma redução de HI estrangulada deve ser feita com a criança calma (pode ser feita sedação consciente), em posição supina, com a cabeça mais baixa do que os membros inferiores (posição de Trendelenburg). O cordão espermático é estabilizado na região do anel inguinal externo com a mão não dominante. Em seguida, o conteúdo herniário é comprimido de forma concêntrica, e empurrado na direção do trajeto do cordão inguinal com a mão dominante. A manobra de redução não é brusca e usa força apenas moderada, aplicada de forma constante durante um período de alguns minutos na direção específica do canal inguinal, de forma concêntrica.

Quando uma HI estrangulada não pode ser reduzida, a criança precisa ser transferida de forma emergencial (vaga zero) para tratamento cirúrgico em jejum. As consequências de uma HI estrangulada podem ser sérias e são tempo-dependentes: considera-se uma janela de tempo de 6 horas como o intervalo de segurança para evitar complicações isquêmicas irreversíveis, como isquemia (e posterior atrofia) do testículo ipsilateral (porque os vasos gonadais do cordão espermático são comprimidos pelo conteúdo herniário sob tensão no anel inguinal externo), obstrução intestinal (secundária à compressão do conteúdo intestinal estruído através da hérnia) e isquemia intestinal (pela compressão e/ou trombose dos vasos nutridores do segmento intestinal estruído).

O risco de um episódio de estrangulamento indica o tratamento cirúrgico rápido de hérnias inguinais, ainda que

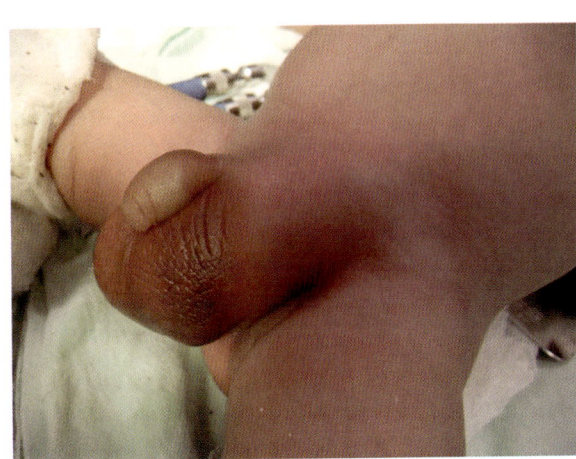

Figura 234.1 Hérnia inguinal estrangulada à esquerda, com sinais inflamatórios na região do abaulamento observado na região inguino-escrotal.

não tenham apresentado complicações até o momento em que é apresentada ao examinador. Cabe lembrar que as HIs complicam com mais frequência no primeiro semestre de vida, sendo, portanto, prioridade nos lactentes, não devendo ser adiadas para idades mais tardias.[1] Elas podem ter sintomas sutis e apresentarem-se pela primeira vez com um episódio de estrangulamento. Toda criança apresentada em emergência com sinais de obstrução intestinal ou abdome agudo precisa ter a região inguinal sistematicamente examinada. O estrangulamento herniário é a causa mais frequente de obstrução intestinal/abdome agudo no primeiro ano de vida, e a ausência de um exame genital/inguinal pode ser a causa de diagnósticos inadequados ou protraídos e relacionados com complicações.

Tratamento

O tratamento das HIs nas crianças é sempre cirúrgico, e a indicação é feita no momento do diagnóstico. É importante que sejam operadas por cirurgiões especificamente treinados, em hospitais que possam oferecer segurança anestésica a esses pacientes. A cirurgia nos casos de HI não complicada é ambulatorial, com índices de cura muito altos e taxas muito pequenas de complicação e recidiva. No caso de crianças prematuras com até 60 semanas de vida pós-concepção, pode ser necessária a internação hospitalar por 24 a 48 horas, devido ao risco de apneias pós-anestesia (o anestesista deve ponderar a necessidade dessa conduta).

Hérnias umbilicais (HU) são muito comuns em crianças pequenas, e muito raramente sofrem complicações e tendem a se resolver espontaneamente. A evolução benigna tem relação com o mecanismo fisiopatológico de sua formação, ligada à maturação progressiva da região umbilical, por onde trafega o conteúdo do cordão umbilical. Por esse motivo, não está indicado tratamento cirúrgico de HUs não complicadas em crianças antes dos 3 anos.

CRIPTORQUIAS

As criptorquias (posicionamento dos testículos permanentemente fora do fundo da bolsa escrotal) são comuns, afetando entre 1 e 3% da população masculina. O reconhecimento dessa situação é importante porque a persistência de um testículo fora da região anatômica normal por muito tempo acarreta potencialmente em perda do epitélio germinativo e infertilidade permanente da gônada afetada.[2]

A criptorquia pode apresentar-se de três formas:

- Criptorquia congênita: quando o testículo afetado não é encontrado na posição correta no neonato. Trata-se de uma situação mais comum na criança prematura (incidência de até 20%). São frequentemente associadas a HIs, já que as criptorquias congênitas são causadas por um defeito na descida dos testículos para a bolsa escrotal (embriologicamente, os testículos surgem no interior da cavidade abdominal, próximos ao polo renal inferior, e descem progressivamente para o fundo da bolsa escrotal, e são "conduzidos" em paralelo a uma evaginação peritoneal chamada conduto peritônio-vaginal). Quando uma criptorquia está associada a uma HI, o tratamento da HI tem prioridade e a criança deve ser encaminhada imediatamente a um cirurgião pediátrico
- Criptorquia adquirida: quando um testículo inicialmente localizado no fundo da bolsa é encontrado permanentemente em outra localização (nessa situação, o testículo passa a ser chamado ascendente). Esse fenômeno acontece em até 1/3 dos testículos retráteis, e é mais frequente no final da idade pré-escolar e em escolares jovens. A possibilidade de testículos normais se tornarem ascendentes requer exame sistemático periódico da genitália masculina durante toda a infância, mesmo em meninos normais ao nascimento
- Criptorquia iatrogênica: quando um testículo inicialmente em posição normal se fixa em um local anômalo após um procedimento médico, mais frequentemente, cirurgias na região inguinal.

Em uma criptorquia, o testículo distópico pode se localizar no trajeto normal de migração testicular a partir do abdome ou em uma localização ectópica (frequentemente, na região inguinal lateralmente ao anel inguinal externo – bolsa de Denis-Browne). Testículos ectópicos, embora raramente, podem se localizar em locais insuspeitos (p. ex., períneo, suprapúbicos, hemibolsa contralateral) e é importante um exame amplo da região genital em qualquer paciente em que o testículo não for imediatamente palpável. Também é possível encontrar testículos que ora estão palpáveis ora estão impalpáveis porque "entram" no canal inguinal (peeping testis) e testículos impalpáveis de fato, porque estão atróficos ou estão dentro da cavidade abdominal (em torno de 20% dos casos de criptorquia).

Diagnóstico

O exame físico numa criptorquia inclui inspeção e palpação. Além da ausência do testículo críptico na bolsa escrotal, podem ser observados hipotrofia da hemibolsa escrotal ipsilateral e abaulamento correspondente à localização do testículo críptico (mais frequentemente inguinal, e pode ser confundido com HI).

À palpação, tipicamente, a hemibolsa escrotal ipsilateral está vazia. É possível que o testículo contralateral esteja aumentado em relação à expectativa normal de volume para a idade (nesses casos, atrofia do testículo críptico é mais provável). O testículo críptico pode ser localizado por palpação bimanual: a mão não dominante do examinador estabiliza e comprime o canal inguinal, enquanto a mão dominante busca o testículo críptico (estrutura arredondada sólida e móvel) na região inguinal e no trajeto desde o canal inguinal até o escroto. É importante registrar o tamanho aproximado do testículo críptico quando palpado e se foi palpado o cordão inguinal, no caso de testículos impalpáveis. A palpação de um testículo críptico é facilitada em ambientes não frios, crianças calmas e bem posicionadas e com lubrificação das mãos do examinador.

Complicações

Criptorquias congênitas podem resolver-se espontaneamente, em especial no caso de crianças prematuras, mas a resolução espontânea é altamente improvável além dos 6 meses de vida. Qualquer caso de testículo críptico além dos 6 meses precisa ser encaminhado a um cirurgião pediátrico para tratamento.[2]

A associação de criptorquias com infertilidade e neoplasia testicular é uma preocupação séria dos pais de crianças com essa doença. Eles devem ser informados que a taxa de fertilidade em crianças com criptorquia é semelhante à da população nos casos de criptorquia unilateral se o testículo contralateral for normal. No caso de criptorquias bilaterais, a fertilidade espontânea oscila em torno de 60%, e diminui drasticamente se a doença não é tratada a tempo. Em qualquer dos dois casos, a preservação da fertilidade atribuível a um testículo críptico depende do tratamento antes dos 2 anos.[2]

Com relação ao risco de neoplasia testicular maligna, o risco é de 3 a 5 vezes ao da população masculina normal, e é maior para testículos intra-abdominais e testículos ainda crípticos após a puberdade. No entanto, a taxa de neoplasia testicular na população normal é baixa, de forma que o risco absoluto de neoplasia testicular maligna no paciente individual com criptorquia é baixo. Uma questão importante em relação ao risco de neoplasia é que diminuí-lo mediante orquidopexia (a cirurgia corretiva para criptorquias) é controversa, inclusive para testículo contralateral, e é prudente que os pacientes, a partir da adolescência, adotem o autoexame periódico e procurem assistência médica caso encontrem alguma anormalidade.[2]

Tratamento

O tratamento das criptorquias não resolvidas até os 6 meses é cirúrgico. Para os testículos palpáveis, é utilizada uma inguinotomia em regime ambulatorial, com sucesso maior do que 90% dos casos. No caso de testículos impalpáveis, é necessário o tratamento videolaparoscópico, para o diagnóstico de casos de atrofia testicular ou tratamento cirúrgico de testículos localizados no interior da cavidade abdominal. Não há, hoje, indicação de tratamentos hormonais para criptorquias, pois demonstraram-se inadequados, com eficiência terapêutica em torno de apenas 20% dos casos, e têm alto custo, com alguns efeitos colaterais importantes.[2]

Testículos retráteis (testículos que se movem entre o fundo da bolsa e a região inguinal, de forma intermitente, a partir da ativação do reflexo cremastérico) são extremamente comuns entre o segundo semestre de vida e a idade escolar, e podem gerar dúvidas no diagnóstico diferencial em relação aos testículos crípticos. No caso dos retráteis, a gônada pode ser levada ao fundo da bolsa sem dor e sem tensão elevada do cordão espermático. Nesse caso, se o examinador insiste em reter a gônada na bolsa por 1 ou 2 minutos (para "cansar" o reflexo cremastérico), ela permanece no local. Testículos realmente retráteis não têm indicação cirúrgica, mas precisam ser observados periodicamente, porque até 1/3 deles se tornam crípticos (ascendentes).

FIMOSES E CONDIÇÕES PENIANAS DA INFÂNCIA

O prepúcio é uma camada dupla de proteção (pele externa e mucosa interna) que normalmente recobre a glande. Em geral, nos neonatos e lactentes jovens não é possível a sua retração completa com exposição total da glande, não porque haja algum defeito anatômico, mas porque o prepúcio imaturo normal apresenta-se aderido à superfície glandar por aderências bálano-prepuciais fisiológicas. Esse fenômeno, chamado anteriormente – de forma imprópria – fimose fisiológica, é normal e se resolve espontaneamente na maioria das crianças de forma gradual. Em torno de ¾ das crianças conseguem retrair completamente o prepúcio com exposição plena da glande aos 4 anos, assim como mais de 90% dos meninos no começo da adolescência, sem qualquer tratamento e sem o uso de manobras forçadas de redução.[3]

A doença fimose é independente desse fenômeno fisiológico e, por definição, exige a presença de uma estenose do anel prepucial (na região da transição entre pele e mucosa), impedindo parcial ou completamente a exposição da glande. Pode ser congênita ou adquirida, e nesse caso é associada a uma forma genital de líquen esclero-atrófico (chamado anteriormente balanite xerótica) ou secundário à fibrose gerada por trauma local (frequentemente causada por tentativas recorrentes e pouco delicadas de "resolver" a fimose fisiológica pelos pais ou pela equipe de saúde). Não há nenhuma indicação de retração forçada para "resolver" a impossibilidade de retração prepucial nas crianças jovens. Essa situação não é problemática, não implica riscos e habitualmente tem resolução espontânea. Adicionalmente, trata-se de um processo doloroso e traumático, que não deve ser imposto à criança.

O processo de resolução espontânea das aderências bálano-prepuciais é gradual, e alguns fenômenos podem se associar a ele, em especial a persistência zonal de áreas aderidas (aderências bálano-prepuciais parciais), a formação de "ilhas" de concentração de esmegma, formando "pérolas" de esmegma visíveis sob a pele (cistos de esmegma) ou a liberação de resíduos de esmegma retidos, quando acontece a liberação espontânea de uma área de aderência fisiológica. Essas situações, todas sem risco e de resolução espontânea, frequentemente são apresentadas pelos pais aos médicos, e algumas preocupações são recorrentes. É comum que os cistos de esmegma sejam confundidos com cistos epidermoides ou tumores do pênis e que a liberação de coleções de esmegma, que são de conteúdo sebáceo e frequentemente apresentam odor pungente, sejam apresentados como secreção purulenta. Nenhuma dessas situações necessita de uma conduta resolutiva, e os pais devem apenas ser tranquilizados.

Complicações

As fimoses de fato podem apresentar algumas complicações. A primeira delas, e a mais comum, é a inflamação prepucial (balanopostite), em geral associada a trauma local, exposição prolongada à umidade ou problemas de higiene. A criança relata dor ou incômodo local, e frequentemente apresenta disúria, a qual costuma ser confundida com infecção do trato urinário (ITU), e os pacientes apresentam piúria no EAS (justificada pela passagem da urina através da região inflamada). É essencial que as crianças com esse tipo de queixa tenham a genitália examinada, para evitar que casos de balanopostite repetitiva sejam tratados inadequadamente e encaminhados a especialistas para investigação de ITU de repetição. A inspeção revela edema e hiperemia afetando o prepúcio, que recobre normalmente a glande (e não costuma estar associado a infecções urinárias).[3] O tratamento é feito com cuidados locais e antibióticos tópicos. Antibióticos sistêmicos normalmente não são necessários.

Uma segunda complicação é a parafimose, na qual o prepúcio fimótico está reduzido (empurrado na direção da base do pênis, pelo próprio paciente ou por terceiros) e o anel prepucial estreito está localizado proximal ao sulco bálano-prepucial, causando um estrangulamento da haste peniana. Os pacientes de parafimose, diferentemente dos portadores de balanopostite, sempre têm a glande exposta (Figura 234.2). Trata-se de uma condição muito dolorosa, que causa compressão isquêmica dos tecidos distais e cursa com edema distal progressivo. O tratamento, na maioria dos casos, é trazer o anel fimótico para a posição normal distal à glande e uma circuncisão eletiva posterior.

Tratamento

É habitualmente necessário um bloqueio de pênis ou sedação da criança. O examinador comprime a glande manualmente por alguns minutos, para diminuir o volume de edema. Em seguida, traciona a pele do anel fimótico em direção distal, de forma centrípeta, até obter a mobilização completa além da extremidade glandular. Se a redução não é possível, o paciente deve ser encaminhado imediatamente a uma emergência cirúrgica.

Algumas fimoses que não apresentam esclerose ou fibrose do anel prepucial podem ser tratadas com corticoterapia tópica, assim como as aderências bálano-prepuciais persistentes.[3] O tratamento tópico, no entanto, não tem indicação em lactentes ainda em fraldas. De fato, nessas crianças, a cobertura da glande pelo prepúcio é um mecanismo natural de proteção contra estenoses do meato urinário por trauma de exposição. No caso de utilizar tratamento tópico, a ação efetiva ocorre no máximo em 8 semanas, e após obter a redução completa do prepúcio, é necessário ensinar aos pais e/ou paciente a manter a higiene local adequada com retração e reposição do prepúcio diariamente no banho.

Fimoses com fibrose do anel prepucial em crianças desfraldadas têm indicação de tratamento cirúrgico, que é eletivo e não requer urgência. Há, no entanto, algumas exceções:

- Casos de líquen esclerosante prepucial: são fimoses adquiridas, em geral a partir da idade escolar e caracterizadas por anéis prepuciais bem rígidos e com aspecto perolado (Figura 234.3). Essa situação é progressiva e pode ser associada, em longo prazo, a esclerose da superfície

glandar, estenose obstrutiva do orifício prepucial e da uretra. Tem indicação de corticoterapia tópica imediata e circuncisão urgente[3]
- Crianças portadoras de uropatias graves (em especial, megaureteres, refluxo vesico-ureteral grave e válvulas de uretra posterior) têm indicação de circuncisão como profilaxia de infecção urinária em qualquer idade[3]
- Crianças com anomalias penianas não devem ser submetidas a circuncisões, em especial nos casos de pênis embutido, já que a ressecção do prepúcio pode prejudicar a correção posterior da anomalia.[3]

Algumas famílias, por questões sociais ou religiosas, solicitam que seus filhos sejam submetidos a circuncisões, o que deve ser avaliado com muita sensibilidade. É necessário lembrar que, para certos agrupamentos culturais, a ausência de circuncisão funciona como um estigma social e que algumas famílias, quando não atendidas em sua solicitação, optam por obter uma circuncisão feita por pessoas sem treinamento médico, acarretando em problemas mais sérios.

DERRAMES PLEURAIS PARAPNEUMÔNICOS E EMPIEMAS PLEURAIS

O empiema pleural (derrame pleural parapneumônico complicado ou empiema torácico) é definido como o acúmulo de secreção exsudativa na cavidade pleural, em geral como complicação de uma pneumonia.[4-6]

A evolução clínica da criança com pneumonia complicada com efusão pleural segue uma história natural dividida em três estágios. O estágio I (fase exsudativa) é diagnosticado precocemente, entre 24 a 72 horas de evolução. O líquido pleural tem baixa celularidade, não são detectadas bactérias e o aspecto ultrassonográfico é claro e fluido. No estágio II (fase fibrinopurulenta), a doença é diagnosticada com mais de 72 horas e menos de 2 semanas, e é caracterizada pela alta celularidade e presença de bactérias, associada à presença de septações e loculações ao exame ultrassonográfico do tórax. Por fim, o estágio III (fase organizada)

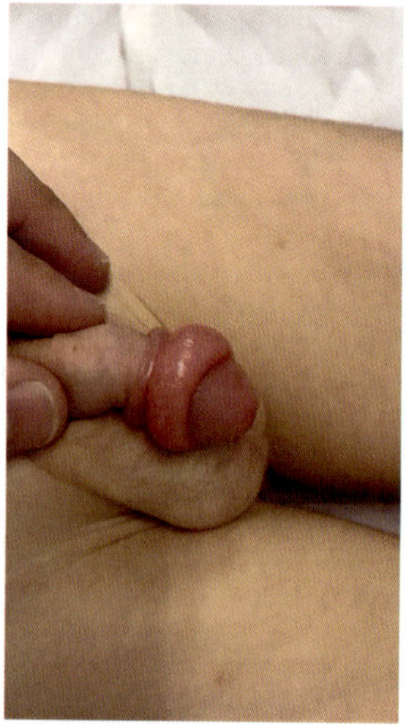

Figura 234.2 Parafimose. Observa-se a glande completamente exposta, edema mucoso e um anel de constrição imediatamente proximal à área edematosa.

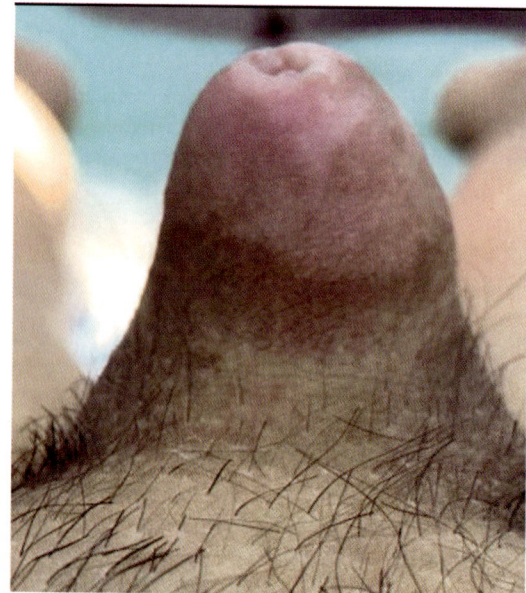

Figura 234.3 Líquen escleroatrófico causando fimose. Observa-se o aspecto esclerótico do anel prepucial.

ocorre após 2 semanas de evolução: há um espessamento da pleura visceral, com restrição à expansibilidade pulmonar, levando ao seu encarceramento.[4,5]

Incidência e prevalência

A despeito da melhora da assistência terapêutica às crianças nas últimas décadas, seja pela adoção de medidas profiláticas, como a vacinação da população infantil contra cepas virais e bacterianas, seja pelos diagnósticos mais precisos e precoces e pela melhora do arsenal antimicrobiano, percebe-se um aumento global na incidência do empiema pleural.[4]

A pneumonia bacteriana é a principal causa de morte nas crianças abaixo dos 5 anos.[5] Estima-se que aproximadamente de 1 a 3% das crianças com pneumonia terão complicação com empiema pleural.[4] Na população pediátrica hospitalizada em decorrência da pneumonia, essa complicação pode estar presente em até 40% dos casos.[5]

Diagnóstico

O empiema pleural deve ser suspeitado em toda criança com pneumonia em que haja falha da resposta ao tratamento antimicrobiano dentro de 48 a 72 horas, com persistência de febre, taquipneia ou instabilidade clínica.[5,6] Nesses casos, é indicada radiografia simples do tórax, em incidência posteroanterior e em perfil, com a criança em posição ortostática. O acúmulo de líquido no espaço pleural é evidenciado pelo velamento do seio costofrênico. Em casos mais avançados, com derrame de grande volume, um desvio contralateral da via respiratória e demais estruturas mediastinais pode ser observado.

Outro importante método de imagem é a ultrassonografia torácica, inócua e de fácil execução, livre de radiação e capaz de prover importantes achados que indicam doença em estágios mais avançados, como a presença de septos e loculações. A tomografia computadorizada é reservada para pacientes selecionados com suspeita de pneumonia necrotizante, pneumatocele ou abscesso pulmonar com comprometimento do parênquima pulmonar, ou para a exclusão de diagnósticos diferenciais, como a ocorrência de malformações broncopulmonares.

Tratamento

De acordo com a fase e volume da efusão pleural, várias modalidades terapêuticas são possíveis, desde o tratamento clínico conservador com antibióticos até intervenções cirúrgicas. Dentre os métodos intervencionistas destacam-se a toracocentese, a drenagem pleural fechada em selo d'água (com ou sem infusão intrapleural de agentes fibrinolíticos), a toracoscopia e a toracotomia.[5,6]

O empiema diagnosticado na fase I com volume pequeno pode ser tratado de forma conservadora. No caso de volume moderado, ainda no estágio I (com aspecto fluido sem septações ao exame ultrassonográfico), deve ser feita aspiração por toracocentese ou drenagem formal (toracostomia com dreno).[5,6] Indica-se a infusão intrapleural de agente fibrinolítico quando a análise bioquímica indica presença de bactérias, LDH acima de 1.000 ou glicose abaixo de 40 g/dℓ.

O tratamento da criança com empiema pleural diagnosticado na fase II tem como objetivo o desbridamento do espaço pleural com a remoção dos septos de fibrina e das coleções purulentas, e higiene ampla do espaço pleural. O tratamento pode ser feito com fibrinólise química através do dreno torácico ou mecanicamente por via toracoscópica ou aberta (toracotomia). Não há consenso quanto ao melhor método, químico ou cirúrgico, para a condução dos pacientes nesse estágio da doença pleural.[4-6]

No estágio III, o objetivo do tratamento é o desencarceramento pulmonar. Além da remoção dos septos de fibrina e das coleções purulentas, deve ser feita a remoção da pleura visceral doente e espessa, permitindo a reexpansão pulmonar. Sua execução é discutível devido à morbidade cirúrgica elevada em pacientes assintomáticos selecionados, considerando a recuperação satisfatória da maioria das crianças, sem que uma cirurgia direcionada para encarceramento pulmonar seja necessária.

O empiema pleural nas crianças é uma complicação da pneumonia cada vez mais frequente e exige rápido diagnóstico e tratamento de acordo com cada fase de apresentação.

CONSIDERAÇÕES FINAIS

As doenças comuns em cirurgia pediátrica têm alta incidência e é importante do ponto de vista de planejamento em saúde e provimento de qualidade de vida às famílias e aos pacientes, na infância e na idade adulta. O diagnóstico correto, reconhecimento do momento perfeito para o tratamento e a conduta inicial adequada são fundamentais para a obtenção de bons resultados, assim como a disponibilidade de profissionais corretamente treinados e ambientes/materiais próprios para o atendimento de crianças.

REFERÊNCIAS BIBLIOGRÁFICAS

1. Kasper S. Wang, MD, and the Committee on Fetus and Newborn ant Section on Surgery. Assessment and management of inguinal hernia in infants. *Pediatrics*. 2012;130:768–773
2. Kolon TF, Herndon A, Baker, LA, Baskin LS, Baxter CG, Cheng EY, et al. Evaluation and treatment of cryptorchidism: AUA Guideline. *J Urol*. 2014, 192(2):337-45. DOI: 10.1016/j.juro.2014.05.005.
3. Dave S, Afshar K, Braga LH, Anderson P. Canadian Urological Association guideline on the care of the normal foreskin and neonatal circumcision in Canadian infants. *Can Urol Assoc J*. 2017;12(2):E76-99. Disponível em: http://dx.doi.org/10.5489/cuaj.5033.
4. Shankar G, Sahadev R, Santhanakrishnan R. Pediatric empyema thoracis management: should the consensus be different for the developing countries? *J Pediatr Surg*. 2020;55(3):513-517. DOI:10.1016/j.jpedsurg.2019.08.009.
5. Dias AIBS, Becker KA. Malformações congênitas pulmonares. *In*: Piçarro C. *Fundamentos em Cirurgia Pediátrica*. Ed. Manole, 2021;21:194-203.
6. Pacilli M, Nataraja RM. Management of paediatric empyema by video-assisted thoracoscopic surgery (VATS) versus chest drain with fibrinolysis: Systematic review and meta-analysis. *Paediatr Respir Rev*. 2019;30:42-48. DOI:10.1016/j.prrv.2018.09.001

CAPÍTULO 235

Abdome Agudo

Camila Girardi Fachin • Danielle L. Teixeira Ferdinando • Erika V. P. Ortolan • Eduardo Amoras Gonçalves

INTRODUÇÃO

Dor abdominal aguda em crianças é normal e sua avaliação pode ser desafiadora devido às inúmeras etiologias possíveis. A causa clínica mais comum é a gastrenterocolite, enquanto a cirúrgica é a apendicite. É muito importante identificar quais os casos que necessitam de atenção imediata. Sintomas e sinais que podem estar associados à etiologia cirúrgica são febre, vômito bilioso, diarreia com sangue, ausência de ruídos hidroaéreos, defesa à palpação abdominal, rigidez do abdome e dor abdominal à descompressão.

A idade da criança é muito importante para determinar os diagnósticos diferenciais. Em recém-nascidos e lactentes, deve-se pensar em alterações congênitas, entre outros. A avaliação no exame físico é importante, mas em crianças pequenas pode ser inconclusivo. Exames laboratoriais como hemograma e proteína C reativa (PCR) podem ser úteis. O ultrassom é o exame de imagem mais utilizado na avaliação das crianças, por não envolver radiação ionizante, mas deve-se ter em mente que é operador dependente. A tomografia de abdome deve ser usada esporadicamente em crianças com dor abdominal para não expô-las desnecessariamente à radiação.

Neste capítulo, o abdome agudo é dividido por etiologia: obstrutivo, inflamatório, traumático, vascular e perfurativo.

ABDOME AGUDO OBSTRUTIVO

É definido como o impedimento da progressão do conteúdo da luz intestinal por uma causa funcional ou mecânica, de início súbito. Pode ser dividido em obstrução alta ou baixa, levando em consideração o nível do trato intestinal acometido. Quanto ao comprometimento da parede intestinal, pode ser denominado como simples ou complicado, o qual ocorre quando existe comprometimento da perfusão da parede intestinal.

Quadro clínico

Apresenta dor de intensidade variável, inicialmente em cólica, de início súbito; com a evolução do quadro, a dor passa a ser em pontada e piora com movimentação, o que imobiliza a criança. Ruído hidroaéreo pode ser aumentado com a evolução do quadro (peristaltismo de luta até silêncio abdominal).

O vômito é inicialmente de origem reflexa, e posteriormente adquire características de acordo com o local da obstrução, mais intensos nas obstruções altas. O aspecto do material eliminado é importante: obstruções acima da papila são de aspecto claro (aquoso) e bilioso nas mais baixas, e o fecaloide ocorre por colonização bacteriana do intestino delgado, o que torna o vômito de cor e odor fecais.

Em caso de distensão abdominal, a intensidade depende do nível da obstrução e de histórico de cirurgia prévia ou enterocolite no período neonatal. Nos casos em que é acentuada, pode ocorrer dificuldade respiratória, diminuição do retorno venoso e explosão do ceco (que é o segmento de maior diâmetro, sofrendo maior tensão). Além disso, também pode haver parada de evacuação e da eliminação de flatos. Sinais de peritonite podem indicar isquemia intestinal ou perfuração.

Diagnóstico

O exame de raios X de abdome agudo é feito em crianças maiores; nas menores ou nas acamadas, realizar duas incidências anteroposterior e decúbito dorsal com raios horizontais ou decúbito lateral esquerdo. Esses exames permitem avaliar distensão abdominal, distribuição das alças intestinais de maneira homogênea ou não nos quatro quadrantes, nível hidroaéreo, dilatação difusa ou segmentar (Figura 235.1).

O ultrassom mostra:
- Sinal do alvo: invaginação intestinal
- Inversão dos vasos mesentéricos: má rotação intestinal
- Sinal do redemoinho: volvo.

Causas

Atresia intestinal e estenose

São a principal causa de obstrução intestinal no período neonatal, e há presença de vômitos biliosos nos primeiros 2 dias de vida. Nas obstruções altas, os vômitos são mais precoces e a distensão abdominal menos evidente, enquanto nas obstruções baixas o vômito não é tão evidente e a distensão abdominal é global. Nas estenoses, os sintomas são menos intensos, devido a algum trânsito intestinal presente e, muitas vezes, o exame contrastado é necessário (trânsito intestinal ou enema opaco, dependendo da suspeita em delgado ou cólon). O tratamento cirúrgico visa restabelecer o trânsito intestinal.

Volvo intestinal

Ocorre por má rotação e fixação intestinal incompleta. O ceco normalmente está no quadrante superior direito. Tal alteração

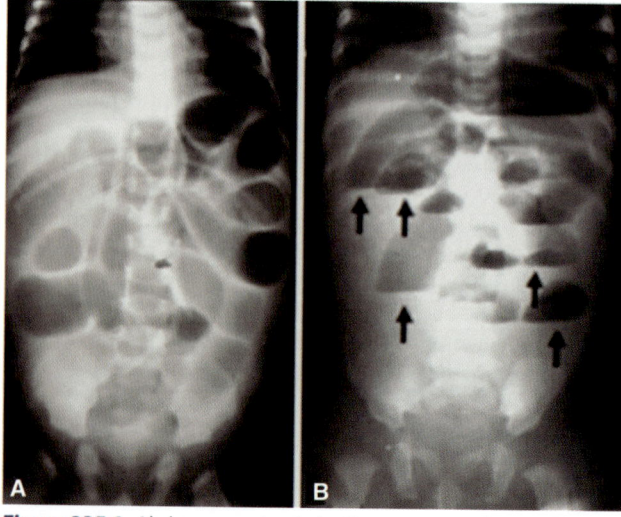

Figura 235.1 Abdome agudo obstrutivo ao exame de raios X: níveis hidroaéreos. **A.** Deitado AP; **B.** Em pé.

na fixação pode levar à torção no eixo da mesentérica superior, causando obstrução aguda e isquemia. Nesses casos a criança apresenta quadro de abdome agudo e vômitos biliosos. Também pode apresentar-se como obstrução duodenal, devido à banda de Ladd que cruza a parede anterior do duodeno.

Íleo meconial
Obstrução por mecônio anormalmente espesso, no íleo terminal. Associado a mucoviscidose em 15% dos casos. O mecônio espesso adquire aspecto de nódulos endurecidos, que obstruem a luz, e o segmento proximal é dilatado. Raios X simples de abdome mostra distensão, nível líquido e aspecto de "miolo de pão" no quadrante inferior direito. O tratamento clínico é feito com acetilcisteína por sonda gástrica ou retal, e cirurgia nos casos de não resposta ao tratamento conservador ou em caso de complicações.

Doença de Hirschsprung
É diagnosticada no período neonatal, com sintomas de obstrução baixa, vômito bilioso, distensão abdominal, atraso ou não eliminação de mecônio nas primeiras 48 horas de vida. Há maior risco em pacientes com síndrome de Down. A doença pode apresentar-se com enterocolite, febre, vômito, distensão abdominal, diarreia e choque séptico (megacólon tóxico).

Invaginação e intussuscepção intestinal
Ocorre mais comumente na faixa etária de 6 a 36 meses, e acima de 36 meses há uma associação com uma "cabeça patológica", como pólipo, divertículo de Meckel ou duplicação intestinal. É caracterizada por dor intensa, progressiva, acompanhada de choro e irritabilidade. Inicialmente, o vômito é não bilioso. Ao exame abdominal, nota-se massa palpável no quadrante superior direito. Em 70% dos casos, há fezes com muco e sangue ("geleia de morango"; Figura 235.2). O diagnóstico é feito por ultrassom. Nos casos com boas condições clínicas, pode ser feita a redução hidrostática com ultrassom ou pneumática com enema. O tratamento cirúrgico é realizado nos casos de impossibilidade de redução da invaginação.

Hérnia encarcerada
Ocorre por protrusão de alça intestinal, epíplon ou ovário, através do conduto peritônio-vaginal patente, não redutível. Pode ocorrer em qualquer faixa etária, desde o período neonatal. Apresenta-se como abaulamento inguinal e/ou escrotal, não redutível (Figura 235.3). A redução manual é indicada

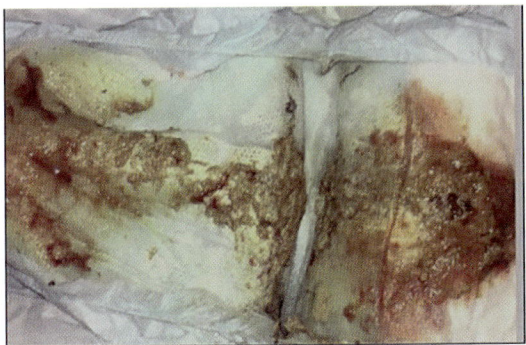

Figura 235.2 Evacuação em geleia de morango de lactente com intussuscepção intestinal.

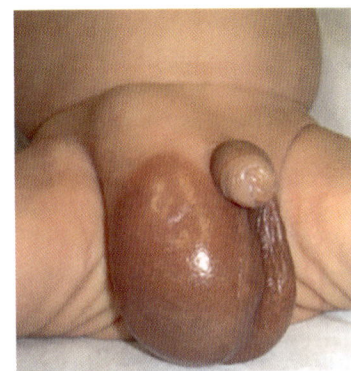

Figura 235.3 Hérnia encarcerada no lactente.

nos casos estáveis clinicamente e sem sinais de estrangulamento. Retira-se a criança da urgência e programa-se a cirurgia para os próximos dias.

Persistência do conduto onfalomesentérico
Há presença de banda da raiz do mesentério ao divertículo, formando um laço que pode permitir a ocorrência de uma hérnia interna, ou um cordão fibroso do divertículo à cicatriz umbilical ou à parede abdominal, fornecendo um ponto de fixação que pode permitir que o intestino torça ao redor dele.

Obstrução aguda por brida
Ocorre em qualquer momento do pós-operatório. A cirurgia é indicada quando há insucesso do tratamento clínico (entre 48 e 72 horas).

Estenose hipertrófica de piloro
Os sintomas são vômitos não bilioso se progressivos após as mamadas em lactentes com 3 a 12 semanas de vida. Com a hipertrofia da musculatura pilórica, ocorre um estreitamento e alongamento do canal pilórico. Ocorre distúrbio eletrolítico (hipocloremia e hipopotassemia) e metabólico (alcalose metabólica). O padrão ouro para diagnóstico é o ultrassom, e o tratamento cirúrgico é curativo.

ABDOME AGUDO INFLAMATÓRIO

Caracteriza-se por manifestações clínicas de início súbito e espontâneo, tendo como principal manifestação clínica a dor. Seu diagnóstico precoce define o plano terapêutico que pode evitar desfechos graves e morbimortalidade evitável.

Apendicite aguda
É a causa cirúrgica mais comum de dor abdominal em crianças, responsável por aproximadamente 30% dos casos de abdome agudo inflamatório. Não possui causa bem definida, mas é observada obstrução do lúmen apendicular por fecalito em alguns casos, o que pode acarretar eventos inflamatórios e infecciosos. Em 2020, foi descrita a síndrome inflamatória intestinal, associando apendicite com choque séptico, e vinculada com a infecção por SARS-CoV-2.

Incidência e prevalência
Há discreta prevalência no sexo masculino, em torno de 2:1, sendo mais rara antes dos 2 anos e mais frequente na idade escolar.

Diagnóstico

Clinicamente, manifesta-se por dor no quadrante inferior direito do abdome, que se inicia periumbilical, com defesa localizada na fossa ilíaca direita, associada a náuseas, vômitos, anorexia, hipertermia e postura antálgica. Sinais clássicos como de Blumberg (descompressão súbita na fossa ilíaca direita) e de Rovsig (palpação em ordenha da fossa ilíaca esquerda em direção à fossa ilíaca direita) fecham o diagnóstico semiológico (Figura 235.4). Se necessário, podem ser solicitados os seguintes exames:

- Hemograma: leucocitose com neutrofilia em 90% dos casos
- Parcial de urina: paciente com apendicite pode ter leucocitúria
- Raios X simples em PA e perfil com ortostase: fecalito, borramento do psoas

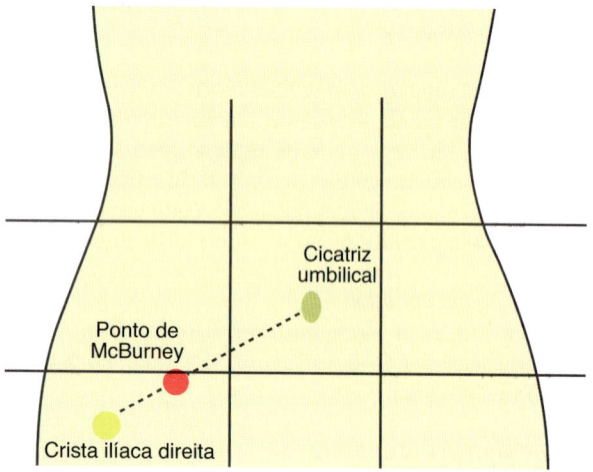

Figura 235.4 Sinal de Blumberg: dor à descompressão no ponto de McBurney.

- Ultrassom de abdome: pesquisa de líquido na cavidade, fecalito, massas, apêndice não compressível, aumento do diâmetro do apêndice e borramento da gordura periapendicular.

A tomografia do abdome deve ser evitada para não expor a criança à radiação ionizante. Na dúvida diagnóstica, a criança deve ser mantida em observação, e pode também ser indicada uma videolaparoscopia que diagnostica e permite o tratamento definitivo.

Deve-se fazer diagnóstico diferencial com gastrenterocolite infecciosa, adenite mesentérica, crise de falcização, pneumonia da base direita, infecção urinária, torção ovariana, doença inflamatória pélvica nas meninas adolescentes e gravidez tubária.

Tratamento

O tratamento é cirúrgico após estabilização clínica do paciente. Em casos selecionados, é possível o tratamento clínico com antibióticos.

A Figura 235.5 apresenta o fluxograma de atendimento de pacientes com dor abdominal.

Colecistite aguda

A colecistite aguda (CA) é uma inflamação da parede da vesícula biliar, podendo ser com ou sem a presença de cálculos. A sua patogênese não está ainda completamente estabelecida, e acredita-se que seja multifatorial, com vários fatores contribuindo para a estase biliar e/ou isquemia da parede, com libertação de mediadores inflamatórios pelo epitélio vesicular, causando inflamação, obstrução venosa e linfática, isquemia e necrose, que favorecem a proliferação bacteriana.

Incidência e prevalência

A incidência da CA em idade pediátrica é muito baixa (1 a 4%), e em 30 a 50% é alitiásica.

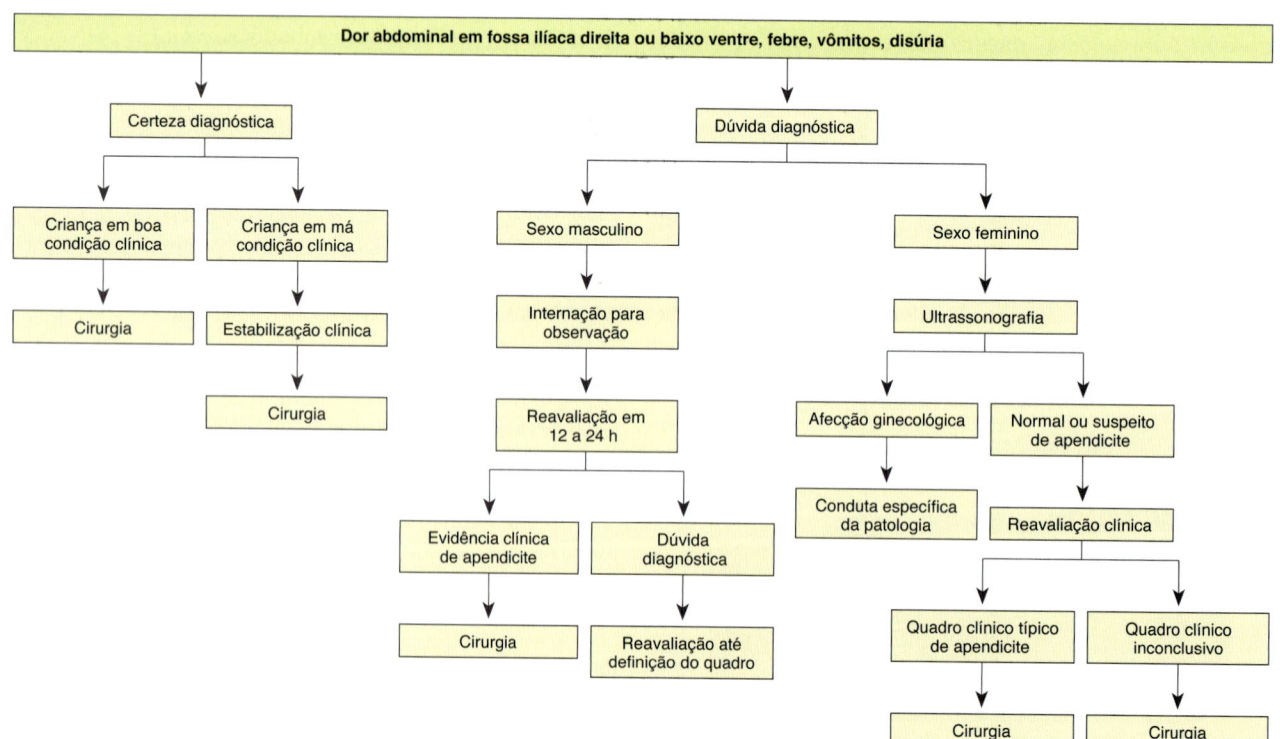

Figura 235.5 Avaliação e conduta na dor abdominal em fossa ilíaca direita na criança.

Diagnóstico

Clinicamente, a principal queixa é a dor abdominal, de grande intensidade, do tipo cólica ou contínua, localizada no hipocôndrio direito e/ou epigástrio. Há sinal de irritação peritoneal e pequena hepatomegalia, icterícia (em 20% dos casos, quando existe obstrução); como regra geral, ocorre sinal de Murphy positivo (paragem inspiratória com a pressão no hipocôndrio direito). Sintomas gerais como náuseas e febre também são comuns. Hemograma com discreta leucocitose, elevação das bilirrubinas e alterações nas enzimas hepáticas podem ocorrer. A ecografia e a tomografia computorizada são os meios complementares de eleição para o diagnóstico, com especificidade superior a 95%. O achado ecográfico mais frequente é o espessamento da parede vesicular, com ou sem outros achados como bile espessa (*sludge*), presença de cálculos e/ou coleção líquida perivesicular.

Deve-se fazer diagnóstico diferencial com apendicite aguda, pancreatite aguda, pielonefrite, pneumonia da base direita, colangite, isquemia mesentérica, hepatite e abscesso hepático.

Tratamento

Reposição hidroeletrolítica, analgesia e antibioticoterapia. Entretanto, o tratamento definitivo é a colecistectomia videolaparoscópica.

ABDOME AGUDO TRAUMÁTICO

Na criança, o trauma abdominal é o terceiro local mais comumente afetado, ficando atrás apenas da cabeça e extremidades, e as lesões fatais não diagnosticadas na avaliação inicial são comuns.

As crianças apresentam maior risco de lesões abdominais quando comparadas aos adultos. Elas pesam menos e são menores e, portanto, a força do trauma é dissipada em uma área menor. Os órgãos são menos protegidos por terem menor quantidade de gordura e musculatura mais fraca. As costelas oferecem menor proteção aos órgãos abdominais sólidos por ainda terem calcificação incompleta. A bexiga não é protegida pela bacia.

Ao chegar ao pronto-socorro, principalmente as crianças mais novas, estão assustadas e chorosas, levando à deglutição de grandes quantidades de ar, e deve ser inserida uma sonda gástrica para descompressão do estômago. Em lactentes e crianças com traumas de face ou suspeita de fratura de base de crânio, usa-se a via orogástrica. A sondagem vesical também facilita a avaliação do abdome, pois esvazia a bexiga, e auxilia na identificação de hematúria e monitoramento do débito urinário. Está contraindicada se houver sangue no meato uretral, equimose ou hematoma no escroto, devido ao maior risco de haver lesão uretral. As sondagens gástrica e vesical permitem melhores condições de realizar o exame abdominal.

Diagnóstico

A avaliação abdominal deve ser realizada após o C de circulação na sequência preconizada pelo Advanced Trauma Life Support (ATLS). Deve-se manter um vínculo com a criança por meio de conversa calma, questionar se há dor abdominal e realizar a palpação abdominal superficial para avaliar se há resistência da musculatura abdominal. A palpação profunda e dolorosa não é indicada no primeiro exame, para evitar a resistência voluntária, que pode mascarar achados do exame abdominal. Observar marcas na pele, como de cinto de segurança ou de guidão de bicicleta, que sugerem lesões internas.

Os exames diagnósticos específicos para o abdome incluem:

- Focused Assessment with Sonography for Trauma (FAST): é usado como extensão do exame físico abdominal, por ser rápido, não invasivo, ter baixo custo, ser portátil, não requer presença de especialista em ultrassom e é possível ser repetido para acompanhamento. Consiste na pesquisa de líquido livre nos quadrantes superiores direito e esquerdo, região subxifoide e pelve (Figura 235.6). Não possui sensibilidade e especificidade para diagnosticar lesões de vísceras ocas

- Tomografia computadorizada: o uso rotineiro do FAST tem diminuído a necessidade de realizar tomografias no trauma abdominal pediátrico. A tomografia computadorizada está indicada em crianças hemodinamicamente estáveis. Sua realização não deve atrasar o tratamento ou a transferência para outro hospital. O aumento do risco de câncer pela radiação da tomografia computadorizada requer avaliação do custo-benefício de sua realização. Quando realizada, deve-se manter a radiação em níveis mínimos, e ser utilizado contraste endovenoso. Permite a implantação de tratamento conservador não operatório

- Lavado peritoneal diagnóstico (LPD): tem sido cada vez menos usado. Pode ser utilizado para detecção de sangramento intra-abdominal em crianças com instabilidade hemodinâmica em que o FAST não estiver disponível. Como a maioria dos sangramentos intra-abdominais na criança é autolimitado, o LPD positivo em criança hemodinamicamente estável não indica necessidade de cirurgia. O LPD só deve ser realizado pelo cirurgião que fará o tratamento definitivo da criança, pois pode interferir nos exames físicos e de imagem subsequentes.

Tratamento

A maioria dos traumas abdominais pode ser tratado de forma conservadora. Entretanto, o cirurgião pediátrico deve se envolver no atendimento e acompanhamento desde o início, em caso de instabilidade e necessidade de cirurgia. A tomografia computadorizada ou o FAST positivos para sangue não indicam a laparotomia em crianças estáveis ou que estabilizam rapidamente com a reposição volêmica inicial, pois o sangramento de lesões esplênicas, hepáticas ou renais geralmente é autolimitado. Ao ser optado pelo tratamento conservador não operatório, a criança deve ser monitorada em ambiente de UTI. As lesões de vísceras ocas merecem

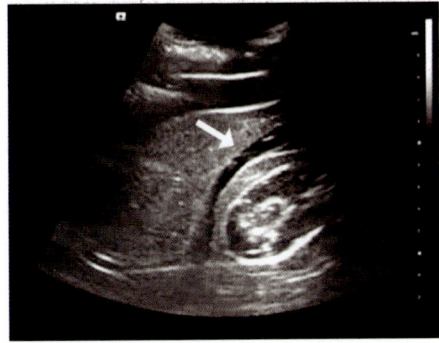

Figura 235.6 FAST: janela hepatorrenal com líquido livre (seta branca).

atenção uma vez que nem sempre causam pneumoperitônio e podem não ser identificadas à tomografia computadorizada. Essas lesões têm diagnóstico mais tardio, pois a sintomatologia inicial é inespecífica. Reavaliações sucessivas do cirurgião são essenciais para esse diagnóstico.

A laparotomia de emergência está indicada em pacientes com: ar livre intraperitoneal, instabilidade hemodinâmica a despeito de reposição volêmica, ferimentos de arma de fogo ou outros ferimentos penetrantes no abdome, e evisceração de conteúdo abdominal.

ABDOME AGUDO VASCULAR

O principal exemplo de abdome agudo vascular na criança é o volvo agudo de intestino médio (rotação do intestino sobre seu próprio eixo, levando à obstrução e isquemia). Ocorre nas crianças que possuem má rotação intestinal, que é incompleta ou anormal do TGI e seu mesentério em torno da artéria mesentérica superior.

Incidência e prevalência

A incidência é de 30% dos casos que ocorrem na primeira semana de vida, de 75% no primeiro mês e 90% no primeiro ano.

Quadro clínico e diagnóstico

Trata-se de um quadro agudo e abrupto de queda do estado geral importante, associado a vômitos biliosos e que pode ter eliminação de sangue pelo reto. Ao exame físico, há mau estado geral, toxemia, hipovolemia e choque.

A criança apresenta acidose na gasometria e a radiografia intestinal mostra pouca aeração do intestino distal; a ultrassonografia com Doppler, por sua vez, revela sinal do redemoinho (aspecto espiralado da veia mesentérica superior em torno do eixo da artéria mesentérica superior).

Tratamento

O paciente deve ser rapidamente avaliado por um cirurgião pediátrico, e submetido à laparotomia de emergência. A realização de exame de imagem não deve retardar o tratamento cirúrgico. Quanto mais postergado for o tratamento cirúrgico, maior será a necrose intestinal, já que o volvo ocorre no eixo da artéria mesentérica superior e todo o território irrigado pela mesma (intestino delgado e cólon proximal) está sob risco de isquemia. Na laparotomia, é feita a devolvulação, análise dos segmentos intestinais com isquemia, enterectomia com enteroanastomose (quando necessário) e apendicectomia tática.

ABDOME AGUDO PERFURATIVO

Caracterizado por perfuração do aparelho digestivo, que pode ocorrer do esôfago ao reto. Em muitas situações, o fator causal é determinado e a perfuração é decorrente de isquemia, volvo, trauma por sondas, hiperinsuflação gástrica, obstrução e distensão.

É caracterizado pelo achado radiológico de pneumoperitônio. Nas crianças menores ou nas acamadas, realizar exame de raios X em decúbito dorsal com raios horizontais ou decúbito lateral esquerdo.

É importante lembrar que, em criança, a evidência de pneumoperitônio não deve ser mandatória para indicação de cirurgia, e o exame físico e o quadro global da criança devem ser considerados. Pneumoperitônio sem perfuração de víscera oca pode ser encontrado em neonato prematuro com doenças cardíacas e em ventilação mecânica, esta pode resultar em pneumoperitônio por pequenas rupturas alveolares e extravasamento de ar, que chegam até a cavidade peritoneal através do mediastino.

Causas

As causas variam conforme a faixa etária. No período neonatal, as mais comuns são perfuração gástrica ou duodenal, enterocolite necrosante, perfuração intestinal espontânea, e perfuração por doença de Hirschsprung e complicação de quadros obstrutivos como atresia intestinal ou íleo meconial. Em crianças maiores, as mais comuns são divertículo de Meckel perfurado, complicações de quadros obstrutivos como hérnia interna, volvo, doença de Hirschsprung, úlcera duodenal ou gástrica (menos frequente).

Quadro clínico e diagnóstico

No período neonatal, mais comumente ocorre distensão abdominal de início súbito, hipoperfusão e hipovolemia. As grandes distensões, pelo pneumoperitônio maciço, levam à dificuldade respiratória.

Nas crianças maiores, o sintoma mais importante é a dor abdominal difusa e posterior distensão abdominal variável.

Tratamento

O tratamento é cirúrgico, realizado após a estabilização hemodinâmica e melhora da perfusão periférica. Inicialmente, deve ser passada sonda naso ou orogástrica, realizada hidratação e correção de distúrbios hidroeletrolíticos, bem como antibioticoterapia.

No período neonatal, quando o quadro clínico e hemodinâmico é muito grave e/ou instável, é lançado mão da passagem de dreno na cavidade abdominal até que as condições clínicas permitam a abordagem cirúrgica.

O tratamento cirúrgico depende das condições clínicas e da presença ou não de contaminação da cavidade abdominal, o que direciona para rafia primária com ou sem dreno na cavidade, ressecção intestinal e confecção ou não de estoma.

CONSIDERAÇÕES FINAIS

Ao avaliar uma criança com quadro de abdome agudo, o médico deve ter em mente os sinais de alerta para causa cirúrgica, bem como ter conhecimento dos principais diagnósticos diferenciais de acordo com a faixa etária. Primeiramente é importante identificar o tipo de abdome agudo: obstrutivo, inflamatório, traumático, vascular e perfurativo.

BIBLIOGRAFIA

American College of Surgeons Committee on Trauma. *Advanced Trauma Life Suport – ATLS.* 10ª ed. 2020.

Farhat, SCL. *Urgências e emergências pediátricas: manual para rápida tomada de decisão.* Ed. Guanabara Koogan, 2021.

Holcomb III, et al. *Holcomb and Ascraft´s Pediatric Surgery.* Elsevier, 7ª ed.,2019.

Lishman J, Kohler C, de Vos C, van der Zalm M, Itana J, Redfern A, et al. Acute appendicitis in multisystem inflammatory syndrome in children with COVID-19. *Pediatr Infec Dis J.* 2020;39: e472-3.

Lynch T, Kilgar J, Al Shibli A. Pediatric Abdominal Trauma. *Current Pediatric Review*, 14:59-63, 2018.

Oliveira PA, Fagundes EDT, Ferreira AR. Colelitíase na infância e adolescência: abordagem diagnóstica e tratamento. *Rev Med Minas Gerais*. 2020. 20 (5): 22-26.

Piçarro, C. *Fundamentos em Cirurgia Pediátrica*. Manole, 2021.

Raymond M, Marsicovetere P, DeShaney K. Diagnosing and managing acute abdominal pain in children. *JAAPA*. 2022 Jan 1;35(1):16-20.

Sales CS, Sales Junior J. Características gerais da colelitíase na pediatria: Uma revisão integrativa. *Braz J Surg Clin Res*. Mai 2023. 42 (1): 18-21.

PARTE

45

Cirurgia Plástica

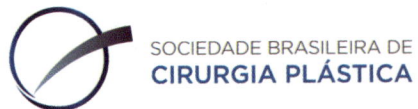

SOCIEDADE BRASILEIRA DE
CIRURGIA PLÁSTICA

Princípios da Cirurgia Plástica

Principais Retalhos – Retalho de Avanço em V-Y e Retalho Romboide

236

Princípios da Cirurgia Plástica

Pedro Soler Coltro • Carlos Eduardo Fagotti de Almeida • Jayme Adriano Farina Junior

INTRODUÇÃO

A cirurgia plástica é a especialidade médica que tem como objetivo manipular e mover tecidos para um fim específico. O termo deriva do grego *plastikos*, que significa moldar, modelar ou reparar. A cirurgia plástica é responsável pela reparação dos tecidos, reposição de estruturas perdidas e danificadas, ou reabilitação da função dos órgãos decorrente de traumas, tumores, doenças ou defeitos congênitos. A especialidade também traz as variações da normalidade para o mais próximo possível daquilo que se concebe como padrão de beleza de uma cultura em um determinado momento, além de tratar as alterações evolutivas do tempo para promover rejuvenescimento. O campo de atuação da cirurgia plástica é bastante amplo e inclui as seguintes áreas: queimaduras, cirurgia craniofacial, microcirurgia reconstrutiva, tratamento de tumores cutâneos, cirurgia da mão, reconstrução mamária, cirurgia órbito-palpebral, cicatrização e tratamento de feridas complexas, cirurgia plástica pós-bariátrica, plástica pediátrica, tratamento da paralisia facial, tratamento das lipodistrofias, cosmiatria e cirurgia estética. Para o médico generalista, três dessas áreas são essenciais e são enfatizadas neste capítulo: cicatrização e princípios do tratamento das feridas, diagnóstico e tratamento dos tumores malignos da pele, e o atendimento inicial do paciente queimado.

PRINCÍPIOS DO TRATAMENTO DAS FERIDAS

O tratamento das feridas é, provavelmente, uma das preocupações mais antigas da história da Medicina. Ferida é definida como qualquer perda da cobertura cutânea que pode atingir não apenas a pele, mas também os tecidos mais profundos (subcutâneo, músculos e ossos). As feridas variam desde uma lesão aguda e controlada até uma agressão generalizada. Nas últimas décadas, as mudanças demográficas da população brasileira têm levado ao aumento da expectativa de vida. Com isso, também há incidência crescente das doenças que acompanham o envelhecimento (cardiopatias, neoplasias, diabetes, hipertensão arterial etc.). Tais condições aumentam a prevalência e a complexidade das feridas e retardam a sua resolução. Por sua vez, o trauma configura, hoje, a principal causa de morte que pode ser evitada e atinge, principalmente, os adultos economicamente ativos, com grande impacto social e previdenciário. Isso também colabora para o surgimento de feridas graves, de tratamento complicado e prolongado.

Quanto ao tempo de evolução, as feridas podem ser classificadas em agudas ou crônicas. O limite temporal entre elas permanece, todavia, controverso na literatura, variando entre 3 semanas e 3 meses. Com relação à dificuldade de manejo, as feridas podem ser classificadas em simples ou complexas. As feridas complexas, conforme definição proposta por Ferreira et al. (2006),[1] são aquelas associadas a pelo menos uma das seguintes características: perda cutânea extensa, infecções agressivas, viabilidade tecidual comprometida (isquemia ou necrose) ou doenças sistêmicas que prejudicam a cicatrização (diabetes, vasculites etc.). Os autores também propuseram uma classificação das feridas complexas baseada em sua etiologia (modificada pelo nosso grupo para inclusão das feridas congênitas):

- Feridas traumáticas
- Feridas cirúrgicas (deiscências)
- Feridas necrotizantes
- Feridas congênitas
- Lesões por pressão
- Feridas diabéticas
- Úlceras vasculares
- Feridas inflamatórias
- Feridas por radiação.

As feridas traumáticas são causadas por trauma grave (acidentes, colisões, atropelamentos etc.), resultando em lesões com extensa perda cutânea e prejuízo da viabilidade tecidual, como ferimentos descolantes nos membros, amputações de extremidades, fraturas expostas, contusões, lacerações e grandes esmagamentos, geralmente com exposição de tecidos nobres. As queimaduras mais extensas e profundas podem ser consideradas feridas traumáticas, mas, tradicionalmente, são separadas e tratadas em centros especializados. Já as feridas cirúrgicas complicadas são resultantes da deiscência de uma incisão cirúrgica previamente fechada, ocorrem em média após uma semana de pós-operatório e estão relacionadas com infecção, isquemia tecidual ou tensão excessiva na linha de sutura, sendo agravadas pelas condições clínicas do paciente. Por sua vez, as feridas necrotizantes apresentam rápida evolução com necrose de tecidos superficiais ou profundos, como ocorre nas celulites graves, fasceíte necrotizante, extravasamento de medicações, acidentes com animais peçonhentos, pioderma gangrenoso etc. Existem ainda as feridas congênitas, como alguns casos de aplasia cútis, meningomielocele e encefalocele, ectopia cordis etc.

As lesões por pressão (LPP) desenvolvem-se em virtude de isquemia tecidual prolongada causada pela pressão mantida nos tecidos moles entre uma proeminência óssea e uma superfície rígida. São comuns em indivíduos acamados por longos períodos, paraplégicos e tetraplégicos, nos quais a mudança de decúbito não é realizada de forma sistemática. Já as feridas diabéticas surgem mais comumente nas extremidades inferiores e são resultantes da neuropatia, macroangiopatia e microangiopatia presentes na fisiopatologia do diabetes, sendo uma das principais causas de amputação de membros inferiores. Quanto às úlceras vasculares, podem ser venosas (causadas pela hipertensão venosa crônica dos membros inferiores), arteriais (ou isquêmicas) mistas e neuropáticas, podendo permanecer por tempo bastante prolongado. As feridas inflamatórias são secundárias à imunossupressão e ao acometimento inflamatório dos vasos sanguíneos que ocorrem em diversas doenças reumatológicas e hematológicas, como artrite reumatoide, lúpus, esclerodermia, anemia falciforme etc. Por fim, as feridas por radiação manifestam-se como radiodermite ou radionecrose e são sequelas da radioterapia para o tratamento de neoplasias.

Há três princípios básicos que orientam, de forma geral, o tratamento das feridas: controle da causa, preparo do leito e cobertura cutânea.[2] O controle da causa envolve o tratamento da razão primária da ferida, ou seja, o controle do diabetes no paciente com ferida diabética, o tratamento das varizes no paciente com úlcera venosa, o alívio da pressão e a mudança periódica de decúbito no paciente com LPP etc. Além disso, é necessário o controle das comorbidades sistêmicas, bem como a otimização das condições locais e do estado nutricional do paciente. O preparo do leito inclui algumas condutas que visam a remoção de barreiras que prejudicam o processo de cicatrização e o fechamento das feridas, que são:

- Higienização: para retirada de corpos estranhos e contaminantes
- Desbridamento dos tecidos desvitalizados: pode ser cirúrgico, enzimático, mecânico, autolítico ou biológico
- Controle do edema e do exsudato: o edema prejudica a nutrição e a oxigenação celular, enquanto o exsudato em excesso macera as bordas da ferida, além de conter enzimas proteolíticas e metaloproteases que degradam o colágeno previamente formado
- Redução de microrganismos e controle da infecção: com o uso de antimicrobianos sistêmicos ou tópicos, pois os microrganismos competem pelo oxigênio e pelos nutrientes com as células do leito da ferida
- Estímulo à formação do tecido de granulação: esse tecido fornece as condições necessárias para a epitelização e para a resolução da ferida.

Após o controle da causa e o preparo do leito, pode-se proceder à cobertura cutânea, que deve ser adequada e resistente a cada tipo de ferida e à sua localização. A cobertura cutânea pode ser obtida por meio dos diversos métodos de reconstrução tecidual: fechamento primário, enxerto de pele e retalhos locais, regionais, distantes ou microcirúrgicos. Nos últimos anos, há uma tendência em propor intervenções cirúrgicas mais precoces para o tratamento das feridas complexas. Com a associação de desbridamentos mais eficientes (desbridamento cirúrgico e enzimático), utilização de novas tecnologias (como a terapia por pressão negativa (TPN) e as matrizes dérmicas acelulares) e diversos métodos de reconstrução tecidual, é possível obter a resolução definitiva da maioria dessas feridas. Um aspecto importante a ser destacado é que as feridas complexas necessitam, em algum momento, de tratamento cirúrgico para sua completa resolução.

Acredita-se que o desenvolvimento das feridas crônicas tenha relação com eventos ou fatores que causam retardo ou inibição dos mecanismos bioquímicos e fisiológicos que ocorrem nas fases inflamatória e/ou proliferativa da cicatrização. Algumas hipóteses indicam que tais eventos podem impedir que os processos cicatriciais evoluam de modo adequado para as fases cicatriciais subsequentes, mantendo a ferida aberta e levando à sua cronificação.[3]

Estudos demonstram que as feridas agudas têm em seu leito células competentes, com elevado índice de mitose e fatores de crescimento, além de baixa quantidade de citocinas pró-inflamatórias e enzimas proteolíticas. Em contrapartida, o leito das feridas crônicas é repleto de células senescentes, com baixo índice mitótico, que produzem menos fatores de crescimento e têm capacidade debilitada de migração e resposta a fatores quimiotáticos. Além disso, as feridas crônicas

apresentam maior quantidade de citocinas pró-inflamatórias (prolongando o processo inflamatório) e enzimas proteolíticas (como as metaloproteases da matriz, que degradam o colágeno recém-formado pelos fibroblastos e inibem diversos processos envolvidos na cicatrização). Os fibroblastos senescentes são responsáveis pela formação de uma matriz extracelular deteriorada, impedindo a cicatrização da ferida.[3,4]

Nas feridas profundas, com a destruição dos anexos cutâneos, como o folículo piloso e as glândulas sebáceas, a epitelização fica comprometida, pois as células tronco multipotentes epidérmicas (epidermal stem cell [EPSC]) presentes não mais se diferenciam em queratinócitos. Concomitantemente, os miofibroblastos, posicionados na periferia, iniciam o processo de contração na tentativa de fechar a ferida. Estudos recentes em medicina regenerativa com aplicação de EPSC cultivadas têm demonstrado potencial de viabilidade na epitelização de tecidos.[5]

Os processos de cicatrização não acontecem de maneira adequada nas feridas crônicas. Nesse contexto, tem sido proposto que seu tratamento envolva sua transformação em feridas agudas, de modo a possibilitar que as fases da cicatrização aconteçam de forma coordenada e no tempo correto. Para isso, podem ser adotados os princípios do tratamento das feridas, com o controle da sua causa principal e o adequado preparo do leito, garantindo a redução dos microrganismos, uma higienização satisfatória, a redução do edema e do exsudato, bem como o apropriado desbridamento dos tecidos desvitalizados com o objetivo de estimular a formação de tecido de granulação. Dessa forma, a cobertura cutânea pode ser obtida para a completa resolução da ferida.

TUMORES MALIGNOS DE PELE

De todas as neoplasias malignas diagnosticadas no Brasil e no mundo, o câncer de pele é o tipo mais frequente em ambos os sexos. Tais tumores têm origem nas células da epiderme: queratinócitos e melanócitos. Há dois tipos básicos de câncer de pele: o não melanoma (carcinoma dos queratinócitos) e o melanoma. O não melanoma representa 95% do total dos casos de câncer de pele, enquanto o melanoma representa 4 a 5% desses tumores.

Alguns fatores aumentam o risco de desenvolver câncer de pele, sendo os mais importantes a exposição prolongada ao sol (a radiação ultravioleta do sol é deletéria e carcinogênica para as células da pele) e a pele clara (risco maior entre pessoas de fototipo baixo). Outros fatores predisponentes são radioterapia, imunossupressão, exposição a alguns produtos químicos (como arsênico, carvão, parafina, alcatrão etc.), câncer de pele prévio, lesões crônicas de pele, xeroderma pigmentoso, albinismo etc.

A prevenção do câncer de pele pode ser feita com o uso do filtro solar e com a proteção das áreas mais fotoexpostas, como cabeça, pescoço, colo e antebraços. O cuidado deve ser redobrado com as crianças, porque a exposição exagerada ao sol nos primeiros 20 anos de vida é decisiva para o aparecimento de câncer de pele na meia-idade.

Câncer de pele não melanoma

O câncer de pele não melanoma é o câncer com maior incidência no mundo, entre 2 e 3 milhões de novos casos por ano, de acordo com a Organização Mundial da Saúde

(OMS). No Brasil, o câncer de pele não melanoma representa 30% do total de casos de câncer registrados no país (apesar de grande subnotificação). No triênio 2020-2022, foram diagnosticados cerca de 177 mil novos casos por ano, sendo 83.770 em homens e 93.160 em mulheres, segundo o Instituto Nacional do Câncer (INCA). Existem dois tipos de câncer de pele não melanoma e ambos têm origem nos queratinócitos da epiderme. Os tumores que surgem nas células basais são chamados carcinoma basocelular (CBC) e os que surgem nas células escamosas, carcinoma espinocelular (CEC).

Carcinoma basocelular

Tem origem nos queratinócitos da camada basal da epiderme e representa cerca de 75% dos casos de câncer de pele. É mais comum em pessoas de meia-idade e idosos, e geralmente aparece em áreas muito expostas ao sol ao longo da vida, como a face e o pescoço. Como o hábito de tomar sol e ir à praia por longos períodos é muito popular, esse tipo de câncer tem aparecido em pessoas cada vez mais jovens. O CBC se desenvolve lentamente e raramente origina metástases; porém, pode promover uma invasão local de ossos e cartilagens. Entre 35 e 50% das pessoas que tiveram esse câncer de pele terão outro em um prazo de 5 anos após o diagnóstico, o que indica a necessidade de acompanhamento permanente. O subtipo mais comum de CBC é o nodular, caracterizado por pápula rósea perlácea crescendo progressivamente até atingir o tamanho de um nódulo, com posterior ulceração central, recoberta de crosta, podendo sangrar de forma episódica; as bordas são geralmente cilíndricas, translúcidas, mostrando formações perláceas e frequentemente com finas teleangiectasias. Outros subtipos são: esclerodermiforme, micronodular, superficial e nodular pigmentado.[6]

Carcinoma espinocelular ou epidermoide

Tem origem nos queratinócitos da camada espinhosa da epiderme e responde por cerca de 20% do total de casos de câncer de pele. Geralmente aparece na face, nas orelhas, nos lábios, no pescoço e no dorso da mão. Pode também surgir de cicatrizes antigas ou feridas crônicas da pele (úlcera de Marjolin) em qualquer parte do corpo e até nos órgãos genitais. Carcinomas espinocelulares têm risco maior de causar metástases e crescem mais rápido que o basocelular. No exame físico do paciente com CEC é sempre importante a palpação de gânglios linfáticos devido ao potencial de metástases linfonodais regionais. Macroscopicamente, apresentam-se com aparência de pápulas, placas ou nódulos hiperceratóticos endurecidos, podendo ser ulcerados e infiltrados. Já as lesões pouco diferenciadas são pápulas ou nódulos de consistência mais amolecida, sem hiperceratose associada, mas podendo apresentar ulceração, hemorragia e necrose.[7]

Tratamento

O tratamento padrão ouro dos tumores não melanoma é a excisão cirúrgica com margens de segurança, que podem variar de 4 a 10 mm. Em lesões pequenas, bem delimitadas e de baixo risco, a margem deve ser de 3 a 5 mm, mas em lesões maiores, de alto risco ou recidivadas, deve ser de até 10 mm. Outras modalidades de tratamento podem ser consideradas para tumores pequenos, não recidivados e de baixo risco, como eletrocauterização, crioterapia, terapia fotodinâmica, radioterapia e tratamento tópico com 5-fluorouracil e imiquimode.[6,7]

Melanoma

É a forma mais grave de câncer de pele. A incidência de melanoma cresceu nas últimas décadas, e a sobrevida do paciente em 5 anos irá depender do estágio da doença e do tempo de diagnóstico. Os fatores de risco relacionados com o melanoma são parecidos com os de CBC e CEC, com ênfase em exposição solar, pele clara, história familiar, presença de mais de 50 nevos melanocíticos e presença de nevos displásicos. A incidência também aumenta com a idade, com início de surgimento a partir da segunda ou terceira década.

Lesões pigmentadas devem ser avaliadas pelo acrônimo ABCDE (Figura 236.1). Lesões assimétricas, com bordas irregulares, coloração heterogênea, diâmetro maior ou igual a 6 mm e evolução com crescimento ou mudança de aspecto devem ser investigadas para possibilidade de melanoma. Também pode ser utilizado exame com dermatoscópio para auxiliar na identificação das características de malignidade. Após a avaliação, caso a lesão seja suspeita ou apresente características de malignidade, deverá idealmente ser realizada a biopsia excisional com margens mínimas (1 a 2 mm) com objetivo de retirada de toda lesão, englobando a parte subcutânea. Margens amplas na abordagem inicial não são recomendadas, pois alteram a trama linfática local e prejudicam a detecção do linfonodo sentinela. Os principais diagnósticos diferenciais do melanoma incluem nevo melanocítico, nevo displásico, nevo azul, nevo de Spitz, CBC pigmentado, ceratose seborreica, granuloma piogênico, ceratoacantoma e outros.[8]

Algumas informações do laudo anatomopatológico são essenciais para a propedêutica do melanoma, como espessura ou índice de Breslow, ulceração e mitoses. O índice de Breslow é a espessura do tumor desde a camada granulosa da epiderme até a célula tumoral mais profunda, e sempre será informado em milímetros. É um bom preditor de prognóstico e orienta as condutas subsequentes no manejo do melanoma. Após a confirmação pela biopsia de que a lesão é melanoma, o tratamento envolve três condutas: controle local (ampliação de margens), controle regional (acometimento dos linfonodos regionais) e controle sistêmico (metástase a distância).

A ampliação de margens tem como objetivo remover o segmento de pele ao redor da lesão original, que seria o local de maior risco para recidiva do melanoma. A ampliação deve ser tridimensional, removendo até o tecido subcutâneo. A ampliação de margens da lesão primária varia conforme o índice de Breslow, sendo que, para melanoma *in situ* (localizado somente na epiderme), as margens são de 0,5 a 1 cm; para Breslow < 1 mm, as margens são de 1 cm; e para Breslow > 1 mm, as margens são de até 2 cm.

O acometimento linfático pode ser verificado pelo exame físico da cadeia linfática de drenagem do local da lesão primária: cadeia axilar para membros superiores e tronco superior, cadeia inguinal para membros inferiores e tronco inferior, cadeia cervical/parotídea para cabeça e pescoço. Em caso de exame positivo (linfonodomegalia, plastrão etc.), recomenda-se uma punção aspirativa para confirmar a presença de células do melanoma. Como muitos pacientes apresentam cadeias linfáticas clinicamente negativas, para

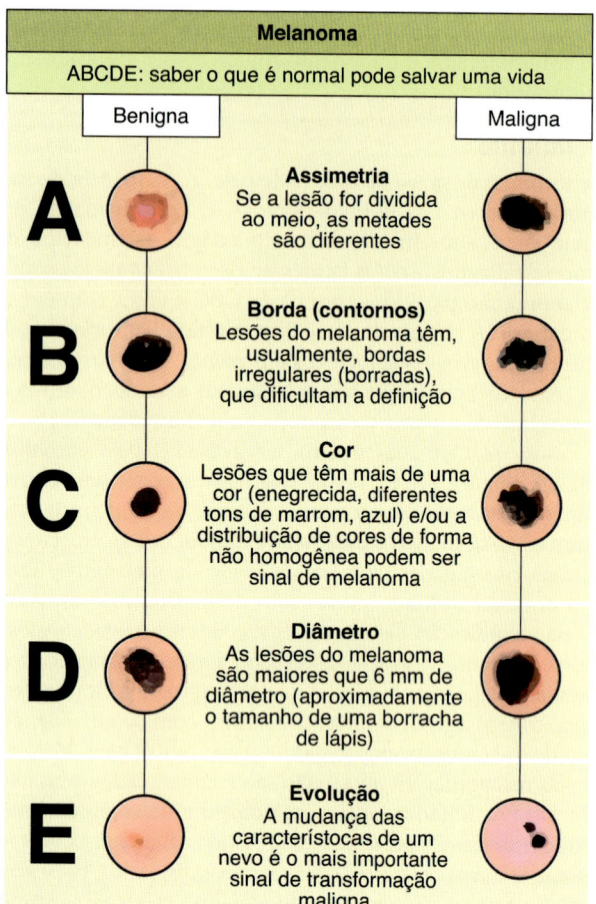

Melanoma

ABCDE: saber o que é normal pode salvar uma vida

Benigna		Maligna

A — **Assimetria**
Se a lesão for dividida ao meio, as metades são diferentes

B — **Borda (contornos)**
Lesões do melanoma têm, usualmente, bordas irregulares (borradas), que dificultam a definição

C — **Cor**
Lesões que têm mais de uma cor (enegrecida, diferentes tons de marrom, azul) e/ou a distribuição de cores de forma não homogênea podem ser sinal de melanoma

D — **Diâmetro**
As lesões do melanoma são maiores que 6 mm de diâmetro (aproximadamente o tamanho de uma borracha de lápis)

E — **Evolução**
A mudança das característocas de um nevo é o mais importante sinal de transformação maligna

Figura 236.1 Acrônimo ABCDE que indica lesões pigmentadas com suspeita clínica de melanoma.

saber se há acometimento dessas cadeias pelo melanoma usa-se o conceito do linfonodo sentinela (LNS). A pesquisa do linfonodo sentinela permite a realização do estadiamento linfonodal regional, definindo qual subgrupo de pacientes deve ser submetido a esvaziamento linfonodal completo.[8]

O LNS corresponde ao primeiro linfonodo da base linfática que recebe a drenagem de uma determinada região, quase sempre correspondendo ao primeiro local de implantação tumoral. O linfonodo sentinela é marcado na linfocintilografia (tecnécio 99), realizada antes da cirurgia, e localizado no intraoperatório com um detector portátil de radiação gama (gama *probe*). Também pode-se utilizar azul patente para facilitar a localização intraoperatória do linfonodo sentinela.

A retirada de um linfonodo (ou de apenas alguns, nos casos com mais de um linfonodo sentinela) permite uma análise mais detalhada pelo patologista, aumentando a sensibilidade do estadiamento linfonodal. A biópsia do linfonodo sentinela é indicada se houver ausência de sinais clínicos de envolvimento linfonodal ou acometimento sistêmico, e outros fatores como índice de Breslow > 0,8 mm ou presença de ulceração. Tais recomendações são dinâmicas e modificam-se com a atualização dos protocolos internacionais, como o do National Comprehensive Cancer Network (NCCN). Em caso de pesquisa de linfonodo sentinela positiva, é indicado o esvaziamento de toda a cadeia linfática acometida, procedimento chamado linfadenectomia (importante ressaltar que a validade dessa conduta está recentemente sendo debatida, pelo fato de estudos

mostrarem que a linfadenectomia não altera o prognóstico da doença).[8] Se a pesquisa resultar negativa, procede-se ao seguimento clínico.

Em relação ao estadiamento sistêmico, os principais sítios de metástases dos melanomas são pulmão, fígado e cérebro. Para realizar esse estadiamento, recomendam-se exames de imagem como radiografia de tórax, ultrassonografia de abdome e tomografia. Em alguns casos, após a identificação de metástase única, é possível uma metastasectomia, o que pode aumentar o tempo de vida livre de doença. Quimioterapia e radioterapia não são boas opções de tratamento em casos de melanoma metastático, pois a doença não responde bem a nenhum desses. Em casos mais avançados, pode-se indicar quimioterapia com dacarbazina. O tratamento adjuvante de lesões mais agressivas pode ser feito com interferon ou interleucina-2. Novos tratamentos têm apresentado resultados promissores, como aqueles baseados em imunoterapia (ipilimumabe, nivolumabe etc.) e terapia-alvo (vemurafenibe, dabrafenibe, trametinibe, cobimetinibe).[8] Em publicação recente, conforme o Relatório de Recomendação n° 541 de julho de 2020, a recomendação final da Comissão Nacional de Incorporação de Tecnologias no Sistema Único de Saúde (Conitec) foi favorável à incorporação da classe anti-PD1 (nivolumabe ou pembrolizumabe) para tratamento de primeira linha do melanoma avançado não cirúrgico e metastático, conforme a assistência oncológica no SUS.

O seguimento pós-operatório do paciente com melanoma inclui exame físico completo, vigilância dermatológica para recidiva local ou surgimento de novas lesões, palpação de gânglios linfáticos e exames de imagem dos principais sítios de metástase (abdome e pulmão). Os exames rotineiros são radiografia de tórax e ultrassonografia de abdome. Alguns exames laboratoriais, como desidrogenase láctica (DHL), fosfatase alcalina (FA) e proteína C reativa (PCR) podem estar alterados nos casos mais avançados de doença metastática. O período de seguimento varia, com retornos mais precoces nos primeiros 2 anos e seguimento mantido até 5 a 10 anos.

PACIENTE QUEIMADO

A queimadura é um trauma causado pela transferência de energia com acometimento da pele, na maioria das vezes, podendo gerar sequelas funcionais, estéticas e psicológicas, e inclusive levar ao óbito. A etiologia das queimaduras pode ser térmica, elétrica, química, mecânica, radiação ou biológica. Dados da Sociedade Brasileira de Queimaduras (SBQ) estimam que ocorrem cerca de 1 milhão de queimaduras por ano no Brasil, sendo 30% em crianças. Destaca-se a importância da disseminação e implementação de medidas direcionadas à prevenção das queimaduras, com a educação de crianças e famílias com objetivo de reduzir a incidência de casos novos e a morbimortalidade.

O socorro no local e no momento do trauma visa à interrupção da fonte de queimadura. Em queimaduras térmicas, deve-se apagar a chama e resfriar a lesão com água corrente. Em queimaduras elétricas, é fundamental desligar a fonte de energia ou remover o paciente do contato com a eletricidade utilizando pedaço de madeira ou plástico (p. ex., vassoura). Em queimaduras químicas, recomenda-se lavar abundantemente para remover o produto químico. Roupas e adornos devem ser removidos o mais precocemente possível.

No atendimento inicial, é essencial realizar o diagnóstico da profundidade e da extensão das queimaduras. De acordo com a American Burn Association (ABA), as designações atuais de profundidade de queimadura são: superficial (primeiro grau), espessura parcial (segundo grau) e espessura total (terceiro grau). As queimaduras superficiais envolvem apenas a camada epidérmica da pele, não formam bolhas, o paciente sente ardência e desconforto local e a regeneração do epitélio ocorre em 5 a 7 dias. As queimaduras de espessura parcial (segundo grau) envolvem a epiderme e parte da derme e são divididas em superficiais ou profundas. As queimaduras de espessura parcial superficial formam bolhas dentro de 24 horas, são doloridas, úmidas e geralmente estarão restauradas em 7 a 14 dias, sem prejuízo funcional ou cicatriz hipertrófica. Ao comprometer mais a camada dérmica, as queimaduras de espessura parcial profunda danificam os folículos pilosos e o tecido glandular, são menos dolorosas, têm coloração mais esbranquiçada e restauram com hipertrofia variável em 3 semanas. Já as queimaduras de espessura total destroem todas as camadas da derme, o aspecto é branco ou amarelado ou amarronzado, são geralmente indolores e frequentemente lesam o tecido subcutâneo subjacente e estruturas mais profundas, formando uma escara. Se for circunferencial, a escara pode comprometer a viabilidade de um membro ou a ventilação quando atinge o tronco. Nesses casos, deve-se realizar a escarotomia descompressiva, para restabelecer a perfusão distal ou possibilitar a adequada ventilação.

O diagnóstico da extensão das queimaduras avalia a porcentagem de superfície corpórea queimada (% SCQ) e pode ser realizado por diversos métodos, como a *regra dos nove*, o gráfico de Lund-Browder e a *regra da palma da mão*. A *regra dos nove*, ou esquema de Wallace e Pulaski, é amplamente difundida, divide o corpo em múltiplos de 9 e apresenta variação em função da idade, sendo que em crianças usa-se uma regra modificada. No adulto, a cabeça representa 9% da SCQ, os membros superiores 9% cada, os membros inferiores 18% cada, o tronco anterior 18%, o tronco posterior também 18%, e o períneo/genitália o 1% restante (Figura 236.2).

O gráfico de Lund-Browder é o método mais preciso para estimar % SCQ tanto em adultos quanto em crianças, sendo mais usado em unidades especializadas. De acordo com esse gráfico, o corpo é dividido em áreas fixas (tronco e membros superiores) e áreas variáveis (cabeça e membros inferiores). As crianças têm a cabeça proporcionalmente maior e o membro inferior proporcionalmente menor em relação ao adulto, e essas porcentagens se alteram de acordo com a idade (Figura 236.3). Outra forma de calcular a % SCQ é a *regra da palma da mão*, na qual a palma da mão com os dedos do paciente corresponde a aproximadamente 1% da sua superfície corpórea, sendo mais usada para estimar queimaduras pequenas.

Os critérios de encaminhamento para serviço especializado ou para internação em unidades de tratamento de queimados são variáveis de acordo com o país, e levam em consideração a % SCQ. No Brasil, consistem em queimaduras de espessura parcial (2º grau) maiores de 20% SCQ em pessoas de 10 a 50 anos, ou maiores de 10% em pessoas menores de 10 ou maiores de 50 anos; queimaduras de espessura total (3º grau) de qualquer extensão; queimaduras em áreas consideradas nobres (face/pescoço, mãos, pés, períneo, grandes

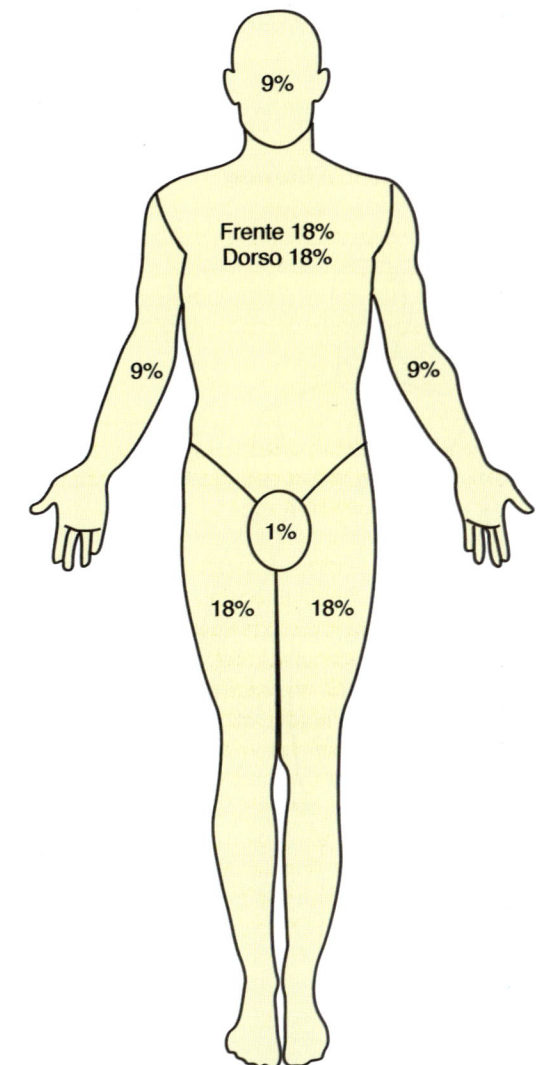

Figura 236.2 Regra dos nove em adulto (Wallace e Pulaski). Fonte: John Settle. *Principles and Practice of Burns Management*. Churchill Livingstone, 1ª ed.,1996.

articulações); queimadura elétrica ou química; lesão inalatória; queimadura circunferencial em tronco ou membros; pacientes com comorbidades, politrauma, vítima de maus-tratos, suicidas ou em situação social adversa.

Atendimento inicial

A avaliação e o tratamento inicial das queimaduras são aqueles preconizados pelo protocolo Advanced Trauma Life Support (ATLS), do American College of Surgeons, alinhado ao atendimento do paciente politraumatizado. Para isso, utiliza-se a metodologia do acrônimo ABCDE, que, para os pacientes queimados, possui algumas particularidades. A avaliação primária inclui identificar evidência de permeabilidade das vias aéreas ou desconforto respiratório, o estado cardiovascular e a hidratação endovenosa, procurar outras lesões associadas, determinar a profundidade e a extensão da queimadura, dentre outros.

Vias aéreas (A)

Avaliar a permeabilidade das vias aéreas e a proteção da coluna cervical é essencial no atendimento inicial do traumatizado. Em pacientes queimados, é importante identificar sinais de

Gráfico para estimativa da severidade da queimadura

Nome _____ Leito _____ Registro _____ Data _____
Idade _____ Peso na admissão _____

Gráficos de Lund e Browder

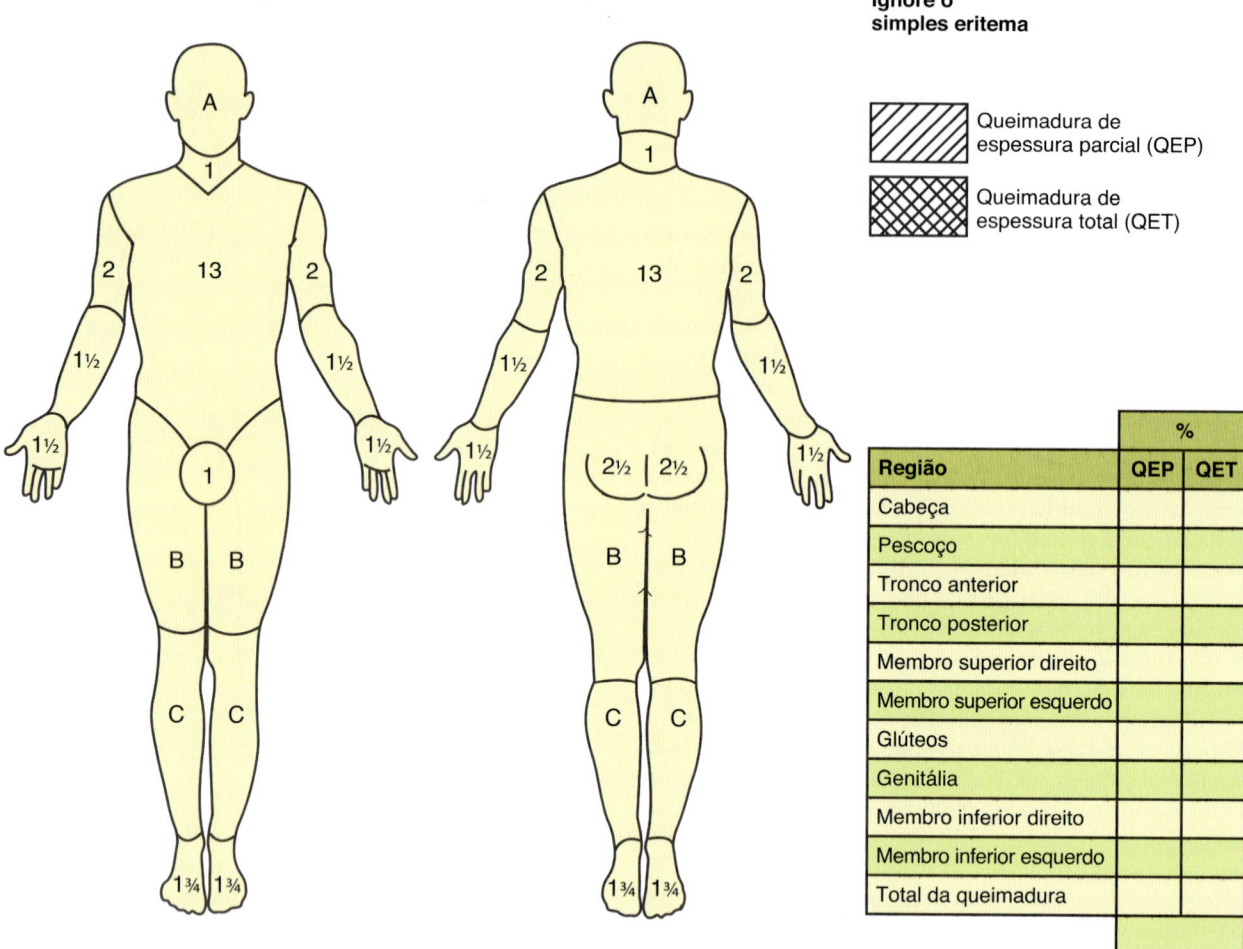

Ignore o
simples eritema

Queimadura de
espessura parcial (QEP)

Queimadura de
espessura total (QET)

Região	%	
	QEP	QET
Cabeça		
Pescoço		
Tronco anterior		
Tronco posterior		
Membro superior direito		
Membro superior esquerdo		
Glúteos		
Genitália		
Membro inferior direito		
Membro inferior esquerdo		
Total da queimadura		

Porcentagem relativa de área da superfície corpórea afetada com o crescimento

Área	Idade 0	1	5	10	15	Adulto
A = ½ da cabeça	9½	8½	6½	5½	4½	3½
B = ½ de uma coxa	2¾	3¼	4	4½	4½	4¾
C = ½ de uma perna	2½	2½	2¾	3	3¼	3½

Figura 236.3 Esquema de Lund-Browder. Fonte: John Settle. *Principles and Practice of Burns Management.* Churchill Livingstone, 1ª ed., 1996.

lesão inalatória, que ocorre quando o paciente fica confinado em ambiente fechado inalando a fumaça proveniente do incêndio. O monóxido de carbono inalado liga-se à hemoglobina (formando a carboxihemoglobina) deslocando as moléculas de oxigênio, levando à redução da perfusão sistêmica. Os sinais e sintomas de lesão inalatória são queimaduras na face, de vibrissas nasais, presença de escarro carbonáceo, tosse, estridor, dispneia, broncoespasmo, edema e obstrução das vias respiratórias superiores e inferiores, insuficiência respiratória, coma e até óbito. O tratamento inclui a intubação eletiva e precoce, administração de oxigênio a 100% para deslocar o monóxido de carbono da hemoglobina e cuidados intensivos.

Respiração (B)

Deve-se checar se a ventilação está adequada bilateralmente. Em pacientes com queimadura circunferencial no tórax, a ventilação pode estar restrita ou prejudicada, o que demanda a realização da escarotomia descompressiva, que consiste na incisão da escara da queimadura para liberação da mobilidade torácica.

Circulação (C)

Faz parte do protocolo do ATLS a obtenção de acessos venosos calibrosos e, de preferência, fora da área queimada para realização da reposição volêmica. O paciente queimado necessita de hidratação endovenosa, pois apresenta uma situação de hipovolemia causada pelas alterações fisiopatológicas da queimadura. O choque por queimaduras graves, durante as primeiras 24 horas, é caracterizado por vasodilatação e aumento da permeabilidade capilar, resultando em grandes deslocamentos de fluidos para o interstício (visto clinicamente como edema) e depleção do volume intravascular.

A reposição inicial de fluidos do paciente com queimaduras moderadas ou graves é realizada pela administração endovenosa de solução cristaloide, geralmente *ringer lactato* ou soro fisiológico. Há diversas fórmulas para auxiliar essa reposição volêmica e levam em consideração a % SCQ. Contudo, nenhuma delas fornece um método preciso ou ideal, principalmente em crianças.[9] Uma das fórmulas mais utilizadas é a de Parkland, que corresponde a 4 mℓ por quilo de peso para cada percentual da SCQ, ou seja, 4 mℓ × peso × % SCQ. A metade do volume calculado é administrada nas primeiras 8 horas após o trauma e os 50% restantes são infundidos nas 16 horas subsequentes. Uma das principais críticas à fórmula de Parkland é seu potencial de levar à hiperidratação.

Para evitar reposição excessiva de volume, que pode estar associada a múltiplas morbidades, incluindo síndrome do desconforto respiratório agudo e hipertensão intra-abdominal, pode-se utilizar a fórmula de Brooke modificada, cujo cálculo é 2 mℓ por quilo para cada porcentagem de SCQ, ou seja, 2 mℓ × peso × % SCQ. O American College of Surgeons, na 10ª e última edição do ATLS (2018), recomendou que a reposição volêmica no paciente queimado seja feita com *ringer lactato* e utilizando a fórmula 2 mℓ × peso × % SCQ.[10]

O parâmetro clínico mais confiável para avaliar e direcionar a quantidade de fluido administrado é o débito urinário. Se este estiver muito baixo, deve-se aumentar a oferta ou vice-versa. A diurese deve ser mantida em 30 a 50 mℓ/h para adultos e 0,5 a 1 mℓ/kg/h para crianças.

Déficit neurológico (D)

Tipicamente, o paciente queimado está inicialmente atento e orientado. Caso contrário, deve-se considerar a hipótese de lesão combinada, abuso de entorpecentes, hipóxia ou condições médicas preexistentes. Além disso, informações da situação do trauma são importantes, como no caso de queda de grande altura em queimaduras elétricas.

Exposição (E)

A remoção de roupas e adornos (anéis, brincos, colares, pulseiras e relógios) é necessária para evitar o garroteamento quando surgir o edema. As áreas expostas devem ser protegidas para evitar hipotermia. Um exame secundário completo deve ser conduzido da cabeça aos pés, para avaliação precisa da extensão e profundidade das queimaduras e determinar lesões associadas.

Após a avaliação primária realizada pelo ABCDE, é importante colher a história complementar, que pode ser resumida pelo acrônimo SAMPLA: sinais e sintomas; alergia; medicamentos de uso habitual; passado e antecedentes médicos; líquidos e alimentos ingeridos; ambiente e eventos relacionados com trauma. Além disso, é importante checar o *status* da vacinação antitetânica, pois a queimadura é considerada ferimento de alto risco para tétano.

Terapia tópica

As feridas da queimadura devem ser limpas antes da aplicação do curativo. O curativo idealmente deve ser não aderente e pode conter antimicrobiano tópico. Dentre as opções, uma das mais utilizadas e disponíveis em unidades de saúde é a creme de sulfadiazina de prata 1%. A prata é bactericida, bacteriostática e tem atividade antimicrobiana de amplo espectro. A sulfadiazina de prata é aplicada com *rayon* ou gaze de malha não aderente, e em seguida coberta com gaze de rolo e faixa crepe para ter o potencial de absorção do exsudato. Esse é o curativo mais comumente utilizado em queimaduras devido a sua eficácia, baixo custo, disponibilidade, com poucos efeitos colaterais e aplicação indolor. Uma desvantagem é que requer trocas diárias.[11]

Além da sulfadiazina de prata, outras coberturas que contêm prata podem ser utilizadas na terapia tópica das queimaduras. Essas coberturas são compostas por espuma de poliuretano, hidroalginato ou hidrofibra, impregnadas por prata metálica ou nanocristalina, associadas com camada não aderente para reduzir os traumas durante a troca. Tais coberturas fornecem a liberação sustentada de prata na ferida ao longo de dias, o que permite manter o curativo primário em contato com a ferida e trocar apenas o curativo secundário, caso necessário. Comparadas com a sulfadiazina de prata, elas têm melhor atividade antimicrobiana, mantêm o ambiente úmido para favorecer uma reepitelização mais rápida e permitem a troca semanal do curativo, diminuindo a dor e a ansiedade dos pacientes.[11,12]

Controle da dor

Nas queimaduras leves e moderadas, as medicações analgésicas não narcóticas (dipirona, paracetamol e anti-inflamatório não esteroidal) são úteis para aliviar a dor. Em grandes queimados, o uso de opiáceo pode ser administrado em pequenos *bolus*, sob supervisão dos parâmetros vitais. A via de administração preferencial dos analgésicos em pacientes queimados é a endovenosa.

CONSIDERAÇÕES FINAIS

É importante que o médico generalista tenha conhecimentos básicos de algumas áreas que compõem o grande campo de atuação da cirurgia plástica. Isso inclui o processo de cicatrização, suas fases, sua relação com o desenvolvimento das feridas e os princípios para seus tratamentos, as etiologias mais comuns. Da mesma forma, o profissional deve dominar conceitos da neoplasia maligna mais comum do ser humano, o câncer de pele, seus principais tipos (carcinoma basocelular, carcinoma espinocelular e melanoma), bem como seu diagnóstico e tratamento. Por fim, faz parte do conhecimento básico do médico generalista a realização do atendimento inicial do paciente queimado por meio da aplicação dos princípios do ATLS, o diagnóstico da profundidade e da extensão da queimadura, a reposição volêmica e o tratamento tópico das áreas queimadas.

REFERÊNCIAS BIBLIOGRÁFICAS

1. Ferreira M.C., Tuma Jr. P., Carvalho V.F., Kamamoto F. Complex wounds. *Clinics.* 2006 Dec;61(6):571-8. doi: 10.1590/s1807-59322006000600014.

2. Coltro P.S., Ferreira M.C., Batista B.P., Nakamoto H.A., Milcheski D.A., Tuma Jr. P. Role of plastic surgery on the treatment complex wounds. *Rev Col Bras Cir.* 2011 Nov-Dec;38(6):381-6. DOI: 10.1590/s0100-69912011000600003.

3. Andrade A.M., Sun M., Gasek N.S., Hargis G.R., Sharafieh R., Xu M. Role of Senescent Cells in Cutaneous Wound Healing - PMC. *Biology (Basel).* 2022 Dec;29;11(12):1731. doi: 10.3390/biology11121731.

4. Kandhwal M., Behl T., Singh S., Sharma N., Arora S., Bhatia S., Al-Harrasi A., Sachdeva M., Bungau S. Role of matrix metalloproteinase in wound healing. *Am J Transl Res.* 2022 Jul 15;14(7):4391-4405.

5. Yang R., Liu F., Wang J., Chen X., Xie J., Xiong K. Epidermal stem cells in wound healing and their clinical applications. *Stem Cell Res Ther.* 2019 Jul 29;10(1):229. DOI: 10.1186/s13287-019-1312-z. Erratum in: *Stem Cell Res Ther.* 2020 Oct 22;11(1):447.

6. Heath M.S., Bar A. Basal Cell Carcinoma. *Dermatol Clin.* 2023 Jan;41(1):13-21. DOI: 10.1016/j.det.2022.07.005.

7. Guzman A.K., Schmults C.D., Ruiz E.S. Squamous Cell Carcinoma: An Update in Staging, Management, and Postoperative Surveillance Strategies. *Dermatol Clin.* 2023 Jan;41(1):1-11. DOI 10.1016/j.det.2022.07.004.

8. Wollina U. Melanoma surgery - An update. *Dermatol Ther.* 2022 Dec;35(12):e15966. doi: 10.1111/dth.15966.

9. Stevens J.V., Prieto N.S., Ridelman E., Klein J.D., Shanti C.M. Weight-based vs body surface area-based fluid resuscitation predictions in pediatric burn patients. *Burns.* 2023 Feb;49(1):120-128. DOI: 10.1016/j.burns.2022.03.007.

10. American College of Surgeons Committee on Trauma. Advanced Trauma Life Support - ATLS. 10ª ed., 2018.

11. Aggarwala S., Harish V., Roberts S., Brady M., Lajevardi S., Doherty J., D'Souza M., Haertsch P.A., Maitz P.K.M., Issler-Fisher A.C. Treatment of Partial Thickness Burns: A Prospective, Randomized Controlled Trial Comparing Four Routinely Used Burns Dressings in an Ambulatory Care Setting. *J Burn Care Res.* 2021 Sep 30;42(5):934-943. DOI: 10.1093/jbcr/iraa158.

12. Farina-Junior JA, Coltro PS, Oliveira TS, Correa FB, Dias-de-Castro JC. Curativos de prata iônica como substitutos da sulfadiazina para feridas de queimaduras profundas: relato de caso. Rev Bras Queimaduras2017;16(1):53-57

Principais Retalhos – Retalho de Avanço em V-Y e Retalho Romboide

Lydia Masako Ferreira • Felipe Contoli Isoldi

INTRODUÇÃO

Os ferimentos ou defeitos cutâneos podem ser resultado de traumatismo, infecção, doença crônica sistêmica ou de pele, cicatrização patológica ou ressecção cirúrgica, como em casos oncológicos, por exemplo. Tradicionalmente, o conceito de *escada reconstrutiva* sugere uma sequência de opções terapêuticas para restituir a integridade da pele com menor morbidade e maior benefício para o paciente (Figura 237.1).

Nesse sentido, os retalhos têm a função de fechar feridas, desde as mais simples até as mais complexas, sendo dissecados e mobilizados conforme a necessidade, observando-se a topografia corporal, sua composição tecidual (dermogorduroso, miofasciocutâneo, entre outros) e, principalmente, seu pedículo vascular. Os retalhos se diferenciam dos enxertos de pele, que se caracterizam pela transferência cutânea de uma área doadora para a área receptora sem um pedículo vascular. A pele pode ser de espessura fina, parcial ou total, e se integra ao novo local (enxertado) nutrindo, primeiramente, por difusão (no contato célula a célula, entre a pele e o leito receptor) e por reperfusão de vasos da pele e do leito receptor, devido ao contato boca a boca desses vasos (inosculação), estimulado pela liberação de fatores de crescimento vascular (fator A de crescimento do endotélio vascular, ou VEGF) e neovascularização local.

Algumas feridas não podem ser fechadas de maneira primária, com pontos de sutura, pois suas margens estão muito distantes. Elas são muito grandes ou limítrofes, determinando aumento da tensão local e, consequentemente, deiscência da sutura pela tração do tecido. Há também casos em que é necessário transferir tecido com espessura suficiente para preencher e fechar o defeito todo, garantindo nivelamento entre as suas adjacências, coxim sobre proeminências ósseas e reduzindo a tensão local. Essas aplicações práticas dos retalhos são duas entre as muitas ferramentas disponíveis no arsenal do médico cirurgião.

O retalho de avanço em V-Y tem esse nome em razão do desenho com o qual é concebido, inicialmente em *V* e, conforme o tecido avança para a cobertura do defeito, a ferida cirúrgica final, bem como a cicatriz, formam um *Y* (Figura 237.2).[1] Trata-se de retalho de tecido dermogorduroso (pele e tela subcutânea), que avança de sua origem até o defeito adjacente, mantendo-se seu pedículo (aleatório, ou seja, não se tem uma artéria e veia definidas) pelos plexos vasculares subpapilares e subdérmicos. Pode-se realizar esse retalho também em composição com mais tecidos, muscular

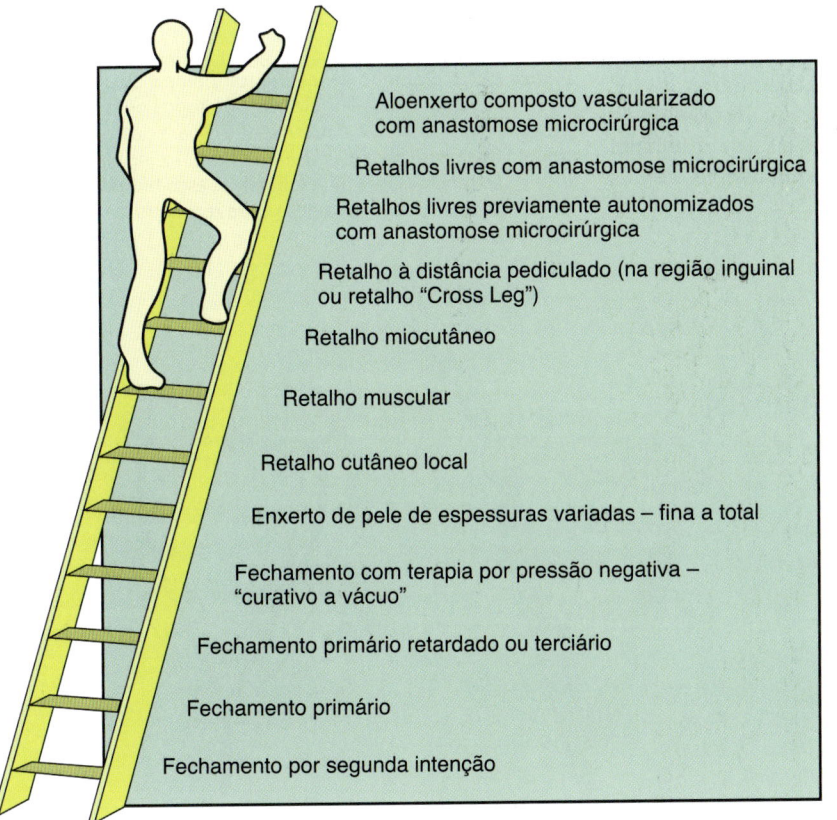

Aloenxerto composto vascularizado com anastomose microcirúrgica

Retalhos livres com anastomose microcirúrgica

Retalhos livres previamente autonomizados com anastomose microcirúrgica

Retalho à distância pediculado (na região inguinal ou retalho "Cross Leg")

Retalho miocutâneo

Retalho muscular

Retalho cutâneo local

Enxerto de pele de espessuras variadas – fina a total

Fechamento com terapia por pressão negativa – "curativo a vácuo"

Fechamento primário retardado ou terciário

Fechamento primário

Fechamento por segunda intenção

UBM-ECM
Decellularized nerve
Conduits
Dermal regenerative
Matrices
External tissue expansion
Nanotechnology

+

Figura 237.1 Escada da reconstrução. Adaptada de: Valerio et al., 2015.[2]

principalmente, e associar dois ou mais retalhos semelhantes e contrapostos para o fechamento de defeitos de grande extensão, ou em áreas de pouco tecido à disposição, como a ponta dos dedos.

Ao se planejar o retalho, as linhas de menor tensão da pele (linhas de Langer) precisam ser analisadas para que o fechamento retilíneo resultante da área doadora seja devidamente orientado. Sempre que possível, um dos ramos do retalho deve se situar ao longo de um limite anatômico consolidado, como o sulco nasolabial. O retalho deve ser construído de forma que o encaixe final no defeito fique livre de tensão e não distorça nenhum ponto de referência, como a pálpebra ou comissura oral. É provável que a distorção percebida na mobilização do retalho ou no fechamento da ferida operatória leve a um resultado ruim.[3]

O desenho do retalho romboide foi descrito pela primeira vez pelo professor Alexander Alexandrovich Limberg, de Leningrado, em 1928. A primeira descrição em língua inglesa foi um capítulo de *Modern Trends in Plastic Surgery*, editado por Thomas Gibson, em 1963. O *design* é de um paralelogramo com dois ângulos de 120° e dois ângulos de 60°.[3] Todos os lados ou arestas são iguais e, possivelmente, até quatro retalhos poderiam ser levantados de um romboide (Figura 237.3).

O retalho romboide é um retalho dermogorduroso transposto em torno de um ponto pivô em um defeito adjacente. A técnica de dissecção é simples, mantendo-se o pedículo do retalho (normalmente aleatório, ou seja, não se tem uma artéria e veia definidas) nos plexos vasculares subpapilares e subdérmicos. Retalhos romboides maiores podem contar com suprimento vascular perfurante, isto é, axial (quando se conhece a artéria e a veia nutridoras). A redução da tensão no retalho diminui a probabilidade de necrose do tecido doador, posicionando-se na direção de mínima tração e máxima extensibilidade. Ainda, ao se desenhar o retalho na pele, antes da incisão cirúrgica, deve-se atentar para a disposição dele em paralelo com as linhas de menor tensão da pele (linhas de Langer), permitindo que a cicatriz resultante fique mais adequada à topografia local, evitando-se desvios patológicos na cicatrização.[5]

INCIDÊNCIA E PREVALÊNCIA

O retalho de avanço em V-Y é uma opção de reconstrução quando é preciso economizar ou há escassez de tecido. Trata-se de uma técnica comumente usada e que se tornou parte integrante do arsenal de reconstrução de defeitos cutâneos. Sua referência inicial é creditada a um cirurgião alemão, Ernst Blasius (1802-1875), que descreveu seu uso para o fechamento de pequenos defeitos cutâneos em 1850. Pode ser utilizado na região frontal, pálpebras, região malar (bochechas), nariz, lábios, bem como em qualquer outra topografia corporal, tamanho e composição do retalho.

Ainda, o retalho em V-Y pode ser usado para avançar o tecido em áreas deficientes, mesmo quando não há ferida aberta para se corrigir, como, por exemplo, na reconstrução nasal, em um defeito de columela curta no tratamento do paciente com fissura labial. O princípio de fechamento da pele V-Y também pode ser estendido para uma variedade de

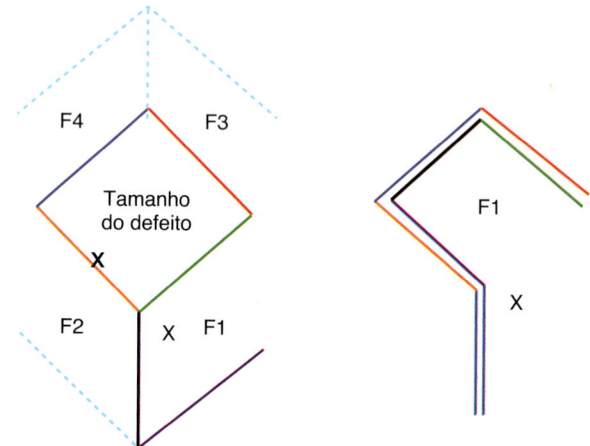

Figura 237.3 Desenho de retalho romboide é um losango com dois ângulos de 120° e dois ângulos de 60°. Todos os lados são iguais. R. Existem vários *designs* de abas possíveis para qualquer defeito. Quatro retalhos possíveis – F2, F3, F4 (linhas tracejadas) e F1 (linhas sólidas) – são mostrados. B. O retalho F1 é escolhido e girado ao longo do ponto pivô, X, superiormente, para reconstruir o defeito.

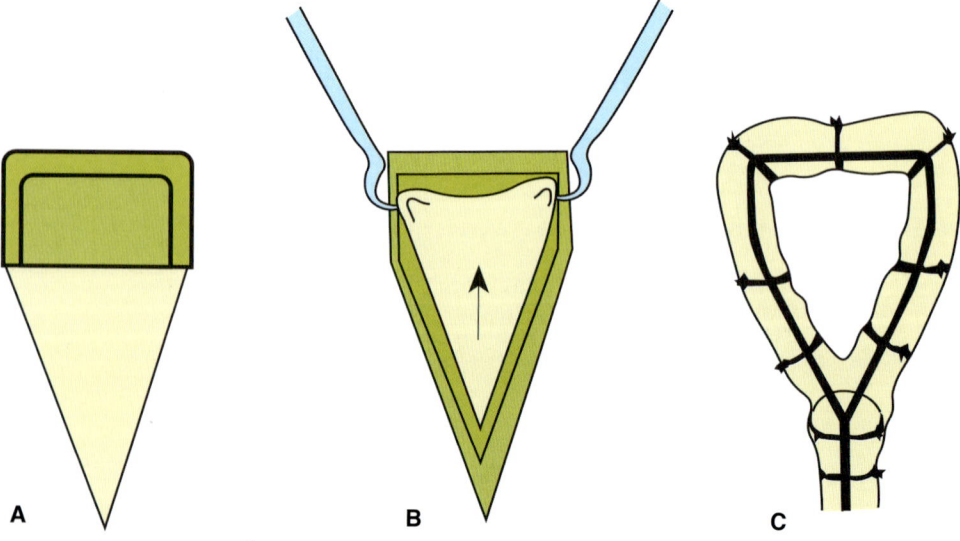

Figura 237.2 Desenho do retalho de avanço em V-Y.

retalhos mais complexos, como padrão axial e retalhos musculofasciocutâneos e fasciocutâneos, e também em situações em que houve amputações nas pontas dos dedos.

Ao contrário de outros retalhos locais, o retalho romboide pode ser usado em praticamente qualquer tamanho de defeito e em qualquer parte do corpo. Em geral, nas reconstruções de defeitos na face, os retalhos são preferíveis ao fechamento primário ou à enxertia de pele, mesmo para pequenas lesões. O recurso tem sido empregado em ambos os sexos, em todas as etnias e faixas etárias. É amplamente utilizado na reconstrução facial, mamária, do tronco, da mão, da pálpebra e perianal. Não há limitação com base na etiologia do defeito, na idade ou na presença da maioria das comorbidades que o paciente possa portar. Os defeitos cutâneos após ressecções oncológicas continuam sendo os principais fatores etiológicos para a aplicação do retalho romboide.[6]

O retalho romboide pode ser aplicado em defeitos de pálpebra, assoalho do nariz, margem alar nasal, mento, entre outros locais da face, a qual é uma das topografias mais tratadas, seguida da região lombossacral, dorsal, região inguinoescrotal, tórax, ombro e região supraclavicular. Outros estudos mostram evidências de sucesso de retalhos romboides na coxa, membro superior, membro inferior, tronco e reconstrução da área pilonidal.

DIAGNÓSTICO

Ambos os retalhos discutidos neste capítulo são opções viáveis até mesmo para a correção de uma mesma ferida, cabendo ao cirurgião a decisão de uso. Essa decisão é tomada primeiramente pela intimidade e prática do médico com cada um tipos; em seguida, pela topografia e extensão do defeito, entendendo de que maneira o deslocamento do tecido proporcionará melhor cobertura e fechamento, pelo avanço ou transposição. Por fim, ele deve discutir a conduta do uso do retalho com o paciente em razão do tamanho do defeito, da aparência da cicatriz potencial e do curso pós-operatório

típico. Um termo de consentimento informado deve ser assinado antes do procedimento, bem como ser realizada uma documentação fotográfica para seguimento.

TRATAMENTO

O *design* de um retalho de avanço em V-Y não é complicado. O conceito é usar a pele de uma área adjacente ao defeito a fim de preenchê-lo. Desenha-se um retalho em forma de *V*, dispondo a *parte aberta* do V na margem do defeito, a seguir incisa-se a pele, descolando-se toda a tela subcutânea ao seu redor, mas não logo abaixo da pele sobre o *V*. Desliza-se o *V* em direção ao defeito. A área doadora é então fechada em linha reta, o que dá origem ao fechamento em forma de Y. O retalho tem suprimento sanguíneo aleatório e, portanto, a pele deve permanecer aderida aos tecidos subjacentes. Não é necessário descolar a área imediatamente abaixo da ilha de pele, mas o pedículo anexado pode ser mobilizado para liberá-lo do tecido circundante (Figura 237.4).

Quanto ao retalho romboide, o defeito primário cutâneo tem a forma de um losango com quatro lados iguais, dois ângulos de 120° e dois de 60°; ou, mais comumente, o defeito tem o aspecto ovalado, similar a um losango, mesmo de contornos arredondados; ou, também, pode-se realizar incisões e ressecções nas margens do defeito para adaptá-lo a esse formato propício ao retalho (p. ex., para ampliar a margem cirúrgica em lesões oncológicas). O tamanho do retalho romboide adjacente é semelhante e talvez um pouco menor do que o defeito primário, podendo ser dissecado um retalho romboide para cada aresta do losango, conforme a necessidade de fechamento. A posição anatômica das estruturas-chave é respeitada para evitar distorções, fazendo-se a escolha final da sua disposição com base na presença de frouxidão cutânea e alinhada às linhas de Langer. Dessa forma, a tensão é reduzida, propiciando cicatrizes de melhor qualidade (Figura 237.5).

Claude Dufourmentel modificou o desenho do retalho romboide de Limberg em 1962, descrevendo o fechamento

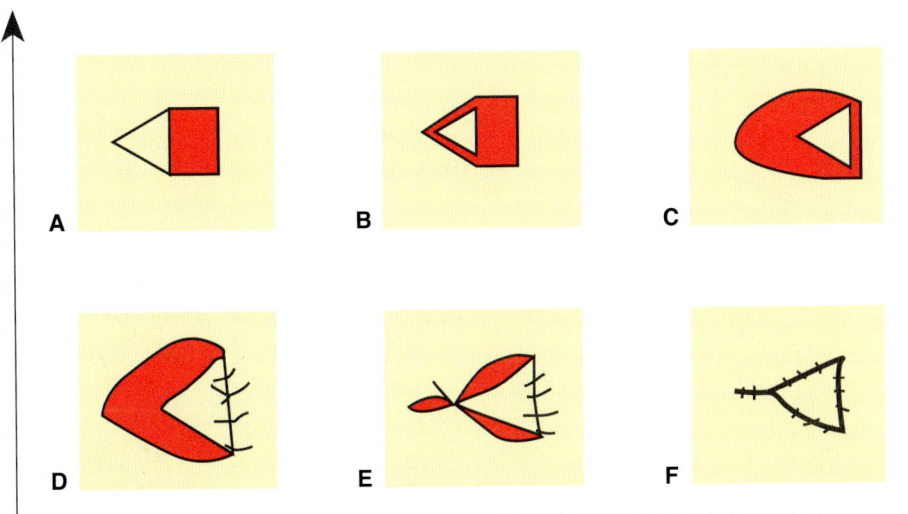

Figura 237.4 Etapas sucessivas de um retalho de avanço V-Y. **A.** Desenho de um retalho triangular adjacente a um defeito retangular; **B.** Incisão do retalho triangular; **C.** Translação do retalho; **D.** Três primeiros pontos para fixação do retalho na pele intacta; **E.** Ponto de canto no ápice da aba; **F.** Fechamento final. Adaptada de: Researchgate. Disponível em: https://www.researchgate.net/figure/Successive-steps-of-a-V-Y-advancement-flap-a-design-of-a-triangular-flap-adjacent-to_fig1_281557161. Acesso em: 11 set. 2023.

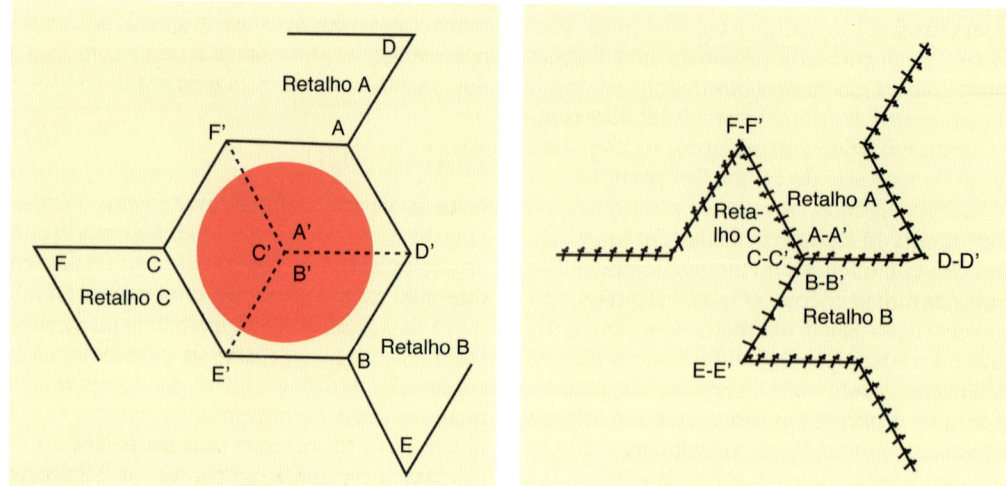

Figura 237.5 Fechamento de um defeito com um retalho hexagonal romboide triplo. A orientação do hexágono e dos três romboides é ajustada para maximizar a frouxidão do fechamento do retalho do doador. Além disso, os retalhos podem ser orientados com transposição no sentido horário ou anti-horário, dependendo também da frouxidão tecidual. Observa-se que todos os três retalhos devem transpor na mesma direção.

de defeitos com um ângulo de retalho mais agudo (menor que 60°), permitindo maior flexibilidade e facilidade de fechamento.[7] Em primeiro lugar, ao projetar o defeito, o ângulo agudo (alfa) pode ter um intervalo de 60 a 75°. O próprio retalho é desenhado alinhando-se a primeira incisão (CE) com a bissecção do ângulo entre a linha do eixo diagonal curto do defeito em losango (AC) e a linha do seu lado adjacente (DC). O ângulo do retalho (beta) pode ser igual ao ângulo do defeito (alfa) ou menor, se necessário, permitindo maior flexibilidade (Figura 237.6A).

Em 1987, Quaba e Sommerlad propuseram outra modificação do retalho romboide: reconstruir um defeito redondo com um retalho romboide. Esse projeto (Figura 237.6B) envolveu a reconstrução de um defeito redondo com um retalho romboide com lados de dois terços do diâmetro do defeito, mas com um ângulo de retalho equivalente a 60°.[8] As vantagens declaradas em relação ao desenho clássico incluíam flexibilidade na transposição do retalho e orientação

do local doador, bem como nenhum requisito para o sacrifício de tecido saudável na criação de um defeito em formato rômbico.[9]

CONSIDERAÇÕES FINAIS

Os retalhos de avanço em V-Y e o romboide são boas opções de cobertura de diversos tipos de defeitos ou ferimentos para a reconstrução e reconstituição da integridade da pele. Geralmente, são desenhados e executados de forma rápida e fácil, não requerendo nenhum instrumento especial ou material diferenciado, oferecendo excelente contorno (pelos padrões geométricos), textura (cobertura com pele de localidade adjacente), espessura (variando pelo descolamento dos planos) e ajuste conforme as linhas de menor tensão da pele (linhas de Langer), resultando em boa cicatrização no longo prazo, com maior potencial de satisfação dos pacientes.

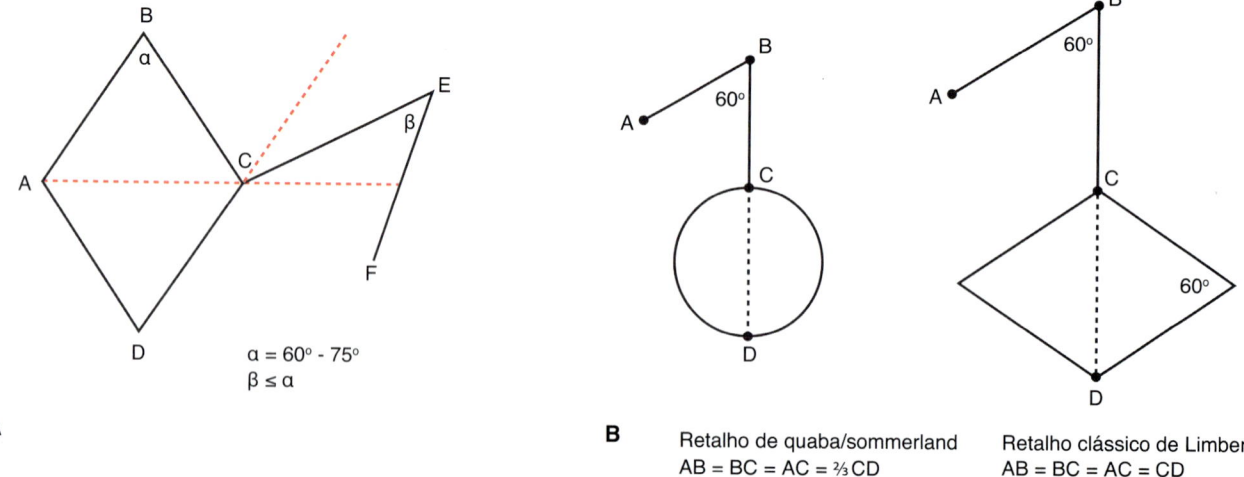

Figura 237.6 A. Modificação do retalho romboide por Dufourmentel; **B.** Comparação entre o *design* modificado do retalho de Quaba e sommerlad e o clássico de limberg. Para o desenho modificado: o defeito pode ser arredondado e reconstruído com um retalho rômbico menor que o defeito.

REFERÊNCIAS BIBLIOGRÁFICAS

1. Zhang J., Miller C.J., Briceño C.A., et al. One- and two-staged Pacman V-Y advancement flaps for defects of the head and neck: A review of 29 cases. *J Plast Reconstr Aesthet Surg.* 2022;75(9):3406-3413. DOI:10.1016/j.bjps.2022.06.035.

2. Valerio IL, Sabino J, Dearth Cl et al. The use of urinary bladder matrix in the treatment of trauma and combat casualty wound care. Regenerative Medicine. 2015;10(5):611-622.

3. Nicholas M.N., Liu A., Chan A.R., Jia J., Fuller K., Eisen D.B. Postoperative Outcomes of Local Skin Flaps Used in Oncologic Reconstructive Surgery of the Upper Cutaneous Lip: A Systematic Review. *Dermatol Surg.* 2021;47(8):1047-1051. DOI:10.1097/DSS.0000000000003063.

4. Kang A.S., Kang K.S. Rhomboid flap: Indications, applications, techniques and results. A comprehensive review. *Ann Med Surg.* 2021;68. DOI:10.1016/j.amsu.2021.102544.

5. Kang A.S., Kang K.S. Assessment of rhomboid flap scars: A patient reported outcome study. A case series. *Ann Med Surg.* 2022;75. DOI:10.1016/j.amsu.2022.103328.

6. Kang A.S., Kang K.S. Expanding the scope of rhomboid flap: Large cutaneous defect reconstruction. Case report. *Ann Med Surg.* 2021;62:369-372. DOI:10.1016/j.amsu.2021.01.082.

7. Moreno-Casas G., Pereira-González A., Rodríguez-Nevado I., Narváez-Moreno B., Chaves-Álvarez A., Peral-Rubio F. Triple Dufourmentel hexagonal flap for scalp reconstruction. *Exp Dermatol.* 2023;32(5):694-698. DOI:10.1111/exd.14764.

8. Hwang K. Original Design of the Limberg Flap: An Opposite Triangular Flap. *J Craniofac Surg.* 2021;32(7):e612-e615. DOI:10.1097/SCS.0000000000007565.

9. Fechine-Feitosa R.G., Garcia A., Waisberg F.M.V., Mendes J.A, Ching A.W., Ferreira L.M. Propeller flap for reconstruction of sequelae in lower limbs. *Rev Bras Cir Plat.* 2022;37(3):6-8.

PARTE

46

Cirurgia Torácica

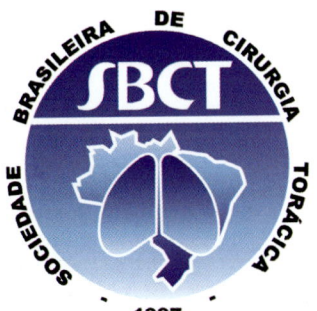

SBCT

SOCIEDADE BRASILEIRA DE CIRURGIA TORÁCICA

1997

238

Tumores do Mediastino

Daniel Oliveira Bonomi • Letícia Villiger • José Jesus Camargo •
Pammela Jacomeli Lembi

INTRODUÇÃO

O mediastino é um espaço compreendido entre os dois pulmões, delimitado pela reflexão da pleura sobre os hilos pulmonares, denominada pleura mediastinal, onde encontram-se estruturas e órgãos de extrema importância dos sistemas linfático, circulatório e digestório. Segundo o International Thymic Malignancy Interest Group (ITMIG),[1] o mediastino é dividido em três compartimentos: pré-vascular (anterior), visceral (médio) e paravertebral (posterior) (Figura 238.1). Essa divisão ajuda a caracterizar anatomicamente doenças e tumores de acordo com a localização e o órgão de origem, facilitando o raciocínio diagnóstico (Tabela 238.1).

EPIDEMIOLOGIA

Os tumores do mediastino anterior são os mais prevalentes dentro das massas mediastinais nos adultos, e os tumores do timo respondem por aproximadamente metade de todas as massas mediastinais anteriores.[2,3] Tumores de linhagem germinativa correspondem a cerca de 20% das lesões neoplásicas desse compartimento mediastinal, e os linfomas mediastinais respondem por outros 10 a 20%.[2] Menos frequentemente, o bócio mergulhante ou o desenvolvimento anormal de tecido tireoidiano intratorácico e os adenomas de paratireoides ectópicas podem estar localizados no mediastino anterior[2] (localização extracervical mais comum das paratireoides).

Linfonodomegalias mediastinais podem ser encontradas em doenças neoplásicas/metastáticas, bem como em doenças inflamatórias/infecciosas. No mediastino médio, ou visceral, as linfonodomegalias correspondem à principal origem de massas mediastinais. Cistos de origem broncogênica, esofágica ou pericárdica, em ordem decrescente de frequência, estão geralmente localizados no mediastino médio e correspondem a até 20% das massas encontradas nesse compartimento.[2-4]

Tumores neurogênicos respondem por mais de 60% dos tumores do mediastino posterior.[2,3] Schwannomas e neurofibromas, tumores benignos originados da bainha neural, são de longe os mais frequentes nos adultos e em geral

Tabela 238.1 Compartimentos mediastinais e os tumores mais comumente encontrados.

Compartimento mediastinal	Patologias mais comuns
Pré-vascular ou anterior	Timomas e carcinomas tímicos Teratomas Tumores de células germinativas Linfomas Bócio tireoidiano mergulhante
Visceral ou médio	Cistos broncogênicos Paragangliomas Linfonodomegalias
Paravertebral ou posterior	Schwannomas Ganglioneuromas Ganglioneuroblastomas Neuroblastomas Paragangliomas

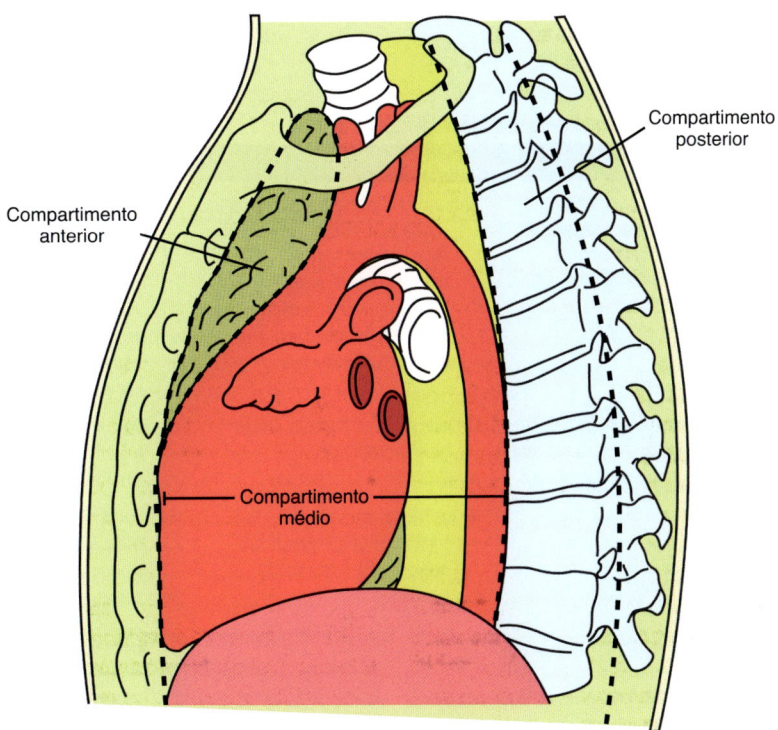

Compartimento
posterior

Compartimento
anterior

Compartimento
médio

Figura 238.1 Delimitação dos compartimentos mediastinais segundo a padronização do International Thymic Malignancy Interest Group.

assintomáticos. Ganglioneuromas, tumores originados das células ganglionares da cadeia simpática, são tumores benignos e os mais comuns em adultos jovens.

DIAGNÓSTICO

O primeiro passo na investigação de massas mediastinais é a identificação do compartimento em que elas se localizam ou do qual parecem se originar. Como já destacado, a divisão didática do mediastino em compartimentos e o conhecimento dos órgãos e tecidos que os compõem, bem como a epidemiologia das doenças de cada um, somam-se às características radiológicas observadas (geralmente na tomografia) e guiam a decisão de extensão propedêutica (exames mais específicos ou biopsia) que levam ao diagnóstico.

A suspeita inicial pode ocorrer por sintomas, por exemplo, de fraqueza muscular, no caso da miastenia *gravis,* que pode manifestar-se como síndrome paraneoplásica de timomas, ou achados ocasionais de exames laboratoriais (p. ex., elevação de níveis plasmáticos de cálcio no hiperparatireoidismo primário causado por adenomas de paratireoide), ou exames de imagem (um alargamento do mediastino na radiografia de tórax ou uma massa mediastinal observada na tomografia de tórax solicitada por outros motivos).

Seja por sintomas ou em um achado ocasional de exame, o seguimento da propedêutica se dará a partir de hipóteses diagnósticas principais, como abordado a seguir.

Diagnósticos diferenciais

Mediastino anterior: timomas, linfomas, linfadenopatia infecciosa/inflamatória, tumores de células germinativas, tireoide e paratireoides ectópicas

Timomas

Distribuem-se igualmente entre os sexos e surgem, em média, por volta dos 50 anos, mas possuem, na verdade, um pico bastante amplo de incidência (de 40 a 60 anos).[5]

Síndromes paraneoplásicas estão presentes em até 40% dos pacientes com diagnóstico de timoma. A miastenia *gravis* é, de longe, a mais comum e característica, presente em 30 a 65% dos pacientes, dependendo da série estudada. A aplasia de células vermelhas e hipogamaglobulinemia estão presentes em cerca de 5 a 10% e são, portanto, mais raras. Outras síndromes descritas, e muito mais raras, são lúpus eritematoso sistêmico, síndrome de Cushing e síndrome da secreção inapropriada do hormônio antidiurético (SIADH).[2,5]

Imagem, exames laboratoriais e sintomas associados, quando presentes, ajudam a guiar o diagnóstico mais provável (Tabela 238.2 e Figura 238.2); porém, o diagnóstico histológico é indispensável. De forma geral, diante da hipótese diagnóstica principal de um tumor tímico, e sendo possível sua ressecção completa, a cirurgia é a conduta inicial de escolha, e, ao mesmo tempo, diagnóstica e terapêutica. Nos casos em que a ressecção completa não é possível, a biopsia, preferencialmente a *core needle biopsy*, a biopsia aberta (mediastinotomia anterior ou procedimento de Chamberlain) e ou por videocirurgia deve preceder o tratamento.

Ao contrário dos timomas, que geralmente são diagnósticos incidentais (assintomáticos) ou associados a miastenia *gravis* quando sintomáticos, a maior parte dos carcinomas tímicos, pela sua agressividade, já apresentam sintomas relacionados com a compressão e a invasão de estruturas adjacentes ao diagnóstico (cerca de 70% dos pacientes têm sintomas como dor, dispneia e sinais de síndrome de veia cava superior). Síndromes paraneoplásicas, como a miastenia *gravis,* são pouco comuns e as demais associadas a timomas ainda não foram relatadas nos casos de carcinoma tímico.

Linfomas

Qualquer tumor maligno pode produzir lesão metastática para os gânglios mediastinais. Os mais comuns são carcinoma brônquico, linfoma, tumores do sistema digestório, próstata e rins. A maioria dos pacientes com linfomas primários do mediastino refere a sintomas B: febre, perda

Tabela 238.2 Diagnósticos diferenciais mais frequentes de massas do mediastino anterior.

	Sintomas	Laboratório	Imagem
Timoma	Normalmente assintomático, a menos que associado a síndromes paraneoplásicas ou de grande volume, que gera sintomas compressivos como dor torácica e dispneia	Anticorpo antirreceptor de acetilcolina nos casos associados a miastenia *gravis*, anemia normocítica e reticulocitopenia na aplasia de células vermelhas, redução sérica dos níveis de imunoglobulinas na hipogamaglobulinemia	Em estágios menos avançados: lesões bem definidas com densidade de partes moles e contornos arredondados/lobulados. Lesões maiores podem conter focos de calcificação e necrose Carcinoma tímico: tende a apresentar sinais de invasão local mais precocemente. Focos de calcificação são mais frequentes, bem como áreas de necrose (menor atenuação) pelo rápido crescimento tumoral
Linfoma	Sintomas B: febre, sudorese noturna, perda ponderal, prurido. Sintomas compressivos e/ou de invasão de estruturas adjacentes*	LDH elevado, pancitopenia, presença de linfócitos atípicos	Grandes massas, geralmente associadas a linfonodomegalias de outras cadeias mediastinais ou extratorácicas
Tumores de células germinativas	Sintomas compressivos e/ou de invasão de estruturas adjacentes*	No caso de tumores não seminomatosos, elevação nos níveis de alfa-fetoproteína e b-HCG	Teratomas: contornos bem definidos e presença de tecidos com densidade de osso, gordura e líquido dentro da massa Seminoma: grandes massas de contorno regular ou lobulado, homogêneas, com discreto realce pelo contraste endovenoso Não seminomatosos (mais agressivos): massas heterogêneas, com áreas de necrose, hemorragia e degeneração cística e invasão de estruturas adjacentes

*Dor torácica, dispneia, disfagia, paralisia do nervo frênico e laríngeo recorrente (rouquidão), síndrome da veia cava superior; b-HCG: beta-gonadotrofina coriônica humana.

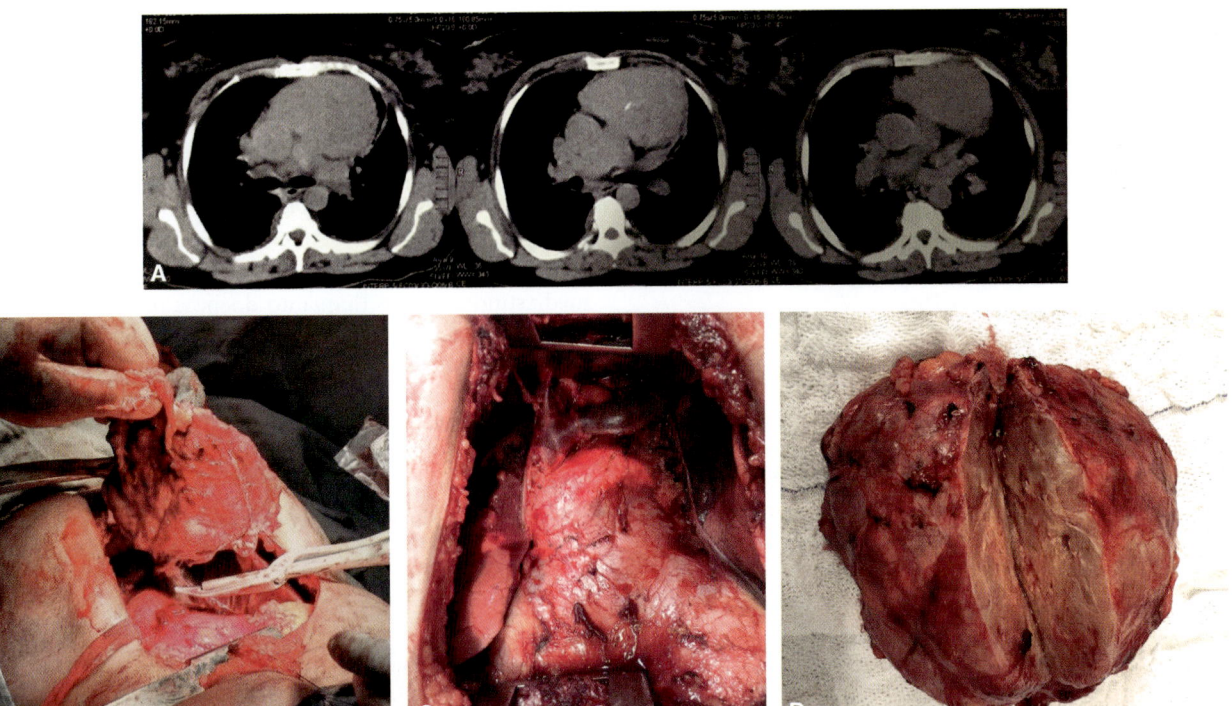

Figura 238.2 A. Timoma em imagem tomográfica; **B.** Intraoperatório da ressecção do tumor por esternotomia; **C.** Mediastino após a ressecção do tumor e gordura mediastinal; **D.** Peça cirúrgica.

ponderal e sudorese. Sintomas compressivos são menos comuns e incluem dor, dispneia, estridor, rouquidão e síndrome da veia cava e paralisia frênica. A confirmação do diagnóstico é obtida por biopsia.

A biopsia é indispensável para o correto diagnóstico e tratamento, e essas cadeias linfonodais podem ser acessadas por meio da mediastinoscopia ou EBUS (ecobroncoscopia ou ultrassonografia endobrônquica), sobretudo as cadeias paratraqueais, hilares e subcarinais. As cadeias paraesofágicas, subcarinais e do ligamento pulmonar podem ser biopsiadas por meio do EUS (ultrassonografia endoscópica). A toracoscopia, ou VATS (cirurgia torácica videoassistida), permite o acesso também aos linfonodos subaórticos e para-aórticos, além de todos os outros mencionados anteriormente.

Enquanto a mediastinoscopia e toracoscopia permitem a obtenção de maiores fragmentos de tecido, ou mesmo do linfonodo inteiro, para análise histológica, o EBUS e o EUS, apesar de menos invasivos, permitem apenas a biopsia de aspiração por agulha fina, o que possibilita apenas o estudo citológico da amostra. Portanto, o risco-benefício e a necessidade da avaliação histológica para o correto diagnóstico devem ser levados em consideração na escolha do melhor método.

Tumores de origem embrionária

São lesões de natureza benigna, na maioria dos casos, e que acometem mais frequentemente indivíduos jovens e do sexo masculino.

Normalmente, o quadro clínico dessas neoplasias está relacionado com o ritmo de crescimento. As massas com expansão lenta, como os teratomas e os tumores seminomatosos, mesmo quando volumosas, são oligossintomáticas e identificadas em exames radiológicos de rotina.

Quando o crescimento é rápido, podem provocar sintomas secundários ao efeito de massa e compressão das estruturas mediastinais, como tosse, dor torácica e dispneia, além de sintomas sistêmicos, como febre, sudorese, astenia, perda ponderal, anemia etc.

A classificação dos tumores de linhagem germinativa é baseada na histologia e as divide em teratomas benignos, neoplasias seminomatosas e neoplasias embrionárias ou não seminomatosas. O último grupo inclui linhagens diversas, como os teratomas malignos, teratocarcinomas, carcinomas embrionários, coriocarcinomas e carcinomas do saco vitelínico.

O quadro radiológico nos exames convencionais é caracterizado por alargamento mediastinal, na maioria das vezes inespecífico. A tomografia permite identificar detalhes da lesão sugestivos de linhagem histológica.[5,6]

Teratomas possuem densidades diferentes, características de gordura, tecidos moles e cistos, além de calcificações, como componentes dentários (Figura 238.3). Os seminomas apresentam-se como massas homogêneas, bem definidas, sem grande obliteração das estruturas, mas com planos de clivagem mal definidos.

Os tumores não seminomatosos costumam ter um aspecto mais agressivo, borrando os planos entre vasos, são mais irregulares, com densidades diferentes que sugerem áreas de hemorragia ou necrose, sem calcificações. Além disso, podem ser identificados derrames pleurais ou pericárdicos, assim como adenopatias intra e extratorácicas. A biopsia é recomendada na literatura e pode ser feita de forma aspirativa, com agulha de *tru-cut* ou videoassistida.

Marcadores tumorais como a beta-gonadotrofina coriônica humana (b-HCG) e alfa-fetoproteína (AFP) são importantes na avaliação primária de qualquer tumor mediastinal anterior e podem ser quase patognomônicos nas linhagens

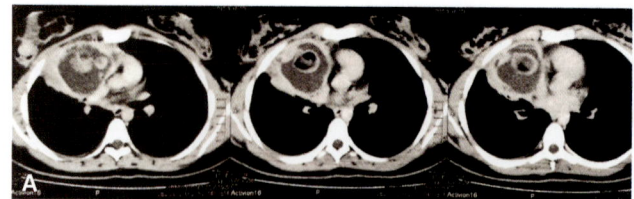

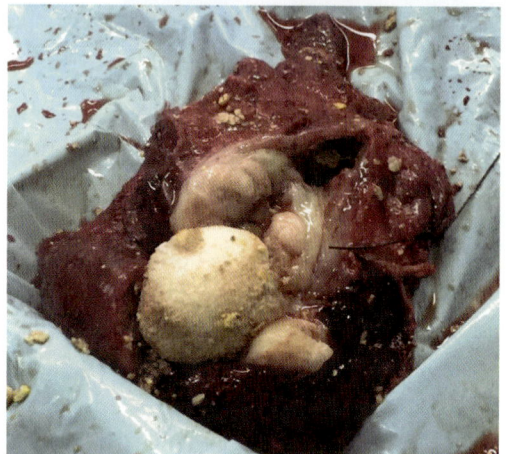

Figura 238.3 A. Teratoma no mediastino anterior. Massa bem delimitada e heterogênea com componentes com atenuações distintas sugerindo a presença de gordura, líquido e outros tecidos; **B.** Peça cirúrgica.

não seminomatosas.[2] A desidrogenase láctica (DHL), embora mais inespecífica, tem valor prognóstico e na avaliação da resposta ao tratamento.

Tireoide

O bócio mergulhante nada mais é do que a extensão retroesternal do bócio tireoidiano cervical. A doença pode ser assintomática (mais comum) ou sintomática, dependendo do tipo de disfunção tireoidiana associada (hipo ou hipertireoidismo). A maioria dos pacientes (de 77 a 90% dos casos) tem também o aumento do volume do componente cervical da glândula visível, mas o diagnóstico pode ser de forma ocasional pelo achado da extensão retroesternal da glândula em exames de imagem solicitados por outras razões, ou porque a doença gera sintomas obstrutivos.[7]

A dispneia ao esforço é o sintoma mais comum (presente em 30 a 60% dos pacientes) e ocorre, geralmente, quando o diâmetro da traqueia é menor que 8 mm. Em alguns pacientes, a dispneia é principalmente posicional ou noturna (pelo decúbito) e ocorre com manobras que forçam a glândula através do estreito torácico superior, como a flexão anterior do tronco. Se a compressão traqueal é grave (levando a um diâmetro de traqueia menor que 5 mm), estridor ou sibilância no repouso podem surgir.[7]

A tomografia ou ressonância magnética de pescoço e tórax são úteis na avaliação e mostram a continuidade da glândula cervical com a massa mediastinal. O estudo adicional do bócio tireoidiano mergulhante segue as mesmas recomendações da doença cervical exclusiva.

Paratireoide

Adenomas de paratireoides ectópicas geralmente estão associadas a alterações do metabolismo do cálcio. Adenomas pequenos, difíceis de localizar, podem provocar distúrbios graves no ciclo do cálcio. O estudo cintilográfico com sestamibi é um exame localizatório importante na investigação do hiperparatireoidismo primário (Figura 238.4).

Mediastino médio: linfonodomegalias e cistos (broncogênico, esofágico ou pericárdico)
Linfadenopatia infecciosa/inflamatória

Aplica-se o mesmo raciocínio descrito para o linfoma no mediastino anterior. Enquanto doenças infecciosas, as adenopatias mediastinais atribuídas à tuberculose são as mais frequentes encontradas no mediastino. Adenopatias inflamatórias não infecciosas costumam ser simétricas, bilaterais e volumosas, como a sarcoidose.

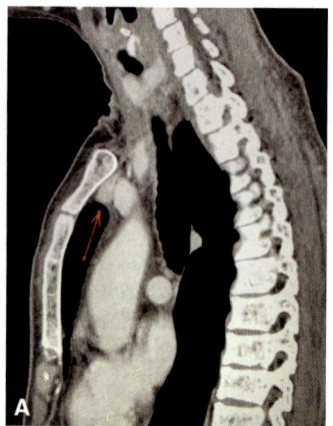

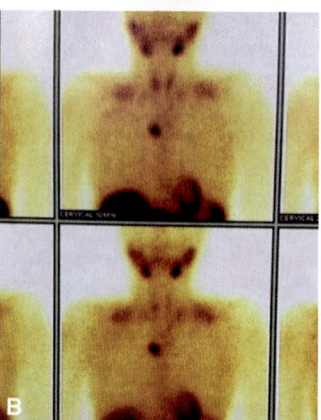

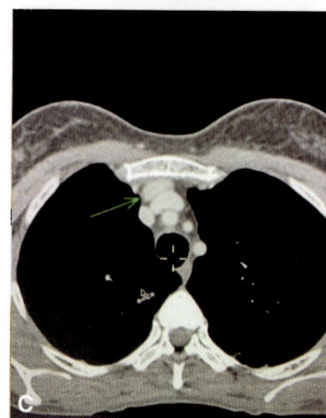

Figura 238.4 A. e **C.** Adenoma de paratireoide: imagem nodular no mediastino anterior; **B.** Cintilografia com sestamibi mostrando a hipercaptação do radiofármaco na mesma topografia.

Já os cistos são lesões benignas, mas tendem a causar sintomas por compressão de estruturas adjacentes ou infecção à medida que crescem.[3] Possuem uma imagem bastante característica à tomografia: estruturas arredondadas, de contornos regulares, homogêneas e com densidade de líquido. Na ressonância magnética, o hipersinal do seu conteúdo em T2 ajuda a confirmá-lo como líquido.

Os cistos broncogênicos e esofágicos não possuem comunicação com as vias respiratória ou digestiva, respectivamente. Os cistos pericárdicos geralmente localizam-se na borda cardíaca direita e à ecocardiografia são caracterizados por espaços anecoicos bem localizados e de conformação esférica, o que o diferencia do derrame pericárdico. A confirmação do achado ultrassonográfico é dada pela tomografia ou ressonância nuclear magnética.

Mediastino posterior: tumores neurogênicos

Afora a localização característica desses tumores no mediastino posterior (recesso costovertebral) e a prevalência disparada de schwannomas, neurofibromas e ganglioneuromas como os tipos mais comuns (tumores benignos e geralmente assintomáticos), alguns tumores neurogênicos como os paragangliomas e feocromocitomas, que se originam das células paragangliônicas, podem secretar hormônios (catecolaminas) causando sintomas característicos (hipertensão, taquicardia, sudorese, náusea e vômitos etc.). Esse subgrupo inclui tumores benignos e malignos, cuja diferenciação é feita pelo grau de invasão local ou presença de metástases. Neuroblastomas, tumores malignos mais comuns em crianças, originam-se das células ganglionares da cadeia simpática e também podem secretar hormônios.

Outro detalhe desses tumores é que podem crescer e insinuarem-se por meio do forame intervertebral, adquirindo uma forma característica em forma de sino (*dumbbell shaped*). Esses tumores geralmente causam sintomas neurológicos, seja pela compressão das raízes radiculares, seja pela compressão da própria medula espinhal[3,4] (Figura 238.5).

TRATAMENTO
Timoma e carcinoma tímico

O estadiamento e a definição do tipo histológico desses tumores são muito importantes para definir o tratamento. A classificação de Masaoka (revisada por Koga, 1994) é amplamente utilizada pelos cirurgiões torácicos e estudada até hoje, pois correlaciona-se muito bem com a sobrevida. Mais recentemente, a International Association for the Study of Lung Cancer (IASLC) e a International Thymic Malignancy Interest Group (ITMIG) propuseram uma classificação baseada no TNM, classificação de tumores malignos (do inglês, *tumor, node, metastasis*), a partir da análise retrospectiva da sobrevida de mais de 10 mil casos em uma base de dados internacional. Entretanto, esse novo sistema de classificação deve ainda passar pelo crivo da pesquisa clínica prospectiva para comprovar o seu papel e utilidade na definição da escolha do tratamento. A tradicional classificação de Masaoka-Koga (1994) permanece como principal direcionador da escolha do tratamento[8] (Tabela 238.3).

Outra importante classificação é a dos subtipos histológicos segundo definição de 2004 da Organização Mundial da Saúde (OMS): timomas subtipos A, AB, B1, B2 e B3, carcinoma tímico e neoplasias neuroendócrinas do timo (Tabela 238.4). Essa subdivisão tem correlação com o estágio ao diagnóstico e também tem demonstrado valor prognóstico nos estudos, sendo relevante para a indicação de terapias adjuvantes.[8]

Tabela 238.3 Estadiamento de Masaoka-Koga para os tumores epiteliais do timo.

I	Tumores macroscópica e microscopicamente encapsulados
IIa	Invasão capsular microscópica
IIb	Invasão macroscópica da gordura mediastinal peritímica, ou aderência sem invasão da pleura mediastinal ou pericárdio
III	Invasão de órgãos adjacentes (pericárdio, pulmão, vasos etc.)
IVa	Disseminação para pleura ou pericárdio
IVb	Metástases linfática ou hematogênica

Tabela 238.4 Classificação dos timomas pela OMS.

A	Timoma medular/de células fusiformes
AB	Misto
B1	Rico em linfócitos/predominantemente cortical
B2	Cortical
B3	Atípico
C	Carcinoma tímico

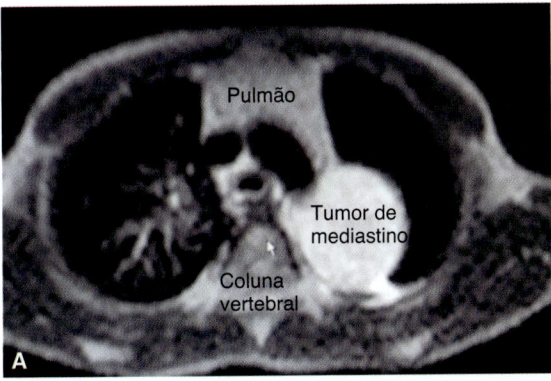

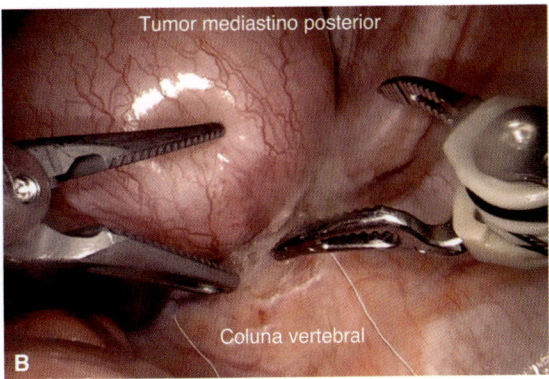

Figura 238.5 A. Tumor de mediastino posterior (ganglioneuroma) em ressonância magnética: exclusão de componente intramedular; **B.** Intraoperatório de cirurgia robótica para sua ressecção.

Como a ressecção cirúrgica completa é o principal fator prognóstico no tratamento dos timomas, quando é factível, como geralmente no caso dos tumores estágio de Masaoka I e II e alguns casos em estágio III, ela é o tratamento inicial de escolha (*cirurgia upfront*).

A abordagem tradicional é por esternotomia mediana com ressecção completa do timo e toda a gordura mediastinal peritímica (Figura 238.2). Se houver invasão macroscópica do tumor para o pulmão, pericárdio ou nervo frênico, esses devem sem ressecados conjuntamente "em bloco". A invasão de vasos como a veia cava e tronco braquiocefálico (que deve ser avaliado ainda no pré-operatório com a ajuda de tomografia com contraste venoso e/ou ressonância magnética do tórax para o planejamento cirúrgico adequado) não são contraindicações absolutas à ressecção, desde que a reconstrução vascular com próteses seja possível. Invasão parcial ou não muito extensa da artéria pulmonar e aorta, apesar de mais desafiadora, também pode ser submetida à ressecção com reconstrução vascular, porém deve ser amplamente estudada e planejada no pré-operatório, e é aconselhável contar com a ajuda do cirurgião cardíaco ou vascular nos procedimentos.

Tumores em estágios iniciais (Masaoka I e II) podem ser ressecados por via minimamente invasiva, VATS ou RATS (do inglês, *robot-assisted thoracic surgery*), sem prejuízo dos resultados pós-operatórios e oncológicos desde que executados por profissional capacitado. Em estágios mais avançados (Masaoka III) que envolvem ressecções mais extensas, por vezes com necessidade de reconstrução vascular, a cirurgia minimamente invasiva é desencorajada.

A obrigatoriedade da linfadenectomia foi, historicamente, raramente empregada. Porém, com a introdução da classificação TNM, a recomendação de linfadenectomia locorregional (mediastinal e cervical) foi adotada. Para o carcinoma tímico, a linfadenectomia é altamente recomendada devido à maior incidência de metástases linfonodais se comparado com os timomas (20 *vs* 3%).[7]

A indicação de radioterapia (RT) pós-operatória é ainda bastante controversa devido ao pouco número de estudos prospectivos e multicêntricos. O estágio, completude da ressecção e tipo histológico são os principais fatores prognósticos e, consequentemente, guiam a tomada de decisão. A Tabela 238.5 apresenta as diretrizes atuais da European Society For Medical Oncology (ESMO).

E para quimioterapia (QT) pós-operatória:

- Timoma: não recomendada após a ressecção de timomas. O papel da QT nesse tipo de tumor é como neoadjuvante (QT indutora em tumores irressecáveis) ou como definitiva (geralmente associada a RT) em tumores irressecáveis ou avançados (doença metastática) e pacientes não candidatos à ressecção pelo alto risco cirúrgico
- Carcinoma tímico: considerar QT pós-operatória nos tumores Masaoka IIA e IIB com ressecção R1 e todos os Masaoka III-IVA submetidos à ressecção.

Para tumores localmente avançados (Masaoka III/IVA) ou com doença metastática (Masaoka IVB) no estudo radiológico pré-operatório, deve-se prosseguir com a biopsia para confirmação histológica, seguida da quimioterapia de indução como parte de uma estratégia que busca avaliar a resposta do tumor ao tratamento e a possibilidade de ressecção cirúrgica curativa (completa) (Figura 238.6). Após 2 a 4 ciclos de QT, novos exames de imagem devem ser realizados para a reavaliação da ressecabilidade. Quimioterapia intrapleural e pneumectomia extrapleural podem ser discutidas e consideradas para os estágios IVA. A radioterapia pós-operatória está sempre indicada.

Como parte de uma estratégia sequencial de quimioradioterapia para pacientes que permanecem com doença irressecável, ou possuem alto risco cirúrgico (por comorbidades ou performance *status*), a radioterapia definitiva é recomendada.

Quimioterapia definitiva como única modalidade de tratamento é reservada aos pacientes com doença metastática (Masaoka IVB) e doença avançada e não irradiável. O objetivo principal é o alívio dos sintomas relacionados com o crescimento e invasão do tumor.

A recorrência da doença ocorre em cerca de 10 a 15% dos casos e segue a mesma linha de raciocínio que o diagnóstico primário, priorizando a ressecção cirúrgica completa sempre que possível[7] (Figura 238.7).

Linfoma

O tratamento do linfoma mediastinal a princípio não é cirúrgico, mas envolve quimio e radioterapia, e o papel do cirurgião é primordialmente o de possibilitar o diagnóstico histológico.

Tumores de células germinativas

O tratamento e o prognóstico dependem fundamentalmente da linhagem.[3,5] Os teratomas maduros, quando adequadamente ressecados, são potencialmente curáveis apenas com a ressecção.

Tabela 238.5 Indicações de radioterapia no tratamento do timoma.

Timoma	
>> **Masaoka I:** ressecção completa (R0) → não indicado	Ressecção incompleta (R1) → RT
>> **Masaoka IIA:** se ressecção R0 e subtipo A-B2 → não indicado | subtipo B3 → considerar RT	Ressecção R1 → RT
>> **Masaoka IIB:** se ressecção R0 e subtipo A-B1 → não indicado | subtipo B2-B3 → considerar RT	Ressecção R1 → RT
>> **Masaoka III-IVA:** RT pós-operatória em todos os tumores ou RT definitiva nos casos irressecáveis	
>> **Masaoka IVB:** RT pós-operatória se o tumor se torna ressecável após a quimioterapia, ou como radioterapia definitiva	
Carcinoma tímico	
>> **Masaoka I:** ressecção completa (R0) → considerar a RT pós-operatória	Ressecção incompleta (R1) → RT
>> **Masaoka IIA e IIB:** se ressecção R0 → considerar a RT pós-operatória	Ressecção R1 → RT
>> **Masaoka III-IVA:** RT pós-operatória em todos os tumores ou RT definitiva nos casos irressecáveis	
>> **Masaoka IVB:** sem recomendação	

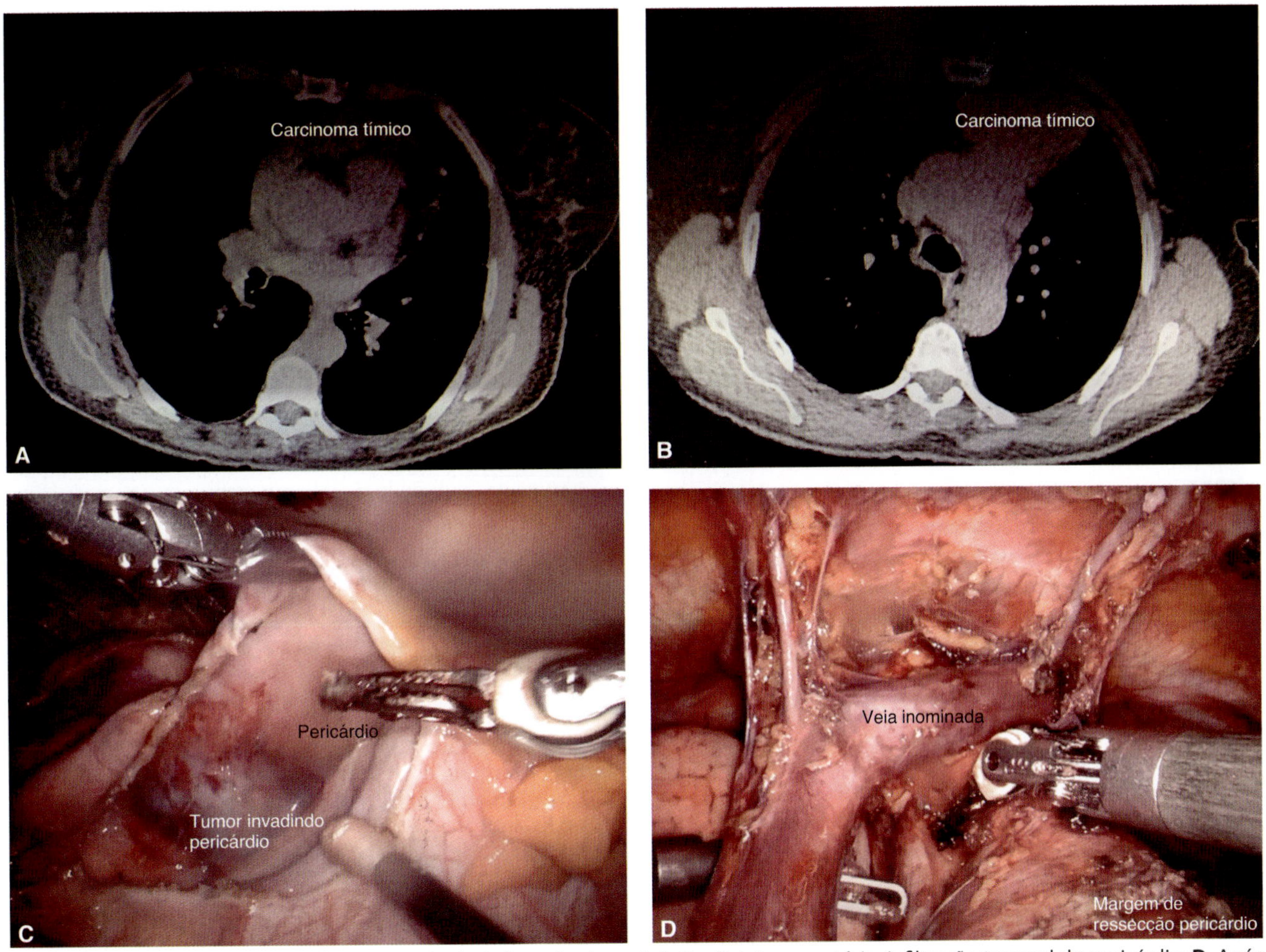

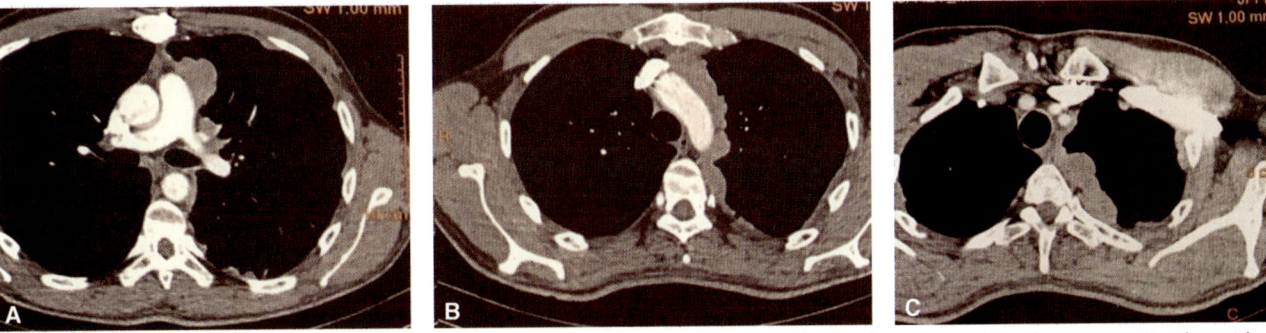

Figura 238.6 A. e **B.** Carcinoma tímico com sinais de invasão do pericárdio; **C.** Intraoperatório: infiltração tumoral do pericárdio; **D.** Após ressecção "em bloco" do tumor, gordura mediastinal e pericárdio acometido.

Figura 238.7 Implantes tumorais no mediastino anterior, pleura mediastinal e parietal posterior após recidiva de timoma B2 submetido à timectomia e radioterapia pós-operatória. Realizada pleuro-pneumonectomia esquerda, permitindo o controle da doença.

Os seminomas mediastinais primários são raros, assim como as metástases de seminomas testiculares para o mediastino; no entanto, a investigação testicular por ultrassom é mandatória. Os seminomas histologicamente puros, sem outros elementos embrionários, são altamente radiossensíveis. Na doença disseminada, a quimioterapia baseada em cisplatina é associada à radioterapia. O papel da cirurgia nesses casos não está bem definido.

O grupo de doenças não seminomatosas engloba diversas linhagens com prognóstico e tratamento semelhantes.

Muitas vezes, são lesões heterogêneas que contêm múltiplas linhagens celulares, bastante invasivas, e com um espectro de marcadores, sobretudo AFP, bem elevados. Os tratamentos combinados, quimioterapia (com base em cisplatina e bleomicina) e ressecções agressivas (tanto com intuito citoredutor como para ressecar massas residuais), mostram resultados melhores que as indicações de tratamento isolado. Embora menos radiossensíveis que os seminomas, as lesões não seminomatosas residuais ou irressecáveis podem ser controladas com irradiação de alta dosagem.

Bócio mergulhante

A indicação cirúrgica dessas lesões segue a sequência das doenças tireoidianas cervicais. Habitualmente, são abordadas por cervicotomia (no caso de bócios com componente retroesternal pequeno, no qual a simples extensão cervical para o acesso cirúrgico permite a liberação do componente mediastinal da glândula) ou cérvico-esternotomia (para bócios maiores).[4]

Adenoma de paratireoide

A identificação intraoperatória dessas lesões pode ser difícil e exige uma exploração mediastinal extensa ou o uso de marcadores radioisotópicos para pesquisa intraoperatória. A abordagem cirúrgica pode ser por cervicotomia ou VATS, dependendo da localização da glândula no mediastino.[4]

Cistos

Cistos broncogênicos e esofágicos, pelo risco de infecção recorrente e degeneração maligna, têm indicação de ressecção cirúrgica quando detectados. Cistos pericárdicos são, em geral, assintomáticos e apenas acompanhados, mas se sintomáticos (p. ex., compressão de artéria coronária), a ressecção está indicada.[3,4]

A ressecção cirúrgica geralmente é feita por via toracoscópica.

Tumores neurogênicos

A ressecção cirúrgica está indicada na maioria dos casos para confirmação diagnóstica e exclusão de doença maligna, e porque esses tumores, mesmo que benignos, podem adquirir grandes dimensões ou insinuarem-se através do forame intervertebral e causar sintomas neurológicos. A abordagem preferencial é por videotoracoscopia, mas tumores que crescem através do forame intervertebral acrescentam maior grau de complexidade à ressecção cirúrgica, que deve incluir tanto o cirurgião torácico como o cirurgião especializado em cirurgia de coluna para a excisão completa e segura de todo o tumor.[3,4]

CONSIDERAÇÕES FINAIS

Conhecer e saber identificar a localização de massas e tumores no mediastino (anterior, visceral ou paravertebral), bem como a epidemiologia das doenças mais comuns é indispensável para o raciocínio diagnóstico. Exames laboratoriais e de imagem auxiliam o médico no refinamento do seu diagnóstico, e quando e por qual método indicar a biopsia.

Com o avanço das técnicas minimamente invasivas, como o EBUS e EUS, e as cirurgias videoassistida e robótica, tanto o diagnóstico como o tratamento dos tumores do mediastino tornaram-se mais fáceis e menos mórbidos. Exames endoscópicos permitem o rápido diagnóstico histológico, e a cirurgia robótica tornaram os grandes tumores e as ressecções complexas acessíveis à técnica minimamente invasiva.

REFERÊNCIAS BIBLIOGRÁFICAS

1. Brett WC, Benveniste MF, Madan R, Godoy MC, Groot PM, Truong MT, et al. ITMIG classification of mediastinal compartments and multidisciplinary approach to mediastinal masses. *Radiographics*. 2017 jan 27;37;413-36. DOI: 10.1148/rg.2017160095.
2. Berry MF, Bograd AJ. Approach to the adult patient with a mediastinal mass. *In*: Post TW. UpToDate. Waltham: UpToDate. Acesso em: 27 mai 2022.
3. Su S, Colson YL. Overview of benign and malignant mediastinal diseases. *In*: Sugarbaker DJ, Bueno R, Colson YL, Jaklitsch MT, Krasna MJ, Mentzer SJ. *Adult chest surgery*. 3ª ed. New York: McGraw Hill; 2015. 1234-40.
4. Felicetti JC, Camargo JJ, Soder SA. Tratamento cirúrgico dos tumores e cistos do mediastino. *In*: Camargo JJ, Pinto Filho DR. *Cirurgia torácica contemporânea*. Rio de Janeiro: Thieme Revinter Publicações; 2019. 587-603.
5. Fernandez A. Mediastino: tumores do mediastino anterior. In: vários autores. *Tópicos de atualização em cirurgia torácica*. [Internet.] São Paulo: SBCT; 2015. Acesso em: 27 mai 2022. Disponível em: http://itarget.com.br/newclients/sbct/cientifico/livro-virtual/.
6. Souza CA, Müller NL. Imaging of the mediastinum. *In*: Patterson GA, Cooper JD, Deslauries J, Lerut AEMR, Luketich JD, Rice TW. *Pearson's thoracic and esophageal surgery*. 3ª ed. Philadelphia: Churchill Livingstone; 2008. 1477-505.
7. Ross DS. Clinical presentation and evaluation of goiter in adults. *In*: Post TW. UpToDate. Waltham: UpToDate. Acesso em: 17 jan 2023.
8. Girad N, Ruffini E, Marx A, Faivre-Finn C, Peters S. Thymic epithelial tumours: ESMO clinical practice guidelines for diagnosis, treatment and follow-up. *Annals of Oncology*. 2015 set; 26 (Suppl 5):v40-v55. DOI: 10.1093/annonc/mdv277.

CAPÍTULO 239

Neoplasias de Pulmão

Paula Ugalde Figueroa • Daniel Oliveira Bonomi • Paulo Cesar Buffara Boscardim • Pammela Jacomeli Lembi

INTRODUÇÃO

A despeito dos esforços e das dificuldades inerentes ao rastreio e prevenção do câncer de pulmão, a doença ainda é diagnosticada, na maioria dos casos, em estágios avançados. Dessa forma, é sempre importante destacar que a maior chance de cura e as maiores taxas de sobrevida estão no grupo de pacientes identificados oportunamente e tratados precocemente.

As ressecções pulmonares anatômicas associadas à linfadenectomia são a base do tratamento cirúrgico do câncer de pulmão – o tratamento de escolha sempre que possível. A literatura médica atual corrobora a tendência às ressecções menores, sublobares (segmentectomias anatômica ou em cunha), à medida que começa-se a identificar a doença de forma mais precoce. Essa discussão aprofunda-se mais na oncologia torácica moderna, especialmente após o desenvolvimento de novas tecnologias, como a cirurgia por vídeo e a cirurgia robótica, que tornam as operações mais fáceis, seguras e menos mórbidas. Outro importante fator é o melhor cuidado dado aos achados de lesões pulmonares incidentais e o desenvolvimento de novos programas de rastreamento do câncer de pulmão.

Este capítulo aborda aspectos cirúrgicos do tratamento das neoplasias pulmonares.

CÂNCER DE PULMÃO NÃO PEQUENAS CÉLULAS – ESTÁGIOS I E II

A ressecção cirúrgica é o tratamento padrão para o tratamento do câncer de pulmão nos estágios I e II.[1] Para pacientes cujas comorbidades tornam o risco cirúrgico proibitivo ou, ainda, que não desejam se submeter ao tratamento cirúrgico, a radioterapia (RT), em suas diversas modalidades, é uma opção.

Extensão da ressecção

Anatomicamente, o pulmão é dividido em 3 lobos à direita e 2 lobos à esquerda. Cada lobo pulmonar possui uma unidade vascular, linfática e brônquica (via respiratória) que o torna independente dos demais. Dessa forma, para tumores restritos a um único lobo pulmonar, a ressecção da unidade anatômica (lobectomia) juntamente com suas respectivas cadeias de drenagem linfática intrapulmonar, hilar e mediastinal (Figura 239.1) configura uma cirurgia que respeita e abrange limites oncológicos, ou, em outras palavras, engloba todas as possíveis vias de disseminação tumoral no câncer em estágio inicial.

Cada lobo pulmonar possui uma segmentação que delimita unidades anatômicas menores (segmentos broncopulmonares) (Figura 239.2) e bem definidas de parênquima pulmonar (alvéolos e bronquíolos), veia, artéria, drenagem linfática e via respiratória (o brônquio segmentar, subdivisão do brônquio lobar), da mesma forma que o lobo pulmonar. Sendo assim, surge a pergunta: para tumores pequenos e restritos a um segmento, a ressecção apenas desse segmento pulmonar, respeitando todos os seus limites anatômicos, como na lobectomia pulmonar, e associada à linfadenectomia mediastinal e hilar não configura também uma cirurgia com critérios oncológicos de ressecção, além de poupar parênquima pulmonar e, consequentemente, função pulmonar?

Até recentemente, a lobectomia pulmonar associada à linfadenectomia era considerada a ressecção pulmonar de escolha para o câncer de pulmão em estágio inicial. O único estudo clínico randomizado que comparava a lobectomia pulmonar com outras ressecções menores (sublobares) (Figura 239.3), publicado em 1995 por Ginsberg, indicava maiores taxas de recidiva local e menor sobrevida em pacientes submetidos à ressecção sublobar, sedimentando, consequentemente, a lobectomia como o tratamento cirúrgico padrão pelas décadas seguintes. No entanto, críticas como a inclusão de pacientes submetidos a segmentectomias anatômicas e não anatômicas (em cunha) no mesmo grupo diminuiu seu impacto. Sabe-se que a segmentectomia não anatômica não respeita os limites de drenagem venosa e linfática do segmento ressecado. Outro ponto relevante é que, dependendo da localização do tumor no segmento e seu tamanho, as margens cirúrgicas podem ser maiores ou menores, comprometendo o resultado oncológico (Figura 239.4).

Recentemente, um estudo japonês e outro americano, respectivamente *JCOG 0802*[2] e *CALGB 140503*[3], realizaram novos estudos clínicos randomizados para averiguar a não inferioridade da segmentectomia anatômica no tratamento do câncer de pulmão inicial em um grupo bem selecionado de pacientes.

Em resumo, o que esses dois estudos recentes e os que os precederam parecem mostrar é que pacientes com tumores de até 2 cm, periféricos e com doença comprovadamente N0, são os candidatos ideais às ressecções menores ou poupadoras de parênquima.[2,3] Nos demais casos, a lobectomia pulmonar é o tratamento de escolha. Entretanto, sabe-se que ainda é um grupo pequeno dentre os diagnósticos de câncer de pulmão, e o diagnóstico precoce permanece um desafio em grande parte do mundo.

No grupo de pacientes que, devido as suas comorbidades e função pulmonar limítrofe, não têm condições de se submeter à lobectomia pulmonar, a segmentectomia pulmonar anatômica e mesmo a ressecção em cunha são alternativas cirúrgicas de tratamento.

Critérios para a ressecção cirúrgica oncológica completa no câncer de pulmão

A International Association for the Study of Lung Cancer (IASLC) divulgou, em 2005, critérios para definir a ressecção cirúrgica completa no câncer de pulmão.[4] No tratamento cirúrgico de qualquer tipo de neoplasia maligna, dois critérios são universais: retirar toda a doença macroscópica e microscópica, preferencialmente em bloco, ou seja, em uma única peça, com uma margem cirúrgica microscópica mínima sem evidência de doença, e a importância da adequada linfadenectomia de acordo com o padrão de drenagem linfática conhecido para aquele órgão. A falha em se alcançar a completude desses dois critérios afeta sobremaneira o prognóstico da doença.

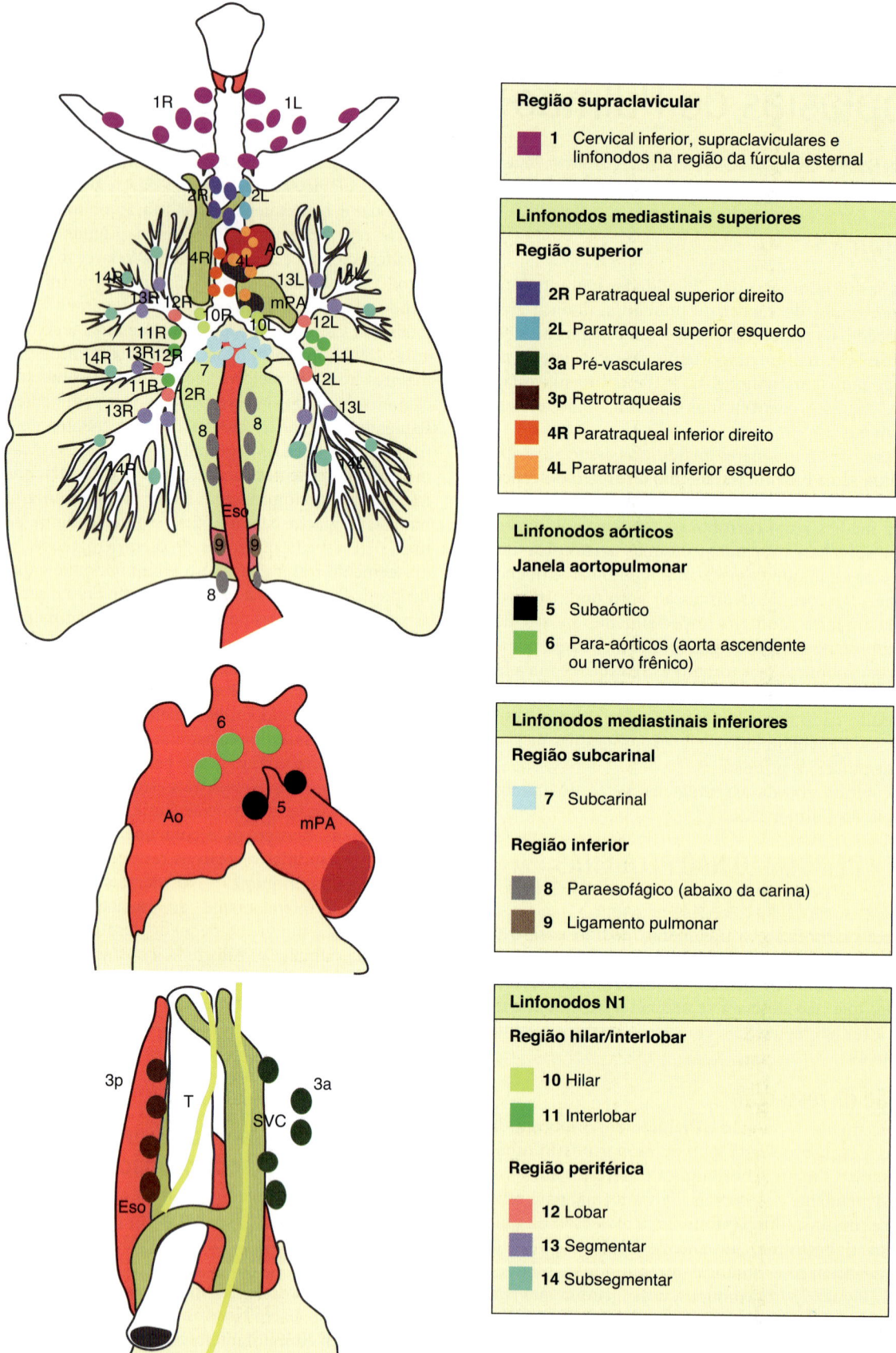

Figura 239.1 Mapa de cadeias linfonodais do mediastino, hilo e intrapulmonares, segundo a International Association for the Study of Lung Cancer (IASLC).

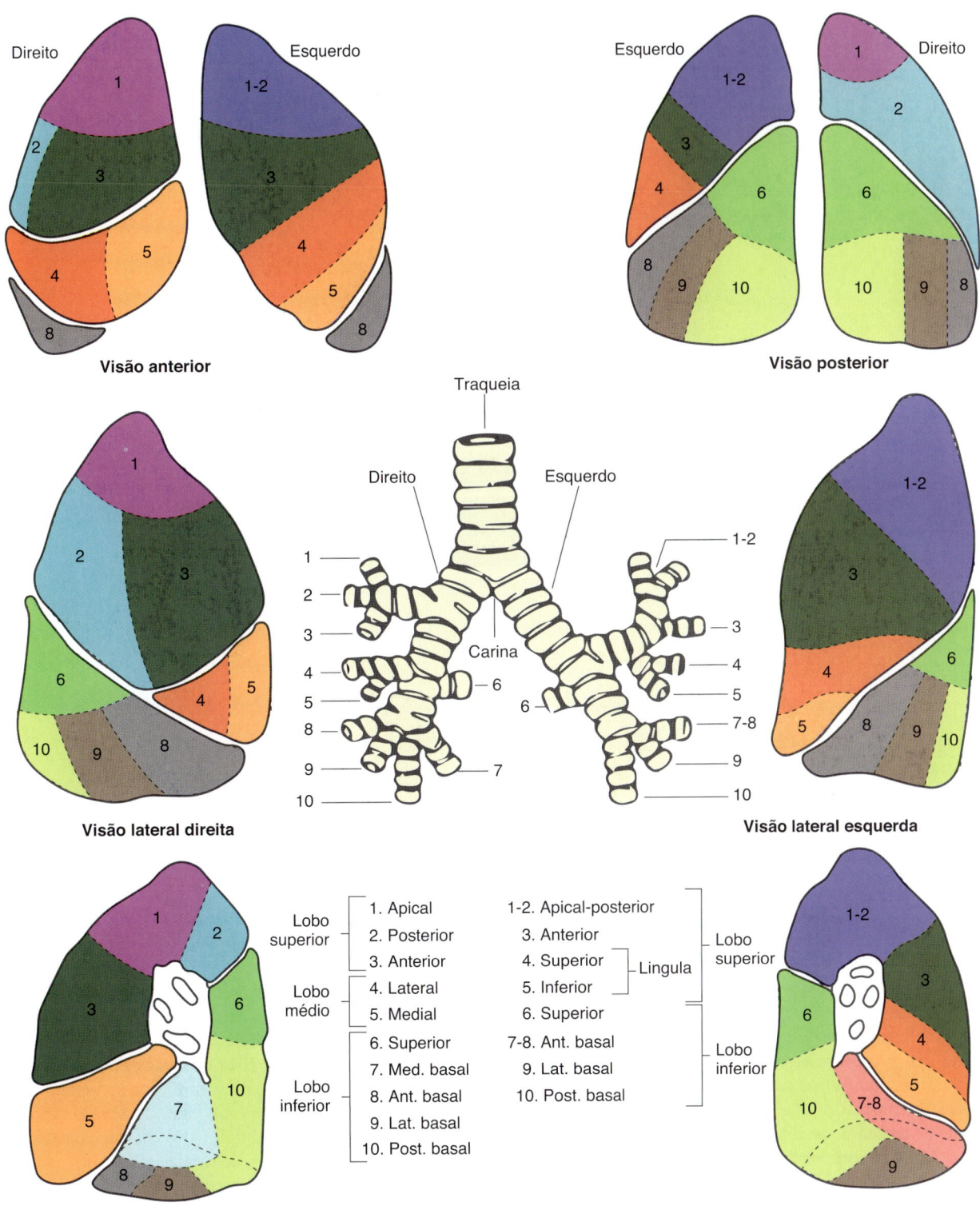

Figura 239.2 Lobos pulmonares e seus respectivos segmentos pulmonares. **A.** Desenho esquemático; (*Continua*)

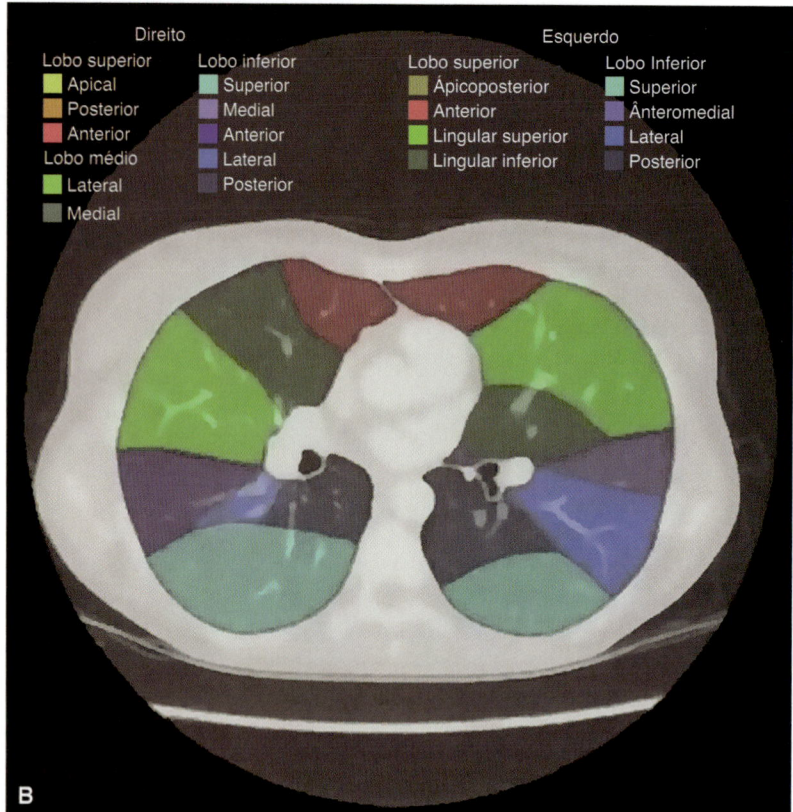

Figura 239.2 (*continuação*) **B.** Identificação na tomografia de tórax dos segmentos pulmonares.

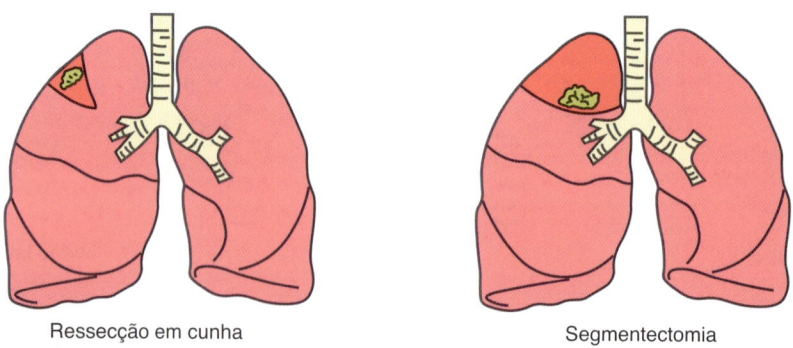

Ressecção em cunha

Segmentectomia

Figura 239.3 Desenho esquemático dos dois tipos de ressecções pulmonares sublobares.

O primeiro critério, no câncer de pulmão, significa que na avaliação microscópica da margem cirúrgica da veia e artéria pulmonares daquele pulmão, lobo ou segmento ressecado, na margem do brônquio e seu tecido peribrônquico e no parênquima pulmonar restante que circunda o tumor, ou qualquer estrutura ou tecido ressecado em conjunto, não pode haver presença de células neoplásicas ou extensão do tumor até esse limite. Idealmente, a distância entre o tumor e a margem de ressecção deve ser de no mínimo 2 cm ou maior que o diâmetro máximo do tumor.

Em relação à linfadenectomia, há quem defenda pela mais ampla ressecção possível, o que significaria a linfadenectomia de todas, ou quase todas, as cadeias linfonodais mediastinais, além da hilar e intrapulmonares (que configuram a doença N1). No câncer de pulmão, existe sempre muita discussão a respeito das cadeias linfonodais mediastinais, porque o correto estadiamento desses linfonodos (que caracterizam a doença N2) é imprescindível para a definição do melhor tratamento oncológico pré e pós-operatório, e tem papel muito importante na definição do prognóstico da doença. Dessa forma, as sociedades médicas de oncologia e cirurgia torácica sempre se preocuparam em estabelecer critérios mínimos a respeito da extensão da linfadenectomia mediastinal, de acordo com cada uma das cinco lobectomias pulmonares em oncologia, respeitando as cadeias preferenciais de drenagem de cada lobo pulmonar. Controvérsias à parte, erra menos quem realiza a linfadenectomia mais completa possível.

A IALSC estabeleceu os seguintes critérios para a ressecção cirúrgica completa no câncer de pulmão:

- Margens cirúrgicas microscopicamente livres (brônquio, veia, artéria, tecido peribronquial, margem de parênquima pulmonar que circunda o tumor, ou de qualquer estrutura ressecada conjuntamente)
- Ausência de extensão extracapsular nodal

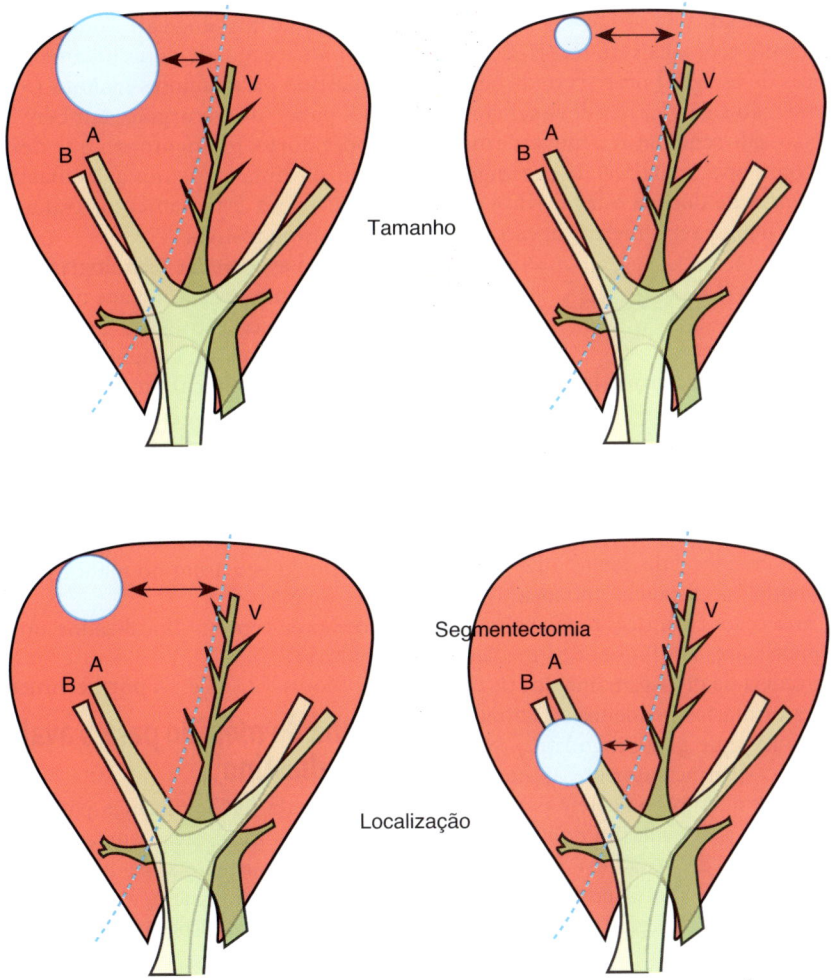

Tamanho

Segmentectomia

Localização

Figura 239.4 Segmento pulmonar. Tumores centrais pequenos podem ter margens cirúrgicas exíguas. É mais seguro obter margens adequadas em tumores periféricos. **A.** Artéria pulmonar segmentar; **B.** Brônquio segmentar; **V.** Veia pulmonar segmentar (que caminha no septo intersegmentar).

- O linfonodo mediastinal mais alto deve ser negativo
- Dissecção nodal sistemática na sua forma mais ampla ou lobo-específica, incluindo dissecção e exame histopatológico dos linfonodos intrapulmonares (lobar, interlobar e segmentares) e hilares, e pelo menos 3 níveis mediastinais amostrados, de acordo com a localização lobar do tumor:
  - Lobo superior direito e médio: nível subcarinal + dois outros níveis → paratraqueal superior, inferior ou pré-traqueal
  - Lobo inferior direito: subcarinal e paratraqueal inferior direito + paraesofágico e/ou do ligamento pulmonar
  - Lobo superior esquerdo: subcarinal, subaórtico e linfonodos mediastinais anteriores
  - Lobo inferior esquerdo: subcarinal, paraesofágico e do ligamento pulmonar.

A dissecção deve incluir pelo menos 6 linfonodos, sendo 3 intrapulmonares ou hilares e 3 mediastinais, sendo 1 subcarinal.

Cirurgia *versus* radioterapia

Para o paciente com câncer de pulmão estágios I e II que não tem condições de ser submetido à cirurgia por suas comorbidades, mesmo que a sublobar, ou que não deseja a cirurgia, a radioterapia, seja na forma de *stereotactic body radiation therapy* (SBRT), da radioterapia fracionada convencional ou hipofracionada, é uma opção de tratamento que pode ser oferecida.

A SBRT entrega um pequeno número de frações de alta dose ao utilizar múltiplos feixes convergentes de radiação. Com o auxílio de métodos de imagem para estabelecer um alvo com alta precisão, a SBRT reduz significativamente a radiação entregue na periferia do alvo irradiado (o tumor). Para tumores estágio I e II (T1-3, N0, M0) em pacientes não candidatos à cirurgia (p. ex., com DPOC grave), a SBRT é atualmente o método radioterápico de escolha para o tratamento, com taxas de controle local da doença em 5 anos de cerca de 90%.[1,5]

Para pacientes com doença estágio I e que têm condições de se submeterem à cirurgia, ainda não existem estudos clínicos randomizados maduros para comparar os resultados das duas modalidades de tratamento e definir o papel da SBRT nesse grupo. A cirurgia permanece como o tratamento de escolha,[5] principalmente pela capacidade de realizar a linfadenectomia e garantir, no mínimo, o melhor estadiamento final.

A RT tem papel também na complementação do tratamento nos casos de ressecção com margens cirúrgicas comprometidas (ressecção R1), mas não está indicada de rotina como adjuvância no tratamento cirúrgico da doença estágios I e II.

Recorrência local da doença

De forma geral, se o paciente tem sinais de recorrência da doença com características de estágio I ou II e condições de ser submetido a nova ressecção cirúrgica, ela deve ser considerada. Pacientes que não são candidatos à nova cirurgia têm a RT convencional como opção razoável de tratamento. Para aqueles com recorrência de doença estágio III, a quimiorradioterapia definitiva parece ser a melhor opção.

CÂNCER DE PULMÃO NÃO PEQUENAS CÉLULAS – ESTÁGIO III

O câncer de pulmão estágio III é um grupo heterogêneo da doença. Caracterizado como localmente avançado, engloba desde tumores de grande volume (> 7 cm) ou que invadem estruturas adjacentes, mas sem comprometimento linfonodal (N0), até tumores pequenos (T1), mas já com metástases linfonodais distantes (doença N2 e N3).

Enquanto um grande volume local de doença (T3-4) sem comprometimento linfonodal a distância (doença N0-1) pode ser passível de ressecção cirúrgica potencialmente curativa, a presença de metástases em linfonodos mediastinais ou mais distantes na cadeia de drenagem linfática (N2-3), mesmo que com tumores primários pequenos e facilmente ressecáveis, tem comprovadamente pior prognóstico. Nesse cenário, as terapias sistêmicas, principalmente as mais recentes, como a imunoterapia e a terapia alvo, têm papel central e relevante, melhorando a sobrevida na doença localmente avançada. Como terapias de neoadjuvância e adjuvância, quando indicado, elas têm aberto novos caminhos para a possibilidade do tratamento cirúrgico nesse contexto.

Avaliação do mediastino no câncer de pulmão

Como destacado anteriormente, a presença de doença mediastinal é um dos principais fatores prognósticos no tratamento do câncer de pulmão. Daí a importância do correto estadiamento desses linfonodos na avaliação inicial do paciente e também no intraoperatório.

No estadiamento clínico, o exame PET-CT tornou-se uma ferramenta indispensável para auxiliar o oncologista e o cirurgião torácico na tomada de decisões, ajudando a identificar pacientes que possam ter doença linfonodal mediastinal ao diagnóstico, especialmente em tumores menores que, à primeira vista, podem parecer se enquadrar em estágios iniciais da doença (Figura 239.5). No entanto, a confirmação histológica é indispensável, e o PET-CT não exclui a necessidade do estadiamento cirúrgico acurado do mediastino para tumores maiores (> 3 cm) e centrais.

O papel do cirurgião também é importante no intraoperatório, momento em que deve ser rigoroso na execução da linfadenectomia mediastinal devido a sua importância no estadiamento, tratamento e, consequentemente, prognóstico.

Com o avanço das tecnologias, surgiram novos métodos minimamente invasivos para o estadiamento linfonodal do mediastino, como o EBUS e o EUS (respectivamente, ecobroncoscopia ou ultrassonografia endobrônquica e ultrassonografia endoscópica), que vieram somar-se à mediastinoscopia convencional e videomediastinoscopia. Cada método possui suas vantagens e limitações inerentes.

As indicações de avaliação invasiva do mediastino são:

- Hipermetabolismo identificado no PET-CT (níveis N1 ou N2)
- Linfonodos > 1 cm no menor eixo na tomografia (níveis N1 ou N2)
- Tumores centrais (localizados no terço mais medial do pulmão)
- Tumores T2, T3 e T4 potencialmente ressecáveis.

Escolha do método para a avaliação do mediastino[6]

A escolha da melhor técnica para o estudo dos linfonodos mediastinais deve levar em consideração a posição do(s) linfonodo(s) suspeito(s) e a história prévia de cirurgia cervical ou mediastinal, além, é claro, da disponibilidade do método. As técnicas disponíveis são apresentadas a seguir.

Mediastinoscopia/videomediastinoscopia

Com a mediastinoscopia convencional ou videoassistida, é possível acessar as cadeias de linfonodos paratraqueais superiores (2R, 2L) e inferiores (4R, 4L), subcarinal (cadeia 7) e hilares bilaterais (10R, 10L).

A história de cirurgia cervical prévia pode dificultar inicialmente o acesso na mediastinoscopia (que é realizada por via cervical) devido à presença de aderências, mas não compromete o espaço pré-traqueal e, geralmente, não é uma contraindicação ao procedimento. Já a mediastinoscopia prévia pode resultar em várias aderências no espaço pré-traqueal, aumentando muito os riscos de um novo procedimento, preferindo-se o uso de outras técnicas/vias de acesso, como

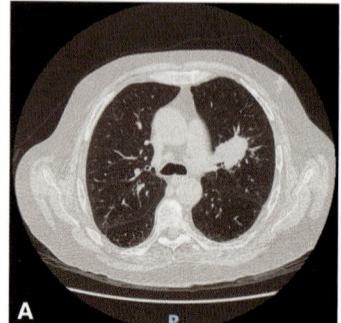
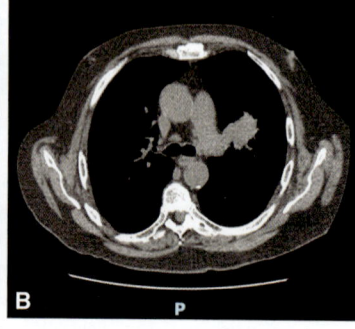
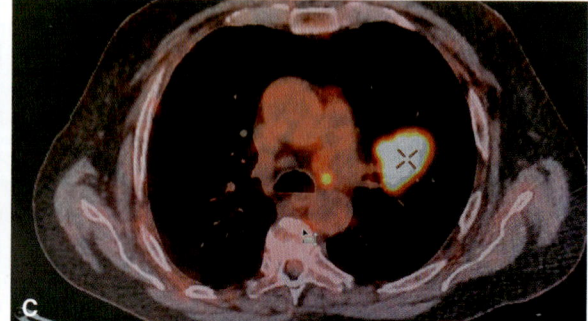

Figura 239.5 Adenocarcinoma pulmonar com comprometimento da cadeia mediastinal IV esquerda, demonstrando a importância do PET-CT para o correto estadiamento; **A.** e **B.** Massa pulmonar: janelas pulmonar e mediastinal; **C.** PET-CT mostrando hipermetabolismo em linfonodo mediastinal.

o EUS e EBUS. A história de esternotomia prévia, por normalmente não violar o espaço pré-traqueal, não contraindica o procedimento.

Mediastinotomia anterior ou procedimento de Chamberlain

Utilizada para acessar os linfonodos da cadeia subaórtica (5) e para-aórtica (6), também fornece acesso para a biopsia de massas do mediastino anterior.

Toracoscopia

A toracoscopia ou *video assisted thoracoscopic surgery* (VATS) permite ao cirurgião um amplo acesso à cavidade e a possibilidade de estudo da cavidade pleural para exclusão do acometimento pleural metastático, além de se obter material para o diagnóstico histopatológico quando outros métodos falharam. É geralmente o acesso cirúrgico preferido para o acesso às cadeias 5 (subaórtica) e 6 (para-aórtica), além de fornecer acesso também às cadeias ipsilaterais 2 (paratraqueal superior), 4 (paratraqueal inferior), 7 (subcarinal), 8 (paraesofágica), 9 (ligamento pulmonar), 10 (hilar) e cadeias intrapulmonares.

EBUS

É a associação de um *probe* de ultrassom ao aparelho de broncoscopia e permite a biopsia dos linfonodos das cadeias 1, 2, 3p, 4, 7 e 10 a 12 com o auxílio da aspiração por agulha fina através da traqueia ou brônquio.

EUS

De forma semelhante ao EBUS, é realizado através do esôfago utilizando-se um aparelho próprio de endoscopia digestiva alta associado ao ultrassom. Também utiliza a biopsia de aspiração por agulha fina e permite acessar os linfonodos das cadeias 2, 3p, 4, 7, 8 e 9, e, em alguns casos, 5. Outro uso do EUS é a possibilidade de biopsia também da glândula adrenal esquerda, um dos principais sítios de metástase no câncer de pulmão, e a confirmação de doença estágio IV.

Os métodos minimamente invasivos, como EBUS e EUS, têm ganhado cada vez mais espaço na prática clínica. Enquanto os demais procedimentos exigem anestesia geral e intubação convencional ou seletiva, o EBUS e EUS podem ser realizados apenas com sedação, métodos preferenciais para avaliação inicial de linfonodos suspeitos no mediastino (captação ao PET-CT, linfonodomegalia > 1 cm) ou biopsia de massas/tumores de localização central, com boa sensibilidade para o estadiamento e diagnóstico (sensibilidade de 89 a 95% relatadas; na ausência de critérios de suspeição a sensibilidade cai para 49,5%, em parte devido à baixa prevalência de metástase mediastinal nos pacientes sem alterações suspeitas para doença N2)[6]. Eles também são capazes de abranger um maior número de níveis linfonodais do que a mediastinoscopia cervical tradicional. Múltiplas passagens da agulha de biopsia e a presença do patologista na sala para a avaliação citológica imediata aumentam o rendimento diagnóstico. No entanto, o baixo valor preditivo negativo dessas técnicas significa que os pacientes com resultado negativo e, principalmente, com proposta de ressecção cirúrgica curativa, devem ser submetidos a outros métodos mais invasivos de biopsia (geralmente, a mediastinoscopia) para confirmação ou refutação desse resultado. Em outras palavras, apenas o resultado positivo (presença de neoplasia/doença N2) encerra a propedêutica.

Tratamento na doença estágio III[1,5]

De forma geral, o paciente com doença estágio III sem evidência de doença mediastinal na avaliação pré-operatória (T3-4, N0-1) é um candidato à ressecção cirúrgica e tem uma linha de tratamento semelhante ao do estágio IIB, com indicação de quimioterapia adjuvante seguida de imunoterapia ou terapia alvo, quando indicado. Caso as margens cirúrgicas venham comprometidas (ressecção R1/R2), nova ressecção seguida de quimioterapia adjuvante é uma possibilidade. Do contrário, a quimiorradioterapia está indicada.

Pacientes que têm doença N2 descoberta apenas no peri ou pós-operatório devem receber quimioterapia adjuvante associada à imunoterapia ou terapia-alvo (quando indicada), e a quimiorradioterapia adjuvante também é uma opção, especialmente se houver comprometimento das margens cirúrgicas (ressecção R1/R2).

Para a doença estágio IIIA ou IIIB com comprometimento mediastinal (T1-4, N2) identificado no estadiamento clínico inicial, existe ainda uma possibilidade de tratamento cirúrgico. Idealmente, todos esses pacientes devem receber quimioterapia neoadjuvante (quimioterapia de indução) para avaliação da resposta tumoral. A imunoterapia nesse cenário tem demonstrado resultados interessantes. Tumores que respondem bem à terapia inicial podem ser reestadiados para confirmação da regressão tumoral, e a ressecção cirúrgica deve ser discutida. Tumores que progridem a despeito da quimioterapia ou não apresentam resposta significativa, geralmente são tratados com quimiorradioterapia definitiva seguida de imunoterapia de consolidação.[7]

Evidentemente, além da ressecabilidade da lesão primária, alguns outros fatores devem ser levados em consideração na doença N2 candidata à cirurgia: acometimento neoplásico de mais de um nível mediastinal, presença de extravasamento extranodal e o chamado *bulky disease* (conglomerado linfonodal que envolve as estruturas adjacentes) são comprovadamente fatores de mau prognóstico, e o risco-benefício de uma cirurgia extensa nesse contexto deve ser amplamente discutido em grupos multidisciplinares ou *tumor board*. Destaca-se o papel da imunoterapia neoadjuvante indicando resultados promissores ao se agregar uma operação radical.[8]

CÂNCER DE PULMÃO DE PEQUENAS CÉLULAS[9]

O câncer de pulmão de pequenas células (CPPC) é um tipo de tumor neuroendócrino de comportamento muito mais agressivo que o câncer de pulmão não pequenas células (CPNPC). Os tumores neuroendócrinos respondem por cerca de 20% dos casos de câncer de pulmão e 14% são do tipo pequenas células. O aparecimento de metástases hematogênicas costuma ser precoce na doença e apenas um terço dos casos apresenta-se com doença restrita limitada ao tórax. A cirurgia está indicada apenas para um pequeno grupo de pacientes com doença ressecável em estágios iniciais e geralmente de achado ocasional.

A maioria dos estudos que avaliam o tratamento cirúrgico no CPPC é retrospectiva, e mostra taxas de sobrevida em 5 anos de 40 a 60% em paciente com doença estágio I. Com o surgimento de metástases linfonodais, a sobrevida cai significativamente, o que levou à recomendação atual de que a cirurgia só deveria ser considerada para pacientes com doença T1-2 N0 M0 (estágio clínico I-IIA), e o estadiamento cirúrgico do mediastino é obrigatório. A lobectomia associada à linfadenectomia mediastinal é a ressecção anatômica de escolha, não cabendo espaço para as ressecções sublobares. Aos pacientes que não são candidatos cirúrgicos, SBRT ou quimiorradioterapia definitiva são opções de tratamento.

Todos os pacientes devem ser submetidos à quimioterapia adjuvante. No caso de descoberta de doença N2 ou N3 no pós-operatório, a radioterapia mediastinal concomitante ou sequencial à quimioterapia é indicada. Em caso de doença N1, a RT mediastinal pode ser considerada.

RESSECÇÕES PULMONARES
Lobectomia

A lobectomia pulmonar é o tratamento padrão do câncer de pulmão. Ela compreende a ressecção de um ou mais lobos pulmonares, dependendo da localização do tumor. Durante a avaliação pré-operatória, estima-se a função pulmonar pós-operatória a partir de fórmulas que predizem alguns parâmetros de função pulmonar após a ressecção que estão relacionados com morbimortalidade, e, assim, definir quais pacientes estão aptos à ressecção do(s) lobo(s) sem prejuízo clinicamente significativo da função pulmonar.

O pulmão direito possui 3 lobos e o esquerdo, 2, e todos são passíveis de ressecção. É essencial que o cirurgião torácico tenha um amplo conhecimento das disposições anatômicas de cada ramo arterial e venoso que irrigam o lobo de interesse, bem como o brônquio lobar, para acessá-los de forma segura e seguir com a ligadura ou grampeamento de cada um deles (ver Figuras 239.2 e 239.6).

A lobectomia estabeleceu-se como a ressecção anatômica de escolha no lugar da pneumectomia, à medida que o refinamento das técnicas cirúrgicas tornou essa ressecção possível e estudos comparando a morbimortalidade pós-operatória e a sobrevida em 5 anos das duas técnicas foram publicados. Assim, mostrou-se que os resultados oncológicos (principalmente a sobrevida) eram ditados pelo estadiamento da doença, e a ressecção anatômica menor e menos mórbida (a lobectomia) era a mais adequada.

Posteriormente, com a evolução dos cuidados intensivos, introdução de técnicas minimamente invasivas e desenvolvimento

da avaliação da função pulmonar pré-operatória para seleção dos candidatos cirúrgicos, a morbimortalidade pós-operatória da lobectomia foi amplamente reduzida. Fatores como experiência do centro ou cirurgião, qualidade do cuidado pré e pós-operatório influenciam nas taxas de complicação e mortalidade pós-operatória. Um relatório da European Society of Thoracic Surgeons (ESTS) de 2017 descreveu taxas de 17,6% de complicações cardiopulmonares pós-lobectomia e taxa de mortalidade de 2%. É importante citar, também, que as bilobectomias tiveram maiores taxas de complicações (26,5%) e mortalidade pós-operatória (4,4%), comparáveis à pneumectomia.

Pneumectomia

Felizmente cada vez menos necessária, a ressecção completa de um pulmão ainda encontra indicações no tratamento do câncer de pulmão. Como a ressecção cirúrgica completa, desde que factível, é ainda o melhor tratamento contra o câncer, tumores centrais ou avançados que infiltram o hilo pulmonar podem demandar a pneumectomia para a sua completa ressecção.

Diferentemente das lobectomias, a pneumectomia está mais frequentemente relacionada com complicações cardiovasculares (26,4% no relatório da ESTS). Pacientes com algum grau prévio de disfunção cardíaca de câmaras direitas ou hipertensão arterial pulmonar são geralmente candidatos ruins à pneumectomia, porque ela aumenta de forma aguda a pós-carga sobre o ventrículo direito. Isso acontece porque o coração deve bombear o mesmo volume de sangue para um leito vascular menor (um único pulmão ao invés de dois), até que haja uma readaptação do débito cardíaco direito. A taxa de mortalidade pós-operatória relatada na literatura atual é de 6,7%.

A pneumectomia deixa uma cavidade pleural completamente vazia, que gradativamente é preenchida por líquido, e as primeiras 24 a 48 horas de pós-operatório são as mais críticas. Exige-se o controle rigoroso da infusão intravenosa de fluidos, evitando-se qualquer sobrecarga hídrica pelo risco de edema pulmonar, e a vigilância da pressão intrapleural

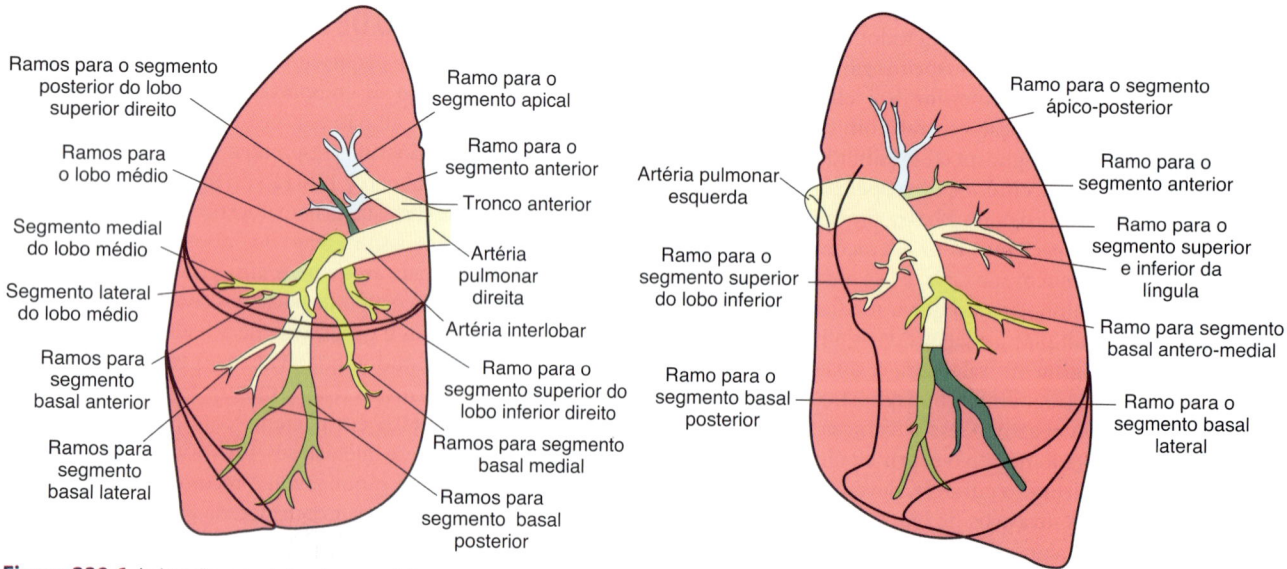

Figura 239.6 Irrigação arterial pulmonar lobar e segmentar. Cada um dos ramos arteriais pode ser cirurgicamente identificado para ressecções anatômicas lobares ou sublobares.

no hemitórax vazio pelo risco de pneumotórax hipertensivo ou deslocamento ipsilateral do mediastino (pela redução da pressão intrapleural), causando instabilidade hemodinâmica – preventivamente, pode ser deixado um dreno intrapleural fechado ou conectado a um sistema em selo d'água duplo, com dois níveis de pressão regulados por uma coluna de água que garante que a pressão intrapleural se mantenha dentro do intervalo desejado, sem comprometimento da hemodinâmica. Além disso, deve-se identificar precocemente arritmias cardíacas, mais frequentemente a fibrilação atrial. Essas são as principais e mais graves complicações no pós-operatório imediato, que requerem rápida identificação e tratamento.

Outras possíveis complicações, precoces ou tardias, são o empiema pleural, a fístula broncopleural e a síndrome pós-pneumectomia.

O empiema pleural pós-pneumectomia, que pode ou não estar relacionado com fístula broncopleural (abertura do coto brônquico na cavidade pleural), deve ser suspeitado quando o paciente apresenta febre, piora do estado geral, dispneia, anorexia, dor torácica e tosse posição-dependente. A radiografia ou tomografia de tórax podem mostrar o desvio contralateral do mediastino, aumento da captação do contraste endovenoso pela pleura e abaixamento/aumento do nível hidroaéreo do líquido pleural, se houver fístula associada. O tratamento requer o uso de antibióticos, drenagem, desbridamento da cavidade e fechamento da fístula, se houver. O empiema pleural pós-pneumectomia é uma complicação grave que pode chegar a taxas de mortalidade de 50%.

A síndrome pós-pneumectomia surge com meses a anos decorridos do procedimento e deve ser cogitada no paciente que começa a apresentar dispneia progressiva. A síndrome ocorre porque há uma torção ou deslocamento do mediastino para o lado da cavidade operada, comprimindo a via respiratória e causando os sintomas. É mais comum após a pneumectomia direita. O tratamento envolve a colocação de próteses expansivas no hemitórax da pneumectomia, de forma a ocupar o espaço e, ao mesmo tempo, reposicionar e manter em posição fisiológica os órgãos do mediastino.

Segmentectomias anatômicas

Cada pulmão tem segmentações anatômicas bem definidas, com irrigação, drenagem linfática e segmentação da via respiratória exclusivas e passíveis de identificação e ressecção cirúrgica (ver Figuras 239.2 e 239.6). Um ou mais segmentos adjacentes podem ser ressecados em conjunto, se necessário, ou mesmo preferencialmente, uma vez que alguns segmentos podem ser mais desafiadores de se ressecar isoladamente do que outros. A questão de que a segmentectomia anatômica não seria uma opção de ressecção oncológica adequada para tumores restritos a um segmento pulmonar, com o objetivo principal de poupar parênquima pulmonar (e hipotetizando que isso também se refletiria na função pulmonar pós-operatória) já começou a ser respondida por estudos recentes.[2,3]

Atualmente, as indicações para a segmentectomia pulmonar anatômica no tratamento do câncer de pulmão têm critérios bem restritos, estabelecidos por trabalhos publicados nos últimos anos, que avaliaram e compararam os desfechos oncológicos (sobrevida global, recidiva local) das ressecções sublobares com a lobectomia: tumores de até 2 cm e

periféricos, com possibilidade de obter-se uma margem cirúrgica de pelo menos 2 cm em doença N0 comprovada histologicamente no intraoperatório, e pacientes cuja função pulmonar e comorbidades impossibilitam ou elevam consideravelmente o risco cirúrgico para a ressecção lobar.[1-3] Nódulos em vidro fosco puro ou subsólidos com razão de consolidação-tumor < 0,5, que podem corresponder a adenocarcinoma in situ ou minimamente invasivo, são os melhores candidatos.

Como esperado, as taxas de complicações cardiopulmonares (11,5%) e mortalidade pós-operatória (1,6%) são bem menores nesse tipo de ressecção. Porém, esse é um tipo de ressecção que geralmente exige maior habilidade técnica, especialmente se realizada por videocirurgia, possui indicações restritas e o maior benefício esperado (melhor função pulmonar pós-operatória no longo prazo) não foi comprovado nos estudos realizados. Entretanto, quando respeitadas as indicações, a ressecção sublobar anatômica mostrou desfechos oncológicos equivalentes (alguns até superiores) à lobectomia pulmonar.[2,3] Na era dos protocolos de rastreio para o câncer de pulmão, com a maior identificação de tumores menores, em estágios clínicos iniciais, e o conhecimento de que pacientes tratados com a ressecção cirúrgica completa do câncer de pulmão têm maior risco de desenvolverem um segundo tumor primário de pulmão, o papel da segmentectomia pulmonar anatômica e sua maior preservação do parênquima permanece relevante e deve fazer parte do repertório técnico do cirurgião torácico.

Cirurgia minimamente invasiva: VATS (*video assisted thoracic surgery*) e RATS (*robot-assisted thoracic surgery*)

Com o desenvolvimento da técnica e dos instrumentos cirúrgicos, a cirurgia videotoracoscópica ou videoassistida está bem estabelecida pela literatura médica. Diversos estudos indicam que os resultados oncológicos (sobrevida global, recidiva local etc.) e a morbimortalidade de longo prazo são equivalentes entre os dois métodos (VATS *vs.* cirurgia aberta ou convencional), com vantagens para a VATS nos desfechos pós-operatórios de curto prazo: menor dor pós-operatória, menor tempo de internação, menor morbimortalidade imediata, retorno precoce às atividades e até mesmo melhora na capacidade dos paciente de completar os regimes de quimioterapia adjuvante.[1,5,10]

Atualmente, e principalmente com o advento da cirurgia robótica, mesmo tumores de ressecção mais complexa podem ser operados de forma segura por métodos minimamente invasivos (Figura 239.7). Além disso, a linfadenectomia mediastinal e hilar, tão importante na cirurgia oncológica, também é aperfeiçoada e executada com mais segurança pela cirurgia robótica (Figura 239.8). Cada vez menos é preciso recorrer às incisões tradicionais da cirurgia convencional que, apesar de efetivas e que devem ser conhecidas e fazer parte do arsenal de qualquer cirurgião torácico (pois nem todo paciente é candidato à cirurgia minimamente invasiva, e complicações ou dificuldades intraoperatórias podem surgir) estão associadas a maior dor pós-operatória e suas complicações relacionadas, como atelectasias, infecções pulmonares, eventos tromboembólicos pela restrição à movimentação e maior tempo de internação (Figura 239.9).

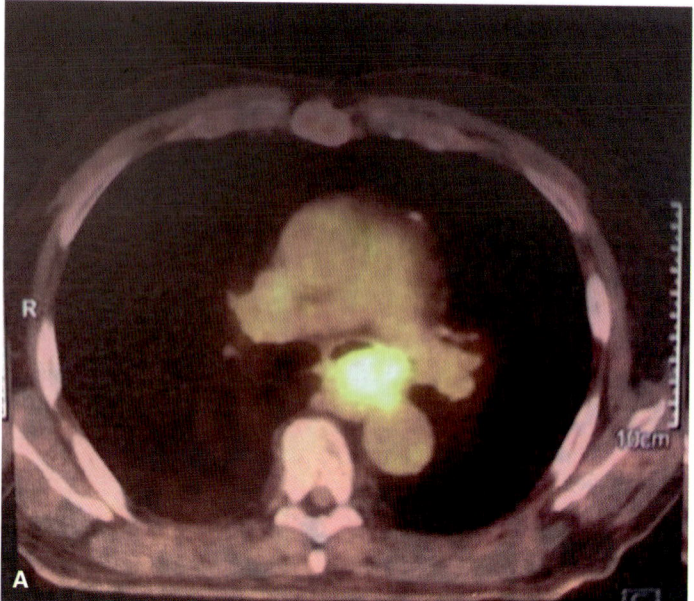

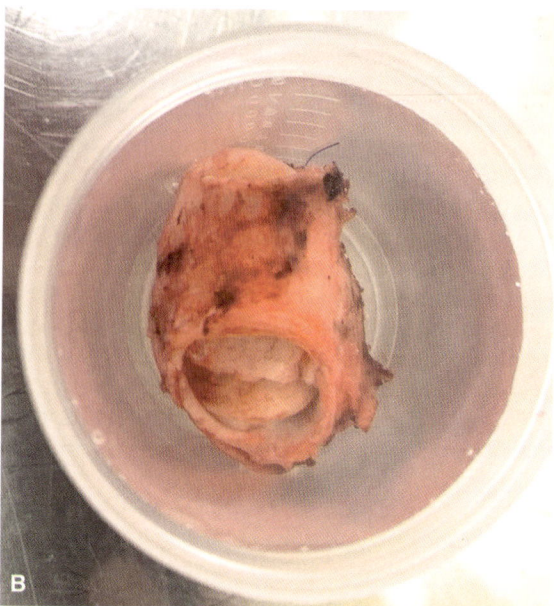

Figura 239.7 Tumor endobrônquico abordado por cirurgia robótica. Foi possível apenas a ressecção brônquica e reconstrução poupando o pulmão. **A.** PET-CT mostrando a hipercaptação na lesão; **B.** Peça cirúrgica.

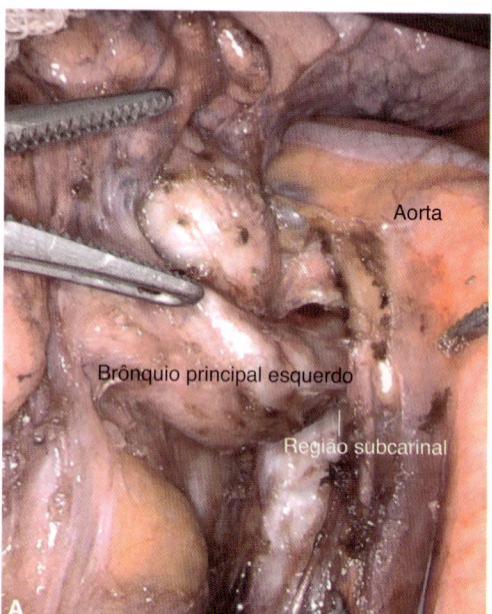

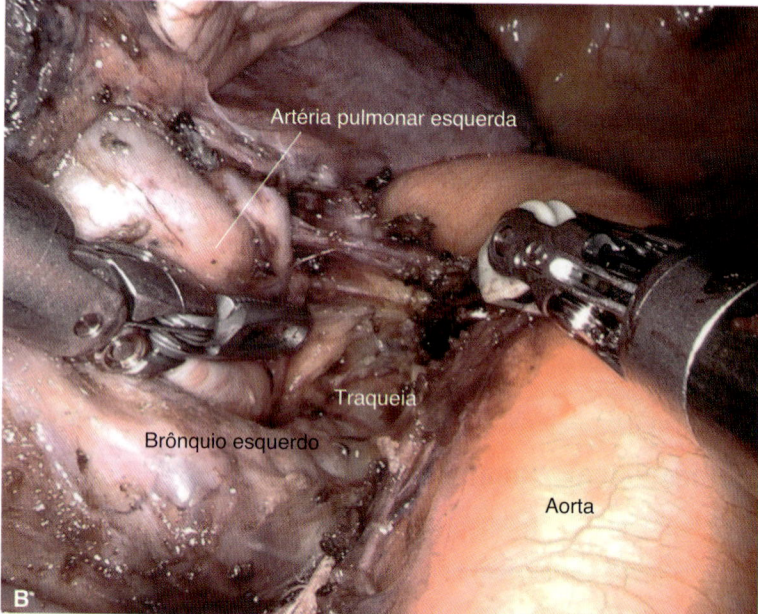

Figura 239.8 Linfadenectomia por cirurgia robótica com ampla exposição das estruturas anatômicas. Esse tipo de dissecção é muito mais fácil de ser realizada pela cirurgia robótica em comparação ao VATS: (**A**) linfadenectomia do hilo esquerdo e subcarinal e (**B**) paratraqueal inferior.

CONSIDERAÇÕES FINAIS

O tratamento do câncer de pulmão sofreu grande impacto com o desenvolvimento e aprimoramento do tratamento cirúrgico e das técnicas minimamente invasivas, mas durante muito tempo ainda permaneceu com altas taxas de mortalidade e baixa sobrevida pelo diagnóstico tardio e ausência de boas alternativas ao tratamento cirúrgico.

Felizmente, o avanço da medicina e das terapias oncológicas trouxe a possibilidade de uma *revolução* no tratamento do câncer de pulmão: diagnosticam-se mais tumores iniciais, o tratamento cirúrgico torna-se cada vez menos mórbido, as imunoterapias e terapias alvo trazem ganho considerável de sobrevida para pacientes com doença avançada e já começam a mostrar, também, seu papel em conjunto com a cirurgia.

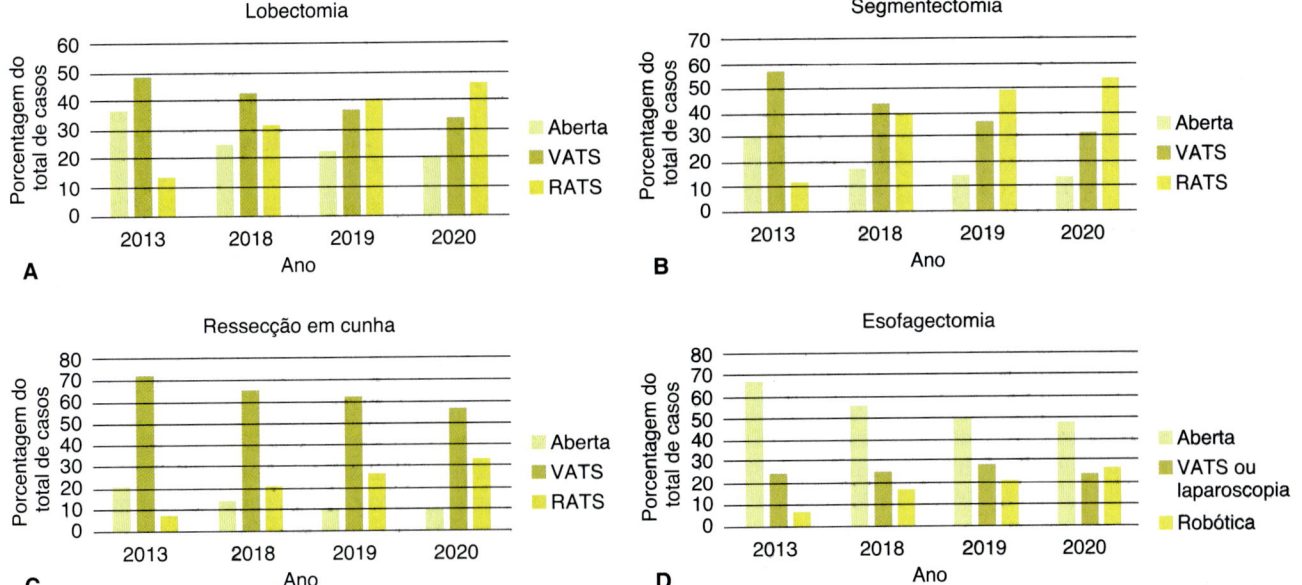

Figura 239.9 Tendência global em indicar cada vez mais a cirurgia minimamente invasiva. Destaque para o crescimento da cirurgia robótica.
Fonte: The Society of Thoracic Surgeons General Thoracic Surgery Database; 2022 Update on Outcomes and Research. *Ann Thorac Surg.*

REFERÊNCIAS BIBLIOGRÁFICAS

1. National Comprehensive Cancer Network (NCCN). *NCCN Clinical Practice Guidelines in Oncology. Non-small cell lung cancer Version 1.2023.* 2022 dez 22; National Comprehensive Cancer Network. Disponível em: https://www.nccn.org/professionals/physician_gls/pdf/nscl.pdf.

2. Saji H, Okada M, Tsuboi M, Nakajima R, Suzuki K, Aokage K, et al. Segmentectomy versus lobectomy in small-sized peripheral non-small-cell lung cancer (JCOG0802/WJOG4607L): a multicentre, open-label, phase 3, randomised, controlled, non-inferiority trial. *Lancet.* 2022 abr 23; 399; 1607–17. DOI: 10.1016/S0140-6736(21)02333-3.

3. Altorki N, Wang X, Kozono D, Watt C, Landrenau R, Wiggle D, et al. Lobar or Sublobar Resection for Peripheral Stage IA Non–Small-Cell Lung Cancer. *N Engl J Med.* 2023 fev 9; 388; 489-98. DOI: 10.1056/NEJMoa2212083.

4. Rami-Porta R. The Evolving Concept of Complete Resection in Lung Cancer Surgery. *Cancers.* 2021 jun;13(11),2583. DOI: 10.3390/cancers13112583.

5. Postmus PE, Kerr KM, Oudkerk M, Senan S, Waller DA, Vansteenkiste J, et al. Early and locally advanced non-small-cell lung cancer (NSCLC): ESMO Clinical Practice Guidelines for diagnosis, treatment and follow-up. *Annals of Oncology.* 2017 mai; 28 (Supplement 4); iv1–iv21. DOI: 10.1093/annonc/mdx222.

6. Thomas KW, Gould MK. Procedures for tissue biopsy in patients with suspected non-small cell lung cancer. *In*: Post TW. UpToDate. Waltham: UpToDate. Acesso em: 29 jan 2023.

7. Antonia SJ, Villegas A, Daniel D, Vicente D, Murakami S, Hui R, et al. Overall Survival with Durvalumab after Chemoradiotherapy in Stage III NSCLC. *N Engl J Med.* 2018 dez 13; 379; 2342-2350. DOI: 10.1056/NEJMoa1809697.

8. Forde PM, Spicer J, Lu S, Provencio M, Mitsudomi T, Awad MM, et al. Neoadjuvant Nivolumab plus Chemotherapy in Resectable Lung Cancer. *N Engl J Med.* 2022 mai 26; 386; 1973-1985 DOI: 10.1056/NEJMoa2202170.

9. Baldini EH, Kalemkerian GP. Limited-stage small cell lung cancer: Initial management. *In*: Post TW. UpToDate. Waltham: UpToDate. Acesso em: 29 jan 2023.

10. Lim E, Batchelor T, Dunning J, Shackcloth M, Anikin V, Naidu B, et al. Video-Assisted Thoracoscopic or Open Lobectomy in Early-Stage Lung Cancer. *NEJM Evid.* 2022 jan 8;1(3) DOI: 10.1056/EVIDoa2100016.

CAPÍTULO 240

Derrames Pleurais

Artur Gomes Neto • Alessandro Wasum Mariani • Philippe de Figueiredo Braga Colares • Roberta Sales

INTRODUÇÃO

Dentre as doenças que acometem a cavidade pleural a mais comum é o derrame pleural (DP), com incidência global aproximada de 350 casos por 100 mil habitantes. Existe uma tendência crescente devido ao envelhecimento da população e à maior sobrevida dos indivíduos as doenças crônicas e neoplásicas.[1]

O DP é o acúmulo anormal de líquido no espaço pleural. Classificado como transudato ou exsudato, dependendo do mecanismo fisiopatológico responsável. Os critérios utilizados para essa definição foram descritos por Richard W. Light, em 1972(Tabela 240.1).

Os transudatos se caracterizam por derrames em que não há agressão pleural e o acúmulo de líquido pleural é consequência de uma patologia sistêmica. Nos exsudatos, por sua vez, há um processo inflamatório pleural, com aumento da permeabilidade capilar e liberação de mediadores, assim como recrutamento celular.

Os mecanismos envolvidos na formação do derrame pleural são:

- Aumento da pressão hidrostática nos capilares sanguíneos e/ou linfáticos
- Diminuição da pressão oncótica das proteínas do plasma
- Aumento da permeabilidade capilar
- Aumento da pressão negativa no espaço pleural
- Passagem transdiafragmática ou ruptura de vasos intratorácicos e do ducto torácico.

ETIOLOGIA

Inúmeras condições clínicas podem determinar o surgimento de derrame pleural, seja por mecanismos locais ou por desbalanços sistêmicos (Tabela 240.2). Cerca de 90% dos derrames pleurais são causados por insuficiência cardíaca, cirrose com ascite, infecções pleuropulmonares (parapneumônicos), tuberculose, neoplasias e embolia pulmonar.

DIAGNÓSTICO

Os sintomas determinados pela presença de líquido no espaço pleural dependem de múltiplos fatores locais, que incluem o volume e a velocidade de formação do derrame, a reserva

Tabela 240.1 Critérios de Light.

Parâmetros	Exsudato	Transudato
Relação entre proteína do líquido pleural e sérica	> 0,5	≤ 0,5
Relação entre DHL do líquido pleural e sérica	> 0,6	≤ 0,6
DHL no líquido pleural > 2/3 do limite superior no soro	Sim	Não

Tabela 240.2 Principais etiologias de derrames pleurais.

Transudato	Exsudato
Insuficiência cardíaca	Neoplasias
Cirrose hepática	Tuberculose
Insuficiência renal crônica	Parapneumônico
Síndrome nefrótica/hipoalbuminemia	Embolia pulmonar (80%)
Coma mixedematoso	Hemotórax
Obstrução de veia cava superior	Quilotórax
Embolia pulmonar (20%)	Colagenoses
Atelectasia aguda	Pós-injúria cardíaca (síndrome de Dressler)

cardiopulmonar do paciente, a existência ou não de processo inflamatório (e o grau e o tipo de inflamação), a distensibilidade da caixa torácica e do parênquima, o tipo e a extensão da doença primária. A tríade clássica é caracterizada por tosse seca, dor torácica ventilatório-dependente e dispneia.

O exame físico pode ser normal em derrames pleurais pouco volumosos. Para que haja alteração na semiologia são necessários aproximadamente 300 mℓ de líquido na cavidade pleural, em que se observa diminuição ou ausência de murmúrio vesicular e do frêmito toracovocal, redução da expansibilidade torácica e macicez à percussão do tórax.

Vale ressaltar ainda que, a depender da etiologia do derrame pleural, outros sinais e sintomas podem estar presentes, como astenia, hiporexia ou anorexia, emagrecimento, febre, edema periférico, artrite e deformidades articulares, ascite, circulação colateral, entre outros.

Exames de imagem

Dentre os exames de imagem, a radiografia (Rx) de tórax ainda é o exame mais realizado, em razão da alta disponibilidade, acessibilidade e baixo custo. Habitualmente, são realizadas duas incidências básicas, posteroanterior (PA) e perfil, com o paciente em ortostatismo. Os achados radiológicos característicos incluem opacificação homogênea do recesso costofrênico, com borda nítida, côncava, voltada para o mediastino ("sinal do menisco"). É necessário cerca de 200 mℓ para opacificar o recesso costofrênico lateral e, portanto, ser detectado na incidência em PA, enquanto de 50 a 75 mℓ são suficientes para opacificar o recesso costofrênico posterior e, consequentemente, ser detectado em perfil.

Como forma de sensibilizar o exame, para derrames pleurais pequenos ou com apresentação subpulmonar, pode ser realizada a incidência em decúbito lateral com raios horizontais (incidência de Laurell). Por sua vez, derrames pleurais loculados/encistados e a presença de espessamento pleural podem determinar o aparecimento de opacidades que não respeitam as características básicas dos derrames pleurais livres (Figura 240.1).

Nos últimos anos, a ultrassonografia (US) de tórax ganhou relevância na prática pneumológica e, em alguns casos, é o exame inicial realizado. Além de apresentar maior sensibilidade e especificidade que o RX para o diagnóstico de derrame pleural (detecção a partir de 10 mℓ), a US permite melhor caracterização dos achados (derrame pleural simples ou derrame pleural complexo, com presença de

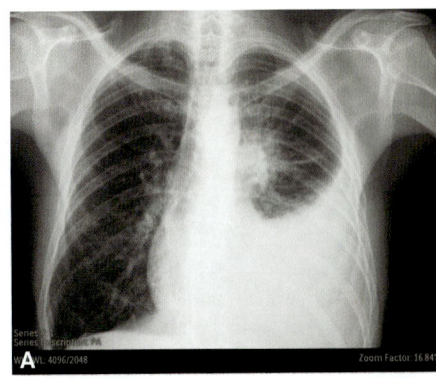
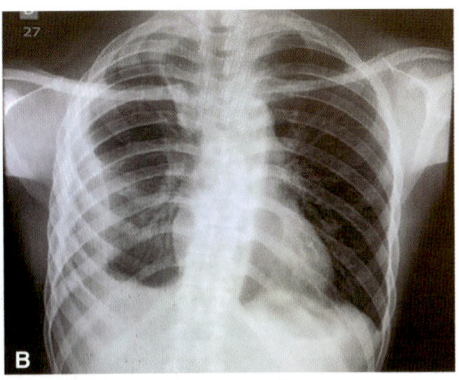

Figura 240.1 **A.** Radiografia de tórax com derrame pleural livre; **B.** Radiografia de tórax com derrame pleural encarcerado. Imagens cedidas pelo Grupo de Pleura da Disciplina de Pneumologia; Instituto do Coração, Hospital das Clínicas da Universidade de São Paulo (InCor/HCFMUSP).

debris e septações em seu interior), boa estimativa do volume total de líquido pleural e maior segurança para a realização de procedimentos diagnósticos, como toracocentese e biopsia pleural (Figura 240.2).

Por fim, a tomografia computadorizada (TC) de tórax é considerada o padrão ouro para a detecção de derrame pleural, mas o elevado custo, baixa disponibilidade e a necessidade de transporte do paciente para a realização do exame dificultam o uso rotineiro. Entretanto, o exame possui excelente acurácia e permite diferenciar os derrames livres ou loculados das estruturas sólidas, como espessamento pleural e placas pleurais calcificadas, além da análise do parênquima pulmonar adjacente. Na investigação do derrame pleural, recomenda-se a utilização de contraste venoso, para melhor visualização dos folhetos pleurais e seus realces (Figura 240.3).

Outros exames de imagem, como a ressonância nuclear magnética (RNM) e a tomografia por emissão de pósitrons (PET-Scan) podem ser úteis na investigação de derrames pleurais neoplásicos, auxiliando na avaliação da natureza e extensão da lesão.

PROCEDIMENTOS
Toracocentese

É definida como a retirada de líquido pleural por meio de uma agulha. Hoje, o material mais utilizado no dia a dia para essa finalidade são os cateteres flexíveis para acesso venoso periférico, conhecidos como Abocath ou Jelco. Pode ter a finalidade diagnóstica, com a retirada de uma pequena porção para exames, ou terapêutica, para alívio dos derrames volumosos. Atualmente, é preconizada a sua realização guiada por US, permitindo melhores resultados e menores riscos. A toracocentese apresenta contraindicação relativa em pacientes com distúrbios de coagulação ou com plaquetopenia < 50.000/mm³. Anticoagulantes devem ser suspensos previamente ao procedimento.[2]

Biopsia pleural com agulha

Diversos modelos de agulhas para essa finalidade foram descritos, sendo as mais comuns as agulhas de Abrams e Cope; no Brasil, a segunda é a mais disponível. Realizada com uma técnica semelhante à toracocentese, permite retirar fragmentos pleurais para exame (p. ex., na agulha de Cope, o formato de "gancho" ou "anzol" permite essa ação). A biopsia pleural com agulha adiciona sensibilidade para a toracocentese, todavia, a acurácia permanece inferior às biopsias orientadas por US e TC, e principalmente as realizadas sob visão direta (videotoracoscopia ou toracotomia), uma vez que permitem o direcionamento da biopsia para as áreas suspeitas e, nas com visão direta, uma inspeção cuidadosa da cavidade e observância direta das alterações pleurais.[2]

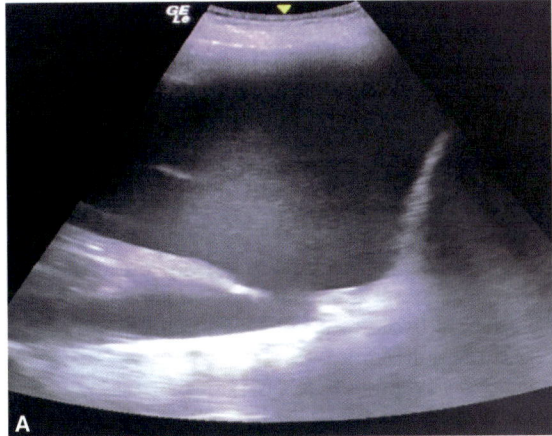
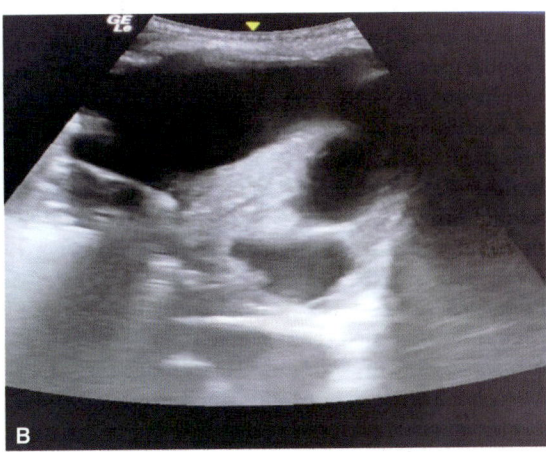

Figura 240.2 **A.** Ultrassonografia de tórax com derrame pleural livre; **B.** Ultrassonografia de tórax com derrame pleural com encarceramento. Imagens cedidas pelo Grupo de Pleura da Disciplina de Pneumologia; Instituto do Coração, Hospital das Clínicas da Universidade de São Paulo (InCor/HCFMUSP).

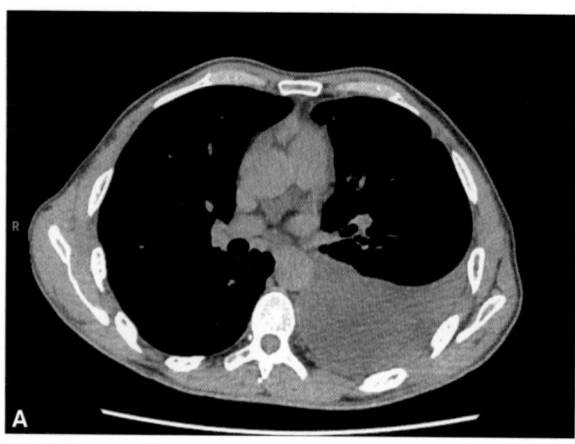 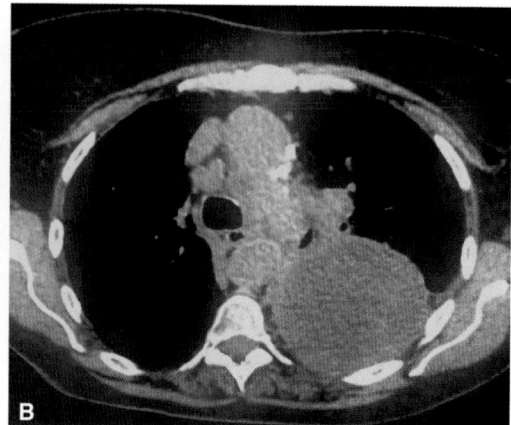

Figura 240.3 A. Tomografia de tórax com derrame pleural livre; **B.** Tomografia de tórax com derrame pleural encarcerado. Imagens cedidas pelo Grupo de Pleura da Disciplina de Pneumologia; Instituto do Coração, Hospital das Clínicas da Universidade de São Paulo (InCor/HCFMUSP).

Drenagem pleural

Definida como a colocação de um cateter ou dreno dentro do espaço pleural, sempre associado ao uso de um mecanismo valvular para permitir a manutenção da pressão negativa intra-pleural, sendo o "selo d'água" o dispositivo mais simples e frequentemente utilizado. Pode ser indicado como primeiro procedimento quando existe probabilidade de a toracocentese produzir resultados inadequados (p. ex., derrame parapneumônico com loculações e/ou empiema), ou quando há risco aumentado de complicações (p. ex., em pacientes anticoagulados). Vale ressaltar que essa abordagem também permite a coleta do líquido para exame. Atualmente, existe respaldo na literatura para a utilização de drenos de menores calibres, também chamados *pigtails*, muitas vezes utilizados com a *válvula de Heimlich*, que funciona como substituto do selo d'agua.

Videotoracoscopia (VATS)

Procedimento cirúrgico considerado o padrão ouro para o diagnóstico do derrame pleural indeterminado. Como possibilidade terapêutica, é utilizado em diversas condições pleurais, como as deloculações ou decorticações nos empiemas, complicações da tuberculose pleural, pleurodese nos derrames pleural neoplásicos e no tratamento do quilotórax e do hemotórax. Realizado na maioria dos serviços sob anestesia geral, embora possa ser sob sedação associada a bloqueio local, assim como de uni a triportal, dependendo da *expertise* do serviço, da disponibilidade do aparelho de vídeo e demais recursos operatórios.[3]

ANÁLISE DO LÍQUIDO PLEURAL

A análise do líquido pleural é um passo imprescindível na investigação das doenças pleurais; em geral, é obtido por meio da toracocentese diagnóstica, que é um procedimento simples, seguro e de baixo custo.

O aspecto macroscópico da amostra é a primeira análise realizada e permite, em muitas situações, estimar uma provável etiologia. Os transudatos geralmente são límpidos, amarelo-claro e não coagulam espontaneamente, enquanto os exsudatos podem ser amarelo citrino, sero-hemáticos, francamente hemorrágicos, turvos e até purulentos, e, inclusive, podem coagular espontaneamente devido à presença de fibrinogênio.

Em seguida, faz-se a avaliação bioquímica (proteína, albumina e desidrogenase láctica), com o objetivo de definir se o derrame é um transudato ou um exsudato, de acordo com os critérios de Light, nos quais a presença de um dos critérios determina o diagnóstico de um exsudato. Atenção específica deve ser dada para pacientes em uso de diuréticos, classificados erroneamente como exsudatos, devendo-se, nesses casos, utilizar o gradiente (sérico menos pleural) de albumina para a classificação do derrame pleural. Os exsudatos apresentam gradiente de albumina $\leq 1,2$.[4]

Segue-se com a avaliação de parâmetros específicos, que contemplariam as etiologias mais frequentes, como pH (válido se encaminhado em seringa de gasometria), glicose, citologia diferencial e oncótica, dosagem de adenosina deaminase (ADA) e microbiologia. Outros exames laboratoriais podem ser solicitados, segundo a hipótese diagnóstica, incluindo amilase, triglicérides, colesterol, reação de polimerização em cadeia (PCR), estudo imunocitoquímico, marcadores tumorais, dosagens imunológicas, citometria de fluxo e métodos citogenéticos.

ANATOMIA PATOLÓGICA

Amostras para análise anatomopatológica e para cultura de fragmento podem ser obtidas por meio de biopsia pleural fechada, realizada com agulha, ou por visualização direta, como a VATS.

No exame anatomopatológico, a presença de atipia celular é indicativo de neoplasia. A qualidade do material é crucial para análises complementares como a imuno-histoquímica com o objetivo de fechar o sítio primário, bem com orientar o tratamento (p. ex., testagem molecular e análise de PDL-1 quando pertinente).

Presença de inflamação histiocitária, com formação de granulomas, caseificantes ou não, é tipicamente infecciosa, e na realidade epidemiológica brasileira, a tuberculose é a principal hipótese diagnóstica. A associação de colorações específicas orientam a diferenciação entre infecção por micobactérias e fúngicas.

CONDUTA

A conduta nos derrames pleurais é variável e depende da etiologia presumida pela clínica e exames de imagem, associados à análise do líquido pleural. O fluxograma da Figura 240.4 exemplifica a abordagem geral dos derrames pleurais.

Derrame pleural por insuficiência cardíaca

Na rotina diária, a insuficiência cardíaca (IC) figura como a principal causa de transudato. A apresentação mais comum é o derrame bilateral e, quando unilateral, é mais frequente à direita. No diagnóstico do derrame por IC, além da utilização dos critérios de Light e dos gradientes de albumina ou proteína, pode-se utilizar os peptídeos natriuréticos cerebrais: peptídeo natriurético tipo-B (BNP) e a parte amino-terminal (NT-pro-BNP). Na prática clínica, níveis séricos inferiores a 100 pg/mℓ descartam o diagnóstico, enquanto níveis séricos e pleurais superiores a 500 e 1.500 pg/mℓ, respectivamente, reforçam a hipótese diagnóstica.[5] O tratamento deve ser direcionado para a compensação clínica da IC, mas em casos derrames muito volumosos e sintomáticos, a punção para alívio ou eventualmente a drenagem com cateter de longa permanência podem ser necessários.

Derrame pleural por insuficiência hepática

O derrame pleural da insuficiência hepática provém do líquido ascítico adentrado na cavidade pleural através de pertuitos no diafragma.[5] A estratégia de tratamento por toracocentese tende a ser pouco eficaz devido à refratariedade do

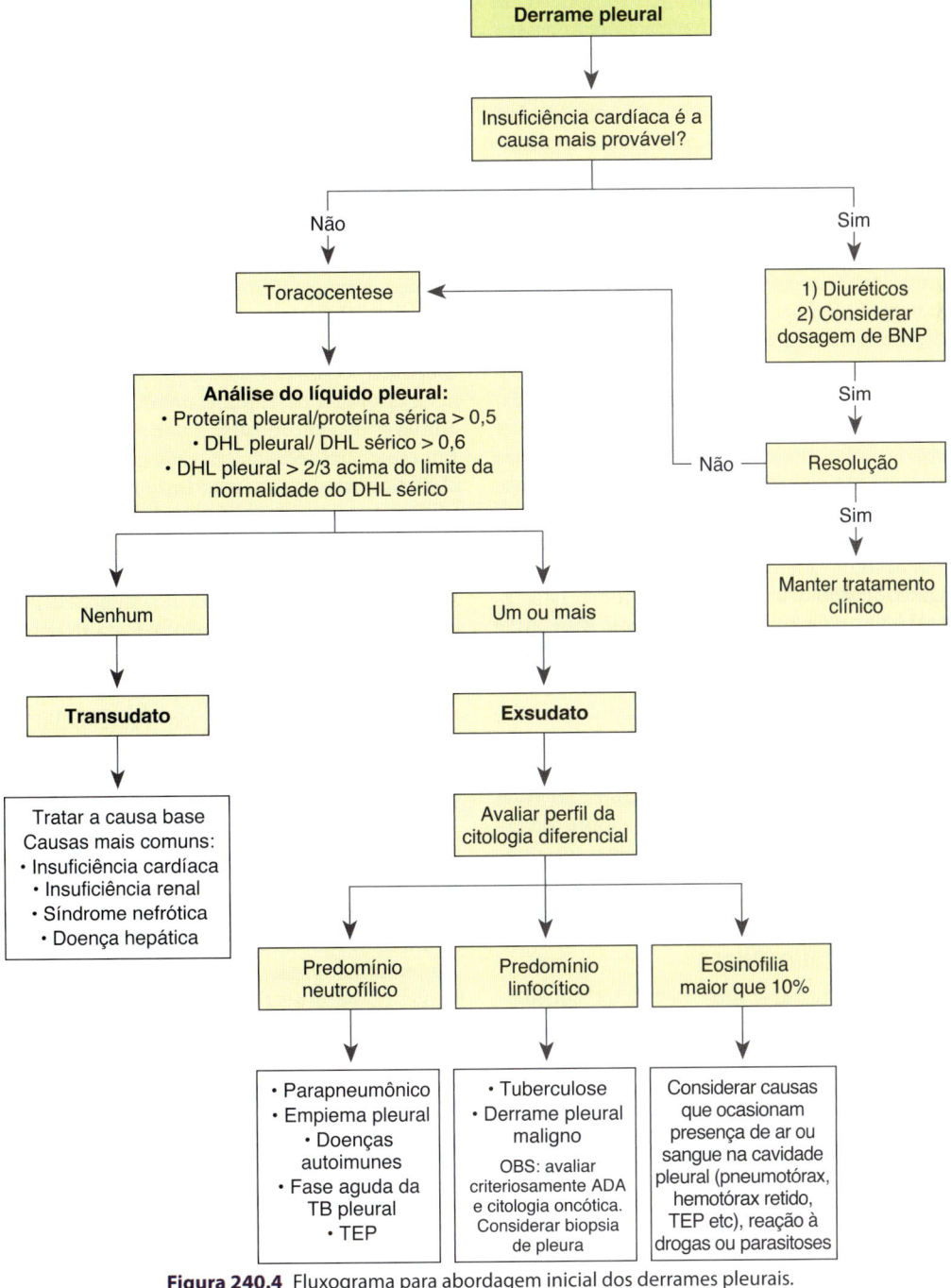

Figura 240.4 Fluxograma para abordagem inicial dos derrames pleurais.

derrame, e a repetição frequente do procedimento aumenta o risco de complicações. O tratamento deve ser direcionado ao controle da ascite. Em casos de exceção, discute-se VATS com fechamento dos pertuitos diafragmáticos e pleurodese, ou a utilização de cateteres de longa permanência com drenagem intermitente.

Derrame parapneumônico e empiema

O achado de exsudato neutrofílico em paciente com quadro clínico compatível é virtualmente o diagnóstico de derrame parapneumônico. Define-se como complicado o exsudato neutrofílico que apresenta um dos seguintes critérios: bacterioscopia ou cultura positivas, pH < 7,20, glicose < 40 mg/dℓ ou DHL > 1.000 UI; e como empiema, a presença de pus na cavidade pleural.[6]

A definição de derrame parapneumônico complicado e/ou empiema é importante uma vez que o tratamento passa a contemplar, além da antibioticoterapia adequada, o esvaziamento do conteúdo cavitário, geralmente realizado através da drenagem torácica fechada. Todavia, caso tenha sido realizada toracocentese com evacuação de todo o conteúdo pleural com boa evolução clínica, mesmo que exista algum critério de derrame complicado, não são necessárias intervenções adicionais, exceto em casos de recorrência do quadro, necessitando-se de procedimento adicional.

O tratamento pleural dependerá da "fase clínica". Segundo a American Thoracic Society, a fase I, também chamada exsudativa, caracteriza-se por derrame livre e deve ser tratada com antibioticoterapia associada ao esvaziamento da cavidade, em geral por drenagem torácica fechada. A recomendação atual é dar preferência para drenos de menor calibre (p. ex., 14F). A fase II, ou fibrinopurulenta, é caracterizada pela presença de traves de fibrina e loculações que podem ser observadas nos exames de imagem.[6] Nessa fase, VATS para realizar limpeza da cavidade e promover lise das aderências é considerado o padrão ouro. Para alguns casos, a drenagem torácica, associada ou não à terapia intrapleural com alfadornase (DNAse) e fibrinolítico, como a alteplase (tPA), pode representar a melhor opção. A fase III, crônica ou organizada, é definida pelo espessamento pleural e subsequente encarceramento pulmonar, sendo necessária a realização de decorticação pulmonar por técnica aberta ou VATS. Considerando a decorticação pulmonar uma cirurgia de grande porte, caso o paciente esteja em condição clínica precária com alto risco operatório, a opção a ser considerada é a pleurostomia ou toracostomia aberta. Existem grupos especializados que também utilizam o curativo a vácuo intrapleural como técnica alternativa à decorticação e à pleurostomia.

Derrame pleural por tuberculose

O diagnóstico de pleurisia tuberculosa deve ser considerado em pacientes com sinais e sintomas constitucionais (adinamia, sudorese noturna, febre vespertina e perda de peso) associados a derrame pleural, frequentemente unilateral, ricamente proteico (geralmente, acima de 4,5 g/dℓ), linfocítico e com ADA elevado. Como se trata de uma forma paucibacilar, o rendimento diagnóstico da baciloscopia e cultura do líquido pleural varia entre 5 a 10% e 31 a 65%, respectivamente.[7]

Em países onde a incidência de tuberculose é alta, a ADA apresenta alto valor preditivo positivo e pode ser utilizada em conjunto com os critérios clínicos e bioquímicos do líquido pleural, como diagnóstico de tuberculose pleural. Outras situações cursam com valor elevado da ADA, como derrame parapneumônico, empiema, doenças do tecido conectivo, neoplasias sólidas e linfomas, e devem ser incluídas no diagnóstico diferencial.

A análise histológica do fragmento pleural obtida por biopsia fechada tem um alto rendimento diagnóstico (60 a 80%) e a associação dos testes microbiológicos pode aumentar o desempenho para até 95%. A coleta de material por VATS pode ser necessária em algumas situações, com rendimento diagnóstico de até 100%.

O tratamento da forma pleural é similar ao esquema preconizado para a tuberculose pulmonar. Utilizam-se quatro fármacos (rifampicina, isoniazida, pirazinamida e etambutol) por 2 meses, seguidos de 2 fármacos (rifampicina e isoniazida) por 4 meses. Usualmente, ocorre melhora sintomática e resolução ou regressão dos sintomas nas primeiras 8 semanas de tratamento. Em poucos casos, pode ocorrer sequela pleural, que deve ser avaliada conjuntamente com um cirurgião torácico experiente, para analisar a necessidade de abordagem.

Derrame pleural neoplásico

Está associado principalmente a neoplasias malignas de mama, pulmão e linfomas, ou a outras neoplasias em estágio avançado. O derrame pleural maligno geralmente tem início com sintomas insidiosos. Apresenta-se como um exsudato linfocítico com ADA que pode ser variável.

A citologia do líquido pleural tem sensibilidade muito ampla e, quando positiva, confirma o diagnóstico de derrame pleural neoplásico, mas quando negativa, não o exclui. Por isso, exsudatos linfocíticos sem etiologia definida devem ser submetidos à biopsia pleural. As duas modalidades, a biopsia por agulha e VATS, são válidas, no entanto a sensibilidade é maior com a VATS.[8] Devido à alta taxa de recidiva do derrame, recomenda-se considerar a realização de um dos dois procedimentos a seguir quando indicados:

- Pleurodese: consiste na criação de sínfise entre a pleura visceral e parietal evitando o reacúmulo de líquido. Para derrames neoplásicos, é realizada pela instilação de um agente irritante na cavidade pleural, e o talco estéril é o mais utilizado. A pleurodese pode ser realizada pelo dreno torácico (*talcslurry*) ou durante uma videotoracoscopia (*talcpoudrage*)
- Cateteres de longa permanência: principalmente como opção para os pacientes não candidatos à pleurodese. O implante desses cateteres especiais dedicados ao derrame pleural neoplásico, que podem ser utilizados ao longo de meses, permite ao paciente fazer a drenagem intermitente de forma programada ou sob demanda. Com o passar do tempo, induzem uma "pleurodese espontânea" e podem ser retirados em diversos casos. Infelizmente, devido a questões comerciais, esses cateteres ainda são pouco disponíveis no SUS.

Hemotórax

É o acúmulo de sangue no espaço pleural ou quando o hematócrito do líquido pleural for superior a 50% o valor do hematócrito do sangue periférico. Em geral, a história é muito sugestiva, como no trauma torácico ou no implante de cateter venoso central, mas, em alguns casos, pode evoluir de forma insidiosa, principalmente em pacientes graves.[9] Nesses casos, a abordagem do líquido pode sugerir a causa subjacente.

A rigor, todo hemotórax deve ser evacuado para reduzir o risco de síndrome do coágulo retido, infecção do material coagulado e posterior fibrotórax sintomático. Caso a drenagem torácica não esvazie totalmente o tórax, ou a tomografia já exiba sinal mais importante de coágulos, a VATS é o procedimento de escolha, sempre que possível. Nos casos de instabilidade aguda, incluindo o hemotórax maciço, além do adequado manejo clínico, passando pela ressuscitação volêmica e eventual transfusão de sangue, pode ser necessária a toracotomia, até mesmo de urgência, para correção do sangramento.

Quilotórax

É definido pela dosagem de triglicérides superior a 110 mg/dℓ no líquido pleural, bem como a presença de quilomícrons, secundário à rotura do ducto torácico ou seus afluentes e variantes de maior calibre.[10] Tem por caraterística o derrame de aspecto francamente "leitoso". Diversas condições podem ser a causa, e as mais frequentes são trauma cirúrgico, hipertensão no sistema venoso ou invasão por tumores, principalmente linfoma.

Por sua vez, o pseudoquilotórax é uma condição que mimetiza o quilotórax na apresentação macroscópica, contudo, com níveis de colesterol aumentados, baixos níveis de triglicérides e sem presença de quilomícrons, observado principalmente em derrames pleurais crônicos, secundários à artrite reumatoide ou mesmo à tuberculose.

O tratamento do quilotórax é complexo e deve focar em identificar e corrigir a causa de base, e na manutenção do *status* nutricional. Pode ser iniciado pela evacuação do líquido pleural e dieta livre de gorduras, com a possibilidade de ingestão somente de óleo composto por triglicérides de cadeia média (TCM). A nutrição parenteral total (NPT) é o próximo passo do tratamento conservador. Quando há refratariedade a essas medidas, pode ser necessária a intervenção no ducto torácico. Atualmente, centros de referência têm realizado a embolização do ducto torácico por cateterização da cisterna do quilo. Na falha ou indisponibilidade desse método, a opção é a cirurgia, preferencialmente minimamente invasiva, por VATS ou robótica com ligadura do ducto associada ou não a pleurodese, dependendo do quadro clínico e doença associada.

CONSIDERAÇÕES FINAIS

O derrame pleural é uma afecção comum que pode representar diversas condições e gravidade variada. O manejo depende do correto diagnóstico, do controle das eventuais doenças subjacentes e da adequada indicação de procedimentos, quando pertinentes. Apesar do derrame pleural ser uma afecção que deve ser do conhecimento de diversas especialidades médicas, a presença de um especialista, como um pneumologista ou cirurgião de tórax, pode ser necessária nos casos mais complexos.

REFERÊNCIAS BIBLIOGRÁFICAS

1. Botana Rial M, Pérez Pallarés J, Cases Viedma E, et al. Diagnosis and Treatment of Pleural Effusion. Recommendations of the Spanish Society of Pulmonology and Thoracic Surgery. Update 2022. *Arch Bronconeumol*. 2023; 59:27-35.
2. Antonangelo L, Faria CS, Sales RK. Tuberculous pleural effusion: diagnosis & management. *Expert Rev Respir Med*. 2019; 13:747-59.
3. Ali MS, Light RW, Maldonado F. Pleuroscopy or video-assisted thoracoscopic surgery for exudative pleural effusion: a comparative overview. *J Thorac Dis*. 2019 Jul;11(7):3207-3216.
4. Sales RKB, Colares PFB, Rivas JKD. Síndrome de Derrame Pleural: Manejo Diagnóstico e Terapêutico. *In*: Godoy I, Chatkin JM, Pereira MC, et al. *Práticas Pneumológicas: edição ampliada*;1ª ed. Rio de Janeiro: Di Livro Editora, 2023.
5. Husnain SMN, Samira Shojaee S. Hepatic Hydrothorax and Congestive Heart Failure Induced Pleural Effusion. *Clin Chest Med*. 2021; 42:625-35.
6. Bedawi EO, Ricciardi S, Hassan M, et al. ERS/ESTS statement on the management of pleural infection in adults. *Eur Respir J*. 2023; 61:2201062.
7. Shaw JA, Koegelenberg CFN. Pleural Tuberculosis. *Clin Chest Med*. 2021; 42:649–6
8. Recuero Díaz JL, Figueroa Almánzar S, Gálvez Muñoz C, et al. Recommendations of the Spanish Society of Thoracic Surgery for the management of malignant pleural effusion. *Cir Esp* (Engl Ed). 2022; 100:673-83.
9. Choi J, Villarreal J, Andersen W, et al. Scoping review of traumatic hemothorax: Evidence and knowledge gaps, from diagnosis to chest tube removal. *Surgery*. 2021; 170:1260-67.
10. Agrawal A, Chaddha U, Kaul V, et al. Multidisciplinary Management of Chylothorax. *Chest*. 2022; 162:1402-12

241

Técnicas de Drenagem Pleural

Erlon de Avila Carvalho • Francisco Martins Neto • Carlos Antonio Stabel Daudt • Marina Varela B. Oliveira

INTRODUÇÃO

O espaço pleural é uma cavidade com pequena quantidade de líquido localizado entre o mediastino, o diafragma, parede torácica e superfície pulmonar. A fina camada de líquido dentro desse espaço é de vital importância para o sistema, pois fornece mecânica de acoplamento da parede torácica e pulmão durante o ciclo respiratório, bem como a lubrificação entre as duas estruturas durante a respiração. Além disso, a pressão intrapleural negativa em relação à pressão atmosférica resulta em uma pressão transpulmonar positiva, prevenindo atelectasia no final da expiração e permitindo que o pulmão infle durante a inspiração. A quantidade de líquido presente no espaço pleural sob circunstâncias normais é altamente regulada devido às características únicas das superfícies pleurais. Perturbação das membranas pleurais, ou dentro do espaço pleural, seja por excesso de fluido ou por ar, pode resultar em consequências fisiológicas significativas.[1]

INDICAÇÕES E CONTRAINDICAÇÕES

As principais indicações e contraindicações de drenagem torácica são:[2]

- Indicações:
  - Pneumotórax
  - Trauma torácico penetrante
  - Hemopneumotórax
  - Derrame pleural sintomático recorrente
  - Empiema pleural
  - Quilotórax
  - Pós-operatório de cirurgia torácica e cirurgia cardiovascular
  - Fístula broncopleural
  - Realização de pleurodese
- Contraindicações relativas:
  - Coagulopatia
  - Inserção em áreas infectadas ou com neoplasias
  - Aderências pleurais
  - Bolhas gigantes (podem ser interpretadas como pneumotórax)
  - Suspeita de ruptura diafragmática em paciente com trauma toracoabdominal.

Não existem contraindicações absolutas, embora nos casos de negativas do paciente em drenagem eletiva, o médico pode explicar a necessidade do procedimento e os riscos a que está exposto. Nos casos de risco à vida, a drenagem deve ser sempre realizada.[2]

SELEÇÃO DO DRENO PLEURAL

Os drenos pleurais são dimensionados com base principalmente no peso do paciente e na indicação de colocação (i. e., natureza do fluido a ser drenado).[3]

A seleção apropriada do tamanho do dreno pleural para acomodar a situação clínica é fundamental, especialmente no cenário de grande escape aéreo, para evitar um pneumotórax hipertensivo. A conexão de uma unidade de drenagem pleural apropriada ao dreno torácico é igualmente importante para evitar o impedimento do fluxo de ar após a evacuação bem-sucedida pelo dreno torácico.

Drenos torácicos de grande calibre podem ser necessários para pacientes com pneumotórax, independentemente da etiologia, se o paciente for ventilado mecanicamente, ou para pacientes que requerem drenagem de líquidos pleurais viscosos, como sangue ou pus. Drenos de menor diâmetro podem ser adequados em pacientes com produção limitada de ar pleural ou de líquido pleural de fluxo livre.[4]

Os drenos pleurais colocados cirurgicamente variam de:

- 24 a 40 Fr para adultos e adolescentes (≥ 13 anos; geralmente, > 50 kg)
- 16 a 24 Fr para crianças (1 a 13 anos; geralmente, ≤ 30 kg)
- 12 a 14 Fr para bebês (< 1 ano).

Os tubos e cateteres de toracostomia colocados por via percutânea variam de 5 a 14 Fr.[3]

INFORMAÇÃO AO PACIENTE

O paciente deve ser informado sobre a indicação, a técnica e os efeitos diretos no seu bem-estar. Em particular, deve-se mencionar a anestesia local e a possibilidade de sedação adicional, bem como explicar todas as possíveis complicações.[2]

MATERIAIS

Os principais materiais utilizados na drenagem pleural são:[3]

- Lidocaína 2% 20 mℓ
- Agulhas 25 x 8 e seringas de 20 mℓ
- Jelco 14 ou 16
- Bandeja de pequena cirurgia
- Campo estéril
- Dreno de tórax
- Fio Vicryl 1 ou Prolene 0
- Fio de seda 2-0
- Gazes
- Frasco coletor
- Capote
- Máscara, gorro, propé
- Frascos para coleta de análise
- Clorexidina degermante e alcoólica.

POSIÇÃO DO PACIENTE

A drenagem é realizada com paciente deitado com o braço abduzido em pelo menos 90º, que esteja confortavelmente posicionado ou seguro. O lado afetado do paciente é ligeiramente elevado.

Pode ser realizado também com o paciente deitado a 45º com o braço levantado atrás da cabeça para expor a região axilar.

TÉCNICA

A drenagem pleural é um procedimento muito doloroso, e deve ser feita anestesia local com lidocaína a 2% sem epinefrina, ou com 4 a 5 mg/kg e 5 a 7 mg/kg com epinefrina, bem como utilizar sedação com propofol, fentanil e benzodiazepínicos, quando o procedimento for eletivo.

Após posicionar adequadamente o paciente, a antissepsia é feita com clorexidina degermante e alcoólica com colocação dos campos estéreis.

Geralmente, o ponto de drenagem mais habitualmente usado é no chamado triângulo de segurança (Figura 241.1), definido pelos marcos anatômicos entre a borda anterior do músculo grande dorsal, borda lateral do músculo peitoral maior e linha retilínea do apêndice xifoide, localizando o quinto espaço intercostal na linha axilar média[2,3] (Figura 241.2).

A anestesia tópica é realizada com bloqueio intercostal com lidocaína a 2% na dose calculada. Pode-se perfurar a pleura parietal com a mesma agulha para localização de líquido pleural e/ou ar na intenção de encontrar o espaço pleural adequado. Em caso de utilização de sedação ou analgesia venosa, deve ser realizado 30 minutos antes do procedimento (Figura 241.3).

Realiza-se uma incisão na pele de aproximadamente 2 cm de comprimento e espalham-se os músculos subcutâneo e serrátil. Abrem-se suavemente os músculos intercostais e depois a pleura parietal. Pode-se usar a borda superior do arco costal como guia para a dissecção em paralelo. A abertura é feita com pinças Kelly, que são inseridas e ligeiramente afastadas ao retirar; se os espaços intercostais forem suficientemente largos, pode ser feito diretamente com o dedo indicador estéril. Em caso de pneumotórax, o ar pressurizado geralmente escapa com um som sibilante; se for derrame pleural, irá escorrer líquido[2] (Figuras 241.4 e 241.5). Pode-se fazer a exploração digital à procura de aderências pleuropulmonares.

O dreno torácico é inserido usando-se uma pinça curva através do canal de tecido preparado na direção posterossuperior. Se feito corretamente, é possível sentir apenas uma resistência muito leve e uniforme durante a inserção. Uma resistência mais forte indica uma colisão do dreno com alguma estrutura anatômica ou o dreno está dobrado. Faz-se uma rotação de 360° para evitar que o dreno fique dobrado (Figuras 241.6 a 241.8)

Depois de ter assegurado a posição correta e a permeabilidade do sistema, o dreno deve ser fixado na pele com uma sutura forte com fio Vicryl 1 e um fio de seda 2-0 em U (à prova de ar e líquido). A sutura é amarrada de forma que serve como fio de fechamento na retirada da drenagem. Para isso, o nó deve ser feito após a costura em U, e enrolando-se a drenagem várias vezes para em seguida dar-se um nó duplo. Esse procedimento é seguido pela conexão estéril da drenagem pleural com um recipiente de coleta (Figura 241.9).

Também pode-se utilizar um trocarte auxiliar, embora esteja associado a mais complicações devido a sua ponta, que pode causar lesões intratorácicas, e por isso está em desuso.[5] O passo a passo para uma drenagem pleural com técnica correta é apresentado na Figura 241.10.

Técnica de Seldinger

A técnica de Seldinger usa fios guia e dilatadores para auxiliar a colocação do dreno na cavidade pleural, e pode ser realizada sob orientação de ultrassonografia.[5]

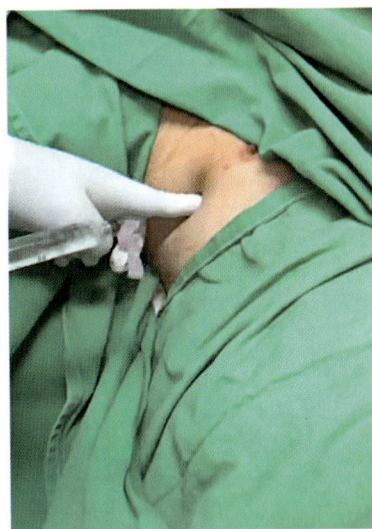

Figura 241.2 Localização do triângulo de segurança para realização de anestesia tópica em topografia de quinto espaço intercostal. Fonte: Acervo do autor.

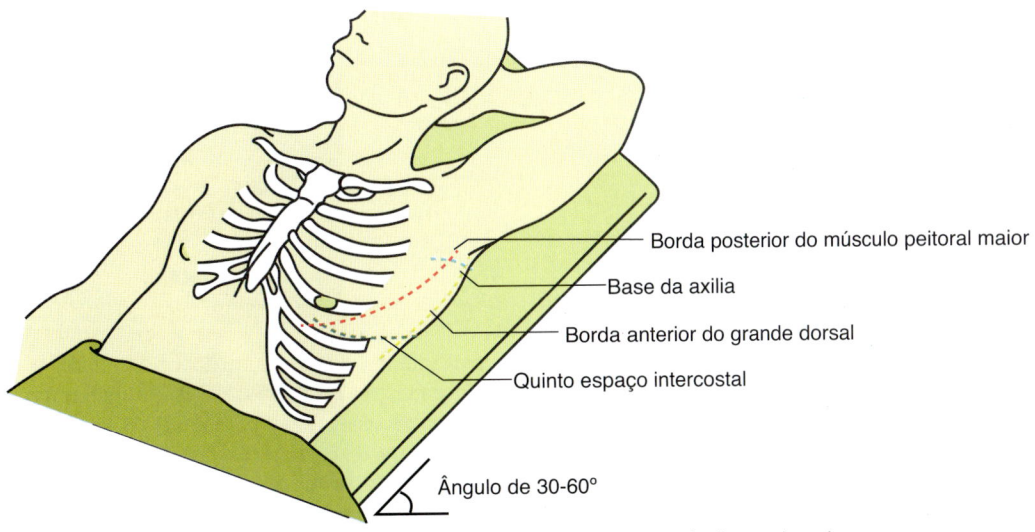

Borda posterior do músculo peitoral maior

Base da axilia

Borda anterior do grande dorsal

Quinto espaço intercostal

Ângulo de 30-60°

Figura 241.1 Triângulo de segurança para inserção de dreno pleural.

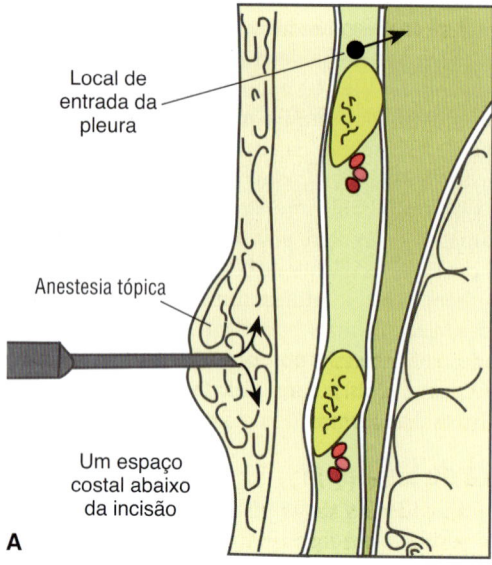

Local de
entrada da
pleura

Anestesia tópica

Um espaço
costal abaixo
da incisão

A

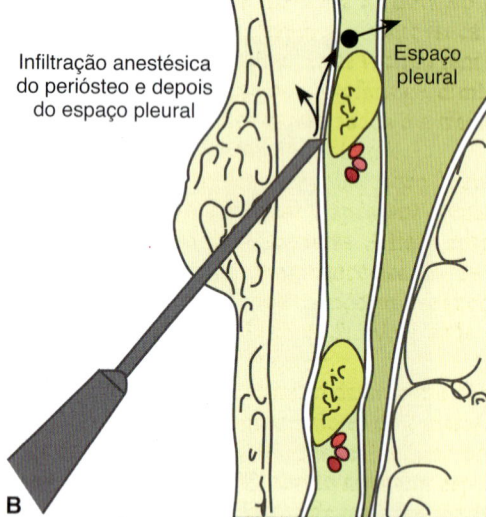

Infiltração anestésica
do periósteo e depois
do espaço pleural

Espaço
pleural

B

Figura 241.3 Anestesia local para drenagem torácica.

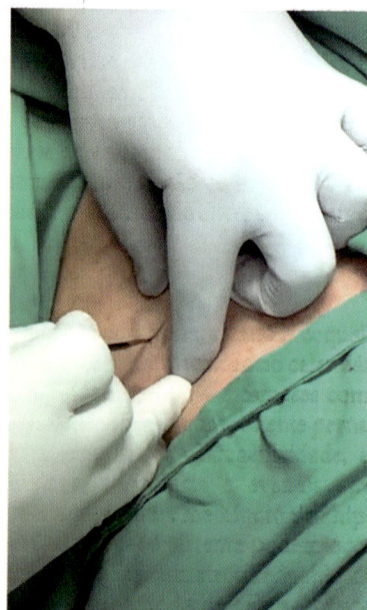

Figura 241.4 Incisão com bisturi.

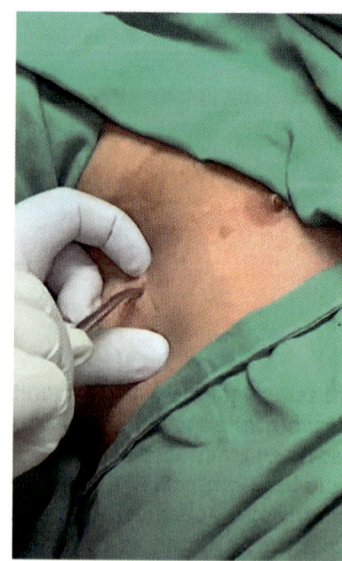

Figura 241.5 Dissecção do plano subcutâneo e muscular com pinça Kelly paralelamente ao arco costal.

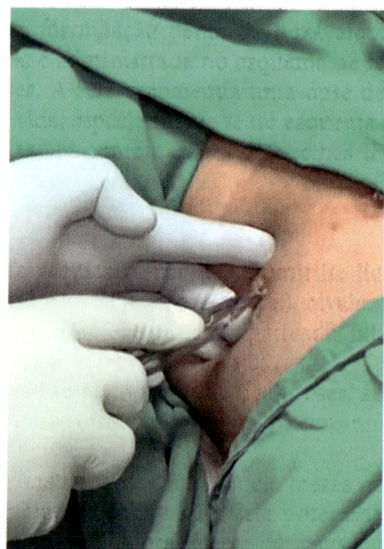

Figura 241.6 Inserção do dreno na cavidade pleural.

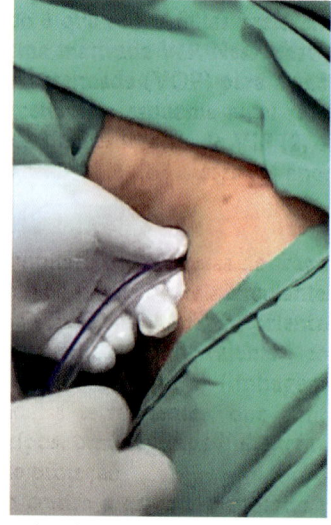

Figura 241.7 Manobra de rotação de dreno em 360° para evitar dobra.

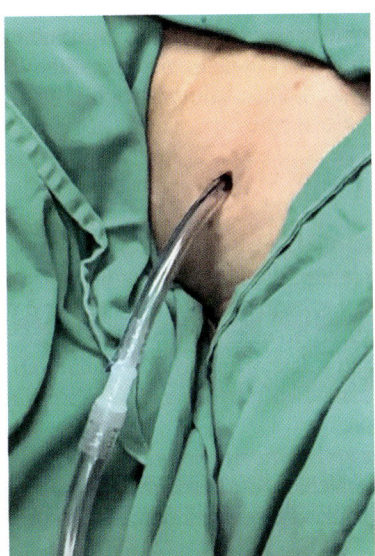

Figura 241.8 Dreno com circuito montado e preparado para fixação.

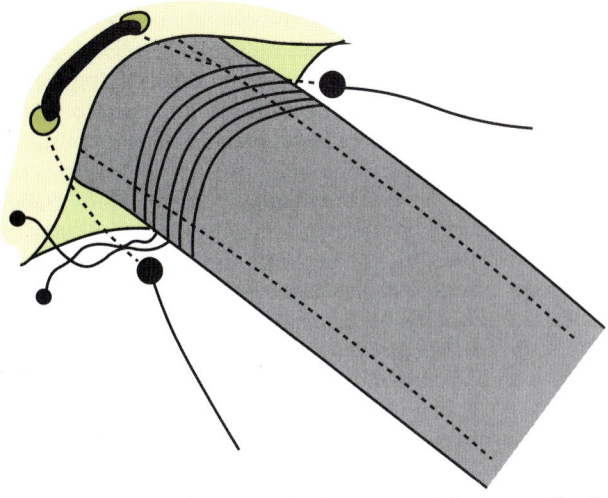

Figura 241.9 Exemplo de fixação de dreno torácico com utilização de dois fios, um Vicryl 1 para fixação do dreno e um de seda 2-0 para posterior fechamento da pele.

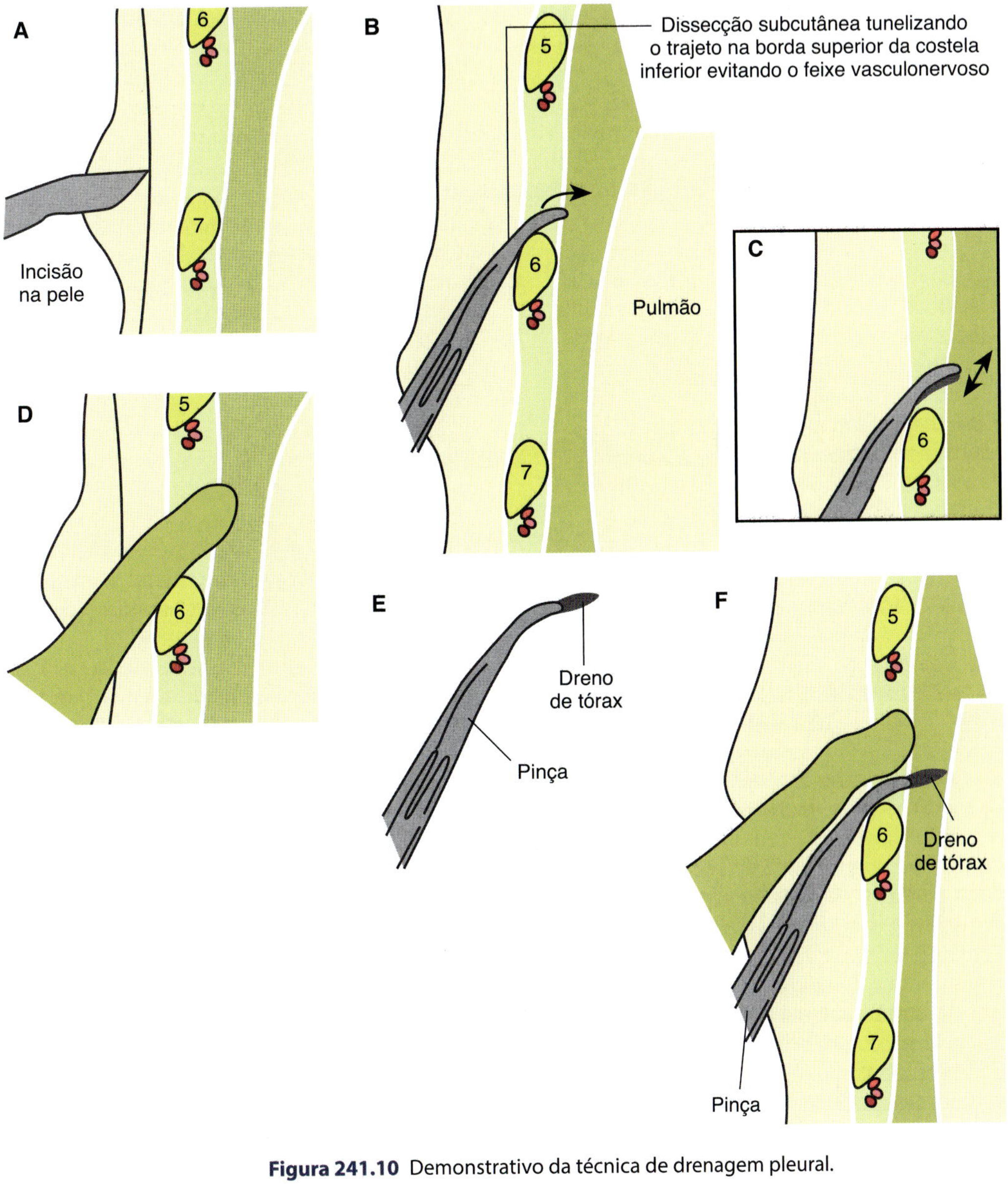

A

6

7

Incisão
na pele

B

5

Dissecção subcutânea tunelizando
o trajeto na borda superior da costela
inferior evitando o feixe vasculonervoso

6

Pulmão

7

C

6

D

5

6

E

Dreno
de tórax

Pinça

F

5

6

Dreno
de tórax

7

Pinça

Figura 241.10 Demonstrativo da técnica de drenagem pleural.

Após o posicionamento, a antissepsia e o uso de campos estéreis, insere-se uma agulha introdutora no espaço pleural (sobre o arco costal) e confirma-se se fluido ou ar podem ser aspirados. Se nem fluido nem ar forem aspirados, não deve-se prosseguir. Nesse caso, as imagens são revisadas e considera-se um local diferente para inserção.

Se houver retorno de fluido ou ar, o fio guia é inserido através da agulha introdutora no espaço pleural. O fio deve passar sem resistência; se houver resistência, o procedimento deve ser reavaliado. Direciona-se o fio guia apicalmente para um pneumotórax ou inferior e, posteriormente, para uma coleção de fluido. Introduz-se os dilatadores sequencialmente sobre o fio guia para dilatar o trato, o que exige um pequeno corte na pele para ajudar na passagem dos dilatadores. Passa-se o dreno pleural ou a combinação de cateter e dilatador no espaço pleural. O dilatador e o fio guia devem ser removidos, deixando o dreno pleural na região torácica adequada, certificando-se de que todos os orifícios estejam dentro da cavidade torácica. Em alguns *kits*, o

dilatador é removido e, em seguida, o dreno é colocado diretamente sobre o fio. Recolhe-se o cateter e reconfirma-se se houve retorno de fluido ou ar[3] (Figura 241.11).

CUIDADOS COM O DRENO

As conexões do dreno devem ser avaliadas diariamente pela equipe cirúrgica. A troca do selo d'água, com objetivo de manter a coluna subaquática em torno de 3 cmH$_2$O, deve ser realizada com intervalo de 12 em 12 horas, com mensuração do débito anotado em prontuário. O curativo com gaze seca e adesivo transparente deve ser feito diariamente.

RETIRADA DO DRENO

A retirada do dreno pleural está indicada quando:
• A reexpansão completa dos pulmões é alcançada
• As fístulas parenquimatosas cessam

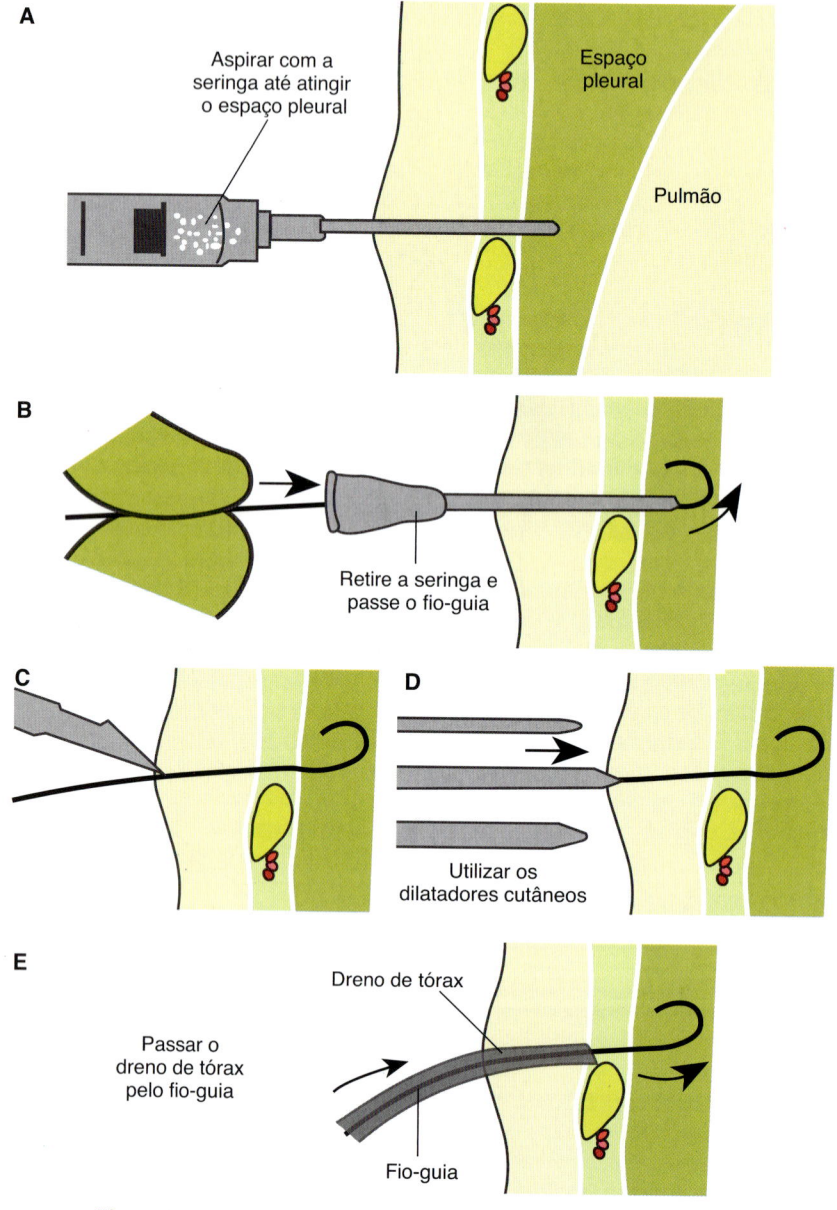

Figura 241.11 Técnica de drenagem pleural pela técnica de Seldinger.

- O débito do líquido pleural em 24 horas é inferior a 150 a 200 mℓ.

Em última análise, o fator decisivo é sempre a situação individual, especialmente se o espaço pleural também estiver infectado. Até 24 horas depois, uma radiografia de tórax deve ser feita para verificação.[2]

Drenos torácicos devem ser removidos após cuidadosa avaliação do estado clínico do paciente e visualização da radiografia de tórax. Os drenos torácicos são, geralmente, removidos após pedir ao paciente para fazer uma inspiração profunda e a segurar, e no final da inspiração e no início da expiração o tubo é removido; com o fio de seda 2-0 residual é, então, feito o nó para fechamento da incisão.[6]

COMPLICAÇÕES

As taxas de complicações precoces (< 24 horas após a colocação) e tardias (> 24 horas após a colocação) do dreno torácico são de aproximadamente 3 e 8 a 10%, respectivamente.[7,8]

A maioria dos problemas frequentemente relatados envolve o mal posicionamento do dreno; as taxas relatadas são: outras complicações técnicas (1%), empiema (1 a 2%) e fístula broncopleural (rara).[8,9]

As principais complicações mais comuns relacionadas com drenagem pleural são:

- Edema pulmonar de reexpansão
- Mal posicionamento do dreno
- Infecção (empiema, pneumonia etc.)
- Lesão de nervo intercostal
- Lesão de artéria intercostal
- Lesões de órgãos intratorácicos
- Lesão de diafragma
- Lesão de órgão intra-abdominais.

CONSIDERAÇÕES FINAIS

A técnica de drenagem pleural é um procedimento muito utilizado na prática clínica. A avaliação holística do paciente, da indicação, do material a ser usado e o conhecimento da técnica são fundamentais para o sucesso do procedimento. É importante que cirurgiões clínicos e intensivistas conheçam bem a técnica para evitar possíveis complicações.

REFERÊNCIAS BIBLIOGRÁFICAS

1. DeBiasi EM, Feller-Kopman D. Anatomy and Applied Physiology of the Pleural Space. *Clin Chest Med.* 2021 Dec;42(4):567-576. DOI: 10.1016/j.ccm.2021.08.005. PMID: 34774165.
2. Klopp M, Hoffmann H, Dienemann H. Die Thoraxdrainage [How to do - the chest tube drainage]. *Dtsch Med Wochenschr.* 2015 Mar;140(5):339-42. German. DOI: 10.1055/s-0041-100725. Epub 2015 Mar 3. PMID: 25734676.
3. Huggins JT, Carr SR, Woodward GA. Thoracostomy tubes and catheters: indications and tube selection in adults and children. *In*: Wolfson AB, Stack AM, Bulger EM, Broaddus VC, Vallières E. Ed. UpToDate. 2022.
4. Baumann MH. What size chest tube? What drainage system is ideal? And other chest tube management questions. *Curr Opin Pulm Med.* 2003 Jul;9(4):276-81. DOI: 10.1097/00063198-200307000-00006. PMID: 12806240.
5. Anderson D, Chen SA, Godoy LA, Brown LM, Cooke DT. Comprehensive Review of Chest Tube Management: A Review. *JAMA Surg.* 2022 Mar 1;157(3):269-274. DOI: 10.1001/jamasurg.2021.7050. PMID: 35080596.
6. Venuta F, Diso D, Anile M, Rendina EA, Onorati I. Chest Tubes: Generalities. *Thorac Surg Clin.* 2017 Feb;27(1):1-5. DOI: 10.1016/j.thorsurg.2016.08.001. PMID: 27865321.
7. Kwiatt M, Tarbox A, Seamon MJ, Swaroop M, Cipolla J, Allen C, Hallenbeck S, Davido HT, Lindsey DE, Doraiswamy VA, Galwankar S, Tulman D, Latchana N, Papadimos TJ, Cook CH, Stawicki SP. Thoracostomy tubes: A comprehensive review of complications and related topics. *Int J Crit Illn Inj Sci.* 2014 Apr;4(2):143-55. DOI: 10.4103/2229-5151.134182. PMID: 25024942; PMCID: PMC4093965.
8. Filosso PL, Guerrera F, Sandri A, Roffinella M, Solidoro P, Ruffini E, Oliaro A. Errors and Complications in Chest Tube Placement. *Thorac Surg Clin.* 2017 Feb;27(1):57-67. DOI: 10.1016/j.thorsurg.2016.08.009. PMID: 27865328.
9. Kwiatt M, Tarbox A, Seamon MJ, et al. Thoracostomy tubes: a comprehensive review of complications and related topics. *Int J Crit Illn Inj Sci.* 2014; 4:143-55.

Emergência

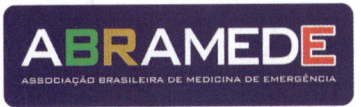

Suporte Básico de Vida em Parada Cardiorrespiratória

Ivan de Mattos Paiva Filho • Maria Aparecida Braga

INTRODUÇÃO

A parada cardiorrespiratória (PCR) é a cessação súbita da atividade ventricular útil, associada à parada respiratória, em estado clínico passível de reversão a partir de procedimentos e manobras de ressuscitação cardiopulmonar, em seu suporte básico e avançado de vida (SBV e SAV, respectivamente). O desfecho final é associado ao pronto reconhecimento, acionamento do serviço médico de emergência ou pelo sistema intra-hospitalar Time de Resposta Rápida (TRR), início precoce de manobras de ressuscitação cardiopulmonar (RCP) de alta qualidade, desfibrilação precoce, quando indicada, identificação e tratamento da causa, bem como cuidados pós-ressuscitação adequados.

ATENDIMENTO DE PCR

A PCR intra-hospitalar apresenta melhor prognóstico do que a extra-hospitalar. Dados americanos demonstram que 1,2% dos pacientes admitidos em ambiente hospitalar apresentam parada cardiorrespiratória e desses, 25,8% apresentam alta hospitalar, com 82% dos sobreviventes tendo um bom *status* funcional.[1] Pacientes adultos com parada não traumática atendidos em ambientes extra-hospitalares apresentam 10,4% de sobrevivência até a alta hospitalar e 8,2% de sobrevivência com bom estado funcional.[1]

O International Liaison Committee on Resuscitation (ILCOR) e a American Heart Association (AHA) utilizam as cadeias de sobrevivência, as quais simbolizam situações úteis, para apresentar a adequada sequência de atendimento da PCR, seja em ocorrência intra-hospitalar (PCRIH) ou extra-hospitalar (PCREH). A Figura 242.1 apresenta as cadeias de sobrevivência para PCRIH e PCREH, demonstrando elos que iniciam pela identificação da PCR e pelo rápido acionamento do serviço médico de emergência ou pela prevenção da PCR (os TRRs serão abordados a seguir).

Posteriormente, é fundamental a instituição precoce de RCP de alta qualidade, iniciada imediatamente no local de ocorrência da PCR, seguida de rápida desfibrilação, implementação de suporte avançado de vida, cuidados pós-PCR e reabilitação ou recuperação.[4,5,6]

A ocorrência de PCRIH em ambientes fora do departamento de emergência ou das unidades de terapia intensiva (UTI) não deve ser um evento comum ou de grande frequência, e, na maioria das situações, o mais comum é que o paciente apresente sinais e sintomas de progressiva deterioração clínica, os quais antecedem a ocorrência da PCR, e poderiam ser evitadas caso essa cadeia de eventos pudesse ser interrompida/abordada em tempo ágil e adequado.

Nesse contexto, torna-se fundamental que as instituições hospitalares estabeleçam a formação e funcionamento de TRRs, que devem ser compostas de médicos emergencistas e intensivistas, enfermeiros, fisioterapeutas, técnicos de

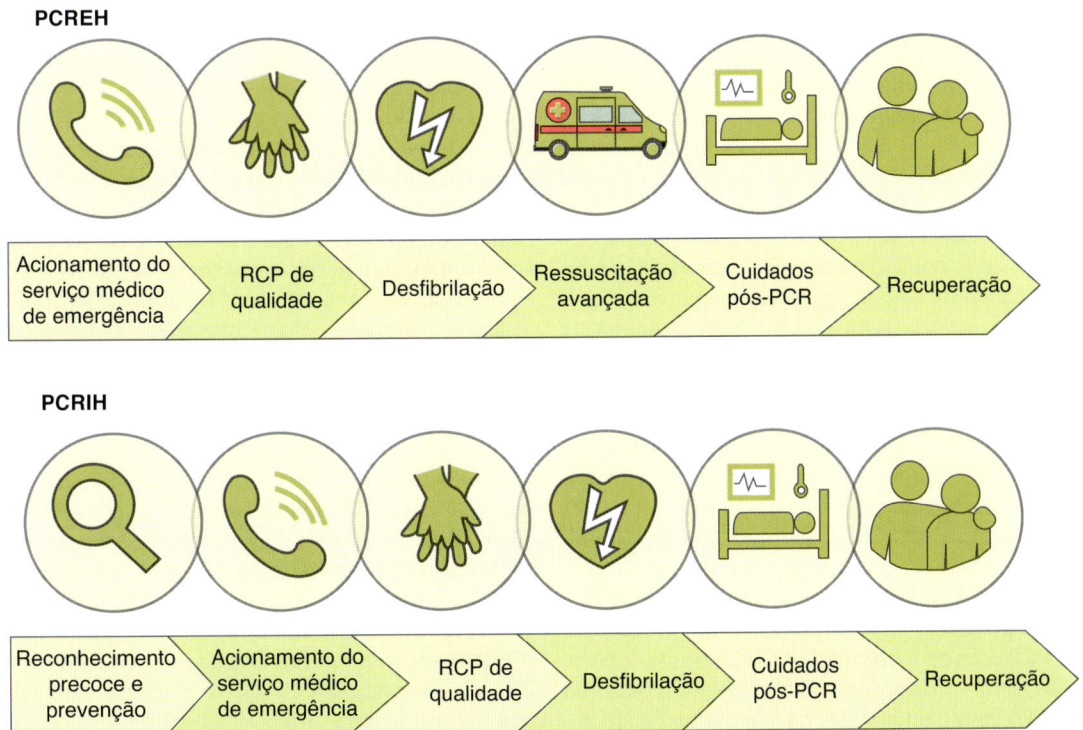

Figura 242.1 Cadeia de sobrevivência para atendimento a PCR intra-hospitalar e extra-hospitalar. Adaptada de: American Heart Association, 2020.

enfermagem e profissionais de áreas de suporte (laboratório, eletrocardiografia e transporte intra-hospitalar). Os TRRs são acionados por profissionais das áreas hospitalares, fora do departamento de emergência e UTIs, sempre que forem identificados sinais de deterioração ou alarme e que apresentem possibilidade de progredir para a ocorrência de PCR. Portanto, alguns critérios fisiológicos ou alterações descritas a seguir podem determinar o acionamento de "código amarelo" em pacientes adultos:

- Comprometimento das vias respiratórias
- Frequência respiratória inferior a 6 minutos ou superior a 30 minutos
- Frequência cardíaca inferior a 40/min ou superior a 140/min
- Pressão arterial sistólica (PAS) inferior a 90 mmHg
- Hipertensão arterial sintomática
- Alteração inesperada do nível de consciência
- Agitação inexplicável
- Convulsão
- Redução significativa de débito urinário
- Outros aspectos subjetivos sobre a avaliação do paciente.

As PCRIHs em locais de internação são frequentemente resultado de disfunção respiratória ou circulatória e alterações como taquipneia, taquicardia e hipotensão antecedem a maioria desses eventos. A PCRIH é consequência da progressão da instabilidade fisiológica e da falha na identificação e prevenção dessas alterações.

Os TRRs oferecem a possibilidade de intervenção precoce em condições de deterioração, evitando a progressão de situações potencialmente graves,[2,3] e os maiores benefícios com TRRS são redução das transferências para a UTI, diminuição das taxas de morbidade e mortalidade pósoperatória e aumento nas taxas de sobrevivência à PCR.

SEGURANÇA DA CENA

Antes de iniciar o atendimento de PCR, é importante verificar a segurança da cena, como a presença de agulhas desencapadas, ampolas quebradas e outros objetos em local impróprio que possam ocasionar perigo tanto para o paciente como para as pessoas envolvidas no seu atendimento.

SUPORTE BÁSICO DE VIDA

A abordagem sistemática do SBV envolve a avaliação e restabelecimento da oxigenação, ventilação e circulação eficazes. O ponto primordial do SBV é a RCP de alta qualidade, que envolve:

- Compressão do tórax com força e rapidez, com profundidade de pelo menos 5 cm (preferencialmente, não excedendo 6 cm), a uma frequência de 100 a 120/min, permitindo o total retorno do tórax à posição inicial após cada compressão
- Alternar os socorristas responsáveis pelas compressões a cada 2 minutos ou se houver cansaço
- Minimizar as interrupções nas compressões a cada 10 segundos ou menos, mantendo a fração de compressão sempre entre 60 e 80%
- Evitar ventilações excessivas.

O uso de dispositivos de *feedback* auditivos e visuais de qualidade da RCP definem a frequência e profundidade de compressão e oferecem melhor *perfomance* na qualidade de compressão e, consequentemente, na possibilidade de retorno da circulação espontânea.

Convém relembrar que a pressão de perfusão coronária (PPC) é a diferença entre a pressão aórtica de relaxamento (diastólica) e a pressão atrial direita de relaxamento (diastólica) e que o retorno a circulação espontânea (RCE) está diretamente relacionado com valores maiores e contínuos de PPC, devendo-se, sempre que possível, buscar medidas superiores a 15 mmHg e preferencialmente acima de 25 mmHg, as quais podem ser obtidas com compressões torácicas de qualidade, utilizando-se a frequência e profundidade recomendadas.

Parâmetros de comparação e *feedback*

Analisar e comparar, de forma sistemática, os dados internamente com o desempenho anterior e externamente com sistemas semelhantes. Os registros existentes podem facilitar esse esforço comparativo.

PARADA CARDIORRESPIRATÓRIA

O primeiro passo no atendimento de pessoas em possível parada cardiorrespiratória deve ser a avaliação do seu nível de consciência. Ao encontrar uma pessoa inconsciente, deve-se chamá-la vigorosamente ao mesmo tempo em que seguram-se seus ombros tentando despertá-la (Figura 242.2). A partir do momento em que ela permanece inconsciente, o próximo passo é chamar por ajuda e o carro de PCR. Pedir ajuda, dependendo da instituição, pode ser codificado como acionamento de código azul, acionamento de código PCR, acionamento da equipe de parada. Exemplo dessa situação: "Seu José! Seu José! Seu José não responde… Enfermeira, acione o código azul e traga o carro de PCR…"

O próximo passo deve ser a checagem do pulso carotídeo associada à avaliação respiratória do paciente, que não deve despender mais que 10 segundos. Após essa avaliação, e constatada a parada cardiorrespiratória, deve ser iniciada uma RCP de alta qualidade.

Desde 2010, a AHA orienta que a sequência a ser aplicada é a CAB, ou seja, uma RCP de alta qualidade iniciada por compressões torácicas (C) em uma frequência de 100 a 120 por minuto e uma profundidade de ao menos 5 cm com retorno total do tórax nas descompressões e não excedendo 6 cm de profundidade. A proporção deve ser de 30 compressões para 2 ventilações (30:2) no paciente sem equipamentos invasivos de vias respiratórias ou se a equipe não conseguir adequada ventilação com a bolsa-válvula-máscara sem a sincronização. Realizadas as compressões, é feito o posicionamento da via respiratória (A) e ventilação com oxigênio a 100% (B) através do dispositivo bolsa-válvula-máscara. O posicionamento da via respiratória deve ser feito preferencialmente pelo movimento de inclinação da cabeça-elevação do queixo (*head tilt-chin lift*) (Figura 242.3 B); atenção deve ser dada na realização desse movimento caso o paciente tenha suspeita de traumatismo na coluna vertebral. Nesse caso, deve-se executar o deslocamento anterior ou a tração da mandíbula (*jaw thrust*) (Figura 242.3 A), mas caso essa manobra não seja efetiva ou o profissional não se sinta apto para fazê-la, a inclinação da cabeça-elevação do queixo pode ser feita com cuidado e com o menor movimento que consiga liberar a via respiratória. Destaca-se que independentemente da técnica empregada, caso o paciente tenha suspeita de trauma em coluna vertebral, a estabilização cervical deve ser feita manualmente por outra pessoa.

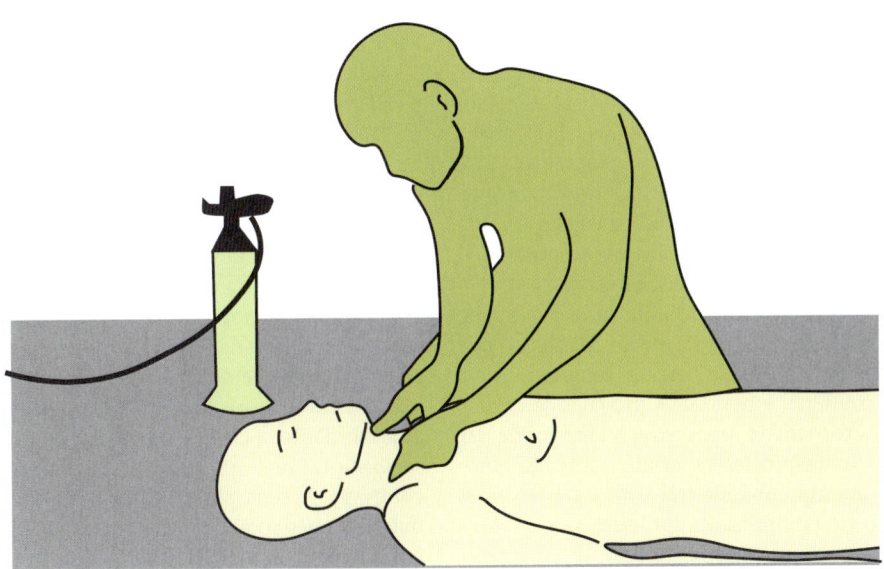

Figura 242.2 Avaliação do nível de consciência ao mesmo tempo que os ombros do paciente são imobilizados.

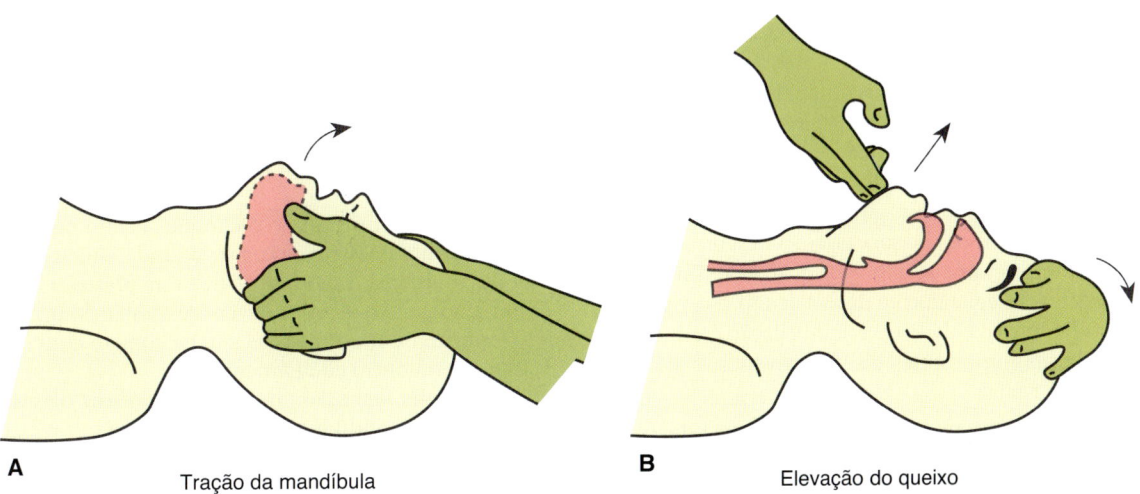

A Tração da mandíbula

B Elevação do queixo

Figura 242.3 Liberação de via respiratória por inclinação da cabeça-elevação do queixo (*head tilt-chin lift*) e tração da mandíbula (*jaw thrust*).

Em seguida, um acesso venoso ou, na impossibilidade desse, um acesso intraósseo deve ser providenciado. A partir da chegada do desfibrilador, sua implantação torna-se prioritária e o paciente deve ter seu ritmo prontamente avaliado com as pás adesivas ou manuais, avaliando-se a presença de um ritmo chocável (FV/TV sem pulso) ou não chocável (assistolia/AESP).

Saber manusear o desfibrilador é fundamental, bem como conhecer se o equipamento é monofásico (indicada desfibrilação com 360 joules) ou bifásico (indicada desfibrilação de 120 a 200 joules, de acordo com a orientação do fabricante).

A partir do momento em que é identificado um ritmo chocável (FV/TV sem pulso), deve ser aplicada a desfibrilação e a RCP prontamente retomada por 5 ciclos (aproximadamente 2 minutos). Após esse ciclo, verifica-se novamente o ritmo e, se houver persistência de FV/TV, aplica-se nova desfibrilação com a administração de 1 mg de epinefrina endovenosa (EV) concomitante.

Enquanto estiver na via do fluxograma de ritmo chocável, inicia-se a aplicação dos fármacos após o segundo choque, na seguinte sequência: adrenalina, intercalando com amiodarona 300 mg (ou lidocaína), adrenalina, amiodarona

150 mg (ou lidocaína) e adrenalina. Normalmente, são aplicadas 2 doses dos antiarrítmicos e, a partir de então, aplica-se epinefrina (ver Capítulo 243, Suporte Avançado de Vida em Parada Cardiorrespiratória).

Caso esteja no braço do fluxograma de ritmos não chocáveis, pode-se aplicar 1 mg de epinefrina EV a partir da identificação do ritmo, e nesse caso não são empregados fármacos antiarrítmicos ou desfibrilação. Também são realizados ciclos de 2 minutos de RCP e a epinefrina EV aplicada a cada 3 a 5 minutos (ver Capítulo 243, Suporte Avançado de Vida em Parada Cardiorrespiratória).

Preconiza-se a troca do responsável pela compressão torácica a cada 2 minutos ou se estiver cansado, com o objetivo de não perder qualidade na RCP por fadiga.

Para facilitar a organização do atendimento em relação à administração de medicamentos, a aplicação é feita em intervalos intercalados da RCP, ou seja, em 1 ciclo da RCP é aplicada medicação, e no seguinte não. Caso o ritmo de RCP esteja adequado, esse intervalo é feito a cada 4 minutos.

Em adultos que apresentam PCR súbita, por FV ou TVSP, o coração tremula, mas não está efetivamente bombeando sangue para os órgãos vitais devido à ausência de débito cardíaco. Esses pacientes apresentam uma taxa de sobrevivência muito mais alta se receberem compressões torácicas imediatas e desfibrilação precoce, pois o tempo é um fator crítico. A desfibrilação promove uma breve interrupção de toda atividade elétrica, inclusive a FV e a TVSP, fazendo com que marca-passos normais do coração, caso ainda esteja funcionando, reiniciem a atividade (retorno do ritmo espontâneo), resultando em um ritmo de perfusão (RCE).

Nos primeiros 4 a 6 minutos depois de uma PCR, período chamado de morte clínica, não ocorrem danos ao cérebro. Já no período denominado morte biológica, que ocorre entre 6 e 10 minutos, é bem mais provável já existirem danos, os quais tornam-se irreversíveis depois de 10 minutos, exceto em circunstâncias especiais, como hipotermia acidental e afogamento em água fria.

O início imediato de compressões torácicas pode retardar esses efeitos e a desfibrilação pode restaurar um ritmo de perfusão. Novamente, o tempo é crucial e o desfibrilador deve ser usado assim que disponível. Se houver dois ou mais socorristas presentes, a RCP deverá ser executada enquanto as pás do desfibrilador estiverem sendo aplicadas no tórax do paciente (Figura 242.4).

Nos primeiros minutos após uma desfibrilação bem-sucedida, todo ritmo espontâneo é tipicamente lento e pode não criar pulsos ou perfusão adequados. Nessa situação, o paciente precisa de RCP (começando por compressões torácicas) por vários minutos até que a função cardíaca adequada retorne. Além disso, nem todos os choques levam à desfibrilação bem-sucedida, portanto, retoma-se a RCP de qualidade com as compressões torácicas imediatamente depois de um choque.

O intervalo entre o colapso e a desfibrilação é um dos determinantes mais importantes da sobrevivência à PCR, e a desfibrilação é crucial:

- Um ritmo inicial comum de PCR extra-hospitalar presenciada é a FV
- A TVSP deteriora-se rapidamente em FV e, depois, o coração tremula e não bombeia sangue

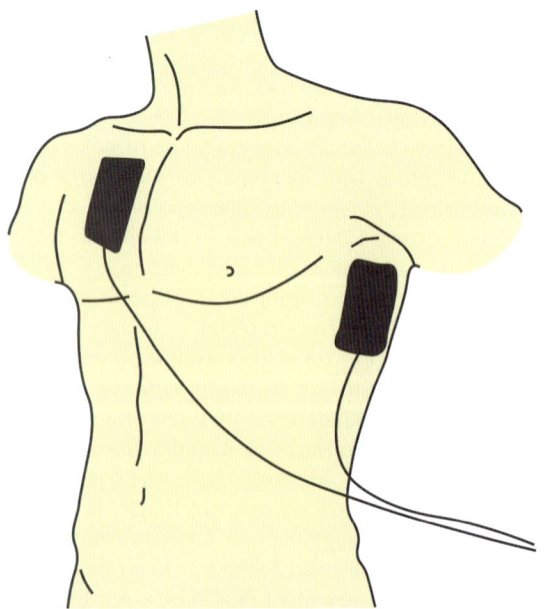

Figura 242.4 Posição usual das pás do desfibrilador.

- A desfibrilação elétrica é a forma mais eficaz de tratar a FV (administração de um choque para encerrar a FV e a TVSP)
- A probabilidade de uma desfibrilação ser bem-sucedida diminui rapidamente com o passar do tempo
- Se não tratada, a FV se deteriora e transforma-se em assistolia.

Quanto mais precoce ocorrer a desfibrilação, maior a taxa de sobrevivência. Quando a FV está presente, a RCP pode fornecer uma pequena quantidade de fluxo sanguíneo ao coração e ao cérebro, mas não restaura diretamente um ritmo organizado. A probabilidade de restaurar um ritmo de perfusão é maior com RCP e desfibrilação imediatas nos minutos iniciais após a PCR, porém, a cada minuto que passa entre o colapso e a desfibrilação, a chance de sobrevivência à PCR com FV presenciada cai de 7 a 10%, quando não há RCP realizada. Caso contrário, se uma pessoa realizar a RCP, a queda é mais gradual, em média de 3 a 4% por minuto.[4] A RCP precoce pode dobrar ou triplicar a sobrevivência a uma PCR súbita presenciada, na maioria dos intervalos de desfibrilação.

Programas de desfibrilador externo automático (DEA) para socorristas leigos aumentam a probabilidade de RCP e de tentativa de desfibrilação precoce, encurtando o tempo entre o colapso e a desfibrilação para pacientes com PCR súbita.

Para garantir a segurança durante a desfibrilação, deve-se anunciar o choque, emitindo um aviso em alto e bom som antes de administrá-lo (essa sequência completa deve levar menos de 5 segundos):

- "Afastar! Administrando o choque". Não é necessário usar exatamente essas palavras, mas é fundamental avisar os demais membros da equipe de que está prestes a administrar um choque e que todos devem se afastar do paciente
- Confirma-se novamente se não há contato com o paciente, a maca ou outro equipamento
- Faz-se uma inspeção visual para certificar de que não há ninguém tocando o paciente ou a maca
- Certifica-se que não há oxigênio fluindo pelo peito do paciente
- Ao pressionar o botão do choque, o operador do desfibrilador deve observar o paciente, não a máquina, para garantir a coordenação com o socorrista responsável pela compressão e certificar-se novamente de que ninguém está em contato com o paciente.

Reiniciar a RCP, estabelecer o acesso IV/IO e verificar o ritmo

- Reiniciar a RCP imediatamente, começando pelas compressões torácicas. Não verificar o ritmo nem o pulso nesse momento, a menos que o paciente esteja apresentando sinais de vida, como RCE
- Estabelecer o acesso IV/IO por outro membro da equipe de ressuscitação, enquanto estiver sendo executada, caso ainda não se tenha obtido um acesso vascular (IV/IO) previamente, para deixar tudo pronto para a administração de medicamentos.

As diretrizes recomendam que os profissionais da saúde do SAVC adaptem a sequência de ações do socorro com base na etiologia presumida da PCR (Figura 242.5). Pode-se, inclusive, escolher a melhor abordagem (funcionamento em um ciclo de 2 minutos) para que a equipe de alto desempenho minimize as interrupções nas compressões torácicas e melhore a FCT, incluindo protocolos como:

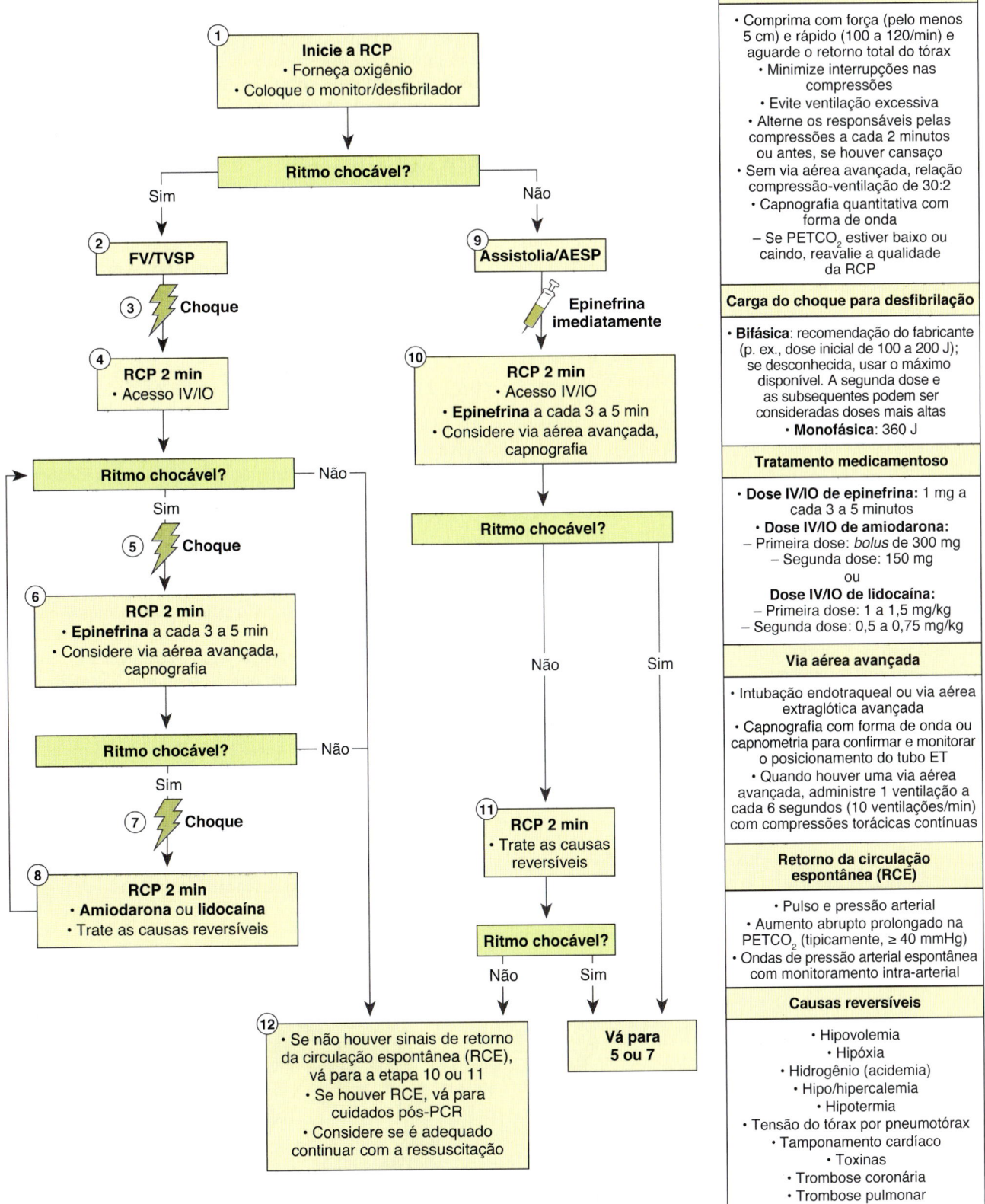

Figura 242.5 Fluxograma de atendimento da PCR. Adaptada de: American Heart Association 2020.

- RCP somente com compressão nos primeiros minutos depois da PCR
- Compressões torácicas contínuas com ventilação assíncrona a cada 6 segundos com o uso de uma via respiratória avançada
- Compressões torácicas alternando com ventilação, observando-se uma relação compressão-ventilação padrão de 30:2, em caso de ausência de via respiratória avançada e utilização de dispositivo bolsa-válvula-máscara
- Estabelecer via respiratória avançada com dispositivo supraglótico, sem interrupção das compressões. Em caso de opção por via respiratória definitiva, realizar a intubação durante os 10 segundos de interrupção para verificação de ritmo.

Verificação de ritmo

Verifica-se o ritmo depois de 2 minutos de RCP, minimizando interrupções e sem pausas maiores que 10 segundos nas compressões torácicas para essa verificação.

- Se o ritmo for não chocável e organizado, tenta-se encontrar um pulso. Se houver qualquer dúvida sobre a presença de pulso, reiniciar imediatamente a RCP. Verificar o pulso, preferivelmente durante a análise de ritmo, apenas se um ritmo organizado estiver presente
- Se o ritmo estiver organizado e houver pulso palpável, executam-se os tratamentos pós-PCR
- Se o ritmo não for chocável e se não houver pulso palpável, prossegue-se pela via de assistolia/AESP do algoritmo de PCR para adultos (Etapas 9 a 11 – Figura 242.5)
- Se o ritmo for chocável, administrar um choque e reiniciar a RCP imediatamente durante 2 minutos depois do choque.

A AHA recomenda o uso rotineiro de pás adesivas durante a desfibrilação, pois materiais condutores (pás em gel ou pás adesivas) reduzem a impedância transtorácica, que é a resistência que o tórax tem em relação à corrente elétrica.

Para FV/TVSP persistente, administra-se um choque e reinicia-se a RCP imediatamente durante 2 minutos, começando com compressões torácicas.

DISPOSITIVOS DE COMPRESSÃO MECÂNICA TORÁCICA

Existem dois tipos de dispositivos de compressão mecânica torácica: um dos modelos é composto de uma banda que abraça o tórax e realiza as compressões (AutoPulse®) e outro consiste em um pistão responsável por realizar as compressões torácicas (LUCAS®) (Figura 242.6).

O seu uso ainda não demonstrou superioridade em relação à RCP manual, mas deve ser considerado em algumas situações em que compressões torácicas de alta qualidade não possam ser asseguradas ou haja exposição da equipe a riscos. Dentre essas situações estão transporte do paciente, RCP prolongada, membrana de oxigenação extracorpórea (ECMO), CPR e estudo hemodinâmico.

RCP extracorpórea

A RCP extracorpórea consiste no emprego da ECMO na modalidade veno-arterial (ECMO V-A) no atendimento da PCR. Seu uso é indicado quando há uma causa reversível de PCR em um paciente que persiste sem ou não sustenta um ritmo organizado para que o tratamento adequado seja empregado. Deve-se sempre consultar as diretrizes do procedimento.

PARADA RESPIRATÓRIA

A parada respiratória consiste em um paciente que possui pulso palpável, mas que, no entanto, não apresenta um ciclo respiratório efetivo, seja em decorrência de um acidente vascular cerebral (AVC), intoxicação exógena ou outras causas.

A conduta inicial será a mesma da parada cardiorrespiratória, ou seja, o primeiro passo será testar o nível de consciência chamando o paciente pelo nome vigorosamente ao mesmo tempo em que segura firmemente seus ombros. A partir do momento que a inconsciência do paciente é confirmada, o próximo passo é chamar por ajuda, como na PCR. Em seguida, verifica-se o pulso e se o paciente respira, o que não deve levar mais que 10 segundos. Nesse ponto, observa-se se o paciente apresenta pulso palpável, mas não respira ou apresenta uma respiração agônica (*gasping*).

Em seguida, a via respiratória é liberada e aplica-se ventilação com dispositivo bolsa-válvula-máscara com oxigênio a 100% a cada 6 segundos. A cada 2 minutos, checam-se o pulso e os outros sinais vitais. Durante esse procedimento, é importante verificar por meio do prontuário, equipe de enfermagem e familiares se há possibilidade que aquele quadro tenha sido desencadeado pelo uso de alguma

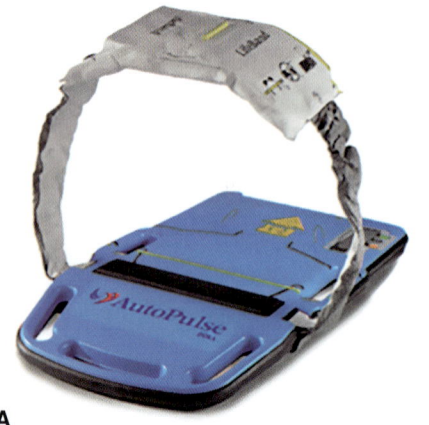
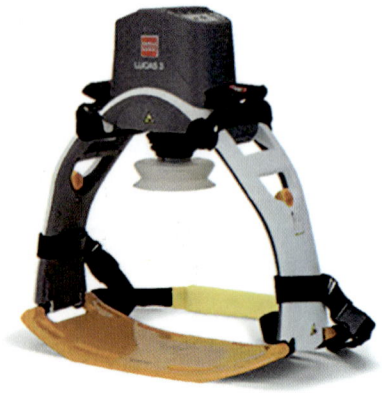

A **B**

Figura 242.6 Dispositivos para compressão mecânica. **A.** Autopulse®; **B.** LUCAS®.

substância ou medicação para que o antídoto, se disponível, seja providenciado. Caso a parada respiratória não melhore com manejo adequado, deve-se ponderar a obtenção de uma via respiratória definitiva para prosseguir tanto na investigação diagnóstica como na terapêutica. Ressalta-se que, assim como na parada cardiorrespiratória, caso as ventilações com dispositivo bolsa-válvula-máscara sejam efetivas e o profissional não se sinta habilitado em realizar a intubação orotraqueal, essa ventilação pode ser mantida.

CONSIDERAÇÕES FINAIS

A PCR é a cessação súbita da atividade ventricular útil em estado clínico passível de reversão a partir de procedimentos e manobras de ressuscitação cardiopulmonar. A chance de sobreviver a uma PCR é associada ao pronto reconhecimento, acionamento do sistema de emergência ou sistema intra-hospitalar de equipes TRR, início precoce de manobras de RCP de alta qualidade, desfibrilação precoce, quando indicada, identificação e tratamento da causa, bem como cuidados pós-ressuscitação adequados. Por isso, o treinamento da equipe é a base para o desfecho favorável.

REFERÊNCIAS BIBLIOGRÁFICAS

1. Panchal AR, Bartos JA, Cabañas JG et al. Adult Basic and Advanced Life Support Writing Group. Part 3: Adult Basic and Advanced Life Support: 2020 American Heart Association Guidelines for Cardiopulmonary Resuscitation and Emergency Cardiovascular Care. Circulation. 2020 Oct 20;142(16_suppl_2):S366-S468. doi: 10.1161/CIR.0000000000000916. Epub 2020 Oct 21. PMID: 33081529.

2. Abella BS, Alvarado JP, Myklebust H, et al. Quality of cardiopulmonary resuscitation during in-hospital cardiac arrest. *JAMA*. 2005;293(3):305-310. DOI: 10.1001/jama.293.3.305.

3. Benjamin EJ, Muntner P, Alonso A, et al. American Heart Association Council on Epidemiology and Prevention Statistics Committee and Stroke Statistics Subcommittee. Heart disease and stroke statistics-2019 update: a report from the American Heart Association. *Circulation*. 2019;139(10):e56-e528. DOI: 10.1161/CIR.0000000000000659.

4. Cummins RO, Ornato JP, Thies WH, Pepe PE. Improving survival from sudden cardiac arrest: the "chain of survival" concept: a statement for health professionals from the Advanced Cardiac Life Support Subcommittee and the Emergency Cardiac Care Committee, American Heart Association. *Circulation*. 1991;83(5):1832-1847. DOI: 10.1161/01.cir.83.5.1832

5. Jacobs I, Nadkarni V, ILCOR Task Force on Cardiac Arrest and Cardiopulmonary Resuscitation Outcomes. Cardiac arrest and cardiopulmonary resuscitation outcome reports: update and simplification of the Utstein templates for resuscitation registries: a statement for healthcare professionals from a task force of the International Liaison Committee on Resuscitation (American Heart Association, European Resuscitation Council, Australian Resuscitation Council, New Zealand Resuscitation Council, Heart and Stroke Foundation of Canada, InterAmerican Heart Foundation, Resuscitation Councils of Southern Africa). *Circulation*. 2004;110(21):3385-3397. DOI: 10.1161/01.CIR.0000147236.85306.15.

6. Nolan JP, Berg RA, Andersen LW, et al. Utstein Collaborators. Cardiac arrest and cardiopulmonary resuscitation outcome reports: update of the Utstein resuscitation registry template for in-hospital cardiac arrest: a consensus report from a task force of the International Liaison Committee on Resuscitation (American Heart Association, European Resuscitation Council, Australian and New Zealand Council on Resuscitation, Heart and Stroke Foundation of Canada, InterAmerican Heart Foundation, Resuscitation Council of Southern Africa, Resuscitation Council of Asia). *Circulation*. 2019;140(18):e746-e757. DOI: 10.1161/CIR.0000000000000710.

243

Suporte Avançado de Vida em Parada Cardiorrespiratória

Eloisa Bohnenstengel • Maria Camila Lunardi

INTRODUÇÃO

As paradas cardiorrespiratórias intra-hospitalares (PCRIH) são frequentemente resultado de disfunção respiratória ou circulatória, e alterações como taquipneia, taquicardia e hipotensão antecedem a maioria desses eventos, tendo a PCRIH como consequência da progressão da instabilidade fisiológica e da falha na identificação e prevenção dessas alterações.

Os times de resposta rápida (TRR) oferecem a possibilidade de intervenção precoce em condições de deterioração, evitando a progressão de situações potencialmente graves,[1,2] e os maiores benefícios são redução das transferências para UTI, diminuição das taxas de morbidade e mortalidade pós-operatória e aumento nas taxas de sobrevivência à parada cardiorrespiratória (PCR).

Considerando os ritmos de parada, a PCR pode ser dividida em fibrilação ventricular (FV), taquicardia ventricular sem pulso (TVSP), atividade elétrica sem pulso (AESP) e assistolia. FV e TV ocorrem em 75% dos casos extra-hospitalares e 30% nos intra-hospitalares.[3]

Os ritmos para FV/TVSP são:

- FV (Figura 243.1)
- TV
- Artefato de ECG sugerindo FV
- Novo bloqueio de ramo esquerdo (BRE).

Os medicamentos para FV/TVSP incluem:

- Epinefrina
- Amiodarona
- Lidocaína
- Sulfato de magnésio
- Dopamina
- Oxigênio
- Outras medicações, dependendo da causa da PCR com FV/TVSP.

ALGORITMO DE PCR PARA ADULTOS[4,5,6]

É importante conhecer o algoritmo fundamental para a ressuscitação de adultos, o de PCR (Figura 243.2). Esse algoritmo descreve todas as etapas para a avaliação e o manejo de um paciente sem pulso que, inicialmente, não responde às intervenções de suporte básico de vida (SBV), inclusive ao primeiro choque de um desfibrilador externo automático (DEA).

O algoritmo consiste em duas vias para PCR:

- Ritmos chocáveis, exibidos na via de FV/TVSP do algoritmo
- Ritmos não chocáveis, exibidos na via de assistolia/AESP do algoritmo.

No caso do algoritmo de PCR para adultos, as referências são as etapas de 1 a 12 (Figura 243.2), números atribuídos às etapas do algoritmo.

Via de FV/TVSP

Como muitos pacientes com PCR súbita apresentam FV em algum momento da PCR, a maioria dos profissionais de SAV tende a seguir a via de FV/TVSP do algoritmo de PCR para adultos (ver Figura 243.3). O rápido tratamento da FV de acordo com essa sequência é a melhor abordagem para restaurar a circulação espontânea.

O algoritmo inclui a TVSP, pois é tratada como FV. FV e TVSP requerem RCP, até que um desfibrilador esteja disponível, para administrar choques não sincronizados de alta energia tão precocemente quanto possível.

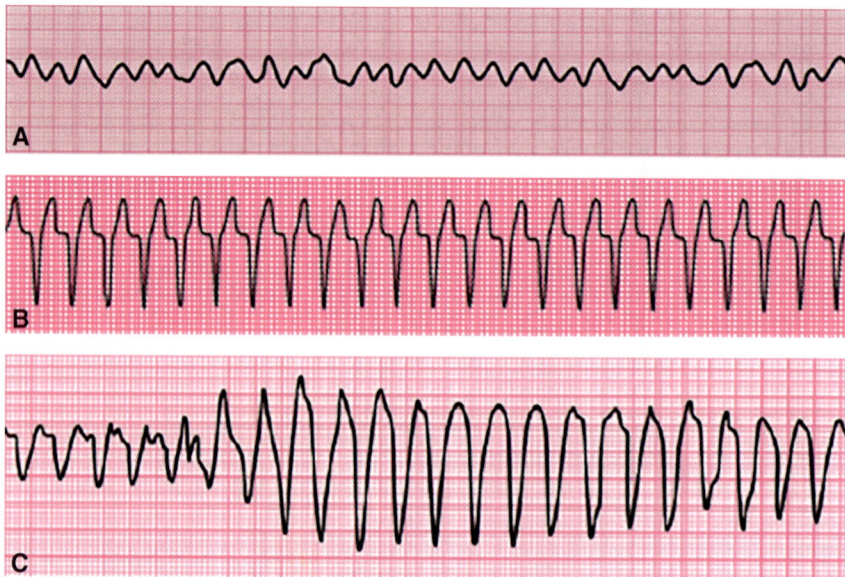

Figura 243.1 Ritmos chocáveis de PCR.

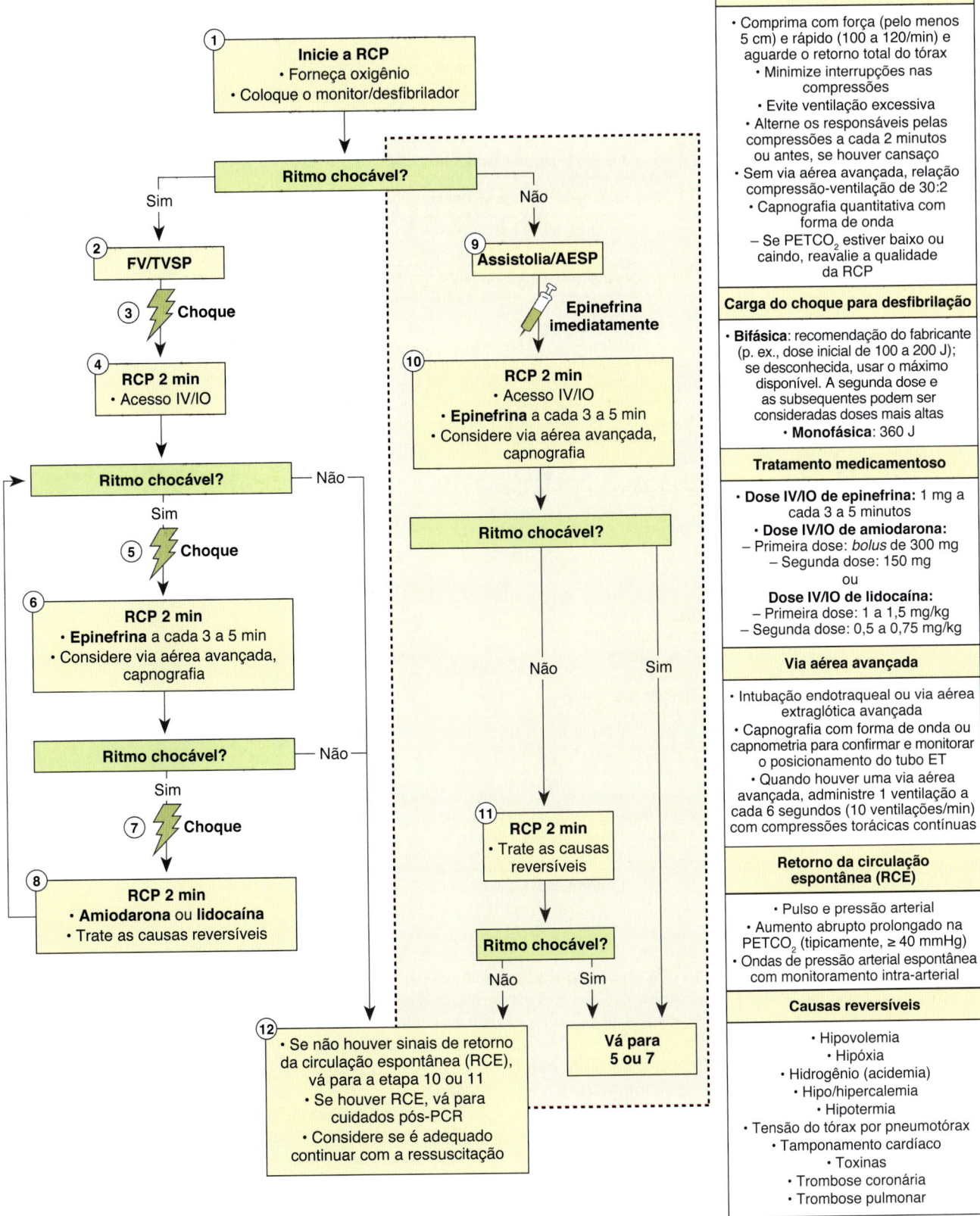

Figura 243.2 Algoritmo de atendimento da PCR em ritmos chocáveis e não chocáveis. Adaptada de: American Heart Association, 2020.

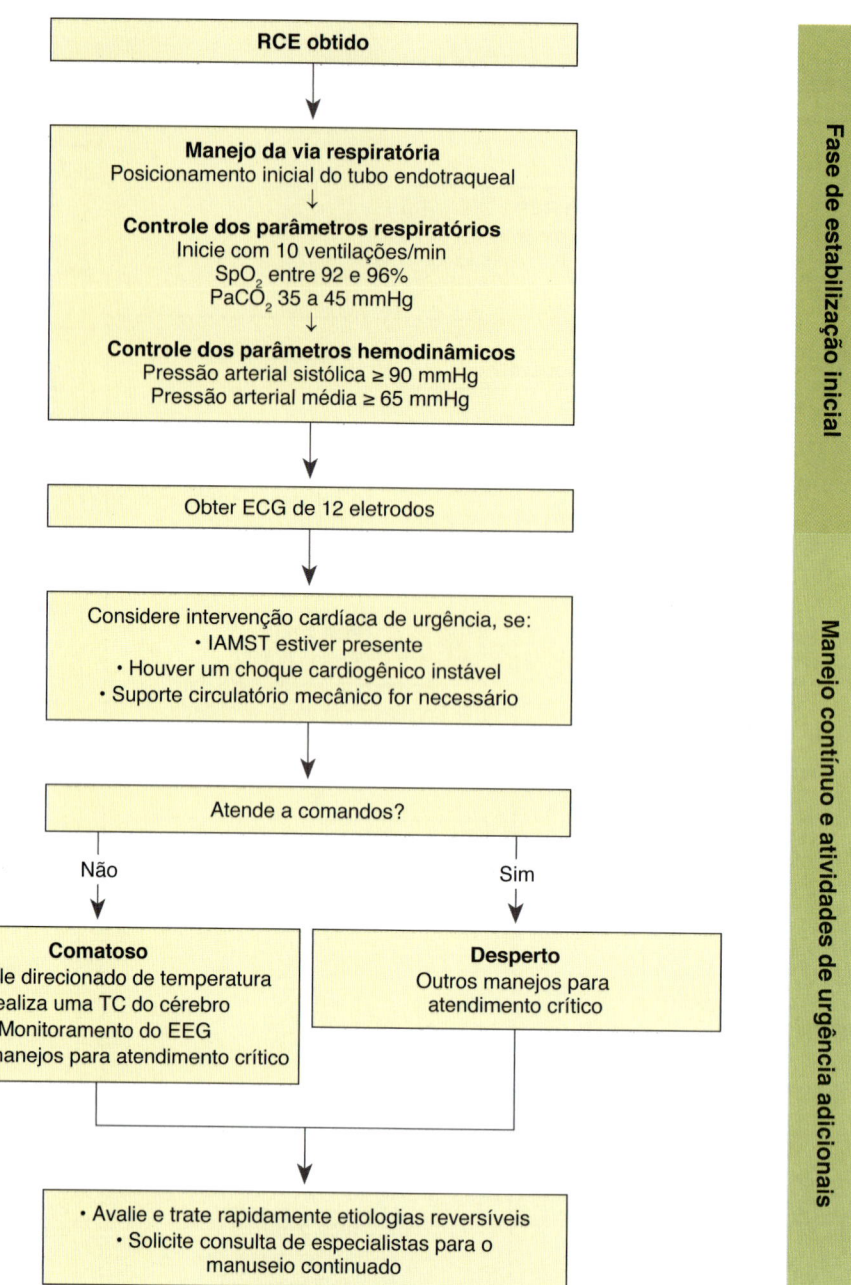

Figura 243.3 Cuidados pós-PCR.

Via de assistolia/AESP

A via de assistolia/AESP do algoritmo descreve a sequência de ações a ser executadas se o ritmo não for chocável. Você terá oportunidade de praticar essa sequência nos casos de assistolia e AESP. É importante atentar, a cada ciclo, se há manutenção ou não desses ritmos. Caso o paciente apresente morfologia de FV ou TVSP, deve-se mudar para o algoritmo de ritmos chocáveis.

Aplicação do algoritmo de PCR para adultos: via de FV/TVSP

Para esse algoritmo, os profissionais da saúde devem ter concluído a avaliação de SBV, incluindo a ativação do serviço médico de emergência, a execução de RCP de alta qualidade, aplicação do desfibrilador manual e administração do primeiro choque (etapas de 1 a 4 – Figura 243.2). Nesse momento, a

equipe de alto desempenho de SAV intervém e inicia a avaliação primária: avaliar o paciente e adotar as medidas necessárias. O líder da equipe coordena os esforços da equipe de alto desempenho conforme as etapas listadas (Figura 243.3) na via FV/TVSP do algoritmo de PCR para adultos são finalizadas.

Cuidados

- *Gasping* (respiração agônica)
- *Gaspings* agônicos podem ocorrer nos primeiros minutos após uma PCR súbita
- *Gaspings* agônicos não são respiração normal.

Um paciente com suspiros agônicos geralmente aparenta estar inspirando ar muito rapidamente. A boca pode estar aberta e a mandíbula, a cabeça ou o pescoço podem se mover com a respiração agônica. O *gasping* pode ser vigoroso ou fraco; pode passar um tempo entre os suspiros, porque normalmente eles se apresentam de forma muito espaçada e irregular; o *gasping* pode soar como um resfôlego, ronco ou gemido. A respiração agônica é um sinal de PCR.

Início da RCP

- Iniciar a RCP (etapa 1) assim que for definido que o paciente é arresponsivo e está sem ventilação, ou apresenta apenas *gasping*; pedir ajuda e acionar o sistema médico de emergência; determinar alguém para buscar um desfibrilador, verificar se há pulso e, em sua ausência, iniciar a RCP, começando sempre pelas compressões torácicas. Aplicar o monitor de ECG ou as pás do DEA assim que estiverem disponíveis. Ao longo de toda a tentativa de ressuscitação, executar uma RCP de alta qualidade (compressões torácicas na frequência e profundidade adequadas, permitir o retorno total do tórax após cada compressão, minimizar as interrupções nas compressões e evitar ventilação excessiva)
- Administrar oxigênio por dispositivo bolsa-válvula-máscara, caso o paciente não tenha uma via respiratória avançada
- Aplicar o monitor/desfibrilador e verificar o ritmo para determinar se é chocável (FV/TVSP) ou não chocável (assistolia/AESP) e seguir a via adequada de atendimento. O ritmo deve ser verificado tão logo quanto o monitor ou desfibrilador esteja disponível
- Continuar a execução da RCP de alta qualidade até que alguém traga o desfibrilador para ser aplicado no paciente
- O líder da equipe atribui funções e responsabilidades e organiza as intervenções, para minimizar as interrupções nas compressões torácicas. Definir as intervenções mais críticas para a FV ou TVSP: RCP com interrupções mínimas nas compressões torácicas e desfibrilação durante os primeiros minutos da PCR, que pode ser medida por meio da fração de compressão torácica (FCT)
- Medir a qualidade da RCP em tempo real, com um dispositivo de *feedback* audiovisual, incluindo FCT, e com capnografia quantitativa com forma de onda, cuja captura deve ser superior a 12. Caso esse patamar não seja atingido, verificar as condições de uma RCP de alta qualidade:
  - Frequência: 100 a 120/min
  - Profundidade: de 5 a 6 centímetros
  - Permitir retorno total do tórax à posição inicial
  - Posicionamento adequado do socorrista (posicionar as mãos em cima do tórax e executar as compressões utilizando o movimento do tronco, com cotovelos estendidos)
  - Minimizar as interrupções das compressões (FCT: o ideal é mais de 80%)
  - Evitar ventilações excessivas.

  Também deve ser anotado durante o atendimento da PCR:

- Tempo até a primeira desfibrilação
- Tempo até a primeira compressão.

Cálculo da FCT

Os profissionais da saúde podem calcular a FCT usando um dispositivo de *feedback* ou fazer os cálculos manualmente, usando dois temporizadores. Um deve medir o tempo total de código, do início até a sua interrupção ou até ser atingido o retorno da circulação espontânea (RCE), e o segundo mede o tempo total de compressões torácicas, e deve ser pausado sempre que as compressões torácicas

forem interrompidas e até que elas sejam retomadas. Para calcular a FCT, divide-se o tempo das compressões torácicas pelo tempo total do código.

$$FCT = \frac{\text{tempo real de compressões torácicas}}{\text{tempo total do código}}$$

Equipes de alto desempenho têm FCT superior a 80%.

A American Heart Association (AHA) não recomenda o uso contínuo de um DEA (ou o modo automático) quando há um desfibrilador manual disponível e os profissionais são experientes na interpretação dos ritmos. A análise de ritmo e a administração de choque com um DEA podem prolongar as interrupções nas compressões torácicas.

Além disso, enquanto o desfibrilador manual estiver carregando, os profissionais devem reiniciar a RCP, reduzindo o intervalo entre a última compressão e o choque, mesmo que por alguns segundos, o que pode melhorar o sucesso do choque (desfibrilação e RCE), e por isso é fundamental a prática da coordenação eficiente entre a RCP e a desfibrilação. Por exemplo, depois de verificar um ritmo chocável e iniciar a sequência de carga do desfibrilador, outro profissional deve reiniciar as compressões torácicas e continuá-las, até que o desfibrilador esteja completamente carregado. O choque deve ser aplicado assim que o responsável pela compressão retirar suas mãos do tórax do paciente e todos os profissionais estiverem afastados, para não terem contato com o paciente. O mesmo responsável pelas compressões deve reiniciá-las imediatamente após o choque ter sido administrado.

Faz-se uma observação: embora os desfibriladores manuais possam encurtar a interrupção necessária para a análise de ritmo, os profissionais sem experiência devem usar um DEA para evitar atrasos ou choques inadequados.

Desfibrilação (ritmo chocável: FV/TVSP)

Após determinar que o ritmo é chocável (FV ou TVSP), administra-se um choque utilizando a dose de energia apropriada, que é determinada pelo tipo de desfibrilador: monofásico ou bifásico. Em um desfibrilador monofásico, administrar um único choque de 360 joules, mantendo-se a carga de energia para os choques subsequentes. Os desfibriladores bifásicos utilizam várias formas de onda, que efetivamente cessam FV em uma faixa de carga de energia específica, e deve ser administrada a carga recomendada pelo fabricante (p. ex., carga inicial de 120 a 200 J). Muitos fabricantes de desfibriladores bifásicos fixam a faixa de carga de energia eficaz na parte frontal do dispositivo. Caso a faixa do dispositivo seja desconhecida, administrar a carga de energia máxima no primeiro choque e em todos os subsequentes. Se o choque inicial cessar a FV, mas a arritmia ocorrer novamente posteriormente na tentativa de ressuscitação, administram-se choques subsequentes com a carga de energia que foi bem-sucedida.

Para um DEA, os avisos do dispositivo e as recomendações específicas do fabricante são seguidos. Os profissionais de saúde devem saber como o desfibrilador opera e limitar as pausas nas compressões torácicas para análise de ritmo e administração de choque. Imediatamente após o choque, reinicia-se a RCP, começando pelas compressões torácicas.

Administrar RCP durante 2 minutos. Se houver socorristas disponíveis, deve-se estabelecer acesso IV (intravenoso), preferencialmente, ou IO (intraósseo).

O intervalo entre o colapso e a desfibrilação é um dos determinantes mais importantes da sobrevivência à PCR e a desfibrilação é crucial:

- Ritmo inicial comum de PCR extra-hospitalar presenciada é a FV
- TVSP deteriora-se rapidamente em FV e, depois, o coração tremula e não bombeia sangue
- Desfibrilação elétrica é a forma mais eficaz de tratar a FV (administração de um choque para encerrar a FV e a TVSP)
- Probabilidade de uma desfibrilação ser bem-sucedida diminui rapidamente com o passar do tempo
- Se não tratada, a FV se deteriora e transforma-se em assistolia.

Quanto mais cedo ocorre a desfibrilação, maior a taxa de sobrevivência.

Para garantir a segurança durante a desfibrilação, sempre anunciar o choque com emissão de aviso em alto e bom som antes de administrá-los (essa sequência completa deve levar menos de 5 segundos):

- "Afastar! Administrando o choque." Não é necessário usar exatamente essas palavras, mas é fundamental avisar os demais membros da equipe de que está prestes a administrar um choque e que todos devem se afastar do paciente
- Confirmar novamente se não há contato com o paciente, com a maca ou outro equipamento.
- Fazer inspeção visual para certificar que não há ninguém tocando o paciente ou a maca
- Certificar de não haver oxigênio fluindo pelo tórax do paciente
- Observar o paciente ao pressionar o botão do choque. Isso ajuda a garantir a coordenação com o socorrista responsável pela compressão e certificar-se novamente de que ninguém está em contato com o paciente.

Reiniciar a RCP, estabelecer o acesso intravenoso/intraósseo (IV/IO) e verificar o ritmo

- Reiniciar a RCP imediatamente, começando pelas compressões torácicas. Não verificar o ritmo nem o pulso nesse momento, a menos que o paciente esteja apresentando sinais de vida, como RCE
- Estabelecer o acesso IV/IO por um outro membro da equipe de ressuscitação, enquanto estiver sendo executada, caso ainda não se tenha obtido acesso vascular (IV/IO) previamente, para deixar tudo pronto para a administração de medicamentos.

As diretrizes recomendam que os profissionais da saúde do SAVC adaptem a sequência de ações de socorro com base na etiologia presumida da PCR, com possibilidade de escolher a melhor abordagem (funcionamento em um ciclo de 2 minutos) para que a equipe de alto desempenho minimize as interrupções nas compressões torácicas e melhore a FCT, incluindo protocolos como:

- RCP somente com compressão nos primeiros minutos depois da PCR
- Compressões torácicas contínuas com ventilação assíncrona a cada 6 segundos com o uso de um via respiratória avançada
- Compressões torácicas alternando com ventilação, observando-se uma relação compressão-ventilação padrão de 30:2, em caso de ausência de via respiratória avançada e utilização de dispositivo bolsa-válvula-máscara

- Estabelecer via respiratória avançada com dispositivo supraglótico, sem interrupção das compressões. Em caso de opção por via respiratória definitiva, realizar a intubação durante os 10 segundos de interrupção para verificação de ritmo.

Verificação de ritmo

Verificar o ritmo depois de 2 minutos de RCP, minimizando interrupções e sem pausas maiores que 10 segundos nas compressões torácicas para essa verificação.

- Se o ritmo for não chocável e organizado, tenta-se encontrar um pulso. Se houver qualquer dúvida sobre a presença de pulso, reiniciar imediatamente a RCP. Verificar o pulso, preferivelmente durante a análise de ritmo, apenas se um ritmo organizado estiver presente
- Se o ritmo estiver organizado e houver pulso palpável, executam-se os tratamentos pós-PCR
- Se o ritmo for não chocável e não houver pulso palpável, prossegue-se pela via de assistolia/AESP do algoritmo de PCR para adultos (Etapas 9 a 11).
- Se o ritmo for chocável, administrar um choque e reiniciar a RCP imediatamente durante 2 minutos depois do choque.

A AHA recomenda o uso rotineiro de pás adesivas durante a desfibrilação, pois materiais condutores (pás em gel ou pás adesivas) reduzem a impedância transtorácica, que é a resistência que o tórax tem em relação à corrente elétrica. Para FV/TVSP persistente, administra-se um choque e reinicia-se a RCP imediatamente durante 2 minutos, começando com compressões torácicas.

Vasopressores

Os vasopressores otimizam o débito cardíaco e a pressão arterial, e evidências mostram que o seu uso favorece a ressuscitação inicial com RCE. No entanto, ainda faltam pesquisas sobre o efeito que o uso rotineiro durante uma PCR exerce nas taxas de sobrevivência à alta hospitalar.

O hidrocloreto de epinefrina é usado durante a ressuscitação, principalmente por seus efeitos alfa-adrenérgicos, e leva à vasoconstrição, aumentando o fluxo sanguíneo cerebral e coronário durante a RCP, e por elevar a pressão arterial média e a pressão diastólica aórtica. Em estudos anteriores, a intensificação e a administração de altas doses de epinefrina não melhoraram a sobrevivência à alta nem o desfecho neurológico após a ressuscitação de PCR.

Quando o acesso IV/IO estiver disponível, administra-se epinefrina 1 mg durante a RCP depois do segundo choque e repite-se a cada 3 a 5 minutos, ou a cada 4 minutos, como meta de médio prazo (ou seja, mais ou menos a cada duas verificações de ritmo). Se houver outros membros disponíveis na equipe, devem prever a necessidade de medicamentos e prepará-los com antecedência.

Nenhum vasopressor conhecido aumenta a sobrevivência em FV/TVSP, mas essas medicações podem melhorar a pressão arterial diastólica aórtica, a pressão de perfusão da artéria coronária e a taxa de RCE, e por isso a AHA continua recomendando seu uso.

Executar nova verificação de ritmo

Verifica-se novamente o ritmo depois de 2 minutos de RCP, com cuidado para minimizar interrupções nas compressões torácicas. Se o ritmo for chocável, administra-se um choque e reinicia-se a RCP imediatamente, mantendo-a durante os 2 minutos seguintes depois do choque.

Antiarrítmicos

Os profissionais de saúde podem considerar a possibilidade de administrar medicamentos antiarrítmicos no caso de PCR em decorrência de ritmos chocáveis, mas ela deve ser feita rapidamente para que a desfibrilação não seja atrasada.

Ainda faltam evidências sobre a administração de medicamentos antiarrítmicos durante a PCR e sua associação com a melhora na sobrevivência à alta hospitalar. Amiodarona ou lidocaína podem ser consideradas para FV/TVSP arresponsiva à desfibrilação, e esses medicamentos podem ser particularmente úteis para pacientes com parada cardíaca presenciada, para quem o tempo até a administração da medicação pode ser menor.

No *Resuscitation Outcomes Consortium – Amiodarone, Lidocaine or Placebo Study* (ROC-ALPS), um grande estudo controlado e randomizado que avaliou os desfechos da ressuscitação do consórcio amiodarona, lidocaína ou placebo em PCR extra-hospitalar e comparou a amiodarona baseada em captisol com a lidocaína ou placebo em pacientes com FV/TVSP refratária depois de pelo menos um choque, não houve diferença estatisticamente significativa, no geral, na sobrevivência com bom desfecho neurológico ou na sobrevivência à alta hospitalar.[7] Nesse estudo, o RCE foi mais alto em pacientes que receberam a lidocaína, em comparação com os que receberam placebo, mas não para os pacientes que receberam amiodarona, em comparação com pacientes que receberam placebo. No subgrupo de pacientes com PCR súbita presenciada, a sobrevivência à alta hospitalar foi maior para os pacientes que receberam amiodarona ou lidocaína, em comparação com os que receberam placebo.

Portanto, amiodarona ou lidocaína podem ser consideradas para FV/TVSP arresponsiva à desfibrilação, com grande utilidade particularmente para pacientes com parada cardíaca presenciada, para quem o tempo até a administração da medicação pode ser menor.

Doses indicadas de amiodarona, lidocaína e sulfato de magnésio:

- Amiodarona: *bolus* de 300 mg IV/IO; em seguida, considerar mais uma vez 150 mg IV/IO. A amiodarona é um medicamento antiarrítmico classe III, mas que apresenta características eletrofisiológicas de outras classes, tendo como mecanismo de ação o bloqueio dos canais de sódio em frequências rápidas (efeito classe I), além de exercer uma ação antissimpática não concorrente (efeito classe II) e principalmente o prolongamento do potencial de ação cardíaco, que é um efeito de sua administração prolongada (efeito classe III)
- Lidocaína: primeira dose de 1 a 1,5 mg/kg IV/IO, seguida de uma dose de 0,5 a 0,75 mg/kg IV/IO em intervalos de 5 a 10 minutos, até uma dose máxima de 3 mg/kg. A lidocaína, ao aumentar o limiar de estimulação elétrica do ventrículo, sistema His-Purkinje e a despolarização espontânea dos ventrículos durante a diástole por meio de ação direta sobre os tecidos, suprime o automatismo do tecido de condução no coração. Ela também bloqueia a permeabilidade da membrana neuronal para íons de sódio, o que inibe a despolarização e o bloqueio de

condução. Os profissionais de medicina devem considerar sulfato de magnésio para Torsades de Pointes associado a um intervalo QT prolongado
- Sulfato de magnésio para Torsades de Pointes: dose de ataque de 1 a 2 g IV/IO diluído em 10 mℓ (p. ex., de solução salina normal) administrado como *bolus* IV/IO, geralmente durante 20 minutos. O magnésio pode ser classificado como um agonista da bomba sódio-potássio, com vários efeitos eletrofisiológicos, incluindo supressão dos canais de cálcio atriais do tipo L e T e pós-despolarizações ventriculares. A administração rotineira de sulfato de magnésio em PCR não é recomendada, salvo na presença de Torsades de Pointes
- Procurar e tratar qualquer causa subjacente tratável de PCR, como os Hs e Ts.

5 Hs e 5 Ts

Independentemente de tratar-se de um ritmo chocável ou não, desde o início do atendimento deve-se raciocinar para possíveis causas que ocasionaram a PCR. Essas causas são divididas mnemonicamente em 5 Hs e 5 Ts. Fazendo-se o diagnóstico da causa, avalia-se a conduta a ser tomada.

- Hipovolemia
- Hipóxia
- Hidrogênio (H$^+$, acidose)
- Hipocalemia/**h**ipercalemia
- Hipotermia
- Tensão do tórax por pneumotórax
- Tamponamento cardíaco
- Toxinas
- Trombose coronária (infarto agudo do miocárdio)
- Trombose pulmonar (tromboembolismo pulmonar).

ENCERRAMENTO DOS ESFORÇOS DE RESSUSCITAÇÃO

Ambiente intra-hospitalar

Se os profissionais da saúde não conseguirem identificar rapidamente uma causa subjacente e o paciente não responder às intervenções de SBV e SAVC, deve-se considerar o encerramento de todos os esforços de ressuscitação. Essa decisão cabe ao médico responsável do hospital e baseia-se na consideração de muitos fatores, dentre eles:

- Tempo do colapso à RCP
- Tempo do colapso à primeira tentativa de desfibrilação
- Comorbidades
- Estado pré-parada
- Ritmo de parada inicial
- Resposta às medidas de ressuscitação
- ETCO$_2$ inferior a 10 depois de 20 minutos de RCP de alta qualidade.

Nenhum desses fatores, isoladamente ou em combinação, prevê com clareza o desfecho, mas a duração dos esforços de ressuscitação é um fator importante associado a um desfecho ruim. A chance de que o paciente sobreviva até a alta hospitalar neurologicamente intacto diminui à medida que o tempo de ressuscitação aumenta.

Quando intubar

Durante a RCP, a obtenção de via respiratória avançada, seja por tubo orotraqueal ou dispositivo supraglótico, não é essencial se o paciente estiver com ventilação adequada com dispositivo bolsa-válvula-máscara, o que é avaliado com uma visualização da elevação do tórax durante as ventilações.

Caso a ventilação não esteja adequada, pode-se fazer intubação orotraqueal (IOT) se estiverem disponíveis um capnógrafo com forma de onda e médico com boa habilidade para implantação de uma via respiratória definitiva. A partir da inserção do tubo orotraqueal, seu posicionamento correto é confirmado com ausculta dos 5 pontos e, se disponível, capnógrafo com forma de onda ou capnometria. Além disso, a quantidade de gás carbônico no ar exalado ($ETCO_2$) pode auxiliar na avaliação da qualidade da RCP, pois seu valor abaixo de 10 mmHg indica necessidade de melhora na qualidade ou mal prognóstico na RCP; deve-se buscar valores mais próximos de 20 mmHg.

A partir do momento que uma via respiratória avançada está inserida, as compressões passam a ser contínuas em uma frequência de 100 a 120/minuto e as ventilações ocorrem a cada 6 segundos sem necessidade de interrupção.

Retorno da circulação espontânea

O RCE é constatado quando no intervalo das massagens cardíacas realizado a cada 2 minutos evidencia-se um movimento organizado ao monitor com pulso palpável. Também é indício de RCE um aumento abrupto e sustentado da $ETCO_2 \geq 40$ mmHg, um aumento súbito da pressão diastólica ou ainda uma forma de onda arterial durante a checagem de ritmo em pacientes que possuem uma pressão arterial invasiva puncionada e um ritmo organizado ao monitor.

CUIDADOS PÓS-PCR

Os cuidados pós-PCR iniciam-se no momento imediatamente após o paciente apresentar um RCE sustentado. Como uma das primeiras medidas, deve-se tentar chegar a um diagnóstico da causa da PCR e seguir com o tratamento. Junto a isso, avalia-se a necessidade de infusão de um antiarrítmico de uso contínuo.

Há ainda a necessidade de evitar hipotensão (PAM < 65 mm Hg), vigiar e tomar condutas frente a parâmetros perfusionais como lactato, avaliar gasometrias arterial e venosa, realizar avaliação ecográfica e, com os dados gerados, decidir se o paciente necessita de expansão volêmica, medicações vasoativas ou inotrópicas.

Convulsões pós-PCR podem ser tratadas com levetiracetam ou valproato de sódio; fenitoína também pode ser usada, mas deve-se atentar para o seu potencial na indução de hipotensão.

Nas primeiras 24 horas pós-PCR o paciente, permanecendo inconsciente, deve ser submetido a um controle de temperatura central objetivando um valor entre 32 e 36°C; além disso, devem ser evitados episódios de febre (≥ 37,8°C) nas primeiras 72 horas.

Tratamento profilático de úlcera de estresse e tromboembolismo venoso são oferecidos, e hipoglicemias e hiperglicemias devem ser evitadas.

Ao término da fase aguda e após 72 horas da retomada da normotermia, o paciente necessita ser prognosticado neurologicamente com o emprego de exame clínico aliado a métodos diagnósticos, como potencial evocado, eletroencefalograma, enolase neurônio-específica, tomografia computadorizada ou ressonância magnética de encéfalo.

Após todos os procedimentos, o paciente entra na fase de reabilitação, quando, mais uma vez, a atuação de toda equipe multidisciplinar deve estar presente.

CONSIDERAÇÕES FINAIS

O SAV juntamente com SBV e cuidados pós-PCR representam um conjunto de conhecimentos, habilidades e ações aplicadas às vítimas de PCR. O SAV envolve principalmente a RCP de alta qualidade, a desfibrilação precoce, quando indicada, manejo de via respiratória avançada e oxigenoterapia e administração de fármacos. As equipes devem conhecer os algoritmos relacionados e o treinamento é fundamental para os desfechos satisfatórios.

REFERÊNCIAS BIBLIOGRÁFICAS

1. Edelson DP, Abella BS, Kramer-Johansen J, et al. Effects of compression depth and pre-shock pauses predict defibrillation failure during cardiac arrest. *Resuscitation.* 2006;71(2):137-145. DOI: 10.1016/j.resuscitation.2006.04.008.

2. Edelson DP, Litzinger B, Arora V, et al. Improving in-hospital cardiac arrest process and outcomes with performance debriefing. *Arch Intern Med.* 2008;168(10):1063-1069. DOI: 10.1001/archinte.168.10.1063.

3. Hasselqvist-Ax I, Riva G, Herlitz J, Rosenqvist M, Hollenberg J, Nordberg P, et al. Early cardiopulmonary resuscitation in out-of-hospital cardiac arrest. *N Engl J Med.* 2015; 372(24):2307-15.

4. Panchal AR, Bartos JA, Cabañas JG, et al. Part 3: Adult Basic and Advanced Life Support: 2020 American Heart Association Guidelines for Cardiopulmonary Resuscitation and Emergency Cardiovascular Care. *Circulation.* 2020;142(16_suppl_2):S366-S468. DOI: 10.1161/CIR.0000000000000916.

5. Soar J, Böttiger BW, Carli P, et al. European Resuscitation Council Guidelines 2021: Adult advanced life support [published correction appears in Resuscitation. 2021 Oct;167:105-106]. *Resuscitation.* 2021;161:115-151. DOI: 10.1016/j.Resuscitation.2021.02.010.

6. Nolan JP, Sandroni C, Böttiger BW, et al. European Resuscitation Council and European Society of Intensive Care Medicine guidelines 2021: post-resuscitation care. *Intensive Care Med.* 2021;47(4):369-421. DOI: 10.1007/s00134-021-06368-4.

7. Kudenchuk PR, Brown SP, et al. Resuscitation Outcomes Consortium Investigators Collaborators, Affiliations Expand. Resuscitation Outcomes Consortium-Amiodarone, Lidocaine or Placebo Study (ROC-ALPS): Rationale and methodology behind an out-of-hospital cardiac arrest antiarrhythmic drug trial *American Heart Journal.* Vol. 167, Issue 5, May 2014, Pages 653-659.e4. DOI: 10.1016/j.ahj.2014.02.010.

PARTE

48

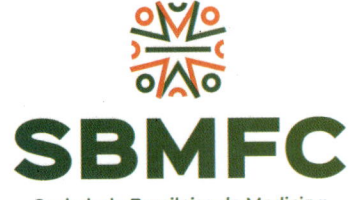

SBMFC

Sociedade Brasileira de Medicina
de Família e Comunidade

244

Prática Clínica na Atenção Primária à Saúde

Marcello Dala Bernardina Dalla • Cibelle Gomes Lima Melo • Leonardo Cançado Monteiro Savassi

INTRODUÇÃO

A Atenção Primária à Saúde (APS) representa não apenas um nível de atenção dentro de um sistema de saúde, mas uma estratégia que redefine o próprio conceito desse sistema, a partir do momento em que assume o protagonismo de coordenar toda uma Rede de Atenção à Saúde (RAS) e procurar soluções personalizadas para as necessidades das pessoas. Para que isso se consolide, entretanto, depende-se da organização do sistema de forma a torná-lo autônomo, resolutivo e capilarizado, proporcionando o acesso mais oportuno aos serviços de saúde e funcionando de maneira coordenada com outros pontos da RAS, igualmente necessária.

O médico de APS deve ser capaz de ser resolutivo dentro de uma RAS de diversos formatos e tamanhos, tanto no subsistema público como no privado, entendendo que sua ação dependerá de quais recursos estão disponíveis em sua unidade de saúde, qual equipe o acompanha no cuidado e quais elementos da RAS estão acessíveis para seus pacientes. De qualquer maneira, o cumprimento dos princípios da APS é fundamental na prática de qualquer médico, em qualquer cenário.

A própria APS depende de si para coordenar a rede. Mas somente existe uma APS no centro de uma RAS poliárquica se houver capacidade resolutiva, sistemas de registro compartilhados em que há acesso à informação, assim como disponibilidade de propedêutica e recursos quando indicados, fazendo com que a sua autonomia e efetividade dependam diretamente da capacidade estrutural instalada.

PRINCÍPIOS DA APS

O conceito de "princípios" é utilizado com três enfoques ao longo da história. Primeiro com sentido de origem, início, para se referir às questões gerais de uma determinada disciplina, apresentando-a a quem inicia o estudo que, apesar de muito usado, é um entendimento superado. Posteriormente, no sentido de ideia chave ou alicerce, ou ainda elemento estruturante de um sistema normativo. O terceiro sentido é o uso da expressão como "princípio jurídico", utilizado para denominar normas que definem uma razão para tomada de decisão, em que regras se submetem ao tudo ou nada, caso não exista regra superior que as invalide.[1]

Também na Saúde, desde a Constituição de 1988 e a legislação infraconstitucional do Sistema Único de Saúde (SUS), pode-se utilizar um, dois ou até mesmo os três conceitos, fruto de um intenso movimento social, conhecido como Reforma Sanitária, e que teve como objetivo constituir um sistema universal de saúde no Brasil e que na prática é calcado nos seguintes princípios:[2] universalidade, integralidade, equidade, descentralização, regionalização e hierarquização e participação da comunidade.

Os princípios da APS foram amplamente definidos na Conferência de Alma-Ata, em 1978, como:[2] acessibilidade, integralidade, coordenação do cuidado, longitudinalidade, ou cuidado ao longo do tempo, centralidade na família (que será melhor discutida no Capítulo 246, Abordagem Familiar), orientação comunitária e competência cultural.

Na medicina, é possível observar o uso do conceito de princípios, muito mais que um enfoque essencialmente jurídico, mas como origem e, especialmente, de elementos estruturantes da especialidade. Se na Medicina de Família e Comunidade (MFC) o método é centrado na pessoa, não em doenças, órgãos e/ou sistemas ou em ciclos de vida, é natural que a especialidade busque nortear-se por princípios, que são:[2]

- O médico de família e comunidade é um clínico qualificado
- A atuação do médico de família e comunidade é influenciada pela comunidade
- O médico de família e comunidade é o recurso de uma população definida
- A relação médico-pessoa é fundamental para o desempenho do médico de família e comunidade.

O conceito de princípio, como algo que norteia e estrutura a prática do médico na APS, influencia a cultura assistencial, muda o olhar e a percepção da equipe e da comunidade por enxergar as pessoas como pessoas e não como doentes ou que "transportam" uma doença. Os princípios da MFC têm um enorme potencial para mudar a educação médica e, portanto, a formação generalista, pois reforça o ideário permanente por ser um clínico qualificado e por instigar a ser adaptável à população sob seu cuidado como parte de uma equipe.[2]

O preceito da acessibilidade traz ao médico da APS a noção de que é de sua responsabilidade, ou de responsabilidade da equipe, trabalhar da melhor maneira o formato do atendimento, propiciando acesso a uma população definida. Assim, ele deve exigir uma cobertura proporcional à vulnerabilidade e às características demográficas populacionais, estabelecer meios para que condições geográficas não prejudiquem esse acesso, mas organizar o cuidado de forma a atender as pessoas de forma universal. Um número pré-definido de fichas de atendimento, atua como limitador do acesso sendo incompatível no conceito de APS, por outro lado, estratégias como acesso avançado, horários diferenciados para trabalhadores, cuidado compartilhado interprofissional, dentre outras, fazem parte da porta de entrada ampla da APS. O acesso é o "princípio principal", pois sem ele nenhum dos demais se efetivará.

Cuidar ao longo do tempo, por outro lado, traz desafios e oportunidades. Imaginando que a APS seja a porta de entrada e que os problemas se apresentam de forma inicial, indiferenciada, a espera programada é um importante elemento que evita a iatrogenia, ao não estabelecer rótulos diagnósticos a pessoas que provavelmente não chegarão a desenvolver doenças, permitindo que o tempo defina a evolução mais favorável. O ritmo e o manejo na APS são diferentes dos outros serviços, porque tem-se acesso ao paciente para reavaliá-lo com segurança, sendo mais comum, inclusive que o médico de APS veja pacientes antigos com novos problemas, o que torna o raciocínio clínico único.[2]

A integralidade se apresenta na APS de forma diferenciada, cabendo ao médico cobrar resolutividade na forma de acesso à propedêutica, procedimentos e insumos. Embora inicialmente ao implantar um serviço de APS, o conceito de integralidade refira ao reconhecimento de necessidades, posteriormente implica na oferta de respostas, por meio de projetos terapêuticos singulares, e do uso da RAS quando necessário. Por outro lado, implica no papel desse médico como advogado do paciente frente ao serviço de saúde, defendendo-o da burocracia e criando itinerários terapêuticos próprios de acordo com a capacidade da unidade básica de saúde (UBS) e da própria RAS de atender suas demandas. Por outro lado, integralidade significa dizer que na APS não há espaço apenas para o corpo e a mente, mas que a percepção do indivíduo transcende o "biopsicossocial" para incorporar aspectos existenciais, culturais, familiares, comunitários e espirituais nos processos de tomada de decisões, devido ao local privilegiado do médico na vida da pessoa.[2]

Mesmo que existam diferentes culturas e subculturas, há muita similaridade na assistência às doenças, e claramente é um modelo obsoleto que leva à insatisfação e adoecimento dos profissionais. Apesar da matriz da assistência ser ocidentalizada, centrada no médico, na doença, na prescrição de medicamentos e de exames complementares, sem muita escuta ou adaptação ao contexto em que vivem e trabalham as pessoas, ou seja, todos que buscam assistência à saúde vivem lutando para se adaptar ao que é oferecido, e não o contrário.[2]

A coordenação do cuidado visa a atenção individual, logicamente centrado na pessoa por conta do método clínico, e entendendo-se como parte de uma rede integrada de atenção e cuidado à saúde, mas que também procura integrar a "microrrede" de atenção no território, pois muitas vezes uma unidade de saúde de APS conta com tantos recursos que sequer são utilizados plenamente. Concretamente, a coordenação se expressa a partir do acesso à informação e organização da acessibilidade, pela responsabilização ao cuidado por parte de todos os membros da equipe e, sobretudo, pela organização do fluxo do usuário na unidade de saúde, no território de abrangência e em toda a rede de atenção à saúde. Enfim, a coordenação do cuidado implica também em buscar garantir que o paciente receba, em todos os pontos de atenção, partindo da sua casa, o cuidado que demanda espontaneamente ou de forma oferecida (organizada pela equipe) e que ocorra no tempo certo, com a efetividade de acesso e integralidade desejadas.[3]

O foco na comunidade e a competência cultural na APS são atributos avançados, que são alcançados após um tempo adequado de longitudinalidade. Focar na comunidade é entender que os determinantes sociais, culturais e ambientais do território e dessa comunidade impactam diretamente no processo saúde-adoecimento, entendendo também o trabalho como um forte determinante desse processo. Significa, inclusive, levar o raciocínio individual para a abordagem coletiva – quando, por exemplo, diagnósticos do consultório podem ser resultantes de problemas comunitários como lixo, criadouros de insetos, exposições atípicas –, bem como igualmente o raciocínio clínico individual é impactado pelo conhecimento do território, que ao determinar condições nocivas à saúde, aumentam a prevalência e, portanto, a probabilidade de sintomas individuais estarem relacionados com os agravos.[2]

Já a competência cultural é a capacidade do médico de APS conseguir cuidar de pessoas com diversos valores, crenças e comportamentos, incluindo adaptação para atender aos aspectos sociais, culturais e linguísticos e entender o papel desses valores na saúde, adoecimento, modelo explicativo das doenças, impactando na autopercepção de saúde, adoecimento e adesão a propostas terapêuticas do profissional. A seção Medicina Rural e Remota aborda mais sobre esse conceito.

RESPONSABILIDADE PELA GESTÃO DE RECURSOS PARA UMA POPULAÇÃO

Apesar dos termos gestão ou coordenação de cuidado reportarem a conceitos administrativos, os princípios da MFC confirmam que "Um médico não deveria ser um tecnocrata",[4] pois toda política pública concretiza-se na vida de pessoas reais que vivem saudáveis e adoecem onde moram, estudam ou trabalham. Muitos profissionais sentem-se imobilizados pelo tamanho do desafio de cuidar de pessoas com tantos problemas e se perguntam por onde começar.

A gestão de recursos finitos oferecidos para populações que sistematicamente são excluídas é um exercício permanente e cotidiano do princípio da atuação do médico de família e comunidade como sendo influenciada pela comunidade e a utilização de recursos tecnológicos leves já existentes, como anamnese e exame físico centrados na pessoa, bem executados tecnicamente e adequadamente registrados, fornecem informações preciosas sobre as condições de saúde e doença, as necessidades de cuidado e demandas, eximindo o profissional e a equipe de aplicar instrumentos de avaliação que fazem pouco sentido na busca de soluções.[2,4]

A regulação deve evoluir para um entendimento que se dá na base do sistema, ou seja, médicos qualificados na APS são os melhores reguladores ao oferecer cuidados de forma organizada. A regulação, portanto, não é somente um setor específico de seleção para acesso aos exames e consultas com especialistas, mas prática cotidiana de profissionais qualificados, que são resolutivos e referenciam para especialistas, prescrevem exames e medicamentos somente quando absolutamente necessário. Uma forma pragmática de descentralizar o processo regulatório, colocando médicos da APS como protagonistas do processo de coordenação e da regulação do cuidado, é tornando-os responsáveis diretos pelo agendamento de procedimentos e consultas referenciadas, pois conhecem de perto as necessidades das pessoas que atendem e estão em posição estratégica para articular o fluxo e itinerário nas Redes de Atenção à Saúde (RAS) e é uma solução para a já conhecida falta de vagas em serviços especializados.[5]

Acoplado a isso, um sistema forte de auditoria entre pares e com participação de auditores externos realizada com regularidade e de forma concreta auxilia na discussão de casos que foram bem-sucedidos ou não no uso de recursos da rede e buscar soluções dentro dos próprios recursos disponíveis. Entre esses, considerar que o registro de saúde orientado por problemas (RSOP) é uma poderosa e subutilizada ferramenta de governança clínica e auditoria utilizando o próprio prontuário, que pode ser o ponto de partida para discussão de equipe mediada ou não por atores externos. O RCOP (Registro Clínico Orientado ao Problema), que pode ser usado com o sinônimo RSOAP (Registro em Saúde Orientado ao Problema) é bem mais que uma forma diferente de registro, mas um recurso que contempla, entre outros, a lista de problemas e é essencial para agilizar o tempo na busca de informações, favorecendo a educação continuada dos profissionais.[2]

Embora não seja um tecnocrata, o médico precisa incorporar ferramentas simples de gestão, como regulação de auditoria, para monitorar e avaliar o processo de trabalho na APS e oferecer melhor acessibilidade às pessoas, além de assumir-se como um aprendiz em um processo de desenvolvimento profissional contínuo, baseado na dinâmica dos pequenos grupos de formação, que consolidam-se como o método mais efetivo para mudanças positivas no comportamento profissional dos médicos de família e comunidade. Essa forma de se organizar em pequenos grupos é efetiva, tem baixo custo e é fácil de ser organizada em qualquer plano, seja local, municipal, regional ou mesmo estadual e nacional. Basta assumir que a comunidade em que se atua molda e modula a necessidade de aprendizagem e a busca contínua pelo conhecimento para melhor oferecer cuidados de saúde.[2,4]

ATENDIMENTO À DEMANDA ESPONTÂNEA

Há duas formas elementares de atenção à demanda na APS:[2]

- Atenção por demanda espontânea: implica avaliação no período em que o usuário busca o serviço de APS e o subsequente atendimento pelo membro da equipe mais adequado, em tempo condizente com a situação clínica
- Atenção por demanda programada: demandas que podem ser agendadas de forma eletiva, sem caráter de urgência.

Portanto, ao falar-se de território, refere-se a um conjunto de ruas, um bairro ou um distrito, mas o principal é compreender que essa área geograficamente delimitada tem obviamente uma população que mora e trabalha dentro dos seus limites, chamada de população adscrita ou adstrita. Essa população tem suas necessidades (demandas) e deve receber os cuidados por uma equipe que está lotada em uma unidade de saúde próxima às suas moradias.[2]

Existindo uma unidade de saúde no território é fundamental a compreensão que a acessibilidade é mais abrangente que acesso, em outras palavras, construir uma unidade de saúde e colocar profissionais de saúde perto da casa das pessoas (acesso) não garante que todos terão suas demandas atendidas, pois se não houve um planejamento adequado e organização do serviço (acessibilidade), haverá frustração por parte da população, dos trabalhadores e dos gestores.[2]

As equipes de APS devem ter médico, e preferencialmente que seja especialista em MFC, que tem princípios, dos quais, "O médico de família e comunidade é o recurso de uma população definida". Então, um médico que atua em um território com uma população definida deve desenvolver, entre as competências, habilidades e atitudes tanto como clínico de excelência como também uma visão integral do contexto territorial em que moram essas pessoas, que se organizam como famílias e comunidades.[2,6]

Não se trata apenas de garantir a entrada do indivíduo no sistema de saúde ou da disponibilidade de serviços e recursos em determinado tempo e espaço, mas, sim, a calibração (ajuste) equilibrada entre necessidades da população e os serviços oferecidos naquela unidade e em rede de atenção e atendidos por profissionais qualificados. Nessa relação, pode haver inúmeros obstáculos (barreiras), sejam elas estruturais, culturais e organizacionais.[2]

Em relação à assistência, ela atende às demandas tanto programadas como as espontâneas, principalmente. A utilização de sistemas de classificação de risco de serviços de urgência e emergência atendem plenamente as condições de "porta de entrada" do sistema de saúde, pois a complexidade das situações apresentadas exige outras formas de abordagem para além dos sinais vitais de alerta.[7]

As tecnologias têm uma pretensa intenção de facilitar o acesso, mas invariavelmente as incorporações de tecnologias em saúde não são ferramentas adequadas de acessibilidade, especialmente nas unidades de APS, que não estão adequadamente organizadas para atender às demandas da população. Apesar do grande impulso nas primeiras duas décadas do século 21, elas devem ser entendidas como um recurso relevante para otimizar tempo e evitar deslocamento físico.[8]

Para o médico de equipe de APS, as grandes tecnologias estão relacionadas com uma boa articulação para o trabalho em equipe, desenvolvendo competências para as abordagens individual e coletiva de diagnóstico e compreender as necessidades de saúde da população do seu território de abrangência, organizando as ofertas de cuidado no plano individual, familiar e comunitário.

CUIDADOS A CONDIÇÕES CRÔNICAS

As condições crônicas são um conceito que supera o de doenças crônicas e degenerativas, pois qualquer profissional de saúde deve estar apto a abordar os aspectos clínicos com uma boa história clínica, exame físico, indicação racional de exames complementares e prescrição de medicamentos, e as repercussões na vida da pessoa e de sua família.[9]

Em APS, o melhor sistema de registro de motivos de consultas é a Classificação Internacional da Atenção Primária (CIAP), que define condições e não necessariamente doenças, havendo um claro motivo para isso. Observe-se a Classificação Internacional de Doenças (CID), que tem como contraponto (apesar de não muito utilizada) a Classificação Internacional de Funcionalidade – que classifica como a doença repercute nas atividades de vida diária das pessoas. Por exemplo, uma pessoa com claudicação intermitente que mora em uma rua plana que tem ponto de ônibus não terá a mesma percepção da sua condição em relação a uma pessoa da mesma idade com o mesmo problema, mas que precisa subir uma escada com 30 degraus para chegar na sua casa.[10]

Por outro lado, há relevância epidemiológica nos registros repetidos; seguindo o exemplo do caso anterior, se em cada consulta o MFC registrar o atendimento com o CID relacionado com doenças vasculares, ao analisar os consolidados de atendimento ocorre uma superestimação de pessoas com doenças cardiovasculares no território, comprometendo a compreensão da realidade e gerando consequências na organização da equipe ao oferecer, por exemplo, consultas médicas para isso. Assim, barreiras de acessibilidade podem surgir ao focar a organização dos atendimentos apenas na agenda de consultas médicas, em detrimento de outras ações que geram impacto na morbimortalidade, como atividades de grupo e visitas domiciliares, que entre outras repercussões, melhoram a aderência medicamentosa, que é fundamental para quem necessita de uso contínuo de medicamentos.[10]

Portanto, consultas oferecidas a pessoas com condições crônicas não são suficientes para uma boa aderência medicamentosa e não medicamentosa no longo prazo e, se os cuidados estiverem excessivamente centrados nas consultas ambulatoriais, as pessoas que precisam de medicamentos não os tomarão adequadamente no longo prazo e nem realizarão mudanças no estilo de vida, como rotina de atividades físicas e alimentação adequada.[2]

De fato, não há uma fórmula pronta, mas como é comum o raciocínio que induz a pensar em soluções para problemas de forma linear, certamente o profissional questiona-se como pode melhorar sua conduta ao se deparar com pessoas com condições crônicas; partindo do princípio que a consulta tem um excelente padrão, por que não antecipar-se e repensar a maneira de fazer consultas ambulatoriais ou mesmo visitas domiciliares (VD)? Para tanto, os MFCs utilizam como método clínico centrado na pessoa compreendendo a funcionalidade da condição clínica no seu contexto de vida pessoal, familiar e comunitária, e dessa forma não obtém-se um bom resultado ao orientar um paciente a realizar atividades físicas se não gosta de fazê-las ou prescrever um diurético para um trabalhador que leva duas horas para chegar ao seu local de trabalho em ônibus sem banheiro.[2]

Mesmo com todas as considerações amplas de cuidado, o elemento chave para o sucesso na prática do MFC é sempre melhorar a relação entre o médico e a pessoa. Evita-se utilizar o termo paciente para não centrar a atenção e o cuidado na doença ou em uma condição clínica. Enxergar e ouvir a pessoa atendida é um passo fundamental para mudar a prática do método de consulta. O processo de interação entre profissional e pessoa é fundamental para o sucesso de todas as etapas de um bom cuidado, e talvez "o aspecto mais terapêutico do encontro para cuidar da saúde".[2]

CUIDADOS DOMICILIARES

Com a transição demográfica, epidemiológica e as profundas mudanças da sociedade em relação ao estilo de vida, houve um aumento da expectativa de vida e, consequentemente, nas doenças crônico-degenerativas e suas complicações, resultando na ampliação do uso de serviços de saúde de maior densidade tecnológica, o que se reflete em hospitalizações em enfermarias e unidades de terapia intensiva, ocasionando superlotação.[11,12]

Dessa forma, o cuidado domiciliar tornou-se uma alternativa para a desospitalização e cuidado humanizado para pacientes estáveis clinicamente. No Brasil, embora o primeiro serviço tenha sido criado nos anos 1950 e experiências municipais existissem nos anos 1990, a atenção domiciliar (AD) foi institucionalizada em 2011 com a Portaria nº 2527; no subsetor privado, serviços de assistência surgiram em São Paulo em meados de 1980, com o termo *home health care*.[11]

Ressalta-se que o cuidado domiciliar é uma modalidade de atendimento e linha de cuidado disponível para o atendimento de paciente estáveis clinicamente, priorizando não somente ações de tratamento, reabilitação e paliação, mas também ações de promoção e prevenção à saúde, garantindo o cuidado contínuo, longitudinal, integral e centrado no paciente e sua família, conforme o perfil de elegibilidade.[11,12]

Assim, no subsetor público seguem-se as orientações do Ministério da Saúde quanto ao perfil de elegibilidade, destinando à APS os pacientes AD1, crônicos estáveis, com menor demanda de VD, sendo normalmente mensais ou mais espaçadas; e às Equipes Multidisciplinares de AD (EMAD/EMAP), pacientes agudos ou agudizados, ou com demandas clínicas de uso de tecnologia de maior densidade, que são denominados AD2/AD3, e necessitam de VD no mínimo semanais (ver Capítulo 245, Cuidados Médicos Domiciliares).[12]

MEDICINA RURAL E REMOTA

O exercício da medicina no âmbito rural representa um desafio, em especial para o médico, seja pela casuística de problemas de saúde enfrentados, seja pelas especificidades do cuidado, que baseiam-se em lançar mão de mais VD, do uso de espaços adaptados para atendimento e da ampliação da autonomia do médico. É fundamental que sejam estabelecidas alternativas para enfrentar o desafio da acessibilidade com equidade no meio rural por meio de políticas públicas específicas para ampliar o transporte sanitário.[2,13]

O médico de APS deve entender que quanto mais remota e rural for a sua atuação, mais importante é sua autonomia e mais ampliadas devem ser suas competências, notadamente no que se refere à assistência obstétrica, no cuidado a urgências e emergências, na execução de procedimentos e na tomada de decisões, que em grandes centros poderiam ser encaminhados. E que isso se reflete necessariamente em exercer essa ação em um menor número de atendimentos, tendo em vista as limitações do deslocamento.[13]

Já nas condições crônicas, a abordagem é afetada fortemente por elementos de competência cultural; além disso, a prática em saúde segue um cronograma diverso, somando-se também as distâncias entre as casas das pessoas e as unidades de atendimento, fazendo que o ritmo e tempo de manejo seja afetado por condições locais. O isolamento, mesmo que relativo, aliado a equipes menores e recursos restritos tornam o trabalho em equipe e a interdisciplinaridade ainda mais importantes.[13]

No contexto rural, doenças chamadas populares e tratamentos não científicos, bem como terapias rurais tradicionais (como benzedeiras, curandeiros e ervários) têm mais preponderância, exigindo um componente fundamental de divisão do processo de cuidado com esses cuidadores tradicionais. Incluem-se nessa capacidade elementos ligados à religiosidade/espiritualidade, à etnicidade e às crenças em geral. Portanto, é um desafio adicional do médico de APS em meio rural remoto, notadamente naqueles ligados às comunidades tradicionais. Estudar e entender a organização dessa comunidade, sua evolução, quais práticas populares de saúde existem e impactam na sua tomada de decisão, se concorrerão com tratamentos alopáticos ou se há necessidade de associar esses tratamentos formam, muitas vezes, a tomada de decisão compartilhada.[2,13]

ENCAMINHAMENTO AO SUBESPECIALISTA E INTEGRALIDADE

Dois grandes dilemas permeiam a prática médica em sua ação na APS: o primeiro diz respeito a promover ao mesmo tempo acessibilidade (ser o primeiro contato, oportuno e eficaz para quaisquer problemas de saúde) e integralidade (dentro de cada sujeito, ofertar ações em profundidade, de acordo com suas necessidades mais amplas) e o segundo, à própria integralidade e à capacidade de resolução de problemas, pelo equilíbrio entre compartilhar a coordenação do cuidado com subespecialistas, ou assumir o cuidado às custas da ampliação de suas competências de cuidado. Toda vez que o médico de APS compartilha o cuidado com um subespecialista renuncia à exclusividade na tomada de algumas decisões e, no caso de modificações futuras no plano terapêutico, esse cuidado compartilhado torna necessários retornos ao colega, criando limitações para o paciente.[2]

Portanto, é necessário que o médico de APS tenha claras quais competências ele deveria alcançar, e um bom parâmetro inicial, já que ainda não é o especialista clínico da APS, e deve conhecer as competências da MFC, disponíveis no site da Sociedade Brasileira da Especialidade.

CONSIDERAÇÕES FINAIS

A prática clínica da APS é complexa, especialmente pelo ponto de vista do reconhecimento dos elementos mais íntimos da vida das pessoas, trazendo *insights* únicos que permitem uma abordagem integral, abrangente e contextual por proporcionar subsídios singulares para a tomada de decisões. É recomendável que o médico que deseja seguir carreira na APS procure aprimorar suas competências especializando-se em MFC.

Alguns cenários exigem do médico de APS competências únicas, e em todos eles o ganho de habilidades e conhecimentos está diretamente ligado ao perfil epidemiológico da população adscrita, fazendo com que ele se aprofunde nos problemas de saúde de sua comunidade. O foco na comunidade, na família e nos elementos culturais que as envolvem trazem elementos únicos para a tomada de decisões no consultório, mas também exigem conhecimentos específicos de abordagem familiar e comunitária, e de antropologia e competência cultural.

A APS requer trabalho interprofissional, com o aproveitamento da capacidade da equipe na decisão compartilhada com as famílias sob atenção, sendo também necessário trabalhar a comunicação. Os agentes comunitários de saúde representam parceiros fundamentais por fornecerem elementos culturais e comunitários que permitem decisões que não poderiam ser tomadas em qualquer outro nível da RAS.

Por fim, cabe ao médico de APS entender que ele tem a responsabilidade sanitária pelas pessoas vivendo em seu território, que deve guiar o planejamento das ações em saúde para que atender ao desafio de equilibrar o acesso e a integralidade, a coordenação e o uso da RAS, o individual, familiar e coletivo, e o uso racional, mas completo, dos recursos em saúde disponíveis, tornando-o um profissional ímpar para o conjunto de pessoas sob seus cuidados.

REFERÊNCIAS BIBLIOGRÁFICAS

1. Martins R M. Teoria dos princípios e função jurisdicional. *Revista de Investigações Constitucionais*, 5 (Rev. Investig. Const. [online], 2018 5(2)), 135-164. Disponível em: https://doi.org/10.5380/rinc.v5i2.56183. Acesso em: 19 mar 2023.
2. Gusso GFD; Lopes JMC, Dias LC. *Tratado de Medicina de Família e Comunidade: princípios, formação e prática*. Porto Alegre: Artmed, 2019.
3. Chueiri OS, Harzheim E, Takeda SMP. Coordenação do cuidado e ordenação nas redes de atenção pela Atenção Primária à Saúde – uma proposta de itens para avaliação destes atributos. *Rev Bras Med Fam Comunidade* [online]. 24 ago 2017;12(39):1-18. Disponível em: https://rbmfc.org.br/rbmfc/article/view/1363. Acesso em: 27 mar 2023.
4. Farmer P. *Patologias do poder: saúde, direitos humanos e a nova guerra contra os pobres*. São Paulo: Paulus, 2017. Coleção Ethos.
5. Silveira MSD; Cazola LHO; Souza AS; Pícoli RP. *Processo regulatório da Estratégia Saúde da Família para a assistência especializada*. Saúde Debate [Internet]. Jan; 42; 2018, 42(116)):63–72. Disponível em: https://doi.org/10.1590/0103-1104201811605. Acesso em: 25 mar 2023.
6. Franco CM, Giovanella L, Bousquat A. Atuação dos médicos na Atenção Primária à Saúde em municípios rurais remotos: onde está o território? Ciência & Saúde Coletiva [Internet]. V. 28, nº 03. p. 821-836. Disponível em: https://scielosp.org/article/csc/2023.v28n3/821-836/pt/#. Acesso em: 19 mar 2023.
7. Moreira DA, Tibães HBB, Batista RCR, Cardoso CML, Brito MJM. Manchester triage system in primary health care: ambiguities and challenges related to access. Texto contexto – enferm [Internet]. 2017;26 (Texto contexto – enferm., 2017 26(2)):e5970015. Disponível em: https://doi.org/10.1590/0104-07072017005970015. Acesso em: 19 mar 2023.
8. Beheshti L, Kalankesh L R, Doshmangir L, Farahbakhsh M. Telehealth in Primary Health Care: A Scoping Review of the Literature. Perspect Health Inf Manag. 2022 Jan 1;19(1):1n. Disponível em: https://www.ncbi.nlm.nih.gov/pmc/articles/PMC9013222/. Acesso em: 19 mar 2023.
9. Nubila HBVD. Uma introdução à CIF: classificação internacional de funcionalidade, incapacidade e saúde. Rev *Bras Saúde Ocup* [Internet]. 2010Jan; 35(121)):122–3. Disponível em: https://doi.org/10.1590/S0303-76572010000100013. Acesso em: 28 mar 2023.
10. Mendes EV. Entrevista: A abordagem das condições crônicas pelo Sistema Único de Saúde. *Ciência & Saúde Coletiva*, 23. 431–436. Disponível em: https://doi.org/10.1590/1413-81232018232.16152017. Acesso em: 25 mar 2023.
11. Savassi LCM, Melo CGL, Dias MB, Ribeiro MTAM, Zachi MLR. *Tratado de Atenção Domiciliar*, 1ª ed. Santana de Parnaíba (SP): Manole, 2022.
12. Ministério da Saúde. Atenção Domiciliar na Atenção Primária à Saúde. Brasília: Ministério da Saúde; 2020.
13. Savassi LCM, Floss M, Almeida M, Lima MC. *Saúde no Caminho da Roça*. Rio de Janeiro: Editora Fiocruz, 2018. Coleção Fazer Saúde.

245
Cuidados Médicos Domiciliares

Leonardo Cançado Monteiro Savassi • Cibele Gomes Lima Melo

INTRODUÇÃO

A atenção domiciliar (AD) é definida por um conjunto de ações de promoção e prevenção à saúde, tratamento, reabilitação e abordagem em cuidados paliativos, garantindo a continuidade do cuidado ao paciente integrado à Rede de Atenção à Saúde (RAS) do Sistema Único de Saúde (SUS). Para esse cuidado, ao paciente e sua família, é crucial a estruturação e sistematização pelo médico generalista de uma visita domiciliar organizada, com objetivos claros e condutas direcionadas, nas quais se abordem todas essas ações de forma integral.[1]

Portanto, é primordial definir as ações que se pretende realizar na visita domiciliar (VD), como preparar a "maleta física" com instrumentos necessários, como, por exemplo, materiais para a troca de uma sonda de gastrostomia em um paciente gastrostomizado, e também a "maleta mental", com os temas e ações abordados durante a visita, para adotar e garantir uma linha de cuidado com práticas baseadas na ciência e nas necessidades do paciente e família.[2]

A VD é uma tarefa que exige conhecimento científico, atitudes e habilidades como comunicação clara, simples e empática, com um olhar integral ao indivíduo, centrado na pessoa, no âmbito familiar, em seu contexto espiritual e cultural, além do trabalho em equipe interdisciplinar.[1]

Trata-se de um momento privilegiado, uma oportunidade ao médico conhecer a pessoa cuidada e sua família de forma integral, desde seu estilo de vida, hábitos alimentares, a dispensa e como prepara os alimentos, se pratica atividades físicas, mesmo com limitações, como trabalha suas emoções e seu sono, se consome bebidas alcóolicas, tabaco, e observar o ambiente para a promoção e prevenção em saúde de diversas doenças, como diarreia, hipertensão arterial, diabetes melito, doença pulmonar obstrutiva crônica (DPOC), demências, dentre outras.[1]

Na abordagem integral, centrada na pessoa e longitudinalmente, é fundamental a construção da "maleta" do médico da AD, que necessita de ferramentas como compreensão das competências do médico da AD, entender se a VD é a melhor alternativa de atendimento, com base nos cinco passos para análise de viabilidade do domicílio, como melhor local para a prática cuidadora, compreender a importância do registro clínico orientado por problemas (RCOP) e do projeto terapêutico singular (PTS), assim como quais materiais necessários para a VD.[1,2]

MALETA DO MÉDICO DA ATENÇÃO DOMICILIAR

A AD não ocorre sem planejamento, caso contrário, configura-se em mera atividade social. Por isso, antes de definir o plano de cuidados, é necessário planejar a VD e organizar o material, membros da equipe (de acordo com as demandas apresentadas pelo paciente e cuidadores/familiares) e logística para a ação (transporte, melhor itinerário, equipamentos e materiais). O primeiro passo para a execução da VD é definir o motivo, que pode abranger objetivos clínicos (avaliação, procedimentos, terapêutica ou propedêutica), necessidade de tomada de decisões de urgência, e uma série de pontos de verificação, dispostos a seguir em etapas, que devem ser cumpridos para que os resultados não sejam comprometidos.

Para ser resolutivo, o médico que exerce AD deve entender que sua capacidade de resolução será tão maior quanto for a possibilidade de realizar ações domiciliares, sejam elas ações relacionadas com procedimentos mais simples, ou ações de tomada de decisão que possam poupar a pessoa domiciliada de se deslocar para outros pontos do sistema de saúde, seja na RAS do SUS ou nos serviços da saúde suplementar.

Competências desejáveis

É fundamental que o médico da AD conheça uma série de competências estabelecidas para esse profissional pela Associação Paulista de Medicina (APM) e consolidadas posteriormente pelo Grupo de Trabalho em Atenção Domiciliar da Sociedade Brasileira de Medicina de Família e Comunidade (SBMFC) (Tabela 245.1).

Para isso, é crucial a capacitação contínua do médico de AD com o apoio de programas de educação permanente para que aperfeiçoe suas competências e promova um atendimento qualificado, humano, seguro e centrado no paciente-família.

Análise de viabilidade de domicílio

É importante ressaltar que a VD não necessariamente será a melhor alternativa. Assim, uma proposta de 5 passos para análise de viabilidade do domicílio como melhor local para a prática cuidadora inclui:[1]

- Avaliação da resolutividade da VD: avaliar se há potencial de resolver a situação em questão ou se a demanda não pode ser resolvida nesse âmbito e com as pessoas a ser visitadas
- Avaliação da razoabilidade da VD: avaliar, dentre as opções de abordagem, se a VD será a que resolverá da melhor forma a situação (melhor alternativa)
- Aderência do usuário e sua família ao acompanhamento: sem adesão da família (engajamento e corresponsabilização) não se estabelece o cuidado em casa. Assim, a avaliação da adesão dos entes ao plano de cuidados é fundamental
- Autorização do usuário e da família: termo de consentimento devidamente registrado e assinado para ser anexado ao prontuário, com formalização do entendimento do papel da equipe e dos familiares
- Análise da infraestrutura domiciliar: se a VD for uma opção viável e factível e os papéis da equipe e familiares estiverem pactuados, finalmente ocorre a avaliação das condições da casa. Se viável e segura, procede-se à classificação da complexidade e determinação do plano de cuidados.

Registro clínico orientado por problemas

O RCOP permite organizar o prontuário do paciente e, portanto, a VD de forma objetiva, rápida e lógica, o que garante

Tabela 245.1 Competências desejáveis para o médico de AD.

Conhecimentos

1. Aplicação da melhor evidência clínica científica disponível para cada quadro clínico
2. Técnica ideal de procedimentos comuns e suas possíveis adaptações
3. Tratamento de situações pouco usuais na clínica ambulatorial
4. Determinação social da saúde e suas vertentes
5. Representação gráfica, classificação e abordagem familiar
6. Gerenciamento de casos complexos e elaboração de planos de cuidados
7. Instrumentos de avaliação de autonomia e mobilidade
8. Instrumentos de avaliação de sobrecarga e abordagem do cuidador
9. Formas de construção de redes de apoio social
10. Noções de antropologia para entender a cultura local e transformar empecilhos em soluções
11. Classificação da complexidade do cuidado
12. Cuidados paliativos e a terminalidade da vida
13. Óbito no domicílio e orientações funerárias
14. Planejamento e gerenciamento de fluxos de atuação no domicílio

Habilidades

1. Protagonizar a tomada de decisões complexas
2. Exercer a criatividade na prática de suas atividades clínicas
3. Adaptar a melhor evidência científica para um contexto real
4. Gerenciar conflitos familiares
5. Incrementar a relação equipe-família
6. Executar procedimentos com equipamentos mínimos e sem estrutura física ideal
7. Atender independentemente do ciclo de vida das pessoas
8. Classificar a vulnerabilidade e a funcionalidade familiar
9. Abordar a família sob o ponto de vista social, clínico e sistêmico
10. Reconhecer os elementos presentes na rede de apoio social
11. Apoiar o cuidador do ponto de vista clínico e de aquisição de competências
12. Classificar a complexidade do cuidado
13. Lidar com situações de violência familiar e comunitária

Atitudes

1. Empatia e disponibilidade para discutir situações fora do contexto da saúde
2. Humildade ao adentrar o terreno do outro
3. Respeito pelas crenças e modelos explicativos familiares do processo saúde-adoecimento
4. Busca por consenso com a família na definição de metas de cuidado
5. Discernimento para entender elementos antropológicos que interfiram no cuidado
6. Observação ativa da família, do domicílio e da vizinhança
7. Disponibilidade para ouvir e adaptar condutas à realidade local
8. Neutralidade em conflitos familiares, procurando estabelecer vias de diálogo
9. Autoconhecimento para evitar que crenças pessoais ou sentimentos negativos em relação aos demais atores afetem a ação em saúde
10. Vínculo com a família para se configurar como a fonte contínua de cuidados
11. Desprendimento para abordar a morte e o luto de acordo com a crença de cada familiar
12. Posicionamento claro diante de situações de violência familiar

Fonte: Savassi et al. 2022.[2]

a continuidade do cuidado. Baseia-se em 4 pilares: base de dados do paciente, lista de problemas e notas de evolução clínica (RSOAP) e fichas de acompanhamento, sendo:[2,3,4]

- Base de dados do paciente: história clínica do paciente, antecedentes pessoais (doenças previamente diagnosticadas e confirmadas), lista de medicações em uso, histórico cirúrgico, estilo de vida, alimentação, hábitos de sono, atividade física, hábitos de consumo, alergias, vacinas, histórico familiar de doenças, exame físico do dia, plano propedêutico[3,4]
- Lista de problemas: são fatores que requerem diagnóstico e manejo detalhados na "folha de rosto" do prontuário

baseado no RCOP, elaborados após a análise da base de dados do paciente. A lista é dinâmica e representa um resumo dos problemas de saúde da pessoa, enumerados pela ordem de aparecimento ao longo do tempo, é assinalado se o problema foi resolvido ou não, se possível pelo sistema de classificação de problemas próprios da Atenção Primária a Saúde (APS), multiprofissional, chamado Classificação Internacional de Atenção Primária (CIAP), que descreve motivos de cada visita domiciliar e do processo de cuidado[3,4]

- Notas de evolução clínica: RSOAP (Registro em Saúde Orientado ao Problema) é uma ferramenta que deve ser utilizada nas consultas domiciliares de retorno do pacientes, formada por 4 tópicos, do acrônimo SOAP, S, de subjetivo, O, de objetivo, A, de avaliação e P de plano.[4]
- Fichas de acompanhamento: são formulários para registrar evolução, resultados dos exames complementares, preventivos, vacinação, dados de crescimento e desenvolvimento, medicações prescritas e sinais vitais. Usualmente localizadas na primeira ou na última parte dos prontuários.[2,3,4]

Com a construção e entendimento da importância dessas ferramentas, é possível iniciar a VD, e, dessa forma, realizar um plano de cuidado assertivo. Outro tópico primordial nessa "maleta mental" é o conhecimento do instrumento Projeto Terapêutico Singular (PTS).

Projeto Terapêutico Singular

Outra ferramenta fundamental para a "maleta mental" é o conhecimento do PTS, que é versátil e primordial nas VDs, principalmente em casos complexos. O PTS é definido como um conjunto de ações e propostas terapêuticas realizadas por uma equipe interdisciplinar, com o apoio matricial, se necessário, ao indivíduo e família, após uma reunião de equipe, na qual são analisados ecomapa, genograma (ver Capítulo 246, Abordagem Familiar) e RCOP (lista de problemas do paciente/família). Dessa forma, é possível construir estratégias para uma linha de cuidado compartilhada com o indivíduo, família e equipe de saúde. Essa construção divide-se basicamente em lista de problemas, definição de metas e prazos, divisão de responsabilidades equipe-família-indivíduo e reavaliações.[1,2]

Materiais mínimos para visita domiciliar

A "maleta física" é crucial à avaliação clínica porque depende de instrumental próprio, fundamental para a atuação em casa. São necessários materiais para dados antropométricos, *kits* de procedimentos, dispositivos a serem trocados ou para coleta de secreções e fluidos, medicamentos, anestésico, além da papelaria necessária para emissão de relatórios, receitas, solicitações de exames e atestados diversos. O instrumental mínimo necessário para uma VD inclui:[2]

- Ficha de atendimento domiciliar e/ou prontuário da pessoa (na AD, prevê-se cópia do prontuário no domicílio)
- Formulários (cadastro, receituário, folha de exames, laudos, relatórios e atestados)
- Papel, lápis e caneta
- Material médico (estetoscópio, otoscópio, esfigmomanômetro, martelo, estesiômetro, oftalmoscópio, saturímetro)
- Antropometria (fita métrica e balança portátil)
- Abaixador de língua e outros instrumentos de apoio ao exame físico

- Pequeno espelho para orientação de higiene dental
- Glicosímetro com fitas
- Luvas de procedimento e estéreis
- Anestésico tópico e injetável
- Pacote de curativos
- Termômetro
- Lanterna
- Material educativo
- *Kit* de procedimentos sob demanda (sutura, retirada de pontos, lavagem de orelha)
- Medicamentos (de uso crônico do paciente e possivelmente necessários na visita).

A partir desses pilares, é possível que o médico da AD realize um atendimento que promova uma linha de cuidado, com qualidade, resolutividade, centrado no paciente e família, compreendendo integralmente a pessoa, intensificando a relação médico-paciente-família.

CRITÉRIOS DE ELEGIBILIDADE

As definições em relação ao nível de AD (AD1 a AD3) no âmbito do SUS estão formalizadas em portarias ministeriais e definem a maior frequência do cuidado, a adaptação a novas tecnologias ou o uso de aparelhos como parâmetros determinantes do cuidado em saúde (Tabela 245.2).

Algumas escalas do setor privado ajudam a definir a entrada ou não de pacientes nos serviços de *home care*, bem como a necessidade de cuidados de equipe de enfermagem, mas não contemplam a AD realizada no âmbito da APS (que corresponde à AD1).

Dentre os instrumentos relevantes para definir a necessidade de cuidado no âmbito da AP destacam-se os seguintes:[2]

- Escala de vulnerabilidade familiar de Coelho-Savassi (EVF-CS): avalia itens clínicos, familiares e sociais, auxilia no processo de definir famílias vulneráveis e estabelecer a necessidade de investimento de recursos pelas equipes de APS. Não é específica da AP e o foco é familiar, não clínico-individual
- Escala da Universidade Federal de Ouro Preto (UFOP) para a AD ao idoso: define critérios clínico-funcionais para classificar níveis e frequência do cuidado, determinando a periodicidade dos profissionais responsáveis
- Escala de risco e vulnerabilidade para atenção domiciliar (ERV-AD) na APS, desenvolvida pela Universidade Federal

do Ceará (UFC): determina critérios clínico-funcionais, familiares e de vulnerabilidade clínica e social para classificar níveis e frequência do cuidado
- Escala ABCDE de Knupp, do Hospital Municipal Odilon Behrens (Belo Horizonte): avalia 5 itens (autonomia, base/risco social, cuidador, doenças e especialidades visitadas) e ajuda a priorizar pessoas para as quais a AD1 já foi indicada.

A escolha por qualquer um desses instrumentos depende do momento de implantação da AD no serviço de APS, do perfil e do número de pessoas sob esses cuidados, da composição de equipe, mas especialmente do grau de conhecimento das pessoas sob cuidados, podendo-se estabelecer a associação dos mesmos para atingir um cenário ideal: usar a EVF-CS para identificar famílias em risco, realizar VDs iniciais, aplicar a ERV-AD para definir quais pacientes serão inclusos ou mantidos em AD e usar a escala ABCDE para determinar prioridades a partir da definição do cuidado.

SEGURANÇA DO PACIENTE NO DOMICÍLIO

Para a manutenção do cuidado domiciliar, é primordial estabelecer ações para assegurar a coordenação, transição e continuidade da assistência à saúde em domicílio e também garantir práticas domiciliares assistenciais seguras, ou seja a transição do cuidado e segurança do paciente no domicílio.

A segurança do paciente é definida pela Organização Mundial da Saúde (OMS) como a forma de redução mínima de riscos, danos e incidentes associados aos cuidados, na qual deve-se sempre prevenir eventos adversos, tanto no setor ambulatorial como hospitalar e no domicílio.[2,5]

Diante dessa realidade, inicia-se a busca de protocolos de atendimento seguros também no setor domiciliar público e privado, com a finalidade de garantir atendimento de qualidade, versátil e humanizado, conforme a necessidade do paciente. No Brasil, o Programa Nacional de Segurança do Paciente (PNSP) foi instituído pela Portaria MS/GM nº 529/2013, que qualifica a linha de cuidado ao paciente, seguido do Manual de Segurança do Paciente no Domicílio, que define normas para a assistência segura, uma vez que em casa o paciente encontra-se a maior parte do tempo sob cuidados de familiares e cuidadores leigos, com dúvidas e angústias, o que aumenta o risco de eventos adversos.[5]

Tabela 245.2 Níveis de AD no âmbito do SUS de acordo com características e perfil dos usuários, equipes responsáveis e permanência e vínculo.

Nível	Características das pessoas	Equipe responsável	Perfil do usuário	Permanência e vínculo
AD1	Usuários com problemas de saúde + dificuldade ou impossibilidade física de locomoção até uma unidade de saúde, com menor frequência de cuidado, menor necessidade de recursos de saúde, dentro da capacidade de atendimento das unidades básicas, e que não se enquadrem nos critérios para AD2 e AD3	Equipes de atenção primária (Atenção Básica, Saúde da Família e outras) apoiadas pelos NASs	Crônico, estável e menor densidade tecnológica	Longa, habitualmente definitivo
AD2	Usuários com problemas de saúde + dificuldade ou impossibilidade física de locomoção até uma unidade de saúde, com maior frequência de cuidado, recursos de saúde e acompanhamento contínuo	Equipes EMAD e EMAP	Agudo ou crônico agudizado	Curta, transitório
AD3	Usuários com problemas de saúde + dificuldade ou impossibilidade física de locomoção até uma unidade de saúde, com maior frequência de cuidado, recursos de saúde, acompanhamento contínuo e uso de equipamentos	Equipes EMAD e EMAP	Crônico complexo, maior uso de tecnologia	Longa, transitório ou definitivo

NAS: Núcleos de Apoio em Saúde; EMAD: Equipe Multiprofissional de Atenção Domiciliar; EMAP: Equipe Multiprofissional de Atenção Domiciliar e de Apoio. Fonte: Brasil, 2020.[1]

A estabilidade clínica é um critério de elegibilidade no domicílio para a segurança da equipe de assistência em sua admissão e acompanhamento. O domicílio precisa ser seguro e contar com água potável, iluminação, ser arejado, ter saneamento básico, com energia elétrica estável, principalmente para pacientes com dependência de aparelhos, como ventilador mecânico, no caso dos AD3, com meios de comunicação, como telefone, se possível, com facilidade de acesso para veículos em casos de emergência e urgência. Após essa avaliação e admissão, indica-se a assinatura de um termo de consentimento pelo próprio usuário ou familiar/cuidador responsável.[5]

A continuidade e monitoramento do paciente devem estar garantidos, e o paciente e sua família devem ser orientados, treinados e monitorados constantemente nas VDs. A equipe multidisciplinar e o serviço de atenção domiciliar asseguram, com o apoio de veículos de deslocamento, a manutenção de consultas e procedimentos domiciliares, insumos necessários, plano de gerenciamento de resíduos, pactuação com os serviços de urgências e emergências, garantindo assistência segura e humana.

Após a avaliação inicial, equipe e familiares elaboram um PTS coerente, garantindo o atendimento qualificado, humanizado e seguro. Também é primordial a educação permanente e o incentivo da equipe para a criação de protocolos internos de notificação de incidentes, ou eventos adversos, promovendo ações de melhorias e evitando futuros incidentes e danos aos pacientes. As equipes devem ter protocolos próprios baseados em evidências dos Procedimentos Operacionais Padrão (POP), do monitoramento de higienização das mãos à comissão de controle de infecções domiciliares, diminuindo as chances de eventos adversos no domicílio.[2,5,7]

Ressalta-se que o domicílio é um gerador de riscos, assim como os hospitais, e para isso são primordiais ações e POP quanto aos principais riscos domiciliares: lesão por pressão, infecção domiciliar, erros na administração de medicações, riscos de queda, sangramento, trombose, alterações da pressão arterial, glicemia, insuficiência respiratória. Inclui-se inclusive a prevenção de riscos inerentes ao domicílio e percurso, com avaliação do risco de quedas, da presença de animais de estimação e cuidados específicos para prevenção de acidentes no trânsito unidade de saúde-domicílio, especialmente nos casos em que o paciente flexiona a coluna e, portanto, não depende de transporte sanitário.[2,5,7]

A transição do cuidado (TC) refere-se a ações para assegurar a coordenação e a continuidade dos cuidados de saúde na transferência de pacientes entre diferentes serviços, ou de setores no mesmo serviço. A TC é especialmente importante na AD porque lida com pessoas com doenças crônicas e esquemas terapêuticos complexos, recebem cuidados de diferentes serviços e transitam com frequência entre eles. Baseia-se em um *plano abrangente de cuidados* e na disponibilidade dos profissionais para *troca de informações,* principalmente sobre os objetivos do cuidado, as preferências individuais e o estado clínico do paciente, incluindo planos propedêutico e terapêutico.[2]

Notadamente em AD, a importância da TC é maior porque há outros atores envolvidos, incluindo o próprio paciente, sua família e o cuidador, fazendo com que o processo precise ser bem sistematizado para minimizar falhas. O principal instrumento de TC é o sumário de alta, que deve ser revisado em todos os tópicos para ofertar informações confiáveis à equipe de AD, incluindo um plano de cuidados pós-alta.[2]

PROBLEMAS MAIS COMUNS EM ATENÇÃO DOMICILIAR

A AD é muito mais determinada pelo impacto das doenças na funcionalidade, independência e autonomia do que pela doença em questão. Portanto, mais importante do que o quadro diagnóstico, a avaliação do grau de incapacitação que a doença promove e seu impacto na qualidade de vida são os elementos mais importantes em AD. Não obstante, alguns quadros clínicos são mais prevalentes de acordo com a faixa etária, e com a frequência de doenças.[2]

Espera-se que o médico de AD atenda a crianças com doenças raras, mas também com quadros neurológicos comuns, como sequelas do traumatismo de parto, prematuridade e doenças gestacionais, bem como o impacto das doenças neurológicas causadoras de sequelas, como epilepsias de difícil controle, além de doenças genéticas e metabólicas que geram lesões cerebrais. Essas afecções levam a quadros de paralisia cerebral de diferentes intensidades, que são o quadro clínico mais frequente nesse ciclo de vida.[8]

Outras doenças relacionadas com cuidado domiciliar são as degenerativas osteomusculares, como as doenças de gênese óssea (osteogênese imperfeita), displasias, distrofias ou atrofias (atrofia mieloide espinhal) que levam à perda da autonomia e demanda por ventilação mecânica por pressão positiva. Além disso, com o avanço do intensivismo e das cirurgias específicas, crianças com doenças cromossômicas raras que resultam em malformações diversas sobrevivem aos períodos críticos e também são foco de atenção domiciliar.[2,8]

O conceito de criança crônica complexa, vivendo com doenças que demandam múltiplas intervenções, evoluem com doenças multiorgânicas e exigem abordagem multiprofissional, permeia os serviços de AD, e a partir desse conceito reconhecem-se aquelas dependentes de tecnologia, que serão crianças que, além de quadros clínicos, ainda demandam a presença de dispositivos como sondas e ostomias, ou aparelhos eletrônicos, como ventiladores, concentradores de oxigênio, promotores de tosse, aspiradores e aparelhos de monitoramento de dados vitais.[8]

Saber abordar sondas e, em especial, ostomias é uma habilidade do médico que atende em domicílio, mas não apenas na infância. As ostomias podem ser caracterizadas como orifícios artificiais, cirúrgicos, de entrada (como as ostomias alimentares e respiratórias) e de saída (como as intestinais e urinárias). O cuidado com esses estomas, a indicação de sondas e bolsas, as técnicas de trocas e de abordagem de intercorrências, como granulomas, lesões e deiscências, são necessárias para esse campo de atuação.[9]

Intervenções específicas, como fototerapia neonatal, antibioticoterapia domiciliar, cuidado com lesões por pressão e término de tratamentos enterais específicos, compõem uma significativa parcela dos cuidados com crianças, adultos e idosos, e são o foco da AD nível 2, que geralmente cuida de pacientes com quadros agudos ou crônicos agudizados, com tempo de permanência em geral curto.[1]

Na faixa etária do adulto, depara-se com a continuidade da vida com doenças crônicas complexas da infância, mas também com um percentual significativo de doenças degenerativas dessa idade, como esclerose lateral amniotrófica, bem como causas externas (violências e acidentes) que levam à dependência de cuidadores. Algumas doenças cardíacas e pulmonares de instalação precoce e cerebrovasculares também compõem o rol de problemas de saúde que levam à perda de autonomia e independência. Doenças degenerativas podem levar à dependência de tecnologia, em geral representada pela ventilação mecânica, e as doenças oncológicas também podem precisar de cuidados paliativos realizados no domicílio.[2]

Por fim, no idoso somam-se às anteriores as doenças psiquiátricas e as demências, que resultam em perda lenta e progressiva da capacidade, tanto de autonomia como de independência. Essas doenças geralmente estão a cargo da AD1, ou seja, aos cuidados domiciliares da APS, embora a frequência de cuidados por vezes exija que as EMADs sejam acionadas. Nessa etapa, inclusive, aumenta a frequência dos cuidados paliativos domiciliares, com cuidados voltados para a terminalidade da vida, controle de sintomas e foco na qualidade de vida, que podem ser exercidos pelas equipes de APS, mas são também ações que estão a cargo das equipes específicas de EMAD.[2]

CONSIDERAÇÕES FINAIS

A AD é uma realidade crescente na prática médica, com a ampliação de serviços de *home care*, inclusão de novas tecnologias portáteis, melhor monitoramento e garantia de continuidade de cuidados e foco na satisfação da pessoa e humanização do cuidado. O cuidado domiciliar é substitutivo ao hospitalar, esvazia filas de espera por leitos hospitalares e permite a liberação de vagas de medicina intensiva, cujos dispositivos são o único fator limitante da alta. A transição demográfica, e também o avanço da medicina, ampliaram a demanda por cuidados domiciliares, com a sobrevida de pessoas com doenças complexas anteriormente fatais, ou com o descobrimento de novas terapêuticas que estabilizam doenças progressivamente limitantes. Portanto, o médico generalista deve estar pronto para exercer a AD com competência e baseado na melhor evidência científica.

REFERÊNCIAS BIBLIOGRÁFICAS

1. Ministério da Saúde (BR). Secretaria de Atenção Especializada à Saúde. Departamento de Atenção Hospitalar, Domiciliar e de Urgência. Atenção Domiciliar na Atenção Primária à Saúde. Brasília: Ministério da Saúde, 2020. Disponível em: https://bvsms.saude.gov.br/bvs/publicacoes/atencao_domiciliar_primaria_saude.pdf.

2. Savassi LCM, Melo CGL, Dias MB, Ribeiro MTAM, Zachi MLR. *Tratado de Atenção Domiciliar*, 1ª ed. – Santana de Parnaíba (SP): Manole, 2022.

3. Sales ICB, Filho E M, Oliveira C M C. Registro Clínico Baseado em Problemas como instrumento para desenvolver competências em programas de residência médica. *Revista Brasileira de Educação Médica*. Fortaleza. 45(2): e052,2021.

4. Gusso GFD, Lopes JMC, Dias LC. *Tratado de Medicina de Família e Comunidade: princípios, formação e prática*. Porto Alegre: Artmed, 2019.

5. Ministério da Saúde (BR). Secretaria de Atenção à Saúde. Departamento de Atenção Hospitalar e de Urgência. Segurança do Paciente no Domicílio. Brasília: Ministério da Saúde, 2016. Disponível em: https://bvsms.saude.gov.br/bvs/publicacoes/seguranca_paciente_domicilio.pdf.

6. Agência Nacional de Vigilância Sanitária (BR). Como posso contribuir para aumentar a segurança do paciente? Orientações aos pacientes, familiares e acompanhantes. Brasília: Anvisa, 2017. Disponível para *download* em: https://www.gov.br/anvisa/pt-br/centraisdeconteudo/publicacoes/servicosdesaude/publicacoes/guia-como-posso-contribuir-para-aumentar-a-seguranca-do-paciente-orientacoes-aos-pacientes-familiares-e-acompanhantes/view.

7. Melo CGL; Ribeiro MTAM; Savassi LCM. *Abordagem preventiva das principais intercorrências domiciliares*. PROMEF. Programa de Atualização em Medicina de Família e Comunidade: Ciclo 14/organizado pela SBMFC. Porto Alegre, Artmed Panamericana, 2020, p. 105-158.

8. Cruz-Filho AD, Vachod D. *Assistência domiciliar pediátrica: trabalho interdisciplinar, conceitos e desafios em dependências tecnológicas*. São Paulo: Atheneu, 2013.

9. Melo CGL, Savassi LCM. Lopes HL, Miranda PH, Mismetti, MM, Vilela LO. *Procedimentos realizados em domicílio: Abordagem de ostomias, sondas e cânulas*. Programa de Atualização em Medicina de Família e Comunidade (PROMEF). Porto Alegre: Artmed Panamericana, 2023. p. 65. No prelo.

246
Abordagem Familiar

Maria Inez Padula Anderson • José Castro

INTRODUÇÃO

Este capítulo trata da abordagem familiar a partir de uma perspectiva generalista. Ainda que a Medicina de Família e Comunidade seja a especialidade médica que tem como eixo estruturante a abordagem integrada à saúde das pessoas, famílias e comunidades,[1,2] entende-se que todos os médicos e médicas necessitam ter uma base que os permita compreender o papel da família no processo saúde-adoecimento. Desse modo, podem atuar de forma a incluir a família e o contexto familiar na sua atuação profissional, em especial no campo da Atenção Primária à Saúde (APS).[3-5]

Ao final da leitura deste capítulo, espera-se que os leitores sejam capazes de:

- Conhecer e refletir sobre o conceito de família
- Refletir sobre o papel da família na sociedade, e vice-versa
- Conhecer e refletir sobre o papel da família no processo saúde-adoecimento dos seus membros
- Conhecer os conceitos de estrutura e dinâmica familiares
- Conhecer o ciclo de vida, suas etapas e seu papel no desenvolvimento dos membros da família
- Conhecer os conceitos e as características de crises normativas e paranormativas nas famílias
- Conhecer o conceito e os aspectos das crises em famílias de classe popular
- Conhecer os princípios básicos para abordar as crises familiares, normativas e paranormativas
- Conhecer e aplicar o genograma familiar.

CONCEITO E PAPEL DA FAMÍLIA

Família é o grupo social primário, constituída por indivíduos unidos por laços consanguíneos, de afinidade ou matrimônio, que interagem e convivem permanentemente em relações pessoais diretas, com formas de organização e ações tanto afetivas como econômicas, com o compromisso de satisfazer necessidades mútuas. Compartilham fatores biológicos, psicológicos e socioculturais, que, por sua vez, podem afetar sua saúde individual e coletiva.

Há a perspectiva de uma ligação afetiva duradoura, incluindo uma relação de cuidado entre os adultos e deles para com as crianças e idosos que são parte desse contexto.[4-6]

As famílias têm funções complexas e específicas que as diferenciam de todos os demais grupamentos sociais. Famílias devem ser entendidas como um sistema aberto: o que ocorre a uma pessoa afeta toda a família e, por sua vez, a família influencia a pessoa e a sociedade na qual convive, e vice-versa.

As funções específicas da família podem ser sintetizadas como a seguir:

- Transmitir valores socioculturais
- Desenvolver as qualidades humanas de seus membros

- Promover o desenvolvimento da sexualidade de uma forma saudável
- Formar seres humanos saudáveis, maduros e estáveis
- Criar indivíduos independentes e autônomos
- Garantir a sobrevivência da espécie e proporcionar novos membros à sociedade.

Alguns aspectos da vida social e cultural afetam a forma como a família se estrutura para cumprir seu papel, assim como a história particular de cada família influencia a vida social e cultural da comunidade da qual participa, e da sociedade de modo geral. Ou seja, a relação da família com a sociedade ocorre por uma ação e uma retroação, uma alimentação e uma retroalimentação, como um sistema aberto.[2,7]

Algumas das alterações importantes e recentes na realidade social que afetam a estruturação das famílias e sua capacidade para cumprir seu papel podem ser destacadas:[6,8,9]

- Alteração da composição demográfica das famílias
- Dificuldades econômicas com empobrecimento da maior parte da população mundial
- Urbanização e configuração espacial das cidades
- Migração e emigração
- Mudanças nos valores culturais e morais.

FAMÍLIAS E PROCESSO DE SAÚDE-ADOECIMENTO

Pesquisas têm mostrado que o adoecimento humano é afetado por diferentes dimensões (biológicas, sociais, psicológicas, culturais, existenciais)[2] e é um processo que envolve todo o grupo familiar. A família pode, inclusive, constituir um fator etiológico no desencadeamento de doenças, e a própria dinâmica do processo saúde-adoecimento de um indivíduo pode ser afetada pela família. A reação da família pode influenciar, positiva ou negativamente, a evolução da doença e, muitas vezes, o sucesso de um tratamento depende da dinâmica familiar e da função que a doença cumpre na família e para o próprio doente.[3-5]

Família é considerada a fonte mais importante tanto de estresse como de apoio social. Holmes e Hahe estudaram, há décadas,[10] que fatores estressantes no âmbito familiar relacionam-se com aparecimento ou agravamento da saúde dos seus membros, e mesmo com internação hospitalar. De acordo com a escala de Holmes, evidencia-se que, dentre os 15 eventos mais estressantes que podem desencadear adoecimento, 10 (cerca de 70%) são eventos familiares. Outros estudos evidenciam, inclusive, o contrário, que uma boa relação intrafamiliar é um fator protetor, como uma importante fonte de suporte social para pessoas adoecidas, ainda que com adoecimentos crônicos.[6] Apesar disso, esses conceitos e constatações ainda não levaram a medicina a se atentar para a questão tanto do papel da família como da abordagem familiar no cotidiano da prática médica

TIPOS DE FAMÍLIA E ASPECTOS RELACIONADOS COM O FUNCIONAMENTO FAMILIAR

Para pensar e realizar a abordagem familiar de forma eficaz, faz-se necessário reconhecer os tipos de família existentes em cada cultura específica. Sendo assim, o conhecimento sobre suas histórias de vida, o tipo estrutural, seus recursos financeiros, bem como noções de ambiente de segurança e saúde podem trazer informações sobre os suportes sociais interno e externo desse grupo familiar.[3-5]

As famílias nucleares caracterizam-se por uma só união entre adultos e um só nível de descendência, isto é, pais/filhos. Nas populações envelhecidas, é frequente essas famílias serem constituídas apenas por dois elementos, o casal de "meia idade" ou o casal idoso.[4,5]

As famílias alargadas ou extensivas caracterizam-se pela presença de várias gerações: incluem, frequentemente, a família nuclear, o(s) avó(s) e, por vezes, linhas colaterais, como tios e primos. Em um contexto de urbanização crescente e de envelhecimento da população, muitas dessas estruturas familiares formam-se porque o filho que se casa não tem recursos financeiros que permitam a autonomia como família nuclear, ou o familiar idoso tornou-se dependente nas atividades da vida diária, e é acolhido pelos descendentes. Em situações em que há um idoso dependente, em vez de mais recursos humanos que se apoiam entre si, assiste-se à sobrecarga do cuidador, geralmente a mulher, que acumula os cuidados com os filhos com os cuidados do familiar adoecido.[4,5]

As famílias monoparentais são formadas por um dos pais biológicos e o(s) filho(s), independentemente das relações externas ao núcleo. São diversas as causas que podem dar origem a esse tipo de estrutura: viuvez, nascimentos fora do casamento, separação, divórcio. Se no passado eram, sobretudo, famílias compostas de viúvos(as) com filhos, atualmente o grande aumento deve-se à separação e divórcio e, em menor medida, mães solteiras com os filhos.[4,5]

Nas famílias reconstituídas, pelo menos um dos dois cônjuges provém de um casamento anterior, com filhos de uma relação anterior, de um ou dos dois elementos do casal. De um modo geral, não é possível obter dados administrativo e censitário sobre esse tipo de família, e muitas vezes ela não é considerada como tal.[4,5]

Em relação às famílias unitárias, correspondem àquelas constituídas por uma só pessoa vivendo só ou em casa de estranhos. Entre as pessoas sozinhas, os idosos representam uma parte substancial desses núcleos familiares, sobretudo as idosas viúvas, devido à maior longevidade feminina e à comum diferença de idades entre os sexos por altura do casamento. É comum atribuir-se maior vulnerabilidade às famílias unitárias. Entretanto, a solidão não é inevitável e as famílias unitárias podem ter uma boa rede de suporte social.[4,5]

Não só os modos de constituir família multiplicaram-se, mas o significado de família é cada vez mais diversificado. Assim, algumas incluídas nos exemplos carecem de legitimação social e legal, como é o caso daquelas em que o casal é homoafetivo; no entanto, devem ser reconhecidas como "família" na prática clínica, pois há coabitação, solidariedade entre conviventes, há cooperação e empenho recíproco.[4,5]

Dessa forma, diversas tipologias familiares também podem ser pensadas como famílias de avós e netos ou tios e sobrinhos, por exemplo. Há, ainda, as instituições que se comportam como família (orfanatos, irmandades religiosas e instituições) porque cumprem a função de criar e desenvolver a criança ou o adolescente. Existem as famílias de constituição funcional: pessoas que moram juntas e desempenham papéis parentais em relação a uma criança/adolescente. Nesse sentido, há um equivalente de família a partir da noção de lugar: como um conjunto de pessoas que convivem, de forma regular, em uma mesma unidade residencial e entre as quais existem laços de dependência e obrigações recíprocas, e que, geralmente, mas não sempre, estão ligadas por laços de parentesco.[3-5]

ESTRUTURA E DINÂMICA FAMILIARES: SISTEMAS E SUBSISTEMAS FAMILIARES

A estrutura familiar é conformada por um conjunto de regras habituais ao funcionamento das famílias e que as caracteriza, variando com época, cultura, costumes, classe socioeconômica e momento sociopolítico. No entanto, genericamente, a estrutura familiar é constituída pelo casal e seus filhos. O casal tem um papel a cumprir, sendo funcionalmente superior aos filhos, constituindo a aliança principal que define a forma de criação da prole.[3-5]

Em uma mesma família podem existir subsistemas familiares, em que um mesmo membro pode ocupar mais de uma função de acordo com o subsistema em que está inserido; quando ocupa mais de uma função, detém diferentes funções e poderes de acordo com cada subsistema familiar. No subsistema conjugal, por exemplo, está o casal que se une para formar uma família e detém tarefas e papéis de negociação entre si, organização das bases de convivência e desenvolvimento de sentido de reciprocidade interna. Quando o casal ocupa uma função parental, existe o subsistema, com essas mesmas pessoas, cujos papéis se referem à socialização, habilidades para distribuir e trabalhar o afeto, proteção, desenvolvimento e educação dos filhos.[4,5,8]

O subsistema filial é formado pelos filhos ou por aqueles que têm o sistema parental como referência. Esses subsistemas devem desenvolver capacidade de negociação, cooperação e relação com as figuras de autoridade.

A família no seu funcionamento integra as influências sociais externas e as forças internas, possuindo capacidade autoorganizativa que lhe dá coerência e consistência nesse jogo de equilíbrio dinâmico. A família se organiza de acordo com a hierarquia e a centralidade ou território. Em relação à hierarquia, é necessário que haja flexibilidade para o enfrentamento de situações críticas ou excepcionais. É importante que seja claro para todos os integrantes os diferentes níveis de autoridade por parte de pais e filhos. É necessário que haja complementaridade entre o casal.[4,5]

O território diz respeito ao espaço em que cada um ocupa nesse contexto. Os limites do núcleo familiar estão relacionados com a forma como é definido quem e como os membros da família participam das relações interpessoais. Limites bem estabelecidos determinam certa separação e promovem autonomia, mantendo permeabilidade para expressões de afeto. Entretanto, limites não adequados podem levar a situações de amalgamento entre os membros, em um extremo, até a desvinculação em outro, ambos com organização instável dos papéis e disciplina ineficaz.

No amalgamento, há sensação exagerada de pertencimento à família com cessão excessiva das autonomias pessoais, que não necessariamente se traduz em grande união ou solidariedade. Já na desvinculação, há uma excessiva permeabilidade ao meio externo com limites entre os membros bem impermeáveis, autonomia pessoal respeitada, mas com baixa unidade/pertencimento e sensação de isolamento.

A dinâmica familiar representa o funcionamento da família, mais especificamente como os indivíduos se comportam em relação uns com os outros, seja na dimensão instrumental (relativa às atividades do cotidiano), seja na dimensão expressiva (relativa a todas as formas de comunicação no interior da família). Existe um equilíbrio interno que conserva unida a família, apesar das pressões produzidas tanto no seu interior como no exterior.[2,7,8]

As regras familiares constituem a expressão dos valores que a família detém e apresenta para a sociedade. Nesse sentido, também a sociedade, por meio de uma retroalimentação, costuma expressar seus valores sociais às famílias, e essas, por sua vez, afetam a forma de funcionamento familiar. Na família saudável, as regras são claras, adaptáveis e podem ser modificadas ao longo do ciclo de vida. Na família adoecida, as regras são ocultas, utilizadas para inibir as mudanças e o comportamento de um se reflete e cria interdependência com o comportamento de outro com perda da singularidade.[4,5,7,8]

CICLO DA VIDA FAMILIAR: CRISES NORMATIVA E PARANORMATIVA

Entre as formas e estratégias de avaliar e intervir na família está a análise do ciclo de vida familiar. Ao longo de sua trajetória, a família passa por vários estágios que se caracterizam por etapas que, necessariamente, provocam mudanças na organização do sistema familiar. Essas etapas são consideradas situações previsíveis e esperadas no desenvolvimento da vida familiar. São marcadas por eventos que se referem às mudanças estruturais, como a gravidez e a chegada de um filho ou uma filha. A cada fase do ciclo da vida, a família enfrenta uma situação nova (associada ao evento do ciclo de vida), esse evento desafia as modalidades prévias de funcionamento, ocorrendo, nesse momento, a necessidade de uma nova ordem familiar, uma série de ajustamentos para que ela possa cumprir sua função, permitindo que seus membros cresçam livres e autônomos. Quando uma família não consegue realizar esses ajustes, afeta a etapa do ciclo vital vigente, interrompendo a evolução, podendo resultar em problemas de saúde, especialmente para um determinado membro da família (habitualmente, os mais fragilizados), que pode representar o sintoma do adoecimento familiar.[4,5]

Nesse sentido, as fases do ciclo de vida familiar também constituem crises normativas, porque promovem novas normas. Crise intrafamiliar ou familiar pode ser considerada todo evento de caráter pessoal ou interpessoal, dentro ou fora da família, que a afeta e conduz a um estado de alteração funcional que requer uma resposta adaptativa da mesma.[4,5]

Além das crises normativas, as famílias podem passar, concomitantemente ou não, por crises paranormativas, que são eventos imprevisíveis, situações e fatos inesperados no cotidiano da vida intrafamiliar, que afetam as funções da família, de forma a modificar o seu ciclo.[4,5]

O ciclo de vida familiar (o desenvolvimento da família) é um modelo que permite ao profissional de saúde acessar rapidamente o modo, as preocupações e as dificuldades de desenvolvimento da pessoa e da própria família. Nas crises, rompe-se a homeostase familiar e pode ocorrer regressão no nível da sua capacidade de funcionamento anterior, tornando-se mais rígida, com dificuldade de comunicação. O equilíbrio, muitas vezes, é mantido às custas do adoecimento de um de seus membros – paciente identificado (o mau, o enfermo, o culpado).[4,5]

As etapas e crises esperadas do ciclo de vida familiar são descritas a seguir.[4,5]

Etapa constitutiva

Nessa etapa, as tarefas se relacionam com a necessidade de conhecimento recíproco, construção de regras de convivência e funcionamento. Alguns dos desafios mais prevalentes se relacionam com a dificuldade de adaptação ao novo estilo de vida, dependência econômica, insatisfação sexual e lidar com as diferenças (socioculturais, intelectuais, educacionais).

Etapa procriativa

Nessa etapa, as tarefas principais são desenvolver a capacidade de criar filhos saudáveis, autônomos, capazes de enfrentar a vida fora de casa. Os desafios centrais se relacionam com lidar com a gravidez, com o nascimento do primeiro filho, com o aleitamento materno. Podem ser gerados conflitos diante da necessidade de assumir o papel paterno/materno, bem como as expectativas diferenciadas em relação a ter e criar filhos. Seguem-se ainda crises relativas ao ingresso e adaptação escolar, contato com drogas, sobrecarga com o nascimento de outros filhos e a necessidade de atentar à superproteção ou indiferença em relação aos filhos.

Etapa de dispersão e etapa final familiar

Nessa etapa, as tarefas principais são a reconstrução de novas regras de convivência entre o casal, a revisão dos planos e das metas de vida, a preparação para aposentadoria, preparação para a velhice e para a morte e ocupação do tempo livre de forma saudável e produtiva. Os principais desafios são lidar com questões relativas à separação e independência dos filhos, aparecimento de outros núcleos familiares com matrimônio dos filhos e netos, o próprio climatério feminino e a síndrome do ninho vazio, além da perspectiva de morte e aposentadoria, quando diversos lutos necessitam ser elaborados.

Dessa forma, as crises normativas funcionam com um aprendizado, promovendo o amadurecimento progressivo de seus membros. Vale ressaltar que as crises podem acontecer simultaneamente, bem como ter vários eventos críticos ao mesmo tempo, necessitando que a família requeira tanto períodos de adaptação como de crises que se apresentem. De acordo com a forma como a família responde e lida com as crises, pode haver comprometimento da saúde de um ou mais membros, como o surgimento ou agravamento de adoecimentos.

Em relação às crises paranormativas, também conhecidas como crises acidentais, que representam as situações não previsíveis ou fatos inesperados, elas alteram o tempo de evolução e as funções da família, de forma a modificar o seu ciclo, visto ser a família um sistema sociocultural aberto que lida e enfrenta situações críticas induzidas por mudanças internas e/ou no meio ambiente.[8,9]

As crises acidentais podem ocorrer devido a situações específicas como:

- Alterações no ambiente familiar (conflitos conjugais, separação do casal, infidelidade, aumento da rivalidade entre irmãos e incorporação de outras pessoas à família)
- Doenças (aborto, complicações da gravidez, doenças venéreas, doenças graves, drogadição, alcoolismo, suicídio, hospitalização, invalidez, morte)
- Fatores econômicos (mudanças bruscas da condição econômica, problemas econômicos graves)

- Fatores profissionais/empregatícios (desemprego, aposentadoria, dispensa, mudança de posto e horário do trabalho)
- Fatores diversos (mudança de residência, migração, detenção e atividades criminais).

ABORDAGEM DAS CRISES FAMILIARES

Na análise das crises paranormativas, alguns aspectos devem ser explorados: interesses comuns da família, afeição, capacidade de adaptação, o quão súbito foi a ocorrência do evento acidental, se há uma comunidade coesa envolvendo a família, bem como suas experiências prévias exitosas.

Fatores como ajustamento conjugal, distribuição do afeto entre seus membros, autonomia de cada um para enfrentamento do problema e mesmo a participação social do(a) parceiro(a) fora de casa também são relevantes na abordagem familiar das crises. Devem, ainda, ser abordadas a forma como a família identifica e lida com as crises, o nível de conflito atingido, as mudanças adotadas, o grau de compromisso, solidariedade e apoio entre o casal/cuidadores e outros membros da família.

As dificuldades vivenciadas devem ser abordadas, de preferência, com todo o grupo familiar, visando mediar um novo padrão de interação, estimulando o diálogo sobre seus problemas e encontrar soluções. Para tanto, pode-se auxiliar a formação de grupos para troca de experiências entre as pessoas da comunidade que passam por um mesmo problema e promover a mobilização de vizinhos, amigos e instituições a fim de formar uma rede de apoio para as famílias que enfrentam crises acidentais.

CRISES FAMILIARES NAS FAMÍLIAS DE CLASSE POPULAR

Existem alguns aspectos que podem e devem ser considerados na abordagem do ciclo de vida das famílias de classe popular. Essas famílias vivenciam situações de maior vulnerabilidade social e apresentam fases não muito bem delimitadas, com papéis fluidos e mal definidos de seus membros, convivendo em um espaço pequeno, sob a influência de diversos fatores estressores.[6,7]

No ciclo das famílias em maior vulnerabilidade social, alguns aspectos devem ser pontuados:

- Os papéis são assumidos precocemente, independentemente da capacidade de autonomia
- Famílias ampliadas e chefiadas por uma avó, geralmente
- O ciclo familiar é abreviado
- Problemas com a propriedade e habitação
- Disputa e conflito entre a mãe e a pessoa que tem direito de disciplinar a criança
- É comum existir uma relação inversamente proporcional entre pobreza e capacidade de cuidar dos seus membros.

As fragilidades ainda são mais intensas quando consideram-se as crianças nesse contexto social, sua insegurança e menos-valia acabam por afetar sua representação simbólica, com modelos parentais frequentemente fora do núcleo familiar e com quebra precoce dos vínculos com troca de papéis sociais sem demarcação ou rito de passagem.[6,7]

Nas famílias de classe popular, há ainda outros fatores que se somam a toda essa complexidade de crises normativas e paranormativas, como a natureza de relações de curta duração, nascimentos sem planejamento e alto índice de morbimortalidade devido à deficiência da rede de apoio e de infraestrutura, com mais mortes precoces e doenças incapacitantes associadas à instabilidade e violência familiar com maior incidência de sofrimento.

Nessas famílias, alguns adoecimentos são mais frequentes (a depressão é três vezes maior em mulheres desse grupo), além do impacto negativo acumulado que produz desesperança crônica, o que torna as mulheres mais vulneráveis à depressão diante de novas perdas. O desemprego e o despreparo para o mercado de trabalho, com dependência de álcool e outras substâncias químicas, que geram violência e dependência de estruturas governamentais, são outras consequências da pobreza.

Os aspectos culturais e transculturais devem ser considerados, em especial quando as famílias pertencem a contextos culturais diferentes: o diagnóstico e o tratamento de uma determinada pessoa ou família com morbidade pode variar de acordo com a cultura do profissional que a avalia, que pode estar em acordo ou desacordo com a família em questão. Assim, também as migrações, a urbanização e os deslocamentos familiares interferem na saúde e no processo saúde-adoecimento da família e do indivíduo.[6,7]

GENOGRAMA OU FAMILIOGRAMA

Há uma série de ferramentas úteis para facilitar e otimizar a abordagem familiar, e uma das principais é o genograma ou familiograma. Essa ferramenta é basicamente um diagrama que detalha a estrutura e o histórico familiar, fornecendo informações sobre os vários papéis de seus membros e das diferentes gerações e as bases para a discussão e análise das interações familiares. Permite esclarecer aspectos da estrutura familiar e de seu padrão de relação, expondo conflitos que podem desencadear processos de adoecimento, as relações entre os membros familiares e as doenças que costumam ocorrer com repetição dos padrões do relacionamento.[3,4] O familiograma tem aplicabilidade em praticamente todas as situações de abordagem familiar, com especial utilidade nas situações a seguir.:

- Durante as crises previsíveis do ciclo de vida família
- Problemas do desenvolvimento infantil
- Desemprego de um elemento da família
- Diagnóstico recente de doença crônica em um dos membros da família
- Transtorno mental em um dos elementos da família
- Morte de um dos membros da família
- Consumo de drogas ilícitas por um dos membros
- Suspeita de violência intrafamiliar
- Falta de adesão aos planos terapêuticos
- Depressão ou ansiedade crônica em um dos membros.

O familiograma pode corresponder ao início do estabelecimento de vínculo do médico a partir do conhecimento individualizado e do uso dos primeiros nomes dos membros da família, demonstrando que as relações familiares são de interesse dos profissionais de saúde e importantes para a saúde de cada um de seus membros. Amplia, consequentemente, a visão do paciente sintomático para o adoecimento no nível familiar, revelando questões ainda inconscientes da família. Devido ao seu formato, proporciona uma revisão rápida pelo profissional ou pela equipe da situação atual da família, como, por exemplo, um novo casamento ou a presença de crianças fruto de relação anterior, o provedor ou provedora internados e nascimento de filho, alterando a dinâmica daquela família. Traz, ainda, informações relevantes para o desenvolvimento de práticas de promoção da saúde, alterações no estilo de vida, maior ênfase na orientação do paciente e necessidade de rastreamento de pacientes de alto risco.[3,4]

Por meio da análise da fase do curso de vida familiar, o familiograma consegue antecipar a visualização de eventos de repetição familiar para as próximas gerações, identificando maior risco de suicídio, autodestruição, hospitalizações psiquiátricas e asilares, casamentos múltiplos, violência intradomiciliar, abuso, incesto e abandono. O profissional consegue observar e analisar barreiras e padrões de comunicação entre as pessoas, explorando aspectos emocionais e comportamentais em um contexto de várias gerações, auxiliando os membros da família a identificar aspectos comuns e únicos de cada um deles por meio da discussão e evidência de opções de mudanças na família. No entanto, o familiograma não precisa ser esgotado em um dado momento, e podem ser acrescidas informações ao longo da abordagem familiar.[3,4]

Sua simbologia é composta da seguinte forma (Figuras 246.1 a 246.3):

- Representação de 3 gerações
- Nomes dos membros da família
- Idade ou ano do nascimento
- Mortes, com idade ou data da morte e sua causa
- Doenças ou problemas significativos
- Datas de casamentos e divórcios.[3,4]

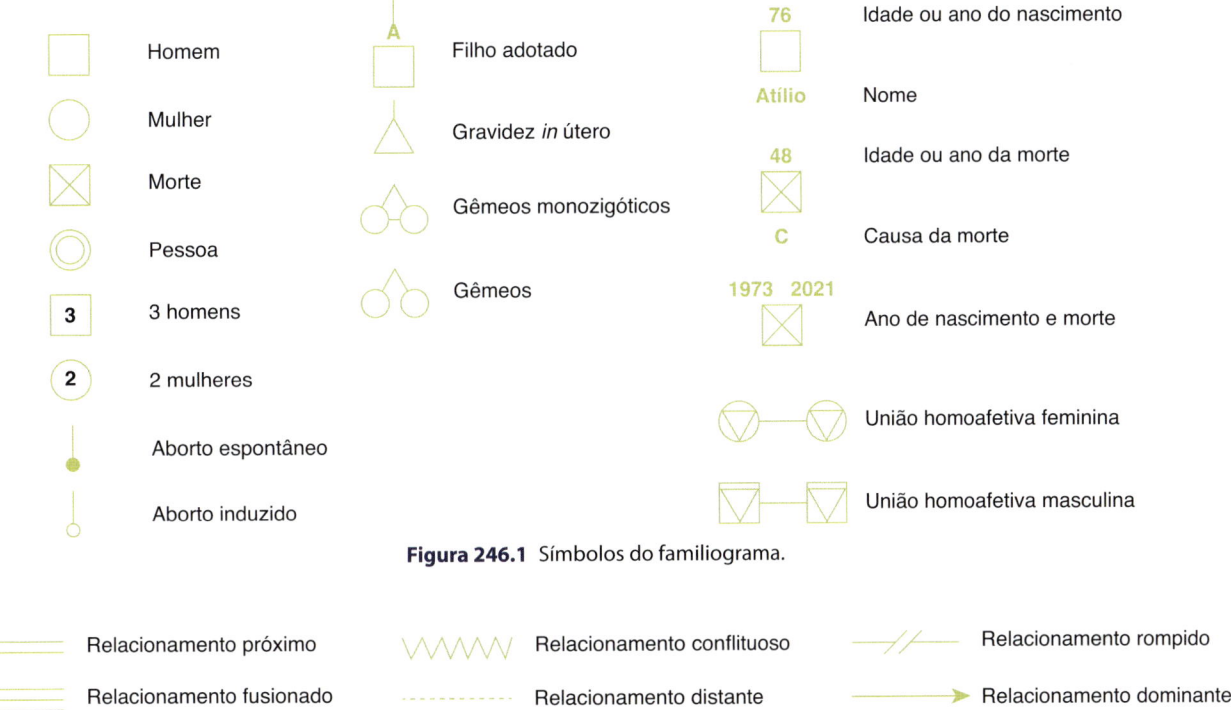

Figura 246.1 Símbolos do familiograma.

Figura 246.2 Caracterização dos relacionamentos familiares.

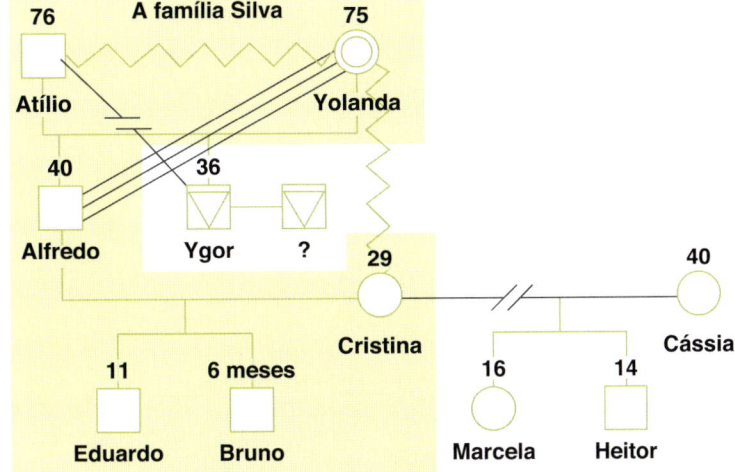

Figura 246.3 Exemplo de familiograma.

CONSIDERAÇÕES FINAIS

A abordagem familiar é um campo rico para a prática clínica. Faz parte dos recursos terapêuticos de médicos de família e comunidade, mas pode ser útil para os generalistas, demais especialidades e outros profissionais. Aumenta a eficácia, a eficiência da prática em saúde e, consequentemente, a chance de sucesso terapêutico no campo da medicina, especialmente na APS.

REFERÊNCIAS BIBLIOGRÁFICAS

1. McWhinney I. *Fundamentos Filosóficos e Científicos da Medicina de Família e Comunidade – Manual de Medicina de Família e Comunidade*. 3ª ed. Porto Alegre: Artmed, 2010.
2. Rodrigues RD; Padula Anderson MI. Integralidade e Complexidade na Medicina de Família e Comunidade e na Atenção Primária à Saúde: Aspectos Teóricos – Capítulo 9. *In*: Gusso G, Lopes JMC, Dias LC (org.). *Tratado de Medicina de Família e Comunidade – Princípios, Formação e Prática*. Vol. 1 e 2, 2ª ed. Porto Alegre: ArtMed; 2019. p. 81-92.
3. Asen E, Tomson, D Young, Tomson P. *10 minutos para a Família. Intervenções Sistêmicas em Atenção Primária à Saúde*. Porto Alegre: Artmed. 2012.
4. Fernandes CLC, Falceto OG, Givisiez BS, Wartchow ES. Abordagem Familiar. *In*: Duncan BB, Schmidt MI, Giugliani E, Duncan MS, Giugliani C (org.). *Medicina ambulatorial: condutas de atenção primária baseadas em evidências*. Vol. 1 & 2. 5ª ed. Porto Alegre: Artmed, 2022.
5. Dias LC. Abordagem Familiar. *In*: Gusso G, Lopes JMC, Dias LC (org.). *Tratado de Medicina de Família e Comunidade – Princípios, Formação e Prática*. Vol. 1 e 2, 2ª ed. Porto Alegre: Artmed; 2019. p. 282-92.
6. Osório LC. A família como sistema. *In*: Mello Filho J, Burd M (org.). Doença e família. São Paulo: Casa do Psicólogo, 2004. p. 29-42.
7. Carter B, McGoldrick M. *As mudanças no ciclo de vida familiar*. 2ª ed. Porto Alegre: Artmed, 2001.
8. Campos EP. Suporte social e família. *In*: Mello Filho J, Burd M (org.). *Doença e família*. São Paulo; Casa do Psicólogo, 2004. p. 141-64.
9. Chazan LF. Trabalhando com as famílias na atenção primária. *In*: Mello Filho J, Burd M (org.). *Doença e família*. São Paulo; Casa do Psicólogo, 2004.
10. Rakel, RE. *Tratado de Medicina de Família*. Editora ABDR, 5ª edição. 1997. p. 32-4.

Medicina do Exercício e do Esporte

PARTE 49

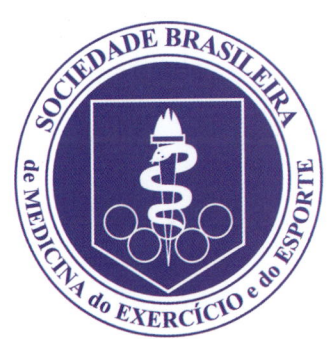

247
Princípios da Medicina do Exercício e do Esporte

Marcelo Bichels Leitão • Fernando Carmelo Torres • José Kawazoe Lazzoli • Ivan Pacheco

INTRODUÇÃO

Os primeiros relatos a respeito da Medicina do Exercício e do Esporte remontam à Antiguidade. Desde a Grécia Antiga, os atletas competiam nas Olimpíadas e os médicos eram responsáveis por monitorar seu desempenho. Durante o Renascimento, a medicina do esporte foi abordada de forma mais sistemática, com os médicos começando a estudar os efeitos dos exercícios físicos sobre o corpo humano.

No século 19, o interesse pelo esporte aumentou e começaram a surgir os primeiros cursos de medicina esportiva. No início do século 20, essa área médica começou a se desenvolver ainda mais com a criação de associações médicas focadas na saúde e no esporte.[1]

No Brasil, a medicina esportiva começou a se desenvolver na década de 1930 e, em 1942, a primeira Associação de Medicina do Esporte foi fundada em São Paulo, com o professor Reynaldo Kuntz Busch sendo eleito presidente. Seis anos depois, em 1948, a Sociedade de Medicina do Esporte do Rio de Janeiro foi fundada.

Na década de 1960, a Medicina do Esporte começou a se tornar mais popular. Os médicos começaram a estudar as lesões esportivas e a formular protocolos para tratá-las. A partir daí, universidades começaram a oferecer programas de estudo sobre a especialidade, além de cursos de pós-graduação. Em 18 de novembro de 1962, na cidade do Rio de Janeiro, a Federação Brasileira de Medicina Desportiva foi fundada pelo professor Waldemar Areno, que foi também eleito seu primeiro presidente. Posteriormente, regionais surgiram no Pará, Rio Grande do Norte, Paraná e Rio Grande do Sul.

No ano de 1971, foi realizado o curso da ACSM na Ilha do Fundão, no quartel dos Fuzileiros Navais. Foi promovido pela Divisão de Educação Física e Desportos do Ministério da Educação (DED-MEDC) com a finalidade de atualizar os médicos professores das escolas de Educação Física do país na área de medicina e ciência do esporte. Contou, entre outros, com a participação do Dr. Philip Rasch, que orientou as tropas americanas na Guerra do Vietnã, e do doutor Kenneth Cooper, responsável pela preparação de astronautas americanos e colaborador do professor Claudio Coutinho na preparação da seleção brasileira de futebol campeã mundial no Mexico, em 1970. Diversos especialistas em Medicina do Esporte presentes nesse curso, de várias regionais do Brasil, reuniram-se na residência do doutor Hilton Gosling, médico da Confederação Brasileira de Futebol (CBF), e decidiram reativar a Federação Brasileira de Medicina Desportiva. Foi planificado o II Congresso Nacional de Medicina Desportiva, realizado no Rio de Janeiro em 1973.

Na mesma década de 1970, a Medicina do Exercício e do Esporte foi reconhecida como especialidade médica pelo Conselho Federal de Medicina (CFM). Até hoje a especialidade é denominada Medicina Esportiva (ainda o nome oficial na Associação Médica Brasileira e no CFM). Porém, em 2002, optou-se por mudar o nome da Sociedade Brasileira de Medicina do Esporte para Sociedade Brasileira de Medicina do Exercício e do Esporte (SBMEE), já que a Medicina do Exercício e a Medicina do Esporte são duas áreas complementares.

A ESPECIALIDADE

A Medicina do Exercício e do Esporte é a especialidade médica, reconhecida pelo CFM, que estuda ações e efeitos da atividade física, do exercício e/ou do esporte em seus praticantes, abrangendo prevenção, tratamento e reabilitação de diversas condições clínicas; melhora ou manutenção do condicionamento físico geral e da saúde (física e mental); bem como cuidados envolvendo a preparação de atletas amadores e profissionais.

É uma especialidade multidisciplinar que inclui diversas áreas das ciências do exercício e do esporte, como a fisiologia do exercício e o treinamento desportivo. Ela está voltada, especialmente, para o conhecimento do comportamento dos sistemas energéticos e as respostas agudas e crônicas dos sistemas orgânicos ao esforço; a avaliação da aptidão física e motora (funcional); e os meios e métodos para prescrição adequada de treinos, seu controle e monitoramento, tendo em vista o atual nível de condicionamento detectado na avaliação funcional. Considera, ainda, objetivos e necessidades específicas do praticante. Abrange também a Biomecânica e a Nutrição, entre outras áreas. Na área médica, propriamente dita, a Medicina do Exercício e do Esporte é uma especialidade não cirúrgica voltada ao atendimento clínico das diferentes intercorrências e/ou doenças que podem afetar pessoas ativas, utilizando o *exercício físico*, de forma geral, como importante ferramenta preventiva ou de tratamento, sendo também agente incentivador de sua prática, combatendo, concomitantemente, o sedentarismo, de alta prevalência na sociedade moderna, e seus malefícios. Por esse importante papel na intervenção de diversas doenças e na preservação da saúde, o American College of Sports Medicine lidera, há anos, uma iniciativa global conhecida como Exercise is Medicine.[2]

Cabe ressaltar que o especialista em Medicina do Exercício e do Esporte está apto a trabalhar com grupos populacionais e condições ambientais especiais (mulher/gestante; criança/idoso; obeso; altitude; temperaturas extremas; mergulho etc.), respeitando as peculiaridades de cada caso específico, ajudando-os a melhorar sua saúde física, mental e emocional.

De modo geral, visando melhorar a aptidão física e motora, com consequente incremento da condição de saúde do praticante, os treinos indicados por médicos especialistas devem ser compostos, basicamente, por exercícios que desenvolvam a resistência (*endurance),* com aumento de potência e capacidade aeróbia; força e resistência muscular; composição corporal, com a obtenção de níveis adequados de massa magra e gorda; e flexibilidade. Obviamente, esses componentes de aptidão relacionados com a saúde também podem ser importantes para um melhor desempenho esportivo/competitivo, de acordo com a modalidade. Já a inclusão de treinos objetivando a melhoria de outras variáveis, como agilidade, coordenação, equilíbrio, potência, tempo de reação e velocidade, está exclusivamente relacionada com a melhoria de desempenho atlético.

Além disso, os médicos especialistas podem ajudar os pacientes a selecionar os melhores equipamentos esportivos para suas necessidades, recreativas ou profissionais, como vestuário, calçados, acessórios específicos e demais cuidados relacionados com as diferentes práticas ou modalidades. Podem também ajudar pessoas a adotar programas alimentares saudáveis e esquemas de reposição hidroeletrolítica adequados e individualizados, de acordo com suas demandas específicas, envolvendo ainda eventuais suplementações.

O especialista nessa área também é um profissional com formação para ser responsável pela avaliação médica antes da realização de programas de exercícios ou da participação em modalidades esportivas, com suas respectivas indicações. Ainda, seja em clubes, academias, associações esportivas, recreativas e eventos competitivos, essa especialidade credencia o médico a assumir o atendimento pré-hospitalar em urgências e emergências decorrentes da prática de exercícios ou esportes.

Em se tratando de atletas, é uma especialidade médica que se concentra nas questões de saúde relacionadas com o desempenho esportivo e prevenção e tratamento de lesões delas decorrentes. Os médicos do esporte são treinados para avaliar, tratar e prevenir lesões, além de outras doenças relacionadas com a modalidade esportiva, assim como orientar atletas sobre como alcançar seu melhor desempenho físico e mental. Para atingir esses objetivos, os médicos do esporte trabalham em conjunto com fisioterapeutas, fisiologistas, nutricionistas, psicólogos, preparadores físicos e treinadores, mostrando também sua característica interdisciplinar, possibilitando desenvolver um plano de treino personalizado para cada atleta, levando em consideração sua modalidade esportiva, idade, sexo, histórico de lesões, nível de condicionamento físico e metas individuais.

A Medicina do Esporte também é importante na identificação e no tratamento de condições clínicas que podem afetar o desempenho atlético, algumas até impeditivas de atuação, como doenças cardíacas, pulmonares, metabólicas, infecciosas, além de distúrbios alimentares.

A especialidade tem se mostrado fundamental para melhorar, cada vez mais, o desempenho dos atletas brasileiros, ganhando destaque especialmente nos últimos anos, promovendo a saúde, o bem-estar, o sucesso esportivo e a longevidade competitiva de muitos esportistas.

Em resumo, as principais áreas de atuação do médico do esporte são:

- Avaliação médica para atletas: realizada antes de competições ou treinamentos, para determinar seu estado de saúde e riscos para a prática esportiva
- Avaliação funcional: testes/exames de aptidão física e motora, detectando parâmetros para direcionar a prescrição otimizada de treino (que pode levar a um maior respeito aos limites do atleta, em treinos e competições), levando também à prevenção de lesões
- Prevenção e tratamento de lesões esportivas: prevenção (incluindo o item anterior) e indicação de tratamento de lesões relacionadas com o esporte, como entorses, fraturas, distensões musculares e outras intercorrências

- Saúde do atleta: assessoria a atletas de alto rendimento em questões clínicas e de saúde, ajudando no desenvolvimento ou manutenção de seus componentes de aptidão física e motora, para alcançar o melhor desempenho esportivo possível
- Medicina preventiva: prevenção de doenças relacionadas com o esporte, como síndrome de sobrecarga (*overtraining*), definição de parâmetros limítrofes, lesões por esforço repetitivo e outras condições médicas relacionadas com o esporte
- Nutrição esportiva: orientação dos atletas sobre melhor dieta, hidratação e/ou suplementação para suas necessidades e demandas específicas, o que também ajuda a melhorar a *performance* esportiva
- Pesquisa: participação e condução de pesquisas na área da Medicina do Esporte para promover o avanço da área e melhorias nas práticas clínicas.

Já as principais áreas de atuação da Medicina do Exercício incluem:

- Promoção da saúde: ajuda na adoção de estilo de vida ativo, que incorpora o exercício regular em sua rotina para melhorar a saúde e o bem-estar físico e mental
- Prevenção de doenças crônicas: prevenção e gerenciamento de condições médicas, tais como hipertensão, diabetes, doenças cardiorrespiratórias, cânceres, osteoporose e obesidade, por meio de programas de exercícios personalizados
- Recuperação pós-lesão: ajuda na reabilitação de lesões musculoesqueléticas e na recuperação pós-cirúrgica por meio de programas de exercícios
- Senescência e senilidade: orientação para idosos para manutenção ou melhoria da capacidade funcional, prevenção de quedas e outras lesões por meio de programas de exercícios de força, equilíbrio, flexibilidade e resistência
- Avaliação da aptidão física e motora: avaliações funcionais, priorizando os componentes de aptidão relacionados com a saúde, para determinar o nível atual de condicionamento geral e o direcionamento na prescrição de exercícios, conforme as prioridades detectadas
- Pesquisa: participação e condução de pesquisas na área da Medicina do Exercício para avançar no conhecimento e na melhoria das práticas clínicas.

MORTE SÚBITA NO EXERCÍCIO E NO ESPORTE

A morte súbita no exercício e no esporte merece ser mencionada, por se tratar de um evento dramático, que pode ocorrer em indivíduos aparentemente saudáveis e em atletas e praticantes de exercícios de todas as idades. A morte súbita é definida como uma morte inesperada, que ocorre em até uma hora após o início dos sintomas de indivíduos que aparentemente eram saudáveis.

As causas mais comuns de morte súbita relacionada com o exercício e com o esporte incluem doenças cardiovasculares (em torno de 90% dessas mortes), como doença arterial coronariana, cardiomiopatia hipertrófica, anomalias coronarianas, arritmias cardíacas e outras condições cardíacas congênitas ou adquiridas. O uso indiscriminado de substâncias para melhorar o desempenho e drogas ilícitas (esteroides anabolizantes e cocaína, dentre outras) também tem se mostrado como predisponente a esse tipo de intercorrência, com crescimento importante nos últimos anos.

Prevenção da morte súbita relacionada com o esporte

- Avaliação médica prévia: antes de iniciar uma atividade esportiva, é importante passar por uma avaliação médica completa, incluindo uma avaliação cardiológica, pelos motivos mencionados anteriormente. Isso pode identificar condições médicas subjacentes que possam ser um fator de risco para a morte súbita
- Condicionamento físico adequado: um bom condicionamento físico é importante para a saúde cardiovascular e para a prevenção de lesões. É importante começar lentamente e aumentar gradualmente a intensidade e a duração do exercício
- Hidratação adequada: a desidratação pode aumentar o risco de morte súbita relacionada com o esporte. É importante beber quantidades suficientes de líquidos antes, durante e após o exercício para evitar esse quadro. Dependendo das circunstâncias, pode haver perda importante também de eletrólitos, com um desequilíbrio hidroeletrolítico, o que aumenta ainda mais a chance de ocorrer esse evento
- Atenção aos sinais de alerta: importante estar ciente de quaisquer sinais de alerta, como dor no peito, tontura, falta de ar ou desmaio durante o exercício. Qualquer um desses sintomas deve ser avaliado imediatamente
- Ressuscitação cardiopulmonar (RCP): o treinamento em RCP pode ser útil para salvar vidas em caso de parada cardíaca. É importante que atletas, treinadores e outros profissionais envolvidos na atividade esportiva estejam treinados em RCP.

DOPING

Outro tema importante a ser abordado é o *doping*, definido como o uso de substâncias proibidas ou métodos não permitidos no esporte com o objetivo de melhorar o desempenho físico ou mental de um atleta. O *doping* é considerado uma prática antiética e ilegal, pois pode dar ao usuário uma vantagem injusta sobre seus oponentes, além de colocar sua saúde em risco.

As substâncias proibidas incluem esteroides anabolizantes, hormônios de crescimento, diuréticos, estimulantes, narcóticos e outras drogas. Métodos não permitidos incluem transfusões de sangue, manipulação genética e uso de substâncias que mascaram o uso de outras drogas.

Papel do médico do esporte em relação ao *doping*

O médico do esporte tem um papel fundamental na prevenção e no combate ao *doping*. Ele pode ajudar a educar os atletas sobre os perigos do uso de substâncias proibidas e sobre a importância de manter a integridade e a ética no esporte.

A Agência Mundial Antidoping (World Anti-Doping Agency [WADA]) é a responsável pela elaboração da lista de substâncias proibidas, que é atualizada anualmente. O médico do esporte é responsável por orientar os atletas sobre as atualizações da lista, ajudando-os a saberem o que é ou não permitido. Pode também ajudar a garantir que os esportistas estejam cientes dos regulamentos antidopagem da sua modalidade esportiva e que estejam cumprindo essas regras. Além disso, ele pode ser consultado para avaliar as condições clínicas dos atletas e determinar se o uso de medicamentos é compatível com as regulamentações.

Esse especialista também pode ser responsável por monitorar a saúde dos atletas durante o processo de testes antidopagem, incluindo a coleta de amostras de sangue ou urina para exames.

Eventualmente, por razões de saúde, um atleta pode necessitar de uma substância que conste da lista de substâncias proibidas da WADA. Para tanto, é necessário solicitar uma Autorização para Uso Terapêutico (AUT). O médico do esporte deve orientar o atleta quanto ao seu tratamento, se uma substância permitida pode ser alternativamente utilizada (mantendo-se a eficácia do tratamento) ou se realmente será necessário solicitar uma AUT.

Uma cópia atualizada da lista, em inglês, bem como detalhes sobre os regulamentos podem ser obtidos no site da WADA (www.wada-ama.org). Uma cópia em português da lista e regulamentos, bem como os procedimentos para a eventual solicitação de uma AUT, podem ser obtidos no site da Autoridade Brasileira de Controle de Dopagem (ABCD) (www.abcd.gov.br).

Em resumo, o médico do esporte desempenha um papel importante na promoção da saúde e integridade dos atletas, incluindo a prevenção do *doping*. Ele é responsável por garantir que os atletas estejam cientes das regulamentações, monitorando sua saúde durante o processo de testes antidopagem e garantindo a integridade do esporte.

ABUSO DE HORMÔNIOS E A MEDICINA DO EXERCÍCIO E DO ESPORTE

O uso de substâncias com o intuito de melhorar a *performance* já foi abordado anteriormente. Contudo, observa-se hoje uma explosão no uso de anabolizantes (testosterona e esteroides anabolizantes) por parte do público em geral, muitas vezes adolescentes (frequentadores de academias) que têm procurado essas substâncias com finalidades estéticas.

Essas pessoas são enganadas por maus profissionais, que prescrevem doses elevadas e minimizam os potenciais efeitos colaterais.

Pelo fato de haver uma associação dessas substâncias com o público envolvido na prática de exercícios ou esportes, por vezes, indevidamente, se associa essa prática à Medicina do Exercício e do Esporte. É importante salientar que a especialidade não compactua com tais práticas, tendo até mesmo publicado diversos documentos condenando a prática, o último deles em outubro de 2022.

COVID-19 E A MEDICINA DO EXERCÍCIO E DO ESPORTE

A pandemia da covid-19 oportunizou a discussão sobre a importância da prática regular de exercícios físicos para a manutenção das boas condições de saúde. Inúmeros estudos foram e continuam a ser publicados mostrando a associação positiva entre prática regular de exercícios e melhor evolução em indivíduos acometidos pela doença.[3]

A SBMEE foi procurada regularmente durante a pandemia para se posicionar sobre esses temas e publicou diversas notas e informes sobre atividade física, saúde e covid-19, que estão disponíveis no site da entidade.[4]

CONSIDERAÇÕES FINAIS

A especialidade Medicina do Exercício e do Esporte vai muito além dos cuidados voltados aos atletas. É uma área abrangente da medicina que utiliza o exercício físico como instrumento de saúde na prevenção, diagnóstico, tratamento e reabilitação, além de também cuidar dos aspectos da saúde peculiares aos praticantes de esportes e exercícios físicos, desde os iniciantes até os atletas de alto rendimento.

REFERÊNCIAS BIBLIOGRÁFICAS

1. Snook, G.A. The history of sports medicin. Part 1. *Am J Sports Med.* 1984 Jul-Aug;12(4):252-254.
2. Pearce, P.Z. Exercise Is Medicine. *Current Sports Medicine Reports.* 2008 May;7(3):171-175.
3. Sallis, R. et al. 2021. Physical inactivity is associated with a higher risk for severe COVID-19 outcomes: a study in 48 440 adult patients. *Br J Sports Med.* 2021 Oct;55(19):1099-1105.
4. Informes da SBMEE sobre covid-19 e exercício físico disponíveis em: https://www.ncbi.nlm.nih.gov/pmc/articles/PMC8288531/

PARTE **50**

Medicina do Trabalho

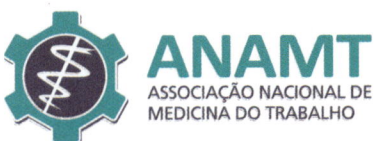

ANAMT
ASSOCIAÇÃO NACIONAL DE
MEDICINA DO TRABALHO

248
Princípios Básicos da Medicina do Trabalho

Francisco Cortes Fernandes • Rosylane Rocha

INTRODUÇÃO

Historicamente, o estudo da patologia do trabalho está relacionado com a publicação , em 1700, da obra *De Morbis Artificum Diatriba* de Bernardino Ramazzini, traduzido para o português com o título *As Doenças dos Trabalhadores*. O grande ensinamento deixado por Ramazzini em sua obra foi o de acrescentar, aos fundamentos hipocráticos da anamnese, a prática da anamnese ocupacional como parte importante da atuação médica. Assim, o questionamento *"Que arte exerces?"* em relação à qual profissão é exercida pela pessoa tornou-se consagrado na medicina. Em sua obra, inseriu a análise epidemiológica de acordo com a ocupação, tendo descrito as doenças mais comuns em 55 ocupações.[1]

Em 1830, Robert Dernham, proprietário de uma tecelagem na Inglaterra, solicitou um médico para cuidar de seus operários. Iniciava-se o que se pode chamar do primeiro serviço de medicina do trabalho com o Dr. Robert Baker, com a formação dos primeiros médicos do trabalho atuando diretamente nas fábricas, para promover a saúde dos operários. Esse modelo de atuação espalhou-se pelo mundo, como paradigma para todas as indústrias.

No Brasil, em 1931, durante o governo Vargas, foi criado o Departamento Nacional do Trabalho, objetivando atuar no cumprimento das leis laborais, jornadas de trabalho, férias, acidentes de trabalho, entre outros.

Formalmente, a Medicina do Trabalho foi reconhecida como especialidade médica no Brasil por meio da Resolução CFM nº 1643/2002, e atualmente é a sexta especialidade com maior número de especialistas no Brasil.[2]

LEGISLAÇÃO PERTINENTE À PRÁTICA DA ESPECIALIDADE

O marco referencial da prevenção de doenças e acidentes do trabalho baseia-se na Convenção 161/85 da Organização Internacional do Trabalho.[3] No Brasil, a Constituição Federal de 1988 introduziu o ambiente de trabalho em seus princípios, diretrizes e regras, com previsão do princípio da prevenção no local de trabalho, sendo direito e garantia fundamental do trabalhador no seu artigo 7º, a redução dos riscos inerentes ao trabalho, por meio de normas de saúde, higiene e segurança, além de adicional de remuneração para as atividades penosas, insalubres e perigosas.[4]

A Consolidação das Leis do Trabalho (CLT), fundamentada na Constituição Federal de 1988, em seu Capítulo V, que trata da Segurança e da Medicina do Trabalho, regulamenta as atribuições dos órgãos competentes em relação ao tema, além das obrigações das empresas e empregados, entre outros assuntos relacionados. Essas normas são cláusulas implícitas aos contratos de trabalho, não havendo necessidade de previsão expressa no mesmo.[5]

Outro conceito importante a ser incorporado no atendimento ao trabalhador é o de acidente de trabalho e doenças ocupacionais. A legislação previdenciária afirma que acidente do trabalho é o que ocorre pelo exercício do trabalho a serviço da empresa, com o segurado empregado (inclusive o doméstico), trabalhador avulso, médico residente, bem como com o segurado especial (trabalhador rural), no exercício de suas atividades, provocando lesão corporal ou perturbação funcional que cause a morte, a perda ou redução, temporária ou permanente, da capacidade para o trabalho. A empresa onde o empregado acidentado trabalha é obrigada a informar o acidente até o dia útil seguinte ao ocorrido. No caso de morte, a comunicação deve ser imediata. Essa comunicação é realizada pela internet.

Os acidentes de trabalhos são classificados como:

- Típicos: que é a ocorrência imprevista e indesejável, relacionada com o exercício do trabalho, que resulta em lesão pessoal
- Trajeto: é o acidente sofrido no percurso da residência ao local de trabalho, desde que não haja interrupção do percurso por motivo alheio ao trabalho.

Essa definição é importante porque implica em direitos trabalhistas para o empregado, o qual deve sempre ser registrado.

Os fatores de risco ocupacional tradicionalmente são divididos em riscos de acidentes, riscos físicos, riscos químicos, riscos biológicos e riscos ergonômicos. Os riscos laborais são descritos a seguir:

- Riscos físicos: ruído, vibrações, radiações ionizantes, radiações não ionizantes, frio, calor, pressões anormais, umidade
- Riscos químicos: poeiras, fumos, névoas, neblinas, gases, vapores, substâncias compostas ou produtos químicos em geral
- Riscos biológicos: vírus, bactérias, protozoários, fungos, parasitas e bacilos
- Riscos ergonômicos: esforço físico intenso, levantamento e transporte manual de peso, exigência de postura inadequada, controle rígido de produtividade, imposição de ritmos excessivos, trabalho em turno e noturno, jornada de trabalho extensa
- Riscos de acidentes: arranjo físico inadequado, máquinas e equipamentos sem proteção, ferramentas defeituosas, iluminação inadequada, eletricidade, probabilidade de incêndio ou explosão, armazenamento inadequado, animais peçonhentos.[6]

LISTA BRASILEIRA DAS DOENÇAS RELACIONADAS COM O TRABALHO

A Lista das Doenças Relacionadas ao Trabalho[7] foi introduzida no Brasil em 1999, por meio do Decreto nº 1.339. Essa lista foi elaborada a partir de conceitos que seguem a lógica da Classificação de Schilling, proposta em 1984 e que apresenta as doenças em 3 grupos, da seguinte forma:

- Grupo I: doenças em que o trabalho é causa necessária, tipificadas pelas doenças profissionais, *stricto sensu*, e pelas intoxicações agudas de origem ocupacional, como as pneumoconioses dos trabalhadores de minas de carvão

- Grupo II: doenças em que o trabalho pode ser um fator de risco contributivo, mas não necessário, exemplificadas por doenças comuns, que são mais frequentes ou mais precoces em determinados grupos de trabalhadores e para as quais o nexo causal é de natureza eminentemente epidemiológica. As neoplasias malignas, em determinados grupos ocupacionais ou profissões, constituem exemplo típico, como as perdas auditivas induzidas pelo ruído ocupacional e os distúrbios osteomusculares relacionados com o trabalho[7]

- Grupo III: doenças em que o trabalho é provocador de um distúrbio latente ou agravador de doença já estabelecida ou preexistente, ou seja, concausa, tipificadas pelas doenças alérgicas de pele e respiratórias e pelos distúrbios mentais, em determinados grupos ocupacionais ou profissões, como a asma agravada pelo trabalho.

EXAME OCUPACIONAL

As relações entre trabalho e saúde/doença são a principal tarefa do médico do trabalho e o exame ocupacional é o instrumento utilizado para abordar essas relações juntamente com o estudo do local de trabalho, aliado a estudos epidemiológicos.

Uma característica importante do atendimento do médico do trabalho é a de que as consultas ocupacionais (pré-admissional, periódico, demissional e de retorno ao trabalho) não são motivadas por uma busca ativa do trabalhador. É uma consulta prevista em Lei, na qual uma anamnese e exame físico minuciosos podem abrir espaço para o relato de possíveis doenças. Quando o trabalhador busca de forma ativa o atendimento do médico do trabalho, a queixa principal e a história da doença atual são obtidas ao deixar o trabalhador relatar, de forma livre e espontânea, quais os problemas que motivaram a sua consulta.

Finalmente, é importante lembrar que o exame ocupacional não visa apenas avaliar a saúde do trabalhador, mas deve verificar a proteção do mesmo aos riscos existentes nos postos de trabalho, além do impacto que exposições ocupacionais podem levar aos trabalhadores, bem como de sua saúde do ponto de vista global, sendo diferente do exame clínico que se dispõe a avaliar, diagnosticar e tratar uma doença.

O exame clínico constitui-se, então, no principal instrumento da prática da Medicina do Trabalho. De um exame bem realizado, são obtidos dados que podem ser transformados em informações que geram o conhecimento da população de trabalhadores para o médico do trabalho.

Para a realização do exame ocupacional, é necessário atentar para a existência de uma boa infraestrutura, e o prontuário pode estar sob guarda no consultório médico, em área comum do ambulatório ou no SAME (Serviço de Arquivo Médico e Estatística), com garantia de preservação do sigilo.[10]

A Atenção Básica à Saúde do Trabalhador integra o quadro de competências para o exercício da Medicina do Trabalho que, em seu domínio 2, prevê a atenção integral à saúde dos trabalhadores, individual e coletiva, por meio de ações de promoção e proteção da saúde, vigilância e assistência, incluindo a reabilitação física e profissional.

Sumarizando, o exame ocupacional tem por objetivos:

- Alocar o trabalhador em postos de trabalho adequados às suas condições físicas e psíquicas
- Avaliar o estado de saúde do trabalhador

- Solucionar problemas médicos detectados no trabalhador
- Avaliar se a exposição a fatores de risco ocupacionais está impactando na saúde do trabalhador
- Realizar realocações do trabalhador
- Realizar levantamentos epidemiológicos
- Promover a saúde do trabalhador
- Avaliar aptidão ao trabalho
- Cumprir com requisitos legais que tornam o exame obrigatório.

Para cumprir os objetivos da Medicina do Trabalho na realização do exame ocupacional, é necessário conhecer os riscos aos quais está exposto o trabalhador na sua jornada de trabalho. Uma das primeiras ações do médico do trabalho ao iniciar suas atividades em uma indústria é conhecer o local onde laboram os trabalhadores que estarão sob seu cuidado. Esse conhecimento permitirá identificar realmente as condições de trabalho e conhecer os supervisores que lideram essas atividades. As visitas posteriores ao local ficam, obviamente, dependentes de mudanças de matérias-primas e de processos industriais, sugerindo-se uma visita mensal. A anamnese ocupacional relaciona-se com doenças potencialmente causadas por substâncias presentes no ambiente. Esses agentes agressores podem ter ação direta ou indireta nas estruturas do organismo.

Sabe-se que milhares de trabalhadores são expostos diariamente a esses agentes. As doenças causadas por essa exposição podem atingir inúmeros sistemas orgânicos, e há a particularidade de muitas vezes mimetizarem outras doenças e serem atribuídas a outras causas, gerando confusões. O longo período ocorrido entre a exposição e o surgimento da doença também contribui para essa dificuldade diagnóstica, levando a minimizar as exposições ocupacionais.

A anamnese ocupacional cuidadosa é a forma mais efetiva de diagnosticar as doenças, e por isso é importante questionar a relação entre todas as ocupações e duração de cada uma delas. Não se trata apenas de uma lista dos trabalhos, deve-se incluir a duração e as atividades detalhadas, o uso de equipamentos de proteção individual, além das práticas de higiene e segurança do trabalho. É importante incluir a denominação da ocupação em cada um dos trabalhos.

Não obstante, dentre os agentes nocivos presentes no ambiente laboral é imprescindível incluir na entrevista as atividades extralaborais que podem contribuir ou dar causa ao adoecimento do trabalhador.

O fato de viver em áreas adjacentes a grandes indústrias que podem eliminar substâncias perigosas também deve ser questionado.

A seguir, algumas perguntas que podem nortear a anamnese ocupacional:

- Qual trabalho você realizava antes do atual?
- Você já esteve exposto a alguma substância perigosa?
- Usou equipamentos de proteção?
- Descreva o seu trabalho.
- Há quanto tempo realiza esse trabalho?
- Você mora ou morou perto de fábricas que podem emitir substâncias perigosas?

Passa-se, então, ao histórico ocupacional atual, de preferência utilizando dados obtidos do PPRA e PCMSO, onde são identificados o setor, cargo, função e tempo de atuação.

- Ocupação atual: não é necessariamente aquele relatado pelo trabalhador, e, sim, o nome escolhido pelo responsável pelo atendimento, baseando-se em informações colhidas na história ocupacional e ajustadas. A Classificação Brasileira de Ocupações (CBO) pode auxiliar nos casos em que houver dúvidas

- É importante informar as trocas de função que eventualmente ocorreram, para identificar exposição a outros riscos e deixar corretamente registrado. Por outro lado, o turno em que trabalha e eventuais trocas do mesmo devem ser reportadas
- A descrição das atividades desenvolvidas pelo trabalhador, indicando o que faz, como faz, quais produtos ou ferramentas utiliza, quantidade produzida, condições de trabalho, informações sobre a percepção do trabalhador em relação ao seu trabalho e informações em relação à existência de doenças ou distúrbios em seus colegas de setor devem estar minuciosamente detalhadas
- Os riscos a que está submetido o trabalhador devem ser indicados, de preferência com o referenciado e checado com o trabalhador, além de possíveis mudanças que tenham ocorrido. Dessa forma, riscos químicos, físicos, biológicos e fatores ergonômicos devem estar identificados na anamnese
- O uso e a forma de uso de equipamentos de proteção individual e coletivos, seu fornecimento, as instruções de uso e as trocas dentro das indicações dos fornecedores devem estar indicadas adequadamente
- Eventuais acidentes de trabalho, afastamentos previdenciários e atestados devem ser discutidos nessa parte da anamnese, bem como a sua evolução
- Inicia-se, então, a anamnese clínica. No caso de apresentar queixas, deve-se partir para a enfermidade atual, com histórico do evento. No caso em que não há queixas, é importante descrever no prontuário a inexistência das mesmas.

Recomenda-se que seja estabelecido um esquema que identifique, se houver, empregos anteriores, indicando o nome da empresa, o setor em que trabalhou, cargo ou função exercido, o período do pacto laboral, os riscos identificados pelo trabalhador e o uso de equipamentos de proteção individual ou coletivos que usava, bem como se foram adequadamente utilizados. Outros dados que forem pertinentes podem ser anexados nessa parte.[11]

PRINCIPAIS DOENÇAS PROFISSIONAIS E DO TRABALHO

Para fins didáticos, as seguintes patologias relacionadas com o trabalho são abordadas brevemente: tumores malignos, doenças infecciosas e parasitárias, doenças do ouvido, doenças respiratórias, dermatoses ocupacionais, doenças osteomusculares relacionadas com o trabalho, intoxicações e psicopatologia e saúde mental. Lembrando que existem outras patologias de diferentes órgãos que não são aprofundadas por fugir ao escopo do trabalho.

Tumores malignos relacionados com o trabalho

A exposição a agentes carcinogênicos presentes no ambiente de trabalho, mesmo após a cessação da exposição, representa de 2 a 4% dos casos de câncer. Os fatores de risco de câncer podem ser externos (ambientais) ou endógenos (hereditários), e ambos estão inter-relacionados e interagindo de várias formas para dar início às alterações celulares presentes na etiologia do câncer.[12]

Os tumores associados ao trabalho frequentemente são observados nos órgãos em contato direto (portas de entrada e/ou eliminação) com diversos agentes carcinogênicos, que, por sua vez, são veiculados sobretudo através do ar e da dieta. São eles: pele, pulmão e sistema respiratório, cavidades nasais, bexiga, rim e tubo digestivo.

A seguir, estão os principais agentes relacionados com o câncer ocupacional. Essa lista não pretende esgotar o assunto, pois existem outros agentes carcinogênicos ocupacionais.

Benzeno

Trata-se de uma das substâncias mais produzidas, sendo matéria-prima para muitos materiais, com presença de até 1% na gasolina. Por ser uma substância altamente tóxica e cancerígena, exige maior controle e precaução, admitindo-se que, para substâncias carcinogênicas e genotóxicas, não há limite seguro de exposição. A International Agency for Research on Cancer (IARC) classificou o benzeno no grupo 1, o que significa que é considerado uma substância cancerígena ao homem.[8] A exposição ao benzeno danifica principalmente a medula óssea, e pode levar a diversos tipos de alterações hematológicas, como a hipoplasia, displasia e aplasia.

Asbesto

Também denominado amianto, é uma fibra de origem mineral, composta de silicatos hidratados de magnésio, ferro, cálcio e sódio, e referem-se a dois grupos de fibras classificadas em serpentinas (fibras curvas, representada pela crisotila, que tem a maior produção mundial) e anfibólios (fibras retas). É utilizada em isolamento térmico e acústico devido a sua incombustibilidade, resistência mecânica e durabilidade.

As principais exposições ocupacionais são mineração, moagem e ensacamento de asbesto, fabricação de produtos de cimento-amianto, fabricação de materiais de fricção e vedação, instalação e manutenção de vedações térmicas industriais, fabricação de têxteis com asbesto, instalação de produtos de cimento-amianto.

As fibras de asbesto são mutagênicas e genotóxicas. Os danos são causados pela formação de espécies reativas de oxigênio, derivadas na interação das fibras com as células de defesa, causando oxidação e quebras no DNA, e pela diminuição da ação de mecanismos antioxidantes. O asbesto, isoladamente, é o principal agente responsável por 4 a 10% de todos os casos de câncer de pulmão em países desenvolvidos.

Poeira de sílica

A IARC classifica a sílica cristalina como grupo 1, ou seja, reconhecidamente cancerígena para seres humanos. A sílica é o mineral mais abundante na crosta terrestre, encontrado em rochas e areias. Sua composição química, conferida pelo dióxido de silício (SiO_2), é inerte e resistente a altas temperaturas. A sílica é amplamente utilizada como produto final, subproduto ou matéria-prima em vários processos industriais, como indústria cerâmica, escavação de poços, agricultura, construção naval, entre outros. A exposição humana ocorre por meio da inalação de poeira contendo sílica livre cristalizada. O local de deposição das partículas no sistema respiratório depende diretamente do seu tamanho. As partículas menores que 100 μm são inaláveis e ficam restritas à porção superior da via respiratória, mais especificamente nas cavidades nasal e oral. A sílica possui poder genotóxico que pode afetar diretamente o DNA das células. Há evidências de que a inflamação constante, persistente e derivados oxidantes de células podem resultar em efeitos genotóxicos no parênquima pulmonar. Os principais tipos histológicos de câncer de pulmão, decorrente da exposição à sílica cristalina, são o carcinoma de células escamosas, adenocarcinoma e carcinoma de pequenas células.

Radiação

As radiações podem ser emitidas por elementos químicos com núcleos atômicos instáveis (fontes naturais) ou por equipamentos construídos pelo homem (fontes não naturais). A radiação ionizante inclui os raios X, os raios gama, raios cósmicos, partículas alfa e beta e nêutrons. Cada tipo de radiação difere em função do grau de energia e da profundidade de penetração nas células do corpo. O dano provocado pela radiação ionizante pode ser direto no DNA da célula ou indireto, por meio de danos causados pela produção de radicais livres.

Doenças infecciosas e parasitárias relacionadas com o trabalho

A legislação brasileira apresenta uma lista de doenças infecciosas e parasitárias relacionadas com o trabalho, dentre elas a tuberculose, a brucelose, a leptospirose, o tétano, hepatites virais, doença pelo HIV e malária.

Ruído ocupacional

A perda auditiva por ruído ocupacional (PAIRO) é uma situação perfeitamente prevenível com a utilização, em situações onde o ruído está acima dos limites de tolerância, de equipamento de proteção individual (EPI) e diminuição do ruído nas fábricas. Há uma questão importante nessa patologia que é a suscetibilidade individual, que deve sempre ser levada em conta, pois existem indivíduos que apresentam o chamado "ouvido de cristal" que podem perder audição mais facilmente que outros, bem como existe a situação inversa, em que apesar da exposição significativa, certos trabalhadores aparentemente apresentam audição normal.

Os ruídos intensos levam à degeneração das células ciliadas do órgão de Corti e podem levar à degeneração das células de sustentação, sendo a área mais afetada a correspondente às frequências de 4.000 Hz. As consequências são a perda auditiva, a hiperacusia e o recrutamento. Essas alterações causam dificuldade de reconhecer sons da fala em ambientes ruidosos.

A interação do ruído ocupacional com outros agentes presentes no local de trabalho pode apresentar um efeito sinérgico no desenvolvimento da perda auditiva. Dessa forma, deve-se atentar ao uso de solventes orgânicos (xileno, tolueno), fumos metálicos (chumbo, mercúrio e manganês) e o uso de certos antibióticos.

A realização da audiometria tonal, de acordo com a normatização legal, ajuda no acompanhamento desses trabalhadores expostos a altos níveis de pressão sonora.

Doenças respiratórias relacionadas com o trabalho

Os contaminantes aéreos presentes no ambiente de trabalho podem ser particulados (ocasionando febres, doenças pulmonares e efeitos sistêmicos) ou aerossóis (causam doenças fibrogênicas ou não fibrogênicas).

A tríade diagnóstica das pneumoconioses é caracterizada pela história de exposição ao agente, tempo de latência apropriado e imagem radiológica compatível. A asbestose tem um período de latência mais longo que a silicose, e a asbestose ocorre ao redor de 30 anos e a silicose aos 20 anos.

Outra patologia importante é a asma ocupacional. Estima-se que aproximadamente 10% das asmas relacionam-se com o trabalho. A asma ocupacional é caracterizada pela limitação variável ao fluxo de ar e/ou hiper-reatividade das vias respiratórias devido a causas e condições presentes, especificamente, no ambiente de trabalho e não a estímulos externos. Basicamente, é classificada em asma ocupacional e asma agravada pelo trabalho.

A asma ocupacional é resultado direto da exposição no ambiente de trabalho; geralmente, o paciente não apresenta história pessoal prévia de asma, e o início do quadro clínico dá-se na idade adulta. Mais prevalente, pode ou não ter período de latência.

Já a asma agravada pelo trabalho ocorre quando o indivíduo tem história de asma preexistente que piora em decorrência da exposição a substâncias presentes no trabalho.

Os agentes etiológicos podem ser de alto peso molecular, que têm maior prevalência e pode ser de origem animal, vegetal e bacteriana. Já entre os agentes de baixo peso molecular estão antibióticos, pó de madeira e polímeros.

Dermatoses ocupacionais

Por dermatose ocupacional entende-se toda alteração da pele, mucosas e anexos direta ou indiretamente causada, condicionada, mantida ou agravada por tudo aquilo que for utilizado na atividade profissional ou exista no local de trabalho.

Um ponto importante no manejo dessas dermatoses é a anamnese, o exame físico e a correta descrição das alterações encontradas, que podem ser posteriormente alvo de litígios trabalhistas.

As causas das dermatoses ocupacionais são classificadas como causas indiretas (idade, etnia, gênero, antecedentes mórbidos e doenças concomitantes, fatores ambientais, como o clima, hábitos e facilidades de higiene) e causas diretas (agentes biológicos, físicos, químicos ou mecânicos presentes no trabalho, que atuariam diretamente sobre o tegumento).

As dermatites ocupacionais podem ser classificadas em dermatite de contato irritativa (DCI) e dermatite de contato alérgica (DCA), não sendo exclusivas e pode ocorrer simultaneamente.

O processo inflamatório da DCI inicia-se quando o agente (álcalis, ácidos e solventes), em contato com a pele, provoca a lesão da camada córnea, com aumento da permeabilidade e entrada de produtos que lesam os queratinócitos, produzindo citocinas inflamatórias que estimulam outras células.

Já na DCA, a reação inflamatória é do tipo imunológico IV em três fases: indução ou sensibilização, elicitação ou desencadeamento e resolução.

Doenças osteomusculares relacionadas com o trabalho

A ergonomia é uma ciência multidisciplinar que busca o ajuste entre o ser humano e o ambiente de trabalho. Essa prática estuda soluções de situações de demandas nos postos de trabalho que possam impactar na saúde dos trabalhadores, com surgimento de dores de coluna e em membros superiores, entre outros. A utilização desses preceitos concorre com a diminuição de sintomas relacionados com doença osteomuscular relacionada com trabalho (DORT), cervicalgias e lombalgias.

A análise da carga de trabalho das tarefas e a implantação de mecanismos de regulação e de recuperação de fadigas, após estudos de postos de trabalho, a avaliação biomecânica de posturas objetivando eliminar o maior número possível de postos de trabalho com sobrecarga é o objetivo de metodologias de Análise Ergonômica Preliminar e Análise Ergonômica do Trabalho.

As exigências físicas em trabalhos em temperaturas extremas, a avaliação de trabalho em computadores, ações de carga e descarga, avaliação de ferramental, questões antropométricas entre outras devem ser desenvolvidas na empresa.

Dessa forma, ao examinar um trabalhador com queixas de dores de coluna ou membros superiores, é importante avaliar a sua tarefa, para compreender as exigências durante a jornada de trabalho e implementar melhorias.

Distúrbios mentais e trabalho

Atualmente, os quadros de transtornos mentais são a principal causa de absenteísmo. Sabe-se que o trabalho ocupa um lugar significativo dentro da estabilização psíquica do sujeito, e deve ser considerado um articulador entre saúde e equilíbrio psíquico e não apenas como causador de sofrimento e palco facilitador para o desenvolvimento de patologias.

Dentro da normatização da Lista Brasileira de Doenças do Trabalho existem algumas situações de exposição a agentes presentes nos locais de trabalho, como a demência por exposição ao manganês e sulfato de carbono e os transtornos de personalidade e depressão relacionados com exposição a tolueno, entre outros.

Os conceitos de condições de trabalho, mais especificamente a saúde do corpo do trabalhador, tem relação com as condições do ambiente em que se desenvolve o trabalho: tarefas repetitivas, má condição do ambiente físico, riscos de acidentes etc. Já a organização do trabalho atua mais diretamente no nível do funcionamento psíquico e, portanto, está mais relacionada com as condições subjetivas, como as relações de hierarquia e poder, o conteúdo da tarefa, as competências exigidas para o cargo e as questões de responsabilidade.

Os fatores psicossociais do trabalho são considerados da seguinte forma:

- Fatores individuais: gênero, idade, nível de escolaridade, personalidade, forma de enfrentar situações, autoestima, equilíbrio entre trabalho-vida pessoal, estilo de vida
- Fatores internos do trabalho: condições do ambiente de trabalho, distribuição das tarefas, relacionamento entre colegas, cultura da empresa, estilo da liderança e carga de trabalho
- Fatores externos ou sociais: situação econômica familiar, relacionamento familiar, educação e lazer, política e economia.

CONSIDERAÇÕES FINAIS

A Medicina do Trabalho é a especialidade médica que lida com as relações entre trabalhadores e seu trabalho, visando não somente a prevenção dos acidentes e das doenças do trabalho, mas a promoção da saúde e da qualidade de vida. Tem por objetivo assegurar ou facilitar aos indivíduos e ao coletivo de trabalhadores a melhoria contínua das condições de saúde, nas dimensões física e mental, e a interação saudável entre as pessoas e elas com seu ambiente social e o trabalho.

A especialidade baseia-se em dois pilares: a clínica e a saúde pública. Sua ação está orientada para a prevenção e à assistência do trabalhador vítima de acidente, doença ou de incapacidade relacionada com o trabalho, e também para a promoção da saúde, do bem-estar e da produtividade dos trabalhadores, suas famílias e comunidade.

O conhecimento dos riscos ocupacionais e seus efeitos no trabalhador, as formas de prevenção e a legislação aplicada são imprescindíveis para a atuação na área.

REFERÊNCIAS BIBLIOGRÁFICAS

1. Ramazzini. B. *As Doenças dos Trabalhadores*. 3ª ed. 2000. Ed, Fundacentro. Disponível em: https://pesquisa.bvsalud.org/portal/resource/pt/lil-733621.
2. História da Medicina do Trabalho. Associação Nacional de Medicina do Trabalho. Disponível em: https://www.anamt.org.br/portal/historia-da-medicina-do-trabalho/.
3. Organização Internacional do Trabalho. Convenção 161/85. Disponível em: https://www.ilo.org/brasilia/convencoes/WCMS_236240/lang--pt/index.htm.
4. Constituição da República Federativa do Brasil de 1988. Brasil. Disponível em: https://www.planalto.gov.br/ccivil_03/constituicao/constituicao.htm.
5. Consolidação das Leis do Trabalho. Decreto-Lei nº 5.452, de 1º de maio de 1943. Brasil. Disponível em: https://www.planalto.gov.br/ccivil_03/decreto-lei/del5452.htm.
6. *Vade Mecum Temático Saraiva*. Trabalhista e Previdenciário. Editora Saraiva, 2022.
7. Ministério da Saúde do Brasil, Organização Pan-Americana de Saúde/Brasil. Doenças Relacionadas ao Trabalho. Manual de Procedimentos para os Serviços de Saúde. 2001. Disponível em: https://bvsms.saude.gov.br/bvs/publicacoes/doencas_relacionadas_trabalho1.pdf.
8. Neves. MAB. *As Doenças Ocupacionais e as Doenças Relacionadas ao Trabalho*. 2ª ed. Ed. Venturoli. 2021.
9. Conselho Federal de Medicina. Resolução CFM 2323/2022. Dispõe sobre normas para médicos que atendem aos trabalhadores.
10. Conselho Federal de Medicina. Resolução CFM 2.153/2016. Critérios para funcionamento de estabelecimentos de saúde.
11. Rocha R, Fernandes FC. Exame Ocupacional. *In*: Associação Nacional de Medicina do Trabalho. PROMEDTRAB Programa de Atualização em Medicina do Trabalho. Ciclo 3. Porto Alegre. Artmed Panamericana. 2022.
12. Ministério da Saúde/Instituto Nacional de Câncer José Alencar Gomes da Silva. Ambiente de trabalho e câncer. Aspectos epidemiológicos, toxicológicos e regulatórios. Rio de Janeiro: INCA, 2021.

PARTE

51

Medicina do Tráfego

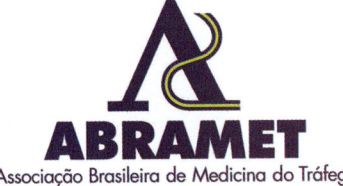

ABRAMET
Associação Brasileira de Medicina do Tráfego

249

Princípios da Medicina do Tráfego

Antonio Edson Souza Meira Júnior • Flavio Adura • João Roberto Adura • Adriano José Fontes Isabella • Aquilla dos Anjos Couto

INTRODUÇÃO

As estatísticas mundiais apontam que, a cada dia, 22 milhões de leitos hospitalares são ocupados por vítimas de sinistros automotivos. São, quase sempre, leitos de UTI, dotados de monitores e respiradores artificiais, a vítima em estado grave e acompanhada por clínicos, cirurgiões, anestesistas, fisioterapeutas, enfermeiros e nutricionistas. Nas salas de espera, o choro, a tristeza e o desespero de familiares.

Recentemente, o Conselho Federal de Medicina (CFM) divulgou que, no Brasil, a cada hora, em média, pelo menos 5 pessoas morrem e 20 pessoas dão entrada em um hospital da rede pública de saúde com ferimento grave, vítimas de acidente automotivo.

As lesões no trânsito são, hoje, a principal causa de morte de crianças e adultos jovens de 5 a 29 anos e a terceira na faixa de 30 a 44 anos.

Os sinistros de trânsito representam a segunda causa de morte não natural no Brasil, sendo que em 8 dos estados desponta como trágica liderança. Causam anualmente mais de 180 mil internações computadas só na rede já extremamente carente e demandada do Sistema Único de Saúde (SUS), e acarretam sequelas em mais de 45 mil vítimas.

De acordo com a Organização Mundial da Saúde (OMS), os principais fatores de risco comportamentais para ocorrência dos sinistros automobilísticos são velocidade, alcoolemia, baixa visibilidade, o não uso do capacete pelo motociclista, do cinto de segurança e dos dispositivos de retenção para o transporte de crianças, condições médicas, utilização de medicamentos e substâncias psicoativas, fadiga e falta de atenção ao conduzir pelo uso da telefonia celular e dispositivos de mensagens.

A Medicina do Tráfego, reconhecida como especialidade médica pela Associação Médica Brasileira (AMB), Conselho Federal de Medicina (CFM) e Comissão Nacional de Residência Médica, se propõe a estudar as causas do sinistro de tráfego na tentativa de preveni-lo ou mitigar suas consequências.

Os médicos generalistas podem contribuir com a redução da morbimortalidade do trânsito brasileiro aplicando as diretrizes produzidas pela Associação Brasileira de Medicina do Tráfego (ABRAMET) para a preservação de vidas no asfalto.

MOTOCICLISTAS

A motocicleta confere pouca proteção aos ocupantes, uma vez que o motociclista não tem a estrutura do veículo para protegê-lo, absorvendo toda a energia do impacto e sendo, com frequência, projetado a distância. A vulnerabilidade dos motociclistas tem um nível de letalidade em sinistros que chega a ser 17 vezes maior que a dos ocupantes de automóvel.

Chama a atenção a proporção elevada de ocupantes de motocicletas sinistrados que são hospitalizados, representando cerca de 57,5% do total de internados por sinistros de trânsito. Os médicos generalistas devem alertar seus pacientes que pilotam ou são transportados em motocicletas sobre os riscos desse modal de transporte, e recomendar que utilizem os equipamentos de proteção individual (EPI): capacete, viseira, luvas, macacão de couro acolchoado com reforço no joelho, colete protetor para o tórax, bota de segurança meio cano acolchoada e faixas refletivas para minimizar os danos corporais.

SONO E FADIGA

O sono é uma das principais causas de sinistros automotivos, e cochilar ao volante é uma das situações mais perigosas, estimando-se que cerca de até 30% dos sinistros noturnos são provocados por motoristas que dormem na direção. As consultas realizadas pelos médicos generalistas são um momento oportuno para rastreio de possíveis distúrbios do sono de pacientes que são motoristas e que transportam cargas e/ou passageiros.

CONSUMO DE ÁLCOOL

Para dirigir um veículo motorizado, é fundamental estar com plena capacidade física e mental, e um pouco de álcool tira o indivíduo desse estado. O estabelecimento de um limite de alcoolemia, mesmo que baseado em evidências, não é suficiente para coibir todos os sinistros relacionados com o álcool, considerando-se que pessoas podem estar alteradas com concentrações abaixo do limite legal e que sofrem sinistros fatais.

Condutores com alcoolemia igual ou superior a 0,2 g/ℓ ficam com as habilidades necessárias para a condução prejudicadas, como funções de atenção dividida, visuais e acompanhamento de movimento. O risco relativo de se envolver em um sinistro automobilístico fatal é de 4 a 10 vezes maior para motoristas com alcoolemia entre 0,5 e 0,7 g/ℓ.

Refletindo sobre as informações existentes e sabendo-se que há uma grande variabilidade dos efeitos devido à suscetibilidade individual dos condutores (gênero, peso, etnia, hábito ou não de consumir bebidas, entre muitos outros) permite afirmar que não existe concentração segura, sendo, portanto, a alcoolemia zero o único padrão proposto de dirigibilidade sem riscos.

O álcool afeta negativamente a segurança do trânsito em três aspectos: sobrevivência, *performance* e comportamento.

Sobrevivência dos envolvidos em sinistros automotivos

Quanto mais a pessoa tiver ingerido álcool, maior o risco de morrer (um mesmo impacto causa mais ferimentos em uma pessoa que ingeriu bebida alcoólica). A intoxicação alcoólica altera a bioinjúria dos sinistros automotivos, provocando maior gravidade dos ferimentos (*injury severity score* [ISS]).

Performance

Reduz a atenção e a capacidade de avaliação crítica, prejudica a percepção da velocidade, dos obstáculos e do cálculo da distância segura para realizar uma ultrapassagem. O embriagado passa a não se interessar pelo que acontece lateralmente (visão tubular), perde a capacidade de dividir a atenção e suas ações na condução são retardadas (aumento do tempo de reação). O consumo de bebidas alcoólicas prejudica as habilidades psicomotoras, a coordenação, os reflexos e a habilidade de controlar o veículo (manter a trajetória, realizar curvas etc.).

Comportamento do condutor

Inibe barreiras morais e causa perda da autocrítica, e está fortemente associado à impulsividade e comportamentos de risco. O motorista alcoolizado passa a negligenciar riscos e a dirigir de forma agressiva e impetuosa e, posteriormente, a conduzir com sono, fadiga, depressão, desatenção e, muitas vezes, com tendência autodestrutiva.

MEDICAMENTOS

Os medicamentos de maior risco para a direção veicular são os benzodiazepínicos, anti-histamínicos, antidepressivos tricíclicos, antipsicóticos, barbitúricos e anfetaminas. O médico generalista deve estar ciente da importância de advertir os pacientes sobre os efeitos colaterais dos medicamentos prejudiciais à capacidade de dirigir veículos (sonolência, tonturas, turvação da visão, aumento do tempo de reação, lipotimias, efeitos extrapiramidais, entre outros).

Ao esboçar o plano de tratamento, é importante que disponha de algum tempo para informar sobre os possíveis efeitos colaterais que causam prejuízo ao desempenho na condução de veículos e as medidas que podem ser adotadas para reduzi-los.

GRAVIDEZ

Revisão sistemática e metanálise[1] evidenciou que sinistros com veículos motorizados na gravidez relacionam-se com maior risco de complicações, em ordem de prevalência: trabalho de parto prematuro, cesariana, ruptura prematura de membranas, descolamento prematuro de placenta, além de hemorragia no parto e morte materna. As colisões de veículos motorizados são a causa mais comum de trauma não obstétrico associado a mortes fetais, e o risco de resultados adversos se mostra maior no segundo trimestre da gravidez, quando a mulher é a condutora.

A mulher grávida deve ser desestimulada a dirigir e, no entanto, se necessitar, deve usar sempre o cinto de segurança do tipo três pontos, mantendo o banco o mais afastado possível da direção do veículo. A parte pélvica do cinto de três pontos deve ser colocada abaixo e ao longo dos quadris e na parte superior das coxas. Eles devem ficar confortavelmente posicionados por cima da pélvis, um dos ossos mais resistentes do corpo, e a faixa diagonal deve cruzar o meio do ombro, passando entre as mamas e lateralmente ao abdome, nunca sobre o útero.

O *airbag* não deve ser desconectado para mulheres grávidas. Estudo americano do tipo coorte retrospectivo, envolvendo mais de 3.000 grávidas, concluiu que o acionamento do dispositivo de segurança não eleva o risco da maioria dos potenciais resultados adversos durante a gravidez.[2]

A mulher grávida, quando motorista ou passageira de um veículo automotor dotado de *airbag*, deve utilizar adequadamente o cinto de segurança e, ao dirigir, afastar o banco o máximo possível para trás, até o limite que permita o perfeito contato com o volante e com os pedais quando na direção do veículo.

Recomenda-se evitar dirigir por trajetos longos, sempre que possível acompanhada e programar paradas frequentes. A partir da 36ª semana, devido à proximidade do abdome com o volante, preconiza-se que a gestante não dirija, mesmo com o recuo máximo adequado e a inclinação correta do banco.

DIABETES

Na evolução crônica do diabetes, representam fatores de risco para a direção veicular a retinopatia, neuropatia, doença arterial coronariana e cerebrovascular, passíveis de se manifestar no ato de dirigir, e insuficiência arterial periférica, que pode evoluir até a amputação de membros. Mas o maior risco para a segurança de tráfego advém da possibilidade da ocorrência de hipoglicemia em diabéticos que usam insulina.

A possibilidade da ocorrência de hipoglicemia em motoristas com diabetes tipo 1 por ocasião da condução de veículos já foi significativamente documentada em numerosos estudos. Motoristas com história prévia de hipoglicemia grave nos últimos 12 meses se envolvem em sinistros automotivos mais frequentemente que os que não apresentaram esses eventos.

Motoristas com diabetes tipo 1 devem ser orientados a:

- Fazer testes de glicemia capilar 1 hora antes de dirigir e aproximadamente 4 horas após direção contínua, não iniciando ou interrompendo a direção quando a glicemia estiver abaixo de 70 mg/dℓ
- Conservar permanentemente porções de açúcar em local de fácil acesso no veículo
- Evitar dirigir por ocasião da introdução ou modificação das doses dos medicamentos hipoglicemiantes.

IDOSOS

Não há na legislação brasileira (Código de Trânsito Brasileiro [CTB]) limite de idade para que as pessoas parem de dirigir. Evidências confirmam que determinadas condições médicas predispõem, substancialmente, a sinistros automotivos, principalmente em idosos, mas muitos mantêm a habilidade de dirigir de maneira competente e segura. Basear-se unicamente na idade cronológica para tomar a decisão de impedir que um idoso dirija não encontra sustentação no conhecimento atual e não constitui prática desejável.

O envelhecimento pode trazer limitações físicas e mentais aos motoristas e quando o problema é exclusivo da esfera física (deficiências de movimento, visuais ou auditivas), é mais provável que o idoso se conscientize de que não pode mais dirigir como antes e tome, por conta própria, a decisão de parar. Mas essa conscientização é, por razões óbvias, mais difícil quando os problemas envolvem a cognição, como acontece no mal de Alzheimer e outras demências. Nesses casos, o idoso não tem consciência da dimensão da perda de habilidades essenciais à condução de veículos.

Perdas visuais e auditivas, movimentos mais lentos e menos seguros, diminuição da atenção, lentificação das respostas, menor capacidade de aprendizado, dificuldade de integração das informações recebidas explicam as dificuldades que uma pessoa idosa apresenta ao dirigir.

A responsabilidade da percepção dessas modificações relacionadas com a idade não deve ser atribuída somente ao idoso e seus familiares. O médico generalista, atento para essas alterações, pode contribuir para o afastamento, quando devido, do idoso da direção veicular.

USO DE CELULAR

O uso do telefone celular e dispositivos de mensagens durante a condução de veículos automotores se destaca como principal causa de falhas de atenção ao conduzir (FAC), constituindo-se em uma das mais prevalentes etiologias dos sinistros automotivos.

As FACs pelo uso do telefone celular aumentam o risco de sinistros de forma exponencial, e podem resultar em ferimentos leves, graves, incapacitantes e muitas vezes fatais.

O ato de digitar uma mensagem de texto faz com que o veículo seja conduzido por diversos metros sem o olhar atento do condutor, que chega a ficar, em média, 4,5 segundos sem prestar atenção na via e, dependendo da velocidade, pode percorrer até 100 metros absolutamente desatento, tempo e distâncias suficientes para atropelar pedestres, ciclistas e colidir com outros veículos.

Enviar mensagens pelo WhatsApp conduzindo um veículo à 80 km/h equivale a estar dirigindo com os olhos vendados por um percurso das dimensões de um campo de futebol oficial.[3]

Estudo publicado na revista *New England Journal of Medicine* concluiu que as FACs pelo uso do telefone celular quadriplicam o risco de ocorrer uma colisão durante chamadas breves, taxa equivalente ao prejuízo causado pelo consumo de bebidas alcoólicas dentro do limite legalmente estabelecido. A essa conclusão também chegaram os pesquisadores em relatório publicado pela National Highway Traffic Safety Administration (NHTSA).

A situação se agrava com a disseminação dos aplicativos de troca de mensagens quando os riscos de se envolver em sinistros de trânsito sobem vertiginosamente para 400% quando se checa mensagens de texto e para 23 vezes quando elas são digitadas.

Sistemas integrados de comunicação como viva-voz, *bluetooth*, microfones e alto-falantes possibilitam que os motoristas mantenham as duas mãos no volante e minimizem a distração, mas não são substancialmente mais seguros, uma vez que o uso do celular na direção traz considerável risco ao desempenho seguro do condutor, independentemente do modo da sua utilização.

CINTO DE SEGURANÇA

Quando utilizado de forma adequada, reduz ferimentos dos quadris, coluna vertebral, cabeça, tórax, abdome, além de diminuir o risco de perfuração do globo ocular. Ocupantes de veículos automotores que não utilizam cinto de segurança apresentam cerca de 8 vezes mais risco de sinistro automotivo fatal e 5 vezes de ferimentos graves, quando comparados com ocupantes que utilizam o cinto de segurança.

A proteção conferida pelo cinto de segurança é diferente em função da posição ocupada no veículo. Os ocupantes dos bancos dianteiros estão mais expostos a lesões por contato dos membros inferiores e da parte superior do corpo com o painel de instrumentos e o volante, e têm cerca de 60% mais risco de morte ou ferimentos graves do que os do banco traseiro, tornando, assim, os cintos de segurança mais eficazes para os ocupantes do banco dianteiro.[4-6]

Estudos de meta-análise concluíram que os cintos de segurança reduzem o risco de morte e ferimentos graves em 60% para ocupantes do banco da frente e em 44% para ocupantes do banco traseiro, sendo que cerca de 50% da eficácia dos cintos de segurança se deve à prevenção da ejeção de ocupantes dos veículos automotores.[7,8]

O cinto do tipo 3 pontos confere maior proteção, assim denominado por estar afixado em três pontos da estrutura do veículo (colunas laterais e assoalho). A faixa transversal (diagonal) toca o ombro do ocupante na linha hemiclavicular, poupando o pescoço, e desce em uma diagonal até a crista ilíaca (quadril) contralateral, onde se situa o fecho do equipamento (Figura 249.1).

Dessa forma, o corpo fica contido no assento, fixo e retido pelas faixas que se apoiam no ombro, tórax e quadril, de tal forma que, no caso de acidente, as forças serão distribuídas por diversos pontos do corpo, atenuando o impacto, e o passageiro não é projetado contra as estruturas internas do veículo e nem ejetado do habitáculo, evitando os riscos decorrentes de hiperflexão da coluna vertebral ou grandes pressões sobre os órgãos intra-abdominais.

O posicionamento da faixa subabdominal (inferior) do cinto, na parte mais inferior do abdome, em seu limite com a parte superior das coxas, mais próxima da pelve óssea, diminui o deslocamento do quadril para frente no caso de uma colisão, reduzindo a probabilidade do deslizamento do cinto de segurança em direção ao abdome (Figura 249.1).

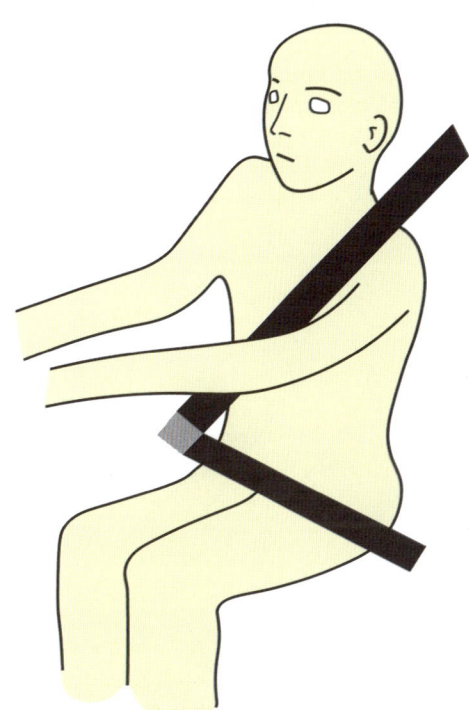

Figura 249.1 Cinto do tipo 3 pontos. Fonte: ABRAMET.

O cinto do tipo 2 pontos (subabdominal e pélvico), fixado em dois pontos da estrutura veicular (Figura 249.2), retém somente o quadril, não evitando que o ocupante flexione o tórax sobre o abdome durante uma colisão, o que poderia acarretar lesões internas pelo aumento excessivo da pressão intra-abdominal e, no rebote, lesões na coluna vertebral (Figura 249.3).

Contudo, não evita que a cabeça e/ou o tórax se choquem contra as estruturas do veículo, como a direção, o painel ou os vidros. Apesar desses inconvenientes, é preferível usá-los a não estar contido por nenhum tipo de cinto de segurança, pois a mortalidade é aumentada no caso de ejeção do ocupante do veículo. Esse tipo de cinto é comum no assento central dos bancos traseiros dos automóveis e nos dianteiros dos veículos do tipo picape.

O cinto de 3 pontos provê uma melhor proteção em colisões do que o cinto de 2 pontos; entretanto, é importante frisar que o uso do cinto abdominal proporciona substancial redução de lesões ao compará-lo com os efeitos do não uso. Quando se muda de cinto abdominal para o cinto de 3 pontos, na posição central do assento traseiro, o efeito redutor de lesão é estimado em 25%.

Os cintos de 4 pontos em X ou em V prendem os dois ombros e o tórax e é fixado em quatro pontos estruturais do veículo. Mais frequentemente, equipam veículos esportivos topo de linha. Nos assentos para crianças, também é usado o cinto do tipo 4 pontos, que já vem integrado à cadeirinha.

Há uma falsa impressão de que o banco traseiro é relativamente seguro e que o uso de cinto de segurança não é necessário. Aos corpos dos ocupantes do banco traseiro aplicam-se as mesmas forças que sofrem os corpos de ocupantes do banco dianteiro sem cinto. Em uma colisão frontal, o ocupante do banco traseiro continuará, a exemplo do que ocorre com os ocupantes dos bancos dianteiros, em movimento à mesma velocidade que o veículo vinha desenvolvendo antes da colisão.

O corpo de ocupantes do banco traseiro sem cinto de segurança movimenta-se para cima, contra o teto e para a frente, contra a parte posterior do encosto do banco dianteiro. Com o impacto da cabeça contra o teto, ao mesmo tempo que o restante do corpo se movimenta para a frente, ocorre uma hiperextensão do pescoço capaz de produzir graves lesões ortopédicas e neurológicas.

Estudo utilizando dados do Instituto de Trânsito, Pesquisa de Acidentes e Análise de Dados do Japão, publicado na revista *Lancet*, concluiu que, se os ocupantes do banco traseiro estivessem utilizando o cinto de segurança, quase 80% das mortes de ocupantes dos bancos dianteiros utilizando o cinto de segurança poderiam ter sido evitadas.[9]

Não usar o cinto de segurança no banco traseiro aumenta em 5 vezes o risco de morte do ocupante do banco da frente.

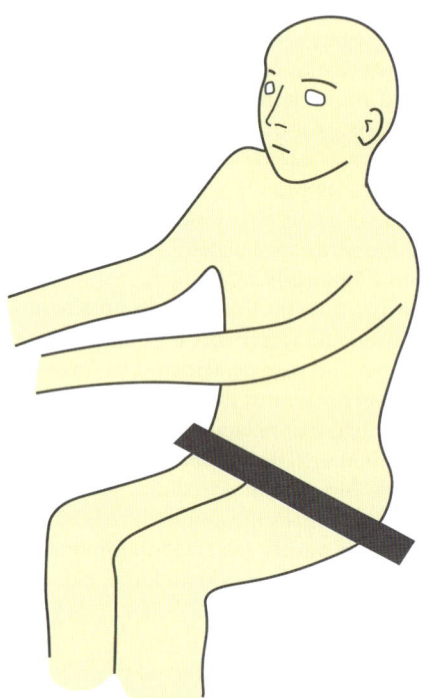

Figura 249.2 Cinto do tipo 2 pontos. Fonte: ABRAMET.

ASSENTO RECLINADO – "EFEITO SUBMARINO"

Os cintos de segurança de 3 pontos são projetados para se ajustarem adequadamente aos ocupantes na posição vertical e são menos eficazes quando usados em posições reclinadas. Muitas mortes podem ser evitadas se o assento estiver na posição vertical.

Reclinar o encosto do banco aumenta o risco de submersão ("efeito submarino") que ocorre em acidentes com o corpo do ocupante do veículo deslizando por baixo da faixa subabdominal, chocando-se contra a estrutura frontal inferior do veículo, ou contra o banco da frente, caso o ocupante esteja na parte traseira, com ocorrência de fraturas nos membros inferiores, quadril, coluna vertebral e contusões torácicas (Figura 249.4).[10]

ENCOSTO DE CABEÇA

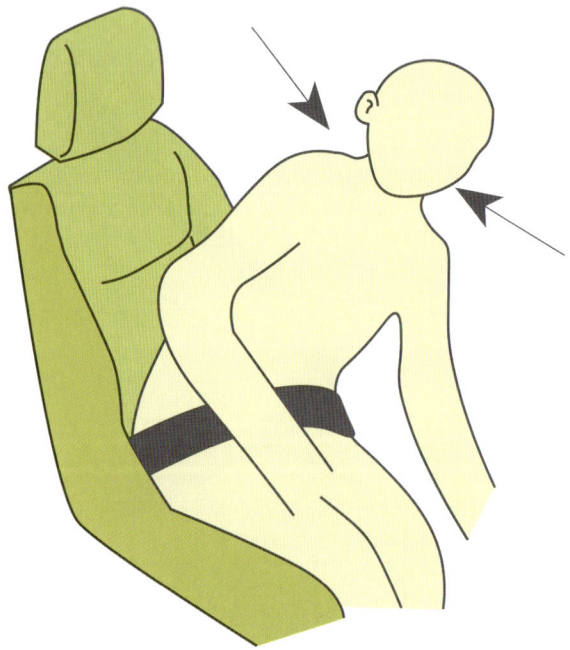

Figura 249.3 Ação do cinto do tipo 2 pontos durante uma colisão. Fonte: ABRAMET.

No caso de colisão traseira, a transmissão de força ocasiona movimento brusco da cabeça, para a frente e para trás, e

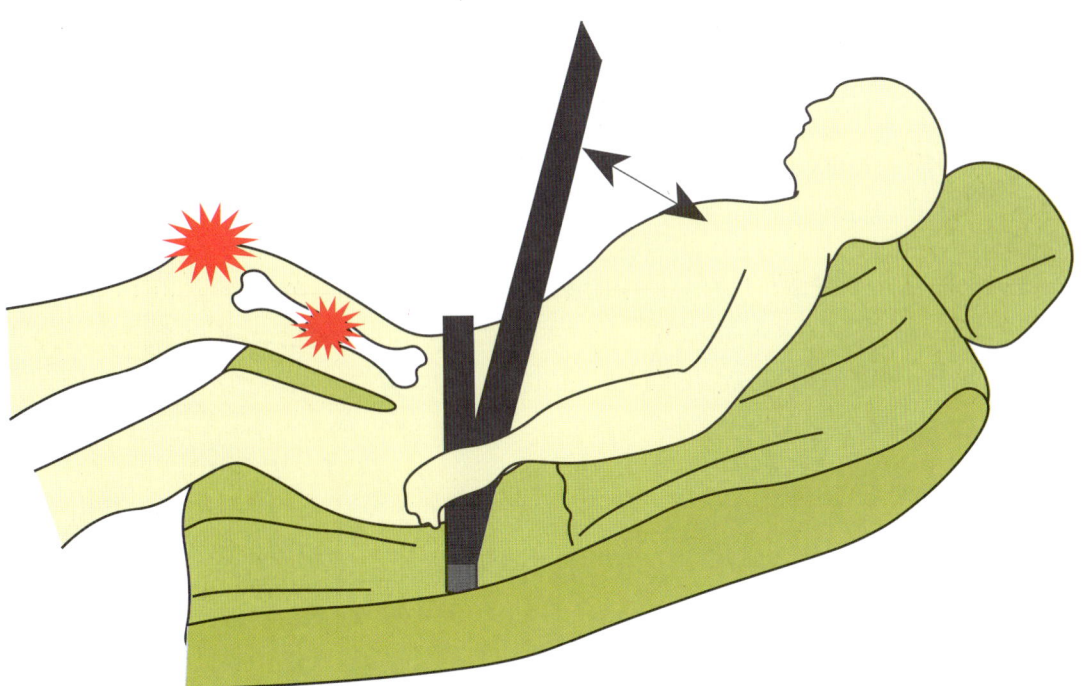

Figura 249.4 Efeito submarino. Fonte: Harborwiew Injury Pevention & Research Center.

consequente hiperflexão e hiperextensão do pescoço, podendo resultar em fraturas da coluna cervical e lesão medular nos casos em que o encosto de cabeça não esteja posicionado corretamente ou não exista, fenômeno denominado "efeito chicote".

É um equipamento simples, mas que exige ajuste para que a borda superior do encosto seja posicionada na altura dos olhos do ocupante do assento; quando o encosto está muito baixo em relação à altura dos olhos, a proteção não é a ideal.

DISPOSITIVOS DE RETENÇÃO PARA CRIANÇAS (DRC)

A segurança no transporte veicular de crianças não tem feito parte do aconselhamento médico rotineiro, e há a necessidade de maior e melhor disseminação das informações cientificamente comprovadas. Os médicos generalistas necessitam estar informados das normas de segurança mais atualizadas para recomendá-las aos pais ou acompanhantes das crianças que são transportadas em veículos automotores.

Crianças transportadas no banco traseiro do veículo têm risco menor de sofrerem ferimentos ou morte em comparação com as transportadas no banco dianteiro. Atenção especial deve ser dada ao transporte de crianças em veículos com *airbag* para o passageiro. A abertura da bolsa inflável desse dispositivo pode causar ferimentos graves em crianças sentadas no banco da frente do veículo.

A segurança é ainda maior quando a criança é transportada no centro do banco traseiro, e não há diferença significativa quanto ao risco entre o posicionamento da criança nos lados direito ou esquerdo desse banco. No caso de acidente automotivo, crianças transportadas no centro do banco traseiro têm até 24% menor risco de morte que as transportadas nas posições laterais. A maioria das crianças que, por ocasião de um acidente, foi ejetada do veículo não utilizava dispositivos de retenção ou usava-os inadequadamente.

A criança necessita de diferentes tipos de DRC durante seu crescimento, de acordo com a idade, peso e altura ou com a combinação desses fatores:

- Assento infantil (Figura 249.5), 0 a 1 ano: enquanto a criança não conseguir sentar-se e manter o equilíbrio da cabeça, deve ser usado assento tipo concha instalado com leve inclinação no sentido inverso ao da posição normal do banco do veículo, o que evita que a cabeça seja submetida a impactos em caso de freadas e colisões
- Cadeirinha de segurança (Figura 249.6), 1 a 4 anos: utilizada a partir do momento que a criança já possui pleno controle pescoço-cabeça e até os 4 anos (aproximadamente 18 kg). Nessa fase, a cadeirinha deve ser instalada na posição vertical, voltada para o painel do veículo
- Assento de elevação (Figura 249.7), 4 a 10 anos ou até 1,45 m: projetado para ajustar-se ao banco traseiro do automóvel, elevando a criança a uma altura que permita que o cinto de segurança fique corretamente posicionado. Seu uso é aconselhado até a criança atingir 1,45 m, 36 kg e completar 10 anos
- Cinto de segurança (Figura 249.8), a partir de 10 anos ou 1,45 m: o cinto de segurança está adequado quando a faixa transversal passar sobre o ombro e diagonalmente pelo tórax (deve atravessar a linha hemiclavicular e o centro do esterno), e a faixa subabdominal deve ficar apoiada nas saliências ósseas do quadril ou sobre a porção superior das coxas.

CONSIDERAÇÕES FINAIS

A Medicina do Tráfego, reconhecida como especialidade médica pela AMB, CFM e Comissão Nacional de Residência Médica, se propõe a estudar as causas do sinistro de tráfego na tentativa de preveni-lo ou mitigar suas consequências. O conhecimento dos princípios e abordagens da especialidade devem fazer parte da formação do médico generalista.

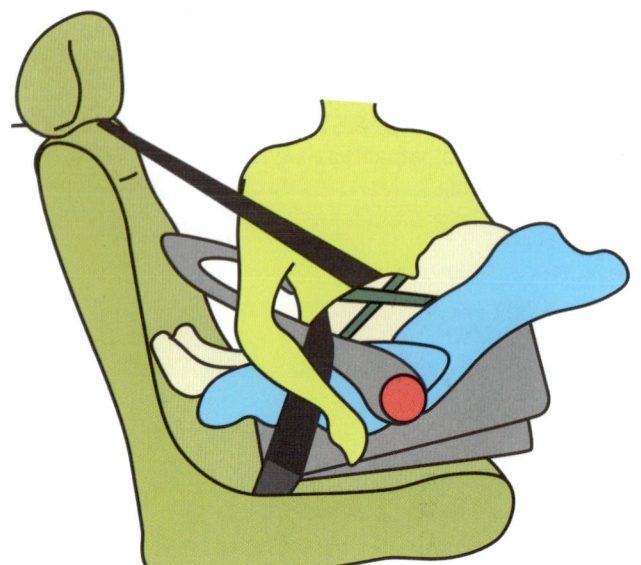

Figura 249.5 Assento infantil. Fonte: ABRAMET.

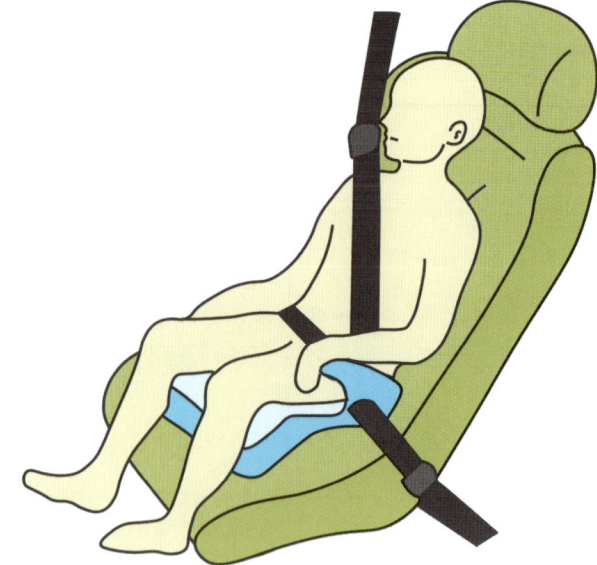

Figura 249.7 Assento de elevação. Fonte ABRAMET.

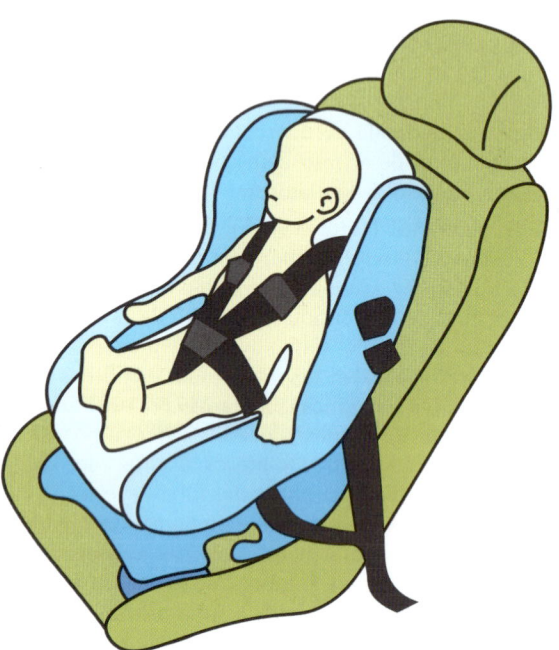

Figura 249.6 Cadeirinha de segurança. Fonte: ABRAMET.

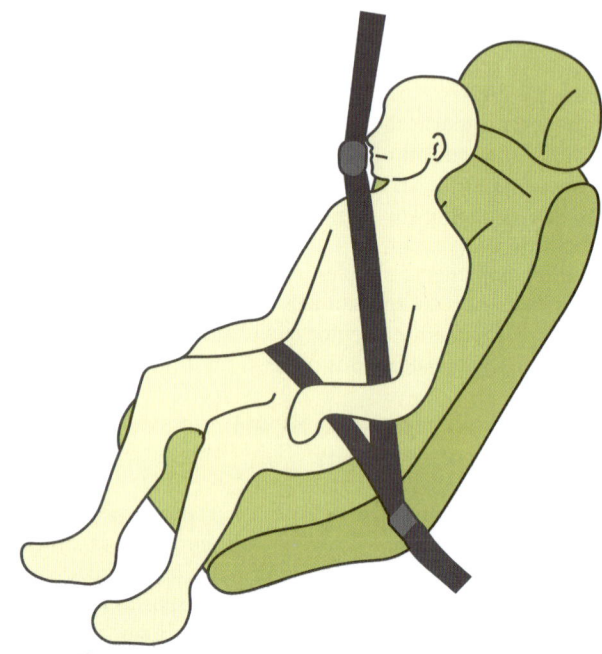

Figura 249.8 Cinto de segurança. Fonte ABRAMET.

REFERÊNCIAS BIBLIOGRÁFICAS

1. Amezcua-Prieto C, Ross J, Rogozińska E, et al. Maternal trauma due to motor vehicle crashes and pregnancy outcomes: a systematic review and meta-analysis. *BMJ Open.* 2020;10: e 035562.
2. Schiff MA, Mack CD, Kaufman RP, Holt VL, Grossman DC. The effect of air bags on pregnancy outcomes in Washington State: 2002-2005. *Obstet Gynecol.* 2010.115(1):85-92.
3. NHTSA. Distracted Driving 2016. NHTSA's National Center for Statistics and Analysis. 2018.
4. Hartka T, Glass G, Kao C, McMurry T. Development of injury risk models to guide CT evaluation in the emergency department after motor vehicle collisions. *Traffic Inj Prev.* 2018;19(sup2):S114-S120.
5. Li B, Sun C, Zhao C, Yao X, Zhang Y, Duan H, Hao J, Guo X, Fan B, Ning G, Feng S. Epidemiological profile of thoracolumbar fracture (TLF) over a period of 10 years in Tianjin, China. *J Spinal Cord Med.* 2019 Mar;42(2):178-183.
6. Fewster KM, Viggiani D, Gooyers CE, Parkinson RJ, Callaghan JP. Characterizing trunk muscle activations during simulated low-speed rear impact collisions. *Traffic Inj Prev.* 2019;20(3):314-319.
7. Park J, Ebert S M, Reed MP, & Hallman JJ. (2018). Comparison of three-point belt fit between humans and ATDs in rear seats. *Traffic Injury Prevention,* 19(sup1), S65– S69.
8. Elkbuli A, Dowd B, Spano PJ, Hai S, Boneva D, McKenney M. The association between seatbelt use and trauma outcomes: Does body mass index matter? *Am J Emerg Med.* 2019 Sep;37(9):1716-1719.
9. Masao Ichikawa, Shinji Nakahara, Susumu Wakai. Mortality of front-seat occupants attributable to unbelted rear-seat passengers in car crashes. *Lancet.* 2002; 359:43-44.
10. Cuesta RC, Casas IM, Armenteros FJ, Argote AX, Capitan JM. Seat Belt Syndrome and the Submarine Effect: A Case Report. *Chirurgia* (Bucur). 2017 Sept-Oct;112(5):624-626.

PARTE 52

Medicina Física e Reabilitação

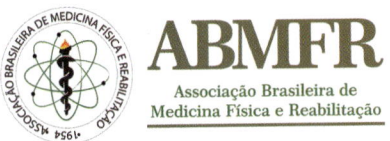

ABMFR
Associação Brasileira de
Medicina Física e Reabilitação

250
Princípios da Medicina Física e Reabilitação

Eduardo de Melo Carvalho Rocha • Marcelo de Jesus Justino Ares •
Marcelo Riberto • Celso Vilella Matos

INTRODUÇÃO

A Medicina Física e Reabilitação, também conhecida por Fisiatria, é a especialidade médica responsável pela avaliação, tratamento e prevenção das incapacidades. Essas alterações aparecem frequentemente associadas às lesões e doenças, e causam alterações funcionais variáveis a depender do indivíduo e suas relações biopsicossociais.

Neste capítulo, optou-se por debater duas alterações frequentes na especialidade: as complicações clínicas em pacientes com lesão medular, que podem e devem ser avaliados por médicos generalistas e de outras especialidades, e a espasticidade que, apesar de ser um sintoma clínico, é por si só incapacitante e frequente nas lesões do sistema nervoso central (SNC).

ESPASTICIDADE

A espasticidade é um sinal motor associado a lesão neurológica, caracterizado pelo aumento dos reflexos de estiramento muscular. É uma alteração paradoxal uma vez que há perda da motricidade voluntária associada ao aumento da contração muscular involuntária, e por isso atualmente é conhecida por paresia espástica.

Seu estudo é relevante porque é sinal de perda de mobilidade ativa e causa frequente de incapacidades funcionais nos pacientes acometidos. O conhecimento sobre sua presença é fundamental para a proposição de terapêuticas neurorreabilitativas adequadas. Tipicamente, a espasticidade caracteriza-se pelo aumento da resistência muscular desencadeado pela manipulação passiva de um segmento de um membro com velocidade angular elevada.[1] A ativação muscular resultante do estímulo motor pode ser intermitente ou sustentar-se de forma involuntária.

A espasticidade ocorre normalmente após lesões medulares e/ou encefálicas, como acidente vascular cerebral (AVC) (aproximadamente 25% dos pacientes), traumatismo cranioencefálico (TCE), lesões medulares (LM) (65 a 78% dos pacientes), esclerose múltipla (EM) (80% dos pacientes em alguma fase da doença) e paralisia cerebral (PC) (mais de 90% dos pacientes).[1,2] Tipicamente, ela está associada a lesões do trato piramidal e faz parte da síndrome piramidal, surgindo junto com a paresia e a exacerbação dos reflexos miotáticos.[1]

Após a lesão do neurônio motor superior, ocorrem três fenômenos fundamentais na gênese da paresia espástica. Inicialmente, a lesão das vias do sistema corticoespinal interrompe os comandos musculares, levando à paresia imediata, que pode ser definida como falta de comando para os músculos agonistas quando há tentativa de gerar força ou movimento.[2] Em segundo lugar, além da paresia propriamente dita, simultaneamente à perda do movimento e da contração, ocorre um quadro de imobilismo da região afetada, que pode facilitar a instalação de encurtamento da musculatura do segmento corpóreo. A redução da circulação sanguínea regional, decorrente da paresia, instala um quadro de hipóxia relativa, que favorece proliferação de fibroblastos e acelera a perda de tecido muscular. Consequentemente, surge quadro de perda de rendimento e encurtamento muscular, somada à redução da extensibilidade dos tecidos conectivos de sustentação musculoesquelética (tendões, músculos, ligamentos, cápsula articular, fáscias, vasos e nervos). Esse processo intensifica-se com o passar dos dias ou semanas se nenhum tratamento preventivo for instalado.[2-4]

O terceiro mecanismo fisiopatológico está relacionado com as mudanças adaptativas nos centros cerebrais altos e na medula espinal, implicando no recrutamento de outras vias descendentes. Essas vias podem se tornar desinibidas para compensar as lesões corticoespinais, gerando atividade muscular permanente. Na medula espinal, ocorre perda da inibição dos interneurônios medulares, criando mecanismos que levam ao aumento anormal ou exagerado das vias reflexas.[1-4] Também são observados sinais de espasticidade com cocontração, que é a contração exagerada e não desejada da musculatura antagonista durante contrações voluntárias, ou seja, dois grupos musculares antagonistas contraem-se simultaneamente ao redor de uma articulação. A cocontração ocorre em indivíduos com bom controle motor voluntário, mas diminui a precisão do movimento, com consequente prejuízo da capacidade funcional. Como exemplo dessa alteração, estão a contração dos flexores que ocorre durante a tentativa de extensão do cotovelo, do punho e dos dedos no membro superior, ou a contração dos extensores do quadril que dificulta sua flexão durante a fase de balanço, com redução da amplitude do passo ou, por fim, a limitação dos dorsiflexores do tornozelo também na fase do balanço da marcha, resultando em tendência à flexão plantar e o padrão ceifante na hemiparesia. Há outros tipos de hiperatividade muscular, como sincinesias, reações associadas e atetoses por cocontrações extrassegmentares, associada à resposta excessiva cutânea ou nociceptiva.[2-4]

Quando a lesão do SNC resulta na incapacidade de realização de movimentos voluntários funcionais, a espasticidade mantém os membros afetados em posições viciosas, o que dificulta a funcionalidade do indivíduo, comprometendo sua capacidade de realizar diversas funções, além de ser fator desencadeador de dor de difícil controle.[2-4] Um bom exemplo está na dor associada ao ombro do paciente hemiplégico espástico, que é desencadeada pelo movimento passivo de abdução durante as ações de lavar a axila ou trocar de roupa, quando essa articulação precisa ser movida passivamente para elevação do braço.[5]

O exame clínico minucioso é fundamental para a melhor compreensão de como a hiperatividade muscular e a espasticidade atuam sobre a atividade funcional. Vale ressaltar que os sintomas neurológicos estão presentes e devem ser avaliados para que se possam definir quais as melhores estratégias para o tratamento mais efetivo. Essa avaliação é importante porque, a partir dela, pode-se aferir a efetividade do tratamento reabilitacional.[1-3]

Para avaliar adequadamente o paciente com espasticidade, independentemente da etiologia, devem-se utilizar as medidas obtidas durante o exame físico:[4,5]

- Amplitudes articulares passivas, buscando quantificar a totalidade da mobilização em todos os sentidos em que ocorre o movimento articular. Esse exame permite diferenciar retrações musculares geradas pelo imobilismo dos padrões associados à espasticidade. Essa medida exige que a manipulação articular seja feita de maneira lenta e gradual para evitar aumento da atividade hiperativa muscular[2,3]

- Amplitudes articulares ativas, quando são mais bem avaliados os sinais de cocontração muscular e presença de movimentos distônicos associados à perda funcional[2,3]

- A escala de Ashworth modificada (EAM)[2] tenta quantificar a resistência à mobilização passiva com velocidade angular rápida, ou seja, com o desencadeamento da espasticidade. Apesar de ser eminentemente subjetiva e influenciada pelas condições do músculo e articulação sem relação com a espasticidade, essa medida ainda é a mais utilizada clinicamente e é o parâmetro de referência na literatura sobre o tema. A Tabela 250.1 descreve os níveis de pontuação usados por descrever a resistência à mobilização passiva na EAM.

Além disso, é necessário completar a avaliação funcional, a fim de compreender melhor como as alterações musculares interferem na realização das atividades de vida diária e prática. As escalas disponíveis na prática clínica ainda são pouco sensíveis à mudança do tônus muscular ou, quando apresentam mudanças quantitativas, decorrem de modificações inespecíficas na funcionalidade.[1-6]

O tratamento da espasticidade deve ser interdisciplinar, uma vez que a intervenção terapêutica de profissionais de saúde isolados tende ao insucesso. A pessoa com deficiência em processo de reabilitação apresenta necessidades múltiplas, tanto no aspecto físico como cognitivo, emocional e social. Além da equipe médica, devem fazer parte da equipe os representantes da fisioterapia, terapia ocupacional, enfermagem, assistência social e fonoaudiologia, além do cuidador do paciente.[3]

Ressalta-se que nem sempre é obrigatório o tratamento da espasticidade se não houver comprometimento funcional. Todavia, a dor e as dificuldades motoras associadas a espasticidade exigem uma intervenção terapêutica e o controle do tônus muscular.[1]

Inicialmente, pode-se estruturar, de forma didática, o tratamento do paciente espástico em identificar, tratar e prevenir condições que exacerbem a espasticidade, como a dor, as infecções (do trato urinário, erisipela, onicomicoses), além de dores de origem visceral (constipação intestinal, urolitíase) e trombose venosa.[4,5]

O posicionamento adequado do paciente deve ser realizado desde as fases mais precoces, durante atividades como sentar e deitar, observando-se a sustentação do tronco e o posicionamento articular adequado nos segmentos onde há redução da força. Atenção especial deve ser dada ao ombro, pois, pela perda de movimento, em poucas semanas pode haver retração da cápsula articular, favorecendo o surgimento de subluxação e dor de difícil controle. Outras alterações frequentes ocorrem no membro superior (tendência à flexão de cotovelo e punho, associada à garra da mão) e no membro inferior (flexão de quadril, joelho e posicionamento em equino do tornozelo).[4,5]

O tratamento direto da espasticidade deve ser considerado de várias formas, o que depende de sua gravidade e comprometimento funcional que ela acarreta. As técnicas de fisioterapia devem ser a base do tratamento da espasticidade e precocemente instituídas, apesar de ainda não existir consenso na literatura de qual é a mais efetiva. A fisioterapia é importante para o controle do tônus muscular por meio de inibição muscular, prevenção de lesões articulares secundárias e treino funcional específico.

A terapêutica farmacológica da espasticidade deve ser instituída depois da resposta às três questões a seguir:[2]

- A hiperatividade muscular é problemática ativa ou passivamente?
- A espasticidade é principal causa da incapacidade do paciente ou é mais uma das causas?
- A espasticidade está limitada a um ou poucos grupos musculares ou é global?

O tratamento por meio de medicamento oral, de forma sistêmica, pode ser realizado atualmente com sucesso pelo uso dos seguintes fármacos: baclofeno, tizanidina, gabapentina, dantrolene, clonidina e dos benzodiazepínicos, embora todos tenham efeitos adversos sistêmicos que diminuem o tônus muscular globalmente e causam sonolência, o que interfere no processo reabilitacional, além de estarem associados à toxicidade e ao desenvolvimento de tolerância (Tabela 250.2).[1-5]

Para o controle mais preciso e equilibrado da espasticidade focal, utilizam-se os bloqueios químicos, com fenol ou álcool, ou com a toxina botulínica, que modificou o tratamento por ter ação específica nos grupos musculares hiperativos, e baixo número de efeitos colaterais, justamente por não ter ação sistêmica.[1] Os bloqueios permitem o controle da espasticidade em áreas mais focais, tendo efeito limitado em áreas extensas, como é o caso dos pacientes com hemiparesia espástica ou com tetraparesia espástica muito grave, nas quais a quantidade de procedimentos regionais torna-se muito grande, assim como a dose dos agentes bloqueadores, que ultrapassam os níveis de segurança recomendados.[2-5] Quanto mais precoce o início do tratamento melhor o controle da espasticidade, o que aumenta o potencial de reabilitação dos pacientes.

Tabela 250.1 Pontuação da escala de Ashworth modificada.

Pontuação	Status
0	Sem aumento do tônus muscular
1	Leve aumento do tônus muscular, com mínima resistência nos últimos graus de amplitude articular
1+	Leve aumento do tônus muscular em menos da metade da amplitude articular
2	Aumento maior do tônus muscular em toda a amplitude de movimento, mas sem dificuldade para realizar a amplitude total de movimento passivo
3	Aumento considerável do tônus, que dificulta o movimento passivo
4	Rigidez muscular

Tabela 250.2 Tratamentos para espasticidade e efeitos adversos.

Fármacos	Mecanismo	Dose	Efeitos adversos
Benzodiazepínicos	Agonista GABA-A	Variável	Sonolência
Baclofeno	Agonista GABA-B	15 a 18 mg	Tontura, fraqueza, possibilidade de síndrome de abstinência
Dantrolene	Derivado de hidantoína que inibe a liberação de cálcio (atua diretamente no musculoesquelético)	25 a 300 mg	Tontura, enjoo, hepatotoxicidade
Tizanidina	Agonista de receptor alfa-2 pré-sináptico	8 a 36 mg	Hipotensão ortostática, constipação, boca seca, hepatotoxicidade
Clonidina	Agonista de receptor alfa-2 pré-sináptico	0,1 a 2,4 mg	Boca seca, hipotensão e síncope
Gabapentina	Inibidor seletivo de canais de cálcio dependentes de voltagem	100 a 2.400 mg	Tontura, sonolência
Lamotrigina	Inibição dos canais de cálcio	25 a 500 mg	Tontura, exantema
Ciproheptadina	Altera a atividade de serotonina, histamina e acetilcolina	4 a 32 mg	Sedação
Tetrahidrocanabidiol	Atua sobre receptores CB1 e CB2	Variável	Potencial déficit cognitivo e ansiedade

COMPLICAÇÕES CLÍNICAS NA LESÃO MEDULAR

Nas últimas décadas, muitas pesquisas científicas têm sido realizadas com o intuito de compreender os mecanismos fisiopatológicos envolvidos na lesão medular, o que poderia facilitar o desenvolvimento de estratégias que possam minimizar esse tipo de lesão e suas consequências clínicas. No entanto, a cura para a lesão medular adquirida ainda é um grande desafio para a ciência, pois a medula espinhal desenvolve um papel importante sobre a transmissão de impulsos entre o cérebro e diversas partes do corpo, além de desempenhar uma ação de regulação sobre diversos órgãos e sistemas.[6-10]

O processo de reabilitação deve começar nas unidades de terapia intensiva e enfermarias, para evitar complicações que venham a interferir de forma negativa no desempenho funcional do paciente, além de evitar um aumento da morbimortalidade.

Especial atenção deve ser dada aos sistemas listados a seguir:

- Alterações respiratórias: principalmente nas lesões cervicais e torácicas altas
- Alterações vasculares: prevenção de trombose venosa profunda e tromboembolismo pulmonar
- Alterações vesicais e intestinais: evitar retenção vesical e intestinal, promovendo o esvaziamento correto da bexiga e do intestino
- Alterações osteoarticulares: prevenir deformidades musculoesqueléticas e manejo da espasticidade, se necessário
- Alterações do sistema cutâneo: prevenção na formação de úlceras por pressão com manejo de troca de decúbito de 2 em 2 horas.

A disfunção vesical é uma das alterações clínicas esperadas na lesão medular e, portanto, desde a fase aguda deve ser acompanhado periodicamente o funcionamento do trato urinário superior e inferior. O manejo inadequado pode cursar com complicações que vão desde infecções urinárias de repetição, cálculos vesicais, cálculos renais, lesões de uretra, fístulas do pênis e do escroto, refluxo vesicoureteral e hidronefrose, podendo evoluir para perda da função renal. Na fase aguda (choque medular) a bexiga apresenta-se atônica com seus músculos (detrusor e esfíncter) flácidos, e preconiza-se nessa fase inicialmente o uso de sonda vesical de demora e, assim que possível, a realização do cateterismo vesical intermitente a cada 4 horas, visando garantir o esvaziamento vesical adequado. Diante disso, explica-se a necessidade da realização de exames periódicos para avaliar o aspecto dos rins e vias urinárias (ultrassonografia), a função renal (ureia e creatinina), a presença ou não de infecções urinárias (urina 1 e urocultura com antibiograma) e o armazenamento, transporte e esvaziamento da urina no trato urinário inferior – bexiga e uretra (estudo urodinâmico). A partir desses exames e do quadro clínico, o paciente é orientado quanto ao melhor método de esvaziamento vesical, se o cateterismo vesical intermitente e até a realização de cirurgias (como a ampliação vesical, esfincterotomia, entre outras) e procedimentos (como aplicação de toxina botulínica para melhora de continência/complacência).[7-10]

As alterações do trânsito intestinal secundárias à lesão medular estão entre as principais dificuldades encontradas pelos pacientes durante o processo de reabilitação. Os problemas mais frequentes verificados são a ocorrência de incontinência fecal, dificuldades para evacuação e necessidade de assistência de acompanhante para um bom esvaziamento intestinal. Deve-se inicialmente esclarecer ao paciente quanto à influência da lesão medular na mudança do padrão de funcionamento intestinal e deixar claro a importância da sua participação ativa no processo de reeducação intestinal. Para os pacientes com lesão de motoneurônio superior, pode-se associar o uso de laxantes suaves periodicamente, com frequência diária ou de dias alternados, e caso persista a obstipação, está indicado o uso de supositórios (glicerina ou à base de sorbitol) ou toque retal manual (com luva glicerinada) previamente ao banho para desencadear a evacuação reflexa.[7-10]

A disrreflexia autonômica é uma síndrome que resulta de uma resposta excessiva e descontrolada do sistema nervoso simpático frente a um estímulo nociceptivo abaixo do nível da lesão medular, ocorrendo em pacientes com lesões medulares acima do sexto nível torácico (T6). Uma manifestação é um aumento importante na pressão arterial, e é considerada uma emergência hipertensiva (crise hipertensiva autonômica). O diagnóstico deve ser feito rapidamente e os possíveis fatores desencadeantes (distensão vesical, infecções do trato urinário, úlceras de pressão, fissuras anais, entre outros) devem ser removidos. Se essas medidas não forem suficientes para estabilizar o doente, deve recorrer-se ao tratamento farmacológico anti-hipertensivo.[6-10]

Um estímulo nocivo (dor ou desconforto) abaixo do nível de lesão produz um impulso aferente que origina uma resposta simpática generalizada, que por sua vez promove a vasoconstrição abaixo do nível da lesão neurológica cursando com hipertensão arterial com bradicardia (ação vagal) e vasoconstrição periférica, e acima do nível da lesão ocorre vasodilatação periférica responsável pelos sintomas de cefaleia, rubor facial, sudorese excessiva na cabeça e no pescoço, visão turva e congestão nasal. Os principais fatores desencadeantes são distensão vesicoureteral, infecções, epididimite, relação sexual, compressão ou traumatismo escrotal, procedimento diagnóstico ou terapêutico, cálculo urinário, impactação fecal, distensão intestinal, hemorroidas, úlcera de pressão, onicomicose, queimaduras, roupa apertada, fraturas, luxações, ossificação heterotópica, menstruação, gravidez, trabalho de parto, entre outras.[8-10]

A ossificação heterotópica é uma complicação que pode ocorrer, em geral, do primeiro mês ao primeiro ano pós-lesão, com pico de incidência no quarto mês pós-lesão. Sua fisiopatologia é ainda obscura e acredita-se que alguns fatores estimulam células mesenquimais a migrarem para as articulações e darem origem a tecido ósseo normal extra-articular. O quadro clínico inicial é comum ao de outras complicações cursando com edema, hiperemia e discreta limitação de amplitude articular. As articulações mais acometidas são os quadris, cotovelos e joelhos, e dependendo da magnitude de ossificação, pode haver grande perda da amplitude de movimento articular e até bloqueio da articulação acometida. Existem vários protocolos propondo tratamento para tentar estabilizar a ossificação heterotópica diagnosticada precocemente, como o uso combinado de bifosfonados e anti-inflamatórios, e a radioterapia (dose anti-inflamatória, única sessão). Podem ser propostas cirurgias para ossificações estabilizadas com bloqueio articular que limitem a independência nas atividades da vida diária ou prejudiquem o posicionamento adequado do paciente.[8-11]

A melhora do atendimento global a esses pacientes tem gerado aumento da expectativa de vida dessa população e consequente envelhecimento, observando-se aumento da frequência das alterações metabólicas e cardiovasculares. Fatores de risco como alterações do débito cardíaco, hipertensão arterial sistêmica, dislipidemias, intolerância à glicose e arritmias podem desencadear doenças que merecem especial atenção. As coronariopatias, por exemplo, podem ser assintomáticas nos pacientes com tetraplegia e alguns estudos revelam que uma porcentagem relevante das mortes de pacientes com lesão medular com idade superior a 30 anos tem algum distúrbio cardiovascular. Nos pacientes com histórico prévio e/ou familiar, sugere-se acompanhamento para avaliação e tratamento das comorbidades.[8-11]

CONSIDERAÇÕES FINAIS

A Medicina Física e Reabilitação, também conhecida por fisiatria, é a especialidade médica responsável pela avaliação, tratamento e prevenção das incapacidades. Seus princípios devem ser reconhecidos pelo médico generalista para adequado e precoce encaminhamento ao médico especialista.

REFERÊNCIAS BIBLIOGRÁFICAS

1. Li S, Francisco GE, Rymer WZ. A New Definition of Poststroke Spasticity and the Interference of Spasticity With Motor Recovery From Acute to Chronic Stages. *Neurorehabil Neural Repair.* 2021 Jul;35(7):601-610. DOI: 10.1177/15459683211011214. Epub 2021 May 12. PMID: 33978513.

2. Zeng H, Chen J, Guo Y, Tan S. Prevalence and risk factors for spasticity after stroke: a systematic review and meta-analysis. *Front Neurol.* 2021;11;616097.

3. Dressler D, Altavista MC, Altenmueller E, Bhidayasiri R, Bohlega S, Chana P, Chung TM, Colosimo C, Fheodoroff K, Garcia-Ruiz PJ, Jeon B, Jin L, Kanovsky P, Milanov I, Micheli F, Orlova O, Pandey S, Pirtosek Z, Relja M, Rosales R, Sagástegui-Rodríguez JA, Shahidi GA, Timerbaeva S, Wan X, Walter U, Saberi FA. Consensus guidelines for botulinum toxin therapy: general algorithms and dosing tables for dystonia and spasticity. *J Neural Transm* (Vienna). 2021 Mar;128(3):321-335. DOI: 10.1007/s00702-021-02312-4. Epub 2021 Feb 26. PMID: 33635442; PMCID: PMC7969540.

4. Riberto M, Frances JA, Chueire R, Amorim ACFG, Xerez D, Chung TM, Mercuri LHC, Lianza S, Rocha ECM, Maisonobe P, Cuperman-Pohl T, Khan P. Post Hoc Subgroup Analysis of the BCause Study Assessing the Effect of Abobotulinumtoxin A on Post-Stroke Shoulder Pain in Adults. *Toxins* (Basel). 2022 Nov 20;14(11):809. DOI: 10.3390/toxins14110809. .

5. Sáinz-Pelayo MP, Albu S, Murillo N, Benito-Penalva J. Espasticidad en la patología neurológica. Actualización sobre mecanismos fisiopatológicos, avances en el diagnóstico y tratamiento [Spasticity in neurological pathologies. An update on the pathophysiological mechanisms, advances in diagnosis and treatment]. *Rev Neurol.* 2020 Jun 16;70(12):453-460.

6. Venkatesh K, Ghosh SK, Mullick M, Manivasagam G, Sen D. Spinal cord injury: pathophysiology, treatment strategies, associated challenges, and future implications. *Cell Tissue Res.* 2019 Aug;377(2):125-151.

7. Raguindin PF, Fränkl G, Itodo OA, Bertolo A, Zeh RM, Capossela S, Minder B, Stoyanov J, Stucki G, Franco OH, Muka T, Glisic M. The neurological level of spinal cord injury and cardiovascular risk factors: a systematic review and meta-analysis. *Spinal Cord.* 2021 Nov;59(11):1135-1145.

8. Wahl U, Hirsch T. A systematic review of cardiovascular risk factors in patients with traumatic spinal cord injury. *Vasa.* 2022 Jan;51(1):46-55.

9. Balik V, Šulla I. Autonomic Dysreflexia following Spinal Cord Injury. *Asian J Neurosurg.* 2022 Aug 25;17(2):165-172.

10. Ong B, Wilson JR, Henzel MK. Management of the Patient with Chronic Spinal Cord Injury. *Med Clin North Am.* 2020 Mar;104(2):263-278.

11. Khan P, Riberto M, Frances JA, Chueire R, Amorim ACFG, Xerez D, Chung TM, Mercuri LHC, Longo AL, Lianza S, Maisonobe P, Ruiz-Schutz VC. The Effectiveness of Botulinum Toxin Type A (BoNT-A) Treatment in Brazilian Patients with Chronic Post-Stroke Spasticity: Results from the Observational, Multicenter, Prospective BCause Study. Toxins (Basel). 2020 Dec 4;12(12):770. doi: 10.3390/toxins12120770.

PARTE

53

Medicina Intensiva

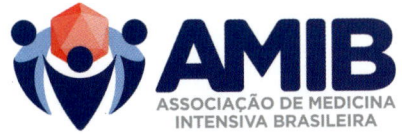

AMIB
ASSOCIAÇÃO DE MEDICINA
INTENSIVA BRASILEIRA

Avaliação do Paciente Grave

Carmen Silvia Valente Barbas • Cristiano Augusto Franke •
Licurgo Pamplona Neto • Viviane Cordeiro Veiga

INTRODUÇÃO

A avaliação do paciente grave deve ser rápida e precisa nos diagnósticos dos acometimentos dos diversos órgãos e sistemas que apresentam risco de morte. Devem ser tomadas as medidas de urgência para a manutenção da vida do indivíduo e possível recuperação da função dos órgãos acometidos. Essa avaliação e condutas usualmente são realizadas na unidade de terapia intensiva (UTI), mas geralmente são iniciadas na unidade de emergência (pronto atendimento), nas unidades de internação, nas salas de recuperação anestésica ou onde ocorrer a detecção da urgência apresentada pelo paciente (rebaixamento do nível de consciência, déficit motor focal ou crise convulsiva, dor torácica aguda, crises hipertensivas graves, crise de dispneia, dessaturação, hipotensão ou arritmias sintomáticas, traumas graves e abdome agudo).

É imprescindível a identificação de situações de risco, que podem ser divididas em dois momentos:

- Investigação primária, que deve ser realizada de forma rápida, com foco na identificação do principal problema apresentado pelo paciente crítico
- Investigação secundária, após compensar as grandes síndromes clínicas que podem levar o paciente a óbito.

AVALIAÇÃO DOS ÓRGÃOS E SISTEMAS
Avaliação neurológica

Avaliar o nível de consciência e verificar se o paciente consegue proteger as vias respiratórias de possível aspiração de saliva e conteúdo gástrico. O Neuro-Check é uma ferramenta de fácil execução e útil na investigação primária neurológica, composta de 4 elementos: avaliação da escala de Glasgow, avaliação pupilar (tamanho, simetria e fotorreação), padrão respiratório e déficit motor focal. Em casos de Glasgow < 9, deve-se realizar intubação orotraqueal (importante lembrar que deve ser realizada analgossedação para intubação, independentemente do Glasgow que o paciente se encontre). Caso esteja rebaixado, checar história com a família e, após estabilização de vias respiratórias e hemodinâmica, solicitar tomografia/ressonância nuclear magnética cerebral/líquor/eletroencefalograma e se história compatível com intoxicação por drogas, solicitar perfil toxicológico. Diante da suspeita de intoxicação por opioides ou benzodiazepínicos, deve-se administrar naloxone e flumazenil, respectivamente. Coletar dextro e glicemia e repor glicose hipertônica endovenosa se níveis baixos de glicose no sangue. Distúrbios hidroeletrolíticos devem ser avaliados, principalmente o sódio nos pacientes que apresentem alterações do nível de consciência.

Se a causa do coma não estiver esclarecida, certos aspectos devem ser investigados: circunstâncias e velocidade de evolução dos sintomas, sintomas prévios, história medicamentosa e uso de drogas ilícitas, doenças crônicas e história de distúrbios psiquiátricos.

Na suspeita de acidente vascular cerebral isquêmico (AVCI) rapidamente solicitar tomografia de crânio/ressonância nuclear magnética para procedimentos de revascularização cerebral, se houver indicação (trombólise e/ou trombectomia). Na suspeita de AVC hemorrágico solicitar tomografia de crânio na urgência para verificar extensão e conduta. Em casos de suspeita de AVC, deve ser realizada monitorização rigorosa da pressão arterial e evitar anti-hipertensivos orais na fase aguda.

Em pacientes com alteração neurológica aguda, deve-se atentar na prevenção de lesões secundárias, sendo as principais a hipotensão e a hipóxia.[1]

Avaliação de vias respiratórias e sistema respiratório

Em paciente sem nível de consciência adequado (geralmente, escala de Glasgow igual ou abaixo de 8) ou sem proteção adequada de vias respiratórias, proceder a intubação orotraqueal e ventilação mecânica invasiva. Verificar SpO_2 se perfusão periférica adequada. Se SpO_2 abaixo de 90%, iniciar oxigenioterapia por máscara ou cateter nasal ou cateter nasal de alto fluxo de oxigênio; no caso de paciente intubado, aumentar a FiO_2 até obtenção de SpO_2 acima de 90%. Se perfusão não adequada, coletar gasometria arterial e aumentar FiO_2 até desaparecer cianose de lábios e periférica ou manter FiO_2 a 100% até resultado da gasometria. A gasometria arterial fornece dados de PaO_2/FiO_2 com os quais é possível classificar o grau da insuficiência respiratória em leve $PaO_2/FiO_2 < 300$ e > 200, moderada $PaO_2/FiO_2 < 200$ e > 100, e grave quando a PaO_2/FiO_2 estiverem < 100. Já os níveis de $PaCO_2$ fornecem informações sobre a ventilação alveolar do paciente.

$$PaCO_2 = (volume\ corrente - espaço\ morto) \times FR$$

Se volume minuto (FR × VC) maior que 8 ℓ e $PaCO_2$ acima de 45 mmHg, considerar aumento de espaço morto do sistema respiratório.

Caso a ventilação do paciente estiver inadequada (FR < 10 movimentos respiratórios/min) ou volume/min < 5 ℓ/min iniciar ventilação não invasiva com pressão positiva e/ou intubação orotraqueal se proteção de via respiratória ou ventilação/minuto ainda inadequados.

A ventilação não invasiva (VNI)[2] deve ser realizada por meio do acoplamento de uma máscara facial ao rosto do paciente, conectada a um aparelho especialmente desenhado para administração de VNI (com compensação de vazamentos e habitualmente denominados BIPAPs) ou ventilador microprocessado de UTI com *software* especial para suporte ventilatório não invasivo. A pressão inspiratória (IPAP) é utilizada para ventilar o paciente, descansando a musculatura respiratória e baixando os níveis de $PaCO_2$, enquanto a pressão expiratória mantém as vias respiratórias e os alvéolos abertos, o que melhora a oxigenação dos pacientes em insuficiência respiratória aguda.

A VNI é recomendada para evitar intubação traqueal com grande nível de evidência em pacientes portadores de doença pulmonar obstrutiva crônica agudizada, especialmente os retentores de gás carbônico. Sua eficácia para evitar intubação traqueal nesses pacientes é de cerca de 75%, assim como diminui o tempo de internação e mortalidade intra-hospitalar. Também é indicada para evitar a intubação nos pacientes portadores de edema agudo pulmonar cardiogênico. Já nos pacientes com insuficiência respiratória aguda hipoxêmica também é indicada para evitar intubação, mas com um grau menor de evidência, pois evita o procedimento em cerca de 50% desses pacientes, nos quais deve ser utilizado um nível mais elevado de pressão expiratória final positiva (PEEP) e um nível de IPAP suficiente para gerar um volume corrente de aproximadamente 6 mℓ/kg de peso predito para o paciente. Em paciente com indicação de VNI para evitar intubação, deve ser aplicada em ambiente com monitorização adequada por 30 minutos a 2 horas, observando-se a melhora em relação ao nível de consciência, frequência respiratória, volume corrente, SpO_2, $PaCO_2$, PaO_2 e pH, além do conforto respiratório e utilização de FiO_2 inferiores a 60% e pressões inspiratórias menores que 15 cmH20 de IPAP acima do EPAP e menores que 15 cmH$_2$O de EPAP. Nos casos em que o paciente melhora, a VNI deve ser mantida por um período de 24 horas, após o qual ela deve tornar-se intermitente. Assim que possível, retornar o paciente para o cateter ou máscara de oxigênio. No caso de não resposta à VNI ou contraindicação (ocorrência de distensão abdominal grave, instabilidade hemodinâmica e a ocorrência de arritmias com risco de vida), o paciente deve ser submetido imediatamente à intubação orotraqueal e ventilação mecânica invasiva.

O cateter nasal de alto fluxo de oxigênio (CNAF)[3] que consiste na administração de fluxos maiores de 20 ℓ/min e menores ou iguais a 60 ℓ/min de oxigênio umedecido e aquecido, especialmente para pacientes com insuficiência respiratória hipoxêmica, pode ser utilizado nos locais disponíveis para evitar intubação e ventilação mecânica invasiva. No entanto, se o paciente necessitar de FiO_2 acima de 60%, e principalmente acima de 80%, deve ser avaliado para possível intubação e ventilação mecânica invasiva, utilizando o índice SpO_2/FiO_2/frequência respiratória (índice de oxigenação respiratória [ROX], que se inicialmente abaixo de 3, sugere fortemente que o paciente deva ser intubado).

Após o paciente ser intubado, é conectado a um ventilador mecânico em modo controlado a volume e ou a pressão. No modo ventilatório controlado, a frequência respiratória é comandada pelo ventilador mecânico e deve ser colocada inicialmente em 15 por minuto nos pacientes obstruídos e em 20 por minuto nos pacientes restritivos. No modo volume controlado, o ventilador injeta mistura de ar e oxigênio (FiO_2) através da cânula orotraqueal do paciente de forma constante e ajustável (geralmente, de 5 vezes o volume minuto do paciente, de 40 a 60 ℓ/min) até atingir o volume corrente preestabelecido no ventilador (em geral, 6 mℓ/kg/peso predito), quando a válvula expiratória do ventilador se abre e é iniciada a expiração passiva. O volume corrente do paciente deve ser de 6 mℓ/kg de peso predito e é calculado pela fórmula:

$$\text{Homens} = 50 + 0,91 \text{ (altura em cm} -152,4)$$
$$\text{Mulheres} = 45,5 + 0,91 \text{ (altura em cm} -152,4)$$

Na fase inspiratória, pode ser adicionada uma pausa inspiratória que permite as medidas de pressão resistiva (pressão de pico menos a pressão de platô) e pressão elástica ou pressão de distensão, ou *driving pressure* (pressão de platô menos

a pressão expiratória final) do paciente. O modo volume controlado é utilizado quando se quer manter uma ventilação minuto e uma $PaCO_2$ mais estáveis, como no caso de pacientes neurológicos em ventilação mecânica. O modo volume controlado é utilizado para as medidas de mecânica respiratória, assim como para medidas de auto-PEEP por meio da realização de pausa expiratória, especialmente nos pacientes obstruídos. A pressão de distensão é mantida menor que 15 cmH$_2$O para ventilação protetora e melhora do prognóstico dos pacientes, especialmente os mais graves.

Já o modo ventilatório pressão controlada funciona pela passagem de ar misturado com oxigênio (fluxo inspiratório com sua FiO_2) do ventilador para os pulmões do paciente devido a um gradiente de pressão entre o ventilador e o paciente que propicia um fluxo alto e livre assim que os dois compartimentos (ventilador e pulmões do paciente) se interconectarem, e que irá diminuindo até o fluxo inspiratório zerar quando os pulmões se encherem. Nesse modo ventilatório, há a ocorrência de pausa inspiratória dinâmica se o tempo inspiratório colocado pelo operador do ventilador mecânico for superior ao tempo de enchimento pulmonar do paciente (tempo entre o início da inspiração até o fluxo inspiratório de zero).

Após ajustadas oxigenação e ventilação, solicita-se radiografia de tórax no leito e/ou ultrassom de tórax e ecodopplercardiograma para melhor compreender o diagnóstico do quadro de insuficiência respiratória aguda. Atualmente, tem sido utilizado o ultrassom *point of care* (POCUS) nas unidades de terapia intensiva, realizado por médicos intensivistas (não radiologistas), à beira do leito para complementação do exame físico e melhorar os diagnósticos do paciente crítico. No paciente com dispneia, o exame ultrassonográfico do tórax é importante para detectar linhas B (síndrome intersticial e congestão), consolidações com broncogramas aéreos, pneumotórax (com detecção do *lung point*) e derrame pleural, que também pode ser puncionado com ajuda do ultrassom.[4,5]

Em casos extremamente graves de insuficiência respiratória (PaO_2/FIO_2 menor que 50 mmHg por 3 horas, PaO_2/FiO_2 menor que 80 por mais de 6 horas e $PaCO_2$ maior que 60 com pH menor que 7,2), apesar de todas as medidas aplicadas, pode ser necessária a instalação de sistema de oxigenação extracorpórea (ECMO) para suporte respiratório.[6]

Avaliação hemodinâmica e do sistema cardiovascular[7]

A mensuração da pressão arterial do paciente e a perfusão periférica devem ser verificadas com agilidade. Se a pressão arterial média estiver abaixo de 60 mmHg, iniciar reposição de fluidos (preferencialmente cristaloides) através de 2 acessos periféricos e, assim que possível, realizar passagem de acesso venoso central. Solicita-se gasometria arterial, lactato e Hb/Ht e enzimas cardíacas e D-dímero, dosagem de leucócitos, proteína C reativa (PCR) e pró-calcitonina, se disponível, para melhor esclarecimento do estado de choque. Nos casos de suspeita de infecção, verificar foco provável pulmões, urina, pele, coletar culturas (hemocultura e outras culturas, a depender do foco suspeito, como urocultura e secreção traqueal) e iniciar antibioticoterapia o mais rápido possível, assim como associar noradrenalina/vasopressina até ressuscitação hemodinâmica adequada, para alvo de pressão arterial média de 65 mmHg. A medida do lactato deve ser realizada, pois níveis elevados à internação na UTI estão associados à maior mortalidade.[8]

No caso de suspeita de choque hemorrágico, verificar Hb/Ht e coagulograma, fazer reposição de hemoderivados, se necessário, e controle do foco de sangramento (p. ex., endoscopia digestiva e clipagem/alcoolização de úlcera gástrica). Nos casos de suspeita de infarto do miocárdio, solicitar ECG e enzimas cardíacas e ECO, e decidir rapidamente a técnica de reperfusão coronariana (angioplastia primária e/ou trombólise). Nos casos de suspeita de embolia pulmonar, realizar angiotomografia de tórax protocolo TEP e ecocardiograma, e iniciar anticoagulação plena e/ou trombólise ou reperfusão mecânica se choque com aumento de BNP/troponina e ECO com disfunção grave de VD. Nos casos de choque por TEP, manter noradrenalina, e se hipertensão pulmonar grave, pode ser iniciado óxido nítrico inalatório. O ultrassom POCUS, nos casos de choque, é utilizado para avaliação de colapsibilidade da veia cava inferior para detecção de hipovolemia e verificação da resposta à administração de fluidos. O ecocardiograma à beira do leito verifica a função dos ventrículos direito e esquerdo, presença de derrame pericárdico, avaliação das pressões da artéria pulmonar (se elevadas, há suspeita de tromboembolismo pulmonar agudo), possíveis áreas de hipocinesia/acinesias compatíveis com síndrome coronariana aguda, e avaliação da aorta, para auxiliar na suspeita de dissecção. Nos casos de insuficiência coronariana aguda, o paciente é avaliado para indicação de angioplastia primária ou, se não disponível, trombólise. Nos casos de arritmia com intolerância hemodinâmica, avalia-se o paciente para possível cardioversão elétrica ou colocação de marcapasso temporário.

O ultrassom também é utilizado para auxiliar a punção de acesso venoso central, habitualmente na veia jugular interna. Nos casos de choque, utiliza-se o protocolo *rapid ultrasound in shock* (RUSH) para o diagnóstico diferencial do choque. Consiste na avaliação do coração, das cavidades torácicas e abdominal, avaliação das veias de membros inferiores para pesquisa de trombose venosa e avaliação de alterações na aorta.[6]

Avaliação do sistema renal/metabólico

Verifica-se o volume urinário, níveis de ureia e creatinina e gasometria para avaliação dos níveis de bicarbonato de sódio e BE para diagnóstico de possível acidose metabólica. Pode ser realizado ultrassom de rins e vias urinárias em caso de suspeita de pielonefrite e/ou insuficiência renal pós-renal. Passar sonda vesical nos pacientes chocados ou que necessitem de controle rígido de diurese.

Nos casos de insuficiência renal aguda, monitoram-se o volume urinário, níveis de ureia, creatinina e potássio. Nos casos de anúria e sinais de hipervolemia com insuficiência respiratória ou no caso de intoxicações cujo componente seja eliminado por hemodiálise, faz-se hemodiálise de urgência para controle do quadro clínico.[9]

Avaliação do sistema gastrintestinal e nutricional

Aplica-se palpação abdominal para verificação de dor, distensão ou rigidez abdominal. Em caso positivo, coletam-se amilase/lipase e enzimas hepáticas e solicita-se ultrassom/ tomografia computadorizada e ou ressonância nuclear magnética do abdome. Em caso de sangramento digestivo alto, solicita-se endoscopia, e se baixo, colonoscopia.

Também faz-se uma avaliação nutricional e investiga-se possível intoxicação alimentar ou por drogas, se casos de vômito ou diarreia. O paciente é mantido em soro glicosado para aporte mínimo de glicose e verifica-se o possível uso do sistema gastrintestinal para introdução de dieta assim que possível. Passar sonda nasogástrica e manter aberta em casos de distensão abdominal e passar sonda nasoenteral nos pacientes intubados para início precoce de dieta quando indicado.[10]

Avaliação do sistema musculoesquelético

Avalia-se a integridade do sistema musculoesquelético, especialmente dos casos de traumatismo agudo quando usa-se imagem por radiografia, tomografia computadorizada e ou ressonância nuclear magnética da região traumatizada para possíveis imobilizações ou correções cirúrgicas.

Na suspeita de possível acometimento ou lesão muscular, solicita-se dosagem de CPK e aldolase, e se alteradas, continuar na investigação de miopatia.

Sinais de potencial gravidade no paciente crítico
- Rebaixamento do nível de consciência
- Frequência respiratória > 36 ou < 8 rpm ou uso de musculatura acessória
- Saturação < 90%
- Frequência cardíaca > 130 ou < 40 bpm
- Pressão arterial sistólica < 90 mmHg
- Precordialgia, obstrução de vias respiratórias, alterações neurológicas agudas e hemorragias também são consideradas sinais de potencial gravidade.

AVALIAÇÃO DE FRAGILIDADE DO PACIENTE GRAVE

Índice de fragilidade na admissão na UTI tem sido bastante estudado nos últimos anos, especialmente na população idosa. Diversos trabalhos têm demonstrado que quanto maior o índice de fragilidade à internação na UTI, maior as complicações durante a estada, maior tempo de internação e maior mortalidade nos 180 dias. Recentemente, um estudo demonstrou que o índice de fragilidade maior que 5 esteve presente em 41% para todos pacientes, e é progressivamente mais elevado quanto maior a idade do paciente, variando de 19 a 60%. O índice de fragilidade à internação esteve relacionado com razões de chance de 5,7 vezes maior mortalidade aos 180 dias para toda população estudada.[11]

ESCORES DE GRAVIDADE E PROGNÓSTICO DO PACIENTE GRAVE

Escores preditores de mortalidade como Simplified Acute Physiology Score (SAPS), Acute Physiology and Chronic Health Evaluation (APACHE) e MPMo podem ser calculados com os dados obtidos nas primeiras 24 horas de internação do paciente grave. Já o escore SOFA (do inglês, *sequential sepsis-related organ failure assessment*) pode ser calculado para avaliar diversos órgãos que podem ser acometidos nos casos de sepse. Por exemplo, pacientes com escore SOFA ≥ 2 com necessidade de medicação vasoativa e um lactato elevado > 2 mmol/ℓ (> 18 mg/dℓ) após ser adequadamente ressuscitado com fluidos endovenosos têm uma mortalidade predita de 40%.

AVALIAÇÃO MULTIPROFISSIONAL DO PACIENTE CRÍTICO AGUDO

Atualmente, é preconizada avaliação multiprofissional do paciente crítico agudo pela equipe da terapia intensiva de médicos (intensivista e, se necessário, consultoria em cardiologia, pneumologia, nefrologia, neurologista, cirurgiões, grupo de dor), enfermeiros, fisioterapeutas (avaliação respiratória e motora), nutricionista, psicologia (para o paciente e para os familiares, com verificação de necessidade de acolhimento familiar e para suporte psicológico), fonoaudiologia e dentistas, para verificação do estado da dentição e da cavidade bucal.

CONSIDERAÇÕES FINAIS

Os planos diagnóstico e terapêutico multiprofissional iniciais, assim como o seguimento horizontal do paciente crítico, tornaram-se essenciais para a melhoria dos cuidados e orientação das equipes e das famílias visando a melhora dos desfechos do paciente crítico agudo.[12]

REFERÊNCIAS BIBLIOGRÁFICAS

1. Rajagopalan S, Sarwal A. Neuromonitoring in Critically Ill Patients. *Crit Care Med.* 2023 Feb 16:e005809. DOI: 10.1097/CCM.0000000000005809.
2. Rosà T, Menga LS, Tejpal A, Cesarano M, Michi T, Sklar MC, Grieco DL. Non-invasive ventilation for acute hypoxemic respiratory failure, including COVID-19. *J Intensive Med.* 2022 Oct 22;3(1):11-19. DOI: 10.1016/j.jointm.2022.08.006.
3. Li J, Albuainain FA, Tan W, Scott JB, Roca O, Mauri T. The effects of flow settings during high-flow nasal cannula support for adult subjects: a systematic review. *Crit Care.* 2023 Feb 28;27(1):78. DOI: 10.1186/s13054-023-04361-5.
4. Dave C, Wu D, Tschirhart J, Smith D, VanBerlo B, Deglint J, Ali F, Chaudhary R, VanBerlo B, Ford A, Rahman MA, McCauley J, Wu B, Ho J, Li B, Arntfield R. Prospective Real-Time Validation of a Lung Ultrasound Deep Learning Model in the ICU. *Crit Care Med.* 2023 Feb 1;51(2):301-309. DOI: 10.1097/CCM.0000000000005759.
5. Schmidt S, Dieks JK, Quintel M, Moerer O. Clinical Decision-Making in Practice with New Critical Care Ultrasound Methods for Assessing Respiratory Function and Haemodynamics in Critically Ill Patients. *Clin Pract.* 2022 Nov 25;12(6):986-1000. DOI: 10.3390/clinpract12060102.
6. Golicnik A, Zivanovic I, Gorjup V, Berden J. Same but Different-ECMO in COVID-19 and ARDS of Other Etiologies. Comparison of Survival Outcomes and Management in Different ARDS Groups. *J Intensive Care Med.* 2023 Feb 19:8850666231157286. DOI: 10.1177/08850666231157286.
7. Ruben M, Molinas MS, Paladini H, Khalife W, Barbagelata A, Perrone S, Kaplinsky E. Emerging concepts in heart failure management and treatment: focus on point-of-care ultrasound in cardiogenic shock. *Drugs Context.* 2023 Jan 4;12:2022-5-8. DOI: 10.7573/dic.2022-5-8. eCollection 2023.
8. Alshiakh SM. Role of serum lactate as prognostic marker of mortality among emergency department patients with multiple conditions: A systematic review. *SAGE Open Med.* 2023 Jan 10;11:20503121221136401. DOI: 10.1177/20503121221136401. eCollection 2023.
9. Bianchi NA, Stavart LL, Altarelli M, Kelevina T, Faouzi M, Schneider AG. Association of Oliguria With Acute Kidney Injury Diagnosis, Severity Assessment, and Mortality Among Patients With Critical Illness. *JAMA. Netw Open.* 2021 Nov 1;4(11):e2133094. DOI: 10.1001/jamanetworkopen.2021.33094.
10. Freeman-Sanderson A, Hemsley B, Thompson K, Rogers KD, Knowles S, Hammond NE; George Institute for Global Health and the Australian and New Zealand Intensive Care Society Clinical Trials Group. Dysphagia in adult intensive care patients: Results of a prospective, multicentre binational point prevalence study. *Aust Crit Care.* 2023 Mar 1:S1036-7314(23)00008-5. DOI: 10.1016/j.aucc.2023.01.004.
11. De Geer L, Fredrikson M, Chew MS. Frailty is a stronger predictor of death in younger intensive care patients than in older patients: a prospective observational study. *Ann Intensive Care.* 2022 Dec 31;12(1):120. DOI: 10.1186/s13613-022-01098-2.
12. Pandian V, Ghazi TU, He MQ, Isak E, Saleem A, Semler LR, Capellari EC, Brenner MJ. Multidisciplinary Difficult Airway Team Characteristics, Airway Securement Success, and Clinical Outcomes: A Systematic Review. *Ann Otol Rhinol Laryngol.* 2022 Oct 2:34894221123124. DOI: 10.1177/00034894221123124.

252

Sepse

Suzana Margareth Lobo • Thiago Lisboa • Felipe Dal-Pizzol •
Leandro Braz de Carvalho

INTRODUÇÃO

A sepse é definida como uma resposta desregulada do hospedeiro à infecção que causa disfunção orgânica e que é potencialmente ameaçadora à vida. Na mais recente definição de sepse, a disfunção orgânica é medida pela pontuação no escore SOFA (do inglês, *sequential sepsis-related organ failure assessment*), com uma variação maior ou igual a 2 pontos definindo a presença de disfunção.[1] Além disso, choque séptico é definido como a presença de hipotensão com necessidade de vasopressores para manter uma pressão arterial média igual ou maior a 65 mmHg e um lactato igual ou maior que 2 mmol/ℓ após a adequada ressuscitação volêmica.

INCIDÊNCIA E PREVALÊNCIA

Na UTI os pacientes sépticos perfazem aproximadamente 30 a cada 100 leitos, com uma incidência de 36 por 1.000 pacientes/dia e uma mortalidade de 55%.[2] A sepse é uma das causas mais comuns de morte em todo o mundo, com taxas de mortalidade entre 15 a 20% em países desenvolvidos, as quais podem chegar a mais de 50% em países em desenvolvimento, especialmente quando associada à presença de choque. A taxa de incidência projetada resulta em cerca de 420 mil casos por ano. Em unidade de emergência, a prevalência de sepse é estimada em 5,4 paciente por 1.000 atendimentos, com uma mortalidade de 32%.[3]

Como alguns pacientes desenvolvem uma resposta inadequada não é completamente claro, e deve envolver diferentes fatores, como genéticos e epigenéticos, relacionados com o indivíduo e socioambientais.[4,5] De maneira geral, o início da resposta da sepse está relacionado com a identificação do patógeno a partir do reconhecimento de padrões moleculares associados a patógenos (PAMPs). Esses PAMPs são reconhecidos como moléculas estranhas por receptores do sistema imune inato (p. ex., monócitos, células dendríticas, células endoteliais e epiteliais), conhecidos como receptores de reconhecimento de padrões (PRR) ligados à membrana, como os receptores do tipo Toll (TLRs), ou citoplasmáticos (como os receptores NOD). O reconhecimento dos PAMPs inicia a resposta inflamatória secundária à presença do patógeno, que pode ser potencializada pelo reconhecimento de padrões moleculares associados a dano (p. ex., PAMPs, DNA do hospedeiro, proteínas de choque térmico, HMGB1). A ativação dos PRRs altera a transcrição de diferentes genes, levando à liberação de mediadores pró e anti-inflamatórios, eicosanoides e óxido nítrico. Essas alterações flutuam temporalmente e entre os diferentes órgãos e sistemas, e são um dos componentes associados ao início da disfunção orgânica. Não somente a desregulação imune é associada ao desenvolvimento da disfunção orgânica, como também a uma soma da resposta inflamatória com alterações neuro-hormonais, bioenergéticas, metabólicas, entre outras.

DIAGNÓSTICO

Diferentes microrganismos podem desencadear a síndrome, e sua apresentação clínica é bastante heterogênea. Então, sinais e sintomas inespecíficos de infecção podem ser encontrados e evoluem para várias combinações de sinais, sintomas ou alterações de exames complementares relacionados com diferentes disfunções orgânicas. Essa evolução em geral ocorre ao longo de alguns dias, mas pode evoluir no período de poucas horas. A maioria dos sistemas pode estar envolvida em maior ou menor grau, incluindo os sistemas cardiovascular, respiratório, renal, hepático, neurológico e coagulação. Do ponto de vista clínico, essas disfunções podem ser observadas como hipotensão, taquicardia ou má perfusão periférica (disfunção cardiovascular), hipoxemia e taquipneia (disfunção respiratória), redução do débito urinário (disfunção renal), icterícia ou sangramentos (disfunção hepática) e alterações do nível de consciência (disfunção neurológica), e sua presença em paciente com suspeita de infecção deve alertar a equipe à presença de sepse.

Assim, em pacientes com suspeita de infecção sugere-se triar a presença de sepse utilizando sinais e sintomas associados a síndrome da resposta inflamatória sistêmica (SIRS) e/ou presença de disfunção orgânica. É importante ressaltar que não é necessária a presença de critérios de SIRS para diagnosticar sepse, uma vez que vários pacientes graves com sepse não desenvolvem sinais e sintomas de SIRS, mas eles são fundamentais para a triagem de pacientes com suspeita de infecção. Além dos critérios de SIRS e do escore SOFA, foi desenvolvido o escore qSOFA (*quick* SOFA) que abrange parâmetros facilmente aferidos à beira do leito: pressão arterial sistólica < 100 mmHg, frequência respiratória > 22 irpm e rebaixamento do nível de consciência, atribuindo-se 1 ponto para cada alteração. Na definição do escore, demonstrou-se que com pontuações ≥ 2 existe um risco maior de desfechos desfavoráveis. Entretanto, como estratégia de triagem, parece ser mais adequado utilizar a presença de qualquer um desses sinais e sintomas para motivar o acionamento da equipe médica e iniciar procedimentos para determinar ou não a presença de sepse.

TRATAMENTO

O tratamento da sepse baseia-se no tripé reconhecimento precoce, manejo hemodinâmico e terapia antimicrobiana empírica adequada na primeira hora. A terapia antimicrobiana é um ponto prioritário, uma vez que diversos estudos demonstram a associação entre um tratamento antimicrobiano empírico inadequado e desfechos desfavoráveis, mesmo após os ajustes com dados microbiológicos. Além disso, o atraso no início da terapia antimicrobiana apropriada associa-se a um incremento no risco de mortalidade que evolui a cada hora.[6,7]

As recomendações de tratamento antimicrobiano na sepse baseiam-se, portanto, na administração de agentes de amplo espectro, por via endovenosa, o mais rapidamente possível, dentro da primeira hora após o diagnóstico e, preferencialmente, após a obtenção das culturas pertinentes. Essa recomendação tem o objetivo de aumentar a probabilidade de garantir a cobertura do microrganismo envolvido e, assim, promover a redução da carga patogênica do agente etiológico, fundamental para o controle da resposta inflamatória.[6,7]

A escolha da terapia antimicrobiana inicial deve se basear na síndrome clínica do paciente, considerando foco primário da infecção, histórico de infecções prévias, uso recente de eventuais antimicrobianos e a presença de imunodeficiências, assim como nos fatores de risco para patógenos potencialmente resistentes (infecção relacionada com assistência à saúde) e na microbiologia local.[8] Na maioria das vezes, em infecções adquiridas na comunidade é possível cobrir os potenciais patógenos com monoterapia, não havendo necessidade de terapia combinada com múltiplos antimicrobianos. No entanto, em infecções relacionadas com assistência à saúde, ou em pacientes com fatores de risco para infecção por patógenos multirresistentes (como internação recente, uso prévio de antimicrobianos, imunossupressão, hemodiálise ou colonização prévia por patógenos resistentes), geralmente é necessária a prescrição de terapia antimicrobiana combinada, contemplando um espectro mais amplo de cobertura empiricamente.[7,8] Portanto, são essenciais a identificação da necessidade de cobertura de Staphylococcus aureus resistente à meticilina (MRSA), Enterobacteriaceae resistentes a carbapenêmicos, Pseudomonas aeruginosa e Acinetobacter spp. Caso não haja necessidade de cobertura ampla, o uso de betalactâmicos geralmente é a melhor opção para o tratamento das principais síndromes clínicas. Havendo necessidade de cobertura de MRSA, vancomicina e linezolida são opções que visam ampliar a cobertura.[6-8] Na presença de gram negativos com alto risco de resistência, os esquemas podem envolver combinações de beta-lactâmicos com aminoglicosídeos, polimixinas ou, mais recentemente, o uso de beta-lactâmicos associados a novos inibidores de beta-lactamase, embora o custo seja um limitador importante para o uso destas opções. Além disso, em pacientes com fatores de risco para etiologias fúngicas ou virais específicas, a cobertura desses potenciais patógenos também deve ser considerada.[6-8]

Aspectos como penetração tecidual, biodisponibilidade, farmacocinética e farmacodinâmica dos antimicrobianos devem ser levados em consideração na escolha terapêutica em pacientes sépticos.[6-8] Um exemplo importante é o tratamento das meningites, na qual a penetração na barreira hematoencefálica é fundamental para a efetividade do tratamento, mas também em outras síndromes clínicas e no tratamento de patógenos com MICs mais elevados, as características da interação fármaco-patógeno-hospedeiro devem ser consideradas.

As diretrizes da Campanha de Sobrevivência à Sepse (CSS) recomendam, como regra, a duração em torno de 7 dias para a terapia antimicrobiana.[6] Duração mais prolongada pode ser requerida em pacientes com resposta clínica insuficiente, com imunodeficiências, foco não controlado, com bacteremia por patógenos específicos, como Staphylococcus aureus, e infecções micobacterianas, virais ou fúngicas, quando em geral deve haver uma individualização nas estratégias. Mais recentemente, recomenda-se o uso de biomarcadores inflamatórios, como proteína C reativa (PCR) e procalcitonina, para auxiliar na redução do tempo de tratamento antimicrobiano em pacientes com sepse, uma vez que poderiam ser marcadores mais precoces de resolução clínica, reduzindo para até 5 dias o tempo de tratamento em alguns cenários.[6]

A Tabela 252.1 apresenta as dosagens da terapia antimicrobiana otimizada para adultos com sepse. Uma vez que o patógeno seja identificado nas análises microbiológicas, é fundamental que haja a redução do espectro para cobrir de maneira específica o patógeno isolado com monoterapia de menor espectro, diminuindo, assim, a exposição desnecessária a antimicrobianos de espectro mais amplo e/ou associados à maior toxicidade.[6-8]

A ressuscitação com fluidos, oportuna e eficaz, é crucial para a estabilização da hipoperfusão tecidual induzida pela sepse na sepse e no choque séptico.[6] O tratamento e a reanimação devem começar imediatamente após o diagnóstico. Para pacientes com hipoperfusão induzida por sepse ou choque séptico, sugere-se pelo menos 30 mℓ/kg de fluido cristaloide intravenoso (IV) nas primeiras 3 horas de ressuscitação. O paciente deve ser tratado em UTI ou em unidade com os recursos necessários até que a transferência seja possível, idealmente em até 6 horas. Medidas dinâmicas devem ser usadas para orientar a ressuscitação com fluidos, em lugar de apenas exame físico ou parâmetros estáticos. Para adultos com choque séptico com vasopressores, a CSS recomenda uma meta inicial de pressão arterial média (PAM) de 65 mmHg. A norepinefrina é o agente de primeira linha em relação a outros vasopressores.

O controle urgente e bem-sucedido do foco infeccioso é um componente chave do sucesso na terapia da sepse e pode reduzir o número de mortes evitáveis. O controle começa com o

Tabela 252.1 Terapia antimicrobiana otimizada para adultos com sepse.

Antibiótico	Dose usual
Amicacina	15 a 20 mg/kg/dia
Ampicilina	200 mg/kg/dia, a cada 4 a 6 horas
Cefepime	150 mg/kg/dia, 8/8 h, máx. 2 g/dose
Cefotaxima	150 a 180 mg/kg/dia, 8/8 h, max. 8 g/dia
Ceftazidima	200 mg/kg/dose, 8/8 h, máx. 6 g/dia
Ceftriaxona	100 mg/kg/dia, 12/12 h ou 24 h, máx. 4 g/dia
Claritromicina	15 mg/kg/dia, 12/12 h
Clindamicina	40 mg/kg/dia, 6/6 h, máx. 2.700 mg/dia
Gentamicina	5 a 7,5 mg/kg/dia, 1 vez ao dia
Imipenem	100 mg/kg/dia, 6/6 h, máx. 4 g/dia
Levofloxacino	10 mg/kg/dose, 1 vez ao dia, máx. 750 mg/dia
Linezolida	600 mg 12/12 h
Meropenem	40 mg/kg/dose, 8/8 h
Metronidazol	40 mg/kg/dia, 8/8 h ou 6/6 h, máx. 4 g/dia
Oxacilina	1 g, 6/6 h
Polimixina B	25.000 UI/kg/dia, 12/12 h
Polimixina E (colistina)	Dose de colistina base 2,5-5 mg/kg/dia, a cada 6 a 12 h Dose de colistimetato sódico 75.000 a 150.000 UI/kg/dia, a cada 6 a 12 h
Vancomicina	60 mg/kg/dia, 6/6 h – monitorar nível sérico

Adaptada de: Instituto Latino Americano de Sepse. Guia de Terapia Antimicrobiana na Sepse, 2ª ed. 2022.

diagnóstico correto e antibioticoterapia apropriada e adequada. A sepse não se resolve apesar da rápida ressuscitação e do fornecimento de antimicrobianos apropriados sem controle adequado da fonte. O foco nem sempre é evidente. Um terço dos pacientes com choque séptico chega ao pronto-socorro com sintomas inespecíficos ou vagos de infecção.[9] Esse paciente tem significativo maior risco de receber tratamento antibiótico inadequado e de morte. Se uma fonte focal de infecção puder ser drenada ou desbridada, o procedimento deve ser realizado o mais rapidamente possível após a ressuscitação inicial. Não só as infecções abdominais precisam de controle da fonte, embora seja particularmente importante em pacientes com infecção abdominal, todas as possibilidades devem ser consideradas em todos os pacientes que apresentam sepse ou choque séptico. Estudos com dados mais granulares apontaram claramente que a velocidade do controle do foco implementado após o início da hipotensão ou disfunção orgânica é um importante determinante de sobrevida do choque séptico. O atraso no controle da fonte além de 6 horas parece ter um grande impacto na mortalidade.

A última edição da CSS[6] reconhece que a identificação rápida e o manejo adequado nas primeiras horas após o desenvolvimento da sepse melhoram os desfechos e recomenda que qualquer intervenção necessária de controle de fonte em sepse e choque séptico deve idealmente ser implementada assim que clínica e logisticamente prático após o diagnóstico ser feito. Também recomenda que, se os dispositivos de acesso intravascular forem uma possível fonte de sepse, devem ser removidos imediatamente após o estabelecimento de outro acesso vascular. Cada vez mais estudos sugerem resultados melhores quando o controle é alcançado dentro de 6 horas após o início da hipotensão ou disfunção orgânica. O controle da fonte inclui a remoção de um dispositivo potencialmente infectado ou o controle definitivo de uma fonte de contaminação contínua. Fornecer cuidados cirúrgicos em ambientes com poucos recursos é um desafio em várias frentes. A consulta precoce com uma equipe cirúrgica apropriada é extremamente importante.

SUPORTE VENTILATÓRIO NA SEPSE

A CSS[6] enumera recomendações para suporte ventilatório. Pacientes que estão em ventilação mecânica na UTI geralmente recebem alta fração inspirada de oxigênio e apresentam alta pressão parcial de oxigênio arterial. O uso conservador de oxigênio pode reduzir a exposição ao oxigênio e diminuir a lesão oxidativa pulmonar e sistêmica. Entretanto, segundo a CSS, não há evidência suficiente para fazer uma recomendação sobre o uso de alvos conservadores de oxigênio em adultos com insuficiência respiratória hipoxêmica induzida por sepse.

A insuficiência respiratória hipoxêmica aguda pode resultar de causas de sepse, como pneumonia ou infecções não pulmonares, resultando em síndrome do desconforto respiratório agudo (SDRA). Pacientes que apresentam hipóxia sem hipercapnia são tratados com altas concentrações de oxigênio inalado, que pode ser fornecido convencionalmente com interfaces, incluindo cateteres nasais, máscara facial com reservatório ou máscara de Venturi. Intervenções avançadas para hipóxia grave incluem ventilação não invasiva (VNI) ou oxigênio de alto fluxo. Ambas as terapias evitam complicações da intubação e ventilação mecânica invasiva e promovem a interação do paciente.

A VNI pode ajudar a reduzir o trabalho respiratório em pacientes selecionados. No entanto, o uso de VNI pode estar associado ao desenvolvimento de complicações, incluindo aumento do risco de insuflação e aspiração gástrica, ruptura da pele facial, volumes correntes excessivamente altos, bem como desconforto do paciente relacionado com incapacidade de comer ou falar. A cânula nasal de alto fluxo (CNAF) é uma interface não invasiva de fornecimento de oxigênio em alta concentração que confere aquecimento e umidificação das secreções, altas taxas de fluxo para melhor atender à demanda do paciente, lavagem do espaço morto nasofaríngeo e efeito de pressão positiva modesta nas vias respiratórias. O ramo inspiratório único da CNAF permite fluxos de ar de até 60 ℓ/min para atingir frações inspiradas de oxigênio (FiO_2) de até 95 a 100%. Complicações com CNAF são possíveis, geralmente autolimitadas e não requerem a descontinuação da terapia. Embora a qualidade da evidência seja baixa, os benefícios de um teste de CNAF para o paciente com sepse com hipóxia progressiva não hipercápnica sobre a VNI parecem justificados.

Segundo a definição de Berlim de 2012, classifica-se a SDRA como leve, moderada e grave ($PaO_2/FiO_2 \leq 300$, ≤ 200 e ≤ 100 mmHg, respectivamente). Um ensaio mostrou redução absoluta de 9% na mortalidade em pacientes com SDRA ventilados com volumes correntes de 6 mℓ/kg em comparação com 12 mℓ/kg de peso corporal previsto (PCP), visando pressão de platô ≤ 30 cmH$_2$O. Pacientes com acidose metabólica, ventilação minuto alta ou baixa estatura podem necessitar ajuste dos volumes correntes. Volumes correntes > 6 mℓ/kg com pressões de platô > 30 cmH$_2$O devem ser evitados na SDRA. Se a pressão de platô permanecer > 30 cmH$_2$O após a redução do volume corrente para 6 mℓ/kg, ele pode ser reduzido ainda mais, para tão baixo quanto 4 mℓ/kg. A frequência respiratória deve ser aumentada para até 35/min durante a redução do volume corrente para manter ventilação minuto. Nenhum modo único de ventilação (controlado a volume ou a pressão) é vantajoso quando comparado a outro que respeite os mesmos princípios de proteção pulmonar.

A aplicação de pressão expiratória final positiva (PEEP) mais alta em pacientes com SDRA pode abrir unidades pulmonares para participar das trocas gasosas e aumentar a PaO$_2$. Não há benefício de PEEP mais alta em todos os pacientes com SDRA; no entanto, pacientes com SDRA moderada ou grave ($PaO_2/FiO_2 \leq 200$ mmHg) tiveram mortalidade diminuída com o uso de PEEP mais alta, enquanto aqueles com SDRA leve não. O método ideal de selecionar um nível de PEEP mais alto não é claro. Uma opção é titular PEEP de acordo com medidas da complacência toracopulmonar, com o objetivo de obter a melhor complacência ou a menor pressão de distensão, refletindo equilíbrio entre recrutamento pulmonar e hiperdistensão. A segunda opção é titular PEEP para cima com um volume corrente de 6 mℓ/kg até que a pressão de platô nas vias respiratórias seja de 28 cmH$_2$O. Uma terceira opção é usar a tabela que titula a PEEP com base na combinação de FiO$_2$ e PEEP para manter a oxigenação adequada. Geralmente, é necessário PEEP > 5 cmH$_2$O para evitar o colapso pulmonar. A CSS recomenda para adultos com SDRA por sepse uma estratégia de ventilação com baixo volume corrente (6 mℓ/kg), ao invés de uma estratégia de alto volume corrente (> 10 mℓ/kg), além de uma meta de limite superior para pressões de platô de 30 cmH$_2$O, ao contrário de pressões de platô mais altas e PEEP mais alta e PEEP mais baixa – esta última é uma recomendação fraca com qualidade de evidência moderada.

Existem dados limitados sobre estratégias de ventilação para pacientes com insuficiência respiratória induzida por sepse que não atendem aos critérios para SDRA. No entanto, a sepse é um fator de risco independente para SDRA. A CSS sugere que a ventilação de baixo volume corrente seja utilizada em todos os pacientes com sepse que estejam recebendo ventilação mecânica. O uso de ventilação de baixo volume corrente evita o risco de promover lesão pulmonar induzida pelo ventilador em pacientes sépticos, nos quais o diagnóstico de SDRA ainda não foi confirmado.

Manobras de recrutamento são indicadas para o tratamento da hipoxemia refratária em pacientes com SDRA grave. O aumento temporário da pressão transpulmonar pode facilitar a abertura dos alvéolos atelectásicos para permitir as trocas gasosas, mas também pode distender as unidades pulmonares aeradas levando à lesão pulmonar induzida pelo ventilador e hipotensão transitória. O recrutamento com PEEP incremental está associado a um aumento da mortalidade em 28 dias, justificando a forte recomendação contra o seu uso. Manobras de recrutamento tradicionais parecem diminuir a mortalidade em 28 dias em pacientes com SDRA. Embora os efeitos das manobras de recrutamento melhorem a oxigenação inicialmente, os efeitos podem ser transitórios. Qualquer paciente que receba manobras de recrutamento deve ser monitorado atentamente e as manobras de recrutamento devem ser descontinuadas se for observada deterioração do estado clínico. A CSS sugere o uso de manobras de recrutamento tradicionais e recomenda contra o uso de titulação/estratégia de PEEP incremental.

Em pacientes com SDRA e relação $PaO_2/FiO_2 < 200$, o uso da posição prona em comparação com a posição supina nas primeiras 36 horas de intubação, quando realizada por > 12 horas/dia, apresentou melhora na sobrevida. A maioria dos pacientes responde à posição prona com melhora na oxigenação e na complacência pulmonar. A posição prona pode estar associada a complicações potencialmente fatais, incluindo remoção acidental do tubo endotraqueal, além de ter sido associada a um aumento nas úlceras de pressão. Alguns pacientes têm contraindicações para a posição prona. Para adultos com SDRA de moderada a grave induzida por sepse, a ventilação em posição prona por mais de 12 horas diariamente é recomendada.[6]

A indicação mais comum para o uso de agentes bloqueadores neuromusculares (BNMs) na UTI é facilitar a ventilação mecânica. Esses medicamentos podem melhorar a complacência da parede torácica, prevenir a assincronia respiratória e reduzir as pressões de pico das vias respiratórias, além de reduzir o consumo de oxigênio, diminuindo o trabalho respiratório. Entretanto, a infusão contínua de BNMs não melhorou a mortalidade quando comparada a uma estratégia de sedação leve com *bolus* de BNMs, conforme necessário. Por outro lado, a infusão contínua de BNMs reduziu a mortalidade quando comparada à sedação profunda com *bolus* de BNMs, conforme necessário. A infusão contínua de BNMs reduz o risco de barotrauma, mas o efeito nos dias sem ventilador, duração da ventilação mecânica e fraqueza adquirida na UTI não está claro. Há uma recomendação fraca favorecendo *bolus* intermitentes de BNMs em lugar de infusão contínua. É importante ressaltar que se os BNM forem usados, os médicos devem garantir sedação e analgesia adequadas ao paciente. Apesar de evidências fracas, o uso de *bolus* intermitentes de BNMs, ao invés de infusão contínua de BNMs, é recomendado.[6]

A oxigenação por membrana extracorpórea (ECMO) venovenosa (VV) é utilizada em doentes com insuficiência respiratória aguda grave para facilitar as trocas gasosas no contexto de hipoxemia refratária ou acidose respiratória hipercápnica. Também pode ser usada para facilitar a redução da ventilação mecânica. A ECMO VV administrada em centros especializados reduziu a mortalidade em doentes com SDRA grave. A seleção do paciente é importante, e geralmente discutida antes do início da ECMO. Custo e equidade são questões substanciais.

CONSIDERAÇÕES FINAIS

A sepse é uma síndrome altamente complexa relacionada com altas taxas de mortalidade. Melhores desfechos são alcançados com diagnóstico e tratamento precoces em UTI com capacidade de suporte ao diagnóstico e às disfunções orgânicas enquanto o foco infeccioso é debelado.

REFERÊNCIAS BIBLIOGRÁFICAS

1. Singer M, Deutschman CS, Seymour CW, Shankar-Hari M, Annane D, Bauer M, Bellomo R, Bernard GR, Chiche JD, Coopersmith CM, Hotchkiss RS, Levy MM, Marshall JC, Martin GS, Opal SM, Rubenfeld GD, van der Poll T, Vincent JL, Angus DC. The Third International Consensus Definitions for Sepsis and Septic Shock (Sepsis-3). *JAMA*. 2016 Feb 23;315(8):801-10. DOI: 10.1001/jama.2016.0287.

2. Machado FR, Cavalcanti AB, Braga MA, Tallo FS, Bossa A, Souza JL, Ferreira JF, Pizzol FD, Monteiro MB, Angus DC, Lisboa T, Azevedo LCP. Sepsis in Brazilian emergency departments: a prospective multicenter observational study. SPREAD ED Investigators, Instituto Latino Americano de Sepsis Network. *Intern Emerg Med*. 2023 Mar;18(2):409-421. DOI: 10.1007/s11739-022-03179-3.

3. Machado FR, Cavalcanti AB, Bozza FA, Ferreira EM, Angotti Carrara FS, Sousa JL, Caixeta N, Salomao R, Angus DC, Pontes Azevedo LC. The epidemiology of sepsis in Brazilian intensive care units (the Sepsis PREvalence Assessment Database, SPREAD): an observational study. SPREAD Investigators, Latin American Sepsis Institute Network. *Lancet Infect Dis*. 2017 Nov;17(11):1180-1189. DOI: 10.1016/S1473-3099(17)30322-5.

4. Barichello T, Generoso JS, Singer M, Dal-Pizzol F. Biomarkers for sepsis: more than just fever and leukocytosis-a narrative review. *Crit Care*. 2022 Jan 6;26(1):14.

5. Póvoa P, Coelho L, Dal-Pizzol F, Ferrer R, Huttner A, Conway Morris A, Nobre V, Ramirez P, Rouze A, Salluh J, Singer M, Sweeney DA, Torres A, Waterer G, Kalil AC. How to use biomarkers of infection or sepsis at the bedside: guide to clinicians. *Intensive Care Med*. 2023 Feb;49(2):142-153.

6. Evans L, Rhodes A, Alhazzani W, Antonelli M, et al. Surviving sepsis campaign: international guidelines for management of sepsis and septic shock 2021. *Intensive Care Med*. 2021 Nov;47(11):1181-1247.

7. Instituto Latino Americano de Sepse. Guia Prático de Terapia Antimicrobiana na Sepse, 2ª ed. 2022. Disponível em: https://ilas.org.br/wp-content/uploads/2022/02/Guia_ATM-1.pdf.

8. Lisboa T, Nagel F. Infecção por patógenos multi-resistentes na UTI: como escapar?. *Rev. Bras. Ter. Intensiva* 23(2) June, 2011.

9. Filbin MR, Lynch J, Gillingham TD, Thorsen JE, Pasakarnis CL, Nepal S, Matsushima M, Rhee C, Heldt T, Reisner AT. Presenting Symptoms Independently Predict Mortality in Septic Shock: Importance of a Previously Unmeasured Confounder. *Crit Care Med*. 2018 Oct;46(10):1592-1599.

CAPÍTULO

253

Reposição Volêmica

Ciro L. Mendes • Ederlon Rezende • Fernando Suparregui Dias •
Murillo Santucci Cesar De Assunção

INTRODUÇÃO

Para melhor compreensão do assunto deste capítulo, alguns termos são definidos a seguir.

- Hipovolemia: termo cuja etimologia corresponde, literalmente, a "pouco volume de sangue", usado para definir a diminuição do volume sanguíneo efetivo, o que fundamentalmente corresponde à depleção do volume do líquido intravascular. O conceito de hipovolemia grave, apesar de não claramente estabelecido, envolve a diminuição do retorno venoso e da pré-carga cardíaca com consequente queda do débito cardíaco e prejuízo à perfusão tecidual sistêmica por diminuição da oferta de substratos energéticos, principalmente do oxigênio

- Choque hipovolêmico: é a hipovolemia acompanhada de hipoperfusão, cuja gravidade determina a redução da oferta de oxigênio (DO_2) em relação à demanda energética das células e, em consequência, corrobora com sua disfunção e, por conseguinte, morte

- Desafio volumétrico: é a administração, em curto intervalo de tempo (menor que 15 minutos), de alíquota de fluido (cristaloide ou coloide) por via intravenosa com o intuito de comprovar que o paciente se beneficia com a intervenção realizada, ao aumentar o débito cardíaco (DC).[1,2] Esse comportamento significa que o paciente encontra-se na fase ascendente da curva de Frank-Starling ou de dependência da pré-carga

- Curva de Frank-Starling: é uma função definida em um gráfico cartesiano (Figura 253.1) no qual estão relacionados, no eixo vertical, a medida do volume sistólico ventricular (VS) ou do DC, e no eixo horizontal, uma estimativa de pré-carga ventricular (qualquer parâmetro que reflita a tensão intraventricular ao final da diástole, obtida usualmente por meio de medidas intracavitárias de pressões, volumes ou seus sucedâneos)

- Fase pré-carga dependente: também denominada *fluidorresponsividade*, é o segmento da curva de Frank-Starling em que o aumento da pré-carga, geralmente obtido por oferta de fluido intravenoso, é associado a incremento proporcional e significativo do VS (e, em consequência, do DC)

- Fase pré-carga independente (ou de *não responsividade a fluidos*): é a contrapartida da *fase pré-carga dependente*, representada pela continuação da curva, na qual o aumento da pré-carga é acompanhado de insignificante ou nenhum incremento do VS, o que equivale a dizer que o paciente, nessa fase, não se beneficia ou pode mesmo ser prejudicado pela deterioração da função cardíaca em decorrência da distensão excessiva das fibras miocárdicas e, dessa forma, ter redução da capacidade de ejeção do VS. Como consequência, pode determinar formação de edema pulmonar, principalmente se rápida e excessiva quantidade de fluidos for empregada

- Síndrome do extravasamento capilar (SEC): é um termo usado para descrever diversas condições associadas a inflamação sistêmica grave e que se caracterizam por aumento da permeabilidade capilar a proteínas (principalmente

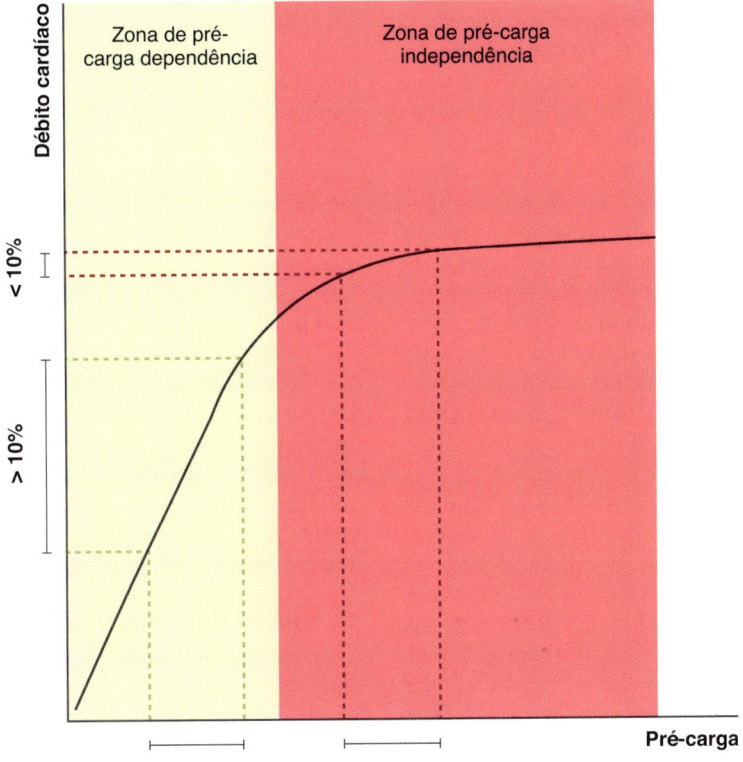

Figura 253.1 Curva de Frank-Starling.

albumina) com perda de fluido rico em macromoléculas do intravascular para o interstício e que se manifestam por edema difuso, tanto sistêmico como pulmonar, acúmulo de efusões exsudativas em cavidades serosas e hipovolemia, a qual, quando muito acentuada, pode levar a choque e disfunção de múltiplos órgãos[3]

- Água pulmonar extravascular (APEV): é a quantidade de líquido que se acumula no território extravascular intratorácico, ou seja, nos espaços intersticial e alveolar dos pulmões. No edema pulmonar, a APEV pode se acumular pelo aumento da permeabilidade capilar pulmonar devido à ação de mediadores implicados na resposta inflamatória ou como consequência ao aumento da pressão hidrostática nos capilares pulmonares, particularmente nos casos que cursam com disfunção ventricular esquerda ou de ambos os ventrículos[4]
- "Responsivo a fluidos": diz-se do paciente que responde com aumento do débito cardíaco frente ao desafio volumétrico. A magnitude desse aumento varia de acordo com a manobra usada para o teste, desde 5% no caso do teste de oclusão ao final da expiração (TOFE) até pelo menos 15%, quando a intervenção for um desafio volumétrico[5,6] (Figura 253.1)
- Manuseio tardio conservador de fluidos (MTCF): trata-se do equilíbrio ou negativação do balanço hídrico em pelo menos 2 dias consecutivos durante a primeira semana após o diagnóstico ou internação na unidade de terapia intensiva (UTI)
- Sobrecarga de fluidos: corresponde a um acúmulo corporal de fluidos acima de 10%. Essa percentagem é obtida pelo cálculo:

$$\frac{\text{Balanço cumulativo de fluidos (em } \ell)}{\text{peso corporal inicial do paciente}} \times 100.$$

INCIDÊNCIA E PREVALÊNCIA

A hipovolemia é uma ocorrência frequente no contexto do atendimento aos pacientes graves, tanto como causa principal do quadro quanto como coadjutor agravante que pode passar despercebido, uma vez que manifestações clínicas de hipovolemia podem não estar presentes, mesmo com perda de até 30% do volume sanguíneo. Dessa forma, o rápido reconhecimento e tratamento dessa condição é imperioso, tendo em vista que, se não for revertida prontamente ou mesmo se corrigida de forma insuficiente, pode perpetuar ou agravar a hipoperfusão tecidual, evoluindo para disfunção múltipla de órgãos com sério comprometimento do prognóstico do paciente. Por outro lado, a administração excessiva de fluidos intravenosos é deletéria, ao provocar aumento das pressões hidrostáticas, extravasamento de líquido e edema, prejudicando, assim, a oferta tecidual de oxigênio.[1,10]

DIAGNÓSTICO

Causas de hipovolemia

A perda ou má distribuição de fluidos corporais ocorre em uma variedade de condições clínicas que podem determinar queda do volume intravascular efetivo com subsequente hipoperfusão tecidual. No âmbito da medicina intensiva, a causa mais comum de hipovolemia está associada a condições de resposta inflamatória sistêmica grave, como na sepse, nas cirurgias extensas, traumas múltiplos e graves, pancreatites e grandes queimaduras, entre outras situações. Além dessas, são frequentes as hemorragias, tanto as de origem traumática como as de outras etiologias. Mesmo as modalidades cardiogênica e obstrutiva de choque podem cursar com componente de hipovolemia, e essa possibilidade deve ser considerada em qualquer tipo de falência circulatória. Ocasionalmente, a hipovolemia pode ocorrer devido a perdas volumosas de água e eletrólitos decorrentes de vômitos ou diarreia de grande quantidade, assim como em situações de ingesta inadequada de água, usualmente em decorrência de privação ao acesso, causa mais comum entre idosos ou pacientes sem autonomia.

Apresentação clínica

As manifestações clínicas da hipovolemia podem ser difíceis de identificar no paciente grave, e eventualmente são obscurecidas por outros achados associados ao quadro clínico ou sua causa. De maneira geral, podem ser classificadas como aquelas decorrentes da própria depleção de fluidos; determinadas pelo evento que causou a perda, ou as decorrentes de distúrbios eletrolíticos e acidobase que frequentemente acompanham a hipovolemia.

Dos quatro tipos de choque circulatório, os dos tipos hipovolêmico e distributivo têm como aspecto fisiopatológico mais evidente, na sua apresentação inicial, a hipovolemia efetiva ou relativa, respectivamente. Nesse estágio, as manifestações da hipovolemia são, de uma maneira geral, bem evidentes e a abordagem mais adequada deve visar a adequação da perfusão tecidual, a começar pela reposição de fluidos o quanto antes.

Em relação aos outros dois tipos (obstrutivo e cardiogênico), nos quais a hipovolemia não participa da cadeia de eventos fisiopatológicos e surge circunstancialmente, a reposição volêmica deve ser cogitada apenas após a comprovação da sua efetiva necessidade, tendo em vista o óbvio perigo que uma oferta inadequada de fluidos traria a esses pacientes. Apesar disso, mesmo não sendo esperada, a hipovolemia deve ser sempre cogitada e sua investigação procedida, assim como, uma vez comprovada, corrigida o mais rapidamente possível.

Após essa fase inicial, entretanto, o papel da hipovolemia, uma vez convincentemente tratada, tende a se tornar mais obscuro, porque outros fatores surgem com frequência e complicam a evolução dos pacientes, como a resposta inflamatória sistêmica que se segue, majoritariamente após grandes injúrias ou quando uma ressuscitação inicial adequada não foi apropriadamente realizada.

Dependendo desses aspectos iniciais, parte dos pacientes evolui com resposta inflamatória acompanhada de síndrome do extravasamento capilar, e que se manifesta frequentemente por anasarca, congestão venosa em território esplâncnico, hepático e renal e aumento da APEV. Nesses pacientes, o tratamento da hipoperfusão tecidual deve ser preferencialmente feito por meio do emprego de fármacos vasoativos, mesmo que o paciente seja fluidorresponsivo.

Avaliação da fluidorresponsividade

Durante muito tempo, os dados utilizados para avaliar a fluidorresponsividade limitavam-se aos denominados parâmetros estáticos de pré-carga, principalmente valor isolado de pressão venosa central (PVC), pressão de oclusão da artéria pulmonar (POAP) e índice de volume diastólico final de ventrículo direito (IVDFVD), que eram obtidos ou calculados por intermédio do cateter de artéria pulmonar. No entanto, essas variáveis apresentam baixa sensibilidade e especificidade para predizer fluidorresponsividade, principalmente entre os pacientes graves,[11] excetuando-se, talvez, as situações extremas de grave diminuição ou aumento substancial das condições de pré-carga ventricular.

Apesar das limitações associadas às metodologias disponíveis, as recomendações atuais para avaliar fluidorresponsividade recaem sobre as variáveis dinâmicas de pré-carga, as quais, independentemente da técnica, baseiam-se em avaliar o comportamento do volume sistólico de ejeção ventricular (ou de algum dos seus sucedâneos) em resposta a variações induzidas no retorno venoso, seja por mudanças cíclicas na pressão intratorácica, seja por adição rápida de volume ao circuito cardiovascular (extrínseca, no caso dos desafios volumétricos, ou intrínseca, quando trata-se da manobra de elevação passiva das pernas [MEPMI]). Cada uma dessas

técnicas tem suas vantagens e limitações, que devem ser ponderadas de forma individualizada, para que se possa escolher a mais eficaz e conveniente ao paciente em questão.[12]

O algoritmo apresentado na Figura 253.2 estabelece alternativas para a tomada de decisão sobre fluidorresponsividade e oferta de fluidos intravenosos (IV), assim como na escolha da(s) metodologia(s) mais adequada(s), de acordo com o contexto clínico.[13]

A Tabela 253.1 apresenta um resumo das principais variáveis dinâmicas, juntamente com seus limiares diagnósticos e suas limitações.[13]

TRATAMENTO

Um importante aspecto a ser lembrado é que o único intuito justificável ao usar fluidos intravenosos no contexto da hipovolemia, é proporcionar aumento do débito cardíaco e, consequentemente, da oferta de oxigênio sistêmica. Ocorre que a distinção entre um paciente pré-carga dependente de outro para o qual a administração de fluidos não é efetiva é, muitas vezes, difícil e não há qualquer método que isoladamente possa estabelecer essa distinção de forma absolutamente confiável. Além disso, em diversas séries publicadas que investigaram o tema, a proporção entre respondedores e aqueles que não respondiam à oferta de volume, no ambiente de UTI, é em torno de 50%, ou seja, as chances de erro, ao escolher uma das estratégias sem uma rigorosa averiguação, é de um em cada dois pacientes.[14,15]

Considerando-se esses aspectos, diante de um paciente grave, a hipovolemia deve sempre constar na lista de diagnósticos diferenciais; por outro lado, ao pensar em prescrever fluidos intravenosos com o propósito de restaurar a volemia do paciente, o médico deve ponderar que essa intervenção é potencialmente perigosa e pode determinar efeitos adversos, exigindo uma avaliação criteriosa de todos os riscos e benefícios envolvidos.

O acúmulo de conhecimentos sobre os prejuízos determinados pelo uso descomedido de fluidos na evolução do paciente grave tem norteado mudanças importantes nas recomendações a respeito do uso de fluidos intravenosos nesse contexto, particularmente naqueles em choque circulatório e, sobretudo, quando associado à síndrome de resposta inflamatória sistêmica. A Figura 253.3 apresenta um

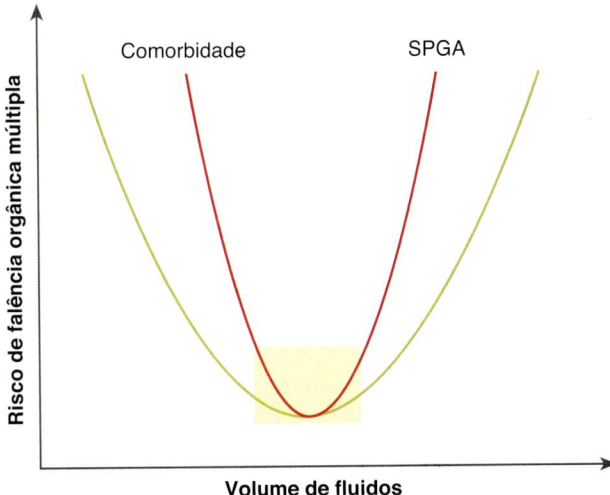

Figura 253.2 Algoritmo de decisão para avaliação de fluidorresponsividade. *A variação dos diâmetros da veia cava inferior/superior pode ser utilizada em caso de arritmias cardíacas. SPGA: síndrome de permeabilidade global aumentada. Traduzida e adaptada de: Monnet X, Marik PE, Teboul JL. Prediction of fluid responsiveness: an update. *Ann Intensive Care* 6 (2016).

Tabela 253.1 Resumo dos métodos para avaliação da responsividade a fluidos, limiares e limitações.

Metodologia	Limiar	Principais limitações
Pressão de pulso Variação do volume sistólico	12%	Não podem ser usados em pacientes com respiração espontânea, arritmias cardíacas, volumes correntes e complacência pulmonar baixos
Variações do diâmetro da veia cava inferior	12%	Não pode ser usada em pacientes com respiração espontânea, volumes correntes e complacência pulmonar baixos
Variações do diâmetro da veia cava superior	36%*	Depende de ecocardiograma transesofágico Não pode ser usada em pacientes com respiração espontânea, volumes correntes e complacência pulmonar baixos
Elevação passiva das pernas	10%	Deve ser associada a um método de medida direta do débito cardíaco
Teste de oclusão ao final da expiração	6%**	Não pode ser usado em pacientes não intubados Só pode ser usado em pacientes que tolerem uma apneia por pelo menos 15 segundos
Desafio com minivolume	5%	Deve ser associada a uma técnica que estime o débito cardíaco com bastante precisão
Desafio volumétrico convencional	15%	Deve ser associada a um método de medida direta do débito cardíaco Pode determinar a sobrecarga de fluidos, se repetida

* Limiares entre 12 e 40% foram descritos; ** 10% é mais compatível com a precisão da ultrassonografia.
Traduzida e adaptada de: Monnet X, Marik PE, Teboul JL. Prediction of fluid responsiveness: an update. *Ann Intensive Care* 6 (2016).

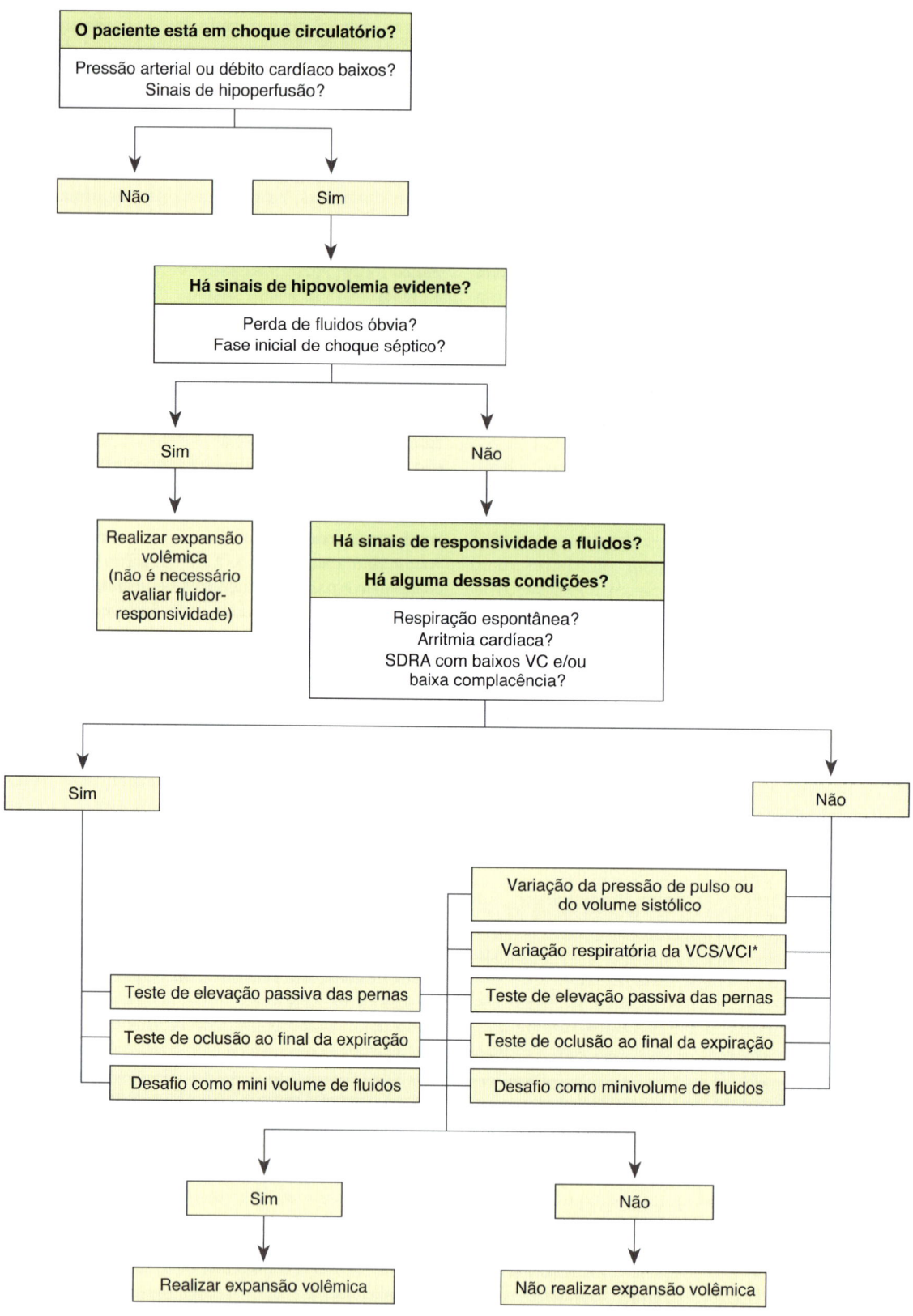

O paciente está em choque circulatório?

Pressão arterial ou débito cardíaco baixos?
Sinais de hipoperfusão?

Não

Sim

Há sinais de hipovolemia evidente?

Perda de fluidos óbvia?
Fase inicial de choque séptico?

Sim

Não

Realizar expansão volêmica
(não é necessário avaliar fluidor-responsividade)

Há sinais de responsividade a fluidos?

Há alguma dessas condições?

Respiração espontânea?
Arritmia cardíaca?
SDRA com baixos VC e/ou baixa complacência?

Sim

Não

Variação da pressão de pulso ou do volume sistólico

Variação respiratória da VCS/VCI*

Teste de elevação passiva das pernas

Teste de elevação passiva das pernas

Teste de oclusão ao final da expiração

Teste de oclusão ao final da expiração

Desafio como mini volume de fluidos

Desafio como minivolume de fluidos

Sim

Não

Realizar expansão volêmica

Não realizar expansão volêmica

*A variação dos diâmetros da veia cava inferior/superior pode ser utilizada em caso de arritmias cardíacas.

Figura 253.3 Riscos de ressuscitação insuficiente e excessiva. SDRA: síndrome do desconforto respiratório agudo; VCI: veia cava inferior; VCS: veia cava superior. Traduzida e adaptada de: Benes J, et al. Fluid Therapy: Double-Edged Sword during Critical Care? *Biomed Res Int*. 2015.

gráfico em que o risco de desenvolvimento de falência orgânica múltipla é relacionado com a quantidade de fluidos ofertada, seja de forma insuficiente ou excessiva.

Entre essas recomendações, destaca-se abordagem sugerida por J. L. Vincent,[16] na qual o tratamento do choque, no tocante à infusão de fluidos, é dividido em quatro fases (ressuscitação, otimização, estabilização e reescalonamento ou evacuação), cada uma delas envolvendo diferentes maneiras no uso de fluidos intravenosos. Não por acaso, essa metodologia foi inspirada em outra que se aplica no uso de antibioticoterapia (abordagem dos 4 "D", do inglês, *drug, dose, duration and descalonation*), sob a justa premissa de que os fluidos intravenosos, tendo em conta o seu potencial de causar dano, devem ser prescritos sob os idênticos e rígidos critérios utilizados ao se administrar uma medicação potencialmente tóxica.

Essas quatro fases podem ser resumidamente verificadas na Tabela 253.2, em que são discriminados os objetivos, curso temporal, alvos hemodinâmicos e opções de tratamento para cada uma delas.[6] Além disso, o gráfico da Figura 253.4 apresenta a correlação temporal dessas quatro fases com o balanço cumulativo de fluidos.[6]

CONSIDERAÇÕES FINAIS

A hipovolemia é um achado frequente entre os pacientes graves e deve sempre ser cogitada, em relação a qualquer paciente com sinais de choque circulatório, assim como rapidamente corrigida. Entretanto, tendo em vista os riscos que uma oferta de fluidos desnecessária ou excessiva impõem ao paciente, a decisão de repor fluidos por via intravenosa, principalmente quando de forma rápida e em maiores quantidades, deve ser feita mediante rigorosa avaliação da relação risco-benefício. Com esse objetivo, o ideal é que essa intervenção só seja feita no paciente comprovadamente fluidorresponsivo ou, na pior das hipóteses, com grande probabilidade de sê-lo e com baixo risco de complicações associadas.

Tabela 253.2 Quatro fases do tratamento hemodinâmico.

	Resgate	Otimização	Estabilização	Reescalonamento
Objetivos do tratamento	Reversão do choque Salvar vidas	Perfusão tissular adequada	Balanço diário de fluidos zerado ou negativado	Reversão do acúmulo de fluidos Resolução do edema
Curso temporal	Minutos	Horas	Dias	Até semanas
Alvos hemodinâmicos	Limiares autorregulatórios da pressão de perfusão	Parâmetros macro e micro-hemodinâmicos de fluxo sanguíneo	Retirada dos vasopressores mediante estabilidade hemodinâmica	Retorno aos valores pré-mórbidos ou crônicos de fluxo e pressão
Opções de tratamento	Fluidos IV em *bolus* rápido + Vasopressor	Repetição de desafios volumétricos + Vasopressores + Inotrópicos	Fluidos de manutenção + Decréscimo ou continuação dos agentes vaso imunossupressores	Diuréticos ou outras formas de remoção de fluidos

Traduzida e adaptada de: Van Der Mullen J, Wise R, Vermeulen G, Moonen PJ, Malbrain MLNG. Assessment of hypovolaemia in the critically ill. *Anaesthesiol Intensive Ther*. 50, 150-159 (2018).

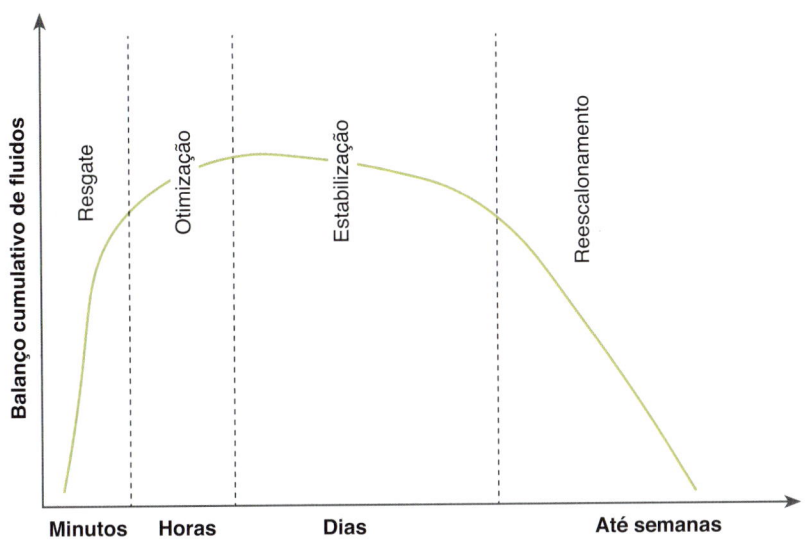

Figura 253.4 Quatro fases do tratamento hemodinâmico em relação ao balanço cumulativo de fluidos. Traduzida e adaptada de: Van Der Mullen J, Wise R, Vermeulen G, Moonen PJ, Malbrain MLNG. Assessment of hypovolaemia in the critically ill. *Anaesthesiol Intensive Ther*. 50, 150-159 (2018).

REFERÊNCIAS BIBLIOGRÁFICAS

1. Vincent JL. Intravascular Volume Assessment in the Critically Ill Patient. *Clin J Am Soc Nephrol.* 15, 557–559 (2020).

2. Cecconi M, Parsons AK, Rhodes A. What is a fluid challenge? *Curr Opin Crit Care.* 17, 290–295 (2011).

3. Tarar MY, et al. Use of the C-Reactive Protein (CRP)/Albumin Ratio as a Severity Tool in Acute Pancreatitis: Systematic Review. *Cureus.* 14, (2022).

4. Jozwiak M, Teboul JL, Monnet X. Extravascular lung water in critical care: recent advances and clinical applications. *Ann Intensive Care.* 5, 1–13 (2015).

5. Østergaard M, Nilsson LB, Nilsson JC, Rasmussen JP, Berthelsen PG. Precision of bolus thermodilution cardiac output measurements in patients with atrial fibrillation. *Acta Anaesthesiol Scand.* 49, 366–372 (2005).

6. Van Der Mullen J, Wise R, Vermeulen G, Moonen PJ, Malbrain MLNG. Assessment of hypovolaemia in the critically ill. *Anaesthesiol Intensive Ther.* 50, 150-159 (2018).

7. Vincent JL, Dubois MJ, Navickis RJ, Wilkes MM. Hypoalbuminemia in acute illness: is there a rationale for intervention? A meta-analysis of cohort studies and controlled trials. *Ann Surg* 237, 319-334 (2003).

8. Cordemans C, et al. Fluid management in critically ill patients: the role of extravascular lung water, abdominal hypertension, capillary leak, and fluid balance. *Ann Intensive Care* 2 (2012).

9. Ranzani OT, Zampieri FG, Forte DN, Azevedo LCP, Park M. C-Reactive Protein/Albumin Ratio Predicts 90-Day Mortality of Septic Patients. PLoS One 8 (2013).

10. Messina A, et al. Pathophysiology of fluid administration in critically ill patients. Intensive *Care Med Exp* 10, (2022).

11. Marik PE, Baram M, Vahid B. Does central venous pressure predict fluid responsiveness? A systematic review of the literature and the tale of seven mares. *Chest* 134, 172-178 (2008).

12. Monnet X, Marik PE, Teboul JL. Prediction of fluid responsiveness: an update. Ann *Intensive Care* 6, 111 (2016).

13. Monnet X, Marik PE, Teboul JL. Prediction of fluid responsiveness: an update. Ann *Intensive Care* 6 (2016).

14. Teboul JL, Monnet X. Detecting volume responsiveness and unresponsiveness in intensive care unit patients: two different problems, only one solution. *Crit Care* 13, 175 (2009).

15. Michard F, Teboul JL. Predicting fluid responsiveness in ICU patients: A critical analysis of the evidence. *Chest* 121, 2000-2008 (2002).

16. Vincent JL, De Backer D. Circulatory Shock. *New England Journal of Medicine* 369, 1726-1734 (2013).

17. Benes J, et al. Fluid Therapy: Double-Edged Sword during Critical Care? *Biomed Res Int.* 2015.

254

Medicações Vasoativas

Rafael Deucher • Patricia M. Veiga Carvalho Mello

INTRODUÇÃO

A estabilização vital de pacientes graves tem como objetivo central a adequação da oferta tecidual de oxigênio (DO_2) ao consumo de oxigênio (VO_2) atendendo às demandas metabólicas desses pacientes de forma dinâmica. As medicações vasoativas ocupam lugar central no arsenal terapêutico essencial para a estabilização hemodinâmica nesses casos, atuando por meio da modulação do tônus vascular, da frequência cardíaca e da contratilidade cardíaca, e promovendo aumento do débito cardíaco e otimizando a função do sistema circulatório.[1,2,7]

Para o uso adequado de medicações vasoativas, é necessário compreender a fisiopatologia envolvida na descompensação clínica do paciente, com avaliação e intervenções que visem otimizar todos os fatores determinantes da perfusão tecidual[4,7] (Figura 254.1).

CLASSES DE MEDICAÇÕES VASOATIVAS E SEUS MECANISMOS DE AÇÃO

As medicações vasoativas modulam o sistema circulatório promovendo vasoconstrição, vasodilatação ou a partir de efeito inotrópico, podendo exercer mais de uma dessas ações de forma concomitante[1,5] (Tabela 254.1).

As medicações com ação vasodilatadora são particularmente úteis nas emergências hipertensivas, enquanto as vasopressoras são parte central no tratamento de pacientes com emergências hipotensivas, ou choque. As medicações com ação inotrópica são essenciais nos casos em que o componente de diminuição do débito cardíaco contribui para os quadros de choque.[1,6]

Medicações vasopressoras

Instabilidade hemodinâmica é prevalente em pacientes internados nas UTIs com hipotensão, considerada quando pressão arterial média (PAM) é menor que 65 mmHg ou pressão arterial sistólica menor que 90 mmHg, está associada ao

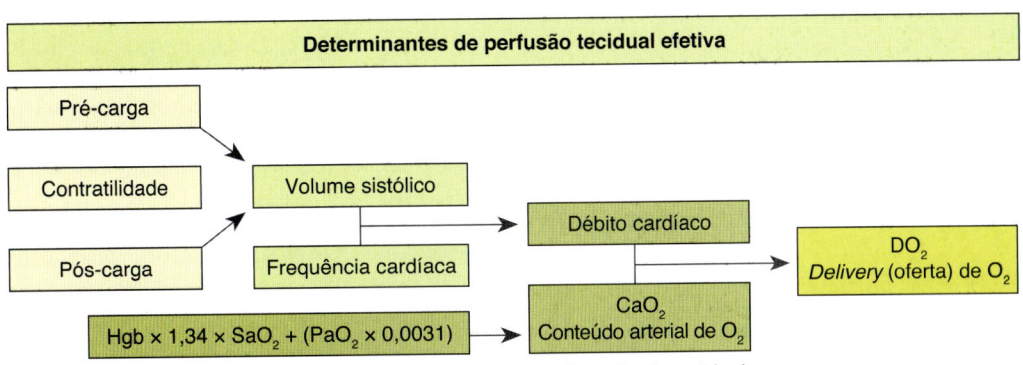

Figura 254.1 Determinantes da perfusão tecidual.

Tabela 254.1 Classes de medicações vasoativas, seu mecanismo de ação e dosagem.

Medicamentos	Dose	Mecanismo de ação/receptores			
		β-1	β-2		α-1
Vasopressores					
Noradrenalina	0,05 a 3 µg/kg/min	++	0		+++
Dopamina	1 a 20 µg/kg/min	+ (++)	+		+ (++)
Adrenalina	0,05 a 2 µg/kg/min	+++	++		+++
Fenilefrina	0,5 a 5 µg/kg/min	0	0		+++
Vasopressina	0,1 a 0,4 UI/min	V1 (músculo liso) V2 (ductos coletores renais)			
Inotrópicos					
Dobutamina	2 a 20	+++++	+++	0	0
Milrinone	0,375 a 0,75	0	0	+++	0
Levosimendan	0,05 a 0,2	0	0	0	+++
Vasodilatadores					
Nitroprussiato de sódio	0,5 a 2 µg/kg/min	Vasodilatador pela liberação de óxido nítrico			
Nitroglicerina	5 a 200 µg/min	Vasodilatador pela liberação de óxido nítrico			

comprometimento da perfusão e choque. Na presença de choque, o atraso no restabelecimento da pressão arterial é associado a aumento da mortalidade.[1,2,4]

Em um paciente em choque, a reposição com fluidos pode ser insuficiente ou lenta, prolongando o tempo de restauração da hemodinâmica. Especialmente na presença de vasodilatação, o uso de vasopressores está indicado para manter a pressão de perfusão tecidual, minimizando o tempo de hipoperfusão tecidual.[4,7]

As principais medicações vasopressoras são a noradrenalina, fenilefrina, dopamina, adrenalina e vasopressina.[1,2]

Adrenalina

A adrenalina é um forte vasoconstritor com efeito inotrópico e cronotrópico positivos. Trata-se de uma catecolamina com efeito em receptor alfa-1, beta-1 e beta-2. Tem a capacidade de elevar a contratilidade do miocárdio, otimizando o volume sistólico, e aumentar a resistência vascular.[1,2]

No entanto, em estudos comparativos com a noradrenalina não demonstrou superioridade em eficácia e seu uso foi associado a maior incidência de eventos adversos, como taquiarritmias, eventos isquêmicos e maior elevação de lactato, o que dificulta o uso desse importante marcador de perfusão tecidual nesses pacientes. Apesar disso, a adrenalina permanece como importante medicação vasopressora adjunta ou como primeira escolha nos casos de anafilaxia.[1,2,7]

Dopamina

A dopamina foi, por muitos anos, o medicamento vasopressor mais utilizado mundialmente. A dopamina caracteriza-se por ser uma catecolamina com farmacodinâmica associada à sua dose e pode apresentar efeitos dopaminérgicos, beta-adrenérgicos e alfa-adrenérgicos, de acordo com a titulação.[1,2]

Em doses acima de 10 µg/kg/min, atua em receptores alfa com ação vasopressora e em doses intermediárias, de 5 a 10 µg/kg/min, atua em receptores beta exercendo ação inotrópica. Estudos comparativos com a noradrenalina mais recentes indicam maior incidência de arritmias, além de interferências no eixo neuroendócrino, deixando seu uso como medicação vasoativa restrita a situações de choque com bradicardia ou em situações de escassez de recursos.[1,2,4]

Doses de 1 a 5 µg/kg/min atuam em canais dopaminérgicos e promovem natriurese, mas sem promover melhora da função renal como se acreditou no passado.[1]

Noradrenalina

A noradrenalina é a medicação vasopressora indicada como primeira linha na maioria dos quadros de choque devido ao seu perfil de eficácia e segurança. Sua ação vasopressora é potente com ação predominante em receptores alfa e apenas pequena ação em receptores beta. Dessa forma, tem o benefício de não induzir taquiarritmias quando comparada com a adrenalina ou dopamina. Apresenta rápido início de ação e curto tempo de meia-vida, o que facilita sua titulação e manejo hemodinâmico.[2,4]

A dose inicial é 0,05 mcg/kg/min e deve ser titulada até obtenção da meta hemodinâmica. A dose máxima permitida para uso na prática clínica ainda não é bem estabelecida, e infusões maiores de 0,5 mcg/kg/min devem ser associadas a uma medicação adjuvante, como, por exemplo, a vasopressina.[1,2]

Fenilefrina

A fenilefrina tem ação vasopressora com atuação exclusiva em receptores alfa, e por não ter estudos que demonstrem superioridade em eficácia quando comparada com a noradrenalina, permanece como opção segura e de baixo custo, mas não prioritária na escolha de medicação vasopressora. Apresenta como qualidade sua farmacocinética pela possibilidade de dose em *bolus* e efeito vasopressor prolongado por aproximadamente 20 minutos.[1,2]

Vasopressina

A vasopressina é um potente vasopressor que atua em canais V1, V2 e V3. Sua atividade vasopressora ocorre pelo estímulo dos canais V1 e contração da musculatura lisa do leito arterial. Por não ser catecolamina, como noradrenalina e adrenalina, não apresenta perda de sua eficácia na acidemia, o que a torna excelente opção no manejo de choque inicialmente refratário à noradrenalina.[1,2]

Não é considerada medicação de primeira escolha e, sim, como vasopressor adjuvante, e geralmente é associada a noradrenalina, mas pode ser usada como primeira opção no choque vasoplégico de pacientes pós-operatório de cirurgia cardíaca. Atualmente, sabe-se que o emprego do segundo vasopressor deve ser precoce, pois o estímulo de diferentes mecanismos vasopressores é mais eficaz e diminui a necessidade do uso crescente das catecolaminas.[1,2,4]

A dose varia de 0,01 a 0,04 un/min; porém, há diversos relatos na literatura com uso de doses maiores, como 0,06 un/min.[1,2] Alguns estudos sugerem que em pacientes com choque séptico o desmame completo da vasopressina antes da noradrenalina é associada a maior incidência de hipotensão.[8]

Medicações inotrópicas

Os inotrópicos são usados nos pacientes que apresentam depressão miocárdica associada a hipofluxo tissular, geralmente após ajuste inicial da macro hemodinâmica com restabelecimento da pré-carga e da PAM. Inotrópicos tendem a melhorar a contração do miocárdio, otimizando o volume sistólico, que por consequência pode refletir em aumento do débito cardíaco após análise da frequência cardíaca.[1,4] A prescrição do inotrópico deverá ser individualizada, avaliando as características do choque, período de tratamento no qual o paciente se encontra e particularidades farmacológicas inatas de cada medicação.[1]

Deve-se considerar como dose ótima para o tratamento a menor dose que traga o efeito clínico desejado, já que o uso de inotrópico objetivando valores suprafisiológicos não é associado a melhor desfecho de sobrevida.[1,4,10]

Dobutamina

A dobutamina é uma catecolamina sintética com atuação inotrópica e cronotrópica pela estimulação dos receptores beta-1 e beta-2, e sua resposta clínica é associada ao aumento da dose melhorando a contratilidade, ao volume sistólico e à frequência cardíaca.[1,4,10] O receptor beta-1 atua com efeitos cardíacos positivos e melhora a contratilidade ventricular; caso esse efeito seja majoritário, o paciente não deve evoluir para hipotensão mesmo com estímulo beta-2, presente na musculatura lisa dos vasos, pois ocorre aumento significativo do volume sistólico.[1]

Por outro lado, a dobutamina pode aumentar a frequência cardíaca e o consumo de oxigênio pelo miocárdio. Deve ser administrada com cautela em pacientes com hipovolemia e que toleram mal a taquicardia. Se ocorrer taquicardia excessiva associada a hipotensão, o paciente não respondeu positivamente ao tratamento e a dobutamina deve ser suspensa temporariamente.[1,4,10]

A dose habitual de prescrição da dobutamina é de 2 a 20 mcg/kg/min, a ser titulada em doses crescentes, conforme necessidade e resposta terapêutica. Doses acima de 10 mcg/kg/min devem ser individualizadas, pois aumentam substancialmente o consumo de oxigênio pelo miocárdio e a probabilidade de arritmia. Ela possui um tempo de meia-vida de aproximadamente 2 minutos, e é rapidamente metabolizada quando houver a sua descontinuação.[1,10]

Pacientes usuários crônicos de beta-bloqueadores podem apresentar menor resposta clínica e necessitar de maiores doses iniciais para atingir a resposta terapêutica. Além disso, o uso prolongado de dobutamina evolui com dessensibilização e taquifilaxia dos receptores beta-1, e por isso é necessário aumento progressivo de dose para manter o efeito desejado.[1,10] Nos pacientes em tratamento para choque séptico que apresentem piora do débito cardíaco, devido à instalação de miocardiopatia séptica, a dobutamina deve ser o inotrópico de primeira escolha. Nesses casos, o seu uso é comumente associado a um fármaco com efeito vasopressor, como a noradrenalina, que objetiva tratar o componente vasoplégico presente nesses quadros.[4]

Adrenalina

Sua dose de ação varia de 0,01 a 0,5 mcg/kg/min, e em menores doses, até 0,1 mcg/kg/min, há um predomínio da característica inotrópica. Pode ser uma opção de medicação inotrópica à dobutamina, em doses baixas (até 0,02 µg/kg/min), pelo seu efeito beta. Pelo fato de apresentar boa afinidade tanto pelo receptor alfa como pelo beta, sua eficácia é comparada à associação de noradrenalina com dobutamina nos pacientes com sepse. Todavia, nesses pacientes, não é considerada inotrópico de primeira escolha, sendo uma boa alternativa quando houver baixo débito associado à vasoplegia.[1,2,4]

Dopamina

Atualmente, não se apresenta como inotrópico de primeira escolha, sobretudo em pacientes sépticos, mas doses de 4 a 10 mcg/kg/min atuam em canal beta-1 com efeito cronotrópico, e melhorando a *performance* da contratilidade cardíaca, sendo seu uso mais interessante em pacientes que apresentem bradicardia sintomática e menor risco de arritimia.[1,2,4]

Levosimendan

O levosimendan é um inotrópico positivo que atua aumentando a sensibilização de canais de cálcio, assim como incrementa o poder de contração da actina-miosina e da sístole ventricular sem aumento significativo do consumo de oxigênio pelo miocárdio. Sua ação vasodilatadora é consequência da abertura de canais de potássio na musculatura lisa vascular e deve ser cuidadosamente monitorada, porque pode desencadear hipotensão severa principalmente durante a dose de ataque.[1,4]

Outra característica marcante desse inotrópico é seu tempo de ação prolongado, pois apesar do tempo de meia-vida ser de 1 hora, seu metabólito ativo permanece com atividade hemodinâmica positiva por uma semana. Não é recomendado seu uso na miocardiopatia séptica aguda, e nesses casos a dobutamina deve ser a primeira escolha.[4] Há a possibilidade de realizar dose de ataque de 0,2 mcg/kg/min por 1 hora aproximadamente e depois manter a infusão de 0,1 mcg/kg/min até completar 24 horas.[1]

Milrinona

O efeito inotrópico da milrinona é desencadeado pela inibição da PDE-3. A milrinona possui um efeito vasodilatador expressivo tanto na circulação pulmonar como na circulação sistêmica; contudo, o efeito de vasodilatação da artéria pulmonar, diminuindo a pós-carga para o VD, faz que seja uma boa opção nos pacientes com disfunção ventricular direita aguda.[1,10]

Por não atuar em canais beta-adrenérgicos, pleiteia-se o uso desse fármaco quando há necessidade de inotropismo em pacientes com beta bloqueio farmacológico ou dessensibilização de catecolaminas.[1] O seu tempo de meia-vida é de aproximadamente 3 horas, e pode estender-se em paciente com função renal prejudicada; inclusive, é necessário diminuição de dose na presença de *clearance* < 50 ml/min, a fim de que não haja intoxicação e efeitos deletérios. A dose habitual é de 0,250 a 0,750 mcg/kg/min em bomba de infusão contínua.[1,10]

Medicações vasodilatadoras

O uso de vasodilatadores também é muito comum no paciente crítico. Diversas patologias agudas, como insuficiência cardíaca hipertensiva, edema agudo de pulmão, dissecação de aorta, doenças coronarianas agudas e encefalopatia hipertensiva, dentre outras, podem precisar de vasodilatação, tanto arterial como venosa. Nesse contexto, o emprego de vasodilatadores produtores de óxido nítrico, como nitroglicerina e nitroprussiato de sódio, é clinicamente eficaz quando bem aplicado.[5,6]

Nitroprussiato de sódio

O nitroprussiato de sódio consiste em pró-fármaco que reage com grupos sulfidrila fisiológicos para liberar óxido nítrico, causando vasodilatações venosa e arterial. Sua característica é apresentar uma vasodilatação agressiva com rápida redução da pressão arterial, redução da pós-carga, diminuição das pressões de enchimento do sistema cardiovascular e melhora do volume sistólico nos quadros em que diminui por aumento excessivo da pós-carga. O paciente deve ser monitorado com pressão arterial invasiva devido ao alto risco de hipotensão grave.[5]

A administração deve ser por curtos períodos e na menor dose que se atinja o efeito clínico desejado. A dose varia de 0,5 a 2 mcg/kg/min e é aumentada de acordo com a meta hemodinâmica preestabelecida. Não recomenda-se manter infusões prolongadas acima de 2 mcg/kg/min; entretanto, no início do manejo clínico é possível usar doses de 10 mcg/kg/min, desde que por curto intervalo de tempo, para que rapidamente se atinja o objetivo à beira do leito.[5]

O metabolismo do nitroprussiato de sódio produz cianeto e infusões prolongadas, ou altas doses, podem proporcionar o acúmulo de cianeto e evoluir com intoxicação grave. Sinais da intoxicação por cianeto consistem em acidose lática, hiperóxia venosa central, confusão mental, coma e cardiopatia aguda, mas não é necessário a dosagem de cianeto sérica como rotina na sua utilização e o tratamento pode ser realizado com hidroxicobalamina e tiossulfato de sódio.[5]

Nitroglicerina

Amplamente utilizada nas unidades de terapia intensiva e nos departamentos de emergência. Possui indicação no tratamento de diversas patologias e seus efeitos vasodilatadores ocorrem pela liberação de óxido nítrico e podem manipular tanto a pré-carga como a pós-carga. Essas características associadas ao tropismo na vasodilatação da coronária, otimizando a perfusão do miocárdio, a tornam essencial no tratamento da angina por síndrome coronariana aguda, insuficiência cardíaca hipertensiva e edema agudo pulmonar hipertensivo.[6]

Sua dose varia de 5 a 200 mcg/min a ser prescritos em infusão contínua e com metas clínicas previamente determinadas. Doses baixas priorizam a vasodilatação venosa e redução na pré-carga, enquanto altas doses atuam na redução de pré e pós-carga. Em casos selecionados, doses como a de 400 mcg/min podem ser utilizadas desde que se mantenha o monitoramento hemodinâmico estreito da pressão arterial. É contraindicada para pacientes com uso de inibidor da fosfodiesterase 5 (p. ex., sildenafila ou tadalafila) nas últimas 48 horas e em infarto agudo do ventrículo direito.[6]

UTILIZAÇÃO DE MEDICAÇÕES VASOATIVAS

A ação das medicações vasoativas começa quase imediatamente após o início de sua infusão, e pode levar a alterações muito rápidas nos níveis de pressão arterial, exigindo monitoramento contínuo dos sinais vitais, idealmente com punção arterial e monitoramento da PAM. Possuem meia-vida curta com suspensão de sua ação em poucos minutos após sua retirada, permitindo, assim, a titulação de sua infusão para obtenção do nível de PAM alvo de forma rápida e otimizada.[1,2,7]

Além do monitoramento contínuo dos sinais vitais, idealmente com punção arterial e monitoramento do PAM, sempre que o quadro de instabilidade não for revertido em poucas horas, deve-se considerar monitorar parâmetros hemodinâmicos avançados, como débito cardíaco, os quais possibilitam titulação mais adequada desses fármacos. Além de monitorar os parâmetros hemodinâmicos, deve-se avaliar de forma integrada os marcadores de perfusão tecidual, como a diurese, tempo de enchimento capilar, níveis de lactato e de saturação venosa de oxigênio. O paciente deve ser monitorado multimodalmente, com integração dos dados de exames físico e laboratoriais, monitoramento básico, ultrassom e sistemas avançados em pacientes selecionados.[4,9]

Os fármacos devem ser diluídos em solução farmacologicamente compatível, utilizados em bomba de infusão contínua, via endovenosa, em acesso venoso central. No entanto, quando utilizados na estabilização vital emergencial, em geral, ainda na sala de emergência ou enfermaria, podem ser iniciados via acesso venoso periférico, idealmente com planejamento de transição para acesso central tão logo possível. Ao utilizar acesso periférico, deve-se priorizar o acesso venoso calibroso e manter vigilância para identificação imediata de possível extravasamento da medicação, especialmente em vasopressores, os quais podem causar lesões necrotizantes importantes.[1-4]

A rápida titulação de vasopressores para obtenção de PAM mínima compatível com perfusão tecidual é essencial para a sobrevivência do paciente; no entanto, deve-se avaliar os parâmetros de volemia e de perfusão de forma integrada para que a restauração da volemia seja otimizada. Além disso, o excesso de medicações vasoativas pode causar taquiarritmia e isquemia em diversos territórios, como esplâncnico, digital e até mesmo miocárdico. O estado hiperadrenérgico comumente encontrado no paciente crítico, aliado ao uso de catecolaminas, exerce efeito deletério no desfecho desses pacientes.[4,7]

Após início do vasopressor, inotrópico ou vasodilatador, deve-se sempre usar a menor dose possível que atenda ao efeito clínico desejado, segundo a característica do fármaco. Não recomenda-se prolongar o uso de medicações vasoativas sem necessidade, porque há efeitos colaterais indesejáveis para o paciente, além de não haver indícios de melhor desfecho clínico.[1,2,4,6]

O estado de hipoperfusão tissular precisa ser rapidamente revertido para que não haja progressão para um quadro de disfunção e falência múltipla de órgãos. No paciente com vasoplegia associado a sinais clínicos de baixa perfusão, aplica-se um vasopressor com o objetivo de alcançar uma PAM de 65 mmHg inicialmente. No paciente hipotenso e com choque, o atraso na aplicação do vasopressor aumenta a mortalidade.[4,7]

A noradrenalina deve ser o vasopressor de primeira escolha no choque séptico e na maioria dos cenários de choque; contudo, pacientes em choque vasoplégico no pós-operatório de cirurgia cardíaca podem se beneficiar de vasopressina como fármaco de primeira escolha, e nos demais deve ser como medicação adjuvante.[4,7]

Quando há um débito cardíaco presumido insuficiente, mesmo após ajuste da pré-carga com volume e da pressão com vasopressores, o início de inotrópico deve ser considerado. Nessa fase do tratamento, o paciente ainda apresenta sinais de má oxigenação tecidual, como lactato elevado e saturação venosa baixa. Um delta veno-arterial de CO_2 maior que 6 mmHg sugere que há necessidade de ajuste do débito, e se o paciente não for mais fluido responsivo, é o momento de iniciar o inotrópico. Pacientes com choque cardiogênico devem receber inotrópicos desde o início do tratamento.[9] Quando há comprometimento da perfusão por aumento excessivo da pós-carga, ela deve se reduzida com vasodilatação para posterior melhora do volume sistólico.[5,6]

A avaliação da volemia e a otimização do *status* volêmico de todo paciente com choque é essencial. Em caso de o paciente persistir com hipotensão e sinais de hipoperfusão, mesmo após a otimização volêmica, e já esteja em uso de um vasopressor, deve-se considerar terapia com medicação vasoativa adjunta. A segunda medicação vasopressora pode ser vasopressina ou adrenalina.[1,4,7]

O uso adjunto de inotrópicos deve ser considerado sempre que houver evidência de disfunção miocárdica associada ao quadro de choque. A dobutamina é a medicação de primeira escolha. A presença de disfunção miocárdica pode ser identificada por meio de exame ecocardiográfico, dados de monitoramento hemodinâmico ou suspeita em casos de alargamento do delta CO_2.[4,9,10]

CONSIDERAÇÕES FINAIS

A seleção da medicação vasoativa deve considerar seu mecanismo de ação, potenciais riscos envolvidos e as características do quadro clínico e comorbidades de cada paciente. O objetivo principal do uso é o de restaurar a perfusão tecidual.

Em quadros de choque, frequentemente o paciente apresenta comprometimento de mais de um componente hemodinâmico, necessitando de monitoramento avançado para a identificação do perfil hemodinâmico (pré-carga, contratilidade, pós-carga) do choque.

Para o uso adequado de medicações vasoativas é essencial que ocorra a identificação e monitoramento dos determinantes da perfusão tecidual (pré-carga, pós-carga, contratilidade, FC ou CaO_2), que requerem intervenção para a estabilização do paciente e para o acompanhamento da resposta às intervenções terapêuticas realizadas.

REFERÊNCIAS BIBLIOGRÁFICAS

1. Jentzer JC, Hollenberg SM. Vasopressor and Inotrope Therapy in Cardiac Critical Care. *J Intensive Care Med*. 2021 Aug;36(8):843-856.
2. Russell JA, Gordon AC, Williams MD, Boyd JH, Walley KR, Kissoon N. Vasopressor Therapy in the Intensive Care Unit. *Semin Respir Crit Care Med*. 2021 Feb;42(1):59-77. DOI: 10.1055/s-0040-1710320. Epub 2020 Aug 20. PMID: 32820475.
3. Tian DH, Smyth, C, Keijzers G, Macdonald SP, Peake S, Udy A, Delaney A. *Safety of peripheral administration of vasopressor medications: A systematic review. Emergency Medicine Australasia*, 32(2), 220-227(2019).
4. Evans L, Rhodes A, Alhazzani W et al. Surviving sepsis campaign: international guidelines for management of sepsis and septic shock 2021. *Intensive Care Med*. 2021;47(11):1181-1247.
5. Holme MR, Sharman T. Sodium Nitroprusside. *In*: StatPearls [Internet]. Treasure Island (FL): StatPearls Publishing; 2023 Jan. PMID: 32491419. 2022 May 24.
6. Twiner MJ, Hennessy J, Wein R, Levy PD. Nitroglycerin Use in the Emergency Department: Current Perspectives. *Open Access Emerg Med*. 2022 Jul 9;14:327-333.
7. Wieruszewski PM, Khanna AK. Vasopressor Choice and Timing in Vasodilatory Shock. *Crit Care*. 2022 Mar 22;26(1):76.
8. Wu Z, Zhang S, Xu J, Xie J, Huang L, Huang Y, Yang Y, Qiu H. Norepinephrine vs Vasopressin: Which Vasopressor Should Be Discontinued First in Septic Shock? A Meta-Analysis. Shock. 2020 Jan;53(1):50-57. DOI: 10.1097/SHK.0000000000001345. PMID: 31008869.
9. Ltaief Z, Schneider AG, Liaudet L. Pathophysiology and clinical implications of the veno-arterial PCO2 gap. *Crit Care*. 2021 Aug 31;25(1):318. DOI: 10.1186/s13054-021-03671-w. PMID: 34461974; PMCID: PMC8407023.
10. Mathew R, Di Santo P, Jung RG, Marbach JA, Hutson J, Simard T, Ramirez FD, Harnett DT, Merdad A, Almufleh A, Weng W, Abdel-Razek O, Fernando SM, Kyeremanteng K, Bernick J, Wells GA, Chan V, Froeschl M, Labinaz M, Le May MR, Russo JJ, Hibbert B. Milrinone as Compared with Dobutamine in the Treatment of Cardiogenic Shock. *N Engl J Med*. 2021 Aug 5;385(6):516-525. DOI: 10.1056/NEJMoa2026845. PMID: 34347952.

PARTE

54

Medicina Legal e Perícia Médica

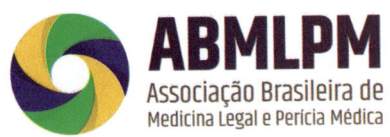

ABMLPM
Associação Brasileira de
Medicina Legal e Perícia Médica

CAPÍTULO 255

Princípios da Medicina Legal e Perícia Médica

Rosa Amélia Andrade Dantas • Carmen Silvia Molleis Galego Miziara • Ivan Dieb Miziara • José Jozefran Berto Freire

INTRODUÇÃO

A especialidade Medicina Legal e Perícia Médica foi reconhecida pelo Conselho Federal de Medicina (CFM) na Resolução 1.973/2011.[1]

Simonin (Miziara, 2022)[2] lembra que a associação dos termos *medicina* e *legal* surpreende à primeira vista e cita que o juiz está encarregado, em nome da sociedade, de fazer respeitar os direitos do ser humano. Em muitas circunstâncias esses direitos possuem um caráter biológico. O organismo humano obedece a componentes psicossomáticos complexos, que direcionam sua existência tanto do ponto vegetativo como social, moral e profissional. Para evitar juízos obscuros, condenações abusivas e erros judiciais, o juiz, técnico do Direito, precisa ser informado por uma pessoa que estude os fenômenos biológicos e patológicos. Eis, enfim, a função primordial da Medicina Legal: auxiliar a Justiça na busca da verdade dos fatos. Essa busca da verdade se faz por meio da prova técnica, que se materializa por intermédio da Perícia Médica quando se tratar de assuntos e dúvidas relacionadas com a área médica.[2]

Em 1938, Afrânio Peixoto (*apud* Miziara)[3] já reforçava a necessidade de especialização do perito:

> A especialização do perito não é por isso menos necessária, porque sua função exige que adquira determinados conhecimentos e os saiba empregar na prática forense. Seu exercício é comparável ao da clínica, só possível após a aquisição global das ciências médicas. Apenas o círculo é mais dilatado, porque o termo Medicina é estreito para as preocupações da Medicina Legal. As ciências físicas e naturais, as ciências sociais já lhe emprestam suas noções e seus métodos.

Com a evolução e o reconhecimento da abrangência da atuação médico-legal, aconteceu a união da Medicina Legal (especialidade médica) e da Perícia Médica (reconhecida como área de atuação pela Resolução CFM nº 1.845, de 2008, mas, depois, revogada pela Resolução CFM nº 1.930, de 2009).

Desde 2011, a lista de especialidades e áreas de atuação reconhecida pelo CFM sofreu mudanças, com inclusão ou exclusão de novas especialidades e áreas de atuação, mas sem alterar a designação da especialidade Medicina Legal e Perícia Médica. A última alteração na lista de especialidades e áreas de concentrações reconhecida pelo CFM foi em 2018, com a publicação da Resolução CFM nº 2.221, composta por 55 especialidades e 59 áreas de atuação médicas.

Como tal, Medicina Legal e Perícia Médica se equipara às demais especialidades, tais como Cardiologia, Psiquiatria, Clínica Médica, Ginecologia, Cirurgia Plástica e tantas outras. E os titulados são especialistas na realização de ato médico pericial a serviço da sociedade.

A Medicina Legal como atividade médica é antiga. Segundo Flamínio Fávero, é referida desde o Código de Hamurabi, conjunto de leis criado na Mesopotâmia por volta do século 18 a.C., mas está presente em registros como uma atividade mais definida a partir do século 19. Em 1575, houve o reconhecimento da Medicina Legal como uma área científica, sendo Ambroise Paré considerado o *pai* dessa especialidade, principalmente na visão de Alexandre Lacassagne, considerado pelos franceses o *príncipe dos peritos*. O primeiro livro-texto com o nome *Medicina Legal* surgiu no século 17 por meio da obra de Paolo Zacchia (*Quaestiones medico-legales*). Para muitos autores, principalmente os italianos, seria Paolo Zacchia o verdadeiro *pai* da Medicina Legal científica. No Brasil, a primeira publicação data de 1814, e o primeiro título de especialista em Medicina Legal foi concebido em 1958 pela Associação Médica Brasileira (AMB).[4]

O exercício da medicina pericial no Brasil foi iniciado a partir do reinado de D. João VI baseando-se na Medicina Legal que à época se praticava na Europa. Os Institutos Médico-Legais (IML) e os Gabinetes de Identificação foram criados na medida das necessidades do Estado durante o tempo imperial e na República. Posteriormente, já na segunda metade do século 20, aparece a necessidade dos exames médicos periciais em áreas diversas da investigação criminal, o que se denominou Perícia Médica. As perícias médicas judiciais são solicitadas por um juiz em processos da justiça civil, criminal, trabalhista e federal. E as perícias médicas extrajudiciais são as que acontecem em órgãos municipais (Perícia Médica de Municípios), estaduais (Perícia Médica do Estado) e federal (Instituto Nacional de Seguro Social [INSS] e Subsistema Integrado de Atenção à Saúde do Servidor [SIASS]), assim como por demanda de seguradoras.

IMPORTÂNCIA DO CONHECIMENTO EM MEDICINA LEGAL E PERÍCIA MÉDICA

Para que a atividade médica existisse de forma regular, foram necessárias regulamentações e ordenamentos legais que a organizassem. No Artigo 17 da Lei nº 3.268, de 30 de setembro de 1957[5] há uma disposição sobre os Conselhos de Medicina e outras providências:

> Os médicos só poderão exercer legalmente a Medicina, em qualquer de seus ramos ou especialidades, após o prévio registro de seus títulos, diplomas, certificados ou cartas no Ministério da Educação e Cultura e de sua inscrição no Conselho Regional de Medicina sob cuja jurisdição se achar o local de sua atividade.

Apesar de todo médico devidamente habilitado para o exercício da Medicina (diplomado em Medicina por instituição reconhecida por órgão do governo e estar registrado no Conselho Regional de Medicina [CRM]) poder realizar todo e qualquer ato médico com a ampliação dos conhecimentos científicos e técnicos, a evolução tecnológica e social demandou a necessidade de uma formação mais aprofundada e especializada em algumas áreas.

E em resposta a essa demanda, criou-se a Residência Médica como pós-graduação (*lato sensu*), realizada em hospitais e supervisionada por médicos, para aprimorar os conhecimentos adquiridos na graduação em Medicina. Esse ensino foi estabelecido sob a forma de curso de especialização, com treinamento em serviço. Isso também acontece no caso dos conhecimentos em Medicina Legal e Perícia Médica.

Os objetivos gerais da Residência Médica na área de Medicina Legal e Perícia Médica foram estabelecidos pelo Conselho Nacional de Residência Médica (CNRM) na Resolução nº 19, de 2021, conforme texto a seguir:

> Formar e habilitar médicos na área de Medicina Legal e Perícia Médica para que obtenham conhecimentos e habilidades técnicas necessários para atuarem nas diferentes áreas periciais (judiciais-criminal, cível e trabalhista; e extrajudiciais), praticando as atividades médico periciais voltadas à promoção da justiça social, com atitudes humanizadas, respeitando a privacidade dos examinados, isenta de julgamentos baseados em valores pessoais, diferenciando entre paciente e periciado, mantendo respeito e educação, evitando o desconforto/sofrimento do paciente e onerosidade de todos os envolvidos, além de capacitar a atuarem com autonomia e *expertise* para serem disseminadores de conhecimentos em benefício da sociedade.[6]

Da mesma forma foram estabelecidos os objetivos específicos:

> "Habilitar os Médicos Residentes:
>
> 1) Nas diferentes áreas de atividade em Medicina Legal e Perícia Médica de acordo com conhecimento científico e as normas éticas e legais do país
>
> 2) Empatia e isenção, além de permitir realizar laudos médicos periciais com *expertise* e com a finalidade de desenvolver as habilidades nas diversas áreas judiciais e extrajudiciais."[6]

Essas competências devem ser adquiridas ao longo de três anos de formação do médico residente. Dentre as quais destacam-se: dominar as diferentes atuações do médico legista e da perícia médica criminal, cível, trabalhista e extrajudicial (previdenciária, administrativa, securitária); dominar as questões técnicas de auditoria e de perícia psiquiátrica forense; conhecer o processo de atendimento a vítimas e famílias expostas à violência, de agressores e de menores em liberdade assistida; dominar a técnica de manutenção da cadeia de custódia; conhecer o desenvolvimento de novas metodologias na área médico-pericial; aplicar a capacidade de síntese na elaboração dos documentos médico-periciais; dentre outras competências e habilidades que se fizerem necessárias para atingir o objetivo geral e os específicos da especialidade.[6]

Quanto ao exercício da medicina, após ser inscrito como médico no Conselho Regional de Medicina (CRM), portanto, depois de concluir a graduação, o profissional está automaticamente submetido ao Código de Ética Médica – Resolução CFM Nº 2217, de 27 de setembro de 2018.[7]

No seu Capítulo I, o Código estabelece como princípios fundamentais, que são considerados como princípios básicos:

I – A Medicina é uma profissão a serviço da saúde do ser humano e da coletividade e deve ser exercida sem discriminação de qualquer natureza.

II – O alvo de toda a atenção do médico é a saúde do ser humano, em benefício da qual deverá agir com o máximo de zelo e o melhor de sua capacidade profissional.

III – A fim de que possa exercer a Medicina com honra e dignidade, o médico deve ter boas condições de trabalho e ser remunerado de forma justa.

IV – Ao médico cabe zelar e trabalhar pelo perfeito desempenho ético da Medicina e pelo prestígio e bom conceito da profissão.

V – O médico deve aprimorar continuamente seus conhecimentos e usar o melhor do progresso científico em benefício do paciente.

VI – O médico deve guardar absoluto respeito pela vida humana, atuando sempre em benefício do paciente. Jamais utilizará seus conhecimentos para gerar sofrimento físico ou moral, para o extermínio do ser humano, ou para permitir e acobertar tentativa contra sua dignidade e integridade.

VII – O médico deve exercer a profissão com ampla autonomia, não sendo obrigado a prestar serviços profissionais a quem ele não deseje, salvo na ausência de outro médico, em casos de urgência, ou quando sua negativa possa trazer danos irreversíveis ao paciente.

VIII – O médico não pode, em qualquer circunstância, ou sob qualquer pretexto, renunciar à sua liberdade profissional, devendo evitar que quaisquer restrições ou imposições possam prejudicar a eficácia e correção de seu trabalho.

IX – A Medicina não pode, em qualquer circunstância, ou de qualquer forma, ser exercida como comércio.

X – O trabalho do médico não pode ser explorado por terceiros com objetivos de lucro, finalidade política ou religiosa.

XI – O médico deve manter sigilo quanto às informações confidenciais de que tiver conhecimento no desempenho de suas funções. O mesmo se aplica ao trabalho em empresas, exceto nos casos em que seu silêncio prejudique ou ponha em risco a saúde do trabalhador ou da comunidade.

XII – O médico deve buscar a melhor adequação do trabalho ao ser humano e a eliminação ou controle dos riscos inerentes ao trabalho.

XIII – O médico deve denunciar às autoridades competentes quaisquer formas de poluição ou deterioração do meio ambiente, prejudiciais à saúde e à vida.

XIV – O médico deve empenhar-se para melhorar as condições de saúde e os padrões dos serviços médicos e assumir sua parcela de responsabilidade em relação à saúde pública, à educação sanitária e à legislação referente à saúde.

XV – Deve o médico ser solidário com os movimentos de defesa da dignidade profissional, seja por remuneração condigna, seja por condições de trabalho compatíveis com o exercício ético-profissional da Medicina e seu aprimoramento técnico.

XVI – Nenhuma disposição estatutária ou regimental de hospital, ou instituição pública ou privada poderá limitar a escolha, por parte do médico, dos meios a serem postos em prática para o estabelecimento do diagnóstico e para a execução do tratamento, salvo quando em benefício do paciente.

XVII – O médico investido em função de direção tem o dever de assegurar as condições mínimas para o desempenho ético profissional da Medicina.

XVIII – As relações do médico com os demais profissionais em exercício na área de saúde devem basear-se no respeito mútuo, na liberdade e independência profissional de cada um, buscando sempre o interesse e o bem-estar do paciente.

XIX – O médico deve ter, para com os colegas, respeito, consideração e solidariedade, sem, todavia, eximir-se de denunciar atos que contrariem os postulados éticos à Comissão de Ética da instituição em que exerce seu trabalho profissional e, se necessário, ao Conselho Regional de Medicina.

O médico generalista é o médico que conclui a graduação em Medicina e, após inscrito no CRM, torna-se habilitado a trabalhar como médico, podendo atuar em todas as grandes áreas da Medicina, assim como na maioria das especialidades médicas. A Resolução CFM nº 1.974, de 2011, estabeleceu as condições para que o médico possa anunciar sua especialidade, e dentre elas está a obrigatoriedade do *número de registro de qualificação de especialista (RQE)*. Portanto, o médico está impedido de informar por meio de propaganda médica, documentos médicos ou carimbos que é especialista, caso ainda não tenha obtido o RQE no CRM da sua jurisdição. Como pré-requisito para a obtenção do RQE o médico deve ter concluído a Residência Médica em instituição reconhecida pelo CNRM ou que tenha o título de especialista por *avaliação da sociedade de especialidade reconhecida pelo CFM*.

A sociedade e o judiciário clamam por médicos peritos com habilidade e capacitação para o exercício pericial. Tanto a Residência Médica quanto a especialização em Medicina Legal e Perícia Médica promovem a imersão do profissional em um universo técnico e científico diferenciado.

O ensino dos conteúdos de Medicina Legal e Perícia Médica na graduação de Medicina é outro ponto crucial para o reconhecimento e a formação de futuros profissionais competentes para a atuação pericial, além de propiciar informações básicas sobre a atividade médica de forma geral.

A formação do médico exige o aprendizado das grandes áreas da Medicina, que são a clínica médica, a cirurgia geral, a obstetrícia, a pediatria e a saúde coletiva/saúde pública. Nessas grandes áreas seria possível a inclusão dos conteúdos da Medicina Legal e Perícia Médica, uma vez que há uma ampla gama de conceitos e práticas que essa ciência propicia à formação do médico generalista na sua relação com a sociedade.

A importância de se aprender os conteúdos da Medicina Legal e Perícia Médica na graduação de Medicina é definida pelo especial vínculo com a estrutura social. Em primeiro lugar, porque são várias as situações biopsicossociais em que o paciente necessitará ser encaminhado a uma perícia médica, especialmente no âmbito das relações humanas em conflitos de diversas naturezas muito frequentes em nosso país. Nos serviços de urgência, por exemplo, os profissionais da Medicina são especialmente demandados a resolver ou dar encaminhamento a situações desse tipo. Em segundo lugar, porque o médico é passível de responder ética e judicialmente por seus atos, e pode se prevenir melhor se souber o que pode ou não realizar, uma vez que poderá ser investigado e punido em casos de erro médico. Sendo assim, além do ensino da medicina criminal, a Medicina Legal e Perícia Médica pode abranger todos os fundamentos legais do cuidado em saúde.

Apesar dos conteúdos de Medicina Legal e Perícia Médica não estarem descritos *ipsis litteris* nas Diretrizes Curriculares Nacionais do curso de graduação em Medicina,[8] esses conteúdos estão contemplados no Capítulo I, Art. 3º das referidas diretrizes, estabelecendo que:

> O graduado em Medicina terá formação geral, humanista, crítica, reflexiva e ética, com capacidade para atuar nos diferentes níveis de atenção à saúde, com ações de promoção, prevenção, recuperação e reabilitação da saúde, nos âmbitos individual e coletivo, com responsabilidade social e compromisso com a defesa da cidadania, da dignidade humana, da saúde integral do ser humano e tendo como transversalidade em sua prática, sempre, a determinação social do processo de saúde e doença.

É possível depreender desse artigo, especialmente do trecho que se refere à responsabilidade social e compromisso com a defesa da saúde integral do ser humano, que o graduando de Medicina também precisa aprender sobre o ato médico pericial.

A importância dos conhecimentos em Medicina Legal e Perícia Médica pode ser embasada pelo Art. 23 do Capítulo III, Dos conteúdos curriculares e do projeto pedagógico do curso de graduação em Medicina:[4]

> Os conteúdos fundamentais para o Curso de Graduação em Medicina devem estar relacionados com todo o processo saúde-doença da pessoa, da família e da comunidade e referenciados na realidade epidemiológica e profissional, proporcionando a integralidade das ações do cuidar em saúde, contemplando [...]

O ensino da Medicina Legal e Perícia Médica nos cursos de graduação é tema de grande relevância, por isso muitos debates precisam ser feitos sobre a matriz curricular e a forma como o conteúdo deve ser ministrado. Não é mais aceitável que sejam abordados apenas temas da área criminal, isto é, situações médicas que ocorrem dentro dos institutos médico-legais, embora seja um conhecimento necessário para a prática médica diária. Mas não é a única, e certamente não é a mais frequente na vivência cotidiana do médico, independentemente de sua área de atuação profissional. Há, por exemplo, um grande número de casos encaminhados às perícias previdenciárias em todas as esferas públicas e securitárias. Também é grande a demanda por perícia médica em processos cíveis, trabalhistas e criminais.

O médico generalista, ou seja, aquele que terminou a graduação em Medicina, necessita conhecer os fundamentos científicos e os ordenamentos legais que orientam o exercício profissional. Esse é o propósito da Medicina Legal e Perícia Médica na formação médica. É frequente que seu conteúdo, na maioria das escolas médicas, se limite a conceituações da esfera criminal, devido à origem da Medicina Legal, que por muito tempo balizou os atos médicos periciais, e ainda hoje tem forte influência doutrinária e metodológica. Entre os conteúdos a ser ensinados estão as especificidades do ato médico pericial, como verificação de dano pessoal/corporal, estabelecimento de nexo causal e emissão de laudo médico pericial/parecer técnico, em que o médico atua como um perito com disposições estabelecidas pelo Código de Ética Médica.[7]

A atividade médica pericial atende a uma múltipla variedade de eventos que ocorrem diariamente e são avaliadas nos institutos médico-legais, nas instituições de Previdência, no atendimento às seguradoras e, ainda, no atendimento às demandas originadas nos judiciários nos níveis federal, estadual e regional.

Um dos problemas que os profissionais enfrentam é a falta de um termo unificado internacionalmente para a designação da Medicina Legal e Perícia Médica, que varia muito entre as nações. É possível notar, dentro do Brasil, uma certa resistência em aceitar a denominação correta da especialidade. Muitos ainda se referem a ela apenas como Medicina Legal, mesmo após uma década da mudança.

Outro problema é a falta de um sistema que unifique as práticas da Medicina Legal e Perícia Médica. Existem métodos e sistemas doutrinários que variam muito entre as comunidades, e especialmente entre as nações. Com o passar do tempo, a sociedade e as leis sofreram grandes transformações, com consequente exigência de que a medicina pericial se adaptasse aos novos conceitos sociais e ordenamentos legais. Mas já se vislumbra um amplo processo de mudança em relação ao entendimento da atuação da Medicina Legal e Perícia Médica, uma visão de que a especialidade contempla toda a complexidade das ciências da Medicina e da empiria, bem como o Direito e as Ciências Sociais.

Para se estabelecer definitivamente, a Medicina Legal e Perícia Médica precisa ter, cada vez mais, um objetivo e características próprias. Precisa construir a prova científica, ou seja, conferir materialidade ao que está em investigação. E transformar o ato médico pericial com a objetivação do fenômeno observado, medido, avaliado, verificado e documentado para servir de prova.

O que se pode ser uma prova científica no âmbito da Medicina Legal e Perícia Médica? O termo *prova* é, há muito tempo, trabalhado nos textos da Medicina Legal e do Direito. Inúmeros autores dessas áreas do conhecimento produziram doutrinas e conceitos sobre a prova. França (2017), por exemplo, ensina que a prova está vinculada ao caráter demonstrativo da veracidade de algo que o ato pericial pode revelar.[9] Tarski (2007) foi buscar na metafísica aristotélica a célebre, e até hoje usada, proposição: *Dizer que o que é não é, ou o que não é é, é falso, mas dizer que o que é é, o que não é não é, é verdadeiro.* Essa digressão aristotélica fundamenta até hoje a Medicina no seu aspecto semiótico.[10]

Bentham (*apud Freire*),[11] pensador do Direito e filósofo, diz que, no sentido mais amplo, uma prova revela que um fato supostamente verdadeiro e que tem credibilidade fundamenta a existência ou a inexistência de outro fato. Vê-se que as proposições fundamentam-se nos caracteres inferenciais, portanto, na lógica e nos caracteres normativos que constituem o cotidiano do ato médico pericial.

A maioria dos autores do Direito e da Medicina Legal trata a prova enquanto instrumento linguístico que propicia a busca e o encontro com a verdade, e gera a convicção no julgador. A verdade aqui referida é aquela baseada na denominada prova científica, ou seja, aquela que é fundada na objetividade e na qual a subjetividade fica restrita à capacidade cerebral do pensar, e não no viés afetivo ou da crença. A prova científica tem como objetivo a comprovação da materialidade daquilo que é investigado e deve gerar certeza. Certeza em seu caráter intrínseco, que decorre do próprio elemento investigado, e extrínseco, que decorre da autoridade de quem a profere.

CONSIDERAÇÕES FINAIS

O trabalho do médico perito difere do atendimento médico assistencial. Enquanto aquele transita por aspectos sociais, interesses institucionais, relação com o municiando, este vive uma relação biunívoca médico/paciente, portanto, na vertente individual da atividade médica, com vínculos inclusive afetivos. O médico perito muitas vezes enfrenta situações em que estão presentes a simulação, a dissimulação e a metassimulação, e depende dele a correta verificação e uso de conhecimentos que possibilitem a aplicação da normativa condizente com as circunstâncias. Para Freire (2022),[12] "cada ato médico pericial é resultado da experiência e do conhecimento prévio de cada perito, o que consubstancia a díade conhecimento/experiência, algo comum na atividade do profissional da Medicina. No entanto, na Medicina pericial se tem um grupo de elementos conceituais a mais, ou seja, a associação com estrutura de conceitos advindos do Direito e da Justiça, elevando a complexidade e adicionando um ainda maior número de variáveis, o que dificulta em muito as conclusões adequadas aos fatos investigados".

O médico perito é um profissional da palavra, pois, ao término do procedimento ou exame realizado, ele produz um documento, o laudo médico. Um texto construído como um discurso, com introdução sobre o tema investigado, desenvolvimento, conclusão e resposta aos quesitos existentes ou sugeridos.

O médico perito produz laudos, atestados, emite pareceres, certifica situações específicas, esclarece eventos, representando todas essas atribuições por símbolos linguísticos, ou seja, palavras. Quando ele apresenta ou demonstra algo, o faz pela palavra, não por meio do próprio objeto. O médico perito tem o dever de demonstrar a verdade objetiva, que é a conformidade do pensar com a realidade.

A capacidade de demonstrar, comprovar e relacionar os eventos, ou seja, estabelecer a causalidade enquanto condição necessária e suficiente que une uma causa ao seu efeito, é atributo do médico perito.

Entre os predicados atribuídos ao médico perito, um dos mais proeminentes é a credibilidade, seja ela conferida pelo Estado (no caso das carreiras de Estado) ou pela efetiva qualidade do trabalho prestado, quer dizer, pela reputação do médico.

A especialidade Medicina Legal e Perícia Médica tem atributos específicos conferidos pelo seu legado ao longo de séculos e também pelas perspectivas decorrentes dessa atividade médica para o conjunto da sociedade.

REFERÊNCIAS BIBLIOGRÁFICAS

1. Conselho Federal de Medicina (CFM, Brasil). Resolução nº 1.973 de 14/07/2011. Publicado no DOU em 1 de agosto de 2011. Brasília, 2011.
2. Miziara I.D. *Guia de Medicina Legal e Perícia Médica*. São Paulo: Manole Editora, 2022.
3. Miziara I.D. *Manual Prático de Medicina Legal*. São Paulo: Atheneu Editora, 2014.
4. Dantas R.A.A, Miziara C.S.M.G, Ferro E.Z. et al. Suplemento: Matriz de Competências do Programa de Residência Médica em Medicina Legal e Perícia Médica. *Persp Med Legal Perícias Med*. 2021;6(Sup):e211016.
5. Brasil. Lei nº 3.268, de 30 de setembro de 1957. Regulamento dispõe sobre os Conselhos de Medicina, e dá outras providências. Disponível em: https://www.planalto.gov.br/ccivil_03/leis/l3268.htm. Acesso em: 26 fev. 2023.
6. BRASIL. Resolução do Conselho Nacional de Residência Médica – CNRM nº 19, de 2021. Brasília, 2021.
7. Conselho Federal de Medicina. Código de Ética Médica. Resolução CFM nº 1.246/88. Brasília.
8. Brasil. Ministério da Educação. Conselho Nacional de Educação. Câmara de Educação Superior. Resolução CNE/CES nº 4 de 7 de novembro de 2001. Institui diretrizes curriculares nacionais do curso de graduação em Medicina. *Diário Oficial da União*. Brasília, 9 nov. 2001; Seção 1, p.38.
9. França G.V. *Medicina Legal*. Rio de Janeiro: Editora Guanabara Koogan. 2017.
10. Tarski A. *A concepção semântica da verdade*. São Paulo: Editora Unesp. 2007.
11. Freire J.J.B. *Medicina Legal – Fundamentos Filosóficos*. São Paulo: Editora Pillares. 2010.
12. Freire J.J.B. A filosofia do tertius de Aristóteles como condutora a um novo conceito de implicação biológica no âmbito do organismo. A aplicabilidade no agir médico pericial. *Persp Med Legal Perícia Med*. 2022;7:e220613. Disponível em: https://dx.doi.org/10.47005/220613.

PARTE 55

Medicina Nuclear

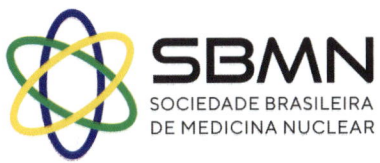

SBMN
SOCIEDADE BRASILEIRA
DE MEDICINA NUCLEAR

256

Diagnósticos em Medicina Nuclear

Cristina Sebastião Matushita • George Coura-Filho • Paulo Henrique Rosado de Castro • Rafael Willain Lopes

INTRODUÇÃO

Um dos principais campos de atuação da Medicina Nuclear é o estudo e uso de materiais radioativos no diagnóstico de condições e patologias de pacientes. Seja na pesquisa, análise e seleção de radiotraçadores, no planejamento e acompanhamento dos exames de imagem, o médico nuclear atua para que a tecnologia seja usada para aumentar a precisão no diagnóstico do paciente.

Foi inclusive com fins diagnósticos que a Medicina Nuclear "nasceu". Em 1925, em procedimento conduzido pelo cardiologista Herrman Blumgart e seu colega, ainda estudante de medicina, Otto C. Yens, foi analisada a velocidade do fluxo sanguíneo de braço a braço usando o rádio C, um radiotraçador obtido do bismuto.[1]

Desde então, os diagnósticos na Medicina Nuclear evoluíram muito. Os radiotraçadores atualmente são fundamentais para a realização de exames de imagem cada vez mais precisos. O aprimoramento da tecnologia, tanto no desenvolvimento dos radiotraçadores como na produção de equipamentos mais eficazes, aumentou enormemente a acurácia dos exames.

HISTÓRICO E FUNÇÃO DOS RADIOTRAÇADORES

As propriedades radioativas dos materiais começaram a ser intensamente estudadas na Europa no final do século 19, e na virada para o século 20, principalmente devido às pesquisas de William Crookes, Wilhelm Röntgen, Antoine Becquerel, Ernest Rutherford, Paul Villard e Pierre e Marie Curie, já se sabia que algumas substâncias poderiam, espontaneamente, emitir radiação.

O uso delas em seres vivos, com a intenção de identificar como efetivamente transcorrem funções biológicas, ganhou uma enorme contribuição com os resultados alcançados por George de Hevesy, em estudo realizado em 1923.[2] No experimento, Hevesy irrigou feijão com uma solução que continha isótopos de chumbo e depois incinerou a planta para medir a radioatividade nas cinzas.[3] Dois anos depois do experimento de Hevesy, Herrman Blumgart e Otto C. Yens realizaram o procedimento usando radiotraçadores para verificar a velocidade do fluxo sanguíneo de um braço a outro. O artigo científico que detalha o estudo pode ser considerado a "certidão de nascimento" da Medicina Nuclear.[4]

A partir de 1934, com a descoberta da possibilidade de criação artificial de isótopos, abriu-se um enorme campo de possibilidades para o uso diagnóstico e terapêutico da Medicina Nuclear. Os estudos do casal Frédéric Joliot e Irène Curie (filha de Pierre e Marie) bombardeando elementos com partículas alfa constataram a possibilidade de criação artificial de isótopos. No experimento, a partir do bombardeamento de uma folha de alumínio, foram obtidos isótopos radioativos de fósforo.

Nos últimos 90 anos, houve um avanço acelerado na tecnologia para o desenvolvimento de novos radiotraçadores, cada vez mais seguros e precisos. Mas sua função, desde os experimentos de Hevesy e de Blumgart e Yens, permanece a mesma: identificar a condição e funcionamento de órgãos, tecidos e possíveis tumores dos pacientes.

Os radiotraçadores geralmente são formados pela união de um radioisótopo e uma molécula fisiológica: ele cumpre a função de emitir, dentro do corpo do paciente, uma onda eletromagnética captável pelos equipamentos de imagem, e a molécula fisiológica é o traçador: ela executa uma função semelhante à do órgão ou tecido a ser examinado. Assim, nas imagens resultantes dos exames, é possível identificar se o comportamento dos órgãos e tecidos está adequado ou se há alguma disfunção.

PRINCIPAIS EXAMES EM MEDICINA NUCLEAR

Os exames na Medicina Nuclear têm várias aplicações e podem ser realizados para analisar praticamente todas as regiões e órgãos do corpo. Apesar dos usos serem diversos, os exames dividem-se em dois: as cintilografias e o PET-CT.

As cintilografias, também conhecidas como gamagrafias, são exames de imagem realizados com o uso de uma câmara gama. Ela detecta a cintilação emitida pelo radiotraçador que está no paciente.

O princípio de funcionamento da cintilografia é detectar a luz emitida por elementos radioativos que são captadas apenas pelo espectro gama. Para que o exame aconteça, o paciente recebe, de forma oral ou intravenosa, um radiotraçador. Após algum tempo, o paciente é encaminhado para a gama câmara – um equipamento grande, muito semelhante a uma câmara de ressonância magnética. Nela, o paciente é exposto aos raios gama, que conseguem captar a luz emitida por radioisótopos. A variação das cores e da intensidade da luz emitida pelos radiotraçadores indica a forma e funcionamento dos órgãos e tecidos. Analisando as imagens, os médicos nucleares já conseguem dizer se o órgão ou área analisada está funcionando corretamente ou se há alguma disfunção.

O PET-CT é o exame mais famoso e completo da Medicina Nuclear. Seu nome é a conjugação de duas siglas de expressões em inglês: *positron emission tomography* e *computed tomography*. Traduzidos para o português, os termos significam tomografia por emissão de pósitrons e tomografia computadorizada. Os termos que formam o nome do exame indicam como ele funciona. Os pósitrons são emitidos pelos radiotraçadores que o paciente recebe, procedimento idêntico ao que é feito na cintilografia, antes de o paciente entrar na câmara gama. A principal diferença entre a cintilografia e o PET-CT está no tipo de radiação utilizado para gerar as imagens. Enquanto as cintilografias geram imagens por meio da energia dos raios gama, o PET-CT utiliza-se dos radiofármacos.

Nos últimos 90 anos, os diagnósticos da Medicina Nuclear avançaram muito. Entretanto, eles ainda não são tão populares. Em grande medida, porque há um razoável desconhecimento em relação aos benefícios que os exames de imagem da Medicina Nuclear podem trazer.

Oncologia

No contexto de diagnóstico e manejo de doenças oncológicas, a Medicina Nuclear e seus respectivos métodos têm se mostrado fundamentais para o preciso estadiamento, favorecendo a melhor decisão diagnóstica. Em oncologia, a rapidez diagnóstica e a instituição de uma modalidade terapêutica capaz de atingir todos os sítios da doença são necessárias para otimizar resultados curativos de controle de doença com redução de morbimortalidade.

Como métodos diagnósticos que utilizam radioisótopos para agilizar o correto estadiamento do paciente destacam-se a aquisição tomográfica da cintilografia acoplada à tomografia computadorizada (SPECT-CT) tanto na cintilografia óssea como nas pesquisas de corpo inteiro; a tomografia por emissão de pósitrons acoplada à tomografia computadorizada (PET-CT) com aplicação dos radioisótopos de meia-vida curta e ênfase no uso do radiotraçador fluorodeoxiglicose radiomarcada com flúor-18 (FDG), ainda que novos radiofármacos radiomarcados com gálio-68 tenham surgido recentemente; e por fim, com a tomografia por emissão de pósitrons acoplada à ressonância magnética (PET-RM), que também utiliza os mesmos radiotraçadores que a PET-CT.[5] Esses métodos combinam a sensibilidade dos métodos funcionais da Medicina Nuclear com a melhor localização anatômica proporcionada pelos métodos convencionais, como tomografia computadorizada e ressonância magnética.

No campo terapêutico oncológico, o uso de radiofármacos classicamente envolve o uso de iodo radioativo no tratamento do câncer de tireoide, de análogos de somatostatina para tumores neuroendócrinos, tratamento de tumores neuroectodérmicos com metaiodobenzilguanidina (MIBG) e mais recentemente a terapia de câncer de próstata com radioligantes do antígeno de membrana prostático específico (PSMA). Em muitos casos, tem se mostrado terapia efetiva com rápido controle de doença, ainda que somente casos infrequentes estejam associados a desfecho curativo. Seu mecanismo é baseado em transferência de energia das emissões radioativas para os tecidos induzindo a morte celular.

Por fim, destaca-se a terapia mais recentemente: o conceito de teranóstico, que combina pares terapêuticos e diagnósticos em Medicina Nuclear.[6] Envolve uma mesma molécula ou moléculas muito parecidas que substituem o isótopo, que desempenham o papel ora diagnóstico, ora terapêutico. Assim, quando ligadas a emissores de radiação gama ou pósitrons, têm finalidade diagnóstica e quando ligadas a emissores de partículas alfa ou beta, sua finalidade é terapêutica.[6] Um exemplo é o PSMA que, quando ligado a tecnécio-99 metaestável (99mTc), pode ser usado para diagnóstico por SPECT-CT; quando ligado a flúor-18 ou gálio-68, pode ser usado em PET-CT ou PET-RM, e quando ligado a lutécio-177 ou actínio-225, pode ser usado com finalidade terapêutica. Dessa forma, a mesma molécula avaliaria o potencial terapêutico, realizaria a terapia e monitorizaria a resposta terapêutica somente por substituições do isótopo radioligante.

Essas aplicações vislumbram novas possibilidades de rápido acesso à doença do paciente e à definição terapêutica, proporcionando resultados capazes de converter urgências oncológicas.

Cardiologia

A cintilografia tomográfica de perfusão miocárdica (SPECT) de repouso com sestamibi-99m-Tc tem sido usada para excluir síndrome coronária aguda na sala de emergência em pacientes com dor torácica.[7] Seu valor preditivo negativo na fase aguda para afastar infarto miocárdico é maior que 99%.

Dificuldades logísticas, de disponibilidade do traçador e 24 horas/7 dias por semana reduziram o amplo emprego da cintilografia de repouso. A administração da dose do radiotraçador dever ser realizada idealmente durante os sintomas ou idealmente até no máximo 2 horas do último episódio doloroso, para obter o resultado diagnóstico otimizado do exame. Além da disponibilidade 24 horas do radiofármaco, é necessário pessoal treinado em manipulação segura de material radioativo. Nos casos com antecedentes de infarto agudo do miocárdio (IAM) ou intervenção coronária, a técnica apresenta limitações para sua utilização, pois defeitos de perfusão, se presentes, podem representar um infarto antigo, e seria necessário conhecer o padrão perfusional prévio para comparação e adequada interpretação.[7]

Em um estudo, Kontos et al. avaliaram pacientes com dor torácica que procuraram serviço de emergência em até 6 horas do início dos sintomas, apenas 2 de 361 (0,6%) com cintilografia negativa evoluíram para IAM em 5 dias da admissão. Heller et al demonstraram que apenas 2 de 204 pacientes (1%) com imagens de repouso normais tiveram IAM durante hospitalização em um estudo envolvendo 6 centros. O valor preditivo negativo do SPECT de repouso para eventos cardíacos adversos futuros é maior que 97%. Em estudo prospectivo e randomizado (*ERASE Chest Pain*), de Udelson et al., 2.475 pacientes foram avaliados em 7 hospitais diferentes, sendo 1.215 injetados em repouso com sestamibi ^{99m}Tc durante ou em até 3 horas do último episódio doloroso. No grupo que utilizou a imagem de repouso, as hospitalizações reduziram em 10% comparadas ao da estratégia habitual (42 e 52%, respectivamente). O emprego da imagem de repouso também demonstrou redução de custos e de tempo de internação.

Além da cintilografia de repouso, a imagem de perfusão miocárdica de estresse, seja físico ou farmacológico, associada ao repouso, ainda que com alguma limitação em alguns cenários, também pode ser utilizada após cenários agudos para reestratificação, prognóstico e auxílio à decisão terapêutica. Como exemplo, existe o *INSPIRE*, um estudo clínico prospectivo multinacional, cujo desenho buscou avaliar o papel do SPECT como ferramenta para avaliação do risco de pacientes estáveis até 10 dias após IAM. Esse estudo demonstrou que a angiografia coronária pode ser seguramente evitada em pacientes com IAM com área total inferior a 20%, isquemia menor que 10% e função ventricular preservada; apresentaram um risco menor que 2% para morte e reinfarto associada a custos consideravelmente mais baixos e menor tempo de internação quando comparados aos de alto risco. Lin et al., em outro estudo randomizado controlado (agosto de 2000 a maio de 2002), que incluiu 1.508 pacientes de emergência com dor torácica aguda randomizado 2:1 para estresse MPI dentro de 24 horas (n ¼ 1.004) ou tratamento padrão (Standart of CARE) SOC (n ¼ 504). Os pacientes foram acompanhados em 1 mês e 1 ano. O desfecho primário foram eventos cardíacos adversos dentro de 1 ano, definido como a ocorrência de qualquer um após um período de observação de 6 horas: morte, fibrilação ventricular, infarto do miocárdio, choque cardiogênico ou edema agudo de pulmão. Não houve diferença no desfecho primário, com eventos cardíacos sendo semelhantes entre estresse MPI e grupos SOC, demonstrando segurança equivalente com uma menor taxa de admissão para o grupo de estresse MPI (0,7% × 1%).

Em 2022, ainda sobre o tema, Karthikeyan et al., com apoio da International Atomic Energy Agency (IAEA) realizaram um ensaio clínico internacional randomizado, de não inferioridade, comparando a angioplastia de vaso não culpado guiada por isquemia com a angioplastia de vaso não culpado de rotina, após ICP primária para STEMI (IAEA SPECT STEMI trial). O desfecho primário foi a diferença entre os grupos no percentual de miocárdio isquêmico no acompanhamento na cintilografia de estresse. Foram 109 pacientes incluídos, de 9 países. No braço guiado por isquemia, 25/48 (47%) pacientes foram submetidos à ICP de vasos não culpados após MPI de estresse. No braço de ICP não culpado de rotina, 43/56 (77%) pacientes foram submetidos à angioplastia (86% dentro de 6 semanas após a randomização). A porcentagem mediana de miocárdio isquêmico nas imagens de acompanhamento (média de 16,5 meses) foi baixa e idêntica (2,9%) em ambos os braços (diferença 0,13%, IC 95%-1,3%-1,6%, P < 0,0001; não margem de inferioridade 5%).

Papel do PET-CT na avaliação do infarto do miocárdio

Muitos hospitais criaram suas unidades de dor torácica e desenvolveram métodos alternativos de triagem de pacientes com dor no peito. Após excluir IAM por meio de ECG e biomarcadores, imagem de perfusão miocárdica de estresse ou de estresse e repouso foram incluídas em alguns deles. O protocolo completo de estresse e repouso é mais bem utilizado em pacientes com história de infarto ou revascularização. Considerando-se as limitações de disponibilidade e logística dos radiotraçadores de SPECT, a utilização da perfusão por meio da tomografia por emissão de pósitrons (PET) com rubídio parece uma abordagem atrativa em pacientes na unidade de dor torácica. O rubídio, em contraste com outros traçadores de perfusão PET (amônia N-13 e água O-15) que necessitam de um cíclotron no hospital para sua produção, está sempre disponível e é produzido em gerador. Sobretudo, o PET rubídio possui acurácia diagnóstica superior. Em estudo retrospectivo com 1.177 pacientes, 95,4% tiveram imagens normais e apenas 4,6% alteradas. Dentre aqueles com imagens alteradas, 52% tinham coronariopatia obstrutiva na coronariografia e 41% foram considerados com síndrome coronária aguda pela avaliação clínica; entretanto, não há estudos randomizados utilizando essa ferramenta no cenário agudo.

Memória isquêmica: uma possibilidade na avaliação da síndrome coronária aguda

O miocárdio metabolicamente atordoado utiliza preferencialmente glicose em lugar de ácidos graxos como sua fonte primária de energia. Essa fase metabólica pode ser usada para avaliar pacientes que chegaram à emergência mais tardiamente, já sem dor torácica. Logo após um episódio isquêmico, a restauração do fluxo sanguíneo precede a normalização do metabolismo em muitas horas. Esse processo de alteração metabólica é descrito como memória isquêmica ou metabolismo atordoado. A utilização do PET através da glicose marcada com flúor-18 demonstra seletivamente afinidade pelo miocárdio atordoado se o paciente for injetado em jejum. Entretanto, um pequeno percentual de pacientes pode metabolizar glicose fisiologicamente em algum grau. Dessa forma, a avaliação a partir de imagens da memória isquêmica também foi testada mais recentemente com um análogo de um ácido graxo marcado com iodo-123 (BMIPP-I123) permitindo sua realização em câmaras cintilográficas (SPECT). Sua imagem seria complementar àquelas obtidas com o PET-FDG. O miocárdio normal concentraria BMIPP-I123, enquanto o atordoado não. Dois estudos clínicos de Kawai et al. demonstraram sua potencial aplicabilidade.

Cintilografia pulmonar e suas indicações

O termo cintilografia pulmonar refere-se a um exame contendo diferentes combinações entre cintilografia de perfusão pulmonar e cintilografia de inalação/ventilação pulmonar, ou mesmo o estudo de perfusão isolado.[8] As principais indicações para esse exame, segundo as diretrizes internacionais disponíveis da Society of Nuclear Medicine and Molecular Imaging (SNMMI), da European Association of Nuclear Medicine (EANM) e da European Society of Cardiology (ESC) e a diretriz conjunta sobre tromboembolismo venoso da Departamento de Imagem Cardiovascular da Sociedade Brasileira de Cardiologia (DIC/SBC), Colégio Brasileiro de Radiologia (CBR), Sociedade Brasileira de Angiologia e Cirurgia Vascular (SBACV) e Sociedade Brasileira de Medicina Nuclear (SBMN) são:

- Determinar a probabilidade de tromboembolismo pulmonar (TEP)
- Registrar o grau de resolução de tromboembolismo pulmonar no acompanhamento de TEP crônico
- Quantificar a função pulmonar diferencial antes da cirurgia para ressecção de neoplasias pulmonares
- Avaliar transplantes pulmonares
- Avaliar doença cardíaca ou pulmonar congênita, ou doenças como shunts cardíacos, estenose de artéria pulmonar e fístulas arteriovenosas, bem como seu tratamento
- Confirmar a presença de fístula broncopleural
- Avaliar distúrbios pulmonares crônicos parenquimatosos, como a fibrose cística
- Avaliar TEP como causa de hipertensão pulmonar.

Essa técnica tem como vantagens a baixa exposição à radiação, ser realizada em gestantes, o radiotraçador utilizado não prejudica a função renal, a alta acurácia, e é procedimento coberto pelo Sistema Único de Saúde (SUS) e pelo rol da Agência Nacional de Saúde e que permite tanto avaliar TEP crônico como a resolução de TEP agudo. Porém, suas principais desvantagens são a disponibilidade limitada e não permitir identificar com absoluta segurança a artéria ocluída, e, sim, apenas os segmentos ou subsegmentos pulmonares acometidos.[8]

Neurologia

O diagnóstico de morte encefálica é especialmente desafiador por envolver questões médicas, legais e éticas. Atualmente, o diagnóstico de morte encefálica tem duas consequências principais: interromper a terapia intensiva e manobras reanimatórias, desligar o suporte respiratório e outro suporte artificial, e ter um método confiável para candidatar um paciente a doador para transplante quando os órgãos não apresentarem alteração patológica significativa. Nesse último, a Medicina Nuclear está prevista em diretrizes atuais como um método confiável, seguro e reprodutível a ser adicionado à observação clínica cuidadosa e à anamnese. Pode ser complementar ou alternativa a procedimentos como eletroencefalografia, ultrassonografia de Doppler transcraniana e angiografia com contraste convencional. Quando o cérebro morre, há um aumento da pressão, atingindo valores mais elevados em relação aos sistólicos como consequência da degradação celular. Os melhores radiotraçadores são o HMPAO-99mTc e ECD-99mTc. Além da avaliação cerebral, a tomografia por emissão de fóton único (SPECT) permite uma melhor análise do cerebelo e do tronco encefálico.[9] Quando os radiotraçadores como HMPAO-99mTc e ECD-99mTc não estão disponíveis, pode-se utilizar os radiotraçadores pertecnetato-99mTc ou DTPA-99mTc. Ocorre ausência de fluxo cerebral na fase dinâmica, sem evidência de grandes vasos, e a falta de visualização do seio venoso dural na imagem estática.[9]

Cintilografia testicular

Há relato de que cintilografia testicular com pertecnetato-99mTc tem alta especificidade e sensibilidade para o diagnóstico de torção testicular. O estudo pode ser realizado rapidamente e expõe os pacientes a baixos níveis de radiação ionizante. A técnica envolve a injeção do radiotraçador por via intravenosa, seguida de imagens do fluxo sanguíneo do escroto, imediatamente seguidas de imagens do *pool* sanguíneo. A cintilografia pode diferenciar entre epididimite, que resulta em "pontos quentes" devido ao aumento da perfusão perto do testículo afetado, e torção testicular, que resulta em "pontos frios" devido à diminuição do fluxo sanguíneo para o testículo afetado.[10] Em pacientes que apresentam dor escrotal aguda, a ultrassonografia com Doppler colorido tornou-se o teste de primeira linha para diferenciar entre epididimite aguda, epididimorquite e torção testicular. Embora a epididimite aguda e a epididimorquite sejam passíveis de tratamento conservador, a torção testicular requer intervenção cirúrgica imediata.

De fácil disponibilidade, diagnóstico rápido, ausência de radiação ionizante e identificação de achados incidentais tornaram a ultrassonografia a primeira escolha para avaliar o escroto agudo no pronto-socorro, e essa modalidade substituiu amplamente as técnicas de imagem nuclear. No entanto, a maioria dos departamentos de medicina nuclear ainda oferece varredura de isótopos testiculares, que pode ser usada em casos de estudos ultrassonográficos duvidosos no lugar da cirurgia exploratória.

Colecistite

A cintilografia biliar com ácido iminodiacético hepatobiliar (HIDA) envolve a injeção intravenosa de um radiotraçador, geralmente mebrofenina-99mTc, que é transportado para o fígado como a bilirrubina. São adquiridas imagens por 1 hora enquanto o radiotraçador é extraído do sangue pelo fígado e excretado na bile. O radiotraçador segue o fluxo da bile para a vesícula biliar e intestino delgado, produzindo uma avaliação não invasiva do fígado, vesícula biliar, ductos biliares e duodeno com informações funcionais e anatômicas. Como há uma alta probabilidade de colecistite aguda na obstrução do ducto cístico, a varredura HIDA pode ser usada para diagnosticar colecistite aguda, onde há enchimento imediato do ducto biliar comum e do duodeno, mas a vesícula biliar não é visualizada. Em indivíduos normais, a atividade intestinal é observada em 15 minutos e a atividade da vesícula biliar em 30 minutos.[11] A colecistite aguda é diagnosticada pela ausência de captação da vesícula biliar em 1 hora, na presença de função hepática normal e com o paciente em jejum de pelo menos 3 a 4 horas.[11] Quando comparado ao ultrassom para o diagnóstico de colecistite aguda, o HIDA tem melhor sensibilidade, especificidade, valor preditivo positivo, valor preditivo negativo e acurácia.[11]

A cintilografia com HIDA também pode ser usada para diagnosticar a obstrução do ducto biliar comum, que normalmente resulta na captação do radiotraçador pelo fígado, mas nenhuma atividade na vesícula biliar ou no intestino delgado. A tomografia computadorizada tem sido utilizada com mais frequência para o diagnóstico de colecistite aguda.

Preocupações práticas como a disponibilidade da medicina nuclear podem limitar o uso de varreduras HIDA à noite e nos fins de semana, e quase sempre adicionam um atraso significativo em comparação com a obtenção de um ultrassom. A ultrassonografia abdominal também pode detectar uma série de achados incidentais, como neoplasias pancreáticas, metástases hepáticas e carcinoma de células renais, enquanto a HIDA apenas detecta obstruções no sistema biliar. Além disso, a estase da vesícula biliar, observada em pacientes gravemente enfermos e naqueles recebendo nutrição parenteral, aumenta as chances de resultados HIDA falso-positivos.

TRATAMENTOS EM MEDICINA NUCLEAR

No campo da Medicina Nuclear, as finalidades diagnósticas e terapêuticas são igualmente importantes. Contudo, foi por causa dos tratamentos que a Medicina Nuclear ficou mais conhecida. E essa fama se deve, principalmente, à sua importante participação nas terapias contra uma patologia grave e recorrente: o câncer.

O estudo e a aplicação de materiais radioativos para tratar pacientes é um importante campo de atuação da Medicina Nuclear. Devido às terapias da especialidade usarem altíssima tecnologia no combate a doenças graves, o médico nuclear tem um papel fundamental na equipe que acompanha o paciente. Além de planejar e acompanhar a administração dos radiofármacos, cabe a ele explicar, de forma acolhedora e clara, quais os benefícios que a tecnologia radioativa traz para a sua condição.

Por ainda serem pouco utilizados, especialmente no Brasil, os tratamentos na Medicina Nuclear não são muito conhecidos. Entretanto, há décadas são foco de estudo científico de ponta. As primeiras experiências de administração de radiofármaco em pacientes são dos anos 1930.

Importância histórica

No início deste capítulo, na apresentação dos diagnósticos na Medicina Nuclear, foram destacadas a importância histórica das pesquisas de William Crookes, Wilhelm Röntgen, Antoine Becquerel, Ernest Rutherford, Paul Villard, Pierre e Marie Curie para o entendimento das propriedades radioativas dos materiais, além dos estudos de George de Hevesy, os primeiros a investigar como efetivamente transcorrem funções biológicas com o uso de radioisótopos.

Nas décadas de 1920 e 1930, após um avanço considerável nas pesquisas sobre finalidades diagnósticas, os radioisótopos começaram a ser estudados para tratamento de pacientes. Em dezembro de 1934, o hematologista John Lawrence, irmão de Ernest Lawrence, vencedor do Prêmio Nobel de Física pela invenção do cíclotron, fez o primeiro uso de um radioisótopo com fins terapêuticos. John Lawrence administrou o radioisótopo fósforo-32 (criado no cíclotron do irmão) em um paciente de 28 anos com leucemia. O que John Lawrence não sabia era que ele estava usando radiofármaco com característica teragnóstica: terapêuticos e diagnósticos ao mesmo tempo.

Poucos anos depois, na década de 1940, já estavam sendo escritos os primeiros protocolos de tratamento de leucemia com o uso de radioisótopos. E a partir de 1944, com a publicação do Ato Público de Serviços de Saúde de 1944, emitido pela Food and Drug Administration (FDA), dos EUA, os radiofármacos passaram a ser regulados e utilizados em tratamentos que não possuíam apenas fins científicos.

Funções dos radiofármacos nos tratamentos

Os radiofármacos são medicamentos desenvolvidos com materiais radioativos e inseridos no corpo do paciente para fins diagnósticos e terapêuticos. Quando usados em tratamentos, normalmente são administrados em sessões que não exigem internação.

Como são formados por isótopos radioativos, os radiofármacos liberam radiação eletromagnética no processo de decaimento radioativo: o rompimento e consequente desintegração do núcleo atômico do isótopo.

Nos radiofármacos usados em tratamentos, normalmente o decaimento radioativo libera radiação alfa ou beta, capazes de destruir tecidos seletivamente. Assim, em pacientes com câncer, os radiofármacos atacam apenas as células dos tumores, preservando os órgãos e tecidos saudáveis adjacentes.

Na prática, o radiofármaco liga-se aos receptores do câncer, proteínas que ficam na membrana externa das células cancerígenas, cuja função é transmitir informação para o interior delas. Ao ligar-se aos receptores, o radiofármaco libera energia, provocando danos definitivos no DNA das células. Com a destruição do DNA, a célula cancerígena morre e, consequentemente, para de se reproduzir.

A terapia com radiofármaco, também conhecida como radioterapia molecular ou terapia direcionada, é uma das principais contribuições da Medicina Nuclear para o combate ao câncer. Mas há outra no ramo conhecido como teragnóstica: campo da medicina que preocupa-se em realizar o diagnóstico e tratamento ao mesmo tempo. No caso da Medicina Nuclear, alguns radiofármacos cumprem dupla função: emitem radiação gama para identificar os tumores e partículas alfa ou beta para destruí-los.

CONSIDERAÇÕES FINAIS

Nunca é demais lembrar que a atuação do médico nuclear está sempre em íntima conexão com o médico especialista que acompanha o paciente. Todos os procedimentos na Medicina Nuclear sempre são definidos conjuntamente, de forma acolhedora, respeitosa e bem explicada.

REFERÊNCIAS BIBLIOGRÁFICAS

1. Patton DD. The birth of nuclear medicine instrumentation: Blumgart and Yens, 1925. *J Nucl Med*. 2003 Aug;44(8):1362-5.
2. Pinto J. Bone scintigraphy. Cintilografia óssea. Uma contribuição à oncologia. 1987.
3. Irion, JE. Medicina Nuclear e Outros Temas: V – A história da Medicina Nucelar - Hevesy e o conceito de radiotraçador - A experiência de Blumgart - Terapia com radioisótopos naturais. (Internet) Medicina Nuclear e Outros Temas. 2014 [cited 2023 Feb 17]. Disponível em: https://joaoeduirion.blogspot.com/2014/01/v-historia-da-medicina-nuclear-hevesy-e.html.
4. Blumgart HL, Weiss S. Studies on the velocity of blood flow. *J Clin Invest*. 1927 Aug;4(3):399-425.
5. Fatima N, Gnanasegaran G, Zaman U, Shahid W, Zaman A, Tahseen R. Hybrid imaging in oncology. *Asian Pacific Journal of Cancer Prevention*. 2015;16(14):5599-605.
6. Duan H, Iagaru A, Aparici CM. Radiotheranostics - Precision Medicine in Nuclear Medicine and Molecular *Imaging. Nanotheranostics*. 2022;6(1):103-17.
7. Mastrocola LE, Amorim BJ, Vitola JV, Brandão SCS, Grossman GB, Lima R de SL, et al. Atualização da diretriz brasileira de cardiologia nuclear-2020. Arq Bras Cardiol. 2020;114:325-429.
8. Albricker ACL, Freire CMV, dos Santos SN, de Alcantara ML, Saleh MH, Cantisano AL, et al. Diretriz Conjunta sobre Tromboembolismo Venoso. Arq Bras Cardiol. 2022.118(4):797-857.
9. Kimura Y, Kato T, Ito K, Ichise M. SPECT and PET of the Brain. *Clinical Nuclear Medicine*. 2020;211-31.
10. Pavics L. Lacrimal Dacryoscintigraphy, Radionuclide Hysterosalpingography, and Scrotal Scintigraphy. *Clinical Nuclear Medicine*. 2020;765-9.
11. Zuckier LS, Freeman LM. Scintigraphy of the Liver, Spleen, and Biliary Tree. *Clinical Nuclear Medicine*. 2020;295-321.

PARTE

56

Preventiva Social

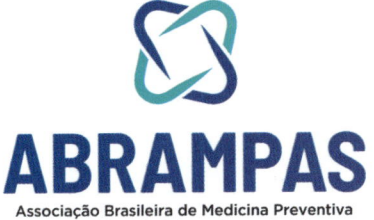

ABRAMPAS
Associação Brasileira de Medicina Preventiva
e Social e Administração em Saúde

257
Sistema Único de Saúde

Milton M. Osaki • Helio Komagata

INTRODUÇÃO

O setor de saúde público brasileiro é representado pelo Sistema Único de Saúde (SUS), criado em 1988.[1] Essa entidade é, por definição constitucional, baseada na concepção de saúde como direito de cidadania, na noção de unicidade e de descentralização organizacional, prevendo a assistência integral completamente gratuita para a totalidade da população.[3]

A União, os estados e os municípios realizam a gestão das ações e dos serviços de saúde solidariamente. A rede que compõe o SUS engloba a atenção primária, a média e a alta complexidades, os serviços de urgência e emergência, a atenção hospitalar, as ações e serviços das vigilâncias epidemiológica, sanitária e ambiental e assistência farmacêutica.

ESTRUTURA

O Ministério da Saúde é o gestor nacional do SUS, sistema que formula, normatiza, fiscaliza, monitora e avalia políticas e ações, em articulação com o Conselho Nacional de Saúde. Atua no âmbito da Comissão Intergestores Tripartite (CIT) para pactuar o Plano Nacional de Saúde. Integram sua estrutura Fiocruz, Funasa, Anvisa, ANS, Hemobrás, Inca, Into e oito hospitais federais.

Os estados federativos, por meio das secretarias estaduais de saúde, participam da formulação das políticas e ações de saúde, prestam apoio aos municípios em articulação com o conselho estadual e participam da Comissão Intergestores Bipartite (CIB) para aprovar e implementar o Plano Estadual de Saúde.

As secretarias municipais de saúde planejam, organizam, controlam, avaliam e executam as ações e serviços de saúde em articulação com o Conselho Municipal e a esfera estadual para aprovar e implantar o Plano Municipal de Saúde.

PRINCÍPIOS
Universalização

A saúde é um direito de cidadania de todas as pessoas e cabe ao Estado assegurar esse direito, e o acesso às ações e serviços deve ser garantido a todos, independentemente de sexo, raça, ocupação ou outras características sociais ou pessoais.

Equidade

Apesar de todas as pessoas possuírem direito aos serviços, elas não são iguais, e por isso têm necessidades distintas. Em outras palavras, equidade significa tratar desigualmente os desiguais.

Integralidade

Esse princípio considera as pessoas como um todo, atendendo a todas as suas necessidades. Para isso, é importante a integração de ações, incluindo a promoção da saúde, a prevenção de doenças, o tratamento e a reabilitação. Além disso, o princípio de integralidade pressupõe a articulação da saúde com outras políticas públicas, para assegurar uma atuação intersetorial entre as diferentes áreas que tenham repercussão na saúde e na qualidade de vida dos indivíduos.

ORGANIZAÇÃO
Regionalização e hierarquização

Os serviços devem ser organizados em níveis crescentes de complexidade, circunscritos a uma determinada área geográfica, planejados a partir de critérios epidemiológicos e com definição e conhecimento da população a ser atendida. A regionalização é um processo de articulação entre os serviços existentes, visando o comando unificado. Já a hierarquização deve proceder à divisão de níveis de atenção e garantir formas de acesso a serviços que façam parte da complexidade requerida pelo caso, nos limites dos recursos disponíveis em uma dada região.

Descentralização e comando único

Descentralizar é redistribuir poder e responsabilidade entre os três níveis de governo, objetivando prestar serviços com maior qualidade e garantindo o controle e a fiscalização por parte dos cidadãos. Para que valha o princípio da descentralização, existe a concepção constitucional do comando único, no qual cada esfera de governo é autônoma e soberana nas suas decisões e atividades, respeitando os princípios gerais e a participação da sociedade.

Participação popular

A sociedade deve participar no dia a dia do sistema. Para isso, foram previstos os conselhos e as conferências de saúde, que visam formular estratégias, controlar e avaliar a execução das políticas de saúde.

RECURSOS

No final de 2018, o sistema contava com 7.815 hospitais públicos, filantrópicos e privados, com um total de 575.115 leitos, com uma média de cerca de 1 milhão de internações por mês.[4] As unidades básicas de saúde (UBS) eram cerca de 51.200, com cobertura em torno de 55,35% da população brasileira.[5]

Estavam vinculados diretamente ao SUS 290.155 médicos, 60.458 cirurgiões dentistas e 885.307 profissionais de enfermagem.[4] Desde setembro de 2000, data da aprovação da Emenda Constitucional 29 (EC-29), ocorre a vinculação de receitas dos três níveis de governo.[2]

O setor de saúde privado é regulado por meio Lei n° 9.961 de 28 de janeiro de 2000, que criou a Agência Nacional de Saúde Suplementar (ANS). Essa entidade é uma autarquia sob regime especial, vinculada ao Ministério da Saúde, que tem a missão de promover a defesa do interesse público na assistência suplementar à saúde, regulando as operadoras setoriais, inclusive nas suas relações com prestadores e consumidores.[2]

CONQUISTAS DECORRENTES DO SUS

Pode-se creditar ao SUS importantes conquistas, como o aumento contínuo da expectativa de vida ao nascer, a redução das taxas de mortalidade infantil e da mortalidade materna. Graças ao SUS, está disponível o sistema nacional de transplantes, o sistema de hemocentros, o resgate de emergências e atendimento pré-hospitalar em situações de acidentes, distribuição gratuita de medicamentos para o controle de algumas doenças crônicas, como asma, hipertensão e diabetes, o sistema de vacinação de grande amplitude, a produção nacional de vacinas para as doenças negligenciadas ou emergentes e um exemplar programa de saúde da família.[3] O aumento da expectativa de vida ao nascer dos brasileiros é mostrado na Figura 257.1.

Importante conquista proporcionada pelo SUS foi também a redução dos coeficientes de mortalidade infantil decorrentes da expansão da assistência pré-natal e cuidados perinatais, mostrado na Figura 257.2.

AMEAÇAS AO SUS

Atualmente, alguns aspectos podem ameaçar o seu financiamento ao envolver perspectivas de melhoria e viabilidade do setor como abordado a seguir.

Envelhecimento populacional

Do ponto de vista demográfico, o Brasil vive uma transição demográfica acelerada. A população brasileira, apesar de baixas taxas de fecundidade, continuará crescendo nas próximas décadas devido aos padrões de fecundidade anteriores. O percentual de pessoas idosas maiores de 65 anos, que era de 2,7% em 1960, passou para 5,4% em 2000. Em 2042, segundo projeção do IBGE, a população brasileira alcançará 232,5 milhões de habitantes, sendo 57 milhões de idosos (24,5%).[6,7]

O envelhecimento populacional significa incremento relativo das condições crônicas com consequente maior número de pessoas com doenças como hipertensão, diabetes e dislipidemia. Os dados da Pesquisa Nacional de Amostra Domiciliar do IBGE de 2008 mostram que 79,1% dos brasileiros com mais de 65 anos relataram ser portadores de pelo menos uma doença crônica.[7]

O aumento do número de idosos, da expectativa de vida dos brasileiros e o consequente incremento de doentes crônicos projeta considerável aumento das despesas assistenciais.

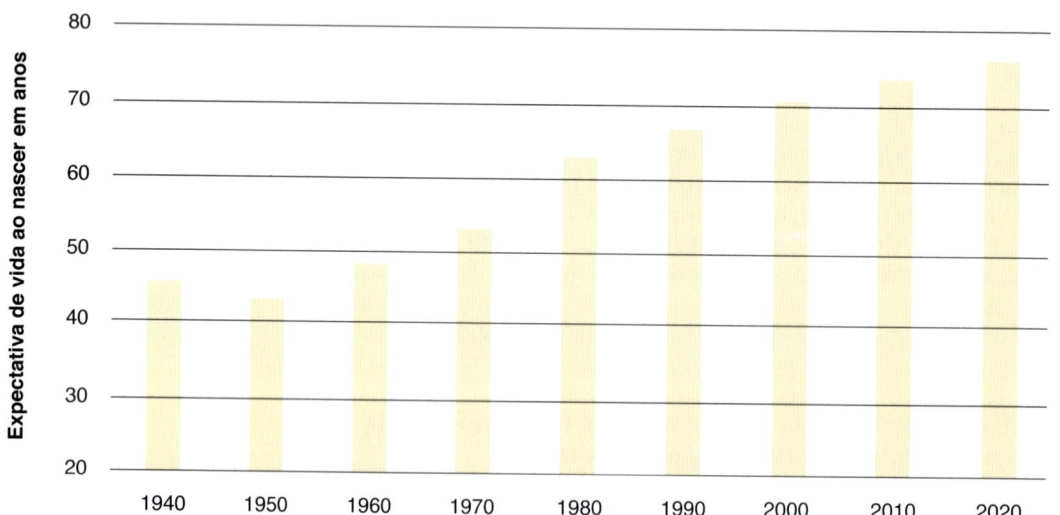

Figura 257.1 Variação da expectativa de vida no Brasil ao nascer desde 1940. Projeção de expectativa de vida para 2020.

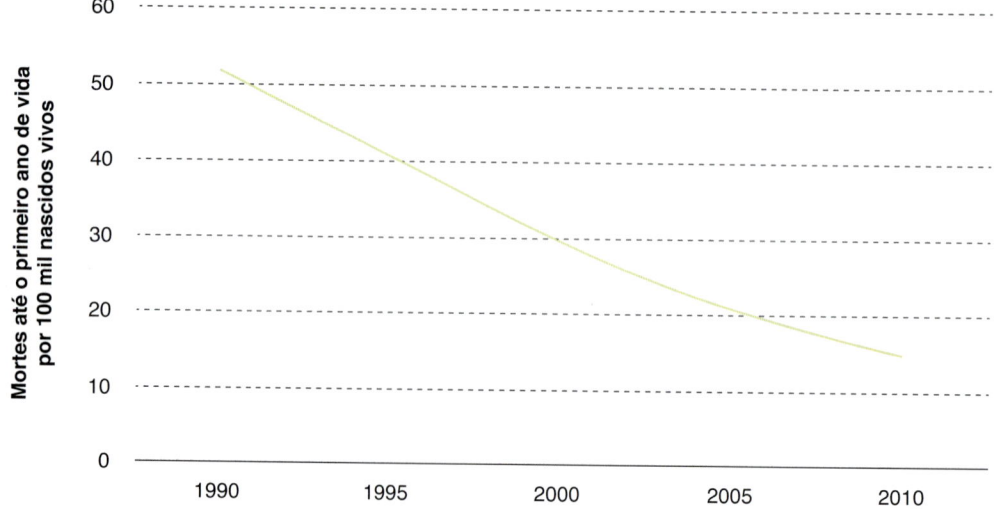

Figura 257.2 Variação da mortalidade infantil no Brasil (mortes até 1 ano de vida por 100 mil nascidos vivos).

Saneamento básico insuficiente

A cobertura de tratamento de esgoto não chega a 50% da população na maioria das regiões do país, com consequentes dificuldades no controle das doenças infectocontagiosas.[2] Na Região Norte, cerca de 90% dos brasileiros vivem sem saneamento básico. No sudeste, 17% da população não conta com água encanada e esgoto.[7]

O governo brasileiro tem investido uma média anual de R$ 10 bilhões em ações de saneamento básico. Esse valor representa menos da metade que seria necessário para garantir a consecução do Plano Nacional de Saneamento Básico, que prevê para 2033 uma rede de cobertura nacional de água e esgoto.[8]

A falta de saneamento básico predispõe a população que não conta com esse recurso a problemas corriqueiros como diarreia e doenças dermatológicas e a doenças mais graves, como a febre tifoide e a leptospirose.

Programas de prevenção de doenças e promoção à saúde ineficazes

O Programa Nacional de Imunização (PNI) já foi referência mundial. O Brasil foi pioneiro na incorporação de diversas vacinas no calendário do SUS e é um dos poucos países que ofertam de maneira universal um rol extenso e abrangente de vacinas. Porém, a alta taxa de cobertura, que sempre foi sua principal característica, vem caindo nos últimos anos, como mostrado na Tabela 257.1.[9]

O desserviço proporcionado pelas *fake news*, informações falsas veiculadas pelas redes sociais, tem causado impacto no processo vacinal. Boatos de que reações às vacinas poderiam causar outras doenças levaram muitos cidadãos a não se vacinarem. Esse fenômeno foi observado na vacinação contra a febre amarela e sarampo.[10,11]

Além do aumento de doenças como a febre amarela e o sarampo, que são passíveis de controle por meio da prevenção vacinal, verifica-se que a gestão das epidemias sazonais não está sendo eficaz. A taxa de ocorrência da dengue em 2019 apresentou incremento de 149% em relação ao mesmo período do ano anterior, com 54.777 casos confirmados da doença.[12]

Em relação às doenças passíveis de controle pelo desenvolvimento de programas de promoção à saúde, a Pesquisa de Vigilância de Fatores de Risco e Proteção para Doenças Crônicas por Inquérito Telefônico (VIGITEL) de 2017, do Ministério da Saúde, mostra que quase 1 em cada 5 (18,9%) brasileiros são obesos e que mais da metade da população das capitais brasileiras (54%) está com excesso de peso.[13]

Considerando-se que a obesidade e o sobrepeso são portas de entrada para doenças crônicas, como a hipertensão e o diabetes, preocupa o possível incremento desses tipos de patologia. Destaca-se que, no período compreendido entre 2006 e 2014, houve aumento de 18% de pessoas com hipertensão arterial.[7]

Outro fator preocupante para os custos da assistência à saúde é o consumo excessivo de álcool pelos brasileiros, com aumento de cerca de 23% no período de 2006 a 2014.[7]

Evolução epidemiológica alarmante (tripla carga de doenças)

Sob o aspecto epidemiológico, o Brasil vivencia uma forma de transição singular, que difere da transição observada nos países desenvolvidos.[7]

A atual evolução epidemiológica brasileira tem recebido a denominação de tripla carga de doenças e traz enorme preocupação porque envolve, ao mesmo tempo, uma perspectiva de evolução das doenças infecciosas em conjunto com o crescimento das doenças crônicas, acrescido ainda do forte incremento de doenças e mortes por causas externas, exemplificadas por acidentes de trânsito e violência. No Brasil, 75% da carga de doenças é determinada por condições crônicas, 14,7% por doenças infecciosas, parasitárias e desnutrição, e 10,2% por causas externas, trazendo perspectivas de enorme dispêndio de recursos.

Integração de dados

O sistema de saúde brasileiro possui várias limitações quanto à integração de dados de saúde. Pesquisas e estudos mostram que uma maior integração e inteligência no uso de dados poderiam resultar em ganhos de até 35% para o setor da saúde.[7] Segundo esses estudos, existe um grande potencial para maior uso de dados e inovação em áreas chave, apresentadas a seguir.

Integração e interoperabilidade de dados

A maior integração de dados torna o sistema mais eficiente, com ganhos que podem chegar a 15% de aumento de eficácia por leito hospitalar.[7]

Big data e advanced analytics

A formação e análise de grandes bases de dados clínicos pode resultar em reduções nos custos com saúde, e a principal é aplicação no suporte a decisões clínicas a partir de dados individuais e de pesquisa para recomendar tratamentos ideais.[7]

Tabela 257.1 Variação do percentual de municípios com cobertura vacinal adequada entre 2011 e 2016.

Imunobiológicos	2011	2012	2013	2014	2015	2016
BCG	53,7	47,4	40,1	46,2	54,9	44,5
Poliomielite	71,2	57,5	44,7	51,2	60,4	43,1
DTP/Hib/HB	70,4	54,8	59,9	49,7	64	50,5
Rotavírus	58	52,7	44,7	50,6	71	59,9
Pneumocócica	47	49,3	56,8	48,8	60,7	59,5
Meningococo C	72,4	52,2	64,1	50	65,5	54,3
Tríplice viral	65	61,4	75,1	55,2	58,8	58,9

Fonte: MS/SVS/DEVIT/CGPNI/Sistema de informação do Programa Nacional de Imunização

Modelos inovadores de atendimento

As tecnologias digitais permitem atender e monitorar os pacientes em formatos mais eficientes, como:

- Agendamento de atendimento em portais *online*
- Telemedicina, aumentando o alcance geográfico do provedor e reduzindo custos, também para os pacientes
- Monitoramento remoto de sinais biológicos por dispositivos eletrônicos, permitindo intervenções preventivas e fornecimento de dados para análise
- Suporte ao bem-estar por meio de aplicativos para apoiar a boa alimentação e a prática de exercícios.[7]

Existe um longo caminho a percorrer para a integração de dados, formação de grandes bases de dados clínicas e atendimento remoto digital no Brasil. Ter um prontuário eletrônico universal é um dos principais avanços necessários para a melhoria da qualidade assistencial do sistema de saúde brasileiro e para a diminuição dos custos da assistência à saúde, além de facilitar ao usuário a participar da gestão de sua saúde.

Pouca conscientização do usuário sobre os custos da assistência

Talvez provocado pelo jargão de que a saúde é um direito do cidadão, a população brasileira parece carecer de entendimento do verdadeiro valor da assistência à saúde. Infelizmente, no país, os custos incidentes na saúde não são entendidos como um "dever de todos". A maioria da população não se preocupa em poupar recursos envolvidos na assistência.

Uma consequência desse jargão é a judicialização, termo cunhado para classificar as manifestações judiciais que obrigam o sistema de saúde a fazer procedimentos ou adquirir medicamentos para pacientes específicos em virtude da complexidade e altos custos de tratamento. No geral, há boa intenção dos juízes, mas há também casos de notável despreparo do judiciário. A judicialização já custa cerca de R$ 7 bilhões/ano ao país, o que representa apenas a parte do gasto que é visível. De acordo com levantamento do Governo do Estado de São Paulo, em 2016 existiam aproximadamente 18 mil demandas de ações judiciais envolvendo a assistência à saúde.[7] Entende-se que existe por parte do judiciário incompleta compreensão do sistema de saúde brasileiro, sobretudo a macrovisão do SUS.[14]

Para que a judicialização não inviabilize o sistema, precisa ser discutida definitivamente ainda de forma clara e transparente, sob o aspecto de vista constitucional, visando reduzir os custos e melhorar a gestão do sistema.

Baixo investimento em pesquisa

O investimento em pesquisa e desenvolvimento é importante para garantir que tecnologias sejam desenvolvidas. Entretanto, atualmente há pouco investimento e há lentidão nas aprovações e incorporações, reduzindo a taxa de conversão de pesquisas acadêmicas em novas tecnologias. No Brasil, existem sistemas que fomentam o crescimento das pesquisas por meio de polos estratégicos de inovação, mas o país ainda está aquém da maioria dos países emergentes nesse quesito, e há uma grande oportunidade de melhoria para a agilização dos processos de aprovação de patentes e de novas tecnologias.[7]

Modelo de gestão com oportunidades de melhoria

Governança diz respeito ao gerenciamento do relacionamento entre as várias partes envolvidas incluindo governo, usuários, famílias, comunidades, empresas, organizações não governamentais e outras entidades que tenham a responsabilidade de financiar, monitorar, prestar e usar os serviços de saúde.

O modelo de gestão do SUS evidencia oportunidades de melhoria ao constatar a baixa capacidade local para gerenciar responsabilidades descentralizadas. Lamentavelmente, observa-se que muitos municípios não apresentam capacidade financeira e tampouco capacidade de gestão desse desafio.[15]

Percebe-se ainda que o modelo de pagamento utilizado na administração do SUS não oferece incentivos para que os provedores aumentem a eficácia no uso dos recursos disponíveis e melhorem o desempenho.

O atual modelo de gestão está na contramão da boa gestão de recursos. Atualmente, o Brasil gasta mais com a assistência de média e alta complexidades do que os países desenvolvidos. Cerca de 67% do orçamento total são gastos com esses níveis de atenção, enquanto a média dos países desenvolvidos (OCDE) é de 55%. Prioritário seria direcionar recursos em maiores montantes para a atenção básica e ambulatorial.[7,15]

Apesar da existência de marco regulador proporcionado pelo SUS para a atuação do setor privado, a coordenação entre os dois setores permanece muito deficiente. Consequência da garantia constitucional de acesso irrestrito, a capacidade operacional do SUS sempre está completa, fato que contribui para o crescimento dos planos privados de saúde, proporcionando quebra das metas de universalidade e equidade previstas na elaboração do SUS.[7,15]

CONSIDERAÇÕES FINAIS

Ao evoluir as condições atuais, os gastos da saúde no Brasil devem chegar a níveis insustentáveis, e na atual progressão, devem atingir cerca de 20 a 25% do PIB em 2030, representando um investimento adicional de aproximadamente R$ 10 trilhões.

A contenção dos gastos inevitavelmente passa pela melhoria e consolidação dos modelos de atenção aos idosos. Com o envelhecimento da população e perfil atual de custo por paciente/cidadão, os gastos de saúde chegarão a mais de 20% do PIB, já que o número de pessoas acima de 60 anos deve triplicar até 2030. Atualmente, há um déficit de leitos e de médicos especializados na atenção ao idoso.[7]

A viabilidade do sistema de saúde brasileiro passa pelo inevitável investimento em saneamento básico. O Brasil necessita investir mais de R$ 10 bilhões/ano, montante previsto para dispêndio em 2019, em ações de saneamento básico. Caso esse patamar de investimento se mantenha, apenas em 2060 será atingida a meta prevista pelo Plano Nacional de Saneamento Básico.

A expansão e fortalecimento de ações de prevenção de doenças e promoção à saúde também é ação primária e fundamental. Campanhas governamentais para a redução do consumo do álcool, incentivo à alimentação saudável e incremento da prática de atividade física seriam o início da batalha em busca da diminuição de custos da saúde e melhoria da qualidade de vida dos brasileiros.

O Brasil necessita trabalhar também em alguns caminhos como a gestão de dados do paciente. O impacto do acesso à informação é imenso, refletindo-se na conscientização do paciente e no maior engajamento do cidadão na cobrança do sistema.

Investir na melhoria da governança é necessidade fundamental, porque a governança atual do sistema de saúde brasileiro possui elos que atuam de forma independente e não aproveitam oportunidades de sinergias com uma maior cooperação entre público e privado. Essa melhoria passa pela prática de um modelo de gestão que utilize indicadores de desempenho, sobretudo para custos, qualidade e desfecho.

Entretanto, imaginar que a melhoria do setor de saúde brasileiro passa apenas pelo aumento de investimentos pode proporcionar frustações. A velocidade de crescimento dos custos da assistência à saúde é assustador e necessita de rápida atuação para permitir a continuidade funcional.

A atuação de profissionais médicos com formação em medicina preventiva, social e administração em saúde ocupa papel fundamental para a melhoria e manutenção da viabilidade do sistema de saúde público do Brasil.

REFERÊNCIAS BIBLIOGRÁFICAS

1. Brasil. Ministério da Previdência Social. Ministro do planejamento explica importância da reforma da previdência. Disponível em: http://www.msemdia.com.br/noticias/reformas/ministro_do_planejamento_explica_importancia_da_reforma_da_previdencia. Acesso em: 25 set. 2023.
2. Brasil. Ministério da Saúde. O sistema público de saúde brasileiro. Disponível em: https://bvsms.saude.gov.br/bvs/publicacoes/sistema_saude.pdf. Acesso em: 25 set. 2023.
3. Brasil. Ministério da Saúde. Sistema Único de Saúde (SUS): estrutura, princípios e como funciona. Disponível em:https://www.gov.br/saude/pt-br/assuntos/saude-de-a-a-z/s/sus. Acesso em: 25 set. 2023.
4. Brasil. Ministério da Saúde. Informações de saúde. Disponível em: http://tabnet.datasus.gov.br/cgi/tabcgi.exe?sih/cnv/nruf.def. Acesso em: 24 fev. 2023.
5. Brasil. Ministério da Saúde. Sala de apoio estratégico à saúde. Disponível em: http://sage.saude.gov.br. Acesso em: 25 set. 2023.
6. Kalache A. Envelhecimento populacional no Brasil: uma realidade nova. Cad. Saúde Pública, Vol. 3 nº 3. Rio de Janeiro. July/Sept.1987. Disponível em: https://doi.org/10.1590/S0102-311X1987000300001.
7. Coalizão Saúde Brasil: uma agenda para transformar o Sistema de Saúde. Disponível em: http://icos.org.br/wp-content/uploads/2017/
8. 04/Relato%CC%81rioNet.pdf. Acesso em: 25 set. 2023.
9. Brasil. Ministério das Cidades. Secretaria Nacional de Saneamento Ambiental. Disponível em: https://www.gov.br/mdr/pt-br/assuntos/saneamento/plansab. Acesso em: 25 set. 2023.
10. Brasil. Conselho Nacional de Secretários de Saúde (CONASS). A queda da imunização no Brasil. Edição 25. *Saúde em Foco*. Disponível em: https://portal.fiocruz.br/sites/portal.fiocruz.br/files/documentos/revistaconsensus_25_a_queda_da_imunizacao.pdf. Acesso em: 25 set. 2023.
11. Brasil. Ministério da Saúde. Febre amarela: risco se aproxima e Ministério alerta para a vacinação. Últimas notícias. Disponível em https://www.gov.br/saude/pt-br/assuntos/noticias/2018/novembro/febre-amarela-risco-se-aproxima-e-ministerio-alerta-para-a-vacinacao. Acesso em: 25 set. 2023.
12. Brasil. Ministério da Saúde. Vigilância Epidemiológica do Sarampo no Brasil 2019: Semanas Epidemiológicas 34 a 45 de 2019. Disponível em https://www.gov.br/saude/pt-br/centrais-de-conteudo/publicacoes/svsa/raiva/be-vol-be-50-no-35-situacao-da-raiva-no-brasil-e-recomendacoes-quanto-ao-uso-dos-imunobiologicos.pdf. Acesso em: 25 set. 2023.
13. Brasil. Ministério da Saúde. Ministério da Saúde alerta para aumento de 149% dos casos de dengue no país. Disponível em https://www.gov.br/saude/pt-br/assuntos/noticias/2019/fevereiro/ministerio-da-saude-alerta-para-aumento-de-149-dos-casos-de-dengue-no-pais. Acesso em: 25 set. 2023.
14. Brasil. Ministério da Saúde. Apesar da obesidade em alta, pesquisa mostra brasileiros mais saudáveis. Disponível em: https://www.gov.br/saude/pt-br/assuntos/noticias/2018/junho/apesar-de-obesidade-em-alta-pesquisa-mostra-brasileiros-mais-saudaveis. Acesso em: 25 set. 2023.
15. Brasil. CONASS. Judicialização na Saúde. Disponível em:https://www.conass.org.br/biblioteca/pdf/revistaconsensus_19.pdf. Acesso em: 25 set. 2023.
16. Rizzotto MLF, Campos GWS. O Banco Mundial e o Sistema Único de Saúde brasileiro no início do século XXI. Disponível em: https://www.scielosp.org/scielo.php?script=sci_arttext&pid=S0104-12902016000200263. Acesso em: 25 set. 2023.

Índice Alfabético

Blastos, 940
- com bastonetes de Auer, 940
Bloqueadores competitivos com
o potássio, 1363
Bloqueio
- da neprilisina e dos receptores
da angiotensina II, 128
- do sistema renina angiotensina
aldosterona, 614
- dos antagonistas de receptores
de mineralocorticoide, 128
- dos receptores da angiotensina II, 128
Boas práticas em acupuntura, 8
Bócio nodular volumoso, 1348
Bolha, 249
Bordetella pertussis, 514
Bradicardia neonatal, 965
Braquiterapia, 1190
Brometo de ipratrópio, 907
Bromocriptina, 570
Bromoprida, 1363
Broncodilatadores
- antimuscarínicos de longa duração
(LAMA), 1093
- beta2-agonistas de longa duração
(LABA), 1093
Bronquiectasias, 1084
Bronquiolite
- obliterante, 1084
- viral aguda, 998
Bronquite, 495
Bulimia nervosa, 692, 695
Bupropiona com naltrexona, 311, 312
Bursite
- anserina, 1225
- do ombro, 841
- trocantérica, 1225
Buspirona, 340

C

Cadeirinha de segurança, 1543
Cãibras, 718
Calcimiméticos, 1353
Cálcio, 630, 1228
Calcitriol, 1353
Cálculo(s)
- da data provável do parto, 713
- da FCT, 1501
- da idade gestacional, 713
- de ácido úrico, 1280
- de cálcio, 1280
- de cistina, 1281
- de fosfato de amônio magnesiano
(estruvita, 10%), 1280
- do canal de crescimento, 979
- renais, 1281
Calendário vacinal da
criança, 1078
Campylobacter, 499
Canabidiol, 653
Canais iônicos, 221, 224

Câncer
- colorretal, 217, 822
- da tireoide, 1341
- de bexiga, 1300
- de cabeça e pescoço, 808
- de colo uterino, 460, 836
- de cólon, 217
- - e reto, 836
- - inicial, 823
- - metastático, 824
- de endométrio, 462
- de lábio e cavidade oral, 837
- de mama, 460, 576, 835
- - biopsia, 577
- - classificação, 576
- - diagnóstico, 577
- - exames de imagem, 577
- - tratamento, 578
- - - local, 578
- - - sistêmico, 579
- de ovário, 462
- de pele, 837
- - não melanoma, 255, 1442
- de pênis, 1302
- de próstata, 836, 1299
- de pulmão, 837, 1108
- - de células não pequenas
- - - estádio I e II, 1112
- - - estádio III, 1113
- de reto localizado, 824
- de testículo, 1302
- de vulva, 463
- gástrico, 812
- hepatobiliar, 818
- infantojuvenil, 1062
- renal, 1301
- urológico, 1299
Cancro duro, 442
Cancroide, 530, 531
Candida spp, 543
Candidíase
- cutaneomucosa, 268
- vulvovaginal, 434, 435
Candidúria assintomáticas, 497
Capacidade
- funcional, 386
- intrínseca, 386
Características de Killip-Kimball, 143
Carbamazepina, 653
Carboidratos, 709
Carcinoma(s)
- avançado, 1114
- basocelular, 255, 1443
- de células
- - escamosas das vias aerodigestórias
superiores, 1329
- - não pequenas, 1112
- de pequenas células, 1114
- de pulmão de células não pequenas
localmente avançado irressecável, 1113
- do trato biliar, 818, 819, 820

- epidermoide, 257, 1443
- escamoso de pele, 257
- espinocelular, 257, 1443
- folicular, 1343
- hepatocelular, 818, 819
- - nos portadores de HBV, 353
- papilífero, 1343
- tricoblástico, 255
Cardioembolia, 665
Cardiologia, 1584
Cateter
- central de punção periférica, 1425
- de PICC, 1425
- nasal de alto fluxo de oxigênio, 1554
Cateterismo venoso umbilical
de urgência, 966
Cavidade
- nasal, 1329
- oral, 955, 1331
Caxumba, 517
Cefaleia(s), 647
- acupuntura, 4
- do tipo tensão, 648
- em salvas, 647, 649
- primárias, 647
- secundárias, 648
Células
- de transição, 948
- do túbulo renal, 948
- epiteliais, 948
- inflamatórias, 932
- pavimentosas, 948
- T reguladoras, 19
Celulite, 497
- anaeróbica não clostridium, 498
- clostridium, 498
Ceratites corneais, 783
Ceratose, 250
Cervicites, 528
Cessação do tabagismo, 1085
- e etilismo, 125
Cetirizina, 1042
Cetoacidose diabética, 742
Cetonas, 588, 946
Chlamydia trachomatis, 237, 445
- sorotipos L1, L2 e L3, 530
Choque(s), 213
- hipovolêmico, 772, 1561
Cicatriz, 252
Ciclo
- de vida familiar, 1519
- êntero-hepático, 221
- menstrual, 406
Ciclobenzaprina, 1222
Ciclofosfamida, 1241
Ciclosporina, 1241
Cifose, 855
- postural, 855
Cilindros, 589, 948
- acelulares, 948
- celulares, 948

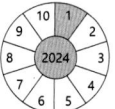